EMERGENCY CARE

13th Edition

DANIEL LIMMER
MICHAEL F. O'KEEFE

Medical Editor

EDWARD T. DICKINSON, MD, FACEP

Legacy Authors

Harvey D. Grant
Robert H. Murray, Jr.
J. David Bergeron

전국응급구조학과 교수협의회
(사) 한국응급구조학회 공역

Pearson

도서출판 대학서림

일반응급처치학
Emergency Care

13판

편집위원

고봉연 · 권혜란 · 김지희 · 문준동 · 민경훈 · 박희진 · 신동민 · 유순규 · 이상희 · 이영아 · 최은숙 · 최혜경

역 자

강병우 광주보건대학교
고봉연 동남보건대학교
고재문 제주한라대학교
고종현 충청대학교
곽은주 대원대학교
권혜란 광주보건대학교
김경완 청암대학교
김광석 충북보건과학대학교
김미선 광주보건대학교
김미숙 춘해대학교
김병용 선린대학교
김병우 한국교통대학교
김순심 선린대학교
김정현 마산대학교
김지희 강원대학교
김진우 대전보건대학교
김효식 제주한라대학교
문준동 공주대학교
민경훈 우송대학교
박대성 광주보건대학교
박상규 가천대학교
박상섭 충청대학교
박시은 동강대학교
박진옥 나사렛대학교
박창열 전주비전대학교
박희진 서영대학교
백홍석 대전대학교
신동민 한국교통대학교
안주영 성덕대학교
양현모 동주대학교
엄동춘 대전대학교
엄태환 을지대학교
오용교 서영대학교
원영덕 전주기전대학교
유순규 을지대학교
유은지 (NREMT-Paramedic)
윤병길 충북보건과학대학교
윤성우 남서울대학교
윤종근 호남대학교
이경열 공주대학교
이명렬 대원대학교
이상곤 대원대학교
이상희 경북도립대학교
이영아 제주한라대학교
이인모 동남보건대학교
이인수 한국교통대학교
이재민 광주보건대학교
이정상 서영대학교
이정은 동남보건대학교
이창희 남서울대학교
이효주 경북도립대학교
이효철 호남대학교
전소연 대전보건대학교
정우석 전주기전대학교
정준호 남서울대학교
정지연 호원대학교
정형근 을지대학교
조근자 공주대학교
조병준 강원대학교
조진만 대전보건대학교
조혜영 군산대학교
최길순 동강대학교
최성수 호원대학교
최욱진 서정대학교
최은숙 공주대학교
최혜경 을지대학교
탁양주 한국교통대학교
함순예 백석대학교
홍선우 대전대학교
홍성기 동남보건대학교
황성호 백석대학교

도서출판 대학서림

차례

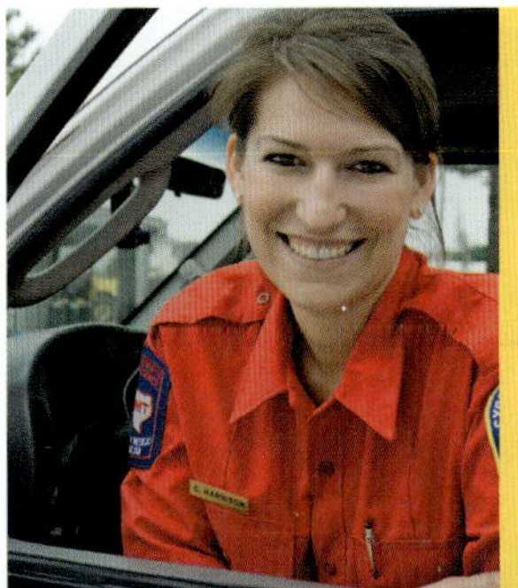

SECTION 1

기초

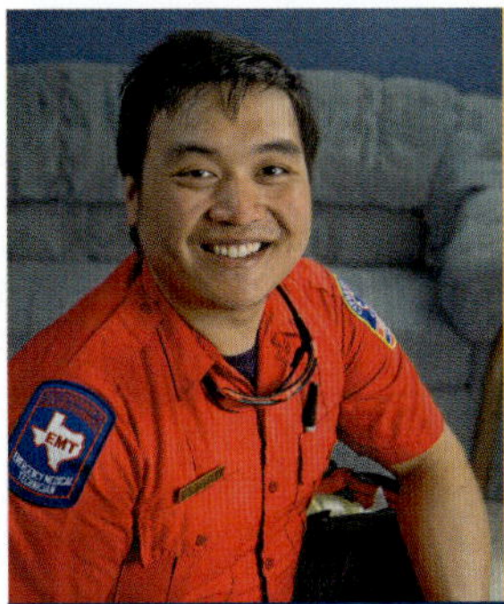

SECTION 2

기도 관리, 호흡 및 인공 환기

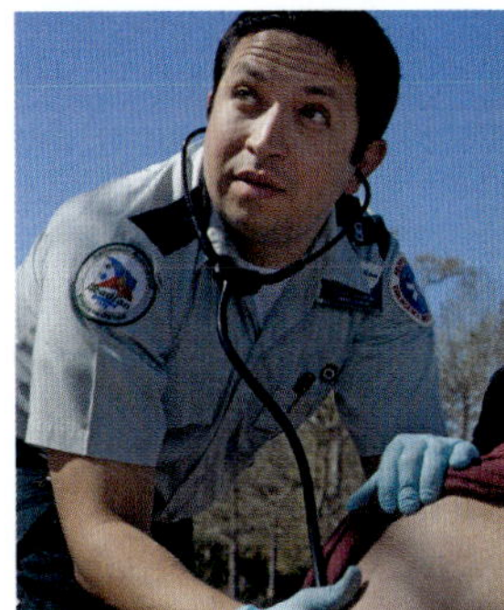

SECTION 3

환자 평가

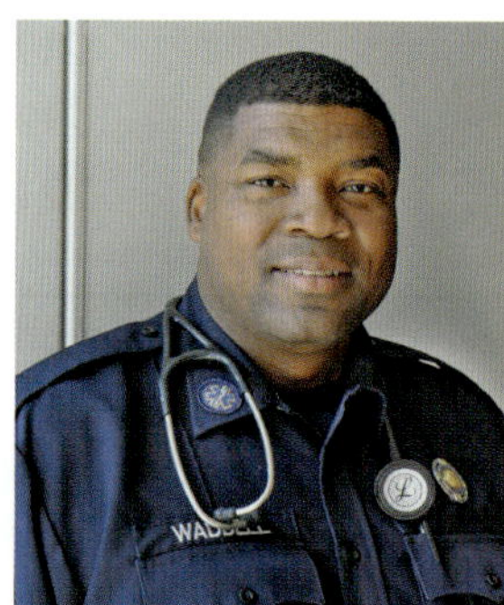

SECTION 4

내과 응급

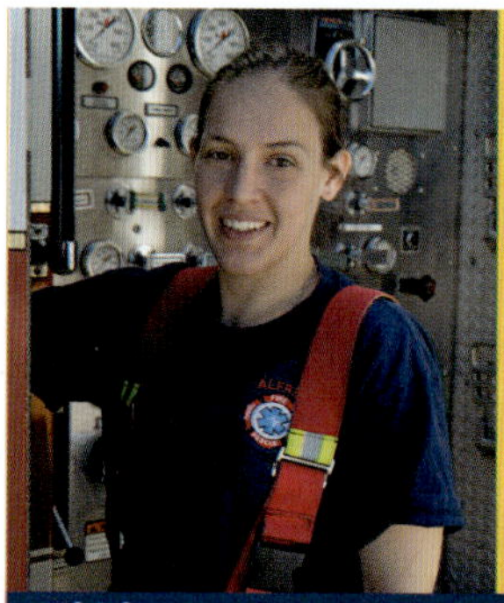

SECTION 5
외상

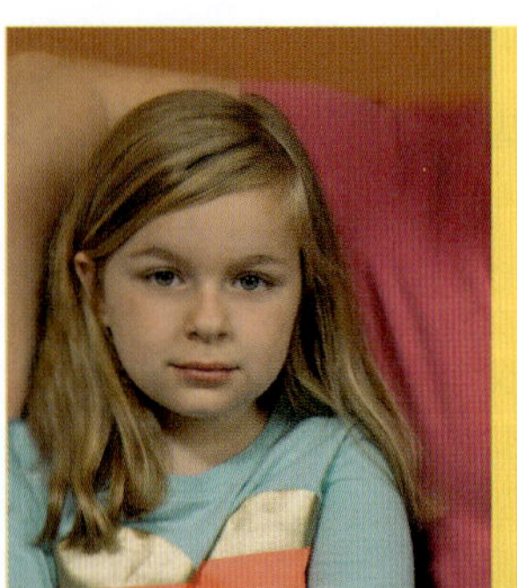

SECTION 6

특수한 환자 집단

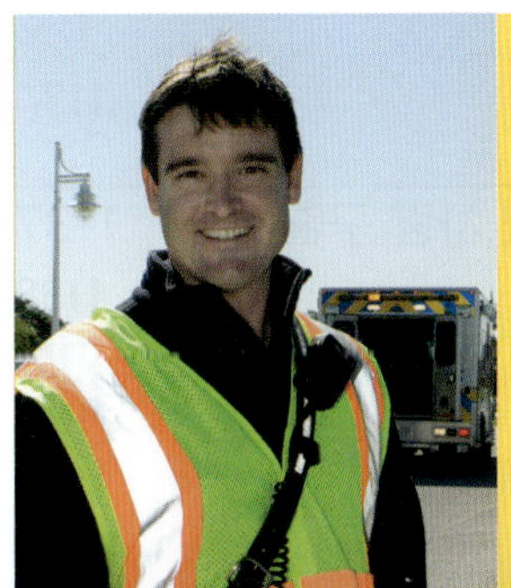

SECTION 7

운영

절차 목차

Visual GUIDES

Letter to STUDENTS

BRADY

Dear Student:

You are beginning your EMT education at a pivotal time in EMS. The course you are taking is based on EMS Education Standards that will govern the way you will learn and practice EMS. This course contains more science knowledge than previous courses and expects you, the EMT, to practice at a level of knowledge, skills, and clinical thinking unlike ever before in EMS.

We believe our book, *Emergency Care*, will provide you with the best possible resources to take you through class and into the field. The hallmark of this text—over generations of EMTs—has been a combination of readability, practicality, and the information you need to know to pass your exam.

This edition has many features to help you learn. We are particularly proud of the way we integrated scientific principles in an easy-to-understand manner. No other text out there helps you to think like an EMT more than *Emergency Care*. You will find multiple critical thinking and decision-based features throughout this text to help you integrate the need-to-know material of the classroom with the reality of being an EMT on the street.

Your author team has been working together on *Emergency Care* for seven consecutive editions and more than twenty years. With more than 120 combined years of experience in EMS, firefighting, law enforcement, and education, we still practice EMS and emergency medicine to ensure the book you will use is as current and practical as possible.

We are proud of our book and pleased you will use it in your studies to become an EMT. Our email addresses are in the book. If we may ever be of service to answer a question about EMS or anything in this text, please contact us.

Our best wishes go out to you for a wonderful course and for safe, rewarding experiences on the street

Daniel Limmer,
EMT-P MS,
danlimmer@mac.com

Michael F. O'Keefe,
EMT-P MD,
MikeOKVT@aol.com

Edward T. Dickinson,
FACEP
edward.dickinson@uphs.upenn.edu

역자 머리말

BRADY의 'Emergency Care'를 우리말『일반응급처치학』으로 번역하여 응급구조학과의 기본교재로 활용한지도 벌써 20여 년이 지났습니다. 매년 upgrade되는 원서이지만 우리나라의 실정에 맞추어 9판과 11판을 거쳐 이번에는 13판을 번역하기에 이르렀습니다.

이번 13판은 11판에 비해 교통안전을 비롯한 사회안전과 환경, 내과와 외과관련 응급처치 분야를 더욱 세분화하여 보강되었으며, 각 단원마다 증례와 현장정보를 그림과 사진, 도표 등으로 추가하여 집필하였습니다. 또한 각 증례에 있는 질문과 각 단원과 관련된 문제의 답을 교재 말미에 수록하여 학생들이 각 단원을 잘 이해하고 자기평가를 할 수 있도록 편집하였습니다.

번역은 지난 9판이나 11판에 비해 더 많은 교수님들이 참여하여 가능한 원문에 충실한 내용전달에 주력하였으며, 용어활용과 내용의 일부는 우리나라의 실정에 부합되도록 의역하여 학생들이 현장에서도 이론적인 근거자료로 활용할 수 있도록 집필하였습니다. 우리나라의 경우 1급과 2급응급구조사로 구분되어있지만 모두가 기본교재로써 활용할 수 있으며, 특히 2급응급구조사의 경우 국가시험 출제관련 위원들이 국가시험의 참고문헌으로 많이 활용하고 있으므로 국가시험을 준비하는 여러분들에게 많은 도움이 되리라 믿습니다.

본 교재의 번역에 함께 해 주신 각 대학교의 교수님들과 개인적으로 많이 바쁘신 중에도 편집과 최종교정을 위해 시간을 할애 해 주신 편집위원님들에게도 심심한 감사의 말씀을 드리며, 우리 응급구조학과 교육을 위해 늘 고민을 함께 해 주시는 대학서림의 윤진영 회장님과 직원 여러분들에게도 감사 말씀을 드립니다.

2017년 3월

편집위원 대표 박 희 진

PREFACE

EMERGENCY CARE has set the standard for EMT training for more than thirty years. We strive to stay current with new research and developments in EMS, and this new edition is no exception. The text meets the current American Heart Association guidelines for CPR and ECC to prepare your students for testing and practice today and beyond.

The foundation of *Emergency Care* is the National EMS Education Standards. While using the Standards as our base, *Emergency Care*, thirteenth edition, has been written to go beyond the Standards to provide the most current reflection of EMS practice and show readers what EMS systems and EMTs are actually doing around the country today. The caveat "follow local protocols," of course, appears frequently—whenever the equipment or practice described has been adopted in some but not all systems.

In addition, the text was developed taking into account the years of experience that the authors, with the input of countless instructors and students, have had with EMS curricula and practice. The result is a proven text with outstanding readability and a level of detail that instructors have found more appropriate for their classrooms than any other.

The content of the thirteenth edition is summarized in the following text, with emphasis on "what's new" in each section of this edition.

SECTION 1 FOUNDATIONS: CHAPTERS

The first section sets a framework for all the sections that follow by introducing some essential concepts, information, and skills. The section introduces the EMS system and the EMT's role within the system. The section then covers issues of EMT safety and well-being, including safe techniques of lifting and moving patients. Legal and ethical issues are then discussed. Basic medical terminology, anatomy, physiology, pathophysiology, and life span development round out this first section.

What's New in the Foundations Section?

- In Chapter 1, "Introduction to Emergency Medical Care," we've expanded the section on the role of research in EMS (including its influence on the development of evidence-based practices).
- In Chapter 2, "The Well-Being of the EMT," there is a expanded information on safe glove removal, and the information on the Ryan White HIV/AIDS CARE Act is updated to include the Ryan White Extension Act of 2009. Expanded information about PTSD (post-traumatic stress disorder) is also included.
- Chapter 4, "Medical/Legal and Ethical Issues," now discusses POLST (physician orders for life-sustaining treatment) in addition to the discussion of DNR orders, and there is added information about the HIPAA Privacy Rule.
- Chapter 5, "Medical Terminology," and Chapter 6, "Anatomy and Physiology," are now separate chapters (they were a single chapter in the prior edition) allowing for greater focus on these concepts.

SECTION 2 AIRWAY MANAGEMENT, RESPIRATION, AND ARTIFICIAL VENTILATION: CHAPTERS

There are only two chapters in Section 2, but it may be the most important section in the text because no patient will survive without an adequate airway, adequate respiration, and adequate ventilation.

The chapters in this section and throughout the text have been updated to conform to the *2010 American Heart Association Guidelines for Cardiopulmonary Resuscitation and Emergency Cardiovascular Care.*

What's New in the Airway Management, Respiration, and Artificial Ventilation Section?

- Chapter 10, "Respiration and Artificial Ventilation," has added information on the selective use of oxygen for patients with chest pain with inclusion of the American Heart Association and International Liaison Committee on Resuscitation recommendations on this topic. There is an added section on the use of oxygen saturation information in recognizing respiratory distress and failure.

SECTION 3 PATIENT ASSESSMENT: CHAPTERS

Key elements of the EMT's job are the ability to perform a thorough and accurate assessment, treat for life-threatening conditions, and initiate transport to the hospital within optimum time limits. This section explains and illustrates all of the assessment steps and their application to different types of trauma and medical patients. In addition, it focuses on the skills of measuring vital signs, using monitoring devices, taking a patient history, communicating, and documenting.

What's New in the Patient Assessment Section?

- In Chapter 11, "Scene Size-Up," there is a new emphasis that severe mechanism of injury (MOI) no longer means automatically immobilizing the spine. (The student is referred to Chapter 29, "Trauma to the Head, Neck, and Spine," for detailed discussion of this issue.) There is a new emphasis on the use of ANSI-approved reflective vests at emergency scenes.
- Chapter 12, "The Primary Assessment," includes updated information on the selective use of oxygenation and on spinal immobilization decisions. (As in Chapter 11, the student is referred to Chapter 29, "Trauma to the Head, Neck, and Spine," for details on this topic.)
- Chapter 13, "Vital Signs and Monitoring Devices," has new information in implanted ventricular assist devices (if the patient has one, you won't feel a pulse) and, as in chapters 11 and 12, updated information on spinal immobilization decisions.
- Chapter 14, "Secondary Assessment," is a new chapter created primarily by combining, resequencing, and updating the prior edition's chapters on medical patient assessment, trauma patient assessment, reassessment, and critical thinking/decision making. There are many new photos throughout the chapter.

  The mnemonic DCAP-BTLS is no longer used, replaced with a simpler list of what to look for during the physical exam: wounds, tenderness, and deformities. The field triage criteria (for significant mechanisms of injury warranting transport to a trauma center) have been updated in accordance with current Centers for Disease Control (CDC) guidelines.
- Chapter 15, "Communication and Documentation," has updated photos and text about ambulance-mounted radios, tablets with PCR software, pen-based computers, and electronic PCR formats.

SECTION 4 MEDICAL EMERGENCIES: CHAPTERS

The Medical Emergencies section begins with a chapter on pharmacology that introduces the medications the EMT can administer or assist with under the 1994 curriculum. The section continues with chapters on respiratory, cardiac, diabetic/altered mental status (including seizure and stroke), allergic, poisoning/overdose, abdominal, behavioral/psychiatric, and hematologic/renal emergencies.

What's New in the Medical Emergencies Section?

- Chapter 16, "General Pharmacology," has added naloxone as a drug for reversing narcotic overdose, the intranasal route of drug administration (for naloxone), and the Auvi-Q talking epinephrine injector.
- Chapter 18, "Cardiac Emergencies," now includes information on a new approach to oxygen administration for ACS (acute cardiac syndrome), high-performance CPR (including a new photo scan), therapeutic hypothermia, titration of oxygen post arrest, the Lucas automatic CPR device, and ventricular assist devices.
- Chapter 19, "Diabetic Emergencies and Altered Mental Status," expands the discussion of primary assessment of a patient with altered mental status and new information on intranasal glucagon, sepsis as a dangerous cause of altered mental status, and cardiovascular causes of dizziness/syncope as well as an expanded discussion of care for stroke.
- Chapter 20, "Allergic Reaction," now presents information about the Auvi-Q talking epinephrine injector and an emphasis that while anaphylaxis requires oxygen, mild allergic reactions do not.
- Chapter 21, "Poisoning and Overdose Emergencies," now includes a section on naloxone as a drug that EMTs will be able to carry and administer to reverse narcotic overdose and introduces new information about "detergent suicides," "bath salts," and "designer drugs."
- Chapter 22, "Abdominal Emergencies," now includes the Wong-Baker pain scale.
- Chapter 23, "Behavioral and Psychiatric Emergencies and Suicide," offers updated mental illness statistics, a new section on Acute Psychosis, a greater emphasis on scene safety, on faceup restraint, and on the patient who remains agitated although in restraint.
- Chapter 24, "Hematologic and Renal Emergencies," has expanded information throughout, including new information on blood clotting and patients with urinary catheters.

SECTION 5 TRAUMA: CHAPTERS

The Trauma section begins with a chapter on bleeding and shock and continues with chapters on soft-tissue trauma; chest and abdominal trauma; musculoskeletal trauma; trauma to the head, neck, and spine; multisystem trauma; and environmental emergencies.

What's New in the Trauma Section?

- In Chapter 25, "Bleeding and Shock," an important addition is information on septic shock and "sepsis alerts." The 2014 American College of Surgeons Evidence-Based Prehospital External Hemorrhage Control

Protocol is discussed and illustrated. No longer included are the use of PASG and the concept of irreversible shock.

- Chapter 26, "Soft-Tissue Trauma," now discusses not immobilizing a patient with penetrating trauma to the torso unless there is a neurologic deficit (may harm ability to breathe). There is expanded information on blast injuries, use of a tourniquet as needed, and burns or potential burns to the airway. There are new sections on bite wounds and radiological burns.
- In Chapter 27, "Chest and Abdominal Trauma," the use of PASG is no longer recommended.
- In Chapter 28, "Musculoskeletal Trauma," the use of PASG is no longer recommended. There is a de-emphasis on treatment for shock in patients with non-life-threatening injuries.
- In Chapter 29, "Trauma to the Head, Neck, and Spine," there is increased emphasis on traumatic brain injury. The discussion on spinal injury is expanded, and the NEXUS algorithm for identifying potential spinal injury is introduced. New to the chapter are information on methods of spinal motion restriction and a new photo scan on "The Ambulatory Self-Extricated Patient."
- Chapter 30, "Multisystem Trauma," includes updated CDC trauma triage guidelines for physiologic criteria, anatomic criteria, mechanism of injury criteria, and special patient or system considerations.

SECTION 6 SPECIAL POPULATIONS: CHAPTERS

Special populations discussed in this section include those with emergencies related to the female reproductive system, pregnancy, or childbirth; pediatric patients; geriatric patients; patients with certain disabilities; and those who rely on advanced medical devices at home. The chapters in this section emphasize how to serve all of these patients by applying the basics of patient assessment and care that the student has already learned.

What's New in the Special Populations Section?

- Chapter 32, "Obstetric and Gynecologic Emergencies," includes new information on when to cut or not to cut the umbilical cord. There is a new section on how to conduct CPR on a pregnant patient.
- Chapter 34, "Geriatric Emergencies," includes updated statistics on the number of patients older than sixty-five and the few who live in nursing homes as well as a discussion of how illness or injury in an elderly patient affects relationships.

SECTION 7 OPERATIONS: CHAPTERS

This section deals with nonmedical operations and special situations, including EMS operations, hazardous materials, multiple-casualty incidents and incident management, highway safety, vehicle extrication, and the EMS response to terrorism.

What's New in the Operations Section?

- Chapter 36, "EMS Operations," has added information on the use of GPS maps for navigating and for locating an air rescue. A new section discusses use and maintenance of an ambulance back-up camera.
- Chapter 38, "Highway Safety and Vehicle Extrication," includes a new emphasis on and illustrations of ANSI-approved safety vests and helmets as well as information on understanding that the time it takes for air bags to deactivate differs in different vehicles.
- Chapter 39, "EMS Response to Terrorism," has been thoroughly updated and revised by the specially qualified contributing writer Eric Powell, PhD, FF/NRP, Visiting Professor, Homeland Defense and Security Issues Group, Center for Strategic Leadership and Development, United States Army War College, Carlisle Barracks, Pennsylvania.

APPENDIXES AND REFERENCES

Appendixes in this edition include a practice examination and a basic cardiac life support review. References include an article on medical terms, anatomy and physiology illustrations, the answer key, glossary, and index. All have been reviewed and updated as necessary.

OUR GOAL: IMPROVING FUTURE TRAINING AND EDUCATION

Some of the best ideas for better training and education methods come from instructors who can tell us what areas of study caused their students the most trouble. Other sound ideas come from practicing EMTs who let us know what problems they faced in the field. We welcome any of your suggestions. If you are an EMS instructor who has an idea on how to improve this book or EMT training in general, please write to us at:

Brady/Pearson Health Sciences
c/o EMS Editor Pearson Education
221 River Street
Hoboken, NJ 07030

You can also reach the authors through the following email addresses:

danlimmer@mac.com
MikeOKVT@aol.com

Visit Brady's web site:

http://www.bradybooks.com

About the PEOPLE

Content Contributors

Becoming an EMT requires study in a number of content areas ranging from airway to medical and trauma emergencies to pediatrics and rescue. To ensure that each area is covered accurately and in the most up-to-date manner, we have enlisted the help of several expert contributors. We are grateful for the time and energy each has put into his or her contribution.

13th Edition:

Dan Batsie, BA, NREMT
Education Coordinator
Northeast Maine EMS
Bangor, ME

Will Krost, MBA, NRP
Adjunct Instructor
Clinical Research & Leadership and Health Sciences
The George Washington University
Washington, DC

Eric Powell, PhD, FF/NRP
Visiting Professor
Homeland Defense and Security Issues Group
Center for Strategic Leadership and Development
United States Army War College
Carlisle Barracks, Pennsylvania

12th Edition:
Melissa Alexander, EdD, NREMT-P
University of New Mexico
Albuquerque, NM

Edward T. Dickinson, MD, NREMT-P, FACEP
Associate Professor
Department of Emergency Medicine
University of Pennsylvania School of Medicine

Bruce Evans, MPA, NREMT-P
EMS Chief
North Las Vegas Fire Department
North Las Vegas, NV

Jonathan Politis, MPA, NREMT-P
EMS Chief
Colonie EMS Department
Colonie, NY

We would also like to acknowledge Dean R. Kelble, Jr., EMT-P, for the information he provided on autism from his article "The ABCs of Autism."

Reviewers

We wish to thank the following reviewers for providing invaluable feedback and suggestions in preparation of the 13th edition of *Emergency Care*.

Joshua Tilton, NR-P, CCEMTP, EMS I, F I
EMS Instructor
City of Columbus Division of Fire
Columbus, OH

Gates Richards, MEd, WEMT-I, FAWM
EMT Director
NOLS Wilderness Medicine Institute
Lander, WY

Dean C. Meenach, RN, BSN, CEN, CCRN, CPEN, EMT-P
Director of EMS Education
Mineral Area College
Park Hills, MO

Branson K. Ratsep, EMT-P
Lead EMT Instructor
Monterey Peninsula College
Salinas, CA

Organizations

We wish to thanks the following organizations for their assistance in creating the photo program for this edition:

Cypress Creek EMS, Spring, TX

Executive Director Bradley England

Cypress Creek Volunteer Fire Department, Cypress, TX
Chief Richard Lieder

Grahamsville EMS Squad, Grahamsville, NY
President, Donna Denman, EMT

Klein Fire Department, Klein, TX
Fire Chief David Bessolo

Longboat Key Fire Rescue, Longboat Key, FL
Chief Paul B. Dezzi,

Spring Fire Department, Spring TX

Fire Chief Eric Anderson

All photographs not credited adjacent to the photograph were photographed on assignment for Brady Prentice Hall Pearson Education.

Photo Coordinators

Thanks to the following for valuable assistance directing the medical accuracy of the shoots and coordinating models, props, and locations for our photo shoots:

Eric Steffel, Clinical Educator, Cypress Creek EMS

Clayton Harrison, Field EMT, Cypress Creek EMS

Robin Mahnken, RN, EMT, Grahamsville EMS Squad

Wren Nealy, Special Operations Manager, Cypress Creek EMS Bike Medic Response Team

Paul B. Dezzi, Fire Chief, Longboat Key Fire Rescue

Models

Thanks to the following people who portrayed patients and EMS providers in our photographs:

Joseph Armbruster
Eric Austin
Richard Backhoff
Amanda Baker
Thomas Batchelor
Kevin Beans
Brandon Berwick
Teresa Black
Barry Blum
Samantha Bolden
Adam K. Booker
Lori Broadrick
Kerri L. Brooks
Williams S Brooks
John J. Buffington, III
Karen Butler
Rosenda Calloway
Rebecca L. Carlile
Thomas Calloway
Diane Campbell
Remington Chin
Thomas Colvin
James Connor
Louella Coulter
Dana Cox
Jonathan Coyle
Paul B. Dezzi
Erin Dietz
Livia Dietz
Billy Dzwonkowski
Carina Dyer
DeWayne Eickenhorst
Melissa Fera
Colette Forte
Ethan Gilchrist
Dan Goodwin
Ray Gore
Cameron Gorski
Tirso Guerrero
Derek Gutierrez
Angela Hair
Larry Hopkins
Richard Jones
Joe Kiff
Brian Kolesa
Joseph LeBresco
Daniel Lucak
Aaron McCoy
Mike McDonald
James McKelvey
John McNamara
Evan Miller
Rocio Mondragon
Rick Morales
Stefan Morrison
Kadie Nolan
Greg Olmstead
Chase Opela
Ryan Opiekun
Michael Pharris
Jenalie Raphelt
James Renegar
Becky Rhodes
David Roark
Kristen Rouse
Amanda Scott
David Stark
Christy F. Stermer
Brian S. Tafelmeyer
Ash Thompson
Christy Traynor
Randy Waddell
Brad Waters
W. W. "Cotton" Weaver
Nicholas West
Amanda Wildman
Matt Wisniewski
Amber Wright
Maciej Zaremba

Cypress Creek EMS Bike Medic Response Team:

James Burton, Kimberly Colley, Jonathan Coyle, Jennifer Clemonds, Christina DuBois, Justin DuBois, Diane Judd, Patrick Langhan, Robert Sanchez

Photo Assistants/Digital Post-Production

Michael Starghill, Houston, TX

Brian Tafelmeyer, Houston, TX

Martha Thompson, Assistant, Maria Lyle Photography, Sarasota, FL

Len Wehrung, Houston, TX

About the AUTHORS

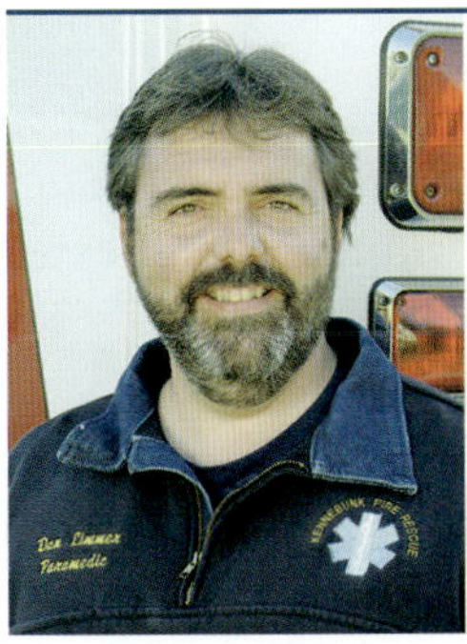

DANIEL LIMMER AUTHOR

Began EMS in 1978. Became an EMT in 1980 and a Paramedic in 1981.

Is a Lecturer at Central Washington University in Ellensburg, Washington, and an Adjunct Faculty member at Eastern Maine Community College in Bangor, Maine.

Enjoys especially teaching patient assessment and believes critical thinking and decision-making skills are the key to successful clinical practice of EMS.

Works part time as a freelance photojournalist and is working on a documentary project photographing EMS people and agencies throughout the United States.

In addition to his EMS experience, was a dispatcher and police officer in upstate New York.

Lives in Maine with his wife, Stephanie, and daughters Sarah and Margo.

Is a Jimmy Buffett fan (Parrothead) who attends at least one concert each year.

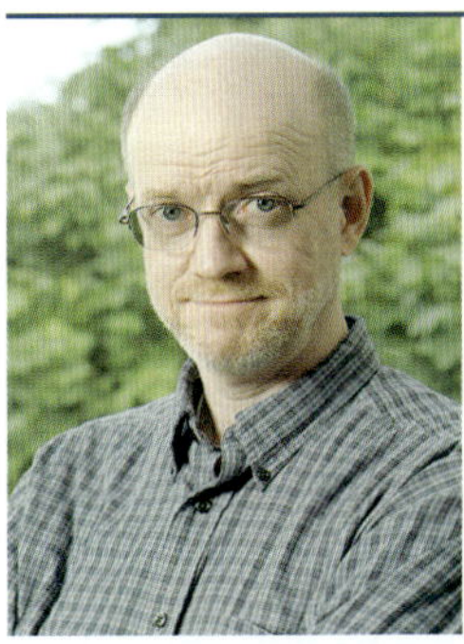

MICHAEL F. O'KEEFE AUTHOR

EMT Provider Level Leader for National EMS Education Standards.

Expert writer for 1994 revision of EMT-Basic curriculum.

EMS volunteer since college in 1976.

Member of development group for the National EMS *Education Agenda for the Future: A Systems Approach* and *The National EMS Scope of Practice Model.*

Has a special interest in EMS research, and got a master's degree in biostatistics.

Past chairperson of the National Council of State EMS Training Coordinators.

Interests include science fiction, travel, foreign languages, and stained glass.

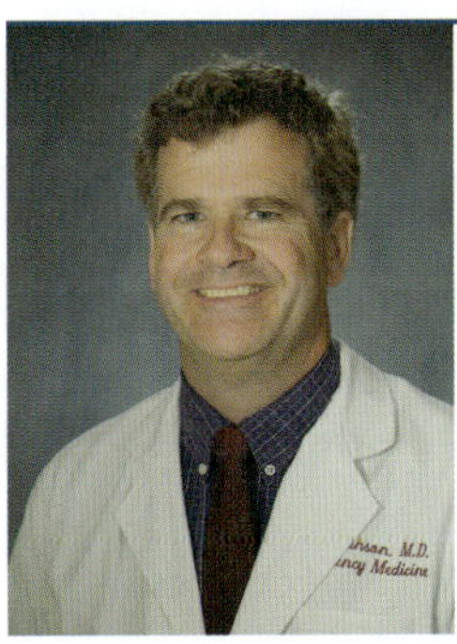

EDWARD T. DICKINSON MEDICAL EDITOR

In 1985 was the first volunteer firefighter to receive the top award from *Firehouse Magazine* for heroism for the rescue of two elderly women trapped in a house fire.

Is the Medical Director of the Malvern, Berwyn, and Radnor Fire Companies in Pennsylvania.

Has been continuously certified as a National Registry Paramedic since 1983.

First certified as an EMT in 1979 in upstate New York.

Has a full-time academic emergency medicine practice at Penn Medicine in Philadelphia where he also serves as the Medical Director for PENNStar Flight.

Is board certified in both Emergency Medicine and Emergency Medical Services.

Has served as medical editor for numerous Brady EMT and First Responder texts.

Lives in Chester County, Pennsylvania, where he is married to Debbie and has two sons, Steve and Alex.

A Guide to Key FEATURES

17

Respiratory Emergencies

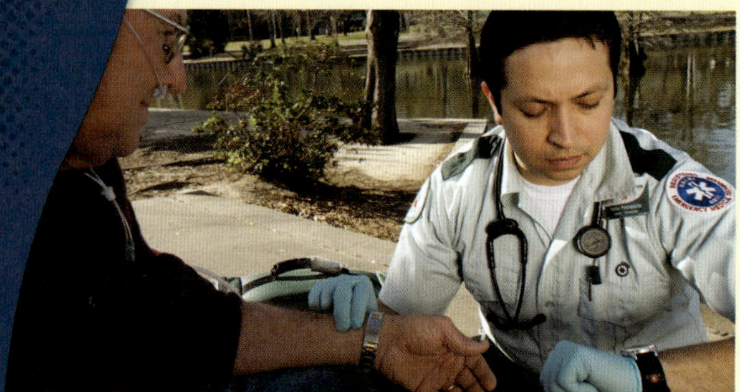

Related Chapters

The following chapters provide additional information related to topics discussed in this chapter:

- 3 Lifting and Moving Patients
- 6 Anatomy and Physiology
- 7 Ventilation, Perfusion, and Shock: Understanding Pathophysiology
- 9 Airway Management
- 10 Respiration and Artificial Ventilation
- 12 The Primary Assessment
- 13 Vital Signs and Monitoring Devices
- 14 The Secondary Assessment
- 18 Cardiac Emergencies
- 33 Pediatric Emergencies

Standard

Medicine (Content Areas: Respiratory)

Competency

Applies fundamental knowledge to provide basic emergency care and transportation based on assessment findings for an acutely ill patient.

Core Concepts

- How to identify adequate breathing
- How to identify inadequate breathing
- How to identify and treat a patient with breathing difficulty
- Use of continuous positive airway pressure (CPAP) to relieve difficulty breathing
- Use of a prescribed inhaler and how to assist a patient with one
- Use of a prescribed small-volume nebulizer and how to assist a patient with one

Objectives

After reading this chapter, you should be able to:

- **17.1.** Define key terms introduced in this chapter.
- **17.2.** Describe the anatomy and physiology of respiration. (pp. 465–475)
- **17.3.** Differentiate between adequate and inadequate breathing based on the rate, rhythm, and quality of breathing. (pp. 466–469)
- **17.4.** Discuss differences between the adult and pediatric airways and respiratory systems. (p. 468)

CORE CONCEPTS

Highlights the key points addressed in each chapter. The topics not only help students anticipate chapter content, but also guide their studies through the textbook and supplements.

Core Concepts

- How to identify adequate breathing
- How to identify inadequate breathing
- How to identify and treat a patient with breathing difficulty
- Use of continuous positive airway pressure (CPAP) to relieve difficulty breathing
- Use of a prescribed inhaler and how to assist a patient with one
- Use of a prescribed small-volume nebulizer and how to assist a patient with one

OBJECTIVES

Objectives form the basis of each chapter and were developed around the Education Standards and Instructional Guidelines.

Objectives

After reading this chapter, you should be able to:

- **3.1** Define key terms introduced in this chapter.
- **3.2** Describe the factors that you must consider before lifting any patient. (pp. 56–58)
- **3.3** Use principles of proper body mechanics when lifting and moving patients and other heavy objects. (pp. 56–58)
- **3.4** Demonstrate the power lift and power grip when lifting a patient-carrying device. (pp. 57–58)
- **3.5** Follow principles of good body mechanics when reaching, pushing, and pulling. (pp. 57–58)
- **3.6** Give examples of situations that require emergency, urgent, and non-urgent patient moves. (pp. 58–63)

INSIDE/OUTSIDE

Calls out relevant pathophysiology for a condition or series of conditions. Helps students understand disease presentation and treatment.

Inside Outside

RECOGNIZING SYMPATHETIC NERVOUS SYSTEM RESPONSE

Recognizing a sympathetic nervous system response can be an important part of a patient assessment. Often a patient's sympathetic nervous system will be engaged as the result of injury or illness, and recognizing its signs can help alert you to a problem even when the immediate cause is unknown. Let's use the example of a sixty-two-year-old male having an acute myocardial infarction:

Inside

In this patient something very wrong is happening. A coronary artery is blocked, and his heart is not getting the oxygen supply it desperately needs. In most people this will cause chest pain, but in this case the patient is diabetic and, for an unknown reason, no chest pain is present. He does, however, feel weak and nauseated. Despite his obscure symptoms, his body is reacting. His brain engages the sympathetic nervous system to respond to the challenge. His heart beats a bit faster, he breathes a bit quicker. His blood vessels constrict and divert blood away from the skin.

Outside

Although he is presenting atypically, that is, in an unusual fashion, your assessment reveals a few red flags. You notice he is pale and sweaty (a result of constricted blood vessels). You also observe the elevated heart rate and respiratory rate. By noticing these signs, you recognize a "sympathetic discharge" and know that the body is responding to a serious problem. *This may be more than an upset stomach.*

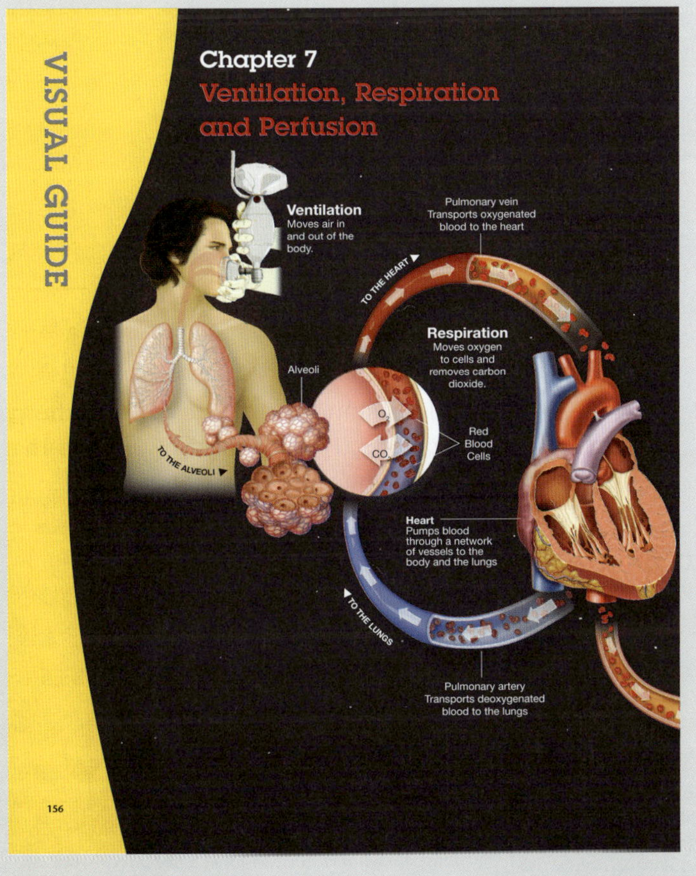

VISUAL GUIDES

Visually presents patient assessment in a series of flow charts.

DECISION POINTS

Found within the patient assessment/patient care feature in the book, these call out key decisions that are made during assessment and care of a patient.

Decision Points

- Does my patient have signs of life? Should I go immediately to compressions, or should I take the A-B-C approach?
- Do I have a defibrillator immediately available? How will I integrate defibrillation?

CRITICAL DECISION MAKING

A scenario–based feature that offers practice in making critical decisions.

Critical Decision Making

Determining Priority

At the end of the primary assessment, you will make a priority determination. This determination is a key decision that will affect the rest of your assessment and care. Patients deemed a high priority will receive a streamlined assessment process leading to prompt transport. Patients who are not a high priority will receive their assessment and care at a slower (although not slow) pace. Determine whether each patient described here should be classified as a high or low priority at the end of the primary assessment.

1. A responsive patient who is sitting up and having difficulty breathing
2. A man who passed out at a wedding and is still unresponsive
3. A responsive child who got his foot caught in bike spokes and may have broken the foot
4. A responsive patient who describes severe pain in his abdomen
5. A patient who only moans (doesn't respond with words or actions) and appears to have ingested alcohol

"Never let your guard down. Assess, reassess, and then assess again. You aren't done until you get to the hospital."

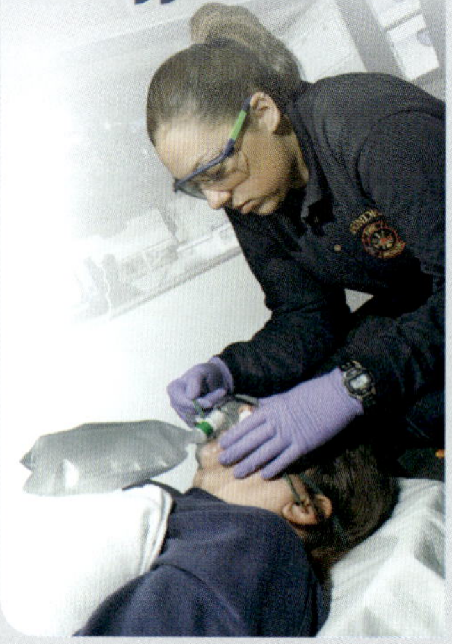

VOICES

Insights or facts from EMTs in the field.

POINT OF VIEW

Tells stories of EMS care from the patient's perspective and includes photos that illustrate the patient's viewpoint.

POINT of VIEW

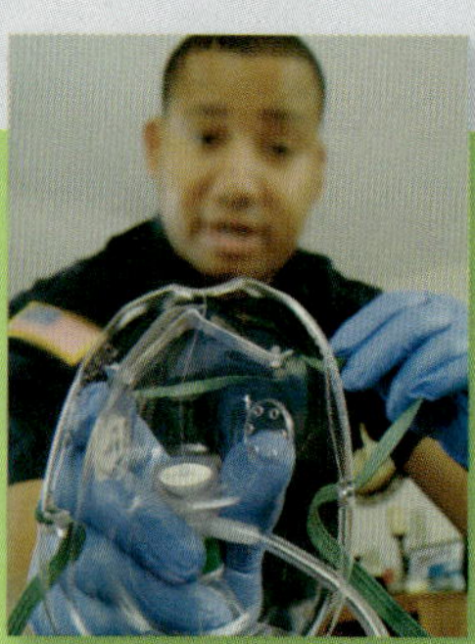

"I couldn't breathe. I mean, I really couldn't breathe. I felt like I couldn't get air in and out, and I was pretty sure I was going to die.

"I tell you this because I feel bad about how I yelled at the EMT. I can't remember everything, but I seem to remember being downright nasty. You see, I have asthma but have never had an attack like that before.

"My husband called the EMTs, and they came to the house pretty quickly. But my breathing was getting worse and worse and, well, like I said, I wasn't sure I'd live through this one. It makes you crazy.

"When the EMT tried to put that mask on my face, I felt like I was being smothered. Even though I know it's supposed to help, I couldn't stop myself from lashing out at the EMT. I pushed his hand away and yelled. I can't imagine what it must've looked like . . . or what was going through his mind while I was yelling at him.

"He finally got me to put the mask on. He was very patient and calm. The oxygen did help me, but it wasn't easy. By the time we got to the hospital, I felt a little better. And I apologized to him. He told me not to worry about it. But I do.

"I really hope this never happens again."

CHAPTER REVIEW

Includesasummaryofkeypoints,keytermsanddefinitions, review questions, and critical thinking exercises that ask students to apply knowledge, case studies, and more!

Chapter Review

Key Facts and Concepts

- Respiratory failure is the result of inadequate breathing, breathing that is insufficient to support life.
- A patient in respiratory failure or respiratory arrest must receive artificial ventilations.
- Oxygen can be delivered to the nonbreathing patient as a supplement to artificial ventilation.
- Oxygen can also be administered as therapy to the breathing patient whose breathing is inadequate or who is cyanotic, cool and clammy, short of breath, suffering chest pain, suffering severe injuries, or displaying an altered mental status.

Key Decisions

- Is the patient breathing? Is the patient breathing adequately (ventilating *and* oxygenating)? Does the patient need supplemental oxygen?
- Is there a need to initiate artificial ventilation?
- Are my artificial ventilations adequate (proper rate and volume)?

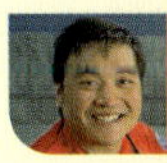

Street Scenes

"Dispatch to unit 401, respond to 244 Lisbon Street for a patient with shortness of breath." En route, you make a preliminary plan with your partners, Danielle and Jim. You discuss what equipment the team will bring in and briefly review the immediate life threats associated with shortness of breath. Going into the apartment building, you bring in the stretcher, jump kit, oxygen, portable suction, and BVM unit.

As you approach the apartment, you notice that the hall smells of cigarette smoke. The odor is worse as you enter the unit. Your patient is found sitting at the kitchen table. He is a tall, thin, seventy-year-old man. He appears anxious and is obviously having trouble breathing.

Street Scene Questions

1. What is your first priority when starting to assess this patient?
2. Assuming his airway is patent, what are the essential elements in assessing this patient's breathing?
3. What type of emergency care should you be prepared to give?

As you assess the patient, you note he is breathing rapidly with an audible wheeze. He seems very tired. He can speak only one or two words at a time, and you notice that his fingernails are blue. You also notice that his respiratory rate slows down and becomes slightly irregular from time to time.

Street Scene Questions

4. Is this patient's breathing adequate (why or why not)?
5. Does this patient require artificial ventilation?

The team decides that this patient is in respiratory failure, is tiring out, and needs immediate ventilation. You connect the BVM to high-concentration oxygen and begin to ventilate the patient. At first the patient is uncooperative and you find it difficult to time your ventilations with his. However, after a few breaths, your timing begins to work. About every fourth patient breath, you administer a breath to help increase tidal volume. The patient becomes more and more comfortable with this.

Jim continues the assessment while Danielle requests Advanced Life Support backup and prepares for rapid transport.

You continue ventilating as the team loads the patient and initiates transport.

STUDENT RESOURCE

WORKBOOK FOR EMERGENCY CARE, 13TH EDITION

This self-paced workbook contains updated and revised matching exercises, multiple-choice questions, short-answer questions, labeling exercises, skills checklists, and case studies that promote critical decision-making, and a NEW Grey Zone feature with real-life practice scenarios. This workbook is available for purchase at www.bradybooks.com.

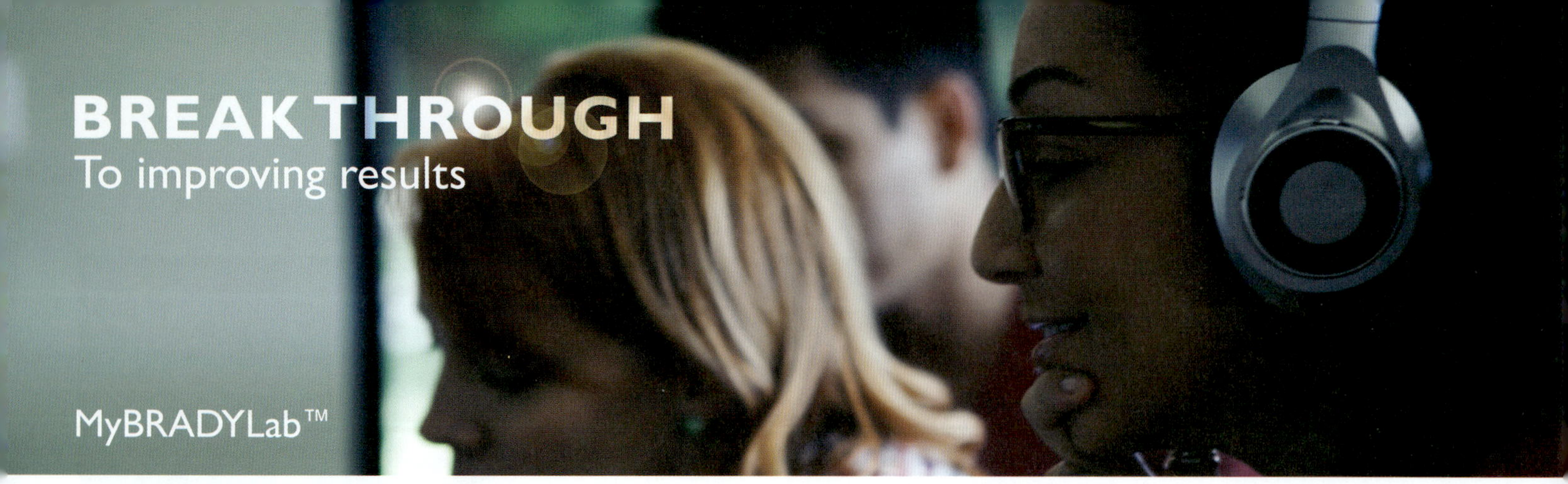

MyLab™ is the world's leading collection of online homework, tutorial, and assessment products designed with a single purpose in mind: to improve the results of all students, one student at a time. MyBRADYLab is designed to do just that.

Why use MyBRADYLab?

- Proven results! For over 10 years, Pearson MyLab users have been reporting better grades and greater retention through increased student engagement and real-time insights into students' progress.
- With features like automatic grading, multimedia assets, and course-management tools, you will deliver more dynamic lectures, identify struggling students quickly, save time, stay current, deliver a consistent experience across courses and instructors, alleviate accreditation headaches, and ultimately deliver better student outcomes!

Key Features

1. Course content is pre-loaded

We have done all the work for you. Students log on and they are ready to begin. You still have the flexibility to easily reorganize and customize however you want.

2. The Study Plan

Check the study plan to see which objectives you still haven't mastered and use the "View Your Progress" tab to see a chart of your overall mastery. Then, use the "practice" button to take a mini-homework and "quiz me" button to take a mini-quiz on that objective to earn mastery.

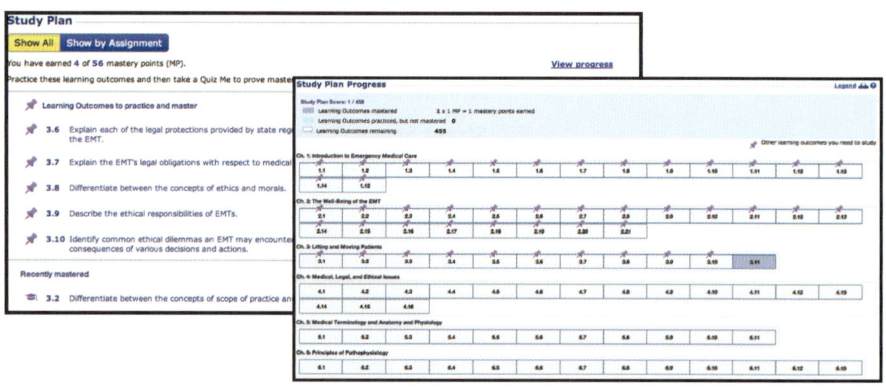

3. Pre- and Post-tests

The cornerstone of Pearson MyLabs, students can take a pre-test on any topic and are automatically provided with results and personalized homework based on their specific areas of weakness. A follow up post-test allows students to check comprehension after completion of their personalized homework assignments.

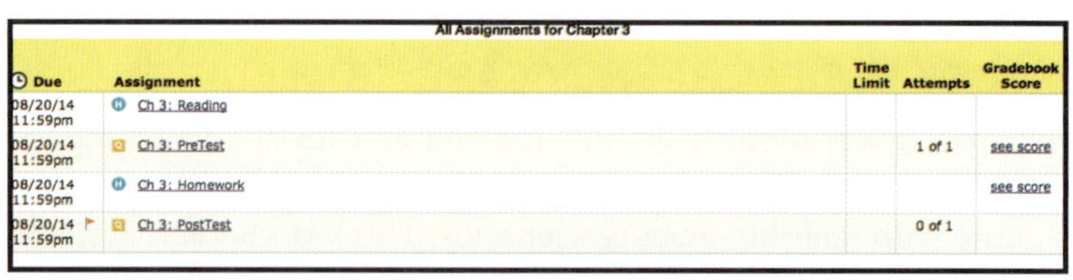

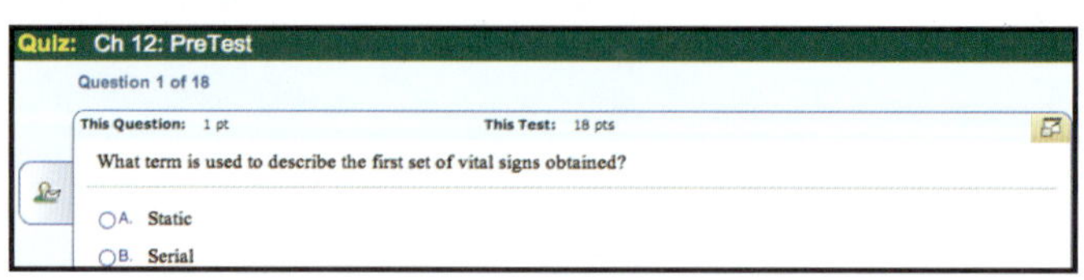

www.MyBRADYLab.com

MyBRADYLab™ Key Features, continued

4. Multimedia Library

The Multimedia Library allows students and instructors to quickly search through resources to find the supporting media they are looking for.

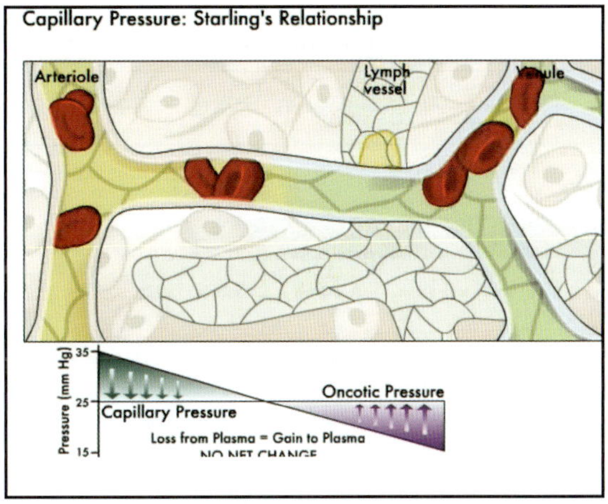

5. Flash Cards

Available as a remediation tool, these interactive online flash cards are great for individual, group, or classroom study!

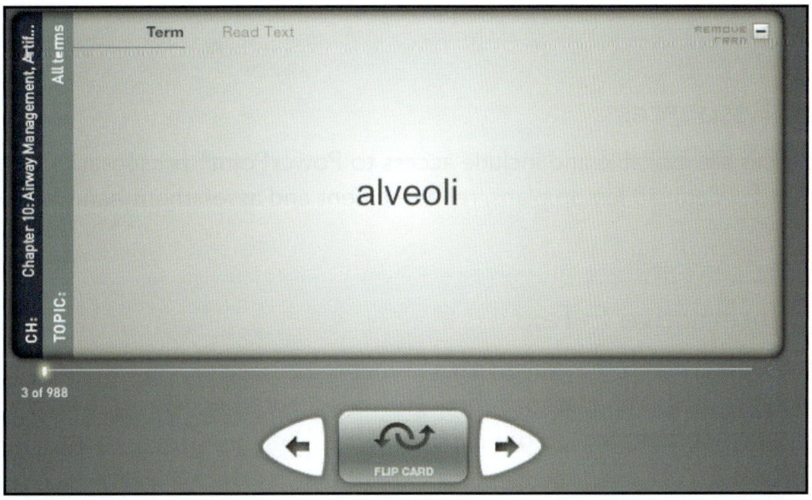

6. Results

Students can view overall progress and quickly identify what their grades are on individual assignments.

Instructors can view students results by chapter, outcome, homework, and more to help identify where more classroom time is needed!

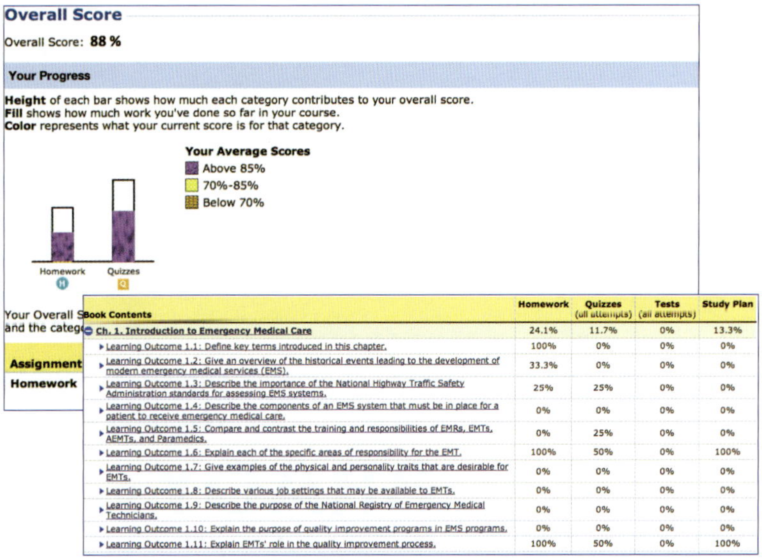

7. Gradebook

A robust gradebook allows instructors to see multiple views of their classes' progress. Completely customizable and exportable, instructors can adapt the gradebook to meet their specific needs.

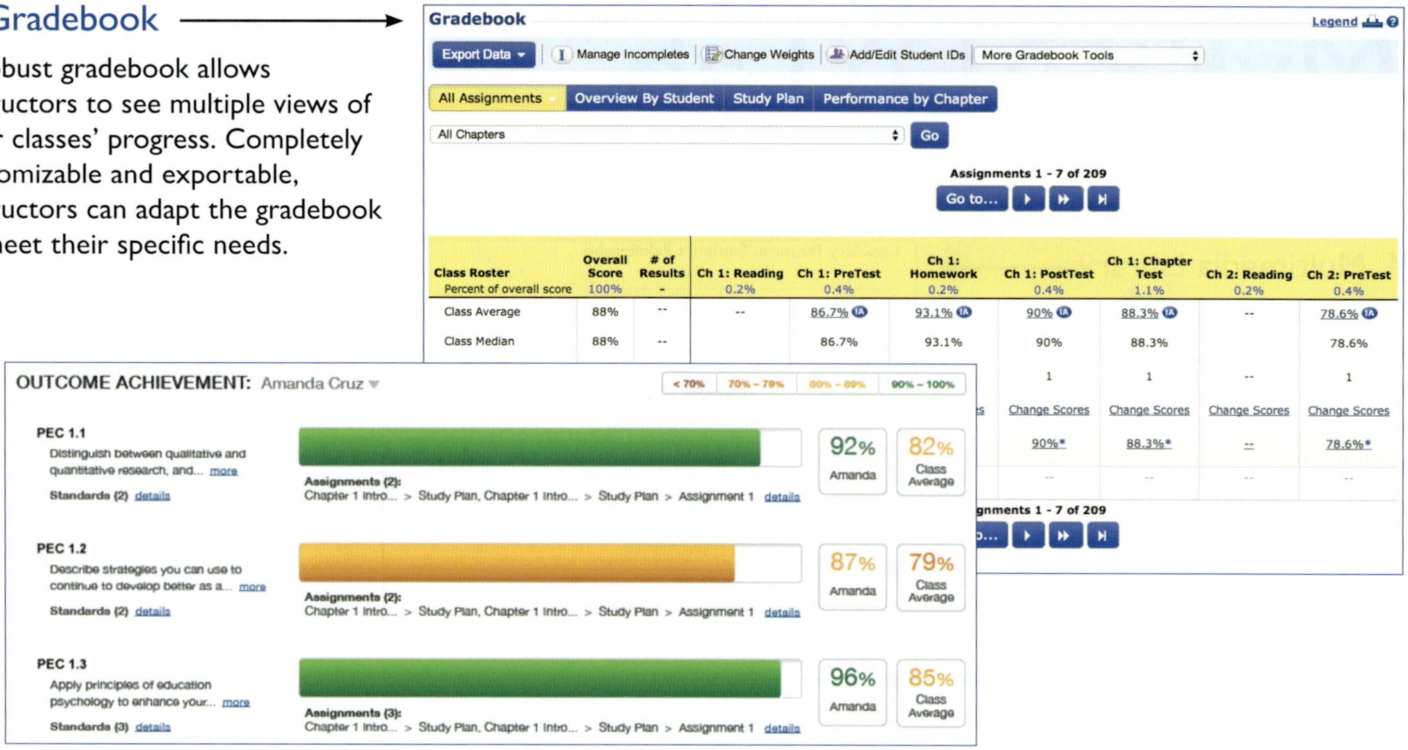

8. Instructor Resources

Instructor resources are available and include access to PowerPoint® presentations, test generating software, and curriculum support that includes detailed lesson plans, reinforcement and assessment handouts, objective checklists, and more!

9. Enhanced Interactive E-Text

Dynamic content matched to the way today's students read, think, and learn, this fully digital and highly immersive learning experience engages the learner through videos, audio and various interactives along with highlighting, note taking, and a glossary to personalize the experience.

10. BLS Branching Cases

Decision-making simulations to take students through real-life scenarios that EMTs typically face on the job.

Developing these critical thinking skills will be crucial to their success in the field. Topics include Respiration, Altered Mental Status, Chest Pain, Trauma and Special Populations

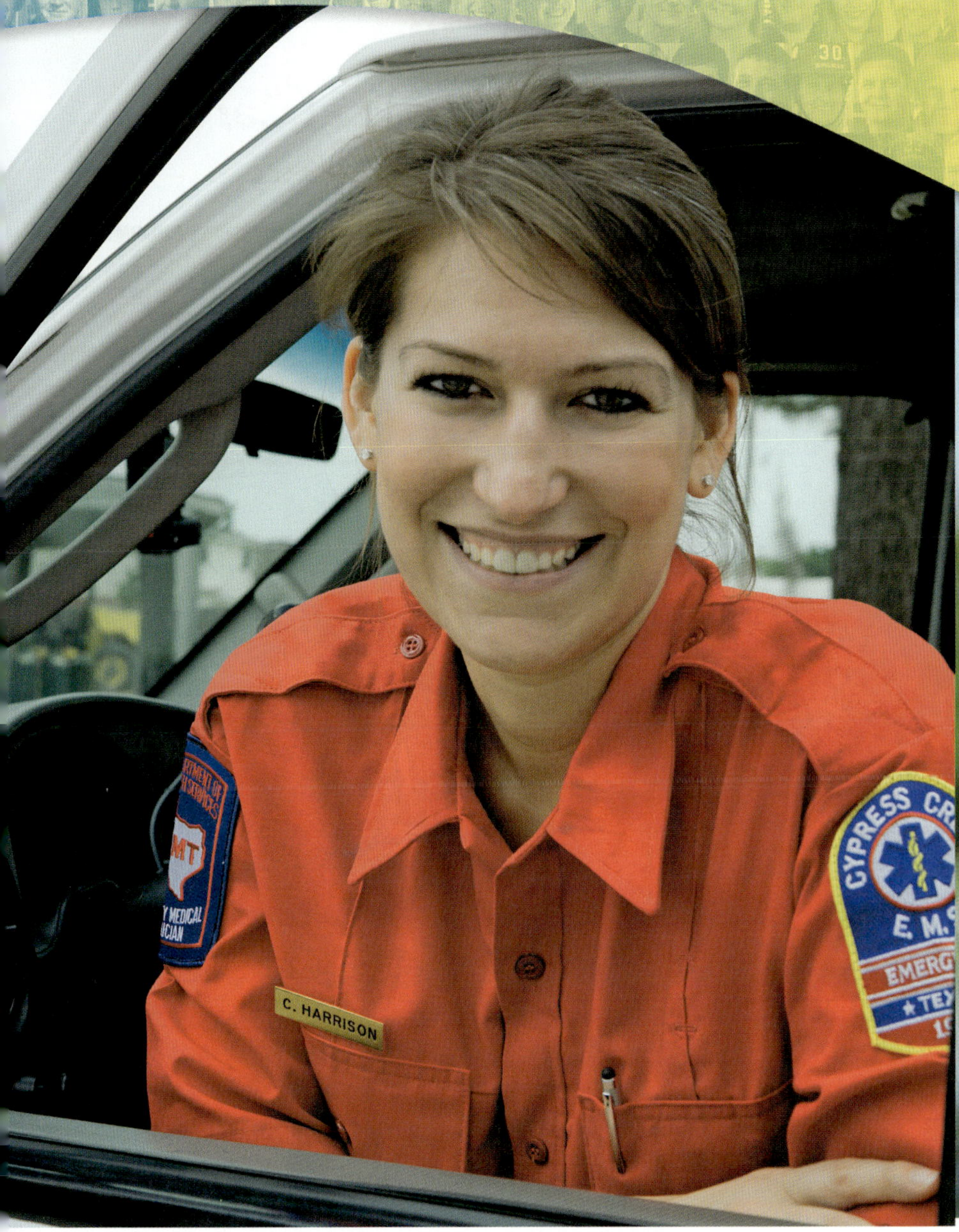

SECTION 1

기초

이 장에서는 응급구조사로서 필요한 필수 개념과 술기에 대해 다룬다.

1단원에서는 응급의료에 대한 소개에 대해 다루고, 2단원에서는 여러분의 안전과 복지를 어떻게 유지할 수 있는지에 대해 강조하고 있다. 3단원은 안전하게 들어올리기와 이동하는 술기에 대해 설명하고, 4단원에서는 응급구조사로서 일하면서 마주할 수 있는 의료적/법적 및 윤리적 문제에 대해 다루었다.

5단원에서는 어떻게 의학용어가 만들어지는 지에 대해 기본적인 정보를 제공하고, 6단원에서는 인체의 구조(해부학)와 기능(생리학)에 대해 다루었다.

7단원은 질병과 손상이 신체에 어떻게 영향을 미치는지에 대한 병태생리학의 원리를 소개하였고, 8단원에서는 여러분의 환자가 될 수 있는 다양한 연령대별 신체적 및 정신적 유형을 다룬 수명의 발달에 대한 개념이다.

1 응급의료에 대한 소개
(Introduction to Emergency Medical Care)

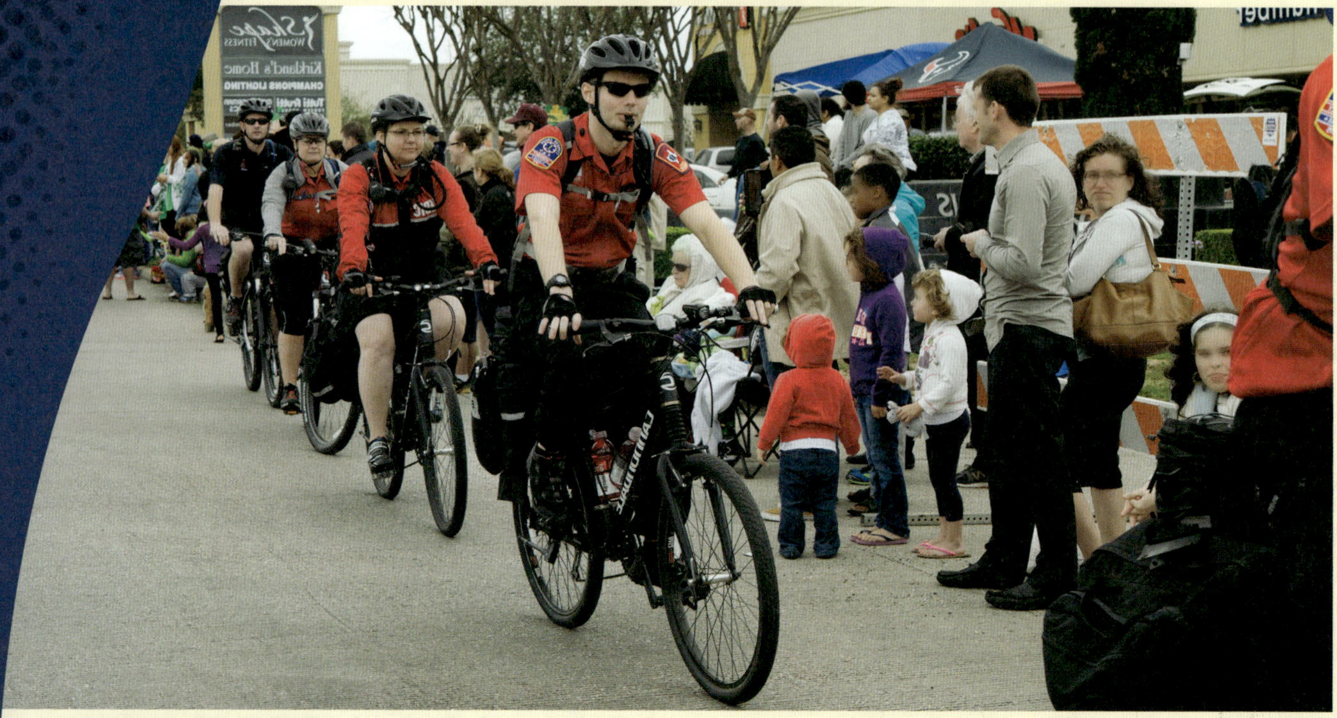

표준

준비단계(응급의료체계; 연구); 공중 보건

역량

응급의료체계의 기본적 지식, 응급구조사의 안전과 복지, 응급의료 제공에 따른 의학적/법적/도덕적 문제를 적용한다.

핵심 개념

- 응급의료체계를 구성하는 인적자원의 고리
- 지역사회의 응급의료체계 활성화
- 응급구조사의 역할과 책임
- 응급의료체계의 질 향상(QI) 과정

학습목표

이 단원을 읽고 난 후, 여러분은:

1.1 이 단원에서 소개된 주요 용어들을 정의할 수 있다.

1.2 현재의 응급의료서비스의 발달을 이끌어 온 역사적 사건들을 알 수 있다.

1.3 응급의료체계 평가를 위한 미국도로교통안전국의 각 기준별 중요성을 서술할 수 있다.

1.4 응급의료처치를 받는 환자에게 반드시 있어야 하는 응급의료서비스 체계의 구성을 묘사할 수 있다.

1.5 일차반응자(EMRs), 응급구조사(EMTs), 그리고 전문응급구조사(AEMT or paramedic)의 훈련 수준과 책임성의 차이를 알고 비교할 수 있다.

1.6 특정 분야에서의 응급구조사 역할에 대해 설명할 수 있다.

1.7 응급구조사(EMTs)에게 적합한 신체적, 개인적 특성에 대한 예를 들 수 있다.

1.8 응급구조사의 다양한 직업군에 대해 서술 할 수 있다.

1.9 미국응급구조사등록소(NREMT)의 목적에 대해 서술할 수 있다.

1.10 응급구조사의 질 향상 과정의 목적을 설명할 수 있다.

1.11 질 향상 과정에 대한 응급구조사의 역할을 설명할 수 있다.

1.12 응급의료체계와 관련된 의료지도에 대해 설명할 수 있다.

1.13 응급구조사 술기에 영향을 미치는 연구 방법에 대하여 나열 할 수 있다.

1.14 응급의료종사자가 공중 보건에서 어떤 역할을 하는 지에 대해 예를 들 수 있다.

1.15 주어진 시나리오를 가지고 응급구조사로서 전문적으로 행동하고 결정을 내릴 수 있다.

핵심 용어

의사대리인(designated agent)
근거중심(evidence-based)
의료지도(medical direction)
지도의사(medical director)
119 시스템(119 system)
간접의료지도(off-line medical direction)
직접의료지도(on-line medical direction)
환자결과(patient outcomes)
프로토콜(protocols)
질 향상(quality improvement)
정규처방(standing orders)

사람이 병에 걸리거나 손상을 입는 상황은 의사와 간호사가 상주하는 병원에서 발생하는 일이 거의 없다. 손상을 입거나 질병이 발생된 시점부터 환자가 병원에 도착하기까지는 상당한 시간이 소요되며, 그 시간 동안 환자의 상태는 악화되기도 혹은 사망에 이르기도 한다. 현대의 응급의료체계(EMS)는 "병원 전(prehospital)" 또는 "병원 외(out-of-hospital)" 상황에서 처치를 제공하도록 발전되어 왔다. 응급의료체계의 목적은 환자에게 훈련된 요원을 가능한 빨리 제공하고, 그 요원이 현장에서 응급처치를 하며 병원으로 이송하고, 그리고 병원 내에서 환자에 대한 전문응급의료행위가 최대한 신속히 이루어질 수 있도록 하기 위함이다. 응급구조사(EMT)는 응급의료체계의 핵심 구성원이다.

응급의료에 대한 공부를 시작하기 전에, 여러분은 "응급의료체계란 무엇인가?" "응급의료체계는 어떻게 발전되어 왔는가?" "응급의료 체계에서 응급구조사의 역할은 무엇인가?"라는 기본적인 질문에 대해 답을 하기를 원할 것이다. 여러분은 이 단원을 읽음으로써 이 질문들에 대한 답을 얻을 수 있을 것이다.

응급의료체계

응급의료의 시작

1870년대 프랑스에서 전쟁 중 발생한 부상자를 의사의 치료가 가능한 곳으로 이송한 것이 문서로 기록된 최초의 응급의료이다. 당시에는 부상자에게 어떠한 응급처치도 제공되지 않았고, 환자를 치료가 가능한 곳으로 옮기자는 단순한 개념이었다.

이후 응급의료는 여러 전쟁을 겪으며 발전하기 시작하였다. 예를 들어, 미국의 남북전쟁 당시 클라라 발톤(Clara Barton)이라는 사람이 현장에서 부상자들을 위한 처치를 제공하기 시작하였고, 이후 미국 적십자사의 설립에 공헌하였다. 제 1차 세계대전 중에는 많은 자원봉사자들이 야전구급차군단(Ambulance corps)을 구성하여 전쟁에 참가했고, 한국전쟁과 베트남 전쟁에서는 의료진이 좀 더 전문화된 응급처치를 현장에서의 제공하기 시작하였다. 이후 외상처치만을 주로 다루는 전문응급의료센터의 발전이 민간 부문에서도 이루어졌다.

민간 구급차 업무는 1900년대 초 미국의 주요 도시에서부터 시작되었으나, 그때까지는 응급처치가 거의 제공되지 않는 단순한 이송 업무에 불과하였다. 작은 도시에서는 제 2차 세계대전 이후인 1940년대 말에 구급차 업무가 제공되었다. 당시는 지방의 장의사들이 장의차를 이용하여 환자를 이송하는 경우가 대부분이었고, 소방에서도 환자에게 응급처치를 하면서 병원으로 이송하는 책임을 맡기도 했다.

시간이 지나며 응급현장에서 병원 수준의 질적 응급처치가 기본적으로 시행되었으며, 병원

"어디서 여러분이 좋은 사람들과 재미있는 일을 하고, 다른 일과는 차별적인 일을 할 수 있겠습니까? EMS에 오신 것을 환영합니다."

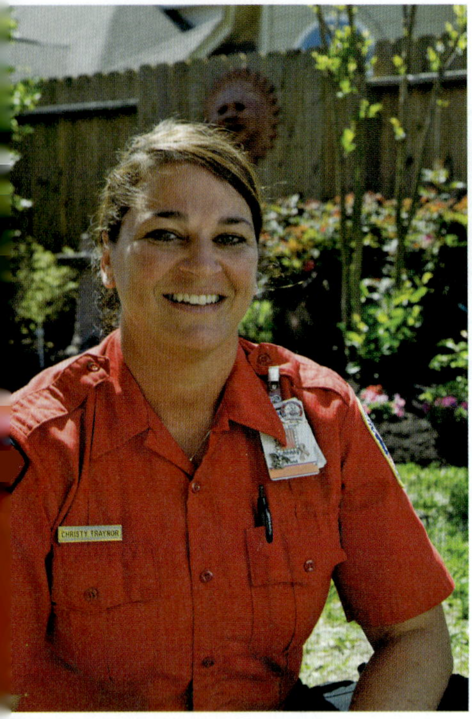

으로 이송될 때까지 지속적인 처치를 제공하는 것에 대해 중요성이 명백해졌다. 따라서, 이러한 병원 전 응급처치를 체계화하고, 응급처치를 수행할 수 있는 인적자원 훈련의 필요성이 대두되었다.

현대 응급의료

1960년대부터 현대 응급의료체계가 본격적으로 발전하기 시작하였다. 1966년 미국도로교통안전법(National Highway Safety Act)에 따라 미국 교통부가 응급의료의 기준을 개발하였고, 이에 따라 각 주(State)에서는 병원 전 처치의 질적 향상을 위해 지원을 하기 시작하였다. 오늘날 대부분의 응급구조사 과정은 미국 교통부가 개발한 기준을 기본으로 하고 있다.

1970년에는 전문적인 기준을 수립하기 위해서 미국응급구조사등록소(National Registry of Emergency Medical Technicians, NREMT)가 설립되었다. 미국 전역에 응급의료체계를 적용하고 향상시키기 위하여 연방 정부가 노력하여 응급의료의 기초가 되는 미국응급의료체계법(National Emergency Medical Service System Act)이 1973년 미국 의회에서 통과되었다.

이후 각 주(state)에서는 응급의료체계에 대하여 더 많은 통제권을 갖게 되었고, 연방 정부는 각 주에 지침과 지원을 계속적으로 제공하였다. 예를 들면, 미국도로교통안전국(National Highway Traffic Safety Administration, NHTSA)은 기술지원프로그램 (Technical Assistance Program)에서 응급의료체계의 기준을 정하고, 평가 프로그램을 만들어 제공하고 있다. 다음은 미국도로교통안전국이 정한 범주와 기준들을 요약한 것으로 이 책에서 더 자세히 설명될 것이다.

- **법률과 정책.** 각 주의 응급의료체계에는 체계 운영에 필요한 제정법(체계를 허가하는 법), 주요 응급의료기관, 재원조달방법, 시행령 및 시행규칙, 필요한 정책, 처리 과정들이 있어야 한다.
- **자원관리.** 모든 외상환자와 내과응급환자들이 적절한 자격이 주어진 자에 의해 응급처치를 평등하게 제공받고, 장비를 갖추어 법적으로 허가 받은 구급차를 이용하여, 적합한 의료시설에 이송되도록 하기 위해 필요한 자원은 공유되고 집중되어야 한다.
- **인적자원과 훈련.** 환자를 이송하는 병원 전 응급의료종사자(구급차 탑승자)는 적어도 자격을 갖춘 강사에게 표준화된 커리큘럼에 따라 응급구조사 수준에 도달할 때까지 훈련되어야 한다.
- **이송.** 안전하고 신뢰할 만한 구급차 이송은 응급의료체계의 중요한 요소이고, 대부분 환자들은 지상 구급차에 의해 효과적으로 이송될 수 있다. 이외의 환자들은 헬리콥터나 비행기를 이용한 신속한 이송이나 장거리 이송이 요구된다.
- **의료시설.** 중환자나 중상 환자의 경우, 가장 가까운 적절한 의료시설로 시기 적절하게 이송되어야 한다.
- **통신.** 단일화된 응급전화번호(119), 상황실과 구급차, 구급차와 구급차, 구급차와 병원, 병원과 병원간의 통신망이 구성된 효율적 통신체계가 이루어져야 한다.
- **대국민 정보 및 교육.** 응급의료종사자들은 국민들에게 응급의료체계 내에서 자신들의 역할을 설명하고, 응급의료체계에 접근하는 방법, 그리고 손상예방교육을 제공하는데 참가해야 한다.
- **의료지도.** 각각의 응급의료체계에는 응급의료종사자의 활동을 책임지는 의료 지도의사가 있어야 한다. 의료 지도의사는 의사가 아닌 응급처치제공자들에게 의료 활동을 위임하며,

그림 1-1 새롭게 발전된 응급의료의 제공 방법: (A) 자전거를 이용. (B) 이동식 EMS팀

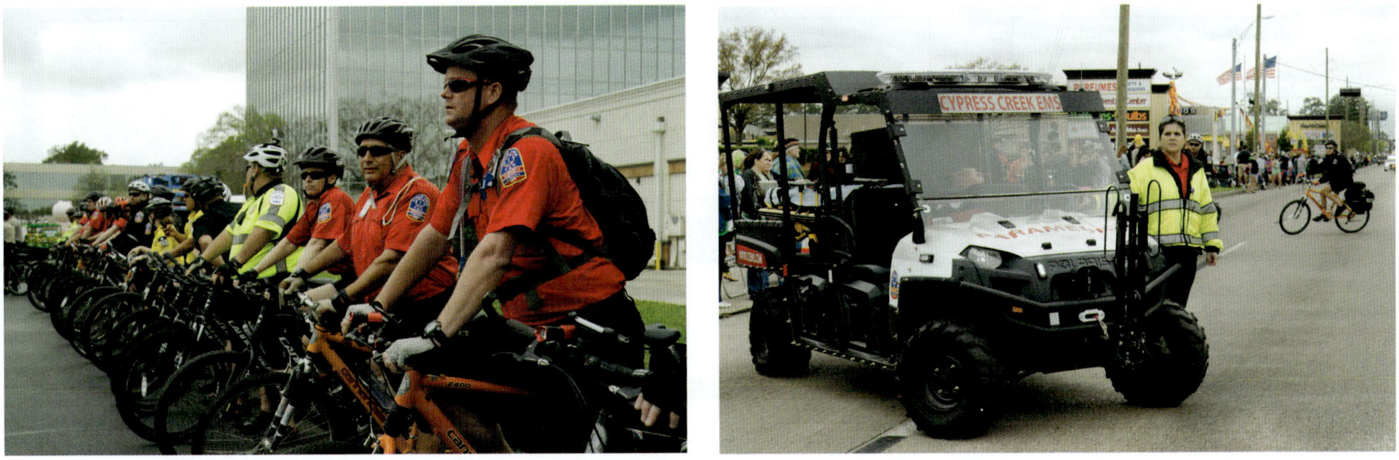

(A) (B)

응급의료체계의 모든 분야에 참가하여야 한다.

- **외상 체계.** 각 지역에서는 최소한 하나 이상의 외상센터, 환자분류, 외상환자의 이송 지침을 포함한 외상체계, 재활 프로그램, 자료수집, 부검(사인규명을 위한 사체의 검사) 등 외상체계의 질을 관리하고 확인하는 방법들을 발전시키도록 법률을 정하여야 한다.
- **평가.** 응급의료체계의 효과를 평가하고 향상시키기 위하여, 같은 질 향상 프로그램을 가져야 한다.

현대 응급의료체계의 발전에 따라 구급차가 단순히 병자와 부상자를 이송한다는 개념은 거의 사라졌고, 더 이상 구급대원을 구급차로 환자를 옮기고 이동하는 사람 정도로 생각하지는 않는다.

병원에만 존재했던 응급실은 응급의료체계를 통해 현장에 있는 환자와 부상자에게까지 확대되었다. "피해자"란 개념은 이제 "고도의 훈련을 받은 전문가에 의해 병원 전 환자평가와 응급처치를 받는 환자로 바뀌어 표현되었고, 이제 교통사고 피해자는 교통사고 환자로서 제대로 대접받게 되었다. 또한 "구급대원(ambulance attendance)"이라는 표현을 이제는 "응급구조사(EMT)"로 부르게 되었다.

최근 여러 분야에서, 응급의료종사자가 환자를 단순히 병원으로 이송하지 않고, 현장에서 1차 응급처치를 제공하기 때문에 "병원 전 응급처치"라고 하기보다는 "병원 외 응급처치"라는 용어로 사용할 만큼 발전되었다(그림 1-1). 그러나 이 책에서는 기억하기 쉽게 일반적으로 사용되는 "병원 전 응급처치"라는 용어를 사용할 것이다.

응급의료체계의 구성요소

응급의료체계를 이해하기 위해서는 응급구조사의 입장이 아닌 환자의 입장에서 보아야 한다(그림 1-2). 환자의 응급처치는 상황실 근무자(Emergency Medical Dispatcher, EMD)에게 전화를 거는 것으로부터 시작된다. 응급의료체계는 도움을 요청하는 전화에 응답하여, 일차반응자, 응급구조사, 그리고 전문응급구조사와 같은 필요한 인력들을 현장에 출동시키고, 그 후 구급차로 환자를 병원으로 이송시키는 과정을 거치게 된다.

> **핵심 개념**
> 응급의료체계를 구성하는 인적자원의 고리

환자는 구급차에서 응급실로 이송되고, 환자는 그곳에서 검사, 진단, 치료를 받게 된다. 응

그림 1-2 응급의료체계를 구성하는 인적자원의 고리

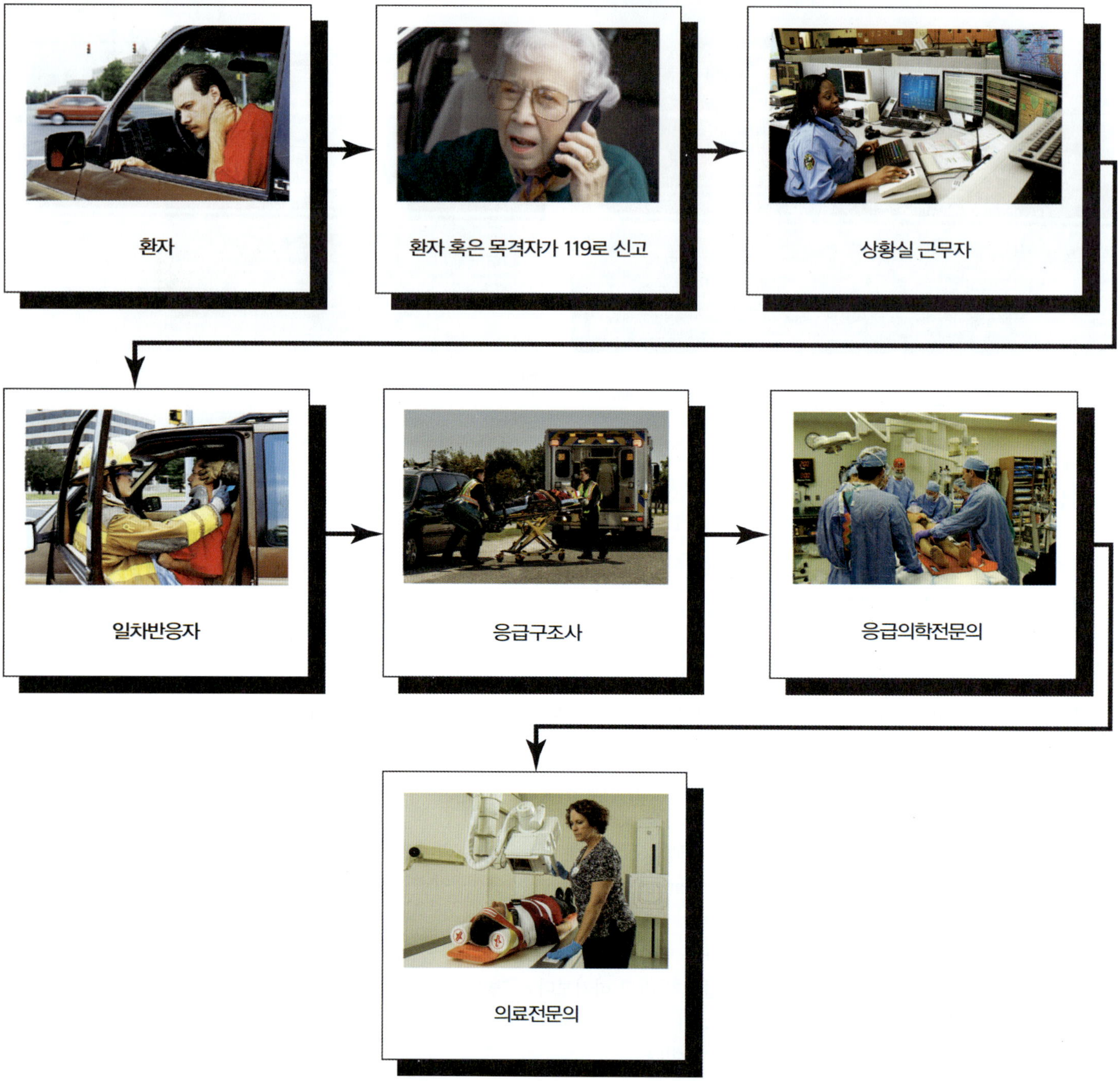

급실은 병원 내에서 환자에게 진료 업무를 제공하는 역할을 한다. 중상자가 응급실에 왔다면 환자를 안정시키기 위해 응급 치료를 하고, 수술실에서는 생명을 구할 수 있는 의학적인 치료를 추가로 제공한다.

대부분의 병원에서는 일반 환자와 응급 환자를 전부 다 치료하지만, 몇몇 병원은 전문화된 센터들을 구별하여 가지고 있기도 하다. 예를 들면, 외상전문센터가 있다. 다른 병원과 달리, 외상 센터는 외상 환자의 수술이 가능한 수술팀이 24시간 대기하고 있다.

외상 센터 이외에도 환자의 특정한 질병과 특정 치료만을 전문적으로 시행하는 화상전문센터, 소아전문센터, 심혈관계전문센터, 뇌혈관전문센터 등이 있다.

응급구조사로서 여러분은 자신의 지역 사회에서 이용 가능한 의료 자원들에 대해 익숙해져야 한다. 대부분의 지역응급의료체계에는 특정 치료가 필요한 환자들을 특정 의료기관으로 이송해야 하는 기준이 있어, 올바른 이송 병원을 선택하여 환자를 이송하는 것이 실제로 생명을 구하는 결정적인 요인이 될 수 있다. 물론, 특정 전문 의료기관으로 이송할 때 발생하는 추가 소요되는 시간과 그에 따른 환자의 상태를 확인하여 판단 내리는 것이 매우 중요하고, 직접의료지도(On-line medical direction)를 받는 것은 응급구조사의 결정에 도움이 된다. 일차반응자, 응급구조사, 상황실 근무자는 병원 전 응급의료종사자의 핵심 구성원이고, 의사, 간호사, 진료보조사, 호흡치료사, 물리치료사, 의료기사, 간호조무사 등은 응급의료체계 중 병원 영역 내에서 중요한 역할을 수행하게 된다.

응급의료체계로의 접근

우리나라는 응급상황 발생 시 언제 어디서나 응급상황을 전화로 신고할 수 있는 *119 시스템*을 운영하고 있다. 신고 전화를 받은 상황실 근무자는, 신고자로부터 정보를 얻은 후 응급의료체계를 활성화시킨다. 필요할 경우 경찰에게 신고 내용을 전달하여, 경찰이 현장에 출동할 수 있도록 한다. 119가 국가의 응급 전화번호로 결정된 이후, 119로 전화를 걸 경우 지역 내 구급상황실로 연결된다.

우리나라는 송신자의 전화번호와 위치를 자동적으로 찾아내는 자동번호인식프로그램(Autonomic Number Identification, ANI)을 갖추고 있기 때문에, 전화가 끊어지거나, 환자가 전화를 하는 중에 의식을 잃어도 상황실 근무자는 자동번호인식프로그램을 통해 현장 주소를 확인하여 응급구조사를 현장으로 출동시킬 수 있다. 어디서든지 119를 누르면 구급상황실로 연결되고, 응급의료서비스를 요청할 수 있다. 그러므로 응급 전화번호 "1-1-9"는 모든 전화기와 공공장소에 잘 보이도록 표시하는 것이 중요하다.

응급의료체계의 통신과 통신 관리 부분에 있어, 또 하나의 중요한 것은 상황실 근무자의 훈련과 자격 인증제도이다. 전문 훈련을 받은 상황실 근무자는 응급의료서비스 요청자로부터 정보를 수집할 수 있을 뿐 아니라, 응급처치에 대한 기본적인 설명도 제공할 수 있다. 여기에는 심폐소생술, 인공호흡, 지혈 등에 대한 기본적인 의학적 설명이 포함된다. 조기 접근, 신속한 응급처치, 심폐소생술 시작의 중요성을 지적하는 연구가 계속 나오고 있다. 상황실 근무자는 최대한 빠른 시간에 응급처치를 제공하는 응급의료체계 구성요소의 한 예이다.

핵심개념
지역사회의 응급의료체계 활성화

119 시스템(119 system)
응급상황을 알리는 전화시스템. 상황실 근무자는 정보를 받아서 필요한 응급의료기관, 소방서, 혹은 경찰서에 연락한다. 자동번호인식프로그램(ANI)는 신고자의 전화번호와 위치를 자동적으로 인식하는 기능이다.

응급구조사의 단계별 분류

응급구조사의 훈련과 자격 인증에는 일반적으로 3가지 단계가 있으며, 각 단계는 지역에 따라 조금씩 다르다.

1. **일차반응자(Emergency Medical Responder; EMR).** 이 단계의 훈련과정은 주로 응급현장에 처음으로 도착하게 되는 경찰, 소방관, 산업보건요원등과 같은 일차반응자들을 위해 만들어졌으며, 응급의료체계를 활성화(구급차 호출)하고, 생명을 위협하는 손상에 대해 즉시 응급처치를 제공하며, 현장을 통제하고, 구급차의 도착에 대비하는 것을 중점으로 훈련한다.
2. **응급구조사(Emergency Medical Technician; EMT).** 미국 대부분의 지역에서 일반응급구조사는 구급대원으로서 최소한의 자격을 가지고 있다. 일반응급구조사는 기본적인 내과 또는 외상 처치와, 의료기관으로의 이송을 제공한다.
3. **전문응급구조사(paramedic).** 전문응급구조사는 일반응급구조사와 같이 기본적인 처치와 이송을 제공할 뿐만 아니라, 전문기도기삽관, 혈당수치 측정, 정맥주사 혹은 골내

주사를 통한 약물 관리 등 몇몇 전문적인 처치를 제공한다.

응급구조사의 역할과 책임

핵심개념
응급구조사로서의 역할과 책임

응급구조사는 활동의 범위가 광범위하다. 환자에게 접근하여 응급처치를 하는 것 이외에도 준비, 현장 안전, 병원까지의 안전한 이송, 지속적인 처치를 위해 환자를 병원의 의료진에게 인계하는 것까지 책임을 져야 한다. 응급구조사에게 요구되는 특정한 책임 영역은 다음과 같다.

- **개인 안전.** 환자에게 접근하기 전이나, 응급처치를 하는 중에 응급구조사가 다치게 되면, 환자를 도울 수 없으므로, 응급구조사는 먼저 스스로를 안전하게 지킬 의무가 있다. 다른 사람, 동물, 불안정한 건물구조, 화재, 폭발 등에 의한 위험을 포함하여, 모든 안전을 고려한다. 응급 현장은 대개 안전하지만, 한편으로 예측할 수 없는 경우가 많기 때문에 안전 유지를 위해 항상 주의하여야 한다.
- **동료, 환자, 목격자의 안전.** 응급상황에서 여러분이 직면한 위험은 다른 사람들에게도 똑같이 직면할 수 있다. 응급구조사는 전문가로서 자신 뿐만 아니라 다른 사람의 안전도 고려해야 한다.
- **환자 평가.** 응급구조사로서 가장 중요한 업무 중 한 가지는 환자 평가이다, 즉 환자의 문제가 무엇인지를 찾아내서 적절한 응급처치를 할 수 있도록 해야 할 것이다. 응급처치를 하기 전에 항상 평가가 먼저 이루어져야 한다.
- **환자 처치.** 개개인의 환자에 대한 처치는 단순히 정서적 지원에서부터 생명을 구하는 심폐소생술과 제세동까지 포함된다. 응급구조사가 평가한 소견에 근거하여, 환자의 질병이나 부상을 다루고, 환자 소생을 돕기 위해서, 훈련을 받고 이를 수행해야 하는 행동, 혹은 일련

비판적 의사결정

핵심개념

비판적 의사결정은 매우 중요한 개념이다. 이는 근본적으로 응급구조사가 환자 평가, 여러 가지 출처에서 얻은 정보, 그리고 현장에서 얻은 정보를 통합하여 분석한 후 적절한 결정을 내리는 것을 의미한다. 초기에 얻은 정보는 의사결정을 내리기에 충분하지 않을지도 모른다. 그래서 여러분은 추가 문진과 추가 검진을 수행하여 의사결정에 필요한 모든 정보를 얻어야 한다.

지금은 모든 부분을 통합하여 분석하는 방법을 알기에는 어렵겠지만, 머지않아 여러분은 환자 평가와 처치에 대하여 배우고 연습하게 될 것이다. 여러분이 수행하게 될 환자 평가와 처치의 한 부분인 비판적 의사결정의 예로는 다음과 같은 부분이 포함된다:

- **이송 병원 결정하기.** 환자를 가장 가까운 병원으로 옮겨야 하는가? 아니면 (병원이) 멀리 있더라도 전문 병원으로 이송해야 할 것인가?
- **약물투여 결정하기.** 약물투여가 환자의 현 상태에 도움이 될 것인가? 아니면 상태를 나쁘게 만들 가능성이 있는가?

여러분은 다양한 응급구조사들과 근무하면서, 임상적으로나 개인적으로 환자를 대하는 방법과 처치에 능숙한 응급구조사들을 만나게 될 것이다. 이러한 응급구조사들은 응급의료시스템의 도움이 필요한 환자나 그 가족들을 돕게 되는데, 이 때 응급구조사들은 우수한 비판적 의사결정자가 된다.

의 행동들을 환자의 응급처치라고 한다.

- **들기와 운반.** 응급구조사는 환자를 병원까지 이송하는 일에 관여하기 때문에, 환자를 들고 운반하는 것은 중요한 업무이다. 응급구조사 자신이 다치거나, 환자의 부상을 악화시키거나, 추가 부상을 입히지 않도록 업무를 수행해야 한다.
- **이송.** 구급차를 운행할 때 항상 중요한 책임이 있지만, 환자를 싣고 있을 때는 그 책임이 더욱 중대하다. 구급차 안에서 환자를 보호하고, 처치하는 것 뿐만 아니라, 구급차를 안전하게 운행하는 것도 응급구조사의 중요한 책무일 것이다.
- **환자의 인계.** 병원에 도착하면, 응급구조사는 환자를 병원 의료진에게 인계할 것이다. 응급구조사는 환자 상태에 관한 정보, 현장관찰 소견, 다른 관련 자료를 제공함으로써, 환자 진료의 연속성이 보장될 것이다. 환자의 응급처치에 있어 이 부분은 임무의 마지막이지만 매우 중요한 부분이다. 응급구조사는 환자가 병원 의료진에게 완전히 인계될 때까지 결코 환자의 처치를 방치하여서는 안 된다.
- **환자의 변호.** 응급구조사는 환자를 위해 존재하는 것이다. 응급구조사는 옹호자, 즉 환자를 위해 말하고, 그의 입장을 변호하는 사람이다. 환자의 요구를 말하고, 어떠한 것이라도 병원 관계자가 관심을 갖도록 하는 것이 응급구조사의 책임이다. 짧지만 매우 중요한 시간을 환자와 함께 있으면서 환자와 친밀한 관계, 즉 환자의 상태와 요구를 이해하는 관계를 맺게 된다. 대변자로서, 응급구조사는 응급의료와 병원체계에서 환자에게 도움이 되는 필요한 지식을 제공하는데 최선을 다해야 할 것이고, 응급구조사의 역할에서 응급구조사는 응급실 의료진이 환자의 생명을 구할 수 있도록 정보를 제공하는 것도 대단히 중요한 일이지만, 환자의 가족들에게 환자의 상황을 알렸는지 확인하는 것과 같은 간단한 업무들도 수행하여야 한다. 응급구조사에게는 중요하지 않게 여겨지는 행동들이 때로는 환자에게 커다란 위안을 주게 된다.

응급구조사들은 손상 예방과 같은 지역사회 건강분야에도 관련이 있다. 응급구조사는 손상이 발생한 장소, 또는 미리 예방이 가능한 장소를 발견하고 돕는 위치에 있는 전문직이다. 병원내 근무자의 경우 현장을 직접 살펴보고 그에 대한 정보를 제공 할 수 없다. 낙상을 한 노인환자에 대한 신고를 받은 경우를 예로 들 수 있다. 응급구조사는 위험한 난간, 미끄러운 양탄자나 신발에 대해 대상자나 가족에게 주의를 줄 수 있다. 또한 어린이가 놀기에는 위험지역을 개선하여 외상 예방을 통해 도움을 줄 수 있다. 특히 어린아이를 가진 주민에게 접촉한다는 점은(특히 어린이가 접근할 수 있는 독극물이나 위험한 난간 같은 위험요소) 응급구조사의 중재활동은 타 직종과 차이점을 가지게 된다.

좋은 응급구조사의 특성

응급구조사에게 요구되는 별도의 신체적 및 성격 특성이 있다.

신체적 특성

응급구조사는 건강한 신체를 유지하여 임무를 수행하는데 적합해야 한다. 만약 응급구조사가 몸을 구부리지 못하거나, 자신의 호흡 상태를 관리하지 못하여 필요한 처치를 제공할 수 없다면, 응급구조사가 배운 교육은 도움이 필요한 환자에게 아무 쓸모가 없게 될 것이다.

응급구조사는 55kg 이상을 들거나 옮길 수 있어야 한다. 다른 응급구조사들과의 협동 훈련도 필수적이며, 환자, 들것, 담요, 산소통 등이 추가된 무게를 할당량 만큼 들어올리는 방법을 배워야 한다. 이런 운반을 위해서는 힘 뿐만 아니라, 협동과 요령이 필요하다. 응급구조사는 이러한 기본적인 구조 과정을 수행하고, 환자를 위험한 현장으로부터 구출하고, 병원으로 이송해야 한다.

가까운 곳만 아니라, 먼 곳의 물체도 명확히 볼 수 있어야 하므로 시력 또한 응급구조사의 임무를 수행하는데 매우 중요하다. 환자를 평가하고, 표지를 읽고, 응급상황을 통제하고, 운전을 하기 위해서는 근거리 시력과 원거리 시력이 모두 필요하다. 시력에 문제가 있다면, 진찰을 받아 안경이나 콘택트렌즈로 교정해야 한다.

색맹과 관련된 문제도 알아야 한다. 운전을 할 때 중요할 뿐 아니라, 환자를 평가하는데 대단히 중요할 것이다. 환자의 피부, 입술, 손톱에 나타나는 색깔은 흔히 환자상태를 알려주는 중요한 단서가 되기 때문이다.

구두(말)와 문자(글씨)로 지시를 주고받을 수 있어야 하며, 환자나 목격자 혹은 응급의료체계의 다른 요원들과 의사소통을 할 수 있어야 한다. 응급구조사가 되고자 할 때 시각, 청각, 언어 등에 심각한 문제가 있다면 교정해야 한다.

성격 특성

좋은 인성은 모든 응급구조사에게 매우 중요하다. 응급구조사는 다음과 같은 성격을 가져야 한다.

- 환자와 부상자의 안정을 돕고 믿음을 줄 수 있어야 하며 쾌활해야 한다.
- 환자에게 진실된 감정을 전달할 수 있어야 하며 상황을 이해할 수 있어야 한다.
- 다른 응급의료체계 전문직들과 협력 관계를 이루어 더 빠르고 좋은 치료가 가능할 수 있도록 협조하고 믿음을 주어야 한다.
- 의료장비 사용과 처치에 대해 항상 적응되어 있어야 한다.
- 처치를 하는 동안 다른 사람에게 의존하지 않고 응급구조사로서의 의무를 솔선수범하는 모습을 보여주어야 한다.
- 정신적 스트레스, 정신적 문제를 미리 해결하고 극복할 수 있도록 정서적으로 안정되어야 하며 문제해결 능력이 있어야 한다.
- 상황의 통제, 처치 단계의 실행, 현장 목격자 확보, 현장장비와 인적자원의 조직화, 응급처치 제공 및 필요할 경우 책임을 질 수 있는 리더십을 갖춰야 한다.
- 응급처치 시 오염가능성을 줄이기 위한 깨끗하고 안전한 복장과 장비상태로 환자와 목격자에게 신뢰를 줄 수 있어야 한다.
- 응급 사고를 당한 환자의 경우 자신의 몸이나 귀중품을 보호할 수 없는 경우지만 응급구조사는 훌륭한 도덕적 성향을 갖추어 환자가 믿고, 정보를 제공하고, 의지할 수 있어야 한다.
- 응급구조사는 환자에게 불편을 주는 개인 습관을 자제하여 부적절한 처치가 행해질 가능성을 줄여야 한다. 예를 들어, 근무시간 동안 술을 마시지 않고, 응급처치 중 담배를 피우지 않는 것 등을 말한다(흡연은 상처를 오염시키고, 산소공급장치 주변에서 흡연은 화재 위험이 있다).
- 응급구조사는 환자나 목격자들을 화나게 하거나, 흥분시키고, 믿음을 깨는 잘못된 의사소통 방법이나 불필요한 말을 자제해야 하며, 상황에 도움이 되는 올바른 대화능력이 있어야 한다.
- 환자와 대화 시 공감적이고 감정적으로 환자를 이해하는 것은 중요하며, 대화의 정확성과 믿음을 줄 수 있도록 상대방의 말에 귀를 기울여야 한다.
- 인종, 종교, 문화와 관계없이 모든 환자에게 동등하고 비판단적이며 공정하게 대해야 한다.

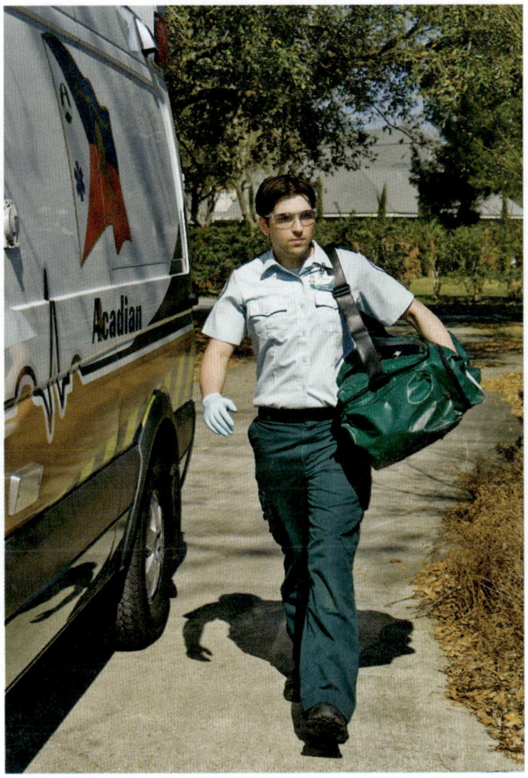

그림 1-3 전문가적 외모는 자신감을 향상시킨다.

교육

응급구조사는 최신 지식과 기술을 습득하고 유지해야 한다. 응급처치 분야는 계속적인 연구가 이루어지기 때문에 응급처치 방법은 수시로 업데이트 되어야만 한다. 응급구조사가 되기 위해 학생 때 공부하는 동안 얻은 정보의 일부는 응급구조사로서 일하는 동안 시대에 뒤떨어진 것이 될 수 있다.

시대에 뒤떨어지지 않는 한 가지 방법은 보수교육을 받는 것이다. 우리나라에서는 1년에 한 번씩 지역마다 응급구조사를 위한 보수교육을 제공하고 있다. 보수교육 과정이란 이미 교육과정을 수료했지만 새로운 정보를 원하는 응급구조사를 교육하는 것으로, 보수교육 과정은 대개 정규 과정보다 짧다.

최신의 정보를 유지하는 또 하나의 방법은 지속적인 교육이다. 이 교육은 응급구조사의 정규과정을 보충하는 것이다. 이 말은 정규교육을 다시 배우라는 것을 의미하지 않는다. 예를

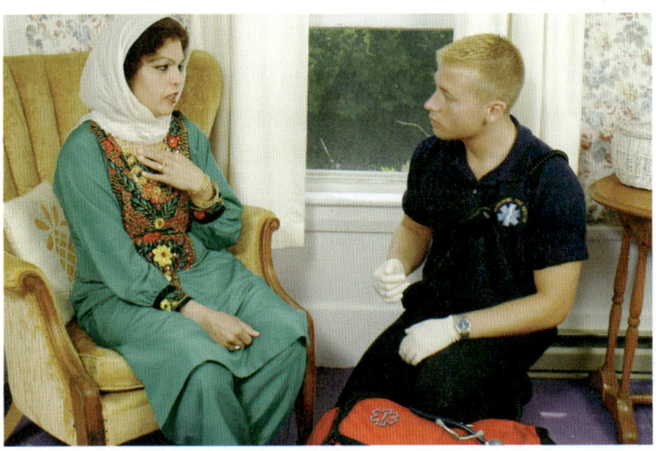

그림 1-4 여러분은 다양한 문화적 배경을 가진 환자들을 만날 수 있다. 예를 들어, 아프가니스탄에서 온 사진 속 이 여성은 이슬람교도로서 여성 응급구조사에 의한 진찰을 요구하고 있다.

그림 1-5 응급구조사는 다양한 활동의 영역을 가지게 된다. (A) 도시 및 산업체 영역 (B) 농촌 및 야생지역
(Photo B: © Edward T. Dickinson, MD)

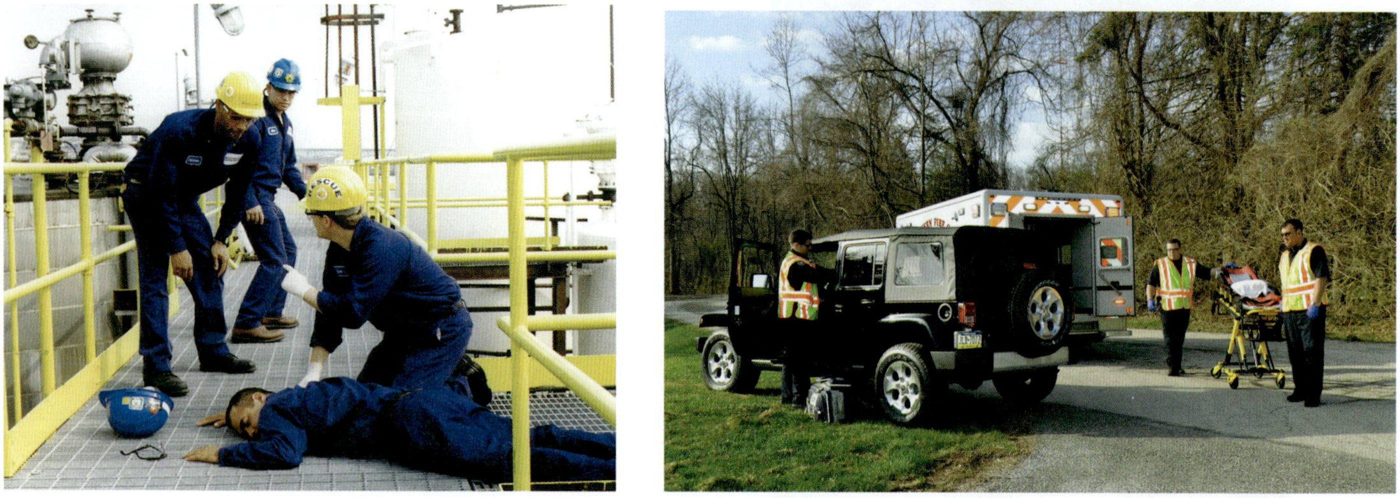

(A) (B)

들어, 응급구조사는 소아응급처치, 외상응급처치, 구급차운행 등 더 배우고자 할 때 학술대회, 세미나, 강의, 수업, 비디오, 시범 등을 통해 교육을 받을 수 있다.

이러한 교육들은 오래 전에 배운 정규 응급구조사 교육과정의 연장선상에 있는 지속적인 교육이다.

응급구조사는 어디서 자신의 역할을 수행할 수 있을까?

응급구조사는 수업에서 배운 기술을 다양한 현장에서 사용하게 된다. 응급구조사는 국가기관 혹은 사설기관에서 근무하게 되는데, 소방서, 구급업무, 지방관서, 도시 및 산업체기관 등이 이에 속한다(그림 1-5). 소방서에서는 소방방재와 응급구조 두 가지를 교육 훈련을 받은 소방관을 필요로 한다.

미국의 경우 봉사활동을 위해 이러한 응급구조 교육과정을 이수할 수 있고, 소방방재와 응급구조 서비스가 이러한 교육을 받은 자원봉사자로 대부분 이루어지고 있다. 타인을 돕기 위한 응급구조교육 참여 의지는 소속 지역사회에 적합하며 꼭 필요하다.

미국응급구조사등록소(National Registry of Emergency Medical Technicians; NREMT)

미국의 경우 응급구조사에 대한 국가 기준을 확립하고 유지하기 위해 일차반응자(EMR), 응급구조사(EMT), 전문응급구조사(AEMT or paramedic)으로 분류하여 미국응급구조사등록소(National Registry of Emergency Medical Technicians, NREMT)에 등록하고 있다. 우리나라는 1급응급구조사와 2급응급구조사로 분류하여 대한응급구조사협회에 등록되어 있다. 미국응급구조사등록소에 등록되기 위해서는 우선, 미국응급구조사등록소의 실기 및 필기시험을 성공적으로 통과해야 하며, 합격 후 등록된 면허번호는 다른 주(state)의 면허로 이전할 수 있는 상호교류성을 가지고 있다. 주(state)에서 자체적으로 응급의료시스템을 운영한다 해도, 미국응급구조사등록소의 교육과정의 이수를 기본적으로 우선시한다(그림 1-6).

대부분의 주(state)는 자격 시험으로 미국응급구조사등록소의 시험 방법을 활용한다. 시험을 통과하고 등록이 되면 응급구조사는 미국응급구조사등록소의 응급구조사 패치를 달

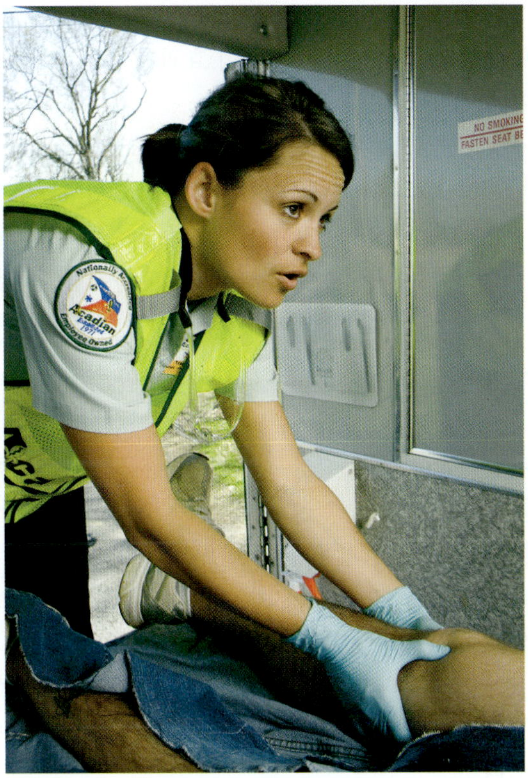

그림 1-6 대부분의 주에서 응급구조사들은 반드시 미국응급구조사등록소(NREMT)의 시험을 통과하고, 면허증을 받아야 한다.

수 있다.

미국응급구조사등록소는 응급의료 교육 과정의 개발과 응급의료에 영향을 주는 현안 문제들을 해결하기 위해 적극적으로 활동하고 있다. 미국의 응급구조사 시험과 등록정보를 얻을 수 있는 연락처는 다음과 같다.

National Registry of Emergency Medical Technicians
6610 Busch Boulevard
P.O. Box 29233
Columbus, OH 43229
614-888-4484
www.nremt.org

질 향상

응급의료체계에서 "질 향상"은 중요한 개념이다. 지속적 자가검토(self-review)를 하는 목적은 응급의료체계 속에 질 개선과 향상이 필요한 부분을 확인하는 것이다. 일단 문제가 확인되면, 같은 문제가 다시 일어나지 않도록 계획을 세우고 *질 향상* 과정을 시행하게 된다. 질 향상이란 말에서 알 수 있듯이, 이것은 국민들이 높은 질의 병원 전 응급처치를 받을 수 있도록 구성하고 실행하는 것을 의미한다.

핵심개념
응급의료체계의 질 향상을 위한 과정

질 향상(quality improvement)
향상이 요구되는 부분을 확인하고 교정할 목적으로 하는 지속적인 자가검토 과정

다음은 응급의료서비스 질 향상에 관한 예이다 :

질 향상 위원회는 임무에 대한 지속적인 검토 과정으로서, 특정 한 달 동안 외상과 관련된 구급차 이송 보고서를 전부 검토하였다. 위원회는 외상환자 처치가 현장에서의 시간이 지나치게 지체되었음을 확인하였다.

질 향상 위원회는 지도 의사와 구급대에 이러한 검토결과를 통보했다. 결과적으로 더 훌륭한 지침이 수립되었고, 매월 실행되는 구급대 훈련에 외상 환자 평가 방법과 외상처

치술을 강화할 수 있는 기술 훈련 등의 교육 주제가 포함되었다(그 해 말에 질 향상 위원회는 추가훈련이 필요한 분야를 향상시키기 위한 활동이 효과가 있었는지를 확인하기 위해 똑같은 지침에 따라 검토할 것이다).

검토를 진행하면서 질 향상 위원회는 구급차 출동 요청 시 어떤 응급구조사가 필요한 처치를 수행했는지 검토하여 해당 응급구조사에게 성과를 알리는 통지서를 발송하였다.

응급구조사는 서비스 질 향상을 위해 노력해야 할 책임이 있다. 실제로 서비스 질 향상을 위해 노력하는 것은 응급구조사의 가장 강한 장점 중의 하나이다. 서비스 질을 관리하기 위한 방법들은 다음과 같다.

- **기록된 문서를 주의해서 보관하기.** 출동 요청 상황은 응급구조사와 다른 대원들이 작성한 병원 전 처치 보고서에 근거하여 검토된다. 만약 보고서가 불완전하다면, 질 향상 위원회가 구급차 출동 요청에 따른 상황 평가 시 어려움을 겪을 것이다. 응급구조사가 법적 소송에 연루되었을 경우, 부정확하거나 불완전한 기록은 소송의 근거가 될 것이다. 그러므로 응급구조사는 보고서가 간결하고, 완전하고, 정확하게 작성되었는지 확인해야 한다.
- **질 개선 과정에 참여하기.** 경험을 얻고 싶다면 질 관리 위원회의 위원으로 지원하는 것이 좋다. 덧붙인다면 질 향상이란 매일의 구급업무에 관련된 것으로, 구급 요원의 한 사람으로서 모든 출동 요청을 검토하여, 잘 실행된 것과 개선되어야 할 것들을 평가하는 것이다. 응급구조사의 보고서가 정확하고 완전한 기록이 되려면 제출 전 다른 응급구조사나 경험 많은 응급구조사의 검토를 받아야 한다.
- **환자와 의료진으로부터 피드백 받기.** 소속한 기관에서 환자에게 편지를 보내, 받은 치료에 대한 의견을 물어보는 등, 공식적 혹은 비공식적으로 피드백을 받는다. 이러한 피드백을 통해 의료진은 응급구조사의 응급처치기술을 향상시키는데 도움이 되는 정보를 줄 수 있다.
- **장비 유지.** 표준성능 이하의 장비, 파손된 장비, 분실된 장비를 가지고 질 높은 응급처치를 제공하는 것은 어렵다. 응급구조사의 실력을 결코 과소평가해서는 안되지만, 이러한 필수 장비 없이 산소를 투여하거나, 체외심장충격(cardiac defibrillation)을 시행할 수는 없다. 그러므로 장비의 정기적 점검과 성능 유지는 중요하다.
- **지속적 교육.** 자격 인정을 받은 후 일정기간이 경과해도 재교육을 받지 않은 응급구조사는 질 높은 처치를 제공하기 어렵다. 자주 시행되지 않는 기술은 잊어버리며, 응급처치는 계속 업데이트되기 때문에, 처치방법도 항상 바뀐다. 그러므로 지속적이고 정기적인 교육을 받지 않고 질 높은 응급처치수준을 유지하기란 힘든 일이다.

질 향상이란, 응급 상황 시 응급구조사 자신이나 타인에게 처치 제공 시, 최선의 응급처치를 제공하게 함에 목적이 있다. 지속적인 질 향상을 유지한다는 것은 쉬운 일이 아니나, 질 향상을 위해 노력해야 하며, 이것은 지속적 관심, 긍지, 의무가 요구되는 일이다. 일대일로 환자에게 처치를 할 때나, 구급대원의 한 일원으로 치료에 참여할 때에도 응급의료시스템의 최고 표준을 유지하기 위해 서비스 질 향상을 위해 노력해야 한다.

의료지도

각 응급의료체계마다 지도의사(Medical Director), 즉 의료지도의 최종 책임을 맡아 환자 처치를 감독하는 의사가 필요하다. 지도의사는 훈련을 감독하고, 프로토콜(다양한 상황에서 수행되는 평가와 처치를 위한 단계)을 개발하며, 질 향상 과정에서 중요한 역할을 하게 된다. 일반 또는 전문응급구조사는 의사의 대리인으로 업무를수행하게 된다. 이것은 약물 투여, 응급처치 제공 등의 의료행위 권한이 *지도 의사*의 진료권으로부터 응급구조사에게 실제 위임된 것을 의미하는 것이다.

의사는 현실적으로 실제 현장 출동할 수 없기 때문에, 응급의료체계에서 정규처방(Standing order, 의사의 지시 없이 할 수 있는 응급처치)이 발전하게 되었다. 의사는 응급구조사가 특정 상황에서 특수 처치를 할 수 있는 권한을 가지도록 하는 정책과 지침을 만들었다. 예로서, 포도당 투여를 들 수 있는데, 포도당은 의학적으로 당뇨환자에게 응급상황 시 필수적인 것이다. 지도 의사는 응급구조사가 특정 상황에서 지도 의사나 다른 의사의 지시 없이 포도당을 투여할 수 있도록 *정규 처방*을 내리게 된다. 이러한 "현장이 아닌 곳에서의" 의료지도를 *간접의료지도*(off-line medical direction)라고 한다.

정규 처방과 프로토콜에 포함되지 않은 다른 처치를 할 때, 응급구조사는 처치 또는 약물 투여 전 무선 또는 전화로 근무 중인 의사와 연락을 해야 한다. 예를 들어, 응급구조사는 대부분의 중독환자에게 유용하게 사용되는 "활성탄(activated charcoal)"이라는 약물을 가지고 있으며, 이를 투여하기 전에 근무 중인 의사와 상의해야 한다. 응급구조사는 의사에게 환자 정보를 제공하기 위해 구급차에서 무선이나 핸드폰을 이용할 것이다. 환자 정보를 받은 의사는 응급구조사에게 활성탄 투여 여부와 사용량 등의 치료방법을 지도하게 된다. 이러한 무선이나 전화를 통해 근무 중인 의사의 지시를 받는 것을 *직접의료지도*(on-line medical direction)라고 부른다. 직접 의료 지도는 응급구조사가 환자를 처치할 때 의학적 권고가 필요하다고 생각할 경우에도 요청할 수 있다. 직-간접 의료지도에 대한 *프로토콜*과 과정은 체계에 따라 다양하다. 항상 응급구조사는 자신이 속한 소속의 지침을 따라야 한다.

공중 보건에서 응급의료서비스의 역할

하수도 설치와 깨끗한 식수공급부터 예방접종을 통한 감염질병의 감소까지, 우리는 계속해서 공중 보건의 혜택을 받고 있다. 비록 공중보건이라는 말에는 많은 의미가 있지만, 일반적으로 인구의 기본적인 건강 상태를 감시하고 평가하는 시스템이라고 볼 수 있다. 아이들과 노인들의 손상 예방 및 감소, 흡연율을 줄이기 위한 캠페인 시행, 비만 발생률 저하를 위한 적합한 식이요법 제공 등 모두 공중보건에 의해 행해지는 것이다.

응급의료서비스는 공중 보건에서 다음과 같은 역할을 한다.

- **노인 환자의 손상 예방.** 응급구조사가 노인이 사는 집에 전화하여, 슬리퍼나 카펫 등에 의해 환자가 미끄러져 넘어질 수 있다는 것에 대해 언지를 주어 낙상을 예방하게 할 수 있다(그림 1-7). 응급의료서비스는 노인 환자가 응급상황 시, 환자의 과거력, 현재 복용중인 약물, 평균 혈압 등의 정보를 출동한 구급대원이나 이송되는 병원에 신속하게 제공할 수 있다.
- **청소년의 손상 예방.** 응급의료서비스는 자전거 헬멧 배포, 교통 안전 교육, 그리고 그 외 청소년을 위한 프로그램을 제공하고 참여한다.
- **공공 백신 프로그램.** 대부분의 응급의료서비스 제공자들은 예방 접종을 제공할 수 있도록 훈련되어 있다. 계절성 독감과 H1N1과 같은 변종 바이러스는 응급의료서비스 제공자들에 의해 자주 제공되는 예방 접종의 한 예이다. 많은 아이들이 일상적으로 관리되어지기 힘들어 위험에 노출된 외곽지역 같은 경우엔 특별한 훈련 또는 교육을 받은 응급의료서비스제공자들이 일상적인 예방접종을 시행하기도 한다(일반적 소아예방접종).
- **질병 감시.** 최전선에서, 응급의료서비스는 질병 또는 손상이 시작되는 경향의 지표로서 기능한다. 이러한 경향은 독감부터 테러 공격까지 범위가 넓다.

지역 사회를 발전시키기 위해 다양한 분야에서 응급의료서비스 제공자들을 사용하고, 혁신적인 공중 보건 역할로서 사용하는 것이다. 이는 필요에 따라 장소마다 다양하나, 종합적으로 모바일 통합 건강 관리라고 일컫는다.

지도의사(medical Director)
응급의료체계에서 환자의 처치분야에 궁극적인 책임을 지는 의사

의료지도(medical direction)
응급의료체계에서 지도 의사가 응급구조사에게 환자의 처치를 지도하는 것. 간접의료지도(off-line medical direction)은 응급구조사가 특정 약물을 투여하거나 처치할 때, 지도의사나 다른 의사들에게 보고하지 않고, 이미 정해진 프로토콜이나 지침에 따라 처치하거나 약물을 투여할 수 있다. 직접의료지도(on-line medical direction)는 무선이나 전화를 통해 응급 현장에 있는 응급구조사에게 직접 내려지는 근무중인 의사의 지시를 말한다.

프로토콜(protocols)
다양한 상황에서 시행하여야 하는 평가와 처치를 단계별로 나열한 것. 프로토콜은 응급의료체계의 지도의사에 의해 개발된다.

의사대리인(designated agent)
현장에서 약물을 투여하고 응급처치를 하기 위해서 지도의사로부터 권한을 위임 받은 응급구조사나 다른 사람. 권한을 의사대리인에게 위임한다는 것은 의료를 제공할 수 있는 지도 의사의 면허가 응급구조사에게 확장된 것임을 의미한다.

정규 처방(standing orders)
지도 의사가 특정상황에서 응급구조사나 다른 사람들이 특정 술기를 환자에게 제공할 수 있는 권한을 주는 정책 혹은 지침

간접의료지도(off-line medical direction)
응급구조사가 지도 의사나 다른 의사에게 직접적으로 보고하지 않고 특정한 술기를 수행하거나 약물을 줄 수 있도록 지도의사에 의해 만들어진 정규 처방.

직접의료지도(on-line medical direction)
근무중인 의사가 무선이나 전화를 통해 현장에 있는 응급구조사에게 직접 지시하는 의료 지도

현장사례

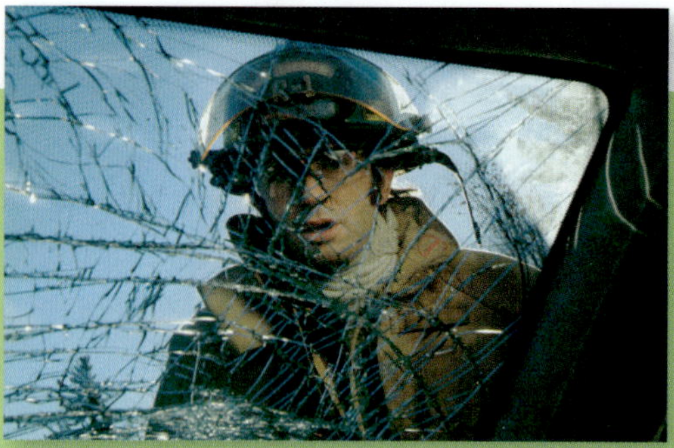

"나는 혼자서 운전을 하며 도로를 달리던 중 갑자기 차가 미끄러지면서 도로 가장자리로 밀려났습니다. 가드레일이 바로 내 앞에 놓여 있었지만, 나는 멈출 수가 없었습니다. 차가 가드레일에 부딪치며 천둥이 치는 것과 같은 소리가 났습니다. 그 이후로 잠시 의식을 잃었던 나는, 나를 누르고 있는 에어백을 느끼게 되었습니다. 사람들이 창문으로 뛰어와 괜찮은지 물어보았고, 나는 연기 속에서 뭐라고 말해야 할지 알 수 없었습니다. "소방관이 창문으로 다가와 내가 무슨 일이 일어났었는지 물었습니다. 나는 내가 어떻게 해야 하나 생각을 잠시 했습니다. 내가 금방이라도 울음이 터뜨릴 것 같았습니다. 응급구조사와 소방관들이 나를 차에서 빼내려고 노력하는 모습이 보였습니다. 마침내 응급구조사가 창문을 통해 뒷좌석으로 들어왔고 나는 나의 머리를 만지는 응급구조사의 손길을 느낄 수 있었습니다. "목 고정장치는 나를 질식시키는 것 같았고, 등 받침은 너무 불편하였습니다. 모든 것이 너무 소란스러웠습니다. 가장 기억에 남는 것은 병원이나 차 사고가 아니라 내 등 뒤에서 들리는 응급구조사의 말이었습니다. 그 끔찍한 하루 중 친절하고 확신에 찬 응급구조사의 음성은 나에게 천사의 음성으로 느껴졌습니다."

응급구조사로서 훈련을 시작하면서 더 많은 임상기술을 배우게 된다. 응급구조사는 이 환자를 외상 센터로 이송하면서 신체 평가, 목과 척추고정, 활력징후 검사를 시행하게 된다. 응급구조사는 정서적 안정과 지지를 제공하게 된다. 응급구조사는 환자를 처치하면서 자신의 가족 중 한 사람을 처치한다고 생각해야 한다. 위의 현장보고서는 교과서를 통해서 설명되고 있는 내용과 유사하다. 가장 중요한 목적은 환자가 인지하고 환자의 관점에서 응급처치를 제공해야 하며, 임상적 상황을 환자가 어떻게 느끼는가를 이해하면서 임상기술을 발전시키게 된다. 습득한 임상 술기는 응급구조사로서 성공의 핵심이며 응급구조 발전의 초석이 될 것이다.

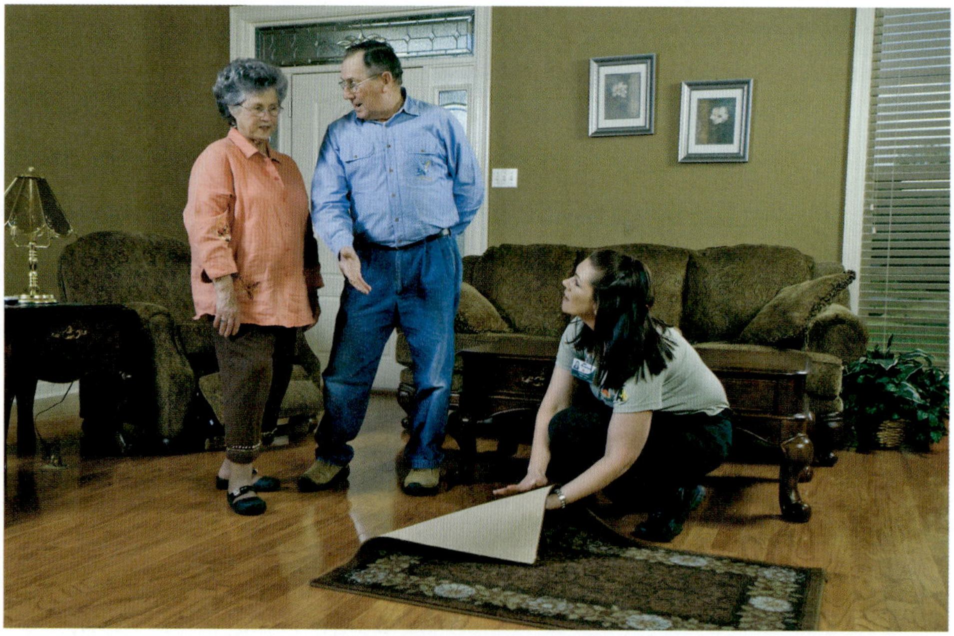

그림 1-7 응급구조사들은 노인환자의 낙상을 예방하기 위해 조언을 제공하는 것과 같은 공공 안전 문제들에 대하여 중요한 역할을 한다.

병원 또는 사무실을 기본으로 하는 의료와는 달리, 응급의료서비스는 항상 현장, 환자의 집, 그리고 대중의 시선에 위치해 있다. 이러한 가시성(visibility)과 접근성은 사람들이 필요할 때 언제든지 의료서비스를 받을 수 있게 하기 위해, 그리고 손상이나 질병을 예방 할 수 있는 영역을 감별하기 위해 필수적이다. 한가지 확실한 것은 응급의료서비스는 응급상황에만 대응하는 것이 아니라는 점이다. 여러분은 미래의 응급구조사로서, 공중 보건에서 아마 더욱 큰 역할을 하게 될 것이다.

연구

의료는 연구를 기반으로 한다. 전부는 아니지만, 여러분이 수행하고 훈련하는 술기의 일부분은 연구의 결과로 개발된 것이다. 만약에 여러분이 이것을 변경할 필요가 있다고 생각 되는 경우엔, 혼자서 고민할 필요가 없다. 전문가들 모두가 응급구조사를 존경 받는 직업 혹은 훌륭한 직업으로 발전시키기 위해서, 연구는 응급의료체계에서 큰 역할을 수행해야 한다고 말한다. 우리는 많은 것들을 늘 그렇게 해왔기 때문에 전통인 방법으로 하고 있다. 다른 많은 기술들도 병원절차에서 개발되어 현장에 적용하였다.

연구 실행 또는 해석 등의 방법을 가르치는 것은 응급구조사 수업의 범위를 벗어나지만, 연구의 중요성과, 연구가 어떻게 응급의료체계의 미래를 형성하는지 아는 것은 대단히 중요하다.

응급의료체계에 영향을 주는 연구의 두 가시 방법은 *환사의 결과*를 향상시키는데 조점을 맞추고, *과학적 근거*에 의거한 기술을 통하는 것이다.

환자 결과(patient outcomes) 환자의 장기적 생존 결과.

근거중심(evidence-based) 의료 기술에 대한 설명 또는 추정적 또는 전통적이 아닌 효과적이고 안정적인 과학적인 증거에 의해 지원된 실행방법

비록 우리의 관심은 환자가 병원에 도착할 때까지 살아있을지 아닌지에 두겠지만, 응급의료서비스는 큰 시스템의 일부임을 기억해야만 한다. 우리가 하는 "무엇"이 환자의 장기 생존에 영향을 미친다. 만약 단기적으로 도움이 되는 것 같아 보여도, 장기적으로 갈수록 효과가 없다면 이는 전혀 효율적이지 않다. 장기적인 결과에 대한 연구는 (환자의 결과) 우리에게 환자의 전반적인 처치를 위한 최선의 결정을 내릴 수 있게 해준다.

과학적 근거에 기초한 의사 결정은 우리가 시행하는 어떤 처치가 과학적 근거에 의거하여 수행되는지 결정하기 위해 사용하는 지식과 과정을 의미한다. 과학적 근거에 기초한 의사 결정과 관련된 시나리오는 다음과 같을 것이다:

여러분은 경험이 많은 여러분의 동료가 지도 의사와 응급구조사가 새로운 약물을 투여할 수 있게 해달라는 이야기를 하고 있는 것을 들었다. 그 동료는 지도의사에게 다른 지역 응급구조사들이 새로운 약물을 성공적으로 사용했다는 내용을 들었고, 응급의료서비스 잡지에서도 그와 관련된 내용을 보았다고 얘기했다.

지도의사는 동료의 이야기에 관심을 보였으나, 증거를 요구했고, 동료는 찾아 보겠다고 했다. 지도 의사는" 만약에 우리가 그 새로운 약물이 환자의 결과에 차이를 만들고, 눈에 띄는 위험이 없다는 증거를 찾으면, 우리는 새로운 약물 사용에 대해 수용할 것이다"라고 이야기 했다.

과학적 근거의 과정은 다음과 같은 결정을 내리는데 필요한 일반적인 단계를 보여준다.

- **가설 설정.** 예를 들면, 경험이 풍부한 응급구조사는 새로운 약물을 사용해도 안전하고 도움이 될 것이다.
- **문헌 검토.** 응급구조사는 지역 대학 도서관으로 가서 새로운 약물에 대한 연구—특히 응급구조사에 의해 사용된 경우가 있는 지에 대한 의학적 문헌을 찾아본다(그림 1-8).
- **증거 평가.** 응급구조사는 문헌을 검토하기 위해 지도 의사를 만난다. 만약 아무런 문헌 자

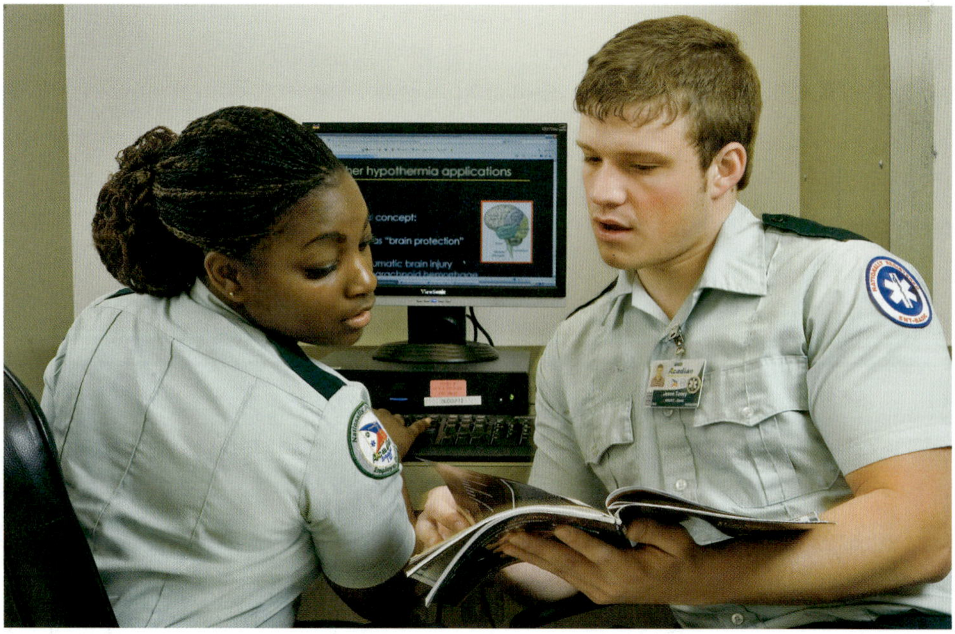

그림 1-8 대부분의 응급의료서비스제공자들은 효과적이라는 증거를 제공한 연구에 근거하여 새로운 절차 및 장비를 채택한다.

료가 없다면, 학습을 위해 기관이나 지역사회에 연구 프로젝트를 만든다.

- **증거가 뒷받침된다면 실행 적용.** 약물이 연구결과 안전하다고 밝혀지면 지도의사는 이 약물을 응급구조사의 업무 범위에 포함시켜야 하고, 시행 전 교육을 한다.

응급의료체계 연구의 기본

과학적 근거를 기반으로 움직이는 것은 쉽지 않은 일이다. 응급의료체계는 현장에서 연구에 관련한 정보를 수집하기 어렵다. 응급구조사로서, 여러분의 직업에 대해 뿐만 아니라 매일 수행하고 있는 술기에 대한 가치를 잘 알고 있어야만 한다. 여러분의 이해력을 향상시키고 응급의료서비스가 더 많이 과학적 근거에 도달할 수 있도록 돕는 몇 가지 간단한 단계가 있다.

역동적으로 움직여야 하는 응급구조사의 처치는 최상의 연구를 만들어내기엔 어려움이 있으며, 특히 보건 의료 분야의 다른 영역에 있는 주제를 연구함에 있어 많은 장애물들과 마주친다. 우리가 일하는 환경은 불안정하고, 단순하거나 복잡하며, 정보 수집이 어렵기 때문에 하나로 집중시키기 힘들다. 게다가, 우리는 많은 윤리적 딜레마에 직면하고 있다. 상태가 심각한 환자로부터 동의를 구하는 것은 매우 어려운 도전일 것이다. 우리는 병원 전 단계에서 합법적이고 중요한 연구들을 만들 수 있는 기회를 가지고 있다. 이러한 것들을 시행하기 위해서 우리에게 높은 품질의 처치를 안내 할 수 있도록 우리도 좋은 연구 개발을 촉진해야 한다.

모든 연구가 똑같이 만들어지는 것은 아니다. 최고의 연구가 있는 반면, 최악의 연구도 있다. 우리가 과학적 근거에 기반을 두고 발전한 것과 같이, 우리는 수행 및 연구 평가의 모범 사례를 포용하기 위해 노력해야 한다(그림 1-9).

연구과정에서는 EMS 연구자와 연구실에서 근무하는 과학자와 동일하다는 것을 기억해야 한다. 우리는 약 4백년 전 갈릴레오에 의해 개발된 새로운 지식 습득법과 문답법을 위한 실험의 과정인 과학적 방법에 모두 의존하고 있다. 이러한 방법은, 일반적인 관찰이 가설(또는 증명되지 않은 이론)로 바뀌게 된다. 다음은 가설을 기반으로 한 예측이 만들어지는데, 이러한 예측은 이론을 증명 또는 반증하기 위해 테스트 된다. 예를 들어, "경미한 외부 출혈을 지혈하기 위해 붕대를 적용해야 한다"라고 한다면, 과학적 방법을 사용하기 위해, 출혈 시 아무것도

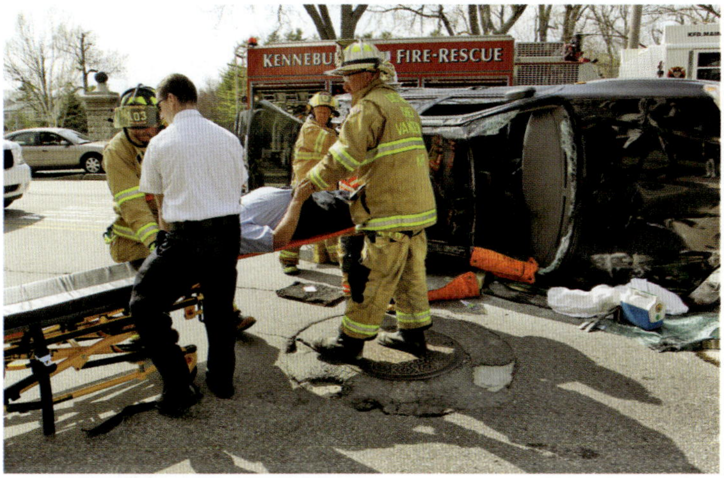

그림 1-9 EMS는 환자에게 고품질 처치를 제공하기 위해 시행 및 평가된 연구의 모범 사례를 포용하도록 노력해야만 한다.

하지 않는 것보다 붕대를 적용하는 것이 낫다는 가설을 세워야 할 것이다. 그리고 나서, 여러분의 가설을 테스트 하기 위해 피실험자를 무작위로 선출한 후 "붕대적용"그룹과 "붕대비적용" 그룹으로 나눠야 한다. 그런 다음 여러분은 각 그룹 내 출혈의 양을 측정하고 결과를 비교할 수 있을 것이다. 비록 이 연구에는 약간의 윤리적인 문제가 발생하겠지만, 이 실험은 붕대의 효과를 증명 또는 반증하는데 상당한 도움이 된다. 게다가, 만약 이 실험이 제대로 수행되었다면, 이 연구가 다시 반복되어 진행되었을 때 여러분이 도출해 낸 결과는 중요한 밑바탕이 될 것이다. 이것이 바로 질 높은 연구의 가치라고 볼 수 있다.

의학에서는, 정확하고 포괄적인 연구가 어렵고 시간이 오래 걸린다. 대부분의 경우에는, 각기 다른 자원의 다양성에 근거하여 결정한다. 불행하게도, 현재 대부분의 우리는 무엇을 해야 할지에 대한 "추측성 전략"에 의존 하고 있지만, 시간이 지남에 따라 연구에 점점 더 의존하게 될 것이다. 증거(특히 환자 처치에 대한 결정)에 따라 결정을 내릴 때는, 하나의 연구를 가지고 하는 것이 아니라, 여러 연구들을 토대로 결정을 내려야 한다. 다양한 연구가 같은 결론을 내렸을 때, 여러분이 도출한 결론의 정확성과 확실성이 눈에 띄게 증가할 것이다.

중요한 것은 객관적인 의견을 얻는 것이다. 하나 이상의 연구가 같은 결론을 도출해 냈을 때, 이는 의견이나 편견이 배제되었을 가능성이 높다. 대부분의 개별적인 연구는 편견에 가려지기 쉽다. 편견은 연구자의 성향, 신념, 그리고 선입견에 의해 발생한다. 편견은 객관적으로 설립된 가설 대신에 예상되는 결과에 맞추어 결과를 조작할 때 연구에 큰 영향을 미친다. 비록 이러한 일은, 연구자가 특정한 결과를 도출해 냄으로써 금전적인 이익을 얻을 때 발생하지만, 연구를 수행하기 위해 서투른 방법을 사용할 때 더 흔하게 발생한다. 진정한 과학적 방법은, 결과가 이전에 만들어진 개념에 따라 유연하게 움직이는 것이 아니라, 단순히 사실에만 근거하여 객관적으로 검토되고 평가되는 것이다. 확실한 연구는 이러한 개념을 받아들이고, 외부 영향을 제한하도록 고안된 방법을 사용한다.

편견을 줄이는 방법

연구의 몇 가지 방법은 다른 것들 보다도 효과적인 것으로 간주된다. 연구 방법은 일반적으로 얼마나 잠재적인 편견을 배제시켰는지, 그리고 얼마나 오류 발생의 가능성을 감소시켰는지에 따라 결정된다. 다음을 고려해라: 전향성연구 vs. 후향성연구, 무작위추출, 통제 그룹, 연구 그룹의 유사성

전향성연구 vs. 후향성연구. 후향성연구는 과거에 발생한 일을 다시 보는 것이다. 건강 관리는 시행된 치료의 결과를 회고적 검토하기 위해 종종 사용된다. 반대로, 전향성연구는 미래

를 기대하기 위해 고안된 연구방법이다. 이 방법은 앞으로 발생할 결과나 치료를 시험하기 위해 고안되었다. 전향성연구는 규칙과 규정을 정할 수 있으므로 일반적으로 후향성연구 방법보다 편견을 예방하고 오류를 제어하기 쉽다. 후향성 연구는 이러한 방법으로 제어할 수 없다. 후향성 연구는 확실히 유효한 연구가 될 수 있지만, 전향성연구가 조금 더 유효하다가 볼 수 있다.

무작위추출. 고품질의 연구는 무작위추출 방법을 사용한다. 의학에서 이 연구의 유형은 다른 유형과는 달리 일반적으로 하나의 치료를 비교하기 위해 사용되고, 정해진 피실험자를 가지고 연구하는 것에 비해 하나의 치료를 위해 무작위로 환자를 평가함으로써 편견을 배제시킨다. 무작위추출 방법은 또한 결과를 분석할 때 객관성을 향상시킨다. 고품질의 연구에서, 피실험자들은 본인이 어떤 치료를 받는지 알지 못한다. 이 과정을 맹검연구방법(blinding)을 사용하며, 단일맹검연구(single blinded) (연구자는 어떤 피실험자가 치료를 받는지 알지만 환자는 알지 못함) 방법과, 이중맹검연구(double blinded) (연구자와 피실험자 둘 다 어떤 환자가 치료를 받는지 모름)방법이 있다. 연구가 맹검화 될 때는, 결과가 어떤 방법으로 영향을 미치는지 파악하기 힘들지만, 결과는 객관적일 가능성이 훨씬 높다.

통제 그룹. 통제된 그룹을 사용하는 것은 결과를 공정하게 평가하는데 도움이 된다. 의학에서, 통제 그룹은 이미 흔하게 알려졌거나 사용되는 치료를 받는 환자의 그룹이 주를 이룬다. 통제 그룹 결과는 새로운 치료를 받는 시험 그룹의 결과와 비교될 수 있고, 새로운 치료가 기존 치료보다 더 좋은지 나쁜지를 보여준다 이전에 우리가 했던 붕대 연구에서, 우리는 붕대를 적용한 그룹과 적용하지 않은 그룹을 비교했다. 이 경우에는, 적용하지 않은 그룹이 아마 우리의 통제 그룹일 것이다. 이 그룹과 같이, 우리는 붕대법의 결과를 평가할 뿐만 아니라, 다른 방법(적용하지 않은)에 대한 결과를 비교할 수 있다. 시험 그룹 결과와 통제 그룹 결과의 비교는 분석을 함에 있어 유효할 것이다.

연구 그룹의 유사성. 만약에 하나의 환자 그룹이 새로운 치료 검증을 위해 사용되었다면, 그 그룹은 어느 정도의 유사성을 가지는 것이 중요하다. 예를 들어, 외상환자의 생존을 위해 새로운 기도관리 장비 사용을 시험해 보고 싶다고 하자, 우리는 장비를 사용하지 않고 처치를 받은 환자의 그룹과 새로운 장비를 사용한 그룹에 대한 비교 연구를 시행하고 고안했다. 우리의 연구는 응급구조사들이 현장에서 새로운 장비를 사용하고 싶어한다는 것을 말한다. 우리의 결과를 보았을 때, 새로운 장비를 사용한 그룹에서 사망률이 더 높게 나타났다. 이것이 실제로 의미하는 것은, 새로운 장비가 효과가 없다는 것을 말한다. 하지만, 우리가 결과를 분석했을 때, 새로운 장비를 사용했던 그룹이 장비를 사용하지 않았던 그룹보다 건강이 더 악화되었음을 발견하였다. 이 경우에, 응급구조사들은 건강히 악화되지 않은 환자들에게만 이 새로운 장비를 사용하는 것이 좋다고 생각했을 것이다. 장비 때문에 시험 그룹에서 환자들이 더 사망했을까? 아니면 처음부터 환자들의 건강이 악화되었었기 때문에 환자들이 더 사망했을까? 말하기 어렵지만, 엄청난 차이를 보이는 이 두 그룹에게 사용된 처치를 비교하는 것은 어렵다는 것을 보여준다. 올바른 연구를 위해서는 시험 그룹 선정에 있어 성별, 나이, 건강상태 등을 항상 고려하여야 한다.

의료 연구의 유형

편견이 완전하게 배제된 연구는 없다. 하지만, 여태까지 본 것처럼, 특정 방법은 주관적인 영향을 최소화 시키는데 도움을 준다. 의학은 역동적이고 매우 민감하기 때문에, 다양한 연구는 치료법과 치료에 관한 결론을 도출해 내기 위하여 사용된다. 이상적이고 체계적인 검토는 우리의 가장 중요한 결정을 가이드 하지만, 조사 연구와 연구 방법의 조합이 보다 일반적으로

의사 결정을 가이드 한다. 의료연구의 유형은 다음과 같다:

- **사례 연구/사례 보고.** 사례 연구와 사례 보고는 한 명의 환자 또는 여러 명의 환자의 치료를 검토하는 것이다. 종종 그들은 특이한 상황 또는 결과를 기록한다. 제한된 그룹이 아니고, 이 기록들은 항상 후향성 연구이다. 이것은 무작위추출 연구만큼 유효하지는 않지만, 조사하고자 하는 것에 대해 더 큰 질문을 형성할 수 있게 도와준다.
- **코호트/병행 제어/사례 제한 연구.** 이러한 유형들의 연구는, 두가지의 치료법 또는 환자들의 여러그룹을 비교하기 위해 사용되지만, 연구 대상자는 필연적으로 무작위로 추출되지 않는다. 예를 들어, 여러분이 CPAP을 적용한 경우의 결과와 그렇지 않은 경우의 결과를 비교한다고 해보자. 코호트 연구는 특정질환을 가진 환자들과 가지고 있지 않은 환자들을 두 그룹으로 나누어 비교할 것이다.

  이 두 연구에서는, 두 그룹을 비교하는 동안에 하나의 그룹은 제한되지만, 응급의료처치에 대한 결과는 무작위로 발생되지 않는다. 대부분 사례-제한 연구는 후향성연구이고, 과거에 발생했던 결과 또는 사건에 대해 두 그룹을 비교한다. 이러한 모든 연구들은 유효되고, 중요한 정보를 가질 수 있지만, 다른 그룹 사이의 유사성에 대한 모든 측면을 제어하는 것은 힘들다는 점에서 이들 연구 또한 편견을 가지게 된다.
- **무작위 비교연구(RCTs).** 무작위 비교 연구에서는, 연구자들이 실험에 참여되도록 연구 대상자들을 무작위로 선출하여 각 그룹에 개입시킨다. 통제 그룹은 검증된 이론을 결과에 비교하는데 쓰인다. 2000년도에, 마리안(Marianne Gausche-Hill)과 동료들은 미국 캘리포니아 로스엔젤레스(LA)에서 소아에게 기관내삽관하는 것을 보았다. 그들의 연구에서, 기도관리가 필요한 아이들을 무작위로 선출하여, 요일 별로 기관내삽관 그룹과 백밸브마스크(BVM)그룹으로 나누었다. 그리고 이 두 그룹에 대한 결과를 연구했다. 연구 대상자가 무작위로 선정되었기 때문에 객관성은 증가하고, 통제된 BVM그룹과 기관내삽관 그룹의 성과를 비교할 수 있기 때문에 그 결과도 더 의미 있다. 의학에서, 약물은 종종 통제 그룹에 대한 위약 사용을 무작위 연구로 검증된다. 환자는 진짜 약물을 받거나 효과가 없는 "설탕약"을 받거나 무작위로 선정된다. 이러한 연구는 약물을 주는 제공자도, 그것을 받는 환자도 모르는 맹검(blinding)과정으로 진행된다. 이러한 유형의 연구는, 효과가 없는 약물을 받은 통제 그룹과 비교하여 진짜 약물을 받은 그룹의 결과를 가지고 새로운 치료법의 효과를 정확하게 평가할 수 있다.
- **체계적 검토.** 체계적 검토는, 하나의 질문에 관련된 일련의 연구들을 평가하기 위해 사용된다. 그들의 결과는 검토되고, 요약되며, 과학적 근거를 기반으로 결론을 이끌어 내기 위해 사용된다. 체계적인 검토는 하나가 아닌 다양한 연구 실험으로 구성되어 있다는 것을 기억해야 한다.
- **메타-분석.** 메타-분석은 자체적인 연구가 아니라, 하나의 주제를 가지고 다른 연구를 요약한 것이다. 메타-분석은 다른 연구의 작업을 요약하고, 그 연구 결과에 대해 지적 또는 논평하는 것이다. 대부분의 경우, 체계적 검토와 비슷하지만, 규모가 작다.

모든 연구는 개별적으로 검토된다는 것을 기억하는 것은 중요하다. 연구가 확실하다는 것을 보장하기 위함이 아닌, 무작위 추출된 통제 연구임을 확인하기 위함에 있다. 즉, 방법론은 연구의 중요성을 평가하는데 중요한 역할을 하지 않는다. 미국심장협회(AHA)는 "신뢰 정도"라는 명칭을 사용하여 선형 방식에서 연구의 유효성에 자격을 부여했다. 그것은 어떻게 연구가 만들어졌는지에 근거하여 각기 다른 중요도를 부여한다. 이 과정은 데이터의 중요성을 평가하는데 유용하고, 특정 연구의 유용성을 검토하기 위한 틀로 사용되기도 한다.

- **신뢰 정도1.** 이 단계에서는, 무작위 비교연구(RCTs) 또는 RCT의 메타-분석의 결과로, 데

이터가 설정되는 가장 높은 수준(가장 가치 있음)을 의미한다.

- **신뢰 정도2.** 이 연구는 무작위추출 방법을 사용하지 않은 "병행 제어 연구"의 결과. 이들은 종종 후향성 연구거나, 무작위추출 방법 없이 통제하기 어렵기 때문에, 이러한 유형은 신뢰성이 조금 떨어진다.
- **신뢰 정도3.** 이 연구는 후향성 통제 연구를 사용한다. 이 실험에 대해 조금은 통제가 있으며, 이미 발생한 사건을 근거로 테스트한다. 이러한 이유 때문에, 연구 대상자들 중 비슷한 상황을 보장하기가 어렵다. 비록 후향성 데이터는 유용할지 모르지만, 편견을 배제하기는 어렵다.
- **신뢰 정도4.** 이것은 통제 그룹 없이 진행된 연구이다(예, 사례 연구). 이러한 연구는, 하나의 그룹만 있고, 비교할 다른 그룹은 존재하지 않는다. 결과를 비교 확인할 수 있는 통제 그룹이 없다. 중요한 정보는 수집할 수 있지만, 비슷한 환자인데 다른 치료를 받은 경우 정확하게 비교하기 힘들다.
- **신뢰 정도5.** 이러한 연구는 특정한 환자/인구와 직접적으로 관련이 없다(예, 여러 환자/인구, 동물 모델, 기계 모델 등). 이러한 연구는 EMS에서 흔하고, 종종 병원 전 처치를 평가하기 위해 사용되기도 한다. 하지만, 불행하게도 이들의 데이터는 해석의 범위가 너무 넓고, 우리는 EMS만에서가 아닌, 다른 상황, 다른 인구에서 어떻게 작동되는 지에 대해서도 추측해야 한다.

연구 결과를 평가하기 위한 질문

여러분이 읽고 있는 연구의 유형과는 관계없이, 방법론에 따라 편견 또는 결함을 확인하는데 도움을 주는 방법으로 논문을 검토하여야 한다. 의학 연구의 평가에 대해 확실히 배워야 할 게 많지만, 논문을 읽을 때 고려해야 할 몇 가지 중요한 질문이 있다. 다음과 같은 질문들을 고려해라:

1. 이 연구는 무작위 추출되었는가? 그리고 맹검화(blinded) 방법을 사용했는가?
2. 한 개 이상의 그룹이라면, 그 그룹들은 비슷한 조건과 환경을 가지고 연구를 시작했는가?
3. 적합한 환자들이 분석되었는가? 만약에 일부가 제외되었다면 이유는 무엇인가? 편견은 주로 여러분의 가설로부터 다른 방향성을 나타내는 데이터를 제외시킬 때 발생한다. 연구로부터의 특정 환자 배제는 잠재적인 문제를 가진다.
4. 연구 결과가 정말 치료 때문에 발생했는가? 이전에 예시로 언급했던 새로운 기도관리 장비는 상태가 굉장히 안 좋았던 환자에게만 적용되었다. 가끔 결과는 무작위로 발생했던 것들이 측정될 수 있다. 예를 들어, 기업들은 새로운 장비를 발명할 것이다. 그들은 예상되는 결과를 증명해 내는 연구를 틀림없이 만들 것이고, 그 결과는 그 장비가 사용되던 안되던 상관없이 발생할 것이다. 강력한 연구는 비교적 다른 상황에서도 똑같은 결과를 재생산 시키는 것이다.
5. 적절한 결론인가? 대부분의 연구들은 치료들의 차이점을 보여주지만, 진짜 관련은 없다. 예를 들어, 새로운 약물은 가짜 약물(placebo) 통제 그룹에 비해 급성심정지에서 자발순환 회복을 증가시킨다 라는 연구가 있다. 많은 환자들에게 맥박이 돌아오는 것은 매우 중요하나, 그 결과가 통제 그룹과 비교했을 때 치료의 결론 상 똑같은 수의 환자가 죽었다면 그것은 적절한 결론이라고 볼 수 없다.

과학적 근거를 기반으로 한 의학을 평가하는데 좋은 자원들과, 연구 평가에 관해 이용 가능한 자료가 많이 있다. 응급구조사로서 이 주제에 대해 더 배우는 것은 일반적인 건강 관리와 EMS 모두에서 결정과 논쟁을 이해하는데 도와줄 것이다. 수업, 교재, 그리고 연구에 관련된 모든 자료들은 여러분의 연구 평가 능력과 이해력을 향상 시켜줄 것이다. 이는 통계적 분석이 사용된 연구에선 특히 사실이나, 본인의 능력을 향상시키기 위해서 통계학자가 될 필요는 없다.

EMS연구에 참여하기 전에 물어봐야 할 질문

연구에 대해 배우려면 연구에 직접적으로 관련되는 것이 가장 좋다. 따라서, 연구에서, 응급구조사로서 여러분의 역할은 특히 중요하다. 연구를 읽고 토의하는 것 외에, 응급구조사는 미래에 직접 연구를 하는 최전선에 있을 것이다. 우리는 우리의 가치를 증명하고, 병원 전 처치의 중요성을 증명할 수 있는 유일한 방법은 임상 연구를 통해 그것을 평가하고 증명해내야 한다는 것을 알고 있다. 응급구조사로서, EMS 연구에 관련되는 방법은 다양하다.

가장 기본적인 수준에서, 좋은 의료기록은 미래의 연구를 향상시키는데 도움을 줄 것이다. 응급의료서비스 체계들이 서로 협조하여 이송기록 데이터를 한 곳으로 집중시켜 수집한다면, 이 정보는 미래의 연구 통계에 도움을 줄 것이다. EMS지도자는 사용된 술기, 지역, 시간, 기록된 결과 등을 수집 및 분석하여 미래의 EMS 술기에 반영할 수 있다. 여러분이 측정한 시간과 신고 전화들은 과학적 근거를 기반으로 한 의학의 필수적 요소이고, 의사 결정에 영향을 미칠 것이다.

여러분은 또한 연구에 직접 참여할 수 있다. 여러분이 현재 소속된 곳이나, 지역 병원, 혹은 대학 병원에 특별하게 고안된 실험에 참여하거나 환자로 등록할 수 있다. 이러한 경우엔, 주어진 모든 지시를 따르는 것이 매우 중요하다. 예외를 만들거나, 지시를 따르지 않는 것은 그 연구에 편견 또는 오류를 만들어 낼 수 있다. 연구에 참여하는 것은 의학 연구에 대한 자세한 내용을 배울 수 있는 좋은 기회이다.

연구에 직접 참여한다면, 연구에서 배운 정보로부터 많은 장점을 얻고 연구 방법과 연구 과정에 대한 귀중한 통찰력을 키울 수 있다.

여러분이 직접 연구에 참여하기 전에 우선, 여러분은 다음과 같은 질문에 적절한 대답을 얻어야 한다.

- **연구의 주제는 무엇인가? 이것은 여러분의 첫 번째 연구일 수도 있으나, 이미 다른 곳에서 동시에 다른 사람이 진행하고 있을지도 모른다.** 여러분이 참여하고자 하는 연구에 대해 확실하게 알아야 한다.
- **주임 연구원과 주요 연락처는 무엇인가? 주임 연구원(PI)는 연구 전체 담당자를 말한다.** 그리고 일상 업무를 처리해 주는 담당자의 연락처도 있다. 여러분은 주요 연락처를 파악하고, 누구와 접촉을 해야하는지에 대해서도 알고 있어야 한다.
- **가설은 무엇인가? 여러분은 이 연구가 어떤 것을 보여주려고 하는지, 혹은 발견해내고자 하는지 반드시 이해하고 있어야 한다.**
- **연구 포함 기준은 무엇인가? 어떤 환자가 이 연구에 포함되는가?**
- **연구 제외 기준은 무엇인가? 어떤 환자가 이 연구에 포함되지 않는가?**
- **어떤 EMS 정보가 필요한가?** 일반적인 문서 이외에 추가적으로 필요한 것이 있는가? 여러분은 어떤 정보가 어떻게 기록되었는지 이해하고 있어야 한다.
- **동의를 어떻게 받을 것인가?** 윤리적인 연구의 기반 중 하나는 피실험자들의 참여 여부를 결정하는 것이다. EMS만의 특수한 환경 때문에, 환자들은 굉장한 스트레스를 받은 상태이

며, 현장에서 그들의 진실된 동의를 얻는 것은 어렵다. 이와 같은 경우엔, 지연되더라도 환자가 병원에 도착한 이후 동의를 얻는 것이 좋을지도 모른다.

- **만약 치료가 계속해서 무작위로 간다면, 어떤 일이 발생할까?** 만약에 일부 환자만 침습적 치료를 받는다면, 그 기준을 결정하는 방식을 이해할 필요가 있다.
- **간단하게 수집해야 하는 것들은 무엇인가?** 종종 혈액 샘플이 될 수 있다. 만약 환자의 혈액을 채취하지 않는 경우라면, 이 질문은 여러분에게 영향을 주지 않을 것이다.
- **환자에게 발생할 잠재적인 이득은 무엇인가?** 몇몇 연구는 환자에게 직접적으로 잠재적인 이득을 주지만, 몇몇 연구는 일부 환자에게 이득을 주지 않을 수도 있다.
- **환자에게 발생할 잠재적인 위험은 무엇인가?** 연구의 모든 대상은, 그 연구와 관련 있는 위험을 모두 알 권리가 있다.
- **임상시험 심사 위원회는 이 연구를 승인했는가?** 사람을 대상으로 한 모든 연구는 피실험자를 보호하고 잠재적 이익은 극대화시키고 위험은 최소화 시키기 위해 책임을 가지고 대학교 또는 병원의 위원회에게 승인 받아야 한다.
- **EMS기관의 지도 의사는 이 연구를 승인했는가?** 지도 의사는 여러분이 속한 기관이 제공하는 응급처치에 대한 책임이 있으므로, 환자를 대상으로 한 연구에 일부 관여하고 있어야 한다.
- **EMS기관의 관리자가 이 연구를 승인했는가?** 연구에 대한 책임은 개인 뿐만 아니라 조직에 의해서도 이루어진다. EMS기관은 연구에 필요한 추가적인 물자를 제공하고, 조직을 보호하기 위해, 그리고 대상자인 환자의 권익을 옹호하기 위한 책임이 있으므로, EMS 기관으로부터 승인을 받아야 한다.

여러분은 응급구조사로서, 연구 설계의 한 부분에 참여하게 될 것이다. 여러분은 병원 전 의료의 최전선에 있으며, 병원 전 의료의 미래를 형성하는데 중요한 역할을 할 수 있다. 많은 병원들과 응급의료서비스 체계들이 일상적으로 연구를 시행하고 있다. 만약 여러분이 연구에 참여하고 싶다면, 여러분의 지도 의사, 지역, 또는 국가의 담당자가 여러분이 참여할 수 있도록 기회를 제공할 것이다.

특별한 문제

응급구조사는 사람이고, 사람은 실수를 만든다. 여러분은 병원에서 발생한 오류로 인해 소송에 휘말린 내용의 뉴스를 자주 보았을 것이다. EMS를 포함한 모든 의학은 이것을 매우 심각한 문제로 인식해야 한다.

앞으로 몇 주 동안, 여러분은 응급구조사가 되기 위해 공부를 할 것이다. 이 수업의 한 부분으로써, 여러분의 강사는 지역적 문제, 관리적 문제, 수업 과정, 응급구조사가 되기 위한 신체적 그리고 정신적 요구 기준, 특정 법령과 규정 등에 대해 설명할 것이다.

단원 복습

핵심 사실과 개념

- 응급의료체계는 병원에서의 응급 처치뿐 만 아니라 병원 전 응급 처치를 제공하기 위해 발전되어 왔다.
- 응급의료체계는 119나 다른 응급 접근 체계, 상황실 근무자, 일차반응자, 응급구조사, 병원 내 응급실 의사, 간호사, 진료보조사, 그리고 기타 건강 전문가들이 포함되어 있다.
- 응급구조사는 안전, 환자의 평가와 처치, 들기, 운반, 환자 이송, 환자 인계, 환자 인권 보호 등의 책임이 있다.
- 응급구조사는 임무를 수행할 수 있는 특별한 인격적 그리고 신체적 특성을 가져야 한다.
- 교육(보수 교육과 지속적 교육), 서비스 질 향상 과정, 그리고 의료 지도는 모두 수준 높은 응급 처치를 유지시키는데 필수적이다.

핵심 결정

환자 처치에 있어 정확한 결정을 내리는 것은 능숙한 응급구조사의 특징이다.

만약 여러분이 취업하기 위해 면접을 볼 때, 아래와 같은 질문을 받는 나면 내해 어떻게 납할 것인가?

- EMS는 다른 분야와 달리 어떤 차별성이 있다고 생각하는가?
- 만약 EMS가 사람을 돕는 것이라면, 응급구조사로서 여러분은 어떻게 사람들을 도울 수 있는가?
- EMS는 손상을 예방하고, 공공 의료에 책임이 있다고 생각하는가?
- 미래의 EMS에 대해 어떻게 생각하는가?

단원 용어

의사 대리인(designated agent) 현장에서 약물을 투여하고 응급처치를 하기 위해서 지도의사로부터 권한을 위임 받은 응급구조사나 다른 사람. 권한을 의사대리인에게 위임한다는 것은 의료를 제공할 수 있는 지도 의사의 면허가 응급구조사에게 확장된 것임을 의미한다.

근거중심(evidence-based) 의료 기술에 대한 설명 또는 추정적 또는 전통적이 아닌 효과적이고 안정적인 과학적인 증거에 의해 지원된 실행 방법

의료 지도(medical direction) 응급의료체계에서 지도 의사가 응급구조사에게 환자의 처치를 지도하는 것.

지도 의사(medical Director) 응급의료체계에서 환자의 치료 분야에 궁극적인 책임을 가진 의사

119 시스템(119 system) 응급상황을 알리는 전화 시스템. 상황실 근무자는 정보를 받아서 필요한 응급의료기관, 소방서, 혹은 경찰서에 연락한다. 자동번호인식프로그램 (ANI)는 신고자의 전화번호와 위치를 자동적으로 인식하는 기능이다.

간접의료지도(off-line medical direction) 응급구조사가 지도 의사나 다른 의사에게 직접적으로 보고하지 않고 특정한 술기를 수행하거나 약물을 줄 수 있도록 지도 의사에 의해 만들어진 정규 처방.

직접의료지도(on-line medical direction) 근무중인 의사가 무선이나 전화를 통해 현장에 있는 응급구조사에게 직접 지시하는 의료 지도

환자 결과(patient outcomes) 환자의 장기적 생존 결과

프로토콜(protocols) 다양한 상황에서 시행하여야 하는 평가와 처치를 단계별로 나열한 것. 프로토콜은 응급의료체계의 지도 의사에 의해 개발된다.

질 향상(quality improvement) 향상이 요구되는 부분을 확인하고 교정할 목적으로 하는 지속적인 자가 검토 과정

정규 처방(standing orders) 지도 의사가 특정상황에서 응급구조사나 다른 사람들이 특정 술기를 환자에게 제공할 수 있는 권한을 주는 정책 혹은 지침

평가와 술기를 위한 준비

요약 문제

1. 응급의료체계의 주요 구성요소는 무엇인가?
2. 병원이 가질 수 있는 전문적인 분야에는 무엇이 있는가? 여러분이 살고 있는 지역 내 전문 센터를 나열한다.
3. 응급의료훈련과 자격 인증에 있어 미국이 정한 3가지 단계별 분류는 무엇인가?
4. 응급구조사의 역할과 책임은 무엇인가?
5. 응급구조사에 요구되는 인격적 그리고 신체적 특성은 무엇인가?

6. 질 향상(quality improvement) 이란 무엇인가?
7. 직접의료지도(on-line medical direction)과 간접(off-line medical direction)의 차이는 무엇인가?

비판적 사고 연습

물론 여러분은 할 수 있는 한 최고의 응급구조사가 되길 원할 것이다. 아래의 질문들은 여러분이 그 목적을 달성하기 위해 몇가지 방법을 고려할 수 있도록 도와줄 것이다.

1. 여러분을 처치하러 온 응급구조사가 어떤 자질을 가졌으면 하는가? 그렇다면, 그런 응급구조사가 되기 위해 어떻게 해야 하는가?
2. 여러분은 응급구조사가 되기 위해 많은 시간을 투자하고 있다. 수업이 끝난 후, 배운 내용을 잊어버리지 않고 최신의 정보를 유지하기 위해 어떻게 할 계획인가?

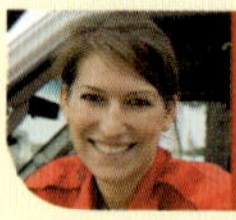

현장 이야기

처음 EMS세계에 발을 들인 한 신입응급구조사는, 7년의 경력을 갖고 있는 능숙한 응급구조사인 Susan Miller와 근무하도록 "제 2 구급차 대기소"에 배정을 받았다. 신입응급구조사는 그녀가 착하고 훌륭한 응급구조사라는 소문을 익히 들었고, 또한 그녀는 신입응급구조사가 응급구조과 학생일 때 실습 과목을 가르친 강사였다. 신입응급구조사의 기억 속에 그녀는 좋은 강사였으며, 인내심 많고, 사려가 깊으며, 이해심도 많았다. 하지만, 신입응급구조사가 구급차 대기소에 도착했을 땐, Susan이 잠깐 일이 생겨 근무지를 비운 상태였고, Susan 대신 Chuck Hartley와 근무하게 되었다. Chuck의 복장은 지저분했고, 그는 신입응급구조사에게 자신이 부르기 전까진 자리에 앉아있으라고만 지시했다.

그 날 첫번째 출동 신고는 복통을 호소하는 70대 여성 환자였다. 신입응급구조사가 구급차 운전석으로 달려가자, Chuck 막아서며, 구급차 뒤에 타도록 지시했고, 자신이 도움을 요청하기 전까진 가만히 있으라고 말했다. 현장 도착과 함께 현장이 안전함을 확인한 후, 신입응급구조사와 Chuck는 환자의 집으로 들어갔다. Chuck는 환자에게 자신을 소개하면서, 질문을 했다. 환자는 증상을 설명했고, Chuck는 신입응급구조사에게 환자를 위해 코삽입관(nasal cannula)으로 산소를 제공하라고 지시했다. 여러분이 지시대로 산소를 공급하자, Chuck는 "응급구조과 학생 때 뭘 배운거야? 그 산소량은 너무 많아!"라고 소리쳤다. 환자가 들것에 올려진 후, 환자는 Chuck에게 무엇인가를 말하려고 하였지만, Chuck은 환자에게 병원에 도착 후 의사에게 말하라고 했다.

질문

1. Chuck가 신입응급구조사를 만났을 때 취했어야 할 적절한 행동은 무엇이었을까?
2. Chuck의 행동 특성 중 어느 부분을 비전문적이라고 할 수 있는가?
3. 만약 여러분이 신입응급구조사와 함께 일하게 된다면, 신입응급구조사에게 무엇을 기대할 것인가?

그날의 첫 번째의 환자 이송은 별 문제가 없었다. 다시 구급차 대기소에 돌아갔을 때는 Susan이 도착해 있었다. Susan의 유니폼은 깨끗하게 잘 다려져 있는 것이 눈에 띄었다. Susan은 성장 배경과 언제 응급구조사 교육을 수료했는지에 대해 물었으며, 수업 중 신입응급구조사를 본 기억이 난다고 했다. 그리고 그녀는 우리 둘이 함께 할 수 있는 일들이 있을 것이라고 했다. "우선 구급차로 가서 장비를 확인합시다. 그 다음 우리에게 출동 명령이 떨어졌을 때, 장비 작동 방법에 대해 설명해 줄게요. 우리가 어떤 장비는 항상 환자에게 가져가야 하는지, 그리고 응급구조사의 책임이 무엇인지를 알아야 합니다." 우리는 간단한 오리엔테이션을 끝내자마자, 가슴 통증이 있는 55세 남성으로부터 출동 신고가 접수되었다. 현장으로 출동하는 동안 Susan은 간단하게 그녀와 자신의 파트너가 항상 하는 일들에 대하여 설명했다. 그녀는 당신에게 자동제세동기를 가져가도록 지시했다. 환자의 집으로 들어가자, Susan은 자신과 대원들을 소개하고, 환자에게 물었다. "무슨 일로 119에 신고를 하셨습니까?" 환자는 가슴에 통증이 있어, 신고 후 처방 받은 니트로글리세린을 투약했더니 지금은 통증이 없다며, 전화를 걸어 미안하다고 했다. 맥박을 재는 동안 Susan은 환자에게 119에 신고를 한 것은 현명한 행동이었다고 말했다. 환자는 안심을 하고, 더 정확한 검사를 받기 위해 함께 병원으로 가는 것에 대하여 동의했다.

질문

4. Susan Miller는 전문적이고 적절한 어떤 행동을 했는가?
5. Susan Miller의 행동이 신임 응급구조사에게 어떻게 도움이 되었는가?
6. 응급구조사의 전문 기준이 되는 인격적 특성은 무엇인가?

병원에 가는 동안 Susan은 계속해서 환자를 안심시켰고, 신입응급구조사에게 환자의 병력에 질문하도록 지시했다. 병원에 도착하자, Susan은 산소통이 다 떨어져 가는 것을 발견하고 환자를 옮기기 전에 산소통을 교체하도록 지시했다. 그러나 신입응급구조사가 산소통을 교체할 때 산소통을 잠궈야 하는 것을 잊고 교체하기 시작했다. Susan은 급히 산소통을 잠구고, 통을 옆으로 내려 놓고 나서, 신임 응급구조사의 눈을 보고 미소를 지었다.

임무를 마친 다음, Susan은 신입응급구조사에 대한 간단한 피드백과 함께, 병원 전 처치 보고서에 대해 토의했다. 신입응급구조사는 Susan을 통해, 좋은 응급구조사가 되기 위해서 훌륭한 기술이 필요할 뿐 아니라, 더 중요한 것은 환자와 동료들에게 전문가로서 행동해야 한다는 사실을 배웠다.

2

응급구조사의 안녕
(The Well-Being of the EMT)

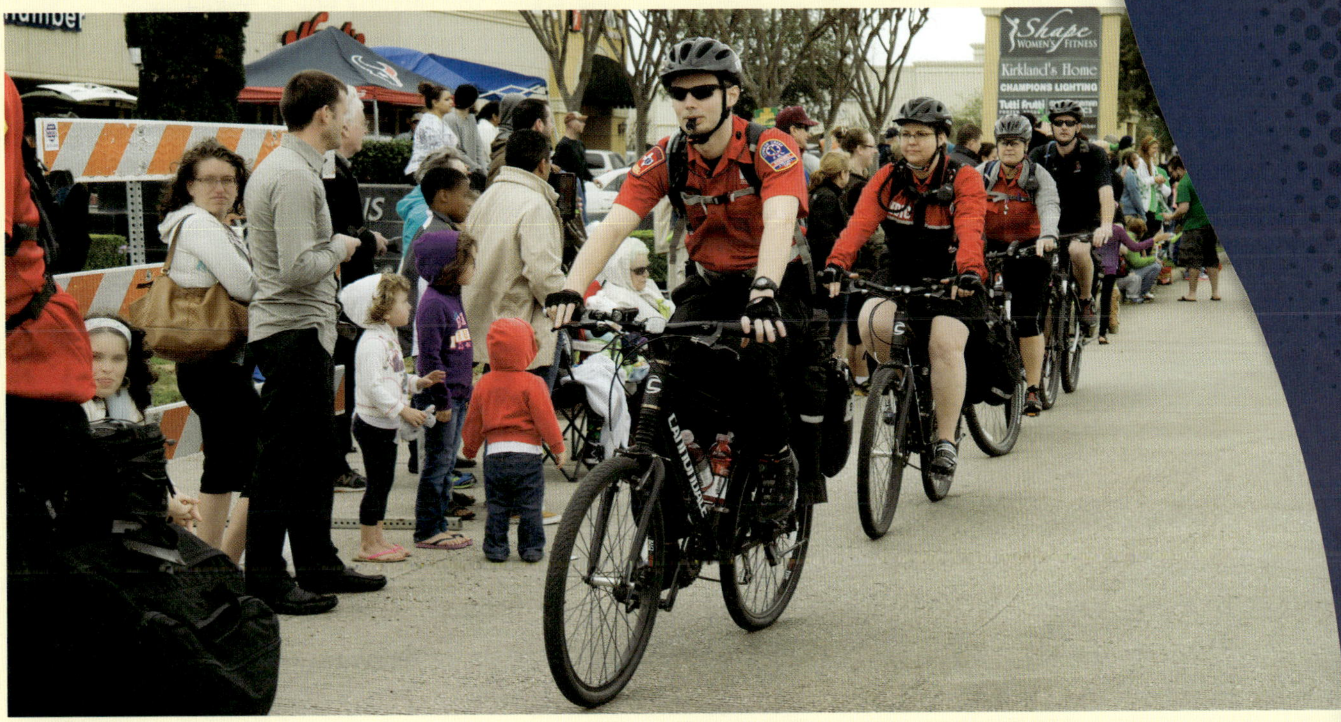

관련 단원

다음의 단원들은 이 단원에서 배울 주제와 관련된 추가적인 정보를 제공한다:

4 의료/법적 및 윤리적 문제
9 기도관리
10 호흡 및 인공환기
11 현장평가
36 응급의료체계의 운영
37 위험물질, 대량환자 발생, 그리고 사고 관리
38 고속도로 안전과 차량 구출
39 테러에 대응하는 응급의료체계

표준

준비단계(근로자의 안전과 안녕)

역량

응급의료체계의 기본적 지식, 응급구조사의 안전과 안녕, 응급의료 제공에 따른 의료적/법적/도덕적 문제에 응용한다.

핵심 개념

- 표준예방조치 또는 감염성 질환으로부터 자신을 보호하는 방법
- 응급의료서비스와 관련하여 발생하는 스트레스의 유형과 스트레스가 자신, 동료, 가족과 친구들에게 미치는 영향
- 임종환자가 환자 자신과 다른 사람에게 미치는 영향
- 잠재적인 위험물질을 식별하고, 현장안전을 유지하는 방법

학습목표

이 단원을 읽고 난 후, 여러분은:

2.1 이 단원에서 소개된 주요 용어들을 정의할 수 있다.

2.2 신체적, 정신적 건강을 증진 시킬 수 있는 건강 관리 방법에 대해 설명할 수 있다.

2.3 주어진 환자-응급처치 상황의 예시를 가지고 감염성 질환에의 노출을 예방하기 위한 적절한 개인보호장비를 선택할 수 있다.

2.4 적절한 손 세척 과정과, 알코올성 손 세정제의 사용에 대해 설명할 수 있다.

2.5 B형 간염, C형 간염, 결핵 그리고 후천성면역결핍증에 대해 설명할 수 있다.

2.6 응급의료서비스 제공자가 고려해야 할 질환에 대한 최신 정보를 수집하기 위해 질병관리본부의 인터넷 홈페이지를 이용할 수 있다.

2.7 응급의료서비스 제공자의 감염 관리와 관련된 미국 산업안전보건청(OSHA), 미국질병통제예방센터(CDC), 라이언 화이트의 CARE 법안(Ryan White CARE Act), 라이언 화이트 후천성면역결핍증후군 치료 연장 법 2009(Ryan White HIV/AIDS Treatment Extension Act of 2009)의 핵심 조항들을 설명할 수 있다.

2.8 N-95 또는 고효율 미립자 공기 마스크(HEPA) 사용을 위한 지침을 설명할 수 있다.

2.9 결핵 피부반응 검사(tuberculin skin test)의 목적에 대해 설명할 수 있다.

2.10 응급의료서비스 업무와 관련한 스트레스 요인들의 예시를 들 수 있다.

2.11 스트레스 반응 단계와, 단계 별 신체의 반응에 대해 설명할 수 있다.

2.12 급성, 지연, 축적 스트레스 반응의 차이점을 알 수 있다.

2.13 스트레스 관리를 위한 삶의 변화 방식을 나열할 수 있다.

2.14 위기상황 스트레스 관리(CISM)의 목적에 대해 설명할 수 있다.

2.15 주어진 시나리오를 가지고, 사망과 임종에 대한 환자와 가족 구성원들의 반응을 인지할 수 있다.

2.16 사망 또는 임종과 관련된 시나리오를 가지고, 환자와 가족 구성원간의 효과적인 중재를 할 수 있다.

2.17 출동 시, 현장에서 자기 자신 및 다른 사람에게 잠재적으로 해를 입힐 수 있는 내용들을 나열 할 수 있다.

2.18 다음의 사고에 대한 적절한 반응들에 대한 개요를 서술할 수 있다.

a. 위험 물질 사고

b. 테러

c. 구조 작업

d. 폭력

2.19 안전 위협과 관련된 시나리오를 가지고, 자기 자신과 동료의 안전을 위해 취해야 할 적절한 행동들에 대해 서술할 수 있다.

2.20 감염병 질환을 가지고 있는 환자의 정서를 이해할 수 있다.

2.21 출동 시, 안전의 중요성에 대한 인식을 증진시킬 수 있다.

핵심 용어

오염(contamination)

위기상황 스트레스 관리(critical incident stress management, CISM)

오염제거(decontamination)

위험물질 사고(hazardous material incident)

대량환자 발생사고(multiple-casualty incident, MCI)

병원체(pathogens)

개인보호장비(personal protective equipment, PPE)

표준예방조치(Standard precautions stress)

"성공적인 응급의료서비스는 중요한 의사결정들의 연속이다"라는 말이 있다. 응급구조사의 안전과 안녕을 유지하기 위해서 여러분은 매 출동 시 현장이 안전한지, 혹은 위험을 피하기 위해 어떤 표준예방조치를 취해야 하는지 등과 같은 중요한 결정들을 연속적으로 내려야 할 것이다.

여러분은 또한 이 단원을 통해 스트레스에 대해 배우게 될 것이다. 응급구조사로서 일하는 동안, 여러분은 많은 종류의 스트레스에 노출될 것이다.

기억해야 할 것: 만약 응급구조사가 손상을 입는다면, 이는 환자에게 조금도 도움이 되지 못하며, 동료 응급구조사까지 위험에 빠뜨릴 수 있다. 우리는 이 단원을 통해 응급구조사가 스스로 안전을 지키고 스트레스에 적절하게 대응할 수 있도록 가르칠 것이다.

안녕(Well-Being)

예방은 매우 중요한 문제이다. 우리가 스트레스 때문에 의사를 찾아가면, 의사들은 언제나 우리에게 골고루 영양소를 섭취하고, 체중을 관리하며, 운동을 즐기라고 권유한다. 이러한 권유는 — 또한 이 단원은 — 응급구조사의 총체적인 안녕을 증진시키기 위한 것이다. 우리는 먼저 응급구조사에게 도움이 될 만한 몇 가지 중요한 개념과, 안녕을 유지하기 위한 방법에 대해 배울 것이다.

만약 여러분이 매우 위험한 상황에 직면했을 때, 그 상황에 잘 대응할 수 있는 건강한 상태는 어떤 것일까? 만약 여러분이 위험한 현장에 도착했고, 환자를 그 현장으로부터 약 30m 밖으로 이동시켜야만 하는 어려운 상황에 처했을 때, 이 상황을 무사히 극복할 수 있을까? 만약 여러분이 다음에 열거된 건강한 생활을 유지한다면, 이 질문의 대답은 "그렇다"일 것이다.

"안녕"은 어려운 것이 아니다.

- **인간관계 유지.** 여러분이 힘든 요청을 받아 업무를 수행하는 것이 어렵더라도, 여러분을 도와주고 응원하는 지지체계가 있다면, 그 상황을 보다 쉽게 극복할 수 있을 것이다. 가족, 동료 그리고 친구들은 응급구조사의 안녕을 위해 필수적이다.
- **운동.** 운동은 여러가지 방법으로 여러분을 도와준다. 잘 짜여진 운동 프로그램은 체력과 유연성을 길러주며, 또한 심혈관계의 기능도 증진시켜준다. 또한 식이요법은 정상 체중을 유지시킬 수 있으므로 중요하다.
- **수면.** 휴식은 중요하다. 부족한 수면은 의료적 문제와 부적절한 의사결정의 주 원인이 된다. 피곤함은 운전 능력 및 인간 관계에 영향을 미치고, 면역계 기능을 감소시킴으로써 질병에 취약하게 만든다.
- **올바른 식사.** 음식은 인체에 에너지를 제공한다. — 특히 오랜 시간 동안의 근무와 힘이 많이 드는 일을 할 때, 식이는 매우 중요하다. 인스턴트 음식을 먹는 것을 줄이고 영양소가 풍부한 음식을 섭취하도록 한다.
- **알코올과 카페인 섭취 자제.** 적당한 알코올 섭취는 즐거움을 주지만, 과하게 섭취하게 되면 업무수행 능력을 감소시키고, 개인적, 의료적 그리고 사회적 문제를 일으킨다. 카페인은 잠깐 동안 피곤함을 잊게 할 수 있지만 시간이 지나며 더욱 피곤하게 만든다. 또한 카페인은 의사결정이나 시간에 대한 대응 능력을 떨어 뜨린다.
- **정기적 검진과 예방접종.** 의사와의 정기적인 만남 및 각종 검사는 심각한 문제가 발생하기 전에 사전 예방할 수 있다.

안전, 위험에 대응, 의사결정, 환자운반 및 이송 그리고 그 외 여러 가지 업무수행 중 발생하는 상황들은 응급구조사가 신체적 그리고 정신적으로 건강하다면 아무런 문제없이 잘 수행할 수 있다는 것에 주목해야 한다. 스트레스도 위에 나열된 항목들이 정상적으로 이루어진다면 아무런 문제없이 잘 해소될 것이다. 건강한 삶은 스트레스를 줄이거나 제거하기 위한 합리적인 대안이다. 여러분들은 지금 건강한 삶을 살고 있는가?

개인 보호

표준예방조치

질병은 바이러스나 박테리아와 같은 *병원체*, 즉 감염을 일으키는 유기체에 의해 발생한다. 병원체는 공기를 통하거나 혈액과 같은 기타 다른 체액과 접촉함으로써 전파되는데, 병원체에

병원체(pathogens)
바이러스나 박테라이처럼 감염을 일으키는 유기체

핵심 개념

표준예방조치, 또는 감염성 질환으로부터 자신을 보호하는 방법

감염된 환자는 그들의 혈액이나 체액을 매개로 하여 응급구조사의 손, 얼굴, 코나 입, 눈의 점막과 같은 노출된 부위 또는 개방성 상처에 접촉하면서 감염시킨다. 손톱 주위의 아주 작은 상처로도 병원체가 충분히 몸으로 침입할 수 있다. 공기를 매개로 한 병원체는 호흡, 기침, 재채기를 할 때 튀는 미세한 비말에 의해서 전파되며, 이는 응급구조사가 호흡을 할 때 입과 코를 통하여 침입할 수 있다.

응급구조사나 다른 보건의료전문가들도 환자의 외모만 보고 감염병의 감염 여부를 판단하는 것은 불가능하기 때문에, 모든 체액은 항상 전염성이 있는 것으로 간주하여 응급처치를 시행할 때 주의해야 한다. 환자의 혈액과 체액으로부터 응급구조사를 보호하고 동시에 응급구조사의 혈액과 체액으로부터 환자를 보호하는 장비와 조치들을 *표준예방조치*(Standard precautions)라고 하며, 신체 분비물 격리(body substance isolation; BSI) 혹은 감염 관리(infection control)라고도 한다. 다양한 응급상황에 적절한 예방조치를 적용하는 것이 중요하다. 이 같은 예방조치를 하지 않는다면 질병에 노출될 위험은 더욱 증가할 것이고, 반대로 지나친 예방은 환자를 불안하게 하고, 응급처치의 효과를 감소시킬 가능성이 있다.

표준예방조치(Standard precautions)
체액을 포함한 모든 분비물은 감염된 것으로 간주하고 응급구조사를 감염으로부터 보호하기 위한 조치

어떤 표준예방조치를 사용할 것인지 선택하는 것은 여러분이 참여하는 모든 현장에서 가장 중요한 결정 중 하나이다. 응급구조사는 초기에 환자에게 접근하자마자 이러한 결정을 내

비판적 의사결정

표준예방조치(Standard Precautions)

위기 상황에서 응급구조사가 내려야 하는 중요한 의사결정은 표준예방조치와 같은 정형화된 절차에 따르는 것이 중요하다.

항상 장갑을 착용하고 환자를 운반하여야 하며, 안면 보호장비를 착용해야 한다. 예방조치 수준에 대한 결정은 현장평가의 한 부분으로 결정된다. 직접 인지하였거나 직면할 것으로 예상되는 것들에 대한 적절한 사전조치를 취해야 한다. 몇몇의 예는 다음과 같다:

1. 깨진 유리 파편들이 흩어져 있는 교통사고 현장에 출동하였을 때, 비록 찢어진 피부 등 직접 상처를 확인하지 않았을지라도 혈액에 접촉할 잠재적인 가능성을 예상할 수 있다. 부서진 유리 파편으로부터 보호하기 위하여 내구성이 강한 장갑을 착용할 뿐만 아니라 혈액으로부터의 보호를 위하여 비닐장갑을 착용해야 한다.
2. 병원 간 이송을 위하여 응급의료기관에 출동했을 때 환자를 들것으로 옮기기 위해서는 환자의 신체에 직접 접촉해야 한다. 이때 소변, 배설물 혹은 건강에 해로운 분비물에 접촉할 가능성이 있기 때문에 반드시 비닐장갑을 착용해야 한다.
3. 개방성 상처가 없는 발목 골절 환자의 출동 요청을 받은 경우, 비록 업무지침은 예방조치가 반드시 필요하지 않는다고 지시하지만 모든 출동에는 보호장갑의 착용이 필요하다.
4. 가슴 통증을 호소하는 응급환자에게 전문응급처치를 시행하고자 하는 경우, 개방성 상처가 없더라도 응급구조사가 정맥주사를 시행할 때, 환자의 팔에 혈액이 있거나 정맥주사관에 소량의 혈흔이 보인다면 보호장갑을 착용해야 한다.

표준예방조치가 현장평가의 끝이 아니다. 응급구조사는 출동 내내 변화된 상황에 항상 주의해야 한다. 예를 들어:

5. 가슴 통증 환자에게 응급처치하는 도중 갑작스럽게 무의식 상태가 되었고, 환자에게 흡인이 필요한 상황이다. 이미 착용한 장갑 이외에도 기도유지나 흡인 과정에서 발생할 수 있는 분비물로부터 얼굴을 보호하는 보호장비가 필요하다.

려야 하고, 환자의 상태 변화에 따라 표준예방조치를 다시 검토하여야 한다.

미국 산업안전보건청(Occupational Safety and Health Administration; OSHA)은 모든 의료 제공자들이 혈액매개 병원체에 노출되지 않도록 엄격한 예방 지침을 마련하고 있다. 이 지침에 따르면, 고용주나 고용인 모두 이러한 예방조치에 대한 책임이 있으며 고용주는 노출 예방 계획을 작성하고, 의료 제공자에게 훈련, 예방접종 및 적절한 *개인보호장비*를 제공하여 질병의 전파를 예방해야 한다(대부분의 자원봉사기관들 또한 이 지침을 따라, 자원봉사자들에게 이러한 서비스를 제공한다). 고용인은 훈련에 참여해야 하고, 고용주의 노출 예방 계획에 따를 의무가 있다.

개인보호장비(personal protective equipment, PPE)
위험한 현장에서 감염 혹은 노출되는 것을 막기 위한 장비

또한 모든 기관들은 감염물질 노출과 관련된 사고를 문서화하도록 요구되며, 주삿바늘에 찔리거나 감염 가능성이 있는 체액과 접촉한 모든 경우를 기록해야 한다. 감염물질 노출에 대한 보고는 응급구조사가 속하는 지방자치단체의 지침을 따라야 한다. 대부분의 지침은 노출된 직후, 바로 기본검사를 하고, 정기적으로 추후 검사를 하도록 되어 있다. 또한 접촉한 환자가 결핵, B형간염 또는 인간면역결핍 바이러스(후천성면역결핍증후군을 일으키는 바이러스)와 같은 질병에 감염되었는지를 응급의료종사자가 알 수 있도록 고시하고 있다.

특히 여러분이 숙련되지 않은 신입 응급구조사라면, 이 같은 표준예방조치에 친숙하지 않겠지만 훈련을 통해 적절한 예방조치를 함으로써 감염되거나 질병에 걸리지 않고 안전하게 활동 할 수 있음을 명심해야 한다.

개인보호장비(personal protective equipment, PPE)

가능성이 있는 모든 오염, 질병 또는 감염물질로부터 응급구조사는 스스로를 보호해야 한다. 표준예방조치 지침을 준수하고 매 출동 시마다 적절한 보호장비를 착용해야 한다(그림 2–1).

보호용 장갑

환자의 혈액이나 체액과 접촉할 가능성이 있을 때에는 비닐 또는 기타 합성 장갑들을 착용해야 한다. 지혈, 흡인, 인공호흡, 심폐소생술 등을 실시할 때에도 반드시 장갑을 착용해야 한다. 장갑 착용을 잊어버리고 착용하지 않는다면 감염될 위험이 커지므로, 환자에게 접촉하기 전에 반드시 장갑을 착용하였는지 확인해야 한다. 한 명 이상의 환자를 평가 및 처치하여야 할

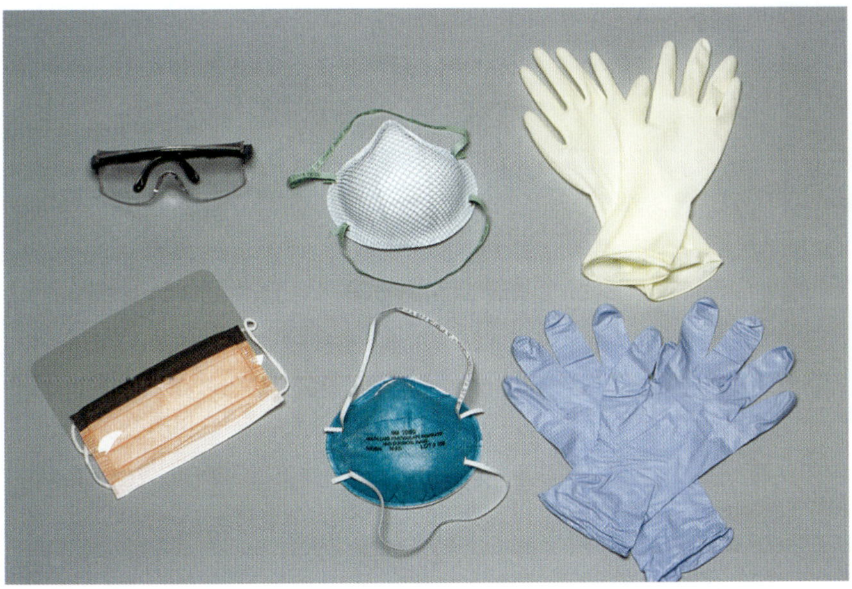

그림 2–1 감염질환에 노출되는 것을 예방하기 위해 항상 개인보호장비를 착용한다.

절차 2–1 장갑 벗기

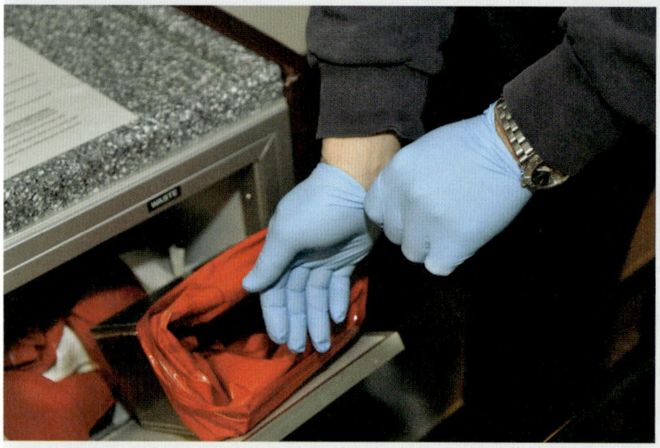

1. 첫번째 장갑의 아래 부분을 잡아 당긴다.
(©Edward T. Dickinson, MD)

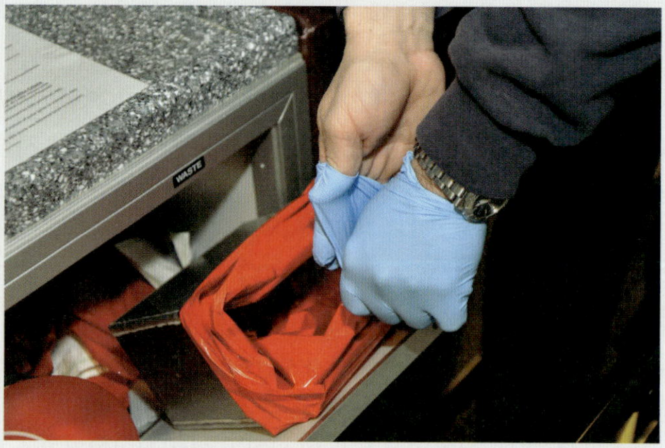

2. 첫번째 장갑의 안쪽이 밖을 향하도록 뒤집는다.
(©Edward T. Dickinson, MD)

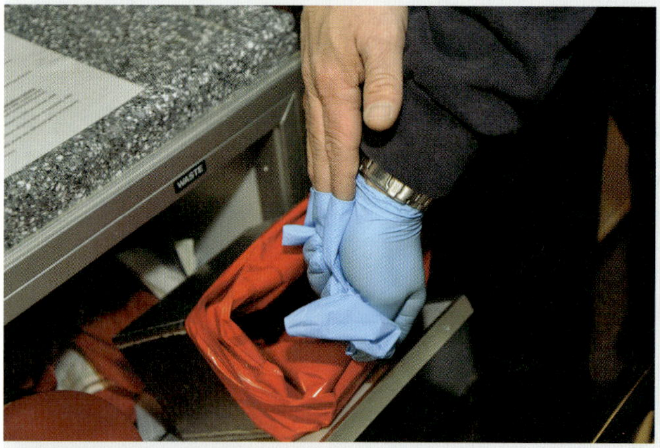

3. 다른 손을 이용하여, 첫번째 장갑을 완전히 벗는다. 이 때 장갑을 낀 다른 손이, 벗겨진 손에 접촉되지 않도록 주의한다.
(©Edward T. Dickinson, MD)

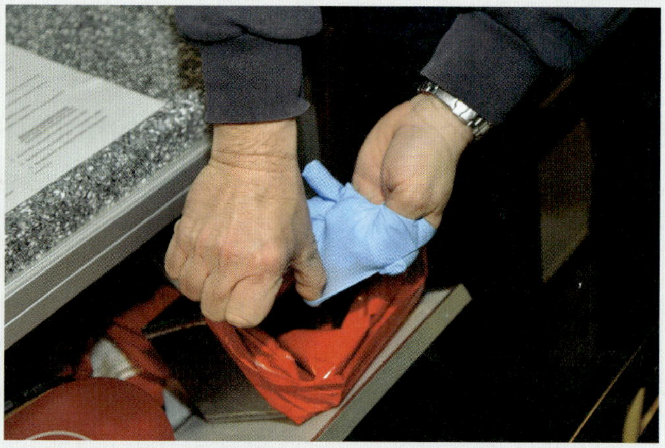

4. 장갑이 벗겨진 손의 엄지손가락을 두번째 장갑의 안쪽에 넣어 두번째 장갑의 안쪽이 밖을 향하도록 뒤집는다.
(©Edward T. Dickinson, MD)

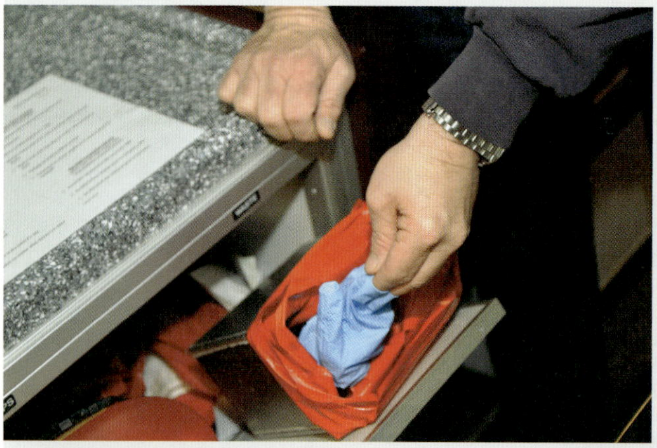

5. 밖을 향한 장갑의 안쪽 부분을 잡고 장갑을 완전히 벗는다.
(©Edward T. Dickinson, MD)

때는 각각의 환자와 접촉하기 전 항상 새 장갑으로 바꾸어 착용하도록 한다. 절차 2-1은 오염되지 않도록 안전하게 장갑을 벗는 과정을 보여준다.

환자나 의료 제공자들 중 상당수가 라텍스(latex)에 알레르기가 있음에도 오랫동안 라텍스 장갑은 의료 분야에 이용되어 왔다. 하지만 요즘에는 장갑뿐 아니라 구급차 내의 산소마스크, 각종 튜브, 테이프, 기타 다른 의료기기에도 라텍스 성분이 포함되어 있지 않다.

구급차를 세차하거나 오염된 장비를 세척할 때에는 다른 재질의 장갑으로 바꿔 착용해야 한다. 이때 사용되는 장갑은 튼튼해서 잘 찢어지지 않는 것이어야 한다. 세척을 할 때, 운동의 형태와 힘의 방향에 의해 약한 장갑들은 찢어지면서 감염원에 노출될 수 있다.

손 세척

환자에게 응급처치를 할 때 보호용 장갑을 착용했다 하더라도 임무가 끝날 때마다 즉시 손을 씻어야 한다. 손 세척에는 두 가지 방법이 있다(그림 2-2):

- **손 씻기.** 손 씻기에는 비누와 물이 추천된다. 보호용 장갑을 착용했다 하더라도 장갑에 감염물질이 침입할 수 있는 아주 작은 구멍이 나거나, 찢어질 수 있기 때문에 철저한 손 씻기를 시행하여야 한다.
- **알코올성 손 세정제.** 이 세정제는 손에 육안으로 볼 수 있는 오염물질이나 탄저균이 존재하는 경우를 제외하고 미국질병통제예방센터(CDC)에 의해 매우 효과적인 것으로 인정되었으며, 비누나 물이 없을 때 유용하다. 알코올은 미생물들을 사멸시키는데 효과적이다. 제조사가 추천한 양을 손바닥에 뿌리고 손 전체에 도포하여 마를 때까지 비빈다.

눈과 얼굴의 보호

눈의 점막은 체액을 흡수할 수 있다. 체액이 튀거나 닿아서 점막을 통해 침입하는 것을 막기 위하여 눈 보호장비를 착용해야 한다. 눈은 정면과 측면으로부터 보호되어야 하며, 매우 다양한 종류가 있다. 보호 안경(Goggles)은 보호 기능을 하지만, 서리가 서리면 불편하기 때문에 적절한 다른 대체품이 있을 경우엔 잘 사용하지 않는다. 응급구조사가 안경을 썼다면, 안

> “장갑 착용뿐만 아니라, 응급구조사의 눈과 얼굴을 보호할 수 있는 장비의 착용 또한 잊지 말아야 한다.”

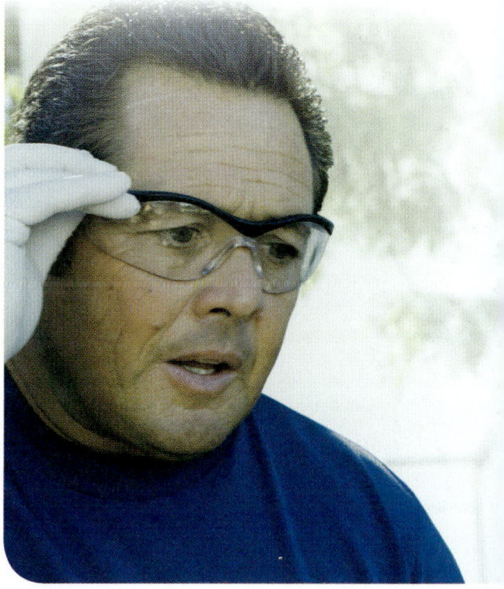

현장사례

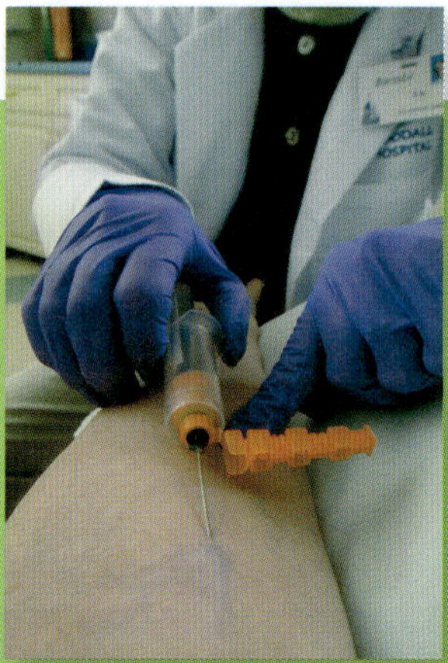

저는 제 자신이 매우 주의 깊다고 생각했어요. 매 출동마다 반드시 보호 장갑을 착용했어요. 그러나 지금 환자의 혈액으로 인해 감염에 노출되었죠. 저는 언제 그리고 어떻게 이러한 일이 발생했는지 알지 못했어요. 언제나 보호 장갑을 착용하였고 구급차 운용 지침을 올바르게 따랐다고 생각했어요. 저는 착용했던 보호 장갑을 유심히 살펴보았어요. 그리고 장갑이 찢어진 것을 확인하였죠. 장갑을 벗으니 손가락에 상처가 나 있었어요. 바로 병원으로 가서 의사와 상담을 해야 했죠. 어쩌면 감염에 이미 노출되었을지도 모릅니다. 제가 지금 할 수 있는 것은 없었습니다. 그저 전 걱정하며 최종 결과를 기다릴 수밖에 없었죠.

표준예방조치를 절대 가볍게 생각해서는 안됩니다. 출동 내내 이를 명심해야 합니다. 제가 만약 출동 내내 주의를 기울였다면, 저는 환자를 접촉하기 전 찢어진 장갑을 발견하였을 것이며, 제 삶은 지금과 달라졌을 거예요.

그림 2-2 (A) 주의 깊고 철저한 손 씻기는 감염성 질환에의 노출을 줄이는데 효과적이다. (B) 휴지를 이용해 수도를 잠근다. (C) 알코올성 손 세정제는 효과적이며, 비누나 물이 없을 때 유용하다.

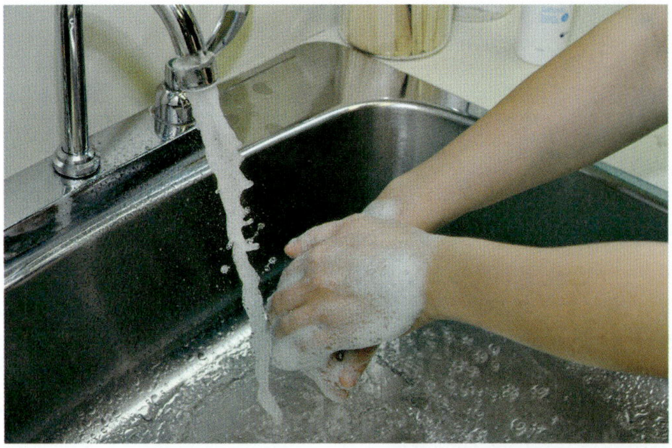
(A)

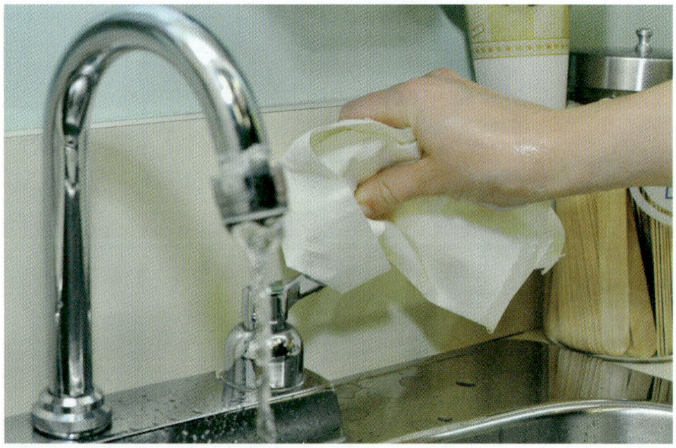
(B)

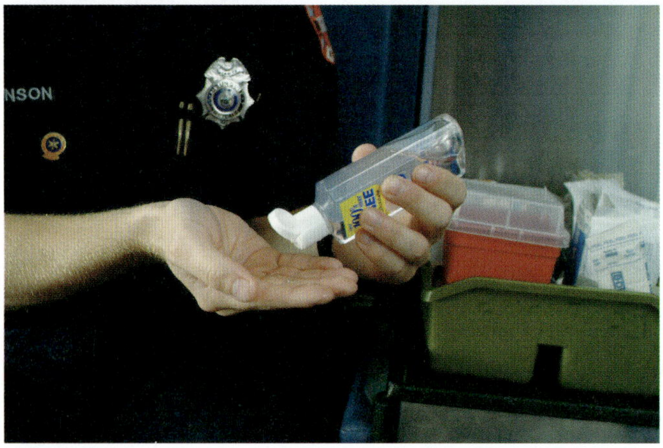

(C)

경 옆에 부착하여 측면을 보호할 수 있는 장비(clip-on side protector)가 필요하다. 안경과 유사한 보호 안경을 제조 및 생산하는 회사도 상당히 많다.

마스크

혈액이나 체액이 튈 수 있는 경우에는 수술용 마스크를 착용한다. 결핵(공기 중 비말에 의해 전염되는 질병)이 의심되는 경우에는 국립산업안전보건연구원(National Institute for Occupational Safety and Health, NIOSH)의 승인을 받은 N-95나 고효율 미립자 공기 마스크(HEPA)를 사용하도록 한다(그림 2-3). 페이스쉴드(face shield)는 마스크와 마스크에 붙어있는 보호 안경으로 얼굴 전체를 보호할 수 있도록 해준다.

환자가 홍역 또는 독감처럼 작은 비말로 전염될 위험이 있는 질환을 앓고 있다고 의심되는 상황이라면, 응급구조사는 환자에게 외과용 마스크를 씌우도록 권장하고 있다.

메모: 마스크를 환자의 입과 코에 씌울 때는 조심해야 한다. 마스크는 기도를 확보하고 이를 보호하는데 장애가 된다. 그러므로 호흡을 모니터링하고, 마스크를 언제든지 제거할 준비를 하며, 만일 필요하다면 흡인 장비를 사용하여 기도를 깨끗이 유지할 수 있도록 한다.

가운

가운은 옷이나 피부에 체액이 튀는 것을 방지하기 위해 입는다. 환자가 동맥 출혈이 있을 때

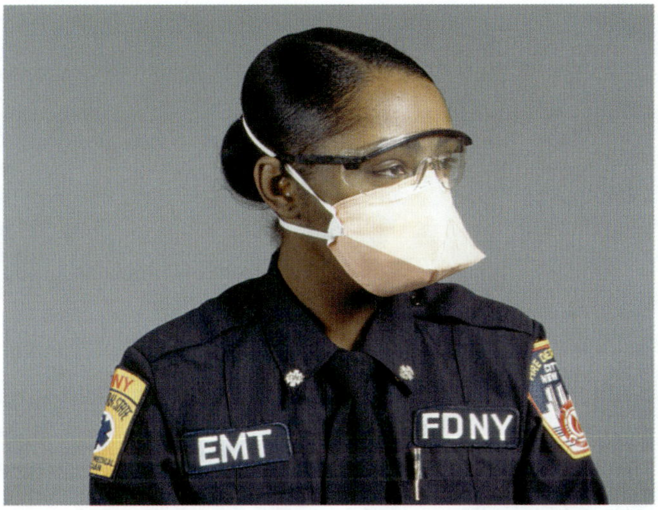

그림 2-3 환자가 결핵이 의심될 때에는 국립산업전보건원(NIOSH) 공인 마스크를 착용한다.

응급구조사는 반드시 가운을 착용해야 한다.

분만과 다발성 외상 환자의 경우, 상당량의 출혈이 발생하는 상황을 종종 마주하게 된다. 가운이 필요한 상황에서는 항상 장갑, 보호 안경, 그리고 마스크 역시 필요하다.

개인보호장비를 착용할 뿐 아니라 동료들에게도 적절한 보호장비를 착용할 수 있도록 권장해야 한다. 즉, 동료 응급구조사와 다른 사람들에게도 적절한 보호장비를 착용하도록 설득한다. 이는 도덕적이고 윤리적 의무이며, 또한 동료 응급구조사의 건강상태를 유지하는데 도움이 될 것이다.

사용 후에는 항상 보호장비를 적절히 제거 또는 폐기하고, 소독과 세척 작업을 수행하며, 감염 관리에 대한 모든 보고 기록을 작성하도록 한다.

메모: 응급구조사 자격을 취득하고 현장에서 업무를 시작하다 보면, 주위 사람들의 표준예방조치의 방법과 수준이 서로 다르다는 것을 알게 될 것이다. 어떤 응급구조사는 구급차 출동 시부터 장갑과 눈 보호대를 임무 내내 착용하고 있지만, 어떤 사람들은 장갑조차도 끼지 않은 채 임무를 수행하기도 한다.

1980년대에 들어와서 신체분비물격리(BSI)가 강조되기 시작하였다. 후천성면역결핍증후군(AIDS), 간염과 같은 질병이 보건의료종사자들에게 경각심을 갖게 하였다. 그 결과 장갑, 보안경, 마스크가 더욱 빈번히 사용되었으며, 심지어 엄밀하게 필요하지 않는 경우에도 "예방조치" 의미로써, 이 같은 장비들이 널리 사용되기 시작하였다.

오늘날 응급의료종사자들은 신체분비물격리(BSI)에 대해 매우 현실적인 태도를 가지고 있다. 예를 들어, 최근 여러분이 신체 검진을 위해 병원을 찾았을 때를 돌이켜 보자. 의사는 장갑을 착용하지 않고 여러분의 눈과 귀를 검사하고, 배를 만져보고, 다른 신체검사를 진행 했을 것이다. 그 이유는 무엇일까? 그들은 환자의 질환이 감염성이 아니고, 안전하다면 굳이 장갑을 낄 필요가 없다고 생각했기 때문이다. 또한 장갑을 착용하고 운반장비를 사용했다면, 환자에게 도착하기도 전에 이미 장갑은 찢어져서 예방효과가 없게 될 수도 있다. 그러므로 상황에 맞게 개인보호장비를 착용하도록 해야 한다.

질병으로부터 자신을 보호하기 위해서는:

- 이 단원과 여러분이 소속한 기관의 규칙과 법으로 정해진 표준예방조치 지침들을 따른다.
- 개인 용품에 즉시 사용 가능한 보호 장비를 항상 갖춘다.
- 장갑은 두 세트를 착용한다.—바깥에 낀 장갑은 감염물질을 만질 때 사용하고, 안쪽에 있는 장갑은 바깥에 낀 장갑이 찢어지거나 더러워졌을 때 사용할 수 있도록 한다.
- 조금이라도 의심스러운 상황이라면 표준예방조치들을 시행한다.

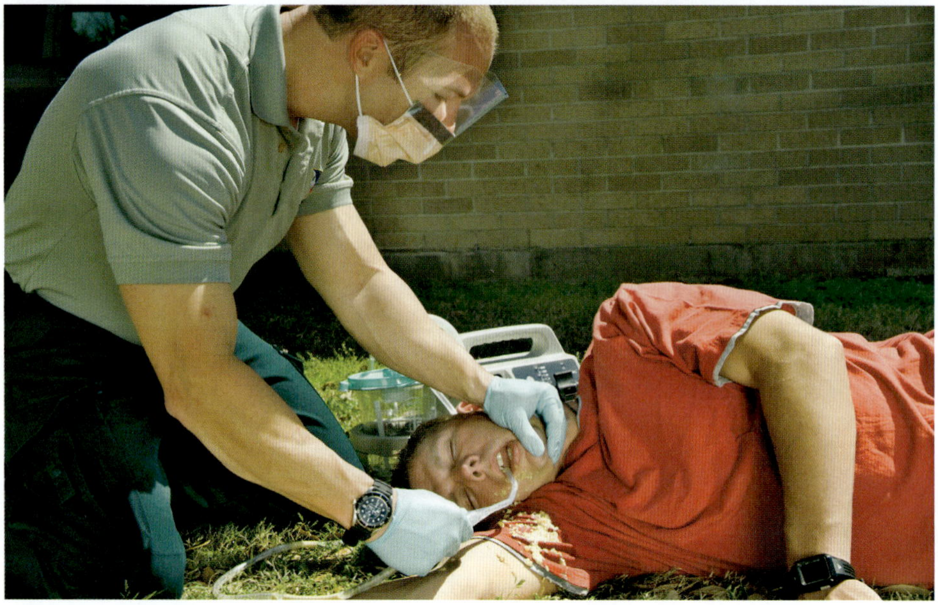

그림 2-4 환자를 흡인할 때, 응급구조사는 반드시 페이스쉴드와 보호용 마스크를 착용하도록 한다.

주의해야 할 질병들

감염병들은 바이러스, 박테리아 기타 혈액매개 및 공기매개 병원체와 같은 해로운 병원체에 의해 발병한다. 혈액매개 병원체는 감염된 환자의 혈액에 노출됨으로써, 특히 피부에 난 상처를 통해 전파된다. 공기매개 병원체는 환자가 호흡, 기침, 재채기를 할 때 나오는 비말에 의해 감염된다. 이 비말은 감염자의 눈, 입, 코를 통해 흡기 시에 경구 침입한다.

여러가지 감염병들이 있지만(표 2-1), 특히 유의해야 할 감염병으로 B형간염, 결핵, 인간면역결핍 바이러스(HIV)/후천성면역결핍증후군(AIDS)이 있다.

- **간염**은 간에 염증을 일으키는 질병으로 A, B, C, 그리고 다른 유형의 간염으로 나뉜다. A형간염은 주로 분변이나, 오염된 물 또는 음식을 섭취함으로써 전염된다. A형을 제외한 다른 유형의 간염들은 혈액과 기타 체액에 의해 전염된다. 간염을 유발하는 바이러스는 쉽게 사멸되지 않는다. B형간염은 혈액이 말라 다른 바이러스들이 모두 사멸한 후에도 수 일 동안 사멸하지 않고 감염의 위험성을 가지는 것으로 알려져 있다. 그렇기 때문에 어떠한 체액도 말라 버렸건 아니건 간에 감염 가능성이 전혀 없다고 판명될 때까지는 위험성을 고려해야 한다. B형간염 백신이 발견되기 전까지 미국에서는 B형간염 바이러스(HBV)로 인하여 매년 수백명의 보건의료종사자들이 사망했으며, 이는 다른 어떤 직업성 감염병보다 더 높은 사망원인이었다. 현재 B형간염을 치료할 수 있는 명백한 방법은 없지만, B형간염을 예방할 수 있는 백신은 효과가 있음을 보여주고 있다(다음 단원의 "면역(Immunization)" 참고). C형간염은 B형간염과 같은 방법으로 많은 보건의료종사자들에게 전염되지만, B형과 달리 현재까지 백신이 없다.
- **결핵**(tuberculosis; TB)은 주로 허파에 발생하는 감염병으로 경미할 수도 있지만 때로는 치명적일 수 있다. 이 병은 대부분 근절되었다고 여겨졌으나, 1980년대 말에 다시 증가하였다. 결핵은 감염력이 매우 높다. 다른 감염병들과 달리 공기를 통해 전파되므로, 보균자와 직접적인 접촉 없이도 감염될 수 있다. 응급구조사는 환자가 기침을 하는 원인을 명확하게 판단하는 것이 어렵기 때문에, 그러한 상황에서는 결핵을 의심하고 적절한 표준예방조치를 하는 것이 안전하다. 결핵의 위험은 간호 시설이나 노숙자 쉼터와 같은 시설에서 특히

높다.

- **후천성면역결핍증후군**(AIDS)은 면역 체계가 인간면역결핍 바이러스(HIV)에 의해 공격받아 감염에 적절하게 저항할 수 없는 결과를 가져오는 일련의 상태를 말한다. 현재 인간면역결핍 바이러스/후천성면역결핍증후군의 치료에 진전이 있기는 하지만, 아직 명백한 치료약이 발견되지 않았다. 그러나 인간면역결핍 바이러스는 인체 외부에서는 잘 살아남지 못하기 때문에, 이 질환은 간염과 결핵에 비해 응급의료종사자들에게 위험이 덜하다. 감염경로는 상처나 정맥주사, 성적 접촉이나 수혈 등에 의한 혈액에 직접적으로 접촉함으로써 감염된다. 우연한 사고로 바늘에 찔리는 것 또한 인간면역결핍 바이러스가 침투할 가능성이 있지만, 미국 산업안전보건청에 따르면, 우연한 사고로 감염되는 경우는 B형감염 바이러스(HBV)가 30%를 차지하는 것과 비교해 볼 때, 인간면역결핍 바이러스는 0.5% 미만 내를 차지한다. 이는 병원체가 외부에서의 생존 능력이 높고 적은 양으로도 쉽게 전파되기 때문이다.

B형간염, 결핵, 후천성면역결핍증후군은 생명을 위협 할 수 있으므로 가장 조심해야 할 감염병이다. 그러나 이 외에도 응급구조사나 다른 보건의료종사자들이 노출될 수 있는 감염병들은 매우 많다. 표 2-1은 흔한 감염병과 전파 경로, 잠복기(접촉에서 최초로 증상이 나타날 때까지의 시간)를 보여주고 있다.

전염병의 출현과 현황

최근 들어 감염병의 발생이 증가하고 발생양상 또한 다양해지고 있다. 에볼라는 1976년 아프리카에서 처음 발견된 바이러스 질환이다. 2014년에는 처음으로 미국에서 에볼라 바이러스 감염자가 발생했다. 이 감염병은 높은 사망률과 효과적인 백신이나 치료방법이 없기 때문에 특히 주의를 요하는 감염병이다.

에볼라는 초기에 발열, 오한, 그리고 힘 빠짐 등의 증상을 야기한다. 이후에는 물설사, 구

표 2-1 전염병

질병	전파경로	잠복기
후천성면역결핍증후군 (AIDS)	성적 접촉, 수혈, (드물게) 주사기 바늘에 찔려 감염된다. 모체에서 태아에게로 수직 감염	수개월~수년
수두	공기매개, 비말 감염. 개방성 상처에 접촉	11~21일
에볼라	혈액과 체액 (예, 소변, 비말, 대변, 구토물, 땀 그리고 정액)	2~21일(대부분 8~10일)
풍진	공기매개, 비말 감염, 모체에서 태아에게로 수직감염	10~12일
인플루엔자	호흡기 감염	1~7일
간염	혈액, 대변, 기타 체액, 오염된 물질	유형에 따라 수주에서 수개월
세균성 수막염	구강과 비강의 분비물	2~10일
유행성이하선염	오염된 비말이나 오염된 물질이 코나 입으로 들어가 감염	14~24일
세균성 및 바이러스성 폐렴	구강 및 비강 분비물	수일
포도상구균의 피부감염	감염된 상처나 오염된 물질과 직접 접촉	수일
결핵	호흡기 분비물, 공기매개 또는 오염된 물질	2~6주
백일해	호흡기 분비물 또는 공기매개, 비말 감염	6~20일

토, 그리고 복통으로 진행된다. 에볼라는 출혈열(hemorrhagic fever)이다. 그러므로, 후기 징후로 멍 뿐만 아니라 내부/외부 출혈까지 나타난다.

최근 미국 질병통제예방센터와 응급의료체계 업무지침들은 에볼라 환자 식별을 위한 정보와 에볼라 감염 예방을 위한 방법 그리고 오염제거 방법 등을 제공하고 있다.

에볼라는 다른 질병과 많이 다르다. 환자의 여행 기록 또는 감염이 의심되는 환자와의 접촉 등의 정보가 상황실 근무자에 의해 수집되는 것은 매우 중요하다. 즉, 초기 에볼라에 대한 고려는 응급의료종사자의 감염을 예방하는 데 매우 결정적이다(그림 2-5).

호흡기계 감염은 매우 흔하게 발생한다. 대부분은 콧물, 인후통, 발열이 수 일간 발생하는 경미한 호흡기계 감염이다. 그러나 심각한 호흡기계 감염은 세계 곳곳에서 발견되고 있다. 최근 여러분이 뉴스에서 들었을 수도 있는 두 가지 심각한 호흡기계 감염병이 있다: 중동 호흡기 증후군(메르스; Middle East Respiratory Syndrome, MERS)는 가장 최근에 발견된 증후군이다. 이것은 주로 아라비아 반도에서 발견되었으며, 12개 이상의 다른 국가에서도 발견되었다. 중증 급성 호흡기 증후군(사스; Severe Acute Respiratory Syndrome, SARS)은 2003년에 처음 발생하여 최근 전 세계적으로 큰 관심을 끌어왔다. 전 세계 8,000명 이상이 중증 급성 호흡기 증후군에 감염되었고, 이 중에서 대략 800명 이상이 사망하였다. 중증 급성 호흡기 증후군은 주로 감염된 환자가 기침, 재채기를 할 때 나오는 비말에 의해 전파되고 또한 환자의 체액에 오염된 물건을 통해서 전파된다. 중동 호흡기 증후군과 다른 호흡기 감염 질환에 대한 예방을 위한 조치는 손 세척 등 개인 위생을 철저히 하고 장갑, 가운, 보호 안경, N-95 마스크 등을 착용하는 것이다.

조류인플루엔자(Avian flu)는 가금류에서 발견되었고, 이는 인간에게 영향을 미칠 수 있다. 아시아, 극동 그리고 아프리카에서 발생되고 있으며, 치명률은 대략 50% 정도인 것으로 보고 되고 있다. 이 바이러스는 인간에게서 인간으로 쉽게 전파되지는 않는다. 증상은 감기나 인플루엔자에 감염되었을 때와 비슷하게 고열이 나면서 기침과 인후통, 호흡곤란 등의 증상을 보이게 되며, 폐렴이나 급성 호흡기 질환을 더욱 악화시킨다. 조류인플루엔자에 대한 예방 조치는 중증 급성 호흡기 증후군과 대체로 같다.

인플루엔자는 수백 년 동안 우리 주위에서 발견되었다. 1918년에 발생한 유행성 독감에 의해 전 세계 30만~50만 명의 사람들이 사망했다. 매년 계절마다 발생하는 독감들도 계속해서 변이되고 있다. 특히 조류 및 돼지 독감 바이러스는 광범위하게 발생했고, 이는 매우 충격적이었다. 응급의료종사자는 독감에의 감염이 의심스러운 환자는 병원으로 이송하기 전에 마스크를 착용시켜 독감의 확산을 예방할 수 있다.

그림 2-5 에볼라와 같은 감염병을 가진 환자를 이송하고 처치할 때에는, 높은 수준의 보호 장비와 이송 전 구급차의 준비가 요구된다.

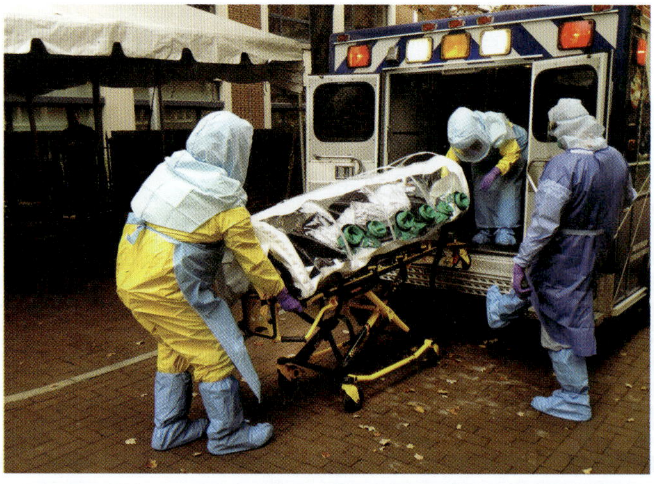

응급구조사는 에볼라 또는 독감과 같은 급성 감염병들의 유행을 차단하는데 최전선에 있는 사람들이다. 응급의료기관, 그리고 다른 공공보건기관들은 감염병의 확산과 보건의료종사자들의 감염을 막고, 환자에게 높은 질의 응급처치를 제공하기 위해 함께 노력하여야 한다.

다행스럽게도 몇몇 질병들은 감소 추세에 있다. 예를 들어 백신 개발은 아이들의 수두나 후두덮개염의 발생률을 현저하게 감소시켜 왔다. 하지만, 이러한 질병들은 계속해서 변화할 것이다. 질병통제예방센터와 지역 내 보건의료기관들은 변화하는 질병들에 대해 계속해서 조언과 경고를 제공할 것이다.

감염 관리와 법

과학자들은 생명을 위협하는 감염병의 주요 전파 매개체가 혈액과 체액임을 밝혀냈다. 응급구조사나 다른 보건의료종사자들은 보통 이상의 노출 위험을 갖고 있어서, 질병에 걸릴 위험성이 매우 높은 것으로 인식되어 왔다.

미국에서는 의회와 연방기관이 이 같은 고위험 집단의 안전을 확보하기 위해 힘써왔다. 특히 미국 산업안전보건청(OSHA)과 미국 질병통제예방센터(CDC)는 감염병에 노출될 수 있는 직업을 가진 노동자들을 보호하기 위해 지침과 표준을 마련하였다. 라이언 화이트의 CARE(Comprehensive AIDS Resources Emergency) 법은 응급의료종사자가 자신이 생명을 위협하는 감염병에의 노출 여부를 확인하고 대처하기 위한 것이다. 이러한 법적 보호는 다음 장에 더 자세히 설명되어 있다.

혈액매개 병원체에의 직업적 노출

미국 산업안전보건청(OSHA)은 혈액매개 병원체에 대한 기준을 개발하였다. 이는 혈액과 체액에 노출되기 쉬운 응급의료종사자를 보호하기 위한 준수사항을 명시한 한 것이다. 이 기준에 수록된 기본 원칙 중의 하나는 감염 관리가 고용주와 피고용자 공동의 책임이라는 것이다. 고용주는 직무상 노출되기 쉬운 피고용자에게 훈련과 보호장비, 예방접종을 제공해야 한다. 이에 반해 피고용자는 훈련과 직장에서의 적절한 교육을 포함하는 감염 관리 계획에 참여해야만 한다.

고용주와 피고용자들 양자의 적극적인 참여 없이 감염 관리 프로그램은 성공적으로 이루어질 수 없다. 응급구조사는 자신이 속한 지역의 응급의료체계에 실제로 사용되는 감염 관리 계획을 확인하고 항상 그 방법을 유의해서 준수해야 한다. 또한 소속 지역의 산업안전보건청(OSHA) 대표자와 상의하여 지역 내 위험 요인을 찾아 이를 수정하도록 해야 한다.

- **감염관리 계획.** 고용주들은 감염된 체액에 노출될 가능성이 있는 직종을 분류하고, 직무를 문서화하는 계획을 수립해야 한다. 계획에는 언제, 어떻게 혈액매개 병원체의 기준이 적용될 것인지에 관한 일정표가 정해져 있어야 한다. 또한 고용인에게 위험의 통보, 노출 후 평가, 추적조사를 위한 확인 방법이 포함되어야 한다.
- **적절한 교육 및 훈련.** 응급구조사는 질병의 전파 양식에 대한 교육, 노출을 예방하거나 감소시키는 행위 그리고 노출되었을 때 따라야 하는 조치들을 포함한 훈련을 받아야 한다.
- **B형 간염 백신접종.** 고용주들은 반드시 B형 간염 백신을 무료로, 적정한 시간과 장소에서 접종하여 한다.
- **개인보호장비.** 개인보호장비는 혈액이나 감염성 물질이 응급구조사의 피부, 눈, 입이나 다른 점막을 통과하거나 닿지 않도록 질이 좋아야 한다. 보호용 장갑, 안면보호장비, 마스크, 보호 안경, 가운과 백-밸브 마스크, 포켓 마스크나 다른 호흡 장비 등은 고용주가 무료로 응급구조사에게 제공해야 한다.

그림 2-6 생물학적 위험 표시나 혈액이나 감염 가능성이 있는 물체의 적재에 사용되는 용기에 경고 표시로 부착되어야 한다.

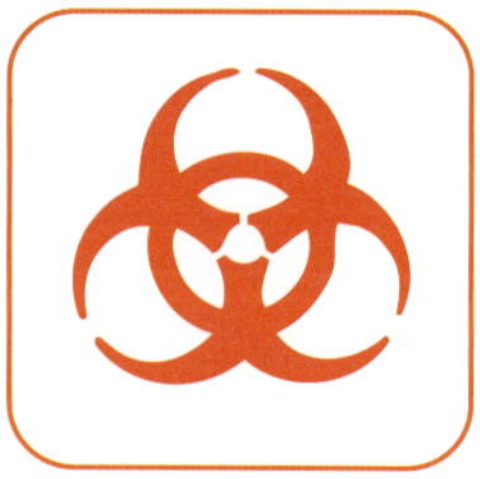

- **관리방법.** 기술적 관리는 감염질환의 위험 가능성을 제거하거나, 응급구조사가 노출되지 않도록 하는 것을 말한다. 예를 들어, 포켓 마스크, 일회용 기도 장비와 찔림 방지 바늘 용기 같은 것들이 포함된다. 직무 관리는 작업을 할 때 노출을 감소시키는 방법들이다. 개인 보호장비를 적절하고 안전하게 사용하며, 오염된 물체의 적절한 조작, 표시 및 폐기 그리고 적절한 세척과 오염 제거를 실시하는 것들이 포함된다.
- **시설 관리.** 고용주와 응급구조사 모두 응급 차량과 작업 공간이 깨끗하고 위생적이도록 유지할 책임이 있다. 이러한 과정에는 작업 장소, 장비, 세탁물, 다른 물질들의 적절한 취급과 오염 제거가 포함된다.
- **표시.** 혈액이나 다른 감염 가능한 물체를 저장, 운반할 때에는 생물학적 위험을 나타내는 내용 표시를 용기에 부착한다(그림 2-6).
- **노출 후 평가와 역학조사.** 응급구조사는 혈액이나 다른 감염성 물질과 접촉된 점막 또는 피부의 상처와 같이 임무 수행 도중 노출이 의심되는 사건들을 즉시 보고해야 한다(그림 2-7은 라이언 화이트 CARE 법안(Ryan White CARE Act), 라이언 화이트 후천면역결핍증후군 치료 연장 법 2009(Ryan White HIV/AIDS Treatment Extension Act of 2009)을 기반으로 한 모델, 아래에 설명해 놓음)

Ryan White Care 법률

1990년 미국 의회에 의해 라이언 화이트의 CARE(Comprehensive AIDS Resources Emergency) 법안이 공표되었다. 이 법안은 라이언 화이트라는 사람의 이름을 딴 것인데, 1984년 10대인 라이언 화이트는 부적절한 혈우병 치료를 받다가 후천성면역결핍증(AIDS)의 감염되었으며, 이후 후천성면역결핍증에 대한 연구와 관심을 주장하다가 1990년에 사망하였다. 1994년 미국 질병통제예방센터는 응급환자이송 업무를 담당하는 피고용자에 관한 라이언 화이트 CARE 법안을 최종 공표하였다. 50개주 모두에 적용되는 이 연방 법률은 응급의료제공자가 응급처치를 시행하는 도중에 생명을 위협하는 질병에 노출되었는지를 알 수 있도록 한 것이다. 이 법에서 언급하는 응급의료제공자에는 소방관, 경찰, 응급구조사, 법적으로 인정받은 자원 봉사기관에서 응급처치를 제공하는 일차반응자와 같은 직업군도 포함한다.

미국 질병통제예방센터는 응급의료제공자가 노출될 수 있는 감염병의 목록을 공표하였다. 결핵과 같은 공기매개 질환이나 B형간염, 인간면역결핍 바이러스/후천성면역결핍증후군과 같은 혈액매개 질환, 그리고 디프테리아와 광견병 같은 희귀 질병들이 모두 목록에 포함되어 있다.

라이언 화이트 CARE 법에 따르면, 모든 공중보건담당자를 응급환자이송 기관의 "전담직원(designated officer)"으로 임명토록 하고 있다. 이 전담직원은 공기매개나 혈액매개 감염병에 노출된 응급의료종사자들에 대한 자료를 수집할 책임이 있다. 응급구조사는 자신이 소속된 기관의 전담직원이 누구인지를 알고 있어야 한다.

이 법률에는 감염병 노출을 보고하는 두 가지 절차가 있다:

- **공기매개 질환에의 노출.** 응급구조사가 공기매개 질환에 노출되었을 때, 전담직원으로부터 통지를 받게 된다.
- **혈액매개 혹은 다른 감염성 질환에의 노출.** 응급구조사는 혈액매개 또는 다른 감염병에 노출되었는지 여부를 확인하기 위하여 감염성 질병 및 유해물질 등 접촉 보고서를 제출한다.

이 두 가지 절차는 감염병에 노출 여부를 인지하는 방법에 차이가 있다. 결핵과 같은 공기매개 질환의 경우, 응급구조사는 이송한 환자가 감염되어 있다는 사실을 알아차리지 못한다.

감염병 노출 과정

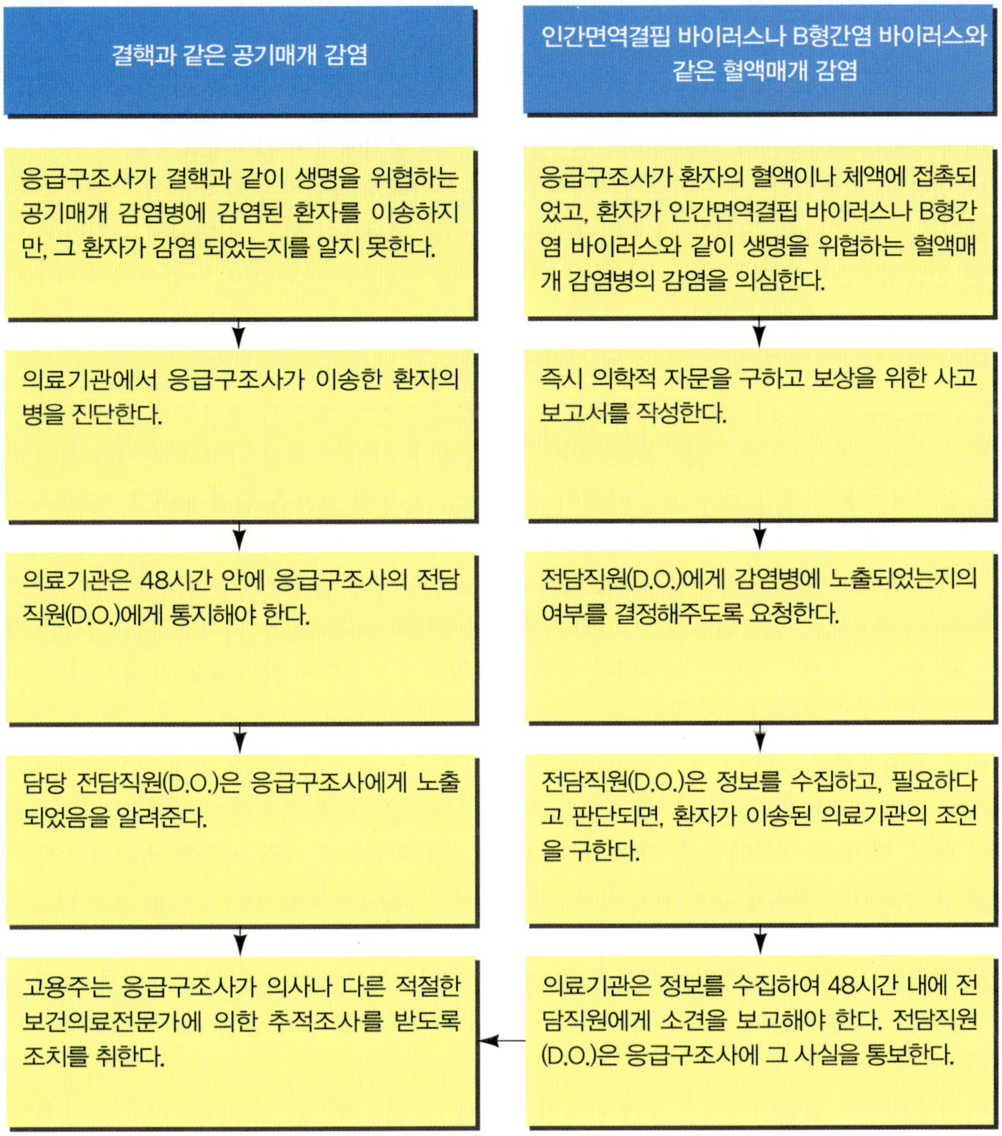

그림 2-7 응급구조사가 생명을 위협하는 전염병에 노출되었다면 라이언 화이트의 Care 법안에 따라 이를 확인하고 역학조사를 실시해야 한다..

그러나 결핵 같은 질병은 병원에서 진단되기 때문에, 라이언 화이트의 CARE 법률에서는 결핵과 같은 공기매개 질환에 대해 의료기관에서 전담직원에게 통보하고, 전담직원은 다시 이를 응급구조사에게 통보하도록 하고 있다.

B형 간염이나 인간면역결핍 바이러스/후천성면역결핍증후군과 같은 혈액매개 질환은 병원에서 진단될 수도 있고, 안될 수도 있지만, 응급구조사는 환자의 혈액이나 체액에 접촉되었는지 여부는 알 수 있다. 이 경우에 전담직원에게 감염성 질병 및 유해물질 등 접촉 보고서를 제출하면, 전담직원은 응급구조사의 노출여부를 환자가 이송된 의료기관에 문의하여 확인하고 이를 응급구조사에게 통지해 줄 것이다.

두 가지 경우에 있어서 응급구조사가 일단 노출되었나고 통시되면, 응급구조사의 고용주는 평가와 역학조사를 위해 의사나 다른 건강관리전문가에게 이를 의뢰한다.

다음의 공기매개 병원체에 노출된 예시에서 라이언 화이트의 CARE 법률이 어떻게 적용되는지 생각해 보자:

응급구조사가 오심, 발열, 만성 기침을 호소하는 환자를 응급처치하고 이송했다. 다음

날 응급구조사는 소속기관의 전담직원으로부터 결핵 환자에게 노출되었다고 연락을 받았다. 전담직원은 응급구조사가 질병에 감염되었는지를 진단할 수 있는 의사에게 예약을 잡고, 응급구조사가 만약 질병에 감염되었다면 초기 치료를 받을 수 있도록 조치할 것이다.

미국 질병통제예방센터 지침에 따르면, 결핵과 같은 공기매개 병원체에의 노출은 같은 공간에 있을 때 발생한다. 만약 의료기관에서 환자가 공기매개 감염병을 가지고 있는 것으로 진단했다면, 의료기관은 48시간 내에 전담직원에게 이를 통보해야 하고, 전담직원은 질환에 노출된 응급의료종사자에게 연락해야 한다. 마지막으로, 고용주는 노출 이후 검사와 역학조사를 위한 대책을 마련해야 한다.

이번에는 혈액매개 병원체에 노출된 사건에 대한 다른 예를 생각해 보자.

응급구조사가 의식이 없는 여성을 응급처치를 하였다. 현장을 평가하는 동안 응급구조사는 장갑, 마스크, 가운, 보호 안경을 착용했다. 환자는 부엌 바닥에 쓰러져 있었고, 입에서는 분홍색의 거품 섞인 타액이 흐르고 있다. 또한 호흡을 힘겹게 하고, 옆에는 피하 주사용 바늘이 있었다. 응급구조사가 환자에게 흡인하는 동안 보호 안경이 벗겨져서 환자 입에서 나온 체액이 응급구조사의 눈으로 튀었다. 응급구조사는 임무를 마친 후 즉시 이 사실을 전담직원에게 보고했다. 응급구조사의 전담직원은 역학조사를 실시한 결과, 응급구조사가 생명을 위협하는 혈액매개 질환에 노출되지 않았음을 알게 되었고, 이를 담당 응급구조사에게 통보했다.

미국 질병통제예방센터의 지침에 따라서 응급구조사는 이송하던 환자의 혈액이나 체액에 접촉한 후, 전담직원에게 판단을 요구할 것이다. 전담직원은 노출 가능성에 대한 정보를 수집해야 한다. 만약 그 정보에 노출 가능성이 있다면, 전담직원은 환자가 이송된 의료기관에 노출 가능성에 관한 정보를 요청한다. 의료기관은 환자가 생명을 위협하는 질환을 앓고 있는지를 확인하기 위해 의무기록을 검토한 후, 전담직원의 요청을 받은 때부터 48시간 이내에 서면으로 이러한 사실을 전담직원에게 통보해야 한다. 전담직원은 이후 응급구조사에게 이 사실을 연락하고, 고용주는 진단과 평가 그리고 적절한 역학조사를 위해 응급구조사를 보건의료전문가에게 보낼 것이다.

라이언 화이트 법안에서는 이송된 환자의 혈액매개질환 감염여부를 확인하기 위하여 응급의료종사자나 전담직원의 요청에 따라 이송된 의료기관에 검사를 강요할 수는 없다. 따라서 혈액매개나 기타 질병이 있는지를 알아보기 위해서 환자의 의무기록만을 검토할 수밖에 없다. 환자는 감염되었을 수도 있지만 만일 기록상 감염과 같은 질환이 있음을 나타낼 만한 소견이나 검사결과가 없다면, 의료기관은 단지 "혈액매개 질환의 감염 증거를 발견할 수 없다"고 통지할 수 밖에 없다는 사실을 기억해야 한다.

결핵 대처 방안

미국에는 매년 수천 건의 새로운 결핵환자가 발생하며, 수백 명의 보건의료종사자들이 이에 감염되거나 노출되어 왔다. 여러 약물에 내성이 있는 다제내성 결핵(multidrug resistant TB, MDR-TB)의 증가가 특히 우려가 된다. 1994년 미국 질병통제예방센터는 결핵이 의심되거나 확진 받은 환자들을 치료하기 위한 지침을 공표했다. 미국 산업안전보건청(OSHA)은 이 지침서를 산업안전보건청의 규정에도 적용할 것이라고 발표했고, 보건의료종사자들에게 미국 산업안전보건청의 호흡기계 기준을 따르도록 요구했다. 이 기준은 N-95 또는 고효율 미립자 마스크(HEPA)와 같은 여러 종류의 호흡기들의 적절한 사용과 선택에 대한 내용을 포함하고 있다.

지침을 요약하면 다음과 같다. 결핵에 노출 가능성이 있는 상황을 확인하는 방법을 배운다. 결핵과 접촉하여 감염될 위험이 가장 큰 사람은 인간면역결핍 바이러스/후천성면역결핍증후군에 감염된 사람들과 양로원에 거주하는 노인들과 같이 면역체계가 약화된 사람들이다. 결핵 환자들의 증상과 징후는 가래가 많은 기침(점액이나 다른 체액이 나오는 기침), 각혈, 체중 감소, 식욕 저하, 무기력과 허약감, 식은 땀, 발열 등이 있다. 가래가 많은 기침을 하는 사람은 결핵에 감염되었을 것으로 가정하고 적절한 개인보호장구를 착용하는 것이 가장 안전한 방법이다.

메모: 만약 응급구조사가 실제로 혈액매개병원체에 노출되었다면(바늘이나 점막에 체액이 튄 경우), 즉시 의사의 자문을 받아야 한다. 상처 치료를 받고, B형간염에 면역 여부를 결정하는 것을 포함한 기본 혈액검사를 하고, 파상풍 예방접종이 필요한지를 평가하며, 보상이나 보험에 필요한 사고보고서를 제출하는 것이 중요하다. 응급구조사가 만일 인간면역결핍 바이러스에 감염되었다면 지도부딘(Zidovudin, AZT)이나 다른 약물을 복용하는 것을 고려해야 할 것이다. 이 것은 개인적으로 매우 심각한 문제이다. 최근 조사에 따르면, 인간면역결핍 바이러스에 노출이 의심되는 응급구조사가 감염여부를 확인하기 위해 라이언 화이트 법안에 따라 요구한 정보를 48시간 기다리는 동안 약물의 효과가 감소될 수 있다고 보고 되고 있다. 각각의 상황은 차이가 있으므로, 지도의사 뿐만 아니라 전문적으로 감염병을 치료하는 의사의 조언을 받아야 한다.

결핵이 의심되거나 확진된 사람들의 호흡에 노출될 가능성이 있을 때, 미국 산업안전보건청(OSHA)은 국립산업안전보건연구원(NIOSH)이 승인한 N-95나 고효율 미립자 마스크(HEPA)를 착용하도록 요구하고 있다. 응급구조사는 다음과 같은 경우 N-95나 고효율 미립자 마스크(HEPA)를 착용해야 한다.

- **응급구조사가 결핵 감염이 의심되는 환자에게 응급처치를 할 때.** 교도소, 노숙자 쉼터, 노인을 위한 장기 치료 시설, 마약치료센터 등 노출 위험이 높은 지역에 있을 때.
- **폐쇄된 차량과 같은 상황에서 환자를 이송할 때.** 가능하다면 구급차 창문을 열어 두고, 온풍기나 냉방기가 재순환되지 않도록 조작한다.
- **기관내흡인과 기관내삽관과 같은 감염 위험도가 높은 응급처치를 수행할 경우.**

손 세척, 개인보호장비와 호흡에 필요한 인공 호흡용 포켓 마스크나 백-밸브 마스크와 같은 장비를 포함하여, 감염 관리 예방조치를 시행하도록 해야 한다. 오염된 장비와 물질들을 적절히 폐기하고, 피부, 옷, 장비의 오염을 제거한다.

예방접종

예방접종은 많은 질환에 유용하다. 대다수의 사람들은 정기적으로 또는 외상 후에 파상풍 예방접종을 받는다. B형간염을 예방할 수 있는 접종도 중요하다. 주로 지역내 의사나 지도의사에 의해 의료기관에서 제공될 것이다. 미국 내 결핵에 대항하는 면역체계는 아직 발견되지 않았지만, 결핵 피부반응 검사(tuberculin skin test; TST)로 노출 여부를 알 수 있다. 응급구조사는 정기적으로 혹은 채용 전 건강 검진에서 결핵 피부반응 검사를 반드시 받아야 한다. 만약 검사에서 결핵에 감염되었다고 확인되면, 의사나 다른 보건의료종사자들에게 치료와 역학조사를 받게 된다. 응급의료종사자들은 정기적으로 결핵 감염여부를 검사 받아야 한다.

응급의료기관과 의료시설에서는 결핵 뿐만 아니라 홍역과 다른 감염 가능한 질병들에 대한 예방접종을 하도록 하고 있다. 예방접종에 대한 지역별 지침과 최근 발생상황에 대해 더 자세히 알고 싶다면, 지도의사나 담당의사와 상담해야 한다.

정서와 스트레스

핵심 개념
응급의료서비스와 관련하여 발생하는 스트레스의 종류와 스트레스가 자신, 동료, 가족과 친구들에게 미치는 영향

여러분이 누군가에게 스트레스가 매우 심하다고 말 했었던 때를 잠시 생각해보자. 마치 모든 근육이 굳어 있는 것 같고, 신경들이 극도로 날카로운 긴장을 느꼈는가? 목이 메이고, 손바닥은 축축하며, 심장은 쿵쿵 뛰지 않았는가? 수면 곤란은 없었는가? 중요한 시험을 앞두고 있었는가? 가족구성원이 큰 병에 걸려 여러분을 걱정하게 했는가? 가족, 직장, 학교의 요구들로 인하여 괴로웠는가? 여러분의 재정 상태에 문제가 생겼었는가? 직장을 사직하려 했는가? 혹은 가족과의 관계가 멀어졌는가? 이와 같은 스트레스의 원인들은 응급구조사의 안녕에 치명적이다.

스트레스의 생리적인 측면

중세기와 2~300년 전만 하더라도 정신과 신체를 각각 별개의 것으로 보았었다. 그러나 20세기 후반에 이르러 의과학이 발달하면서 정신과 신체는 함께 작용하며, 상호 간에 영향을 미치는 것을 알게 되었다. 오늘날에는 대부분의 사람들이 정신과 신체는 하나이며, 스트레스가 질병의 주요 원인이라고 생각한다.

스트레스는 현대사회에서 광범위하게 사용하는 용어이다. 이것은 1600년대에 심한 불안, 고통 혹은 슬픔을 의미하는 "stresse"에서 유래한다. 오늘날 의사들이나 심리학자들은 일반적으로 스트레스를 자극에 대한 신체적 혹은 심리적인 각성 상태라고 정의한다.

많은 사람들이 스트레스는 응급의료종사자에게 잠재적인 위험요소라는 것에 동의한다. 그러나 스트레스는 정상적인 삶의 한 부분이며, 적절하게 관리한다면 응급구조사의 안녕에 위협이 되지 못한다는 것을 알아야 한다. 응급구조사로는 매일 스트레스가 많은 환경에 직면해 있다. 이들 스트레스원은 아마도 환경적 요인(소음, 혹독한 날씨, 위험한 상황), 응급구조사가 접하는 사람들(흥분한 가족들, 업무 관련자들, 욕설을 퍼붓는 환자나 구경꾼) 혹은 여러분 자신의 이미지나 수행 기대치(특수한 기술에 대한 전문적 지식의 결여 혹은 사망한 환자에 대한 죄의식) 등일 것이다.

아이러니하게도, 이러한 스트레스의 원인들은 여러분들을 응급구조사의 매력에 빠게 들게 했던 요소들인, 특수한 작업 환경, 예측불가능한 업무, 위기적 상황에 놓인 환자에 대한 처치 등일 것이다. 이러한 스트레스를 어떻게 관리하냐에 따라 여러분의 삶뿐만 아니라, 응급구조사로서의 업무수행에도 크게 영향을 미칠 것이다.

호주에서 태어난 교육자이자 의사인 한스 셀리에(Hans Selye)는 스트레스에 대한 신체의 반응을 3가지 단계로 나누어 설명하였으며 이를 일반적응증후군(general adaptation syndrome)이라고 하였다.

- **첫 번째 단계: 경계.** 이 단계 동안, 교감신경계는 전투 아니면 도피 반응(fight-or-flight reaction) 증후군이라고 알려진 활동을 증가할 것이다. 동공은 확장되고, 심장박동수는 증가하고, 기관지는 확장된다. 게다가 혈당은 증가하고, 소화기계 활동은 느려지며, 혈압은 증가하고, 뼈대근육계로의 혈류는 증가한다. 같은 시간, 내분비계는 면역 반응과 대사 과정에 영향을 미치는 호르몬인 콜티솔(cortisol) 분비를 촉진한다. 콜티솔은 신체가 스트레스에 대항하고 적응할 수 있도록 도와주는 중요한 호르몬이다.
- **두 번째 단계: 저항.** 두 번째 단계에서는, 신체가 정상 기능으로 되돌아온다. 교감신경계의 생리학적 효과와 콜티솔의 초과 분비는 정상적으로 돌아오게 된다. 여러분은 자극에 적응되었고, 더 이상 스트레스를 받지 않는다. 여러분은 스트레스에 대응하고 있는 중이다. 많은 요소들이 대처 능력에 기여하게 되는데, 이러한 요소들에는 신체적 및 정신적 건강과,

교육, 경험, 그리고 가족, 친구, 동료들의 지지자들을 포함한다.

- **세 번째 단계: 탈진.** 전신순응증후군의 세 번째 단계인 탈진은 오랜 시간 동안 스트레스에 노출되거나 또는 갑작스럽게 심한 스트레스에 노출되었을 때 발생한다. 이 단계에서, 셀리에(Selye)가 설명한 생리적 영향으로는 아드레날린을 분비하는 콩팥위샘의 확장(비대), 림프절의 쇠약(위축), 그리고 출혈성 위장 궤양 등이 있다. 이 단계에서는 스트레스에 대한 대응과 적응 능력을 소실하고, 관리하지 않는다면 더 심각한 질병으로 진행될 수 있다. 하지만, 대부분 이 단계까지 도달하는 경우는 매우 드물다.

스트레스 반응 유형들

세 가지 유형의 스트레스 반응이 있다. 즉 급성스트레스 반응, 지연스트레스 반응, 축적스트레스 반응이다. 이들은 강한 정서적 반응을 유발하는 위기적 사건의 결과로 나타난다. 급성스트레스 반응은 위기적 사건과 동시에 혹은 바로 직후에 나타난다. 지연스트레스 반응(외상 후 스트레스 장애라고도 한다)은 위기적 사건 이후 수일에서 수년 동안에 언제라도 발생한다. 축적 스트레스 반응('소진'이라고 알려진)은 개인의 업무나 생활 속에서 지속적으로 반복되는 스트레스의 결과이다.

급성스트레스 반응

급성스트레스 반응은 대규모의 자연재해, 비행기 추락, 업무 중 동료의 사망 혹은 손상과 같은 큰 재앙과 관련된다. 급성스트레스 반응의 증상 및 징후는 위기적 사건과 동시에 혹은 직후 나타나며 신체적, 인지적, 정서적 혹은 행동적 기능 문제를 수반한다. 이 증상들은 여러분의 업무를 효과적으로 대처하고 수행하는데 방해가 된다. 그러나 이들은 특수한 상황에 기인한 일반적인 반응이라는 점을 명심하는 것이 중요하다. 이들은 지극히 정상적인 반응이며, 질병의 징후가 아니다.

급성스트레스 반응의 증상과 징후의 일부는 의사나 다른 정신보건전문가의 의학적 중재가 필요하나 대부분은 그렇지 않다. 대체로 급성 의학적 문제(가슴통증, 호흡곤란, 두근거림), 혹은 급성 심리적 문제(제어할 수 없는 눈물, 부적절한 행동, 비합리적 사고, 공황 반응)는 신속한 중재가 필요하다. 이것은 잠재적으로 위험 상황에 대해 우리에게 경고를 해주는 것과 같은 종류의 문제들이며, 그것은 우리들 혹은 우리의 동료들에게 노출되었을 때 같은 반응을 일으키게 된다.

예를 들어, 여러분의 연령과 비슷한 환자에게 심폐소생술을 시행한 이후 속이 메스껍고, 떨리며, 정신이 멍한 상태이거나, 피가 흥건한 교통사고 현장 혹은 오랜 시간 동안의 구조를 경험한 후 혼란스럽고, 집중하지 못하며, 수면이 곤란한 경우, 입맛이 없을 수 있다. 위기적 사건 이후 발생하는 위와 같은 스트레스의 증상과 징후는 정신적인 문제로 발생한 것이 아님을 명심하라. 응급구조사는 단지 특별한 상황에 대처하는 중이며, 이 또한 응급구조사의 삶에서 매우 일상적인 것이다. 또한 위기적 사건 이후 이 같은 징후와 증상을 경험하지 않았다고 해서 나쁜 것도 없다. 다시 말해서 대다수의 반응들이 정상적인 것이며, 이미 예견된 것이다.

지연스트레스 반응

외상 후 스트레스 장애(PTSD)라고 불리는 지연스트레스 반응은 급성스트레스 반응처럼 특정한 사건에 의해 발생된다. 그러나 그 증상 및 징후는 사건을 경험한 이후 수일, 수개월, 심지어는 수년 후에 발생하기도 한다. 이 반응은 과거의 사건 상황을 재경험, 악몽, 인간관계에 대한 관심 저하, 성급함, 생존에 대한 죄의식, 사건 회상을 유발하는 행동을 기피 등의 증상과 증후를 보인다.

외상 후 스트레스 장애는 새로운 것이 아니다. 이 증후군은 군인에게서 처음 발견되었고, “전투피로증” 혹은 "전쟁 신경증"이라고 불리웠다.” 대부분 최근과 과거에 전쟁을 경험한 참전 용사들에게서 발생한다. 이는 또한 자연 재난의 생존자, 심한 폭행 및 학대를 받거나 목격한 사람에게서 발생할 수 있다.

외상 후 스트레스 장애로 고생하는 사람들이 약물이나 알코올에 의존하는 것은 놀라운 일이 아니다. 왜냐하면 유발 사건과 반응간의 직접적인 관련성이 없는 것처럼 보이기 때문에 외상 후 스트레스 장애의 희생자들은 무엇이 이 같은 문제를 야기하는지 그 원인을 이해할 수 없다. 외상 후 스트레스 장애는 정신보건전문가의 중재가 반드시 필요하다.

축적스트레스 반응

축적스트레스 반응 혹은 소진(burn-out)은 이미 논의된 다른 스트레스 반응과는 달리 단일 사건에 의해 발생하지 않으며, 반복되는 가벼운 스트레스의 누적에 의한 것이다.

축적스트레스 반응의 초기 증상은 경미하다. 막연한 불안, 우울, 지루함, 무관심, 정신적 피로를 경험한다. 만일 이때 문제가 인지되고 관리되지 않는다면, 진행이 지속된다. 즉, 신체적 문제(두통, 혹은 위경련), 수면장애, 감정 관리 실패, 쉽게 화냄, 사람들로부터 고립, 그리고 우울증의 악화를 겪는다. 적절한 중재 없다면 사람들은 편두통, 흡연, 알코올 의존, 성적충동 상실, 대인관계 결여, 작업수행능력 저하, 심각한 우울증과 같은 신체적, 정서적, 그리고 행동적 황폐를 겪게 된다. 심한 경우에는 신체적 질병, 극한 피로, 감정통제불능, 심각한 고립감, 편집증, 자살로 진행된다. 이때에는 장기적인 심리치료가 필수적이다.

축적스트레스 반응의 최상의 대안은 조기 중재를 통한 예방과 관리이다.

스트레스 원인

응급의료에 관련된 업무는 스트레스가 많다. 이는 응급의료의 특성상 피할 수 없는 문제이다. 대부분의 응급출동은 ‘일상적’이라고는 하지만, 몇몇은 응급의료제공자에게 상당한 스트레스를 일으킬 가능성이 높다(그림 2-8). 다음과 같은 상황이 그 예이다:

대량환자 발생사고(multiple-casualty incident, MCI)
다수의 환자가 발생한 응급사고

- **대량환자 발생사고(multiple-casuality incidents, MCI).** 대량환자 발생사고는 한 사고에서 많은 환자들이 발생한 것을 말한다. 운전자와 승객 두 명이 다친 자동차 사고에서부터 수백 명이 부상당하는 허리케인에 이르기까지 다양한 범위가 포함된다.
- **영아와 소아가 관련된 출동.** 영아돌연사증후군(SIDS)같은 심각한 손상과 관련된 출동들은 보건의료제공자에게 엄청난 스트레스를 준다.
- **심각한 손상.** 절단, 변형 또는 깊은 상처, 외인사와 같이 심각하거나 처참한 인체의 변형을 유발하는 손상이 발생한 경우 많은 스트레스를 경험한다.
- **학대와 유기.** 학대와 유기는 사회적, 경제적 수준에 상관없이 발생할 수 있다. 응급구조사는 학대피해자인 영아, 소아, 성인, 노인에게 응급처치를 하도록 요청 받을 것이다.
- **동료의 사망.** 관련 직종 업무종사자들 사이에는 유대감이 형성되어 있다. 설혹 응급구조사가 알지 못하더라도 다른 관련 직종 업무종사자가 업무로 인하여 사망한다면 스트레스를 받을 수 있다.

스트레스는 한 가지 사건에 의해서, 혹은 여러 사건들의 누적된 결과로 야기된다. 어떤 사고든지 사람에 따라 그 영향이 다를 수 있다. 똑같이 출동한 두 명의 응급구조사가 보인 반응이 상반될 수도 있다. 다른 사람의 반응에 대해 절대 부정적으로 판단하지 않아야 한다.

스트레스 또한 개인의 생활문제들을 포함해 다양한 요소들이 복합되어 일어나는 것이다. 자신의 직업을 ‘이해하지 못하는’ 것도 스트레스를 일으키는 흔한 원인이다.

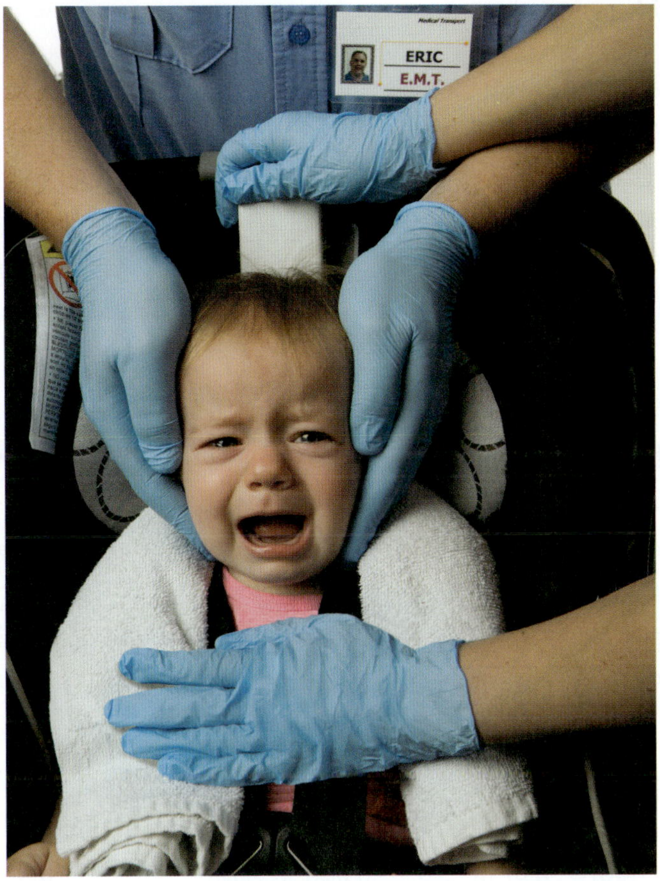

그림 2-8 특히 영아와 어린이가 관련된 응급 상황은 종종 응급의료종사자들에게 엄청난 스트레스이다.

예를 들어, 응급구조사가 소속된 기관에서 주말이나 휴일에 근무할 것을 요구할 것이다. 잦은 출동으로 시간을 다 보내기 때문에 이는 가족과 친구들에게 실망감을 줄 수 있다. 그들은 응급구조사가 사적인 사회활동에 참여하지 못하는 이유나 소속 지역을 떠날 수 없는 이유를 이해하지 못한다. 응급구조사 역시 예측 불가능한 응급 상황의 특성 때문에 계획을 세우지 못하는 것에 대해 좌절감을 느낄 수 있다. 예를 들어, 어렵고 힘든 출동을 마친 후, 응급구조사는 친구나 사랑하는 사람들로부터 위로 받고 싶을 것이다. 그러나 응급구조사는 사람들이 응급구조사의 감정을 이해하지 못한다는 사실을 깨닫게 된다. 이 또한 고립감과 거부감을 일으킬 수 있어 상당한 스트레스를 준다.

스트레스의 증상과 징후

스트레스에는 유스트레스(eustress)와 디스트레스(distress), 두 가지 형태가 있다. 유스트레스(eustress)는 스트레스를 받지만 효과적으로 대응하며, 사람들을 도울 수 있는 긍정적인 스트레스 형태이다. 디스트레스(distress)는 스트레스 상황이 너무 지나칠 때 발생하는 부정적인 스트레스 형태이다. 결과적으로 응급상황에 대한 응급구조사의 반응 역시 효과적이지 못하게 된다. 또한 디스트레스는 응급구조사의 건강과 복지에 즉각적인 문제와 장기적인 문제를 야기할 수 있다.

스트레스의 징후와 증상은 가족, 친구, 동료들과 신경과민; 집중력의 저하; 불면증이나 악몽, 식욕 상실과 성생활에 대한 흥미 상실과 같은 일상 활동의 변화; 불안; 우유부단 ; 죄책감; 고립감과 일에 대한 흥미 상실 등이 포함된다.

스트레스 대처

생활방식의 변경

스트레스에 대응하는 방법은 다양하며, 이는 "생활방식의 변경"이라 불린다. 이는 스트레스를 예방하고 다룰 수 있도록 한다.

- **건강에 유익하고 바람직한 식습관을 가진다.** 기름진 음식을 피하고, 탄수화물의 섭취를 늘리도록 한다. 또한 알코올과 카페인 섭취를 줄인다. 이것들은 스트레스와 불안을 증가시키고, 수면을 방해하는 등, 부정적인 효과를 가져올 수 있다.
- **운동.** 안전하고 적절한 운동은 스트레스 해소를 돕는다. 또한 응급구조사가 장비를 운반하거나 응급처치를 신체적으로 잘 수행하는 데에도 도움이 된다.
- **휴식 시간을 갖는다.** 이완 기법(relaxation technique)을 시도한다. 심호흡이나 명상과 같은 방법들은 스트레스를 감소시키는 데 효과가 있다.

스트레스를 줄이고 이를 예방하기 위하여 응급구조사가 개인생활을 변화하는 것 이외에도 직장생활에서의 변화를 기대할 수 있다. 만약 응급구조사가 근무시간과 근무 장소가 다양한 기관에 소속되어 있다면, 출동량이 적거나 새로운 지역에 출동을 하도록 근무 장소를 변경하거나, 가족이나 친구들과 좀 더 시간을 가질 수 있도록 근무시간의 변경을 고려할 수 있다.

위기상황 스트레스 관리

위기상황 스트레스 관리(critical incident stress management, CISM)
스트레스를 예방하고 적절하게 대처하기 위한 교육과 수단을 포함한 포괄적인 관리 체계

*위기상황 스트레스 관리(CISM)*란 스트레스가 발생했을 때 적절하게 스트레스를 다루고, 스트레스를 예방 할 수 있는 자원 및 교육을 포함한 포괄적인 관리체계를 말한다. 응급의료체계와 여러 기관들은 건강 장려책, 전문가 상담, 동료 지원 등을 포함한 스트레스 예방시스템을 가지는 것이 쉽지 않다.

전문 의료인들과 응급구조사들의 리더들은 응급구조사가 심각한 상황의 출동 신고를 받았거나 끔찍한 환자, 혹은 현장을 목격한 경우, 정신건강전문가의 도움을 받을 수 있는 프로그램을 활성화 시켜야 한다는 것에 적극적으로 수긍하고 있다

스트레스에 대한 반응은 사람마다 다르다. 몇몇은 매우 심각한 출동 신고를 받거나 현장을 다루어도 전혀 영향을 받지 않는 반면에, 몇몇은 같은 상황이지만 정신적으로 매우 심각한 반응을 보이기도 한다. 중요하게 명심해야 할 것은 치료의 시점이 스트레스의 징후가 나타났을 때가 아니라는 점이다. 많은 전문가들은 스트레스에 잘 대응할 수 있도록 도울 수 있으며, 대부분의 치료는 건강 보험 정책 또는 피고용자 협조 프로그램을 통해 회복될 것이다.

위기상황 스트레스 해소 활동(critical incident stress debriefing, CISD)은 훈련된 동료 상담자와 정신건강 전문가로 구성된 팀이 대형 사고에 참여한 응급의료종사자들을 함께 만나는 과정이다. 모임은 주로 사고 종료 후 24시간에서 72시간 사이에 갖게 되며, 모임의 목적은 사고와 관련하여 스트레스를 받고 있는 응급의료종사자들을 돕기 위함이다.

"완화 과정(defusing session)"은 위기상황 발생 이후 초기 몇 시간 이내에 시작한다. 위기상황 스트레스 해소 활동(CISD)은 사건과 관련된 모든 사람들을 포함하여 대그룹으로 진행되는 반면, 완화 과정(defusing session)은 사고에 직접적으로 가장 스트레스를 많이 받는 사람들로 제한하여 소그룹으로 진행된다. 그 이유는 이 사람들이 더 큰 규모의 모임을 갖기 전에 감정을 분출하고 그들이 겪은 스트레스에 대한 정보를 주고 받는 기회를 제공하자는 취지 때문이다.

하지만 위기상황 스트레스 해소 활동(CISD)을 하는 곳은 극히 드물고, 대부분의 정신건강

전문가들과 응급의료제공자들에 의해 권장되지 않는다.

사망과 임종에 대한 이해

응급구조사는 종종 말기 질환 환자들을 만나게 될 것이다. 응급구조사로서, 여러분은 환자와 가족이 겪고 있는 상황을 이해하고, 본인 뿐 아니라 그들이 느끼는 스트레스를 해결하도록 도울 수 있다.

핵심 개념
임종 환자가 자신과 다른 사람에게 미치는 영향

환자가 자신이 죽어가고 있다는 것을 알았을 때, 그는 정도와 기간에 따라 다양한 감정의 단계를 겪게 된다. 종종 이는 반복될 수 있으며, 이러한 감정은 환자와 환자의 가족들에게 영향을 줄 수 있다.

- **부정.** "아닐꺼야." 환자는 그가 죽어가고 있다는 사실을 부정하고, 불가피한 결말에 대처하는 것을 피하려 한다.
- **분노.** "왜 나인가?" 환자는 그가 처한 상황에 화를 내고, 이러한 분노를 주로 가족구성원이나 보건의료종사자에게 표출한다.
- **협상.** "그래, 그럼 내가 가장 먼저 해야할 것은…" 환자는 정신적인 협상을 통해 잠시동안이라도 죽음을 미루고자 한다.
- **우울.** "그렇지만 아직은…" 환자는 슬프고, 절망적이며, 성취하지 못한 것들이나 이루지 못한 꿈들에 대해 비탄에 젖게 된다. 그는 다른 사람들과 의사소통 하기를 원치 않으며, 자신만의 세계에 빠져들게 된다.
- **수용.** "나는 이제 두렵지 않아." 환자는 죽음을 환영할 수는 없겠지만 수용할 수 있게 된다. 종종 가족 구성원들보다 먼저 상황을 받아들이기도 한다. 이 단계에서는 환자보다도 가족에게 정신적 지지가 더 필요하다.

모든 환자가 이와 같은 단계를 겪는 것은 아니다. 어떤 환자는 동시에 여러 단계를 겪을 수 있으며, 어떤 이들은 어떤 단계에도 맞지 않는 반응을 보이기도 한다. 갑자기 사망한 경우에는 자신의 죽음에 대해 예기된 반응을 보일 수 없기도 하다. 그러나 일반적으로 응급구조사가 이와 같은 과정을 이해한다면 환자나 그 가족들과 효과적인 의사소통을 할 수 있을 것이다.

또한 응급구조사는 교통사고로 인한 사망과 같이 갑작스럽고 예기치 못한 경우를 겪게 된다. 갑작스런 사망의 경우, 가족 구성원들은 매우 다양한 감정적 반응을 보인다.

다음은 사망을 하거나 임종을 맞이하는 환자와 가족 구성원들을 위해 응급구조사가 취할 수 있는 단계와 접근 방식이다.

- **환자가 필요한 것을 인식한다.** 환자를 존중하고, 환자가 품위를 손상시키지 않도록 주의하면서 최선의 처치를 제공한다. 예를 들어, 환자 또는 환자의 가족들에게 직접적으로 환자가 더 이상 살 수 없는 듯한 느낌을 주는 말투를 피하도록 한다. 당황스럽고 불편한 환자와의 의사소통보다는 환자가 필요한 것 또는 감정을 공감하며 환자를 격려한다. 만약 환자가 개인적 감정을 말하기를 원치 않는다면 그의 사생활을 존중하도록 한다.
- **환자나 가족 구성원들의 분노 반응을 수용한다.** 환자 또는 가족구성원들은 사망이나 죽음의 예감에 대한 주체할 수 없는 분노 감정을 가질 수 있다. 이러한 분노는 결코 사적인 것이 아니며, 이것은 여러분의 위치에 있는 어느 누구에게라도 향하므로, 그들의 분노 반응을 공감하고 수용하도록 한다.
- **공감하며 경청한다.** 응급구조사는 환자의 현재 상황을 바꿀 수는 없지만, 이해심을 갖고 참을성 있게 환자의 이야기를 들어주는 것만으로도 환자에게 매우 도움이 된다.
- **잘못된 확신을 주지 않는다.** 환자나 그 가족들 모두가 사실이 아님을 알고 있는 데도 "모든

것이 잘될 것이다"와 같은 말은 피한다. 잘못된 확신을 주는 것은 응급구조사가 자신의 감정과 상황을 이해하지 못하고 있다는 인상을 주어, 환자 또는 그의 가족들을 자극할 수 있다.

- **현실적으로 여러분이 할 수 있는 많은 위로를 한다.** 환자와 가족들 모두를 위로한다. 그들에게 도와줄 수 있는 것은 무엇이든 할 것이고, 다른 도움에 필요하다면 무엇이든지 도와줄 것이라는 점을 알게 한다. 부드러운 목소리를 사용하고, 필요하다면 다독거려 주며 위로한다.

현장 안전

주요 개념
잠재적인 위험 물질을 식별하고, 현장 안전을 유지하는 방법

현장 안전은 응급구조사 훈련과정에서 가장 중요한 개념이다. 만일 여러분이 안전하지 못하다면 여러분은 환자를 돌볼 수도 없고, 여러분 또한 심각한 부상을 입거나 사망에 이를 수 있다.

위험물질이나 위험한 상황을 피하여 응급처치에 임한다면 다행스럽게도 대부분의 응급의료서비스는 안전하다. 드라마나 영화는 실제로 어떤 위험이 존재하는지에 대해 우리에게 잘못된 정보를 제공하기도 한다. 종종 범죄자나 약물에 중독된 사람들이 응급의료서비스의 가장 빈번한 위험요인으로 비추어지지만, 대부분 경우 이들은 일상적인 응급의료서비스 위험요인이 아니다.

지난 수 년 동안 응급의료종사자의 사망 원인을 살펴보면 폭력에 의한 사망은 매우 적었고, 심장마비, 자동차 사고, 항공기 추락 등이 주요 사망원인이었던 것으로 조사되었다. 〈표2-2〉는 최근 응급의료종사자의 사망원인들을 보여준다.

이 장에서는 응급의료제공자들이 안전을 유지할 수 있는 방법에 관하여 다룰 것이다.

위험물질 사고

위험물질 사고(hazardous material incident)
해로운 물질이 외부 환경으로 유출되는 것

소량이라도 신체에 닿거나 허파에 흡수되면 사망 혹은 평생 동안 합병증을 일으킬 수 있는 화학 약품들이 있다. 이 물질들 중 상당수는 상업적으로 트럭이나 기차로 수송되거나, 창고에 보관되어 산업에 이용된다. 하지만, 만약 사고가 나거나 화학 물질들을 담아 둔 용기에 문제가 생겨 물질들이 새어나가게 되면 *위험물질 사고*가 발생한다. 이것은 주위 사람들뿐 아니라 응급구조사에게도 심각한 위험요인이 된다. 이러한 물질과 관련된 응급상황에 처하게 되었을 때, 기억해야 할 것은 응급구조사가 손상을 입게 되면 아무도 응급구조사를 도울 수 없다는 사실이다.

표 2-2. 응급의료종사자의 사망 원인

	2010	2011	2012
헬기 추락	17	8	3
심장 마비/의료	3	0	3
교통 사고	3	10	3
폭력	3	0	0
9.11 테러 후 합병증	0	2	1
구조	1	0	1
기타	0	1	0

Note: 국립 EMS 연보에 수록된 순직자 통계

일차적인 원칙은 위험물질로부터 안전거리를 유지하는 것이다. 구급차나 망원경이 장착되어 있는지 확인한다. 망원경은 위험물질이 들어 있는 차량과 구조물, 용기에 걸려 있는 위험물질 표시를 확인하는데 도움이 된다(그림 2-9). 이 표시는 미국교통부, 캐나다교통국, 멕시코 교통통신 사무국에 의해 발간된 비상대응핸드북(Emergency Response Guidebook)에 나와 있는 지정된 색과 확인번호를 사용한다. 이 핸드북은 위험물질 사고에 출동하는 모든 차량에 비치되어야 한다. 지침서는 안전 거리와 응급처치, 화재나 유출사고에서 할 조치에 대한 정보뿐 아니라, 위험물질의 특성에 관한 중요한 정보를 제공한다(비상대응핸드북은 www.phmsa.dot.gov에서 볼 수 있다).

위험물질 사고현장에서 응급구조사의 가장 중요한 역할은 잠재적인 위험을 초기에 인지하고, 개인의 안전과 다른 이들의 안전을 위한 행동을 수행하며, 전문 훈련을 받은 위험물질대응팀에게 보고하는 것 등이다. 이 상황에서 응급구조사 자신이나 환자, 현장목격자들을 보호하는 것 이외의 어떠한 행동도 취하지 않도록 한다. 부정확한 행동은 현재의 상황보다 더 큰 문제를 일으킬 수 있다.

위험물질대응팀은 안전하게 접근하여 사고를 해결할 수 있는 전문 훈련을 받은 기술자들로 구성되어 있다. 각 대원들은 피부를 보호하는 특수복을 착용하며, 위험물질 사고에는 가스나 먼지, 연기가 있을 가능성이 크기 때문에 자가호흡장치(self-contained breathing apparatus, SCBA)를 이용한다. 일반적으로 응급구조사는 위험물질대응팀의 일원으로 특별히 훈련 받지 않는 한, 이런 개인보호장비를 착용할 필요는 없을 것이다. 대신에 응급구조사는 위험물질대응팀이 현장을 안전하게 만들 때까지 충분히 안전거리를 유지해야 한다.

응급구조사는 환자들이 오염제거(위험 화학물질과 다른 물질들을 씻어내는 것)가 끝나기 전에 응급처치를 시행해서는 아니 된다. 만약 오염된 환자를 구급차에 태웠다면 구급차가 오염된 것으로 보고, 완전히 *오염제거*가 될 때까지 다시 사용할 수는 없다. 더구나 오염된 환자를 병원 응급의학과로 이송했다면, 병원이 문을 닫게 될 수 있을 것이다.

오염제거(decontamination)
화학물질, 그리고 다른 위험물질이나 감염성물질을 제거 또는 세척하는 것

테러 사건

응급구조사는 가끔 테러 사건에 출동 한다. 사건의 규모는 작거나 혹은 매우 클 수 있으며 화학약품, 생물학전제, 방사능, 그리고 폭발물과 관련이 있다. 테러 사건의 종류와, 이 사건이 여러분의 안전에 미치는 영향을 인지하는 것이 중요하다

화학적, 생물학적, 방사선 혹은 폭발사건들과 관련한 프로토콜뿐만 아니라 지속적인 훈련

그림 2-9 (A)와 (B)는 위험물질을 확인하기 위해서 차량과 용기에 코드화 시킨 색깔과 확인 번호가 있는 위험 물질 표시를 사용해야 한다.

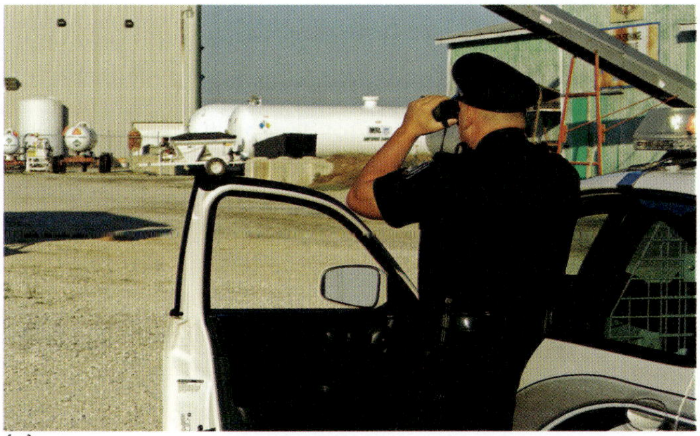
(A)

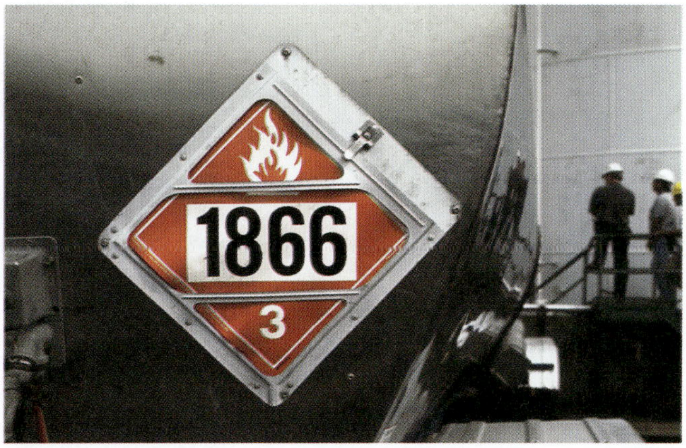

(B)

을 통하여 여러분의 지역 내의 테러 발생의 조짐을 조기에 인지할 수 있을 것이다.

구조작업

구조작업은 화재, 자동차 사고, 폭발, 감전 등으로부터 희생자를 구출하거나 빼내는 것을 의미 한다. 위험물질이 있을 수 있기 때문에, 각 상황을 평가하고 출동 초기에서 적절한 지원을 요청했는지 확인하는 것이 중요하다. 응급상황에 따라서 경찰, 소방서, 전기회사, 기타 전문 인력들이 필요할 것이다. 전문적으로 훈련 받지 못한 행동은 결코 해서는 아니 된다. 현장의 안전과 본인 및 동료들의 안전을 최우선시 하고, 전문 인력들이 상황을 안정화 시킬 때까지 기다린다

구조작업을 하거나, 구조작업 중 환자에게 응급 처치해야 할 때에는 방화복(코트, 바지, 장화), 보호 안경, 헬멧, 장갑 등의 개인보호장비를 반드시 착용해야 한다.

폭력

응급구조사는 폭력과 관련된 현장에 출동하게 될 것이다. 환자에 대한 응급처치 이전에 응급구조사 업무의 최우선 순위는 현장이 안전하다는 사실을 확인하는 것이다. 위험한 사람이나 동물, 무기 소지자, 술에 취한 사람 등은 응급구조사가 다룰 수 없는 문제를 가지고 있을 것이다. 만약 상황실 근무자가 사고 신고를 받고, 폭력과 관련된 현장으로 의심이 된다면, 상황실 근무자는 응급구조사에게 안전이 보장될 때까지 현장에 접근하지 않도록 주의를 줄 것이다. 상황실 근무자는 응급구조사가 기다려야 하는 장소나, 현장이 안전해지면 즉각적으로 접근할 수 있을 정도의 장소를 안내해 줄 수도 있다. 기억해야 할 것은 현장의 안전을 확보하고 응급구조사가 응급의료 임무를 수행할 수 있도록 안전을 유지하는 것은 경찰의 책임이라는 것이다.

"계획, 관찰, 대응" 이 세 단어는 위험상황에서 응급구조사에게 요구되는 행동이다.

계획

많은 응급구조사들은 위험 사고를 예방하기 위해 그룹구성원으로서 무엇을 해야 하는지를 알아야 한다. 어떠한 상황에서도 가능한 한 안전을 최우선으로 하여 계획을 수립한다. 계획 수립 시, 다음과 같은 요소들을 참고할 수 있다.

- **안전복을 입는다.** 미끄럼 방지 신발과 실용적인 복장을 착용하면 더 효율적인 응급처치를 제공할 수 있을 뿐만 아니라, 불필요한 제한없이 위험에 대처하는데 도움이 된다. 개인 보호를 위해서, 차량들이 통행하는 장소, 혹은 눈에 잘 띄지 않는 장소의 경우 빛에 반사되는 옷을 입도록 한다. 위험지역이나 위험 상황에서 업무 중 수행할 때, 응급구조사들은 방탄조끼를 착용해야 한다.
- **다루기 쉬운 장비를 준비한다.** 응급구조사는 응급처치 장비를 응급 현장에 가져가야 한다. 만약 장비가 너무 무겁거나 크다면, 접근할 때 현장 주변을 제대로 관찰할 수 없고, 위험 요소를 피해야 할 때는 동작이 느려질 것이다. 합리적인 크기와 무게의 장비들을 사용해야 한다.
- **가능하면 휴대용 무전기를 가져간다.** 응급구조사는 구급차에서 떨어져 있을 때 무전기로 도움을 요청할 수 있다.
- **안전 역할을 정한다.** 만약 두 명 또는 그 이상의 응급구조사가 출동했다면, 업무를 나누어야 한다. 예를 들어, 다른 사람이 산소를 주입하는 동안, 다른 응급구조사는 활력 징후를 측정할 수 있다. 주로 대부분의 응급구조사가 잊어버리는 역할은 "관찰자"이다. 환자 처치

에 직접 관여하는 응급구조사는 항상 주변상황을 알아야 하지만, 지속적으로 이를 감시하기에는 어려움이 있으므로, 환자 처치에 직접 관여하지 않은 응급구조사는 무기, 손상 기전, 약물, 기타 중요한 정보 같은 것들을 적극적으로 관찰해야 한다.

관찰

항상 위험한 상황에 대처하는 것보다 사전에 예방하는 것이 더 좋다. 만일 위험해 보이거나 위험이 의심된다면, 즉시 경찰에 신고한다. 경찰이 안전을 확인할 때까지 현장에 들어가지 않는다.

관찰은 출동 초기부터 시작한다. 응급구조사가 집이나 건물 주소를 찾을 때, 주위의 이웃들 또는 주변 환경들을 관찰한다. 현장에 가까이 도착했을 경우, 응급구조사는 주변 사람들의 관심과 이목을 끓지 않도록 경광등과 사이렌을 끈다.

응급 현장에 접근하면서 무슨 일이 진행되고 있는지를 확인한다. 응급상황은 변화가 심하므로, 고요하다고 생각되는 상황에서는 상당히 주의를 기울이는 것이 좋다(그림 2-10). 이외에도, 다음을 관찰한다.

- **폭력.** 폭력이 일어났거나, 혹은 일어날 징후는 매우 중요하다. 그 징후로는 깨진 유리, 뒤집어진 가구, 다툼, 위협, 기타 폭력적 행동들이 포함된다.
- **범죄 현장.** 환자 치료에 꼭 필요한 경우를 제외하고 범죄 현장을 어지럽게 해서는 아니 된다. 증거를 보존하기 위해 모든 노력을 기울인다.
- **알코올이나 마약의 사용.** 사람들이 술이나 마약을 섭취했을 때, 그들의 행동은 예측이 불가능하다. 구급차는 경광등과 사이렌이 있으므로, 경찰로 오인받게 될 수도 있다.
- **무기.** 응급현장에서 경찰을 제외한 누군가가 무기를 소지하고 있다면, 응급구조사는 위험한 상황에 노출된 것이다. 평범한 물건들도 일반 사람에게는 무기가 되지 않지만, 적대적 행동을 하는 사람에게는 언제든지 무기가 될 수 있다. 무기는 칼이나 총에 한정되지 않는다. 만약 어떤 종류든 무기가 있는 것을 보았거나 의심이 생긴다면, 즉시 경찰에 신고한다.
- **가족 구성원.** 감정적이거나 지나치게 흥분한 가족 구성원들은 종종 폭력이나 예측 불가능한 행동을 할 수 있다. 응급구조사가 환자에게 응급처치를 제공하더라도, 그 가족은 응급구조사에게 폭력을 가할 수 있다.
- **목격자.** 사고 현장이나 구급차가 주차된 곳에는 많은 사람들이 모이게 된다. 응급구조사는 종종 공격적 행동을 보이는 목격자나 군중들을 만날 수 있다. 즉각적으로, 경찰을 호출한다. 하지만 대다수의 경우, 경찰을 기다리기보다 환자를 구급차에 싣고 즉각적으로 현장을

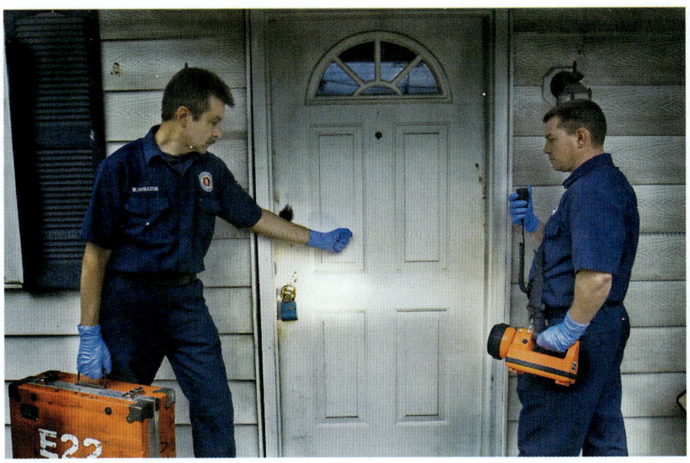

그림 2-10 안전예방조치로써 벨을 누르거나 노크를 할 때 문 바로 앞에 서지 않는다.

떠나는 것이 더 필요할 것이다.

- **범인.** 범죄자가 현장에 있을 수 있다. 경찰이 안전을 확인하고 들어가도 괜찮다고 말할 때까지는 범죄 현장이나 폭력 현장에 들어가지 않는다.
- **애완동물.** 대부분의 애완동물은 일상적인 상황에서는 위험하지 않지만, 응급 현장에 있는 동물은 문제를 일으킨다. 응급구조사가 동물의 주인을 치료하기 시작하면 우호적인 동물이라도 방어적이 될 수 있다. 동물들 또한 매우 당황하여 환자 치료를 방해할 수 있다. 동물의 주인이 "제 애완동물은 사람을 해치지 않을 겁니다"라고 말해도, 애완동물은 다른 방에 안전하게 옮겨 놓는 것이 가장 좋다.

응급구조사는 응급의료체계에서 절대적으로 중요한 요소이다. 위의 내용들은 여러분에게 두려움이나 공포감을 주려고 한 것은 아니다. 출동 현장이 위험할 경우, 응급구조사는 위험한 현장을 직접 마주하기 전에, 경고가 되는 작은 징후라도 인지할 수 있어야 한다.

대응

관찰은 위험 상황에서 중요한 정보들을 제공하고, 관찰의 다음 단계는 "대응"이다. 위험에 대응하는 방법으로 후퇴(Retreating), 통신(Radio), 재평가(Reevaluate)의 "3R"이 있다.

폭력적인 사람을 진압하거나 무기를 뺏기 위해 몸싸움을 벌이는 것은 응급구조사의 역할이 아니다. 그러므로, 위험 현장에서 후퇴하는 것이 명백하게 합당한 행위이다. 안전한 후퇴 방법은 다음과 같다:

- **달아난다.** 가능한 멀리 피하여 응급구조사가 대응할 시간을 충분히 가질 수 있도록 한다. 응급구조사와 위협적인 사람 사이에 적어도 2개의 방어 시설이 있어야 한다. 만약 위협적인 사람이 하나의 시설을 통과한다 해도, 두 번째 시설이 방어 역할을 할 수 있다.
- **피하는데 방해되는 장비는 버린다.** 응급구조사가 현장에서 즉각적으로 벗어나야 할 상황에서, 장비로 인해 곤란에 빠지는 일이 없어야 한다. 피하는데 장비가 방해된다면 모두 버린다. 응급구조사에게 유리한 쪽으로 장비를 사용한다. 예를 들어, 만약 응급구조사가 쫓긴다면 상대방의 속도를 늦추기 위해서 들것들 것으로 출구를 막아 놓는다.
- **자신을 은폐 및 엄폐한다.** 엄폐는 벽돌로 만들어진 벽과 같이 타인의 시야로부터 숨으면서 동시에 발사체로부터 몸을 보호할 수 있는 위치를 말하고, 은폐는 나무 뒤와 같이 타인의 시야로부터 숨을 수는 있지만 발사체로부터 보호하기는 힘든 위치를 말한다. 응급구조사

그림 2-11 (A) 은폐란 몸을 숨길 수 있는 물체 뒤에 있는 것이고, (B) 엄폐는 몸을 숨길 수 있고, 동시에 발사체로부터 보호할 수 있도록 위치하는 것

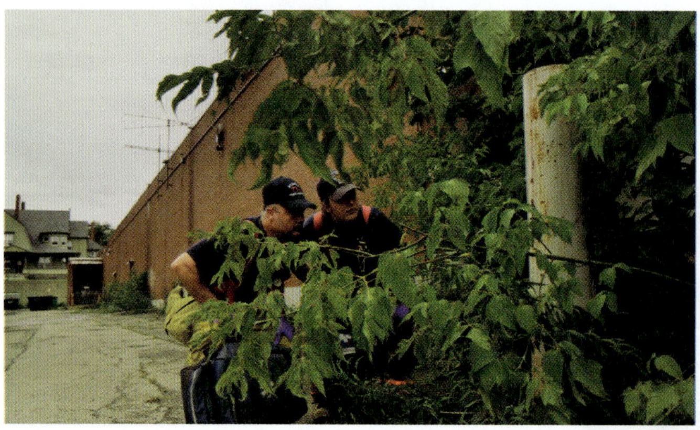

(A)

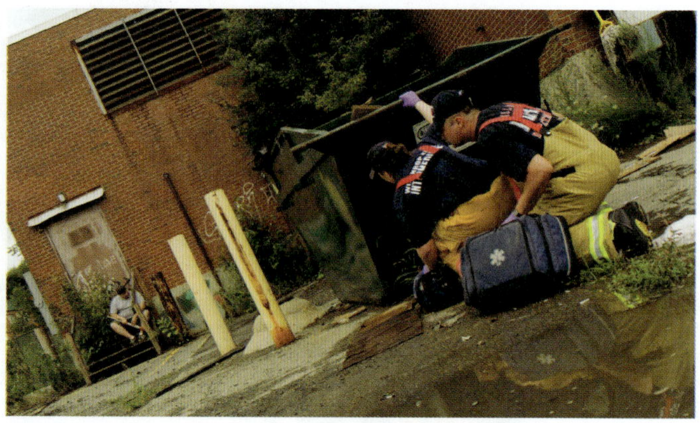

(B)

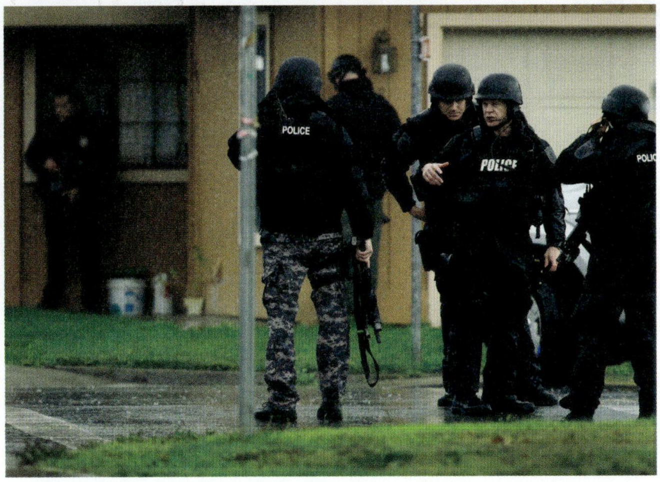

그림 2-12 경찰이 현장을 안정시킬 때까지 잠재적인 폭력의 가능성이 있는 현장에는 결코 들어가지 않는다.

는 상황에 따라 은폐와 엄폐가 가능한 위치를 찾도록 한다(그림 2-11).

응급구조사가 위험으로부터 벗어나고자 할 때 할 수 있는 최선의 선택은 자신을 보호하기 위해 안전거리 유지, 은폐 및 엄폐를 이용하는 것이다. 경찰이 현장을 안전하게 할 때까지 현장으로 돌아가지 않는다.

위험에 대응하는 두 번째 "R"은 통신(Radio)이다. 휴대용 무전기는 중요한 안전장비이다. 경찰의 도움을 요청하거나 위험에 대응하는 다른 출동팀에게 경고하기 위해서는 무전기를 사용해야 한다. 무전기를 통해 말을 전달할 때는 분명하고 천천히 말하도록 하고, 문제의 정확한 본질과 위치, 관련된 사람들의 수와 무기소지여부에 대하여 경찰, 출동팀, 혹은 상황실 근무자에게 알리도록 한다. 다른 사람이 똑같은 위험에 처하지 않도록 응급구조사가 알고 있는 현장에 대한 정보를 가능한 한 빨리 공유해야 한다는 것을 기억한다.

마지막으로, 위험에 대응하는 세 번째 "R"은 재평가(Reevaluate)이다. 경찰이 안전을 확인하기 전까지는 현장에 다시 들어가지 않는다(그림 2-12). 언제든지 그리고 어디서든지 폭력은 다시 발생할 수 있다는 사실을 주의한다. 응급상황은 가족, 환자, 목격자, 응급의료제공자 등 모두에게 스트레스를 주는 상황이다. 종종 응급구조사가 환자를 평가하는 동안 무기나 마약을 발견할 수 있는데, 이 때에는 응급구조사는 하던 일을 멈추고 즉시 경찰에 무선 통신을 하도록 한다. 또한 모든 상황과 내용을 구급활동일지에 기록한다. 가끔은 위험한 상황 때문에 환자에게 접근이 늦어져 법적 문제가 발생할 수도 있지만, 법원은 위험한 상황에 대한 사실적인 기록이 제공된다면, 시간적 지연은 인정될 수 있다고 판결해 왔다.

단원 복습

핵심 사실과 개념

- 응급구조사의 복지는 매우 중요한 개념이다. 이 단원은 복지를 유지하고 보호하기 위한 몇가지 방법에 대해 소개하였다.
- 응급구조사는 안전 또는 표준예방조치를 결코 가볍게 생각해서는 안 된다. 매 번의 출동마다 최소 한 번은 반드시 결정해야 하는 중요한 부분임을 기억한다.
- 모든 위험물질들과 폭력으로부터 자신을 보호한다.
- 질병으로부터 자신을 보호한다. 병에 걸리는 것에 대해 너무 민감해하지는 않되, 적절한 예방을 시행하도록 한다.
- 스트레스는 특정 출동 신고로부터 갑작스럽게 반응하거나 또는 여러 시간동안 축적되어 반응할 수 있다. 둘 다 응급구조사에게 해로우므로, 여러분이 필요한 것을 도움 받을 수 있도록 찾아본다.
- 응급구조사는 사망 또는 사망에 대한 반응을 종종 볼 것이다. 이들은 개인적으로 관련되어 있다. 슬픔의 단계는 부정, 분노, 협상, 우울, 수용이다.
- 스트레스를 받은 사람들을 치료한다.

핵심 결정

- 현장은 안전한가? 현장에 들어가도 되는가?
- 반드시 지켜야 할 표준예방조치는 무엇인가? 어떤 개인보호장비를 착용해야 하는가?
- 스트레스를 받고 있는가? 이 스트레스는 나와, 나의 일과, 또는 가족, 친구들에게 피해를 주는가?

단원 용어

오염(contamination) 위험한 화학물질, 질병, 혹은 감염성 물질에 노출

위기상황 스트레스 관리(critical incident stress management, CISM) 스트레스를 예방하고 적절하게 대처하기 위한 교육과 수단을 포함한 포괄적인 관리 체계

오염제거(decontamination) 화학물질, 그리고 다른 위험물질이나 감염성물질을 제거 또는 세척하는 것

위험물질 사고(hazardous material incident) 해로운 물질이 외부 환경으로 유출되는 것

대량환자 발생사고(multiple-casualty incident, MCI) 다수의 환자가 발생한 응급사고

병원체(pathogens) 바이러스나 박테리아처럼 감염을 일으키는 유기체

개인보호장비(personal protective equipment, PPE) 위험한 현장에서 감염 혹은 노출되는 것을 막기 위한 장비

표준예방조치(Standard Precautions) 체액을 포함한 모든 분비물은 감염된 것으로 간주하고 응급구조사를 감염으로부터 보호하기 위한 조치

스트레스(stress) 자극에 대한 신체적 혹은 심리적인 각성 상태

평가와 술기를 위한 준비

요약 문제

1. 응급구조사의 스트레스 원인을 명시하고, 응급구조사가 직업과 관련된 스트레스를 해소할 수 있는 방법을 설명한다.
2. 급성스트레스와 만성스트레스의 차이를 설명하고, 각각에 대한 예시를 들 수 있다.
3. 슬픔의 단계는 무엇인가? 응급구조사는 왜 이러한 감정들을 다루어야 하는가?
4. 신체분비물격리에서 사용되는 개인보호장비의 종류를 열거하고, 각 장비가 사용되어야 할 환자나 상황을 설명한다.

연관시켜 생각하기

신체 분비물 격리는 질병으로부터 응급구조사를 보호하기 위해 매우 중요한 개념이다. "응급의료에 대한 소개"에서 다룬 응급구조사의 역할과 책임과 이 단원에서 다루었던 모든 내용을 연결하여, 다음의 각 상황에서 응급구조사는 어떤 종류의 표준예방조치를 취해야 하는지 나열해보자:

1. 팔에서 심각한 출혈을 보이는 환자
2. 구토중인 환자
3. 혈액을 뱉어내는(혈액구토) 환자

비판적 사고 연습

대부분의 응급 출동 신고들은 응급의료제공자들을 위험에 직면하게 한다. 이 연습의 목적은 응급구조사가 위험한 현장에 직면했을 때 취해야 할 행동에 대해 생각하게 하기 위함이다.

- 여러분은 조그만 동네 술집으로 출동하였다. 현장에 도착하였을 때, 한 남성이 주차장에 누워 있었고, 다량의 출혈 양상을 보였다. 두명의 다른 남성들이 환자 주위에서 실랑이를 벌이고 있었으며, 여러분은 한 남성은 총을 소지했을 가능성이 있음을 짐작했다. 이 상황에서, 여러분이 반드시 취해야 할 행동은 무엇일까?

병태생리학적 접근

다음의 질문들은 응급구조사가 현장에서 관련 있는 임상 정보를 수집하고, 정확한 결정을 내릴 수 있도록 도울 것이다.

1. 여러분은 어떻게 감기에 걸리거나 배탈이 난다고 생각하는가? ?
2. 스트레스에 대한 동료의 반응은 어떠한가? 스트레스는 여러분의 맥박, 호흡, 혈압에 어떻게 작용하는가?
3. "좋은 스트레스"는 "나쁜 스트레스"와 달리 신체에 어떻게 반응하는가?

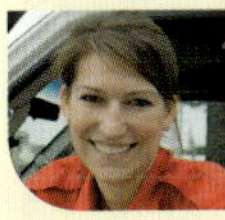

현장 이야기

여러분은 응급구조사로서 자동차 충돌사고 현장으로 출동 중이며, 상황실 근무자는 여러분에게 계속해서 최신 정보를 전달중이다. "구급차 7호, 심각한 얼굴 손상을 입은 환자 한 명이 사고 현장에 있다." 여러분은 현장에 들어가기 전에, 현장이 안전을 확인 후, 즉시 환자에게 접근하여 환자를 평가하기 시작했다. 기도를 개방하고, 여러분의 동료가 산소를 투여하는 동안, 전문응급구조사팀이 도착하였고, 여러분은 환자 처치를 인계하였다.

환자를 전문응급구조사의 구급차로 옮긴 뒤, 전문응급구조사 한 명이 여러분에게 장갑을 왜 착용하지 않았는지에 대해 물었다. 여러분은 그 질문에 크게 신경쓰지 않고, 장비를 정리한 채 여러분의 구급차로 돌아왔다. 구급차에 타자마자, 여러분의 동료는 장갑을 착용하지 않은 것은 구급 업무의 표준 운영 지침에 위반될 뿐만 아니라, 어리석은 짓이라고 말하며, 상관에게 보고하겠다고 말했다.

사무실로 돌아온 후, 상관은 여러분을 호출했고, 여러분은 상관에게 출동 유형과 출혈량에 대하여 설명하고, 보호 장갑을 착용하지 않았다고 보고했다. 여러분은 또한 언제 입었는지 정확하게 알 수 없는 상처에 대해서도 보고하였다. 상관은 보고를 들은 후 여러분을 당분간 업무에서 제외시켰다.

질문

1. 위와 같은 출동 유형에서는 왜 보호 장갑 착용이 필요한가?
2. 직업상 질병에 노출된 것이 본인, 가족, 그리고 동료들에게 미치는 영향은 무엇인가?
3. 감염에 노출된 후 어떤 일들을 예상할 수 있는가?

상관은 여러분에게 건강 검진을 받기 위해 응급의학과로 가야하며, 병원에 협조 요청을 해 놓았으니, 병원의 감염 관리 직원을 만나라고 지시했다. 병원에 도착하자마자 감염 관리 간호사와 면담을 하고 출동 유형과 건강 상태, 그리고 예방접종 상태에 대해서 질문했다. 또한 간호사는 피부에 상처가 있는지 손을 검사하였고, 손에 발생한 상처를 발견하였다. 간호사와의 면담이 끝나자 간호사는 인간면역결핍 바이러스(HIV)를 포함한 기본 혈액 검사를 받도록 권장했고, 그 얘기를 듣는 순간, 여러분은 이것이 얼마나 심각한 상황인지를 깨닫게 해주었다. 여러분은 혹시 모를 감염에 대비해 몇 가지 약물을 복용하도록 권고 받았고, 배우자와 친밀한 관계를 할 때의 주의사항들에 대해 정보를 들었다. 그 이후 여러분은 자신의 부주의가 얼마나 심각한 결과를 초래하는지 다시 한번 생각하게 되었다.

질문

4. 이 후 몇 달간 응급구조사가 받게 될 스트레스의 요인들은 무엇인가?
5. 손 세척이 얼마나 중요한가?
6. 모든 응급의료출동에 있어서 응급구조사는 어떠한 형태의 표준예방조치를 취해야 하는가?

결과를 기다리는 동안 여러분은 그때의 상황을 잊으려고 노력했지만 그럴 수가 없었다. 수면에 지장을 받았고, 주위사람들에게 신경질적으로 대하기 시작했다.

상당한 시간이 지난 후, 혈액검사 결과가 나왔고, 검사 결과는 모두 음성이었다. 감염관리 간호사는 보호 장갑 착용과, 손 세척의 중요성에 대해 다시 한번 설명했다.

3 환자 들어올리기와 이동하기 (Lifting and Moving Patients)

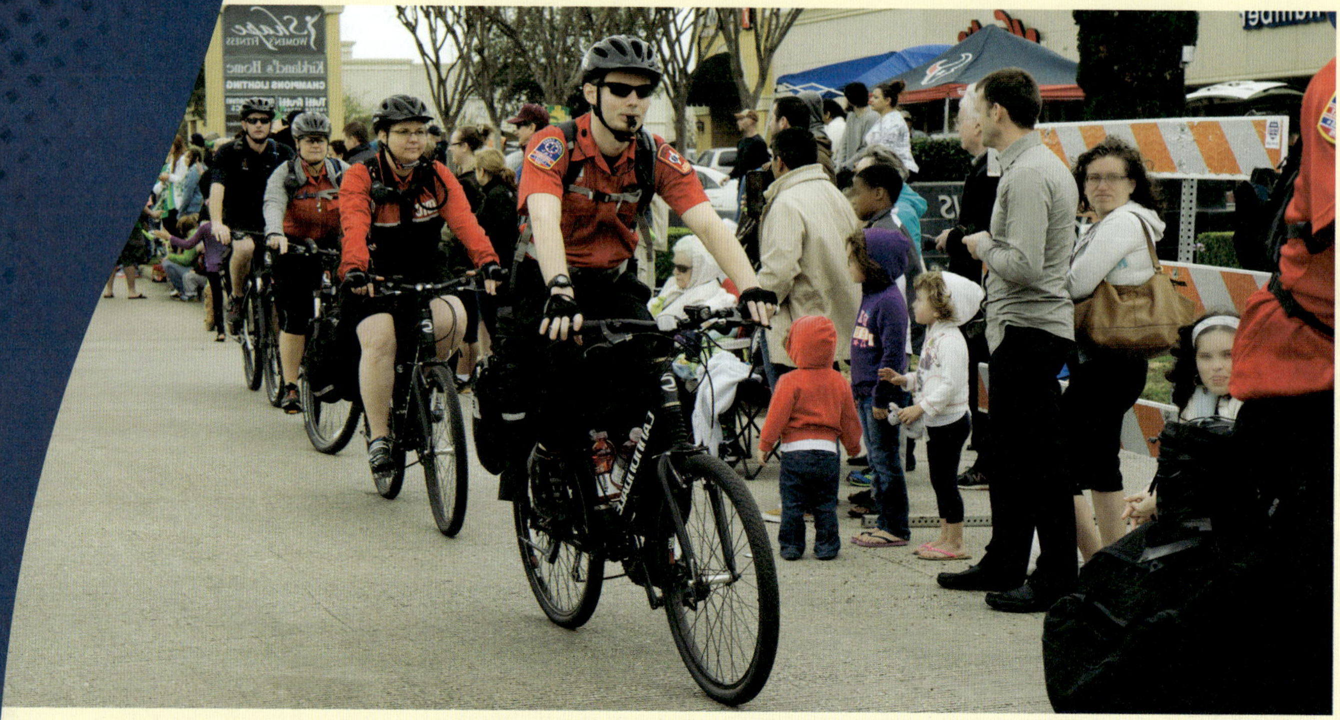

관련 단원

다음의 단원들은 이 단원에서 배울 주제와 관련된 추가적인 정보를 제공한다:

12 일차 평가

14 이차 평가

29 머리, 목, 그리고 척추 외상

표준

준비단계(노동자의 안전과 복지)

역량

응급의료체계의 기본적 지식, 응급구조사의 안전과 복지, 응급의료 제공에 따른 의료적/법적/도덕적 문제를 적용한다.

핵심 개념

- 신체 역학을 사용하여 손상 없이 환자를 들어올리고 이동하는 방법
- 환자를 무사히 이동시키는 방법과 시기
- 고정, 이동, 그리고 환자 운반에 사용되는 여러가지 장비들

학습목표

이 단원을 읽고 난 후, 여러분은:

3.1 이 단원에서 소개된 주요 용어들을 정의할 수 있다.

3.2 환자를 들어올리기 전, 반드시 고려해야 할 요소들에 대해 설명할 수 있다.

3.3 환자를 들어올리거나 이동시킬 때, 또는 무거운 물건을 들 때 적절한 신체 역학의 원리를 사용할 수 있다.

3.4 파워리프트(Power lift)와 파워그립(Power grip)에 대해 설명할 수 있다.

3.5 뻗기, 밀어내기, 당기기에 사용하는 적절한 신체 역학의 원리를 사용할 수 있다.

3.6 주어진 시나리오에 따라, 응급, 긴급, 그리고 비긴급 환자 이동을 시행할 수 있다.

3.7 응급, 긴급, 그리고 비긴급 이동에 대해 설명할 수 있다.

3.8 주어진 시나리오에 따라, 적절한 환자 들어올리기 및 이동 장비를 선택할 수 있다.

3.9 환자 이동 및 운반 장비를 적절하게 사용할 수 있다.

3.10 환자를 들어올리고 운반하기 위해 사용되는 장비와 척추 손상이 의심되지 않을 때 사용하는 장비의 차이를 설명할 수 있다.

3.11 응급구조사가 환자를 들어올리고 이동할 때 환자의 느낌을 이해할 수 있다.

핵심 용어

비만(bariatric)
신체 역학(body mechanics)
직접 운반(direct carry)
직접 들기(direct ground lift)
시트 당기기 방법(draw-sheet method)
팔다리 들기(extremity lift)
파워그립(power grip)
파워리프트(power lift)

응급구조사로서 신고를 받고 출동하는 경우에, "속도"는 중요한 목표이다. 예를 들자면, 응급구조사는 위험한 상황에 놓인 환자를 재빨리 안전한 장소로 이동시켜야 한다. 환자가 생명에 위협을 주는 손상 또는 심한 손상을 입었을 경우, 병원으로 빨리 이송하는 것은 환자의 생사가 달린 문제로 볼 수 있다.

그러나 빠르게 하려는 행동들은 또한 잘못된 행동을 하도록 만들기도 한다. 응급구조사는 빨리 환자를 이동시켜야 한다는 것에만 주의해서, 조심성 없이 움직일 수도 있다. 이러한 부주의는 환자를 더 다치게 할 수도 있으며 응급구조사인 본인 또한 손상을 입을 수 있다. 허리 부상은 심각한 문제이며, 평생 동안 지속되는 문제일 뿐 아니라 응급의료서비스 업무를 더 이상 못하게 될 수도 있다. 하지만, 적절한 술기를 사용한다 면 자신을 손상으로부터 보호할 뿐만 아니라 환자를 안전하게 들어올려서 안전한 곳으로 이동 및 병원까지 안전하게 이송 할 수 있다. 그러므로 응급구조사는 모든 상황에서 적절한 들어올리기와 이동 방법을 시행해야 한다.

자신 보호: 신체 역학

신체 역학(body mechanics)이란 신체를 적절히 사용함으로써 부상을 방지하며 환자 또는 무거운 물건들을 들어올리고 운반하기 위해 사용되는 원리이다. 환자를 들어올리기 전에 다음을 고려해야 한다:

- **물체.** 물체의 무게가 얼마나 되는가? 들어올리는데 다른 도움이 필요한가?
- **한계.** 응급구조사의 신체적 특성은 무엇인가? 응급구조사 또는 동료가 물체를 들어올리기에 신체적인 한계가 있는가? 비슷한 힘과 신장을 가진 응급구조사들이 함께 들어올리면 훨씬 쉬울 것이다.
- **의사소통.** 계획을 세우고 나서, 들어올리고 운반할 계획을 동료와 서로 의논한다. 환자를 편안하게 하기 위해, 그리고 응급구조사들의 안전을 위해 운반 과정 동안 계속하여 의사소통 하도록 한다.

환자 또는 무거운 물건을 들어올릴 때 부상을 막기 위해서는 반드시 따라야 할 규칙은 다음과 같다:

- **발을 적절히 위치시킨다.** 단단하고 평평한 지면 위에 어깨 넓이로 발을 벌려야 한다.

신체 역학(body mechanics)
들어올리기와 운반 동작을 용이하게 하고 부상을 방지하기 위하여 신체를 적절히 사용하는 원리

핵심 개념
신체 역학을 사용하여 손상 없이 환자를 들어올리고 이동하는 방법

그림 3-1 계단형 들것을 이용한 이동

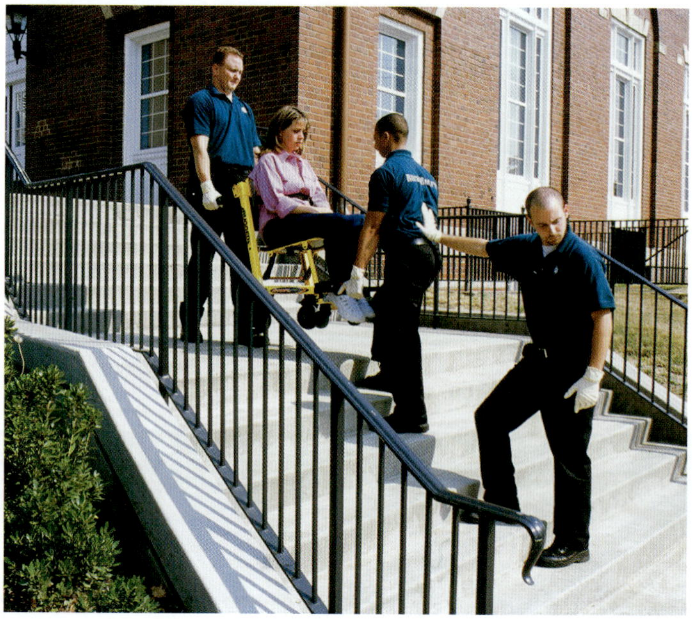

- **다리를 사용한다.** 들어올릴 때는 허리 대신 다리를 이용하여 들어올린다.
- **몸을 틀거나 비틀지 말아라.** 들어올릴 때 다른 동작을 하게 되면, 부상의 원인이 될 수 있다.
- **한 손으로 들어올릴 때는 한 쪽으로 몸을 굽히는 것을 피해야 한다.** 허리를 곧게 세우고, 균형 잡힌 자세로 들어올린다.
- **물체를 가능한 한 몸 가까이 붙여야 한다.** 물체를 몸 가까이에 붙인 채 들어올리면, 신체 역학 원리 상 들어올리는 동안 허리보다는 다리를 사용할 수 있게 된다. 몸에서 멀어질수록 허리 부상의 가능성은 높아진다.
- **계단으로 환자를 이동할 때는 들것보다는 계단용 들것(stair chair)을 사용해야 한다.** 허리를 곧게 세우고, 다리를 사용하여 몸을 구부리고 편다. 만약 뒷걸음으로 계단을 내려가야 한다면, 다른 보조자에게 뒤를 받쳐 달라고 부탁하여야 한다(그림 3-1).

들것, 척추고정판, 계단용 들것 등 많은 종류의 환자 운반 장비가 있다(이 단원의 후반부에서 좀 더 구체적으로 설명할 것이다). 가능하다면 바퀴달린 들것이나 계단용 들것 같이 바퀴가 있는 운반 장비로 환자를 운반하는 것이 더욱 안전하고 효과적이다. 이러한 장비들은 환자로 하여금 들어 옮겨지는 것이 아니라 굴러가도록 해주기 때문이다.

운반 장비를 사용하여 환자를 들고 운반할 때는, 운반하는 사람의 수가 짝수인 것이 좋다. 들것이나 척추고정판을 사용할 때 한 응급구조사는 환자의 머리 위치에, 다른 응급구조사는 발 위치에 선다. 만약 네 명의 응급구조사가 현장에 있다면 들것이나 척추고정판의 네 모서리를 각각 한 응급구조사가 잡으면 된다. 만약 세명의 응급구조사가 현장에 있다면 절대로 한 사람이 한 쪽을 전부 들게 해서는 안 된다. 이는 환자 운반 중에 균형을 깨기 때문에 들것이 뒤집혀 환자가 다칠 수 있다.

파워리프트(power lift)
파워리프트는 쪼그려서 들어올리기 자세라고 불리운다. 들어올릴 물체를 몸 가까이에 하여, 쪼그리고 앉은 자세에서 들어올리는 방법이다. 이때 양 발은 벌리고 지면에 평평하게 놓는다. 몸의 무게를 발꿈치 쪽에 두며, 허리는 곧게 세운다.

환자를 태운 들것을 들어올릴 때 응급구조사의 부상을 예방하기 위해서 신체 역학의 일반적 원리가 적용되어야 한다. 다음의 두 가지 방법은 응급구구조사의 부상을 예방하는데 도움이 된다. 첫 번째 방법은 *파워리프트*(power lift), 또는 *쪼그려서 들어올리기 자세*(squat lift position)로도 알려진 방법이다(그림 3-2A). 이 자세는, 허리를 구부리는 것이 아니라 몸을 쪼그림으로써 물체를 몸 가까이 유지시킬 수 있다. 일어설 때는 발을 반드시 평평한 지면 위에

그림 3-2 (A) 파워리프트 (B) 파워그립

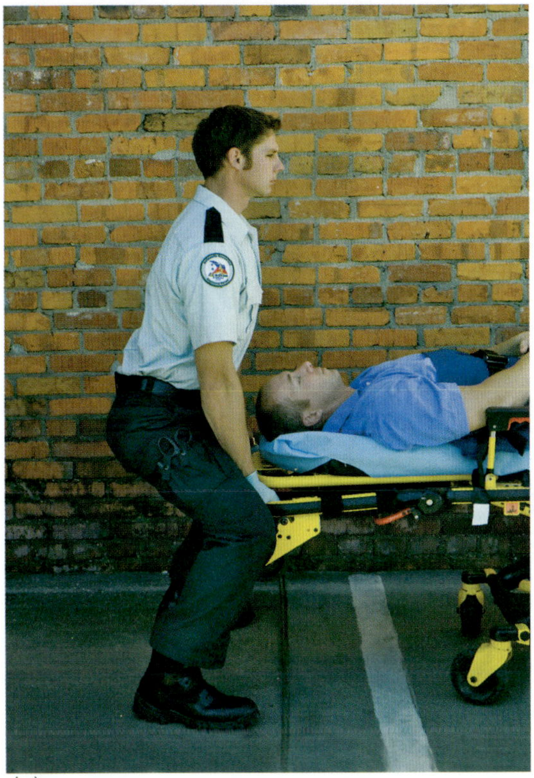
(A)

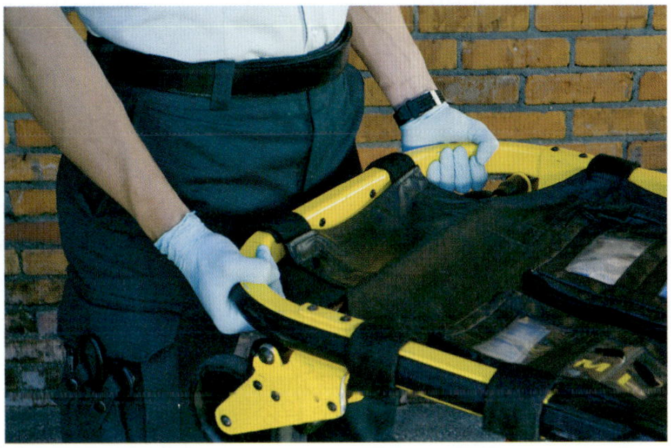
(B)

편안한 상태로 벌려야 하며, 무게는 주로 발꿈치 쪽에 두어야 한다. 허리는 반드시 곧게 세우고, 다리 힘으로 들어올린다. 환자를 태운 들것을 내려놓을 때는 이 과정을 반대로 시행한다.

두 번째 방법은 *파워 그립*(power grip)이다(그림 3-2B). 들어올려야 하는 물체에 실제로 접촉되는 신체의 유일한 부분은 "손"이다. 따라서 이 방법에서 손의 사용법은 매우 중요한 요소이다. 가능한 한 손가락과 손바닥의 많은 면적을 들어올리고자 하는 물체에 접촉시키는 것이 좋다. 모든 손가락을 같은 각도로 구부려야 하며, 가능하면 양손은 적어도 25cm 이상 떨어져야 한다.

파워그립(power grip)
가능한 한 손바닥의 넓은 면이 들어올릴 물체에 접촉하도록 잡고, 모든 손가락은 같은 각도로 구부린 상태여야 한다. 양 손은 25cm 이상 떨어져야 한다.

환자 쪽으로 몸을 멀리 뻗거나, 상당한 힘으로 무거운 물체를 밀고 당겨야 하는 상황에서는 아주 조심스럽게 행해져야 부상을 예방할 수 있다:

몸을 뻗어야 할 때(When reaching)

- 허리는 곧게 세운다.
- 뻗는 동안은 몸을 비틀지 말아야 한다.
- 몸 앞으로 50cm 이상은 뻗지 말아야 한다.
- 많은 힘이 요구될 때는 몸을 뻗은 상태로 오래 있어선 안 된다.

밀거나 당겨야 할 때(When pushing or pulling)

- 가능하다면 당기기보다 미는 것이 좋다.
- 허리는 곧게 세운다.
- 무릎을 굽혀줌으로써 신체의 중심에서 당김이 시행되도록 하여야 한다.
- 물체는 몸 가까이에 유지시킨다.

• 물체가 허리선 아래 있다면 무릎 꿇은 자세로 밀고 당긴다.
• 머리 위에서 밀거나 당기는 것은 삼가 한다.
• 몸에 팔을 붙인 상태에서 팔꿈치를 굽힌다.

환자 보호: 응급, 긴급, 비긴급 이동

핵심 개념
환자를 무사히 이동시키는 방법과 시기

얼마나 빨리 환자를 이동시켜야 하는가? 환자를 이동하기 전에 환자 평가를 완료해야 하는가? 척추 고정과 다른 안전 조치에 얼마만큼의 시간을 소비하여야 하는가? 이 질문에 대한 대답은 응급구조사가 마주한 상황에 따라 다를 것이다.

만약 금방이라도 무너질 위험이 있는 빌딩 안 혹은 불이 붙은 자동차 안에 환자가 있다면 구출 속도가 다른 것보다 중요한 문제일 것이다. 평가를 시작하기 전, 척추 손상을 고려하기 전, 또는 환자를 들것에 옮기기 전에 가장 먼저 환자를 안전한 장소로 이동시켜야 할 것이다. 이러한 상황에서의 이루어지는 환자 이동방법을 "응급 이동(emergency move)"이라고 한다.

종종 간단히 평가하고 척추를 고정시킨 후 즉시 환자를 이동시켜야 하는 상황이 있을 수 있다. 예를 들어, 무너진 건물의 잔해물 속에 환자가 갇혀있는 상황이라면, 응급구조사는 환자를 안전한 곳으로 이동시키기 전, 환자의 척추를 고정하고 간단한 평가 후 안전한 곳으로 재빨리 이동시켜야 한다. 이러한 환자 이동 방법을 "긴급 이동(urgent move)"이라고 한다.

대부분의 경우 응급구조사는 현장에서 완전한 평가와 처치를 시행한 후, 들것과 같은 운반 장비를 사용하여 환자를 안전한 곳으로 이동시킬 수 있다. 이러한 경우를 "비긴급 이동(non-urgent move)"이라고 한다.

응급 이동

다음의 세 가지 상황들은 응급 이동이 필요한 상황이다.

• **현장이 위험 지역인 경우.** 자신과 환자의 보호를 위하여, 위험한 현장으로부터 재빨리 환자를 이동시켜야 한다. 통제되지 않은 자동차 도로, 화재나 화재 발생 가능성이 있는 곳, 폭발/감전/유독 가스/방사능 등의 위험이 있는 현장 등이 이에 해당된다.
• **환자의 생명이 위태로워, 처치를 위해서 적절한 장소로 옮겨야 하는 경우.** 심폐소생술을 하기 위해 환자를 단단하고 평평한 지면에 옮겨 놓아야 하는 경우 등이 이에 해당된다.
• **동시에 여러 환자를 평가 및 처치해야 하는 경우.** 현장에 생명이 위험한 환자가 다수 발생한 경우, 환자를 한곳으로 모으기 위해 이동시켜야 할 수도 있다.

"환자를 들어올리기전, 생각하고 계획하여라"

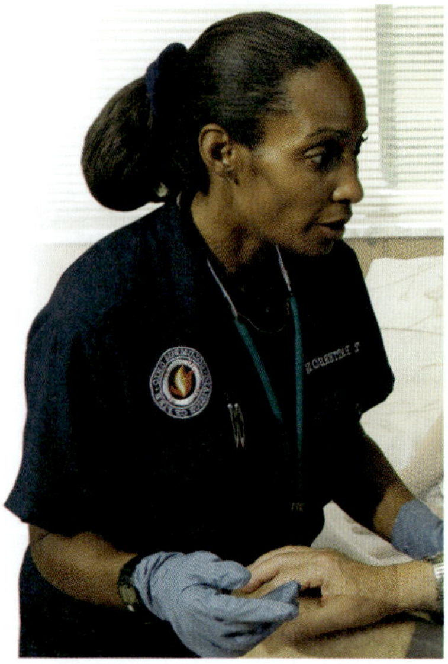

응급 이동에 있어 환자에게 가장 큰 위험은 척추 손상이 악화될 수도 있다는 것이다. 환자의 생명을 보호하기 위해서 빨리 이동해야 하기 때문에, 완전한 척추 보호가 불가능하다. 그러므로 부상의 악화를 방지하거나 최소화하기 위해서 몸의 긴 축 방향으로 환자를 움직여야 한다. 몸의 긴 축이란 머리끝에서부터 척추를 따라 다리 끝까지 이어지는 선을 말한다.

끌기(drag)라 불리는 몇 가지 빠른 이동 방법이 있다. 옷이나 발, 어깨 또는 담요 등을 잡고 환자를 끌어당기는 방법인데, 이는 목이나 척추를 보호를 할 수 없으므로 반드시 위에 설명했던 응급 상황에서만 사용된다. 일반적으로 "긴 축 방향으로 끌기(long-axis drag)"는 어깨 부분을 붙잡고 한다. 어깨를 끌어 줌으로써 몸은 해부학적 자세가 될 수 있도록 도와준다.

끌기, 운반, 보조 등 다른 응급 이동방법들이 절차 3-1, 3-2, 3-3에 설명되어 있다.

메모: 대부분의 응급의료체계에서는 특별한 상황에서만 척추 고정 장비를 사용한다. 응급 이동 및 긴급 이동이 우선적으로 시행되어야 할 경우, 이동 전 환자를 고정할 시간이 없을 뿐만 아니

라, 환자가 척추 고정이 반드시 필요한지 아닌지 고려할 수 있는 상황이 아니다. 이러한 경우, 안전한 현장에서 전체 평가가 수행될 수 있을 때까지 추가 부상을 방지하기 위해 모든 노력을 한다.

긴급 이동

긴급 이동은 심각한 손상을 입은 환자가 최대한 빨리 이송되어 적절한 응급처치를 받아야 하는 경우에 필요하다. 하지만 응급 이동과 달리, 긴급 이동은 척추 손상에 대한 예방 조치가 필요하다. 긴급 이동이 필요한 상황은 다음과 같다.

- **환자를 빨리 이송 되어야만 필요한 처치를 받을 수 있는 경우.** 환자의 호흡 상태가 부적절하거나, 쇼크 또는 의식 상태의 변화를 보일 때 즉각적인 처치를 위해 이동되어야 한다.
- **현장에서의 지체가 환자를 악화시킬 경우.** 예를 들어, 더운 환경 또는 추운 환경 때문에 환자의 상태가 급격히 악화될 경우 환자는 반드시 이동되어야 한다.

척추고정판의 종류 중 하나인 긴 척추고정판으로 환자를 옮기는 것은 환자가 생명을 위협할 손상을 입었거나 또는 척추 손상이 의심될 경우 사용되는 긴급 이동이다. 환자가 지면에 바로 누운 자세를 취하고 있다면, 통나무 굴리기 방법을 시행하여 환자를 척추고정판에 위치시킨다. 환자가 척추고정판에 안전하게 고정된 후, 환자는 들것에 올려져 구급차로 이동되어야 한다(통나무 굴리기 방법을 시행하기 위해 환자쪽으로 몸을 뻗을 때에는 다음의 신체 역학의 원리를 기억해야 한다: 허리를 곧게 세우고, 엉덩이를 의지한 채, 어깨 근육을 이용해 통나무 굴리기 방법을 시행한다. 그림 3-3 참고). 통나무 굴리기 방법과 긴 척추고정판의 사용방법은 "머리, 목, 척추 외상" 단원에서 자세하게 다룰 것이다.

긴급 이동의 다른 예로는 환자를 빨리 차량 밖으로 구출해야 하는 경우이다. 하지만, 환자가 심각한 손상을 입었다면, 차안에서 짧은척추고정판 또는 구출고정판(KED)로 환자를 고정시키는 것에 시간을 많이 소모하는 것은 환자에게 치명적일 수 있다. 그러므로, 즉각적인 구출을 시행해야 하는 경우에는 장비를 사용하기보다는 손으로 척추와 목뼈를 고정시킨 후, 환자를 긴 척추고정판 위로 재빠르게 구출할 수 있는 방법을 시행하는 것이 좋다.

비긴급 이동

환자가 생명을 위협할 만한 손상을 입지 않은 경우, 현장이 안전한 경우에는 평가와 처치를 끝낸 후 비긴급 이동방법을 사용하여 환자를 이동시킨다. 비긴급 이동 전 현장 평가와 현장에서의 처치가 완료되어야 한다. 비긴급 이동은 손상이나 과외의 부상을 방지하고, 또한 환자가 느끼는 고통, 불안감을 해소하기 위한 방법으로 실행되어야 한다.

비긴급 이동은 환자가 현장에서의 처치를 받은 곳(침대, 소파, 지면 등)에서 환자 운반 장비

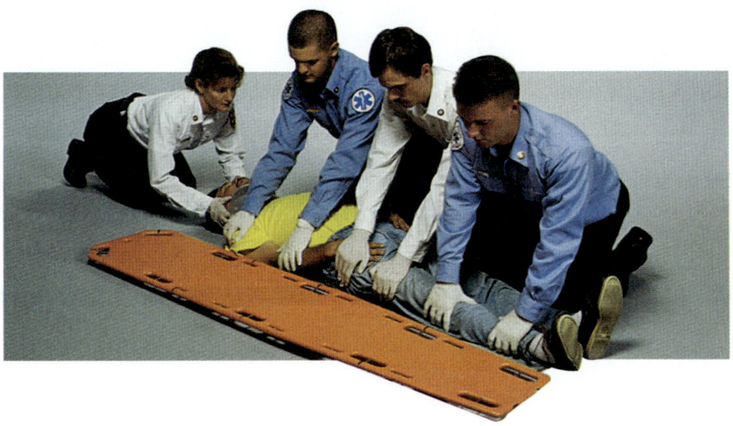

그림 3-3 통나무 굴리기 방법 시행할 때, 허리를 곧게 편 상태에서, 어깨 근육을 사용한다.

절차 3-1 응급 이동, 한 명의 응급구조사가 끌기

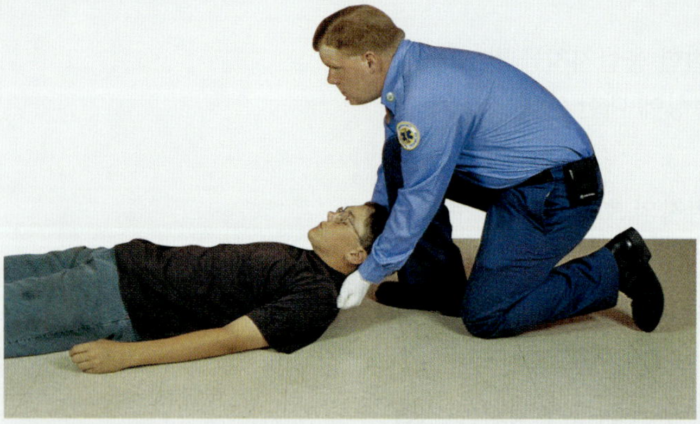

옷 끌기

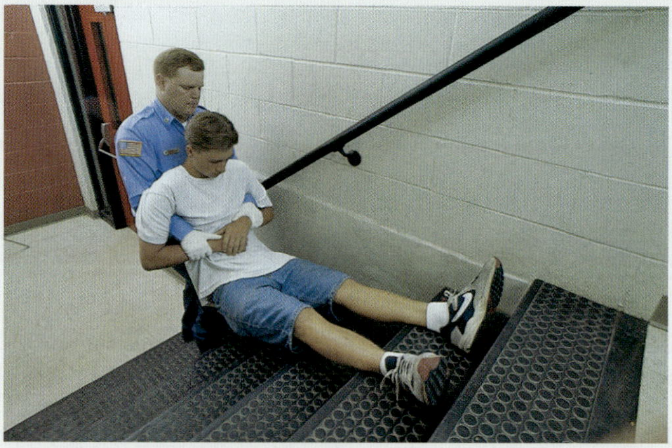

경사 끌기: 머리 부위를 항상 먼저 끈다.

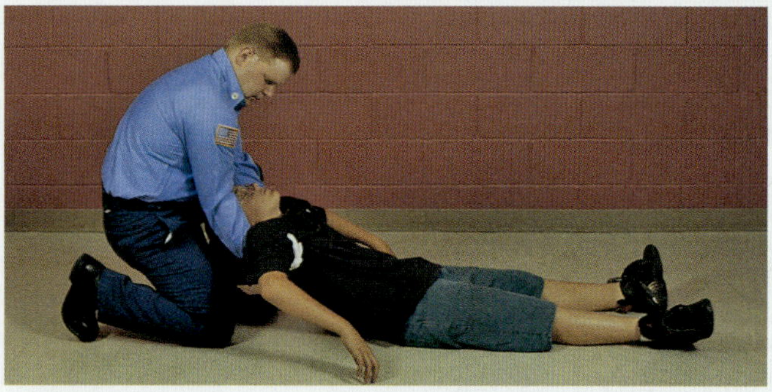

어깨 끌기

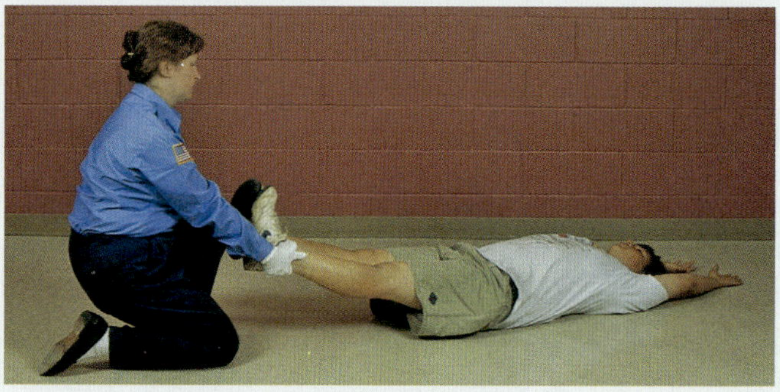

다리 끌기: 환자의 머리가 지면에 부딪히지 않도록 주의한다.

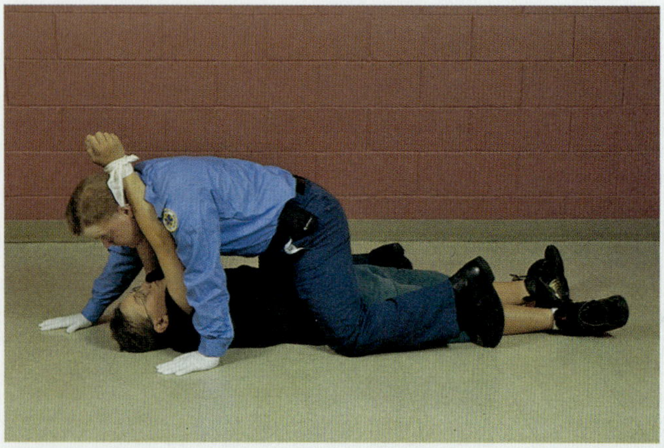

소방관 끌기: 환자를 눕히고 손을 함께 묶는다. 환자의 발을 벌린다. 환자의 팔을 응급구조사의 목에 걸치게 한 후, 응급구조사는 손과 무릎을 이용하여 앞으로 전진한다. 이 때, 환자의 머리를 가능한 낮게 위치시킨다.

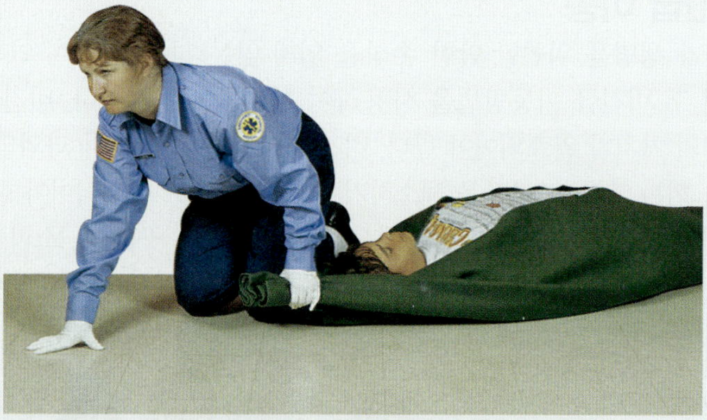

담요 끌기: 환자의 옆에 담요의 절반 정도를 겹쳐 둔다. 환자를 굴려 담요 위에 환자를 위치시킨다. 이 후, 담요를 당겨서 이동할 시 환자의 머리를 최대한 낮게 위치시킨다.

절차 3-2 응급 이동, 한 명의 응급구조사

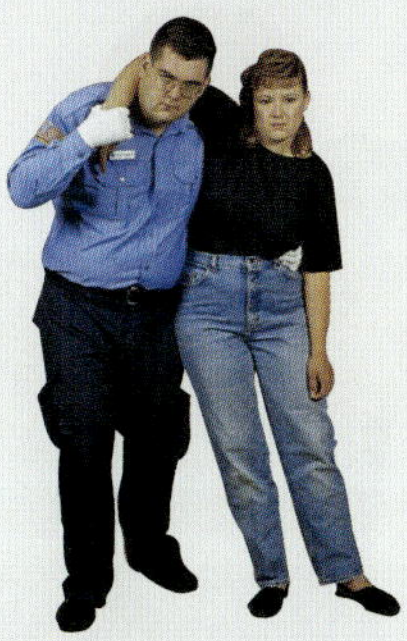

부축 이동: 환자의 손을 잡고 환자의 팔을 응급구조사의 목에 두른다. 응급구조사의 다른 팔은 환자의 허리에 두르고, 환자가 안전하게 걸을 수 있게 부축한다. 갑작스러운 위험에 대비하기 위해 이동 방법을 언제든지 변경할 준비를 한다. 지면이 평평하지 않거나 장애물 등에 대해 환자에게 알려주도록 한다.

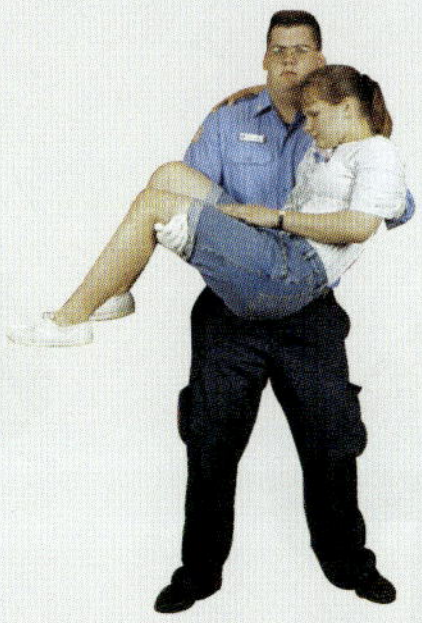

안기 운반: 환자의 등을 감싸서 손을 어깨 아래 넣고, 다른 팔은 환자의 무릎 아래 넣은 후 환자를 안아 올린다. 만약 환자가 의식이 있으면, 응급구조사의 몸 쪽에 가까운 환자의 팔을 응급구조사의 어깨에 올리도록 한다.

메모: 이 방법은 운반자의 등에 상당한 하중을 주기 때문에 주로 가벼운 환자의 운반에 적절한 방법이다.

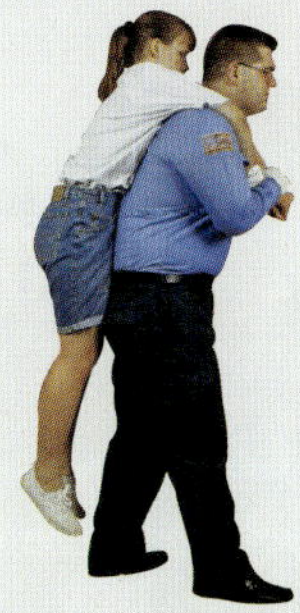

메기 운반: 환자를 세워서 응급구조사의 등에 댄 다음, 환자의 팔을 응급구조사의 어깨에 올리고 가슴 부근에서 환자의 팔을 교차시킨다. 가능한 환자의 팔을 당겨 응급구조사의 어깨에 환자의 겨드랑이가 위치할 수 있도록 한다. 환자의 팔목을 잡고 허리를 구부려 응급구조사의 등 위로 환자를 들어올린다.

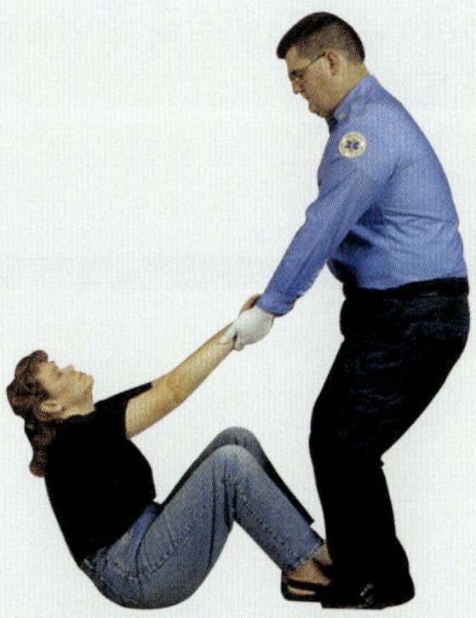

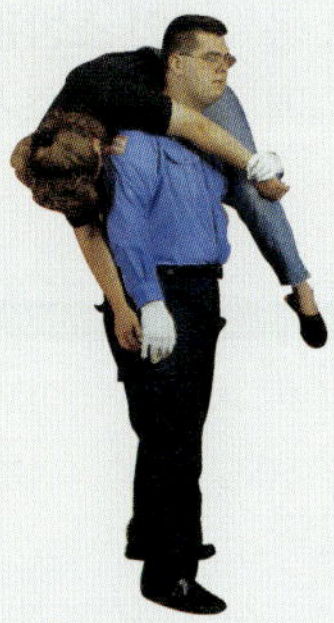

소방관 운반: 응급구조사의 발을 환자의 발에 마주댄 후 환자를 응급구조사의 몸 쪽으로 끌어당긴다. 허리와 무릎을 구부린 후 환자를 응급구조사의 어깨에 올린다. 한 손으로는 환자의 손목을 잡고 다른 팔은 다리 사이로 뻗어 환자의 허벅지를 잡도록 한다. 환자의 무게가 응급구조사의 어깨 위에 실려지게 하는 방법이다. 이후, 일어선 다음 허벅지에 놓았던 응급구조사의 손을 놓고 환자의 손목을 잡도록 한다.

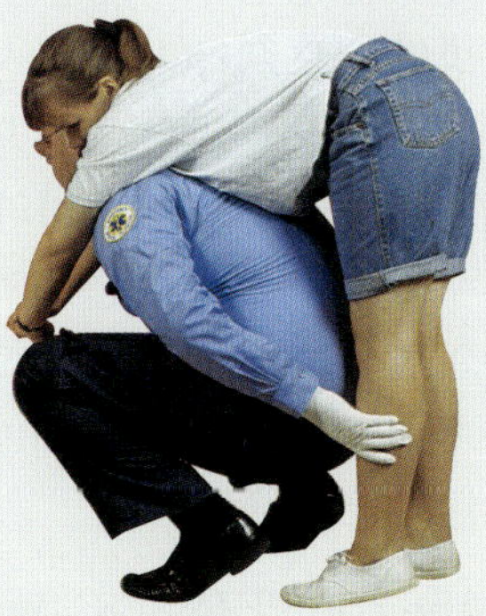

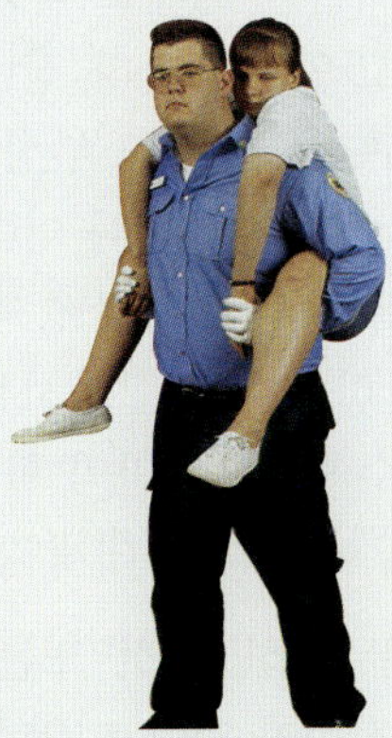

업기 운반: 환자가 일어서도록 한 후 환자의 손을 응급구조사의 어깨에 걸쳐놓고 가슴에서 손을 교차시킨다. 몸을 굽혀 환자를 업는다. 환자가 자신의 팔을 잡고 있는 동안, 다리를 잡고서 등 위로 환자를 들어올린다. 팔을 환자의 무릎 아래로 넣어 환자의 손목을 잡는다.

절차 3-3 응급 이동, 두 명의 응급구조사

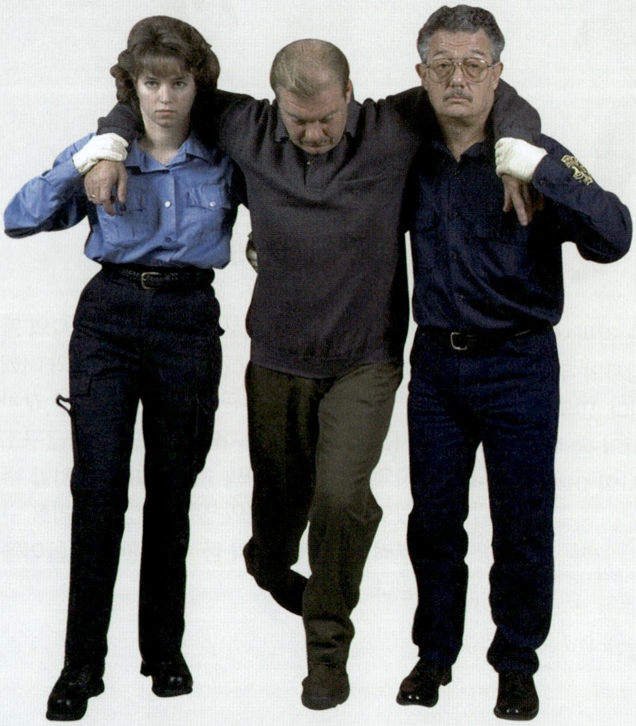

2인 부축 이동: 환자의 팔을 두 응급구조사의 어깨에 걸친다. 각 응급구조사는 한 팔로 환자의 손을 잡고, 또 다른 팔은 환자의 허리에 두른 다음 환자가 안전하게 걸을 수 있게 부축한다.

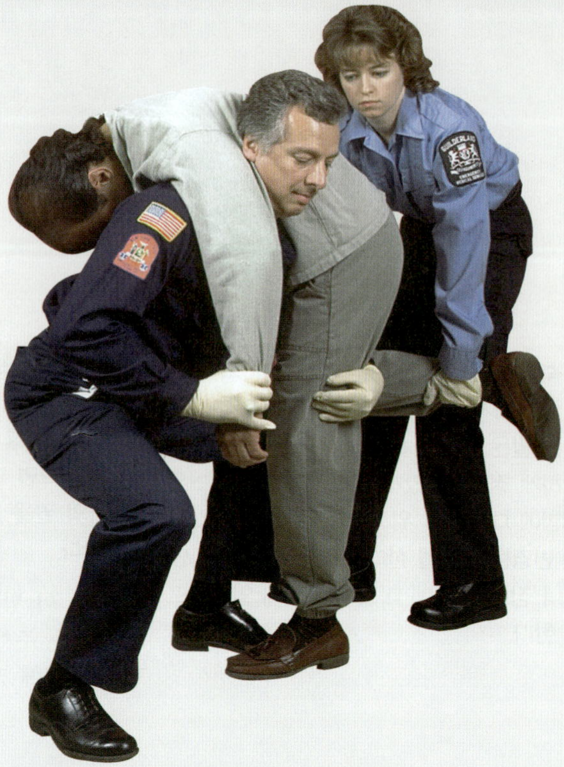

2인 소방관 운반: 한 명의 응급구조사가 환자를 들어올릴 때, 다른 응급구조사는 환자의 자세를 돕는다.

위로 운반되는 것을 말한다.

환자 운반 장비

환자 운반 장비는 환자를 병원 또는 구급차로 안전하게운반하기 위해 만들어진 장비이다. 다음 장에서 설명하는 장비들은 절차 3-4에 그림으로 나와 있다.

핵심 개념
고정, 이동, 그리고 환자 운반에 사용되는 여러가지 장비들

대부분의 환자 운반 장비들은 기계로 작동되는 장비로, 모든 응급구조사들은 이 장비들의 사용 방법을 잘 숙지하고 있어야 한다. 장비들의 사용 방법을 모르거나, 잘못 사용할 경우에는 환자뿐 아니라 응급구조사 자신도 부상을 입을 수 있다. 예를 들어, 들것의 안전 장치를 잠그지 않은 경우에는 들것이 넘어지거나 어디론가 굴러갈 수도 있다. 만약 장비의 잘못된 사용으로 환자가 부상을 입을 경우 법정 소송의 원인이 될 수도 있다. 장비들은 규칙적으로 보수되어야 하고 소독되어야 한다. 응급구조사는 각 장비들의 무게 대하여 잘 알고 있어야 하며(얼마만큼의 무게를 견딜 수 있는지), 만약 환자가 장비가 허용할 수 있는 무게에 비해 지나치게 무겁거나 체격이 큰 경우에는 다른 대체 장비를 사용하도록 해야 한다.

바퀴달린 들것. 이 장비는 흔히 "들것" 또는 "간이 침대(the cot)"라 불린다(그림 3-4). 모든 구급차 뒤에는 반드시 이 장비가 있다. 다양한 종류와 형태의 바퀴달린 들것이 있지만, 이들의 목적은 동일하다. 즉, 환자를 눕힌 상태로 한 장소에서 다른 장소로 안전하게 이동시키기 위한 목적을 가진다. 머리가 위치하는 들것의 윗부분은 높이 조절이 가능하므로, 환자의 상

절차 3-4 환자 운반 장비

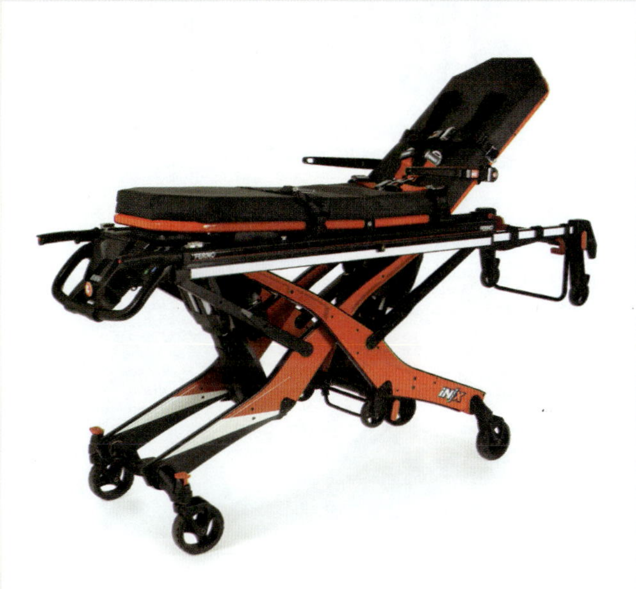

바퀴달린 들것(Wheeled Stretcher; Power Stretcher)
(©Ferno-Washington, Inc.)

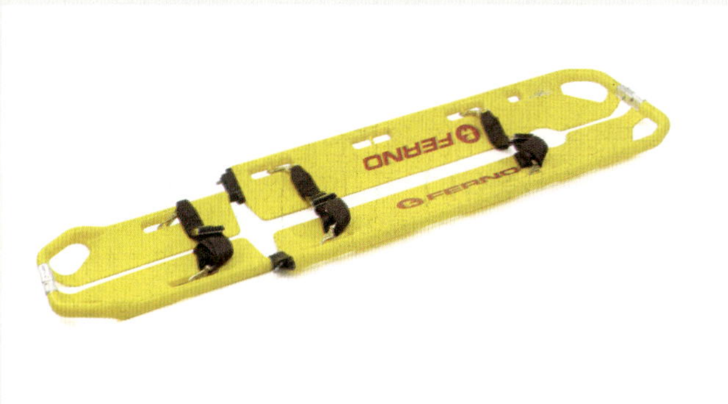

분리형 들것(Scoop(orthopedic) stretcher)*(©Ferno-Washington, Inc.)*

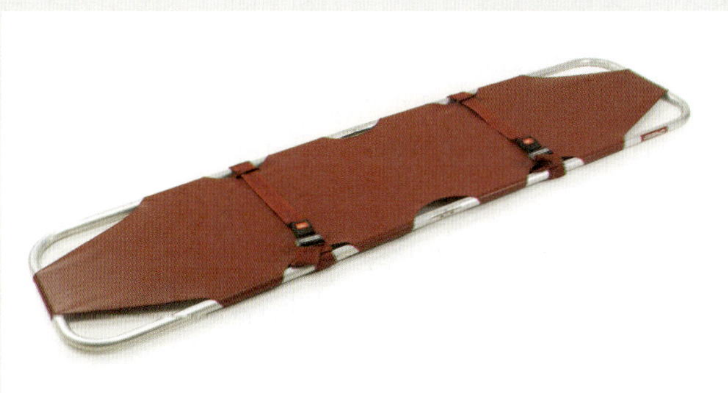

가변형 들것(Flexible stretcher)*(©Ferno—Washington, Inc.)*

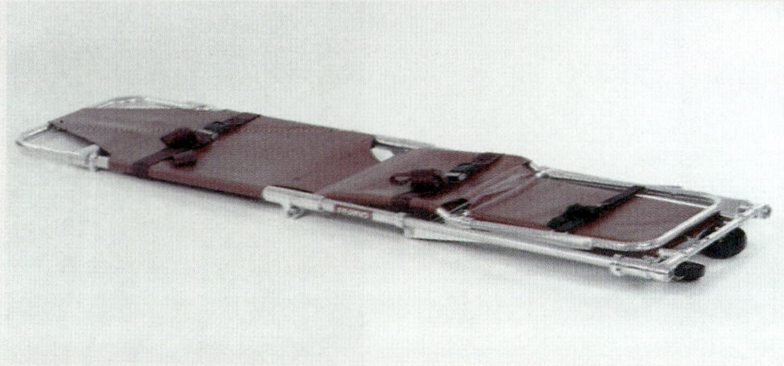

휴대용 들것(portable stretcher) *(©Ferno-Washington, Inc.)*

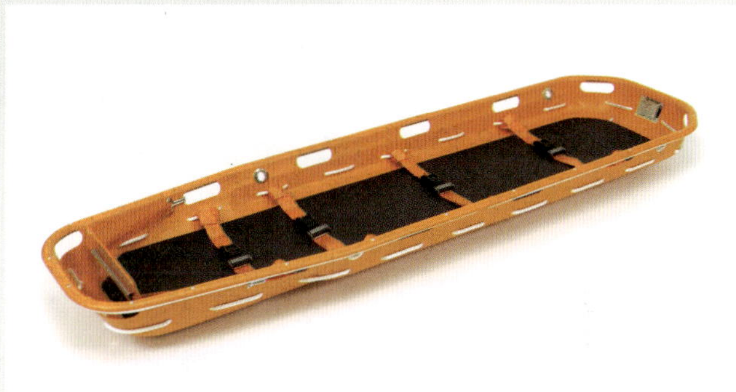

바구니형 들것(Basket stretcher) *(©Ferno-Washington, Inc.)*

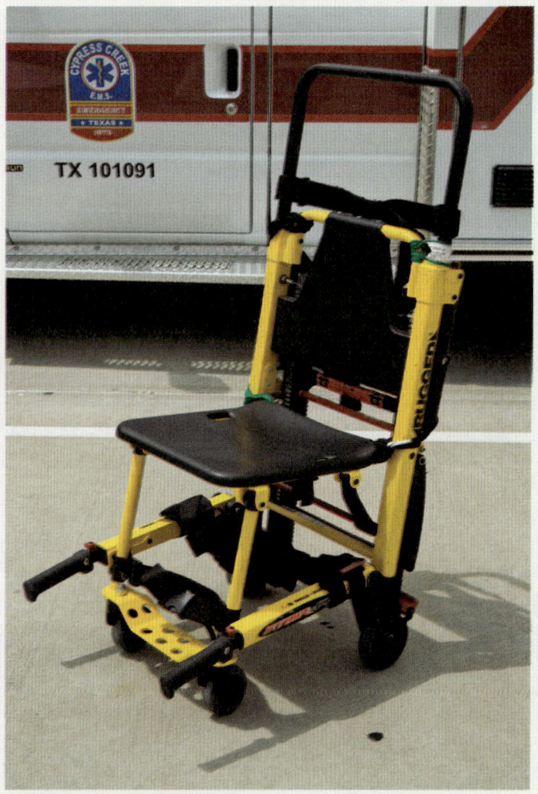

계단형 들것(stair chair)

그림 3-4 모든 구급차에는 바퀴달린 들것이 비치되어야 한다.

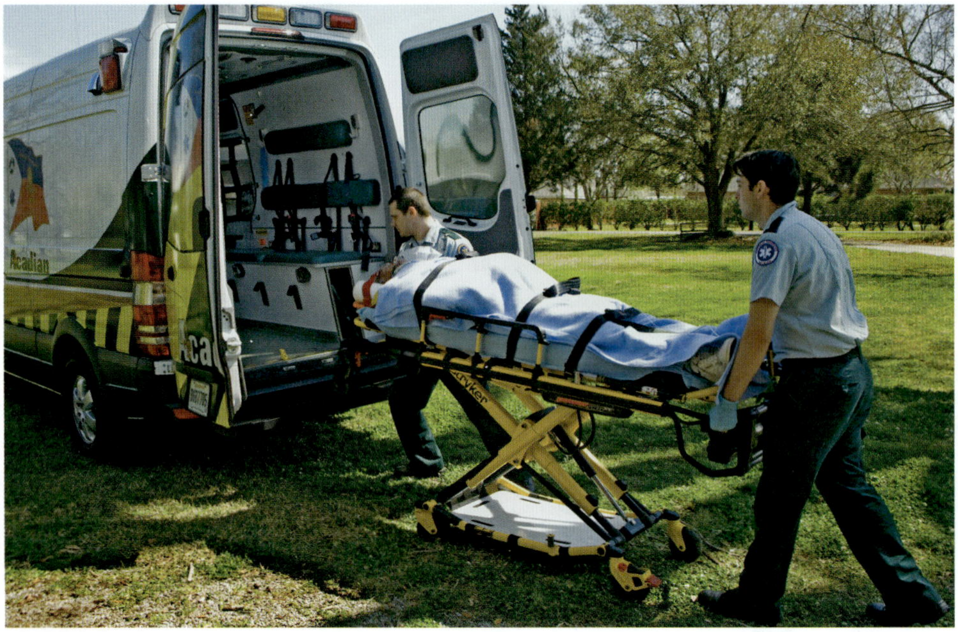

태에 따라 머리의 높낮이 조절도 용이하다.

장비의 유형에 따라 들것은 여러 수준을 가지는데, 환자를 이송할 때 가장 안전한 방법은 지면에서 가장 가깝게 들것을 위치시키는 것이다. 높이가 높은 들것을 이동시킬 땐, 무게 중심 위치기 높기 때문에 쉽게 넘어지거나 뒤집어 질 수 있다. 들것은 평평한 지면에서 사용하는 것이 가장 좋은 방법이며, 지면의 굴곡이 심하거나 지면이 거친 경우엔 들것이 뒤집힐 수 있다.

들것을 구급차에서 꺼내거나 넣을 경우에는 적절한 신체 역학을 사용해야 한다. 또한 들것을 밀 때도 적절한 신체 역학을 사용하는 것이 중요하다. 이 단원의 앞에서 이미 설명한 것처럼, 홀수(1명 또는 3명)의 응급구조사들이 들것을 운반하는 경우 균형을 잡기가 어려워진다는 점을 기억해야 한다. 들것을 들어올릴 경우 2명의 응급구조사가 각각 들것의 끝부분(머리와 발)을 잡고 들어올려야 한다. 절차 3-5는 들것을 구급차로 운반하는 두 가지 절차를 보여준다.

바퀴달린 들것에는 두가지의 유형이 있다. 파워 들것(Power stretcher)과 수동 들것(manual stretcher)이다. 파워 들것은 절차 3-4, 3-5는 환자를 지면에서부터 적절한 위치까지 들어올리고 내리는 것이 가능하다. 파워 들것들은 배터리 전원 유압 장치를 사용하는데 317.5kg의 무게까지 들어올릴 수 있다. 수동 들것은 응급구조사의 의해 들어올려진다. "자체 들것(self-loading stretcher)"과 표준 들것(standard stretcher)이 수동 들것에 포함된다. 파워 들것이 허리 부상을 예방하는데 도움을 줄 수는 있지만, 무엇보다도 환자가 누워있는 들것을 안전하게 사용하려면 들것 제조회사의 지침을 따르는 것이 중요하다.

비만(bariatric)
과다한 체지방을 가진 상태를 가진 환자

대부분의 응급의료서비스에서는 *비만* 들것을 사용한다. 이것은 363kg 이상의 비만 환자를 운반하기 위해 제조된 들것이다. 대부분의 응급의료서비스는 비만 환자만을 위한 특수구급차들을 보유하고 있다. 비만 환자를 위한 특수 구급차는 환자 평가를 위한 대형 장비와, 환자를 운반할 수 있도록 유압리프트를 가지고 있다(그림 3-5A). 병원 응급실 내에도 비만 환자를 운반할 수 있는 유압리프트가 장착되어 있다(그림 3-5B).

4명의 응급구조사가 각각 들것의 모서리를 잡고 운반할 수 있다. 특히, 이 방법은 거친 표면 위에서 환자를 운반해야 할 때 유용한데, 바퀴가 거친 지면에 닿지 않도록 해주면서 안전성을 주기 때문이다. 또한, 환자를 먼 거리까지 운반해야 하는 경우에 적절하다. 왜냐하면 무게가 4

절차 3-5 바퀴달린 들것을 구급차로 옮기는 방법

파워 들 것

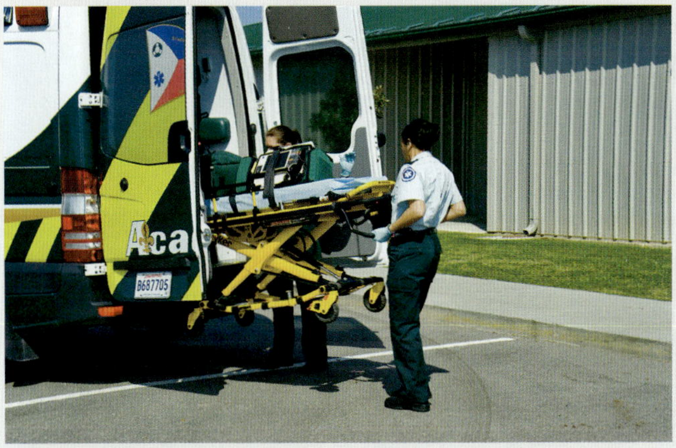

1. 들것을 구급차 밖으로 꺼낼 때: 현장에 필요하다고 생각되는 장비들은 들것 위에 고정시킨다.

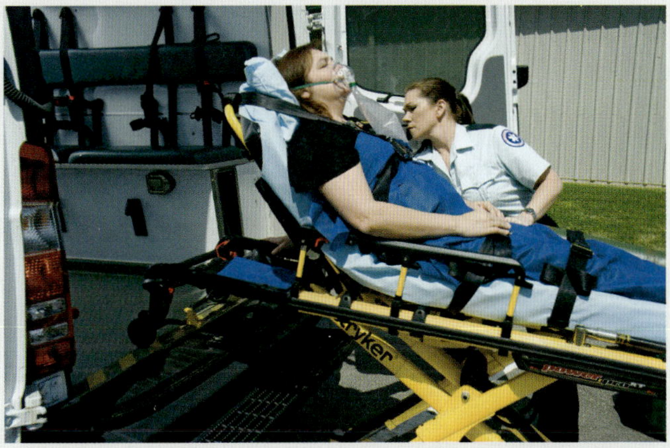

2. 환자를 태운 들것을 구급차로 싣을 때: 환자가 들것에 적절하게 위치되어 있는지 확인한다.

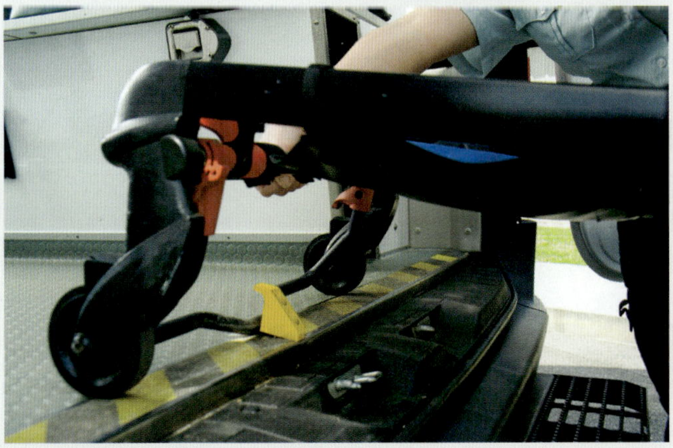

3. 잠금 장치를 건다.

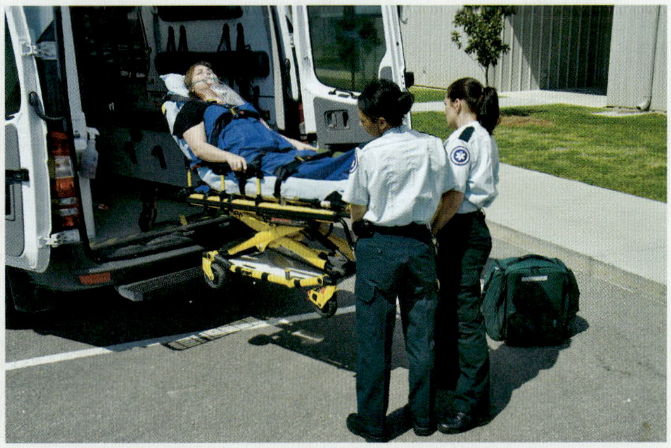

4. 들것의 머리 부분이 구급차의 안에 지지되고 나면, 들것의 다리 쪽을 들어올린다.

(계속)

명의 응급구조사에게 분산되기 때문에 2명이 운반할 때보다 훨씬 쉽다.

들것은 항상 제조 회사의 권장 사항에 따라 사용되어야 한다. 환자를 들것에 완전히 고정시킨 후에, 들것을 들어올리거나 움직여야 하고, 환자를 구급차에 옮긴 후에는 들것을 구급차에 고정시켜야 한다. 만약 들것이 적절히 고정되어 있지 않으면 환자뿐 아니라 응급구조사에게도 위험할 수 있다.

계단형 들것(Stair Charis). 계단형 들것은 환자를 현장에서 들것으로 옮기기에 유용하다. 우선 이름만으로도 알 수 있듯이, 계단에서 이용하기에 매우 편리하다. 큰 들것은 종종 모퉁이나 좁은 계단 등에서 사용하기에 어렵기 때문지만, 계단형 들것은 환자를 앉은 자세에서 이동시킬 수 있기 때문에 응급구조사가 모퉁이를 돌거나 좁은 공간을 쉽게 통과할 수 있도록

절차 3-5 바퀴달린 들것을 구급차로 옮기는 방법(계속)

자체(수동) 들것

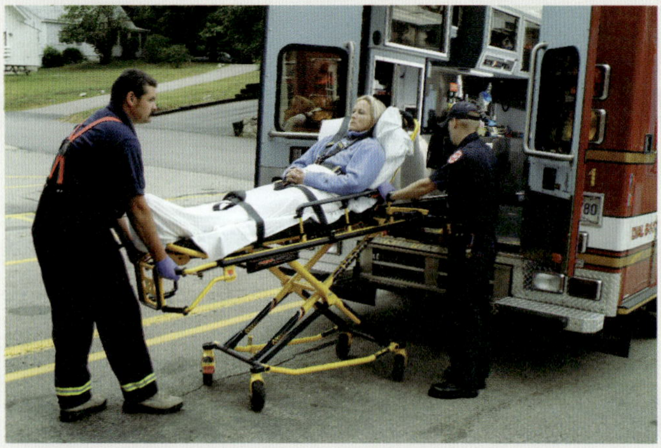

1. 환자의 머리 쪽에 위치한 바퀴 부분을 구급차의 안쪽 바닥에 설치된 잠금 장치에 걸어둔다.

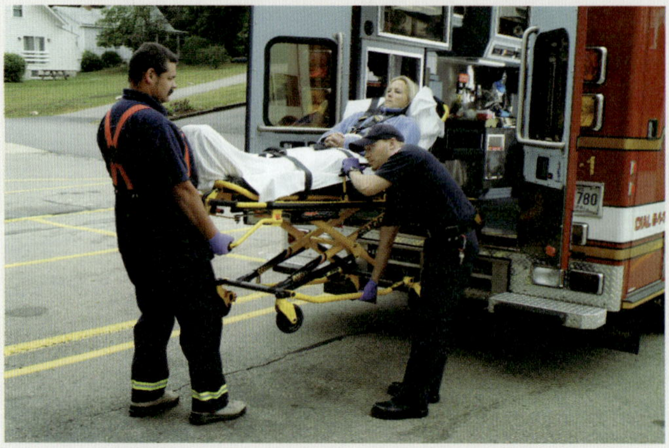

2. 들것의 바퀴가 구급차 바닥에 안전하게 위치하면, 들것의 다리 쪽에 위치한 응급구조사는 바퀴를 접을 수 있도록 손잡이를 당긴다. (이 때, 바퀴의 무게를 덜기 위해서 약간 들어준다). 두 번째 응급구조사는 들것의 지지대를 접어준다.

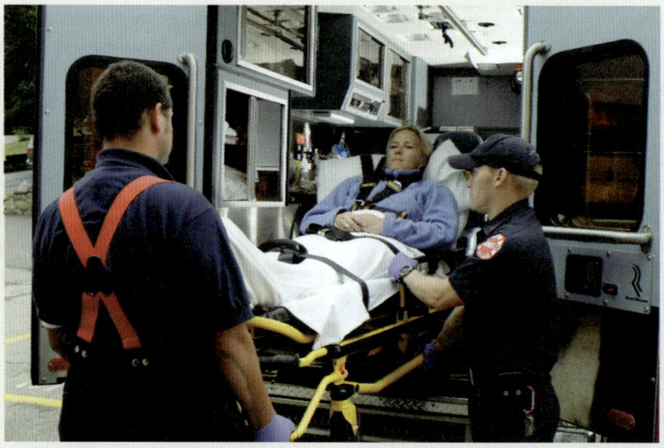

3. 들것을 구급차에 설치된 고정 장치에 두고, 들것의 앞과 뒤가 잘 고정되어 있는지 확인한다.

도와준다. 또한 바퀴가 달려있어서 평평한 지면에서는 응급구조사가 힘들이지 않고 휠체어처럼 굴릴 수 있다.

계단형 들것은 바퀴가 있어 계단을 따라 굴릴 수 있고, 체인 시스템이 있어 응급구조사가 환자를 직접 들어올리는 대신에 체인 시스템을 이용하여 계단을 천천히 내려갈 수 있도록 도와준다(그림 3-6). 환자의 무게는 체인을 따라 마찰을 증가시켜 갑작스러운 낙상의 가능성을 제어하는데 도움을 준다. 계단형 들것을 사용할 때, 최소 두 명 이상의 응급구조사가 반드시 필요하며, 응급구조사가 세 명일 경우, 한 명은 뒤로 내려오는 응급구조사의 허리를 받쳐 안전하게 계단을 내려올 수 있도록 도와준다.

계단형 들것이 사용되어야 하는 경우가 있고 사용하지 말아야 하는 경우가 있다. 호흡곤란 환자들은 앉아 있는 상태에서 호흡이 훨씬 용이하기 때문에, 계단형 들것은 주로 호흡곤란

그림 3-5 (A) 대부분의 응급의료서비스는 비만 환자를 위해 특별히 제작된 들것 및 운반 장비를 갖추고 있다. (B) 병원 내 응급실 침대에도 비만 환자를 운반할 수 있는 유압리프트가 장착되고 있다.

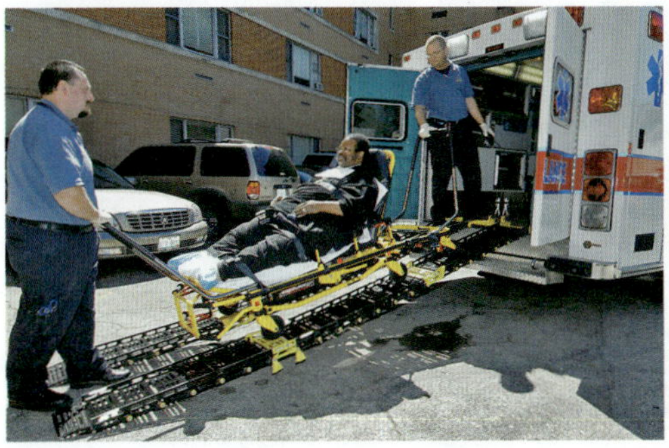

(A)

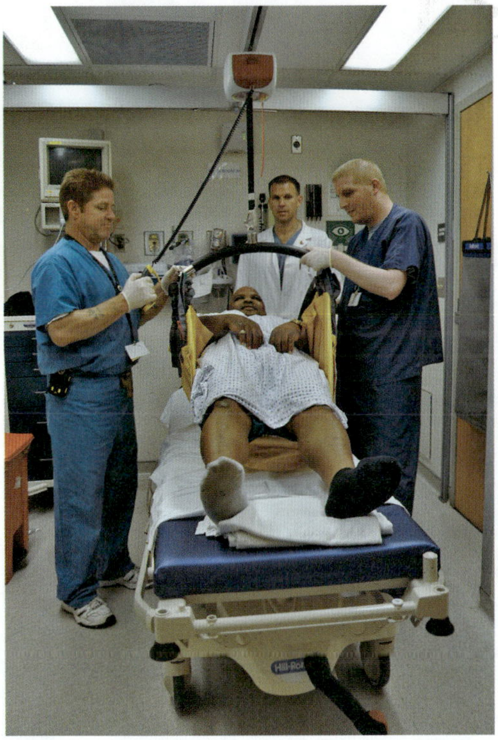

(B)

을 겪고 있는 환자에게 사용하는 것이 좋다. 하지만, 계단형 들것은 목이나 척추 손상이 의심되는 환자에게 사용해서는 안되며, 이 환자들은 더 이상 손상을 방지하기 위해 척추고정판에 척추를 고정시켜야 한다.

현장사례

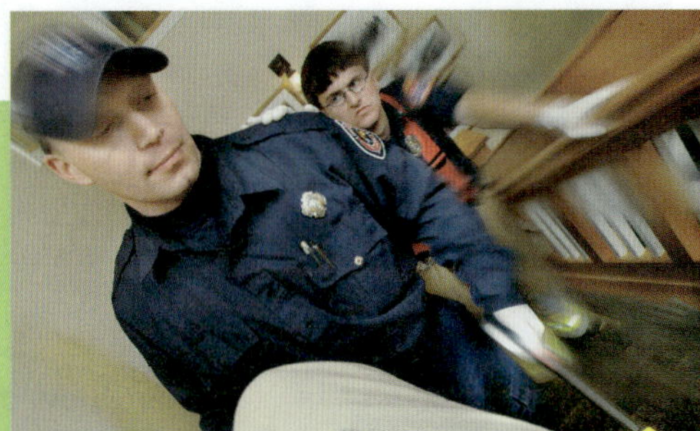

"저는 단지 응급구조사들에게 "예전에 누구를 떨어뜨려 본적 있나요?"라고 물어보고 싶었어요. 전 계단을 스스로 걸어내려 갈 수 있다고 생각했지만, 응급구조사는 나를 의자에 앉힌 후 안전벨트로 고정시켰어요. 저는 걱정되었고, 스스로 걸어 내려갈 수 있을 것 같다고 이야기 했지만, 응급구조사는 "이 의자는 탱크처럼 체인이 있어서 걱정하지 않아도 된다고 이야기 했어요. 계단을 내려가는 동안 저는 너무 불안해서 무엇이라도 잡아야 할 것 같았고, 계속해서 난간을 잡으려고 시도했어요. 하지만 응급구조사는 내가 난간을 잡으려고 시도할 때마다 저지했죠. 응급구조사들은 장비에 대해 알고 있었고, 안전함에 확신이 있었겠지만, 저는 무척 두려웠죠. 저는 숨도 제대로 쉬지 못할 만큼 무서웠지만, 그들은 제 기분을 이해하지 못하는 것 같았어요."

그림 3-6 (A) 계단형 들것은 바퀴가 있어서 계단의 층계에 따라 환자를 이동시킬 수 있다. (B) 또한 체인을 가지고 있어서 (C와 D) 응급구조사들이 환자를 천천히 부드럽게 내릴 수 있다.

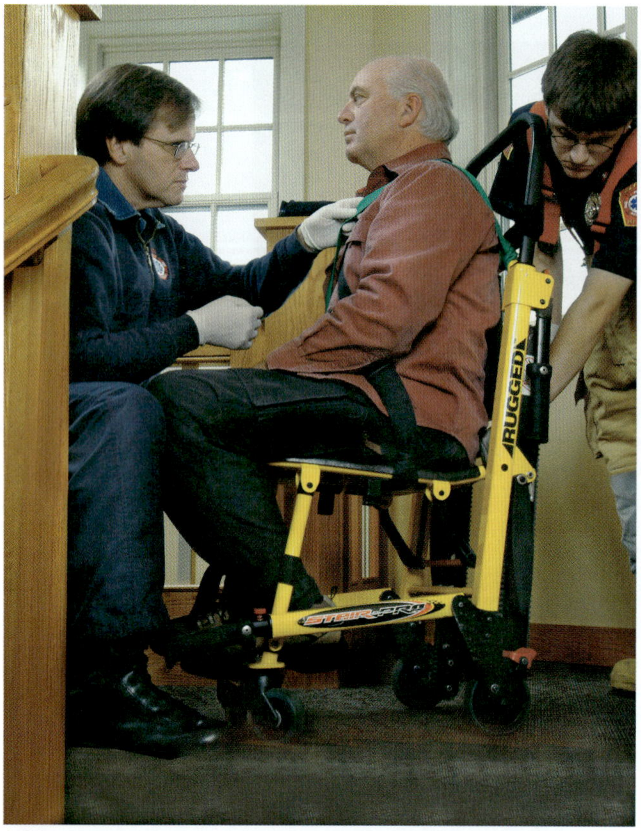

(A)

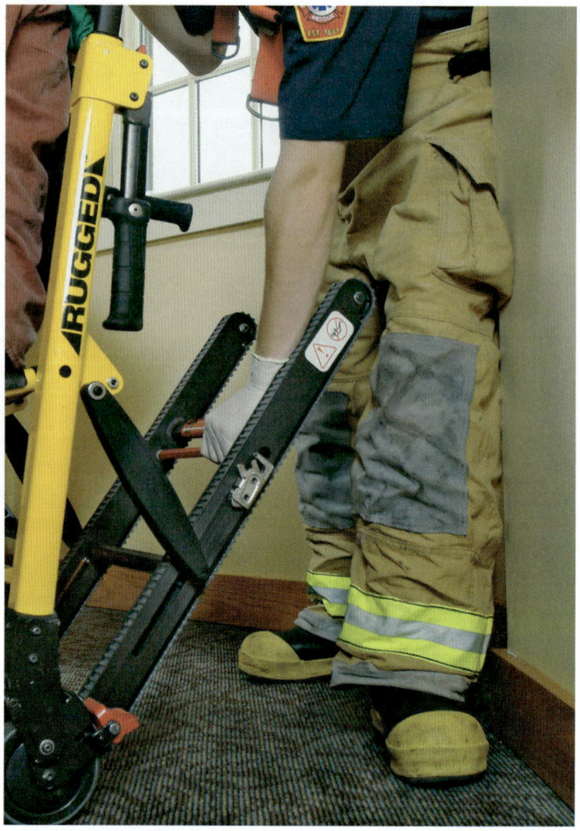

(B)

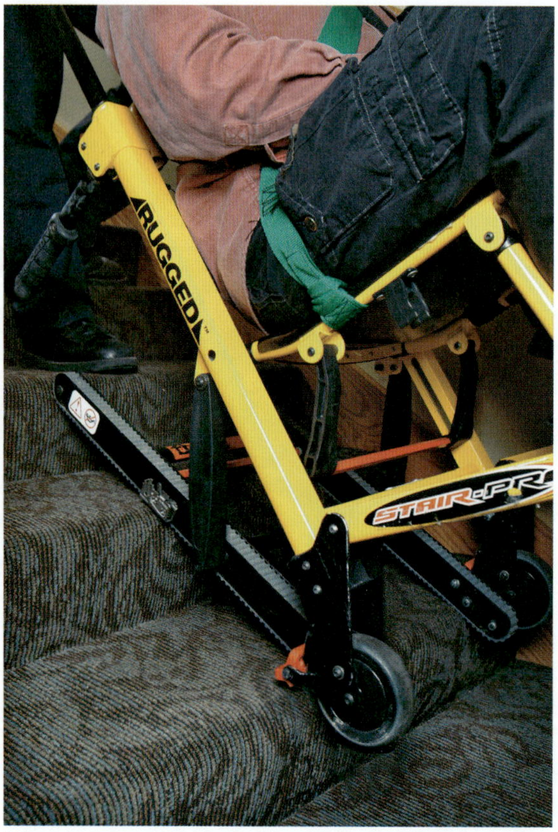

(C)

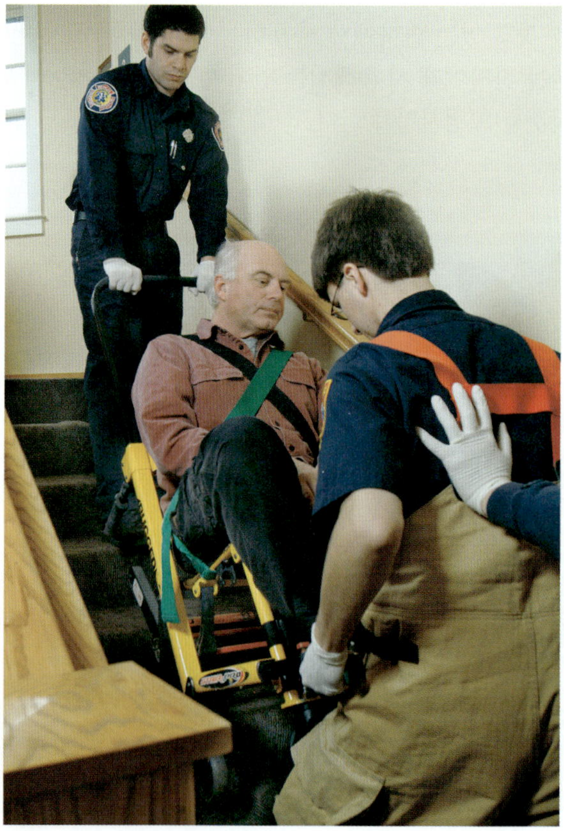

(D)

척추고정판. 척추고정판은 길이에 따라 긴 것과, 짧은 것으로 나뉘어진다. 〈절차 3-6〉 척추고정판은 누워있거나 서 있는 상태에서 환자의 몸을 고정시켜야 할 때 이용된다. 나무로 만들어진 고정판은 더 이상 권장되지 않는다. 오늘날 고정판의 경우, 혈액과 체액을 흡수하지 않는 특수 재질로 만들어진다.

짧은 척추고정판은 목 또는 척추 손상이 의심되는 환자를 차량에서 구출해야 할 때 사용한다. 짧은 척추고정판은 환자의 등과 의자 등받이 사이에 넣을 수 있는데, 일단 환자를 짧은 척추고정판에 고정하고 경추고정대를 적용하면, 차량에서 앉은 자세로 고정된 환자를 긴 척추고정판에 바로 누움 자세로 이동시킬 수 있다. 종종 조끼 형태의 구조 장비가 짧은 척추고정판 대신 쓰이기도 한다

다른 형태의 들것. 휴대용 들것(portable stretcher) 또는 접이 들것(folding stretcher)은 대량환자 발생사고에서 유용하다. 이런 들것들은 천, 알루미늄 또는 두꺼운 플라스틱으로 만들어져서 쉽게 접을 수 있다.

분리형 들것(Scoop stretcher; orthopedic stretcher)은 두개로 분리된 들것의 각 부분을 지면에 누워 있는 환자 아래에 넣은 다음 결합하여 들어올리는 방식이다. 분리형 들것은 환자의 척추를 직접적으로 받쳐주지 못하기 때문에, 척추 손상이 의심되는 환자에게 사용하지 않는다. 이 장비의 사용에 대해서는 지역 내 프로토콜을 따르도록 한다.

바구니형 들것 (Basket stretchers; Strokes stretcher)은 환자를 다른 높이(층)으로 옮기거나 거친 표면에서 이동시킬 때 사용한다. 바구니 들것에 환자를 싣기 전에, 들것의 아래 부분에 담요를 놓아준다.

가변형 들것(Flexible Stretcher; Reeves stretcher)은 천이나 고무 또는 다른 가변성 재료들로 만들어져 있으나, 종종 나무로 된 널판지에 3개의 손잡이를 달아 만든 제품도 있다. 가변성 때문에 좁고 제한된 공간에서 유용하다.

몇몇 응급의료서비스 제공 회사들이, 환자를 이송하기 위해 진공 매트리스를 사용기도 한다(그림 3-7). 환자를 진공 매트리스 위에 위치시킨 후, 펌프를 이용해 매트리스의 공기를 뺀다. 공기가 빠지게 되면, 환자의 자세에 알맞게 딱딱한 틀이 만들어지며, 빈 공간에는 남은 공기들이 채워지게 된다. 진공 매트리스와 척추고정판이 함께 쓰이면 불편감을 다소 감소시킬 수 있다.

그림 3-7 (A) 진공 매트리스는 환자를 이송하기 위해 종종 사용된다. (b) 환자를 매트리스 위에 위치시킨 후 공기를 빼면, 환자의 자세에 알맞게 딱딱한 틀이 만들어지며, 남은 공간은 공기로 채워진다.

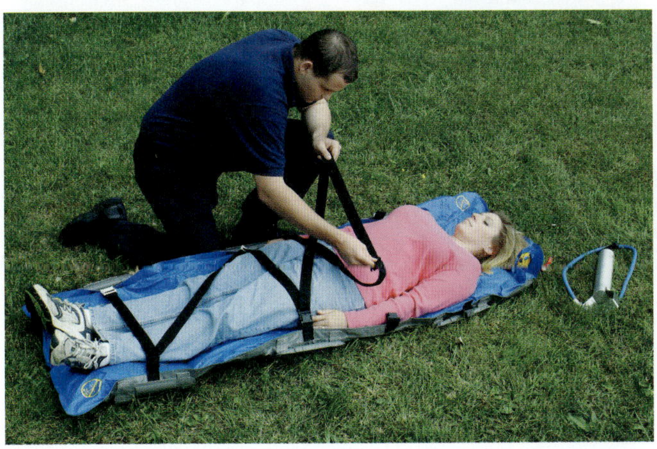

(A)

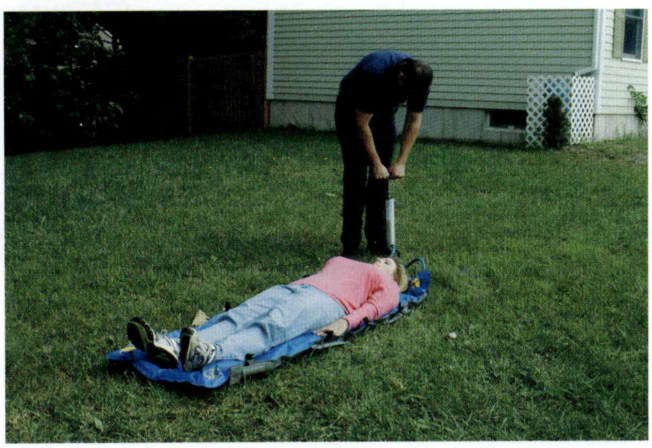

(B)

절차 3-6 환자 고정 장비

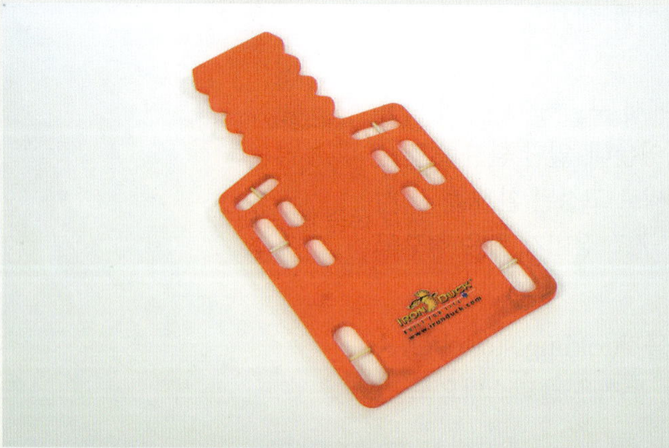

짧은 척추고정판(short spine board)

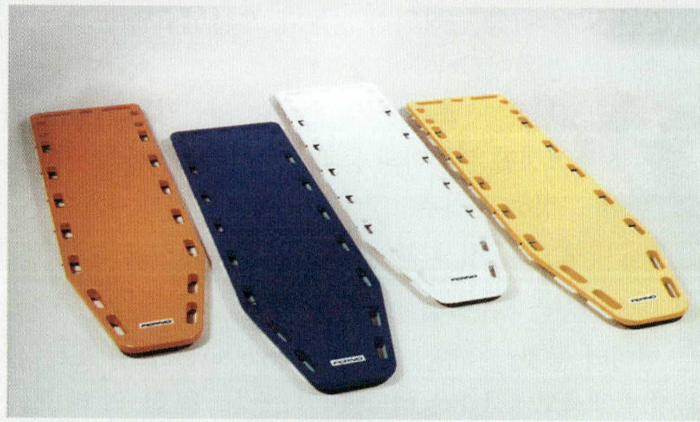

긴 척추고정판(long spine board)

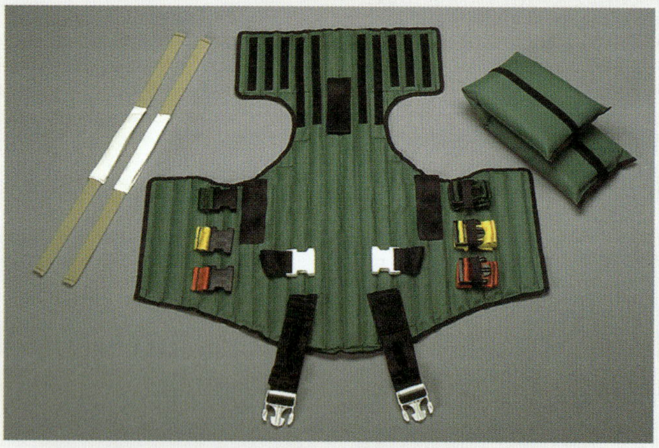

조끼형 구출 장비(Vest-type extrication device)

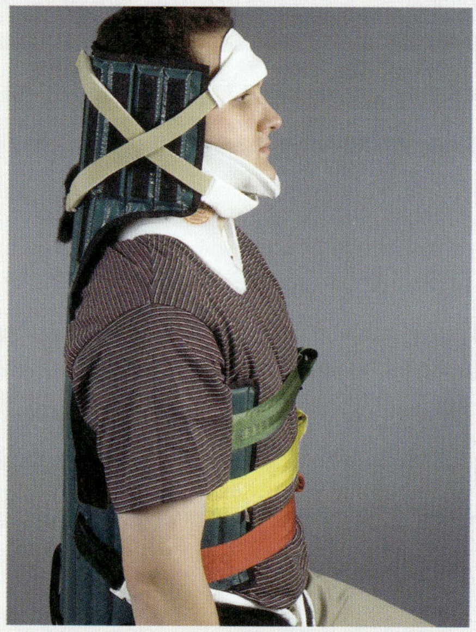

조끼형 구출 장비로 적절하게 고정된 환자

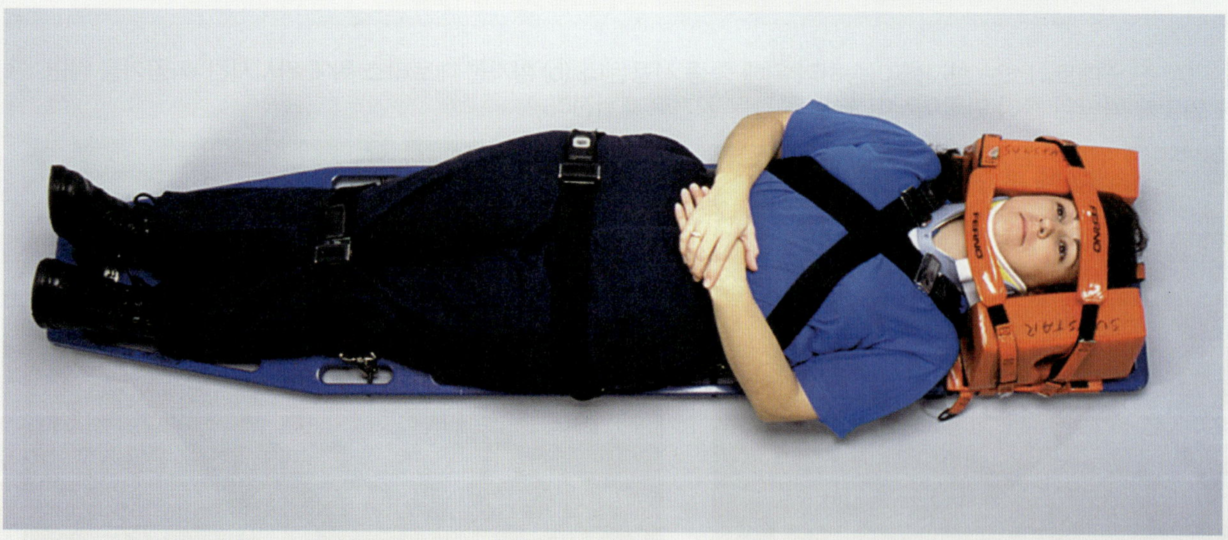

긴 척추고정판에 적절하게 고정된 환자

비판적 의사결정

환자 운반 장비 선택하기

환자를 들고 이동하는 과정은 단순히 "힘"만을 사용하는 것이 아니라, 그 이상을 요구한다. 환자를 이송하기 위한 결정은 환자의 상테와 응급구조사의 안전에 중요한 영향을 미친다. 다음의 환자 상태에 따라, 현장에서 구급차까지 운반할 장비를 선택해 보자.

1. 2층 침실에서 심각한 호흡곤란을 호소하는 환자
2. 충돌 사고로 인해 대략 100m 정도 떨어진 숲으로 튕겨져 나간 오토바이 운전자
3. 계단에서 콘크리트 지면으로 떨어져 목과 허리에 통증을 호소하는 환자
4. 매우 좁은 1층 복도에서 발견된 의식 없는 환자

환자를 이송 장비로 옮기기

환자를 이송 장비로 옮기기 위한 여러가지 방법들이 있다. 환자를 옮겨야 할 때에는, 환자의 위치와 척추 손상 여부에 따라 적절한 이동 방법을 선택하여야 한다.

척추 손상이 의심되는 환자. 척추 손상이 의심되는 환자는 옮기기 전에 머리, 목, 척추 등을 고정해야 한다. 손으로 우선 고정시킨 후에 경추고정대를 환자에게 적용한다. 경추고정대를 적용한 후에도, 환자가 척추고정판에 완전히 고정될 때까지 손으로 환자의 목뼈를 고정해야 한다. 만약 환자가 차량에 앉아 있다면, 짧은 척추고정판이나 조끼형 구출장비로 환자를 고정시킨 후 긴 척추고정판을 이용한다(긴급 상황이 아니며, "긴급 이동"에서 설명했던 빠른 구출 과정이 요구되지 않는 경우에만 해당된다). 지역 내 프로토콜을 따른다.

환자가 누워있거나 앉아 있는 경우엔 환자를 도수 고정 후, 긴 척추고정판으로 바로 옮길 수 있다. 환자가 고정된 긴 척추고정판은 바퀴달린 들것으로 옮겨진 후, 구급차로 이동된다.

대부분의 응급의료제공 서비스에서는 척추 손상이 의심되는 환자를 고정하는 것을 필수적인 개념으로 내세우고 있지만, 이러한 지침들은 계속해서 변화한다는 것을 기억해야 한다. 환자를 고정할 지, 말아야 할지 또는 어떤 고정 장비를 사용해야 할 지에 대한 결정은 여러분이 시행한 환자의 평가를 바탕으로 이루어져야 하며, 지역 내 프로토콜을 따르도록 한다.

척추 손상이 의심되지 않는 환자 아래에 설명할 팔다리 들기, 직접 들기, 시트 당기기 방법, 직접 운반 등은 환자를 들것으로 운반하기 위한 방법들이다. 이 모든 방법은 반드시 척추 손상이 의심되지 않는 환자에만 시행한다. 이 방법들에 대해 그림과 과정을 설명해 놓은 절차 3-7을 참고한다.

- *팔다리 들기(extremity lift)*는 척추 손상 또는 팔다리 손상이 의심되지 않는 환자를 들것 또는 계단형 들것으로 옮기기 위해 사용한다. 또한 누워있거나 앉아 있는 환자를 들어올리기 위해 사용되는 방법이다.
- *직접 들기(direct ground lift)*는 척추 손상이 의심되지 않는 환자를 지면에서 들것으로 옮기기 위해 사용되는 방법이다.
- *시트 당기기 방법(draw-sheet method)*은 환자를 침대에서 침대로 옮길 때 사용하는 방법이다. 이 방법도 척추 손상이 의심되지 않는 환자에게만 사용한다.
- **직접 운반**(direct carry)은 척추 손상이 의심되지 않는 환자가 누워있는 곳과 같은 높이로 조절된 들것으로 옮길 때 사용하는 방법이다.

팔다리 들기(extremity lift)
환자를 들어올리고 운반하는 방법 중 하나로, 첫 번째 응급구조사가 환자의 겨드랑이 아래로 양손을 밀어 넣고 팔목을 붙잡으면, 두 번째 응급구조사는 무릎을 잡아준다.

직접 들기(direct ground lift)
환자를 지면으로부터 들것으로 들어올려서 운반하는 방법이다. 두 명 이상의 응급구조사가 반무릎 자세를 취하고, 가슴쪽으로 환자를 들어올린 후, 동시에 일어서서 환자를 들것으로 운반한다.

시트 당기기 방법(draw-sheet method)
환자를 침대에서 들것으로 옮기는 방법이다. 침대 시트를 느슨하게 한 후, 돌돌 말아 움켜 잡은 후 들것 방향으로 잡아당긴다.

직접 운반(direct carry)
환자를 침대에서 들것으로 옮기는 방법이며, 두 명 이상의 응급구조사가 환자를 응급구조사의 가슴쪽으로 동시에 들어올린 후 환자를 들것으로 운반한다.

절차 3-7 비 긴급 이동, 척추 부상 위험이 없는 경우

팔다리 들기

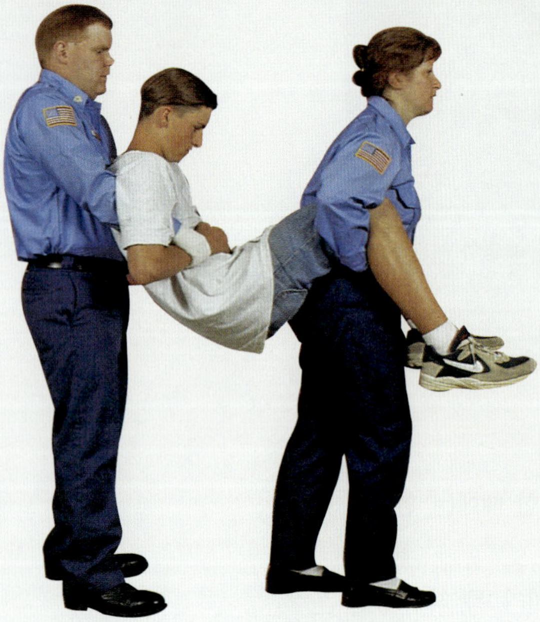

팔다리를 이용한 환자 들기는 척추 손상이 의심되지 않는 환자를 운반할 때 사용되며, 응급 이동과 비긴급 이동 시 사용된다.

환자의 무릎을 굽히고 지면에 눕힌다. 첫 번째 응급구조사가 환자의 머리 쪽에서 무릎을 꿇고 양손을 환자의 겨드랑이 밑에 넣는다. 두 번째 응급구조사는 환자의 발 쪽에 위치하여 무릎을 꿇고 환자의 손목을 잡아 환자를 앞쪽으로 숙인 자세로 만든다. 첫 번째 응급구조사는 겨드랑이 밑에 넣은 손을 이용하여 환자의 손목을 붙잡고, 두 번째 응급구조사는 환자를 마주보거나 혹은 뒤돌아서서 환자의 무릎을 붙잡는다. 두 명의 응급구조사는 동시에 일어서야 한다.

만약 환자가 앉아 있다면 첫 번째 응급구조사는 환자의 겨드랑이에 양팔을 끼우고 환자의 손목을 붙잡으며, 두 번째 응급구조사는 환자의 무릎을 붙잡고 동시에 일어서며 환자를 들어올린다..

시트 당기기 방법

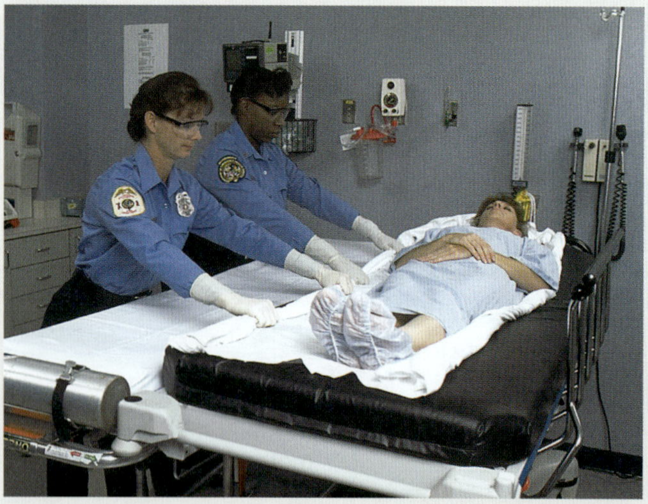

1. 침대 시트를 느슨하게 하여 양쪽 끝으로부터 환자 쪽으로 시트를 돌돌 만다. 침대와 들것의 낙상 방지대를 내린 다음, 들것을 침대와 같은 높이로 맞춰 침대 옆에 위치시킨다. 이 때 들것이 움직이지 않도록 확실히 고정한다.

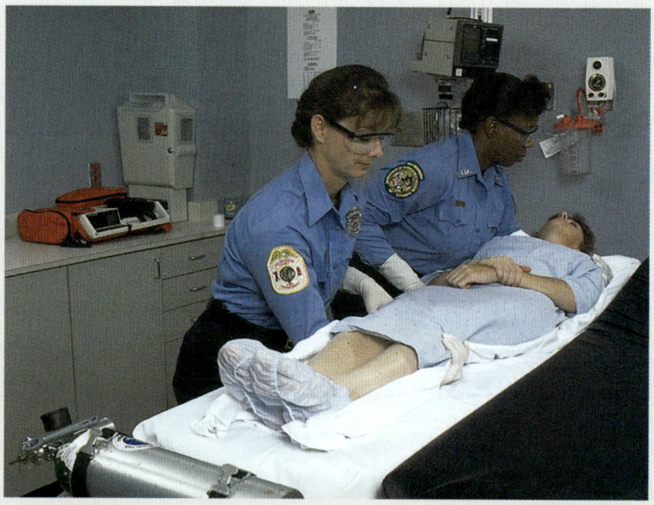

2. 들것 위로 환자를 옮기기 위해 시트를 잡아당긴다. 환자 밑으로 한 손을 내밀어 시트를 움켜쥐는 동안 다른 한 손을 사용하여 환자를 받친다. 응급구조사들은 한 명의 구령에 맞추어 동시에 시트를 잡아당긴다.

절차 3-7 비 긴급 이동, 척추 부상 위험이 없는 경우 (계속)

직접 들기

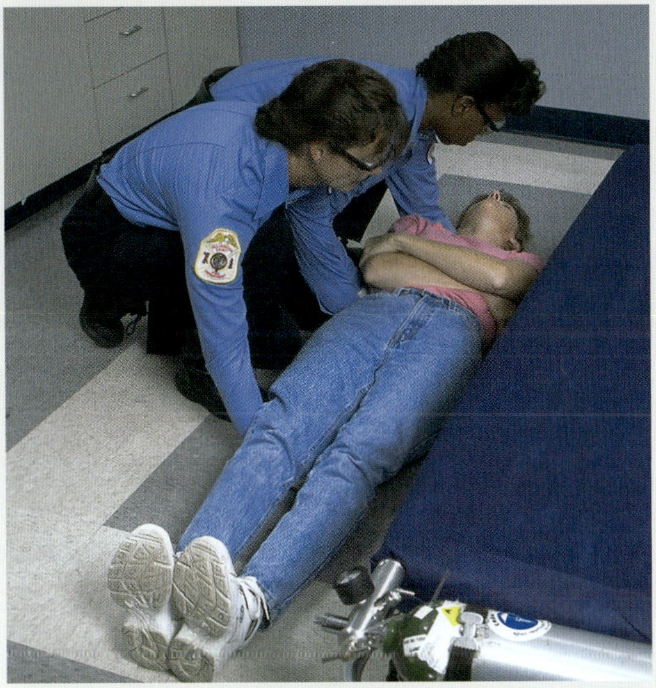

1. 들것의 높이를 최대한 줄인 후, 환자의 옆에 위치시킨다. 두 명 이상의 응급구조사들은 환자의 옆에 반무릎 자세를 취하고, 환자의 팔을 가슴에 교차시킨다. 환자의 머리 쪽에 위치한 응급구조사의 경우, 한 팔을 목 아래로 넣어 반대편 어깨를 잡아서 환자의 머리와 목을 동시에 지지하고, 다른 팔은 환자의 등 밑에 놓는다. 환자의 다리 쪽에 위치한 응급구조사의 경우, 한 팔은 환자의 무릎에 놓고 다른 팔은 환자 엉덩이 위쪽에 놓는다.

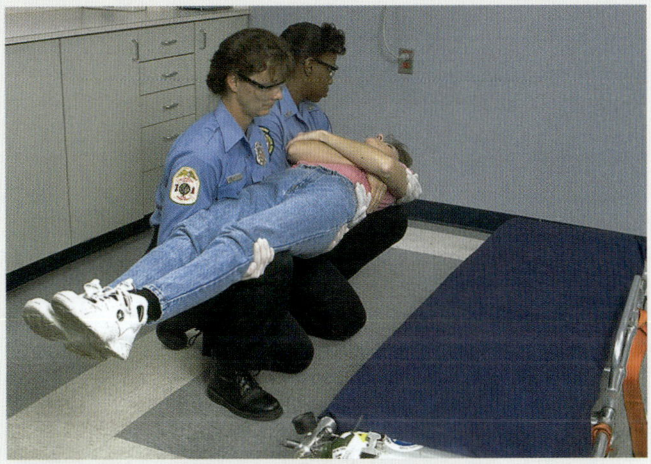

2. 구령에 맞추어, 환자를 무릎 위로 들어올린다.

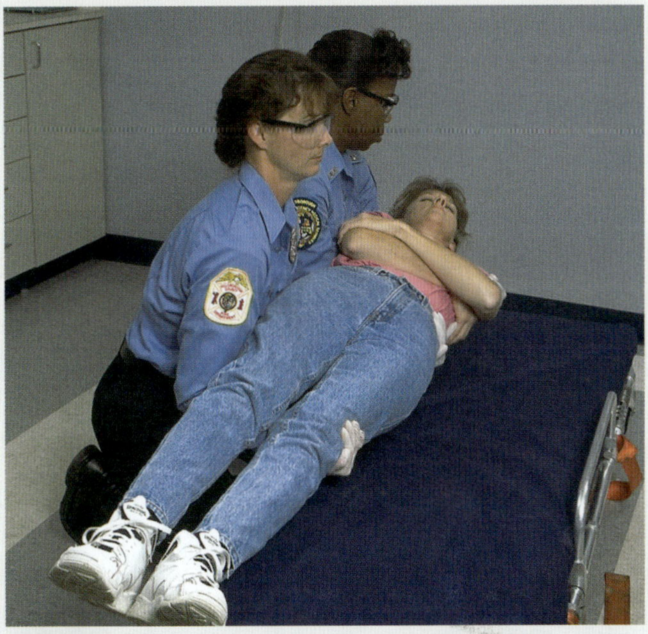

3. 구령에 맞추어, 두 명의 응급구조사가 함께 환자를 들것으로 운반한다. 반무릎 자세를 취하고, 환자가 들것에 위치할 수 있도록 환자를 앞으로 천천히 내려 놓는다.

메모: 세 명의 응급구조사가 현장에 있는 경우, 세 번째 응급구조사는 환자의 허리에 손을 놓아, 환자의 허리를 지지해준다.

절차 3-7 비 긴급 이동, 척추 부상 위험이 없는 경우 (계속)

직접 운반

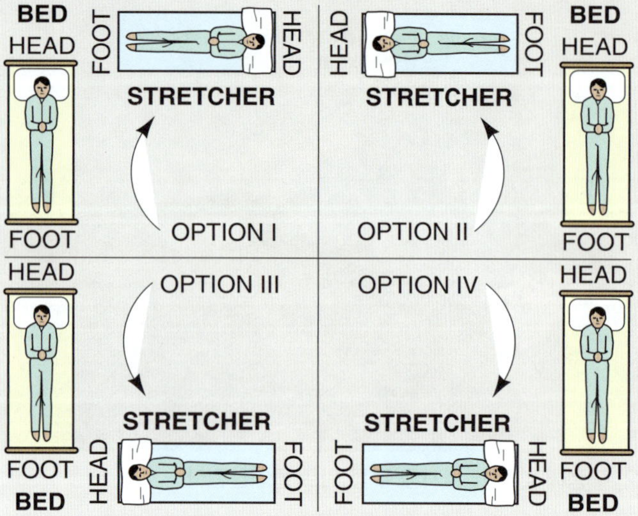

환자가 있는 방의 형태에 따라 들것을 침대의 90°도 각도에 놓는다. 들것의 낙상 방지대를 내리고, 들것 위에 아무것도 없도록 정리한다. 두 명 이상의 응급구조사가 들것과 침대 사이에 선다.

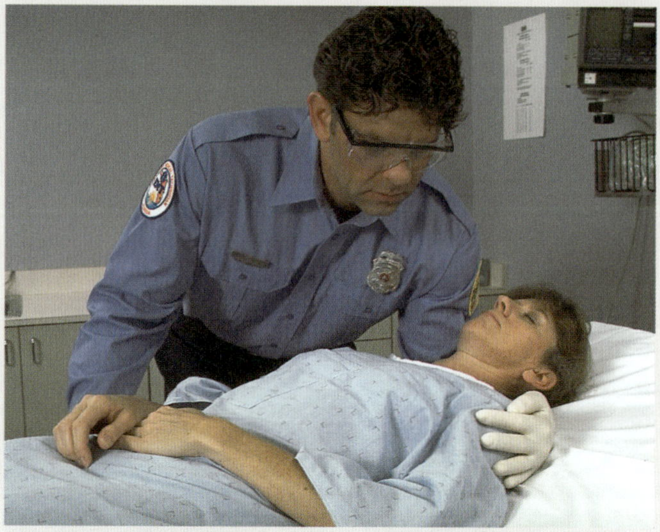

1. 환자의 머리 쪽에 위치한 응급구조사는 한쪽 팔을 환자의 목 아래에 놓고 어깨를 붙잡아 환자의 목과 머리를 지지한다.

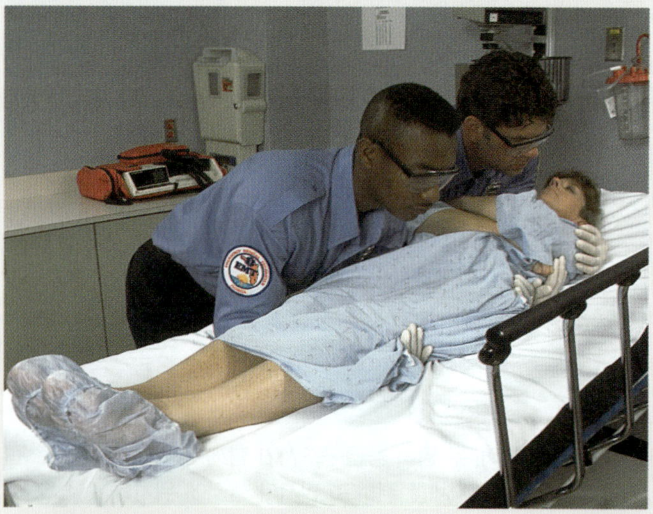

2. 환자의 다리 쪽에 위치한 응급구조사는 환자의 엉덩이 위쪽에 팔을 넣어 살짝 들어올린다. 머리 쪽에 위치한 응급구조사는 다른 쪽 팔을 환자의 등 아래에 놓고, 다리 쪽에 위치한 응급구조사는 허벅지와 종아리 사이에 팔을 놓는다.

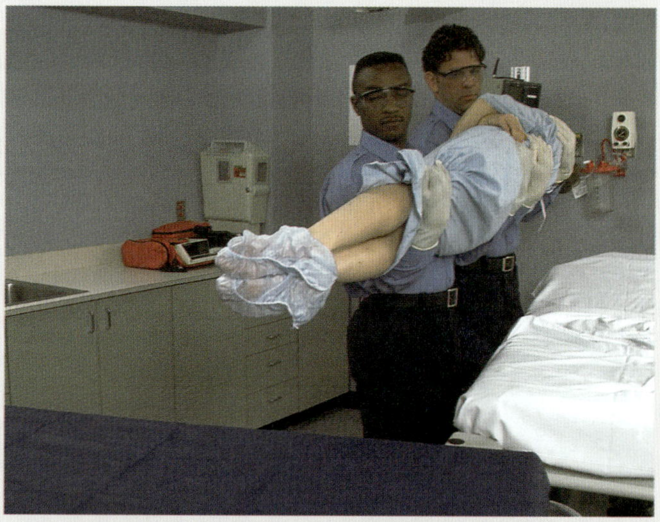

3. 응급구조사들은 무릎을 살짝 구부려 환자 쪽으로 몸을 굽힌다. 동시에 응급구조사의 가슴 쪽으로 환자를 들어올린 후, 똑바로 선다. 환자를 부드럽게 들것 위로 내려놓는다.

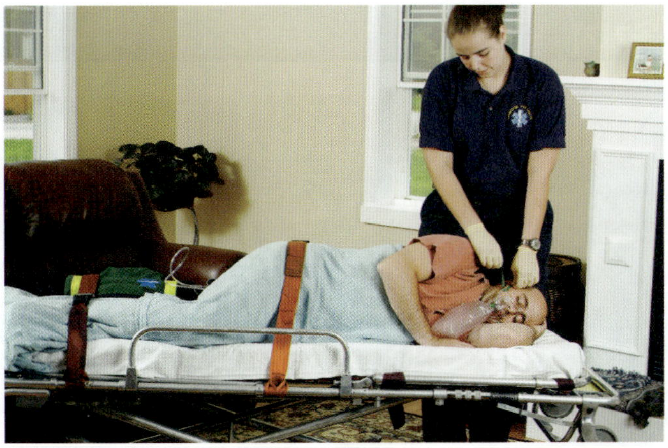

그림 3-8 회복 자세

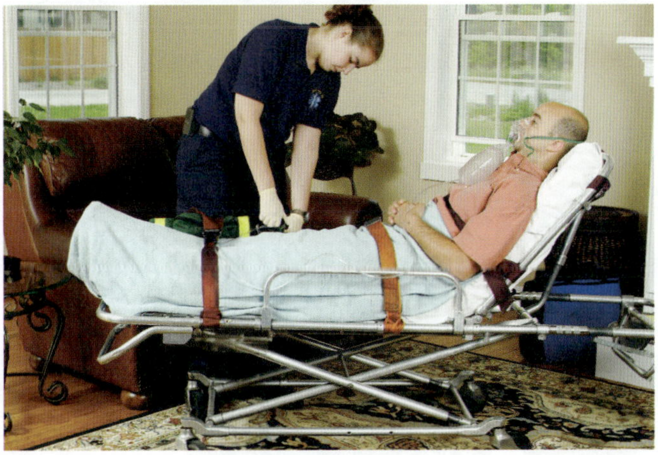

그림 3-9 대부분 환자들이 선호하는 편한 자세는 반앉은 자세이다.

환자 자세

구급차로 환자를 운반할 때 혹은 병원으로 이송 할 때, 환자를 적절히 자세로 유지시키는 것은 상당히 중요하다. 환자를 들어올리고, 이동 및 이송하는 것은 환자 평가 및 처치 과정에서 필수적인 부분으로 수행되어야 한다. 환자의 건강 상태와, 그 상태를 가장 호전시킬 수 있도록 환자의 자세를 유지시켜야 한다.

척추 손상이 의심되지는 않지만 의식이 없는 환자는 회복 자세(Recovery position)로 유지시킨다(그림 3-8). 회복 자세는 환자를 옆으로 눕혀, 입으로부터 분비물 배출되도록 돕고, 환자가 토하는 경우 구토물이 허파로 들어가는 것을 막을 수 있다. 회복 자세는 바퀴달린 들것 위에서 실행될 수 있다. 의식 없는 환자는 기도가 적절히 유지될 수 없기 때문에 의자 형태의 장비로 환자를 운반해서는 안 된다.

척추 손상이 의심되지 않고, 의식이 있는 대부분 환자는 편안하다고 느끼는 자세를 취할 수 있도록 도와준다. 가슴 통증, 욕지기, 또는 호흡곤란 등을 호소하는 환자들이 이에 해당된다. 이러한 환자들은 편안함을 느끼는 자세를 환자가 선택할 수 있도록 도와준다. 들것의 머리 쪽을 약간 세워주어 환자가 반쯤 앉아있는 자세, 즉 반앉은 자세(semi-sitting position, Fowler's 또는 Semi-Fowler's position)은 호흡을 도와준다(그림 3-9). 환자를 반앉은 자세로 유지시켜줄 경우, 항상 안전에 주의해야 하며, 다른 운반 장비의 사용에도 지장을 주어서는 안 된다. 특히, 환자가 구토를 하는 경우에는 반앉은 자세로 유지시켜주는 것에 대해 주의해야 한다. 항상 환자의 기도와 의식 상태를 확인해야 한다. 환자의 의식 수준이 저하될 경우 환자의 자세를 회복 자세로 바꾸어준다.

절차 3-8 병원 내 침대 위로 환자 옮기기

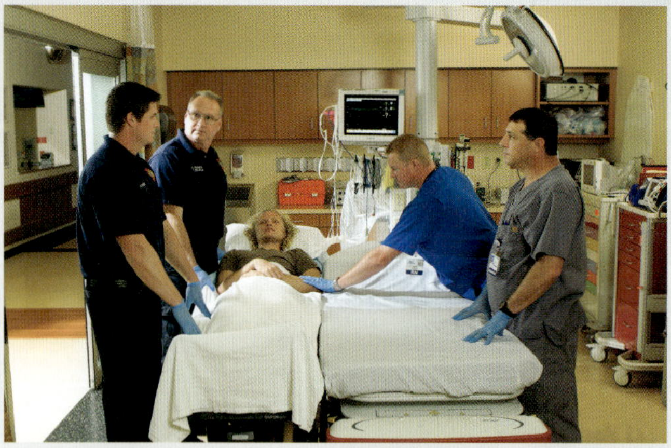

1. 구급차 들것을 병원 침대의 높이에 맞춘 후 침대 옆에 놓는다.

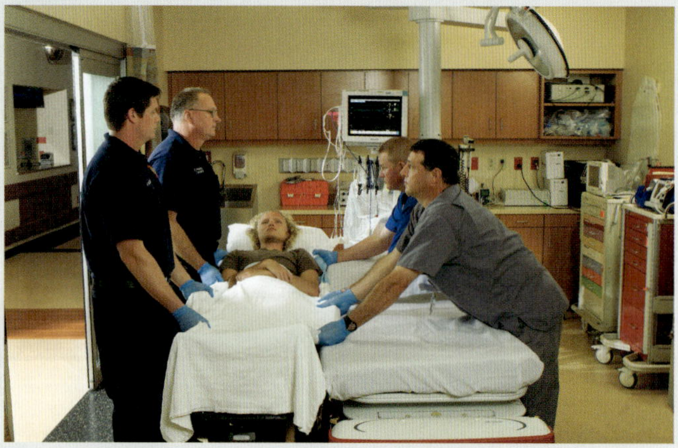

2. 환자를 안전하게 옮기기 위해 환자 양쪽의 시트 끝을 둥글게 말아 붙잡고 잡아당겨 시트를 팽팽하게 만든다.

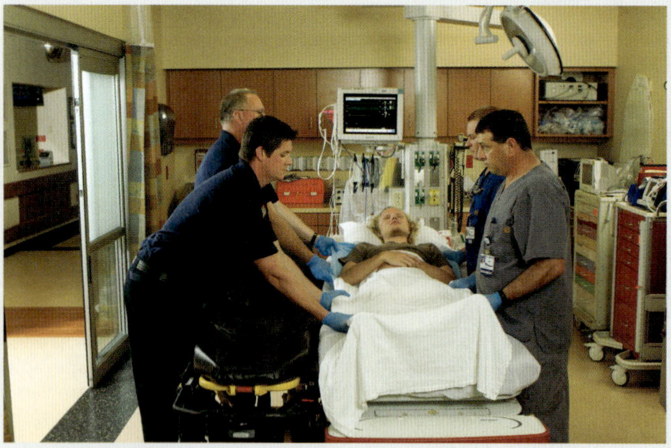

3. 어깨, 상체 중간, 엉덩이, 무릎 쪽의 양쪽 시트를 잡고, 동시에 환자를 병원 침대로 미끄러지듯 옮긴다.

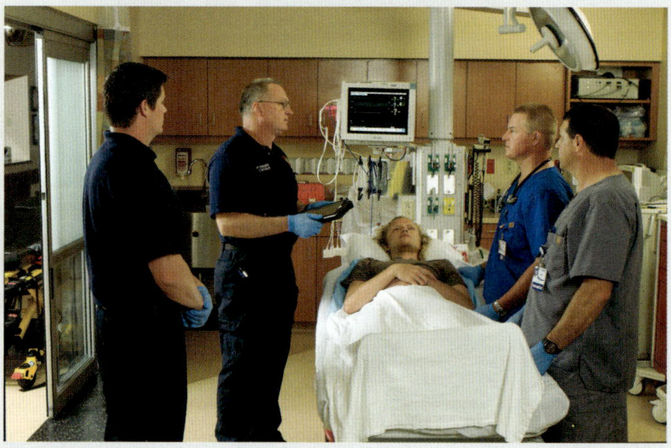

4. 환자가 침대의 가운데에 위치했는지 확인한 후, 낙상 방지대를 올린다.

쇼크를 위한 자세. 쇼크로 의심되는 환자는 바로 누운 자세를 취해주도록 한다. 이는 중력에서부터 최소한의 저항을 통해, 최대한의 혈류를 만들어낸다. 모든 신체의 장기들 (특히 뇌와 같은 주요 장기들)은 관류를 유지하는 것이 중요하다.

외상(손상)을 입은 환자들은 긴 척추고정판에 고정되어 추가 손상을 예방할 수 있도록 처치된다. 이 환자들은 긴 척추고정판에 바로 누운 자세로 고정되어야 한다. 머리가 낮게 위치하게 하거나(호흡 곤란을 일으킬 수 있다.) 또는 다리를 올리지 (부상 악화와 이송을 어렵게 만들 수 있다.) 않는다. 최근 연구에서, 환자의 다리를 올려주는 것은 이득이 없거나, 매우 최소한의 효과만 나타낸다고 보여주고 있다.

병원 내 침대 위로 환자 옮기기

병원에 도착하면 환자를 들것에서 침대로 환자를 옮겨야 한다. 이 때 환자를 이동하기 위해 변형된 시트 당기기 방법을 사용한다(절차 3-8).

단원 복습

핵심 사실과 개념

- 환자를 들어올리고 이동하는 임무를 수행하기 위해서는 적절한 계획과 장비가 요구될 뿐만 아니라, 자신과 환자의 부상을 예방하기 위하여 신체 역학에 대한 주의가 요구된다.
- 환자 들기에서 가장 중요한 규칙은 허리가 아닌 다리를 사용하는 것이다. 발을 어깨 넓이만큼 벌리고, 무릎을 구부린 상태로 유지한다.
- "응급 이동(Emergency moves)"은 척추 부상을 악화시킬 수 있으므로 생명을 위협하는 상황에 한해서만 실시한다.
- "긴급 이동(urgent moves)"은 환자가 빨리 이동되어야 하지만, 그래도 임시적인 척추 고정을 할 시간은 있는 경우에 실시된다.
- "비긴급 이동(Non-urgent moves)"은 완전한 현장 평가와 처치를 끝마친 후 들것으로 환자를 이동하는 정상적인 이동 방법이다.
- 환자 이송 장비에 위치시킬 때는 환자의 편안함과 의료적 필요성, 안전성을 고려해야 한다.
- 모든 출동에서 정확한 들어올리기와 이동 술기가 중요하다는 점을 기억해야한다. 정확한 술기는 환자뿐만 아니라 응급구조사도 손상으로부터 보호하여, 응급구조사가 오랫동안 정상적인 응급의료서비스를 제공할 수 있도록 도와준다.

핵심 결정

- 얼마나 빨리 환자를 옮겨야 하는가?
- 환자의 주위 환경은 위험한가?
- 처치를 제공하기 위해 환자를 옮겨야 하는가?
- 추가적인 손상의 원인 때문에 환자를 옮길 것인가?
- 환자의 이동 또는 자세가 환자의 상태를 호전시키는데 도움이 되는가?
- 환자를 옮길 수 있는 장비의 사용이 가능한가?

단원 용어

- **비만(bariatric)** 과다한 체지방을 가진 상태를 가진 환자
- **신체 역학(body mechanics)** 들어올리기와 운반 동작을 용이하게 하고 부상을 방지하기 위하여 신체를 적절히 사용하는 원리
- **직접 운반(direct carry)** 환자를 침대에서 들것으로 옮기는 방법이며, 두 명 이상의 응급구조사가 환자를 응급구조사의 가슴쪽으로 동시에 들어올린 후 환자를 들것으로 운반한다.
- **직접 들기(direct ground lift)** 환자를 지면으로부터 들것으로 들어올려서 운반하는 방법이다. 두 명 이상의 응급구조사가 반무릎 자세를 취하고, 가슴쪽으로 환자를 들어올린 후, 동시에 일어서서 환자를 들것으로 운반한다.
- **시트 당기기 방법(draw-sheet method)** 환자를 침대에서 들것으로 옮기는 방법이다. 침대 시트를 느슨하게 한 후, 돌돌 말아 움켜 잡은 후 들것 방향으로 잡아당긴다.
- **팔다리 들기(extremity lift)** 환자를 들어올리고 운반하는 방법 중 하나로, 첫 번째 응급구조사가 환자의 겨드랑이 아래로 양손을 밀어 넣고 팔목을 붙잡으면, 두 번째 응급구조사는 무릎을 잡아준다
- **파워그립(power grip)** 가능한 한 손바닥의 넓은 면이 들어올릴 물체에 접촉하도록 잡고, 모든 손가락은 같은 각도로 구부린 상태여야 한다. 양 손은 25cm 이상 떨어져야 한다.
- **파워리프트(power lift)** 파워리프트는 쪼그려서 들어올리기 자세라고 불리운다. 들어올릴 물체를 몸 가까이에 하여, 쪼그리고 앉은 자세에서 들어올리는 방법이다. 이때 양 발은 벌리고 지면에 평평하게 놓는다. 몸의 무게를 발꿈치 쪽에 두며, 허리는 곧게 세운다.

평가와 술기를 위한 준비

요약 문제

1. 신체 역학이란 용어를 정의하고, 들어올리기와 이동 방법에 관련된 신체 역학 원리들을 설명한다.
2. 응급 이동을 시행해야 하는 몇가지 상황들을 나열한다.
3. 환자 들어올리기와 끌기 방법들을 설명한다.
4. 긴 축 방향으로 끌기(long-axis drag)를 정의하고, 중요성을 설명한다.

연관시켜 생각하기

"응급구조사의 복지"에서 배운 지식과 이 단원에서 배운 장비들을 활용하여 다음의 질문에 답하여라.

1. 아래의 장비를 사용하거나 혹은 절차를 진행하는 동안, 환자와 응급구조사가 어떻게 전염병에 감염될 수 있는가?

1인 구조자의 도움

소방관 운반

바퀴달린 들것으로 환자 **운반**

조끼형 구출장비 **적용**

비판적 사고 연습

이 단원에서 배운 내용을 사용하여, 다음의 환자들에게 적합한 들어올리기 및 이동 절차와 장비를 설명하라:

1. 5m 높이에서 추락하여 척추 손상의 의심되는 환자
2. 엘리베이터가 없는 건물의 5층에 살며 가슴 통증을 호소하는 환자
3. 폭발의 위험이 있는 환경에 놓인 환자.

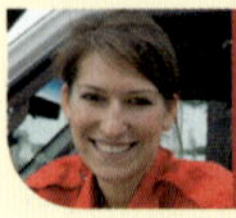

현장 이야기

응급구조사인 Sam은 동료들과 응급구조사의 역할에 대해 토론을 하고 있다. Sam은 환자에 대한 직접적인 평가 통해 필요한 행동을 수행하는 것에 중점을 두어야 한다고 주장했고, 다른 동료들은 응급구조사가 기도, 호흡, 순환 처치에 중점을 두어야 한다고 주장했다. 그 중 가장 경험이 많은 응급구조사 Kim은 우리가 말한 모든 사항들을 잘 해야 한다고 말하면서, 동시에 환자를 이동하고 이송하는 것 역시 중요하다고 이야기 했다.

Sam은 환자 처치에서 중요한 부분이 아니라고 생각하며, Kim의 의견에 동의하지 않았다.

토론 중, Sam은 자동차 충돌 사고 신고를 받고 현장에 출동했다. 현장에 도착하자, 경찰이 Sam에게 환자는 의식이 있고, 환자가 안전 벨트를 허리에만 착용하고 있었기 때문에, 큰 사고가 아님에도 불구하고 목의 통증을 호소하고 있다고 전했다.

Sam은 운전자 석에 앉아있는 환자에게 접근 후, 자신을 소개하고 평가를 시작했다. 환자는 충돌 시 머리가 운전대에 부딪혔지만, 의식을 잃지는 않았었다고 말했다. Sam은 평가를 통해 환자가 호흡에 문제가 없으며, 외부 출혈도 없음을 확인하였다.

질문

1. 환자를 차량에서 구출하기 위해 어떠한 장비를 사용해야 하는가?
2. 구출 장비를 사용할 때 어떤 환자 처치가 이루어져야 하는가?
3. 환자를 차량에서 구출할 때 고려해야 할 사항들은 무엇인가?

지역내 프로토콜은 따라 자동차 충돌 사고로 운전대에 머리를 부딪혔거나, 이와 동등한 손상을 입었을 것으로 의심되는 환자에게는 경추고정대와 짧은 척추고청판을 사용하라고 지시했다. 환자의 머리와 목을 손으로 도수 고정하고 있던 Sam의 동료는 Sam에게 팔다리의 맥박, 운동성, 감각을 확인함으로써 신경학적 검사를 시행해볼 것을 제안했다. 신경학적 검사 후 Sam은 적절한 크기의 경추고정대를 환자에게 적용했다. 적용 후, 환자에게 통증 정도에 대해 다시 한 번 물었고, 환자는 "불편하지만 통증은 없다"라고 이야기 했다. 동료는 계속해서 손으로 머리와 목을 도수 고정하고 있으며, Sam은 일차반응자의 도움을 받아 환자 뒤에 조끼 형태의 구출 장비를 놓았고, 적용시킨 후 다시 다른 신경학적 검사를 실행했다. 모든 검사가 완료된 후 환자를 긴 척추고정판으로 옮겨 바닥에 내려놓았다.

질문

4. 이 환자에게 사용해야 할 응급 처치 장비는 무엇인가? 그 이유는?
5. 이 환자를 다시 이동하기 전에 다시 취해야 할 행동은 무엇인가?
6. 긴 척추고정대에서 바퀴달린 들것으로 옮길 때, 어떤 안전성을 고려하여야 하는가?

환자가 긴 척추고정판에 적절하게 고정된 후에, 머리 고정 장비를 사용하여 환자의 목과 머리를 완전히 고정시켰다. Sam은 계속된 환자 평가를 통해 환자의 의식 수준과 호흡, 신경학적 검사 상태가 정상임을 확인했다.

바퀴달린 들것까지 환자를 이동시키기 위해 긴 척추고정판에 고정된 환자를 약 10m 정도 이동해야 했으므로, Sam과 동료는 다른 구조자들에게 도움을 요청하여 긴 척추고정판 모서리를 각각 들도록 결정했다. 특별한 사고 없이 환자를 바퀴달린 들것으로 이동하고, 구급차 안에 위치시킨 후 들것의 고정 장치를 확인했다. 병원까지 이송하는 동안 환자의 활력 징후를 측정하고 환자의 병력을 수집했다. 병원에 도착 후, 들것을 구급차에서 꺼내 바퀴를 폈다. Sam은 환자를 응급실 내로 이동 후, 병원 관계자들의 도움을 받아 긴 척추고정대를 들것에서 병원 침대로 옮겼다.

출동을 끝낸 후 본부로 돌아왔을 때, 다른 동료들은 아직까지 응급구조사의 역할에 대한 토론을 계속하고 있었다. Sam은 방에 들어가서 이렇게 말했다. 이번 출동을 마치고 나서, 저는 Kim의 의견에 동의해야만 했습니다. 응급구조사는 적절하고 효과적이고 안전하게 환자를 이동하는 방법을 알고 이를 행해야 합니다.

의료적/법적 및 윤리적 문제
(Medical/Legal and Ethical Issues)

4

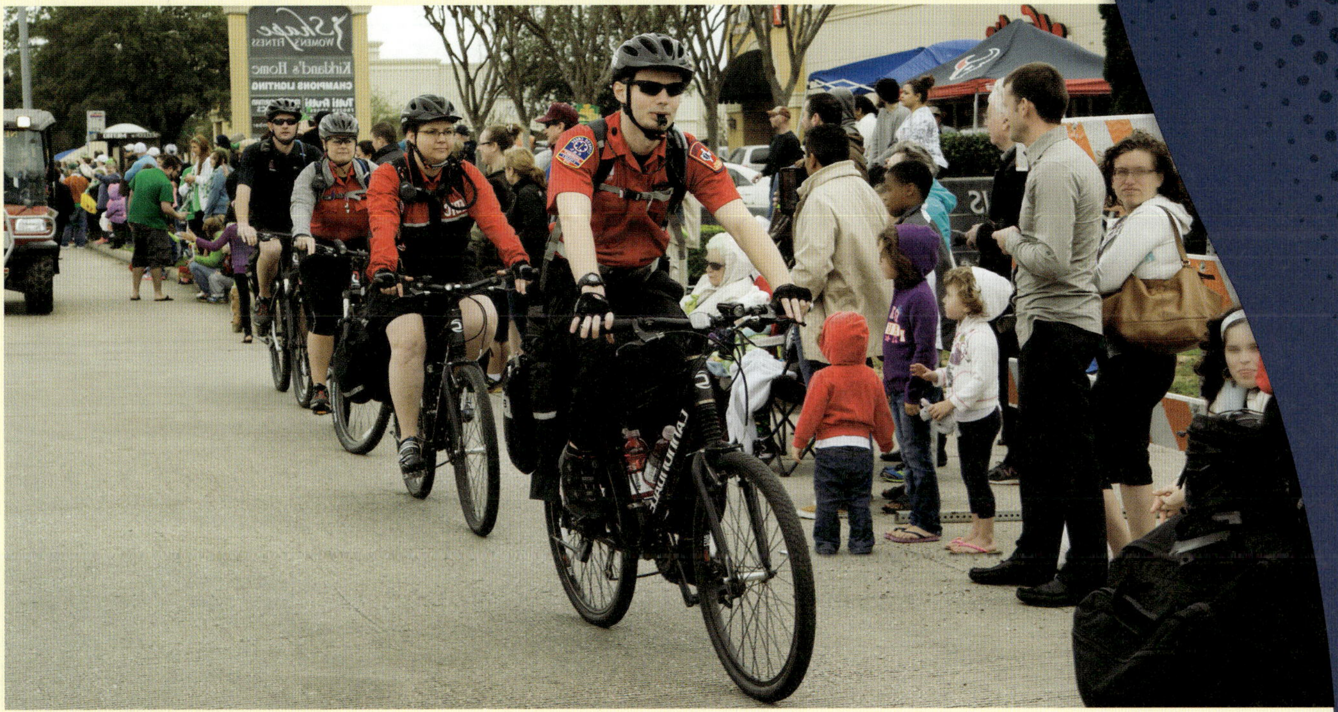

관련 단원

다음의 내용들은 이 단원에서 배울 주제와 관련된 추가적인 정보를 제공한다:

1 응급의료에 대한 소개
2 응급구조사의 안녕
3 환자 들어올리기와 이동하기
23 행동 및 정신과적 응급, 자살

표준

준비단계(의료적/법적 및 윤리적)

역량

응급의료체계의 기본적 지식, 응급구조사의 안전과 복지, 응급의료 제공에 따른 의료적/법적/도덕적 문제를 적용한다.

핵심 개념

- 응급구조사의 업무범위
- 환자의 응급처치 동의 및 거부
- 불법행위, 부주의, 유기에 대한 법적 개념
- 행위 의무(duty to act)가 가지는 의미
- 범죄현장에서 응급구조사의 책임

학습목표

이 단원을 읽고 난 후, 여러분은:

4.1 이 단원에서 소개된 주요 용어들을 정의할 수 있다.
4.2 응급구조사의 업무범위에 대해 설명할 수 있다.
4.3 업무 범위와 처치 기준의 차이를 설명할 수 있다.
4.4 주어진 시나리오를 가지고, 환자의 응급처치 동의 유형을 결정할 수 있다.
4.5 윤리적 딜레마와 관련된 다양한 시나리오를 통해, 각 상황에서 반드시 고려해야 할 문제들에 대해 논의 할 수 있다.
4.6 환자가 처치를 거부할 때, 상황에 맞는 법적, 윤리적 고려 사항들을 설명할 수 있다.
4.7 소생술포기지시서를 포함한 사전의료의향서에 대한 응급구조사의 의무에 대해 논의할 수 있다.
4.8 다양한 시나리오에서, 부주의가 성립될 수 있는 상황을 인지할 수 있다.
4.9 선한 사마리아인 법의 목적을 설명할 수 있다.
4.10 비밀준수 의무에 위배되는 상황을 인지할 수 있다.
4.11 명예 훼손에 해당되는 상황을 인지할 수 있다.
4.12 의료 인식표와 장기 기증자를 확인할 수 있다.

4.13 범죄 현장에서 증거로 고려해야 할 목록들에 대해 설명할 수 있다.

4.14 환자 처치 의무를 이행하는 동안, 증거에 미치는 영향을 최소한으로 하기 위한 방법에 대해 설명할 수 있다.

4.15 해당 기관에 법적으로 보고해야 하는 상황을 인지할 수 있다.

4.16 윤리적 문제와 관련된 시나리오를 가지고, 응급구조사의 가장 적절한 반응을 결정할 수 있다.

핵심 용어

유기(abandonment)
사전의료의향서(advance directive)
폭행(assault)
구타(battery)
비밀(confidentiality)
동의(consent)
범죄 현장(crime scene)
소생술포기지시서(do not resuscitate, DNR order)
행위 의무(duty to act)
윤리적(ethical)
명시적 동의(expressed consent)
선한 사마리아인 법(Good Samaritan laws)
미국 의료정보보호법(HIPAA)
묵시적 동의(implied consent)
후견인(in loco parentis)
법적 책임(liability)
명예훼손(libel)
도덕적(moral)
부주의(negligence)
장기 기증자(organ donor)
연명의료계획서(Physician Order for Life Sustaining Treatment; POLST)
사실 추정의 원칙(res ipsa loquitur)
안전한 피난처 법(safe haven law)
업무범위(scope of practice)
비방(slander)
처치 기준(standard of care)
불법 행위(tort)

응급구조사는 출동 요청을 받을 때마다 의료적/법적 문제 또는 의료적/윤리적 문제에 직면하게 될 것이다. 이는 환자가 처치와 평가를 받아들일 것인지를 확인하는 것처럼 단순한 문제일 수도 있고, 모든 처치를 거부하는 말기질환 환자처럼 복잡한 것일 수도 있다. 뿐만 아니라 응급구조사는 "내가 비번일 때 환자를 도와주어야 할 것인가 말 것인가?" 또는 "내 근무 지역 밖에서 환자를 도와주지 않을 경우 소송을 당할 가능성이 있는가?"와 같은 갈등에 직면할 때도 있다. 의학적, 법적, 윤리적 문제를 이해하는 것은 모든 응급처치에 있어서 필수적인 요소이다. 이러한 지식을 갖춤으로써 출동 시 응급구조사가 직면하게 될 법적인 문제를 줄이거나 예방할 수 있을 것이다.

업무 범위

핵심 개념
응급구조사의 업무범위

업무범위(scope of practice)
응급구조사의 직무와 관련하여 범위, 정도, 한계 등을 정한 규정과 윤리적 고려사항

응급구조사는 여러 가지 의학적, 법적, 윤리적 지침에 의해 규제를 받는다. 이러한 규정과 윤리적 고려사항들을 종합한 것을 *업무범위*라고 하며, 응급구조사의 업무 범위와 한계를 정해준다. 응급구조사가 환자를 돕기 위해 시행하는 의학적 조치와 술기는 법으로 규정되어 있다. 이러한 법은 나라와 주(state)에 따라 다르며, 같은 주라 할지라도 지역에 따라 서로 다른 규칙과 지침이 적용되기도 한다.

예를 들어 어떤 지역에서는 응급구조사가 기본적 범위의 처치와 조치만을 행할 수 있지만, 인접한 다른 지역에서는 보다 더 전문적인 처치와 높은 수준의 조치를 제공할 수도 있다. 이 경우 응급구조사는 그 지역이 규정한 업무 범위 안에서 환자를 위하여 법적으로 허용된 범위 안에서 환자에게 필요한 처치를 제공하여야 한다.

응급구조사의 업무범위 내에서는 항상 윤리적인 책임이 따른다. 일차적인 윤리적 고려사항은 환자의 관리와 복지가 우선되어야 하고, 이를 위해서는 개인의 희생까지도 요구된다. 예를 들어, 무더운 날씨임에도 환자가 추위를 느끼는 경우가 있을 수 있다. 응급구조사는 더운 구급차 내에 에어컨을 켜고 싶지만 환자의 상태를 고려하여 참아야 한다. 이와 같은 행동은 비록 사소하게 보이지만 환자에게는 매우 중요하다.

업무범위라는 것은 응급구조사 직무의 범위를 설명할 뿐이지, 유사한 상황에서 같은 수준의 훈련을 받은 응급구조사가 환자에게 제공했을 것이라고 예상되는 처치의 기준을 의미하지는 않는다. 처치 기준은 이 단원의 후반부에서 부주의의 개념과 함께 다시 논의될 것이다. 일반적으로, 업무 범위는 "응급구조사가 할 수 있는 것"을 의미하지만, 반면에 *처치 기준*은 "응급구조사가 특정 상황에서 무엇을, 어떻게 해야 하는지"를 의미한다.

처치 기준(standard of care)
유사한 상황에서 같은 수준의 훈련을 받은 응급구조사가 환자에게 제공했을 것이라고 예상되는 처치의 기준

유능한 응급구조사가 되기 위해서는 기술과 지식을 갖추어야 한다. 여기에는 자신감과 함께 술기를 숙달할 때까지 연습하는 것도 포함된다. 또한 보수 교육과 자격증 갱신도 유능한 응급구조사가 되기 위해 필수적이다. 모든 환자는 최상의 응급처치를 받아야 한다.

응급처치는 개인적인 수준과 팀원의 수준으로 향상시킬 수 있다. 출동 후에는 자기 자신 또는 동료들과 함께 서로의 업무에 대해 적극적인 비평을 주고받는다. 응급구조사의 응급처치 술기, 의사 소통, 그리고 환자 상태의 결과를 향상시키기 위해서는 다른 사람들의 조언과 비평을 적극적으로 수용하는 자세가 필요하다. 여러 관점에서의 다양한 평가는 응급처치의 질 향상 과정의 한 부분이다. 응급구조사는 자신이나 가족 중 누군가가 아팠을 때 받아야 한다고 생각되는 수준의 응급처치 기준을 유지할 수 있도록 목표를 가지고 업무에 임해야 한다.

이제 이 단원에서 응급구조사의 업무범위에 대한 특정 측면을 배우게 될 것이다.

비판적 의사결정

윤리적 딜레마

사실상 비판적이거나 어려운 결정을 내려야 하는 일이 임상에서는 자주 발생하지 않을 것이다. 응급구조사의 의사 결정 능력을 시험한다는 것은 윤리적인 딜레마에 직면하는 일이 될 수도 있다. 아래 제시된 각 상황은 응급구조사가 대처해야 할 상황들이 묘사되어 있다. 각각의 상황들을 잘 읽어보고, 응급구조사로서 최선의 대처 방법은 무엇인지 생각해보도록 한다.

- 당신은 환자를 병원으로 이송하기 위해 구급차를 운전하고 있던 중, 뒤에서 전문응급구조사와 일반응급구조사가 이야기 하는 것을 우연히 듣게 되었다. 전문응급구조사는 "약물 용량을 잘못 생각해서, 투여해야 하는 약물의 용량보다 10배나 더 환자에게 투여 했어"라며, 아무에게도 말하지 말아 줄 것을 일반응급구조사에게 당부했다. 당신이라면 어떻게 할 것인가?
- 간단히 맥주를 마시며 스포츠 경기를 보고 집으로 돌아오는 길에 자동차 충돌사고 현장을 목격했고, 부상 당한 사람들을 발견하였다. 당신은 어떻게 할 것인가?
- 당신의 환자가 자신이 입은 상처는 사실 친구가 사무실에 침입하는 동안 망을 봐주기 위해 울타리를 오르다가 입은 것이라고 말한다. 자신은 그저 감시인일 뿐이며, 만일 그가 이 사실을 말한 것을 누군가 알게 된다면 자신이 살해될지도 모른다고 말한다. 당신은 어떻게 할 것인가?

환자의 동의와 거부

핵심 개념
환자의 응급처치 동의 및 거부

동의

응급구조사가 어떤 응급처치나 행위를 하기 위해서는 환자로부터 *동의*, 즉 허락이 필요하다. 대부분의 환자나 보호자들은 응급구조사에게 도움을 요청하고, 응급구조사의 행위를 받아들이려고 한다. "저는 응급구조사 OOO입니다. 도와 드리고 싶은데, 괜찮습니까?"와 같은 간단한 말로 충분히 동의를 받아낼 수 있다. 대부분의 환자들은 긍정적으로 반응할 것이다. 의식이 있고, 정상적인 판단 능력이 있는 성인의 경우에는 응급처치 시행 및 의료기관으로의 이송 전, 반드시 명시적 동의를 얻어내야 한다.

동의의 원칙은 단순하게 보이지만, 응급환자 처치에 있어서 매우 복잡한 문제를 일으킬 수도 있다. 동의에는 세가지 유형이 있다: 명시적 동의, 묵시적 동의, 미성년자 또는 정신적으로 무능력한 환자에 대한 동의이다.

동의(consent)
응급구조사가 환자를 위해 처치나 다른 행위를 하기 위해 환자로부터 허락을 받는 것.

명시적 동의

법적으로 성인이며, 의료행위와 관련하여 이성적인 결정을 할 수 있는 정신적 능력을 갖춘 사람에 의하여 이루어진 동의를 *명시적 동의*라고 한다. 이것은 육체적으로나 정신적으로 정상적인 판단을 할 수 있는 환자로부터 얻어야 한다. 명시적 동의는 고지된 동의(informed consent)가 되어야 한다. 환자들은 그들이 받을 처치로 인하여 일어날지도 모를 위험에 대해 알고 있어야 한다. 환자에게 모든 응급처치 과정을 설명하는 것은 법적으로 필요할 뿐만 아니라, 환자의 정서적 관리에도 필요하다.

명시적 동의(expressed consent)
법적으로 성인이고 의료 행위와 관련하여 이성적인 결정을 내릴 수 있는 사람으로부터 얻어진 동의

묵시적 동의

의식이 없는 환자를 처치해야 하는 경우에는 *묵시적 동의*를 통해 동의를 얻은 것으로 간주하게 된다. 법에서는 환자가 현재는 의식이 없지만, 만약 의식이 있었다면 당연히 처치에 동의할 것으로 간주하기 때문이다. 이러한 상황에서 법은 응급구조사 뿐만 아니라 보건의료제공자에게 환자가 의식을 회복해서 합리적인 의사 결정을 내릴 수 있을 때까지 처치를 제공하도록 허용하고 있다.

묵시적 동의(implied consent)
무의식 환자이거나 응급처치가 필요하지만 보호자와 연락이 안되는 소아의 경우와 같이 환자 또는 환자의 보호자가 있었다면 당연히 동의를 해줄 것으로 간주하는 형태의 동의

소아나 정신적으로 무능력한 성인에 대한 동의

소아와 정신적으로 무능력한 성인이 응급처치나 이송에 대해 동의 및 거부하는 것은 법적으로 인정되지 않는다. 이러한 환자들은 그의 부모나 보호자에게 동의 및 거부에 대한 법적 권한이 있으므로, 응급처치를 시작하기 전에 보호자의 동의를 구하여야 한다.

그러나 부모나 보호자의 직접적인 동의가 없더라도 처치가 허용되는 경우는 학교의 보건교사 또는 학교 관계자가 *부모를 대신하는 후견인의 권리(in loco parentis)*를 행사할 경우이다. 대부분의 부모들은 그들의 후견인에 대한 서류를 서면으로 작성하여 학교에 제출할 것이다.

후견인(in loco parentis)
부모에게 직접적인 동의를 구하지 못할 때, 부모를 대신하여 아이들의 처치를 위해 동의할 수 있는 사람

생명을 위협하는 질병 또는 외상 발생 시, 부모나 보호자가 없을 때에는 묵시적 동의에 근거하여 처치를 시작해도 된다. 법에서는 부모나 보호자가 현장에 있다면 처치에 대해 당연히 동의할 것으로 간주하기 때문이다. 일부 주에서는 미성년자의 범위에 예외(독립적 미성년자)를 둬서—결혼 또는 일정한 연령에 도달한 경우—그들의 동의를 얻도록 하고 있다. 응급구조사가 미성년자의 동의를 얻어 처치를 해야 할 경우에 대해서는 관련법을 참고한다.

비자발적 이송

환자가 비자발적으로 병원에 가야 하는 경우가 있다. 이는 환자가 남을 해하려고 하거나 또는 자기 자신을 해하려고 할 때 정신건강담당자 또는 경찰에 의해 결정된다. 환자는 또한 법원 명령의 결과로 자신의 의지와 상관없이 이송될 수도 있다.

이러한 경우에 때로는 환자를 신체적으로 억제해야 하는 경우도 있다. 신체 억제는 법적 책임과 관련이 있으므로 매우 신중해야 한다. 대부분의 법적 과실은 응급구조사가 환자를 부적절하게 억제하거나, 억제하는 동안 환자에게 해를 입혔을 경우에 발생한다. 환자는 자유롭게 움직일 수 있는 능력이 거부되었기 때문에, 이 시간 동안 환자의 건강을 보장하는 것은 응급구조사의 중대한 책임이다. 그러므로 환자 억제 시, 환자의 정신상태 및 활력 징후를 자주 평가하고 모니터해야 한다.

환자가 처치를 거부할 때

응급구조사는 응급처치가 필요한 모든 환자들이 응급처치를 당연히 받아들일 것으로 생각하겠지만, 치료와 병원 이송이 필요한 환자가 처치를 거부하는 경우도 있다. 여기에는 부정, 공포, 심각성에 대한 이해 부족, 약물 중독 등 여러 가지 이유가 포함된다.

환자는 처치를 거부할 권리를 갖고 있지만, 환자에게 상황을 자세히 설명하고, 치료를 거부할 경우 발생할 수 있는 문제에 대해 충분히 설명해 주어야 하는 것은 응급구조사의 책임이다.

환자가 응급처치나 병원으로의 이송을 거부하기 위해서는 다음과 같은 몇 가지 조건들이 충족되어야 한다.

- **환자가 법적으로 동의할 수 있는 상태이어야 한다.** 즉 법적으로 성인이거나, 독립적인 미성년자이어야 한다.
- **환자는 정신적으로 정상이고, 올바른 판단을 할 수 있어야 한다.** 환자가 질병이나 판단이 흐려질 수 있는 상태에 의해 영향 받지 않아야 한다. 이러한 상황은 불안정한 활력 징후, 알코올 중독, 약물 중독, 또는 의식 상태 변화가 있다.
- **환자에게 충분한 정보를 제공하여야 한다.** 환자는 응급처치나 이송을 거부할 경우 발생할 수 있는 위험에 대해 충분히 이해해야 한다.
- **환자는 "포기 각서(release form)"에 서명하여야 한다.** 포기 각서는 환자에게 정보를 제공하였음에도 불구하고, 응급처치를 거절함으로써 발생한 책임(*법적 책임*)에 대해 응급구조사가 면제 받을 수 있도록 한다.

법적 책임(liability)
법적인 책임을 가지는 것

응급구조사가 위와 같은 절차를 따랐다고 해도 환자가 응급처치나 이송을 거절하였을 때 법적 책임으로부터 완전히 자유로울 것이라는 보장은 없다. 환자가 거부를 했어도, 처치나 이송을 거부한 환자를 그대로 방치하는 것은 응급의료기관과 응급의료제공자들이 소송에 휘말리는 주요 이유가 되기 때문이다. 때로는 환자가 무의식 상태로 악화되어, 다시 도움을 요청하지 못할 경우 사망에 이를 수도 있기 때문이다.

법적 책임 문제 외에도 윤리적 문제가 있을 수 있다. 만약 환자가 처치를 거부한 후, 무의식 상태로 발견되거나 사망했을 경우, 응급구조사는 이송을 했더라면 그 같은 상황을 예방할 수 있었을 것이라는 생각 때문에 틀림없이 죄의식을 느끼게 될 것이다. 그러므로, 환자의 상태가 매우 걱정스럽다면, 가능한 한 환자가 처치와 이송을 받아들이도록 설득하는데 모든 조치를 취해야 한다. 이러한 조치에는 다음과 같은 사항이 포함된다.

- **환자와 충분한 시간을 갖고 대화한다.** 효과적인 의사소통의 원리를 사용한다: 논리(reasoning), 인내(persistence), 타협(dealing) 혹은 또 다른 전략이 필요할 것이다.

- **환자가 처치를 거절하는 이유를 경청한다.** 환자는 종종 병원, 치료 과정, 장기간의 입원, 사망 등에 대해 두려움을 갖는다. 병원에 가기를 거부하는 것은 부정, 즉 병에 걸렸다는 사실을 받아들이려 하지 않는 것일 수도 있다. 환자가 거부하는 이유를 알게 된다면 응급구조사는 환자가 처치와 병원으로의 이송을 받아들일 수 있도록 하는 새로운 설득 전략을 생각해 볼 수 있을 것이다.
- **환자가 병원에 가지 않을 경우 발생할 수 있는 예후에 대해 알려준다.**
- **의사의 지시를 받는다.** 집에 있는 경우라면 환자의 전화를 이용하여 의사의 지도를 받도록 한다. 모든 방법을 다해도 안될 경우, 지도 의사가 환자와 직접 통화할 수 있도록 한다. 대부분의 응급의료서비스들은 환자가 처치 거부 시, 지도 의사의 지시를 받도록 규정하고 있다.
- **환자를 설득할 수 있도록 가족과 접촉한다.** 종종 가족구성원들은 응급구조사를 대신하여 환자에게 병원에 가도록 설득할 것이다. 사랑하는 사람의 권유는 환자가 병원에 갈 결정을 하는데 매우 도움이 된다. 하지만, 환자의 개인 정보를 다른 사람에게 말하거나, 그들과 공유하는 것은 개인정보보호법을 위반할 소지가 있음을 명심해야 한다. 환자의 가족에게 동의를 위해 연락하거나, 응급구조사의 조언을 가족에게 전달하기 위해 환자에게 먼저 물어보는 것은 일종의 "동의"이므로, 개인정보보호법의 면책 사항이 될 수 있다. 응급구조사는 이 문제를 어떻게 해결할 것인지에 대한 소속 기관의 방침을 이해하도록 한다.
- **필요할 경우 경찰을 부른다.** 경찰은 병원에 가기를 거부하는 환자에게 명령 또는 강압적 힘을 이용해 환자를 병원에 보낼 수도 있다. 이것은 응급처치를 하고 병원으로 이송되면 환자의 생명을 구할 수 있는데도, 일시적인 정신적 불안정으로 인하여 응급처치를 거부하는 환자의 경우를 전제로 한다. 잘못할 경우 법적 책임을 피할 수 없기 때문에, 응급구조사는 환자가 반드시 정신적으로 무능력함을 증명할 수 있는 증거를 확보해야 한다. 응급구조사의 몇차례 설득에도 불구하고, 환자가 처치 및 이송을 거부한다고 해서, 환자가 정신적으로 무능력한 것이 아니라는 것을 반드시 기억해야 한다. 다시 말하자면, 이러한 문제에 대해선 소속 기관의 방침을 이해하도록 한다.

현장 사례

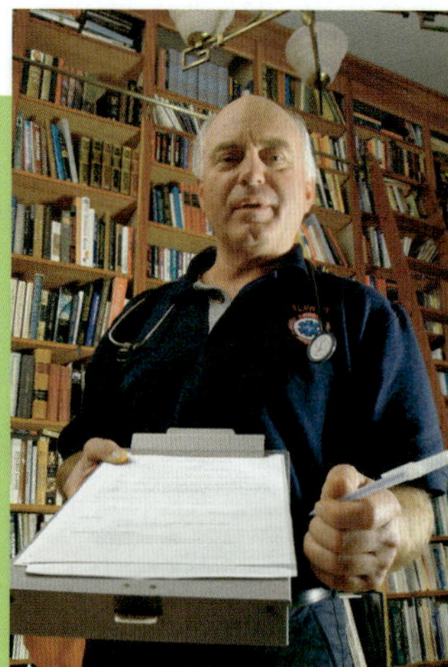

"아내는 제가 쓰러졌다고 말했습니다. 저는 제가 쓰러진 것을 기억하지 못했지요. 사실, 그것에 대해 전혀 기억나지 않아요. 제가 깨어났을 때 응급구조사들이 주위에 있었고, 그들은 제가 원한다면 병원으로 데려 가겠다고 말했어요. 누가 병원에 가고 싶지 않겠습니까? 하지만 전 병원에 가는게 두려웠어요. 제 부모님과 형이 병원에서 돌아가셨거든요. 그 이후 제가 한 결심은 최대한 병원에 가지 말자는 것이었습니다. 하지만 아내는 매우 신경이 날카로워 보였어요. 아내는 저에게 계속 병원에 가도록 설득했어요. 응급구조사들은 가만히 이야기를 듣더니, 제 앞에 서류를 내놓고, 서명하라고 했습니다. 응급구조사들은 어려운 의학용어를 사용하며 많은 말을 했지만, 전 알아들을 수가 없었어요. 그들은 저에게 서명을 재촉했고, 그래서 서명해 버렸죠."

그림 4-1 환자가 치료나 이송을 거부할 때에는 특정 지침을 따라야 한다.

응급의료 환자 거부 점검표

환자 성명 : ______________________ 나이 : __________

호출 장소 : ______________________ 날짜 : __________

기관사건 번호 : ______________ 기관 기호 : ______________

기록자 성명 : ______________________________

I. 환자평가(각 항목에 대해 적절한 반응을 표시)

1. 지남력: 사람? □ 예 □ 아니오
   장소? 장소? □ 예 □ 아니오
   시간? □ 예 □ 아니오
   상황? □ 예 □ 아니오
2. 의식수준의 변화? □ 예 □ 아니오
3. 두부손상? □ 예 □ 아니오
4. 신체검사 또는 병력상 알콜이나 마약 사용? □ 예 □ 아니오

II. 환자정보(각 항목에 대해 적절한 반응을 표시)

□ 예 □ 아니오 의학적 치료/평가의 필요성
□ 예 □ 아니오 구급차 이송의 필요성
□ 예 □ 아니오 치료/평가를 하지 않을 경우 상태가 악화될 가능성
□ 예 □ 아니오 환자의 질병/손상 정도로 볼 때 구급차 외의 다른 이송수단을 사용할 경우의 위험성
□ 예 □ 아니오 환자에게 거부정보 양식 제공
□ 예 □ 아니오 거부정보 양식에 대한 환자의 수용

III. 처리

□ 모든 응급의료 지원의 거부
□ 현장처치는 거부하지만, 이송은 허락
□ 이송은 거부하지만, 현장처치는 허락
□ 추천하는 시설로의 이송 거부
□ 개인 차량: ______________________________
□ 본인 스스로 처치 또는 관리하도록 인계
□ 관계자나 동료에게 처치 또는 관리하도록 인계
성명 : ______________ 관계 : ______________
□ 사법기관에 관리 인계
인계기관 : ______________ 담당자 : ______________
□ 다른 기관에 관리 인계
인계기관 : ______________ 담당자 : ______________

IV. 의견 : ______________________________

____

____

____

그림 4-2A 소생술포기지시서(DNR order)의 예시

병원전 소생술포기지시서

담당 의사 ________

이 병원전 DNR 양식을 완성하는데 있어서, 병원전 응급의료종사자의 처치에 해당되지 않으면 A에 표시를 하고 병원전 응급의료종사자의 특별한 처치에 해당된다면 A와 함께 B의 해당항목에 표시한다. 병원전 DNR 지시를 확실히 하기 위해서는 이 양식이 환자의 담당 의사에 의해 완성되고, 병원전 응급의료종사자에게 제공되어야 한다.

A) ________ **소생술 포기(DNR) :**
병원전 응급의료종사자에 의해 심폐소생술이나 전문심장구조술을 시행하지 않는다.

B) ________ **기타 응급처치 :**
병원전 응급의료종사자는 다음 사항을 시행하시오.

- ________ 산소 투여
- ________ 완전한 기도유지 : 기관내 삽관, 기도유지기, 백밸브 마스크
- ________ 혈관주사 : 정질액 정맥주사와 혈액 채취
- ________ 체외 심조율
- ________ 심폐소생술
- ________ 제세동술
- ________ 쇼크방지용 바지
- ________ 인공호흡기
- ________ 전문심장구조술용 약물
- ________ 기타 처치 및 약물 (의사의 지시에 따라)

병원전 응급의료종사자는 (환자 이름) ________________가 소생술 포기(DNR)나 혹은 위에 언급한 기타 응급처치를 허락했음을 확인하였다. 이것은 의학적으로 적절하며, 의사의 지시에 의해 기록되었고, 의무기록상의 경과기록지에 더 자세히 기록한다. 판단능력이 있는 환자로부터의 고지된 동의나 판단능력이 없는 환자의 법적 대리인에 의한 고지된 동의는 환자의 의무기록지에 기록한다. 소생술 포기 지시는 아래 명시된 날짜까지 완전한 법적 효력을 갖는다.

________________ 담당의사의 서명	________________ ________________
________________ 담당의사의 성명	________________ 환자의 성명과 주소 (집 주소나 병원 주소)
________________ 담당의사의 전화번호	
________________ 날짜	________________ 유효기간 (서명 후 6개월)

폭행(assault)
신체적으로 위해의 불안을 느끼게 하는 행위

구타(battery)
신체적 해를 입히거나 억제하는 행위

응급구조사는 정상적인 정신 능력을 가진 환자의 의지에 반하여 강제로 환자를 병원으로 이송할 수 없음을 명심해야 한다. 처치나 이송을 원하지 않는 환자를 강제로 병원으로 이송한 경우, *폭행(assault)* 또는 *구타(battery)*로 간주될 수 있다.

응급구조사가 처치와 이송을 위한 적극적인 설득에도 불구하고 환자가 받아들이지 않는다면, 법적으로 면책될 수 있도록 응급구조사의 적극적인 조치들을 기록으로 작성해 두는 것이 매우 중요하다. 이 기록에는, 응급구조사의 설득 내용, 환자의 거부 이유, 또한 응급구조사의 설득과 환자가 거부하는 상황을 지켜본 목격자의 이름, 연락처, 그리고 서명 등이 포함된다(그림 4-1은 환자가 응급처치를 거부한 경우 작성해야 하는 "응급처치 거부 지침표"의 예시

를 보여주고 있다).

응급처치를 거부한 환자에게는, 같은 문제가 다시 반복되거나 혹은 악화될 경우, 응급처치와 이송을 원할 경우 언제든지 다시 신고를 하도록 고지한다. 환자의 상태가 악화될 경우에 대비하여 환자와 함께 있어 줄 수 있는 가족, 보호자, 친척이나 이웃에게 도움을 요청하는 것도 좋은 방법이다. 도움이 필요할 경우 언제든지 환자가 전화를 걸 수 있도록 응급 신고 전화번호인 "1-1-9"를 다시 한 번 상기시켜준다. 환자가 정기적으로 의사와 면담 혹은 검진을 받는 환자라면, 환자나 보호자, 혹은 담당 의사에게 상황을 충분히 설명하고 향후 치료를 위해 예약을 잡을 것을 권고한다. 모든 내용들과 조치들을 기록해야 한다.

하지만, 합법적으로 응급처치를 거부한 환자일지라도 환자의 상태가 심각하면 병원으로 이송해야 함을 기억해야 한다.

소생술포기지시서(DNR order)와 연명의료계획서(POLST)

응급구조사는 *소생술포기지시서(do not resuscitate; DNR)*를 소지한 환자를 종종 마주할 것이다(그림 4-2A). 소생술포기지시서는 법적 문서이며, 환자와 환자의 담당 의사가 서명을 한 것으로, 환자가 말기 질환을 앓고 있고 소생술로 생명이 연장되는 것을 더 이상 원하지 않는다는 내용을 담고 있다. 소생술포기지시서는 *"사전의료의향서(advanced directive)"*의 한 부분으로 볼 수 있는데, 그 이유는 소생술을 시행해야 하는 상황이 발생하기 전 작성 및 서명하기 때문이다. 소생술포기지시서는 환자나 가족이 원하는 바를 표현하는 것 이상의 의미가 있으며, 미국에서는 실제로 법적 문서로 간주한다.

소생술포기지시서는 또한 *연명의료계획서(Physician Order for Life-Sustaining Treatment; POLST))*의 한 부분으로(그림 4-2B), 환자가 소생 시도를 원하는지 아닌지 뿐만 아니라, 인공영양 또는 항생제 투여 여부 등 자세한 정보도 포함되어 있다. 환자의 소생 시도 여부는 주로 첫 페이지에 기재되어 있다. 몇몇 지역에서는 다른 형태의 사전의료의향서들이 있으며, 꼭 의사가 아니더라도, 진료보조사(Physician assistant, PA)나 전문간호사(advanced practice nurse)에 의해 기록되는 경우도 있다. 그러므로, 응급구조사는 자신의 지역에서 어떤 형태의 사전의료의향서가 법적으로 작용하는지 주의 깊게 살펴보아야 할 것이다.

소생술포기지시서는 그 정도에 따라 다양하고, 지시에 대한 구체적인 설명이 다양하게 표현되어 있다. 예를 들어 어떤 지시에는 심장이나 호흡 정지가 온 상태에서만 소생술을 실시하고, 이미 정지된 상태에서 발견된 환자라면 소생술을 시도하지 말라고 분명히 명시하고 있다(뇌에 치명적 손상을 입은 환자에게 소생술을 시도할 가능성을 피하기 위해).

대부분의 지역에서는 환자가 서명함으로써 법적인 효력을 가지는 "생전 유언장(living will)"을 수용하는데, 이것은 흔히 생명 연장보다는 편안함을 제공할 수 있는 수단, 예를 들면 인공호흡기, 영양 공급, 진통제의 사용 등에 관한 내용을 포함하고 있다. 그 밖의 대리인(proxy), 즉 환자 자신이 스스로 결정을 내릴 수 없는 경우에 그를 대신해서 건강 관리에 대한 결정을 할 수 있는 사람의 결정권도 법적으로 유효하다고 본다. 삶의 의지와 건강 관리에 대한 위임은 병원 전 상황에서보다 오히려 병원 내에서 흔히 발생할 수 있다.

응급구조사가 속해 있는 지역에서 적용되는 법적인 소생술포기지시서, 생전 유언장, 대리인과 관련된 법규와 이것을 적용하는 규정을 잘 알아두어야 한다. 출동 시, 환자가 심장마비(심장과 호흡이 정지된) 상태이거나 또는 임종 상태에 있는 경우가 많기 때문에, 출동하기 전에 관련되는 서류 양식과 정책을 미리 알아두는 것이 중요하다. 소생술의 적용 여부를 결정해야 하는 시간은 순간이겠지만, 환자 가족과 응급구조사는 심한 스트레스를 받는 시간이 될 수 있음을 명심해야 한다.

법적인 소생술포기지시서는 원치 않는 소생술과 난처한 상황을 예방해준다. 환자 가족들

소생술포기지시서(do not resuscitate, DNR, order)
주로 환자와 담당 의사가 서명한 법적 문서이며, 말기 질환을 앓고 있는 환자가 소생술에 의하여 더 이상 생명이 연장되는 것을 원치 않는다는 내용을 포함하고 있다.

사전의료의향서(advance directive)
소생술포기지시서(DNR); 소생술을 해야 할 상황이 발생하기 전 소생술 내용에 대해 사전에 문서화 해놓은 지시서

연명의료계획서(Physician Order for Life-Sustaining Treatment, POLST)
환자가 소생 시도에 대한 의향뿐만 아니라 인공영양, 항생제 투여, 또는 그 외 생명 연장을 위한 처치에 대한 내용을 명시해 놓고, 의사의 서명을 받은 문서

그림 4-2B 연명의료계획서(POLST)의 예시

미국의료정보보호법(HIPAA)은 필요할 경우 다른 의료종사자에게 연명의료계획서(POLST)를 공개하는 것을 허용함.

EMSA — EMERGENCY MEDICAL SERVICES AUTHORITY — CALIFORNIA

연명의료계획서(Physician Orders for Life-Sustaining Treatment, POLST)

먼저 이 지시사항을 따른 후 의사에게 연락을 취하도록 한다. 이 의료계획서는 환자의 현재 의학적 상태와 희망사항을 기초로 하고 있다. 작성되지 않은 항목은 그 항목에 포함된 모든 처치를 받아야 함을 의미한다. 서명된 연명의료계획서(POLST)의 사본은 합법적이며 유효하다. 연명의료계획서(POLST)는 사전의료의향서(Advance Directive)를 보완하지만 그 문서를 대신할 수는 없다. 모든 환자는 존엄하고 존중받아야 한다.

환자의 성	양식 작성날짜
환자의 이름	환자의 생년월일
환자의 중간이름	의료기록 # : (선택)

A (하나를 선택)

심폐소생술(CPR): 환자의 호흡과 맥박이 없는 경우:

심폐정지가 아닌 경우에는 B항목과 C항목의 지시를 따른다.

- □ **심폐소생술 시도**(A항목에서 CPR을 선택하면, B항목에서 '모든 치료'를 선택해야 함)
- □ **소생술을 시도하지 않음/소생술포기(DNR)** (자연사/임종)

B (하나를 선택)

의학적 중재:

호흡과 맥박이 있는 환자

- □ **통증완화만 실시** 모든 경로를 통하여 약물을 투여하고 자세 변경, 상처 치료 및 기타 조치를 시행하여 통증을 경감시킨다. 안정화를 위하여 필요하다면 기도폐쇄 시 기도유지와 흡인, 산소투여를 시도할 수 있다. 현재 상태에서 안정화(통증완화)가 불가능한 경우에만 병원으로 이송한다.
- □ **제한된 추가 중재** '통증완화만 실시'하는 항목에 추가하여 의학적 처치, 항생제 투여 그리고 수액요법을 실시한다. 기관내삽관은 하지 않는다. 비침습적 양압환기법(non-invasive positive airway pressure)을 고려할 수 있다. 일반적으로 집중치료는 하지 않는다.
  - □ **현재 상태에서 안정화가 불가능한 경우에만 병원으로 이송한다.**
- □ **모든 치료** '통증완화만 실시'와 '제한된 추가 중재' 항목 외에 필요하다면 기관내삽관, 전문기도유지술, 기계적 환기, 제세동/전기심장율동전환을 추가로 실시한다. 필요할 경우에는 병원으로 이송한다. 집중치료를 포함한다.

추가 지시 : ______________________________

C (하나를 선택)

인공영양 공급

가능하다면 환자의 입으로 음식 공급

- □ 튜브영양을 포함하여 인공영양 공급 금지
- □ 튜브영양을 포함하여 제한적인 인공영양 공급
- □ 튜브영양을 포함하여 장기간 인공영양 공급

추가 지시 : ______________________________

정보와 서명

상담자 : □ 환자 (환자가 의사결정이 가능한 경우) □ 법적 의사결정자

- □ ______에 작성된 사전의료의향서 적용 및 검토 →
- □ 사전의료의향서 적용 불가능
- □ 사전의료의향서 없음

사전의료의향서에 서명된 건강관리요원:
성명 :
연락처 :

의사 서명

본인은 위와 같은 지시가 환자의 의학적 상태와 선호도를 반영한 것으로 본인의 지식 범위 내에서 가장 적절한 조치임을 확인하고 아래와 같이 서명함.

의사 성명 :	의사 연락처 :	의사 면허번호 :
의사 서명: (필수)		날짜 :

환자 또는 법적 의사결정자의 서명

법적 의사결정자는 소생술과 관련된 요구사항들이 환자가 원하며 환자에게 가장 이득이 되고 적합하다는 것을 확인하고 이 양식에 서명함.

성명:		관계: (환자인 경우 본인이라 기재)
서명: (필수)		날짜 :
주소 :	연락처(낮 시간) :	연락처(저녁시간) :

환자가 퇴원하거나 전원(이송)될 때는 이 양식을 송부함

그림 4-2B 연명의료계획서(POLST)의 예시(계속)

미국의료정보보호법(HIPAA)은 필요할 경우 다른 의료종사자에게 연명의료계획서(POLST)의 공개를 허용함.

환자 정보

환자 성명 (성, 이름, 중간이름):	생년월일 :	성별 : 남성(M) 여성(F)

양식을 제공한 의료종사자

성명:	직위 :	연락처 :

추가 접촉자

성명:	환자와의 관계 :	연락처 :

의료종사자(Health Care Provider)에 대한 지시사항

POLST의 작성

· POLST 양식은 자발적으로 작성한다. 캘리포니아주 법은 의료종사자가 POLST 양식을 따를 것을 요구하며, 성실하게 준수하는 의료종사자에게는 면책권을 부여한다. 병원에서는 적절한 지시를 내릴 수 있는 의사가 환자를 평가하게 될 것이다.
· POLST는 사전의료의향서(Advance Directive)를 대신할 수 없다. 가능하다면 사전의료의향서와 POLST 양식을 검토하여 일관성을 확인하고, 충돌을 방지하기 위해 양식을 적절하게 업데이트해야 한다.
· POLST는 환자의 선호도와 의학적 적응증에 기초하여 의료종사자가 작성해야 한다.
· 법적 의사결정자는 법원이 지정한 보호자, 사전의료의향서에 지명된 대리인, 구두로 지명된 대리인, 배우자, 등록된 동거인, 미성년자의 부모, 가까운 친척, 그리고 담당의사가 환자에게 무엇이 가장 이득이 되는지를 잘 알고 있다고 확신하고 환자가 희망한 사항과 가치관에 따라서 의사결정을 할 수 있는 사람을 포함한다.
· POLST가 유효하려면 반드시 의사와 환자의 의사결정자가 서명을 해야 한다. 구두 지시의 경우 기관/지역사회의 정책에 따라서 추후에 의사가 서명하면 인정될 수 있다.
· 특정한 의학적 질병 치료를 위해 노인복지시설에 거주하는 것은 금지할 수 있다.
· 환자 또는 의사결정자가 번역된 양식을 사용하는 경우에는 서명된 영어 POLST 양식에 첨부하도록 한다.
· 원본 양식을 사용할 것을 적극 권장한다. 서명된 POLST 양식의 사진과 팩스도 합법적이며 유효하다. 가능하면 사본은 울트라핑크색 용지를 사용하여 환자의 의료기록 사본에 첨부하도록 한다.

POLST의 사용

· 작성하지 않은 항목은 그 항목에 포함된 모든 처치를 받아야 함을 의미한다.

A 구역:

· 맥박과 호흡이 없는 경우에서 "소생술 시도 금지"를 선택한 환자에게는 가슴압박이나 자동제세동기(AED포함)를 사용하지 않는다.

B 구역:

· 현재 상태에서 안정화시킬 수 없는 경우('통증 완화만 실시'를 선택한 경우 포함)에는 통증 완화를 제공할 수 있는 곳으로 이송을 해야 한다.(예, 엉덩관절 골절의 치료)
· 비침습적 양압 기도 양압술에는 지속성 기도 양압술(CPAP), 이중 기도 양압술(BiPAP)과 백밸브마스크 보조 호흡이 포함된다.
· 항생제의 정맥투여와 수액보충은 일반적으로 "완화 치료"에 해당하지 않는다.
· 탈수에 대한 처치는 생명을 연장한다.

만약 환자가 수액 투여를 원하는 경우 "제한된 추가 중재" 또는 "모든 치료"에 표시한다.

· 지역의 응급의료체계 프로토콜에 따라서 B구역에 기재된 "추가 지시"를 EMS 요원이 수행하지 않을 수도 있다.

POLST의 재검토

POLST를 주기적으로 재검토 할 것을 권장한다. 재검토가 권장되는 경우 :

· 환자가 다른 기관으로 이송되거나 처치 수준이 달라지는 경우
· 환자의 건강상태에 상당한 변화가 있는 경우
· 환자의 처치에 대한 선택사항이 바뀌는 경우

POLST의 수정 및 무효화

· 환자가 의사결정 능력이 있다면 언제든지 다른 치료방법을 요구할 수 있다.
· 환자가 의사결정 능력이 있다면 언제든지 POLST를 무효화하도록 의사표시를 할 수 있다.

무효화하는 것을 문서로 확인하기 위해 A부터 D까지 선을 긋고 대문자로 "취소(VOID)"라고 적고 서명한 후 날짜를 기입할 것을 권장한다.

· 법적 의사결정자는 환자의 희망사항에 따르거나 희망사항을 모르는 경우에는 환자에게 가장 이득이 되는 조치에 기초하여 의사와 상의해서 변경을 요청할 수 있다.

이 양식은 캘리포니아 주 응급의료서비스기관과 주의 POLST 자문위원회에서 협력하여 승인하였다.
좀 더 자세한 정보나 양식의 사본이 필요하다면 www.caPOLST.org에 방문하도록 한다.

환자가 퇴원하거나 전원(이송)될 때는 이 양식을 송부함

이 구두로 요청하는 소생술의 연장은 이유가 될 수 없다. 만약 가족들이 환자를 소생시키지 말도록 요구하지만, 법적으로 작성된 소생술포기지시서가 없는 경우, 응급처치를 시행하는 것이 법적/윤리적 딜레마를 가장 잘 해결할 수 있는 방법이다. 환자를 죽게 내버려두는 것보다는 생명을 구한 다음, 비판을 받거나 소송을 당하는 것이 더 낫다. 종종 법적인 소생술포기지시서가 있음에도 불구하고, 환자의 가족들이 소생술을 요청하는 경우도 있다. 이러한 경우, 조언을 위해 지도 의사에게 연락하거나, 지도 의사가 직접 환자의 가족들과 이야기할 수 있도록 도와준다.

다른 법적 문제

핵심 개념

불법행위, 부주의, 유기에 대한 법적 개념

부주의(negligence)
응급구조사가 당연히 제공해야 하는 행위를 하지 않거나, 행위 의무가 적용된 상황임에도 불구하고, 적절한 행위를 하지 않아 그 결과로 인해 환자에게 피해가 초래되는 경우

부주의(negligence)

일반인에게 있어서 *부주의*는 해야 할 일을 하지 않았거나 부적절하게 했음을 의미한다. 응급처치에서 부주의에 대한 법률적 정의는 그렇게 간단하지 않다. 부주의, 즉 적절한 행위를 하지 않았다는 것은 다음과 같은 상황이었음을 전부 입증되어야 한다.

- 응급구조사가 환자를 돌 볼 의무가 있었다(행위 의무—다음 부분에서 배울 것이다).
- 응급구조사가 처치 기준(standard of care)을 이행하지 않았다(의무 불이행). 여기에는 응급구조사가 필요한 조치를 취하지 않은 경우를 포함한다. 즉, 응급구조사가 지역 내 프로토콜에 따라 응급구조사로서 해야 할 적절한 처치를 하지 않았을 경우를 말한다. 적절한 처치를 하지 않은 것은 응급구조사나 응급의료서비스체계에 대해 법적 문제가 야기되는 중요한 요인이다.
- 근접한 원인이 있다(이 개념은 응급구조사의 행동이 환자에게 해를 입힌 주 원인과 근접한 관계가 있음을 말한다). 응급구조사가 처치 기준을 이행하지 않음으로써 환자에게 해를 입힘을 의미한다. 환자에게 입히는 해는 신체적 혹은 심리적 모두 포함한다. 근접한 원인의 한 예로, 응급구조사가 환자를 이송하던 중 환자가 들것에서 떨어져 손상을 입었을 경우이다.

이 개념은 심각한 손상을 입었거나 생존 가능성이 없는 환자에게는 적용되지 않는다. 만약 응급구조사가 가이드라인에 따른 심폐소생술 시행 중 환자가 사망할 경우, 응급구조사의 행동과 환자의 죽음 사이에는 근접 원인이 없다고 본다.

부주의는 병원 전 응급처치와 관련하여 대부분의 법적 문제를 야기한다. 만일 위에서 언급한 상황들이 입증된다면 응급구조사는 환자가 제기한 의료비, 임금 손실, 정신적 피해 보상 등에 대한 손해 배상 금액을 법원의 판결에 따라 배상해야 한다.

응급구조사에 대한 소송과 고소는 주로 *불법 행위(tort)*로 분류된다. 불법 행위는 민사소송과 관련이 있다(범죄 행위로 체포되는 형사 소송과는 반대이다). 즉, 불법 행위는 법적 소송이 발생할 수 있는 응급구조사의 행위로 정의할 수 있다.

불법 행위(tort)
민사 소송; 법적 소송이 발생할 수 있는 응급구조사의 부주의에 의해 환자가 피해를 받은 경우

사실 추정의 원칙(res ipsa loquitur)
라틴어로 "자명하다: 설명하거나 증명하지 아니하여도 저절로 알 만큼 명백하다."라는 의미이다.

불법 행위법에서 사용되는 개념은 "*사실 추정의 원칙(res ipsa loquitur)*"으로 라틴어로 "자명하다: 설명하거나 증명하지 아니하여도 저절로 알 만큼 명백하다."의 의미를 가진다. 이것은 부주의 행동에 대한 구체적인 증거가 없음에도 불구하고, 부주의한 행동을 했음을 짐작할 수 있기 때문에 불법 행위는 부주의의 기본적인 개념으로 본다. 환자가 들것에서 떨어지는 예를 다시 보면, 환자가 들것에서 떨어졌을 때 현장에 있었던 사람은 응급구조사 한 명이므로 원고는 피고의 구체적인 과실을 입증할 필요가 없다. 환자가 떨어질 때 응급구조사는 들것 사용에 책임을 가지고 있었기 때문에, 이는 구체적인 과실 증거가 없어도 응급구조사의 잘못이 성립된다.

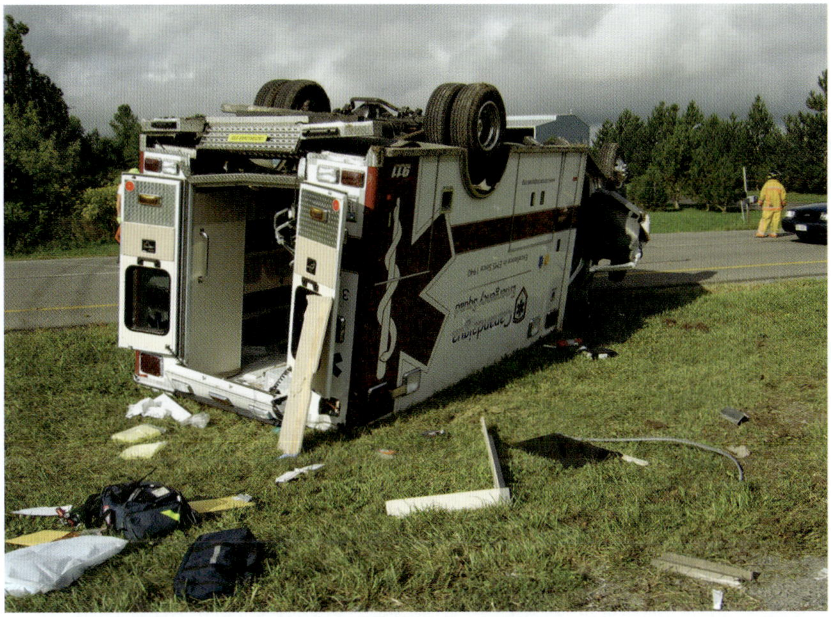

그림 4-3 구급차 사고는 법적 소송의 원인이 된다.
(Canandaigua Emergency Squad)

“지역 내 프로토콜을 따르도록 한다. 환자를 잘 처치하고, 필요한 경우 도움을 요청한다. 이것이 여러분을 법적인 문제에 휘말리지 않도록 하는 방법이다.”

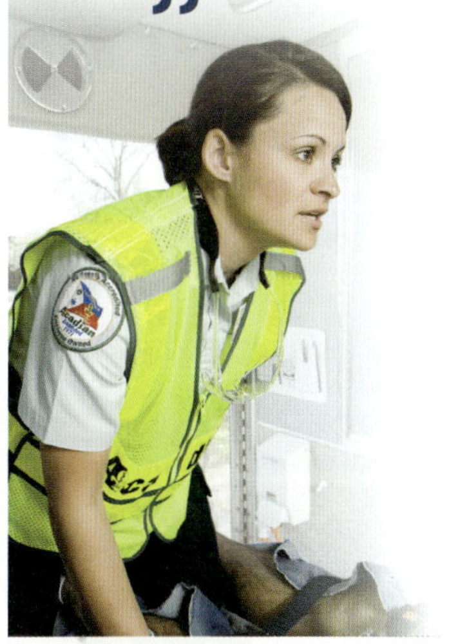

응급구조사가 법적 소송에 휘말리는 가장 흔한 두가지 경우는 환자의 거부와 구급차 교통사고이다(그림 4-3). 환자가 응급처치를 거부했음에도 불구하고, 응급구조사가 떠난 후 자신의 상태가 악화되었다는 이유로 응급구조사에게 소송을 제기하게 된다. 그러므로, 환자가 처치를 거부한 경우에는 소속 기관의 지침을 충실히 따르는 것이 매우 중요하다.

교통사고는 어느 차량이든지 위험하다. 하지만 구급차가 교통사고에 관련되었을 때는 차량의 크기와 무게, 환자를 포함한 탑승자 수, 그리고 응급 운전의 특성 때문에 더 심각한 문제가 될 수 있다. 기억해야 할 것은 대부분의 교통사고는 예방이 가능하다는 점이다(이것이 교통사고를 더 이상 “우연한 사고”로 분류하지 않는 이유이다). 응급 운전은 항상 책임감을 갖고 이루어져야 한다.

응급구조사가 실제로 법적 소송을 당하는 경우는 매우 드물다. 특히 매일 출동하는 횟수에 비하면 더 그렇다. 책임과 부주의는 매우 중요한 고려사항이지만 법적 소송의 두려움을 가지고 업무에 종사하지 않도록 해야 한다. 응급구조사의 업무범위 내에서 적절한 처치와 기록을 한다면, 전부는 아니더라도 대부분의 법적 문제를 예방할 수 있을 것이다.

핵심 개념
행위 의무(duty to act)가 가지는 의미

행위 의무(duty to act)

응급구조사는 어떠한 상황에서도 환자에게 응급처치를 제공해야 할 의무, 즉 *행위 의무*에 대한 책임을 가진다. 구급차에 탑승하여 현장에 출동한 응급구조사는 명백한 행위 의무를 가지므로, 안전에 위협이 되는 요인이 없다면, 응급구조사는 반드시 응급 처치를 제공해야 한다.

응급구조사가 응급처치를 하던 중, 자신과 동등하거나 혹은 그 이상의 의학적 훈련을 받은 사람에게 환자를 인계하지 않고 환자의 곁을 떠난다면, *유기(abandonment)*라는 법적 문제가 발생하게 된다.

행위 의무는 지역 내 법률에 따라 의미나 적용이 달라지기 때문에, 명확한 개념을 가지고 있지 않다. 대부분의 지역에서는 응급구조사가 비번일 경우에는 응급처치를 제공해야 할 법적 책임이 없다. 그러나 응급구조사는 응급조치를 취해야 할 *도덕적/윤리적* 책임감을 느낄 것이다. 예를 들어, 응급구조사가 비번일 때 교통사고를 목격한 경우, 응급구조사는 응급조치를 취해야 할 법적인 의무는 없지만, 도덕적으로 책임감을 느낄지도 모른다. 하지만 명심해야

행위 의무(duty to act)
환자에게 처치를 제공해야 할 의무

유기(abandonment)
처치를 시작한 후 응급구조사가 동일하거나 그 이상의 의학적 훈련을 받은 사람에게 환자를 인계하기 전에 환자 곁을 떠나는 것

도덕(moral)
옳고 그름에 대한 개인적인 기준 또는 원리

윤리(ethical)
옳고 그름의 원리를 적용하기 위한 사회적 또는 전문적 기대치

할 것은, 만약 비번인 응급구조사가 도덕적 책임감을 느껴 응급조치를 시작했으나 자신과 동등하거나 혹은 그 이상의 의학적 훈련을 받은 사람에게 환자를 인계하지 않고 환자의 곁을 떠난다면, "유기"가 적용된다.

다른 상황들은 훨씬 더 복잡하다. 만약 구급차에 탑승한 응급구조사가 관할 구역 밖에 있었다면 법 적용은 불분명해진다. 일반적으로 응급구조사의 양심에 따라 환자에게 응급처치를 제공하였다면 행위를 하지 않았을 때보다는 법적 문제가 덜 제기될 것이다. 항상 지역내 법과 규정에 따라야 한다는 것을 명심해야 한다.

선한 사마리아인 법

선한 사마리아인 법
(Good Samaritan laws)
응급처치를 제공하는 시민과 일부 보건의료제공자들을 제한된 범위 내에서 법적으로 보호하기 위하여 각 지역마다 다양한 방식으로 고안된 법률

*선한 사마리아인 법*은 응급상황에 처해 있는 사람들을 도우려고 하는 개인에게 면책의 기회를 주기 위하여 제정되었다. 이 법은 응급구조사가 훈련 받은 수준 내에서 최선을 다하여 조치를 취한다면, 그 행위로 인해 발생하는 피해에 대한 면책을 인정한다. 하지만, 법률 위반 및 중대 과실의 행위를 한 응급구조사는 선한 사마리아인 법에 의해 보호받을 수 없음을 분명히 알고 있어야 한다.

응급구조사는 관할 구역에서 적용되는 법률을 숙지하고 있어야 한다. 몇몇 지역에서는 선한 사마리아인 법이 응급구조사에게 적용되지 않고, 자원봉사자에게만 적용되기도 한다. 만일 응급구조사로서 보수를 받고 있다면 별도의 법과 규정이 적용될 것이므로, 지역 내 법률에 대해 알아보도록 한다.

상당수의 지역에서는 특별규정을 만들어 응급의료제공자의 권리를 인정하고, 조정하고, 보호한다. 대부분의 지역에서는 선한 사마리아인 법의 범위 내에서 인정받을 수 있는 면허와 자격 요건을 특별히 정하고 있기 때문에, 법의 보호를 받기 위해서는 자신의 관할 구역에서 인정하는 응급구조사 자격이 필요하다.

그림 4-4 응급구조사는 다양한 법적 상황에서 증언을 해야 할 경우가 있다. *(© Mark C. Ide)*

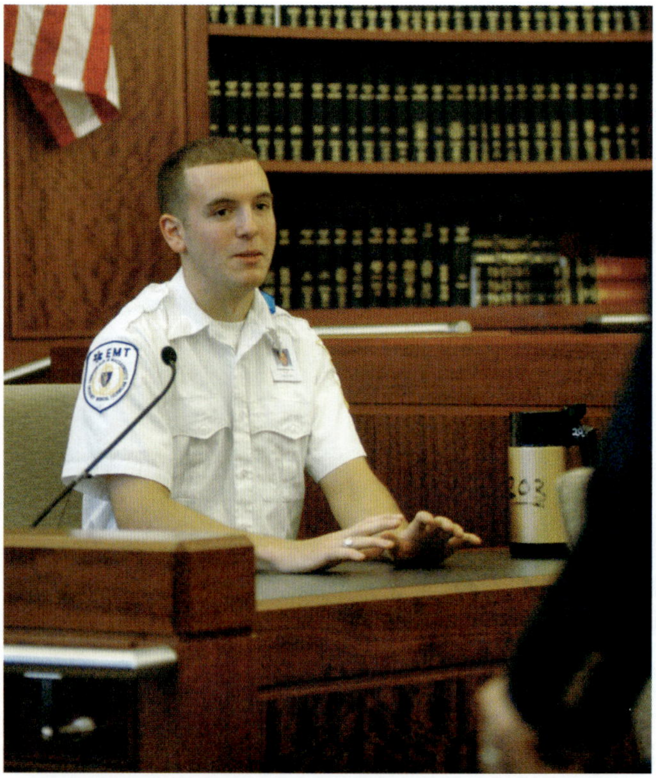

표 4-1. 미국 의료정보보호법 (The Privacy Rule of the Health Insurance Portability and Accountability Act; HIPAA)

응급구조사가 구급차를 운행하거나 근무 또는 자원봉사를 시작할 때 HIPAA 규정에 대해 많은 것을 접하게 될 것이다. 이 연방 규정은 환자에 대한 정보의 조사나 그 정보의 사용과 배포에 대해 환자에게 더 커다란 권리를 제공할 뿐만 아니라, 불필요한 사람들이 기록에 접근하는 것을 제한하기 위해 마련된 것이다. 이것은 응급구조사에게 어떤 영향을 미치는가?

- 응급구조사는 환자의 특수 정보와 관련하여 의학적으로 그렇게 하는 것이 필요한 것인지에 대해 누군가와 논의하게 될 것이다.
- 응급구조사의 소속 기관은 환자의 개인정보 보호에 대한 정책과 절차를 마련할 것이다.
- 응급구조사는 이러한 정책과 절차가 인쇄된 문서를 지니고 있다가 응급처치를 받는 환자에게 적용하게 될 것이다.
- 응급구조사는 환자들이 이러한 정보를 제공받았음을 명시하는 양식에 서명하도록 환자에게 요구하게 될 것이다. 이 양식은 응급구조사의 보험-면제 양식과 결합될지도 모른다
- 응급구조사가 소속된 EMS 기관에는 HIPAA 문제를 감독하는 개인정보 담당직원이 있어서 법적으로 요구되는 문서들을 취급하게 될 것이다.

응급구조사는 자신의 소속기관으로부터 비밀보호 정책과 절차에 대한 정보를 제공받아야 한다는 것을 잊지 말아야 한다.

비밀 유지

응급구조사로 활동하는 경우, 환자에 대해 상당히 많은 정보를 얻게 된다. 또한 환자가 발생한 집 또는 개인적인 공간에 들어감으로써, 응급구조사는 보다 더 많은 개인 정보를 얻을지도 모른다.

응급구조사는 환자의 병력, 상태 또는 처치와 관련하여 취득한 어떠한 정보도 비밀을 유지해야 하며, 다른 사람과 공유해서는 안 된다. 이러한 원칙을 "*비밀 유지*"라고 한다. 환자의 개인적인 정보는 환자가 구두 또는 전화로 동의했을지라도 공개할 수 없으며, 환자가 직접 '개인정보 공개 협조 문서'에 서면으로 동의했을 때에만 공개할 수 있다. 응급구조사가 근무하는 기관에서는 이러한 문제에 대한 지침을 갖고 있을 것이다.

그러나 응급구조사가 법정에 소환되거나, 사법 기관으로부터 출두 명령을 받은 때에는 법적으로 환자의 정보를 공개할 수 있다(그림 4-4). 만약 응급구조사가 법적 문서의 유효성에 대해 의문이 있다면, 감독 또는 소속 기관 변호사의 조언을 받는다.

또한 환자의 응급처치와 관련된 정보는 환자의 응급처치나 질 향상을 위해 다른 보건의료 제공자들과 공유할 수 있다. 환자가 입원하는 병원의 간호사와 의사에게 환자에 대한 정보를 인계해주는 것은 적절한 조치이다. 이것은 응급처치에 대한 연속성을 유지하는데 필요하다. 뿐만 아니라 의료보험과 관련된 문제를 해결하기 위해 환자의 응급처치 정보를 공개하는 것도 법적으로 허용하고 있다.

비밀 유지는 모든 보건의료계열의 중요한 부분이며, 개인정보 보호를 위한 새로운 규제들이 계속해서 만들어지고, 강조되고 있다. *미국 의료정보보호법(The Privacy Rule of the Health Insurance Portability and Accountability Act; HIPAA)*은 환자의 의료 정보와 관련된 기록, 보관, 접근, 그리고 토론에 대해 중요한 변화를 가져왔다. 구급차에서 제공된 서비스에 대해 청구서를 작성해야 하는 직원들과 회사는, 환자의 개인 정보와 관련된 문제를 다루는 방법, 절차, 훈련을 받아야 할 의무가 있다. 표 4-1은 미국 의료정보보호법(HIPPA)의 요점과 이 법이 응급구조사의 업무에 미치는 영향을 정리하여 보여준다.

*명예훼손(libel)과 비방(slander)*은 환자의 정보가 부적절하거나 거짓으로 공유될 때 적용할 수 있는 두 가지 법률 용어이다. 명예훼손은 거짓 정보가 서면으로 공유되어 상대에게 피해를 입힐 때 적용되고, 비방은 정보가 구두로 공유될 때 발생한다.

응급구조사로서 업무를 시작하게 되면, 미국 의료정보보호법(HIPAA)에 대해 많은 것을 접하게 될 것이다. 이 법률은 환자에게 처치를 제공하는 사람뿐만 아니라, 불필요한 사람들이

비밀 유지(confidentiality)
환자 처치에 관련된 다른 보건의료 전문가에게 공개하는 경우, 법정에서 공개하는 경우, 환자가 개인정보 공개에 서면으로 동의한 경우를 제외하고는 환자에 대한 정보를 제공하지 않아야 하는 의무

미국 의료정보보호법(HIPPA)
환자의 보건의료 정보에 대한 사생활을 보호하고, 이러한 정보의 사용과 배포에 대한 통제 방법을 규정하고 있는 법

명예훼손(libel)
거짓 정보가 서면으로 공유되어 상대에게 피해를 입히는 경우

비방(slander)
정보가 구두로 공유되어 상대에게 피해를 입히는 경우

개인 정보에 접근하는 것을 제한하기 위해 마련되었다.

특수 상황

의료 인식표(Medical Identification Devices)

환자가 응급구조사나 다른 보건의료제공자들에게 환자가 특수한 의학적 상태를 가지고 있다는 것을 알려주기 위한 의료 인식표를 소지하고 있을 수 있다(그림 4–5). 만일 환자가 무의식 상태로 발견되었다면 의료 인식표가 중요한 의료 정보를 제공할 수 있다. 의료 인식표는 목걸이, 팔찌, 또는 카드 형태로 되어 있으며 다음과 같은 몇 가지 정보를 제공할 것이다.

- 심장 질환
- 알레르기
- 당뇨
- 간질

장기 기증자(organ donors)

장기 기증자(organ donor)
사망 시 장기와 조직을 기증하기로 법적 문서를 작성한 사람

중상이나 임종 상태인 환자이면서 동시에 장기를 기증하기로 결정한 환자에게 출동하는 경우가 있을 것이다. *장기 기증자*는 사망할 경우 장기나 조직을 기증하는 것에 동의한 사람들을 말하며, 이들은 장기 기증에 대한 법적 서류를 가지고 있다. 많은 사람들이 이와 같은 서류에 서명한 사람들로부터 장기기증 혜택을 받고 있다(그림 4–6).

응급구조사는 환자가 장기 기증자라는 사실을 환자 가족을 통해 확인할 수 있을 것이다. 환자 자신이 장기기증 카드를 소지하고 있는 경우도 흔하다. 환자가 소지하고 있는 운전면허증 뒷면에 장기 기증 의사를 표시해 놓기도 한다.

장기 기증자인 환자를 응급처치하는 경우, 일반 환자와 다르게 취급해서는 안되며, 모든 응급처치가 적용되어야 한다. 만일 환자가 장기 기증자임을 확인하였다면, 의료 지도를 받도록 한다. 지도 의사는 치명적인 중상으로 소생불가능한 환자임에도 불구하고, 심폐소생술을 하도록 지시할 것이다. 심폐소생술은 인체 세포에 산소를 공급하여 다른 사람에게 장기가 이식될 때까지 장기들을 온전하게 보존하는데 도움이 될 것이다.

그림 4–5 의료 인식표의 예시

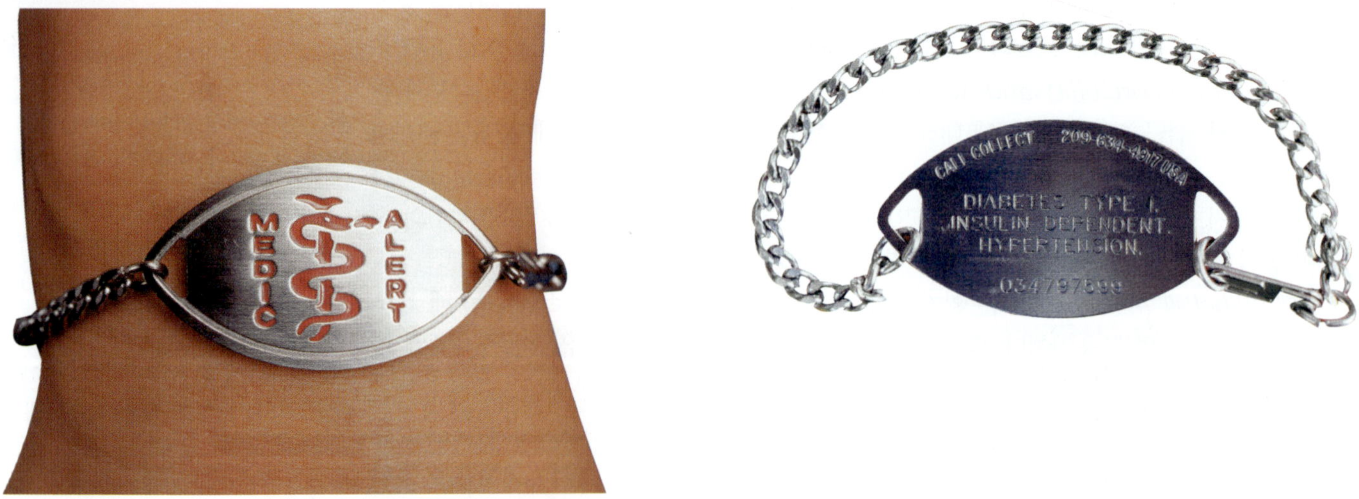

그림 4-6 장기 기증서의 예시

Valley 종합병원
사망전 개인 장기기증/해부 실습용
승낙서

환자 신원확인란

1. ______________________는, 현 거주지 ______________________에 사는 18세 이상으로써 사망이 확인됨에 따라 다음과 같이 장기기증 및 해부실습용으로 제공하기로 결정한다.

1. 나는 의학적 조건에 맞는다면 다음을 기증한다.
   - ☐ 신체
   - ☐ 필요로 하는 장기 또는 신체 일부분
   - ☐ 다음의 장기 또는 신체 일부분 : ______________________

2. 나는 다음 목적을 위하여 Valley 종합병원이나 병원측이 지정한 의사나 기관에 기증하기로 한다.
   - ☐ 법률에 의해 정한 목적
   - ☐ 이식
   - ☐ 치료
   - ☐ 의학 연구와 교육

3. 나는 이 서류의 내용 전체를 읽고 완전히 이해하고 있으며, 내가 서명하기 전에 모든 빈 칸에 기록과 표시를 했음을 인정한다.

4. 나는 Valley 종합병원과 병원이 인정한 피지명자가 이 동의서에 따를 것으로 이해한다.

____
서명 날짜

____
성명

____
주소

____
전화번호

____
증인 서명 날짜
(아래에 성명 및 주소 기재)

____

____

____
증인 서명 날짜
(아래에 성명 및 주소 기재)

____

____

안전한 피난처 법(safe haven law)
아이를 키울 수 없는 사람이 경찰서, 소방서, 또는 응급의료서비스 기관에 맡기거나 공공 안전시설에 아이를 보낼 수 있도록 허용한 법. 아이를 돌볼 수 없는 환경을 가진 부모 또는 아이를 원치 않는 부모로부터 아이들이 학대 또는 방임되는 것을 방지하기 위해 만들어졌다.

범죄 현장(crime scene)
범죄가 발생하거나 범죄에 관한 징후가 발견될 수 있는 장소

핵심 개념
범죄현장에서 응급구조사의 책임

안전한 피난처 법(safe haven laws)

미국의 대부분 주(state)에서 *안전한 피난처 법*을 시행하기 시작했다. 이 법은, 아이를 키울 수 없는 사람이 경찰서, 소방서, 또는 응급의료서비스 기관에 맡기거나 공공 안전 시설에 아이를 보내는 것이다. 주(state)마다 아이들의 나이에 따라 각기 다른 지침을 적용하고 있지만 주로 영아부터 어린 아이까지 적용된다.

안전한 피난처 법은 아이를 돌볼 수 없는 환경을 가진 부모 또는 아이를 원치 않는 부모로부터 아이들이 학대 또는 방임되는 것을 방지하기 위해 만들어졌다.

범죄 현장

*범죄 현장*이란 범죄가 발생하였거나, 범죄와 관련된 증거가 발견된 장소를 말한다. 범죄 현장의 대부분이 사람과 관련되어 있어, 심각한 손상의 원인이 되기도 한다. 일단 경찰이 현장에 대한 안정 조치를 완료하고 나면, 현장에서 응급구조사의 우선적인 역할은 환자에게 응급처치를 하는 것이다.

응급구조사가 범죄 현장에서 응급처치를 하는 동안 증거를 보존하기 위해 주의해야 할 행동들이 있다. 증거를 보존하기 위해서는 먼저, 증거가 무엇인지를 먼저 알아야한다.

- **현장 상태.** 응급구조사가 현장에서 발견한 것은 경찰에게 중요한 증거가 된다. 경찰보다 먼저 도착했을 경우 현장의 전체 윤곽을 머리 속에 담아 두고, 현장 접근 방법을 생각해낸다. 약간 열려 있는 문, 단서가 될 수 있는 표시, 깨진 유리창 등은 응급구조사에게 위험한 징후이며, 경찰에게는 매우 중요한 증거가 된다. 전등이 켜져 있었는지, 아니면 꺼져 있었는지, 텔레비전과 라디오의 상태 등 현장의 모든 것에 대해 기록한다.
- **환자.** 환자 자체로 아주 중요한 정보를 제공한다. 발견 당시 환자의 자세, 의복 상태, 손상 등은 모두 증거로써 효력을 발휘한다.

그림 4-7 범죄 현장
(© Kevin Link)

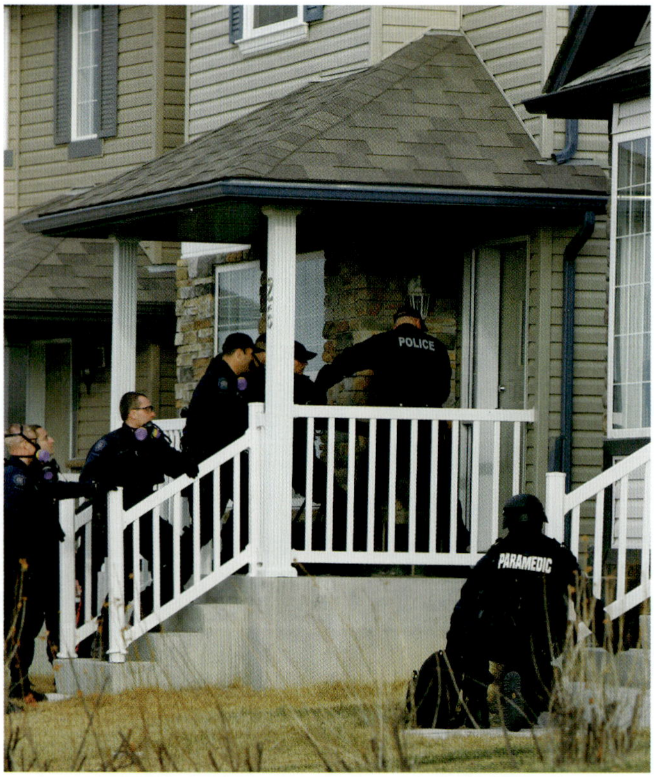

- **지문과 족적.** 지문은 가장 흔히 접할 수 있는 증거의 종류 중 하나이다. 지문은 어느 표면에서나 채취할 수 있으므로, 지문을 보존하기 위하여 현장에서 불필요한 접촉을 피하는 것이 중요하다. 대부분의 현장에서 응급구조사는 장갑을 착용하고 있기 때문에 자신의 지문을 남기지는 않지만, 함부로 현장 및 물건을 건드릴 경우 지문을 훼손하게 될 것이다.
- **미세 증거.** 미세 증거란 육안으로 식별할 수 없는 증거들을 말한다. 먼지와 카펫 섬유와 같은 작은 것도 증거가 된다. 육안으로는 다른 것들과 구별할 수 있는 방법이 없지만, 현미경으로 관찰할 경우 매우 가치 있는 정보를 얻어낼 수 있다. 비록 몇 가닥의 섬유 물질과 카펫이나 옷의 상표도 증거로 채택될 수 있다. 혈흔은 혈액형이나 DNA 감식하는데 충분하게 이용될 수 있을 것이다.

범죄현장에서 증거를 보존하기 위해서는(그림 4-7) 다음과 같은 행동을 하는 것이 경찰에게 도움을 줄 것이다. 명심해야 할 것 중 하나는, 언제나 응급구조사의 최우선 임무는 환자를 돌보는 것이다.

- **응급구조사가 접촉한 것을 기억한다.** 심폐소생술이나 환자 처치를 위해 환자 또는 가구를 옮겨야 할 필요가 있을 것이다. 가능하다면 현장을 그대로 보존하는 것이 좋지만, 불가피하게 옮겨야 한다면, 응급구조사가 접촉하거나 움직인 것을 경찰에 알려주도록 한다. 만약 경찰이 가구가 옮겨진 사실을 모르고, 현장에서 혈흔을 발견했다면 실제로는 일어나지 않았던 격투가 있었던 것으로 생각할 것이다. 또한 응급구조사가 환자에게 접근하기 위해 유리창을 깼는데 이 사실을 경찰에게 말하지 않는다면, 경찰은 범인이 유리창을 깨고 침입한 것으로 생각하여 수사에 혼동을 줄 것이다.
- **현장에 영향을 주는 행위를 최소화한다.** 만일 응급구조사가 환자를 움직이거나 처치를 위해 가구를 이동해야 한다면 가능한 한 조금만 옮긴다. 집안을 배회하거나 불필요한 장소에는 가지 않도록 한다. 경찰이 피해자가 마지막으로 전화를 했던 곳을 재다이얼 버튼을 사용하여 확인할 수 있도록 하기 위해서 전화 사용은 피해야 한다. 또한 증거를 소멸시킬 수 있기 때문에 화장실도 사용하지 말아야 한다.
- **경찰과 함께 일한다.** 경찰은 응급구조사에게 현장에서 응급구조사가 했던 행동이나 관찰 내용에 대해 진술해 줄 것을 요구할 수 있다. 환자 처치를 하고 있는 동안에는 기록을 하는 것이 불가능할 수도 있겠지만, 병원에 도착한 후 현장에서 응급구조사가 관찰한 것과 취했던 조치에 대해 기록해 둔다.

응급구조사는 동료 또는 경찰과 함께 현장에 대한 의견을 나눌 수 있다. 범죄 현장에서의 현장 실무를 배우기 위하여 지역 내 경찰들을 응급구조사 소속기관으로 초청하는 방법도 좋다. 증거를 발견하는 방법과 증거 처리 절차는 지역에 따라 다양하므로, 소속기관으로 초청받은 경찰이 그 지역에서 통용되는 절차에 대해 설명해 줄 것이다.

응급구조사가 증거 보존 절차에 익숙하지 않은 것처럼, 경찰은 응급의료 절차에 대해 잘 모르는 경우가 있다. 경찰은 사진촬영이나 환자와의 면담을 위해 현장에서 응급구조사의 업무를 지연시키도록 요구할지 모른다. 경찰은 중상을 입은 환자에 대한 현장 응급처치와 빠른 시간 이내에 병원으로 이송해야 하는 사실을 이해하지 못하기 때문에 이런 요구를 할 수 있다. 그러므로, 상호간의 절차와 업무에 대해 교류하는 시간을 가지면서, 서로의 업무에 대해 이해하는 것은 응급구조사나 경찰뿐만 아니라 환자에게도 도움이 될 수 있을 것이다.

특수 범죄와 보고

응급구조사와 다른 보건의료제공자들에게 특별한 유형의 사건을 보고해야 한다. 대부분의 지역은 아동이나 노인 또는 가정 폭력과 같은 범죄를 신고할 수 있는 긴급 연락처를 따로 운영하고 있다. 이 보고는 응급구조사가 근무하는 지역에서 의무적으로 시행해야 할 사항들이다. 이런 사건을 보고하지 않는 것은 범죄행위가 될 수 있으며, 또한 도덕적 의무이기도 하다. 대부분의 지역에서는 이와 같은 사건을 성실하게 보고한 보건의료제공자들에게 법적 문제 발생 시 면책의 기회를 주기도 한다.

기타 다른 범죄들에 대해서도 보고가 요구된다. 총상이나 자상과 같은 폭력과 성폭력 등이 이 범주에 속할 수 있다. 만약 응급구조사에게 이러한 사건들을 보고하도록 법적으로 정해져 있다면, 보고에 따른 비밀 유지 책임은 제외된다.

또한 응급구조사는 억제할 필요가 있거나, 손상을 입은 만취자, 외상을 입은 장애인 등과 같은 상황을 마주했을 때도 경찰에게 알려야 한다. 지역 내 프로토콜을 따르도록 한다.

범죄현장에서는 증거 보존보다 환자의 처치가 우선이긴 하지만, 불필요하게 현장을 어지럽히지 않도록 노력해야 하고, 응급구조사가 취한 행동과 관찰 소견은 경찰에 보고해야 한다.

단원 복습

핵심 사실과 개념

- 의료적, 법적, 윤리적 문제는 모든 응급의료 출동의 한 부분이다.
- 동의는 크게 명시적(expressed)과 묵시적(implied)으로 나뉜다. 만약 환자가 의식이 있고 명료하며, 자신의 상황을 충분히 인지하고 있는 성인이 처치 또는 이송을 거부한다면, 응급구조사는 환자를 최대한 설득해 볼 수 있지만, 강제로 처치하거나 병원으로 이송해서는 안된다.
- 부주의(Negligence)는 행위 의무를 가질 때 적절한 행동을 수행하지 못하는 것이다. 응급구조사로서, 행위 의무는 출동 시 가지게 된다. 응급구조사가 비번이거나 관할 구역을 벗어나 있을 때는 법적 또는 윤리적 행위 의무를 가진다.
- 유기(abandonment)는 처치를 시작한 후 동등한 훈련 또는 그 이상의 훈련을 받은 사람에게 환자를 인계하지 않고 환자의 곁을 떠나는 것을 말한다.
- 비밀 유지(confidential)는 환자의 치료와 관련된 보건의료제공자나 법원의 지시, 환자가 서면으로 동의했을 경우를 제외하고는 응급구조사가 알고 있는 환자의 정보를 알리지 않아야 할 의무이다.
- 응급구조사는 모든 문제에 대해 법적 책임이 있으며 소송을 당할 수 있다. 그러나 업무 범위 내에서 행동하고 출동 시 상황을 자세히 기록해 놓는다면, 응급구조사가 법적으로 책임을 지는 경우는 매우 드물다.
- 범죄현장에서는 증거 보존보다 환자의 처치가 우선이긴 하지만, 불필요하게 현장을 어지럽히지 않도록 노력해야 하고, 응급구조사가 취한 행동과 관찰 소견은 경찰에 보고해야 한다.

핵심 결정

- 내가 하고자 하는 처치가 업무 범위에 해당하는가?
- 환자는 나의 처치에 동의했는가? 환자는 내 처치에 동의할 수 있는가?
- 환자는 병원으로 이송되어야 하는가? 만약 환자가 병원에 가고 싶지 않아 한다면, 어떻게 설득해야 하는가?
- 환자의 소생술포기지시서(DNR order)가 유효한가? 이 환자에게 적용되는가?
- 매 출동마다 어떻게 행동해야 하는가? 소송을 예방하기 위해서 무엇을 할 수 있는가?
- 행위 의무를 가진 상황인가?
- 이 정보는 비밀인가? 이 정보를 다른 사람에게 말하거나 공유할 수 있는가?
- 범죄 현장인가? 만약 그렇다면, 환자를 처치하는 동안 어떻게 증거를 보존할 것인가?
- 내가 보고해야 하는 범죄 현장인가?

단원 용어

유기(abandonment) 처치를 시작한 후 응급구조사가 동일하거나 그 이상의 의학적 훈련을 받은 사람에게 환자를 인계하기 전에 환자 곁을 떠나는 것

사전의료의향서(advance directive) 소생술포기지시서(DNR); 소생술을 해야 할 상황이 발생하기 전에 소생술 내용에 대해 사전에 문서화 해 놓은 지시

폭행(assault) 신체적으로 위해의 불안을 느끼게 하는 행위

구타(battery) 신체적 해를 입히거나 억제하는 행위

비밀 유지(confidentiality) 환자 처치에 관련된 다른 보건의료 전문가에게 공개하는 경우, 법정에서 공개하는 경우, 환자가 개인정보 공개에 서면으로 동의한 경우를 제외하고는 환자에 대한 정보를 제공하지 않아야 하는 의무

동의(consent) 응급구조사가 환자를 위해 처치나 다른 행위를 하기 위해 환자로부터 허락을 받는 것.

범죄 현장(crime scene) 범죄가 발생하거나 범죄에 관한 징후가 발견될 수 있는 장소

소생술포기지시서(do not resuscitate, DNR, order) 주로 환자와 담당 의사가 서명한 법적 문서이며, 말기 질환을 앓고 있는 환자가 소생술에 의하여 더 이상 생명이 연장되는 것을 원치 않는다는 내용을 포함하고 있다.

행위 의무(duty to act) 환자에게 처치를 제공해야 할 의무

윤리(ethical) 옳고 그름의 원리를 적용하기 위한 사회적 또는 전문적 기대치

명시적 동의(expressed consent) 법적으로 성인이고 의료 행위와 관련하여 이성적인 결정을 내릴 수 있는 사람으로부터 얻어진 동의

선한 사마리아인 법(Good Samaritan laws) 응급처치를 제공하는 시민과 일부 보건의료제공자들을 제한된 범위 내에서 법적으로 보호하기 위하여 각 지역마다 다양하게 방식으로 고안된 법률

미국 의료정보보호법(HIPPA) 환자의 보건의료 정보에 대한 사생활을 보호하고, 이러한 정보의 사용과 배포에 대한 통제 방법을 규정하고 있는 법

묵시적 동의(implied consent) 무의식 환자이거나 응급처치가 필요하지만 보호자와 연락이 안되는 소아의 경우와 같이 환자 또는 환자의 보호자가 있었다면 당연히 동의를 해줄 것으로 간주하는 형태의 동의

후견인(in loco parentis) 부모에게 직접적인 동의를 구하지 못할 때, 부모를 대신하여 아이들의 처치를 위해 동의할 수 있는 사람

법적 책임(liability) 법적인 책임을 가지는 것

명예훼손(libel) 거짓 정보가 서면으로 공유되어 상대에게 피해를 입힘

도덕(moral) 옳고 그름에 대한 개인적인 기준 또는 원리

부주의(negligence) 응급구조사가 당연히 제공해야 하는 행위를 하지 않거나, 행위 의무가 적용된 상황임에도 불구하고, 적절한 행위를 하지 않아 그 결과로 인해 환자에게 피해가 초래되는 경우

장기 기증자(organ donor) 사망 시 장기와 조직을 기증하기로 법적 문서를 작성한 사람

연명의료계획서(Physician Order for Life-Sustaining Treatment, POLST) 환자가 소생 시도에 대한 의향 뿐만 아니라 인공영양, 항생제 투여 또는 그 외 생명 연장을 위한 처치에 대한 내용을 명시해 놓고, 의사의 서명을 받은 문서

사실 추정의 원칙(res ipsa loquitur) 라틴어로 "자명하다: 설명하거나 증명하지 아니하여도 저절로 알 만큼 명백하다."라는 의미

안전한 피난처 법(safe haven law) 아이를 키울 수 없는 사람이 경찰서, 소방서 또는 응급의료서비스 기관에 맡기거나 공공 안전 시설에 아이를 보낼 수 있도록 허용한 법. 아이를 돌볼 수 없는 환경을 가진 부모 또는 아이를 원치 않는 부모로부터 아이들이 학대 또는 방임되는 것을 방지하기 위해 만들어졌다.

업무범위(scope of practice) 응급구조사의 직무와 관련하여 범위, 정도, 한계 등을 정한 규정과 윤리적 항목

비방(slander) 정보가 구두로 공유되어 상대에게 피해를 입힘

처치 기준(standard of care) 유사한 상황에서 같은 수준의 훈련을 받은 응급구조사가 환자에게 제공했을 것이라고 예상되는 처치의 기준

불법 행위(tort) 민사 소송; 법적 소송이 발생 할 수 있는 응급구조사의 부주의에 의해 환자가 피해를 입은 경우

평가와 실습을 위한 준비

요약 문제

1. 명시적 동의와 묵시적 동의의 차이점을 설명하라.
2. 부주의를 입증할 수 있는 상황은 무엇인가?
3. 범죄 현장에서 환자 처치와 증거 보존 중 응급구조사의 첫 번째 우선 순위는 무엇인가? 그 이유는?
4. 응급구조사가 환자를 병원으로 이송했고, 간호사는 응급구조사에게 "환자를 5번 침대에 내려놓으세요. 제가 곧 가겠습니다"라고 말했다. 응급구조사는 환자를 내려놓고 현장을 떠났다. 이 상황은 유기(abandonment)에 해당하는가? 이유는 무엇인가?
5. 180kg 나가는 환자를 다뤘던 응급구조사는 다른 응급구조사에게 그들이 미리 준비할 수 있도록 하기 위해 이 상황에 대해 이야기 하고자 한다. 이와 같은 상황에서 응급구조사는 구급상황일지 복사본을 소속 기관의 게시판에 붙여놓을 수 있는가?

연관시켜 생각하기

다음의 질문에 답하기 전에, 여러분들은 앞에서 배운 "응급의료에 대한 소개," "응급구조사의 복지" 그리고 "환자 들어올리기와 이동하기"의 주요 개념들과 이 단원에서 배운 주요 개념들을 종합하여 다시 한번 복습해본다.

1. 소송을 방지하기 위해 중요한 응급구조사의 역할과 책임은 무엇인가?
2. 환자를 들어올리고 이동할 때, 환자의 손상을 예방하고 소송을 방지하기 위해서 응급구조사가 해야 할 일은 무엇인가?

비판적 사고연습

대부분의 응급의료서비스는 응급구조사의 도덕적 또는 윤리적 결정을 요구한다. 이 연습의 목적은 당신이 앞으로 마주할지도 모르는 몇가지 상황에 대해 심사숙고 하여 자신의 결정을 적용해 보기 위함이다.

1. 당신은 출동을 마치고 기관으로 복귀 중에 교통사고를 우연히 목격했다. 사고가 일어난 장소는 다른 응급구조사팀의 대기장소와 가깝다. 당신은 행위 의무를 가진 상태인가? 아니면 도덕적 또는 윤리적 의무를 가진 상태인가?
2. 당신은 고속으로 달리던 자동차에서 사고로 튕겨져 나가 심각한 손상을 입은 환자를 병원으로 이송한다. 다음 날, 당신은 환자가 사망했다는 소식을 다른 동료를 통해 들었고, 동료는 사망과 관련하여 소송에 걸릴 것을 염려하고 있다. 당신은 소송에 걸릴 것이라고 생각하는가? 이유는 무엇인가?
3. 당신은 교통사고 현장에 출동했고, 심각한 손상을 입은 환자를 발견하였다. 환자가 맥박이 없음을 확인했고 즉시 심폐소생술을 시작했다. 그 때, 누군가가 "그는 암 환자이고, 소생술포기 환자입니다!"라고 소리쳤다. 하지만 아무도 소생술포기 지시서를 가지고 있지 않았다. 당신은 심폐소생술을 하며 환자를 이송할 것인가?

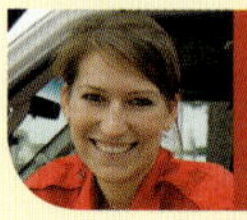

현장 이야기

어느 무더운 여름날, 응급구조사는 동료와 함께 허약감을 호소하는 37세 여성 환자의 신고를 받고 현장으로 출동했다. 현장 평가와 일차 평가 이후, 응급구조사는 환자에게 병력에 대해 물었고, 환자는 후천성면역결핍증(AIDS)을 앓고 있다고 말했다. 응급구조사는 이송 중 반복적으로 활력징후를 확인하며 환자를 병원으로 이송했다. 병원 도착전 동료는 병원에 도착 정보를 보고했지만, 환자의 병력에 대해서는 언급하지 않았다. 병원에 도착하자 동료는 복도를 따라 검사실로 가면서 환자상태에 대해 의사에게 보고했다. 그는 환자에 대한 모든 정보를 보고했지만, 환자가 후천성면역결핍증 환자라는 사실은 방 안에 들어가서 의사에게 조용히 말했다. 응급구조사는 환자로부터 보험청구를 위해 개인정보 공개에 동의하는 문서에 서명을 받았고, 소속 기관의 개인정보 비밀 유지 절차에 따라 승인받았음을 보고했다.

질문

1. 응급구조사가 병원에 무선으로 보고할 때 환자의 병력을 알리지 않은 것은 적절한 일인가?
2. 환자 정보에 대한 비밀유지와 관련하여 응급구조사의 의무는 무엇인가?
3. 위의 방식과 달리 정보를 전달할 수 있는 방법에는 무엇이 있을까?

출동을 마친 후, 응급구조사와 동료는 조금 전 상황에 대해 이야기를 했다. 동료는 환자가 후천성면역결핍증 환자라는 사실을 무선보고에서 말하지 않은 이유는 비밀 유지법을 위반하는 것이라고 생각하여 보고하지 않았다고 말했다. 또한 동료는 후천성면역결핍증(AIDS)이 병력에 포함되는 것이므로, 병원에서 담당 의사에게 조용히 알리는 것이 적절한 방법이라고 말했다.

질문

4. 병원의 모든 의료진에게 이 사실을 알려서 표준예방조치를 미리 할 수 있도록하는 것이 적절했을까?

응급구조사와 동료는 토론을 계속하면서, 응급구조사는 병원의료진들에게 알려, 환자가 병원에 도착하기 전 표준예방조치를 취하도록 하는 것이 적절한 것이라고 말했다. 또한 보건의료제공자들이 표준예방조치를 취할 수 있도록 환자의 정보를 전달하는 것은, 비밀 유지 의무를 벗어났다고 말할 수 없다는 의견을 말했다.

질문

5. 환자가 후천성면역결핍증 환자라는 정보를 다른 응급의료제공자와 공유해야 하는가?
6. 응급구조사가 항상 지켜야 할 비밀유지의 원칙은 무엇인가?

기관으로 복귀하자마자, 응급구조사는 동료에게 환자가 후천성면역결핍증 환자라는 사실을 다른 대원들에게 알리자고 제안한다. 동료는 환자의 비밀을 침해하는 것이며, 부적절한 행동이라고 말했다. 동료는 응급구조사에게 의료적인 목적으로 공유할 필요가 없는 한, 환자의 정보는 항상 비밀이 유지되어야 한다고 말했다. 동료는 "예를 들어, 환자가 스스로 우리에게 후천성면역결핍증 환자라고 말했다는 것을 병원에 보고할 경우 혹은 의사가 환자를 치료하기 위해 정확한 병력을 알아야 하는 경우를 제외하고는 다른 누군가에게 이 정보를 제공할 필요는 없어. 환자가 후천성면역결핍증 환자이던 아니던 간에, 모든 환자의 병력, 상태, 처치와 관련된 모든 정보는 비밀을 유지해야 해. 비밀 유지는 모든 보건의료제공자들의 의무라는 것을 반드시 기억해야 해"라고 말했다.

의학 용어 (Medical Terminology)

5

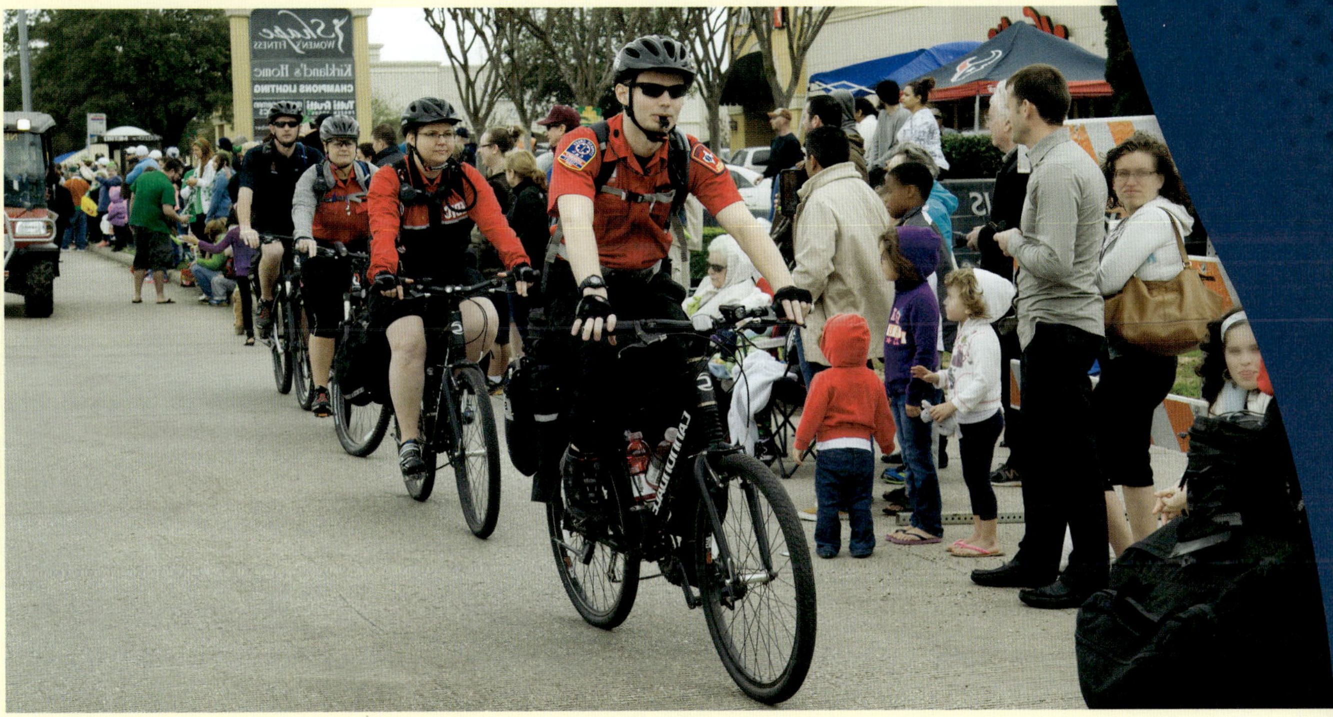

관련 단원

다음의 단원들은 이 단원에서 배울 주제와 관련된 추가적인 정보를 제공한다:

6 해부생리학

참고:

의학 용어

해부생리학 삽화

표준

의학 용어

역량

동료 또는 다른 보건의료제공자와 구두 혹은 서면으로 의사소통시 약어와 기본적인 의학적/해부학적 용어를 사용한다.

핵심 개념

- 의학 용어와 의학 용어의 구성 요소
- 방향 용어
- 자세 용어

학습목표

이 단원을 읽고 난 후, 여러분은:

5.1 이 단원에서 소개된 주요 용어들을 정의할 수 있다.

5.2 적절한 의학 용어 사용의 중요성을 설명할 수 있다.

5.3 흔하게 사용되는 접두사, 접미사, 어근의 뜻을 적용시켜 의학 용어의 의미를 알 수 있다.

5.4 머리글자와 약어의 적절한 사용과 부적절한 사용을 인지할 수 있다.

5.5 의학 용어를 사용하는 것보다 일반적이거나 일상적인 용어를 사용하는 것이 더 적절한 경우를 예로 들 수 있다.

5.6 신체의 자세와 신체 구조의 방향을 설명하기 위해 방향과 자세의 해부학적 용어를 사용할 수 있다.

핵심 용어

복부 사분역(abdominal quadrants)
해부학적 자세(anatomic position)
해부학(anatomy)
앞-(anterior)
양쪽-(bilateral)
복합형(combining form)
합성어(compound)
먼쪽-(distal)
등쪽-(dorsal)
앉은자세(fowler position)
아래-(inferior)
가쪽-(lateral)
안쪽-(medial)
중간겨드랑선(mid-axillary line)
빗장중간선(mid-clavicular line)
중간선(midline)
손바닥(palmar)
생리학(physiology)
면(plane)
발바닥(plantar)
뒤-(posterior)
접두사(prefix)
엎드린(prone)
몸쪽-(proximal)
회복 자세(recovery position)
어근(root)
접미사(suffix)
위-(superior)
바로누운-(supine)
몸통(torso)
한쪽(unilateral)
배쪽-(ventral)

여러분은 "보건의료"라는 세계에 입문함으로써,그동안 사용했던 것과는 매우 다른 용어들을 접할 것이다. 여러분들은 "땀에 흠뻑 젖다. 혹은 축축하다"라는 단어 대신 "발한(diaphoretic)"이라는 용어를 쓸 것이고, 또한 "숨을 쉬기 힘들다"라는 단어 대신 "호흡곤란(dyspnea)"라는 용어를 사용할 것이다. 환자가 팔을 스트레칭 하듯이 쭉 피면 환자는 지금 "확장(extends)" 혹은 "벌림(abduct)"을 하고 있다고 설명할 수 있다.

응급구조사로서 하는 모든 행동들은 정확하고 명확해야 한다. 환자에 대한 정보를 지도의사에게 무전을 통해 전달하거나 혹은 서면으로 작성해 전달하는 경우에도 특히 신경 써야 한다. 애매모호한 것은 적절한 처치를 더 어렵게 만들 수 있으므로 보건의료제공자들은 명확하고 분명하도록 의학용어를 사용하도록 한다.

처음에는 의학용어를 배우는 것이 힘들지만, 곧 의학 용어의 대부분을 이해할 수 있는 일반적인 개념에 대해 깨달을 수 있을 것이다. 일반적인 개념을 이해함으로써, 여러분은 어근, 접두사, 그리고 접미사 사이의 관계를 빠르게 찾아내고 의학용어를 쉽게 이해할 수 있을 것이다. 이 단원은 응급구조사로서 흔히 사용하게 되는 중요한 의학 용어만 다루었다. 더 나아가, 의학 용어가 만들어지는 방법에 대해서도 설명할 것이다.

의학 용어

핵심 개념
의학 용어의 구성 요소

비록 여러분은 이제 막 응급구조학 공부를 시작하지만, 이미 많은 단어들을 보았거나 들었을 것이다. 여러분은 앞으로 환자를 평가하고 처치함으로써, 더욱더 많은 단어들을 접하게 될 것이다. 의학에는 그들만의 언어를 가지고 있다. 모든 언어와 마찬가지로, 기본을 이해하는 것은 전체를 이해하기 쉽게 만들고, 다른 보건의료제공자들과 정확하고 원활한 의사소통이 될 수 있도록 도와준다.

의학 용어의 구성 요소

의학 용어는 단어로 구성되어 있고, 또한 어근(roots), 접두사(prefixes), 그리고 접미사(suffixes)로 구성될 수 있다. 각각의 구성 요소는 자신들만의 의미를 가지고 있다(표 5-1의 예시 참고.). 의학 용어는 ***종종 두개 이상의 단어들이 결합***하여 만들어지는데, 예를 들어, "small"은 "pox"와 합쳐져 "smallpox(천연두)"라는 단어를 만들어낸다.

합성어(compound)
두개 이상의 전체 단어가 결합하여 만들어진 한 단어

표 5–1	흔한 어근, 접두사, 그리고 접미사	
예	단어 부분	의미
Broncho/pulmo	어근	허파(lungs)
Cardi	어근	심장(heart)
Gastro	어근	위(stomach)
Hepat	어근	간(liver)
Neur	어근	신경(Nerve)
Nas	어근	코/코안(nose/nasal)
Or	어근	입/입안(mouth/oral)
Pneumo	어근	공기 또는 허파(Air or lungs)
Ab–	접두사	~에서 멀리
Ad–	접두사	~에서 가까이
Ante–	접두사	이 전에
Brady–	접두사	느림/정상보다 늦은
Contra–	접두사	~에 반대하는
Dys	접두사	어려움 또는 통증
Hyper–	접두사	정상보다 위에/위
Hypo–	접두사	정상보다 낮은/ 밑
Inter–	접두사	사이에
Peri–	접두사	주위에
Poly–	접두사	많은
Post–	접두사	이후에
Pre–	접두사	이전에
Super/Supra–	접두사	위에 또는 초과
Tachy–	접두사	정상보다 위에, 빠른
Uni–	접두사	하나
–ac	접미사	~와 관련 있는
–algia	접미사	통증
–emesis	접미사	구토
–itis	접미사	염증
–ology	접미사	연구
–plegia	접미사	마비
–pnea	접미사	호흡
–rrhea	접미사	배출
–spasm	접미사	수축
–al	접미사	~와 관련 있는
–ist	접미사	전문인

어근(root)
단어의 실질적 의미를 나타내며, 단어의 중심이 되는 부분

복합형(combining form)
모음이 더해진 단어의 어근이 다른 단어, 어근, 또는 접두사에 결합하여 새로운 단어를 만드는 형태

어근(roots)은 단어의 기반이자 중심이 되는 부분이지만 혼자서는 단어가 될 수 없다. 예를 들면, "therm"은 "열/온도"라는 의미를 가진 어근이지만, "therm"만 가지고선 단어가 만들어지지 않는다. 하지만, 어근 뒤에 모음을 추가할 경우(이 경우엔, 모음 "o"가 추가된다), 어근(root)이 *복합형(combining form)*으로 변하게 된다. 복합형은 단어, 어근, 또는 접미사와 결합하여 단어를 만들어낼 수 있다. 즉, "therm/o(온도)"와 "meter(기계)"이 합쳐지면 "thermometer 온도계"라는 복합형이 된다.

하나 이상의 어근이 복합형으로 변하여 단어, 어근, 접미사와 결합하면서 단어가 되는 경우도 있다. 가장 적합한 예는, "Electrocardiogram (심전도)"인데, 이 단어는 "electr/o(전기적)"와 "cardi/o(심장)"의 두 어근(혹은 복합형)이 "gram(기록)"과 결합된 것이다. 그러므로, 심전도는 심장의 전기적 활동을 기록하는 것을 의미한다.

접두사(prefix)
어근이나 단어의 앞에 결합됨으로써, 특정 의미를 가진다.

*접두사(prefixes)*는 어근의 앞에 결합되거나 또는 자체적으로 부분적 의미를 가진다. 접두사는 대개 종류, 장소, 방향, 수량에 대해 알려준다. 어근 "pnea"는 호흡과 관련이 있지만, 자체적으로 의미를 가지지 않고 또한 어떤 종류의 호흡인지 알 수 없다. 하지만, 접두사 "dys-(어려운)"이 결합되면 "dyspnea(호흡 곤란)" 즉, 호흡이 어렵다라는 의미를 만들어 낸다. 또한 접두사 "tachy- (빠른)"가 "pnea"와 결합되면 "tachypnea (빠른 호흡)"을 나타낸다.

복통(Abdominal pain)은 넓은 의미의 단어이지만, 접두사 "intra- (안; 안쪽)"을 결합하면 좁은 의미의 단어가 된다. 그러므로, "intraabdominal pain"은 복부 안쪽의 통증, 즉 "복강내 통증"을 의미한다.

"Plegia"는 팔다리의 마비를 나타낸다. 접두사 "quadri- (4; 넷)"는 몇 개의 팔다리가 마비가 되었는지를 알려준다. 즉, "Quadriplegia"는 모든 팔다리의 마비를 의미한다.

접미사(suffix)
어근이나 단어의 끝에 결합됨으로써 의미를 가진다.

*접미사(suffixes)*는 어근의 끝에 결합되거나 자체적으로 완전한 의미를 가진다. 많은 접미사들이 특정 의미를 가지는데, 예를 들어 접미사 "-itis"는 "염증"을 의미하고, 어근 "arthr"은 관절을 의미한다; 그래서 "arthritis(관절염)"은 관절의 염증을 의미한다. 접미사 "-iac"는 명사의 형태로 특정 질병에 고통을 받고 있는 사람을 지칭한다. "hemophiliac"은 혈우병 출혈 장애를 앓고 있는 환자를 의미한다.

몇몇 접미사는 어근에 결합하여 상태, 수량, 과정, 방법 등을 지칭한다. pneumonia(허파염)과 psoriasis(마른비늘증)은 질병의 상태를 나타내는 예이고, 반면에 appendectomy(막창자꼬리절제술)과 arthroscopy(관절경검사)는 치료 방법에 대한 예를 보여준다. (각각의 접두사에는 밑줄을 나타냈다).

접미사는 또한 어근과 결합하여 품질이나 수량을 표시하거나, 다른 것으로부터 구별함으로써 변형된 명사의 단어, 즉 형용사 형태를 만든다. Gastric(위), cardiac(심장), fibrous(섬유), arthritic(관절염), 그리고 diaphoretic(발한)은 접미사(밑줄)가 어근에 결합함으로써 형용사

그림 5-1 심장전문의(cardiologist): 어근과 접미사의 예

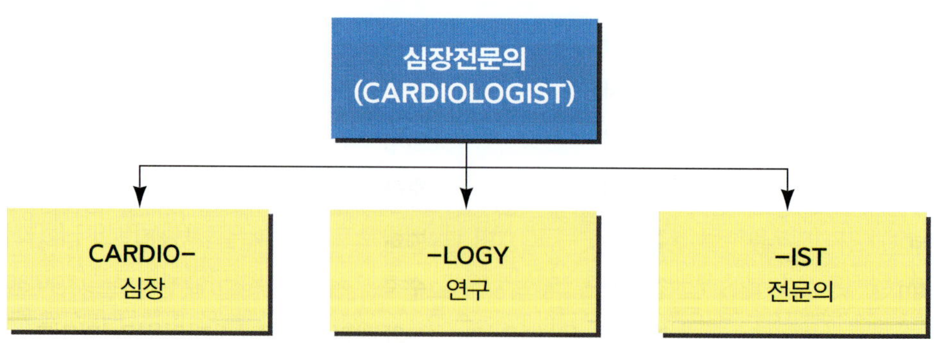

Inside Outside

언어의 해부 - 담낭염(cholecystitis)

인체가 복잡한 것과 같이, 복잡한 구성의 단어들은 그들의 구성 요소를 주의 깊게 찾아봄으로써 더 쉽게 이해할 수 있다. 접두사, 어근, 그리고 접미사의 의미를 찾아보는 것은 복잡한 의학 용어를 빠르게 이해하는데 도움을 준다.

Inside

담낭염(Cholecystitis)은 큰 단어이고, 보건의료세계에 이제 막 입문한 사람에게는 복잡한 용어일 지도 모른다. Cholecystitis는 세 부분이 연결되어 구성된 단어이다. 이 단어를 나눠보면, 의미를 이해하는데 도움을 준다. 이 단어의 첫 번째 부분은 Chol/e이고 "담즙"의 의미를 갖는다. 두 번째 부분은 "cyst"이고 "닫힌 주머니"를 지칭한다. 마지막으로 접미사 "–itis"는 "염증"과 관련이 있다. 이 단어들의 의미를 모두 조합해 보면, "담즙 주머니 염증"이라는 뜻을 가진다. 즉, Cholecystitis는 담낭염이라는 뜻을 가진다.

Outside

비록 cholecystitis는 크고 복잡한 단어지만, 그 뜻은 실제로 꽤 간단하다. 이 하나의 단어는, 한 특정 장기의 이름과 그 장기에 연관된 문제를 말해준다. 응급구조사로서, 여러분은 앞으로 의학용어에서 자주 볼 수 있는 어근, 접미사, 그리고 접두사의 중요성을 인식하는 것을 배울 것이다. 예를 들어, "염증"을 의미하는 "–itis"는 담낭염(cholecystitis)뿐만 아니라 간염(hepatitis), 그리고 편도염(tonsillitis)까지 염증 상태의 다양한 범위를 지칭한다.

인체를 해부하는 것과 같은 방법으로 단어의 구성을 해부하는 것은 새로운 단어를 이해하는데 매우 유용할 것이다.

상태로 만들어진 예를 보여준다.

몇몇 접미사는 크기의 감소를 나타내기 위해 –iole나 –ule와 같은 어근과 결합된다. "arteriole(세동맥)은 동맥보다 작고, "venule(세정맥)은 정맥보다 작다.

–e와 –ize가 어근에 결합하게 되면 동사 형태를 만든다. 예시로는 Excise(잘라내다)와 catheterize(~에 카테터를 삽입하다)가 있다. 어근과 접미사의 주어진 정의는 그림 5–1에서 보여지는 것과 같이 심장을 연구하는 전문의인 Cardiologist(심장전문의)이다. 이 책에는 부록과 여백에 의학 용어들의 의미를 제공함으로써 여러분들이 쉽게 이해할 수 있도록 도움을 준다.

약어(abbreviations)와 머리글자(acronyms)

약어와 머리글자는 응급의료체계에서 널리 쓰인다. (머리글자란, 각 단어의 앞 글자를 종합하여 단어처럼 발음할 수 있도록 만들어진 일종의 약어이다. 예를들어 CPAP은 "씨팹"이라고 발음되지만, 이는 지속성기도양압(Continuous Positive Airway Pressure)의 앞 글자로 만들어진 단어이다. 여러분은 앞으로 수업과 현장에서 많은 약어와 머리글자들을 마주할 것이다.

비록 약어와 머리글자는 응급의료체계에서 "속기(shorthand)"를 위해 사용되지만, 불리한 점도 있다. 축약된 단어는 의사소통에 어려움을 만들기도 하고(특히, 잘 알려져 있지 않거나 지역적 약어를 사용하는 경우), 기록 시 약어를 사용할 경우 의미가 모호해질 수 있다. (기록을 읽는 사람은 "이게 무슨 의미에요?"라고 물어볼 것이다. 예를 들어, 몇몇 의사는 "정상 범위 이내(Within Normal Limits)"라는 의미의 "WNL"을 사용하지만, "WNL"이라는 약어에 익숙하지 않은 독자는 무슨 뜻인지 정확하게 이해하지 못하고 "확인하지 않음(We Never Looked)"이라고 오해할 수도 있다.

약어의 사용이 항상 "유해"한 것은 아니다. 실제로, 대부분의 약어와 머리글자는 보건의료 제공자들 사이에서 문제 없이 수용되고 있으며 또한 흔하게 사용된다. 하지만, 언제 그리고 어떻게 그들을 사용할 지에 대해서는 항상 주의해야 한다. 의료에서 가장 흔하게 발생하는 문제는 환자를 처치하는 동안의 의사소통의 실패와 생략이다.

몇몇 연구들은 약어와 머리글자를 사용하는 것이 의료적인 문제를 발생시키는 것과 연관이 있음을 보여준다. 비록 CPR 또는 OR과 같은 약어를 사용하는 것은 적합할 수도 있지만, 가능한 한 약어와 머리글자는 피하고 일반적인 용어를 사용하여야 한다. 특히 환자 처치나 기록하는 상황에서는 주의해야 한다.

의학 용어는 언제 사용해야 하고, 언제 사용하지 말아야 할까?

당연히 누구나 의학용어를 사용할 때 문제를 만들고 싶지 않을 것이지만, 복잡한 의학 용어를 사용하는 것이(정확하게 사용한다고 하더라도) 좋은 상황이 되지 않을 수도 있다.

응급구조사는 환자 또는 보호자와 이야기 할 때, 흔하지 않은 의학 용어, 유행어, 약어 또는 머리글자의 사용을 피해야 한다. 예를 들어, 만약에 환자에게 "심근경색"이라고 설명하지 않고, "MI"라고 설명한다면, 일반적인 환자들은 "MI"가 정확히 무슨 뜻인지 알 수 없을 것이다. 가끔 메시지에서 사용되는 복잡한 용어는 훈련 받은 전문인들 사이에서도 혼란을 불러일으킬 수 있다. 만약 애매하거나 또는 상대방이 이해하지 못한다면, 반복해서 말하지 말고 간단한 용어로 바꾸어 말하도록 한다. 의학 용어는 다른 언어들과 마찬가지로 적절하게 사용되어야 한다.

해부생리학 용어

해부학(anatomy)
인체의 구조를 연구한 학문

여러분은 인체의 기관, 기능, 그리고 그에 따른 용어들을 반드시 이해하고 있어야 한다.

해부학(anotomy)은 인체 구조에 대한 학문이다. 해부학 수업에 참여하면, 여러분은 장기

그림 5-2 해부학적 자세와 인체 부위

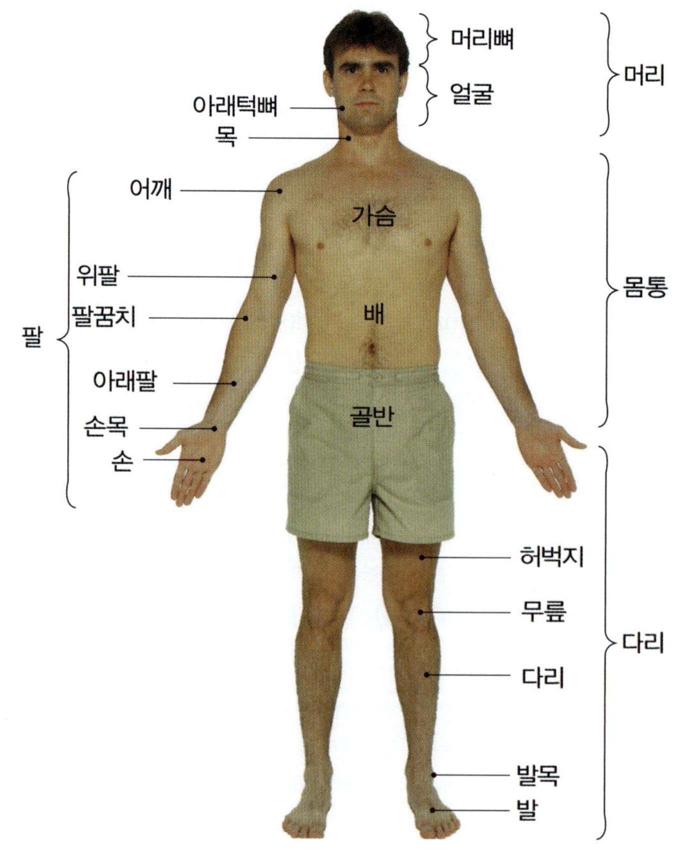

그림 5-3 방향 용어

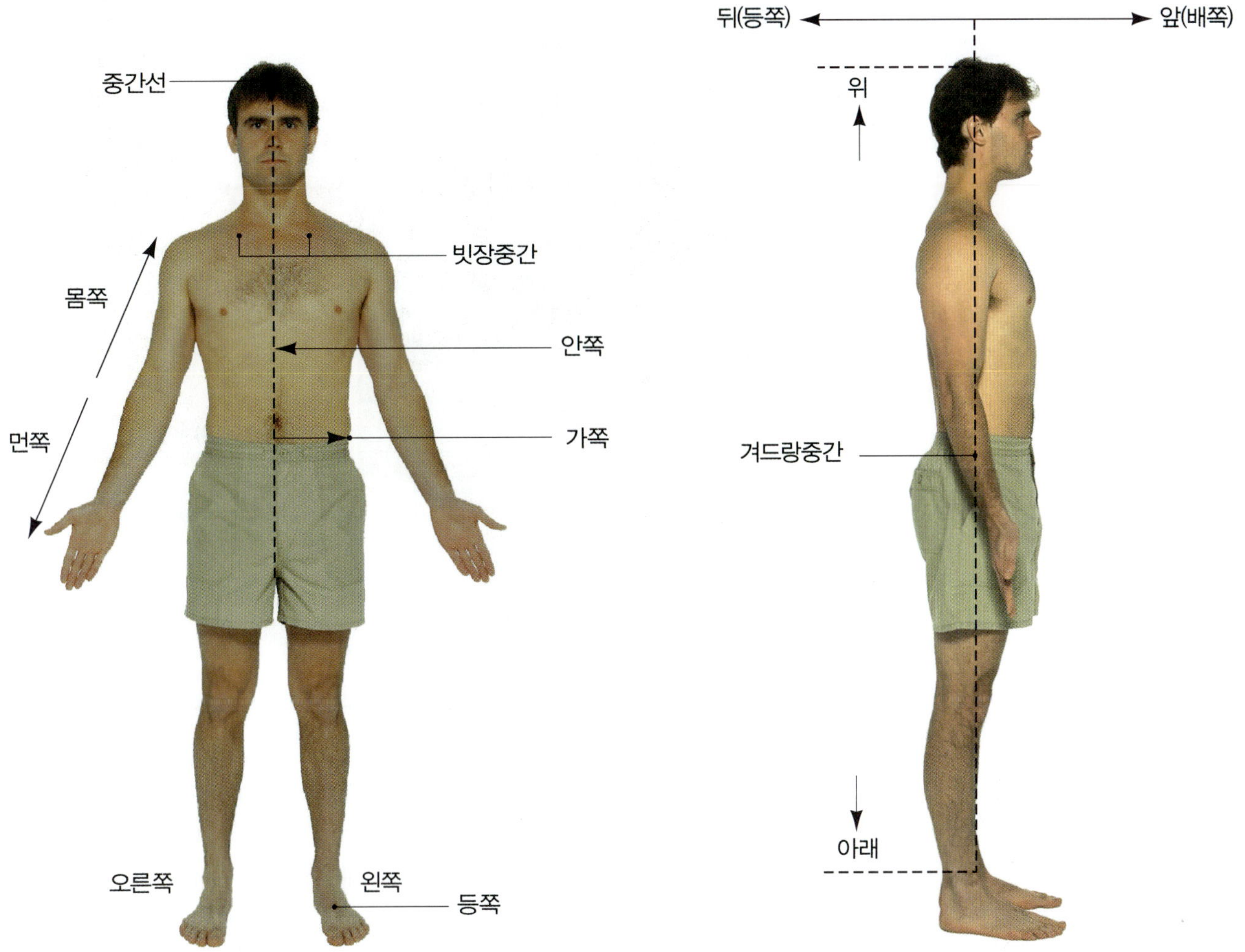

와 장기 시스템을 설명하기 위해 용어를 사용할 것이다. 해부학용어는 주로 접두사와 어근과 관련이 있다. 예를 들어, 심장을 지칭하는 "cardi-"가 있다. 해부학은 또한 위치와 자세를 설명하기 위한 용어로 사용된다. *생리학(physiology)*은 인체의 기능에 대한 학문이다. 생리학 용어는 장기와 장기 시스템의 활동을 설명하기 위해 용어를 사용할 것이다. 예를 들어, "diffusion(확산)"은 용질이 낮은 농도에서 높은 농도로 이동하는 것을 말한다. 이러한 용어와 개념을 이해하는 것은 개념화하는데 도움을 준다.

생리학(physiology)
인체의 기능을 연구한 학문

해부학 용어

응급구조사로서, 환자의 손상 부위와 통증을 호소하는 부위를 다른 보건의료종사자에게 설명해야 할 것이다. 그러므로 응급구조사는 자세와 방향에 대한 용어를 알아야 한다.

방향 용어

보건의료제공자들 사이에서 원활한 의사소통을 위해 인체의 질병 또는 손상 부위를 나타내는 표준 용어가 있다. 인체는 부위별로 나뉘고(그림 5-2), 표준화된 해부학적 방향 용어가 사용된다(그림 5-3). 예를 들어, 왼쪽과 오른쪽 방향이라 하면, 환자의 왼쪽과 오른쪽을 가리킨다.

핵심 개념
방향 용어

그림 5-4 인체의 면

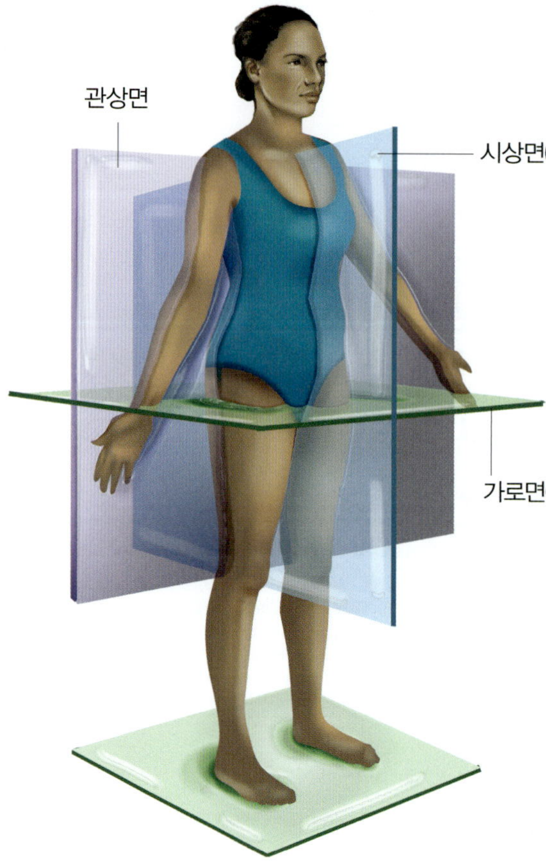

해부학적 자세(anatomic position)
해부학 공부에서 신체의 표준 기준 자세. 이 자세에서 신체는 팔을 양쪽으로 내린 채 손바닥은 앞으로 향하여 서 있고, 얼굴이 관찰자를 향해 있다.

면(plane)
고체 물체를 자르면 생기는 평평한 표면

중간선(midline)
신체를 오른쪽과 왼쪽으로 나눈 선

안쪽(medial)
신체의 중간선을 향한 방향

가쪽(lateral)
신체의 중간선으로부터 떨어진 방향

양쪽(bilateral)
양 면의

한쪽(unilateral)
한 면의

중간겨드랑선(mid-axillary line)
겨드랑이의 중간에서 발목까지 수직으로 그려진 선

인체 해부에 대해 논의할 때 가장 널리 알려진 방법은 해부학적 자세이다. 인체에 대한 모든 설명의 시작점으로써 *해부학적 자세(anatomic position)*를 사용한다. 해부학적 자세는 서 있고, 정면을 바라보며, 손바닥을 앞으로 향한 자세이다(그림 5-2). 환자가 해부학적 자세로 누워 있지 않더라도, 응급구조사는 환자의 손상을 파악할 때 항상 해부학적 자세에 근거하여야 한다. 예를 들어, 환자가 엎드려 있어도 사람의 얼굴이 항상 앞쪽(anterior)을 향하기 때문에 앞쪽(anterior)이라고 기록한다. 보건의료제공자는 어디서든 인체를 묘사하고 각자의 말을 이해하는데 같은 해부학적인 시작점을 사용하므로 항상 이 표준화된 자세로 말하는 것은 중요하다.

또, 인체가 여러 개의 면(plane)으로 나눠져 있다고 생각해본다. *면(plane)*은 인체를 잘랐을 때 생기는 평평한 표면이다. 실제 사람의 인체 모형과 똑같이 만들어진 마네킨이 여러분 앞에 놓여있다고 생각해보자. 마네킨을 위에서 아래로 자르면, 여러분은 마네킨이 오른쪽/왼쪽 혹은 앞/뒤로 나뉘는 것을 볼 수 있을 것이다. 인체를 오른쪽과 왼쪽으로 나누기 위해 잘라진 면을 시상면(sagittal plane) 또는 중간면(median plane)이라고 한다. 또한 인체를 앞과 뒤로 나누기 위해 잘라진 면을 관상면(frontal plane or coronal plane)이라고 한다. 마지막으로, 인체를 절반으로 자르면 위와 아래로 나눠어지는데, 이 때 발생하는 면을 가로면(transverse plane) 또는 수평면(horizontal plane)이라고 한다(그림 5-4). 인체의 면에 대해 이해하는 것은 의학 용어를 이해하는데 좋지만, 보건의료종사자들의 의사소통 사이에선 흔히 사용되지 않는다.

인체의 *중간선(midline)*은 머리에서부터 발끝까지 이어진 선으로, 두 눈 사이를 지나고 배꼽을 지나치는 선을 지칭한다(그림 5-3 다시 참조). 중간선에 따라 인체는 오른쪽과 왼쪽으로 나뉜다.

*안쪽-(medial)*은 중간선과 가까운 위치를 가리키고 *가쪽-(lateral)*은 중간선으로부터 멀리 떨어진 위치를 가리킨다. 예를 들면, 콧등은 눈에서부터 안쪽에 위치해 있다. 또한 위팔은 안쪽-에 위치하지만, 아래팔은 *가쪽*-에 위치한다고 말할 수 있다.

*양쪽-(bilateral)*은 모든 "양 면"을 가리킨다. 환자를 허파음을 청진할 때, 오른쪽과 왼쪽의 허파에서 허파음이 감소된 경우를 종종 들을 수 있을 것이다. 이 때, 응급구조사는 "환자의 양쪽 허파음이 감소해 있다"라고 보고할 수 있다. 또는, 가슴 통증을 가진 환자의 경우, "환자가 가슴 통증과 함께 양쪽(오른쪽과 왼쪽) 어깨로 방사되는 통증을 호소한다"라고 보고할 수 있다.

*중간겨드랑선(mid-axillary line)*은 중간겨드랑이에서 발목까지 수직으로 그려진 선을 말한다. (흔히 겨드랑이(armpit)라고 불리우는 이 부위의 해부학적 용어는 겨드랑(axilla)이다. 중간겨드랑은 겨드랑의 정 가운데 부위를 의미한다.) 중간겨드랑선은 인체를 앞과 뒤로 나누게 되는데, 앞을 가리키는 용어는 *앞-(anterior)*이고, 뒤를 가리키는 용어는 *뒤-(posterior)*이다. 예를 들어, 응급구조사는 "환자가 팔 뒤쪽과 허벅지 앞쪽에 손상을 입었다"라고 말할 수 있다. *앞(anterior)*의 동의어는 *배쪽-(ventral)*이며, *뒤-(posterior)*의 동의어는 등쪽-(dorsal)이다.

*위-(superior)*와 *아래-(inferior)*는 용어 그대로 위와 아래의 방향을 나타내는데, 예를 들면 "코는 입 위에 위치해 있다"라고 말할 수 있다.

앞(anterior)
신체의 앞쪽

뒤(posterior)
신체의 뒤쪽

배쪽(ventral)
신체의 앞쪽. anterior과 동의어

등쪽(dorsal)
신체의 뒤쪽. Posterior과 동의어

위-(superior)
신체의 위쪽

아래-(inferior)
신체의 아래쪽

몸쪽(proximal)
몸통에 가까운 쪽

먼쪽(distal)
몸통에서 떨어진 쪽

그림 5-5 복부 사분역

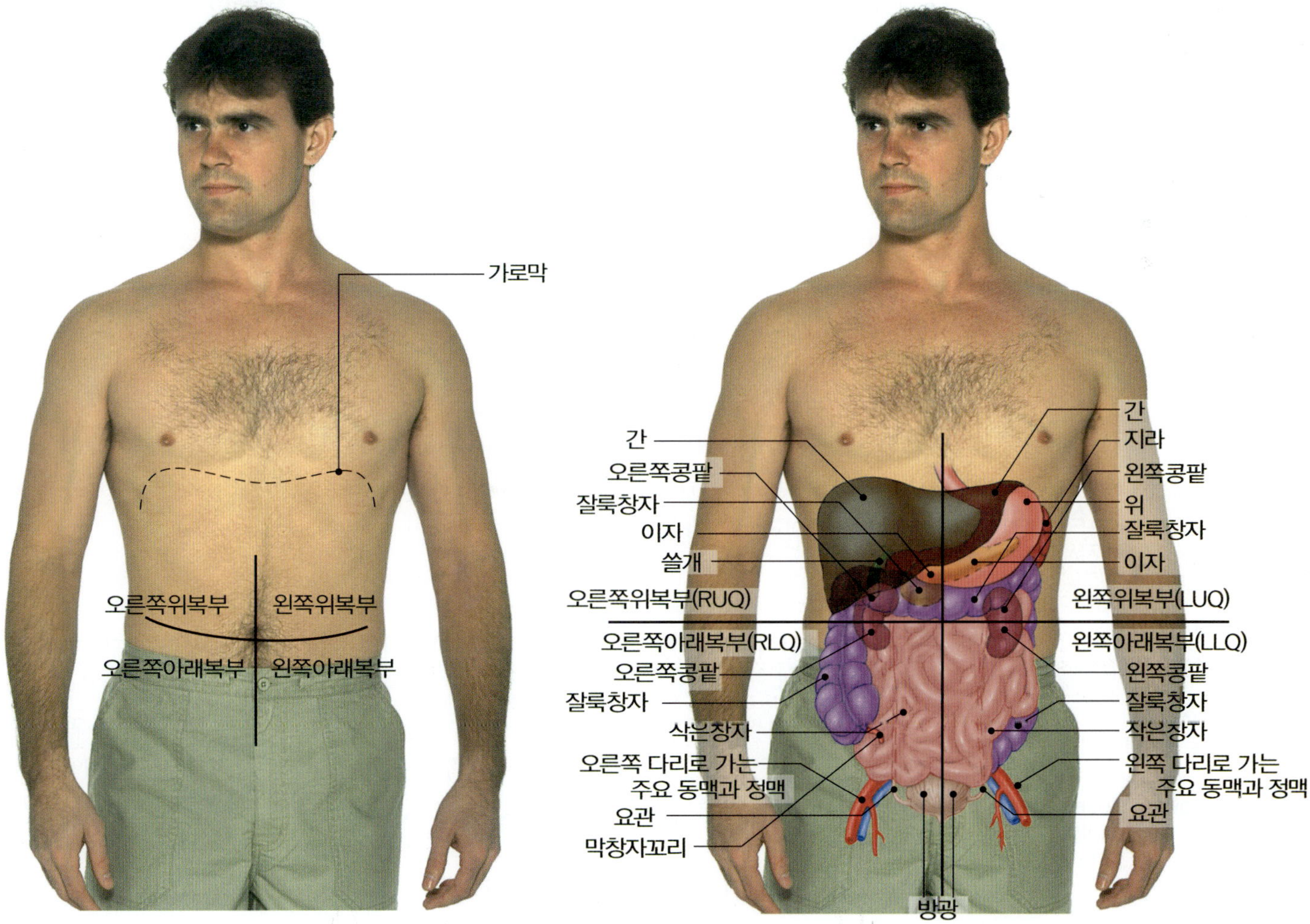

그림 5-6 해부학적 자세.

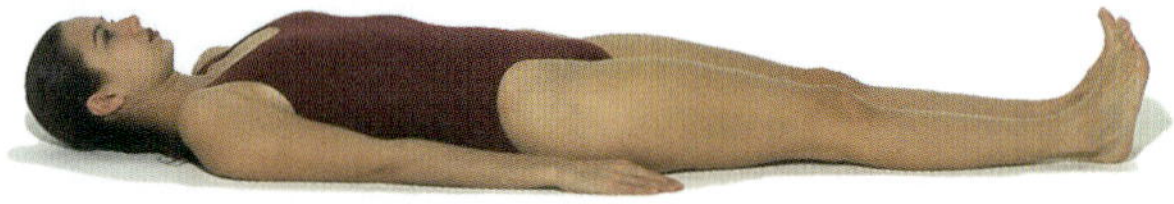

바로누움자세

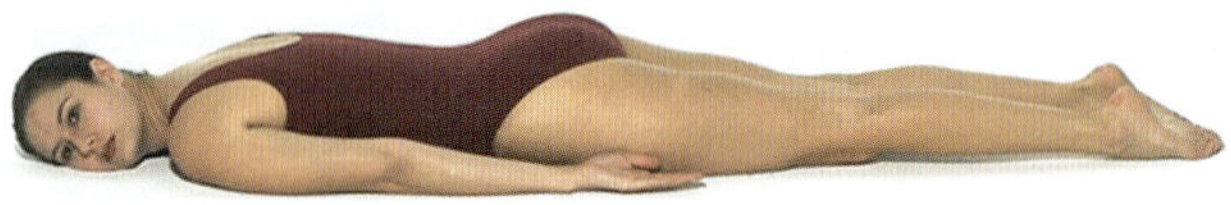

엎드린자세

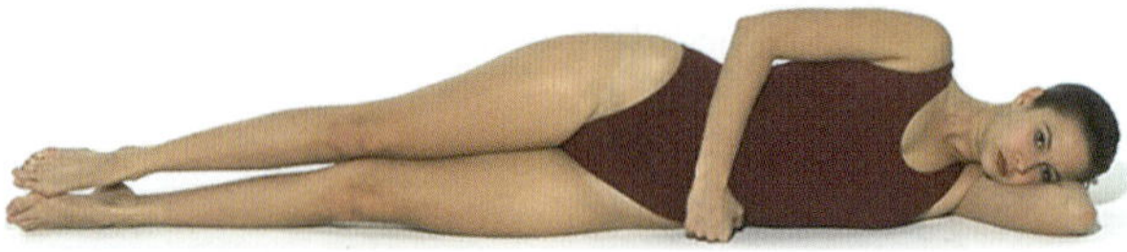

옆누움자세(회복자세)

그림 5-7 세미-파울러 씨 자세

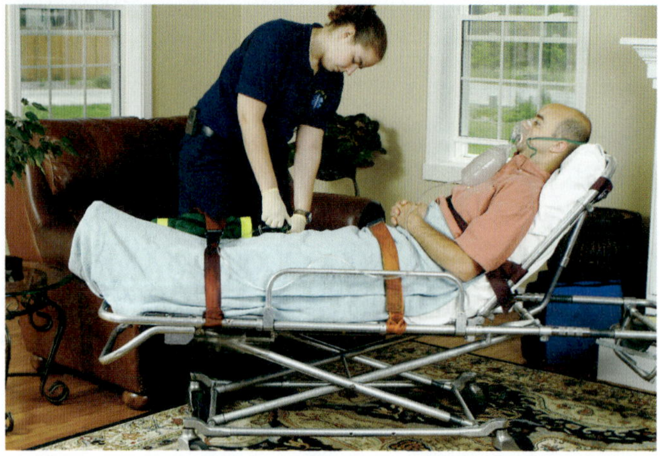

몸통(torso)
신체

손바닥(palmar)
손의 바닥

발바닥(plantar)
발의 바닥

빗장중간선(mid-clavicular line)
각각의 빗장뼈의 가운데를 통과하는 선

복부사분역(abdominal quadrants)
복부의 통증이나 손상의 위치를 파악하기 위해 복부를 4개의 부위로 나눈 것: 오른쪽위복부(RUQ), 오른쪽아래복부(RLQ), 왼쪽위복부(LUQ), 그리고 왼쪽아래복부(LLQ)로 나뉜다.

*몸쪽-(proximal)*과 *먼쪽-(distal)*은 상대적인 용어들이다. 몸쪽-은 몸통에 더 가까운 쪽을 의미하고, 먼쪽 *몸통*으로부터 멀리 떨어져 있는 쪽을 의미한다. 팔꿈치를 가지고 예를 들어본다면, 팔꿈치는 손보다 몸통에 더 가깝기 때문에 손보다 몸쪽-에 위치해 있다고 말할 수 있다. 하지만, 팔꿈치는 어깨보다 몸통에서 더 멀리 떨어져 있기 때문에 어깨보다 먼쪽-에 위치해 있다. 이 용어들은 주로 팔다리의 위치를 설명할 때에 자주 사용된다. 예를 들어, 팔이나 다리에 부목을 적용한 후에 순환을 확인하기 위해 응급구조사는 먼쪽 맥박을 촉진해야 한다. 즉, 먼쪽 맥박이란 팔다리에서 측정할 수 있는 맥박 부위 중 몸통에서 가장 멀리 떨어진 부위의 맥박을 의미한다.

응급구조사가 종종 듣게 될 수도 있는 또 다른 해부학적 용어는 *손바닥-*(*palmer*, 손의 바닥을 가리킨다)과 *발바닥-*(*plantar*, 발의 바닥을 가리킨다)이다.

빗장중간선(mid-clavicular line)은 가슴 부위를 나눈다. 빗장중간선은 빗장뼈의 가운데를 지나며 아래쪽으로 이어진다. 인체에는 두 개의 빗장뼈가 있기 때문에, 두 개의 빗장중간선이 있다. 응급구조사가 환자의 호흡음을 듣기 위해 청진기를 사용할 때, 응급구조사는 빗장중간선이 위치한 가슴 부위를 청진할 것이다.

대부분의 중요한 장기가 들어있는 복부는 주로 배꼽을 중심으로 수평 및 수직의 선을 그어, 4개의 부위로 나누는데 이를 *복부 사분역(abdominal quadrants)*라고 부른다. 복부 사분역(그림 5-5)은 오른쪽위복부(Right upper quadrant; RUQ), 오른쪽아래복부(Right lower quadrant; RLQ), 왼쪽위복부(Left upper quadrant; LUQ), 그리고 왼쪽아래복부(Left lower quadrant; LLQ)로 부른다.

핵심 개념
자세 용어

바로누운-(supine)
등을 대고 누움

엎드림(prone)
얼굴을 아래로 향하게 누움

회복자세(recovery position)
옆으로 누움. 옆누움자세라고도 부른다.

자세 용어

응급구조사가 알아두어야 하는 네 가지 자세는 다음과 같다: 바로누운자세, 엎드린자세, 회복자세, 앉은자세.

*바로누운자세*의 환자는 등을 대고 누워 있고, *엎드린자세*의 환자는 배를 대고 누워 있다. 또한 옆으로 누워 있는 사람의 자세를 우리는 *회복자세*라고 부른다. 회복자세는 체액 또는 구토물이 입을 통해 배출될 수 있도록 돕고, 이러한 분비물이 허파로 흡인될 가능성을 줄이기 때문에 척추 손상이 의심되지 않는 무의식 환자들에게 사용된다. 회복자세는 환자가 옆으로 누운 자세를 취하기 때문에 옆누움자세라고도 불린다(그림 5-6).

현장사례

"저는 사실 의학 술기들을 제외하고는 중요하지 않다고 생각했어요. 저는 산소, 흡인, 외상, 그리고 제세동에 대해서 배우고 싶었지, 의학용어를 배우고 싶진 않았어요. 휴, 하지만 제 생각이 틀렸었습니다. 어느 날, 저는 병원 간의 이송 신고를 받고 출동했습니다. 병원은 엄청 바빴어요. 한 간호사가 저에게 이송 중 환자에게 필요한 처치가 적힌 종이를 주었고, 질문이 있냐고 물어봤습니다. 그들은 제가 그 종이를 읽을 때까지 저를 쳐다보았습니다. 저는 오로지 수업에서 교수님이 강조했던 의학 용어만 간신히 이해할 수 있었습니다. 그러자 간호사가 말하길 "이러한 용어들에 친숙하지 않으면, 당신은 전문적인 응급구조사가 될 수 없을 것입니다."라고 이야기 했습니다. 만약 누군가가 당신에게 의학용어는 중요하지 않다고 한다면, 그들은 잘못된 것입니다. 잘못된 길로 가고 있는 거에요"

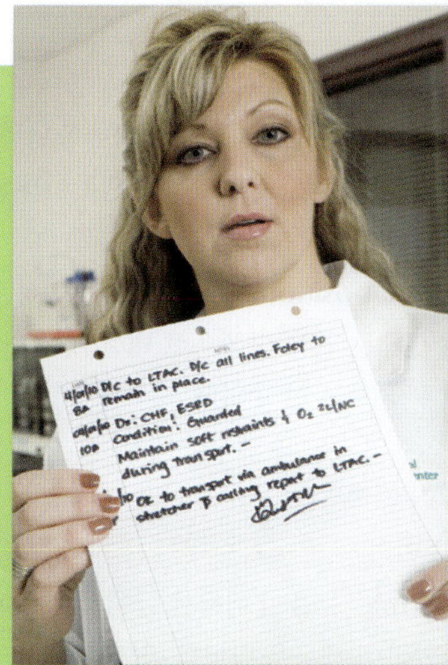

환자를 들것 위에 위치시킬 땐, *앉은자세*를 취해준다. 파울러 자세는 앉은 자세를 의미한다. 대부분의 환자들은 들것의 머리 부분을 45도에서 60도 정도 올려주어 뒤로 기대어 앉은 자세를 선호하는데 이는 반앉은자세 또는 세미-파울러 자세라고 불리운다(그림 5-7). 파울러 씨 체위에서 다리는 쭉 뻗거나 구부릴 수 있다.

파울러 자세(fowler position)
앉은 자세

단원 복습

핵심 사실과 개념

- 의학은 자신들만의 언어를 가지고 있다. 응급구조사로서, 여러분은 이런 언어를 사용하는 보건의료제공자들과 자주 의사소통 할 것이다.
- 의학 용어는 일반적으로 어근, 접두사, 그리고 접미사로 구성된다.

핵심 결정

- 정확하고 적절한 의학 용어를 사용했는가?
- 언제 의학 용어를 사용해야 하는지 또는 사용해선 안되는지 이해했는가?
- 환자가 외상을 입었거나, 통증을 호소할 때 어떤 방향에 놓인 부위인지 인식할 수 있는가?
- 환자가 발견된 자세를 인지할 수 있는가?

단원 용어

복부사분역(abdominal quadrants) 복부의 통증이나 손상의 위치를 파악하기 위해 복부를 4개의 부위로 나눈 것: 오른쪽위복부(RUQ), 오른쪽아래복부(RLQ), 왼쪽위복부(LUQ), 그리고 왼쪽아래복부(LLQ)로 나뉜다.

해부학적 자세(anatomic position) 해부학 공부에서 신체의 표준 기준 자세. 이 자세에서 신체는 팔을 양쪽으로 내린 채 손바닥은 앞으로 향하여 서 있고, 얼굴이 관찰자를 향해 있다.

해부학(anatomy) 인체의 구조를 연구한 학문

앞–(anterior) 신체의 앞쪽

양쪽–(bilateral) 양 면의

복합형(combining form) 모음이 더해진 단어의 어근이 다른 단어, 어근, 또는 접두사에 결합하여 새로운 단어를 만드는 형태

합성어(compound) 두개 이상의 전체 단어가 결합하여 만들어진 한 단어

먼쪽–(distal) 몸통에서 떨어진 쪽

등쪽–(dorsal) 신체의 뒤쪽. Posterior과 동의어

파울러 자세(fowler position) 앉은 자세

아래–(inferior) 신체의 아래쪽

가쪽–(lateral) 신체의 중간선으로부터 떨어진 방향

안쪽–(medial) 신체의 중간선을 향한 방향

중간겨드랑선(mid–axillary line) 겨드랑이의 중간에서 발목까지 수직으로 그려진 선

빗장중간선(mid–clavicular line) 각각의 빗장뼈의 가운데를 통과하는 선

중간선(midline) 신체를 오른쪽과 왼쪽으로 나눈 선

손바닥–(palmar) 손의 바닥

생리학(physiology) 인체의 기능을 연구한 학문

면(plane) 고체 물체를 자르면 생기는 평평한 표면

발바닥–(plantar) 발의 바닥

뒤–(posterior) 신체의 뒤쪽

접두사(prefix) 어근이나 단어의 앞에 결합됨으로써, 특정 의미를 가진다.

엎드림(prone) 얼굴을 아래로 향하게 누움

몸쪽–(proximal) 몸통에 가까운 쪽

회복자세(recovery position) 옆으로 누움. 옆누움자세라고도 부른다.

어근(root) 단어의 실질적 의미를 나타내며, 단어의 중심이 되는 부분

접미사(suffix) 어근이나 단어의 끝에 결합됨으로써 의미를 가진다.

위–(superior) 신체의 위쪽

바로누운–(supine) 등을 대고 누움

몸통(torso) 신체

한쪽–(unilateral) 한 면의

배쪽–(ventral) 신체의 앞쪽. anterior과 동의어

평가와 술기를 위한 준비

요약 문제

1. 다음 용어의 뜻은?
   안쪽–(medial), 가쪽–(lateral)
   앞–(anterior), 뒤–(posterior)
   몸쪽–(proximal), 먼쪽–(distal)
2. "~보다 낮음"을 의미하는 접두사(2개)는 무엇인가?
3. "~와 관련된"을 의미하는 접미사(2개)는 무엇인가?
4. 바로누운자세와 엎드림자세의 차이를 설명하시오.
5. 중간겨드랑선의 해부학적 위치를 설명하시오.
6. 복부 사분역에 대해 설명하시오.
7. 손바닥–(palmar)이 의미하는 것은?

연관시켜 생각하기

의학 용어와 해부학 지식을 흔한 질병들과 연결시키는 것은 질병을 이해하고, 질병에 대해 다른 사람과 의사소통 하는데 도움을 줄 것이다. 아래에 적힌 질병들을 가지고, 단어의 구성들(어근, 접두사, 접미사)을 사용하여 어떤 장기에 손상을 입었는지 결정하여라. 필요할 경우, 표 5-1과 "의학용어의 구성"을 참고하도록 한다.

Gastritis
Neurology
Hepatitis
Postnasal
Tachycardia
Bradypnea
Neuritis

비판적 사고 연습

의학 용어를 이해하고 어떻게 사용해야 할 지 아는 것은 응급구조사로서 매우 중요하다. 이 연습의 목적은 환자의 손상에 대해 무전으로 보고해야 할 경우 의학 용어를 어떻게 적절하게 사용해야 하는지에 대해 알아보기 위함이다.

- 10대 소년이 비포장 도로용 오토바이를 타다가 넘어졌다는 신고를 받고 현장으로 출동하였다. 환자는 왼쪽 어깨와 팔꿈치 사이에 있는 팔의 바깥쪽에 깊은 상처를 입었고, 오른쪽 손목 위에도 상처를 입었다. 왼쪽 엉덩이와 다리 사이가 이상한 각도로 구부러져 있었고, 바지를 잘라서 확인해보니 왼쪽 허벅지에 뼈가 피부를 관통하여 밖으로 나와 있었다. 여러분은 현장에서 평가를 완료하고 병원으로 이송하면서 순차적으로 환자를 처치하고 있다. 병원 도착 전, 병원에 환자에 대하여 무전으로 보고해야 할 때, 병원 관계자에게 어떻게 이야기 할 것인가?

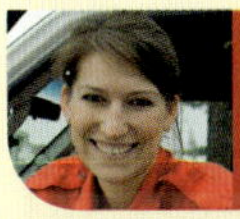

현장 이야기

"삐삑— 구급차 144호, 교차로에서 연쇄 추돌사고 발생, 구급차 690호와 81호는 현장에서 작업중. 현장에 먼저 도착한 구급차 81호의 지휘에 따르도록 함" 여러분과 여러분의 동료는 교차로의 연쇄 추돌로 인해 발생한 대량환자 발생사고 현장으로 출동 명령을 받고 현장으로 가는 중이다. 현장에 도착 후, 동료는 무전을 통해 "삐삑— 구급차 81호, 여기는 구급차 144호. 현장에 도착했습니다. 우리는 어디에 위치하면 되나요?"라고 말했다. 현장은 여러 잔해들이 여기저기 흩어져 있었고, 몇몇의 차량들은 심하게 파손되어 있었다.

"구급차 144호, 여기는 구급차 81호. 구조 차량 뒤에 구급차를 주차하고, 처치 구역을 담당하도록" 여러분의 동료가 구급차를 맡고 있는 동안, 여러분은 처치 구역으로 당당하게 걸어갔다. 처치 구역에 도착하니 "처치팀"이라고 적혀있는 조끼를 입은 한 여자가 여러분에게 긴 척추고정판에 누워있는 환자를 가리키며 이렇게 말했다.

"46세 남성, 3번 차 운전자. 빠른 속도였고, 차는 심각하게 파손됨. 환자는 호흡곤란을 호소. 두 번째 환자분류소에서 가슴벽에 누름통증과 왼쪽위복부에 통증을 호소. 몸쪽위팔뼈, 양쪽 정강뼈/종아리뼈에 골절상을 입음."

질문

1. 여러분이 이 환자를 평가하고자 할 때, 의학 용어의 지식이 평가 과정에 얼마나 영향을 미칠까?
2. 구체적으로 이 환자는 가슴의 어느 부위에 통증을 호소하는가?
3. 왼쪽 위복부는 배꼽을 중심으로 위에 위치해 있는가? 아니면 아래에 위치해 있는가?
4. 몸쪽위팔뼈 골절은 구체적으로 신체의 어느 부위를 의미하는가?

여러분은 좀 더 종합적인 평가를 시작했다. 일차 평가에서 환자가 호흡을 힘들어 하는 것을 발견하였다. 호흡음을 청진하였을 때, 한 쪽 허파에서 호흡음이 감소되어 있었다. 여러분은 환자의 왼쪽 겨드랑이에 관통상이 있는 것을 발견하였고, 상처를 즉시 드레싱 한 후, 처치팀 담당자에게 전문소생술팀이 필요하다고 요청했다. 평가를 계속하는 동안 전문응급구조사가 도착했다.

질문

5. 관통상의 위치를 의학용어를 사용하여 전문응급구조사에게 설명해 본다.
6. 한쪽 허파의 호흡음이 감소했다는 것을 어떻게 설명할 것인가?

전문응급구조사는 빠르게 관통상을 확인하였고, 여러분이 혈압(72/40)을 재는 동안 호흡음을 평가했다. 전문응급구조사는 환자의 상태가 좋지 않다며 바늘감압술 시행을 위한 장비를 챙겼다. 여러분은 큰 바늘이 환자 가슴의 중간빗장선을 따라 들어가는 것을 목격하였다. 공기가 새어나오면서 환자는 깊게 숨을 내쉬었다. 전문응급구조사는 여러분에게 기초 평가와 처치를 적절하게 했다며 칭찬했다.

6 해부생리학 (Anatomy and Physiology)

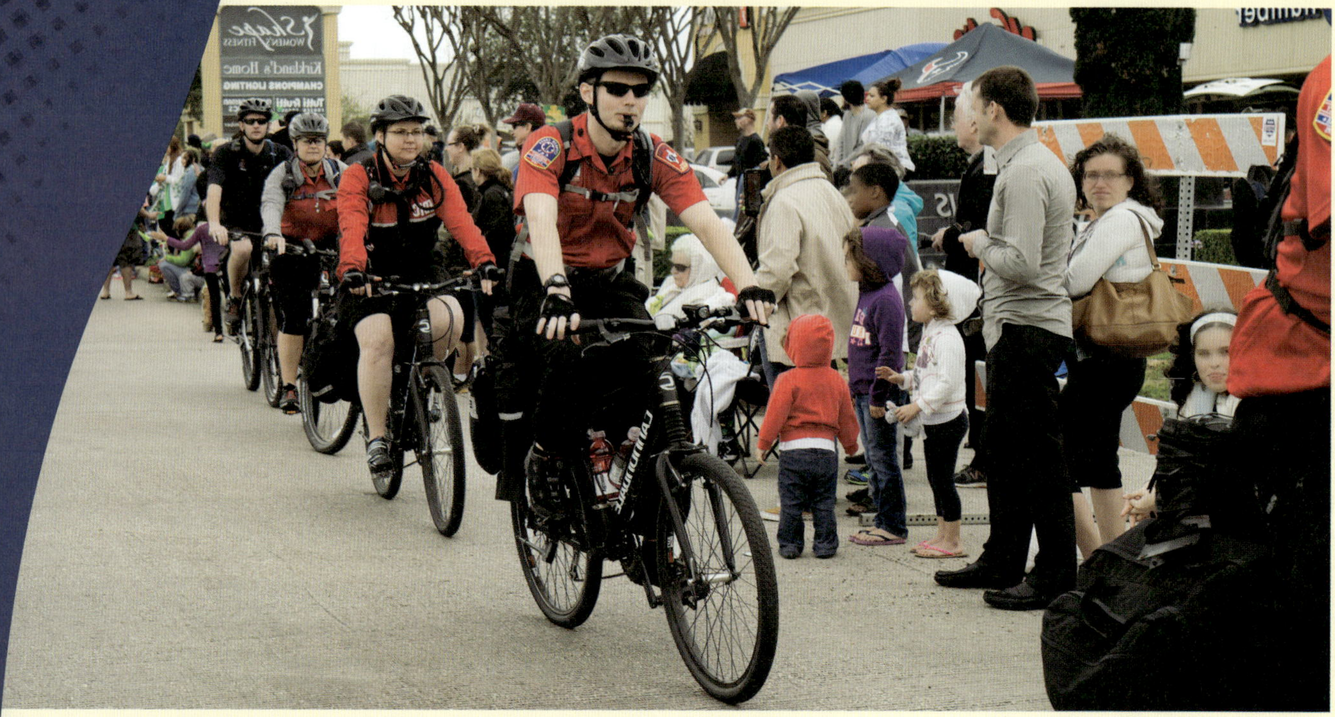

관련 단원

다음의 단원들은 이 단원에서 배울 주제와 관련된 추가적인 정보를 제공한다:

5 의학 용어
7 환기, 관류, 쇼크: 병태생리학의 이해
9 기도 관리
10 호흡 및 인공 환기
17 호흡 응급
18 심장 응급
19 당뇨 응급 및 의식상태 변화
22 복부 응급
24 혈액학 및 콩팥 응급
25 출혈과 쇼크
26 연조직 외상
27 가슴 및 복부 외상
28 근육뼈대계 외상
29 머리, 목, 척추 외상
32 산부인과 응급

참고:

의학 용어
해부생리학 삽화

표준

해부학과 생리학

역량

인체의 구조(해부학)과 기능(생리학)에 대한 기초 지식을 적용한다.

핵심 개념

• 인체의 주요 구조와 기능

학습목표

이 단원을 읽고 난 후, 여러분은:

6.1 이 단원에서 소개된 주요 용어들을 정의할 수 있다.

6.2 각각의 신체 계통에 대한 기능과 구조를 설명할 수 있다.

a. 근육뼈대계통
b. 호흡계통
c. 심장혈관계통
d. 신경계통
e. 소화계통
f. 피부계통

핵심 용어

절구(acetabulum)
어깨봉우리빗장관절(acromioclavicular joint)
어깨뼈 봉우리(acromion process)
꽈리(alveoli)
해부학(anatomy)
대동맥(aorta)
막창자꼬리(appendix)
세동맥(arteriole)
동맥(artery)
심방(atria)
자발성(automaticity)
자율신경계통(autonomic nervous system)
방광(bladder)
혈압(blood pressure)
위팔동맥(brachial artery)
기관지(bronchi)
발꿈치뼈(calcaneus)
모세혈관(capillaries)
심장전도계통(cardiac conduction system)
심장 근육(cardiac muscle)
심장혈관계통(cardiovascular system)
목동맥(carotid artery)
손목뼈(carpals)
중추신경계통(central nervous system; CNS)
중심맥박(central pulses)
빗장뼈(clavicle)
심장동맥(coronary arteries)
머리뼈(cranium)
반지연골(cricoids cartilage)
진피(dermis)
가로막(diaphragm)
이완기혈압(diastolic blood pressure)
소화계통(digestive system)
발등동맥(dorsalis pedis artery)
내분비계통(endocrine system)
표피(epidermis)
후두덮개(epiglottis)
에피네프린(epinephrine)
내쉼(exhalation)
넙다리동맥(femoral artery)
넙다리뼈(femur)
종아리뼈(fibula)
쓸개(gallbladder)
위팔뼈(humerus)
저관류(hypoperfusion)
엉덩뼈(ilium)
흡입(inhalation)
인슐린(insulin)
불수의근(involuntary muscle)
궁둥뼈(ischium)
관절(joint)
콩팥(kidneys)
큰창자(large instestine)
후두(larynx)
인대(ligaments)
간(liver)
허파(lungs)
림프계통(lymphatic system)
복사뼈(malleolus)
아래턱뼈(mandible)
복장뼈머리(manubrium)
위턱뼈(maxillae)
손허리뼈(metacarpals)
발허리(metatarsals)
근육(muscle)
근육뼈대계통(musculoskeletal system)
코뼈(nasal bones)
코인두(nasopharynx)
신경계통(nervous system)
눈확(orbits)
입인두(oropharynx)
난소(ovaries)
이자(pancreas)
무릎뼈(patella)
골반(pelvis)
음경(penis)
관류(perfusion)
말초신경계통(peripheral nervous system, PNS)
말초맥박(peripheral pulses)
손발가락(phalanges)
인두(pharynx)
생리학(physiology)
혈장(plasma)
혈소판(platelets)
뒤정강동맥(posterior tibial artery)
두덩뼈(pubis)
허파동맥(pulmonary artery)
허파정맥(pulmonary vein)
맥박(pulse)
노동맥(radial artery)
노뼈(radius)
적혈구(red blood cells)
콩팥계통(renal system)
생식계통(reproductive system)
호흡(respiration)
호흡계통(respiratory system)
어깨뼈(scapula)
쇼크(shock)
뼈대(skeleton)
피부(skin)
머리뼈(skull)
작은창자(small intestine)
지라(spleen)
복장뼈(sternum)
위(stomach)
피부밑층(subcutaneous layers)
수축기혈압(systolic blood pressure)
발목뼈(tarsals)
힘줄(tendons)
고환(testes)
가슴(thorax)
갑상 연골(thyroid cartilage)
정강뼈(tibia)
기관(trachea)
자뼈(ulna)
요관(ureters)
요도(urethra)
자궁(uterus)
질(vagina)
판막(valve)
정맥(vein)
대정맥(venae cavae)
환기(ventilation)
심실(ventricles)
세정맥(venule)
척추뼈(vertebrae)
수의근(voluntary muscle)
백혈구(white blood cells)
칼돌기(xiphoid process)
광대활(zygomatic arches)

해부학과 생리학은 몸의 사용설명서와 같다. 자동차 정비사가 차를 다룰 때, 부품의 역할과 특정한 위치를 더 잘 이해하기 위해서는 차량 자체의 사용 설명서를 참고하는 것과 같은 논리이다. 응급구조사로서, 중요한 기관의 위치, 신체 기능의 원리, 기관의 손상이 신체에 미치는 영향 등을 더 잘 이해하기 위해서 해부학과 생리학의 지식을 사용할 것이다.

해부학은 신체의 구조를 연구한 학문이다. 해부학에 대한 지식은 여러분에게 장기의 위치와 외부 손상이 어떻게 내부 손상에 영향을 미치는지에 대해 이해할 수 있도록 돕는다. 생리학은 신체의 기능을 연구한 학문이고, 어떻게 신체가 정상적으로 일하는지에 대한 기본적인 지식을 제공한다. 이것을 이해하는 것은 여러분에게 비정상적인 기능을 식별하고, 정상 기능에 영향을 줄 수 있는 문제들을 예상할 수 있도록 도움을 준다.

해부학과 생리학은 응급구조사로서 합리적인 결정을 내리는데 매우 유용한 가이드가 된다. 응급구조사는 내과 또는 외상 환자를 평가하고 처치하기 위해 기본적으로 해부학과 생리학을 이해해야 한다.

환자를 평가할 때 항상 자신에게 "어떤 장기가 영향을 받았을지, 그리고 이 손상받은 장기가 신체의 정상적 기능에 어떻게 영향을 주는지?"의 질문을 던진다. 신체의 "사용설명서"를 참고하여라.

핵심 개념

인체의 주요 구조와 기능

해부학(anatomy)
신체 구조를 연구

생리학(physiology)
신체 기능을 연구

갑상연골(thyroid cartilage)
날개 모양의 연골판으로, 후두 앞에 위치하여 후두융기(혹은 아담의 사과)을 형성한다.

신체 기관의 구조와 위치

신체의 구조와 장기들의 위치를 기억하는 두 가지 방법이 있다. 첫 번째 방법은 몸의 외부를 봄으로써, 신체 안의 장기와 구조를 마음속에 그려보거나 상상해 보는 것이다. 두 번째 방법은 지형학, 표시, 관절, 혹은 뼈의 튀어나온 부분과 같은 외부적 표시를 이용하는 것이다. 몇몇 외부적 표시는 눈으로 충분히 보이고(예; 배꼽, 젖꼭지), 몇몇은 여러분들이 다른 이름으로 알고 있지만 앞으로 의학용어로 다시 배울 것이고 (예, "후두융기"은 의학 용어로 ***갑상연골***이다.) 또한 몇몇은 아예 새롭게 배울 것이다(예; 칼돌기(xiphoid process). — 복장뼈의 아래 부분 또는 가슴뼈(breastbone), 뒤에서 배울 것이다) 여러분이 신체의 외부에서 쉽게 느끼고 볼 수 있는 외부적 표시와 연계하여 내부 장기의 위치와 구조를 이해하는 것은 매우 중요하다.

현장사례

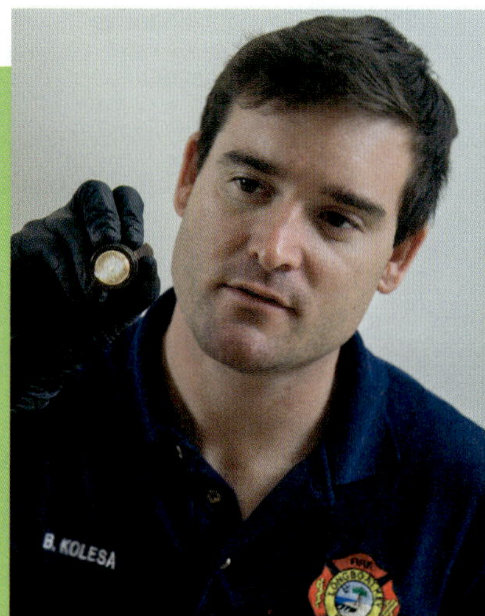

"저는 뇌졸중을 앓았습니다. 심각하지는 않았지만, 저는 두려웠죠. 그날 많은 일이 있었지만, 제일 기억에 남는 것은 응급구조사가 제 집에 도착했을 때 입니다. 저는 그날 그들이 얼마나 친절했었는지, 그리고 처치를 얼마나 잘했는지 잊을 수가 없습니다. 그들은 저의 모든 것을 확인했습니다: 표정, 언어, 그리고 제 눈에 불빛을 비추었습니다. 저는 당뇨병을 앓고 있기 때문에, 저의 이 모든 증상이 당뇨 때문일 것이라고 생각했습니다. 하지만 그들은 즉각적으로 뇌졸중임을 알아차렸고, 이송하는 병원에 알렸습니다. 그들에게 진심으로 감사합니다. 저는 그들이 얼마나 많은 것을 알아야 하는지, 그리고 얼마나 많은 것을 해야 하는지에 대해 알고 나서 매우 놀랐습니다."

그림 6-1 뼈대

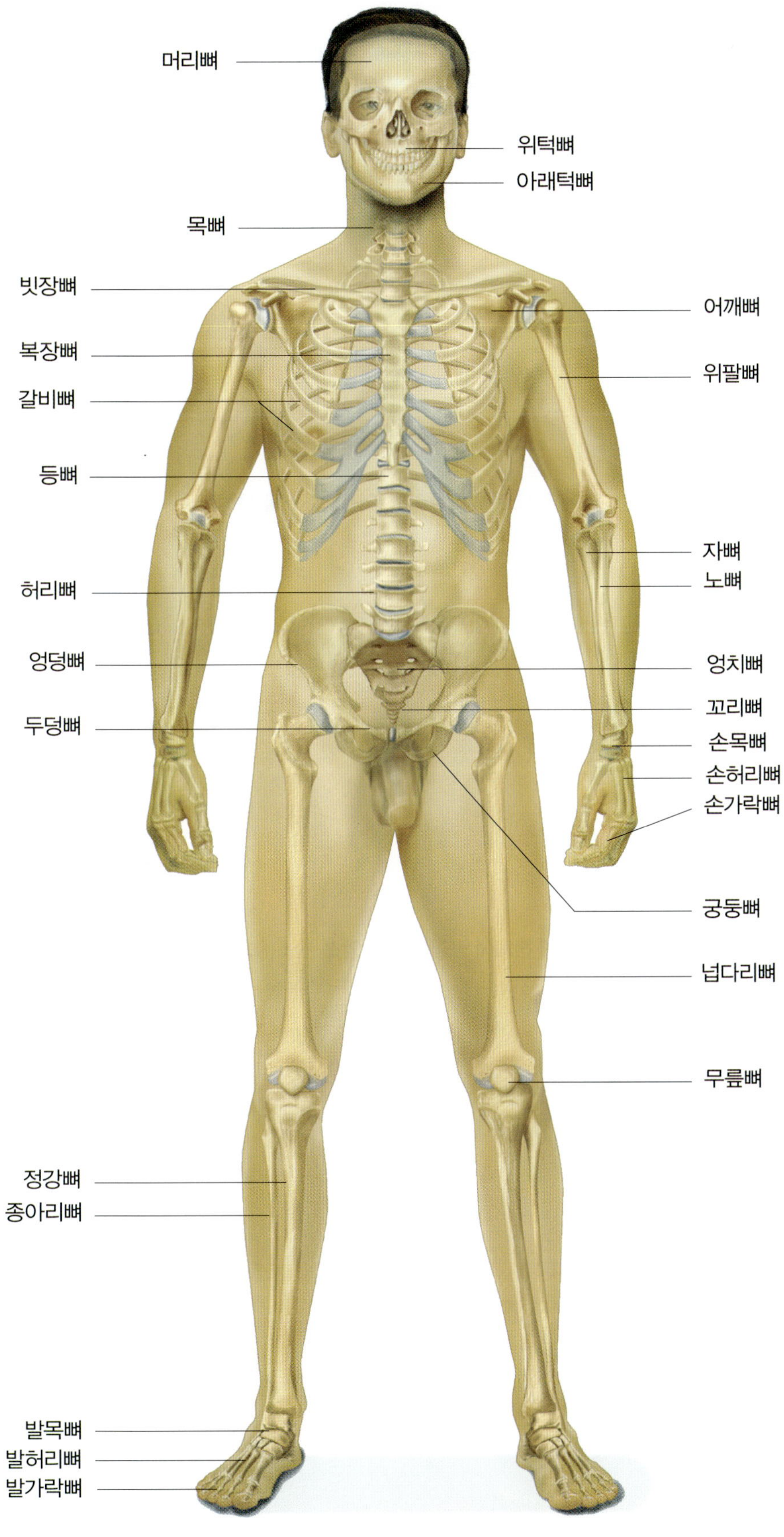
머리뼈
위턱뼈
아래턱뼈
목뼈
빗장뼈
어깨뼈
복장뼈
위팔뼈
갈비뼈
등뼈
자뼈
노뼈
허리뼈
엉덩뼈
엉치뼈
꼬리뼈
두덩뼈
손목뼈
손허리뼈
손가락뼈
궁둥뼈
넙다리뼈
무릎뼈
정강뼈
종아리뼈
발목뼈
발허리뼈
발가락뼈

표 6-1 신체의 구조와 계통

계통	구조	기능
근육뼈대계통	• 뼈 • 관절 • 근육 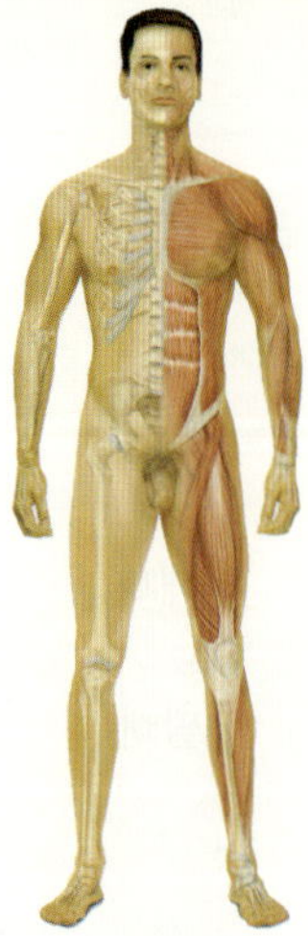	뼈대는 신체를 보호하고 지지하며, 혈액세포를 형성하고, 무기질을 저장한다. 근육은 신체가 움직일 수 있게 한다.
호흡계통	• 코안 • 후두 • 인두 • 기관 • 기관지 • 허파 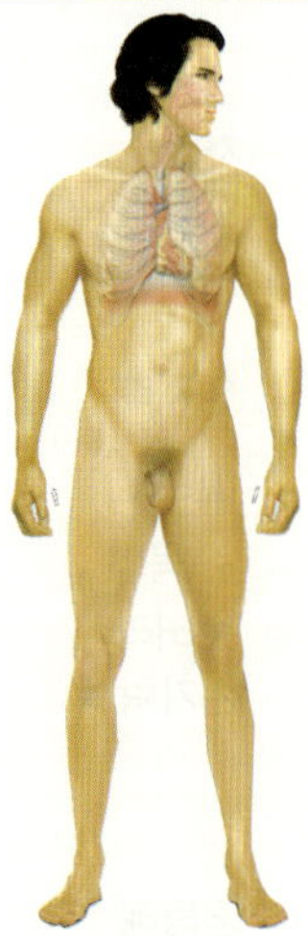	산소를 몸 안으로 받아들이고, 이산화탄소를 몸 밖으로 내보낸다.
심장혈관계통	• 심장 • 동맥 • 정맥 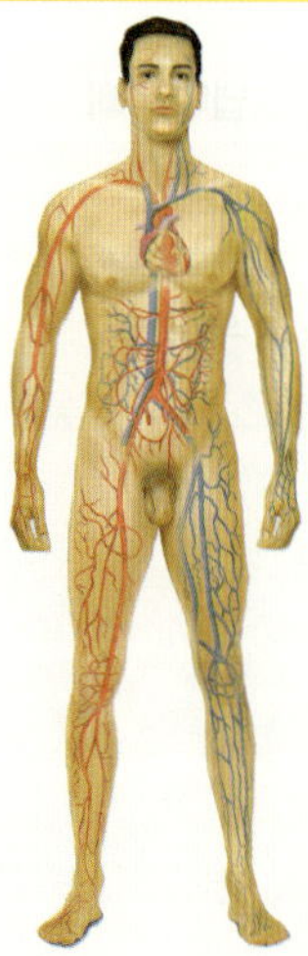	혈액을 신체 전체에 공급하고, 영양소, 산소, 그리고 노폐물을 운반한다.

(계속)

표 6-1	신체의 구조와 계통 (계속)	
계통	구조	기능
혈액계통	• 혈장 • 적혈구 • 백혈구 • 혈소판 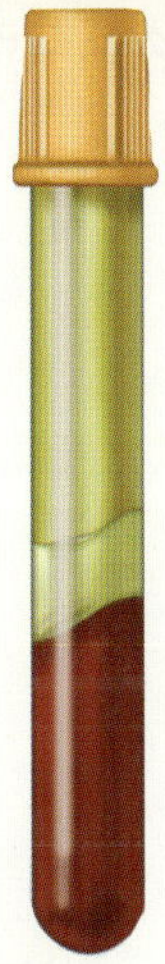	산소를 운반하고, 병원균에 대항하며, 출혈 시 지혈작용을 증진시킨다.
림프계통	• 편도/아데노이드 • 가슴샘 • 지라 • 림프절 • 림프관 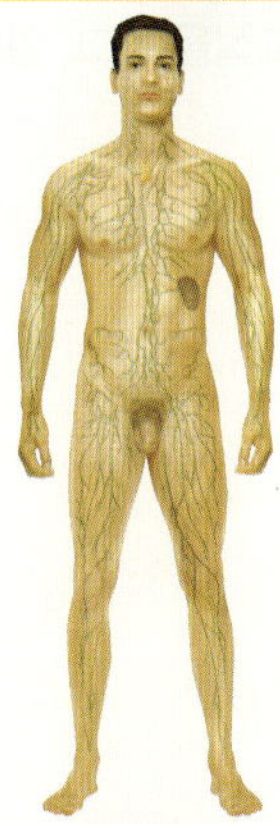	신체의 체액 균형을 유지시키고, 신체의 면역계통에 기여한다.
신경계통	• 뇌 • 척수 • 신경 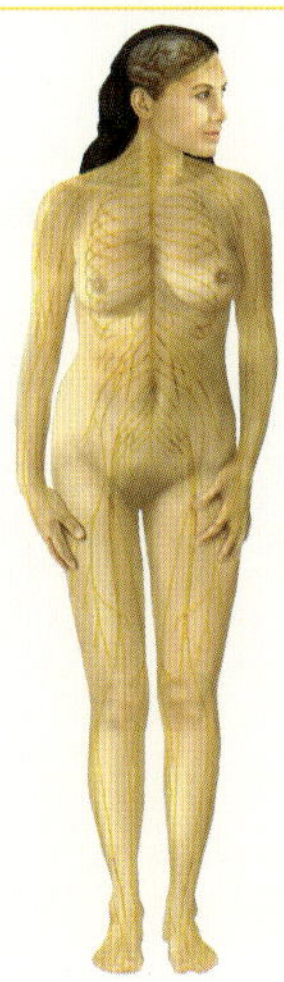	감각 정보를 받고, 신체의 반응에 협조한다.

표 6–1	신체의 구조와 계통 (계속)	
계통	**구조**	**기능**
소화계통	• 입안 • 후두 • 식도 • 위 • 작은창자 • 큰창자(잘록창자) • 간 • 쓸개 • 이자 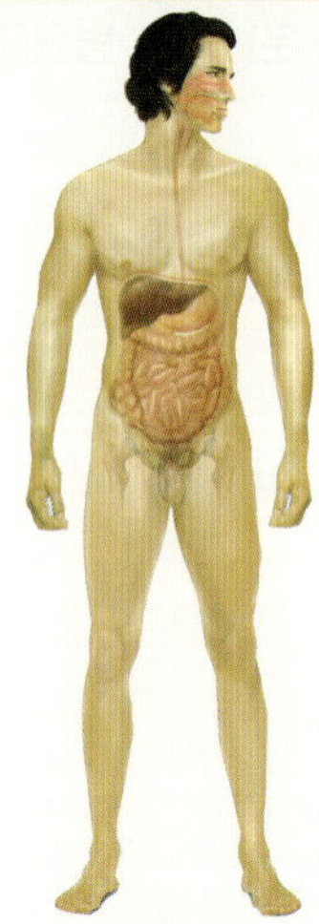	삼킴, 소화, 그리고 영양소를 흡수한다.
피부계통	• 피부 • 머리카락 • 손톱 • 땀샘 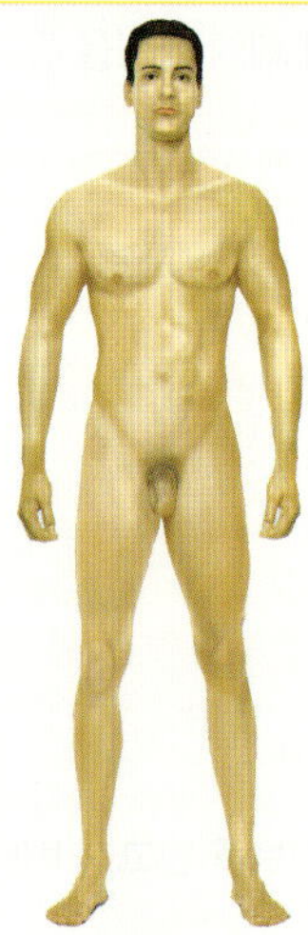	체온 조절을 돕고, 일종의 방어 장벽을 형성한다.
내분비계통	• 뇌하수체 • 솔방울샘 • 갑상샘 • 부갑상샘 • 가슴샘 • 콩팥위샘 • 이자 • 고환 • 난소 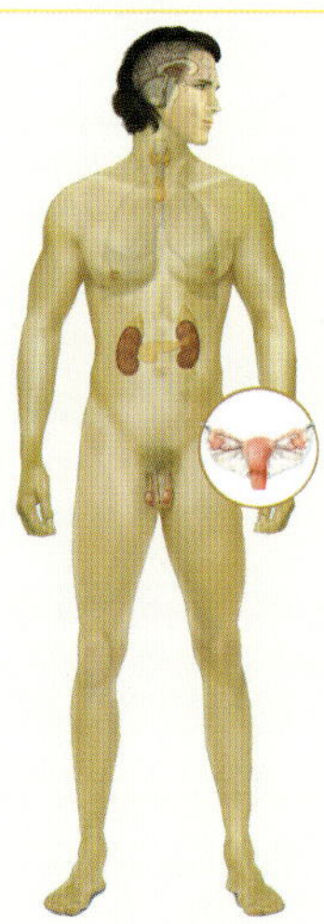	신진대사와 호르몬을 조절한다.

(계속)

표 6-1 신체의 구조와 계통 (계속)

계통	구조	기능
비뇨계통	• 콩팥 • 요관 • 방광 • 요도 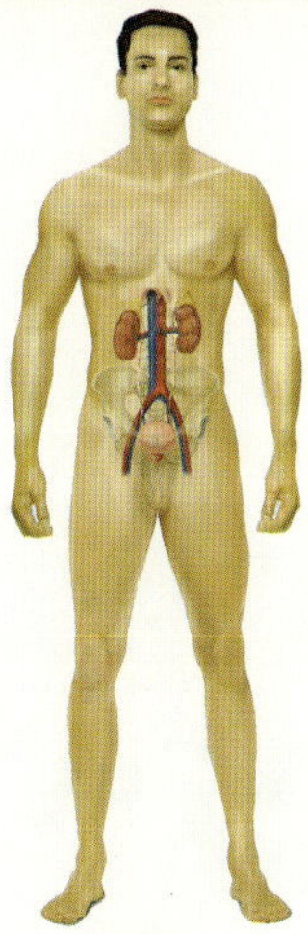	노폐물을 거르고, 신체 밖으로 내보낸다.
남성 생식기계통	• 고환 • 부고환 • 수정관 • 음경 • 정관 • 전립선 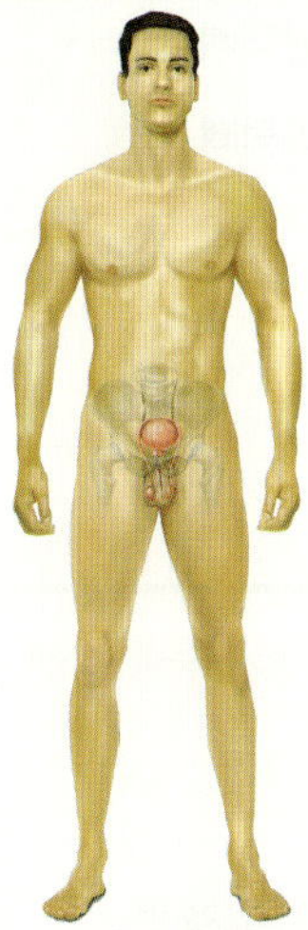	정자를 생성한다.
여성 생식기계통	• 난소 • 나팔관 • 자궁 • 질 • 음순 • 유방 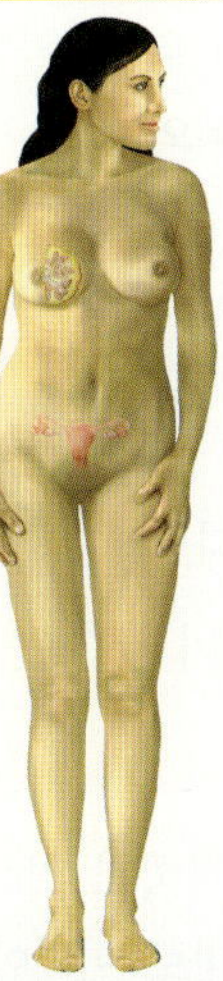	난자를 생성하고, 태아가 자랄 장소를 제공하고, 태아에게 영양소를 공급한다.

그림 6-2 머리뼈(skull)는 머리뼈(cranium)와 얼굴로 구성되어 있다.

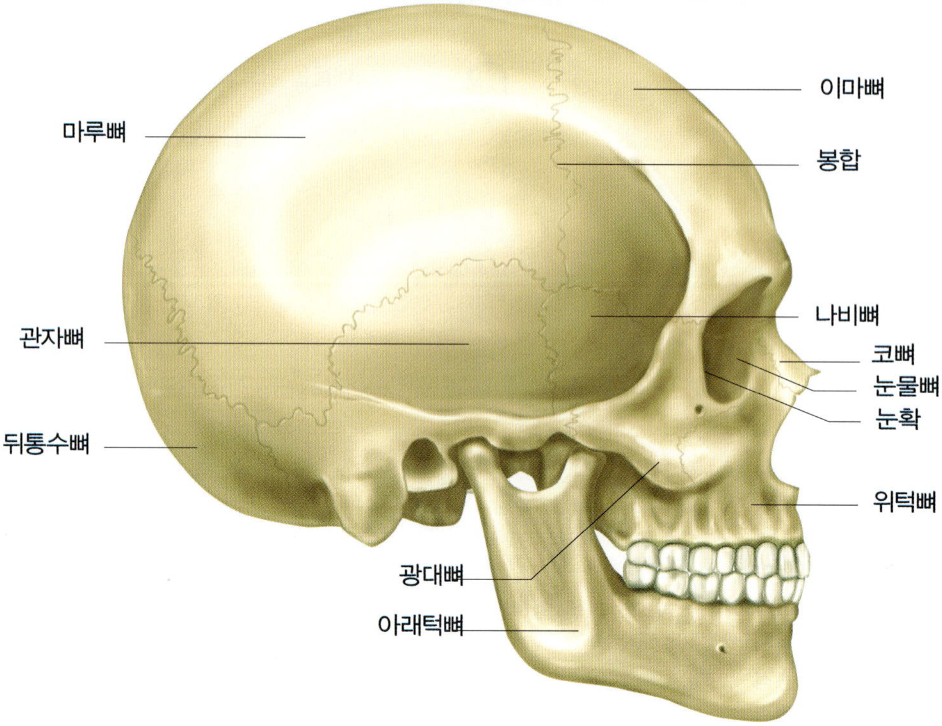

근육뼈대계통(musculoskeletal system)
신체를 보호하고 움직일 수 있도록 지지하는 뼈대와 근육

뼈대(skeleton)
신체의 뼈

근육(muscle)
신체 부분이 움직일 수 있도록 수축하는 조직

인대(ligament)
뼈와 뼈를 연결해주는 조직

힘줄(tendon)
뼈와 근육을 연결해주는 조직

머리뼈(skull)
머리의 뼈 구조

머리뼈(cranium)
머리뼈의 위, 뒤, 그리고 양 옆

아래턱뼈(mandible)
아래쪽 턱뼈

위턱뼈(maxillae)
위턱을 형성하는 융합된 두 뼈

코뼈(nasal bones)
코의 뼈

눈확(orbits)
눈 주위의 뼈 구조: 눈구멍

광대활(zygomatic arches)
뺨의 구조를 형성하는 뼈들

척추뼈(vertebrae)
척주를 이루는 33개의 뼈

신체 계통

표 6-1을 참고하여, 다양한 신체 장기들에 대해 배워보도록 하자.

근육뼈대계통

다른 신체계통과는 다르게, ***근육뼈대계통***은 신체의 모든 부분으로 뻗어있다. ***뼈대***는 머리뼈와 척추, 갈비뼈와 복장뼈, 어깨와 위팔, 골반과 다리로 구성되어있다(그림 6-1). 뼈대계통과 상호작용하는 것은 ***근육***과 ***인대***(뼈와 뼈를 연결), 그리고 ***힘줄***(근육과 뼈를 연결)이다.

근육뼈대계통은 다음의 세 가지 주요 기능을 가진다:

1. 신체의 모양을 만든다.
2. 중요 내부 장기를 보호한다.
3. 신체가 움직일 수 있도록 한다.
4. 이러한 기능 이외에도, 뼈 안의 골수는 혈액 세포를 만들고, 특정 영양소를 저장한다.

머리뼈

뼈대를 머리 끝부터 발 끝까지 열거하기 위해서, 우리는 머리뼈부터 배우기 시작할 것이다(그림 6-2). ***머리뼈(skull)***는 이름 그대로 머리에 있는 뼈 구조를 말하며, 주요 기능은 뇌를 둘러싸고 보호하는 것이다. ***머리뼈(cranium)***는 위, 뒤, 그리고 양 옆으로 구성되며, 얼굴은 머리뼈의 앞에 위치해 있다.

두개골의 앞쪽 뼈들은 ***아래턱뼈, 위턱뼈***, 그리고 ***코뼈*** 등을 포함한 얼굴뼈들로 연결되어 얼굴 구조를 형성한다. 이 연결된 구조들은 눈을 둘러싸고 있는 ***눈확***, 뺨의 구조를 형성하는 ***광대활***과 같은 여러 개의 뼈들로 구성되어 있다.

표 6-2 척추의 구분		
구분	상응 구조	척추뼈
목뼈	목	7
가슴뼈	가슴, 갈비뼈, 등 상부	12
허리뼈	등 하부	5
엉치뼈	골반의 뒤벽	5
꼬리뼈	꼬리뼈	4

척주

척주는 신체의 전반적인 구조를 만들 뿐만 아니라 신체를 지지하고 척수를 보관 및 보호한다.

척주(또는 단순하게 척추를 가리킨다)는 33개의 ***척추뼈***로 이루어져 있다. 블록을 아래에서 위로 쌓는 것처럼 척추뼈는 척주를 형성하기 위해 다른 척추뼈 위에 차곡차곡 쌓여 있다. 척추뼈는 척수를 때문에 도넛처럼 가운데가 뚫려있다. 척수는 움직임, 감각, 그리고 중요 기능에 필수적이기 때문에, 척추의 손상은 척수의 손상을 유발할 수 있고, 심각할 경우 팔다리마비나 사망까지 초래할 수 있다.

표 6-2와 그림 6-3은 척추 크게 5부분으로 구분하여 보여주고 있다.

신체의 해부학적 구조상 몇몇 척추는 다른 골격들보다 쉽게 손상 받기 쉬운 특징을 가지고 있다.

가느다란 목에 의지하고 있는 무겁고 큰 머리 때문에 차량충돌과 같은 사고는 머리가 앞뒤로 진자운동을 하면서 자동차 앞 유리와 같은 외부 물체의 의해 압력을 받거나 충돌하는 손상을 야기 할 수 있다. 이는 빈번하게 경추손상을 일으킨다. 이정도 수준의 척수손상은 횡격막과 갈비사이근과 같은 호흡 근육의 조절이 경추 부분의 척수에서 일어나기 때문에 치명적일 수 있다. 허리뼈(요골) 부분은 또한 다른 골격 부분에 의해서 지지되고 있지 않기 때문에 손상 받기 쉽다. 갈비뼈가 붙어 있는 가슴뼈와 골반에 의해 지지되는 엉치뼈는 쉽게 손상되지 않는다.

가슴(thorax)
가슴

가슴뼈(sternum)
복장뼈

가슴뼈머리(manubrium)
복장뼈의 제일 윗부분

칼돌기(xiphoind process)
복장뼈의 아래 부분(가슴뼈)

골반(pelvis)
척추를 지지하고 다리의 몸쪽 끝에 있는 대야 모양의 뼈대 구조

그림 6-3 척추의 구분

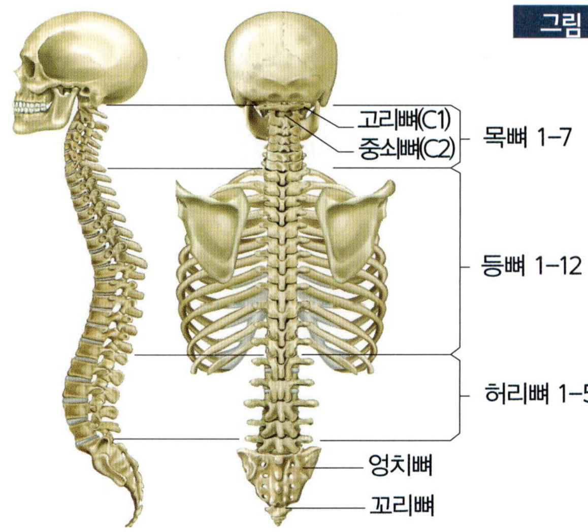

엉덩뼈(ilium)
골반의 위쪽이며 가장 넓은 뼈대 구조

궁둥뼈(ischium)
골반의 아래쪽과 뒤쪽 뼈대 구조

두덩뼈(pubis)
골반의 앞쪽 가운데

절구(acetabulum)
엉덩관절을 형성하기 위해 넙다리뼈의 몸쪽 끝에 있는 둥근 부분으로 들어가는 골반 구멍

넙다리뼈(femur)
허벅지의 큰 뼈

무릎뼈(patella)
무릎을 형성하는 뼈

정강뼈(tibia)
아랫다리의 안쪽에 위치한 큰뼈

종아리뼈(fibula)
아랫다리의 가쪽에 위치한 작은뼈

복사뼈(malleolus)
발목의 양 옆에 보이는 돌출부. 정강뼈의 끝은 가쪽 복사뼈를 나타내고, 종아리뼈의 끝은 안쪽 복사뼈를 나타낸다.

발목뼈(tarsals)
발목의 뼈

발허리뼈(metatarsals)
발의 뼈

발꿈치뼈(calcaneus)
발뒤꿈치의 뼈

손발가락뼈(phalanges)
손가락과 발가락을 구성하는 뼈

빗장뼈(clavicle)
쇄골뼈

어깨뼈(scapula)
어깨의 뼈(판)

어깨뼈 봉우리(acromion process)
어깨의 가장 높은 부분

어깨봉우리빗장관절 (acromioclavicular joint)
어깨뼈와 빗장뼈가 만나는 관절

위팔뼈(humerus)
어깨와 팔꿈치 사이의 (위팔)뼈

노뼈(radius)
아래팔의 가쪽 뼈

자뼈(ulna)
아래팔의 안쪽

손목뼈(carpals)
손목의 뼈

손허리뼈(metacarpals)
손의 뼈

관절(joint)
두개의 뼈가 합쳐지는 부위

가슴

가슴의 뼈들은 가슴안(thoracic cavity)이라고 불리는 내부 공간을 형성한다. 이 공간은 심장, 허파, 그리고 주요 혈관들을 포함하기 때문에 가슴의 중요한 기능은 이 들을 보호하는 것이다. 가슴은 12쌍의 갈비뼈가 척추의 등뼈(12개)에 붙으며 형성된다. 앞쪽에는 10쌍의 갈비뼈가 ***복장뼈***에 붙어있고, 두 쌍은 앞쪽에 붙어있지 않기 때문에 뜬갈비뼈(floating ribs)라고 부른다. 여러분들은 심폐소생술 훈련 때 복장뼈에 대해 기억해야 할 것이다. 복장뼈는 다음과 같이 세 부분으로 나뉜다: ***빗장뼈머리***(위), 몸통(중간), ***칼돌기***(아래)

골반

엉덩이는 정확히는 넙다리뼈와 골반뼈가 결합되어 있는 관절임에도 불구하고, 대부분의 사람들이 골반을 엉덩이라고 부른다. 골반은 여러 뼈들이 결합 되어있다. ***엉덩뼈***는 허리로 느껴질 수 있는 엉덩뼈능선을 포함하는 위쪽뼈다. ***궁둥뼈***는 골반의 아래쪽과 뒤쪽이다. ***두덩뼈***는 앞두덩뼈의 결합에 의해 형성된다. 골반은 엉치뼈의 뒤쪽으로 결합되어 있다.

엉덩관절은 ***볼기뼈 절구***(엉덩관절의 소켓 모양의 주머니)와 넙다리뼈의 몸쪽 끝에 있는 둥근 부분으로 구성되어 있다.

다리

골반과 엉덩관절은 앞서 설명했듯이 다리의 한 부분이다. 엉덩이 아래쪽으로 내려오는 큰 허벅지뼈는 ***넙다리뼈***라고 부른다. 넙다리뼈는 신체에서 가장 큰 뼈로 끝이 골반에 붙어있고 몸쪽으로 약간 구부러져 있다. 특히, 이 구부러진 부위는 환자가 "엉덩이가 부러진 것 같다"라고 표현할 때 가장 흔히 골절상을 입는 부위이기도 하다. 넙다리뼈를 쭉 따라 내려오면, 무릎 관절 앞에 위치하는 ***무릎뼈***를 볼 수 있다. 무릎의 위쪽에는 넙다리뼈가, 아래쪽에는 정강뼈와 종아리뼈가 위치해 있다. ***정강뼈***는 아래 다리의 안쪽에 위치해 있고, 큰 뼈이며, ***종아리뼈***는 아래 다리의 가쪽에 위치해 있고, 작은 뼈이다.

발목은 정강뼈와 종아리뼈를 발과 연결한다. 정강뼈와 종아리뼈의 확연한 경계표는 발목에 위치한 ***복사뼈***이다: 가쪽 복사뼈(정강뼈의 아래쪽의 끝)와 안쪽 복사뼈(종아리뼈의의 아래쪽의 끝). 양쪽 복사뼈들은 여러분이 서서 발목을 내려다 보았을 때 가쪽과 안쪽에 보이는 돌출부이다. 발목은 ***발목뼈***이라고 불리는 뼈들로 구성되어 있고, 발의 뼈들은 ***발허리뼈***로 불린다. 그리고 발뒤꿈치에 있는 뼈는 ***발꿈치뼈***라 부르며, 발가락을 구성하는 뼈들은 ***손발가락뼈***라고 부른다.

팔

각 어깨는 다음의 뼈들로 이루어져 있다: 빗장뼈, 어깨뼈, 위팔뼈. ***빗장뼈***(또는 쇄골)는 앞쪽에 위치해 있고, ***어깨뼈***는 뒤에 위치해 있다. 어깨의 ***어깨뼈 봉우리***는 어깨의 위치 중에 가장 높다. 이 부위는 빗장뼈와 ***어깨봉우리빗장관절***을 형성하고, 동시에 손상이 가장 흔하게 발생하는 부위이다.

위팔과 아래팔은 팔꿈치에서 연결되는 3개의 뼈로 구성되어 있다. 어깨와 팔꿈치 사이의 뼈는 ***위팔뼈***이다. ***노뼈***와 ***자뼈***는 팔꿈치와 손 사이에 위치한 두개의 뼈이다. 노뼈는 아래팔의 가쪽에 위치한 뼈이며, 엄지손가락과 일렬로 놓여있다. (노동맥은 노뼈 위에서 측정된다.) 자뼈는 아래팔의 안쪽에 위치해 있다.

손목은 ***손목뼈***라고 불리는 여러 개의 뼈들로 이루어져 있다. 손의 뼈들은 ***손허리뼈***이며, 발가락뼈처럼 손가락을 구성하는 뼈들은 손가락뼈라고 부른다.

지금까지 위, 아래, 안쪽, 가쪽, 앞, 뒤와 같은 해부학적 용어의 중요성을 깨달았을 것이다.

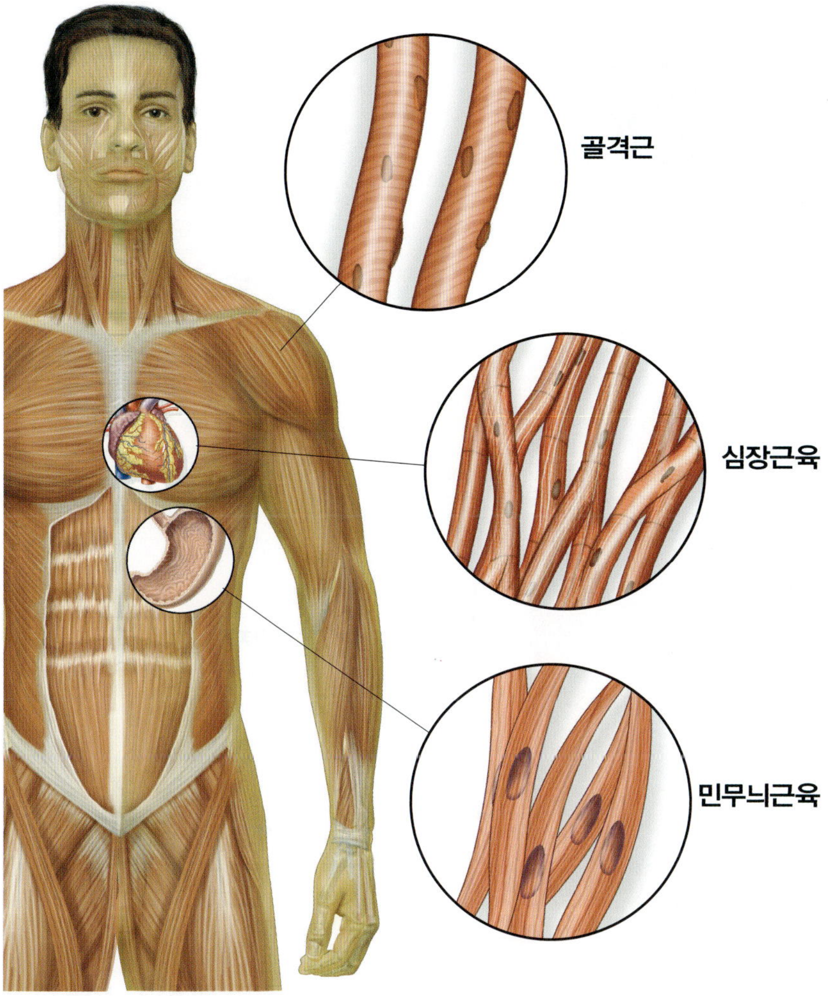

그림 6-4 근육의 세가지 유형

이 용어들은 이 책에서 계속적으로 언급될 것이고, 응급구조사는 환자의 손상과 주호소를 적절하게 기록하고 보고하기 위해서 이러한 용어들을 정확하게 사용해야 한다.

관절

관절은 뼈들이 다른 뼈들에 연결될 때 형성된다. 절구공이관절과 경첩관절을 포함한 몇 가지 종류의 관절들이 있다. 엉덩이는 넙다리뼈의 둥근 부분이 골반의 절구에 맞춰져 돌아가는 "절구공이관절"이다. 팔꿈치는 위팔뼈와 자뼈 사이의 각도가 이름에서 가리키는 경첩처럼 똑바로 구부러지는 "경첩관절"이다.

근육

근육은 뼈대와 같이 몸을 보호하고, 모양을 만들고, 움직임을 가능하게 한다. 근육에는 다음의 세 가지 종류가 있다(그림 6-4): 수의근, 불수의근, 심장근육.

수의근(voluntary muscle), 또는 골격근, 신경계통을 통한 뇌의 의식적인 조절을 받는다. 뼈에 부착되어 있는 수의근은 신체의 주요 근육덩어리를 형성하고, 움직임을 담당한다. 수의근은 수의적인 조절에 따라 개별적으로 수축 가능하다. 예를 들어, 여러분이 어떤 물건을 줍기 위해 의식적으로 물건 쪽으로 걸어가서 물건을 주을 수 있다. 이들은 모두 수의근 사용의 예시이다.

불수의근(involuntary muscle), 또는 민무늬근육. 불수의근은 위장관계통, 허파, 혈관, 그

수의근(voluntary muscls)
의식적으로 조절될 수 있는 근육

불수의근(involuntary muscle)
뇌의 신호에 자동으로 반응하지만, 의식적으로 조절될 수 없는 근육

그림 6-5 호흡계통

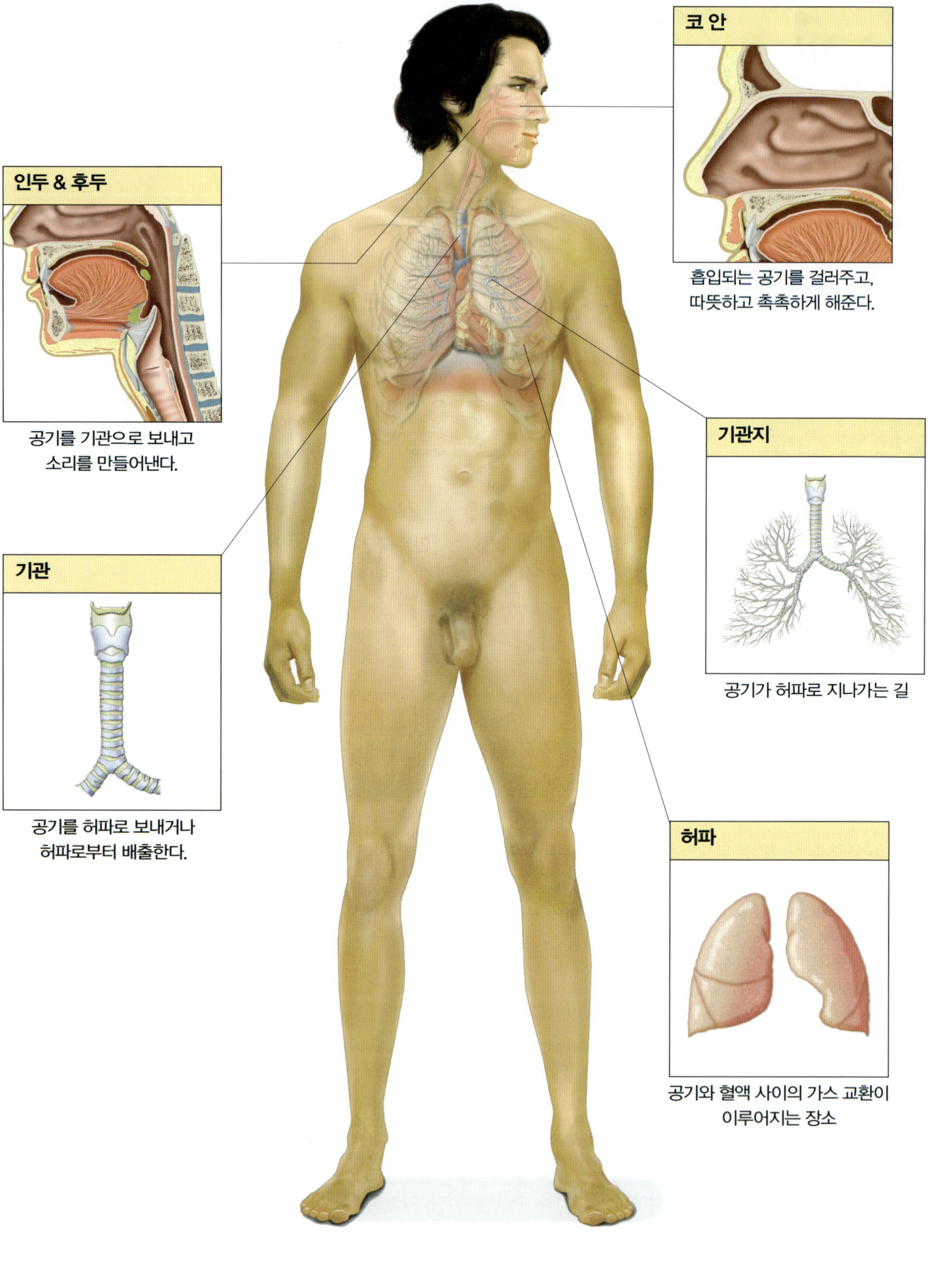
코 안
흡입되는 공기를 걸러주고,
따뜻하고 촉촉하게 해준다.
인두 & 후두
공기를 기관으로 보내고
소리를 만들어낸다.
기관지
공기가 허파로 지나가는 길
기관
공기를 허파로 보내거나
허파로부터 배출한다.
허파
공기와 혈액 사이의 가스 교환이
이루어지는 장소

리고 비뇨기계통에서 찾아볼 수 있고, 이 구조를 통하는 물질들의 흐름을 조절한다. 불수의근은 뇌로부터의 명령에 자동으로 반응한다. 우리는 호흡과 소화 등의 다른 불수의근에 의한 작용들을 조절하기 위해 생각할 필요가 없다. 불수의근은 스트레칭, 열, 그리고 추위 같은 자극에 반응한다.

심장근육은 불수의근에서 특화된 것으로 오직 ***심장근육***에서만 볼 수 있다. 심장근육은 산소 공급의 감소에 굉장히 민감하고, 아주 잠깐의 혈액 공급 중단을 참아낼 수 있다. 심장근육은 심장동맥계통에 통해 자체적으로 혈액을 공급한다.

심장은 또한 ***자발성***이라는 특성을 가진다. 자발성이란 심장은 자체적으로 전기를 생성하고 그 전기를 전도하는 특성을 말한다. 심장박동(수축)은 전기적인 박동에 의해 조절된다.

호흡계통

호흡계통(혹은 허파계통)의 목적은 환기와 산소화이다. 흡입을 통해 산소(O_2)를 혈류로 공급하고, 내쉼을 통해 이산화탄소(CO_2)를 골라내고 방출하는 것이다.

호흡기의 해부학

많은 구조물들이 호흡 계통을 구성한다(그림 6-5). 공기는 신체에 입과 코를 통해 들어온 후, ***입인두***(입의 바로 뒤쪽 부위)와 ***코인두***(코의 바로 뒤쪽 부위)를 통해 유입된다. ***인두***는 입인두와 코인두 둘 다 포함되는 부분이다.

인두에서 시작하여 공기는 허파로 향하기 위한 경로로 유입된다. ***후두덮개***라고 불리는 잎사귀 모양의 구조는 음식물을 삼킬 때에 기도로 넘어가는 것을 막기 위해 닫히게 된다. ***후두***는 목소리를 발생시키는 성대를 포함하고 있다. ***반지연골***은 후두의 아랫부분을 형성하고 있는 반지 모양의 구조물이다.

기관은 흡입된 공기를 후두에서 ***허파***까지 운반하는 관이다. 기관은 C-자로 생긴 16개의 연골에 의해서 보호받는다. 기관이 허파에 다다를 때쯤, 기관은 두 개의 ***기관지***로 나뉜다. 하나의 "주기관지"가 각각 폐로 분지한다. 각 폐 안에서 기관지는 나무처럼 계속해서 가지를 뻗는다. (작은 기관지를 세기관지라고 부른다.) 나뉘어진 가지들은 꽈리에서 끝난다. ***꽈리***는 산소와 이산화탄소의 가스교환이 일어나는 허파 안의 작은 주머니들이다.

가로막은 가슴안(chest cavity)과 배안(abdominal cavity)을 나누는 구조이다. 가로막은 가로막신경에 의해 일차적으로 조절되는 큰 근육이다. 정상적인 호흡 주기 동안, 가로막과 신체의 다른 부분은 신체가 공기를 흡입하고 배출할 수 있도록 같이 작동한다. 호흡 주기 동안, 가로막과 근육의 역할은 다음과 같다.

소아 환자 노트

영아와 소아의 호흡기 해부학에는 특별한 양상들이 많이 있다(그림 6-6). 보통, 소아에서의 모든 구조는 성인보다 더 작다. 소아의 혀는 성인보다 비교적 인두에서 더 많은 공간을 차지한다. 기관은 성인보다 더 좁으므로 삼킴이나 이물질에 의해 쉽게 막힌다. 기관은 또한 영아와 소아에서는 더 부드럽고 더 유연하므로 경추보호대 적용이나 기관내삽관과 같이 목에 압력을 가하는 조치를 취할 때 더 많은 주의가 요구된다. 반지연골은 영아나 소아에서 덜 발달되어 있고, 단단하지 않다. 영아와 소아의 가슴우리는 성인처럼 안으로 구부러져 있지 않아 호흡 시 음압의 발생이 적게하여 호흡을 어렵게 한다. 가슴벽은 더 부드럽고 유연하기 때문에, 영아와 소아가 호흡곤란 시, 가로막에 더 의존하는 경향이 있다. 그러므로, 호흡곤란 시, 영어와 소아의 가슴과 복부가 서로 교차하여 오르내리는 "시소 호흡"을 관찰할 수 있다.

심장근육(cardiac muscle)
심장에서만 찾아볼 수 있는 특성화된 불수의근

자발성(automaticity)
심장이 자체적으로 전기를 생성하고 전기적 박동을 전도하는 능력

호흡계통(respiratory system)
산소를 신체로 가져오고, 이산화탄소를 신체밖으로 배출하는 코, 입, 목, 허파, 그리고 근육. 또한 허파계통(pulmonary system)이라고 부른다.

입인두(oropharynx)
입의 바로 뒤쪽 부위

코인두(nasopharynx)
코의 바로 뒤쪽 부위

인두(pharynx)
입과 코 바로 뒤에 있는 부분. 이 부위는 입인두와 코인두가 만나는 지점이다.

후두덮개(epiglottis)
음식 또는 이물질이 기도로 들어가는 것을 막는 잎사귀 모양의 구조

후두(larynx)
성대

반지연골(cricoid cartilage)
후두의 아래 부분을 형성하는 반지 모양의 구조

기관(trachea)
인두와 허파를 연결하는 구조물

허파(lungs)
대기중의 산소와 신체의 노폐물인 이산화탄소를 교환시키는 신체의 장기

기관지(bronchi)
기관에서 나뉘어지는 두 개의 큰 기관지로 허파로 들어간다. 오른기관지와 왼기관지로 나뉜다.

꽈리(alveoli)
가스교환과 혈류가 이루어지는 허파의 미세한 주머니

가로막(diaphragm)
배 안과 가슴안을 구분하는 근육 조직. 주요 호흡 근육

흡기(inhalation)
가슴 안의 크기를 확장시키고 공기를 허파로 끌어들이는 능동적인 과정. 동시에 갈비사이근육과 가로막이 수축한다.

내쉼(exhalation)
갈비사이근육과 가로막이 이완하는 동안에 발생하는 수동적인 과정으로, 가슴안의 크기가 제자리로 돌아오고 공기가 허파 밖으로 배출된다.

그림 6-6 소아와 성인의 호흡기의 해부학적 비교

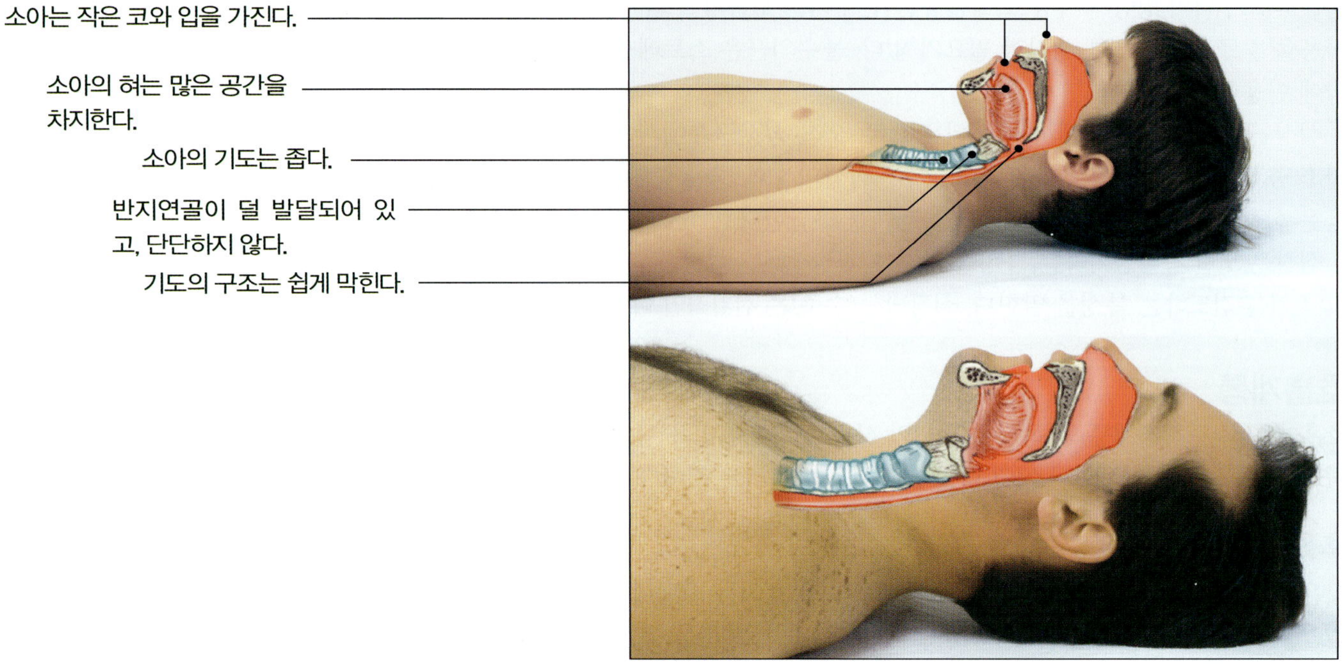

호흡기의 생리학

들숨은 능동적인 과정이다. 들숨 시, 갈비사이근육들과 가로막은 수축하고, 가로막이 내려가고 갈비뼈는 위와 바깥쪽으로 움직인다. 이 때, 가슴의 크기를 확장시키고, 가슴 안에는 음압이 만들어진다. 이 음압은 공기를 허파로 끌어당긴다.

날숨은 갈비사이근육과 가로막이 이완하는 동안에 일어나는 수동적인 과정이다. 가로막이 올라오는 동안 갈비뼈는 아래와 안쪽으로 움직인다. 이 때, 가슴의 크기가 정상적으로 돌아오면서 가슴 안에는 양압이 만들어진다. 양압은 공기를 허파 밖으로 밀어낸다.

흡입하는 동안, 공기는 기관을 지나 허파안의 꽈리쪽으로 이동한다. 이 허파 속의 작은 주머니인 꽈리는 공기와 혈액의 교환이 일어나는 장소이다. 하나의 꽈리들은 허파모세혈관에 의해 둘러싸여 있고, 허파모세혈관은 순환하는 혈액을 꽈리 밖으로 가져온다. 산소는 꽈리와 모세혈관의 매우 얇은 벽을 통해 꽈리에서 혈류로 이동하고, 동시에 신체의 이산화탄소는 혈류에서 꽈리로 이동한다. 즉, 가스(산소와 이산화탄소)가 꽈리로 들어가거나 혹은 꽈리로부터 배출되는 교환 과정을 ***환기(ventilation)***라고 한다.

환기(ventilation)
흡입된 공기와 혈액의 허파 순환 사이에서 발생하는 가스(산소와 이산화탄소)의 이동 과정

산화된 혈액은 폐에서 심장으로 이동되어서 전신의 순환계로 펌프질 될 수 있다. 혈액이 심장을 떠날 때, 동맥을 통해 순환되고 동맥은 점진적으로 작아져 모세혈관으로 분화한다. 폐에서 폐포와 모세혈관의 관계처럼, 모세혈관은 신체 세포에서 가스교환을 작용한다. 세포수준에서 산소화는 폐에서 산소를 충전하여 혈관을 통해 모세혈관으로 이동시키고, 세포벽을 통해 세포에 산소를 공급한다. 이산화탄소는 산소와 반대의 과정을 통해서 세포에서 제거된다. 그리고 모세혈관은 정맥과 연결되어 있고, 정맥은 심장으로 혈액을 귀환시켜 다시 폐로 보내 산소를 충전하고 이산화탄소를 제거하는 산소화 과정을 완성한다. 이러한 혈액과 세포 사이의 가스교환을 ***호흡(respiration)***이라고 정의한다.

호흡(respiration)
순환하는 혈액과 세포 사이의 산소와 이산화탄소의 이동 과정

신체의 폐와 전신세포 사이의 가스(기체)교환은 생명을 유지하는데 필수적이다. 산소는 세포의 정상기능을 유지하는데 필수적이고, 이산화탄소를 제거하면 인체의 pH와 관련된 산성을 유지시키는 것을 보조한다. 전반적으로 신체는 완충작용을 통해 스스로 pH를 규제하는데, 이산화탄소의 제거는 이러한 완충작용의 핵심이다.

그림 6-7 (A) 심장의 단면은 방, 층, 판막, 그리고 주요 혈관들을 보여준다.

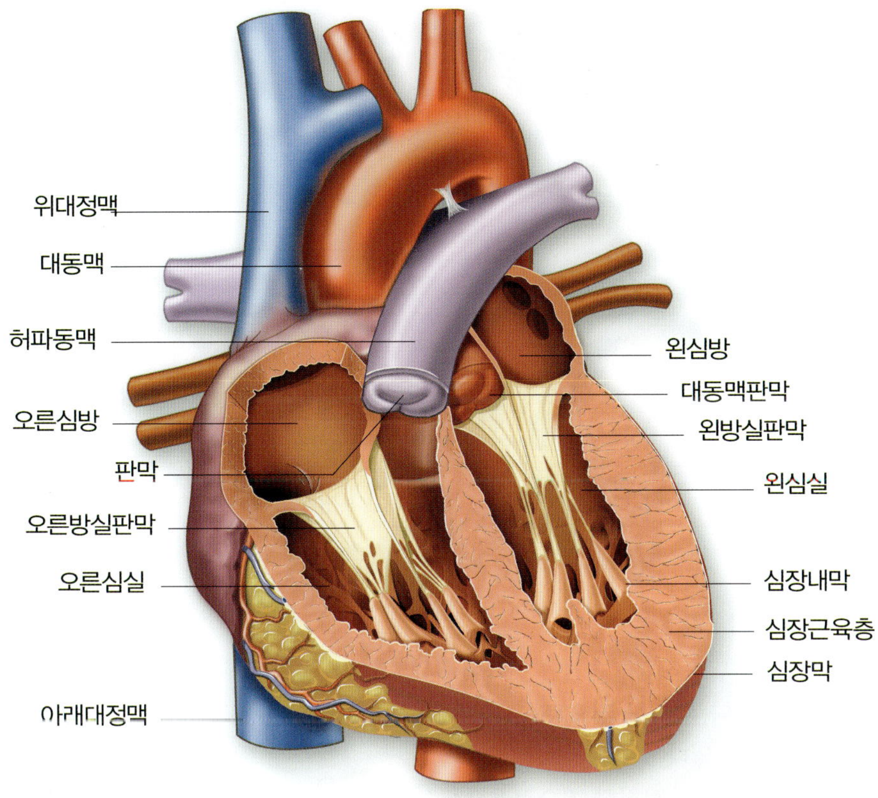

그림 6-7 (b) 심장을 지나는 혈류 경로

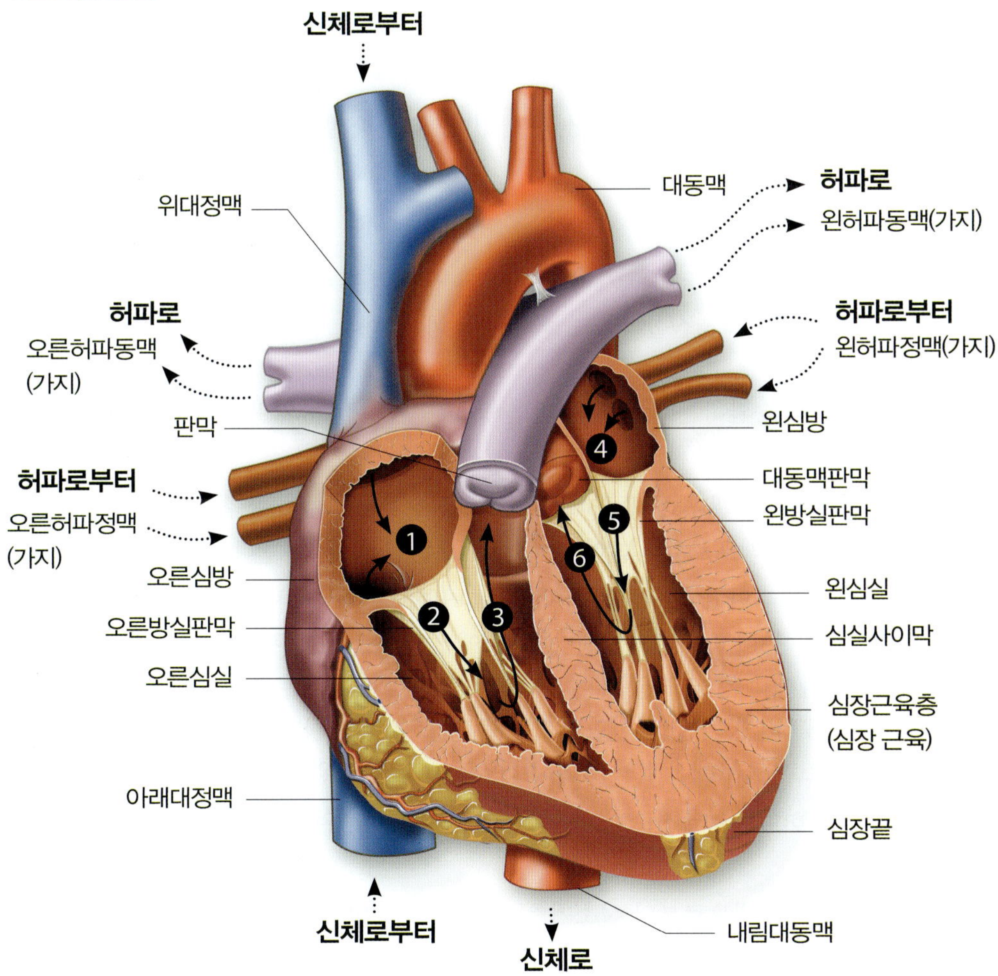

그림 6-8 심장의 전도계

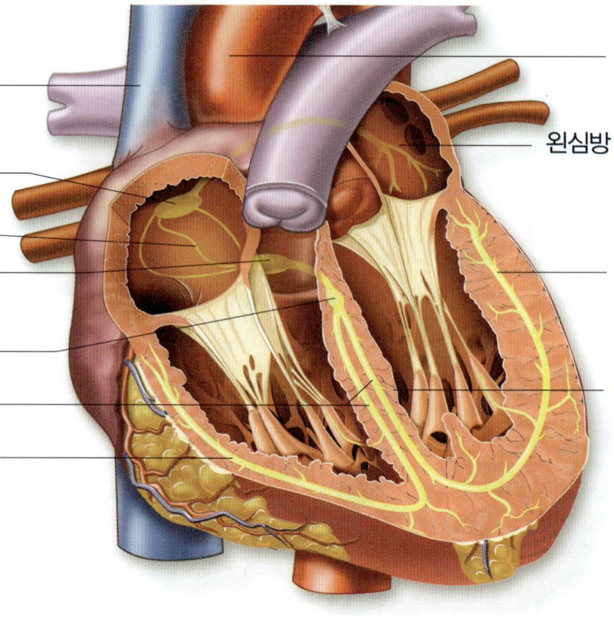

호흡은 충분하거나 부족한 것으로 나눌 수 있다. 즉 적절한 호흡은 삶을 영위하기에 충분하다. 부족한 호흡은 없다.

호흡은 적절한 것과 부적절한 것으로 나눌 수 있다. 즉, 적절한 호흡은 생명을 유지하는데 중요하고, 부적절한 호흡은 그렇지 않다는 것이다.

심장혈관계통

심장혈관계통(cardiovascular system)
심장과 혈관을 구성하는 계통; 또한 순환계통이라고 불림

*심장혈관계통*은 심장, 혈액, 혈관으로 구성되어 있다. 또한 순환계통(circulatory system)이라고도 불리운다.

심장의 해부학

심방(atria, AY-tree-ah)
심장의 상부에 위치한 두개의 방. 오른심방(비산소화 혈액을 신체로부터 받음)과 왼심방(산소화된 혈액을 허파로부터 받음)으로 구성되어 있다.

심실(ventricles, VEN-tri-kulz)
심장의 하부에 위치한 두개의 방. 오른심실(산소가 부족한 혈액을 허파로 보냄)과 왼심실(산소가 풍부한 혈액을 신체로 보냄)으로 구성되어 있다.

대정맥(Venae Cavae, VE-ne KA-ve)
위대정맥과 아래대정맥으로 구성. 둘 다 신체로부터 혈액을 받아 오른심방으로 혈액을 내보낸다.

주먹만한 크기로 가슴안의 가운데에 자리 잡고 있는 심장은 근육 장기이다. 심장은 ***심방***이라고 불리는 두 개의 상부 방과, ***심실***이라고 불리는 두 개의 하부 방, 즉 총 4개의 방을 가지고 있다(그림 6-7A).

혈액은 심장을 통해 순환하는데, 일정한 관을 통하여 몸의 모든 기관 및 조직 속을 순환한다(그림 6-7B). 이 경로는 다음과 같다:

- **오른심방.** ***대정맥(위대정맥과 아래대정맥)***은 혈액을 심장으로 돌려보내는 큰 구멍이다. 오른심방은 혈액을 대정맥으로부터 받아, 수축하여 오른심실로 내보낸다.
- **오른심실.** 오른심실은 위에 있는 오른심방으로부터 혈액을 받는다. 오른심실이 수축할 때, 혈액을 허파동맥을 통해 허파로 내보낸다. 이 혈액은 산소 농도가 굉장히 낮고 혈액이 전신을 순환할 때에 가지고 온 쓸모 없는 이산화탄소를 가지고 있다는 것을 기억해야 한다. 이 혈액이 허파에 도착하게 되면, 이산화탄소는 몸 밖으로 배출되고(내쉼), 대기중의 산소를 얻는다(흡기). 산소가 풍부해진 혈액은 다시 허파정맥을 통해 왼심방으로 돌아온다.
- **왼심방.** 왼심방은 허파로부터 산소가 풍부한 혈액을 받는다. 왼심방이 수축하면 혈액을 왼심실로 보낸다.
- **왼심실.** 왼심실은 왼심방으로부터 산소가 풍부한 혈액을 받는다. 왼심실이 수축하면 대동

그림 6-9 심장동맥

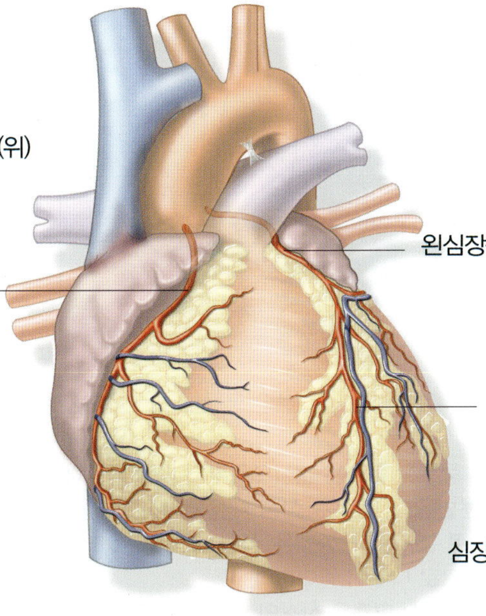

맥으로 보내져 혈액이 신체 전체에 분배된다. 혈액이 신체의 모든 부위에 도달해야 하기 때문에, 왼심실은 오른심실보다 약 세배 정도 두껍게 발달되어 있다.

각 심방과 심실의 사이는 심실이 수축할 때 심실의 혈액이 심방으로 다시 역류하는 것을 막기 위한 ***판막***이 있다. 허파동맥은 동맥에 있는 혈액이 오른심실로 다시 돌아가지 않도록 하기 위해 일방향 판막을 가지고 있다. 대동맥 또한 오른심실로 역류를 방지하기 위해 일방향 판막을 가지고 있다. 이 판막들은 혈액이 올바른 방향으로 움직일 수 있도록 해준다.

심장의 수축 혹은 박동은 자동적이고 불수의적인 과정이다. 심장은 자체적으로 고유의 "심장박동조율기"와 심장이 전기 박동을 생산할 수 있도록 특화된 근육 세포의 연결망을 가지고 있다. 이 연결망은 ***심장전도계통***이라고 부른다(그림 6-8). 박동, 리듬의 조절, 전달의 세기는 뇌의 심장 조절 센터 부분에서 온다. 이 센터로부터의 나오는 신경 흥분은 심장박동조율기와 심장전도계통으로 보내진다. 신경 흥분과 화학물질(예를 들어, 에피네프린)은 혈액으로 스며들어 심장의 박동과 수축의 세기를 조절한다.

판막(valve)
혈액이나 체액이 한 방향으로만 흐를 수 있도록 열고 닫는 막

심장전도계통(cardiac conduction system)
심장이 뛰도록 자극하는 전기적인 박정을 생산하는 특화된 근육조직계통

동맥(artery)
심장으로부터 혈액을 운반하는 모든 혈관

심장동맥(coronary arteries)
심장 근육에 혈액을 공급하는 혈관

대동맥(aorta)
신체에서 가장 큰 동맥. 왼심실로부터 혈액을 받아 신체 순환을 시작한다.

허파동맥(pulmonary arteries)
비산소회된 혈액을 심장의 오른심실로부터 받아 허파로 내보내는 혈관

혈액의 순환

혈액이 심장을 떠날 때, 몇 가지 종류의 혈관을 통해 신체를 순환한다. 혈관은 그들의 기능, 위치, 심장으로부터 또는 심장으로 운반하는 혈액에 의해 이름지어진다.

심장으로부터 혈액을 운반하는 혈관은 ***동맥***이라고 불린다. 다음에 몇가지 중요한 동맥들이 있다.

- **심장동맥.** ***심장동맥***(그림 6-9)은 대동맥에서 분지하여 심장의 근육층과 심장바깥막에 혈액을 공급한다. 이 동맥이 손상 또는 차단될 경우, 환자는 주로 가슴통증을 호소한다. .
- **대동맥.** ***대동맥***은 신체에서 가장 큰 동맥이다. 이것은 왼심실에 붙어서, 상부를 지나, 가슴 안과 배안을 통해 척추의 앞으로 돈다. 배꼽의 높이에서 이것은 엉덩동맥으로 나뉜다.
- **허파동맥.** ***허파동맥***은 오른심실에서 시작된다. 허파동맥은 산소 농도가 낮은 혈액을 허파로 운반하는데, 이를 통해, 여러분은 동맥이 산소가 풍부한 혈액을 운반하고 정맥이 산소

그림 6-10 동맥, 모세혈관 및 정맥

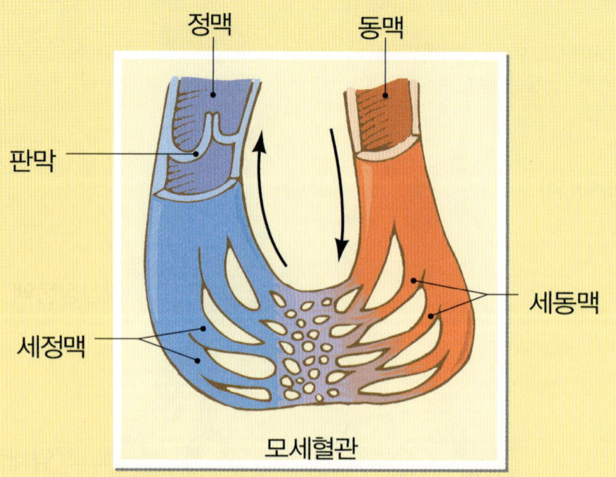

산소가 풍부한 혈액은 심장으로부터 나와 동맥에 의해 전신으로 운반된다. 동맥은 점점 세동맥이라고 불리는 더 작은 동맥들로 분지된다. 동맥은 점차 모세혈관이라 불리는미세한 혈관으로 나뉘어 들어간다.
모세혈관에서 혈액은 산소와 영양분을 공급하고, 산소와 영양분은 모세혈관의 얇은 벽을 통해 신체의 세포로 이동한다. 동시에, 이산화탄소와 다른 노폐물들은 혈액에 의해 세포로부터 모세혈관 벽을 통해 반대 방향으로 이동한다.
이제 이산화 탄소와 다른 노폐물들을 포함하고 있는 산소 농도가 낮은 혈액은 모세혈관에서 세정맥이라불리는 작은 정맥들을 통해 점점 커지는 정맥들로 나가게 된다.

목동맥(carotid arteries)
가장 큰 목의 동맥, 목의 양쪽에 위치해 있고 심장으로부터 머리로 혈액을 보내는 역할을 한다.

넙다리동맥(femoral artery)
다리에 피를 공급하는 주요 동맥

위팔동맥(brachial artery)
위팔의 동맥; 영아 심폐소생술 시 맥박 촉진 부위

노동맥(radial artery)
아래팔의 동맥; 손목은 엄지손가락 쪽에서 촉진할 수 있다.

뒤정강동맥(posterior tibial artery)
발에 혈액을 공급하는 혈관으로, 안쪽 발목 뒤에 위치

발등동맥(dorsalis pedis artery)
발에 혈액을 공급하는 동맥, 엄지발가락의 큰 힘줄 가쪽에 위치

세동맥(arteriole)
가장 작은 동맥

모세혈관(capillary)
산소/이산화탄소의 교환 또는 영양소/노폐물의 교환이 일어나는 얇은 벽의 미세한 혈관

농도가 낮은 혈액을 운반한다는 규칙의 예외라는 것을 알 수 있을 것이다. 하지만, 정맥은 혈액을 심장으로 운반하는 반면, 동맥은 혈액을 심장으로부터 신체로 운반한다는 규칙에는 알맞다.

- **목동맥.** ***목동맥***은 목의 주요 동맥이다. 여러분은 이미 심폐소생술 수업에서 들어보았을 것이다. 이 동맥은 성인과 소아를 위한 심폐소생술을 시행할 때, 맥박을 확인하기 위해 촉진된다. 목동맥은 목의 양 쪽에 위치해있고, 머리로 주요 혈액을 공급하는 역할을 한다. 뇌로의 혈액 공급을 방해할 수도 있으므로 절대로 양쪽을 동시에 촉진하지 않는다.
- **넙다리동맥.** ***넙다리동맥***은 허벅지의 주요 동맥이다. 배와 샅고랑부위의 사이에서 넙다리동맥의 박동을 촉진할 수 있다. 이 동맥은 허벅지와 다리로 혈액 공급의 주요 근원이다.
- **위팔동맥.** ***위팔동맥***은 위팔에서 찾아볼 수 있다. 위팔동맥은 주로 영아 심폐소생술 시, 맥박을 촉진할 수 있는 부위이다. 이 맥박은 위팔의 안쪽을 따라 팔꿈치 위에서 촉진할 수 있다. 위팔동맥은 또한 혈압 측정을 위해 혈압측정기의 커프를 적용시키는 부위이다.
- **노동맥.** 이 동맥은 아래팔의 전체를 돌고, 혈액을 공급한다. ***노동맥***은 손목의 엄지손가락 방향에서 촉진할 수 있는 동맥이다.
- **뒤정강동맥.** 이 동맥은 종종 다리의 순환 수치를 측정할 때에 이용된다. ***뒤정강동맥***은 안쪽 복사뼈 뒤쪽에서 촉진할 수 있다.
- **발등동맥.** ***발등동맥***은 발의 윗부분(등부분), 엄지발가락의 큰 힘줄 가쪽에 있다.

동맥은 대동맥과 같은 큰 혈관에서 시작하여 점점 더 작은 혈관으로 분지한다. 동맥의 가장 작은 가지는 세동맥이다. 이 작은 혈관은 모세혈관으로 이어지고, ***모세혈관***은 신체에서 찾아

그림 6-11 혈액은 혈장, 적혈구, 백혈구 및 혈소판으로 구성된다.

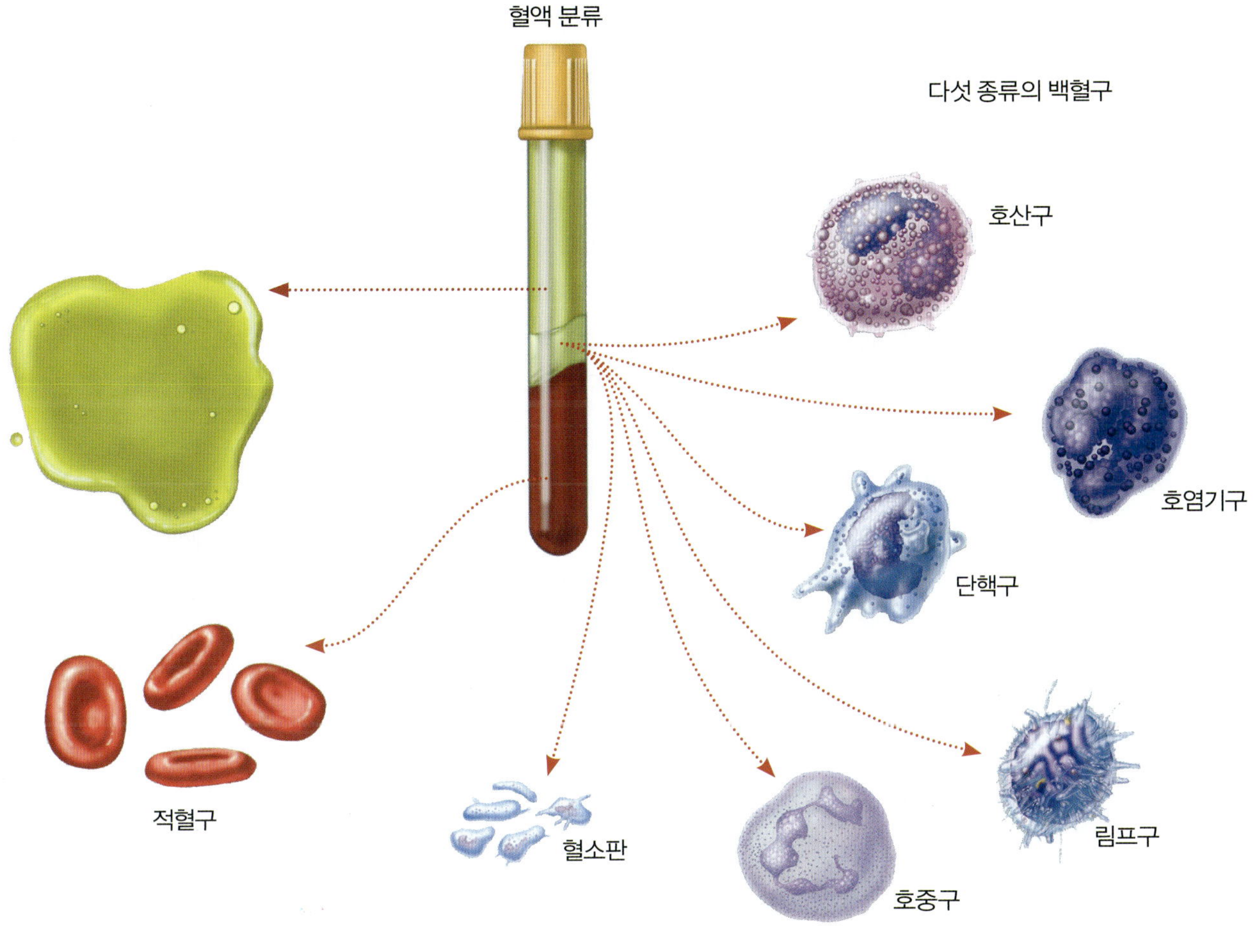

볼 수 있는 가장 미세한 혈관이다. 앞에서 설명했듯이, 모세혈관은 가스, 영양소, 그리고 노폐물들이 신체의 세포와 혈류에서 교환되는 장소에 있다. 혈액은 모세혈관에서 가장 작은 정맥으로 들어감으로써 심장으로 순환하는데, 이 작은 정맥이 ***세정맥***이다(그림 6-10).

모세혈관에서 심장으로 혈액을 돌려보내는 혈관을 ***정맥***이라고 한다. 심장에서 나오는 혈액은 가장 큰 동맥을 시작으로, 모세혈관에 도달할 때까지 더 작은 동맥들로 이동한다는 것을 기억한다. 혈액은 반대로 심장으로 들어갈 때 정맥을 이용하는데, 작은 정맥을 시작으로 큰 정맥으로 이동한다. 즉, 모세혈관을 떠난 후 대정맥(vanae cavae)에 결국 도착하게 된다.

대정맥은 두 개가 있다. 위대정맥은 머리와 상체로부터의 혈액을 모으고, 아래대정맥은 심장의 아래 신체 부위로부터 혈액을 모은다. 위대정맥과 아래대정맥은 순환의 과정이 다시 시작되는 장소인 오른심방으로 혈액을 돌려보내기 위해 만난다.

허파정맥은 산소화된 혈액을 허파로부터 심장의 왼심방으로 운반한다. 그러므로, 위에서 배운 "정맥은 산소 농도가 낮은 혈액을 운반한다"라는 규칙에서 예외이다. 하지만, 동맥은 혈액을 심장으로부터 운반하고, 정맥은 심장으로 돌려보낸다는 규칙에는 들어맞는다.

세정맥(venule)
가장 작은 정맥

정맥(vein)
심장으로 혈액을 돌려보내는 모든 혈관

허파정맥(pulmonary veins)
산소화된 혈액을 허파로부터 심장의 왼심방으로 운반하는 혈관

혈액의 구성

혈액은 다음의 몇 가지 성분으로 구성되어 있다: 혈장, 적혈구, 백혈구 및 혈소판(그림 6-11).

- **혈장.** ***혈장***은 혈액 부피의 절반 이상을 구성하는 소금물 같은 액체이다. 적혈구와 백혈구, 그리고 혈소판은 혈장 속에서 운반된다. 세포로부터 나온 이산화탄소는 혈장에 녹아 폐로

혈장(plasma)
혈액의 액체 부분

적혈구(red blood cells)
혈액의 구성요소. 산소를 세포로 운반하고, 이산화탄소를 세포로부터 운반한다.

백혈구(white blood cells)
혈액의 구성요소. 화학물질을 생성하여 신체가 감염에 대항할 수 있도록 돕는다.

혈소판(platelets)
혈액의 구성요소, 막으로 둘러싸인 특정 세포의 조각

맥박(pulse)
혈액의 압력 파동이 동맥을 통해 보내질 때 일어나는 박동

말초맥박(peripheral pulses)
노동맥, 위팔동맥, 뒤정강동맥, 발등동맥처럼 신체의 말초부위에서 촉진되는 맥박.

중심맥박(central pulses)
신체의 중심 부위에서 촉진할 수 있는 목동맥과 넙다리동맥

혈압(blood pressure)
혈액이 혈관을 지나는 동안 혈관벽에 혈액이 미치는 압력. 일반적으로 동맥혈압이 측정되며, 수축기혈압과 이완기혈압이 있다.

수축기혈압(systolic blood pressure)
왼심실이 수축할 때 혈액이 신체로 순환함으로써 동맥에서 만들어지는 압력

이완기혈압(diastolic blood pressure)
왼심실에 다시 혈액이 채워지는 동안 동맥에 남아있는 압력

관류(perfusion)
모세혈관에 혈액이 적절하게 흐름으로써 신체의 세포와 조직으로 산소가 운반되고, 노폐물이 제거되는 과정

쇼크(shock)
관류저하 참고

관류저하(hypoperfusion)
모세혈관에 혈액이 부적절하게 흐름으로써, 신체의 세포와 조직에 불충분한 산소와 영양소가 공급되어 적절한 신체의 기능을 할 수 없는 상태. 쇼크상태.

다시 운반된다.

- **적혈구.** ***적혈구세포(RBCs, erythrocytes, red corpuscles)***의 주요 기능은 산소를 조직으로 운반하는 것이다. 적혈구의 혈색소(hemoglobin)은 혈액이 빨간색을 띄도록 만든다.
- **백혈구.** ***백혈구세포(WBCs, leukocytes, white corpuscles)***는 미생물들을 파괴하고, 신체가 감염에 저항하는 것을 돕는 항체(antibodies)를 생산한다.
- **혈소판.** ***혈소판***은 막으로 둘러싸인 특정 세포의 조각이다. 혈소판은 혈전을 형성하는데 필요한 화학적인 요소들을 분비한다.

이처럼, 혈액은 다양한 기능을 한다. 혈액은 산소와 이산화탄소를 운반하고, 산소가 혈장에 녹게함으로써 저장소의 역할을 한다. 혈액은 또한 감염에 대항하고, 지혈에 필요한 물질들을 만들어 내는 역할을 한다. 또다른 기능으로는 혈액 안에 운반된 화학물들을 통해 신체의 pH를 조절하는 역할이 있다.

맥박

맥박은 왼심실이 수축하며 혈액의 압력 파동이 동맥을 통해 보내질 때에 형성된다. 맥박은 뼈 위의 동맥을 누름으로써 느낄 수 있다.

이 전에 우리는 몇가지 동맥들에 대해 배웠다. 활력징후 측정 또는 심폐소생술 시 맥박 촉진을 위해 사용되는 주요 동맥들은 목동맥, 위팔동맥, 노동맥이다. 하체로의 정상적인 순환을 검사하기 위해서는 뒤정강동맥과 발등동맥을 주로 확인한다.

노동맥, 위팔동맥, 뒤정강동맥, 그리고 발등동맥은 신체의 말초, 즉 신체의 끝부분에서 느낄 수 있기 때문에 ***말초 맥박***이라 불린다. 목동맥과 넙다리동맥은 신체의 중심 부분에서 느껴질 수 있기 때문에 ***중심맥박***이라 불린다. 중심맥박은 심장에 가깝고, 큰 정맥이기 때문에, 목동맥과 넙다리맥박은 말초맥박이 너무 약하여 맥박 촉진이 어려울 때 이용할 수 있다.

혈압

혈액이 혈관을 지나는 동안 혈관벽에 혈액이 미치는 압력을 ***혈압***이라고 한다. 보통, 동맥혈압(동맥의 혈압)이 측정된다.

심장의 왼심실은 수축할 때마다, 혈액은 신체로 순환하게 된다. 이 때 동맥에서 만들어지는 압력을 혈압을 ***수축기혈압***이라고 한다. 심장의 왼심실이 혈액을 내보낸 후, 혈액이 다시 충분히 채워질 때까지 기다리는 동안 동맥에 남아있는 압력을 ***이완기혈압***이라고 한다. 수축기혈압이 항상 먼저 기록된 후 이완기혈압이 기록된다. 그러므로 혈압이 "120/80"이라고 기록되는 경우, 120이 수축기혈압을 가리키고, 80이 이완기혈압을 가리킨다.

관류

심장은 혈관을 통해 혈액을 순환시키는데, 이를 혈액순환(circulation)이라고 한다. 우리가 흔히 말하는 "건강한 사람"이란 순환이 적절히 되고 있음을 의미한다. 즉, 각각의 신체 장기에 혈액이 충분하며, 신체의 모든 부분으로 혈액을 효율적으로 내보낼 수 있다는 말이다(그림 6-12). 신체의 세포에 적절한 산소와 영양소가 공급되고, 노폐물을 제거하는 것을 ***관류***라고 한다.

우리가 흔히 ***쇼크***상태라고 말하는 ***관류저하***(부적절한 관류)는 하나 이상의 장기에 부적절한 순환이 이루어지고 있음을 의미한다. 즉, 혈액이 신체의 모든 모세혈관까지 도달하지 않음으로써, 산소도 모든 조직으로 운반되지 않고 노폐물이 모든 조직으로부터 제거되지 않게 된다. 관류저하는 사망을 초래할 수 있기 때문에, 응급구조사는 관류저하가 무엇인지 그리고 어떻게 발생하는지에 대해 인지하는 것이 중요하다.

그림 6-12 (A) 신체의 주요 동맥

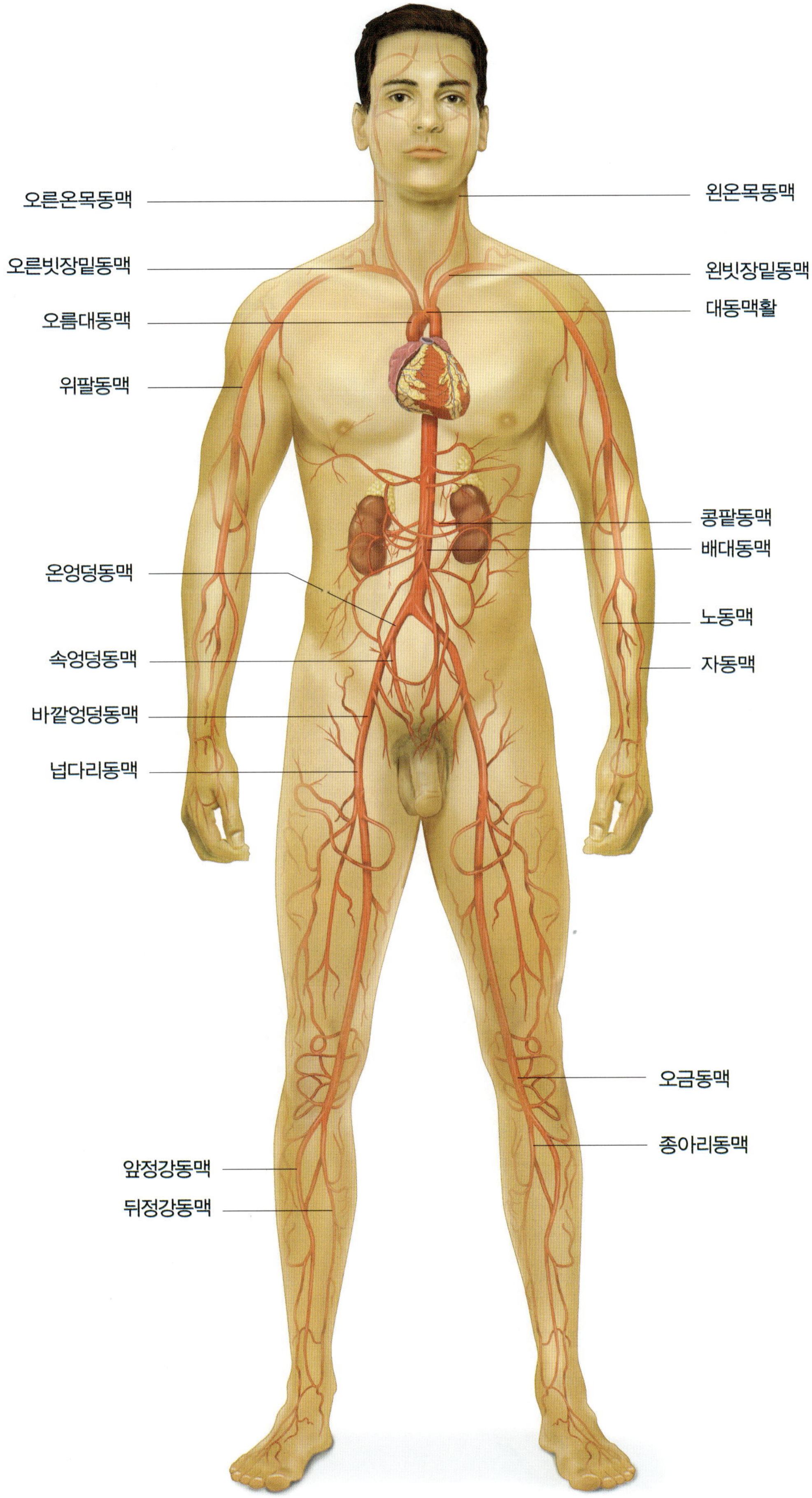

그림 6-12 (B) 신체의 주요 정맥

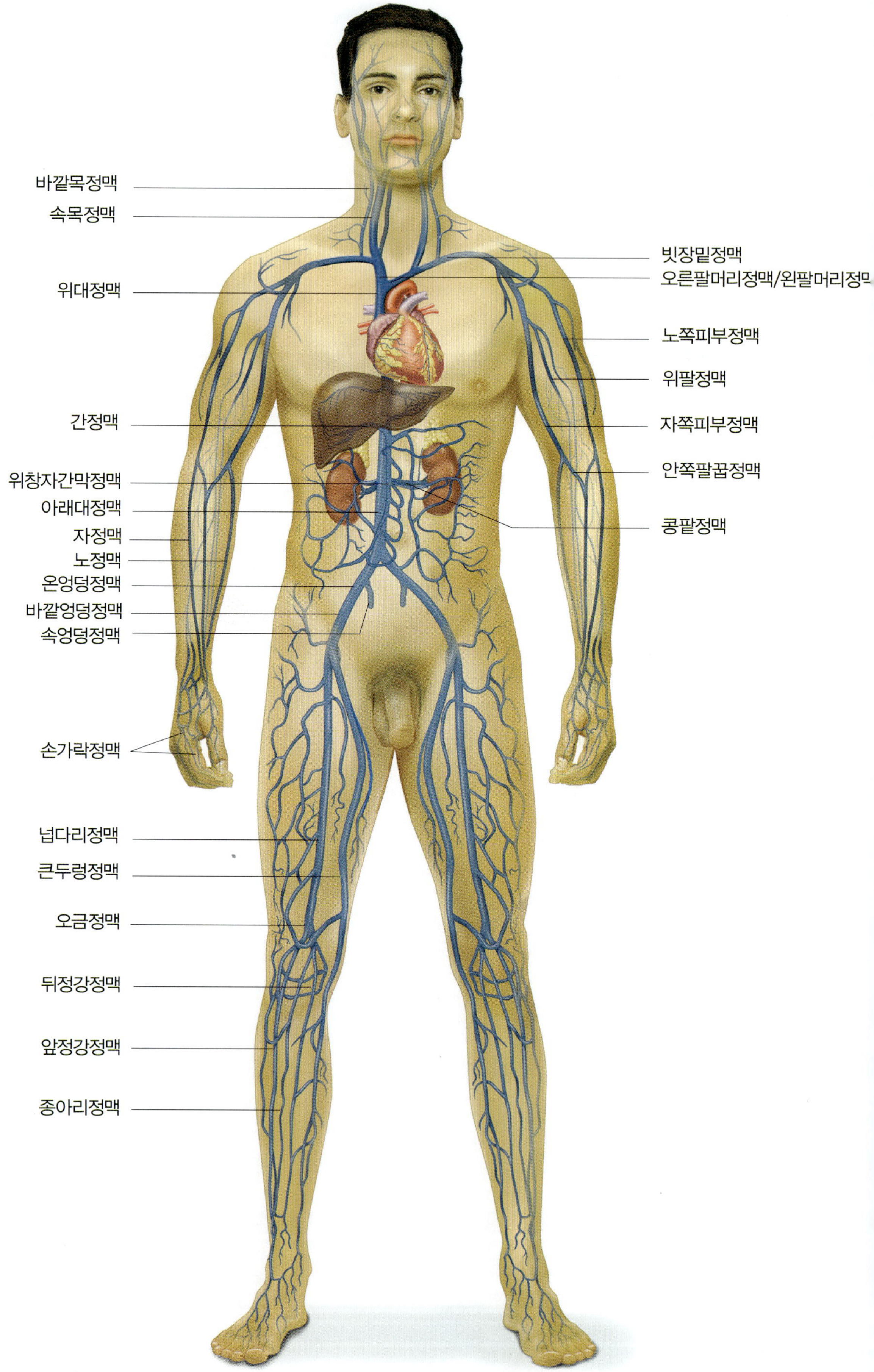

그림 6-13 림프계통

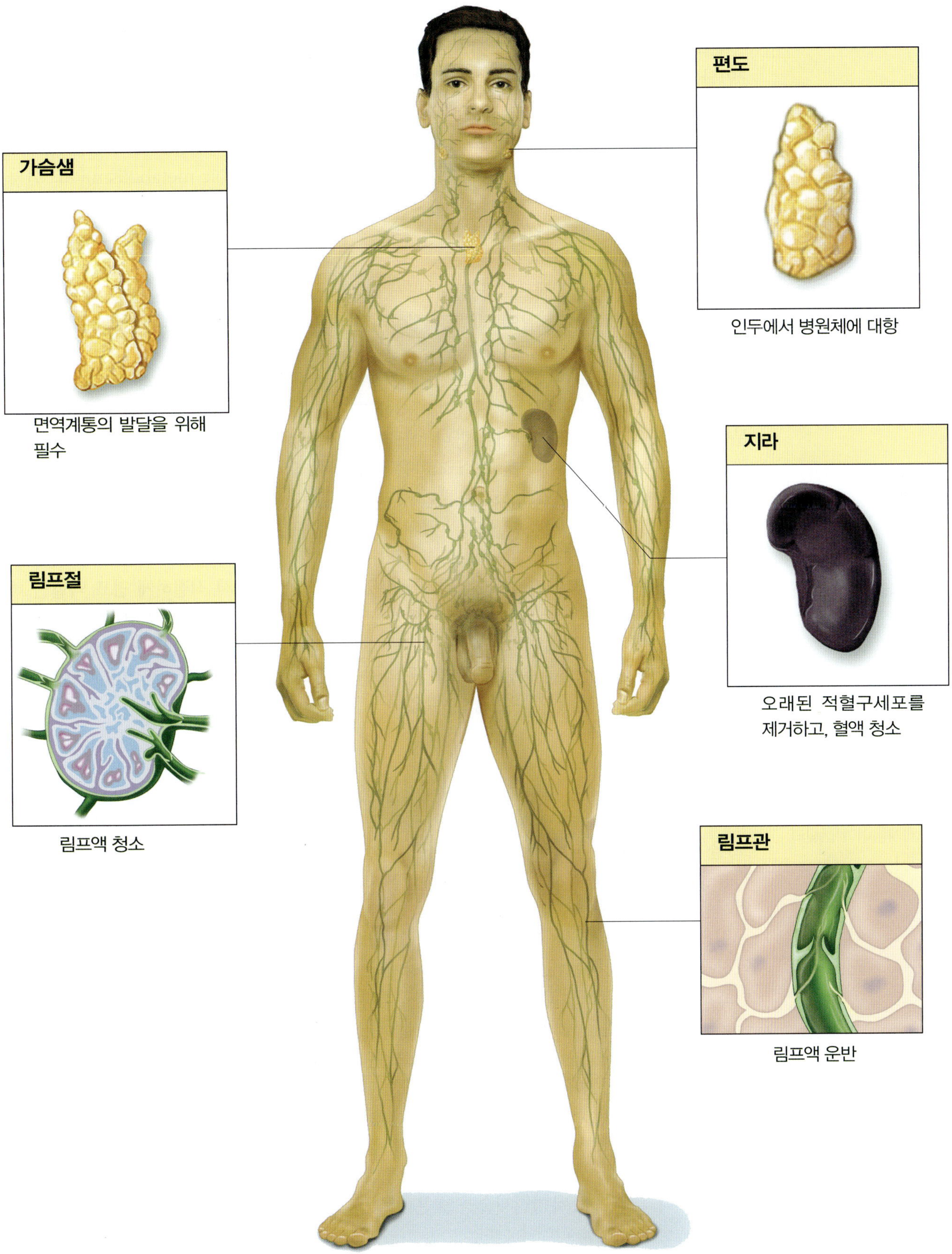

편도
인두에서 병원체에 대항
가슴샘
면역계통의 발달을 위해 필수
지라
오래된 적혈구세포를 제거하고, 혈액 청소
림프절
림프액 청소
림프관
림프액 운반

소생의 고리

호흡계통과와 심장혈관계통은 합쳐져 심장허파계통을 구성한다. 이 두 계통의 상호 작용은 생명에 필수적이다.

산소와 포도당은 세포에 반드시 필요하다. 포도당은 세포에 의해 에너지 형태인 아데노신 3인산(ATP)로 변환된다. 산소는 이러한 변환 과정의 중요한 구성요소이다. 산소가 충분한 상태에서 포도당이 변환되며 산소성대사(aerobic metabolism)라고 한다. 산소대사는 충분한 양의 에너지를 만들어내고, 이산화탄소나 물과 같은 노폐물들을 적게 만들어 낸다. 하지만, 산소가 부족한 상태에서 포도당이 변환되면 무산소대사(anaerobic metabolism)라고 한다. 무산소대사는 적은 양의 에너지를 만들고, 지방산 등 많은 노폐물들을 만든다. 다시 말하자면, 노폐물들은 신체를 산성화시킨다. 산증은 신체의 세포를 손상시키고, 산소를 운반하기 위한 혈액의 능력을 제한한다.

산소를 혈액으로부터 세포로 운반하고, 세포로부터 노폐물을 제거하는 것을 관류라고 한다. 이전에 언급했던 것과 같이, 관류는 정상적인 세포 기능에 필수적이다. 관류는 심장허파계통에 따라 달라진다.

세포가 산소화되고 이산화탄소가 제거되기 위해서는 다양한 요소들이 적절하게 작동해야 한다. 가장 먼저, 공기는 반드시 허파의 꽈리에 도달해야 하며, 그런 다음 허파모세혈관의 충분한 혈액과 적절하게 교환되어야 한다. 이물질에 의한 기도 폐쇄와 같이, 만약 공기가 꽈리로 들어갈 수 없도록 막혔다면, 가스 교환은 발생할 수 없다. 이와 비슷하게, 심각한 외부 출혈등으로 인해 허파모세혈관으로 충분한 혈액이 통할 수 없다면, 가스 교환은 발생할 수 없다. 충분한 공기의 양과 충분한 혈액의 양의 결합을 환기관류균형이라고 부르며, 축약하여 V/Q균형이라고 한다.

정상적 관류를 위한 다른 중요한 요소들이 있다. 심장은 반드시 적절하게 펌프 역할을 해야 한다. 만약 펌프 역할을 할 수 없다면, 혈액은 이동할 수 없다. 숨을 쉴 때마다 반드시 충분한 산소가 있어야 하고, 혈액으로 산소를 운반하기 위해서는 반드시 충분한 양의 혈액이 있어야 한다. (빈혈증은 산소를 운반하는 적혈구의 수가 감소하여 나타나는 질환이다.) 또한, 호흡의 기능이 방해된다면, 공기는 이동할 수 없다.

림프계통

림프계통(lymphatic system)
장기, 조직, 얇은 벽을 가진 혈관, 체액 등으로 구성된 신체계통이며 신체의 면역계통에 기여한다.

림프계통(그림 6-13)은 장기, 조직, 얇은 벽을 가진 혈관, 체액 등으로 구성된 신체계통이다. 림프계통의 주된 기능 중 하나는 세포와 조직으로부터 빠져나와 혈류로 되돌아가는 체액(림프)을 잡아내어 신체 내 체액의 균형을 유지시키기 위한 기능을 한다. 림프 장기는 또한 면역 기능을 하고, 림프구와 백혈구를 생성해 감염과 싸우게 한다. 실제로, 림프계통은 신체의 면역계통에 아주 중요한 부분이다.

림프 장기는 콩팥위샘, 편도, 이자, 그리고 갑상선이 있다. 몇몇 교재에서는 림프장기로서 막창자꼬리도 포함하는데, 이는 막창자꼬리에서 림프 조직의 밀도를 찾을 수 있기 때문이다. 림프계통은 또한 부드럽고 둥글고 또한 불규칙적인 모양이 있는 '절'(흔히 림프절로서 알려짐)을 구성된다. 이 절은 림프구와 감염저항세포들을 만들 뿐만 아니라 세균과 이물질 세포의 림프액을 거른다. 여러분은 아마 목에서 림프절이 만져지면 의사를 찾아갈 것이다. 왜냐하면, 림프절이 커지면 이는 감염의 징후를 나타내기 때문이다.

유방암 때문에 유방을 절제한 여성은 (유방절제술) 유방을 절제한 부위와 같은 팔에서 혈압을 측정하지 않도록 한다. 유방절제술은 종종 겨드랑이 부위로부터 림프 조직을 제거하는데, 팔을 감싸고 있는 부풀어진 혈압계 커프의 압력이 남아있는 림프 조직에 손상을 줄 수 있기 때문이다. 그러므로 유방절제술을 받은 여성의 경우, 절제술을 받은 부위와 같은 쪽 팔에 혈압을 측정하는 것을 피해야 한다.

그림 6-14 신경 계통

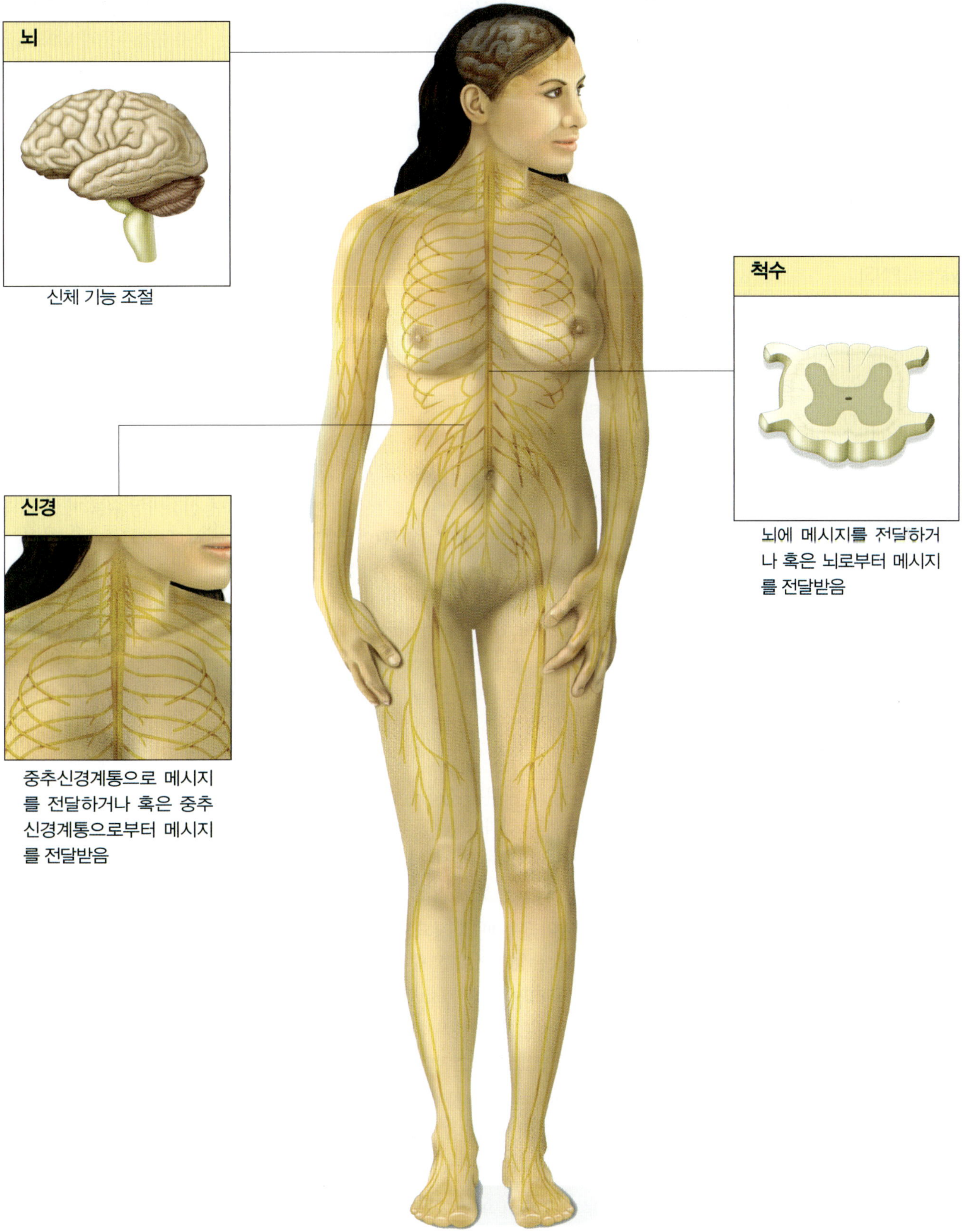
뇌
신체 기능 조절
척수
뇌에 메시지를 전달하거
나 혹은 뇌로부터 메시지
를 전달받음
신경
중추신경계통으로 메시지
를 전달하거나 혹은 중추
신경계통으로부터 메시지
를 전달받음

신경계통(nervous system)
감각, 운동, 생각을 조절하는 뇌, 척수, 그리고 신경으로 이루어진 계통

중추신경계통(central nervous system; CNS)
뇌와 척수

말초신경계통(peripheral nervous system, PNS)
척수로 들어가거나 또는 척수로부터 나오는 신경이 척수를 통하지 않고 장기나 뇌 사이를 이동하는 신경

자율신경계통(autonomic nervous system)
말초신경계통으로부터 나와 불수의적 운동기능을 조절

소화계통(digestive system)
음식물이 신체로 이동, 소화, 흡수할 수 있는 형태로 만듦

위(stomach)
음식물의 소화가 시작되는 식도와 작은창자 사이의 근육주머니

작은창자(small intestine)
위와 큰창자 사이의 근육관. 샘창자, 빈창자, 돌창자로 나누어져 있고 위로부터 소화된 음식물을 받아 영양소를 흡수한다.

큰창자(large instestine)
작은창자로부터 소화된 음식물에서 수분과 노폐물을 걸러낸다. 수분은 흡수하고 노폐물은 신체 밖으로 배출한다.

간(liver)
신체의 가장 큰 장기로, 쓸개즙을 생성하여 지방분해를 돕고, 신체 내 다양한 물질의 대사작용을 돕는다.

쓸개(gallbladder)
간에 의해 생성되는 쓸개즙을 저장하는 주머니. (간 밑에 위치)

이자(pancreas)
작은창자의 샘창자에서 소화를 돕는 인슐린과 즙을 생성하는 샘. (위 뒤에 위치)

신경계통

뇌, 척수, 그리고 신경이 포함된 *신경계통*(그림 6–14)는 자극을 전달하고, 감각, 운동, 그리고 생각을 전달하며, 신체의 수의적/불수의적 활동을 조절한다. 이는 중추신경계통과 말초신경계통으로 구성되어 있다.

*중추신경계통*은 뇌와 척수로 이루어져 있다. 뇌는 신체로부터 정보를 받아 신체의 여러 부위로 자극을 전달하는 강력한 컴퓨터에 비유될 수 있다. 척수는 척주안에 있고 뇌에서부터 허리뼈까지 뻗어 있다. 척수로부터 나온 신경다발은 신체 전체에 뻗어 있다. 중추신경계통의 중요한 기능은 의식이다. 망성활성계통는 뇌의 신경 전달 경로이고, 사람을 깨어 있게 하는 역할을 한다.

*말초신경계통*은 두 가지 종류의 신경으로 구성되어 있다: 감각신경과 운동신경. 감각신경은 정보를 신체로부터 받아 척수와 뇌로 전달한다. 만약 무언가 뜨거운 것을 만진다면, 감각신경은 이것을 뇌에 전달해서 동작이 일어나도록 한다. 운동신경은 뇌로부터 받은 메시지를 신체로 전달한다. 앞에서 주어진 예에서, 뇌는 몸의 부분에 뜨거운 물체를 밀어버리도록 하는 메시지를 보낼 것이다.

*자율신경계통*은 말초신경계통에서 나뉘어져 불수의적인 운동 기능을 조절하고 소화와 심장박동 등에 영향을 미친다. 자율신경계통은 교감신경계와 부교감신경계로 나누어진다. 교감신경계는 투쟁도피반응(fight–or–flight response)이라고 흔히 알려져 있으며, 주로 흥분하거나 위기에 맞닥뜨렸을 때 활성화된다. 교감신경계가 활성화되면 심장박동수를 빠르게 하고, 숨을 깊게 들이쉬게 하며 혈관을 수축시킨다. 위험에서 탈출했을 때의 신체반응을 상상해 보면 교감신경계의 활성을 이해하는데 도움이 된다.

부교감신경계는 교감신경계와 반대로 작용한다. 교감신경이 전신적인 흥분상태에 따른 대사를 촉진한다면, 부교감신경은 국소적인 안정상태를 유지하여 흥분이나 자극으로부터 항상성을 유지하는 역할을 한다. 부교감신경계가 활성화되면 소화기관과 생식기관으로의 혈류를 증가시킨다. 이는 또한 심장박동수를 느리게 하고, 혈관을 확장시킨다.

소화계통

*소화계통*은 소화관을 통해 내려온 음식물을 더 작은 형태로 부수는 역할을 하는 기관이다. 음식물은 입으로 들어와 침과 씹는 동작에 의해 잘게 부스러진다. 음식은 입에서 입인두로 이동하고, 식도를 지나 위로 운반된다. 입과 식도를 제외하고, 모든 소화 장기들은 배안(abdominal cavity)에 포함되어 있다. 이 포함된 장기들은 다음과 같다:

- **위.** *위*는 음식물로 채워졌을 때 확장되는 속빈장기이다. 위에서는 산성 위액이 음식물을 에너지로 전환할 수 있는 성분으로 잘게 부수기 시작한다.
- **작은창자.** *작은 창자*는 다음의 세 부분으로 나뉘어진다. 샘창자, 빈창자, 돌창자. 작은창자는 위로부터 받은 음식물을 흡수하기 위해 계속해서 잘게 부순다. 잘게 부서진 영양소들은 작은창자의 벽을 통해 신체로 흡수된다.
- **큰창자(잘룩창자).** *큰창자*는 작은창자로부터 걸러진 음식물을 받아 수분을 흡수한 후, 노폐물들을 걸러낸다. 흡수되지 않은 모든 것들은 잘룩창자로 이동되어 대변으로 배출된다.

위와 창자를 제외하고 지방의 분해 과정을 돕는 장기들은 다음과 같다:

- **간.** *간*은 지방의 분해를 돕기 위해 작은창자로 분비되는 쓸개즙을 생산한다. 간은 해독작용, 당류 저장, 그리고 혈액 생성 보조 등 여러가지 부가적인 기능을 한다.
- **쓸개.** 쓸개는 간에서 분비되는 쓸개즙을 저장하는 역할을 한다.
- **이자.** 혈류에서 당의 조절을 담당하고 있는 인슐린이라는 호르몬을 생산하는 장기로 가장

잘 알려져 있는 이자는, 인슐린 뿐만 아니라 단백질, 탄수화물, 그리고 지방을 분해하는 효소를 분비한다.

- **지라.** 혈액 여과 작용을 하는 지라는 오래된 혈액 세포를 걸러낸다. 지라에는 많은 혈관들이 분포해 있고, 혈액의 상당한 양을 저장해놓고 있어서, 신체가 혈액을 손실할 경우 사용할 수 있도록 한다.
- **막창자꼬리.** 작은창자와 큰창자의 이음부에 위치하는 막창자꼬리는 림프조직으로 이루어져 있다. 현재까지 막창자꼬리의 정확한 기능은 잘 알려져 있지 않지만 막창자꼬리가 감염될 경우 복통을 일으키기 때문에 소화계통에 포함된다.

지라(spleen)
혈액을 여과 및 저장하는 장기. (왼쪽 위복부에 위치)

막창자꼬리(appendix)
작은창자와 큰창자의 이음부에 위치하는 작은 관. 기능은 잘 알려져 있지 않다. 염증이 생길 경우 복통을 일으킨다. (오른쪽아래복부에 위치)

피부(skin)
신체의 외부를 덮고 있는 기관으로, 외부환경과 직접적으로 맞닥뜨린다.

피부계통

피부는 보호, 수분 균형, 체온 조절, 배설, 그리고 충격 흡수를 포함한 다양한 기능을 수행한다.

- **보호.** 피부는 외부환경의 미생물, 조직 파편, 부적절한 화학 물질들을 막는 장벽의 역할을 수행한다. 피부 밑에 있는 조직과 장기들은 환경적인 접촉으로부터 보호되며, 이는 체액과 화학의 균형을 맞추고 조직을 보호한다.
- **수분 균형.** 피부는 수분 손실을 막고, 외부 환경으로부터 수분이 신체 내로 들어오는 것을 막는다.
- **체온 조절.** 피부 내의 혈관은 피부로 더 많은 양의 혈액을 운반하기 위해 확장되어, 신체로부터 열을 발산할 수 있다. 만약 신체에 열이 필요할 경우, 이 혈관은 열 손실을 방지하기 위해 수축한다. 피부에서 발견되는 땀샘은 발한을 발생시키는데, 이는 신체의 수분을 발산하여 몸의 열이 내려갈 수 있도록 도와준다. 피부 밑의 지방층은 열 절연체 역할을 한다.
- **배설.** 염분과 과도한 수분은 피부를 통해 배출될 수 있다.
- **충격 흡수.** 피부와 지방층은 충격을 흡수하여 피부 밑 장기장기들을 충격과 압력으로부터 보호한다.

Inside Outside

교감신경계 반응 인지하기

교감신경계 반응을 인지하는 것은 환자 평가의 중요한 부분이 될 수 있다. 종종 환자의 교감신경계는 손상 또는 질병의 결과로 인해 활성화되는데, 이상징후를 인지하는 것은 응급구조사에게 환자의 문제점을 자각시켜주는데 도움을 준다. 급성심근경색을 앓고 있는 62세 남성의 예를 한 번 보도록 하자.

Inside

이 환자에게서 몇가지 문제점을 발견할 수 있다. 심장동맥은 막혔고, 심장은 필요한 만큼의 산소를 공급받을 수 없다.
이와 같은 상황에서, 대부분의 사람들은 가슴통증을 호소하지만, 이 환자는 알 수 없는 이유로 가슴통증을 호소하지 않고 있으며, 당뇨병이 있는 상태이다. 현재 환자는 힘이 없고 구역질이 난다고 호소하고 있다. 환자의 증상은 비록 애매할 수 있어도, 신체는 이미 위험을 인지한다. 환자의 뇌는 교감신경계를 활성화시켜 이러한 위험에 반응하기 시작한다. 환자의 심장박동수와 호흡은 빨라지고, 혈관은 수축한다.

Outside

비록 환자는 애매한 증상을 보이지만, 응급구조사는 평가에 주의를 기울여야 한다. 응급구조사는 환자의 피부가 창백하고 축축하다는 것을 알아차릴 수 있다. 또한 응급구조사는 환자의 빠른 심장박동수와 호흡수를 관찰할 수 있다. 이러한 징후들을 인지함으로써 응급구조사는 "교감신경계 문제"임을 인식하고, 신체가 스스로 심각한 문제에 대응하고 있다는 것을 알 수 있다.

그림 6-15 피부의 층

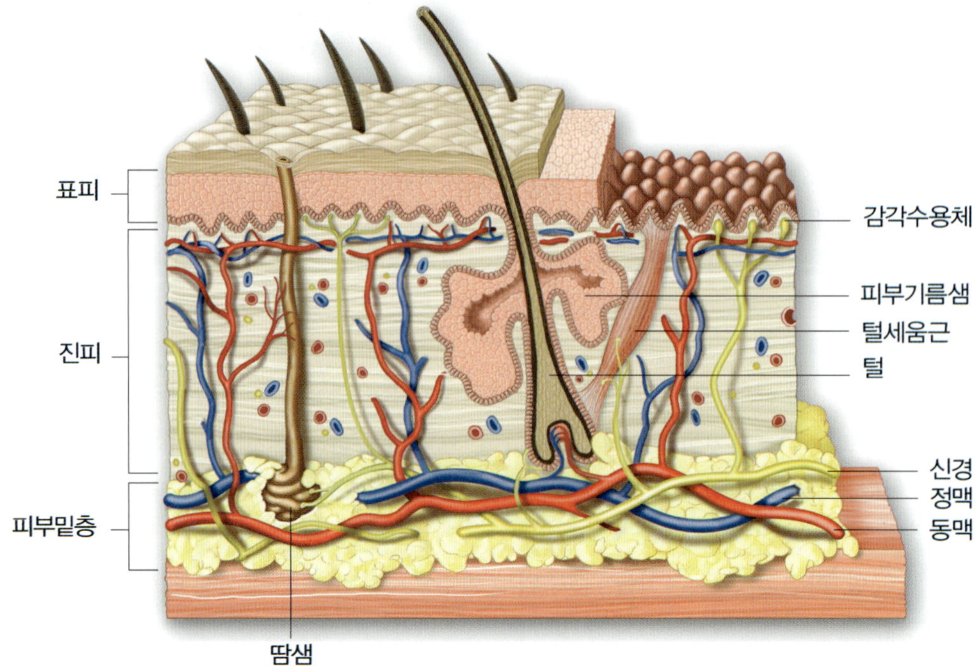

표피(epidermis)
피부의 가장 바깥층

피부는 세개의 층으로 구분된다. : 표피, 진피, 피부밑층(그림 6-15). 피부의 바깥층은 ***표피***라고 불리며, 이는 손바닥과 발바닥을 제외하고 신체의 모든 부위에서 4개의 층으로 이루어져 있다. 손바닥과 발바닥은 5개의 피부층을 가지고 있다. 바깥층은 우리가 각질을 제거함으로써 없어지는 죽은 세포들로 구성되어 있다. 살아있는 세포들은 안쪽의 깊은층에서 발견된다. 가장 안쪽 층의 세포들은 활발하게 분열하고, 바깥층의 죽은 세포들과 교체한다. 표피는 혈관이나 신경을 포함하지 않는다는 것을 기억해야 한다. 화상이나 추위에 의한 손상과 같은 특정 상황을 제외한 표피 손상은 응급구조사 수준의 치료로도 거의 문제가 없다.

진피(dermis)
피부의 안쪽(2번째)층, 혈관과 신경이 풍부하고, 표피 밑에 위치하고 있다.

표피 아래의 피부 층은 ***진피***이고, 진피는 혈관, 신경, 그리고 땀샘, 피부기름샘, 그리고 모낭 같은 특정 구조물들이 풍성하다. 특정 신경 말단 진피에서도 찾아볼 수 있으며, 이들은 촉각,

비판적 의사결정

손상부위 식별하기

해부학적 지식은 사고현장에서 정확한 임상적 결정을 내리기 위해서 반드시 필요하다. 아래 환자들의 사례에서 주호소가 어떤 장기와 연관되어 있는지 식별하라. 이 연습은 신체의 해부학 지식 외 다른 지식들은 필요하지 않다.

1. 바닥이 미끄러운 주차장에서 넘어지면서 손목 바로 위의 팔 뼈가 부러졌다. 이 뼈의 이름은?
2. 교차로에서 발생한 자동차 충돌사고로 인해 운전석 옆면이 완전히 찌그러져 있다. 환자는 운전자이며 왼쪽 위복부 부위 통증을 호소한다. 어떤 장기 손상이 의심되는가?
3. 오토바이를 타다가 넘어져 오른쪽 허벅지의 뼈가 부러졌다. 이 뼈의 이름은 무엇이고, 골절로 인한 혈액 소실이 발생할 것으로 생각되는가?

그림 6-16 내분비계통

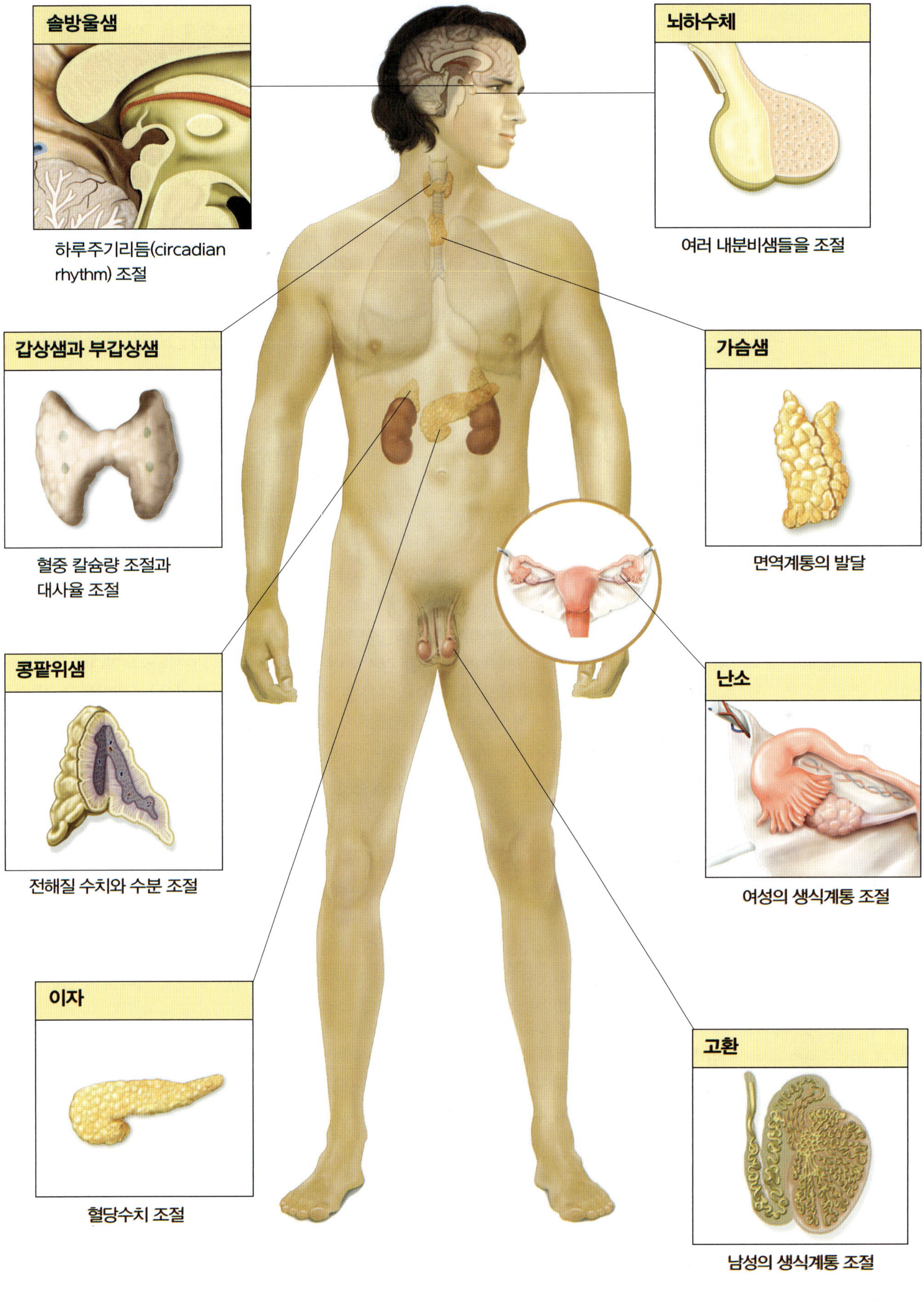
솔방울샘
하루주기리듬(circadian rhythm) 조절
뇌하수체
여러 내분비샘들을 조절
갑상샘과 부갑상샘
혈중 칼슘량 조절과 대사율 조절
가슴샘
면역계통의 발달
콩팥위샘
전해질 수치와 수분 조절
난소
여성의 생식계통 조절
이자
혈당수치 조절
고환
남성의 생식계통 조절

피부밑층(subcutaneous)
진피 밑에서 찾을 수 있는 부드러운 조직 및 지방층

내분비계통(endocrine system)
많은 신체 활동과 기능을 조절하는 것을 보조하는 호르몬을 분비하는 샘의 계통

인슐린(insulin)
이자에서 분비되는 호르몬. 당뇨환자들이 복용하는 약

에피네프린(epinephrine)
부신에서 분비되는 호르몬. 기관지를 확장시키고 심한 알레르기 반응을 진정시키기 위해 사용되기도 한다.

콩팥계통(renal system)
체액 균형을 조절하고 혈액을 걸러주는 역할을 하는 신체의 계통. 비뇨계통이라고도 부름.

콩팥(kidney)
콩팥계통의 장기로, 혈액을 거르고, 신체의 체액 수치를 조절해준다.

방광(bladder)
둥글고 속빈장기로 소변을 저장할 수 있다.

요관(ureters)
콩팥과 방광을 연결해주는 관

요도(urethra)
소변을 밖으로 배출해주는 관

생식계통(reproductive system)
인간의 번식을 책임지는 신체계통

고환(testes)
정자를 생성하는 남성생식계통

음경(penis)
성교 시, 정자를 운반하는 남성생식계통

난소(ovaries)
난자를 생성하는 여성생식계통

자궁(uterus)
태아의 발달 장소인 여성생식계통

질(vagina)
태아가 출생할 수 있는 출산길이면서, 성교를 위해 사용되는 여성생식계통

냉각, 온각, 통각과 관련이 있다. 만약 진피가 바깥으로 노출되면, 오염과 감염이 주요 문제가 되며, 심각한 출혈과 통증을 발생시킬 수 있다.

진피 아래의 지방층 및 부드러운 조직을 ***피부밑층***이라고 한다. 충격 흡수와 절연이 이 층의 주요 기능이다. 다시 말해서, 피부밑층이 손상되거나 노출되면, 조직과 혈류 감염, 출혈, 통증 등의 문제가 발생한다.

내분비계통

내분비계통(그림 6-16)은 호르몬이라는 화학물질을 분비하여 많은 신체 활동과 기능이 조절되는 것을 돕는다.

이자(pancreas)는 내분비계통에서 중요한 장기이다. 이자는 인슐린이라는 호르몬을 분비하는데, ***인슐린***은 신체의 포도당, 즉 인체의 연료인 포도당을 효율적으로 사용하기 위해 중요하다.

콩팥위샘(adrenal glands)도 내분비계통의 필수적인 구성요소이다. 이들은 ***에피네프린***과 노르에피네프린을 분비한다. 이러한 화학물들은 신경전달물질로서 특정 기관에 위치한 화학 수용체를 통해 교감신경계를 활성화시킨다. 예를 들어, 투쟁도피반응이 활성화되면, 노르에피네프린이 분비된다. 이것은 허파의 수용체가 활성화되면서(베타2 수용체), 기관지를 확장시켜 더 많은 공기가 신체 내로 이동할 수 있도록 한다. 심장의 수용체(베타1 수용체)는 심장박동수를 증가시키고 수축력을 증가시킨다.

내분비계통은 화학 전달의 복잡한 시스템으로, 다른 여러 장기들과 상호작용 한다.

콩팥계통

콩팥계통(그림 6-17)은 또한 비뇨계통이라고 불린다. 콩팥계통은 체액 균형을 조절해주고, 화학물질들을 거르고, 신체의 pH를 조절하는데 도움을 준다. 체액 균형은 건강한 신체에 필수적이다. 평균 성인은 대략 1.5리터 정도의 소변을 매일 배출한다. 콩팥계통은 수분 섭취 혹은 수분 소실(출혈)과 같은 체액의 변화를 감지하여 체액의 이동을 조정할 수 있다.

콩팥은 콩팥계통의 원리적인 기관이다. 그들은 요소(urea)라고 불리우는 분비물을 걸러내고, 나트륨의 섭취와 소변의 배출을 조절함으로써 체액 균형을 유지시키는데 도움을 준다. 콩팥은 또한 완충계를 도와 혈액의 중탄산염을 생성한다. 중탄산염은 신체의 pH 또는 산성도를 조절하기 위해 필요한 물질이다.

콩팥계통은 방광, 그리고 방광과 연결된 장기들을 모두 포함한다. 방광은 둥글고, 속빈장기로 소변을 저장하는 역할을 한다. 방광은 콩팥으로부터 요관이라 불리우는 작은 튜브를 통해 소변을 받고, 소변은 방광으로부터 요도라는 튜브를 통해 밖으로 배출된다. 남성의 경우 요도는 음경을 통해 지나가고, 여성의 경우 음경은 짧고 질입구 위로 나와 있다.

생식계통

생식계통은 생식의 특정한 목적을 위해 고안된 샘과 장기의 집합체이다. 여러분이 이미 알고 있는 것과 같이 남성과 여성의 생식계통은 매우 다르다.

남성의 생식계통

남성생식계통의 주요한 장기는(그림 6-18A) 고환과 음경이다. ***고환***은 정자를 생성하고, 음낭에 둘러 쌓여 신체의 밖에 위치해 있다. 고환은 부고환이라고 불리우는 작은 튜브를 통해 음경과 연결되어 있다. ***음경***은 외부 생식기 장기이고, 소변 배출과 성교를 위해 사용된다.

여성의 생식계통

여성생식계통의 주요한 장기는(그림 6-18B) 난소, 자궁, 그리고 질이다. ***난소***는 여성의 복부 아래의 양쪽에 위치해 있고, 난자를 생성한다. 난소는 나팔관을 통해 자궁과 연결되어 있고,

그림 6-17 콩팥/비뇨계통

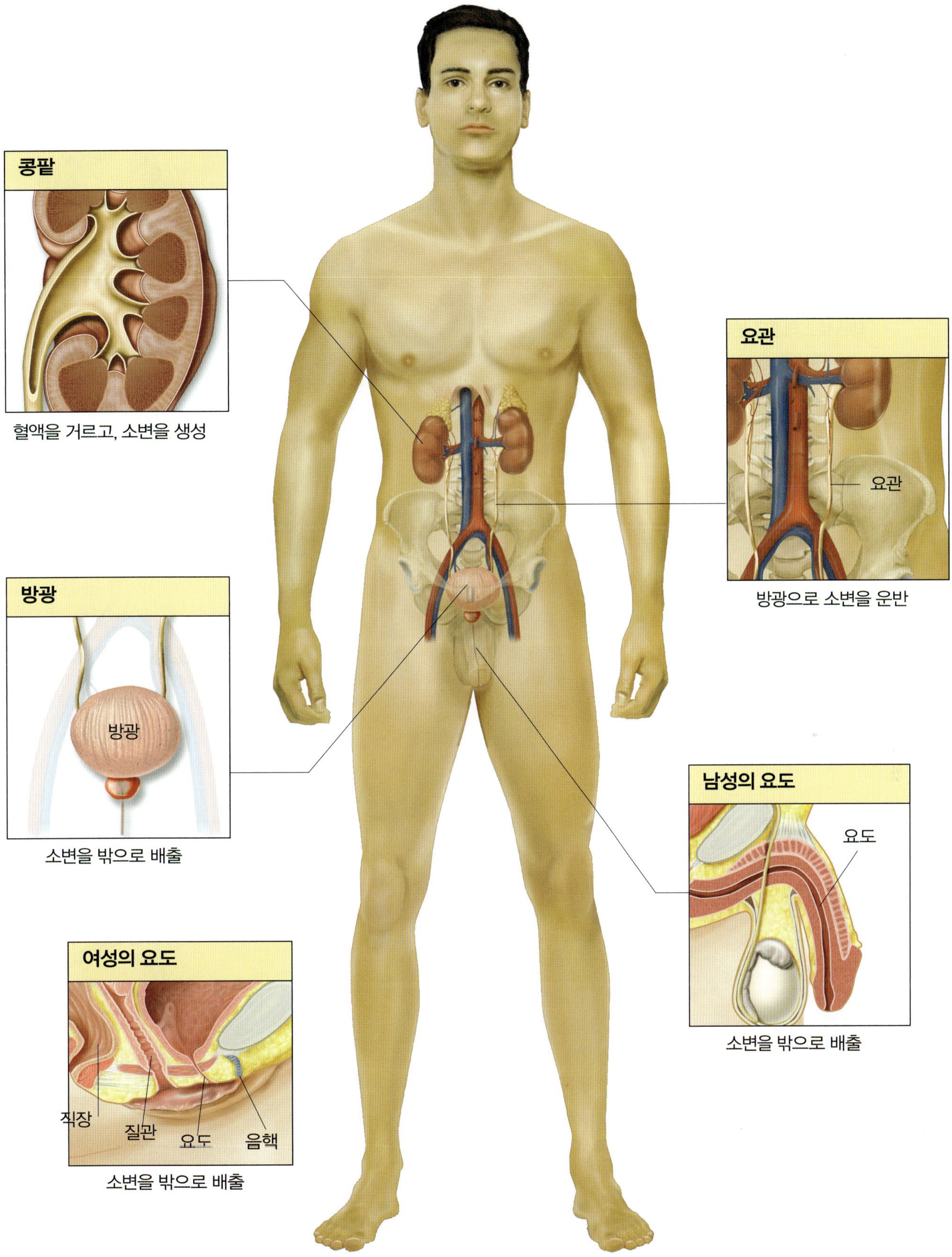

그림 6-18 남성 생식계통

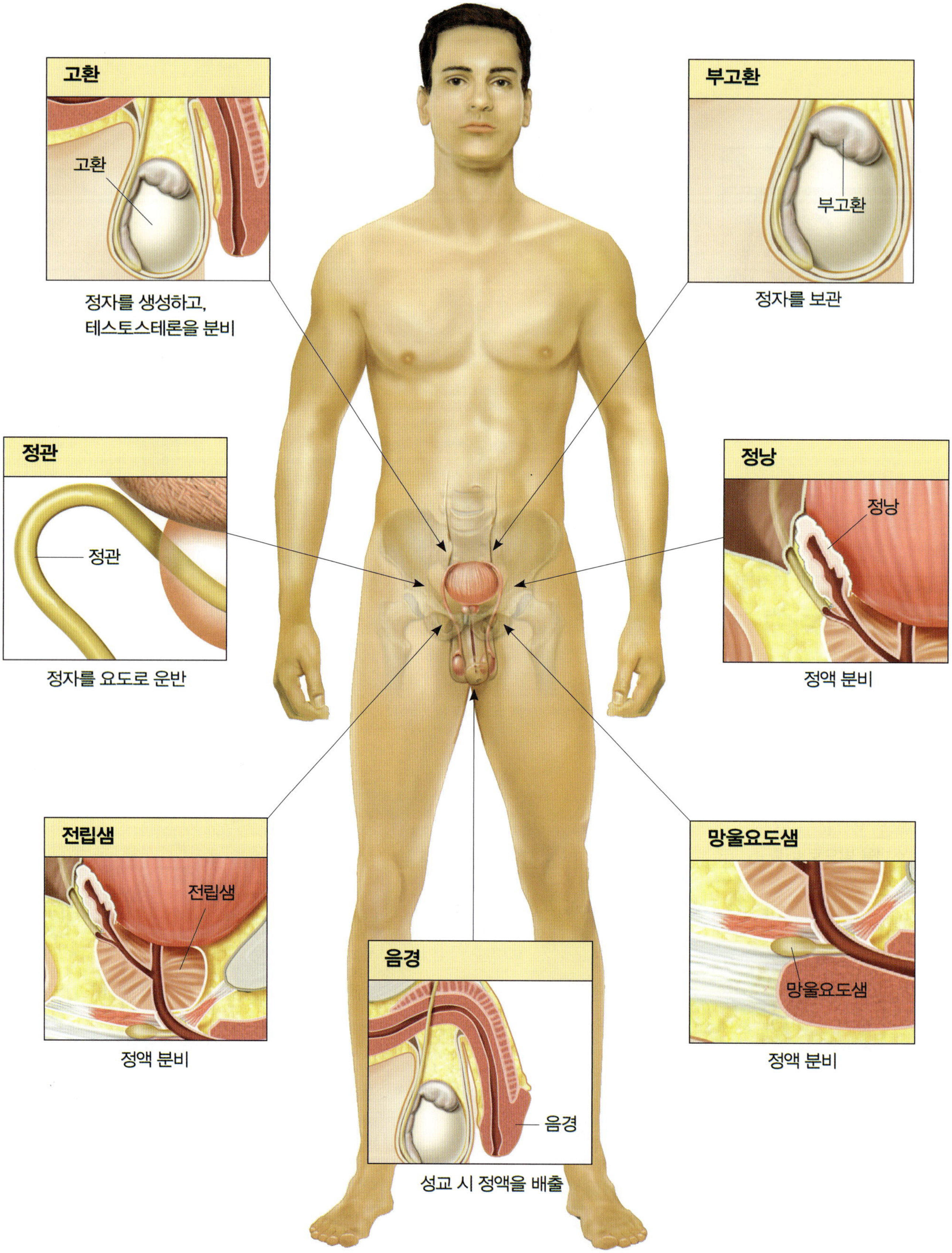

그림 6-18 여성의 생식계통

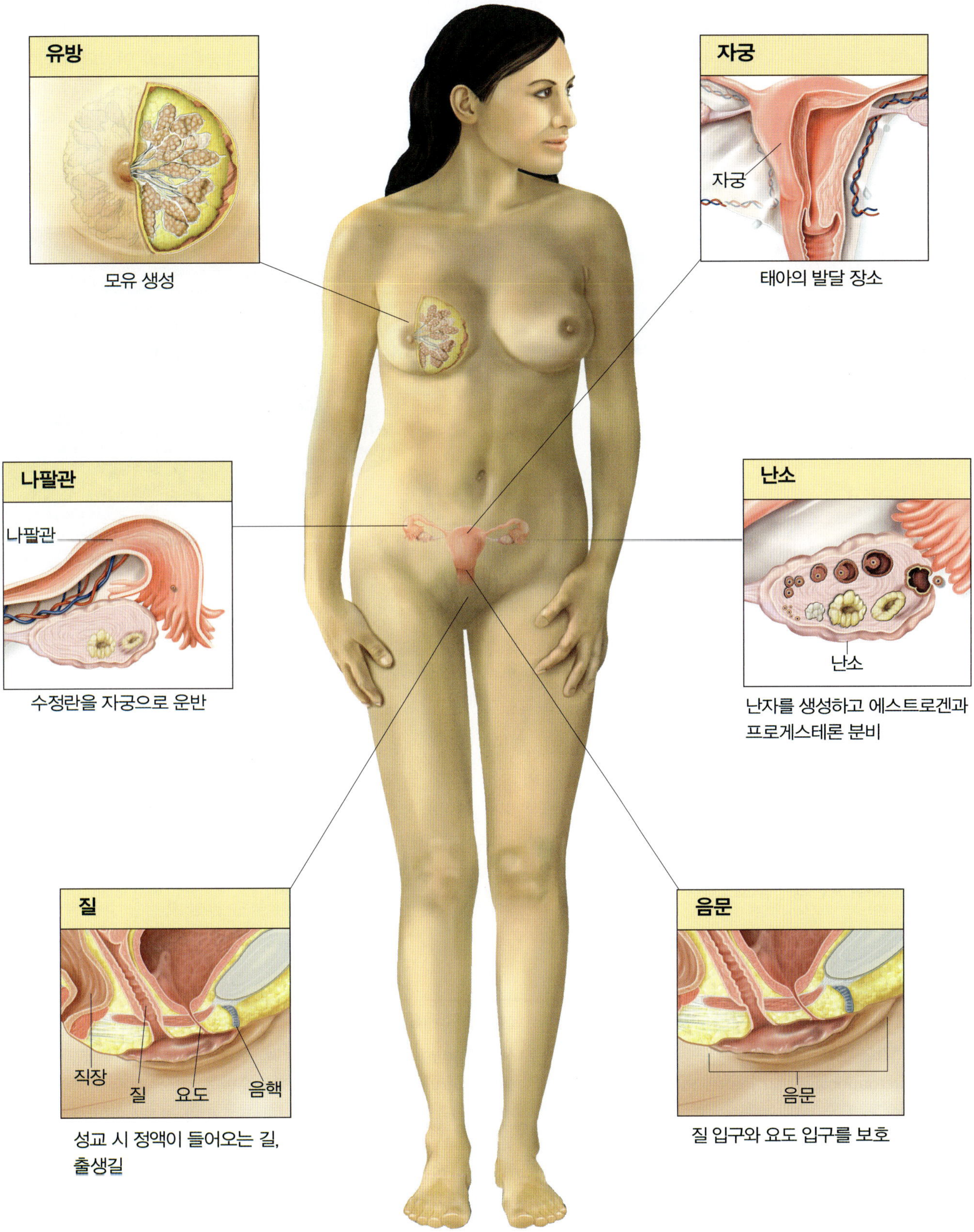

나팔관은 또한 자궁관이라고 불리기도 한다. 나팔관은 정자와 난자가 만나 수정하는 곳이다. **자궁**은 근육 장기로 여성 복부의 아래쪽 가운데에 놓여있다. 자궁은 40주 동안 태아가 발달하는 곳이다. 비록 자궁은 작은 장기이지만, 태아가 발달하는 동안 점점 커진다. 또한 혈관이 풍부하므로, 임신 기간 동안 심각한 출혈을 발생시킬 수 있다. 자궁은 질과 연결되어 있어서, **질**은 태아가 출생할 수 있는 출산길일 뿐만 아니라, 여성의 생식 기관이자 성교를 위해 사용된다.

단원 복습

핵심 사실과 개념

- 응급구조사로서 신체의 해부생리학을 이해하고 있는 것은 환자 평가를 위해 매우 중요할 뿐만 아니라, 다른 응급구조사 또는 보건의료제공자들과 환자의 손상 부위와 기능에 대해 의사소통 하는데 있어 중요하다.
- 응급구조사로서, 반드시 알고 있어야 하는 주요 신체계통은 다음과 같다:
  - 근육뼈대계통
  - 호흡계통
  - 심장계통
  - 신경계통
  - 소화계통
  - 피부계통
  - 내분비계통
  - 콩팥계통
  - 생식계통(남성과 여성)

핵심 결정

- 외상성 손상을 입은 부위 또는 통증을 호소하는 부위에 어떤 중요한 장기가 있는지 인지할 수 있는가?

단원 용어

볼기뼈 절구(acetabulum) 엉덩관절을 형성하기 위해 넙다리뼈의 몸쪽 끝에 있는 덩이로 들어가는 골반 구멍

어깨봉우리빗장관절(acromioclavicular joint) 어깨뼈와 빗장뼈가 만나는 관절

어깨뼈 봉우리(acromion process) 어깨의 가장 높은 부분

꽈리(alveoli) 가스교환과 혈류가 이루어지는 허파의 미세한 주머니

해부학(anatomy) 신체의 구조를 연구하는 학문

대동맥(aorta) 신체에서 가장 큰 동맥으로 왼심실로부터 혈액을 받아 신체 순환을 시작한다.

막창자꼬리(appendix) 작은창자와 큰창자의 이음부에 위치하는 작은 관으로 기능은 잘 알려져 있지 않다. 염증이 생길 경우 복통을 일으킨다. (오른쪽 아래복부에 위치)

세동맥(arteriole) 가장 작은 동맥

동맥(artery) 심장으로부터 혈액을 운반하는 모든 혈관

심방(atria) 심장의 상부에 위치한 두개의 방. 오른심방(비산소화 혈액을 신체로부터 받음)과 왼심방(산소화된 혈액을 허파로부터 받음)으로 구성되어 있다.

자발성(automaticity) 심장이 자체적으로 전기를 생성하고 전기적 박동을 전도하는 능력

자율신경계통(autonomic nervous system) 말초신경계통으로부터 나와 불수의적 운동기능을 조절

방광(bladder) 둥글고 속빈 장기로 소변을 저장할 수 있다.

혈압(blood pressure) 혈액이 혈관을 지나는 동안 혈관벽에 혈액이 미치는 압력. 일반적으로 동맥혈압이 측정되며, 수축기혈압과 이완기혈압이 있다.

위팔동맥(brachial artery) 위팔의 동맥; 영아 심폐소생술 시 맥박 촉진 부위

기관지(bronchi) 기관에서 나뉘어지는 두 개의 큰 기관지로 허파로 들어간다. 오른기관지와 왼기관지로 나뉜다.

발꿈치뼈(calcaneus) 발뒤꿈치의 뼈

모세혈관(capillary) 산소/이산화탄소의 교환 또는 영양소/노폐물의 교환이 일어나는 얇은 벽의 미세한 혈관

심장전도계통(cardiac conduction system) 심장이 뛰도록 자극하는 전기적인 박정을 생산하는 특화된 근육조직계통

심장근육(cardiac muscle) 심장에서만 찾아볼 수 있는 특성화된 불수의근

심장혈관계통(cardiovascular system) 심장과 혈관을 구성하는 계통; 또한 순환계통이라고 불림

목동맥(carotid arteries) 가장 큰 목의 동맥, 목의 양쪽에 위치해 있고 심장으로부터 머리로 혈액을 보내는 역할을 한다.

손목뼈(carpals) 손목의 뼈

중추신경계통(central nervous system; CNS) 뇌와 척수

중심맥박(central pulses) 신체의 중심 부위에서 촉진할 수 있는 목동맥과 넙다리동맥

빗장뼈(clavicle) 쇄골뼈

심장동맥(coronary arteries) 심장 근육에 혈액을 공급하는 혈관

머리뼈(cranium) 머리뼈의 위, 뒤, 그리고 양 옆

반지연골(cricoid cartilage) 후두의 아래 부분을 형성하는 반지 모양의 구조

진피(dermis) 피부의 안쪽(2번째)층, 혈관과 신경이 풍부하고, 표피 밑에 위치하고 있다.

가로막(diaphragm) 배 안과 가슴안을 구분하는 근육 조직. 주요 호흡 근육

이완기혈압(diastolic blood pressure) 왼심실에 다시 혈액이 채워지는 동안 동맥에 남아있는 압력

소화계통(digestive system) 음식물의 이동, 소화, 흡수

발등동맥(dorsalis pedis artery) 발에 혈액을 공급하는 동맥, 엄지발가락의 큰 힘줄 가쪽에 위치

내분비계통(endocrine system) 많은 신체 활동과 기능을 조절하는 것을 보조하는 호르몬을 분비하는 샘의 계통

표피(epidermis) 피부의 가장 바깥층

후두덮개(epiglottis) 음식 또는 이물질이 기도로 들어가는 것을 막는 잎사귀 모양의 구조

에피네프린(epinephrine) 부신에서 분비되는 호르몬. 기관지를 확장시키고 심한 알레르기 반응을 진정시키기 위해 사용되기도 한다.

내쉼(exhalation) 갈비사이근육과 가로막이 이완하는 동안에 발생하는 수동적인 과정으로, 가슴안의 크기가 제자리로 돌아오고 공기가 허파 밖으로 배출된다.

넙다리동맥(femoral artery) 다리에 피를 공급하는 주요 동맥

넙다리뼈(femur) 허벅지의 큰 뼈

종아리뼈(fibula) 아랫다리의 가쪽에 위치한 작은뼈

쓸개(gallbladder) 간에 의해 생성되는 쓸개즙을 저장하는 주머니. (간 밑에 위치)

위팔뼈(humerus) 어깨와 팔꿈치 사이의 (위팔)뼈

관류저하(hypoperfusion) 모세혈관에 혈액이 부적절하게 흐름으로써, 신체의 세포와 조직에 불충분한 산소와 영양소가 공급되어 적절한 신체의 기능을 할 수 없는 상태. 쇼크상태.

엉덩뼈(ilium) 골반의 위쪽이며 가장 넓은 뼈대 구조

흡기(inhalation) 가슴 안의 크기를 확장시키고 공기를 허파로 끌어들이는 능동적인 과정. 동시에 갈비사이근육과 가로막이 수축한다.

인슐린(insulin) 이자에서 분비되는 호르몬. 당뇨환자들이 복용하는 약

불수의근(involuntary muscle) 뇌의 신호에 자동으로 반응하지만, 의식적으로 조절될 수 없는 근육

궁둥뼈(ischium) 골반의 아래쪽과 뒤쪽 뼈대 구조

관절(joint) 두개의 뼈가 합쳐지는 부위

콩팥(kidney) 콩팥계통의 장기로, 혈액을 거르고, 신체의 체액 수치를 조절해준다.

큰창자(large instestine) 작은창자로부터 소화된 음식물에서 수분과 노폐물을 걸러낸다. 수분은 흡수하고 노폐물은 신체 밖으로 배출한다.

후두(larynx) 성대

인대(ligament) 뼈와 뼈를 연결해주는 조직

간(liver) 신체의 가장 큰 장기로, 쓸개즙을 생성하여 지방분해를 돕고, 신체 내 다양한 물질의 대사작용을 돕는다.

허파(lungs) 대기중의 산소와 신체의 노폐물인 이산화탄소를 교환시키는 신체의 장기

림프계통(lymphatic system) 장기, 조직, 얇은 벽을 가진 혈관, 체액 등으로 구성된 신체계통이며 신체의 면역계통에 기여한다.

복사뼈(malleolus) 발목의 양 옆에 보이는 돌출부. 정강뼈의 끝은 가쪽 복사뼈를 나타내고, 종아리뼈의 끝은 안쪽 복사뼈를 나타낸다.

아래턱뼈(mandible) 아래쪽 턱뼈

가슴뼈머리(manubrium) 복장뼈의 제일 윗부분

위턱뼈(maxillae) 위턱을 형성하는 융합된 두 뼈

손허리뼈(metacarpals) 손의 뼈

발허리뼈(metatarsals) 발의 뼈

근육(muscle) 신체 부분이 움직일 수 있도록 수축하는 조직

근육뼈대계통(musculoskeletal system) 신체를 보호하고 움직일 수 있도록 지지하는 뼈대와 근육

코뼈(nasal bones) 코의 뼈

코인두(nasopharynx) 코의 바로 뒤쪽 부위

신경계통(nervous system) 감각, 운동, 생각을 조절하는 뇌, 척수, 그리고 신경으로 이루어진 계통

눈확(orbits) 눈 주위의 뼈 구조: 눈구멍

입인두(oropharynx) 입의 바로 뒤쪽 부위

난소(ovaries) 난자를 생성하는 여성생식계통

이자(pancreas) 작은창자의 샘창자에서 소화를 돕는 인슐린과 즙을 생성하는 샘. (위 뒤에 위치)

무릎뼈(patella) 무릎을 형성하는 뼈

골반(pelvis) 척추를 지지하고 다리의 몸쪽 끝에 있는 대야 모양의 뼈대 구조

음경(penis) 성교 시, 정자를 운반하는 남성생식계통

관류(perfusion) 모세혈관에 혈액이 적절하게 흐름으로써 신체의 세포와 조직으로 산소가 운반되고, 노폐물이 제거되는 과정

말초신경계통(peripheral nervous system, PNS) 척수로 들어가거나 또는 척수로부터 나오는 신경이 척수를 통하지 않고 장기나 뇌 사이를 이동하는 신경

말초맥박(peripheral pulses) 노동맥, 위팔동맥, 뒤정강동맥, 발등동맥처럼 신체의 말초부위에서 촉진되는 맥박.

손발가락뼈(phalanges) 손가락과 발가락을 구성하는 뼈

인두(pharynx) 입과 코 바로 뒤에 있는 부분으로 입인두와 코인두가 만나는 지점

생리학(physiology) 신체의 기능을 연구한 학문

혈장(plasma) 혈액의 액체 부분

혈소판(platelets) 혈액의 구성요소, 막으로 둘러싸인 특정 세포의 조각

뒤정강동맥(posterior tibial artery) 발에 혈액을 공급하는 혈관으로, 안쪽 발목 뒤에 위치

두덩뼈(pubis) 골반의 앞쪽 가운데

허파동맥(pulmonary arteries) 비산소화 혈액을 심장의 오른심실로부터 받아 허파로 내보내는 혈관

허파정맥(pulmonary veins) 산소화된 혈액을 허파로부터 심장의 왼심방으로 운반하는 혈관

맥박(pulse) 혈액의 압력 파동이 동맥을 통해 보내질 때 일어나는 박동

노동맥(radial artery) 아래팔의 동맥; 손목은 엄지손가락쪽에서 촉진할 수 있다

노뼈(radius) 아래팔의 가쪽 뼈

적혈구(red blood cells) 혈액의 구성요소. 산소를 세포로 운반하고, 이산화탄소를 세포로부터 운반한다.

콩팥계통(renal system) 체액 균형을 조절하고 혈액을 걸러주는 역할을 하는 신체의 계통. 비뇨계통이라고도 부름.

생식계통(reproductive system) 인간의 번식을 책임지는 신체계통

호흡(respiration) 순환하는 혈액과 세포 사이의 산소와 이산화탄소의 이동 과정

호흡계통(respiratory system) 산소를 신체로 가져오고, 이산화탄소를 신체밖으로 배출하는 코, 입, 목, 허파, 그리고 근육. 또한 허파계통(pulmonary system)이라고 부른다.

어깨뼈(scapula) 어깨의 뼈(판)

쇼크(shock) 관류저하 참고

뼈대(skeleton) 신체의 뼈

피부(skin) 신체의 외부를 덮고 있는 기관으로 외부환경과 직접적으로 맞닥뜨린다.

머리뼈(skull) 머리의 뼈 구조

작은창자(small intestine) 위와 큰창자 사이의 근육관. 샘창자, 빈창자, 돌창자로 나누어져 있고 위로부터 소화된 음식물을 받아 영양소를 흡수한다.

지라(spleen) 혈액을 여과 및 저장하는 장기. (왼쪽 위복부에 위치)

가슴뼈(sternum) 복장뼈

위(stomach) 음식물의 소화가 시작되는 식도와 작은창자 사이의 근육주머니.

피부밑층(subcutaneous) 진피 밑에서 찾을 수 있는 부드러운 조직 및 지방층

수축기혈압(systolic blood pressure) 왼심실이 수축할 때 혈액이 신체로 순환함으로써 동맥에서 만들어지는 압력

발목뼈(tarsals) 발목의 뼈

힘줄(tendon) 뼈와 근육을 연결해주는 조직

고환(testes) 정자를 생성하는 남성생식계통

가슴(thorax) 가슴

갑상연골(thyroid cartilage) 날개 모양의 연골판으로, 후두 앞에 위치하여 목젖(혹은 아담의 사과)를 형성한다.

정강뼈(tibia) 아랫다리의 안쪽에 위치한 큰 뼈

몸통(torso) 신체

기관(trachea) 인두와 허파를 연결하는 구조물

자뼈(ulna) 아래팔의 안쪽

요관(ureters) 콩팥과 방광을 연결해주는 관

요도(urethra) 소변을 밖으로 배출해주는 관

자궁(uterus) 태아의 발달 장소인 여성생식계통

질(vagina) 태아가 출생할 수 있는 출산길이면서, 성교를 위해 사용되는 여성생식계통

판막(valve) 혈액이나 체액이 한 방향으로만 흐를 수 있도록 열고 닫는 막

정맥(vein) 심장으로 혈액을 돌려보내는 모든 혈관

대정맥(venae Cavae) 위대정맥과 아래대정맥으로 구성. 둘 다 신체로부터 혈액을 받아 오른 심방으로 혈액을 내보낸다.

환기(ventilation) 흡입된 공기와 혈액의 허파 순환 사이에서 발생하는 가스(산소와 이산화탄소)의 이동 과정

심실(ventricles) 심장의 하부에 위치한 두개의 방. 오른심실(산소가 부족한 혈액을 허파로 보냄)과 왼심실(산소가 풍부한 혈액을 신체로 보냄)으로 구성되어 있다.

세정맥(venule) 가장 작은 정맥

척추뼈(vertebrae) 척주를 이루는 33개의 뼈

수의근(voluntary muscls) 의식적으로 조절될 수 있는 근육

백혈구(white blood cells) 혈액의 구성 요소. 화학물질을 생성하여 신체가 감염에 대항할 수 있도록 돕는다.

칼돌기(xiphoind process) 복장뼈의 아래 부분(가슴뼈)

광대활(zygomatic arches) 뺨의 구조를 형성하는 뼈들

평가와 술기를 위한 준비

요약 문제

1. 근육뼈대계통의 3가지 기능을 나열하시오.
2. 척추를 5가지로 구분하여 이름과 위치를 설명하시오.
3. 흡기와 내쉼의 신체적 과정에 대해 설명하시오.
4. 말초맥박을 촉진할 수 있는 4가지 부위를 나열하시오.
5. 중추신경계통과 말초신경계통에 대해 설명하시오.
6. 피부의 세가지 기능에 대해 나열하시오.

연관시켜 생각하기

의학 용어를 해부학에 연결시키는 것은 신체계통 뿐만 아니라 단어의 구성에 대해서도 더 쉽게 이해할 수 있도록 도와준다. 아래의 장기와 구조가 어떤 신체계통과 연관이 있는지 나열하여라.

The hepatic vein

The pulmonic valve

The gallbladder

The coronary arteries

The renal artery

The esophagus

The aorta

비판적 사고 연습

해부생리학을 이해하는 것과, 그 지식을 환자 처치에 적용하는 것은 별개이다. 지금까지 배운 내용을 바탕으로 아래에 설명된 손상의 해부학적 구조를 적용할 수 있어야 한다. 손상 받은 부위를 보고 어떤 주요 장기가 손상되었을 지 예상해본다.

- 31세 남성이 총에 맞았다. 여러분은 현장에 도착하였고, 의식이 없는 채로 땅에 누워있는 환자를 발견하였다. 환자의 기도와 호흡을 확인한 후, 여러분은 환자의 가슴과 복부에 3개의 총상이 있음을 발견하였다. 첫번째 총상은 젖꼭지선과 중간빗장선이 교차하는 부위에서 발견되었고, 두번째 총상은 오른쪽위복부의 갈비뼈 바로 아래에서, 그리고 세번째 총상은 왼쪽 위복부의 가운데에서 발견되었다. 3개의 사출구(총알이 나간 흔적)가 환자의 등에서 발견되었다. 여러분의 해부학 지식을 가지고, 이 3개의 총상과 관련하여 손상 받았을 것으로 예상되는 장기들을 설명해보자.

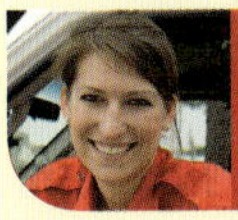

현장 이야기

"현재 시각 오후 3시 5분, 응급구조사와 동료는 인근 교차로에서 발생한 교통사고 현장으로 출동 중이다. 아직 현장에 대해 추가적인 정보를 들은 것은 없다. 현장에 도착했을 때, 트럭과 자동차가 충돌했음을 발견했고, 현장 주변의 교통은 경찰이 통제 중이다. 응급구조사는 환자가 3명임을 확인했고, 현장이 안전함을 확인하고 평가를 시작했다.

트럭의 운전자는 현장 주변을 돌아다니고 있었고, 다른 차량의 운전석에는 엄마가, 뒷좌석에는 아들이 안전벨트를 하고 앉아 있다. 엄마는 의식이 없어 보이는 아들을 걱정하고 있었다. 엄마는 사고에 큰 영향을 받지 않은 것 같지만, 아이는 팔걸이에 머리를 비교적 세게 부딪쳐 팔걸이가 찌그러진 것을 발견하였다. 현장에 있던 다른 일차반응자들이 트럭운전자를 평가하겠다고 하여, 응급구조사는 아이에게 집중할 수 있게 되었다.

엄마는, 6살인 자신의 아이를 먼저 치료해달라고 부탁했다. 응급구조사는 아이가 앉아있는 좌석의 반대로 들어가 아이를 확인하니, 아이는 코고는 소리(snoring)을 내고 있었다. 응급구조사는 혀가 기도를 막고 있음을 알아차리고, 추가적인 목뼈 및 척추 손상을 예방하기 위해 도수고정을 실시하였다. 또한, 턱들어올리기방법을 사용하여 환자의 기도를 개방하였다. 아이의 기도는 개방되었고, 코고는 소리도 더 이상 들리지 않았다. 응급구조사의 동료는 척추고정판위로 환자를 구출할 준비를 하고 있다.

질문

1. 아이를 평가할 때, 해부학적 지식이 어떤 영향을 미칠까?
2. 아이의 복부를 평가할 때, 주목해야 할 점은 무엇인가?

응급구조사는 아이에게 목고정대를 적용하고, 척추고정판으로 옮겼다. 아이의 머리는 성인보다 크므로, 아이의 어깨 밑에 수건을 놓아 기도개방과 동시에 해부학적 자세가 취해질 수 있도록 했다. 응급구조사는 아이의 의식에 변화가 있는지 확인했고, 아이는 통증에 반응을 보였다.

일단 아이가 구급차로 옮겨진 후, 응급구조사는 머리-발 신체 평가를 수행했다. 응급구조사는 환자의 복부에서 안전벨트로 인해 생긴 멍 자국을 발견하였다. 왼쪽위복부를 촉진하였을 때 아이는 통증에 반응을 보였고, 아이의 지라(spleen)가 손상됐을 것으로 예상하였다. 병원으로 이송하는 동안, 호흡수가 32회, 맥박이 150회임을 확인하였다. 응급구조사는 아이의 이름을 불렀고, 아이는 목소리에 반응하기 시작하였다.

질문

3. 여러분의 해부학적 지식과 응급구조사의 평가를 근거로 어떤 문제점을 알아낼 수 있는가?
4. 추가적인 손상에 대해 고려해야 하는가? 그렇다면 무엇을 고려해야 하는가?

응급구조사는 다시 한 번 아이의 활력 징후를 측정했고, 맥박과 호흡이 증가했음을 확인했다. 응급구조사는 재평가에서 왼쪽위복부에 통증이 있음을 다시 확인했다. 그리고 아이를 돌려 등을 확인하였을 때 허리뼈에 통증을 확인했다. 응급구조사의 동료는 병원에 도착하기 10분 전이라고 말했고, 응급구조사는 아이의 활력 징후, 손상 및 통증 부위, 그리고 의식 변화 등을 응급실 직원에게 무전으로 보고했다.

환자는 전문외상센터에 도착했고, 의료진에 의해 빠른 평가가 이루어진 후 곧장 수술실로 옮겨졌다. 응급의학과 의사는 응급구조사의 정밀한 신체 검사와 정확한 무전 보고 때문에 환자가 빠르게 수술을 받을 수 있게 되었다고 말했다.

환기, 관류, 쇼크: 병태생리학의 이해

Ventilation, Perfusion, and Shock: Understanding Pathophysiology

7

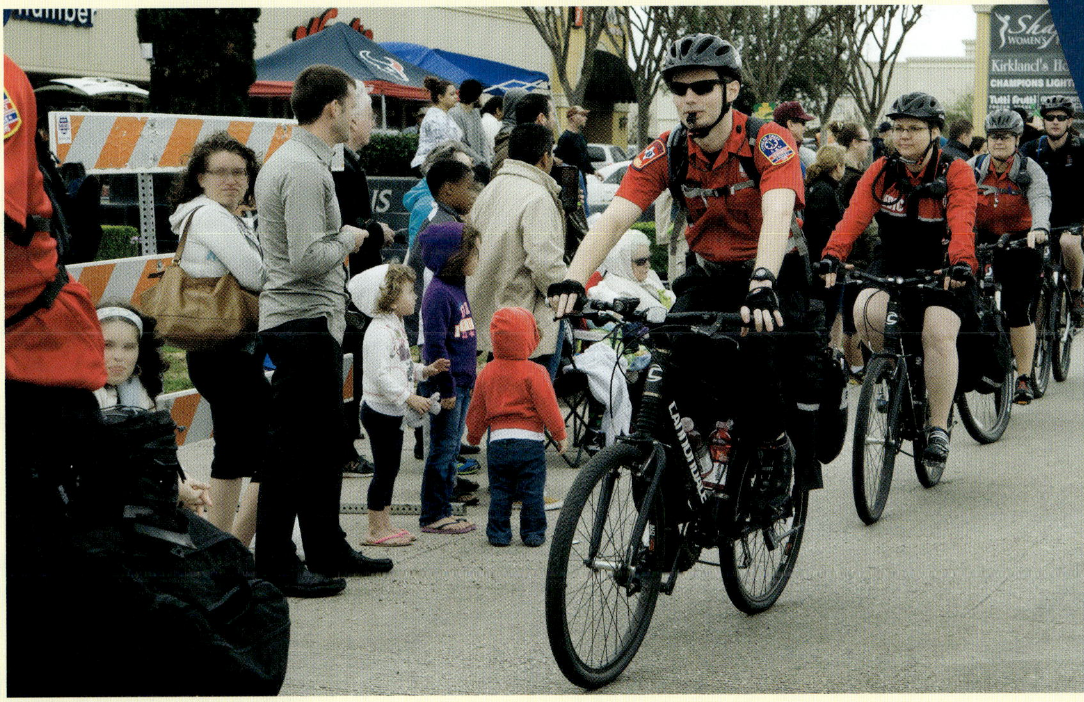

관련 단원

다음의 단원들은 이 단원에서 배울 주제와 관련된 추가적인 정보를 제공한다:

5 의학 용어
6 해부생리학
17 호흡 응급
18 심장 응급
19 당뇨 응급과 의식상태 변화
20 알레르기 반응
25 출혈과 쇼크
29 머리, 목, 척추 외상
33 소아 응급

표준

병태생리학

역량

환자 평가와 처치를 위해 호흡 및 관류의 병태생리학적 기본 지식을 사용한다.

핵심 개념

- 세포, 세포대사, 세포대사 변화의 결과
- 심장허파계통. 호흡계통과 심혈관계통의 복합적 기능
- 호흡계통. 산소와 환기의 중요성
- 심혈관계통과 혈액의 이동
- 관류, 관류저하, 쇼크의 원리
- 주요 신체계통의 생리학적 방해

학습목표

이 단원을 읽고 난 후, 여러분은:

7.1 이 단원에서 소개된 주요 용어들을 정의할 수 있다.
7.2 신체 세포의 기본 구조와 역할을 설명할 수 있다.
7.3 세포에서 수분, 포도당, 산소의 역할을 설명할 수 있다.
7.4 심장허파의 기능을 위협할 수 있는 상태에 대해 설명할 수 있다.
7.5 손상된 심장허파의 기능이 신체에 어떻게 영향을 미치는 지 설명할 수 있다.
7.6 손상된 심장허파의 기능에 대한 신체의 보상 기전에 대해 설명할 수 있다.
7.7 쇼크의 병태생리학을 설명할 수 있다.

7.8 손상된 심장허파의 기능을 보상할 때 신체가 나타내는 증상과 징후를 인지할 수 있다.

7.9 체액균형에 방해되는 상황들을 설명할 수 있다.

7.10 체액균형이 방해되었음을 추가 나타내는 조짐을 인지할 수 있다.

7.11 신경계통이 손상되는 상황들을 설명할 수 있다.

7.12 신경계통이 손상되었음을 나타내는 조짐을 인지할 수 있다.

7.13 다음의 상황에 따른 신체 효과를 설명할 수 있다.

a. 내분비계통의 기능장애

b. 소화계통의 기능장애

c. 면역계통의 기능장애

핵심 용어

호기성 대사(aerobic metabolism)
혐기성 대사(anaerobic metabolism)
심장 박출량(cardiac output)
화학수용체(chemoreceptors)
죽은공간(dead air space)
탈수(dehydration)
발한(diaphoresis)
부종(edema)
전해질(electrolyte)
흡입산소농도(FiO_2)
정수압(hydrostatic pressure)
과민증(성)(hypersensitivity)
관류저하(hypoperfusion)
대사(metabolism)
분당 호흡량(minute volume)
개방-, 열린-(patent)
병태생리학(pathophysiology)
관류(perfusion)
혈장삼투압(plasma oncotic pressure)
쇼크(shock)
압력수용기(stretch receptors)
일회 박출량(stroke volume)
혈관저항(system vascular resistance; SVR)
1회 호흡량(tidal volume)
환기관류균형(V/Q match)

인체는 매우 놀라운 시스템이다. 환경에 적응하는 능력과 문제를 극복하는 능력은 외견상으로는 제한이 없어 보인다. 신체는 가장 기본적인 기능을 유지하기 위해서 혈당, 산소, 그리고 수분의 균형을 요구한다. 많은 신체계통들이 매일매일 서로간에 피드백을 제공하고, 균형을 유지하기 위해 함께 작동한다. 이러한 균형들이 깨질 경우, 신체는 보상 기전을 통해 다시 정상 상태로 되돌리기 위한 노력을 하고, 항상성 기능을 통해 신체를 성장, 치유, 그리고 필수적인 정상 기능들을 유지시킨다. 균형을 위한 신체의 활동들은 결코 간단하지 않다.

보상 기전은 끊임없는 에너지의 공급에 의존하고, 에너지는 신체가 위험한 도전에 직면했을 때 소비가 증가한다. 에너지는 영양소와 산소가 신체의 세포에 끊임없이 전달되어야 적절하게 생산된다. 산소와 영양소의 적절한 공급이 없다면, 에너지 생산은 이루어질 수 없다. 손상 또는 질병때문에 에너지 생산이 방해될 경우, 신체는 불균형을 보상할 수 없고, 신체가 보상을 할 수 없으면, 결국 세포, 장기, 그리고 기관들은 죽게 된다.

신체가 환경과 어떻게 상호작용 하는지 이해하는 것은 매우 중요하다. 신체가 대응하는 단계를 아는 것은 응급구조사가 그 상황에서 어떤 최선의 처치를 제공해야 하는지에 대해 이해할 수 있도록 돕는다. 신체의 보상 노력을 돕기 위해, 우리는 먼저 보상 기전의 발생을 인식하는 것이 중요하다. 다행히도, 적절한 환자 평가를 시행한다면, 보상 기전의 징후들을 쉽게 찾을 수 있다. 이러한 징후들은 응급구조사가 특정 문제의 발현 시간을 식별 할 수 있게 하고, 신체 기능의 감소를 예상할 수 있게 한다. 잘 훈련된 응급구조사는 보상 기전의 징후들을 적절한 치료를 제공하기 위한 이정표로 사용한다.

병태생리학은 질병의 과정들이 어떻게 신체의 기능에 영향을 미치는지를 연구하는 학문으로서, 이 책에서 논의된 모든 질병들의 필수적인 기반이다. 특정한 문제가 신체의 필수적인 기능에 어떻게 영향을 미칠지, 그리고 신체가 이 필수적인 기능들을 회복하기 위해 어떻게 반응하는지를 이해하기 위해 병태생리학이 사용될 것이다. 비록 병태생리학이 지금은 매우 광범위한 개념이지만, 여러분이 특정 질병과 손상에 대해 배워감으로써, 핵심적인 개념들을 이해하기 쉬워질 것이다. 여러분들이 이 핵심적인 개념들 사이에서 특정 유형들을 발견한다면, 신체의 매우 광범위한 문제들에 적용할 수 있을 것이다. 그러므로, 병태생리학은 복잡한 질환을 단순화시키는데 도움이 된다.

당신이 이 과정을 끝낼 때가 되면, 병태 생리학이 질병 또는 상해로 인해 발생한 문제에 의한 변화를 이해하는 방법뿐 아니라 처치로 인해 충족할 수 있는 신체가 가장 취약한 상태들을 인지할 수 있게 도움을 주는지를 알게 될 것이다.

메모: 이 단원의 전반에 걸쳐, 우리는 단순하지 않는 주제를 단순화하기 위해 시도할 것이다. 우리는 병태생리학의 모든 관점을 다루려는 것이 아니라, 가장 중요한 원리의 기본적인 이해를 제공하고자 한다. 이 단원에서 병태생리학에 속하는 모든 주제들은 응급구조사의 업무범위에 해당하거나 또는 그렇지 않을 수 있다.

자신에게 필요한 전문성을 유지하는 것은 끊임없는 자기 개선을 수행하고, EMT 과정을 넘어 지속되는 교육을 습득하기 위해 필요하다.

병태생리학을 이해하기 위한 많은 자원들과 교육 과정들이 있다. 더 많이 배우는 것만이 여러분을 더 나은 응급구조사로 만들 것이다.

세포

병태생리학(pathophysiology)
질병의 과정들이 어떻게 신체의 기능에 영향을 미치는지를 연구하는 학문

핵심 개념
세포, 세포대사, 세포대사 변화의 결과

신체의 가장 기본적인 단위는 세포이다. 정상적인 세포는 특정 기능을 수행하기 위해 고안된 몇몇의 구조물이 포함한다. 이러한 구조들은 세포 내의 공간을 차지하고, 수분과 다른 물질들을 선택적으로 세포의 안과 밖으로 이동시키는 세포막에 의해 둘러싸여 있다(그림 7-1).

심장근육세포와 같은 몇몇 유형의 세포들은 구체적인 목적을 달성하기 위해 특정화 되어 있지만, 중요한 구성들과 기능들은 대부분의 일반적인 세포로 이루어진다. 예를 들어, 세포핵은 세포질 증식을 위한 유전 정보를 가진 DNA를 포함하고, 소포체(endoplasmic reticulum) 단백질 합성의 중요한 역할을 한다. 세포의 에너지는 대부분 사립체(mitochondria)에 의해 생산되고, 포도당과 다른 영양소들이 에너지로 변하면서 아데노신삼인삼염(ATP)의 형태로 만들어진다. 실질적으로 세포의 내부에서 생성되는 연료인 ATP는 다른 세포의 기능에 힘을 제공하기 위한 책임이 있다. ATP 없이는 많은 세포들이 자신들의 역할을 제대로 수행할 수 없다. 예를 들어, ATP가 없다면, 나트륨칼륨펌프라고 불리우는 특별한 기전은 이온

그림 7-1 세포

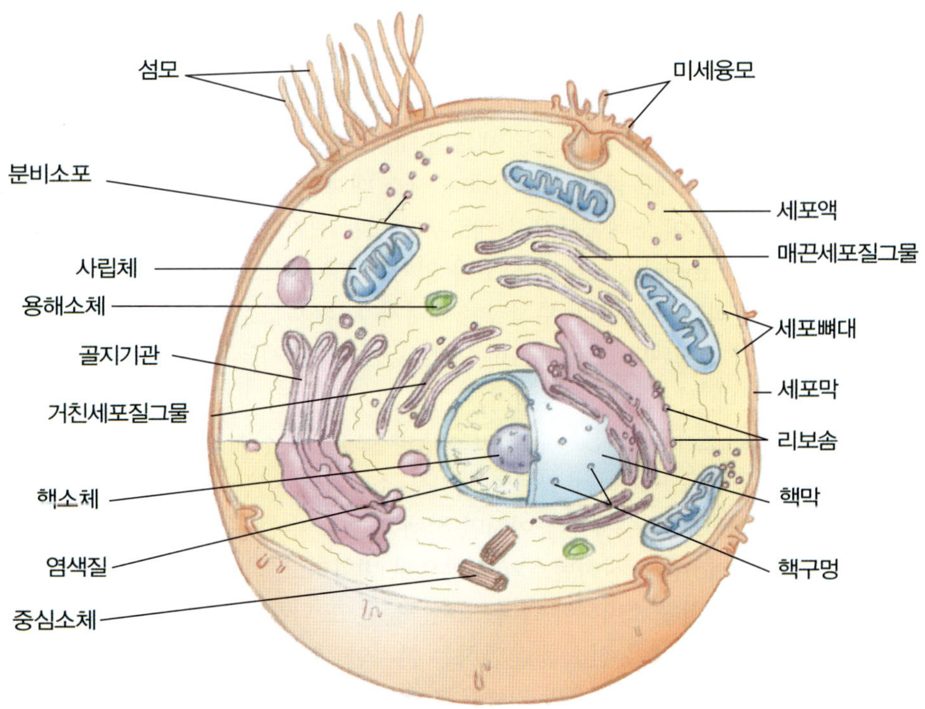

대사(metabolism)
영양소를 에너지로 변환하는 세포적 기능

들을 세포막에 투과 시킬 수 없다. 이온의 이동은 전기를 생성해내는 책임이 있어서 심장의 수축을 포함한 근육의 수축을 자극하는 탈분극을 발생시킨다. 포도당의 ATP변환은 *대사*(metabolism)에 매우 필수적이다.

세포의 필수 기능은 대부분 수분, 포도당, 그리고 산소와 같은 기본적인 요건에 의존한다.

"만약 신체 내부에서 어떤 일이 발생하고 있는지 이해한다면, 여러분은 신체 외부에서 어떤 것을 관찰할 수 있을 지 더 이해하기 쉬울 것이다."

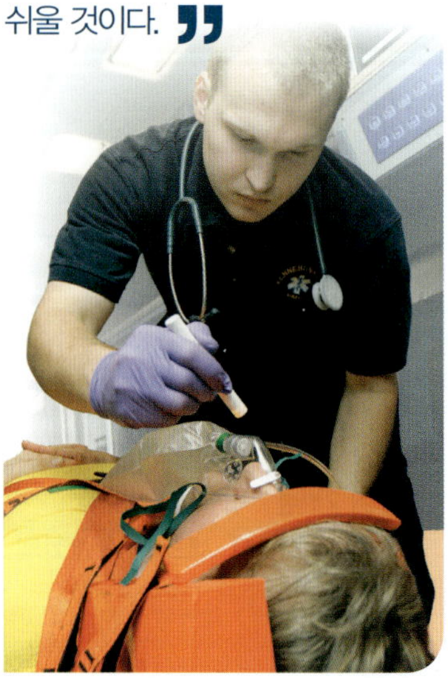
(© Daniel Limmer)

수분과 세포

세포는 안과 밖에 정확한 수분의 균형이 필요하다. 수분은 세포 주위의 환경으로부터 세포의 안으로 이동한다. 충분한 수분이 없다면, 세포는 탈수되고 죽을 것이다. 바꾸어 말하자면, 과도한 수분은 기본적인 세포의 기능을 방해한다. 수분의 양은 전해질이라고 불리는 중요한 화학물의 농도에 영향을 미친다. *전해질*은 물질, 즉, 물에서 용해될 때 하전입자들로 분리되는 물질이다. 이 하전입자들의 이동은 신경 전달 및 심장근육의 탈분극과 같은 세포의 전기적 기능을 가능하게 한다. 신체의 중요한 전해질은 칼륨, 나트륨, 그리고 마그네슘을 포함한다. 신체의 수분량은 순환기계와 비뇨기계에 의해 조절되고, 이들의 적절한 기능은 세포에 균형을 제공한다. 수분의 흡수와 배출은 세포에 균형을 제공할 뿐만 아니라, 신체 전체에 영향을 미친다.

포도당과 세포

우리가 음식을 섭취함으로써 얻을 수 있는 설탕, 즉 포도당은 세포의 가장 기본적인 영양소이다. 이는 ATP형태인 에너지의 가장 기본 단위이다. 대사 과정으로 포도당은 세포에서 분해되고, 세포 기능을 수행하기 위한 에너지를 생성하기 위해 산소와 결합한다. 포도당이 없으면, 세포내 정상적인 에너지 생성이 중단될 뿐만 아니라 정상 세포들의 기능도 중단된다. 혈액내 인슐린이 포도당을 혈액에서 세포로 이동할 수 있도록 도와준다. 그러므로, 인슐린의 분비량은 신체의 포도당의 양과 반드시 부합되어야 한다. 신체의 포도당과 인슐린의 수치는 소화계통과 내분비계통에 의해 조절된다.

전해질(electrolyte)
물에서 용해될 때 하전입자로 분리되는 물질

산소와 세포

건강한 대사 과정은 산소를 필요로 한다. 세포는 포도당을 에너지로 바꾸는데 산소를 이용한다. 정확한 양의 산소가 세포로 들어갈 때, 대사는 매우 효과적이고 많은 양의 에너지를 ATP형태로 내어 놓는다. 충분한 산소가 있는 상태에서 발생하는 대사를 *호기성 대사*(aerobic metabolism)라고 한다(그림 7-2A). 모든 세포의 대사는 신체의 산(acids) 형태인 이산화탄소와 수소이온을 포함한 노폐물들을 만들어낸다. 산소 대사는 많은 양의 에너지와 적은 양의 노폐물을 만들기 때문에, 이 노폐물들은 신체로부터 쉽게 제거되고 관리될 수 있다.

호기성 대사 (aerobic metabolism)
포도당 대사를 위해 산소가 사용되는 세포적 과정. 적절한 형태의 에너지가 생산되고, 적은 양의 노폐물이 생성된다.

혐기성 대사(anaerobic metabolism)는 산소가 없거나 또는 산소가 부족한 상태로 포도당이 에너지로 대사되는 과정을 말한다. 부적절한 에너지가 생성되고, 호기성 대사에 비해 비교적 적은 양의 에너지가 생성된다(그림 7-2B). 실제로, 호기성 대사는 혐기성 대사보다 대략 16배의 에너지를 생성한다. 산소 없이 이루어지는 대사 과정은 또한 많은 노폐물들을 만들어낸다. 많은 양의 이산화탄소가 생성되고, 수소 이온이 방출되며, 젖산이 만들어진다.

혐기성 대사 (anaerobic metabolism)
산소 없이 포도당이 대사되며 에너지를 생산해내는 세포적 과정. 부적절한 형태의 에너지가 생산되고, 많은 양의 노폐물이 생성된다.

신체는 이러한 노폐물들을 제거하기 위해 에너지를 소비한다. 이산화탄소는 주로 내쉼에 의해 제거되는데, 이산화탄소의 수치가 높아지면 신체는 호흡 수를 증가시켜 이산화탄소를 제거한다. 신체 내의 산(acid)은 이산화탄소와 수분으로 변환되고, 다시, 인체는 이러한 노폐물들을 제거하기 위해 에너지를 소비해야 한다. 노폐물들은 또 다른 해로운 영향을 만들어낸다. 신체 내 높은 수치의 산(acid)은 산소를 운반하는 분자인 "혈색소"에 영향을 미친다.

신체가 산성화되면, 혈색소의 산소 운반 기능은 감소한다. 그 결과, 적은 양의 산소들이 혈

그림 7-2 (A) 호기성 대사. 충분한 산소가 있는 상태에서 포도당이 분해되면 많은 양의 에너지(ATP)를 생산해낸다. (B) 혐기성 대사. 산소가 없는 상태에서 포도당이 분해되면 적은 양의 에너지(ATP)와 많은 노폐물들이 만들어진다.

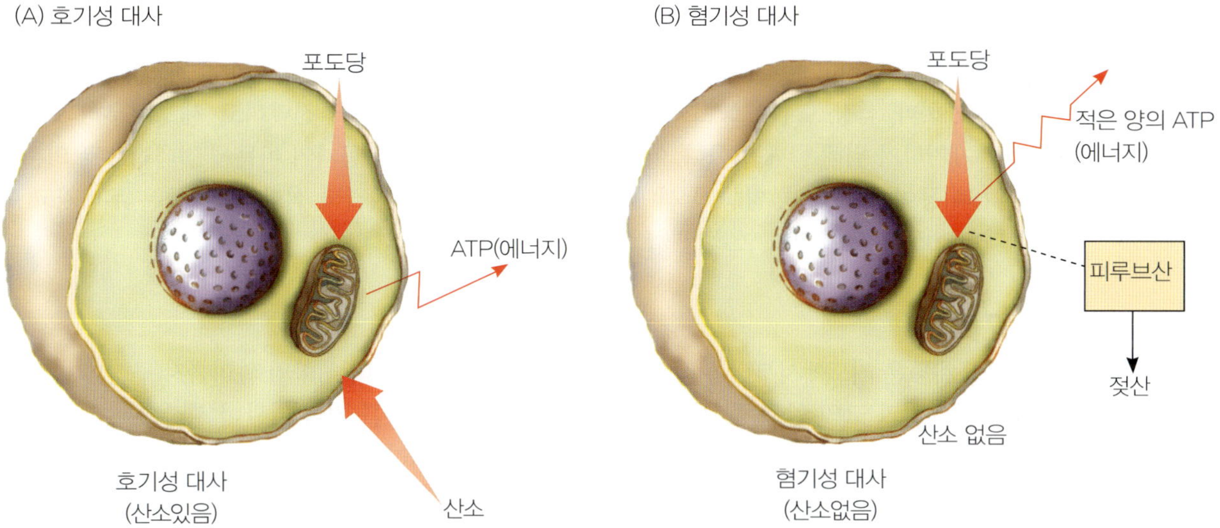

색소에 의해 운반되고, 신체 내 조직을 산소화시키는 것을 어렵게 한다. 정리하자면, 부족한 산소는 신체를 산증 상태로 만들고, 산소를 세포로 운반하는 혈액의 능력은 감소되며, 그 결과 더 심각한 산증 상태를 만드는 일종의 "악순환"인 것이다.

신체의 산소와 이산화탄소 수치는 호흡계통과 심혈관계통에 의해 조절된다.

요약하자면: 호기성 대사에 필수인 산소는 호흡계통에 의해 공급되고, 심혈관계통에 의해 세포로 전달된다. 적절한 양의 산소를 제공하기 위해서, 들이마시는 공기는 허파의 꽈리에 반드시 도달해야 하고, 혈액은 꽈리 주위의 모세혈관에 반드시 도달해야 한다. 확산 과정은 산소가 꽈리로부터 얇은막을 통과하여 모세혈관으로 이동하는 것을 말한다. 호흡계통과 심혈관계통은 세포 대사의 노폐물 제거를 위해 상호작용 해야 한다. 이산화탄소는 산소의 경로와 반대로, 확산 과정에 의해 모세혈관에서 허파의 꽈리로 이동하여 내쉼에 의해 제거된다. 이산화탄소의 제거는 신체의 산증 수치를 조절하는데 도움을 준다.

취약한 세포, 장기, 그리고 기관

세포막은 세포의 취약한 요소이다. 많은 질병들이 세포막의 투과성을 바꾸거나, 또는 체액, 전해질, 그리고 다른 물질들이 세포 안과 밖으로 이동할 수 있는 능력을 바꾼다. 효과적이지 못한 세포막은 세포 안으로 들어와서는 안될 물질들(독소와 같은)을 세포 안으로 들여보내고, 수분의 조절을 방해한다.

우리는 지금까지 세포의 기능과 구조에 대해 논의했다. 그러나, 기억해야 할 것은, 많은 세포들이 장기를 형성하기 위해 함께 일하고, 한 세포의 기능이 질병과 손상에 의해 방해되면 전체 장기의 기능에 문제를 일으킬 수 있다는 것이다.

심장허파기관

핵심 개념
심장허파계통. 호흡계통과 심혈관계통의 복합적 기능

"공기는 들어가고 나오고, 혈액은 돌고 돈다." 이 말은 오래 전 응급의료체계에서 나온 말로 호흡계통과 심혈관계통의 기능을 단순하게 나타낸 것이다. 이 두 계통의 기능과 효과는 각기 다르지만, 이들은 종종 하나로 합쳐져 심장허파계통으로 불린다. 이 말은 심장허파계통의 복잡한 과정을 매우 단순화시킨 말이지만, 신체의 가장 기본적인 심장허파기능의 중요한 것을 요약해 놓은 말이기도 하다.

우리는 이미 앞에서 배웠듯이, 세포는 효과적인 에너지 생산을 위해 산소가 필요하다. 우리는 숨쉴 때마다 대기의 공기로부터 산소를 얻고, 들이마신 공기는 대부분 질소(79%)와 산소(21%)를 포함하고 있다. 우리가 들이마신 공기 중 산소의 농도는 *흡입산소농도*(FiO$_2$)로 표시된다. 허파, 심장, 혈관, 그리고 혈액은 산소와 영양소를 세포에 전달하고, 세포로부터 노폐물을 제거하기 위해 함께 일한다. 이 기본적인 활동은 혈액과 공기의 이동에 절대적으로 의존한다. 이동이 방해되면, 활동이 제대로 발휘되지 않게 되며, 결국 심장허파계통은 무너지고 만다(visual guide: 환기, 호흡, 관류 참고).

흡입산소농도(FiO$_2$)
흡입된 산소의 부분; 사람이 들이마신 공기중 산소 농도

기도

핵심 개념
호흡계통. 산소와 환기의 중요성

호흡계통은 기도에서부터 시작한다. 기도는 입과 코에서부터 허파의 꽈리까지 구성되어 있다. 공기는 입과 코의 입구에서부터 인두로, 그리고 후두인두를 지나 기관이 시작되는 부위의 바로 아래에 있는 후두로 들어간다. 이후 공기는 주기관지라고 불리는 두 개의 큰 기관지로 들어가고, 두 개의 주기관지는 각각의 허파로 들어간다. 공기는 분지되는 기관지(기관지나무)(그림 7-3)을 따라 계속해서 내려가고, 꽈리라고 불리우는 허파의 아주 작은 공기주머니에 도달하게 된다(그림 7-4A). 꽈리는 산소와 이산화탄소가 교환되는 장소이다(그림 7-4B).

공기가 가슴의 안과 밖으로 이동하기 위해서는, 공기가 지나가는 통로가 개방되어 있어야 한다. 응급의료체계에서 이 개방된 통로를 *개방*된 기도라고 표현한다. 물론 정상적인 의식 상태를 가진 건강한 사람의 경우 스스로 개방된 기도를 유지하는데 문제가 없지만, 질병 또는 외상으로 인해 기도에 잠재적인 문제를 발생시킬 수 있는 몇가지 경우가 있다.

개방-, 열린-(patent)
개방 및 깨끗함. 막힘이 없음

상기도(기도의 윗부분) 폐쇄는 매우 흔하다. 상기도 폐쇄는 이물질에 의해(이물질에 의한 기도 폐쇄), 감염에 의해(소아의 크루프), 또는 외상이나 화상에 의해 후두의 연조직이 부으면서 발생한다. 상기도폐쇄는 공기의 흐름을 방해한다. 즉, 산소와 이산화탄소의 정상적인 흐름

그림 7-3 기관지나무. 각각의 일차(주) 기관지는 허파로 들어간 후, 더 작은 기관지로 분지되고, 마지막엔 가장 작은 세기관지로 끝난다.

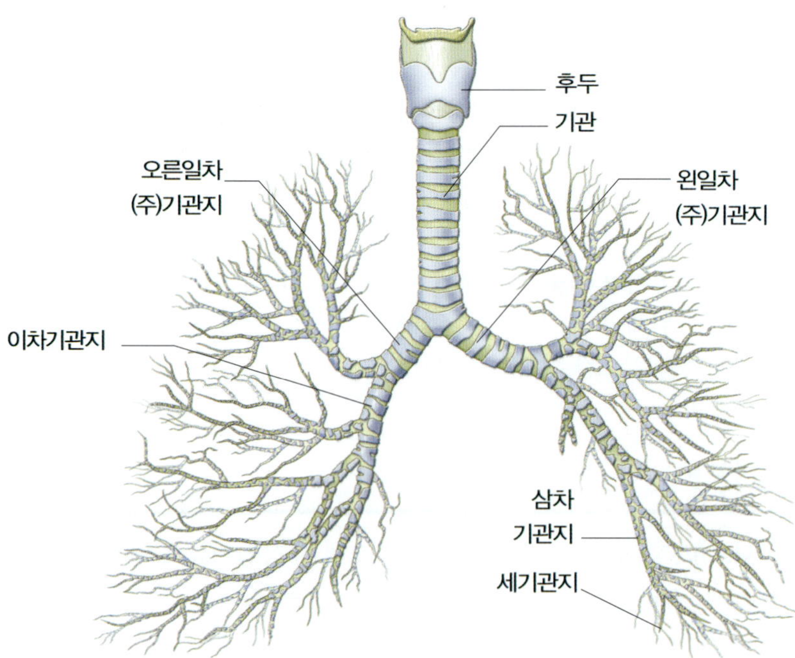

그림 7-4 (A) 각 기관지는 꽈리주머니라 불리는 아주 작은 공기주머니에서 끝난다. (B) 꽈리는 모세혈관에 의해 둘러 쌓여있다.; 꽈리의 공기와 모세혈관의 혈액이 산소와 이산화탄소를 교환하는 장소이다.

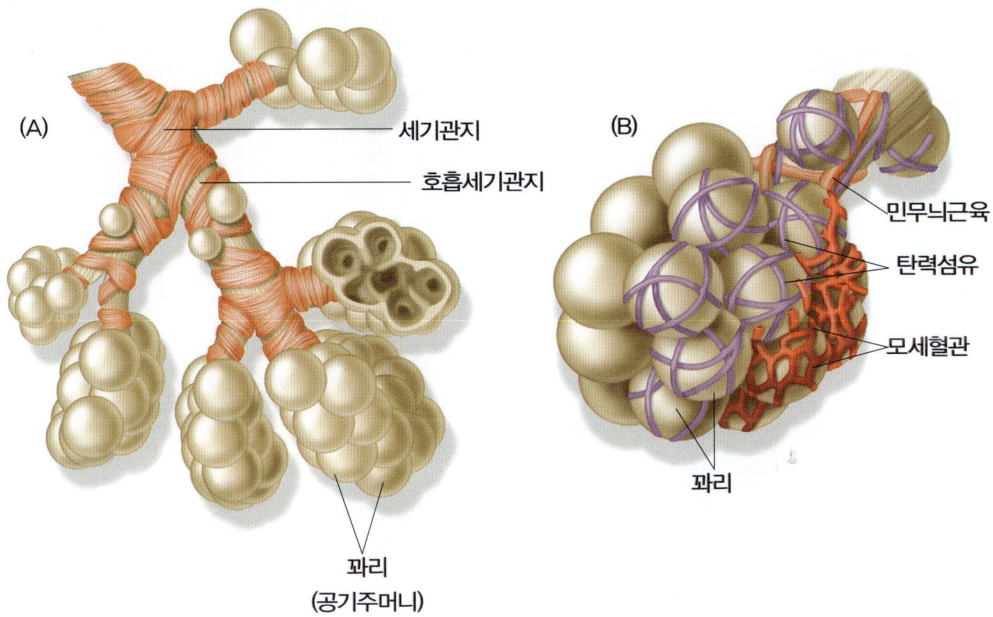

을 방해한다.

허파

허파는 하기도의 일부분이다(기도의 입구 아래). 허파와 가로막, 그리고 가슴벽의 근육들은 그들의 내압을 변화시켜 공기를 끌어들이고 내보낸다. 한 번 숨 쉴 때마다 들어가고 나가는 공기의 양을 *일회 호흡량*(tidal volume)이라 한다. 일회 호흡량에 분당 호흡수를 곱하면 분당 호흡량(minute volume)의 값을 구할 수 있고, 이는 1분 동안 들이마시고 내쉰 공기의 양을 의미한다. 분당 호흡량은 일회 호흡량과 호흡 수의 변화에 영향을 받는다, 다음은 *분당 호흡량*이 여러 다른 기전에 의해 어떻게 영향을 받는지에 대한 예시이다:

일회 호흡량(tidal volume)
한 번의 호흡 주기에 이동하는 공기의 양

분당 호흡량(minute volume)
일회 호흡량에 분당 호흡수를 곱하여 나오는 값으로, 1분 동안의 호흡 시 이동하는 공기의 양

- 25세 남자의 정상 분당 호흡량은 5,000mL(일회 호흡량 500mL×분당 호흡수 10회)이다. 그는 헤로인을 과다복용 하였다. 헤로인은 마약이기 때문에, 뇌의 호흡 센터를 방해하여, 호흡 수는 분당 4회로 떨어졌다. 그의 일회 호흡량은 이전과 같지만, 분당 호흡수가 느려 짐으로써, 그의 분당 호흡량은 심각하게 감소하였다. (일회 호흡량 500mL×분당 호흡수 4회 = 분당 호흡량 2,000mL)
- 30세 여성의 정상 분당 호흡량은 6,000mL(일회 호흡량 500mL×분당 호흡수 12회)이다. 그녀는 천식 발작을 겪고 있고, 천식 발작은 점점 더 심해지고 있다. 그녀의 일회 호흡량은 250mL로 감소하였다. 그녀의 분당 호흡수는 이전과 같지만 일회 호흡량은 감소했음으로, 분당 호흡량은 심각하게 감소하였다. (일회 호흡량 250mL×분당 호흡수 12회 = 분당 호흡량 3,000mL)

분당 호흡량의 모든 공기가 허파의 꽈리에 도달하지 않는다는 것을 기억하여야 한다. 정상 일회 호흡량의 약 150mL는 입과 꽈리 사이의 공간을 차지하지만, 실제로 가스 교환이 이루어지는 부분까지 도달하지 않는다. 우리는 이것을 *죽은 공간*(dead air space)라고 부른다. 허파꽈리환기는 공기가 꽈리에 도달했을 때만 발생한다. .

죽은공간(dead air space)
입과 꽈리 사이에 공기가 채워지는 공간으로, 가스 교환 부위까지 도달하지 않는다.

제 7장

환기, 호흡, 관류

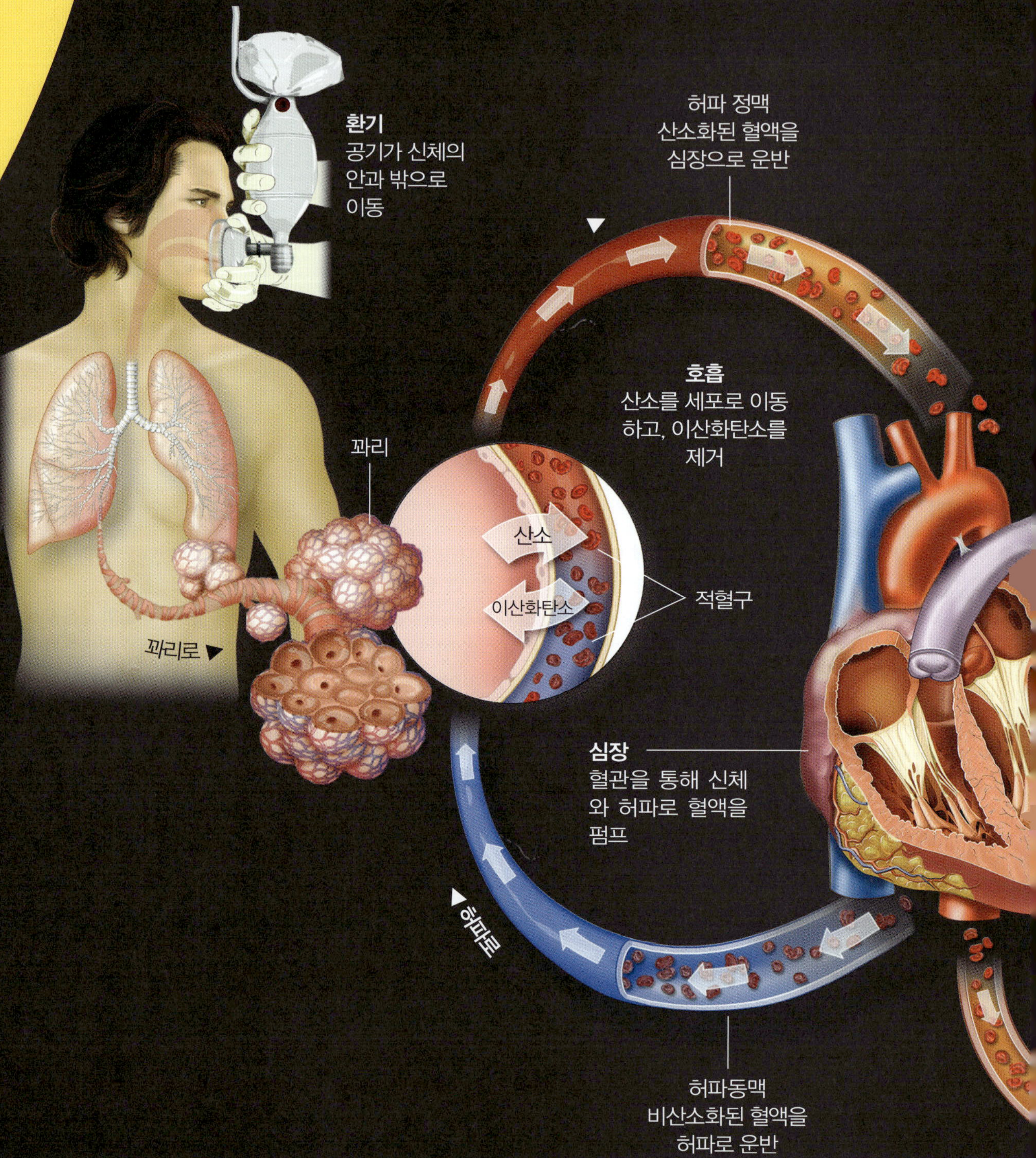
환기
공기가 신체의
안과 밖으로
이동
허파 정맥
산소화된 혈액을
심장으로 운반
호흡
산소를 세포로 이동
하고, 이산화탄소를
제거
꽈리
산소
이산화탄소
적혈구
꽈리로 ▶
심장
혈관을 통해 신체
와 허파로 혈액을
펌프
▶ 허파로
허파동맥
비산소화된 혈액을
허파로 운반

응급처치의 궁극적인 목적은 공기를 신체 내부로 이동시켜 적절한 순환을 보장하고, 그로 인하여 모든 세포가 산소를 공급받을 수 있게 하기 위함이다.

세포는 산소를 받지 못하면 죽게 된다. 많은 세포가 죽게 되면, 결국 사람도 사망에 이르게 된다.

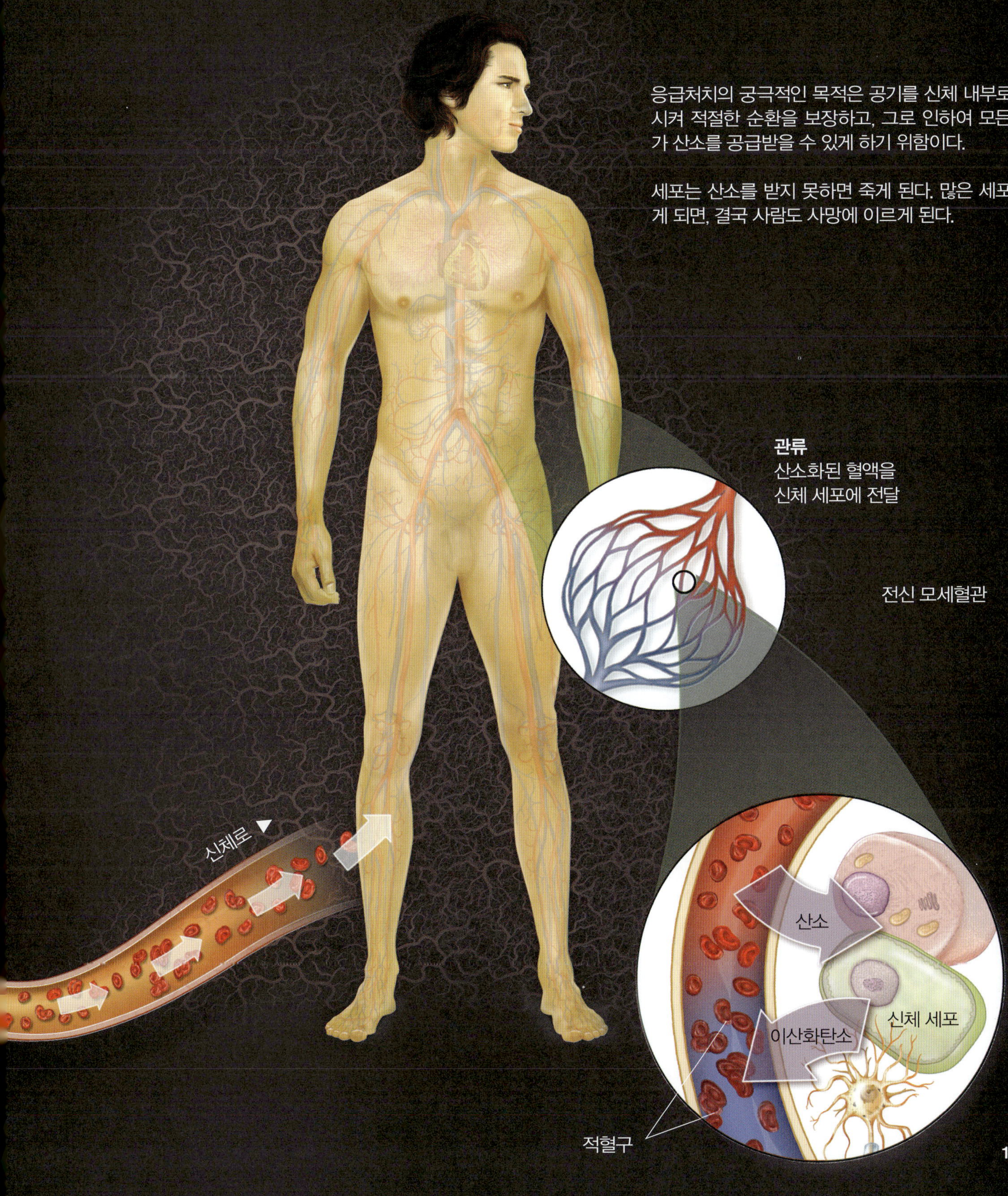

호흡 기능장애

특정 허파 질환과 기능장애는 "호흡 응급" 단원에서 자세하게 다룰 것이다. 일반적으로, 호흡 기능장애는 일회 호흡량이 방해받을 때 언제든지 나타난다.

호흡 조절의 방해. 뇌의 한 부분인 숨뇌(medulla oblongata, 연수)는 호흡 조절을 담당하므로, 숨뇌에 문제가 생기면 호흡의 기능을 방해한다. 뇌졸중이나 감염과 같은 의료적 질병들은 숨뇌의 기능을 방해하고, 효과적인 호흡의 조절을 변화시킨다. 독소와 마약과 같은 약물들은 숨뇌의 능력에 영향을 미치고, 분당 호흡량에 부적절한 영향을 미친다. 뇌 외상과 머리속압력은 물리적으로 숨뇌에 해를 끼쳐 기능을 방해한다. 뇌가 온전한 경우에는 호흡근으로 메시지를 전달하기 위한 그들만의 방법이 있지만, 척수 손상과 다른 신경계 손상은 이들의 전달을 중단한다.

압력의 중단. 가슴은 근본적으로 둥근아치 모양이다. 가로막이라고 불리는 큰 근육은 가슴우리 바로 밑에 경계선의 형태를 가진다. 허파는 가슴 벽에 의해 둘러싸여 있고, 갈비뼈들은 호흡 시 수축과 이완 역할을 담당하는 갈비사이근에 의해 분리되어 있다. 허파는 가슴의 안쪽 벽에 바로 인접해 있지만, 허파 조직과 가슴벽 사이에 아주 얇은 공간이 있는데, 이를 가슴막안(pleural cavity)이라고 한다. 이곳의 음압이 허파가 움직일 때마다 가슴벽에 부착되도록 한다. 이곳에는 적은 양의 체액이 있어 움직일 때마다 윤활유 역할을 해주고 마찰을 감소시켜준다. 가슴 외상 또는 다른 질병의 결과로 허파와 가슴벽 사이에 혈액, 체액, 그리고 공기가 축적될 수 있다.

환기는 가슴 내 압력이 변함으로써 활동하게 된다. 흡기는 능동적인 과정이다. 숨을 들이마시면, 가로막은 수축하고, 가슴근은 확장되며, 가슴 안과 허파에 음압이 만들어진다. 음압은 공기를 기도로 끌어당긴다. 반대로, 내쉼은 수동적인 과정이다. 숨을 내뱉으면, 가슴을 수축하게 만들었던 근육들은 이완되고, 공기를 밖으로 내보낼 수 있도록 양압이 만들어진다. 이

그림 7-5 혈액 구성 요소

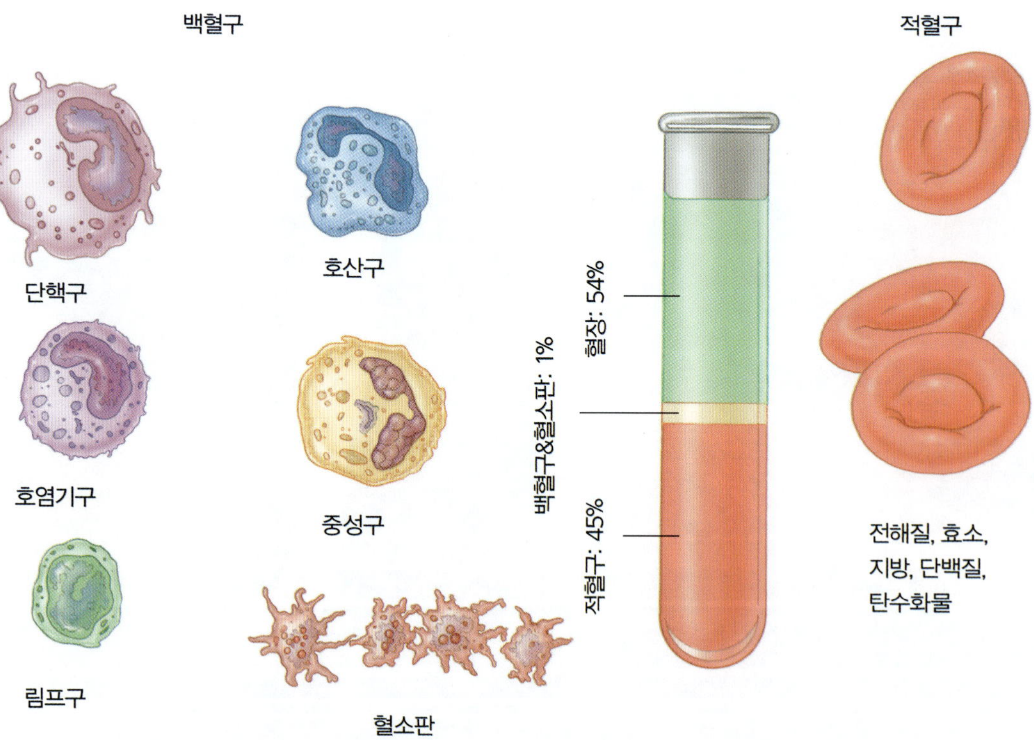

러한 압력들의 변화는 온전한 가슴 공간에서만 이루어진다. 만약 가슴벽에 구멍이 만들어져 공기가 빠져나가거나 들어올 경우, 호흡 시 허파를 가슴벽에 부착시킬 수 있는 음압이 만들어지지 않으므로, 허파 기능은 손상될 수 있다. 게다가, 가슴 안에 혈액이 증가하면, 가슴막 안에 혈액이 축적되고, 허파를 가슴 벽으로부터 멀리 떨어뜨려 허파의 구조를 붕괴시킬 수 있다. 만약 가슴벽 그리고/또는 허파에 구멍이 생기면, 허파와 가슴벽 사이에 공기가 축적되면서도 허파의 구조가 붕괴될 수 있다.

허파 조직의 파열. 분당 공기 이동의 실제 양이 변화하는 것 말고도, 허파의 기능은 허파 조직의 파열로 인해 방해 받을 수 있다. 외상이 주요 원인이다. 허파 조직이 물체의 힘을 받거나, 물체의 힘에 의해 파괴되면, 허파는 가스 교환을 할 수 없다. 하지만 질병 또한 허파 조직을 파열할 수 있다는 것을 기억하여라. 예를 들어, 울혈심장기능상실 또는 패혈증과 같은 질병들은 허파꽈리의 가스 교환 능력을 감소시킨다. 허파꽈리에서 분리되는 얇은 막의 투과성을 변화시키고, 그 결과 확산 기능이 붕괴된다. 이런 일이 발생했을 때, 허파꽈리의 모세혈관에 있는 혈액은 산소를 받을 수도 없고, 이산화탄소를 내보낼 수도 없다.

이러한 문제들의 최종 결과는 신체에 낮은 산소(저산소증)와 높은 이산화탄소(고이산화탄소혈증)가 발생한다는 것이다. 이보다 더 문제는, 공기의 움직임을 방해하기 때문에 산소화와 환기가 중단된다는 것이다.

호흡 보상

호흡계통이 위에서 언급했던 질병이나 외상에 의해 영향을 받는다면, 신체는 부족한 가스 교환을 보상하기 위해 노력하기 시작한다. 뇌의 특정 센서들과 혈관계통들이 낮은 산소 수치와 높은 이산화탄소 수치를 감지하면 *화학수용체*(chemoreceptor)들은 뇌로 메시지를 보내어 도움을 요청한다. 정상적으로는, 이산화탄소 수치를 조절하기 위해 뇌에서 호흡 조절을 명령한다. 이산화탄소의 수치가 증가하면, 뇌는 호흡계통을 자극하여 초과된 이산화탄소를 내보내기 위해 호흡 수를 증가시킨다. 이와 같은 의미로, 호흡계통에 문제가 생기면, 화학수용체는 가스 수치의 변화를 감지하고, 뇌로 메시지를 보낸다. 메시지를 받은 뇌는 호흡계통을 자극시켜 호흡 수 그리고/또는 일회 호흡량을 증가시킨다. 환자가 호흡 곤란을 느낀다면, 이는 주로 현재의 호흡량(예, 분당 호흡량)이 가스 교환에 충분치 않기 때문에 발생하는 것으로 볼 수 있다. 환자 평가의 관점에서, 이러한 변화의 가장 명백한 징후는 호흡 수와 호흡을 위한 노력이 증가하는 것이다.

호흡계통은 공기를 안과 밖으로 이동시키지만, 관류하기 위해서 공기는 반드시 혈액과 부합되어야 한다. 심혈관계통은 허파의 꽈리에서 세포로 이동함으로써 산소화된 혈액을 이동시킨다.

화학수용체(Chemoreceptors)
뇌와 혈관에 있는 화학적 센서로 산소와 이산화탄소의 수치 변화를 감지한다

혈액

혈액은 산소와 이산화탄소를 운반하는 자동차와 같다. 혈액의 액체 부분을 혈장이라고 한다. 혈액의 다른 구성들은 산소를 운반하는 혈색소를 가진 적혈구, 감염에 대응하는 백혈구, 그리고 혈전을 만들어내는 혈소판이 있다(그림 7-5). 혈액은 적혈구에 있는 혈색소에 산소를 결합하여 운반하고, 이보다 적은 산소의 일부와 이산화탄소는 혈장에 녹아있다.

혈장은 신체의 세포 주변으로부터 수분을 끌어와 혈류로 보내는 큰 단백질을 포함하고 있는데, 이 때 끌어당기는 힘을 ***혈장삼투압***이라고 한다.

혈장삼투압은 심장이 뛸 때 혈관 안에서 만들어지는 압력에 의해 균형이 만들어지는데, 정수압(hydrostatic pressure)이라고 불리는 이 압력은 혈관 밖으로 체액을 세포 쪽으로 다시 밀어 넣는 경향이 있다.

핵심 개념
심혈관계통과 혈액의 이동

혈장삼투압(Plasma oncotic Pressure)
혈액 내 혈장의 큰 단백질에 의해 낭겨시는 압력으로, 수분을 신체로부터 혈류로 끌어당기는 경향이 있다.

정수압(Hydrostatic pressure)
혈관 내의 압력으로 물을 혈관 밖으로 밀어내는 경향이 있다.

그림 7-6 동맥, 정맥, 그리고 모세혈관

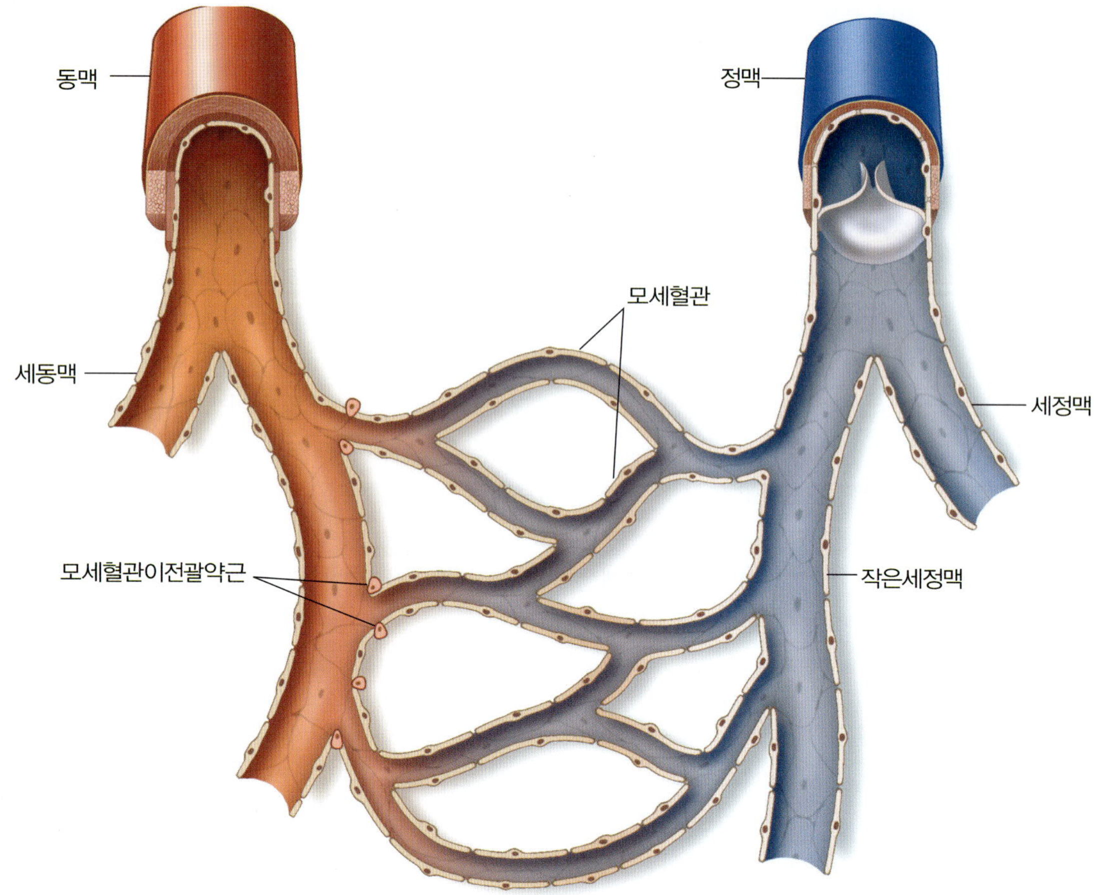

끌어당기는 힘의 혈장삼투압과 밀어 넣는 힘의 *정수압* 사이의 균형은 혈압과 세포의 수분 공급을 조절하는데 매우 중요하다. 이 두 압력 중 하나라도 제 기능을 못하면, 이는 꽤 위험할 것이다. 예를 들어, 혈장의 큰 단백질 중 하나인 알부민은 간에서 만들어진다. 간기능상실 환자는 종종 충분한 알부민을 생성해내지 못한다. 즉, 알부민의 끌어당기는 힘이 없다면, 수분은 자유롭게 혈류에서 나가고 신체 세포 주위 또는 신체 내 공간에 축적되게 되어 결국 혈류 밖에 체액이 축적되면서 환자에게 부종이나 혈액의 탈수를 일으킬 수 있다.

혈액 기능장애

가장 흔한 혈액 기능장애는 혈액의 양과 관련이 있다. 간단하게 말해서, 혈액은 산소와 이산화탄소를 운반하는 목적을 달성할 수 있도록 충분해야 한다. 그러므로 출혈은 명백하게 이 목적을 달성시키지 못하게 된다.

또 다른 혈액 기능장애는 혈액의 구성요소에 영향을 주는 질병에 의해 발생한다. 빈혈(anemia)은 적혈구 수의 감소를 말한다. 악화될 경우, 빈혈은 혈액의 산소 운반 기능을 감소시킨다. 혈액 안의 단백질(알부민 같은)에 영향을 주는 다른 상황(간부전처럼)은 혈액량의 감소를 일으킨다.

혈관

혈액은 몸 전체에 분포되어 있고, 심장의 펌프 작용 후 혈관을 통해 심장으로 다시 돌아온다. 혈관에는 동맥, 정맥, 그리고 모세혈관이 있다(그림 7-6). 동맥은 혈액을 심장으로부터 멀리 운반한다. 동맥벽은 여러 개의 층으로 구성되어 있는데, 동맥들은 민무늬근육으로 이루어진 중간 층을 수축함으로써 혈관내 직경을 변화시킬 수 있다. 정맥은 혈액을 심장 쪽으로 운반하고 동맥과 마찬가지로 민무늬근육으로 이루어진 층을 수축함으로써 혈관 내 직경을 변화시킬 수 있다. 정맥이 산소화되지 않은 혈액을 운반하는 동안, 동맥은 산소화된 혈액을 운반한다. 다만, 예외로 허파동맥(허파동맥은 비산소화된 혈액을 심장에서 허파로 옮긴다)과 허파 정맥(허파정맥은 산소화된 혈액을 허파로부터 심장으로 옮긴다)이 있다.

혈액이 심장을 떠나면서부터, 이제 혈액은 동맥을 통해 이동하고, 세동맥이라는 아주 작은 직경의 동맥에 도달하게 된다. 세동맥은 산소화된 혈액을 더 작은 혈관인 모세혈관에 넘겨준다. 모세 혈관은 세포막과 같은 얇은 막으로 구성되어 있어, 혈류의 안과 밖으로 물질들의 이동을 허락한다. 이 얇은 모세혈관 벽을 통해, 산소는 소비되고 이산화탄소는 신체의 세포로부터 골라지게 된다. 모세혈관은 세정맥이라는 아주 작은 정맥이랑 연결되어 있다. 세정맥은 그들의 크기가 커짐으로써 정맥으로 변하고, 다시 정맥은 혈액을 심장으로 운반한다.

이와 비슷한 과정이 허파에서 발생하지만, 세포 단계에서 일어나는 일과 반대로 일어 난다. 심장의 오른쪽으로 되돌아오는 비산소화된 혈액은 허파 동맥과 세동맥을 통해 허파로 들어간다. 허파의 세동맥은 허파의 작은 공기주머니인 꽈리의 주변에 있는 모세혈관과 연결되어 있다.

이산화탄소는 허파의 모세혈관으로부터 꽈리막을 통과하여 꽈리에서 내쉼을 통해 제거된다. 산소는 허파의 꽈리로부터 꽈리막을 지나 모세혈관 주위로 이동된다. 산소화된 혈액은 허파의 모세혈관으로부터 허파 세정맥으로, 그리고 허파 정맥으로 들어가게 된다. 허파 정맥은 산소화된 혈액을 다시 심장의 왼쪽으로 보내어 우리 몸 전체에 펌프될 수 있도록 한다.

혈관을 통한 혈액의 이동은 혈관내 압력에 의존한다. 혈액 분자가 어딘가로 이동하고자 할 때에는, 그 혈액 분자 뒤에 또 다른 혈액 분자가 있어 앞의 혈액 분자를 밀어줘야 한다(정상 압력). 만약 이러한 분자들이 너무 멀리 퍼져 있거나, 분자를 밀어줄 수 없다면, 분자는 움직이지 않을 것이다(낮은 혈압). 우리는 이 단원의 마지막에서, 필요한 압력을 만들어내는 심장의 역할에 대해 논의할 것이지만, 심장을 제외한 혈관 내 압력의 결정에 도움을 주는 한가지 요소로는 혈관의 크기, 즉 더 구체적으로 이야기하자면, 혈관의 직경이다.

그림 7-7 확장된 혈관

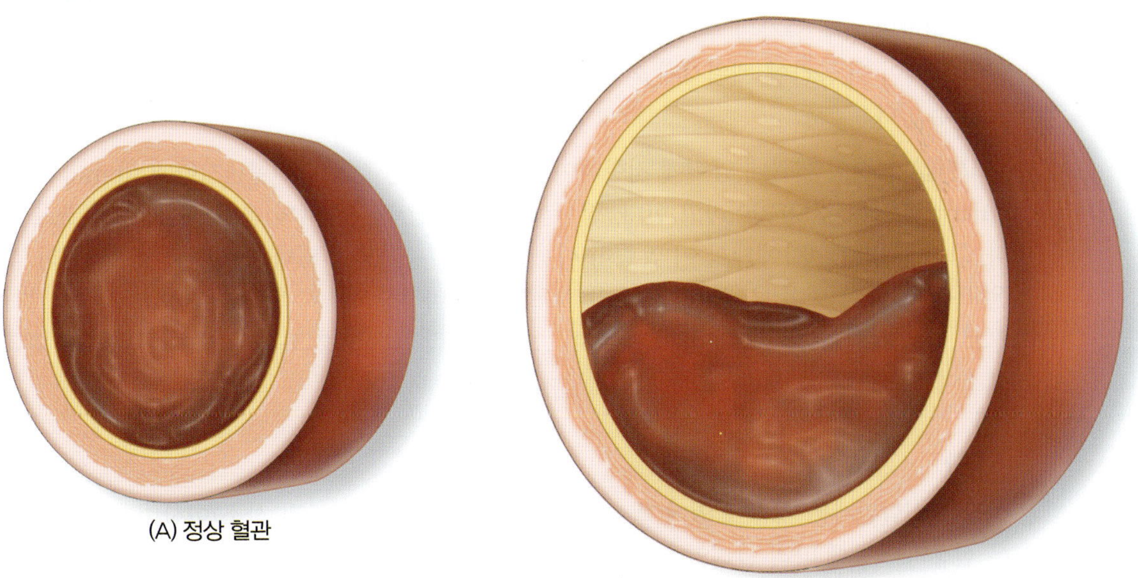

(A) 정상 혈관

(B) 확장된 혈관과 감소된 혈액량

압력수용기(stretch receptors)
혈관 내 압력을 감지하는 혈관의 센서

우리는 이미 앞에서 혈관은 혈관 벽의 민무늬근육으로 이루어져 있는 층을 사용함으로써 그들의 직경을 변화시킨다는 것을 배웠다. 상황에 따라, 혈관은 압력의 변화에 적응하기 위해 크기를 변화시킬 것이다. 실제로, 특정 혈관은 *압력수용기*(stretch receptors)이라고 불리는 특별화 된 센서를 사용하여, 혈관 내 압력의 수치를 감지하고, 신경계통으로 메시지를 전달하여 필요한 만큼 혈관 벽의 민무늬근육이 수축 또는 이완될 수 있도록 한다. 압력은 혈액의 소실 또는 체액 초과 등 다양한 이유에 의해 변화된다. 예를 들어:

- 18세 남자 환자가 넙다리동맥에 열상을 입고 심각한 출혈을 보인다. 그의 혈관 내 혈액의 양은 심각하게 감소하였다. 그 결과, 혈관내 압력은 감소하였고, 존재하는 혈액은 이동이 어렵게 된다. 대동맥에 위치한 압력수용기는 압력이 감소된 것을 감지하고, 중추신경계통으로 메시지를 전달하여, 혈관이 수축하도록 명령한다. 혈관의 크기가 감소하였기 때문에, 혈압은 잠시 동안 정상을 유지하게 된다.
- 30세 여성은 고속도로를 달리던 중 다른 차량과 거의 부딪칠 뻔한 상황에 맞닥뜨렸다. 그녀의 교감신경계는 맥박수를 증가시키고 혈관을 수축시켜 혈압이 상승했다. 그녀가 안정을 되찾은 후에, 그녀의 부교감신경계는 맥박수를 감소시키고, 혈관은 이완시켜 혈압 또한 정상 범위 내로 되돌아 왔다.

자율신경계는 혈관의 직경을 조절하는데 주 역할을 한다. 특히, 교감신경계는 투쟁도피 반응으로 혈관을 수축시키도록 자극하고, 반면에 부교감신경계는 혈관을 이완시키도록 자극한다.

혈관 기능장애

탄력성 소실. 혈관에서 주로 발생하는 문제는 혈관의 직경을 조절하는 능력을 소실하는 것이다. 만약 혈관이 필요할 때 수축하지 못하는 경우, 또는 이완을 조절하지 못하는 경우 혈관 내 압력은 심각하게 떨어질 것이다(그림 7-7). 많은 질병들이 혈관의 탄력 소실을 야기한다. 뇌와 척수의 손상은 혈관의 확장을 조절하지 못하고, 심각한 감염(패혈증) 역시 혈관을 확장시킨다. 심한 알레르기 반응 또한 비슷한 문제를 야기한다.

과도한 투과성. 특정 질병들은 모세혈관의 투과성을 초과시키거나 또는 "누출"시켜 많은 양의 체액이 혈관 벽을 통하여 밖으로 새나가게 만든다(그림 7-8). 패혈증, 높은 고도, 그리고 특정 질병은 종종 모세혈관의 투과성을 증가시킨다. 누출된 모세혈관은 혈류의 양을 감소시킨다. 허파의 경우 증가된 투과성은 혈장이 허파의 꽈리 주위의 조직 공간을 차지하게 한다. 만약 체액이 이 공간에 채워지게 되면, 공기의 흐름은 차단되고, 심각한 가스 교환 문제를 일으킬 수 있다.

고혈압. 심장이 혈관내 압력에 저항하여 혈액을 짜내는 것을 전신혈관저항(systemic vascular resistance; SVR)이라고 한다. 정상적으로, 이 압력은 혈액의 움직임에 중요한 요소이다. 그러나, 몇몇 환자에게서 이 압력이 비정상적으로 증가되어 있다. 만성 흡연, 코카인과 같은 특정 약물, 심지어 유전적인 요소가 말초혈관의 비정상적인 수축을 야기할 수 있고, 그러므로 높은 압력 수치가 발생하게 된다. 이 증가된 압력은 심장병 또는 뇌졸중의 가장 큰 위험 요소이기도 하다.

심장

심장은 심혈관계통 기능에 있어 핵심적인 요소이다. 혈액의 이동과 산소/이산화탄소의 운반은 심장의 기능에 따라 달려있다.

가장 기본적인 단계로 보자면, 심장은 "펌프"한다. 심장의 일은 매우 간단하다: 혈액을 이

동시킨다. 즉 이를 위해, 심장은 기계적으로 수축하고 혈액을 방출한다. 한 번의 수축으로 방출되는 혈액의 양을 일회 박출량(stroke volume)이라 한다. 사람의 평균 일회 박출량은 대략 70mL이다. 일회 박출량은 다음 요소들에 의해 달라진다.

- ***전부하(Preload)***는 심장이 수축하기 전, 심장으로 들어가는 혈액의 양을 말한다. 바꾸어 말하자면, 얼마만큼의 혈액이 심장에 채워지는지를 의미한다. 많이 채워질수록 일회 박출량도 증가한다.
- ***수축력(Contractility)***은 수축하는 힘이다. 즉, 심장이 혈액을 짜내기 위한 힘을 말한다. 수축력이 강할수록, 일회 박출량도 증가한다.
- ***후부하(Afterload)***는 ***전신혈관저항***의 기능이다. 혈액을 전신으로 내보내기 위해 필요한 압력이다. 압력이 증가할수록, 일회 박출량은 감소한다.

우리가 허파에 대해 배웠을때, 우리는 분당 호흡량이 일회 호흡량×호흡 수에 의해 도출된다는 것을 배웠다. 이와 같이 심장 박출량(cardiac output), 즉 분당 박출량도 비슷한 공식으로 계산된다. 심장 박출량은 일회 박출량과 심장 박동수에 의해 결정된다. 즉, 심장 박출량을 계산하기 위해서는 일회 박출량×분당 심장 박동수의 값을 계산하면 도출해낼 수 있다. 심장 박출량은 일회 박출량과 심장 박동수의 변화에 영향을 받을 수 있다. 심장 박동수가 느려지거나 또는 *일회 박출량*이 감소하게 된다면, *심장 박출량* 또한 감소한다. 심장 박출량은 또한 빠른 심장 박동수에 의해 영향을 받을 수 있다. 비록 증가된 심장 박동수는 정상적으로 증가된 심장 박출량을 나타내지만, 매우 빠른 심장 박동수(성인에서 분당 180회 이상)의 경우, 심장이 혈액을 완전히 채우는데에 있어 충분한 시간을 제공하지 않기 때문에 일회 박출량이 감소한다. 비정상적인 심장 박출량의 예시는 다음과 같다:

- 46세 여성/분당 220회의 맥박(빠른맥). 맥박수는 증가했음에도 불구하고, 그녀의 심장 박출량은 감소했다. 빠른맥 때문에 심실이 충분히 채워질 수 없어, 일회 박출량이 감소했다.
- 82세 여성/분당 38회의 맥박(느린맥). 그녀의 맥박수가 감소했기 때문에, 심장 박출량 또한 감소했다.
- 복부에 자상을 입은 25세 남성. 심각한 내부출혈 때문에, 충분한 혈액이 심장으로 되돌아갈 수 없으므로 일회 박출량이 감소했다. 그 결과 심장 박출량 또한 감소했다.
- 4번째 심장마비가 온 90세 남성. 이 경우, 좌심실벽의 근육이 더 이상 일을 할 수 없다. 그의 심장은 더 이상 짜낼 힘이 없으므로, 그의 심장 박출량은 감소했다.

자율신경계는 심장 박출량의 적응에 중요한 역할을 한다. 교감신경계의 맞섬도피반응은 심장 박동수와 심장 근육의 수축력을 증가시키고, 부교감신경계는 심장 박동수와 수축력을 감소시킨다.

심장 기능장애

심장 기능장애는 기계적 또는 전기적으로 인해 발생할 수 있다. 즉, 심장 기능장애는 심장의 구조나 근육에 문제가 생겨 발생하거나, 혹은 심장의 전기적 자극에 의한 문제로 발생할 수 있다.

기계적인 문제는 물리적 외상(총 또는 칼에 의한), 짜내는 힘(심장을 보호하는 심장막주머니의 안 쪽 출혈에 의해 심장이 압박받을 때), 세포의 죽음으로 인한 심장 근육의 기능소실(심장정지)이 있다.

전기적 문제는 전형적으로 심장정지 또는 심장의 기능소실과 같이 심장의 전기시스템에 손상을 입히는 질병으로 인해 발생한다. 심장의 전기적 문제는, 심실잔떨림(v.fib)과 같은 비조직화된 리듬, 느린맥/빠른맥과 같은 심장박동 수의 문제가 있다. 영아나 소아의 경우, 느린맥은 종

그림 7–8 증가된 삼투성은 너무 많은 체액들이 모세혈관 벽을 통해 누출되도록 한다.

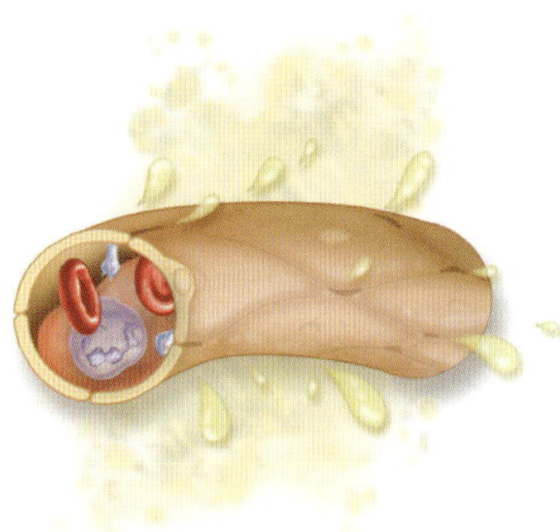

투과성 모세혈관

전신혈관저항(systemic vascular resistance; SVR)
밀초혈관 내 입력으로 심징은 이 압력에 저항하여 혈액을 신체로 내보내야 한다.

일회 박출량(stroke volume)
심장이 한 번 수축 시 방출되는 혈액량

심장 박출량(cardiac output)
1분 동안 심장이 방출하는 혈액량(심장 박동수x일회 박출량)

종 심장성원인보다는 부적절한 환기의 원인인 급성저산소증의 결과로 나타날 수 있다.

심장허파기관: 종합

"공기는 들어가고 나오며, 혈액은 돌고 돈다." 이제 여러분은 이 말을 통해 심장허파기관에 대해 큰 그림을 떠올릴 수 있을 것이고, 심장허파기관에서 어떤 일이 일어나는 지에 대해 알았을 것이다. 관류와 쇼크에 대한 내용은 다음 내용에서 다룰 것이다.

시스템이 작업을 수행하기 위해서는, 모든 구성 요소가 함께 일해야 한다. 호흡계통의 경우, 공기의 이동은 모든 방법으로 산소를 허파꽈리로 이동하고, 이산화탄소를 밖으로 내보낸다. 공기 이동의 양은 반드시 충분해야 하며, 허파꽈리는 가스 교환 능력을 가지고 있어야만 한다. 심혈관계통에서는 반드시 충분한 혈액을 가지고 있어야 한다. 심장은 혈액을 적절하게 펌프해야 하고, 혈관에는 적절한 압력이 유지되어 신체 전체에 혈액을 공급할 수 있어야 한다. 즉, 허파꽈리와 신체 세포 사이에 혈액이 이동되어야 한다. 게다가, 혈액은 반드시 산소와 이산화탄소를 운반할 수 있는 능력을 가져야 한다.

환기관류균형(V/Q match)
꽈리가 충분한 양의 공기를 공급받고, 꽈리의 공기가 적절한 산소/이산화탄소 교환을 위해 허파의 모세혈관의 충분한 혈액과 만나는 것을 시사한다.

이러한 모든 기능들이 제자리를 지킬 때, 이를 *환기관류균형*(ventilation/perfusion match), 즉 V/Q균형이라고 한다. 이것이 의미하는 것은, 허파꽈리가 충분한 산소를 가지고 있고, 공기는 허파모세혈관의 충분한 혈액과 만난다는 것이다. V/Q 균형이 항상 완벽할 수는 없다. 실제로, 건강한 허파도, 중력 때문에 허파의 위쪽에 있는 폐포꽈리들은 아래쪽에 있는 허파꽈리보다 충분한 혈액이 공급되지 않는다. 그 결과, 우리는 종종 V/Q 균형이라고 표현하기 보다는 V/Q 비율이라고 표현하기도 한다.

V/Q 비율은 심장허파기관의 어느 요소든지 방해를 받을 경우, 문제가 생길 수 있다. 일회호흡량문제, 심장 박출량문제, 그리고 허파의 구조적 손상은 공기와 혈액의 균형을 중단할 수 있다.

쇼크

많은 내과적/외상적 질환들이 쇼크를 야기할 수 있다. 이전에 논의했던 것과 같이, 모든 세포는 규칙적인 산소와 영양소의 공급, 그리고 노폐물의 제거가 필요하다. 이것은 규칙적인 혈액의 공급으로 이루어지는 기능들이고, 우리는 이것을 관류(perfusion)라고 부른다. 쇼크는 관류가 부적절할 때 발생한다. 부적절한 *관류*는 쇼크의 동의어인 *관류저하*(hypoperfusion)라고 불린다. 다른 말로, *쇼크*는 규칙적인 산소 및 영양소의 공급과 노폐물의 제거가 중단될 때 발생한다.

관류(perfusion)
모세혈관을 통한 혈류의 결과로 인해 신체의 세포와 조직에 산소를 공급하고, 그들로부터 노폐물을 제거하는 것.

관류저하(hypoperfusion)
산소와 영양소를 신체의 세포에 공급하기 위한 혈액 순환이 적절하게 이루어지지 않는 상태. 치명적이며, 쇼크라고 불린다.

쇼크(shock)
관류저하 참고.

규칙적인 산소 공급이 없으면, 세포는 저산소화 되고, 혐기성 대사에 의존하게 된다. 혐기성 대사가 발생하게 되면, 젖산과 같은 노폐물들이 축적되고, 세포에 손상을 입힌다. 이산화탄소의 제거가 이루어지지 않으면, 위험 물질인 이산화탄소는 체내에 축적하게 된다. 이러한 과정들이 교정되지 않으면, 쇼크는 세포 및 장기 손상뿐만 아니라 사망까지 초래할 수 있다.

수십가지의 손상과 질병들이 쇼크를 일으킬 수 있지만, 실제로 쇼크의 병태생리학은 원인에 상관없이 꽤 비슷하게 나타난다. 비록 쇼크의 원인은 내과적 손상 또는 외상적 손상으로 나뉘지만, 쇼크는 크게 4가지 그룹으로 나뉜다.

1. *저혈량쇼크(Hypovolemic shock)* – 혈량저하(증), 또는 적은 혈액량은 심혈관계통으로부터 혈액을 소실하거나 (심각한 출혈과 같은), 또는 혈액을 구성하는 일부분을 소실(탈수와 같은)할 때 발생한다. 매우 적은 양의 혈액은 심혈관계통의 압력을 감소시킨다. 적절한 압력이 없다면, 심장은 신체의 모든 필요 기관에 혈액을 내보내기 힘들어지고, 결

국 세포는 관류저하된다. 혈액 소실 또한 산소 운반 능력을 잃게 되고, 결국 세포에 산소 부족을 야기한다.

2. *분포성 쇼크(Distributive shock)* – 분포성 쇼크는 혈관이 탄력성을 잃어버리는 것과 관련이 있다. 혈관의 민무늬근육이 정상적인 직경을 유지하는 능력을 소실하게 된다. 아나필락시스 또는 패혈증과 같은 상태는 수축된 혈관을 확장시키고, 그 결과 압력이 감소하게 된다. 낮은 압력은 혈액이 효과적으로 펌프되지 않도록 하고, 세포로 가는 혈류를 감소시킨다. 결국 관류저하가 발생하게 된다.
3. *심장성쇼크(Cardiogenic shock)* – 심장성쇼크는 심장이 혈액을 짜낼 수 있는 능력을 소실 했을 때 발생한다. 심근경색 또는 외상은 부정맥과 같은 전기적문제뿐만 아니라 심장 근육 자체에 손상을 입을 수 있는 기계적문제까지 나타낸다. 전기적문제와 기계적문제는 결국 심장의 펌프 기능을 상실시키고, 심장 박출량의 결핍을 야기한다. 관류저하는 심혈관계통이 더 이상 적절한 압력을 유지할 수 없고, 혈액이 세포로 전달되지 않을 때 발생한다.
4. *폐쇄성쇼크(Obstructive shock)* – 혈액이 물리적으로 흐름을 방해 받을 때 발생한다. 긴장공기가슴증 또는 폐색전증과 같은 질병은 많은 양의 혈액을 신체의 중심 기관 또는 장기에 도달하지 못하도록 방해한다. 이러한 장기들이 필요한 만큼의 혈액을 공급받지 못했을 경우 관류저하가 발생한다.

핵심 개념
관류, 관류저하, 쇼크의 원리

쇼크는 관류저하를 보상하기 위한 시도를 시작한다. 비록 신체는 쇼크 상태의 원인에 따라 다르게 반응하지만, 일반적이고 예상 가능한 몇 개의 반응들이 있다. 가장 일반적으로, 뇌는 교감신경계에 맞섬도피반응을 실행시킬 수 있도록 신호를 보내고, 관류를 증가시키기 위한 단계를 취한다. 심장 박동수는 일반적으로 증가하고, 혈관은 수축되며, 혈류는 가장 중요한 기관으로 흐른다. 신체는 더 많은 산소를 얻기 위해 호흡 수는 증가된다. 신체는 또한 호르몬을 방출하여 콩팥이 체액을 제거하는 것을 멈추게 하고, 골수는 더 많은 적혈구를 생산해내기 시작한다. 이러한 과정은 신체가 자발적으로 정상적인 기능을 되찾기 위해 노력함으로써 발생한다. 우리는 이 단계를 보상성 쇼크라 일컬으며, 대부분의 경우, 응급구조사는 환자 평가에서 이 단계를 인식할 수 있다. 다음은 보상성 쇼크 단계에서 나타나는 일반적인 증상과 징후이다:

- 약간의 의식 상태 변화: 불안감, 죽을 것 같은 느낌
- 심장 박동수 증가
- 호흡 수 증가
- 모세혈관 재 충혈 시간의 지연
- 창백하고, 차갑고, 축축한 피부(발한)
- 땀에 흠뻑 젖음

발한(diaphoresis)
차갑고, 창백하고, 축축한 피부; 땀에 흠뻑 젖음

안타깝게도, 모든 쇼크의 유형에서 위와 같은 보상성 쇼크의 증상과 징후를 나타내지 않는다. 예를 들어, 심장성 쇼크의 경우, 심장 박동수는 상승하지 않을 것이고, 패혈성 쇼크의 경우 혈관이 수축하지 않을 것이다. 하지만 쇼크를 일으키는 대부분의 문제들이 보상성 쇼크 단계에서 처치된다면, 신체는 빠르게 회복될 수 있을 것이다. 만약 심각한 출혈이 지혈되지 않는다면, 이는 곧 혈관의 수축과는 관계 없이, 심혈관계통은 텅텅 빌 것이고, 조직에 적절한 관류를 할 수 없을 것이다. 세포에 산소화된 혈액의 공급이 감소하면 혐기성 대사로 전환된다. 세포가 충분한 산소 없이 에너지를 생산하기 시작하면, 쇼크를 위한 보상 기전은 점점 더 힘들어질 것이다. 이전에 이야기했던 것과 같이, 혐기성 대사는 호기성 대사보다 적은 에너지

를 생산한다.

쇼크를 위한 보상은 신체를 최대한 정상적으로 유지시키기 위해 호흡근, 심근, 그리도 혈관을 수축하는 민무늬근육 등에 많은 에너지와 산소를 요구한다. 혐기성 대사는 종종 필수적인 에너지 생산에 효과적이지 못하다. 그 결과, 근육들은 쉽게 피로해지고, 실패된 보상 기전을 야기한다. 혐기성 대사는 또한 노폐물의 생산을 증가시킨다. 산소 수치가 떨어지면서, 더 많은 산(acids)들이 생성되고, 혈색소는 적은 양의 산소를 운반하기 시작하고, 가스 교환은 결국 영향을 받는다. 물론, 이것은 보상 기전을 위해 근육들이 더 많은 산소를 사용할 때 발생하고, 이론적으로는 신체에 충분한 산소가 없을 때 발생한다고 한다. 보상 기전은 결국 실패하게 된다.

보상 기전이 실패하면, 우리는 비보상성 쇼크(decompensated shock) 또는 저혈압 쇼크라고 한다. 이는 보상 기전이 더 이상 성공적이지 않거나, 관류를 유지하기 위한 신체의 자체적인 노력이 실패했음을 의미한다. 비보상성 쇼크는 주로 낮아진 혈압과 의식 변화로 보상성 쇼크와 구별된다. 만약 비보상성 쇼크 단계에서 빠르게 교정되지 않으면, 부적절한 관류가 장기들을 죽게 만드는 비가역성 쇼크로 빠져들게 되고, 환자는 결국 사망에 이르게 된다.

다른 시스템의 병태생리학

체액 균형

핵심 개념

주요 신체계통의 생리학적 방해

신체의 대략 60%가 수분으로 이루어져 있고, 수분이 없으면 세포의 기능은 중단된다. 수분은 신체의 전체와 세포의 안과 밖에 분포하며, 이 분포의 균형은 정상적인 세포의 기능을 유지하기 위한 중요한 부분이다.

정상적인 수분은 신체 내 3개의 공간으로 나누어져 분포되어 있고, 평균 비율은 다음과 같다(그림 7–9):

- 세포 안(70%) — 세포 안에 있는 수분
- 혈관 안(5%) — 혈류 안에 있는 수분
- 사이질(25%) — 세포와 혈관 사이에서 찾을 수 있는 수분

Inside Outside

보상 기전 인식하기

V/Q 균형이 일어날 때, 신체는 예측되는 방식으로 보상한다. 일반적으로 자율신경계는 맞섬도피반응 기전을 시작한다. 이는 혈관을 수축하고, 심장 박동수를 빠르고 강하게 뛰게 한다. 교감신경계반응은 또한 동공을 확대시키고, 피부에 혈류를 감소시키기 때문에 그 결과 발한(차갑고, 축축하고, 창백한 피부)이 나타나게 된다. 뇌의 화학수용체와 혈관이 이산화탄소의 증가와 산소저하를 감지하면, 호흡을 빠르고 깊게 하도록 호흡계통을 자극한다.

이러한 변화들의 증상과 징후는 종종 쉽게 나타난다. 증가된 맥박과 호흡수를 찾아야 한다. 여러분은 또한 지연된 모세혈관 재충혈 시간과, 차고 창백한 피부를 관찰할 수 있다. 동공이 확대되고, 환자는 추운 환경이더라도 땀에 흠뻑 젖어있을 것이다.

비록 여러분은 정상적인 V/Q 균형을 정확하게 알 필요 없지만, 이 두 균형이 깨졌을 때 발생하는 보상 기전의 일반적인 징후를 식별해내는데 도움을 줄 것이다. 이 징후들은 각각 여러분이 환자를 평가할 때 반드시 기억하고 주의해야 한다. 신체가 어떤 문제에 대해 스스로 대응하고 있는 중요한 징후, 즉 보상 기전의 징후들을 인식하는 것을 배워야 한다. 이러한 결과는 환자의 신체 내에 위험한 일이 일어나고 있음을 알고, 위험 기전을 찾는 것을 고려하여라.

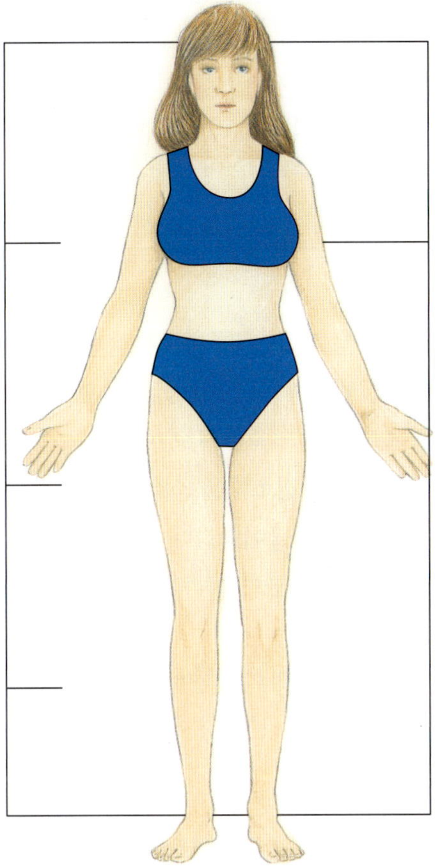

그림 7-9 수분은 신체의 60%를 차지한다. 수분이 신체 내에 분포되어 있는 공간은 세포 안, 혈관 안, 그리고 사이질이다.

비판적 의사결정

왜 환자의 심장은 빠르게 뛸까?

여러분과 동료는 자전거 사고를 당한 10세 여아를 위해 출동하였다. 현장에 도착하였을 때, 아이의 엄마는 아이와 함께 있었고, "다 괜찮아요, 아이가 그냥 기분이 안좋을 뿐이에요"라고 말했다. 아이는 울고 있었지만, 자전거에서 넘어졌다고 이야기 했고, "자전거 핸들에 배를 부딪쳐 아프다"라고 이야기 했다. 아이의 엄마는 여러분이 아이를 평가할 수 있도록 동의하였다. 아이는 의식이 명료하고, 울고 있으며, 숨을 쉬는 것엔 아무런 문제가 없어 보였다. 아이의 노동맥은 촉진할 수 있었고, 맥박 수는 분당 128회였다. 여러분은 가지고 있던 소아 활력징후표를 다시 확인해 본 결과, 아이의 연령대보다 맥박이 빠르다는 것을 발견했다.

여러분의 머리 속에는, 이제 중요한 질문을 맞닥뜨렸을 것이다. "왜 아이의 맥박 수는 빠를까?" 쉬운 대답은 아이가 환경에 대해 감정적인 반응을 보이고 울기 때문에 맥박 수가 빨라졌을 것이다. 이것은 매우 정확한 정답이다. 하지만, 응급구조사로서 여러분은 아이의 손상기전을 고려해보아야 한다. 아이는 핸들에 배를 부딪치면서 통증을 호소하였다. 여러분은 빨라진 맥박 수가 보상의 징후가 아닌지 다시 검토해보아야 한다.

여러분이 생각하기에, 이것은 매우 중요한 상황일 것이다. 아이의 맥박이 빨라진 이유가 복부 내부의 출혈 때문인지 혹은 쇼크로 진행되기 전에 발생하는 빠른맥일 가능성이 있는지? 어쩌면 너무 극단적으로 생각한 것일 수도 있다. 하지만, 환자의 상태가 심각하지 않음에도 내가 심각하게 받아들일 경우, 결과적으론 환자나 나에게 아무런 영향이 미쳐지지 않지만, 환자의 상태가 심각하지 않다고 해서 나조차도 심각하지 않게 받아들일 경우, 결국 환자는 사망에 이를 수도 있다. 단서는 여러가지 형태로 여러분의 평가과정에 나타난다. 이러한 것을 인식하는 것은 매우 중요하다.

> **소아 노트**
>
> 소아의 보상기전은 어른들과 조금 다르다. 예를 들어, 소아는 심장 박출량의 결핍을 극복하기 위해 수축력의 증가보다는 맥박 수에 더 의존한다. 소아가 보상기전에서 나타내는 차이점들은 여러분의 평가에 반드시 포함되어야 한다. 항상 소아의 보상 기전과 쇼크의 미묘한 징후에 주목해야 한다.

우리는 물을 마심으로써, 그리고 소변으로 배출함으로써 체내 수분 조절을 한다. 이것은 우리의 활동 수준에 근거하여 끊임없이 수분을 공급할 수 있도록 도와준다. 우리의 신체 내부에서, 체액을 다음의 요소들을 통해 적절하게 분포된다.

- 뇌와 콩팥은 과다한 체액의 제거와 건조함을 조절한다.
- 혈장 내 큰 단백질은 수분을 혈류로 끌어당긴다.
- 세포막과 모세혈관벽의 투과성은 세포와 혈관 안과 밖으로 얼마만큼의 물을 가질지, 내보낼 지 결정하게 한다.

이 각각의 요소들은 체액의 분포와 양을 조절할 수 있도록 도와준다. 만약 이러한 요소들이 방해를 받으면, 체액의 양과 분포에는 문제가 될 수 있다.

체액 균형의 방해

탈수(dehydration)
체내에 수분의 양이 비정상적으로 낮아짐

체액 소실. *탈수*(dehydration)는 신체 내 수분의 전체 양이 비정상적으로 감소된 것이다. 탈수는 수분 섭취의 감소 또는 신체의 수분 소실에 의해 발생된다. 그러나 기억할 것은, 수분의 균형을 유지하는 것은 건강한 위창자계통에 달려있다. 심한 구토와 설사는 신체 내 수분의 양을 심각하게 변화시킬 수 있다. 체액이 소실되면, 호흡이 빨라질 뿐만 아니라 다량의 땀이 분비된다. 혈액의 혈장은 화상과 같은 손상에 의해 소실 될 수 있다. 상당한 체액 소실은 저혈량쇼크를 야기할 수 있다. .

부족한 체액 분배. 신체는 종종 충분한 수분을 가지고 있지만, 막상 필요한 부분에서 그 수분을 공급받지 못할 때가 있다. 특정 질병의 과정이 신체의 체액 이동 기전을 방해한다. 우리는 간기능상실에서 혈액 내 단백질의 소실과 심각한 감염에서 발생하는 모세혈관 막 투과성의 변화를 앞에서 논의하였다. 이 경우, 수분을 혈류와 세포 밖과 사이질 공간 안으로 이동한다. 종종 이것은 *부종*의 형태로 볼 수 있다. 부종은 수분의 이동과 연관되어 붓는 것이다.

부종(edema)
수분이 사이질내로 이동하면서 신체 부위가 붓는 것

부종은 손, 발, 그리고 다리와 같이 중력에 영향을 받는 신체의 부위에서 제일 잘 관찰할 수 있다. 부종은 손상 때문에 발생할 수 있다(예를 들어, 망치에 엄지손가락을 부딪쳤을 때 붓는 경우). 이러한 경우, 손상은 특정 모세혈관의 투과성을 변화시켜 체액을 이동시킨다. 큰 손상의 경우, 더 많은 체액이 움직인다. 가끔 체액은 혈관 내 압력이 변화함으로써 이동된다. 압력이 높아지면, 혈액의 체액이 밖으로 이동하는 경향이 있다. 급성허파부종과 같은 질병에서 종종 관찰된다.

신경계통

모든 신체의 기능들은 뇌와 척수에 의해 조절되는 것을 알아두는 것은 매우 중요하다. 뇌는 통제 센터이고, 척수는 메신저이다. 이러한 기관의 질병 또는 손상은 신체 기능에 엄청난 손상을 가한다.

뇌와 척수는 뼈와 근육에 의해 잘 보호되어 있다. 게다가, 이들은 척수막이라고 불리는 보호층에 의해 둘러싸여 있다. 또한 충격을 흡수하는 액체의 층인 뇌척수액이 있다. 비록 뇌와 척수는 잘 보호되어 있지만, 뇌와 척수 기능은 외상과 질병에 의해 손상될 수 있다.

신경계 기능장애

외상. 모든 보호에도 불구하고, 때때로 뇌와 척수는 물리적인 힘에 의해 손상된다. 자동차 충돌 사고, 추락, 그리고 다이빙 사고는 이러한 시스템에 손상을 야기할 수 있다. 뇌의 경우, 물리적 손상은 손상 받은 영역의 기능을 방해할 것이다. 예를 들어, 언어 조절을 하는 영역에 손상을 입으면, 정상적으로 말할 수 있는 능력에 어려움을 겪을 것이다.

뇌는 둥근 머리뼈에 의해 둘러싸여 있기 때문에, 출혈과 부종은 고려되어야 한다. 머리뼈는 폐쇄된 컨테이너와 같기 때문에, 혈액 또는 부종은 뇌 조직 공간을 차지하여 뇌를 압박할 수 있다. 머리뼈 안의 압력(머리속압력)은 상승하고, 이 압력은 뇌 기능뿐만 아니라 뇌의 구조에 추가적인 손상을 야기할 수 있다.

척추와 다른 신경 통로의 물리적인 손상은 신경계의 전달을 단절시킨다. 우리는 일반적으로 척수의 손상을 생각하면, 마비가 떠오를 것이다. 하지만, 기억해야 할 것은, 환자는 운동 기능을 가지고 있으나 감각 또는 자율 메시지 기능을 소실할 것이다. 이 의미는, 신경 통로가 손상되면 운동, 감각, 그리고 호흡과 혈관 확장과 같은 자율 메시지 기능이 변화된다는 것이다. 뇌와 같이, 척추의 폐쇄된 부위 안의 혈액과 부종은 위험하다.

의학적 기능장애. 급성 및 만성의 의료적 문제는 신경계 기능을 변화시킨다. 뇌졸중은 뇌의 관류 동맥으로부터 출혈 혹은 혈전의 결과로 발생한다. 이러한 경우, 뇌세포는 산소의 결핍으로 죽게 된다. 외상의 경우, 손상의 결과는 물리적인 힘을 받은 부위의 기능에 따라 달라진다. 질병은 뇌와 척수에 영향을 줄 수 있다. 뇌와 척수의 보호층에 염증이 생겨 발생하는 수막염, 뇌 자체에 염증이 생기는 뇌염, 그리고 루게릭병과 다발성경화증과 같은 신경계에 영향을 미치는 여러가지 질병들이 모두 신경계의 메시지 전달을 방해한다. 일반적으로 의학적 문제는 정상적인 뇌 기능에 영향을 미친다. 예를 들어, 당뇨 환자의 저혈당증은 의식을 혼미하게 하고, 뇌에 적절한 포도당이 공급되지 않으면 결국 무의식으로 변한다.

신경학적 장애의 징후

- 변화된 의식 상태
- 발작
- 언어적 어려움
- 시각적, 청각적 방해
- 보행의 어려움
- 마비(종종 신체의 한 쪽만)
- 힘 빠짐(종종 신체의 한 쪽만)
- 감각 소실(종종 신체의 한쪽 혹은 일부분)
- 동공 변화

내분비계

내분비계는 호르몬을 형성하여 화학메시지를 전달하는 다양한 샘으로 구성된다. 이 호르몬들은 포도당의 이동과 신장에서의 물 흡수 등 다양한 신체 기능을 제어하고 지시한다. 내분비계의 주요 장기는 콩팥과 뇌이다. 내분비계는 또한 이자, 뇌하수체, 갑상샘, 그리고 콩팥위샘과 같은 여러 샘들을 포함한다.

내분비계 기능장애

내분비계의 기능장애는 주로 장기 또는 샘의 문제로 발생한다. 비록 외상도 장기에 손상을 야기할 수 있지만, 전형적으로 내분비계 기능장애는 태어날 때 혹은 특정 질병의 결과로 발생한다. 내분비계 기능장애는 일반적으로 두가지 카테고리로 분류된다: 과잉 또는 결핍

호르몬 과잉. 일부 질병 상태에서, 샘은 호르몬을 과다 분비한다. 예를 들어, 그레이브스병은 갑상샘의 호르몬이 과잉 분비되어 발생한다. 이 병을 가진 환자는, 체온 조절 문제 또는 빠른 심장 박동수와 같은 문제를 겪는다.

호르몬 부족. 내분비계의 가장 흔한 기능 장애로, 호르몬이 충분히 분비되지 않는 것이다. 제 1형 당뇨병의 경우, 이자에서 인슐린이라는 충분한 호르몬 분비가 이루어지지 않는다. 인슐린은 포도당이 혈류로부터 신체 세포로 들어갈 수 있도록 도와준다. 충분한 인슐린이 없다면, 우리의 세포는 포도당을 받아들일 수 없다.

소화계통

소화계통은 식도, 위, 장, 그리고 몇가지 추가적인 장기들로 구성되어 있다. 소화계통은 음식물, 물 그리고 다른 영양소를 신체 내로 들어오게 하며, 또한 이 물질들의 흡수를 조절한다.

소화 기능장애

소화 장애는 수분 섭취와 영양소 운반에 심각한 영향을 미친다.

현장 사례

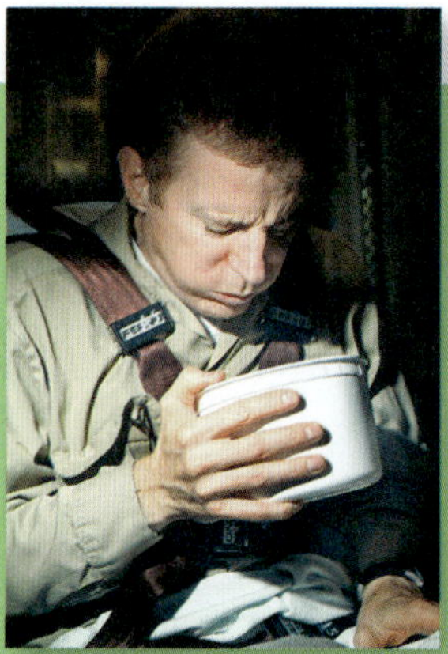

(© Daniel Limmer)

"환자는 끔찍한 복부통증 때문에 새벽 3시에 일어났고 갑자기 구토를 했다고 말했다. 환자는 제일 처음, 저녁에 먹은 생선 타코 때문이라고 생각했다. 그가 다시 침대로 돌아가려고 할 때, 조금 숨이 차는 것을 느꼈다. 그는 바이러스 때문에 일어난 일이라고 생각했다. 그는 911에 신고하기를 꺼려했다. 큰 일도 아닌데 응급구조사들을 새벽에 깨우기는 싫었기 때문이다. 하지만 통증은 점점 심해졌고, 결국 그는 911에 신고하였다."

"우리가 현장에 도착했을 때, 우리는 그가 전화했을 때는 괜찮았을 것이라고 생각했다. 그는 병원에 가기 싫어했고, 그는 자신이 아무런 가슴 통증이 없기 때문에 심근경색은 아니라고 확신했다. 하지만 내가 알아차렸던 한가지는 신체 내부의 문제는 신체 외부에서 여러가지 증상과 징후를 나타낸다는 것이었다. 내가 응급구조사 학생일 때, 신체의 내부와 외부를 관련짓는 병태생리학에 대해서 배웠다. 나는 구역질과 함께 나타나는 호흡 곤란의 경우 심장문제를 나타내고, 이때 가슴통증이 있을 수도, 없을 수도 있음을 알아차렸다.

"나는 구토가 동반된 호흡곤란은 흉통이 동반되거나 동반되지 않아도 심장문제를 일으킬 수 있는 것을 알아차렸다. 그래서, 나는 그에게 미안한 것보다 안전한 것이 낫다고 말했다. 물론, 저녁에 먹은 생선 타코 때문일 수도 있지만, 무엇인가 더 심각한 문제가 발생했음을 짐작할 수 있었다. 나는 응급실에 가서 검사받는 것을 권했고, 그는 동의했다. 나는 그를 병원으로 즉시 이송했다."

"그는 결국 심정지 상태로 전환되었다. 긴 이야기를 짧게 요약하면, 그는 회복되었고, 정상적인 삶을 유지하고 있다. 환자의 의사는 나에게 환자를 즉시 이송하지 않았으면 환자는 사망했을지도 모른다고 말했다."

"나는 내가 병태생리학을 배운 것을 정말 다행이라고 생각했다. 생명을 구할 수 있었기 때문에!"

소화관 출혈. 소화계통은 혈류로 영양소를 흡수할 수 있도록 풍부한 혈액으로 구성되어 있다. 위장관계(GI) 출혈은 식도에서부터 항문까지, 소화기계의 어느 곳에서든 발생할 수 있다. 소화계통 출혈은 천천히 그리고 만성적으로 발생할 수 있고, 빠르게 그리고 급성으로 발생하여 저혈량쇼크를 유발 할 수 있다. 출혈은 직장 출혈 또는 토혈의 형태로 발생할 수 있다.

구토와 설사. 아무래도 가장 흔한 소화기계 기능 장애는 욕지기, 구토, 그리고 설사일 것이다. 이것은 자체적으로 질병이 아니지만, 다른 질병들의 증상일 것이다. 구토를 유발하는 욕지기와 설사의 조합은 대부분 바이러스 또는 박테리아 감염에 의해 발생할 수 있다. 구토와 설사의 심각한 합병증은 탈수와 영양 실조, 그리고 저혈량 쇼크이다. 주요 소화기계의 원인 이외에도, 욕지기와 구토는 급성심근경색, 뇌졸중, 뇌 손상의 징후가 될 수 있다.

면역계통

면역계통은 감염에 대응하는 책임을 가진다. 이들은 신체에 침입한 물질들을 식별하고, 파괴한다. 혈액은 면역계통에서 주 역할을 한다. 이물질이 일단 식별되면, 신체는 세포와 화학물질을 이물질에 보낸다. 백혈구과 항체는 침입자를 공격하기 위해 혈류를 통해 이동된다.

이것은 이물질에 의한 침입 또는 감염에 대한 신체의 정상적인 반응이다. 알레르기 반응 또는 아나필락시스 반응은 이러한 면역계통 반응이 비정상적으로 과도한 버전이다.

과민성(알레르기 반응)

과도한 면역 반응은 과민성 또는 알레르기 반응으로 알려져 있다. 과민성은 특정 음식, 약물, 동물, 그리고 여러 물질들에 반응할 때 발생한다. 과민 반응의 경우, 면역계통은 이러한 특정 물질에 반응하고, 화학적 독소를 방출하여 필요보다 더 과장된 반응을 야기한다. 알레르기 반응은 이러한 화학물질들이 침입자보다 더 영향을 미칠 때 발생한다.

과민성(hypersensitivity)
특정 물질에 대한 과도한 면역 반응

방출되는 화학물질 중 하나는 히스타민이라고 불리우며, 부종 또는 혈관의 투과성 변화 때문에 기도의 협착을 관찰할 수 있다. 또다른 화학물질은 혈관의 민무늬근육의 확장을 야기하고, 혈압을 빠르게 하강시키고, 분포성 쇼크를 유발한다. 과민성 반응은 경미한 것부터 생명을 위협할 정도로 심각한 것까지 다양하다. 빠른 인식과 처치는 생명을 구할 수 있다.

단원 복습

핵심 사실과 개념

- 병태생리학은 부정적인 힘이 신체의 정상적인 기능에 어떻게 영향을 미치는지 이해할 수 있도록 돕는다.
- 병태생리학은 흔한 질병들이 신체에 어떤 변화를 야기하는지 이해할 수 있도록 돕는다.
- 신체의 보상기전 방법을 이해하는 것은 응급구조사가 환자를 평가하는 동안 관찰할 수 있는 증상과 징후에 대한 정보를 준다.
- 보상기전이 나타내는 것을 이해하는 것은 응급구조사가 환자의 생명을 위협하는 문제를 식별하는데 도움을 준다

핵심 결정

- 기도는 폐쇄되어 있는가? 개방되어 있는가? 기도 개방이 유지될 것인가?
- 공기가 허파의 꽈리까지 도달하는가? 호흡은 적절한가?
- 환자의 관류는 적절한가? 환자는 쇼크상태인가?
- 환자의 환기/관리 균형을 방해하는 요소가 있는가?

단원 용어

호기성 대사(aerobic metabolism) 포도당 대사를 위해 산소가 사용되는 세포적 과정. 적절한 형태의 에너지가 생산되고, 적은 양의 노폐물이 생성된다.

혐기성 대사(anaerobic metabolism) 산소 없이 포도당이 대사되며 에너지를 생산해내는 세포적 과정. 부적절한 형태의 에너지가 생산되고, 많은 양의 노폐물이 생성된다.

심장 박출량(cardiac output) 1분 동안 심장이 방출하는 혈액량(심장 박동수×일회 박출량)

화학수용체(chemoreceptors) 뇌와 혈관에 있는 화학적 센서로 산소와 이산화탄소의 수치 변화를 감지한다.

죽은공간(dead air space) 입과 꽈리 사이에 공기가 채워지는 공간으로, 가스 교환 부위까지 도달하지 않는다.

탈수(dehydration) 체내에 수분의 양이 비정상적으로 낮아짐

발한(diaphoresis) 차갑고, 창백하고, 축축한 피부; 땀에 흠뻑 젖음

부종(edema) 수분이 사이질 내로 이동하면서 신체 부위가 붓는 것

전해질(electrolyte) 물에서 용해될 때 하전입자로 분리되는 물질

흡입산소농도(FiO_2) 흡입된 산소의 부분; 사람이 들이마신 공기 중 산소의 농도

정수압(hydrostatic pressure) 혈관 내의 압력으로 혈관 밖의 수분을 세포 안으로 밀어 넣는다.

과민성(hypersensitivity) 특정 물질에 대한 과도한 면역 반응

관류저하(hypoperfusion) 산소와 영양소를 신체의 세포에 공급하기 위한 혈액순환이 적절하게 이루어지지 않는 상태. 치명적이며, 쇼크라고 불린다.

대사(metabolism) 영양소를 에너지로 변환하는 세포적 기능

분당 호흡량(minute volume) 일회 호흡량에 분당 호흡수를 곱하여 나오는 값으로, 1분 동안의 호흡 시 이동하는 공기의 양

개방–, 열린–(patent) 개방 및 깨끗함. 막힘이 없음

병태생리학(pathophysiology) 질병의 과정들이 어떻게 신체의 기능에 영향을 미치는지를 연구하는 학문

관류(perfusion) 모세혈관을 통한 혈류의 결과로 인해 신체의 세포와 조직에 산소를 공급하고, 그들로부터 노폐물이 제거되는 것.

혈장삼투압(plasma oncotic Pressure) 혈액 내 혈장의 큰 단백질에 의해 당겨지는 압력으로, 수분을 신체로부터 혈류로 끌어당기는 경향이 있다.

쇼크(shock) 관류저하 참고

압력수용기(stretch receptors) 혈관 내 압력을 감지하는 혈관의 센서

일회 박출량(stroke volume) 심장이 한 번 수축 시 방출되는 혈액량

전신혈관저항(systemic vascular resistance; SVR) 말초혈관 내 압력으로 심장은 이 압력에 저항하여 혈액을 신체로 내보내야 한다.

일회 호흡량(tidal volume) 한 번의 호흡 주기에 이동하는 공기의 양.

환기관류균형(V/Q match) 꽈리가 충분한 양의 공기를 공급받고, 꽈리의 공기가 적절한 산소/이산화탄소 교환을 위해 허파의 모세혈관의 충분한 혈액과 만나는 것을 시사한다.

평가와 술기를 위한 준비

요약 문제

1. 대사(metabolism)을 정의하고, 효율적인 대사의 필수 구성 요소를 설명하여라.
2. 3가지 유형의 호흡 기능장애와, 이들이 신체에 어떻게 영향을 미치는지 설명하여라.
3. 혈관의 수축과 이완 능력이 왜 중요한지 설명하여라. 이 능력이 전체적으로 심혈관계통에 어떻게 영향을 미치는가?
4. 심장 박출량을 정의하고, 심장 박출량의 필수 구성 요소를 설명하여라.
5. 신체가 심장허파계통의 문제에 대해 어떻게 보상하는지 설명하고, 이 보상기전이 환자에게서 어떻게 나타나는지에 대해 설명하여라.

연관시켜 생각하기

병태생리, 또는 특정 기관의 기능장애는 전형적으로 증상과 징후를 통해 식별될 수 있다. 아래의 표에 나와 있는 병태생리가 어떤 증상과 징후를 외부적으로 나타내는지, 또한 기능 장애의 결과로 인한 활력징후의 변화에 대해서도 적어본다.

병태생리	징후/증상
기도 폐쇄	
기관지연축(공기가 지나가는 길이 좁아짐)	
대량 외부 출혈	
심장 박동수가 관류를 유지하기 위해 매우 느림	

비판적 사고 연습

세포 대사의 병태생리학을 이해하는 것은 매우 중요하다. 이 연습의 목적은 세포 대사의 여러 관점을 이해하기 위함에 있다.

1. 세포의 정상적인 대사를 위해 어떤 것이 요구되는가? 요구 사항이 충족되지 않을 때 어떤 변화가 발생하는가?
2. 아래의 신체 계통 또는 장기들이 정상 세포 대사를 위한 요구 사항들을 전달하기 위해 어떤 역할을 하는지에 대해 설명하여라.
   - 호흡계통
   - 순환계통
   - 혈관
   - 혈액

병태생리학적 접근

다음의 질문들은 현장에서 정확한 결정을 내리고 임상과 관련된 정보를 모을 수 있도록 돕기 위해 고안되었다.

우리는 보상기전에서 심장의 주요 역할에 대해 논의하였다. 심장에 외상성 손상을 입거나 또는 이와 비슷한 손상을 입은 환자의 경우, 무엇이 환자의 보상 능력에 영향을 미칠까?

우리는 보상기전에서 혈관의 주요 역할에 대해 논의하였다. 혈관의 직경을 수축 및 확장할 수 없는 환자의 경우(패혈증) 무엇이 환자의 보상 능력에 영향을 미칠까?

빈혈은 환자의 혈액에서 적혈구의 양이 감소된 것이다. 충분한 적혈구가 없다면 신체에 어떤 영향을 미칠까? 적혈구의 부족이 환자의 보상능력에 어떻게 영향을 미칠까?

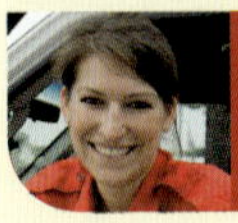

현장 이야기

저녁 8시쯤, 응급구조사는 설사를 호소하는 한 남자의 신고를 받고 현장으로 출동했다. 응급구조사가 현장에 도착했을 때, 석유 및 대변 냄새가 코를 찔렀다. 환자는 68세 남성이었고, 환자를 만나기 위해 응급구조사는 환자가 있는 방으로 들어갔다. 환자는 3일 전부터 구역질과 설사를 호소했다고 말했다. 환자는 대변이 거의 검은색에 가까울 정도로 어두운 색이었다고 말했다. 환자의 의식은 명료하였으며, 호흡수는 분당 24회였다. 피부는 약간 창백했으며, 노동맥에서 맥박을 측정하기 어려워 목동맥에서 측정하였다(분당 124회).

질문

1. 환자로부터 추가적으로 얻어야 할 병력은 무엇인가?
2. 응급구조사의 일차평가는 어떤 환자의 상태를 보여주는가? 환자는 얼만큼 아픈가? 이유는 무엇인가?
3. 환자의 노동맥에서 맥박을 촉지할 수 없는 이유는 무엇인가? 심장 박동수 및 호흡수와 관련이 있는가?

응급구조사는 환자에게 고농도의 산소를 공급하고, 동료가 환자의 이송을 위해 들것을 가지고 오는 동안 응급구조사는 평가를 지속했다. 환자의 노동맥은 매우 약했고, 혈압은 82/62였다. 다른 손상은 발견하지 못하였으나 환자의 왼쪽 배에 약간의 누름 통증이 있음을 발견하였다. 응급구조사와 동료는 환자를 들것으로 옮긴 후 구급차로 이동했다.

질문

4. 일차평가를 근거로 환자의 혈압이 낮을 것이라고 예상할 수 있는가?
5. 낮은 혈압의 원인은 무엇인가?
6. 응급구조사는 전문소생술팀을 호출해야 하는가? 아니면 호출 없이 단순히 병원으로 이송해야 하는가?

환자가 의자에서 들것으로 몸을 옮기기 위해 일어섰을 때, 환자는 심한 어지러움을 호소했고 "곧 쓰러질 것 같아요"라고 말했다. 환자가 들것 위에 누웠을 땐 어지러움이 좀 나아졌다고 했다.

병원으로 이송 중, 응급구조사는 SAMPLE 병력을 수집했다. 환자는 오늘 밤 가장 심각했던 문제는 설사였지만, 위장도 아프다고 했다. 알레르기는 없으며, 과음 때문에 위장 문제를 가지고 있다고 전했다. 환자는 정확한 병명은 알지 못하였지만, 위장 문제 때문에 약을 복용하며 지난 며칠 동안 제대로 음식을 먹지 못했다고 했다. 계속해서 힘 빠짐을 경험하다가 오늘 상태가 악화되어 119에 신고하였다고 한다.

응급구조사는 환자를 병원으로 이송했고, 환자는 심한 위장관 출혈을 진단받고 바로 수술실로 들어갔다.

8 수명의 발달 (Life Span Development)

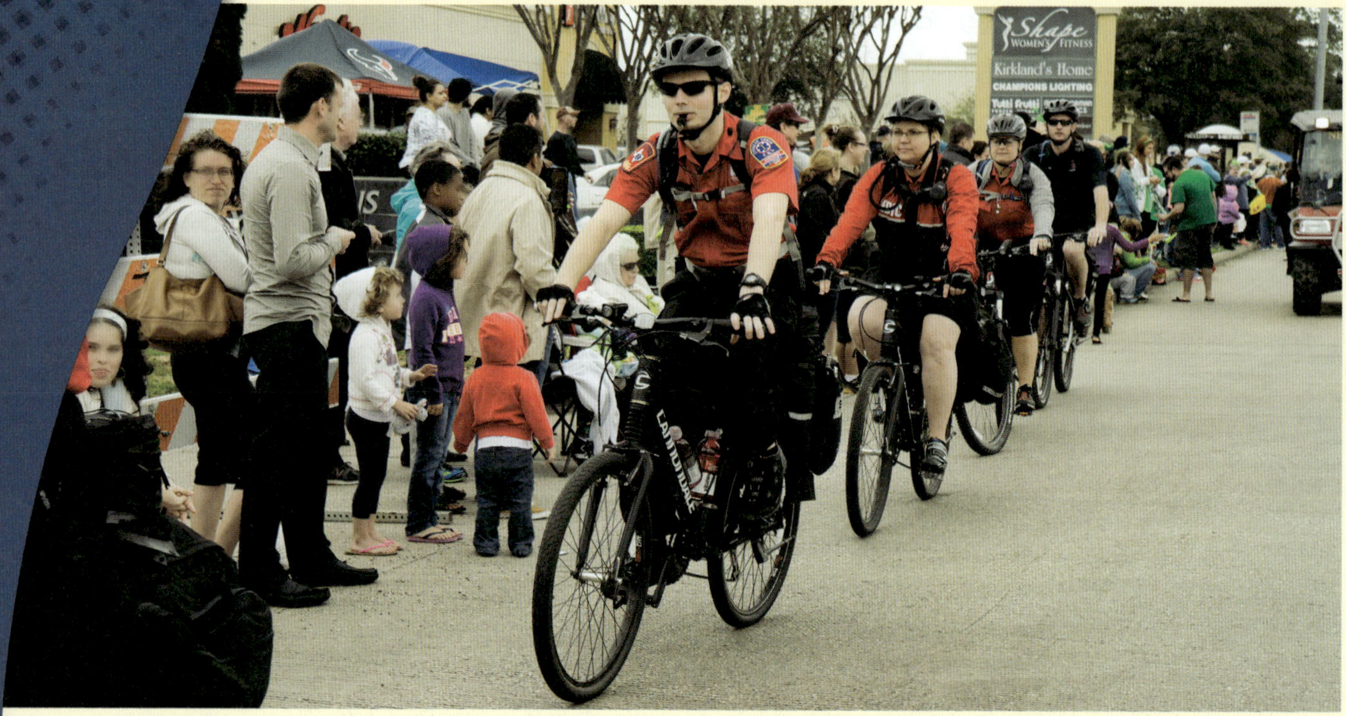

관련 단원

다음의 단원들은 이 단원에서 배울 주제와 관련된 추가적인 정보를 제공한다:

6 해부생리학

7 환기, 관류, 쇼크: 병태생리학의 이해

8 소아 응급

9 노인 응급

표준

수명의 발달

역량

환자 평가와 관리를 위해 수명의 발달에 대한 기본적인 지식을 적용한다.

핵심 개념

영아부터 노인까지 다양한 연령대별 생리학적(신체적) 특성의 차이

영아부터 노인까지 다양한 연령대별 심리사회적(정신적 및 사회적) 특성의 차이

학습목표

이 단원을 읽고 난 후, 여러분은:

8.1 이 단원에서 소개된 주요 용어들을 정의할 수 있다.

8.2 다음의 각 연령대 별 신체적/생리학적 특징(활력징후 포함)을 설명할 수 있다.

a. 영아
b. 유아
c. 취학전기
d. 취학령기
e. 청소년기
f. 성인 초기
g. 성인 중기
h. 성인 후기

8.3 수명동안 각 단계에서 나타나는 전형적인 심리사회적 특성과 개별적 고려사항을 설명할 수 있다.

8.4 모든 연령대의 환자에서 고려될 수 있는 또는 예상될 수 있는 신체적, 생리학적, 심리사회적 발달에 대한 지식을 활용할 수 있다.

핵심 용어

청소년기(adolescence)
성인후기(late adulthood)
취학전기(preschool age)
빨기 반사(sucking reflex)
집착(bonding)
성인중기(middle adulthood)
먹이찾기 반사(rooting reflex)
기질(temperament)
성인초기(early adulthood)
모로 반사(moro reflex)
비계(scaffolding)
유아기(toddler phase)
영아기(infancy)
손바닥 반사(palmar reflex)
취학령기(school age)
신뢰와 불신(trust versus mistrust)

수명의 발달은 출생부터 사망까지 생리학적(신체적) 그리고 심리사회적(정신적, 사회적)으로 변화를 보인다. 이 장에서는 살아가는 동안 발생하는 전형적인 변화를 소개할 것이다. 우리는 "제이미"라는 가상 인물을 통해서, 그녀가 출생부터 사망까지 어떤 변화를 보이는지에 대해 설명할 것이다.

- 영아기(Infancy)
- 유아기(Toddler phase)
- 취학전기 (Preschool age)
- 취학령기(School age)
- 청소년기(Adolescence)
- 성인 초기(Early adulthood)
- 성인 중기(Middle adulthood)
- 성인 후기(Late adulthood)

영아기(출생~1년)

만약 여러분이 영아와 시간을 보낸 적이 있다면, 여러분은 삶의 첫 1년 동안 발생하는 경이로운 변화들을 설명할 수 있을 것이다. 우리는 이 기간을 **영아기**라고 한다. 영아는 즐거움을 주는 작은 집합체이자, 절대적으로 다른 사람에게 의존하며, 걷기 시작하고, 개인의 인격이 자

핵심 개념
영아부터 노인까지 다양한 연령대별 생리학적(신체적) 특성의 차이

핵심 개념
영아부터 노인까지 다양한 연령대별 심리사회적(정신적 및 사회적) 특성의 차이

영아기(infancy)
출생부터 생후 1년까지의 연령

그림 8-1 신생아

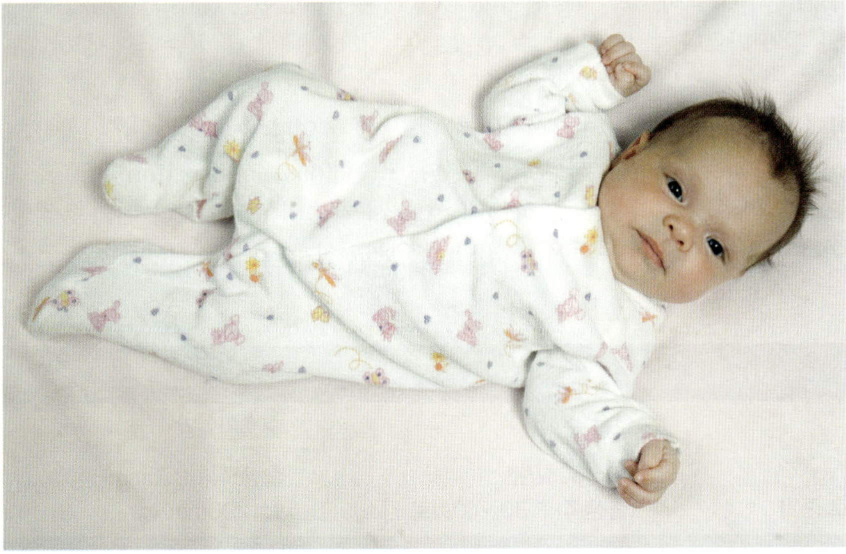

그림 8-2 1세 영아

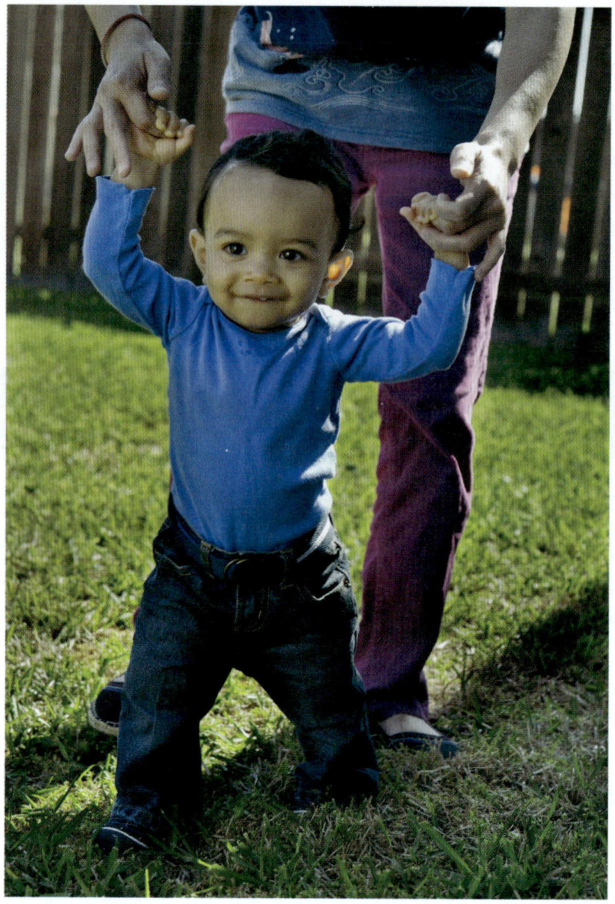

라는 시기이다(그림 8-1, 8-2).

생리적

제이미가 자라는 동안, 그녀의 정상 맥박 수와 호흡 수는 감소할 것이고, 혈압은 증가할 것이다. 그녀의 활력 징후는 표 8-1에 나타나 있다. 제이미의 출생 직후 몸무게는 3.0~3.5kg (6.6-7.7 lbs)이다. 그녀의 몸무게는 6개월 후 2배로 증가했고, 12개월 후에는 3배로 증가했다. 그녀의 머리는 전체 몸무게의 25%를 차지했다.

그녀가 엄마의 배 속에 있을 때, 제이미의 허파는 기능하지 않았고, 그녀의 순환 유형 또한 출생 전과 후가 다르다. 출생 후 첫 수 분 또는 수시간 이내에 태아 순환에서 허파 순환으로 바뀐다.

제이미의 기도는 짧고, 좁으며, 안정적이지 않고, 다른 연령대보다 폐쇄될 위험이 크다. 그녀는 출생 후 최소 4주까지 주로 "코호흡"을 한다. 코충혈(nasal congestion)은 호흡 곤란을 야기한다. 그녀는 또한 가로막 호흡을 하는데, 호흡 시 가슴의 움직임보다 배의 움직임을 볼 수 있을 것이다. 그녀의 보조 근육들은 아직 덜 성장했고 쉽게 지치기 때문에, 호흡 곤란 시 다른

표 8-1. 활력징후: 영아

심장박동수	호흡량	호흡 수	수축기혈압
140~160회/분	출생 직후: 7~8mL/kg 1살: 10~15mL/kg로 증가	40~60회/분 (출생 직후 30~40회로 감소)	출생 직후: 70mmHg 1살: 90mmHg

연령대보다 더 쉽게 피로해질 것이다. 가슴벽은 아직 덜 단단하기 때문에 외상에 민감하고, 외상 시 허파 조직은 압력에 의해 손상받기 쉽다.

임신 기간 동안, 질병을 예방할 수 있는 특정 항체들은 그녀의 엄마로부터 받는다. 제이미는 또한 모유수유를 통해, 그녀의 엄마가 가지고 있었던 항체들을 받기도 한다. 이는 제이미가 자신만의 항체를 가질 때까지 제이미를 질병의 노출로부터 보호할 수 있다.

제이미의 4가지 신경계 반사는 시간이 지나며 감소한다:

- **모로 반사(moro reflex).** 그녀가 놀랐을 때, 팔을 벌리고, 손가락을 펼쳤다가, 다시 팔과 손가락을 움추리는 것을 말한다. 이 반응은 신체의 양쪽이 동일하다.
- **손바닥 반사(palmar reflex).** 그녀의 손바닥에 손가락을 놓았을 때, 제이미는 손가락을 움켜잡는다. 몇 달 이내에 손에서 물건을 놓는 능력도 병합한다.
- **먹이찾기 반사(rooting reflex).** 그녀가 배고플 때, 볼을 만지면, 그녀는 만진 쪽으로 고개를 돌린다.
- **빨기 반사(sucking reflex).** 제이미의 입술을 만지면, 그녀는 손가락을 빨기 시작할 것이다.

모로 반사(moro reflex)
영아는 놀랐을 때, 팔을 벌리고 손가락을 펼친 다음 다시 팔과 손가락을 움추린다.

손바닥 반사(palmar reflex)
영아의 손바닥에 손가락을 놓으면, 손가락을 움켜잡는다.

먹이찾기 반사(rooting reflex)
배고픈 영아의 볼을 만지면, 영아는 만진 쪽으로 고개를 돌린다.

빨기 반사(sucking reflex)
영아의 입술을 만지면, 영아는 손가락을 빨기 시작한다.

표 8-2 성장의 변화

나이	특징
2개월	• 물체에 시선을 고정 • 가족 얼굴 인식
3개월	• 물체를 손을 이용하여 입으로 이동 • 분명한 표정(웃음, 찡그림)
4개월	• 삼킴없이 침을 흘림 • 사람들에게 다가가기 시작
5개월	• 배고픔 때문에 밤에 깨지 않음 • 가족과 낯선 사람을 구별
5-7개월	• 치아가 나기 시작
6개월	• 의자에 똑바로 앉음 • 아주 쉬운 말을 하기 시작
7개월	• 낯선 사람에 대한 두려움 • 빠른 분위기 변화(울다 웃다 우는 것에 대한 반복)
8개월	• "안돼"라는 말에 반응하기 시작 • 혼자 앉을 수 있음 • "까꿍" 놀이를 할 수 있음
9개월	• 어른들의 화남에 반응 • 혼자 스스로 일어서려고 함 • 물체를 입에 넣고, 씹어보고, 맛보는 경험을 하기 시작
10개월	• 자신의 이름에 반응 • 잘 기어다님
11개월	• 도움 없이 일어서기 시작 • 제제에 대한 짜증을 나타내기 시작
12개월	• 도움을 받으며 걷기 시작 • 자신의 이름을 확실히 인식

“사람이 자라는 동안 어떻게 변화하는지를 이해하는 것은 나의 모든 환자를 다루는데 있어 임상적으로 도움을 준다.”

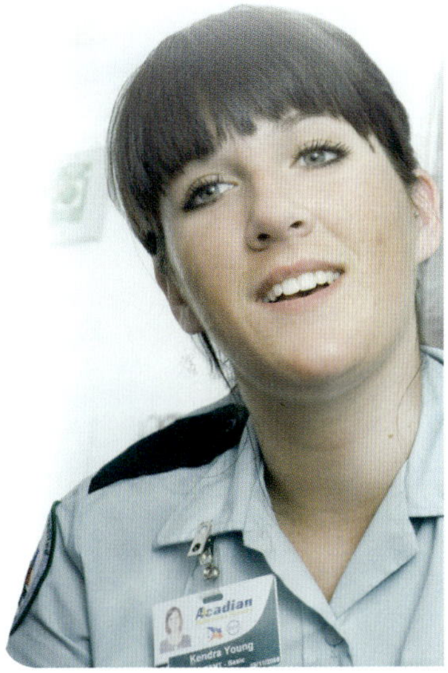

이 반사는 먹이찾기반사와 결합하여 발생한다.

초기에, 제이미는 하루에 16~18시간 동안 잠을 잔다. 이는 곧 낮에 4~6시간, 밤에 9~10시간 자는 것으로 변할 것이다. 영아마다 다르지만, 일반적으로 2~4개월이 지난 후에는 밤 시간 동안내내 잠을 잔다. 영아는 잠을 많이 자지만, 또 쉽게 깬다.

긴 뼈(위팔뼈와 넙다리뼈)의 끝에 위치한 판(plate)과 긴 뼈의 끝에 가까이 있는 끝뼈 판(epiphyseal plate)이 자라남과 동시에 제이미의 팔다리가 길어진다. 머리뼈의 위쪽 뼈는 출생 시 결합되지 않는다. 이 "부드러운 부분"을 숫구멍(fontanelle)이라고 부른다. 뒷숫구멍은 대개 2~3개월 때 닫히고, 앞숫구멍은 9~18개월 때 닫힌다. 앞숫구멍을 관찰하면, 제이미의 수분 공급 상태를 알 수 있다. 정상적인 숫구멍은 머리뼈의 표면과 동일하거나 약간 낮다. 만약 숫구멍이 움푹 하이면, 이는 탈수 상태를 나타낸다. 만약 숫구멍이 불룩하면, 영아가 울지 않는 한 머리속압력 상승을 나타낸다. 표 8-2는 영아기에 겪는 중요한 단계를 몇가지 나열해 놓았다.

심리사회적(Psychosocial)

제이미의 주요 의사소통 방법은 우는 것이다. 그녀가 울 때, 그녀와 가까이 지낸 사람들은 그녀가 배고프거나, 힘들거나, 무언가 변화가 필요하거나, 아니면 다른 이유 때문에 운다는 것을 알아차릴 것이다.

처음 6개월 동안, 제이미는 다음의 특징들을 내보일 것이다.

집착(bonding)
필요한 것은 반드시 이루어져야 함

- **집착(bonding).** 배고프면 먹어야 하는 것과 같이, 제이미가 필요한 것은 반드시 이루어져야 한다.

그림 8-3 유아

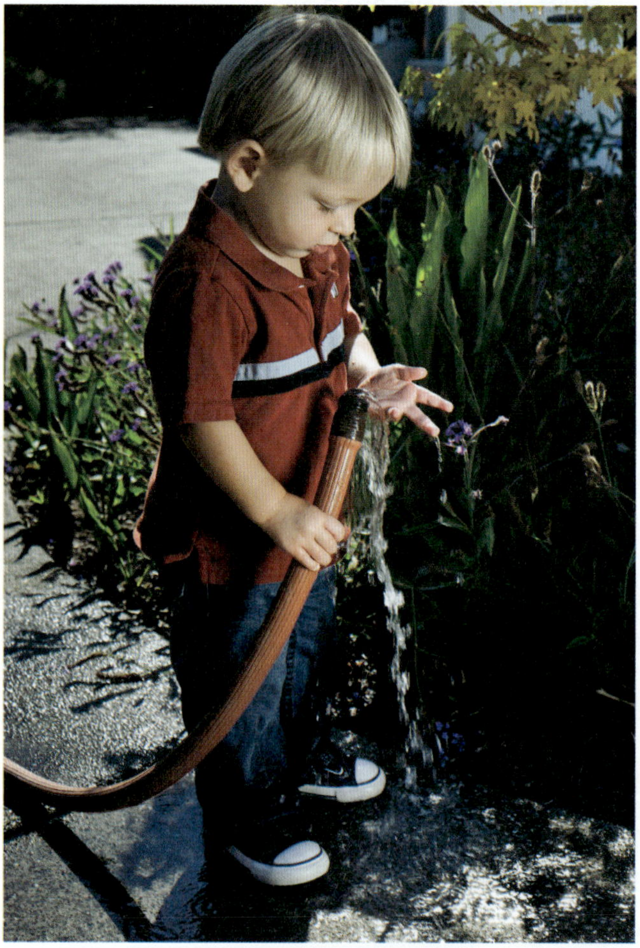

표 8-3 활력징후: 유아

심장박동수	호흡 수	Systolic Blood Pressure
80~130회/분	20~30회/분	70~100mmHg

표 8-4 성장 변화 인지

나이	특징
12개월	• 단어가 무엇을 "의미"하는지 이해하기 시작
18~24개월	• 원인과 효과를 이해하기 시작 • 부모와 떨어질 때 울고 매달림으로써 분리불안을 보임
24~36개월	• 상상력이 발달하기 시작하고, 장난감을 가지고 놀기 시작e
3~4세	• 기본적인 언어를 마스터하고, 소아기까지 지속적으로 언어가 발달

- **신뢰vs불신(trust versus mistrust).** 제이미는 일상적이고, 친숙한 환경을 좋아한다. 만약 환경이 일상적이지 않고, 불규칙하다면 제이미는 불안하고, 불안정해 할 것이다.
- **비계(scaffolding)** 제이미는 자신이 배우는 것들을 차곡차곡 쌓아가며 기억할 것이다.
- **기질(temperament).** 환경에 대한 영아의 반응이다.

신뢰와 불신(trust versus mistrust)
일상적이고, 예상 가능한 환경과 그 반대인 환경에서 나타내는 반응

비계(scaffolding)
자신이 배운 것을 쌓아가며 기억하는 방법

기질(temperament)
환경에 대한 영아의 반응

유아기(toddler phase)
생후 12개월에서 36개월까지의 연령

유아기(12~36개월)

유아기 동안 신체적, 정신적, 사회적 변화는 지속된다. 신체는 지속적으로 자라고 개선되며, 유아는 더 독립적이다. 이들의 성격은 가끔 "끔찍한 두 살"로 불리기도 한다. 하지만 아이들의 모든 단계처럼, 이 시기도 아이와 보호자 둘 다에게 보람 있는 시간이 될 것이다(그림 8-3).

생리적

제이미의 체온은 36.3°C~37.9°C(96.8°F~99.6°F)이다. 그녀의 몸무게는 매년 대략 2.0kg(4.4 lb)도 증가할 것이다. 그녀의 활력 징후는 표 8-3에 정리해 놓았다.

제이미의 모든 신체는 지속적으로 그리고 효율적으로 발달할 것이다.

- **허파계통.** 꽈리의 수 증가, 기관지의 발달
- **신경계통.** 제이미의 뇌는 성인 뇌 무게의 90%이다. 뇌의 운동 발달
- **뼈대근육계통.** 근육의 양과 뼈의 밀도성 증가
- **면역계통.** 유아들은 질병에 더 민감하다. 제이미는 예방접종을 통해 병원체에 대한 면역성이 발달한다.
- **치아.** 36개월까지, 모든 치아가 자란다.

12~15개월까지 유아는 생리학적으로 배변 훈련을 수용하지만, 18~30개월 전까진 심리적으로 준비가 되지 않는다. 그러므로 배변 훈련을 서두르지 말아야 한다. 유아는 자신이 배변을 보기 전, 부모에게 알릴 것이다. 배변 훈련이 완료되는 평균 나이는 18개월이다.

그림 8-4 취학전 어린이
(© Daniel Limmer)

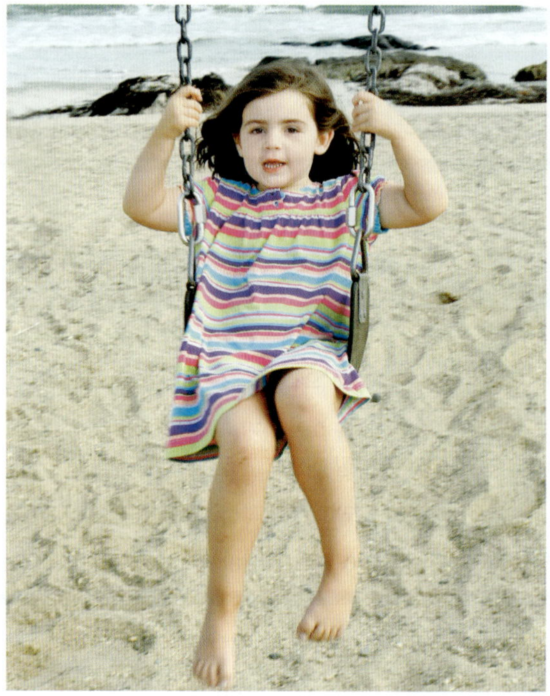

심리사회적

인지 발달은 지식과 사고의 발달을 다룬다. 표 8-4는 제이미가 앞으로 경험할 인지 발달에 대해 보여준다.

취학전기(3~5세)

취학전기(preschool age)
3세부터 5세까지의 연령

취학전기는 생리학적, 심리적 발달이 지속되는 기간이다. 이 기간에는 보육원 또는 유치원 등과 같은 사회적 상호작용 상황에 놓이기 시작한다(그림 8-4).

생리적

제이미의 신체는 계속 발달하고, 다양한 과정이 개선된다. 그녀의 활력 징후는 표 8-5에 나타난다.

표 8-5. 활력징후: 취학전기

심장박동수	호흡수	수축기혈압
80~120회/분	20~30회/분	80~110mmHg

표 8-6. 활력징후: 취학령기

심장박동수	호흡수	수축기혈압
70~110회/분	20~30회/분	80~120mmHg

그림 8-5 취학령기 어린이 *(Jacek Chabraszewski/Shutterstock)*

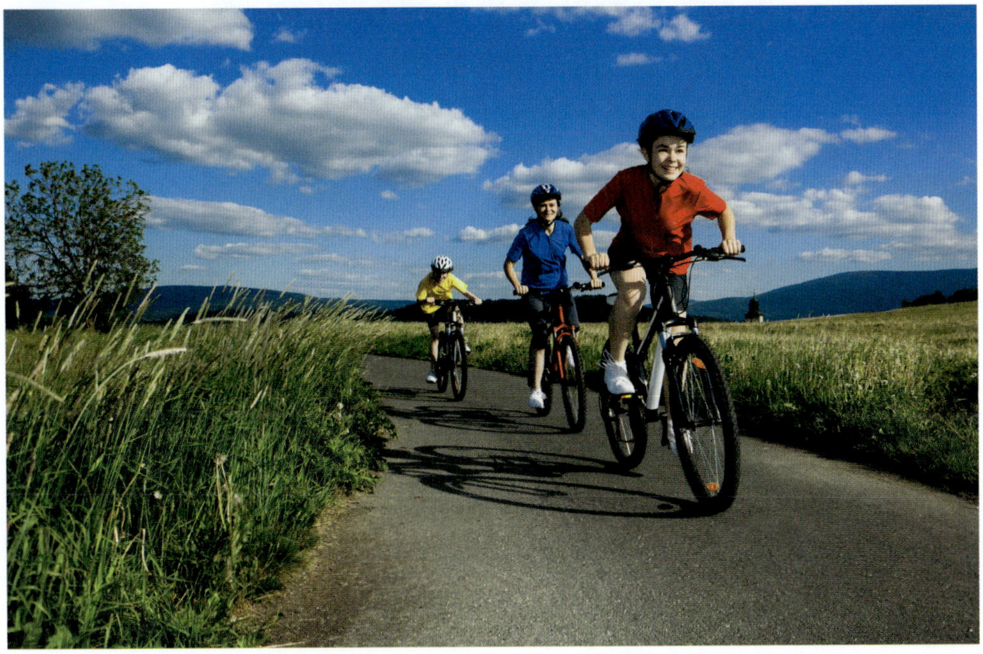

심리사회적

제이미는 다른 사람과 관련된 그룹에 참여하게 된다. 다른 그룹의 사람들은 바깥 세상에 대한 정보를 제공한다. 다른 사람들과의 상호작용은 자기 자신을 다른 사람과 비교하게 하고, 술기를 배우고, 감정을 나누는 기회를 제공한다.

취학령기(6~12세)

공공 또는 사립 학교 또는 자택 교육에 상관없이, 이 발달 단계는 다양한 기회를 경험할 수 있는 **취학령기**라고 부른다.

취학령기(school age)
6세부터 12세까지의 연령

생리적

제이미의 체온은 대략 37°C(98.6°F)이고, 체중은 매년 대략 3kg(6.6lb) 증가하고, 키는 6cm(2.4in) 더 자랄 것이다(그림 8-5). 표 8-6는 취학연령의 활력 징후를 보여준다. 이 기간 동안 가장 명백한 변화는 유치가 빠지고 영구치가 난다는 것이다.

심리사회적

이 시기는 제이미와 그녀의 부모, 모두를 위한 전환의 시기이다. 부모들은 제이미가 어렸을 때보다 함께하는 시간이 줄어들고, 더 일반적인 통제를 제공한다. 제이미는 더 나은 의사 결정 능력이 발달하고, 스스로 결정할 수 있는 일이 많아진다.

자부심이 발달하고, 친구, 서부, 감정 지원, 방임에 의해 쉽게 영향을 받을지도 모른다. 부정적인 자부심은 앞으로의 발달에 매우 해가 될 것이다. 제이미가 성숙하면서, 부모가 옳다고 믿는 행동을 하였을 때 보상을 받고, 옳지 않다고 믿는 행동을 하였을 때 처벌을 받음으로써, 도덕적 발달이 시작된다. 인지적 성장과 함께, 도덕적 추론이 나타나고, 외부 환경과 자아통제로부터 행동 점자적으로 조절된다.

그림 8-6 청소년기

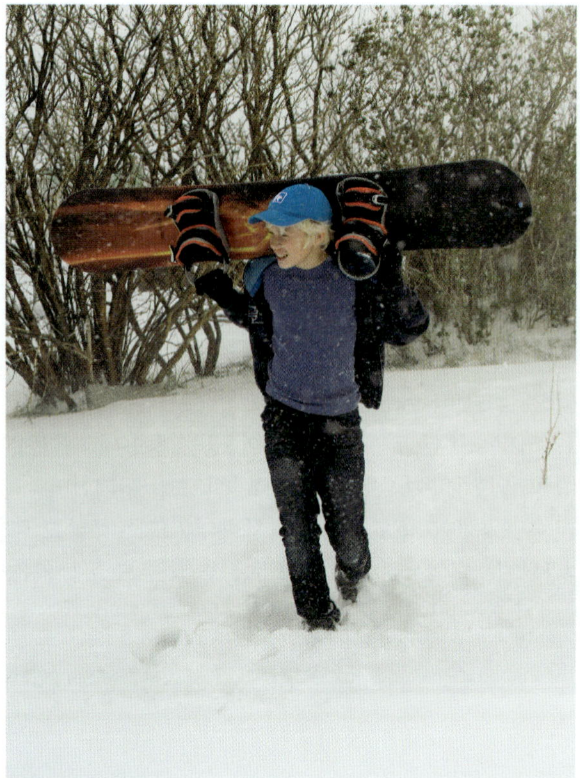

청소년기(13~18세)

비록 수명 발달은 지속적인 과정이지만, 역동적으로 생리학적 그리고 심리사회적 변화가 발생하는 시기는 주로 세 그룹으로 볼 수 있다: 태아의 삶에서 세상에서의 삶으로 전환하는 영아기, 아이에서 어른으로 전환하는 **청소년기**(그림 8-6), 그리고 신체가 퇴보하는 성인 후기.

청소년기(adolescence) 13세부터 18세까지의 연령

생리적

이 시기 동안, 제이미는 팔과 다리가 길어지고, 손과 발이 커지기 시작하며 2~3년간 빠른 성장을 경험할 것이다. 그녀의 가슴과 몸은 성장의 마지막 단계에서 커진다. 여자의 경우 대개 16살, 남성의 경우 18살에 성장이 끝나게 된다. 청소년기 후기에는, 평균적으로 여성보다 남성이 힘이 세지고 키가 커진다. 제이미의 활력 징후는 표 8-7에 나타나 있다.

이 시기에, 남자와 여자는 생식을 위한 성숙기에 도달하게 된다. 이차 성징이 발생하고, 외

표 8-7. 활력징후: 청소년기

심장박동수	호흡 수	수축기혈압
55~105회/분	12~20회/분	80~120mmHg

표 8-8. 활력징후: 성인 초기

심장박동수	호흡 수	혈압
평균 70회/분	16~20회/분	120/80mmHg

그림 8-7 성인 초기. *(Maridav/Shutterstock)*

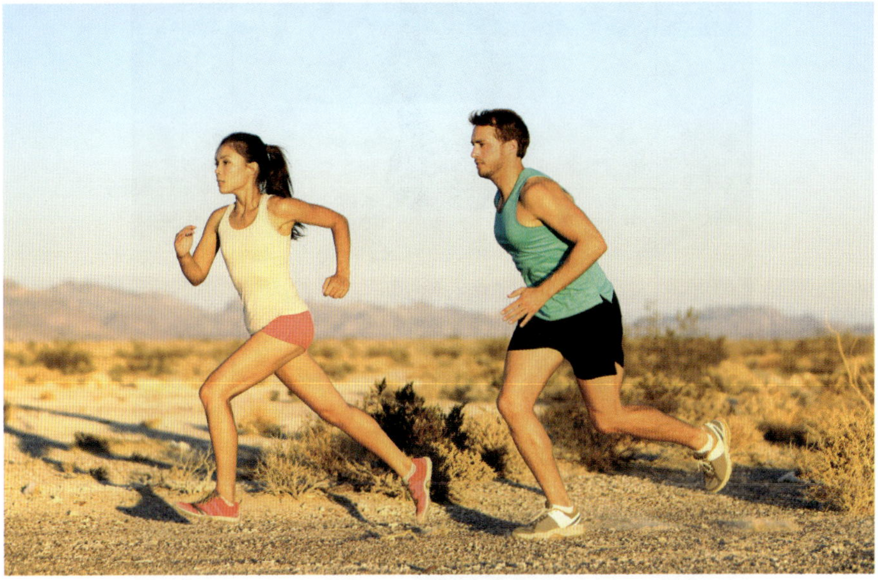

부 성기가 눈에 띄게 발달한다. 여성의 경우, 월경을 시작하고 가슴이 발달하게 된다.

심리사회적

청소년들은 독립을 위해 분투하고, 부모는 그런 아이를 제어하기 위해 분투함으로써 심각한 가족 갈등이 나타난다.

이 시기에, 제이미는 더욱 더 독립을 성취하고, 정체성을 발달시키기 위해 노력한다. 그녀는 "성"에 관심이 많아지고, 다소 쑥스러움을 보인다. 그녀는 어른처럼 대우를 받고 싶어하지만 뿐만 아니라, 어린 시절의 편안함을 즐긴다.

신체의 이미지는 이 시기에 매우 큰 관심거리이다. 그래서 식이 장애가 흔하게 발생한다. 또한 담배, 술, 불법 약물, 불안정한 운전으로 인해 자멸적인 행동을 시작하는 시기이다. 우울과 자살은 이 연령대에서 놀랄 만큼 흔하다.

청소년은 논리적, 분석적, 추상적 사고를 개발하고, 그들은 윤리에 대해 개인적인 생각을 갖추기 시작한다.

성인 초기(19~40세)

청소년기의 거창한 상황들을 한차례 거친 후에 비로소 성인이 된다(그림 8-7). 누군가는 좋은 인생이 청소년기 뒤에 나타난다고 하고; 누군가는 이미 청소년기 전에 나타났다고 이야기한다. 그러나 인생은 자신이 만드는 것이고, **성인 초기**에 큰 기회가 열릴 것이다.

성인 초기(early adulthood)
19세부터 40세까지의 연령

생리적

이 기간에 제이미는 평생 동안의 습관과 일상을 개발할 것이다. 그녀의 활력 징후는 표 8-8에 나타나 있다.

최상의 신체적 상태가 19세에서 26세 사이에 발생하고, 모든 신체 기관에 최적의 성능 수준에 있다. 이 기간의 마지막에는 신체는 퇴화 과정을 시작하게 된다.

그림 8-8 성인 중기

(© Royalty Free/Masterfile)

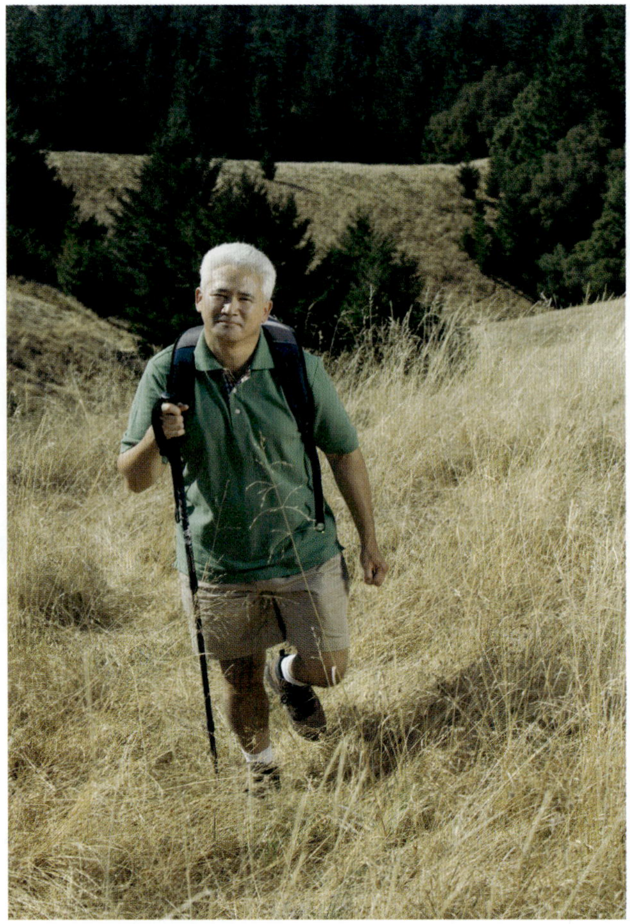

심리사회적

이 기간 동안 직무 스트레스의 가장 높은 수준이 발생하고, 제이미는 자신만의 신분을 설립하기 위해 노력한다.

로맨틱하고 다정함을 갖춘 사랑을 시작한다. 출산은 이 연령대에서 가장 흔하고, 새로운 가족은 새로운 도전과 스트레스를 제공한다. 이 그룹에서 사망의 주요 원인은 사고이다.

성인 중기(41~60세)

성인 중기(middle adulthood) 41세부터 60세까지의 연령

대부분, **성인 중기**는 그들이 지금까지 어떻게 인생을 살았는지, 그리고 앞으로 어떻게 살아갈지에 대해 반영하는 시기이다. 이 내부적 갈등은 종종 "중년의 위기"라 한다.

생리적

이 기간 동안, 제이미는 성인 초기에 비해 활력 징후에 눈에 띄는 변화는 없다. 그녀는 시각 문제를 갖기 시작하고, 처방 받은 안경을 착용한다. 그녀의 콜레스테롤 수치는 조금 높고, 건강 문제에 대해 우려하고 있다. 암은 종종 이 그룹에서 발생하고, 체중 조절은 더 어려워 지며, 여성의 경우 40세 후반에서 또는 50세 초반에 폐경이 시작된다. 심장 질환은 40대 이후의 모든 연령, 성별, 인종에서 가장 흔한 사망 원인이다(그림 8-8).

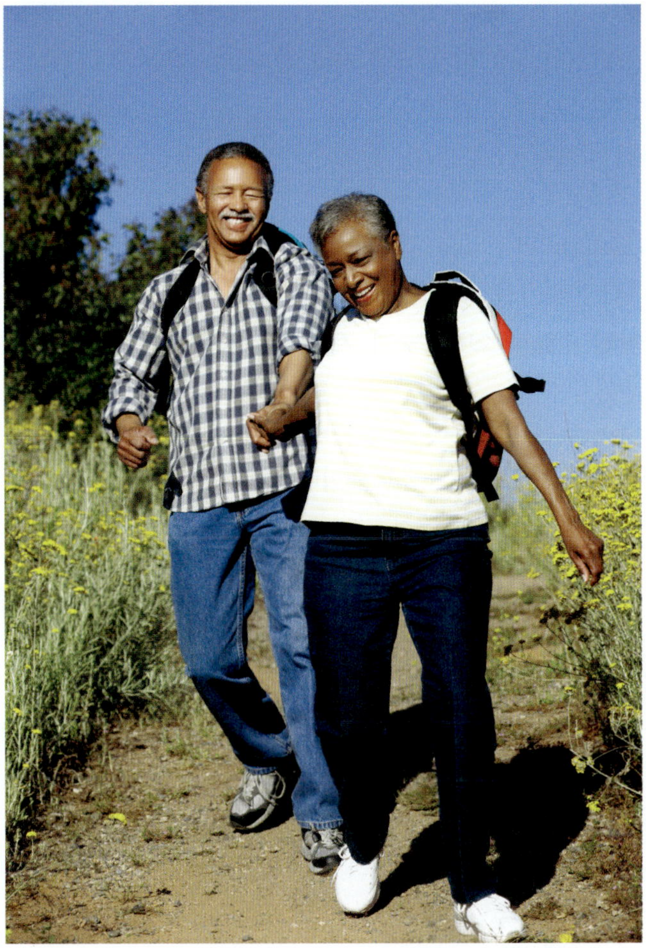

그림 8-9 성인 후기
(Monkey Business Images/Shutterstock)

심리사회적

제이미는 삶의 목표를 달성하기 위해 더 업무지향적이 될 것이다. 그녀의 아이들은 스스로 살아가기 시작하고, 그녀는 빈 둥지 증후군(empty-nest syndrome)을 겪는다. 자아 실현을 위한 기회와 자유가 증가된 시간이 될 것이다.

제이미는 새로운 삶을 시작하는 그녀의 아이들에 대해 우려하고, 그녀는 또한 노인 병간호에 대해 우려한다.

성인 후기(61세 이상)

성인 후기는 종종 "황혼기"라 일컬어진다. 이 시기의 발달은 몇가지 생리학적 그리고 심리사회적 변화를 가져온다(그림 8-9).

성인 후기(late adulthood)
61세부터 그 이상의 연령

생리적

제이미의 활력 징후는 그녀의 생리학적 그리고 신체 상태에 따라 달라진다. 심혈관계는 효율성이 떨어지고, 혈액의 양은 감소한다. 빠른맥의 수용력은 감소한다. 호흡 기계는 악화되고, 호흡 장애가 쉽게 발생한다. 내분비계의 변화는 대사를 감소시킨다. 수면 각성 주기는 또한 방해되어, 이는 수면 문제를 야기한다. 다른 신체 기관은 시간이 지날수록 악화된다.

심리사회적

제이미는 많은 도전에 직면한다. 동기, 개인 취미, 활동의 수준은 이 시기의 마지막에 증가한다. 그녀는 다음과 같은 도전에 직면한다:

- **생활 환경.** 얼마나 집에서 살 수 있을 것 같은가? 요양원이나 노인 주거 시설에 들어가야 할 것인가?
- **자부심.** 약간 둔화되었지만, 그녀는 자기 자신과 다른 사람에게 이익을 줄 효율적인 일을 수행하는 것에 대한 우려감을 나타낼 것이다.
- **재정적 부담.** 제한된 수입과 소비의 증가. 재정적 문제는 그녀의 결정에 크게 영향을 미칠 것이다.
- **죽음.** 그녀는 그녀의 주위 사람들이 죽거나 아픈 것을 직접 목격할 것이다. 그녀의 건강 상태와 죽음에 대한 우려감은 종종 발생할 것이다.

비판적 의사결정

활력징후의 정상 및 비정상을 결정하기

비록 모든 활력 징후의 정확한 수치들을 기억할 필요는 없지만, 응급구조사는 각 연령별 활력 징후가 정상인지 비정상인지에 대한 기본적인 개념은 반드시 가지고 있어야 한다. 다음의 목록은 각각의 활력 징후이고, 정상인지 비정상인지를 나타내고 있다. 각 환자의 정상 범위를 기록해 본다.

몸을 가누지 못하는 3살 남자 아이, 맥박 수는 분당 60회
심장 박동수가 불규칙 한 것처럼 느껴지는 65세 남성, 맥박 수는 분당 130회
사다리에서 떨어져 발목에 통증을 호소하는 42세 남성, 호흡 수는 분당 16회
어지러움을 호소하는 77세 여성, 맥박 수는 분당 56회
3개월 아기, 호흡 수 분당 30회

현장 사례

"내가 이렇게까지 오래 살다니 믿을 수 없다. 나의 인생은 매우 순조롭게 흘러갔고, 오늘은 나의 89번째 생일이다. 내가 태어난 이후 많은 것이 바뀌었다. 나는 여동생을 어렸을 적 하늘나라로 먼저 보냈다. 많은 사람들이 독감과 폐렴으로 사망했다. 그때 당시의 의사는 현대와 달리 아무것도 할 수 없었다."

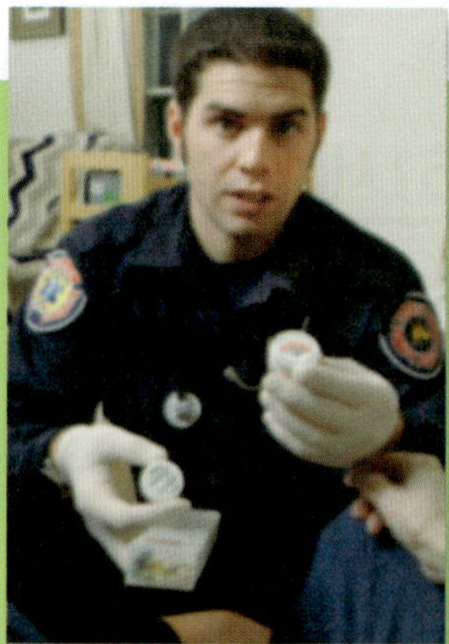

단원 복습

핵심 사실과 개념

- 연령별 생리학적 및 심리사회적 발달의 기본을 이해하는 것은 다양한 연령대의 환자를 평가하고 의사소통 하는데 도움을 준다.
- 연령별 생리학적 차이는 응급구조사의 처치에 영향을 미친다. 예를 들어 소아와 성인의 호흡계통 차이, 혹은 성인 환자의 기존 질병 상태 등이 있다.
- 영아와 어린 아이는 덜 발달된 작은 호흡계통을 가지고 있기 때문에 호흡 상태가 쉽게 악화될 수 있다.
- 소아 환자와 의사소통하는 것은 환자의 발달 단계에 따라 달라진다. 이것은 부모로부터 떨어져 낯선 사람에 대해 두려움을 갖는 영아기 때부터 부끄럼을 많이 타는 청소년기까지 범위가 넓다.

핵심 결정

발달 특성을 고려하여 어떻게 효과적으로 환자에게 접근할 것인가? 환자의 생리학적 발달을 근거로 하여 응급구조사는 어떤 처치와 평가를 시행해야 하는가?

단원 용어

청소년기(adolescence) 13세부터 18세까지의 연령

집착(bonding) 필요한 것은 반드시 이루어져야 함

성인 초기(early adulthood) 19세부터 40세까지의 연령

영아기(infancy) 출생부터 생후 1년까지의 연령

성인 후기(late adulthood) 61세부터 그 이상의 연령

성인 중기(middle adulthood) 41세부터 60세까지의 연령

모로 반사(moro reflex) 영아는 놀랬을 때, 팔을 벌리고 손가락을 펼친 다음 다시 팔과 손가락을 움추린다.

손바닥 반사(palmar reflex) 영아의 손바닥에 손가락을 놓으면, 손가락을 움켜잡는다.

취학전기(preschool age) 3세부터 5세까지의 연령

먹이찾기 반사(rooting reflex) 배고픈 영아의 볼을 만지면, 영아는 만진 쪽으로 고개를 돌린다.

비계(scaffolding) 자신이 배운 것을 쌓아가며 기억하는 방법

취학령기(school age) 6세부터 12세까지의 연령

빨기 반사(sucking reflex) 영아의 입술을 만지면, 영아는 손가락을 빨기 시작한다.

기질(temperament) 환경에 대한 영아의 반응

유아기(toddler phase) 생후 12개월에서 36개월까지의 연령

신뢰와 불신(trust versus mistrust) 일상적이고, 예상 가능한 환경과 그 반대인 환경에서 나타내는 반응

평가와 술기를 위한 준비

요약 문제

1. 아래에 주어진 목록에 어떤 연령대가 해당되는지 적어본다:

대사 감소
대소변 훈련
빈둥지 증후군
눈에 띌 정도의 외부 생식기 발달
먹이찾기 반사
흔한 자기파괴행동(자살 시도)
최고의 신체적 상태
황혼기

2. 응급구조사에 대한 아이의 반응은 태어날 때부터 청소년이 될 때까지 어떻게 변화하는가?

연관시켜 생각하기

해부생리학 및 병태생리학의 단원에서 배운 내용을 이 단원에서 배운 내용에 연 배운 내용을 연관시켜 다음의 질문에 대해 생각해 보자.

1. 소아와 노인의 뼈대는 어떻게 다른가? 두 그룹에서 나타나는 골절 양상은 무엇인가?
2. 태어난 후부터 성인까지 심장박동수는 어떻게 변하는가? 성인 후기로 접어들면서 심장은 더 강해지는가? 아니면 약해지는가?

3. 나이가 들수록 호흡계통은 향상하는가? 감소하는가? 소아와 노인 중 만성 호흡기질환을 가지고 있을 확률이 높은 그룹은 무엇인가?

비판적 사고 연습

청소년 환자를 다루는 것은 응급구조사에게 특별하고 힘든 도전이 될 것이다. 이 연습의 목적은 다음과 같은 상황에서 응급구조사로서 어떻게 효과적으로 대처할 것인지 고려해보기 위함이다.

- 응급구조사는 복통을 호소하는 16세 여자 환자를 처치하기 위해 현장으로 갔다. 환자와 환자의 친구는 공원에 있었고, 환자는 응급구조사의 질문에 대답하기 꺼려했다. 청소년의 발달 특성을 고려했을 때, 어떤 점이 이 상황을 만들어 내는가? 응급구조사는 이 상황을 어떻게 극복할 수 있는가?

병태생리학적 접근

다음의 질문들은 현장에서 정확한 결정을 내리고 임상과 관련된 정보를 미리 생각해 볼 수 있도록 돕기 위해 고안되었다.

1. 응급구조사는 말에서 떨어진 어린 아이를 평가하고 있다. 아이의 활력징후는 대부분 괜찮았지만, 심장박동수는 정상보다 빨랐다. 아이의 상태를 고려했을 때, 빠른맥을 만든 결정적인 원인은 무엇이라고 생각하는가?
2. 노인 환자는 종종 많은 약물들을 복용한다. 환자가 어떤 약을 복용했는지 이해하는 것은 응급구조사의 평가와 처치에 어떻게 도움을 주는가?

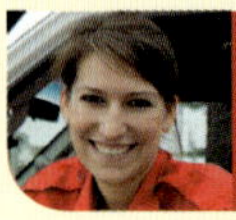

현장이야기

응급구조사는 차량 대 보행자 충돌 사고 현장으로 출동하였다. 현장에 도착해보니, 승용차 앞에 아이가 땅에 누워 울고 있었고, 아이의 엄마가 아이를 안고 있었다. 운전자는 응급구조사에게 아이가 뛰어나오는 것을 보지 못하였고, 빠른 속도로 달리지 않았다고 말했다. 사고가 난 도로의 제한 속도는 시간당 30km였다.

응급구조사는 아이와 아이의 엄마에게 자신을 소개한 후 아이의 상태를 살펴보았다. 아이는 대략 3~4세 정도로 보였으며, 응급구조사가 아이에게 말을 걸자 아이는 엄마를 꼭 안았다. 응급구조사는 아이의 오른팔과 오른쪽 이마에 찰과상을 확인하였다. 응급구조사는 손상 기전과 아이의 손상을 고려하여, 아이의 척추를 고정하기로 결정하였다.

질문

1. 엄마에게 꼭 안기는 아이의 행동을 어떻게 해석할 것인가? 이 행동은 정상적인가? 아니면 심각한 손상의 징후인가?
2. 환자의 척추를 고정한다는 것은, 아이의 움직임을 제한한다는 의미이다. 환자가 이것에 대해 어떻게 반응할 것인지 예상할 수 있는가?
3. 환자의 엄마가 응급구조사의 처치에 도움을 줄 수 있는가? 그렇다면 어떻게 도와줄 수 있는가?

응급구조사는 계속해서 아이의 평가를 이어갔다. 아이의 맥박은 분당 102회로 강하고 규칙적이며, 호흡은 분당 28회로 적절하였다. 혈압은 96/58, 모세혈관 재충혈은 2초 미만이었다. 아이의 동공은 불빛에 정상적인 크기로 반응하였다.

질문

4. 환자의 활력징후는 정상인가?
5. 다양한 연령대의 정상 활력징후 범위를 기억할 필요가 있는가? 그렇지 않다면, 어떻게 정상 범위를 알 수 있는가?
6. 아이에게 평가와 처치를 어떻게 설명할 것인가?

응급구조사는 엄마의 도움과 구급차 내의 동물 인형을 이용하여 아이를 진정시킨 후 척추 고정판에 아이를 고정하였다. 오른쪽 팔에 부목을 적용하였다. 아이의 의식은 명료했고, 병원까지 아무런 사고 없이 이송되었다.

SECTION 2

기도 관리, 호흡 및 인공 환기

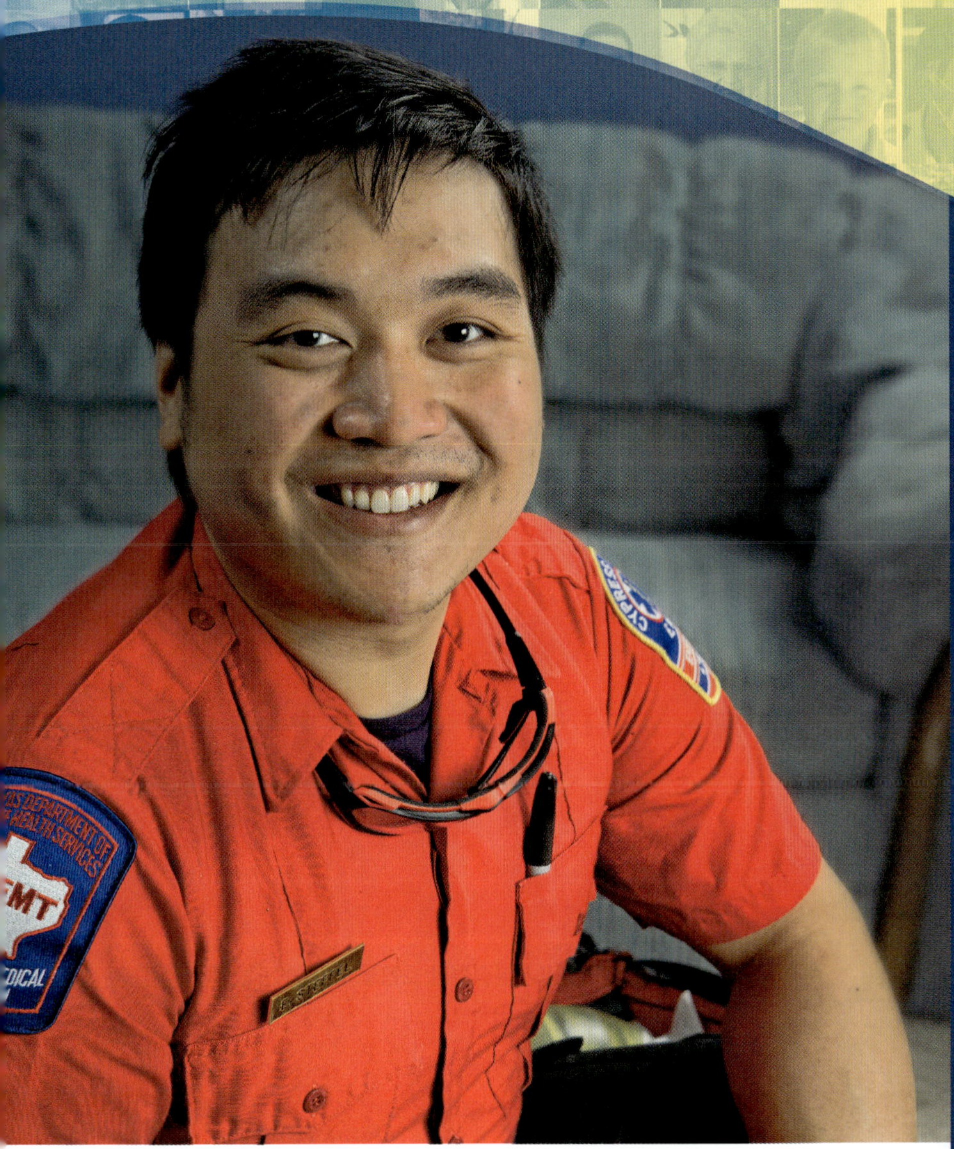

제 9단원
기도 관리

제 10단원
호흡 및 인공 환기

“기도 관리, 호흡 및 인공환기” 단원은 이 책에서 가장 중요한 두 단원을 포함한다. 기도가 개방되어 있지 않거나 호흡을 하지 않고 살 수 있는 사람은 아무도 없다.

9단원은 기도평가와 유지에 관련된 일차평가의 구성요소를 다루었다. 기도의 생리와 병태생리학을 통해 기도를 개방하는 방법, 기도개방을 유지하는 기구, 그리고 다양한 흡인장비를 사용하는 술기에 대하여 논의할 것이다.

10단원은 호흡 생리학과 병태생리학, 적절한 호흡과 부적절한 호흡, 양압환기, 산소요법 등에 대해 다루었다. 이 단원의 마지막에서는 응급구조사가 전문소생술팀의 전문응급구조사를 도와 기도를 개방하는 방법에 대해 다룰 것이다.

9 기도 관리 (Airway Management)

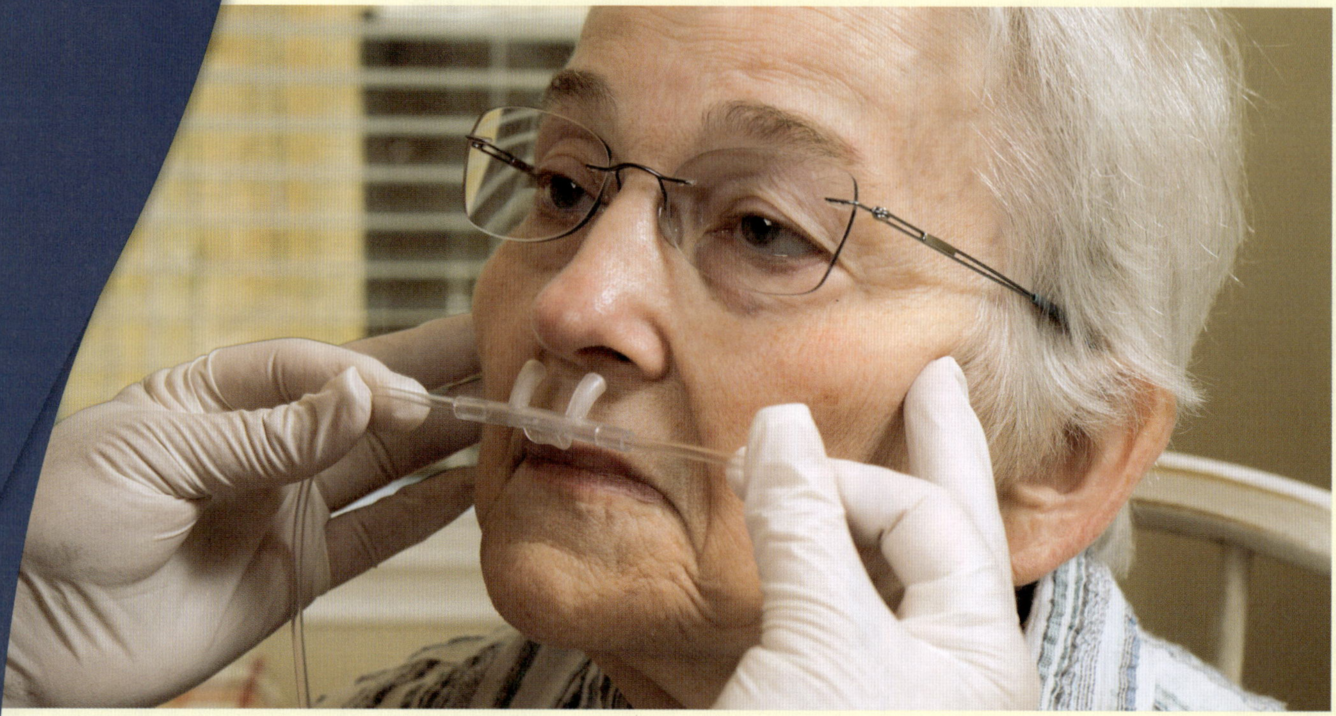

관련 단원

다음 단원들은 이 단원에서 토의된 주제와 관련하여 추가적인 정보를 제공한다.

3 환자 들어올리기와 이동하기
6 해부생리학
7 환기, 관류, 쇼크; 병태생리학의 이해
10 호흡과 인공 환기
17 호흡 응급

표준

기도 관리, 호흡, 인공 환기(기도 관리)

역량

일반적으로 해부학과 생리학에 관한 지식(학문의 깊이와 토대)은 환자평가와 관리를 하는데 모든 연령대의 환자들에게 기도를 확보하고 적절한 기계적 환기와 호흡을 제공하기 위해 적용될 것이다.

핵심 개념

- 기도 생리학
- 기도 병태생리학
- 적절하거나 부적절한 호흡을 인지하는 방법
- 기도개방 방법
- 기도 유지기 사용 방법
- 흡인의 원칙과 술기

학습목표

이 단원을 학습한 후, 여러분은:

9.1 이 단원에서 소개된 주요 용어를 정의할 수 있다.
9.2 상기도와 하기도의 해부학과 생리학을 설명할 수 있다.
9.3 주어진 그림에서 상기도와 하기도의 구조를 명확하게 구별할 수 있다.
9.4 기도 폐쇄를 유발하는 흔한 병태생리학적 문제를 설명할 수 있다.
9.5 다양한 시나리오에서 기도 평가를 시행할 수 있다.
9.6 병태생리학적 원인에 따른 부적절한 호흡음을 평가할 수 있다.
9.7 기도는 개방되어 있지만, 기도 폐쇄의 위험 요소가 있는 환자를 식별할 수 있다.
9.8 부적절한 기도를 가진 환자를 평가할 수 있다.
9.9 소아 그리고 성인 내과환자와 외상환자에서의 도수적인 기도 개방 방법을 시행할 수 있다.

a. 머리기울임-턱들어올리기 방법

b. 턱밀어올리기 방법

9.10 기도유지기의 적응증, 금기증, 사용 방법, 잠재적인 합병증에 대해 설명할 수 있다.

a. 입인두기도기

b. 코인두기도기

9.11 입과 입인두 흡인의 적응증을 설명할 수 있다.

9.12 입과 입인두 흡인에 관련된 제한점과 위험요소를 설명할 수 있다.

9.13 다음과 같은 기도 관리 술기를 시행할 수 있다.

a. 입인두기도기 삽입

b. 코인두기도기 삽입

c. 입과 입인두 흡인

9.14 소아 환자, 안면외상환자, 기도폐쇄 환자의 기도관리 방법을 설명할 수 있다.

핵심 용어

기도(airway)

기관지수축(bronchoconstriction)

머리기울임-턱들어올리기 방법(head-tilt, chin-lift maneuver)

코인두기도기(nasopharyngeal airway)

개방된 기도(patent airway)

그렁거림(협착음, stridor)

구역반사(gag reflex)

턱밀어올리기 방법(jaw-thrust maneuver)

입인두기도기(oropharyngeal airway)

흡인(suctioning)

인체의 세포가 살기 위해서는 산소가 반드시 있어야 한다. 기도, 호흡, 순환—"ABC"—이 중요한 이유는 산소가 인체로 들어와 세포로 운반되는 과정이기 때문이다. 여러분은 이 단원에서, ABC의 "A"에 해당하는 "기도"에 대해 배울 것이고, 이것은 산소를 세포로 전달하는 역할을 한다. 여러분은 대부분의 일차 평가와 처치가 "기도"에 중심을 두고 있다는 것을 배울 것이다. 그 이유는 간단하다: 기도가 개방되어 있지 않으면, 공기는 허파로 들어갈 수 없고, 산소는 세포에 전달되지 않는다. 본질적으로, "기도"가 확보되지 않으면 환자는 죽을 것이다. 여러분은 이 단원을 공부하면서, 이 문구가 얼마나 중요한지 기억하고 있어야 한다.

이 단원을 읽기 전에, 여러분은 호흡 계통의 구조에 대해 공부하고, 호흡계통의 그림에 있는 빈칸에 알맞은 명칭을 채워넣을 수 있어야 한다(그림 9-1, 9-2, 9-3). 여러분은 이 단원에서 이전에 배웠던 응급구조사 교육과정의 다양한 주제들을 다시 한번 복습할 수 있을 것이다. 이 단원은 구조 호흡 제공, 심폐소생술 시행, 영아, 소아, 성인에서의 기도 폐쇄 처치 등을 포함하고 있고, 이 주제들을 각각 논의하게 될 것이고 여러분은 이 교재의 뒤에 있는 부록 B의 "기본심장소생술 검토"를 자세하게 학습해야 할 것이다.

기도 생리학

허파의 안과 밖으로 공기가 이동하기 위해서는 확실하게 **개방되어 있는 기도**가 필요하다. 즉 공기의 흐름은 막히지 않아야 하고 자연스럽게 통로를 지나 다닐 수 있어야 한다.

상기도에서는 (그림 9-2) 공기가 입과 코를 통하여 신체로 들어간다. 코는 특히 공기를 받아들인 후, 그 공기를 따뜻하게 하고, 가습화 시키도록 만들어져 있다. 입은 주로 음식물이 소화기계통으로 들어가도록 만들어져 있고 또한 공기를 위한 통로이기도 하다(특히 응급상황에서). 공기는 코와 입의 뒤쪽과 아래쪽을 지나 인두로 들어가게 된다. 인두는 세 부분으로 나누어져 있다: 인두와 결합하는 입 공간인 입인두, 후두까지 연결되어 있는 비어 있는 코 통

핵심 개념
기도 생리학

기도(airway)
공기가 들어가는 통로. 기도의 구조는 코, 입, 인두, 후두, 기도, 기관지, 허파로 구성된다.

개방된 기도(patent airway)
기도(코나 입으로부터 폐로 연결되는 통로)로 공기를 통과하지 못하게 하는 이물질 또는 공기의 흐름에 방해가 없는 깨끗한 상태 혹은 개방된 상태.

그림 9-1 호흡계통

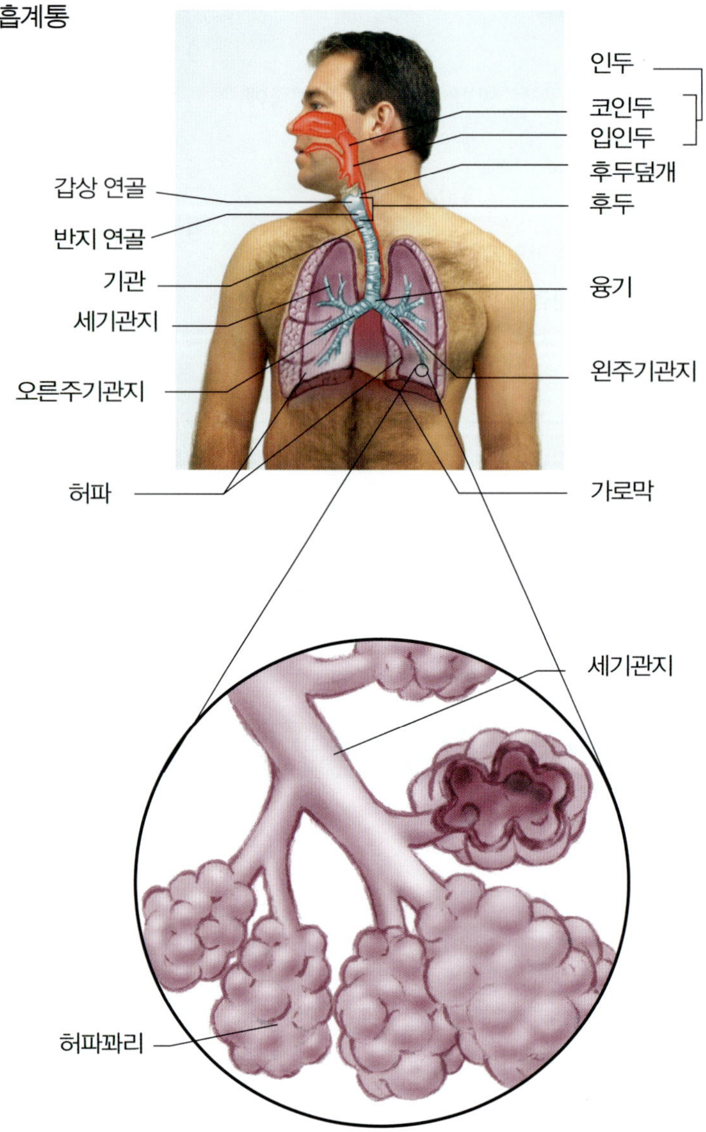

로인 코인두, 그리고 마지막으로 기도 주변을 감싸고 있는 구조물인 후두인두이다.

하인두라고 알려져 있는 후두인두는 기도를 개방하고 보호하도록 만들어져 있다. 이는 또한 상기도와 하기도로 나누는 기준점이기도 하다. 성문개(glottis opening)라고 불리우는 인두의 입구 부분은 큰 잎 모양과 같은 후두덮개(epiglottis)에 의해 보호된다. 이 보호덮개는 성문개 위에 위치하여 구역 반사에 반응하거나 삼키는 동안에 기도를 막도록 구성되어 있다. 성문개는 또한 성대에 의해 보호된다. 기도 입구의 양쪽에 놓여있는 커튼처럼 생긴 이 섬유는 보호를 위해 덮을 뿐만 아니라 소리를 만들어 내기 위해 공기의 흐름을 진동시킨다.

후두는 연골에 의해 둘러 쌓여있고 보호된다. 방패같이 생긴 갑상 연골은 후두의 앞쪽을 보호하고, 후두융기를 형성한다. 반지 연골은 완전한 링 모양의 연골인데, 후두의 아래쪽 부위를 형성하고, 상기도 형성에 기여한다.

하기도(그림 9-3)는 후두 아래에서 시작하여 기관, 기관지통로, 허파꽈리로 구성되어 있다. 공기는 성문개에서 기관으로 들어간다. 기관은 16개의 연골 링에 의해 보호되는 튜브이다. 이 링들은 기도의 모양을 유지시키고, 붕괴손상으로부터 기도를 보호한다. 제일 위에 있는 링은 반지연골로, 완전한 360도 모양으로 둘러있다. 다른 링들은 3/4 정도 둘러져 있고, 민무늬근육에 의해 뒤쪽으로 연결되어 있다. 기관은 융기(carina)까지 뻗어 있고, 융기에서 기관은 두

그림 9-2 상기도

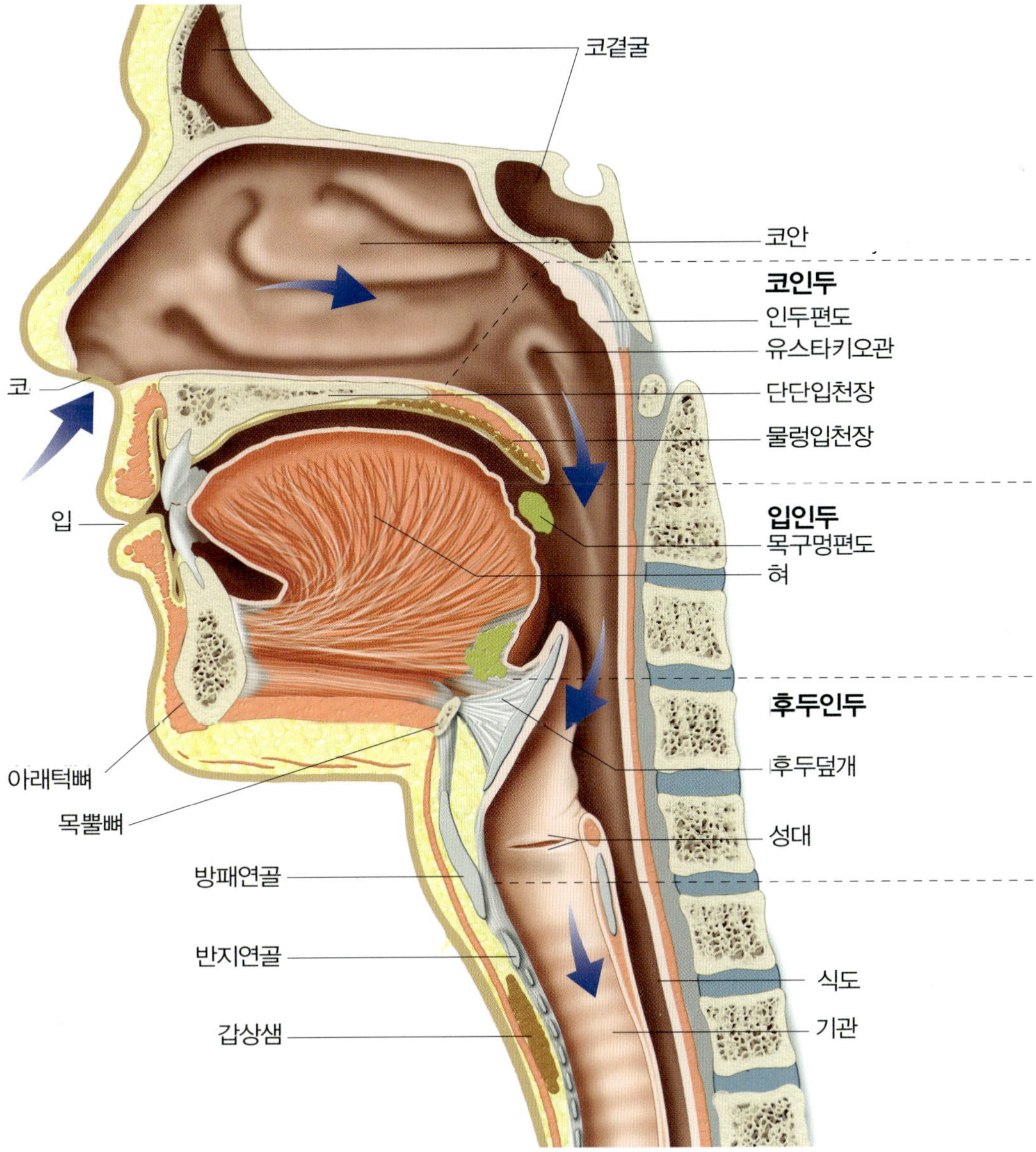

주요 기관지를 형성한다. 큰 가지는 더욱 더 작은 공기 통로로 세기관지를 형성하기 위해 더 세분화 된다. 모든 공기통로는 연골과 민무늬 근육으로 형성되어 있다. 이 민무늬근육은 세기관지가 특정 자극에 반응하여 내부 직경의 크기가 변할 수 있게 해준다. 세기관지의 끝은 허파꽈리로 구성되어 있다. 허파꽈리는 기도의 끝에 포도송이처럼 생긴 아주 작은 공기 주머니이다. 허파꽈리는 모세혈관에 의해 둘러 쌓여 있으며, 산소와 이산화탄소가 얇은 막을 통해 확산된다.

세기관지가 나누어지고 어떤 방향으로 이동하는지를 기억하는 것은 중요하다. 작은 세기관지와 수백만 개의 허파꽈리는 빗장뼈부터 가로막까지 대부분 가슴의 해부학적 부위를 커버하기 위해 작은 세기관지와 수백만 개의 허파꽈리들이 연결되어 있다.

그림 9-3 하기도. (A) 기관지 나무, (B) 허파꽈리주머니 (허파꽈리들의 집합체)

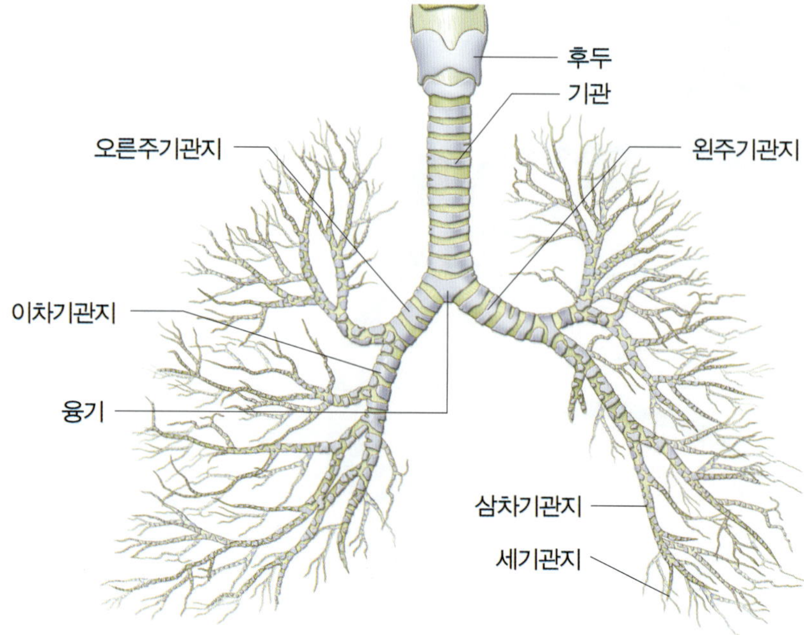

(A)

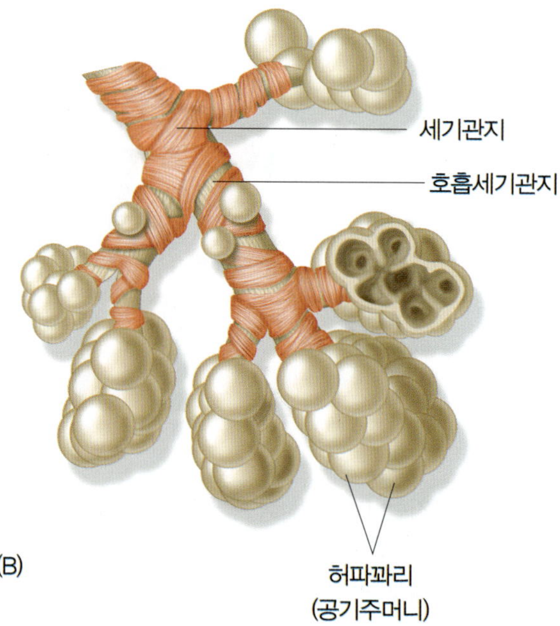

(B)

기도 병태생리학

핵심 개념
기도 병태생리학

공기가 코와 입에서부터 허파까지 전달되기 위해서, 그 경로는 반드시 개방되어 있어야 한다. 다양한 이물질들이 그 경로를 차단하여 공기 흐름을 방해할 수 있다. 혈액과 구토, 식품이나 작은 장난감 등과 같은 이물질들은 기도를 폐쇄하여 공기의 흐름을 방해하는 흔한 장애물이다.

기도는 또한 환자 자신에 의해서도 막힐 수 있다. 개방된 기도는 기도로부터 근육의 조절이 필요하다. 이를 무손상 근육긴장도(intact muscle tone)라고 한다. 의식이 불분명하거나 신경학적 손상을 입은 경우 근육의 긴장도를 손실할 수 있고, 기도가 손상된다. 의식이 불분명한

현장사례

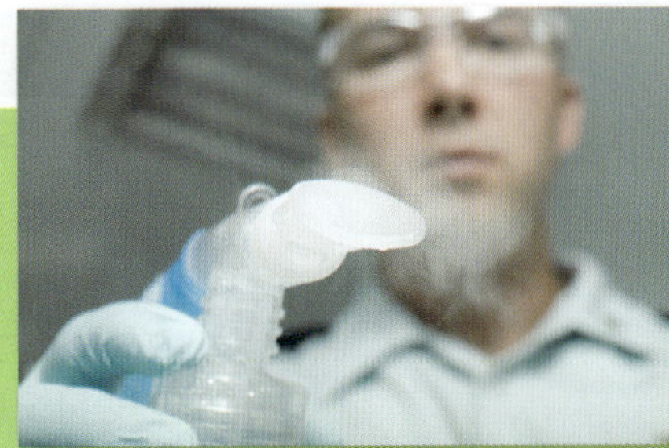

"그것은 휘~익 소리가 나고 연기가 품어져 나왔다."

그러나 나는 이것이 한 달에 한 두 번씩 나의 삶을 구해준다는 것을 안다.

나는 정말 심한 천식을 앓고 있을 뿐만 아니라 어떤 일을 하거나 약을 먹으려고 노력하는 것조차 어렵다. 그런 일들은 나의 일상생활을 점점 더 어렵게 하고 있다.

그런 상황은 종종 내가 달리기를 하거나 버스를 타려고 할 때이며 다른 때는 알레르기 계절의 경우에 발생한다.

또 어떤 때는 내가 알지 못하게—그러나 나는 앰블런스에 실려가는 처치가 되고 나는 내뷸라이져가 필요해진다. 최근까지 응급구조사들은 구급차에 내뷸라이져를 가지고 있지 않았다. 그러나 지금은 가지고 있다.

"내가 일하고 있는 주에서는 새로운 법률과 규정으로 내가 병원에 도착할 때까지 기다리는 것 대신에 응급구조사들에게 내뷸라이져 처치를 받을 수 있도록 정하고 있다. 그것은 좋은 일이다."

사람에게서 발생하는 가장 흔한 기도폐쇄 요인은 혀이다. 더 정확하게 이야기 하자면, 후두덮개는 혀에 연결되어 있다. 근육의 긴장도가 약해지면 혀의 근육 긴장도가 풀리고, 뒤로 떨어지게 되면서 기도가 막히게 된다. 이때 혀가 후두덮개 뒤루 떨어지면서 기도의 입구를 막는다. 종종 사람들은 이러한 폐쇄를 혀가 기도를 막아서 생기는 것이라고 생각하지만, 실제로는 후두덮개가 폐쇄의 직접적인 원인이 된다.

기도 폐쇄는 이물질이 기도에 걸렸을 때처럼 갑자기 발생하기도 하고, 또한 화상, 무딘손상, 후두덮개 주위 조직의 부종을 야기시키는 특정 감염질환 등에 의해 천천히 발생하기도 한다. 이러한 것들은 공기의 흐름을 방해한다. 이와 같이, 기도의 개방성을 평가하는 것은 일시적으로 이루어지는 것이 아니라 지속적으로 이루어진다는 것을 기억하는 것은 중요하다. "기도가 개방되어있지만, 계속 개방되어 있을 것인가?"

하기도에서, 민무늬근육은 수축하여 기도의 내부 직경을 감소시킬 수 있다. 기도의 내부 직경이 아주 조금만 변화하더라도, 공기 흐름의 저항은 커져, 환자의 호흡에 심각하게 영향을 미칠 수 있다. 이는 **기관지 수축** 또는 기관지 경련으로 알려져 있고, 천식과 같은 질병에서 흔하게 발생한다.

기관지 수축 (bronchoconstriction)
기관지 통로에 위치해 있는 민무늬근육의 수축 기도의 내부 직경을 감소시키고, 공기흐름의 저항을 증가시킨다.

환자 평가

기도

환자의 기도를 평가할 때 다음과 같은 두 가지 질문에 대해 반드시 고려해야 한다: "기도는 개방되어 있는가?" "기도는 개방된 상태로 유지될 것인가?"(표 9-1 참고)

핵심 개념
기도가 적절한 상태인지 부적절한 상태인지 어떻게 확인하는가?

기도는 개방되어 있는가?

여러분은 간단한 인사 방법으로 대부분 환자의 기도 개방 상태를 확인할 수 있다. 환자가 말한다는 것은, 공기의 이동이 가능하다는 것을 알려주는 지표가 된다. 동시에 매우 예민해하거나, 쉰 목소리, 말을 할 수 없는 사람인 경우에는, 공기의 이동이 어렵다는 것을 나타낼 수 있다. 협착음은 상기도에 부분적 폐쇄가 발생하여 공기의 흐름을 방해할 때 나타나는 고음이다. 이 소리는 흡기 또는 호기에서 발생하고(또는 둘 다에서 들을 수 있음), 공기의 움직임이 부족한 불길한 증상이다. 입과 코로부터 호흡음이 코고는 소리, 헐떡임, 까마귀소리, 협착음 등 이상호흡

협착음(stridor)
상기도가 부분적으로 폐쇄되었을 때 발생하는 높은 고음

표 9-1. 일차평가에서의 기도 - ABC

• 기도는 개방되어 있는가?
• 환자는 말을 할 수 있는가?

• 보라
  • 시각적으로 이물질이나 명백한 외상이 없는지 확인하기 위해 기도를 평가하라.
  • 가슴이 오르내리는 것과 같은 호흡의 시각적 징후를 보아라.

• 들어라.
  • 호흡음을 들어라.
  • 협착음, 코고는 소리, 헐떡거리는 소리 등과 같이 공기의 흐름이 방해되는 이상 호흡음을 들어라.

• 느껴라.
  • 입에서 공기의 이동을 느껴라.
  • 가슴이 오르내리는지 느껴라.

• 기도는 개방된 상태로 유지될 것인가?
  • 위험요소가 있는가?
  • 기도가 개방되어 있지 않다면, 즉시 개방하라.
  • 불안정한 기도를 어떻게 개방하여 유지시킬 것인지 생각하라.
  • 더 결정적인 기도 처치를 위해 전문소생술을 고려하라.

• 나중에 발생할 잠재적인 위험 요소가 있는가?
  • 재평가, 재평가, 재평가하라.
  • 목소리의 변화나 협착음과 같은 불안정한 기도 폐쇄의 증상을 평가하라.
  • 나중에 기도에 위협이 될만한 상황을 고려하라(아나필락시스와 같은).

음이 들리지 않아야 한다. 여러분은 호흡이 어려운 환자가 본인의 기도를 개방된 상태로 유지시키기 위해 특정한 자세를 취하는 것을 볼 수 있다. 상기도의 부종이 공기의 흐름을 막을 때 (일반적으로 감염에 의한) 환자들은 "냄새맡는 자세"를 취할 것이다. 환자들은 뭔가 냄새를 맡으려고 하는 것처럼 자신의 머리를 앞으로 뺀다. 기도의 부분 폐쇄가 발생했을 때 이 자세는 공기의 흐름을 유지시키기 위해 중요한 자세가 될 수 있다.

종종 기도가 개방되어 있는지 즉각적으로 확인하기는 어려울 것이다. 심폐소생술 수업에서, 여러분은 아마 보고-듣고-느끼고 방법에 대해 배웠을 것이다. 만약에 어떤 한 사람이 의식이 없다면, 여러분은 기도를 평가하기 위해 이 방법을 사용할 필요가 있을지도 모른다. 이러한 경우에는 가슴이 오르내리는지 확인하기 위하여 가슴을 관찰하여라. 또한 기도 내에 이물질이 있는지 없는지에 대해서도 살펴보아야 한다. 여러분은 손으로 가슴이 오르내리는지 평가하는 동안, 입에서 호흡음을 들어야 한다. 또한 여러분의 손을 환자의 입에 대어 공기의 흐름을 느낄 수 있을 것이다. 이는 육안으로 확인이 불가능한 경우에 공기의 흐름을 감지할 수 있도록 도와준다.

여러분은 일차평가의 한 부분으로 기도를 평가할 것이고, 일차평가에서 문제점을 발견했다면 바로 즉시 그 문제를 교정하여야 한다. 즉 만약 기도가 개방되어 있지 않다면, 하던 평가를 멈추고 즉시 기도를 개방하여야 한다. (이 장의 뒷부분에서 기도 처치에 대해 논의할 것이다.)

기도는 개방된 상태로 유지될 것인가?

이 단원의 첫 번째 부분에서는 기도 개방에 대해서 논의했다. 그것도 중요하지만, 기도를 지속적으로 개방된 상태로 유지하는 것도 중요하다. 기도 평가는 어느 한 순간에만 이루어지는 것이 아니라, 특히 응급 환자에게서는 지속적으로 고려되어야 할 것이다. 환자의 기도를 처음에 개방하고 어떻게 이 개방된 기도를 유지시킬 것인지에 대해 즉각적으로 고려해야 하는 경우도 있을 것이다. 기도 개방을 유지할 수 없는 환자에게서는 머리기울임-턱들어올리기 방법과 같은 도수적인 방법으로 기도를 개방해야 할 것이다. 하지만, 이러한 경우엔 여러분이 손을 떼는 순간, 기도는 다시 제자리로 돌아갈 것이다. 이 시점에서 여러분은 기도 개방을 위한 추가적인 단계를 고려해봐야 한다. 만약에 부분적으로 폐쇄된 기도를 확인했다면, 여러분은 이와 같이 자신에게 질문해야 한다. “기도가 완전히 막힐 때까지 얼마나 시간이 걸릴까?” “이 문제를 해결하고 예방하기 위해서 필요한 단계는 무엇일까?” 다음 예를 고려해보라:

- 여러분은 사다리에서 떨어져 의식이 없는 환자의 기도를 평가하고 있다. 환자의 기도는 폐쇄되어 있고, 여러분은 턱밀어올리기 방법을 사용하였다. 기도는 개방되었고, 환자는 호흡하기 시작하였다. 하지만, 여러분이 손을 떼었을 때, 기도는 다시 폐쇄되었고 환자는 호흡을 멈추었다. 이러한 경우엔 환자의 기도는 개방되었지만, 개방된 상태를 유지시킬 수는 없다.
- 여러분은 벌에 쏘인 어린아이를 평가하고 있다. 환자는 쉰목소리로 말을 하고 있고, 호흡하고 있다. 여러분은 환자가 들숨 시 협착음이 들리는 것을 알아차렸다. 환자의 기도는 개방되어 있지만, 목소리의 변화는 기도의 부종으로 공기의 흐름이 일부 막히고 있다는 것을 나타낸다. 환자는 언제까지 호흡을 지속할 수 있을까? 공기의 흐름을 유지시키기 위해 즉각적으로 적용해야 할 단계는 무엇일까?
- 기도를 유지하는 능력은 시간에 따라 변화할 수 있다는 것을 기억해야 한다. 의식상태가 저하되면 기도를 보호하는 능력도 저하될 것이다. 항상 이러한 것들을 재평가하고, 환자의 기도가 지금 개방되어 있다는 이유만으로 앞으로도 환자의 기도가 개방된 상태로 있는 것은 아니라는 것을 기억해야 한다.

부적절한 기도의 징후

다음은 잠재적으로 부적절한 기도의 상태 또는 기도 폐쇄 상태를 나타내는 징후이다:

- 호흡 또는 공기의 흐름을 나타내는 아무런 징후가 없다.
- 기도에 혈액, 구토물, 부러진 치아와 같은 이물질이 보인다.
- 입 또는 코에서 공기의 흐름이 느껴지지도 들리지도 않는다. 공기 교환의 양이 정상보다 적다.
- 환자는 말할 수 없거나 말하는 것에 대해 어려움을 호소한다.
- 환자는 평소 목소리와 달리 쉬거나 거친 목소리를 낸다.
- 가슴의 움직임이 없거나, 얕다.
- 호흡 시 움직임이 복부에 한정되어 있다(복식호흡).
- 호흡음이 들리지 않거나 약하다.
- 쌕쌕거림(천명음), 협착음, 코고는 소리, 헐떡거리는 소리, 등과 같은 비정상적인 호흡음이 들린다.

비판적 의사결정

기도는 개방된 상태로 유지될 것인가?

여러분은 불안정한 기도의 징후에 대해 배웠다. 이러한 정보를 사용하여 환자의 기도가 개방될 것인지 아닌지에 대하여 생각해 보자.

1. 16세 천식 환자가 여러분에게 피곤하다고 말하고, 고개를 끄덕이며 졸고 있다.
2. 최근에 폐렴 진단을 받은 72세 여자 환자가 숨쉬기 힘들다고 신고했고, 환자의 호흡은 빠르고, 왼쪽 호흡음이 감소된 상태이다.
3. 35세 남자 환자가 숨쉬기 힘들다고 여러분에게 말하고 있다. 여러분은 환자가 침을 흘리고 있고 똑바로 앉아 있으려고 한다는 것을 알아 차렸고, 여러분이 환자를 이송 들것 뒤에 기댈 수 있도록 도와주려고 하자 환자는 기침을 하면서 구역질을 하기 시작하며 냄새 맡는 자세를 취했다.
4. 이틀 전에 감기에 걸리고, 오늘 저녁에 기침 때문에 잠에서 깬 16개월된 아기, 이 아기는 깨어 있으나 기침할 때마다 개가 짖는 듯한 소리를 낸다.

Inside Outside

부분 기도 폐쇄 소리

부분적으로 폐쇄된 기도는 종종 공기의 이동이 제한된 호흡음에 의해 확인된다. 이러한 호흡음들을 이해하는 것은 기도의 병태생리학을 이해하는데에 도움을 줄 것이다.

- **협착음(stridor).** 협착음은 일반적으로 상기도의 공기 흐름이 심각하게 제한될 때 발생한다. 부분적 폐쇄 공간을 통과하는 압력에 의해 공기가 힘을 받음으로써, 고음 또는 휘파람 소리를 들을 수 있다. 일반적으로 협착음은 심각하게 좁아진 공기의 통로를 나타낸다. 협착음에서, 폐쇄의 원인은 장난감 같은 이물질이나, 상기도 조직의 부종 및 감염이다.
- **쉰목소리(hoarseness).** 협착음과 같은 목소리의 변화, 종종 좁아진 상기도에서 발생한다. 쉰 목소리는 종종 지속적인 기도 문제를 평가하기 위해 유용하다. 예를 들어, 화상을 입은 후 기도가 부은 사람에게서, 처음에는 정상적인 목소리를 들을 수 있지만, 부종이 점점 커져 성대를 자극하면서 쉰 목소리가 나올 것이다. 쉰 목소리는 종종 불길한 징조를 나타낸다.
- **코고는 소리(snoring).** 코고는 소리는 상기도의 부드러운 조직이 공기의 흐름에 대해 저항을 만들면서 내는 소리이다. 대부분의 사람들이 수면시간 동안 정상적으로 코를 골지만, 손상 또는 질병에 의해 발생하는 코고는 소리는 기도의 근육 긴장도가 약해지고 의식이 저하됨을 나타낸다. 이것은 기도 개방이 지속적으로 이루어져야 한다는 것을 나타낸다.
- **그르렁소리(gurgling).** 그르렁소리는 기도가 이물질에 의해 막혔을 때 나타내는 소리이다. 공기가 액체로 된 이물질을 통과하면서 힘을 받아 그르렁소리를 만들어 낸다. 흔한 액체 이물질은 혈액, 구토물, 기도 분비물 등이 있다. 그르렁소리는 흡인이 즉시 이루어져야 하는 징후이다.

- 소아의 경우, 갈비뼈의 아래쪽과 빗장뼈 사이에 퇴축이 발생한다(근육이 당겨지는 것).
- 특히 영아나 소아의 경우엔 코 벌렁임(Nasal flaring)이 발생할 것이다.

환자 처치

기도(The Airway)

부적절한 기도상태의 징후가 나타낼 때에는 반드시 기도를 개방하고 유지시켜야 한다.

기도 개방

핵심 개념

기도를 개방하는 방법

기도를 평가하는 것은 환자 평가 중에 가장 먼저 이루어져야 하는 것 중에 하나이다. 만약 기도에 문제가 생김을 인지하였다면, 바로 즉시 교정해주어야 한다.

대부분의 환자들은, 말을 함으로써 기도를 평가할 수 있다. 의식이 저하되는 환자들은 기도를 평가하기 위해, 환자를 바로 눕히고(바로누운자세) 기도를 개방하고 인공 환기를 시행하여야 한다. 절차 9-1은 바닥이나 땅에 쓰러져 있는 환자의 자세에 관한 방법을 설명하고 있다. 바로누운자세가 아니거나 바닥에서 발견된 환자는 평가와 처치를 위해 바닥 또는 들것 위로 이동하여 바로누운자세로 바꾸어야 한다.

외상환자가 머리와 척추를 고정하기 전에 움직인다면 심한 척수손상을 일으킬 수 있다. 만약 손상이 의심된다면, 환자의 자세를 똑바로 하면서 머리와 목을 고정한다. 그러나 기도와 호흡은 척추 보호보다 우선되어야 하고 가능한 빨리 확인되어야 한다. 만약 기도를 개방하거나 인공호흡을 하기 위해서 외상환자를 이동해야 한다면, 들것 위에서 경추고정대나 머리고정대로 환자를 고정할 시간적 여유가 없기 때문에 대신 가능한 한 손으로 고정해야 할 것이다.

특히 환자가 의식이 없고 무슨 일이 일어났는지 말을 할 수 없을 때, 머리, 목, 척추 손상이 일어날 가능성이 있는 지표로 다음을 활용하라:

절차 9-1 기본소생술을 위한 환자 자세

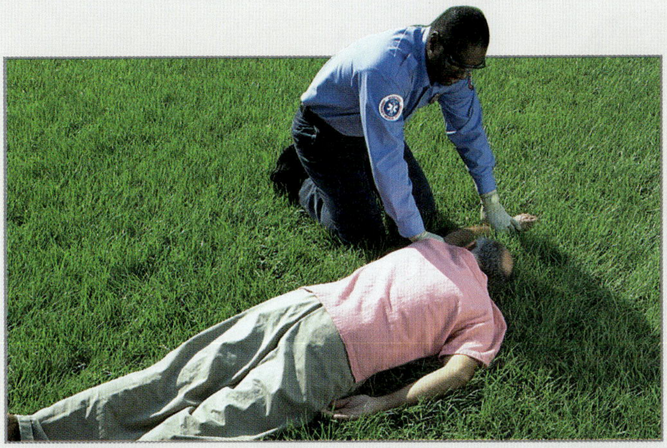

1. 다리를 곧게 펴고 구조자와 가까운 쪽 팔을 환자의 머리 위로 올린다.

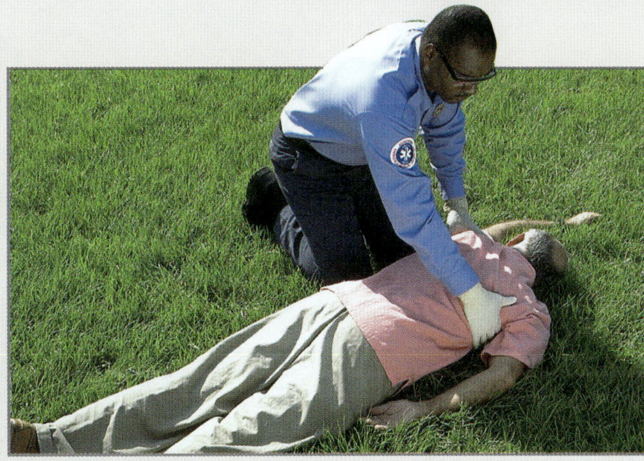

2. 반대쪽 겨드랑이 아래를 잡는다.

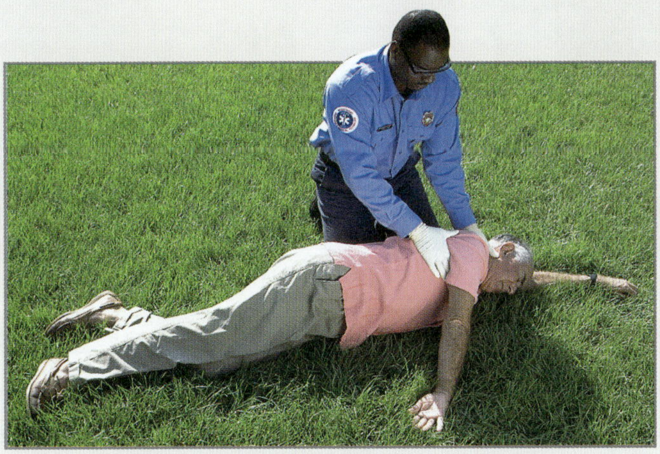

3. 머리와 목을 받치고 환자를 측면으로 한꺼번에 돌린다

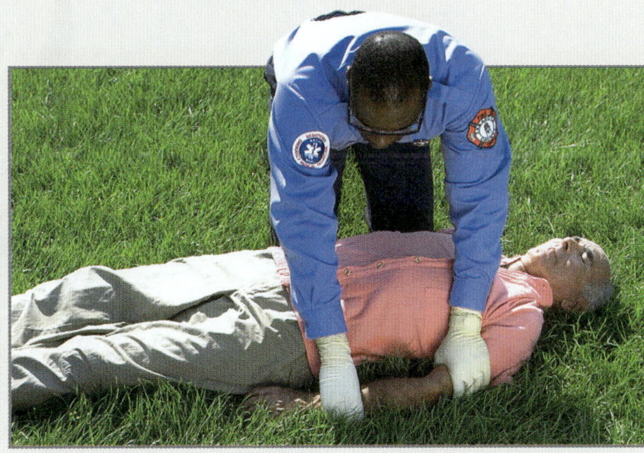

4. 환자가 등을 대고 눕도록 하고 올렸던 팔을 제자리에 놓는다.

메모: 이 방법은 구조자가 혼자일 때 시행한다.

- 손상기전이란 머리, 목, 척추손상을 일으킬 수 있는 것을 말한다. 예를 들면, 사다리나 계단 근처 땅바닥에서 발견된 환자는 그러한 손상을 입었을 수 있다. 자동차 사고는 머리 나 목, 척추 손상을 입을 수 있는 흔한 원인이다.
- 어깨 높이나 그 상부의 손상은 머리, 목, 척추 손상이 있을 수 있음을 의미한다.
- 가족이나 목격자가 머리, 목, 척추에 손상을 입었다고 말해주거나 손상을 의심하게 하는 정보를 줄 것이다.

응급구조사는 스스로 기도를 유지할 수 없는 환자의 기도를 개방하고 유지해야 한다. 여기에는 의식상태가 변화하는 환자(무의식을 포함)나 호흡 또는 심정지 상태에 있는 환자가 포함된다.

대부분 기도문제는 혀 때문에 발생한다. 머리가 앞으로 기울어지면, 혀가 기도로 미끄러져 들어가서 기도를 폐쇄시킬 것이다. 만약 환자가 의식이 없다면, 혀 근육은 긴장이 사라지고 아래 턱의 근육은 이완된다. 혀는 아래턱에 부착되어 있기 때문에, 의식이 없을 때 혀에 의한

그림 9-4 머리기울임-턱들어올리기; 측면 사진. 응급구조사의 손끝은 환자의 아래턱뼈 중앙 아래에 댄 것을 보여준다.

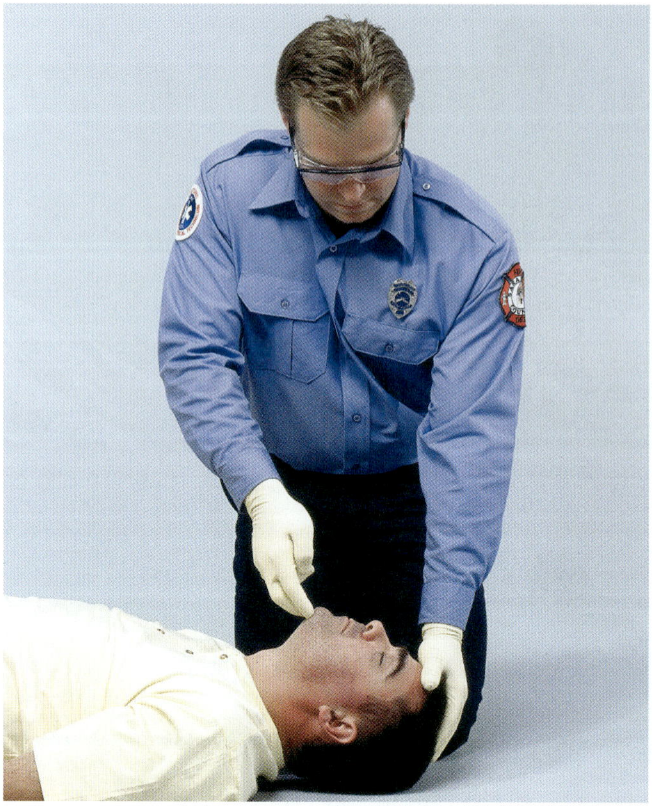

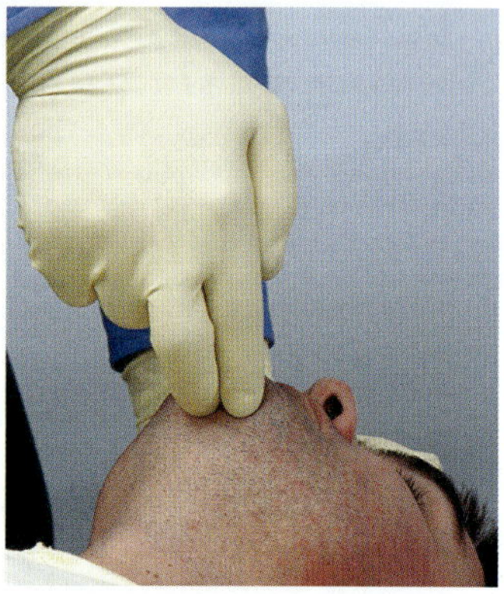

기도폐쇄의 위험은 훨씬 더 크다. 기도를 개방하는 기본적인 과정은 혀의 위치를 교정하도록 도울 것이다.

기도를 개방하는데 일반적으로 추천되는 2가지의 술기가 있다. 그것은 머리기울임-턱들어올리기(두부후굴-하악거상법)와 턱밀어올리기(하악견인법)로 턱밀어올리기법은 머리, 목, 척추 손상이 의심될 때 사용된다.

메모: 만약 머리, 목, 척추 손상의 징후가 있다면, 머리기울임-턱들어올리기를 사용하지 않는다(대신 턱밀어올리기법을 사용한다). 무의식 환자와 의식이 있는 외상 환자 대부분은 머리, 목, 척추 손상이 의심되는 경우가 많다는 것을 기억하라.

머리기울임-턱들어올리기 법

머리기울임-턱들어올리기 법 (head-tilt/chin-lift maneuver) 머리를 뒤로 젖히고 턱을 들어올려 혀가 기도를 막는 것을 교정하는 방법. 외상이나 손상이 의심되지 않을때 사용한다.

머리기울임-턱들어올리기(Head-tilt/Chin-lift Maneuver)는 기도를 최대한으로 개방하기 위한 방법이다(그림 9-4). 이 방법은 기도나 호흡을 유지하는데 도움이 필요한 환자에게 유용하다. 이것은 혀로 인한 기도 폐쇄를 교정하는 최선의 방법 중 하나이다.

머리기울임-턱들어올리기를 시행하기 위해서 다음에 열거된 순서를 따라야 한다.

1. 환자가 바로누운자세라면 한 손을 이마에 놓고, 다른 손의 손가락 끝을 환자의 아래턱 중심의 뼈가 있는 부분에 놓는다.
2. 환자의 이마에 부드럽게 압력을 가해서 머리를 뒤로 젖힌다.
3. 손끝으로 턱을 들어올려 아래턱을 받친다. 턱을 아랫니가 거의 윗니에 닿을 정도까지 앞으로 움직인다. 기도를 폐쇄할 수 있으므로 아래턱 밑의 연조직을 압박하지 않도록 한다.

4. 환자의 입이 닫히지 않도록 한다. 입을 적절히 개방하기 위해서, 환자의 아랫입술을 뒤로 당기기 위해 턱을 받치고 있는 손의 엄지손가락을 사용할 수 있다. 엄지손가락을 환자의 입 속에 넣지 않도록 한다(물리지 않기 위하여).

메모: 턱밀어올리기법은 무의식 환자 또는 머리, 목, 척추 손상 혹은 손상기전을 알 수 없는 환자에게 유일하게 권장되는 방법이다.

턱밀어올리기 법

턱밀어올리기법(그림 9-5)은 무의식 환자 또는 머리, 목, 척추 손상 혹은 알려지지 않는 손상기전이 의심되는 환자의 기도를 개방하기 위해서 가장 흔히 사용되는 방법이다.

턱밀어올리기법(jaw-thrust maneuver)
머리나 목을 기울이지 않고 턱을 앞으로 움직여서 기도의 막힌 부분을 교정하는 방법. 외상이나 손상이 의심될 때 더 이상 척수 손상을 야기하지 않고 기도를 개방하기 위해 사용한다.

메모: 턱밀어올리기법의 목적은 머리나 목을 움직이지 않고 기도를 개방하는 것이다.

턱밀어올리기 법을 실시하기 위해서는 다음 순서를 따른다:

1. 조심스럽게 환자의 머리, 목, 척추를 일직선으로 하고, 환자를 한번에 돌려서 바로누운 자세로 놓는다.
2. 환자 머리 위쪽에 위치한 후 환자가 누워 있는 바닥에 양 팔꿈치를 놓는다.
3. 조심스럽게 손을 앞으로 뻗어서 부드럽게 환자의 아래턱 측면, 즉 귀밑에 있는 아래턱 각 부위에 놓는다.
4. 환자의 머리를 응급구조사 팔로 고정한다.
5. 집게손가락으로 환자의 아래턱 각을 앞쪽으로 민다.
6. 환자의 입이 열려 있도록, 응급구조사의 엄지손가락으로 환자 아랫입술을 당길 필요가 있을 것이다.
7. 환자의 머리를 기울이거나 돌리지 않는다.

그림 9-5 턱밀어올리기법, 측면; 응급구조사의 손가락이 귀 바로 아래의 아래턱 각에 놓여있는 것을 볼 수 있다.

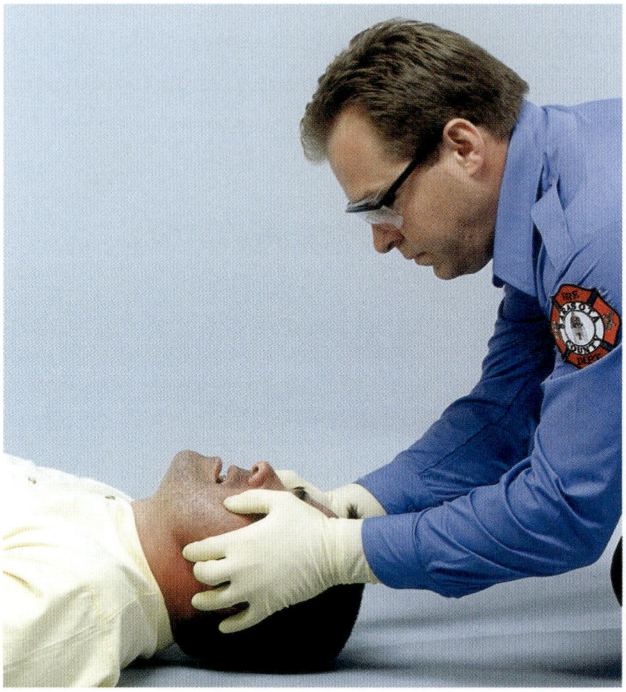

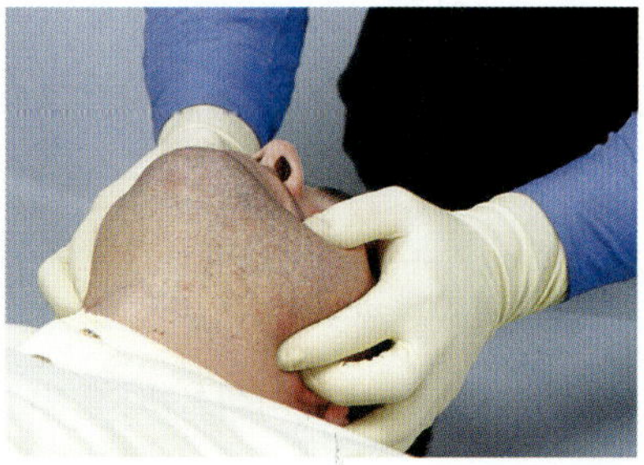

머리기울임-턱들어올리기나 턱밀어올리기법으로 기도 개방에 추가하여 분비물, 혈액, 구토물을 기도에서 제거하는 것도 반드시 필요하다. 환자의 기도를 깨끗이 하는 가장 효과적인 방법은 굵고 딱딱한 양커(Yankauer) 흡인장비를 사용하는 것이다. 이러한 이유 때문에 기도를 개방하고 유지할 때, 흡인 장비를 즉시 사용할 수 있도록 준비해 두는 것은 매우 중요하다. 흡인장비와 흡인기술은 이 장에서 설명할 것이다.

기도보조기구(Airway Adjuncts)

핵심 개념
기도보조기구를 사용하는 법

만약 환자의 기도가 개방되어 있지 않다고 판단되면, 응급구조사는 무조건 기도가 개방될 수 있도록 처치를 시행하여야 한다. 처치과정 내내 기도는 유지되어야 한다.

기도개방의 가장 큰 장애요인은 기도근육 긴장도의 결핍이다. 환자가 무의식일 때 근육이 이완되며 혀와 후두 조직이 뒤로 미끄러져 인두로 들어가서 기도를 막는다. 머리기울임-턱들어올리기 또는 턱밀어올리기 법으로 환자의 기도를 개방할 수는 있지만, 이 방법을 중지하면 기도폐쇄가 재개될 수 있다. 때로 머리기울임-턱들어올리기 혹은 턱밀어올리기 법을 시행하고 있을 때에도 연부조직과 혀가 부분적으로 기도를 계속 폐쇄할 수 있다.

기도보조기구, 즉 개방된 기도를 유지하도록 돕는 장비는 초기에 기도개방을 보조하고, 계속 기도가 개방되도록 돕는데 사용될 수 있다. 기도보조기구에는 여러 유형이 있다.

기도보조기구의 주요 기능은 혀가 기도를 막지 않도록 하는 것인데, 응급구조사가 가장 흔히 사용하는 기도 보조기구는 2가지로 입인두기도기(입기도기 또는 OPA)와 코인두기도기(코기도기 또는 NPA)가 있다. 이러한 기도유지기의 구조와 사용법은 그 명칭을 분석하면 알 수 있다. 구(oro)는 입을 의미하고, 비(naso)는 코를 의미한다. **입인두기도기**는 입안으로 삽입하여 혀가 적절하게 위치하도록 도와준다. **코인두기도기**는 코를 통해 들어가서 인두에 놓이게 되고, 혀가 적절하게 위치하도록 돕는다.

입인두기도기(oropharyngeal airway)
기도개방 유지를 돕기 위하여 환자의 입을 통해 인두로 삽입되는 구부러진 장비

코인두기도기(nasopharyngeal airway)
기도개방 유지를 돕기 위하여 환자의 코를 통해 인두로 삽입되는 유연한 호흡관

구역 반사(gag reflex)
어떤 물체를 인두에 넣었을 때 초래되는 구토나 구역질. 삼킴반사로 정지된다.

기도보조기구의 사용 규칙

입인두기도기와 코인두기도기의 사용에 적용되는 일반적인 규칙들이 있다.

- **구역 반사(gag reflex)**를 보이지 않는 환자들에게만 기도기를 사용한다. 구역 반사는 어떤 물체를 인두에 넣었을 때 구토나 구역질을 초래한다. 환자가 깊은 무의식 상태일 때, 구역 반사는 대개 사라지지만 환자가 의식을 되찾기 시작하면 다시 나타날 수 있다. 입인두기도기를 참을 수 없는 구역 반사가 있는 환자라도 코인두기도기는 견딜 수 있을 것이다.
- 보조기구를 사용하기 전에 손으로 환자의 기도를 개방한다.
- 기도보조기구를 삽입할 때, 환자의 혀가 인두 속으로 밀리지 않도록 조심한다.
- 기도보조기구를 삽입하기 전에 흡인할 준비를 한다.
- 만약 환자가 구토를 시작한다면 기도보조기구의 삽입을 중단한다. 손으로 계속 기도를 유지하고 보조기구를 사용하지 않는다. 만약 환자가 장기간 무의식 상태로 있다면, 응급구조사는 이후 구역 반사가 아직 있는지 판단하기 위해서 기도보조기구의 삽입을 시도할 것이다.
- 기도보조기구가 제 위치에 삽입될 때, 응급구조사는 머리기울임/턱들어올리기나 턱밀어올리기를 유지하고 기도를 확인해야 한다.
- 기도보조기구가 제 위치에 삽입된 후, 만약 기도에 구토물이나 혈액과 같은 것이 보인다면 흡인을 제공할 수 있도록 계속 준비해 둔다.
- 만약 환자가 의식을 되찾거나 구역반사를 나타낸다면, 기도보조기구를 즉시 제거한다.

• 기도를 유지하는 동안 감염방지 조치를 한다. 일회용 장갑을 착용한다. 기도를 유지할 때, 환자의 체액이 나와서 응급구조사의 얼굴과 눈에 닿을 경우가 있다. 이러한 접촉을 피하기 위해서 마스크와 안경이나 다른 보안경을 착용한다.

입인두기도기

일단 환자의 기도가 개방되면, 입인두기도기를 삽입해서 개방을 유지하도록 도울 수 있다. 입인두기도기는 주로 플라스틱으로 만들어진 구부러진 모양의 기구로 환자의 입 속으로 삽입할 수 있다. 입인두기도기는 환자의 입술에 걸칠 수 있는 테두리(flange)가 있다. 기구의 나머지 부분은 인두 쪽으로 곡선을 따라 들어가면서 혀를 앞에서 고정하게 된다. 입인두기도기에는 표준 크기가 있다(그림 9-6). 많은 제조회사에서 영아용에서부터 커다란 성인용 크기의 기도기까지 모두 다 만들고 있다. 신속하고 적절하게 선택할 수 있도록 전체 세트를 구비하고 있어야 한다.

응급구조사가 정확한 크기의 기도기를 선택하지 못한다면 기도보조기구를 효과적으로 사용할 수 없다. 적합한 크기의 기도기는 환자의 입 모서리에서 같은 쪽 얼굴의 귓불 끝까지의 길이이다. 다른 방법으로는 환자의 입 중심에서부터 아래턱뼈의 모서리까지를 측정하는 것이다. 만약 응급구조사가 환자에게 그 길이를 측정할 수 없어서 길이가 적절한지를 확인할 수 없다면 기도기를 사용하지 않도록 한다. 기도기가 너무 크면 기도기 끝부분이 식도에 놓여 위로 직접 공기가 들어갈 것이다. 기도기가 너무 작으면 기도를 개방할 수 있을 정도로 혀 앞쪽에 적절하게 놓여지지 못할 것이다. 기도기가 정확한 크기가 아니라면 환자에게 사용하지 않는다.

입인두기도기를 삽입하기 위해서는 다음에 열거한 단계를 따른다(절차 9-2).

1. 환자를 등을 대고 눕히고, 손으로 적절하게 기도개방을 한다. 척추 손상이 의심되지 않으면, 머리기울임/턱들어올리기 방법을 사용한다. 만약 척추손상 가능성이 있을 때는, 턱밀어올리기법(jaw thrust maneuver)을 사용하고, 기도개방을 확인할 필요가 없다면 환자를 운반한다(기도관리는 척추고정보다 우선순위이다).
2. 입을 벌리기 위해 수지 교차법을 실행한다. 즉, 한 손의 엄지와 집게 손가락을 교차해서 환자 입 한쪽 모서리에서 윗니와 아랫니에 놓는다. 손가락을 펴서 환자의 턱을 개방한다.
3. 기도기를 넣어서 그 끝이 환자 입천장을 향하도록 한다.
4. 기도기를 환자의 입천장을 따라 미끄러뜨려서, 뒤에 달려 있는 연부조직(목젖)을 지나가게 하거나 또는 물렁입천장에 닿는 것이 느껴질 때까지 삽입한다. 기도기가 환자의 혀를 인두로 다시 밀어 넣지는 않았는지 확인한다. 기도기 삽입 시 혀가 앞으로 움직이지 않도록 설압자나 단단한 흡인팁을 사용하면 더 쉬워질 수 있다. 일부 경우에서, 응급구조

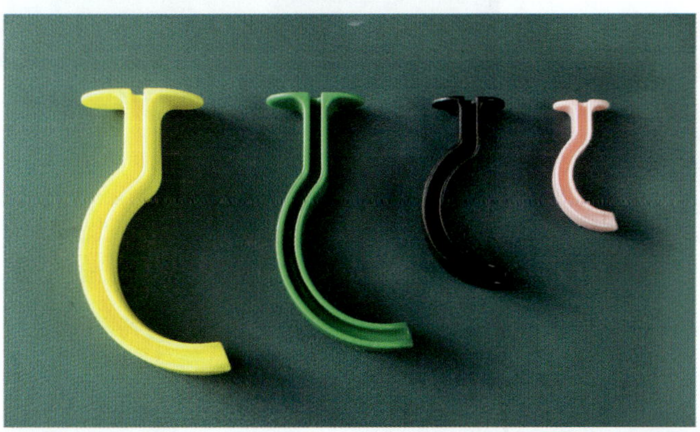

그림 9-6 입인두기도기.

절차 9-2 입인두기도기의 삽입

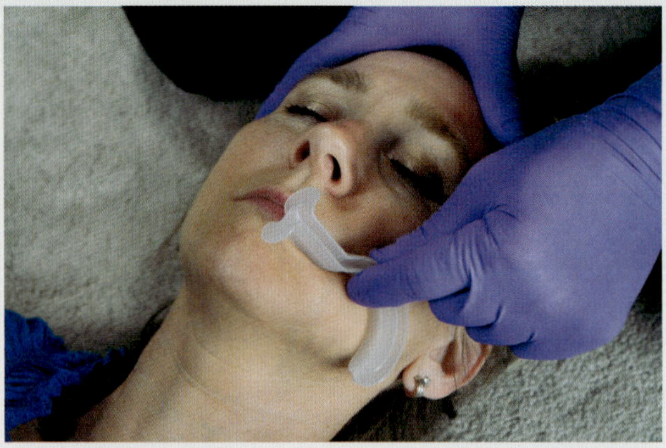

1. 입인두기도기가 환자의 입 중심에서 아래턱뼈각까지 위치하도록 하여 올바른 크기를 선택한다.

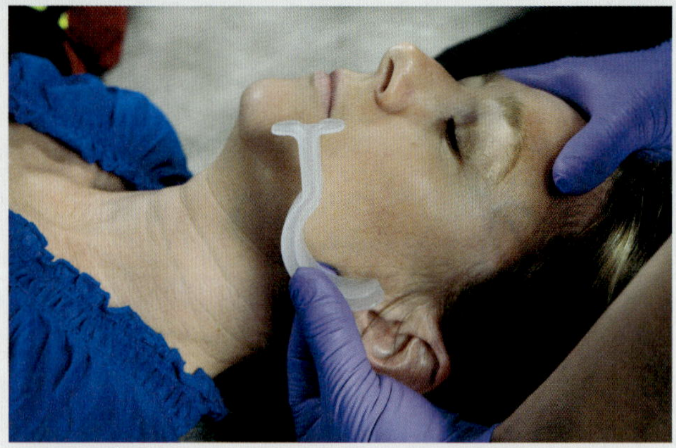

2. 또는 환자의 입 모서리에서 귓불 끝까지 길이를 잰다.

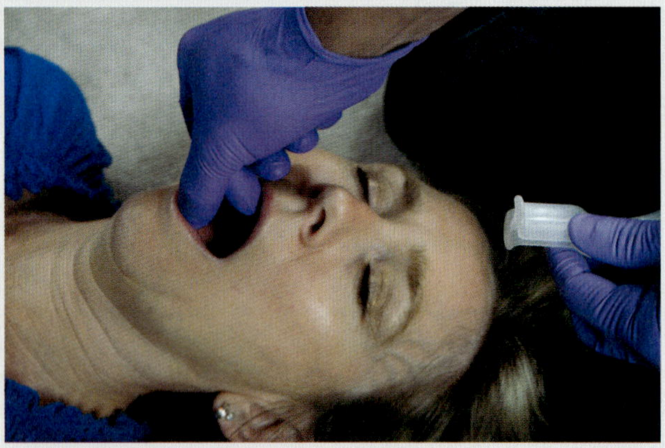

3. 수지교차법을 사용하여 환자의 입을 연다.

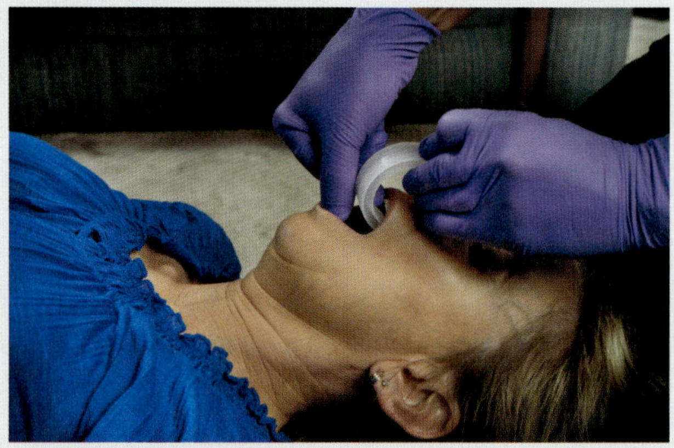

4. 기도기의 끝이 환자의 입천장을 향하게 한다.

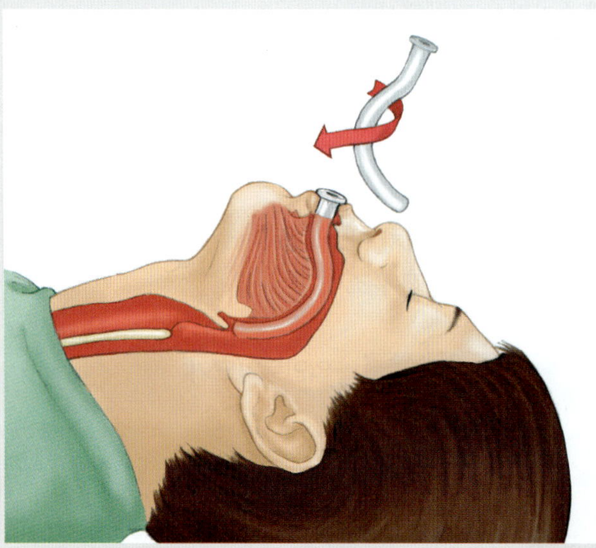

5. 기도기를 180도 회전하면서 삽입한다. 기도기가 적절하게 놓이면 테두리를 환자의 입에 건다.

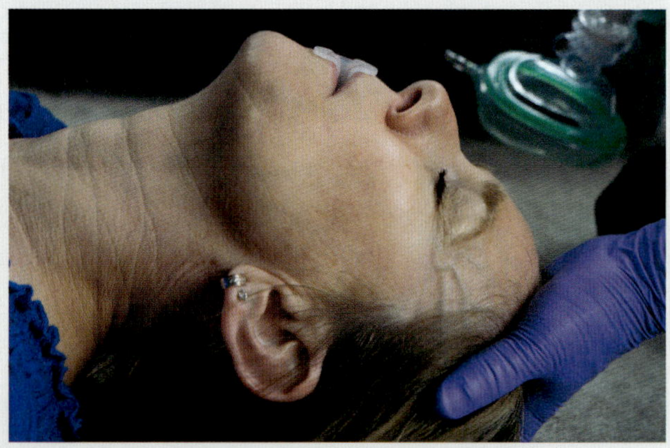

6. 적절하게 삽입한 후, 환자에게 환기할 준비를 한다.

메모: 환자를 철저히 감시한다. 만약 구역 반사가 있다면 해부학적 곡선에 따라 즉시 기도보조기를 제거한다. 기도기를 제거할 때는 장비를 돌려서 제거할 필요가 없다.

사는 설압자를 사용해서 혀를 제자리에 두도록 할 수 있다. 기도기를 삽입할 때 본인이 시행하는 것을 잘 지켜본다. 이 과정을 단지 "느낌"으로만 해서는 안 된다.

5. 부드럽게 기도기를 180도 회전시켜서 끝부분이 환자의 인두 안을 가리키도록 한다. 이 방법을 사용하면 혀가 다시 들어가는 것을 방지할 수 있다. 아니면, 기도기의 끝 부분을 미리 아래로 내린 채 사용하려면 설압자나 단단한 흡인팁으로 혀를 아래와 앞쪽으로 밀어서 기도가 폐쇄되지 않도록 하면서 환자의 인두를 향해 삽입해야 한다. 이것은 영아나 소아에게 기도기를 삽입할 때 선호하는 방법이다.
6. 환자자세를 위치시킨다. 비 외상 환자는 최대한 머리를 기울인 상태로 놓는다. 만약 척추 손상가능성이 있다면, 기도관리를 하는 동안 항상 경부 고정을 유지하고 있어야 한다.
7. 기도기의 테두리가 환자의 입술에 걸렸는지를 확인한다. 만약 기도기가 너무 길거나 너무 짧다면, 기도기를 제거하고 정확한 크기로 바꾼다.
8. 환자를 철저히 감시한다. 만약 구역 반사가 있다면 곧 해부학적 곡선에 따라 기도보조기구를 제거한다. 기도기를 제거할 때는 기구를 거꾸로 돌릴 필요가 없다.

메모: 몇몇 응급의료서비스 시스템에서는 입인두기도기의 끝부분이 환자의 입 측면에 가도록 하면서 기도기를 삽입하도록 하고 있다. 그리고 나서 기도기를 90도 돌려서 끝부분이 환자의 인두 아래로 가리키도록 한다. 지역지침에 따르도록 한다.

코인두기도기

코인두기도기는 구역 반사를 자극하지 않기 때문에 많이 사용되어 왔다. 따라서 코인두기도기는 반응수준이 저하되었지만 아직 구역 반사를 보이는 환자에게 사용할 수 있다. 다른 장점으로는 이를 물고 있거나 구강 손상을 입었을 때 사용할 수 있다는 것이다.

부드럽고 탄력있는 고무재질의 코인두기도기를 사용하고 현장에서는 딱딱한 투명 플라스틱 기도기를 사용하지 않는다. 부드러운 것이 연부조직 손상이나 출혈을 초래할 가능성이 적기 때문이다. 전형적인 성인용 기도기는 34, 32, 30, 28 French가 있다.

코인두기도기를 삽입하기 위해서 아래 열거된 단계를 따른다(절차 9-3).

1. 환자의 콧구멍에서 귓불이나 아래턱뼈각까지 코인두기도기를 측정한다. 정확한 길이를 선택하면서 직경이 적절한지 확인해야 할 것이다.
2. 삽입하기 전 관의 표면에 수용성윤활제를 바른다. 바셀린이나 다른 비수용성윤활제는 사용하지 않도록 한다. 그러한 물질은 비강과 인두를 따라가는 조직을 손상시키고 감염 위험을 증가시킬 수 있다.
3. 부드럽게 코끝을 위로 올린다. 환자의 머리를 중립 자세로 유지한다. 대부분 코인두기도기는 우측 콧구멍으로 넣도록 고안되었다. 사면(bevel, 끝의 각진 부분)은 콧구멍 바닥을 향하거나 코중격(콧구멍을 나누는 벽)을 향하도록 해야 한다.
4. 기도기를 콧구멍 속으로 삽입한다. 테두리가 환자 콧구멍에 단단하게 걸릴 때까지 코인두의 바닥을 따라 부드럽게 충분히 기도기를 넣는다. 코인두기도기를 결코 무리하게 넣지 않는다. 기도기를 위쪽으로 향하도록 하지 않는다. 기도기가 위쪽으로 향하면 코선반을 만나게 되어 삽입할 수 없을 것이나. 만약 기도기를 삽입하기 어렵다면, 기도기를 빼내서 다른 콧구멍으로 시도한다.

입인두기도기와 코인두기도기는 적절하게 사용하면 응급구조사에게 엄청난 자산이 될 수 있다. 그러나 어떠한 장비도 응급구조사를 대신하지는 못한다. 이러한 기도기나 다른 장비의 적절한 사용은 응급구조사에 의한 적합한 사용, 바른 판단, 그리고 적절한 환자 감시에 달린

절차 9-3 코인두기도기의 삽입

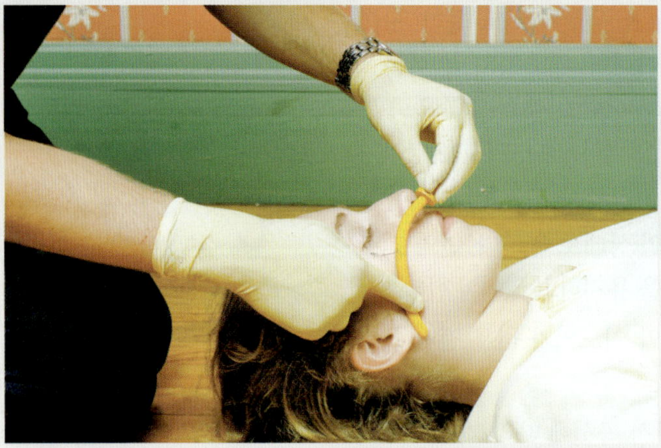

1. 환자의 콧구멍에서 귓불이나 아래턱뼈각까지 코인두기도기의 길이를 측정한다.

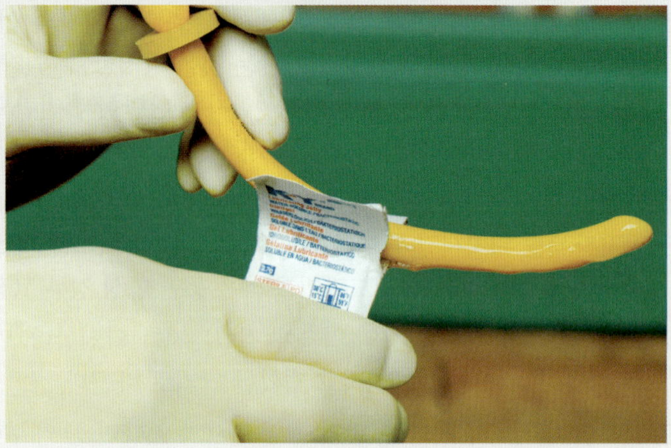

2. 삽입하기 전에 수용성윤활제를 바른다.

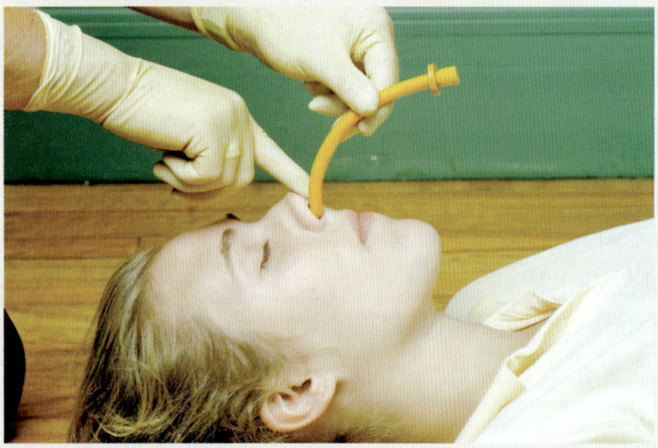

3. 부드럽게 코 끝을 위로 들어올리고, 비스듬한 단면이 콧구멍 바닥이나 코중격(콧구멍을 나누는 벽)을 향하도록 하여 기도기를 삽입한다. 테두리가 콧구멍에 걸릴 때까지 기도기를 밀어 넣는다.

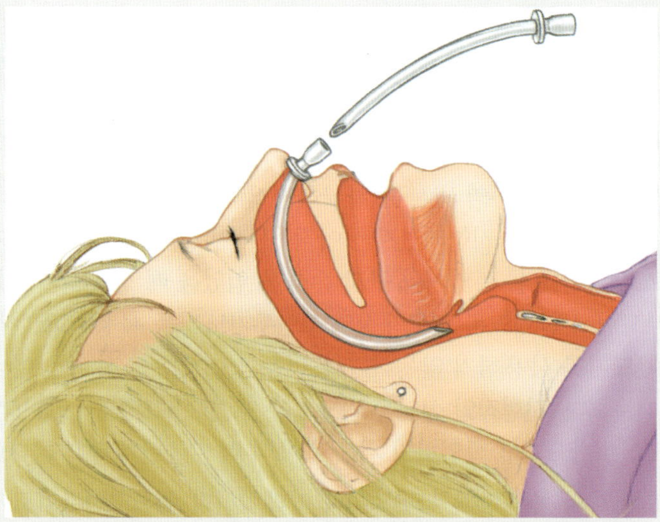

4. 코인두기도기를 무리하게 삽입하지 않는다. 삽입을 진행하는 중에 어려움이 있으면, 튜브를 빼내고 다른 콧구멍으로 시도한다.

것이다.

메모: 만약 코나 귀에서 맑은 액체(뇌척수액)가 나온다면 코인두기도기를 사용하지 않도록 한다. 이것은 기도기가 통과할 부위에 머리뼈 골절이 있음을 시사하는 소견일 수 있다.

입인두기도기와 코인두기도기는 상기도의 부드러운 조직을 움직여 공기가 잘 전달될 수 있도록 돕는다. 허파까지의 기도 개방을 확실히 하기 위해선, 때때로 기관내 튜브를 삽입해야 하는 경우도 있다. 기관내삽관은 전문인명소생술의 술기로서, 응급구조사는 전문술기제공자를 보조할 수 있다. 더 나아가, 일부 응급의료서비스체계에서는 기관을 보지 않고 하는 기도기 장비 삽입을 허용하고 있다. 이런 장비와 절차들은 "호흡과 인공 환기"를 다루는 장에서 논의될 것이다.

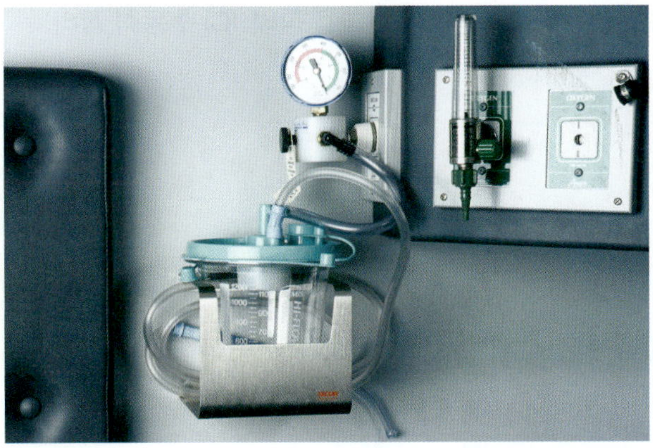

그림 9-7 구급차 환자석에 설치되어 있는 고정된 흡인장비

흡인

환자의 기도에서 이물질, 혈액, 구토물, 다른 분비물은 제거되어야 한다. 기도에 남아 있는 물질은 기도 속으로 들어가서 결국에는 폐 안으로 들어갈 것이다. 이것은 심한 폐렴에서부터 기도 완전폐쇄까지 이르는 합병증을 초래할 것이다. **흡인**은 그러한 물질들을 제거하기 위해 진공장비를 사용하는 방법이다. 액체나 분비물이 기도에 있을 때 또는 환자에게 그르렁 소리가 들릴 때는 즉시 흡인을 해야 한다.

핵심 개념
흡인의 원리와 시행방법

흡인(suctioning)
기도로부터 혈액, 구토물, 다른 분비물 또는 이물질을 제거하기 위해 진공장치를 이용하는 것

" 흡인(aspiration)으로 사람이 죽을 수 있다. 기도를 지속적으로 관찰하고 흡인(suction)하고, 또 흡인(suction)하고, 또 흡인(suction)해야 한다. "

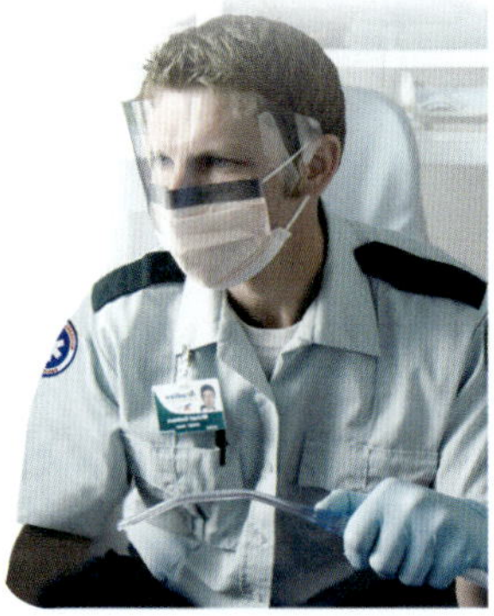

흡인 장비

흡인장비는 흡인기계, 흡인물 저장용기, 튜브, 흡인 팁 또는 카테터로 구성되어 있다. 흡인 장비는 구급차에 구비되어 있거나 휴대용으로 현장에 가져갈 수 있다.

고정된 흡인장비

대부분의 구급차가 환자칸에 고정된 흡인장비를 가지고 있다(그림 9-7). 이러한 장비는 대개 들것의 머리쪽에 설치되어 있어서, 쉽게 사용할 수 있다. 종종 "탑재" 장비라고 불리는 고정된 흡인장비는 엔진의 분기관이나 전기동력원으로 생성되는 흡인 진공을 만든다. 효과적으로 작동하기 위해서, 흡인장비는 수집관의 개방된 끝부분에서 최소한 분당 30리터의 공기 흡수가 될 수 있어야 한다. 이렇게 되려면 수집관을 막았을 때 300mmHg 이상의 진공압력이 생겨야 한다.

휴대용 흡인장비

여러 가지 다른 종류의 휴대용 흡인 장비가 있다(그림 9-8). 그것은 전기작동식(축전지나 가정용 전기에 의해서), 산소 또는 공기작동식, 수동작동식 등이 있다. 휴대용 장비의 흡인 요구량은 고정 장비와 동일해야 한다(분당 30리터, 300mmHg). 어디서든 흡인할 수 있는 것이 중요하다. 휴대용 흡인장비는 이러한 능력을 제공한다.

튜브, 팁, 카테터

흡인을 효과적으로 하기 위해, 적절한 장비를 사용해야 한다. 흡인 장비는 가장 강력한 것을 사용한다 해도, 적절한 부속장비를 사용하지 않는다면 아무 소용이 없다. 흡인 장비를 작동하기 전에, 응급구조사는 다음 장비를 갖춰야 한다.

- 튜브
- 흡인 팁

그림 9-8 (A) 산소 동력식 휴대용 흡인장비, (B) 충전식 휴대용 장비, (C) 수동식 장비

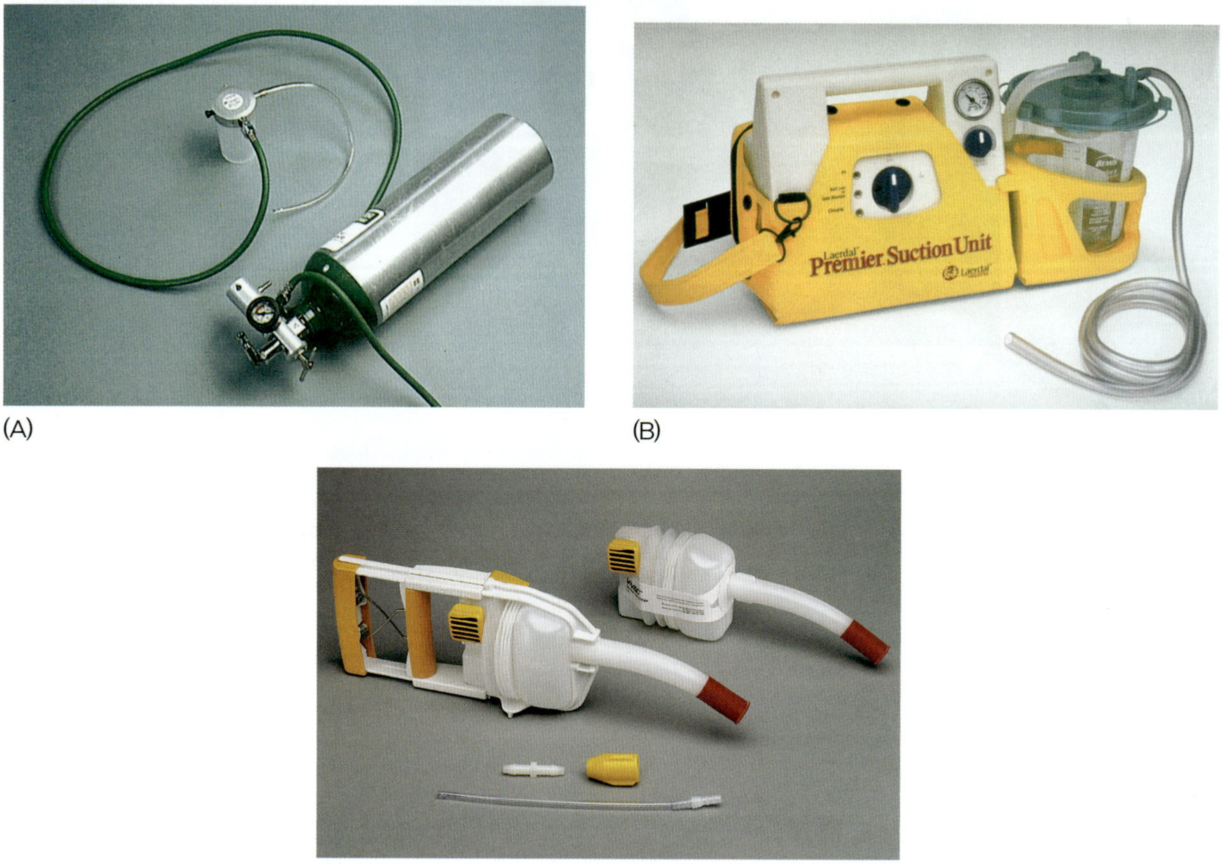

(A) (B) (C)

- 흡인 카테터
- 흡인물 저장용기
- 정화수 혹은 멸균수가 들어있는 용기

흡인장비에 부착되어 있는 튜브는 두껍고 꼬임 방지가 된, 구경이 넓은 관이어야 한다. 이것은 흡인으로 인해 튜브가 찌그러지지 않아야 하고, "큰 덩어리"의 흡인된 물질이 지나갈 수 있어야 하고, 관이 꼬여서 흡인을 감소시키지 않아야 하기 때문이다. 튜브는 흡인장비로부터 환자까지 편안하게 닿을 수 있을 만큼 충분히 길어야 한다.

최근에 가장 흔히 사용되는 흡인 팁 유형은 딱딱한 인두 팁(경성 팁)으로 "양커(Yankauer)"나 "편도흡인기(tonsil sucker)", "편도팁(tonsil-tip)"이 있다. 이러한 경성 장비를 사용하면 장비의 말단 부위를 효과적으로 통제하면서 입과 인두에서 흡인할 수 있다. 또한 흡인 팁은 탄력 있는 카테터 보다 직경이 넓어야 한다. 무반응 환자에게 가장 효과적으로 사용할 수 있으나, 특히 환자가 완전히 무반응이 아니거나 의식을 되찾기 시작할 때는 주의해서 경성 팁 흡인을 사용해야 한다. 팁이 인두에 위치해 있을 때, 구토반응이 일어나 추가로 구토가 발생할 수 있다. 또한 인두 뒤쪽의 미주신경(vagus nerve)을 자극하여 심박수를 저하시킬 가능성도 있다. 그러므로 경성 팁으로는 한번에 수 초 이상 흡인하지 않도록 조심하며 결코 팁에서 눈을 떼지 않도록 한다.

흡인카테터는 유연한 플라스틱 튜브(연성)로, "French" 번호로 확인이 되는 다양한 크기가 있다. 번호가 클수록 카테터 직경이 큰 것이다. "14 French" 카테터는 "8 French" 카테터보다 더 크다. 이러한 카테터는 대개 구토물이나 커다란 분비물을 흡인할 수 있을 만큼 크지 않으

며 꼬일 수 있다. 연성 카테터는 경성팁을 사용할 수 없는 상황에서 사용하도록 고안되었다. 예를 들면, 연성 카테터는 코인두 또는 기관내관과 같은 튜브를 통과하거나, 코인두를 흡인하는 데 사용할 수 있다(구형(bulb) 흡인기 또한 코의 통로를 흡인하는 데 사용할 수 있다).

흡인장비에서 또 다른 중요한 부분은 흡인 용기이다. 모든 장비에는 흡인된 물질을 저장하는 파손되지 않는 용기가 있어야 한다. 이 흡인 용기는 쉽게 분리해서 소독할 수 있어야 한다. 흡인하는 동안뿐만 아니라 장비를 세척하는 동안에도 장갑, 보안경, 마스크를 착용하는 것을 기억해야 한다. 대부분의 새로운 흡인장비들은 대부분 오염제거에 소요되는 시간과 위험을 없애기 위해서 일회용 용기를 사용한다.

흡인 장비는 또한 깨끗한 (가능하면 멸균된) 물통을 근처에 갖고 있어야 한다. 이 물은 부분적으로 튜브를 막고 있는 물질을 청소하기 위해서 사용한다. 튜브가 부분적으로 폐쇄될 때는 흡인 팁이나 카테터를 물통 안에 놓는다. 이렇게 해서 물이 팁과 튜브를 통과해서 흐르게 되고, 막힌 부분이 뚫릴 것이다. 팁이나 튜브가 제거될 수 없는 물질로 막혔다면, 새로운 팁이나 카테터로 교체한다.

진한 분비물이나 구토 물질이 많은 경우에 경성 팁이나 카테터를 제거하고, 구경이 큰 경성 흡인 튜브를 사용해야 할지를 고려한다. 흡인을 마친 후에, 다음 흡인을 위해서 흡인장비에 표준 팁을 다시 바꾸어 놓는다.

흡인 술기

비록 흡인기술이 그리 다양하지는 않을지라도(설자 9-4에서 권장 기술을 보여주고 있다) 몇 가지 규칙은 항상 적용된다. 첫 번째 규칙은 흡인을 하는 동안에는 항상 적절한 감염통제 방법을 사용해야 한다는 것이다. 이러한 방법에는 보안경, 마스크, 일회용 장갑의 사용이 포함된다. 적절한 흡인을 하기 위해서 응급구조사는 손가락을 환자의 입 주위나 때로는 입 속으로 넣어야 한다. 일회용 장갑을 사용하면 응급구조사가 환자의 체액에 직접 접촉을 막을 수 있다. 이러한 체액이 튀거나 환자가 구토 또는 기침을 하여 구조사의 얼굴, 눈, 입에 비말이 들어갈 수 있기 때문에, 보안경과 마스크도 사용해야 한다.

두 번째 규칙은 절대 한번에 10초 이상 흡인하지 말라는 것이다. 지연된 흡인은 저산소증을 초래하고 어쩌면 사망을 초래할 수도 있기 때문이다. 그러나 환자가 10초 이상 구토를 계속한다면, 흡인을 계속해야 한다. 폐로 이물질이 들어가는 것 또한 저산소증을 초래하고 사망할 수도 있다. 간단히 말해서, 흡인은 가능한 짧은 시간 동안 빠르고 효과적으로 해야 한다.

기도관리와 흡인이 필요한 환자는 의식이 없는 경우가 많으며, 심정지나 호흡정지 상태일 수 있다. 이러한 환자에게 산소를 공급하는 것은 매우 중요하다. 흡인을 하는 동안, 흡인카테터를 넣기 위해서는 환기나 다른 산소 공급방법이 중단된다. 산소 공급이 많이 지체되는 것을 방지하기 위해서 흡인을 몇 초 동안으로 제한하고 나서 환기나 산소 공급을 다시 시작한다.

몇몇 환자의 경우에는, 흡인 전에 미리 산소를 준다. 흡인 중에는, 예를 들면 기관내삽관의 통상적인 흡인 동안에, 산소수치가 떨어지기 때문에 이렇게 함으로서 흡인 전에 보충산소와 함께 환자에게 적절히 환기한다는 것을 의미한다. 기도에 구토물이나 이물질이 있는 경우라면, 또는 환자가 갑자기 예기치 못하게 구토한다면, 미리 산소를 주지 않고 즉시 흡인해야 한다. 이런 경우에, 미리 산소를 주는 것은 폐로 이물질을 밀어 넣을 수 있으며 치명적이다.

흡인의 세 번째 규칙은 흡인을 시작하고 끝내고자 하는 곳에 팁이나 카테터를 놓는다는 것이다. 대부분의 흡인 팁이나 카테터는 계속 흡인을 하지는 않는다. 응급구조사가 직접 흡인을 시작해야만 한다. 흡인 팁이나 카테터는 흡인을 하는 먼 쪽 끝부분이 개방되어 있으며 가까운 쪽에는 개구부나 구멍이 있다. 응급구조사가 손가락을 가까운 쪽 구멍에 대면, 끝부분에서부터 흡인이 시작될 것이다.

절차 9-4 흡인 술기

만약에 연성 카테터를 사용한다면, 환자의 귓불부터 입 모서리까지 길이를 측정하거나, 환자의 입 중앙부터 아래턱뼈각까지 측정한다.

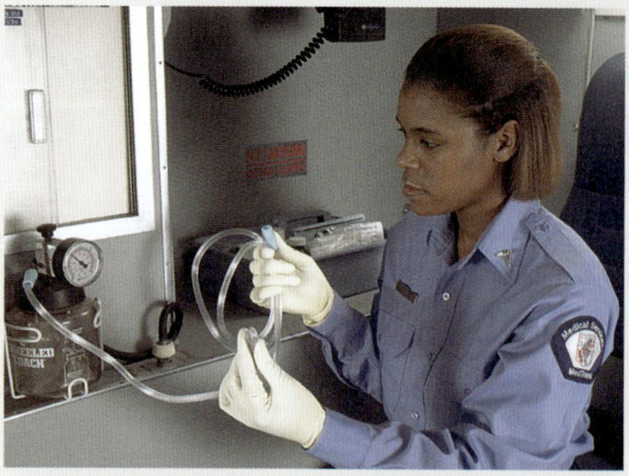

1. 근무교대를 시작할 때, 장비의 전원을 켜고, 카테터를 연결하여 흡인이 잘 되는지 검사한다.

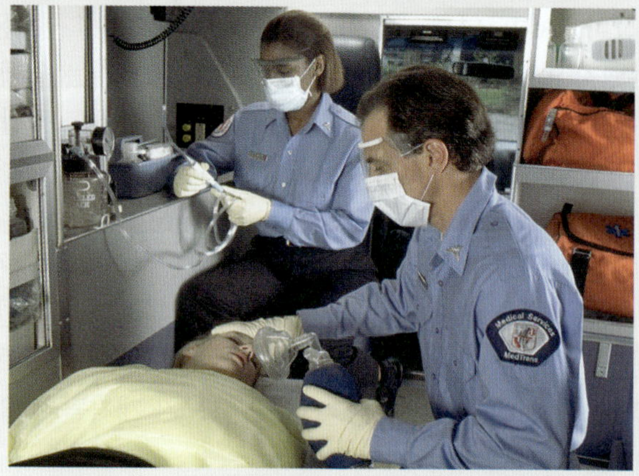

2. 환자 머리 부위에 자리잡고 환자의 머리나 몸 전체를 옆으로 돌린다.

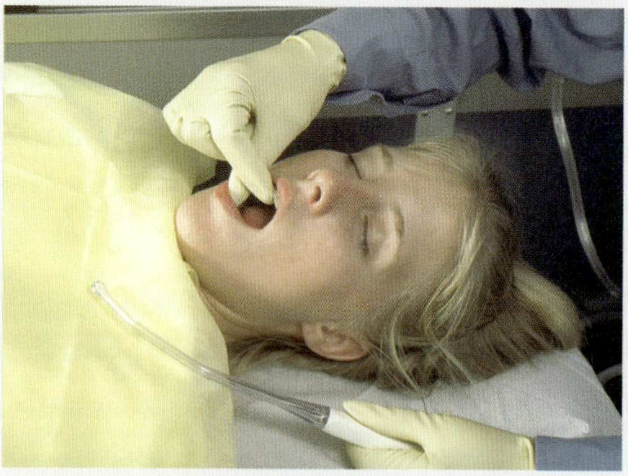

3. 환자의 입을 열고 깨끗이 한다.

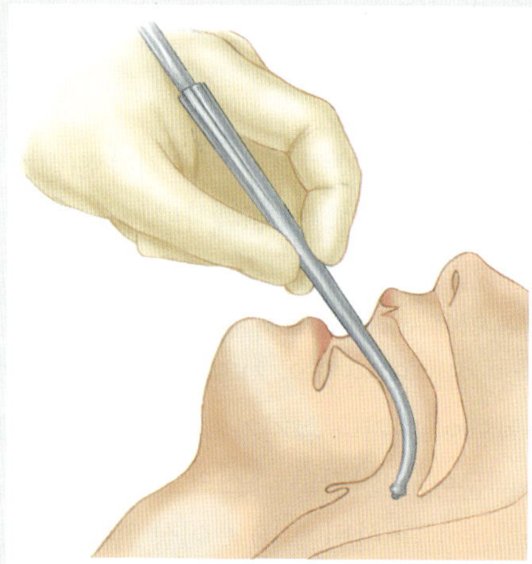

4. 입천장에 경성 팁의 구부러진 쪽이 가게 한다. 혀 뿌리까지 삽입한다.

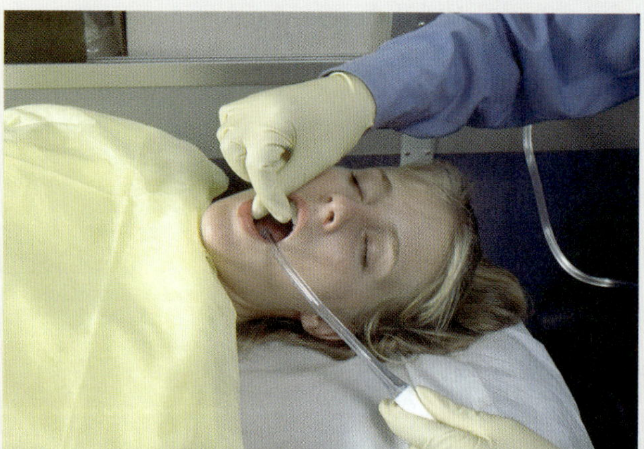

5. 경성 팁이 제자리에 놓인 후에만 흡인을 적용한다. 흡인을 하는 동안 팁에서 눈을 떼지 않는다. 팁을 빼내면서 흡인한다.

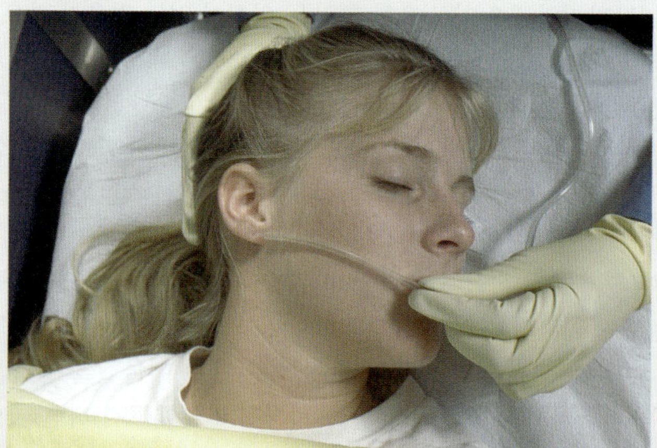

6. 연성 카테터를 사용하는 경우, 환자의 귓불에서 입 모서리까지 또는 입중앙에서 아래턱뼈각까지 카테터의 길이를 측정한다.

경성 팁을 사용할 때는 길이를 측정할 필요가 없다. 그보다 팁을 삽입할 때 팁에서 눈을 떼지 않도록 해야 한다. 그러나 입인두기도기와 유사한 방법으로 흡인 카테터는 길이를 측정해야 한다. 환자의 입에 삽입해야 하는 카테터의 길이는 환자의 입가에서 귓불까지의 길이와 같다.

조심스럽게 카테터의 팁을 흡인이 필요한 곳에 넣어야 한다. 결코 흡인 팁을 입이나 인두에 강하게 억지로 넣지 않아야 한다. 그리고 나서 손가락으로 가까운 쪽 구멍을 덮으면 흡인이 시작되고, 환자의 입에서 팁을 천천히 빼내면서 이쪽 저쪽으로 움직이면서 흡인을 한다.

흡인은 환자가 측면으로 누워 있는 상태에서 실시하는 것이 가장 좋다. 이 자세는 흡인을 하는 동안 입에서 분비물이 중력에 의해 쉽게 흘러 나올 수 있게 도와준다. 목이나 척추 손상이 의심되는 환자에게는 주의해서 해야 한다. 환자가 완전히 확실하게 고정되었다면, 척추고정판 전체를 기울여 환자를 측면으로 놓을 수 있다. 목이나 척추 손상이 의심되지만 고정되어 있지 않은 환자는 측면으로 돌리지 않고 할 수 있는 최선을 다해 흡인한다. 만약 다른 모든 방법이 실패한다면, 최후의 방법으로서 목과 척추를 일렬로 유지하면서 환자의 몸을 통째로 돌릴 수 있을 것이다. 환자를 고정할 때까지 흡인을 지체해서는 안 된다. 또한 흡인하기 전이나 흡인하는 동안에 큰 이물질은 손으로 제거하는 것이 효과적이다. 환자의 입에 손을 넣을 때는 항상 주의를 해야 한다. 입안을 얕게 훑어내는 것은 흡인 장비의 구멍으로 흡인해 낼 수 없는 입자들을 제거하는데 도움이 될 것이다.

경성 흡인 팁이나 연성 카테터는 조심스럽게 넣되 강제로 하지 않아야 한다. 경성 흡인장비는 조직손상과 출혈을 야기할 수 있다. 상처 안으로 찔러 넣거나 흡인장비로 부착된 조직을 흡인해서 떼어 내려고 하지 않는다. 어떤 머리뼈 골절은 실제로 뇌조직이 인두에서 보일 것이다. 이럴 경우 이 조직 근처를 흡인하지 말고 입을 흡인하는 것으로 제한한다.

또한 흡인장비는 구역 반사를 일으켜서 구토를 자극할 것이다. 이미 흡인이 필요한 분비물이 있는 환자의 경우 구토를 하면 더 상황이 악화될 것이다. 만약 흡인 카테터나 경성 흡인 팁을 넣어서 환자가 구토를 시작했다면, 구토를 초래하지 않고 흡인을 시작할 수 있는 위치로 팁을 빼낸다.

기도 개방 유지하기: 최종

때로는 기도를 개방된 상태로 유지시키는 것이 초급 응급구조사(basic EMT)의 능력을 초과하게 된다. 약물 요법 및 외과적 절차가 기도 폐쇄의 원인을 해결하는데 필요할 수 있다. 응급구조사는 신속하게 기도를 평가하고 처치해야 할 뿐만 아니라, 더 많은 결정적인 처치의 필요성을 빨리 인식해야 한다. 어떤 경우에는 전문인명소생술의 개입이 결정적인 처치일 수 있고, 다른 경우에는 가까운 병원으로 신속하게 이송하는 것이 결정적인 처치일 수 있다. 어느 쪽이든 응급구조사는 지역 내 응급의료체계 자원을 파악하고 자신의 능력과 한계를 인식하고 있어야 한다.

특수한 고려 사항

기도 관리에는 특별히 고려해야 할 것이 많다.

- **안면 손상:** 안면 손상이 있을 때 기도유지에 더 많은 주의를 기울여야 한다. 안면은 혈액공급이 너무 풍부하기 때문에 안면 둔상이나 관통상으로 심하게 붓거나 출혈로 인해 기도가 완전히 또는 부분적으로 막힐 수 있다. 이 경우 잦은 흡인이 필요할 것이다. 기도 보조기구 삽입이나 기관내삽관이 필요할 수도 있다.

- **폐쇄:** 많은 흡인장비는 치아와 같은 단단한 물질과 커다란 음식물 덩어리, 다른 이물질을 제거하기에 충분하지 않다. 이러한 것들은 상복부 압박(abdominal thrust), 흉부 압박(chest thrust) 또는 손가락으로 훑기와 같은 기도 폐쇄를 해결하기 위한 도수 술기를 사용하여 제거해야 한다. 이러한 술기는 기본 인명구조 과정에서 배웠고 이 책 후반에 부록 B, "기본 심장소생술 복습"을 참조할 수 있다. 응급구조사는 입인두를 손으로 훑어내기 위해서 환자를 똑바로 누운 자세로 돌릴 필요가 있다.
- **인공치아:** 기도 유지 과정을 실시하는 동안 의치는 원래 제자리에 놔두어야 한다. 부분 의치는 응급상황 동안 제거될 수 있다. 가능하면 부분 의치를 제 자리에 놔두도록 하지만, 기도를 위협한다면 제거할 준비를 한다.

소아 환자 메모

영아나 소아의 기도를 관리할 때 응급구조사가 유의해야 하는 특별한 고려사항들이 몇가지 있다(그림 9-9).

해부학적 고려사항

- 영아와 소아는 성인보다 입과 코가 더 작고, 더 쉽게 폐쇄될 수 있다.
- 영아와 소아는 성인보다 혀가 비례적으로 입안에서 더 많은 공간을 차지한다.
- 영아와 소아는 기관이 더 부드럽고 더 유연하다.
- 기관이 더 좁아서 부종에 의해 쉽게 막힌다.
- 영아와 소아는 가슴벽이 더 부드럽고, 호흡 시 가로막에 더 의존하는 경향이 있다.

관리 시 고려사항

- 기도를 부드럽게 개방한다. 영아는 목을 중립 자세로 놓을 수 있고, 소아는 목을 다소 신전할 수 있다. 기관이 허탈될 수 있으므로 목을 과신전하지 않도록 한다.
- 입 또는 코인두기도기는 다른 방법으로 기도 개방이 유지되지 않을 때 고려될 수 있다.
- 영아와 소아를 흡인하는 동안, 경성 팁을 사용하지만 기도 위쪽에 닿지 않도록 유의한다.

그림 9-9 소아와 성인의 호흡 통로 비교

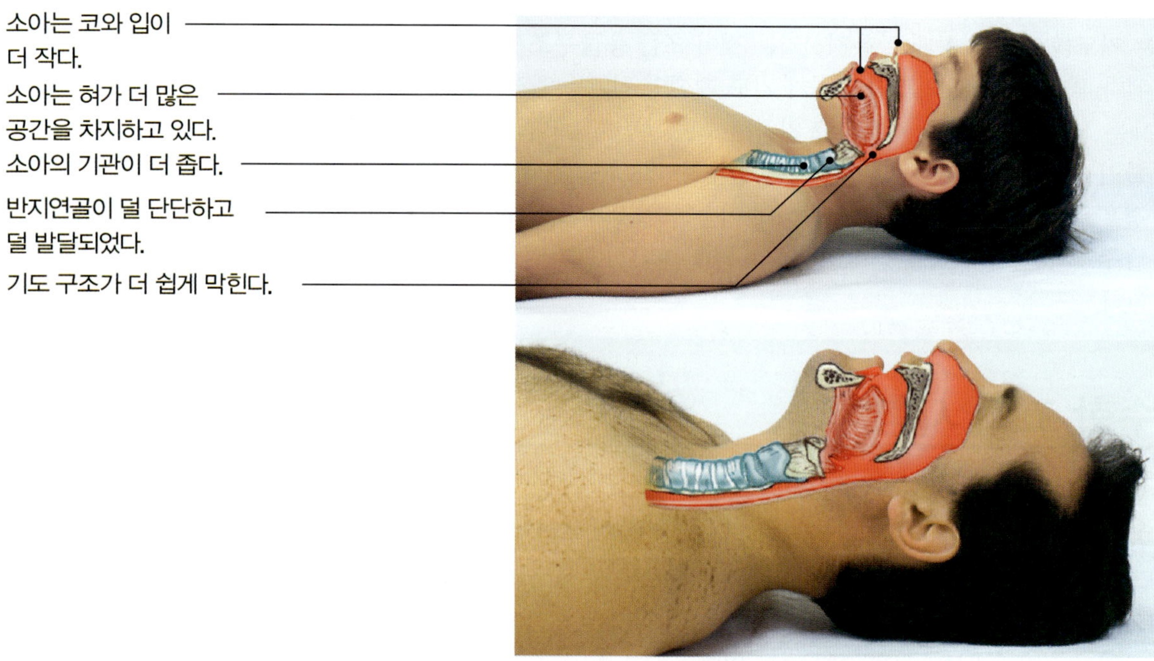

단원 복습

핵심 사실과 개념

- 기도는 호흡 시 바깥의 공기가 신체의 안으로 들어가게 하는 통로이다.
- 기도 개방 없이 환자는 소생될 수 없다.
- 기도유지기. 즉, 입인두기도기와 코인두기도기는 기도 개방이 유지될 수 있도록 돕는다.
- 인공 환기 시행 전/후 또는 시행 중에 기도에 있는 이물질들을 제거하기 위해 손술기 또는 흡인 장비의 사용이 요구될 수 있다.

핵심 결정

- 기도는 개방되어 있는가?
- 기도 개방이 유지될 것인가?
- 흡인이 필요한가?
- 기도 개방 유지를 위해 기도유지기를 사용해야 하는가?

단원 용어

기도(airway) 공기가 들어가고 나가는 통로. 기도의 구조는 코, 입, 인두 후두, 기도, 기관지, 허파로 구성된다.

기관지 수축(bronchoconstriction) 기관지 통로에 위치해 있는 민무늬근육의 수축을 말하며, 기도의 내부 직경을 감소시키고 공기흐름의 저항을 증가시킨다

구역 반사(gag reflex) 어떤 물체를 인두에 넣었을 때 초래되는 구토나 구역질. 삼킴반사로 정지된다.

머리기울임-턱들어올리기 법(head-tilt/chin-lift maneuver) 머리를 뒤로 젖히고 턱을 들어올려 혀가 기도를 막는 것을 교정하는 방법, 외상이나 손상이 의심되지 않을 때 사용한다

턱밀어올리기법(jaw-thrust maneuver) 머리나 목을 기울이지 않고 턱을 앞으로 움직여서 기도의 막힌 부분을 교정하는 방법. 외상이나 손상이 의심될 때 더 이상 목뼈 손상을 야기하지 않고 기도를 개방하기 위해 사용한다.

코인두기도기(nasopharyngeal) 기도개방 유지를 돕기 위하여 환자의 코를 통해 인두로 삽입되는 유연한 호흡관

입인두기도기(oropharyngeal) 기도개방 유지를 돕기 위하여 환자의 입을 통해 인두로 삽입되는 구부러진 장비

개방된 기도(patent airway) 기도(코나 입으로부터 허파로 연결되는 통로)에 공기를 지나다니지 못하게 하는 이물질 또는 방해가 없는 깨끗한 상태 혹은 개방된 상태.

협착음(stridor) 상기도가 부분적으로 폐쇄되었을 때 발생하는 높은 고음

흡인(suctioning) 기도로부터 혈액, 구토물, 다른 분비물 또는 이물질을 제거하기 위해 진공장치를 이용하는 것

평가와 술기를 위한 준비

요약 문제

1. 기도의 주요 구조에 대해 설명하시오.
2. 기도 관리가 응급처치에서 최우선되는 이유를 설명하시오.
3. 부적절한 기도의 징후를 설명하시오.
4. 기도를 개방하기 위해 언제 머리기울임-턱들어올리기법을 사용해야 하고, 언제 턱밀어올리기법을 사용해야 하는지 설명하시오.
5. 기도유지기와 흡인장비가 기도 개방에 어떻게 도움을 주는지 설명하시오.

연관지어 생각하기

"환자 들어올리기와 이동하기" 단원에서 배운 내용과, 이 단원에서 배운 내용을 연관시켜 다음의 질문에 대해 생각해 보자.

1. 응급구조사는 척추고정판에 고정된 척추손상환자를 처치하고 있다. 환자는 구토하기 시작했다. 흡인(suction) 이외에 응급구조사는 어떤 행동을 취해야 하는가?
2. 응급구조사는 무의식 환자를 처치하고 있다. 응급구조사는 지금까지 머리기울임-턱들어올리기법으로 환자의 기도를 개방하였다. 이제 응급구조사는 환자를 좁은 문을 통과하여 구급차로 이송해야 한다. 구

출하는 동안 환자의 기도를 개방된 상태로 유지하기 위해 어떤 단계를 취해야 하는가?

비판적 사고 연습

기도 평가는 매우 중요한 술기이다. 이 연습의 목적은 기도 문제의 징후를 가진 환자를 어떻게 관리하고 평가할 지에 대해 고려해보기 위함에 있다.

1. 응급 현장에 도착했을 때, 응급구조사는 그르렁소리를 내며 호흡을 아주 거의 하지 않고 있는 성인 여자 환자를 발견하였다. 환자의 기도를 개방하기 위해 어떻게 할 것인가?
2. 어린 아이를 평가하는 동안, 응급구조사는 협착음(stridor)을 들었다. 협착음은 무엇을 암시하는가? 응급구조사가 협착음을 듣고 즉각적으로 고려해야 할 사항은 무엇인가?
3. 무의식 환자를 평가할 때, 응급구조사는 환자로부터 코고는 소리를 확인했다. 응급구조사는 이 호흡음을 고려해야 하는가? 만약 고려해야 한다면, 이 상황을 교정하기 위해 어떤 단계를 취할 것인가?

병태생리학적 접근

다음의 질문들은 현장에서 정확한 결정을 내리고 임상과 관련된 정보를 모을 수 있도록 돕기 위해 고안되었다.

- 부분 기도폐쇄의 징후를 설명하시오.
- 의식 변화가 어떻게 환자의 기도에 영향을 미치는지 설명하시오.
- 목 외상이 왜 즉각적으로 혹은 서서히 기도에 위협을 미치는지 설명하시오.

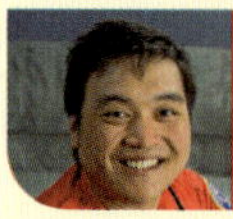

현장 이야기

응급구조사는 상황실로부터 나이를 알 수 없는 어느 한 남성이 길 모퉁이에 누워 있다는 정보를 받고 현장으로 출동하였다. 출동 중, 상황실로부터 환자가 호흡을 하고 있지 않다는 추가 정보를 받았다. 현장에 도착해보니, 목격자가 손을 흔들며 환자가 있는 곳을 가리켰다. 환자에게 다가가보니, 환자는 움직임이 없는 채로 바닥에 누워 있었다.

질문

1. 이 환자를 위해 평가를 시작할 때 가장 우선순위가 높은 평가는 무엇인가?
2. 어떤 응급처치를 준비해야 하는가?
3. 어떤 응급장비들을 현장에 가지고 가야 하는가?

환자는 중년층 정도 되어 보이는 남성으로, 왼쪽으로 돌아누워 있었다. 목격자는 응급구조사에게 자신이 환자를 발견하였으며, 환자가 왜 여기 누워있는지는 알 수 없다고 했다. 응급구조사는 환자의 주위에서 외상임을 명백하게 나타내는 출혈을 발견하였다. 환자를 크게 불러보았지만, 환자는 반응이 없었다.

질문

4. 현장이 안전함을 확인한 후, 즉각적으로 시행해야 할 평가는 무엇인가?
5. 무의식 환자의 기도를 평가하기 위한 단계를 설명하여라.

응급구조사의 동료는 환자를 돌아 눕혀 바로누운자세로 만들었다. 응급구조사는 손상 기전을 확실하게 알 수 없기 때문에, 척추 고정을 실시하였다. 응급구조사는 환자로부터 그르렁 소리와 협착음을 확인했다. 환자의 가슴이 오르내리는 것을 눈으로 확인할 수 있었지만 환자의 기도 주위에 구토물이 있었다.

질문

6. 환자의 기도를 깨끗하게 하기 위해 즉각적으로 시행해야 하는 술기는 무엇인가?
7. 환자의 기도가 깨끗해지고 나면, 환자의 기도를 어떻게 개방시킬 것인가?

호흡 및 인공환기 (Respiration and Artificial Ventilation)

10

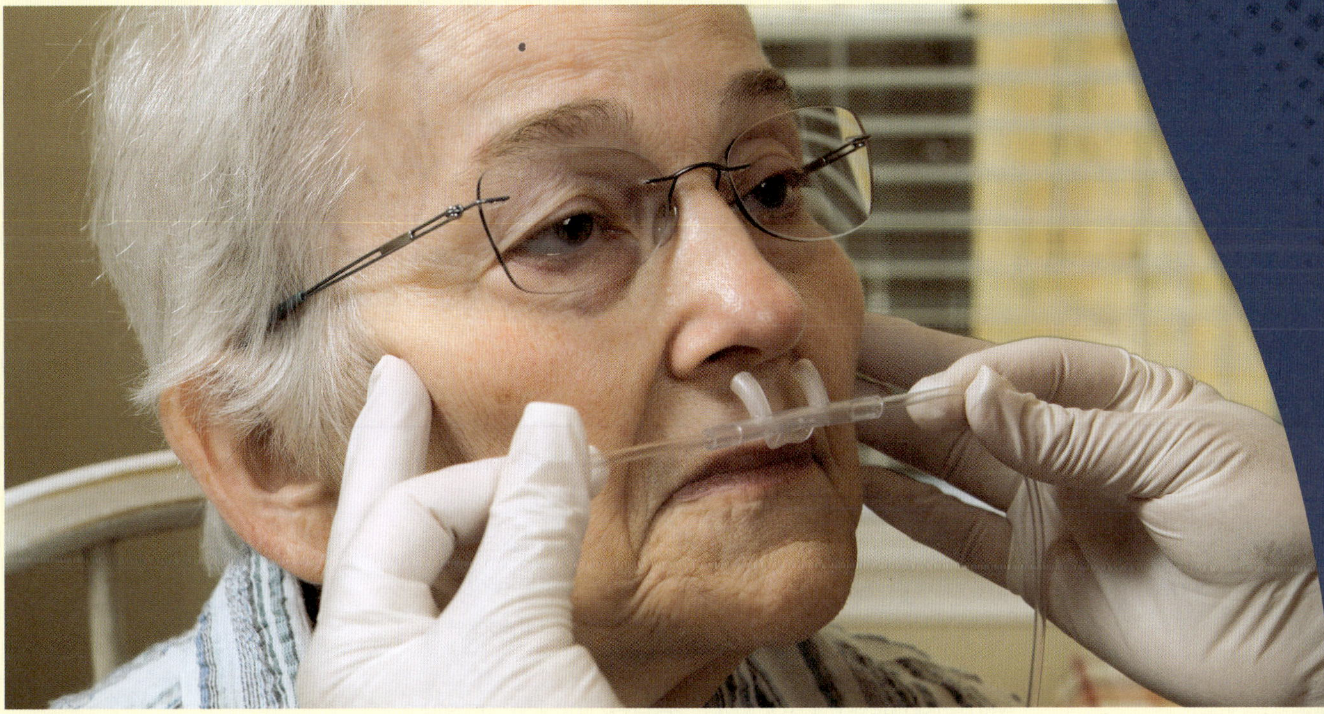

관련 단원

다음 단원들은 이 단원에서 토의된 주제와 관련하여 추가적인 정보를 제공한다.

- 6 해부생리학
- 7 환기, 관류, 쇼크; 병태생리학의 이해
- 9 기도 관리
- 17 호흡 응급
- 18 심장 응급

표준

기도 관리, 호흡, 그리고 인공 호흡(호흡, 인공 호흡)

역량

모든 연령의 환자에게서 기도를 확보하고, 적절한 인공호흡을 제공하기 위해 호흡계통과 관련된환자평가와 처치에 대해 일반적인 해부생리학 지식을 적용한다.

핵심 개념

- 호흡계통의 생리학과 병태생리학
- 적절한 호흡과 부적절한 호흡의 인식방법
- 양압환기의 원리와 술기
- 산소투여의 원리와 술기

학습목표

이 단원을 읽고 난 후, 여러분은:

10.1 이 단원에서 소개된 주요 용어를 정의할 수 있다.

10.2 기도 개방의 유지와 평가, 절절한 환기의 시행 및 평가, 적절한 순환의 유지 및 평가 사이의 병태생리학적 관계를 설명할 수 있다.

10.3 환기의 역학에 대해 설명할 수 있다.

10.4 환기의 수와 깊이를 조절하는 역학에 대해 설명할 수 있다.

10.5 일회호흡량, 호흡 수, 분당호흡량, 죽은공간, 그리고 허파꽈리호흡 사이의 관계를 설명할 수 있다.

10.6 허파호흡과 세포호흡의 생리학을 설명할 수 있다.

10.7 심폐계통 부전을 발생시킬 수 있는 위험요인을 인지할 수 있다.

10.8 적절한 호흡, 부적절한 호흡(호흡 기능상실), 그리고 호흡 정지의 차이점을 알 수 있다

10.9 현장평가와 환자평가로부터 얻은 정보를 가지고 저산소증을 예측할 수 있다.

10.10 주어진 다양한 시나리오를 가지고, 적절한 인공환기를 공급받은 환자와 그렇지 않은 환자의 차이점을 알 수 있다.

10.11 산소 공급이 필요한 환자를 감별할 수 있다.

10.12 양압환기의 잠재적인 부정적 효과와, 양압환기로부터의 부작용을 최소화 하는 방법에 대해 논의할 수 있다.

10.13 소아와 성인, 내과와 외상환자에 따른 다음과 같은 인공 호흡 술기를 시행할 수 있다.

a. 입 대 마스크

b. 두 명의 구조자가 시행하는 백-밸브 마스크

c. 한 명의 구조자가 시행하는 백-밸브 마스크

d. 유량제한 산소동력식 환기장비(Flow-restricted, oxygen-powered ventilation device)

e. 자동 이동 인공호흡기(지역 내 프로토콜이 허락한다면)

10.14 인공환기의 적절성을 평가할 수 있다.

10.15 기공(stomas)를 가지고 있는 환자에게 변형된 인공환기법과 산소공급법을 시행할 수 있다.

10.16 다양한 환자 시나리오에 따라 어떤 산소 공급 장비가 가장 적절한지 고려할 수 있다.

10.17 다음에 따른 산소 공급 장치를 사용할 수 있다.

a. 비재호흡마스크

b. 비강 캐뉼라

10.18 부분비재호흡마스크, 벤츄리마스크, 기관절개마스크의 사용방법과 목적에 대해 설명할 수 있다.

10.19 산소의 사용과, 저장, 그리고 안전하게 이송하는 방법에 대해 올바르게 시행할 수 있다.

10.20 산소 전달 장치의 각 부분에 대한 목적을 설명할 수 있다.

10.21 가습화된 산소의 사용에 대해 설명할 수 있다.

핵심 용어

허파꽈리환기(alveolar ventilation)

유량계(flowmeter)

산소통(oxygen cylinder)

호흡(respiration)

인공환기(artificial ventilation)

자동 이동 인공호흡(automatic transport ventilator, ATV)

백-밸브 마스크(bag-valve mask, BVM)

세포호흡(cellular respiration)

청색증(cyanosis)

확산(diffusion)

유량제한 산소동력식 환기장비(flow-restricted, oxygen-powered ventilation device, FROPVD)

가습기(humidifier)

저산소증(hypoxia)

비강 캐뉼라(nasal cannula)

비재호흡마스크(nonbreather NRB mask)

부분비재호흡마스크(partial rebreather mask)

포켓안면마스크(pocket face mask)

양압환기(positive pressure ventilation)

압력조절기(pressure regulator)

허파호흡(pulmonary respiration)

호흡정지(respiratory arrest)

호흡곤란(respiratory distress)

호흡기능상실(respiratory failure)

기공(stoma)

기관절개마스크(tracheostomy mask)

환기(ventilation)

벤츄리마스크(venturi mask)

기도를 확보함으로써, 여러분은 신체의 안과 밖으로 공기가 이동할 수 있도록 개방된 통로를 제공한다. 그러나 개방된 기도, 즉, 일련의 A-B-C 과정에서 "A" 만을 가지고는 생명을 유지할 수 있을 만큼의 적절한 공기가 움직일 것이라고 확신할 수 없을 것이다. 이를 확실히 하기 위해 응급구조사는 호흡, 즉 일련의 A-B-C 과정에서 "B"까지 반드시 평가해야 한다.

호흡은 기본적으로 두 가지 기능을 가진다. 산소를 체내로 가져오고, 이산화탄소를 제거한다. 이 두 가지 기능은 생명을 유지하기에 절대적으로 필요한 기능들이다.

적절한 기도 관리는 이 중요한 두 기능을 보장하기 위해 적절한 호흡평가와 결합하여 관리되어야 한다. 만약 환자의 호흡이 신체가 요구하는 만큼 이루어지지 않는다고 생각된다면, 즉각적인 조치 가 필요하다. 일차평가는 모두 기도와 호흡의 신속한 평가에 초점을 맞추고, 기도와 호흡과 관련되어 생명을 위협하는 것들을 찾아내고 교정하는데 목적이 있다.

이 단원에서는 불충분한 호흡을 교정하기 위해 필요한 술기를 배운다. 하지만, 이 술기를 언제 사용해야 할지에 대한 의사 결정 과정을 배우는 것이 더 중요하다. 어떻게 시행하는지에 대해 배우는 것과 동시에, 환자의 호흡을 돕기 위해 언제 시행해야 하는지에 대해서도 반드시 배워야 한다.

생리학과 병태생리학

핵심 개념
호흡계통의 생리학과 병태생리학

호흡의 역학

공기는 **환기**라고 불리는 과정을 통해서 가슴의 안과 밖으로 움직인다. 공기가 움직이기 위해서, 가로막과가슴근육들은 수축되고 이완되며 가슴안의 압력을 변화시킨다. 이러한 압력 변화는 허파를 부풀리거나 가라앉힌다. 들숨은 능동적 과정이다. 갈비사이의 근육들을 포함한 가슴의 근육들은 확장되고, 같은 시간에 가로막은 수축하여 아래쪽으로 내려간다. 이러한 운동은 가슴안의 공간을 확장시켜 음압을 만들어 낸다. 이 음압은 후두덮개를 통하여 공기를 끌어당기고 허파를 부풀린다. 반대로 날숨은 수동적인 과정이다. 즉, 이 과정은 이전에 논의했던 근육의 이완에 의해 발생한다. 부풀었던 가슴의 크기는 작아지고, 가슴 안의 공간에 양압을 만들어 공기를 밖으로 내보낸다. 날숨은 수동적이기 때문에, 일반적으로 들숨보다 시간이 길다.

환기(ventilation)
공기가 들어가고 나오는 것(들숨과 날숨), 또는 인공적으로 호흡을 제공하는 것

한 번 숨쉴 때 공기의 양(날숨과 들숨의 한 주기)은 일회호흡량이라고 부른다. 정상 일회호흡량은 일반적으로 몸무게(kg)당 5~7mL 정도이다. 허파의 안과 밖으로 움직이는 공기의 양은 분당호흡량이라고 부른다. 분당호흡량(MV)은 일회호흡량(TV)과 호흡수(RR)를 곱한 값이다(MV = TV × RR).

다시 말하자면, 환기(들숨과 날숨)는 결국 허파꽈리에서 가스 교환이 이루어지도록 공기가 이동하는 과정이다. 그러나 우리가 숨쉬는 모든 공기가 허파꽈리까지 도달하는 것은 아니다. 예를 들어, 100kg의 성인의 평균 일회호흡량이 500mL이다. 500mL 중에서 350mL만 허파꽈리에 도달한다. 나머지 공기는 기도, 기관지, 그리고 기관의 다른 부위, 즉 죽은공간(dead air space) 등에 머무르게 된다(그림 10–1). 허파꽈리는 산소와 이산화탄소를 혈관과 교환하는 유일한 곳이다. 그러므로 죽은공간에 있는 공기는 신체에 아무런 역할도 하지 않는다. **허파꽈리환기**는 얼마나 많은 공기가 실제로 허파꽈리에 도달했는지를 의미한다.

허파꽈리환기(alveolar ventilation)
허파꽈리에 도달하는 공기의 양

물론, 허파꽈리환기는 일회호흡량에 의존한다. 다음의 예제를 보자.

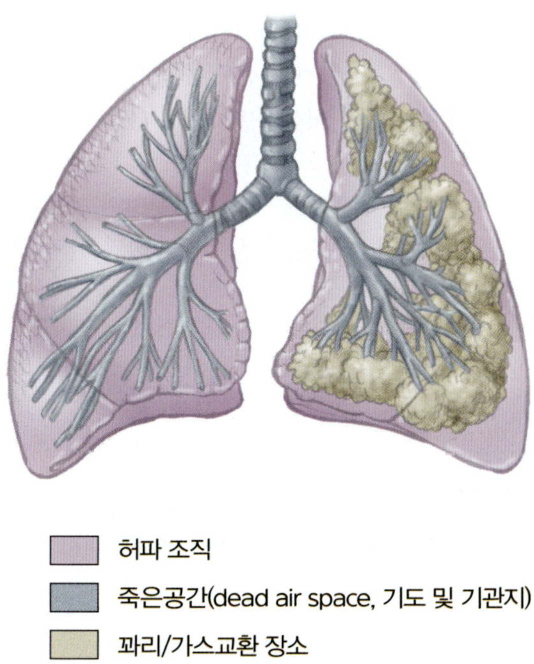

그림 10–1 죽은공간(dead air space): 허파꽈리 밖에 위치한 기도의 일부분

천식 환자는 500mL의 정상 일회호흡량을 가진다. 하지만, 천식 발작이 발생하면 기관지가 수축하면서, 환자는 300mL의 일회호흡량만 가질 수 있다. 만약 죽은공간에 150mL의 공기가 들어간다면, 환자의 허파꽈리에는 호흡 당 150mL의 공기만 도달하게 된다.

- 정상 분당호흡량: 500mL × 16(분당호흡수) = 8,000mL
- 정상 허파꽈리환기량: 350mL(500 − 150 죽은공간의 공기) × 16회/분 = 5,600mL
- 천식발작 시 분당호흡량: 300mL × 16회/분 = 4,800mL
- 천식발작 시 허파꽈리환기량: 150mL(300 − 150 죽은공간의 공기) × 16회/분 = 2,400mL

허파꽈리환기는 공기의 양 뿐만 아니라 호흡 수에 따라 변한다는 것을 기억해야 한다. 천천히 호흡하는 사람은 감소 된 분당 호흡량을 가질 것이고, 분당 허파꽈리까지 도달하는 공기의 양도 감소할 것이다. 즉, 감소된 일회호흡량에 의해 감소하게 된다.

- 정상 분당호흡량: 500mL × 16회/분 = 8,000mL
- 느린 호흡수의 분당호흡량: 500mL × 8회/분 = 4,000mL

경우에 따라서, 매우 빠른 호흡수는 분당 호흡량을 감소시킬 수 도 있다. 호흡수에 의해 발생하는 것이 아니라, 빠른 호흡수는 일회 호흡량에 영향을 미치기 때문이다. 빠른 호흡수는, 허파에 공기를 채울 수 있는 시간이 제한되기 때문에, 일회 호흡량이 감소한다. 비록 호흡수의 증가는 분당 호흡량을 증가시키지만, 이례적으로 빠른 호흡 수는 분당 호흡량과 허파꽈리 환기량을 감소시킨다.

호흡의 생리학

흡입된 공기는 허파꽈리를 채운다. 허파 모세혈관은 이 작은 공기백을 둘러쌓고 있는 허파꽈리의 작은 벽으로 순환하는 혈액을 가져오고, 모세혈관의 얇은 벽은 산소가 몸 전체를 순환할 수 있도록 산소를 허파꽈리에서 혈관으로 이동할 수 있도록 돕는다. 또한 혈관의 얇은 벽과 허파꽈리는 날숨동안 이산화탄소가 혈액에서 허파꽈리로 이동하도록 한다.

고농도에서 저농도로 가스가 이동하는 것을 **확산**이라고 한다. 순환하는 혈액과 허파꽈리 사이에서 이루어지는 산소와 이산화탄소의 교환을 **허파호흡**이라고 한다. 허파꽈리에 있던 산소가 혈액의 혈색소에 붙어 세포로 이동되는 동안 이산화탄소는 혈액에서 허파꽈리로 이동하면서 밖으로 배출된다. 세포에서는, 확산과 비슷한 과정이지만 반대로, 이산화탄소가 세포에서 빠져나와 혈액으로 들어가는 동안 산소는 혈액으로부터 나와 세포막을 지나 세포로 들어간다. 세포와 순환하는 혈액 사이에서 이산화탄소와 산소와의 확산 과정을 **세포호흡**이라 한다(그림 10−2).

확산(diffusion)
고농도에서 저농도로 분자가 이동하는 과정

허파호흡(pulmonary respiration)
산소와 이산화탄소가 허파동맥에서 순환하는 혈액과 허파꽈리 사이에서 교환되는 과정

세포호흡(cellular respiration)
산소와 이산화탄소가 순환하는 혈액과 세포 사이에서 교환되는 과정

기억해야 할 것: 이 전체적인 과정이 순조롭게 이루어지려면, 호흡계통은 반드시 심장혈관계통의 기능과 균형을 이루어야 한다. 호흡계통은 허파꽈리의 안과 밖으로 공기를 이동시키고, 순환계통은 세포와 허파꽈리 사이에 적절한 혈액의 양을 이동시켜야만 한다. 이 두 계통은 서로 협조해야 하기 때문에, 심장허파계통 혹은, 환기관류균형(ventilation−perfusion[V/Q] match)이라고 불린다. 만약 이 두 계통 중 한 개라도 제기능을 하지 못한다면, 호흡의 과정은 일어나지 않을 것이다.

심장허파계통의 병태생리학

이 부분을 공부하기 전에 우선 심장허파계통의 병태생리학에 대한 개념을 몇 분 정도 복습하도록 한다. 다음과 같은 심장허파계통의 부전을 일으킬 수 있는 기전들을 고려해야 한다.

- **호흡 방해의 기전.** 만약 가슴이 압력의 변화를 만들어 내지 못한다면, 공기는 허파의 안과

그림 10-2 허파호흡과 세포호흡의 과정

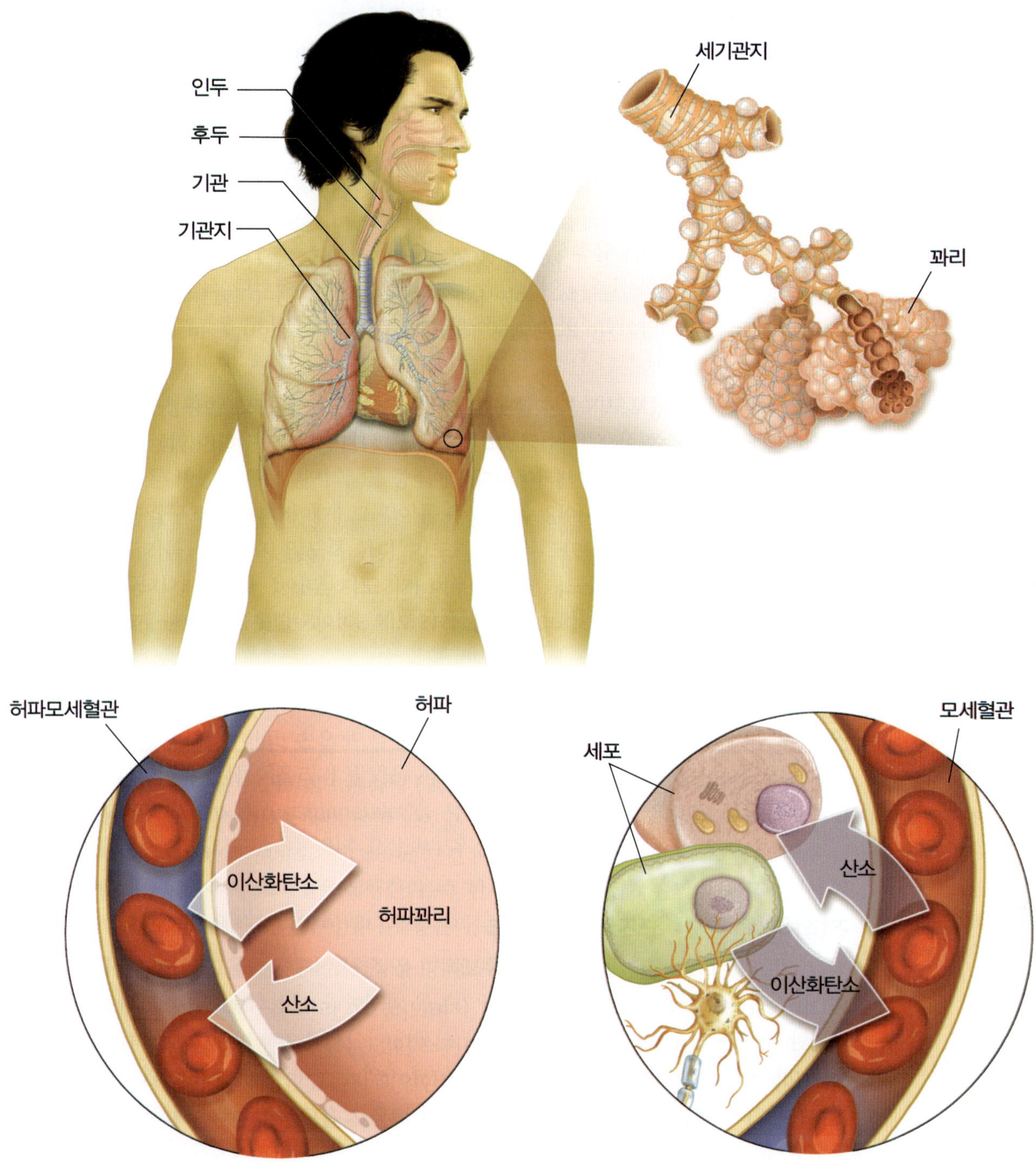

밖으로 이동할 수 없다. 호흡은 다음과 같은 여러 요인에 의해 방해된다:

- 환자가 가슴에 관통상을 입은 경우: 가로막이 아래로 움직일 때, 공기는 정상적으로 후두덮개를 통해 가슴안으로 들어옴과 동시에 관통상 부위로도 공기가 빨려들어오게 된다. 관통상을 통하여 공기가 빠르게 가슴 안으로 들어오기 때문에, 공기를 정상적인 기도를 통해 허파로 들어오게 할 수 있는 효과적인 음압이 형성되지 않는다.
- 환자가 호흡의 신경조절의 기능을 잃어버린 경우: 환자의 신경조직이 호흡 근육의 움직임을 전달하는 명령을 수행할 수 없을 것이다. 이는 대개 중증근무력증이나 급성다발성 경화증 환자에게서 발생한다.

- 환자가 가슴 벽에 손상을 입은 경우: 통증과 신체적 손상은 가슴벽의 움직임을 제한한다.
- 환자가 기관지수축과 같은 기도문제를 가지고 있는 경우: 만약 공기가 이동하지 않는다면, 호흡은 발생할 수 없다. 천식이나 만성폐쇄성폐질환(COPD)과 같은 질환들은 기관지의 직경을 감소시키고, 기관지를 통해 들어오는 공기의 양도 제한한다.

- **가스 교환의 방해.** 산소와 이산화탄소의 확산 능력이 떨어지는 경우는 다음을 고려해야 한다.
  - 한정된 공간에서의 구조활동 같은 외부 공기의 산소 수치가 낮은 경우: 호흡할 수 있는 산소가 충분하지 않다.
  - 확산의 문제인 경우: 울혈성심장기능상실(CHF)과 만성폐쇄성폐질환(COPD) 같은 질병들은 허파꽈리에서 산소와 이산화탄소의 교환능력을 제한한다. 산소화된 공기와 혈액이 허파꽈리에 도달하지만, 허파꽈리 자체가 활동하지는 않는다.
- **순환 문제.** 혈액이 충분한 산소를 신체의 세포에 전달하지 않는 경우는 다음과 같다.
  - 혈액이 부족한 경우: 만약 환자에게 심각한 출혈이 발생한 경우, 충분하지 않은 혈액은 허파꽈리까지 순환할 수 없다. 만약 혈액이 허파꽈리까지 도달하지 않는다면, 산소와 이산화탄소의 교환이 이루어질 수 없다.
  - 혈색소가 문제인 경우: 혈액에서 산소 결합 단백질인 혈색소가 충분하지 않은 경우, 호흡이 정상적으로 이루어 질 수 없다. 예를 들어, 혈액의 부족한 혈색소로 발생하는 빈혈이 있다. 다른 예로는, 환자의 pH 수치가 산성화로 변하는 경우, 환자의 헤모글로빈이 산소와 결합하는데 어려움을 가질 것이다. 혈색소의 기능이 상실되면, 산소는 운반될 수 없다.

호흡

핵심 개념
적절 또는 부적절한 호흡의 인지

호흡(respiration)
허파꽈리와 혈액 사이(허파호흡) 또는 세포와 혈액 사이(세포호흡)에서 이산화탄소와 산소의 확산 작용. 또한 간단한 의미로 "숨쉬기"로 정의된다.

저산소증(hypoxia)
신체 조직에 산소가 부족한 경우

위에서 이야기 한 것처럼, 환기는 적절한 들숨과 날숨을 의미하고, 반면에 **호흡**은 허파꽈리와 혈액 사이에서의 가스 교환(외호흡), 또는 세포와 혈액 사이에서의 가스교환(내호흡)을 말한다. 그러나, 모두가 아는 것처럼, 우리는 이 모든 과정을 호흡이라고 말한다.

적절한 호흡과 부적절한 호흡

뇌와 신체의 세포는 본인들의 업무를 수행하기 위해 산소의 공급을 필요로 한다. 낮은 수치의 산소, 즉 **저산소증**은 이들의 정상적인 기능을 파괴한다. 이산화탄소를 제거하는 것도 중요하지만, 신체는 산소 부족을 견디는 것보다 신체에 이산화탄소가 쌓이는 것(고탄산혈증)을 더 오래 버틸 수 있다. 환자의 호흡을 평가하면서, 환자의 심장허파계통이 산소화 작용과 이산화탄소제거 작용을 얼마나 잘 수행할 수 있는지에 대한 근거로 중증도를 평가한다.

심장허파기능에 장애가 발생한 경우, 신체는 저산소증 및 이산화탄소의 축적에 대해 대처하기 위해 보상작용을 시작한다. 이러한 작용은 환자의 증상과 징후를 통해 예측 가능하고, 문제의 심각성을 인지할 수 있다.

대부분의 사람들의 호흡작용은 이산화탄소의 축적에 의해 발생한다. 화학수용체라 불리는 심장혈관계통의 특별한 감지기는 이산화탄소의 낮은 수치뿐만 아니라 높은 수치도 감지한다. 화학수용체가 이산화탄소 수치의 변화를 감지했을 때, 특히 이산화탄소가 몸에 쌓였을 때, 호흡계통은 빠르게 호흡하도록 자극된다.

사람의 심장혈관계통이 신체의 공기 소모량을 따라잡을 수 없을 때, 체내 이산화탄소 수치는 증가하고, 저산소증이 발생한다. 신체는 일반적으로 빨라진 호흡수를 통해 더 많은 공기를 신체 내외로 이동시키려고 반응한다. 이러한 이유 때문에, 환자들이 호흡이 짧아져 호흡곤란을 호소하는 것은 매우 흔한 일이다. 신체는 또한 일반적으로 교감신경계통(또는 투쟁-도피 반응)와 결합함으로써 반응한다. 교감신경계는 심박수를 증가시키고 혈관을 수축하여 많은 혈액이 이동되도록 만든다(그리고 많은 산소와 이산화탄소를 이동시킬 것이다).

어떤 경우에는, 신체의 공기소모량을 따라잡기도 한다. 예를 들어, 천식발작 환자 같은 경우, 환자의 신체는 그 수요를 따라 잡기 위해 보상기전을 작용시킨다. 증가된 호흡수, 증가된 심박수, 그리고 자세 변화 등이 신체의 최소 요구를 충족시킬 것이다. 이러한 외부 변화들의 신호(활력징후, 외모, 자세)는 환자의 신체가 최소한의 요구를 충족시키기 위해 일하고 있다는 것을 나타낸다. 만약 이러한 변화가 효과적이라면, 이것은 산소와 이산화탄소가 적절하게 교환되고 있다는 징후이다. 이러한 징후에는 정상적인 의식상태, 정상적인 피부 상태, 정상범위의 맥박산소포화도 등이 포함된다. 이러한 환자는 **호흡 곤란**을 가진 환자로 분류되지만, 실제 이들의 신체는 그 수요를 최소한이라도 충족시키기 위해 보상작용을 시행하고 있는 것이다.

호흡근육의 사용이 증가되는 것처럼, 대부분의 보상기전은 증가된 산소를 요구한다. 하지만, 만약 충분한 산소가 처음부터 신체 내에 없었다면, 산소의 수요는 제한된 공급을 급격하게 추월 할 것이다. 이러한 경우, 보상 기전이 실패되고 신체의 필요한 대사 활동들이 적절하게 이루어지지 못한다. 저산소증이 심해지면, 이산화탄소가 위험 수준까지 신체에 쌓이고, 호흡을 위해 사용되는 근육이 피로하게 된다. 이러한 상태는 부적절한 호흡을 나타내고 **호흡기능상실**이라고 불린다(그림 10-3).

호흡기능상실의 경우 빨리 인지하는 것이 특히 중요하다. 왜냐하면, 이는 종종 호흡이 완전히 멈추는 과정(**호흡 마비**)으로 진행되기 때문이다.

응급구조사로서, 환자의 호흡상태를 빠르게 확인하고 평가하기 위해 일차평가를 시행하며, 호흡이 적절한지 부적절한지 결정을 내리기 위한 의사 결정을 할 것이다.

호흡곤란(respiratory distress)
호흡하는데 힘이 들거나, 호흡이 짧아진 느낌

호흡기능상실(respiratory failure)
산소 흡입이 생명을 유지하기에 충분치 못할 정도까지 호흡이 감소된 상태

호흡마비(respiratory arrest)
호흡이 완전히 정지된 상태

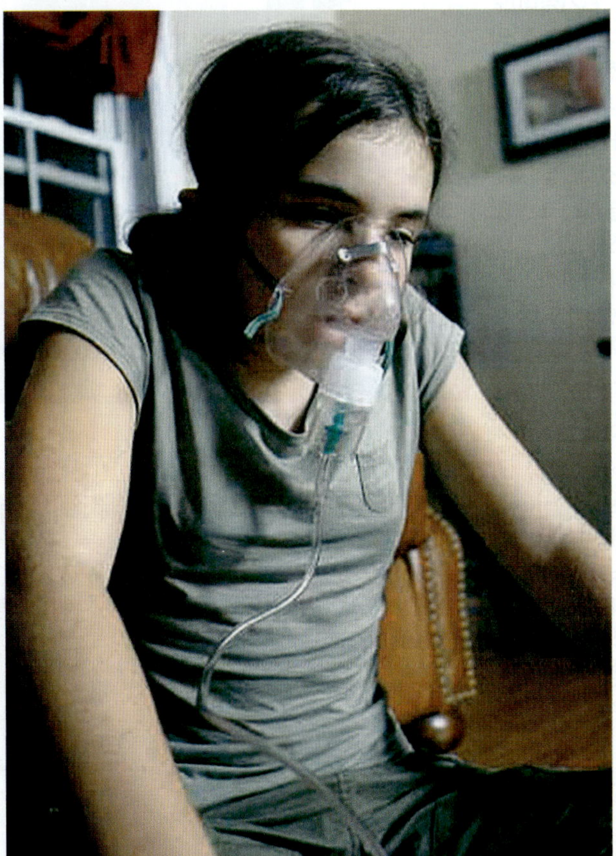

그림 10-3 호흡곤란은 종종 호흡근육의 활용과 호흡 노력이 증가되는 것을 포함한다. 심각하거나 오래 지속되는 호흡곤란은 신체가 호흡을 하기 위해 더 이상 그런 노력을 할 수 없을 때 부적절한 환기와 호흡기능상실로 진행될 수 있다. 이 경우 반응이 감소되거나 혹은 피곤한 모습, 얕은 환기, 그리고 부적절한 호흡의 또 다른 징후들을 보게 될 것이다.
(© Daniel Limmer)

부적절한 호흡

환자가 호흡하지 않는다는 것을 인지했을 때는 즉각적으로 환자에게 인공환기를 제공해야 한다. 그러나 환자가 호흡이 멈추기 전 짧은 시간 동안 호흡곤란의 몇몇 징후를 보일 수 있을 것이다.

하지만 이러한 호흡노력은 삶을 유지할 만큼 공기의 양이 충분하지 못하다. 만약 환자가 이런 방법으로 호흡을 지속적으로 한다면 환자는 결국 호흡마비 및 사망에 이를 것이다. 이 호

표 10-1. 적절한 처치를 받고 있는 호흡 상태

상태	징후	응급구조사 처치	
적절한 호흡 환자는 적절히 호흡하고 있으나 내과질환 혹은 외상으로 인한 보조적인 산소가 필요하다.	• 호흡수와 깊이가 적절하다. • 비정상적인 호흡음이 없다. • 공기가 가슴안과 밖으로 자유롭게 이동한다. • 피부색이 정상이다. • 산소포화도 수치가 정상이다.	비재호흡마스크나 혹은 비강 캐뉼라로 산소투여	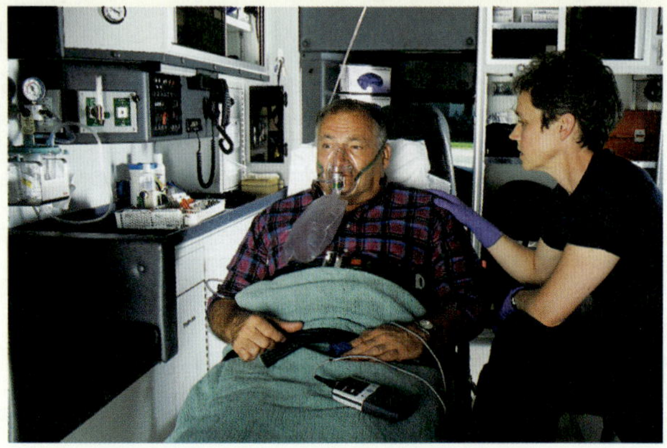
부적절한 호흡 (호흡기능상실) 환자는 약간의 공기가 안과 밖으로 이동하지만 느리거나 얕고 생존하기에 충분하지 못하다.	• 환자는 약간의 호흡이 있으나 생존하기에 충분하지 않다. • 호흡수와 깊이가 정상에서 벗어나 있다. • 얕은 환기 • 호흡음이 감소되었거나 없다. • 협착음, 코고는소리, 그르렁거림, 헐떡임과 같은 비정상적 호흡음이 있다. • 피부색이 청색(청색증) 혹은 회색이다. • 분당호흡량이 감소한다. • 산소포화도 수치가 낮다 (<95%)	포켓마스크, 백-밸브 마스크, 혹은 FROPVD(유량제한 산소동력식 환기장비)로 보조환기(공기가 압력에 의해 허파 속으로 강하게 흐름). 빠르거나 혹은 느린 호흡수를 조정하는 것과 관련된 장을 찾을 것. 주의: 비재호흡마스크는 허파 속으로 산소를 끌어들이기 위해 환자의 자발적인 호흡이 필요하다. 그러므로 호흡이 없는 환자나 혹은 부적절한 호흡을 하는 환자에게 효율적으로 제공하지 못한다.	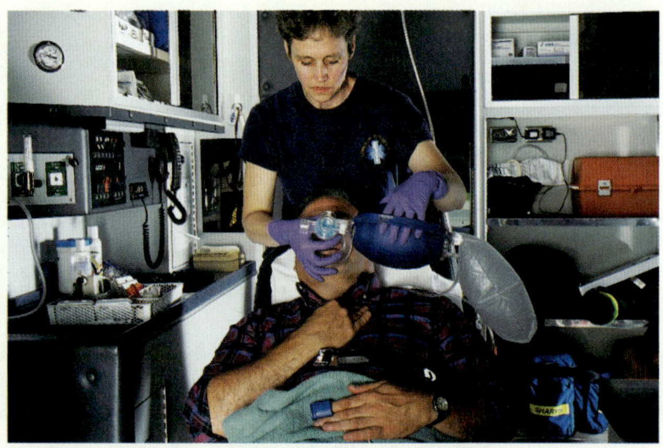
환자는 전혀 호흡하지 못한다. (호흡마비)	• 가슴상승이 없다. • 입이나 혹은 코에서 공기가 이동하고 있는 증거가 없다. • 호흡음이 없다. • 산소포화도 수치가 극도로 낮거나 측정할 수 없다.	성인에서 분당 10~12회, 영아와 소아에서 분당 20회의 포켓마스크, 백-밸브 마스크, FROPVD(유량제한 산소동력식 환기장비) 혹은 ATV(자동 이동 인공호흡기)와 같은 인공환기 주의: 영아와 소아에게는 FROPVD를 사용하지 말 것.	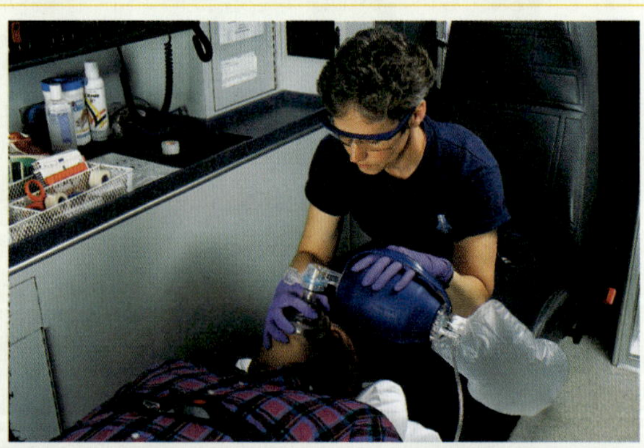

그림 10-4 정상적인 호흡부터 호흡마비까지 응급구조사는 환자의 호흡 수준에 따라 비재호흡마스크를 적용하거나 혹은 환자의 환기를 도와주거나 혹은 인공환기를 제공하기 위한 포켓마스크, 백-밸브 마스크 혹은 FROPVD(유량제한산소 동력환기 장비)와 같은 양압환기 장비로 바꾸어 적용해주어야 한다. 심각한 호흡곤란으로 악화되기 전에 보조 환기의 필요성을 인지하는 것은 필수적이다.

환자의 상태	처치를 하기 위한 시간과 방법

적절한 호흡:
완전한 문장을 말한다;
명료하고 차분하다

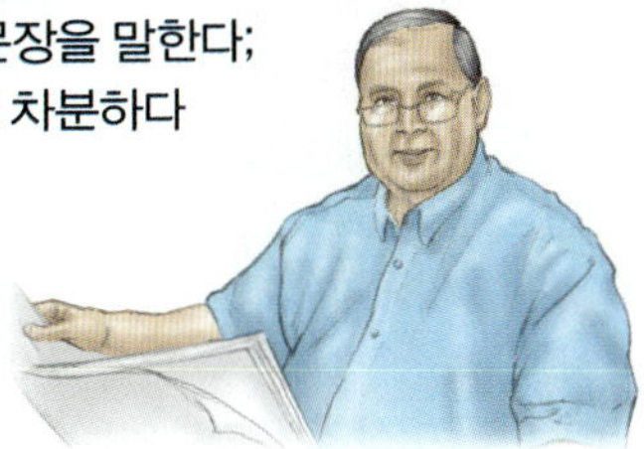

호흡곤란의 증가:
호흡이 눈에 띄게 짧아짐, 3-4 단어 씩 끊어 말함, 불안함 증가

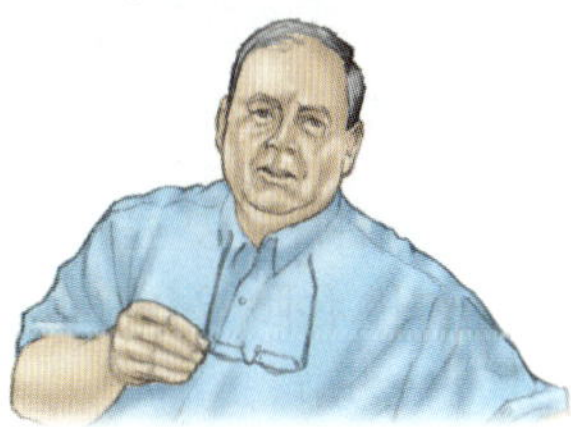

비재호흡마스크 혹은 비강 캐뉼라

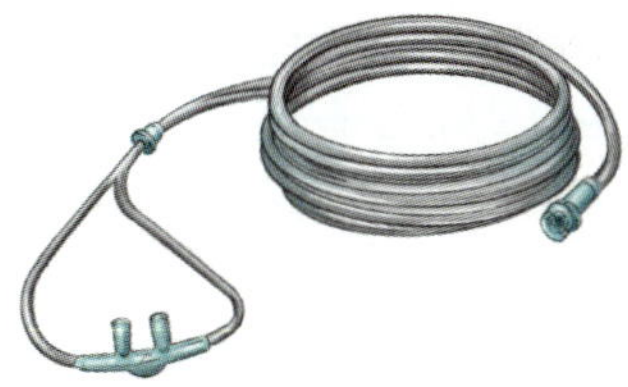

비재호흡마스크

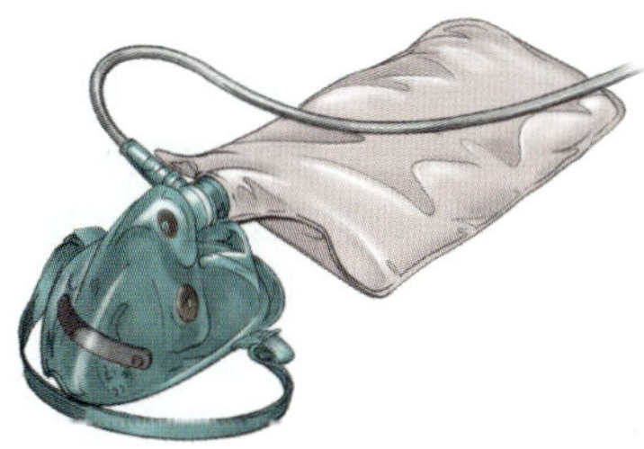

중요한 의사결정 요점:

호흡마비로 악화되기 전에 부적절한 호흡을 인지하라.

호흡이 마비되기 전에 환기를 시행하여라

심각한 호흡곤란:
1-2단어씩 끊어 문장을 말함, 발한, 심각한 불안

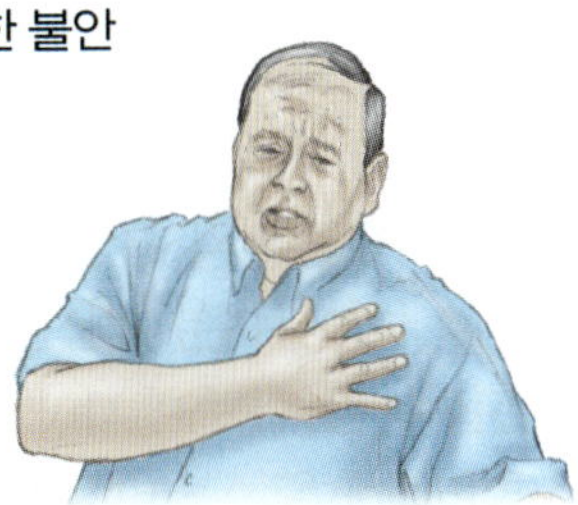

지속적인 악화:
머리를 좌우로 움직이면서 잠자는 듯함; 의식이 희미해짐

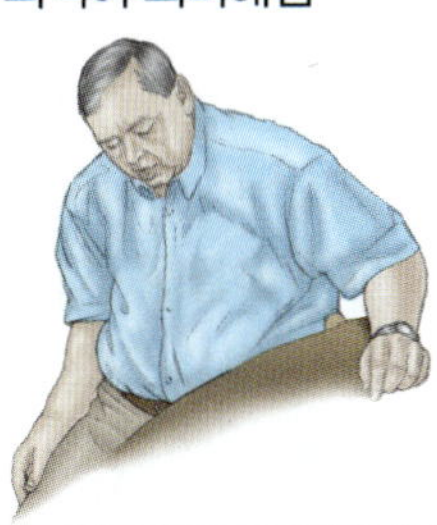

보조환기
포켓안면마스크(PFM)
백-밸브 마스크(BVM) 혹은
FROPVD(유량제한 산소동력식 환기장비)

빠르거나 혹은 느린 호흡수를 조정하기 위해 환자의 환기를 보조한다.

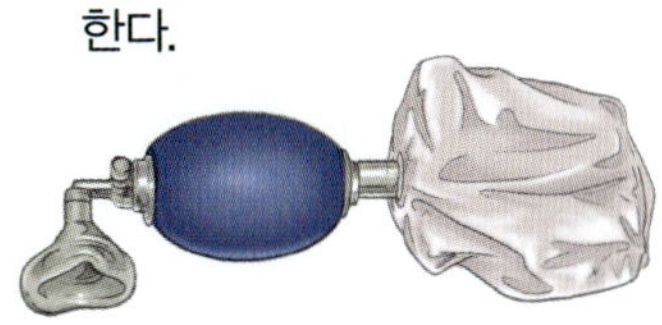

호흡마비: 호흡이 없음

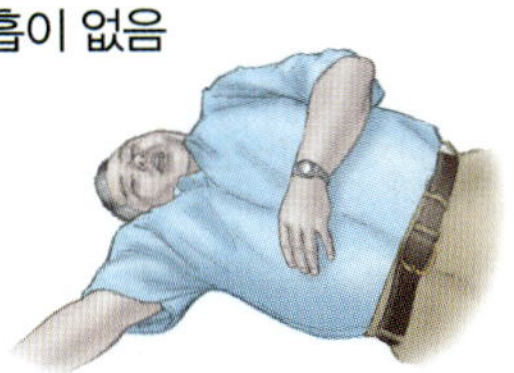

인공환기
포켓안면마스크(PFM), 백-밸브 마스크(BVM)
혹은 FROPVD(유량제한 산소동력식 환기장비)
성인은 분당 12회, 소아와 영아는 분당 20회의로 환기를 보조한다.

Inside Outside

호흡곤란에서 호흡기능상실

호흡기능상실은 신체의 보상기전이 더 이상 호흡을 유지시킬 수 없을 때 발생한다. 이 과정을 설명하기 위해 천식 발작을 앓고 있는 환자의 진행과정을 살펴보자.

천식환자는 기관지 경련과 수축이 종종 발생한다. 이것은 일회호흡량과 허파꽈리환기를 감소시킴으로써, 신체가 증가된 이산화탄소의 수치와 약간의 저산소증을 감지한다. 뇌는 호흡계통을 자극하고 교감신경계를 활동시키기 위해 명령한다.

신체 내에서는 호흡계통이 보상작용을 한다. 호흡수와 깊이를 증가시켜 허파꽈리환기를 증가시킨다. 심장은 빠르고 강하게 펌프하며 산소와 이산화탄소가 더 빠르게 이동할 수 있도록 한다. 혈관은 투쟁도피반응에 의하여 수축한다.

신체 외부에서는, 환자가 호흡곤란을 호소한다. 아마 환자는 "숨을 쉴 수가 없어요" 라고 호소할 것이다. 응급구조사는 증가된 호흡수와 호흡 노력을 인지할 수 있을 것이다. 단순히 환자가 호흡을 힘들어하는 것처럼 보이거나 또는 기관지수축시 발생하는 비정상 호흡음인 천명음을 들을 수 있을 것이다. 또한 환자의 피부색이 약간 창백해진 것을 볼 수 있을 것이다. 하지만 환자의 보상작용 때문에, 환자에게서 청색증을 관찰 할 수는 없을 것이다. 적절한 산소 수치가 뇌로 전달되고 있기 때문에, 의식수준도 정상일 것이다. 이 시점에서, 환자는 호흡곤란이 시작되는 것을 알 수 있을 것이다. 신체의 내부에선 여전히 보상기전이 작용되고 있다.

불행하게도, 천식발작은 지속된다. 신체의 내부에서는, 환자의 기관지가 발작에 반응하면서 붓기 시작하고 좁아지고 있을 것이다. 일회호흡량과 허파꽈리환기는 더 감소할 것이고, 뇌에는 이제 산소가 부족하다. 이산화탄소는 신체 내에 쌓이고 있고, 정상 기능을 방해하기 시작할 것이다. 응급구조사가 환자를 재평가하는 동안, 환자는 몹시 불안해 하기 시작하고, 저산소증의 증가는 환자의 뇌에 영향을 미칠 것이다. 환자의 가슴을 청진 했을 때 정상 호흡음은 들을 수 없을 것이고, 천명음은 더 심해질 것이다. 환자의 손톱에는 청색증이 나타나기 시작하고, 환자의 입술과 눈 주위에도 색이 변하는 것을 관찰 할 수 있을 것이다. 호흡기능상실이 시작되었고 보상기전은 더 이상 작용되지 않는다.

발작이 지속되면서, 일회호흡량과 허파꽈리환기는 더 감소할 것이다. 저산소증은 더 악화되었다. 환자의 신체는 많은 이산화탄소로 인해 산성화되기 시작하였고, 무산소대사가 시작되었다. (산소 없이 발생하는 대사과정). 환자는 몹시 피로해 할 것이다. 호흡근육은 더 이상 환자의 호흡계통에 산소를 전달하기 위한 지속적인 노력으로 인해 호흡 근육은 몹시 피로해진다. .

환자의 의식은 심각하게 악화될 것이다. 환자는 몹시 졸려 할 것이며 환자는 깨어있을 수 없다. 환자의 호흡 수는 느리고 불규칙해진다. 환자의 피부색은 창백하게 바뀔 것이다. 이제 환자는 호흡기능상실에서 호흡 마비로 넘어가는 마지막 단계에 놓이게 된다.

흡을 부적절한 호흡이라 부르는데, 호흡수 또는 호흡깊이(또는 두 가지 모두)는 정상범위 밖으로 벗어난다. 부적절한 호흡을 인지한 경우 예리한 평가 술기와 신속한 행동을 요구한다(표 10-1). 환자의 상태를 평가하고 환기를 제공하는 것은 환자를 생존시키는데 매우 중요하다. 응급구조사의 중재가 이루어지지 않는다면 환자는 결국 호흡이 중단되고 사망하게 될 것이다 (그림 10-4).

환자 평가

호흡 평가

일차평가에서 호흡을 평가하면서, 여러분은 반드시 다음과 같은 두 질문을 기억해야 한다. 첫 번째는 "환자는 지금 호흡을 하고 있는가?"이다. 여러분은 환자에게 간단하게 인사를 건내면서 알아차릴 수 있을 것이다. 만약 환자가 의식이 없다면, 여러분은 보고-듣고-느끼고의 기본인명소생술 과정으로 넘어갈 필요가 있다. 두 번째는 "환자가 호흡이 적절한가?"이다. 환자의 호흡이 적절하지 않다면, 반드시 교정되어야 한다.

적절한 호흡의 징후

적절한 호흡의 징후를 판단하기 위해서 응급구조사는 다음과 같이 해야 한다.

- 환자가 숨을 들이쉴 때, 가슴 양쪽이 모두 적절하고 동일하게 오르내리는지 관찰한다.
- 코, 입, 가슴으로 공기가 들어가고 나가는 소리를 들어라(청진기로 청진하거나 귀로 직접 들을 때). 호흡음은 가슴 양쪽에서 모두 동일하게 들려야 한다. 입과 코에서 나는 비정상적인

표 10-2. 적절한 호흡	
정상 범위	**호흡의 질**
성인 – 분당 12–20회	호흡음 – 들리고 양쪽 동일함
소아 – 분당 15–30회	가슴 팽창 – 적절하고 양쪽 동일함
영아 – 분당 25–50회	최소한의 호흡 노력
리듬	**깊이**
규칙	적절함

소리인 그르렁소리(gurgling), 헐떡임(gasping), 울음소리(crowing), 쌕쌕거림(wheezing), 코 고는 소리(snoring)와 협착음(stridor)(들숨 동안의 거칠고 높은 소리)이 들리지 않아야 한다.

- 코나 입에서 공기가 나오는 것을 느낀다.
- 특징적인 피부색을 확인하라. 피부색이 청색이나 회색이 되지 않아야 한다.
- 안정 시 호흡의 수, 리듬, 질, 깊이를 확인한다(표 10-2).

부적절한 호흡의 징후

부적절한 호흡의 징후는 다음과 같다.

- 가슴의 움직임이 없거나 적거나, 양쪽 동일하지 않다.
- 호흡과 관련된 움직임이 복부로 제한되어 있다(복식 호흡).
- 입이나 코에서 공기가 느껴지지 않거나, 교환되는 공기의 양이 정상 이하이다.
- 호흡음이 감소되었거나 또는 없다.
- 호흡 시 쌕쌕거림(wheezing), 울음소리(crowing), 협착음(stridor), 코고는 소리(snoring), 그르렁소리(gurgling), 헐떡임(gasping) 등과 같은 비정상적 소음이 들린다.
- 호흡이 아주 빠르거나 아주 느리다.
- 호흡이 매우 약하거나, 매우 깊거나, 또는 힘이 든다.
- 환자의 피부, 입술, 혀, 귓볼, 손톱이 청색이거나 회색이다. 이러한 상태를 *청색증(cyanosis)*이라고 부른다.
- 들숨이 길어지거나(상기도폐쇄의 가능성을 의미) 날숨이 길어진다(하기도폐쇄의 가능성을 의미).
- 환자가 말을 할 수 없거나, 숨이 가빠서 완전한 문장을 말할 수 없다.
- 소아의 경우, 빗장뼈 위 혹은 갈비뼈사이/아래에서 퇴축(근육이 당겨지는 것)이 관찰된다.특히 영아와 소아의 경우, 콧구멍이 확대된다(호흡으로 콧구멍이 넓어지는 것).
- 산소포화도 수치가 낮다(<95%).

청색증(cyanosis)
피부가 산소부족으로 인해 청색 혹은 회색의 색깔이 됨

"만약 환자의 호흡이 신체에 필요한 만큼 적절하게 이루어지지 않는다면 여러분은 재빠르게 환자가 호흡할 수 있도록 도와야한다."

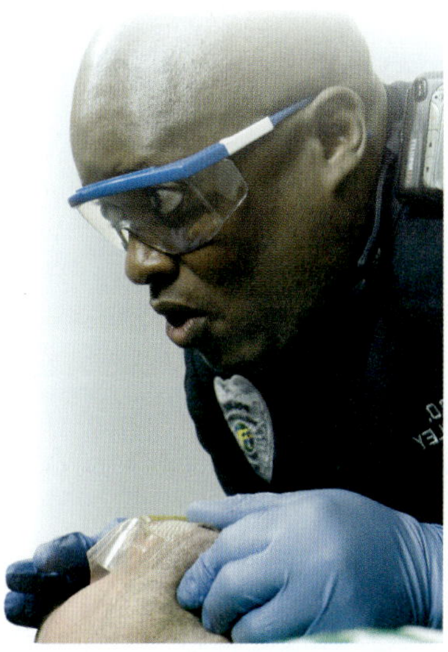

호흡 평가

일반적으로 현장에서 호흡마비를 결정하는 것은 매우 어렵다. 기본적인 심폐소생술 단계를 기억하도록 한다. 가슴이 오르내리는지 관찰하고, 호흡음을 듣고, 공기의 흐름을 느낀다. 임종호흡과 일반호흡을 혼동해서는 안된다.

저산소증

저산소증은 신체 조직에 산소의 공급이 불충분한 것이다. 저산소증의 주요 원인은 여러 가지가 있다. 다음의 상황들을 고려해 보도록 한다:

- **환자가 화재현장에 갇혀 있다.** 환자가 호흡하는 공기는 연기이며, 산소량은 감소되어 있다. 산소를 충분히 들이 마실 수 없어 저산소증이 발생한다.
- **허파공기증(emphysema) 환자.** 이러한 허파질환은 대기와 신체 사이에서 산소 이동 효율성을 감소시킨다. 허파가 적절하게 기능하지 못하기 때문에 저산소증으로 진행된다.

- **환자가 약물을 과용하여 호흡계통에 억제 효과를 가진다.** 환자의 호흡이 분당 5회라고 가정해본다면, 환자는 신체의 산소 요구량을 충족시킬 만큼 호흡을 하지 못하므로 저산소증이 발생한다.
- **심장마비 환자.** 허파가 적절하게 기능하여 대기의 공기를 들이마시고 그것을 분배하기 위해 혈액 속으로 이동한다. 그러나 심장이 손상되어 신체 전반으로 혈액을 보낼 수 없어서 저산소증이 발생한다.

이외에도 발작, 쇼크 등과 같이 저산소증의 원인은 다양하다. 저산소증의 징후를 인지하여 즉각적으로 처치하는 것이 가장 중요하다. 저산소증은 청색증(피부색이 청색이나 회색) 외에도 의식상태 변화 등으로 인지할 수 있다.

응급구조사는 가능한 호흡곤란이 저산소증으로 악화되는 것을 예방할 수 있도록 적절한 산소 공급을 시행해야 한다.

정상 호흡 (적절한 호흡)	호흡 곤란 (적절한 호흡)	호흡기능상실 (부적절한 호흡)	호흡 마비 (부적절한 호흡)
조용하고 특이음 없음	천명음, 협착음, 기침소리와 같이 특이한 호흡음을 가진다.	호흡 곤란과 같음. 호흡음이 들리지 않을 때도 있음.	호흡음 없음
정상 호흡수	일반적으로 호흡수가 올라가지만, 매우 빠르지 않고 적절한 분당호흡량을 유지	대개 매우 빠르거나 매우 느리다. 가끔 불규칙하고 느리며 부적절한 일회호흡량을 보인다.	없음
정상적인 피부색	정상적이거나 가끔 혈관수축으로 인해 창백하다.	창백하고, 청색, 가끔 잿빛을 띔	창백 또는 청색
정상적인 의식	정상, 가끔 불안해 함	의식 변화	일반적으로 의식이 없거나, 빠르게 무의식상태로 변함

환자처치

부적절 호흡

환자의 부적절한 호흡 또는 호흡이 없음(호흡기능상실이나 호흡정지)의 징후나 증상을 나타낼 경우, 환자는 생명이 위험한 상태이므로 신속한 조치를 취해야 한다. 호흡기능상실 환자에게는 반드시 기도문제부터 접근해야 할 것이다. 생명을 위협할 만한 호흡문제를 처치할 때의 원칙적인 순서는 다음과 같다.

- 호흡이 없는 환자와 호흡이 부적절한 환자에게 인공환기을 한다.
- 호흡을 하는 환자에게는 산소를 추가로 제공한다.

이러한 절차는 다음에 설명 될 것이다.

결정 포인트

언제 처치해야 하는가?

언제 환자에게 처치를 시행해야 하는지를 결정짓는 것은 매우 어렵다. 호흡기능상실 환자들은 호흡과 의식에 즉각적인 처치가 필요 할 것이다. 호흡은 있지만 적절한 호흡인지 아닌지를 식별하는 것은 매우 중요하다. 비록 환자가 호흡은 하지만, 만약 부적절한 호흡의 징후를 보인다면, 환자는 반드시 처치가 필요하며, 만약 환자를 그대로 놔둔다면 환자의 상태는 결국 호흡 마비로 악화될 것이다. 일반적으로, 부족한 처치보단 과한 처치가 더 낫다.

양압환기

만약 환자가 호흡을 하지 않거나 호흡 노력을 더 이상 할 수 없어서 호흡마비가 임박했다고 판단된다면, 인공환기를 시행해야한다. 환기는 공기 또는 산소의 호흡을 말하는데, **인공환기** (또는 **양압환기**)는 환자가 호흡을 멈췄거나 불충분한 호흡을 할 경우 인위적으로 적절한 양의 공기 또는 산소를 허파로 들어가게 돕는 것을 말한다.

양압환기의 경우, 신체가 허파로 공기를 끌어당기는 힘을 반대로 이용하는 것이라고 생각한다면 더 이해하기 쉬울 것이다. 정상적인 상황이라면, 호흡계통은 공기를 끌어당기기 위해 가슴 내부에 음압을 만들지만, 인공환기는 외부의 공기를 양압장비를 이용해 신체 내부에 인위적으로 밀어 넣는다. 양압환기 술기는 몇몇 부작용을 만들 수도 있으므로 적절하게 술기를 수행함으로써 부작용들을 예방해야 한다.

양압환기의 부작용은 다음과 같다:

- **심박출량의 감소/ 혈압 저하.** 정상적으로 심장은 각 방(chamber)들을 혈액으로 채우기 위해 환기 시 발생하는 음압을 사용하지만, 양압환기가 시행될 경우 음압이 발생되지 않는다. 이러한 경우 심장은 자체적으로 보상기전을 시행하지만, 과환기를 시행할 경우 혈압 저하를 유발할 수 있다. 가슴이 올라올 정도만큼만 양압환기를 제공하면, 이러한 부작용은 최소화 시킬 수 있다.
- **위 팽창: 위 팽창은 양압환기 동안에 식도를 통해서 공기가 위로 들어가 발생하는 것이다.** 위장으로 이어지는 식도는 기도보다 구멍이 크며, 기도를 덮고 있는 후두덮개와 같은 보호덮개를 가지고 있지 않다. 우리가 양압환기로 기도에 공기를 밀어 넣으려고 할 때, 공기는 종종 식도를 통해 위장으로 들어가게 된다. 위 팽만은 구토와 같은 부작용을 나타낸다. 위 팽만은 기도개방 자세를 적절하게 취해주고, 기도유지기 등의 보조 장비를 사용함으로써 최소화 시킬 수 있다.
- **과환기.** 환기를 시행할 때, 속도에 주의를 기울이는 것이 중요하다. 너무 빠른 속도는 부정적인 영향을 미친다는 것을 인지하여야 한다. 과환기 시 체내 이산화탄소가 혈관 수축을 일으켜 뇌로가는 혈류를 제한시킬 수 있다. 양압환기를 제공할 때는 반드시 적절한 환기 비율을 유지하는데 집중해야 한다.

인공환기 술기

응급구조사가 환자에게 인공환기를 제공할 수 있는 방법은 다양하다:

- 입 대 마스크(분당 15L의 고농도 산소)
- 2인 구조자 백-밸브 마스크(분당 15L의 고농도 산소)
- 유량제한산소동력환기장비 (FROPVD)
- 1인 구조자 백-밸브 마스크(분당 15리터의 고농도 산소)

메모: 구토를 하거나 기도에 이물질이 있는 환자는 환기하지 않는다. 양압환기는 구토물을 환자의 허파 속으로 들어가게 할 수 있다. 환자가 구토를 하지 않는지 확인하고 이물질이 있다면 환기하기 전에 흡인을 먼저 시행한다.

어떠한 방법으로 환자를 환기시키던 간에, 응급구조사는 환자가 적절하게 환기되고 있는지를 확인해야 한다. 적절한 인공환기의 징후를 판단하기 위해서 응급구조사는 다음과 같이 해야 한다.

- 가슴이 매 환기마다 오르내리는지를 관찰한다.

핵심 개념
양압환기의 원리와 술기

인공환기(artificial ventilation)
환자가 호흡을 멈추거나 호흡이 불충분할 때 공기나 산소를 허파로 넣는 것. 양압환기(Positive pressure ventilation)라고도 한다.

양압환기(positive pressure ventilation)
인공환기 참고

그림 10-5 감염방지 장비들

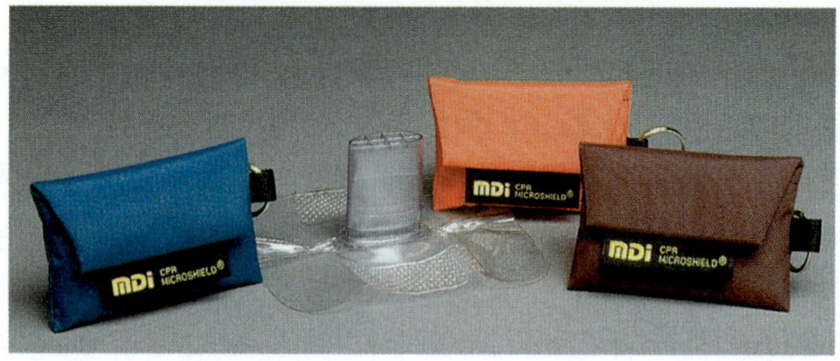

• 호흡수가 충분한지 확인한다. 성인은 대략 분당12회, 소아와 영아는 최소 분당20회이다.

불충분한 인공환기는 다음과 같을 때 발생한다.

• 환기 시 가슴이 오르내리지 않는다.
• 환기속도가 매우 빠르거나 느리다.

인공환기 시행중에도 응급구조사는 침, 혈액, 구토물과 같은 환자의 체액으로부터 적절히 보호되었는지 확인해야 한다. 이러한 이유 때문에 입 대 입 호흡은 다른 인공환기의 대체 방법이 있는 한 권장하지 않는다. 개인적으로 사용할 수 있는 소형의 감염방지 장비들도 많이 있다(그림 10-5).

메모: 인공환기는 환기 시 환자의 가슴이 오르내리는지 주의깊게 확인하면서, 동시에 포켓마스크 혹은 백-밸브 마스크로 환기속도 및 환기량을 조절할 필요가 있기 때문에 숙련되기가 어렵다. 그러므로 학생들은 수업에서 이 훈련이 숙달되도록 연습하는 것이 중요하다.

앞에서 언급한 바와 같이 환기는 호흡을 하고 있으나, 호흡이 부적절한 환자에게 요구된다. 즉, 환자의 호흡수가 매우 빠르거나 느린 경우 이에 해당될 수 있다. 포켓마스크 혹은 백-밸브 마스크를 사용하여 환기를 하는 것은 응급구조사가 무엇을 하고 있는지 알고 또한 자발적으로 호흡을 함에도 불구하고, 환자는 위협을 느낄 수도 있다는 것을 명심해야 한다. 호흡을 하고 있는 환자의 환기를 위한 지침들은 아래와 같다:

빠른 호흡을 하는 환자의 경우:

• 호흡이 적절한지 주의깊게 평가한다.
• 환자에게 절차를 설명한다. 조용히 안심시키면서 "저는 환자분이 호흡하는 것을 도와주려고 합니다" 와 같은 간단한 설명은 의식이 있는 환자에게 필수적이다.
• 환자의 입과 코 위에 마스크(포켓마스크 혹은 백-밸브 마스크)를 위치시킨다.
• 환자의 얼굴에 마스크를 밀착시킨 후에 환자의 들숨에 따라 백을 짜준다. 환자의 가슴이 오르내리는지 확인하고 환자의 들숨에 맞추어 환기를 해준다. 환기의 목적은 호흡량을 증가시키는 것이다. 몇 번의 환기를 시행한 후, 응급구조사는 환자의 분당 호흡수를 감소 또는 증가시키기 위한 환기 수와 환기량을 조절한다.

느린 호흡을 하는 환자의 경우:

• 호흡이 적절한지 주의깊게 평가한다.
• 환자에게 절차를 설명한다. 조용히 안심시키면서 "저는 환자분이 호흡하는 것을 도와주려고 합니다" 와 같은 간단한 설명은 의식이 있는 환자에게 필수적이다.
• 환자의 입과 코 위에 마스크(포켓마스크 혹은 백-밸브 마스크)를 위치시킨다.
• 환자의 얼굴에 마스크를 밀착시킨 후에 환자의 들숨에 따라 백을 짜준다. 환자의 가슴이

오르내리는지 확인하고 환자의 들숨에 맞추어 환기를 해준다. 만약 환자의 호흡수가 매우 느리다면, 분당 호흡량에 맞추어 분당 약 12회의 속도로 환자가 호흡하는 사이에 환기를 제공한다.

지속기도양압(CPAP)/기도이중양압(BiPAP)

지속기도양압(continuous positive airway pressure;CPAP)과 기도이중양압(biphasic continuous positive airway pressure; BiPAP)은 부적절한 호흡과 호흡 곤란 환자를 처치하기 위해 사용되는 새롭고 효과적인 병원 전 비침습적 양압환기(noninvasive positive pressure ventilation; NPPV) 방식이다. 비침습적 양압환기(NPPV)는 적절한 압력을 유지하여 허파꽈리 환기와 가스교환을 개선시켜 환자의 환기를 보조하는 역할을 한다. (따라서, 저산소증과 이산화탄소의 축적을 예방한다). 비침습적 양압환기(NPPV)는 자발호흡이 있는 환자에게만 사용이 가능하다.

입-대-마스크 환기(Mouth-to-Mask Ventilation)

입-대-마스크 환기는 포켓마스크를 사용한다. **포켓마스크**는 부드럽고 접을 수 있는 재료로 만들어져서 응급구조사의 주머니, 가방 등에 넣을 수 있다(그림 10-6). 많은 응급구조사들이 자신의 포켓마스크를 구입하며 근무지나 차량 내 응급처치함에 소지하고 있다.

포켓마스크의 사용은 감염방지 방법 중 하나이다. 응급구조사의 호흡이 마스크의 밸브를 통해 전달되므로, 환자의 입에 직접 접촉되지 않는다. 대부분의 포켓마스크는 일방향판이 있어서 공기가 들어가지만, 환자가 내쉬는 공기가 밸브를 통해 다시 나가기 때문에 구조자와 접촉되지 않도록 한다(그림 10-7).

포켓마스크(pocket face mask) 인공환기를 돕는 장비로 대개 일방향 밸브가 있다. 마스크가 환자 얼굴에 놓였을 때, 구조자는 밸브를 통해 인공환기를 한다. 또한 환자의 호흡이나 체액과 접촉하지 않도록 차단기로서 역할을 한다. 산소 주입구와 연결하여 산소보충을 할 수 있다.

그림 10-6 포켓마스크 *(© Laerdal Corporation)*

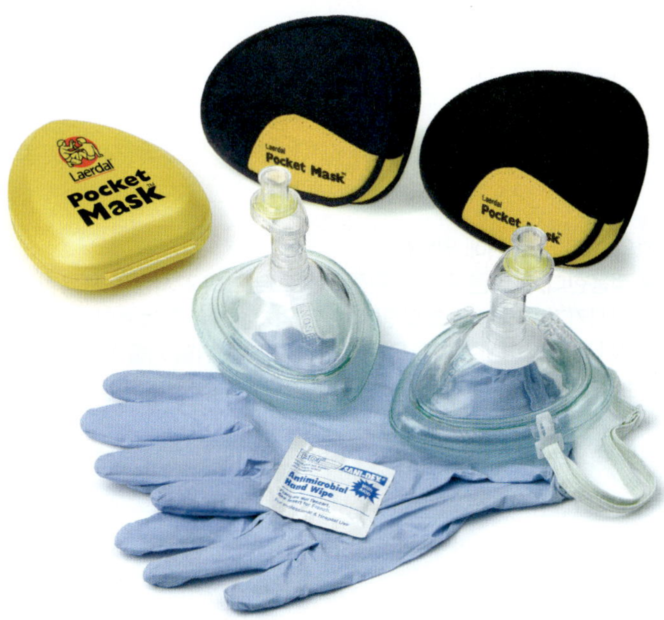

그림 10-7 일방향판이 있는 포켓마스크를 사용한다.

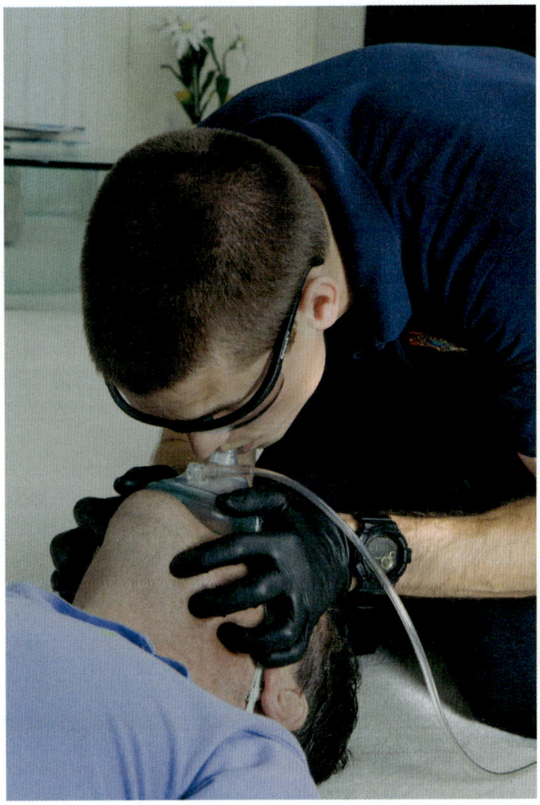

표 10-3. 포켓마스크의 사용

환자	포켓마스크의 사용
척추손상이 의심되지 않는 환자 – 응급구조사는 환자의 머리 위쪽에 위치한다. 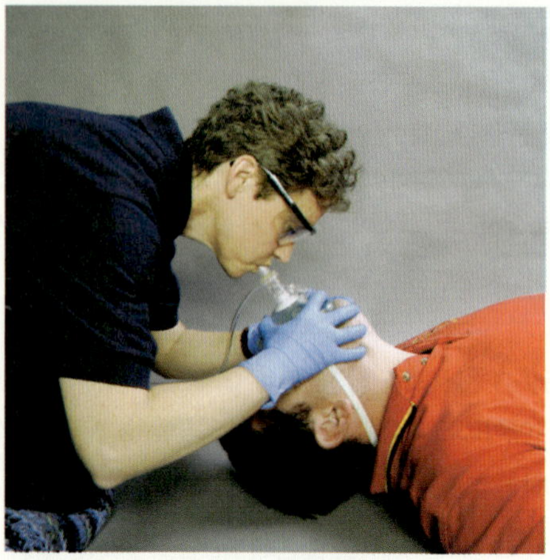	• 응급구조사는 환자의 머리 바로 위에 위치한다. • 환자에게 마스크를 적용한다. 올바른 위치를 위한 지침으로 코의 꼭지점을 사용한다. • 마스크의 꼭지점에 엄지손가락을 놓고 집게손가락을 마스크의 밑면에 놓고 나머지 손가락을 환자의 턱 아래에 놓는다. • 환자의 머리를 뒤로 기울이면서 마스크와 턱을 들어올리고 나머지 손가락을 아래턱각에 놓는다. • 턱을 들어올리는 동안 마스크와 환자의 얼굴사이를 밀착시키고, 엄지손가락으로 마스크를 환자의 얼굴에 압착시킨다. • 마스크의 일방향밸브 속으로 호흡을 불어 넣고, 가슴이 오르내리는지 관찰한다.
척추손상이 의심되지 않는 환자 – 대안: 응급구조사는 환자의 머리 옆쪽에 위치한다. 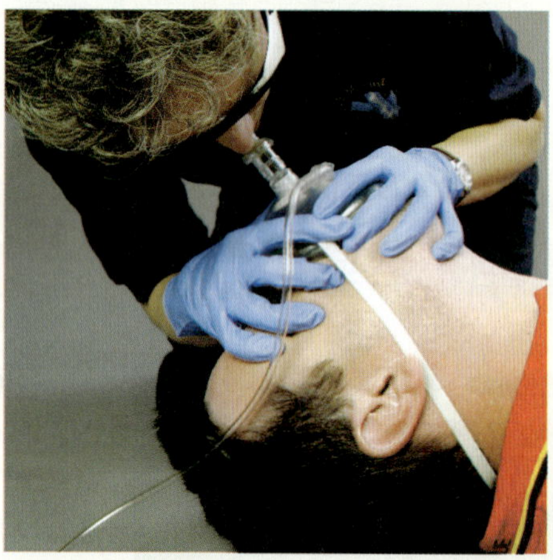	• 응급구조사는 환자의 머리 옆으로 위치한다. • 환자에게 마스크를 적용한다. 올바른 위치를 위한 지침으로 코의 꼭지점을 사용한다. • 코의 꼭지점에 위치한 마스크의 가장자리를 따라 집게손가락과 엄지손가락을 각각 위치시켜 마스크를 밀착시킨다. • 반대 손의 엄지손가락은 마스크의 아래쪽을 잡고, 마스크의 아래쪽 가장자리를 따라 나머지 손가락들을 놓는다 • 머리기울임-턱들어올리기법을 시행하면서 아래턱을 들어올린다. • 마스크의 밀착을 유지하기 위해 마스크의 밖 가장자리에 압력을 준다. • 마스크의 일방향밸브 속으로 호흡을 불어 넣고, 가슴이 오르내리는지 관찰한다.
척추손상이 의심되는 환자 – 응급구조사는 환자의 머리 위쪽에 위치한다. 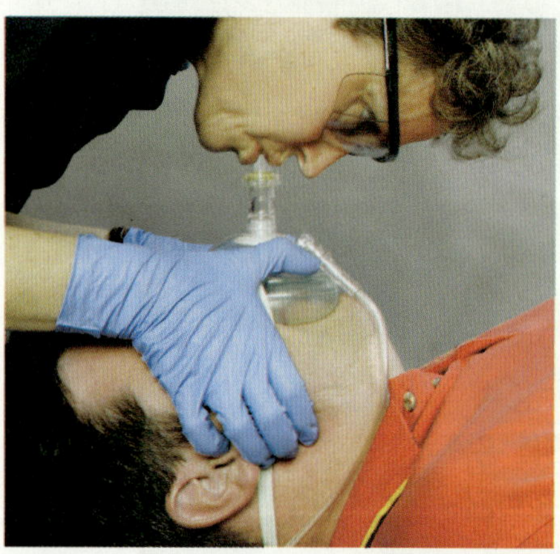	• 응급구조사는 환자의 머리 바로 위에 위치한다. • 환자에게 마스크를 적용한다. 올바른 위치를 위한 지침으로 코의 꼭지점을 사용한다. • 얼굴을 단단하게 고정시키기 위해 마스크의 양 옆으로 엄지손가락을 놓는다. • 아래턱각을 들어올리기 위해 나머지 손가락을 사용한다. 머리를 뒤로 기울이지 않는다. • 턱을 들어 올리는 동안 밀착을 유지하기 위해 엄지손가락과 나머지 손가락으로 마스크를 압착시킨다. • 마스크의 일방향밸브 속으로 호흡을 불어 넣고, 가슴이 오르내리는지 관찰한다. 메모: 손의 크기, 환자의 키, 혹은 제자리에 있지 않은 의치과 같은 요인들은 마스크를 완벽하게 밀착시키기 위해 손의 위치와 술기 방법을 바꾸게 하는 필수적인 요인들이다.

상당수의 포켓마스크는 산소주입구(inlet)가 있다. 고농도의 산소가 산소주입구에 연결되어 있을 때, 대략 50% 농도의 산소가 공급된다. 이 수치는 보조적인 산소 없이 단지 구조자의 호흡만으로 전달되는 16%의 산소농도보다 훨씬 많은 농도이다.

대부분 포켓마스크는 투명한 플라스틱으로 만들어져 있는데, 이것은 응급구조사가 환자의 입과 코에 흡인을 해야 할 구토물이나 분비물이 있는지 관찰해야 하기 때문이다. 뿐만 아니라 응급구조사는 환자의 호흡 상태의 지표가 되는 환자의 입술색을 관찰하는 것이 필요하다. 일부 포켓마스크에는 환자의 머리에 걸 수 있는 끈이 있다.

1인 심폐소생술의 경우, 포켓마스크에 달린 끈을 사용하면 가슴압박을 하는 동안 마스크가 환자 얼굴에 고정될 수 있기 때문에 많은 도움이 될 것이다. 그러나 마스크를 손으로 밀착시킬 필요가 아예 없는 것은 아니다.

입-대-마스크 환기를 제공하기 위해 다음과 같은 순서를 따른다(표 10-3).

적절히 사용하고, 구조자가 적절한 호흡의 양을 불어넣는다면 포켓마스크는 백-밸브 마스크보다 더 많은 양의 공기를 환자에게 공급할 것이다.

표 10-4. 백-밸브 마스크의 사용

환자	백-밸브 마스크 사용
척추손상이 의심되지 않는 환자 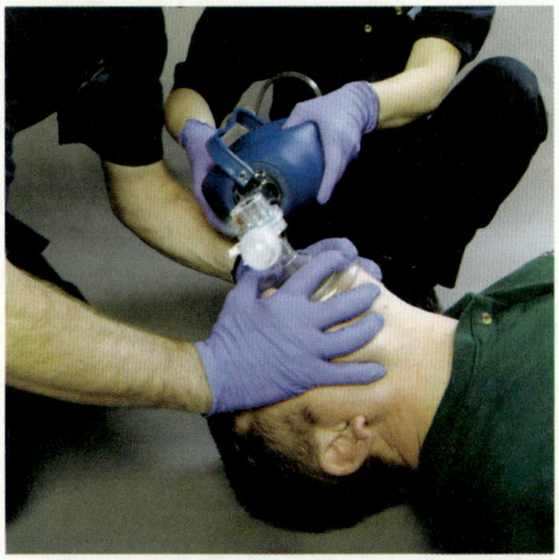	• 기도를 개방하고 적절한 크기의 입인두 혹은 코인두 기도기를 삽입한다(만약 구토반사가 없다면). • 마스크의 뾰족한 부분(위쪽)에 엄지손가락을 위치시키고 집게손가락을 마스크 둥근부분(아래쪽)에 위치시킨다. • 환자의 얼굴에 마스크를 적용한다. 환자의 코 위와 턱 아래로 마스크를 적용한다. (크고 둥근부분이 입의 중앙에 오도록 위치시킨다.). • 중지, 약지, 새끼손가락을 사용해서 환자의 턱을 들어올리면서 동시에 엄지와 검지로 마스크를 밀착시킨다. • 마스크에 백을 연결하고 가슴이 상승될 때까지 백을 짜준다. • 만약 가슴이 오르내리지 않으면 머리의 위치 또는 마스크 밀착을 재평가한다. • 만약 환기가 효과적이지 않으면 다른 장비의 사용을 고려한다. (예; 포켓마스크 혹은 유량제한산소동력환기장비(FROPVD)).
척추손상이 의심되는 환자 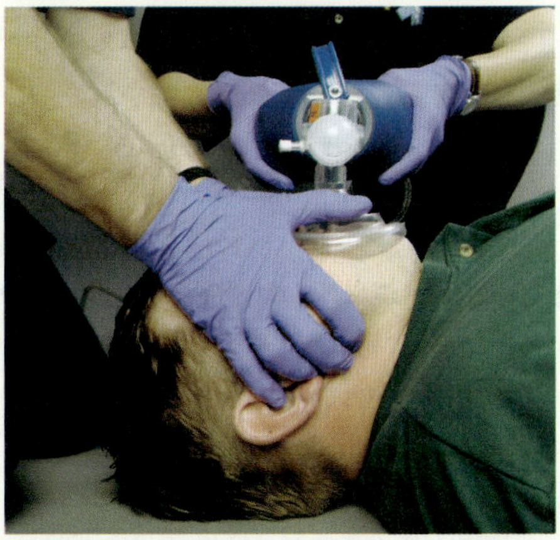	• 턱들어올리기(jaw thrust)로 기도를 개방하고 구토반사가 없다면 적절한 크기의 기도기를 삽입한다. • 머리와 목이 움직이지 않도록 손으로 고정한다. 추가적인 도움이 가능하지 않은 상황이라면 응급구조사의 무릎사이에 환자의 머리를 고정시킬 수 있다. • 환자의 얼굴을 고정시키기 위해 마스크의 양 옆에 엄지손가락을 놓는다. • 위에서 설명한 바와 같이 환자의 얼굴에 마스크를 적용한다 • 머리와 목을 기울이지 않고 중지, 약지, 새끼손가락을 사용해서 환자의 턱을 들어올린다. • 마스크에 백을 연결하고 가슴이 상승될 때까지 백을 짜준다. • 지속적으로 환기를 재평가한다.

그림 10-8 성인 소아, 그리고 영아용 백-밸브 마스크

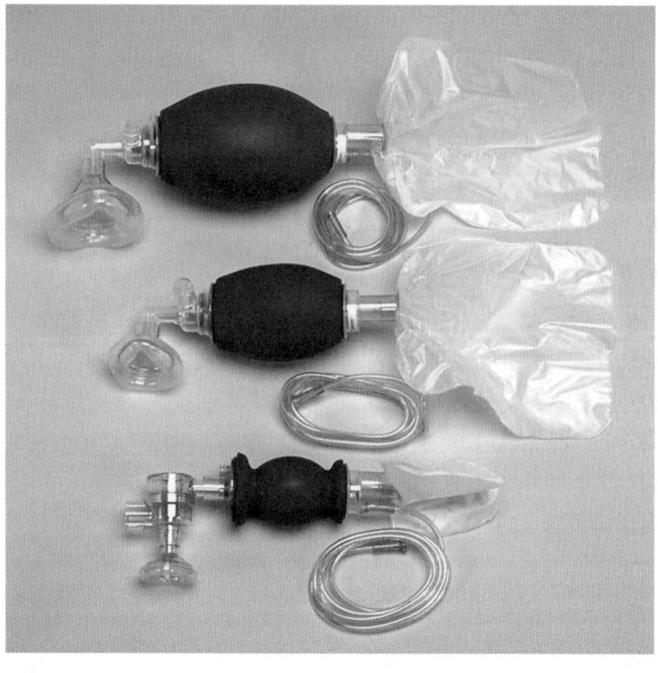

백-밸브 마스크(bag-valve mask)

백-밸브 마스크(bag-valve mask)
환자에게 인공환기를 제공하기 위해 자가 충전백이 있는 장비. 대기의 공기를 공급하거나 산소를 연결하여 환기시킨다.

백-밸브 마스크는 손으로 잡고 환기시키는 인공환기 장비이다. 백-밸브 마스크는 많은 이름을 가지고 있다; 백마스크; 백-밸브 마스크 장비, 시스템, 소생기 또는 단순히 BVM이라고도 한다. BVM은 호흡이 없는 환자를 환기시키기 위해 사용하고, 또한 호흡기능상실이나 약물남용 환자처럼 생명을 유지하기에 호흡이 충분치 않은 환자의 호흡을 보조하는데 도움이 된다. 또한 BVM은 응급구조사와 환자 사이에서 감염방지의 역할을 한다. 현장에서 BVM을 사용하는 것은 종종 환자에게 "배깅한다(bagging)"로 표현할 수 있다(표 10-4).

백-밸브 마스크(BVM)는 성인, 소아, 영아용이 있다(그림 10-8). 다양한 크기 및 종류의 BVM이 있지만, 기본적인 구성은 모두 동일하다. 백(bag)는 쉽게 청소하고 소독할 수 있으며 자가팽창이 가능하여야 한다(하지만, 상당수의 BVM은 일회용으로 고안되어서 한번 사용하고 버린다). BVM에는 분당 15리터의 산소량을 투여할 수 있는 열린 밸브를 가지고 있어야 한다. 이 밸브는 비재호흡(환자가 자신이 내쉰 공기를 다시 들이마시는 것을 방지)이어야 하고, 저온에서 얼지 않아야 한다. 대부분은 호흡장비, 안면마스크, 기관튜브와 잘 맞도록 되어 있는 표준 15/22 mm의 연결 부속이 달려있어야 한다.

백-밸브 마스크(BVM) 장비의 기계적 작동은 단순하다. 분당 15L 유량의 산소가 백-밸브 마스크(BVM)에 부착되어 백으로 들어간다. 백(bag)을 쥐어짜면 산소 주입구가 닫히면서 산소가 환자에게 투여된다.

백(bag)을 쥐었다가 놓으면, 환자는 수동적으로 숨을 내쉴 것이다. 환자가 숨을 내쉬는 동안 산소는 저장백으로 들어가 다음에 백(bag)을 쥐어 짤 때 환자에게 공급된다. 저장백이 없는 백-밸브 마스크(BVM)의 경우 대략 50%의 산소를 공급하고, 산소 저장백이 있는 경우에는 대략 100%에 가까운 산소를 제공한다. 백(bag)에는 대략 1,000~1,600mL의 공기가 들어간다. 이것은 백-밸브 마스크 시스템이 적절하고 효과적으로 사용되어야 한다는 것을 의미한다.

백-밸브 마스크(BVM) 인공환기를 하는데 있어서 가장 어려운 부분은 마스크를 적절하게 밀착시켜 공기가 마스크 주위에서 새어 들어오거나 나가지 않도록 하는 것이다. 한 손으로 백을 누르는 동안 다른 손으로 마스크를 밀착시키는 것은 어렵기 때문에, 한 명의 응급구조사

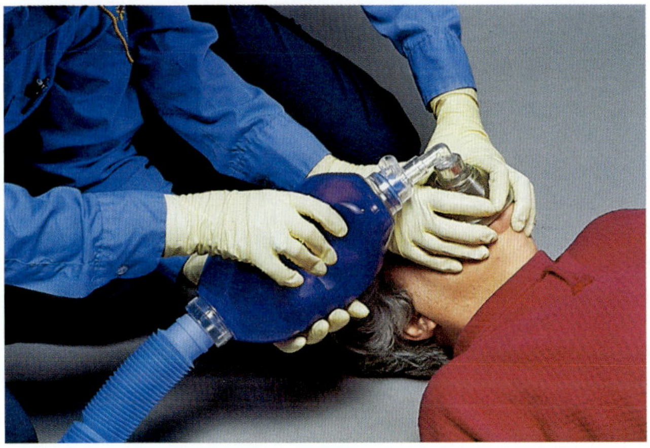

그림 10-9 외상이 의심되지 않을 때는 2명의 구조자가 백-밸브 마스크(BVM)환기를 실시한다.

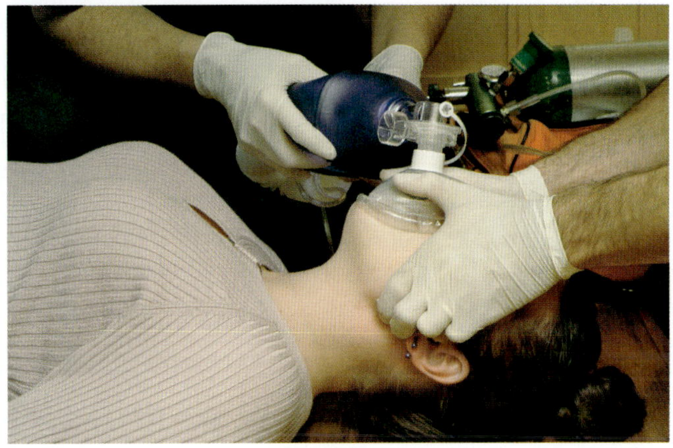

그림 10-10 외상이 의심될 때는, 한 구조자가 머리와 목을 손으로 고정하고 있는 동안, 다른 구조자가 백-밸브 마스크(BVM) 환기를 실시한다.

가 백-밸브 마스크를 조작하는 것은 성공적이지 못하거나 혹은 부적절하게 수행된다. 따라서 2명의 응급구조사가 BVM 인공환기를 실시할 것을 강력히 권장하고 있다. 2인 BVM 환기에서는, 한 명의 응급구조사가 백을 짜는 동안 다른 응급구조사는 두 손으로 마스크를 환자의 얼굴에 밀착시킨다.

메모: 오래된 백-밸브 마스크(BVM)는 "압력이완(pop-off)" 판을 갖고 있는 경우가 많다. 이 판은 일정한 압력을 받으면 열리도록 되어 있다. 연구에 의하면, 압력이완 판은 적절한 인공환기를 방해한다는 결과를 보여준다. 압력이완 판을 가지고 있는 백-밸브 마스크(BVM)는 교체되어야 한다. 백-밸브 마스크(BVM)는 또한 투명한 안면마스크를 갖고 있어서 입술의 청색증을 관찰하고 흡입이 필요한지 기도를 감시할 수 있다.

2명의 구조자가 수행하는 방법은 백-밸브 마스크(BVM) 환기를 하는 동안 턱들어올리기법(jaw-thrust)을 사용할 수 있도록 변형할 수 있다. 이 방법은 머리, 목, 척추 손상이 의심되는 환자에게 백-밸브 마스크(BVM) 인공환기를 실시할 때 사용한다. 이 기술을 능숙하게 하려면 마네킹으로 자주 연습을 해야 한다. 외상이 의심되지 않는 환자(그림 10-9)에게 백-밸브 마스크(BVM) 환기를 실시할 때와, 외상이 의심되는 환자(그림 10-10)에게 환기를 실시할 때는 다음과 같은 단계를 따른다.

2인 구조자 백-밸브 마스크 환기 - 외상이 의심되지 않는 경우: 두 명의 구조자가 외상이 의심되지 않는 환자에게 백-밸브 마스크 환기를 시행할 때는 다음과 같이 한다.

1. 머리기울임-턱들어올리기법을 사용하여 환자의 기도를 개방한다. 필요하다면 흡인과 보조 기도유지기를 삽입한다.
2. 정확한 크기의 백-밸브 마스크(BVM)를 선택한다(성인용, 소아용, 영아용).
3. 환자의 머리 쪽에서 무릎을 꿇는다. 마스크 뾰족한부분(꼭지점) 위에 엄지손가락을 놓고, 아래쪽에는 집게손가락을 놓는다.
4. 마스크의 꼭지점을 환자의 코 위에 놓고 넓은 면의 아래 부분을 아래턱 위를 놓는다. 크고 둥근부분이 입의 중앙에 오도록 위치시킨다.
5. 중지, 약지, 새끼손가락을 사용하여 환자의 턱을 들어올린다. 머리기울임-턱들어올리기법을 계속 유지한다.

6. 두 번째 구조자는 마스크에 백(bag)을 연결한다. 마스크를 얼굴에 밀착하고 있는 동안, 다른 구조자는 환자의 가슴이 상승될 때까지 두 손으로 백(bag)을 짜준다. 성인의 경우 5초 간격으로, 소아나 영아는 3초 간격으로 백(bag)을 짜주어야 한다.
7. 백(bag)을 짜준 후에는 반드시 이완시켜 환자가 수동적으로 숨을 내쉬도록 해야 한다. 그러는 동안 백(bag)에는 다시 산소가 채워진다.

2인 구조자 백-밸브 마스크 환기 – 외상이 의심되는 경우: 두 명의 구조자가 외상이 의심되는 환자에게 백-밸브 마스크로 환기할 땐 다음과 같이 시행한다.

1. 턱밀어올리기법을 사용하여 환자의 기도를 개방한다. 필요한 경우 흡인 및 보조 기도유지기를 삽입한다(이 단원의 뒷부분을 참고한다).
2. 정확한 크기의 백-밸브 마스크(BVM)를 선택한다(성인용, 소아용, 영아용).
3. 환자의 머리쪽에 무릎을 꿇는다. 마스크의 코 부위에 엄지손가락을 놓고, 입을 덮고 있는 부위에 검지와 중지를 놓는다.
4. 머리나 목을 기울이지 않도록 하면서, 나머지 손가락으로 턱을 들어올린다.
5. 두 번째 구조자는 위에서 설명한 "외상이 없는 환자의 경우"처럼 인공 환기를 제공 한다.

1인구조자 백-밸브 마스크 환기. 위에서 언급했던 것처럼 한 명의 구조자가 백-밸브 마스크(BVM)를 사용하는 것은 인공환기 중 최후의 선택 방법으로, 산소를 연결한 포켓마스크 사용, 2인 구조자 백-밸브 마스크 사용, 그리고 유량제한산소동력환기장비의 사용 다음에 쓰이는 방법이다. 다른 선택이 없을 때만 1명의 구조자가 백-밸브 마스크 방법으로 인공환기를 시행 해야 한다.

혼자 백-밸브 마스크(BVM)를 사용할 때 아래에 열거된 단계를 따라야 한다:

1. 환자의 머리쪽에 위치하여 기도를 개방한다. 필요한 경우 흡인 및 보조 기도유지기를 삽입한다(이 단원의 뒷부분을 참고한다).
2. 환자에게 맞는 크기의 마스크를 선택한다. 2인 구조자의 백-밸브 마스크 방법에서 이미 설명한 것처럼, 마스크를 환자의 얼굴에 놓는다.
3. 마스크의 위를 엄지와 검지로 감싸 "C"자 형태를 만든다. 중지, 약지 그리고 새끼손가락은 환자 아래턱뼈에 놓아 마스크가 움직이지 않도록 잡아준다.
4. 환자의 가슴이 상승될 때까지 백을 짜준다. 성인의 경우 5초 간격으로, 소아나 영아는 3초 간격으로 백을 짜주어야 한다.

그림 10-11 산소를 연결한 포켓마스크를 사용하는 1인 구조자 심폐소생술. 응급구조사는 가슴압박도 원활하게 이루어질 수 있도록 환자의 옆에 위치한다. 구조자가 임무를 전환하는 동안 포켓마스크의 끈으로 마스크를 고정시킨다.

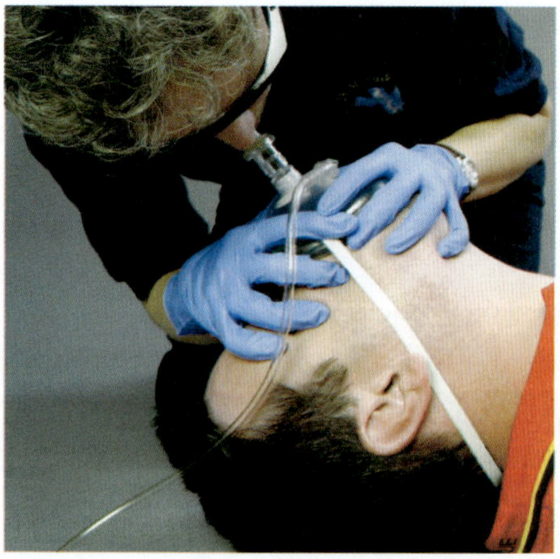

5. 백을 짜준 후에는 반드시 이완시켜 환자가 수동적으로 숨을 내쉬도록 해야 한다. 그러는 동안 백에는 다시 산소가 채워진다.

만약 백-밸브 마스크 환기를 하는 동안 가슴이 오르내리지 않는다면, 응급구조사는 다음과 같이 해야 한다.

1. 머리를 재 위치시킨다.
2. 마스크 주위에 공기가 새는지 확인하고 손가락과 마스크를 다시 놓는다.
3. 기도폐쇄 또는 백-밸브 마스크(BVM) 시스템의 폐쇄를 확인한다. 기도폐쇄인 경우 흡인하고, 보조 기도유지기를 삽입하지 않았다면, 삽입을 고려한다.
4. 위의 방법이 성공하지 못하면, 포켓마스크나 유량제한산소동력환기장비와 같은 대체 인공환기 방법을 사용한다.

백-밸브 마스크(BVM)는 심폐소생술을 하는 동안에도 사용될 수 있다. 환기를 할 때마다 백을 짜준다. 1인 구조 심폐소생술의 경우는 백-밸브 마스크(BVM)를 사용하는 것 보다 포켓마스크를 사용하여 추가 산소를 제공하는 것이 좋다(그림 10-11). 1인구조자 백-밸브 마스크(BVM) 술기는 마스크 밀착을 유지하는 것이 어려울 뿐 아니라 백-밸브 마스크를 잡고 인공환기를 할 때마다 얼굴에 밀착하는데에 있어 많은 시간이 소요될 것이다.

메모: 백-밸브 마스크(BVM)는 사용한 다음 완전히 분해해서 소독해야 한다. 적절한 소독을 하려면 비용이 많이 들고 시간을 소모해야 하는 경우가 많기 때문에, 대부분의 병원과 응급의료서비스에서는 일회용 백-밸브 마스크를 사용한다.

기공 호흡자의 인공환기(Artificial ventilation of a stoma breather) 백-밸브 마스크(BVM)를 사용하여 **기공(stoma)**, 즉 환자의 호흡을 위해 목에 만들어 놓은 외과적 개구부로 인공 환기를 제공할 수 있다. 심한 호흡곤란이나 호흡정지 상태로 발견된 환자에게 기공이 있다면 기공에 분비물이 두껍게 막혀 있는 경우가 종종 있다. 응급구조사는 백-밸브 마스크(BVM)를 기공에 대고 인공환기 시행과 동시에 기공을 종종 흡인해야 한다.

기공(stoma)
환자가 호흡할 수 있도록 목에 만들어 놓은 영구적인 외과적 개구부

다른 백-밸브 마스크(BVM)를 사용하는 경우와 마찬가지로 1인 구조자 술기보다 2인 구조자 술기가 더 좋다. 기공을 가진 환자에게 백-밸브 마스크(BVM)로 인공환기를 시키기 위해서, 다음과 같은 단계를 따른다.

1. 기공의 점액 덩어리나 분비물을 모두 제거한다.
2. 기공을 가진 환자에게 인공환기를 실시하기 전에는 기도개방을 위한 자세가 필요하지 않기 때문에 머리와 목은 해부학적 중립 자세로 둔다.
3. 소아용 마스크를 사용하여 기공 주변을 완전히 밀착한다.
4. 환자 연령에 따라 적합한 속도로 인공환기를 제공한다.
5. 만약 기공을 통해 인공환기를 시킬 수 없다면, 기공을 밀봉하고 입과 코로 인공환기를 시도할 것을 고려한다 (기관이 여전히 입, 코, 인두의 통로에 연결되어 있다면, 이러한 방법은 성공적일 것이다. 어떠한 경우 기관이 영구적으로 입, 코, 인두와 연결되어 있지 않고 기공에 연결되어 있을 수 있다).

유량제한산소동력환기장비(flow-restricted, oxigen-powered ventilation device, FROPVD)

유량제한 산소동력식 환기장비(Flow-Restricted, Oxigen-Powered Ventilation Device, FROPVD)는 수동 방아쇠 환기 장치라고도 하며, 인공환기를 위해 환자의 얼굴에 놓인 마스

유량제한산소동력환기장비(flow-restricted, oxigen-powered ventilation device, FROPVD)
인공환기를 위해 압축된 산소를 이용하는 장치. 구조자가 두 손으로 마스크를 밀착하고 있으면서 환기장비의 방아쇠를 작동할 수 있도록 되어 있다.
환자에게 산소가 과도하게 전달되는 것을 방지하기 위하여 자동 유량 제한이 있다.

현장사례

"그 일이 왜 나에게 발생했는지 아직까지도 모르겠다. 그 일이 발생하기 전 며칠 동안 나의 컨디션이 평소와 다름을 느꼈다. 그 일이 발생했을 때는 너무 충격이었다. 전혀 움직일 수 없었고 마치 질식할 것만 같았다. 숨을 쉬려고 노력했지만, 전혀 숨을 쉴 수 없었다. 내 눈에 응급구조사가 보였을 때, 내 상황이 매우 심각함을 느꼈다.

"나의 상태가 점점 악화됨을 스스로 느낄 수 있었다. 응급구조사들은 나를 진정시키려고 노력했지만, 나는 진정할 수 없었다. 마치 구급차 천장이 벗겨 떨어지는 것과 같이 느껴졌다.

"응급구조사들이 내 얼굴에 마스크를 대려고 했을 때 나를 죽이려고 하는 것 같아 저항했다. 응급구조사들은 나를 진정시키고 내 얼굴에 마스크를 댔다. 이 후 나는 약간 진정됐고 그들은 나에게 공기인지 산소인지 뭔가를 주었다. 나는 병원으로 이송되었고, 의사는 나에게 응급구조사들이 나의 목숨을 구했다고 말했다. 나는 그때의 일을 절대 잊지 못하며 항상 응급구조사에게 감사하다."

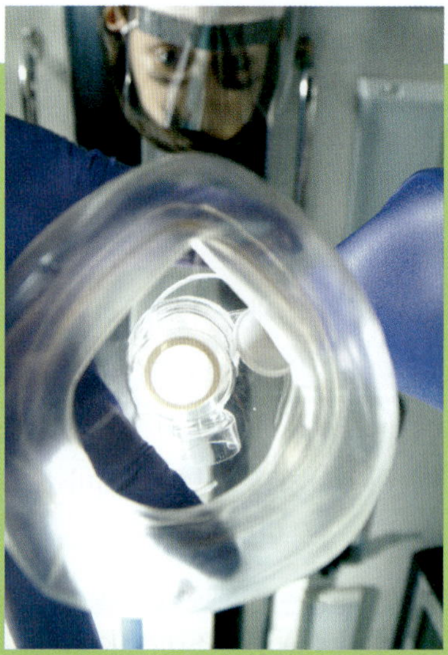

크를 통해 압축된 산소를 제공한다. 이 장비는 일반적인 수요-밸브 소생기(demand-valve resuscitator)와 유사하지만, 최적의 환기 제공을 위해 고려된 몇가지 특징들이 있다(그림 10-12):

- 분당 40L까지 100% 산소 제공
- 대략 60cmH_2O 압력의 수압에서 개방되는 압력이완판
- 압력이완판이 작동할 때 경보음
- 튼튼한 디자인과 구조
- 구조자가 양손으로 마스크를 밀착하는 동안 장비를 작동하는 방아쇠(trigger)
- 일상적 또는 극한 환경에서 적절하게 작동

백-밸브 마스크에서 권장하는 것과 같은 마스크 밀착 절차를 따른다(표 10-5). 가슴이 올라올 때까지 장비를 작동시키고, 5초마다 반복한다. 만약 가슴이 올라오지 않으면 머리를 재위치 시키고, 다른 인공환기 방법을 고려한다.

가슴손상 환자에게 유량제한 산소동력식 환기장비(FROPVD)를 사용할 때, 손상을 악화시킬 수 있으므로 과도하게 팽창되지 않도록 유의한다.

또한, 항상 기도가 완전히 개방되었는지 확인하고, 가슴이 올라오는지 관찰한다. 응급구조사가 억지로 공기를 과도하게 넣지는 않았는지 확인해야 하는데, 이는 공기가 허파가 아니라 위장에 들어가면서 위장이 팽만되고, 위 내용물이 역류하여 기도를 폐쇄할 가능성이 있기 때문이다.

만약 목뼈 손상이 의심된다면, 움직임을 방지하기 위하여 보조자에게 손으로 환자의 머리를 잡고 있도록 하거나 단단한 경추보호대나 머리고정대를 적용한다(때때로 무릎을 사용하여 머리의 움직임을 방지하는 것이 권장되기도 하지만 환자와의 거리가 너무 가까우면 기도

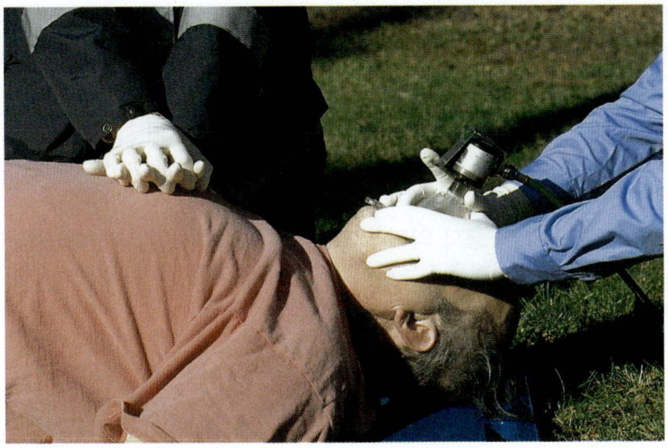

그림 10-12 유량제한산소동력환기장비(FROPVD)로 인공환기를 제공한다.

개방과 적절한 가슴 상승을 평가하기 어렵다). 머리나 목이 기울여지지 않게 하면서 턱을 들어올린다.

유량제한산소동력환기장비(FROPVD)는, 응급구조사가 소아용 장비를 갖고 있지 않고 지도의사에게 사용법을 특별히 훈련 받은 경우가 아니라면, 성인에게만 사용해야 한다

자동 이동 인공호흡기(automatic transport ventilator, ATV)

자동 이동 인공호흡기(그림 10-13)는 호흡마비 환자에게 양압환기를 제공하기 위해 병원 전 응급의료서비스에서 사용될 수 있다. 자동 이동 인공호흡기는 환기율과 환기량을 조정하기 위한 장치를 가지고 있다. 이 인공호흡기는 매우 이동이 편리하여 구급차에 구비된다. 지속적인 환기가 필요한 환자이나 한 명의 구조자만 환자에게 환기할 수 있을 때, 자동 이동 인공호흡기는 매우 유용하다. 호흡수가 환자의 체격과 상태에 적절한지에 대한 주의가 필요하다. 이 장비가 효과적으로 환기를 전달하기 위해서는 적절한 마스크 밀착이 요구된다.

자동 이동 인공호흡기(automatic transport ventilator, ATV)
양압환기를 제공하는 장치. 환기율과 환기량을 조절하도록 제작된 장비이며, 이동이 편리하다

산소 치료

산소 공급의 중요성

핵심 개념
산소 투여의 원칙과 술기

산소는 약물이다. 산소는 응급구조사가 제공할 수 있는 가장 중요하고 효과적인 치료약물 중의 하나이다. 대기에는 대략 21%의 산소가 있다. 만약 질병이나 외상이 없다면 그 21%는 정상적인 기능을 보조하기에 충분하지만 응급구조사가 만나는 환자들 대부분은 질환이나 외상으로 인하여 산소 공급이 필요할 것이다.

산소 투여의 방법은 지난 몇 년 동안 극적으로 변화했다. 기존 산소 공급 이론이었던 "모든 환자는 비재호흡마스크로 고농도의 산소를 공급 받는다"는 더 이상 정확하지 않다. 2010년 미국심장협회 가이드 라인이 이 변화의 시발점이다. 다음은 고려해야 할 3가지 주요 문제점들이다. 산소 관리에 대해 언제 의사 결정을 내릴 것인지에 대한 가이드이다:

- **산소는 약물이다.** 다른 약물과 같이, 환자에게 너무 적게 혹은 너무 많이 제공될 수 있다. 모든 약물들은 필요 또는 그 치료 효과에 근거하여 주어지게 된다. 우리는 산소 전달의 기본적인 개념으로 이 부분을 반드시 기억하고 있어야 한다.
- **산소는 해를 입힐 수 있다.** 현재의 연구들은 실제로 세포 수준에서 재관류 상황 시 해를 입힐 수 있음을 보여준다. 심장마비와 뇌졸중의 경우, 심장이나 뇌는 산소를 빼앗긴다. 그 결

표 10-5. 유량제한 산소동력식 환기장비(FROPVD; 수동 방아쇠 환기장치)	
환자	**FROPVD의 사용**
목뼈손상이 의심되지 않는 환자 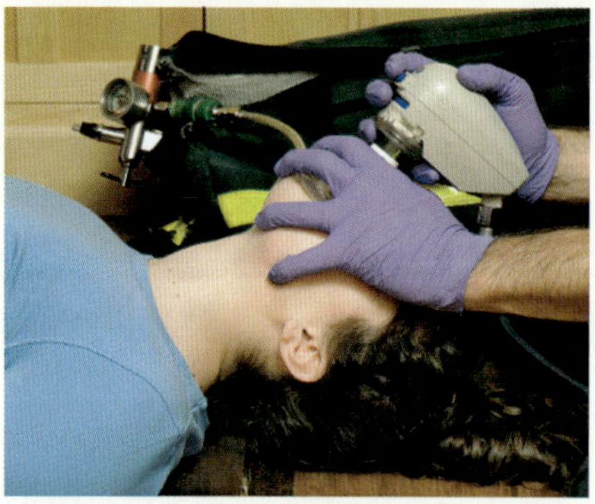	• 기도를 개방하고 적절한 크기의 입인두기도기 혹은 코인두기도기를 삽입한다. • 마스크 꼭지점 위로 엄지손가락을 위치시키고 검지손가락을 마스크 아래쪽 부위에 위치시킨다. • 얼굴 위에 마스크를 놓고 중지, 약지, 새끼손가락을 이용하여 아래턱을 들어올린다. • 가슴이 올라올 때까지 기계를 작동시키고 과도하게 팽창시키지 않는다. • 환기를 재평가한다.
목뼈손상이 의심되는 환자 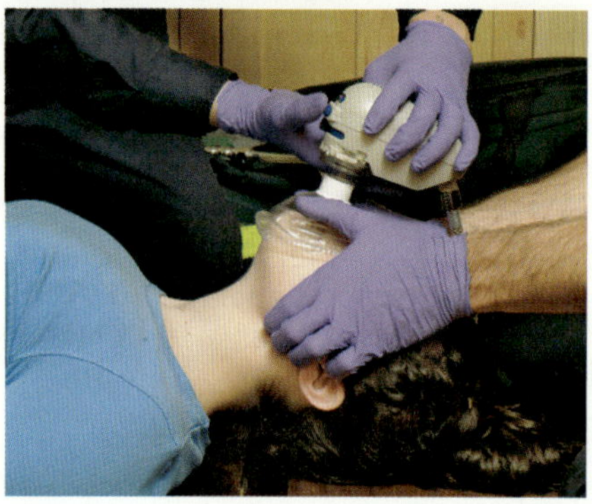	• 턱밀어올리기법로 기도를 개방하고 구토반사가 없으면 적절한 크기의 기도기를 삽입한다. • 보조자에게 머리와 목을 움직이지 않도록 손으로 고정할 수 있도록 하며 만약 도와줄 사람이 없다면 환자의 머리를 응급구조사의 무릎 사이에 놓아 움직이지 않도록 한다. • 얼굴에 확실히 마스크를 유지하기 위해 마스크를 따라 양 옆에 엄지손가락 옆면을 놓는다. • 위에서 설명한 바와 같이 환자의 얼굴에 마스크를 놓는다. • 머리와 목을 기울이지 않고 나머지 손가락을 이용하여 아래턱을 들어 올린다. • 가슴이 올라올 때까지 기계를 작동시키고 과도하게 팽창시키지 않는다. • 환기를 재평가한다.

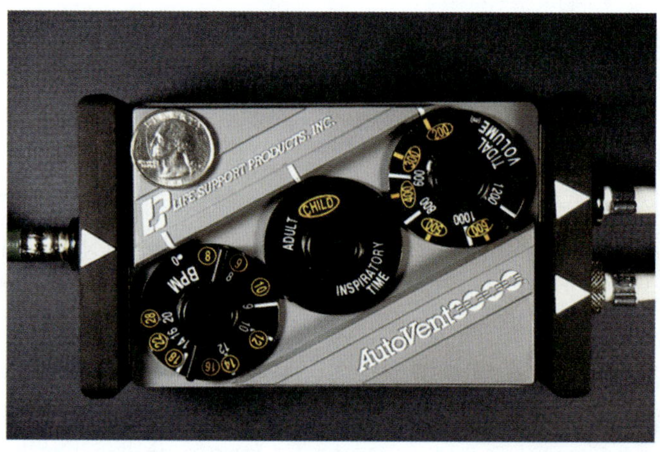

그림10-13 자동이동 인공호흡기. 그림에 보이는 동전은 눈금을 보여주기 위함이다. *(© Edward T. Dickinson, MD)*

과 무산소 대사의 부산물인 독성이 세포내에 축적된다. 관류가 회복되면 산소는 자유라디칼 및 세포 수준에서 손상되어 나온 다른 물질과 반응하고 이 독소들이 신체의 다른 부분으로 옮겨질 수 있다. 초기의 뇌졸중과 심근경색으로 몇몇 세포는 죽지만, 회복이 가능한 주변 세포들에게 재관류는 가장 큰 위험요소이다.

• **산소는 환자가 나타내는 전반적인 평가와 조건에 따라 투여해야 한다.** 산소포화도가 94% 이하인 저산소증 또는 보상기전의 징후를 보이는 환자들은(예를 들어, 창백한 피부, 의식상

비판적 의사결정

산소 또는 환기?

여러분은 환자에게 산소를 투여하고 환기를 제공하는 몇 가지 방법들을 배웠다. 산소투여(예, 비재호흡마스크 또는 비강 캐뉼라)를 제공할 때와 환기(예, 백-밸브 마스크, 유량제한산소동력환기장비)를 제공할 때를 결정하는 것은 가장 중요한 결정 중의 하나이다.

다음 각각의 환자를 위해, 산소를 투여할지, 환기를 제공 할 지 결정해보자:

1. 가족에 의해 바닥에서 발견된 맥박과 호흡이 없는 환자
2. 넙다리뼈 골절, 의식 명료, 분당 110회의 강하고 규칙적인 맥박, 빠르고 깊으며 분당 28회의 호흡을 보이는14세 여자 환자.
3. 가슴통증이 있으며, 의식은 명료하고 맥박 분당 56회, 호흡 분당18회인 64세 남자환자
4. 만성폐쇄폐질환 환자로 지난 며칠 동안 증가된 호흡곤란이 있고, 말에 반응은 하지만 지남력이 없으며, 맥박 분당124회, 호흡은 얕고 분당 36회인 78세 남자환자

태 변화, 청색증, 호흡곤란), 중증 환자로서 산소포화도와 저산소증을 개선하기 위해 산소를 투여 받아야 한다. 산소포화도 수치와는 관계 없이, 호흡 곤란이 있는 환자에게는 산소를 투여해야 한다. 비강 캐뉼라는 환자의 산소포화도 수치를 높이고, 잠재적인 위험 요소를 예방하는데 도움을 줄 것이다.

호흡기능상실 또는 호흡마비를 나타내는 환자에겐 반드시 산소를 투여해야 한다. 산소를 연결한 백-밸브 마스크(BVM)와 포켓마스크로 환자에게 환기를 제공한다.

2010년 미국심장협회 가이드라인은 급성심장동맥 환자와 뇌졸중 환자의 처치 방법에 대해서만 발표하였다. 현재 외상 환자의 산소 치료법은 명확하지 않고, 상식적으로 접근하기가 쉽지 않다. 만약에 환자가 종아리뼈나 정강이뼈 골절을 입었으나 쇼크의 증상은 없고, 적절한 산소포화도를 유지하고 있을 때, 산소 투여는 아마도 필요하지 않을 것이다. 필요하다면 비강 캐뉼라 정도만 적용될 것이다. 하지만 내과 환자와 마찬가지로 외상환자도 관류저하의 증상, 호흡곤란, 저산소증을 나타낼 경우에는 고농도의 산소를 공급 받아야 한다.

우리는 산소 투여에 대한 결정을 내릴 때 환자의 평가와 임상적 경험 및 판단을 바탕으로 내릴 필요가 있다는 것을 인식한다. 산소 투여에 대한 결정은 이 책을 통해 배우거나, 지역 내 프로토콜을 통해, 혹은 토의를 통해 더 명확하게 알 수 있을 것이다.

산소치료 장비

현장에서 산소장비는 안전하고, 가볍고, 휴대 가능해야 한다. 현장에서 사용되는 상당수의 산소장비는 휴대가 매우 편리해 거의 모든 장소에 가져갈 수 있다. 또한 구급차 내부에 설치되어 있어서, 병원으로 이송하는 동안에도 지속적으로 환자에게 산소를 투여할 수 있다.

대부분 산소공급장비는 몇 가지 내용물이 포함되어 있다(그림 10-14). : 산소통, 압력 조절기, 공급장비(비재호흡 마스크 또는 비강 캐뉼라). 환자가 호흡을 하지 않거나 부적절하게 호흡할 때, 추가 장비(포켓 마스크, 백-밸브 마스크, 기타 양압인공호흡기)를 사용하여 환자의 허파에 산소를 공급할 수 있다.

그림 10-14 산소 공급 장비

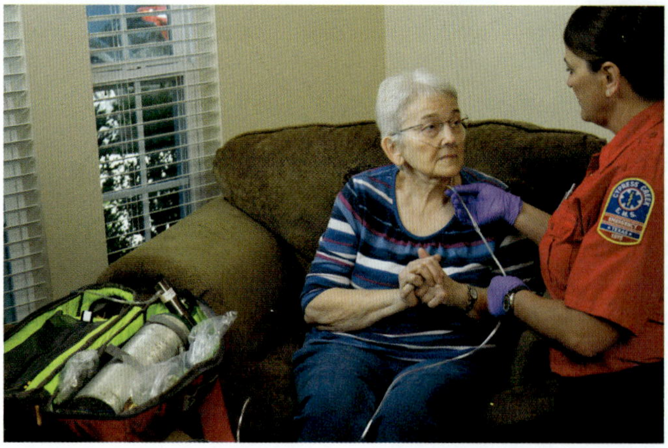

그림 10-15 안전을 위해서, 산소통이 넘어지는 것을 방지하기 위해 산소통은 반드시 평평한 곳에 눕혀 놓아야 하고, 세워야 할 경우에는 반드시 고정되어야 한다.

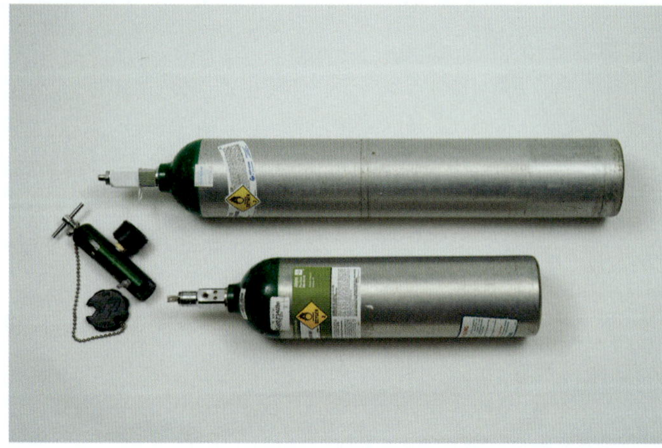

산소통

산소통(oxygen cylinder) 압축된 산소로 가득 채워진 통

병원 전 단계에서, 표준 산소공급장비는 **산소통**이며, 이음새가 없는 강철이나 경합금 통에 압축된 산소가 채워져 있어야 한다. 완전히 채웠을 때 1평방 인치 당 2,000~2,200파운드와 같다(단위: Psi). 산소통은 다양한 크기가 있어서 글자로 확인한다(그림 10-15). 응급처치에서 주로 사용되는 산소통은 다음과 같다.

- D형: 약 350L의 산소
- E형: 약 625L의 산소
- M형: 약 3,000L의 산소

구급차에 고정된 장비(주로 적재용 산소라고 한다)는 M형 또는 더 큰 산소통이 있다(그림 10-16).

- G형: 약 5,300L의 산소
- H형: 약 6,900L의 산소

미국약전(United States Pharmacopoeia)에 압축가스를 구별하기 위해 색깔 코드를 지정했다. 녹색과 흰색 통은 모든 등급의 산소로 지정되었다. 색을 칠하지 않은 스테인리스 강철과 알루미늄 탱크도 산소통으로 사용된다. 색과 상관없이 항상 표지를 확인해서 의료용 산소를 사용하고 있는지를 점검한다.

응급구조사로서 책임은 응급처치를 하기 전에 사용할 산소통이 채워졌는지, 그리고 준비됐는지 확인하는 것이다. 응급구조사가 산소통을 사용할 수 있는 시간은 산소통의 압력과 유량에 따라 다르다. 산소통을 들거나 움직여 봐서는 산소통이 꽉 차 있는지, 부분적으로 차 있는지, 비어있는지를 알 수 없다. 산소통의 지속기간을 계산하는 방법은 표 10-6에서 설명하고 있다.

산소탱크가 안전잔유량 이하로 비어 있거나 탱크에 영구적인 손상이 있을 때는 절대 사용해서는 안 된다. 산소탱크의 안전잔유량은 압축계를 보아서 200psi 이상일 때이다. 이 압력 이하라면, 환자에게 적절한 산소공급을 할 만한 산소가 탱크에 없는 것이다. 산소탱크 계량기가 200 psi에 도달하기 전에 새 산소탱크로 교환해야 한다.

메모: 몇몇 장비는 특정한 psi 수치의 산소통을 요구할 것이다. 항상 지역내 프로토콜을 참고하

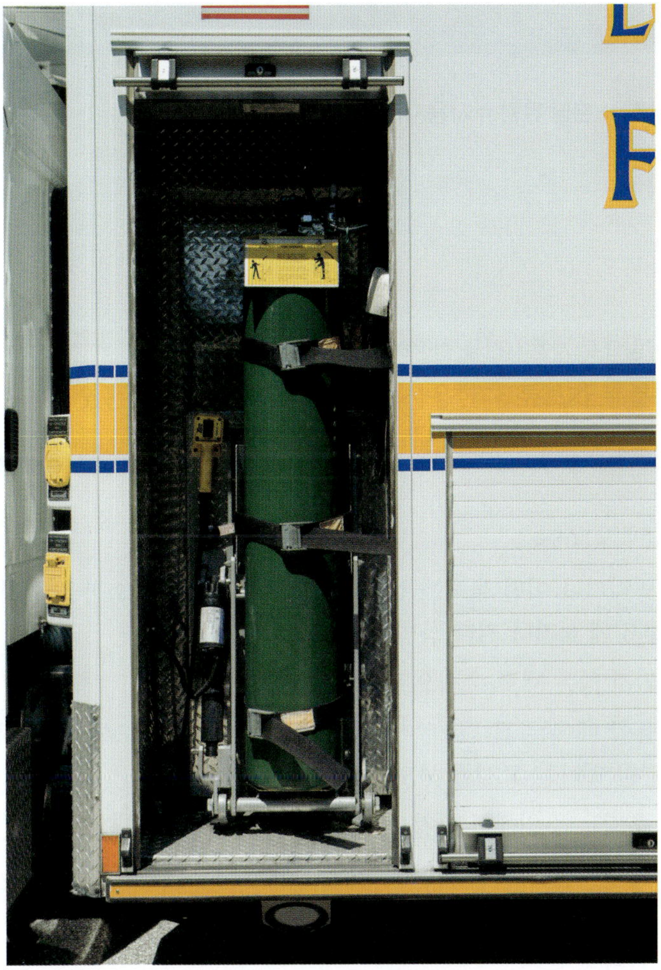

그림 10-16 큰 산소통은 구급차에 고정된 상태로 사용된다.

도록 한다.

산소탱크를 사용하여 작업할 때, 가장 중요한 것은 안전이다. 산소탱크를 안전하게 사용하기 위한 응급구조사의 행동은 다음과 같다:

- 산소 사용 목적으로 압력계, 유량조절기, 튜브를 항상 사용한다.
- 항상 압력계와 유량조절기를 바꾸거나 유량을 조절하기 위해서는 비철금속 산소 렌치를 사용한다. 다른 유형의 금속 도구는 금속과 부딪혀 불꽃이 튈 수 있다.
- 항상 밸브시트(valve seat; 밸브 면과 밀착하여 압력이 새는 것을 방지하는 부분)와 개스킷(gasket; 부재의 접합부에 끼워 물이나 가스가 누설하는 것을 방지하는 패킹고무)의 상태가 좋은지 확인한다. 이는 산소가 새는 위험을 방지할 수 있다. 산소통에 있는 일회용 캐스킷은 산소통을 바꿀 때마다 새것으로 교체해야 한다.
- 항상 의료용 산소를 사용한다. 산업용 산소에는 불순물이 있다. 의료용 산소통에는 산소 U.S.P. 로 표시되어 있어야 한다. 산소통은 5년 이상 되지 않은 것이어야 한다.
- 산소를 사용할 때에는 산소탱크의 밸브를 완전히 열었다가 반쯤 돌려 닫아서 누군가 밸브가 닫혀 있다고 생각하여 억지로 열려고 하지 않도록 한다.
- 항상 예비 산소통은 시원하고 환기가 잘 되는 곳에 보관되어야 한다.
- 매 5년마다 산소통을 정수압으로(hydrostatically) 검사한다. 산소통을 마지막 검사한 날짜가 산소통에 찍혀 있다. 상당수의 산소통은 10년마다 검사를 하는 수도 있다. 이러한 경

표 10-6. 산소통: 사용 시간

단순 공식

{압력계 psi – 안전 잔유량(항상 200 psi)} × 상수(아래를 참조) ÷ 분당 유량 = 사용시간(분)

산소탱크 상수

D = 0.16 G = 2.41
E = 0.28 H = 3.14
M = 1.56 K = 3.14

예제

M형 산소통에 2,000psi로 표시된 압력과 분당 10리터의 유량으로 사용시간을 결정하시오.

$$\frac{(2{,}000-200)\times 1.56}{10} \times \frac{2{,}808}{10} = 280.8\text{분}$$

우 별표가 있다(예: 4L65★).

- 산소통을 떨어뜨리거나 어떤 물체에 부딪히지 않도록 한다. 산소통을 환자와 함께 이동할 때, 산소통을 들 것에 묶거나 기타 방법으로 고정하도록 한다.
- 산소통을 고정되지 않은 채로 수직으로 세워 놓지 않도록 한다.
- 산소장비를 사용할 때에는 절대로 주위에서 담배를 피우지 않도록 한다. 사용 지역에 분명하게 "산소–흡연금지"라는 표시를 하도록 한다.
- 불꽃에 직접 노출되는 주위에서는 절대로 산소장비를 사용하지 않는다.
- 산소공급 탱크에 부착할 장비에 윤활유, 기름, (지방) 비누를 사용하지 않는다. 응급구조사의 손에 기름이 있을 때는 이러한 장비를 다루지 않도록 조심한다. 연결할 때 윤활유가 없는 도구를 사용한다.
- 산소탱크 출구를 보호하거나, 산소통 또는 산소공급 장치를 표시하거나 라벨을 달기 위해서 접착테이프를 사용하지 않도록 한다. 산소가 접착테이프와 반응하여 불이 날 수 있다.
- 산소통을 끌거나 바닥을 굴려서 운반하지 않도록 한다.

압력조절기

압력조절기(pressure regulator) 환자에게 산소를 전달하는데 안전한 양으로 산소통의 압력을 감소시키기 위해 산소통에 연결된 장치

산소통의 압력(가득 찬 탱크는 대략 2,000psi – 주변 온도에 따라 다양하다)은 너무 높아서 환자에게 직접 투여할 수 없다. **압력조절기**가 산소통에 연결되어 대략 30~70psi 정도의 압력으로 산소를 제공하여야 한다.

E형이나 그 이하 크기의 산소통에서, 압력조절기는 산소통 밸브의 이음쇠(yoke)부속품으로 연결된다. 이음쇠 부속품은 밸브의 구멍에 들어맞도록 핀도 함께 제공된다. 이것을 핀–인덱스 안전장치(pin–index safety system)라고 부른다. 핀의 위치가 가스에 따라 다르기 때문에, 이 장치는 산소공급장비가 다른 가스탱크에 연결되지 않도록 방지한다.

메모: 압력조절기 입구 필터를 잘 유지해야 한다. 필터는 손상되지 않아야 하고, 압력조절기가 손상과 오염이 되지 않도록 깨끗이 관리해야 한다.

E형보다 큰 산소통은 나선형 산소 출구가 있는 밸브 조립부가 있다. 나선형 산소 출구의 내경과 외경은 가스의 종류에 따라 다양하여 산소 공급장치가 다른 종류의 가스탱크에 연결되지 않도록 방지한다. 다시 말해서, 질소용 압력 조절기는 산소 탱크에 맞지 않고, 그 반대도 마찬가지이다.

압력조절기를 연결하기 전에, 밸브 출구의 옆에 서서 산소통의 밸브를 조금 열고 1초 정도

출구에서 먼지를 제거하도록 해준다.

유량계

유량계는 압력 조절기에 연결되며, 분당 리터 단위의 산소 흐름을 조절할 수 있다. 대부분은 유량계가 영구적으로 압력조절기에 부착되도록 하고 있다. 유량계의 종류에는 저압유량계와 고압유량계가 있다.

유량계(flowmeter)
분당 리터로 산소의 흐름을 표시하는 밸브

저압유량계. 저압유량계, 특히 압력보정유량계와 정류선택밸브는 현장에서 일반적으로 사용되고 있다(그림 10-17A).

- **압력보정유량계.** 이 장비는 분당 리터로 유량을 표시한 눈금이 있는 압력계이다. 유량이 낮을 때는 눈금이 부정확한 경우가 종종 있고 고정되지 않아서 불편한 경우도 있다. 그러나, 어떤 각도에서도 작동하고 튼튼하다. 이 장비는 휴대장비로써 유용하다. 이러한 유형의 유량계의 주요 약점은 역 압력에 대한 보정능력이 없다는 것이다. 부분적으로 폐쇄되면 (튜브가 꼬이는 등) 실제 유량보다 더 높게 측정될 수 있다. 만약 튜브가 허탈해지면 낮은 유량이 표시되도록 공이 내려간다. 이러한 장비는 대부분 휴대용 장비에는 실용적이지 못한다. 이것은 큰 산소통(M, G, H형)에 사용하도록 권장한다.
- **정류선택밸브.** 이러한 유형의 유량계는 인기를 얻고 있다. 여기에는 게이지가 없고 단계(분당 2, 4, 6, 8… 15리터)에 따라 분당 유량을 리터로 조정할 수 있다. 비강 캐뉼라 또는 비재호흡 마스크에 사용될 수 있고 어떤 크기의 산소통에서도 정확하게 사용될 수 있다. 이것은 튼튼하고 어떠한 각도에서도 동작이 가능하다.

이러한 유형의 유량계를 사용할 때, 필요한 유량이 적절하게 조정이 되었는지를 확인하고 적절하게 조정이 되어 유지되고 있는지 감시한다. 모든 유형의 유량계는 정확성을 위해 제조회사에서 권장하는 검사를 받아야 한다.

고압유량계: 앞에 언급된 저압유량계는 분당 15 또는 25L까지의 산소를 투여한다. 하지만 일반적으로 산소는 높은 압력을 필요로 한다. 이것은 아마 Thumper™ 심폐소생술 장비 또는 CPAP과 BiPAP과 같은 호흡 및 환기 장치를 위해 필요할 수 있다. 고압연결을 식별하는 방법에는 여러가지 방법이 있다(그림 10-17B). 하나는 산소 호흡기의 나사 연결을 관찰하는 것

그림 10-17 (A) 저압유량계: (왼쪽) 압력보정유량계; (오른쪽) 정류선택 밸브 (B) 고압유량계. 고압산소는 나사로 연결된 호스를 통해 전달된다.

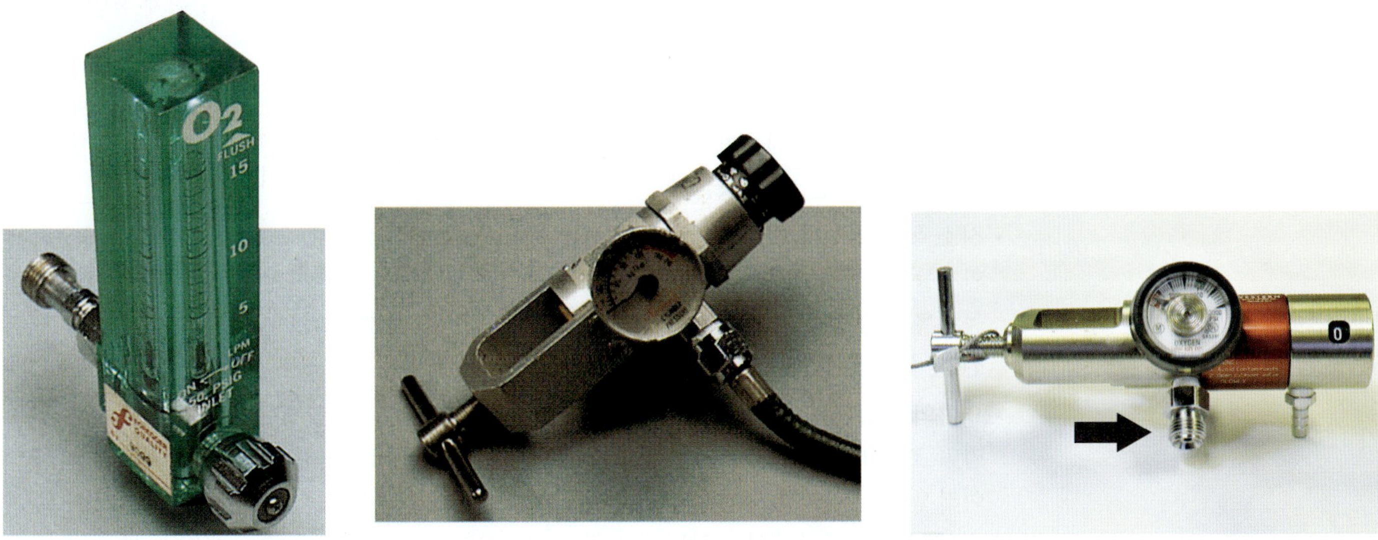

(A) (B)

과 고압호흡기에 연결된 두꺼운 녹색 호스형 튜브를 가지고 식별할 수 있다.

가습기

가습기(humidifier)
산소통에서 나오는 건조한 산소에 가습을 해주기 위해 유량계에 연결된 장치

가습기는 유량계에 연결되어 공급 탱크로부터 나오는 건조 산소를 가습화시킨다(그림 10-18). 가습화 시키지 않은 산소는 환자의 기도와 허파의 점막을 건조하게 할 수 있다. 대부분 단기간 사용시 건조 산소는 문제가 되지 않는다. 그러나 환자는 대개 가습 산소를 공급할 때 더 편안하다. 특히 환자가 만성폐쇄성질환을 앓고 있거나 소아인 경우에는 더 그러하다.

가습기는 대개 유량계에 부착된, 깨지지 않는 물병에 불과하다. 산소는 물을 통과(기포)하여 지나가면서 가습화 된다. 모든 산소공급장비와 마찬가지로, 가습기는 깨끗하게 유지되어야 한다. 물통이 조류, 해로운 세균, 위험한 곰팡이가 자라는 장소가 될 수 있다. 항상 근무 교대 시마다 신선한 물을 깨끗한 통에 담아 사용한다. 멸균된 1인용 가습기가 있으며 사용을 권장하고 있다.

많은 병원 전 응급의료서비스에서 가습기는 단기간 이송에서는 필요가 없고, 감염 위험 때문에 더 이상 사용하지 않는다. 이 장비는 장거리 이송과 불충분한 호흡징후가 있는 특정한 소아 환자에게 유익할 것이다.

산소처치의 위험

비록 산소의 장점은 크지만, 언제나 조심해서 산소를 사용해야 한다. 산소치료의 위험은 비의료적인 것과 의료적인 것, 두 가지 범주로 나뉜다.

비의료적인 위험은 극히 드물고, 산소와 산소 장비를 잘 다루기만 하면 완전히 피할 수 있다. 다음과 같은 위험이 있다.

- 응급처치에서 사용하는 산소는 압축 저장되어, 꽉 채운 산소통에는 대개 2,000~2,200psi 또는 그 이상의 산소가 있다. 만약 산소탱크가 구멍이 나거나 밸브가 망가지면, 공급탱크가 미사일처럼 될 수 있다(손상된 탱크는 콘크리트 벽을 관통할 수 있다). 구급차에서 이러한 사건이 발생한다면 어떠한 일이 뒤이어 일어날지 상상할 수 있을 것이다.
- 산소는 연소를 도와 불이 더 빠르게 타도록 한다. 불이 수건, 시트, 의복에 빠르게 옮겨 붙어 화재의 위험성이 크게 증가된다.
- 고압에서 산소와 기름을 혼합하지 않는다. 그것들이 접촉하게 되면 폭발이라는 심한 반응을 일으킨다. 이것은 거의 발생하지 않는 문제이지만, 응급구조사가 공급장비나 계량기를 윤활액으로 문지르거나 석유로 만들어진 접착물질(반창고)에 닿게 되면 쉽게 폭발이 일어날 수 있다.

산소의 의학적 위험은 응급구조사가 치료하는 환자에게는 거의 문제가 되지 않는다. 장기간 고농도 산소가 환자에게 노출되었을 때, 부정적인 부작용이 나타날 수 있다. 이러한 상황은 응급현장에서는 매우 드물다.

- **산소 독성이나 허파꽈리 허탈.** 이러한 문제는 허파에 산소가 있을 때 부적절하게 반응하는 환자들과 고농도의 산소를 너무 장기간 공급받은 환자들에게서 주로 발생된다. 허파의 활동이 감소함에 따라 신체가 산소의 과부하를 감지하여 반응하고 허파꽈리가 허탈된다. 병원 전 현장에서는 발생이 극히 드물다.
- **영아의 눈 손상.** 미숙아가 너무 많은 산소를 공급받았을 때 발생한다. 이러한 영아는 눈의 망막 조직에 반흔 조직을 일으킬 것이다. 산소 자체만으로 이러한 상태를 야기하지 않지만, 여러 인자들로 인해 발생한다. 하지만, 불충분한 호흡의 징후를 보이는 영아에게 절대로 산소의 공급을 중단해서는 안된다는 것을 명심한다.

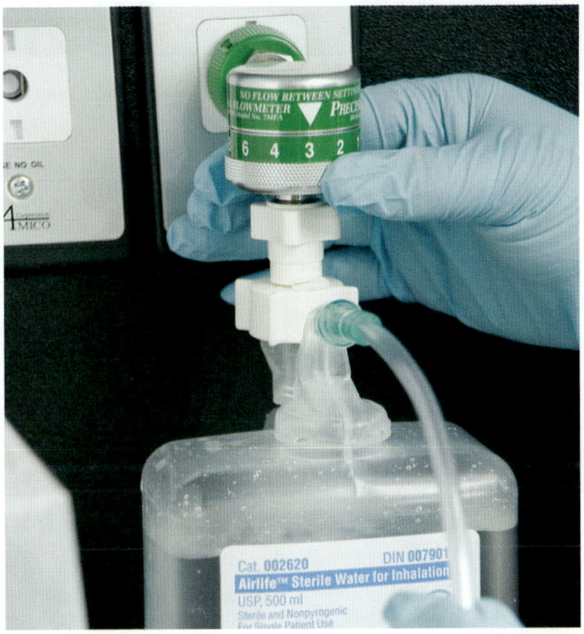

그림 10-18 구급차에 부착하여 사용하는 가습기

- **호흡저하 또는 호흡정지.** 만성폐쇄폐질환 환자는 시간이 지날수록 혈액의 이산화탄소 수치를 호흡 자극제로 사용하는 정상 능력을 상실한다. 이러한 상황이 발생했을 때, 만성폐쇄폐질환 환자의 신체는 혈중 저산소를 호흡 자극인자로 사용하게 된다. 이른바 저산소욕구(hypoxic drive) 때문에, 환자가 혈액 산소량의 증가로 인해 "호흡 욕구"가 사라지게 되는 것을 막기 위해서 응급구조사들은 오랜 기간 동안 이러한 환자들에게 저농도 산소만을 공급하도록 훈련되어 왔다. 그러나 지금은 산소를 공급하여 생길 수 있는 해로움보다, 필요한 상황임에도 불구하고 고농도의 산소를 투여하지 않음으로써 일어나는 해로움이 더 크다는 사실이 널리 인정되고 있어, 필요한 경우에는 고농도의 산소를 제공하도록 훈련한다. 지역 내 프로토콜을 참고하도록 한다.

응급구조사는 응급구조 업무에 있어서 아마 산소공급으로 발생할 수 있는 산소독성이나 부작용을 거의 볼 수 없을 것이다. 그러한 상태로 발전하기 위해서는 매우 장시간이 필요하기 때문에 현장에서 응급처치를 하는 동안에는 아무 문제도 일어나지 않는다. 핵심: 산소가 필요한 환자에게는 고농도의 산소를 주는 것을 절대 중지하여서는 안 된다는 것이다.

산소 공급

절차 10-1과 절차 10-2에서 산소공급을 준비하고, 투여하고, 산소투여를 중지하는 방법을 단계별로 보여주고 있다. 산소공급장비를 사용하는 방법을 혼자 배우려고 하지 말고 사용할 특정 장비에 대해 강사와 함께 작업하거나, 강사의 지시를 따라야 한다.

이 단원의 "인공환기 술기"에서 이미 설명한 것처럼, 호흡을 하지 않는 환자에게 인공환기를 제공하는 것을 보조하기 위해 산소를 공급해야 한다. 또한 다양한 상태의 호흡곤란 환자에게도 아주 흔하게 산소를 공급하게 된다. 수많은 산소공급 장비가 사용되는데 각각 장점과 단점이 있다. 어떤 환자에게 좋은 장비가 다른 환자에게는 이상적이지 않을 수 있다. 산소치료의 목표는 각 환자에게 가장 좋은 산소공급 장비를 사용하는 것이다.

적절하게 호흡은 하고 있지만 저산소증 가능성 때문에 산소 보충이 필요한 환자의 경우, 다양한 산소공급 장비를 사용할 수 있다. 그러나 일반적으로 응급구조사가 산소를 보충하기 위해 가장 흔히 사용하는 장비는 비재호흡 마스크와 비강 캐뉼라이다(표 10-7).

절차 10-1 산소공급장비 준비

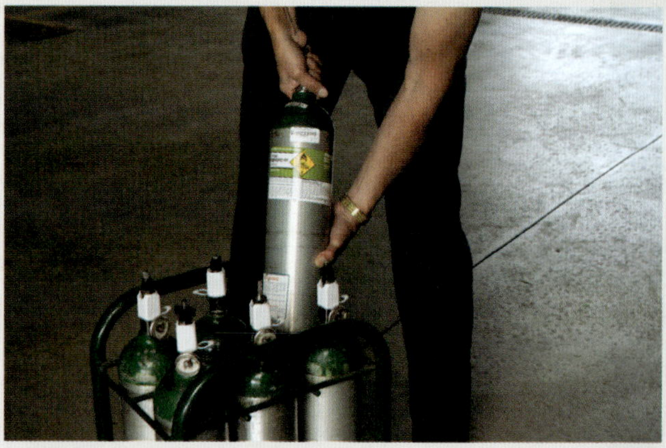

1. 필요한 산소탱크를 선택한다. “산소 U.S.P”라는 표시를 확인한다.

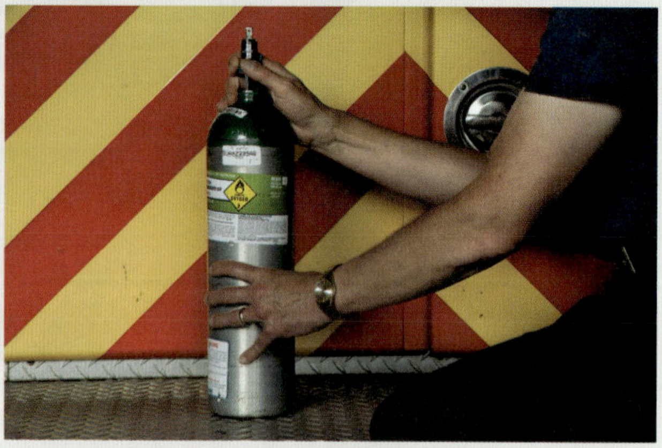

2. 산소탱크를 수직으로 하여 한 쪽에 세워 놓는다

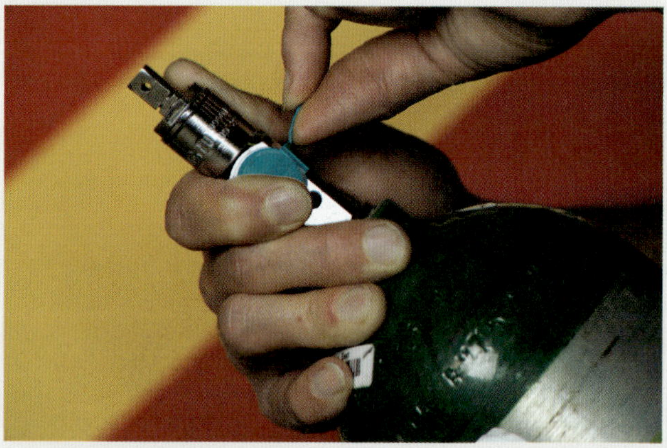

3. 산소탱크 출구를 보호하는 플라스틱 포장이나 마개를 제거한다.

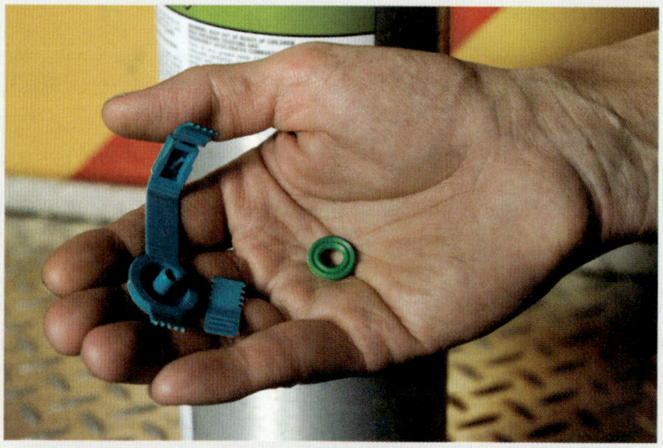

4. 플라스틱 와셔(washer)를 잘 보관한다.

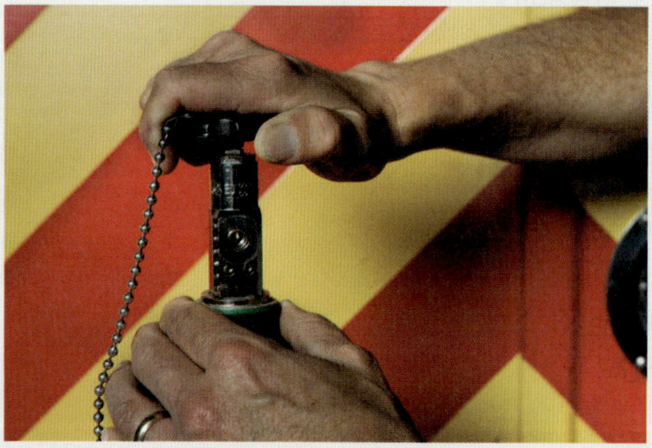

5. 1초동안 주 밸브를 살짝 돌렸다가 닫는다.

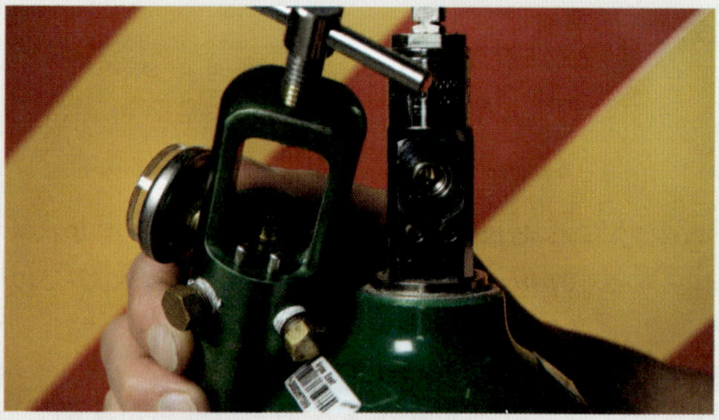

6. 적절한 압력계와 유량계를 선택한다.

(계속)

절차 10-1 산소공급장비 준비(계속)

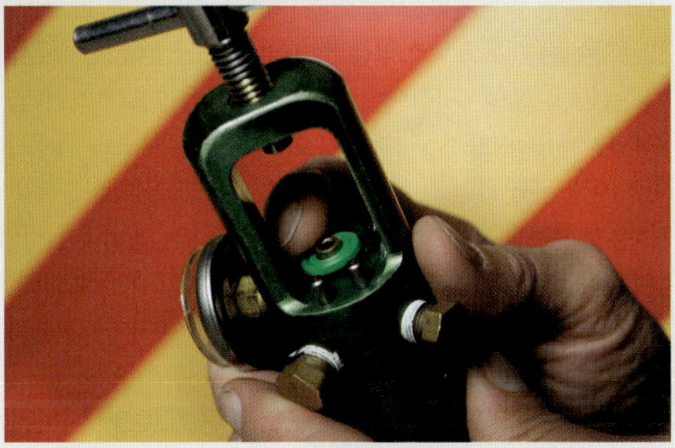

7. 산소탱크의 밸브 개스킷을 산소 조절기에 놓는다.

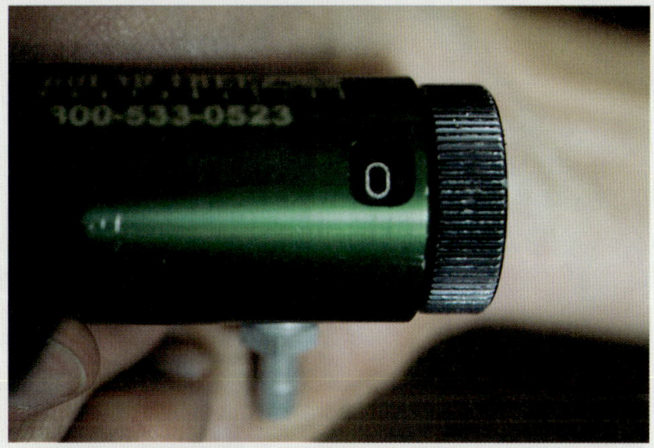

8. 압력 조절기가 잠겼는지 확인한다.

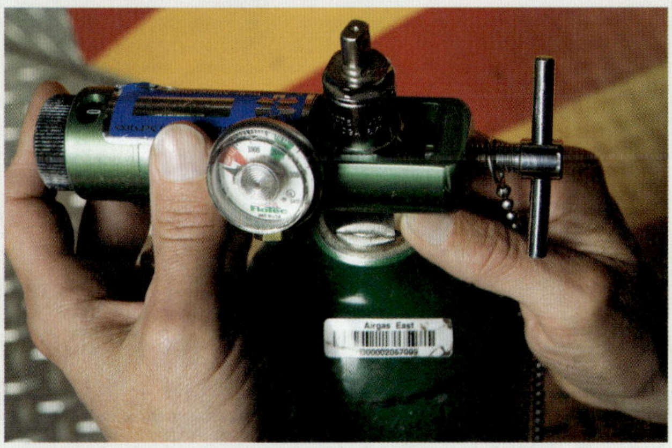

9. 핀을 맞추고(좌측) 또는 손으로 밀어 넣는다(우측).

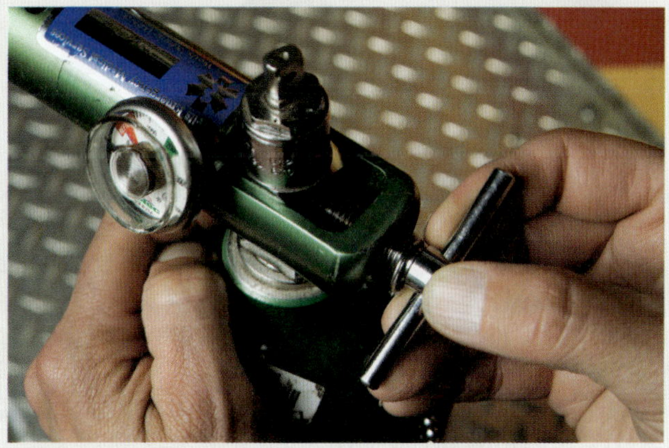

10. 핀 이음쇠를 연결하기 위해 T자형 나사를 조인다.

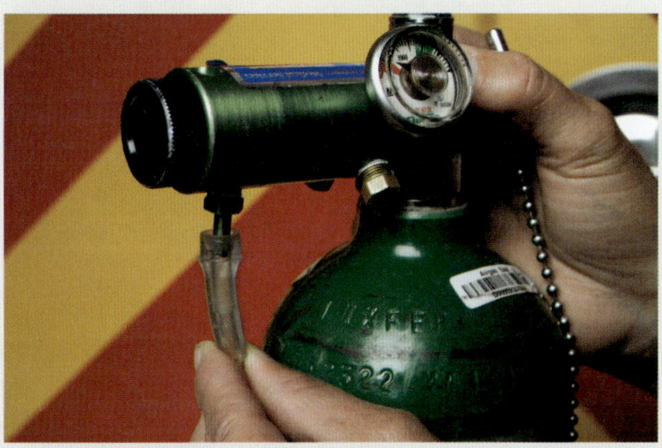

11. 산소 전달 장치의 튜브를 부착한다

절차 10-2 산소 공급

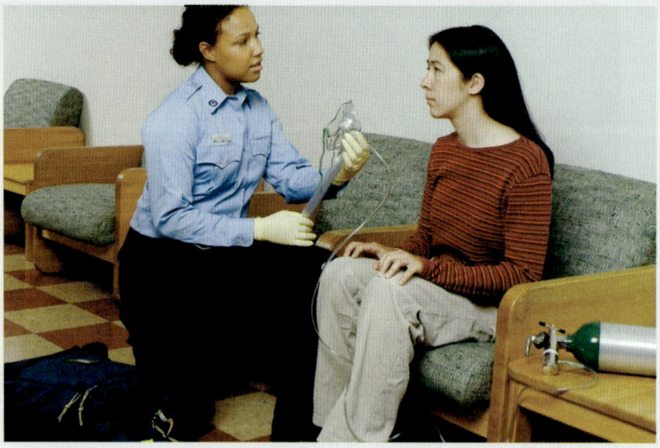

1. 환자에게 산소 공급의 필요성을 설명한다.

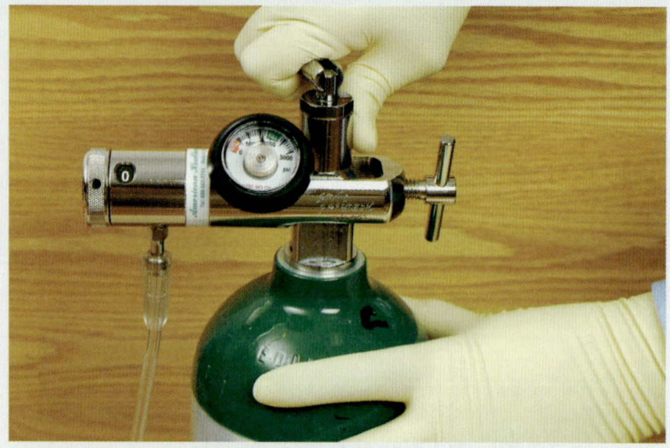

2. 주 밸브를 열고 유량계를 조절한다.

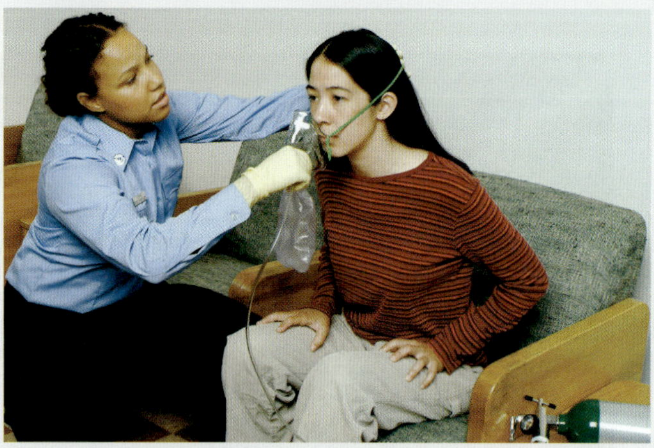

3. 산소공급장비를 환자에게 적용한다.

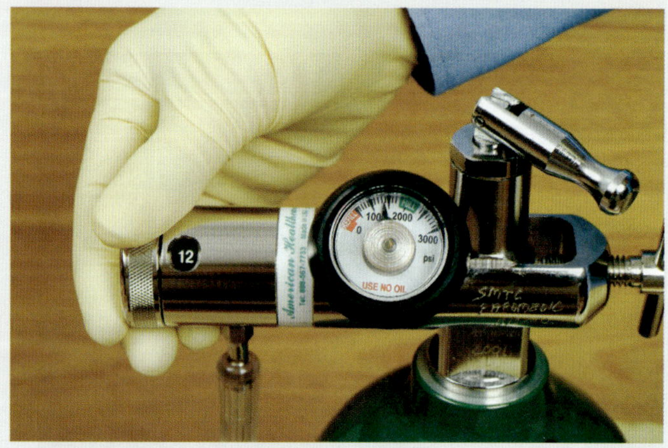

4. 유량계를 조절한다.

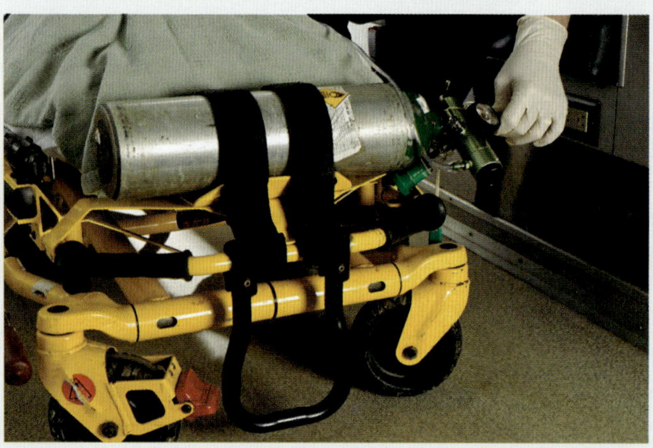

5. 이송하는 동안 산소탱크를 고정한다.

(계속)

절차 10-2 산소 공급(계속)

산소 공급의 중단

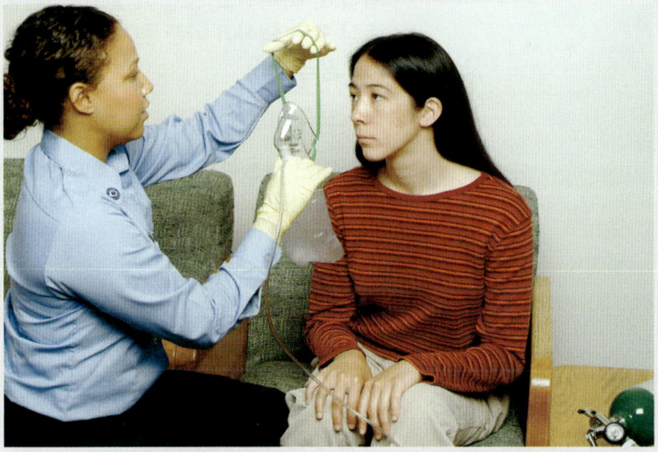

1. 공급장비를 제거한다.

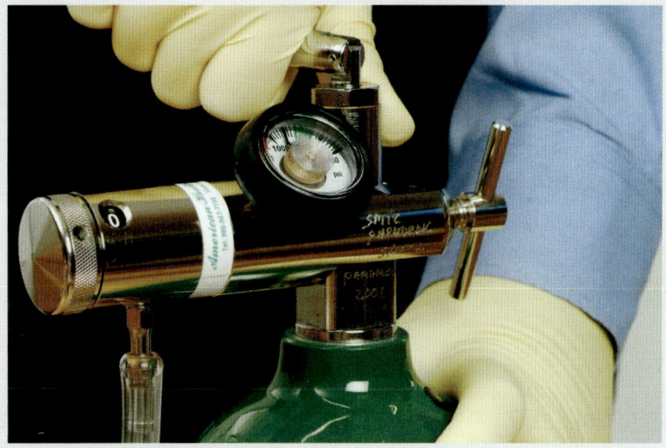

2. 주 밸브를 잠근다.

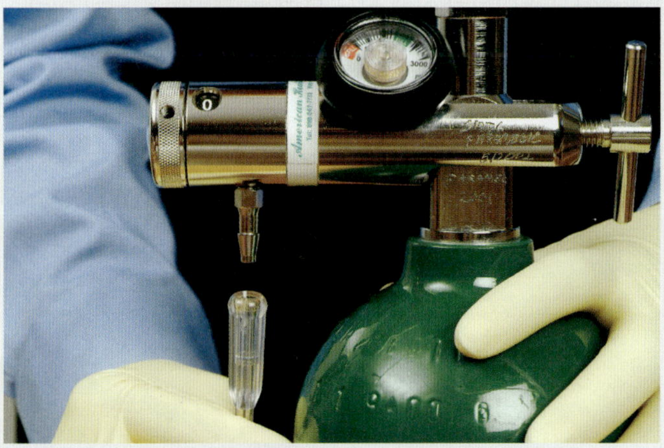

3. 산소공급 튜브를 제거한다.

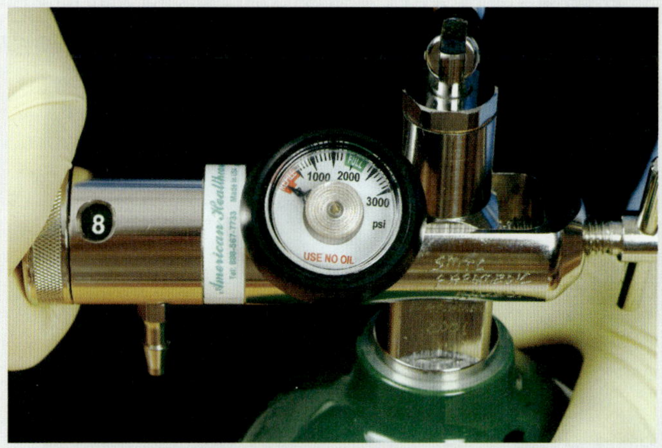

4. 유량계를 제거한다.

비재호흡마스크

비재호흡 마스크(그림 10-19)는 응급구조사가 호흡이 있는 환자에게 고농도 산소를 투여하기 위한 최선의 장비이다. 이 장비는 환자의 얼굴에 적절하게 위치시켜 고농도 산소가 공급될 수 있도록 적절하게 밀착되어야 한다. 저장백은 마스크를 환자의 얼굴에 적용하기 전에 팽창되어야 한다.

저장백을 팽창시키기 위해서 손가락을 사용하여 산소 출구나 마스크와 백 사이의 연결 부위를 막는다. 저장백은 항상 충분한 산소가 들어 있게 하여 환자가 가장 깊이 들이 마실 때도 1/3 이상 줄어들지 않도록 한다. 이것은 산소 유량을 적절히 하여 (분당 15L) 유지할 수 있다. 환자가 내뱉는 공기가 산소백으로 되돌아오지 않는다(비재호흡). 대신 마스크의 일방향밸브를 통해 빠져나간다.

이 마스크는 80~100% 농도의 산소를 제공하고, 최소 유량은 분당 8리터이다. 제조회사와 마스크의 안면 밀착 정도에 따라 최대 유량이 분당 12~15리터 사이가 될 수 있다. 새롭게 출

비재호흡마스크(nonrebreather (NRB) mask)
고농도의 산소를 공급하는 안면 마스크와 저장백이 있는 장비. 환자가 내쉬는 공기는 밸브를 통해 나가서 다시 재호흡되지 않는다.

표 10-7 산소공급장비

장비	유량	산소농도	적응증
비재호흡마스크	분당12–15L	80~90%	불충분한 호흡 징후가 있는 환자, 청색증, 차갑고, 축축하고, 호흡이 짧고, 가슴통증, 중상 또는 의식이 나쁜 환자에게 선택하는 산소공급장비
비강 캐뉼라	분당 1–6L	24~44%	마스크를 견딜 수 없어 하는 환자에게 적합
부분비재호흡마스크	분당 9–10L	40~60%	EMS에선 사용하지 않는다. 몇몇 환자들은 CO_2 수치를 유지시키기 위해 집에서 사용할 것이다.
밴튜리마스크	장비에 따라 다양; 분당 15L	24~60%	일정한 농도의 산소를 공급해주는 장비 끝부분의 부착장치와 산소유량에 따라 24~60%의 산소를 공급
기관절개마스크	분당 8–10L	환자의 요구에 따라 다양한 산소 농도로 조절이 가능함; 재가보호기관에서 권장	기공 또는 기관절개튜브를 통한 산소 및 환기 전달 장비로 사용됨.

그림 10–19 비재호흡마스크. 사진 A에는 환자에 의해 배출된 공기가 다시 흡입되지 않게 하는 둥근-판 플러터 밸브가 있다. (그림 10-21A와 비교해보면, 부분비재호흡마스크는 플러터 밸브가 없다.)

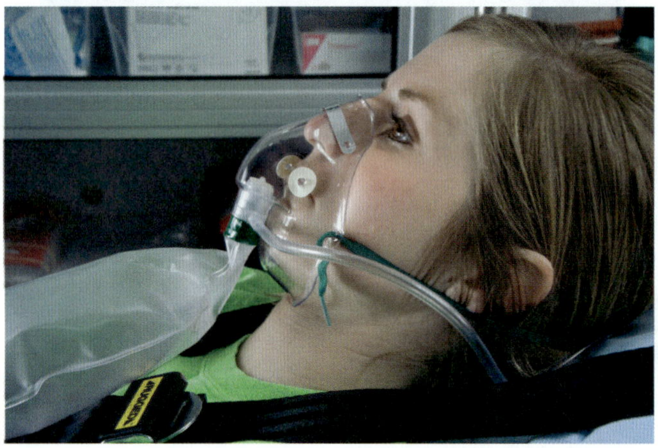

(A)

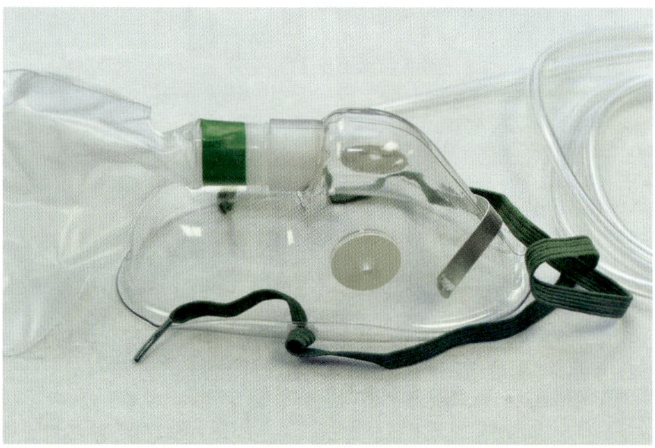

(B)

시되고 있는 비재호흡마스크는 마스크에 배기구(port)가 하나 있어 산소 공급이 실패할 때도 환자가 여전히 대기의 공기를 흡입할 수 있도록 한다. 이러한 디자인은 마스크가 100%의 산소가 공급되지 못하게 하겠지만, 필수 안전장치이다. 이 마스크는 불충분한 호흡 환자, 청색증(청색 또는 회색), 차갑고, 축축하고, 호흡이 짧고, 가슴통증을 호소하거나 또는 의식수준이 변한 환자에게 사용하는 것이 좋다.

비재호흡 마스크는 성인, 소아, 영아에 따라 다양한 크기가 있다.

비강 캐뉼라

비강 캐뉼라(nasal canula)
환자의 콧구멍에 두 가닥의 관을 놓고 저농도의 산소를 공급하는 장비

비강 캐뉼라(그림 10–20)는 저농도의 산소(24~44%)를 제공한다. 환자의 콧구멍에 놓인 2개의 관으로 환자에게 산소를 공급한다. 이 장비는 대개 환자의 귀 위로 튜브를 걸고 환자 턱 밑에 고정고리로 고정한다.

가슴통증, 쇼크의 징후, 저산소증 또는 다른 심각한 문제가 있는 환자는 비강 캐뉼라로 제

그림10-20 비강 캐뉼라

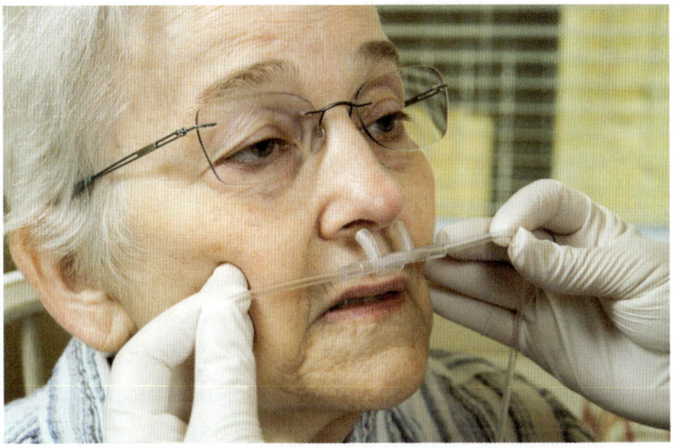

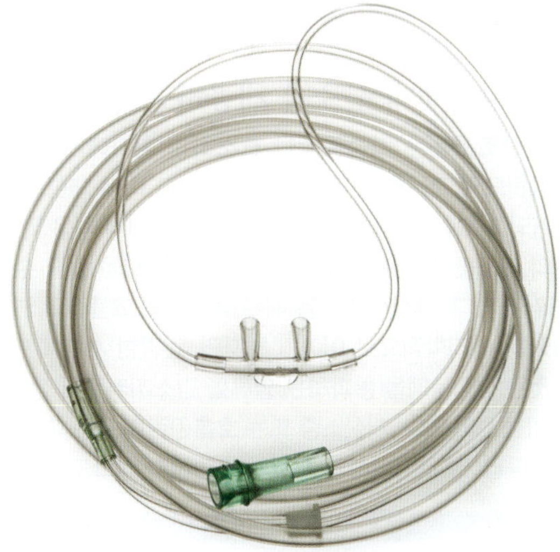

그림 10-21 부분비재호흡마스크(그림10-19와 비교) 부분비재호흡마스크는 비재호흡마스크와 달리 플루터밸브가 없다. 그러므로 환자가 내쉬는 공기는 밖으로 전부 나가지 않고 일부분은 다시 재호흡 된다.

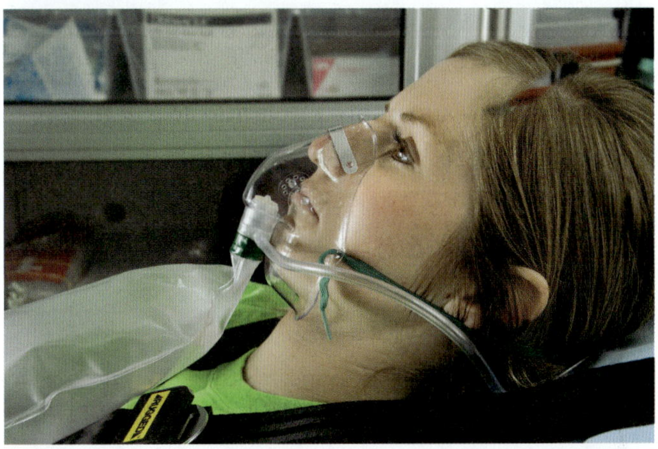

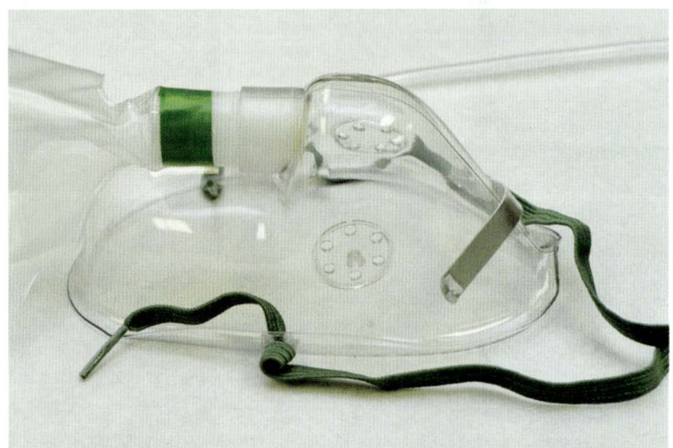

공할 수 있는 것 이상의 고농도 산소가 필요하다. 그러나 상당수의 환자는 질식감 때문에 마스크 형태의 산소 공급장비를 견디지 못할 것이다. 안면마스크를 거부하는 환자에게 전혀 산소를 공급하지 않는 것보다는 비강 캐뉼라를 사용하는 것이 좋다. 환자가 비재호흡 마스크를 견딜 수 없을 때에만 비강 캐뉼라를 사용하도록 한다.

비강 캐뉼라를 사용할 때, 분당 공급되는 양이 4~6리터 이상을 넘지 않아야 한다. 비강 캐뉼라 사용 시, 유량이 높으면 콧속으로 폭풍이 부는 것처럼 불편한 느낌을 주게 되고, 코의 점막벽이 건조해질 수 있다.

부분비재호흡마스크

부분비재호흡마스크(그림 10-21)은 저장백 입구에 일방향밸브가 달려있지 않다는 점만 제외하고 비재호흡마스크와 아주 비슷하다. 이것은 환자가 자신의 뱉은 호흡의 약 1/3을 재호흡하게 한다. 이 유형의 마스크는 호흡을 자극하는 혈액 내 이산화탄소 수치를 유지하기 위한 환자에게 사용한다. 부분비재호흡마스크 40~60%의 산소를 분당 9~10리터로 제공한다. 이 마스크는 일반적으로 병원 전 응급의료서비스에서는 사용하지 않지만, 환자는 집에서 이 마

부분비재호흡마스크 (partial rebreather mask)
안면마스크와 저장백이 있지만, 저장백 입구에 일방향 밸브는 달려있지 않다. 환자의 날숨과 산소가 혼합하여 환자에게 제공되고 호흡에 자극을 주는 혈액 내 이산화탄소 수치를 유지하기 위해 일부 환자에게 사용된다.

Inside Outside

가슴통증 환자에게 산소를 제공하는가? 증거는?

그동안 응급구조사들은 가슴통증을 호소하는 환자에게는 고농도의 산소를 제공하도록 교육을 받았음에도 불구하고 이에 대한 문제는 끊임없이 제기되고 있다. 확실치 않은 심근경색환자에게 처음 몇 시간 동안 고농도의 산소를 줄 경우 해를 입힐 수도 또는 도움을 줄 수도 있다는 몇몇 증거가 있다. 하지만 이것은 매우 적은양의 고품질의 연구로 나타난 결과이다. 생리학적으로 이야기 하자면, 건강한 사람에게 산소를 공급하는 것은 심장동맥을 통과하는 혈류를 감소시켜주어 잠재적으로 해를 입힐 가능성이 있다. 저산소증 또는 호흡곤란이 없는 가슴통증 환자에게 산소공급에 대한 최선의 처치가 분명하지 않으므로, 미국심장협회와 국제소생술위원회와 같은 주요 기구에서 추천한 산소 관리의 선택적 방법을 고려하도록 한다.

응급구조사는 산소포화도 수치가 94% 미만이거나 저산소증 혹은 호흡곤란을 호소하는 환자에게는 산소를 투여하여야 한다. 호흡곤란을 완화시키고 산소포화도가 정상 수치까지 올라올 수 있도록 충분한 산소를 관리하도록 한다. 경미한 호흡곤란 환자에게는 비강 캐뉼라로 저농도의 산소를 투여할 수 있다. 심한 호흡곤란을 호소하는 환자에게는 비재호흡마스크로 고농도의 산소를 투여해야 한다. 지역 내 프로토콜이 아마 더 정확하고 구체적인 지침을 줄 수 있다. 이 분야에서 많은 연구들이 이루어질 때 마다 이러한 권장 사항은 변경될 수 있다.

그림 10-22 벤츄리마스크

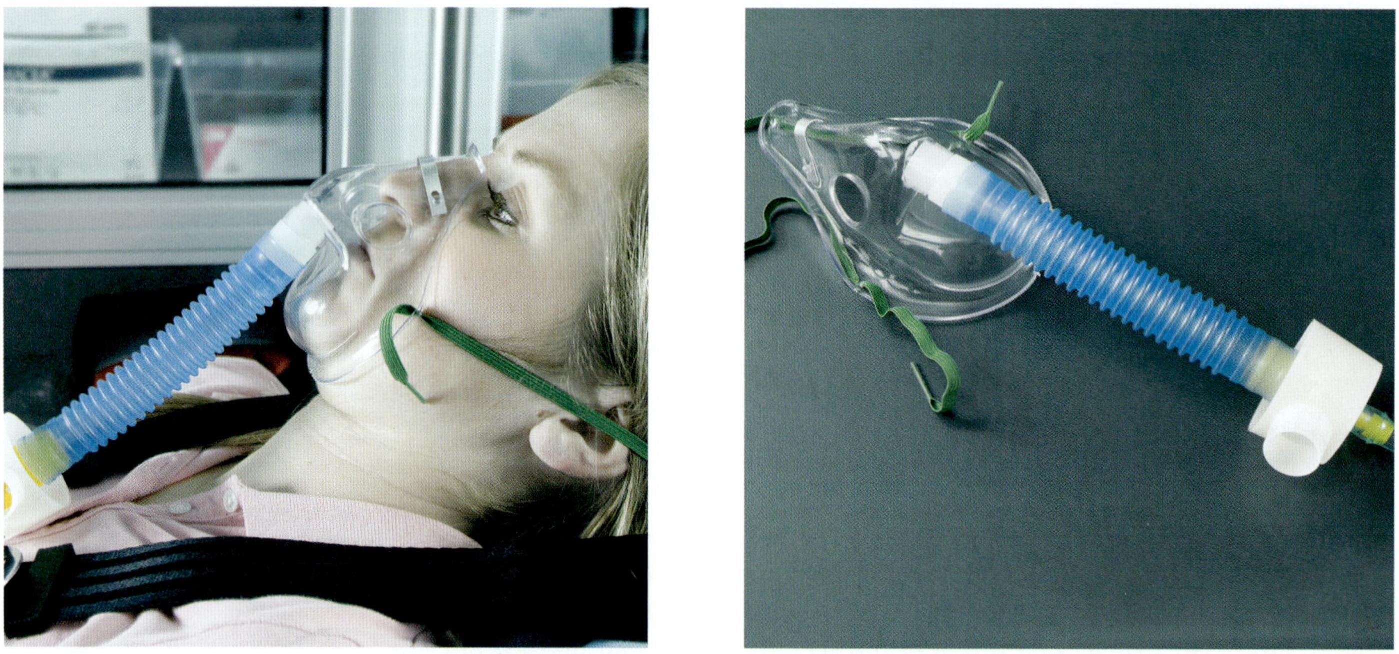

스크를 사용하여 호흡을 조절하고 있을 수도 있다.

벤츄리마스크

벤츄리마스크(venturi mask)
안면마스크와 저장백이 달려있어 특정한 농도의 산소를 흡입 공기와 혼합하여 제공한다.

벤츄리마스크(그림 10-22)는 흡입 공기와 산소를 혼합하여 특정한 산소의 농도를 제공한다. 벤츄리마스크 부품에는 아마 몇가지의 팁(tip)이 들어있을 것이다. 각각의 팁은 특정한 유량이 지정되어 있어, 각기 다른 농도의 산소를 제공한다. 일부 벤츄리마스크는 속도 및 유량이 지정된 반면, 조정 가능한 것도 있다. 이 장치는 가장 일반적으로 만성폐쇄폐질환 환자에게 사용된다.

그림 10-23 기관절개마스크

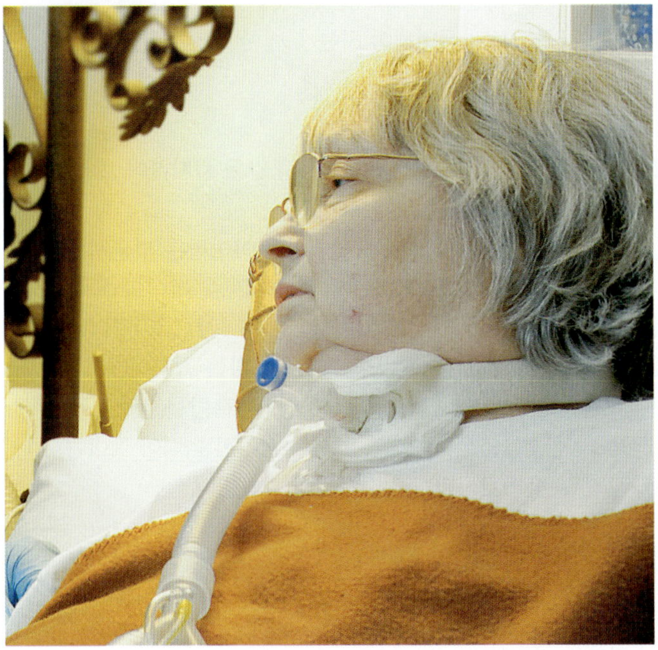

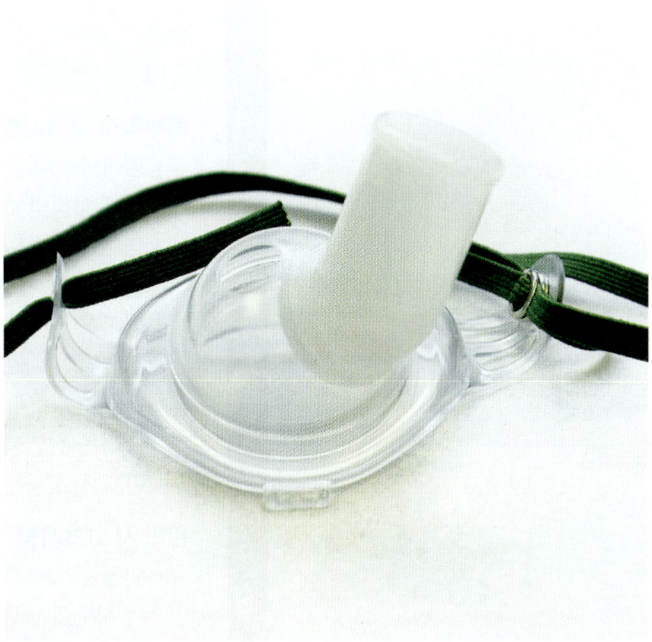

기관절개마스크

기관절개마스크(tracheostomy mask)
기공 또는 기관절개 튜브에 연결하여 산소를 제공할 수 있도록 만들어진 마스크

기관절개마스크(그림 10-23)는 산소를 공급하기 위해 기공 또는 기관절개 튜브에 연결하여 사용할 수 있도록 만들어졌다. 이것은 일반적으로 작은, 컵모양으로 생긴 마스크로 기관절개 튜브의 입구에 잘 맞도록 만들어졌으며 목 주위에 고정할 수 있도록 탄성 끈이 달려있다. 이 마스크는 분당 8~10L의 산소를 제공한다.

특수 고려 사항

기도 관리에는 특별히 고려해야 할 것이 많다.

- **얼굴 손상.** 얼굴 손상이 있을 때 기도유지에 더 많은 주의를 기울여야 한다. 얼굴은 혈관이 풍부하기 때문에 무딘손상으로인해 심하게 붓게되거나 출혈로 인해 기도가 완전히 혹은 부분적으로 폐쇄될 수 있다. 흡인(suction)이 자주 필요할 것이다. 보조 기도유지기나 기관내튜브 삽입을 고려해야 할 것이다.
- **폐쇄.** 많은 흡인장비는 치아와 같은 단단한 물질과 커다란 음식물 덩어리, 다른 이물질을 제거하기에 충분하지 않다. 이러한 것들은 상복부 압박, 가슴 압박 또는 손가락으로 훑기와 같은 기도 폐쇄를 해결하기 위한 도수 술기를 사용하여 제거해야 한다. 이러한 술기는 기본인명소생술 과정에서 배웠으며, 필요한 경우 "부록B: 기본심장소생술 복습"을 참고한다. 응급구조사는 환자를 바로누움자세(앙와위, supine position)로 돌려 입인두를 손으로 훑어내야 할 것이다.
- **인공치아.** 기도 유지 과정을 실시하는 동안 의치는 원래 제자리에 놔두어야 한다. 부분 의치는 응급상황 동안 제거될 수 있다. 가능하면 부분 의치를 제자리에 놔두도록 하지만, 기도를 위협한다면 제거할 준비를 한다.

소아 노트

영아나 소아의 기도를 관리할 때 응급구조사가 유의해야 하는 특별한 고려사항들이 많이 있다.

해부학적 고려사항

- 영아와 소아는 성인보다 혀가 비례적으로 입안에서 더 많은 공간을 차지한다. 인공 환기를 시행할 때 보조 기도유지기의 사용을 항상 고려하여라.
- 영아와 소아의 경우 기관이 더 부드럽고 유연하다. 게다가 어린 아이들은 부분적으로 큰 머리를 가지고 있어 기도 개방을 유지시키는데 어렵다. 종종 패드를 아이의 어깨 밑에 깔면 적절한 기도 개방 자세가 유지된다. 인공 환기를 시행할 때 항상 고려하여라.
- 가슴벽이 더 부드럽고, 영아와 소아는 호흡 시 가로막에 더 의존하는 경향이 있다. 위 팽창은 가로막의 움직임에 심각한 영향을 미치고, 아이들의 일회호흡량을 감소시킨다.
- 소아는 성인에 비해 두배정도의 산소를 더 사용한다. 비록 보상기전 능력이 뛰어나지만, 저산소증은 갑작스럽게 발생하고, 비보상단계로 신속하게 악화한다.

관리 시 고려사항

- 인공환기를 시행 할 때, 과도한 압력과 공기량을 공급하지 않도록 한다. 가슴이 올라올 정도로만 인공환기를 제공한다.
- 환기 시 마스크가 잘 새지 않도록 적절한 크기의 안면 마스크를 사용한다.
- 응급구조사가 소아용 장비를 갖고 있고 사용법을 적절히 훈련 받은 경우가 아니라면, 영아와 소아에게 유량제한산소동력환기장비를 사용해서는 안 된다.
- 산소 보충을 위해 공급할 때, 소아용 크기의 비재호흡 마스크와 비강 캐뉼라(nasal cannula)를 사용한다.
- 영아와 소아는 환기하는 동안 위팽만이나 호흡 곤란이 일어나는 경향이 있고, 이 때문에 환기가 적절치 못하게 된다

전문기도장비의 보조

여러분은 전문응급구조사가 전문기도장비를 사용할 때 도울 상황에 처할지도 모른다. 이러한 장비를 사용하기 위한 각기 다른 절차의 두 가지 기본적인 유형이 있다.

1. **후두덮개를 직접적으로 보아야 하는 장비 (기관내삽관).** 후두경이라는 장비는 튜브를 기관 안에 위치 시키기 위해 후두덮개를 직접적으로 볼 수 있게 도와주는데 사용된다.
2. **장비를 삽입하기 위해 기도를 보지 않고 맹목적으로 삽입하는 장치.** 이러한 장치에는 킹튜브™ 기도기, 콤비튜브®, 그리고 후두마스크(LMA™) 등이 있다.

미국의 대부분 주에서는 전문기도기의 사용 또는 장비의 삽입은 전문응급구조사에 한정되어 있다(지역 내 프로토콜을 참조). 응급구조사는 장비의 삽입을 위해 전문응급구조사의 지원을 호출할 수 있다. 응급구조사는 장비가 삽입되기 전에 확실한 기도개방과 충분한 환기를 보장해야 한다.

메모: 특별히 주의를 기울이지 않으면 기관내삽관의 어려움을 겪을 것이다. 척추고정판에 있는 환자의 움직임, 계단을 내려가거나, 환자를 구급차로 옮기면서 삽관튜브의 위치가 변화하기도 한다. 만약에 튜브가 기관 밖으로 나오게 되면 환자는 산소 공급을 받지 못하게 되므로 사망하게 될 것이다.

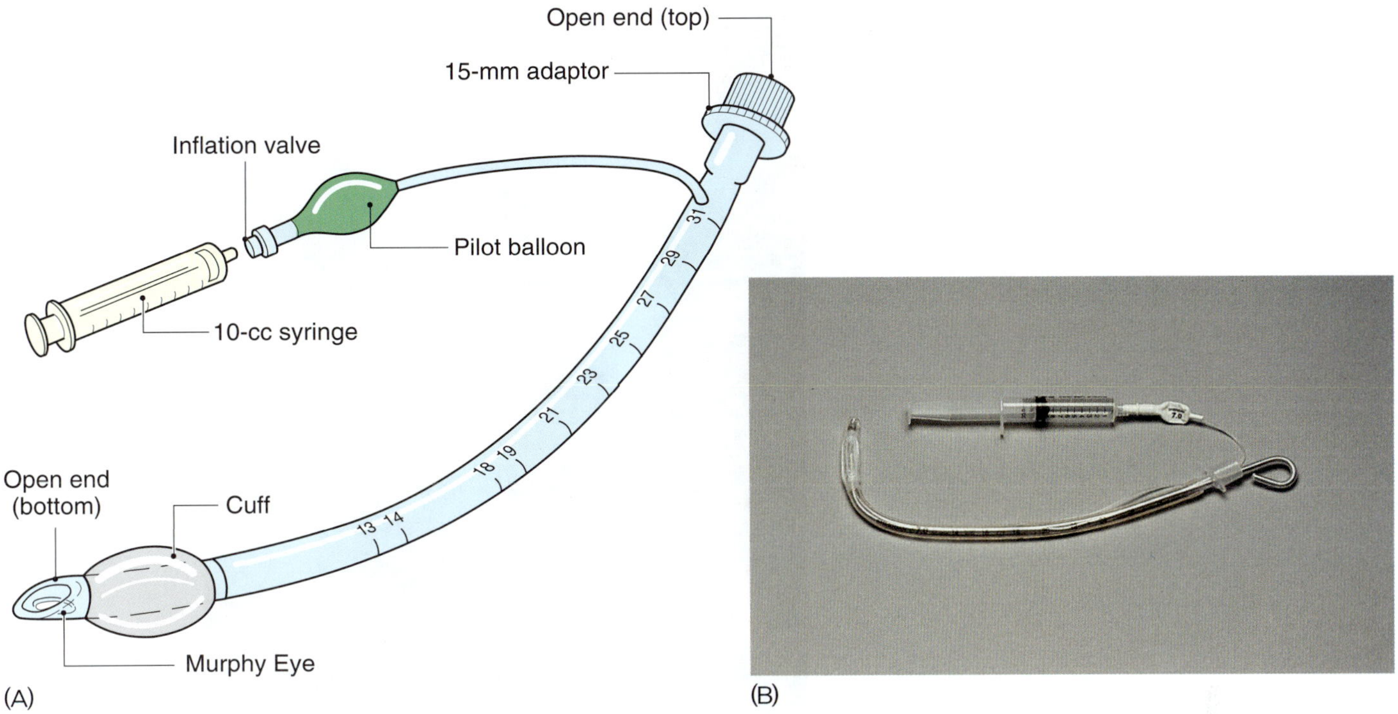

그림 10-24 (A) 기관내관 (B) 탐침을 넣은 기관내관

삽관을 위한 환자 준비

전문응급구조사가 환자에게 기관내삽관을 하기 전에, 응급구조사는 여분의 산소를 환자에게 주도록 부탁 받을 것이다. 이를 과환기라고 불리는데, 이는 산소를 연결한 백-밸브 마스크를 이용함으로써 쉽게 수행될 수 있다. 과환기를 시행하기 위해서, 환기수를 약간 증가시킨다. 하지만 분당 20회 이상을 넘어가지 말고, 2~3분 이상 지속하지 않아야 한다. 백을 강하게 짜면 공기는 위장으로 들어가 구토를 유발할 수 있다.

그리고 전문응급구조사는 환자의 머리, 입, 인두, 기관을 해부학적 중립자세로 위치시킬 것이다. 이 자세는 주로 "냄새맡는자세(sniffing position)라고 불린다. 전문응급구조사는 입인두기도기를 제거하고 기관내관(그림 10-24)을 입을 통해 넣고 인두와 성대를 지나 기도로 넣을 것이다. 이 과정은 후두경(laryngoscope)이라는 도구를 통해 혀를 옮긴 다음 성대를 눈으로 확인하면서 시행된다. 기관내삽관은 코를 통해서도 시행될 수 있지만, 이때에는 기도의 시야가 확보되지 않는다.

기관내관이 정확하게 성대를 지나도록 다루기 위해서 전문응급구조사는 성대를 자주 관찰하여야 한다. 그리고 여러분은 전문응급구조사가 성대가 잘 보일 수 있게 하기 위해서 인두를 부드럽게 눌러줘야 한다. 여러분이 엄지와 검지손가락을 사용하여 인두나 갑상연골, 혹은 아담 애플(Adam's apple) 바로 아래의 고리 형태 연골을 부드럽게 위쪽으로 그리고 환자 방향의 오른쪽으로 눌러준다(그림 10-25). 이 방법은 Bringing Up and to the Right Position의 앞글자를 딴 "버프술기(BURP maneuver)라고 한다.

기관내관이 제 위치에 적절하게 자리했으면 10cc 주사기를 이용하여 커프를 팽창시킨다. 기관내관을 잡고 있는 동안 전문응급구조사는 기관내관의 위치가 적절한지를 확인하기 위하여 최소 다음 두가지 방법을 이용하여야 하는데, 하나는 양쪽 허파음과 상복부를 청진하는 것이고, 또 하나는 호기말이산화탄소 측정기나 capnometry를 사용한다. 기관내관이 정확하게 위치되었다면, 허파에 공기가 들어가는 소리가 들리고 상복부에서는 아무 소리도 듣지 못할 것이다. 상복부에서 소리가 들린다면, 기관내관이 기도가 아니라 식도에 잘못 위치되

그림 10-25 BURP술기는 반지연골 위를 엄지와 검지로 오른위쪽으로 눌러주는 것을 말한다. *(© Edward T. Dickinson, MD)*

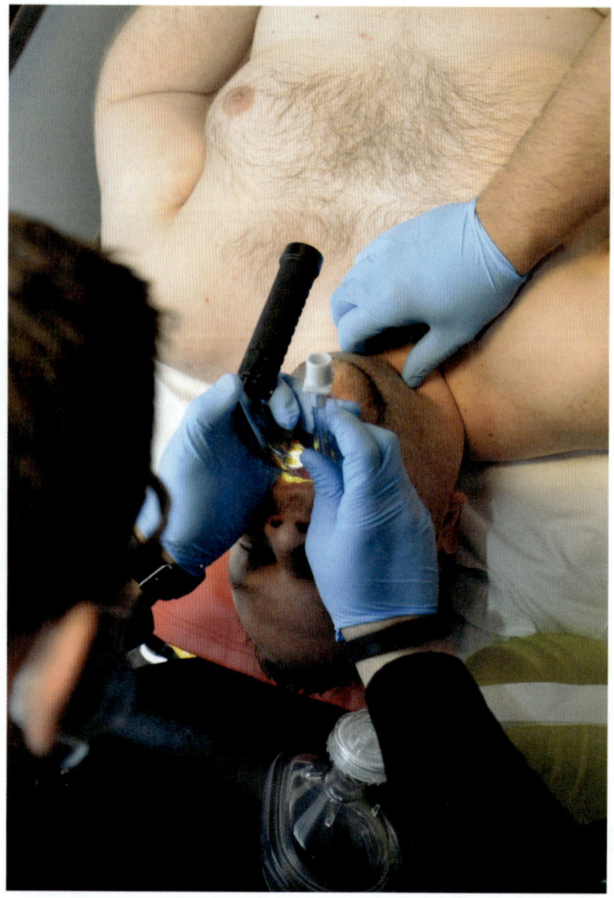

어서 공기가 허파가 아닌 위장으로 들어가고 있음을 의미한다. 기관내관의 위치가 잘못되었으면 즉시 기관내관을 제거하고 환자를 다시 과환기시킨 후, 기관내관을 삽관하도록 한다.

정확한 위치를 잡은 관은 테이프 및 튜브 고정 장치를 이용하여 고정시킨다.

전체 과정—마지막 환기, 튜브 삽관 그리고 다음 환기를 30초 이내에 이루어져야 한다.

전체 과정에서 폐와 상복부의 소리를 모니터링을 해줄 수 있는 전문화된 구조자가 보조를 요청할 수 있다. 기관내관의 위치를 확인하는 방법 중 하나로 이산화탄소 측정기를 사용하고 있다.

만약에 기관내관이 너무 깊게 들어가면 튜브가 오른쪽 기관지로 들어갈 가능성이 아주 커서 왼쪽 허파에 산소가 들어가지 못하는 경우가 있다(이것은 왼쪽 허파나 상복부를 청진함으로써 아무 소리도 들을 수 없음을 확인할 수 있다). 만약 관이 빠지면 쉽게 식도 내로 들어가고 환자에게 산소를 전달하지 못하며 위장으로 환기가 이루어지게 된다. 만약 잘못된 위치에 있는 관을 알아채지 못하면 치명적인 문제가 발생한다.

메모: 주의를 기울이지 않으면 기관내삽관 수행에 어려움을 겪을 것이다. 척추고정판에 있는 환자의 움직임, 계단을 내려가거나 환자를 구급차로 옮기면서 기관내관의 위치가 변화할 수 있다. 만약에 기관내관이 빠지게 되면 환자는 산소 공급을 받지 못하게 되고 사망하게 될 것이다.

기관내관 삽입 환자의 환기

기관내관이 삽관된 환자를 환기시켜야 할 때에는, 환자가 조금만 움직여도 기관내관이 이동할 수 있다는 것을 유의해야 한다. 기관내관의 측면의 변화에 대해 관찰한다. 예를 들면, 전형적인 성인 남성일 경우 기관내관이 적절하게 놓였다면 22 cm 표시가 치아에 위치해 있을 것

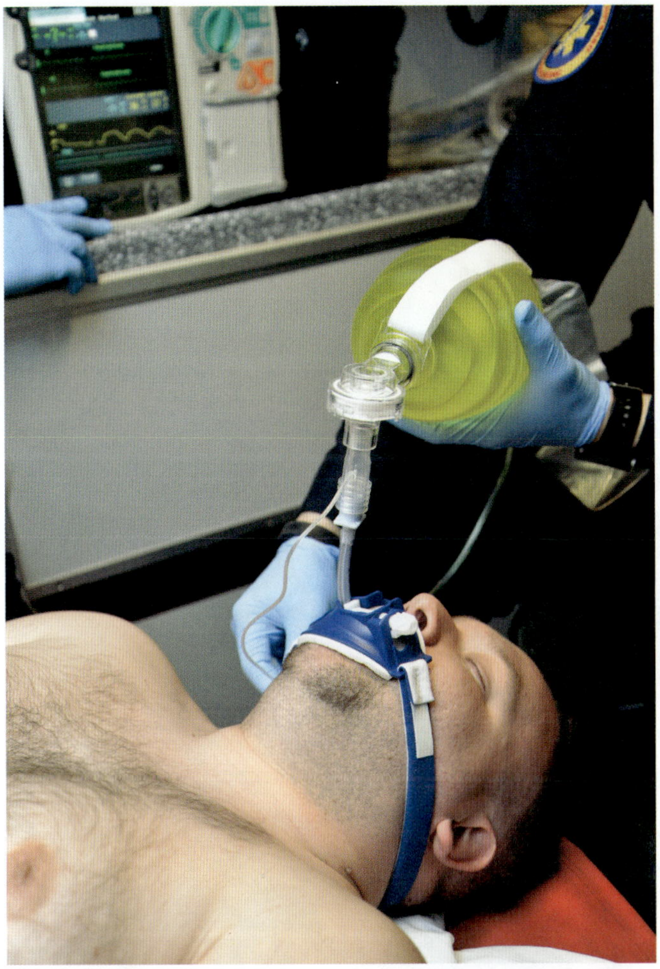

그림 10-26 호기말 이산화탄소 측정기는 기관내관의 위치가 적절한지 확인할 수 있다.
(© Edward T. Dickinson, MD)

이다. 기관내관이 움직이게 되면 전문응급구조사에게 즉시 보고한다.

환자의 치아에 손을 대고 두 손가락으로 기관내관을 잡는다(그림 10-27). 다른 손으로는 백-밸브 마스크를 사용한다(기관내삽관이 필요한 환자는 주로 환기에 저항력이 별로 없으므로, 백-밸브 마스크를 사용하기 위해 두 손을 사용할 필요가 없다). 환자를 환기시킬 때에는 적절한 환기수와 환기량을 제공함으로써 환자가 충분한 환기를 제공받을 수 있도록 해야 한다. 필요한 경우 추가적인 환기를 제공함으로써 환자의 호흡수를 증가시키는 것도 가능하다. 다음의 사항을 기억한다:

- 환기를 제공할 때 "느낌"에 집중하고, 백을 짜는데 저항이 있다고 느껴지면 즉시 전문응급구조사에게 보고한다. 백-밸브 마스크로 환기할 때 저항이 증가한다면 허파의 구멍으로 공기가 빠졌다가 다시 허파 주위의 공간을 채우는 최초 징후의 하나로 매우 심각한 문제이다. 저항의 변화는 또한 튜브가 식도 속으로 들어갔음을 알려주는 것일 수 있다.
- 각 제세동을 시도할 때마다 조심스럽게 관에서 백을 제거한다. 만약 그렇지 않는다면 백의 무게를 받치지 못해서 우연히 관이 빠질 수 있다.
- 환자 의식수준의 모든 변화를 관찰해야 한다. 의식이 명료해진 환자가 갑자기 기관내관을 잡아빼지 못하도록 제재할 필요가 있다. 이외에도 입인두기도기와 같은 몇몇 장비들은 환자가 의식이 돌아오면서 기관내관을 물지 않도록 예방하기 위한 장비로 사용될 수 있다. 만약 환자의 의식이 돌아오면서 구역질 반사가 생기면 바이트 블럭(bite block)을 빼도 될 것이다.

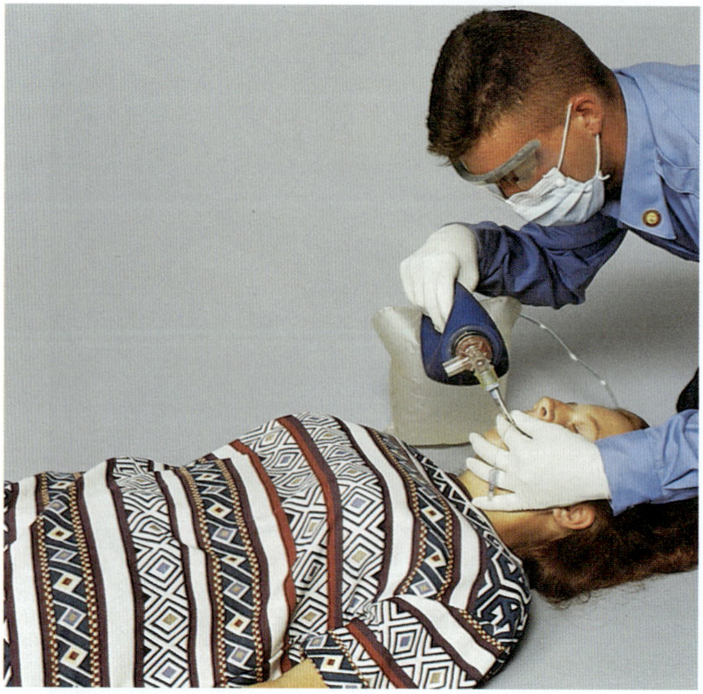

그림 10-27 기관내관이 움직이지 않는지 확인한다. 환자의 치아높이에서 손가락 두 개로 기관내관을 잡아 고정한다.

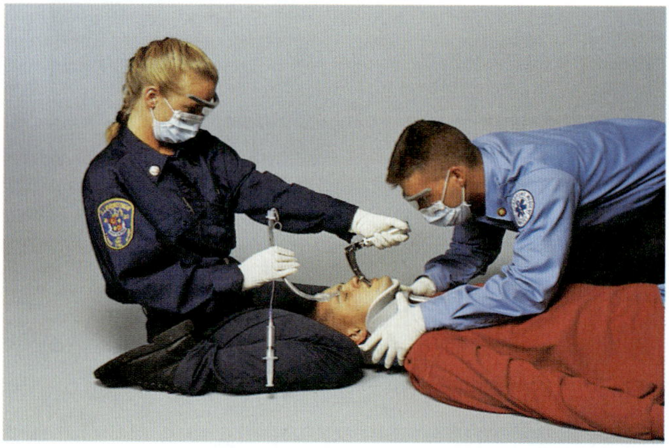

그림 10-28 목뼈손상이 의심되는 환자에게 기관내삽관을 보조하기 위해서 과정동안 손을 이용하여 계속 고정한다.

마지막으로 심정지 환자에서 약물을 투여하기 위한 정맥주사 라인이 확보되지 않은 경우, 전문응급구조사는 기관내관을 통해 에피네프린과 같은 약물을 주사하기 위해 여러분에게 환기를 중지하고 백 밸브 마스크를 제거하도록 요청할 것이다.

외상환자의 삽관 보조

상황에 따라 여러분은 목뼈손상이 의심되는 환자의 기관내삽관을 보조해야 할 것이다. 목을 들어올리는 "냄새맡는자세(Sniffing position)"을 사용하기 때문에 목뼈손상이 더 악화될 수 있으므로 약간의 조정이 필요하다. 이에 따라서 응급구조사의 역할도 변화할 것이다. 여러분은 모든 과정 동안 손으로 일렬 고정을 하도록 한다.

이를 수행하기 위해서, 전문응급구조사는 여러분이 경추고정장비를 환자에게 적용하는 동안 손으로 환자의 머리를 고정할 것이다. 몇몇 응급의료서비스에서는 경추고정장비를 바로 사용하지 않고 기관내삽관을 할 수 있지만, 그러기 위해서는 기관내삽관 이전과 이후에 손으로 머리를 고정하는 것이 반드시 필요하다. 전문 응급구조사는 환자의 머리 부위에 위치해 있어야 하기 때문에 여러분은 환자 옆에서 머리와 목을 고정해야 한다(그림 10-28). 여러분이 위치를 잡을 때, 전문응급구조사는 후두경을 사용하여 성대를 확인한 후 기관내삽관이 시행될 것이다.

전문응급구조사가 기관내삽관을 한 후, 식도삽관 검사장비를 적용하고, 양쪽 허파음 및 상복부를 청진하며 기관내관의 위치를 확인할 때까지 여러분은 기관내관을 붙잡고 있는다. 이 때 여러분은 편한 자세를 취하기 위해 자리를 이동할 수 있다. 전문응급구조사가 기관내관이 올바른 위치에 놓인 것을 확인하였다면, 기관내관 고정대를 사용하여 기관내관을 고정한다. 환자가 긴 척추고정판에 고정될 때까지 여러분은 환자를 환기시키고 다른 응급구조사가 계속 손으로 머리고정을 실시해야 한다. 결코 경추고정 장비만으로 환자가 적절하게 고정되었다고 생각하지 않도록 한다. 경추고정장비 이외에도 환자의 머리가 척추고정판에 제대로 고정될 때까지 손을 이용하여 환자의 머리를 고정한다.

맹목적-삽관 기도기

후두덮개를 보아야 시행할 수 있는 맹목적-삽관 장비가 최근 들어 많은 인기를 얻고 있다. 맹목적 삽관 장비는 킹튜브(King LT™)(그림 10-29)와 후두마크스기도기(LMA™)(그림 10-30)을 포함한다. 미국 내 몇몇 주에서는 지역 내 프로토콜에 따라 응급구조사가 이러한 장비를 하나 혹은 그 이상 사용할 수 있도록 교육하고 있다.

이러한 기도기를 삽관하기 위한 준비는 이전에 설명된 절차와 비슷하다. 전문응급구조사는 장비를 점검하고, 뉴브에 달린 커프, 마스크 등을 테스트 한다.

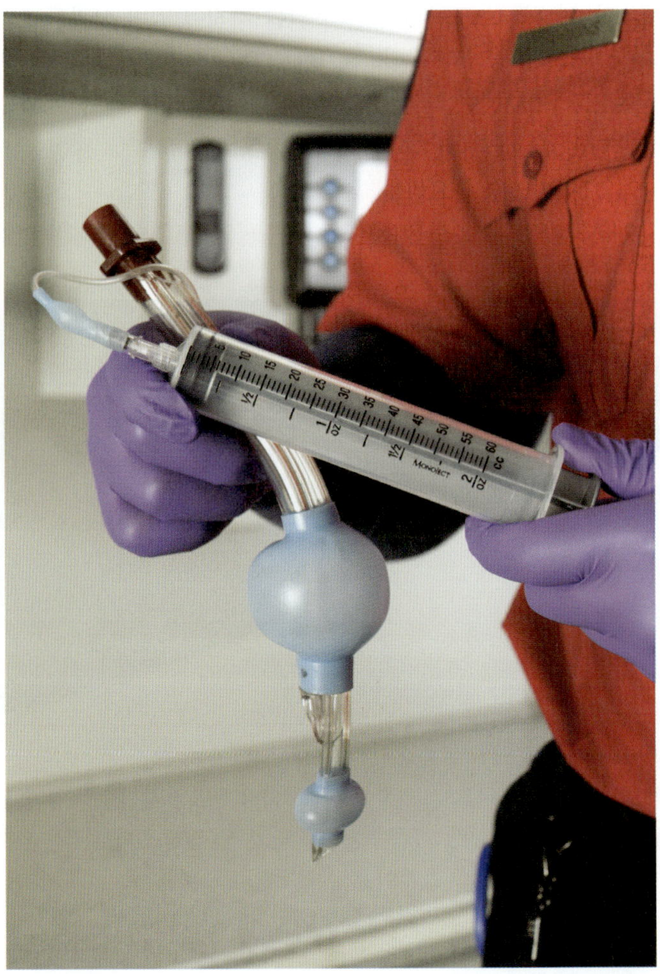

그림 10-29 킹튜브(King LTD™), 일회용 킹튜브는 병원 전 단계에서 사용할 것을 권장된다.

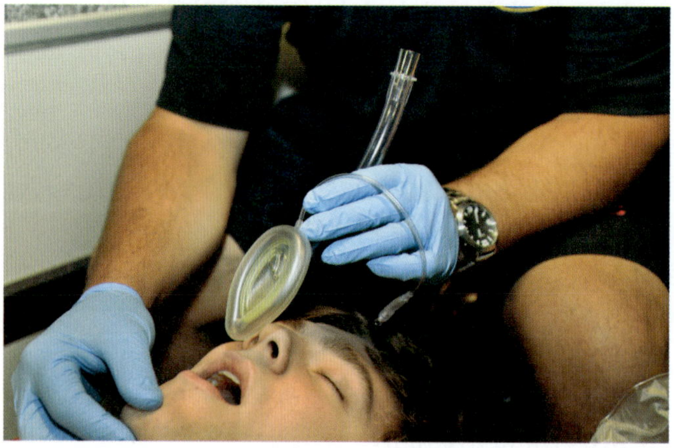

그림 10-30 후두마스크 기도기(LMA™)
(© Edward T. Dickinson, MD)

맹목적 삽관 장비가 다른 하나는 머리의 위치이다. 일반적으로 맹목적-삽관 장비는 "냄새 맡는 자세"를 요구하지 않는다. 대신 이 장비의 제조회사들은 머리가 앞으로 혹은 뒤로 젖혀지지 않은 "중립적인 자세"를 권유하고 있다. 장비에 따라 전문응급구조사는 부드러운 삽관을 위해 수용성 윤활액을 사용할 수도 있다.

맹목적 삽관 장비가 삽관되기 전, 환자는 충분히 환기가 되어야 한다는 것을 명심한다. 전문응급구조사는 장비가 적절하게 삽관되었는지 상복부와 양쪽 허파를 청진할 것이고, 청진이 원활하게 될 수 있도록 전문응급구조사는 여러분에게 배깅(bagging)을 요청할 것이다.

이 맹목적 삽관장비는 마스크를 가지고 있지 않다. 여러분은 직접 튜브에 BVM을 연결하여 환기를 시행해야 할 것이고, 튜브 또한 고정하기 위한 지침이 일반 삽관튜브와 다르다. 하지만 대부분은 다음의 기관내삽관 지침과 같다: 튜브에 BVM이 연결되어 있는 동안, BVM을 빼지 말 것, 환자가 움직이거나 제세동할 때는 BVM을 분리할 것, 명백한 튜브의 움직임이나, 환기의 변화가 보인다면 즉시 전문응급구조사에게 보고한다.

단원 복습

핵심 사실과 개념

- 호흡기능상실은 삶을 유지할 수 없는 부적절한 호흡의 결과이다.
- 호흡기능상실 또는 호흡마비 환자는 반드시 인공환기가 필요하다.
- 호흡이 없는 환자에게 인공환기 장비를 사용하여 산소를 공급할 수 있다.
- 산소는 호흡이 부적절하거나 또는 청색증, 차갑거나 축축한 피부, 호흡곤란, 가슴통증, 심각한 손상, 의식 변화를 겪는 환자들에게 처치의 목적으로 투여될 수 있다.

핵심 결정

- 환자는 호흡을 하는가? 적절한 호흡인가(환기와 산소화)? 환자는 산소 투여가 필요한가?
- 초기 인공환기가 필요한가?
- 나의 인공 환기가 적절한가(적절한 환기율과 환기량)?

단원 용어

허파꽈리환기(alveolar ventilation) 허파꽈리에 도달하는 공기의 양

인공환기(artificial ventilation) 환자가 호흡을 멈추거나 호흡이 불충분할 때 공기나 산소를 허파로 넣는 것. 양압환기(positive pressure ventilation)이라고도 한다.

자동 이동 인공호흡기(automatic transport ventilator, ATV) 양압환기를 제공하는 장치. 환기율과 환기량을 조절하도록 제작된 장비로, 이동이 편리하다.

백-밸브 마스크(bag-valve mask, BVM) 환자에게 인공환기를 제공하기 위해 자가 충전백이 있는 장비. 대기의 공기를 공급하거나 산소를 연결하여 환기시킨다.

세포호흡(cellular respiration) 산소와 이산화탄소가 순환하는 혈액과 세포 사이에서 교환되는 과정

청색증(cyanosis) 피부가 산소부족으로 인해 청색 혹은 회색의 색깔이 됨

확산(diffusion) 고농도에서 저농도로 분자가 이동하는 과정

유량계(flowmeter) 분당 리터로 산소의 흐름을 표시하는 밸브

유량제한산소동력환기장비(flow-restricted, oxigen-powered ventilation device; FROPVD) 인공환기를 위해 압축된 산소를 이용하는 장치. 구조자가 두 손으로 마스크를 밀착하고 있으면서 환기장비의 방아쇠를 작동할 수 있도록 되어 있다. 환자에게 산소가 과도하게 전달되는 것을 방지하기 위하여 자동 유량 제한이 있다.

가습기(humidifier) 산소통에서 나오는 건조한 산소에 가습을 해주기 위해 유량계에 연결된 장치

저산소증(hypoxia) 신체 조직에 산소가 부족한 경우

비강 캐뉼라(nasal canula) 환자의 콧구멍에 두 가닥의 관을 놓고 저농도의 산소를 공급하는 장비

비재호흡마스크(nonrebreather (NRB) mask) 고농도의 산소를 공급하는 안면마스크와 저장백이 있는 장비. 환자가 내쉬는 공기는 밸브를 통해 나가서 다시 재호흡되지 않는다.

산소통(oxygen cylinder) 압축된 산소로 가득 채워진 통

부분비재호흡마스크(partial rebreather mask) 안면마스크와 저장백이 있지만, 저장백 입구에 일방향밸브는 달려있지 않다. 환자의 날숨과 산소가 혼합하여 환자에게 제공되고 호흡에 자극을 주는 혈액 내 이산화탄소 수치를 유지하기 위해 일부 환자에게 사용된다.

포켓마스크(pocket face mask) 인공환기를 돕는 장비로 대개 일방향밸브가 있다. 마스크가 환자 얼굴에 놓였을 때, 구조자는 밸브를 통해 인공호흡을 한다. 또한 환자의 호흡이나 체액과 접촉하지 않도록 차단기로서 역할을 한다. 산소 공급구와 연결하여 산소보충을 할 수 있다.

양압환기(positive pressure ventilation) 인공호흡 참고

압력조절기(pressure regulator) 환자에게 산소를 전달하는데 안전한 양으로 산소통의 압력을 감소시키기 위해 산소통에 연결된 장치

허파호흡(pulmonary respiration) 산소와 이산화탄소가 허파동맥에서 순환하는 혈액과 허파꽈리 사이에서 교환되는 과정

호흡(respiration) 허파꽈리와 혈액 사이(허파호흡) 또는 세포와 혈액 사이(세포호흡)에서 이산화탄소와 산소의 확산 작용. 또한 간단한 의미로 "숨쉬기"로 정의 된다.

호흡마비(respiratory arrest) 호흡이 완전히 정지된 상태

호흡곤란(respiratory distress) 호흡하는데 힘이 들거나, 호흡이 짧아진 느낌

호흡기능상실(respiratory failure) 산소 흡입이 생명을 유지하기에 충분치 못할 정도까지 호흡이 감소된 상태

기공(stoma) 환자가 호흡할 수 있도록 목에 만들어 놓은 영구적인 외과적 개구부

기관절개마스크(tracheostomy mask) 기공 또는 기관절개 튜브에 연결하여 산소를 제공할 수 있도록 만들어진 마스크

환기(ventilation) 공기가 들어가고 나오는 것(들숨과 날숨), 또는 인공적으로 호흡을 제공하는 것

벤츄리마스크(venturi mask) 안면마스크와 저장백이 달려있어 특정한 농도의 산소를 흡입 공기와 혼합하여 제공한다.

평가와 술기를 위한 준비

요약 문제

1. 호흡곤란의 징후를 설명하여라.
2. 호흡기능장애의 징후를 설명하여라.
3. 인공환기의 장비 이름과 그에 따른 술기를 간단하게 설명하여라(입대 마스크, 백-밸브 마스크, 유량제한산소동력환기장비).
4. 1인 구조자 BVM 환기, 2인 구조자 BVM 환기, 외상이 의심되는 환자에게의 BVM환기, 그리고 외상이 의심되지 않는 환자에게의 BVM 환기에 대해 각각 설명하여라.
5. 신체의 정상적인 공기 이동과 양압환기로 인한 공기 이동의 차이점을 설명하여라.
6. 산소 관리가 필요한 환자들의 문제점을 나열하고, 특정 환자에 따라 어떤 산소보조장비가 필요한지 설명하여라. (비재호흡마스크, 비강 캐뉼라 등)

연관시켜 생각하기

"기도 관리" 단원을 복습하고, 이 단원에서 배운 내용과 연결하여 다음의 기능장애들이 어떻게 신체의 공기 이동을 방해하는지에 대해 생각해본다:

1. 가슴의 관통상
2. 척추 손상으로 인한 가로막 마비
3. 기관지수축으로 인해 좁아진 기관지
4. 갈비뼈 골절
5. 뇌 손상(호흡 조절 센터)

비판적 사고 연습

환자에게 인공환기가 필요한지 혹은 그렇지 않은지를 결정하기 위해서는 주의깊은 평가가 필요하다. 이 연습의 목적은 다음의 상황에 따라 적절한 술기를 적용하게 하기 위함이다.

1. 응급구조사는 반혼수 상태인 여성 환자를 현장에서 발견하였다. 환자의 호흡수는 분당 7회였다. 환자는 매우 창백했으며 입술 주위는 약간의 푸른색을 나타냈다. 응급구조사가 즉각적으로 취해야 할 행동은 무엇인가? 환자는 호흡기능상실 상태인가? 만약 그렇다면 어떤 징후와 증상이 호흡기능상실을 나타내는가? 환자는 인공환기가 필요한가?
2. 응급구조사는 의자에 허리를 똑바로 세운 채 앉아있는 남성 환자를 발견 하였다. 응급구조사가 환자에게 접근하였을 때, 환자는 응급구조사를 바라보았고, 응급구조사가 질문하자 숨이 찬 듯 2~3단어 씩씩 끊어서 대답했다. 환자가 호흡을 내쉬는 시간을 약간 길었고, 천명음이 들렸다. 환자의 호흡수는 분당 36회이다. 응급구조사가 즉각적으로 취해야 할 행동은 무엇인가? 환자는 호흡기능상실 상태인가? 만약 그렇다면 어떤 징후와 증상이 호흡기능상실을 나타내는가? 환자는 인공환기가 필요한가?
3. 응급구조사는 교통사고 현장으로 출동하였고, 사고난 차량 주위에 서성이는 여성 환자를 발견하였다. 환자에게 접근해보니, 환자의 호흡은 매우 빨랐고, 피부색은 정상이었으며, 호흡수는 분당 48회였다. 응급구조사가 즉각적으로 취해야 할 행동은 무엇인가? 환자는 호흡기능상실 상태인가? 만약 그렇다면 어떤 징후와 증상이 호흡기능상실을 나타내는가? 환자는 인공환기가 필요한가?

병태생리학적 접근

다음의 질문들은 현장에서 정확한 결정을 내리고 임상과 관련된 정보를 모을 수 있도록 돕기 위해 고안되었다.

1. 호흡의 적절성을 결정하기 위해 응급구조사가 수행해야할 평가의 구성요소에 대해 설명하여라.
2. 환자를 평가할 때 환자에게 인공환기가 필요한지 혹은 필요하지 않은지를 결정하기 위한 지침은 무엇인가?
3. 백-밸브 마스크를 이용하여 환자를 환기시킬 때, 충분한 양의 공기가 환자에게 전달되고 있음을 어떻게 결정할 수 있는가?

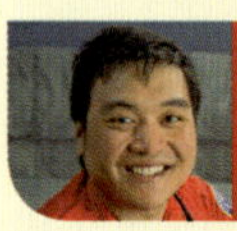

현장 이야기

응급구조사는 호흡곤란 환자 발생 신고를 받고 현장으로 출동하면서 동료들과 함께 어떤 장비를 현장에 가지고 가면 좋을지에 대해 이야기를 나누었다. 현장에 도착한 후, 응급구조사와 동료들은 들것, 산소, 휴대용 흡인기, 응급키트를 들고 환자가 있는 곳에 도착했다. 현장은 아파트였고, 아파트 복도엔 담배연기가 가득했다. 환자의 집으로 들어가자 담배 냄새는 더욱더 심해졌다. 응급구조사는 부엌에 앉아있는 환자를 발견 하였다. 환자는 키가 크고, 말랐으며, 70대로 보였다. 환자는 매우 불안해 보였고, 호흡에 문제가 있음을 명확하게 알 수 있었다.

질문

1. 환자를 평가할 때 가장 우선순위는 무엇인가?
2. 환자의 기도가 개방된 상태라고 가정한다면, 환자의 호흡은 어떻게 평가할 것인가?
3. 어떤 응급처치가 시행되기 위해 준비되어야 하는가?

환자에게 접근하자, 응급구조사는 환자의 호흡수가 빠르고, 천명음을 들을 수 있었다. 환자는 매우 힘들어 보였다. 응급구조사의 질문에 1~2 단어로 끊어서 대답하였고, 손톱이 청색을 띠는 것을 발견하였다. 응급구조사는 또한 시간이 지날수록 환자의 호흡수가 감소하고, 불규칙해 지는 것을 발견하였다.

질문

4. 환자의 호흡은 적절한가? 이유는 무엇인가?
5. 환자는 인공 환기가 필요한가?

응급구조사와 동료들은 환자가 호흡기능상실 상태이며, 즉각적인 인공환기 처치가 필요하다고 결정하였다. 응급구조사는 BVM에 고농도의 산소를 연결하고 환자를 환기시키기 시작했다. 처음에는 환자가 비협조였기에 환기시키기 어렵다고 판단하였으나, 몇 번의 환기 이후에는 환자가 안정되었다. 환자의 일회호흡량을 증가시키도록 도왔고, 시간이 지날수록 환자는 더욱더 안정되었다.

응급구조사의 동료는 환자의 평가를 지속적으로 수행하였고, 응급구조사는 전문응급구조사에게 도움을 요청하고, 빠른 이송을 위해 준비하였다.

SECTION 3

환자 평가

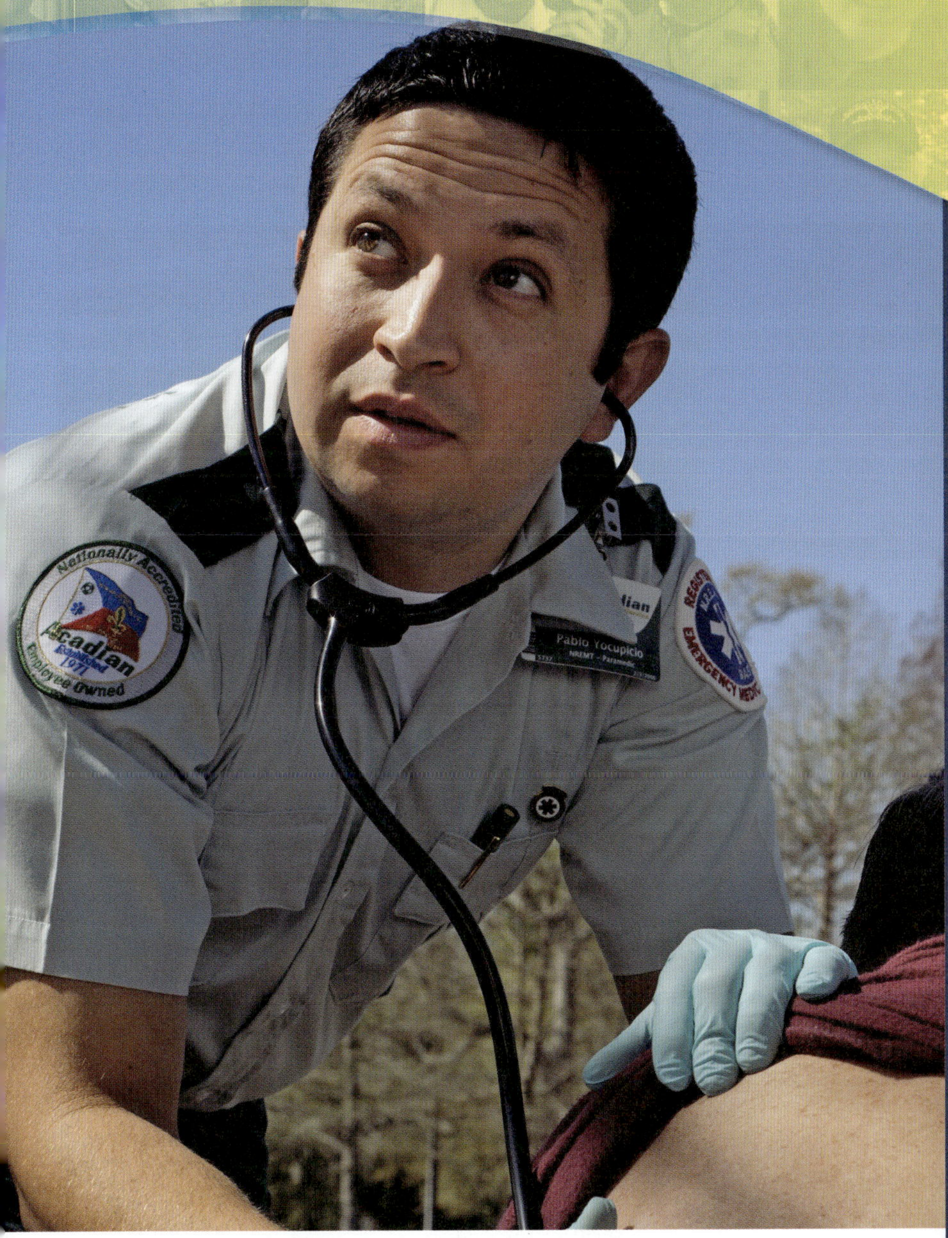

이 장에서는 환자평가의 구성요소들에 대해 다룬다. 환자에게 접근하기 전, 응급구조사는 현장평가를 통해 현장의 안정성과, 손상기전, 환자의 수, 추가적인 지원 필요 여부들을 결정한다. 현장이 안전함을 확인한 후, 응급구조사의 첫 번째 업무는 일차평가를 수행함으로써 환자에게 생명을 위협할 만한 손상들이 있는지 찾는 것이다.

그 다음 응급구조사는 환자의 병력을 수집하고, 자세한 평가를 진행함으로써 이차평가를 수행하게 된다. 응급구조사는 환자의 활력징후를 평가하고, 적절한 모니터장비를 사용한다. 이 장에서는 내과적/외과적 응급상황을 포함하여 여러 상황에서의 환자 평가 방법에 대해 자세하게 다룰 것이다. 환자를 병원으로 이송하는 동안, 응급구조사는 자주, 그리고 더 주의 깊게 재평가를 수행할 것이다. 이 전체적인 환자 평가를 통해 여러분은 앞으로 현장 진단과 비판적 사고 및 의사결정을 내릴 수 있을 것이다. 마지막으로 전반적인 환자 처치와 평가에 대한 의사소통 및 문서기록의 술기를 사용하게 될 것이다.

11 현장조사 (Scene Size-up)

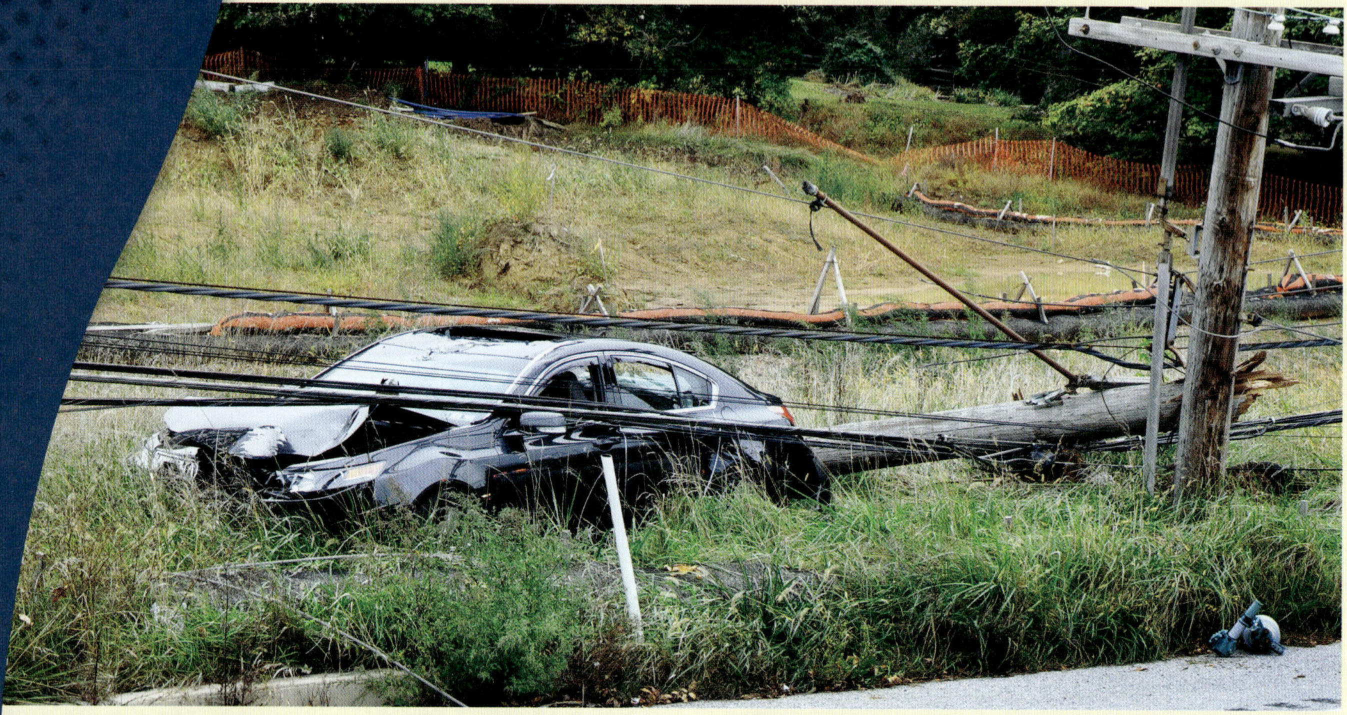

(© Edward T. Dickinson, MD)

관련 단원

다음 단원들은 이 단원에서 토의된 주제와 관련하여 추가적인 정보를 제공한다.

- 2 응급구조사의 안녕
- 3 환자 들어올리기와 이동하기
- 6 해부생리학
- 12 일차평가
- 13 활력징후와 모니터장비
- 14 이차평가
- 15 의사소통과 기록
- 29 머리, 목, 척추 외상
- 36 응급의료서비스 운용
- 37 위험물질, 대량재해사고 및 사고관리
- 38 고속도로안전 및 차량구출

표준

평가(현장평가)

역량

응급처치를 위해 환자 평가에서 찾은 것(현장평가, 일차, 이차 평가, 병력, 재평가)과 정보를 현장에 적용한다.

핵심 개념

- 현장의 위험물질 인식
- 현장의 안정성 결정
- 손상기전과 환자 상태의 관련
- 추가적인 지원 필요 여부

학습목표

이 단원을 읽고 난 후, 여러분은;

11.1 이 단원에서 소개된 주요 용어를 정의할 수 있다.

11.2 현장에 도착하여 처음부터 지금까지 발생된 현장조사를 설명할 수 있다.

11.3 주어진 시나리오를 가지고, 응급구조사가 인지하여야 하는 현장의 잠재적인 위험물질에 대해 설명할 수 있다.

11.4 교통사고 현장에서 위험구역을 선정할 때 고려해야 할 사항에 대해 논의할 수 있다.

11.5 폭력이나 범죄 현장에서 발생 가능한 위험 요소에 대해 인지하고 인식한다.

11.6 현장평가 정보를 가지고 감염방지를 위해 어떤 장비를 작용해야 할 지에 대해 알 수 있다.

11.7 현장평가 정보를 사용하여 손상기전(내과적 혹은 외과적)을 결정할 수 있다.

11.8 환자 수 파악의 중요성을 설명하고, 추가적인 지원 필요 여부를 결정할 수 있다.

11.9 주어진 시나리오를 가지고 다음을 포함하는 현장 평가를 수행할 수 있다.

a. 잠재적인 위험을 인지한다.

b. 감염방지를 위한 계획을 세운다.

c. 손상기전을 파악한다.

d. 환자의 수를 파악한다.

e. 추가적인 지원 필요 여부를 결정한다.

핵심 용어

무딘손상(blunt-force trauma)
위험구역(danger zone)
외상 손상기전(mechanism of injury)
관통상(penetrating trauma)
손상예측지표(index of suspicion)
질병의 특성(nature of the illness)
현장조사(scene size-up)

현장조사

현장조사는 환자평가에서 최초의 과정이다. 응급구조사가 현장에 접근할 때 자기 자신과 동료, 그리고 목격자들의 안전을 위협하는 것들이 있는지 판단하거나, 출동의 특성과 추가 지원이 필요할 것인지 결정하기 위해 평가를 한다(참고: Visual Guide: 현장평가).

그러나 현장조사는 환자평가 과정의 첫 단계에만 국한되지 않고, 출동 내내 지속적으로 고려되어야 할 사항이다. 응급상황들은 늘 역동적이고 변화하는 사건들이 대부분이다. 협조적인 환자, 환자의 가족, 또는 목격자들도 나중에는 점차 출동한 구급대원에게 적대감 보이며 위협적으로 돌변할 수 있으며, 또한 안전해 보이는 차량들이나 구조물들이 갑자기 움직이거나 붕괴될 수 있다.

초기의 현장조사 이후 응급구조사는 환자의 평가 및 처치에 좀 더 직접적으로 개입하게 된다. 이후에 발생할 수 있는 위험을 방지하기 위해 언제나 현장평가의 중요한 요소들을 출동 중에 기억하는 것이 좋다.

현장에 대한 간단한 평가를 함으로써 응급구조사는 현장에 대한 대부분의 중요한 정보를 수집할 수 있다. 예를 들어, 차량 충돌 사고 현장에 늘어져 있는 전선은 환자와 목격자, 심지어 응급구조사에게 위험한 상황일 수가 있다. 그리고 좀 더 자세하게 현장을 관찰해보면 환자의 손상기전까지 파악할 수 있는 정보를 얻을 수 있다. 예를 들어 운전대와 앞 유리창의 파손상태는 이들에 충돌한 운전자의 가슴, 머리, 목의 손상 가능성을 강하게 나타내는 표지가 될 것이고, 터진 에어백은 승용차 앞 승객 좌석에 앉아있던 환자의 손상 원인이라고 가늠할 수 있는 단서가 될 수 있다.

현장을 자세하게 관찰하는 것은 응급구조사가 더 이상의 손상을 예방하기 위해 취하는 행동만큼 중요하다. 예를 들어, 자동차 충돌 사고 현장을 평가하는 중 두 명의 환자를 발견했다면, 즉시 두 번째 구급차를 현장으로 보내 달라고 요청하여 두 명의 환자가 동시에 효율적이고 빠른 처치를 받을 수 있게 할 수 있다. 또한 현장에 전선줄이 늘어져 있다면 감전의 위험이 있으므로 즉각 조치를 취할 수 있는 전문관리기관에 요청하여 추가적인 사고나 손상을 예방할 수 있다.

현장조사(scene size-up)
응급신고 시 현장에 접근할 때 취해야 하는 단계: 현장안전 확인, 감염방지, 손상기전 혹은 질병의 특성 파악, 환자 수 파악, 추가지원 요청 필요여부 결정

핵심 개념
현장의 위험물질 인식

핵심 개념
현장의 안정성 결정

Chapter 11
현장조사

- 현장을 조사하고 위험을 최소화하고, 계획을 세운다.

위험물질 인식

손상기전 혹은 질병의 특성을 파악한다.

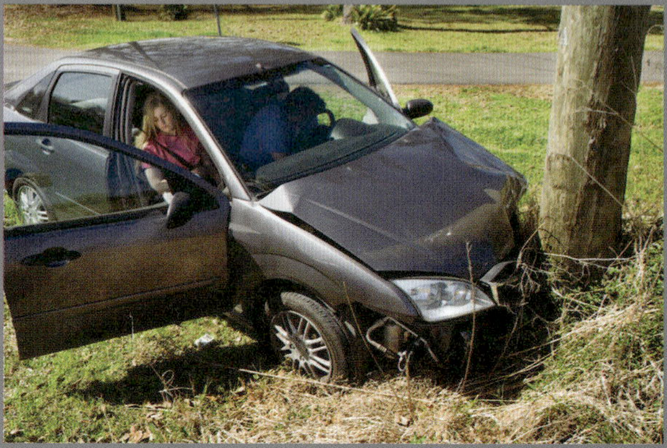

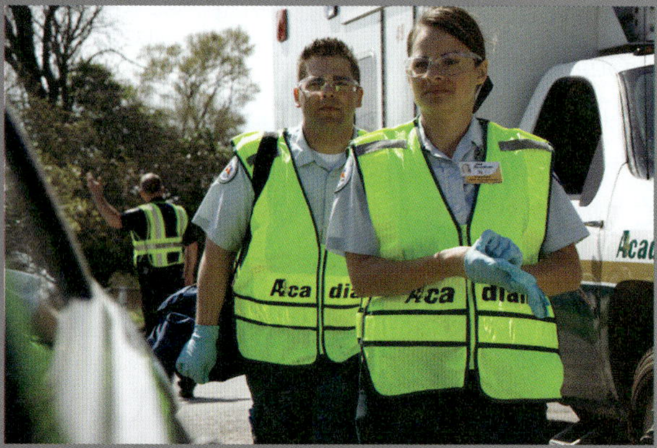

표준예방조치를 실시한다.

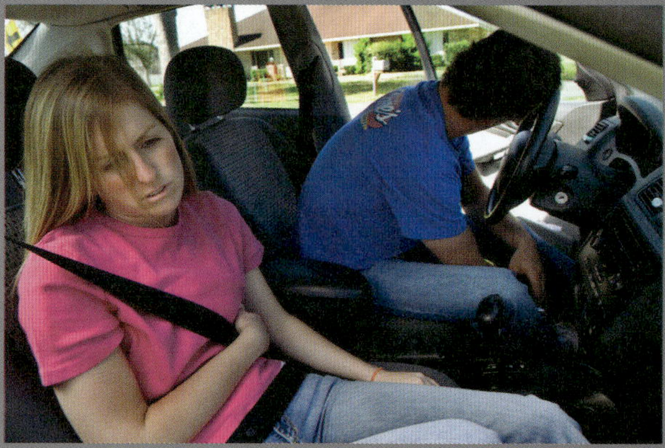

환자의 수를 파악한다.

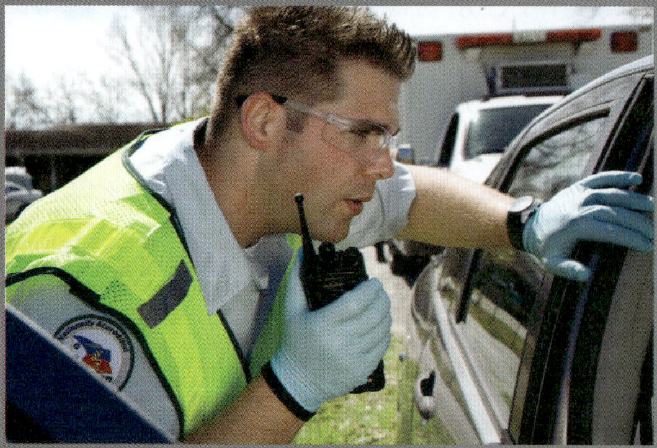

추가지원을 요청한다.

그림 11-1 단서들, 예를 들면 (A) 차량 외부 손상, (B) 터진 에어백 또는 (C) 손상된 앞 유리들은 손상의 유형들을 예측하도록 한다. *(Photos A and B: © Daniel Limmer)*

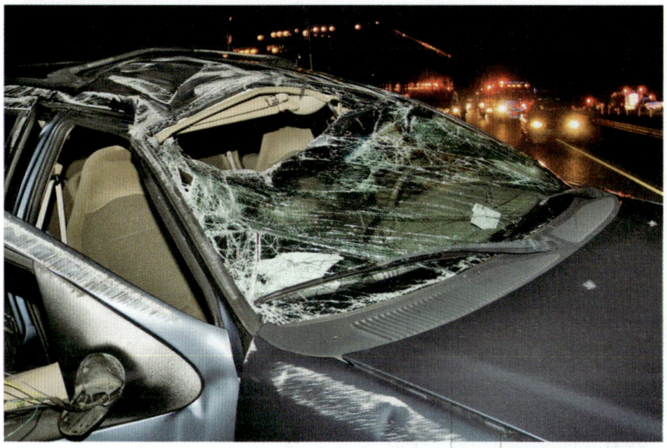

(A)

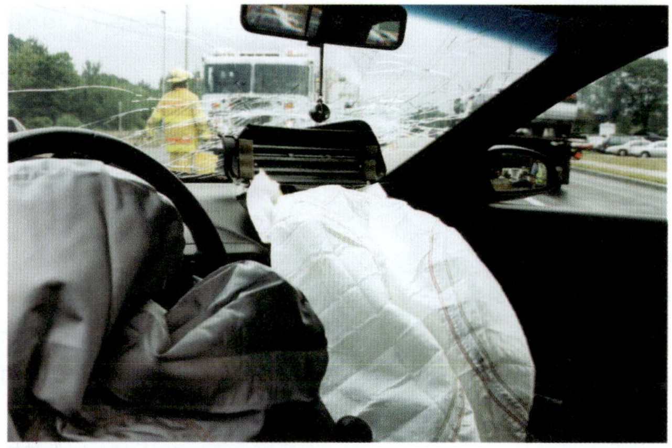

(B)

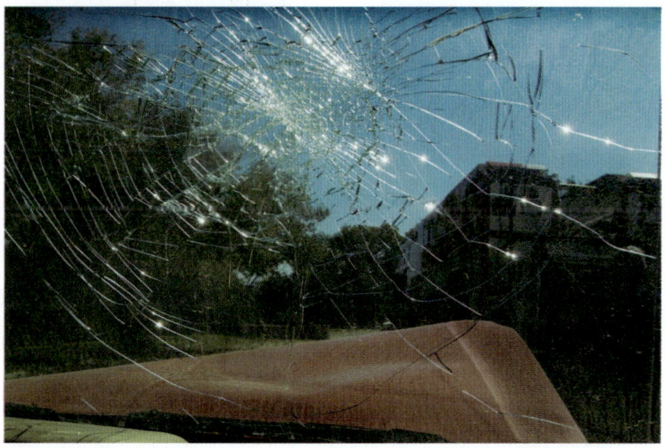

(C)

현장 안전

응급상황에서 유일하게 예측할 수 있는 것은, 현장의 상황은 그 누구도 예측할 수 없으며 주의하지 않으면 여러 가지 위험이 있을 수 있다는 점이다.

응급구조사가 현장에 도착하기 전에 상황실 근무자는 응급구조사에게 중요한 현장 정보를 전달할 것이다. 잘 훈련 받은 상황실 근무자는 응급구조사에게 직접적인 영향을 줄 수 있는 정보인지를 판단하기 위해 구조화된 일련의 질문을 신고자에게 할 수 있다. 예를 들어, 만약 신고자가 상황실 근무자에게 현장의 특수한 위험 상황에 대해 얘기한다면, 응급구조사는 즉시 추가적인 지원을 요청할 수 있다. "응급의료서비스 운영" 단원에서 상황실 근무자의 질문 기법에 대해 더 자세히 배울 것이다.

응급구조사보다 경찰이나 소방 혹은 다른 응급전문가들이 먼저 현장에 도착해 있는 상황이라도 무조건 현장이 안전하다고 평가하거나 다른 사람들이 위험물들을 처리하였다고 추정하지 않도록 한다. 누가 먼저 도착했든 간에 항상 스스로 현장평가를 실시해야 한다. 위험도를 조사하고 감염 방지를 고려하며, 손상기전과 환자수를 파악한다. 현장평가는 구급차가 현장에 도착하여 멈추기 전에 시작되어야 한다. 구급차로 현장에 접근해서 차에서 내리기 전에 다시 한 번 현장을 관찰해야 한다.

다음의 요인들은 위험물질이 있는 응급현장이나 충돌 현장에 접근하여 현장평가를 할 때 응급구조사가 반드시 기억해야 하는 고려사항이다.

"바로 도움을 요청하세요. 지체된다면 너무 늦을 수 있습니다."

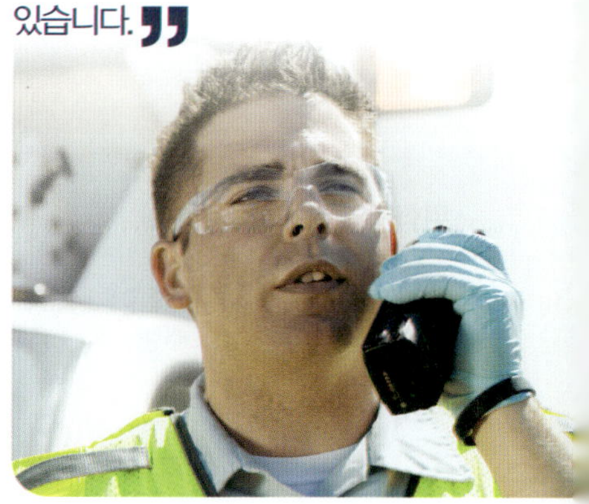

자동차충돌 사고 근처에 있을 때:

- 다른 응급차량으로부터 정보를 듣고 관찰한다.
- 충돌과 관련하여 정전의 징후(전선이 늘어져 있는 것과 같은)가 있는지 찾아본다.
- 교통의 흐름상태를 관찰한다. 만약 반대편 차선의 교통 흐름이 없다면, 충돌현장에 교통이 통제되고 있음을 추정할 수 있다.
- 충돌현장에서 연기가 발생하는지 확인한다. 이것은 충돌현장에 화재가 일어났음을 추정할 수 있다.

현장을 볼 수 있는 위치에 있을 때:

- 위험물질들이 유출되었을 가능성이 있는지 관찰한다. 즉 현수막, 손상된 트럭, 유출된 액체, 연기, 증기구름과 같은 것이 있는지 살핀다. 만약 의심스러운 점이 있다면, 즉시 구급차를 멈추고 위험물 참고서적을 참고하거나, 위험물 관리팀에 협조를 요청해야 한다(아래의 "위험구역 설정" 참고).
- 도로나 근처에 충돌로 인한 부상자가 있는지 찾아본다. 차가 심하게 기울어져 사람이 차량으로부터 튀어 나와 있거나, 아니면 손상을 입은 사람이 파손된 차에서 걸어 나와 도로나 근처에 쓰러져 있을 수 있다.
- 멀리서는 보이지 않았던 연기가 있는지 살펴본다.
- 부서진 전봇대와 늘어진 전선이 있는지 살펴본다. 밤에는 현장에 접근하자 마자 전봇대와 늘어진 전선들에 손전등을 비추어 확인하도록 한다. 전선줄은 부서진 차량으로부터 몇 백 미터나 떨어진 곳에서도 충돌로 인해 늘어질 수 있다는 것을 유념한다.
- 충돌 현장을 향해 도로 옆을 따라 걷는 사람들을 주목한다. 호기심 많은 구경꾼들(특히 흥분한 아이들)은 뒤에서 접근하는 차량을 미처 못 볼 수도 있다.
- 경찰관들과 다른 구급대원들의 신호에 주목한다. 아마도 그들은 사고현장의 위험물질이나 부상자의 위치에 대한 정보를 가지고 있을 것이다.

현장에 도착했을 때:

- 만약 누군가가 현장에 있고, 사고 명령/관리 시스템을 작동중이라면, 현장에 도착 한 후 그 사람의 지시를 따르도록 한다. 이는 구급차의 위치, 적절한 보호장구 착용, 위험 물질에 대한 주의 등을 포함할 것이다. 사고 명령자는 여러분에게 건물 붕괴의 가능성과 같은 불안정한 상태의 현장 상황을 고려하여, 구명 정보를 제공할 것이다.
  머리 보호장구, 벙커 코트 (혹은 날카로운 물질로부터 보호할 수 있는 보호 장비) 등을 포함한 적절한 보호 장구를 착용하도록 한다. 여러분은 주머니에서 쉽게 장갑을 꺼낼 수 있도록 준비해야 한다. 온도나 날씨가 특별히 고려된다면, 온도에 맞는 옷을 착용하도록 한다. 가솔린이나 디젤연료 냄새 또는 특이한 냄새를 맡아 본다. 이것은 위험물이 유출되고 있다는 징후일 것이다.

위험구역 설정

위험구역(danger zone)
반드시 특수 안전주의표시가 있어야만 하거나, 차량충돌이나 기타 사고가 발생된 현장의 주변

*위험구역*은 모든 차량충돌 사고의 주변을 말하며, 그 구역 안에서는 특별한 안전이 요구된다. 위험구역의 크기는 충돌로 인한 위험의 심각성과 특성에 따라 결정된다(절차 11-1). 구급차는 절대로 그 위험구역 안에 주차해서는 안 된다. 위험구역을 설정하는 지침은 다음과 같다.

- **명백한 위험이 없을 경우.** 이 경우의 위험구역은 사고구역에서 사방으로 적어도 15m 정도 되는 범위이다. 구급차는 깨어진 유리, 파편조각들로부터 떨어져 있어야 하며 현장이나 그

절차 11-1 위험구역 설정

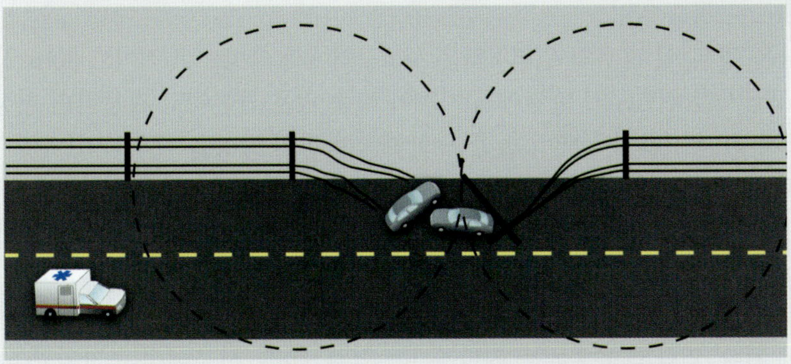

전선이 늘어져 있는 경우

전봇대가 파손되어 전선이 늘어진 사고의 위험구역은 전봇대와 전봇대사이를 반경으로 하는 원안이 위험구역이다. 전기안전요원이 그 전선을 해체시킬 때까지, 또는 숙련된 구조자들이 그 전선을 제거하여 고정할 때까지 응급구조사는 위험구역 밖에 머물러야 한다.

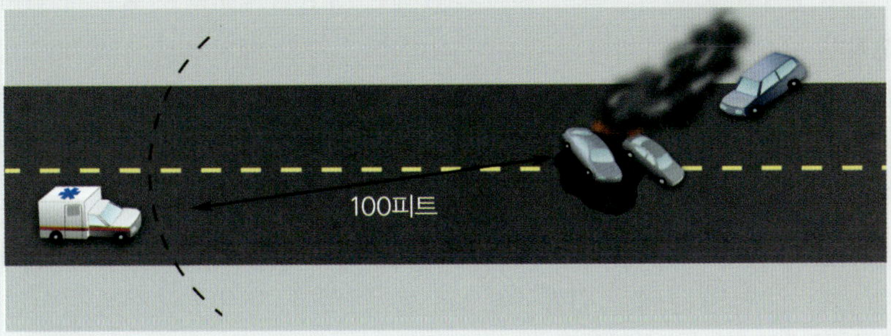

차량화재시

만약 다른 위험물이 없다면-예로 위험스런 화학물질이나 폭발물-구급차를 화재가 난 차량으로부터 30m 이내에 주차 시켜서는 안 된다.

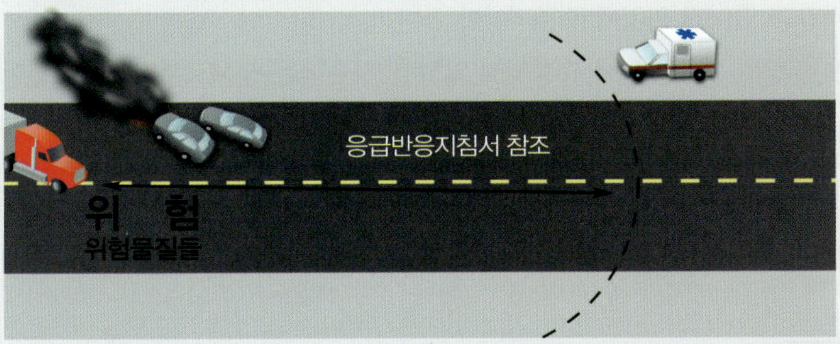

화재 위험이 있는 위험물질들

위험 물질들로 인한 화재 위험이 있을 때, 물질의 특성에 따라 위험구역이 설정되어야 한다. 트럭의 플랫카드(위험물질 식별표시)를 쌍안경으로 확인하고 안전거리에 관한 북미 응급반응 지침서(North American Emergency Response Guidebook)를 참고하여 지휘소를 설치한다. 바람 부는 반대쪽으로 구급차를 세우라.

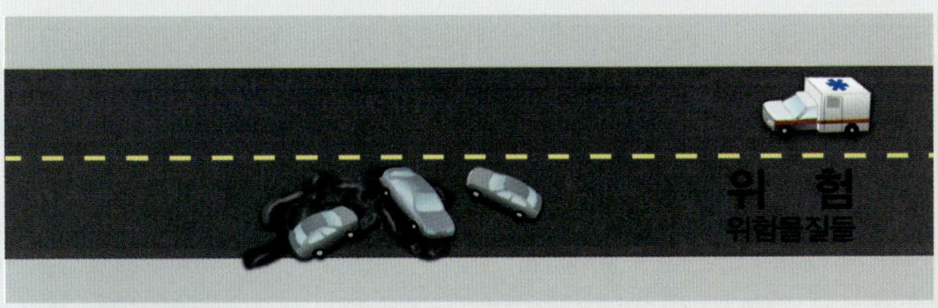

연료가 유출되었을 때

구급차는 반드시 연료가 흐르는 곳으로부터 언덕 위에 주차해야 한다. 그것이 불가능하다면 차량은 가능한 연료가 흐르는 곳에서 멀리 떨어져, 도랑, 배수구, 수로 등을 피해서 주차해야 한다. 구급차의 약 535℃(1,000℉)에서 화재 점화원이 될 수도 있다는 것을 기억한다.

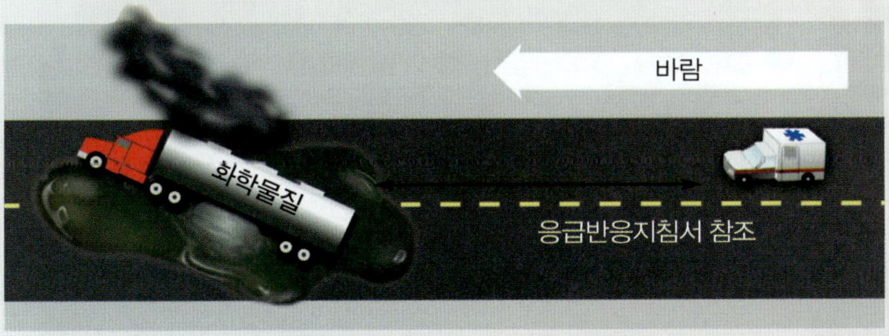

위험물질들

위험한 화학물질이 새어나오는 컨테이너 차량은 증기의 발생 여부에 상관 없이 반드시 구급차는 바람이 불어오는 반대쪽에 수차되어야 하며, 만약에 그 화학물질이 규명된 경우라면, 상황실 근무자 또는 위험물질관리팀 등의 전문가로부터 조언을 구한다.

주변에서 활동하는 구급대원을 방해하지 않아야 한다. 현장을 보호하기 위해 고속도로용 화염신호를 사용할 때, 그 신호들을 점화하는 사람들은 반드시 적절한 기술로 훈련된 사람들이어야 한다.

- **연료가 흘러나올 경우.** 이 경우의 위험구역은 사고구역에서 사방으로 적어도 30m 정도되는 범위이다. 구급차를 위험구역 바깥에 주차해야 하는 것은 물론이고 가능하면 현장보다 위에 주차하도록 한다(깃발이나 연기 등을 관찰하여 바람의 방향을 주의하라). 만약 연료에 불이 붙었다면 구급차는 짙은 연기가 지나가는 길은 피하고, 연료가 흘러내릴 때는 되도록 언덕 위에나 바람의 반대방향에 주차해야 한다. 만약 언덕 위에 주차가 불가능하다면 가능한 한 구급차를 연료가 흐르는 곳에서부터 멀리 떨어뜨려 주차하며, 특히 도랑, 배수구, 하수도에 가까이 주차하면 연료가 그곳을 통해 구급차까지 닿을 수 있으므로 이들을 피해 주차해야 된다. 연료가 유출되는 지역에서는 화염신호를 사용해서는 안되고 낮에는 오렌지색 삼각뿔 형태의 도로표지판을 사용하고 밤에는 야광삼각대를 사용해야 한다.
- **충돌차량에 화재가 났을 경우.** 화재가 소규모이고 파손된 차량 엔진부분에 화재가 발생했다 하더라도 위험구역은 사고구역에서 사방으로 적어도 30m 정도 되는 범위까지 봐야한다. 만약 폭발이 발생한다면 불길이 연료탱크에 30 m 이내에 주차된 구급차가 쉽게 손상을 입을 수 있기 때문이다.
- **전선이 늘어져 있을 경우.** 늘어진 전선이 부착되어 있는 지점을 중심으로 사람이나 차량이 전선에 닿을 수 있는 원 안의 구역을 위험구역으로 볼 수 있다. 장비나 들것은 늘어진 전선으로부터 상당한 거리를 두어야 하며, 구급차는 전선이 늘어져 있는 전봇대에서부터 적어도 전봇대 간격만큼 떨어진 위치에 주차되어야 한다.
- 위험물질이 있는 경우. 위험물질이 유출되지 않았을 경우에는 잔해로부터 15 m 떨어진 곳에 주차할 수 있다. 하지만, 심각한 폭발위험이 있는 경우에는 잔해로부터 최소 600 m 이상 떨어진 곳에 주차해야 할 것이다. 충돌 현장에서 위험물질을 발견한 경우 항상 바람 반대편에 주차해야 하고, 액체가 흐르거나 가스나 연기가 있다면 언덕 위에 주차해야 한다. 가능하면 자연적 혹은 인공적 장애물 뒤에 주차하도록 한다.

그림 11-2 폭력 현장에 군중들이 몰려 있다. *(© Mark C. Ide/CMSP)*

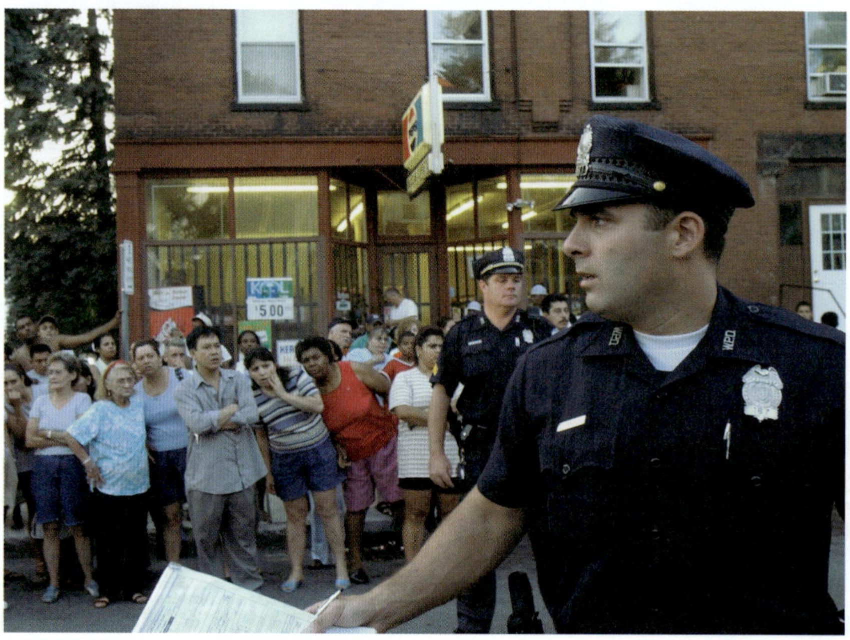

범죄현장과 폭력행동

응급구조사가 직면하게 되는 또 다른 위험은 폭력이다. 범죄의 위험은 다양하지만, 특히 응급구조사가 일하는 현장에서 발생하는 범죄는 지난 몇 년 보다 더 많이 증가했다.

대부분의 출동은 평온하게 이루어지지만 응급구조사는 다른 사람들을 포함하여 위험 요인에 주의해야 한다(그림 11-2). 즉, 술집이나 거리에서의 폭력과 가정내 폭력 등에 대해서 경각심이 있어야 한다.

자동차 충돌현장의 위험물로부터 안전을 지켜야 하는 것과 마찬가지로 폭력으로부터의 자신을 보호하는 것도 중요하다. 응급구조사는 응급처치를 위해 폭력현장에 절대로 들어가서는 안되며, 폭력 현장에서 안전을 위해 현장평가도 주의 깊게 시행해야 한다. 자동차 충돌현장에서 늘어진 전선이 위험 상황을 의미하듯이, 폭력현장에서도 현장평가시 많은 위험성을 알리는 여러 흔적들을 관찰해야 한다. 이러한 흔적들은 다음과 같다.

- **싸우는 소리나 큰 소리들.** 현장 접근 시 싸움이 진행중이거나, 위협적인 말과 행동을 보이거나, 혹은 싸움이 발생할 가능성이 예측된다면 그 현장은 응급구조사에게 위험할 수 있다고 생각하는 것이 좋다.
- **무기가 보이거나 사용되고 있을 때.** 무기가 보이는 현장에서는 언제나 주의를 기울여야 한다. 그 무기를 공격자가 실제로 손에 들고 있거나(이는 중대한 위험이다), 아니면 현장에서

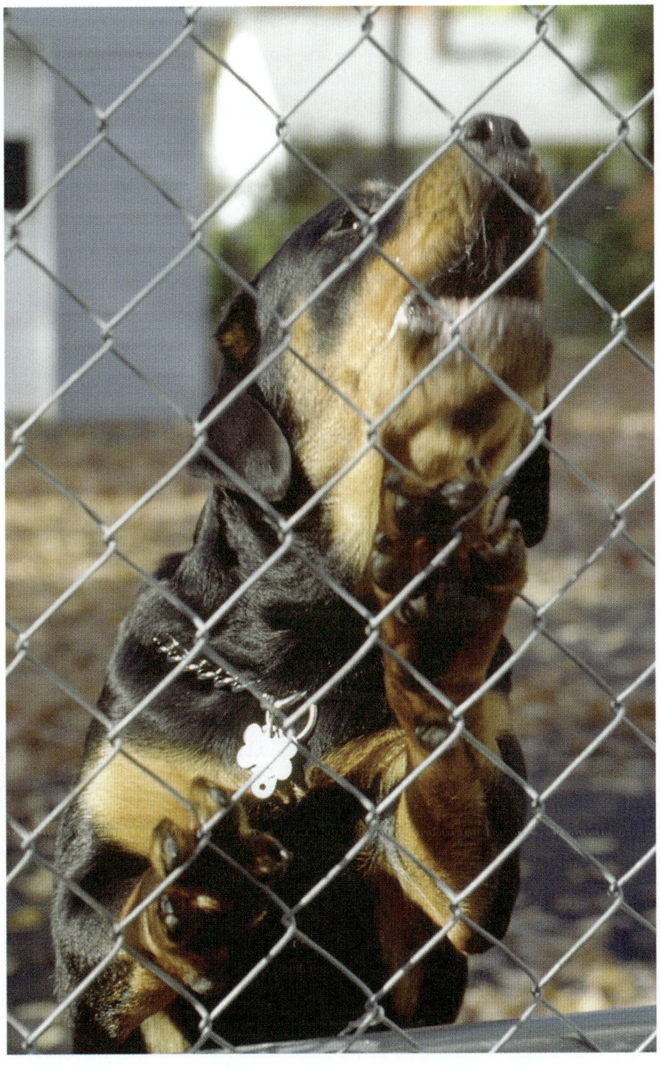

그림 11-3 구급출동요청이 거리에서 있든지 거주지에서 있든지 여러가지 위험요인은 항상 있을 수 있다.

현장사례

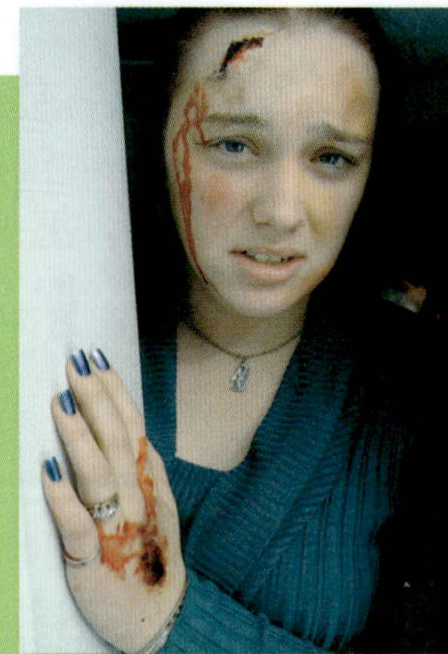

내가 신입 응급구조사일 때, 모두들 나에게 "신입 대원 시절에는 구급 출동 시 무엇을 확인해야 할 지 잘 모를 것이다" 라고 말했다. 하지만 나는 다음과 같은 일을 경험함으로써 꽤 일찍 알아차렸다.

나는 동료와 함께 신고를 받고 주택가의 한 집으로 급히 출동했다. 집 주변은 조용했으며, 신고가 접수된 그 집 문 앞에 가서 훈련 받은 대로 문 옆에 서서 노크했다. 한 여자가 문을 열고 나왔는데 그 여자의 모습은 마치 전쟁을 치른 사람 같아 보였다.

나는 집안으로 들어가려고 했으나 여자는 몸을 사진과 같이 조금 내밀어 밖을 내다보는 자세로 내가 집안으로 들어가려는 것을 막았다. 나는 "집 밖으로 나오세요, 우리가 안으로 들어가 환자분을 돌보아 드리겠습니다" 라고 말하면서 들어가려고 했으나 그녀는 문을 막으며 계속 우리를 들어오지 못하도록 했다.

나는 그녀에게 밖으로 나와 우리와 이야기하자고 했으나 그녀는 계속 거절했다. 나는 동료에게 차 뒤로 가서 경찰에게 지원을 요청할 것을 부탁했다.

나는 아무것도 할 수 없었다. 밖으로 나와줄 것을 강하게 설득했으나 그녀는 오히려 문을 닫아버렸다. 그때 뒤를 돌아보니 두 명의 경찰관이 현장에 도착해 있었다. 나는 경찰에게 내가 본 것을 말했고, 그들은 현장으로 진입해 들어갔다. 5분 뒤 상황실 근무자가 무선으로 우리에게 상황이 종료되었음을 전했다. 들어간 경찰관들은 수갑 찬 남자 한 명을 데리고 나왔으며, 여자는 울고 있었다. 나는 아직도 그녀가 상처를 입어서 울고 있는지, 아니면 남자가 구속되어서 울고 있는 지 확신할 수가 없었고, 내가 바라본 그녀의 눈은 매우 공허해 보였다."

언제나, 언제나, 언제나 현장평가가 중요하다. 이 경험을 계기로 나는 구급요청에 신중하게 대처하지 않는다면 무슨 일이 일어날지 모른다는 생각이 들었다.

쉽게 발견할 수 있다. 무기란 칼이나 총, 군대의 무기 이외에도 다른 여러 가지 방법으로 해를 입힐 수 모든 물체들을 포함한다.

- **알코올이나 기타 마약의 사용 징후.** 알코올이나 기타 마약들이 사용된 현장은 예측할 수 없는 위험성들을 내포하고 있다. 응급구조사는 현장에서 이런 물질들의 영향을 받은 사람이 특이한 행동을 하는 것을 관찰할 수 있을 것이다. 이 행동들은 현장에서 응급의료종사자에게 폭력을 휘두르는 결과를 만들기도 한다. 더불어 오염된 주사바늘이나 거리의 폭력과 같은 마약과 관련된 위험이 있을 수 있다.
- **예사롭지 않은 고요함.** 응급 상황들이란 주로 역동적인 사건들이다. 너무 조용한 현장은 의심해보아야 한다. 그 침묵에 관하여 충분한 이유가 있을 수도 있지만, 특별히 조심해야 한다.
- **과거 폭력에 대한 지식.** 응급구조사 동료들 중 한 사람이 예전에 폭력이 있는 특수한 지역에 출동했었고, 같은 지역에 연속적으로 출동할 경우에는 최대한 주의를 기울여야만 한다.

출동의 위치가 거주지든 길거리이든 상관 없이 위의 나열한 현장 위험 징후들이나 그 외 발견한 다른 위험 징후들을 관찰해야 한다(그림 11-3). 이러한 간단한 위험에 대한 평가는 출동 시 응급구조사와 동료들이 해를 입지 않도록 하기 위해 요구되는 것이다.

만약 위험한 징조가 관찰된다면 응급구조사는 스스로를 보호하기 위해 행동을 취해야만 한다. 응급구조사가 취하는 특별한 행동들은 지역내 프로토콜과 위험의 종류, 가능한 지원 등의 다양한 요소에 의해 행해진다. 일반적으로 응급구조사는 안전한 위치로 후퇴하여 지원을 요청하고, 반드시 경찰에 의해 현장이 안정된 후에 다시 현장으로 돌아와야 한다. 또한 현장의 위험과 여러분의 행동을 기록해야 하는 것을 명심하라.

표준예방조치(Standard Precautions)

응급구조사가 처음으로 현장평가를 시행할 때 고려해야 할 중요한 점들이 많이 있다. 자신을 보호하는 가장 중요한 한 가지는 표준예방조치 혹은 신체 분비물격리(BSI)이다.

절차 11-2 손상기전과 손상부위

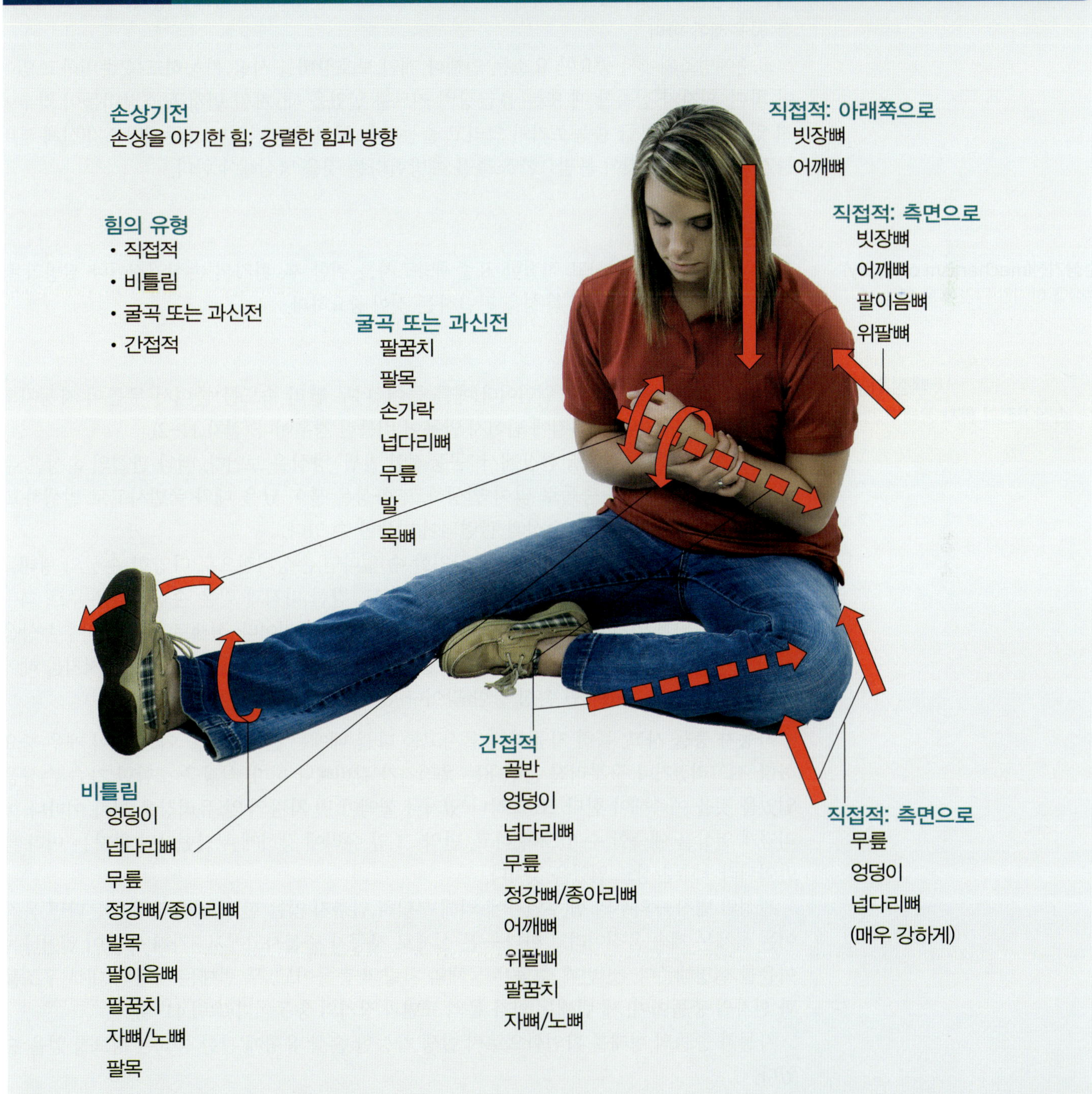

신체 분비물이란 혈액, 타액, 그리고 기타 체액이나 내용물들이며, 모든 신체 분비물들은 바이러스나 세균을 옮길 수 있다. 환자의 신체 분비물들은 응급구조사의 상처나 피부가 개방된 곳을 통해 들어올 수 있고, 또는 눈, 코, 입을 통해서도 쉽게 들어올 수 있다. 환자가 출혈이 있거나 기침, 재채기를 하고 있을 때, 또는 입대입 인공호흡 같이 환자와 직접 접촉할 때 특히 감염의 위험도가 높다. 물론 감염은 상호작용으로 환자도 응급구조사에 의해 감염될 수 있다.

예를 들어, 출혈이 있는 심한 손상을 입은 충돌현장의 경우, 모든 대원들은 보호장갑과 보호안경을 착용해야 한다. 환자와 직접 접촉하기 이전에도 위험물들이 묻을 수 있기 때문에, 환자 처치시작 전부터 미리 착용해야 한다. 만약 흡인이 요구되거나 환자가 피를 토하기 시작한다면 보호안경과 마스크 착용 역시 필요하다. 환자가 결핵이나 또는 공기를 통해 전염되는 다른 질병을 가지고 있다고 의심되면 N-95마스크 또는 고효율 미립자 공기 마스크(HEPA)를 착용해야 한다.

표준예방조치에서 중요한 요소는 언제나 개인 보호장비를 사용 가능하도록 준비하고 있어야 하며, 환자와 접촉할 때 또는 응급장비 키트를 열었을 때, 제일 먼저 보호장비들이 갖추어져 있어야 한다. 구급 출동초기와 그리고 출동하는 동안에도 적절한 표준예방조치(신체 분비물격리)를 취하는 것이 불필요한 노출을 예방한다는 것을 명심해야 한다.

출동의 특성

손상기전(mechanism of injury)
손상을 야기한 원인 혹은 힘

현장의 안전성을 확신하고 적절한 표준예방조치를 취한 후, 환자의 손상기전이나 질병의 특성을 확인함으로써 출동의 특성을 판단하는 것이 중요하다.

손상기전

핵심 개념
손상기전과 환자 상태의 관련

*손상기전*은 손상을 야기한 원인이다(예를 들어, 너무 빨리 속도를 줄여서 무릎이 자동차의 계기판에 부딪히거나, 얼음길에 넘어져 발목이 비틀린 경우이다)(절차 11-2).

어떤 손상들은 특정 사고현장에서 "공통적인 발생" 양상을 보인다. 뼈와 관절의 손상은 주로 추락사고와 자동차 충돌로 많이 발생하고, 화상은 불이 났을 때와 폭발사고로 발생하고, 연조직 관통상은 총기사고 손상과 관련되어 발생할 수 있다.

만약 환자가 입은 손상을 정확하게 확인할 수 없다면 손상기전으로 다양한 손상의 형태들을 예측할 수 있다. 예를 들어, 다양한 상황에서도, 강한 타격과 같은 손상기전은 주로 척추 손상과 연관되어 있기 때문에, 환자의 척추를 고정해야 할 것이다. 실제로 환자의 척추손상을 확인할 수 없어도 손상기전으로 척수손상을 의심할 수 있으며 그에 따른 적절한 처치를 해야 한다. 또 환자가 추락했다면 손상 당한 팔이나 다리를 평가해 보아야 할 것이다.

자동차 충돌 사고. 특히 자동차 충돌사고를 다룰 때에는 손상기전을 아는 것이 매우 중요하다. 찌그러졌거나 구부러진 운전대는 운전자가 갈비뼈나 허파, 심장을 포함한 가슴 손상을 입었을 것을 예측해야 한다. 또 조각나 있거나 혈액이 튄 차량의 앞 유리창은 환자 이마나 머리덮개 열상을 예측할 수 있도록 하고, 만약 그 앞 유리에 강하게 부딪혔다면 환자는 머리 뿐만아니라 척추손상도 입었을 것이다.

관성의 법칙—외부의 힘(무언가에 의해 부딪혀 멈추지 않는 한)이 작용하지 않는다면 움직이는 물체는 계속 움직이려고 한다—은 실제로 자동차 충돌사고에서 3가지 충돌이 일어나는 이유를 설명해준다. 첫 번째 충돌은 물체와 차량의 충돌이고, 두 번째는 차량의 내부 구조물과 환자의 충돌이며, 세 번째는 환자 몸의 표면과 장기의 충돌이다(그림 11-4).

자동차 충돌의 형태를 확인함으로써 발생 가능한 손상 유형에 관한 중요한 정보를 얻을 수 있다.

그림 11-4 자동차 충돌에는 3가지 종류의 충돌이 있다. (A) 차량이 물체에 부딪히는 차량 충돌. (B) 사람의 몸이 차 내부에 부딪히는 신체 충돌. (C) 신체의 장기들이 몸의 내부 표면에 부딪히는 장기 충돌

(A)

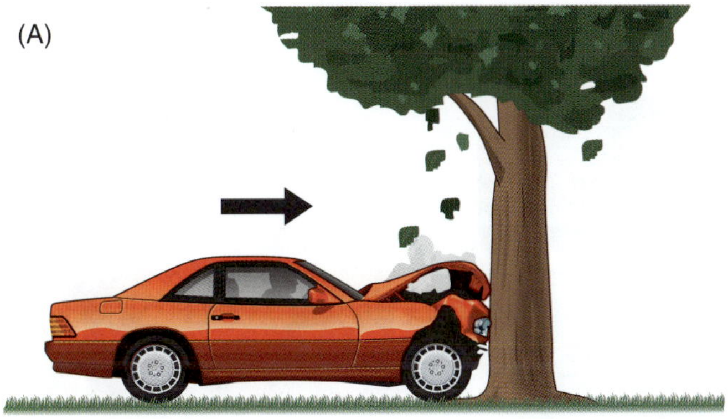

(B)

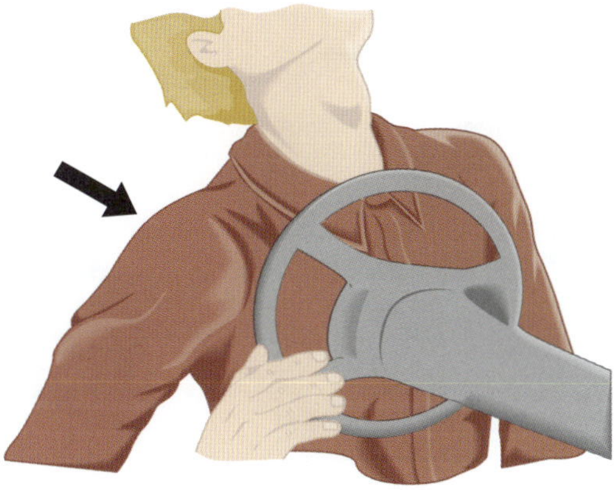

(C)

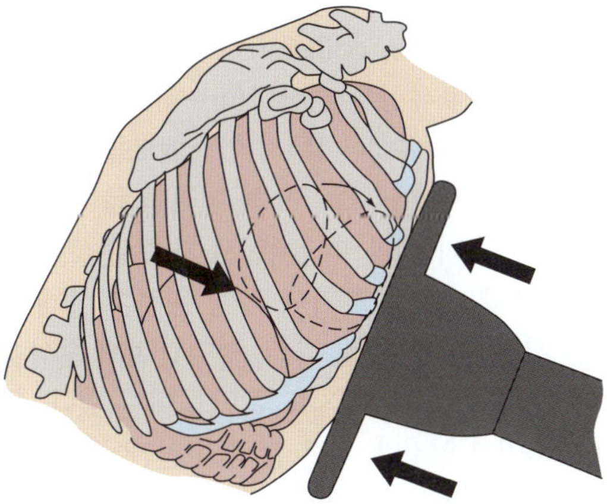

그림 11-5 전방 충돌 *(© Kevin Link/CMSP)*

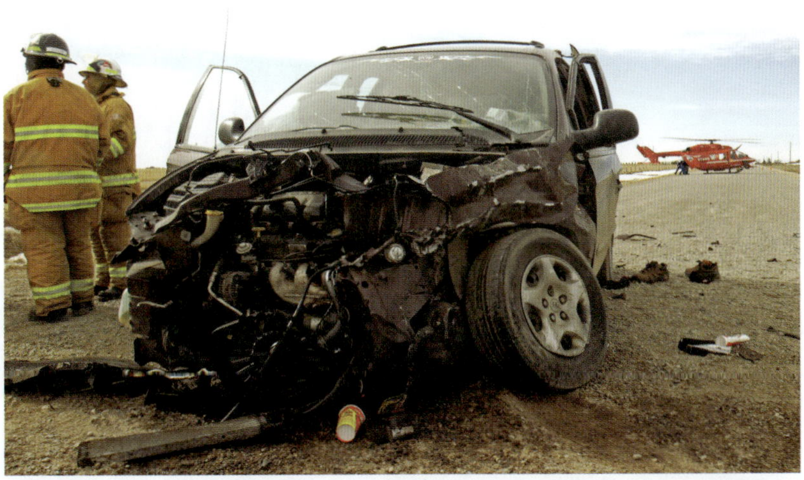

그림 11-6 전방충돌에서 안전벨트로 고정되지 않은 사람은 (A) 위상방으로 몸이 움직이면서 머리, 가슴, 목, 배 손상을 야기시킨다. (B) 아래하방으로 몸이 움직이면서 엉덩관절, 무릎, 다리 손상을 야기시킨다. (C) 에어백이 터지면서 또한 손상을 발생시킬 수 있다.

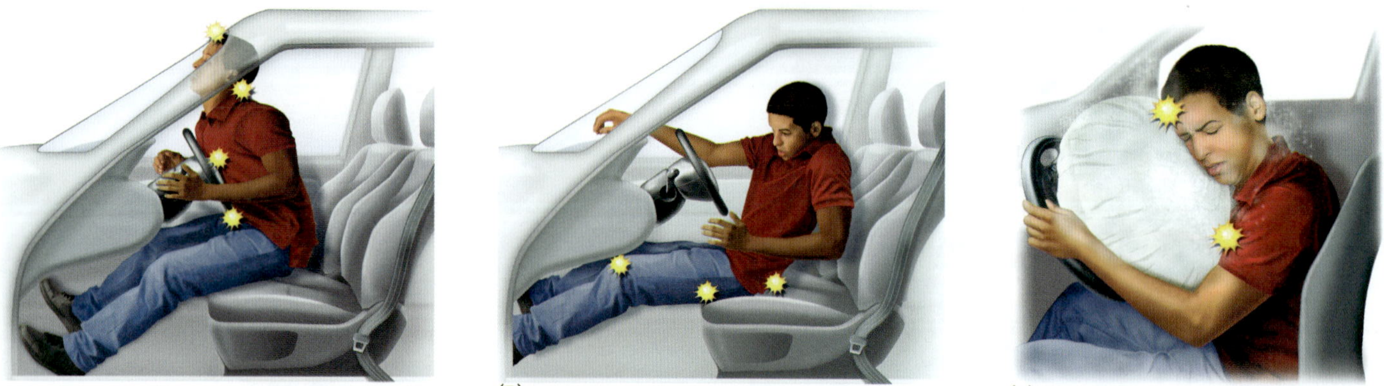

(A) (B) (C)

- **전방 충돌(head-on collisions)**은 신체의 모든 부분에 손상을 야기시킬 가능성이 높다. 부상의 두 가지 유형은 위상방(up-and-over)유형과 아래하방(down-and-under)유형이 있다. 첫 번째 유형은 (특히 안전벨트를 착용하지 않았을 때) 환자의 몸이 운전대 위를 넘어서 앞 유리에 머리를 부딪혀 머리와 목에 손상을 입게 되는 경우이다. 이외에도 환자가 운전대에 가슴과 배를 부딪치면서 가슴 손상, 호흡 문제, 내부장기들이 손상을 입게 될 수 있다. 두 번째 유형은 환자의 몸이 운전대 아래 밑으로 기울어져서 사고가 나면 계기판에 무릎을 부딪히면서 무릎, 다리, 엉덩관절에 손상을 입게 되는 것이다(그림 11-5와 11-6)에어백은 전방 충돌 시 터지도록 만들어져 있다. 에어백은 심각한 손상을 예방하는 중요한 역할을 가지고 있지만, 작은 손상의 원인이 되기도 한다. 만약 에어백이 터졌다면, 에어백을 옮겨 여러분이 핸들을 전체적으로 평가할 수 있도록 한다. 에어백은 한 번만 터진다는 것을 기억하도록 한다.
- **후방 충돌(rear-end collisions)**은 목과 머리 부상의 원인이 되는데, 관성의 법칙에 따르면

그림 11-7 후방 충돌
(© Edward T. Dickinson, MD)

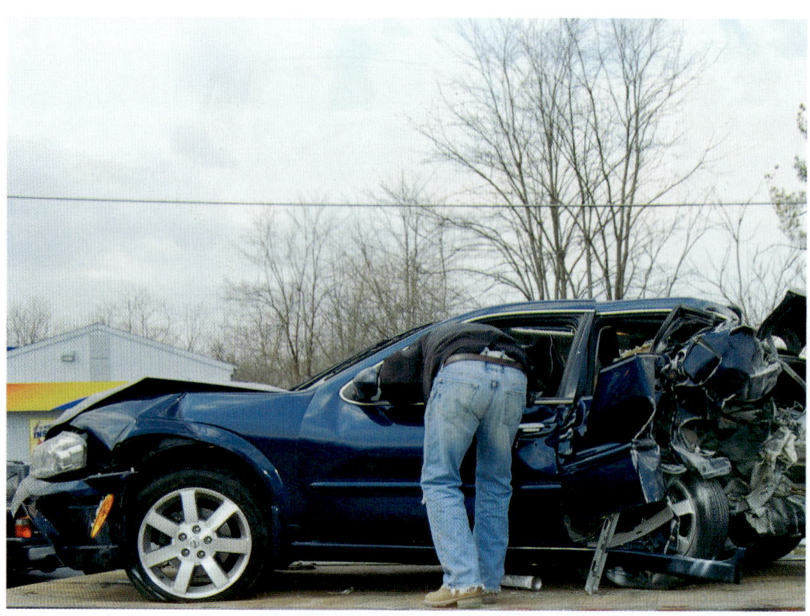

그림 11-8 후방충돌. 후방충돌에서 고정되지 않은 사람의 머리는 거세게 (A) 뒤로, 그리고 (B) 앞으로 당겨져서 목이나 머리, 가슴 손상을 초래한다.

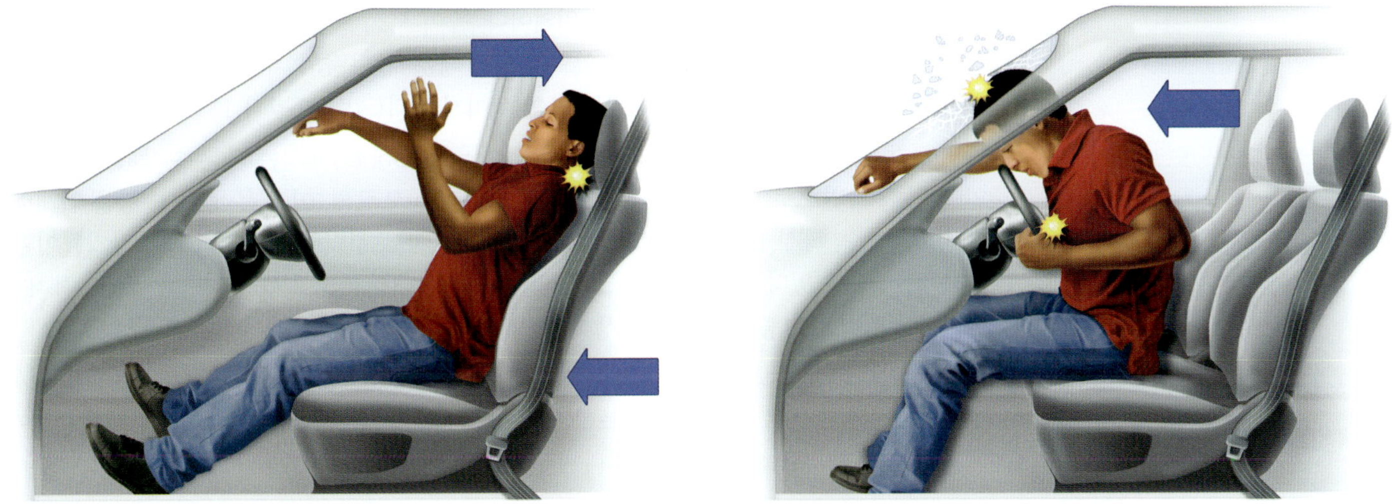

(A) (B)

그림 11-9 측면 충돌 *(© Edward T. Dickinson, MD)*

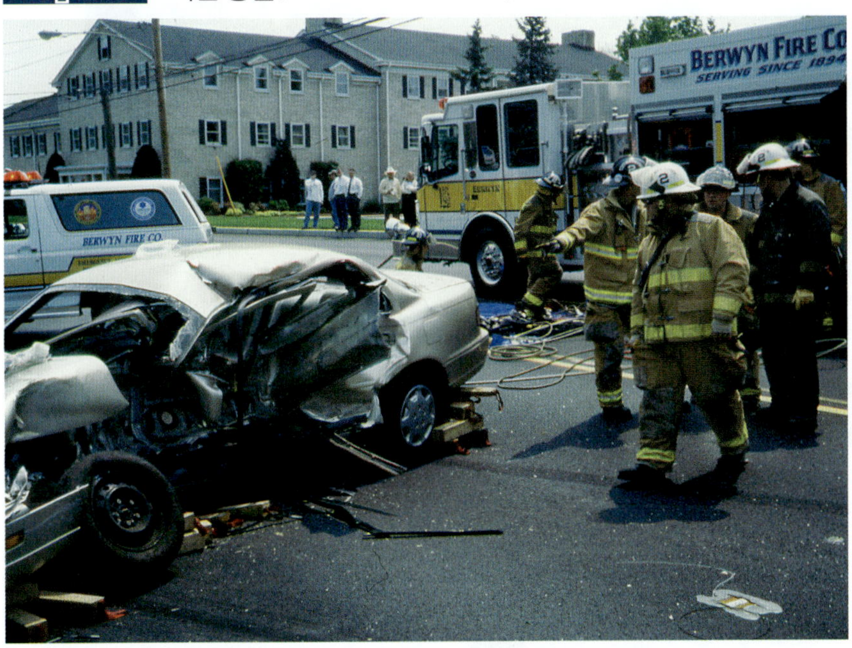

그림 11-10 측면충돌은 가슴, 복부, 골반, 허벅지 뿐만 아니라 머리와 목의 손상도 야기시킨다.

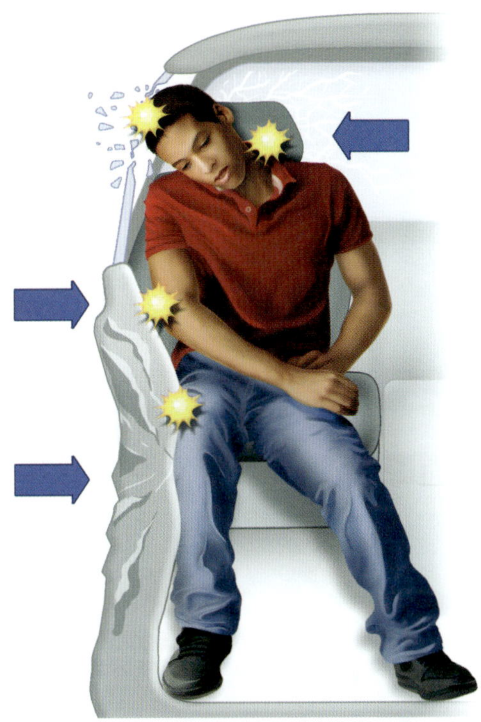

외부의 힘이 작용하지 않는 한 움직이는 물체는 계속 움직이려 하고, 외부의 힘(밀거나 잡아당기는 같은)이 작용하지 않는 한 정지하고 있는 몸은 계속 정지하려고 할 것이다. 이것이 후방 충돌 시 목 부상이 발생하는 원리이다. 몸이 좌석 등받이에 의해 세게 앞으로 밀렸을 때 머리는 여전히 제자리에 남아 있으려 하기 때문에, 차량의 머리받침대가 머리 뒤에 적절하게 놓여 있지 않았다면 목이 뒤로 많이 꺾이게 된다(그림 11-7과 11-8).

- **측면 충돌**(side-impact collision, broadside or "T-Bone")에서는 다른 손상의 유형을 보인다. 몸이 측면으로 밀릴 때 머리는 계속 정지하려 함으로써, 이 때문에 목 손상을 입게 된다. 머리, 가슴, 복부, 골반, 그리고 넙다리뼈가 직접 차에 부딪혀서 골격과 내부장기들이 손상을 입을 수도 있다(그림 11-9와 11-10). 요즘에는 대부분의 차량들이 측면 보호 장치가 설치되어 있어 측면충돌로 인해 발생하는 많은 손상들을 예방한다.
- **전복**(rollover collision)은 복합적 효과를 받을 수 있기 때문에 가장 심각한 부상을 입을 수 있다. 전복 충돌로 종종 안전벨트를 착용하지 않은 사람은 차량으로부터 튕겨져 나가기 때문에, 심각한 부상의 유형이 나타나게 된다(그림 11-11과 11-12).

그림 11-11 전복 *(© Daniel Limmer)*

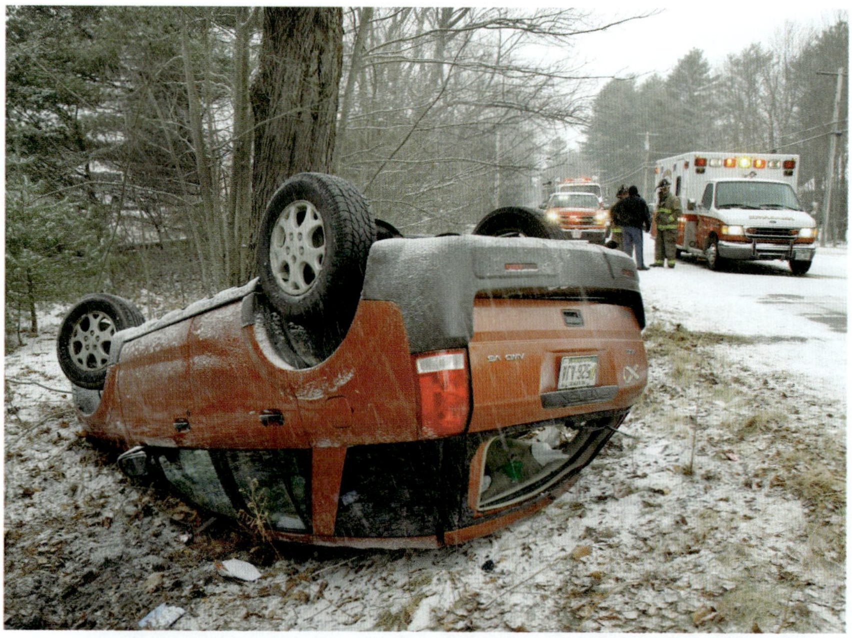

그림 11-12 전복사고에서 안전벨트를 매지 않은 사람은 복합 충격을 받아 복합 손상의 우려가 있다.

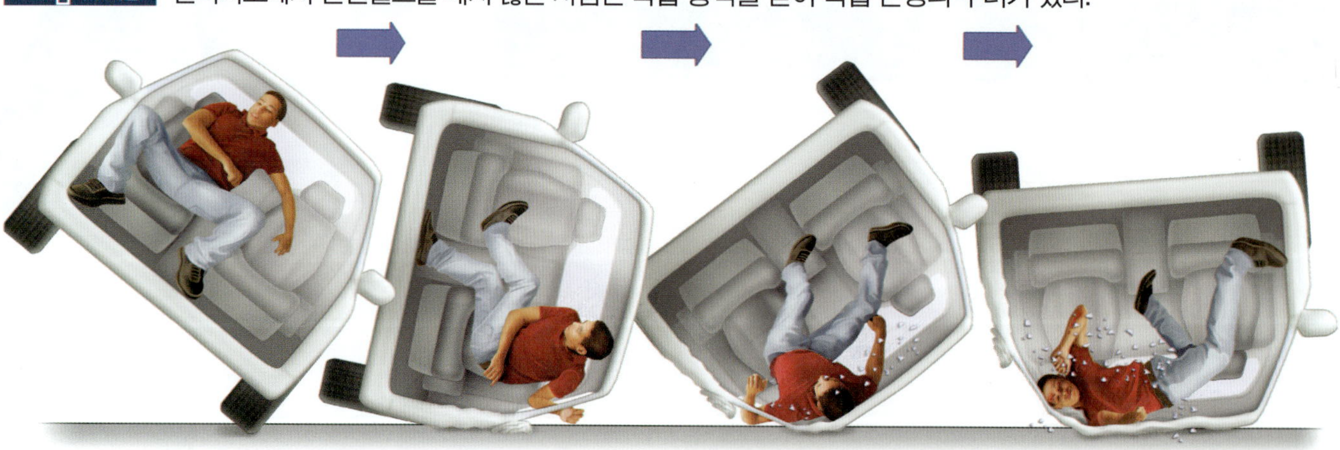

- **회전 충돌**(rotational impact collision)은 차가 부딪히면서 회전하는 것으로, 첫 번째 충돌이 연속적인 충돌을 일으키게 된다(회전차량은 다른 차량이나 나무 등과 부딪히게 된다). 전복 사고와 마찬가지로 복합손상 유형의 원인이 된다.

손상기전의 중요한 점은 환자가 차량 안 어느 자리에 앉아 있었는지와 안전벨트를 착용 유무를 알아내는 것이다. 운전대, 계기판, 페달, 기타 차량 내 구조물에 변형이 있는지를 유의해서 살펴보아야 한다.

충돌현장 도착 후 구급차에서 내리기 전에 응급구조사는 종종 손상기전에 관한 중요한 단서들을 관찰할 수 있을 것이다. 전방 충돌의 경우, 차량에 남아있는 운전자는 위상방(up-and-over) 혹은 아래하방(down-and-under)으로 인해 손상을 입었을 것이고, 차에서 튕겨나간 환자는 복합적인 손상을 입었을 것이라고 예견할 수 있으며, 이 두 환자 모두 (차량 내부나 도로에 몸이 충돌한 것으로 인한) 외부적 손상과 (외부의 둔탁한 힘이나 관통상뿐 아니라 내부구조와 장기들의 충돌로 인한) 내부적 손상을 입었을 것으로 예견할 수 있다. 환자가 차량의 운전자였던 것으로 보인다면 가까이 다가가 조사할 때, 앞 유리나 운전대, 계기판 페달의 손상을 찾아보아야 한다. 또한 응급구조사는 차량에 또 다른 사람이 타고 있었는지를 파악하기 위해 차량내부의 손상여부를 관찰해야 한다.

오토바이나 오픈카들은 종종 일반차량보다 사고 시 더 심각한 손상을 야기할 수 있는데 이는 차량 자체가 충돌 사고에서 운전자나 승객들을 거의 보호하지 않기 때문이다. 사고 시, 응급구조사는 환자의 헬멧 착용 여부를 확인해야 하며, 환자가 차량으로부터 튕겨 나갔는지도 확인해야 한다. 어떤 경우에는 운전자가 자전거에서 떨어지면서 지면에 부딪혀 골반, 허벅지, 또는 다리에 심각한 손상을 입기도 한다.

추락. 추락은 특성에 따라 손상 유형과 정도가 결정되는 손상의 또 다른 원인이다(그림 11-13). 이때 고려해야 할 중요한 요인은 환자가 떨어진 높이와 떨어진 표면, 환자가 바닥에 떨어질 때 닿은 부위, 그리고 떨어질 때 중간에 있던 방해물들이다.

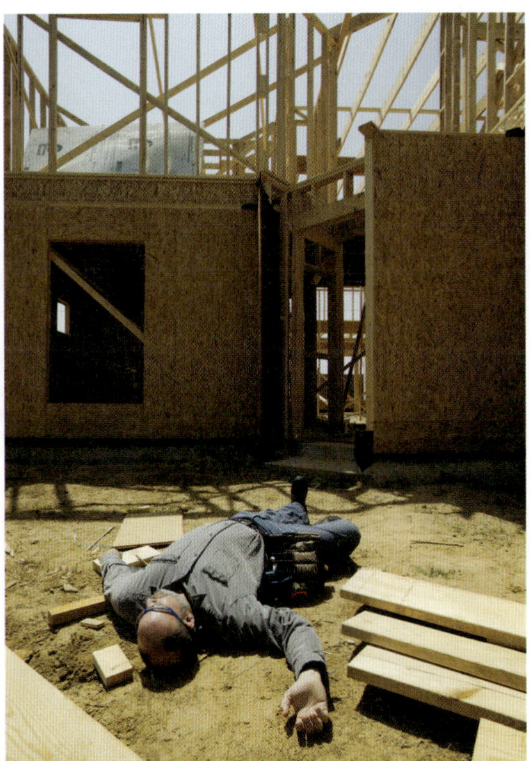

그림 11-13 추락의 특성은 환자 손상들에 대하여 의미 있는 단서를 제공한다.

추락에 있어서, 떨어질 때 땅이나 단단한 표면과 닿는 신체 일부분의 손상은 전체 외상의 시작일 뿐이고 더 나아가 추락 시 지면과 닿는 힘이 1차 손상부위와 연결된 다른 신체 부위에 전해지게 된다. 예를 들어 얕은 깊이의 물로 다이빙하여 바닥에 머리를 부딪친 사람을 생각해 보자. 머리가 손상되는 것은 물론 머리가 바닥에 부딪칠 때 그 힘은 목뼈, 가슴뼈로 전달되어 심각한 척수신경 손상과 마비를 야기시키게 된다. 비슷한 예로, 환자가 일정한 높이에서 점프하여 수직으로 지면에 발이 닿게 될 때 손상은 발 이외에도 발목, 다리, 골반도 손상을 입게 되므로 언제나 손상의 기전을 평가할 때에는 에너지의 전달 경로를 따라 평가해야 추가적인 손상을 발견할 수 있을 것이다.

환자의 키에 3배 이상 높은 곳에서 추락하는 것은 심각한 추락사고로 인지되어야 하는 일반적이면서 논리적인 법칙이지만 손상을 야기시키는 절대적 지침은 아니다(또는 환자 키의 3배가 되지 않는 거리에서 추락이 일어나도 손상은 발생한다는 것을 간과해서는 안 된다). 즉, 추락사고 현장에서 추락 높이 외에도 환자 주호소, 활력징후, 응급구조사의 평가 등을 모두 종합하여 살펴보아야 한다. 의심스러운 징후가 있을 때에는 신속한 환자 이송에 높은 우선순위를 두도록 한다.

관통상(penetrating trauma)
피부나 신체 다른 조직을 통과하는 물체에 의해 발생하는 손상

관통상. 관통상 혹은 피부나 기타 신체조직을 통과한 물체에 의한 손상 역시 손상의 정도를 판단하는데 도움을 준다. 이러한 상처들은 손상의 원인이 되는 물체의 속력이나 속도에 따라 구분되는데, 저속력 물체들은 대부분 칼처럼 손의 추진력으로 사용되는 것으로 저속력 손상은 대개 관통부위가 제한적이다. 그러나 복합적 상처들이 생기거나 그 칼날이 환자 내부로 들어가 여러 장기들을 손상 입힐 수 있다는 것을 명심해야 한다.

그림 11-14 총탄은 두 가지 양상들로 손상을 일으킨다: 총탄 그 자체로부터 (위의 A와 C). 그리고 총탄이 지나간 자리의 일시적 공동(cavity) 손상은 총알이 지나가는 압력에 의해 생긴다(B).

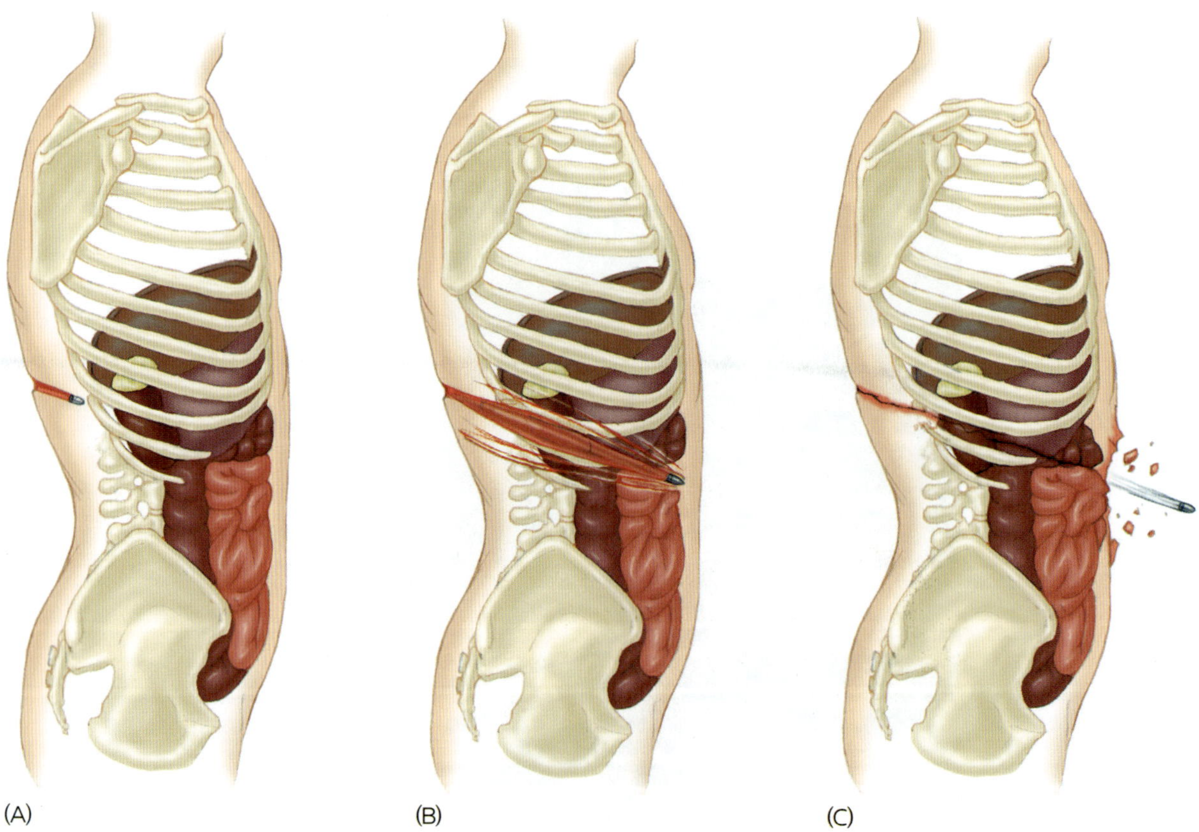

중간속력의 손상은 주로 권총이나 엽총에 의해 일어나는데 석궁으로 발사한 화살이나 잭나이프처럼 보다 강한 힘으로 관통되는 물체들도 손으로 사용될 때 보다 더 큰 속력을 낼 수 있다.

힘이 좋은 공격용 라이플총으로 발사된 총알은 고속력을 갖는다. 중간속력과 고속력손상은 거의 신체 모든 부분에 손상을 입히며, 소총탄들은 두 가지 방법들로 손상을 야기한다(그림 11-14).

- **발사체로부터 직접손상(Damage directly from the projectile).** 소총탄은 발사체가 지나가는 통로의 모든 곳에 손상을 입히게 되며, 소총탄의 크기와 관통 통로, 파편화 되었는지 여부(소총탄은 작은 발사물체들로 쪼개진다)와 파편조각들이 각기 다른 곳으로 관통되었는지에 따라서 손상이 달라진다. 일단 소총탄이 몸 내부에 들어가면, 뼈나 타 조직에 의해 완전히 다른 방향으로 나갈 수 있으므로 그 통로를 예측하기는 어렵다.
- **압력과 연관된 손상, 즉 공동화 현상(Pressure-related damage, or cavitation).** 총탄이 신체내부에 진입할 때 속력으로 압력파장을 창출하여 총탄보다 큰 공동을 만들게 된다. 이러한 공동은 일시적이라도 그 총탄이 지나가는 길에 있는 장기들에게 손상을 입히게 된다.

무딘손상. **무딘손상**은 피부나 신체조직을 관통하지 않고 신체에 어떤 물리적인 힘을 가해짐으로써 일어나는 것으로, 예를 들면 야구방망이에 맞거나 운전대에 신체가 부딪쳤을 때와 같은 경우이다. 타격에 의한 에너지는 신체를 통과해서 때로는 심각한 손상을 야기하고 심지어 내부장기들과 혈관들이 파열되기도 한다. 그 결과 신체 기능의 문제, 출혈이나 몸속 공간으로 장기들이 빠져나오는 등 관통상보다 환자에게 더욱 심각한 결과를 초래할 수도 있다. 그러나 무딘손상의 징후들은 미미해서 간과하기 쉽다. 무딘손상을 입은 피부는 붉게 변하지만 병원 전 상황에서 타박상의 특징적인 푸르스름한 피부색이 나타날 만큼 시간적 여유는 없다. 다만 심각한 손상을 일으킬 수 있는 무딘손상의 손상기전이 중요한 단서가 된다.

무딘손상(blunt-force trauma)
피부나 신체조직을 관통하지 않는 강한 타격에 의해 발생하는 손상

응급구조사로서 손상기전을 확인하는 것은 어떠한 손상 가능성이 환자에게 있으며, 징후나 증상이 보이지 않아도 이런 손상들을 적합하게 처치하는 방법들을 결정하도록 도울 것이다. 반드시 손상기전에 기초를 두도록 하며, 함부로 손상이 없다고 판단하지 않는다. 매우 소규모의 충돌이라도 심각한 손상을 야기할 수 있다.

손상기전에 기반하여 손상의 가능성을 알아내는 *손상예측지표(high index of suspicion)*를 사용해야 한다. 또한 환자 평가 과정에서 항상 목과 척추의 안정상태를 유지하여야 한다.

손상예측지표(Index of suspicion)
손상기전에 기반하여 손상의 가능성을 알아내는 것

질병의 특성

환자의 *질병 특성*을 확인하는 것은 외상 환자의 경우 손상기전을 확인하는 것과 같은 목적을 갖고 있다. 환자가 어디에 손상을 입었는지 혹은 입을 수 있는지를 찾아내는 것이다. 현장평가를 하는 동안 환자의 질병 특성을 확인하기 위해서, 응급구조사는 현장 전체를 꼼꼼하게 평가해야 한다. 응급구조사는 다음과 같이 정보를 얻을 수 있다.

질병의 특성(nature of the illness)
환자의 내과적 문제

- 환자. 의식이 있고 상황을 판단할 수 있는 환자는 자신의 상태에 대한 중요한 정보원이 된다. 응급구조사는 평가 과정 내내 계속해서 환자와 대화해야 한다.
- 가족이나 목격자들은 특히 환자가 무의식 상태일 경우에 중요한 정보를 제공할 수 있다. 환자가 의식이 있고 자신의 상태에 대하여 말할 수 있는 상태일 경우에도 언제나 주변 사람들의 정보에 주의를 기울여야 한다. 종종 지남력이 없고 혼란스러운 환자의 경우, 부분적으로 진실하지만 사실이 아닌 정보를 뒤섞여 제공할 수 있다. 환자평가를 위한 단서들을 종합하기 위하여 모든 자원을 활용하여 정보를 수집한다.
- 현장. 안전을 위하여 현장평가를 하는 동안 환자 상태의 단서가 될 수 있는 기타 요인들에

그림 11-15 추가적인 환자를 파악한다 *(© Kevin Link/CMSP)*

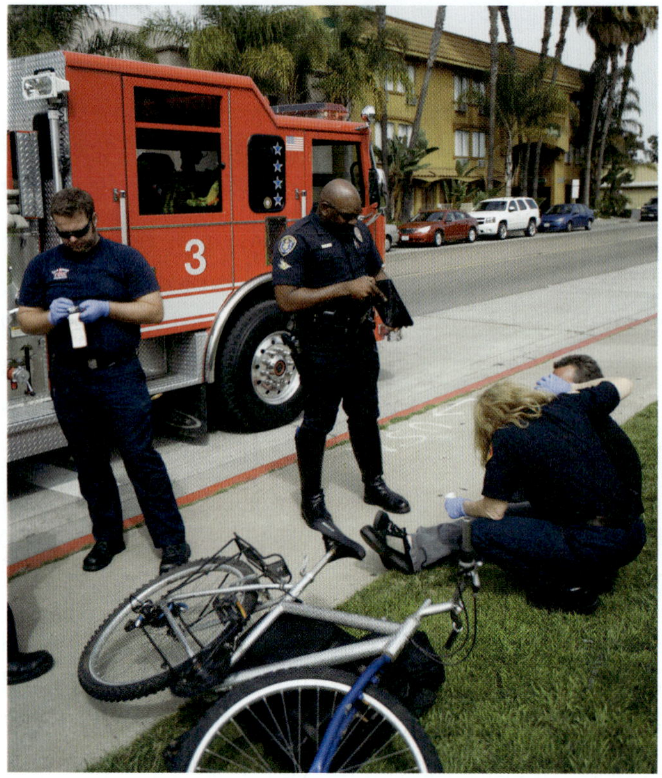

주목한다. 유의해야 하고 기억해야 할 약물들이 현장에 있는지 관찰해야 하는데 이러한 특수 환자들은 종종 위험하고 비위생적인 생활 환경에 있어 응급구조사를 힘들게 할 수도 있다. 이와 같은 현장의 상황을 환자 이송 후 병원 내 의료인력들에게 보고하고 기록하는 것이 중요하다.

환자의 수와 자원의 적절성

핵심 개념
추가적인 지원 필요 여부

현장평가의 마지막 부분은 구급요청사항을 처리할 만큼 충분한 자원이 있는지를 스스로 결정하는 일이다. 예를 들어, 두 대의 차량이 충돌해 최소 2명의 환자가 있으며, 운전자 중 한명은 아직 차안에 있고, 다른 한 명은 차량으로부터 튕겨져 나갔음을 파악했다면, 응급구조사는 즉시 추가로 구급차를 요청할 것이다.

현장에 접근하는 대로 즉시 환자가 추가적으로 발생했음을 암시하는 단서들을 적극적으로 확인해야만 한다. -즉, 충돌로 인해 다친 다른 승객들이나 보행자들(그림 11-15)이 있다면 즉시 구급차 추가지원을 요청해야 한다.

처음에는 지원 요청이 필요하지 않는 상황일지라도 나중에 추가 지원이 필요할 수 있다. 예를 들어, 처음에 단 한 명의 환자 발생했다고 상황실 근무자로부터 정보를 받았지만, 다음과 같은 상황들은 추가지원을 고려해야 한다.

응급구조사는 가슴통증을 호소하는 노인 여성 환자에게 출동했다. 집 앞에서 응급구조사를 안내한 환자의 남편도 역시 건강해 보이지는 않았다. 그는 불편한 것이 없다며 부정하고 있었지만 그의 몸은 땀투성이였고, 가슴을 부여잡고 있었다. 처음 구조를 요청한 여성 환자는 그녀의 남편이 심장병 질환을 앓고 있다고 전했다.

허리 통증을 호소하는 한 환자가 있다. 이러한 상황은 대개 추가지원을 요청할 필요는 없어 보이지만, 환자의 몸무게는 200kg이고 엘리베이터가 없는 3층 아파트에서 긴 척추고정대에 고정되어 내려와야 한다.

비판적 의사결정

현장에서 확인해야 할 것

현장평가는 구급출동의 핵심분야이다. 다음에 나오는 각각의 상황에서 응급구조사는 환자를 만나기 전에 현장평가 시 점검해야 할 몇 가지 중요사항을 확인해야 한다. 각 상황에서 현장평가의 중요 요소들을 기억해야 하지만, 모든 가능성을 생각하려고 하지 말고 가장 중요한 현장평가의 요소들 만을 확인하여라. 현장평가의 주요 사고 과정을 실습해보자.

1. 비바람이 많이 부는 날, 18세의 운전기사가 몰던 트레일러가 길에서 미끄러져 도랑에 오른쪽으로 비스듬히 기울인 상태로 빠져있다.
2. 한 대의 SUV 차량과 한 명이 탑승한 일반 차량이 고속도로에서 충돌했다.
3. 응급구조사가 현장에 도착하여 보니, 사람들이 정신없이 건물의 옆문과 정문을 통해 달려 나오고 있고 그 뒤로 한 사람이 피범벅이 되어 구급차를 향해 달려오고 있다.
4. 응급구조사는 소방대원과 함께 한 거주지로부터 출동요청을 받았고 현장에 첫 번째로 도착하였다. 도로 끝에서 한 거주자가 여러분을 만나 말하기를 그의 집에서 가스냄새가 강하게 난다고 말했다.
5. 응급구조사는 추락사고가 발생한 한 건설현장으로 출동했다.

'전신 쇠약'을 호소하는 환자에게 출동했다. 동료와 함께 현장에 도착해보니 환자의 집안에는 환자와 비슷한 독감 증상을 호소하는 두 명의 가족들이 더 있었는데, 가족들이 난방에 문제가 있다고 말했기 때문에 일산화탄소 중독 사고로 예상된다.

위와 같은 상황처럼, 한 명의 환자를 위한 구급출동이 현장에 도착해보니 한 명 이상의 환자 발생양상으로 상황이 변하게 된다. 현장평가에서 중요한 부분은 이러한 상황을 인식하고 즉시 추가지원을 요청을 하는 것이다. 환자를 평가하고 처치하는 과정에서 추가지원을 기억하기 쉽지 않다. 또한 현장평가 단계에서 즉각적으로 지원요청을 하지 않는다면, 추가지원이 너무 늦게 도착할 수도 있다.

위의 첫 번째 상황에서 응급구조사는 단순히 다른 구급차를 더 요청할 뿐 아니라, 추가 구급차가 올때까지 아픈 남편까지도 평가 및 처치해야 하며, 두 번째 상황에서는 200kg의 환자의 이송을 도울 인력을 더 요청해야 한다. 세 번째 상황에서는 일산화탄소 중독이 의심되는 가족들을 위해 대량재해 체계를 활성화시켜야 한다.

단원 복습

핵심 사실과 개념

- 현장평가는 환자평가과정의 첫번째 부분이다.
- 현장평가 동안에 자기 자신 뿐만 아니라 현장에 있는 다른 사람들의 안전을 위협할 만한 요인을 파악하는 것이 중요하며, 표준예방조치를 취하는 것도 중요하다.
- 환자의 질병 특성 또는 손상기전을 확인함으로써 출동의 특성을 파악하는 것이 중요하다.
- 마지막으로 추가지원 요청이 필요한지를 결정하기 위해 환자 수와 기타 다른 요인들을 확인해야 한다.

핵심 결정

- 현장은 응급구조사가 접근하기에 안전한가?
- 현장에서 응급구조사와 동료는 스스로를 보호하기 위해 어떤 점을 주의해야 하는가?
- 현장에 접근하기 전 어떤 개인보호장비를 챙겨야 하며, 현장에서 이용가능한 장비는 무엇이 있는가?
- 현장은 손상기전에 대해 어떤 정보를 제공하는가?
- 질병의 특성은 무엇인가?
- 몇 명의 환자가 현장에 있는가? 추가 지원을 요청해야 하는가?

단원 용어

무딘손상(blunt-force trauma) 피부나 신체조직을 관통하지 않는 강한 타격에 의해 발생하는 손상

위험구역(danger zone) 반드시 특수 안전주의 표시가 있어야만 하거나, 차량충돌이나 기타 사고가 발생된 현장의 주변

손상예측지표(index of suspicion) 손상기전에 기반하여 손상의 가능성을 알아내는 것

손상기전(mechanism of injury) 손상을 야기한 원인 혹은 힘

질병의 특성(nature of the illness) 환자의 내과적 문제

관통상(penetrating trauma) 피부나 신체 다른 조직을 통과하는 물체에 의해 발생하는 손상

현장평가(scene size-up) 응급신고 시 현장에 접근할 때 취해야 하는 단계: 현장안전 확인, 감염방지, 손상기전 혹은 질병의 특성 파악, 환자 수 파악, 추가지원 요청 필요여부 결정

평가와 술기를 위한 준비

요약 문제

1. 교통사고 충돌현장에서 응급구조사의 안전을 위해, 다음의 위험요인들에 대해 각각 취해야 할 행동을 설명하여라.
   - 누출되고 있는 가솔린
   - 유출된 독성 혹은 위험물
   - 화재가 난 차량
   - 늘어진 전선
2. 응급현장에서 폭력 또는 그 가능성을 암시하는 여러 징후들을 나열하여라.
3. 일회용 장갑을 착용해야 하는 여러 상황들을 설명하고, 추가로 보호안경과 마스크를 착용해야 하는 상황들 혹은 N-95 또는 HEPA 마스크를 착용해야 할 설명들을 설명하여라
4. 환자의 흔한 손상 기전의 형태를 설명하여라
5. 환자의 질병 특성에 대한 정보를 얻을 수 있는 출처를 나열하여라.
6. 추가지원을 요청해야 하는 여러가지 내과/외상 상황들을 열거해보아라.

연관시켜 생각하기

이전 단원에서 배웠던 정보를 사용하여 다음의 질문에 답하여라.

1. 응급구조사는 늦은 밤 두 대의 자동차 충돌 현장으로 출동하였다. 현장은 가스, 연료, 연기가 누출되지 않았고, 전선도 떨어지지 않았고, 이상한 냄새도 나지 않았다. 응급구조사가 구급차를 나서기 전 착용해야 할 개인보호장비는 무엇일까? 또한 착용하지 않더라도 응급구조사가 언제든지 사용할 수 있도록 따로 챙겨야 할 개인보호장비에는 어떤

것이 있을까?

2. 뒤쪽으로부터 앞쪽 갈비뼈 아래로 자상을 입은 환자가 있다. 어떤 장기의 손상을 의심할 수 있는가?
3. 응급구조사는 자동차 충돌사고 현장에서 의식이 명료한 환자를 평가하는 중이다. 응급구조사는 갑작스런 연기의 냄새를 맡았다. 환자를 차량으로부터 구출하기 위해 어떤 술기를 사용해야 하는가?
4. 응급구조사는 가정폭력으로 의심되는 현장으로 출동하였다. 현장은 매우 안전해 보이지 않았기 때문에, 응급구조사는 현장으로 들어가지 않았다. 응급구조사는 후퇴하면서 경찰지원을 요청했다. 응급구조사의 동료가 이것은 유기 행위에 해당된다고 말했다. 응급구조사의 적절한 반응은 무엇인가?

비판적 사고 연습

여러분은 현장으로 출동하는 동안 출동 정보를 가지고 현장 평가 계획을 수립할 수 있다. 이 연습의 목적은 다음의 상황에 따라 적절한 술기를 적용하게 하기 위함이다.

1. 응급구조사는 한 패스트푸드점에서 총기 사고가 발생했다는 신고를 받고 현장으로 출동 중이다. 출동 중 현장평가 전략을 계획하고자 한다. 도착 시 어떤 현장의 상태를 예상할 수 있으며, 어떤 행동을 취해야 하는가?

병태생리학적 접근

다음의 질문들은 현장에서 정확한 결정을 내리고 임상과 관련된 정보를 모을 수 있도록 돕기 위해 고안되었다.

1. 환자는 앞쪽 갈비뼈 아래와 뒤쪽 갈비뼈 아래에 자상을 입었다. 어떤 장기의 손상을 의심할 수 있는가?
   - 왼쪽/바깥쪽 갈비뼈 아래의 경우:
   - 오른쪽/바깥쪽 갈비뼈 아래의 경우:
   - 양쪽/뒤쪽 갈비뼈 아래의 경우:
2. 만약 환자가 칼에 찔릴 때 스스로를 보호하기 위해 "신생아자세"를 취했다면, 여러분은 답을 바꿀 것인가?

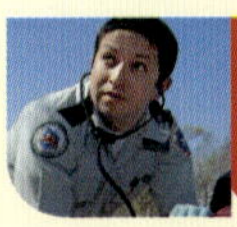

현장이야기

한밤 중 응급구조사가 몇 시간정도 눈을 붙이려던 순간 출동 지령이 떨어졌다. "구급 출동. 55번 고속도로 방향 A 경사로 끝에서 두 대의 차량 충돌사고 발생." 응급구조사는 현장에 제일 먼저 도착했고, 현장에 다다르자 승용차 한 대와 위험물표시를 지닌 트럭 한 대를 발견하였다. 응급구조사는 현장에 대한 "큰 그림"을 그리고자 노력했다. 아직 교통상황과 대원들의 안전성, 가솔린 유출 가능성, 트럭의 위험물 표시가 식별되지 않았기 때문에 구급차를 어디 세워야 할지에 대해 주의를 기울였다. 응급구조사는 상황실 근무자에게 현장에 도착했음을 알리고 교통을 통제하기 위해 고속도로 순찰대의 지원을 요청했다. 응급구조사는 현장에서 약 30m 정도 떨어진 바람부는 방향의 반대쪽에 구급차가 위치할 장소를 찾았다. 응급구조사는 통행하는 차에게 주의하도록 안내하고 다른 출동 차량을 위해 경고용 표지와 불꽃(횃불)을 세웠다. 구조대가 도착하자 응급구조사는 헬멧, 보안경, 장갑, 반사용 조끼를 포함한 방호복장을 착용했다. 구조팀장과 대화를 나누고, 구조팀장은 자신의 대원이 차량을 고정시키고 배터리를 끊으며 가솔린 유출을 막았다고 말했으며, 응급구조사는 트럭의 위험물 표시에 대해 다시 한 번 확인할 수 있도록 구조팀장에게 말했다.

질문

1. 현장평가의 요소 중 아직 확인하지 않은 것은 무엇인가?
2. 이제 현장은 안전한가? 그렇지 않다면 또 다른 예방조치가 취해져야 할 필요가 있는가?
3. 어떤 표준예방조치가 반드시 필요한가?

구조대원들은 현장에 접근해서 차량을 고정하고 응급구조사에게 다가왔다. 고속도로 순찰대가 교통을 통제하고, 구조팀장은 이제 위험물질에 대한 염려가 없다고 말했다. 양쪽 차량에는 운전자만 탑승해 있었고, 응급구조사가 한 명의 환자를, 동료가 다른 나머지 한 명을 확인했다. 환자는 심각한 얼굴 손상과 다리 통증을 호소했다. 응급구조사는 자신이 착용한 장갑이 신체 분비물 격리조치를 적절히 제공하지 못한다는 것을 발견하고, 즉시 적절한 장갑으로 교체했다. 응급구조사는 운전자 쪽 문을 열려고 시도하다 실패했으며, 구조를 위해서는 전문 장비가 필요하다는 것을 깨달았다. 이미 구조대원들은 장비를 사용할 준비를 하고 있었다. 동료는 자신의 환자는 의식이 있고 특별한 호소가 없음을 응급구조사에게 알렸다.

질문

4. 두 번째 구급차가 현장에 도착했을 때, 충돌 현장을 고려해서 구급차를 어디에 위치시켜야 하는가?
5. 환자를 차에서 구조하는 동안 다른 손상을 입지 않도록 보호하기 위해 응급구조사는 어떤 조치를 취해야 하는가?
6. 환자가 현장에서 구급차로 안전하게 이송될 수 있도록 어떤 계획을 세워야 하는가?

구조대가 장비 준비를 마치자 환자에게 보호용 천을 덮어주고 무엇을 할 것인지 설명해 준 다음 환자를 안심시키기 위해 환자 옆에 머물렀다. 작업이 진행되는 동안 두 번째 구급차가 도착했고, 두 번째 충돌 차량 가까이 주차한 다음 환자 처치를 인계했다. 응급구조사의 구급차는 다소 멀리 떨어져 있어 구급차 있는 곳까지 환자를 원거리 이송해야 하므로 동료에게 구급차를 좀 더 가깝게 가져오기를 요청했다. 환자 이송을 안전하고 쉽게 하기 위하여 환자를 잘 감싸고 고정시켰다. 나머지 출동 과정은 아무 이상 없이 진행되었고 두 환자 모두 병원의 응급실에 안전하게 이송되었다.

일차 평가
(The Primary Assessment)

12

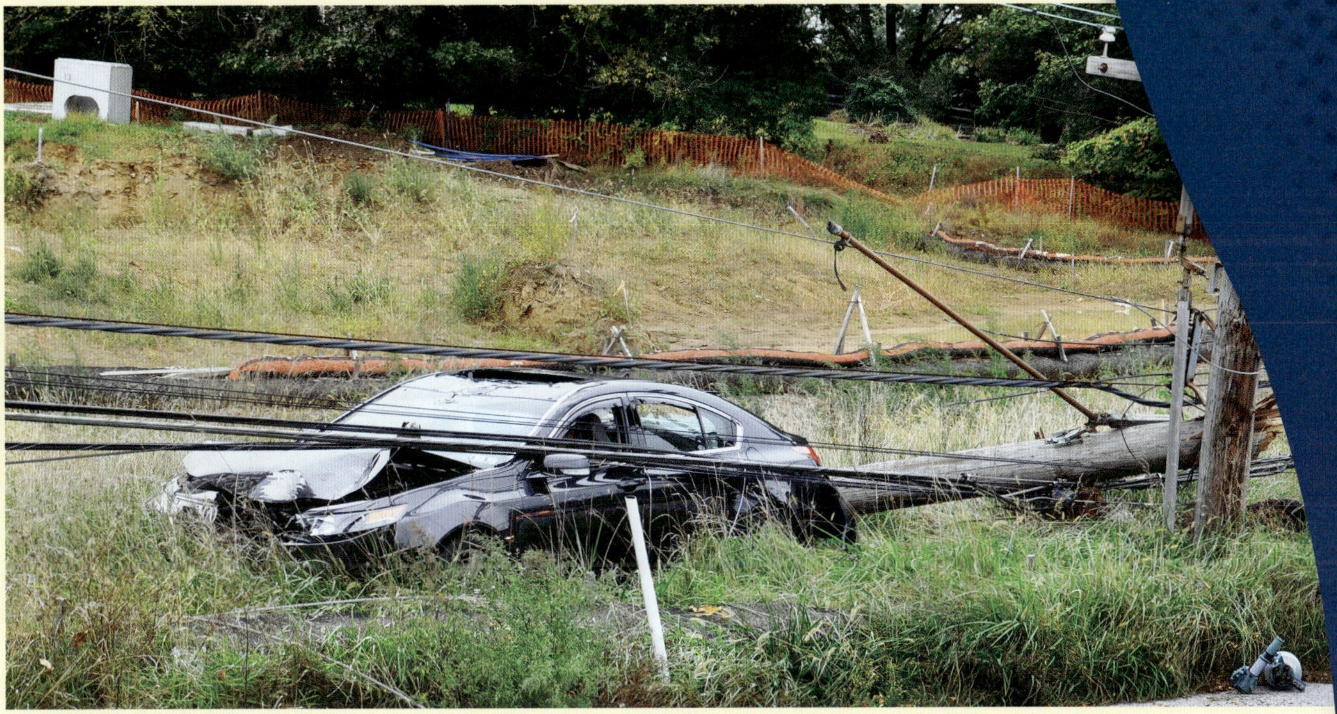

(© Edward T. Dickinson, MD)

관련 단원

다음 단원들은 이 단원에서 토의된 주제와 관련하여 추가적인 정보를 제공한다.

7 환기, 순환, 쇼크: 병태생리학의 이해
9 기도 관리
10 호흡 및 인공 호흡
14 이차 평가
18 심장 응급
33 소아 응급
34 노인 응급

표준

평가(일차 평가)

역량

응급처치를 위해 환자 평가에서 찾은 것(현장조사, 일차, 이차 평가, 병력, 재평가)과 정보를 현장에 적용한다.

핵심 개념

- 일차평가 접근법의 결정
- 머리와 목을 고정시키기 위한 방법
- 초기인상(전반적 외관) 평가
- AVPU를 이용한 환자의 의식 상태 평가
- 기도, 호흡, 순환의 문제를 찾고 처치하기
- 우선순위 결정

학습목표

이 단원을 읽고 난 후, 여러분은:

12.1 이 단원에서 소개된 주요 용어를 정의할 수 있다.
12.2 일차평가의 목적을 설명할 수 있다
12.3 환자가 심정지 경우 평가의 순서(CAB)와, 심정지가 아닌 경우, 즉 맥박이 있을 때의 평가 순서(ABC)에 대해 논의
12.4 주어진 몇가지 시나리오를 가지고 다음을 수행할 수 있다.
a. 전반적인 인상 평가
b.주호소 결정
c. 환자의 의식 상태 결정

d. 기도 평가

e. 호흡 평가

f. 순환 평가

g. 이송을 위한 환자의 우선순위 결정

12.5 일차평가에서 즉각적인 처치가 요구되는 것을 찾을 수 있다

12.6 다음에 근거하여 일차평가에 접근 방법을 결정할 수 있다

a. 손상 기전/ 발병 기전과 의식 수준

b. 환자의 나이(성인, 소아, 영아)

핵심 용어

기도,호흡,순환(ABCs)

주호소(chief complaint)

중재(interventions)

일차평가(primary assessment)

의식상태평가(AVPU)

전반적인 인상(general impression)

의식 상태(mental status)

우선순위(priority)

일차평가는 환자 처치의 중요한 부분이다. 여러분이 환자에게 신체적으로 접근하는 것뿐만 아니라, 환자의 생명에 위협을 줄 문제에 대해 즉각적으로 확인하는 시간이기도 하다. 여러분은 이 단계에서 환자의 기도를 흡인 하거나 심폐소생술을 시행하게 될 것이다. 또한 환자를 적절히 빠르게 처치함으로써 쇼크의 증상을 완화시킬 수 있다. 여러분이 이 과정을 수행하는 동안, 환자의 전반적인 상태를 고려하게 된다.—심각한 문제가 있는지? 없는지? —이 전반적인 인상평가는 여러분이 평가를 지속함으로써 결정을 내릴 수 있도록 도와준다. 만약 일차평가를 빠르게 끝낼 수 있다면, 이는 환자의 생명(생존)을 위협할 수 있는 문제에 대해 즉각적으로 확인하는 시간이기도 하다.

일차평가

핵심 개념
일차평가 접근 법의 결정

*일차평가*에서는 생명(생존)을 위협하는 손상과 기도, 호흡, 순환을 방해하는 내용에만 초점을 맞춘다. 이 단원에서는 평가 과정의 매우 중요한 부분을 다룬다. 일차평가는 또한 초기 평가라고 부르는데, 이는 환자의 전체 평가의 항상 첫 부분이기 때문이다.

일차 평가(primary assessment)
환자의 평가과정 중 첫 번째 요소: 생명을 위협할 만한 요소들을 다루고 발견하기 위한 목적으로 수행되는 단계.
일차 평가의 여섯 단계는 (1) 전반적인 인상평가 (2) 의식 수준평가 (3) 기도평가 (4) 호흡평가 (5) 순환평가 (6) 이송을 위한 환자의 우선순위 결정으로 구성되어 있다.

일차평가 접근

응급구조사로서, 다양한 외상과 내과 환자를 만날 것이다. 일차평가는 환자의 상태, 응급구조사의 수, 의사결정 등을 포함한 여러가지 요소에 따라 다양해진다. 여러분은 기도-호흡-순환(ABC) 순으로 각 환자를 평가하는 것을 전제로 하는 것이 가장 일반적이라 생각하겠지만, 이는 모든 환자에게 적용되지 않는다. 만약 여러분이 최근에 심폐소생술 수업을 들었다면, 생명(생존)의 징후가 없고 맥박이 없는 환자의 평가에서 첫 단계는 순환-기도-호흡(CAB) 순이라는 것을 배웠을 것이다. 다시 말하자면, 여러분은 환자가 가장 필요로 하는 것에 따라 일차평가를 진행한다.

다음과 같은 경우 당신은 발생 상황에 따라 환자의 상태를 고려해야 한다.

• 콘크리트 바닥에 떨어져 다리에 통증을 호소하며 의식이 있는 환자

- 레스토랑에서 완전 기도 폐쇄를 호소하는 사람
- 실신한 후 신음 소리를 내며 구토를 하고 있는 환자
- 호흡과 움직임이 없이 바닥에 누워있는 남성 환자
- 산업 사고 발생 후 환자가 쓰러져 있다. 환자의 피부는 창백하고 축축하며, 허벅지에서 분출성 출혈 양상을 보인다.

콘크리트 위에 떨어져 다리에 통증을 호소하는 환자의 경우, 일차평가를 실시하지만 이때 취할 수 있는 처치는 거의 없다. 그에 반해 다른 환자들 경우, 일차 평가에서 즉각적이고 중요한 행동들이 요구될 것이다. 레스토랑에서 기도가 완전히 막혀버린 환자는 기도유지가 우선순위일 것이고, 실신한 여성의 경우 즉각적인 흡인(suction)이 우선순위 일 것이다. 바닥에 누워있는 환자의 경우 즉각적인 심폐소생술이 필요하고, 가슴압박과 제세동은 여러분이 해야 할 첫 번째 우선순위 행동일 것이다. 분출성 출혈을 보이는 남자는 사망을 초래할 수 있는 출혈이므로, 이러한 경우 즉각적인 지혈이 필요하다.

구급차엔 여러분 혼자가 아니라는 것을 기억하여라. 전문적인 구조자들(응급구조사와 같은 카테고리 안에서 종사하는 사람들)은 종종 동시에 즉각적으로 수행될 수 있는 팀 환경에서 일 할 것이다. 이와 같은 경우에는, 여러분이 기도를 먼저 개방하던, 아니면 출혈을 먼저 제어하던 상관없다. 이 모든 것이 동시에 수행되어야 하기 때문이다. 만약에 도와줄 구조자가 없다면, 환자의 친구, 가족, 목격자들에게 지혈을 도와달라고 요청할 수 있다.

일차평가에서의 의사 결정

연상기호 ABC는 응급구조사가 일차평가에서 해야하는 평가들을 기억할 수 있게 도와주지만, 항상 이 순서를 따르는 것은 아니다. 여러분이 무엇을 할 것인지, 일차평가에서 어떤 순서로 진행할 것인지 정확하게 결정하기 위해서는, 특정한 고려 사항들이 있다.

- 허파로 흡인될 수 있는 기도내 구토물은 매우 심각하고 치명적이다. 위 내용물은 기도를 막을 수 있는 고체물질 뿐만 아니라 기도 내에 염증을 유발시키는 강한 산도 포함되어 있다. 몇몇 환자는 제세동기에 의해 살아나지만, 후에 흡인성 폐렴 혹은 폐렴으로 사망하게 된다. 일차평가의 가장 중요한 구성요소는 필요하다고 생각되는 경우 환기 이전에 즉시 기도를 흡인하는 것이다.
- 출혈(생명을 위협하는 수준의 심각한 출혈)은 즉각적으로 지혈되어야 한다. 주요 정맥과 특정한 동맥들의 손상은 환자를 빠르게 사망시킬 수 있다. 생명을 위협하는 출혈은 즉각적으로 지혈되어야 한다.
- 호흡과 순환은 생명에 있어 매우 중요하다. 응급구조사는 환자가 호흡을 적절하게 하고 있는지 확인하여야 한다. 환자가 호흡이 없거나, 비정상적인 호흡, 혹은 임종호흡을 보이는 경우에, 즉시 맥박을 측정하고 필요한 경우 심폐소생술을 실시한다.
- 만약 지혈 또는 심폐소생술 중단 등 즉각적인 처치가 필요하지 않은 경우, 응급구조사는 환자의 활력징후를 평가하고 상태에 따라 산소를 공급하거나 쇼크에 대한 평가를 시작한다.

다시 말하자면, 이러한 처치 순서는 환자의 특정 상태에 따라 달라지고, 응급 상태의 우선순위와 환자의 수에 따라 달라진다. 주의 사항: 여러 구급차는 동시에 여러 우선 순위를 수행할 수 있다.

그림 12-1 환자 접근: 환자의 생명의 징후가 없을 때 또는 환자가 생명의 징후가 있을 때.

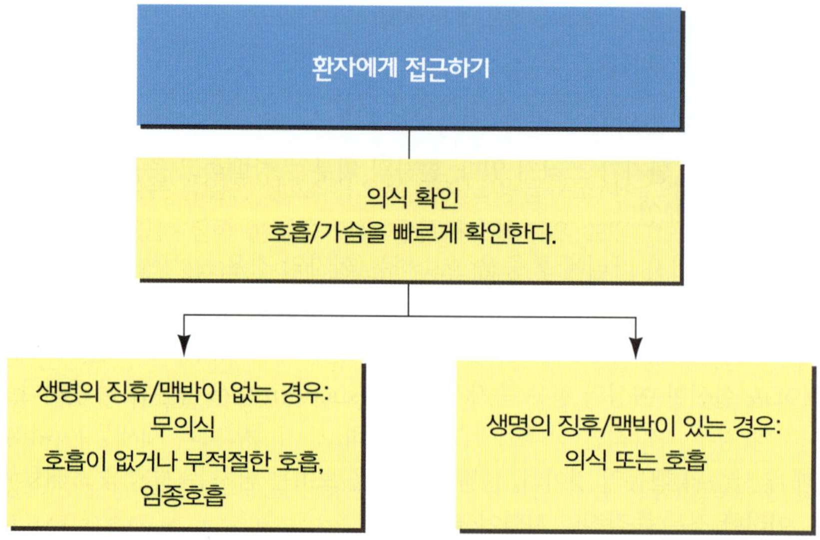

일차평가 수행

일차평가의 첫 번째 단계는 환자의 전반적인 인상에 달려 있다. 이미 언급한 바와 같이 환자에게서 생명의 징후가 관찰되는 경우 응급구조사는 환자의 우선순위 결정을 위해 ABC(기도, 호흡, 순환) 순서대로 평가한다. 하지만, 환자가 생명의 징후가 없는 경우 — 즉 움직임이 없고, 호흡이 없는 경우 — 즉각적으로 CAB(순환–기도–호흡)로 우선 맥박을 측정한 후 심폐소생술을 실시한다(그림 12–1).

핵심 개념
머리와 목을 고정시키기 위한 방법

일차평가는 일반적으로 여섯 가지 부분으로 구성되어 있다.

- 전반적 인상 평가하기
- 의식상태 평가하기(필요한 경우 머리와 목 고정, 절차 12–1)
- 환자의 기도 평가하기
- 환자의 호흡 평가하기
- 환자의 순환 평가하기
- 환자의 우선순위 평가하기

중재(intervention)
환자의 문제를 해결하기 위해 취하는 행동

전반적 인상(general impression)
환경, 주호소, 인상(외관)에 근거하여 환자에게 처음으로 접근할 때, 환자의 상태를 가늠하는 것

메모: 일차평가 동안 생명(생존)을 위협하는 상태가 발견된다면, 응급구조사는 그 문제에 대해 즉각적인 ***중재(처치)***를 수행해야 한다.

핵심 개념
전반적인 인상 평가

전반적 인상 평가하기

전반적 인상을 평가하는 것은 응급구조사가 환자 상태의 심각성과 처치 및 이송의 우선순위

그림 12-2 전반적 인상을 평가하는 것에는 주변 환경과 환자의 주호소 및 모습에 대한 즉각적인 평가가 포함된다.

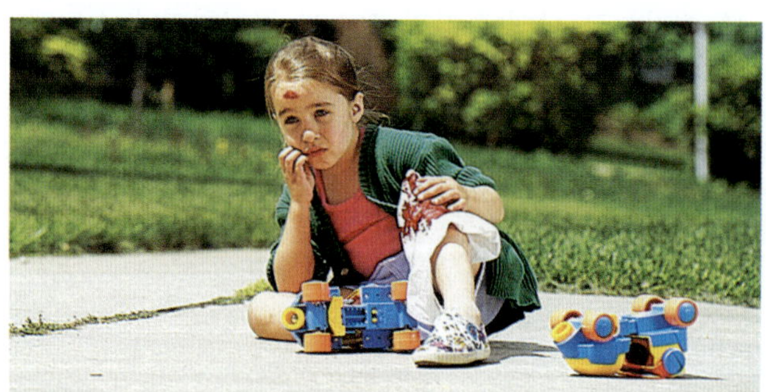

절차 12-1 머리와 목의 도수 고정

당신은 손상의 기전, 병력, 증상과 징후를 바탕으로 척추에 손상이 있을 것으로 의심되는 환자(–즉, 사실상 외상이 있는)에게 첫 번째로 손으로 고정을 실시해야 한다. 손으로 고정을 할 때, 목표는 환자의 머리를 중립자세로 반듯하게 잡아주는 것이다. 즉 머리가 앞으로 향해야 하고 앞뒤로 기울이지 않고 옆으로 돌려져도 안 된다. 당신은 환자의 머리를 당기거나 뒤틀리지 않도록 조심해야 하며 완벽하게 움직이지 않도록 고정해야 한다. 또한 당신은 환자가 절대로 움직이지 않도록 해야 된다는 것을 명심해야 한다.

만약 환자가 다른 자세(예, 옆으로 주저앉은 자세)이거나 다른 응급구조사에 의해 움직였다면, 환자의 머리를 안정된 자세로 척추와 일렬로 잡아주기 위해 당신의 기술을 최대한 사용해야 한다. 어떤 응급의료체계는 척추고정을 할 때와 하지 않을 때에 특별한 지침을 갖기도 한다. 당신이 일하는 곳에서 이런 체계를 갖는다면, 당신은 그곳 지침에 익숙해져야 하고, 그것대로 따라야 한다.

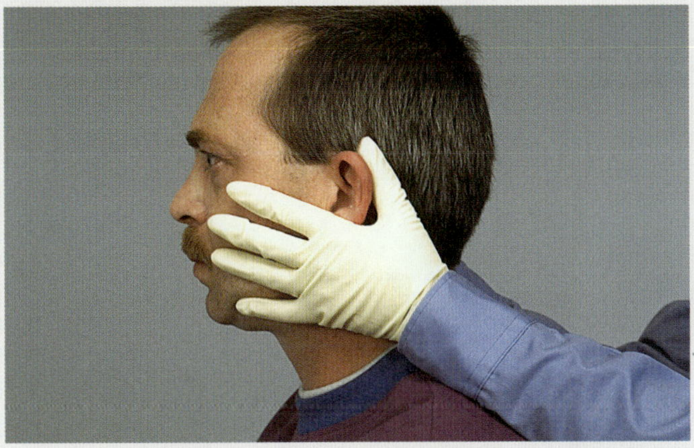

1. 환자가 앉아있을 때, 당신은 환자 뒤에 위치하고 손가락을 펴서 환자의 머리를 양쪽에 걸쳐서 잡고 엄지손가락을 귀 뒤에 놓는다.

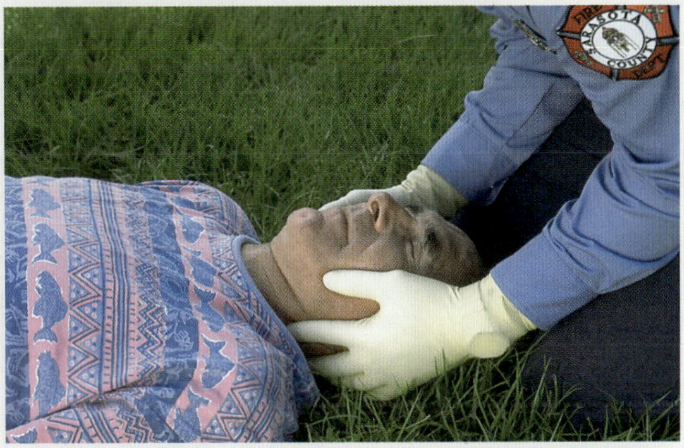

2. 환자가 누워 있을 때, 환자 머리 위쪽에 무릎을 꿇고 머리를 안정되게 잡기 위해 머리의 양쪽으로 손가락과 엄지를 펴서 잡는다 .

를 결정하는 데에 있어 도움을 주는데, 이는 응급구조사가 환자의 환경(주위 상황), 환자의 주호소 및 외관에 대하여 즉각적으로 평가하는 것에 기반이 된다(그림 12-2).

환경은 환자에 대해 많은 정보를 제공할 수 있다. 종종 환경은 단서를 찾는 응급구조사에게 환자상태와 병력에 대하여 단서를 준다. 우리가 알 수 있는 가장 중요한 것 중 하나는 "어떻게" 발생하였냐는 것이다.

만약 뒤집어진 사다리가 있다면, 환자가 사다리에서 떨어져 척추 손상을 입었을 수도 있음을 의심할 수 있다. 또한 추운 겨울, 환자가 길 위에 쓰러져 있었다면 오랜 시간동안 환자가 추위에 노출되어 저체온증 상태임을 의심할 수 있다. 비록 응급구조사가 환자의 주요 손상(질환)을 발견하기 위해 환경에 전적으로 의지할 수는 없지만, 만약 주호소와 환경적 단서가 함께 제공된다면 이는 응급구조사에게 매우 유용한 정보가 될 것이다.

응급구조사는 손상의 기전, 환자의 병력, 증상과 징후를 바탕으로 척추에 손상을 입었을 것으로 의심되는 환자(즉, 사실상 외상이 있는 환자)에게 우선 도수(맨손) 고정을 실시해야 한다.

도수 고정의 목표는 환자의 머리를 움직이지 않도록 중립자세로 반듯하게 잡아주는 것이다. 즉 머리가 앞을 향해야 하고, 앞뒤로 기울이지 않고 옆으로 돌려져도 안 된다.

만약 환자가 다른 자세(예, 옆으로 주저앉은 자세)이거나 다른 응급구조사에 의해 움직였다면, 환자의 머리를 척추와 나란히 놓인 중립자세로 잡아 주기 위해 응급구조사가 배운 술기를 최대한 활용해야 한다. 몇몇 응급의료서비스에서는 척추고정을 반드시 해야 하는 경우

Chapter 12
일차 평가

생명을 위협하는 손상을 확인하고 처치하기.

• 전반적 인상 평가: 주호소와 의식상태 (AVPU)

주요 결정:

환자가 어떻게 보이는가?

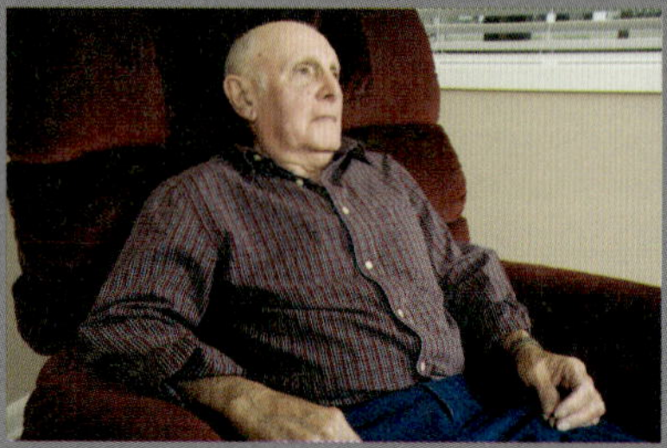

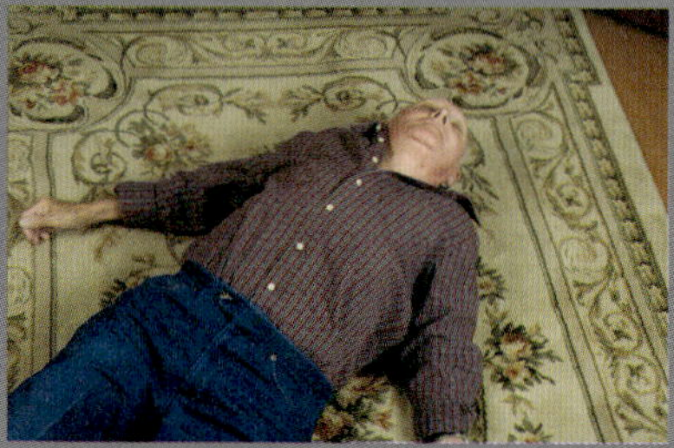

만약 생명의 징후가 없다면 (호흡이 없거나 혹은 임종 호흡을 보이는 경우), 즉각적으로 맥박을 측정하고 CAB 순으로 접근한다

여러분은 기도, 호흡, 순환의 순서대로 수행할 것이다.
이는 환자가 나타내는 증상과 징후에 따라 달라진다.
응급구조사가 한 명 이상이라면 일차평가의 많은 부분은 동시에 수행되어야 한다.

• 기도

주요 결정

기도 개방

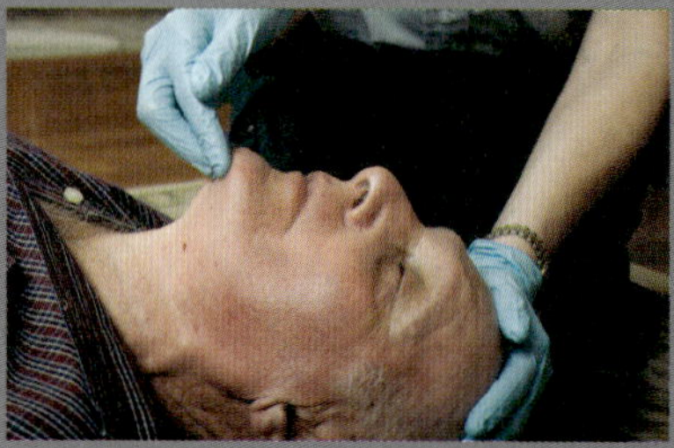

필요하다면 흡인

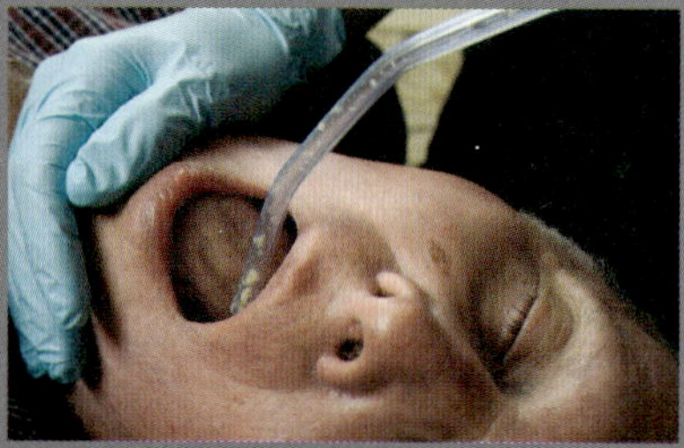

필요시 입인두기도기 혹은 코인두기도기 삽입

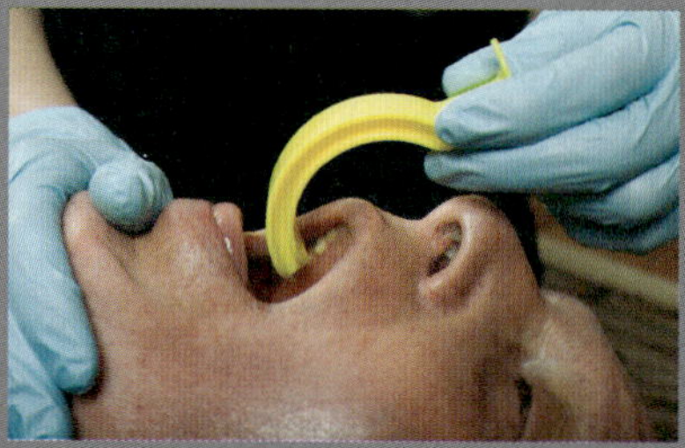

• 호흡

주요 결정

환자는 호흡을 하는가?

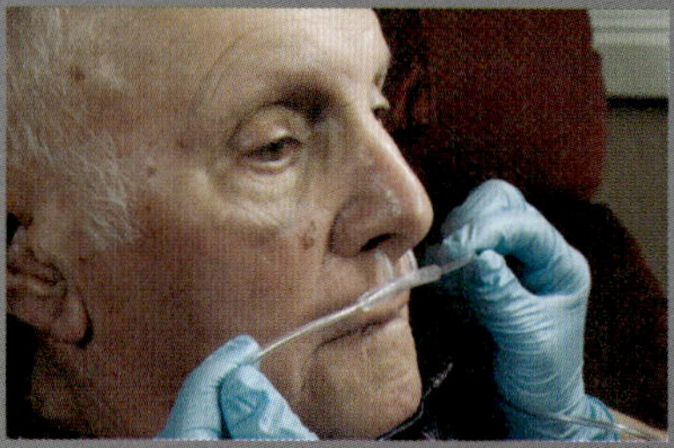

경한의 호흡곤란

적절한 호흡인가?

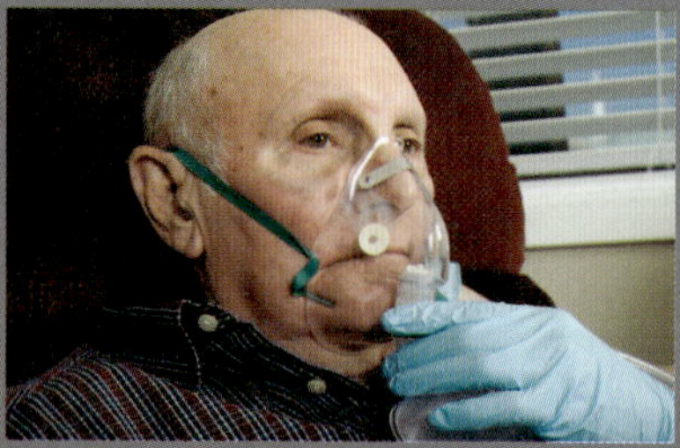

심각한 호흡곤란 또는 저산소증

저산소증 환자인가?

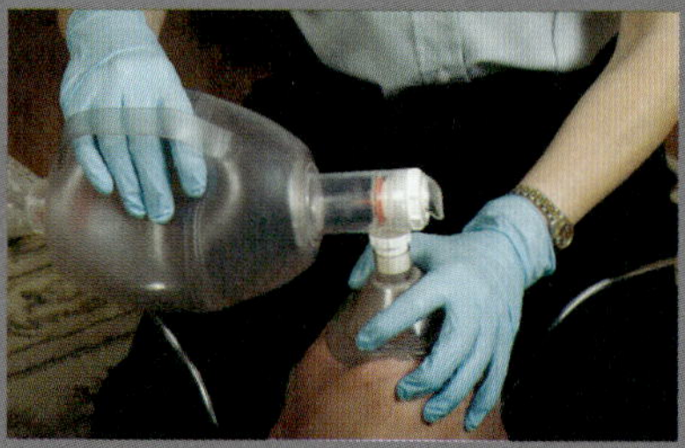

무호흡 또는 부적절한 호흡

• 순환

주요 결정

맥박이 있는가?
쇼크의 증상을 보이는가?
생명(생존)을 위협할 만한 출혈이 보이는가?

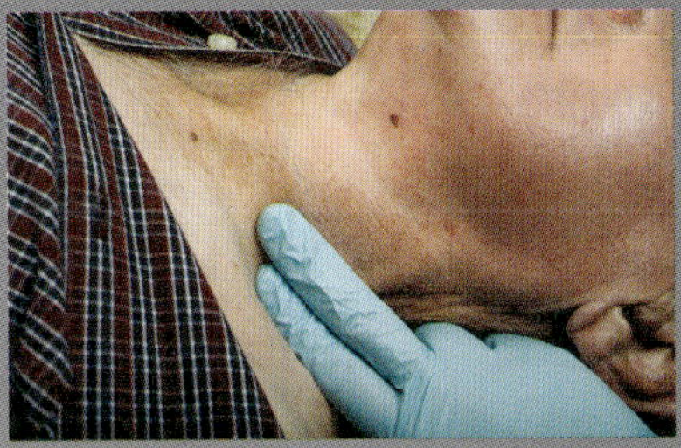

무반응

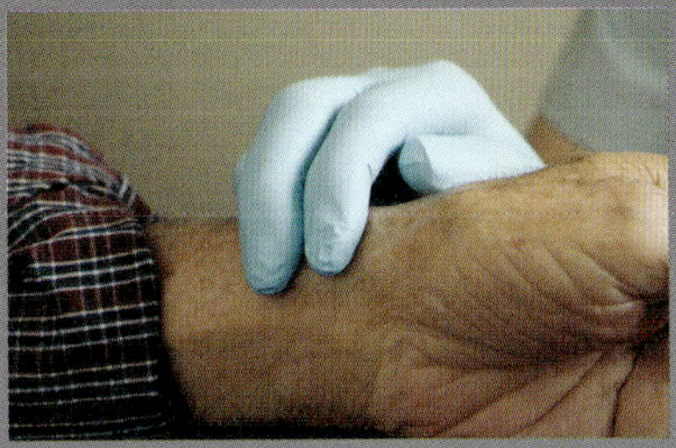

즉각 반응하는

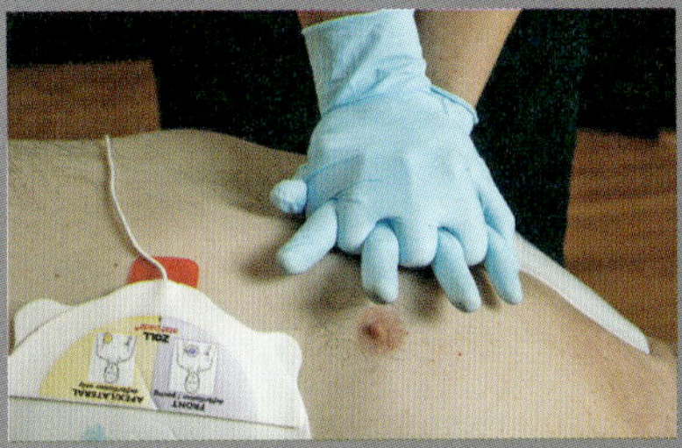

맥박이 없는 경우 심폐소생술을 시행하고 제세동을 적용한다.

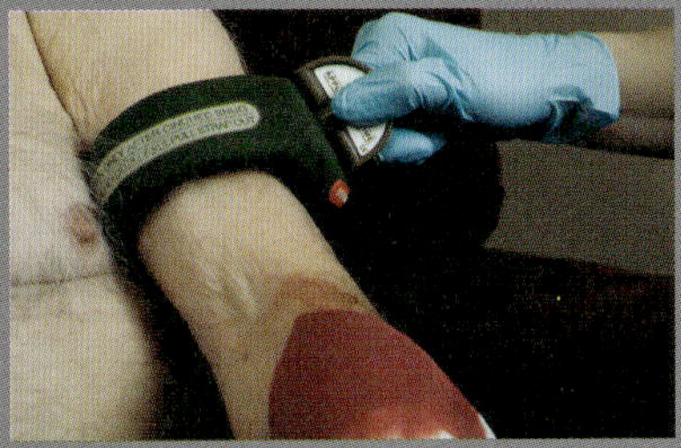

생명을 위협하는 출혈을 조절하고, 쇼크에 대비

• 우선순위 결정

주요 결정

환자를 어떻게 처치할 것인가?

안정적: 현장에서 자세한 이차평가 시행
잠재적으로 불안정: 신속한 이송, 현장에서 몇가지 추가 평가 및 처치 시행
불안정: 즉각 이송, 생명(생존)에 위협을 줄 만한 문제만 현장에서 평가 및 처치 시행

와 그렇지 않은 경우를 구분해 놓은 프로토콜을 갖기도 한다. 지역 내 프로토콜을 따르도록 한다.

환자가 앉아있을 때, 응급구조사는 환자 뒤에 위치하고 손가락을 펴서 환자의 머리 양쪽을 잡고, 엄지손가락을 귀 뒤에 놓는다.

환자가 누워있을 때, 환자 머리위에 무릎을 꿇고 환자의 머리를 안정되게 잡기 위해, 손가락과 엄지를 펴서 환자의 머리 양쪽을 잡는다.

관찰

경험이 많은 응급구조사들은, 종종 현장에 도착하여 환자를 만나자마자 어떠한 "느낌"을 받게되는데, 이 느낌은 환자 주위의 환경뿐만 아니라 응급구조사가 접근할 때 환자의 첫 모습에 의해 얻어지는 정보로, 매우 짧은 시간에 이루어지지만 때때로 매우 유용하다. 그래서 사람들은 이를 "관찰"이라고 부른다. 여러분은 앞으로 응급구조사로서 경험을 쌓으면서 언젠간 이 "관찰"에 도달할 수 있게 될 것이다.

"환기, 관류, 쇼크: 병태생리학의 이해" 단원에서 아래에 나열된 임상적 주제에 대해 이미 설명하였다. 이 단원에서는 이들이 어떻게 그리고 왜 여러분 평가의 일부분으로써 필요한지에 대해서 배울 것이다:

- **생명의 징후가 없는 환자.** 움직임이 없고, 호흡이 없거나 또는 임종호흡을 하는 경우 — 이러한 경우엔 맥박이 없음을 확인 하자마자 심폐소생술의 시작과 자동제세동기(AED)의 시행으로 소생될 수 있다.
- **환자의 의식상태가 명료하지 않은 경우.** 변화된 의식 상태는 저산소증부터 쇼크, 당뇨, 약물 남용, 발작까지 많은 기본 질환들로 인해 발생한다. 일차평가 동안, 응급구조사는 의식상태 변화의 원인을 고려하는 것이 아니다. 왜냐하면 섣부른 결정은 환자와 응급구조사의 평가와 처치의 결정에 영향을 주기 때문이다. 환자가 의식 변화를 보이는 경우에는:
  - 응급구조사의 일차평가는 구토물 혹은 이물질로 인한 기도 폐쇄, 환기의 필요 등과 같이 잠재적으로 생명을 위협할 위험이 큰 문제들에 집중될 것이다.
  - 이 다음에 이어지는 평가는 신속한 이송 준비를 위해 빠르게 완료되어야 할 것이다.
- **비정상적으로 불안해하거나 창백하고 땀에 흠뻑 젖은 환자.** 이러한 징후는 쇼크의 가능성을 나타낸다. 이러한 징후들을 가능한 빨리 인식하는 것은, 잠재적으로 심각한 상태를 분별하는데 도움을 준다. 이 경우:
  - 불안, 창백, 땀에 흠뻑 젖은 것을 빨리 인식하는 것은, 일차평가 동안 빠른맥 혹은 호흡수 관찰 등과 같은 다른 쇼크의 징후를 즉각적으로 인식하는데 도움을 준다.
  - 쇼크를 인식하는 것은 불안정한 상태이거나 혹은 잠재적으로 불안정함을 나타낼 수 있는 환자를 분류하고, 평가 및 처치를 결정할 수 있는데 도움을 준다.
  - 잠재적인 쇼크를 초기에 인식하면, 적절한 평가를 수행하는데 도움을 준다. 외상의 의심되는 경우에는, 손상 기전, 환자의 주호소, 그리고 평가하는 동안 찾은 정보들과 비교할 수 있다. 내과 환자의 경우, 쇼크 인식은 신체 평가에 도움을 준다. (예, 위장관계 출혈, 혹은 심정지의 증상과 징후)
- **머리, 가슴, 복부, 또는 골반에 명백한 외상.** 경험이 많은 응급구조사는 기도 문제, 쇼크, 혹은 사망을 일으킬 수 있는 심각한 외상을 미리 인식할 수 있다.
  - 머리손상은 뇌가 두개골 안에 갇혀 있기 때문에 심각하다. 또한, 손상 받은 머리는 많은 출혈을 야기하기 때문에, 기도관리에 상당한 관심과 주의가 필요하다.

그림 12-3 심각한 호흡 곤란 환자의 경우, 환자는 삼각자세를 취할 것이다 — 똑바로 앉고, 앞으로 기대고, 두 팔을 앞쪽에 두어 기대고 있는 자세.

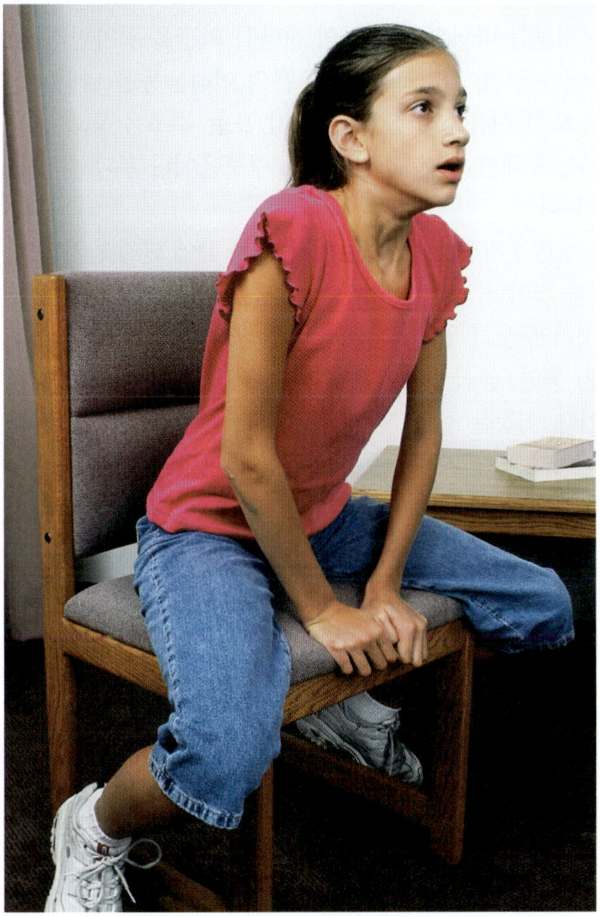

그림 12-4 가슴통증의 가장 일반적인 징후는 레빈징후(Levine's sign)이다. 주먹을 가슴 위에 대고 있다.

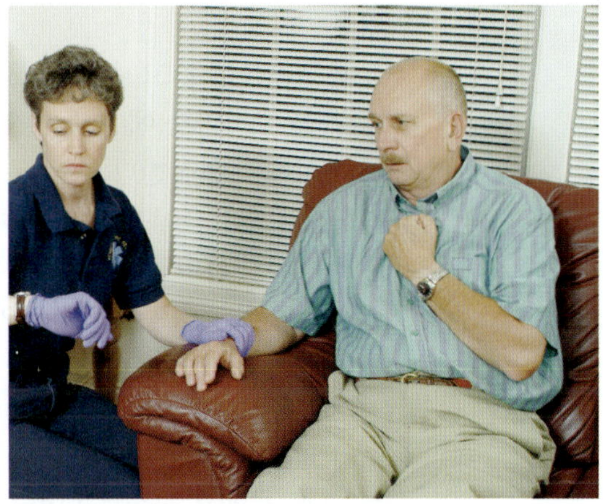

  - 가슴의 완전한 상태는 호흡에 중요하다. 만약 가슴이 손상 받으면, 갈비뼈 손상, 허파 손상, 그리고 가슴세로칸 안의 주요 혈관으로부터의 출혈에 의해 정상 호흡이 방해 받는다
  - 복부에는 풍부한 혈액 공급이 있을 뿐만 아니라 외상시 손상받을 수 있는 많은 장기를 포함하고 있다.
  - 골반 손상은 생명을 위협할 만한 출혈을 야기한다.
- **특정 자세는 고통을 나타낸다.** 삼각자세(그림 12-3)은 심각한 호흡 곤란을 나타내고, 반면에 레빈징후(Levine's sign)(그림 12-4)는 심각한 가슴 통증 또는 불편함을 나타낸다. 이러한 자세는 두가지를 말한다: 가슴통증과 심각한 호흡곤란. 이들은 처치 및 평가 그리고 이송에 있어 높은 우선순위를 가진다.

위에 나열된 임상적 증거들은 모든것을 포함하지 않는다. 이 외에도 환자가 문제가 있음을 나타내는 많은 증거들이 있다. 이러한 징후들은 응급구조사가 모으는 정보 중 일부분이라는 것을 기억해야 한다. 아무런 증상과 징후를 보이지 않거나 매우 적은 주호소를 보이지만, 심각한 환자를 볼 수도 있을 것이다.

가장 중요한 것은, 이러한 징후의 존재는 일반적으로 심각한 환자를 의미하지만, 이러한 증상의 유무가 환자의 안정을 보장하지 않는 다는 것을 기억하여라.

주호소

주호소(chief complaint)
응급의학에서 응급의료서비스가 환자에 의해 호출된 이유, 일반적으로 환자가 스스로 자신의 문제를 말로 표현하는 것.

주호소는 응급의료서비스가 환자에 의해 호출된 이유이고, 주로 환자가 자신의 증상을 말로 표현하는 것이다. 이는 복부 통증처럼 명백할 수도 있고, "좋지 않은 느낌"처럼 애매할 수도 있다.

응급구조사는 보고, 듣고, 냄새 맡은 정보를 바탕으로 환자의 전반적 외관을 평가한다. 주로 환자를 보자마자 예상할 수 있는 나이와 성별, 그리고 통증, 호흡의 어려움등을 나타내는 환자의 자세를 관찰한다. 응급구조사는 또한 신음소리, 코고는 소리, 또는 수포음 등과 같은 비정상적인 호흡음이 들리는지 확인하고, 유해한 연기, 소변, 대변, 구토물이나 부패물 같은 어떤 냄새인지 확인하기 위해 냄새를 맡는다.

여러분은 어떤 질병이나 손상의 외부적 징후가 보이지 않는 환자를 볼 때에 단지 환자가 어딘가 좋아 보이지 않음을 예상할 수 있을 것이다. 또는 여러분은 아기가 아프다는 신고를 받고 현장으로 출동했을 때에 아이가 또렷하게 웃고 있는 것을 보고 안심할 수도 있다. 응급구조사가 환자를 평가하고 중재(처치)하는 동안, 응급구조사는 환자 상태의 심각성에 대해 단서를 찾을 수 있는 "직감"이 발달될 것이다. 이것은 소위 "임상적 판단" 또는 환자를 관찰하고 다루는 경험에 기반을 둔 판단의 일부분이다. 몇몇 사람들은 이 "임상적 판단" 술기를 증진시키고자 노력한다. 그러나 뛰어난 임상적 판단을 가진 사람들도 단지 그것에만 단독으로 의존하지는 않는다. 생명(생존)을 위협하는 문제를 전체적으로 접근하는 것이 문제를 놓치지 않기 위한 최선의 방법이다.

핵심 개념
AVPU를 이용한 환자의 의식 상태 평가

의식상태 평가

의식 상태(mental status)
반응 수준

AVPU
환자의 반응, 의식 상태의 수준을 분류하는데 도움이 되는 암기법. A는 명료함(Alert), V는 언어반응(Verbal), P는 통증반응(Pain), 그리고 U는 무반응(Unresponsive)를 나타낸다.

의식상태 또는 반응의 수준을 결정하는 것은 명료하고 반응이 있다면 쉬울 것이다. 즉, 명료하다는 것은 깨어있고, 의사 전달이 확실하다는 것을 말한다. 어떤 사람은 이야기하거나 소리치는 것과 같이 말하는 자극에만 반응을 하거나(언어반응), 통증을 자극 — 발가락을 찌르거나 복장뼈를 문지르는 것에만 반응할 것이다(통증반응). 가장 심각한 상태는 언어와 통증에 반응이 없는 무반응상태이다. 우리는 이 환자의 반응, 의식 상태의 수준을 분류하기 위해 암기하기 쉽도록 *AVPU*를 사용한다: 명료(Alert), 언어반응(Verbal response), 통증반응(Pain response), 무반응(Unresponsive).

환자는 깨어 있음에도 불구하고 혼란상태일 수 있다. 깨어있는 환자의 정신 상태는 환자가

현장 사례

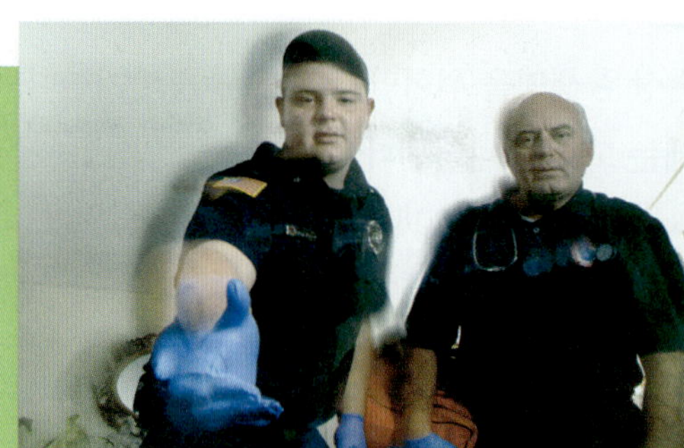

"그냥 저는 낮잠을 자려고 누웠어요. 그런데 느낌이 이상하게 좋지 않았고 그 이후로는 모든 것이 불명확해요. 아내가 저를 깨우려고 했던 것은 기억나는데 그 이후로 얼마나 시간이 지났는지 정확히 모르겠어요. 그 다음 기억나는 것은 이 두 분이 내 옆에 서 있던 거였어요. 집중도 안되었고 이 사람들이 나에게 무슨 말을 하는지도 잘 몰랐죠. 마치 주위 사람들이 공중에 떠 다니는 것 같고 내가 젤리 속에 걸어 다니는 느낌이었어요. 팔을 들기도 힘들었고… 휴… 다시 그때를 생각하기가 힘드네요… 응급구조사들이 저에게 질문을 하는데 제가 웅얼거리기만 하는 것 같았죠. 제가 이제까지 경험한 것 중에 가장 희귀한 상황이었어요. 모든 기억이 희미하지만 한 가지 확실한 것은 응급구조사들이 옆에서 도와줘서 참 다행이었습니다."

"올바르게 판단하는" 것을 일일이 확인함으로써 결정될 수 있다. 대부분 응급의료체계는 명료함을 판단하기 위해 사람, 장소, 시간에 대한 지남력을 확인한다. 명료한 환자들은 대부분 자신의 이름을 말할 수 있으며(사람에 대한 지남력), 종종 사람에 대해 지남력이 있으나 자신이 어디에 있는지 모르는 경우도 있다. (장소에 대한 지남력). 또한 환자는 사람과 장소에 대해 명료하나 시간, 날짜, 요일을 모르는 경우가 있다(시간에 대한 지남력). 몇몇 응급의료체계에서는 지남력을 구체적으로 결정하기 위해 부가적 질문을 포함한다.

의식상태의 변화는 뇌에 전달되는 산소가 불충분하거나(저산소증) 혹은 쇼크(저관류)와 같은 생명을 위협하는 문제를 나타낼 수 있다. 만약 반응 정도가 명료함보다 낮다면, 마스크를 이용하여 고농도의 산소를 제공해주고 환자의 이송을 높은 우선순위로 생각해야 한다.

ABC 평가

응급구조사는 항상 생명(생존)을 위협하는 문제를 찾을 때에 ABC –기도, 호흡, 순환을 확인할 것이다. 일차평가는 두가지 목적이 있다는 것을 기억하여라: 기도, 호흡, 순환에 생명을 위협하는 문제를 찾고 교정한 후, 평가에 도움이 될 만한 단서를 찾는 것이다(우선순위, 심각성, 손상 또는 질병의 징후 등).

여러분은 이전 단원에서 초기 의사결정에 대해 배웠다. 그림 12–5는 일차평가의 확장된 그림을 보여준다. 환자의 상태에 가장 적합한 순서대로 그림 12–5에 나열된 일차평가 요소들을 사용한다는 것을 기억하여라(절차 12–2, 12–3)

핵심 개념

기도 호흡 순환의 문제를 찾고 처치하기

ABCs

기도(Airway), 호흡(Breathing), 순환(Circulation)

기도

만약 환자가 깨어있고, 큰소리로 울거나 말할 수 있다면, 응급구조사는 환자의 기도가 개방되어 있음을 알 수 있다. 만약 기도가 개방되어 있지 않고 환자가 의식이 명료하지 않은 상태로 누워있거나 비정상적 호흡음이 들린다면, 머리기울임–턱들어올리기법이나 턱밀어올리기법, 흡인(Suctions) 또는 입인두기도기나 코인두기도기 삽관 같은 방법으로 기도를 개방시키기 위한 조치를 수행해야 한다. 만약 기도가 폐쇄되었다면 적절한 처치를 수행하도록 한다.

"우리가 환자를 위해 할 수 있는 가장 중요한 것들은 ABC안에 있다."

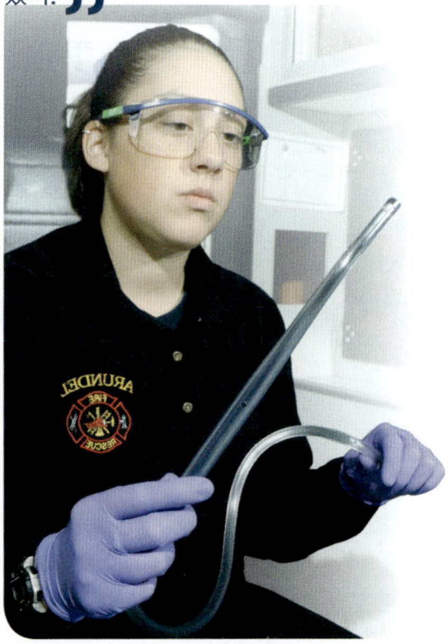

(© Daniel Limm

호흡

일단 기도가 확보되면, 환자의 호흡을 평가한다. 다음은 경미한 것부터 심각한 호흡 곤란 환자들에 대한 일반적인 상황을 나열한 것이다.

- **만약 환자가 맥박은 있으나 호흡이 없는 경우,** 구조호흡을 시행한다.
- **만약 환자의 의식상태가 명료하지 않고, 호흡이 없는 경우(호흡 수와 깊이가 감소해서 일회호흡량의 감소),** 100%의 산소와 양압환기를 제공한다.
- **만약 환자의 의식상태가 명료하지 않고, 호흡이 부적절한 경우,** 100% 산소로 환기를 제공한다. 환자의 호흡에 맞추어 인공 환기를 제공한다.
- **만약 환자의 호흡이 적절하지만, 호흡 곤란의 증상 또는 저산소증을 보이는 경우,** 호흡곤란 또는 산소 포화도 측정 값에 근거하여 산소를 제공한다.

응급구조사가 찾은 특정한 상태를 교정하는 것은 일차평가의 한 부분이다. 가슴 손상은 호흡 수와 깊이를 감소시키고, 허파의 기능에 심각한 영향을 미친다. 갈비뼈의 동요가슴(flail chest)과 가슴 관통상은 개방성 손상을 남긴다. 응급구조사는 관찰 또는 가슴안을 촉진함으로써 식별할 수 있다. 일차평가에서 생명을 위협하는 상태를 찾는 것은 매우 중요하다.

순환

호흡 문제가 교정되면, 순환을 평가한다. 환자의 맥박을 확인한다. 맥박이 없다면, 바로 심폐

그림 12-5 환자에게 접근하는 방법: 두 가지.

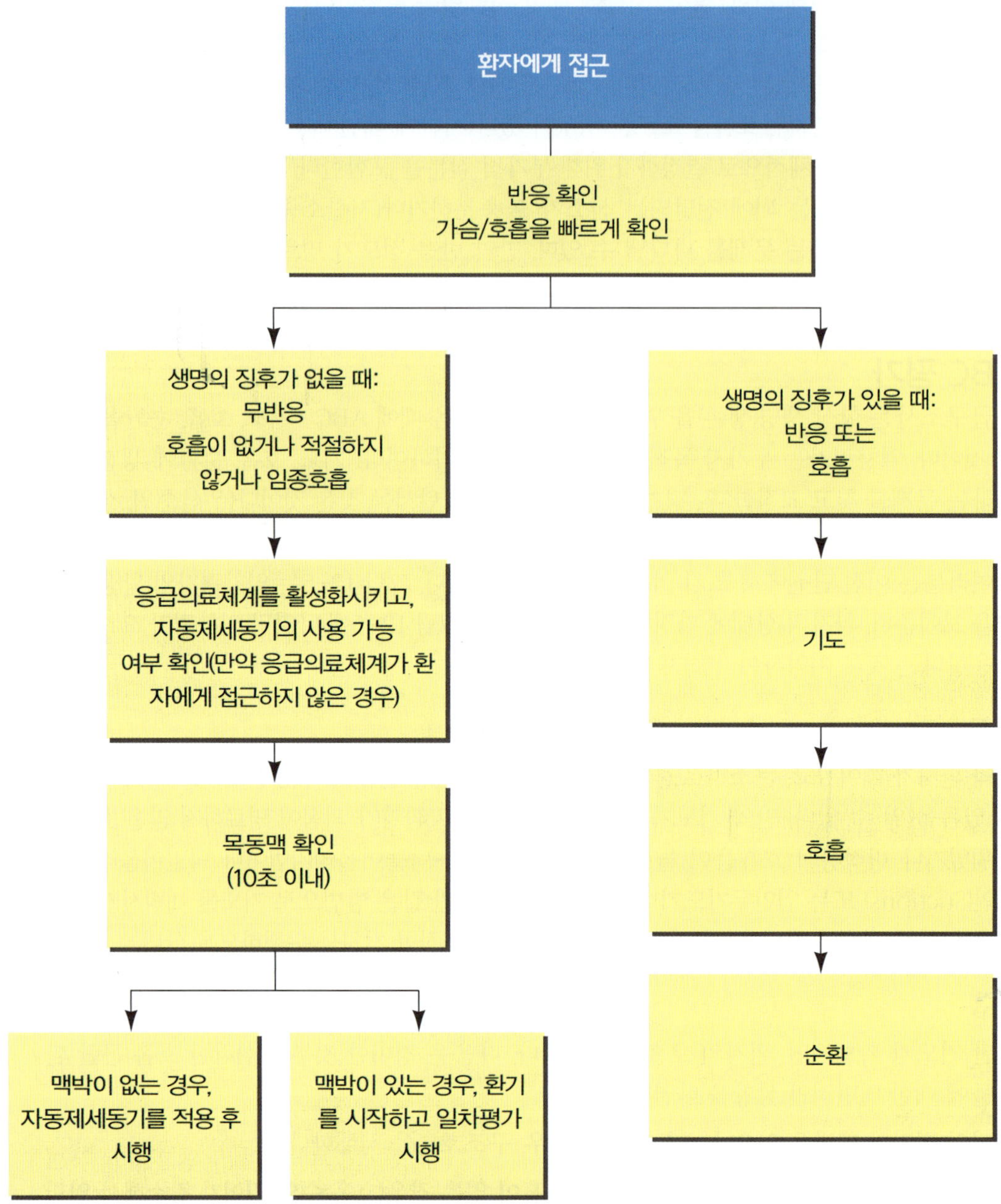

메모:
응급의 종류 또는 환자(소아, 익수, 외상, 심한 출혈)에
따라 절차, 우선순위, 평가 및 처치가 달라진다.

다수의 구조자가 현장에 있는 경우 같은 시간에
여러 일을 동시에 수행할 수 있다.

소생술을 시행한다. 생명을 위협하는 순환 문제에는 심장 정지만 있는 것이 아님을 명심하여야 한다. 부적절한 순환과 심한 출혈이 또한 생명을 위협하는 순환 문제에 해당된다.

순환을 평가하기 위해, 맥박, 피부, 출혈을 체크하라. 환자의 피부색이 창백하다면, 여러분은 동시에 맥박을 측정해야 한다. 노동맥을 측정할 때, 손목에서 피부가 따뜻한지, 분홍색인지, 건조한지(순환상태가 양호함을 나타내는), 또는 창백하고 축축한지(좋지 않은 순환을 나타내는)를 확인할 수 있다. 만약 환자의 정상피부색이 어두워 판별하기 힘들다면, 분홍빛을

절차 12-2 일차평가 – 환자가 생명의 징후가 없을 때.

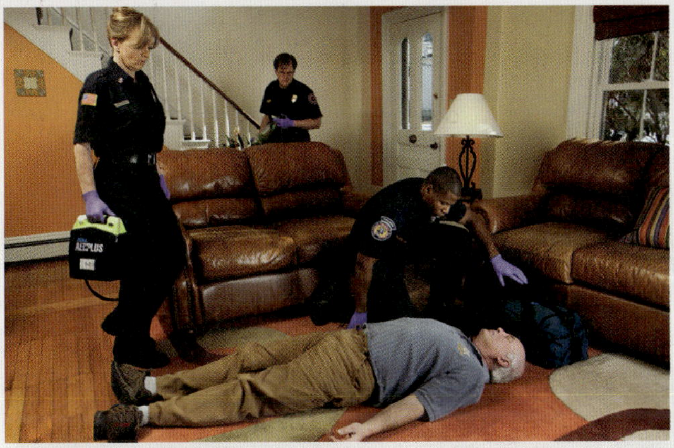

1. 움직임과 같은 생명의 징후를 찾는다: 호흡의 징후를 위해 가슴을 빠르게 관찰한다. 무호흡과 같이 생명의 징후가 없다면, 맥박을 측정한다.

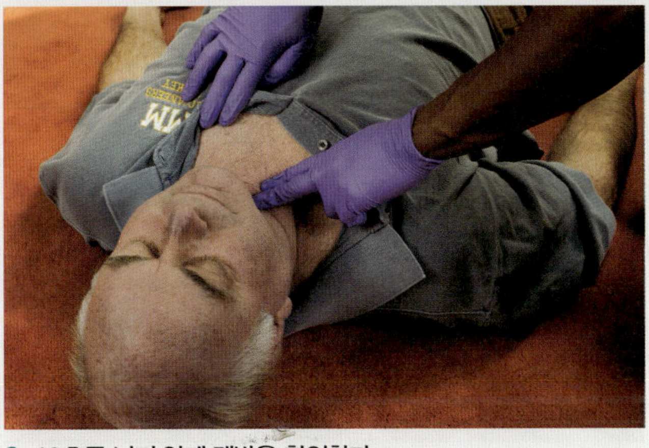

2. 10초를 넘지 않게 맥박을 확인한다.

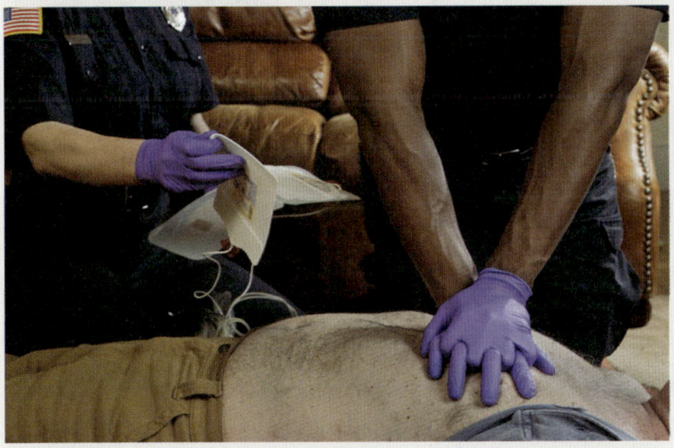

3. 맥박이 없다면, 가슴압박을 시작하고 다른 구조자는 제세동을 준비한다.

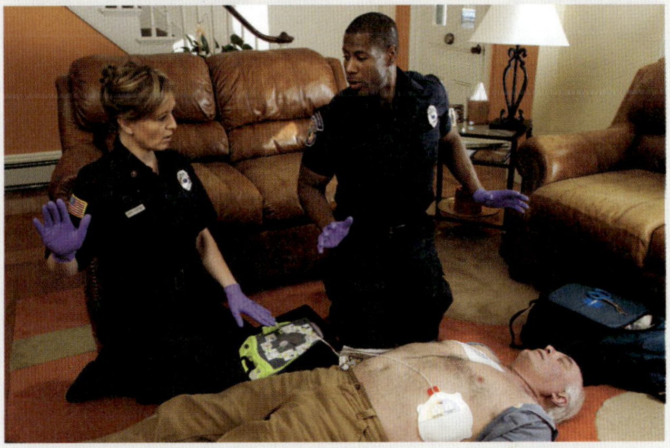

4. 환자에게서 떨어진다. 제세동기의 명령에 따라 시행한다.

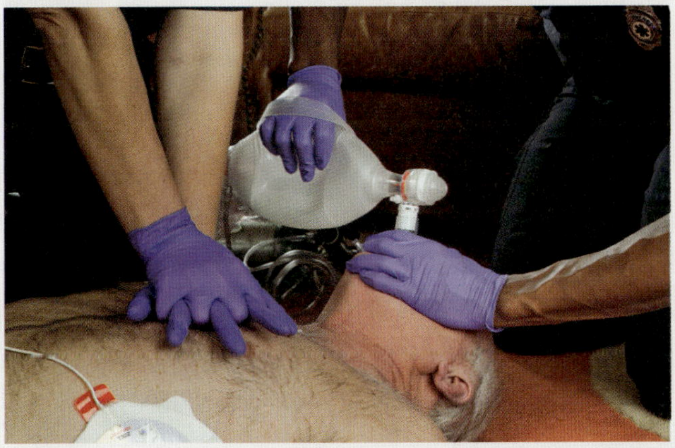

5. 소생술을 지속한다. 여러 구조자들이 여러 업무를 동시에 수행한다.

절차 12-3 일차평가 – 환자가 맥박이 있을 경우

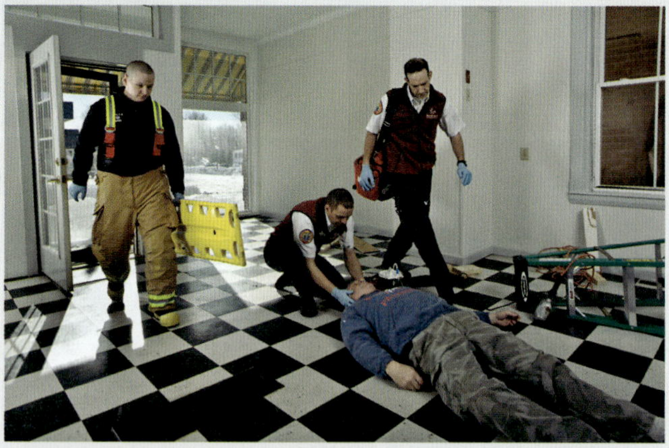

1. 환자의 전반적 인상을 평가하고, 주 호소를 얻는다. 외상이 의심되는 경우 척추 고정을 실시한다.

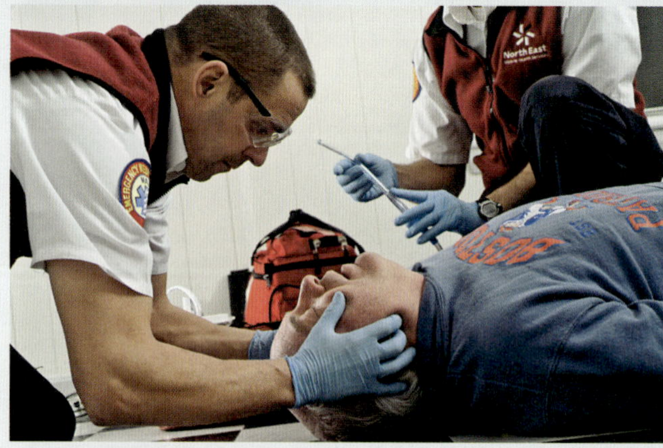

2. 기도를 개방한다

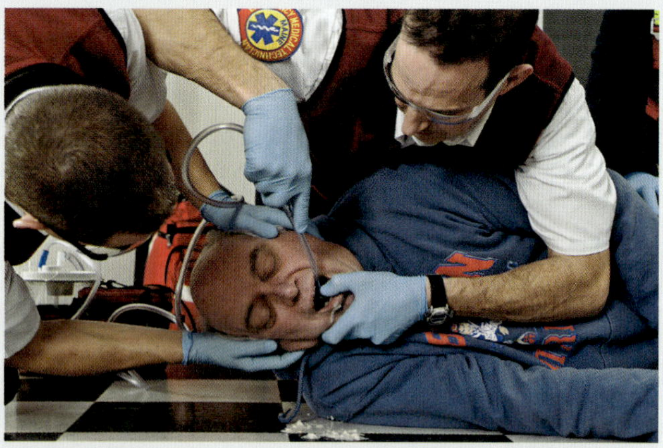

3. 필요시 흡인한다.

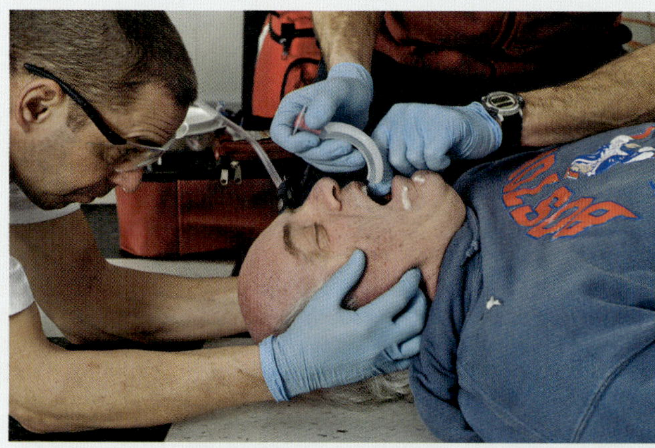

4. 입인두기도기 혹은 코인두기도기를 삽입하여 기도를 개방한다.

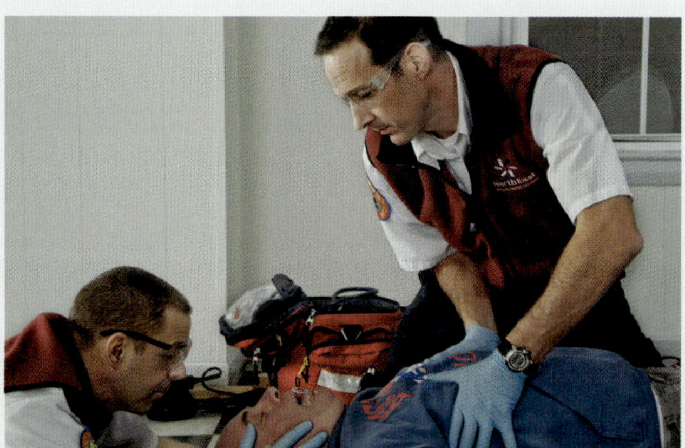

5. 호흡 수와 호흡 깊이로 호흡을 평가한다.

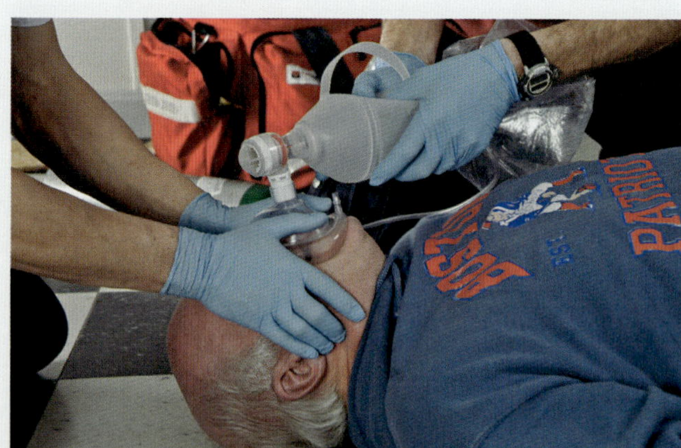

6. 부적절한 호흡 또는 무호흡 환자에게 양압환기를 적용한다.

절차 12-3 일차평가 – 환자가 맥박이 있을 경우 (계속)

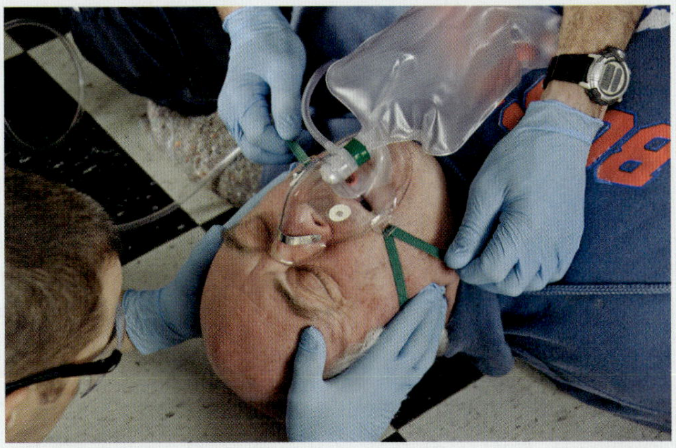

7. 환자의 주호소, 상태, 맥박산소측정기에 근거하여 산소를 공급한다.

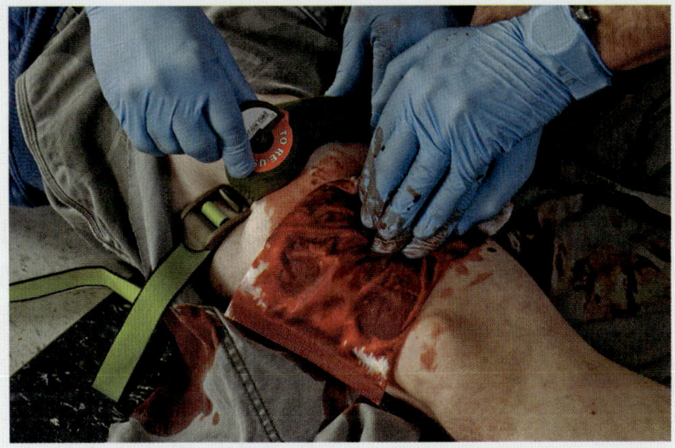

8. 생명을 위협하는 출혈을 확인하고 지혈한다.

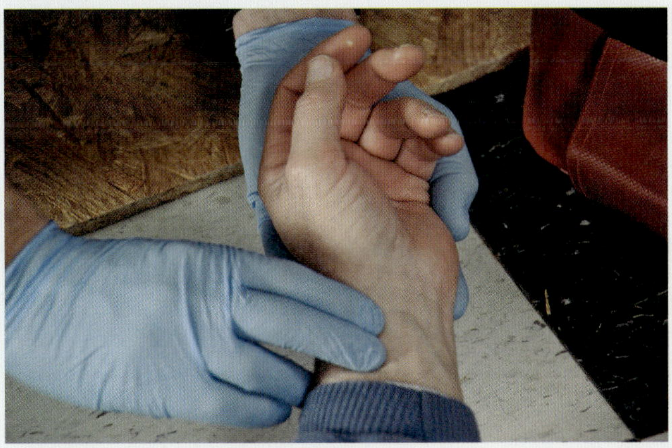

9. 순환을 평가한다. 맥박을 확인한다.

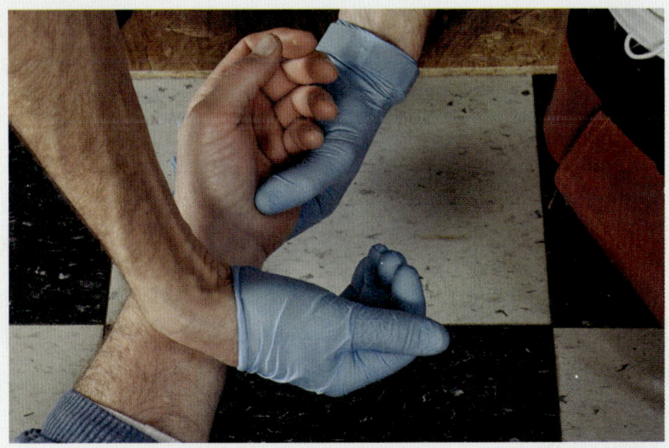

10. 순환을 평가한다.—피부색, 체온, 상태.

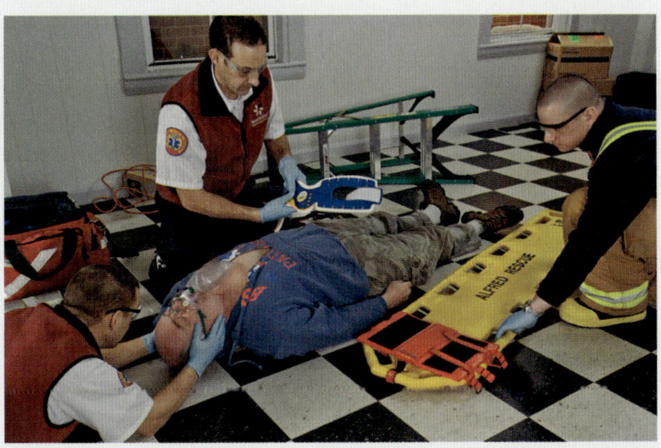

11. 우선순위를 결정한다.

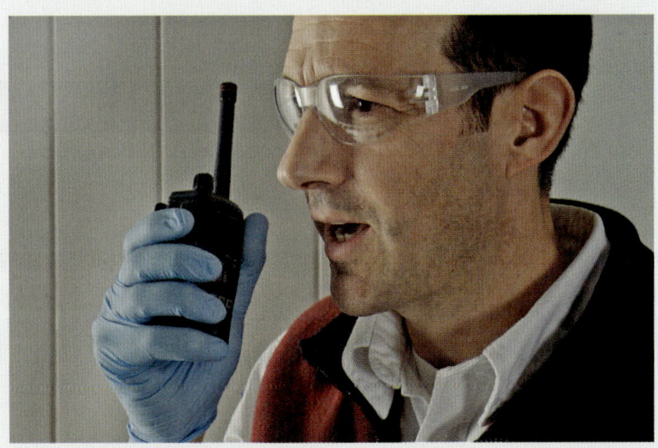

12. 필요한 경우 도움을 요청하거나 전문소생술팀을 요청한다.

띠는 손톱이나 입술을 확인할 수 있다.

정확한 맥박 수를 얻기 위해 30초 동안 맥박을 측정할 필요가 없다. 일차평가 동안 여러분이 알아야 하는 맥박의 상태는 다음과 같다:

1. 정상
2. 느림
3. 빠름

정상 이외의 맥박은 심각한 상태를 나타낼 수도 있다. 여러분들은 이미 연습을 통해 다양한 맥박 수를 측정했 보았을 것이다. 이는 맥박의 유형을 쉽게 식별해내는데 도움을 준다.—특히 다른 것과 함께 나타날 경우(예, 외상과 함께 나타나는 빠른맥, 가슴통증과 나타나는 매우 느린 맥, 둘다 불안정한 상태를 나타내고 높은 우선순위를 나타낸다.)

또한 심한 출혈을 확인하고 조절한다. 만약 큰 혈관 한 개나 여러 개의 작은 혈관에서 출혈을 한다면, 환자는 수분 내에 죽음에 이를 수 있을 만큼 충분한 혈액 손실을 할 수 있다. 재빠른 외부 출혈 조절이 생명을 구할 수 있다. 이송 결정은 부적절한 순환과 출혈로 인해 발생하는 쇼크의 잠재성을 고려해야만 한다.

일차평가를 수행하기 위해서는 응급구조사는 환자와 반드시 직접적으로 접촉해야 한다. 멀리서 환자의 의식이 명료함을 확인했을지라도, 체온과 피부 상태뿐만 아니라 맥박도 확인하여야 한다. 이는 쇼크의 초기를 식별해줄 수 있고, 잠재적인 사망을 예방해 줄 수 있다.

우선순위 결정

핵심 개념
우선순위 결정

우선 순위(priority)
환자를 즉시 이송할 것인지, 현장에서 더 평가를 하고 처치를 할 것인지에 대한 결정

생명을 위협할 만한 기도, 호흡, 순환의 문제는 발견되자마자 처치되어야 한다. 문제가 교정되고 난 후, 응급구조사는 즉시 환자가 현장보다 더 나은 평가와 처치를 제공받을 수 있도록 하기 위해 전문 기관으로의 이송에 대한 ***우선순위***를 결정해야 할 것이다. 우선순위 결정에 접근하는 유용한 방법은 환자의 상태를 안정, 잠재적으로 불안정, 또는 불안정으로 분류하는 것이다. 환자의 상태를 확인하는 방법은 어렵지만, 다음과 같은 몇가지 원리는 여러분에게 도움을 줄 것이다.

- **환자의 상태가 안정하다는 것은, 환자의 활력 징후가 정상 범위내에 있거나 약간의 비정상적일 경우이다.** 만약 환자의 활력징후가 비정상적인경우, 정상범위에서 약간의 편차가 있거나, 손상이나 질병에 의해서가 아닌 어떤 특정 요인에 의해 발생되었음이 쉽게 설명되어야

표 12-1 높은 우선 순위 상태
부족한 전반적인 인상 평가
무의식
의식은 있으나, 명령에 따를 수 없음
호흡의 어려움
쇼크
어려운 분만
심장 문제를 동반한 가슴 통증
지혈되지 않는 출혈
심각한 통증

비판적 의사결정

우선 순위 결정하기

일차평가의 마지막 단계로, 응급구조사는 우선순위를 결정할 것이다. 이 결정은 응급구조사의 평가와 처치 시간에 영향을 줄 중요한 결정이다. 높은 우선순위로 분류된 환자는 즉시 이송을 할 수 있도록 현장에서 간단한 평가를 받을 것이다. 높은 우선순위가 아닌 환자들은 현장에서 좀 더 천천히 평가를 받을 것이다. 여기 서술된 각 환자들에 대하여 우선순위를 결정하여라.

1. 똑바로 앉은 자세에서 호흡곤란을 호소하는 명료한 환자
2. 결혼식장에서 기절한 후 반응이 없는 환자
3. 자전거에 다리가 끼어서 다리 골절이 의심되는 명료한 소아환자
4. 복부에 통증을 호소하는 환자
5. 술 마신 것처럼 보이는 신음하는 환자(말과 행동으로 반응하지 못함)

표 12-2 일차 평가 순서 및 처치

내과 환자		외상 환자	
의식 있음	의식 없음	의식 있음	의식 없음
1. 전반적 인상: 환자의 전반적 인상을 평가한다.	1. *전반적 인상*: 환자의 전반적 인상을 평가한다.	1. *전반적 인상*: 환자의 전반적 인상을 평가한다. 외상 기전을 평가한다. 손상 기전을 평가한다. 중재: 만약 척추 손상이 의심된다면 손으로 머리와 목을 고정한다.	1. 전반적 인상: 환자의 전반적 인상을 평가한다. 손상 기전을 평가한다. 중재: 만약 척추 손상이 의심된다면 손으로 머리와 목을 고정한다.
2. 의식 상태: AVPU	2. 의식 상태: AVPU (언어나 통증에 반응하거나 반응하지 않음) 중재: 환자의 주호소 및 산소 포화도 수치에 근거하여 산소를 제공한다.	2. *의식 상태*: AVPU	2. 의식 상태: AVPU (언어나 통증에 반응하거나 반응하지 않음) 중재: 산소를 제공한다. 쇼크, 저산소증, 또는 심각한 손상을 입은 환자에게는 고농도의 산소를 제공한다.
3. 기도 개방	3. 기도폐쇄 중재: 머리기울임-턱들어올리기법을 사용하여 기도를 개방한다. 입인두 혹은 코인두기도기의 사용을 고려한다. 필요한 경우 흡인을 시행한다. 이물질에 의한 기도폐쇄가 의심되는 경우 복부 밀치기 혹은 다른 방법을 사용한다.	3. 기도가 개방됨	3. 기도폐쇄 중재: 턱밀어올리기법을 사용하여 기도를 개방한다. 입인두 혹은 코인두기도기의 사용을 고려한다. 필요한 경우 흡인을 시행한다. 이물질에 의한 기도폐쇄가 의심되는 경우 복부 밀치기 혹은 다른 방법을 사용한다.
4. 호흡: 가슴이 오르내리는 것을 관찰하고, 호흡의 깊이와 횟수를 듣고 느낀다. 호흡의 노력 정도를 찾는다(호흡 보조근을 사용하거나, 움츠림 등), 산소 포화도를 평가	4. 호흡: 가슴이 오르내리는 것을 관찰하고, 호흡의 깊이와 횟수를 듣고 느낀다. 호흡의 노력 정도를 찾는다(호흡 보조근을 사용하거나, 움츠림 등)	4. 호흡: 가슴이 오르내리는 것을 관찰하고, 호흡의 깊이와 횟수를 듣고 느낀다. 호흡의 노력 정도를 찾는다(호흡 보조근을 사용하거나, 움츠림 등)	4. 호흡: 가슴이 오르내리는 것을 관찰하고, 호흡의 깊이와 횟수를 듣고 느낀다. 호흡의 노력 정도를 찾는다(호흡 보조근을 사용하거나, 움츠림 등) 호흡에 영향을 미칠 수 있는 가슴 외상의 징후를 촉진 또는 시진한다.

내과 환자		외상 환자	
의식 있음	의식 없음	의식 있음	의식 없음
중재: 환자의 주호소 및 산소 포화도 수치에 근거하여 산소를 제공한다. 만약 환자의 호흡이 부적절하다면, 양압환기 및 고농도의 산소를 제공한다.	중재: 만약 저산소증, 호흡 곤란 또는 기도, 환기, 산소화 및 순환을 위협하는 경우라면, 비재호흡 마스크를 사용하여 고농도의 산소를 공급한다. 만약 호흡이 부적절하다면, 고농도의 산소와 양압환기를 제공한다.	중재: 만약 저산소증, 호흡 곤란 또는 기도, 환기, 산소화 및 순환을 위협하는 경우라면, 비재호흡 마스크를 사용하여 고농도의 산소를 공급한다. 만약 호흡이 부적절하다면, 고농도의 산소와 양압환기를 제공한다.	중재: 만약 저산소증, 호흡 곤란 또는 기도, 환기, 산소화 및 순환을 위협하는 경우라면, 비재호흡 마스크를 사용하여 고농도의 산소를 공급한다. 척추가 확실히 고정된 경우라면, 환자를 한쪽으로 돌아 눕힌다. 만약 호흡이 부적절하다면, 고농도의 산소와 양압 환기를 제공한다. 만약 호흡정지로 악화된다면 구조 호흡을 실시한다.
5. 순환: 맥박; 출혈 ; 피부의 색, 온도, 상태 중재: 지혈한다. 쇼크를 처치한다. 심정지가 발생한다면, 심폐소생술 시행	5. 순환: 맥박; 출혈 ; 피부의 색, 온도, 상태 중재: 지혈한다. 쇼크를 처치한다. 심정지가 발생한다면, 심폐소생술 시행	5. 순환: 맥박; 출혈 ; 피부의 색, 온도, 상태 중재: 지혈한다. 쇼크를 처치한다. 심정지가 발생한다면, 심폐소생술 시행	5. 순환: 맥박; 출혈 ; 피부의 색, 온도, 상태 중재: 지혈한다. 쇼크를 처치한다. 심정지가 발생한다면, 심폐소생술 시행
6. 우선순위: 의식 있는 환자의 우선순위는 주호소, ABC 상태와 다른 요소에 따라 달라진다.	6. 우선순위: 무의식환자는 즉각적인 이송을 위해 자동적으로 높은 우선 순위를 갖는다.	6. 우선순위: 의식 있는 환자의 우선순위는 주호소, ABC 상태와 다른 요소에 따라 달라진다	6. 우선순위: 무의식환자는 즉각적인 이송을 위해 자동적으로 높은 우선 순위를 갖는다.

한다. (예를 들어, 매우 더운 여름날 땀을 흘리는 경우 등) 활력징후가 안정상태과 불안정상태를 분류하는 유일한 것은 아니지만, 필요하다.

- **기도, 호흡, 순환에 문제를 가진 환자들은 안정한 환자로 분류되지 않는다.** 이것은 환자 상태의 심각성에 따라 불안정한 또는 잠재적으로 불안정한 범주 중 하나에 해당된다.
- 환자의 문제가 무엇인지 정확하게 판단할 수 없는 경우가 많다. 환자의 상태는 보이는 것보다 또는 생각했던 것 보다 훨씬 심각할 수 있다. 환자가 즉각적으로는 생명에 위협을 받진 않지만, 응급구조사가 생각하기에 일반적인 문제 때문에 환자의 상태가 악화될 것이라고 생각되면, 환자는 잠재적으로 불안정한 분류로 들어간다. 이것은 이송을 지연시켜서는 안되지만, 환자를 병원으로 이송하는 동안 사이렌과 불빛은 굳이 사용할 필요가 없다는 의미와 같다.
- 환자의 우선순위는 변경할 수 있다. 예를 들어, 저혈당으로 의식이 없는 환자는 기도에 위협을 받으므로 불안정한 환자로 분류된다. 만약 환자가 구강포도당을 복용한 후 의식이 명료해지면, 이 환자는 다시 안정된 환자로 분류되어 환자의 우선순위도 변경된다.

대부분 환자는 몇 명을 제외하고는 즉각적인 이송이 필요하지 않다. 그리고 응급구조사는 무엇이 중요한지 결정을 내려야만 한다. 만약 생명을 위협할 만한 문제가 완전히 교정되지 않아, 다시 발생하고, 환자의 의식수준이 저하된다면, 응급구조사는 환자를 이송하는 동안 계속해서 평가하고 처치하면서 병원으로의 이송을 우선순위로 둘 것이다.

여러가지 증상 및 징후들이 이송에 있어 높은 우선순위를 보여준다(표 12-1). 이들은 대부분 현장에서 시행할 수 있는 처치가 거의 없음을 나타내는 상태들이다. 이런 상태에 대해서는 다음 단원에서 더 자세히 배울 것이다.

일차평가의 단계와 중재(처치)는 표 12-2에 요약되어 있다.

환자 특징 및 일차 평가

환자 평가는 다음의 환자 특성에 따라 여러 형태가 있다.

- 환자가 내과적 문제인지 혹은 외상이 있는지
- 환자가 의식이 있는지 없는지
- 환자가 성인인지, 소아인지, 영아인지

일차평가의 단계가 다양한 환자들에게 어떻게 적용될 수 있는가? 다음의 시나리오가 여러분에게 그 점들을 이해할 수 있도록 도와줄 것이다.

■ Mr. 슈미드 — 의식이 있는 내과 성인 환자

어느 화창한 날 오후, 응급구조사는 복부통증을 호소하는 노인 환자에게 출동하였다. 환자의 보호자는 응급구조사를 환자인 남편에게 안내해준다.

전반적 인상

응급구조사가 환자가 앉아있는 소파로 다가갔을 때, 환자는 통증을 호소하는 노인 환자임을 확인하였다. 외상을 의심할 만한 물건들은 없었고, 환자의 주변 환경이 외상보다는 내과적 문제임을 암시할 수 있도록 나타낸다.

의식수준, 기도, 호흡

응급구조사는 환자에게 인사를 하며 자신을 소개한다. "안녕하세요 슈미드씨, 저는 ________ 구급대에서 근무하고 있는 응급구조사 ○○○입니다. 무엇을 도와드릴까요?" 그러자 환자는 "배가 아파요"라고 대답한다. 응급구조사가 질문을 하였을 때, 환자는 의식이 명료하며 대답을 분명히 할 수 있음을 주목한다. 또한 환자가 호흡을 힘들어 하지 않으며, 이상 호흡음이 들리지 않음을 알 수 있다. 응급구조사는 환자의 가슴을 보며 호흡이 정상적 깊이 및 횟수인지 확인한다.

순환

"맥박을 확인하겠습니다" 응급구조사는 환자의 손목을 잡으면서 설명한다. 환자의 순환을 확인하기위해 노동맥을 확인하면서 동시에 피부색과 출혈이 있는지 확인한다. 환자의 맥박수는 정확하게 찾을 수 없었지만, 리듬이 규칙적이고 강하며, 정상 범위내의 횟수임을 가늠할 수 있었다. 노동맥의 맥박을 촉진했을 때 손목의 피부는 분홍빛이며 따뜻하고 건조하다. 어떠한 출혈도 발견할 수 없었다.

우선순위

응급구조사가 수초 내에 얻은 정보로 응급구조사는 환자가 수분 내에 사망할 가능성을 높일 만한 문제가 없다고 결론 내린다. 즉각적인 처치 및 이송이 필요하지 않다고 결정한다. 대신에 응급구조사는 소파에서 슈미드씨에 대한 평가를 계속해서 진행할 수 있다. 안정된 환자로 분류했다는 의미는, 응급구조사가 환자를 병원으로 이송하는 동안 여유롭게 환자와 대화할 수 있다는 의미가 아님을 기억하여라. 대부분의 복통 환자는, 생명을 위협하지는 않지만, 갑작스럽게 환자의 상태가 악화될 수 있으므로, 항상 환자를 주시해야 한다.

■ Mrs. 마론 — 무의식 성인 내과 환자

응급구조사는 무의식 여자환자에게 출동했다. 그녀의 딸은 엄마가 일어나지 않는다고 말하면서 응급구조사를 침실로 안내한다.

전반적 인상

잠옷을 입은 노인 여자가 침대에 누워있다. 눈은 감겨 있으며 움직임이 없다.

소아 노트

위에서 언급한 시나리오를 보면 클라라는 소아환자이기 때문에, 성인 환자였던 Mr. 슈미드나 Mrs. 마론보다 여러 가지 다른 요소를 가지게 된다.

어린아이들은 종종 수줍어하거나 낯선 어른을 잘 믿지 못하기 때문에, 응급구조사가 클라라의 신뢰를 얻기 위해, 아이의 키에 맞추어 눈을 마주치는 등 특별한 노력을 해야 한다. 의식이 있는 아이들은 응급구조사에게 믿음을 가질 필요가 있다. 전반적 인상을 평가하면서 응급구조사는 아이와의 라포(상호 신뢰)를 형성하기 위해 노력해야 한다.

영아나 소아의 호흡과 심장박동수는 성인보다 빠르다. 응급구조사는 이 점을 클라라의 호흡과 순환을 평가할 때에 명심해야 한다.

영아와 소아에서 순환을 확인할 수 있는 요소 중 기억해야 할 것은 모세혈관 재충혈이다. 건강한 사람의 손톱 끝은 일반적으로 분홍빛을 띠며, 손톱 끝을 약간 누르면 하얗게 변한다. 그리고 다시 손을 떼면 손톱의 끝은 보통 2초 이내에 다시 분홍빛으로 돌아온다. 모세혈관 재충혈은 소아환자의 순환상태를 평가하는데 도움이 된다. 영아와 같이 매우 작은 손톱을 가진 아이들은 손톱 대신 손등이나 발끝을 눌러 확인한다. 만약 손톱이나 피부가 정상 시간 내에 분홍빛으로 돌아온다면 아이의 순환상태는 정상일 것이다. 하지만 분홍빛으로 돌아오는데 너무 오랜 시간이 걸리거나, 전혀 색이 돌아오지 않음은 아이의 순환 상태가 비정상적임을 나타낸다.

모세혈관 재충혈은 성인에서는 신뢰할 만한 징후가 아니기 때문에, 영아나 소아에서만 주로 사용된다. 몇몇 성인환자, 특히 노인 환자는 모세혈관 재충혈 시간이 2초 이상 걸리지만 정상인 경우도 있다. 또한 소아의 경우에도 날씨 등의 요소에 영향을 받을 수 있다. 낮은 온도는 모세혈관 재충혈을 지연시킬 것이다. 이러한 요소들은 소아 환자의 우선순위를 결정할 때에 고려되어야 한다. 성인 외상 환자처럼, 소아 외상환자는 척추 손상을 예방하기 위해 머리 고정이 필요하다. 소아는 성인과 다른 형태의 기도를 가지고 있으므로 소아의 기도개방은 중립자세에서 머리를 움직이는 것을 의미하는 것이지, 성인에서의 기도개방처럼 머리를 뒤로 젖히는 자세가 아니다. 의식 없는 영아의 의식 상태는 전형적으로 말을 걸어보거나 발바닥에 자극을 줌으로써 확인할 수 있다.

의식수준

응급구조사가 큰소리로 환자의 이름을 부르니, 환자는 신음소리를 내며 반응했다. 환자가 언어에 반응했음을 확인했고 기록할 것이다. 만약 환자가 언어에 반응하지 않았다면 다음 단계인 통증 자극을 통해 환자의 반응을 확인한다.

기도 및 호흡

환자가 반듯이 누워있기 때문에, 환자의 기도는 혀에 의해 위협을 받을 수도 있다. 의식이 저하된 환자는 항상 기도문제의 위험이 있기 때문에, 응급구조사는 기도를 개방하고 유지하기 위해 더 적극적은 술기를 수행해야 할 필요가 있다. 응급구조사가 비록 환자의 기도가 폐쇄되었음을 나타내는 소리(코골이)를 듣지 못했을지라도, 즉시 베개를 치우고 환자의 머리를 뒤로 젖히면서 턱을 들어올린다.

응급구조사는 환자의 호흡을 확인하기 위해 얼굴을 환자의 입과 코 근처에 대어 공기의 움직임을 느끼고 눈으로는 가슴이 오르내리는지 관찰한다. 그리고 호흡의 깊이를 평가하고, 호흡 횟수가 느린지, 빠른지 평가한다. 만약 환자의 호흡이 부적절함을 발견했다면, 환자에게 즉시 고농도의 산소를 제공한다.

다행이도 환자의 호흡은 정상 범위 내에 있으나, 응급구조사는 환자의 의식이 저하되어 있음을 고려하여, 고농도의 산소를 마스크를 통해 주었다. 또한 코인두기도기를 삽입하고, 환자의 기도 보호를 도와주기 위해 환자를 옆으로 눕혔다.

순환

환자의 맥박은 강하고, 규칙적이며 정상 범위 횟수이다. 출혈은 발견되지 않았고, 손목의 피부는 차갑고 건조했다. 환자의 정상 피부색이 어둡기 때문에, 환자의 입술과 손톱의 피부를 평가하였지만 둘 다 창백하였다. 비록 맥박이 정상이고, 출혈이 없음에도 불구하고 창백하고 차가운 피부는 환자에게 문제가 있음을 암시한다.

우선순위

이 환자는 의식 저하되어 있고, 기도 개방에 위협이 있고, 피부를 통해 순환에 문제가 있음을 나타내므로 높은 우선순위를 가진다. 응급구조사는 환자를 병원으로 즉각 이송할 준비를 하며, 이송 중의 평가와 처치 계획을 세운다.

■ 클라라 — 의식 있는 소아 외상 환자

응급구조사는 한 어린아이가 넘어진 현장으로 출동했다.

전반적 인상

응급구조사가 현장에 도착해보니, 5살 즈음으로 보이는 여자아이가 인도에 앉아 울고 있으며 무릎에는 피가 흥건했다. 응급구조사는 현장 정보를 통해 외상 기전이 다음과 같다는 것을 확인하였다.: 스케이트를 타던 아이가 중심을 잃고 넘어졌다.

의식수준, 기도, 호흡

응급구조사는 환자에게 다가가, 아이의 옆에서 무릎을 꿇고 눈을 맞추며 자기소개를 하며 무슨 일이 발생했는지 묻는다. 아이는 자신의 이름은 클라라이며, 스케이트를 타다가 넘어져 머리와 무릎이 아프다고 말한다. 아이는 울고 있고, 질문에 쉽게 대답할 수 있기 때문에 응급구조사는 아이의 정신 상태는 명료하고 기도가 개방되어 있다고 판단한다. 그러나 외상의 가능성을 나타내는 손상을 입었기 때문에, 응급구조사는 머리를 고정시키고, 동료에게 아이의 머리를 움직이지 않도록 잡고 있으라고 요청한다. 아이는 호흡을 힘들어하지 않고, 횟수 및 깊이도 모두 정상범위 내이다.

순환

응급구조사는 아이의 노동맥을 확인한다. 맥박은 약간 빠르나 강하고, 규칙적이다. 아이를 전체적으로 살펴보니 무릎 주위 외에는 출혈이 없음을 확인한다. 출혈량을 확인하기 위해 응급구조사는 클라라에게 동의를 구한 후 무릎 부위의 옷을 제거한다. 응급구조사는 클라라의 무릎에서 대략 3cm의 열상을 발견하고, 계속해서 출혈이 발생하고 있었다. 응급구조사는 목격자에게 직접압박을 도와줄 것을 요청하였다. 아이의 피부는 따뜻하고, 분홍빛이며, 건조하였다. 손가락 끝을 눌러 모세혈관 재충혈도 2초 이내임을 확인했다. 이것은 클라라의 순환 상태가 양호함을 나타낸다.

우선순위

응급구조사는 모은 정보를 바탕으로 클라라에게 즉각적인 병원 이송이 필요하지 않음을 판단한다. 아이에게 즉각적으로 생명을 위협할 만한 문제는 없으며, 다른 차량에 충돌했다는 증거도 없고, 학대의 증거도 없다. 그러나 아이가 넘어진 인도의 표면이 딱딱하고 소아이기 때문에, 응급구조사는 목뼈손상의 가능성에 대해 높은 의심을 갖는다. 응급구조사는 아이에게 경추보호대를 적용하고, 필요한 경우 소아 척추고정판에 고정시킬 것이다.

■ **브라이언— 의식 없는 성인 외상 환자**

응급구조사는 자동차 충돌사고로 인해 차량으로부터 튕겨져 나간 젊은 남성 환자에게 출동하였다.

전반적 인상

환자는 대략 20대 중반 정도로 보이며, 눈은 감고 있고 움직이지 않는다. 응급구조사가 환자에게 다가갔을 때 코고는 호흡음을 들을 수 있다. 손상의 기전은 자동차 충돌임을 확인하였고, 환자가 사고차량으로부터 꽤 먼 거리에 있음을 확인하였다. 경찰은 응급구조사에게 환자의 이름은 브라이언이며 25세라고 말한다.

의식수준, 기도

응급구조사의 동료는 브라이언의 머리를 고정하고 반듯이 눕혔다. 동료는 환자의 정신 상태를 확인하면서 동시에 브라이언의 기도를 확인한다. 환자의 이름을 불렀지만 반응이 없었고 (언어반응), 복장뼈에 자극을 주었지만 반응이 없었다. (통증반응) 응급구조사는 기도 문제를 해결하기 시작한다. 코고는 호흡음은 기도의 부분적 폐쇄를 의미한다. 머리를 고정하고 있는 동료에게 머리를 고정함과 동시에 턱밀어올리기 방법을 통해 환자의 기도를 개방하라고 말한다. 기도를 개방하자, 응급구조사는 더 이상 코고는 소리가 들리지 않음을 확인한다. 만약 가글소리(gurgling)를 듣고, 브라이언의 입안에서 분비물을 확인하였다면 즉시 흡인을 실시해야 한다.

호흡 및 순환

호흡을 평가하기 위해, 응급구조사는 환자의 호흡을 보고 듣고 느낀다. 브라이언의 호흡은 횟수와 깊이가 정상범위내이다. 적절한 호흡을 하지만 의식이 없기 때문에 응급구조사는 브라이언에게 입인두기도기를 삽입한 후 고농도의 산소를 분당 15리터로 비재호흡마스크를 통해 제공한다. 환자의 노동맥은 빠르고 약하며, 피부는 창백하고 차갑고 축축하다. 또한 외견 상 출혈을 발견되지 않았다.

우선순위

응급구조사는 브라이언을 높은 우선순위로 결정하였다. 환자는 통증에도 반응이 없고, 맥박은 빠르고 약하여, 감소된 순환 상태를 나타내는 차고 축축한 피부를 보인다. 응급구조사는 가능한 현장에서 최소한의 시간만 소비할 것이다. 응급구조사는 환자의 기도를 평가하면서 경추고정대를 적용하고, 긴 척추고정판에 고정한다. 또한 적절한 이송 병원을 결정한다.

일차평가 비교

4명의 환자 - Mr. 슈미드, Mrs. 마론, 클라라, 브라이언은 특성이 매우 다르다. 주목할 점은 다음과 같다:

- 슈미드와 마론은 내과 환자인 반면, 클라라와 브라이언은 외상환자이다.
- 슈미드와 클라라는 의식이 있었고, 둘 다 즉시 이송의 우선순위가 높지 않다. 그러나 마론과 브라이언은 의식 상태가 변화하였고 이송에 있어 높은 우선순위를 갖는 기도 및 순환 문제를 나타냈다.
- 클라라는 소아였고, 나머지 환자들은 성인이었다.

이 환자들의 일차평가에서 명백히 다른 점이 있다. 예를 들어, 클라라와 브라이언은 외상 환자이므로 머리와 척추의 고정이 필요했지만, 반면 슈미드와 마론은 내과환자이므로 외상의 증거가 없었다. 네 환자 모두에서 일차평가의 목표는 생명을 위협하는 문제를 발견하여 처치하는 것이다. 마론과 브라이언은 즉시 교정해줘야 하는 문제를 가지고 있었고(주로 기도 문제), 그래서 이 두 환자의 일차평가 시간은 다른 두 사람보다 더 걸렸다.

이런 차이점에도 불구하고, 주목할 만한 점은 일차평가의 단계가 네 명 모두에게 동일하다는 것이다: 전반적 인상을 평가하고; 의식상태 평가; 기도, 호흡, 순환 확인 (생명을 위협할 만한 문제를 발견한 즉시 교정); 이송의 우선순위 결정하기.

이 일차평가의 단계들은 모든 환자에게 체계적으로 적용되어야만 한다. 환자의 손상 유형(내과 및 외상), 의식 상태, 연령, 상태의 심각성에 상관없이 모두 동일하게 적용되어야 한다. 만약 일차평가 일관성 있게, 그리고 체계적으로 적용되지 않는다면, 생명을 위협하는 문제를 다루는 것을 소홀히 하거나 간과할 가능성이 높다.

일차평가의 단계가 의식이 있고 혹은 의식이 없는 내과 및 외상 환자에게 어떻게 적용되는지 고려하기 위해 표 12-2를 복습해본다. 일차평가의 단계가 성인, 소아, 영아에게 어떻게 적용되는지에 대한 요약은 표 12-3을 참고한다.

표 12-3 성인, 소아 및 영아의 일차 평가

	성인	소아 1~5세	영아~1살
의식 상태	AVPU: 환자가 깨어있는가? 말에 반응하는가? 자극에 반응하는가? 무의식인가? 깨어 있다면, 환자는 사람, 장소, 시간에 지남력이 있는가?	성인과 동일함	깨어있지 않다면, 언어에 반응하는지, 혹은 발바닥 자극을 통해 통증에 반응을 하는지 확인한다.
기도	외상: 턱밀어올리기법 내과: 머리기울임-턱들어올리기법 외상과 내과: 입인두기도기 또는 코인두기도기를 삽입하고 필요한 경우 흡인한다.	성인과 동일하지만, 소아 기도 술기를 고려한다. 머리기울임-턱들어올리기법을 시행한다면 목이 과신전되지 않도록 주의한다.	소아와 동일하나 영아 기도 관리 술기를 고려한다..
호흡	호흡정지라면, 호흡 소생술을 수행한다. 의식 상태가 저하되고 부적절한 호흡(분당 8회 미만)이라면, 100% 산소로 양압환기를 제공하라. 의식이 명료하고 호흡이 분당 24회 이상이라면 마스크로 100% 산소를 제공하라.	성인과 동일하나, 소아의 정상 횟수는 성인보다 빠르다. 두려움 줄여주기 위해 산소 마스크를 직접 얼굴에 대지 않고 부모가 산소 마스크를 얼굴 근처에 댈 수 있도록 한다.	소아와 동일하나 영아의 정상 횟수는 소아와 성인보다 빠르다.
순환	피부, 노동맥, 외부 출혈을 평가한다. 심장정지라면 심폐소생술을 시행한다.	피부, 노동맥, 외부 출혈을 평가한다. 심장정지라면 심폐소생술을 시행한다.	피부, 노동맥, 외부 출혈을 평가한다. 심장정지라면 심폐소생술을 시행한다.

단원 복습

핵심 사실과 개념

- 일차평가는 생명을 위협하는 문제를 빠르게 찾을 수 있는 체계적인 접근이다.
- 전반적 인상평가는 비록 주관적이지만, 응급 환자의 상태를 고려할 때 유용한 정보를 제공한다.
- 환자의 의식 상태를 결정하기 위해서 AVPU 접근법을 활용한다.
- 기도, 호흡, 순환을 빠르게 평가하는 도중, 생명을 위협할 만한 문제가 발견된 경우 다음 단계의 평가로 넘어가기 전에 반드시 문제를 교정하도록 한다.
- 응급구조사가 환자에 접근하는 것은 표면적으로 보이는 환자의 겉으로 보이는 상태가 어떤지에 따라 달라진다. 미국심장협회(AHA; American Heart Association)은 생명의 징후가 없다고 판단되면 일차평가를 순환-기도-호흡방법으로 접근할 것을 권장하고 있다. 이는 환자의 맥박을 먼저 측정하고, 맥박이 없다면 즉시 심폐소생술을 시작하는 것을 말한다.
- 만약 환자가 생명의 징후가 있고, 호흡을 하고 있다면 응급구조사는 기도-호흡-순환 순서로 접근해야 하며, 처치는 환자가 즉각적으로 필요한 것이 무엇인지에 따라 달라진다.
- 환자의 우선순위는 환자의 이송순위를 나타내며 동시에 응급구조사의 평가와 처치에 대한 적절한 타이밍을 의미한다.

핵심 결정

- 환자는 내과환자인가 또는 외상환자인가? 의식이 있는가 없는가? 환자의 연령대는 무엇인가(성인, 소아, 영아)?
- 환자는 생명의 징후를 보이는가?
- 환자는 순환-기도-호흡(CAB) 순서의 접근법이 필요한가? 가슴압박과 제세동이 응급구조사의 가장 우선순위가 되어야 하는가?
- 흡인, 인공환기, 산소공급을 중단해야 할 필요가 있는가?
- 현장에서 평가와 처치를 지속할 수 있을 만큼 환자의 상태는 안정적인가?

단원 용어

ABCs 기도(Airway), 호흡(Breathing), 순환(Circulation)

AVPU 환자의 반응, 의식 상태의 수준을 분류하는데 도움이 되는 암기법. A는 명료함(Alert), V는 언어반응(Verbal), P는 통증반응(Pain), 그리고 U는 무반응(Unresponsive)를 나타낸다.

주호소(chief complaint) 응급의학에서 응급의료서비스가 환자에 의해 호출된 이유, 일반적으로 환자가 스스로 자신의 문제를 말로 표현하는 것

전반적 인상(general impression) 환경, 주호소, 인상(외관)에 근거하여 환자에게 처음으로 접근할 때, 환자의 상태를 가늠하는 것

중재(intervention) 환자의 문제를 해결하기 위해 취하는 행동

의식 상태(mental status) 반응 수준

일차 평가(primary assessment) 환자의 평가과정 중 첫 번째 요소: 생명을 위협할 만한 요소들을 다루고 발견하기 위한 목적으로 수행되는 단계. 일차 평가의 여섯 단계는 (1) 전반적인 인상평가 (2) 의식 수준평가 (3) 기도평가 (4) 호흡 평가 (5) 순환평가 (6) 이송을 위한 환자의 우선순위 결정으로 구성되어 있다.

우선 순위(priority) 환자를 즉시 이송할 것인지, 현장에서 더 평가를 하고 처치를 할 것인지에 대한 결정

평가와 술기를 위한 준비

요약 문제

1. 환자의 전반적 인상을 평가하기 위해 고려해야 할 요소들에 대해 나열하여라.
2. 환자의 의식상태를 평가하는 방법을 AVPU에 유의하여 설명하여라.
3. 일차평가동안 기도, 호흡, 순환을 어떻게 평가할 것인지 설명하여라. 또한 기도, 호흡, 순환에 발생할 수 있는 문제점들을 어떻게 처치할 것인지 설명하여라.
4. 일차평가에서 순환-기도-호흡(CAB) 접근방법에 대해 설명하여라.
5. 일차평가에서 기도-호흡-순환(ABC) 접근방법에 대해 설명하여라.
6. 다음의 문구가 무엇을 의미하는지 설명하여라. "기도, 호흡, 순환에 대한 처치는 환자의 특정 상태와 환자가 현재 나타내고 있는 응급 상태의 우선순위 따라 수행된다."

7. 다음의 문구의 의미에 대해 설명하여라. "다수의 구조자는 다양한 우선순위들을 동시에 수행할 수 있다."
8. 우선순위 결정이란?
9. 다음의 상황에서 요구되는 특별한 중재는 무엇인가?
- 환자가 외상을 입었을 때
- 환자가 무의식일 때

연관시켜 생각하기

"호흡 및 인공 환기" 단원에서 배운 내용을 복습한 후 이 단원에서 배운 내용과 연결하여 다음의 상황에 대해 생각해보자.

- 자동차 충돌사고를 당한 환자는 호흡수가 분당 6회이다. 여러분은 이 환자에게 인공 환기를 제공할 것인가? 아니면 비재호흡마스크로 산소를 제공할 것인가? 그 이유를 설명해 본다.

비판적 사고 연습

환자의 우선순위를 경정하는 것은 일차평가에서 매우 중요한 술기이다. 다음의 상황들을 고려하여 환자의 상태가 안정적인지, 잠재적으로 불안정한지, 불안정한지 분류하고 이유를 설명해본다.

1. 26세 남성 환자가 바닥에 무의식 상태로 쓰러져 있다. 응급구조사가 코인두기도기를 삽입하자 환자는 깨어났다.
2. 60세 여성 환자가 힘빠짐을 호소하고 피부는 차고 축축하다. 의식은 명료하며 기도-호흡-순환에는 문제점을 발견하지 못했지만, 눈에 보이는 환자의 상태는 매우 아파 보인다.
3. 6개월된 아이가 구토를 했지만 매우 행복해 보이며, 낯선 사람들과도 잘 어울린다.

다음의 상황들을 고려하여 어떤 유형의 일차평가 접근법을 사용할 것인지(ABC 또는 CAB) 결정하고, 그 이유를 설명한다.

1. 환자는 무의식 상태이고, 목에서 동맥출혈을 보인다.
2. 환자는 발목이 골절되었으나 다른 손상은 발견되지 않았다.
3. 환자는 움직임도 없고 호흡도 없다.
4. 환자는 호흡곤란을 호소한다.
5. 환자는 많은 양의 알코올을 섭취하였고 구토증세를 보인다.
6. 환자는 복부통증으로 인해 비명을 지르고 있다.

병태생리학적 접근

다음의 질문들은 현장에서 정확한 결정을 내리고 임상과 관련된 정보를 수집할 수 있도록 돕기 위해 고안되었다.

1. 무의식 환자에게의 산소공급이 어떻게 환자의 우선순위를 변화시킬 수 있는지 설명한다.
2. 가족들의 증언에 따르면 알츠하이머를 앓고 있는 환자는 비정상적으로 행동한다고 한다. 환자는 자신의 이름을 기억하지만 장소와 시간에 대한 지남력은 전혀 없다. 환자의 가족들은 환자의 지금 상태가 정상이라고 한다. 여러분이 생각하는 환자의 우선순위는 무엇인가? 이유는 무엇인가?
3. 50대 남성이 차에 치인 후 길 위에 누워있다. 환자는 무의식 상태였고, 환자의 아래팔에 발생한 열상으로부터 출혈이 보이며, 환자의 기도에서는 가글소리(gurgling)이 들린다. 만약 여러분이 혼자라면 가장 먼저 무엇을 시행할 것인가? 이유는 무엇인가?

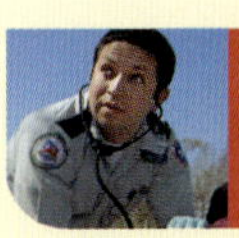

현장 이야기

78세 남성이 환장실에서 면도를 하던 도중 바닥에 쓰러져 무의식 상태이다. 현장으로 출동한 응급구조사는 동료에서 머리와 목을 고정할 것을 지시한 후 환자의 의식상태를 확인하였다. 환자는 통증에 반응하였고, 환자의 기도에서는 코고는 소리가 들렸다. 응급구조사는 동료에서 환자의 머리를 고정한 채 털밀어올리기법으로 환자의 기도를 개방하라고 지시한 후, 다시 기도와 호흡을 평가했으나 환자의 기도에서는 계속 코고는 소리가 들렸다. 다른 동료의 도움으로 환자에게 입인두기도기를 삽입한 후 환자의 호흡을 재평가했다. 환자는 호흡을 매우 힘들어하고 있었으며, 입술 주변에는 청색증이 발견되었다. 응급구조사는 비재호흡마스크로 고농도의 산소를 제공하고 환자의 순환을 평가하기 시작하였다. 수 분이 지난 후, 환자의 의식은 돌아왔고, 피부색도 정상범위로 돌아왔다. 환자는 자신의 이름은 대니이고, 갑자기 어지러움을 느끼면서 주저 앉다가 쓰러졌다고 말했다. 환자를 구급차로 옮긴 후 병원으로 이송하면서 응급구조사는 환자에게 계속해서 산소를 공급하고, 활력징후와 환자의 병력을 수집했다.

질문

1. 갑작스럽게 쓰러진 무의식 환자를 만나자마자 즉시 시행해야 할 행동은 무엇인가?
2. 무의식환자의 기도를 개방할 때 고려해야 할 사항은 무엇인가?
3. AVPU 접근법을 활용하였을 때, 이름을 불렀을 때 반응을 보이는 환자의 의식상태는 무엇인가?

환자를 병원으로 안전하게 이송한 후 응급구조사는 다시 7세 남자아이가 쓰러졌다는 신고를 받고 지역 내 한 초등학교로 출동하였다. 도착 후, 한 선생님이 응급구조사를 운동장으로 안내하였고 그곳에는 운동부 코치 선생님과 양호 선생님이 있었다. 양호 선생님은 아이의 이름은 조이이고 이번달에 이미 두 번의 발작증세를 보였다고 설명하였다. 아이의 눈은 감고 있었고, 움직임을 보이지 않았으나 피부색은 정상이었다. 응급구조사는 환자의 옆에 앉아 환자의 의식상태를 평가하였다. "안녕 조이!"라고 소리쳤지만 아이는 반응하지 않았다. 아이의 손톱을 강하게 눌렀으나 역시 반응하지 않았다. 아이의 고개를 뒤로 젖혔을 때 응급구조사는 아이의 입안에 침이 가득한 것을 발견하였다. 응급구조사는 어려움없이 흡인을 수행하였고, 비재호흡마스크로 산소를 공급했다. 응급구조사는 환자를 옆으로 돌려 눕힌 후, 동료가 아이의 이송을 준비할 동안 환자의 활력징후를 측정하였다. 아이를 들것으로 옮기는 동안 아이의 의식상태는 점점 호전됨을 보였다. 환자의 의식 상태가 호전되고 있음을 보이므로, 응급구조사는 환자의 우선순위를 낮추고 양호선생님과 함께 환자를 이송하였다.

질문

4. 조이의 발작 원인에 따라 일차평가의 수행방법이 달라지는가?
5. 조이의 기도를 개방하기 위해 가장 좋은 방법은 무엇인가?
6. 조이의 우선순위는 어떻게 변화하였는가?

활력징후와 모니터장치 (Vital Signs and Monitoring Devices)

13

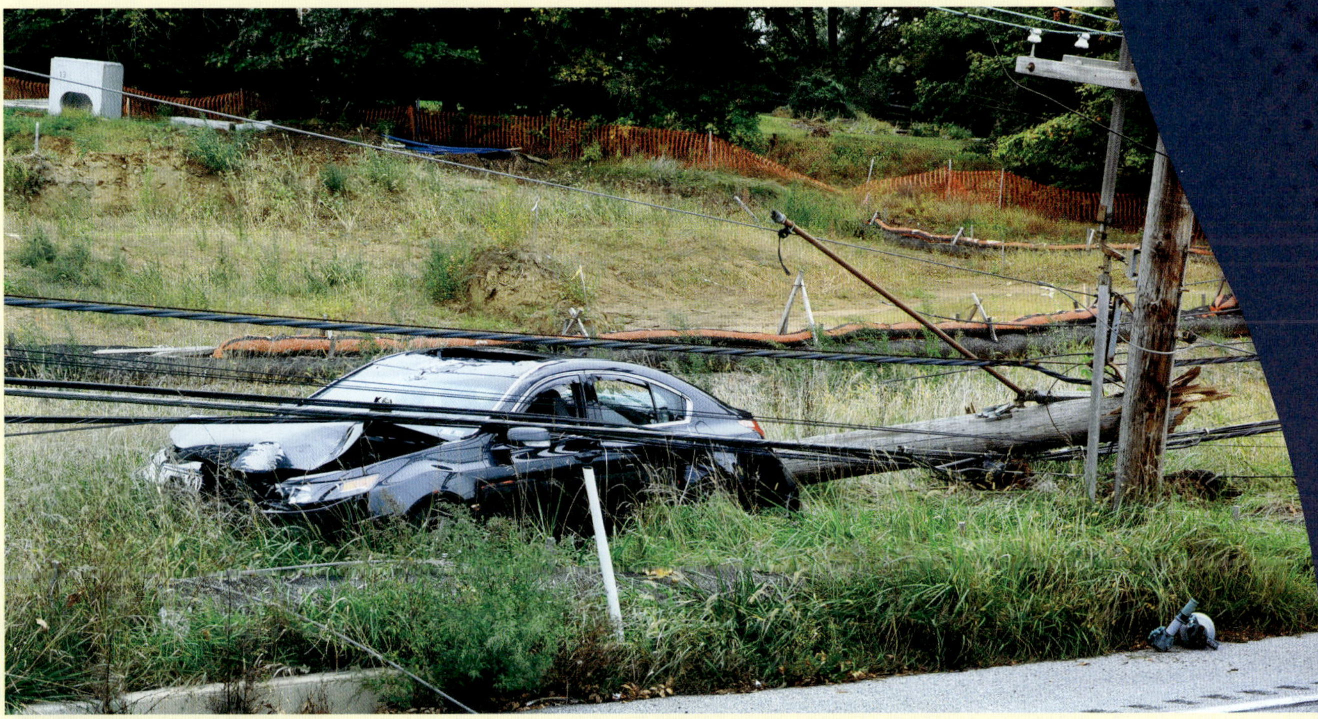

(© Edward T. Dickinson, MD)

관련 단원

다음 단원들은 이 단원에서 토의된 주제와 관련하여 추가적인 정보를 제공한다.

12 일차평가

14 이차평가

15 의사소통과 기록

19 당뇨 응급과 의식 상태 변화

표준

평가(모니터장비)

역량

응급처치를 위해 환자 평가에서 찾은 것(현장평가, 일차평가, 이차 평가, 병력, 재평가)과 정보를 현장에 적용한다.

핵심 개념

- 맥박, 호흡, 혈압, 피부, 체온, 동공 반응 평가 등을 포함한 활력징후를 측정하는 방법
- 병원 전 기록에 활력징후를 기록하는 방법
- 다양한 모니터장비를 사용하는 방법

학습목표

이 단원을 읽고 난 후, 여러분은:

13.1 이 단원에서 소개된 주요 용어를 정의할 수 있다.

13.2 병원 전 환자 평가에서 사용하는 활력징후 측정 방법을 알 수 있다.

13.3 환자 처치를 위한 의사결정을 하기 위해 활력징후를 사용하는 것에 대해 설명할 수 있다.

13.4 환자의 상태와 상황에 따라 환자 평가 과정에서 활력징후의 평가를 통합할 수 있다.

13.5 활력징후 측정 등을 포함한 기록의 중요성에 대해 토의할 수 있다.

13.6 다음의 평가를 증명한다.

a. 맥박

b. 호흡

c. 피부

d. 동공

e. 혈압

f. 산소포화도

g. 혈당

13.7 활력징후를 측정하는 동안 환자의 의식상태를 지속적으로 평가할 수 있다.

13.8 발생한 환자에 대하여 예상되는 범위 안에서의 활력징후와 예상되지 않는 범위에서의 활력징후의 차이점을 설명할 수 있다.

13.9 성인 환자와 소아 환자의 활력징후 예상범위와 측정 술기를 비교 한다.

핵심 용어

청진(auscultation)
수축(constrict)
맥박산소측정기(pulse oximeter)
호흡수(respiratory rate)
혈압(blood pressure)
확장기혈압(diastolic blood pressure)
맥박의 질(pulse quality)
호흡 리듬(respiratory rhythm)
혈압계 모니터(blood pressure monitor)
확대(dilate)
맥박수 확대(pulse rate)
혈압계(sphygmomanometer)
위팔동맥(brachial artery)
산소포화도(SpO_2)(oxygen saturation)
동공(pupil)
수축기혈압(systolic blood pressure)
위팔동맥박동(brachial pulse)
촉진(palpation)
노동맥박동(radial pulse)
빠른맥(tachycardia)
느린맥(bradycardia)
맥박(pulse)
반응(reactivity)
활력징후(vital signs)
목동맥박동(carotid pulse)
호흡(respiration)
호흡의 질(respiratory quality)

일차평가에 따라 생명을 위협하는 손상들을 통제하고나서, 응급구조사는 환자에 대해 보다 더 자세한 평가를 진행해야 한다. 이 평가의 가장 중요한 요소는 활력징후를 측정하는 것이다. 활력징후는 맥박, 혈압, 호흡 등을 측정하는 것이다. 이러한 것들은 환자의 상태를 반영하기 때문에 — 환자의 상태 변화—초기에 측정하고 계속해서 반복 시행해야 한다.

활력징후 측정

환자 평가를 시작하기 전에 어떠한 문제들은 명백하게 발견되는 경우도 있다. 예를 들어, 환자 평가에서 가장 중요한 것은 응급출동을 요청하는 환자는 주로 어딘가 아프거나 불편할 것이다. 일반적으로 환자들은 응급구조사에게 스스로 불편사항이 무엇인지를 말할 것이다. 환자를 눈으로 확인하는 방법들 외에 알 수 있는 다른 진단 요소들은 환자의 나이, 성별, 전반적인 의식상태이다. 그러나 모든 진단이 명백하거나 발견하기 쉽지는 않은데, 예를 들면 활력징후와 내과적 병력은 알아내는데 단지 몇 분만 소요되지만 매우 중요한 진단 요소가 된다.

활력징후는 모든 응급 환자에게서 측정된다. 가끔 환자가 심각한 부상을 입거나 질환이 있을 경우 즉각적인 생명의 위협을 치료하기에 너무 바빠서 이러한 정보를 얻을 수 없을 때도 있다. 그러나 이것은 예외적인 경우이다. 응급구조사로서 여러분이 만나는 대다수의 환자는 활력징후를 측정하고 병력을 수집하는 것을 포함하여 진단을 받게 된다. 만일 여러분이 이러한 정보를 수집하지 않는다면, 신속히 병원으로 이송하거나 현장에서 특별한 처치를 해야 하는 환자의 중요한 상태나 상태의 변화를 간과할 수 있게 만든다.

VISUAL GUIDE

Chapter 13
활력징후 측정

• 6가지 활력징후

◀맥박▶
유무
강도
규칙성

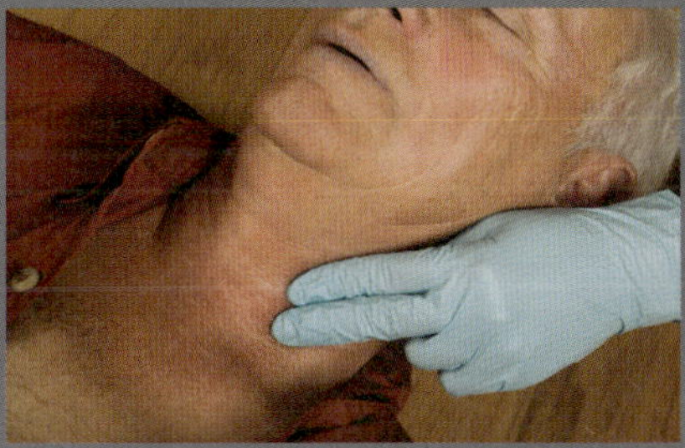

무반응

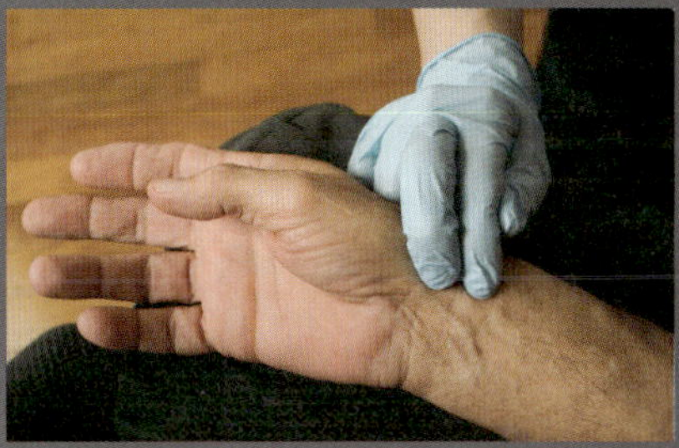

반응

◀혈압▶
수축기
―――
이완기
촉친 – 수축기만 가능

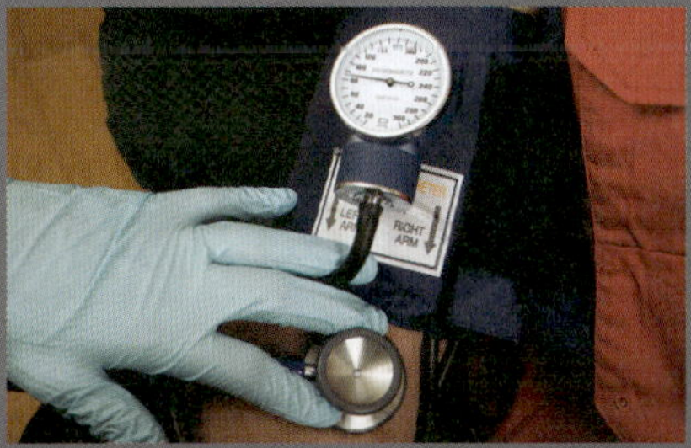

청진

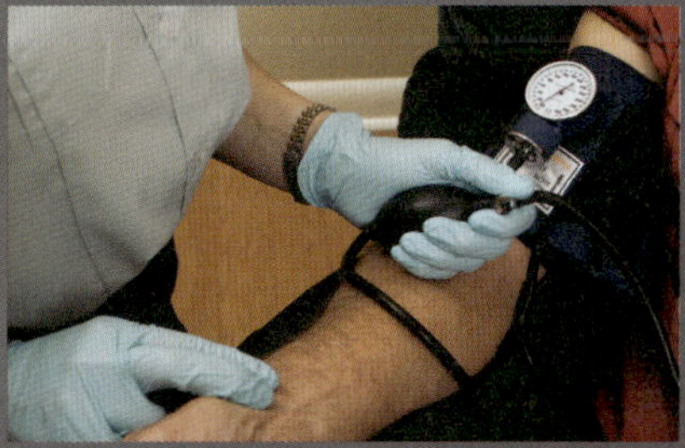

촉진

◀피부

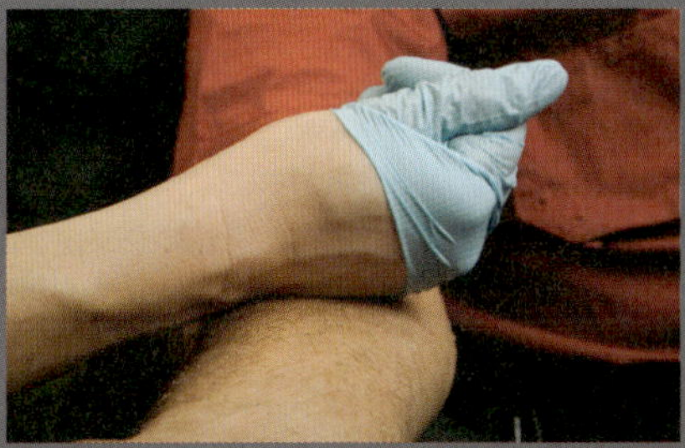

피부색, 체온, 상태

호흡▶

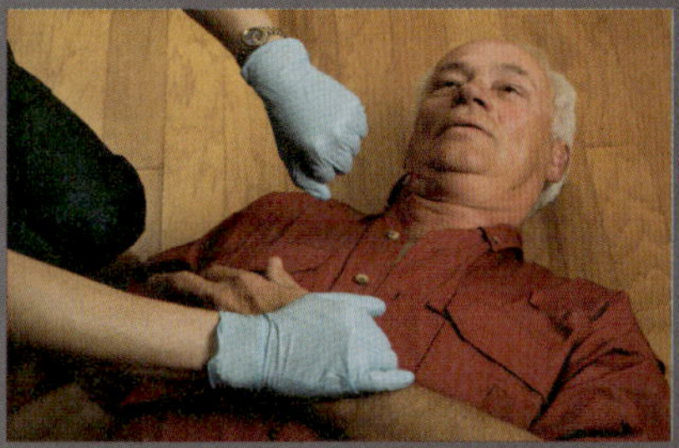

호흡수와 깊이

◀동공

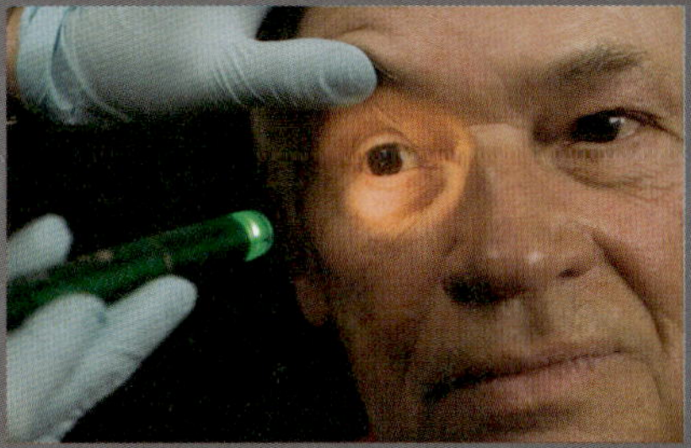

크기 및 반응성

맥박산소측정▶

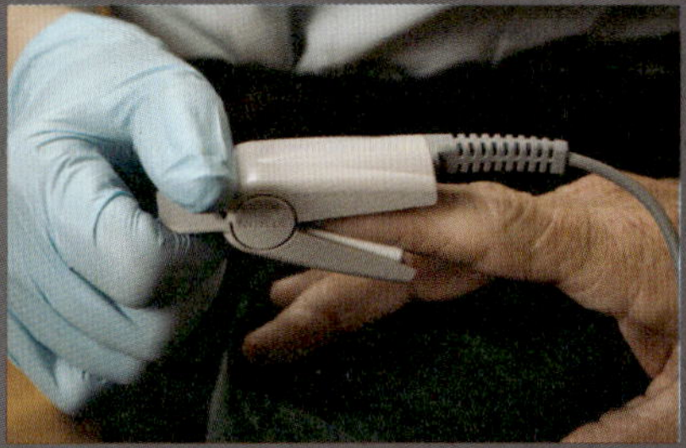

그렇다면 환자 진단 과정에서 활력징후는 어디에 속하게 될까? 즉각적인 생명의 위협을 발견하고 치료하는 일차평가 이후, 여러분은 이차평가를 통해 더 철저하게 진단과정을 실시할 것이다. 활력징후는 신체검진을 하는 동안 측정하게 될 것이다.

활력징후

핵심 개념
맥박, 호흡, 혈압, 피부, 체온, 동공 반응 평가 등을 포함한 활력징후를 측정하는 방법.

활력징후(vital signs)
신체 내부에서 진행되고 상태에 대한 외적 징후. 맥박, 호흡, 피부색, 체온, 피부 상태, 동공, 혈압, 모세혈관 재충혈(소아) 등이 포함된다.

신체 내부에서 진행되고 상태에 대한 외적 징후. 맥박, 호흡, 피부색, 체온, 피부 상태, 동공, 혈압, 모세혈관 재충혈(소아) 등이 포함된다. 대부분의 응급의료체계에서는 산소포화도 측정도 *활력징후*에 포함시킨다(Visual Guide 참고).

이러한 지표들을 평가함으로써 응급구조사는 가치있는 정보를 얻을 수 있다. 응급구조사가 가장 처음에 측정한 활력징후를 기본 활력징후라고 한다. 응급구조사는 활력징후를 반복 측정하면서 기본 활력징후와 측정값을 비교할 때 더욱 의미 있는 정보를 얻을 수 있다. 활력징후를 비교해봄으로써 환자 상태의 변화를 발견하고, 응급구조사나 다른 의료인들이 적절히 대처할 수 있도록 준비하는데 도움을 준다. 상태에 대한 또 다른 중요한 정보는 의식 상태로서, 활력징후에 포함되는 것은 아니지만, 활력징후를 측정할 때마다 반드시 평가되어야만 한다.

메모: 활력징후를 측정한 시간을 모두 기록하는 것은 필수이다.

맥박

맥박(pulse)
심장으로부터 나온 혈액이 동맥으로 흐르면서 동맥이 확장될 때 느껴지는 규칙적인 박동

심장이 움직일 때는 정상적인 리듬, 즉 규칙적으로 뛰며, 파이프를 통해 흘러가는 물처럼 같은 압력에 의해 지속적이나 부드럽지 않은 파동으로 혈액이 동맥을 통해 흘러가게 된다. 뼈 위에 지나가는 동맥 가까이의 신체 표면에 손 끝을 놓고 촉진하면, 혈액이 흐르면서 동맥이 확장될 때 쉽게 박동을 느낄 수 있을 것이다. 이 때 손 끝에 느껴지는 박동을 *맥박*이라고 하며, 환자의 맥박을 측정할 때 응급구조사는 맥박수와 맥박의 질, 이 두 요소에 주의해야 한다(그림 13-1).

맥박수

맥박수(pulse rate)
분당 맥박이 뛰는 횟수

*맥박수*는 분당 맥박이 뛰는 횟수이다. 측정한 횟수에 따라 맥박수를 정상, 빠름, 느림으로 구분할 수 있다(표 13-1).

맥박수는 개인에 따라 다양하며, 나이, 신체상태, 운동의 정도, 약물이나 다른 물질 복용, 출혈, 스트레스, 체온과 같은 요소들이 맥박수에 영향을 미친다. 안정 시 성인의 정상 맥박수

그림 13-1 맥박수와 맥박의 질 평가. 30초간 측정 후 2를 곱한다.

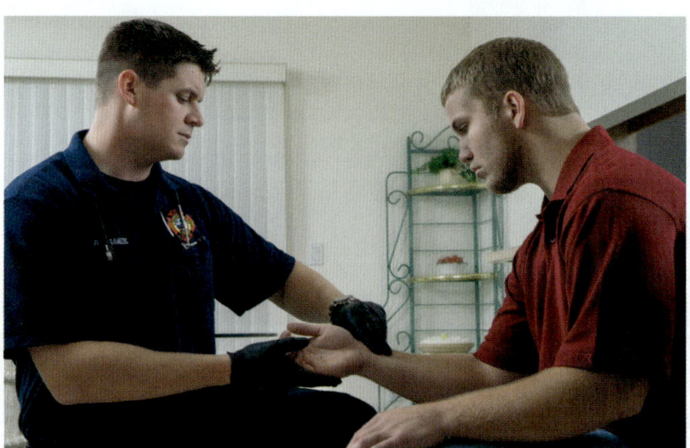

비판적 의사 결정

평가 문제 해결하기

정확한 병력과 활력징후는 비판적 의사 결정의 중요한 토대가 된다. 일반적인 응급의료 상황에서 여러분이 직면하게 되는 문제를 해결하는 방법에 대하여 다음과 같이 생각해 볼 수 있다. 하지만 때때로 어떤 상황에서는 한 가지 이상의 잠재적인 해결책을 생각해 봐야 한다.

1. 매우 수다스러운 중년남성을 대상으로 호흡수를 측정하려고 한다. 그가 말을 다시 시작할 때마다 매번 정확한 호흡수를 측정하기 위해 다시 측정해야 한다.
2. 40세 남성을 대상으로 혈압계 커프를 감으려고 하는데 팔에 커프를 감을 수 없다고 말한다. 그는 정기적으로 투석받는 환자이며, 팔에 션트(Shunt)를 가지고 있고 한다. 지금 환자와 여러분은 매우 비좁은 공간에 있기 때문에 반대쪽 팔에는 적용할 수 없다.
3. 32세의 무의식 여성환자는 차가 전복되면서 차로부터 튕겨 나왔다. 여러분이 환자의 손목에서 맥박을 확인하려고 하였으나 촉진할 수가 없었다.

는 분당 60~100회이며, 분당 100회 이상으로 빨리 뛰는 맥박을 ***빠른맥(tachycardia)***이라 하고, 분당 60회 이하로 천천히 뛰는 맥박을 ***느린맥(bradycardia)***이라 한다. 운동선수의 경우, 안정 시 맥박이 분당 40~50회를 나타내는데, 이것은 운동선수에게서 흔히 볼 수 있으며, 건강이 안좋은 상태를 나타내지 않는다. 그러나 운동선수가 아닌 사람들이나 노인의 경우 맥박

빠른맥(tachycardia)
빠른 맥박. 분당 100회 이상의 맥박

느린맥(bradycardia)
느린 맥박. 분당 60회 이하의 맥박

표13-1. 맥박

정상 맥박수 (분당 맥박수, 휴식 중일 때)	
성인	60~100회
영아 및 소아	
청소년기 13~18세	60~105회
취학령기 6~12세	70~110회
취학전기 3~5세	80~120회
유아기 1~3세	80~130회
영아기 6~12개월	80~140회
영아기 0~5개월	90~140회
신생아	120~160회
맥박 질	**명백한 원인 혹은 가능성 있는 원인**
빠름, 규칙적, 강함	운동, 두려움, 열, 고혈압, 출혈의 초기 단계
빠름, 규칙적, 약함	쇼크, 출혈의 후기 단계
느림	머리 손상, 약물 중독, 심장 문제, 소아에서의 저산소증
없음	심장 정지 (임상적 죽음) 메모: 환자가 의식이 있고, 말을 할 수 있는데 맥박이 없는 경우, 심실보조 장치를 가지고 있는지 물어본다.
영아와 소아: 영아와 소아에서 높은 맥박은 낮은 맥박보다 덜 중대하다. 낮은 맥박은 심정지가 임박함을 나타낸다.	

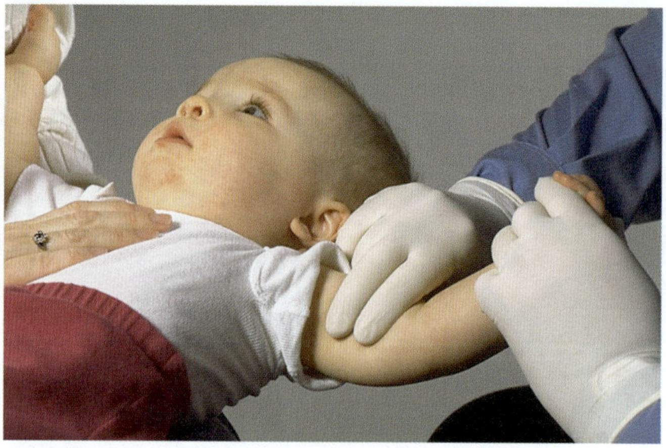

그림 13-2 영아에서는 위팔동맥을 촉진한다.

수가 낮을 때는 심각한 상태를 나타내는 것이다. 따라서 정상 성인의 맥박이 분당 60회 이하이거나 분당 100회 이상일 때는 주의를 기울여야 한다.

응급상황에서 맥박이 일시적으로 분당 100~140회 정도 뛰는 것은 그리 이상한 일이 아니지만, 만약 분당 150회 이상이거나, 현장처치 도중 여러 번 측정해도 분당 50회 이하이거나 분당 120회 이상이 유지되는 경우에는 환자에게 심각한 문제가 있는 징후로 여기고 가능한 빨리 이송하여야 한다.

맥박 질

맥박의 질(pulse quality) 맥박의 규칙성(규칙적 또는 불규칙적) 또는 강도(강함 또는 약함)

맥박의 질을 결정하는 두가지 요소는 리듬과 강도이다. 맥박의 리듬은 규칙성을 의미하는 것이다. 맥박의 박동 간격이 일정하면 규칙적인 것이고, 그 간격이 일정하지 않을 때 맥박은 불규칙적이라 할 수 있다. 응급구조사는 불규칙한 맥박의 리듬을 보고하고 기록해야 한다.

맥박의 강도는 동맥이 확장될 때 맥박 파동의 압력을 말한다. 정상적으로 맥박은 강한 파동이 손가락 끝을 지나가는 것처럼 느껴진다. 이것이 강한 맥박이다. 맥박이 약하고 가늘게 느껴지는 것을 약한 맥박이라 한다. 많은 문제들이 맥박수와 리듬, 강도의 변화와 연관될 수 있다(표 13-1).

노동맥박동(radial pulse) 손목에서 느껴지는 맥박

위팔동맥박동(brachial pulse) 위팔에서 느껴지는 맥박

목동맥박동(carotid pulse) 목의 양쪽 옆에 위치한 큰 목동맥에서 느껴지는 맥박

맥박수와 질은 신체 여러 지점에서 측정할 수 있다. 활력징후를 측정하는 동안 먼저 1세 이상의 환자일 경우 ***노동맥박동(radial pulse)***을 찾아야 한다. 이것은 아래팔의 가쪽(엄지)에서 발견되는 노동맥의 이름을 따라 붙인 노동맥박동이다. 1세 이하의 영아는 노동맥박동보다 위팔의 ***위팔동맥박동(brachial pulse)***을 찾는다(그림 13-2). 만약 여러분이 한쪽 팔에서 맥박을 촉진하지 못했다면, 반대쪽 팔에 촉진을 시도해 보도록 한다. 위팔동맥박동이나 노동맥박동을 측정을 할 수 없다면 ***목동맥박동(carotid pulse)***을 이용하는데, 그것은 심폐소생술(CPR)에서 배웠던 것처럼 목의 한쪽에서 커다란 목동맥을 따라 촉진할 수 있다. 환자의 목동맥박동을 촉진할 때는 주의해야 하는데, 그 이유는 목동맥에 과도한 압력을 주게 되면, 특히 노인 환자의 경우, 심장을 느려지게 할 수 있기 때문이다. 만약 한쪽에서 목동맥박동을 찾기 힘들다면 반대쪽을 찾아보도록 해야 하지만 양쪽 목동맥박동을 동시에 촉진해서는 안 된다.

노동맥박동을 측정하기 위해서 환자의 엄지손가락 쪽 손목주름 바로 위에 여러분의 손가락 세 개를 어깨 방향으로 얹는다. 이때 엄지손가락은 이용하지 않는다. 엄지손가락에는 자체의 맥박이 있어서 환자가 아니라 응급구조사 자신의 맥박수를 측정할 수 있기 때문이다. 손가락 하나는 손목주름 위에 계속 위치시킨 상태에서 박동을 느끼기 위해 적당한 압력을 가한다. 맥박이 약할수록 보다 더 압력을 가해야 느낄 수 있다. 그러나 주의할 점은 지나치게 압력을 가한다면 동맥을 폐쇄할 수 있다는 점이다. 맥박을 촉진하기 어렵다면 반대쪽 팔에서

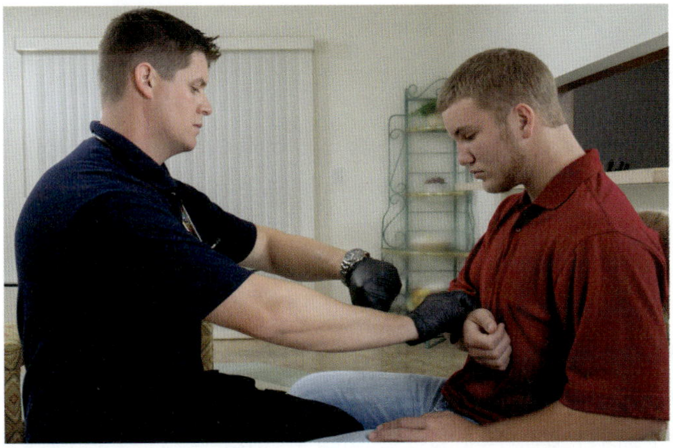

그림 13-3 호흡 수와 질 평가. 30초간 측정한 후 2를 곱한다.

시도해야 한다는 것을 기억한다. 30초 동안 맥박수를 측정하여 2를 곱하면 분당 맥박수가 나온다. 맥박을 세는 동안 리듬과 강도를 잘 판단해야 한다. "맥박수 72회, 규칙적이고 강함"과 같이 기록하고 측정한 시간도 적는다.

만약 맥박수, 리듬, 맥박의 강도가 정상적이지 않다면 60초 동안 맥박을 측정하고 관찰해야 한다.

종종 맥박을 느낄 수 없는 상황이 있다. 이러한 경우, 환자가 깨어있고 말을 할 수 있다면 환자가 심실보조장치를 가지고 있을 것이다. 심실보조장치는 가슴에 삽입된 펌프가 심장이 순환계로 혈액을 이동하기 쉽도록 도와주는 장치이며, 심장처럼 파동을 가지지 않기 때문에 동맥의

표 13-2. 호흡

정상 호흡 수 (분당 호흡수, 휴식 중일 때)	
성인	12~20회
	24회 이상: 심각
	10회 이하: 심각
영아 및 소아	
청소년기 13~18세	12~20회
학령기 6~12세	15~30회
학령전기 3~5세	20~30회
유아기 1~3세	20~30회
영아기 6~12개월	20~30회
영아기 0~5개월	25~40회
신생아	30~50회
호흡음	**가능성 있는 원인/중재**
코고는 소리	기도폐쇄/ 환자의 기도 개방, 즉각적인 이송
쌕쌕거림	천식과 같은 질환/ 처방된 약을 복용, 즉각적인 이송
가글소리	기도에 액체가 있음/ 기도 흡인, 즉각적인 이송
까마귀 울음소리(흡기 시 거친 소리)	현장에서 처치할 수 없음/ 즉각적인 이송

압력에 변화가 없다. 이것은 즉 맥박과 혈압을 측정할 수 있는 방법이 없다는 것을 의미한다.

핵심 개념
병원 전 기록에 활력징후를 기록하는 방법

호흡

호흡(respiration)
숨을 들이마시고 내쉬는 행동

호흡은 숨을 쉬는 행위이다. 단순호흡은 숨을 들이마시고(흡입 또는 들숨) 숨을 내쉬는(호기 또는 날숨) 완전한 과정을 말하는 것이다. 활력징후를 측정할 때 호흡수와 질, 이 두가지 요소에 유의해야 한다(그림 13-3).

호흡 수

호흡수(respiratory rate)
1분 동안 호흡하는 횟수

호흡수는 환자가 1분 동안 호흡하는 횟수이다(표 13-2). 호흡수는 정상, 빠른 호흡, 느린 호흡으로 분류된다. 안정상태에서 성인의 정상호흡수는 분당 12~20회 정도이지만, 나이, 성별, 키, 신체상태, 정서상태가 호흡수에 영향을 미칠 수 있다는 것을 유념해야 한다. 응급상황시 느끼는 두려움이나 다른 감정들도 호흡수를 증가시킬 수 있다. 그러나 성인의 호흡이 분당 24회 이상(빠른 호흡)이거나 8회 이하(느린 호흡)가 지속되면, 반드시 고농도의 산소를 제공하고 환기보조를 위한 준비를 해야 한다.

호흡 질

호흡의 질(respiratory quality)
호흡의 정상적 또는 비정상적 특성

호흡의 질은 환자가 숨을 쉴 때의 특성을 의미하는 것으로, 크게 정상, 얕은 호흡, 노력성 호흡, 시끄러운 호흡, 네가지 종류로 나눌 수 있다. 정상 호흡은 호흡할 때마다 가슴이나 복부가 평균적 깊이로 움직이고, 숨을 쉬기 위해 환자가 어깨, 목, 배근육 등과 같은 보조 근육을 이용하지 않는 호흡을 말한다. 그렇다면 호흡이 정상인지 어떻게 알 수 있을까? 호흡의 정상적인 깊이는 안정상태에서 건강한 사람이 호흡하고 있는 것을 관찰함으로써 판단해낼 수 있다.

얕은 호흡은 가슴과 복부에 움직임이 경미한 것이다. 이는 특히 무의식 환자에게서 심각한 문제가 된다. 호흡을 평가할 때는 가슴과 복부를 같이 관찰하는 것이 중요하다. 안정을 취하고 있는 대부분의 사람은 가슴근육보다 가로막(가슴과 복부사이의 근육)으로 호흡하는 경우가 많다.

노력성 호흡은 숨을 쉬기 위해 환자의 노력이 증가되는 것(환자가 공기를 들이마시고 내쉬는 작용이 어려움을 나타냄)을 말하는데 호흡보조근육을 이용하거나, 코벌렁임(흡입시 콧구멍이 넓어짐), 특히 영아나 소아의 경우 갈비뼈 사이나 빗장뼈 위쪽이 수축(잡아당김)되는 것과 같은 징후로 인지할 수 있다. 또한 그렁거림(흡기시 거칠고 높은 음의 소리), 호기시 그렁거림(특히, 소아) 또는 헐떡거리는 소리를 들을 수 있다.

시끄러운 호흡은 호흡이 폐쇄된 것(공기 흐름이 무언가에 의해 차단되어진 것)으로, 코고는 소리, 쌕쌕거림, 가글소리, 까마귀 울음소리 등의 이상 호흡음에 주목해야 한다(표 13-2). 코고는 소리를 내는 환자는 기도를 개방해 주어야 한다. 쌕쌕거림이 있을 때는 환자가 갖고 있는 처방된 약을 복용해야 하고 여러분은 환자가 약을 먹도록 도와야 한다. 가글소리를 낸다면 보통 환자의 기도를 흡인할 필요가 있음을 의미하는 것이다. 까마귀 울음소리(숨을 들이마실 때 거칠고 시끄러운 소리)는 여러분이 시행하는 어떠한 처치에도 반응하지 않을 수 있으므로 환자는 즉시 이송되어야 한다. 하지만 호흡 곤란을 가진 모든 환자들은 즉각적인 이송이 필요하다는 것을 유념한다.

호흡 리듬

호흡리듬(respiratory rhythm)
호흡의 규칙성과 불규칙성

호흡리듬은 의식이 명료한 환자에게 그다지 중요하지 않다. 의식 있는 환자의 호흡은 말, 기분, 활동 등 다른 것들에 의해 영향을 받기 때문이다. 그러나 무의식 환자가 불규칙적인 호흡을 하는 것을 관찰했다면 응급구조사는 즉시 전문소생술팀에 보고하고 기록해야만 한다. 맥박수를 측정한 후 바로 호흡수 측정을 시작하도록 한다. 대부분의 사람들이 누군가 자신의

호흡을 관찰하는 것을 느낀다면 호흡수가 변하기 때문이다. 이러한 이유 때문에 여러분은 손을 환자의 손목에서 떼지 않도록 하고, 호흡수를 측정한다고 환자에게 말하지 말아야 한다. 맥박수를 센 다음 바로 환자의 가슴이나 복부를 보면서 호흡수를 관찰해야 한다. 30초 동안 호흡수를 세고 거기에 2를 곱하여 분당 호흡수를 측정한다. 호흡수를 세는 동안 호흡수, 질, 리듬에 주의를 기울인다. 진단 시간과 함께 "호흡 16회, 정상, 규칙적"과 같이 기록한다.

피부

피부색, 체온, 피부의 상태는 환자의 혈액순환에 대한 의미있는 정보를 제공한다. 피부에는 많은 혈관들이 분포되어 있으며, 피부는 심장이나 뇌와 같은 다른 장기처럼 생존하는데 중요한 것은 아니기 때문에 환자가 출혈량이 많거나 혈액순환이 원활하지 않을 때는 피부의 혈관에 받는 혈액이 감소될 수 있다. 혈관이 수축되면 피부가 창백하게 되기 때문에, 피부로 출혈뿐만 아니라 다른 신체 상태에 대한 단서를 알 수 있는 것이다.

성인의 경우 피부색을 진단하기에 가장 좋은 위치는 손톱, 뺨 안쪽, 아래눈꺼풀 안쪽이다. 이곳에는 모세혈관이라는 얇은 혈관이 피부 표면에 매우 가까이 있기 때문에 혈액의 변화를 빠르게 나타낸다. 이 부위들은 어두운 피부색을 가진 성인에게도 다른 부위보다 더 정확한 지표가 된다. 영아와 소아의 경우 손바닥과 발바닥을 살펴야 하고, 환자의 피부색이 어둡다면 입술과 손톱을 확인한다.

일반적으로 이런 부위는 분홍색을 띤다(표 13-3). 비정상적인 피부색에는 창백, 푸른색(청색 회색), 홍조(붉음), 황달(노란색)이 있다. 창백한 피부는 내부분 혈액순환이 좋지 않음을 나타내는 것으로, 일반적인 원인은 혈액 소실이다. 푸른색 피부는 보통 적혈구가 갖는 산소량

표 13-3 피부 색

피부 색	명백한/ 가능성이 있는 원인
분홍	피부색이 밝은 환자는 정상, 피부색이 어두운 환자는 아래눈꺼풀 안쪽, 입술, 손톱에서 정상
창백	혈액소실로 인한 혈관 수축, 쇼크, 저혈압, 정서적 스트레스
푸르스름한 색(청색-회색)	호흡이나 심장기능이 부적절하여 세포나 조직에 산소결핍
홍조(붉음)	열에 노출, 높은 혈압, 정서적 흥분
황달(노란색)	간의 비정상
반점(얼룩모양)	쇼크 환자의 경우

표 13-4 피부 온도와 상태

피부 온도/상태	명백한/가능성 있는 원인
차갑고, 축축함	쇼크의 증상, 불안
차갑고, 촉촉함	신체의 열 소실
차갑고, 건조함	추위에 노출
뜨겁고 건조함	고열, 열에 노출
뜨겁고 촉촉함	고열, 열에 노출
떨림을 동반한 닭살, 치아의 떨림. 푸르스름한 입술, 창백한 피부	추위, 차가운 것에 노출, 통증, 공포, 전염병

그림 13-4 피부 온도를 결정한다.

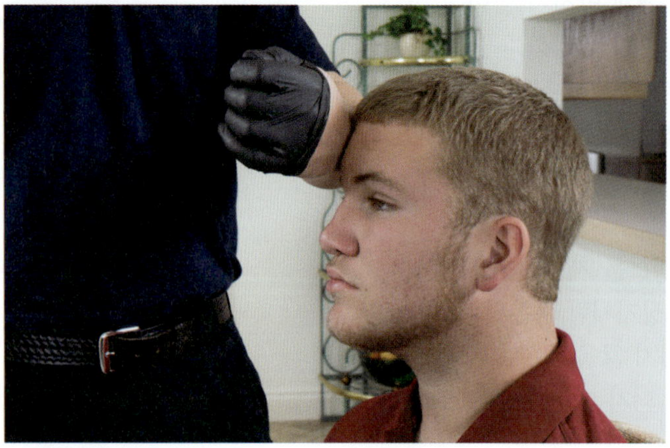

그림 13-5 동공 검사

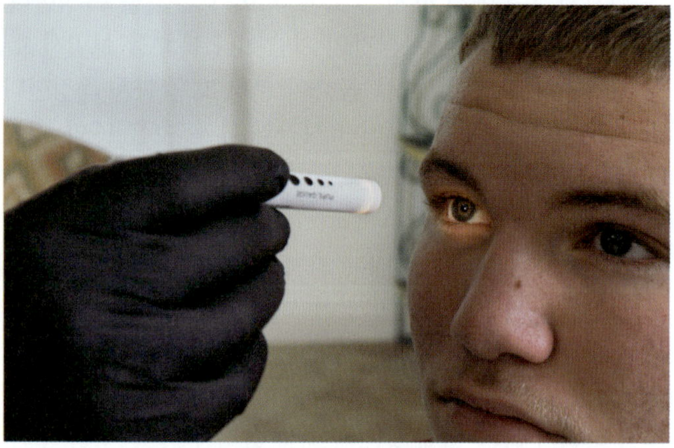

이 충분하지 않아 생기고, 붉은 피부는 열에 노출됨으로써 야기된다. 황달은 간이 비정상적이어서 피부가 노란색을 띄는 것이다. 반점이나 큰 얼룩 모양 같은 특이한 피부색은 종종 쇼크에 빠진 환자, 특히 소아환자의 경우에서 볼 수 있다.

피부체온을 측정하기 위해 손등을 환자의 피부에 대고 느껴 보도록 한다(표 13-4). 가장 좋은 부위는 환자의 이마이다(그림 13-4). 피부가 정상(따뜻함)인지, 뜨거운지, 시원한지, 차가운지 주목해야 한다. 환자의 피부가 차갑게 느껴진다면 환자의 의복아래 복부에 여러분의 손등을 놓아 진단한다. 동시에 피부가 건조(정상)한지, 습한지, 축축한지 등 피부의 상태를 주의 깊게 살핀다. 추위와 관련 있는 "닭살"이 생겼는지도 살펴본다. 피부의 온도와 상태의 변화로 환자의 문제들을 알 수 있다. 신체의 여러 부위에서 주요한 체온의 변화에 계속 주의하도록 한다. 예를 들면, 환자의 몸통은 따뜻하지만 왼쪽 팔은 차가운 경우가 있을 수 있다. 이러한 경우는 순환과 관련된 문제가 있음을 알려준다.

영아와 6세 이하 소아의 경우는 모세혈관 재충혈도 평가해야 한다. 손끝이나 발끝의 손톱을 누른 다음 손을 떼고 정상적인 분홍색으로 돌아오는 데 시간이 얼마나 걸리는지 본다. 정상적으로는 2초 이상 걸리지 않으며, 2초 이상 걸릴 경우에는 혈액순환이 좋지 않다는 뜻이다. 모세혈관 재충혈이 지연되거나 없는 경우는 비정상적인 반응이다. 그러나 이러한 징후는 추위에 노출된 영아와 소아의 경우 신뢰성이 없다.

소아 노트

영아와 6세 이하 소아의 경우는 모세혈관 재충혈도 평가해야 한다. 손톱이나 발톱을 누른 다음 손을 떼고 정상적인 분홍색으로 돌아오는데 시간이 얼마나 걸리는지 본다. 정상적으로는 2초 이상 걸리지 않으며, 2초 이상 걸릴 경우에는 혈액순환이 좋지 않다는 뜻이다. 모세혈관 재충혈이 지연되거나 없는 경우는 비정상적인 반응이다. 그러나 이러한 징후는 추위에 노출된 영아와 소아의 경우 신뢰성이 없다.

동공(pupils)
눈의 검은 중심부

확대(dilate)
정상보다 커짐

동공

동공은 눈의 검은 중심부로, 눈에 들어오는 빛의 양에 따라 그 크기가 변화하게 된다. 주위가 어두우면 동공은 ***확대***되고 눈이 부시면 수축한다.

따라서 여러분은 동공에 불빛을 비추어 환자의 동공을 확인할 수 있다(그림 13-5와

13-6). 여러분이 동공을 확인할 때는 크기, 대칭성, 반응(불빛을 비추었을 때의 동공 크기 변화) 이 세 가지를 살펴야 한다. 일상적인 상황에서 동공은 그다지 크지도 작지도 않은 중간 정도이다. 확대된 동공은 과도하게 커져 있는 것으로, 환자의 동공이 확대된 상태라면 그의 눈동자가 무슨 색인지 말하기 힘들다. 양쪽 동공은 정상적으로 같은 크기이고 빛을 비추면 동시에 ***수축***반응을 보이고 줄어드는 비율도 같다. ***반응***이 없는(고정된) 동공은 밝은 빛에도 수축하지 않는다.

환자의 동공을 확인하기 위하여 양쪽 동공에 불빛을 비추기 전에 동공의 크기를 살펴야 한다. 다음 한쪽 눈을 가리고 다른 한쪽 눈에 펜라이트로 불빛을 비춘다. 불빛을 비추었을 때 동공은 수축해야 하고 불빛을 제거했을 때 확대되어야 한다. 다른 쪽 눈에도 반복해서 시행

수축(constrict)
정상보다 작아짐

반응성(reactivity)
양쪽 눈의 동공이 불빛에 반응하여 크기가 변하는 것

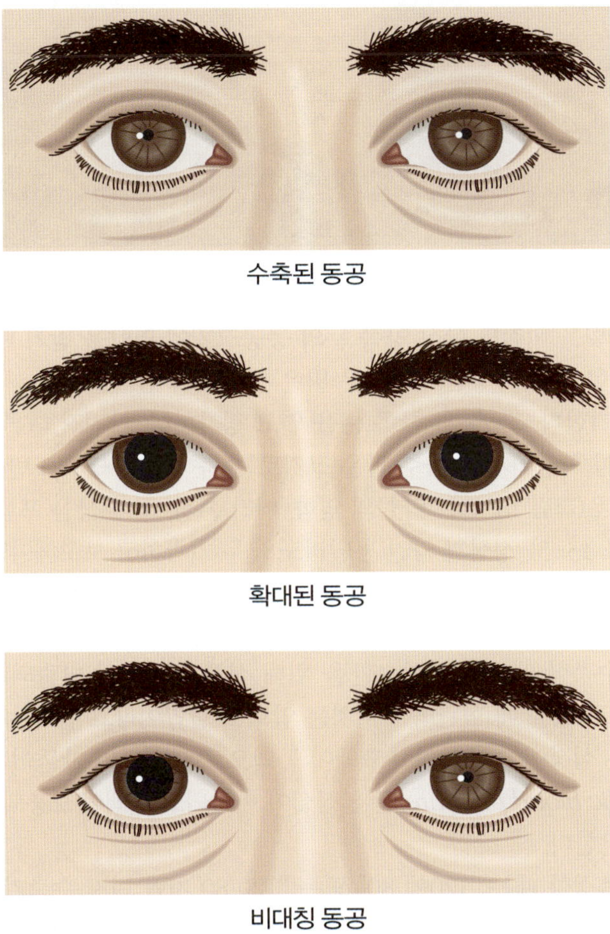

그림 13-6 (A) 수축, (B) 확대, 그리고 (C) 비대칭

표 13-5. 동공

동공 상태	명백한 가능성 있는 원인
확대(정상보다 큰 경우)	공포, 출혈, 약물, 처방된 안약
수축(정상보다 작은 경우)	약물(마취제), 처방된 안약
비대칭	뇌졸중, 머리 손상, 눈 손상, 인공 눈, 처방된 안약
반응 없음	약물, 뇌에 산소 부족

그림 13-7 비대칭한 동공은 국소적 약물(안약과 같이 눈에 직접 들어가는 약) 또는 머리 손상, 눈 손상의 증상이 된다.

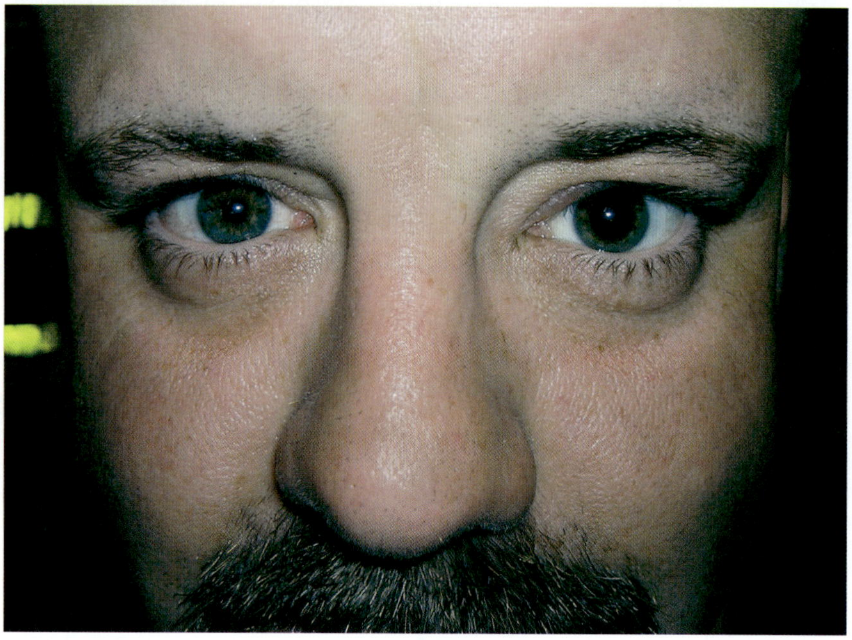

한다. 한쪽 눈에 불빛을 비춰도 항상 양쪽 눈의 동공크기에 영향을 받기 때문에 검사하지 않는 눈은 가려야만 한다. 직사광선이나 너무 밝은 상태에서 검사할 때는 처음부터 환자의 양쪽 눈을 가리고 평가한다. 몇 초 후 한쪽 눈을 열고 평가한다. 가려진 다른 눈도 같은 방법으로 시행한다. 동공이 확장되거나, 아주 작은 크기로 수축하거나, 크기나 반응이 비대칭적이거나, 반응이 없을 경우(그림 13-7)는 약물의 영향, 머리 손상, 눈 손상을 포함한 다양한 상태를 나타내는 것이다(표 13-5). 정상과 약간만 달라도 모두 기록하고 보고해야만 한다.

혈압

혈압(blood pressure)
혈액이 혈관벽에 미치는 압력

수축기혈압(systolic blood pressure)
심장이 수축할 때 혈관에 가해지는 압력

확장기혈압(diastolic blood pressure)
심장이 이완할 때 혈관에 가해지는 압력

심장의 왼심실이 수축할 때마다 전신순환을 위해 신체로 혈액이 방출되게 된다. 이때 혈액이 혈관 속을 흐르고 있을 때 혈관벽에 미치는 압력을 ***혈압***이라고 한다. ***수축기혈압(systolic blood pressure)***은 심장이 수축하면서 혈액이 동맥으로 들어가며 만들어지는 압력이다. ***확장기혈압(diastolic blood pressure)***은 왼심실이 이완되고 혈액이 보충되는 동안 동맥 안에 남아있는 압력을 말한다.

환자의 혈압을 측정할 때는 "120에 80" 또는 "120/80"처럼 먼저 수축기혈압을, 그 다음에는 확장기혈압을 보고한다.

한번 혈압을 측정하는 것은 큰 의미가 있는 것은 아니다. 응급구조사는 현장에서 처치를 하거나 이송하는 기간동안 여러 번 측정해야 할 필요가 있다. 혈압의 변화는 매우 중요할 수 있기 때문이다. 환자의 혈압은 심각한 문제라도 초기 단계에는 정상으로 측정될 수 있으나, 분 단위로 빠르게 변화될 수 있다.

개인에 따라 맥박과 호흡이 다양한 것처럼 혈압도 그러하다(표 13-6). 정상 혈압은 수축기혈압이 120mmHg보다 높지 않고, 확장기혈압이 80mmHg보다 높지 않아야 한다.

만약 성인의 수축기 혈압이 140mmHg보다 높거나 확장기혈압이 90mmHg보다 높으면 고혈압으로 간주한다. 수축기혈압이 121~139mmHg 사이이거나, 확장기혈압이 81~89mmHg 사이이면 고혈압의 전 단계, 즉 경계성고혈압을 나타낸다. 이것은 환자가 심장질환, 뇌졸중,

현장사례

"저는 머리를 부딪히면서 기절했던 상황이 모두 기억나요. 제 주변에 있던 사람들은 발을 동동 구르며 구급차만 기다렸죠. 구급차가 도착했고, 응급구조사들이 제가 쓰러진 곳에 오는데 그건 마치 천사가 저에게 달려오는 것처럼 느껴졌어요. 응급구조사들은 저에게 이것저것 질문하고 검진을 하더라구요. 나는 그들이 질문한 것에 대해 답변을 할 수가 없었고 내 눈에 불빛을 비출 때부터는 점점 상황이 나빠짐을 직감했어요."

"병원으로 가는 길에는 조금 더 나아졌어요. 머리는

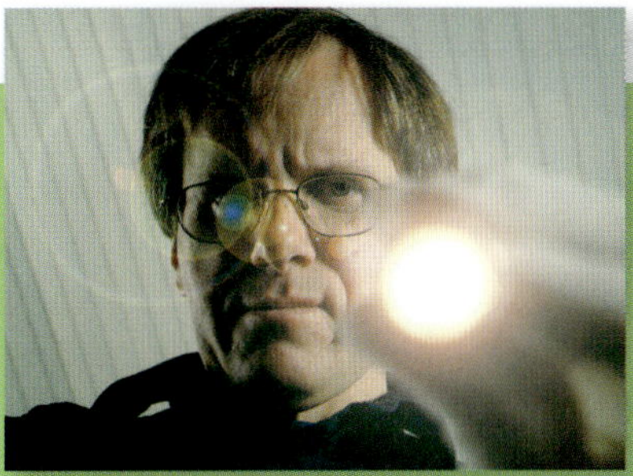

맑아진 기분이었지만 응급구조사들은 여전히 나를 걱정하는 것처럼 보였어요. 응급구조사는 제가 겪은 상황을 의식 변화라고 말해 주더라구요. 응급구조사는 제 동공이 정상적이라고 좋은 소식을 전해 주었어요. 더 좋은 소식은 내가 지금도 그들과 이야기를 나눌 수 있다는 것이에요."

표 13-6. 혈압

혈압 정상 범위	수축기혈압	확장기혈압
성인	120이거나 그 이하	80이거나 그 이하
영아와 소아	대략 80 + 2 x 나이	수축기의 2/3 정도
청소년기 13~18세	평균 114 (88~140)	평균 76
학령기 6~12세	평균 105 (80~122)	평균 69
학령전기 3~5세	평균 99 (78~104)	평균 65
혈압	**명백한 가능성 있는 원인**	
고혈압	질병, 공포, 두려움, 감정 변화, 흥분	
저혈압	운동 또는 평소에 저혈압을 가지고 있는 사람, 출혈, 쇼크의 후기 증상	
혈압 없음	만약 환자가 깨어있고 말할 수 있으면, 가슴에 심실보조장치를 가졌을 것이다.	
영아와 소아: 3세 이하의 소아에서는 일반적으로 혈압을 잴 수가 없다. 혈액소실이나 쇼크의 경우, 소아의 혈압은 거의 끝까지 정상 범위 내에서 유지되다가 갑작스럽게 쓰러진다.		

또는 콩팥질환과 같은 고혈압의 합병증 발생 위험이 크다는 것을 의미한다.

수축기혈압이 90mmHg 이하로 떨어지면 심각한 저혈압으로 간주된다. 스트레스를 받은 사람은 일시적으로 혈압이 오를 수 있다(예를 들어, 집에 구급차가 온 것과 같은). 고혈압과 저혈압이 일시적일 수 있으므로 한번 이상 측정하여 결정해야 한다. 만약 혈압이 떨어진다면 환자는 쇼크에 빠질 수 있다(그러나 쇼크를 암시하는 다른 초기 징후들도 알고 있어야 한다). 혈압의 변화는 지체없이 전문소생술팀 또는 응급실 내 의료인에게 보고해야 한다.

혈압계(sphygmomanometer)를 이용하여 혈압을 측정하기 위해서는 먼저 청진기를 목에 걸고 환자의 옆에 서서 혈압계의 커프를 환자의 팔에 감도록 한다(그림 13-8). 커프는 위팔의 $\frac{2}{3}$ 부위, 어깨와 팔꿈치 사이에 감는다. 팔에는 부상이나 부상의 우려가 없어야 한다. 커프는

혈압계(sphygmomanometer)
커프와 게이지를 사용하여 혈압측정

그림 13-8 혈압커프 위치

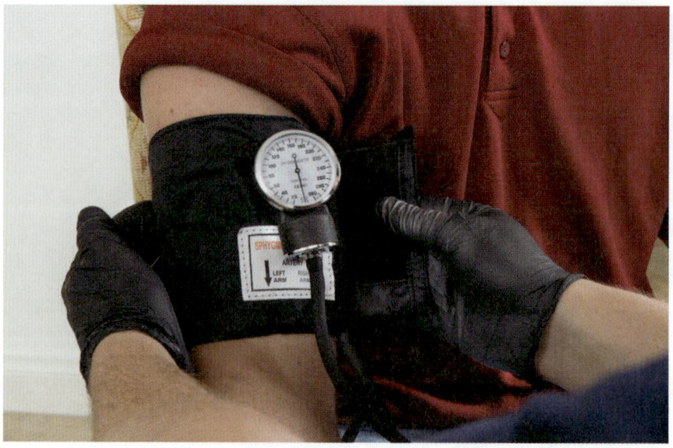

옷을 벗기고 감는데, 소매를 위로 올려 충분히 팔을 노출시켜 측정해야 하고, 옷을 올릴 때는 소매 끝이 압박하는 밴드로 되어 있지 않음을 확인해야 한다.

위팔동맥(brachial artery)
팔의 주요동맥

청진(auscultation)
청진기를 사용하여 특징적인 소리를 듣는 것

촉진(palpation)
만지거나 또는 느끼는 것. 손가락 끝으로 맥박이나 혈압을 촉진하는 것.

혈압계 모니터(blood pressure monitor)
자동적으로 커프를 팽창시켜 동맥의 혈류변화를 감지하는 장비

환자의 위팔에 커프를 감을 때 커프의 아랫단이 팔꿈치 주름에서 2.5cm 정도 위에 위치해야 한다. 커프의 중심부는 팔의 주요 동맥인 ***위팔동맥*** 위에 위치해야 한다. 커프에 표시가 있는 경우에는 동맥 어디에 커프를 놓는지 알려주지만, 몇몇 커프는 정확한 위치가 표시되어 있지 않다. 커프와 연결된 튜브도 항상 올바른 위치에 있는 것은 아니다. 미국심장협회(AHA)에 의하면 가장 정확한 방법은 커프의 중심을 찾는 것이라고 한다. 커프가 너무 느슨하거나 너무 꽉 조여지지 않도록 해야 한다. 이제 여러분은 환자의 혈압 측정을 시작할 수 있는 준비가 되었다.

혈압계로 혈압을 측정하기 위해 사용되는 세 가지의 일반적인 술기가 있는데, (1) ***청진***기를 사용하여 소리를 듣는 것(그림 13-9), (2) 손가락 끝으로 위팔맥박이나 노맥박을 ***촉진***하는 것(그림 13-10). (3) ***혈압계 모니터***가 자동적으로 커프를 팽창시켜 동맥의 혈류변화를 감지하는 것(그림 13-11, 13-12)이 있다. 촉진은 청진만큼 정확하지 않아서 대략적인 수축기혈압만 측

그림 13-9 청진을 이용한 혈압 측정

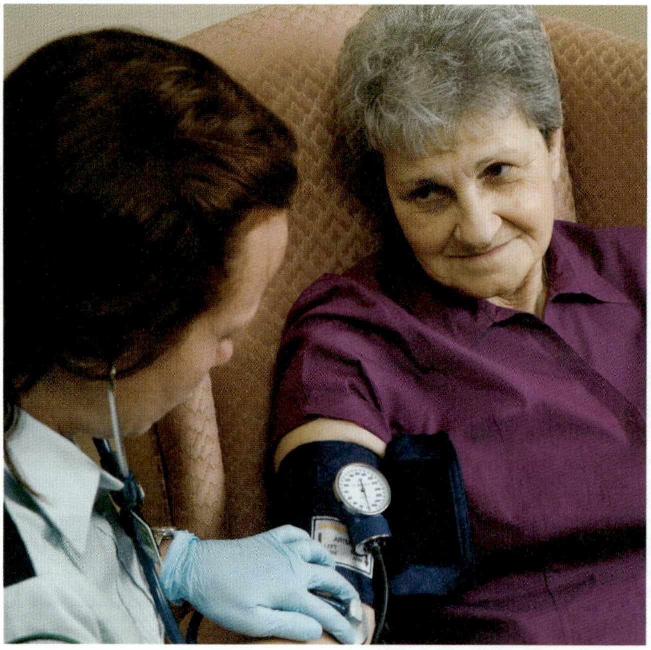

그림 13-10 촉진을 이용한 혈압 측정

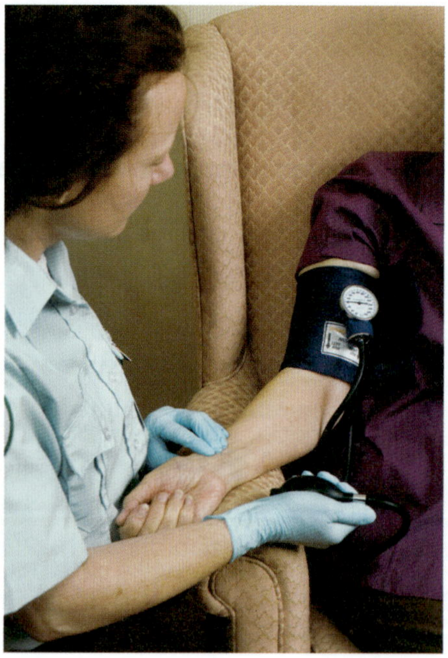

그림 13-11 자동 혈압계 모니터

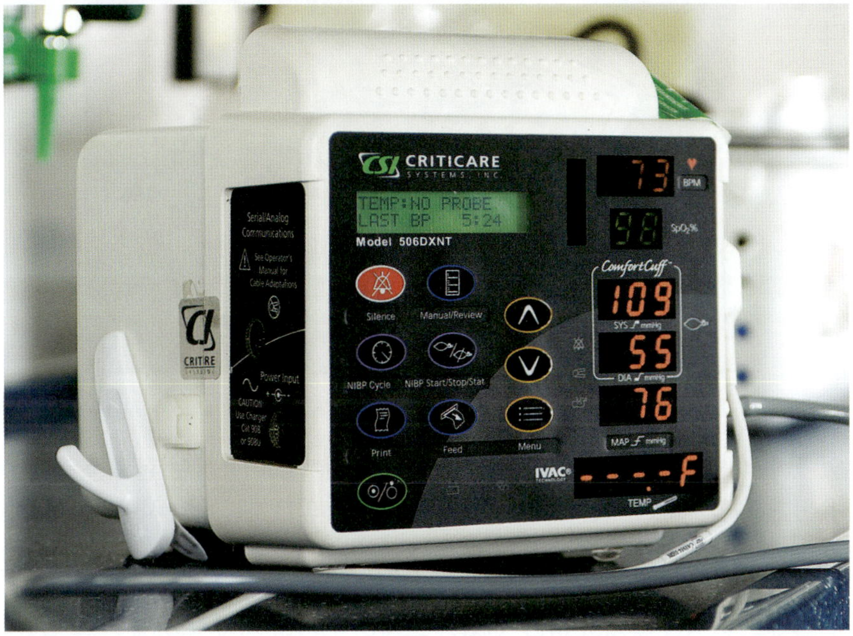

그림 13-12 (A와 B) 심전도 모니터의 일부인 자동혈압계 커프. (C와 D) 독립형 자동혈압계 커프

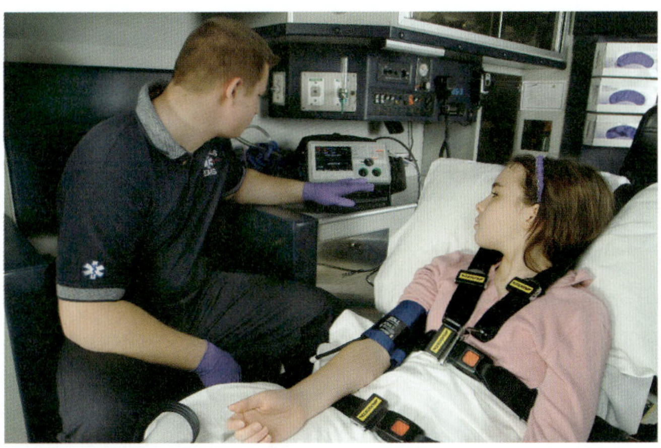

(A)

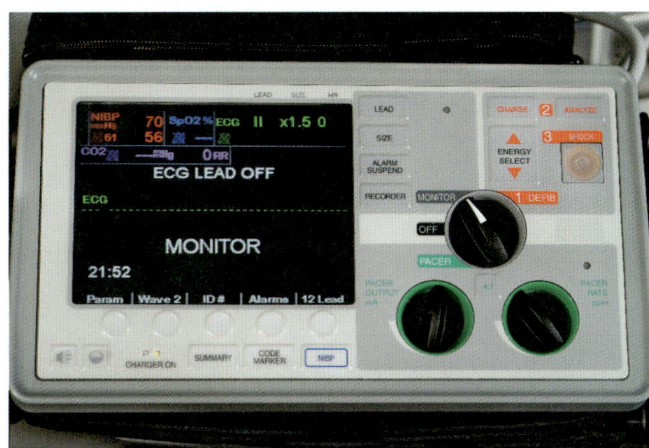

(B)

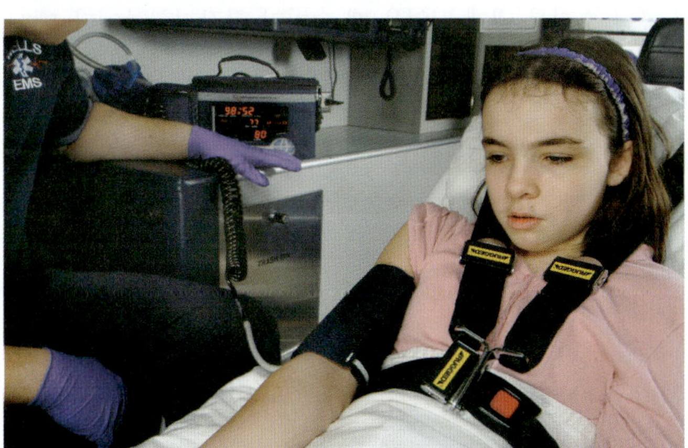

(C)

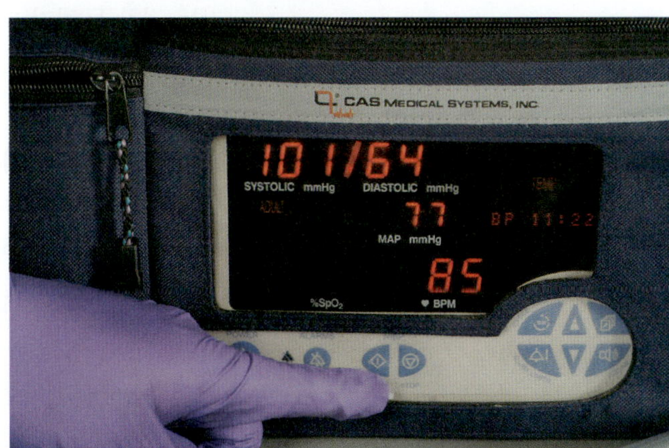

(D)

그림 13-13 청진에 의해 혈압을 측정할 때 청진기를 놓기 전에 위팔동맥을 촉진한다.

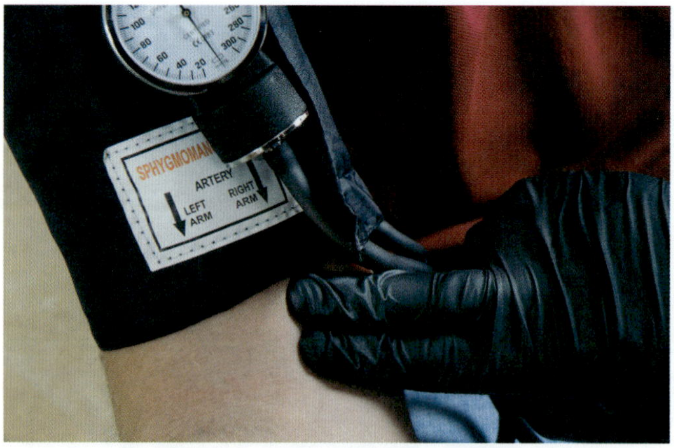

정할 수 있다. 따라서 촉진은 주위가 너무 시끄러워 청진기를 이용하여 환자를 측정하기 어려울 때 사용된다. 혈압계 모니터는 대부분 응급실과 응급 의료기관에서 사용되고 있다.

청진을 이용한 혈압 측정

1. **준비.** 환자는 앉거나 눕혀야 한다. 환자가 부상이 없다면 심장 높이에 팔을 위치시킨다.
2. **커프와 청진기의 위치.** 커프는 위팔에 편안하게 놓아서 커프 바닥이 팔꿈치 바로 위에 위치하도록 한다. 손가락 끝으로 팔꿈치 주름에 있는 위팔맥박을 촉진한다(그림 13-13). 청진기를 착용한다. 청진기를 위팔맥박 위에 바로 대거나, 위팔맥박을 찾지 못할 경우, 팔꿈치의 앞쪽 가운데에 놓는다. 잘못 측정할 수 있으므로 청진기의 다이아프램을 커프 바로 아래에 놓지 않도록 한다.
3. **커프 부풀리기.** 밸브를 잠그고 커프를 팽창시킨다. 커프를 팽창시키게 되면 여러분은 곧 맥박소리를 들을 수 있을 것이다. 수치를 관찰하면서 커프를 팽창시키도록 한다. 어느 지점에 이르면 더 이상 위팔동맥박동을 들을 수 없을 것이다. 맥박소리가 사라지는 지점에서 수치가 30mmHg 더 상승될 때까지 커프를 팽창시킨다.
4. **수축기혈압 측정.** 밸브를 열어 커프의 공기가 천천히 빠지도록 해서 초당 5~10mmHg 정도의 속도로 압력이 부드럽게 내려가도록 한다. 딸깍거리거나 똑똑거리는 소리가 나는 것을 들어야 한다. 처음 이 소리들이 들릴 때의 수치를 기록한다. 이것이 바로 수축기혈압이다.
5. **확장기혈압 측정.** 계속하여 커프의 공기를 빼면 소리가 점차 희미해지는 지점이 있다. 소리는 점차 둔해져 나지막하게 쿵쿵 소리를 내게 되었을 때 수치가 확장기혈압이다. 때때로 소리의 변화가 느껴지지 않을 수 있다. 이럴 때는 소리가 사라지는 지점을 확장기혈압으로 정한다.
6. **측정값 기록.** 확장기혈압을 측정한 후 빨리 커프의 공기를 뺀다. “혈압 140/90, 1:10 pm”과 같이 측정치와 시간을 기록한다. 혈압은 짝수로 기록되어야 한다. 만약 측정시 수치가 두 개의 선 사이에 있다면 높은 수를 선택한다.

만약 확실한 판독이 안되면 이 과정을 반복한다. 커프에 다시 공기를 주입하기 전에 1분 정도 기다리거나 반대쪽 팔에서 측정하도록 한다. 그렇지 않으면 계속해서 잘못 측정될 우려가 있다. 만약 여러분이 정확히 판독하기 어렵다면 재시도하거나 다른 사람에게 도움을 요청하도록 한다. 결코 활력징후를 조작해서는 안 된다.

메모: 수축기혈압이 높은 환자들의 경우 커프에 공기를 뺄 때 소리가 사라질 수 있으나, 다시 계속해서 바람을 빼면 다시 들리게 된다. 이럴 때는 측정이 잘못될 수 있다. 만약 확장기혈압이 높다고 판단된다면 1~2분 후 다시 측정한다. 커프에 공기를 주입할 때 확장기혈압을 잘못 측정하지 않도록 노맥박이 사라지는 것을 느껴야 한다. 커프의 공기를 정상적 범위까지 빼는 동안 소리를 듣도록 한다. 마지막으로 소리가 명확하게 들린 지점의 수치가 확장기혈압이다.
심장박동이 불규칙일 때, 심장박동 사이의 간격이 혈압 측정에 큰 역할을 할 수 있다. 빠르게 커프를 수축시키는 경우 낮은 혈압 측정값을 얻을 수 있다. 환자의 심장박동이 불규칙한 경우는 좀더 천천히 커프를 수축하고 정확한 측정을 하기 위하여 더 주의 깊게 귀를 기울여야 한다.

촉진에 의한 혈압 측정

1. **커프 위치와 노동맥 찾기.** 청진에서 설명된 대로 커프를 놓는다. 다음 혈압계 커프를 감을 팔에서 노동맥을 찾는다.
2. **커프 팽창시키기.** 적절한 밸브를 잠그고 노 맥박이 더 이상 느껴지지 않는 지점까지 커프를 팽창시킨다. 이 지점의 수치에 유의해서 여기서 30mmHg의 압력을 더 상승시킨다.
3. **수축기혈압 측정과 기록.** 커프의 공기를 천천히 빼면서 노동맥파동이 다시 뛰는 지점을 읽는다. 이것이 환자의 수축기혈압이며, 이 결과를 기록한다. 예를 들면 "혈압 140/촉진" 또는"140/P"라고 적고 시간을 기록한다(촉진에 의해 확장기혈압을 판정하기는 어렵다).

혈압계 모니터에 의한 혈압측정

1. **커프 위치.** 청진에서 설명된 대로 커프를 놓는다.
2. **커프 팽창시키기.** 모니터 설명서에 따라 버튼을 눌러 커프를 팽창시킨다.
3. **수축기압 측정과 기록.** 커프의 공기를 제거하고 화면에 보이는 혈압 수치를 확인하다. 혈압이 측정되지 않았다면 장비는 측정불가 표시를 나타낼 것이다. 몇몇 모니터는 수축기혈압과 확장기혈압 뿐만아니라 평균 동맥압도 측정해 보여주기도 하지만, 병원 전 단계에서 일반적으로 사용하고 있지는 않다.

핵심 개념
다양한 모니터장비를 사용하는 방법

의료지도와 관계없이 첫 번째 혈압측정은 반드시 청진을 이용한 방법으로 시행해야 한다. 혈압계 모니터의 질이 향상됨에도 불구하고 여전히 기계적 오류가 발생하며 특히 병원 전 환경에서는 더 많이 발생한다. 청진으로 혈압을 측정한 값을 기준으로 하여 다른 방법으로 측정한 혈압을 비교해 본다. 혈압계 모니터 결과치가 청진상 혈압 수치와 매우 차이가 있다면 여러분이 직접 청진과 촉진의 방법으로 측정해 본다.

대부분의 혈압계 모니터는 작동자에 의해 매 5분마다, 매 15분마다 혹은 다른 시간 간격으로 혈압을 측정하게 조정할 수 있다. 그러므로 응급구조사가 활력징후를 재평가할 때 유용하게 사용할 수 있다. 중요한 것은 응급구조사가 제조회사의 지시와 지역 내 프로토콜에 근거하여 자동 혈압계 모니터 또는 다른 장비를 환자평가시 사용할 수 있다.

활력징후는 대개 한번 이상 측정해야 한다. 얼마나 자주 반복 측정해야 하는지는 환자의

소아 노트

3세 이상의 모든 환자들의 혈압을 측정해야 한다. 영아나 3세 이하의 소아는 혈압을 정확히 측정하기 힘들고, 현장 처치를 참지 못하기 때문에 어려움이 많다. 여러분은 환자의 아픈 모습, 호흡부전, 무의식 같은 상태를 관찰함으로써 영아와 매우 어린 소아의 상태에 대해 보다 유용한 정보를 얻을 수 있다.

그림 13-14 병원 전 처치 보고서(운행보고서)에는 활력징후를 기록하는 공간이 있다.

Time	Pulse	Respirations	Blood Pressure
1410	88 str, reg	28	132/84
Pupils	**Skin Color**	**Skin Temperature**	**Skin Condition**
Equal ☑ Unequal ☐	Normal ☐	Cold ☐	Moist ☑
Reactive (L) (R)	Pale ☑	Cool ☑	Dry ☐
Nonreactive L R	Cyanotic ☐	Warm ☐	
Dilated ☐	Flushed ☐	Hot ☐	
Normal Size ☑	Jaundiced ☐		
Constricted ☐			

상태와 개입 방법에 따라 달라진다. 안정된 환자들은 최소한 15분 간격으로 활력징후를 측정하고, 불안정한 환자는 최소한 5분 간격으로 확인하도록 한다. 또한 어떠한 처치가 시행된 후에는 반드시 활력징후를 반복 측정해야 한다. 측정된 활력징후를 모두 기록해야 한다(그림 13-14).

체온

인체는 연속적으로 열을 만들어내고 소비시키면서 화학반응 등의 활동이 정상 범위를 유지할 수 있도록 관리한다. 응급구조사가 주로 마주하는 환자들은 체온측정이 중요하지 않은 경우가 대부분이지만, 체온 측정이 필요한 경우는 저체온증, 고체온증(비정상적으로 높은 체온, 종종 환경에 의해 변화), 열경련, 그리고 감염에 의한 경우이다.

체온계에 대한 매우 중요한 용도는 독감에 대한 검사이다. 대부분의 응급의료체계는 현재 전자시스템으로 환자 데이터를 기록하기 때문에, 질병관리본부에서 독감 기간 동안 응급의료 데이터를 분석함으로써, 특정집단에서 특정 질환이 발생했는지를 알아내는데 도움을 준다. 발열과 같이 독감과 일치하는 증상과 징후를 가진 환자를 분석으로써, 공중보건 전문가들은 이전보다 발생 여부를 더 빠르게 감지할 수 있다.

여러분은 피부색, 체온, 상태에 대해 이전 장에서 배웠다. 이 단원에서는 피부표면의 체온뿐만 아니라, 신체 중심 체온과 측정값을 얻는 방법에 대해서 다룰 것이다. 중심 체온은 심장, 허파, 소화기와 같은 신체 안의 열 수준을 반영하고, 우리는 근사값(체온)을 얻을 수 있다. 일반적으로 구강 또는 직장 체온을 측정하지만, 겨드랑이의 체온을 가지고도 얻을 수 있는 가능성이 있다.

체온계가 정확할지라도, 현장에서 응급구조사가 사용하기에는 용이하지 않다. 체온계의 일부분을 환자의 입에 넣고 이송하면, 유리가 부러지면서 환자에게 손상을 입힐 수 있다. 빠르게 환자의 체온을 얻는 방법엔 전자 체온계 사용이 있다(그림 13-15). 전자체온계는 일반적으로 일회용 플라스틱 커버를 사용하기 때문에 더 안전하고 위생적이다. 전자체온계로 온도를 얻으려면 일회용 플라스틱 커버를 씌운 체온계를 환자의 혀 밑에 넣고 제조업체의 지침에 따라 사용한다. 구강 온도가 실용적이지 않은 경우, 여러분은 때때로 겨드랑이 온도를 얻을 수 있다. 직장 온도는 현장에서 일반적으로 잘 사용되지 않는다.

귀 내부의 온도를 측정하는 고막 체온계는 최근 판매되면서 응급실 등 여러 의료기관에서

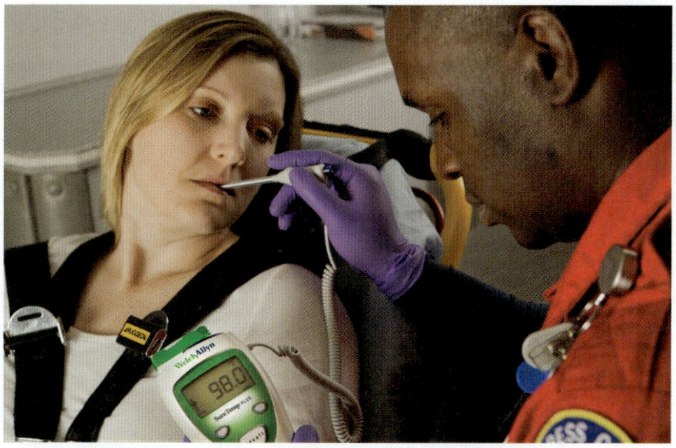

그림 13-15 전자체온계는 체온계보다 읽기 쉽고, 안전하고, 위생적이고, 빠르다.

많이 사용되지만, 병원 전 단계에서 사용하기에는 정확하지 않다. 많은 자료들과 평가들을 분석해본 결과 오류의 범위이 매우 넓은 것을 발견했기 때문이다. 뿐만 아니라 이마체온계도 병원 전 단계에서 사용하기에는 정확성이 떨어진다.

정상 체온이 반드시 37°C(98.6°F)일 필요는 없다. 사람의 정상 온도는 날씨, 활동량, 나이, 시간, 유전자에 따라 정상보다 조금 높거나 낮은 온도를 유지한다. 밤에는 일반적으로 체온이 떨어지고 낮에는 신체 활동의 증가와 함께 상승한다. 노인은 젊은 사람보다 낮은 온도를 갖는 경향이 있다. 직장 온도는 종종 구강 온도보다 1도 정도 높고, 겨드랑이 온도는 일반적으로 조금 낮다. 대부분의 사람들의 전형적인 체온은 거의 37°C(98.6°F)이지만, 대부분의 건강한 사람들은 "정상"이 아닌 "정상" 근처에 머물러 있다. 일반적으로 건강한 사람은 35.5°C(96°F) 이상, 37.7°C(100°F) 이하이다.

> " 활력징후는 중요하다. 활력징후의 변화는 이야기를 말해준다. "

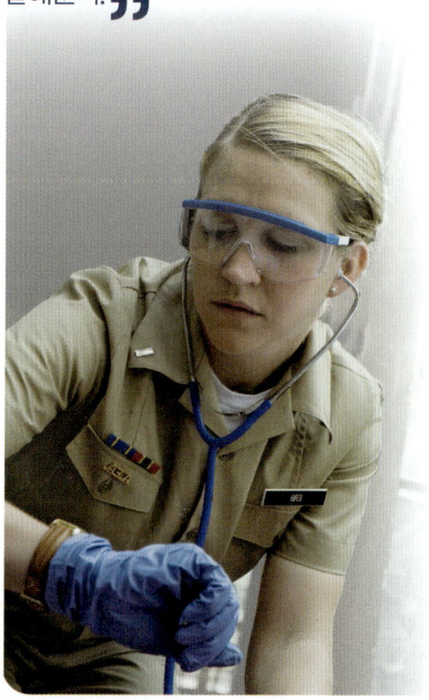

산소포화도

응급구조사 및 기타 의료제공자는 환자의 혈관 내를 순환하는 산소의 수준을 측정한다. 산소포화도 측정은 활력징후가 아니지만, 대부분의 응급의료제공자들은 활력징후로 포함한다. 지역 내 프로토콜을 따르도록 한다.

환자의 혈액을 통한 산소 순환 수준을 측정할 수 있는 장비를 ***맥박산소측정기***라고 부르며(그림 13-16), 손끝이나 귓볼 끝에 다른 색의 불빛은 보내고 그 불빛이 되돌아오는 양을 측정하는 것이다. 이 장비는 혈액내 산소의 비율을 결정하고 ***산소포화도***를 퍼센트로 나타낸 것이며 SpO_2라고 부르기도 한다.

다른 형태의 산소측정기는 불빛의 파장 차이를 이용한 것으로 산소 뿐만 아니라 일산화탄소 측정도 가능하다. 이러한 이유로 가끔은 일산화탄소측정기(CO-oximeter)로 불리우기도 한다(그림 13-17). 이 장치의 차세대 버전은 초기모델보다 더욱 정확하고 비용이 저렴하면서 사용방법이 쉽다. 일산화탄소측정기는 종종 특수한 현장에서 판독의 오류가 일어나기 쉬우므로, 지역 내 프로토콜에 의거하여 적용과 해석을 해야 한다.

맥박산소측정기(pulse oximeter)
혈액 내 산소를 운반하는 양을 측정하는 기계장비로서, 산소포화도 또는 SpO_2라고 한다.

산소포화도(oxygen saturation; SpO_2)
혈액 내 산소운반량을 퍼센트로 나타낸 측정값

맥박산소측정기 사용

만약 여러분이 일하는 곳에 맥박산소측정기가 있나면, 언제 사용해야 하는지 기술한 프로토콜을 가지고 있어야 한다. 일반적으로 호흡문제를 호소하는 모든 환자에게 맥박산소측정기를 적용하며, 산소요법, 기관지 확장요법, 인공환기의 효과 평가에 도움을 주기 위해 이 장비를 사용한다. 하지만 몇몇 기관에서는 호흡문제를 가지지 않은 다른 환자에게도 사용할 수 있도록 규정해 놓으므로, 지역 내 프로토콜을 따르도록 한다.

그림 13-16 환자의 손가락에 적용된 센서가 달린 맥박산소측정기

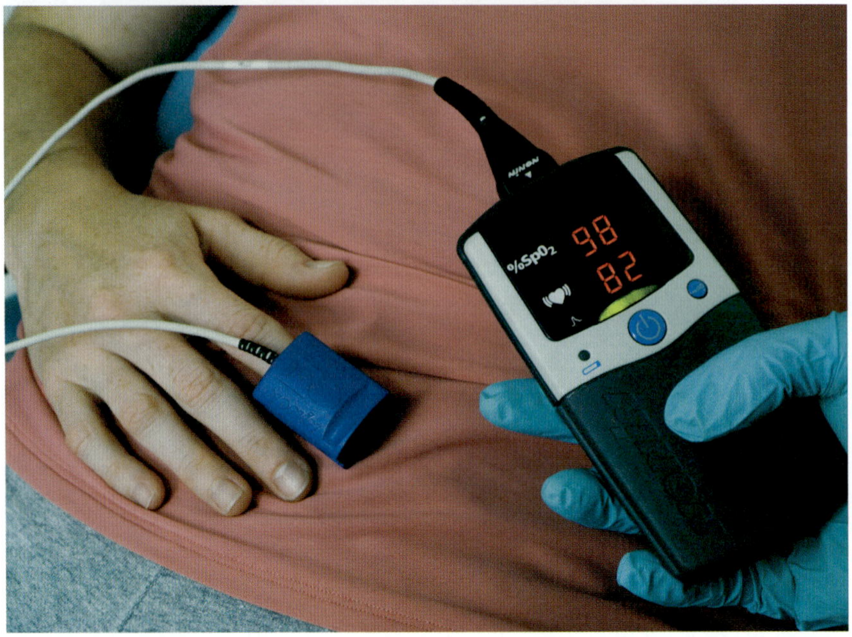

맥박산소측정기 판독

산소포화도 또는 SpO_2는 일반적으로 96~100%가 정상이다. 96% 미만도 대부분은 크게 문제가 되지 않지만, 종종 심각한 문제를 보이기도 한다. 91~95%는 약간의 저산소증 상태를 나타내고 86~90%는 중대한 저산소증 상태, 그리고 85% 이하는 심각한 저산소증 상태를 나타낸다. 산소포화도 수치가 낮을수록 더 적극적인 응급구조사의 중재가 필요하다. 산소포화도 측정값을 읽음으로써 환자를 처치하기 전에, 임상적 상황의 심각성과 형태를 고려하도록 한다. 만약 환자가 다음과 같은 상황 중 하나를 가지고 있다면, 즉시 비재호흡마스크로 고농도의 산소를 제공한다. (만약 환자가 호흡이 없거나, 부적절한 경우엔 백-밸브 마스크로 제공): 일산화탄소에 노출, 중증 혹은 심각한 저산소증(산소포화도 90% 이하), 심각한 호흡 곤란(맥박산소측정기 참고), 산소포화도를 읽을 수 없을 정도의 약한 말초 혈관.

반면에, 만약 환자가 경미한 호흡 곤란 또는 산소포화도 수치가 91~95%를 나타낸다면, 비강카테터를 통해 저농도산소를 제공한다. 응급구조사는 산소를 관리하는 모든 상황에서 산소 공급을 지속할지 아니면 산소의 양을 변경할지를 판단하기 위해 주기적으로 환자를 재평가해야 한다. 고농도산소에 의해 상태가 크게 호전된 환자는 더 이상 산소 공급이 필요하지 않을 수 있다.

메모: 호흡곤란 환자에게서 정확한 산소포화도 수치를 얻기 위해 산소를 제거해서는 안된다. 이러한 환자에게는 산소포화도 수치를 측정하는 것보다 산소를 제공하거나 환기를 보조하는 중재가 더 중요하다.

주의사항. 맥박산소측정기의 값을 정확하게 판독하기 위해서는 다음의 상황들을 고려해야 한다.

- 환자가 쇼크 상태 및 저체온증일 경우, 모세혈관을 통과하는 혈액이 충분하지 않기 때문에 산소포화도 수치가 정확하지 않다.
- 일산화탄소중독 또는 특정 중독 환자에게서는 산소포화도 값이 높다. 그 이유는 혈액 내에서 혈색소와 일산화탄소가 결합하기 때문에, 맥박산소측정기가 보내는 불빛과 같은 색

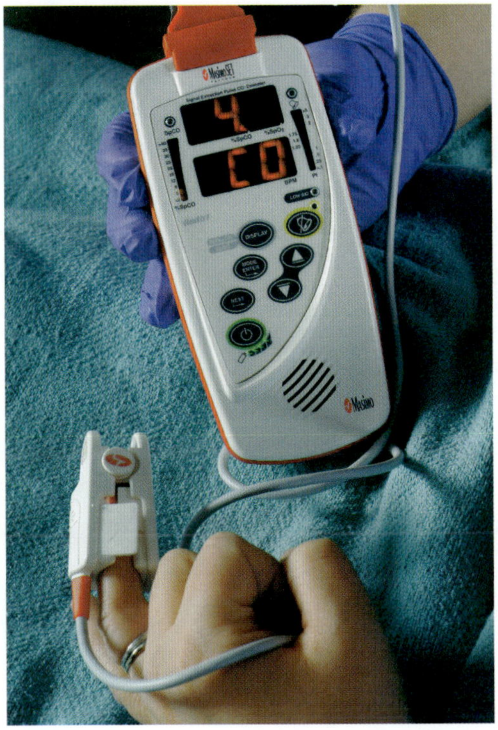

그림 13-17 일산화탄소측정기는 혈액 내 산소 뿐만 아니라 일산화탄소 수치도 감지하는 장치이다.

인 붉은색으로 판독된다. 담배도 일산화탄소를 생산하기에 만성흡연가는 혈색소와 일산화탄소 결합이 대략 10~15%에 해당한다. 그러므로 이런 환자들의 산소포화도 수치는 실제 산소포화도보다 높게 나온다는 것을 의미한다.

- 과도한 운동은 부정확한 판독의 원인이 된다. 만일 손가락에 장비를 부착한다면 손톱을 닦은 후 적용한다. 맥박산소측정기를 부착하기 전에 아세톤으로 환자의 메니큐어를 빠르게 지운다. 빈혈, 저혈량증, 특정 중독상태는 실제 산소포화도보다 높은 산소포화도 수치를 나타내는 잠재적인 원인이 된다.
- 맥박산소측정기의 정확도는 제조회사의 지침에 따라 규칙적으로 체크해야 한다. 정확한 판독을 위해 배터리의 상태와 청결을 유지해야 한다.
- 맥박산소측정기는 두 가지 상황에서 주로 이용되는데 첫째는 응급구조사가 실시한 중재의 효과를 평가해보기 위한 방법과, 둘째는 환자의 산소포화도 저하를 초기에 인지하기 위해서이다. 기억해야 할 점은 맥박산소측정기에 환자의 상태를 전적으로 의지해서는 안된다는 것이다.

산소포화도 결정

1. 불빛이 들어오는 센서를 손가락 끝에 연결한다(영아는 발가락).
2. 장비를 켜고 몇 초 후 산소포화도와 맥박수가 모니터에 나타난다. 모니터 화면에 표시된 맥박수가 환자의 맥박수와 동일한지 확인한다. 모니터에 나온 맥박수와 직접 측정한 맥박수가 다르다면, 모니터에 나타나는 산소포화도 수치가 정확하지 않을 가능성이 높다.
3. 만약 신호가 불량하거나 문제가 있는 징후가 나타나면 손가락의 센서를 재위치시키거나 다른 손가락으로 이동시킨다.
4. 정확한 판독을 위해서는 매 5분마다 맥박산소측정기로 체크한다. 환자의 활력징후를 체크하는 동안 적절한 시간에 수행하도록 한다.

혈당측정기

당뇨병 관리에 관해 많은 발전 중 하나는 휴대용 혈당 측정기의 개발이다. 이들은 사용이 용이하며, 당뇨환자(그림 13-18)들은 일상적으로 사용하고 있기 때문에 대부분의 병원 전 응급의료서비스들은 환자를 병원으로 이송하는 동안 구급차 내에 비치된 혈당측정기를 사용하는 것을 허용한다. 지역 내 프로토콜을 따르도록 한다.

당뇨가 있는 사람들은 일상적으로 하루에 5~6번 혹은 적어도 하루에 한 번, 혈액 내 포도당 수치를 검사한다. 그들은 혈중 포도당의 양을 측정함으로써, 얼마만큼 먹어야 하는지 혹은 얼마만큼의 인슐린을 넣어야 하는지 매우 정확하게 결정할 수 있다. 당뇨병과 관련된 합병증(심장질환, 실명 및 콩팥기능상실) 때문에, 당뇨를 가진 사람들은 혈당의 정상 범위를 유지하기 위한 강한 동기를 가지고 있다.

혈당측정기는 테스트 스트립에 환자의 혈액을 한 방울 떨어뜨려 사용한다. 일부 혈당 측정기는 환자의 팔뚝과 같은 다른 부분에서 혈액을 얻어 사용하도록 하지만, 일반적으로는 손가락을 찔러 혈액을 얻는다. 혈당측정기는 스트립 재료의 화학 구성물의 변화를 평가하여 사람의 혈액 내 포도당 농도 수치를 표시한다. 미국의 경우 혈당 수치를 혈액의 데시리터(dl; 100mL)당 포도당의 양(mg)을 보여주므로, 혈당 수치의 단위는 mg/dl 혹은 mg%로 표시한다. 국가마다 사용하는 단위가 다르므로, 해당 국가의 단위를 따르도록 한다.

혈당측정기 사용하기

메모: 응급구조사는 혈당측정기를 이용하여 혈당을 측정하기 위해 프로토콜 또는 지도의사의 지시를 따라야 한다.

환자가 혈당측정기를 가지고 있는 경우에는 환자나 가족이 환자의 혈당을 결정하기 위해 혈당측정기를 사용할 수 있다. 응급구조사는 환자의 혈당측정기를 사용하지 않는다. 장치에 따라 사용방법이 매우 다를 수 있으며, 장치의 사용에 대한 지침이 각각 다르기 때문이다.

만약 구급차에 혈당측정기가 비치되어 있는 경우, 제조사의 지침에 따라 잘 보관 및 사용

그림 13-18 대부분의 응급의료서비스는 응급구조사가 환자를 병원으로 이송하는 동안 혈당측정기를 사용하여 환자의 혈당 수치를 측정하는 행위를 허용한다.

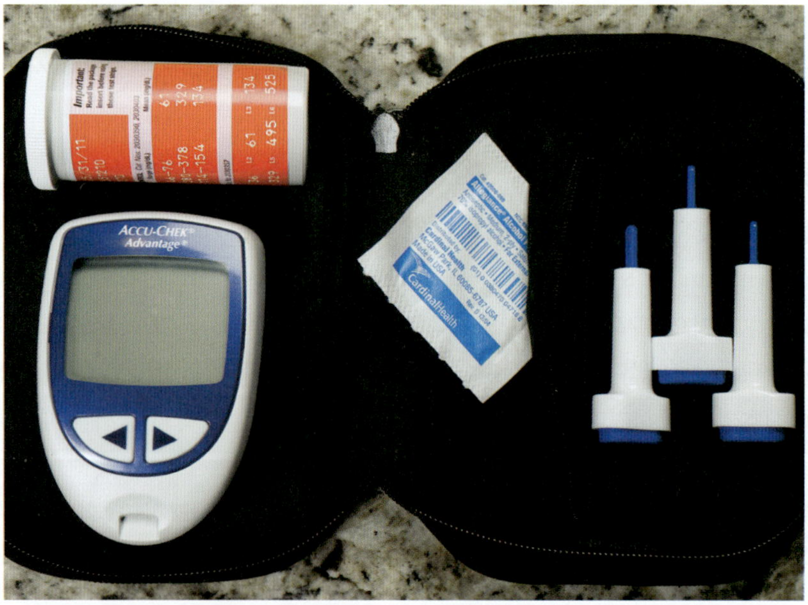

절차 13-1 혈당측정기 사용하기

메모: 응급구조사는 혈당측정기를 이용하여 혈당을 측정하기 위해 프로토콜 또는 지도의사의 지시를 따라야 한다.

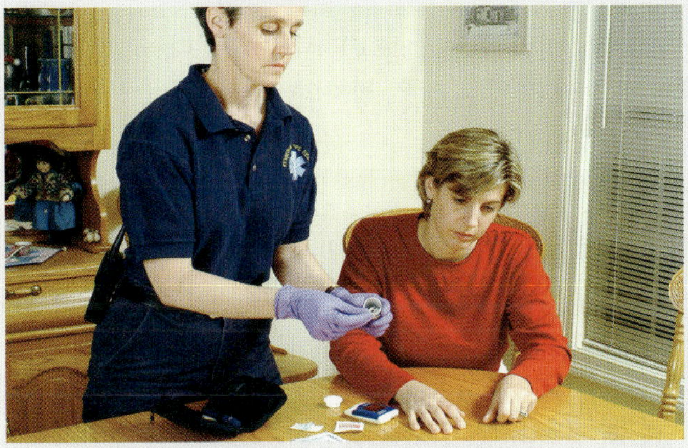

1. 테스트 스트립과 바늘을 포함한 장비를 준비한다.

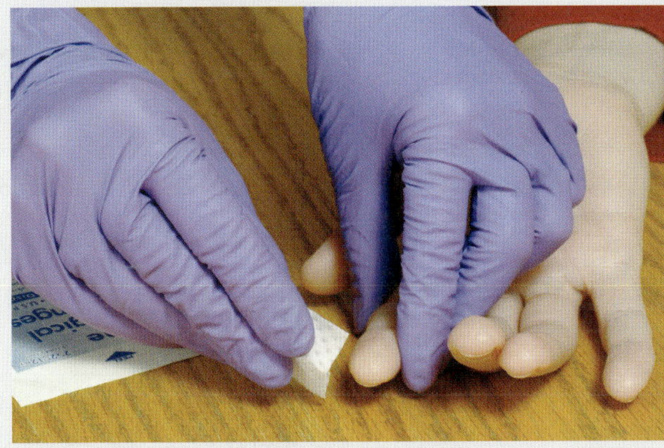

2. 알코올 솜으로 환자의 손가락을 닦는다.

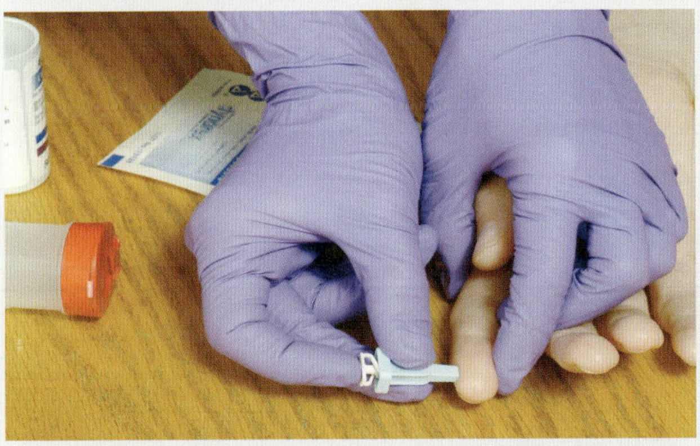

3. 알코올 솜으로 문지른 손가락을 건조시킨 후, 바늘로 손가락을 찌른다. 첫 번째 혈액 방울은 거즈로 닦아낸다. 혈액이 잘 나오지 않는 경우, 환자의 손을 심장보다 낮게 위치시켜 따뜻하게 만들면 혈류를 증가시킬 수 있다.

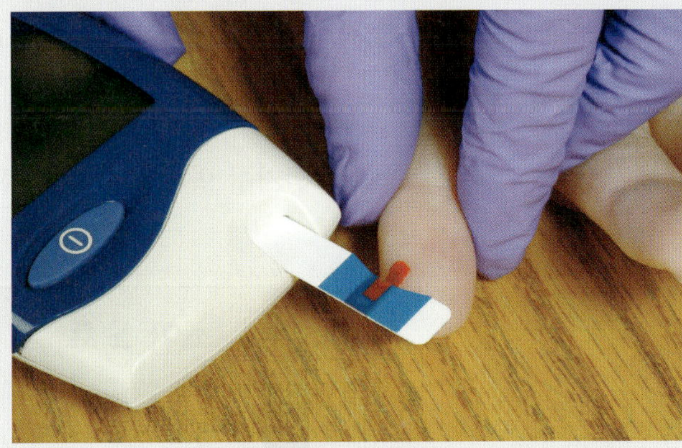

4. 테스트 스트립에 혈액을 떨어뜨린다.

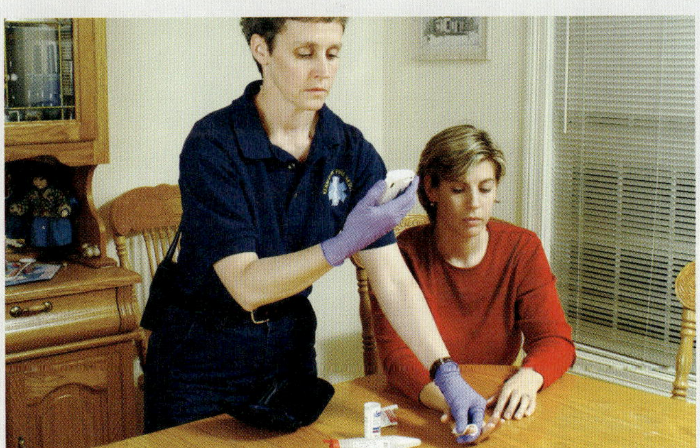

5. 혈당측정기는 샘플을 분석하고 측정값을 제공한다—일반적으로 1분 이내. 바늘이 찔린 손가락 부위를 확인한 후, 출혈이 계속된다면 직접 압박 또는 밴드를 적용한다.

하도록 한다. 표준예방조치를 취해야 하고, 혈당측정기를 사용할 때에는 다음을 따른다(절차 13-1).

1. 테스트 스트립과 바늘을 포함한 장비를 준비한다.
2. 알코올 솜으로 환자의 손가락을 닦는다.
3. 알코올 솜으로 문지른 손가락을 건조시킨 후, 바늘로 손가락을 찌른다. 첫 번째 혈액 방울은 거즈로 닦아낸다. 혈액이 잘 나오지 않는 경우, 환자의 손을 심장보다 낮게 위치시켜 따뜻하게 만들면 혈류를 증가시킬 수 있다.
4. 테스트 스트립에 혈액을 떨어 뜨린다.
5. 혈당측정기는 샘플을 분석하고 측정값을 제공한다—일반적으로 1분 이내

정상 혈당은 보통 최소 60~80mg/dl 이상에서 120~140mg/dl 이하이다(제조업체의 지침과 지역 프로토콜에 따라 다르다).

대부분의 사람들이 적절하고 정확하게 혈당측정기를 사용하고 있지만, 장치가 제대로 사용되지 않는 경우 잘못 측정되는 경우가 흔하다. 이 장치를 사용하기 위해서는 적절한 훈련을 받고, 관리 및 유지 보수를 숙지해야 한다. 환자의 혈액을 테스트하기 위해 혈당 측정기를 사용하는 것은 모든 의료 제공을 위해 매우 중요하다. 장치가 정확한 결과를 제공할 수 있도록 정기적으로 일정에 따라 교체 및 테스트가 필수적이다.

혈당측정기는 환자 평가에서 단 하나의 도구임을 기억하여라. 혈당측정은 일차평가를 실시하기 전에 반드시 실시해야 하는 것은 아니다. 반드시 필요한 경우가 아니라면 혈당 측정은 환자를 병원으로 이송하는 중에 수행하는 것이 좋다.

소아 노트

활력징후의 정상 범위를 결정하는 가장 중요한 요인 중 하나는 나이이다. 유아와 어린이의 맥박과 호흡은 빠르고 성인보다 낮은 혈압을 가지고 있다. 이 장의 표에 표시되어 있는 것처럼 성인, 유아, 어린이를 위한 활력징후 범위를 비교하고 숙지해야 한다.

단원 복습

핵심 사실과 개념

- 응급구조사로서 활력징후의 확인은 가장 기본이며, 정확하게 측정함으로써 환자의 상태에 관하여 많은 정보를 얻을 수 있다. 맥박, 호흡, 피부, 동공, 혈압이 여기에 포함된다.
- 응급구조사는 성인과 소아의 혈압, 맥박, 호흡의 정상범위를 알고 있어야 한다.
- 환자의 상태 변화는 활력징후를 반복하여 측정했을 때에만 정확하게 알 수 있다. 지속적인 평가는 매우 중요한 단계이다.
- 얼마나 자주 활력징후를 재평가 해야 하는지에 대한 결정은 환자의

상태에 달려 있다: 안정상태의 환자는 최소 15분마다 재측정하고, 불안정상태의 환자는 최소 5분마다 재측정한다.

핵심 결정

- 매우 불안정한 상태를 보이는 환자의 활력징후를 현장에서 측정해야 하는가? 아니면 병원으로 이송 중 측정해야 하는가?
- 호흡곤란을 보이는 환자에게 언제 맥박산소측정기를 적용해야 하는가? 호흡곤란을 보이지 않는 환자의 경우는 어떠한가?
- 비정상범위의 활력징후는 질병 또는 손상의 결과로 인해 나타나는 것인가? 아니면 다른 요소에 의해 발생하는 것인가?
- 안정상태의 환자임에도 불구하고 매 5분마다 활력징후를 측정해야 하는 상황은 무엇인가?

단원 용어

청진(auscultation) 청진기를 사용하여 특징적인 소리를 듣는 것

혈압(blood pressure) 혈액이 혈관벽에 미치는 압력

혈압계 모니터(blood pressure monitor) 자동적으로 커프를 팽창시켜 동맥의 혈류변화를 감지하는 장비

위팔동맥(brachial artery) 팔의 주요동맥

위팔동맥박동(brachial pulse) 위팔에서 느껴지는 맥박

느린맥(bradycardia) 느린 맥박. 분당 60회 이하의 맥박

목동맥박동(carotid pulse) 목의 양쪽 옆에 위치한 큰 목동맥에서 느껴지는 맥박

수축(constrict) 정상보다 작아짐

확장기혈압(diastolic blood pressure) 심장이 이완할 때 혈관에 가해지는 압력

확대(dilate) 정상보다 커짐

산소포화도(oxygen saturation; SpO_2) 혈액 내 산소운반량을 퍼센트로 나타낸 측정값

촉진(palpation) 만지거나 또는 느끼는 것. 손가락 끝으로 맥박이나 혈압을 촉진하는 것.

맥박(pulse) 심장으로부터 나온 혈액이 동맥으로 흐르면서 동맥이 확장될 때 느껴지는 규칙적인 박동

맥박산소측정기(pulse oximeter) 혈액 내 산소를 운반하는 양을 측정하는 기계장비로서, 산소포화도 또는 SpO_2라고 함.

맥박의 질(pulse quality) 맥박의 규칙성(규칙적 또는 불규칙적) 또는 강도(강함 또는 약함)

맥박수(pulse rate) 분당 맥박이 뛰는 횟수.

동공(pupils) 눈의 검은 중심부

노동맥박동(radial pulse) 손목에서 느껴지는 맥박

반응성(reactivity) 양쪽 눈의 동공이 불빛에 반응하여 크기가 변하는 것

호흡(respiration) 숨을 들x이마시고 내쉬는 행동

호흡의 질(respiratory quality) 호흡의 정상적 또는 비정상적 특성

호흡수(respiratory rate) 1분 동안 호흡하는 횟수

호흡리듬(respiratory rhythm) 호흡의 규칙성과 불규칙성

혈압계(sphygmomanometer) 커프와 게이지를 사용하여 혈압측정

수축기혈압(systolic blood pressure) 심장이 수축할 때 혈관에 가해지는 압력

빠른맥(tachycardia) 빠른 맥박. 분당 100회 이상의 맥박.

활력징후(vital signs) 신체 내부에서 진행되고 상태에 대한 외적 징후. 맥박, 호흡, 피부색, 체온, 피부 상태, 동공, 혈압, 모세혈관 재충혈(소아)등이 포함.

평가와 술기를 위한 준비

요약 문제

1. 활력징후의 요소는?
2. 활력징후가 한 번 이상 측정되어야 하는 이유를 설명하여라.

연관시켜 생각하기

"호흡 및 인공환기" 단원을 복습하고 이 단원에서 배운 내용과 연결하여 다음의 상황에 대해 생각해 보자.

1. 응급구조사는 어지러움을 호소하는 환자를 평가하고 있다. 일차평가에서 환자의 호흡은 적절하였으나 활력징후를 측정하는 동안 맥박산소측정기를 적용하였더니 환자의 산소포화도 수치가 93%를 나타냈다. 환자의 연령을 고려했을 때 환자의 정상 산소포화도 범위는 96% 이상이다. 환자의 산소포화도 수치를 개선시키기 위해서 어떤 처치를 시행해야 하는가? 어떤 술기와 장비를 사용할 것인가?
2. 자동차충돌 사고현장에서 응급구조사는 다발성 손상을 입은 환자를 처치하고 있다. 환자의 호흡은 명백하게 부적절하였기 때문에(얕고 빠름), 응급구조사는 재빨리 백-밸브 마스크로 인공 환기를 실시하였다. 그럼에도 불구하고 환자에게 적용된 맥박산소측정기는 산소포화도 90%를 나타냈다. 환자의 산소포화도 수치를 개선시키기 위해 어떤 방법을 시행해야 하는가?

비판적 사고 연습

활력징후 평가는 환자평가의 중요한 부분이다. 이 연습은 다음과 같은 상황에서 정확한 활력징후를 측정하기 위해 어떻게 행동해야 하는지 생각해 보기 위함이다.

1. 노동맥박동이 매우 약하거나 촉지가 안될 때, 응급구조사는 맥박을 찾기 위해 얼마의 시간을 소요해야 하는가?
2. 여러분이 측정한 값과 혈압계 모니터가 측정한 값이 크게 차이 날 때 어떻게 행동해야 하는가?
3. 두꺼운 인공 손톱을 가진 환자에게 정확한 산소포화도 값을 얻기 위해 어떻게 해야 하는가?

병태생리학적 접근

다음의 질문들은 현장에서 정확한 결정을 내리고 임상과 관련된 정보를 모을 수 있도록 돕기 위해 고안되었다.

- 몇몇 환자들은 심장의 전기적 문제 때문에 심장박동수가 200회 이상이다. 이러한 환자의 맥박은 왜 약할까?
- 많은 양의 출혈이 발생했을 때, 우리 몸의 콩팥위샘은 에피네프린(아드레날린)을 분비하여 피부를 창백하고 축축하게 한다. 에피네프린이 혈관에 어떤 작용을 하기 때문에 이러한 피부 상태가 발생하는가?
- 만성적으로 높은 확장기혈압은 왜 심장질환과 크게 연관있을까?

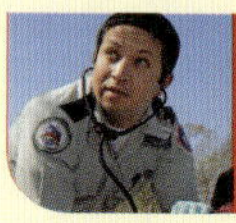

현장이야기

응급구조사가 휴식을 취하며 앉아 있을 때, 상황실 근무자로부터 복부 통증을 호소하는 73세 여성 환자가 발생했다는 정보를 전달 받았다. 현장에 도착하자 응급구조사는 식탁 의자에 앉아있는 환자를 발견하였고, 환자는 자신의 이름을 엘리자베스라고 소개하였다. 응급구조사는 일차 평가를 시행하였다. 환자의 기도는 개방되어 있었고 호흡은 약간 빠른 상태였다.

질문

1. 이 환자의 주요 문제는 무엇인가?
2. 이송에 대한 우선순위가 결정되기 전임에도 불구하고, 어떤 활력징후가 반드시 측정되어야 하는가?
3. 환자의 어떤 병력을 수집해야 하는가?

응급구조사는 환자에게 평가와 처치를 받아야 한다고 권장했고, 환자는 그에 동의했다. 응급구조사는 환자에게 복부 통증에 대해 설명해 달라고 묻자, 환자는 통증이 점점 심해졌으며, 움직일 때는 더 심해졌다고 말했다. 또한 환자는 대변이 검고 딱딱했으며, 오늘 아무것도 먹지 못했고, 119에 신고하기 전에는 부엌을 청소하고 있었다고 말했다. 응급구조사의 동료는 활력징후를 측정했고, 맥박은 분당 110회이고 약하며, 호흡은 분당 28회, 혈압은 100/70mmHg라고 전했다. 응급구조사는 환자에게 평소 혈압에 대해 물었고 환자는 평상 시 혈압은 150/90mmHg라고 대답하였다.

질문

4. 추가로 수집해야 할 병력은 무엇이 있는가?
5. 활력징후를 재측정 해야 하는가?
6. 만약 환자가 병원에 가지 않겠다고 한다면, 어떤 방법으로 설득할 것인가?

응급구조사는 환자에게 어떤 약을 복용하고 있는지 물었다. 환자는 식탁에서 2개의 병을 꺼내 응급구조사에게 건넬 때, 응급구조사는 환자의 피부가 창백하고 차가우며, 습하다는 것을 알아차렸다. 응급구조사는 환자가 복용하는 약의 이름을 적고, 환자에게 알레르기가 있는지를 물었다. 환자는 페니실린에 알레르기가 있다고 말했다. 응급구조사는 환자에게 맥박이 빠르고 약하며 혈압이 낮기 때문에 병원에 가서 의사에게 진찰을 받을 것을 권유했다. 동료가 다시 한번 활력징후를 측정한 결과 맥박은 분당 120회였고 역시 약한 상태였다. 마침내 환자는 병원으로의 이송에 동의했다.

환자를 들것에 옮긴 후 산소를 제공했다. 병원까지의 이송은 10분도 채 안 걸렸고, 이송하는 동안 당신은 다시 한번 활력징후를 측정했다. 이송 동안에 환자의 상태는 변화하지 않았다. 병원에 도착 후, 응급실에 근무하는 의료인에게 환자에 대한 설명과 함께 인계한 후, 서류를 작성하는 동안 환자 주위에 여러 명의 의료진들이 바쁘게 움직이고 있는 것을 발견하였다. 잠시 후, 한 여성이 응급구조사에게 다가와 자신이 환자의 딸이라고 말하면서, "의사선생님이 엄마의 복부 내부에 출혈이 발생했다고 했습니다. 즉각적인 처치와 함께 병원으로 이송해 주셔서 감사합니다"라고 전했다.

이차평가
(The Secondary Assessment)

14

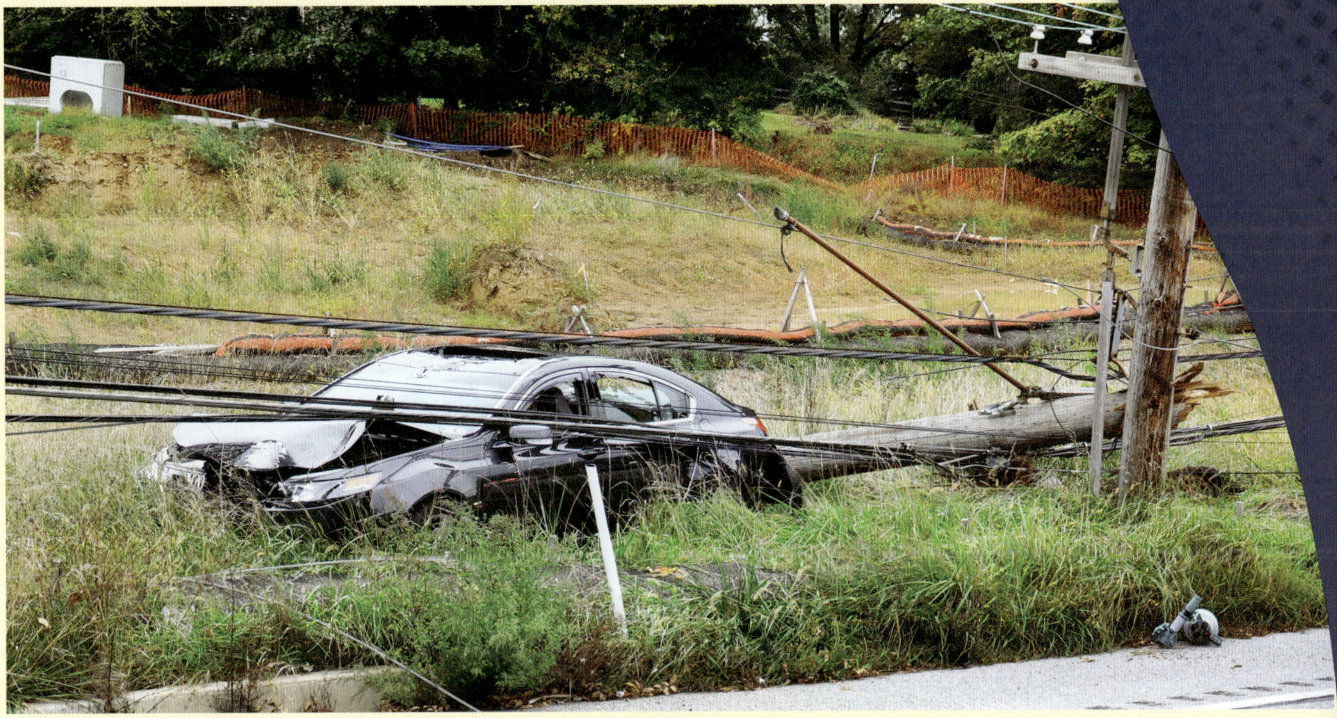

(© Edward T. Dickinson, MD)

관련 단원

다음 단원들은 이 단원에서 토의된 주제와 관련하여 추가적인 정보를 제공한다.

11 현장조사

12 일차평가

13 활력징후와 모니터 장비

15 의사소통과 기록

표준(Standard)

평가(이차평가; 재평가)

임상적 행동/판단(의사결정)

역량

응급처치를 위해 환자 평가에서 찾은 것(현장평가, 일차/이차평가, 병력, 재평가)과 정보를 현장에 적용한다.

응급상황을 경감시키고 최종 처치를 제공하는 동안 통증을 감소시키기 위해, 평가에서 찾은 것들을 바탕으로 기본적인 중재를 제공한다.

핵심 개념

- 이차평가의 구성요소
- 평가가 수행되는 방법
- 병력수집 술기
- 신체 검진 술기
- 신체계통 검진
- 의식 있는 내과 환자의 이차평가
- 의식 없는 내과 환자의 이차평가
- 경미한 손상을 입은 외상 환자의 이차평가
- 심각한 손상 또는 다발성 손상을 입은 외상 환자의 이차평가
- 정밀 신체 검진
- 재평가 동안의 변화 관찰
- 안정/불안정 환자를 위한 재평가
- 응급구조사를 위한 비판적 사고 개념

학습 목표

이 단원을 읽고 난 후, 여러분은:

14. 1 이 단원에서 소개된 주요 용어를 정의할 수 있다.

14. 2 이차평가의 구성요소를 나열하고 설명할 수 있다.

14. 3 평가의 술기를 나열하고 설명할 수 있다.

14. 4 평가의 진행을 위한 비판적 사고, 판단, 의사결정의 적용에 대해 토의할 수 있다.

14. 5 각각의 신체 검진에 대해 설명할 수 있다.

- 호흡계통
- 심혈관계통
- 신경계통
- 내분비계통
- 위장관계통
- 면역계통
- 근육뼈대계통

14. 6 의식 있는 내과 환자의 이차평가가 어떻게 수행되는지 설명할 수 있다.

14. 7 의식 없는 내과 환자의 이차평가가 어떻게 수행되는지 설명할 수 있다.

14. 8 경미한 손상을 입은 외상 환자의 이차평가가 어떻게 수행되는지 설명할 수 있다.

14. 9 불안정하거나 다발성 손상을 입은 외상 환자의 이차평가가 어떻게 수행되는지 설명할 수 있다.

14.10 환자로부터 질환/손상의 병력을 어떻게 수집해야 하는지 설명할 수 있다.

14.11 환자로부터 과거 병력을 어떻게 수집해야 하는지 설명할 수 있다.

14.12 재평가동안 변화를 관찰해야 하는 방법과 이유에 대해 토의할 수 있다.

14.13 안정상태의 환자와 불안정한 상태의 환자에 대한 적절한 재평가 방법을 설명할 수 있다.

14.14 응급구조사에 의해 수행되는 평가와 처치에 대해 비판적 사고를 연관시킬 수 있다.

핵심 용어

폐쇄형질문(closed-ended question)
비빔소리(crepitation)
정밀신체 검진(detailed physical exam)
진단(diagnosis)
감별진단(differential diagnosis)
팽만;팽창(distention)
현재 병력(history of the present illness; HPI)
목정맥팽대(jugular vein distention; JVD)
내과 환자(medical patient)
개방형질문(open-ended question)
OPQRST
모순운동(paradoxical motion)
과거 병력(past medical history; PMH)
지속발기증(priapism)
빠른외상평가(rapid trauma assessment)
재평가(reassessment)
SAMPLE
징후(sign)
스토마(stoma)
증상(symptom)
기관절개(술)(tracheostomy)
외상 환자(trauma patient)
경향(trending)

환자들의 옆에 서 있는 자신을 상상해보자. 그 곳은 아마도 거리, 거실, 혹은 구급차 안일 것이다. 여러분은 이제 막 일차평가를 끝냈다. 일차평가 동안 생명을 위협할 만한 문제들을 찾지 못했고, 이제 이차평가를 시작한다. 환자들은 각각 가슴 통증과, 다리 골절, 힘 빠짐과 같은 애매한 증상을 호소한다. 무엇을 질문할 지 어떻게 알 수 있을까? 무엇을 평가해야 할 지 어떻게 알 수 있을까? 이것이 이차평가의 역할, 즉 이 단원의 목적이다.

이미 여러분이 알아 차렸듯이 위의 세가지 예는 *내과 환자*(가슴 통증을 호소하는 환자), *외상 환자*(다리 골절을 호소하는 환자) 그리고 확실히 알 수 없는 환자(힘 빠짐을 호소하는 환자)를 포함한다. 이 단원에서는 특히 내과와 외상의 응급 유형 각각에 대해 설명한다.

이차평가

이차평가는 간단히 말해서 환자의 문제를 찾는 것이다. 이것은 환자의 병력을 통해 응급구조사의 두 손으로 직접 그리고 차례대로 검진하는 것이다.

이차평가는 현장평가와 일차평가 이후에 수행된다. 이것에 대한 중요한 이유가 있다. 현장은 반드시 안정되어야 하고, 필요한 자원들을 모두 가지고 있어야 한다. 또한 환자에게는 반드시 생명을 위협하는 손상이 없어야 한다. 인공환기가 필요하거나 즉시 이송되어야 하는 환자에게 긴 시간의 소요가 필요한 이차평가의 시작은 매우 위험할 수도 있다. 반대로, 안정된 환자의 경우 급할 필요가 없어 현장에서 모든 이차평가가 수행될 수 있다.

이 장은 현장에서 순서의 중요성을 나타내기 위해 구성되어 있다.

내과 환자(medical patient)
하나 또는 그 이상의 의학적 질병이나 상태로 고통받고 있는 환자

외상 환자(trauma patient)
하나 또는 그 이상의 신체적 손상으로 고통받고 있는 환자

이차평가의 구성요소

이차평가는 세가지 기본 구성요소들을 가진다: 신체 검진, 환자병력, 그리고 활력징후

핵심 개념
이차평가의 구성요소

- **신체 검진.** 이름에서 의미하듯이 이차평가의 한 부분인 신체 검진은 환자를 평가하기 위해 모든 감각들을 사용한다. 예를 들어, 환자의 손상을 느끼고, 비정상 호흡음을 듣고, 부종을 관찰하는 것이다. 현재의 손상과 가장 관련 있는 정보를 얻기 위해 최대한 자신의 감각을 사용하는 것이 중요하다.
- **환자병력.** 병력은 환자에게 또는 가족/목격자에게 질문을 함으로써 얻을 수 있다. 응급구조사는 환자의 현재상내 또는 주호소에 내하여 물어 볼 수 있다- *현재 실병의 병력(HPI)* - 그리고 환자가 이전에 질병을 가지고 있었는지, 그리고 복용하는 약이 있는지에 대해서도 물어볼 것이다 - *과거 병력(PMH)*-
- **활력징후.** 응급구조사는 맥박, 호흡, 혈압, 산소포화도, 그리고 피부(색, 온도, 상태), 동공을 평가할 것이다.

현재 병력(history of the present illness; HPI)
환자가 호소하는 증상과 연관되어 수집된 정보 또는 현재 환자의 질병 기전

과거 병력(past medical history; PMH)
환자가 과거에 가졌던 건강 문제

이차평가의 이 세가지 구성의 순서는 여러 요소에 따라 달라진다:

- 많은 질병을 가진 환자. 병력이 환자의 현재 주호소에 가장 관련이 있을 수 있기 때문에 응급구조사는 제일 먼저 과거병력 수집부터 수행할 것이다. 그 다음 응급구조사는 본인이 현병력에 근거하여 신체 검진을 수행한다.
- 외상 환자에서 직접적인 신체 검진은 많은 정보를 제공한다. 응급구조사는 제일 먼저 환자가 통증을 호소하는 곳에 대한 정보를 환자에게 물어보고, 직접적으로 신체 검진을 수행해야 한다. 몇몇 환자는 신체의 전체를 평가해야 할 수도 있고(머리-발 신체 검진), 경미한 손상을 입은 몇몇 환자는 일 부분만 평가할 수도 있다(예를 들어, 팔목 골절).
- 무의식 환자는 응급구조사의 질문에 대답할 수 없다. 이러한 경우 응급구조사는 환자의 가족 또는 목격자로부터 정보를 수집해야 한다. 무의식 환자에서 신체 검진은 정보를 얻기 위한 가장 중요한 방법이다.
- 심각한 외상을 입은 환자와 내과 환자는 다른 방식으로 평가하고 처치해야 할 것이다. 예를 들어, 심각한 외상 환자는 이송 전 경미한 손상들을 확인하기 위해 일차평가와 빠른이차평가(혹은 빠른 신체 검진)를 수행해야 한다. 하지만 내과 환자(예, 심장마비와 뇌졸중)의 경우, 외상 환자와 같은 방식으로 이루어지지만, 좀 더 전문적인 치료를 위해 즉각적으로 적절한 병원으로 이송되어야 한다.

병력수집과 신체 검진을 통해 응급구조사는 환자 상태의 증상과 징후를 파악하고, 환자가 현재 어떤 상태인지 알아낼 수 있을 것이다. 증상과 징후의 차이점을 알고 있는 것은 매우 중

요하다.

- *징후*는 응급구조사가 볼 수 있는 것이다. 외상으로부터 심하게 변형된 팔다리 혹은 심근경색 후에 체액 축적으로 인한 발목 부종 등이다.
- *증상*은 환자가 말하는 것이다. 복통 또는 호흡곤란 등을 예로 들 수 있다. 응급구조사는 증상을 볼 수는 없지만, 환자가 말해줌으로써 알 수 있다.

징후(sign)
환자의 상태에 관련하여 응급구조사가 볼 수 있는 것

증상(symptom)
환자의 상태와 관련하여 환자가 응급구조사에게 말하는 것

환자 평가는 역동적인 과정이다. 환자 평가는 각 환자마다 다른 방법으로 시행 될 것이고, 시행되는 평가의 여러가지 방법은 정확해야 할 것이다. 평가 방법은 환자가 안정 상태이던 불안정 상태이던, 현장에 응급구조사가 몇 명이 있던지 관계 없이 오로지 환자의 유형에 따라 적절하게 수행되어야 한다. 예를 들어, 한 명의 응급구조사가 환자에게 병력을 수집하는 동안 다른 응급구조사는 가족이나 목격자로부터 추가적인 정보를 수집한다. 또한 한 명의 응급구조사가 환자의 활력 징후를 측정하는 동안 다른 응급구조사는 환자로부터 병력을 수집한다.

재평가(reassessment)
환자의 상태 변화를 인지하기 위한 술기 과정. 재평가에는 4단계가 있다: 일차평가 반복, 활력징후 재측정, 신체 검진 반복, 처치 확인.

응급구조사는 환자에 대한 평가가 멈추지 않아야 한다는 것을 기억한다. 이 단원의 뒤에 설명할 *재평가*를 통해 환자를 지속적으로 평가한다.

평가들은 어떻게 수행되는가?

핵심 개념
평가가 수행되는 방법

이 단원에서는 응급구조사가 각기 다른 신체계통들의 검진방법과, 이차평가 과정을 위한 중요한 술기들에 대해 배울 것이다. 예를 들어, 가슴통증 환자의 신고를 받고 출동한 응급구조사의 경우, 환자의 심혈관계통과 호흡계통을 검진할 것이다. 알 수 없는 이유로 쓰러진 환자의 경우, 응급구조사는 내분비계통(당뇨), 신경계통등을 포함한 여러 신체계통들을 검진할 것이다. 응급구조사는 근육뼈대계통 또한 검진할 것이다. 왜냐하면 가슴통증 환자는 갈비뼈 골절 손상을 입었을 수도 있고, 무의식 환자는 머리손상을 입을 수도 있기 때문이다. 이 두 환자들은 '촉진'을 이용한 신체 검진이 완벽하게 수행 되어야 한다.

큰 그림

큰 그림의 관점에서 이차평가를 시각화하기 위해, 그리고 내과 환자와 외상 환자의 평가를 위해, 우선 전체적으로 살펴본다. 이 단원에서는 이차평가를 좀 더 자세하게 다룰 것이다.

평가 술기

평가 과정에서 많은 술기들이 사용된다. 이러한 술기들은 종종 통합되어 "병력 및 신체 검진"

비판적 의사 결정

성공적인 이차평가는 수준 높은 임상적 판단과 비판적인 결정에 의존한다. 언제, 어떻게 평가를 할지에 대하여 응급구조사는 어떻게 결정할 것인가? 환자가 위급한지, 아닌지 어떻게 결정할 것인가? 이들은 환자로부터 얻는 정보를 기반으로 내릴 수 있는 중요한 결정이다. 여러분은 지금 당장 전문적인 임상적 사고와 결정을 배울 필요는 없지만, 이러한 기술들을 점점 습득해 가야 할 필요는 있다. 여러분은 이 수업 동안 연습을 하게 될 것이다. 성공한 응급구조사의 특징은 환자를 철저히 평가하고, 평가하면서 알아낸 점들을 통해 훌륭한 처치 결정을 내릴 수 있는 능력을 가지고 있는 것이다.

로 불린다. 이 부분에서는 병력수집과 신체 검진에 관련된 술기들을 배울 것이다. 병력은 두가지 다른 구성이 있다는 것을 기억한다: 현재 병력과 과거 병력

병력수집 술기

핵심 개념
병력수집 술기

병력은 환자와 이야기 함으로써 얻을 수 있다. 만약 환자가 이야기할 수 없다면, 응급구조사는 가족, 목격자, 환자의 주변 환경 등을 이용해 할 수 있는 만큼 최대한 환자의 상태와 관련된 정보를 수집하도록 한다.

병력을 수집하기 위해서, 환자와의 관계를 발전시키는 것은 도움이 된다. 이것은 환자와 동등한 위치에 서서(안전이 보장된 경우), 환자의 문제 또는 상태를 공감해주고, 주의 깊게 듣는 것이다. 환자가 한 이야기를 귀담아 듣지 않고 있다가 똑같은 질문과 대답을 반복하게 하는 것은 환자를 매우 힘들게 할 것이다.

일반적으로 *개방형 질문*으로 시작하는 것이 좋다. 이는 환자가 단순히 "네/아니요"로 대답하는 것 이상으로, 환자가 원하는 어떤 방식으로든 대답할 수 있도록 유도하는 질문의 유형이다. 여러분이 지금 두통을 호소하는 환자를 만났다고 상상해보자. 다음 중 어떤 질문이 더 많은 정보를 얻을 수 있다고 생각하는가?

개방형질문(open-ended question)
환자가 "네/아니요"라는 대답 이외에, 그가 원하는 어떤 방식으로든 대답할 수 있도록 유도하는 질문 유형

지금 겪고 있는 두통에 대해 저에게 말해 주시겠습니까?

또는

두통이 있습니까?

"지금 겪고 있는 두통에 대해 저에게 말해 주시겠습니까?"라고 질문함으로써, 응급구조사는 환자가 스스로 자신의 통증에 대해 설명할 수 있도록 광범위한 질문을 던진 것이다. 만약 환자가 "음, 그냥 아파요"라고 대답한다면, 응급구조사는 계속해서 "좀 더 자세하게 설명해 주실 수 있으신가요?" 또는 "통증에 대해 묘사해 주시겠습니까?"라고 물어본다.

응급구조사는 이 첫 번째 질문에서 필요한 만큼의 대답을 환자에게서 얻어내지 못할 것이다. 그러므로 응급구조사는 필요에 따라 추가적인 질문을 계속 해야 한다. 예를 들어, "두통이 언제부터 시작되었습니까?" 그리고 "두통이 다른 곳으로 전이 되나요?" 환자가 스스로 자신의 통증에 대해 표현할 수 있도록 더 많은 기회를 주는 것은, 응급구조사가 더 나은 정보를 얻을 수 있게 한다. 하지만 개방성 질문에 예외도 있다. 응급구조사는 창백하고 매우 아픈 환자를 마주할 것이다. 환자는 매우 떨고 있고, 곧 쓰러질 것 같이 보인다. 이러한 경우, 개방형 질문을 포함한 "네/아니요" 대답을 만들어 내는 질문을 빠르게 한다. 왜냐하면 이는 심각한 응급 상황으로 보이고, 이 상황을 빠른 시간안에 제어해야만 하기 때문이다. "지금 쓰러질 것 같나요?"는 ***폐쇄성 질문***이지만, 또한 빠르게 대답을 얻을 수 있는 질문 유형이다.

폐쇄형질문(closed-ended questions)
환자에게 "네/아니요"만 대답할 수 있도록 구성된 질문

표 14-1	SAMPLE 병력
S	징후 및 증상(Signs and Symptoms)
A	알레르기 (Allergies)
M	약물(Medications)
P	관련있는 과거 병력 (Pertinent past medical history)
L	마지막 음식(Last oral intake)
E	사건(Event)

그러나, 내과 질환과 외상의 유형에 관계없이 응급구조사가 마주하는 모든 환자로부터 반드시 얻어야 하는 몇가지 중요한 것이 있다:

- 현재 문제의 기전은 무엇인가? 자세한 정보를 얻어야 한다.
  - 환자 상태의 증상과 징후
  - 이 상태를 야기하게 된 사건
- 환자의 상태와 관련이 있는 병력
- 환자가 현재 복용중인 약물
- 환자의 알레르기 반응 유무
- 환자가 마지막으로 먹은 음식

SAMPLE
과거 병력을 수집하기 위해 필요한 구성들의 머리글자를 조합하여 쉽게 기억할 수 있도록 만들어진 연상기호: 징후및증상(Signs and symptoms), 알레르기(Allergies), 약물(Medications), 관련있는 과거 병력(Pertinent past history), 마지막식사(Last oral intake), 그리고 이 질병 또는 손상을 야기한 사건(Events leading to the injury or illness)

연상 기호 *SAMPLE*(표 14-1)은 응급구조사가 환자로부터 반드시 얻어야 하는 정보를 쉽게 기억할 수 있도록 도와준다. 응급구조사는 환자와 처음 만나자마자 SAMPLE을 사용하지 않는다(종종 환자에게 무엇을 물어봐야 할 지 모르는 경우 SAMPLE을 기억해두면 유용하다). 그리고 여러분과 환자와의 첫 만남에서 환자는 SAMPLE의 질문이 필수적이지 않을 수 도 있다. 다음은 SAMPLE 병력 질문의 예시이다:

- **증상 및 징후.** 무엇이 문제인가? (환자의 현재 병력에 대해 다시 상기시켜준다.)
- **알레르기.** 약물, 음식, 환경에 대한 알레르기가 있는가? 알레르기가 의학적으로 확인이 된 것인가?
- **약물.** 최근에 복용한 약물은 무엇인가(처방, 판매용, 조제)? 피임약을 복용하는가(여성환자의 경우)? 약 이름과 의학적으로 확인이 된 것인가?
- **관련있는 과거 병력.** 이전에 내과적 문제를 가진 적이 있는가? 아픈 적이 있었는가? 최근 어떤 수술이나 손상을 입은 적이 있는가? 의사 검진을 받은 적이 있는가? 검진을 받았다면 주치의 이름은 무엇인가?
- **마지막 음식.** 마지막으로 먹은 음식이나 음료는 언제(정확한 시간)인가? 무슨 음식 또는 음료를 먹었는가? (음식이나 음료는 의학적 문제를 악화시키거나 증상을 일으킬 수 있다. 또한 환자가 수술이 필요한 경우 의사는 환자가 마지막으로 언제 먹거나 마셨는지 알아야 한다. 환자가 마취되어 있는 동안 위의 내용물이 역류되어 매우 위험한 상황이 생길 수 있기 때문이다)
- **질병 또는 손상을 야기한 사건.** 사건이 발생하기 전 환자는 무엇을 하고 있었는가? (예를 들어, 환자가 사망하고 나서 자동차 충돌이 있었는지, 아니면 자동차가 충돌 후 사망했는지)

경험이 많은 응급구조사들은 환자의 징후에 근거하여 질문을 하거나, SAMPLE 연상기호

표 14-2	OPQRST
O	발병요인(Onset)
P	발병유발(Provocation)
Q	통증의 질(Quality)
R	통증의 방사(Region, Relief)
S	통증의 심각성(Severity)
T	시간(Time)

를 사용하여 질문한다. 이미 언급했던 것처럼, 병력은 응급구조사가 질문하고, 환자가 대답함으로써 정보의 조각이 맞추어져 가는 것이다. 숙련된 응급구조사들은 병력에 관련된 좋은 질문 하나가 두 개 이상의 추가적인 질문들을 만들어낸다고 말한다. 병력 수집의 궁극적인 목적은 응급구조사의 처치에 직접적으로 도움을 줄 수 있는 가장 적절한 정보를 얻는 것이다.

또 하나의 연상기호 *OPQRST*는 환자가 겪고 있는 징후와 증상을 정의하는데 도움을 주기 위해 사용된다. OPQRST(표 14-2)는 특히 환자가 통증을 호소할 때 사용할 수 있는 유용한 질문이다. 또한 이는 다른 주호소를 위해 사용될 수도 있다. 다음은 OPQRST에 관련된 질문들의 예시이다.

OPQRST
현재 병력에 대한 정보를 얻기 위해 필요한 구성들의 머리글자를 조합하여 쉽게 기억할 수 있도록 만들어진 연상기호: 발병요인(Onset), 발병유발(Provocation), 통증의 질(Quality), 통증의 방사(Radiation), 통증의 심각성(Severity), 그리고 시간(Time)

- 발병요인(Onset). 통증이 시작했을 때 무엇을 하고 있었는가?
- 발병유발(Provocation). 통증이 유발된 원인이 무엇이라고 생각하는가? 통증이 완화 또는 악화되는 경우가 있는가?
- 통증의 질(Quality). 어떻게 아픈가? (통증에 대한 묘사)
- 통증의 방사(Radiation). 어느 부위에 통증이 있는가? 그 통증이 다른 곳으로 퍼져 나가는지 아니면 제자리에 머물러 있는가?
- 통증의 심각성(Severity). 통증이 얼마나 심한가? 통증이 없는 것을 0점으로, 가장 아픈 통증을 10점으로 가정한다면, 현재 통증은 몇 점으로 나타낼 수 있는가?
- 시간(Time). 언제 통증이 시작되었는가? 통증이 시작된 이후로 변화가 전혀 없었는가? 환자의 통증이 갑작스럽게 시작되었는지, 아니면 서서히 시작되었는지에 대해 물어본다. (예를 들어, 폐렴의 경우 일반적으로 서서히 발병하지만, 천식발작의 경우 빠르게 발병한다)

개방형질문으로 시작해야함을 항상 기억한다. 환자가 표현하는 것을 허용하고, 환자의 말에 주의를 기울이도록 한다. 배 통증의 경우, 응급구조사는 환자의 표현 또는 말에 따라 추가적인 질문을 할 수 있을 것이다. 응급구조사가 해야 하는 질문은 환자마다 다르며, 응급구조사는 환자의 특정 상태에 맞추어 질문해야 할 것이다. 예를 들어:

- 음식을 먹을 때 통증이 나아지나요? 아니면 심해지나요? (이것은 소화기 문제 또는 궤양을 의심할 수 있다)
- 어깨에 통증이 있나요? (몇몇 배 장기는 어깨 쪽으로 통증이 방사되는 경우가 있다. 환자는 어깨 통증이 현재 자신의 질병과 관련이 없다고 생각할 것이다.)
- 지금 환자분의 자세가 통증이 나아지게 하나요?

메모: 경우에 따라, 환자가 최근에 여행을 했는지에 대해서 물어보는 것이 적절하다. 다른 나라에서 유래한 호흡기 바이러스나 에볼라(Ebola)와 같은 질병의 징후를 나타낸다면, 환자가 최근에 다른 나라를 여행한 적이 있는지, 혹은 다른 나라에 다녀온 여행객과 접촉한 경험이 있는지에 대해서 질문하는 것은 매우 중요하다.

신체 검진 술기

핵심 개념
신체검진 술기

신체 검진에서 응급구조사가 사용할 세가지 술기는 관찰, 청진, 그리고 촉진이다. 이 술기들은 환자의 주호소에 따라 사용된다. 이 단원의 앞쪽에서 언급했던 가슴 통증으로 예를 들어 보자면, 응급구조사는 환자의 가슴 확장 또는 균형을 관찰할 것이고, 양쪽 허파의 공기 흐름과 비정상적인 호흡음을 듣기 위해 청진하고, 마지막으로 갈비뼈 골절 또는 다른 손상에 의해 야기되는 압통을 평가하기 위해 촉진할 것이다. 이러한 술기들은 환자의 주호소에 따라 선택할 수 있다.

- **관찰(Observe).** 관찰은 환자의 주호소뿐만 아니라 환자의 상태를 전체적으로 관찰하는 것

그림 14-1 (A) 환자의 전반적인 상태를 관찰 (B) 비정상 호흡음을 청진 (C) 변형 또는 비정상적인 부위를 촉진

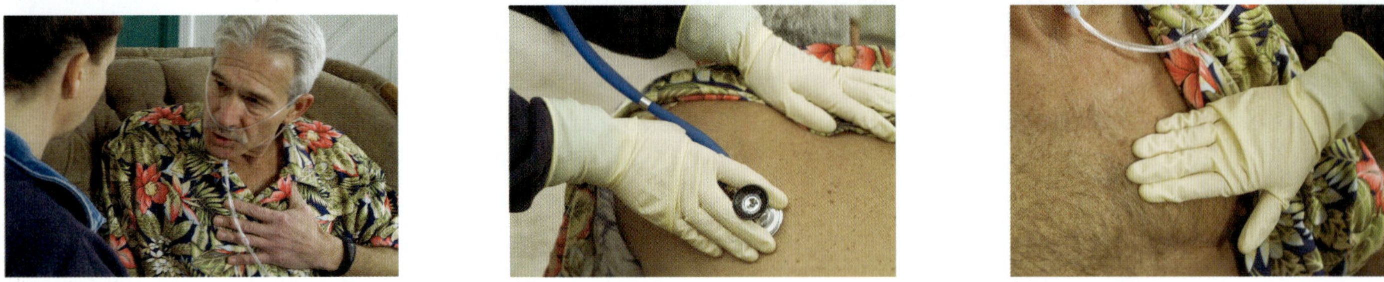

(A) (B) (C)

이다(그림 14-1A). 이는 매우 간단한 술기이지만, 관찰의 결과는 매우 중요하다. 응급구조사는 여러 방법으로 관찰을 시행할 것이다. 어깨 통증을 호소하는 환자를 만났다고 상상해보자. 응급구조사는 손상 받지 않은 어깨와 비교 관찰하여 통증을 호소하는 어깨에 변형이 발생했는지 관찰할 수 있을 것이다.

- **청진(Auscultate).** 청진은 비정상적인 상태의 징후를 듣는 것이다(그림 14-1B). 대부분의 경우, 청진은 청진기로 시행되지만, 몇가지 상태들(예; 쌕쌕거림)은 청진기 없이 들을 수 있다.
- **촉진(Palpate).** 몇몇 상황들과 상태들은 촉진을 필요로 한다(그림 14-1C). 이것은 변형 또는 다른 비정상적인 부위들을 만져보는 것이다. 환자가 배 통증을 호소하는 경우 응급구조사는 환자의 배를 촉진할 것이다. 또한 외상 환자의 신체 검진을 위해 촉진 술기를 사용할 것이다(이 단원의 후반부에서 논의).

신체계통 검진

핵심 개념
신체계통 검진

예전의 병원 전 응급처치 교육은, 모든 환자에게 일련의 단계를 적용하여 평가하라고 가르쳤다. 하지만 시간이 흐르며 많이 발전하게 되었고, 특히 환자 평가와 술기의 범위가 눈에 띄게 변화했다.

많은 학생들이 "환자에게 무엇을 물어봐야 할 지 어떻게 알 수 있는가?"와 같은 의문을 가진다. 왜냐하면 암기한 모든 질문들이 모든 환자에게 똑같이 적용되지 않기 때문이다.

신체계통 검진의 원리는, 환자의 주호소에 기초한 평가와 관련된 술기를 수행하는데 도움을 주기 위함에 있다. 이 신체계통 검진은 응급구조사의 전체적인 이차평가와 맞아 떨어진다.

응급구조사는 각각의 환자를 평가하기 위해 신체계통을 선택해야 할 필요가 있다. 한 계통만 검진해도 되는 환자가 있는 반면, 여러 신체계통들을 검진해야 하는 경우도 있다. 이 부분은 앞에서 설명했던 의사 결정 과정에 해당된다.

신체계통 검진에는 많은 술기들이 있다. 이 부분에서는 이와 관련된 술기들을 설명하고 있다. SAMPLE과 OPQRST 연상기호는 각각의 신체계통과 관련된 집중적인 질문이고, 무엇을 질문해야 할지 기억하는데 도움을 준다.

호흡계통

호흡계통의 기능상실은 호흡곤란 또는 정상 호흡의 어려움을 만들기 때문에 호흡계통과 연관된 응급 상황은 응급의료체계에서 가장 자주 볼 수 있는 신고 유형이다. 천식, 폐렴, 만성폐쇄폐질환, 그리고 호흡곤란은 소아부터 노인까지 여러 연령대에서 찾아볼 수 있다. 다양한 방법의 술기를 가지고 호흡계통을 평가할 수 있다.

Chapter 14
의학적 신체계통 검진

- 환자의 우선순위에 따라 어디서 평가할 것인가? 불안정한 환자 – 구급차 안, 안정된 환자 – 현장

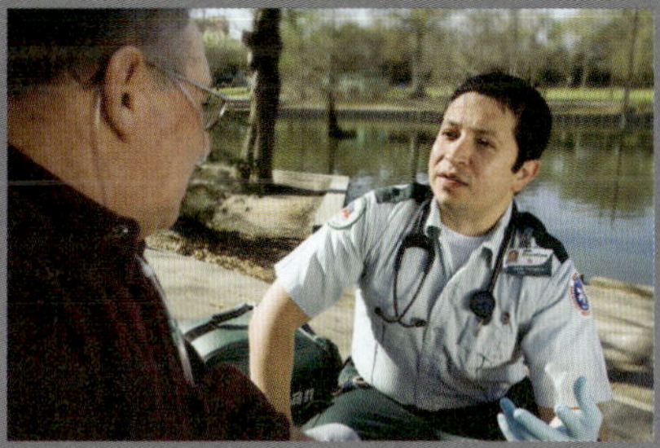

병력 수집

수집한 병력 정보에 근거하여 신체계통 검진을 선택한다.

신체계통 검진: 호흡계통

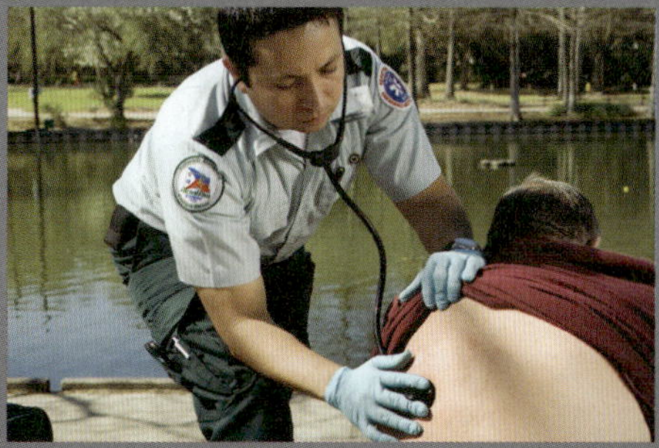

호흡의 노력과 자세
발과 엉치부위의 부종
허파음
산소포화도

호흡계통과 관련한 병력
운동 후 호흡 곤란
앉아숨쉬기
체중 증가

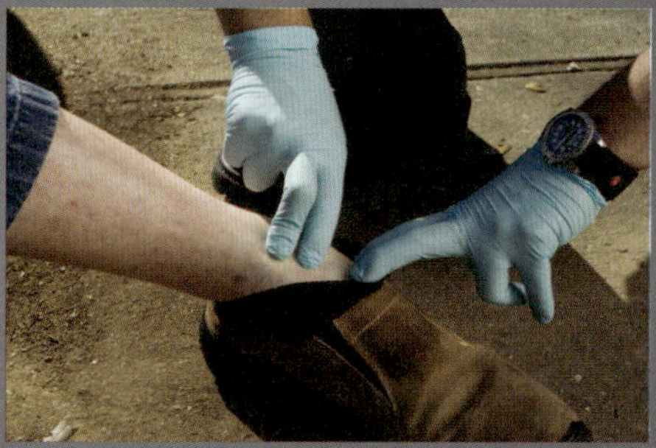

신체계통 검진: 심혈관계통

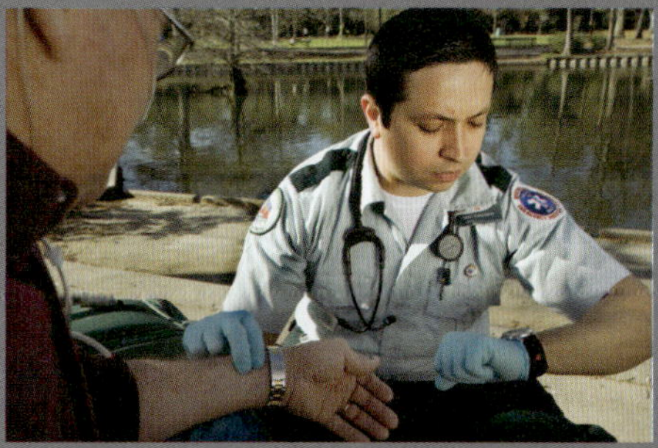

맥박 확인
(유무/맥박 수/규칙성)
피부 색/체온/상태
혈압
기립성 혈압변화
(Orthostatic blood pressure changes)
목정맥팽대(JVD)
호흡계통 평가 술기를
심혈관계통 평가에 적용

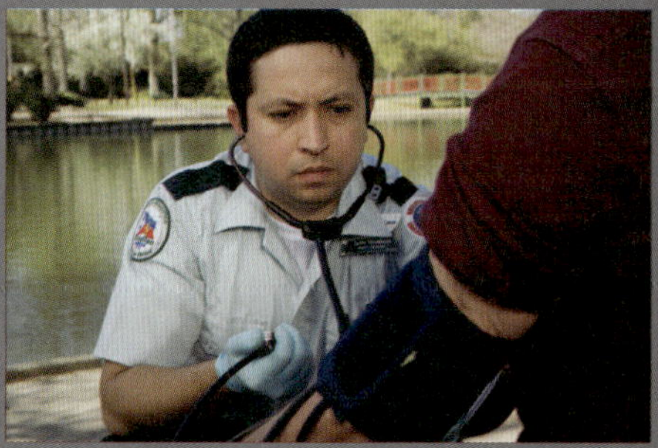

VISUAL GUIDE

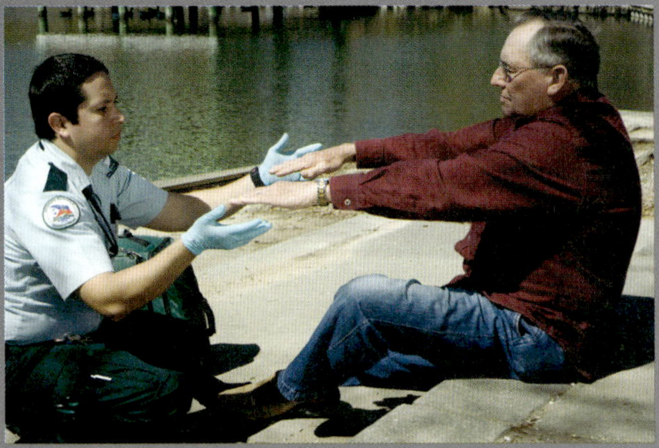

신체계통 검진: 신경계통

신시네티 병원 전 뇌졸중 검사(또는 증명된 다른 평가 검사)

동공(Pupils)

시간이 지남에 따라 의식 상태 변화 감시

신체계통 검진: 내분비계통

혈당 측정

피부 색/체온/상태/

호흡 시 냄새

과도한 배고픔, 목마름, 그리고 배뇨

동공

시간이 지남에 따라 의식 상태 변화 감시

당뇨 병력

식사

약물 병력/사용

최근 병력

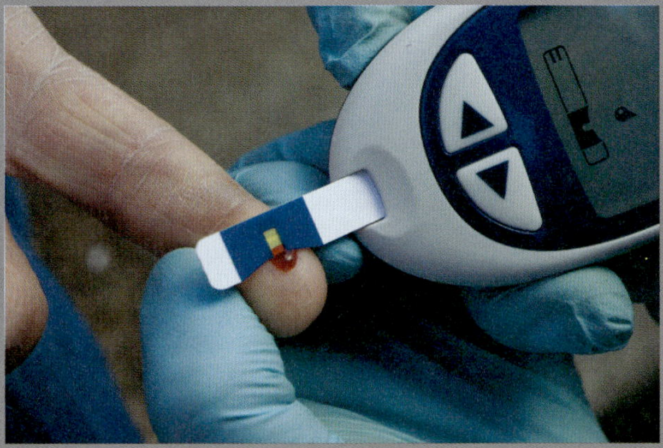

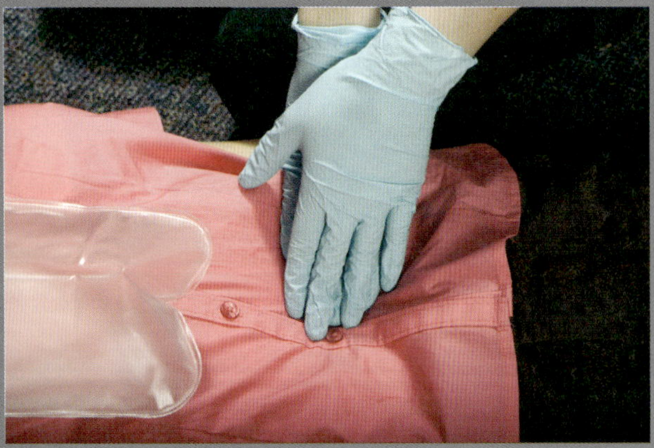

신체계통 검진: 위장관계통/소화계통

배 사분원 촉진

복부계통/소화계통과 관련된 병력

식사/배출 양 및 횟수

소변, 대변, 구토물의 혈액 관찰 혹은 질문

월경 혹은 임신

메모: 호흡계통을 평가할 때 가장 중요하게 결정되어야 하는 것은, 호흡의 적절성이다. 응급구조사는 반드시 호흡 기능상실을 인지하여야 한다. 만약 어느 한 부분이라도 호흡 기능상실의 양상이 보인다면, 즉시 평가를 중단하고 환자에게 인공환기를 제공해야 한다.

호흡 평가-병력

현재 호흡상태의 병력과 복용하고 있는 약물에 대해 정보를 수집한다. 또한 이 약물들이 의사에 의해 처방된 것인지 아닌지 결정한다. 현재의 증상과 징후가 이 전에 발생했었던 문제와 비슷한 지 결정한다.

- 운동 후 호흡 곤란— 환자가 간단한 운동 후(예; 계단 오르기 등) 호흡에 어려움을 호소하는가? 이것을 확인하기 위해 환자를 운동시키지 않는다.
- 몸무게 증가— 최근에 환자의 몸무게가 급증하였는가? 이것은 아마도 체액의 축척(심장기능상실)을 의미할 것이다.
- 앉아숨쉬기(Orthopnea)—환자가 똑바로 누웠을 때 호흡을 어려워하는가? 이것은 심장기능상실과 같은 심각한 호흡계통 문제에서 발생한다.
- 최근에 환자는 수면을 취하기 위해 더 높은 베개를 필요로 했는가?
- 환자는 심한 기침을 하는가?
- 환자는 최근에 호흡기 질환을 앓았는가? (예, 독감, 기관지염, 감기 등)
- 환자는 만성호흡기질환을 앓고 있는가? (예, 천식, 폐기종, 만성폐쇄성 폐질환 등)

호흡 평가-신체 검진

호흡계통 평가의 가장 중요한 두가지는 환자를 촉진하기 전에 수행될 수 있다. 현장평가와 일차평가 동안, 응급구조사는 환자에 대해 관찰하여야 하는데, 여기에는 호흡계통 평가에 적용될 만한 두 가지 중요한 평가가 있다:

- 의식 상태—의식 상태 변화는 뇌로 가는 산소의 전달이 감소되어 발생될 것이다.
- 호흡 상태—호흡의 상태는 충분히 눈으로 가늠할 수 있다. 특히 보조 근육의 사용과 호흡을 위한 노력 등을 잘 관찰하도록 한다.

이제, 이차평가의 한 부분으로 다음의 평가를 진행한다:

- 가슴벽의 움직임 관찰— 가슴벽은 충분하게, 그리고 양쪽 동일하게 움직여야 한다. 그렇지

그림 14-2 비정상 허파음과 허파음의 유무를 파악하기 위한 청진

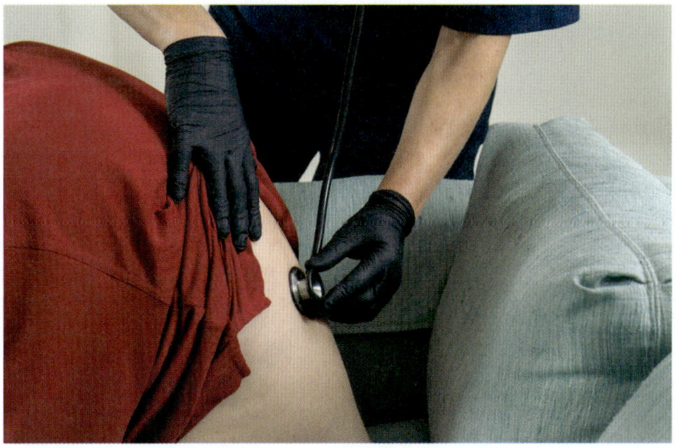

그림 14-3 혈액 내 산소포화도를 측정하기 위해 맥박산소측정기를 사용한다.

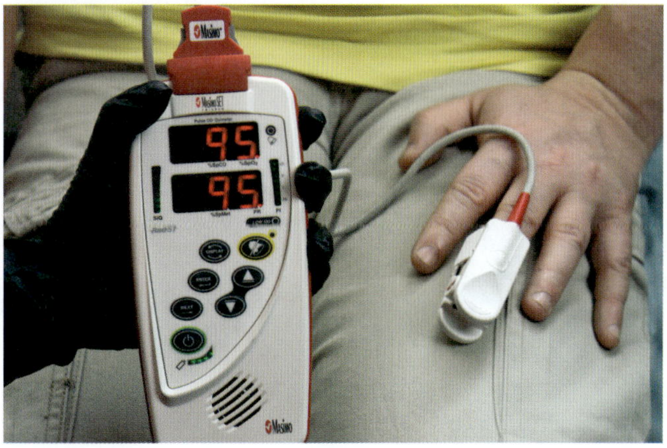

그림 14-4 부종 확인

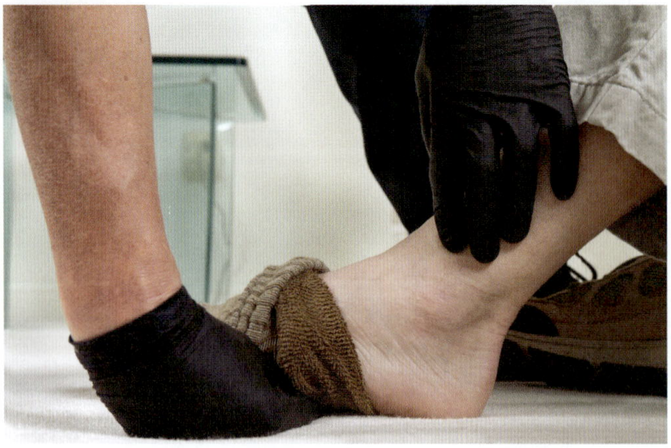

(A)

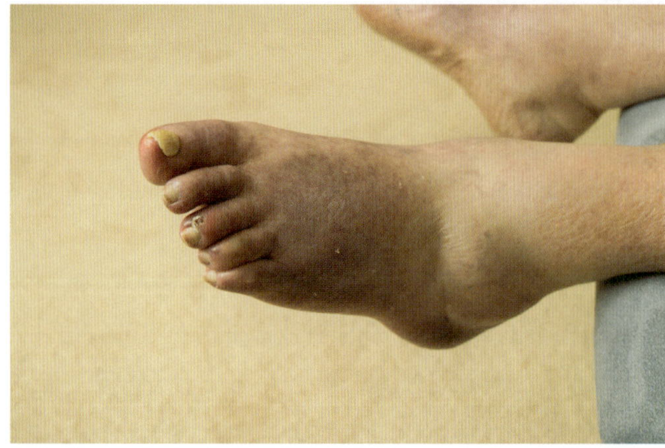

(B)

않을 경우, 가슴벽 외상 또는 공기가슴증 등을 의심한다.

- 허파음 청진—허파음의 유무와 비정상 호흡음을 청진한다. 비정상 호흡음으로는 쌕쌕거림(기도가 좁아졌음을 의미)과 거품소리(기도에 체액이 찼음을 의미) 등이 있다(그림 14-2).
- 맥박 산소포화도 측정기를 사용한다—혈액 내 산소포화도 측정(그림 14-3)
- 부종 관찰—부종은 허파를 청진하거나 또는 신체의 다른 부위를 관찰함으로써 알 수 있다. 발목의 부종을 확인한다(그림 14-4). 누워 있는 환자의 경우, 부종은 배나 몸통에서 관찰할 수 있다.
- 열—환자는 열이 있는가? 이는 폐렴과 같은 감염의 진행을 나타낸다.

심혈관계통

심혈관계통의 평가는 신체의 두가지 주요 부분인 심장과 혈관에 관련이 있다: 심혈관계통 평가는 쇼크에 빠진 외상 환자 뿐만아니라 급성 심장동맥 증후군 환자를 포함한다.

호흡계통은 심혈관계통과 매우 가까이에 놓여있기 때문에 호흡계통 평가와 병력 질문이 심혈관계통 평가에도 사용될 수 있고 또한 그 반대로도 사용될 수 있다. 이들을 적절하게 사용하도록 한다.

심혈관계통 평가 - 병력

심혈관계통 병력의 구성은 다음과 같다:

- 심장 상태와 관련된 정보(약물 포함)를 수집한다. 약물은 의사에 의해 처방된 것인지 확인한다.
- 현재의 증상과 징후를 과거에 경험한 적이 있는지 확인한다.
- OPQRST 연상기호를 사용하여 가슴 통증에 대한 정보를 수집한다.
- 통증에 대한 특징을 결정한다— 통증은 자세, 호흡, 또는 움직임에 따라 달라지는가?

심혈관계통 평가-신체 검진

여러가지의 상태가 가슴 통증을 유발할 수 있다. 이들의 범위는 심장 정지부터 갈비뼈 골절 혹은 폐렴까지 다양하다. 이와 관련된 술기를 사용하고, 환자의 병력을 수집하도록 한다.

그림 14-5 피부 색, 온도, 상태를 확인한다.

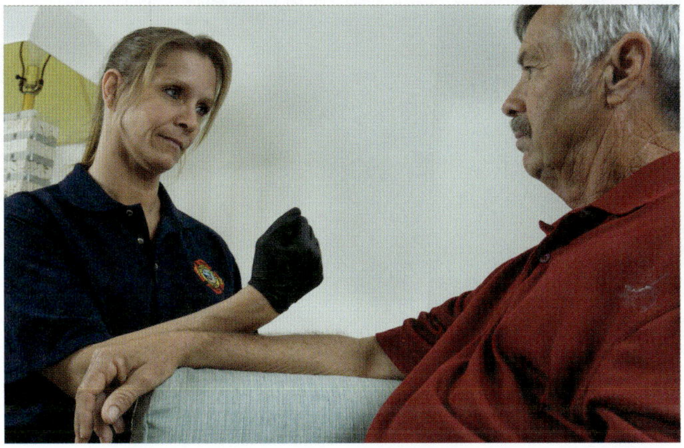

그림 14-6 목동맥박동의 유무를 확인한다.

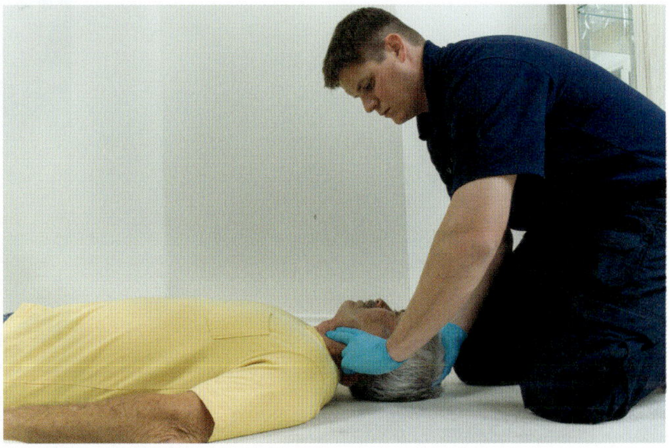

그림 14-7 노동맥박동의 강도와 유무를 확인한다.

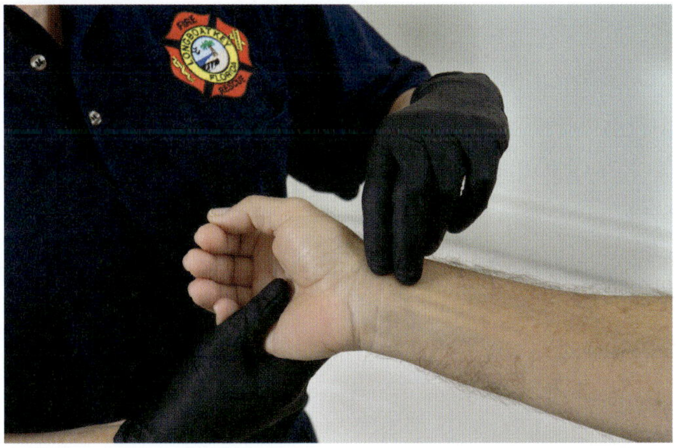

그림 14-8 혈압 측정

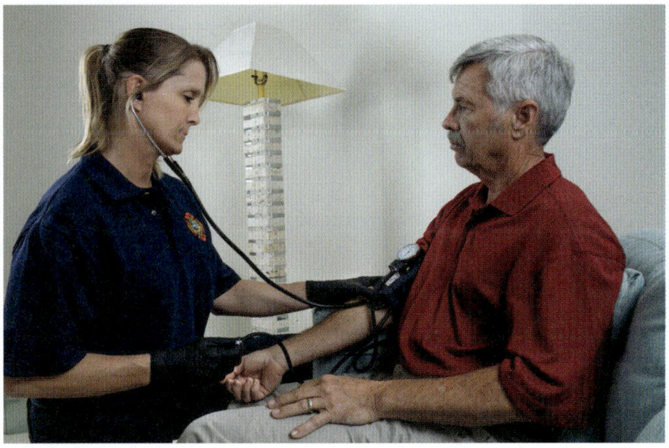

- 환자의 상태를 심각하게 할 징후들을 찾는다— 피부 색, 체온, 상태를 포함(그림 14-5). 창백, 차가움 그리고/또는 축축한 피부는 매우 심각한 상태임을 나타낸다(이것은 일차평가에서 이미 인지되어야 한다.). 의식 상태를 기록한다. 의식 상태 변화는 뇌로 가는 혈류가 부족함을 나타낸다.
- 맥박 측정(그림 14-6)—비정상적으로 빠르거나 느린 맥박수와 불규칙성에 주의한다. 또한 노동맥박동의 유무와 질(강함 또는 약함)을 확인한다(그림 14-7). 노동맥의 부재 또는 약함은 저관류를 의미한다.
- 혈압 측정(그림 14-8)—혈압은 정상이거나, 고혈압 또는 저혈압일 것이다. 이송하는 동안, 양쪽 팔에서 혈압 측정을 고려하여라. 만약 양쪽 팔에서 측정한 혈압이 크게 차이나는지 확인하여라(20mmHg 이상). 이것은 대동맥류(aortic aneurysm)를 의심할 수 있다.
- 맥압을 기록한다—좁거나 좁아지는 맥압(수축기혈압과 확장기혈압의 차이)은 쇼크를 의심할 수 있다.
- *목정맥팽대 관찰*(그림 14-9) - 목정맥팽대는 심장기능상실 또는 가슴안의 막힘 상태를 의심할 수 있다.
- 가슴 촉진—가슴의 한쪽 면에만 압통을 호소하는가? 외상을 의심할 수 있다.

목정맥팽대(jugular vein distention; JVD)
목정맥의 팽창

그림 14-9 목정맥팽대 관찰 *(© Edward T. Dickinson, MD)*

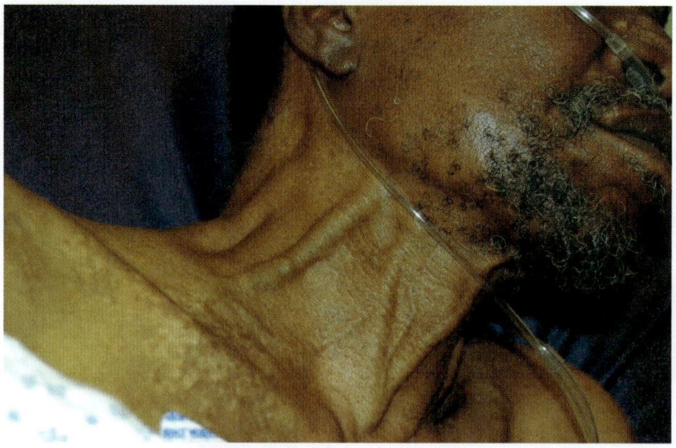

- 자세와 호흡 관찰—환자가 가슴을 보호하려고 하는가? 이것은 손상을 의심할 수 있다. 얕은 호흡은 가슴 외상을 의심해 볼 수 있는데 이는 숨을 깊게 들이마실 경우 통증을 유발하기 때문이다.

신경계통

신경계통 평가에는 두 가지 주요 구성이 있다. 하나는 의식상태이다. 의식상태는 뇌의 기능을 나타내는데 매우 중요하다. 산소의 감소와 관류의 저하는 의식상태 변화를 야기할 것이다. 그러나 뇌졸중, 종양, 치매, 기타(저혈당은 내분비계통에서 다룰 것이다) 질환도 의식상태를 변화시킬 수 있다는 것을 기억해야 한다.

신경계통 평가의 두 번째 중요한 구성은 기능부전의 징후이다. 예를 들어, 뇌졸중 환자에게서는 얼굴비대칭, 불분명발음등의 변화를 알 수 있을 것이고, 자동차사고로 인해 척추에 손상을 입은 환자에게서는 팔다리의 움직임 기능 소실이나 어려움을 찾을 수 있을 것이다.

신경계통 평가-병력

환자의 현재 의식상태에 따라, 응급구조사는 친척이나 목격자로부터 모든 정보 혹은 몇 개의 정보를 얻어야 할 것이다.

- 환자의 의식상태 결정하기—응급구조사는 사람, 장소, 시간, 사건등의 지남력을 확인함으로써 환자의 의식상태 변화를 결정할 것이다(그림 14-10).
- 환자의 정상 의식상태를 결정한다.—몇몇 환자는 평소 의식상태가 저하 되어있을 것이다. (예, 치매 혹은 알츠하이머 병). 이러한 경우 응급구조사는 반드시 환자의 의식상태가 평소보다 변화가 있는지 확인해야 한다.
- 신경계통과 관련된 병력 수집하기—환자는 이전의 뇌졸중 또는 일과성허혈발작(TIAs) 등의 병력을 가지고 있을 수 있다. 뿐만 아니라 응급구조사는 근육위축가쪽경화증(루게릭병) 또는 길랭-바레증후군(Guillain- Barré syndrome)을 앓고 있는 환자를 마주할 수도 있다.
- 환자의 말하기를 주목한다—응급구조사는 환자와 대화할 때 발음이 평소와 다르게 불분명함을 느낄 수 있다. 말하기능력에 영향을 줄 수 있는 또다른 질환으로는 뇌 기능상실을 의심할 수 있다.

신경계통 평가-신체 검진

신경계통 신체 검진의 구성은 다음과 같다:

- 뇌졸중 검사 수행—신시네티 병원전 뇌졸중 검사(Cincinnati Prehospital Stroke Scale;

그림 14-10 환자의 의식 상태를 결정하기 위해 환자에게 말을 건다(언어장애검사).

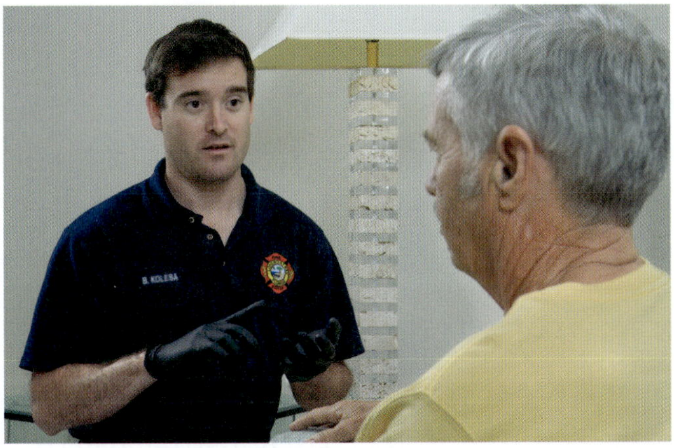

그림 14-11 팔 들기와 같은 뇌졸중의 징후를 관찰한다(사지마비검사).

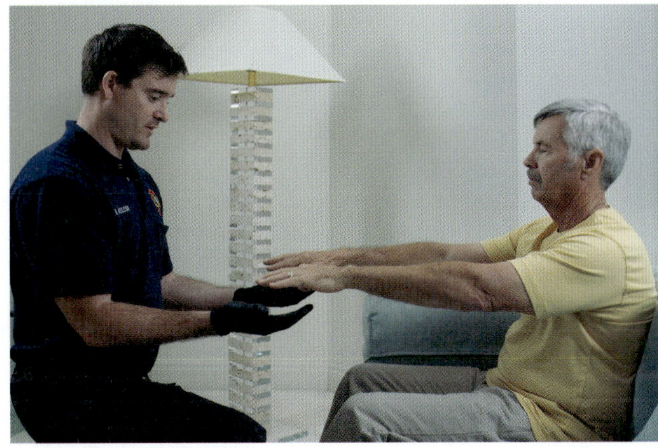

그림 14-12 변형 또는 압통을 확인하기 위해 척추를 촉진한다.

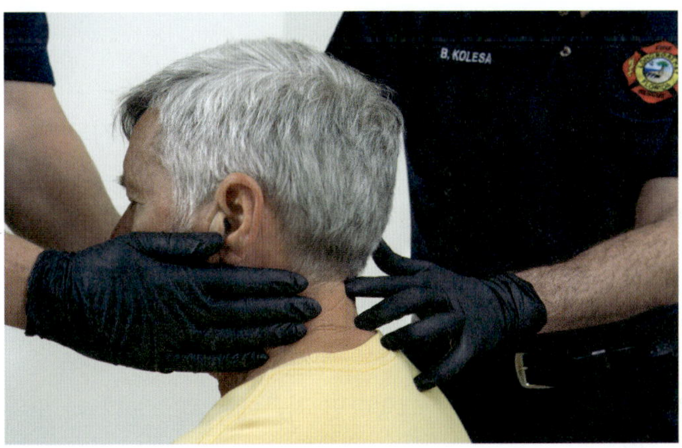

그림 14-13 환자의 악력을 평가한다(손의 잡는 힘).

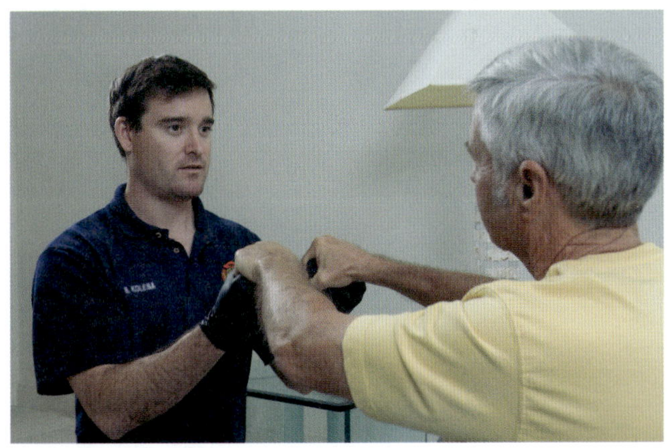

그림 14-14 동공의 반응성과 대칭을 확인한다.

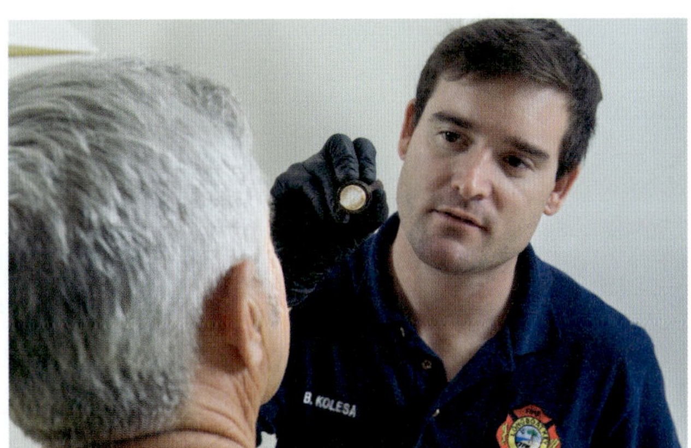

CPSS) 또는 증명된 다른 검사를 사용하도록 한다(그림 14-11).

- 말초감각 및 운동 평가—움직임 및 감각을 확인하기 위해 각각의 팔다리를 평가한다. (예; 손가락을 움직여보세요) 반드시 양쪽은 동일해야 한다. 동일하지 않거나 부재한 것을 발견하였다면 척추 손상을 의심할 수 있다.
- 압통 또는 변형을 확인하기 위해 척추를 부드럽게 촉진한다(그림 14-12).
- 팔다리 힘 평가—환자가 응급구조사의 손가락을 꽉 잡을 수 있는지(악력 [그림 14-13]), 응급구조사가 다리를 누르고 있음에도 다리를 올리거나 내릴 수 있는지 확인한다. 반드시 양쪽이 동일해야 한다. 동일하지 않거나 움직임에 제한이 있는 것은 척추 손상을 의심할 수 있다.
- 환자의 동공이 대칭이고, 불빛에 반응하는지 평가한다(그림 14-14).

내분비계통

내분비계통은 호르몬을 분비하고 생산하는 샘들의 구성이다. 이들은 성장부터 심장박동수까지 모든 곳에 영향을 미친다. 가장 흔한 내분비 응급은 당뇨환자들이다. 이 부분에서는 주로 당뇨응급에 주목할 것이다.

의식이 변화된 환자로부터 병력 수집은 불가능할 것이다. 그러므로 병력은 가족구성원이나 목격자로부터 수집되어야 한다.

내분비계통 평가-병력

내분비계통 병력의 구성은 다음과 같다:

- 내분비계통과 관련된 병력을 수집한다. 환자는 당뇨나 갑상선질환의 병력을 가지고 있을 것이다.
- 환자가 약물을 복용했는지, 언제 복용했는지 확인한다. 적절한 양이었는가? 최근에 약물 용량을 바꾸었는가?
- 환자가 음식을 섭취했는지 확인한다. 음식의 양과 언제 섭취했는지 확인한다. 평소와 같은 양이었는가? 아니면 평소와 다른 양이었는가?
- 환자가 자신의 병력을 관리하기 위해 노력하였는가? 그렇다면 최근에는 평소보다 더 노력하였는가? 아니면 덜 노력하였는가?
- 환자가 최근에 아팠는가? 질병은 환자의 대사와 칼로리 필요성을 변화시킨다. 만약 환자가 아팠다면 약의 용량을 바꾸었을 수도 있다.
- 환자는 최근 혈당을 확인하였는가? 환자의 혈당은 평소에 조절이 잘 되는가? 아니면 변화가 심한가?
- 환자가 인슐린 펌프를 가지고 있는지 물어본다. 종종 인슐린 펌프는 제대로 기능하지 않거나 부적절하게 설정되어 많은 양의 인슐린이 체내에 들어가게 한다.

내분비계통 평가-신체 검진

내분비계통 신체 검진의 구성은 다음과 같다:

- 환자의 의식 수준 평가. 저혈당에 의해 발생하는 의식변화는 환자가 기도를 스스로 개방할 수 없는 상태를 제외하고는 일반적으로 응급구조사에 의해 처치된다.
- 환자의 피부 관찰—저혈당증 환자는 창백하고 축축한 피부 상태를 보인다.
- (만약 지역 내 프로토콜이 허용된다면) 혈당을 측정한다(그림 14-15). 정상 혈당 범위는 70~100mg/dL(3. 8~5. 5mmol/L)이다.

그림 14-15 만약 지역내 프로토콜이 허락한다면 혈당을 체크한다

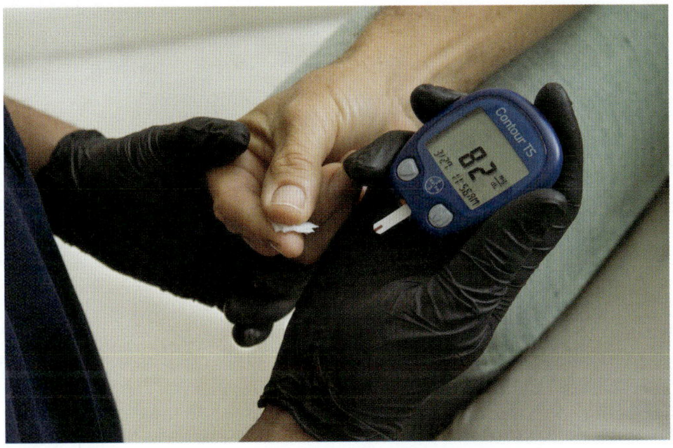

• 인슐린 펌프를 찾는다. 기계 작동 오류로 인슐린의 양이 초과로 투여된 경우, 저혈당증을 야기한다.

위장관계통

우리가 일반적으로 이 계통의 이름을 들었을 때 배 장기라고 생각하지만, 위장관계통은 신체 전체에 퍼져 있다. 음식물이 섭취되고 배설될 때까지의 경로를 추적해야 한다면, 그 경로는 위장관계통이 될 것이다.

위장관계통을 평가할 때, 우리는 일반적으로 무엇을 섭취하였는지, 무엇이 배출되었는지, 그리고 배출된 것은 어떻게 생겼는지에 대해 찾을 것이다.

배장기의 외상은 입에서부터 항문까지 어디곳이든 발생할 수 있다는 것을 기억해야 한다. 외상은 자동차충돌, 추락, 폭행, 성폭력 등을 포함하는 여러 사건으로부터 발생할 수 있다.

위장관계 평가-병력

위장관계 병력을 수집할 때, 아주 작은 것까지 중요하므로 상세하게 물어보도록 한다.

• 음식물 섭취—SAMPLE의 한 부분으로, 음식물 섭취는 매우 중요하다. 응급구조사는 환자에게 최근에 먹은 음식이나 마신 음료가 무엇인지 물어보아야 한다.
• 통증—환자는 통증을 호소하는가? OPQRST 연상기호를 사용하여 전체적으로 정확한 정보를 얻는다. 음식물을 섭취할 경우 통증이 시작되는가? 아니면 통증이 경감되는가?
• 환자는 위장관계통과 관련된 병력을 가지고 있는가? 약물을 복용하는가?
• 구토—환자는 구토를 했는가? 얼만큼 얼마나 자주했는가? 토사물은 어떻게 생겼는가? (커피색, 어두운 붉은 색, 밝은 붉은색등의 색들이 포함되어 있었는지 확인해야 한다)
• 배변—환자는 최근에 배변을 보았는가? 만약 그렇다면 얼마나 자주 보았는가? 평소와 다른가? 배변은 어떻게 생겼는가? 어둡고, 검은 배변은 소화계 출혈을 의심할 수 있다. 밝은 색의 출혈이 배변 또는 변기에서 발견될 수 있다.

위장관계통 평가-신체 검진

위장관계통의 신체 검진 구성은 다음과 같다.

• 환자의 자세 관찰—배 통증을 호소하는 환자는 신생아 자세(무릎을 가슴으로 당기는 자세)를 취할 때 편안함을 느낄것이다. 또한 환자는 다른 사람들이 만지는 것을 방지하기 위

그림 14-16 배의 사분원을 촉진한다.

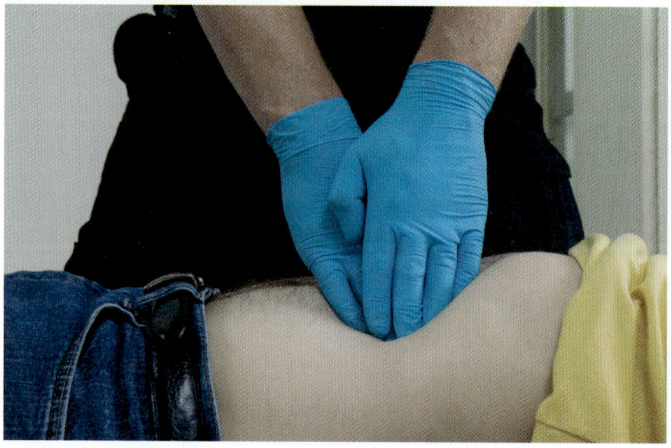

해 배를 감싸고 있을 것이다.

- 배 평가—배의 사분원을 관찰하고 촉진한다(그림 14-16). 통증 부위를 촉진한다. 배의 장음을 청진할 수 있다. 만약 청진하는 방법을 배웠다면, 촉진 전에 시행하도록 한다.
- 필요한 경우 위장관계통의 다른 부분을 시진한다.
- 만약 토사물 또는 대변을 발견했다면, 그것을 시진하도록 한다. 양과 색을 평가한다. 위장관계통의 출혈 징후를 살펴본다.

면역계통

면역계통은 여러 신체 문제들을 야기하지만, 병원 전 응급의료체계와 관련된 면역계통 질환 중 가장 흔한 것은 알레르기 반응이다. 평가는 알레르기 반응의 징후와 증상을 인지하고 알레르기 반응이 심각한지(아나필락시스) 아니면 경미한지 판단하는데 집중된다. 이 경우는 내과 환자에서 신체 검진을 수행하는 것이 더 적절한데, 그 이유는 알레르기 반응의 경우 피부에 두드러기, 쌕쌕거림 등 외적으로 나타나는 징후들을 나타내기 때문이다.

면역계통 - 환자병력

면역계통 병력의 구성은 다음과 같다:

- 환자는 알레르기를 가지고 있는가?
- 환자는 알레르기원에 노출된 적이 있는가?
- 만약 환자가 알레르기가 있다면, 환자에게 나타나는 전형적인 반응은 무엇인가? 이 전에 심각한 알레르기 반응으로 인해 응급구조사를 호출하거나, 병원에 입원한 적이 있는가?
- 환자는 가슴이나 목이 조여오는 듯한 느낌이나, 호흡 곤란, 얼굴/입/혀 주위가 붓는 듯한 느낌을 호소하는가?
- 환자는 에피네프린 자동주사기와 같은 알레르기 반응을 위한 약물을 소지하고 있는가?

면역체계 - 신체 검진

면역계통의 신체 검진 구성은 다음과 같다:

- 알레르기원과 접촉한 부분을 시진한다. 응급구조사는 쏘인 부분(벌 쏘임)을 확인할 수 있는가? 또는 목/기도의 부종과 같이 알레르기 반응을 볼 수 있는가?

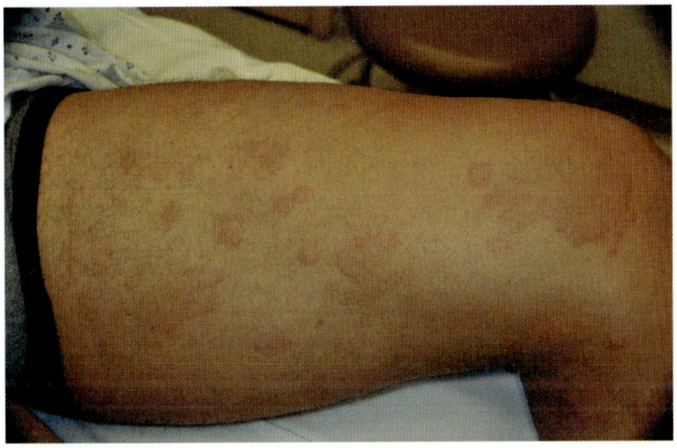

그림 14-17 피부에 두드러기를 확인한다.
(© Edward T. Dickinson, MD)

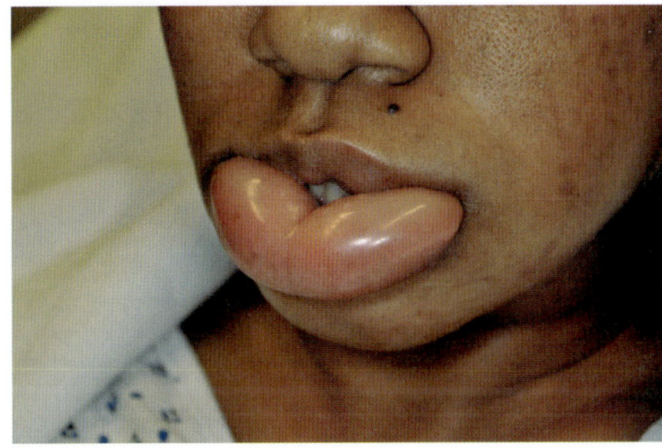

그림 14-18 얼굴, 입술, 입에 부종을 확인한다.
(© Edward T. Dickinson, MD)

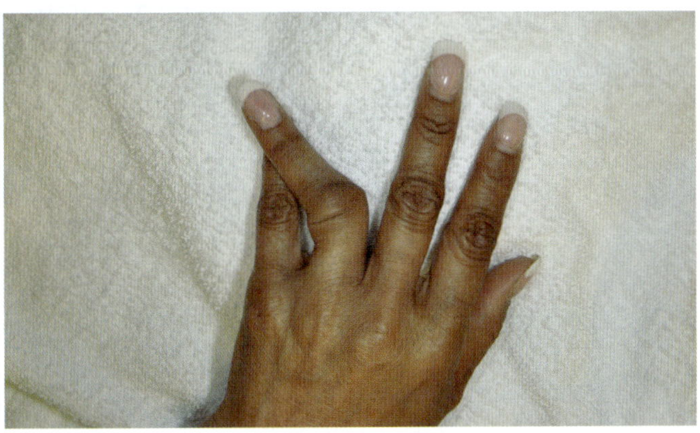

그림 14-19 변형과 같은 근육뼈대계통 손상의 징후를 관찰한다. *(© Edward T. Dickinson, MD)*

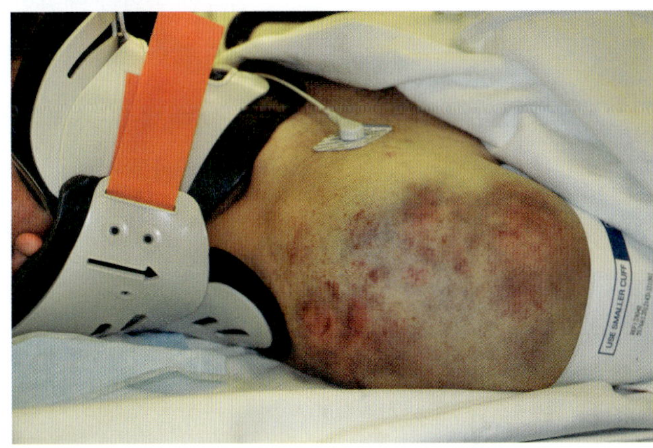

그림 14-20 멍을 관찰한다. *(© Edward T. Dickinson, MD)*

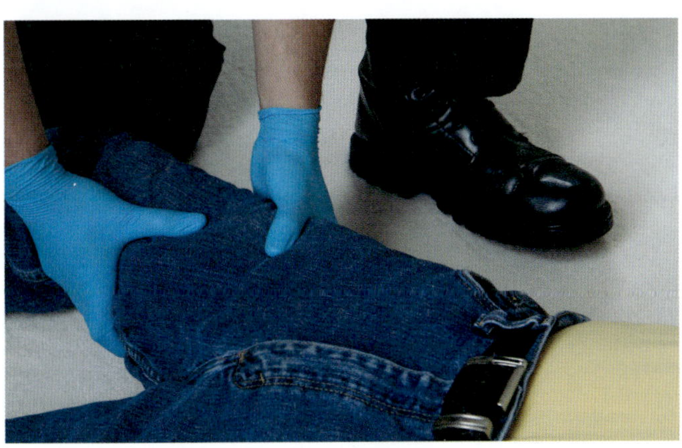

그림 14-21 손상이 의심되는 부분을 촉진한다. 촉진은 불필요한 통증과 손상을 야기시키지 않도록 부드럽게 시행한다.

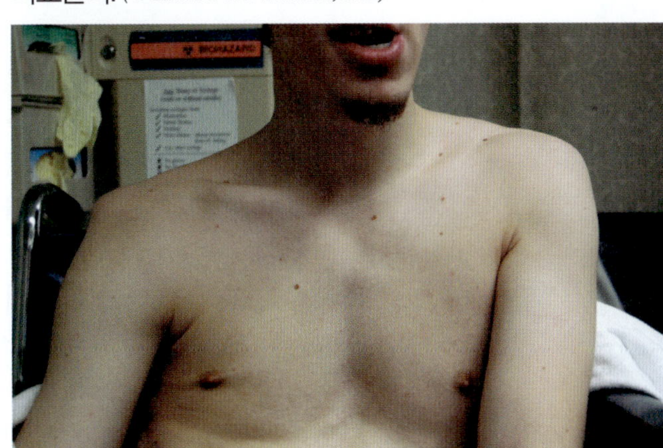

그림 14-22 비대칭을 확인하기 위해 신체의 양쪽을 비교한다. *(© Edward T. Dickinson, MD)*

- 환자의 피부 표면에 두드러기 발생유무를 확인한다(그림 14-17).
- 환자의 얼굴, 입술, 입 주위에 부종이 발생했는지 확인한다(그림 14-18).
- 적절한 호흡임을 확인하기 위해 허파음을 청진한다. 만약 쌕쌕거림이 들린다면 기록한다.

근육뼈대계통

우리 몸 전체에는 다양한 모양으로 이루어진 수백개의 뼈들이 있다. 근육뼈대계통 검진은 손상 시 뼈들을 평가하기 위한 목적이다. 몇몇 내과적 근육뼈대계통 질환들이 있지만 이들은 매우 희귀하다. 근육뼈대계통은 외상에 의해 흔히 발생한다. 대부분의 근육뼈대계통평가는 완전한 외상검진의 한 부분으로 수행될 것이다. (이 단원의 뒤에서 다시 언급할 것이다)

근육뼈대계통-병력

근육뼈대계통 평가는 주로 외상성 사고에서 수행되기 때문에, 병력은 신체평가 후에 수집된다. 병력은 주로 신체평가보다 적은 정보를 제공하지만, 유용할 때가 있다.

- 현재 손상을 입은 부위에, 이전에도 손상을 입은 적이 있는지 물어본다.
- 항혈전제 혹은 항응고제와 같은 약물을 복용하는지 물어본다. 이것은 조절하기 어렵거나 심각한 출혈을 예상하는데 도움을 준다.
- 내과적 질환(예, 의식 소실)이 외상성 손상을 야기하였는지 결정하기 위해 병력을 수집한다.

비빔소리(crepitation)
부러진 뼈가 서로 부딪히는 느낌이나 삐걱거리는 소리

근육뼈대계통-신체 검진

근육뼈대계통 신체 검진의 구성은 다음과 같다:

- 변형(그림 14-19), 부종, 멍(그림 14-20)과 같은 근육뼈대계통 손상의 징후가 있는지 눈으로 확인한다.
- 손상이 의심되는 부분을 촉진한다(그림 14-21). 촉진은 불필요한 통증과 손상을 야기시키지 않도록 부드럽게 시행한다.
- 비대칭을 확인하기 위해 신체의 양쪽을 비교한다(그림 14-22).
- 촉진 시, *비빔소리(crepitation; 뼈들이 부딪치며 발생하는 소리)*에 유의한다.
- 머리-발 평가에서, 응급구조사는 주요 신체부위와 팔다리를 촉진할 것이다. 이것은 환자가 응급구조사에게 어디에 손상을 입었는지 말할 수 없는 경우, 무의식인 경우, 다발성 손상을 입은 경우 종종 시행된다.

> “병력은 응급구조사가 내과 환자로부터 필요한 대부분의 정보를 제공한다. 올바른 정보를 수집하도록 한다.”

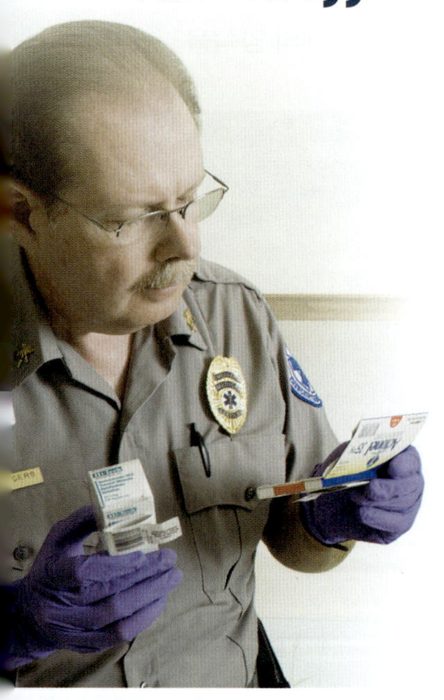

내과 환자의 이차평가

내과 환자 평가는 외상 환자 평가와 다르다(Visual Guide: 내과 환자 평가를 참고). 내과 환자 이차평가는 주로 병력에 초점을 맞추는 반면, 외상 환자 이차평가는 주로 신체 검진에 초점을 맞춘다. 이 말은 “내과 환자에게는 신체 검진이 필요하지 않다”라는 말이 아니라, 병력이 신체 검진보다 좀 더 가치있는 정보를 제공한다는 의미이다.

병력은 내과 환자 평가에서 매우 중요하기 때문에, 응급구조사는 환자의 의식 유무에 따라 다른 접근법을 사용해야 한다. 의식 있는 환자는 병력 질문에 대답할 수 있는 반면, 의식이 없는 환자(또는 의식이 저하된 환자)는 대답할 수 없기 때문이다.

그러므로 이 부분에서는 의식 있는 내과 환자와 의식 없는 내과환자 두 가지로 구분하여 설명할 것이다. 내과 환자의 이차평가는 네 개의 평가영역으로 구분된다: 현재 병력, 과거 병력, 신체 검진, 기본 활력징후. 이들의 순서는 환자의 의식 유무에 따라 달라진다(표 14-3).

표 14-3 의식 있는/ 의식 없는 내과 환자의 평가

의식 있는 내과 환자	의식 없는 내과 환자
1. 환자의 신체에 접근하면서 현재 병력을 수집한다. 환자로부터 자세한 정보를 얻을 수 있도록 OPQRST와 같은 연상기호를 사용한다: 발병시간(Onset) 발병유발(Provocation) 통증의 질(Quality) 통증의 방사(Radiation) 통증의 심각성(Severity) 시간(Time)	1. 빠른 신체 검진을 수행한다. (만약 알고 있다면) 의심되는 상태와 관련된 신체부위 혹은 계통에 초점을 맞춘다. 머리/목 가슴 배 골반 팔다리 등
2. 환자로부터 과거 병력을 수집한다: 알레르기(Allergies) 약물(Medications) 관련있는 과거 병력(Pertinent past history) 마지막 음식(Last oral intake) 질병을 야기한 사건(Events leading to the illness)	2. 기본 활력징후를 측정한다: 호흡 맥박 피부 동공 혈압 산소포화도
3. 신체 검진을 수행한다. (환자가 호소하는 부위 및 관련된 신체계통에 초점을 맞춘다).	3. 가족이나 목격자로부터 환자의 현재 병력을 수집한다. 발병시간(Onset) 발병유발(Provocation) 통증의 질(Quality) 통증의 방사(Radiation) 통증의 심각성(Severity) 시간(Time)
4. 기본 활력징후를 측정한다: 호흡 맥박 피부 동공 혈압 산소포화도	4. 가족이나 목격자로부터 환자의 과거 병력을 수집한다: 알레르기(Allergies) 약물(Medications) 관련있는 과거 병력(Pertinent past history) 마지막 음식(Last oral intake) 질병을 야기한 사건(Events leading to the illness)

메모: 이 표는 일반적인 순서를 보여준다. 응급구조사는 현장의 상황, 출동한 응급구조사의 수, 환자의 상태에 따라 순서를 다르게 적용할 수 있다.

의식 있는 내과 환자

핵심 개념
의식 있는 내과 환자의 이차평가

"일차평가" 단원에서 배웠던 것처럼, 평가 과정에서 환자의 의식 유무를 알아내는 것은 매우 중요하다. 특히 내과 환자에게서 중요한데, 그 이유는 외상 환자들의 경우 손상과 같은 외적 징후들이 존재하지만, 내과 환자의 경우 그렇지 않기 때문이다. 내과 환자의 상태에 대한 정확하고 중요한 정보는 환자가 자신의 상태에 대해 답변할 때 얻을 수 있다. 그렇기 때문에 의식 있는 환자에게서 제일 먼저 병력을 수집해야 한다(절차 14-1).

응급구조사가 주로 마주하게 되는 환자는 생명을 위협하는 문제가 없으나 의학적 문제를 가지고 있으며, 의식이 있는 사람이다. 이런 환자의 경우, 일차평가를 마치고 난 후 이차평가를 수행한다. 이 평가들은 응급구조사가 적절한 처치를 시행하기 전에 무엇을 알고 있어야 하는지 말해 줄 것이다. 응급구조사는 즉각적인 이송이 필요한 심각한 상태의 내과 환자도 마주한다는 것을 잊지 않아야 한다.

VISUAL GUIDE

Chapter 14
내과 환자 평가

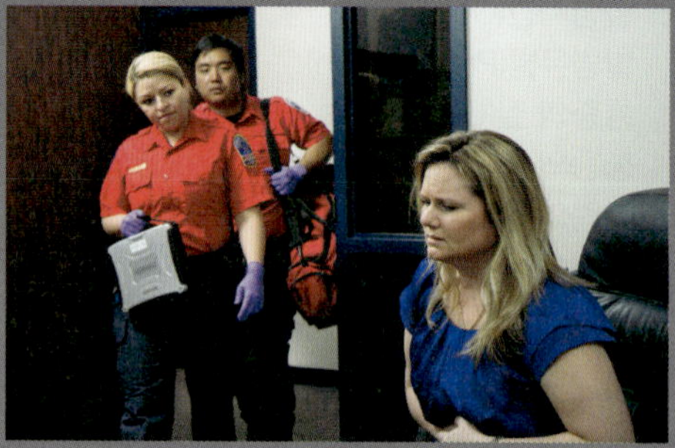

- **전반적 인상 평가**

환자에게 접근하며 관찰한다.

일차 평가

의식 있음

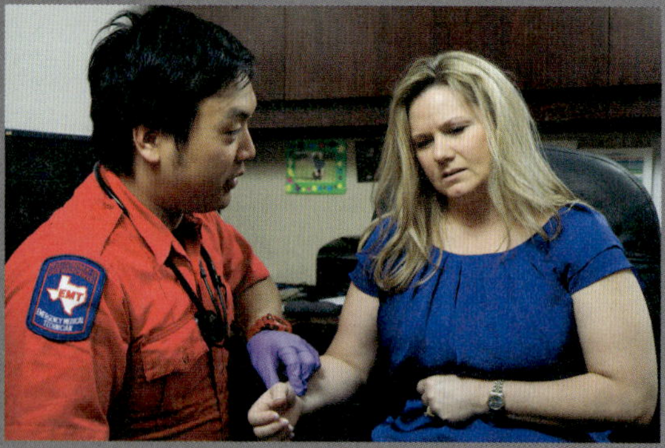

호흡의 적절성 평가
쇼크의 징후를 식별하기 위해 피부와 맥박 확인

의식 없음

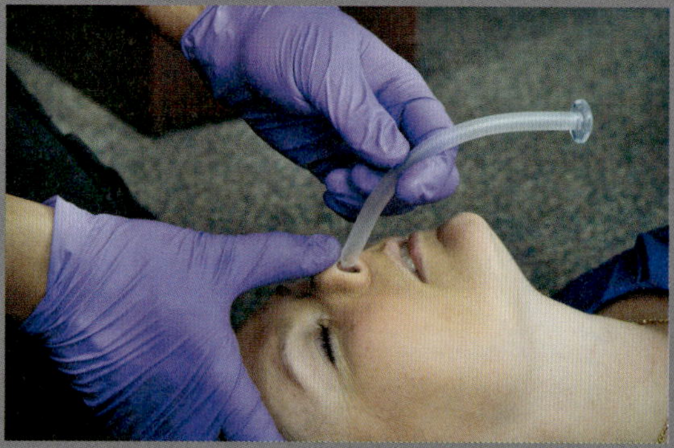

ABC 평가
흡인
기도기삽입

필요한 경우 환기
순환

- **산소**

메모: 환자에게 접근하였을 때, 만약 환자가 매우 아파 보이고 호흡이 없다면, CAB 순서로 접근하여 맥박 및 순환을 확인한다.

이차 평가

의식 있음

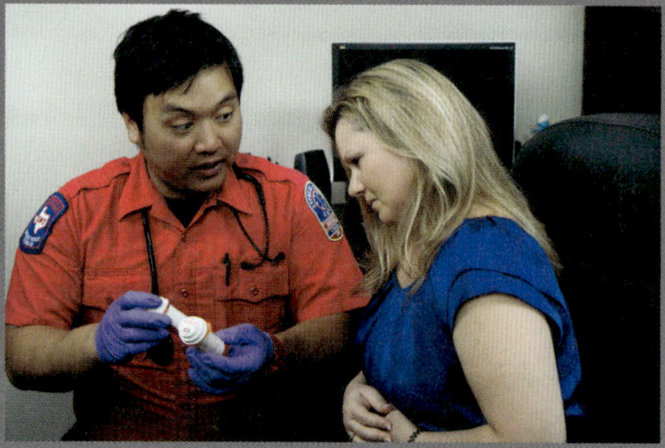

병력 수집
적절한 신체 검진 수행

의식 없음

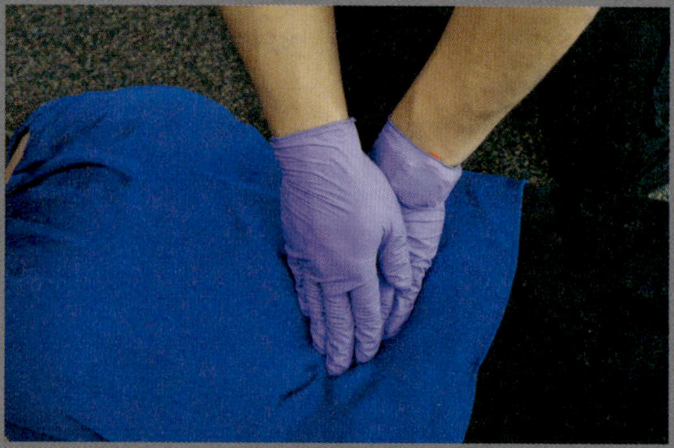

신체 검진 수행
병력 수집

신속한 처치

- **활력징후**

중재(심각하거나 불안정한 상태의 환자는 이송 중 실시)

이송

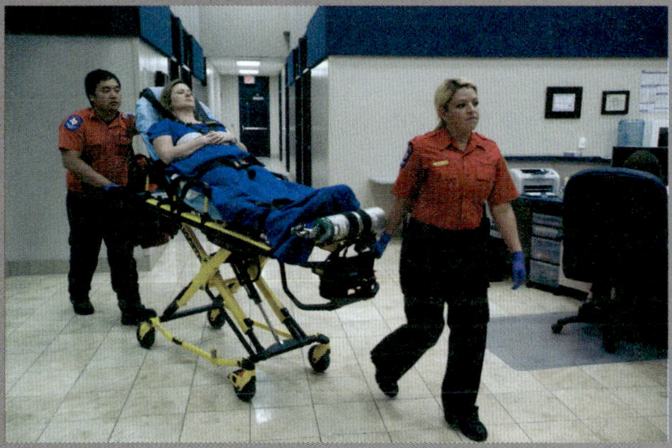

환자의 상태를 고려하여 시간,
우선순위, 도착지 결정

재평가

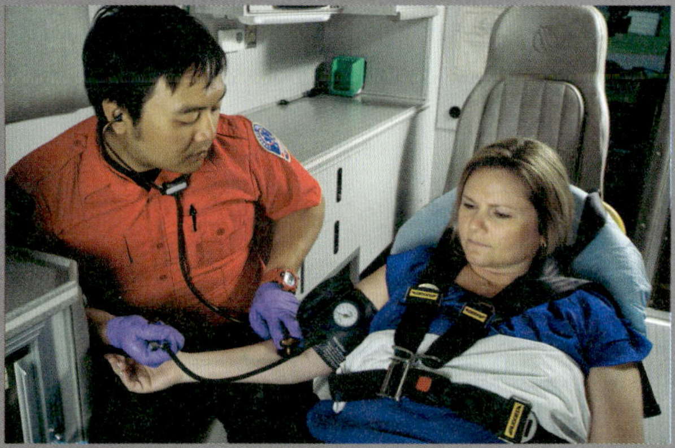

불안정한 환자의 경우 매 5분마다,
안정된 환자의 경우 매 15분마다 재평가.
1차평가 반복
주호소 재평가
처치 평가

활력징후 재측정

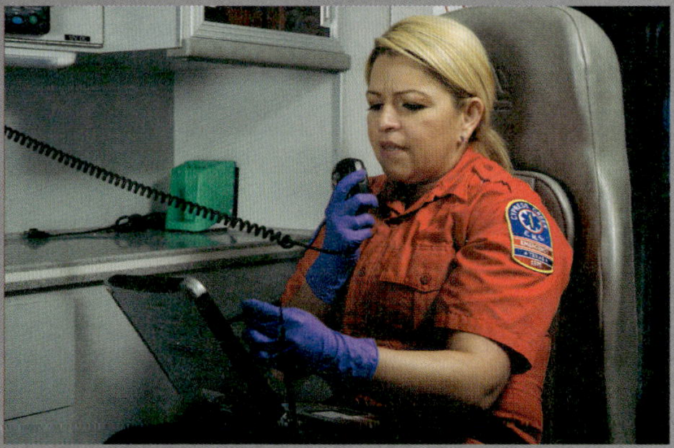

간략한 정보 제공
필요한 경우 전문팀에 보고: 심장(심근경색 의심/가슴 통증), 뇌졸중

• 전반적인 출동 사항

편안함을 제공하고 안심시킨다.
환자의 상태 변화에 주의한다.

절차 14-1 의식 있는 내과 환자의 검진

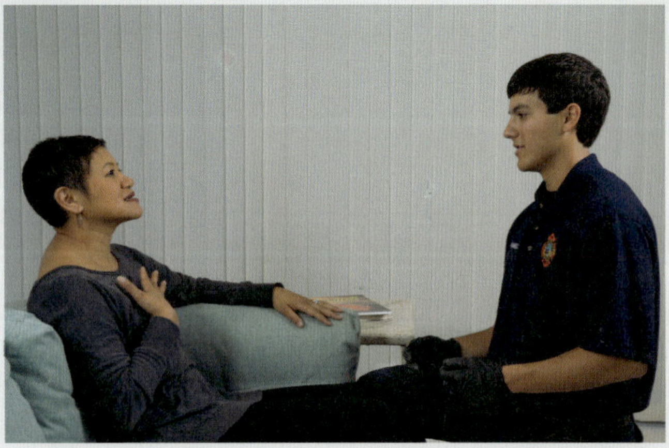

1. 현재 병력 수집. 영향받은 신체계통에 근거하여 질문한다. 환자의 호소와 응급구조사의 관찰에 근거하여 평가한다. OPQRST 등의 연상기호를 사용하여 자세한 환자의 병력을 수집한다.
   - 발병시간(Onset)
   - 발병 유발요인(Provocation)
   - 통증의 질(Quality)
   - 통증의 방사(Radiation)
   - 통증의 심각성(Severity)
   - 시간(Time)

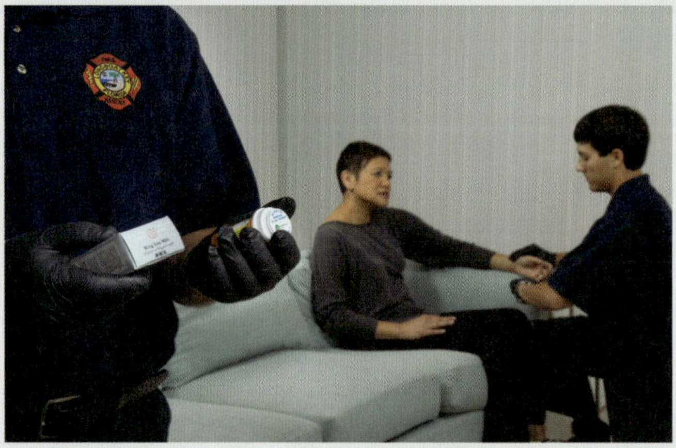

2. 과거 병력. SAMPLE 연상기호를 사용하여 질문한다.
   - 징후 및 증상(Signs and symptoms)
   - 알레르기(Allergies)
   - 약물(Medications)
   - 관련있는 과거 병력(Pertinent past history)
   - 마지막 음식(Last oral intake)
   - 질병을 야기한 사건(Events leading to the illness)

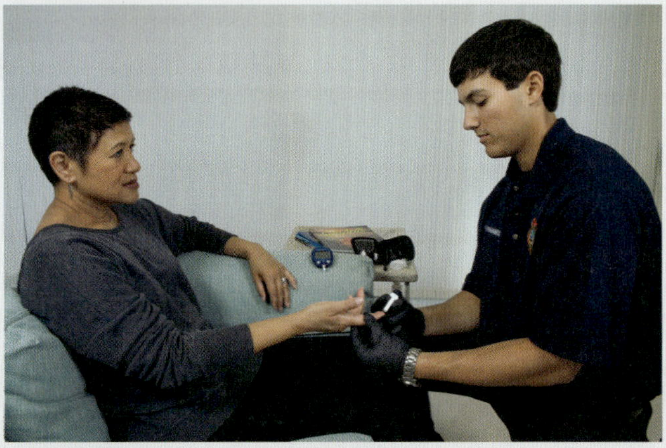

3. 신체계통과 연관있는 신체 검진을 수행한다.
   - 호흡계통
   - 심혈관계통
   - 신경계통
   - 내분비계통
   - 위장관계통
   - 생식계통
   - 비뇨기계통

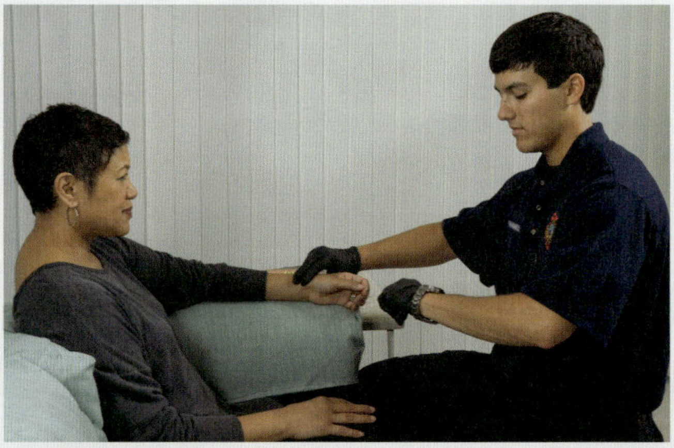

4. 활력징후. 환자의 기본 활력징후를 측정한다:
   - 호흡
   - 맥박
   - 피부색, 체온, 피부상태(영아와 소아의 경우 모세혈관재충혈)
   - 동공
   - 혈압
   - 산소포화도(만약 환자의 주호소와 연관이 있다면)

절차 14-1 의식 있는 내과 환자의 검진 (계속)

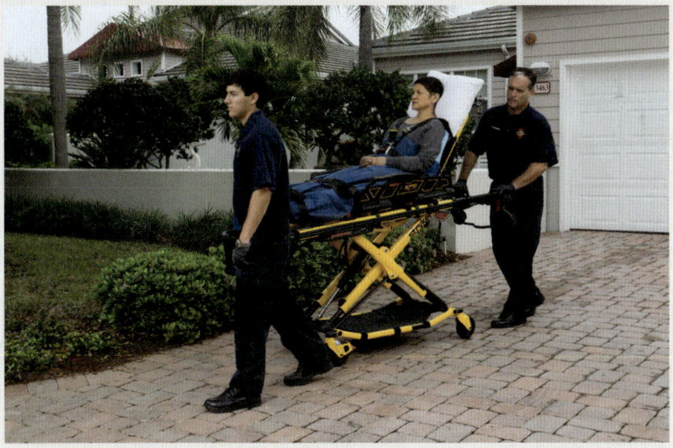

5. 처치 및 이송. 필요하다면 처치를 수행하고, 환자를 이송한다. 필요한 경우 지도의사에게 연락한다.

현재 병력 수집

응급구조사가 환자에게 실시하는 면담은 의사가 신체 검진을 실시하기 전에 실시하는 면담과 유사하다. 이것은 서로 대화를 나누며 정보를 수집하는 형태이다. 이러한 면담을 통해 여러분은 필요한 정보의 수집은 물론 환자의 공포를 감소시키고 협조를 이끌어 낼 수 있을 것이다. 친척이나 주변사람들이 좋은 정보를 제공하는 사람일 수도 있으나 가장 중요한 정보는 환자에게 있음을 명심해야 한다. 만약 환자가 의식이 없거나 의사소통이 가능하지 않는 경우를 제외하고는, 환자와 면담하기 전에 친척이나 주변사람들과 면담하는 것을 지양한다. 여러분이 신체 검진을 실시하고 있는 동안에 의료 식별 장치와 주변사람들로부터 정보를 수집할 수도 있다.

환자에게 말을 거는 목적은 환자에게 가장 부정적인 영향을 끼칠 수 있는 질환을 찾아내는데 있다. 응급구조사가 환자에게 "지금 환자분을 힘들게 하는 것이 무엇인가요?" 하고 물었을 때, 환자는 두루뭉실하게 대답할 수 있다. 이런 경우 응급구조사는 다시 무엇이 가장 환자분을 힘들게 하는지 묻는다. 환자가 통증을 호소한다면 정확한 부위를 찾아내는 것이 중요하다. 환자가 하나 이상의 손상을 입었거나, 혹은 의학적 문제가 다른 요소(약물 등)에 의해 감춰지지 않는 한, 대부분의 사람들은 통증 부위를 응급구조사에게 말해 줄 것이다.

응급구조사가 환자에게 병력을 질문하는 것은 환자의 주호소와 응급구조사가 관찰한 것에 근거한 환자의 상태를 판단하기 위한 책임이다. 응급구조사가 관찰해야 하는 이유는 환자는 제일 심각하게 생각하는 한가지 호소내용에만 집중한 나머지 다른 문제점들을 응급구조사에게 말하는 것을 종종 잊기 때문이다. 환자가 배를 감싸고 있는 자세를 취하고 있음에도 불구하고, 환자가 힘빠짐만을 호소하는 경우를 예로 들 수 있다.

"예" 또는 "아니요"라고 대답을 유도할 수 있는 질문이 아닌, 환자가 스스로 자신의 문제를 설명할 수 있게끔 유도할 수 있는 개방형 질문을 사용하도록 한다. 예를 들어, "가슴에 짓누르는 듯한 통증이 있습니까?"라는 질문보다 "환자분이 느끼고 있는 통증에 대해 말씀해 주시겠습니까?"라고 질문한다. 이러한 질문방법은 응급구조사가 환자에게 특정 대답을 원하고 있다는 인상을 주는 것을 피할 수 있게 해준다. 만약 환자가 통증을 설명할 수 없다고 말한다면, 응급구조사는 여러가지를 선택하게 해 줄 수 있다: 예를 들어 "통증이 쥐어짜는 듯 한가요? 아니면 찌르는 듯하거나 화끈거리나요?"라고 질문할 수 있다.

환자의 주호소를 쉽게 얻는 방법 중 하나는 (특히 환자가 통증이나 불편함을 호소할 때) 통증에 대한 환자의 설명을 끌어내기 위해 OPQRST 연상기호를 사용하는 것이다(표 14-2를 참고하고, 이 단원 앞에서 배운 OPQRST 병력 청취법을 복습해본다).

또한 응급구조사는 환자에게 수반되는 통증에 대해 물어보아야 한다. 예를 들어, 심각한 가슴 통증 때문에 불안해 하는 환자는 응급구조사가 환자에게 호흡곤란 유무에 대해 물어보기 전까지 환자가 스스로 말하지 않을 것이다. 특정 주호소들은 다른 증상도 같이 발생한다는 것을 기억해야 한다. 이것에 대해서는 "특정 주호소를 위한 신체 검진 방법" 파트에서 다시 논의할 것이다.

과거 병력 수집

환자의 나이와, 과거 병력, 그리고 환자 주치의에 대한 정보를 얻도록 한다. 이 단원의 처음에 정의했던 SAMPLE 연상기호를 사용한다(표 14-1을 참고하고, SAMPLE 질문법을 복습해본다). "S"를 나타내는 징후 및 증상은 현재 병력을 수집하는 동안 나타난다(징후는 신체 검진이나 활력징후 측정동안 발견될 것이다). 과거 병력 수집을 위해 남은 SAMPLE 질문을 한다.

- 알레르기(Allergies): 알레르기가 있습니까?
- 약물(Medications): 현재 복용중인 약물이 있습니까? 오늘 복용하셨습니까?
- 관련된 과거 병력(Pertinent past history): 어떤 다른 의학적 문제들을 가지고 있습니까? 이전에도 같은 경험을 한 적이 있습니까?
- 마지막 음식(Last oral intake): 언제 그리고 무엇을 마지막으로 드셨습니까?
- 질병을 유발시킨 사건(Events leading to the illness): 오늘 기분이 어떻습니까? 평소와 다른 점이 있습니까?

특정 주호소를 위한 신체 검진 방법

만약 여러분이 지금까지 환자의 현재 병력과 과거 병력을 알아냈다면, 여러분은 많은 정보들을 수집할 수 있을 것이다. 여러분은 또한 환자의 주호소에 기초하여 중요한 정보를 추가적으로 얻을 수 있을 것이다. 이는 즉, 주호소와 관련하여 특정 질문을 하여야 한다는 의미이다.

신체 검진 수행

의식이 있는 환자들에게 시행되는 신체검진은 대체로 용이한 수준이다. 응급구조사는 이런 유형의 환자로부터 활력 징후와 병력에 대한 가장 중요한 평가 정보를 수집할 수 있을 것이다. 표 14-4는 특정 주호소를 가진 환자들을 평가할 때 반드시 시행해야 하는 신체 검진을 나열해 놓았다. 예를 들어, 만약 환자가 호흡곤란을 호소한다면 응급구조사는 청진기를 이용하여 양쪽 폐음을 청진하여야 한다. 저산소증의 위험이 있는 환자의 경우 응급구조사는 환자의 산소포화도 수치를 확인하여야 한다. 만약 환자가 여러분이 응급구조사 교육과정에서 배우지 않은 범주에 해당하는 주호소를 가진다면, 응급구조사는 환자가 통증을 호소하는 신체 부분에 집중하여 평가해야 한다. 예를 들어, 환자가 허벅지 통증을 호소한다면 응급구조사는 환자의 허벅지를 관찰하고 촉진해야 할 것이다.

기본 활력징후 측정

이차평가 과정 중 기본 활력징후를 측정하는 것은 내과 환자의 평가에 있어서 필수적이다. 이전에 측정한 활력징후와 재측정한 활력 징후를 비교하여 환자의 호전 또는 악화 상태를 결정할 수 있다.

만약 자동혈압계 장비를 사용한다면, 반드시 기계의 정확성을 검증하기 위해 수동식 혈압계를 사용하도록 한다.

표 14-4 이차평가: 특정 내과질환 호소

주호소	추가 병력	신체 검진
호흡 곤란	기침 열 또는 오한 몸무게 증가 처방된 기관지확장제를 가지고 있는가?	허파음 쌕쌕거림 호흡을 위한 자세 또는 노력 산소 포화도
가슴 통증 또는 불편함	처방된 니트로글리세린을 가지고 있는가? 아스피린을 복용중인가?	피부 색, 체온, 상태 혈압 맥박(강도와 규칙성) 목정맥팽대 발목 부종 산소 포화도
의식 변화 또는 신경학적 문제	두통 발작	FAST(얼굴-팔-언어 테스트, 신시네티 병원 전 뇌졸중 검사의 구성요소 포함) 얼굴—한쪽이 처져 있는가? 팔—양쪽 팔 둘다 들어올린 상태로 유지할 수 있는가 언어—정확한 발음으로 문장을 따라 말할 수 있는가 검사—산소 포화도
알레르기(심혈관계통과 호흡계통의 구성을 포함)	노출 시간 증상 발현 시간	침 쏘임 두드러기(발진) 폐음 얼굴과 목의 부종 산소 포화도
배 통증	열 오심과 구토 설사와 변비 토혈 또는 혈변; 밝거나 어두운 혈액 색깔 월경기	배의 사분원을 촉진하고 관찰한다.
당뇨로 인한 의식 상태 변화	섭취 약물 병력 현 병력 또는 현재 병력 과도한 배고픔, 소변	혈당 검사 피부 색, 체온, 상태 의식 상태 일반적이지 않은 입냄새

환자 처치와 이송

심각한 상태의 환자 또는 특정 주호소(예, 가슴통증, 뇌졸중 의심)를 가진 환자의 경우에서 이송 결정은 처치계획의 일부분임을 기억한다. 여러분이 지금까지 의식 있는 환자에게 적절한 처치로서 배운것은 산소 공급이다.

의식 없는 내과 환자

핵심 개념
의식 없는 내과 환자의 이차평가

의식 없는 내과 환자의 평가 절차는 의식 있는 내과 환자와 다르다. 만약 환자가 의식이 있다면, 이차평가의 첫 단계는 환자의 과거력과 현재 병력에 대한 정보를 수집한 후 신체 검진과 활력징후를 측정할 것이다.

하지만 의식 없는 환자의 경우, 순서가 바뀐다(표 14-3과 절차 14-2 참고). 응급구조사는 현장에서 얻은 모든 정보를 근거로 하여 빠른 신체 검진을 시작한 후, 환자의 활력징후를 측

비판적 의사 결정

병력 수집의 어려움

병력을 수집하는 것은 내과 환자를 평가하는 중요한 부분이다. 어떤 환자는 다른 환자들보다 병력을 수집하는 것이 더 쉽다. 여러분이 실제로 환자를 마주하고 있다고 생각하고 아래의 상황에서 여러분의 병력 수집 능력을 향상시켜 보도록 한다.

1. 79세의 여성이 여러분이 찾고자 하는 문제와 관련 없는 말들을 계속하고 있다.
2. 16세의 여성이 그녀의 가족들에 둘러싸여 있다. 여러분은 그 여성이 임신으로 인한 배통증을 의심했지만, 아직 그녀에게 임신 유무를 직접 확인하지 않았다.
3. 하루종일 아무것도 섭취하지 않은 32세의 당뇨환자는 공격적인 모습을 보이다가 갑자기 조용한 모습을 보인다. 여러분이 환자에게 질문했을 때, 환자는 멍하니 한곳을 응시하고 있었고 아무 말도 하지 않았다.
4. 룸메이트의 말에 따르면 자신의 친구가 지난 몇 주 동안 이상행동을 했다고 한다. 환자는 지금 침대에 무릎이 가슴에 닿을 정도로 등을 구부리고 앉은채로 여러분이 이해할 수 없는 말들을 중얼거리고 있다.

소아 노트

소아의 병력을 수집할 때는 아이와 같은 눈높이를 맞추는 방법을 사용해야 한다. OPQRST와 SAMPLE 병력 청취는 아이가 이해할 수 있도록 쉽고 단순한 문장을 사용해야 한다. 대부분 소아의 병력과 영아에 대한 정보는 부모, 후견인, 기타 보호자로부터 수집될 수 있다.

현장사례

"처음에 저는 이것이 단순한 배탈이라고 생각했어요. 하지만 통증은 심해졌고 주기적으로 나타났죠. 저는 배를 잡고 뒹굴었고 남편에게 구급차를 불러 달라고 했어요. 저는 무엇인가 잘못되고 있다는 것을 알았어요. 구급차가 집에 도착할 무렵 나는 구토를 했어요. 하지만, 여전히 고통스러웠죠."

"응급구조사는 매우 훌륭했어요. 그는 통증이 있는 부위를 물어보며 제 배를 부드럽게 눌러보았어요. 응급구조사는 저에게 언제 그리고 무슨 음식을 섭취했는지, 임신 가능성이 있는지, 열이 있는지 등 모든 것을 질문했어요. 심지어 언제 방귀를 뀌었는지까지도 물었죠.

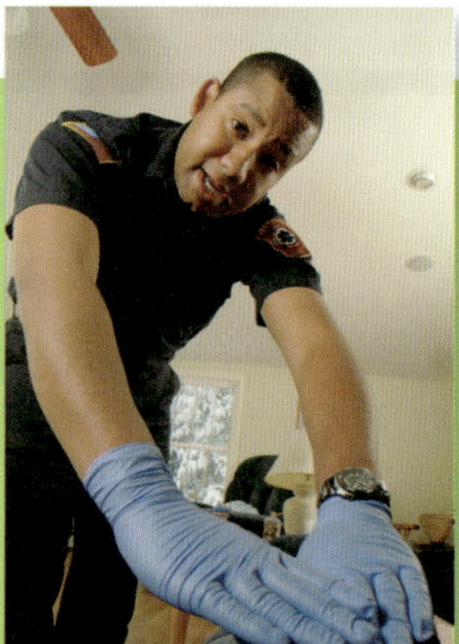

"병원으로 이송된 저는 충수절제술(appendectomy)을 받았고, 나는 다시 걸으며 돌아다닐 수 있었어요. 지금에서야 그 일을 웃으면서 말할 수 있지만, 두 번 다시 겪고 싶지 않은 일이에요"

정하도록 한다. 그런 다음 응급구조사는 환자의 주변인이나 환자와 같이 있었던 사람들로부터 가능한 많은 환자의 병력을 수집해야 한다.

의식 있는 환자와 의식 없는 환자의 이차평가에 있어 또 다른 차이점은 신체 검진의 성격이다. 의식 있는 환자는 환자가 불편을 호소하는 신체의 일부분에만 초점을 맞추어 검진을 진행할 수 있지만, 의식 없는 환자는 어디에 문제가 발생했는지 알 수 없기 때문에, 신체 전체를 신속히 검진해야 할 필요가 있다.

마지막으로, 환자는 의식이 없기 때문에, 자동적으로 이송의 우선순위가 높아지고, 출동시간 내내 환자의 기도를 유지시켜야 한다. 이 말은 응급구조사가 수행하는 모든 검진이 이송과 함께 빠르게 이루어져야 한다는 의미이다.

빠른 신체 검진 수행

무의식 환자에 대한 신체검사는 외상 환자의 머리-발 신체 검진과 거의 유사하다. 응급구조사는 환자의 머리, 목, 가슴, 배, 골반, 팔다리, 그리고 등을 신속히 검진해야 할 것이다. 각 부위를 검진함으로써, 손상의 징후를 찾을 수 있을 것이다. 내과 환자의 신체 검진 시 주의 깊게 검진해야 할 것들은 다음과 같다:

- **목(neck).** 목정맥팽대, 의료 인식표(목걸이)
- **가슴(Chest).** 호흡음의 유무와 대칭성
- **배(Abdomen).** 팽창, 딱딱하거나 또는 경직
- **골반(Pelvis).** 소변 또는 대변의 실금
- **사지(extremities).** 맥박, 운동 기능, 감각, 산소 포화도, 의료 인식표(팔찌, 발찌 등)

의료 인식표를 확인해라. 의료인식표는 중요한 정보를 제공할 수 있다. 일반적으로 사용하는 의료인식표는 그림 14-23와 같다. 미국에서는 대략 100만 명 이상의 사람들이 목걸이나 팔찌 또는 발찌 형태의 의료인식표를 착용하고 있다. 이 표식의 한 면에는 생명의 별 모양이 있으며 반대편에는 환자의 의학적 문제와 더불어 부가적인 정보를 얻을 수 있는 전화번호가 새겨져 있다.

신체 검진을 실시할 때, 여러분은 모든 형태의 의료인식표를 알고 있다고 자만하지 말고 지갑 속의 카드 형태나 목걸이나 팔찌 형태의 의료인식표를 찾아야 한다. 주의 깊게 목걸이나 팔찌를 찾아보고, 환자를 이송하거나 팔과 다리를 이동할 때 잘 관리해야 한다. 응급실에 도

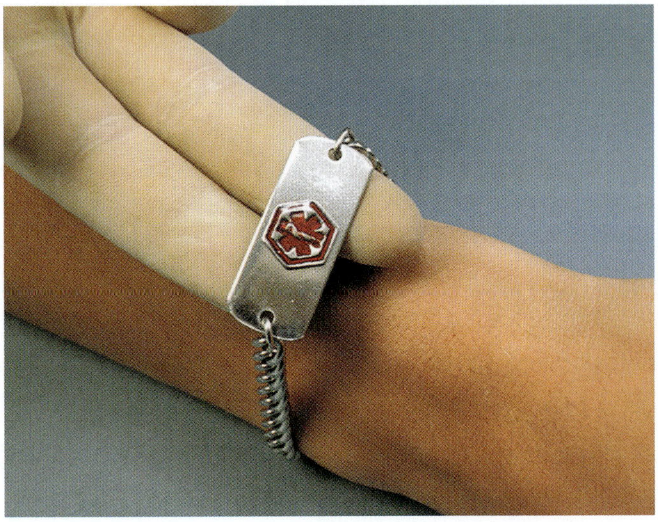

그림 14-23 의료인식표를 확인한다.

그림 14-24 맥박산소측정기를 사용하여 산소 포화도를 측정한다.

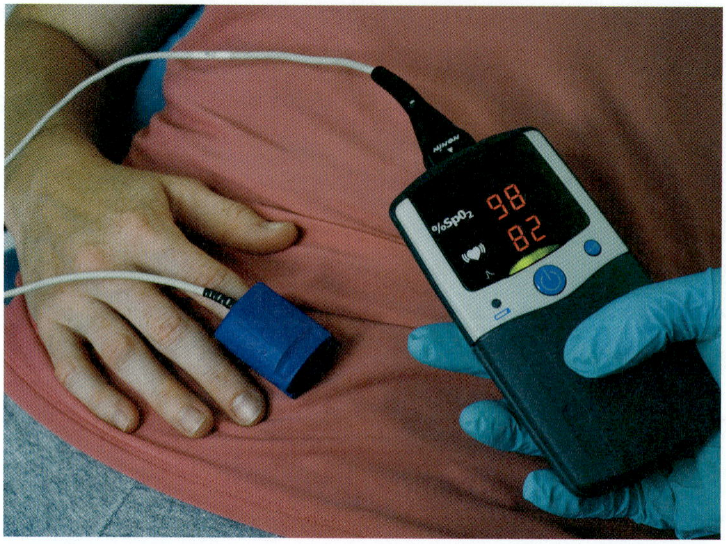

착했을 때, 환자가 의료인식표를 가지고 있거나 착용하고 있다는 사실을 전달해야 하며 인식표에 쓰여 있는 것이 무엇인지 말해줘야 한다(예, 당뇨나 심장 상태). 동공 확인 무의식 환자의 동공 확인 과정은 지나쳐 버리기 쉽다. 환자의 눈이 감겨 있을 때는 반드시 동공을 확인해야 한다는 것을 명심한다.

기본 활력징후 측정

환자의 맥박, 호흡, 피부, 동공, 혈압을 평가하고 이상 소견이 있는지 확인한다. 환자의 산소포화도를 확인한다(그림 14-24). 관찰한 것들은 반드시 기록해 두고 뒤이어 측정한 활력징후 측정값과 비교할 수 있어야 한다. 만약 자동혈압계 장비를 가지고 있다면, 지역 내 프로토콜에 따라 수동식 혈압측정기로 다시 한 번 측정하도록 한다. 이는 자동식 혈압계가 정확한지 다시 한 번 확인 할 수 있도록 해준다.

전문소생술팀 요청을 고려한다.

지역 내 프로토콜에 명시되어 있거나 전문소생술팀 이용이 가능하다면, 전문응급구조사가 제공하는 평가와 처치가 환자에게 더 도움이 될 수 있을지 고려해 본다.

만약 여러분이 외곽지역 또는 전문소생술팀을 요청할 수 없는 곳, 병원으로부터 멀리 떨어진 곳에 있다면 여러분은 지역 내에서 가까운 병원 혹은 전문 처치를 제공할 수 있는 병원으로 이송을 고려해야 한다. 환자를 병원으로 이송하기 전에, 환자 상태의 안정화를 위해 이와 같은 병원으로 이송하는 것이 좋은 방법일지 고려해야 한다.

만약 여러분이 활동하는 지역이 위에서 설명한 곳과 같다면, 여러분은 지역 내 병원 혹은 기관들에 친숙해져야 한다.

과거 병력과 현재 병력의 수집

의식 없는 환자는 말을 할 수 없기 때문에(그림 14-25), 환자에 대해 가능한 많은 양의 정보를 얻기 위해 목격자 또는 가족과 면담을 해야 한다. 목격자와 가족구성원이 둘 다 현장에 있다면 가능한 가족구성원을 면담 대상으로 결정한다. 왜냐하면 그들은 일반 목격자보다 환자의 병력 문제에 대하여 더 많은 정보를 제공해 줄 수 있기 때문이다.

응급구조사는 목격자로부터 환자에게 무슨 일이 일어났으며 무엇을 목격했는지에 대한 정보를 얻어야 한다. 목격자와 면담할 때는, 다음과 같이 질문한다.

절차 14-2 의식 없는 내과 환자의 검진

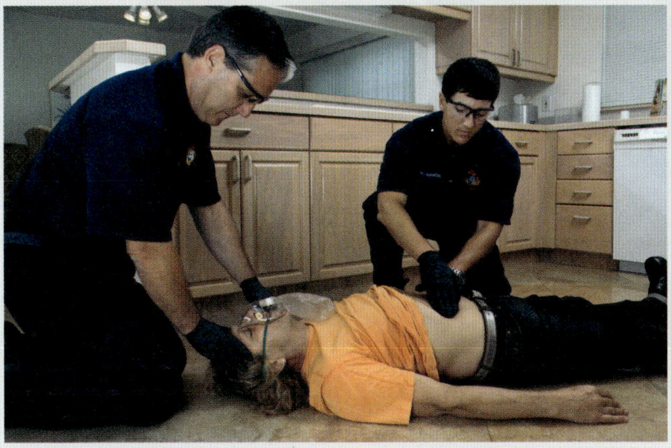

1. **빠른 신체 검진.** 몸 전체에 빠른 평가를 수행한다:

머리/목	골반
가슴	사지(팔다리)
배	등

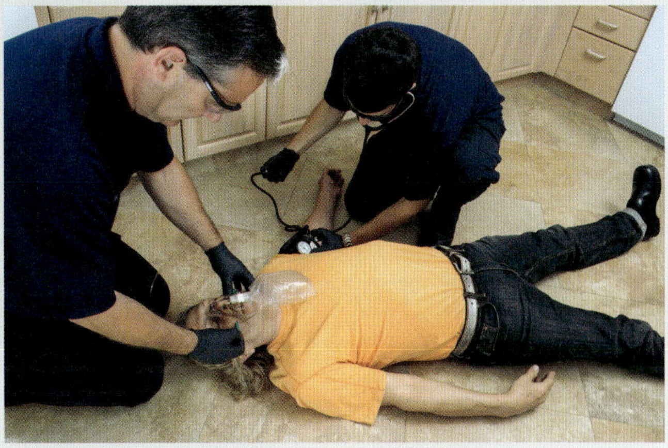

2. **활력징후.** 환자의 기본 활력징후를 측정한다:

호흡	동공
맥박	혈압
피부색, 체온, 피부상태(영아와 소아의 경우 모세혈관 재충혈)	산소포화도

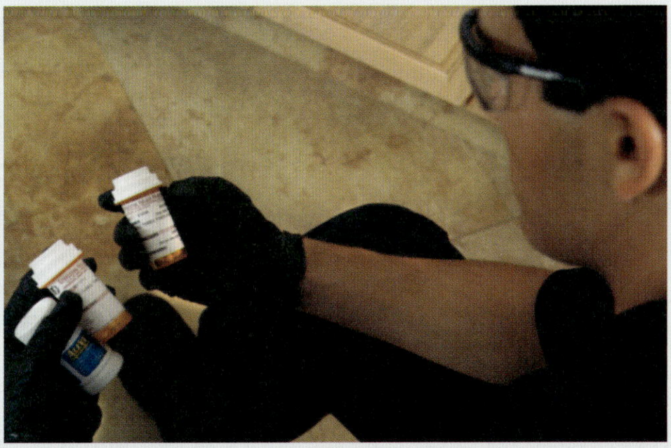

3. **과거 병력.** SAMPLE과 OPQRST 연상기호를 사용하여 가족이나 목격자로부터 병력을 수집한다.

증상 및 징후 (Signs and symptoms)	마지막 음식물 섭취 (Last oral intake)
알레르기(Allergies)	질병을 유발한 사건 (Events leading to the illness)
약물(Medications)	
연관된 과거 병력 (Pertinent past history)	

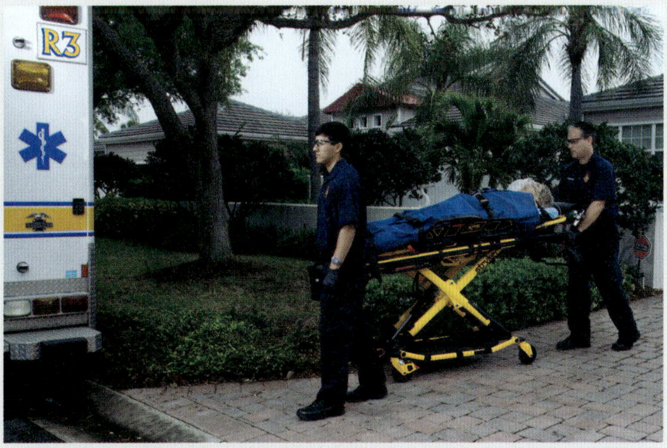

4. **처치 및 이송.** 필요한 경우 지도 의사에게 연락한다. 필요한 경우 처치를 수행하고 환자를 이송한다.

- 환자의 이름은 무엇입니까? 만약 환자가 미성년자라면, 부모나 보호자가 있는지 물어보거나 이미 연락이 취해졌는지 물어본다.
- 무슨 일이 일어났습니까? 예를 들어 응급구조사는 목격자로부터 환자가 사다리에서 떨어져 발작을 일으켰다고 말하거나, 다른 물체 혹은 다른 원인에 의해서 머리를 강타 당했다는 말을 듣게 될 수도 있다.

그림 14-25 과거 병력 수집. 만약 환자의 의식이 명료하지 않다면, 환자를 잘 알고 있는 가족구성원 또는 목격자에게 환자의 정보를 수집한다.
(© Mark C. Ide/CMSP)

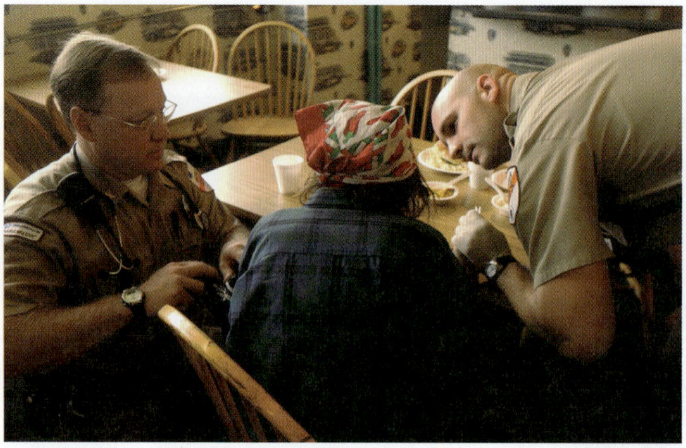

- 어떤 것을 보았습니까? 예를 들어 응급구조사는 목격자로부터 환자가 떨어지기 전에 가슴 혹은 머리를 움켜쥐고 있었다는 이야기를 들을 것이다.
- 이런 일이 발생하기 전에 혹시 다른 부위에 통증을 호소했습니까? 예를 들어 응급구조사는 목격자로부터 환자가 의식을 잃기 전에 가슴 통증, 매스꺼움 등을 호소했다는 말을 들을 것이다.
- 환자가 의료적 문제를 가지고 있습니까? 이러한 질문은 심장질환, 알코올 남용, 알레르기 또는 환자의 상태를 변화시킬 수 있는 다른 문제에 대한 정보를 응급구조사에게 제공해 줄 것이다.
- 환자가 복용하는 약물이 있습니까? 처방된 약 혹은 복용중인 약이 있는지 물어본다. 드문 경우지만 응급구조사는 주변의 목격자들이 환자가 약물을 남용하고 있기 때문에 약물에 관한 정보를 숨기려고 한다는 것을 느낄 수 있다. 이런 경우 자신은 경찰이 아니라 응급구조사라는 것을 주변인들에게 다시 한 번 상기시키고 환자에게 적절한 치료를 제공하기 위해 그들이 모든 정보를 응급구조사에게 제공할 수 있도록 질문해야 한다.

여러 명의 응급구조사가 현장에 출동하였다면 한 명이 신체 검진을 시행하는 동안에 다른 한 명이 병력을 수집하도록 한다. 만약 환자가 의식이 없어질 때 누군가 목격하였다면, 목격자는 환자가 쓰러지기 전의 행동, 주호소, 그리고 과거력에 대해 알고 있을 수도 있다. 이는 응급구조사의 평가와 처치에 매우 유용할 것이다.

환자의 처치와 이송 관리

의식 없는 환자의 경우 현장에서 이차평가를 통해 수집할 수 있는 정보는 그리 많지 않다. 찾아야 할 가장 중요한 단서는 척추에 손상을 의심할 수 있는 손상기전이나 징후이다. 이것은 환자의 척추를 고정해야 한다는 것을 의미한다. 대부분의 경우, 무의식 환자를 평가해서 얻은 정보는 주로 응급의료진에게 도움이 될 것이다. 현장을 직접 보지 못한 응급실의 의사와 간호사는 병원에서 얻을 수 없는 많은 양의 유용한 정보를 수집하기 위해서 응급구조사의 판단에 의존해야 하기 때문이다.

중간 단원 복습

내과 환자의 이차평가

핵심 사실과 개념

- 내과 환자의 이차평가는 환자의 의식 유무에 따라 달라진다.
- 응급구조사는 현재 병력과 과거 병력을 수집함으로써 의식 있는 환자를 평가하고 기본 활력징후를 측정하기 전 환자가 호소한 내용에 영향을 준 신체부위를 검진한다.
- 의식 없는 환자는 의사소통을 할 수 없기 때문에 빠른 신체 검진 평가로 시작하는 것이 적절하다; 그 다음 기본 활력징후를 측정하고, 목격자, 가족, 친구와의 면담을 통해 환자의 병력을 수집한다.
- 응급구조사가 얻은 정보의 결과로 현장 처치가 변하지는 않지만 평가 결과는 응급실에 근무하는 응급의료종사자에게 매우 중요하다.

핵심 결정

- 환자의 의식은 병력을 제공하기에 충분한가?
- 만약 환자가 병력을 제공할 수 없다면, 현장에 있는 누군가가 환자를 대신하여 정보를 제공할 수 있는가?
- 어떤 이차평가의 내용이 환자의 주호소를 제공하는가?

평가와 술기를 위한 준비

요약 문제

1. 내과 환자 이차평가와 외상 환자 이차평가가 어떻게 다른지 그리고 왜 다른지 이유를 설명하시오.
2. 의식 있는 내과 환자 이차평가와 의식 없는 내과 환자 이차평가가 어떻게 다른지 그리고 왜 다른지 이유를 설명하시오.

연관시켜 생각하기

앞에서 배운 "현장평가" 단원을 복습하고, 이 단원에서 배운 내용과 연결하여 다음의 상황에 대해 고려해 본다.

1. 가슴통증을 호소하는 남편을 대신하여 부인이 119에 신고하였다. 응급구조사가 환자를 평가하는 동안 갑자기 부인이 호흡곤란을 호소하기 시작하였다. 현장에는 이제 두명의 환자가 발생하였다. 여러분이 응급구조사라면 어떻게 행동할 것인가?

비판적 사고 연습

내과 환자로부터 병력을 수집하는 것은 많은 술기들을 요구한다. 이 연습의 목적은 여러분이 다음과 같은 상황에서 어떻게 병력을 수집할 것인지 생각해 보고자 함에 있다.

1. 가슴통증을 호소하는 환자로부터 현재 병력을 수집하기 위해 어떤 질문을 할 것인가?
2. 여러분은 의식이 없는 남성의 아들로부터 정보를 수집하고자 한다. 아들이 유일한 가족 구성원이고 현재 매우 혼란상태에 빠져있다. 여러분은 어떻게 이 남성을 빠르게 안성시킨 후 환자의 병력을 수집할 수 있는가?
3. 여러분은 지금 매우 흥분된 상태의 노인과 면담하고 있다. 안타깝게도, 노인은 여러분의 질문에 대답하는 것이 아니라 자신의 얘기만 말하고 있다. 노인은 혼자 살고 매우 외로워 보인다. 이 상황을 어떻게 대처할 것인가?

병태생리학적 접근

다음의 질문들은 현장에서 정확한 결정을 내리고 관련된 임상적 정보를 수집할 수 있도록 돕기 위해 고안되었다.

- 환자는 하루에 담배를 3갑 이상 피우는 흡연자이다. 이 병력이 환자의 혈압에 어떻게 영향을 미치는가? 또한 그 이유는 무엇인가?

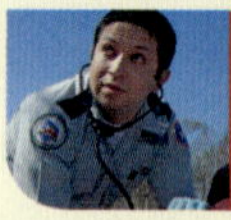

현장이야기

응급구조사가 점심을 먹기 위해 앉자 마자, 상황실 근무자로부터 지역 내 헬스장에서 50세 여성환자가 운동 중 천식 발작이 발생했다는 정보를 전달 받고 현장으로 출동하였다. 현장은 안전하였고, 표준예방조치를 취한 응급구조사와 동료는 여자 탈의실 내 의자에 앉아 있는 환자를 발견하였다. 응급구조사는 환자에게 다가가 자신을 소개하면서 전반적 인상을 평가한 결과 환자는 50대 여성으로 호흡 곤란을 겪고 있음을 확인했다.

환자는 천식 발작이 발생한 것 같다고 말했다. 응급구조사는 환자의 기도가 개방되어 있음을 확인하였고, 호흡이 약간 빠르고 힘들어 하는 상태임을 확인했다. 외부 출혈은 발견할 수 없었으며 환자의 피부는 정상이었다. 환자의 노동맥 박동은 조금 빨랐으나 규직칙이고 강했다.

질문

1. 환자의 우선순위는 무엇인가?
2. 환자를 관리하기 위한 다음 단계는 무엇인가?

응급구조사가 즉각적인 응급처치를 해야 할 만큼 위험한 손상이 없었기 때문에, 응급구조사는 환자의 우선순위를 중간이라 판단했지만 잠재적인 위험성을 고려하였다.

응급구조사는 환자의 이름을 물었고, 환자는 자신의 이름은 안드레아라고 대답했다.

다시 응급구조사가 "호흡곤란이 시작될 때 무엇을 하고 계셨나요?"라고 묻자, 환자는 자전거 타는 운동을 하고 있었다고 말했다. 응급구조사는 환자가 몇 단어씩 끊어서 말하는 것이 아니라 완전한 문장으로 말할 수 있음을 기록했다. 응급구조사와 동료는 비재호흡마크스로 환자에게 산소를 제공하였다. 응급구조사의 동료가 산소를 제공하는 동안 응급구조사는 계속해서 검진을 이어나갔다.

질문

3. 후속 이차평가로 시행되어야 할 것은 무엇인가?
4. 환자의 상태가 좋아지는지 아니면 악화되는지를 결정하기 위해 어떤 증상과 징후를 고려해야 하는가?

응급구조사는 환자에게 "호흡곤란을 유발하게 된 원인이 무엇이라고 생각하십니까?"라고 물었고 환자는 10년 전부터 천식을 앓고 있었고, 오늘 평소보다 과한 운동량이 아무래도 원인인 것 같다고 대답했다. 응급구조사는 또한 환자가 호흡곤란을 호소하기 시작한 지 대략 10분정도 되었음을 확인하였다. 환자는 천식을 위해 처방 받은 알부테롤 스프레이 흡입기를 가지고 있지만 집에 놔두고 왔다고 말했다.

동료는 계속 환자에게 산소를 제공하였고 응급구조사는 환자가 알고 있는 알레르기가 없다는 것을 확인하였다. 응급구조사가 폐음을 청진하는 동안 동료는 환자의 활력징후를 측정했다. 응급구조사는 폐음은 양쪽이 동일하지만 휘파람소리와 같은 이상음이 들리는 것을 확인하였다. 활력징후를 측정한 동료는 맥박이 120회/분으로 규칙적이며 피부는 따뜻하고 건조하며, 호흡수는 24회/분으로 약간 힘들어 하며, 혈압은 130/70, 산소포화도는 96%라고 전했다.

안드레아는 응급구조사와 함께 병원으로 가는 것에 대해 동의하였고, 응급구조사는 환자를 편안한 자세를 유지시킨 체, 들것으로 옮겼다. 이송 중, 응급구조사는 무전기를 사용하여 환자의 상태, 처치, 활력징후, 환자의 재평가 정보를 도착 할 병원에 보고하였다. 환자는 조금 호전되는 양상을 보였지만 호흡은 여전히 힘들어 보였고 약간의 잡음이 있었다. 하지만 빗장뼈와 갈비뼈 사이가 수축되는 것 같거나 몇 단어씩 끊어 말한다거나, 입술과 손톱 부분이 푸른색으로 변하는 것과 같이 환자의 상태가 악화된다고 여길만한 어떤 징후도 보이지 않았다. 응급구조사와 동료는 환자를 안전하게 응급의료센터 의료진에게 인계하고 복귀하였다.

Chapter 14
외상 환자 평가

신속한 인지 및 생명을 위협하는 손상 처치

• 현장평가

손상의 심각성, 손상 기전, 통증에 근거하여 목뼈 고정을 제공한다.

• 일차평가

기도

호흡

순환

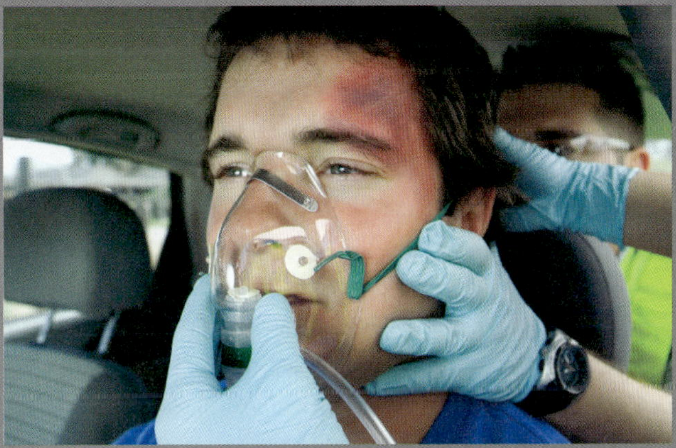

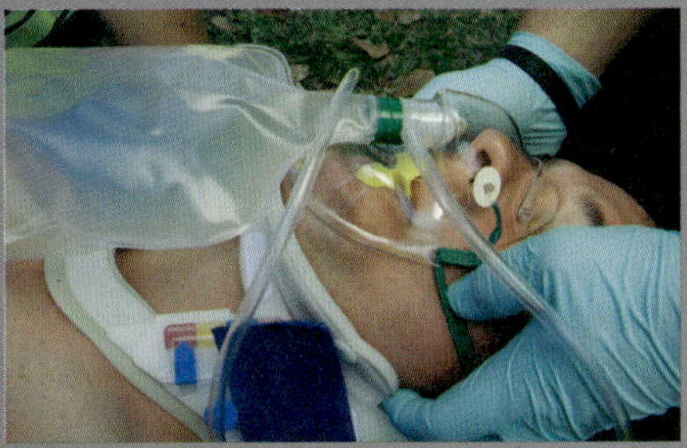

기도 개방

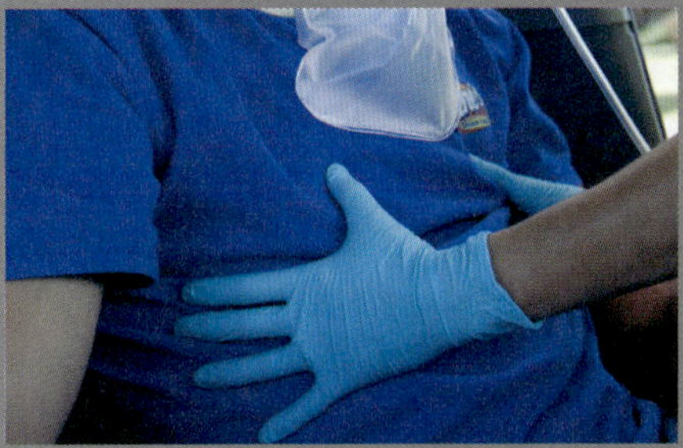

호흡에 영향을 끼칠만한 손상을 평가. 필요한 경우 산소 또는 환기 제공

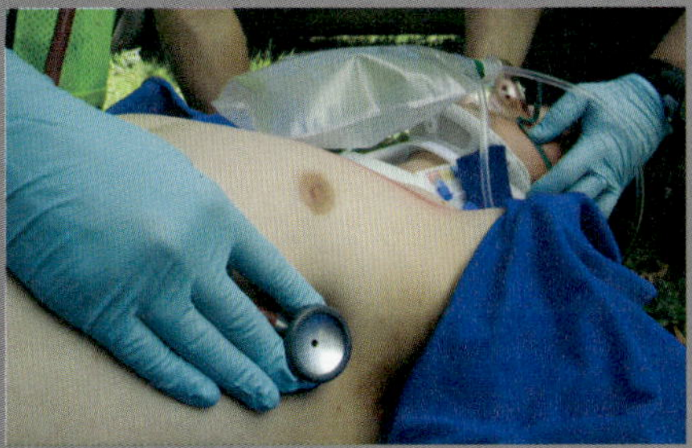

양쪽 폐음 청진 및 비교

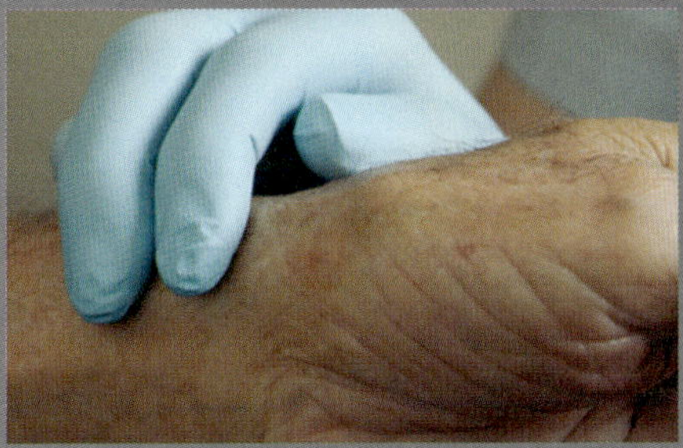

쇼크의 징후 확인

• 우선순위 결정

환자는 즉각적인 이송이 필요한 심각한 손상을 입었는가?
또는
환자는 손상이 경미하고, 생명에 위협을 줄 만한 손상이 없는가?

- 현장평가

심각하거나 또는 다발성 손상

신속한 머리에서 발 끝까지의 검진
머리, 목, 가슴, 배, 골반, 팔다리, 등

경증 혹은 국소적 손상

느린 검진, 집중 검진

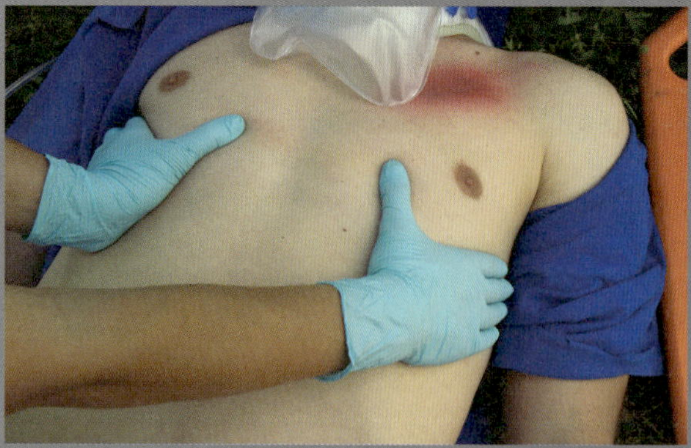

- 이송

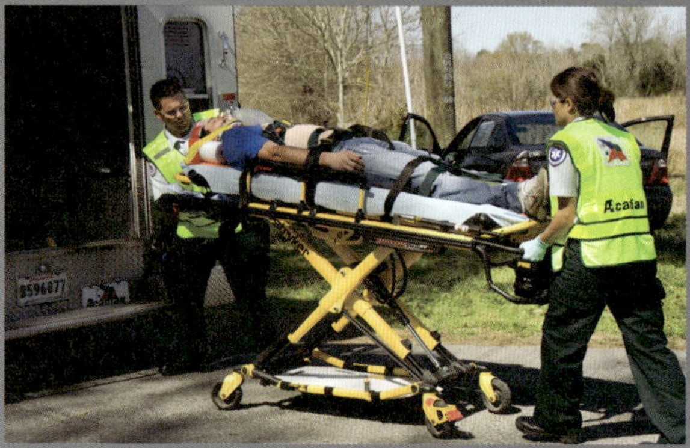

- 이송 중 정밀 평가와 재평가 수행

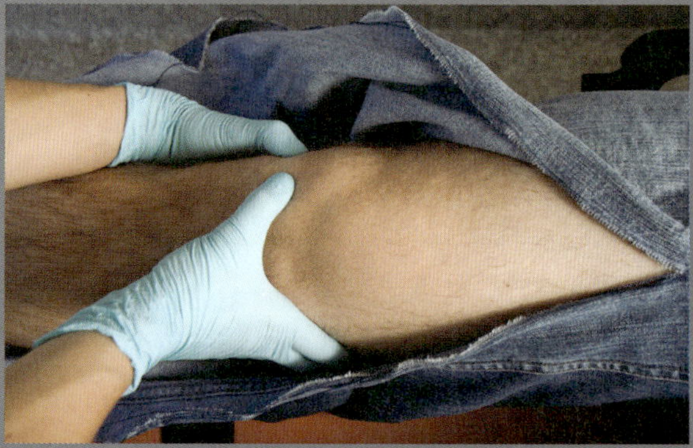

- 도착 예정 병원에 보고

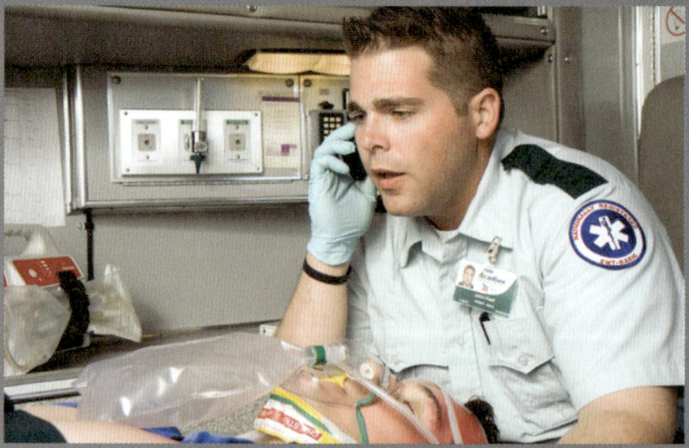

표 14-5 이차평가 - 외상 환자	
심각하지 않은 손상	**심각한 손상**
현장조사와 일차평가 이후	현장조사와 일차평가 이후
1. 주호소를 결정하고, 환자의 손상에 대한 정보를 수집한다. (현재 질병의 병력)	1. 주호소를 결정하고, 환자의 손상에 대한 정보를 수집한다. (현재 병력)
2. 주호소와 손상 기전에 근거하여 신체 검진을 수행한다.	2. 머리와 목을 도수고정한다..
3. 기본 활력징후를 측정한다.	3. 전문소생술팀 출동 요청을 고려한다.
4. 과거 병력을 수집한다.	4. 빠른 외상평가를 시행한다.
	5. 기본 활력징후를 측정한다.
	6. 과거 병력을 수집한다.

외상 환자의 이차평가

외상 환자를 평가하기 위해 외상은 "손상"을 의미한다는 것을 기억하라. 손상은 경미한 수준부터 심각한 수준까지, 손가락 절단부터 대량 출혈까지 광범위하다. (Visual Guide 참고, 외상 환자 평가). 종종 여러분은 손상을 볼 수 없거나 그것이 얼마나 심각한지 가늠할 수 없을 것이다. 특이 내부 출혈일 경우 더욱 그렇다. 손상이 보이지 않더라도 환자를 즉시 이송할 것인지, 아니면 환자를 처치할 것인지 혹은 이송을 한다면 어떤 방법으로 이송을 할 것인지에 대한 중요한 결정을 내려야 한다.

일반적으로, 환자가 얼마나 심각한지 혹은 잠재적으로 얼마나 위험한지에 대한 결정을 도와줄 수 있는 몇 가지 복합적인 요소들이 있다:

- 손상 부위 또는 손상의 유형
- 환자의 의식 상태
- 환자의 기도 상태
- 활력 징후
- 손상 기전
- 환자의 나이 또는 현재의 병력

환자의 심각한 손상을 설명하는 많은 용어들이 있지만, 간단하게 "심각" 또는 "우선 순위가 높은 환자"로 불린다.

즉각적인 이송이 필요한 환자라고 판단되면 현장에서 최소한의 시간만 소비하도록 한다. 반면에 심각하지 않은 환자는 현장에서 필요한 응급처치를 수행하고 이송하도록 한다. 환자의 유형에 따른 현장 전략과 평가에 대해 배우게 될 것이다.

즉각적으로 이송을 해야할 지 아니면 현장에서 처치를 해야 할 지 명백하게 판단 할 수 없는 중간에 놓인 환자들을 종종 마주할 것이다. 이러한 경우 환자를 평가하는 동안 환자의 이송 순위를 올리거나 내릴 수 있음을 기억하고 이를 잘 활용해야 한다. 만약 확신이 서지 않는다면, 확신이 들기 전까지는 우선순위가 높은 환자로 가정하고 이송하도록 한다.

심각한 손상이 없는 환자를 위한 과정에 대해서는 이어서 배울 것이고 심각한 손상을 입은 환자를 위한 과정은 이 단원의 마지막 부분에서 다룰 것이다. 표 14-5는 외상 환자의 두 분류를 위한 과정을 비교해 놓았다.

경미한 외상 환자 / 낮은 우선 순위

경미한 외상 환자의 경우 비교적 의식이 명료하며 경미한 통증과 손상을 호소할 것이다. 응급구조사의 현장조사와 일차평가에서 환자에 대한 대략적인 정보를 얻을 수 있다. 일차평가 동안 환자의 순환을 확인하고 쇼크의 징후가 없는지 확인한다. 손상 기전은 중요하게 여겨지지는 않는다. 머리부터 발 끝까지의 신체검진 대신, 환자가 통증을 호소하는 부위에 집중적으로 신체 검진을 실시하도록 한다. 평가는 환자의 현재 병력과, 신체 검진, 기본 활력징후 그리고 과거 병력을 포함한다.

핵심 개념
경미한 손상을 입은 외상 환자의 이차평가

주호소 결정

주호소는 환자가 자신의 문제를 말하는 것이다. 예를 들어, 환자가 손가락이 절단되었다고 말할 것이다. 다른 예로 발목이 뒤틀려 통증을 호소할 것이다.

현재의 병력과 관련

외상 환자로부터 현재 질병에 대한 병력을 얻을 때, 어떻게 손상이 발생했는지에 대한 추가적인 정보도 얻도록 한다. 예를 들어, 만약 환자가 자동차 충돌 사고를 당했다면 환자가 어떤 좌석에 앉아 있었는지, 안전벨트를 착용했었는지 충돌 당시 자동차의 속력은 얼마였는지에 대한 정보를 찾도록 한다. 만약 환자가 자전거 또는 오토바이 사고를 당했다면 환자가 사고 발생 당시 헬멧을 착용하고 있었는지 물어본다. 만약 환자가 칼에 찔렸거나 총에 맞았다면 칼의 유형 또는 총의 유형과 크기, 그리고 탄약 (안전이 확보된 경우에만)등을 찾아보도록 한다. 총기 사고일 경우 추가적인 질문으로 "몇 번의 총성을 들었습니까?"라고 질문하는 것이다. (이것은 탄약을 찾는 것보다 더 중요하고 섬세하다. 왜냐하면, 하나의 총상만 처치를 해야 할 지 혹은 잠재적으로 여러 군데의 총상을 처치해야 할지 응급구조사에게 정보를 제공하는 단서 중 하나이기 때문이다)

일반적으로, 외상 환자를 위한 현재 질병의 병력에서 응급구조사가 찾아야 할 것은:

- 손상과 관련이 있는 힘의 기전(바퀴에 치였을 경우의 무딘 손상, 칼 또는 바늘에 찔린 관통상, 환자의 위로 무거운 물체가 떨어져 발생하는 붕괴 손상 등)
- 힘의 강도와 방향
- 환자가 사용한 보호장비
- 손상의 예방 또는 최소화를 위해 환자가 취한 행동
- 사고의 결과로 발생한 손상과 통증의 부위

만약 환자의 의식 상태가 변화하여 이러한 정보를 제공할 수 없다면 이 단원의 마지막에서 배우는 환자와 심각한 손상 기전을 평가하는 방법을 사용하도록 한다.

이미 여러분이 "내과 환자의 이차평가"에서 배웠듯이 내과 환자를 위한 현재 병력은 외상 환자를 위한 현재 병력과 매우 다르다.

"외상 평가는 손을 이용한 평가 과정이다."

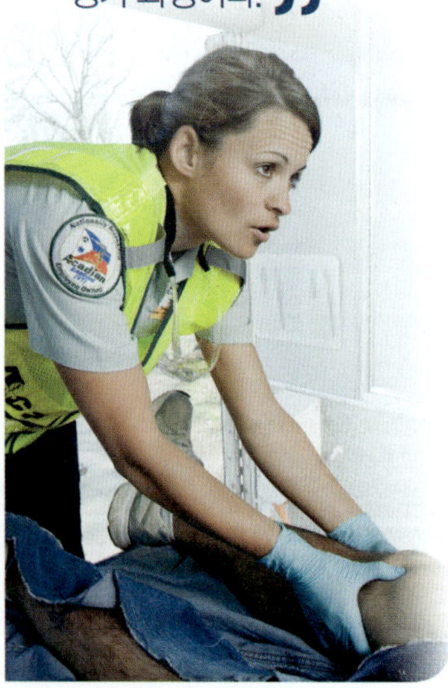

신체 검진 수행

환자 신체 검진 부위의 선정은 일반적으로 응급구조사가 상세하게 찾지 않아도 눈으로 단번에 볼 수 있는 것(예를 들어, 환자의 손가락이 절단) 에 의존하거나 또는 환자가 응급구조사에게 말하는 것 (주호소; 예를 들어 환자가 직접 응급구조사에게 "발목을 다쳤다"라고 이야기하는 것)에 의존한다. 그러나 응급구조사는 명확한 증상과 징후에만 의존하지 말고 손상 기전에 따라 발생할 수 있는 손상의 가능성을 의심하고 주의를 기울어야 한다. 예를 들어, 추락한 환자가 발목 손상으로 고통스러워 하고 있다면 이는 단순한 발목 손상 이상의 손상, 즉 척추손상의 가능성을 의심해야 하며 반드시 머리와 척추 고정을 고려해야 할 것이다.

내과 환자에서 미리 언급했던 것처럼 응급구조사가 수행해야 할 신체 검진에는 세가지 술기가 있다: 관찰, 촉진, 그리고 청진. 관찰 할 때에는 비정상적인 가슴벽의 움직임(예; 다른쪽에 비해 비대칭적인 가슴 확장), 피부 색(예; 창백, 붉은색, 검은색, 푸른색, 물집 등), 형태(예; 부종, 변형, 열상, 찰과상, 관통상 등), 그리고 움직임(예; 양손을 동일한 힘으로 쥠, 양 팔을 동시에 들어올림 등) 등을 관찰한다. 촉진할 때에는 손상 또는 영향 받은 부위를 눌러 비정상적인 모양, 체온(예; 뜨거움, 차가움 등), 촉감(예; 부드러움, 축축함 등), 그리고 감각(예; 압통, 만지는 느낌 등)을 평가한다. 청진은 듣는 과정이다. 응급의료서비스에서 주로 청진기로 청진이 이루어진다. 응급구조사는 환자의 가슴을 청진함으로써 폐음 감소, 비정상적인 폐음 등을 찾거나, 양쪽 폐음을 비교하기 위해 사용한다.

응급구조사가 신체 검진을 하면서 찾을 수 있는 외상의 징후들이 많다.

응급구조사가 손상의 유형을 쉽게 기억할 수 있도록 만든 연상기호 DCAP-BTLS는, 변형(deformities), 타박상(contusions), 찰과상(abrasions), 자상/관통상(punctures/penetrations), 화상(Burns), 압통(Tenderness), 열상 (Lacerations), 부종(Swelling)의 앞 글자를 모아 만든 것이다. 모든 신체 부위에 DCAP-BTLS를 적용하여 손상의 유형을 결정 짓는 것은 시간이 오래 걸리므로 잘 시행되지는 않지만, 가능성 있는 손상의 유형이 많이 있다는 것을 기억하는데 도움을 주는 좋은 방법이다.

변형(deformities)은 말 그대로 정상적 형태를 더 이상 유지하지 못하는 신체 부분을 지칭한다. 예로는 골절 또는 골절된 뼈가 피부를 뚫고 나온 경우이다. 타박상(contusions)은 멍든 상태를 나타내는 의학용어이다. 찰과상(abrasion)은 긁힌 상처로 가장 흔히 볼 수 있는 손상이다. 자상/관통상(punctures/penetrations)은 신체에 구멍이 난 것으로 총이나 칼에 의해 난 상처이다. 상처가 작을 때는 모르고 지나치기가 쉽다. 화상(burns)은 붉고 수포가 있거나 까맣게 탄 것처럼 보인다. 압통(tenderness)은 특정 신체부위를 눌렀을 때 통증을 느끼는 것을 의미한다. 통증(누르지 않아도 아픈 경우)은 종종 압통과 함께 느껴지지만, 항상 그렇지는 않다. 열상(lacerations)은 베인 상처로 종종 상당한 출혈을 일으키기도 한다. 부종(swelling)은 피부 아래에 손상된 모세혈관의 출혈로 일어난다.

상처, 압통, 그리고 변형은 DCAP-BTLS보다 더 간결하고 기억하기 쉽다. 상처, 압통, 변형은 표 14-8에서 간략하게 설명하고 있다.

외상의 징후와 증상을 찾기 위해서 응급구조사는 환자를 노출시킬 필요가 있다. 즉 평가해야 할 신체를 노출시키기 위해서 의복을 자르거나 제거하는 것을 의미한다. 의복을 제거해야 할 때에는 환자에게 응급구조사가 무엇을 하고 있는지 설명하고 필수적으로 재확신을 주도록 한다. 환자의 사생활을 보호하고 불필요하게 추위에 오래 노출시키는 것은 삼가도록 한다.

기본 활력징후와 과거 병력 수집

외상 환자의 경우, 환자의 손상을 평가하기 위한 신체 검진과 현재 손상에 대한 병력 수집이 먼저 이루어진다. 그 다음 환자의 활력징후를 평가하고 환자의 과거 병력을 수집한다. 응급구조사가 수집해야 하는 가장 중요한 정보는 과거 병력에 대한 정보이다. 이것은 환자 평가 퍼즐의 중요한 조각이다. 이 단원의 초반부에서 여러분은 SAMPLE 연상 기호와 그것이 의미하는 것에 대해 배웠다: 증상과 징후, 알레르기, 약물, 관련된 과거 병력, 마지막 식사, 그리고 손상 또는 질병을 야기한 사건, SAMPLE을 사용하여 환자가 입은 손상과 관련된 질문을 하도록 한다.

경추보호대 적용

손상 기전, 병력 또는 증상과 징후에 기초하여 척추 손상이 의심되는 환자에게 경추보호대를 착용시킨다. (징후는 타박상처럼 여러분이 관찰할 수 있는 것이고 증상은 통증처럼 환자가 느끼고 여러분에게 말하는 것임을 기억한다).

경추보호대의 적절한 착용 시기는 언제인가? 다음과 같은 단순한 원칙이 있다. 즉, 손상 기전이 상체에 큰 충격을 가했거나 또는 머리, 얼굴, 목의 연부조직이 외상으로 인해 손상(예를 들어, 계기판에 부딪쳐 찢어지거나 멍든 상처)을 입었다면 응급구조사는 목뼈 손상의 가능성을 의심할 수 있다. 빗장뼈 윗쪽 부위의 충격은 모두 목뼈 손상을 야기할 수 있을것이다. 만약 환자의 반응 수준이 저하되었거나 손상기전이 명확하게 밝혀지지 않았더라도 손상 가능성을 배제할 수 없다면 목뼈 손상을 의심한다. 이런 상태일 때는 경추보호대를 사용한다.

만약 척추 손상이 의심되면 지역 내 프로토콜에 따라 척추 운동 제한 방법을 사용하도록 한다. 대부분의 응급의료서비스기관들이 척추 손상이 의심되는 환자를 평가하기 위한 방법을 제공하는 프로토콜을 제공 및 발전시키고 있다.

척추고정에 대한 메모: 척추고정은 양면성을 지닌다. 환자의 추가 척추 손상을 예방하는 반면에, 매우 불편하며 이송을 크게 지연시킨다. 프로토콜은 "모두 고정"이라는 사고방식에서 서서히 변화하여 더 전략적 형태로 바뀌었다. 이 외상 환자 파트에서 우리는 척추 고정 술기 등을 여러분에게 가르치고 여러분은 평가의 순서 중 언제 그것을 적용해야 하는지에 대해 배울 것이다. 하지만 척추고정에 따른 지역 내 프로토콜이 마련되어 있다면 해당 프로토콜을 따르도록 한다.

의식이 저하되었거나 알코올 또는 약물에 중독된 경우, 혹은 사용하는 언어가 다른 경우, 환자는 응급구조사와 의사소통 할 수 없다. 또한 환자가 목 이외의 다른 부위에 더 심각한 손상을 입은 경우, 목의 통증을 호소하지 않을 수 있다. 이와 같이, 목 손상을 완전히 배제할 수 없는 상황이라면, 응급구조사는 항상 목뼈 손상을 의심해야 하며 경추보호대를 적용해야 한다. 총상과 같은 관통상을 입은 환자의 경우, 환자가 신경계 손상의 증상과 징후를 보이거나, 의식이 없거나, 환자를 평가할 수 없는 상황일 경우를 제외하고는 경추보호대를 적용하지 않는다.

경추보호대는 제조사에 따라 다양한 종류가 있다. 경추보호대 선택을 위해 가장 중요하게 여겨야 할 점은 딱딱하고(딱딱하여 쉽게 움직이지 않도록) 크기가 맞아야 한다. 일반적으로 거리에서 사람들이 착용하고 있는 것을 쉽게 볼 수 있는 부드러운 재질의 경추보호대는 병원 전 환자의 목뼈를 완전히 고정하는 역할은 하지 못 한다.

잘못된 크기의 경추보호대는 호흡을 더 어렵게 만들고 기도를 폐쇄시켜 환자에게 해를 끼칠 것이다. 어떤 장비를 사용하던 간에 결코 기도를 폐쇄시켜서는 안 된다. 만약 적절한 크기의 경추보호대가 없다면 목 부위에 타월을 말아 두르고(환자가 머리를 움직이지 않도록 상기시키는 역할) 환자의 머리를 척추고정판에 테이프로 고정한다.

적절한 크기의 경추보호대를 선택하고 사용하는 방법이 절차 14-3에 있다. 응급구조사는 사진을 보고 경추보호대를 착용시킬 때 다음 사항을 고려하도록 한다.

- 일차평가를 마치고 경추보호대를 적용하기 전에 생명을 위협하는 문제를 처치한다.
- 손상 기전, 환자의 의식 수준과 손상의 위치 등을 고려하여 목뼈 고정의 필요성을 결정한다. 이들 중 어떠한 상황이라도 척추손상의 가능성이 의심되면 경추보호대를 적용한다.
- 경추보호대를 적용하기 전에 우선 환자의 목을 평가한다. 경추보호대를 착용한 후에는 목의 뒤를 시진 또는 촉진할 수 없다.
- 환자를 안심시킨다. 경추보호대를 목 주위에 착용하는 것은 목을 조이는 듯한 두려운 경험

절차 14-3 경추보호대 착용하기

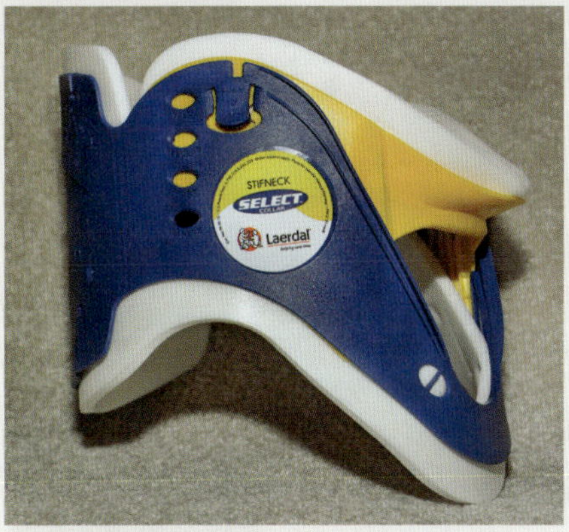

STIFNECK® SELECT™ *(© Edward T. Dickinson, MD)*

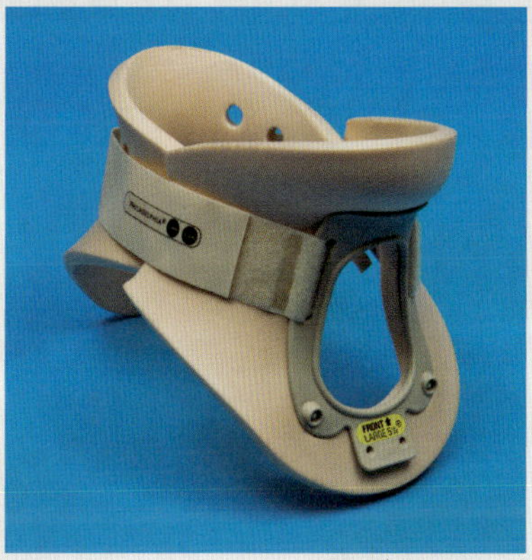

WIZLOC 경추보호대

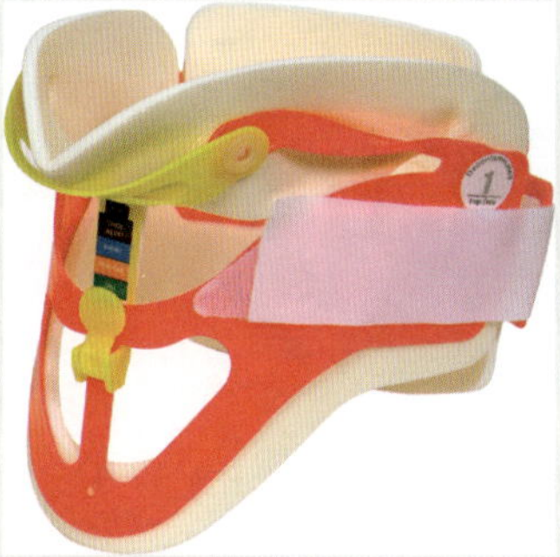

필라델피아 경추보호대™ Patriot Adult and Pediatric.

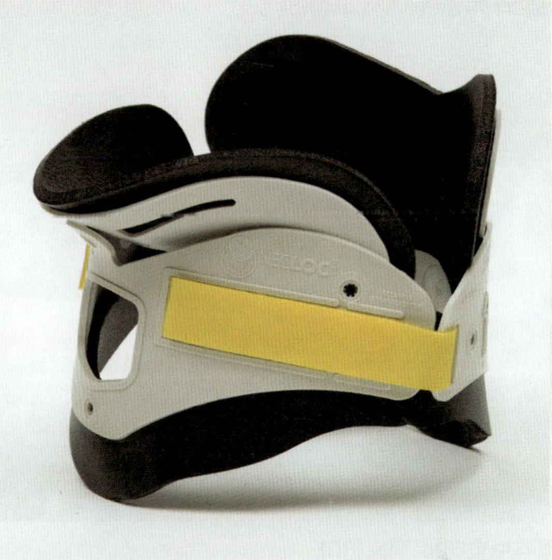

NEC-LOC™ 경추보호대, 개방. 단단한 재질의 경추보호대는 목뼈를 보호한다. 부드러운 재질의 경추보호대를 적용하지 않는다.

경추보호대 크기 측정

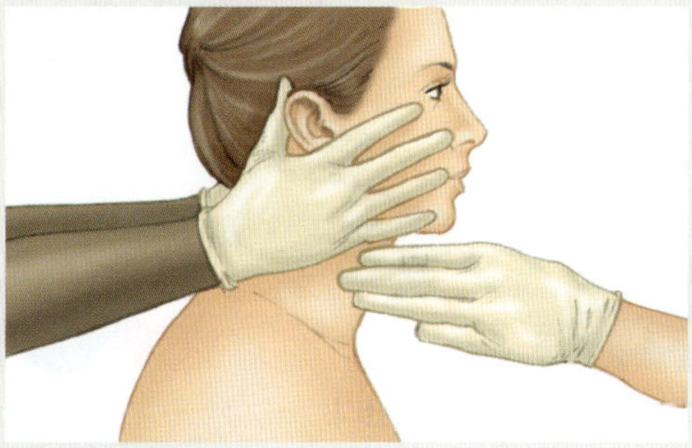

1. 환자의 목을 측정한다.

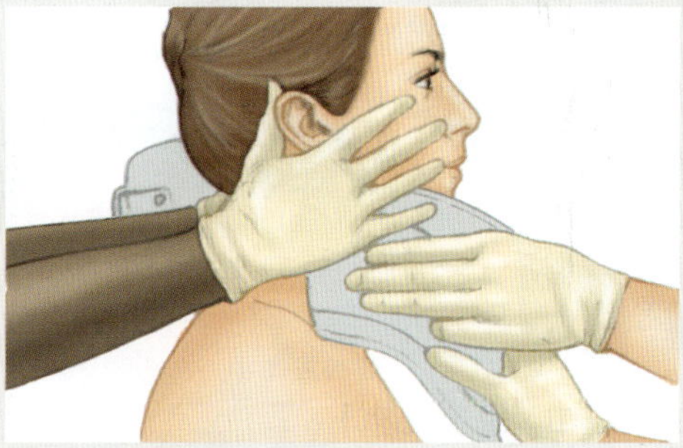

2. 경추보호대의 크기를 측정한다. 경추보호대의 턱 쪽은 환자의 턱을 들지 않고 목을 과신전시키지 않도록 한다. 경추보호대가 너무 작거나 조이지 않도록 주의한다.

(계속)

절차 14-3 경추보호대 적용하기 (계속)

앉아 있는 환자에게 적절한 경추보호대 적용하기.

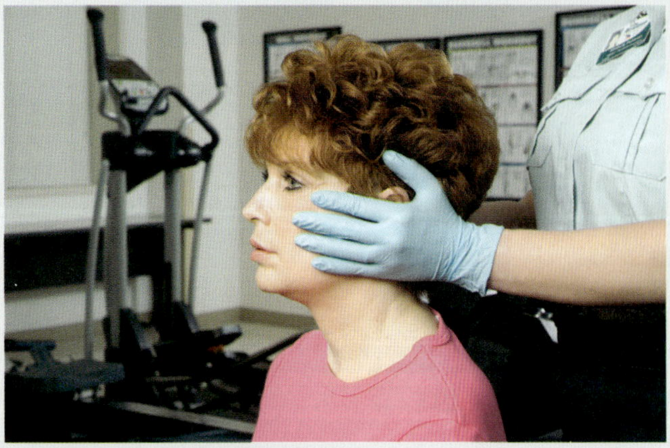

1. 머리와 목을 뒤에서 고정한다.

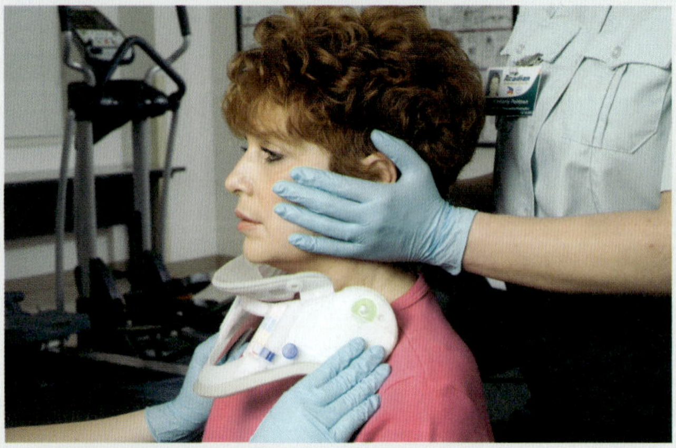

2. 경추보호대를 적절히 위치시킨다.

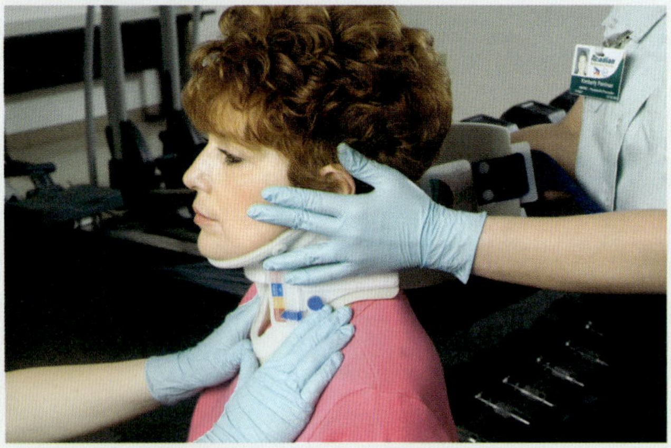

3. 경추보호대를 적용한다.

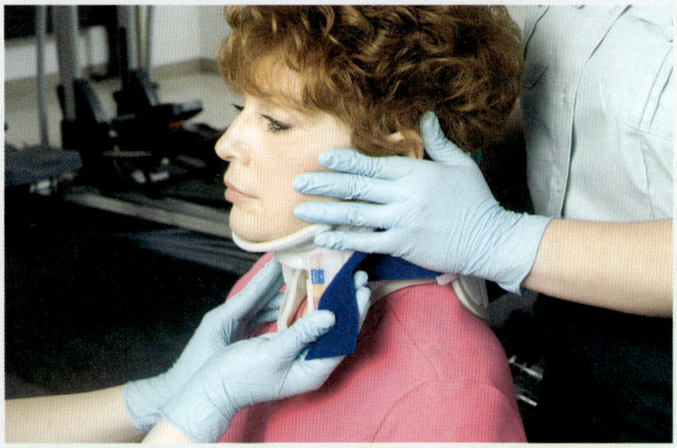

4. 경추보호대를 고정하기 시작한다

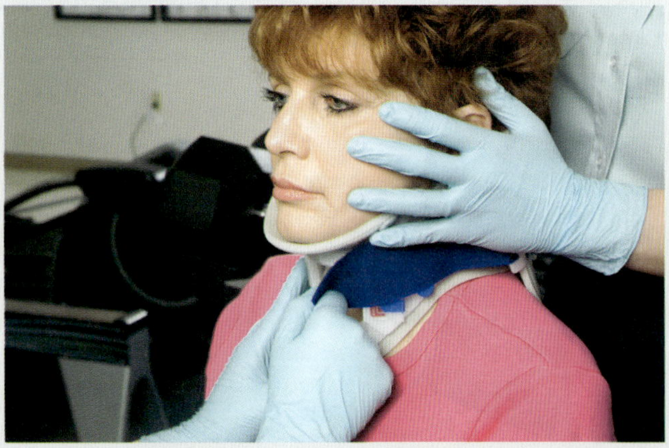

5. 경추보호대 고정을 완료한다

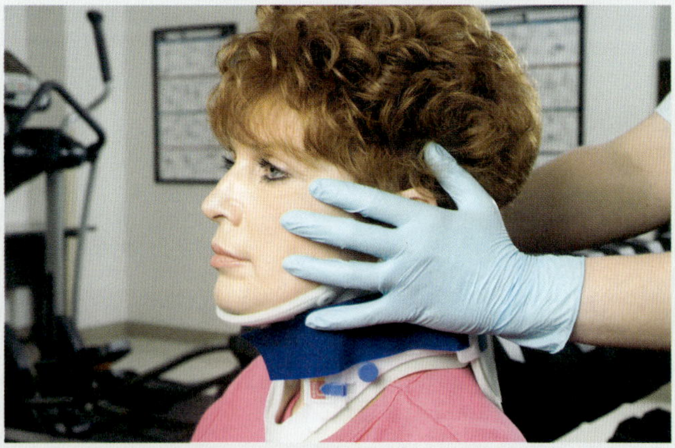

6. 머리와 목의 고정을 지속한다.

절차 14-3 경추보호대 적용하기 (계속)

누워 있는 환자에게 경추보호대 적용하기.

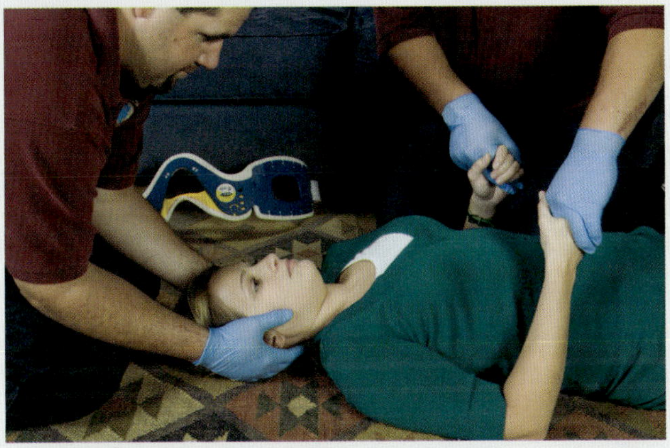

1. 환자의 머리와 목을 고정한다.

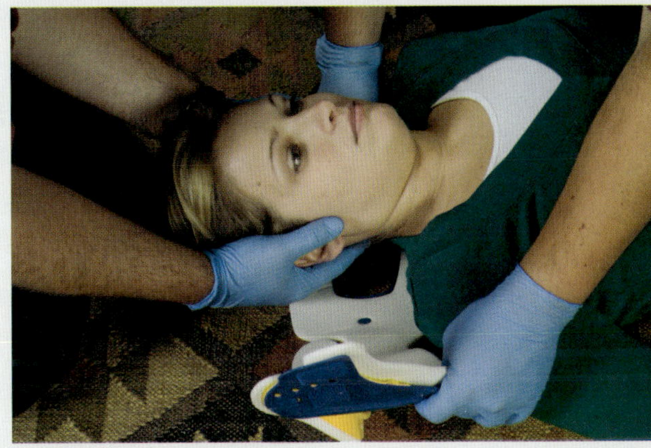

2. 경추보호대를 위치시킨다.

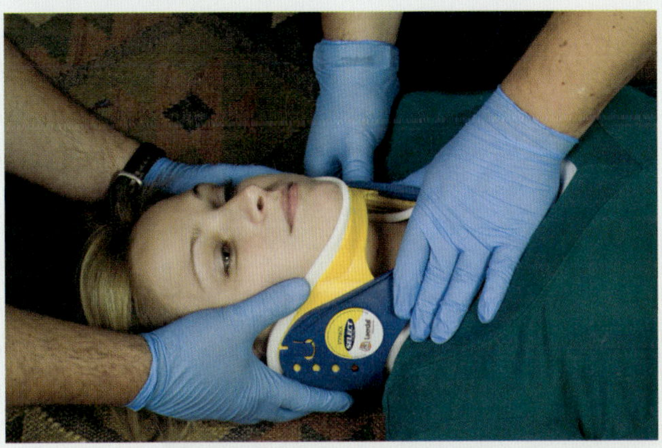

3. 경추보호대를 고정시킨다.

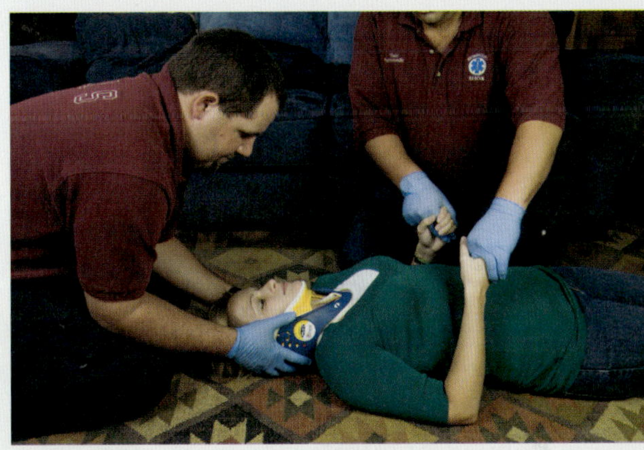

4. 머리와 목을 지속적으로 고정시킨다.

일 수 있다. 그러므로 환자에게 이 과정을 잘 설명하여야 한다.

- 경추보호대는 반드시 환자에게 적합한 크기여야 한다. 경추보호대의 적절한 크기는 환자 목의 굵기보다는 목의 길이에 달려있다. 몸집이 큰 환자라도 큰 경추보호대의 사이즈가 맞지 않을 수 있으며, 몸집이 작지만 긴 목을 가진 환자는 큰 경추보호대가 필요할 수 있다. 경추보호대의 앞 높이는 턱 끝에서 목아래패임—빗장뼈와 복장뼈가 만나는 U자형 패임—사이에 맞아야 한다. 경추보호대는 빗장뼈 위에 놓이고 아래턱을 지지해야 한다. 이것은 목을 신전시킬 만큼 너무 높아도 안되고, 턱을 지지할 만큼 너무 짧아도 안되고 목을 압박할 만큼 조여도 안 된다.
- 경추보호대 사용 전에 목걸이나 큰 귀걸이는 제거한다.
- 환자의 머리카락이 경추보호대 사이에 끼지 않도록 정리한다.
- 도수고정과 경추보호대를 사용할 때 환자의 머리를 해부학적 자세로 유지한다(머리가 똑바로 앞을 보도록 하는 중립자세로서, 앞이나 뒤로 기울이지 않고 양 옆으로 돌아가지 않도록 한다).

경추보호대만으로는 확실한 고정을 시키지 못한다. 따라서 첫 단계로 칼라를 적용하지 않는다. 척추손상 가능성이 있을 때는 언제나 환자를 보는 즉시 고정장비를 적용하기 전에 우선 환자의 머리와 목을 손으로 고정해야 한다. 환자가 고정되어 척추고정대에 완전히 고정될 때까지 머리와 목을 지속적으로 도수 고정하여야 한다

핵심 개념
심각한 손상 또는 다발성 손상을 입은 외상 환자의 이차평가

심각한 외상 환자 또는 다발성 손상/높은 우선 순위

빠른 외상평가(rapid trauma assessment)
머리, 목, 가슴, 배, 골반, 팔다리, 등에 발생한 손상의 징후와 증상을 발견하기 위한 빠른 평가

일차평가에서 발견된 문제나 심각한 손상 기전 때문에 이송 시 우선순위가 높은 환자가 있을 경우(그림 14-26), 응급구조사는 다음을 모두 수행해야 한다. 손상 기전을 다시 고려하고, 머리와 목을 지속적으로 도수고정하며, 전문소생술팀(ALS)의 요청을 고려하고, 환자의 의식상태 평가와 ***빠른 외상평가***를 한다(표 14-5와 절차 14-4참조).

심각한 손상 기전을 가진 환자의 평가방법은 심각한 손상 기전이 없는 환자 평가와 비교했을 때, 몇 가지 단계가 추가된다. (척추고정, 전문소생술팀 요청). 손상부위만을 집중적으로 신체 검진을 하기보다, 심각한 손상기전이 있는 환자는 머리부터 발끝까지 완전한, 빠른 외상평가를 한다.

표 14-6에 명시된 환자에 해당 되지만, 종종 심각하지 않은 손상을 보이는 경우가 있다. 이것은 결코 운이 좋은 것이 아니다. 응급구조사는 환자의 상태를 결정하기 위한 부분으로 손상기전을 반드시 고려해야 한다.

비록 손상 기전은 환자가 입을 만한 손상의 유형에 대해 많은 정보를 제공하지만, 그럼에도

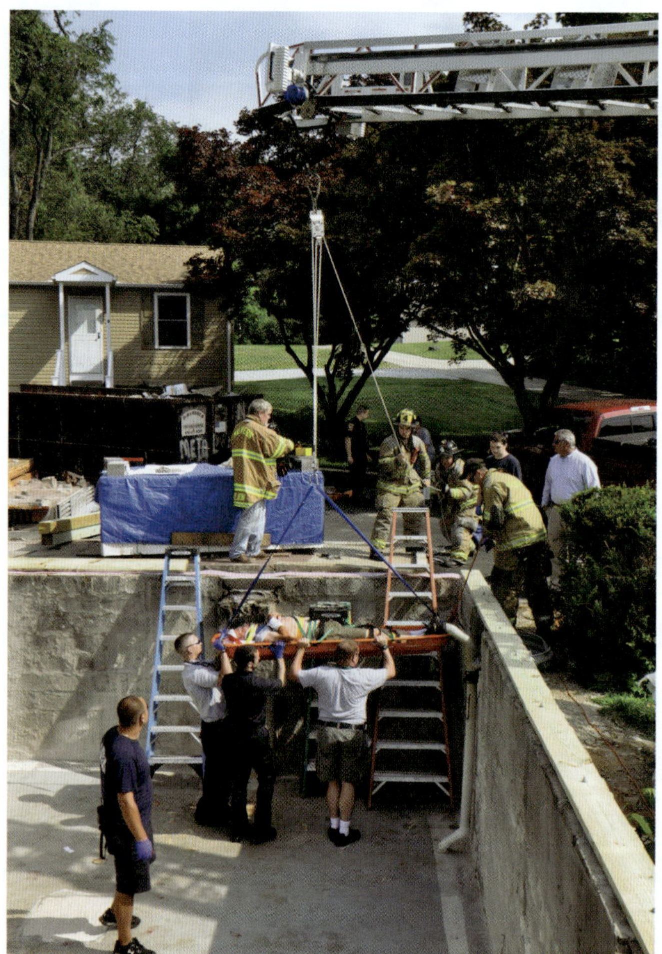

그림 14-26 "근로자가 사다리에서 콘크리트 바닥으로 떨어진 것"과 같은 손상 기전 정보는, 손상을 예상할 수 있고, 환자의 상태를 결정하여 이송 결정하는데 도움을 준다.
(© Edward T. Dickinson, MD)

표 14-6　현장 분류: 명백한 손상 기전

손상 환자의 현장 분류를 위한 지침

만약 환자가 다음 중 하나에 해당된다면, 전문 외상센터로 이송해야 할 것이다.

- 추락
  - 성인: 6m 이상의 높이에서 추락 (아파트 한 층 = 3m)
  - 15세 미만의 소아: 3m 이상 혹은 소아 키의 두 세배 이상의 높이에서 추락
- 높은 위험의 자동차 사고
  - 찌그러짐: 운전자 석이 30cm 이상 찌그러졌거나, 모든 부위에서 45cm 이상 찌그러진 경우
  - 자동차에서 부분적 또는 완전히 튕겨 나감
  - 동승자의 사망
  - 자동차의 원격데이터가 손상의 높은 위험도와 일치하는 경우.
- 자동차-보행자 사고, 전복, 30km/h 이상의 속력

  혹은
- 30km/h 이상의 오토바이 사고

출처: 질병통제예방센터, 손상 환자 현장 분류 지침, 미국 현장 분류 전문가 위원회, 주간 질병률사망률 보고서 (MMWR), January 23, 2009, Vol. 58, No. RR-1.

소아 노트

영아와 소아는 성인보다 더 다치기 쉽다. 즉 더 적은 강도에도 성인과 똑같은 손상을 입을 수 있음을 의미한다. 이러한 이유로 영아나 소아를 다룰 때 응급구조사는 추가 손상 기전에 유의할 필요가 있다(표 14-6).

불구하고 환자가 "숨은 손상"을 가질 수 있음을 기억해야 한다. 이 손상은 환자가 처음엔 증상과 징후를 보이지 않지만, 시간이 흐를수록 명료하게 나타나며 심각해질 수 있으므로 반드시 고려되어야 한다.

안전벨트 손상은 "숨은 손상"의 좋은 예시이다. 의심할 여지 없이, 안전벨트가 적절하게 사용되면, 안전벨트는 운전자와 승객이 차량으로부터 튕겨져 나가는 것을 방지함으로써 생명을 보호해준다. 그러나 안전벨트 또한 손상의 원인이 되기도 하는데, 고속의 충돌사고가 발생했을 때 안전벨트가 고정되어 있는 상태에서 앞으로 튀어 나가는 힘 때문에 창자나 기타 배안의 장기가 손상되기도 한다. 이 손상은 몇 시간 혹은 수 일 동안 나타나지 않을 수 있다. 안전벨트를 착용한 사람도 중상을 입을 수 있다는 것을 알아야 한다.

에어백, 역시 생명을 구할 수도 있으나 모든 손상으로부터 보호해주지는 못한다(그림 14-27). 에어백은 유리창 밖으로 튕겨 나가거나 차량 내에 단단한 물체와 부딪치는 것을 방지해준다. 더구나 안전벨트와 함께 사용하면 훨씬 효과적이다. 하지만 운전자나 승객(특히 어린이)이 작은 경우, 또는 앞좌석이 너무 앞으로 당겨져 있는 경우, 안전벨트가 사람이 튕겨 나가는 것을 예방할 수 있는 적합한 위치에 있지 않은 경우와 같은 몇몇 상황에서는 에어백이 부상의 원인이 되기도 한다. 또한 운전자가 운전대에 손이 부적절하게 위치되어 있었을 때는 팔의 손상을 입을 수 있으며, 에어백이 부풀었다 수축된 다음 운전대에 부딪쳐 가슴손상을 입을 수 있다.

에어백이 터진 차량을 관찰할 때 운전대를 살펴보아야 한다. 운전대가 구부러졌거나 부러져 있는 경우, 심각한 손상 기전을 가진 다른 환자와 같이 치료해야 한다. 이런 종류의 손상을 찾아내기 위해서는 환자를 차량에서 빼낸 후에 에어백 아래를 '들어서 보는 것'이 좋다.

절차 14-4 외상 환자 신체 검진

손상 기전을 재평가한다. 만약 심각한 손상 기전이 없다면(예: 환자가 손가락이 잘린 경우) 손상부위만을 중심으로 주호소에 집중된 신체 검진을 수행한다. 심각한 손상기전이 있다면 다음과 같이 실행한다.

- 머리와 목을 지속적으로 도수고정한다.
- 전문소생술팀(ALS personnel) 요청을 고려한다.
- 이송여부를 결정한다.
- 의식상태를 재평가한다.
- 빠른외상평가를 수행한다.

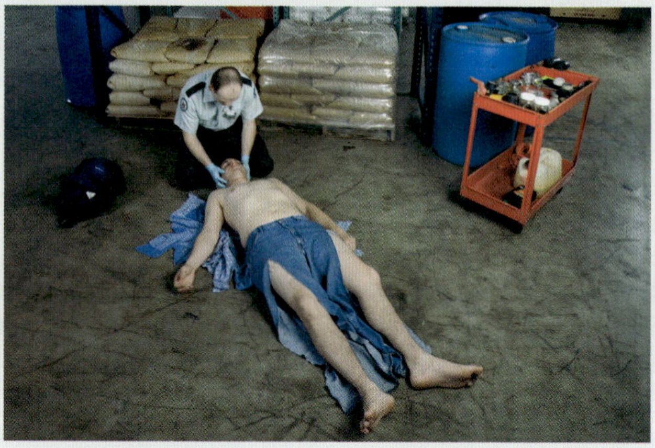

현재 병력 수집

환자의 손상 원인을 빠르게 결정한다.

빠른 외상평가

신체의 각 부위를 빠르게 평가한다.

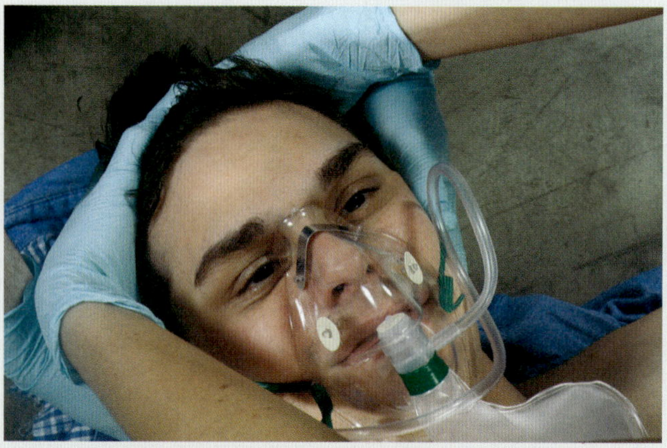

머리: 상처, 압통, 변형, 비빔소리를 확인한다.

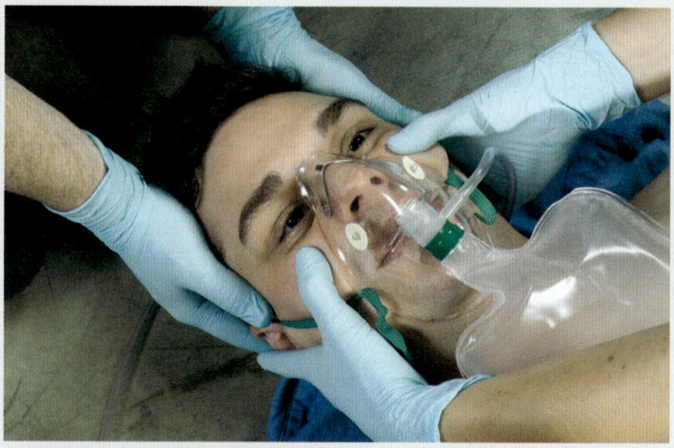

얼굴: 상처, 압통, 변형을 확인한다.

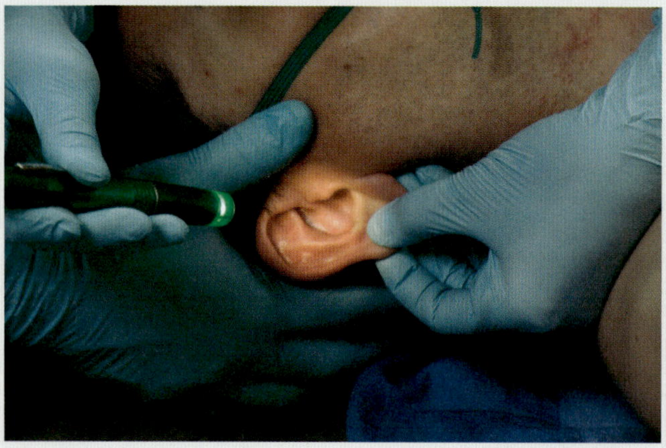

귀: 상처, 압통, 변형, 혈액 또는 맑은 체액의 흐름을 확인한다.

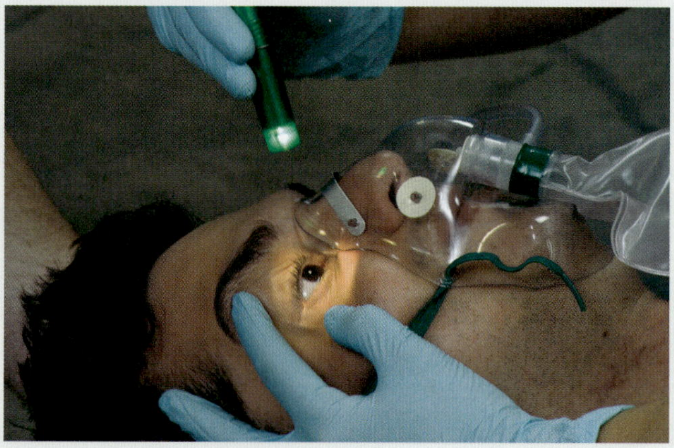

눈: 상처, 압통, 변형, 변색, 비대칭 동공, 이물질, 앞방(anterior ch amber)의 혈액을 확인한다.

절차 14-4 외상 환자 신체평가(계속)

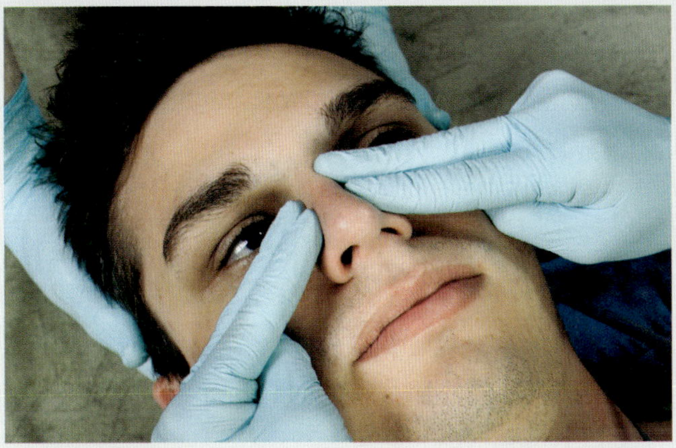

코:상처, 압통, 변형, 혈액 또는 맑은 체액의 흐름을 확인한다.

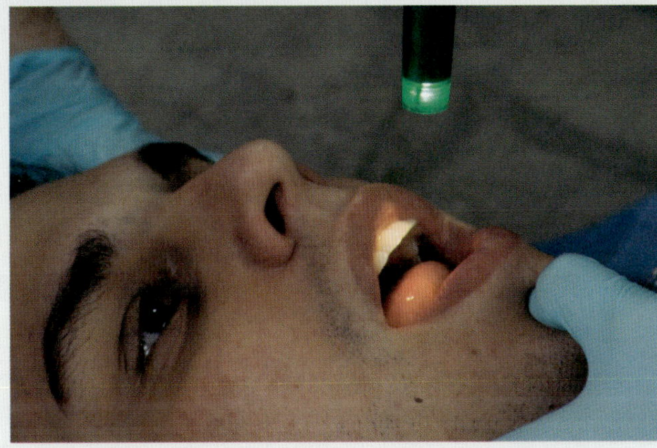

입:상처, 압통, 변형, 치아 소실 또는 부러짐, 폐쇄를 일으킬 수 있는 물질, 혀의 부종 또는 열상, 비정상적 호흡

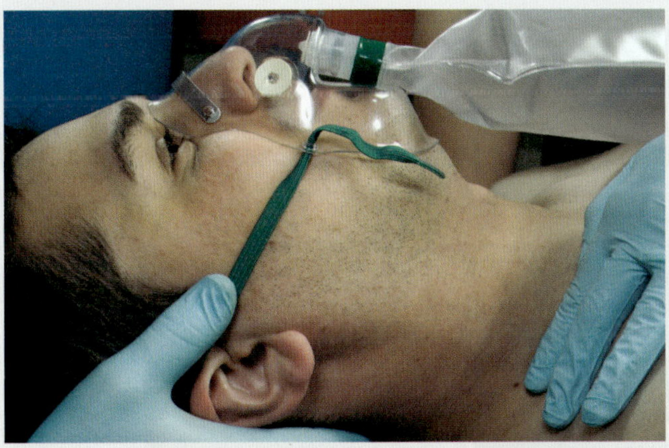

목: 상처, 압통, 변형, 목정맥팽대, 비빔소리를 확인한다.

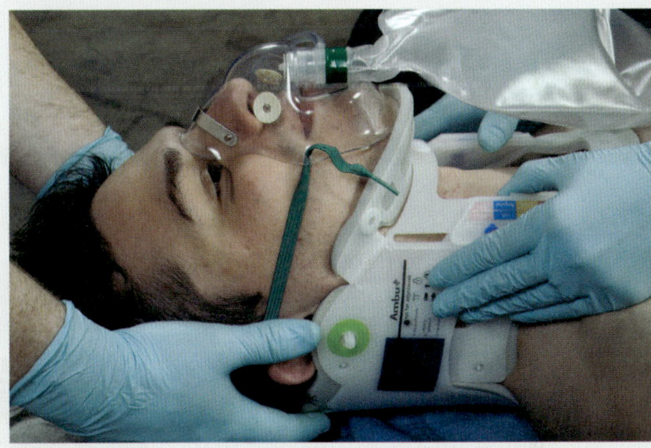

경추보호대 적용: 목을 평가한 후, 경추보호대를 적용한다.

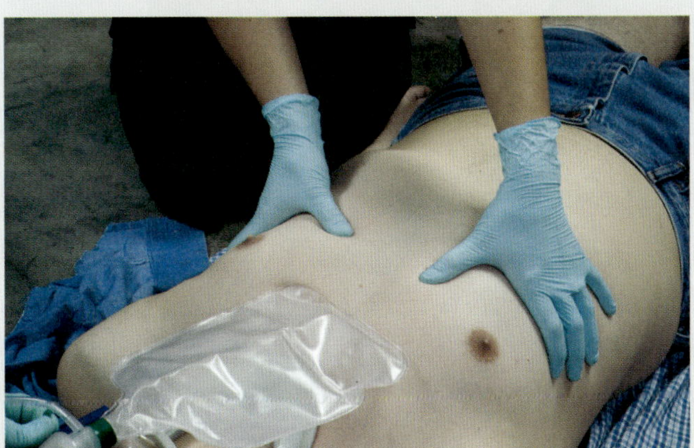

가슴: 상처, 압통, 변형, 비빔소리, 기이성 운동(paradoxical motion)을 촉진하고 시진한다.

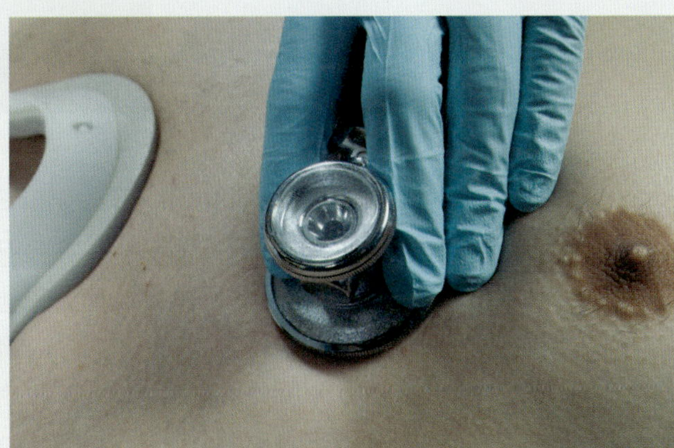

가슴: 호흡음(유무, 대칭)을 청진한다.

(계속)

절차 14-4 외상 환자 신체 검진(계속)

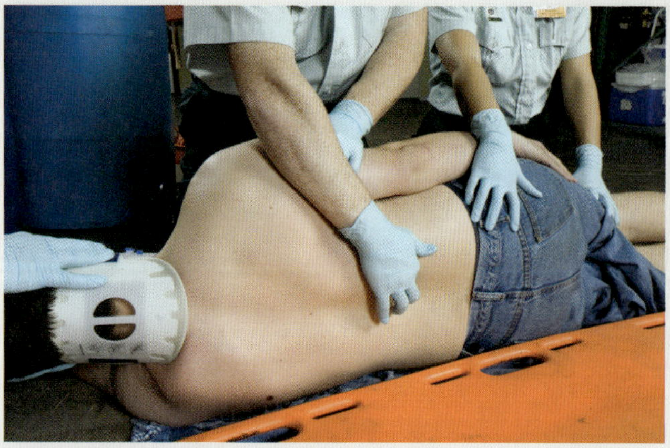

등: 상처, 압통, 변형을 확인한다. (척추를 보호하기 위해 통나무 굴리기법을 사용하여 환자를 돌린다)

활력징후

- 환자의 기본 활력징후를 평가한다:
- 호흡
- 맥박
- 피부색, 체온, 상태(소아와 영아의 경우 모세혈관 재충혈)
- 동공
- 혈압
- 산소포화도(만약 지역 내 프로토콜이 허락한다면)

과거 병력

환자 또는 (환자가 의식이 없다면)가족이나 목격자에게 가능한 환자의 문제에 대한 정보를 많이 얻는다:

징후및증상(Signs and symptoms)

알레르기(Allergies),

약물(Medications)

관련있는 과거 병력(Pertinent past history)

마지막 식사(Last oral intake)

질병 또는 손상을 야기한 사건(Events leading to the injury or illness)

처치 및 이송

지도의사에게 연락하거나, 필요한 경우 처치를 수행한다.

환자를 고정하고 이송한다.

그림 14-27 에어백은 손상을 예방할 수 있으나 에어백이 터질 때 환자의 손상 기전에 대한 중요한 정보를 감출 수 있다. 에어백이 이미 팽창된 경우라면, 에어백 아래를 '들어서 보는 것'이 좋다.

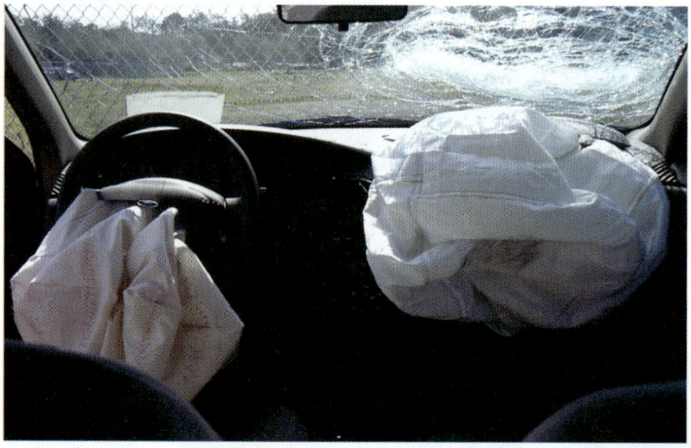

종종 측면—커튼 에어백이라고 불리우는 측면—충돌 에어백은 요즘 들어 매우 흔히 장착되고 있다. 이들은 측면 충돌로부터 자동차 운전자 및 탑승자들을 보호하는데 매우 큰 역할을 하지만, 동시에 앞에서 언급했던 손상들을 야기할 수 있다.

응급구조사는 손상의 기전을 환자의 우선 순위 결정과 평가 전략의 도구로 사용해서는 안된다. 신속한 평가, 신속한 처치, 그리고 신속한 이송 중에 환자에게 어떤 것이 더 이익이 되는지를 확실하게 나타내는 연구는 아직까지 부족하다. 응급구조사는 손상 기전이 심각하던, 그렇지 않던, 심각한 손상을 입은 환자에게는 빠른 외상 평가를 시행해야 한다. 전체적인 환자의 그림은 많은 요소들에 따라 달라진다. 표 14-7은 심각한 손상의 예시와 심각한 손상의 징후를 나타낸 것이다.

표 14-7	심각한 손상과 심각한 손상의 징후
• 무의식 또는 의식 상태 변화 • 머리, 목, 가슴, 그리고 배에 관통상(예; 칼에 찔림 또는 총상) • 기도 개방의 어려움 • 호흡의 어려움 • 창백함, 빠른맥, 그리고 쇼크의 다른 징후	

지속적인 척추 고정

일차평가를 하는 동안 명심해야 할 것은 추가적인 목뼈 손상이 발생하는 것을 방지하기 위해 환자의 머리를 손으로 고정(도수 고정)해야 한다는 것이다. 도수 고정은 환자가 긴 척추고정판에 완전히 고정될 때까지 평가하는 동안 계속되어야 한다.

전문소생술팀 요청을 고려

특정 지역, 특히 도시나 번화가 지역에는 전문응급구조사가 있다. 전문응급구조사는 환자를 위해 응급구조사보다 더 추가적인 전문소생술을 제공할 수 있는 사람을 말한다. 응급구조사는 전문응급구조사와 함께 임무를 수행하는 경우, 지역내 지침을 잘 알아야 한다. 교외에서 근무하는 응급구조사에게는 전문응급구조사를 요청할 수 있는 기회가 적지만, 다른 방법을 이용해 병원에 도착하기 전에 환자에게 더 좋은 치료를 제공할 수 있을 것이다.

병원에서 멀리 떨어진 지역에서는 특정 종류의 환자들에 대해서 지방의 병원이 전문 처치를 하도록 되어있다. 예를 들어, 구급차로 큰 병원까지 1시간이 걸리지만 지방 병원까지10분이 걸린다면, 구급차는 심정지 환자를 우선 가까운 지방병원으로 이송할 수 있을 것이다. 그러나 이와 같은 건강관리기관에서 할 수 있는 일에는 한계가 있다. 그들 중 상당수가 의식 있는 외상 환자의 후송을 지연할 만한 가치가 있는 추가 치료를 제공할 수 없을 것이다.

만일 이와 같은 상황에 대비하여 지역 지침이 있다면, 지방 병원이 받을 수 있는 환자의 유형들을 잘 알고 있어야 한다. 지침은 혼란이 없도록 반드시 문서화되어 있어서, 중환자의 귀중한 시간을 낭비하지 않도록 해야 한다. 어떤 경우이든 중환자는 가능한 외상 센터로 이송되어야 한다.

빠른 외상평가 수행

심각한 손상 기전을 갖는 환자는 빠른 외상 평가가 필요하다. 이는 몇 분 걸리지 않는 일이므로, 환자가 병원 이송의 우선순위가 높다 하더라도 구급차로 환자를 옮기기 전에 현장에서 시행되어야 한다. 이송 도중에 응급구조사가 제공할 처치는 빠른 외상 평가의 결과를 기초로 할 것이며, 수집된 정보는 병원 의료진에게 인계하여 병원 내 환자의 치료가 빠르게 이루어질 수 있도록 한다. 빠른 외상평가 동안 응급구조사는 생명을 위협할 수 있는 손상을 발견할 수 있을 것이다. 반응이 있는 환자를 다룰 때 응급구조사는 빠른 외상 평가가 시행되기 전, 혹은 시행 중에 환자에게 증상을 물어야 한다.

빠른 외상 평가를 수행하려면, 시각과 촉각을 이용해 신체의 여러 부위를 시진하고 촉진할 것이다. 또한 청각을 이용해 기도와 다른 부위에서 들리는 비정상적인 소리, 예를 들어 골절된 뼈들이 부딪히는 소리(비빔소리)를 청진할 것이다. 또한 후각으로 가솔린, 소변, 대변, 구토물의 냄새를 맡을 것이다. 각 신체 부분에서 평가할 수 있는 증상과 징후는 표 14-8에 요약돼 있다. 그러나 이것은 빠른 평가이므로 여러분은 많은 시간을 허비해선 안 된다는 점에 유의하도록 한다.

표 14–8	신체 검진/외상 평가	
신체 부위	**상처, 압통, 변형**	**추가**
머리	상처, 압통, 변형	비빔소리
목	상처, 압통, 변형	목정맥팽대, 비빔소리
가슴	상처, 압통, 변형	기이성 운동, 비빔소리, 호흡음
배	상처, 압통, 변형	단단함, 부드러움, 팽만
골반	상처, 압통, 변형	통증, 압통, 운동성
팔다리	상처, 압통, 변형	먼쪽 순환, 감각, 운동 기능
등	상처, 압통, 변형	

머리의 빠른 평가. 상처, 압통, 변형을 확인하기 위해 머리뼈를 부드럽게 촉진하고, 뿐만 아니라 골절된 뼈가 서로 부딪히는 소리(비빔소리; crepitation)를 듣거나 느낀다. 장갑을 끼고 환자의 머리를 조심스럽게 만져 본다. 바로누운자세 환자의 머리 뒤쪽을 확인할 때에는 손가락을 목의 윗 쪽에서 시작하여 머리의 끝 쪽으로 조심스럽게 위로 미끄러뜨리는 것이 좋다. 만약 장갑에 피가 묻어 나오면 개방성 상처가 있는 것이다. 그러나 바닥이나 땅에서 혈흔을 발견하지 못했다면, 당장 상처에 드레싱을 적용할 필요는 없다.

환자의 광대뼈, 이마, 아래턱을 부드럽게 촉진하고 시진함으로써 얼굴의 상처, 압통, 변형을 확인한다. 얼굴뼈들은 손상되기 쉽기 때문에, 힘에 의해 충격 받았을 때 골절되기 쉽다.

환자의 귀에 상처, 압통, 변형을 확인하고, 뿐만 아니라 귀에서 혈액 또는 맑은 체액이 흘러나오는지 관찰한다. 체액이 발견되었다는 것은 머리뼈 손상을 암시하기 때문에 응급실 직원에게 전달해야 할 매우 중요한 정보의 조각이다(그림 14–28). 또한 귀를 앞으로 부드럽게 구부려 멍이 있는지 확인한다. 귀 뒤의 멍은 배틀징후라고 불리우며, 머리뼈 손상의 또 다른 중요한 정보이므로 응급실 직원에게 전달해야 한다.

다음은 눈을 평가한다. 상처, 압통, 변형뿐만 아니라, 변색, 비대칭 동공, 이물질, 앞방의 혈

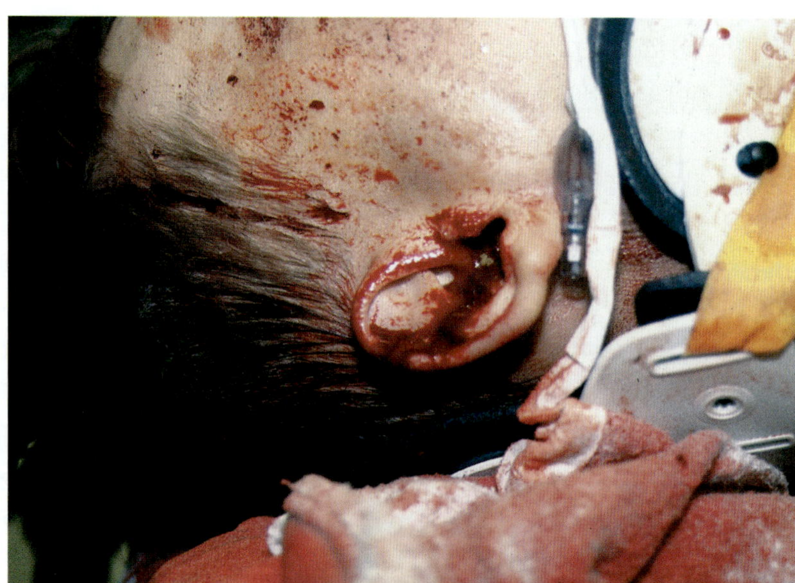

그림 14–28 외상 환자의 귀에서 뇌척수액이 흘러 나온다.
(© Edward T. Dickinson, MD)

그림 14-29 눈의 앞방(anterior chamber)에 혈액이 차 있는 것은, 눈이 지속적인 힘에 의해 충격을 받았다는 징후를 말한다.
(Photo: © Edward T. Dickinson, MD)

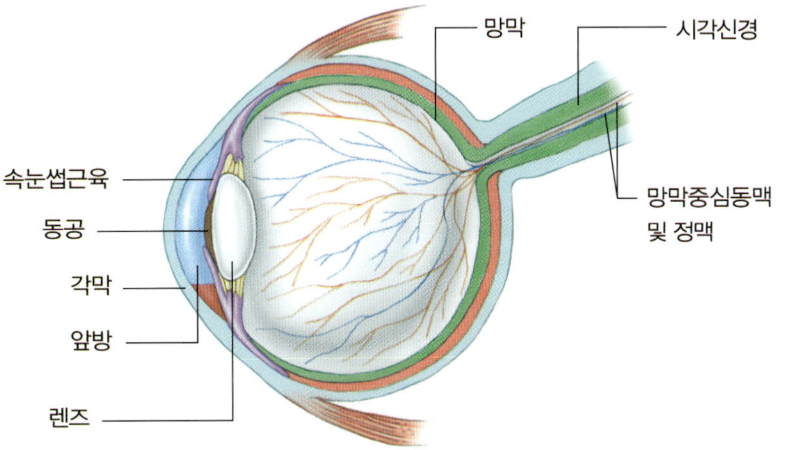

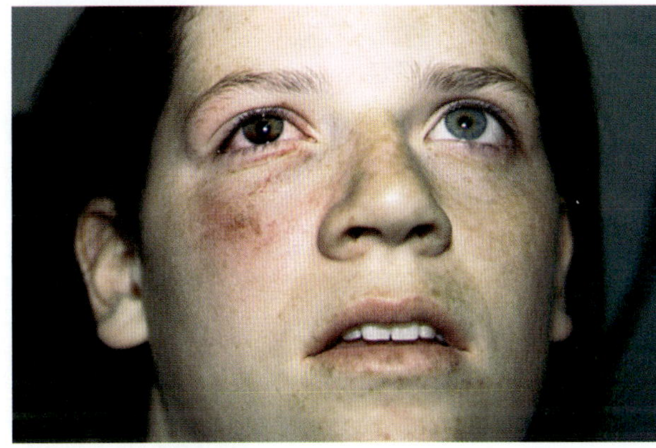

액 등을 확인한다. 앞방의 혈액은 흔하지 않지만, 만약 발견된다면 이는 눈에 지속적인 힘이 가해져 출혈이 발생했음을 나타내는 징후이다(그림 14-29).

손상의 징후 또는 손상을 확인하기 위해 코를 촉진 및 시진한다. 상처, 압통, 변형뿐만 아니라 출혈이나 체액이 흐르는지도 관찰한다.

귀와 코를 평가할 때, 응급구조사는 혈액 또는 맑은 체액이 흐르는 것을 종종 관찰할 수 있다. 혈액은 그 부위의 열상에서 발생하거나, 또는 머리뼈의 안쪽으로부터 나오는 것일 수도 있다. 맑은 체액은 단순히 콧물이거나 또는 뇌척수액(CSF)일 수 있다. 응급구조사는 출혈이 있거나 투명한 액체가 흐르는 귀나 코를 원래보다 더 이상 오염되지 않도록 보호한다. 뇌척수액은 뇌와 척수를 둘러싸고 있으며, 만약 그것이 누출되면 박테리아가 뇌에 들어 갈 수 있다. 이와 유사하게 출혈이 있는 머리뼈 내부의 상처는 박테리아에 감염되는 경로를 제공하게 될 수도 있다. 그림 14-30A는 뇌 손상의 징후를 요약해 놓았다. 그림 14-30B는 배틀징후(머리손상의 후징후)를 보여주는 사진이고, 그림 14-30C는 배틀징후를 나타내는 환자의 CT 사진이다.

환자의 입을 벌려 상처, 압통, 변형, 치아 골절, 폐쇄를 일으킬 만한 물질이, 혀의 부종과 열상, 비정상적인 호흡냄새, 변색을 찾아본다. 부러진 치아와 같은 이물질은 기도를 폐쇄할 수 있는 가능한 원인이므로, 환자의 입에서 가능한 빨리 제거해야 한다. 가장 흔한 비정상적 호흡냄새는 알코올 음료에서 나온다. 그러나 알코올 이외에도 다른 상태와 유사한 냄새를 일으킬 수 있다.

목의 빠른 평가. 상처, 압통, 변형, 목정맥팽대(JVD)를 평가한다(그림 14-9 참고) 환자의 목정맥이 팽창하는 것이 보인다면 목정맥팽대가 있는 것이다. 목정맥은 환자가 앉아 있을 때는 대개 보이지 않는다. 만약 환자가 앉아있을 때 목정맥이 팽창된다면, 이것은 심장이 효과적으로 펌프할 수 없기 때문에 혈액이 정맥으로 되돌아오는 것을 의미한다. 이는 주로 긴장성공기가슴증(공기가 가슴에 갇힌 경우) 또는 심장눌림증(혈액이 심장 주위의 주머니에 찬 경우)의 결과로 나타난다. 그러나 환자가 수평으로 눕거나 머리를 아래로 내린 경우 목정맥이 팽대되는 것은 정상이다. 누워있는 환자의 목정맥이 관찰되지 않는 경우는 혈액이 손실된 징후일 것이며 충분한 혈액이 채워지지 못한 것을 의미한다. 똑바로 누운 환자의 목정맥이 팽창되지 않는다면 "혈액 소실"을 생각해 볼 수 있다. 요약하자면, 양쪽의 목정맥은 환자가 앉아있을 때 팽창되거나, 누워 있을 때 팽창되지 않는다면 비정상이므로, 평가 동안 반드시 기록해 두어야 한다.

환자의 목 앞쪽을 평가할 때는 *스토마(stoma)*와 *기관절개술(tracheostomy)*을 했는지 발

스토마(stoma)
환자가 호흡할 수 있도록 목에 만든 영구적인 외과적 개구부

기관절개술(tracheostomy)
금속이나 플라스틱 튜브로 외과적 절개하여 개구부를 만드는 것

그림 14-30 (A) 배틀징후와 뇌 손상의 다른 징후 (B) 배틀 징후를 보이는 환자 (C) 같은 환자의 CT 촬영 결과 *(Photos B and C: © Edward T. Dickinson, MD)*

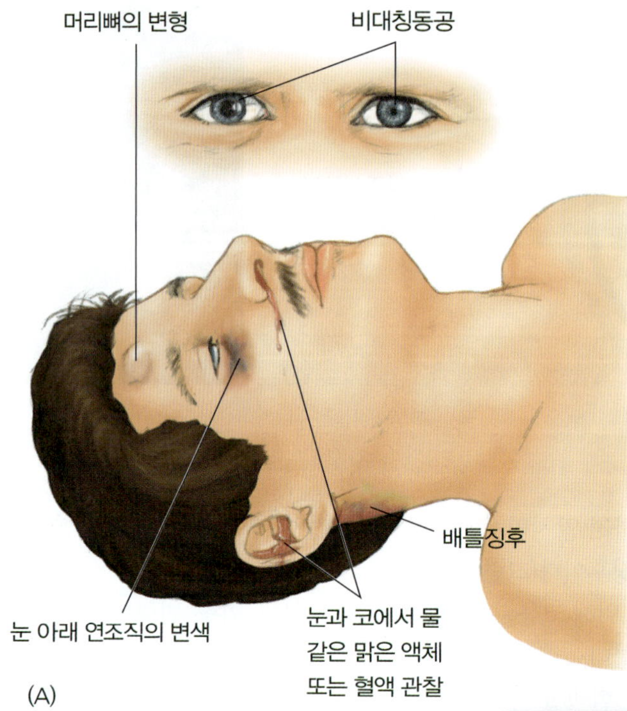

(A)

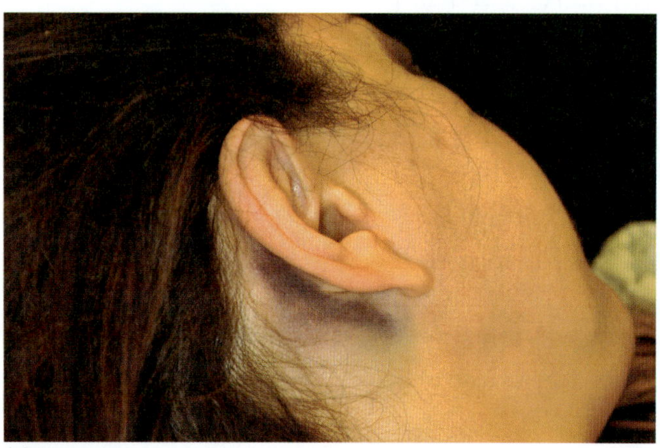

(B)

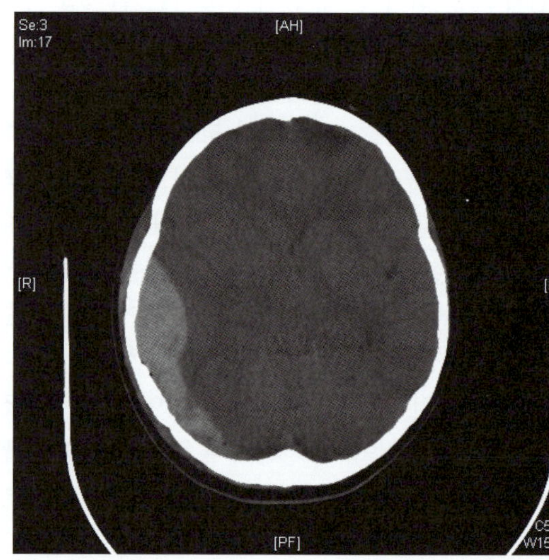

(C)

견할 수 있다. 스토마는 환자가 호흡을 하도록 목을 수술로 영구 개방한 것이다. 기관절개술은 금속이나 플라스틱 튜브로 개방된 외과적 절개이다. 환자에게 인공 환기가 필요하다면 스토마를 통해 제공할 수 있다. "호흡과 인공 환기"의 단원을 참고하도록 한다.

응급구조사는 목을 평가할 때 목걸이와 같은 의료인식표를 찾아야 한다. 만약 의료인식표를 찾았다면 목걸이에는 환자에 대한 정보가 적혀 있을 것이다.

경추보호대 적용. 환자의 머리와 목을 평가한 후, 만약 지역 내 프로토콜이 허용한다면, 적절한 크기의 경추보호대를 적용한다. 절차 14-3과 이 단원의 앞쪽에서 언급된 방법과 원리를 참고하여 사용한다.

가슴의 빠른 평가 상처, 압통, 변형, 비빔소리, 호흡음, 기이성 운동을 평가한다.

그림 14-31 기이성 운동

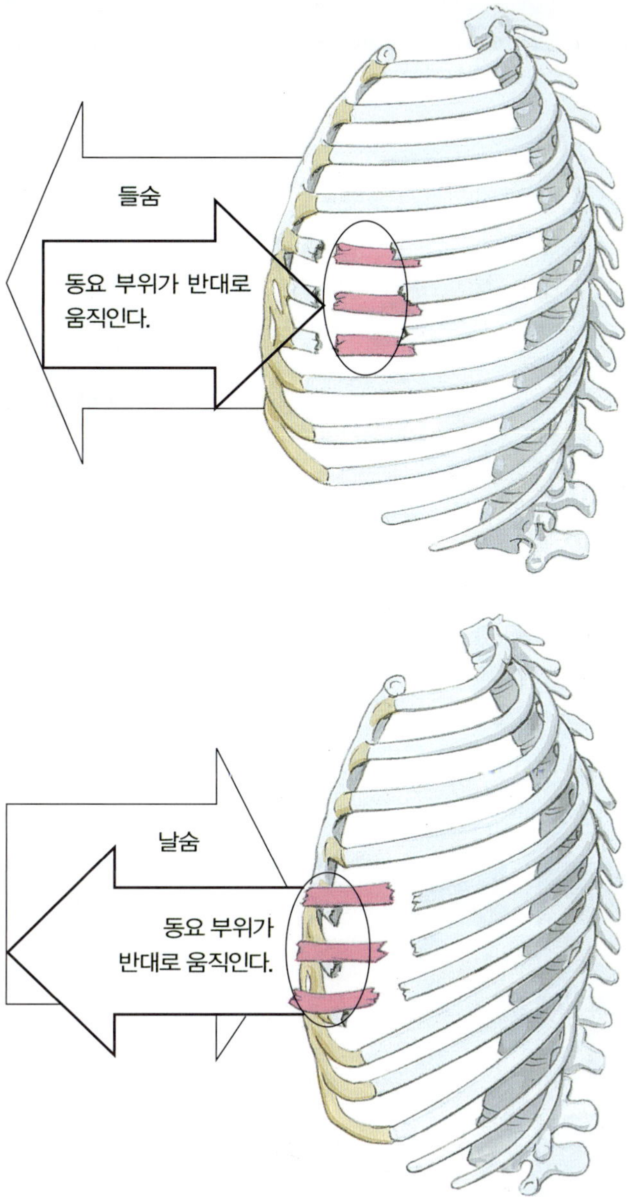

기이성 운동(paradoxical motion). 호흡 시 손상 받은 가슴이 정상 가슴과 서로 반대 방향으로 움직이는 것으로, 심한 가슴 손상의 징후이다. 이는 주로 한 개 이상의 갈비뼈가 양 쪽 끝에서 부러져 가슴우리의 나머지 부위와 분리되어 떠 있을 때 발생한다(이것을 또한 동요가슴(flail chest)라고 부른다). 호흡 시, 부러진 부위가 반대방향으로 움직이는 것을 명확히 볼 수 있는데, 허파로 공기가 유입될 때 안으로 움직이고 허파에서 공기가 나갈 때 밖으로 움직이게 된다(그림 14-31). 기이성 운동은 또한 많은 힘이 환자의 가슴에 가해졌음 나타낸다. 다시 말해서, 심각한 손상 기전이 있음을 의미한다.

기이성 운동(paradoxical motion)
호흡 시 양쪽 가슴이 서로 반대 방향으로 움직이는 것

응급구조사는 가슴의 비빔소리와 기이성 운동을 동시에 확인할 수 있다. 우선 빗장뼈를 촉신하고, 다음으로 복장뼈를 조심스럽게 촉진한다. 가슴우리의 양면에 손을 위치시켜 호흡 시 가슴우리의 양면이 같이 팽창하는지 느낀다. 이러한 과정 중에 응급구조사는 골절된 뼈 또는 부유성 모순 분절(floating paradoxical segments)을 느낄 수 있을 것이다.

변형을 알아보기 위해서는 가슴 전체를 촉진한다. 손으로 가슴우리의 옆면을 조심스럽게 누른다. 의식이 명료한 환자의 경우, 갈비뼈가 골절되면 환자는 통증을 호소할 것이다. 응급

절차 14-5 호흡음 평가하기

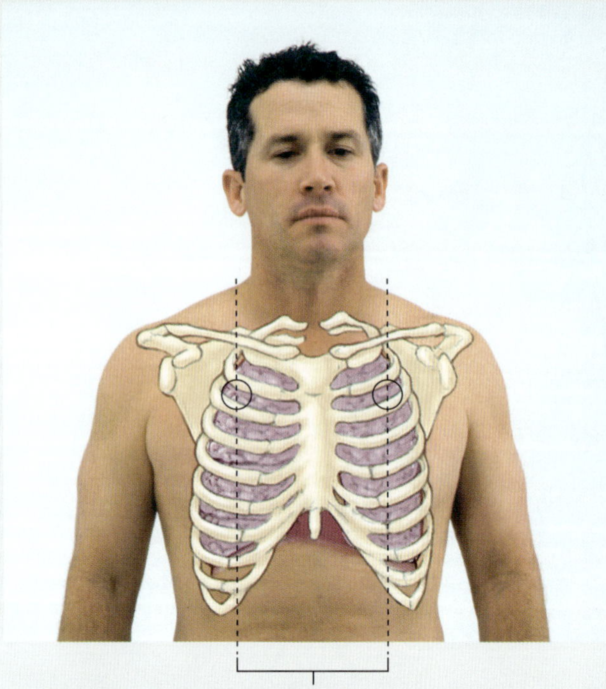

중앙빗장선을 청진한다.

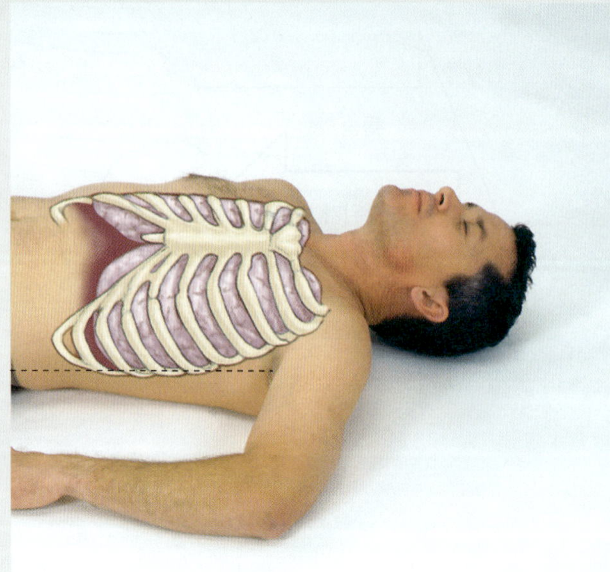

중앙겨드랑선을 청진한다.

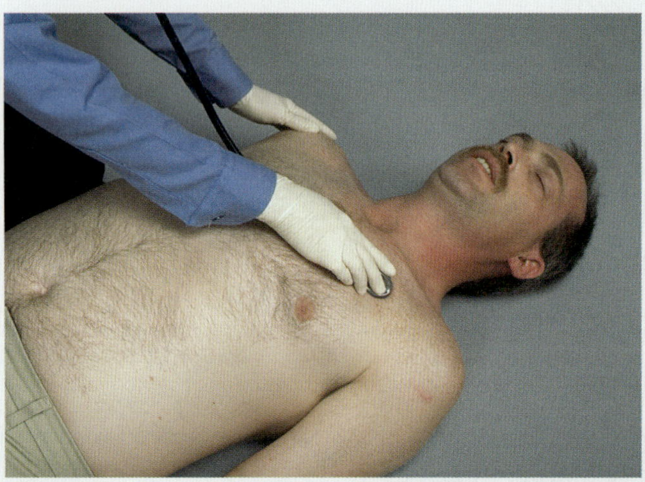

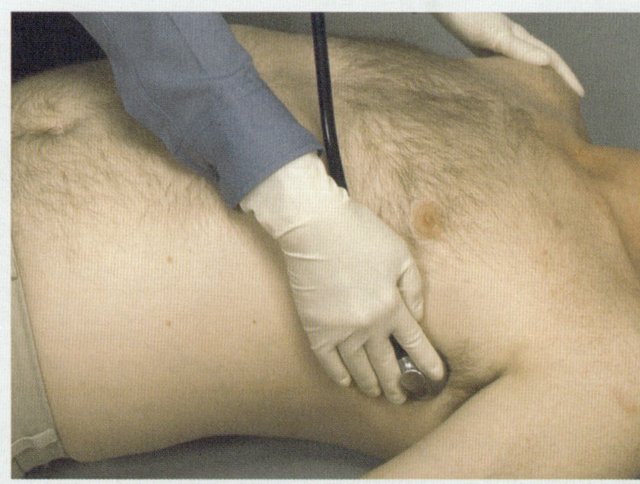

중앙빗장선과 중앙겨드랑선의 양쪽을 청진한다. 호흡음의 유무와 양쪽이 동일한지 확인한다.

구조사는 공기가 정상적 통로에서 벗어나 피부 밑에서 부스럭거리는 느낌을 감지할 수 있을 것이다. 이를 피부밑공기증(subcutaneous emphysema)이라고 한다.

빗장뼈 바로 아래의 중앙빗장선과, 중앙겨등랑선에 있는 허파의 아래부위에서 호흡음을 들어보도록 한다(절차 14-5). 호흡음이 있는지, 양쪽이 동일한지 확인한다. 호흡음이 없거나 한쪽에서 매우 어렵게 들리는 환자는 허파가 손상되었거나 다른 호흡계통에 심한 손상을 입었을 것이다. 여러가지 비정상적 호흡음이 있지만 외상 환자의 경우 호흡음의 유무와 양쪽이 동일한 지를 확인한다.

빠른 외상평가를 할 환자의 가슴 검진을 위해 가슴을 노출시킬 필요가 있다. 그러나 가슴 노출은 기후와 환자의 사생활을 고려한다.

배의 빠른 평가. 환자의 배를 평가할 때에는 상처, 압통, 변형, 단단함, 부드러움, 팽만 등을 확인한다. 배 *팽만(distention)*은 배가 정상보다 커진 모습을 말하는 표현으로, 원인 중 하나는 내부출혈 등이 있다. 하지만 배가 비정상적으로 팽만 되었는지를 판단하기 위해서 많은 시간을 보내지 않도록 한다. 응급구조사는 배를 시진할 때 잘록창자창냄술(colostomy)과 돌창자창냄술(ileostomy)을 볼 수 있을 것이다. 이것은 소화계통에서 나오는 배출물을 모아두는 주머니를 부착하기 위해 배벽을 수술로 개방한 것이다. 만약 이러한 주머니가 보인다면 제자리에 놓아두고 옷을 잘라낼 때 백은 자르지 않도록 조심한다.

팽만(distention)
정상보다 늘어나거나, 부풀거나, 커진 상태

배의사분원을 각각 조심스럽게 눌러 배를 촉진한다(배의사분원 −왼쪽위배, 오른쪽위배, 왼쪽아래배, 오른쪽아래배− 으로 나누어 그리고 차례로 돌아가면서 누른다). 만약 환자가 배의 특정 부분에 통증을 호소한다면 그 부위를 가장 마지막에 촉진한다. 평가를 할 때 응급구조사의 손이 따뜻한지 확인한다. 손가락의 손바닥 부위로 배를 표면에서 약 2. 5cm 정도 누른다. 대부분의 응급구조사들은 두 손을 사용하여 한 손을 다른 손가락 끝에 올려놓는다. 정상적인 배는 부드럽지만, 단단함은 배 안의 장기가 손상되었거나 내부출혈의 징후일 수 있다.

환자의 배를 촉진할 때 종종 찾아낼 수 있는 소견 중 하나는 박동성 덩이(pulsating mass)이다. 이것은 대동맥이 커진 것을 말한다. 만약 박동이 느껴진다면 약해진 혈관에 더 손상을 일으킬 수 있으므로 배를 더 이상 누르지 않도록 한다.

골반의 빠른 평가. 상처, 압통, 변형을 확인한다. 응급구조사는 출혈이나 *지속발기증(priapism)*을 관찰할 것이다. 지속발기증은 척수손상이나 어떤 내과적 문제로 인해 음경이 지속적으로 발기된 상태를 말한다. 만약 환자가 의식이 명료하다면, 골반을 부드럽게 촉진하고, 환자가 통증을 호소하자마자 촉진을 중단한다. 의식이 있는 환자의 통증이 있는 골반을 촉진하거나 압박하는 것만으로 확실한 정보를 얻을 수 없을 것이고, 심한 통증을 일으킬 수 있고, 너무 강하게 누른다면 환자가 더 손상을 입을 것이다.

지속발기증(Priapism)
척추손상과 특정 내과 문제로 인해 음경이 지속적으로 발기된 상태

그러나 무의식 환자는 골반부위의 통증을 말할 수 없으므로, 압통(움찔하거나 신음하는 것은 통증에 대한 반응이다.)과 뼈의 움직임(불안정한 또는 부러진 뼈를 가리킴)을 발견하기 위해 무의식 환자의 골반을 부드럽게 압박해야 한다. 이러한 징후를 통해 무의식 환자에게 골반 손상을 위한 처치가 필요한지 유무를 결정하게 된다.

팔다리의 빠른 평가. 모든 팔다리에 상처, 압통, 변형, 먼쪽 순환, 감각, 운동기능이 있는지 빠르게 확인한다. —즉, 맥박이 있는지, 환자가 손발을 움직일 수 있는지, 손이나 발의 감각을 느낄 수 있는지를 본다(절차 14−6). 의식이 있는 환자의 경우 환자의 손과 발을 만지면서 느낌이 있는지 묻는다. 만약 환자가 말하는 것을 믿을 수 없다면 여러분이 손이나 발의 어디를 만지고 있는지를 물어본다. 또한 환자의 손으로 여러분의 손을 쥐어보도록 하거나 환자의 발로 여러분의 손을 밀어보도록 하여 의식이 있는 환자의 사지 운동을 검사한다.

만약 이송의 우선순위가 높은 환자에게 팔다리의 변형, 기능 저하, 기타 팔다리 손상에 대한 징후가 발견된다면, 현장에서 팔다리에 부목을 대는 것이 아니라 이송 중에 처치를 해야 할 것이다.

신체 뒷면에 대한 빠른 평가와 척추고정판 고정. 환자를 옆으로 굴려("머리, 목, 척추 외상"에서 통나무 굴리기 방법을 배울 것이다) 등 뒤의 척추, 엉덩이, 그리고 팔다리의 뒷면의 상처, 압통, 변형이 있는지 시진과 촉진으로 평가한다. 그 사이에 다른 구조자가 환자 옆에 척추고정판을 밀어 넣어 환자를 다시 바로누운자세로 위치시킬 때 환자가 척추고정판 위에 눕혀지도록 한다. 만약 환자에게 척추고정판 적용이 필요하지 않다면, 환자를 들 것 위나 다른 운반장비 위에 위치시킨다.

절차 14-6 먼쪽 부위의 기능 평가

모든 팔다리의 먼쪽 순환, 감각, 운동 기능을 평가한다. 기능저하는 혈액 순환에 문제가 생겼거나, 근육이나 신경기능이 손상된 징후일 것이다. 먼쪽 기능은 부목을 대거나 붕대를 감고 고정시키는 처치를 하기전과 하고 난 후 항상 확인되어야 하고, 이송하는동안 적당한 시간 간격을 두고 확인하도록 한다. 만약 먼쪽 부위의 기능이 악화된다면 그에 따른 필요한 처치를 조정한다.

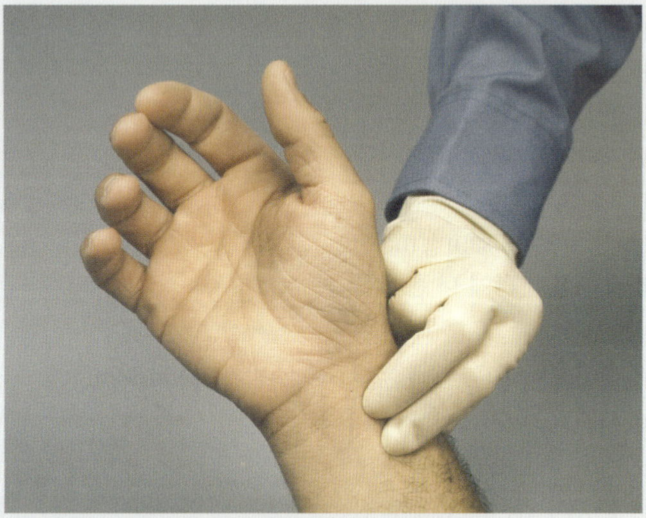

1. 노동맥 박동으로 팔의 먼쪽 순환을 평가한다.

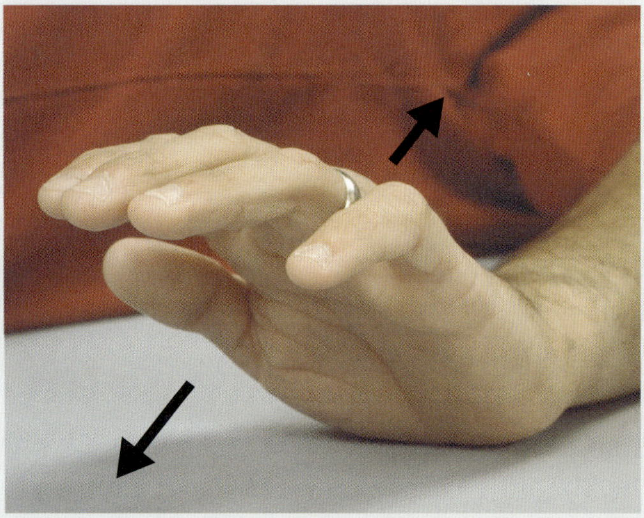

2. 환자가 양손을 움직일 능력이 있는지 봄으로써 운동 기능을 평가한다.

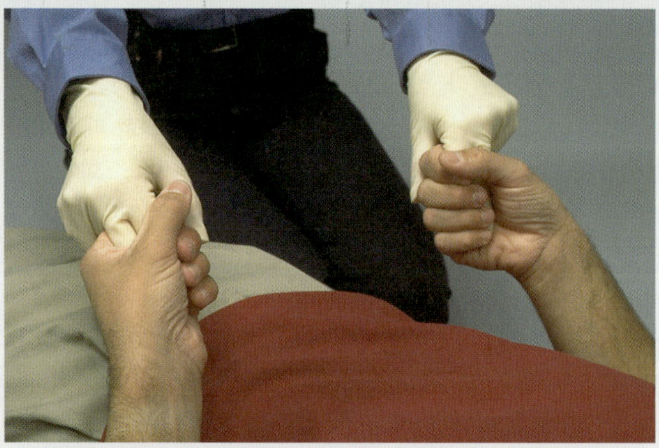

3. 응급구조사의 손가락을 쥐어보도록 요청하여 손의 힘을 평가한다.

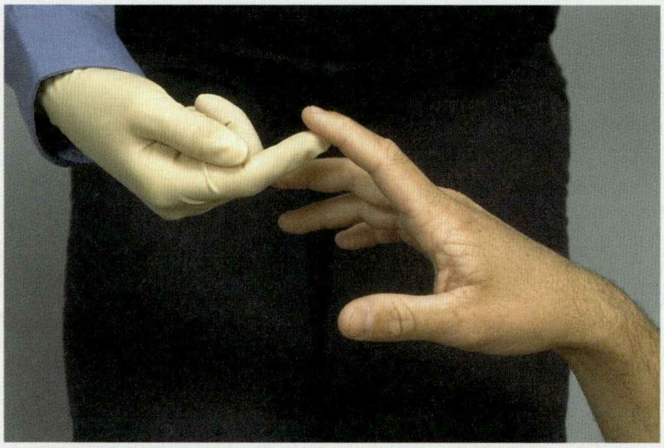

4. "내가 어떤 손가락을 만지고 있습니까?"라고 환자에게 물어보며, 팔의 먼쪽 감각을 평가한다. (평가시에 응급구조사가 만지는 손가락을 환자가 보지 못하도록 한다)

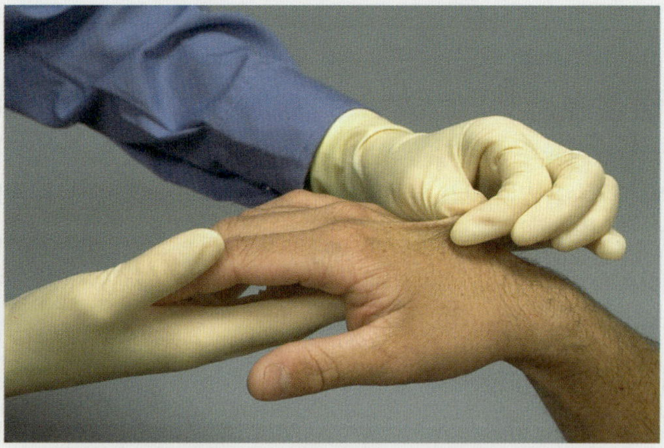

만약 무의식 환자라면 손등을 꼬집어 팔의 먼쪽 감각을 평가한다. 반응을 보고 듣는다

(계속)

절차 14-6 먼쪽 부위의 기능 평가 (계속)

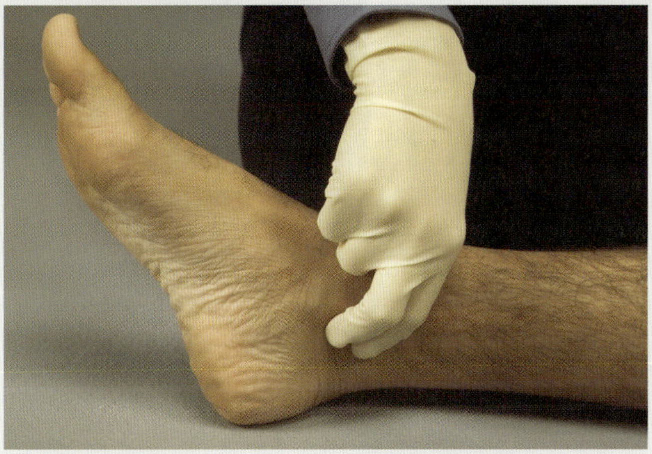

5. 발목관절 내과 뒤에 있는 뒤정강동맥에서 다리의 먼쪽 순환을 확인한다.

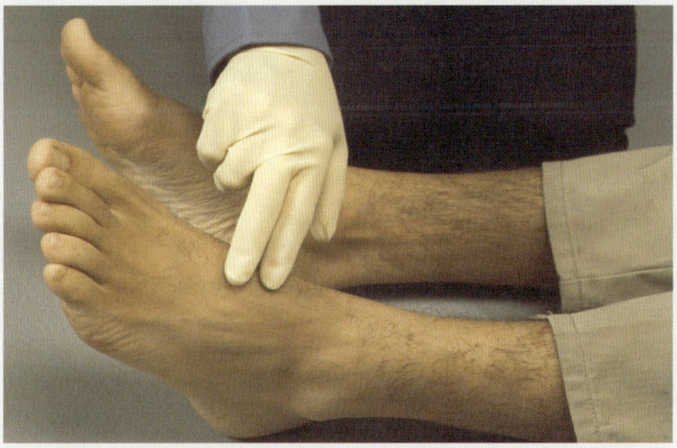

…발등에서 발등동맥을 촉진한다.

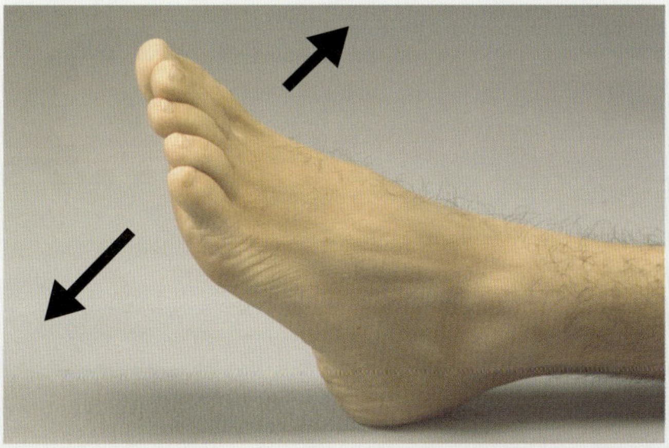

6. 환자의 발의 움직이는 능력을 점검하기 위해 운동기능을 평가한다.

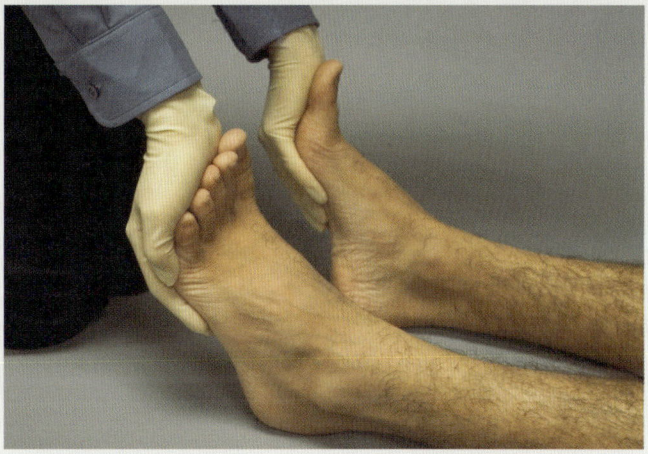

7. 응급구조사의 손을 발로 밀어보도록 요청하여 발과 다리의 힘을 평가한다.

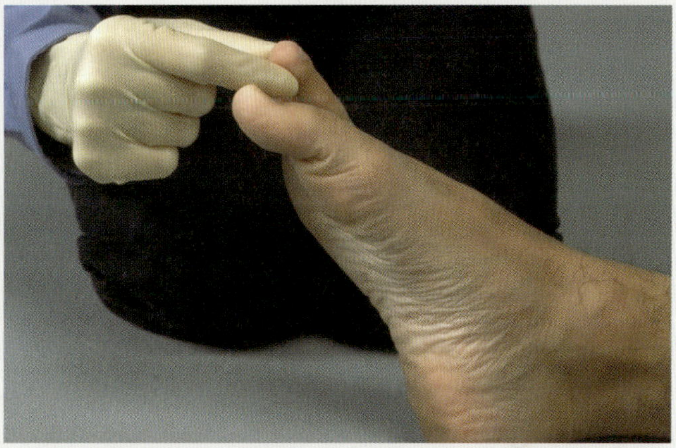

8. "어느 발가락을 만지는 것 같습니까?"라고 환자에게 물어보며, 다리의 먼쪽 감각을 평가한다(환자는 응급구조사가 어디를 만지는지 보지 못하게 한다).

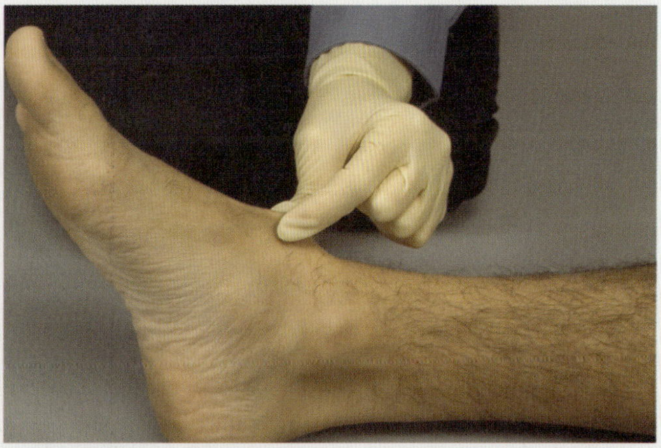

만약 환자가 무의식이면 발등을 꼬집어 다리의 먼쪽 감각을 평가한다. 반응을 보고 듣는다.

현장 사례

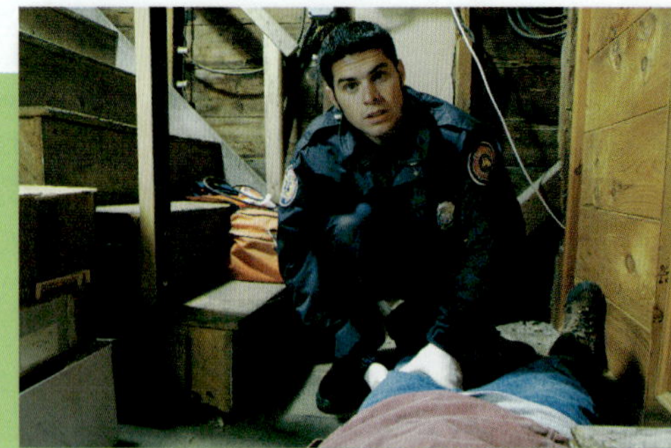

"저는 창고에서 상자를 쌓고 있었어요. 발을 헛디뎌서 몇 계단 굴렀고 다리가 부러졌음을 느꼈죠. 정말로 아팠어요."

"응급구조사가 도착했죠, 그들은 정말 훌륭했어요. 그들은 매우 조심스럽게 평가하겠다고 했지만, 평가하는 동안 통증은 더 심해졌죠. 응급구조사가 제 다리를 평가할 때 다리가 피부 밖으로 찢고 나오는 듯한 느낌이었어요. 작은 움직임에도 너무 고통스러웠죠."

"그들은 제 다리에 부목을 대고 저를 병원으로 데리고 갔어요. 병원으로 가는 중에 과속방지턱 때문에 얼마나 아팠는지 몰라요. 나는 불평하고 싶지 않지만 … 다리가 부러지면 정말 아프다는 걸 말하고 싶네요."

손상된 골반을 고정하는 한가지 방법은 시트를 접어 골반을 감싸거나 또는 상업용 장비를 사용하여 골반을 고정하는 방법이다(여러분은 골반을 고정하는 방법에 대해 "근육뼈대 외상"에서 배울 것이다). 이러한 환자들을 관리하기 위해 지역 내 의료 지침과 친숙해져야 한다.

기본 활력징후와 과거 병력. 기본 활력징후를 빠르게 측정한다. 만약 평가의 한 부분으로 맥박산소측정기를 사용한다면, 지금 적용한다. (지역 내 프로토콜을 따르도록 한다.) 만약 환자가 의식이 없다면, 응급구조사는 환자로부터 과거 병력을 수집하지 못할 것이다. 만약 주위에 친구나 가족구성원이 있다면, 그들은 환자의 과거 병력에 대해 정보를 제공해줄 수 있을 것이다.

일반적인 원칙들

여태까지 언급된 환자 평가에서 기억해야 할 여러 중요한 원칙들은 다음과 같이 요약될 수 있다.

- 응급구조사가 하려는 것을 환자에게 설명한다. 특히 환자가 통증이나 불편함을 느낀다면 언제든지 말할 수 있도록 한다. 검진의 중요성을 강조하고 환자와 신뢰를 형성한다. 환자에

비판적 의사 결정

빠른 외상평가? 집중 외상평가?

다음 각각의 환자에 대해 빠른 외상 평가나 정밀 신체 검진을 수행할지 결정한다.

1. 자동차 전복사고에서 차 밖으로 튕겨져 나온 환자를 발견한 경우
2. 접질린 후 손목이 부러진 것 같다고 말하며, 다른 손상은 호소하지 않는 경우
3. 전방충돌사고 후 자동차에 심각한 손상이 발생하고 에어백이 터졌지만 환자가 경미한 목 통증만 호소하는 경우
4. 2m 높이 나무에서 떨어지고 목격자가 말하기를 환자가 잠깐 의식을 잃었으나 환자는 발목만 다쳤다고 말하는 경우

게 응급구조사가 하고 있는 것을 이해하는지 묻고 필요하다면 다시 설명한다.

- 검진하기 전에 손상부위를 노출시킨다. 응급구조사는 멍이나 찔린 상처와 같은 손상들을 찾을 수 있다. 응급구조사는 옷을 제거해야 할 때 환자에게 알린다. 환자의 사생활을 보호하기 위해 할 수 있는 것을 전부한다.
- 환자와 눈을 쳐다보며 시선을 유지한다. 응급구조사는 말을 하거나 환자가 질문에 대답하는 동안에 고개를 돌리지 않도록 한다.
- 척추손상을 가정한다. 응급구조사는 환자가 척추손상이 없을 거라는 확신을 할 수 없다면 (손상 기전이 없거나 외상이 의심되지 않는 환자인지), 척추손상이 있는 환자로 간주한다. 무의식 외상 환자는 항상 척추손상이 있는 것으로 가정한다. 처음 환자와 접촉하면 머리와 목을 손으로 고정시키고 머리와 목 검진을 끝내자마자 적절한 크기의 경추보호대를 착용시키고, 병원으로 이송하기 전에 척추고정판에 환자를 완전히 고정한다.
- 빠른 외상평가 동안 척추손상이 의심된다면 경추보호대를 적용한다. 빠른 이송을 요구하는 환자의 경우, 생명을 위협하지 않는 출혈을 지혈하거나, 손상된 팔다리에 부목을 적용하는 것과 같은 처치는 환자의 상태가 안정되고 시간이 있다면 병원으로 이송하는 도중에 실시한다.

소아 노트

소아(영아나 어린이)외상 환자의 주호소에 집중된 병력과 신체 검진은 성인환자의 검진과 매우 유사하다. 그러나 중요한 차이 한가지는 응급구조사가 어린이를 안심시키고 과정을 설명하는데 시간을 더 사용할 필요가 있다는 것이다. 응급구조사는 소아에게 말을 걸 때 아이와 같은 높이에서 접근하기 위해 무릎을 꿇거나 다른 방법을 찾아야 할 것이다. 어린이는 보통 머리에서 발끝 방향으로 평가하는 대신에 발부터 시작해서 머리를 향해 평가해 간다면 덜 두려워할 것이다

소아의 기도는 어른보다 좁으며 폐쇄되기가 더욱 쉽다. 경추보호대가 너무 목을 조이면 소아의 기도를 쉽게 막을 수 있다. 또 경추보호대가 너무 높으면 목이 신전되며 기도를 막을 수 있다. 따라서, 소아에게 적절한 크기의 경추보호대를 선택하는 것은 특히 중요하다.

정밀 신체 검진

심각한 손상을 입거나 중환자의 경우 지체 없이 병원으로 빠르게 이송해야 하므로 일차 평가와 빠른 외상 평가는 빠르게 수행되어야 한다. 병원으로 이송 중에 응급구조사는 정밀 신체 검진이라는 좀 더 완전한 환자 평가를 한다. 만약 이송 수단을 가지고 있지 않거나 구급차가 도착하지 않았다면, 현장에서 *정밀 신체 검진*을 한다.

정밀 신체 검진의 목적은 환자의 손상과 상태에 대한 추가 정보를 얻기 위함이다. 어떤 정보는 환자에게 적합한 처치를 결정하는데 도움을 주며, 또 다른 정보는 응급실 의료진에게 도움이 될 것이다.

정밀 신체 검진은 심각한 손상 기전이 있는 환자에서 가장 많이 실행하며, 심각한 손상 기전이 없는 환자에게는 그렇게 많이 실행하지 않는다. 또한 내과 환자에게는 거의 실행하지 않는다.

핵심 개념
정밀 신체 검진

정밀 신체 검진(detailed physical exam)
손상의 증상과 징후를 발견하기 위한 머리, 목, 가슴, 배, 골반, 팔다리, 등의 평가. 빠른 신체 검진과 다른 점은 단지 머리 평가에 얼굴, 귀, 눈, 코, 입의 평가를 포함하는 것이다.

표 14-9 우선순위에 따른 정밀 신체 검진
1. 현장평가
2. 일차평가 및 생명을 위협하는 손상 처치.
3. 현재 병력 수집, 빠른 신체 검진, 활력징후, 필요할 경우 처치 제공.
4. 생명을 위협하는 손상을 찾기 위한 일차평가 반복. 필요할 경우 처치 제공.
5. 정밀 신체 검진(시간 또는 중요한 처치가 허용되는 경우)
6. 생명을 위협하는 손상에 대한 재평가. 활력징후 재평가. 필요할 경우 처치 제공

명백한 손상을 입은 외상 환자

반응이 없는 환자, 심각한 손상 기전을 갖는 환자, 혹은 손상 기전을 모르는 외상 환자에 대해, 응급구조사는 빠른 신체 검진 동안 신체의 거의 대부분을 평가할 것이다. 또한 정밀 신체 검진을 통해 여러분이 놓쳤거나 빠른 신체 검진 이후 변화했거나 놓친 증상과 징후를 발견할 수 있다.

정밀 신체 검진 시작 전

중요한 모든 처치가 수행 된 이 후에만 정밀 신체 검진을 수행해야 한다는 것을 기억하는 것이 중요하다. 이를 위한 최선의 길은 정밀 신체 검진을 시작하기 전에 일차평가를 반복하여 수행하는 것이다. 신체 검진을 수행하기 위하여 환자의 일반적인 인상, 의식상태, 기도, 호흡, 순환을 재평가한다.

만약 여러분이 중환자를 처치해야 할 때 너무 서두르거나, 바빠서 정밀 신체 검진을 시작하거나 완수하기가 어려울 것이다. 그렇다고 해서, 이는 응급구조사의 업무에 실패한 것이 아니다. 응급구조사의 역할 및 책임은 현장 및 어려운 상황에서 가능한 최선의 처치를 환자에게 제공하는 것이다. 만약 응급구조사가 평가를 완수하지는 못했지만 위험한 환자의 기도, 호흡, 혈액순환을 유지한다면, 평가를 끝내는 것보다 훨씬 더 많이 환자에게 도움이 되는 것이다. 정밀 신체 검진은 생명을 위협하는 문제를 다루는 것보다는 우선순위가 낮다. 표 14-9에서 우선순위와 평가과정에서 정밀 신체 검진의 위치를 볼 수 있다.

정밀 신체 검진 수행

만약 응급구조사가 이 전에 환자를 노출시키지 않았다면 지금 해야 할 필요가 있다. 응급구조사와 환자가 구급차 안에 있다면 환자의 사생활을 보호하고, 그가 주위환경에 노출되지 않도록 보호하기는 훨씬 더 쉬울 것이다

정밀 신체 검진은 이차평가 동안 시행하는 빠른 외상 평가와 매우 비슷하다. 응급구조사는 상처, 압통, 그리고 변형의 징후를 찾을 것이다. 정밀 신체 검진은 빠른 외상 평가와 비슷하지만—다음 몇가지 중요한 차이점이 있다:

- 평가는 주로 구급차 내에서, 즉 이송 중에 수행된다. 소음과 움직임이 몇몇 과정을 방해할 것이다.
- 고정 장비가 적용되었기 때문에, 응급구조사는 이 점을 항상 고려해야 한다; 예를 들어, 귀를 평가하기 위해서는 머리 고정대의 구멍을 통해 보거나, 머리를 고정한 테이프 밑을 관찰해야 하고, 목을 평가하기 위해서는 경추보호대의 조그만한 구멍을 통해 평가해야 한다.

검진의 나머지 부분에는 빠른 외상 평가를 하는 것과 비교하여 약간 차이가 있다. 이 차이는 다른 환경(구급차 뒷편)이나 환자에게 이미 시행한 처치(경추보호대와 척추고정판의 고정) 때문에 일어난다.

목 부위의 평가 시 이차 평가(빠른 외상 평가) 동안 환자에게 적용한 경추보호대로 인해 제한을 받을 수 있다. 응급구조사는 목의 뒷 부분을 촉진 및 시진할 수 없지만, 경추보호대의 앞쪽에 위치한 구멍을 통해 상처, 압통, 목정맥팽대, 비빔소리 등을 평가할 수 있을 것이다. 응급구조사는 자신이 사용하는 경추보호대에 이러한 구멍이 있는지 확인해야 한다. 바로누운 환자에게서 목정맥 팽대가 발견되는 것은 정상이지만, 앉아 있는 환자에게서 발견 될 때에는 비정상임을 기억해야 한다.

가슴의 재평가는 구급차의 움직임 때문에 어려울 것이다. 응급구조사는 비빔소리나 동요가슴과 같이 촉진하여 평가할 수 있는 요소들을 재평가해야 한다. 구급차의 소음 때문에 허파음을 청진하는 것은 어렵다. 이상 호흡음의 경우 내과 환자에게서 주로 발생하므로 외상환자의 경우 양쪽 호흡음이 동일한지에 대해서만 평가하도록 한다.

만약 거리의 소음 때문에 호흡음이 들리지 않는다면 병원으로 환자를 계속 이송하는 것이 일반적으로 더 좋다. 응급구조사가 처치할 수 있는 업무 범위가 아니라면 평가를 위해 구급차를 정지하고 이송을 지연시키는 것은 좋지 못하다. 배와 골반을 빠르게 재평가한다.

빠른 외상 평가 동안 팔다리의 근육뼈대계통 손상을 나타내는 변형이나 기타 소견 등은 환자를 척추고정판에 고정함으로써 일시적으로 고정될 것이다. 빠른 이송이 우선되어야 할 때 현장에서 부목을 적용하는데 시간을 허비하는 것은 적합하지 않다. 병원으로 이송하는 동안 환자의 다른 손상 때문에 너무 바쁘지 않다면, 정밀 신체 검진 후에 손상된 팔다리에 부목을 적용하는 것이 좋을 것이다. "근육뼈대 손상"에서 부목을 적용하는 방법에 대해 자세히 배울 것이다.

환자의 등을 다시 평가하고자 척추고정판에서 환자를 돌리는 것은 적절하지 않다. 환자를 척추고정판 위에 고정할 때 응급구조사는 이미 척추 손상에 대해 처치를 한 것이고, 이 시점에서 일차적으로 고려할 것은 이전에 놓쳤을 수 있을 기타 손상을 찾기 위해, 접근할 수 있는 만큼만 환자의 등을 평가하는 것이다. 환자를 움직이지 않고도 만질 수 있는 만큼의 등 부위와 옆구리를 재평가한다.

정밀 신체검진의 나머지 단계는 빠른 외상평가와 동일하지만, 시간이 더 있기 때문에 좀 더 철저히 검진할 수 있다. 특히 이송이 오래 걸리는 시골 지역에서는 더욱 그렇다.

다음 우선순위는 환자를 위해 응급실에 연락하여 준비하도록 하는 것이다. 응급구조사는 구급차의 무전기나 핸드폰으로 환자의 상태를 응급실에 보고하여 준비하도록 한다. 병원까지의 거리와 지역의 지침에 따라 정밀 신체검진 이전에 이 단계를 수행할 것이다. 만약 아직 병원에 보고하지 않았다면 이제 보고해야 한다. "의사소통과 기록" 단원에서 병원 의료진에게 말 해야 할 것과 그것을 전하는 방법에 대해 더 배우게 될 것이다.

심각하지 않은 외상 환자

의식이 있으며 심각한 손상 기전이 없는 외상 환자를 관리할 때, 응급구조사는 환자가 아프다고 호소하는 부분과 손상 기전에 기초해서 손상이 의심되는 부위를 집중적으로 평가를 할 것이다.

이런 환자는 현장에서 필요한 모든 평가를 받는다. 이들은 일반적으로 정밀 신체 검진이 필요하지 않다. 그렇지만 가능성에 대한 의심을 항상 유지하는 것이 중요하다. 의심이 될 때는 정밀 신체 검진을 수행한다. 반응이 있는 외상 환자가 느끼는 두려움을 이해하고 정서적인 지지가 필요하다는 것을 인식한다.

심각한 손상 기전을 가진 외상 환자나 손상 기전이 명확하지 않은 환자의 경우, 정밀 신체 검진을 수행해야 한다. 그러나 정밀 신체 검진은 내과 환자에게는 의미가 없다. 보통 응급구조사가 내과 중환자를 신체 검진해서 발견할 수 있는 징후도 거의 없고, 그에 대해 응급구조사가 할 수 있거나 해야 할 일도 없기 때문이다. 내과 환자에서 평가정보의 대부분은 병력과 활력징후에서 온다.

응급구조사는 질병과 외상을 동시에 갖는 환자를 만날 수 있다. 예를 들어 의식이 없는 노인환자가 혼자 차의 운전대 위에 쓰러져 있는 현장에 출동하였다. 이 차는 도로 밖에 방치되어 있었으며 피해는 없다. 환자가 의식을 잃고 무의식 상태에서 길가로 차를 운전했는가, 아니면 길 밖으로 운전을 하다가 머리를 부딪쳐 의식을 잃었는가? 이 환자를 다루는 가장 안전하고 좋은 방법은 그를 외상 환자로 간주하고 빠른 외상평가를 시행하고 시간이 있다면 정밀 신체 검진을 하는 것이다. 그러나 가능하다면 찾을 수 있는 현장 목격자들로부터 사건에 대한 정보를 얻도록 한다.

중간 단원 복습

외상환자의 이차평가

핵심 사실과 개념

- 심각한 손상기전이 없는 환자에게는 현재 병력수집과, 환자가 호소하는 부위 혹은 응급구조사가 손상이 의심되는 부위에 정밀 신체 검진을 수행한다.
- 그런 다음 기본 활력징후와 과거 병력을 수집한다.
- 심각한 손상을 입었거나, 심각한 손상 기전을 가진 환자는 머리와 목을 도수 고정하고, 전문소생술팀 호출을 고려하며, 현재병력에 대한 간단한 정보를 얻고, 빠른 외상 평가를 수행한다.
- 빠른 외상 평가에서는, 상처, 압통, 변형을 찾고 또한 평가 부위에 적절한 추가적인 특정 징후를 찾는다(표 14-8에 요약). 머리, 목, 가슴, 배, 골반, 팔다리, 등을 체계적으로 검진한다.
- 목을 평가한 후에는 경추보호대를 적용한다. 신체 검진이 완전히 끝난 후, 환자를 척추 고정판에 고정하고, 환자의 기본 활력징후 및 과거병력을 수집한다.
- 중요한 처치를 수행하고 이송을 시작한 후, 병원으로 이송 도중 정밀 신체 검진을 수행한다.
- 정밀 신체 검진은 빠른 외상 평가와 매우 비슷하지만, 시간이 좀 더 소요된다. 정밀 신체 검진은 이송을 지연시킬 수 있으므로, 현장에서는 수행되지 않는다.
- 정밀 신체 검진은 손상 기전을 알 수 없거나, 심각한 손상을 입었거나, 의식이 없는 외상환자에게 가장 적절한다.
- 의식이 있으며 심각한 손상을 입지 않았거나, 심각한 손상기전이 없는 경우 정밀 신체 검진 수행은 드물다.

핵심 결정

- 환자의 손상 또는 손상 기전은 빠른 외상 평가를 수행하기에 적절한가?
- 환자에게 경추보호대를 적용해야 하는가
- 두 명의 응급구조사가 현장에 있다면 평가 업무를 어떻게 나눌 수 있는가?

평가와 술기를 위한 준비

요약 문제

1. 내과 환자의 이차평가와, 외상 환자의 이차평가가 어떻게 그리고 왜 다른지 설명하여라.
2. 심각한 외상 또는 다발성 손상을 입은 환자에 대한 이차평가와, 경미한 외상을 입은 환자에 대한 이차평가가 어떻게 그리고 왜 다른지 설명하여라.

연관시켜 생각하기

앞에서 배운 "현장평가" 단원을 복습하고, 이 단원에서 배운 내용과 연결하여 다음의 상황에 대해 고려해보아라.

1. 응급구조사는 매우 심각한 자동차 충돌 사고 현장에 출동하였고, 차량은 매우 크게 훼손되었다. 응급구조사는 현장을 통해 환자는 분명히 심각한 손상을 입었을 것이라고 생각하였다. 응급구조사의 생각을 반증 혹은 입증할 수 있는 이차평가의 요소로는 무엇이 있는가?
2. 빠른 외상 평가의 순서를 나열하고, 어떤 유형의 환자에게 빠른 외상 평가가 적절한지 설명하여라.
3. 정밀 신체 검진이 포함하는 부위를 나열하고, 각 부위를 검진할 때 어떤 것을 시진하고 느껴야 하는지 설명하여라.
4. 응급구조사는 한 차량이 가로등에 부딪친 현장으로 출동하였다. 응급구조사는 차량의 운전석으로 접근하여 심각한 손상을 입은 것 같은 청소년 여자아이를 평가하기 시작했다. 그 순간 변압기에서 불꽃이 튀는 것을 발견하였다. 응급구조사는 무엇을 해야 하는가?

비판적 사고 연습

외상은 경미한 것부터 심각한 것까지 매우 다양하고 유형도 많다. 이 연습의 목적은 다음의 상황들을 응급구조사로서 어떻게 다루는지 연습해 보기 위함이다.

1. 응급구조사는 3층에서 떨어진 환자를 평가하고 있다. 환자의 의식은 없으며 기도에 혈액이 발견되었다. 구급차 운전자는 구급차를 가까운 곳에 주차 시킨 후 장비를 가지고 왔다. 환자의 손상에 대한 평가와 기도 관리 처치(환자는 자주 흡인이 필요하다)의 균형을 맞출 것인가?
2. 다음 각각의 상황에서, 환자를 병원으로 빨리 이송하는 것과 환자를 현장에서 평가 및 처치하는 것 중에 어떤 것이 더 적절한 행동인 지 설명해 본다.

- 응급구조사는 칼에 손을 베인 환자에게 출동하였다. 손에서는 다량의 피가 스며나오고 있다.
- 응급구조사는 피가 바닥에 흥건한 운동장에서 한 여자 아이를 발견하였으며, 환자는 말을 할 수 있었다. 목격자는 환자가 동료에 의해 총에 맞았다고 전했다.
- 응급구조사는 새벽 무렵, 아파트 옆길에 의식이 없는 남성 환자가 있다는 신고를 받고 출동하였다. 환자의 주위에는 무슨 일이 발생했는지 설명해줄 목격자가 없었다.

병태생리학적 접근

다음의 질문들은 현장에서 정확한 결정을 내리고 임상과 관련된 정보를 모을 수 있도록 돕기 위해 고안되었다.

가슴 손상 환자는 허파에도 심한 손상을 입었을 것이다. 손상 받은 허파의 허파음은 왜 감소하거나 없어지는가?

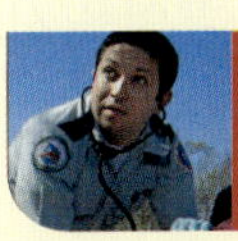

현장이야기

토요일 저녁, 응급구조사는 흥분에 들뜬 시내를 순찰하는 구급차에서 대기중이다. 잠시 후, 무전에서 "응급출동, 브로드웨이 길가에서 칼에 찔린 환자 발생, 현장에는 경찰이 있으며, 현장은 안전한 상태이다"라는 말이 들렸다. 응급구조사는 재빨리 현장으로 출동하였고, 현장에는 20대 정도 보이는 남자가 길에 누워있었다. 환자에게 무슨 일이 있었냐고 물어보니, 환자는 "강도가 저의 얼굴을 때리고 밀친 후 제 지갑을 가져갔어요!"라고 말했다.

응급구조사는 환자에게 머리를 움직이지 말라고 말하면서 동료에게 손으로 환자의 머리와 목을 고정해줄 것을 부탁했다. 환자는 "제가 그들과 싸우려고 하자, 그들은 제 가슴을 찔렀어요"라고 말했다.

환자의 기도는 개방되어 있었으나, 숨을 헐떡였고, 호흡도 빠르고 얕았다. 응급구조사는 환자의 가슴에 개방성 손상이 있음을 확인하였다. 손상 받은 가슴에서 허파음을 청진했지만 아무 소리도 들리지 않았다. 응급구조사는 폐쇄드레싱을 하고 비재호흡마스크로 산소를 투여하였다. 그리고, 재빨리 또 다른 외부출혈이 있는지 확인하였다.

질문

1. 환자에게 가장 우선되는 것은 무엇인가?
2. 다음에 무엇을 해야 하는가?
3. 언제 활력징후를 측정해야 하는가?

응급구조사와 동료는 환자를 빨리 외상센터로 이송해야 함을 결정하였다. 응급구조사 동료는 계속해서 환자의 목과 머리를 손으로 고정하고 있고, 응급구조사는 구급차에서 긴 척추고정판과 경추보호대를 가져왔다. 응급구조사는 빠른 외상 평가를 머리에서 발끝까지 실시한 결과, 환자는 왼쪽 볼에 찰과상, 왼쪽 손목엔 부종 및 움직임에 통증, 배의 아래에는 압통을 호소하였다. 또 다른 동료는 환자의 활력징후를 측정했다. 응급구조사는 환자를 구급차로 이동 한 후 과거 병력을 수집하기로 결정했다. 응급구조사와 동료는 환자를 긴 척추고정판에 고정하면서 머리도 고정하였다. 긴 척추고정판으로 환자를 옮기면서 응급구조사는 환자의 등에 압통, 출혈, 상처가 있는지 평가하였다.

환자를 구급차로 옮긴 후, 동료는 사이렌을 울리면서 외상 센터로 출발하였다. 환자는 의식이 있으나, 한 번에 완전한 문장을 말하는 데에 힘들어 보였다. 여러 군데에 불편함을 호소하였고, 응급구조사는 허파 손상 때문에 가슴 내 압력이 증가했음을 의심했다.

질문

4. 다음으로 해야 할 일은 무엇인가?
5. 만약 외상센터에 도착하기 전에 시간이 있다면, 정밀 신체 검진을 위해 무엇을 해야 하는가?

응급구조사는 환자의 호흡 곤란을 처치하는데 자신이 있었다. 현장에서 가슴에 처치해 놓은 드레싱의 한쪽 끝을 들어올리자 공기가 빠져나가는 소리가 들리면서 환자가 쉽게 호흡을 하기 시작했다. 환자의 활력징후를 다시 한 번 측정한 후, 활력징후를 재 측정하였다. 가슴 손상에 3면 드레싱을 적용한 후, 머리, 가슴, 배, 팔다리의 모든 부분에 정밀 신체 검진을 하였다. 각 부위에 압통, 상처, 변형이 있는지 확인하였다. 병원에 도착할 때까지 환자의 상태는 안정되었고 가장 마지막의 활력징후를 포함한 병원 전 처치보고서와 함께 환자를 응급실 의료진에게 인계하였다.

재평가

환자를 처음 만났을 때 환자의 상태를 판단하는 것뿐만 아니라 환자의 상태 변화를 인지하는 것이 중요하므로, 환자를 관찰하고 그리고 또 관찰하는 것이 중요하다. 환자는 의식 소실, 불안, 또는 발한 같은 명백한 변화를 보일 수 있다. 이들은 혈액순환의 어떤 변화를 예상할 수 있다. 어떤 환자들은 병원에 도착하기 전에 상태가 악화될 수도 또는 개선될 수도 있다. 응급구조사는 재평가라고 불리우는 단계를 수행함으로써 이러한 변화를 인지할 수 있다.

심각한 문제에 대한 처치가 끝난 후, 혹은 정밀 신체 검진이 끝난 후 모든 환자에게 재평가를 수행해야 한다. 종종 응급구조사는 다른 심각한 손상을 처치하기에 바빠 정밀 신체 검진을 하지 않거나 또는 정밀 신체 검진이 중요하지 않은 내과 환자 또는 경미한 외상 환자를 만날 것이다. 그러나 재평가는, 위급한 처치를 해야하는 경우가 아니라면 무조건 수행되어야 한다. 만약 두 명의 구조자가 현장에 있다면 한 구조자는 위급한 처치를 수행하는 동안, 다른 한 명은 재평가를 수행해야 한다.

병원으로 이송하는 중의 전체 평가 과정 중, 의식있는 환자에게는 응급구조사가 무엇을 시행할 것인지 확신 있는 목소리로 설명해야 한다는 것을 기억해야 한다.

“여러분의 감시를 절대 내려놓지 말아라. 평가하고, 재평가하고, 다시 평가한다. 여러분은 병원에 도착할 때까지 이것을 끝내서는 안 된다.”

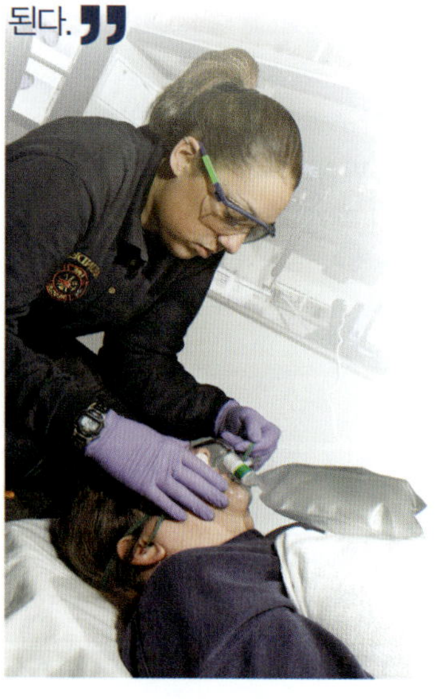

소아 노트

의식이 명료한 아이와 대화할 때는 가능한 아이의 키 높이에 맞추어 눈을 맞추며 대화하고, 자신이 무엇을 수행할 것인지에 대해 확신 있는 목소리로 설명한다.

재평가의 구성

재평가 동안, 응급구조사는 이미 수행했던 평가 과정 중 중요한 요소들을 반복할 것이다. 예를 들어, 응급구조사는 일차평가(생명을 위협할 만한 문제가 있는지 확인하기 위해)를 재평가 하고, 활력징후를 재평가하고, 환자의 특정 주호소 또는 손상과 관련된 부위의 신체 검진을 수행하고, 처치한 술기에 대해 재 확인할 것이다(절차 14-7).

절차 14-7 재평가

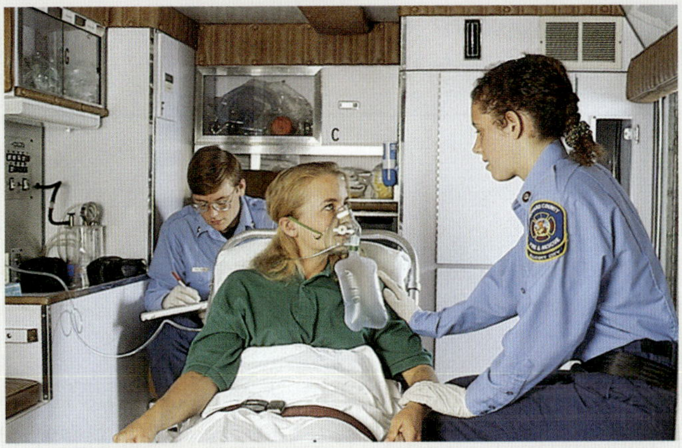

1. 일차평가 반복

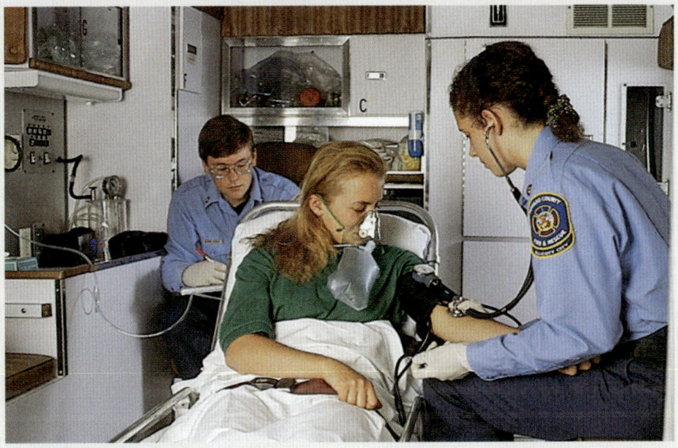

2. 활력징후 재평가 및 기록

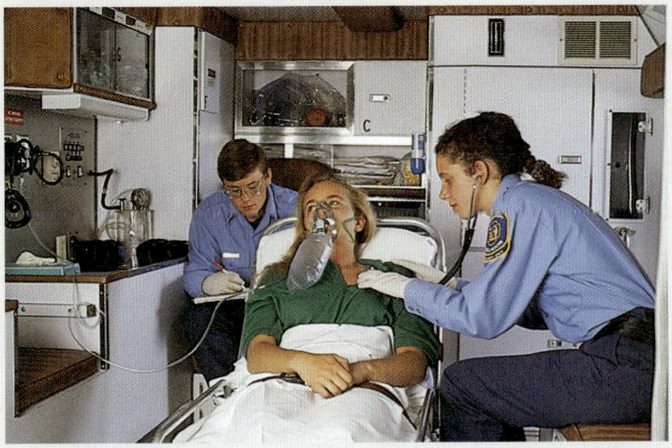

3. 이차평가의 중요한 부분 반복

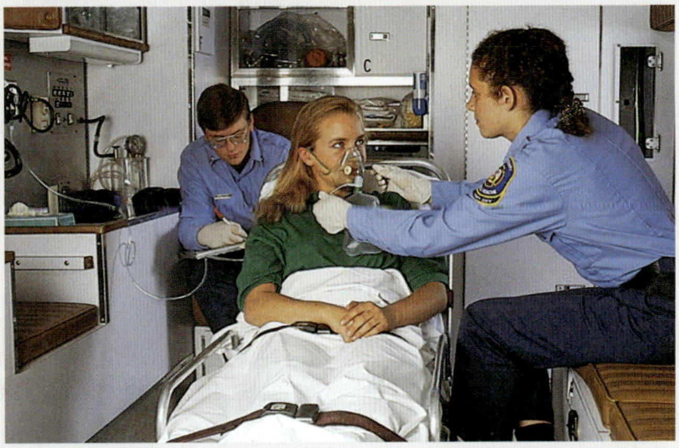

4. 처치 확인

일차평가 반복

생명을 위협하는 문제를 재확인 하기 위해서 일차평가를 반복함으로써 재평가를 시작한다:

- 의식수준을 재평가한다.
- 기도 개방을 유지한다.
- 호흡수와 질을 확인한다.
- 맥박수와 질을 확인한다.
- 피부색과 체온을 확인한다.
- 환자 우선순위를 재설정한다.

기억해야 할 것은 일차평가 동안에 나타나지 않았거나 처치된 심각한 문제들은 환자가 병원에 도착하기 전 발생하거나 재발할 수 있다는 것이다. 예를 들면, 반응이 있고 명료했던 환자의 정신상태는 갑자기 악화되기 시작할 수 있다. 개방 되어있던 기도가 폐쇄될 수도 있고, 스스로 잘 호흡하던 환자가 호흡보조가 필요할 수 있다. 또한 맥박이 빠르고 피부가 차갑고 창백한 것 같은 징후들은 쇼크의 징후일 수 있다. 생명을 위협하는 문제들을 계속 관찰하고 발견되면 즉시 처치해야 한다.

소아 노트

반응이 없는 소아나 영아의 의식 상태는 고함을 지르거나(언어자극) 발바닥을 자극하여(통증자극) 평가한다. 울음을 터뜨리는 것은 영아의 의식 상태가 적절함을 나타낸다.

활력징후 재평가 및 기록

이차 평가 동안, 응급구조사는 기본 활력 징후를 측정하고 기록했을 것이다: 맥박, 호흡, 피부, 동공, 그리고 혈압. 재평가 동안에, 응급구조사는 활력징후를 재측정 및 재기록하여 이 전에 측정했던 활력징후 값과 비교한다.

각각의 활력징후를 측정하자마자 기록하는 것은 특히 중요하다. 이 방법을 사용함으로써, 여러분은 각기 다른 숫자를 나타내는 혈압, 맥박, 호흡수, 산소포화도를 기억할 필요가 없다. 만약 여러분이 각각의 활력징후를 기록하지 않는다면, 활력징후를 재 측정할때마다 그 전에 측정한 결과값을 기억하지 못할 것이다. 이 단원의 마지막에서 다시 설명할 것이지만, 재평가를 기록해야 하는 이유는 환자의 상태 변화를 확인할 수 있기 때문이다.

신체 검진과 병력의 중요한 부분을 반복

환자의 주호소는 시간이 지나며 바뀔 것이다. 증상의 변화가 있는지 환자에게 물어본다. 특히 환자에게 처치를 한 후에는 반드시 증상의 변화가 있는지 물어봐야 한다.

응급구조사는 또한 신체 검진을 반복함으로써, 변화를 발견할 수 있을 것이다. 예를 들어, 가슴에 손상을 입은 환자는 시간이 지남에 따라 근육이 피로해지면서 가슴 손상은 더 확연해지고, 처음 환자를 평가하였을 때는 보이지 않던 기이성 운동을 볼 수 있을 것이다. (기이성 운동이란 손상 받은 가슴부위가 정상과 반대 방향으로 움직이는 것으로; 손상 받은 가슴은 공기를 들이 마실 때는 들어가고, 내쉬면 나온다). 또한 환자의 배는 팽창될 수도 있는데, 이러한 징후는 특히 장거리 이송을 하는 경우 볼 수 있다.

처치 확인

응급구조사가 환자에게 수행한 처치를 확인할 때에는, 환자를 언제나 처음 대하는 것처럼 보

현장사례

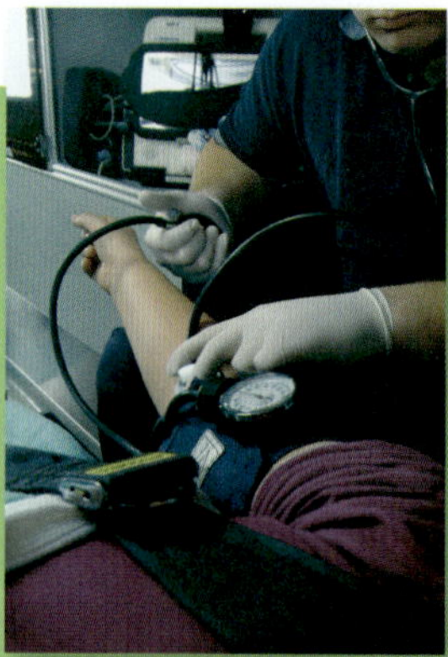

"제가 무엇을 가장 싫어하는지 아나요? 의료인이 검사를 하고 결과가 어떤 지 얘기 해주지 않을 때, 저는 무척 싫어해요.

"응급구조사는 예의가 바르고 저는 그들이 무엇을 하는지 알지만, 제 혈압이 얼마인지 나에게 말 해주길 정말 원해요. 그리고 맥박도요. 그들은 그것을 재고, 기록하였지만, 얼마인지는 나에게 얘기 해주지 않아요.

"제 주치의가 저에게 지시한 것이 어떻게 지켜졌는지 보이기 위해, 저는 집에서 혈압을 측정하고 기록해요. 수 년 동안 고혈압이 있어서 걱정되거든요. 저는 응급구조사에게 물어보려 했지만 그들이 너무 바빴죠…. 제가 모든 것을 알고자 하는 것은 아니였는데…."

는 시각을 가지도록 노력한다. 이것은 응급구조사가 자신이 행한 처치가 적절했는지를 더 객관적으로 평가할 수 있도록 도와줄 것이다. 항상 다음과 같이 시행하도록 한다:

- 산소제공과 인공호흡의 적절성을 확인한다.
- 출혈 관리를 확인한다.
- 다른 처치의 적절성을 확인한다.

처음에 환자에게 산소 공급이 적절하게 수행되고 있음에도 불구하고, 나중에 산소통에 산소가 다 소비되거나 연결관이 끊어지는 것과 같은 사고가 발생할 수 있다. 그러므로 산소통부터 환자에게 연결되어 있는 선까지 확인하는 습관을 갖는 것이 좋다. 즉, 산소통의 압력계를 통해 산소가 충분히 있는지를 확인하고, 유량계에 적절한 양의 산소가 흘러가도록 조정되었는지 확인하도록 한다. 연결관이 압력조절기에 단단히 고정되어 있는지 확인하고, 연결관을 따라가면서 관이 막히거나 꼬여 있는지 확인하고, 새는 곳이 없는지 확인한다. 마스크에 연결관이 적절하게 연결되어 있는지, 또 적절한 선택의 마스크인지 확인한다. (간혹 단순마스크와 비재호흡마스크가 바뀌어 적용될 수 도 있다.) 뿐만 아니라, 마스크가 환자의 얼굴에 잘 밀착되어 있는지, 또 비재호흡마스크의 백이 환자가 숨을 들이쉴 때 완전히 수축하는 지 확인한다 (이런 경우에는 유량을 늘려주어야 한다.) 실제 상황에서는 이러한 일련의 단계가 수초 내에 이루어질 것이다.

출혈이 멈춘 상처 부위에서 다시 출혈이 일어날 수 있으므로 이것도 이송 중 평가의 일부로 계속해서 확인하는 것이 중요하다. 응급구조사가 사용한 상처 부위의 모든 붕대를 확인하여 피가 붕대에 스며 나오지 않았는지 눈으로 확인한다. 만약 응급구조사가 볼 수 없는 곳에 상처가 발생했다면 장갑을 낀 손으로 조심스럽게 만져보고 장갑에 혈액이 묻는지 확인한다.

또한, 경추보호대, 척추고정대, 부목과 같이 수행된 다른 처치도 확인 한다. 이들 중 일부는 움직임 때문에 재조정이 필요할 수 있다.

경향 관찰

재평가는 환자 상태의 *변화*(시간에 따른 변화)을 판단하는 수단이기 때문에, 응급구조사는 재평가 단계를 자주 반복할 필요가 있다. 응급구조사가 발견한 것들을 기록하고, 이들을 초기에 발견했던 것들과 비교한다. 환자 상태에 있어 어떠한 변화나 경향을 인지하고 기록하는 것이 중요하다.

응급구조사가 발견한 것들에 근거하여, 새로운 처치를 시작하거나 이미 시작한 처치를 조정할 필요가 있을 수 있다. 응급구조사가 발견한 것들, 특이 기록된 변화들은, 병원 내 의료진들에게 매우 중요한 정보가 되고, 환자의 상태가 좋아지고 있는지 아니면 악화되고 있는지 알 수 있게 해준다. 이 환자의 활력징후 변화는 어떠한가? 악화, 특별한 변화 없음, 정상으로 되돌아옴, 결정할 수 없음.

핵심 개념
재평가 동안의 변화 관찰

변화(trending)
시간에 따른 환자 상태의 변화로, 환자 상태의 호전이나 악화를 보여준다. 반복적인 재평가를 기록함으로써 알 수 있다.

핵심 개념
안정/불안정 환자를 위한 재평가

안정 혹은 불안정한 환자 재평가

환자의 상태는 재평가를 얼마나 자주 해주어야 하는지 결정해준다. 환자의 상태가 심각할 수록 더 자주 재평가를 실시해야 한다. 재평가의 간격은 다음과 같다:

안정된 상태의 환자는 매 15분 마다 재평가한다. 예를 들어, 의식이 명료하고, 이 전에 측정한 활력징후가 정상 범위내에 있으며, 심각한 손상을 입지 않은 경우가 해당된다.

불안정한 상태의 환자는 매 5분 마다 재평가한다. 예를 들어, 의식이 변화되거나, 기도, 호흡, 순환에 어려움이 있거나, 심각한 출혈, 또는 심각한 손상과 손상기전을 가진 경우가 해당된다.

비판적 의사 결정

활력징후의 변화

활력징후의 변화를 관찰하는 것은 단순히 환자의 활력징후 결과를 얻는 것 이상으로 가치가 있다. 변화를 관찰하는 것은 이송의 최종 목적지와 전문소생술팀의 필요 여부 등의 정확한 의사결정을 위해 필수적이다. 다음의 세 환자의 활력징후들을 살펴보고 각 환자의 상태를 결정해본다.

1. 32세 남성이 4. 5 m 높이의 지붕에서 추락하여 다발성 손상을 입었다. 이 환자의 활력징후는 다음과 같다:

시간	맥박	혈압	호흡수	피부
21:40	88	120/90	20, 얕음	창백, 건조
21:55	84	100/80	18, 얕음	창백, 건조
22:00	80	90/60	16, 정상	창백, 건조

이 환자의 활력징후 변화는 어떠한가?악화, 특별한 변화 없음, 정상으로 되돌아옴, 결정할 수 없음.

2. 64세 여성이 마루에서 넘어져 엉덩이 통증을 호소하고 있다. 이 환자의 활력징후는 다음과 같다:

시간	맥박	혈압	호흡수	피부
13:30	108	160/90	24, 얕음	창백, 건조
13:45	112	150/90	20, 얕음	창백, 건조
13:50	96	140/80	20, 정상	창백, 건조

이 환자의 활력징후 변화는 어떠한가? 악화, 특별한 변화 없음, 정상으로 되돌아옴, 결정할 수 없음.

3. 19세 여성이 축구경기 중 왼쪽 무릎과 다리에 손상을 입었다. 이 환자의 활력징후는 다음과 같다:

시간	맥박	혈압	호흡수	피부
19:22	108	126/96	20, 얕음	창백, 축축
19:30	116	110/80	22, 얕음	창백, 축축
19:35	124	90/70	22, 정상	창백, 축축

이 환자의 활력징후 변화는 어떠한가? 악화, 특별한 변화 없음, 정상으로 되돌아옴, 결정할 수 없음.

환자의 상태가 변했다고 생각될 경우, 적어도 일차평가를 재평가한다. 그러므로 응급구조사는 생명을 위협하는 문제에 대한 징후를 최대한 빨리 찾을 수 있다. 환자의 상태가 의심스러운 경우, 매 5분마다 혹은 가능한 자주 재평가를 반복하도록 한다(그림 14–32).

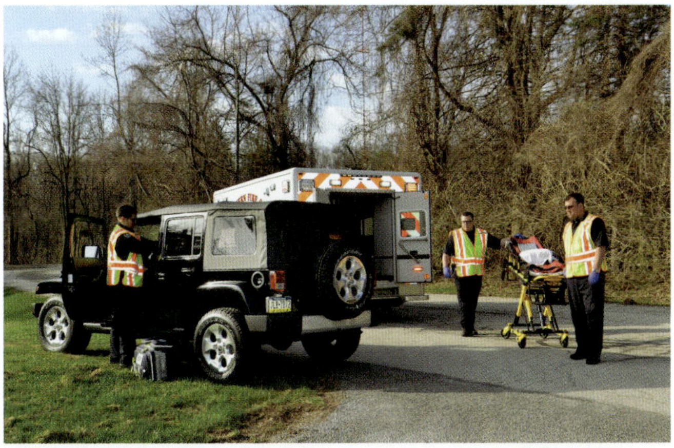

그림 14-32 장거리 이송 시, 재평가가 자주 수행되어야 한다. — 안정된 상태의 환자는 매 15분마다, 불안정한 상태의 환자는 매 5분마다 재평가를 수행한다. (© Edward T. Dickinson, MD)

중간 단원 복습

재평가

핵심 사실과 개념

- 재평가는 환자 평가의 가장 마지막 단계이다.
- 안정된 상태의 환자는 매 15분마다 재평가를 실시하고, 불안정한 상태의 환자는 매 5분마다 재평가를 실시한다.
- 재평가는 일차평가의 반복, 활력징후의 재측정 및 재기록, 적절한 병력의 수집, 신체 검진, 수행한 처치의 재확인을 포함한다.
- 산소, 출혈, 척추고정, 부목 등의 처치를 확인할 필요가 있다.

핵심 결정

- 환자의 상태는 새로운 처치가 필요할 만큼 변화되었는가? 기도는 개방되어 있는가? 호흡은 적절한가? 순환은 적절한가?
- 수행된 처치가 제 기능을 하고 있는가?
- 초기에 수행된 처치를 조정할 필요가 있는가?

평가와 술기를 위한 준비

요약 문제

1. 재평가의 네 단계를 나열하고, 각 단계마다 어떤 평가가 수행되어야 하는지 설명한다.
2. 여러분이 평가 중에 찾은 것들을 기록하는 것이 왜 중요한지 설명하고 "방향(trending)의 정의를 설명한다.

연관시켜 생각하기

앞에서 배운 "호흡, 순환, 쇼크: 병태생리학의 이해" 단원을 복습하고, 이 단원에서 배운 내용과 연결하여 다음의 상황에 대해 고려해 보아라.

- 응급구조사는 힘빠짐을 호소하는 80세 남성을 이송하는 중이다. 환자의 말에 따르면 아침 내내 힘빠짐 증상이 나타났다고 한다. 환자의 초기 활력징후는 맥박 85회/분, 혈압 130/80 mmHg, 호흡 18회/분, 산소포화도 98%였다. 이송 중, 환자는 응급구조사에게 어지러움을 호소하였다. 응급구조사는 환자의 활력징후를 다시 측정한 결과 맥박 180회/분, 혈압 90/70mmHg, 호흡 22회/분, 산소포화도 95%였다. 극도로 빨라진 맥박수는 앞으로 환자의 활력징후와 주호소를 어떻게 변화시킬 수 있는가?

비판적 사고 연습

재평가는 일차/이차 평가와 같이 동일한 관점에서 필요한 처치에 초점을 맞추어 수행되어야 한다. 이 연습의 목적은 평가동안에 응급구조사가 발견할 특정 상황을 어떻게 관리해야 하는지 연습해 보기 위함이다.

- 재평가 동안 다음과 같은 것을 발견한다면 무엇이 필요한가?
  1. 그르렁 소리가 나는 호흡음(gurgling)
  2. 환자가 숨을 들이마실 때 비재호흡마스크의 백이 완전히 수축됨
  3. 코고는 소리

병태생리학적 접근

다음의 질문들은 현장에서 정확한 결정을 내리고 임상과 관련된 정보를 모을 수 있도록 돕기 위해 고안되었다.

- 환자는 천식 발작을 가지고 있다. 환자의 호흡은 정상이며 분당 12회의 호흡 수를 보이고 있지만, 산소포화도는 매우 낮다. 이유는 무엇인가?

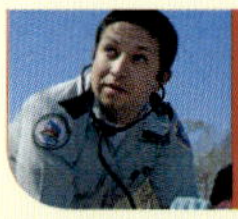

현장이야기

응급구조사는 뇌졸중이 의심되는 노인 여성이 있는 곳으로 출동하였다. 적절한 표준예방조치를 취하고, 현장이 안전함을 확인한 후 집으로 들어갔다. 환자의 남편으로 보이는 노인 남성이 문을 열어 응급구조사를 부엌으로 안내했다. 그는 잠시 밖에 다녀온 사이에 집에 돌아왔는데, 아내가 혼자 일어서지 못하는 것을 발견했다고 말했다. 응급구조사가 부엌에 도착하니 여성 노인이 의자에 앉아 있었다.

응급구조사는 전반적 인상 평가에서 환자는 깨어있지만, 왼쪽으로 고꾸라져 있음을 확인하였다. 응급구조사는 자신을 소개하면서, 환자가 스스로 눈을 뜨고 있으며 말이 느리고 어눌함을 알아차렸다. 환자는 통증이 있어 보이지 않았다. 환자의 블라우스 위에 적은 양의 침이 묻어 있었다. 환자의 기도는 개방되어 있었고(적어도 지금 순간에는), 호흡은 정상이었고 힘들어 보이지 않았다. 출혈의 징후도 없었고 노동맥은 강하고, 약간 빠르며, 매우 불규칙했다. 응급구조사는 환자를 내과환자로서 중간 정도의 우선순위로 두었다. 지역 내 프로토콜에서 전문소생술팀의 호출이 필수 상황이지는 않다.

질문

1. 환자의 의식 상태가 환자의 기도를 유지하는 방법에 어떻게 영향을 주는가?
2. 환자와 환자의 남편에게 어떤 질문을 해야 하는가?

응급구조사는 환자의 입에서 흘러나오는 침을 닦아준 후, 어떻게 환자의 기도를 개방된 상태로 유지해야 할 지 고민했다. 환자가 의식을 잃을 것에 대비하여 흡인기를 준비해야 한다.

환자가 말하는 것에 어려움을 가지고 있기 때문에, 응급구조사는 환자의 남편으로부터 병력을 수집하였다. 환자는 82세로, 평소에는 매우 명료하고, 활동적이라고 전했다. 불과 4시간 전까지 환자는 괜찮았지만, 자신이 집에 돌아왔을 때 환자는 의자로 넘어지면서 왼쪽 팔과 다리를 움직일 수 없는 것처럼 보였다고 전했다. 응급구조사가 환자에게 통증이 있거나 호흡에 어려움이 있는지 물었다. 환자는 매우 느리고 어눌한 말투로" 아니요, 없어요"라고 대답하였다. 응급구조사의 동료는 활력징후를 수집하는 동안, 응급구조사는 환자를 매우 주의 깊게 지켜보았다. 응급구조사는 환자에게 팔을 앞으로 뻗어 보라고 하니, 환자는 오른쪽 팔을 쉽게 뻗었으나 왼쪽 팔은 힘들게 움직이려는 모습을 확인하였다. 환자에게 미소를 보여달라고 했을 때는 얼굴의 왼쪽 부분만 움직였다. 동공 반응은 양쪽 모두 정상이었다. 활력징후를 측정한 결과, 환자의 맥박은 분당 92회로 불규칙했으며, 혈압은 180/96mmHg, 호흡은 분당 20회로 정상 호흡이였다.

남편의 말에 따르면, 환자는 고혈압을 위해 바소텍이라는 약물을 하루에 한 번 먹는다고 말했다. 알레르기는 없고, 최근에 병원에 입원한 경험은 없다고 말했다.

환자의 뇌는 충분한 산소를 제공 받고 있지 않기 때문에, 환자의 산소포화도가 98%임에도 불구하고 응급구조사는 비재호흡마스크로 분당 12리터의 산소를 제공했다. 응급구조사는 환자가 전문 병원으로 이송되어야 함을 결정하였고, 이송을 위해 환자의 기도가 침에 의해 막히지 않게 왼쪽으로 들 것 위에 눕혔다.

질문

3. 응급구조사는 어떻게 재평가를 시행할 것인가?

이송 중, 응급구조사는 도착 병원에 환자의 상태와 처치에 대해 보고하였다. 활력징후를 재측정한 결과, 맥박은 분당 88회로 불규칙하며, 혈압은 170/촉진, 호흡은 분당 22회로 힘들어하지 않았다. 환자에게 지금 기분이 어떻냐고 물어보자, 환자는 명확한 목소리로, "좀 나아졌어요, 젊은이"라고 말했다. 놀랍게도 호전 상태를 보이는 환자에게 응급구조사는 다시 평가를 시작하였다. 환자는 이제 눈을 감고 양쪽 팔을 모두 앞으로 뻗을 수 있었다. 그리고 환자가 미소를 지었을 때, 더 이상의 결손은 보이지 않았다.

환자가 호전 상태를 보인 지 5분이 지난 후, 환자가 다시 말하는 것에 어려움을 호소하는 것을 알아차렸다. 환자에게 양쪽 팔을 다시 앞으로 들어보라고 지시하자, 환자는 양쪽 팔을 둘 다 앞으로 뻗었지만 왼쪽 팔은 버티지 못하고 떨어졌다. 환자는 매우 힘들게 미소를 지었다. 응급구조사가 환자에게 "환자분, 제가 하는 말을 따라해보세요: 신시네티의 하늘은 매우 푸르다"라고 말했고 환자는 처음 한 두단어만 말한 후 뒤의 단어를 따라하기에 매우 어려워 보였다. 응급구조사는 환자의 상태 변화를 매우 염려하였고, 지도 의사에게 전화하였다.

몇 분 후, 응급실에 도착하였고, 환자의 상태는 변화하지 않았다. 응급구조사가 환자를 응급실 의료진에게 인계한 후, 병원 전 보고서를 작성하는 동안 의사는 환자를 평가하였다. 응급구조사가 보고서 작성을 완료하자마자 의사는 환자의 평가를 끝낸 후 방에서 나왔다. 의사는응급구조사에게 "환자를 이 병원으로 데리고 와서 다행이에요. 환자는 항응고제가 투약되어야 하는 대상자는 아니지만, 저희 병원은 교육 및 연구하는 병원이기 때문에 우리는 환자에게 뇌졸중에 대한 새로운 치료 실험을 평가하는 조사에 참여할 기회를 드릴 수 있게 되었네요"라고 말했다. 그리고 응급구조사에게 "환자가 뇌졸중인 것 같나요?"라고 물었고, 응급구조사는 "환자의 상태는 계속 변했고, 호전됐다가 다시 악화되기도 했습니다."라고 말했다. 의사는 "우리는 뇌졸중 환자의 상태가 처음 몇 시간동안 변화하는 것을 발견하였고, 그것에 대해 연구 중이었습니다. 한 번의 평가만을 가지고 뇌졸중으로 진단하는 것은 매우 어려운 일이죠. 저는 당신이 그 변화를 관찰하고 기록하여 우리에게 알려줘서 매우 감사하게 생각합니다."라고 말했다. 응급구조사는 재평가의 중요성에 대해 다시 한 번 인식 한 후, 또 다른 출동을 준비하기 위해 복귀하였다.

비판적 사고와 의사 결정

*진단*은 의료 처치에서 매우 중요하다. 그러나 수년동안, 응급구조사들은 "응급구조사는 진단하지 않는다"라는 말을 많이 들었을 것이다. 실제로는, 심정지와 같이 응급구조사가 진단해야만 하는 상태들이 있다. 또한 파상풍과 같이 응급구조사가 진단하지 말아야 하는 상태들이 있다. 그러나 전문응급구조사와 응급의학과 의사들 또한 일반적으로 파상풍은 진단하지 않는다. 그렇다면 응급구조사의 진단과 다른 의료제공자들의 진단에는 무슨 차이가 있을까?

심정지는 손가락을 베는 것과 같은 경미한 상태에서부터 간의 열상 또는 허파와과 같은 심각한 상태들까지 매우 광범위한 진단의 가장 끝에 놓여있다. 응급구조사의 판단이 매우 일반화된 진단일지라도, 응급구조사는 몇 가지를 진단하기 위해 충분히 배운다. 예를 들어, 응급구조사는 "알 수 없는 원인에 의한 배 통증의 환자"라고 말할 것이다. 비록 이 말은 애매하지만, 이것은 응급의학과 의사가 혈액 검사와 방사선 검사에도 불구하고 원인을 찾을 수 없을 때의 진단명과 같을 것이다.

물론, 응급의학과 의사는 응급구조사들보다 배 통증의 원인을 진단하기 위해 또는 배제하기 위해 더 많이 공부하고, 배우고, 경험하고, 자원을 활용할 것이다. 그렇기 때문에 응급의학과 의사들의 진단은 응급구조사의 진단보다 더 구체적이다. 그럼에도 불구하고, 현장에서 응급구조사의 기능과, 응급실에서 응급의학과 의사의 기능에 비슷한 점이 있다. 하지만 확실한 것은, 대략 150 시간의 훈련을 받은 응급구조사와 수천시간동안 수업을 듣고 임상 훈련을 받은 의사의 전문 지식 및 전문 술기는 결코 같지 않다는 것이다.

핵심 개념
응급구조사를 위한 비판적 사고 개념

진단(diagnosis)
추후 임상적 검사와 치료를 위해 환자의 상태를 판단하는 일.

응급구조사 진단과 비판적 사고

응급구조사의 진단은 환자의 병력, 신체 검진, 활력징후에 근거하여 환자의 상태를 판단하는 것이다. 이것은 또한 다른 이름으로 불려질 수 있다:응급의료서비스 진단, 응급구조사 진단, 현장 진단, 추정 진단, 업무상 진단. 이런 이름에 관계없이, 이들은 모두 응급구조사가 환자를 평가한 후 응급구조사가 어떤 결론에 도달하는 방법을 나타낸다. 진단에 도달하는 과정은 신체적 그리고 지능적, 이 두가지를 동시에 요구한다. 이것은 현장에서 언제 그리고 얼마만큼의 정보를 얻는지에 따라 결정되므로 쉽지 않다. 응급구조사가 이 과정을 수행할 수 있도록 돕는 것을 우리는 비판적 사고라 부른다.

비판적 사고에 대한 설명은 매우 많다. 이것은 조직적이고 효율적인 방법으로 문제를 생각하도록 돕는 분석적인 과정이다. 이것은 또한 특정 상황에서 무엇을 해야 할 지에 대한 결정에 초점을 맞추고, 합리적이고, 반사(반영)적인(reflective) 사고이다. 몇몇 사람들은 비판적 사고를 사실, 원리, 이론, 정보의 조각과 연결시켜 사용해야 하는 자세라고 말한다. 비판적 사

" 나의 술기는 나를 좋은 응급구조사로 만든다. 나의 생각과 결정은 나를 최고의 응급구조사로 만든다. "

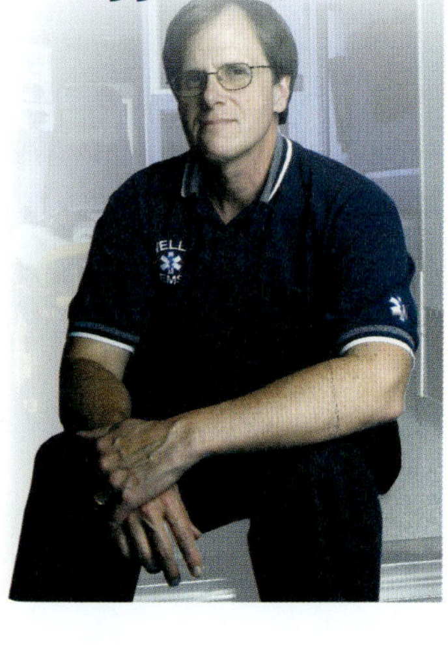

고에 대한 이 모든 설명은 진실일 수도, 그렇지 않을 수도 있다. 그러나 이 책에서 우리는 비판적 사고를 조직적이고 효율적인 방법으로 문제를 생각하도록 돕는 분석적인 과정이라는 설명에 초점을 맞출 것이다.

예를 들어, 가상의 응급구조사가 배 통증을 호소하는 환자를 평가하고 있다. 환자는 일차 평가를 수행하고, 현재 병력과 과거 병력을 수집하고, 신체검진을 수행하며, 처치와 이송을 시작했다. 모든 단계가 완료된 후, 응급구조사는 환자 상태의 원인이 무엇인지 확신할 수 없었다. 환자는 아마도 배대동맥자루(abdominal aortic aneurysm), 이자염(pancreatitis), 쓸개돌(gallstone), 샘창자궤양(duodenal ulcer), 또는 다른 상태 중 하나에 해당될 것이다. 의사는 이러한 특정 상태를 대부분 진단할 수 있지만, 그러기 위해서는 상당한 훈련, 임상 기술, 실험, 영상, 그리고 환자와의 상담 등 많은 노력이 필요하다. 그렇다면, 의료진들은 환자에게 어떤 문제가 있는지 어떻게 결정할까?

의료진이 진단에 접근하는 방법

여러 의료진들은 각기 다른 훈련, 경험, 시간, 기술, 자원 등을 가지고 있다. 이러한 차이에도 불구하고, 그들은 모두 환자에게 무슨 문제가 있고, 그리고 관리를 위해 어떤 종류의 치료를 해야 하는지 결정해야만 한다. 모든 의료진들은 모두 같은 기본 접근법으로 시작한다: 정보 수집, 가능성 고려, 결론에 도달. 하지만 이 단계를 시행하는 방법은 매우 다양하다.

일반 의료에서의 전통적 진단 접근 방법

진단을 위한 일반적인 방법의 첫 단계는 환자를 평가하는 것이다(그림 14-33). 그런 다음, 의료진들은 환자 상태의 원인이 될 만한 진단 또는 상태의 목록을 끌어낸다. 이 목록을 *감별진단(differential diagnosis)* 또는 단순히 "감별"이라고 부른다. 잠재적인 진단의 정확성을 확인하려면 환자는 목록에 있는 진단을 배제 혹은 용인하기 위해 몇가지 검사와 평가를 더 받는다. 일단 평가와 검사의 결과가 나오게 되면, 의료진은 이 결과를 고려하여 관련이 없는 상태들은 배제시킨다. 그리고 마지막으로 남은 결과가 진단이 된다. (또는 몇몇의 경우, 가능 진단(possible diagnoses)이 된다). 종종, 추가 평가의 결과로서, 이 목록은 더 광범위해질 수 있다(그림 14-34).

감별진단(differential diagnosis)
초기에 환자를 평가하여 환자 상태의 원인이 될 만한 진단 또는 상태의 목록

그림 14-33 진단에 도달하기 위한 일반적인 방법은 병원이나 진료실과 같은 통제된 환경에서 환자와 면담하는 것을 포함한다.

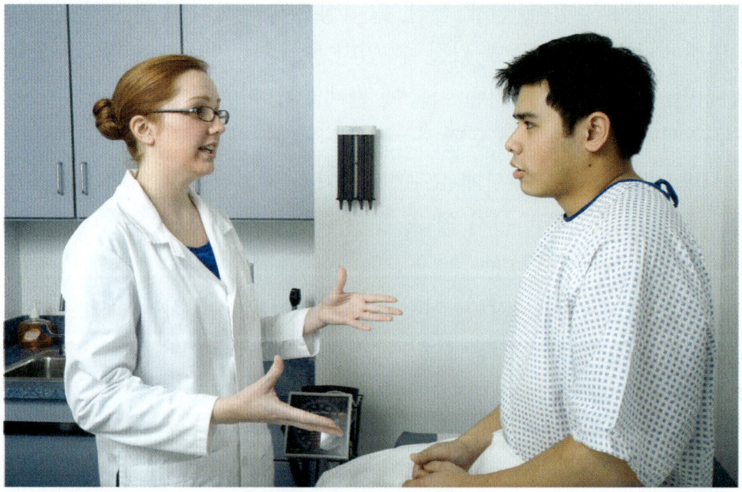

그림 14-34 의료에서 진단을 위한 일반적인 접근 방법

의료에서 진단을 위한 일반적인 접근 방법

환자 평가(병력, 신체 검진, 활력 징후, 검사)

가능 원인/진단의 목록(감별 진단)

↓

추가 평가

↓

평가의 결과 고려

↓

한정된 목록(최종 진단에 도달하기 전 추가 가능성들에 대한 고려를 해야 할 수도 있다)

응급의료에서 진단 접근법

응급의학과 의사는 종종 진단에 도달하기 위한 추가 접근법을 사용하기 위해 자원 또는 시간이 부족하다. 대신에, 응급실이라는 특수한 환경 때문에, 이들의 목표는 생명을 위협하는 상태를 배제하고, 가능성 진단의 범위를 한정시키며, 응급 처치를 시작하는 것이다. 일단 환자의 상태가 입원을 필요로 하지 않는다고 판단되면 추가적인 평가 수행을 위해 환자의 주치의 또는 전문의에게 처치의 일부분을 의뢰할 수 있다.

그러므로, 응급실에서의 첫 번째 단계는 생명을 위협하는 문제를 식별하고 처치하거나 또는 빠르게 배제시키는 것이다. 일단 이것이 끝나게 되면, 의사는 환자, 가족, 친구로부터 정보를 수집하고 신체 검진을 수행한다(그림 14-35). 많은 질문들과 평가들의 초점은 최악의 시나리오를 배제시키기 위함이다(예; 환자의 상태가 생명을 위협하거나 삶의 질을 저하시킬 수 있다는 경우와 같이). 응급의학과 의사는 매우 심각한 특정 문제의 가능성을 나타내는 증상과 징후인 적신호(red flags)을 찾는다. 예를 들어, 갑자기 찢어질 듯한 느낌의 배 통증과 허리로 통증이 방사되는 경우는 배대동맥자루(abdominal aortic aneurysm)를 암시하

그림 14-35 응급의학과 의사는 정신없이 바쁜 환경에서 환자를 평가한다. (© *Edward T. Dickinson, MD)*

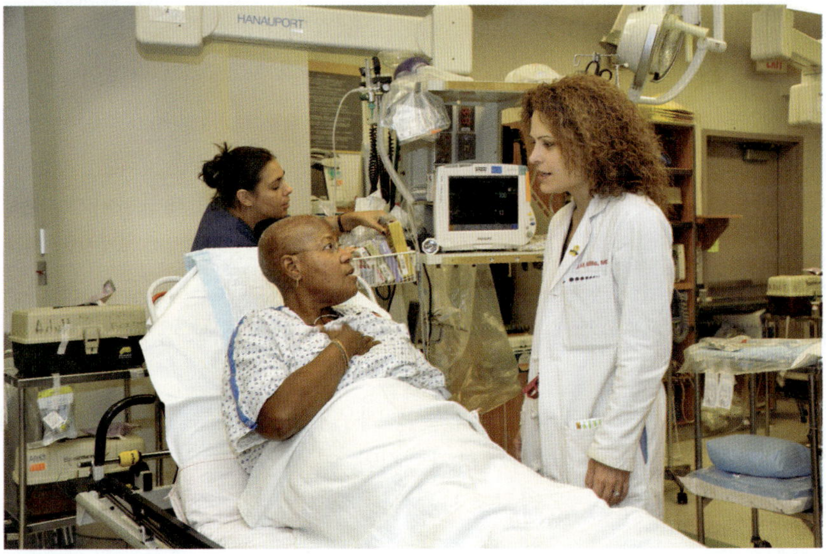

그림 14-36 응급의학과 의사가 진단에 도달하기 위한 접근법

응급의학과 의사가 진단에 도달하기 위한 접근법

생명을 위협하는 문제를 발견하고 처치하기 위한 일차 평가

환자 평가(병력, 신체 검진, 활력 징후, 검사)와 적신호를 찾기 위한 특별한 주의

환자가 나타내는 것과 일치하는 가장 심각한 상태를 고려하고, 그들을 용인하거나 배제시킨다.
(최악의 시나리오를 배제)

가능 원인/진단의 목록(감별 진단)

↓

추가 평가

↓

평가의 결과 고려

↓

한정된 목록(최종 진단에 도달하기 전 추가 가능성들에 대한 고려를 해야 할 수도 있다)

는 적신호이다.

이차평가에서 수집된 정보는 의료진이 추가 질문과 특정 검사를 요청하기 위한 감별 진단을 이끌어 내도록 돕는다. 그러나, 모든 검사가 응급실에서 가능한 것은 아니다. 무릎 손상을 입은 4주된 아이는 관절 안에 무슨 일이 발생했는지 보기 위해 MRI(자기공명영상; Magnetic Resonance Imaging) 촬영을 기다려야만 할 것이다. 그러므로 응급의학과 의사는 일반적인 환경에서 일하는 의사들 보다 더 적은 정보를 가지고 일한다. 일단 다른 검사와 실험으로부터 추가 정보가 이용가능해지면, 의사는 그것을 고려하고, 진단 및 위치를 확인해 이끌어낸다. 진단은 막창자꼬리염(appendicitis)처럼 매우 구체적이거나 또는 원인을 알 수 없는 배 통증처럼 일반적일 수 있다(그림 14-36).

이 모든 일들은 의사가 4~5명 또는 그 이상의 환자들을 동시에 치료해야 하는 경우 또는 추가적인 정보나 질문을 얻기에 자주 방해가 되는 등의 매우 정신없이 바쁜 환경에서 발생한다.

응급의료서비스에서의 진단 접근법

응급구조사는 응급의학과 의사와 거의 마찬가지이다. 이용가능한 자원이 제한적이고, 처치의 선택이 적으며(하지만 이들이 시행하는 처치는 매우 중요하다), 그리고 절대적으로 필요한 시간이 적다. 그러나 응급의학과 의사와 달리 응급구조사는 대개 4~5명의 환자들을 동시에 처치하지 않는다. 응급구조사는 한 명의 환자에게 가야 하기 때문에, 그 환자가 다른 의료진에 인계되기 전까지 다른 환자를 처치하는 것은 불가능하다. 이것은 응급구조사가 매우 효율적으로 되기를 압박한다; 근무 중인 응급구조사가 한 환자를 인계하자마자 바로 다른 환자에게 가야하기 때문이다. 응급구조사는 또한 제한되지 않은 환경에서 일한다(그림 14-37). 예를 들어, 응급의학과 의사는 환자의 애완견에게 물릴 것에 대해 걱정을 하지 않는다. 하지만 응급구조사가 현장에서 마주하는 것과 같이, 응급의학과 의사도 응급실에서 폭력 환자를 만날 것이다.

응급구조사가 현장에서 이용가능한 도구들은 매우 다르다. 비록 현장에서 사용되는 기술(술기)의 양은 지난 10~20년간 엄청나게 증가했지만, 여전히 응급구조사는 응급실에서 사용하는 자원들을 사용할 수 없다. 응급구조사는 단지 환자의 활력징후와 혈액 내 산소포화도

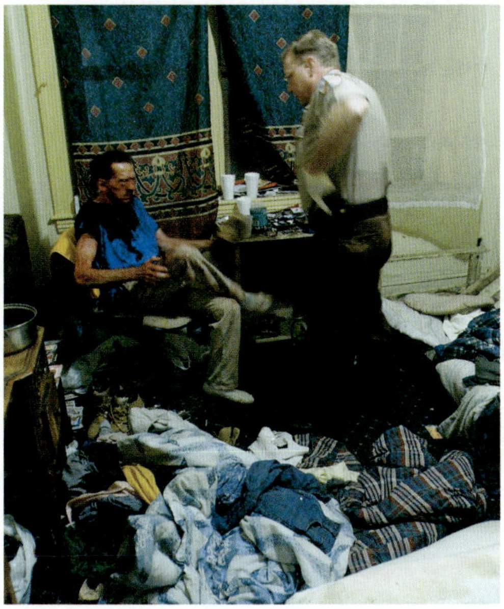

그림 14-37 응급구조사는 통제되지 않은 환경에서 환자를 평가한다. *(© Mark C. Ide/CMSP)*

를 평가할 수 있다면, 응급의학과 의사는 여러 혈액검사와 X-ray, 초음파, 컴퓨터단층촬영술(CT; computed tomography scan)과 같은 촬영을 지시할 수 있다. 응급구조사의 교육은 통계적으로 높은 질병률 또는 사망률을 보이는 특정 상태들에 대해서만 초점을 맞추는 반면, 응급의학과 의사들은 의과대학교 4년 후, 최소 3년 동안 대학원 과정을 완료하게 된다. 의사들의 교육에서 가장 중요한 것은, 감독관 밑에서 수천명의 환자를 보고, 평가와 처치 술기를 습득한다는 것이다.

비록 응급구조사는 진단에 도달하기 위해 응급의학과 의사와 대부분 같은 단계를 따라가지만, 응급구조사의 진단 단계는 매우 함축적이고 제한적이다. 응급구조사의 일차평가는 생명을 위협하는 환자의 문제를 즉각적으로 발견하고 처치하는 것이다. 이차평가—환자의 병력 수집, 신체 검진, 활력징후 등—는 그 다음에 적신호(red flags)를 찾기 위해 특별한 주의를 찾기 위해 수행된다. 동시에, 응급구조사는 환자에게 해가 되지 않고 이득이 되는 처치를 시작한다. 이것의 가장 흔한 예로 산소공급이 있다.

그런 다음, 응급구조사는 현장에서 치료될 수 있는 환자의 주호소와 연관된 심각한 상태에 대해 고려하고, 상태들을 용인하거나 배제시키면서, 가능한 빨리 중요한 처치가 수행될 수 있도록 한다. 만약 환자가 생명을 위협받는 상태가 아니고, 적신호(red flags)을 가지고 있지 않으면, 응급구조사는 진단(감별 진단)또는 가능 원인의 목록을 마음속으로 만들어낸다. 이 목록들은 종종 짧다(예; 배통증을 호소하는 환자는, 주로 배대동맥자루, 위장관계통 출혈, 탈진, 배통증을 만들어내는 모든 원인들로 구성될 것이다.).

현장에 따라, 현장에서의 이용 가능한 자원과 시간 때문에 추가 평가가 제한될 것이다. 추가 평가는 병원으로 이송하는 중에 실시될 수 있다. 모든 추가 평가의 결과를 고려한 후에, 응급구조사는 가능 진단의 목록을 한정 지을 수 있다. 대부분의 경우, 주호소(예;배 통증)를 다른 형태로 바꾸어 말하는 것이 진단이 된다(그림 14-38).

비록 진단을 위한 이 세가지 접근법—일반적인 응급의학과 의사, 응급의료서비스—은 많은 공통점을 가지지만, 몇가지 차이점은 명백하게 존재한다(표 14-10).

의료에서 숙련된 의사들의 진단 접근법

많은 경험이 있는 의사들은 광범위한 진단 목록을 만들어 놓고 조금씩 한정시켜가는 방법인 일반적인 진단 접근법을 항상 사용하지는 않는다. 대신, 그들은 진단에 접근하는 과정을 단

그림 14-38 응급의료서비스에서 진단에 도달하기 위한 접근법

응급의료서비스에서 진단에 도달하기 위한 접근법

생명을 위협하는 문제를 발견하고 처치하기 위한 일차 평가

환자 평가(병력, 신체 검진, 활력 징후, 검사)와 적신호를 찾기 위한 특별한 주의

동시에, 응급구조사는 환자에게 해가 되지 않고
이득이 되는 처치를 시작한다. (예; 산소)

환자가 나타내는 것과 일치하는 가장 심각한 상태를 고려하고,
그들을 용인하거나 배제시킨다.

시간이 된다면, 가능 원인/진단의 목록(감별 진단)

↓

추가 평가

↓

평가의 결과 고려

↓

한정된 목록(최종 진단에 도달하기 전 추가 가능성들에 대한 고려를 해야 할 수도 있다)

축시키기 위해 휴리스틱(heuristics) 방법을 배운다. 이 방법은, 유형 인식에 근거하여 의사들이 더 능률적으로 일할 수 있도록 돕는다. 전문 의료인들은 환자들이 나타내는 주호소의 특정 특징을 빠르게 인식하여 진단의 가능성을 처음부터 한정시킨다. 숙련된 의사들은 특정한 가능성들을 용인 또는 배제시키기 위해 어떤 추가적 평가가 반드시 필요한지 빠르게 결정할 수 있다. 그 결과, 숙련된 의사들은 어려운 진단에 접근할 수 있고, 가능성들을 고려하기 위해 더 많은 시간이 필요한 새로운 의사들보다 빠르게 결론을 낼 수 있다.

물론 휴리스틱 방법은 제한적이다. 숙련된 의사들은 이것을 잘 이해하고 있으며, 함정에 빠지지 않도록 주의하면서 그들의 결론이 가능한 정확할 수 있도록 한다.

표 14-10 진단 접근법

	일반적 접근	응급의료 접근	응급의료서비스접근
목표	최종 진단에 도달하고, 처치를 시작하다	생명을 위협하는 상태를 배제하고, 가능 진단의 범위를 축소하고, 응급 처치를 시작한다.	프로토콜에 따라 생명을 위협하는 상태를 배제하고, 가능 진단의 범위를 축소하고, 응급 처치뿐만 아니라 환자의 생존과 안정에 중요한 처치를 시작한다. 폭넓은 평가와 처치를 위해 환자를 이송한다.
속도	여유롭다	능률적, 효율적	응급, 환자의 상태와 우선순위에 의존
완전성	전체적	집중적	제한적
평가 도구와 검사	검사의 범위가 넓다.	환자의 상태와 관련된 적절한 검사가 제한적	몇몇 상태를 찾기 위한 적절한 검사 도구; 혈압계, 뇌졸중 스케일, 혈당측정기,
환자와의 관계	무제한적	제한적	단거리 이송 시 제한적 장거리 이송 시 무제한적
가능진단의 범위	광범위	중간	제한

여러분도 의료 현장에서 경험을 쌓음으로써, 숙련된 의사들이 하는 것과 같이 휴리스틱 방법을 사용할 수 있다. 그러나, 항상 휴리스틱 방법의 장점과 단점을 반드시 이해할 필요가 있다. 다음은 가장 흔한 휴리스틱 방법과 그들의 편견을 보여준다:

- **대표성(Representativeness).** 응급구조사가 특정 상태와 비슷한 증상과 징후를 보이는 특정 그룹의 환자를 만났을 때, 응급구조사가 그 상태에 대해 추정하는 것을 말한다. 대표성은 유형 인식에 있어 중심이며, 중요한 휴리스틱 방법이다. 그렇다면 단점은 무엇일까? 환자는 항상 상태의 전형적인 증상과 징후를 나타내지 않는다는 것이다.
  그 결과, 환자가 전형적인 유형에 맞지 않으면, 의료 제공자는 환자가 특정 상태를 가지고 있지 않다고 결론지어 간과할 수 있다. 예를 들어, 심근경색을 가진 환자가 가슴통증 대신 호흡곤란 또는 힘빠짐을 호소할 수 있다.
  이 함정을 피하기 위해서, 가능성들을 항상 남겨두어야 한다. 환자는 여러분이 공부했던 교과서와 다르게 흔하지 않고 비전형적인 증상과 징후를 나타낼 수 있다는 것을 기억해야 한다.
  대표성에 대해 요약해보면 다음과 같은 문구로 나타낼 수 있다. "오리처럼 소리내고 오리처럼 걷는다면 오리라고 불러도 무방하다—아닐 경우에만 제외하고"
- **가용성(Availability).** 가용성은 최근 "어떠한 것"에 노출되어 상기됨으로써 그 "어떠한 것"에 대한 생각을 촉구하는 것을 말한다. 예를 들어, 만약 응급구조사가 가슴통증을 호소하는 환자를 병원으로 이송했는데, 환자가 가슴동맥박리를 진단받았다면, 다음에 똑같이 가슴통증을 호소하는 다른 환자를 만났을 때, 흔하게 발생하는 협심증이나 심근경색보다 가슴동맥박리를 더 먼저 생각하게 될 것이다. 왜냐하면 응급구조사는 최근에 가슴동맥박리를 진단 받은 환자를 만났고, 그것의 빈도를 과대평가할 것이기 때문이다.
  응급구조사는 자신이 고려하는 이 특정 상태가 얼마나 흔하게 발생하는지 또는 이것들이 지금까지 수집한 정보들과 일치하는지 안하는지 스스로 물어봄으로써 함정에 빠질 위험을 줄일 수 있다.
- **과잉확신(Overconfidence).** 응급구조사가 되는 것은 특정 신뢰도를 요구한다. 이것 없이, 응급구조사는 혼돈의 환경에서 기능할 수 없다. 그러나 과잉확신은 응급구조사에 독이 된다. 자신이 진짜 할 수 있는 것 보다 더 많이 알고 있다고 생각하는 것은 많은 문제를 만들어낼 수 있다. 이러한 성향을 피하기 위해 좋은 방법은 자신의 지식과 능력의 한계를 깨닫는 것이다. 설문 조사에서는 사람들이 실제로 할 수 있는 것보다 더 많은 것을 알고 있다고 생각하는 것으로 나타났다.
  임상적 상황을 직면했을 경우에는, 증거가 논리적이고 철저한 방법으로 수집되었는지 아닌지, 그리고 얼마만큼의 증거가 모였는지를 판단할 때, 가능한 객관적이 되려고 노력해야 한다. 가능한 많이 스스로의 평가(자아 평가)에서 자부심을 빼도록 한다. 과잉확신의 잘못된 점을 다음과 같이 한 문장으로 요약할 수 있다: "나는 내가 무엇을 해야할 지 당연히 알고 있어! 난 응급구조사잖아!"
- **확증 편향(Confirmation bias).** 의료진들은 주로 자신이 이미 생각하고 있는 진단을 뒷받침할 증거를 찾을 때 확증 편향을 범한다. 이와 같이 함으로써, 그들은 진단의 개연성을 감소 또는 반박하는 증거들을 간과하게 될 것이다. 이것은 환자의 주호소가 많은 정보를 포함하고, 의료진이 다른 것들을 찾아보기 보다 하나의 진단으로 가는 것이 쉽다고 느낄 때 흔히 발생한다.
  이러한 위험을 피하기 위해서는, 자신의 머리 속에 있는 진단을 반박하거나 그것의 가능성을 감소시킬 수 있는 자료들을 찾아보는 것이다. 바꾸어 말하자면, 반대되는 자료와 가설을 반박할 수 있는 자료들을 찾아보는 것이다. 여러분이 이미 생각하고 있는 것을 뒷받침 할 수 있는 정보만을 찾아보는 경향을 다음과 같이 한 문장으로 요약할 수 있다. "내가 생각하는게 분명히 맞을거야! 확실해!"

- **착각 상관(illusory correlation).** 인간은 어떠한 원인이 어떠한 결과를 야기하는지 볼 수 있기 때문에 그것에 대한 결론을 끄집어 낼 수 있다. 그러나, 이 인간의 성향은 종종 잘못된 결론을 이끌어 낼 수 있다. 실제 두 사건 간에 아무 상관이 없는데도 상관이 있다고 여기는 것을 착각 상관이라고 한다. 예를 들어, 누군가는 물에 첨가된 불소가 암을 유발한다고 믿는다. 이것은 불소를 넣은 물을 마신 도시에서 암의 발생률이 마시지 않은 외곽지역보다 높게 나왔으므로 사실일 수 있다. 그러므로, 이것은 어떠한 한가지가 다른 것을 야기했다는 결론을 쉽게 도출해낼 수 있다. 하지만, 이 자료를 주의 깊게 분석해보면, 일반적으로 도시는 외곽지역보다 높은 암 발병률을 보인다. 그러므로 불소와 암 발병률에 대한 자료는 착각 상관을 만들어내는 자료가 될 것이다.

  이러한 문제를 피하기 위해서, 어떠한 원인이 어떠한 결과를 나타냈을 때 항상 의심해야 한다. 두가지의 사건이 발생하였을 때는 우연의 일치인지 또는 두개 다 같은 원인으로 인해 발생했는지에 대해 생각해 보아야 한다. 착각 상관을 다음과 같이 한 문장으로 요약할 수 있다. "사람들은 여름에 아이스크림을 많이 먹는다. 여름에는 익수 사고가 많이 발생한다. 그러므로, 아이스크림은 익수사고를 야기한다."

- **기점화와 조정(Anchoring and adjustment).** 이 상황에서 응급구조사는 특정 상태일 것으로 간주하고, 그 이후의 생각은 가설에 기반을 둔다. 시간이 지날수록 적응하겠지만, 종종 시작점 때문에 적응하지 못한 채 시작점을 그대로 유지해갈 수도 있다. 예를 들어, 응급구조사는 처음에 의식이 없는 중독 환자는 취했기 때문에 의식이 없다고 생각한다. 환자가 머리 외상을 입었음을 확인하였을 때도 응급구조사는 환자의 진짜 문제는 중독이라는 가설을 끝까지 고수할 것이다.

  이 문제를 피하기 위해서, 결론을 바로 도출하려고 하지 말고, 몇 가지 기본 증상과 징후를 고려하여 진단을 결정해야 한다. 전체적인 평가를 수행한다. 이 기점화와 조정을 다음과 같이 한 문장으로 요약할 수 있다. "당신이 저에게 첫인상을 만들 수 있는 기회는 단 한 번입니다."

- **만족감(Search satisfying).** 환자의 문제에 대한 원인이 무엇인지 최종적으로 결정하는 것은 매우 만족감을 줄 것이다. 그러나, 이 만족감을 위해 서둘러 최종적인 결정을 내려버리면 다른 잠재적인 원인들을 찾는 것을 중단해 버리기 쉽다. 이 것과 관련된 문제점은 응급구조사가 이차적인 진단(응급의료서비스를 호출하는 환자들 대부분 하나 이상의 문제를 가지고 있다)을 놓쳐버리거나 또는 일차적인 진단에서도 실수가 발생할 수 있다. 만약 다른 문제를 찾지 않는다면, 여러분들은 그것을 발견할 수 없을 것이다.

  이 문제를 예방하기 위해 가장 좋은 방법은 여러가지 가능성을 열어 두고, 그 가능성들을 용인 또는 배제하기 위해 평가를 지속하는 것이다. 이것을 다음과 같이 한 문장으로 요약할 수 있다. "닭이 부화하기도 전에 몇 마리인지 세지 말아라."

어떻게 응급구조사가 숙련된 의사처럼 생각하기 위해 배울 수 있을까?

다음의 목록들은 응급구조사가 전문가처럼 생각할 수 있도록 개발할 수 있는 태도와 이해를 제공한다.

- **애매 모호함을 받아 들여라.** 이것은 응급의료서비스에서 가장 핵심적이다. 응급의료서비스

에서 일한다는 것은 여러분이 제한된 교육과 경험(의사와 다른 의료진들과 비교했을 때) 그리고 제한된 장비와 처치로 무장한채 전혀 예측할 수 없는 현장으로 들어간다는 의미이다. 환자를 병원으로 이송 전 매우 짧은 시간 안에 삶 또는 죽음에 대한 결정을 포함한 여러 결정들을 내려야 하는 상황에 마주하게 된다. 응급구조사는 병원 내에서 근무하는 의료진이 수집할 수 있는 정보의 양 만큼 수집할 수 없을 것이며, 환자에게 제공할 수 있는 처치의 범위가 제한적일 것이다. 여러분이 얼마나 성실한지 그리고 명석한지에 상관 없이, 환자가 왜 아픈지에 대한 명백한 답을 찾을 수 없는 현장에 자주 출동할 것이다. 이것은 응급의료서비스에서 매우 자연스러운 환경이다. 이렇게 확실치 않은 상황을 받아들임으로써, 여러분은 좀 더 나은 응급구조사가 될 것이고, 지식의 제한과 이러한 것들이 환자 처치에 어떻게 영향을 미치게 될 것인지 이해할 수 있을 것이다.

- **기술과 사람의 한계를 이해하라.** 누구도 완벽할 수 없다. 몇몇 사람들은 여러분이 생각지도 못한 방법으로 절차를 수행할 수 있다. 일단 여러분이 이것을 받아들이면, 여러분은 계획했던 대로 흘러가지 않는 이 세상에서 좀 더 쉽게 일할 수 있는 방법을 찾을 것이다. 여러분이 누군가로부터 정보를 얻었을 때, 직장 동료이던, 환자이던, 목격자이던, 그 자원에 대해 고려해라. 이 자원들은 얼마나 정확하고 신뢰할 수 있는가? 사람들의 정보에 영향을 미칠 수 있는 잠재적인 편견의 위험이 있는가?

  이와 마찬가지로 몇가지 장비들은 완벽하지 않다. 모든 기계와 전자 장비들은 배터리 부족, 부적절한 사용, 과도한 마모 등으로 인해 언제든지 고장나거나 오작동할 수 있다. 만약 기계가 나타내는 수치가 여러분이 생각한 임상적 그림에 전혀 어울리지 않을 때는 그것을 참고하지 않는다. 가능하다면, 기계로 다시 한 번 측정하도록 한다. 기계가 나타낸 예상치 못한 수치가 여러분의 처치에 어떤 영향을 미칠지 고려해본다. 끝으로, 여러분의 임상적 판단대로 갈지 또는 기계의 이례적인 값을 수용할 지에 대한 결정도 생각해 볼 필요가 있다. 종종 여러분이 내린 정확한 결정은 나중까지도 명확하지 않을 수 있다.

- **모든 것에는 한가지 전략만 있을 것이다.** 여러분이 어느 정도 경험이 있고 술기 능력이 있는지에 관계없이, 여러분은 특정 출동에서 자신의 능력을 제대로 발휘할 수 없는 상황을 마주칠 수 있다. 이러한 경우에는 융통성을 가지고 한가지 전략보다 여러가지의 전략을 생각하는 것이 좋다.

- **지식의 강력한 기반을 형성하라.** 전문 의료진들은 문제를 생각하기 위해 여러가지 접근법을 사용하지만, 그들이 공통적으로 가지고 있는 한가지는 지식의 강력한 기반이다. 그들은 그들이 예상하는 상태들의 증상과 징후에 매우 친숙하다. 또한 질병을 흉내내는 특정 상태들에 대한 인식도 가지고 있다. 이들은 의료적 문제와 관련된 새로운 정보들을 찾아보고 습득한다.

- **머릿속에 자료를 정리하라.** 일단 질병의 증상과 징후를 목록화 할 수 있다면, 징후와 증상을 가지고 이들과 연관될 수 있는 다른 질병을 고려한다. 이것은 실제로 여러분의 머리속에서 새로운 연결고리를 만들며 현장에서 무엇을 해야 하는지에 대한 연습을 제공한다. 특정 징후와 증상의 유무와 심각성이 특정 질병 또는 상태의 개연성을 어떻게 변화시키는지 복습한다. 처음에는, 비슷한 주호소를 가지는 몇가지 질병에 집중한다. 각각의 증상과 징후를 숙지할 때까지 공부하고, 반대로 증상과 징후가 어떤 질병을 야기하는지에 대해 다시 공부한다.

- **생각하는 방법을 바꾸어라.** 일단 여러분이 몇가지 상태들에 대해 완전히 숙지했다면, 그들을 비교하고 대조한다. 상태별로 어떤 특징이 일반적으로 나타나는지, 그리고 상태별로 공통적인 특징과 다른 특징은 무엇인지 결정한다. 환자가 설명하는 증상을 질병이 묘사된 방

법으로 바꾸어 의료인으로서 더 이해하기 쉽도록 만든다. 예를 들어, 만약 환자가 "벼락에 맞은 것처럼 배가 너무 아파요"라고 얘기한다면, 이것은 급성 배 통증으로 해석될 수 있다.

- **다른 사람들로부터 배워라.** 여러분이 지금 듣고있는 응급처치 수업은 여러분의 교육 중 일부분일 뿐이다. 전문 의료진들에게 자문을 구하고, 그들이 문제를 어떻게 해결하는지 물어보고 조언을 얻는다. 이것은 여러분들이 진단에 도달하기 위해 정보를 찾고, 정보를 처리하는 방법에 익숙해지는 방법에 도움이 된다.
- **배운 것에 대해 복습하라.** 전문 의료진이 되기 위한 필수적인 부분은 자신의 경험으로부터 배우는 것이다. 사람들은 실수로부터 모든 것을 배울 수는 없고, 성공으로부터 배우기도 한다. 환자와 마주한 후, 특히 어려운 것일수록, 자신의 행동을 평가한다. 무엇을 잘했는가? 어떻게 더 잘할 수 있을까? 무엇을 새로 알게 되었는가? 다음을 위해 어떤 부분에 더 추가적인 지식이 필요한가?

일단 여러분이 가능성 있는 진단에 도달했다고 해서, 여러분의 일이 끝나는 것이 아님을 명심한다. 여러분이 고려하고 있는 상태들을 용인 또는 배제하기 위해 도움을 주는 자료들을 계속해서 찾아야 한다. 환자는 적어도 한가지 이상의 불편함을 가지고 있을 것이다. 그러므로 원인을 찾는 것을 너무 빨리 그만두지 않는다. 여러분의 결론이 틀렸을 수도 있으므로, 환자에게 무슨 문제가 발생했는지에 대해 끊임없이 생각하는 것이 좋다.

이 단계들은 응급구조사 진단에 접근하는 것뿐만 아니라 많은 다른 문제들에 접근하기 위해서 사용된다. 여러분의 정보 수집능력과 사고능력을 향상시키기 위해 어떤 강력한 도구를 사용해야 할지 항상 고려하도록 한다. 여러분이 친숙하지 않은 상황을 만났을 때, 여러분은 가장 기본적으로 돌아가 생각해야 함을 명심한다. 여러분이 응급구조 수업에서 배웠던 일반적인 원리를 따라 평가를 수행하도록 한다.

응급구조사 진단에 접근하는 것은 여러분이 배울 수 있는 과정이다. 그러나, 초반부터 자신에 대해 너무 기대하지 않아야 한다. - 사고능력은 공부, 연습, 반성을 통해 중점적으로 성장한다. 이 술기들이 향상될 때까지는 다소 시간이 걸릴 것이다. 그 동안에, 여러분의 숙련도보다 더 앞서 나가지 않도록 한다. 여러분의 지식, 술기, 판단의 경계선을 알아야 한다. 과잉확신은 매우 위험하다. 경험이 많은 전문가들의 관찰과 연구를 통해 많이 배우도록 한다. 가장 중요한 것은, 진단을 위해 환자의 처치를 지연시켜서는 안된다.

현장 사례

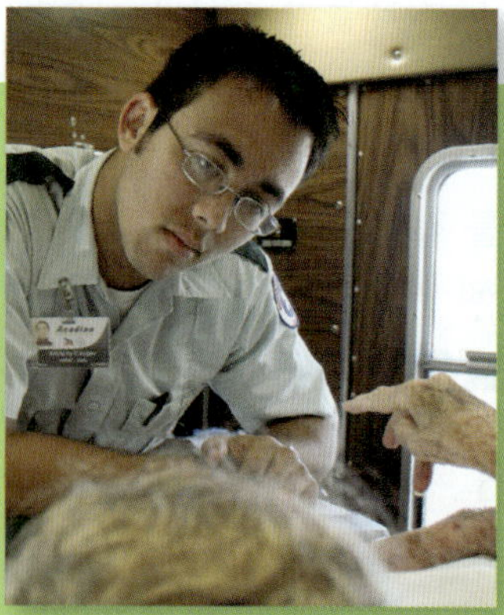

"아마도 제가 비판적 사고에 대해 배웠던 최고의 강의는 청취였습니다. 사실(fact) 없이는 무슨 일이 발생했는지 알 수 없죠. 때로는 여러분이 간과할 수 있는 매우 작은 정보의 조각이 중요한 역할을 하기도 하죠. 물론, 여러분은 환자를 평가하고, 활력징후를 측정함으로써 어느 정도 환자에 대해 알 수 있겠죠. 하지만 제 말을 믿어보세요. 여러분은 환자의 이야기를 듣지 않는다면 결코 여러분이 필요한 정보를 얻을 수 없을 거에요."

중간 단원 복습

재평가

핵심 사실과 개념

- 응급구조사는 비록 의사들의 진단처럼 자세하거나 광범위하지 않지만, 현장에서 몇가지 진단을 생각할 수 있다.
- 진단을 위한 일반적인 접근법은 환자를 평가하고, 감별 진단의 목록을 만들고, 추가 평가를 통해 목록에서 용인 및 배제시키고, 결론에 도달할 때까지 목록을 축소시킨다.
- 숙련된 의사들은 항상 일반적인 방법을 쓰지는 않는다. 이들은 그들의 경험과 훈련을 휴리스틱 방법에 결합하여 빠르게 진단에 도달한다.
- 휴리스틱은 대표성, 가용성, 과잉확신, 확증편향, 착각상관, 기점화와 조정, 만족감을 포함한다.
- 애매모호함을 받아들여라. 기술과 사람의 한계를 이해하라, 모든 것에는 전략이 없다, 지식의 강력한 기반을 형성하라, 머릿속에 자료를 정리하라, 생각하는 방법을 바꾸어라, 다른 사람들로부터 배워라, 배운 것에 대해 복습하라
- 환자 상태의 원인에 대해 고려할 때, 원인을 찾기 위해 환자의 처치를 지연시키지 않는다.

핵심 결정

- 평가와 진단 과정을 시작하기 전에 생명을 위협할 만한 상태를 교정하였는가?
- 환자는 명백한 문제를 가지고 있는가? 또는 더 비판적으로 생각해야 하는가?
- 환자가 나타내는 명백한 한가지의 원인을 제외하고 다른 원인이 있는가?
- 또 다른 합리적인 가능성을 고려해야 하는가?
- 진단에 반박 또는 확인하기 위해 어떤 다른 정보들을 수집해야 하는가?
- 구체적인 현장 진단이 어떻게 올바른 치료 결정에 도움을 주는가?
- 환자를 위해 무엇이 제일 중요한가?

평가와 술기를 위한 준비

요약 문제

1. 비판적 사고에 대해 어떻게 설명할 것인가?
2. 응급의학과 의사의 진단법과 응급구조사의 진단법은 어떤 차이가 있는가?
3. "만족감"과 "확증편향"은 무엇인가?
4. 지나치게 생각하는 것(너무 많은 가능성을 염려할 경우)은 응급구조사가 환자를 위해 무엇을 해야할 지 결정하는 데에 있어 어떤 어려움을 주는가?

연관시켜 생각하기

여러분이 지금까지 공부했던 병태생리학과 환자평가에 대해 복습하고, 이 단원에서 배운 내용과 연결하여 다음의 질문에 답하여 본다.

1. 창백하고 축축한 환자는 그렇지 않은 환자보다 왜 더 심각하게 고려해야 하는가? 창백하고 축축한 환자는 여러분의 비판적 사고와 의사 결정에 어떤 영향을 미치는가?
2. 불안해하고 가만히 있지 못하는 환자는 그렇지 않은 환자보다 왜 더 심각하게 고려해야 하는가? 불안해하고 가만히 있지 못하는 환자는 여러분의 비판적 사고와 의사 결정에 어떤 영향을 미치는가?
3. 의식이 변화된 환자는 그렇지 않은 환자보다 왜 더 심각하게 고려해야 하는가? 의식이 변화된 환자는 여러분의 비판적 사고와 의사 결정에 어떤 영향을 미치는가?

비판적 사고 연습

아래의 환자들에 대해 여러분이 이 전 단원에서 배웠던 환자 평가과정과 비판적 사고 과정이 어떻게 상호작용 하는지 결정해 본다. 우선 환자의 우선순위를 결정한 다음, 응급구조사 진단을 위해 어떤 적절한 정보를 수집해야 하는 지 설명해본다.

1. 책상에 앉아 일을 하던 52세 남성이 가슴통증을 호소한다. 환자는 의식이 명료하다. 환자는 응급구조사에게 스트레스를 너무 많이 받은 것 같다고 말한다.
2. "평소와 행동이 다른 것 같다"라는 신고를 받고 출동하니 67세 남성이 무의식 상태였다. 환자의 부인은 그가 한쪽 팔 느낌이 매우 이상하다고 말했고, 말이 어눌하다가 갑자기 의식이 없어졌다고 말한다.
3. 18세 남성이 스노우보드를 타고 넘어진 후 발목이 부러진 것 같다고 말한다.
4. 숨을 깊게 들이마실 때 통증을 호소하는 41세 여성에게 출동하였다. 환자의 의식이 명료하지만 약간 불안해 한다.

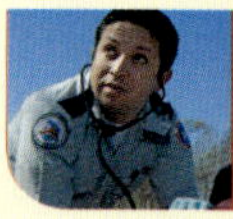

현장이야기

응급구조사는 의식 변화를 보이는 환자를 위해 지역 내 요양원으로 출동하였다. 직원은 의자에 멍하니 앉아있는 한 남성을 소개하면서, 응급구조사에게 Mr. 론슨씨는 평소 매우 활동적이고 활기차지만, 오늘은 평소의 모습과 너무 다르다고 말했다.

응급구조사는 환자의 옆에 다가가 자신을 소개했다. 환자는 응급구조사 쪽으로 고개를 돌렸고, 응급구조사는 환자가 끙끙거리는 소리를 낸다는 것을 알아차렸다. 환자의 피부색은 괜찮아 보였다. 호흡은 깊고 규칙적이었고, 노동맥 박동은 강하고 규칙적이며 분당 대략 60회였다. 응급구조사는 환자의 산소포화도를 빠르게 확인하였고, 환자의 산소포화도 수치는 96%였다. 응급구조사는 환자에게 코삽입관을 통해 분당 2L의 산소를 제공했다.

간병인은 응급구조사에게 환자가 복용하는 약물 목록을 주면서, 환자는 당뇨병을 앓고 있고, 두 번의 심근경색과 한번의 뇌졸중을 겪었다고 말했다. 환자는 또한 고혈압과 고콜레스테롤증을 가지고 있다고 말했다.

질문

1. 응급구조사가 일차평가를 끝냈다고 가정한다면, 다음에는 어떤 평가가 수행되어야 하는가?
2. 어떤 신체계통이 의식 변화와 관련이 있는가?
3. 약물들이 응급구조사의 병력 수집과 의사 결정에 어떻게 영향을 미치는가?

응급구조사는 Mr. 론슨씨가 혼자 살고 있다는 것을 확인하였다. 직원은 환자가 지난 밤 수면을 취하기 위해 들어가기 전에 자신과 웃으며 농담을 주고 받았다고 얘기했다. 환자의 활력징후는 맥박 58회/분; 규칙적, 호흡 22회/분; 적절함, 혈압 164/92mmHg, 동공은 정상반응이였으며; 피부는 따뜻하고 살짝 축축했다.

환자의 약물들은 간병인이 응급구조사에게 말한 병력과 모두 일치했다. 직원은 환자가 약물을 규칙적으로 복용하는 것을 매번 확인했다고 말했다. 환자는 알레르기가 없고, 어제 오후에 마지막으로 식사를 했음을 확인했다. 환자가 지난 밤 수면을 취하러 들어간 후 아무도 환자를 본 사람이 없었으므로, 언제 이러한 증상이 발현했는지 정확한 시간을 알 수 없었다. 환자는 응급구조사의 지시에 따를 수 있는 것처럼 보였지만, 대답은 할 수 없었다.

질문

4. 이 환자에게 어떤 평가를 시행할 것인가? 이유는 무엇인가?
5. 환자 이송의 우선순위는 무엇인가?
6. 언제 전문소생술팀을 호출해야 하는가?

Mr. 론슨 씨는 신시네티 뇌졸중 척도를 따라 수행할 수 있었으며 뇌졸중의 징후는 보이지 않았다. 환자의 혈당을 측정해보니, 혈당 수치가 32mg/dL으로 정상보다 현저히 낮았다. 환자의 의식 수준 때문에, 환자가 삼킬 수 있을지 의심이 되었다. 응급구조사는 더 전문화된 처치를 위해 전문소생술팀을 호출했다. 운이 좋게도, 전문소생술팀은 현장에서 가까이 있어 현장에 빠른 시간내에 도착했다. 그들은 정맥로를 확보하고, 50% 포도당을 투여했다. Mr. 론슨 씨는 병원으로 도착하기 전에 다시 의식을 회복하여 농담을 하기 시작했다.

전문응급구조사는 응급구조사에게 현장에 도착 시 초기 보고를 위해 환자에게 어떤 문제가 발생하였는지 찾아내는 것이 중요하다고 설명했다.

단원 용어

폐쇄형 질문(closed-ended questions) 환자에게 "네/아니요"만 대답할 수 있도록 구성된 질문

비빔소리(crepitation) 부러진 뼈가 서로 부딪히는 느낌이나 삐걱거리는 소리

정밀 신체 검진(detailed physical exam) 손상의 증상과 징후를 발견하기 위한 머리, 목, 가슴, 배, 골반, 팔다리, 등의 평가. 빠른 신체 검진과 다른 점은 단지 머리 평가에 얼굴, 귀, 눈, 코, 입의 평가를 포함하는 것이다.

진단(diagnosis) 추후 임상적 검사와 치료를 위해 환자의 상태를 판단하는 일

감별진단(differential diagnosis) 초기에 환자를 평가하여 환자 상태의 원인이 될 만한 진단 또는 상태의 목록

팽만(distention) 정상보다 늘어나거나, 부풀거나, 커진 상태

현재병력(history of the present illness; HPI) 환자가 호소하는 증상과 연관되어 수집된 정보 또는 현재 환자의 질병 기전

목정맥팽대(jugular vein distention; JVD) 목정맥의 팽창

내과환자(medical patient) 하나 또는 그 이상의 의학적 질병이나 상태로 고통받고 있는 환자

개방형질문(open-ended question) 환자가"네/아니요"라는 대답 이외에, 그가 원하는 어떤 방식으로든 대답할 수 있도록 유도하는 질문 유형

OPQRST 현재병력에 대한 정보를 얻기 위해 필요한 구성들의 머리글자를 조합하여 쉽게 기억할 수 있도록 만들어진 연상기호: 발병요인(Onset), 발병유발(Provocation), 통증의 질(Quality), 통증의 방사(Radiation), 통증의 심각성(Severity), 그리고 시간(Time)

기이성 운동(paradoxical motion) 호흡 시 양쪽 가슴이 서로 반대 방향으로 움직이는 것

과거병력(past medical history; PMH) 환자가 과거에 가졌던 건강 문제

지속발기증(priapism) 척추손상과 특정 내과 문제로 인해 음경이 지속적으로 발기된 상태

빠른 외상평가(rapid trauma assessment) 머리, 목, 가슴, 배, 골반, 팔다리, 등에 발생한 손상의 징후와 증상을 발견하기 위한 빠른 평가

재평가(reassessment) 환자의 상태 변화를 인지하기 위한 술기 과정. 재평가에는 4단계가 있다: 일차평가 반복, 활력징후 재측정, 신체검진 반복, 처치 확인.

SAMPLE 과거병력을 수집하기 위해 필요한 구성들의 머리글자를 조합하여 쉽게 기억할 수 있도록 만들어진 연상기호: 징후 및 증상(Signs and symptoms), 알레르기(Allergies), 약물(Medications), 관련있는 과거병력(Pertinent past history), 마지막 식사(Last oral intake), 그리고 이 질병 또는 손상을 야기한 사건(Events leading to the injury or illness)

징후(sign) 환자의 상태에 관련하여 응급구조사가 볼 수 있는 것

스토마(stoma) 환자가 호흡할 수 있도록 목에 만든 영구적인 외과적 개구부

증상(symptom) 환자의 상태와 관련하여 환자가 응급구조사에게 말하는 것

기관절개술(tracheostomy) 금속이나 플라스틱 튜브로 외과적 절개하여 개구부를 만드는 것

외상환자(trauma patient) 하나 또는 그 이상의 신체적 손상으로 고통받고 있는 환자

경향(trending) 시간에 따른 환자 상태의 변화로, 환자 상태의 호전이나 악화를 보여준다. 반복적인 재평가를 기록함으로써 알 수 있다.

15 의사소통(통신)과 기록 (Communication and Documentation)

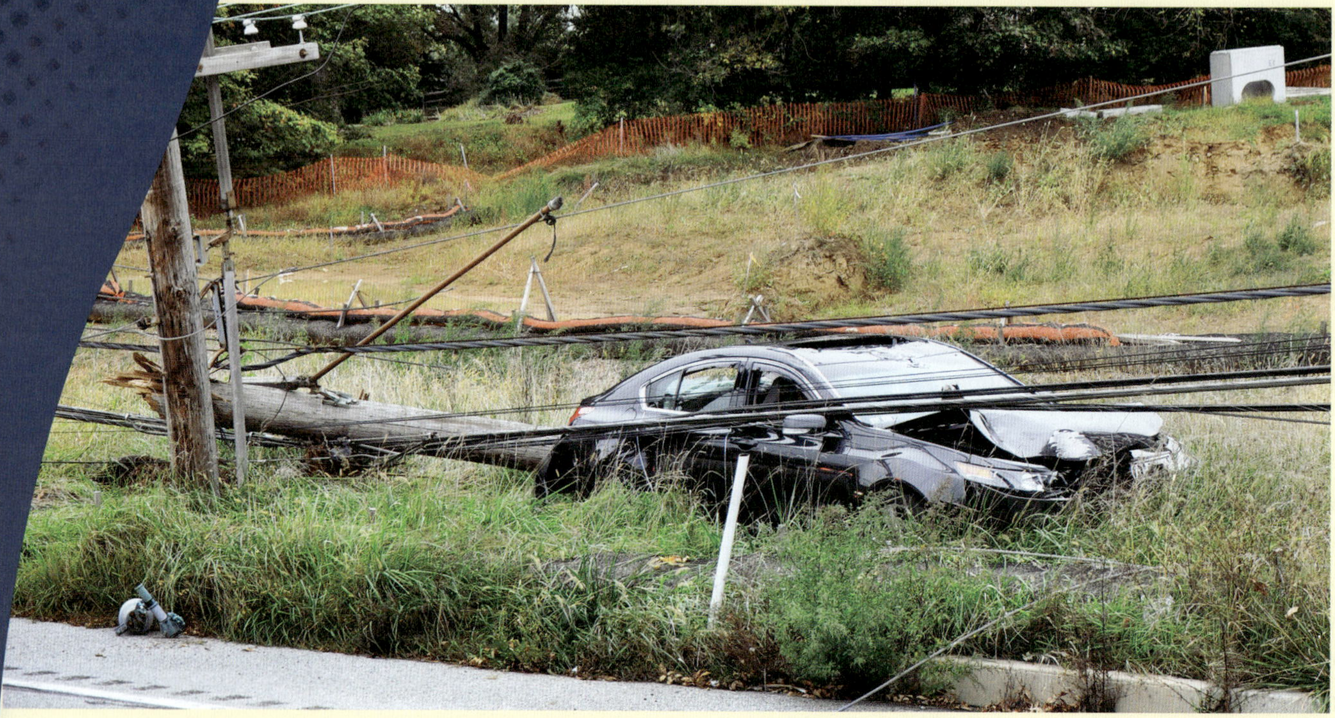

(© Edward T. Dickinson, MD)

관련 단원

다음 단원들은 이 단원에서 토의된 주제와 관련하여 추가적인 정보를 제공한다.

4 의료적/법적 및 윤리적 문제

12 일차 평가

13 활력징후와 모니터장비

14 이차 평가

16 약리학

37 위험 물질, 대량 재난 및 사고 관리

표준

준비(기록; 응급의료서비스체계 의사소통)

역량

응급처치 제공을 위한 응급의료서비스체계, 응급구조사의 안전과 복지, 의료적/법적 및 윤리적 문제의 기본 지식을 사용한다.

핵심 개념

- 응급의료서비스 출동의 여러 단계에서 사용되는 무전 통신 절차
- 도착 병원에 무전으로 보고하기
- 도착 병원에 구두로 보고하기
- 다른 의료제공팀의 구성원과 상호작용할 때 사용되는 의사소통 술기
- 환자와 상호작용할 때 사용되는 의사소통 술기
- 구급활동일지 구성 및 작성 절차
- 기록의 장점과 법적 측면
- 환자의 거부와 관련된 기록

학습목표

이 단원을 읽고 난 후, 여러분은:

15.1 이 단원에서 소개된 주요 용어를 정의할 수 있다.

15.2 응급의료서비스 체계에서 의사소통 술기의 역할을 설명할 수 있다.

15.3 응급의료서비스 체계에서 사용되는 통신 장비의 다양한 유형들에 대해 설명 할 수 있다.

15.4 응급의료서비스 의사소통과 연관하여 정부의 통신위원회의 역할을 설명할 수 있다.

15.5 응급의료통신관리자 또는 병원관계자와 무전으로 통신 시 효과적인 방법을 설명한다.

15.6 무전 보고 또는 지시를 요청할 때 적절한 환자 정보를 간결하고, 빈틈없으며, 정리하여 보고할 수 있다.

15.7 받은 정보를 확인하고 명확하게 하기 위해 반복하여 묻는 정보의 중요성에 대해 설명한다.

15.8 도착 병원에 구두 보고할 때, 환자의 정보를 간결하고, 빈틈없으며, 정리하여 보고할 수 있다.

15. 9 효과적인 언어의 기술과 원리를 증명하고, 비언어적 상호 의사소통에 대해서도 설명한다.

15.10 다양한 나이를 가진 환자, 혹은 다양한 문화를 가진 환자와의 효과적인 상호 의사소통을 위한 원리를 적용한다.

15.11 구급활동일지를 서식에 맞게 작성한다.

15.12 기록과 연관된 법적 문제와 특정 상황을 이해한다.

핵심 용어

기지국(base station)
이송 기록지(transferreport)
휴대용 무전기(portable radio)
원격 측정(telemetry)
휴대전화(cell phone)
이동 무전기(mobile radio)
재생 중계기(repeater)
와트(watt)

이 단원에서는 세 가지 종류의 의사소통(통신)에 대하여 학습을 할 것이다. 1) 무전 통신 2) 병원과의 구두 보고, 그리고 3) 개인 상호간의 의사소통에 대하여 배울 것이다. 무전기는 말 그대로 무선으로 통신을 하는 것인데, 전에는 한 가지 무전기로만 사용하다가 기술 발전으로 개인휴대 전화기 및 기타 다른 장비들로 이용하게 되었다. 응급 구조사가 환자를 평가하면서 얻은 의료정보를 병원 관계자에게 직접적으로 정보를 전달하거나 제공하는 것을 구두 보고라고 한다. 응급구조사 동료, 환자, 가족, 목격자, 지도 의사, 그리고 응급의료체계에서의 다른 구성원들 간의 의사소통은 매우 중요하다.

기록은 환자 처치 과정의 중요한 부분이며, 여러분이 기록하는 모든 보고서는 환자의 지속적인 병원 기록의 일부이다. 응급구조사에 쓰인 보고서들은 응급의료의 동향에 관한 연구와 지속적인 교육과 품질 향상을 위한 중요한 자원이 되고 있다. 문서는 또한 소송 사건에서 증거로 사용될 수 있다. 활력징후 및 환자의 병력을 기록하는 것은 환자에 대한 중요한 사실을 기억하는데 도움을 준다.

의사소통 체계와 무전을 이용한 의사소통

무전 장비는 현재 매우 일반적이어서 당연한 것으로 받아들여지지만, 응급의료통신관리자와 이동국, 그리고 병원간의 무전 연결은 많은 세월에 걸쳐서 응급의료체계를 개선하는데 엄청난 공헌을 했다는 것을 인식해야 한다(그림 15-1). 여러분이 응급 상황에 놓여 119에 전화하였을 때 수 분 이내로 구급차 또는 경찰차가 오는 것을 상상해 보아라!! 만일 구급차에서 무전으로 연락을 할 수 없다면, 또한 병원에서는 환자가 도착 시 환자를 위해 해야 할 일들에 대한 준비를 미리 할 수 없을 것이다.

통신 체계

무전 통신 체계 등의 다양한 구성요소가 있다: 기지국, 이동 무전기, 휴대용 무전기, 재생 중계기, 휴대 전화, 원격 측정 등

그림 15-1 무전기나 휴대전화에 의한 구급차로부터의 통신

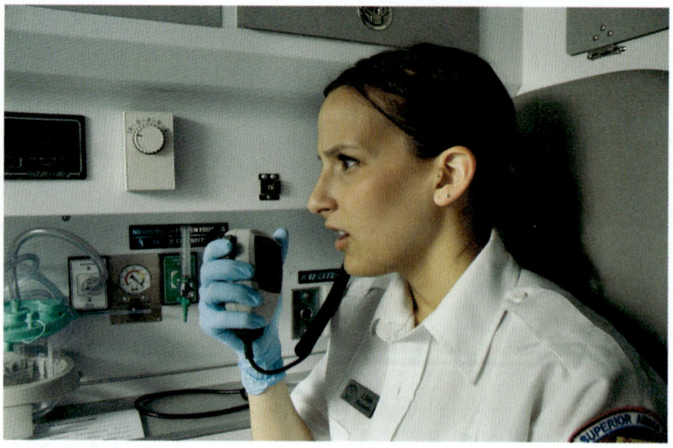

기지국(base station)
병원 또는 상황실과 같은 기관에 설치된 양방향 무전기

이동 무전기(mobile radio)
구급차 등에 설치된 양방향 무전기

와트(watt)
1초 동안에 소비하는 전력 에너지 단위

휴대용 무전기(portable radio)
손에 들고 다닐 수 있는 양방향 무전기

재생 중계기(repeaters)
이동 무전기 또는 휴대용 무전기의 낮은 주파신호를 중간에 연계하여 주파 신호를 증폭시켜 먼 지역까지 송신해주는 장치

휴대전화(cell phones)
이동하면서 전화를 할 수 있고, 넓은 지역에서 이용할 수 있는 개인 무선 전화기

원격 측정(telemetry)
정보를 무선으로 전송하는 과정

- *기지국*은 병원 또는 상황실과 같은 기관에 설치된 양방향 무전기를 말한다.
- *이동 무전기*는 일반적으로 자동차에 장착할 수 있는 양방향 무전기를 말한다. 대부분의 구급차에 장착되어 있다. 기지국 보다는 낮은 전파, 즉 출력 와트수가 낮다. 이동 무전기는 일반적으로 20-50와트로, 전파 범위는 약 15-25km이다.
- *휴대용 무전기*는 손으로 휴대할 수 있는 양방향 무전기로 출력이 1-5와트이다. 이 무전기는 구급차에서 떨어져 있는 경우에 응급구조사가 응급의료통신관리자와 통신 할 수 있으며, 지도의사 및 기타 응급의료종사자와 응급의료 및 구조업무에 대한 대화가 가능하다.
- *재생 중계기*는 전파를 먼 거리로 보내야 할 때 사용되는 장치이다. 이동 무전기나 휴대용 무전기 등의 낮은 출력장치 신호를 수신하고, 증폭하여 고출력으로 송신하게 하여 주는 것이다(그림 15-2).
- *휴대전화*는 우리나라에서 핸드폰이라고 흔히 일컬어지는 것으로 유선 전화기처럼 넓은 지역에서도 이용할 수 있게 한 시스템으로 무선 전파를 이용하는 무전기다. 전세계적으로 퍼져 있는 무전의 형태로 일반적으로 사용되는 무전기보다 훨씬 큰 개념의 전화라고 본다. 이미 응급의료체계에서도 이용되고, 상품화가 잘되어 있는 이동 무전기다.
- *원격 측정*은 정보를 무선으로 전송하는 과정이다. 응급의료서비스는 심전도, 활력 징후, 또는 환자와 관련된 여러 정보들을 전송할 수 있다.

새로운 기술은 끊임없이 발전되고 있다. 요즘에는 휴대용 컴퓨터와 태블릿으로 환자의 정보를 기록하기도 한다. 이 정보들은 상황실 또는 병원에 무선으로 전송된다. 이와 같은 장비들은 한번의 단축키를 누르면 구급차가 현장에 도착했음을 상황실에서 알 수 있도록 하는 것과 같이 몇가지 기본 정보의 전송을 가능하게 한다. 이러한 단축 메시지는 주파수의 혼선을 줄여주는 좋은 방법이 될 수 있다.

무전 시스템은 오늘날 매우 중요하기 때문에, 대부분의 응급의료체계에서는 예비용 무전 시스템을 가지고 있다. 즉, 무전 시스템에 문제가 생길 경우를 대비하여 예비용 무전 시스템 이용이 가능하도록 설계되어 있다. 예를 들어, 기지국에 문제가 생기면, 예비용 무전기 또는 다른 기지국으로 대체 이용할 수 있도록 되어있으며, 만약 구급차에 있는 이동 무전기가 고장나면, 휴대용 무전기 또는 휴대전화로 통신할 수 있도록 되어 있다.

무전 시스템은 예방적 차원으로 미리미리 유지 및 수리하여 한다. 특히 구급차와 상황실의 경우에는 반드시 이에 해당된다. 무전 장비는 고장유무와 조작이 잘되도록 매일 점검하여야 한다.

그림 15-2 전형적인 응급의료통신 재생 중계기

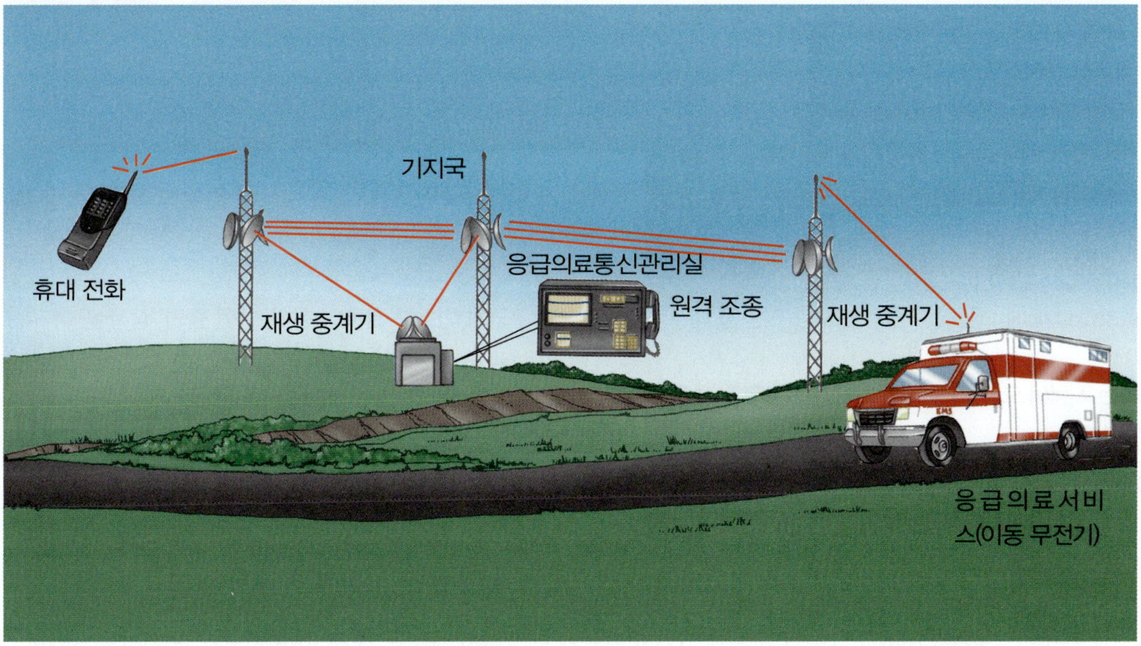

무선 통신

응급의료체계는 무선 통신을 이용하는 공공 서비스들 중에 하나이다. 공중전파를 이용하기 위해서는, 미국 연방 통신 위원회(Federal Communications Commission; FCC)로부터 무전 전파 할당과 자격요건을 허가 받아야 한다. 이것은 두 기지국 또는 그 이상의 기지국에서 같은 주파수를 가지고 사용할 때 충돌이 일어나거나 방해되어 발생하는 충돌을 막기 위함이다. 특히 이들은 응급의료통신에서 불경스런 언어와 폭력적인 언어를 엄격하게 관리하고 있다.

무선 통신 시, 일반적인 몇 가지 규칙들이 있다. 이 규칙들은 충돌을 막고, 모든 사람이 주파수를 이용할 수 있도록 하기 위함이다. 이들은 응급의료서비스 체계에서 어느 정도의 가변의 폭은 있을 수 있으나, 항상 표 15-1의 원칙은 지켜지도록 한다.

출동 시 무선 전송

핵심 개념
응급의료서비스 출동의 여러 단계에서 사용되는 무전 절차

응급의료통신관리자(EMD)는 최초의 신고 요청을 수신하는 사람이다. 신고는 주로 전화로 수신되지만, 종종 경찰이나 다른 첫번째 반응자들의 무전을 통해 수신되기도 한다. 응급의료통신관리자가 먼저 신고자로부터 적절한 정보를 수집한 후, 가장 가까이에 위치한 구급차에게 지령을 내려 응급구조사가 된다. 다음은 응급의료통신관리자와 응급구조사 간의 무선 통신의 흐름을 예로 보여준 것이다. 응급의료통신관리자가 구급차 6호와 서로 무선 통신하는 내용이다:

응급의료통신관리자: 구급차 6호, 여기는 상황실
응급구조사: 구급차 6호 수신.
응급의료통신관리자: 구급차 6호. ○○공원 정문에서 폭력사태 발생. ○○공원 정문에서 폭력사태 발생. 경찰 출동 중. 경찰이 현장을 정리할 때까지 ○○공원 후문에서 대기하라.
응급구조사: 구급차 6호 수신 양호. ○○공원 후문에서 대기하겠음.

응급의료통신관리자에 의해서 신속하고 효율적인 정보 수집 및 관리가 이루어지지 않으면, 구급차를 잘못된 장소로 보낼 수 있다. 위와 같은 상황에서, 응급의료통신관리자는 매우

표 15-1 무선 통신의 원칙

응급의료서비스 무선 체계 사용 시 다음과 같은 원칙을 따른다:

- 무전기를 켜고, 볼륨을 적절히 유지한다.
- 가능하다면 구급차의 창문을 닫아서 차 안의 소음을 줄인다.
- 주파수를 경청하고, 무전을 하기 전에 감도가 깨끗함을 확인한다.
- 무전기의 말하기 위해 누르는 버튼(PTK버튼)을 누르고, 말하기 전에 1초간 기다렸다가 말한다. 이는 전파 발송 처음에 첫 말이 잘리는 것을 예방해준다.
- 입을 마이크에서부터 5cm 가량 거리를 두고 말한다.
- 다른 구급차나 기지국을 호출할 때에 그들의 구급차 번호나 이름을 대고 난 후 자신의 구급차 번호를 말해야 한다. 예를 들면 "상황실, 여기는 구급차 2호."
- 상황실에서 "대기하라"라는 지령이 오면, 그들이 준비되었다는 무전이 올 때까지 기다린다.
- 천천히 명확히 또박또박 말한다.
- 필요치 않은 말 또는 의미(목적) 없는 말은 피한다.
- 전송을 짧게 한다. 전송할 내용이 30초 이상 될 경우, 더 응급한 무전이 사용될 수 있도록 30초 정도에서 약 몇 초간 멈추어 준다.
- 분명한 언어를 사용하고, 코드는 피한다.
- "부탁합니다", "감사합니다" 그리고 "천만에 말씀입니다" 등의 표현은 할 필요가 없다.
- 숫자를 말할 때 불명확하게 전달되는 경우가 있어서, 숫자를 말하고 나서 반복하여 각 숫자의 자리를 한 번 더 불러준다. (영어의 경우) 15는 16 또는 50과 비슷한 발음이 되므로 15를 하나 다섯 (one-five)으로 말해준다.
- 무전기를 통해서 말할 때에는 공공방송이므로 환자의 이름을 말해서는 안 된다. 같은 이유로 불경스럽거나 어떤 특정인을 중상하는 말을 해서는 안 된다. 객관적이고 공평한 말을 한다.
- "나" 대신에 "우리"라고 하여야 한다. 응급구조사가 홀로 업무를 수행하는 경우는 없다.
- "예" 또는 "아니오" 보다는 "긍정적" 또는 "부정적"이란 표현이 좋은데 이유는 "예, 아니오"는 듣기가 어렵기 때문이다.
- 환자에 대한 환자평가 정보를 제공하여야 한다. 하지만 자신의 현장 진단을 제공하는 것은 피한다. 예를 들어, "환자는 막창자꼬리염이 의심된다"라고 하기보다는, "환자의 복부통증을 호소한다"가 좋다.
- 저속한 속어나 인정 안된 약어를 피한다.
- 응급의료서비스 통신으로써 공인된 주파수만을 이용한다.

중요한 안전 정보를 응급구조사에게 제공할 수 있다. 폭력사태에 대한 신고 전화를 받은 후에, 응급의료통신관리자는 구급차 배치에 대한 계획을 세울 수 있으며, 구급차를 현장이 안전할 때까지 대기할 수 있도록 안내한다.

응급구조사: 상황실, 구급차 6호 대기지역에 도착함.
응급의료통신관리자: 수신 양호. 구급차 6호. 현장이 확보되면 연락을 주겠다.

대부분의 현장은 안전하다. 그러나 위와 같은 경우에 응급의료통신관리자는 신고 전화의 특성을 파악하고 정보를 얻을 수 있는 기타 정보들을 모두 얻어서 결정을 내리고 지령을 전달해야 한다. 경찰이 현장에 도착한 후, 폭력적인 사람들을 제압한 후 무전을 이용하여 응급의료통신관리자에게 현장이 안전하다고 알려주면, 응급의료통신관리자는 응급구조사에게 현장에 들어가도 좋다는 지령을 전달할 것이다.

몇 분 후, 상황실로부터 응급구조사에게 무전이 왔다.

응급의료통신관리자: 구급차 6호, 여기는 상황실. 경찰로부터 현장이 안전하다고 연락 왔음.
응급구조사: 구급차 6호, 수신 양호. …… 상황실, 여기는 구급차 6호, 현장에 도착하였다.
응급의료통신관리자: 수신 양호. 13시 10분에 구급차 6호 현장도착.

응급의료통신관리자는 처음 신고 전화부터, 출동시간, 대기 시간, 최종 도착 시간을 기록한다. 이 기록들은 법정에서, 상황실의 기록, 응급구조사의 구급활동일지, 그리고 통신 녹음 기록이 증거로 채택될 수 있다. 의료 지도 또는 현장에서의 업무가 필요하지 않다면, 이 다음 무전은 응급구조사가 환자를 싣고 병원으로 이송하는 중에 재개 될 것이다.

응급구조사: 상황실, 여기는 구급차 6호. ○○병원으로 이송 중.
응급의료통신관리자: 수신 양호. 13시23분에 구급차 6호 ○○병원으로 이송 중.

이송 중에, 응급구조사는 무전기나 전화로 도착 병원에 환자의 상태와 도착시간을 보고해야 한다. 병원에 도착한 후에는 다시 상황실에 도착했음을 알려준다.

응급구조사: 상황실, 여기는 구급차 6호. ○○병원에 도착.
응급의료통신관리자: 수신 양호. 13시34분에 구급차 6호 ○○병원 도착.

응급의료통신관리자가 언급하는 시간은 응급구조사가 환자 이송 후 구급활동일지를 적을 때 참고할 수 있다. 응급의료통신관리자는 중요한 내용들을 다시 반복함으로써 응급구조사가 보고하는 내용들에 대해 다시 한 번 확인한다. 우연히 두 구급차가 동시에 한 전파를 사용한다면 이는 단순히 한 구급차의 무전으로만 착각할 수 있으므로, 응급의료통신관리자는 모든 출동 팀이 들을 수 있도록 구급차 번호와 내용을 반복하여 알려줌으로써 실수가 없게 하는 것이다.

병원에 환자를 인계하고 난 후, 다시 본부로 복귀하기 위해 병원에서 출발할 때 응급의료통신관리자에게 알려주어 다음 출동을 대기할 수 있도록 한다. 응급구조사는 또한 복귀 후에 지역 내 프로토콜에 따라서 수행해야 하는 지침을 숙지하고 있어야 한다.

이러한 무전의 대부분은 기지국인 응급의료통신관리자와 이동용 무전기인 구급차 사이에서 이루어진다. 응급구조사는 출동할 때마다, 휴대용 무전기를 지녀야 한다는 것을 기억한다. 현장 평가를 하는 동안에 무전으로 도움을 요청해야 하는 경우가 있다. 위험한 상황 또는 대량환자가 발생한 경우, 휴대용 무전기를 가지고 있으면 응급구조사가 구급차로 돌아와 구급차에 비치된 이동 무전기를 사용하는 불편없이 신속하게 휴대용 무전기를 사용할 수 있다.

무선 의료 보고

모든 출동의 일부분으로서 보고는 반드시 수행되어야 한다. 보고의 형태는 무전으로, 구두로(직접 사람을 마주하여), 서면으로 이루어진다. 보고를 할 때 너무 상세하게 보고하지 않고, 특별하게 구조화시켜 환자에 대해 연관된 사실만 보고한다. 지나치게 상세한 내용을 보고하면, 전파에 방해를 줄 수 있고, 보고를 듣는 병원 관계자가 시간을 소비하게 된다. 환자의 사생활을 지키기 위해서 무전을 대신하여, 응급구조사의 휴대전화로 보고를 권장하는 병원도 있다. 지역 내 프로토콜을 따르도록 한다.

> **핵심 개념**
> 도착 병원에 무전으로 보고하기

숙련된 응급구조사는 환자의 모든 정보에 대해 머리속으로 그림을 그린다. 이것은 무선 정차의 지식과 술기를 요구한다. 만약 응급 환자를 이송중이라면, 무선 보고를 반드시 명확하게 해야 한다. 환자의 주호소, 손상정도, 활력징후, 응급처치, 그리고 손상의 기전 등을 설명(묘사)함으로써 보고가 이루어져야 한다. 아무리 위급한 상황일지라도, 보고 시에는 명확하고 안정된 목소리를 유지하여야 한다. 흥분하면서 급하게 말해버리면, 오히려 보고에 방해가 된다. 이는 효과적인 통신 방법이 아니다.

무선 의료 보고는 12개 항목으로 이루어져 있다(표 15-2). 다음은 응급구조사가 환자를 병원으로 이송하면서 보고하는 상황을 부분적으로 묘사한 것이다:

1. **구급차 소속과 구급차의 종류**
   ○○병원, 여기는 기본소생술(혹은 전문소생술) 구급차 6호. 현재 병원으로 가는 중이다.

❝ 병원에 보고하는 것은 명백하고 명확해야 한다. 그들은 정확하게 무엇을 예상되는지 알아야 한다.❞

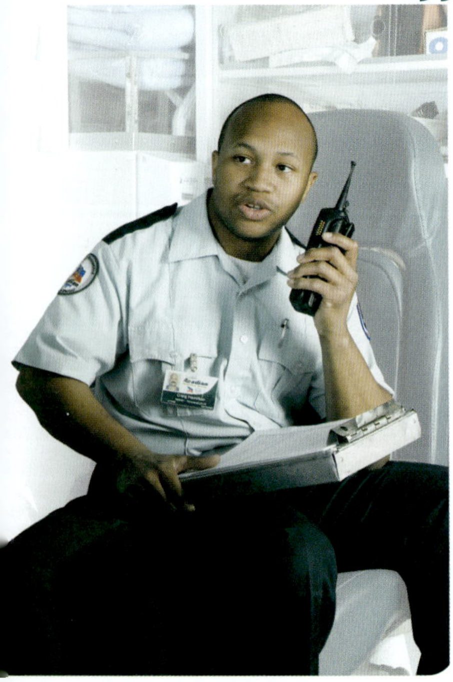

2. **도착 예정 시간**
   … 도착 예정 시간은 약 15분 뒤이다.
3. **환자의 연령과 성별**
   … 우리는 68세 남자 환자를 이송 중이다.
4. **주호소**
   … 환자는 복부 통증을 호소.
5. **현재 질병과 관련된 병력; 간단하게**
   통증은 두 시간 전에 발생; 약간의 구역질 동반
6. **주요 과거 병력**
   과거 병력으로 고혈압과 관절염이 있음.
7. **의식 상태**
   현재 의식 명료, 의식 소실 없었음.
8. **기본 활력 징후**
   맥박 88, 호흡은 20/정상, 피부 정상, 혈압 134/88, 산소포화도 98.
9. **현재 증상과 관련된 신체 검진**
   복부 위쪽에 압통 없음, 강직 없음.
10. **수행한 응급처치**
    응급처치를 위하여 편안한 자세를 유지하여 줌.
11. **응급처치에 대한 반응**
    이송 중 통증, 의식상태, 활력징후 변화 없음.
12. **질문 및 의료지도**
    질문 또는 지도할 내용이 있는가?

이러한 정보를 제공한 후에 계속하여 환자의 상태를 평가하면서, 병원으로 이송해야 한다. 추가 활력징후를 측정하고, 환자의 변화가 생길 수 있으며, 새로운 정보가 발견될 수도 있다. 특히 이송거리가 먼 경우에는 더욱 그럴 것이다. 어떤 체계에서는 이러한 추가적인 정보를 병원으로 이송하는 동안 계속해서 정보를 전송해야 하는 경우도 있다. 지역 내 프로토콜을 참고하도록 한다.

표 15-2 무선 의료 보고

무선 의료 보고의 12개 항목

1. 구급차 소속과 구급차의 종류
2. 도착 예정 시간
3. 환자의 연령과 성별
4. 주호소
5. 현재 질병과 관련된 병력; 간단하게
6. 주요 과거 병력
7. 의식 상태
8. 기본 활력 징후
9. 적절한 신체검진 판독
10. 제공한 응급처치
11. 응급처치에 대한 반응
12. 기타 요구되는 의료통제 및 질문

지도 의사와 연결이 되면, 응급구조사는 지도 의사로부터 지시를 받을 것이다. 응급구조사들은 환자를 돕기 위해 많은 약물들과 술기들을 가지고 있다. 직접의료지도를 내리는 의사는 응급구조사에게 환자가 처방 받은 약물을 복용할 수 있도록 도와주는 것을 지시하거나, 구급차에 구비되어 있는 약물을 투여하라고 지시하거나, 또는 그 외 지시들을 내릴 것이다. 이런 경우, 지도 의사와 응급구조사의 통신은 명확하고 간결해야 한다. 예를 들어, 환자가 평소의 가슴 통증 때문에 처방 받은 니트로글리세린을 가지고 있다. 이 약물은 "약리학" 단원에서 배우겠지만, 응급구조사가 환자의 복용을 도울 수 있는 약물 중에 하나이다. (지역 내 프로토콜을 따르도록 한다). 이 약물은 환자의 혈압이 특정 수준 이상일 경우에만 투여되어야 한다. 만약 의사와 응급구조사간에 명확한 의사소통이 이루어지지 않아 오해가 생길 경우, 이러한 약물 투여는 환자에게 해를 입힐 수 있다.

오해가 있거나 잘못된 의사소통이 일어나는 것을 피하기 위해서, 지도 의사와 통신할 때에는 다음의 지침을 따르도록 한다:

- 응급구조사는 명확하고 정확하게 지도 의사에게 의료정보를 제공한다. 의사의 지시는 응급구조사 보고에 의존한다.

비판적 의사 결정

통신의 어려움

응급의료체계에서 통신은 다양한 형태로 발생한다: 서면, 구두, 혹은 무전. 다음의 시나리오에 근거하여 여러분의 결정을 설명하여라.

1. 응급구조사는 원인을 알 수 없는 통증을 호소하는 노인환자에게 출동 중이다. 일차반응자(EMR)이 먼저 현장에 도착하였고, 응급구조사는 현장으로부터 약 10분 거리에 있다. 응급구조사는 응급의료통신관리자로부터 아직 환자 상태에 대한 정보를 아직까지 제공받지 못했다. 이러한 경우를 발생시키는 원인에는 무엇이 있을까? 여러분이 응급구조사라면 어떻게 행동했을 것인가?
2. 17세 남성이 과도한 음주 후 정신을 잃어, 친구가 119에 신고하였다. 응급구조사는 현장에 도착했고, 환자는 처음에 의식이 없었다가 통증에 반응했고, 몇 분이 지나자 응급구조사의 질문에 알 수 없는 말을 내뱉었다. 몇 분이 흐른 후, 응급구조사가 환자를 자극했을 때, 환자는 통증으로부터 벗어나려는 행동을 취했다. 응급구조사는 환자를 병원으로 이송하면서, 환자의 의식 상태에 대해 도착 병원에 어떻게 보고해야 하는가?
3. 응급구조사는 두 대의 차량이 충돌한 현장에 도착하였고, 지역 내 병원에 심각한 손상을 입은 환자를 수 분내에 이송할 계획이라고 병원에 무전으로 보고하였다. 하지만, 병원에서는 응급구조사의 말을 이해할 수 없다고 한다. 이런 경우 응급구조사는 어떤 절차를 대신 수행할 수 있는가?
4. 응급의료통신관리자로부터 "정상이 아닌 상태의 남성"이라는 신고를 받고 당뇨를 앓고 있는 34세 남성에게 출동하였다. 환자의 친구는 응급구조사에게 환자가 "의식은 있으나 반응이 없다"라고 이야기하였다. 응급구조사는 무슨 말인지 정확하게 이해할 수 없었고, 평가와 치치를 위해 앉아 있는 환자에게 다가갔다. 응급구조사가 환자에게 질문하였을 때, 환자는 응급구조사를 쳐다보지 않았고 대답도 하지 않았다. 응급구조사가 환자의 팔을 꼬집었을 때, 화자는 자신의 팔을 내려 보았으나, 다른 방식으론 반응하지 않았다. 응급구조사는 도착 병원에 환자의 의식 상태와 환자의 전반적인 상태에 대해 정확하게 보고하고자 한다. 여러분이 응급구조사라면 어떻게 보고해야 하겠는가?

- 투약이나 절차에 대한 지시를 받은 후에는 지시에 대한 말을 복창한다. 응급구조사는 지도의사에게 술기 시행 및 약물 투여 여부에 대해 물어볼 수 있으며, 이러한 행위는 지도 의사에 의해 거절될 수 있다. 또한 이를 반복할 수 있다.
- 지시가 불명확하다면, 지도의사에게 반복해서 물어본다. 지시 내용을 명확하게 수신하였다면, 지도 의사에게 회신 한다.
- 지시가 부적절하다면, 지도의사에게 질문할 수 있다. 여러분의 질문으로 인해 부적절한 투약을 막을 수 있을 지도 모른다. 의사는 지시를 재확인하면서, 응급구조사에게 왜 이러한 지시를 내렸는지 이유를 설명해줄 것이다.

핵심 개념
도착 병원에 구두로 보고하기

구두 보고

병원에서 응급구조사는 병원 내 의료진에게 환자에 대한 서류보고를 제출할 것이다. 그러나 의료진들이 서류 보고를 읽기에는 시간이 부족하므로 구두 보고도 함께 제공한다.

환자를 병원 내 의료진에게 인계할 때에는 환자의 이름을 소개하면서, 무전으로 보고했던 내용을 요약하여 알려주고 변화된 환자의 상태 또는 새롭게 시행한 처치에 대해 구두로 보고한다. 구두 보고에는 다음을 포함한다:

- 주호소
- 전체 과거 병력
- 이송 중에 시행한 처치
- 마지막에 측정한 활력징후

핵심 개념
다른 의료제공팀의 구성원과 상호작용 할 때 사용되는 의사소통 술기

상호 간의 의사소통

팀 의사소통

응급구조사는 건강관리전문팀의 일부이다. 예를 들어, 현장에서 여러분은 최초 반응자 (응급구조사가 도착하기 전에 기본적인 처치를 제공하는 일차반응자) 또는 전문응급구조사(그림 15-3)과 의사소통을 해야 할 경우가 생길 수 있다. 최근에 발행된 심폐소생술 지침은 팀 접근 방식에 대해 이야기하고 있다. 이 때, 팀의 모든 구성원이 최고의 효과를 나타내기 위해 함께 일을 할 수 있도록 상호간의 의사소통을 요구한다.

대부분의 출동은, 간병인 또는 가족 구성원이 환자 또는 현재의 응급상황에 대한 정보를 응급구조사에게 제공할 것이다(그림 15-4). 응급구조사는 건강관리전문팀 구성원에게 환자 또는 처치와 이송에 필요한 모든 정보를 수집하기 위해 솔직하고 공손하게 요청해야 한다.

핵심 개념
환자와 상호작용할 때 사용되는 의사소통 술기

치료적 의사소통

비록 의사소통은 두 명 또는 그 이상의 사람들 사이에서 시간이 지날수록 습득되는 술기이지만, 아직까지도 많은 사람들이 그들이 할 수 있는 능력만큼 의사소통을 잘하지 못한다. 환자 또는 위급한 상황에 놓인 사람과 대화하는 것은 더욱 어렵다(그림 15-5). 상호 간의 의사소통은 교육 프로그램으로도 많이 지정된 분야이지만, 다음의 지침들은 여러분이 환자, 가족, 친구, 목격자와 의사소통을 해야 할 때 도움을 줄 것이다.

- **눈맞춤**(eye contact). 환자와 눈을 자주 맞춘다. 만약 여러분이 환자에게 관심을 가진다면, 여러분은 환자의 주의를 끌 것이다. 눈맞춤에 실패하면, 여러분은 환자에 대한 불안감을 느

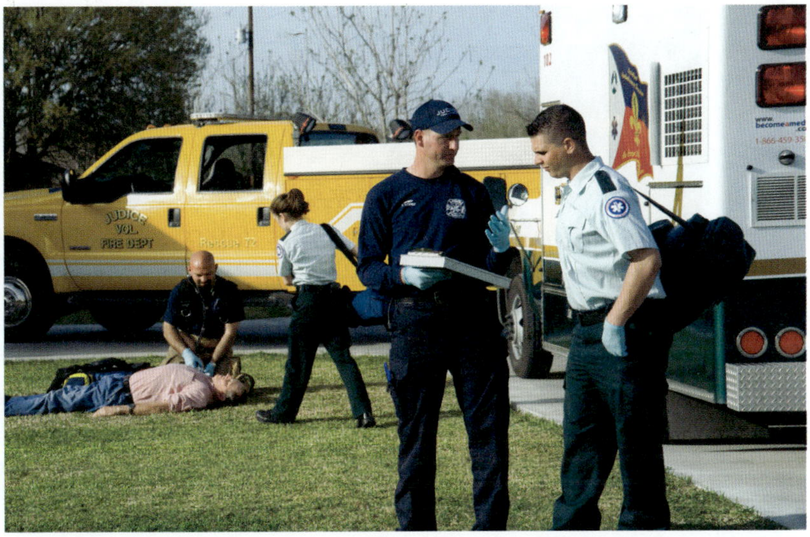

그림 15-3 응급구조사는 일차반응자 또는 전문응급구조사와 현장에서 의사소통을 해야 할 것이다.

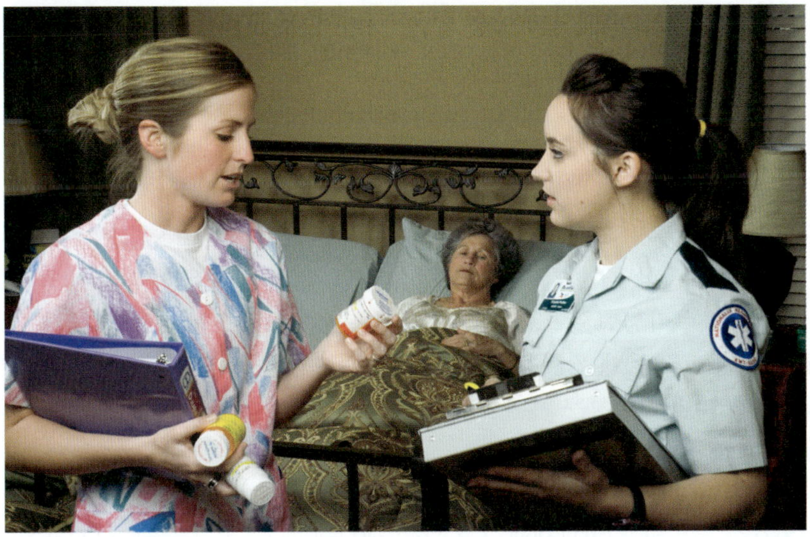

그림 15-4 응급구조사는 간병인 또는 가족 구성원들과 환자의 상태 또는 현재 응급 상황에 대해 의사소통해야 할 것이다.

낀다는 신호이다. (만약 환자가 눈맞춤을 피한다면, 환자의 문화적 특성을 고려한다. 몇몇 나라의 문화는 눈 맞춤이 예의에 어긋나는 행동일 수 있다. 이러한 상황에서는 여러분의 행동을 환자의 행동에 조화롭게 대처한다.)

- **자세와 신체언어(Position and body language).** 환자를 대하는 여러분의 자세는 매우 중요하다. 환자보다 위에 있으면 위협하는 것 같으므로, 가능한 환자의 눈 높이에 또는 약간 눈 높이 아래에 있는 것이 좋다(그림 15- 6). 이러한 자세는 환자가 위협을 덜 느끼게 될 것이다. 신체언어 또한 중요하다. 팔짱을 낀 채로 서 있거나, 환자를 직접 대면하지 않거나 하는 것은 여러분이 환자에게 관심이 없다는 것을 보이는 것이다. 팔을 아래로 하고, 환자를 직접 대면하면서 좀더 개방적인 자세로 접근할 때 환자는 안전함을 느낄 것이며, 원활한 의사 소통이 될 것이다.

그러나 폐쇄적이거나 심각한 태도도 종종 필요하다. 현장에서 몹시 흥분해 있는 목격자를 진정시키거나 지시해야 할 때 이러한 태도가 필요하다. 환자보다 위에 서있는 경우는 권위를 표현하지만, 필요한 경우 통제하기 위해 시행된다.

환자와의 의사소통 시 어떻게 진행되어 가는지 파악하기 위해서 환자의 신체언어를 관찰하여야 한다. 환자가 폐쇄적으로 나온다면, 의사소통 원활하지 않을 수 있다.

그림 15-5 어려운 상황에서 환자 또는 다른 사람과의 의사소통은 술기와 요령이 필요하다.

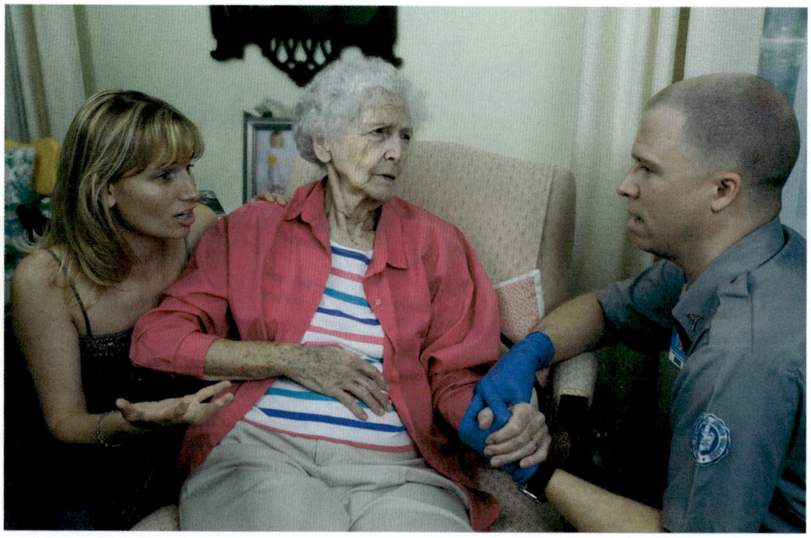

- **쉬운 언어의 사용.** 말을 천천히 그리고 명확하게 한다. 의학용어를 사용하거나 환자가 알아듣지 못하는 용어는 사용하지 않는다. 환자의 불안을 예방하기 위해 일을 수행하기 전에는 반드시 과정을 설명한다.
- **정직.** 의사 소통에 있어 정직함은 매우 중요하다. 환자로부터 "제 다리가 부러졌어요?", "저 심근경색인가요?" 등의 답변하지 못할 질문을 받을 때가 빈번히 있을 것이다. 어떤 때에는 질문에 답을 아는 경우 라도 흔쾌한 답변을 할 수 없는 상황이 있을 수 있다. 예를 들어, 환자가 "부목을 적용할 때 아픈가요?"라고 물었을 때, 사실이라면, 환자에게 진실을 말한다. "아프지 않도록 가능한 부드럽게 적용하겠지만, 어느 정도는 통증이 생길 수도 있습니다" 라고 말한다. 환자에게 거짓을 말하면, 환자는 여러분을 신뢰하지 않을 것이다. 여러분이 환자와 만들어낸 신뢰성은 이후 이 환자가 만날 다른 응급의료제공자들에게 영향을 미칠 것이다.
- **환자의 적절한 이름을 사용.** 특히 노인 환자나 몇몇 성인들에게는 허물없이 다가가기 어렵다. 일반적으로 환자가 여러분에게 스스로 소개하게 하는 것이 좋다. 나이가 많은 환자가 자신을 소개를 할 때 자신의 이름이 "윌리엄 해리스(William Harris)"라고 소개하면, "해리

그림 15-6 환자를 위협하지 않으면서 의사소통을 돕기 위해 환자 눈높이보다 아래에 자세를 취한다.

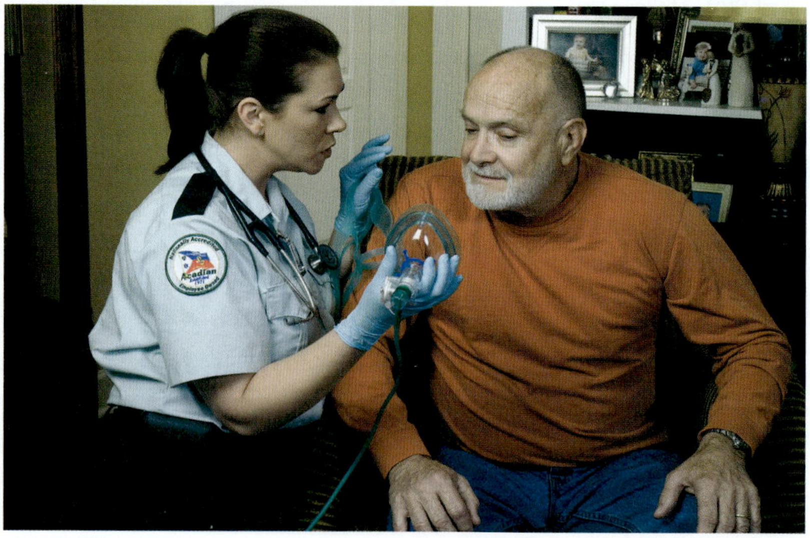

스 선생님(Mr. Harris)"이라고 호명하는 것이 가장 좋은 것이다. 응급구조사가 해리스 선생님(Mr. Harris)이라고 했을 때 환자가 "그냥 빌(Bill)이라고 불러주세요"라고 한다면, 그 후에는 환자가 원하는 데로 호명할 수 있다. 어떻게 불러야 할 지 모르겠다면, 환자에게 어떻게 부르는게 좋을 지 질문한다.

- **경청.** 환자에게 질문을 하면, 환자는 응급구조사의 질문에 답을 할 것이다. 응급구조사가 똑같은 질문을 다시 환자에게 한다면, 응급구조사는 환자의 말에 경청하지 않고 있다는 것을 보여준다. 응급구조사가 환자의 말에 경청을 하지 않으면, 환자는 자신이 말하는 내용에 상대방이 관심이 없다고 느낀다. 질문을 한 뒤에는 답변을 기다린다. 그리고나서 잊어버리지 않도록 기록한다.

환자가 만약 정신장애가 또는 청각장애가 있다면, 천천히 그리고 또박또박 말한다. 절대로 그들을 폄하해서는 안된다. 청각장애를 가진 환자들은, 응급구조사의 입술을 읽을 것이다. 환자가 이해할 수 있도록 돕기 위해 응급구조사는 입술을 잘 보이도록 한다.

시각장애를 가진 환자들의 경우, 일반적으로 잘 들을 수 있으므로 큰 소리로 말하지 않는다. 시각장애 환자들은 일반적으로 지금 자신의 주위에서 발생하는 일에 대해서 설명을 듣고자 할 것이다. 그러므로, 시각장애 환자들을 마주할 때는 응급구조사가 행할 모든 행위에 대해 설명하도록 한다.

응급구조사는 종종 자신과 같은 언어를 사용하지 않는 사람도 마주하게 된다. 이러한 경우, 환자의 가족 구성원이나 친구들에게 통역을 하게 하거나, 지역 내 통역 지침을 이용하도록 한다. 또한 병원이나 상황실에서 환자가 사용하는 언어를 통역해주는 통역사가 상주해 있을 수도 있으므로 지역 내 지침을 따르도록 한다.

노인들은 병원 전 응급의료체계를 자주 사용하는 인구로 최근 급격하게 증가하고 있는 인구층이다. 이들은 연령이 증가함에 따라 동반하는 단순한 의학적 문제를 가지고 있을 것이다. 이들은 뼈의 상태 또는 약해진 신체계통 때문에 앞으로 자주 넘어지거나, 외상에 의한 심각한 손상을 입을 수 있다.

대부분의 노인들은 자신을 잘 알고 있으며, 신체적 능력을 잘 알고 있다. 그러나 나이가 듦에 따라서 청각, 시각, 지남력 등에 문제가 점차 올 수 있다. 종종 이들은 혼란스러워 보이기도 하고, 의사소통을 하기 어려울 수도 있다. 그들은 이런 감각능력이 제한적임에도 불구하고, 여전히 자신이 무엇이 필요한지 알고, 무엇을 느끼는지 잘 알고 있다. 그들은 응급구조사의 인

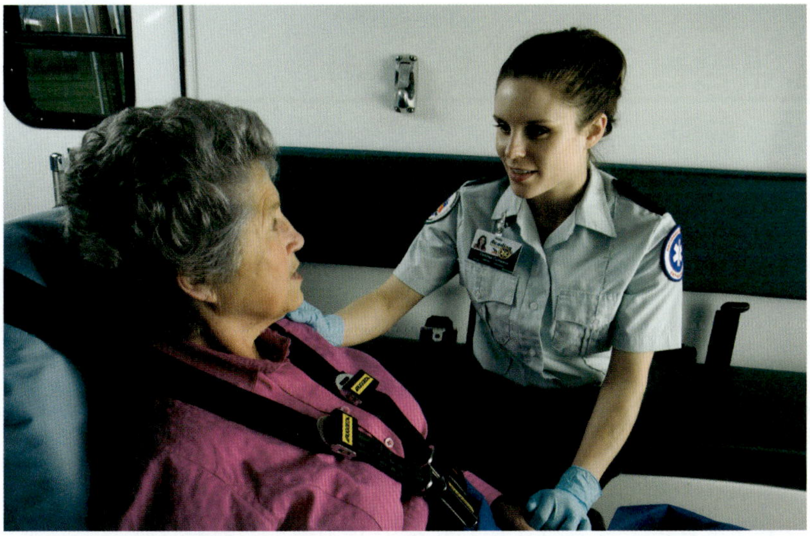

그림 15-7 노인 환자를 이해하고 배려한다.

소아 노트

소아의 경우 종종 환자 평가나 의사소통이 어렵기 때문에, 부모를 참여시키는 것이 가장 좋은 방법이다. 위에서 언급했던 의사소통 원칙 중 다음의 두 가지는 소아에게도 매우 중요하다.

1. 항상 소아의 눈높이를 맞춘다(그림 15-8). 소아보다 위에 서있는 자세는 소아가 매우 위협감을 느낄 수 있다. 응급구조사는 소아의 눈 높이에 맞추어 몸을 숙이면 소아와의 의사소통이 쉬워질 것이다. 소아 환자의 상태가 심각하지 않다면, 시간을 충분히 가지고, 소아의 눈 높이보다 더 낮은 자세에서 접근하는 방법이 좋다.
2. 소아는 어른보다 거짓말을 빨리 알아 챌 수 있다. 어린이에게 진실을 말하는 것이 매우 중요하다. 아이는 자신의 인생에서 처음으로 마주한 응급구조사가 여러분일 수 있음을 명심한다.

그림 15-8. 아이와 눈을 맞추거나 그 보다 아래에 자세를 잡는다.

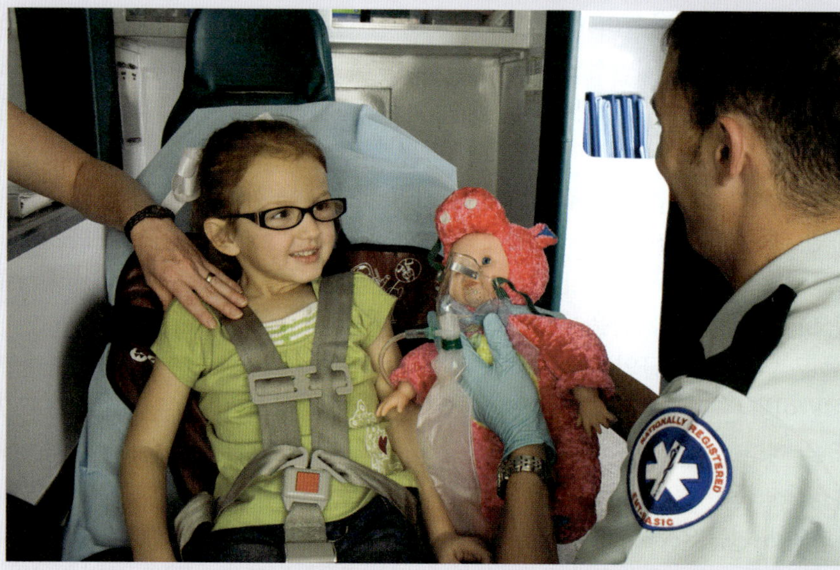

내, 친절, 그리고 이해심과 함께 적절한 응급처치를 받아야 할 권리가 마땅히 있음을 항상 기억하도록 한다(그림 15-7).

구급활동일지(병원 전 처치 보고서)

핵심 개념
구급활동일지 구성 및 작성 절차

출동과정 동안에 응급구조사에 의해 작성된 기록을 "구급활동일지" 또는 병원 전 처치보고서(PCR)이라고 한다. 지역이나 업무에 따라 다른 이름으로 사용하는 경우도 있지만, 기록해야 하는 내용들은 거의 비슷하다.

대부분의 구급활동일지는 직접 정보를 입력하는 것으로 수행된다(그림 15-9). 예전에는 응급구조사가 직접 글로 작성하는 수기 형태였지만, 기술이 발전하면서 요즘에는 휴대용 컴퓨터, 태블릿(그림 15-10) 등이 가장 흔하게 사용된다. 이들은 응급구조사가 환자에 대해 정보를 직접 입력할 수 있도록 하며, 이 정보들이 도착 병원에 전송될 수 있도록 하는 시스템을 가지고 있다. 이 장비들은 대부분 웹사이트(Web)를 기반으로 하기 때문에, 응급구조사는 이 웹사이트에 로그인을 한 후 정보를 입력, 전송, 수신 할 수 있다.

서면보고서는 서술영역이 필요하고, 활력징후들을 숫자(수치)로 기록하고, 해당 칸에 체크

그림 15-9 (A) 출력 된 구급활동일지 (B) 컴퓨터(태블릿) 화면에 보이는 구급활동일지(© *Courtesy of ImageTrend, Inc.*)

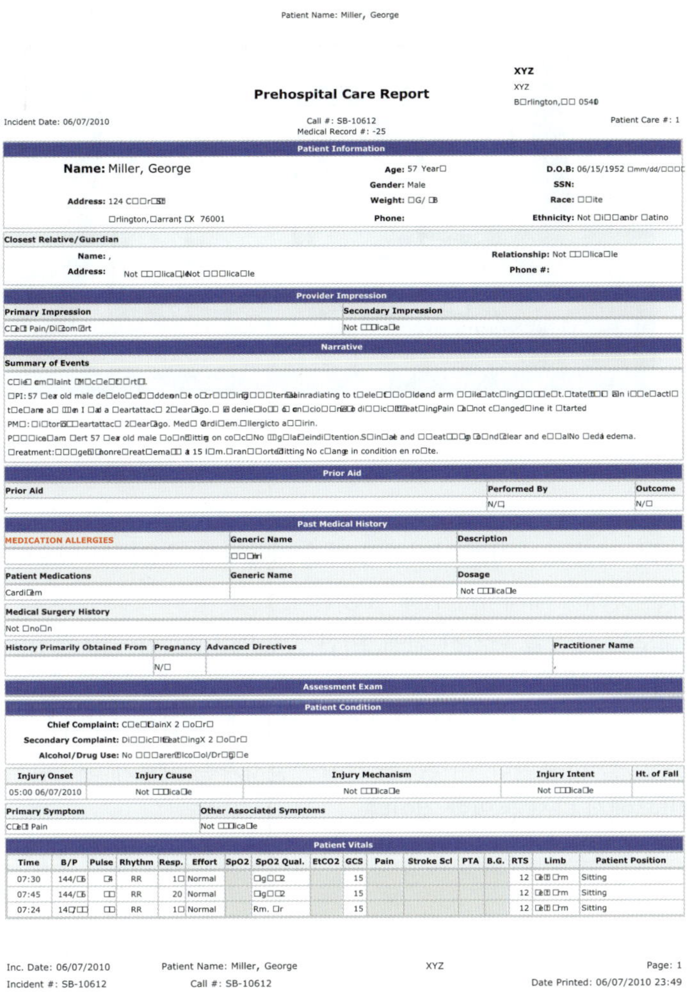

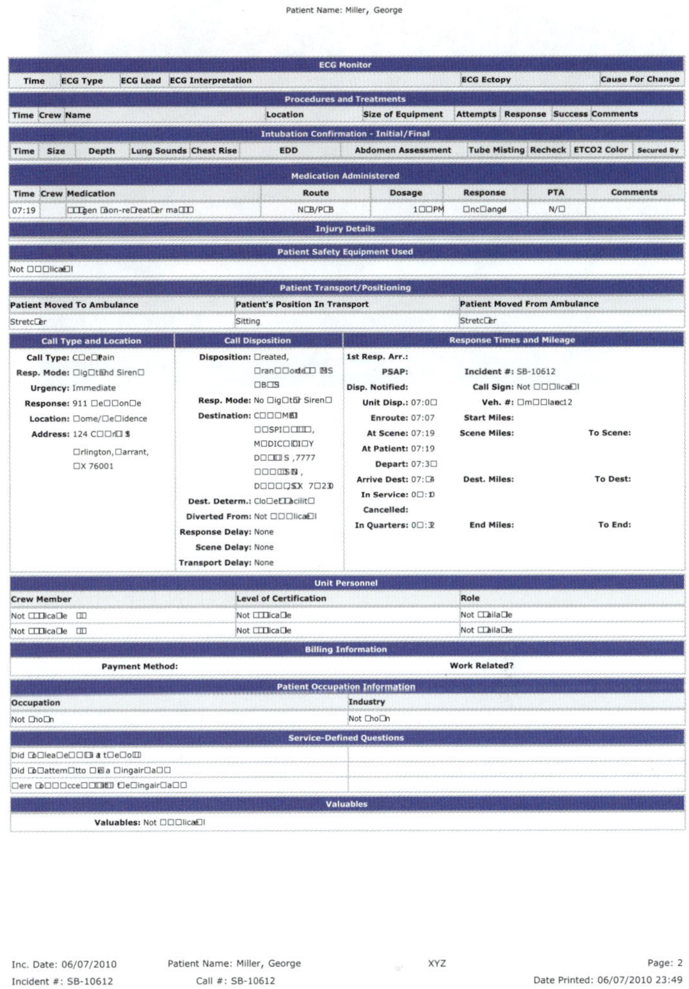

(A)

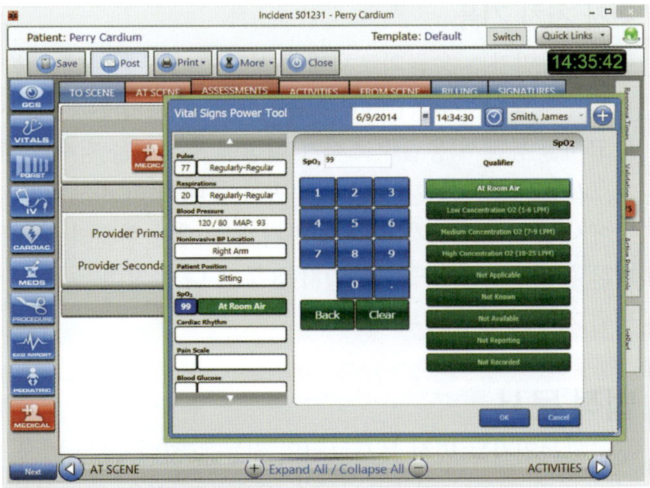

(B)

그림 15-10 휴대용 전자 기록 장비: (A) 펜이 달린 노트북, (B) 펜이 달린 컴퓨터 화면에 보이는 구급활동일지

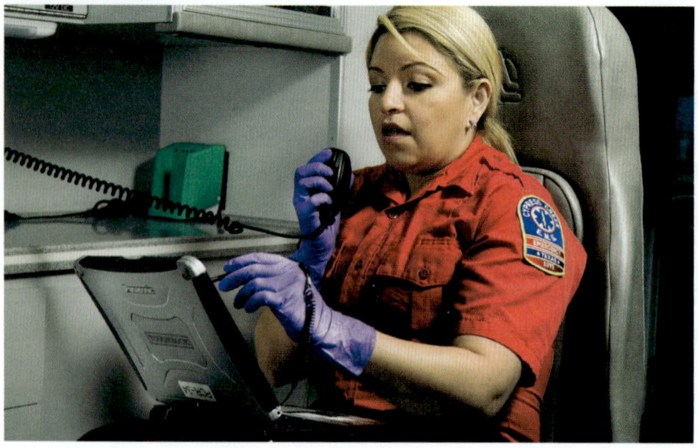

(A)

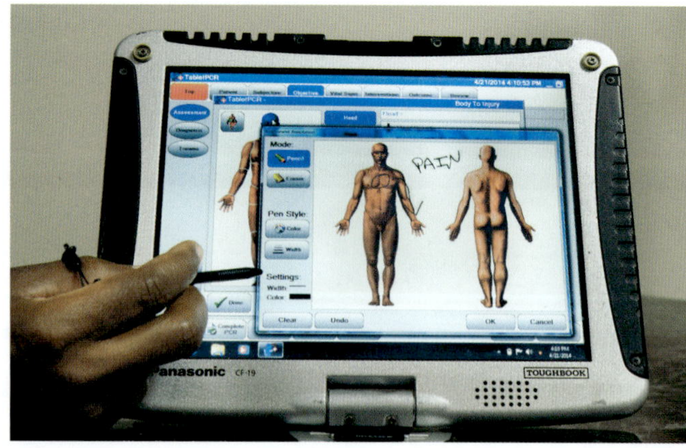

(B)

표시를 해야 한다(그림 15-11 a, b). 서면 보고서는 아직까지 몇몇 지역에서 사용되고 있으며, 휴대용 컴퓨터를 사용하지 못하는 곳에서 대체하기 위해 사용된다.

가능하다면, 응급구조사는 새로운 출동을 나가기 전에, 이전 출동에 대한 기록을 완성하는 것이 좋다(그림 15-12). 하지만 대부분 응급구조사가 환자를 병원 관계자에 인계한 후, 병원을 나서기 전에 구급활동일지를 완료하는 것이 가능하지 않기 때문에, 응급의료서비스 업체들은 *이송기록지(transfer report)*를 사용한다. 이것은 구급활동일지와는 다르게 최소한의 정보만 포함한다. 이 단원의 후반부에서 다시 논의할 것이다.

이송기록지(transfer report)
응급구조사가 병원을 나서기 전에 구급활동일지를 완료하기에 충분한 시간이 없을 때, 구급활동일지를 대신하여 병원 관계자에게 전달할 수 있는 기록지로, 간단하며 최소한의 정보만을 포함한 구급활동일지의 압축 형태

구급활동일지의 기능

구급활동일지는 다양한 기능을 한다. 환자에 대한 기록은 법적문서, 행정기능을 위한 정보 제공, 교육과 연구를 위한 자료, 업무의 질 개선 등 여러 분야에 기여하게 된다. 이러한 기능들은 다음 단락에서 설명할 것이다.

환자 처치 기록

구급활동일지는 응급의료체계 종사자들에게 환자에 대한 중요한 정보를 전달해 준다. 병원 관계자에게 환자를 인계한 후, 응급구조사는 병원 관계자에게 구두로 보고했을지라도, 서면 보고서를 통해서 응급구조사가 현장에 도착했을 당시의 환자 상태, 응급구조사의 평가 및 처치, 그리고 이송 중 환자 상태의 변화에 대해 더 자세하게 파악할 수 있다. 예를 들어, 처음 현장에서 응급구조사가 환자를 발견했을 때와 현재의 상태를 비교하기 위해 병원내 관계자는 기본 활력징후를 구급활동일지를 통해 다시 찾아볼 수 있다. 구급활동일지는 영구적인 환자 병원 기록의 일부가 된다.

법적 문서

구급활동일지는 법적 문서로서의 기능을 하며, 모든 법적 상황에서 증거로 요청될 것이다. 환자가 범죄 행위의 피해자이거나 가해자인 경우, 구급활동일지와 그것을 기록한 응급구조사는 형사소송 중 현장 상황 및 환자의 상태에 대해 증언하기 위해 법정으로부터 출석 명령을 받을 것이다. 뿐만 아니라, 민사소송에서도 응급구조사의 구급활동일지는 법적 문서로 효력을 가질 것이다.

응급구조사가 소송에 휘말려 조사를 받아야 하는 경우도 종종 있다. 이와 같은 상황에서

그림 15-11 (a) 빈 칸 채우기와 서술할 공간이 있는 서면보고서

STATE EMS

PRESS DOWN, YOU ARE MAKING THREE COPIES.

RUN REPORT # 746118	Mo. Day Year	M T W Th F S Sun	SERVICE NAME	SERVICE NO.	VEHICLE NO.	ALS ☐ Performed ☐ Back-up called	SERVICE RUN NO.

NAME

BILLING INFORMATION

STREET OR R.F.D.

CITY/TOWN | STATE | ZIP

AGE/DATE OF BIRTH | ☐ Male ☐ Female | PHONE

INCIDENT LOCATION: ADDRESS | CITY/TOWN

TRANSPORTED TO: | TREATING/FAMILY PHYSICIAN

CREW LICENSE NUMBERS

TRANSPORTATION/COMMUNICATIONS PROBLEMS

☐ Medical
☐ Cardiac
☐ Poisoning/OD
☐ Respiratory
☐ Behavioral
☐ Diabetic
☐ Seizure
☐ CVA
☐ OB/Gyn
☐ Other ______

☐ Trauma
☐ Multi-Systems Trauma
☐ Head
☐ Spinal
☐ Burn
☐ Soft Tissue Injury
☐ Fractures
☐ Other ______

☐ Code 99

R	L	LUNG SOUNDS
☐	☐	CLEAR
☐	☐	ABSENT
☐	☐	DECREASED
☐	☐	RALES
☐	☐	WHEEZE
☐	☐	STRIDOR

TYPE OF RUN
☐ Emergency Transport
☐ Routine Transfer
☐ Emergency Transfer
☐ No Transport
☐ Refused Transport

TIME	CODE		ODOMETER
		Call Received	
		Enroute	
		At Scene	
		From Scene	
		At Destination	
		In Service	

☐ MEDICATIONS ☐ ALLERGIES

CHIEF COMPLAINT:

TIME	PULSE	RESP	BP	PUPILLARY RESPONSE	SKIN	VERBAL RESPONSE	MOTOR RESPONSE	EYE-OPENING RESPONSE	CAPILLARY REFILL
			/			5 4 3 2 1	6 5 4 3 2 1	4 3 2 1	☐ Normal ☐ Delayed ☐ None
			/			5 4 3 2 1	6 5 4 3 2 1	4 3 2 1	☐ Normal ☐ Delayed ☐ None
			/			5 4 3 2 1	6 5 4 3 2 1	4 3 2 1	☐ Normal ☐ Delayed ☐ None

☐ MVA ☐ Concern AOB/ETOH SEAT BELTS: ☐ Used ☐ Not Used ☐ N/A ☐ Helmet Used

MUTUAL AID: Assisted/Assisted by Service # ______ Time Called: ______

PATIENT'S SUSPECTED PROBLEM: 746118

☐	Cleared Airway	☐	Extrication
☐	Artificial Respiration/BVM	☐	Cervical Immobilization
☐	Oropharyngeal Airway	☐	KED/Short Board
☐	Nasopharyngeal Airway	☐	Long Board
☐	CPR–Time:	☐	Restraints
☐	Bystander CPR	☐	Traction Splinting
☐	AED	☐	General Splinting
☐	Suction	☐	Cold Application
☐	Oxygen–LPMin ___ ☐ Nasal ☐ Mask	☐	MAST Inflated
☐	Pulse Oximetry	☐	
☐	Autovent	☐	

☐ Medication Administered ☐ Defib Lic.# ______

MEDICAL CONTROL ☐ Written Order/Protocol ☐ Verbal Order/Protocol

☐ Monitor ☐ Chest Decomp

☐ Pacing ☐ Caricothyrotomy

IV — Total Attempts ___ ☐ SUC LIC.# ______ ☐ UNSUC LIC.# ______

EOA — Total Attempts ___ ☐ SUC LIC.# ______ ☐ UNSUC LIC.# ______

ET — Total Attempts ___ ☐ SUC LIC.# ______ ☐ UNSUC LIC.# ______

LIC #	EKG RHYTHM	TIME	MEDS/DEFIB/C-VERT	DOSE W/S	ROUTE

NAME OF E.D. TREATING PHYSICIAN ______ SIGNATURE OF CREW MEMBER IN CHARGE ______

COPY 1 HOSPITAL

(A)

(계속)

그림 15-11 (b) 전산화된 구급활동일지

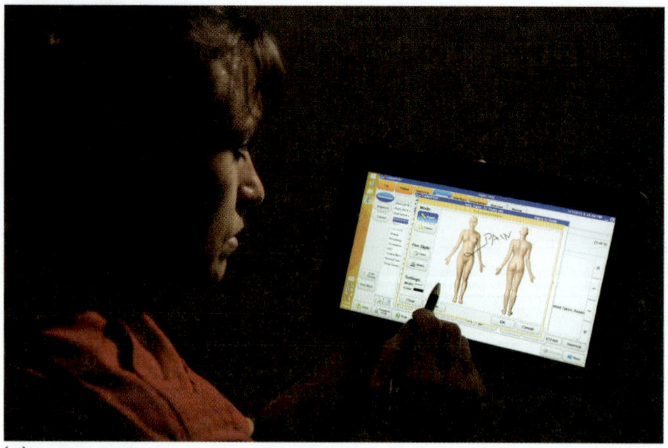

(B)

그림 15-12 응급구조사는 병원을 나서기 전 구급활동일지를 완성한다. (이 그림은 응급실 내 설치된 컴퓨터를 사용하여 구급 활동일지를 완성하는 응급구조사의 모습을 보여준다)

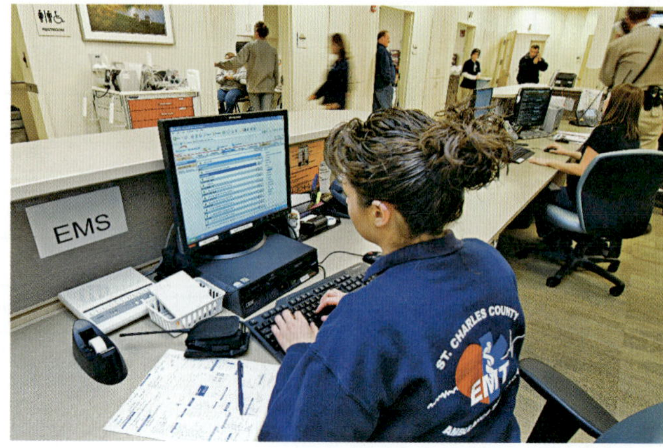

는 특히 응급구조사인 자신을 보호하기 위해 모든 상황이 기록된 구급활동일지는 매우 중요한 역할을 할 것이다.

행정적 목적

응급구조사가 속한 응급의료체계에 따라 다르지만, 환자나 환자 가족에 대한 보험과 보험 청구 정보를 얻어야 할 수도 있다. 이러한 정보는 별도의 보고서에 기록될 것이다.

교육과 연구

응급구조사의 보고서는 연구 계획의 일부로서 나중에 다시 검토될 것이다. 구급활동일지를 종합한 통계분석은 병원 전 응급의료 처치의 유형과 특징을 나타낼 수 있다. 예를 들어, 통계분석가들은 데이터를 이용하여 출동 시간을 개선하도록 할 수도 있고, 업무가 많은 지역과 근무 시간을 비교하여 근무시간과 구급차 배치 방법을 개선할 것이다. 또한 통계는 응급의료 자원의 추가 요청 근거가 될 수 있다.

구급활동일지는 각 응급구조사의 경험과 기술을 추적하여 응급의료 관리에 도움이 될 수 있다. 예를 들어, 실기에 대한 보수교육을 할 때 보고서에 나타난 기술을 기반으로 별도 추가 실습을 하거나, 특별한 상황에 출동하게 된 상황들을 기록하는 방법에 대한 예시 자료로 사용될 수 있다.

업무의 질 개선

대부분 응급의료체계에서는 질 개선(Quality improvement; QI)—또는 질 보증(Quality Assurance; QA)이나 지속적인 질 향상(Continuous Quality Improvement; CQI)—체계를 가지고 있으며, 이를 통해, 응급 출동이 현재의 의료와 조직의 표준에 적합한지를 정기적으로 검토한다. 구급활동일지는 특히 응급구조사가 출동에 대해 고찰할 수 있는 좋은 도구 중 하나이다. 질 개선 체계를 통해 출동 시 응급구조사가 수행한 행위에 대해 격려 또는 조언을 나눈다.

현장사례

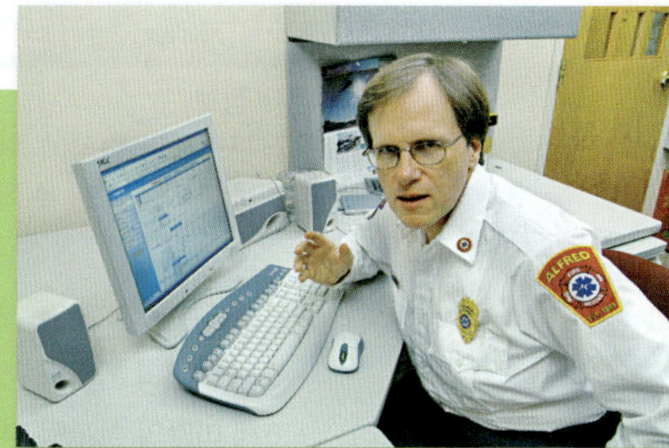

"기록에 대해 올바른 방법을 터득했던 날이 기억나네요. 저는 그 날 마지막으로 출동 건에 대해 구급활동일지를 작성하고 제출한 후 퇴근했는데, 다음날 출근했더니 상관이 저를 찾았어요. 상관은 저의 보고서에 대해서 문제점을 지적했죠. 사실 그 날 응급구조사로서 25년 동안 근무했던 동료가 저에게 그냥 환자에 대해 몇 문장 적고, 활력징후만 적으라며, 기록은 "매우 간단한 일"이라고 했거든요."

"저는 제 동료와 마찬가지로, 소송만 걸리지 않으면 기록은 매우 단순한 것이라고 생각했어요. 하지만, 제 보고서는 단순히 소송에서만 효력을 발휘하는 것이 아니였어요. 제가 제출한 보고서를 본 상관은 제가 제대로 업무를 수행하고 있지 판단했죠. 보고서와 달리 저는 제 업무에 최선을 다했어요. 프로토콜에 따라 업무를 충실히 행했죠"

"하지만 제가 놓쳤던 것은 제가 해야 하는 일에 끝까지 책임을 지지 않았다는 거에요. 제 상관은 저의 모든 행동이 보고서에 반영되어야 된다는 사실을 일깨워 주었어요. 보고서는 단순한 것이지만, 저의 책임성과 성실도를 보여주는 자료이기도 하죠. 그리고 난 후, 제 보고서는 확실히 달라졌어요"

구급활동일지의 요소

정보 요소

구급활동일지에서 각각의 개별적인 칸을 정보 요소라고 부른다. 출동의 유형에 따라 몇몇 정보 요소는 중요할 수도, 그렇지 않을 수도 있다. 이러한 요소들은 기록을 위해 필요할 뿐만 아니라 연구에서도 필수적이다.

연구의 합리성 또는 지역별로 수집되는 정보의 차이를 좁히기 위해 미국도로교통안전국에서는 최소한의 정보 세트를 정하였다. 즉, 지역에 상관없이 모든 구급활동일지에 포함시키도록 권장되는 최소한의 정보 요소들을 말한다. 미국도로교통안전국에서 정한 정보 세트는 표 15-3에 요약되어 있다.

구급활동일지는 여러 가지 영역별로 구분되어 여러 형태의 정보를 담고 있다. 데이터의 형식은 서면보고서 또는 전자보고서 등 작성 여부에 따라 달라진다. 각 영역은 운행 정보와 환자 정보, 빈 칸 그리고 서술 분야로 나눌 수 있다. 그림 15-9(전자보고서)와 그림 15-11(서면보고서)를 다시 참고하도록 한다.

운행 정보

운행 정보의 영역은 기관명, 구급차 번호, 날짜, 시간, 운행 또는 출동 번호, 그리고 응급구조사 성명, 자격등급, 자격 번호들을 포함하고 있으며, 보고서의 제일 첫 부분 혹은 제일 끝 부분에 제공된다. 기록된 시간은 정확해야 한다. 보고서에 시간을 기록할 때에는 주로 응급의료통신관리자가 기록한 시간을 사용하는 것이 좋은데, 이유는 구급차에 배치된 시계나 응급구조사의 손목시계에 오류가 생기는 경우가 흔하게 발생하기 때문이다. 사실, 응급구조사의 손목시계와 응급의료통신관리자가 알려주는 시간은 크게 차이가 나지 않아 일반적인 상황에서는 문제가 되지 않지만, 심장정지 환자의 경우, 발생 시간이 매우 중요하며, 환자 상태의 변화 경향이나 출동시간과 관련하여 응급의료 전달체계의 효율성을 측정하는 연구에서는 매우 중요하다.

표 15-3 미국도로교통안전국이 정한 최소한의 정보 세트

환자 정보

응급구조사가 현장에 처음 도착하여 환자를 마주했을 때, 다음의 평가 및 처치 정보, 그리고 병원에 도착했을 때의 정보를 수집한다:

- 주호소
- 반응 수준(AVPU) – 의식 상태
- 3세 이상의 환자의 경우, 수축기 혈압
- 6세 미만의 환자의 경우, 모세혈관 재충혈
- 피부색 및 체온
- 맥박수
- 호흡수와 적절성

행정적 정보

- 사고가 접수된 시간
- 응급구조사에게 지령된 시간
- 응급구조사가 환자에게 도착한 시간
- 응급구조사가 현장을 떠난 시간
- 응급구조사가 목적지에 도착한 시간
- 이송 시간

응급의료통신관리자가 사용하는 전산 장비는 전자화된 구급활동일지와 동기화되어 같은 시간을 사용한다.

환자 정보

환자 정보의 영역은 환자의 개인정보와 환자의 상태, 환자가 받은 응급처치에 대한 정보를 포함한다. 이 영역은 구급활동일지에서 가장 중요한 부분으로, 다음의 내용을 포함한다.

- 환자의 이름, 주소, 연락처
- 환자의 성별, 나이, 생년월일
- 환자의 몸무게
- 환자의 인종
- 청구서 보험 정보

출동 중에 수집해야 할 정보

운행 정보와 기본 환자 정보를 포함하여, 구급활동일지는 출동 전체에 대한 정보를 포함하기 위한 영역을 제공한다. 이 영역에는 다음의 내용이 포함된다:

- 환자의 전반적 인상 평가
- 출동에 대한 전반적인 요약; 주호소, 환자의 현재 병력, 과거 병력, 신체 검진, 처치 등을 서술할 수 있는 공간
- 처치, 과거 병력, 신체 검진, 활력징후, 심전도, 처치 절차, 약물 투여 등을 기록할 수 있는 구체적인 공간
- 이송 정보

서술 영역

구급활동일지의 서술 영역은 체크를 함으로써 기록되는 유형인 보고서보다 더 간단하게 되어 있다. 이 영역은 빈칸이나 체크표에 해당하지 않는 환자에 대한 정보를 서술할 수 있는 공간을 제공한다. 서면보고서는 서술을 위해 마련된 공간이 다소 제한되어 있지만, 전자보고서는 서술을 위한 공간이 제한적이지 않다. 전자보고서의 서술 영역은 확장할 수 있으며, 모든 중요한 정보가 포함될 수 있도록 구성되어 있다. 그럼에도 불구하고 응급구조사는 서술 영역을 작성할 때 명확하고 간결하게 쓰도록 해야 한다.

숙련된 응급구조사는 환자에 대해 머릿속으로 "그림을 그리듯" 전체적인 내용을 파악할 수 있고 설명할 수 있는 형태를 갖춘 보고서를 좋은 구급활동일지라고 생각한다. 이 전에도 언급하였듯이 구급활동일지는 환자에 대해 매우 중요하다. 응급의료종사자, 환자의 주치의, 또는 질 개선 위원회가 응급구조사의 보고서를 읽었을 때, 환자에 대한 내용은 완전하고 적절하게 이해할 수 있도록 기록하는 것이 중요하다.

응급구조사는 출동 동안에 환자, 환자의 주호소, 제공한 응급처치에 대해 잘 알고 있어야 함을 명심해야 한다. 응급구조사의 보고서를 읽는 사람은 출동 유형과 환자에 대한 사전 지식이 없을 것이다. 따라서, 응급구조사는 정확하고 완전한 내용을 기록하고, 평가 및 처치 순서에 따라 시간과 함께 기록하는 것이 필수적이다.

메모: 환자가 통증 또는 불편감을 호소하지 않다고 해서 환자가 처치가 필요하지 않다는 것을 의미하지 않는다. 만약 환자의 내과질환 또는 손상의 기전이 의심된다면, 통증 또는 증상의 유무에 상관없이 처치한 후 정확하게 기록해야 한다.

다음의 지침들은 응급구조사가 구급활동일지의 서술 영역을 작성하기 위해 도움이 된다:

- **객관적 정보와 적절한 주관적인 정보를 모두 포함시킨다.** 객관적인 서술은 관찰할 수 있고, 측정 가능하며, 확인 가능한 것이다. 즉, "환자는 다리에 부종이 있고 변형되어 있다" 라고 표현이 객관적인 서술의 예시이다. 이것은 응급구조사의 시각적 관찰로 작성되는 것이다. 또한 응급구조사가 측정한 것을 기반으로 하여 "혈압은 110/80이다"라고 객관적 서술을 할 것이다. 혹은 환자가 응급구조사에게 제공하는 검증된 사실에 근거하여 "환자는 처방받은 흡입분무기를 사용 중이다"라고 서술할 수 있다.

  주관적인 정보는 개인적인 관점에서 나온 정보이다. 그것은 환자의 증상(예: "어지러워요")에 의해 서술될 수 있고, 환자에 대한 전반적인 인상(예: "환자는 호흡곤란이 있어 보인다")과 같이 응급구조사에 의해 서술될 수 있다. 응급구조사의 업무 범위를 넘어선 의견(예: "나는 환자의 다리가 골절되었다고 확신한다." 혹은 "환자는 아마 심장마비가 올 것 같다")이나 전혀 관계가 없는 것(예: "환자는 매우 무례하다.")에 대한 내용은 서술하지 않아야 한다.

  구급활동일지는 "사실"이 중요하다. 가능한 객관적인 서술하도록 하고 적절한 주관적 의견만을 서술한다. 만약 자신이 직접 관찰하지 못한 것을 기록할 때는 인용표시를 사용하여 서술하도록 한다. (예: 목격자가 "환자는 충돌하기 전에 이미 자동차에서 정신을 잃은 것 같았다"라고 진술했다). 이와 같이 인용표시를 하고 출처를 알리는 것은 보고서를 읽는 사람으로 하여금 정보가 어디서 나왔는지 알게 해준다.

  주호소도 종종 인용되어 얻어지는 또 하나의 정보이다. 만일 환자가 의식과 지남력이 있다면, 환자는 스스로 응급구조사에게 자신이 119에 신고한 이유를 말해줄 것이다(예: "갑작스러운 가슴 통증이 있다"). 하지만, 환자가 의식이나 지남력이 없다면 119에 신고한 사람이 환자의 주호소 내용을 제공해 줄 것이다. 주호소를 환자가 아닌 다른 누군가가 말했을 경우에는 인용부호를 사용해야 한다(예: 환자의 아내는 환자가 "환자가 어지러움을 호소한 뒤 의식을 잃었다."라고 말했다.)

응급구조사가 환자의 음성 소견을 기록함으로써, 다른 의료전문가는 환자가 다른 신체 계통도 응급구조사에 의해 평가를 받았는지, 그리고 다른 부위의 불편감 또는 통증의 유무를 쉽게 파악할 수 있다. 예를 들어, 환자가 가슴 통증을 호소하지만, 호흡곤란을 호소하지 않는다면, 호흡 곤란은 환자의 음성 소견이 된다. 또한, 두통을 호소하지만 최근 머리를 부딪친적이 없다고 말하면, 머리를 부딪치지 않은 환자의 의견은 음성 소견이 된다. 만약 이 음성 소견을 기록하지 않는다면, 보고서를 읽는 사람들은 환자가 주호소와 연관된 다른 부위의 통증 혹은 불편감의 유무에 대해 궁금증을 가질지도 모른다.

- **무전 코드와 표준화되지 않은 약어는 사용하지 않는다.** 무전에서 사용하는 코드는 병원 의료진에게 익숙하지 않으므로 기록할 때는 사용하지 않는다. 약어는 적절하게 사용할 경우 글을 효율적이고 정확하게 표현할 수 있지만, 표준화되지 않은 약어는 혼란을 일으키고 환자 처치에서 실수를 일으킬 가능성이 있다.
- **알아볼 수 있게 쓰고, 정확한 맞춤법으로 기록한다.** 구급활동일지는 읽을 수 없다면 가치가 없으므로, 서면보고서와 같이 손으로 글씨를 써야 하는 경우에는, 상대방이 알아볼 수 있게 쓰도록 한다. 명확하지 않은 글씨를 다른 의료진이 잘못 읽어, 환자에게 해가 될 수 있는 실수를 하게 할 수 있다. 또한, 질 개선(QI) 팀이 보고서를 재검토할 때 읽을 수 없게 되며, 연구나 교육에 있어 가치가 없게 된다. 맞춤법 또한 중요하다. 만일 단어의 맞춤법을 적절히 쓸 줄 모른다면, 사전에서 찾아보거나(많은 구급차나 응급부서에는 의학사전을 갖고 있다) 다른 단어를 사용하도록 한다.
- **의학용어를 정확하게 사용한다.** 기록 시 사용되는 모든 의학 용어는 정확해야 한다. 만일 용어의 의미를 확신할 수 없다면 의학사전을 찾아보거나 의학 용어 대신 일반 용어를 사용하도록 한다. 의학 용어를 잘못 사용하면 의미가 불명확해지거나, 환자에게 해로운 결과를 줄 수 있는 오류를 일으킬 수 있다.
- **기록하지 않으면, 하지 않은 것이다.** 이 말은 강사 또는 현장에서 경험 있는 응급구조사 선배들로부터 자주 듣게 되는 말일 것이다. 이것은 기록의 중요성을 설명해 주는 말이다. 응급구조사는 자신이 수행한 모든 응급처치 내용을 철저하게 기록하였는지 확인한다. 만일 한 것을 기록하지 않는다면 이후 출동을 재검토할 때 아무 응급처치도 하지 않은 것처럼 보일 것이다.

구급활동일지의 가장 중요한 기능은 출동 전반에 걸쳐 환자 상태, 병력, 활력징후, 수행한 응급처치, 처치에 따른 환자 상태의 변화를 정확하게 표현하는 것이다.

핵심 개념
기록의 장점과 법적 측면

기록과 관련된 특별한 문제들

법적 문제

구급활동일지 또는 응급구조사가 작성해야 하는 기타 문서들과 관련된 법적 문제가 있다. 이 법적문제에는 비밀유지, 환자 거부, 위조, 그리고 오류정정 등이 포함된다.

비밀유지

구급활동일지의 그와 관련된 모든 정보는 철저히 비밀에 부친다. 이러한 정보에 대해 권한이 없는 사람들이 보거나 이야기하도록 유출되어서는 안 된다. 미국 의료정보 보호법(HIPAA)은 법에 따라 보호받는 구급차 서비스 업체들이 환자 비밀을 보호하기 위해 특정 조치를 취하라고 요구한다(그림 15-13). 이 조치 중 하나는 완료된 구급활동일지를 기밀 박스에 넣는 것이다. 의료정보 보호법 또는 기타 법률에서는 이 의료정보를 받을 수 있는 사람을 명시해 놓았다. 환

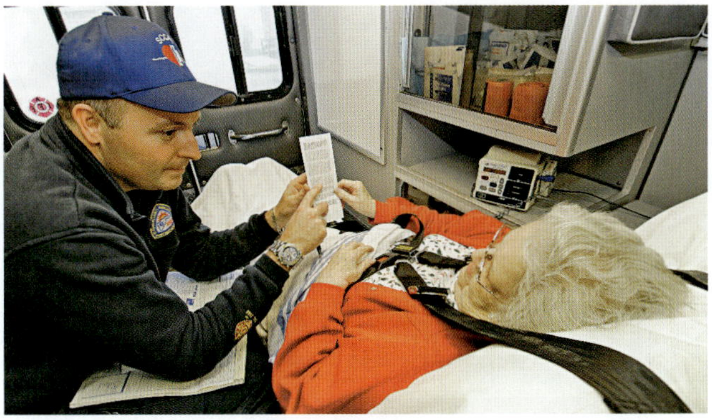

그림 15-13 응급구조사는 미국 의료정보 보호법에 따른 개인정보 용지를 환자에게 설명하고 있다.

자를 인계받는 병원에서는 환자의 응급처치에 대한 정보를 받아야만 환자를 적절히 치료할 수 있으므로, 응급구조사가 작성하는 대부분의 보고서는 복사하여, 복사본을 병원에 주도록 한다. 비밀 유지에 관한 내용은 "의료적/법적 및 윤리적 문제"의 단원을 참고하도록 한다.

환자의 거부

핵심 개념
환자의 거부와 관련된 기록

"의료적/법적 및 윤리적 문제" 단원에서는 환자가 치료를 거부할 때 발생하는 법적 책임 문제에 대해 다루었다. 이것은 응급구조사 또는 병원 전 응급의료체계에서 법적 책임 문제를 유발하는 요인 중 하나이다. 우리는 이미 전 단원에서 환자가 치료 또는 이송을 거부할 때 응급구조사가 어떻게 해야 하는지에 대해 배웠다.

환자를 병원으로 데려가기 위해 설득한 모든 행동이 기록되어야 한다. 덧붙여, 여러분은 환자의 지남력, 즉 의학적 설명에 대해 충분히 이해하고 합리적으로 결정할 수 있는 환자의 능력에 대해 기록해야 한다. 환자가 어떤 이유에서든지 즉, 나이, 중독(알코올 또는 기타 약물들), 정신 능력 또는 환자의 의학적 상태의 결과 때문에 환자가 올바른 결정을 내릴 수 없는 상태라면, 환자를 보호 위해 응급구조사가 수행했던 행동들을 반드시 기록해야 한다. 환자는 병원에 가지 않거나 여러분의 치료를 거부함으로 인해 발생하는 잠재적인 위험성에 대한 정보를 반드시 이해해야 한다.

환자가 병원 이송을 거부했다고 해서, 응급구조사가 환자평가를 하지 않아도 되는 것은 아니다. 예를 들어, 환자가 응급구조사에게 "내 딸이 구급차를 왜 불렀는지 모르겠어요. 나는 아무 곳에도 가지 않겠어요"라고 말하더라도 환자에게 간단한 평가를 받도록 설득해야 한다. 활력징후를 포함하여 가능한 많은 신체 검진을 실행해야 한다. 응급구조사가 평가 중에 찾은 것과 수행한 응급처치에 대해 구급활동일지에 기록한다. 이런 정보들은 또한 응급구조사가 지도 의사에게 의뢰하여 의료지도를 받는 데 중요할 것이다. 환자가 처치 또는 이송을 거부한다면, 지역 내 지침에 따라 적절한 행동을 취하도록 한다.

환자가 응급처치나 이송을 받아들이도록 최선을 다해 설득했지만 여전히 거부하는 경우, 환자의 처치거부에 대한 보고서를 사용한다. 이 서식은 구급활동일지에 포함되어 있거나 다른 형태로 이루어져 있을 것이다. 환자가 확실히 이 서식을 읽고 이해함으로써 스스로 서명하게 해야 한다(그림 15-14). 환자가 서명을 거부하는 일은 매우 드물지만, 만약 서명을 거부한다면 이 사실을 기록하고, 반드시 증인의 이름을 기재한 후 증인의 서명을 받아야 한다. 가능하면 환자가 거부 보고서에 서명을 거부할 때, 환자가 응급처치나 이송을 거부했다는 것을 확인하는 진술에 서명해 줄 증인의 서명도 함께 작성되도록 한다.

응급구조사는 또한 환자의 거부에 대한 정보를 구급활동일지의 서술 영역에 기록한다. 구급활동일지의 환자거부에 관한 서술에 대한 예시는 그림 15-15에서 보여준다.

그림 15-15에서 보이는 서술형은 적절한 음성 소견을 포함하여 많은 정보를 포함하고 있음

비판적 의사 결정

무엇을 그리고 어떻게 기록해야 하는지 선택하기

응급구조사의 기록은 중요하지만 어려운 업무이기도 하다. 작성된 보고서는 질 개선 위원회뿐만 아니라, 몇 년 후 형사 및 민사소송에서도 증거가 될 수 있다. 여러분은 다음과 같은 상황을 마주한다면 어떻게 그리고 무엇을 기록할지에 대해 결정을 내려야 할 필요가 있다.

1. 경찰이 안전을 확보한 현장에서, 여러분은 서로 언쟁을 벌이고 있는 것 남자와 여자를 마주하고 있다. 둘 중 누구도 생명을 위협하는 상처를 입지 않았기 때문에 여러분은 현장에서 정보를 수집할 시간이 있다. 이 사람들은 여러분과 여러분 동료에 의해 서로 다른 장소에서 평가를 받으면서도 여전히 화를 내며 상대방을 욕하고 있다. 남자친구는 여자친구가 매독과 클라미디아(성병의 일종)에 걸린 바람둥이라고 주장한다. 여자친구는 남자친구가 알코올 중독자이고 마약중독자라고 주장한다. 이들의 말 중 어느 정도 여러분의 구급활동일지에 기록해야 할까? 이렇게 수집한 정보를 어떻게 서술해야 할까?
2. 지금부터 3년 후 여러분은 오래전에 출동한 사건에 대해 법원에서 증언을 해달라는 통지문을 받게 된다. 하지만 너무 오랜 시간이 지나서 내용을 기억하지 못하고 있다. 그렇다면 법원에 출두하기 전, 구급활동일지 열람이 가능한가? 아니면 가능하지 않는가? 이유는 무엇인가?
3. 여러분은 3살된 여아의 다친 팔을 치료하면서 아이가 학대를 받았다고 의심하여, 지역 내 프로토콜에 따라 경찰 협조 요청을 위해 상황실에 보고하고자 한다. 이 상황을 상황실에 보고하는 것과 관련해서 의료정보 보호법에 명시된 사생활 보호 규정이 응급구조사의 보고 의무에 어느 정도 영향을 미치는가?

을 볼 수 있다. 그림에서 보여주는 보고서에는 환자가 가슴 통증이나 호흡곤란을 "부인(없음)"했다고 적혀 있음을 알 수 있다. 또한, 환자의 딸이 진술한 환자에 대한 내용은 "환자의 딸에 의하면…"이라는 문장을 통해 환자가 아닌 환자의 딸이 위와 같은 내용을 진술했음을 기록한다.

응급처치나 이송을 거부한 환자를 두고 복귀하기 전에, 외래진료를 독려하거나 주치의에게 상담을 요청하는 등 대안적인 방법을 제안하고 그것을 기록하도록 한다. 환자를 책임질 수 있는 가족이나 보호자가 환자의 곁에 있도록 설득하며, 이들에게도 모든 상황을 이해시켜야 한다. 응급구조사는 현장에서 "아무것도 아닌 것 때문에" 출동을 한 것에 대해 귀찮다는 인상을 절대 보이지 않도록 한다. 만약 환자의 마음이 바뀌거나 상태가 나빠지는 경우에 다시 119에 신고하면 응급구조사나 다른 응급구조사가 기꺼이 다시 올 것이라는 것을 환자와 보호자에게 확실히 이해시킨다.

위조

구급활동일지에는 출동 시 모든 상황과 내용을 기록한다. 환자평가나 처치를 할 때 발생한 응급구조사의 실수를 덮으려고 거짓을 기재를 하는 경우가 있다. 하지만, 위조는 결국 사실이 밝혀졌을 때 더 큰 문제를 더 만들 수 있음을 명심해야 한다.

출동 중에는 주로 두 가지 실수를 범할 수 있는데, 그것은 생략과 과실이다. 생략은 환자평가나 처치의 중요한 부분을 생략하거나 하지 않은 채로 남겨두는 것이다. 산소를 예로 들면, 환자가 호흡 곤란을 겪고 있을 때 산소를 공급해주는 것이 적절한 처치이다. 하지만 어떤 이유에서든지 이것을 간과했다면, 산소를 투여하지 않고서 투여한 것으로 기록하는 일은 없어야 한다.

그림 15-14 처치 거부 확인서의 예시

GUIDELINES

REFUSAL INFORMATION SHEET

PLEASE READ AND KEEP THIS FORM!

This form has been given to you because you have refused treatment and/or transport by Emergency Medical Services (EMS). Your health and safety are our primary concern, so even though you have decided not to accept our advice, please remember the following:

1) The evaluation and/or treatment provided to you by the EMS providers is not a substitute for medical evaluation and treatment by a doctor. We advise you to get medical evaluation and treatment.

2) Your condition may not seem as bad to you as it actually is. Without treatment, your condition or problem could become worse. If you are planning to get medical treatment, a decision to refuse treatment or transport by EMS may result in a delay which could make your condition or problem worse.

3) Medical evaluation and/or treatment may be obtained by calling your doctor, if you have one, or by going to any hospital Emergency Department in this area, all of which are staffed 24 hours a day by Emergency Physicians. You may be seen at these Emergency Departments without an appointment.

4) If you change your mind or your condition becomes worse and you decide to accept treatment and transport by Emergency Medical Services, please do not hesitate to call us back. We will do our best to help you.

5) DON'T WAIT! When medical treatment is needed, it is usually better to get it right away.

I have received a copy of this information sheet.

PATIENT SIGNATURE: ______________________ DATE: ______

WITNESS SIGNATURE: ______________________ DATE: ______

AGENCY INCIDENT #: ______________ AGENCY CODE: ______

NAME OF PERSON FILLING OUT FORM: ____________________

G 11A

그림 15-15 구급활동일지의 서술 영역에 환자의 처치 거부에 대해 철저하게 기록한다.

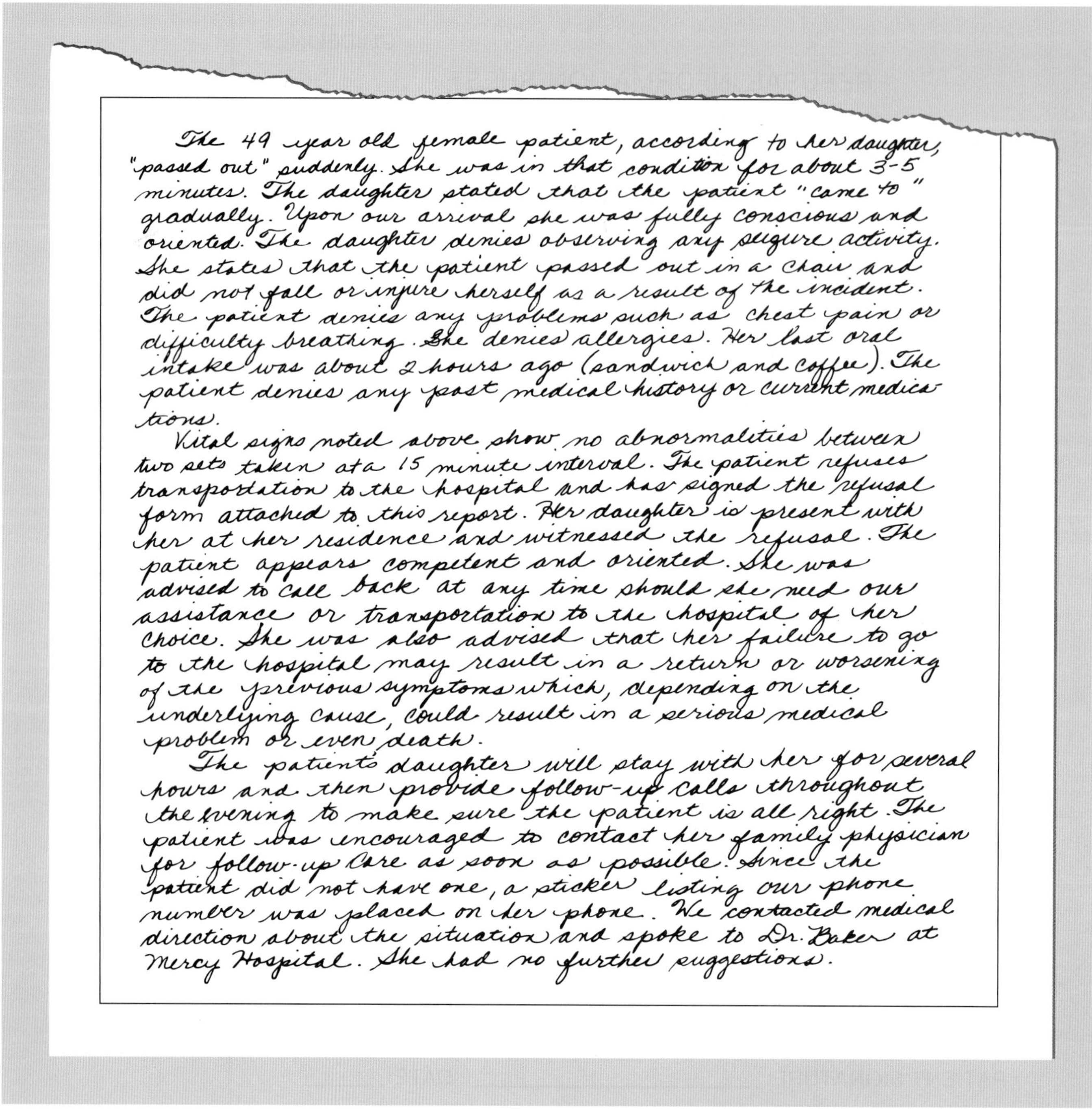

The 49 year old female patient, according to her daughter, "passed out" suddenly. She was in that condition for about 3-5 minutes. The daughter stated that the patient "came to" gradually. Upon our arrival she was fully conscious and oriented. The daughter denies observing any seizure activity. She states that the patient passed out in a chair and did not fall or injure herself as a result of the incident. The patient denies any problems such as chest pain or difficulty breathing. She denies allergies. Her last oral intake was about 2 hours ago (sandwich and coffee). The patient denies any past medical history or current medications.

Vital signs noted above show no abnormalities between two sets taken at a 15 minute interval. The patient refuses transportation to the hospital and has signed the refusal form attached to this report. Her daughter is present with her at her residence and witnessed the refusal. The patient appears competent and oriented. She was advised to call back at any time should she need our assistance or transportation to the hospital of her choice. She was also advised that her failure to go to the hospital may result in a return or worsening of the previous symptoms which, depending on the underlying cause, could result in a serious medical problem or even death.

The patient's daughter will stay with her for several hours and then provide follow-up calls throughout the evening to make sure the patient is all right. The patient was encouraged to contact her family physician for follow-up care as soon as possible. Since the patient did not have one, a sticker listing our phone number was placed on her phone. We contacted medical direction about the situation and spoke to Dr. Baker at Mercy Hospital. She had no further suggestions.

때때로 환자를 병원으로 이송하고 있는 동안 활력징후를 한 번 밖에 측정할 수 없는 경우도 있다. 측정한 적이 없다면 다른 활력징후를 한 번 더 측정한 것처럼 기록하는 일은 절대로 없어야 한다. 직접 측정한 활력징후만을 기록해야 한다. 한번 밖에 활력 징후를 측정할 수 없었던 이유가 있다면, 그 이유를 반드시 기록한다(예를 들면, "환자가 이송 중에 공격적으로 변하고, 분별력이 없어지기 시작했기 때문에, 두 번째 활력징후를 측정하지 못했다.")

과실은 환자에게 수행된 응급구조사의 잘못 또는 부적절한 행동을 말한다. 이것의 한 예로, 약물을 잘못 투약한 경우가 있다. 응급구조사가 직접 약물을 환자에게 투여하거나 환자가 스스로 약물을 투여할 수 있도록 도와야 하는 특정 약물들이 있다. 이유가 무엇이던지 간에 만약 필요하지 않음에도 불구하고 환자에게 약이 투여되었다면, 지도 의사에게 즉각적으로 보고하고, 구급활동일지에 기록하는 것이 중요하다. 정확히 무슨 일이 발생했는지를 기록하지 못한다면, 병원 내에서 환자의 치료에 부정적인 효과를 줄 수 있다. 병원에서는 약물 때문에 발생한 환자의 상태가 다른 원인 때문으로 생각할 것이다. 또 다른 상황에서, 병원의료진은 이미 약이 투여된 줄 모르고 다시 그 약을 투여할 수도 있다.

생략 또는 과실에 관련된 모든 상황을 기록하고, 무슨 일이 발생했는지 정확하게 설명한다. 상황을 바로잡기 위해 무엇을 했는지, 즉 의사의 지시사항과 병원의료진에게 구두로 보고한 것 등 모든 것을 포함해서 기록한다.

구급활동일지에 기록을 위조하거나 허위기록을 하는 것은 사실대로 기록되지 않음으로 인해서 환자에게 잘못된 치료를 하게 하며, 병원 의료진이 환자의 상태와 그가 받은 응급처치에 대해 오해할 것이다. 또한, 기록위조나 허위기록은 응급구조사의 면허나 자격의 정지 또는 취소에 해당한다.

만약 응급구조사가 이 규칙에 따른다면 기록 위조를 피할 수 있을 것이다: 수행한 모든 것을 기록하고, 수행하지 않은 것은 기록하지 않는다.

오류의 교정

구급활동일지가 항상 정상적인 상황에서 작성되는 것은 아니다. 심지어는 이 전 구급활동일지를 완료하기도 전에 또 다른 출동을 자가는 경우도 있다. 이와 같은 상황에서 응급구조사는 고의가 아니더라도 보고서에 부정확한 정보를 기록하게 될 수 있다.

보고서에 정확하지 않은 정보를 썼을 때 반드시 정정해야 한다. 만일 보고서가 손대지 않은 채로 아직 있다면(모든 복사본이 붙어있고 아직 나누어 주지 않았다면), 잘못 표기한 곳을 한 줄로 그은 다음, 그 옆에 자신이 이름과 정정 내용을 기재한다(그림 15-16). 실수로 기재한 글을 안 보이게 전체 지우거나 없애지 않도록 한다. 이것은 다른 사람이 보기에 환자 처치 상의 과실을 감추려고 시도한 것으로 여겨질 수 있다.

보고서가 제출된 후 며칠 뒤 실수를 발견했다면, 잘못 쓴 곳을 한 줄로 긋고 그곳에 자신의 이름과 날짜를 기재한 후 정정한다. 가능하다면 정정한 것을 알아볼 수 있도록 다른 색의 잉크로 기재하도록 한다. 만약 보고서의 복사본이 이미 다른 기관들, 즉 질 개선 위원회, 보험회사, 또는 변호사들에게 배포되었다면 반드시 교정된 사본을 다시 보내야 한다. 교정한 곳에는 자신의 이름과 날짜를 반드시 기재하여 가장 최근의 복사본을 식별해낼 수 있도록 한다.

병원에 제출한 이송 보고서의 경우, 병원은 정정 내용의 심각성에 따라 교정본을 요청하거나 요청하지 않을 수 있으므로 지역 내 프로토콜을 따르도록 한다.

특수 상황

대량 재해 사고

많은 환자 또는 손상이 발생한 사고—자동차의 연속 충돌, 대형 화재, 비행기 추락과 같은—응급의료서비스 체계에서 많은 물자적 문제를 가져온다. 개별 환자의 정보를 기록하는 것이 어려울 수 있다. 대량 재해 사고 환자는 현장에서 한 치료구역에서 다른 치료 구역으로 옮겨질 것이고, 그리고 병원으로 이송될 것이다. 가능한 각 환자를 여러 병원으로 이송될 것이다. 환자가 옮겨질 때, 환자의 정보를 유지하면서 환자와 함께 이송되는 것이 매우 중요하다. 이것을 위해 사용되는 것이 환자 분류표이다(그림 15-17). 이 분류표는 환자에게 부착해서 환자의 주호소와 손상, 활력징후, 응급처치를 기록하는 데 사용한다. 후에 이 분류표는 구급활동일지를 완성하는 데 이용될 것이다.

대량 재해 사고 환자에 대한 구급활동일지를 완성할 때에는 한 명의 환자에게 출동함으로써 작성했던 구급활동일지 만큼 자세한 내용을 기재하기는 불가능할 것이다. 이것은 대량 재

그림 15-16 실수한 곳은 한 줄로 긋고 자신의 이름을 적는다.

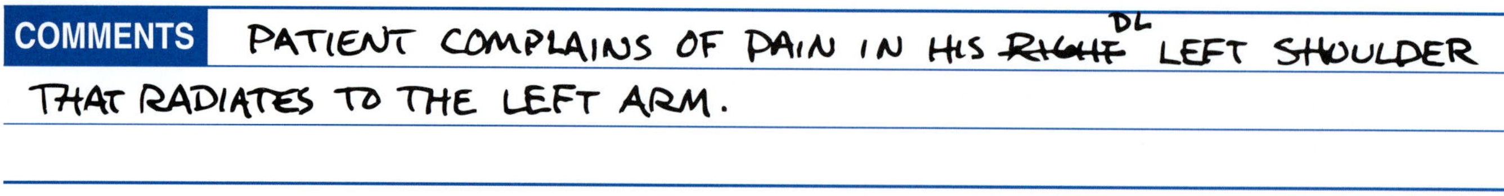

그림 15-17 대량 재해 사고에서 분류표는 각 환자를 위한 정보의 기록으로 사용되기도 한다.

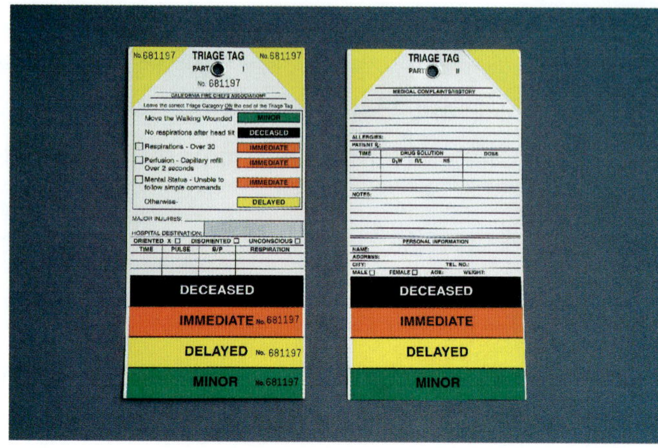

해 사고의 상황에서 충분히 이해가 되는 결과이다. 응급구조사의 담당 지역이나 기관에는 대량 재해 사고 보고서에서 어떤 정보를 반드시 기록해야 하는지에 대한 프로토콜을 가지고 있을 것이다. 지역 내 프로토콜을 참고하도록 한다.

특수 상황 보고서

대부분 지역에서 전문소생술 출동을 위해 추가된 서식을 따로 사용하거나 복합적으로 구성된 서식을 사용할 것이다(그림 15-18).

또한 응급구조사로서 활동업무 중, 일반적인 구급활동일지와는 다른 서식을 요구하는 특별한 상황들이 마주할 수도 있다. 이러한 서식은 지역에 의해 개발되기보다는 병원 전 응급의료 서비스 기관에서 별도의 서식을 만들어 사용한다(그림 15-19). 다음과 같은 상황에서는 이와 같은 별도의 특수 서식이 필요할 것이다.

- 감염성 질환에 노출
- 응급구조사 자신이나 동료의 부상
- 다른 동료들이 인지하고 있어야 할 만큼 위험하거나 불안전한 현장
- 가정 관리가 필요한 노인이나 기타 환자를 위한 사회복지시설 의뢰서
- 아동이나 노인 학대에 대한 법적 신고서

이 목록에는 모든 서식이 포함된 것은 아니다. 추가 기록이 필요한 상황이 있다면, 그것을 기록하기 위한 별도의 서식을 사용하도록 한다. 이러한 유형의 보고서를 작성할 때는 아무리 드물거나 감정적인 상황에서도 정확성과 객관성을 유지하는 것이 매우 중요하다. 비밀을 유지해야 하는 정보를 기록하고 적절한 기관이나 관련자에게 사본을 배포하기 위해 지역 내 프로토콜을 따르도록 한다.

그림 15-18 추가 서식의 예시

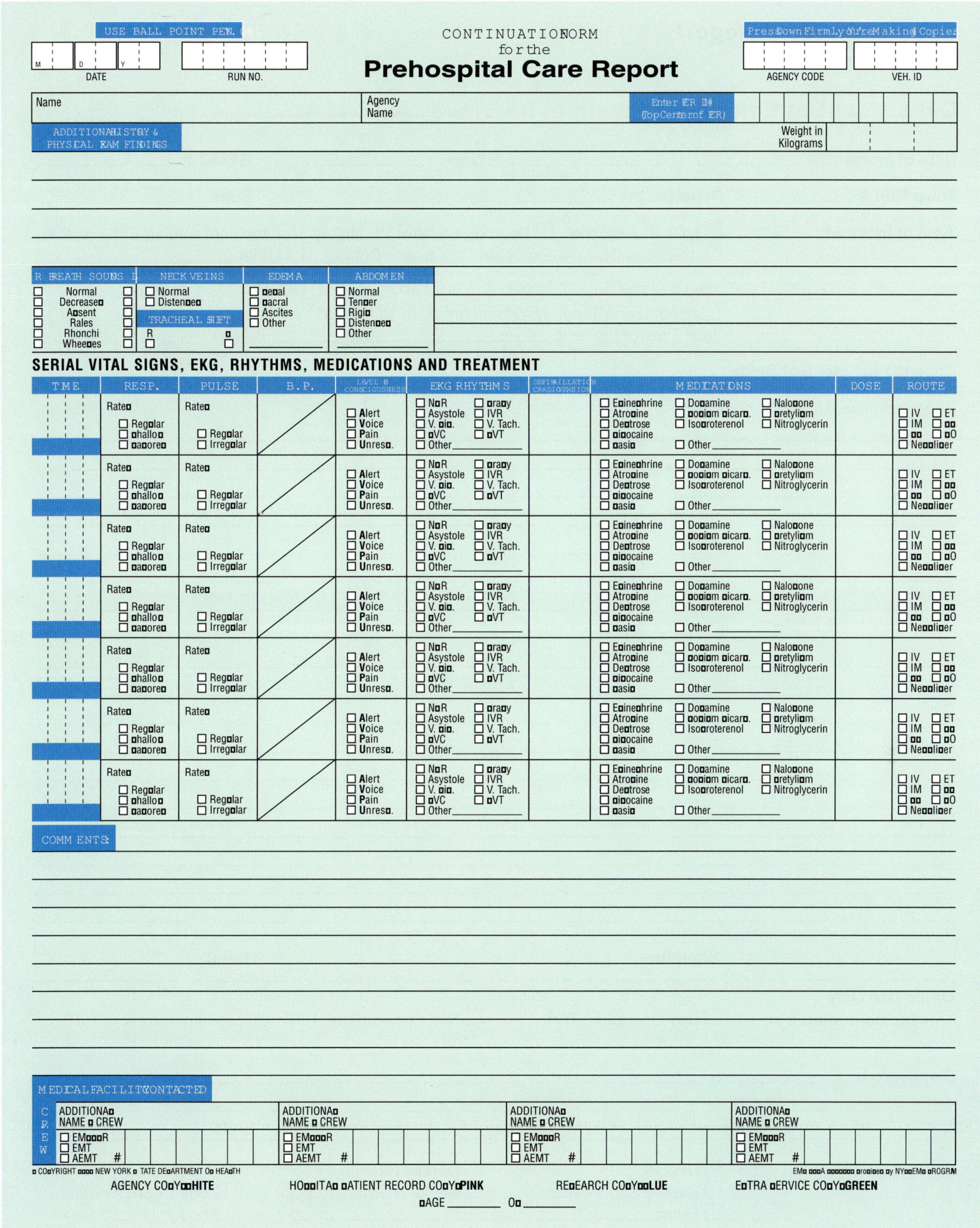

USE BALL POINT PEN. ONS

CONTINUATION FORM for the **Prehospital Care Report**

Press Down Firmly. You're Making Copies

M D Y DATE | RUN NO. | AGENCY CODE | VEH. ID

Name | Agency Name | Enter PCR # (Top Center of PCR)

ADDITIONAL HISTORY & PHYSICAL EXAM FINDINGS | Weight in Kilograms

R BREATH SOUNDS L	NECK VEINS	EDEMA	ABDOMEN
☐ Normal ☐	☐ Normal	☐ □e□al	☐ Normal
☐ Decrease□ ☐	☐ Distenoe□	☐ □acral	☐ Tenoer
☐ Absent ☐	TRACHEAL SHIFT	☐ Ascites	☐ Rigio
☐ Rales ☐	R □	☐ Other	☐ Distenoe□
☐ Rhonchi ☐	☐ ☐		☐ Other
☐ Wheezes ☐			

SERIAL VITAL SIGNS, EKG, RHYTHMS, MEDICATIONS AND TREATMENT

TIME	RESP.	PULSE	B.P.	LEVEL OF CONSCIOUSNESS	EKG RHYTHMS	DEFIBRILLATION CARDIOVERSION	MEDICATIONS	DOSE	ROUTE
	Rate□ ☐ Regolar ☐ □hallo□ ☐ □a□ore□	Rate□ ☐ Regolar ☐ Irregolar	/	☐ Alert ☐ Voice ☐ Pain ☐ Unresp.	☐ NoR ☐ □ra□y ☐ Asystole ☐ IVR ☐ V. □io. ☐ V. Tach. ☐ □VC ☐ □VT ☐ Other		☐ E□ine□hrine ☐ Atro□ine ☐ De□trose ☐ □i□ocaine ☐ □asi□ ☐ Do□amine ☐ □o□io□ □icar□. ☐ Iso□roterenol ☐ Other ☐ Nalo□one ☐ □retyli□m ☐ Nitroglycerin		☐ IV ☐ ET ☐ IM ☐ □□ ☐ □□ ☐ □O ☐ Neo□li□er
	Rate□ ☐ Regolar ☐ □hallo□ ☐ □a□ore□	Rate□ ☐ Regolar ☐ Irregolar	/	☐ Alert ☐ Voice ☐ Pain ☐ Unresp.	☐ NoR ☐ □ra□y ☐ Asystole ☐ IVR ☐ V. □io. ☐ V. Tach. ☐ □VC ☐ □VT ☐ Other		☐ E□ine□hrine ☐ Atro□ine ☐ De□trose ☐ □i□ocaine ☐ □asi□ ☐ Do□amine ☐ □o□io□ □icar□. ☐ Iso□roterenol ☐ Other ☐ Nalo□one ☐ □retyli□m ☐ Nitroglycerin		☐ IV ☐ ET ☐ IM ☐ □□ ☐ □□ ☐ □O ☐ Neo□li□er
	Rate□ ☐ Regolar ☐ □hallo□ ☐ □a□ore□	Rate□ ☐ Regolar ☐ Irregolar	/	☐ Alert ☐ Voice ☐ Pain ☐ Unresp.	☐ NoR ☐ □ra□y ☐ Asystole ☐ IVR ☐ V. □io. ☐ V. Tach. ☐ □VC ☐ □VT ☐ Other		☐ E□ine□hrine ☐ Atro□ine ☐ De□trose ☐ □i□ocaine ☐ □asi□ ☐ Do□amine ☐ □o□io□ □icar□. ☐ Iso□roterenol ☐ Other ☐ Nalo□one ☐ □retyli□m ☐ Nitroglycerin		☐ IV ☐ ET ☐ IM ☐ □□ ☐ □□ ☐ □O ☐ Neo□li□er
	Rate□ ☐ Regolar ☐ □hallo□ ☐ □a□ore□	Rate□ ☐ Regolar ☐ Irregolar	/	☐ Alert ☐ Voice ☐ Pain ☐ Unresp.	☐ NoR ☐ □ra□y ☐ Asystole ☐ IVR ☐ V. □io. ☐ V. Tach. ☐ □VC ☐ □VT ☐ Other		☐ E□ine□hrine ☐ Atro□ine ☐ De□trose ☐ □i□ocaine ☐ □asi□ ☐ Do□amine ☐ □o□io□ □icar□. ☐ Iso□roterenol ☐ Other ☐ Nalo□one ☐ □retyli□m ☐ Nitroglycerin		☐ IV ☐ ET ☐ IM ☐ □□ ☐ □□ ☐ □O ☐ Neo□li□er
	Rate□ ☐ Regolar ☐ □hallo□ ☐ □a□ore□	Rate□ ☐ Regolar ☐ Irregolar	/	☐ Alert ☐ Voice ☐ Pain ☐ Unresp.	☐ NoR ☐ □ra□y ☐ Asystole ☐ IVR ☐ V. □io. ☐ V. Tach. ☐ □VC ☐ □VT ☐ Other		☐ E□ine□hrine ☐ Atro□ine ☐ De□trose ☐ □i□ocaine ☐ □asi□ ☐ Do□amine ☐ □o□io□ □icar□. ☐ Iso□roterenol ☐ Other ☐ Nalo□one ☐ □retyli□m ☐ Nitroglycerin		☐ IV ☐ ET ☐ IM ☐ □□ ☐ □□ ☐ □O ☐ Neo□li□er
	Rate□ ☐ Regolar ☐ □hallo□ ☐ □a□ore□	Rate□ ☐ Regolar ☐ Irregolar	/	☐ Alert ☐ Voice ☐ Pain ☐ Unresp.	☐ NoR ☐ □ra□y ☐ Asystole ☐ IVR ☐ V. □io. ☐ V. Tach. ☐ □VC ☐ □VT ☐ Other		☐ E□ine□hrine ☐ Atro□ine ☐ De□trose ☐ □i□ocaine ☐ □asi□ ☐ Do□amine ☐ □o□io□ □icar□. ☐ Iso□roterenol ☐ Other ☐ Nalo□one ☐ □retyli□m ☐ Nitroglycerin		☐ IV ☐ ET ☐ IM ☐ □□ ☐ □□ ☐ □O ☐ Neo□li□er
	Rate□ ☐ Regolar ☐ □hallo□ ☐ □a□ore□	Rate□ ☐ Regolar ☐ Irregolar	/	☐ Alert ☐ Voice ☐ Pain ☐ Unresp.	☐ NoR ☐ □ra□y ☐ Asystole ☐ IVR ☐ V. □io. ☐ V. Tach. ☐ □VC ☐ □VT ☐ Other		☐ E□ine□hrine ☐ Atro□ine ☐ De□trose ☐ □i□ocaine ☐ □asi□ ☐ Do□amine ☐ □o□io□ □icar□. ☐ Iso□roterenol ☐ Other ☐ Nalo□one ☐ □retyli□m ☐ Nitroglycerin		☐ IV ☐ ET ☐ IM ☐ □□ ☐ □□ ☐ □O ☐ Neo□li□er

COMMENTS:

MEDICAL FACILITY CONTACTED

CREW: ADDITIONA□ NAME □ CREW ☐ EM□□□R ☐ EMT ☐ AEMT # | ADDITIONA□ NAME □ CREW ☐ EM□□□R ☐ EMT ☐ AEMT # | ADDITIONA□ NAME □ CREW ☐ EM□□□R ☐ EMT ☐ AEMT # | ADDITIONA□ NAME □ CREW ☐ EM□□□R ☐ EMT ☐ AEMT #

□ CO□YRIGHT □□□□ NEW YORK □ TATE DE□ARTMENT O□ HEA□TH — EM□ □□□A □□□□□□□ □ro□i□e□ □y NY□□EM□ □ROGRAM

AGENCY CO□Y□□HITE — HO□□ITA□ □ATIENT RECORD CO□Y□PINK — RE□EARCH CO□Y□□LUE — E□TRA □ERVICE CO□Y□GREEN

□AGE ________ O□ ________

그림 15-19 특수 상황 보고서의 예시

Special Incident Report

Department of Emergency Medical Services

Date of Incident: ____________ **Time:** ________ **REMO #:** ________

Town Run #: ________ **Reported by:** ____________ **Zone:** ________

Type of Incident: ☐ MCI ☐ Rescue ☐ Personnel Matter ☐ Injury ☐ Accident with an EMS vehicle
☐ Infectious Disease Exposure ☐ Scene Conflict ☐ Other ________

Total # of Patients: ☐ #P-1: ____ ☐ #P-2: ____ ☐ #P-3: ____ ☐ #P-0: ____
Elapsed Scene Time: *(First unit arrival to last unit to hospital)* ________
Total Time of Incident: ________

Describe the Incident Below:
Attach any additional documentation such as news clippings and the pre-hospital care report.
Attach additional sheets if necessary.

Signature: ____________ **Date:** ________

Office Use Only
This incident relates to: ☐ Day Operation: TOT ☐ Night Operations: TOT: ☐ Administration: TOT:

Disposition: ____________

Date:

Notifications/Copies: ☐ Director ☐ Deputy Director ☐ Supervisors
☐ Deputy Supervisors ☐ Senior Medics ☐ Zone Coordinator(s)
☐ Other ________ Zone: ☐ 2 ☐ 3 ☐ 4

단원 복습

핵심 사실과 개념

- 무선 의료 보고의 항목은 다음과 같다.
  - 구급차 소속과 구급차의 종류
  - 도착 예정 시간
  - 환자의 연령과 성별
  - 주호소
  - 현재 질병과 관련된 병력; 간단하게
  - 주요 과거 병력
  - 의식 상태
  - 기본 활력 징후
  - 적절한 신체검진 판독
  - 제공한 응급처치
  - 응급처치에 대한 반응
  - 기타 요구되는 의료통제 및 질문
- 구급활동일지를 작성할 때 다음의 항목들을 포함해야 한다.
  - 환자의 이름, 주소, 생년월일, 나이, 성별
  - 청구서와 보험 정보
  - 신고 유형
  - 손상 기전
  - 사고 발생 지역
  - 응급구조사가 도착하기 전 시행된 처치(목격자, 일차반응자, 또는 다른 사람에 의해)
  - 징후와 증상
  - 평소 상태와 기본 활력 징후
  - 이차 평가
  - 수행된 처치와 처치에 따른 환자의 변화 상태(호전, 악화, 변화 없음)
  - 출동 전반에 걸친 환자 상태의 변화
- 구급활동일지는 재판에서 법정 문서가 될 수 있다.
- 구급활동일지는 추가적인 저지 결성, 경향, 연구, 질 개선에 도움이 된다.
- 응급구조사의 기록은 환자와 환자의 상태에 대해 머릿속으로 "그림을 그리는 것"과 같아야 한다. 출동 전반에 걸쳐 응급구조사와 환자 사이에 발생한 모든 행위를 정확하게 기록(묘사)해야 한다.

핵심 결정

- 출동 시, 상황에 따라 어떤 무전 절차를 따라야 하는가?
- 무선 의료 보고에는 어떤 요소들을 포함해야 하는가?
- 처치 보고서에는 환자에 대한 어떤 정보를 반드시 포함해야 하는가?
- 출동 시, 법적 문제를 피하고자 의사소통 및 기록을 어떻게 수행해야 하는가?

단원 용어

기지국(base station) 병원 또는 상황실과 같은 기관에 설치된 양방향 무전기

휴대전화(cell phones) 이동하면서 전화를 할 수 있고, 넓은 지역에서 이용할 수 있는 개인 무선 전화기

이송 기록지(transfer report) 응급구조사가 병원을 나서기 전에 구급활동일지를 완료하기에 충분한 시간이 없을 때, 구급활동일지를 대신하여 병원 관계자에게 전달할 수 있는 기록지로, 간단하며 최소한의 정보만을 포함한 구급활동일지의 압축 형태

이동 무전기(mobile radio) 구급차 등에 설치된 양방향 무전기

휴대용 무전기(portable radio) 손에 들고 다닐 수 있는 양방향 무전기

재생 중계기(repeaters) 이동 무전기 또는 휴대용 무전기의 낮은 주파 신호를 중간에 연계하여 주파 신호를 증폭시켜 먼 지역까지 송신해주는 장치

원격 측정(telemetry) 정보를 무선으로 전송하는 과정

와트(watt) 1초 동안에 소비하는 전력 에너지 단위

평가와 술기를 위한 준비

요약 문제

1. 무선 의료 보고의 단계를 나열하고, 각 단계 동안 필요한 통신에 대해 설명한다.
2. 환자와 효과적인 상호간의 의사소통을 위한 몇가지 지침을 나열한다.
3. 구급활동일지를 서술 영역에 기재 되는 "객관적"과 "주관적"에 대해 설명하고, "음성 소견"이 무엇인지 설명한다.
4. 맞춤법, 코드, 약어, 의학 용어의 사용이 명확하고 정확한 서술 보고서를 작성할 때 어떤 관계가 있는지 설명한다.
5. 거부 보고서를 작성할 때 포함해야 하는 정보와 몇 가지 중요한 절차를 나열한다.

연관시켜 생각하기

"활력 징후와 모니터 장비"의 단원을 복습하고, 이 단원에서 배운 내용과 연결하여 다음 상황에 대해 생각해보도록 한다.

- 응급구조사는 심각한 손상을 입은 환자를 이송 중이며, 병원 도착 전까지 5분이 남았다. 응급구조사가 마지막으로 환자의 맥박수를 확인했을 때 맥박수는 108회였다. 병원에 환자를 인계한 후, 응급구조사는 구급활동일지를 작성하고 있었다. 동료는 응급구조사에게 자신이 병원에 도착하자마자 환자의 맥박수를 측정했는데 분당 59회였다고 말했다. 응급구조사는 약간 어리둥절하며 "어떻게 환자의 맥박이 108회에서 59회로 바로 떨어질 수가 있지?" 생각했다. 응급구조사는 동료에게 2를 곱하는 것을 까먹은 것이 아니냐고 물었다. 환자의 맥박수는 118회가 되어야 하며, 만약 2를 곱했다면 어떻게 59라는 값이 나오냐고 물었다. 2를 곱해야 하는 이유는 무엇인가?

비판적 사고 연습

무전 및 서면 보고 시, 모든 요소를 정확하게 구성하는 것은 매우 중요하다. 이 연습의 목적은 여러분이 아래에 제공된 정보들을 가지고 어떻게 구성을 할 것인지 연습해 보기 위함이다.

1. 아래의 정보들은, 환자에 대한 정보이며 무작위로 나열되어 있다. 만약 여러분이 환자를 이송 중이며, 도착 병원에 무선 의료 보고를 시행해야 한다면 이 정보들을 어떻게 구성할 것인가?
   - 어깨로 방사되는 가슴 통증
   - 56세
   - 비재호흡마스크로 분당 15L의 산소 공급
   - 의식은 명료함
   - 여성
   - 20분 전에 잔디를 깎던 중 통증 시작
   - 고혈압과 당뇨의 병력
   - 도착 20분 전
   - 맥박 86회, 호흡 22회, 창백하고 축축한 피부, 혈압 110/66, 산소포화도 96%
   - 산소 투여 후 통증 감소
   - 호흡 곤란을 부정
   - 지도 의사 요청
   - 기본소생술 구급차 4호
   - 폐음은 양쪽 동일
   - 편안한 자세로 이송
2. 위의 정보를 가지고 구급활동일지 중 서술 영역을 작성해 보도록 한다. 어떤 정보를 포함할 것이며 포함하지 않을 것인가? 이유는 무엇인가?

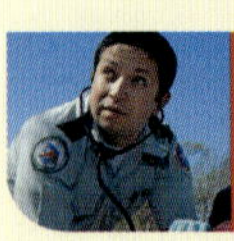

현장 이야기

응급구조사와 응급구조사의 동료는 두 대의 자동차 충돌사고 현장의 출동을 방금 끝냈다. 이 출동이 이날의 첫 번째 출동이었으며, 병원에 도착 후 환자를 인계하고 응급실에 마련된 책상에 앉아 구급활동일지를 작성했다. 이송한 환자는 다행히도 심하게 다치지 않아 보였고, 허리에 통증을 호소했다. 환자의 주호소화 평가에 근거하여, 응급구조사는 환자를 긴 척추고정판에 고정하기로 한 후 이송했다.

질문

1. 구급활동일지에 포함되어야 하는 중요한 정보는 무엇인가?

동료는 빨리 작성을 끝내라고 계속 재촉했지만 응급구조사는 완벽하고 철저하게 구급활동일지를 작성했다. 환자를 긴 척추고정판에 고정하기 전과 후의 맥박, 팔다리의 운동 기능, 감각 등에 대해 작성하였고, 환자가 왼쪽 발을 움직이는 데 어려움이 있고 마비된 것 같다고 말했다는 사실을 자세하게 기록했다. 환자는 충돌사고 당시 안전벨트를 착용하고 있었고 상당한 통증을 호소했다고 기록했다. 그리고 환자는 응급구조사가 도착하기 이전까지 차량에서 구출되지 않았음을 기록하였다.

2. 정확하고 철저한 구급활동일지를 작성해야 할 필요성이 무엇인가?
3. 구급활동일지를 완성하기 전에 동료에게 자신의 보고서를 읽고 부족한 부분을 확인해 달라고 해야 하는가?
4. 응급구조사가 속한 기관에서 보관하고 있는 원본 파일과 병원에서 보관하고 있는 복사본이 다르다면 어떤 결과가 발생하는가?

구급활동일지를 작성한 후 응급구조사의 동료가 그것을 재확인하고 복사본을 병원에 전달했다. 그리고 응급구조사는 본부로 복귀한 후 이 일을 잊고 있었다. 몇 달 후, 상관이 응급구조사를 불러 이 출동에 대해 기억하는 지 물었다. 응급구조사는 잠시 기억을 더듬어 보았지만 아주 흐릿한 기억밖에 없었다. 상관은 응급구조사에게 환자는 자신이 응급구조사의 잘못된 처치로 인해 피해를 보았다고 주장하면서 소송을 걸었다고 전했다. 본부에 속해 있는 변호사는 응급구조사가 작성했던 구급활동일지를 검토한 후, 응급구조사의 처치에는 아무런 문제가 없으므로 소송은 기각될 것이라고 말했다. 상관은 응급구조사에게 그 출동 당시 기록된 구급활동일지 복사본을 건내 주었고, 응급구조사는 그 당시의 출동 상황을 기억해냈다.

다행히도 응급구조사의 훌륭한 구급활동일지 덕분에 소송은 무혐의 되었다. 응급구조사는 이 계기를 통해 구급활동일지의 중요성을 다시 한 번 깨달을 수 있었다.

SECTION 4

내과 응급

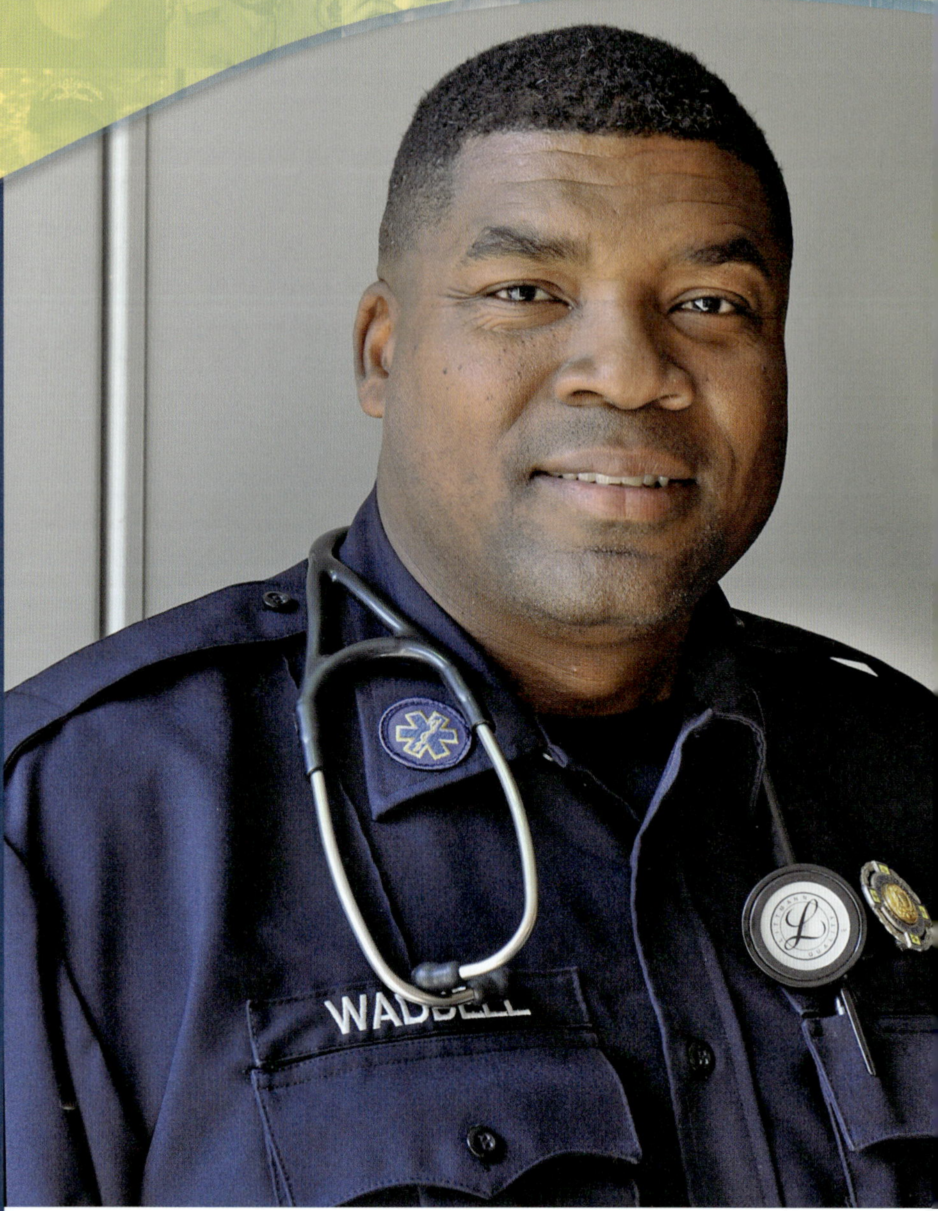

내과 응급은 주로 질병 또는 신체 내 기능 부전에 의해 발생된다. 제4장에서는 응급구조사가 투여할 수 있거나 또는 투여를 돕기 위한 약물에 초점을 맞춘 약리학(16단원)으로 시작한다.

그 외 다른 단원들은 응급구조사가 현장에서 흔히 접할 수 있는 내과 응급의 유형에 초점을 맞추었다: 호흡 응급(17단원), 가슴통증 또는 불편감(18단원), 발작과 뇌졸중, 당뇨 응급과 의식상태 변화에 따른 증상과 징후(19단원), 알레르기 반응(20단원), 중독 응급(21단원), 복부 통증과 불편감(22단원) 자살 시도를 포함한 행동 및 정신 응급(23단원), 그리고 혈액학과 신장학(혈액과 콩팥의 기능 부전으로 발생하는 응급 질환) (24단원)

약리학
(General Pharmacology)

16

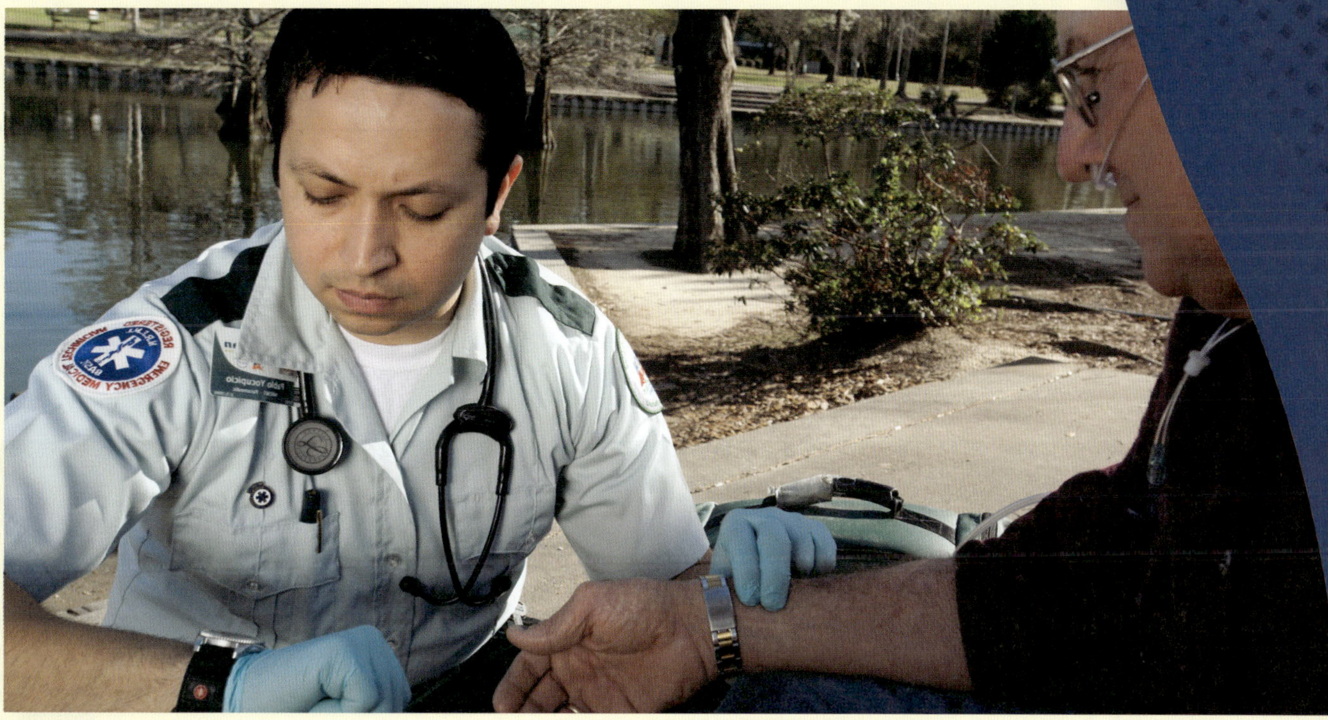

관련 단원

다음 단원들은 이 단원에서 토의된 주제와 관련하여 추가적인 정보를 제공한다.

10 호흡과 인공호흡

17 호흡 응급

18 심장 응급

19 당뇨응급과 변화된 의식상태

21 알레르기 반응

21 중독 응급

표준

약리학(내용: 약리학의 원리, 약물 관리, 응급약물)

역량

응급구조사가 응급상황에서 환자에게 직접 투여하거나 투여를 도울 수 있는 약물의 기본적인 지식을 적용한다.

핵심 개념

- 응급구조사가 취급할 수 있는 약물
- 환자가 약물을 투여할 수 있도록 도울 수 있는 약물
- 약물 투여 시 고려할 사항
- 약물관리에 있어 지도의사의 역할
- 응급구조사의 정맥주사 보조

학습목표

이 단원을 읽고 난 후, 여러분은:

16.1 이 단원에서 소개된 주요 용어를 정의할 수 있다.

16.2 응급구조사의 업무범위에 해당하는 약물 목록에 대해 알 수 있다.

16.3 응급구조사가 직접적으로 투여 또는 투여를 도울 수 있는 약물에 대해 다음의 내용을 설명할 수 있다.

a. 일반명. 상표명

b. 적응증

c. 금기증.

16.4 약물 투여의 다섯가지 정확성을 포함한 약물 투여 안전 원칙을 알 수 있다.

16.5 필요 시 약물에 대한 정보를 직접 찾아보거나 지도의사에게 정보를 요청하는 것에 대한 중요성의 토의할 수 있다.

16.6 업무범위에 해당하는 각 약물을 투여하기 위해 요청하는 의료지도의 유형을 확인 할 수 있다.

16.7 약물 투여 경로인 입안-, 혀밑-, 흡입, 정맥내-, 근육내-, 코안-, 피부밑-, 기도내-에 대해 설명할 수 있다.

16.8 환자의 연령과 몸무게에 관련하여 약물 투여 시 특별히 고려해야 할 사항 들에 대해 알 수 있다.

16.9 투여 후 환자 재평가와,정확한 기록의 중요성을 설명 할 수 있다.

16.10 환자가 복용하는 흔한 약물들에 대해 확인할 수 있도록 참고서를 지니는 것에 대한 중요성에 대해 토의할 수 있다.

16.11 응급구조사로서 전문응급구조사의 정맥내 투여를 도울 수 있는 방법에 대해 설명할 수 있다.

핵심 용어

아스피린(aspirin)	분무기(atomizer)	금기증(contraindications)	경구(enteral)
에피네프린(epinephrine)	적응증(indications)	흡입기(inhaler)	날록손(naloxone)
니트로글리세린(nitroglycerin)	경구포도당(oral glucose)	산소(oxygen)	비경구(parenteral)
약물역학(pharmacodynamics)	약리학(pharmacology)	부작용(side effect)	유해 작용(untoward effect)

응급구조사는 응급상황에서 약물 투여의 업무에 책임감을 가질 것이다. 이 중요한 책임감은 비판적 의사결정을 사용하고 세부사항에 주의를 기울일 필요가 있다. 종종 이러한 약물은 생명을 구할지도 모르지만, 잘못 투여 한 경우 환자에게 심각한 해를 끼칠 가능성이 있다.

약물에 대한 연구—자원, 특성, 효과—는 약리학이라고 부른다. 이 단원에서는 전문 용어, 기초 원리, 그리고 약리학에 관한 규칙을 소개한다. 지도의사로부터 승인된 약물을 환자에게 투여하거나, 혹은 환자가 의사로부터 정식으로 처방 받은 약물을 투여할 수 있도록 돕는 방법에 대해 토의하고, 또한 환자들이 흔하게 복용하는 약의 이름, 형태, 복용하는 이유 등에 대해 배울 것이다.

여러분은 약물에 관한 많은 사실이나 용어를 배우지만, 이러한 지식이 좋은 판단과 적절한 의사 결정을 대체 않는다는 것을 기억해야 한다. 항상, 가장 중요한 도구는 여러분의 뇌라는 것을 명심한다.

메모: EMS대원들은 치료제(medication)이라는 용어와 약물(drug)이라는 용어를 혼용하긴 하지만, 일반인들은 약물이라는 단어를 불법적이거나 남용하는 약물로 연관 짓는다. 때문에 일반인들을 대할 때에는 치료약 또는 치료제라는 용어를 사용해야 한다.

약리학(pharmacology)
약물의 자원, 특성, 효과를 연구하는 학문

응급구조사가 투여할 수 있는 약물

응급구조사는 현장에서 여섯 가지의 약물을 투여하거나 환자가 스스로 투여할 수 있도록 도울 수 있을 있다: 아스피린, 경구포도당, 산소, 처방된 기관지확장제, 니트로글리세린, 그리고 에피네프린 자동주사기이다.

이 여섯 가지의 약물들은 지역 내 프로토콜의 허용 범위에 따라 달라진다. 응급구조사에 의한 약물 투여가 허용되는 경우에는, 환자에게 투여하기 전 그 약물에 대한 적절한 정보와 교육을 충분히 습득해야 한다.

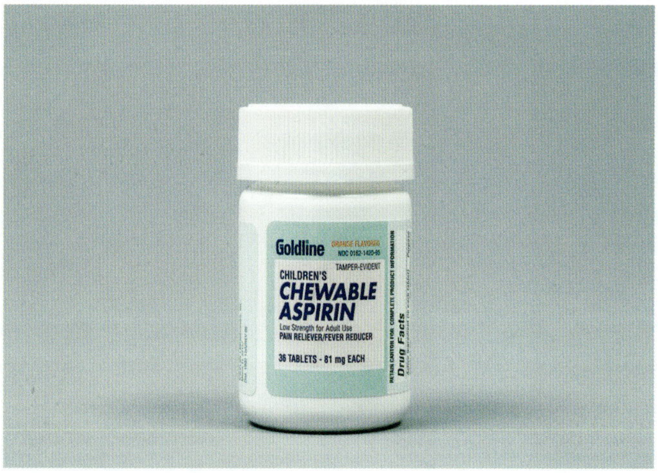

그림 16-1 아스피린은 심장의 문제가 의심되는 가슴 통증의 환자에게 투여된다.

구급차 약물

구급차에는 아스피린, 경구 포도당, 그리고 산소가 구비되어 있다. (몇몇 구급차엔 활성탄도 비치되어 있을 것이다) 뒤에서 언급될 특별한 상황에 따라, 응급구조사는 이 약물들을 환자들에게 투여할 수 있다.

> **핵심 개념**
> 응급구조사가 사용할 수 있는 약물

아스피린

사람들은 두통을 완화 또는 해열하기 위한 간단한 방법으로 *아스피린*을 복용하기도 하지만, 응급의료서비스에서 아스피린은 훨씬 더 중요한 역할을 한다. 응급구조사는 심장의 문제가 의심되는 가슴 통증 환자에게 아스피린을 투여할 것이다(그림 16-1). 심장 발작이 발생하는 경우, 아스피린은 혈액의 응고 능력을 감소시키고 심장 손상을 일으키는 혈전 형성을 방지하는 역할을 한다. 아스피린은 이러한 상황에서 매우 중요한 약물이고, 다행히도 투여 방법이 매우 간단하다. 대부분의 구급차가 식수를 들고 다니지 않기 때문에, 대부분은 간단하게 씹어 먹을 수 있는 어린이용 아스피린을 구비하고 있다. 가슴 통증이 있는 환자는 적절한 용량의 아스피린을 씹은 후 삼키면 된다. 하지만, 심장의 문제로 발생하는 가슴 통증임에도 불구하고, 아스피린을 투여 할 수 없는 몇 가지 이유가 있다. 아스피린에 알레르기가 있거나, 최근에 위경구 출혈이 있었던 환자에게는 투여해서는 안된다. 항상 투여 지침에 대한 해당 지역의 프로토콜을 따르도록 한다.

아스피린(aspirin)
혈액의 응고 능력을 감소시키고 심장 손상을 일으키는 혈전 형성을 방지하는 역할을 하는 약물

경구 포도당

포도당은 탄수화물의 종류이다. *경구 포도당*은 당뇨 환자가 의식상태에 변화를 보이나 스스로 약물을 삼킬 수 있을 정도로 의식이 있는 환자에게 응급 처치로 복용할 수 있는 포도당이다. 사람의 뇌는 저혈당에 매우 민감하게 반응하며, 이는 곧 의식 상태를 변화시키는 원인이 된다. 구강 포도당은 보통 응급구조사가 설압자를 사용하여 환자의 볼과 치아의 사이 공간 또는 혀 아래에 투여할 수 있는 젤 튜브(그림 16-2) 형태로 만들어져 있다. 이것은 환자가 포도당을 삼켜 뇌로 운반할 수 있는 소화계통과 순환계통에서 쉽게 흡수될 수 있도록 하기 때문이다. 하지만 이러한 약물의 작용은 환자의 위협적인 상태를 제어할 것이다. 경구 포도당의 절차는 "당뇨 응급과 의식상태 변화"에서 다시 다룰 것이다.

경구 포도당(oral glucose)
당뇨 환자가 의식상태에 변화를 보일 때 구강으로 투여할 수 있는 응급처치 약물(환자가 삼킬 수 있을 때에만 적용해야 한다)

산소

*산소*는 우리가 살고 있는 대기권에서 흔하게 찾을 수 있는 가스이다. 깨끗한 산소는 의학적으로 환자를 치료하기 위한 약물로써, 환자가 저산소증으로 인해 위험한 상태이거나, 잠재적으

산소(oxygen)
산소는 우리가 살고 있는 대기권에서 흔하게 찾을 수 있는 가스이다. 깨끗한 산소는 의학적으로 환자를 치료하기 위한 약물이다.

그림 16-2 경구 포도당은 당뇨환자에게 도움이 된다.

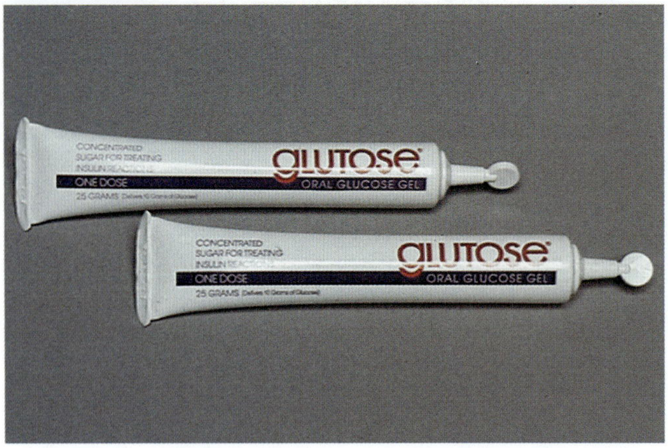

그림 16-3 산소를 강력한 약물이다.

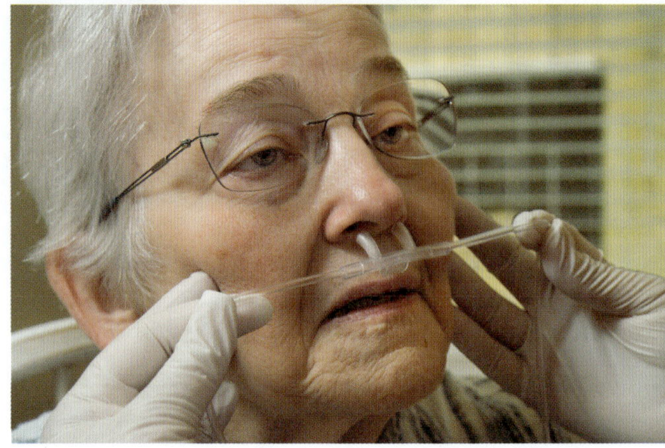

로 위험한 상태가 의심 될 때 투여하게 된다(그림 16-3). 산소 투여에 대한 방법은 “호흡 및 인공 환기” 단원을 참고하도록 한다.

활성탄

메모: 대부분의 지역 내 프로토콜은 응급구조사가 활성탄을 투여할 수 있도록 허가하고 있다. 이 전에 언급된 여섯 가지 약물에는 포함되지 않지만, 응급구조사는 이 약물에 대해 알고 있어야 한다. 이 약물을 투여 및 관리하는 방법에 대해서는 지역내 프로토콜을 참고하도록 한다.

활성탄은 숯나무로부터 나오는 가루로써, 병원 전 응급의료 현장에서 사용되는 활성탄은 물을 혼합하여 현탁액 상태로 만든 제품이다. 활성탄은 환자가 독성 또는 그 외 물질을 삼키고, 아직 그 물질이 환자의 소화기계에 남아 있을 경우 응급처치를 위해 사용된다. 활성탄은 독성

그림 16-4 활성탄은 중독 응급이 발생한 경우 사용한다.

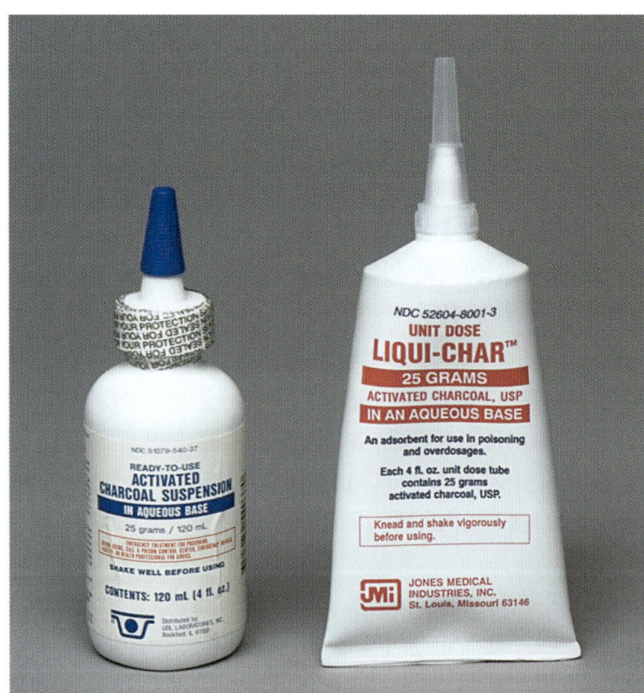

비판적 의사결정

현장이 병원이랑 가까운데, 아스피린을 투여해야 하는가?

여러분은 갑자기 조이는 듯한 가슴 통증과, 구역질을 호소하는 68세 여성을 처치하고 있다. 여러분은 환자평가를 수행하였다. 지역 내 프로토콜은 응급구조사가 아스피린을 투여할 수 있도록 명시하고 있지만, 현장에서 병원까지의 거리는 5분 이내이다. 여러분은 환자에게 아스피린을 투여할 것인가?

현장사례

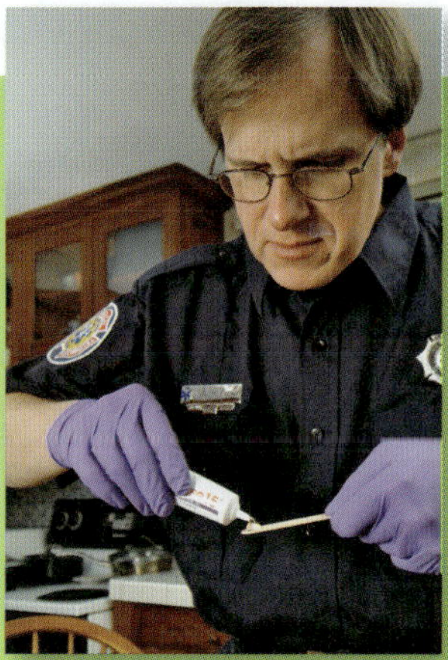

"저는 평소와 같이 일어나자마자 혈당을 확인하였어요. 혈당은 평소보다 높았죠. 나는 가볍게 아침 식사를 한 후, 제 주치의가 설명해준 것처럼 인슐린을 자가 주사 했어요. 그리고 다음 일은 기억이 잘 안나요. 눈을 뜨니 응급구조사가 저를 쳐다보고 있었어요. 나는 그들에게 무슨 일인지 묻고 싶었지만, 말이 또박또박 나오지 않았어요. 응급구조사는 무언가를 묻힌 설압자를 제 입안에 넣었어요. 저는 그것이 무엇인지 몰랐고, 물어볼 힘도 없었죠. 근데 몇 분 후, 저는 마치 누군가가 사진기를 통해 초점을 맞추듯이 앞이 뚜렷하게 보이기 시작했어요. 그리고 말도 또박또박 할 수 있었죠."

"저는 응급구조사들이 미소를 짓는 것을 보았어요. 제 남편은 크게 안도했죠. 응급구조사는 저에게 인슐린을 너무 과도하게 투여했거나, 혈당 수치를 잘못 측정했을 수도 있다고 말했어요. 저를 살려주신 응급구조사들에게 감사해요"

물질을 흡수하여(활성 표면에 독성을 부착) 신체에 독성 물질이 흡수되는 것을 방지해준다.

처방된 약물

다음의 세 가지 약물들—처방된 흡입기, 니트로글리세린, 그리고 에피네프린 자동주사기—은 의사가 환자에게 처방했을 시, 환자가 복용할 수 있도록 응급구조사가 도울 수 있는 약물들이다.

핵심 개념
환자가 약물을 투여할 수 있도록 도울 수 있는 약물

기관지 확장제

환자가 호흡곤란을 호소할 때 수행할 수 있는 응급처치 방법으로 사용될 수 있는 여러가지 약물이 있다. 천식, 폐기종 또는 만성기관지염과 같은 질병을 가진 환자의 대부분은 좁아진 기관지를 확장시키고, 호흡을 원활하게 돕는 "기관지 확장제"가 처방된다. 이러한 약물은 환자가 본인의 분무 형태의 약물을 스스로 기관지에 분사할 수 있도록 마우스피스가 달린 용기인 *흡입기*에 담겨있다. 이러한 약물의 예로 알부테롤(벤톨린, 프로벤틸, 볼맥스) 와 레바부테롤(소페넥스) 등이 있다.

흡입기(inhaler)
환자가 본인의 분무 형태의 약물을 스스로 기관지에 분사할 수 있도록 마우스피스가 달린 용기

또한 대부분의 기관지 확장제는 심장에 영향을 주어, 심장박동수를 증가시키고, 흔한 부작

그림 16-5 (A) 처방된 흡입제는 호흡에 문제를 가진 환자에게 도움을 준다. (B) 흡입기에 부착되어 있는 흡입보조기(spacer)는 약물이 갑작스럽게 들어오는 것 같은 느낌을 주지 않으면서 약물을 흡입할 수 있도록 도와준다.

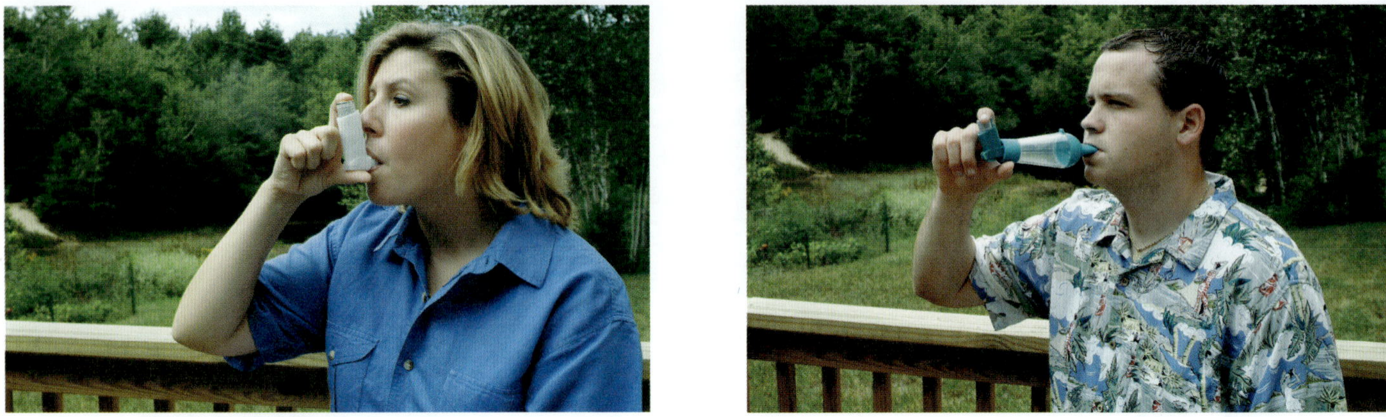

(A) (B)

용으로 초조함이 발생한다. 흡입제는 가족구성원 또는 목격자가 아닌, 실제적으로 환자가 직접 투여한다는 것을 명심해야 한다. 응급구조사는 처방된 흡입제를 환자가 스스로 투여할 수 있도록 도와 주기 위해 지도 의사로부터 승인을 받아야 한다. 의료 지도는 전화나 무전을 사용하는 직접의료지도나, 프로토콜 등의 간접의료지도를 통해 받을 수 있다. 응급구조사는 항상 지역 내 프로토콜을 따라야 한다는 것을 명심해야 한다. 처방된 흡입제를 사용하는 것에 대한 내용은 "호흡 응급" 단원에서 더 자세하게 다룰 것이다.

니트로글리세린

니트로글리세린(nitroglycerin)
혈액을 심장근육에 공급해주는 심장동맥 혈관을 확장시켜주는 약물

재발성 심장통증 또는 심장발작을 경험했던 환자들은 대부분 알약 또는 분무형태인 *니트로글리세린*을 휴대한다. 니트로글리세린(그림 16-6)은 혈액을 심장근육에 공급해주는 심장동맥 혈관을 확장시켜 주는 역할을 하는 약물이다. 니트로글리세린은 종종 "NTG"라고 불리기도 한다. 니트로글리세린의 상품명은 니트로셋(Nitrostat)이다.

이 약물은 환자가 가슴에 통증을 느끼며, 이 통증이 심장의 문제로 발생했다고 생각했을 때 복용한다. 응급구조사가 니트로글리세린 알약을 이미 복용한 환자나 약통은 가지고 있으나 아직 복용하지 않은 환자를 치료하는 일은 흔하지 않다. (많은 환자들은 주치의로부터 가

그림 16-6 니트로글리세린은 가슴통증을 위해 처방된다. 니트로글리세린 형태는 (a) 알약형태, (B) 분무형태가 있다.

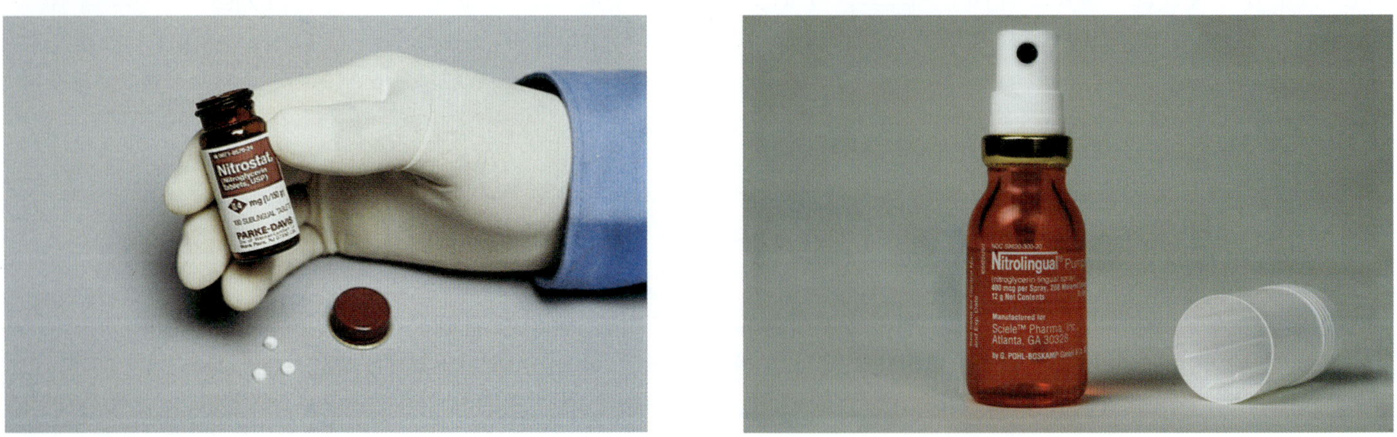

(A) (B)

그림 16-7 에피네프린 자동주사기는 심각한 알레르기 반응을 감소시켜 줄 수 있다.

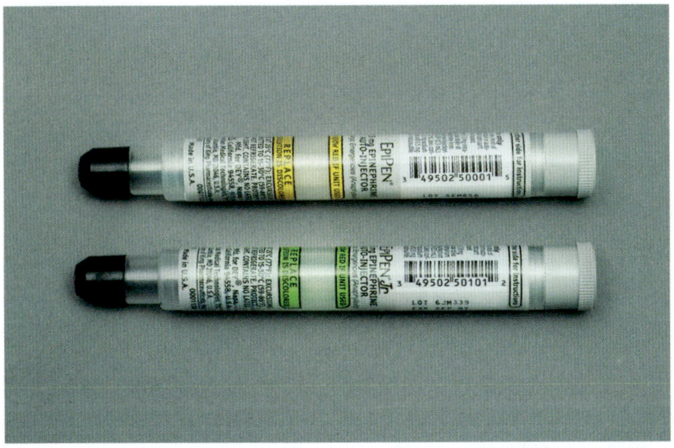

(A)

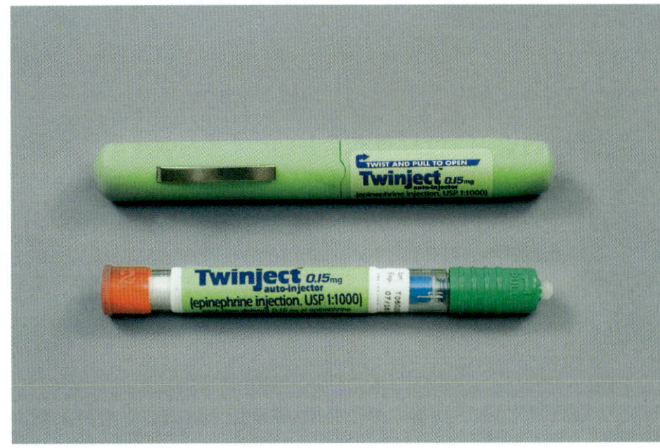

(B)

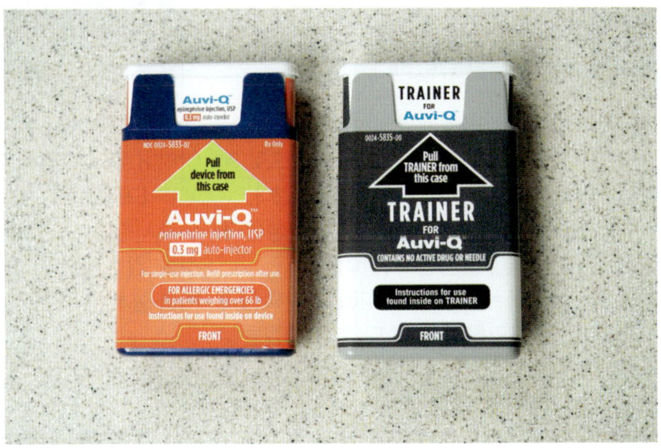

(C)

슴 통증 발생 시 니트로글리세린 3알을 복용한 후, 통증이 지속될 경우 119에 신고하라고 교육받는다)

니트로글리세린의 복용을 확실하게 결정하는 것은 환자이며, 가족구성원이나 목격자 등 환자 본인이 아닌 경우에는 결정할 수 없다. 응급구조사는 환자의 니트로글리세린 복용을 돕기 전에, 최근 환자가 발기부전을 치료하기 위해 비아그라나 레비트라 또는 이와 유사한 약물을 복용하였는지 알아야 한다. 니트로글리세린은 이러한 약물들과 매우 심각한 부정적인 작용을 할 가능성이 있기 때문에 니트로글리세린 복용의 금기증 중 한 이유가 된다.

니트로글리세린은 혈관을 확장시키는 작용을 하기 때문에, 잠재적인 부작용으로써 혈압감소가 나타난다. 잠재적 부작용이다. 만약 이러한 부작용 증세가 나타난다면, 환자를 바로 누운 자세로 눕힌 후, 의료 지도를 위해 지도 의사에게 연락하여야 한다. .

의료 지도는 전화나 무전을 사용하는 직접의료지도나, 환자의 니트로글리세린 복용을 돕도록 정해진 프로토콜 등의 간접의료지도를 통해 받을 수 있다. 응급구조사는 항상 지역 내 프로토콜을 따라야 한다는 것을 명심해야 한다. 니트로글리세린을 사용하는 것에 대한 내용은 "심장 응급" 단원에서 더 자세하게 다룰 것이다

에피네프린 자동주사기

조개, 페니실린, 또는 벌 쏘임과 같은 것에 심한 알레르기를 가진 환자가, 이들에 노출되었을 때, 환자는 호흡과 순환에 위협을 줄 만한 심각한 알레르기 반응을 보일 것이다. 심각한 알레

Inside Outside

천식과 아나필락시스를 위한 약물 작용

약은 대부분의 심각한 내과 응급상황에서, 환자에게 도움을 주는 유용한 도구이다. 병원 전 응급 상황에서 약물들은 구급차에 구비되어 있는 경우와 환자 본인이 처방된 약물을 가지고 있는 경우로 나뉜다. 응급구조사는 환자가 처방된 약을 복용할 수 있도록 도울 수 있을 것이다. 우리는 여기에서 흔한 응급 상황인 천식과 아나필락시스의 병태생리학과, 어떻게 약물이 이들에게 작용하는지 알아볼 것이다.

상태	병태생리학	약물작용
천식	작은 기도가 반응하고 수축된다. 공기는 쉽게 안팎으로 이동하지 못하고, 호기는 특히 어렵다. 공기가 허파안에 갇히게 된다. 청진기로 호흡 주기를 평가해보면, 호기 단계가 길다는 것을 알 수 있다. 운동, 알레르기반응, 호흡기 바이러스, 아스피린, 항염증성 약물과 같은 촉발제들이 이러한 반응을 유발한다.	천식환자에게 가장 흔하게 쓰이는 약물은 알부테롤이다. 이는 기관지확장제로 흡입기에 담아 사용한다. 알부테롤은 더 작은 기도로 들어가 교감신경계의 베타2를 작용을 활성화시켜 기도를 확장시킨다. 알부테롤은 베타수용기에 작용하기 때문에 심장과 관련된 부작용을 나타내기도 한다. (심장박동수의 증가)
아나필락시스	아나필락시스는 생명을 위협하는 면역계통의 반응이다. 이는 순환계통과 호흡계통 등 주요 신체 계통에 영향을 미치므로 빠른 시간내에 교정되지 않으면, 환자는 사망에 이를 수 있다. 아나필락시스는 신체가 항원에 과도한 반응을 할 때 발생한다. 아나필락시스의 흔한 원인은 벌침, 땅콩잼, 약물이다. 알레르기 반응은 신체가 기관지 수축뿐만 아니라 혈관확장과 쇼크를 유발하는 히스타민을 포함하여 여러 다양한 물질들을 배출시키는데, 이 물질들은 기도, 입술, 혀, 목을 붓게 하고, 혈관의 투과성을 변화시킨다.	에피네프린 자동주사기는 환자가 가지고 있거나, 구급차에 구비되어 있어 즉각적으로 제공할 수 있다는 이점이 있다. 에피네프린은 교감신경계의 알파 수용체에 작용하여 혈관을 수축시킨다. 또한 변화된 혈관 투과성과 얼굴과 기도가 붓는 것을 감소시킨다. 에피네프린은 또한 교감신경계의 배타수용체를 통해 수축된 세기관지를 확장시킨다.

에피네프린(epinephrine)
혈관을 수축시키고, 기도를 이완시켜주는 약물이다. 심각한 알레르기 반응을 감소시키는데 사용된다.

르기 반응은 혈관을 수축하고 기도를 이완시켜주는 *에피네프린(epinephrine)*이라는 약물에 의해 감소될 것이다.

심각한 알레르기 반응 때문에 환자의 상태는 매우 짧은 시간에 생명을 위협받는 단계에 도달하므로, 에피네프린은 가능한 빠르게 투여되어야 한다. 심각한 알레르기 반응을 가진 대부분의 환자들은 에피네프린 자동주사기(epinephrine auto-injector, 그림 16-7)를 휴대하고 있다. 이것은 스프링 바늘이 부착된 주사기로 허벅지에 자동주사기를 가할 때 허벅지의 근육에 에피네프린이 주사된다. 만약 응급구조사가 에피네프린 자동주사기를 휴대한 환자를 도와야 한다면, 자동주사기 투여의 결정은 환자가 직접 결정해야 하는 것을 명심해야 한다.

에피네프린은 심장과 혈관계통에 강한 효과를 주기 때문에, 잠재적인 부작용으로써 심장박동수와 혈압이 증가한다.

의료 지도는 전화나 무전을 사용하는 직접의료지도나, 환자의 에피네프린 자동주사기의 사용을 돕도록 정해진 프로토콜 등의 간접의료지도를 통해 받을 수 있다. 응급구조사는 항상 지역 내 프로토콜을 따라야 한다는 것을 명심해야 한다. 에피네프린 자동주사기를 사용하는 것에 대한 내용은 "알레르기 반응" 단원에서 더 자세하게 다룰 것이다

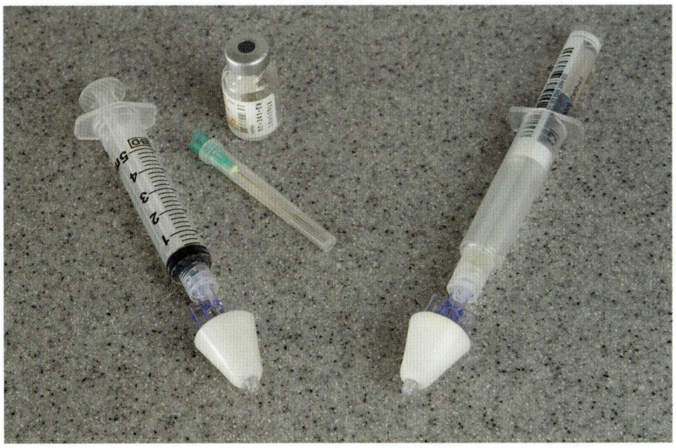

그림 16-8 날록손(상표명: Nalcan®)은 해독제로써, 마약성 진통제에 매우 빠르게 해독 작용을 한다.

특정상황에서 종종 투여되어야 하는 기타 약물들

미국의 대부분 지역에서는 응급구조사뿐만 아니라 일반인들도 생명을 위협하는 알레르기 반응을 즉각적으로 처치하기 위해 에피네프린 자동 주사기를 사용하거나 또는 마약성 진통제 남용을 처치하기 위해 *분무기* 형태의 날록손을 사용할 수 있도록 업무범위를 확대하고 있다. 환자 본인이 직접 이 약물들을 휴대하고 있어 투여를 돕는 경우를 제외하고는, 응급구조사는 이 약물들을 투여하기 위해 추가적인 교육과 평가를 받고, 지도의사에 의해 승인된 경우에만 부여 가능하다.

분무기(atomizer)
약물을 분사하기 위해 주사기의 끝에 달려있는 장비 (액체의 약물을 매우 미세한 분자로 바꾼다)

날록손(Naloxone)

누군가가 마약성 진통제를 남용한다면, 그는 의식을 잃고 기도를 유지할 수 없게 되며 호흡곤란까지 나타낼 수 있다. 특히 많은 용량의 마약성 진통제의 복용은 호흡을 느리게 하면서 결국 호흡 정지까지 유발할 수 있다. *날록손*(상표명: 날칸)은 해독제로써, 마약성 진통제에 매우 빠르게 해독 작용을 한다(그림 16-8). 일반적으로 날록손은 혈관으로 주입되지만, 코를 통해 주입 됬을 때도 효과가 나타날 수 있다. 코의 점막은 날록손의 매우 미세한 분자들을 흡수하고, 신체의 다른 부분에서 효과를 나타내며, 순환계통으로 공급할 수 있다. 만약 의식이 없고 호흡 곤란을 겪고 있지만 마약성 진통제를 투여하지 않은 환자에게는 날록손이 아무런 효과를 나타내지 않는다. 만약 환자가 마약성 진통제를 복용했지만 코 안의 점막이 손상되었거나 막히면, 날록손을 코안으로 투여하는 것은 효과가 없으므로 환자의 기도 관리에 주목해야

날록손(naloxone)
마약성 진통제 남용을 위한 해독제

비판적 의사결정

전문소생술팀이 지금 현장으로 오는 중이다. 환자에게 흡입기를 적용해야 하는가?

여러분은 21살의 천식환자를 처치하고 있다. 그녀는 약 20분 동안 "천식 발작" 증세를 보였고, 호흡곤란을 호소한다. 여러분은 산소 공급과 환자 평가를 완료했고, 전문소생술팀을 호출했다. 환자는 처방 받은 알부테롤 흡입기를 가지고 있고, 지역 내 프로토콜은 응급구조사가 환자가 흡입제를 투여할 수 있도록 도울 것을 허락한다. 전문소생술팀은 5~6분 이내에 도착할 예정이다. 여러분은 전문소생술팀이 도착하기 전에 환자에게 흡입기를 적용할 것인가? 아니면 전문소생술팀을 기다릴 것인가?

한다. 날록손 분무기에 대한 사용은 "중독 응급"에서 자세하게 다룰 것이다.

보호용 약물

대부분의 병원 전 응급의료서비스 체계에는 화학무기 공격에 연루된 의료제공자들을 치료하기 위해 아트로핀 자동주사기와 같은 "보호용 약물"을 구비하고 있다. 이는, 신경가스와 같은 특정 대량 살상 무기에 응급구조사 또는 동료가 노출되었을 때 자가 투여 할 수 있다. 지역 내 프로토콜은 위와 같은 상황에 대비하기 위해 어떤 약물들을 구비할 지 결정할 것이다. 지역 내 프로토콜을 따르도록 한다.

약물에 대한 일반적인 정보

약 이름

모든 약물은 정부가 인정한 대한약전(The Korean Pharmacopoeia)에 목록화 되어있다. 각각의 약물은 일반명(일반적인 이름은 제조업자의 상품명이 아니다)으로 목록화되어 있다. 그러나, 각각의 약물은 실제로 세가지 이름이 있다: 화학명, 일반명, 그리고 상품명(다양한 제조업자로부터 다양한 이름이 주어지게 된다.) 예를 들어, 에피네프린은 일반명이다. 에피네프린의 화학명은 B-(3, 4 디하이드로옥시페닐)-a- 메틸아미노에탄올이다. 위에 언급했던 Epi-Pen은 에피네프린 자동주사의 상품명이다.

적응증(indications)
환자에게 약물을 투여하기에 적절한 상황

금기증(contraindications)
환자에게 약물을 투여하기에 적절하지 않은 상황

핵심 개념
약물 투여 시 고려할 사항

부작용(side effect)
약의 효과를 기대했던 작용과 다른 작용

유해작용(untoward effect)
약물이 투여된 구체적인 이유에 추가적으로 효과를 발생시키는 것으로 잠재적으로 환자에게 해를 입일 수 있다.

비경구(parenteral)
정맥주사 약물과 같이 약물이 소화계통을 직접 통과하지 않는 경로

경구(enteral)
약물을 삼키는 것과 같이 약물이 소화계통을 직접 통과하는 경로

약물을 줄 때 알아야 하는 것은 무엇인가?

모든 약은 *적응증*, 즉 환자에게 약물을 투여하기에 적절한 상황(또는 환자의 증상과 징후)을 가지고 있다. 예를 들어, 니트로글리세린은 환자가 가슴통증을 호소할 때 적응증이 된다. 하지만 각각의 약물들은 또한 *금기증*, 즉 환자에게 약물을 투여하기에 적절하지 못하며 오히려 환자에게 해를 입힐 수 있는 상황(또는 환자의 증상과 징후)을 가진다. 예를 들어, 니트로글리세린은 혈관을 확장시키고 수축기 혈압을 조금 하강시키기 때문에, 혈압이 낮은 환자에게는 금기이다. 또한 이 전에 설명했듯이, 만약 환자가 최근에 비아그라나 이와 비슷한 약물을 복용했다면, 심각한 부정적인 작용의 가능성 때문에 니트로글리세린은 금기이다.

*부작용*은 약의 효과를 기대했던 작용과 다른 작용을 말한다. 니트로글리세린을 투여하면 혈압이 하강된다는 것과 같이 몇가지 부작용들은 예측할 수 있다. 만약 혈압을 하강시킨다는 부작용을 모른 채 혈압이 낮은 환자에게 약물을 투여하게 되면, 환자의 상태는 급격하게 나빠질 것이다.

종종 약물들은 의도하지 않은 효과들을 나타낸다; 즉, 약물이 투여된 구체적인 이유에 추가적으로 효과를 발생시킬 수 있다. 일상적으로 이러한 효과들은 *유해작용*으로 구분되며, 이 효과는 응급구조사가 예상치 못할 뿐만 아니라 잠재적으로 환자에게 해를 입일 수도 있다.

약물은 여러 가지 형태가 있다. 몇 가지 예시는 다음과 같다:

- 니트로글리세린 알약처럼 압축된 가루 또는 정
- 주사처럼 소화관의 외부로 적용되는 액상이 경로는 비경구로라 하며 위장관을 통과하지 않는다. 자동 주사에 있는 에피네피린(epinephrine) 같은 주사용 액체
- 경구로 투약되는 액상(기침시럽)이 경로는 소화관을 통해 혈류에 도달하며, 장관경로(enteral route)라고 한다.
- 고정된 용량의 분무기와 같은 증발 액체
- 경구용 포도당이 튜브에 들어있는 연고같은 겔

- 물에 섞인 활성탄과 같은 현탁액
- 처방된 흡입제와 같은 흡입용 미세 분자
- 산소와 같은 흡입용 가스
- 니트로글리세린 분무와 같은 혀밑 분무기

약물의 안전과 임상적 판단

약물을 부적절하게 투여했을 경우, 환자에게 심각한 손상을 발생시킬 수 있기 때문에, 약물을 투여하거나 보조하는 것은 매우 중대한 책임을 가진다. 응급구조사로서, 어떤 약물을 투여하던지 올바른 판단과 주의를 할 필요가 있다.

구급차의 뒤쪽은 매우 역동적인 공간이다. 응급구조사는 집중할 수 없는 이 공간에서 많은 결정을 내려야 한다. 하지만, 약물에 대해 결정을 내릴 때에는, 응급구조사는 집중해야 한다. 약물 투여는 반드시 환자 평가후에 이루어져야 한다. 응급구조사는 안전한 약물 투여에 필요한 모든 요소들을 확인해야 한다. 응급구조사는 이 약물이 어떤 효과를 가지고 있는지 뿐만 아니라, 현재의 환자에게 어떤 영향을 미치는지 반드시 알고 있어야 한다.

만약에 그것에 대해 확신이 없다면, 그것을 찾아보도록 한다. 절대 추측하지 않는다. 약물 투여의 허가를 받기 위해 지도의사와 연락하지만, 또한 지도 의사에게 도움을 요청하기 위해 연락할 수 있다. 질문을 하도록 한다. 응급구조사는 일상적으로 동시에 여러가지 일을 수행해야 하지만, 약물을 투여할 때는 약물에만 집중해야 할 것이다.

일단 약물이 한번 투여되면, 다시 되돌릴 수 없다. 집중하고, 생각하고, 적절한 판단을 내리는 것은 적절하고 안전한 처치를 보장한다.

약물 관리

응급구조사로서, 지도의사에 의해 약물 투여를 하기 위해 권한을 부여받을 것이다. 지도의사는 응급구조사의 훈련 수준에 따라 권한을 부여할 것이다. 지도의사에 의한 약물 투여의 방법은 다음과 같다:

1. **간접 의료지도.** 이 경우에는, 의사의 허락을 위해 직접적으로 여러분이 의사에게 말하지 않는다. 간접 의료지도는 "표준적인 지도"로 사용된다. 즉, 프로토콜로 만들어진 의료 지침을 말한다. 응급구조사는 이 프로토콜에 대해 배우고, 약물 투여에 대한 지침, 규칙과 규제 등을 프로토콜을 통해 익힌다.
2. **직접 의료지도.** 이 경우에는 약물 투여를 위해 직접적으로 의사에게 물어 언어적 동의를 얻는다. 응급구조사로서 지침을 정확하게 이해해야 하고, 의료 지도 받은 것을 성실하게 수행해야 한다. 유용한 기술은 "메아리 기술"이다. 이는 응급구조사가 지도를 받고 다시 의사에게 되묻는 것이다. 이러한 경우엔. 의사는 응급구조사가 되묻는 것에 대해 이유와 함께 지시를 다시 내려야 한다. 메아리 기술의 사용은 의료 사고를 상당히 감소시킨다. 언제든지 응급구조사가 의료 지도에 혼란 또는 질문이 있는 경우, 질문해야 한다.

핵심 개념
약물관리에 있어 지도의사의 역할

다섯가지 정확성

환자에게 약을 투여하기 전에, 지도 의사의 지시와 동시에 다음의 다섯가지를 확인해야 한다. 응급구조사는 약물을 투여하기 전 스스로에게 질문함으로써 이 "다섯가지의 정확성"을 점검하고 확인한다.

1. **정확한 환자.** 이 약물은 이 환자에게 투여되는 것이 맞는가? 지도 의사가 내린 의료지도

에 해당하는 환자가 맞는가?

2. **정확한 투여 시간.** 내가 평가한 것에 근거하여 올바른 결정을 했는가? 이 특정 약물을 제공하기 위한 상황으로 적절한가?
3. **정확한 약물.** 정확한 병에서 꺼냈는가? 정확한 약물인가?
4. **정확한 용량.** 두 번 확인했는가? 정확한 용량이 맞는가?
5. **정확한 투여 경로**

약물 경로

약물이 투여 되는 경로는 약물이 혈류로 들어가 원하는 효과를 나타내기까지의 시간에 영향을 미친다. 병원 전 응급의료서비스 현장에서는 약물 투여를 위해 다음의 경로들을 사용한다:

- **입안, 또는 삼킴.** 이 경로는 매우 안전하고 금기증이 많지 않다. 하지만, 이 경로는 약물이 소화되기 때문에 약물 효과 발생이 늦다. 이러한 약물은 대부분 알약이나 캡슐 형태이지만, 상황에 따라 액체도 가능하다. 환자는 약물을 간단하게 삼키면 된다. 이 약물들의 종종 아스피린과 같이 씹는 형태를 가지기도 한다.
- **혀밑, 혀 아래에 투여.** 이 경로 또한 입을 통해 이루어진다; 하지만 이 경로는 전형적으로 약물을 혀 아래에 놓아 녹이는 방법으로 사용된다. 약물은 입안의 물렁조직 내 혈관에서 녹아 흡수된다. 이 경로는 삼키는 것보다 빠르게 작용하지만, 쇼크와 같이 순환이 부족할 때는 흡수가 늦게 발생한다.
- **흡입, 허파로 숨을 들이킴.** 주로 미세분자(흡입기) 또는 가스 형태(산소) 흡입 약물은 호흡계통을 지나 허파꽈리를 통과하여 혈류에 흡수된다. 이는 전형적으로 마스크를 환자의 얼굴에 대는 간단한 방법도 있고 또한 흡입기 또는 분무기를 통해 약물을 흡입하는 방법도 있다. 처방된 흡입기의 사용에 대한 자세한 내용은 "호흡 응급"을 참고한다.
- **코안, 콧구멍에 스프레이 적용.** 이 방법을 사용하기 위해서는, 매우 작은 약물 분자를 한쪽 또는 양쪽의 콧구멍에 스프레이로 분사시킨다. 만약 점막 내의 혈관이 막혀있지 않다면, 이는 순환계통으로 흡수되어 약물이 정맥으로 투여된 것 만큼 빠른 효과를 나타낸다. 코안 경로는 몇가지 특정한 약물만 사용할 수 있다. 약물을 주사기 안에 넣고 특정 장비(분무기)를 사용함으로써 분사한다. 주사기를 강하고 빠르게 누르면 액체였던 약물이 분무기를 통해 매우 미세한 분자로 분사된다.
- **정맥내.** 또는 정맥에 주사. 정맥내 경로는 응급구조사의 업무범위에 해당한다. 이는 약물이 정맥을 통해 혈류로 직접 들어가기 때문에 약물이 인체에 작용하는 시간이 빠르다는 것을 명심해야 한다.
- **근육내, 또는 근육에 주사.** 근육내 경로는 직접적으로 근육에 주사하는 것이다. 혈관은 빠르게 약물을 흡수하고, 인체의 다른 부분으로 보낸다. 이 방법은 매우 빠르고 약물의 효과가 매우 빠르게 나타난다. 하지만, 쇼크와 같이 순환이 부족한 경우 작용이 지연된다. 또한 입안과 혀밑 투여 경로보다 위험성이 높다. 이 경로는 주로 자동주사기와 같이 바늘을 사용하여 약물을 투여한다. 응급구조사는 근육 주사 시 발생하는 감염에 대해 주의하여야 한다.
- **피부밑, 피부 아래에 주사.** 피부밑 주사는 근육주사와 매우 비슷하지만, 근육이 아닌 피부 바로 아래에 약물을 투여한다. 근육주사보다 약물의 작용 시간이 약간 늦다.
- **뼈내, 뼈에 주사.** 이는 정강이 뼈와 같이 긴 뼈의 골수 안에 딱딱한 바늘을 넣고 약물을 투여한다. 이 술기는 약물이 정맥내 주사만큼 빠르게 주요 순환에 도달하기 때문에, 심정지

와 같은 응급상황에서 응급의학과 의사나 전문인명소생술 팀이 선호한다.

- **기관내, 기관에 삽관된 튜브에 직접적으로 투여** 이 경로는 전문소생술 체계에서 주로 사용된다. 기관내 약물은 기관에 삽관된 튜브를 통과하여 기관을 지나 허파 조직에 의해 흡수된다. 최근에 이 경로의 효과에 대해 의문을 던지고 있는데 허파 조직의 흡수 능력을 예상할 수 없기 때문이다.

나이와 몸무게와 관련된 고려사항

*약물역학*은 약물이 신체에 주는 효과를 연구하는 것으로 약물을 투여할 때마다 고려해야 할 사항이다. 이 약물이 어떤 효과를 가지는지, 어떻게 내 환자에게 작용할 것인지 스스로에게 질문해야 한다. 환자의 특정 요소가 약물의 작용기전을 변화시킬 수 있다는 것을 기억하라. 예를 들어, 소아환자처럼 작고 가벼운 환자는 정상 용량보다 적은 용량이 필요할 것이다. 종종, 노인환자는 약물을 신체에서 제거하기 어려워, 효과가 오랫동안 나타난다. 나이와 몸무게를 고려하여 약물을 투여하고, 약물을 투여하기전에는 항상 내환자에게 어떻게 약물이 작용할지에 대해 이해하고 있어야 한다.

약물역학(pharmacodynamics)
약물이 신체에 주는 효과를 연구하는 학문

재평가와 의무기록

어떤 약물이던지, 투여하고 난 후 반드시 환자를 재평가해야 하고 어떤 변화가 발생했는지 찾아야 한다: 호전, 악화, 혹은 변화 없음 등. 재평가는 즉각적으로 그리고 자주 반복되어야 하고, 특히 약물이 효과를 나타내는 시간을 고려하여야 한다.

투여한 약물에 대한 명확한 기록은 또한 중요하다. 적절한 기록은 약물의 이름(철자), 약물의 작용, 약물 투여 경로 (특히 "오른쪽 위팔에 정맥주사로 투여") 투여 시간, 환자에게 나타난 효과 등 자세하게 기록해야 한다. 병원에서는 환자의 처치를 위해 약물 사용을 고려할 것이므로, 약물 작용 시간 및 약물의 효과 작용을 위해 병원 전 처치단계에서의 약물 사용을 고려할 수 있도록 올바른 기록을 한다.

환자가 흔히 복용하는 약물

여러분의 환자가 복용하는 모든 약물의 종류를 기억하고 배우는 것은 불가능할 것이다. 그러나 환자가 복용하는 약물들은 환자의 기존 의학적 상태를 짐작케 할 수 있으며, 종종 환자의 현재 상태를 유발한 원인이 되기도 한다.

예를 들어, 항고혈압제와 항당뇨제를 복용하는 환자 또는 항경련제인 딜란틴이나 항진통제인 코데인, 그리고 베타차단제인 인데랄 등의 약물을 복용한 환자는 의식 상태에 변화가 발생할 수도 있다. 호흡 문제를 관리하기 위해 환자가 매일 복용하는 약물(예를 들어 베클로메타손(어드바이어)[그림 16-9])들은 급성 발작 또는 호흡 곤란을 완화시키기 위해 사용 되어서는 안된다.

가장 좋은 것은 병원으로 가는 길에 환자의 약물에 관한 추가적인 정보를 찾을 수 있는 자원을 갖는 것이다. 대부분의 구급차는 약물에 관한 참고서를 구비하고 있다. 응급구조사 또한 약물과 약어 등의 정보를 담은 유용한 포켓 지침서를 가지고 다닌다. 이러한 포켓 지침서는 응급구조사가 사용하는 약물의 이해를 돕기 위한 약물의 유형과 분류, 그리고 작용 기전에 대해 목록화 되어 있다. 또한 이러한 참고서는 응급구조사가 구급상황 일지를 작성하는 휴대용 컴퓨터나 태블릿에 넣어 검색만으로도 쉽게 약물을 찾을 수 있다. 하지만 환자가 복용하는 약물을 찾는 것은 현장 진단을 결정하기 위해서가 아니라 병원관계자나 지도 의사에

"약에 대해 아는 만큼 환자에 대해서 알 수 있다"

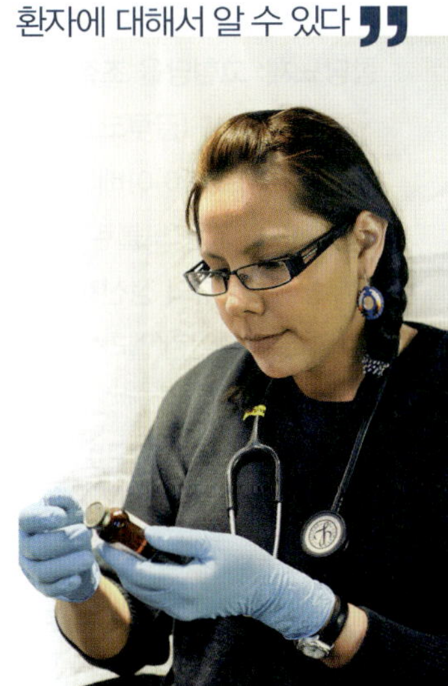

(© Kevin Link/CMSP)

표 16–1 환자가 흔히 복용하는 약

진통제: 통증 감소를 위해 처방되는 약	
• 프로폭시펜(달본)	• 아스피린(에코트린, 엠피린)
• 날부핀(누베인)	• 코데인
• 모르핀(아스트라몰프 PF, 두라몰프, MS 콘틴, 로자놀)	• 옥시코돈(옥시콘신)
• 아세트아미노펜(아나신-3, 페나돌, 템프라, 타이레놀)	• 네프록센(네프로신)
• 이부프로펜(액티프로펜, 애드빌, 엑세드린 IS, 모트린, 노보프로펜, 누프린)	• 인도메타신(인도신)
항부정맥제: 심장리듬 문제를 위해 처방되는 약	
• 디곡신(라녹신)	• 이소피라마이드(놀페이스)
• 프로프라노롤(인데랄)	• 칼베디롤(코렉)
• 베라파밀(캘란, 캘란 SR, 이솝틴, 이솝틴 SR, 베렐란)	• 메토프로롤(로프레솔, 토프롤 XL)
• 프로케이나마이드(프로칸 SR, 프로네스틸)	
항경련제: 발작 조절 및 예방을 위해 처방되는 약	
• 칼바마제핀(에피톨, 테그레톨)	• 라모트리진(라믹탈)
• 페니토인(딜란틴)	• 토피라메이트(토파맥스)
• 프리마이던(마이솔린)	• 데토수시마이드(자론틴)
• 페노발비탈(페노발비탈, 페노발비탈 소디움, 솔포톤)	• 가바펜틴(뉴로틴)
• 발프로익 에시드(디파케인)	• 리브티라세탐(케프라)
항고혈압제: 고혈압을 감소시키기 위해 처방되는 약	
• 캡토프릴(카포텐)	• 하이드로클로로티아진(에시드릭스, 하이드로다이유릴, 오레틱)
• 클로나이딘(캐타프레스)	• 메틸도파(말도멧)
• 과나벤즈(와이텐신)	• 니페디핀(아달렛, 프로카디아)
• 하이드랄라진(엡레솔린, 하이드랄라진 HCL)	• 프라조신(미니프레스)
기관지확장제: 기관지의 민무늬근육을 안정시킨다. 이 약물은 기관지 천식과 호흡계통에 영향을 주는 알레르기 반응을 감소시키기 위해 제공된다.	
• 알부테롤(프로벤틸, 벤톨린, 볼맥스)	• 살메테롤(세레벤트)
	• 알부테롤/이프라트로피움(콤비벤트, 듀오넵)
• 메타프로테레놀(알루펜트, 메타프로테게놀정, 메타프렐)	• 몬텔루케스트(싱귤레어)
	• 자펄루케스트(아코레이트)
• 이프라트로피움(아트로벤트)	• 리발부테롤(소페넥스)
항당뇨제: 고혈당을 조절하기 위해 처방된 약물	
• 글리피자이드(글루코트롤)	• 멧폴민(글루코파아제)
• 클리부리드(다이아베타, 글라이네이즈, 프레스텝, 마이크로네이즈)	• 글리메피라이드(아마릴)
• 인슐린(휴멀린, 노볼린, NPH, 휴마로그)	• 로지글리타존 말리에트(아벤디아)
항우울제: 환자의 정신적 그리고 정서적 상태의 문제를 최소화하여 환자의 정서적 활동을 규칙적으로 돕기 위해 처방되는 약	
• 아미트리타일린(엘라빌)	• 네파조돈(설존)
• 아모자핀	• 놀트립타일린(아벤틸, 파메롤)
• 부프로피온(웰부트린)	• 파고세틴(파실)
• 클로미프라마인(아나프레닐)	• 프로트립타일린(비박틸)
• 벤라파신(이펙설)	• 설트라린(조로프트)
• 에스시탈로프램(레자프로)	• 트라이미프라마인(설몬틸)
• 플루오세틴(프로작)	• 사이타로프램(셀렉사)
• 이미프라마인(토프라닐)	

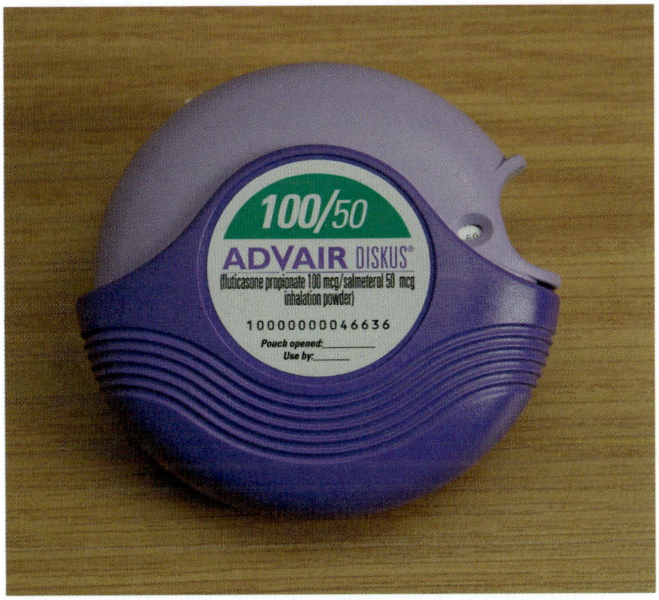

그림 16-9 어드바이어는 호흡 문제의 지속적 관리를 위해 환자에게 처방 되어지는 약물이다. 하지만 이것은 급성 발작 또는 호흡 곤란의 응급 처치를 위해 사용되지 않는다.

표 16-2 약초 성분과 사용되는 경우

약초 성분	사용되는 경우
은행과 은행잎	치매, 순환이 잘 안되는 다리, 이명
서양 고추나무 오일	우울증
에키네시아	감기예방과 치료
마늘	고콜레스테롤
생강뿌리	오심과 구토
톱야자	전립선비대
산사나무 잎 또는 꽃	심부전
달맞이꽃 종자유	생리전증후군
화란국화	편두통예방
카바카바	불안
쥐오줌풀	불면증

게 보고하기 위한 것이라는 것을 명심한다.

표 16-1은 응급구조사가 환자 처치와 연관하여 현장에서 쉽게 찾을 수 있는 약물들의 일곱가지 카테고리로 분류한 후 각 카테고리마다 몇가지 예를 보여주고 있다. 표 16-2는 환자들이 흔히 복용하는 약초 성분 목록이다. 많은 사람들이 이 약초 성분을 꾸준히 복용하고 있지만, 이들은 이 것을 약물이라고 생각하지 않기 때문에 응급구조사가 복용하는 약물에 대해 물었을 때 이 약초 성분에 대해서는 대부분 말하지 않는다. 하지만 몇 가지 약초 성분들은 의도치 않게 매우 강한 효과를 나타내기 때문에, 구급상황 일지에 기록되어야 한다. 또한 많은 약초 성분들이 처방된 약 또는 일반의약품과 상호작용을 한다.

이 표에 나열된 약물들뿐만 아니라 많은 카테고리와 약물들이 있다.

환자에게 약물을 투여한 후, 약이 환자에게 어떠한 영향을 미치는지 환자를 재평가하는 것은 매우 중요하다. 약물을 처방하기 전 활력징후를 포함한 것 이외에 활력징후를 비교해야 한다. 약물 처방 후 환자의 상태와 활력징후의 변화를 평가해야 한다. 각각의 약 중재에 의한 환자의 반응을 기록해야 한다. 예를 들어, “비재호흡 마스크로 고농도 산소를 5분간 준 후 환자의 호흡 곤란은 감소하였다”

정맥주사 보조

핵심 개념
응급구조사의 정맥주사 보조

정맥주사 준비 및 보조

정맥주사는 좀 더 수준 높은 소생술 과정이다. 이는 정맥 주사의 카테터가 정맥으로 들어가, 혈액, 수액, 약물등이 환자의 순환계통에 직접적으로 들어갈 수 있도록 관리된다. 혈액 투여는 대부분 병원에서 투여되지만, 수액 투여와 약물 투여는 병원 전 단계에서 수행될 수 있음을 명심한다.

정맥에 약물과 수액을 투여하는 방법에는 두가지 방법이 있다. 하나는 헤파린 락(Heparin lock) 또는 셀라인 락(Saline lock)를 사용하는 것인데(그림 16-10), 이 경우 카테터는 정맥 안에 위치하고 헤파린 락과 셀라인 락은 카테터의 끝에 위치하여 피부의 표면 위에 위치하게 된다. 응급구조사 이 헤파린 락과 셀라인 락을 통해 약물을 투여할 수 있다. 이들은 주로 수액 투여는 필요하지 않으나, 약물 투여는 지속적으로 필요할 때 주로 사용되며, 필요한 경우 수액을 연결하여 사용할 수도 있다.

두번째 방법은 수액 백(Bag)을 연결하는 것으로, 수액이 들어있는 수액 백에 약물을 주입하여 수액과 약물이 함께 환자에게 투여되도록 하기 위해 사용된다.

수액 백은 일반적으로는 투명한 플라스틱으로 만들어진다. 수액 세트는 수액을 정맥 내에 있는 바늘 또는 카테터에 연결하기 위한 깨끗한 플라스틱 주입관(수액 라인)과 수액 백의 한 세트를 말한다. 이 수액 라인에는 세가지 중요한 부분이 있다.

1. *드립장치(Drip chamber).* 드립장치는 수액백 근처에 있다. 두가지 유형이 있는데 하나는 마이크로드립(또는 미니드립) 그리고 다른 하나는 매크로 드립이다. 마이크로 드립은

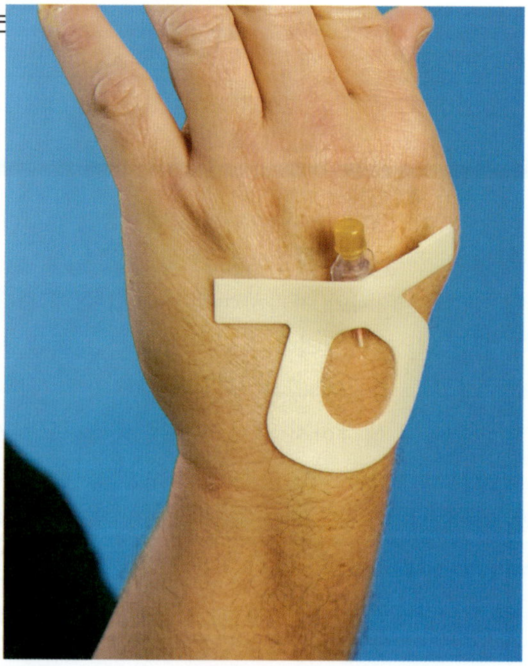

그림 16-10 주로 수액 투여는 필요하지 않으나, 약물 투여는 지속적으로 필요할 때 주로 사용되며, 필요한 경우 수액을 연결하여 사용할 수도 있다.

적은양의 수액 드립이 필요할 때 사용된다. 어린이). 예를 들자면 점적통 안에 있는 아주 작은 금속 관에서 나온 60작은방울은 1cc또는 1mL와 같다, 마크로 점적은 많은 유량의 수액을 투여할 때 사용된다(예를들어 쇼크 상태의 다발성외상환자). 마크로점적의 점적통에는 작은 금속관은 없고, 약 10에서 15큰방울이 1cc 또는 1mL와 같다.

2. *드립 제어 장치(Flow regulator)*는 드립장치 밑에 위치하여 있다. 유량제어기(도시플로우, 속도조절기)는 점적통 아래에 위치해 있다. 이것은 시작, 정지, 또는 유속을 제어하기 위해 올리거나 내릴 수 있는 기계이다.
3. *약물이나 주사포트는 유량제어기(도시플로우, 속도조절기)의 아래에 있다. 응급구조사는 이 개방부에 약물을 투여할 수 있다.*

수액연결세트는 추가 길이의 수액연결줄이 들어있고, 뜻하지 않게 IV가 뽑히지 않으면서 환자를 더 쉽게 이송하고 탈의할 수 있다. 수액연결세트는 수액줄을 연장하면 유속을 감소시키기 때문에 마크로점적세트와 같이 사용하지는 않는다.

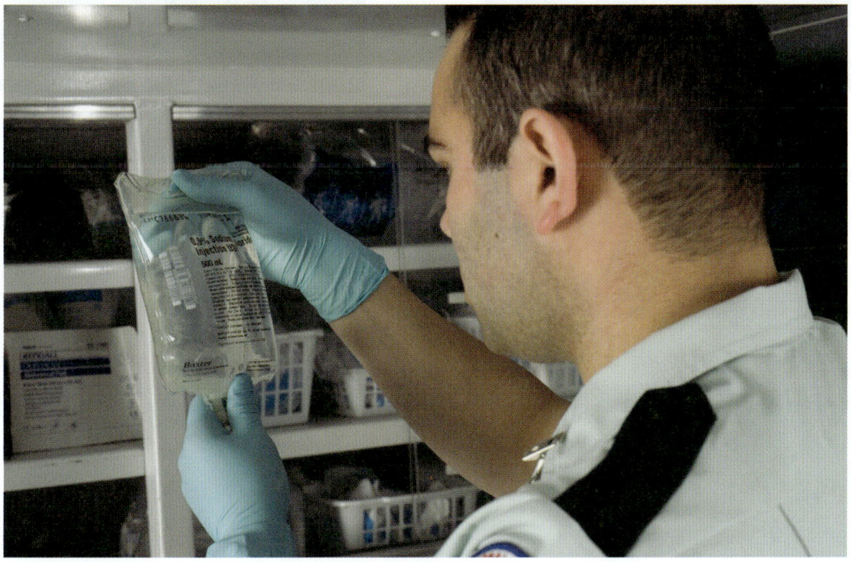

그림 16-11 수액이 투명한지, 새는 곳은 없는지, 유통기한이 언제인지 확인하여야 한다.

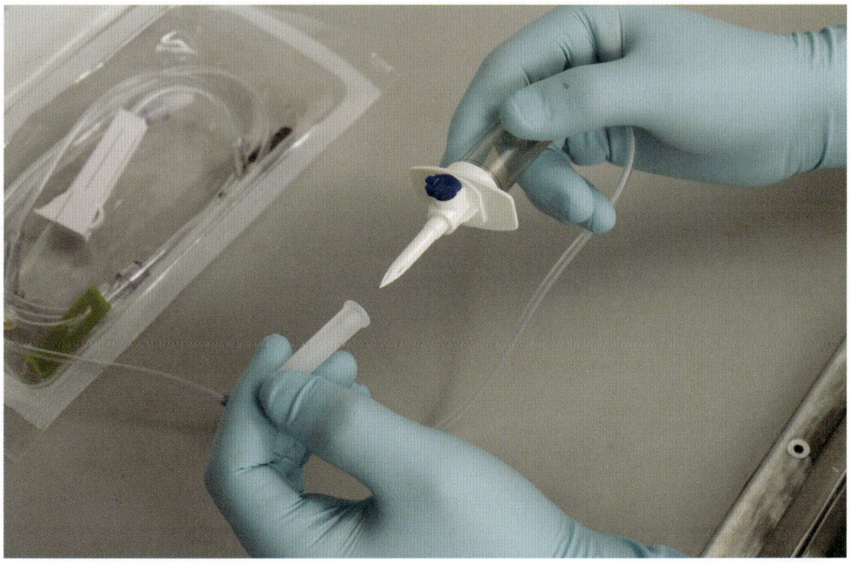

그림 16-12 정맥주사를 위한 준비는, 수액 봉지를 뜯는 것부터, 수액 백에 수액 라인을 연결하는 것까지이다.

그림 16-13 수액라인을 수액 백에 꽂는다.

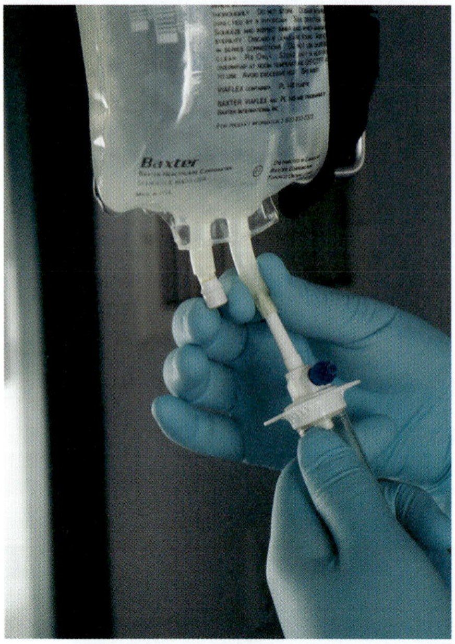

그림 16-14 점적 제어 장치를 연다.

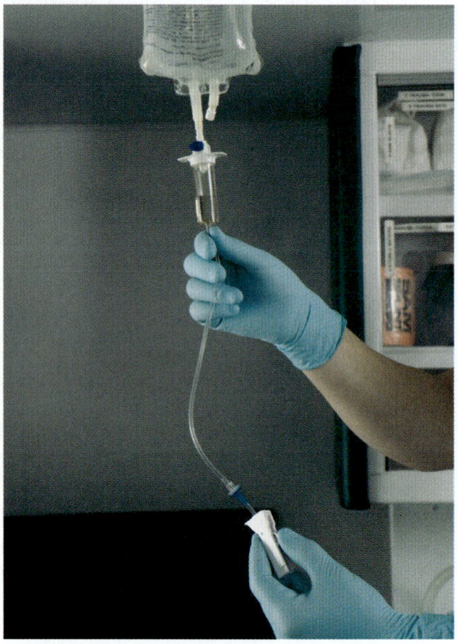

대부분의 경우 응급구조사나 전문응급구조사가 환자의 정맥에 IV를 삽입할 것이다. 그러나, 정맥주사세트 준비를 도와야 할 때도 있을 것이다. 그럴 경우에는, 다음 단계를 따라야 한다:

1. 수액백을 꺼내서 확인한다(그림 6-11). 수액백은 위생을 유지하기 위해 보호 포장된 상태로 나온다. IV를 준비할 때, 포장을 제거한 뒤 처방된 수액이 맞는지 확인해야 한다. 수액이 사용할수 있는지 유통기한을 확인하고, 수액이 깨끗하고 이물질이 없는지 확인한다. 새는 곳이 없는지 수액백을 쥐어짜본다. 어떤 수액은 병에 담겨있기도 한다. 그럴 경우에는, 금이 가있지 않은지 확인한다. 문제가 있으면, 보고하고 다른 수액백이나 수액병을 확인한다.
2. 적절한 세트를 선택한다. 수액 라인이 꼬이지 않았는지 확인하며, 수액 라인의 끝은 오염되지 않도록 땅에 닿지 않아야 한다. (그림 16-12).
3. 연결 세트를 수액 세트에 연결한다. (만약 연결 세트를 사용한다면)
4. 유량제어기(도시플로우,속도조절기)가 닫혀있는지 확인한다. 확인해 보려면, 수액백에서 쓰리웨이 스탑콕을 풀어본다.
5. 수액백의 포트와 수액줄의 삽입침에서 보호커버를 제거한다. 삽입침을 수액백에 빠르게 돌리면서 집어넣는다(그림 16-13). 주의를 기울여서 조심해서 한다. 무균상태를 유지한다. 만약 이 부분이 바닥에 닿으면, 사용해서는 안된다. 환자의 혈류에 세균이나 먼지를 직접적으로 주입하는 것은 매우 심각하고 치명적일 수 있다.
6. 수액백을 점적병보다 높게 유지한다. 수액주입을 시작하려면 점적병을 한번 또는 두 번 쥐어짠다. 마커로 표시한 선까지 점적병을 채운다(대략 전체의 1/3).
7. 유량제어기(도시플로우, 속도조절기)를 열고 수액줄에서 수액이 공기를 밀어내도록 한다(그림 16-14). 수액이 흐르게 하려면 수액줄의 밑쪽 끝에 있는 캡을 푼다. 수액주입이 끝나면 수액줄 끝을 무균상태로 유지하면서 캡을 교체한다. 대부분의 세트는 캡을 제거

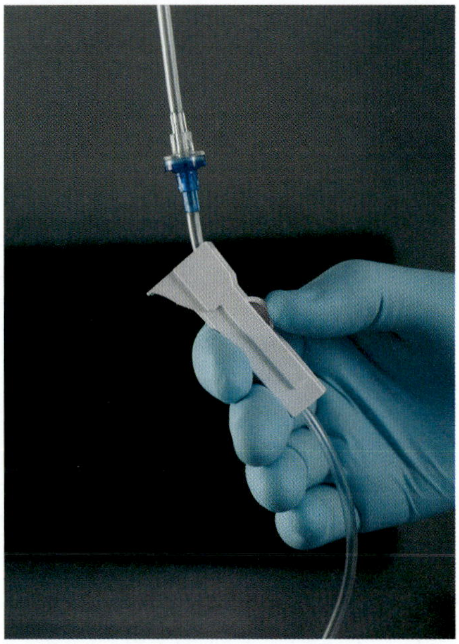

그림 16-15 점적 제어 장치를 잠근다.

하지 않고도 수액줄을 비울 수 있다. 환자의 정맥에 위험한 공기 색전증이 생기는 것을 방지하기 위해 공기방울이 다 빠졌는지 확인한다.

8. 수액주입중단(그림 16-15).

응급구조사가 바늘을 제거하고 IV줄을 환자 정맥의 카테터에 연결할 때까지 위생을 유지해야 한다. 가끔 응급구조사가 IV줄을 삽입하기 전에 정맥에서 혈액 샘플을 채취할 것이다. 혈액을 샘플튜브에 담고 환자명과 병원에서 요구한 다른 정보들을 기록해야할 때도 있다. 표준주의지침을 꼭 준수한다. 채혈관이 손상되거나 부서지지 않도록 안전한 장소에 둔다.

심정지(cardiac arrest) 환자의 팔을 몇분간 들고 있어달라고 해도 당황하지 않는다. 심정지 동안, 약물이 IV로 주입된 다음 일시적으로 팔을 들어올리면 약물이 더 효과적으로 작용한다.

정맥주사 유지하기

환자의 정맥에 한번 IV가 주입되면, 흐름을 지속적으로 유지해야 한다. 그러나, 흐름을 유지하는데에 여러 가지 문제가 발생할 수 있다. IV를 유지 담당을 맡게 되면, 다음 문제들을 체크하고 해결해야 한다.:

- 주사를 놓기 위해 환자의 팔에 묶었던 고무줄(토니켓)이 소매에 가려져 있어서 미처 제거되지 않았을 수 있다.
- 유량제어기(도시플로우, 속도조절기)가 닫혀있을 수 있다.
- 수액줄의 클램프(집게)가 닫혀있을 수 있다.
- 수액줄이 구부러져 있을 수 있다.
- 수액줄이 환자나 침상의 뒷판(백보드)에 눌려있을 수 있다.

IV나 환자의 팔의 위치가 조정되어야 할 수도 있다. 어떤 IV는 환자의 팔이나 IV 부위가 특정한 체위여야만 원활할 때도 있다. 부목이 너무 꽉 조이지만 않는다면 도움이 될 수도 있다. IV는 보통 중력에 의존하기 때문에, 수액백이 IV부위와 환자의 심장보다 높게 유지되는지 확인한다.

유량이 충분치 않으면 피가 카테터에 응고될 수 있다. 이는 혈류를 적절한 "정맥개방(KVO,

keep the vein open)" 속도로 유지됨으로써 예방될 수 있다. KVO 속도는 다양하지만, 보통 마이크로 점적으로 약 분당 30방울, 마크로 점적으로 분당 10방울이다.

점적병이 넘치면, 수액줄을 클램프로 고정시키고, 점적병을 뒤집어서 수액백으로 수액을 약간 뽑아넣는다.

유량이 너무 빠른 IV는 "고삐풀린 IV(주입오류, runaway IV)"라고 부른다. 이는 환자에게 수액을 급속도로 과주입시키고 특히 영아나 유아에게 심각한 문제를 일으킬 수 있다.

정맥주사 부위 조직침윤은 주사침이 다른 정맥에도 동시에 천자되거나 정맥을 관통하거나 정맥에서 빠진 경우 발생한다. 두 경우 모두 수액은 정맥내가 아닌 주변 조직으로 흐른다. 특정 고농도의 약물(예를 들어 50퍼센트의 덱스트로스)은 주변조직의 괴사를 일으킬 수 있다. 환자는 고통을 호소하고, 그 부위가 팽창할 것이다. (대부분 경우 그렇지만 환자가 비만일 경우 눈에 띄지 않을 수도 있다.) IV 유지를 담당한 사람은 정맥주입을 중지하고, 현지 규정에 따라 IV를 중단해야 한다. 만약 여기에 대한 권한이 없는 사람이라면, 즉시 응급구조사나 의료진에게 보고해야 한다.

전문 인명구조원을 도와 IV를 시작하고, 정맥주사세트를 준비하고, 혈액관에 정보를 기록하고, IV를 유지하는 것을 배우면, 현장과 이송중에 귀중한 시간을 절약할 수 있다.

비판적 의사결정

약물 투여를 돕는 방법

환자가 가진 약물을 복용할 수 있도록 어떻게 도울지 결정하는 것은 응급구조사로서 숱기의 중요한 부분이다. 다음은 질문들은 여러분의 지식과 의사 경절 능력을 평가할 것이다.

1. 여러분은 가슴통증이 있는 환자를 치료하고 있다. 환자는 자신의 부인이 니트로글리세린을 복용하고 있다고 말한다. 환자는 부인의 약을 복용해도 되냐고 묻는다. 여러분은 환자에게 어떻게 대답해야 하는가?
2. 여러분은 당뇨 환자를 처치하고 있다. 그녀는 매우 졸려 보이고, 목소리에만 반응을 보인다. 환자의 언니는 "그녀에게 약간의 설탕을주세요!"라고 말한다. 여러분은 무엇을 해야 하는가? 그 이유는 무엇인가?
3. 여러분은 분당 48회의 호흡수를 보이는 만성폐쇄폐질환을 앓고 있는 환자를 처치하고 있다. 환자의 부인은 여러분에게 환자가 허파에 문제가 있다고 한다. 환자에게 흡입제를 투여할 것인가?

단원 복습

핵심 사실과 개념

- 아스피린, 경구 포도당, 그리고 산소는 구급차에 구비되어 있는 약물로서, 응급구조사가 직/간접 의료지도를 통해 환자에게 투여할 수 있다.
- 처방된 흡입제, 니트로글리세린, 그리고 에피네프린 자동주사기는 만약 환자가 가지고 있다면, 응급구조사는 환자가 투여할 수 있도록 도울 수 있다.
- 응급구조사와 목격자는 중독이 의심되는 환자에게 날록손을 코안으로 투여할 수 있다.
- 응급구조사는 환자에게 약물을 투여하거나 또는 약물 투여를 돕기 위해 지도 의사의 승인을 받아야 한다. 지역내 프로토콜을 따르도록 한다.
- 환자가 복용하는 약의 범위는 매우 많다. 응급구조사는 SAMPLE 병력을 수집할 때 환자가 어떤 약을 복용중인지 알 수 있을 것이다. 이 약물들은 여러가지 일반명과 상품명을 가지고 있다. 환자가 어떤 약을 복용중인지 알아내는 목적은 병원 관계자 또는 의료지도에게 보고하기 위함이다.

핵심 결정

- 아스피린을 투여해야 하는가?
- 처방된 약물을 환자가 복용할 수 있도록 도와야 하는가?
- 내 환자는 어떤 약물을 복용중인가? 환자가 복용중인 약물에 근거했을 때 환자는 어떤 질병을 가지고 있음을 예측할 수있는가?
- 환자의 약물이 현재 환자의 상태에 잠재적으로 영향을 미치는가?

단원 용어

아스피린(aspirin) 혈액의 응고 능력을 감소시키고 심장 손상을 일으키는 혈전 형성을 방지하는 역할을 하는 약물

분무기(atomizer) 약물을 분사하기 위해 주사기의 끝에 달려있는 장비(액체의 약물을 매우 미세한 분자로 바꾼다)

금기증(contraindications) 환자에게 약물을 투여하기에 적절하지 않은 상황

경구(enteral) 약물을 삼키는 것과 같이 약물이 소화계통을 직접 통과하는 경로

에피네프린(epinephrine) 혈관을 수축시키고, 기도를 이완시켜주는 약물이다. 심각한 알레르기 반응을 감소시키는데 사용된다.

적응증(indications) 환자에게 약물을 투여하기에 적절한 상황

흡입기(inhaler) 환자가 본인의 분무 형태의 약물을 스스로 기관지에 분사할 수 있도록 마우스피스가 달린 용기

날록손(naloxone) 마약성 진통제 남용을 위한 해독제

니트로글리세린(nitroglycerin) 혈액을 심장근육에 공급해주는 심장동맥 혈관을 확장시켜주는 약물

경구 포도당(oral glucose) 당뇨 환자가 의식상태에 변화를 보일 때 구강으로 투여할 수 있는 응급처치 약물(환자가 삼킬 수 있을 때에만 적용해야 한다)

산소(oxygen) 산소는 우리가 살고 있는 대기권에서 흔하게 찾을 수 있는 가스이다. 깨끗한 산소는 의학적으로 환자를 치료하기 위한 약물이다.

비경구(parenteral) 정맥주사 약물과 같이 약물이 소화계통을 직접 통과하지 않는 경로

약물력학(pharmacodynamics) 약물이 신체에 주는 효과를 연구하는 학문

약리학(pharmacology) 약물의 자원, 특성, 효과를 연구하는 학문

부작용(side effect) 약의 효과를 기대했던 작용과 다른 작용

유해작용(untoward effect) 약물이 투여된 구체적인 이유에 추가적으로 효과를 발생시키는 것으로 잠재적으로 환자에게 해를 입일 수 있다.

평가와 술기를 위한 준비

요약 문제

1. 구급차에 구비되어 응급구조사가 직/간접 의료지도를 통해 환자에게 투여할 수 있는 약물을 나열하여라
2. 환자가 주치의로부터 처방된 약물을 가지고 있을 때, 환자가 투여할 수 있도록 응급구조사가 도울 수 있는 약물을 나열하여라.
3. 약물의 형태는 다양하다. 알약처럼 압축된 가루 또는 정으로 형태를 갖춘 약물의 이름을 나열하여라.
4. 직접의료지도와 간접의료지도의 차이점에 대해 설명하고 각각 예시를 들어보아라.
5. 약물을 투여할 수 있는 경로들에 대해서 나열해보아라.

연관시켜 생각하기

약물 투여는 응급구조사가 환자를 평가 및 이송하는 동안에 수행될 수 있는 아주 중요한 처치이다. "이차 평가" 단원에서, 외상 환자 및 내과환자 평가, 재평가 등을 복습하여 다음 질문에 대해 답하여라.

- 약물 투여의 "다섯 가지 정확성"에 대해 나열하고, 왜 중요한지 설명한다. 투여 전에 이 정확성들을 확인하지 않으면 어떤 위험이 발생하는지에 대해 설명하여라

비판적 사고 연습

환자에게 약물을 투여하는 것은 매우 중요한 책임이 따른다. 다음 상황에서 여러분은 어떻게 행동할 것인가?

- 가슴통증을 호소하는 호소하는 환자가 있다. 환자의 가족 중 한명이 "여기 니트로글리세린이 있어요, 그에게 주세요"라고 말한다. 여러분은 어떻게 행동해야 하는가?

병태생리학적 접근

다음의 질문들은 현장에서 정확한 결정을 내리고 임상과 관련된 정보를 모을 수 있도록 돕기 위해 고안되었다.

- 이 단원에서, 우리는 약물 투여 후 재평가의 필요성에 대해서 논의했다. 어떤 것을 재평가해야 하는가? 무엇이 가장 중요한가?

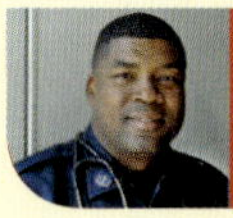

현장 이야기

어느 추운 겨울날, 응급구조사는 상황실로부터 가슴통증을 호소하는 62세 남성 환자가 있다는 지령을 받고 현장으로 출동하였다. 현장에 도착하자, 환자가 의자에 앉아 잇는 것을 발견했다. 응급구조사는 자신과 동료를 소개한 후 환자에게 물었다. "Mr. 에드워드씨, 무슨 일이신가요?" 환자는 "저는 아침마다 산책을 하는데, 오늘 갑자기 가슴 통증이 시작되었고, 통증이 사라지는 것 같으면서도 다시 발생해요." 라고 답했다.

동료가 환자의 활력징후를 측정하는 동안, 응급구조사는 환자에게 물어봤다. "0점부터 10점까지, 0점은 통증이 아예 없는 것이고, 10점은 인생에서 최악의 통증이라고 가정한다면, 현재 통증은 몇점입니까?" 환자는 7점이라고 답하였다. 환자에게 통증을 묘사해 달라고 하자, 환자는 가슴의 가운데에 둔한 통증이 있다고 말했다. 환자는 또한 통증이 방사되지 않는다고 말했다. 환자의 피부색은 창백해보였고 건조했다. 환자는 응급구조사에게 지난번에도 같은 증상이 있었지만, 니트로글리세린을 복용한 후 나아졌다고 말했다.

질문

1. 추가적으로 어떤 병력을 수집해야 하는가?
2. 환자에게 니트로글리세린을 투여할 것인가? 이유는 무엇인가?
3. 환자에게 니트로글리세린을 투여한다면, 환자의 활력징후는 중요한가?

응급구조사는 환자에게 지금 니트로글리세린을 가지고 있는지 물었다. 환자는 부인의 가방 안에 들어 있는데, 부인이 지금 다른 가게로 쇼핑하러 갔고 금방 돌아올 것이라고 말했다. 응급구조사는 환자에게 복용하고 있는 약이 있냐고 물었더니 환자는 프로프라노롤과 디유레틱을 복용중이라고 했다. 환자에게 심장 발작 경험이 있냐고 물었더니 환자는 6개월 전에 심장 발작으로 병원에 입원했고, 혈관확장술을 받았다고 했다. 환자의 활력징후는 맥박 90회, 혈압 120/90, 호흡수 24회 그리고 호흡하기 힘들어 보였다. 환자의 부인이 돌아왔고, 그녀는 환자에게 니트로글리세린 약을 주려고 했다.

질문

4. 환자의 부인이 가지고 있는 니트로글리세린에 대해 어떤 정보를 알아야 하는가?
5. 니트로글리세린을 어떻게 투여해야 하는가?
6. 환자가 니트로글리세린을 투여한 후 언제 활력징후를 재 측정 해야하는가?

응급구조사는 부인에게 니트로글리세린 약통을 달라고 했고, 응급구조사는 약의 유통기한 및 처방전을 확인했다. 프로토콜에 따르면 니트로글리세린은 환자의 수축기혈압이 100이상이며, 가슴통증을 호소하는 환자에게 투여할 것을 명시하고 있다. 응급구조사는 프로토콜에 따라 환자의 혀 밑에 니트로글리세린을 투여한 후, 환자에게 씹거나 삼키지 말고

혀 밑에서 녹을 때까지 기다리라고 말했다.

환자에게 니트로글리세린을 투여하자, 환자는 약간의 두통을 호소했다. 응급구조사는 환자에게 니트로글리세린의 흔한 부작용이라고 전했다. 몇 분 후, 환자에게 통증 점수를 물어보자 환자는 2점이라고 얘기하면서 통증이 거의 없어졌다고 말했다. 응급구조사의 동료는 니트로글리세린의 부작용을 염려해 혈압이 하강하지 않았는지에 대해 다시 한 번 측정했다. 응급구조사는 환자를 구급차로 옮긴 후, 혹시 모를 상황에 대비하기 위해 자동제세동기를 가까이 두었다. 응급구조사는 환자가 복용한 니트로글리세린 약통을 환자와 함께 이송했다. 환자의 활력징후를 재측정하면서 환자를 안전하게 병원으로 이송하였다.

17 호흡 응급 (Respiratory Emergencies)

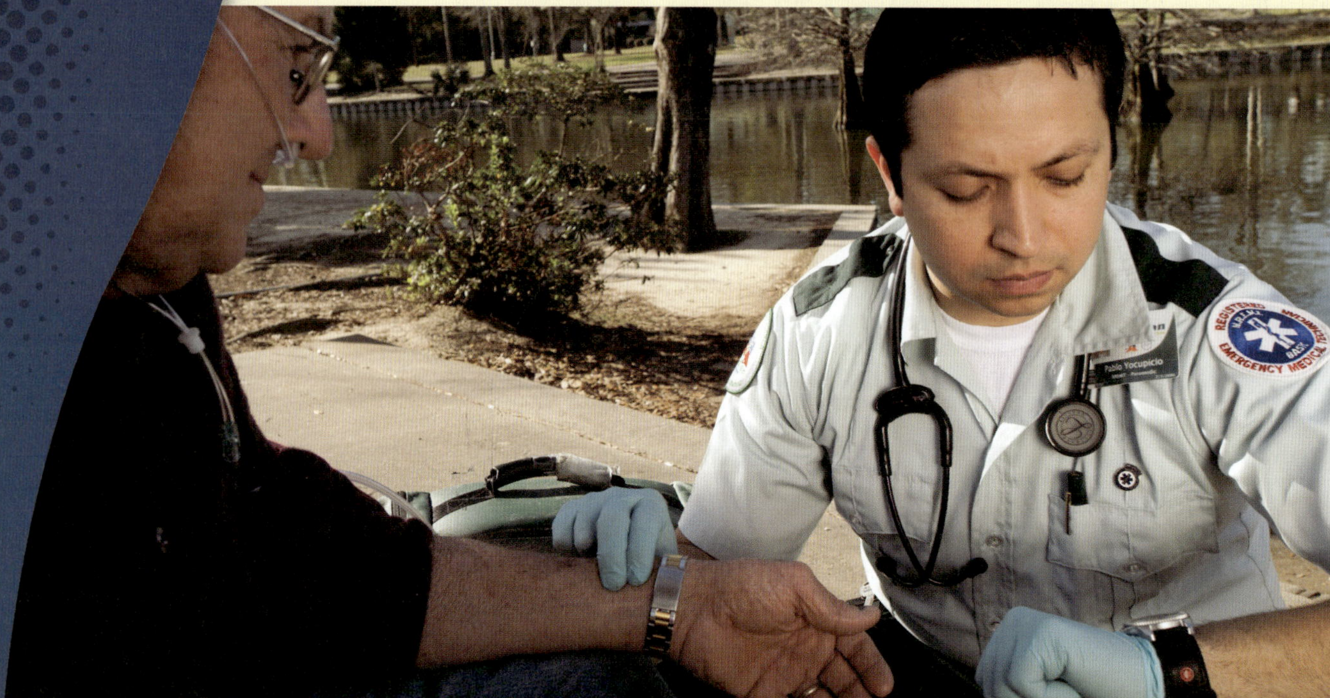

관련 단원

다음 단원들은 이 단원에서 논의된 주제와 관련하여 추가적인 정보를 제공한다.

3 환자 들어올리기와 이동하기
6 해부생리학
7 환기, 관류, 쇼크; 병리생리학의 이해
9 기도 관리
10 호흡과 인공환기
12 일차 평가
13 활력징후와 모니터장비
14 이차 평가
18 심장 응급
33 소아 응급

표준

의학(내용: 호흡)

역량

급성 질병 환자에 대한 평가를 근거로 이송과 기본적인 응급처치를 제공하기 위한 기본적인 지식을 적용한다.

핵심 개념

- 적절한 호흡 인지하기
- 부적절한 호흡 인지하기
- 호흡곤란 환자를 인지하고 처치하기
- 지속적양압호흡기(CPAP)를 사용하여 호흡곤란을 완화하기
- 처방된 흡입기를 사용하여 환자를 보조
- 처방된 소량 분무기를 사용하여 환자를 보조

학습목표

이 단원을 읽고 난 후, 여러분은:

17.1 이 단원에서 소개된 주요 용어를 정의할 수 있다.
17.2 호흡의 해부생리를 설명할 수 있다
17.3 호흡 수, 리듬, 호흡의 질에 근거하여 적절한 호흡과 부적절한 호흡을 구별할 수 있다.
17.4 성인과 소아의 기도와 호흡 계통의 차이를 논의할 수 있다.
17.5 소아 환자에서 부적절한 호흡의 징후를 인지할 수 있다.

17. 6 부적절한 호흡을 하는 환자에게 필요한 만큼 환기를 보조하고 산소를 공급할 수 있다.

17. 7 인공환기의 효과를 평가할 수 있다.

17. 8 호흡곤란 환자를 인지할 수 있다.

17. 9 주어진 시나리오를 가지고, 호흡곤란을 호소하는 다양한 환자의 과거 병력을 수집하고 평가를 수행할 수 있다.

17.10 쌕쌕거림, 거품소리, 건성거품소리, 그렁거림 등을 포함한 비정상 호흡음을 인지할 수 있다.

17.11 흡입기 또는 미세 분무기와 같은 처방된 기관지 확장제를 가지고 지도 의사의 동의를 받은 후 환자를 보조할 수 있다.

17.12 지도 의사의 동의를 받은 후 지속적양압호흡기를 사용하여 호흡곤란 환자를 보조할 수 있다.

17.13 지속적양압호흡기의 적응증, 금기증, 위험요소, 부작용 등을 인지할 수 있다.

17.14 다음의 병리생리학, 증상, 징후 등을 설명할 수 있다.

a. 만성폐쇄성 폐질환(COPD)

b. 천식

c. 폐부종

d. 폐렴

e. 자발성 기흉

f. 폐색전증

g. 후두덮개염

h. 낭성섬유증

i. 바이러스성 기도 감염

17.15 주어진 시나리오를 가지고, 다양한 호흡곤란 환자에게 처치를 제공할 수 있다.

핵심 용어

기관지수축(bronchoconstriction)
지속성양압호흡기(continuous positive airway pressure; CPAP)
날숨(exhalation)
호기(expiration)
들숨(inhalation)
흡기(inspiration)

응급구조사로서 여러분은 호흡곤란을 호소함에도 불구하고, 호흡을 적절하게 하는 몇몇 환자들을 만나게 될 것이다. 그리고 여러분은 이러한 환자에게 비재호흡마스크로 산소를 공급하고 그들을 병원으로 이송하기 전에 현장에서 평가를 완료할 것이다. 때때로 여러분은 더 심각한 호흡곤란을 호소하는 환자들을 만날 것이다. 그들은 공기가 허파의 안과 밖으로 이동하는 데 극도의 어려움을 가지고 있어서, 이들의 호흡이 더 이상 생명을 유지하지 못할 것이다. 이러한 환자들은 인공호흡을 포함한 보다 더 신속한 처치가 필요할 것이고, 인공환기를 즉시 제공해야 할 것이다.

적절한 호흡과 부적절한 호흡의 차이는 이 단원에서 다루는 가장 중요한 개념이다.

호흡

호흡의 해부 생리

이 단원을 공부하기 위해, 다음의 호흡 계통 구조에 대해 친숙해져야 한다: 코, 입, 입인두, 코인두, 후두덮개, 기도, 반지 연골, 후두, 기관지, 허파, 허파꽈리, 가로막.

가로막은 가슴 안과 배 안을 나누는 근육 구조물이다. 정상 호흡 주기 동안, 가로막과 신체의 다른 부분은 흡기와 호기를 위해 함께 작동한다.

호흡의 과정은 다음과 같다(그림 17–1).

그림 17-1 호흡 과정

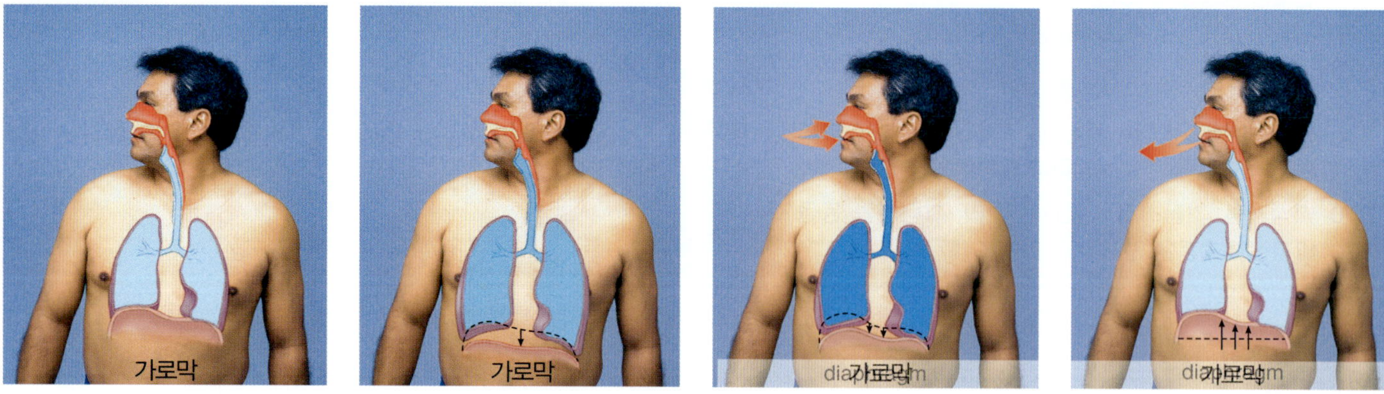

이완 | 수축 (들숨 시작) | 들숨 | 이완 수동적 날숨 시작

흡기(inspiration)
갈비사이근육과 가로막이 수축하는 능동적 과정으로, 가슴안의 크기를 확장시키고 공기가 허파 속으로 들어가게 한다.

들숨(inhalation)
흡기의 다른 이름

호기(expiration)
갈비사이근육과 가로막이 이완되는 수동적인 과정으로, 가슴안의 크기를 감소시키고 공기가 허파에서 나가도록 한다.

날숨(exhalation)
호기(expiration)의 다른 이름

- **흡기(inspiration).** 가슴 안의 크기를 증가시키기 위해 여러 근육을 수축하는 능동적인 과정이 *흡기*이다. 갈비사이근육과 가로막이 수축된다. 가로막은 내려가고 갈비뼈는 위쪽과 바깥쪽으로 움직인다. 가슴안의 크기가 확장되면서 공기가 허파 속으로 들어 온다. 흡기의 다른 용어는 *들숨(inhalation)*이다.
- **호기(expiration).** 수동적인 과정인 *호기*는 갈비사이근육과 가로막의 이완과 관련이 있다. 갈비뼈가 아래와 안쪽으로 움직이면서 가로막은 올라간다. 이러한 움직임으로 가슴안의 크기가 작아지고 허파에서 공기가 흘러 나가게 된다. 호기의 다른 이름은 *날숨(exhalation)*이다.

산소와 이산화탄소는 허파의 모세혈관과 허파꽈리를 통해, 혹은 혈관과 신체의 세포를 통해 교환된다. 허파와 신체에서 발생하는 산소와 이산화탄소의 교환은 생명을 유지하기 위해 아주 중요하다. 하지만 이러한 교환 기능을 바꿀 수 있는 위험 요소들이 많이 있다. 주로 호흡 계통과 순환 계통의 문제점들이 위험 요소에 해당된다. 우리는 이 단원에서, 호흡이 인체에 미치는 효과뿐만 아니라, 호흡 계통의 문제점들에 대해 배울 것이다.

적절한 호흡

핵심 개념
적절한 호흡 인지하기

숨을 쉬는 것은 굉장히 쉬운 일이다. 우리는 숨을 쉴 때마다 매번 흡기와 호기를 하도록 의식할 필요가 없다. 뇌가 자동적으로 하기 때문이다.

호흡은 적절한 호흡과 부적절한 호흡으로 분류할 수 있다. 간단히 말하자면, 적절한 호흡은 생명을 유지하기에 충분한 호흡이다. 부적절한 호흡은 그렇지 않은 호흡이다. 환자의 호흡에 대한 적절성을 평가하는 것은 환자의 소생에 굉장히 중요하다.

적절한 호흡은 흔히 "정상적"이라고 얘기하는 범주에 해당하는 것이다. 환자는 호흡곤란을 보이지 않고, 숨을 헐떡이지 않을 것이다. 호흡을 이용해 완전한 문장을 말하는 것은 물론, 피부색, 의식상태, 지남력 또한 정상일 것이다. 정상적인 호흡은 호흡수, 리듬, 그리고 호흡의 질을 관찰함으로써 결정할 수 있다.

- **호흡수.** 정상 호흡수는 연령에 따라 다양하다. 성인의 정상 호흡수는 분당 12~20회, 소아는 분당 15~30회, 영아는 분당 25~50회이다.
- **리듬.** 정상적인 호흡 리듬은 대개 규칙적이다. 호흡은 규칙적인 간격을 유지하며, 동일한 시간동안 지속될 것이다. 말하기와 기타 요소들이 정상적인 호흡을 조금 불규칙하게 만들 수

표 17–1 적절한 호흡과 부적절한 호흡		
	적절한 호흡	부적절한 호흡
호흡 수	성인: 12~20회/분 소아: 15~30회/분 영아: 25~50회/분	환자의 연령별 정상 호흡수보다 이상이거나 이하인 경우
리듬	규칙적	불규칙적
호흡음의 질	호흡음이 들리고 양쪽 동일	호흡음이 약하거나 들리지 않음, 양쪽 동일하지 않음
가슴 팽창	양쪽 동일하고 적절한 가슴 팽창	양쪽 동일하지 않고, 부적절한 가슴 팽창
호흡 노력	힘이 들지 않고 정상적인 호흡 노력	힘이 든다: 호흡 노력증가; 보조 근육의 사용(영아와 소아에게서 현저하고, 코 벌렁거림, 시소호흡(seesaw breathing), 갈비뼈와 빗장뼈 위 그리고 복장뼈 사이의 수축 등이 포함됨)
깊이	적절함	많이 얕음

수 있다는 것을 기억해야 한다.

- **질.** 호흡음은 청진기로 청진할 때 서로 허파를 비교해보면 정상적으로 나타나고 동등할 것이다. 가슴 벽을 관찰할 때, 양쪽이 동일하고 적절한 깊이로 움직인다면, 공기 교환이 잘 이루어지고 있다는 것을 의미한다. 호흡의 깊이는 적절해야 한다.

“호흡 평가는 단지 공기가 안팎으로 움직이는 것 만을 평가한다는 것을 의미하는 것이 아니라 얼마나 잘 움직이는지 판단하는 것이다.”

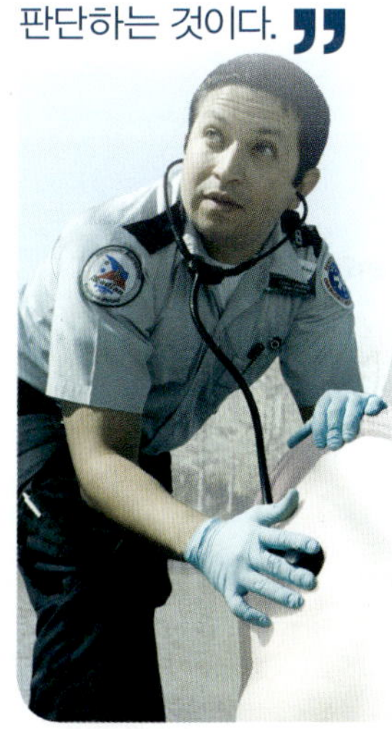

부적절한 호흡

부적절한 호흡은 생명을 유지하기에 충분하지 않은 호흡이다. 이 상태가 처치하지 않은 상태로 지속된다면, 환자는 분명히 사망에 이를 것이다. 응급구조사로서 가장 중요한 임무는 부적절한 호흡의 환자를 인지하고 처치하는 것이다. 평가와 처치는 출동 초기에 이루어져야 할 뿐만 아니라 환자와 있는 동안엔 지속적으로 이루어져야 한다. 처음에는 적절하게 호흡하던 환자가 이후 부적절한 호흡으로 악화될 수 있다(표 17–1).

환자 평가

부적절한 호흡

만약 환자가 생명을 유지할 정도로 적절하게 호흡을 하지 못하면, 다음과 같은 조건들을 조사할 수 있다.

- 호흡수. 부적절하게 호흡하는 환자는 정상 범위를 벗어난 호흡수를 갖고 있을 것이다. 매우 느린 호흡수와 매우 빠른 호흡수는 허파로 충분한 공기가 들어가도록 하지 못하며, 신체 전체에 충분한 산소가 분배되지 못하는 결과를 가져온다.
  임종호흡(agonal respiration, 죽어가는 호흡이라고도 한다)은 산발적이고 불규칙한 호흡수로 호흡정지 직전에 주로 나타난다. 분당 고작 몇 회의 호흡수로 호흡이 얕고 헐떡인다. 이러한 호흡 유형은 분명 부적절한 호흡의 징후이다.
- 리듬. 부적절한 호흡의 리듬은 불규칙적이다. 그러나 리듬이 적절한 호흡이나 부적절한 호흡의 절대적인 지표는 아니다. 적절한 호흡을 하고 있는 환자라도 자신의 호흡을 관찰하고 있음을 의식하거나 말할 수 있는 어떤 환자는 약간의 불규칙한 호흡을 할 수도 있다는 것을 기억해야 한다. 반면에 환자의 호흡이 부적절해도, 호흡수는 규칙적일 수 있다.
- 질. 호흡이 부적절할 때, 호흡음이 감소하거나 없을 수 있다. 호흡의 깊이(일회 호흡량)가 부적절하거나 얕을 것이며, 가슴 팽창은 부적절하거나 양쪽 동일하지 않고, 호흡 노력은 증가할 것이다. 호흡시 보조 근육(예: 목과 복부 근육)을 사용하는 것 또한 관찰할 수 있다. 호흡은

핵심 개념
부적절한 호흡 인지하기

또한 힘이 들 수 있다. 신체 조직에 산소공급이 감소되기 때문에, 피부가 창백하거나 청색증을 띄고 만지면 차갑고 끈적임을 느낀다.

반응이 감소된 환자에서 코를 고는 소리(gurgling)는 즉각적인 처치를 필요로 하는 심각한 기도 문제가 있다는 것을 나타낸다.

결정 포인트

- 환자는 호흡을 하는가?
- 환자의 호흡이 적절한가?
- 환자를 위한 처치법이 있는가?
- 환자에게 전문인명소생술이 도움이 될 것인가?

소아 메모

호흡문제는 영아와 소아에게 매우 심각할 수 있다. 심장병이나 기타 성인들에게 흔히 문제가 되는 질병이 소아나 영아에게 발생하는 경우는 드물기 때문에, 호흡 질환은 영아와 소아의 주된 사망의 원인이 된다. 이것을 유념하여, 철저하고 정확한 평가와, 신속하고 적절한 처치와 함께, 영아와 소아의 호흡 처치를 시작해야 한다.

영아와 소아의 기도 구조는 성인과 다소 차이가 있다.

- **기도.** 영아와 소아의 모든 기도 구조는 성인보다 더 작으므로, 더 쉽게 폐쇄될 수 있다.
- **혀.** 영아와 소아의 혀는 성인의 혀보다 비례적으로 더 크므로 입 안에서 더 많은 공간을 차지한다.
- **기관.** 영아와 소아의 기관은 더 작고 부드럽고, 더 유연해서 성인보다 쉽게 부종이나 외상으로 인해 폐쇄될 수 있다. 반지연골은 덜 발달되고 덜 단단하다.
- **가로막.** 영아와 소아는 가슴벽이 더 부드럽기 때문에 호흡시 가로막에 더 많이 의존한다. 이것이 호흡곤란 상태인 영아와 작은 소아가 가로막이 움직여 가슴과 배가 반대 방향으로 움직이는 "시소 호흡"을 보이는 이유이다.

부적절한 호흡의 일부 징후가 영아와 소아에게 독특하고 더욱 더 눈에 잘 띈다는 것을 알아야 한다. 그러므로 다음과 같은 징후들을 경계해야 할 것이다.

- 코벌렁임(콧구멍이 넓어지는 것)
- 후두음(grunting)
- 시소 호흡
- 갈비사이근육, 빗장뼈 위(supraclavicular), 복장뼈 위(suprasternal)의 근육 수축

환자처치

부적절한 호흡

적절한 호흡과 완전한 호흡정지 사이의 호흡 기능 범위는 넓다. 출동하는 동안 주의 깊게 환자의 호흡을 관찰해야 한다. 단순히 환자가 호흡을 하고 있는 것을 확인하는 것만으로는 충분하지 않다. 환자는 적절하게 호흡해야 한다. 어떤 순간에도 만약 환자가 적절하게 호흡하고 있지 않다는 것을 발견한다면, 적절한 호흡을 위한 처치가 최우선의 처치가 된다(표 17-2).

앞의 환자 평가에서 논의된 징후로 보아, 환자의 호흡이 부적절하다고 결정한다면, 산소를 보충해주는 인공환기를 제공할 것이다. 권장되는 순서로, 인공환기를 제공하는 방법은 다음과 같다.

1. 산소를 연결한 포켓마스크
2. 산소를 연결한 2인 구조자 백-밸브 마스크
3. 유량제한 산소압력 환기장치(Flow-restricted oxygen-powered ventilation device)

표 17-2 적절한 처치를 해야 하는 호흡 상태

상태	증상	응급구조사 처치	
적절한 호흡 환자가 적절하게 호흡하지만, 의학적인 상태나 외상 때문에 산소 공급을 필요로 하는 상태	• 호흡수와 호흡의 깊이가 적절함 • 비정상 호흡음이 들리지 않음 • 가슴내외로 공기 이동이 자유로움 • 피부색은 정상	비재호흡마스크나 비강캐뉼라로 산소 공급	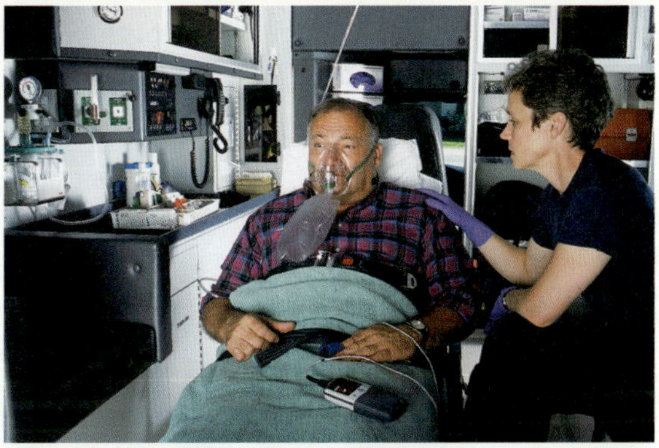
부적절한 호흡 환자가 약간 호흡을 하지만, 느리거나 얕아서 충분하지 않음	• 환자는 약간 호흡하지만, 충분하지 않음 • 호흡수와 깊이가 정상범위를 벗어남 • 호흡이 얕음 • 호흡음이 감소되거나 없음 • 까마귀울음소리, 그렁거림, 코고는소리, 경련 호흡, 헐떡거림 등의 비정상적 호흡음이 들림 • 청색증 또는 창백한 피부 • 감소된 적은 호흡량	포켓마스크, 백-밸브마스크, 유량제한 산소압력 환기장치에 의한 인공환기(공기가 압력에 의해 허파로 들어감). 빠르거나 느린 호흡수에 대한 조정은 교재의 해당 단원을 참고. 주의사항: *비재호흡마스크는 산소를 허파로 끌어들이기 위하여 적절한 호흡을 필요로 한다. 이것은 호흡을 하지 않거나 부적절하게 호흡하는 환자에게는 절대 제공하지 않는다.*	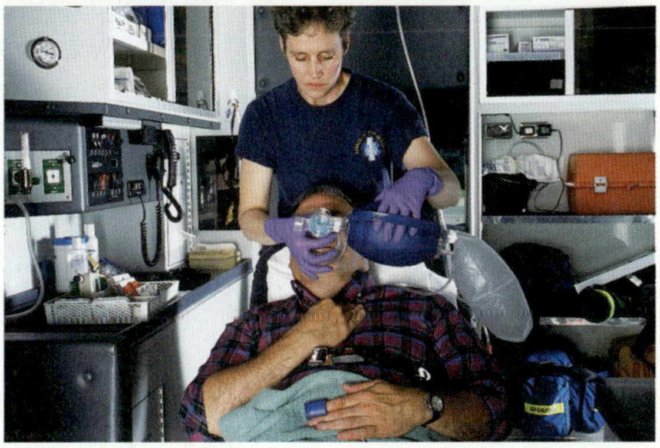
환자는 전혀 호흡을 하지 않음	• 가슴이 올라오지 않음 • 입이나 코에서 공기가 움직이지 않음 • 호흡음이 들리지 않음	포켓마스크, 백-밸브마스크, 또는 유량제한 산소압력 환기장치에 의한 인공환기-성인 분당 12회, 영아나 소아는 분당 20회 주의사항: *영아나 소아에게는 산소-구동식 호흡장치를 절대 사용하지 않는다.*	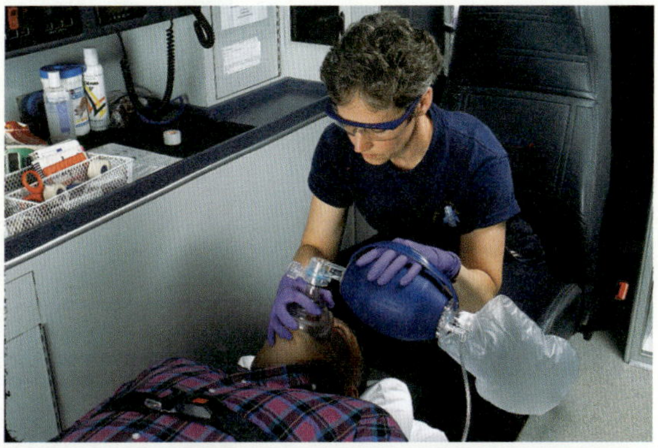

4. 산소를 연결한 1인 구조자 백-밸브 마스크

응급구조사는 인공호흡을 위해 사용하는 장비에 대해 적절하게 훈련되어야 한다. 만약 즉시 산소를 연결하여 사용할 수 없다면, 산소공급 없이 인공환기를 시작하되, 가능한 빨리 마스크에 산소공급 장치를 부착한다.
만약 응급구조사가 환자의 호흡이 부적절한지, 인공환기를 제공해야 할 지 확실히 알지 못한다면, 인공환기를 제공한다. 환자가 부적절한 호흡을 하지만 인공환기를 거부할 정도로 의식이 있는 매우 드문 상황에서는 즉시 이송하면서 지도의사에게 지도를 받는다.

적절한 인공환기와 부적절한 인공환기

호흡처럼, 인공호흡도 적절하거나 부적절할 수 있다. 적절하게 인공환기를 시행한다면, 환기를 시행할 때마다 환자의 가슴이 오르내릴 것이다. 적절한 인공 환기수는 성인은 분당 12회이고 영아와 소아는 분당 20회이다. 지도의사나 전문응급구조사의 직접적인 지시가 있을 경우를 제외하고, 과환기를 하지 말아야 한다.

과환기는 과도하게 이산화탄소를 제거시켜 혈액의 화학 조성을 변화시켜 뇌혈관을 수축시키는 결과를 가져와 뇌 관류를 감소시키게 된다.

소아 메모

소아 환자는 많은 측면에서 성인과 다르다. 호흡계통의 응급처치에서 중요한 몇 가지 차이가 있다. 성인 환자는 혈류에 산소가 감소하게 되면(저산소증), 맥박은 증가한다.

호흡곤란을 호소하는 영아와 소아환자는 초기에 맥박이 다소 증가하지만, 곧 심각하게 떨어지는 것을 관찰할 수 있을 것이다. 호흡 응급 상황에서 영아와 소아의 경우, 맥박이 느리다면 일반적으로 문제가 있음을 의미한다. 이것은 맥박이 다소 정상 수준까지 내려갔을 때 상태 호전에 대한 징후를 나타내는 성인과는 뚜렷한 대조를 이룬다.

만약 영아와 소아의 맥박이 정상 수치 이하인 것이 관찰되면, 호흡이나 산소 처치를 철저히 평가해야 한다. 호흡에 있어서, 기도를 개방하고 호흡시마다 가슴이 올라오는지 확인한다. 영아와 소아에게 적절한 기도 처치보다 더 중요한 것은 없다. 어떠한 상황에서도, 산소 탱크가 비었는지, 그리고 산소 공급 튜브가 꼬이거나 산소탱크에서 빠지지 않았는지 확인한다.

성인, 소아, 영아 환자는 모두 인공환기마다 가슴이 오르내리지 않는다거나 맥박이 정상으로 돌아오지 않는다면 환기의 강도를 증가시킨다. 만약 가슴이 여전히 올라오지 않는다면, 머리젖히고-턱들어올리기법(척추손상이 의심되지 않는다면)이나 턱밀치기법(척추손상이 의심될 때)으로 기도 개방을 유지하고 있는지 확인한다. 필요하다면 입인두 기도기나 코인두 기도기를 삽입하여 혀가 기도를 폐쇄하지 않도록 한다. 필요하다면 액체와 이물질을 기도에서 흡인하거나 또는 복부밀치기법(abdominal thrust)이나 손가락으로 쓸어서 커다란 기도 폐쇄물질을 제거한다(교대로 등을 두드리고 가슴을 밀쳐 영아의 기도 내 이물질을 제거한다. 영아와 소아의 경우 이물질이 보이지 않는 경우에는 손가락으로 꺼내려 하지 않도록 한다. 보이는 이물질만 제거한다). 만약 산소공급장비를 사용한다면, 모든 연결 장치가 안전하고 튜브가 꼬이지 않았는지 확인한다.

영아와 소아의 경우, 만약 기도폐쇄가 있는 것처럼 보이면 상기도폐쇄와 하기도질환을 구별하는 것이 특히 중요하다. 기도가 혀, 혈액, 분비물, 조직조각으로 폐쇄되었다면, 흡인과 손가락 쓸기, 또는 입인두기도기나 코인두 기도기를 삽입하여 기도를 개방할 것을 고려한다.

영아와 소아는 또한 기관의 부종을 일으킬 수 있는 호흡기 감염(후두덮개염)이 발생 되기 쉽다. 이러한 경우에, 환자의 입이나 후두에 무언가를 넣거나 조사하면 성대에 경련을 일으킬 수도 있다.

만약 다음과 같은 심각한 호흡문제 징후가 보이면 환자의 입에 무엇인가를 넣은 것을 삼가하고, 산소를 투여하며 가능한 한 빨리 이송한다.

- 쌕쌕거림(Wheezing), 그렁거림(grunting)
- 호기시 호흡 노력 증가
- 코벌렁임이나 호흡 근육 수축
- 빠른 호흡
- 입술이나 입이 창백하거나 파래짐

영아와 소아의 호흡 상태를 평가하고 처치하는 것에 대한 추가적인 정보는 "소아 응급" 단원을 참고하도록 한다.

가슴을 압박하지 않고 인공환기를 제공할 때(환자가 맥박이 있는 경우), 주의 깊게 맥박을 감시해야 한다. 인공환기가 적절하면 맥박수가 정상이나 정상에 근접하게 되돌아와야 한다. 성인의 맥박은 산소가 부족하면 증가하므로, 맥박의 변화가 없거나 증가되었으면 부적절한 인공환기를 의미한다. 자연적으로 만약 맥박이 사라지면, 환자는 심정지 상태이고, 심폐소생술(CPR)이 필요하다는 것을 나타낸다.

호흡곤란

핵심 개념
호흡곤란 환자를 인지하고 처치하기

호흡곤란은 흔히 볼 수 있는 주호소로써, 환자가 호흡이 힘겹거나 어렵다는 느낌을 가지는 것을 의미한다. 호흡곤란과 관련된 객관적인 징후(다음 페이지를 참고)가 있긴 하지만, 환자가 응급구조사에게 말하는 "곤란"은 환자의 주관적인 인식이다. 환자가 느끼는 고통의 정도는 환자 상태의 실제 심각성을 반영할 수도 있고 반영하지 않을 수도 있다. 환자의 호흡은 환자가 느끼는 것보다 더 적절할 수도 있고, 더 적절치 못할 수도 있다. 응급구조사는 환자의 상태가 실제로 어느 정도로 심각한지를 결정할 때 환자의 보고에 전적으로 의존해서는 안된다. 정확한 결정을 내리기 위해서 응급구조사는 평가를 실시해야 한다.

호흡곤란 환자의 호흡은 적절할 수도 있고 부적절할 수도 있다는 것을 기억해야 한다. 호흡하기 힘들어 하는 두 명의 환자를 만났을 때("숨을 쉴 수가 없어요" 또는 그와 유사한 호소). 한 환자는 경미한 호흡곤란을 겪고 있지만 적절한 호흡을 한다면, 이 환자의 상태는 생명에 위험을 수지 않는 상태이다. 그러나 똑같은 호소를 하지만 알레르기 반응과 심각한 호흡곤란 같은 문제를 동시에 가지고 있다면, 이 환자는 즉시 인공환기가 필요한 부적절한 호흡 상태의 환자로 볼 수 있다.

호흡곤란은 폐렴 또는 다른 감염 질환과 같은 지속적인 내과적 상태에서부터 호흡기계 장애의 원인이 되는 심장 문제까지 다양한 범위의 원인을 갖는다.

환자 평가

호흡곤란

호흡 응급 환자에 대한 이차평가는 적절한 문진과 호흡계통의 구조와 가슴의 검사를 포함한다. "OPQRST"는 환자의 주호소가 통증일 때 병력을 수집하기 위해 유용한 방법이지만, 호흡곤란을 호소하는 환자에서도 적용될 필요가 있다.

O - **onset** 발병시작. 언제 시작했는가?
P - **provocation** 유발원인. 발병했을 때 무엇을 하고 있었는가? 노력할 때 숨이 가빴는가?
Q - **quality** 감기에 걸렸습니까? 그러면 감기와 함께 어떤 증세가 있습니까?
R - **radiation** 방사. 신체 다른 부위에 통증이나 불편함이 있는가? 그 느낌이 신체 다른 부위까지 퍼졌는가?
S - **severity** 심각성. 1에서 10까지 범위에서 호흡 문제는 얼마나 나쁜가? (10: 가장 나쁨, 1: 가장 좋음)
T - **time** 시간. 이러한 느낌을 얼마나 오래 겪었는가?
관련 증상: 과거 2~3일 내에 체중증가가 있었는가?

환자가 어떤 처방된 약물을 복용했는지 또는 그 상태를 완화시키기 위해 어떤 조치를 취했는지 묻는다. 이것은 응급구조사가 제공하는 처치와 이후 병원에서 제공할 처치에 영향을 줄 수 있다.

질문해야 할 또 하나의 좋은 질문은 환자가 최근에 감염성 호흡기 질병을 겪고 있는 세계 어느 지역을 여행했는지 또는 그와 같은 지역을 최근에 여행한 사람을 가까이 접촉했는지를 질문하는 것이다.

그림 17-2 호흡곤란의 증상과 징후 *(© Ray Kemp/911 Imaging)*

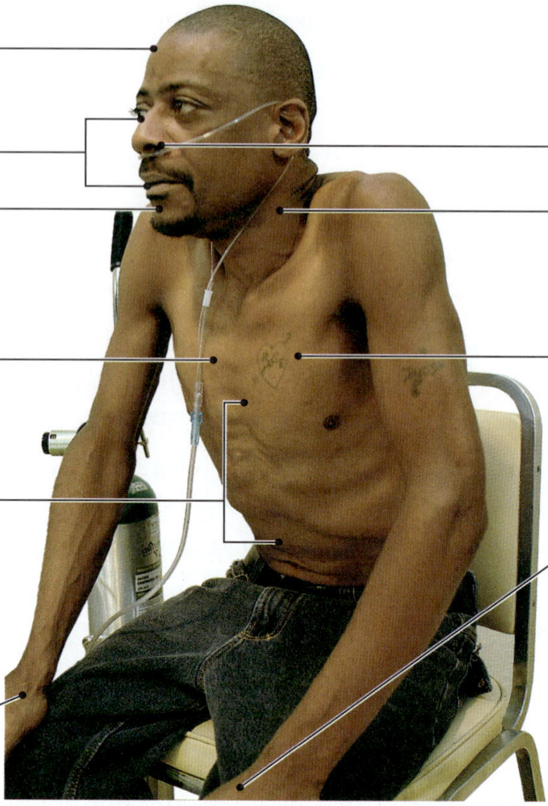

호흡의 적절성을 평가한 후, 여러분은 활력징후를 수집하고, 호흡계통에 초점을 맞추어 신체평가를 수행해야 한다. 이것은 다음과 같다(그림 17-2):

관찰

- 침착하지 못함, 불안, 초조, 의식 수준의 감소 등을 포함하는 의식변화
- 비정상적 해부학적 구조(술통가슴)
- 환자의 자세:
  - 삼각 자세(Tripod position, 환자가 손을 무릎이나 다른 표면에 놓고 앞으로 기울인 자세)
  - 앞으로 기울여 발을 아래로 내려놓고 앉은 자세
- 호흡 노력
  - 근육 수축
  - 부속 근육 사용
  - 코벌렁임
  - 꽉 오므린 입술
  - 한 단어 호흡곤란, 두 단어 호흡곤란 등등으로 설명되는 환자가 멈추지 않고 말할 수 있는 단어수
- 창백하거나 청색증 피부 또는 홍조를 띤 피부
- 다리, 발목이 붓거나 발등에 부종
- 누워있는 환자에게 아래쪽 등이 붓거나, 엉덩이뼈에 부종
- 다음과 같은 이상 호흡음
  - 들을 수 있는 쌕쌕거림(청진기 없이 들림)
  - 가글소리
  - 코고는 소리

- 까마귀울음 소리
- 그렁거림(호흡하는 동안 거칠고 높은 소리, 대개 상기도폐쇄가 원인이다)
- 기침
- 산소포화도(SpO_2)는 맥박산소측정기에서 95% 이하

청진

- 흡기와 호기시 양쪽 허파에서 들을 수 있는 호흡음

활력징후변화 측정

- 증가된 맥박수
- 감소된 맥박수(특히 영아와 소아)
- 호흡수의 변화(정상보다 높거나 낮음)
- 호흡리듬의 변화
- 고혈압 또는 저혈압

맥박산소측정기 판독에서 특별히 고려해야 할 사항

환자의 혈액산소포화도를 측정하고, 저산소증 환자(적절한 산소화가 이루어지지 않은 환자)를 식별하기 위하여 맥박산소측정기를 사용할 것에 대해 논의하였다. 앞에서 열거했던 징후들과 증상만 가지고 저산소증을 식별하기에 충분하지만 맥박산소측정기는 응급구조사가 보다 정확한 수치를 읽을 수 있게 해준다.

맥박산소측정기를 즉시 이용할 수 있으면 산소를 적용하기 전에 감지기를 환자의 손가락에 놓는다. 이렇게 하면 응급구조사는 "실내 공기값"과 산소를 적용하기 전의 환자의 혈액 산소포화도를 알 수 있을 것이다. 산소를 환자에게 적용하면 환자의 산소포화도 수치는 올라갈 것이다. 보고서에 두 가지 값을 모두 기록한다. 산소포화도 수치를 얻기 위해 산소 투여를 결코 지연하지 않는다. 측정기를 즉시 이용할 수 없으면 즉시 산소를 사용하고 맥박산소측정기를 이용할 수 있게 되면 맥박산소측정기를 이용한다.

환자의 산소포화도 측정값이 96~100%인 정상 수치를 나타내더라도, 산소포화도에 관계없이 호흡곤란을 호소하는 모든 환자에게는 산소를 투여해야 한다. 산소포화도 수치가 100%를 나타내는 환자라도, 만약에 환자가 호흡곤란의 증상을 보이면 즉시 산소를 주어야 한다.

호흡음 청진에 관하여 특별히 고려해야 할 사항

청진기로 환자의 허파를 청진할 때, 정상 또는 감소된 호흡음을 들을 수 있을 것이다. 또한 쌕쌕거림, 건성거품소리, 거품소리와 같은 비정상 호흡음을 들을 수 있다. 이 모든 비정상 호흡음들을 설명하는 보편적으로 인정하는 단일 체계는 없지만, 흔하게 발생하는 몇몇 호흡음들은 다음과 같이 정의할 수 있다.

- 쌕쌕거림(Wheezes)은 자연에서 음악처럼 들리는 높은 고음의 소리다. 이 소리는 공기가 허파의 좁은 기관을 통과하면서 만들어지는 비정상 호흡음이다. 쌕쌕거림은 다양한 질병에서 들을 수 있지만 천식과 때로는 폐기종이나 만성기관지염과 같은 만성폐쇄성폐질환(COPD)에서 흔히 들을 수 있다. 쌕쌕거림은 호기시 가장 흔하게 들린다.
- 거품소리(Crackles)는 이름이 나타내주듯이 흡기시에 들리는 미세한 부시럭거리는 소리 또는 거품소리와 같은 음이다. 이 소리는 허파꽈리에 있는 액체에 의해서 생기거나 폐쇄된 허파꽈리가 열리면서 발생한다. 일부 사람들은 수포음을 rale이라고 말한다.
- 건성거품소리(Rhonchi)은 코를 고는 소리와 비슷한 낮은 저음으로, 폐렴이나 기관지염과 같이 큰 기관지가 분비물에 의해서 좁아지거나 이물질이 허파로 흡인(aspiration)될 때 발생한다. 거품소리와 건성거품소리와의 차이는 명확하지 않지만, 건성거품소리는 일반적으로 거품소리보다 더 크게 들린다.
- 그렁거림(Stridor)은 흡기시에 들리는 고음으로, 기관이나 후두의 부분적인 폐쇄를 나타내는 상기도 음이다. 그렁거림은 청진기 없이 들을 수 있다.

환자 앞가슴의 양쪽(위와 아래), 양쪽의 중간겨드랑선, 그리고 등쪽(위와 아래)를 청진하여라(그림 17-3). 여러 곳을 청진하는 것은 환자의 문제를 국소 부위로 정하는데 도움을 준다. 어떤 음은 하엽(lower lobes)에서만 나타나는(예: 울혈성 심부전병 초기는 수포음) 반면에 다른 음은 폐 전체에서 나타날 수도 있기 때문이다(예: 천식 발병시 쌕쌕거림).

그림 17-3 앞쪽 가슴의 위와 아래, 등쪽의 위와 아래, 양쪽 겨드랑선 중간에 청진기를 대고 호흡음을 청진한다

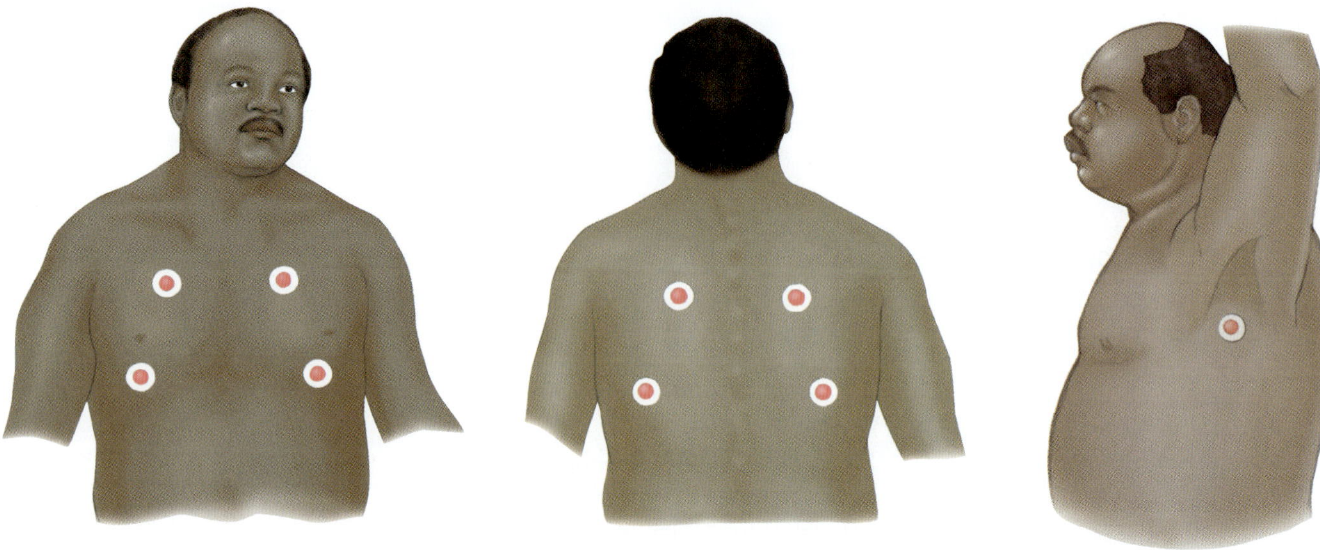

또한 폐음을 들을 때 시간에 따른 호흡음의 변화를 관찰한다. 흡입기를 사용한 천식환자는 더 편하게 호흡하며 쌕쌕거림이 감소된 것을 느낄 수 있다. 하지만, 때로는 환자가 악화되고 호흡이 부적절함에도 불구하고 쌕쌕거림이 사라질 수 있으므로 주의해야 한다. 즉 이는, 환자가 쌕쌕거림을 낼 수 있을 만큼의 공기를 흡입도 호출도 더이상 하지 못하기 때문이다.

호흡음이 환자의 평가에 유용하지만, 호흡음은 단지 환자의 가슴 안에서 어떤 일이 일어나고 있는지에 대한 대략적인 지표일 뿐이다. 가슴을 통하여 전달될 만큼 충분히 강한 움직임이나 진동만을 청진기로 들을 수 있다. 환자의 전반적인 상태가 허파음보다 더 중요하다는 것을 기억해야 한다.

환자 처치

호흡곤란

환자가 호흡에 어려움을 호소할 때, 다음과 같은 처치를 제공한다:

- **평가.** 일차평가를 진행하는 동안 기도를 평가하고, 호출하는 동안에는 자주 재평가한다. 환자의 호흡이 부적절할 때마다 인공호흡과 산소를 제공하여 호흡을 보조한다.
- **산소.** 산소는 호흡곤란 환자의 주요 처치 방법이다. 만약 환자가 적절하게 호흡하고 있지만 명백한 호흡곤란에서 보통 호흡곤란의 증상을 보인다면 비재호흡마스크를 사용하여 분당 15L의 산소를 제공한다. 경미한 호흡곤란을 호소할 때에는 코삽입관을 사용한다. 만약 환자의 호흡이 부적절하다면, 인공 호흡하는 동안 산소를 제공한다.
- **자세.** 환자가 호흡곤란을 호소하지만 호흡이 적절하다면, 편안한 자세를 취한다. 호흡곤란 환자는 대부분 앉아있을 때 쉽게 호흡을 할 수 있다고 느낀다. 하지만 만약 환자 호흡이 부적절하다면 이 자세는 불가능하다. 왜냐하면 환자가 보조 환기를 받기 위해 바로누운자세(앙와위 자세)를 취해야 하기 때문이다.
- **처방된 흡입기.** 환자가 처방된 흡입기를 갖고 있다면 이 약물을 복용하도록 보조할 수 있다. 이것은 지도의사와 상담한 다음, 병원으로 이송하는 동안 실행될 것이다(이 단원의 마지막 부분에서 처방된 흡입기에 대해서 더 많은 정보를 제공할 것이다.)
- **지속적양압환기(CPAP).** 밑에 언급한 내용을 참고.

지속적양압환기기(CPAP)

몇몇 응급의료서비스 체계에서 호흡곤란을 완화시키기 위해 사용하는 가장 흔한 비침습적양압환기기(NPPV)는 *지속적양압환기기(이하 CPAP)*이다. 이것은 마스크와 비교적 낮은 압력으로 산소나 공기를 마스크 안으로 불어 넣는 장치로 구성되어 있다. 수면무호흡증을 겪는 환자들은 잠자는 동안 기도가 허탈되는 것을 방지하기 위해 집에서 사용한다. CPAP는 또한 호흡기능상실을 겪는 일부 환자를 치료하기 위해 건강관리 세트로 사용한다.

CPAP는 간단한 원리를 가지고 작동한다. 산소나 공기를 지속적으로 낮은 압력으로 기도에 불어넣어 호기말에 허파꽈리가 와해되는 것을 방지하고, 허파꽈리로부터 수액을 압박하여 주위에 있는 모세혈관으로 다시 들어갈 수 있도록 밀어줄 수 있다.

휴대용 CPAP는 신제품으로서, 이들의 사용 지침이 점점 발전하고 있다. 허파꽈리에 액체가 고인 폐부종이나 익수환자에게 흔히 사용되며 허파꽈리에 있는 액체를 밀어서 다시 모세혈관으로 들어가게 하며, 호기말에 허파꽈리가 폐쇄될 위험에 있는 천식과 만성폐쇄성폐질환(COPD) 환자와 일부 응급의료체계에서는 일반적으로 호흡부전 환자에게도 사용한다.

금기사항은 일반적으로 두 그룹 즉, 해부생리학적 부류와 병리학적 부류로 나뉜다:

해부생리학적 금기증은 환자가 자신의 기도를 스스로 보호할 수 없거나 지시에 따르지 못할 정도로 우울한 정신상태이다. 즉, 정상적인 자발호흡 수가 부족한 경우(CPAP는 환자가 호흡시 공기의 양을 증가시키나, 호흡 수를 증가시키지 않는다), 앉을 수 없는 경우; 일반적으로 호흡이 90mmHg 이하인 저혈압, 적절한 마스크 밀착상태 유지가 불가능한 경우이다.

병리하저 금기증은 메스꺼움과 구토; 특히 공기가슴증이 생기는 가슴관통상, 공기가슴증, 쇼크, 상기도 출혈, 최근 위장기관 수술, 선천성 안면기형, 외상, 또는 화상과 같이 적절한 마스크 밀착이 불가능한 모든 병리적 상태 등이다.

CPAP의 금기증에 포함되지 않더라도, 응급구조사는 다음과 같은 상태를 가진 환자에게 CPAP를 적용할 때 주의해야 한다: 폐쇄공포증 또는 밀폐된 마스크 착용을 견딜 수 없는 경우; CPAP를 사용할 수 없는 전력이 있는경우; 흡인할 필요가 있을 만큼 분비물이 눈에 띄게 많은 경우; 폐섬유증의 병력을 가진 경우 비록 CPAP가 호흡곤란환자의 증상을 완화시켜주는데 효과가 있지만, 응급구조사는 부작용에 대해 인식하고 있어야 한다. CPAP는 호흡주기 동안에 양압을 유지시킴으로써 작동하기 때문에 혈액이 정맥을 통해 더 적게 심장으로 되돌아갈 수 있다. 보통 흡기가 일어나면, 가슴공간의 압력은 감소하여 혈액을 심장으로 되돌아가도록 자극한다. CPAP를 사용할 때는 허파의 압력이 혈액을 심장으로 더 적게 되돌아 가게 하여, 심박출량이 감소하고, 이는 종종 혈압을 떨어뜨리는 결과를 가져온다. 일부 환자에서는 저혈압을 일으킬 만큼 혈압이 떨어질 수도 있다. 이러한 이유 때문에, 환자의 수축기 혈액의 정맥압은 적어도 90mmHg를 유지하여야 할 필요가 있다.

허파가 지속적인 양압을 받으면, 압력은 약한 부위를 파열시켜 폐를 붕괴시킬 수 있는 위험이 있다(공기가슴증). 이러한 위험은 만성폐쇄성폐질환과 천식과 같은 만성호흡계통질환을 앓고 있는 환자에서 증가한다. 그러나, 호흡곤란을 호소하는 만성폐쇄성폐질환 환자는 대개 응급실에서 2단계 양압환기기(BiPAP)로 치료한다. 이는 CPAP와 비슷하지만 조금 더 복잡하다.

구토환자는 (또는 메스꺼움을 호소하는 환자—구토의 위험에 해당된다) 양압환기가 공기를 위로 밀어넣어 위 팽창을 일으키기 때문에 이물질이 흡인될 위험이 커진다. 이는 구토를 발생시키고, 구토물이 허파나 기도로 들어가게 한다.

환자에게는 매우 불편할지라도, 위험성이 더 적은 부작용은 각막의 건조이다. 마스크의 위쪽으로 아주 적은 양의 공기가 새어도, 많은 공기가 집적 눈에 들어가게 할 수 있다. 이는 특히 흐르는 이송 시간이 길 때 발생한다.

핵심 개념

지속적양압환기기(CPAP)를 사용하여 호흡곤란을 완화하기

지속적양압환기기(CPAP)
비침습적양압환기 형태 (NPPV) 마스크 형태이고, 마스크안으로 공기나 산소를 불어 넣어 기도의 허탈을 예방하고, 호흡곤란 해소를 돕는다.

절차 17–1 지속적양압환기기(CPAP)

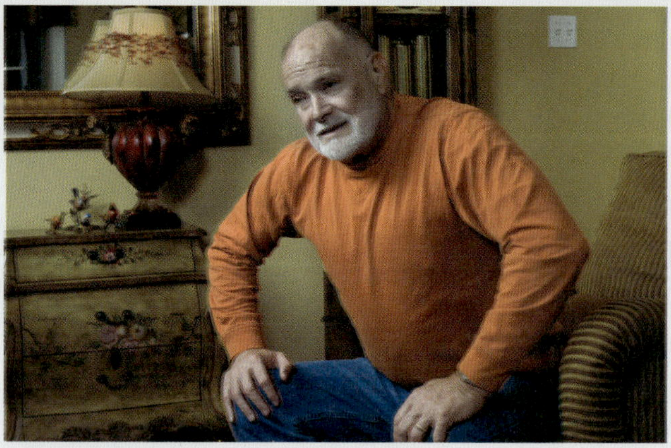

1. 환자의 상태와 CPAP의 적응증에 해당되는지 환자를 평가

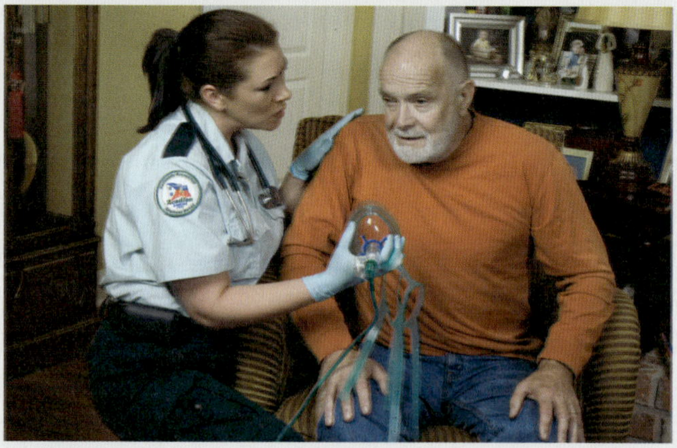

2. 환자에게 장비에 대해 설명한다. 마스크와 압력은 밀폐가 초기에 환자가 질식하고 불안한 느낌을 들게 하는 원인이 된다.

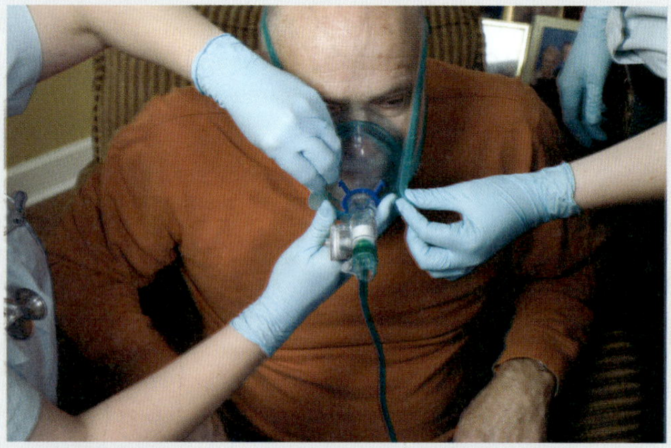

3. 환자의 얼굴에 마스크를 적용하고, 환자를 안심시킨다.

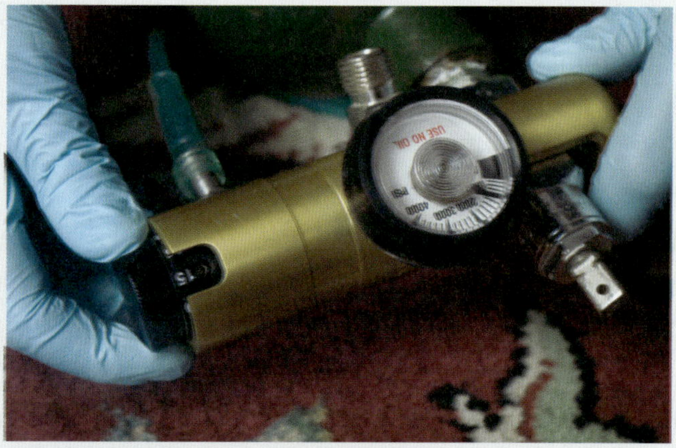

4. 프로토콜에 따라 산소농도를 조절한다.

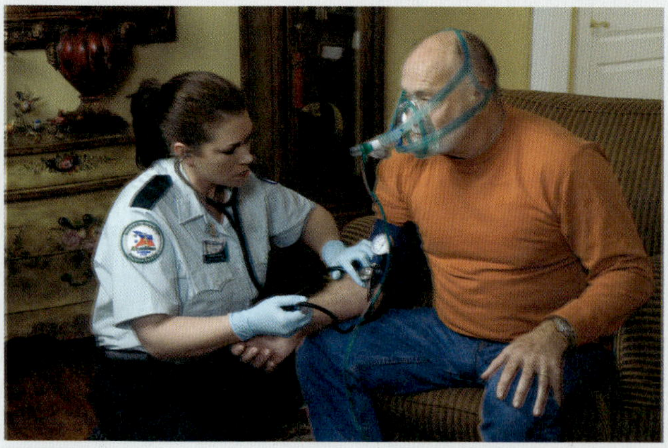

5. 환자를 모니터하고 재평가한다.

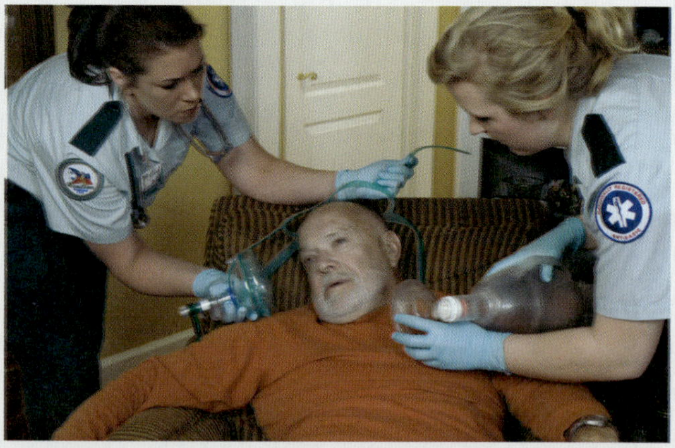

6. 환자의 호흡이 계속 부적절하다면, CPAP를 제거하고 환기를 시작한다.

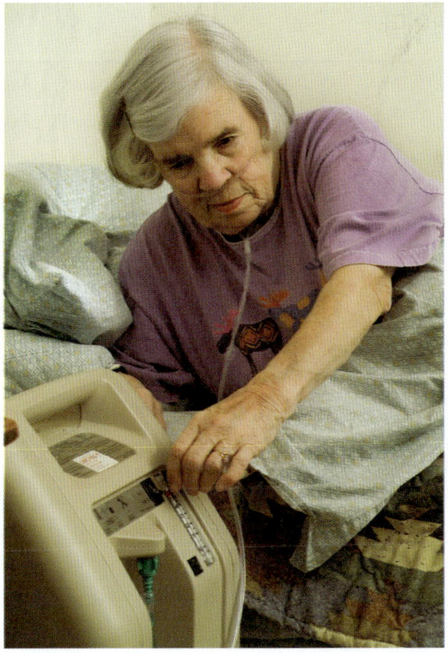

그림 17-4 가정내 산소를 가지고 있는 만성폐쇄성 폐질환(COPD)환자. *(© Michal Heron)*

CPAP의 여러가지 모델을 이용할 수 있다. 하나는 압력을 조절하여 산소와 공기를 불어 넣을 수 있는 배터리 구동 시스템을 사용하고 있다. 이는 환자가 필요한 만큼의 산소를 사용할 수 있다는 것에 장점이 있다. 하지만, 단점은 사용하기 위해 매번 배터리를 충전해야 할 필요가 있다는 것이다. 또 다른 모델은 기계를 가지고 있지는 않지만 대신에 벤튜리 원리를 사용한다. 산소는 특별한 모양의 통로를 통과하여 플라스틱 마스크 내부로 들어가기 때문에, 특정한 유량은 특정한 압력을 만든다. 높은 유량은 높은 압력을 생성한다. 이것은 배터리가 필요없고 더 가볍다는 장점이 있지만, 단점은 산소가 빠르게 소모된다는 점이다.

CPAP를 적용하기 위해서는(절차 17-1), 공기를 허파로 들어가게 하는 마스크를 적용하고 있다는 것을 환자에게 설명한다. 아마 환자는 낯설게 느낄 수 있지만, 2분 정도 지나면 더 편하게 느낄 것이다. 만약에 환자가 이전에 CPAP를 단 한번도 사용해 본 적이 없다면, 처음에 환자에게 마스크를 얼굴에 대고 들고 있으라고 하는 것이 도움이 된다. 일단 환자가 마스크에 익숙해지고 편안하게 느끼기 시작하면 응급구조사는 환자가 들고 있는 마스크를 끈을 이용해 고정시킨다. CPAP의 가장 낮은 압력부터 적용하기 시작하여라. 대부분의 시스템은 2~5cm H_2O 사이에서 시작할 것이다. 환자의 의식상태, 활력징후, 호흡곤란의 상태를 재평가하여라. 만약에 몇 분 안에 환자의 상태가 나아지지 않는다면, CPAP의 압력을 높여라. 만약에 환자의 의식상태 또는 호흡 상태가 심각해지면, CPAP를 제거하고, 백마스크로 환기를 시작한다.

CPAP를 적용할 때 얼마만큼의 압력으로 시작할지, 얼만큼 자주 압력을 올릴 것인지, 얼마나 압력을 올릴 것인지에 대해선 지역 내 프로토콜을 따르도록 한다.

호흡 질환

비록, 각기 다른 호흡 질병들에 대한 현장에서의 처치는 제한적이고 비슷하지만, 응급구조사는 이러한 질병들의 흔한 원인, 증상과 징후에 대해 이해하고 있어야 한다.

그림 17-5 만성기관지염과 폐기종은 만성폐쇄성 폐질환이다.

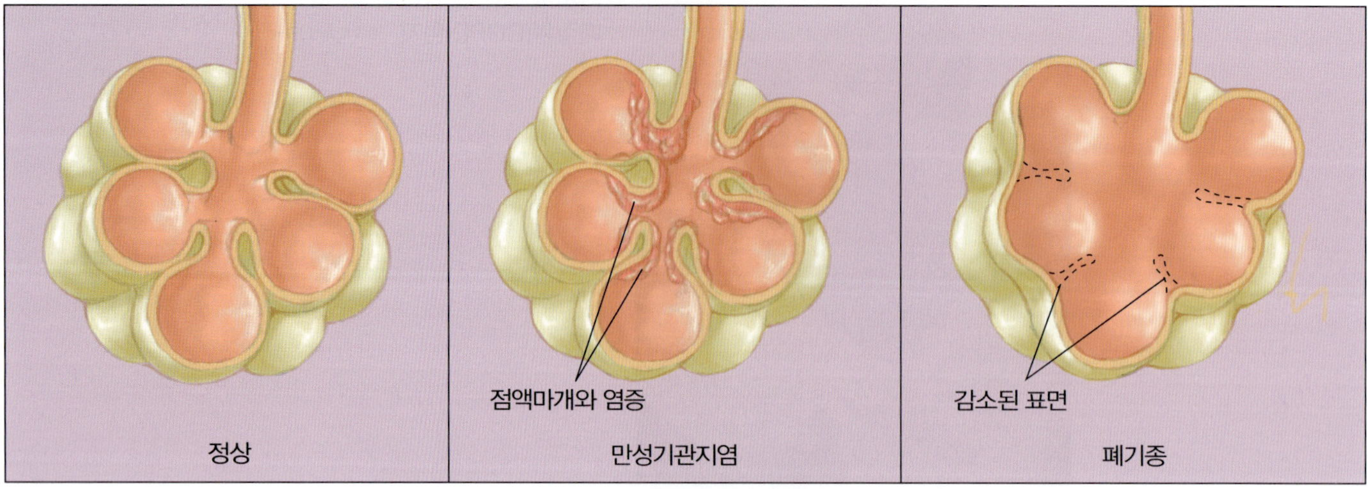

만성폐쇄성 폐질환(COPD)

폐기종, 만성기관지염 그리고 탄진폐증 같은 문제를 야기하는 많은 호흡기 질환은 만성폐쇄성 폐질환(COPD)로 분류된다.

호흡경로의 조직이 자극 물질에 반응해서 질병으로 진행하는데는 시간이 걸리기 때문에 COPD는 주로 중년 이상의 환자에게서 발생한다(그림 17-4). 흡연은 COPD의 가장 흔한 주요 원인이다. 가끔 화학물질, 대기오염물질, 반복 감염 등과 같은 기타 자극제들이 이러한 질환을 야기하기도 한다.

그림 17-5는 만성 기관지염과 폐기종을 비교하여 나타내고 있다. 만성 기관지염의 경우, 세기관지 내막에 염증이 생겨 다량의 점액이 만들어진다. 정상적으로 축적된 점액을 제거하는 세기관지에 있는 세포들이 이런 기능을 할 수 없다. 이러한 세포에 있는 청소 장치인 섬모가 손상을 입었거나 파괴된다.

폐기종은 허파꽈리벽이 파괴되어 가스교환을 위한 표면적이 크게 줄어들어 허파는 탄성을 잃기 시작한다. 이러한 요인들이 결합하여 이산화탄소를 가진 신선하지 못한 공기가 허파 속에 갇히게 되어 정상적인 호흡 효과의 효율성이 저하된다.

많은 COPD 환자는 폐기종과 만성 기관지염의 특성을 함께 나타낸다. 대개 COPD 환자가 구급차를 호출하는 이유는 최근 상부 호흡기 감염으로 만성질환이 급성으로 악화되었기 때문이다. 이런 경우 환자는 발열과 초록색이나 짙은 색의 객담을 배출하는 증상을 경험하게 된다.

COPD 환자 중 매우 일부는 호흡을 자극 하는 저산소욕구(hypoxic drive)를 나타낸다. 정상 환자는 혈액의 이산화탄소수치 증가에 기초하여 뇌에서 언제 호흡해야 할 것인가를 결정하여 명령을 내리지만, COPD 환자는 신체의 높은 이산화탄소 수치에 적응되도록 발달했기 때문에, 뇌는 이산화탄소 수치가 아닌 산소 수치에 따라 호흡을 하도록 결정하고 명령을 내린다. 산소투여로 인해 산소 수치가 높아지면, 드문 경우 COPD 환자의 호흡이 저하되거나 호흡이 정지되도록 신호를 보낸다(호흡정지로 진행된다).

그러나 대부분의 경우, 저산소욕구는 병원 전 상황에서 문제가 되지 않는다. (실제로 많은 COPD환자들은 만성 저산소증 때문에 집에서 코삽입관으로 산소 투여를 계속적으로 받을 것이다.) 환자의 산소에 대한 욕구는 산소투여와 관련된 위험보다 더 중요하다. 만약 환자가 심장 마비나 심장 발작의 가능성이 있다거나, 쇼크로 진행되거나 또는 호흡곤란을 겪는다면 잠재적인 문제에도 불구하고 고농도 산소를 필요로 할 것이다. COPD 환자에게 산소가 필요하다면, 지체하지 않도록 투여해야 한다.

지속적으로 환자를 감시한다. 환자의 호흡이 부적절해지거나 정지한다면, 기계적 환기방법으로 호흡을 보조할 준비를 하고 지도의사와 상담한다.

천식

젊은 환자와 노인 환자 모두에게 나타나는 천식은 일시적으로 악화되거나 또는 갑자기 재발(불규칙한 간격으로 환자에게 영향을 미치는 질환)하는 호흡기 질환이다. 천식은 만성 기관지염과 폐기종과 같이 환자를 지속적으로 괴롭히는 질환들과는 다르다. 천식은 저산소욕구를 일으키지 않는다는 점에서 만성 기관지염과 폐기종과 또한 다르다. 천식발작이나 돌연한 발작은 생명에 위협적일 수 있다. 이러한 증상 발작이 발생하기 전에는 천식환자는 정상적인 생활을 할 수 있다. 많은 경우 만성 천식 상태에는 스테로이드 흡입제를 사용하지만 천식발작동안 생명을 구하기 위해서는 알부테롤을 투여한다.

천식발작은 곤충의 독, 대기오염물질, 감염, 격렬한 운동 또는 감정적 스트레스에 의해서 촉진될 수 있다. 천식발작이 일어날 때 허파꽈리에 이르는 작은 세기관지들이 기도를 구성하는 근육들의 수축 때문에 좁아진다. 복잡하게도 두꺼운 점막이 과도하게 생성된다. 근육수축과 점액의 혼합된 효과로 인해 작은 공기의 통로들이 실질적으로 폐쇄되고 공기흐름을 심각하게 제한한다.

공기흐름은 주로 한 방향으로 제한된다. 환자가 흡입하면, 팽창된 허파가 외부로 당겨지고, 기도의 직경이 넓어지고 공기가 허파로 흘러 들어가게 한다. 그러나 호식하는 동안, 반대 상황이 일어나서 신선하지 않은 공기가 허파에 갇히게 된다. 이 때문에 환자는 공기를 힘들여 내뱉게 하여, 천식과 관련된 특징적은 쌕쌕거림을 만든다.

천식을 예방하는 방법은 알려진 것이 없지만, 천식 발작을 야기할 수 있는 원인들을 피하려는 세심한 주의와 적절한 약물투여로 천식발작을 종종 예방할 수 있다.

폐부종

울혈성심부전 환자는 허파에 고인 액체 때문에 정상적인 호흡을 할 수 없게 되어 호흡곤란을 호소할 것이다. 허파의 허파꽈리에 비정상적으로 축적된 액체는 폐부종으로 알려져 있다. 이는 전형적으로 왼쪽 심장이 심근경색이나 만성고혈압으로 인해 손상을 받았을 때 발생한다. 심장의 왼쪽이 허파로부터 혈액을 받기 때문에, 혈액을 밖으로 내보내지 못하는 경우엔 압력이 만들어져, 허파로 혈액을 되돌려 보낸다. 허파꽈리 내막의 세포는 한 개의 층으로 이루어져 있고, 그 층은 모세혈관과 인접해 있기 때문에, 압력이 만들어질 경우 이는 얇은 층의 경계를 지속적으로 통과하여 허파꽈리에 축적되기 쉽다.

만약에 액체가 하기도에 생성된다면, 이는 산소를 혈액에 도달하기 어렵도록 만들 것이고, 환자는 호흡곤란을 호소할 것이다.

울혈성심부전 환자는 종종 왼심실기능상실과 오른심실기능상실 둘 다 가지고 있다. 오른심장은 폐를 제외한 모든 신체부위의 온몸순환을 끝내고 다시 심장으로 들어오는 혈액을 받기 때문에, 오른 심장이 기능을 상실하면, 오른 심장으로 들어오는 혈관에 압력을 주게 된다. 그렇기 때문에 신체의 가장 아래쪽에(일반적으로 다리) 부종이 생긴다. 침대에 누워있는 환자의 경우, 다리가 가장 아래쪽이 아니므로, 등의 아래쪽이나 엉치뼈에 부종이 발생한다. 가끔 울혈성심부전환자는 목정맥팽대(JVD)와 배안에 액체가 축적된다.

환자가 잠을 청하기 위해 누웠을 때, 체액은 다시 순환하기 시작한다. 이는 쉽게 과적되거나 허파로 액체가 새어 경미한 호흡곤란을 유발할 수 있으므로, 우선 하나의 베개, 그런 다음 두 개, 세 개의 베개까지도 받쳐주는 것이 좋다. 체액의 양이 급격하게 많아지면, 환자는 갑작스런 짧은 호흡의 호흡곤란으로 깰 것이고, 익사하는 느낌이 들 것이다.

만약에 환자가 말할 수 있다면, 환자는 지난 며칠 동안 매일 밤 점점 더 불편한 느낌이 들었다고 응급구조사에게 말할 것이다. 또한 환자는 지난 며칠 동안에 몇 파운드 정도의 체중 증가로 인해 아마도 허리밸트 사이즈가 증가할 수도 있다. 다른 증상과 징후로는 불안, 창백하고 축축한 피부, 빠른 맥박, 고혈압, 빠르고 힘든 호흡과 낮은 산소포화도가 나타난다. 심한 경우 응급구조사는 청진기 없이도 환자가 호흡할 때마다 환자의 허파에서 가글거리는 소리를 들을 수 있을 것이다. 환자의 허파를 청진할 때는 일반적으로, 수포음(Crackle)을 들을 수 있고 종종 쌕쌕거림도 들을 수 있다. 몇몇 심각한 환자의 경우, 환자는 기침과 함께 거품이 떠 있는 가래를 뱉을 것이다. 가래는 흰색이지만, 종종 핑크색도 관찰할 수 있다.

처치는 환자의 호흡이 부적절하거나 환기가 필요한 경우를 제외하고는 고농도의 산소를 마스크로 투여한다. 가능하다면, 환자의 자세를 디펜던트 자세(dependent position; 다리를 늘어뜨린 자세(hanging down))로 취해준다. 다리를 올리면 이미 체액이 과적화된 상태인 순환계를 더 압박할 수 있고, 문제를 더 악화시킬 수 있다. 앞에서 언급했듯이, CPAP는 물리적으로 체액을 허파 밖으로 밀어내 혈액이 있어야 하는 폐모세혈관으로 가게 하므로 CPAP의 사용은 매우 유용할 수 있다.

폐부종의 대부분의 경우 대부분 심근경색이나 심부전에 의한 결과로 발생한 경우가 대부분이지만, 비심장성 원인에 의한 결과로 나타나는 경우도 있다. 예를 들어, 높은 고도에서 낮은 대기압에 지속적으로 노출된 사람들은, 아마 폐부종이 발생할 것이다. 이 경우는 심장은 정상이다. 이러한 환자를 위한 가장 중요한 치료는, 정상 고도에서 정상 대기압으로 환자를 이동시키는 것이다. 또한 응급구조사는 고농도의 산소를 환자가 정상 고도로 이동될 때까지 반드시 적용해야 한다.

예전에는 울혈성심부전이라고 불렀지만, 대부분의 환자들이 신체 장기의 울혈로 발생하지 않기 때문에 요즘은 단순히 심장기능상실(심부전)이라고만 부른다. 이 상태는, 꽤 흔히 발생하고, 전보다 치료가능성이 높다. 10년 전에는 심장기능상실을 가진 환자들은 대개 1년 혹은 2년 정도 밖에 살지 못했지만, 요즘은 엄격한 식이조절과, 현대의학/약학의 발달, 그리고 심박동을 더 효율적으로 만드는 더 진보된 심박동조율기의 사용으로 더 활동적으로 살아가고 있다.

폐렴

폐렴은 한쪽 또는 양쪽의 허파가 박테리아, 바이러스 혹은 곰팡이균에 의해 감염된 것이다. 흡기시 들어온 균들이 허파에서 자라고, 감염시켜 발생한다. 만성폐쇄성 폐질환 혹은 호흡질환 환자들이 폐렴에 걸리기 쉬울 뿐만 아니라, 만성적으로 건강 상태가 좋지 않은 환자들도 큰 위험인자이다.

폐렴의 가장 흔한 증상과 징후는 기침(초록색, 노란색, 혹은 혈액을 띠는 가래), 열, 가슴통증, 그리고 심한 오한 등이 있다. 모두는 아니지만, 대부분 환자는 힘들거나 힘들지 않은 짧은 호흡(shortness of breath), 찌르는 듯하고 늑막성(흡기시 악화되는) 가슴 통증, 두통, 창백하고 축축한 피부, 피곤함, 특히 노인의 경우 혼란스러움을 호소한다. 때로는 노인들이 혼란스러움을 제외하고 다른 증상과 통증을 호소하는 경우도 있다. 가슴을 청진할 때, 응급구조사는 한쪽 폐의 국한된 한 부위에서 거품소리를 들을 수 있을 것이다.

병원 전 처치시 응급구조사는 호흡곤란을 호소하는 모든 환자에게 지지적 치료를 실시한다. 몇몇 응급의료서비스의 경우, 응급구조사는 이 환자에게 CPAP를 적용할 수 있다. 만약 폐렴이 세균에 의해 발생한 것이라면, 환자는 응급실에서 항생제를 투여 받음으로써 상태를 진정시킬 수 있을 것이다. 폐렴의 원인, 환자 상태의 중증도, 그리고 환자의 일반적인 건강상태를 고려하여 환자가 병원에 입원할 필요가 있는지 결정한다.

가장 흔한 유형의 세균성 폐렴을 막아주는 예방접종은 노인환자와 만성적으로 건강상태가 좋지 않은 환자들에겐 필수적이며, 매우 효과적이다.

자발공기가슴증

허파가 명백한 원인이나 손상이 없이 허탈되는 것을 자발공기가슴증이라고 부른다. 이는 주로 허파의 약하고 작은 부위에 수포의 파열의 결과로 발생한다. 수포가 파열되면, 허파가 허탈되며 가슴안으로 공기가 샌다. 특정한 상태 또는 활동을 하는 환자에게서 자발공기가슴증이 발생할 확률이 크다. 예를 들어 키가 크고, 마른 환자들은 기침만으로도 수포가 파열되어 자발공기가슴증이 발생할 수 있다. 흡연은 허파조직을 파괴시켜, 흡연자들 또한 자발공기가슴증의 고위험 인자이다.

공기가슴증이 작게 발생한 경우, 비록 경미하다 할지라도, 허파가 허탈된 환자는 전형적으로 날카롭고 늑막성 통증과 호흡곤란을 호소한다. 넓게 발생한 경우, 환자는 쉽게 피로해 하고, 빠른맥, 빠른호흡, 낮은 산소포화도, 청색증 등을 보인다.

전형적인 자발공기가슴증을 가진 환자는, 손상된 허파에서 감소되거나 부재한 호흡음을 청진할 수 있을 것이다. 하지만, 몇몇 환자에게서는 완벽하게 정상 호흡음을 청진할 수 있기 때문에, 이 테스트는 전적으로 신뢰할 만하지는 못하다.

산소를 공급하고, 다른 호흡곤란 환자의 처치방법과 같이 처치하라. CPAP는 자발공기가슴증을 가진 환자에겐 금기이다. 공기가슴증을 가진 대부분의 환자는 작은 카테터나 큰 플라스틱 흉관을 갈비뼈 사이에 삽입하여, 허탈된 허파 주위를 둘러싸고 있는 늑막강으로 넣는다. 카테터는 공기를 제거하고 허파가 재팽창되도록 돕는다.

폐색전증

혈액은 허파의 혈관을 지나, 산소와 이산화탄소가 교환하는 모세혈관으로 들어간다. 혈전, 공기, 지방질과 같이 혈액이 아닌 무언가가 혈관으로 들어간다면, 이는 허파 동맥을 막을 것이다. 이를 매우 위험한 상태인 폐색전증라고 부른다.

폐색전증의 가장 흔한 예로, 혈전이 다리나 골반의 혈관에서 시작하는 경우이다. 위험한 형태의 혈전을 깊은정맥혈전증(deep vein thrombosis; DVT)이라고 부르는데, 이는 혈류를 더 잘 막는 경향이 있다. 한 자세로 계속에서 누워있거나 앉아있는 것은 혈전이 발생하기 쉬우며, 혈전으로 위험이 발생할 확률이 크다.

혈전 뿐만 아니라 다른 것 또한 허파동맥을 막을 수 있다. 정맥으로 유입된 엄청난 양의 공기는 엄청난 손상을 일으킬 뿐만 아니라 죽음까지 이르게 한다. 만약 골절된 뼈의 골수로부터 지방이 순환계에 유입된다면, 마찬가지로 위험한 결과를 초래한다.

폐색전증의 증상과 징후는 다양하며, 이를 인지하기에 가장 어려운 질환 중 하나이다. 전형적인 환자는 갑자기 날카롭고 늑막성 가슴통증, 짧은 호흡, 불안, 기침(가끔 혈액이 섞인 가래를 동반), 창백하고 축축한 피부, 청색증, 빠른맥, 빠른호흡을 보인다. 불행히도, 단 몇몇 환자에게서만 이러한 증상을 보인다. 환자는 또한 어지러움을 호소하고 한쪽 또는 양쪽 다리에 부종이나 통증을 호소할 것이다. 환자의 가슴을 청진할 때 쌕쌕거림을 들을 수도 있을 것이다. 만약 응고물(clot)이 크면, 환자는 저혈압을 보이다가 심정지로 빠질 것이다.

산소를 공급하고, 다른 호흡곤란 환자의 처치와 같은 방법으로 처치한다. 환자가 최근 고정되었거나 혹은 깊은 정맥혈전증의 병력이 있는지, 폐색전증의 고위험군인지 의심한다.

폐색전증은 오랜 시간 동안 움직이지 않는 것을 피하고, 금연, 그리고 응고물(clot) 발생의 고 위험군일 경우 적절한 약물을 섭취하고, 문제가 생기기 전에 깊은 정맥혈전증를 관리함으로써 예방할 수 있다.

후두덮개염

후두덮개의 위쪽이나 주위에 감염이 발생하면, 조직은 붓기 시작할 것이고, 이는 실제로 기도의 입구를 막거나 닫아버린다. 후두덮개염은 소아에게 주로 발생하곤 했으나, 최근 미국에서는 소아보다 성인에게 더 흔하게 발생하였다. 주로 소아기에 후두염을 유발하는 대부분의 원인이 되는 세균인 헤모필루스 인플루엔자 Type B에 대한 소아기 예방 접종의 결과로 발생한다.

전형적으로 후두덮개염이 발생하는 성인의 유형은 최근 감기를 앓았던 40대의 남성이다. 증상은 목이 아프고 삼키기 어렵거나 삼킬 때 통증을 느낀다. 환자는 가능한 많이 성문이 열려진 상태가 되도록 하려고 전형적으로 삼각자세를 취하고 있을 것이다. 또 다른 증상으론, 환자가 아파보이거나, 쉰 목소리, 열, 그리고 삼킬 때마다 동반하는 통증 때문에 침을 흘릴 것이다. 그렁거림이 들리면, 이는 이미 기도가 심각하게 폐쇄되고 있다는 것을 의미한다.

성인에게서는 증상이 천천히 나타나는 반면, 이 질환을 가진 소아는 갑작스럽게 증상이 시작된다. 예전에는 2~7세에 후두덮개염이 두드러지게 발생했지만, 요즘에는 나이에 상관없이 소아 전체에게서 나타난다. 소아가 삼각자세를 취하고, 침을 흘리며, 힘들어한다면, 응급구조사는 후두덮개염의 가능성을 염두해두어야 한다.

후두덮개염의 처치는 가능한 할 수 있는 만큼 환자를 안정시켜야 한다. 이 말은 즉, 응급구조사는 환자의 목 안쪽을 관찰하지 않아야 한다는 말이다. 응급구조사는 환자를 불안하게 하지 않는 것이 가능하다면 고농도의 산소를 환자에게 공급하고, 후두덮개염을 치료할 수 있는 가까운 응급실로 빠르게 이송한다. 병원 관계자에게 예정도착시간을 보고하여, 적절한 의료관계자가 미리 대기할 수 있도록 한다. 이는 갑작스러운 기도 폐쇄가 발생할 수도 있기 때문에, 병원과 아주 가까운 거리가 아니라면, 비상벨과 비상등을 키고 최대한 빨리 병원에 도착하도록 한다. 만약 일찍 치료되지 않는다면, 후두덮개염을 앓고 있는 소아의 10%가 사망한다. 성인은 부종이 소아보다는 덜 진행되지만, 기도가 완전히 폐쇄되는 위험은 여전히 있다.

소아 후두덮개염은 헤모필루스 인플루엔자 유형 B의 예방접종에 의해 예방될 수 있다. 성인 후두덮개염은 여러 원인의 감염으로부터 발생하므로, 성인에게서 예방을 위한 특정한 방법은 알려진 것이 없다.

낭성섬유증

소아에서 나타나는 전형적인 유전 질환으로 허파나 소화기계에 두껍고 끈적끈적한 점액이 축적되어 발생한다. 점액은 생명을 위협하는 허파 감염과 소화에 심각한 문제를 야기시킨다. 증상과 징후는 다음과 같다:

- 허파로부터 많은 양의 점액을 동반한 기침
- 피로
- 열, 평소보다 잦은 기침, 평소보다 악화된 호흡곤란, 평소보다 많아진 가래, 식욕부진 등의 증상을 보이는 폐렴의 잦은 발생
- 복부통증과 팽창
- 객혈
- 메스꺼움
- 몸무게 감소

만약에 낭성섬유증 환자와 만난다면, 환자 또는 부모는 아이가 어떻게 이 질환에 감염됐는지에 대하여 설명할 것이다. 비록 이 질환을 가진 환자의 대부분이 소아이더라도, 현대에는 성인까지 생존할 수 있고, 이는 한 세대 전에는 가능하지 않았다. 환자와 부모는 이 질환에 대해

익숙할 것이고, 환자를 위해 무엇을 해야하는지 잘 알고 있다. 그들의 지식을 이용해서 환자를 처치하여라. 낭성섬유증을 예방하는 방법을 알려지지 않았고 많은 연구가 현재 진행되고 있다.

바이러스성 호흡계 감염

가장 사람을 자주 괴롭히는 질환 중 하나는 바이러스성 호흡계 감염이다. 많은 증상과 징후들이 있지만, 종종 재채기, 따끔따끔한 목구멍, 목 통증, 콧물, 피로 등으로 시작하고, 발열이나 오한도 함께 동반할 수 있다. 주로 만성적으로 건강상태가 좋지 않은 환자에게 흔하게 발생하며, 염증은 허파로 퍼지고, 이는 호흡곤란을 야기한다.

기침은 영구적이고, 노란색 또는 초록빛을 띠는 가래도 동반할 것이다. 증상은 대개 1주일에서 2주일까지 계속된다.

호흡계 감염의 증상과 징후가 다른 질병들과 매우 비슷하기 때문에, 응급구조사는 산소를 공급하고, 다른 호흡질환 환자의 처치 방법과 동일하게 처치하여야 한다.

바이러스에 의한 감염이기 때문에, 항생제는 도움이 되지 않고, 항생제 내성을 증가시킴으로써 악화시킬 수 있다. 환자가 필요하지 않은 항생제를 복용하였을 때, 그 항생제에 내성이 생긴 바이러스 이외에 다른 바이러스를 죽임으로써 발생한다.

적적한 위생은 바이러스성 호흡계 감염을 예방하는데 도움을 준다. 자신의 손으로 직접 코와 눈을 만지기 전에, 손을 반드시 깨끗이 하여야 한다. 만약 여러분이 바이러스를 운반하는 사람의 손을 만졌다면, 바이러스는 여러분의 손으로 옮겨지고, 그 손으로 코나 눈의 점막을 만진다면, 그 점막을 통해 여러분 또한 감염될 것이다. 알코올성 손 살균제는 매우 유용하다. 콧물이나 기침을 하는 사람의 재채기는 피한다면, 바이러스성 호흡계 감염에 전염될 위험이 크게 감소할 것이다.

현장사례

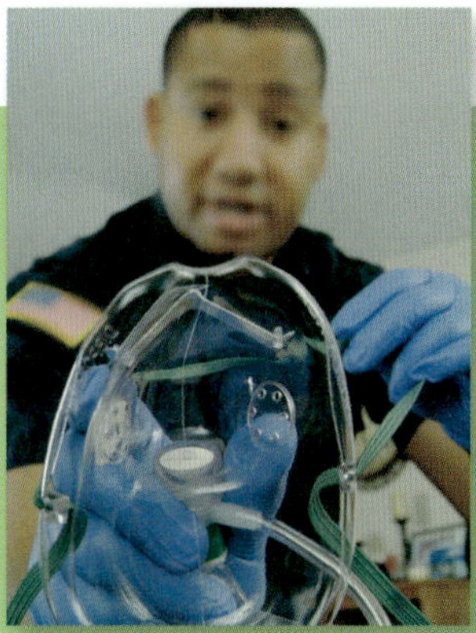

"나는 숨을 쉴 수 없었다. 나는 정말로 숨을 쉴 수 없었다. 나는 공기를 들이쉬고 내쉴 수 없는 것처럼 느껴서 내가 죽을 것이라고 아주 확신했다.

"나는 내가 응급구조사에게 소리친 것에 대해 기분이 안 좋았기 때문에 당신에게 이것을 말하려고 한다.

"나는 모든 것을 기억할 수 없지만 솔직히 위험한 상태에 있다고 기억한다. 알다시피 나는 천식에 걸렸지만 이전에는 그와 같은 발작을 겪어 본 적이 없다.

"나의 남편이 응급구조사를 호출하여 그들이 상당히 빠르게 집에 왔다. 그러나 나의 숨쉬기는 더욱 더 악화되었고 내가 말한 것처럼 내기 이렇게 살아있을 것이라고 확신하지 못했다. 그래서 나는 화가 났다."

"응급구조사가 얼굴에 산소마스크를 씌우려고 했을 때 나는 숨이 막힐 것처럼 느꼈다. 산소투여가 도움이 되는 것을 알고 있었지만 응급구조사를 보고 화를 내는 내 자신을 멈출 수 없었다. 나는 응급구조사의 손을 뿌리치고 고함쳤다. 나는 어떻게 보였는지… 혹은 내가 응급구조사를 보고 고함치는 동안 그의 마음이 어땠는지 상상할 수 없다.

"그는 결국 나에게 마스크를 씌웠다. 그는 매우 인내심이 있고 침착했다. 산투여수가 두움은 됐지만 편안하지는 않았다. 우리가 병원에 도착했을 때 나는 다소 호전되어 있음을 느꼈다. 그리고 나는 응급구조사에게 사과했다. 그는 나에게 걱정하지 말라고 말했다. 그렇지만 나는 마음에 걸린다.

"나는 정말로 이런 일이 결코 다시는 일어나지 않기를 바란다."

그림 17-6 흡입기와 환자 사이의 스페이서(spacer) 흡입기 사용 동안 위험을 감소시키기 위해 시간을 준다.

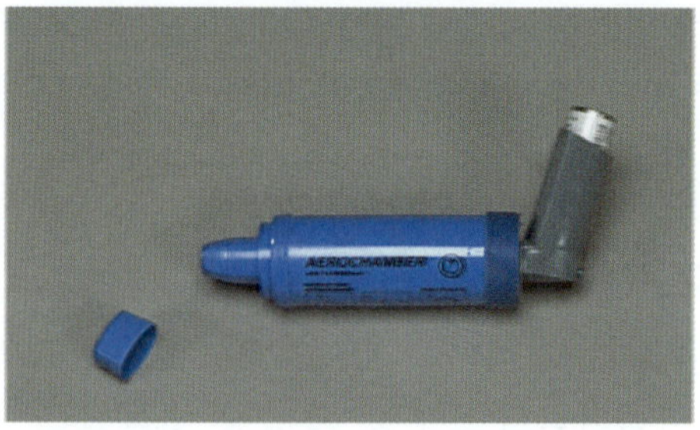

처방된 흡입기

핵심 개념
처방된 흡입기의 사용과 흡입기로 환자를 지지하는 방법

천식, 만성폐쇄성 폐질환, 또는 이와 비슷한 만성호흡기질환을 앓는 환자들은 의사가 처방한 흡입기를 가지고 있다. 응급구조사는 지도의사의 허락을 받아 환자의 흡입기 사용을 도울 수 있다. 지역 업무지침에 따라 전화/무선 또는 standing order로 의사의 허락을 받을 수 있다. 응급구조사가 도착하기 전에 환자가 흡입기를 남용했을 수도 있으므로, 응급구조사는 환자가 언제 그리고 얼마나 흡입기를 사용했는지에 대해 물어보아야 한다. 그리고 지도 의사에게 이러한 정보를 확실하게 전달하도록 한다.

기관지수축(bronchoconstriction)
기관에서 허파에 이르는 기관지의 수축 또는 폐쇄

용량 계량 흡입기(metered-dose inhaler)는 흡입기를 작동할 때마다 정확하게 측정된 분량을 제공한다는 의미에 이러한 명칭을 가지게 되었다. 환자는 대부분 단순히 이 장비를 "흡입기"나 "부는 것"이라고 부른다. 흡입기는 *기관지수축*(bronchoconstriction, 기관에서 허파에 이르는 기관지의 수축 또는 폐쇄)이나 허파의 폐쇄를 야기하는 또 다른 유형들의 호흡문제를 가진 환자에게 처방된다. 흡입기에는 공기 통로를 확장시키거나 커지게 해서 더 쉽게 호흡하도록 하는 미세한 분말의 약물이 들어 있다. 환자가 호흡을 깊게 들이마실 때 흡입기를 작동시켜, 미세한 분말이 입의 축축한 안쪽 표면에 멈추지 못하게 하는 것은 매우 중요하다. 이 약물은 허파조직과 직접 접촉할 때에만 작용한다. 연구에 따르면 흡입기는 적절히 사용할 때에만 매우 유익하다는 것이 밝혀졌다.

흡입보조기는 (그림 17-6) 흡입기 사용시 위험을 감소시키기 위한 정확한 시간을 만들어 주고 흡입기는 흡입보조기 장치에 의해 활성화된다(때로는 에어챔버라 부른다).

약은 흡입기 내부에서 공기상태로 머물러 직접 허파로 흡입된다.

환자가 흡입기를 사용할 때는 호흡이 짧기 때문에 종종 흥분하거나 긴장하여 대부분의 환자는 적절하게 사용하지 못한다. 심지어 몇몇 환자는 흡입기 사용에 대한 적절한 지침을 받지 못한 경우도 있다. 할 수 있는 한 최선을 다해 환자를 진정시키고, 다음과 같이 적절하게 흡입기를 사용하도록 확실히 지도한다.

1. 다른 약물과 마찬가지로, 정확한 환자, 정확한 약물, 정확한 용량, 그리고 정확한 경로인지를 확인해야 한다. 유효기간을 확인한다. 흡입기가 방안 온도 이상인지를 확인한다. 흡입기를 여러 번 세게 흔든다.
2. 환자가 적절하게 흡입기를 사용할 수 있을 정도로 의식이 명료한지 확인한다. 환자가 spacer 장치를 가지고 있으면 사용한다.
3. 환자가 처음에 깊게 숨을 내쉬는 것을 확인한다.
4. 환자가 흡입기 구멍에 입술을 대고, 깊게 들이쉬면서 스프레이가 작동하도록 흡입기를 누른다.
5. 환자가 흡입을 한 다음, 가능한 오래 숨을 참아서 약물이 흡수될 수 있도록 한다. 환자가 불안해한다면 숨을 참기가 어려울 수 있지만, 약물이 허파로 들어가지 않으면 효과가 적

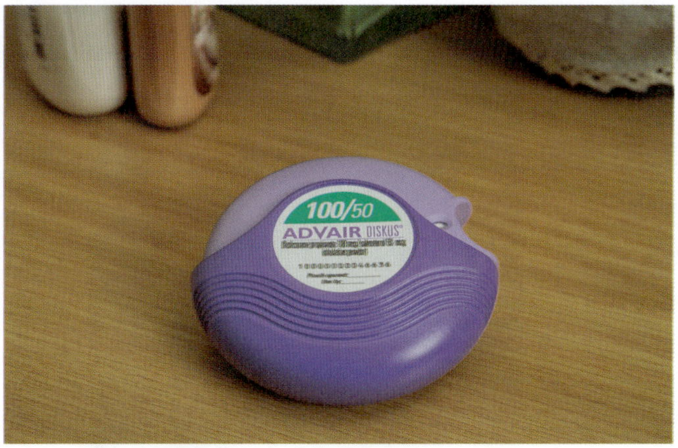

그림 17-7 어드바이어 흡입기

거나 거의 없다.

응급구조사의 역할은 약물을 실제로 투여하는 것보다는 지도하는 것이다. 처방된 흡입기를 투여하는 적절한 순서는 절차 17-2에 나타나 있다. 흡입기는 절차 17-3에 상세히 설명되어 있다. 지역 업무지침서의 지침을 따르고 필요하다면, 환자에게 흡입기를 투여하도록 보조하기 전에 지도의사와 상담한다.

메모: 처방된 호흡기에 사용된 많은 유형의 약물이 있다. 소위 '구조용 호흡기'는 기도수축을 역으로 작용하기 위해 응급시에 즉시 작용한다. 빨리 작용하는 응급용 흡입기는 알부테롤(벤톨린, 프로벤틸, 볼맥스), 리바부테롤(소페넥스)와 복합흡입기(콤비벤트)를 포함한다. 기타 흡입기는 응

비판적 의사결정

처방된 흡입기 사용 보조

응급구조사는 환자가 흡입기 사용을 돕도록 허용되어 있다. 어떤 흡입기는 적절히 사용하면 좁아진 기도를 이완시키고 환자에게 굉장한 혜택을 제공하는 약물을 전달한다.

다음에 나오는 각각의 상황에 대하여 흡입기로 환자를 도울 것인지 말 것인지를 결정한다.

1. 호흡곤란을 호소하는 14세된 환자의 전화를 받는다. 이 환자는 천식병력이 있다고 말한다. 환자의 맥박은 104회로 강하고 규칙적이며 호흡은 28회로 들을 수 있는 쌕쌕거림이 있으며 혈압은 130/84이고 피부는 따뜻하고 건조하다. 환자의 부모가 환자의 옆에 있고 환자에게 흡입기가 처방되어 있다.
2. 호흡곤란을 호소하는 67세된 환자의 전화를 받는다. 이 환자는 호흡기질환의 병력을 가지고 있지만 명시적으로 어느 병인지는 모른다고 말한다. 이 여자의 활력징후는 맥박은 122회로 강하고 규칙적이며 호흡은 28회로 들을 수 있는 쌕쌕거림이 있으며 혈압은 104/64, 피부는 차고 건조하다. 환자의 딸이 '이 약물은 내 것이고, 쌕쌕거림이 있을 때 사용하는 것이다'라고 말하며 흡입기를 건넨다.
3. 호흡곤란이 생겼을 때 운동하고 있었던 24세 여자의 전화를 받는다. 이 여자는 천식병력이 있으며 피로하고 약한 것처럼 보인다. 활력징후는 맥박이 142회, 호흡은 42회로 얕고 혈압은 96/56이고 피부는 냉하고 습함. 어떤 쌕쌕거림도 들리지 않는다. 친구가 달려가 차에서 흡입기를 가져온다.

절차 17-2 처방된 흡입기 – 환자평가와 관리

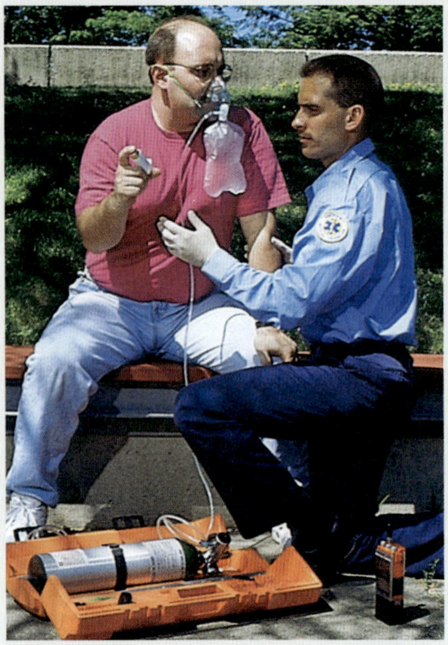

1. 환자는 흡입기를 사용해야 하는 호흡곤란의 징후와 증상을 보이며 의사로부터 처방된 약물을 갖고 있다.

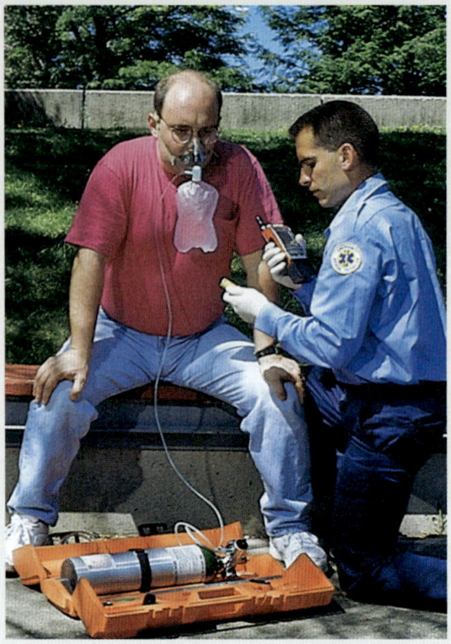

2. 지도의사와 연락 후, 환자가 흡입기를 사용할 수 있도록 돕는다.
3. 다섯 가지 "정확성(right)"을 확인한다.
   1. 정확한 환자(Right patient)
   2. 정확한 시간(Right time)
   3. 정확한 약물(Right medication)
   4. 정확한 용량(right dose)
   5. 정확한 경로(right route)

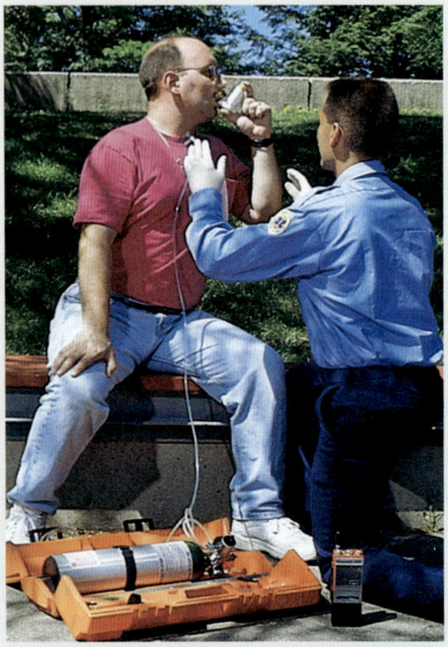

4. 유효기간을 확인하고 흡입기를 흔들어 흡입기가 실내온도 이상임을 확인한다. 환자가 의식이 있는지 확인한다. 환자에게 흡입기 사용을 지도한다. 환자에게 깊이 숨을 내쉬고, 흡입기를 눌러 스프레이를 누르고, 약물이 흡수될 수 있도록 숨을 참아야 한다고 설명한다. 유효기간을 확인하고 흡입기를 흔들어 흡입기가 실내온도 이상임을 확인한다. 환자가 약물에 민감한지 확인한다.

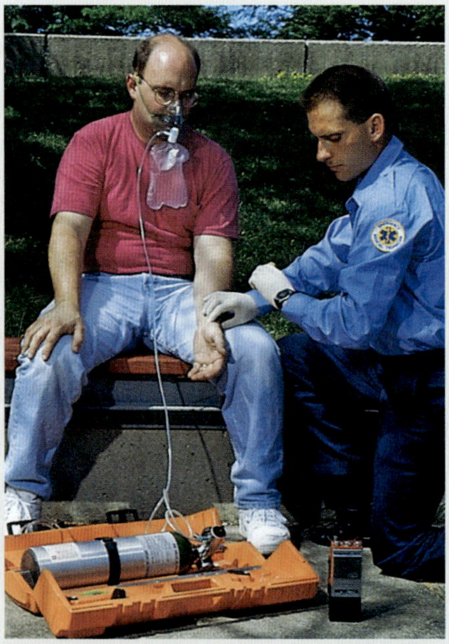

5. 흡입기를 사용한 후, 환자를 재평가한다. 즉 활력징후를 측정하고, 주호소에 집중적 검사를 실행하고 호흡이 적절한지 결정한다.

절차 17-3 처방된 흡입기

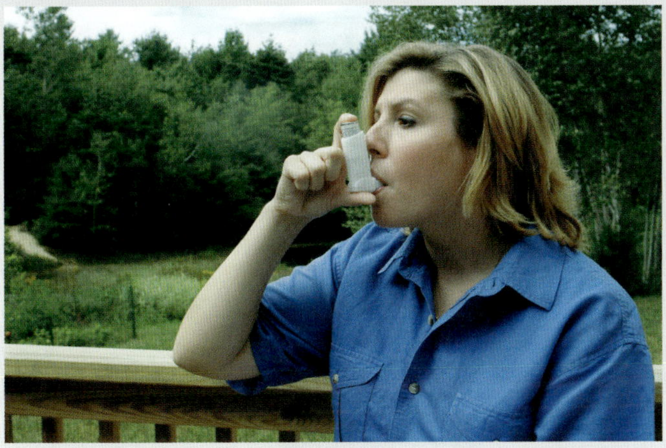

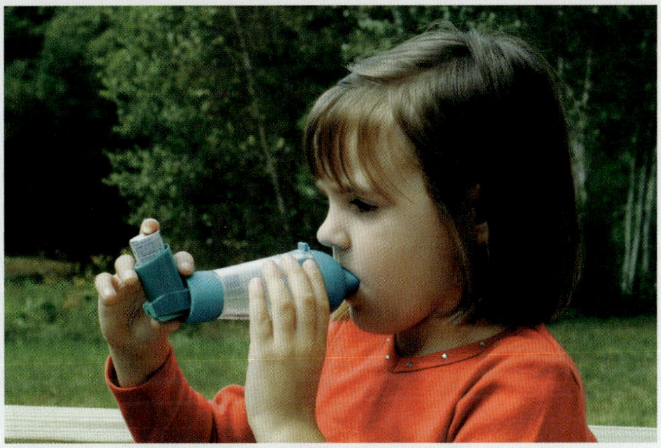

약물명칭

1. 일반명: 알부테롤, 메타프로테레놀
2. 상표명: 프로벤틸, 벤톨린, 알루펜트, 메타프렐

적응증

다음 모든 기준에 맞아야 한다.

1. 환자는 호흡 응급 증상과 징후를 나타낸다.
2. 환자는 의사가 처방한 휴대용 흡입기를 갖고 있다.
3. 지도의사가 특별히 사용을 허가해야 한다.

금기증

1. 환자가 장비를 사용할 수 없다(예: 의식이 명료하지 않은 상태)
2. 흡입기가 환자에게 처방되지 않았다.
3. 지도의사가 허가하지 않는다.
4. 응급구조사가 도착하기 전에, 환자가 이미 처방된 최대용량을 복용했다.

약물형태

휴대용 용량 계량 흡입기

약물용량

흡입 횟수는 지도의사나 의사의 지시에 따른다.

약물관리

1. 유선이나 무선으로 지도의사의 지시를 받는다.
2. 정확한 환자, 정확한 약물, 정확한 분량, 정확한 경로인지를 확인하고 환자가 흡입기를 사용할 만큼 의식이 명료한지 확인한다.
3. 흡입기의 유효기간을 확인한다.
4. 환자가 이미 어느 정도의 분량을 복용했는지 확인한다.
5. 흡입기의 온도가 실온 이상인지 확인한다.
6. 흡입기를 세게 여러 번 흔든다.
7. 환자가 깊게 숨을 내쉬도록 한다.
8. 환자에게 입술을 흡입기 구멍 주위에 대도록 한다.
9. 깊게 숨을 들어 마시기 시작하면서 환자에게 휴대용 흡입기를 누르게 한다.
10. 환자에게 약물이 흡수될 수 있도록 편안하게 가능한 한 오래 숨을 참고 있으라고 지시한다.
11. 산소 투여를 다시 한다.
12. 환자가 몇 번 호흡하도록 하고, 지도의사가 지시한 경우 두번째 용량을 반복해서 복용시킨다.
13. 환자가 흡입기에 사용한 spacer 장치가 있다면(흡입기와 환자 사이에 부착해서 약물을 더 효과적으로 사용하도록 하는 장치), 그것을 사용해야 한다.

약물작용

베타활성제 기관지확장제(Beta agonist bronchodilator)가 세기관지를 팽창시켜서, 기도 저항을 감소시킨다.

부작용

1. 맥박수 증가
2. 진전(Tremors)
3. 초조함

재평가

1. 활력징후를 측정한다.
2. 흉부와 호흡 기능의 집중적인 재평가를 실시한다.
3. 환자가 악화되는지 관찰한다. 호흡이 부적절하다면, 인공환기를 실시한다.

절차 17-4 소용량 분무기 - 환자평가와 관리

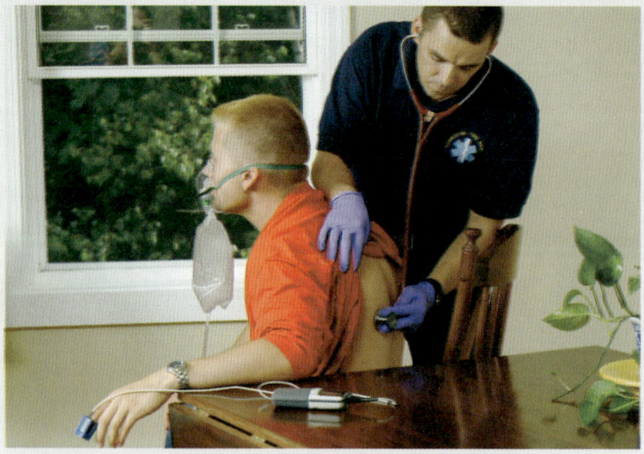

1. 환자가 소용량 분무기 약물이 필요한지 평가한다 (예: 1. 호흡곤란을 동반한 천식의 병력, 호흡곤란 등). 산소를 투여하고 활력징후를 평가한다. 환자는 약물에 알레르기가 없는지 반드시 확인하여야 한다.

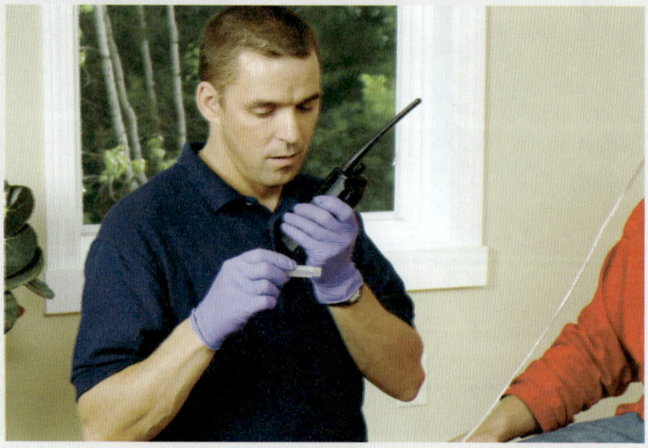

2. 약물을 투여하거나 투여를 보조하기 위하여 지도의사의 허가를 받는다.

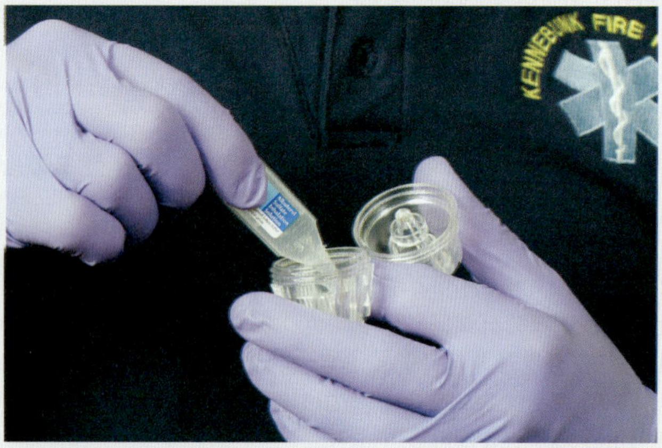

3. 4가지 "정확성"을 확인한다(정확한 환자, 정확한 약물, 정확한 용량, 정확한 경로). 분무기를 준비한다. 액체상태의 약물을 통에 넣고 분당 6~8L의 산소를 연결한다.

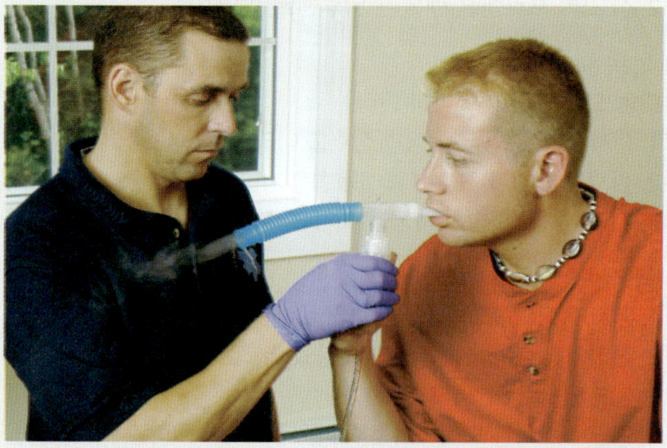

4. 환자가 마우스피스 주위를 입술로 세지 않게 물고 심호흡을 할 수 있도록 지시한다. 환자에게 가능하면 2~3초 동안 숨을 멈추도록 지시한다. 약물이 통에서 사라질 때까지 반복한다.

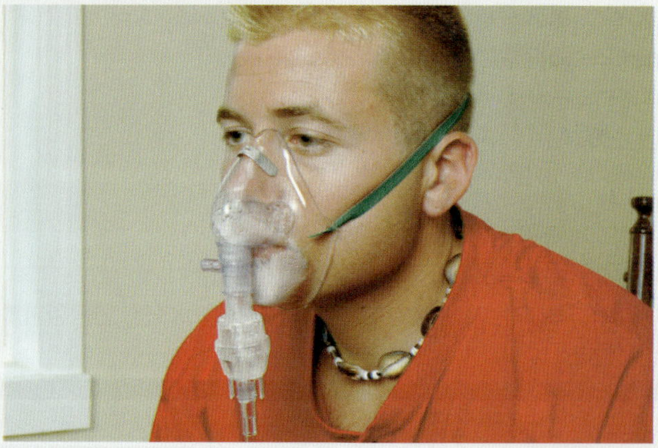

5. 대체 장비인 마스크가 약물을 전달한다.

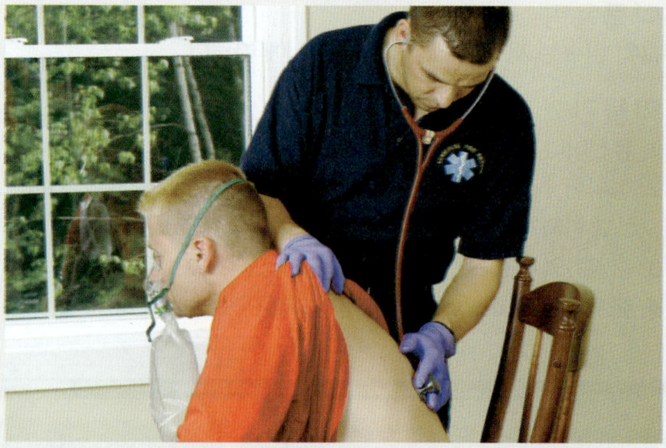

6. 환자의 주호소와 활력징후를 재평가한다. 환자가 계속해서 호흡에 어려움을 호소하고, 약물에 부작용을 보이지 않는다면 지도의사에 승인을 받아 추가적으로 사용할 수 있다.

급시에 사용하지 않는다. 오히려 그들은 염증을 줄이고 발병을 예방하기 위하여 매일 사용한다. 이들 약물(베클로메타손, 어드바이어, 플로벤트; 그림 17-7)은 급성 발병을 없애거나 호흡곤란이나 기도수축시 사용해서는 안 된다. 빨리 작용하는 응급 흡입 분무기에는 알부테롤(벤톨린, 프로벤틸)과 복합 흡입기(콤비벤트)가 있다.

소용량분무기

> **핵심 개념**
> 처방된 소량분무기의 사용과 소량분무기로 환자를 지지하는 방법

계량식 용량 흡입기에서 사용된 약물은 또한 소용량 분무기(SVN)로 투여할 수 있다. 약물을 분무하는 것은 액체약물에 산소나 공기를 통과시키는 것이다. 환자는 이렇게 만들어진 증기를 호흡한다. 소용량 분무기는 환자에게 처방될 뿐만 아니라 병원과 앰뷸런스에서도 사용된다. 천식, 폐기종, 혹은 만성기관지염 같은 만성호흡기계 질환에 걸린 환자는 이런 기구를 가정에 비치해도 좋다.

단숨에 사용되는 흡입기와 달리 분무기는 기체 상태의 약물을 계속 흐르게 하여 수분에 걸쳐 여러 번 숨을 쉬는 동안 흡입되어 환자에게 약물을 더욱 더 많이 노출시킨다.

몇 개의 주는 응급구조사로 하여금 알부테롤과 같은 분무된 약물을 휴대하여 투여하도록 허용하기 시작했다. 반면에 다른 주들은 응급구조사가 지도의사의 허락 하에 가정용 분무기로 보조하도록 허용한다. 절차 17-4는 앰뷸런스에 가지고 다니는 것과 비슷한 산소 동력식 분무기의 사용법을 설명한다. 분무된 약물의 사용에 관한 자기 지역의 지침을 따른다.

분무된 약물에 대한 부작용과 주의사항은 처방된 흡입기에 대한 절차 17-3에 설명된 것과 똑같다. 환자들은 맥박수 증가, 진전, 초조함 혹은 신경과민(jittery)을 경험한다. 적절히 호흡하지 않은 환자들은 분무기로부터 효과를 보지 못할 것이다. 왜냐하면 그들은 약물이 폐로 들어갈 만큼 충분히 심호흡을 못하기 때문이다.

단원 복습

핵심 사실과 개념

- 호흡 응급은 응급구조사가 마주하는 가장 흔한 주호소이다. 이 응급을 겪고 있는 환자를 위해 처치, 평가, 병태생리학, 해부생리학을 이해하는 것은 중요하다.
- 호흡에 문제를 호소하는 환자는 부적절한 호흡을 보일 것이다. 빠른 호흡은 저산소증, 심장 또는 호흡계통의 문제, 쇼크 등을 포함하는 심각한 상태를 나타낸다.
- 매우 느리고 얕은 호흡은 심각한 상태의 마지막 단계나 사망에 가까워졌을 때 나타난다.
- 병력은 주로 환자의 상태에 대해 중요한 정보를 제공한다. 환자의 과거병력과 복용중인 약물에 대한 정보를 수집할 뿐만 아니라, OPQRST를 통해 지금 현재 환자의 상태를 나타내게 된 유발 원인에 대해 자세한 병력과 환자의 징후와 증상을 수집한다.
- 환자의 호흡 노력, 부속 근육의 사용, 산소포화도 측정, 적절하고 양쪽 동일한 허파음 청진, 부종 확인, 활력징후 측정등 신체 검진은 중요하다.
- 환자의 호흡곤란을 완화시키는데 도움을 주는 몇몇 약물들의 사용이 가능하다.

핵심 결정

- 환자의 호흡은 적절한가? 부적절한가? 또는 호흡을 하지 않는가?
- 적절한 산소 또는 환기 치료는 무엇인가?
- 환자에게 약물을 투여하거나, 환자가 복용할 수 있도록 도와야 하는가?
- 환자가 약물을 복용할 수 있도록 돕는 업무가 지역 내 프로토콜에 해당되는가?
- 환자의 주호소와 상태가 이 프로토콜에서 명시된 것에 적합한가?
- 프로토콜에 적인 약물을 사용하기에 위험요소 또는 합병증이 있는가?

단원 용어

기관지수축(bronchoconstriction) 기관에서 허파에 이르는 기관지의 수축 또는 폐쇄

지속적양압환기기(CPAP) 비침습적양압환기 형태 (NPPV) 마스크 형태이고, 마스크안으로 공기나 산소를 불어 넣어 기도의 허탈을 예방하고, 호흡곤란 해소를 돕는다.

날숨(exhalation) 호기(expiration)의 다른 이름

호기(expiration) 갈비사이근육과 가로막이 이완되는 수동적인 과정으로, 가슴안의 크기를 감소시키고 공기가 허파에서 나가도록 한다.

들숨(inhalation) 흡기의 다른 이름

흡기(inspiration) 갈비사이근육과 가로막이 수축하는 능동적 과정으로, 가슴안의 크기를 확장시키고 공기가 허파 속으로 들어가게 한다.

평가와 술기를 위한 준비

요약 문제

1. 환자가 저산소증이라면 호흡수가 어떻게 변화할 것이라고 예상하는가? 이유는 무엇인가?
2. 환자가 저산소증이라면 맥박수가 어떻게 변화할 것이라고 예상하는가? 이유는 무엇인가?
3. 부적절한 호흡의 징후를 나열하여라
4. 환자가 울혈심장기능상실의 병력을 앓고 있을 때, 처방된 흡입기를 복용할 수 있도록 도울 것인가? 이유는 무엇인가?
5. 성인과 영아/소아의 호흡계통의 차이점을 나열하여라.
6. 호흡곤란의 징후와 증상을 나열하여라.

연관시켜 생각하기

"환자 들어올리기와 이동하기", "호흡 관리" 그리고 "호흡과 인공환기" 단원을 복습하고 이 단원에서 배운 내용과 연결하여 아래 나열된 환자에 대해 고려해본다.

각각의 환자는 2층 집 계단에서 발견되었고, 여러분이 가지고 있는 바퀴달린 들것은 앞 문을 통과할 수 없어 바깥쪽 앞 문 바로 앞에 놓여있다. 다음 나열된 환자들을 어떤 자세로 그리고 어떤 장비를 이용하여 계단에서 바퀴달린 들 것으로 이동할 것인지 결정해본다. 환자의 편안함과 의료적 필요성 둘 다 고려하여 결정하도록 한다. 일단 여러분이 이동 장비를 선택했다면, "D" 실린더의 산소통을 환자와 함께 어떻게 안전하게 운반할 것인지도 설명하도록 한다.

1. 천식발작을 겪고 있는 15세 환자
2. 가래 색이 변했고 약간의 열을 호소하는 77세 환자
3. 수면제를 과다 복용하여 호흡이 없는 44세 여성 환자
4. 약간의 의식이 있으며 졸려보이고, 느리고 얕은 호흡을 가진 82세 여성 환자
5. 울혈심장기능상실을 진단받고 배게 2개로 심하게 부은 다리를 받치고 누워 있으며 동시에 호흡곤란을 호소하는 69세 남성 환자

비판적 사고 연습

호흡의 적절성과 부적절성을 결정하는 것은 매우 중요한 술기이다. 아래의 환자들의 각각 호흡이 적절한지 또는 부적절한지 결정하고, 이유를 설명하여라.

1. 심각한 호흡곤란을 겪고 있는 45세 남성 환자로 호흡수는 분당 36회이고, 매우 얕다. 환자의 가슴은 매우 얕게 확장되며 가까스로 말한다.
2. 호흡곤란을 호소하는 65세 여성 환자로 호흡수는 분당 20회이고, 약간의 호흡 노력을 보인다. 호흡은 규칙적이고 가슴의 확장은 적절하다.
3. 최근에 호흡기 감염을 진단받은 3세 환자가 있다. 환자의 부모는 환자가 호흡을 힘들어 하는 것 같다는 이유로 119에 신고하였다. 여러분이 환자를 관찰하였을 때 환자는 코벌렁임 뿐만 아니라 빗장뼈 위쪽과 갈비뼈 사이의 근육이 수축됨을 확인하였다. 아이는 매우 피곤해보였다. 호흡수는 분당 40회이다.

병태생리학적 접근

다음의 질문들은 현장에서 정확한 결정을 내리고 임상과 관련된 정보를 모을 수 있도록 돕기 위해 고안되었다.

1. 발목에 부종 없이 환자의 허파에 체액이 찰 가능성이 있는가? 이유는 무엇인가?
2. 천식 환자의 경우, 들숨과 날숨 중 어떤 주기가 더 길어지는가? 이유는 무엇인가?

3. 산소포화도가 98%를 나타낼 때 환자는 호흡곤란을 호소할 수 있는가? 이유는 무엇인가?

아래의 환자들에게 어떤 질병이 가장 발생 가능성이 큰지 결정해본다. 비록 각 환자에 대한 정보는 최소한이지만, 질병에 대해 지식이 있다면 정확한 선택을 할 수 있도록 도와줄 것이다.

A. 만성폐쇄성 폐질환(COPD)
B. 울혈심장기능상실(Congestive heart failure; CHF)
C. 천식(Asthma)

1. 10세 환자
2. 누워서 잘 수 없는 82세 여성환자
3. 호흡곤란, 열, 가래를 호소하는 76세 환자
4. 이 전에 호흡곤란과 심장발작을 경험한 적이 있고, 최근 2–3일 내 체중이 3kg 정도 늘어난 환자
5. 가정용 산소를 가지고 있고 분당 2L의 산소를 코삽인관으로 공급받고 있는 매우 마른 노인 환자
6. 라켓볼을 친 후 호흡곤란을 호소하는 35세 남성 환자

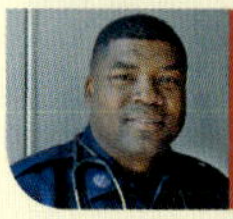

현장 이야기

응급구조사는 상황실 근무자로부터 "호흡곤란을 호소하는 여성환자"가 발생했다는 지령을 받았고, 동시에 전문소생술팀이 출동 불가능하다는 것을 전해들었다. 현장에 도착해보니 환자인 Mrs. 카멜라 부인이 호흡을 힘들어하고 있었고, 그녀의 남편과 이웃이 환자의 옆에 서 있었다. 응급구조사는 빠르게 의료적 질문을 했고, 이웃이 환자에게 무슨 일이 발생했는지 알고 있음을 확인했다. 환자의 남편은 환자의 병력을 알고 있었고, 환자는 심각한 호흡곤란 때문에 완전한 문장을 말할 수 없었다.

질문

1. 환자를 위해 가장 먼저 해야 할 일은 무엇인가?
2. 환자의 남편과 이웃에게 어떤 질문을 할 것인가?

응급구조사는 일차 평가를 시행한 후, 환자의 남편으로부터 환자에 대한 정보를 얻었다. 환자는 수 년동안 하루에 두 갑 정도의 담배를 펴왔으며 최근 폐기종을 진단받았다고 했다. 환자는 이러한 증상을 6개월 전에도 이미 겪었고, 그 당시 환자는 병원으로 이송되어 기관내삽관술을 받았다고 했다. 환자는 여러 개의 약물을 복용중이며 알고 있는 알레르기는 없다고 했다.

이웃으로부터 얻은 정보에 의하면, Mrs. 카멜라 부인은 가정용 산소를 가지고 집에서 산소를 공급받고 있었다. 오늘 날씨가 매우 화창하여 정원을 가꾸기 위해 밖으로 나갔다가, 잡초를 뽑던 중 환자는 자신의 호흡수가 오르는지 인지하지 못했다. 어느 순간 환자는 제대로 된 호흡을 할 수 없었고, 집으로 되돌아갈 수 도 없었다. 이웃이 환자의 호흡문제를 발견하였고 무슨 일인지 묻자, 환자는 도움을 요청해 달라고 소리쳤다.

질문

3. 남편에 의해 제공된 의료 병력 중 중요한 것은 무엇인가?
4. 환자는 얼마의 산소를 공급받아야 하는가?

환자가 같은 증상과 징후로 예전에 기관내삽관술을 받았다는 정보를 듣고, 응급구조사는 환자의 상태가 빠르게 악화될 것이라는 것을 짐작했다. 응급구조사는 환자의 호흡을 다시 평가하였고, 환자의 호흡수는 아직 빠르다는 것을 확인하였다. 응급구조사의 동료가 호흡수를 측정하자 분당 36회였다. 환자의 입술은 파래지고, 코벌렁임과, 호흡을 더 쉽게 하기 위해 의자에 곧은 자세로 앉아 있음을 확인하였다. 응급구조사의 동료는 응급구조사에게 환자가 호흡시 가슴과 배 근육을 사용한다고 전했다. Mrs. 카멜라 부인은 점점 졸려워 하는 증상을 보였다. 응급구조사의 동료는 응급구조사에게 백 밸브 마스크로 환자를 환기시킬 것을 권유하였다. 응급구조사는 백-밸브 마스크에 산소를 연결하여 환자를 환기시키려고 하자, 환자의 남편은 환자의 흡입기를 들고 오면서 환자는 분당 2L의 산소만 공급받는다고 전했다. 또한 그녀의 주치의가 2L 이상의 산소를 제공하지 말아야 한다고 주의했음을 응급구조사에게 전했다.

질문

5. 환자는 흡입기 사용에 적절한 환자인가?
6. 이 환자를 병원으로 이송하기 위해 구급차의 사이렌과 불빛이 필요한가?

응급구조사와 응급구조사의 동료는 환자에게 고농도의 산소를 공급하고 지체없이 이송할 필요가 있다는 것에 동의했다. 환자가 평균적으로 공급받는 산소 농도인 2L는 환자를 충분히 산소화시키기 어렵다. 응급구조사는 환기시키면서 환자를 이송하였다. 응급구조사는 환자의 흡입기 사용을 도우려고 했지만, 지역 내 프로토콜에는 환자의 의식이 명료할 때만 사용할 수 있도록 규정해 놓았다. 게다가 환자에게 시행하는 고농도 산소의 환기는 충분히 잘 수행되고 있다.

이송하는 동안, 응급구조사의 동료는 도착 병원에 환자의 상태와, 시행된 처치, 그리고 도착 시간을 알렸다. 환기는 제대로 수행되고 있었지만, 손이 모자라는 탓에 활력징후를 재 측정할 수 없었다. 환자에게 필요한 우선순위를 계속 생각하면서, 환기 사이에 환자의 맥박을 빠르게 자주 측정하였다. 환자는 응급실에 도착한 후 조금 더 의식이 명료해졌다. 응급구조사는 의사에게 환자의 상태와 병력에 대해 보고하면서 동시에 구급상황일지를 전달하였다. 의사는 응급구조사가 적절하게 환기를 수행한 것에 대해 감사를 표했다.

18 심장 응급 (Cardiac Emergencies)

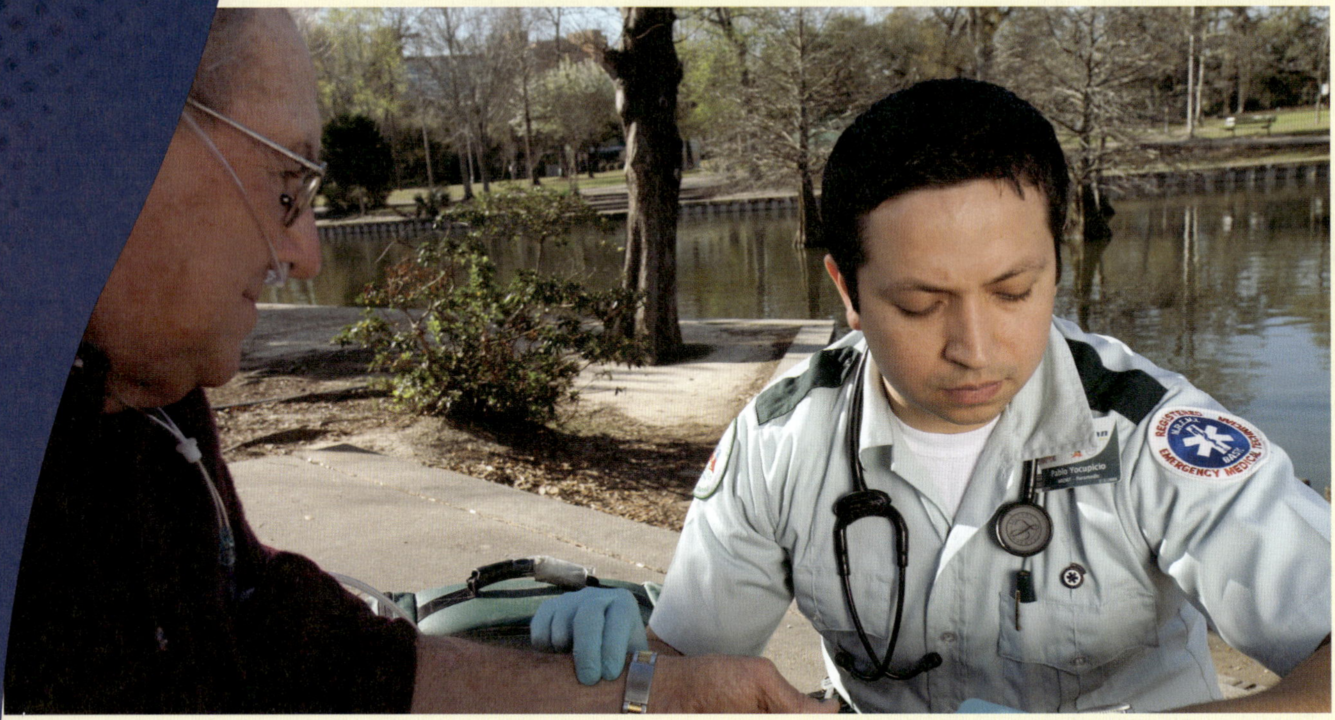

관련 단원

다음 단원들은 이 단원에서 토의된 주제와 관련하여 추가적인 정보를 제공한다.

3 환자 들어올리기와 이동하기
6 해부학과 생리학
10 호흡과 인공환기
12 일차 평가
13 활력징후와 모니터 장비
14 이차 평가
19 당뇨응급과 의식상태 변화
22 복부 응급
부록 B. 기본 심폐소생술 복습

표준

의학(심장혈관계)

역량

급성 질병 환자에 대한 평가를 근거로 이송과 기본적인 응급처치를 제공하기 위한 기본적인 지식을 적용한다.

핵심 개념

- 급성 관상동맥증후군의 양상
- 심장 응급을 야기시키는 상태들
- 심장 정지와 생존사슬
- 심장 정지 환자의 관리
- 자동제세동기의 사용
- 자동제세동기 사용의 특별한 고려
- 기계 심폐소생술 장비의 사용

학습목표

이 단원을 읽고 난 후, 여러분은:

18.1 이 단원에서 소개된 주요 용어를 정의할 수 있다.
18.2 심장혈관계의 해부생리 부분을 설명할 수 있다.
18.3 급성 관상동맥증후군을 정의하고, 가장 흔한 증상과 징후에 대해 이야기할 수 있다.
18.4 급성 관상동맥증후군 환자의 관리에 대해 이야기 할 수 있다.
18.5 가슴 통증 환자에게 니트로글리세린 투여의 적응증, 금기증, 그리고 용량과 투여방법에 대하여 말할 수 있다.

18.6 가슴 통증 환자에게 아스피린 투여의 적응증과 금기증에 그리고 투여방법에 대하여 말할 수 있다.

18.7 심장 응급을 야기하는 다음의 각 질환에 대해 설명할 수 있다.

a. 관상동맥질환(CAD)

b. 동맥류

c. 심장의 전기기능장애

d. 심장의 기계적 기능장애

e. 협심증

f. 급성 심근경색(AMI)

g. 울혈성 심부전증(CHF)

18.8 다음의 생존 사슬의 요인들에 대하여 설명하고, 각각 심장 정지 환자의 생존에 어떻게 기여하는지 설명할 수 있다.

a. 즉각적인 심정지 인지 및 응급의료체계 활성화

b. 신속한 심폐소생술(CPR)

c. 신속한 제세동

d. 효과적인 전문소생술

e. 심장 정지 후 통합치료

18.9 응급구조사의 심장 정지 환자 관리에 대한 필수적인 술기를 열거할 수 있다.

18.10 자동제세동기의 유형에 대해 이야기 하고, 어떻게 자동제세동기를 작동시키는지 알 수 있다. .

18.11 심장 정지 환자를 위한 효과적이고 협동적인 심폐소생술과 자동제세동기에 대해 설명할 수 있다.

18.12 일반적인 원리, 다른 사람과의 협동, 소생 이후 등을 포함한 자동제세동기 사용의 특별한 고려사항에 대하여 논의할 수 있다.

18.13 기계적인 심폐소생술 장비들에 대한 사용과 목적에 대해 논의할 수 있다.

핵심 용어

급성 관상동맥증후군(acute coronary syndrome, ACS)
급성 심근경색증(acute myocardial infarction; AMI)
임종 호흡(agonal breathing)
동맥류(aneurysm)
협심증(angina pectories)
무호흡(apnea)
무수축(asystole)
서맥(bradycardia)
심장 대상부전(cardiac compromise)
심폐소생술(cardiopulmonary resuscitation; CPR)
심혈관계(cardiovascular system)
울혈성 심장부전증(congestive heart failure; CHF)
관상동맥질환(coronary artery disease; CAD)
제세동(defibrillation)
호흡곤란(dyspnea)
부정맥(dysrhythmia)
부종(edema)
색전증(embolism)
니트로글리세린(nitroglycerin)
폐색(occlusion)
폐부종(pulmonary edema)
무맥성전기활동(pulseless electrical activity; PEA)
돌연사(sudden death)
빈맥(tachycardia)
혈전(thrombus)
심실세동, 심실잔떨림(ventricular fibrillation; VF)
심실빈맥, 심실빠른맥(ventricular tachycardia; V-tach)

응급구조사는 가슴에 불편을 호소하는 환자를 종종 만난다. 이 불편감은 종종 심장 문제, 즉 심장 정지나 기타 심장질환의 가능성 때문에 나타난 결과일 수 있다. 이런 환자에게는 심장 문제의 치료에서 가장 중요한 약물인 산소를 제공해 주어야 한다. 또한 환자가 복용하는 니트로글리세린과 아스피린을 복용하도록 도울 수 있다. 가슴 통증이 있는 모든 환자에서 심장 정지가 일어나는 것은 아니다. 사실 전혀 심장 문제가 없을 수도 있다. 심장 문제가 없는 환자에게는 산소가 해를 끼치지 않으며, 심장 문제가 있는 경우에는 매우 유익하다는 사실을 기억해야 한다.

때론 정상적인 심장박동과 혈액 순환이 완전히 멈춘 심장 정지 환자를 만나게 된다. 일시적으로는 ***심폐소생술***이 생명을 연장할 수 있지만 가능한 한 빨리 ***제세동***을 해야 한다. 이 단원의 두 번째 부분에서 다룰 제세동은 심장의 정상적인 활동을 다시 시작하게 하기 위해서 가슴에 전기충격을 가하는 것이다. 심장 정지는 응급구조사가 신속하고 효과적으로 대처함으로써 실제로 사람의 생명을 구할 수 있는 상황 중의 하나이다.

심폐소생술(cardiopulmonary resuscitation; CPR)
사람의 심장과 폐의 활동을 유지시킴으로써 환자가 생존할 수 있게 하는 행동

제세동(defibrillation)
심장근육의 잔떨림에 전기적 충격을 전달하여 정상 심장 리듬으로 돌아오게 하는 방법

심혈관계(cardiovascular system)
심장과 혈관

심장의 해부생리학

심혈관계(심장과 혈관으로 구성)과 혈액 순환은 이 단원에서 가장 중요한 기초이다. 심장 응급에 대해 배우기 전에, 다음의 내용들을 반드시 복습하고 알고 있어야 한다:

- 심장(심방과 심실)을 통과하는 혈액의 흐름
- 심장전도계(심장을 수축하게 하는 특정한 근육들과 전기자극)
- 혈액의 구성(적혈구, 백혈구, 혈소판, 혈장)
- 동맥, 정맥, 소동맥, 소정맥, 모세혈관을 통과하는 혈액의 흐름과 주요 혈관들의 이름과 위치
- 심장과 폐, 심장과 전신의 혈액순환
- 심장의 기능과 혈액 순환이 맥박(말초 맥박과 중심 맥박을 복습)과 혈압(수축기압과 확장기압을 복습)의 관련성
- 쇼크(저관류상태)

여러분은 "해부생리학" 단원에서 심장의 형태, 심혈관계구조, 심장전도계 및 순환계에 대하여 복습할 수 있다.

핵심 개념
급성 관상동맥증후군의 양상

심장 대상부전(cardiac compromise)
급성 관상동맥증후군 참고

급성 관상동맥증후군(acute coronary syndrome; ACS)
심장근육의 산소부족(허혈)과 관련된 증상을 대표하는 포괄적인 용어

급성 관상동맥증후군

*심장 대상부전*이라고도 불리는 급성 *관상동맥증후군(ACS)*는 언제든지 심장이 충분한 산소를 공급받지 못하고 있을 때 언급되는 포괄적인 용어이다. 환자의 심장에 문제가 있음을 보여주는 양상은 매우 다양한데, 그 이유 중 하나는 심장 문제의 종류가 매우 다르기 때문이다. 관상동맥이 좁아지거나 폐쇄될 수도 있고, 일방향 판막이 적절히 기능하지 못하거나 전기자극을 전달하는 특수 조직이 비정상적인 기능을 할 수 있다.

심장 문제가 다양한 것만큼 이들 문제와 관련된 증상이나 징후들도 매우 다양하다. 또한 이들의 대부분은 심장과 관련이 없는 문제의 결과일 수 있다. 심장 문제를 가진 많은 환자들이 가슴 중앙의 통증을 호소하지만, 다른 이들은 단지 경미한 가슴 불쾌감을 느낄 수도 있고, 전혀 통증이 없을 수도 있다. 호흡곤란을 호소하는 환자가 있는 반면, 단지 땀, 구역질, 구토가 갑자기 발생하는 경우도 있다.

심장 문제의 징후 및 증상이 매우 다양하기 때문에 응급구조사는 환자가 심장 문제를 가지고 있는지 아닌지 혹은 어떤 종류의 심장 문제인지를 판단하려고 노력하기보다, 급성관상동맥증후군 발생시 나타나는 특정 증상이나 징후가 있는 모든 환자를 심장문제를 가지고 있다고 가정하고 처치하는 것이 더욱 안전하다. 일반적인 심혈관계 질환은 이 단원 후반부에서 참고 자료로서 다룰 것이며, 질병과 관련된 증상을 인지하고 치료하기 위해서 정보가 필요하지만 명확한 분석과 처치는 병원에서 제공될 것이다.

심장 문제에서 가장 잘 알려진 증상은 가슴 통증이다. 전형적으로 환자는 통증을 으깨는 듯하거나(crushing), 무딘(dull), 무거운(heavy), 또는 쥐어짜는 것(squeezing)으로 말한다. 때때로 환자는 통증을 완강히 부인할 수도 있지만, 어느 정도의 압박감이 있음을 인정할 것이다. 어떤 환자의 경우 이런 감각을 단순한 불쾌감 정도로 설명할 것이다. 이것이 바로 환자가 어떻게 느끼는지를 환자 자신의 말로 설명하도록 해야 하는 좋은 예이다. 만약 이런 환자에게 가슴 통증이 있는지를 묻는다면, 그들은 자신에게 그 정도는 통증이라 할 수 없기 때문에 가슴 통증은 없는 것이라고 대답할 것이다. 환자가 느낌을 설명하기 어렵다면 몇 가지 선택사항을 제시해 준다.

심장 대상부전과 관련된 통증, 압박감, 또는 불쾌감은 일반적으로 팔을 따라 상복부로 내려가거나 턱까지 방사하게 된다. 환자는 오른팔보다 왼팔에 방사된다고 더 많이 호소하긴 하지만, 어느 쪽이든 가능하고, 양쪽 모두로 방사되기도 한다.

또 다른 흔한 주호소는 *호흡곤란(dyspnea)*이다(때로는 심장에 문제를 가진 환자의 유일한 호소이기도 하다). 환자가 호흡곤란을 호소하지 않는다면 환자에게 특별히 호흡곤란이 있는지 물어봐야 한다. 종종 환자는 통증이 너무 심해서 다른 중요한 증상을 언급하지 못할 수 있다.

호흡곤란(dyspnea)
호흡을 원활하게 하지 못하는 상태

급성 관상동맥증후군 환자는 종종 불안감이 있다. 어떤 환자의 경우 죽음의 임박감을 갖게 되고, 그것을 응급구조사나 다른 사람에게 표현할 수 있다. 종종 환자는 안절부절해 하고, 잠깐씩 화를 내는 것을 통하여 불안감이 있음을 보여준다.

심장 대상부전 환자의 흔한 기타 증상에는 상복부의 통증, 불쾌감, 구역질이 있다. 상당수 환자는 구토를 하기도 한다. 드물게는 의식의 소실도 있을 수 있으며, 이것은 심장이 너무 빨리 뛰거나 느리게 박동해서 뇌에 산소화된 혈액을 충분히 공급하지 못한 결과이다. 일반적으로 이런 환자는 의식이 빨리 돌아온다.

이런 환자들에게서 발견되는 여러 징후들이 있다. 갑작스럽게 발생하는 식은땀과 비정상적인 맥박, 그리고 혈압이다. 갑작스럽게 발한이 생기면 환자들 중 많은 사람들이 감기로 오인하기도 하지만 이런 환자들에게서 흔한 '부정'심리 때문이다. 적어도 의식적으로는 그들이 심장 문제가 있다는 것을 인정하려고 하지 않는다. 맥박은 비정상적으로 느리거나(분당 60회 이하, *서맥*이라 한다), 비정상적으로 빠르고(분당 100회 이상, *빈맥*이라 한다), 종종 불규칙해질 경우가 있다. 불규칙적이고 빠른 심장박동으로 가슴에서 두근거리는 것처럼 느껴지는 두근거림을 호소하는 환자도 있다. 저혈압(수축기 혈압이 90 이하)인 환자도 있는 반면, 고혈압(수축기 혈압이 150 이상이거나 확장기 혈압이 90 이상)인 경우도 있다.

서맥(bradycardia)
심장박동수가 느려짐; 주로 분당 60회 미만

빈맥(tachycardia)
심장박동수가 빨라짐; 주로 분당 100회 이상

심장 대상부전 환자는 매우 다양한 양상을 보일 수 있다. 호흡 곤란과 동시에 가슴에 압박감이나 통증을 호소하는 환자, 심장 문제의 병력을 가진 환자가 상당 수 있다. 그 외에는 몇 시간 동안이나 모르고 있거나 없어졌다 생겼다 해서 무시할 수도 있는 단지 경미한 불편감만 있을 수 있다. 심장마비 환자의 10~20%는 전혀 가슴 불편감이 없을 수 있고, 이는 특히 노인 환자와 여성에게서 볼 수 있다. 이러한 경우엔 환자는 호흡곤란을 호소하거나, 갑작스러운 식은땀, 평소와 다른 느낌, 피로감 등을 가슴 통증 대신 호소할 수 있다. 이런 가능성들 때문에, 심장 대상부전이 의심되는 지표를 가지고 심장 대상부전의 어떤 징후와 증상을 갖고 있는 환자를 처치하는 것이 중요하다. 처치는 환자에게 손상을 입히지 않을뿐더러 도움을 줄 것이다.

급성 관상동맥증후군의 관리

급성 관상동맥증후군 환자에 대한 관리는 다음 절차 18-1에 자세히 설명되어 있다.

환자평가

급성 관상동맥증후군

일차 평가를 한 다음 주호소에 집중된 병력조사와 신체검진을 한다. OPQRST(발병, 악화요인, 질, 방사, 심각성과 발병시간)를 질문하여 현재 병력을 알아낸다. 또한 SAMPLE병력(증상/징후, 알레르기, 환자가 복용하는 약물, 연관된 과거력, 마지막 식사시간, 현재의 징후와 증상을 야기한 사건)을 얻는다. 그리고 나서 기본 활력징후를 측정한다.

다음과 같은 증상 및 징후는 대개 급성 관상동맥증후군과 관련되어 있다.

- 가슴이나 상복부의 통증, 압박감, 불편감
- 호흡곤란

절차 18-1 가슴통증관리

먼저, 신체분비물 격리 조치를 한다.

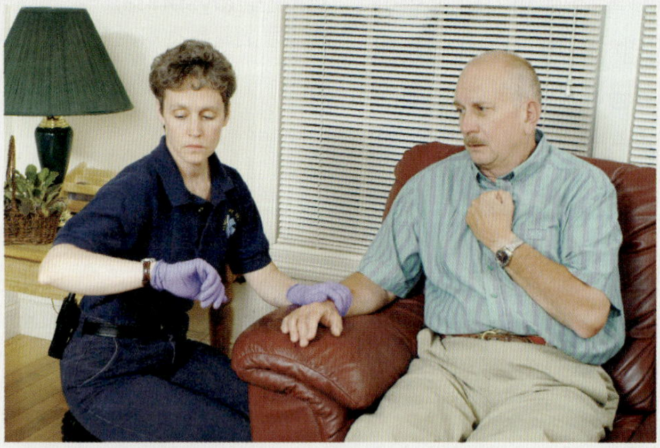

1. 일차 평가를 수행한다.

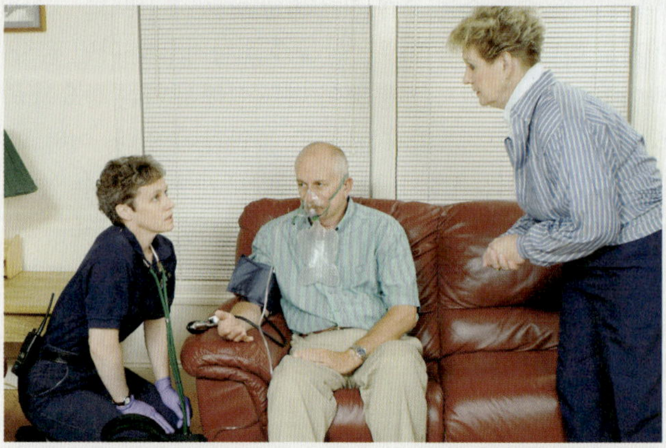

2. 비재호흡마스크로 고농도 산소를 투여하고 필요할 경우, 산소포화도 수치를 94% 이상까지 올린다. 내과환자를 위한 주호소에 집중된 병력조사와 신체검진을 실시한다. 소견을 기록한다.

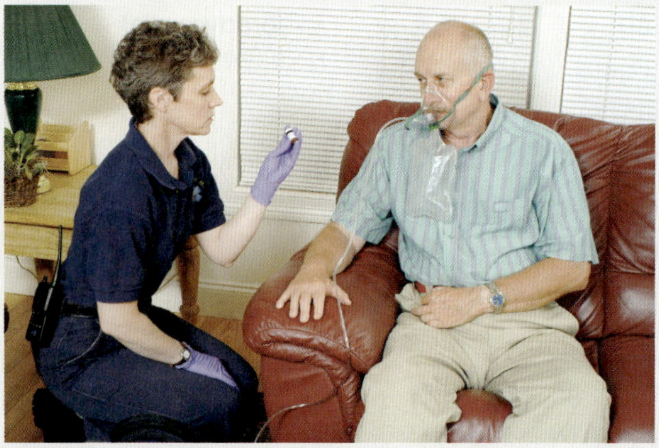

3. 환자가 니트로글리세린 복용 기준에 적합하고 미리 처방을 받았다면, 마지막으로 복용한 양에 대해 묻는다.

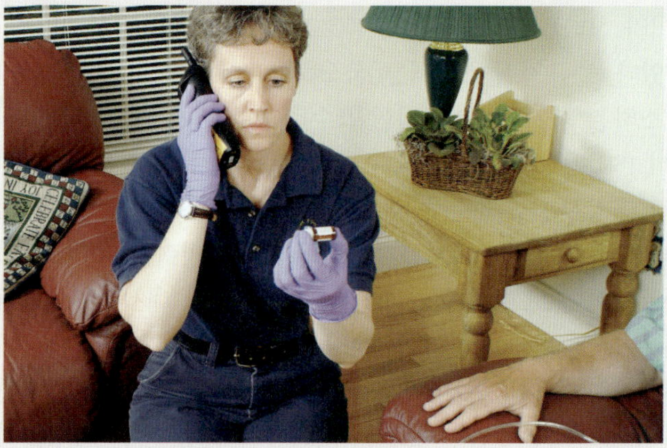

4. 다섯가지 "정확성"을 평가한다: 정확한 환자, 정확한 시간, 정확한 약물, 정확한 용량, 정확한 경로. 유효기간을 확인한다. 지역 내 프로토콜대로 하라. 그리고 지도의사와 상의한 후 환자가 약을 복용할 수 있도록 돕는다.

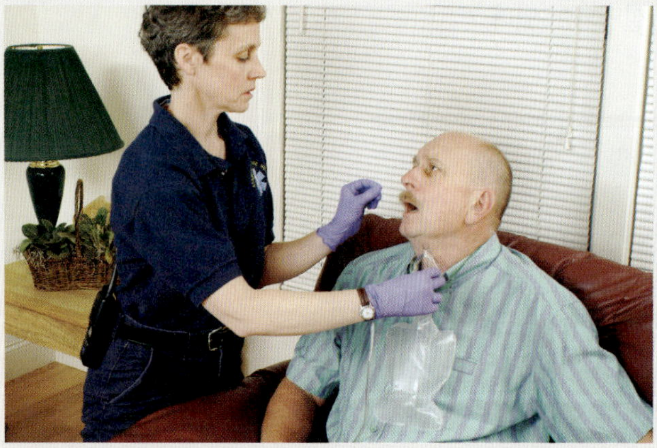

5. 산소마스크를 제거하고 환자에게 입을 열고 혀를 들게 한다.

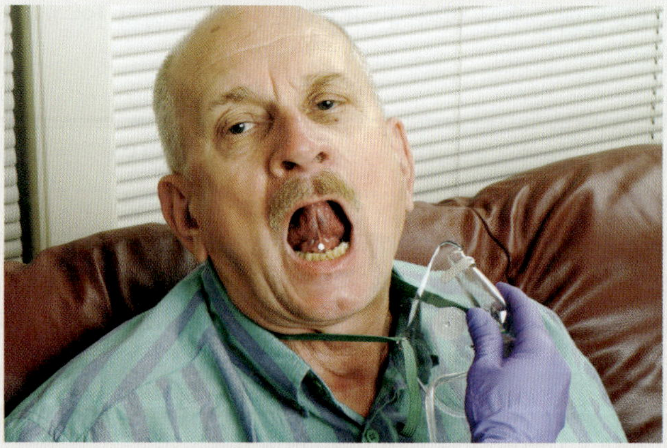

6. A. 니트로글리세린을 혀 아래에 놓는다.

(계속)

절차 18-1 가슴통증관리 (계속)

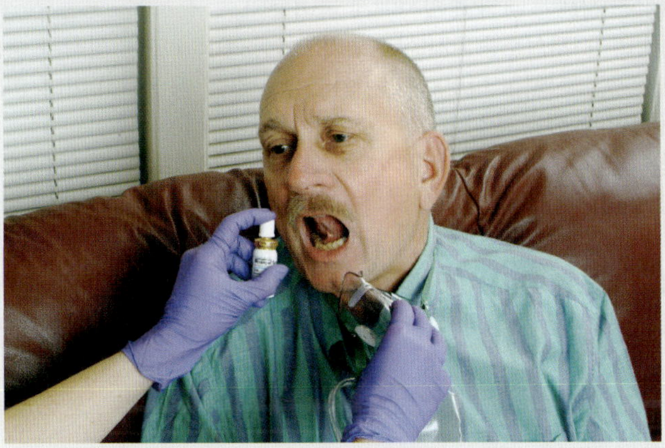

6. B. 니트로글리세린이 스프레이 형태라면 약물의 표면에 적힌 사용법에 따라 혀 밑에 약물을 분사한다.

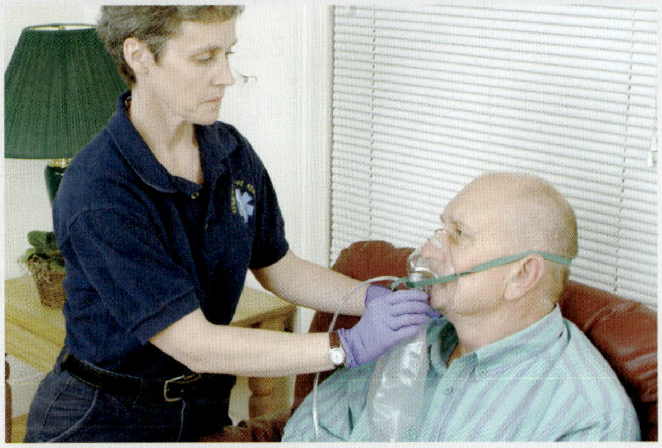

7. 환자의 입을 다물고 혀밑에 둔 니트로글리세린을 빨리 흡수되도록 한다. 산소 마스크를 다시 씌운다.

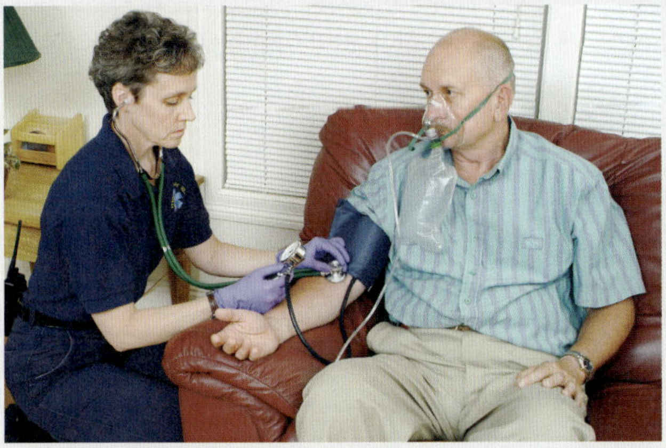

8. 환자를 재평가하고 결과를 기록한다.

- 심계항진
- 갑작스런 구역질이나 구토, 식은땀
- 불안함(죽을 것 같은 느낌, 불안정)
- 전신적인 허약감
- 비정상 맥박(빈맥, 서맥, 불규칙맥)
- 비정상 혈압

환자 처치

급성 관상동맥증후군

급성 관상동맥증후군이 의심되는 환자의 응급처치 단계는 다음과 같다.

1. 환자를 편안한 자세, 전형적으로 앉은 자세를 취하게 한다. 호흡곤란 환자의 경우 특히 좋다. 저혈압환자(수축기 혈압이 90 이하)는 대개 눕히면 좋아진다. 이 자세는 혈액을 뇌로 더 가도록 해

준다. 종종 호흡곤란과 저혈압을 함께 갖고 있는 환자를 보게 된다. 이 경우에는 좋은 자세를 찾는 것이 매우 어렵다. 적절한 자세를 결정하는 가장 좋은 방법은 기운이 빠지거나 어지러움을 일으키지 않고 호흡곤란을 완화시키는 자세에 대하여 환자에게 물어본다.

2. 환자에게 산소공급여부를 결정하여라. 저산소증환자(산소포화도 94% 이하) 또는 심각한 증상을 보이는 환자(예; 의식변화, 호흡곤란, 창백한 피부)에게는 반드시 산소를 공급해야 한다. 환자의 산소포화도가 94% 이상을 유지할 수 있도록 한다.

   과거에는 가슴 통증 또는 불편함을 가진 모든 환자에게 비재호흡 마스크로 고농도의 산소를 공급하였다. 아직까지 지역 내 프로토콜에는 그렇게 지침을 내리는 곳이 많다. 동물실험과 연구에서 필요 이상의 산소를 공급할 경우 특정 화학물질 생성을 유도하여 손상을 입힐 수 있다는 것을 발견하여 요즘엔 환자의 산소포화도를 94% 이상으로 유지시킬 수 있을 만큼만의 산소를 공급하도록 권장하고 있다. 급성 관상동맥증후군 환자에게 산소 공급이 필요하다고 결정하기 위해서 다음을 고려하여라

   - 임종호흡 또는 무호흡과 같은 호흡부전 환자는 백-밸브마스크이나 포켓마스크로 고농도의 산소를 공급해야 한다.
   - 낮은 산소포화도 또는 심각해 보이는 환자는 고농도의 산소를 공급하여 산소포화도가 94% 이상으로 유지될 수 있도록 하고, 불편감과 불안을 안정시킨다. 이는 비강관이나 마스크로 시행하여도 된다.
   - 가슴 통증을 호소하지만 의식이 명료하고, 호흡곤란이 없으며, 산소포화도가 최소 94% 이상으로 유지되는 환자는 산소를 공급하지 않는다. 이러한 환자는 산소포화도가 감소되거나 불편감이 증가하는 것에 대해 조심스럽게 감시되어야 한다. 만약 이런 경우가 발생한다면, 산소를 공급한다.

3. 환자가 다음과 같은 증상 중 하나라도 있으면 즉시 이송한다.
   - 이전에 심장 문제의 병력이 없었던 경우
   - 심장 문제의 병력이 있으나 니트로글리세린을 가지고 있지 않은 경우
   - 수축기혈압이 90 또는 100보다 낮은 경우

4. 만약 응급구조사가 훈련 받았고, 장비를 사용할 줄 안다면 12유도 심전도를 사용하여라. 심전도 해석을 위해 병원 또는 의사에게 보내야 할 필요가 있는지 없는지에 대해서는 지역 내 프로토콜을 따른다. 환자의 심전도가 ST분절의 상승을 보이는 (STEMI) 심근경색을 가지고 있는지 없는지를 결정하는 것은 환자를 어디로 이송해야 할지, 어떤 치료를 즉시 받아야 하는지 결정하는데 도움을 주므로 가장 중요하다.

   지역 내 병원들은 심장 질환 환자를 위해 특별한 치료가 가능한 시설을 가지고 있을 것이다. 대부분의 병원들은 심장내 혈전 덩어리를 용해하기 위해 정맥으로 약물을 투여 및 관리할 수 있다. 관상동맥의 막힘을 제거하기 위한 가장 효과적인 방법은 동맥계에 풍선이 달린 카테터 팁을 삽관하는 것이다. 풍선이 좁아진 동맥에 도달하면 팽창되면서 심장근육의 순환을 다시 되돌려 놓는다. 이것을 경피 관상동맥 중재술(PCI)라고 부르고, 빨리 시행되면(증상 발병 후 수 시간 이내) 혈전용해제보다 낫다. 하지만 특별한 시설과 의료진을 갖춘 병원만 가능하다.

5. 환자의 상태가 다음과 같다면 니트로글리세린을 주거나 복용할 수 있도록 도와준다(절차 18-2).
   - 환자가 가슴 통증을 호소한다.
   - 환자가 심장 문제의 병력을 갖고 있다.
   - 환자의 주치의가 니트로글리세린(NTG)을 처방했다.
   - 환자가 니트로글리세린을 갖고 있다.
   - 수축기 혈압이 90 또는 100 이상이다.
   - 환자가 48~72시간 이내에 비아그라나 다른 유사한 발기부전치료제를 복용하지 않았다.
   - 지도 의사가 약물 투여를 승인했다.

6. 니트로글리세린을 1알 투여한 후에, 다음의 모든 조건이 있다면 5분마다 반복 투여한다.
   - 통증이 완화되지 않거나 통증이 일부만 완화된다.
   - 수축기 압력이 90~100mmHg 이상이다.
   - 지도의사가 추가 투여를 허용했다.

절차 18-2 니트로글리세린

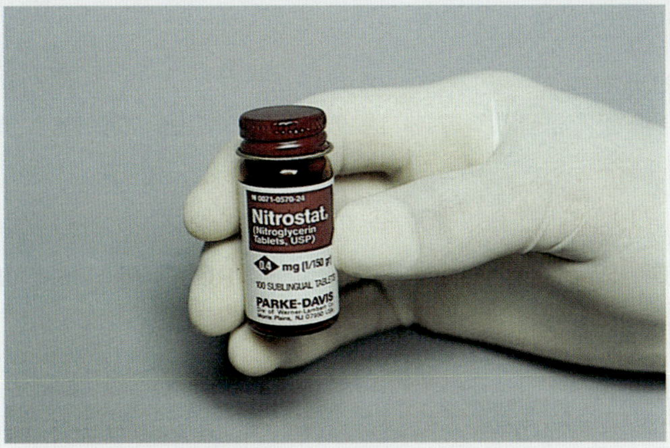

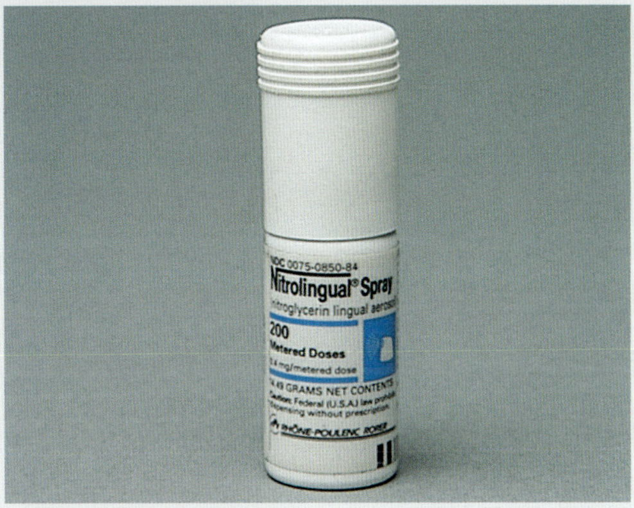

약명
1. 일반명 ; 니트로글리세린
2. 상품명 : Nitrostat®, Nitrolingual®

적응증
다음의 5가지 사항이 모두 부합되어야 한다.
1. 환자가 가슴 통증을 호소한다.
2. 환자가 심장 문제의 병력이 있다.
3. 환자의 주치의가 니트로글리세린을 처방했다.
4. 수축기 혈압이 90 이상이다.
5. 지도의사가 약물 투여를 허가했다.

금기증
1. 환자가 저혈압이거나 수축기 혈압이 90 이하이다.
2. 환자가 머리손상이 있다.
3. 환자가 영아나 소아이다.
4. 환자가 이미 처방된 최대용량이 투여되었다.
5. 최근에 환자가 비아그라나 다른 발기부전치료제를 복용하였다.

약물형태
정제, 혀밑 스프레이

용량
한 알씩 투여한다. 통증이 완전히 완화가 안되고, 수축기 혈압이 90 이상이면, 5분마다 반복한다. 지도의사가 허락하면 최대 3번까지 줄 수 있다.

투약
1. 심장환자의 주호소에 집중된 평가를 실시한다.
2. 혈압을 측정한다(수축기 혈압이 반드시 90 이상이어야 한다).
3. 정규처방(standing order)이 없으면 지도의사와 상의한다.
4. 정확한 양, 정확한 환자, 정확한 용량, 정확한 투여방법을 확인한다. 유효기간을 확인한다.
5. 환자의 의식이 명료한지 확인한다.
6. 환자에게 마지막 먹은 약의 용량과 효과에 대해 묻는다. 투여 방법을 이해하는지 확인한다.
7. 환자에게 혀를 들도록 하고, (장갑을 끼고) 혀 아래 알약을 넣게 하거나 분무(spray)를 한다. 또는 환자가 직접 혀 아래 약을 놓거나 분무하도록 한다.
8. 환자에게 약이 녹아 흡수될 때까지 (삼키지 말고) 혀 아래에 알약을 넣은 채 입을 다물고 있도록 한다.
9. 2분 내에 혈압을 다시 체크한다.
10. 약명, 투여방법, 투약시간을 기록한다.
11. 재평가를 한다.

작용
1. 혈관을 이완시킨다.
2. 심장의 부하를 감소시킨다.

부작용
1. 저혈압
2. 두통
3. 맥박수의 변화

재평가
1. 혈압을 감시한다.
2. 환자에게 통증완화의 효과를 묻는다.
3. 재 투약하기 전에 지도의사에게 연락한다.
4. 평가를 기록한다.

소아환자 메모
대개 소아는 매우 건강한 심장을 가지고 있으므로 응급구조사가 심장 문제가 있는 소아환자를 만나는 경우는 매우 드물다. 대부분 그런 문제들은 선천적인 것으로, 즉 심장 문제를 가지고 태어나서 신생아실을 떠나기 전에 발견된다. 응급구조사는 심장 수술을 받았던 아이들이나 생활양식을 바꾸거나 약물을 복용하면서 심장 문제를 가진 채로 살아가는 방법을 배운 아이들을 볼 수 있다. 이와 같은 경우 부모가 흔히 많은 정보를 아주 잘 알려주고 도와줄 수 있다.

절차 18-3 아스피린

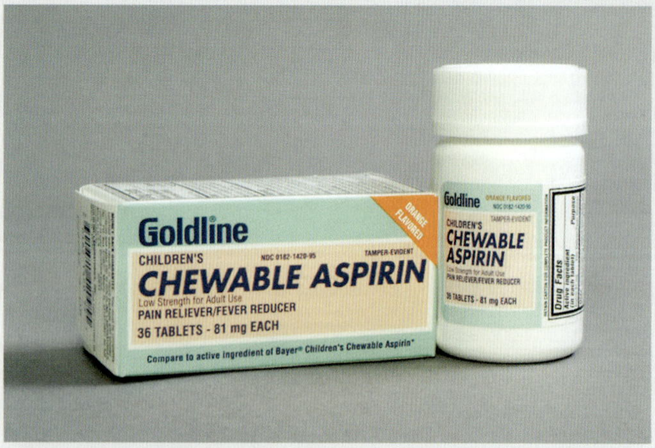

약 명
1. 일반명: 아스피린(Aspirin)
2. 상품명: 다양하다

적응증
다음의 5가지 사항이 모두 부합되어야 한다.
1. 환자가 가슴 통증을 호소한다.
2. 아스피린에 대한 알레르기가 없다.
3. 천식의 병력이 없다.
4. 응고를 예방하기 위한 어떤 투약도 받은 적이 없다.
5. 아스피린에 대한 어떤 금기증도 없다.
6. 환자가 기도의 문제없이 삼킬 수 있다.
7. 지도의사가 투여를 승인했다.

금기증
1. 환자가 기도의 문제없이 삼킬 수 없다.
2. 환자가 아스피린에 알레르기가 있거나 민감하다.
3. 천식의 병력이 있다(많은 천식환자들이 아스피린에 대한 알레르기가 있다).
4. 최근 출혈이나 위궤양이 있다.
5. 환자가 출혈 질환이 있다.
6. 환자가 다음 중 하나라도 있다.
   a. 이미 응고를 예방하기 위한 어떤 투약을 받은 적이 있다(아스피린을 포함).
   b. 임신
   c. 최근 수술

약물형태
정제, 많은 응급의료체계에서는 베이비 아스피린을 사용한다. 보통 81mg의 씹을 수 있는 정제로 제공된다.

용량
162~324mg(씹어 먹는 베이비 아스피린 2~4 정제) 아스피린은 심장 문제의 초기치료에서 1회 이상 사용하지 않는다.

투약
1. 심장환자의 주호소에 집중된 평가를 실시한다.
2. 정규처방(standing order)이 없으면 지도의사와 상의한다.
3. 정확한 양, 정확한 환자, 정확한 용량, 정확한 투여방법을 확인한다. 유효기간을 확인한다.
4. 환자의 의식이 명료한지 확인한다.
5. 환자에게 씹어서 삼킬 수 있는지 물어본다(프로토콜이 있다면).
6. 약명, 투여방법, 투약시간을 기록한다.
7. 재평가를 한다.

작용
1. 혈전을 신속히 예방하여 심근경색으로 인한 생존율을 높인다.
2. 아스피린은 심장 환자의 통증을 완화시키지는 않는다.

부작용
1. 구역질
2. 구토
3. 속쓰림
4. 알레르기가 있다면, 기관지수축과 쌕쌕거림
5. 출혈

재평가
1. 지속적인 평가를 수행한다.
2. 환자에게 새롭게 시작된 기관지 수축으로 인한 호흡곤란이 있는지 평가한다.
3. 환자가 병원에 도착하기 전에 아스피린으로 인한 출혈이 발생하는 것은 매우 드물다.
4. 평가를 기록한다.

최대 3회까지 니트로글리세린을 투여하고 각 투여 시마다 활력징후와 가슴 통증을 재평가한다. 수축기 혈압이 90~100 이하로 떨어지면 쇼크(저관류상태)에 대한 처치를 한다. 신속히 이송한다.

7. 환자가 다음의 모든 조건이 될 때 환자에게 아스피린을 복용하도록 한다(또는 복용을 돕는다).
   - 환자가 가슴 통증을 호소한다.
   - 아스피린에 대한 알레르기가 없다.
   - 천식의 병력이 없다.

- 응고를 예방하기 위한 어떤 투약도 받은 적이 없다.
- 아스피린에 대한 어떤 금기증도 없다(절차 18-3).
- 환자가 기도의 문제없이 삼킬 수 있다.
- 지도의사가 투여를 승인했다.

메모: 심장 문제를 가진 환자의 이송은 사려 깊고, 주의 깊고, 조용하게 이루어져야 한다. 급출발, 급제동, 급회전 등 난폭운전이나 사이렌 울리기는 환자의 공포와 두려움을 증가시켜 심장에 추가 스트레스를 주게 된다. 속도는 중요하다. 환자는 신속하게 병원에 가야 한다. 그러나 환자의 상태를 악화시키지 않도록 사이렌이나 경적은 현명하게 사용해야 한다.

심장상태의 원인들

핵심 개념
심장 응급을 야기시키는 상태들

심장의 대상부전과 이에 관련된 징후와 증상들은 심장과 혈관의 상태와 기능에 영향을 미치는 많은 질병으로부터 야기된 것이다. 심혈관계 응급의 대부분은 직접적으로나 간접적으로 동맥내벽의 변화에 의해 일어난다. 이 동맥들은 전신, 폐, 심혈관계의 일부분들이다. 심장의 전기적, 기계적 기능의 문제 역시 심혈관계 응급을 유발시킨다.

관상동맥질환

심장은 매우 활동적인 근육이다. 다른 모든 근육과 마찬가지로 수축하는데 산소가 필요하다. 심장을 통해 방출되어 나가는 혈액은 심장 자체에는 산소를 공급하지 않는다. 대신에 심장근육은 특별한 혈관인 관상동맥에 의해 산소화된 혈액을 공급받는다.

관상동맥이 좁아지거나 막힐 때 혈류는 감소하고 따라서 심장으로 운반되는 산소의 양도 감소하게 된다. 휴식 시나 활동 정도가 낮을 때는 이런 상태를 알 수 없다. 그러나 신체가 스트레스를 받거나 힘을 쓰게 되면 분당 심장박동수가 증가하고, 증가된 심장박동수는 산소 소모량의 필요를 증가시킨다. 좁거나 폐쇄된 동맥은 심장의 요구에 맞게 충분한 혈액을 공급할 수 없다.

일반적으로 동맥을 좁게 하거나 막히는 상태를 *관상동맥 질환(CAD)*이라고 한다. 관상동맥 질환은 매우 심각한 건강문제이며, 매년 미국에서는 수십만 명이 사망하는 결과를 초래한다.

관상동맥 질환은 동맥내벽에 지방이 축적되어 발생한다. 이런 축적은 혈관내 직경을 좁게 하여 혈류를 방해한다. 지방과 다른 물질들이 복합되어 이런 덩어리를 형성하게 되는데 이를 플라크(plaque)라 한다. 시간이 지나면서 칼슘이 플라크에 축적되어 딱딱하게 된다.

이는 동맥을 통과하는 혈액량을 제한한다. 동맥내부에 형성된 거친 표면은 혈액 응고를 촉진시켜 동맥을 더욱 좁아지게 하고 플라크에서 떨어져 나온 응괴나 조각은 *혈전(thrombus)*을 형성한다. 혈전은 혈류를 차단하는 ***폐색(occlusion)***이 되거나, 파편이 떨어져 나와 작은 혈관까지 흘러가 혈류를 차단하는 *색전(embolism)*을 일으키게 된다. 부분적으로나 완전한 차단이 일어나면 차단이 일어난 지점의 조직에는 산소공급이 안되어 죽게 된다. 이런 차단이 심장(심장발작)이나 뇌(뇌졸중)에 광범위하게 일어나면 그 결과는 매우 치명적이다.

관상동맥 질환이 유발될 수 있는 위험인자가 있는데, 유전(가까운 친척 중에 관상동맥 질환이 있는 경우)과 나이처럼 몇몇 위험인자들은 변경할 수 없는 것들이다. 그러나 또한 관상동맥 질환의 위험이 감소되도록 완화가 가능한 위험인자들도 많이 있다. 여기에는 고혈압, 비만, 운동부족, 혈중 콜레스테롤과 지질의 증가와 흡연 등이 있다.

많은 환자들이 이런 위험인자들을 하나 이상 가지고 있다. 다행히도 위험 인자들 중 후자에 언급된 요소들에 의한 손상은 반전되거나 생활습관의 변화로 진행을 지연시킬 수 있다. 흡

관상동맥질환(coronary artery disease; CAD)
심장의 동맥에 영향을 미치는 질환

혈전(thrombus)
동맥이나 정맥의 내벽에 혈액과 플라크로 피떡이 형성됨

폐색(occlusion)
동맥이 지질덩어리로 막힘

색전(embolism)
혈액이 흐름으로써 특정부위가 피떡이나 이물질로 인해서 혈관이 막히는 것.

그림 18-1 동맥벽의 약해진 부위가 부풀고 주머니 모양의 동맥류가 형성되어 파열을 일으킨다.

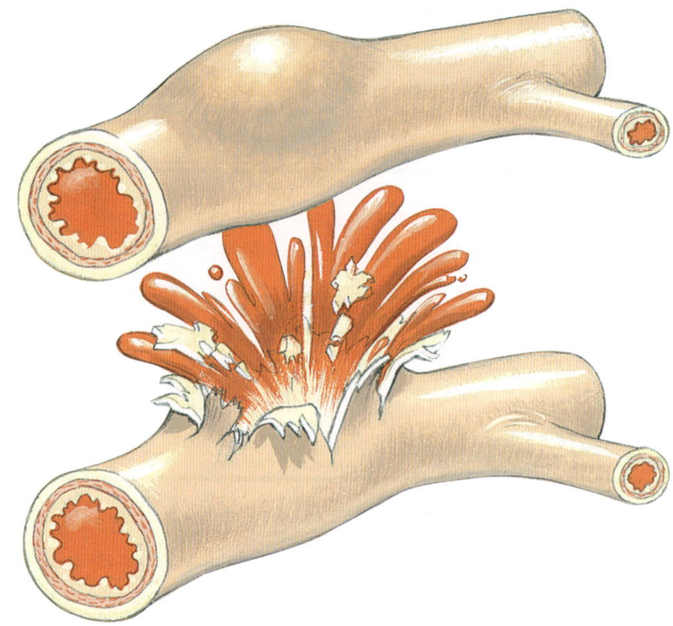

연자들은 금연 후 곧 비흡연자와 같은 위험 수준으로 돌아올 수 있다. 약물이나 체중조절로 혈압을 낮출 수 있다. 식이요법과 운동요법으로 기타 제어가 가능한 인자를 도울 수 있다.

심장과 관련한 내과응급의 대다수는 심장근육에 혈액공급이 감소되어 응급상황이 된다. 혈류 감소의 가장 일반적인 증상은 가슴 통증이다. 환자들은 가벼운 가슴 통증에서 심장 정지까지 다양한 증상을 나타낸다. 관상동맥 질환과 관련된 모든 상황들, 즉 협심증(가슴 통증), 급성 심근경색(심장 정지)과 울혈심장질환 등은 이장의 후반부에서 논의될 것이다.

동맥류

동맥류(aneurysm)
동맥벽의 약해진 부분이 확장되거나 부풀려진 것

심혈관계 질환의 다른 원인은 동맥벽의 약해진 부분에서 발생된다. 약해진 부분이 확장(풍선처럼)되기 시작한 것을 *동맥류*라고 부른다. 약해진 부위는 다른 동맥 질환과 연관될 수 있거나, 독립적으로 존재할 수 있다. 약해진 동맥 부분이 터지면 즉시 생명을 위협하는 내부출혈(그림 18-1)이 된다. 파열된 부위 이하의 조직은 필요한 산소화된 혈액이 다른 곳으로 빠져나가 조직으로 공급되지 못하기 때문에 손상을 입게 된다. 주요 동맥이 파열되면 바로 쇼크로 인해 사망한다. 응급상황을 유발하는 동맥류의 가장 호발부위는 두군데로서 하나는 대동맥 부위('복부응급' 단원을 보라)와 뇌부위이다('당뇨성 응급과 변화된 의식상태' 단원내에서 뇌졸중에 대한 정보와 기타 변화된 의식상태의 원인들을 보라). 뇌에서 동맥 파열이 일어나면 심한 뇌졸중의 심각한 상태가 발생한다. 뇌졸중의 부위와 혈액소실 양에 따라 중증도가 결정된다.

심장의 전기적 기능 장애

부정맥(dysrhythmia)
심장박동수나 심장 리듬의 장애

심장 내에서 발생하는 전기적 신호는 전신으로 혈액을 방출하는 심장의 율동적 박동을 일으킨다. 심장 전기체계의 기능장애는 일반적으로 *부정맥(dysrhythmia)*, 불규칙한 리듬, 심장리듬 정지 등을 유발하게 된다. 부정맥에는 서맥(비정상적으로 느린 맥박, 분당 60회 이하), 빈맥(비정상적으로 빠른 맥박, 분당 100회 이상) 뿐만 아니라 이 단원의 후반부에서 설명하게 될 심실세동, 심실빈맥, 무맥성 전기활동과 심장무수축 등 맥박이 없을 때(심장 정지)에 나타나는 리듬들이 있다. (이 단원의 뒷부분에서 설명)

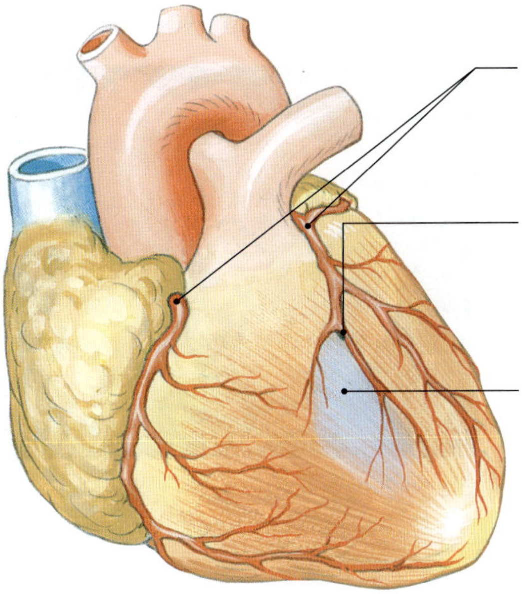

그림 18-2 협심증 또는 가슴 통증은 관상동맥이 막혀 심장근육에 산소가 결핍되어 발생한다.

심장의 기계적 기능 장애

때로 심근경색이나 심장발작으로 나타나는 다른 합병증으로는 기계적 방출 기능장애가 있다. 산소의 결핍이 심장근육의 괴사를 초래한다. 죽은 조직은 더 이상 박동하거나 수축을 하지 못한다. 심장의 많은 부위가 죽게 된다면 심장 자체의 방출 기능에 영향을 미친다. 이로 인해 심장 정지, 쇼크, 폐부종(혈액이 폐로 역류함), 울혈성 심부전증(이 단원의 뒷부분에서 설명)이 생기게 된다. 일부 심장 정지 환자는 심장 근육의 죽은 조직 부위가 터져서 심장파열로 고통 받기도 한다. 이러한 경우는 심장발작이 일어난 며칠 후에 발생한다.

심장 판막의 기능저하나 기능 부전은 또한 울혈성 심부전증과 같은 심혈관계 질환에서 나타나는 흔한 요소이다.

협심증

*협심증*은 글자 그대로 가슴의 통증을 의미한다. 관상동맥 질환(CAD)은 심장에 혈액을 공급하는 동맥이 좁아진 것이다. 운동이나 스트레스를 받을 때 심장은 부담을 느끼게 된다. 심장근육이 좁아진 동맥으로 혈액을 공급받기 때문에 산소결핍이 일어난다. 심장근육에 산소결핍이 일어나면, 일반적으로 가슴 통증—협심증—이 나타나게 된다(그림 18-2). 이 가슴 통증을 종종 협심증 발작이라 부른다.

협심증(angina pectories)
심장의 혈액이 충분히 공급되지 않아 심장근육이 충분한 산소를 공급받지 못해 발생하는 가슴 통증

협심증의 통증은 스트레스나 운동으로 인해 나타나고, 환자가 운동을 그만두면 통증은 감소하게 된다. 심장의 산소 요구량이 정상 수치로 돌아가기 때문에 통증이 완화되는 것이다. 가슴 통증이 3~5분 이상 지속되는 것은 매우 드문 경우이다.

환자가 니트로글리세린을 가지고 있다면, 이전에 이와 같은 병력을 갖고 있었다는 다른 지표가 된다. *니트로글리세린*은 혈관을 확장시키는 약물이다. 이것은 혈액을 더 많이 혈관에 머물게 함으로써 심장으로 혈액이 되돌아오는 양을 감소시킨다. 방출해야 할 혈액량이 감소하면 심장은 부담이 적어진다. 니트로글리세린은 정제로 사용할 때는 환자의 혀 아래에 넣어 녹이도록 하고, 스프레이나 패치 형태로도 사용할 수 있다. 패치는 피부에 붙이는 접착제로 하루 종일 니트로글리세린을 서서히 방출한다.

니트로글리세린(nitroglycerin)
혈관을 확장시키는 약물

대부분 협심증 환자는 가슴 통증 시 니트로글리세린을 복용하도록 의사의 처방을 받는다. 환자들은 보통 휴식하고 10분 이상에 걸쳐 최대 3정을 투약하도록 되어 있으며, 10분이 지나

그림 18-3 (A) 심근경색의 단면 (B) 정상조직과 경색된 조직(왼쪽 아래)이 있는 심장*(Photo B: Biophoto Associates/Science Source)*

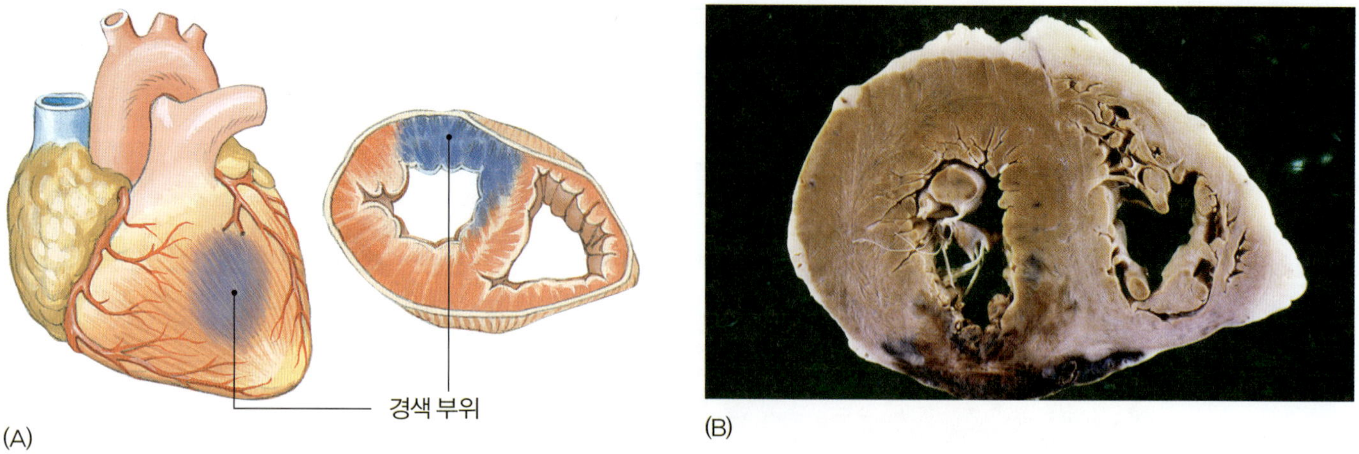

도 증상이 완화되지 않으면 도움을 요청하라고 교육받는다.

급성 심근경색

급성 심근경색(acute myocardial infarction; AMI)
산소 결핍으로 인해 심장근육이 죽는 상태; 일반인들은 보통 심장발작이라고 한다.

돌연사(sudden death)
증상이 시작된 지 2시간 이내에 심장 정지가 발생하는 것. 환자는 관상동맥 질환의 증상이 사전에 나타나지 않을 수 있다.

심장근육의 일부분이 산소결핍으로 죽은 상태를 *급성 심근경색(AMI)*이라 한다(그림 18-3). 종종 일반인들은 심장발작이라고도 하는데, 급성 심근경색은 심장근육에 혈액을 공급하는 관상동맥이 좁아지거나 폐쇄되어 발생하는 것이다. 드물게는 관상동맥의 파열(동맥류) 때문에 심장근육으로 들어오는 혈류가 막혀서 일어나기도 한다.

연간 미국에서 급성 심근경색이 백만 건 이상 발생하고, 매년 수십만 명이 심장혈관 질환 때문에 사망한다. 이들 대부분은 증상이 시작된 지 2시간 내에 심장 정지가 일어나는 *돌연사*다. 대부분의 경우 돌연사는 병원 외부에서 일어나며, 환자는 관상동맥 질환의 전구 증상이 없을 수도 있다. 이들의 약 25% 정도는 이전에 심장 문제 병력이 없는 사람들이다.

급성 심근경색을 일으키는 요소는 매우 다양하다. 관상동맥 질환의 경우는 대개 병을 유발 가능성이 있는 인자를 가지고 있다. 그러나 어떤 환자들의 경우 해롭지 않다고 생각되던 인자에 의해 갑자기 심근경색이 발생되기도 한다. 이러한 요소에는 만성 호흡계 문제, 갑작스런 운동, 심한 정서적 스트레스 등이 있다.

급성 심근경색의 치료는 수십 년 동안 급속하게 변화해 왔다. 과거에는 환자를 심장 중환자실에 입원시켜 관찰하다가 응급상황이 발생하면 성공 가능한 정도에 따라 다양하게 처치하였다. 그러나 현재에는 일부 환자들은 관상동맥을 막고 있는 혈전을 녹이는 섬유소 용해제(fibrinolytics)로 치료를 받고 있으며, 이러한 약을 조기에 투여하도록 하는 것이 가장 효과적인 방법이다. 시간이 지나면 지날수록 약물이 혈전을 녹이기 어렵기 때문이다. 초기에 언급하였듯이, 관상동맥을 개통하는 다른 방법은 부풀릴 수 있는 풍선이 있는 카테터를 삽입하여 심장의 순환을 재개통하는 것이다. 이 절차는 풍선 혈관성형술(balloon angioplasty) 또는 풍선 도자술(balloon catheterization)이라고한다. 심근경색환자의 많은 경우는 이 치료의 적용대상이 아니기 때문에 병원으로 신속히 이송되어야 한다.

급성 심근경색환자가 퇴원할 경우에는 다른 경색을 예방하기 위해 보통 아스피린을 매일 복용하도록 하고 있다. 또한 "베타 차단제"도 복용하도록 한다. 이러한 약제들은 심장박동수를 느리게 하고 심장수축력을 약하게 한다. 이것이 일반적으로 좋은 것은 아니지만 환자 심장의 작업부하를 감소시킬 수 있다. 실제로 이러한 심장에게는 유익을 주어 생명연장과 삶의 질을 향상시킨다.

현장사례

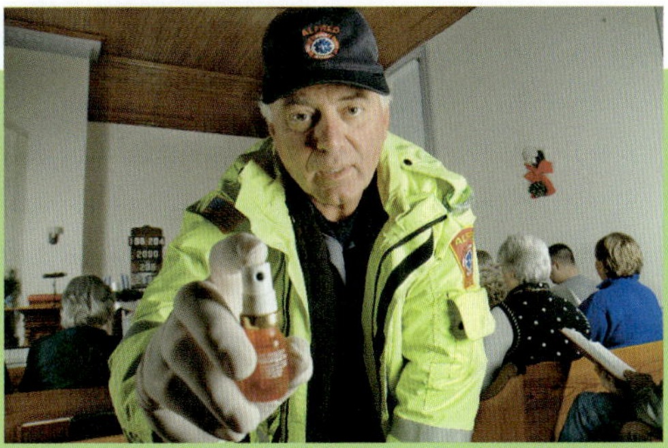

"전 제가 가슴 통증이 있었다는 것을 믿고 싶지 않아요. 심장마비가 오지 않게 해달라고 매일 기도해야 했어요. 매우 절망적이었죠. 하지만, 내가 교회에서 기도하던 중, 가슴 통증이 다시 재발하였고, 저는 매우 당황했었죠."

"저는 서둘러 니트로글리세린 스프레이를 찾았으나, 집에 놔두고 나왔다는 걸 알아차린 후 매우 당황스러웠고 걱정이 되기 시작하였죠. 곧바로 119에 신고를 했고, 응급구조사가 와서 나를 검사하고는 이런 가슴통이 이전에 있었는지에 대해 물어 보았어요. 내가 한 가지 기억하는 건 교회에서 휠체어로 밀고 나오기 전에 응급구조사가 내 혀 밑에 스프레이를 뿌렸어요. 구급차로 가는 동안 그 스프레이 때문에 가슴 통증이 조금 좋아졌어요. 그것은 정말 효과가 있었어요."

"구급차에 도착했을 때 나는 가슴 통증이 많이 줄어들었다고 말했어요. 그들은 나를 다시 체크하더니 아직도 약간의 통증이 있다는 것을 발견하고 다시 한 번 스프레이를 뿌렸어요. 남아있던 가슴 통증이 사라지며 편안해지기 시작했어요."

"여러분에게 가슴 통증이 있을 때, 여러분은 아마 저처럼 죽을지도 모른다는 생각을 할거에요. 하지만 통증이 사라질 때 여러분은 삶의 기회를 다시 얻었다고 생각하게 될 것입니다."

울혈성 심부전증

*울혈성 심부전증(CHF)*은 심장의 부적절한 박출로 인해 폐와 기타 장기와 신체에 과도한 체액이 고이는 상태이다. 체액이 고이면 *부종(edema)*이 생기게 된다. 울혈이란 용어는 체액이 장기에 축적되거나 막히게 되는 것을 의미하며, 심부전증이란 심장이 적절하게 그 기능을 하지 못해서 울혈이 발생하게 되는 상황과 울혈로 인해 심장의 기능을 악화시키는 상황 둘 다를 의미한다. 또한 폐의 기능이 적절하지 못할 때에도 울혈이 생기고 그로 인해 다시 폐의 기능을 악화시키는 악순환을 가져 온다.

울혈성 심부전증(congestive heart failure; CHF)
심장이 효과적으로 박출하지 못해 과도한 혈액이나 체액이 폐나 신체에 고이는 것

부종(edema)
조직에 체액이 축적된 것

울혈성 심부전증은 심장 판막질환, 고혈압, 폐기종과 같은 만성폐쇄성 폐질환에 의해서 생길 수 있다. 울혈성 심부전증은 흔히 급성 심근경색의 합병증으로 나타나기도 한다. 울혈성 심부전증은 종종 다음과 같이 진행한다.

1. 환자가 급성 심근경색을 앓는 경우 경색부위 심장근육은 괴사되어 수축을 할 수 없는 죽은 상태가 된다(심장의 기능을 기억하여라: 심장의 왼쪽 부분은 폐순환을 한 후 폐로부터 산소화된 혈액을 받아 전신적으로 혈액을 박출한다).
2. 왼심실의 손상으로 혈액은 폐순환으로 되돌아가 폐로 역류하게 된다. 폐에 체액이 축적된 것을 *폐부종(pulmonary edema)*이라 한다. 폐부종은 폐의 폐포와 혈류 사이의 산소 교환을 어렵게 하고 환자는 호흡이 단축되거나 호흡곤란을 경험하게 된다. 청진기로 환자의 폐음을 들어보면 거품소리나 건성거품소리가 나타난다. 몇몇 환자들은 기침할 때 폐에서 혈액이 섞인 객담이 나오기도 한다.
3. 왼심상 기능상실이 치료되지 않으면 일반적으로 오른심장 기능상실을 초래한다. 울혈된 폐가 더 이상 혈액을 받을 수 없기 때문에 오른심장(전신에서 혈액을 받아서 폐로 박출한다.)으로 울혈되는 것이다. 그 다음에는 체액이 하지, 간, 그리고 복부에 축적된다. 발과 발목에 체액이 축적되는 것을 발 부종(pedal edema)이라 한다. 복부는 눈에 띄게 팽만된다. 누워있는 환자의 경우는 체액이 엉치뼈 부위에 축적되게 된다.

폐부종(pulmonary edema)
폐에 체액이 축적된 것

발 부종(pedal edema)
발이나 발목에 체액이 축적된 것

비판적 의사 결정

혀밑 니트로글리세린 사용의 범위

여러분은 가슴 통증 환자를 처치하고 있다. 각각 시나리오에서 이 환자가 혀밑 니트로글리세린을 투여 받을 일반적인 범주에 속하는지를 결정해야 한다. 다음의 환자들은 심장내과 의사에 의해서 니트로글리세린의 사용을 처방 받은 사람이다.

1. 여러분은 가슴 통증환자를 처치하고 있다. 84세 남성 환자이고, 그의 부인은 환자가 가슴에 어떤 감각을 가지기 시작했고 2시간 전에 식사를 해서 소화불량 때문이라고 생각했다. 환자는 매우 창백하고 땀이 많이 났고 조는 듯하다. 맥박은 약간 불규칙하고 104회/분, 호흡 28회/분이고 적절하며, 혈압은 94/66mmHg이다.
2. 여러분은 협심증의 병력이 있는 68세 남성 환자를 처치하고 있다. 그는 저녁식사를 마친 직후에 가슴의 불편감이 시작되었다고 말한다. 불편감은 가슴의 중앙에 위치하고 무거운 느낌이라고 말한다. 그가 심장 문제를 경험했던 지난번과 같다고 한다. 활력 징후는 맥박은 강하고 규칙적이고 92회, 호흡은 적절하며 18회, 혈압은 112/68, 피부는 따뜻하고 습윤하다
3. 여러분은 "위장"의 통증을 호소하는 49세 남성 환자를 처치하고 있다. 통증은 가로막 아래에 있고 왼쪽으로 방사된다고 한다. 니트로글리세린을 1회 스프레이 하였으나 통증이 완화되지 않았다. 이번의 통증은 과거에 있었던 심장발작과는 다르다고 한다. 활력징후는 맥박은 강하고 규칙적이며 68회, 호흡은 적절하며 18회, 혈압은 112/68, 피부는 따뜻하고 건조하다.

울혈성 심부전증의 증상 및 징후는 다음과 같다.

- 빈맥(빠른 맥박, 분당 100회 이상)
- 호흡 곤란
- 정상 또는 상승된 혈압
- 청색증
- 발한(식은땀) 또는 차갑고 축축한 피부
- 폐부종, 종종 거품 낀 하얀 또는 분홍색 객담 발생
- 산소와 이산화탄소 교환의 결핍으로 발생하는 저산소증에 의한 불안함 또는 혼란함
- 발 부종
- 울혈, 목정맥박동 (후기 징후)
- 간과 이자가 비대해지면서 복부 팽만(후기 징후)

이런 상태의 울혈성 심부전증 환자는 약물을 투여해야 한다. 종종 환자는 체액이 고이기 때문에 이뇨제를 복용할 수 있다. 이것은 순환계에서 체액을 감소하도록 돕는 약물, 이뇨제와 기타 환자의 증상을 호전시키기 위하여 심장의 부담을 줄여주는 약물도 있다.

심장 정지

핵심 개념
심장 정지와 생존사슬

일반적인 구급차 출동에서 심장 정지로 인한 출동은 단지 1~2%에 불과하고 대부분 심장 문제가 있는 환자들은 응급구조사가 처치하고 있는 동안에 심장 정지가 발생하지 않는다. 그럼에도 불구하고, 응급의료체계는 이런 환자를 소생하기 위한 시도에 많은 시간과 에너지를 투

자하고 있다. 심장 정지 환자를 소생시키는 특이한 경우가 15~20년 동안 눈에 띄게 증가했다. 심장 정지 문제가 더 많은 주목을 받았기 때문에, 응급의료 연구자, 의사, 행정직원, 응급처치 제공자는 무엇이 더 효과적이고 효과적이지 못한지를 더 많이 연구하게 되었다.

생존사슬

미국 심장 협회는 심장 정지 환자의 소생에 영향을 주는 가장 중요한 요소들을 생존사슬로 요약하여 개념화시켰다. 생존사슬은 5가지 요소로 구성되어 있다: (1) 신속한 심장 정지 인지와 응급의료체계의 활성화 (2) 신속한 심폐소생술 (3) 신속한 제세동 (4) 효과적인 전문소생술 (5) 심장 정지 후 통합치료이다. 각 요소가 강하게 연결되어 있는 응급의료체계는 연결이 약한 체계보다 심장 정지 환자를 더 많이 소생시킬 수 있다. 각 요소의 연결이 약한 체계는 다른 요소의 연결은 강조하지 않고 단지 한 요소(신속한 제세동)만을 강조하는 체계에서 볼 수 있다.

생존사슬의 기본 테마는 팀워크이다. 여러분과 여러분의 동료는 환자의 생존 가능성을 높이기 위해 함께 협조하며 일하는 것이 필수적이다. 팀워크는 현장에 도착한 응급구조사 뿐만 아니라 전문 소생술팀, 응급의료제공자, 공공안정요원, 응급의학과 의사와 직원, 심장 카테터 실습 직원과 관련된 여러 사람들을 포함까지 확장되어 이루어져야 한다.

고품질의 심폐소생술은 최근 들어 많이 언급되고 있는 개념이다. 이는 기존의 심폐소생술 방법에서 변형되어 "담당 심폐소생술팀" 또는 "고품질 심폐소생술팀"으로 접근한다. 구조자는 고품질 심폐소생술의 최소한의 중단과 최대한의 효과를 얻을 수 있는 위치에 있어야 한다. 응급구조사는 중단을 최소화시키고 깊고 빠른 기슴 압박을 수행할 수 있는 중요한 팀원이다.

많은 사람들이 환자를 돕기 위해 동시에 일하기 때문에, 모든 행위가 동시 다발적으로 이루어진다. 하지만 제공자들의 모든 행위는 목적을 달성하기 위해 서로 맞물린 상태로 어우러져야 한다는 것을 기억해야 한다. 예를 들어, 일차 평가 동안에 한 사람은 환자의 맥박을 측정하는 동안, 다른 사람은 기도 개방을 위한 자세를 취하거나 장비를 준비한다. 이러한 팀워크는 소생술 성공에 필수적이며, 응급구조사는 그 중심에 있다.

신속한 심장 정지 인지와 응급의료체계의 활성화

신속한 심장 정지 인지와 응급의료체계의 활성화는 심장 정지를 일으킨 환자나 무의식 환자를 발견한 사람이 응급 상황에 대해 빨리 응급의료체계가 활성화 되도록 상황실 근무자에게 신고하는 것을 의미한다. 불행하게도 말은 쉽지만 행동하기는 어렵다. 응급의료제공자와는 달리 일반 대중들은 응급상황을 인지하는 것에 익숙하지 못하다. 그러므로 일반인들을 대상으로 한 응급처치 교육이 대중화 되어야 한다.

신속한 심폐소생술

신속한 심폐소생술(CPR)은 소생률을 상당히 높일 수 있다. 심장 정지 발생 후 정확히 2분 안에 제세동이 실시될 수 있다면 더 좋겠지만 이는 실생활에서 드물게 발생하기 때문에, 응급의료기관은 "신속한 심폐소생술"을 강조할 필요가 있음을 의미한다. 신속한 심폐소생술을 실시하는 데는 적어도 세 가지 방법이 있다. 훈련된 응급의료전문가를 더 빨리 환자에게 투입하는 방법과 일반인이 심폐소생술 훈련을 받는 방법, 그리고 구급상황관리사(EMD: Emergency Medical Dispatcher)가 전화 신고자에게 심폐소생술 하는 방법을 지시하도록 훈련하는 것이다.

환자에게 가장 빨리 심폐소생술을 하는 효과적인 방법은 훈련된 응급의료전문가를 현장에 보내는 것이다. 전문가란 응급구조사, 소방관, 경찰, 안전관리자 등을 의미한다. 가능한 한 빨리 누구든지 심폐소생술을 필요로 하는 사람에게 심폐소생술을 제공하는 것이 필요하다. 또한 그들은 필요한 곳에서 빨리 처치를 받을 수 있도록 적합한 장소에 있어야 할 것이다.

일부 응급의료 기관에는 일반 대중에게 공공 정보와 교육과정의 일부로서 심폐소생술 과

절차 18-4 고품질의 심폐소생술

먼저, 신체분비물 격리 조치를 한다.

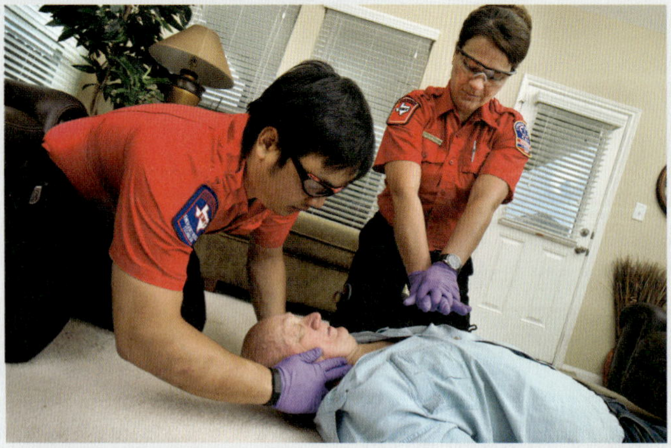

1. 첫 번째 응급구조사는 맥박을 측정하고 두 번째 응급구조사는 가슴압박자세를 취한다.

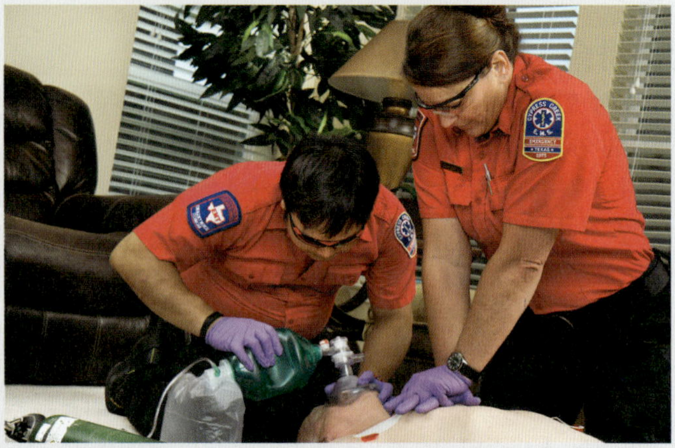

2. 두 번째 응급구조사가 가슴압박을 시행하는 동안 첫 번째 구조자는 백밸브마스크로 환기한다.

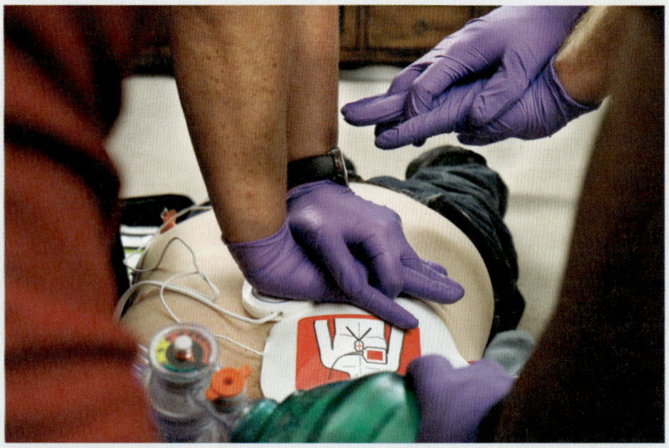

3. 첫 번째 구조자는 계속 백밸브마스크로 환기시키고, 세 번째 구조자는 두 번째 구조자와 가슴압박을 교대할 준비를 한다.

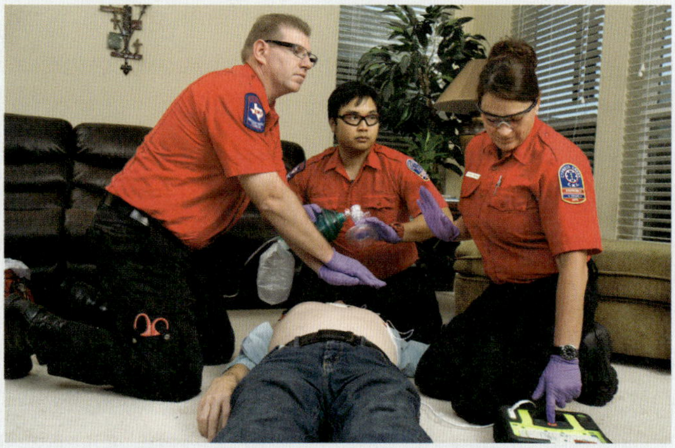

4. 자동제세동기가 적용되는 즉시 AED가 환자리듬을 분석하는동안 가슴압박과 인공호흡을 중단한다.

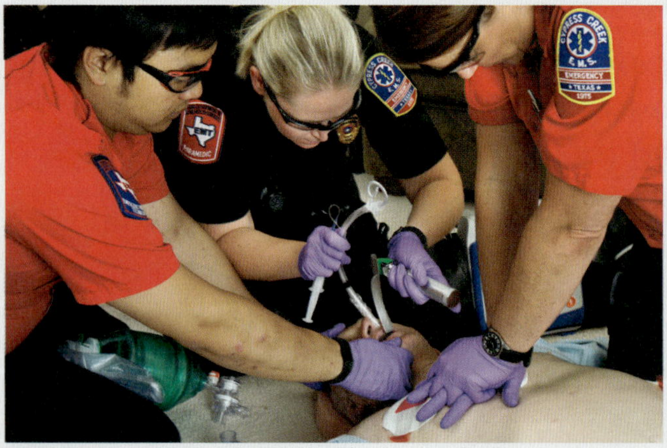

5. 전문소생술팀이 도착하면 전문기도기를 삽입한다.

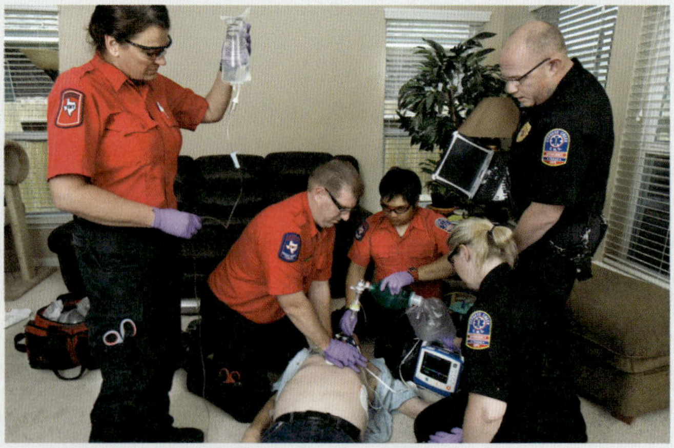

6. 전문소생술팀과 기본소생술팀이 함께 움직인다.

정을 제공하고 있기도 하지만, 대부분은 그렇지 않다. 일반인을 교육하는 것은 특히 중요하다. 초등학생이나 고등학생에게 심폐소생술을 교육하는 것은 좋은 일이다. 그러나 사실 그들이 심장 정지가 일어난 상황에 접할 기회가 별로 없고, 전형적인 심장 정지 환자는 60대 남성이기 때문에 심장 정지 환자를 일반적으로 목격하는 사람이 60대 여성이란 것은 그리 놀라운 일은 아니다. 중년과 노인들이 심폐소생술 교육을 받는 것은 아동과 청소년에게만큼이나 필요할 것이다.

일반인이 심폐소생술을 놀라울 정도로 효과적으로 수행하게 하는 방법은 구급상황관리사가 전화기로 전화한 사람에게 지시를 내리는 것이다. 이 방법은 많은 지역에서 실시되어 심장정지 환자의 소생률을 상당히 증가시켰다. 심폐소생술 훈련을 받지 않은 일반인이라도 구급상황 관리자의 지시에 따라 수행하면, 훈련을 받은 경험이 있는 사람의 결과와 흡사하다.

고품질의 심폐소생술 심폐소생술의 한가지 특징은 "언제" 시행되어지는 것만큼 "어떻게" 시행되어야 하는지도 매우 중요하다. 대부분의 응급의료서비스 체계에서 시행된 고품질 심폐소생술은 높은 신경학적 생존율의 결과를 보였다. 고품질의 심폐소생술에 접근하는 방법은 매 연구에 따라 변화하고 있으나 주로 다음을 포함한다(절차 18-4):

- 성인은 최소 5cm 깊이로 압박한다.
- 압박이 충분히 이완되도록 한다.
- 정확한 가슴압박 속도를 유지한다.
- 정확한 손의 위치를 사용한다.
- 분당 100~120회 가슴압박을 시행한다
- 각 환기는 1초 이상 시행하지 않는다.
- 심폐소생술의 중단 시간은 10초가 넘지 않도록 최소화 한다.

고품질의 심폐소생술의 중요한 목적은 심장박출량을 증가시키는 것이다. 가슴을 강하고 깊게 누르는 것은 멈춘 심장이 혈액을 짜낼 수 있도록 하기 때문에 심폐소생술 단계에서 매우 중요한 부분이다. 매 번의 가슴압박 시행 후 가슴을 충분히 이완시켜주지 않으면, 혈액의 양이 줄어들게 되며, 압박의 횟수가 늘어날수록 심장이 짜내는 혈액의 양은 감소하게 된다. 혈액이 심장으로부터 나와 뇌에 도달할 수 있도록 정확한 속도를 지키는 것이 중요하다. 손의 위치 또한 중요한데, 왜냐하면, 만약 손의 위치가 심장 위가 아니라면 구조자는 헛된 수고를 하게 되기 때문이다. 적절한 압박 속도는 아직 명확하게 알려지지는 않았지만, 분당 최소 100~120회 이상의 속도를 명시하고 있다.

양압환기가 즉시 시행될 수 없어 지체되는 몇 분 동안 심장 정지 환자에게 비재호흡마스크 또는 비강관을 통해 고농도의 산소를 제공해도 된다라는 내용을 한 번쯤 들어보았을 것이다. 이는 심장 정지가 호흡 문제로 발생한 것이 아니라 심장 문제로 발생했기 때문에 심장 정지 발생 후 수 분 동안은 환자가 충분한 산소를 체내에 가지고 있기 때문이다. 이 술기는 또한 각각의 가슴압박이 흉강내 압력을 변화시키기 때문에, 어느 정도의 산소가 폐 내로 빨려 들어가게 하는 것이 가능한 일일 것이다. 이것은 고품질의 심폐소생술의 표준지침은 아니지만, 앞으로 시행되는 연구에서, 이 내용이 맞는지 아닌지 증명될 것이다(그림 18-4).

신속한 제세동

지난 몇 년 동안 신속한 제세동은 많은 주목을 받아왔다. 그 이유는 심장 정지 환자를 소생시키는 가장 중요한 유일한 인자이기 때문이다.

제세동에 대해 많은 강조를 함에도 불구하고 종종 신속한 제세동에 대해 충분히 주목하지 않는 경우가 많다. 기관에서 자동제세동기를 구매하여 구비해둘 수 있지만, 더 어려운 문제는 효과를 낼 수 있을 정도로 빨리 심장 정지 환자에게 제세동을 실시하는 것이다. 제세동의 반

그림 18-4 (A) 대개 혈류에 산소가 충분히 있기 때문에, 가슴 압박이 수 분 이내에 이루어지면 환기 상태를 유지할 수 있다. (B) 심장 정지 환자에게 비강관 또는 비재호흡마스크를 통해 고농도의 산소를 제공하는 방법은 고품질 심폐소생술의 표준 지침이 아니지만, 가슴 압박 시 흉강내 압력을 변화시켜 일정량의 산소가 폐로 빨려 들어가게 하는 것이 가능하다고 할 수 있다.

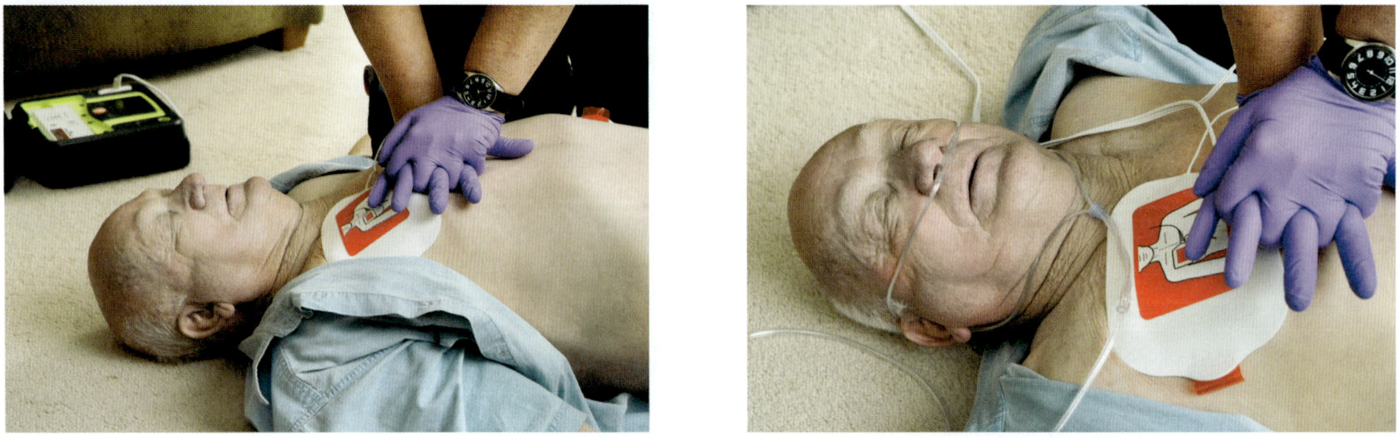

(A) (B)

응시간(신고에서 제세동기의 도착까지)이 8분 이상이면, 실제적으로 아무런 효과가 없다. 조기 심폐소생술 실시한 경우에도 소용이 없게 된다. 비록 8분이 제세동기가 제세동이 효과적일 수 있는 최대 반응시간이라 하더라도, 빨리 도착할수록 환자의 소생률이 더 높아진다. 이것은 말 그대로 1분이 중요한 시간이다.

출동시간을 단축할 수 있는 방법은 다른 응급의료 제공자들에게 제세동기를 제공하는 것이다. 상당수 응급의료체계에서는 제 시간에 제세동기를 도착하게 하기 위해서 혁신적인 방법을 사용하고 있다. 도시와 교외 지역에는 종종 경찰관과 소방관들이 장비를 갖추고 있는데, 일반적으로 그들이 구급차보다 먼저 도착하기 때문이다. 지방에서는 응급구조사와 최초반응자가 자신의 개인 자동차에 제세동기를 싣고 다녀서 제세동기가 필요한 환자에게 제때에 사용 가능하도록 한다.

조기에 환자에게 제세동기를 가져갈 수 있는 다른 방법은 일반인이 사용하는 것이다. 최초 현장을 목격한 일반인이 심장 정지 환자를 소생시킨 사례들이 잘 알려져 있다. 이러한 경우는 특성이 있다. 환자가 지속적인 관찰 하에 있고, 심장 정지가 목격되어 즉각적으로 응급의료체계를 활성화 시킬 수 있는 경우(즉, 요양원이나 의원, 혹은 병실 등), 심폐소생술과 자동제세동기의 사용에 대해 교육을 받은 직원(예, 승무원이나 카지노 경비원)이 상주하는 경우가 해당된다. 심장 정지 발생 가능성이 높은 지역에서는 정규적인 교육과 전문 직원 채용 및 자동 제세동기 배치가 반드시 되어야 한다.

교육을 받은 일반인이 자동제세동기를 사용하고 심폐소생술을 수행하는 것이 일반화된다면 심장 정지 환자의 소생률은 증가할 가능성이 높다.

효과적인 전문소생술

사람의 기도에 튜브를 삽입하고(기관내삽관), 사람의 팔에 주사바늘을 꽂고(정맥로 확보), 그리고 정맥로에 약물을 투약하는 것은 모두 일반인들은 이해하지 못하는 활동이지만, 일반인들이 기대하는 활동들이기도 하다. 이 전문소생술은 높은 소생률에 기여할 수 있다.

병원 전 단계에서 환자에게 전문심장소생술을 실시할 수 있는 사람은 전문응급구조사(paramedic)로서 현장에 도착하여 환자에게 기본인명소생술부터 시작하며 병원으로 환자를 이송한다. 몇개 지역에서는 전문응급구조사(EMT-P)는 아니지만 기본응급구조사

(EMT-B)보다는 더 훈련을 받아야 하는 응급구조사 등급(EMT level)이 있는데 그들의 명칭은 EMT-Cardiac, EMT-Critical Care, EMT-Intermediate, 또는 Advanced EMT라고 명명하기도 한다. 이들은 이러한 심정지 환자들의 소생을 증진시키기 위하여 중재술을 시행할 수도 있다. 또 다른 방법은 결코 빠른 방법이라고 말할 수는 없지만, 이러한 응급구조사들은 환자를 병원으로 이송하지 않고 좀 더 가까운 진료소나 기타 의료시설로 이송할 수도 있다. 그러한 이송형태는 실제로 응급구조사들이 필요하다고 생각하기도 전에 실시되어야 하는 경우가 있기 때문에 이것은 프로토콜 형태로 반드시 문서화되어 있어야 하며 또한 이 프로토콜은 지도의사에 의하여 반드시 인증되어야만 한다.

소생 후 통합치료

소생 후 통합치료는 환자가 신경학적으로 완전히 생존할 수 있도록 하기 위해 많은 평가와 처치가 함께 협조하는 것을 의미한다. 이 사실의 요소에는 적절한 산소화 유지, 과환기 주의, 12 유도 심전도 측정, 치료 가능한 심정지의 원인 교정, 환자를 위한 최종 목표점 결정, 저체온 요법, 그리고 전문 처치 등을 포함한다.

연구가들은 심장 소생을 향상시키기 위해 새로운 처치들을 지속적으로 평가하며, 또한 뇌소생을 위한 처치도 끊임없이 평가하고 있다. 잠깐 동안 심실잔떨림을 겪은 후 다시 자발적 순환을 찾은 대부분의 환자들은 최소한의 뇌손상을 입거나 또는 아무런 뇌손상을 입지 않은 채 의식이 돌아온다. 하지만 심장 문제로 인해 오랜시간 동안 의식을 소실했던 환자들의 경우 정상적인 활동 을 할 수 없을 만큼 뇌손상을 입거나 또는 깨어나지 못하기도 한다.

소생된 환자에게서 뇌 손상을 줄일 수 있는 한가지 방법으로는 저체온 요법이다. 환자의 체온을 대략 32°C~34°C로 12~24시간 동안 유지시키면 생존자들의 뇌 손상률이 감소한다는 결과를 나타내는 연구 결과가 있다. 이 연구들은 계속해서 진행중이며, 앞으로도 연구의 결과가 계속 바뀔 수도 있다는 것을 명심해야 한다.

비록 저체온증 요법은 신경학적으로 완전한 생존을 향상시키지만, 다른 문제를 발생시킬 수 있다. 여러 응급의료체계에서는 이 요법에 대해 여러가지 접근법을 가지고 있으며, 대부분은 전문소생술팀의 업무에 해당하게 된다. 몇몇 서비스체계는 전문응급구조사에게 차가운 수액(4°C)를 즉시 투여하게 함으로써 저체온 요법을 시작하기도 한다. 혹은 아이스팩을 목동맥, 넙다리동맥, 겨드랑동맥 부위에 적용시켜 환자의 체온을 낮추기도 한다. 또는 경추고정대를 사용하는 것인데, 아이스팩이 목동맥에 고정될 수 있도록 하는 변형된 방법이다. 이것은 뇌를 먼저 차갑게 한 다음, 뇌의 대사과정을 감소시켜 효과를 향상시키 위함이다. 만약 지역 내에 위치한 병원이 저체온 요법을 시행하는 곳과 그렇지 않은 곳이 있다면, 응급구조사는 심장 정지 소생 환자를 저체온 요법을 시행하는 병원으로 이송하는 것이 좋을 것이다. 지역 내 프로토콜을 참고하도록 한다.

그러나 2015년 세계소생지침에서는 심정지로부터 회복된 후 의식이 없는 환자에게 24시간 동안 36°C의 목표체온을 유지(목표체온유지치료)하고 발열을 예방하면 32°C~34°C의 저체온을 유지한 경우와 신경학적 회복율과 생존율이 동등하기 때문에 심정지로부터 소생한 후 의식이 없는 환자에게 체온을 32°C~36°C 범위내에서 일정체온으로 24시간 유지하는 목표체온유지치료를 하도록 권장하고 있다.

신속한 심장 정지 인지와 응급의료체계의 활성화, 신속한 심폐소생술, 신속한 제세동, 효과적인 전문소생술, 심장 정지 후 통합치료의 사슬을 잘 유지하는 응급의료서비스 체계에서는 그렇지 않은 곳보다 심정 정지 환자가 높은 생존률을 나타낼 것이다.

“처음 심폐소생술을 실시할 때 저는 엄청 긴장했지만, 막상 시작하고 나니 긴장감이 싹 풀리면서 배운대로 올바르게 할 수 있었다. 강하고 빠르게 누르며 멈추지 않는다.”

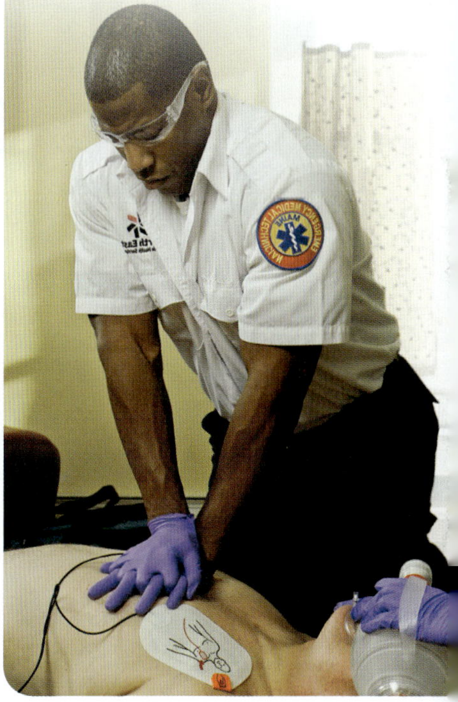

그림 18-5 공공장소에 설치된 자동제세동기

(© Michal Heron)

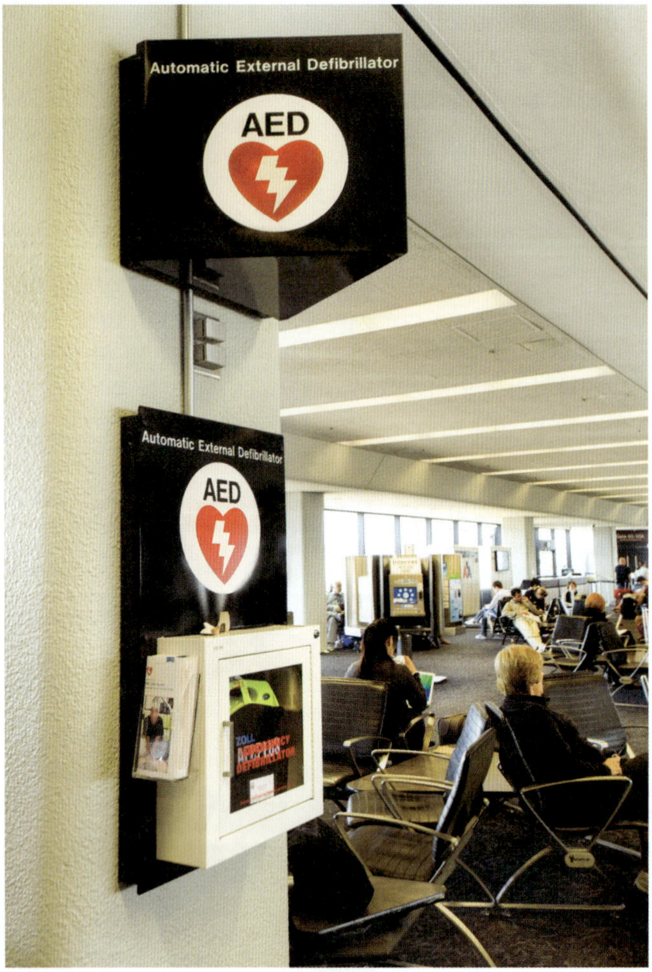

그림 18-6 성인용 제세동기(소아용 패드도 볼 수 있다.)

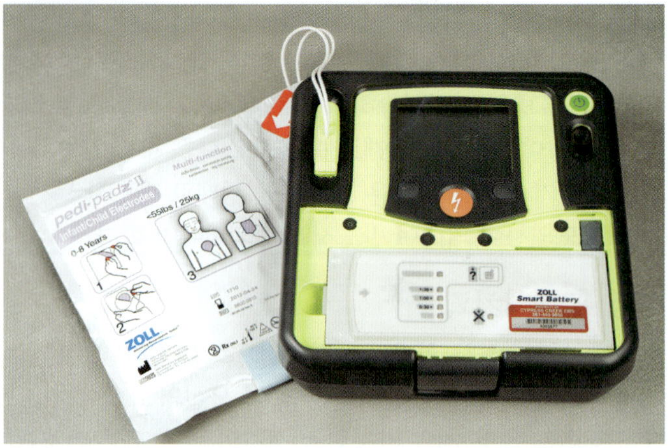

심장 정지의 관리

핵심 개념
심장 정지 환자의 관리

응급구조사는 전체의 생존 사슬 중에서, 신속한 심폐소생술과 신속한 제세동, 이 두 연결고리를 제공할 수 있다. 앞으로 이 책에서는, 모든 심장 정지 환자의 처치로 고품질의 심폐소생술과 제세동의 역할이 강조될 것이다. 심장 정지 환자의 관리는 다음과 같다:

- 두 명의 구조자가 심폐소생술을 실시한다(평상시 근무 중에는 2인 구조자 심폐소생술을 시행하지만, 동료가 장비를 준비할 때 혹은 이송할 때를 대비하여 1인 구조자 심폐소생술을 할 수 있어야 한다).
- 자동제세동기를 사용한다.
- 생존 사슬을 계속 진행하기 위해 가능하다면 전문소생술팀의 지원을 요청한다.
- 백밸브마스크로 산소를 공급한다.
- 유량제한 산소동력 인공호흡 장비를 사용한다.
- 환자를 들어 운반한다.
- 환자의 기도를 흡인한다.
- 기도보조기구(입인두와 코인두기도기)를 사용한다.
- 자신과 환자를 보호하기 위해 신체분비물 격리(BSI) 예방조치를 취한다.

• 심장 정지와 관련된 사실을 얻기 위해 목격자와 가족을 면담한다.

가슴 통증이나 호흡곤란 환자의 대부분은 현장에서 그들을 평가하고 처치하는 동안에는 의식이 명료하고 좋은 상태였어도 병원 도착하기 전에 심장 정지 상태가 되는 환자들도 있다. 이와 같은 이유로, 가슴 불편감이나 호흡곤란 환자에 대해서 언제나 심장 정지에 대한 준비가 되어 있어야 한다. 이런 종류의 출동요청이 있을 때는 현장에 제세동기를 가지고 갈 수 있도록 환자 이송하는 동안 제세동기는 가까이 비치해 두어야 한다.

자동제세동기

핵심 개념
자동제세동기의 사용

자동제세동기는 예전에 대부분 구급차에 비치되어 있지만, 요즘에는 공공장소에서도 흔하게 접할 수 있다(그림 18-5). 공항이나, 경기장, 학교, 헬스장 등 모든 공공장소에는 제세동기를 설치해 놓도록 법과 규제가 바뀌고 있는 추세이다.

자동제세동기의 유형

제세동을 시행할 수 있는 방법에는 두 가지가 있다. 오래된 방법(수동식 제세동)은 작동자가 화면에 나타나는 환자의 심장리듬을 보면서 제세동이 필요한 리듬인지 결정하고, 두 개의 전극에 젤을 바르고 에너지를 충전하여 환자 가슴에 충격을 주는 것이다. 반면에 자동 제세동기는 작동자가 환자의 가슴에 두 개의 감시용 제세동 패드를 부착하면 내장된 컴퓨터가 환자의 심장 리듬을 분석하게 된다(그림 18-6).

자동 제세동기에는 반자동과 완전 자동의 두 가지 유형이 있다. 반자동제세동기가 더 일반적인 형태이고, 제세동기가 패드를 통해 충격을 가할 수 있도록 응급구조사에게 버튼을 누르도록 알려준다. 때로 반자동 제세동기는 "충격 조언 제세동기(shock advisory defibrillator)"라고 불리기도 한다. 완전 자동제세동기는 응급구조사가 어떤 행동을 하도록 알려주지 않으며, 에너지가 충전되면 자동으로 충격을 가한다. 완전 자동제세동기를 사용하기 위해 모든 응급구조사는 환자를 평가하고 제세동기의 전원을 켜고, 환자의 가슴에 패드를 붙여야 한다. 자동제세동기 작동법에 대한 다음의 정보는 원칙적으로 반자동제세동기의 작동 방법에 대한 것이다.

자동 제세동기를 분류하는 다른 방법의 하나는 충격을 전달하는 유형으로 분류된다. 전통적인 단상형 제세동기는 음성(−)패드나 전극에서 양성(+)패드나 전극으로 단일 충격을 전달한다(단상형을 의미한다). 양상형(이상형)제세동기는 충격을 한 방향으로 전달하고 나서 다른 방향으로도 전달한다. 이러한 종류의 기계는 또한 전형적으로 두 개 패드 사이의 저항을 측정하여 저항이 높으면 높은 에너지를, 저항이 낮으면 낮은 에너지를 사용하여 상황에 따라 에너지를 적절하게 조절한다.

이러한 특징은 양상형 자동 제세동기가 낮은 에너지를 사용하여 심장이 덜 손상되도록 한다. 양상형 자동제세동기에 의한 생존율이 더 높은지는 분명하지 않지만, 적어도 단상형만큼은 유용하며 다른 장점도 있다. 높은 에너지를 사용하지 않기 때문에 단상형 자동 제세동기보다 배터리가 작고 가볍다. 이것은 응급구조사가 여러 가지 장비를 한꺼번에 가지고 다니기 때문에 중요한 요소가 된다.

자동제세동기 작동방법

다른 모든 근육과 같이 심장은 전기적 충동을 생성한다. 가슴에 두 개의 검사용 전극을 붙여 심장의 전기적 활동을 관찰할 수 있다. 자동제세동기는 심장 리듬을 분석하여 충격을 가할 리듬인지 아닌지를 결정한다. 여기에 사용되는 마이크로 프로세서와 컴퓨터 프로그램은 광범위하게 검사되어서, 실험실에서나 현장에서 그 정확성을 인정받았다. 오늘날의 자동제세동기는 충격이 필요한 리듬과 충격이 필요 없는 리듬을 구별하는데 매우 신뢰도가 높다.

자동제세동기가 부적절하게 충격을 가하는 경우는 거의 대부분 사람의 실수에 의한 결과이다. 작동자가 환자를 적절히 평가하지 못했기 때문이거나(자동제세동기는 단지 심장 정지 환자에 대해서만 사용하도록 고안되었다), 자동제세동기를 적절하게 사용하지 못했거나, 기계를 유지 관리하지 못했기 때문이다. 기계의 실수 가능성도 항상 존재하지만 거의 일어나지 않는다. 자동제세동기를 적절한 작동 순서로 사용하며, 무의식, 무맥박, 무호흡 환자에게만 자동제세동기를 부착하고, 자주 실습하고, 지역 지침을 따르는 것이 환자에게 피해를 줄 수 있는 실수를 피하는 최선의 방법들이다.

종종 경련이나 관상동맥의 폐쇄(심근경색이나 심장발작)와 같은 심장 문제는 심장의 전기 체계 혹은 전도와 관련되어 있는데, 이것은 심장이 규칙적인 리듬으로 작동하려면 정상적으로 기능되어야 하는 것이다. 심장 정지를 일으키는 가장 흔한 상태는 전기 충격이 가능한 리듬이다.

- 심실잔떨림(ventricular fibrillation)
- 심실빠른맥(ventricular tachycardia)

심실잔떨림(ventricular fibrillation; VF)
심장의 전기적 활동이 혼란되어 심장 근육의 수축이 정상적이지 않은 상태

심장 정지를 일으키는 일차적인 전기적 장애는 *심실잔떨림(VF)*이다. 응급의료종사자가 현장에 첫 8분 이내에 도착하면 심장 정지 환자의 50% 이상은 심실잔떨림 상태이다. 심실잔떨림 상태의 심장은 많은 전기 에너지를 가지고 있지만 완전히 혼란된 상태이다. 심장의 여러 부위에서 생성된 혼란한 전기적 활동 때문에 심장근육은 비정상적인 수축으로 혈액을 방출하지 못하게 된다. 심실잔떨림은 "전기충격이 가능한 리듬(shockable rhythm)"으로 여겨지므로, 즉 제세동이 효과적인 리듬이다.

심실빠른맥(ventricular tachycardia; V-tach)
심장박동수가 매우 빠른 상태, 매우 빠른 심실빠른맥은 심실에 충분한 혈액이 차지 못하게 되어 신체가 요구하는 만큼 충분한 혈액을 보내지 못한다.

자동제세동기는 또한 매우 빠른 *심실빠른맥(V-tach)*의 리듬을 보일 때 전기충격을 가하도록 고안되었다. 심실빠른맥(매우 드문 심장 정지 리듬으로 병원 외부 상황에서는 10%도 못되게 발생한다)의 경우는 심장리듬이 규칙적이지만 보통 매우 빠르다. 심장박동수가 빠르면 빠를수록 심실빠른맥으로 박동간에 심방에 충분한 혈액이 차지 못하게 되어서 신체, 특히 뇌에 필요량만큼 충분한 혈액을 보내지 못하게 된다. 무맥성 심실빠른맥은 충격 가능한 리듬이다.

일부 심실빠른맥 환자는 심장박동수가 매우 빠르긴 해도 의식이 있을 수 있다. 이런 환자에게 자동제세동기를 부착하면, 충전이 되면서 충격을 가하라고 메시지가 나올 것이다. 그러나 환자가 맥박이 있고 깨어있기 때문에 이것은 부적절하다. 이것이 바로 자동제세동기를 심장 정지 환자에게만 부착해야 하는 이유이다.

전기충격이 가능하지 않은 리듬에는 다음과 같은 것들이 있다.

- 무맥성 전기활동(PEA)
- 심장무수축(Asystole)

무맥성전기활동(pulseless electrical activity; PEA)
심장의 전기적 활동은 상태적으로 정상이지만, 기계적 박출 활동이 전기적 활동에 따라가지 못하여 심장 정지를 유발하는 상태

심장 정지 환자의 15~20%는 전기적 리듬이 상대적으로 정상이더라도 심장근육의 기능부전이 나타나는 *무맥성 전기활동(PEA)* 상태이다. 상대적으로 전기적 활동은 정상이지만 심장 박출이 없는 상태는 심장근육이 대부분 심각한 말기 병적 상태임을 의미한다. 또는 환자가 너무 많은 혈액을 소실했음을 의미하기도 한다. 심장이 방출할 수 있는 능력이 있다 하더라도 방출할 혈액이 없는 경우이다. 심장의 전기 리듬이(규칙적이지만 매우 빠른 VT와는 달리) 이미 규칙적이고 느리기 때문에 이런 환자에게 제세동은 도움이 안 된다. PEA는 전기충격이 가능하지 않은 리듬이다.

심장무수축(asystole)
심장의 전기적 활동이 중단된 상태

심장 정지 환자의 나머지 20~50%는 심장이 전기 신호를 생성하지 못하는 상태이며 이 상태를 *심장무수축(asystole)*이라 한다. 심장무수축이 발생하면 심장근육을 수축시키는 전기적 자극이 없으므로 심장이 수축을 하지 못하게 된다. 결과적으로 혈류가 흐르지 않는 환자

는 무맥박 또는 무호흡 상태로 의식을 잃게 된다(심장무수축으로 전기적 활동이 없어지면 심전도에 편평한 파동선이 나타나기 때문에 이 상태를 흔히 "일직선(flatline)"이라고 부른다). 심장무수축은 심실잔떨림이 치료되지 않았거나, 심장 기능장애, 말기 질병, 혈액손실이 심할 경우에 나타날 수 있다. 심장무수축은 충격가능한 리듬이아니다.

계산해 보면 심장 정지 환자 10명 중 최대 6~7명에게만 자동제세동기를 부착하여 충격을 가할 수 있다는 사실을 알 수 있다. 심실잔떨림과 심실빠른맥으로 고통받는 환자들 만이 그 대상이다. 무맥성 전기활동(심장근육 기능장애)나 심장무수축(전기적 활동이 전혀 없는 경우)환자의 경우 제세동은 효과가 없다. 심실잔떨림과 심실빠른맥은 빠르게 심장무수축으로 변화하기 때문에 목격자가 얼마나 빠르게 상황을 인지하고 응급의료체계를 활성화시켰는지, 자동제세동기가 언제 사용되었는지가 중요하며 환자의 나이와 기존 병력의 요소도 이러한 변화에 기여한다.

심장 정지 환자의 심폐소생술과 자동제세동기의 사용

심폐소생술 과정에서 심폐소생술 중단이 불가피하게 필요하면 가능한 한 중단 시간을 최소화 해야 함을 배웠다. 응급구조사는 심장 정지 환자에게 제세동을 사용해야 하기 때문에 심폐소생술을 중단해야만 하는 추가적인 상황을 이해해야 한다.

자동제세동기가 리듬을 분석하는 동안 환자를 만지게 되면, 여러분 심장의 전기충동과 환자의 근육 움직임 때문에 방해를 받을 수 있다. 이로 인해 자동제세동기의 컴퓨터는 실제로 환자가 충격 가능한 리듬이 없음에도 불구하고 충격을 가하도록 오작동하거나 또는 반대의 경우도 일어나게 된다. 또한 실제로 환자에게 손을 대고 있는 동안 충격이 가해지면 그 충격이 여러분에게 전해지기도 한다. 비록 심한 해를 입지는 않더라도 손상을 입을 수 있다.

이러한 이유로 리듬이 분석되는 동안이나, 충격을 가할 때, 환기시키거나, 가슴 압박을 하거나, 환자와 접촉해서는 안 된다.

환자의 맥박을 회복시키기 위해서는 심폐소생술보다 제세동이 더 효과적이므로, 심폐소생술을 중단하고 리듬을 분석하고 제세동을 실시하는 것이 실제로 환자에게 더 유익하다. 충격을 가한 후에는 즉시 심폐소생술을 다시 시작하도록 한다(그림 18-7과 절차 18-5)

메모: 응급구조사로서 여러분은 심장질환이나 심장 정지의 원인을 진단할 수 없다. 가능한 한 빨리 CPR과 제세동을 시작해야 하고, 제세동으로 심장기능을 회복시키는데 실패하게 되면 환자를 의료기관으로 인계하거나 전문소생술팀에게 인계하기 전까지 생물학적 사망을 막기 위해 CPR을 계속해야 한다.

메모: 적절한 제세동을 위한 전기충격량은 사용하는 제세동기의 종류에 따라 다르다. 단상형 제세동기의 경우 360 J을 사용한다. 양상형 제세동기의 경우에는 제세동기가 심실잔떨림을 제거하는 효과적인 전기충격량이 이상적이다. 양상형 제세동기의 경우에는 제세동기의 종류에 따라 다르며 전기충격량은 120 J에서 200 J 사이이다.

환자 평가

심장 정지

모는 줄농에서 감염을 예방하기 위해 개인보호장비를 착용하고 신체분비물 격리(BSI) 조치를 취해야 한다. 특히 혈액과 다른 체액들을 흔히 볼 수 있는 심장 정지와 같은 경우에 중요하다. 환자 평가에는 다음과 같은 것들이 포함된다.

그림 18-7 자동제세동기를 이용한 심장 정지 치료 과정

자동제세동기에 의한 심장 정지 처치 순서

심장 정지 확인: 무의식, 무호흡, 무맥박

↓

동료가 심폐소생술 시작

↓

자동제세동기의 전원을 켠다

↓

자동제세동기 부착 및 접촉 금지

↓

분석버튼 누름(필요시)

↓

충격 필요(shock indicated; SI)

- 자동제세동기의 충격지시 메시지에 따라 1회 제세동 실시
- 환자가 깨어나지 않으면 2분간(5주기) 심폐소생술 실시
- 분석버튼 누름(필요시)
- 충격 지시 메시지가 보이면, 1회 더 제세동 실시
- 3회 제세동 후 이송준비. 그 이상의 제세동은 지역 내 프로토콜을 참고한다.

충격 필요치 않음(no shock indicated; NSI)

- 2분간(5주기) 심폐소생술 실시
- 분석버튼 누름(필요시)
- 충격 비지시(NSI)
- 2분간(5주기) CPR을 실시

↓

맥박확인, 무맥박 시 심폐소생술 시행하며 이송

주의사항:

충격 필요치 않음(NSI). 메시지가 나타날 때마다 2분간(5주기) CPR을 시작한다.

환자의 맥박이 돌아오면 호흡을 확인한다. 필요 시 고농도의 산소로 환기시키거나 비재호흡 마스크로 산소를 준다.

처음 제세동을 시행한 후 6회 제세동을 시행하기 전에 충격 필요치 않음. 메시지가 나오면, 위에 적힌 충격 필요치 않음. 비지시의 단계를 따른다.

처음에 충격 비지시 메시지가 나오고 그 다음 분석에서 충격 필요. 메시지가 나오면, 위에 적힌 충격 지시의 단계를 따른다.

때때로 두 순서를 앞뒤로 왔다 갔다 해야 할 수도 있다. 이렇게 되면 다음에 기술된 것과 같은 이송 지시가 나타날 때까지 단계를 따른다.

다음 중 하나라도 나타나는 즉시 이송한다.

- 제세동 3회 실시.
- 3회 연속 충격 필요치 않음. 메시지(매번 2분간 심폐소생술을 실시한 다음)
- 환자의 맥박이 돌아옴.

심장 정지 환자가 제세동으로 회복되었다가 다시 심장 정지 상태가 되면, 처음부터 제세동 과정을 시작한다.

3회 연속 제세동을 실시한 경우, 3회 연속 충격 필요치 않음. 메시지가 나온 경우, 그리고 환자의 맥박이 돌아온 경우에는 환자를 즉시 병원으로 이송하도록 한다. 지역내 프로토콜을 따르도록 한다.

절차 18-5 심장 정지 환자의 평가와 관리

메모: 가능하다면 빨리 전문소생술팀을 호출하여라.

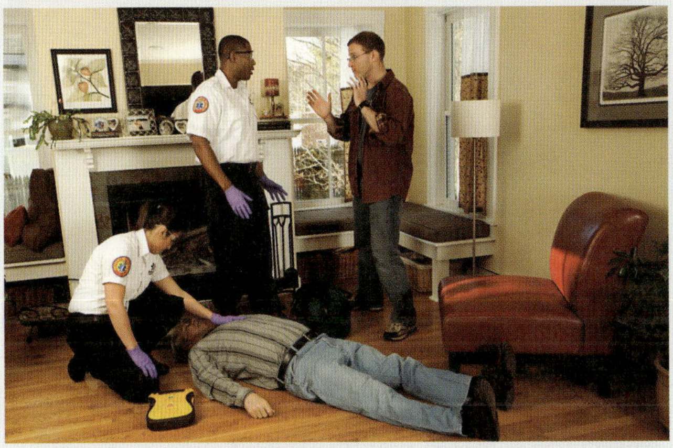

1. 만약 환자가 살아있지 않은 것처럼 보인다면, 즉각적으로 호흡을 확인한다. 환자의 보호자나 목격자에게 병력을 청취한다.

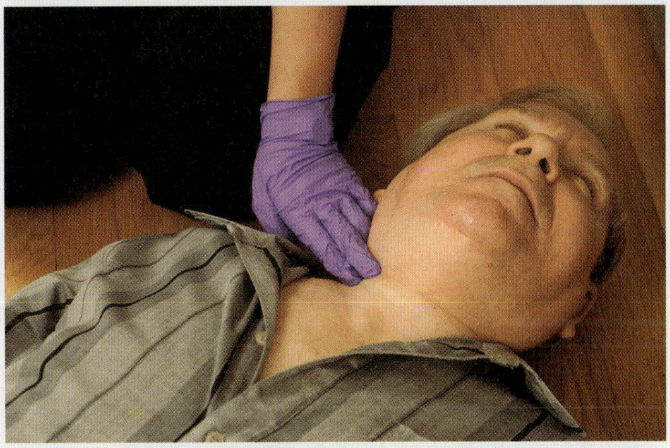

2. 맥박 확인은 최초 호흡을 확인할 때 동시에 이루어져야 한다.

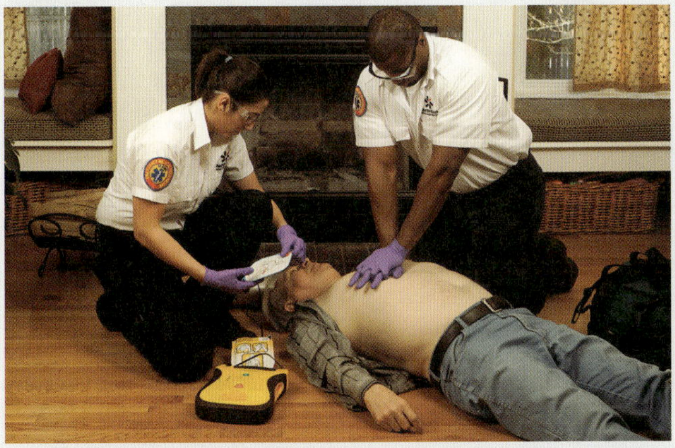

3. 다른 구조자가 자동제세동기를 준비하는 동안 심폐소생술을 실시한다.

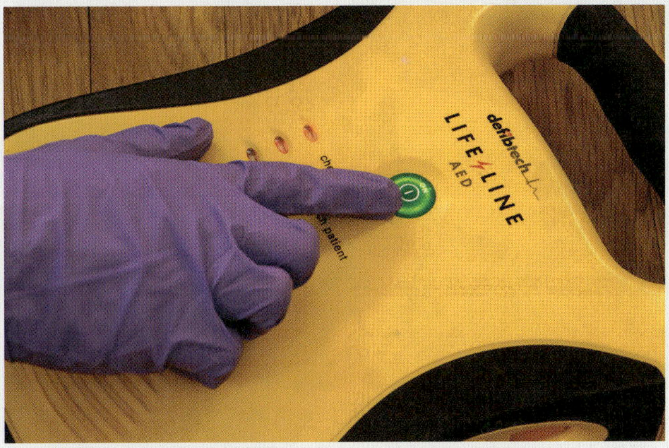

4. 자동제세동기의 전원을 켠다.

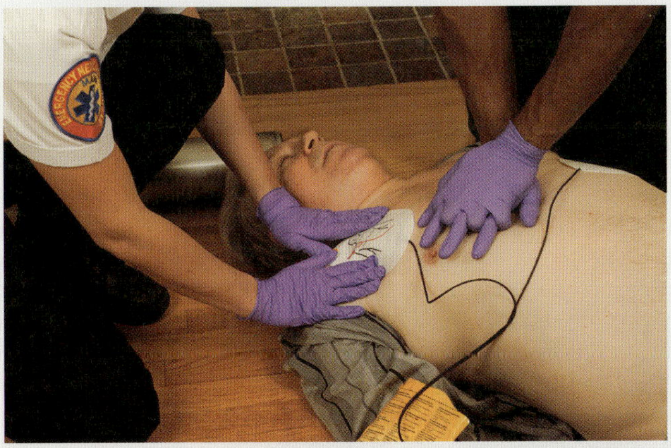

5. 환자의 가슴에 패드를 적용한다(하나는 오른쪽 가슴 위에, 다른 하나는 왼쪽 갈비뼈 밑에 붙인다).

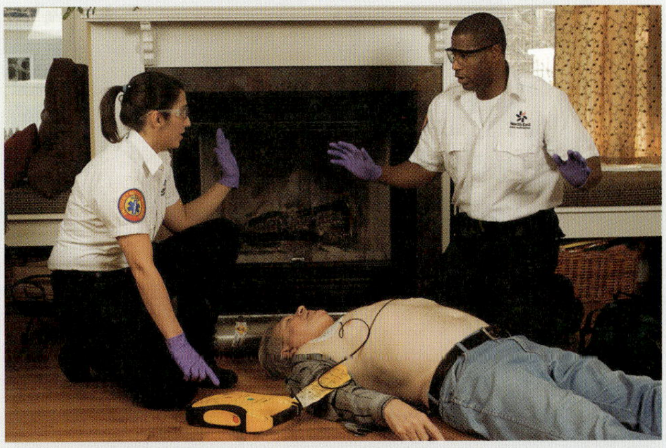

6. "모두 떨어지세요"를 외치며 본인가 주위 사람들이 환자로부터 떨어졌는지 확인한다.

(계속)

절차 18-5 심장 정지 환자의 평가와 관리(계속)

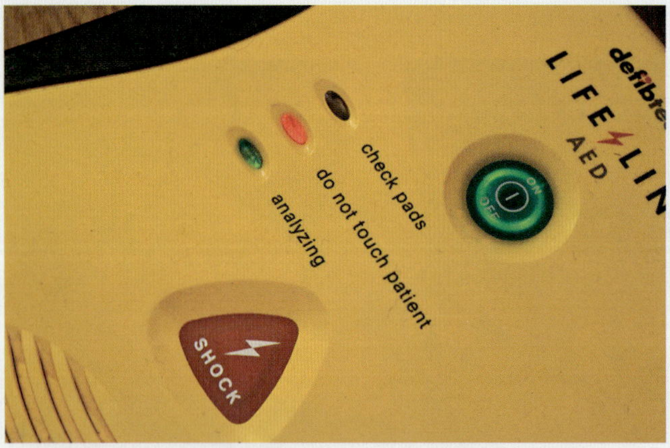

7. 만약 제세동기에 분석버튼이 있으면 분석을 누른다. 자동제세동기가 환자의 리듬을 분석하는 동안 환자에게서 떨어진다.

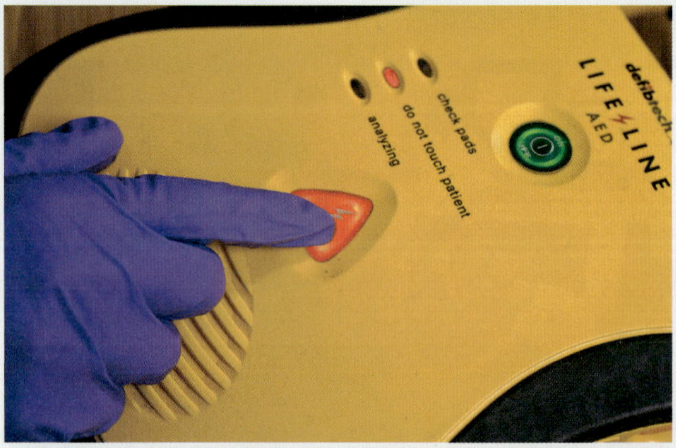

8. 자동제세동기가 "제세동이 필요합니다"라고 말한다면, 제세동 버튼을 누르고 즉시 가슴압박을 실시한다.

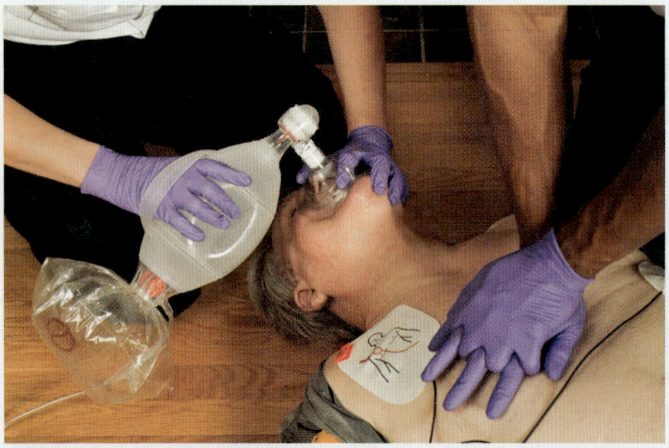

9. 환자가 깨어나거나, 움직이거나, 호흡하지 않는다면 2분(5주기) 동안 심폐소생술을 실시하고 자동제세동기의 지시에 따른다.

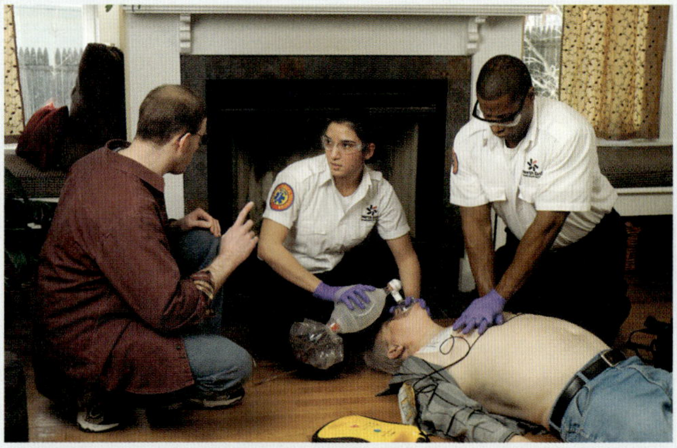

10. 목격자나 보호자로부터 추가적인 정보를 얻는다.

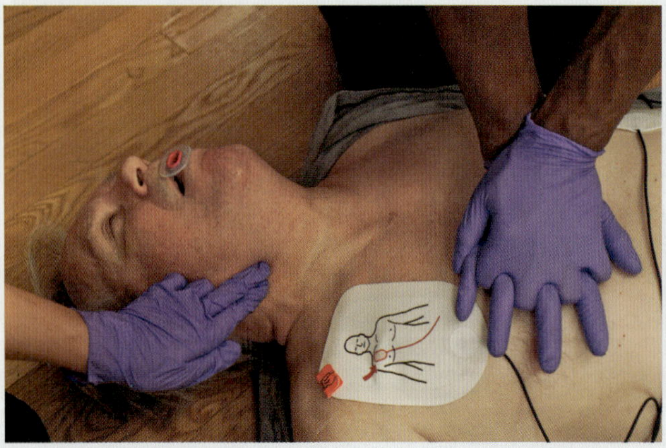

11. 효과적인 심폐소생술이 시행되고 있는지 확인하기 위해 심폐소생술 동안 환자의 맥박을 확인한다.

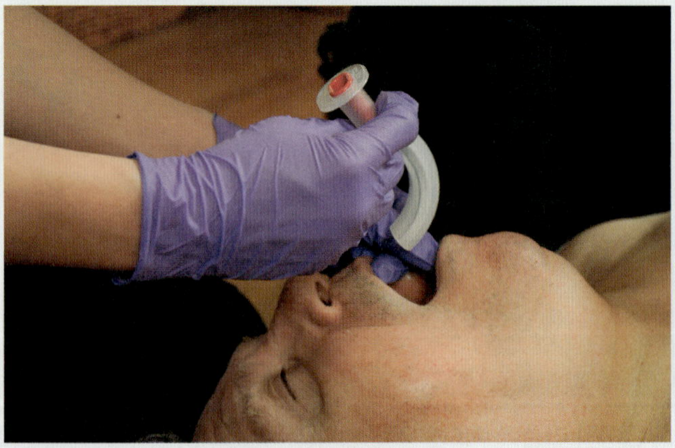

12. 기도기를 삽입한다.

절차 18-5 심장 정지 환자의 평가와 관리(계속)

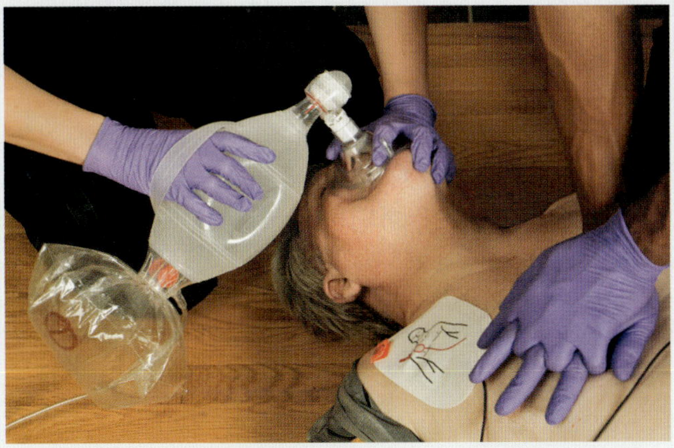

13. 백밸브마스크를 사용하여 고농도의 산소로 환자를 환기시킨다.

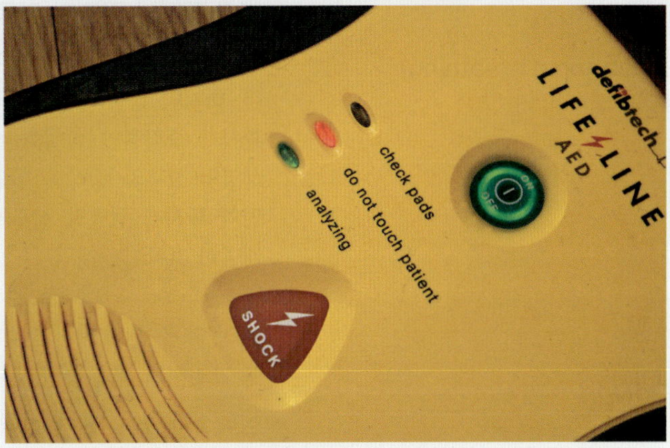

14. 심폐소생술을 2분동안 시행 후, 자동제세동기가 재분석한다고 말하면 환자에게서 떨어진다.

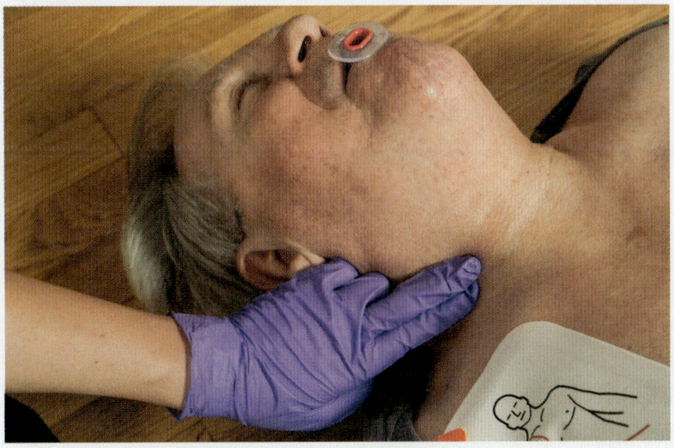

15. 환자의 목동맥을 10초 이내로 확인한다.

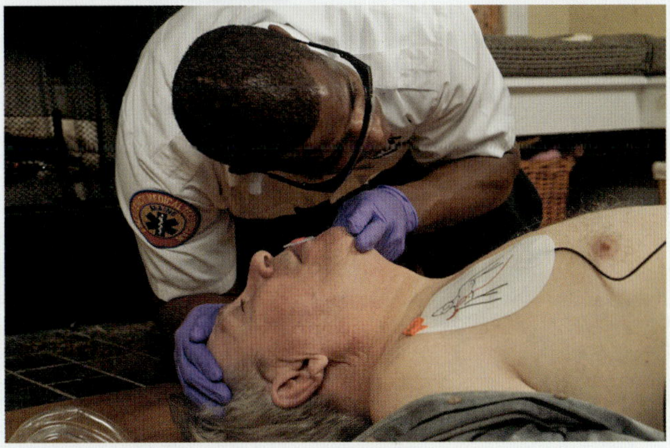

16. 환자가 자발적인 맥박이 있다면, 환자의 호흡을 확인하여라. 대부분의 경우, 환자의 호흡이 돌아왔더라도 환기 보조가 필요하다.

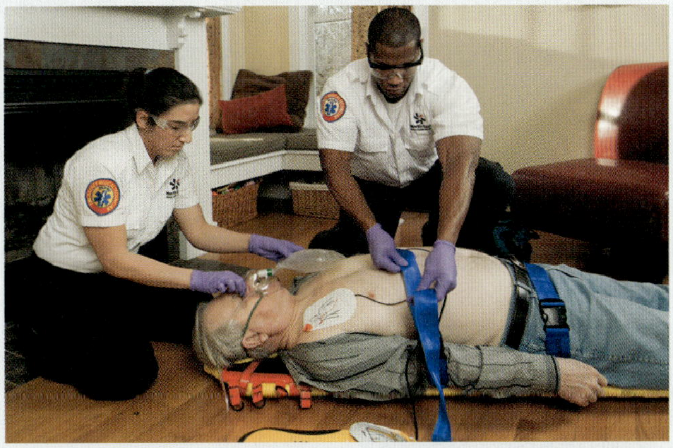

17. 환자의 호흡이 적절하다면, 비재호흡마스크로 고농도의 산소를 제공한다. 만약 환자의 호흡이 부적절하다면, 백밸브마스크와 고농도의 산소로 환기시킨다. 지체 없이 이송한다.

무호흡(apnea)
호흡 없음

임종호흡(agonal breathing)
불규칙적, 헐떡거리는 호흡

- 일차 평가를 실시한다. 도착 시 목격자가 심폐소생술을 실시하고 있으면 멈추게 한다. 10초 이내로 무맥박(목동맥박이 없음)과 **무호흡**(호흡이 없음) 또는 **임종호흡**(불규칙, 헐떡거림) 그리고 생명의 징후가 없음(움직임)을 확인하고 외부 출혈 유무를 살핀다.

  메모: 대부분의 환자는, 환자 평가의 순서대로 평가하고, ABC(기도, 호흡, 순환) 순서대로 처치한다. 하지만 심장 정지환자의 경우, CAB(순환/가슴압박, 기도, 호흡)의 순서대로 처치한다.
  환자가 즉각적인 심폐소생술이 필요한지 결정하기 위해서, 응급구조사는 환자에게 재빨리 접근 후 생명의 징후와 증상을 확인한다: 반응, 가슴의 움직임(환자의 호흡상태를 나타내주는 징표)
  만약 환자가 생명의 징후가 있다면, 응급구조사는 머리젖히고-턱들어올리기 법을 사용하여 기도를 개방하고(ABC단계의 "A"), 호흡상태를 확인하고(ABC단계의 "B"), 맥박을 확인한다. (ABC단계의 "C)—즉 ABC단계대로 수행한다. 하지만 만약 환자가 생명의 징후가 없다면(의식이 없고, 움직이지 않고, 호흡이 없거나 헐떡거림을 보일 때), 제일 처음에 해야 할 것은 가슴압박이며, 그 이후 기도를 개방하고 호흡을 관리한다.—이는 CAB단계의 순서로 진행된다.

- 심폐소생술을 다시 시작한 후, 주호소에 집중된 간단한 병력 수집과 신체검진을 수행한다. 환자가 쓰러진 시간, 외상, 쓰러지기 이전에 나타난 증상 및 징후에 대해 물어본다. 할 수 있다면 내과병력도 청취한다. 병력 청취 때문에 제세동을 방해하거나 지연시키지 않도록 한다.

결정 요점

- 환자는 생명의 징후가 있는가? 즉각적으로 가슴압박을 시작해야 하는가? 아니면 ABC 순서로 접근해야 하는가?
- 즉시 제세동의 사용이 가능한가? 어떻게 제세동을 실시할 것인가?

환자 처치

심장 정지

절차 4를 참고하고 다음 순서를 따른다.

1. 고품질의 심폐소생술을 시작하거나 다시 시작한다.
2. 다음의 방법에 따라 자동제세동기를 적용한다.

- 환자가 성인이면(미국심장협회에 의하면 사춘기 시기와 그 이상의 나이로 정의) 분석 후 제세동이 지시되면 제세동을 실시한다.
- 환자가 소아 또는 영아(사춘기 전까지)이면, 소아용 패드를 이용하여 분석 후 제세동이 지시되면 제세동을 실시한다. 만약 소아용 패드가 없다면, 성인용 패드를 이용할 수 있으나 하나는 환자의 가슴에 그리고 하나는 환자의 등에 부착하여 패드가 겹치는 것을 방지한다.

  메모: 만약 응급구조사가 도착하기 전에 환자가 이미 자동제세동기를 부착하고 있다면, 응급구조사의 행동은 약간 달라져야 한다. 응급구조사는 제세동기를 작동한 사람이 수행한 것을 평가해야 한다. 만약 그 사람이 분석하거나 충격하는 것을 적절하게 하였다면, 교대를 위한 다음 기회가 올 때까지 계속 시행하도록 하게 해도 된다. 일반적으로 다음의 기회라는 것은 심폐소생술 시행이 적절한 때를 말한다. 필요하면 그 사람을 격려하라. 그러나 만약 그 사람이 적절하게 수행하지 못했다면, 응급구조사가 즉각적으로 중재해야 할 것이다. 문제가 쉽게 교정될 수 있다면 교정하고 격려한다. 또는 조작자가 그렇지 않거나 그것을 원하지 않으면 역할을 인계 받아 각 단계를 정확하게 수행하도록 한다. 환자처치가 응급구조사의 가장 큰 우선순위이다. 거칠게 개입하는 것은 환자에게나 도와주려는 일반인에게도 유익이 없다는 것을 기억하라.

3. 환자의 가슴을 노출하고, 가슴에 털이 많다면 패드를 붙일 자리를 재빨리 면도한다.
4. 제세동기의 전원을 켠다.
5. 제세동기의 전극 패드를 케이블에 붙이고, 패드의 사용법에 따른다(오른쪽 가슴과 왼쪽 갈비뼈아래). 많은 경우에는 패드가 케이블에 이미 붙어있다. "흰색은 오른쪽, 빨간색은 빗장뼈"로 기억하는 것이 도움이 된다. (둘 다 흰색인 경우도 있다. 이 때는 패드의 표시를 확인한다.)

nside Outside

임종 호흡

Inside

심장이 갑자기 멈추면, 산소화된 혈액이 순환계통 뿐만 아니라 호흡을 조절하는 뇌와 근육에 남아있다. 특히 갈비사이근육과 가로막에 남아있다. 숨뇌에 아직 산소가 남아있기 때문에, 신경계를 통해 호흡 근육을 자극하도록 충동을 전달할 수 있다. 환자가 숨을 들이마시면, 가슴 안의 압력은 감소한다. 이는 많은 혈액이 심장으로 다시 돌아오도록 자극한다. 환자가 숨을 내뱉으면 가슴 내 압력은 증가한다. 이는 관상동맥으로 들어가는 혈액의 움직임을 자극한다.
심장과 동맥들이 혈액을 한 방향으로 내보내는 일방향밸브를 가지고 있기 때문에, 이는 심방, 목동맥, 뇌로 가는 혈류를 증가시킨다. 산소의 적은 양은 실제로 숨뇌가 호흡근으로 다시 충동을 보내는 것 유지시키고 신체가 스스로 소생하기 위한 시도를 이끌어낸다. 불행히도 이는 오래 지속되지 않는다. 숨뇌로 전달되는 산소의 양이 시간에 따라 감소하면, 호흡의 횟수도 감소되어 소생을 시키기 위한 누군가의 개입에 관계없이 환자는 사망에 이르게 된다. 임종호흡은 죽기 전에 발생하는 것으로, 임종(사망) 전에 발생한다 하여 임종 호흡이라고 불리운다.

Outside

누군가가 갑자기 심장 정지로 인해 쓰러진다면, 불규칙하고 헐떡거리는 호흡(임종호흡)을 보이며 정상처럼 보이지 않을 것이다. 이것은 신체가 죽음을 예방하기 위해 스스로 시도하는 것으로 이는 수분간 지속된다. 그들은 정상 호흡수보다 낮고, 갑작스럽고 극적이며, 정상 호흡처럼 부드럽거나 자연스럽지 않고, 매우 짧으며 얕을 것이다.
임종호흡을 보이는 환자가 즉각적인 소생술(심폐소생술, 제세동)을 받는다면, 생존할 가능성이 높다. 왜냐하면 임종호흡은 제세동이 가능한 리듬과 관련이 있다. 게다가 그들은 심장과 뇌와 같은 중요한 부위에 산소가 존재한다는 지표이기도 하다.
응급구조사가 임종호흡을 하고 있는 환자를 만난다면, 환자는 호흡이 있으므로 심폐소생술과 제세동이 필요하지 않다고 생각하면 안된다. 만약 맥박을 측정할 수 없다면 (혹은 확신이 없다면) 가슴압박을 시작하여라. 이러한 환자들은 심장 정지 상태로 전환되었고, 고품질의 가슴압박과 신속한 제세동을 시행하면 생존의 기회가 높다.
여러분은 소생술을 시행하던 중에 더 큰 혼란이 오는 상황을 마주칠 것이다. 가슴압박 도중 갑자기 환자가 자발적이고 헐떡거리는 호흡을 나타낼 수 있다. 이러한 경우엔 환자를 다시 평가하여라. 만약 맥박을 측정할 수 없다면 가슴압박을 다시 시작하여라. 이것은 환자의 뇌에 충분한 산소가 공급되고, 충동이 호흡근을 통해 전달되고 있다는 좋은 징후이다.

6. 일단 전극패드가 환자에게 적절히 부착되었다면, 모든 구조자들에게 "심폐소생술을 멈추고 환자의 심장 리듬을 분석하겠습니다"라고 말한다.

   자동 제세동기는 심실잔떨림을 분석할 것이고, 발견하면 자동으로 충전이 된다. 완전히 충전되면 응급구조사에게 환자에게서 떨어지라고 조언을 하고 환자에게 충격을 가한다.

   만약 자동제세동기가 충격할 수 있는 리듬을 발견하지 못하면, 응급구조사에게 충격 필요치 않음을 말하고 심폐소생술을 즉시 시행하도록 조언한다.

7. 만약 자동제세동기가 충격 필요함. 메시지를 나타내고, 응급구조사는 아무도 환자에게 접촉하지 않았는지를 확인하고 1회 제세동을 실시한다.

   메모: 이미 언급한 것처럼 심장 정지 환자의 반 정도는 충격이 가능하지 않는 리듬이다. 이러한 경우에 분석버튼을 누르면 자동 제세동기는 "충격 필요치 않음(No shock)" 메시지가 뜰 것이다. 다른 경우에는 자동제세동기가 "충격 필요함(Deliver shock)" 메시지가 나오고 나서 1회 이상 충격을 준 다음 연속적으로 실시할 경우 "충격 필요치 않음." 메시지가 나올 수 있다(자동제세동기에서 "충격 필요치 않음." 메시지가 나오면 이것은 매우 나쁜 의미일 수 있다. 환자가 충격 가능하지 않은 심장리듬으로 제세동 사용이 도움이 안 되는 경우일 수 있다. 또는 매우 좋은 의미일 수도 있는데, 환자의 심장의 전기 리듬이 초기 충격에 성공적으로 반응했을 수 있기 때문이다. 후자의 경우 심장의 전기활동이 회복되었다 하더라도, 심장이 다시 박동하도록 심장근육세포에 충분한 산소를 공급하기 위해 다시 한번 심폐소생술을 실시해야 한다).

8. 제세동 이후 즉각적으로 심폐소생술을 실시한다. 때때로 제세동은 즉각적으로 성공하여 자발순환(ROSC)이 회복될 것이고, 환자는 깨어날 것이다. 성공적인 제세동의 대부분의 경우는 환자가 심실잔떨림이 아니지만 여전히 심장 정지 상태이고(비관류 리듬의 기간과 같은) "심장 박출을 자극하고 혈류순환을 유지하기 위한" 가슴압박이 필요하다.

9. 2분간 또는 5주기의 심폐소생술을 실시한 후에 환자를 재평가한다(만약 환자가 깨어났다면, 맥박을 확인한다. 환자가 깨어나지 않았다면, 단계 6에서 8까지를 반복한다).

환자가 깨어나고 움직이기 시작하면, 기초 활력징후를 측정하고, 고농도의 산소를 투여하고, 가장 적절한 응급실로 이송을 준비한다. 만약 전문소생술팀이 즉시 도착한다면, 그들을 기다리고 그렇지 않으면 현장과 응급실 사이의 어떤 장소에서 "도중에서 인계"하도록 준비한다. 환자를 이동하면서 심폐소생술을 실시하는 것과 이송 중에 실시하는 것은 최상의 심폐소생술을 제공하지 못한다는 연구가 있다.

심폐소생술을 실시할 때마다, 다음을 기억하는 것이 필수적이다. (1) 가슴압박은 10초 이상 절대로 중단되어서는 안 된다(예, 재평가, 맥박확인, 전문기도기를 삽입). (2) 가슴압박의 깊이는 충분히 이완하여 성인의 경우 최소 5cm 정도이고 영아에서는 4cm, 소아에서는 4~5cm로 가슴우리의 1/3 정도이다. (3) 분당 압박횟수는 100회~120회이며, (4) 구조자의 피로를 예방하기 위해 가슴압박을 교대로 실시하여야 한다.

환자가 3회의 제세동 후에 자발순환 회복이 없거나 충격없이 2번 연속 분석한 뒤에는 가장 적절한 응급실로 환자를 이송할 준비를 한다.

메모: "충격 필요치 않음" 메시지가 나오고 환자가 맥박이 있다고 확인되면, 언제나 환자의 호흡을 먼저 확인한다. 호흡이 적절하면 비재호흡 마스크로 고농도 산소를 투여하며 이송한다. 호흡이 부적절하면 고농도의 산소로 인공 환기를 하며 이송한다.

자동제세동기 사용시 특수 고려 사항

핵심 개념
자동제세동기 사용의 특별한 고려

일반적인 원칙

자동제세동기 사용의 일반적인 원칙은 다음과 같다.

- 응급구조사 한 명은 제세동기를 작동하고 다른 한 명은 심폐소생술을 한다. 제세동기를 작동하는 응급구조사의 주의가 분산되는 것을 방지하기 위해서이다.
- 심폐소생술은 적절한 가슴압박이 필수적으로 포함되어야 한다는 것을 기억하라.
- 제세동이 우선이다. 산소를 걸어 주거나, 리듬분석 등 제세동을 지연할 수 있는 것은 하지 않는다.
- 지역에서 사용하는 특정 자동제세동기 모델에 대해 잘 알고 있어야 한다.
- 리듬을 분석하는 동안 환자와의 어떤 접촉도 피해야 한다.
- "접근금지"라고 말하고 매번 충격을 가하기 전 모든 사람이 환자와 접촉하지 않았는지를 확인한다.
- 모든 제세동기는 적절히 기능하는 배터리에 의해서만 작동될 수 있다. 근무 시작 시에 배터리를 확인하고 비상용을 가지고 있어야 한다.
- 3회의 제세동을 실시하는 동안 전문응급구조사의 지원이 없으면 이송준비를 해야 한다. 만약 지역 의료지도 의사가 허락하면 현장이나 이송 도중에 추가적으로 제세동을 할 수도 있다.
- 자동제세동기는 구급차가 움직이는 동안에는 리듬을 정확히 분석할 수 없다. 제세동을 더 실시하라는 지시를 받으면, 리듬을 분석하기 위해 구급차를 완전히 멈추어야 한다. 움직이는 구급차 내에서 제세동하는 것은 안전하지 않다.
- 리듬 분석하는 동안에는 맥박을 확인하지 않는다.

전문소생술팀과의 협조

현장에서 자동제세동기를 사용하기 위해 전문소생팀이 있어야 하는 것은 아니다. 그러나 환자가 더 빨리 전문심장소생술(ACLS)을 받으면 소생의 기회도 더 많아진다. 전문소생술팀에게 가능한 한 빨리 심장 정지에 대해 보고해야 한다(응급구조사가 현장에 도착하기 전에 하는 것이 더 좋다). 이송을 지연하고 현장에서 전문소생술팀을 기다리는 것, 또는 이송을 시작하고 나서 전문소생술 팀과 만나는 것은 의료 지도자에 의해 승인된 지역 지침에 따라 이루어져야 한다. 응급구조사의 행동은 심장 정지가 일어난 위치와 전문소생술팀의 도착 예정시간에 따라 다를 수 있다.

최초 제세동을 마치기 전에 전문소생술팀이 도착해도, 여러분은 제세동을 마쳐야 한다. 그리고 나서 그들이 제공할 수 있는 전문 소생술을 시작해야 한다. 여러분(ep. 2급응급구조사)에게 후에 제세동을 시행하라고 허락할 수도 있지만 그것은 그들의 결정이다. 전문소생술팀은 현장에서 가장 고도 의 훈련을 받은 요원이기 때문에, 환자의 전반적인 처치에 대한 책임이 있다.

메모: 전문소생술 요원은 초기에 응급 약물을 투여하기 위해 정맥로를 확보하고 전문 기도유지를 실시할 것이다(예, 기관내 삽관, LMA, 또는 후두튜브). 일단 전문기도기가 삽입되면, 가슴압박과 인공호흡을 교대로 실시할 것을 요청받을 것이다. 이러한 방법으로 가슴압박과 인공호흡을 실시할 때, 가슴압박은 강하고 빠르게 압박하고 완전히 흉곽을 이완하며 분당 100~120회 속도로 하며 인공호흡은 매 6~8초마다 또는 분당 8~10회의 속도로 가슴상승이 보일 정도로 1초에 걸쳐 환기해 준다.

도착 전 제세동을 실시한 다른 요원들과의 협조

응급구조사가 도착하기 전에 최초반응자, 경찰관, 안전관리, 기타 요원들이 제세동을 실시할 수도 있다. 그렇다면 자동제세동기 사용자가 제세동을 끝낸 다음 환자 처치를 시작해야 한다. 충격을 가한 후이거나 "충격 미실시" 메시지가 나타나면, 순서에 따라 치료를 인계한다. 일부 지역에서는 처음 사용한 자동제세동기와 함께 환자를 병원으로 이송해서 데이터가 다 시 재생되도록 할 필요가 있을 것이다. 지침들은 이런 내용을 정해야 한다. 또한 처음 사용했던 자동제세동기를 응급구조사의 자동제세동기로 바꿨는지 아닌지를 확인해야 한다.

소생 후 처치

자동제세동기 지침을 따라 진행한다면 환자는 다음 세 가지 중 하나의 상태가 된다. (1) 맥박이 있다. 이 경우에는 기도 상태를 철저히 감시하고 적극적으로 기도개방을 유지한다. 환자가 다시 심장 정지 상태로 되돌아간 경우는 이송하는 동안 환자에게 제세동기를 부착한다. 이송 도중에 환자가 불편하다고 말하는 것에 기초하여 주호소 집중 평가를 실시하고, 5분마다 계속적으로 평가를 한다. (2) 환자의 맥박이 없으면 자동제세동기에 "충격 필요치 않음" 메시지가 나올 것이다. 혹은 (3) 자동제세동기가 전기 충격가능한 리듬이라고 "생각"된다면, 여러분에게 리듬을 즉각적으로 분석하도록 한다. 이 두 가지 경우에는 다시 심폐소생술을 할 필요가 있다(환자가 맥박을 회복하고 나서 다시 심장 정지 상태로 되돌아가지 않는 한, 자동제세동기 지침에 따라 초기 제세동을 실시하고 난 이후에는 더 이상 제세동을 실시하지 않는다).

소생 후 처치의 한 부분은 적절한 환기와 산소를 보장하는 것이다. 하지만 과환기는 피하여야 한다. 과도한 산소는 관류동안 해를 입히는 원인이 된다. 일단 환자를 안정화시키고, 산소포화도가 94% 이상으로 유지될 만큼만의 산수만 제공한다. 소생 후 처치이 프로토콜에 따라 산소를 제공하고 심장 정지후 저체온 치료법도 고려한다.

모든 환자들을 위해서, 적절한 들기 방법과 이동하기 방법을 사용하도록 하고, 어떻게 언제 전문소생술팀을 호출할 것인지에 대해서도 고려해볼 필요가 있다.

심장 정지 재발 환자

심장 정지에서 소생된 환자는 다시 심장 정지가 재발되는 위험이 높다. 막 소생된 대부분 환자가 무의식 상태이고 호흡보조를 받고 있기 때문에 변화를 발견하거나 확인하기 어려울 수 있다. 환자에게 인공호흡을 실시하고 있으므로 환자의 맥박이 없는 것을 알아채는 것은 어렵다. 이것은 맥박이 회복된 무의식 환자의 경우 자주 맥박을 확인해야만 하는 이유이다(약 30초마다 확인). 자동제세동기는 환자가 충격 가능한 리듬이라고 "판단"하여 알려 줄 수 있다. 제세동기의 이러한 지시를 받으면 즉각적으로 맥박을 확인하도록 한다. 맥박이 없으면, 다음과 같이 실시한다.

1. 이송 중이면 구급차를 멈춘다.
2. 자동제세동기가 즉시 준비되지 않았다면 누군가에게 심폐소생술을 시작하도록 한다.
3. 리듬을 분석한다.
4. 해당이 된다면 제세동을 실시한다.
5. 지역의 지침에 따라 중간에 2분간(5주기) 심폐소생술을 하여 분리된 2회 제세동을 실시한다.

구급차 안에서 목격된 심장 정지

때때로 가슴 통증을 호소하는 의식 있는 환자를 이송하는 동안 갑자기 무의식, 무맥박, 무호흡 상태가 되는 경우가 있다. 이 경우는 환자를 회복시킬 수 있는 가능성이 매우 높다. 왜냐하면 환자가 전기 충격이 가능한 리듬으로 변한 바로 직후에 제세동을 할 수 있기 때문이다. 이런 상황이 되면 구급차를 멈추고 다른 심장 정지 환자와 같이 처치한다.

자동제세동기를 가진 1인 구조자

환자에게 출동했을 때 심폐소생술을 해줄 수 있는 다른 사람이 인근에 없거나 응급구조사 혼자 있을 수도 있다. 이런 상황이 생기면 처치 순서가 약간 달라진다. 만약 심폐소생술을 수행할 수 있는 사람이 없다면, 즉시 자동제세동기를 적용하고 제세동한다. 자동제세동기로부터 "제세동이 필요치 않습니다"라는 메시지를 받으면 즉시 심폐소생술을 시행하고 환기한다. 2분 동안 심폐소생술을 시행한 후, 리듬을 다시 확인하고 필요하다면 제세동을 실시한다. 또 다른 심폐소생술을 2분 동안 다시 시행하고, 한 번 더 리듬을 확인한다. 계속해서 혼자라면, 도움을 받을 수 있을 때까지 혹은 병원에 도착할 때까지 이 단계를 반복한다.

금기증

제세동기를 사용하는 데에 있어 단 한가지 금기증은 제세동 패드가 환자에게 맞지 않을 경우이다. 환자에게 제세동을 하는 것이 최상이 아니며 단지 치료인 경우는 외상환자의 경우이다. 만약 환자가 심각한 외상을 입고 심장 정지가 왔다면, 이는 많은 양의 혈액이 손실되었거나 주요장기가 하나 또는 그 이상이 손상 받았을 가능성이 크다. 환자에게 제세동이 실시된다고 하여도 성공의 가능성은 없다. 또한 이러한 심각한 외상의 경우에는 현장에서 가능하면 최소한의 시간을 사용하여야 하고 환자는 수술이 가능한 병원으로 신속히 이송되어야 한다.

제세동이 언제나 효과적이지 않는 다른 경우는 환자가 저체온증일 때이다. 환자가 심각한 저체온증이면 제세동을 하기 전에 재가온이 되어야 한다. 어떤 응급의료체계에서는 이러한 심장 정지의 경우에도 제세동하라고 한다. 만약 성공하지 않는다면, 환자를 즉시 이송해야 한다.

메모: 환자에게 제세동을 할 때, 환자의 가슴에 전기적 충격을 가하게 된다. 그 충격은 어떤 상황에서는 응급구조사에게 전도되거나 영향을 줄 수도 있다. 비록 심장 정지 상태로 빠지게 하지

소아 메모

성인과 달리 영아는 건강한 심장을 가지고 있어서 충격 가능한 리듬으로 가는 경우는 매우 드물다. 영아는 이물질에 의한 기도폐쇄나 익수와 같이 호흡기문제로 심장 정지가 일어나기 때문이다. 이러한 이유로 환자를 소생하기 위한 최선의 방법은 적극적인 기도관리와 가슴압박과 인공환기이다. 영아에게 제세동기를 적용하는 것은 도움이 되지 않고 결정적인 병원처치를 지연시키는 결과를 초래한다.

이제 AED는 에너지를 낮추고 소아 가슴에 적합한 작은 패드를 부착하여 1세 이상의 소아에게 적용될 수 있다(작은 패드와 낮은 에너지). 이러한 자동제세동기가 있다면, 지역 프로토콜에 따라 사용하여야 한다.

1세 이상의 소아에게 자동제세동기의 사용이 가능하고, 환자의 가슴에 맞는 패드가 있다면 제세동의 잠재적 유익은 잠재적 위험보다 더 클 것이다. 이러한 상황에서 최상의 제세동기는 소아를 위해 고안된 것이다. 그러나 환자의 가슴이 각각의 패드가 닿지 않을 정도로 충분하고 성인 자동제세동기도 사용 가능하다면, 제세동기를 사용하지 않고 심폐소생술만 계속하는 것보다는 성인 제세동기를 사용하는 것이 더 낫다.

그림 18-8 자동제세동기를 사용할 때 안전 위험물질을 확인한다. 금속에 접촉해 있거나 젖어 있는 환자에게 제세동을 하지 않는다. 제세동 하기 전에 니트로글리세린 패치를 가슴에서 제거하고, 모든 사람이 환자에게서 물러난 다음 제세동을 실시한다.

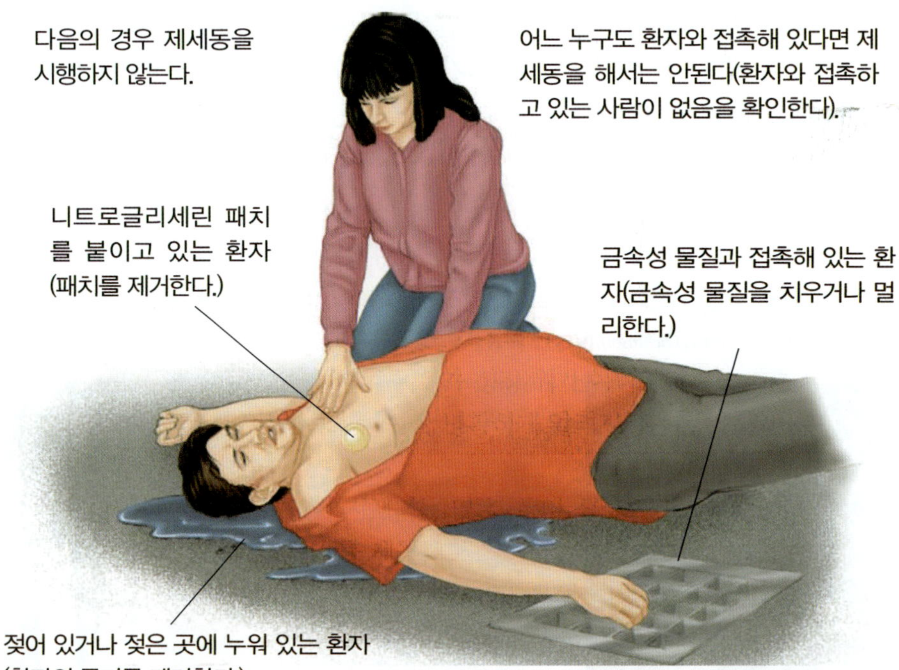

는 않더라도 해를 끼칠 수 있다. 다음과 같은 기본원리를 이해하면 손상 가능성을 예방할 수 있다(그림 18-8).

흠뻑 젖은 상태의 환자에게는 제세동을 하지 않는다. 물은 매우 강한 전도체이기 때문에 환자의 가슴을 건조시키거나 젖은 환경으로부터 환자를 옮겨야 한다(예를 들면, 환자를 건물 안으로 옮겨 비를 피하게 한다).

환자가 다른 사람과 접촉되어 있거나, 또는 금속성 물질에 접촉되어 있으면 제세동을 하지 않는다. 금속 또한 매우 강한 전도체이므로, 충격을 가할 때 환자가 금속 바닥에 누워 있는지 주의하고 들것에 접촉한 사람이 아무도 없는지 확인해야 한다 는 의미이다. 백밸브 마스크를 포함해서 환자에 부착된 어느 것도 접촉하지 않고 있음을 확인하는 것이 좋다.

환자의 가슴에 니트로글리세린 패치가 있으면 제세동 하기 전에 조심스럽게 제거한다. 패치의 플라스틱은 제세동기에 의해 급속하게 녹으면서 폭발할 수 있기 때문이다. 이러한 문제는 가슴에 패치가 있을 때에만 보고되고 있다. 패치를 제거할 때는 장갑을 끼고 해야 한다. 니트로글리세린은 피부를 통해 흡수되도록 고안되었기 때문에 니트로글리세린이 환자의 피부와 여러분 의 피부를 구분할 수는 없다. 마지막으로 심장 정지 환자의 니트로글리세린으로 인해 두통이 일어날 수도 있다.

절대적으로 매 충격 전에 "물러나세요"라고 말하고 환자의 머리에서 발끝까지 접촉한 사람이 없는지 또는 환자와 접촉한 어떤 전도성 물질이 있는지 반드시 확인한다.

외상이나 심각한 저체온증을 가진 환자들에게 제세동을 적용하는 방법은 지역 내 프로토콜을 따르거나 강사에게 물어보아라.

이식과 수술

의료기술이 급속하게 발전됨에 따라 응급구조사는 수술을 받았거나 몸에 특별한 전기 장비를 이식한 환자를 보게 된다. 그러나 이전의 수술이나 상태 때문에 심폐소생술과 적절한 산소투여를 포함한 ABC는 바뀌지 않을 것이다. 또한 제세동 패드가 이식된 기구와 접촉되지 않도록 환자의 가슴에 부착 위치를 조정해야 하긴 하지만, 이러한 환자에게도 제세동을 실시할 수 있다.

현장에서 관찰되는 장치나 수술들은 다음과 같다.

- **인공 심박조율기(그림 18–9).** 심장의 정상적인 심박조율기가 적절하게 기능하지 못한다면 똑같은 기능을 수행하기 위해 인공심박조율기를 이식 수술한다. 인공심박조율기는 심장근육이 정상적으로 박동하도록 돕는다. 심박조율기는 흔히 쇄골 아래 위치하는 데 작은 혹처럼 보이며 만져볼 수 있다. 만약 쇄골 아래 혹이 있을 경우 제세동기 패드를 그곳에 부착하지 않도록 한다. 패드를 부착하는 일반적인 위치 안에서 심박조율기와 적어도 몇 인치 정도

그림 18–9 (A) 인공심박조율기는 환자의 가슴 왼쪽에서 볼 수 있다. (B) 이식형 심장전환 제세동기/심박조율기 복합기가 환자의 가슴 왼쪽에 있다. *(Photo A: © Edward T. Dickinson, MD; Photo B: © Michael F. O'Keefe)*

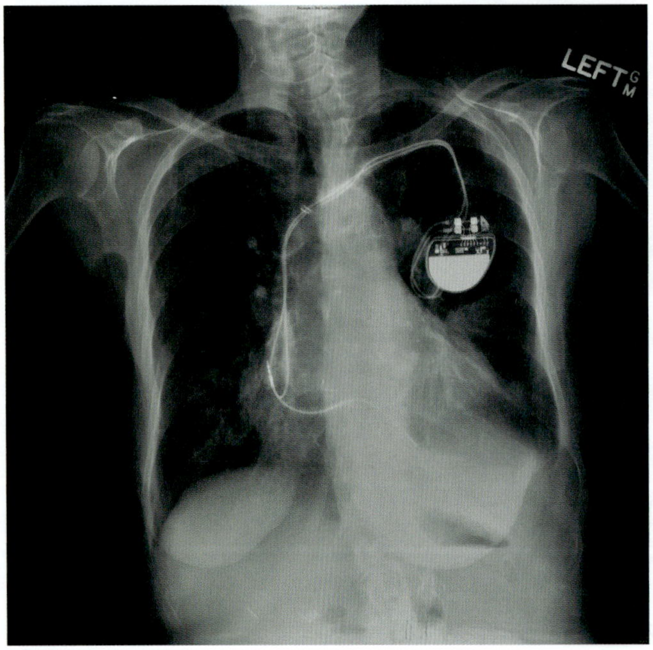

(A)

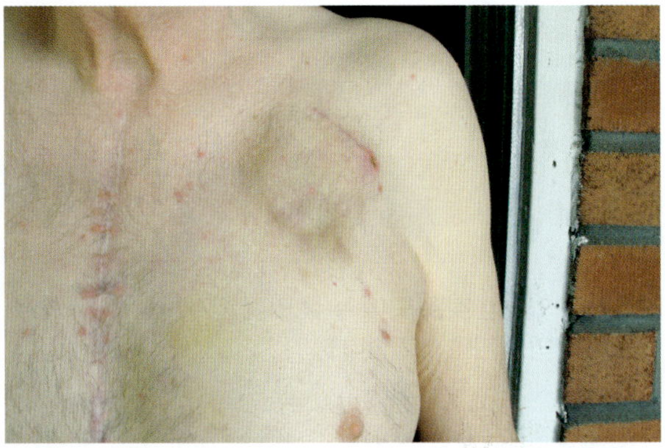

(B)

떨어지게 패드를 부착한다.

때로는 인공심박조율기가 작동이 잘 되지 않는 경우가 있다. 이런 상황은 드물긴 해도 일어날 수 있다. 보통 인공심박조율기가 잘 작동되지 않을 경우 맥박이 느려지고 불규칙해진다. 심장이 적절히 박동하지 못하기 때문에 환자가 쇼크징후를 보일 수도 있다. 심박조율기가 작동하지 않는다면 생명이 위험할 수 있다. 심장응급의 징후와 처치는 인공심박조율기를 이식한 환자와 인공심박조율기가 없는 환자의 처치가 똑같다는 사실을 기억한다. 전문소생술팀의 도움을 요청하고 즉각 환자를 이송한다.

- **이식형 제세동기.** 심장 전문의는 때때로 심실잔떨림이 발생할 위험이 큰 환자를 식별할 수 있다. 그런 환자들은 가슴과 복부에 작은 제세동기를 수술적으로 삽입된다. 환자가 심각한 심장리듬으로 변할 때, 삽입된 제세동기가 그 리듬을 감지하여 전기적 충격을 전달한다. 종종 삽입된 제세동기는 제세동기와 심박조율기이다. 우리는 이 장치가 삽입된 환자들을 만나면, 이 환자는 심실잔떨림이 발생할 확률이 높다는 것을 알 수 있다. 삽입된 제세동기는 직접적으로 심장에 부착되기 때문에, 낮은 에너지 레벨이 각 충격때마다 요구된다. 많은 이식된 제세동기들은 또한 심박조율기의 역할을 한다. 이식된 제세동기의 응급구조사 처치에 문제가 되지 않는다. 응급처치, 심폐소생술, 제세동을 다른 심장 정지 환자와 같다.

- **심실보조장치.** 하나의 또는 두 개의 심실의 활동이 약할 때, 심실보조장치(VAD)를 가진다. 이는 심장의 혈액펌프 역할을 해주는 장치이다. 이 장치는 환자의 가슴 안에 연결된 펌프와, 가슴 밖에 달린 에너지 공급원이 연결되어 구성되어 있다. 병원 밖에서는, 왼심실보조상치를 가신 사람들이 오른심실보조장치를 가진사람보다 많다. 왼심실보조장치는 왼심실의 혈액을 받아 대동맥으로 혈액을 내보내고, 혈액의 기계적 순환을 제공한다. 정상적인 심장이 하는 역할과 같이 반복적 작동하여 혈액을 대동맥으로 반복적으로 혈액을 짜내는 것 이아니라, 이 기계는 지속적으로 혈액을 대동맥으로 흐르게 해준다.

  심실에는 압력의 변화가 없기 때문에 환자는 촉진 가능한 맥박이나 혈압을 가지지 않을 것이다. 이것은 응급구조사를 매우 혼란스럽게 만들 것이다. 이러한 경우 응급구조사는 환자의 의식 수준과 호흡 상태에 의존하여 평가를 진행해야 한다. 대부분의 경우 지도 의사에 의해 직접적으로 요구되는게 없다면 심실보조장치를 가진 환자들에게 심폐소생술은 요구되지 않는다. 가슴압박의 시행은 심박출량을 높이지 않으며, 삽입된 장치가 망가지면서 오히려 더 환자에게 해를 입힐 것이다. 그러므로 환자를 즉각적으로 이송하는 것이 좋다.

  왼심실보조장치를 가진 환자들은 전형적으로 심각한 심장질환을 가져 심장이식을 기다리거나 장치 없이는 심장이 아예 제 기능 하지 않을 것이다. 환자와 가족은 이 장치에 대한 정보를 가지고 있어야 한다.

- **심장우회술.** 관상동맥우회술은 심장수술에서 비교적 흔한 수술이 되었다. 신체의 다른 부위의 혈관을 이용해 폐쇄된 관상동맥을 우회하도록 이식수술 하는 것이다. 이것은 심장근육에 혈류가 흐르도록 도와주기 위한 것이다. 심근경색이 의심되는 환자가 관상동맥 우회술을 받았다고 말하거나, 무의식 환자의 가슴의 정중선에 수술 상처가 있다면, 심폐소생술과 제세동을 포함하여 다른 환자에게 하는 것과 같은 응급처치를 실시한다.

질 향상 프로그램

심장 정지 환자를 소생하기 위한 능력을 평가하고 개선할 수 있는 방법은 다양하다. 이러한 방법은 서비스의 질 향상(QI) 프로그램에 포함되어야 한다. 질 향상 프로그램에서 제세동 부분에는 의료지도, 초기훈련, 기술 유지, 사례 검토, 경향 분석, 생존의 사슬을 강화하는 것 등을 포함하여 수많은 것들이 포함되어 있다. 응급의료체계의 모든 참여자는 고맙다는 인사를 하러 찾아오는 환자, 업무를 잘 했다고 칭찬하는 의사, 환자를 병원에서 추후 관리하는 간호

그림 18-10 환자에게 적용된 LUCAS 모델 (B) 작동버튼 확대 사진

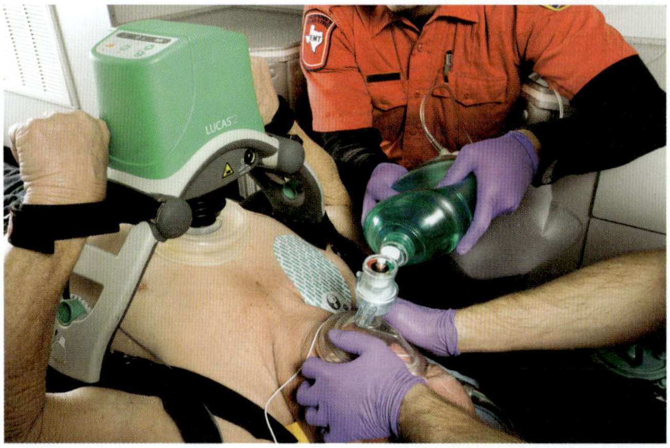

(A)

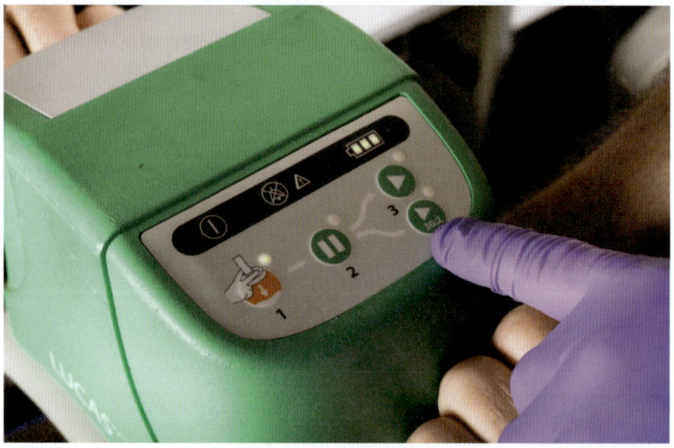

(B)

사, 제세동기를 사용하고 출동을 기록하는 응급구조사들과 같이 질향상 프로그램에서 할 역할이 있다.

자동제세동기의 가장 중요한 중요한 부분은 제조업자의 권장사항에 따라 유지시키고 꼭 필요할 때 준비되어 있는 것이다. 이것은 매번 근무교대가 이루어 질 때마다 확인되어야 할 사항이다. 항상 자동제세동기의 배터리가 충전되어 있는지 확인해야 하고, 모니터링과 제세동 패드는 유효기간이 경과되지 않아야 한다.

기계 심폐소생술 기구

핵심 개념
기계적인 심폐소생술 기구의 사용

어떤 응급의료체계는 적절한 가슴압박을 지지하기 위해서 기계적인 심폐소생술 가슴압박기를 사용하도록 하고 있다. 심장 정지 환자의 소생술에서 성공하려면 양질의 가슴압박의 중요성이 부각되고 기계적 환기가 훌륭한 가슴압박을 제공할 수 있다는 것을 알게 되면서, 심폐소생술의 최소한의 중단(최대 10초)으로 심장 정지 상태에서 기구를 적용할 수 있는 체계가 중요하게 되었다. 두 가지 종류가 있는데 LUCAS와 Auto-Pulse(그림 18-10)이다. 전형적인 심장 정지 상황에서 어떻게 작동하는지에 대한 설명은 아래와 같다.

LUCAS 심폐소생술 장비 사용법

- 감염예방조치를 한다.
- 심폐소생술이 진행되고 효과적인지를 확인한다.
- 잠시 심폐소생술을 멈추고 환자 밑에 LUCAS의 기저판을 넣는다.
- LUCAS의 윗부분을 붙이고 다시 심폐소생술을 시작한다.
- suction cup의 아래쪽 부분이 복장뼈의 아래 끝부분에 놓이도록 놓는다.
- 기계가 "적용됨"이라는 신호를 보내면, 압박 패드를 위치시켜 가슴을 터치할 수 있도록 한다.
- "활성화(지속적)" 또는 활성화(30 : 2) 버튼을 눌러 압박을 시작한다.
- 환자가 움직이기 전에 고정 끈을 사용하여 고정시킨다.
- 환자의 자발적 순환이 돌아오면, 전원을 끈다.

메모: 항상 가슴압박의 중단은 10초 이내로 한다.

Auto-Pulse 사용법

- 심폐소생술이 진행되고 효과적인지를 확인한다.
- 환자를 Auto-Pulse 판에 일직선으로 위치시킨다.
- 환자의 가슴에 Lifeband 가슴끈을 결합시킨다.
- 시작 버튼을 누른다(Auto-Pulse는 자동으로 가슴압박이 되도록 고안되었다).
- 매 30회 가슴압박 시에 2회 환기의 비율로 백 마스크 환기를 한다. 매 환기는 가슴상승이 보이도록 1초간 실시한다.
- 만약 전문기도기가 삽관되었다면(ETT, LMA 또는 콤비튜브), 가슴압박대 인공호흡의 주기를 더 이상하지 않는다. 가슴압박속도는 계속하여 분당 100~120회이고, 환기속도는 분당 8~10회이다.
- 2분간 심폐소생술을 한 뒤에, 맥박 또는 충격 가능한 리듬을 재확인한다.

메모: 항상 가슴압박의 중단은 10초 이내로 한다.

소생 종료

만약 소생술의 종료를 해야 할지 말아야 할지 의문이 들면, 의사의 조언을 구한다. 일단 소생을 위한 응급처치를 시작하였다면, 다음의 상황이 나타날 때 까지는 반드시 지속적인 소생이 이루어져야 한다

- 자발적인 순환이 보일 때. 구조 호흡을 제공한다(필요 시)
- 자발적인 순환과 호흡을 보일 때.
- 다른 구조자가 여러분의 역할을 대신할 수 있을 때.
- 여러분보다 더 높은 수준의 구조자가 도착했을 때
- 구조자가 몹시 지친 경우
- 의사로부터 "소생술포기(DNR)" 명령을 받거나, 환자가 합법적인 소생술포기 서류를 가지고 있을 경우. 다음은 생존 가능성을 가진 사람을 놓치지 않게 하기 위해 소생술을 종료하는데 합리적으로 결정할 수 있게 해주는 세가지 기준이 있다. 소생을 종료하기 전에 다음의 세 가지 기준이 모두 충족되어야 한다는 것에 주의하라.
  1. 최초 반응자 또는 응급의료제공자에 의해 목격되지 않은 심장 정지
  2. 세 번의 심폐소생술, 리듬체크, 제세동 실시 후에도 자발적 순환이 보이지 않는 사람
  3. AED가 제세동이 필요한 리듬을 감지하지 않고, 제세동을 주지 않는 경우.

만약 환자를 다른 구조자에게 인계해야 하면, 그 구조자는 여러분과 동일한 수준 또는 그 이상의 수준이어야 한다.

단원 복습

핵심 사실과 개념

- 급성 관상동맥증후군 환자 또는 심장 대상부전 환자는 여러가지 증상을 나타낼 수 있다. 누군가는 가슴에 압박감 혹은 통증을 호소하는 동시에 호흡 곤란을 호소할 것이고, 누군가는 아주 경미한 통증만 호소하고 몇 시간 뒤에 통증이 사라질 것이다. 심장 발작 환자의 10~20%는 대개 가슴 통증을 호소하지 않는다.
- 여러가지 증상이 나타나고 잠재적으로 위험한 심장 문제의 합병증 때문에, 급성 관상동맥증후군의 증상들을 빠르게 인지하고 환자를 처치하는 것이 중요하다. 처치는 환자에게 피해를 주기 보다 도움을 줄 것이다.
- 급성 관상동맥증후군이 의심되고 저산소증 혹은 호흡 곤란을 호소하는 환자는 즉시 산소를 공급하고, 전문 병원으로 이송해야 한다. 응급구조사는 환자의 니트로글리세린 복용을 도울 수 있다.
- 심장 발작 환자에게 최상의 처치를 제공하고, 생존률을 최대화 하기 위해서, 응급의료서비스는 생존사슬의 5가지 요소들 수행을 강화시켜야 한다:
  - 심정지의 예방과 조기 발견
  - 신속한 신고
  - 신속한 심폐소생술
  - 신속한 제세동
  - 효과적 전문소생술과 심정지 후 치료

핵심 결정

- 급성 관상동맥증후군 환자는 아스피린 또는 니트로글리세린의 적응증에 해당되는가?
- 급성 관상동맥증후군이 의심되는 환자는 어떤 병원으로 이송되어야 하는가?
- 심장 정지의 원인이 무엇인가? 호흡(기도와 호흡이 우선 순위) 또는 심장(순환 또는 심폐소생술이 우선 순위)
- 효과적인 심폐소생술이 진행중인가? (예, 강하고 빠르게 압박하고, 구조자를 자주 교대하며, 과환기를 피하고, 중단시간을 최소화 시키는 것)

단원 용어

급성 관상동맥증후군(acute coronary syndrome; ACS) 심장근육의 산소부족(허혈)과 관련된 증상을 대표하는 포괄적인 용어

급성심근경색(acute myocardial infarction; AMI) 산소 결핍으로 인해 심장근육이 죽는 상태; 일반인들은 보통 심장발작이라고 한다.

임종호흡(agonal breathing) 불규칙적, 헐떡거리는 호흡.

동맥류(aneurysm) 동맥벽의 약해진 부분이 확장되거나 부풀려진 것

심장조임증(angina pectories) 심장의 혈액이 충분히 공급되지 않아 심장근육이 충분한 산소를 공급받지 못해 발생하는 가슴 통증

무호흡(apnea) 호흡 없음

심장무수축(asystole) 심장의 전기적 활동이 중단된 상태

느린맥(bradycardia) 심장박동수가 느려짐; 주로 분당 60회 미만

심장 대상부전(cardiac compromise) 급성 관상동맥증후군 참고

심폐소생술(cardiopulmonary resuscitation; CPR) 사람의 심장과 폐의 작동을 유지시킴으로써 환자가 생존할 수 있게 하는 행동

심혈관계(cardiovascular system) 심장과 혈관

울혈성 심부전증(congestive heart failure; CHF) 심장이 효과적으로 박출하지 못해 과도한 혈액이나 체액이 폐나 신체에 고이는 것

관상동맥질환(coronary artery disease; CAD) 심장의 동맥에 영향을 미치는 질환

제세동(defibrillation) 심장근육의 잔떨림에 전기적 충격을 전달하여 정상 심장 리듬으로 돌아오게 하는 방법

호흡곤란(dyspnea) 호흡을 원활하게 하지 못하는 상태

부정맥(dysrhythmia) 심장박동수나 심장 리듬의 장애

부종(edema) 조직에 체액이 축적된 것

색전(embolism) 혈액이 흐름으로써 특정부위가 혈전이나 이물질로 인해서 혈관이 막히는 것.

니트로글리세린(nitroglycerin) 혈관을 확장시키는 약물

폐색(occlusion) 혈관이 지질덩어리나 피떡 등으로 막힘

발 부종(pedal edema) 발이나 발목에 체액이 축적된 것

폐부종(pulmonary edema) 폐에 체액이 축적된 것

무맥성전기활동(pulseless electrical activity; PEA) 심장의 전기적 활동은 상태적으로 정상이지만, 기계적 박출 활동이 전기적 활동에 따라가지 못하여 심장 정지를 유발하는 상태

돌연사(sudden death) 증상이 시작된 지 2시간 이내에 심장정지가 발생하는 것. 환자는 관상동맥 질환의 증상이 사전에 나타나지 않을 수 있다.

빠른맥(tachycardia) 심장박동수가 빨라짐; 주로 분당 100회 이상

혈전(thrombus) 동맥이나 정맥의 내벽에 혈액과 플라크로 혈전이 형성됨

심실잔떨림(ventricular fibrillation; VF) 심장의 전기적 활동이 혼란되어 심장 근육의 수축이 정상적이지 않은 상태

심실빠른맥(ventricular tachycardia; V-tach) 심장박동수가 매우 빠른 상태, 매우 빠른 심실빠른맥은 심실에 충분한 혈액이 차지 못하게 되어 신체가 요구하는 만큼 충분한 혈액을 보내지 못한다.

평가와 술기를 위한 준비

요약 문제

1. 다음 환자에게 어떤 자세를 유지시키는 것이 좋은가?
   a. 호흡곤란을 호소하고 혈압이 100/70인 환자
   b. 가슴 통증을 호소하고 혈압이 180/90인 환자
2. 제세동을 실시하기 전에 해야 할 행동은 무엇인가?
3. 자동 제세동기를 사용할 때 명심해야 할 세가지 안전 사항을 나열하여라.
4. 자동제세동기의 올바른 사용에 대해 기술하여라.

연관시켜 생각하기

"환자 들어올리기와 이동하기" 단원을 복습하고 이 단원에서 배운 내용과 연결하여 다음의 상황에 대해 고려해본다.

- 환자는 호흡 곤란, 가슴 통증을 호소하고, 혈압은 160/100이다. 환자를 계단 아래로 이동하기 위해 가장 좋은 방법은 무엇인가?

"의료적/법적 그리고 윤리적 문제" 단원을 복습하고 이 단원에서 배운 내용과 연결하여 다음의 상황에 대해 고려해 본다.

- 환자는 가슴 가운데에 짓누르는 통증을 호소하고, 왼쪽 어깨로 통증이 방사됨을 호소하고 있다. 활력 징후는 정상범위 내이며, 환자의 의식은 명료하다. 응급구조사는 환자에게 병원에 가야 한다고 말하지만, 환자는 병원에 가지 않겠다고 말한다. 응급구조사는 환자에게, 지금 겪고 있는 증상이 심장 발작 증상과 유사하며 병원에 가지 않을 경우 사망할 수도 있다고 전했다. 환자는 "네 알아요. 하지만 전 절대 병원에 가지 않을겁니다."라고 말한다. 응급구조사는 어떻게 해야 하는가?

비판적 사고 연습

미국 심장 협회에 의해 생존 사슬은 다섯 가지로 정의된다: (1) 심정지의 예방과 조기 발견 (2)신속한 신고 (3) 신속한 심폐소생술 (4) 신속한 제세동 (5) 효과적 전문소생술과 심정지 후 치료, 이 연습의 목적은 이러한 요소들을 각각의 상황에 맞추어 적용하기 위함이다.

1. 여러분이 살고 있는 지역 혹은 일하고 있는 곳은 생존 사슬 중 어떤 요소가 강력한가?
2. 여러분이 살고 있는 지역 혹은 일하고 있는 곳의 체계는 심장 정지 환자의 생존을 어떻게 관리하는가?

병태생리학적 접근

다음의 질문들은 현장에서 정확한 결정을 내리고 임상과 관련된 정보를 모을 수 있도록 돕기 위해 고안되었다.

1. 66세 남성이 가슴 가운데에 짓누르는 통증과 허리로 방사되는 통증을 호소하고 있다. 환자의 주치의는 환자가 혈관에 풍선 동맥성형술을 받았다고 말했다. 환자의 맥박은 64회로 규칙적이고, 혈압은 126/82, 호흡수는 16회이다. 환자는 어떤 질환과 관련된 증상을 호소하는가? 이 상황에서 아트로핀과 니트로글리세린 투여의 장점과 단점은 무엇인가?
2. 응급구조사는 며칠동안 악화된 호흡곤란을 호소하는 울혈성 심부전증 환자를 처치하고 있다. 환자는 많은 약을 복용중이나, 며칠 전에 이뇨제가 다 떨어져 복용하지 않았다고 말한다. 그 후 환자는 몸무게가 늘어 평소에 입던 바지가 작아졌다고 한다. 환자는 또한 잠잘 때 호흡이 어려워 두개의 베개를 쌓아놓고 잔다고 한다. 환자의 증상과 징후가 울혈성 심부전증과 어떻게 연관이 있는가?

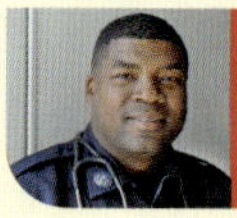

현장 이야기

매리는 아파트에 홀로 사는 70세 여성이다. 그녀는 방금 쇼핑하고 돌아와서 점심을 먹으려고 앉았을 때 가슴 가운데에 불편감을 느꼈지만 단지 소화불량이라고 생각했다. 통증이 사라질 거라고 생각했지만 그렇지 않았다. 그녀는 식사를 중단하고 거실로 가서 소파에 눕자 갑자기 호흡곤란이 왔다. 불행히도 가슴의 불편감은 이제 통증으로 바뀌었고 왼쪽 팔에 감각이 둔해졌다. 그래서 그녀는 주치의에게 전화를 걸어 어떻게 해야 할지 물었다. 증상을 들은 그녀의 주치의는 그녀 대신 119에 신고하였다. 그녀의 징후와 증상이 시작된 지 2시간여 만이었다.

응급구조사가 늦은 점심을 먹고 있을 때쯤, 상황실 근무자로부터 무전이 왔다. "구급차 32호, 70세의 심장 질환이 있는 환자 발생."

응급구조사가 현장에 도착했을 때, 동료는 2층에서 환자를 내려오기 위해 계단형 들것이 필요할 것이라고 말했다. 그는 계단형 들것을 가져가고 응급구조사는 응급처치 가방을 가져갔다.

질문

1. 심장병의 가능성이 있는 환자에게는 어떤 유형의 응급 장비가 필요한가?

응급구조사는 환자의 집으로 올라갔다. 집에 들어서자, 환자가 창백하고 불안한 모습으로 소파에 앉아 있는 것을 보았다. 그녀에게 응급구조사를 호출한 이유를 물었다. 그녀는 가슴의 불편감과 호흡곤란을 호소했다. 응급구조사는 환자에게 1에서 10까지 중에서 통증이 초기엔 어느 정도였으며 지금은 어떤지를 물었다. 환자는 "처음에는 3 정도였지만 지금은 8 정도예요"라고 대답했다. 응급구조사의 동료는 자동제세동기를 갖고 들어 왔고 응급구조사는 전문소생술팀을 요청할 필요가 있다고 결정했다. 상황실 근무자에게 무전을 보냈으며, 상황실 근무자는 전문소생술팀의 도착 예정시간은 5분이라고 하였다.

질문

2. 환자에게 우선적으로 필요한 처치는 무엇인가?
3. 다음으로 알아낼 필요가 있는 평가 정보는 무엇인가?

동료는 활력징후를 측정하고 응급구조사는 환자에게 비재호흡마스크로 분당 15리터의 산소를 공급했다. 또 SAMPLE병력을 조사하였고, 환자가 약물을 복용하고 있으며 호소하는 것으로 보아 고혈압이 있다는 중요한 추가 정보를 알 수 있었다. 동료가 막 활력징후의 측정을 마쳤을 때, 환자는 숨을 헐떡이고 무의식 상태가 되었다.

질문

4. 다음에 해야 할 일은 무엇인가?

환자는 무의식 상태이고 호흡은 확인되지 않았다. 동료가 환자를 환기시킬 때, 응급구조사는 자동제세동기를 부착하고 "분석" 버튼을 눌렀다. 자동제세동기에 충격이 필요하다고 표시되었다. 모두 환자로부터 물러섰고, 자동제세동기는 충격을 주었다. 장비에서 "맥박을 확인하시오"라는 소리가 들렸다. 응급구조사는 맥박이 있음을 확인하였다. 호흡을 확인하고 계속해서 환기를 도왔다. 혈압을 확인하기 시작할 때쯤 전문소생술 팀이 현장에 도착하였다.

전문응급구조사는 정맥주사를 시작하고 약물을 투여했다. 그러자 환자는 스스로 숨을 쉬기 시작했다. 응급구조사는 이송준비를 하고 20분 후 환자는 의식이 깨어난 상태로 응급실에 도착했다. 몇 주 후 응급구조사는 병원으로부터 환자는 완전히 회복했으며 일상 생활로 돌아왔다는 소식을 들었다.

당뇨응급과 의식변화 (Diabetic Emergencies and Altered Mental Status)

19

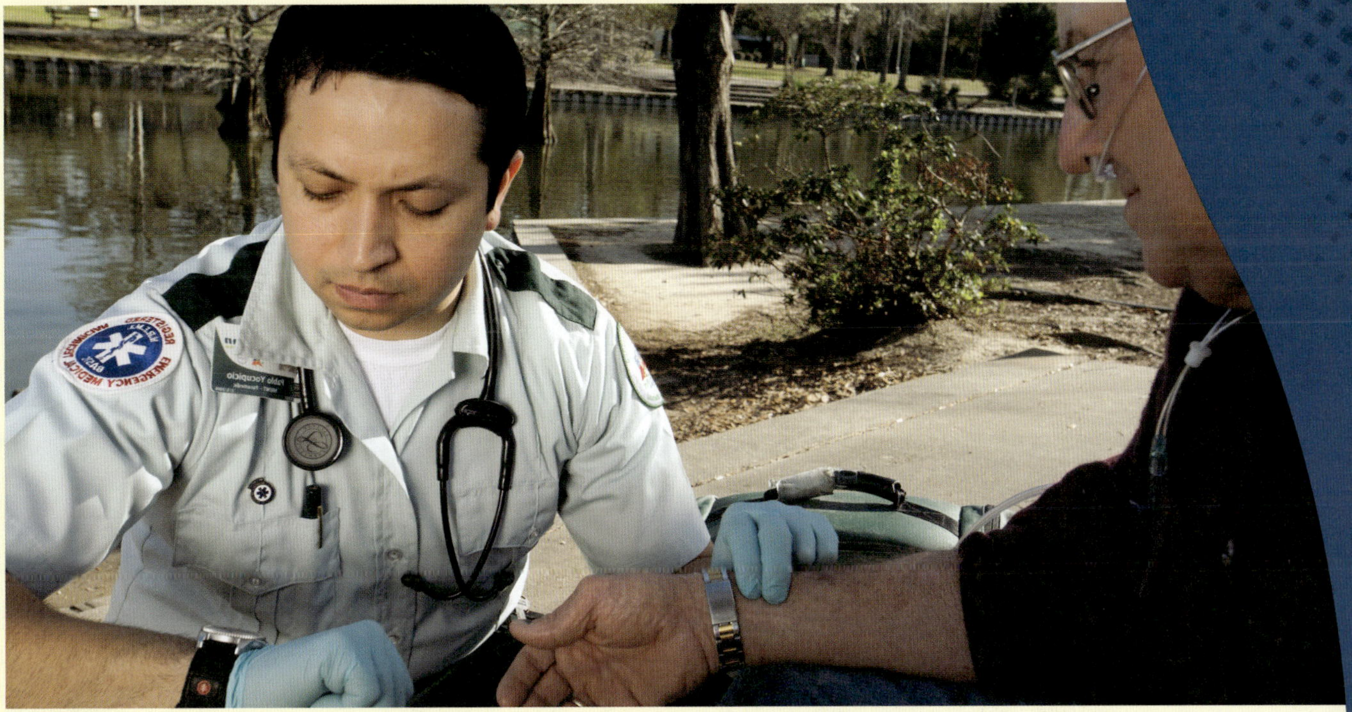

관련 단원

다음 단원들은 본 단원에서 토의된 주제와 관련하여 추가적인 정보를 제공한다.

12 일차 평가

13 활력 징후와 모니터 장비

14 이차 평가

16 약리학

32 산부인과 응급

표준

의학(내분비계장애; 신경계학)

역량

급성 환자를 평가하면서 찾아낸 것들을 근거로 하여 기본적인 응급처치를 제공하기 위해 기초의학 지식을 적용한다.

핵심 개념

- 의식변화가 나타난 환자에게 접근하는 일반적인 방법
- 다양한 당뇨 응급과 당뇨의 처치, 평가, 원인 이해
- 감염의 원인, 평가, 처치의 이해
- 발작의 원인, 평가, 처치의 이해
- 뇌졸중의 원인, 평가, 처치의 이해
- 어지러움과 실신의 원인, 평가, 처치의 이해

학습목표

이 단원을 읽고 난후, 여러분은:

19.1 이 단원에서 소개된 주요 용어를 정의할 수 있다.

19.2 주어진 시나리오에서 환자의 의식변화를 초래한 원인을 파악한다.

19.3 환자의 정상적인 의식 유지를 위한 기본 생리학적 요구사항을 설명한다

19.4 의식변화가 발생한 환자의 일차 평가와 이차 평가를 수행한다.

19.5 당뇨의 병태생리학과 당뇨 응급 상태를 설명한다.

19.6 환자의 혈당을 혈당측정기로 정확하게 측정한다.

19.7 고혈당과 저혈당을 포함하여 당뇨응급 환자의 관리를 설명한다.

19.8 발작, 뇌졸중, 어지러움, 실신 등과 같은 의식 변화의 원인과 병력, 증상과 징후를 설명한다.

19.9 주어진 다양한 시나리오를 가지고, 발작 환자의 잠재적인 원인을 파악한다.

19.10 발작 환자의 관리 및 평가를 설명한다.

19.11 뇌졸중의 원인을 설명한다.

19.12 뇌졸중의 증상과 징후를 나타내는 환자의 관리와 평가 계획을 설명한다.

19.13 주어진 시나리오에서 어지러움과 실신한 환자의 잠재적인 원인을 파악한다.

19.14 어지러움과 실신을 호소하는 환자를 평가하고 관리법을 설명한다.

핵심 용어

조짐(aura)
당뇨병(diabetes mellitus)
당뇨병 케톤산증(diabetic ketoacidosis; DKA)
간질(epilepsy)
전신발작(generalized seizure)
포도당(glucose)
고혈당증(hyperglycemia)
저혈당증(hypoglycemia)
인슐린(insulin)
부분 발작(partial seizure)
발작후단계(postictal phase)
그물활성계(reticular activating system; RAS)
발작(seizure)
패혈증(sepsis)
간질지속증(status epilepticus)
뇌졸중(stroke)
실신(syncope)
강직-간대성 발작(tonic-clonic seizure)

의식변화란 무의식부터 약간 불안한 상태까지를 포함하는 비정상적인 의식 수준의 폭넓은 범위를 의미하는 단어이다. 이러한 원인은 외상성 뇌손상과 같은 뇌의 구조적인 손상과 독성 노출에 의해 발생되는 뇌의 화학적 변화, 또는 산소 부족 혹은 산소나 혈당 부족으로 인해 발생하는 뇌의 대사성 변화까지 다양하다. 이러한 원인들과 관계없이, 의식 변화는 심각하게 고려되어야 하는 뇌의 기능 변화를 나타낸다. 일반적으로 비정상적인 정신 상태로 간주되는 것은 특정 환자에게서 관찰될 수 있는 정상상태이거나 만성질환일 수 있다. 그러나 변화된 의식변화는 생명을 위협하는 첫 징후일 수 있으므로 의식변화가 나타난 환자에 대한 철저한 평가는 만성 상태와 급성 상태를 구별할 뿐만 아니라, 생명을 위협하는 근본적인 문제의 지표로 사용된다.

의식 변화의 원인을 확인하는 것이 항상 가능하지 않지만, 잠재적인 위험을 인식하고 즉각적으로 생명을 위협하는 것을 치료하는 것은 환자 성공적인 치료를 위한 핵심 요소이다.

병태생리학

그물활성계(reticular activating system; RAS)
사람이 깨어있고 집중하고 잠자도록 기능을 조절하는 뇌의 신경회로

정상적인 의식상태는 *그물활성계(RAS)*로 구성된 뇌의 신경 회로에 의해 제어된다. 그물활성계는 인간이 깨어있고, 집중하고, 잠자는 기능을 하는 조직이다. 이러한 RAS의 뇌조직의 정상적인 기능을 위해서는 정상적인 산소공급을 위한 뇌관류와 혈당 및 수분 공급이 적절히 이루어져야 한다. 그러나 이러한 것들의 결핍은 빠르고 심각한 의식상태 변화를 야기한다.

뇌조직의 기능을 위한 기본적인 영양요소의 결핍 뿐 아니라 외상이나 감염, 화학적 독물질(과량복용이나 남용 등) 등은 뇌조직 손상을 유발한다. 의식변화는 일차적으로 뇌손상인 뇌졸중이나 천식에 의한 저산소증에서도 나타난다. 의식변화는 환자의 기존질환을 치료하면 빠르게 회복된다.

의식 변화 환자의 평가

이장에서는 의식상태 변화가 나타날 수 있는 특별한 질환 평가에 대해 논의할 것이다. 그러나 의식변화가 있는 환자를 평가할 때 일반적인 방법으로 접근하는 것이 원인 파악하는 것보다 중요하다.

핵심 개념

의식변화가 발생한 환자에게 접근하는 일반적인 방법

안전

의식변화가 있는 환자를 평가하기 위해 환자에게 접근할 때는 가장 우선적으로 당신 자신과 팀의 안전을 고려해야 하며, 경우에 따라 법(경찰의)의 도움을 받아야 한다.

"의식상태 변화는 응급구조사가 반드시 인지해야 한다."

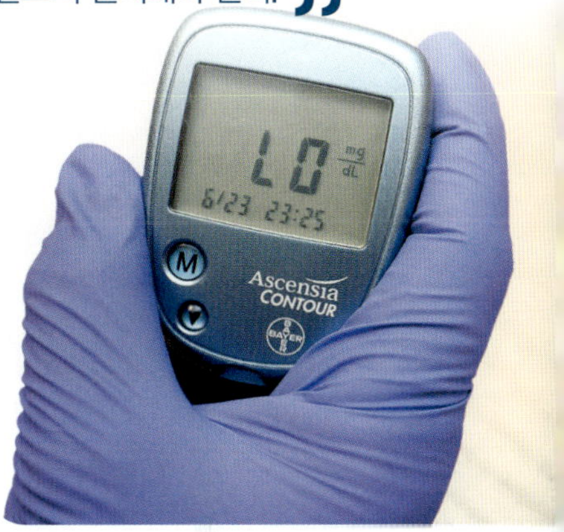

(© Daniel Limmer)

일차 평가

의식변화를 초래할 수 있는 가장 흔한 원인은 저산소증이다. 심지어 불안과 정신적인 긴장상태가 호흡기능 이상을 유발시킬 수 있다. 그러므로 환자의 의식변화를 확인할 때는 기도와 호흡상태도 함께 확인한다. 모든 환자에게 일차평가를 철저하게 실시했더라도 환자의 의식상태는 언제라도 변화할 수 있다는 것을 명심해야 한다. 일차평가의 목적은 환자에게서 발견된 생명을 위협하는 상태를 확인하고 치료하는 것임을 잊지 말아야 한다. 당신이 의식변화가 있는 환자의 기도 및 호흡기능을 평가할 때 부적절한 호흡유무를 철저히 관찰해야 한다. 의식저하가 발생하면 스스로 기도유지 능력에 문제가 발생할 수 있으므로 환자의 체위가 중요하다. 필요하다면 기도흡인으로 분비물을 제거한다. 자기호흡이 없는 환자라면 양압호흡을 시작하며, 저산소증이 의심되는 환자라면 즉각적으로 비재호흡마스크로 고농도 산소를 투여해야 한다. 저관류증과 관련된 쇼크환자인 경우에도 의식변화를 일으킨다. 이때는 빠르맥, 촉진되지 않는 요골동맥, 창백한 피부, 모세혈관 충전시간의 지연 등과 같은 쇼크 증상이 나타나면 즉각적으로 쇼크에 대한 적극적인 치료가 이루어져야 한다.

일차평가동안 환자의 의식상태를 명확하게 평가해야 한다. 이 환자에게 "여보세요"라고 하거나 다른 환자의 반응상태로서 결정할 수 있다.

명료(Alert): 지시하는대로 반응이 있음.
언어반응(Verbal): 언어자극에 반응이 있음.
통증반응(Painful): 통증자극에 반응이 있음.
무반응(Unresponsive): 어떠한 자극에도 반응하지 않음.

AVPU는 일차평가 시 빠르게 사용할 수 있으며, 글래스고 혼수점수(Glasgow Coma score)로 대체될 수 있다.

이차 평가

잦은 의식변화는 환자의 미세한 변화를 의미한다. 즉각적인 생명의 위협증상이 관찰되지 않아도 경미한 의식변화가 환자의 심각한 상태를 유발시킬 수 있다. 환자에게서 관찰되는 비정상적인 행동에 대해서는 철저한 평가가 이루어져야 한다. 환자의 문진과 신체검진은 환자의 의식변화를 초래한 질병의 원인을 파악하는데 중요한 단서를 제공한다. 이러한 결과를 바탕으로 환자에게 적용 가능한 치료법(예를 들면, 뇌졸중이 의심되면 뇌졸중 전문병원으로 신속하게 이송해야 하며, 저혈당증일 경우에는 포도당 주입을 하는 등)을 찾을 수 있다. 그리고 환자와 적절하게 의사소통이 이루어지지 않을 경우에는 환자가족과 환자를 목격한 사람들에게서도 정보를 얻을 수 있다. 또한, 환자의 의료기록이라든가 환자인식 팔찌 및 현장에서 발견되는 의료용품 등으로도 정보를 습득할 수 있다.

소아 노트

소아환자는 어른환자와 같은 방법으로 접근하기 어려울 뿐 아니라 의식변화를 확인하기 어려울 수 있다. 그러므로 환아의 부모에게 "평소와 다른 점이 있습니까?"라는 식으로 질문을 하여 환아의 이상한 점을 확인하는 것이 좋다. 환아는 자신을 돌봐주는 부모와 밀접한 환아의 사소한 변화도 부모는 쉽게 파악할 수 있기 때문이다. 시간에 따른 의식변화를 명확하게 기록해야 한다. 기록자체가 환아에게 필요한 응급처치를 위해 중요한 것은 아니지만 시간에 따른 의식변화 과정의 근거를 제공한다. 환아의 반응을 정확하게 객관화하기 위해서는 전 세계적으로 사용하고 있는 글래스고 혼수척도(Glasgow Coma Scale)을 사용하는 것이 좋다.

당뇨

핵심 개념
다양한 당뇨 응급과 당뇨의 처치, 평가, 원인들을 이해

포도당과 인슐린은 인간생존에 중요한 역할을 한는 것으로 이들 상호간의 불균형이 발생하면 당뇨병이 발생한다.

포도당과 소화기계

포도당(glucose)
탄수화물의 한 형태로 인체의 기본적인 에너지원이다.

설탕의 한 형태인 *포도당*은 인간의 기본적인 에너지를 제공한다. 세포는 생존을 유지하고 에너지를 얻기위해 포도당을 필요로 한다. 인간은 음식의 형태나 설탕 자체로서 포도당을 흡수한다. 탄수화물은 소화과정에 의해 포도당으로 전환되어 혈류로 흡수된다. 흡수된 포도당은 인슐린의 도움으로 세포에 전달된다. 혈중 포도당 수치가 90mg/dL 이상이 되면 이자에서 인슐린이 분비되어 혈중 포도당이 인슐린과 결합하게 되고 세포를 통과하여 간이나 근육에 축척된다. 당뇨환자는 (1) 인슐린이 완전히 생산되지 않나 (2) 필요한 양보다 적게 생산되거나 (3) 인슐린이 충분히 생산되지만 인슐린 저항성 등에 의해 발생한다.

인슐린과 췌장

인슐린은 상복부에 있는 이자의 랑게르한스 섬에서 생산된다. 뇌세포에서 에너지원으로 사용되는 포도당은 인슐린의 작용없이 이동되어 사용되지만 신체의 다른 세포에서 사용되는 포도당은 인슐린의 작용에 의해 필요한 세포로 이동된다. 인슐린-포도당의 관계는 자물쇠와 열쇠 관계와 같다. 인슐린이라는 열쇠없이 잠겨진 세포 안으로 포도당은 진입할 수 없다(그림 19-1). 설탕 섭취와 인슐린 생산의 균형이 맞으면 신체는 효과적으로 설탕을 에너지원으로 사용한다.

당뇨병

미국인의 약 16만 명이나 17명 중 한 명은 당뇨병이다. 이들은 일반적으로 이자에서 인슐린 생산 부족이나 적절하게 인슐린을 사용하지 못하는 상태에서 발생한 당뇨병이다.

당뇨병은 Type 1 당뇨와 Type II 당뇨로 나뉘어진다. Type I 당뇨는 인슐린의존성 당뇨로서 인슐린을 만드는 능력이 부족하거나 없어서 인슐린에 의존해야 하는 당뇨병이다. Type I 당뇨는 주로 어린 시절부터 생기기 때문에 흔히 "소아당뇨"라고도 불린다. Type I 당뇨환자는 적어도 하루에 한번 이상으로 인슐린 주사를 맞아야 한다.

Type II 당뇨는 인슐린비의존성 당뇨로서 충분한 양의 인슐린을 생산하지 못하거나 저항성이 생겨서 체세포가 인슐린을 적절히 이용하지 못하는 경우에 생긴다. 이러한 기능이상은 대개 비만하거나 나이가 많은 사람에게서 나타지만 비만한 소아에게서도 나타나는 경우가 있다. Type II 당뇨환자는 인슐린 주사 투여 없이 식이조절과 경구혈당강하제를 복용하면서

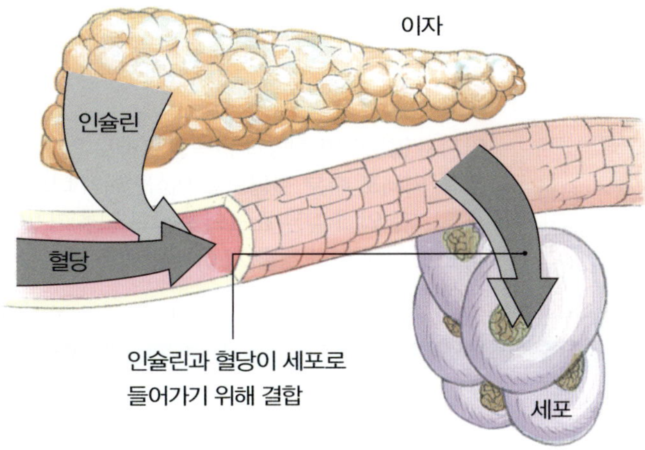

그림 19-1 인슐린은 세포가 포도당을 사용하는데 필요하다.

혈당을 조절할 수 있다.

당뇨응급

저혈당증(hypoglycemia)
혈당이 낮은 상태

*저혈당증(hypoglycemia)*은 가장 흔하게 일어나는 당뇨응급이다. hypoglycemia에서 "Hypo"는 '정상보다 적은' 또는 '결핍'을 나타내며 "Glyc"는 '탄수화물'을 뜻한다. 저혈당증은 다음과 같은 경우에 생긴다.

- 과다한 인슐린에 의해 포도당이 필요 이상으로 세포 내로 이동하여 혈중포도당이 낮은 상태로 처방받은 인슐린보다 많은 양의 인슐린주사를 맞았거나 경구혈당강하제를 많이 복용한 경우에 발생한다.
- 처방받은 인슐린 주사나 경구혈당강하제를 복용하였으나 식사를 못하여 당분이 부족한 경우
- 처방받은 인슐린이나 경구혈당강하제를 복용하였으나 평소와 다르게 운동 등으로 에너지 소모가 평소와 다르게 빠르게 당분이 고갈된 경우
- 처방받은 인슐린이나 경구혈당강하제를 복용하였으나 구토로 인하여 위가 비어있는 경우
- 오한이나 발열 등과 같은 감염증상으로 신진대사율이 증가되었으나 식사를 못하여 포도당 공급이 안되어 혈당이 떨어진 경우

뇌세포뿐 아니라 신체세포의 혈당저하로 인해 발생한다. 또한, 너무 많은 인슐린 분비는 급작스럽게 포도당을 세포 안으로 이동시키기 때문에 저혈당 증상이 나타난다. 이때 포도당 공

Inside Outside

저혈당증

저혈당증 환자의 신체세포는 포도당이 고갈된 상태(과도한 인슐린 분비에 의한 것이라도)이다, 뇌세포 특히, 망상활성계는 포도당과 에너지 공급이 이루어지지 않으므로 도전-회피와 같은 자율신경계 반응 (혈관수축, 강하고 빠른 맥 및 호흡)이 보상작용으로 나타난다. 이러한 증상 및 징후들은 신체외부에서 관찰할 수 있다. 뇌세포의 에너지 고갈은 혼수, 반혼수, 무의식 및 경련(발작) 등과 같은 증상으로, 혈관수축은 창백, 축축한 피부와 같은 증상으로 도전-회피 반응은 빠른 맥과 빠른 호흡 등과 같은 증상 등으로 관찰된다.

Inside Outside

고혈당증

고혈당의 당뇨병 케톤산증(DKA) 환자에게서 많은 변화를 관찰할 수 있다. 높아진 고혈당은 신체 세포로부터 탈수로 인해 저혈량성 쇼크를 유발시키며, 뇌세포가 손상된다. 특별한 의학적 중재가 이루어지지 않는다면 지방과 단백질 분해로 인해 체내에 노폐물이 축적된다. 뇌세포 수분 결핍으로 의식변화가 나타나고 빠른맥, 빠른 호흡 및 저혈압과 같은 쇼크의 증상과 징후)가 발생한다. 또한, 케톤생성으로 인해 환자 호흡 시 아세톤 향과 비슷한 과일향 냄새가 발생한다.

급이 이루어지지 않는다면 무의식과 같은 의식변화와 뇌손상이 발생할 수 있다.

인간의 뇌와 신체는 혈당이 떨어진 상태를 스스로 극복할 수 없으므로, 저혈당 상태가 되면 술에 취한 사람과 같은 행동과 창백함, 축축한 피부, 빠른 맥과 빠른 호흡 및 뇌기능 변화에 의해 발작(경련) 등이 나타난다. 빠른 포도당 공급은 저혈당 환자에게 가장 중요한 응급처치로서 환자가 의식이 있다면 이때 구강으로 포도당을 공급한다.

고혈당증(hyperglycemia)
혈당이 높은 상태

*고혈당증(hyperglycemia)*은 혈당이 높은 상태이다. "hyper"는 '정상보다 많은' 또는 '과잉' 을 의미하고 "Glyc"은 '탄수화물'을 뜻한다. 고혈당증은 혈류내의 포도당을 세포 내로 유입시킬 수 있는 인슐린 부족으로 혈당이 높아져서 발생한다. 인슐린 결핍은 인체의 인슐린 생산능력이 비정상적으로 저하되었거나 처방받은 경구혈당강하제를 복용하지 않았거나 인슐린 주사를 맞지 않았거나 또는 처방받은 용량보다 경구혈당강하제를 적게 복용했거나 인슐린을 적게 투여한 경우에 발생한다. 감염, 스트레스 또는 식사량의 증가도 고혈당증의 원인이 될 수 있다.

고혈당증은 저혈당증상이 빠르게 발생하는 것과 다르게 몇 일이나 몇 주에 거쳐 나타난다. 고혈당증은 혈중 포도당 수치는 높지만 혈중 포도당을 적절하게 에너지 원으로 이용하지 못하는 것으로 환자는 만성적인 갈증과 배고픔(허기증)을 호소한다. 과도한 혈중 포도당은 삼투압의 작용에 의해 체내 수분을 배출시켜 소변량이 증가되며, 탈수증을 유발시킨다. 구역질도 흔하게 관찰되는 증상이다.

당뇨병 케톤산증(diabetic ketoacidosis; DKA)
탈수, 의식상태 변화, 쇼크 등의 증상을 보이는 고혈당증 상태

신체는 포도당으로부터 에너지 보충을 위해 지방과 단백질을 분해하여 사용하게 된다. 이러한 과정은 정상적인 에너지 공급과정이 아니므로 노폐물이 체내에 쌓이게 되어 당뇨병 케톤산증(DKA)이 초래된다. *당뇨병 케톤산증(DKA)* 환자의 흔한 증상은 의식변화이며, 탈수증으로 인해 쇼크증상과 징후도 나타난다. 또 다른 특징은 축적된 노폐물이 호흡을 통해 배출되어 환자에게서 과일향의 아세톤 냄새가 난다. 이러한 환자는 현장 응급구조사의 업무범위에 포함되는 응급처치를 수행하기 어려운 상태이나 다음 장에서 "hypoglycemia and hyperglycemia Compared"에서 좀 더 세부적인 사항을 제공하고자 한다.

환자 평가

당뇨의 병원 전 처치의 관건은 재빠르게 변화된 의식상태나 당뇨병력을 찾아내는 것이다. (절차 19-1) 환자를 평가하기 위해서는:

1. 현장 안전을 확인한다. 당뇨응급 환자는 불안해하거나 폭력적인 행동을 보일 수 있으므로 의식변화가 있는 환자에게 접근 할 때에는 먼저 구조자 본인과 동료의 안전을 확인한다.
2. 일차평가를 시행한다. 변화된 의식상태를 감별한다.
3. 병력과 집중 신체 검진을 시행한다. 환자나 주변인들로부터 병력을 수집한다.

- 환자의 현 증상에 대한 병력을 수집한다. 어떠한 증상이 있는지, 언제 증상이 생겼는지, 증상이 시작된지 얼마나 되었는지, 동반되는 증상은 무엇인지, 손상기전이나 외상징후 유무 및 증상의 휴지기나 발작 또는 열이 있었는지를 묻는다.
- SAMPLE병력을 수집하는 동안 환자의 당뇨병력을 확인한다. 이를 위하여 환자나 주변인에게 환자의 당뇨병력에 대해 확인한다. 또 환자에게 팔찌나 지갑 속에 의료표식이 있는지 확인하며, 자가혈당 측정기와 같은 종류의 당뇨병력에 대한 단서가 되는 물건이 있는지 살펴보아야 한다. 냉장고 속이나 현장에서 인슐린주사약이나 주사기 또는 경구용혈당강하제가가 발견된다면 이것 또한 당뇨병력을 뒷받침하는 단서가 된다(그림 19-2). 일부 당뇨병 환자는 인슐린 펌프로 혈당을 조절할 수 있으므로 환자의 허리 부분도 확인한다. 이 펌프는 MP3 player 크기 정도로 허리 벨트로 가릴 수 있다(그림 19-3).
- 환자의 마지막 식사, 복용하고 있는 약물이 현재 상태와 관련이 있는지 확인해야 한다.
- (지역방침상 허용된다면) 혈당을 측정한다.

4. 환자가 삼킬 수 있을 정도로 의식이 명료한지 확인한다.
5. 기본적인 활력징후를 측정한다(일부지역에서는 활력징후 측정에 앞서 포도당을 투여해야 한다).

다음은 당뇨응급상황에서 동반될 수 있는 증상과 징후이다.

- 빠르게 진행되는 의식변화
  - 환자가 식사를 거르고 처방받은 인슐린을 투약한 경우
  - 환자가 구토를 한 후에 처방받은 인슐린을 투약한 경우
  - 환자가 과도하게 운동이나 일을 하였을 경우
  - 특별한 소인 없이도 의식상태가 빠르게 변화할 수 있다.
- 환자가 상기된 모습이거나, 똑바로 걷지 못하거나, 말을 더듬는다면 의식이 명료하지 못한 것이다.
- 차거나 축축한 피부
- 심장박동이 증가한 상태
- 극심한 배고픔
- 공격성을 보이는 비정상적인 행동
- 흥분
- 발작

결정 포인트

내 환자는 저혈당인가?

저혈당 환자에게 안전하게 구강으로 포도당을 섭취하도록 할 수 있는지 확인하는 것이 중요하다.

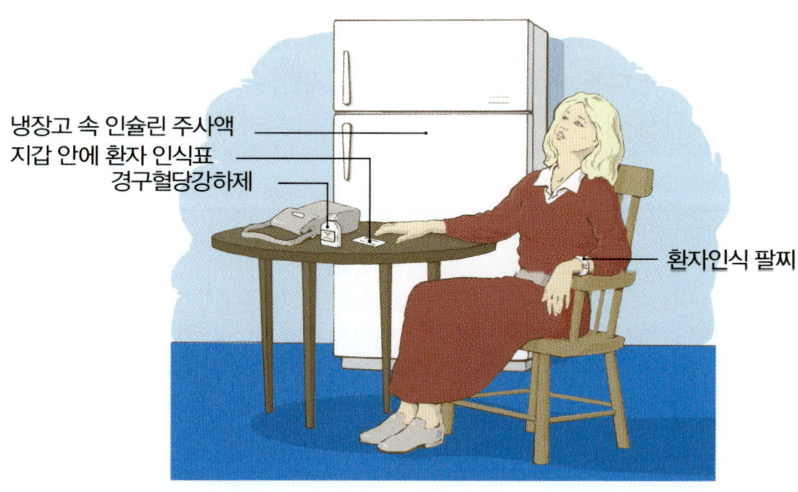

그림 19-2 환자가 당뇨를 앓고 있다는 표식이 있는지 찾아본다.

그림 19-3 몇몇 당뇨 환자는 인슐린 펌프를 가지고 있다.

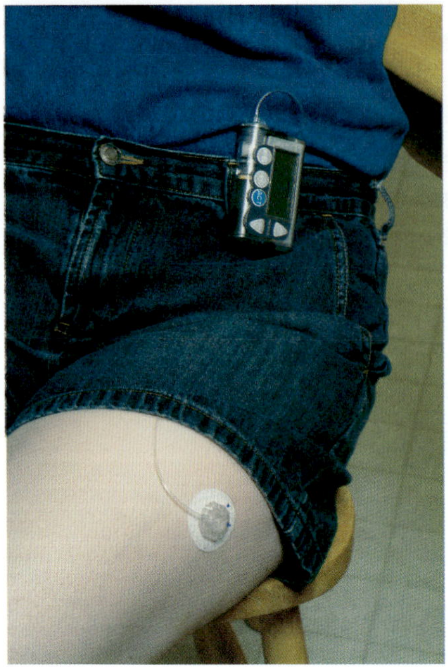

그림 19-4 많은 당뇨병 환자들이 혈당을 측정하기 위해서 자가 혈당측정기를 사용한다.

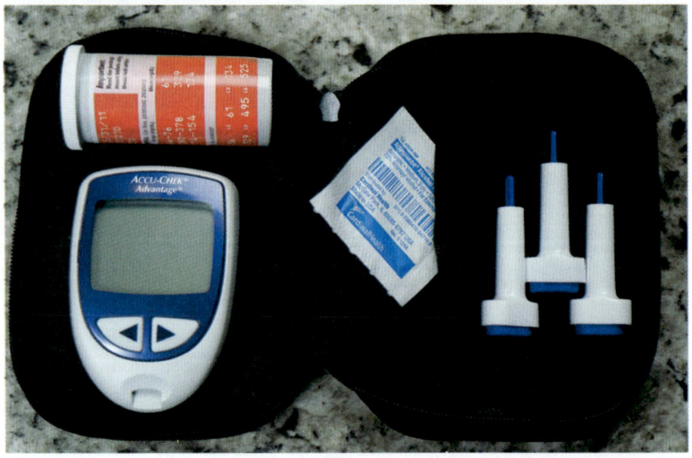

혈당측정기

당뇨환자 관리의 혁신적인 진전은 소형 혈당측정기의 발전이다(그림 19-4). 당뇨병 환자는 마음만 먹으면 어느 장소에서라도 하루에 한번에서 여섯번까지 혈당 측정을 하여 자신의 혈당상태를 확인할 수 있다.

혈당 수치를 측정함으로써, 환자가 얼만큼의 인슐린이 필요한지, 그리고 얼마만큼의 음식을 섭취해야 하는지 예상할 수 있다. 혈당 수치를 정상에 가깝게 유지하는 것은 당뇨 합병증의 발생률을 줄인다(심장 문제, 실명, 콩팥기능상실 등). 그러므로 당뇨 환자들은 혈당을 정상 범위 이내에 유지시키도록 해야 한다.

메모: 병원 전 단계에서 응급구조사는 의사의 지시없이 혈당측정기를 이용하여 혈당검사를 수행할 수 있다.

만약 환자가 혈당측정기를 가지고 있다면 환자나 환자의 가족이 혈당을 측정하여 평소의 혈당과 비교해 볼 수 있지만, 시중에는 다양한 종류의 혈당측정기가 있으며 각 혈당측정기의 사용방법과 시약은 다르므로 응급상황에서 빠른 응급처치를 위해서는 응급구조사의 손에 익숙한 기기를 이용하도록 한다.

혈당측정기는 제조사마다 다른 기준을 제시하고는 있지만 대개 당뇨의 증상(정신상태가 약간 변화된 환자, 땀이 나서 피부가 축축한 환자)을 보이는 환자의 혈당치가 60mg/dl 이하

소아노트

당뇨를 앓고 있는 어린이들은 성인당뇨환자에 비하여 당뇨응급에 더 쉽게 노출된다. 당뇨를 앓고 있는 어린이가 활동적으로 움직인 경우 혈당치가 급격히 떨어질 수 있는데 이러한 현상은 인슐린을 처방받은 어린이의 경우 더욱 심하다. 또한 어린이의 경우 규칙적으로 식사를 하는 것에 대한 주의가 부족하다. 결과적으로 어린이 당뇨환자는 저혈당증에 쉽게 노출된다.

절차 19-1 당뇨 응급의 관리

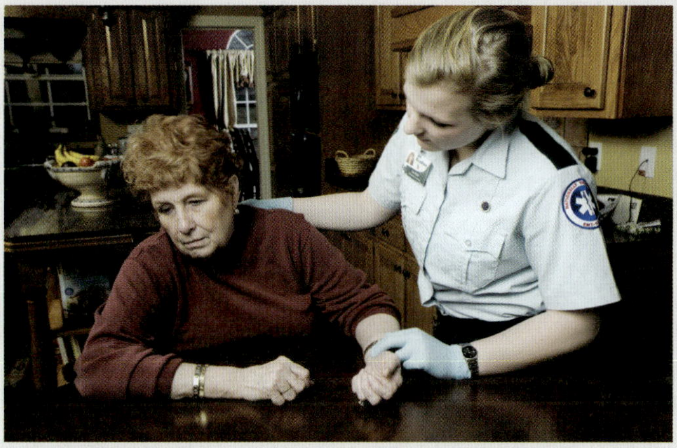

1. 일차평가를 시행한다. 환자의 의식변화를 확인한다.

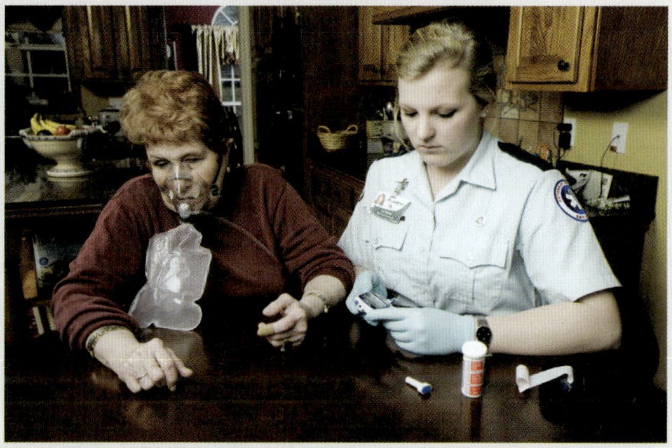

2. 환자의 병력과 증상에 초점을 두어 환자를 평가하고 환자의 활력징후를 측정한다. 환자에게 당뇨병력과 의료표식이 있는지 확인하고 지역지침에 따라서 환자의 혈당을 측정한다.

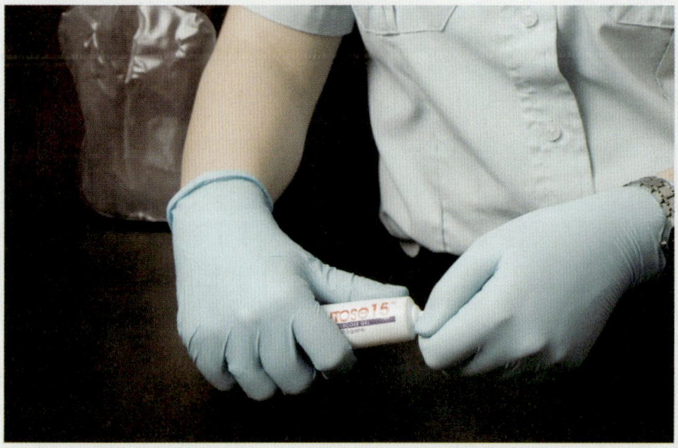

3. 만약 환자가 당뇨병력이 있으며, 삼킬 수 있을 정도로 의식이 명료한 경우 경구용 포도당을 준비한다.

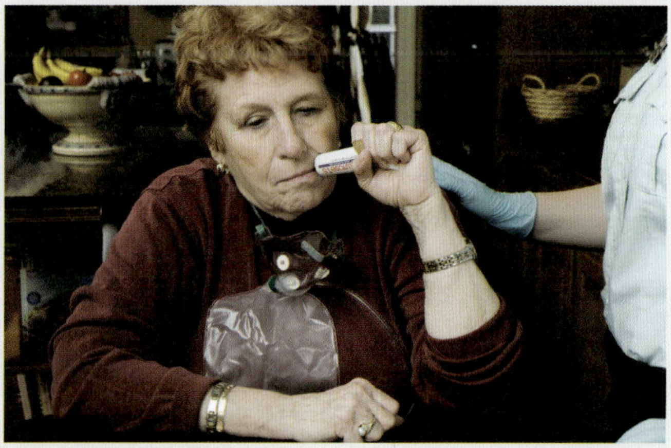

4. 경구용 포도당을 투여한다.

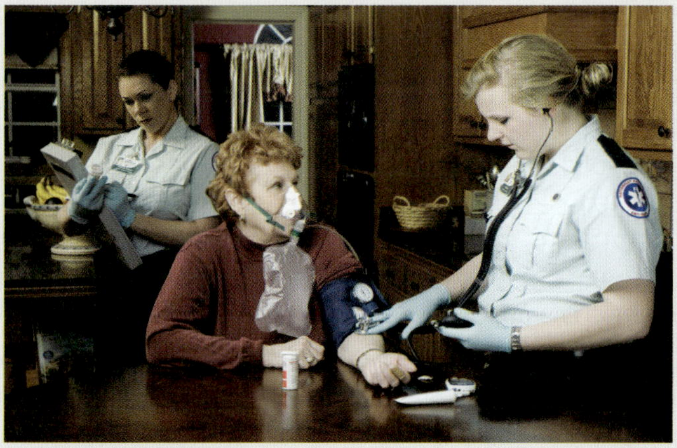

5. 환자를 재평가한다.

라면 전형적인 저혈당증이라고 봐야 하며 즉각적인 포도당 공급이 필요하다. 환자의 혈당이 50mg/dl 이하라면 심각한 정신상태의 변화가 있을 것이며, 심한 경우 자극에 대한 반응이 없을 수도 있다. 반응이 없는 저혈당증인 환자는 경구용 포도당을 투여하는 것이 불가능할 것이다. 환자의 혈당이 140mg/dl 이상인 경우는 고혈당증으로 봐야 한다. 이는 혈당치와 환자의 상태에 따라서 달라지지만 고혈당증은 구급차에서 이루어지는 처치보다 병원에 도착하여 수준 높은 관리를 필요로 하는 증상이다. 혈당이 100mg/dl 정도와 그 이상인 환자의 경우 급성증상은 동반되지 않지만, 서서히 고혈당으로 인한 손상이 초래될 수 있다. 혈당이 300mg/dl 이상의 혈당 수치를 보이는 환자는 탈수증상과 그로인한 여러 증상이 복합적으로 발생될 수 있으므로 내과적인 응급처치를 받아야 한다.

환자상태와 일치하지 않는 측정결과(예를 들어, 혈당은 25m/dl이지만 환자가 명료하며 지남력이 있는 경우)가 나온 경우 응급구조사는 환자를 재평가해야 한다. 이러한 부정확한 측정결과는 혈당측정 스틱에 혈액이 충분히 묻지 않았거나, 혈당측정 스틱의 유효기간이 지났거나, 혈당측정용 스틱을 잘 보관되지 못했거나, 혈당측정기에 이상이 있는 등의 여러 가지 원인에 의해 생길 수 있다. 종종 사람들이 혈당측정기를 올바르게 사용하고 있음에도 불구하고 결과가 정확하지 않을 수 있으므로 환자의 혈당을 측정하기 위하여 혈당측정기를 사용하는 의료제공자들은 혈당측정기의 올바른 사용법을 숙지하고 혈당측정 도구의 관리와 유지에 대해서 잘 알고 있어야 한다. 정확한 측정을 위해서는 정기적으로 혈당측정기를 관리하고 검사해야 한다.

때때로 혈당측정기 화면에 숫자가 표시되지 않고 "HIGH"라고 표시되는 경우가 있다. 이는 제조사에 따라 "HIGH"나 "HI"로 나타나며 500mg/dl 정도로 혈당이 높은 것을 의미한다. 반대로 "LOW"는 혈당이 15mg/dL 이하임을 의미한다.

혈당수치를 측정하는 것은 의식변화를 보이는 환자에 대한 하나의 평가 방법일 뿐이라는 것을 명심해야 한다. 혈당측정을 포함한 모든 검사는 일차평가가 시행되기 전에 이루어져선 안 된다. 몇몇 지역에서는 혈당측정은 환자를 병원으로 이송하는 중에 시행하도록 정하고 있다.

환자 처치

당뇨응급

당뇨응급환자의 처치는 다음과 같은 절차를 포함한다(절차 19-1, 19-2):

1. 아주 경미한 저혈당과 의식변화가 있는 환자에게는 구강으로 포도당 섭취시킬 수 있다. 약간의 혼돈상태인 환자는 구강용 포도당보다는 한잔의 우유나 토스트 한 조각이 더 적절할 수 있다. 저혈당증 해결을 위한 치료에 시간이 걸릴 수 있다는 것을 기억해야 하며, 고혈당증에서는 동일한 방법의 치료가 적용되지 않는다.
2. 환자에게 구강으로 포도당을 투여할 수 있는 상태인지 확인한다. 구강으로 삼킬 수 있는 정도의 의식변화가 있는 환자에게 적용한다.
3. 환자의 상태가 경구용 포도당만 투여할 수 있는 정도라면 경구용 포도당을 한쪽 볼과 잇몸 사이에 물고 있게 하거나 가능하다면 환자 스스로 경구용 포도당을 입으로 짜 넣을 수 있도록 한다.
4. 환자를 재평가 한다. 환자의 상태가 경구용 포도당 투여 후에도 좋아지지 않으면 의료지도를 받아 환자에게 추가적으로 어떠한 처치를 할 것인지 결정한다. 언제라도 환자가 의식이 없어지면 경구용 포도당을 입에서 제거하고 환자의 기도를 확보하는 처치를 수행한다.

환자가 삼킬 수 없을 정도라면 기도를 확보하고 필요한 경우 인공환기를 제공하며 필요시엔 CPR을 할 수 있도록 준비한다. 만약, 인공환기가 필요하지 않은 경우라면 회복자세를 취해준다. 가능하다면 ALS팀을 요청한다.

결정포인트

경구용 포도당을 주어도 되는가?

경구용 포도당 투여를 결정하는데 가장 중요한 점은 환자가 삼킬 수 있는 능력여부이다. 어떤 지역의 EMS systems에서는 삼킬 수 있는 능력이 없는 저혈당증환자에게 비강용 글루카곤을 사용할 수 있다. 글루카곤은 간에서 글루코겐을 포도당으로 전환시켜 혈당 수치를 상승시키는 호르몬이다. 이러한 반응은 도전-회피 신경계 반응과 동일한 보상반응이다. 비강내 투약은 분무장치가 부착된 주사기를 이용하여 적정량의 글루카곤을 주입한다. 분무기가 환자의 코안에 삽입되면 코안 점막을 통해 흡수된 글루카곤은 혈류로 들어간다.

저혈당과 고혈당의 차이

많은 학생들은 저혈당증과 고혈당증을 혼동한다. 하지만 다행히도 우리는 환자에게 적합한 처치를 제공하기 위해서 저혈당증과 고혈당증을 구분할 필요가 없다. 다음은 저혈당증과 고혈당증의 세 가지 차이점이다:

1. **증상발현.** 고혈당증은 증상발현이 서서히 일어난다. 반면, 저혈당증은 갑자기 발생하는 경향이 있다. 고혈당증의 경우 소량이지만 뇌로 포도당이 공급되는 반면, 저혈당증의 경우 포도당이 뇌로 공급되지 않을 수 있으며 이런 경우 환자는 발작을 일으킬 수 있다.
2. **피부.** 고혈당증 환자의 피부는 따뜻하고, 붉은빛을 띠며, 건조하다. 하지만 저혈당증 환자의 피부는 차고, 창백하고, 축축하다
3. **호흡.** 고혈당증 환자는 종종 호흡 시 아세톤(매니큐어를 지우는 액체) 냄새가 난다. 하지

절차 19-2 경구용 포도당

약명

1. 일반명: 포도당, 경구용
2. 상품명: 글루토스(과당), 인스타-포도당

적응증

당뇨병력이 있으며 의식변화가 있는 환자

금기증

1. 무의식환자
2. 당뇨환자가 수일동안 인슐린을 투여하지 않은 경우
3. 삼킬 수 없는 환자

형태

튜브에 들어있는 겔

투여량

한 튜브

투약 요령

1. 환자가 당뇨병력과 연관된 증상과 징후, 또는 의식변화가 있는지 확인한다.
2. 환자가 의식이 있는지 확인한다.
3. 포도당을 투여한다.
   a. 설압자 위에 포도당을 짜서 한 쪽 볼 안과 잇몸 사이에 넣는다.
   b. 환자 스스로 포도당을 한 쪽 볼 안과 잇몸 사이에 짜 넣는다.
4. 계속 환자를 평가한다.

효과

혈당을 증가시킨다.

부작용

적응증인 경우에 부작용은 없다. 구역 반사가 없는 환자에게 투여한 경우 흡인될 수 있다.

재평가 방법

환자가 의식을 잃거나 발작을 일으키면 설압자를 입에서 제거한다.

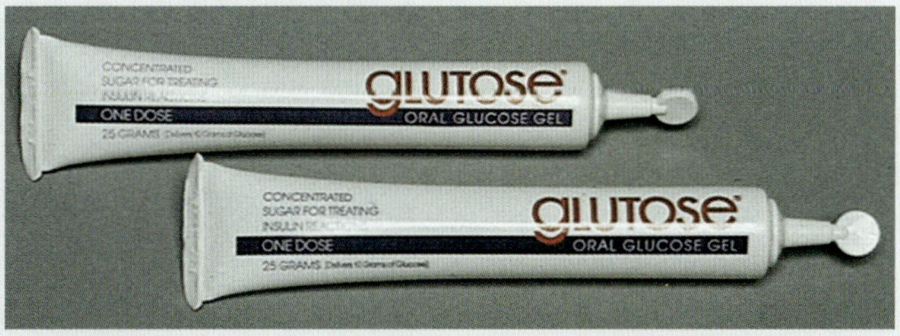

현장사례

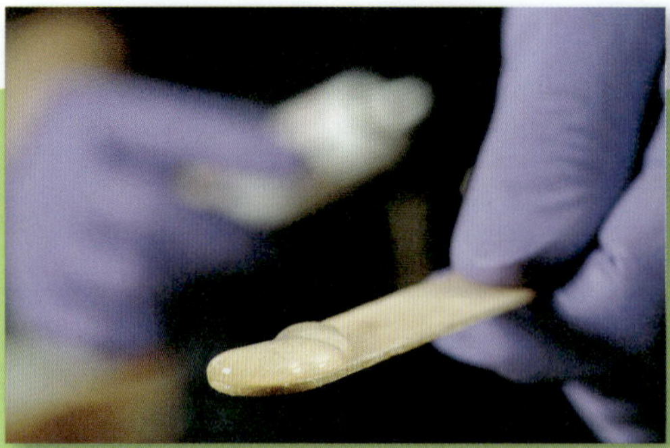

"여러분이 일생의 대부분을 당뇨병 환자로 지낸다면, 주사바늘이 두렵지 않을 거라고 생각할 겁니다…. 사실, 주사바늘에 대한 거부감도 많이 사라지고, 채혈하는 것에도 저는 많이 적응이 되었죠.

"그런데… 당황스럽게도 혈당을 조절하려는 나의 노력에도 불구하고 일년에 두어번 응급상황으로 구급차의 도움을 받습니다. 그때마다 응급구조사님들은 친절하게 응급처치를 해주었습니다.

오늘도 응급구조사가 왔을 때, 나를 돕기 위해 그들은 능숙하게 대처했습니다. 응급구조사들은 설압자에 액체로 된 경구용 포도당을 발라, 내 입에 넣었고, 나는 빠르게 회복되었습니다. "그래도 아직까지 나는 주사바늘이 지긋지긋 합니다."

만 저혈당증 환자의 호흡에서는 냄새가 나지 않는다.

또한, 고혈당증 환자는 마치 달리기 경주를 하는 것처럼 빠르고 깊게 숨을 쉰다. 고혈당증의 경우 구강 건조, 심한 갈증, 복부통증, 구토가 동반될 수 있다. 고혈당증의 적절한 처치는 병원 내에서 의료 감독하에 이루어진다.

저혈당증과 고혈당증은 명백한 차이점을 가지고 있지만 현장에서 이를 구분하는 것은 어려울뿐더러 필요하지 않다. 만약 지역지침상 혈당측정이 가능하다면 환자의 혈당 수치를 알 수 있을 것이다. 이렇게 얻어진 혈당치로 환자가 저혈당증이거나 고혈당증인지를 결정할 수 있다.

비판적 의사결정

아래 제시된 환자의 상태를 보고 포도당을 투여해야 할 적응증에 속하는지 의사결정을 하시오. 구급차에는 경구용 포도당이 구비되어 있으나 혈당측정기는 작동하지 않는다고 가정하자(때때로 장비의 도움없이 환자의 상태만을 파악한 후 응급처치 결정을 내리는 것이 중요하다).

1. 당신의 환자는 매우 의식이 혼미한 상태로 오늘이 무슨 요일인지 모르며 말을 하긴 하지만 의미 없는 말을 한다. 환자 보호자는 환자가 당뇨병력을 가지고 있으며 가끔씩 인슐린주사를 맞고 식사를 하지 않거나 인슐 린 주사를 투여하지 않고 많은 양의 식사를 하는 등 혈당 관리에 소홀하다고 하였다.
2. 장애청소년 시설에서 머리손상 후 회복된 19세의 소년이 발작을 일으켰다. 여러분이 도착하기 전 발작은 멈춘 상태로 큰 소리자극에 반응을 보이고 있으며 당뇨병력이 있는 소년이다.
3. 당신은 교통사고 신고를 받고 현장으로 출동했다. 현장에서 차의 뒷 자석에서 몸을 앞뒤로 흔들면서 이상한 말을 중얼거리고 있는 환자를 발견하였다. 사고는 속도가 느린 차량에 의해 일어난 경미한 충돌이었다. 당신은 환자의 팔목에 당뇨환자라는 의료표식 팔찌를 발견하였다.

혈당 측정은 환자를 평가하는 하나의 도구일 뿐이며, 환자의 병력(예를 들면, 환자의 식사나 투약)과 프로토콜이 환자의 상태를 평가하는데 도움이 될 것이다. 언제든지 질문이 있거나 우려할 만한 사항이 생기면 의료지도를 받아야 한다.

저혈당환자에게 투여된 포도당은 혈류와 뇌로 공급되어 환자의 회복을 돕는다. 또한 고혈당증 환자라 할지라도 포도당의 투여는 환자가 병원에 도착하는데 걸리는 짧은 시간동안 손상을 초래하지는 않으며 병원에 도착한 직후 정확한 진단을 통해 혈당을 조절할 수 있다. 이것이 바로 당뇨응급시엔 환자가 저혈당증이건 고혈당증이건 간에 "모든 사람에게 포도당을 주는 것"이 가장 중요한 처치인 이유이며 동시에 저혈당증과 고혈당증을 구분할 필요가 없는 이유이다

메모: 몇몇 저혈당증 또는 고혈당증 환자는 중독환자처럼 보인다. 항상 중독환자 이상으로 보이지 않는 환자라도 당뇨병과 관련된 문제를 가지고 있다고 의심해야 한다. 또한 알코올에 중독된 환자가 당뇨환자일 수 있으며 알코올 냄새가 케톤산증 환자의 호흡시 나는 아세톤향을 감출 수도 있음을 명심해야 한다. 알코올 중독이면서 당뇨를 가진 환자들은 당뇨응급상태가 발생할 수 있는 주요 대상이다. 이들은 오랫동안 술을 마시면서 음식을 먹지 않거나 인슐린을 투여하는 것을 소홀히 하는 경향이 있으므로 대개 혈당이 낮다.

의식변화를 초래하는 다른 원인

핵심 개념
감염의 원인, 평가, 처치의 이해

당뇨응급 외에도 지남력 상실이나 어리둥절한 상태와 같은 의식변화는 다양한 원인에 의해 나타날 수 있다. 알코올 섭취, 약물과용, 대사성 이상, 두부외상, 뇌종양, 뇌수막염 같은 감염성 질환, 저산소 혈증 등과 같은 원인이 있다. 그러므로 모든 환자의 병력은 꼼꼼히 수집하고, 환자를 안정시키며, 환자의 기도를 유지하고, 고농도 산소를 공급하면서 환자를 이송해야 한다.

다음에 소개되는 내용은 의식변화를 초래할 수 있는 두 가지 원인(발작장애와 뇌졸중)에 대한 추가적인 정보이다.

패혈증

패혈증(sepsis)
감염, 감염에 대한 심각한 신체 반응

의식변화를 초래하는 원인 중 가장 위험한 것은 *패혈증*이다. 패혈증은 간단한 감염이라고 정의되지만 감염에 대한 신체 반응과 관련된 가장 심각한 문제의 집합이라고 할 수 있다. 일반적으로 감염이 발생하면 감염부위에서 일차적으로 혈관이 확장되어 백혈구가 감염균과 싸울 수 있도록 환경이 마련되며, 감염균의 독소를 희석하기 위해 체액이 유입되도록 모세혈관 투과성이 증진된다. 이러한 변화는 감염부위에서 즉각적으로 발생하며, 국소적인 감염문제를 효과적으로 해결한다. 패혈증은 이러한 국소적인 감염 문제가 전신적으로 확대되었을 때 나타난다. 이를 전신적인 염증반응이라고 한다. 즉, 국소적인 감염이 전신적인 감염상태가 된 것을 의미한다. 이때 발생하는 혈관확장(백혈구 이동을 돕기 위한)은 심혈관계의 압력을 급작스럽게 떨어뜨리는 원인이 되며, 결국에는 쇼크상태가 된다. 독소를 희석을 위한 체액이동을 돕기 위한 모세혈관 투과성 증진도 심혈관계 체액의 대량이동을 촉진하므로 저혈량성 쇼크의 원인이 된다. 이러한 두 가지 요소가 체액의 심각한 저관류증을 유발시키며, 체내에 유입된 감염균이 충분하다면 균에서 방출된 독소에 의해 결국에는 심박출량에 악영향을 주며 쇼크상태가 된다.

환자 평가

패혈증

패혈증은 간단한 감염에서 시작된다. 패혈증을 일으키는 가장 흔한 감염은 호흡기감염, 폐렴 및 요로감염(UTIs) 등 세가지다. 패혈증 환자의 첫 증상은 감염원과 관련된 증상이 발견된다. 폐렴으로 인한 패혈증 환자는 쇼크증상 외에 발열반응과 기침이 나타나며, 요로감염이 원인인 경우에는 발열반응과 소변 배출 시 통증 및 고약한 소변냄새가 난다. 패혈증은 침습적 치료인 유치도뇨관이나 정맥관 개존을 위한 카테터 삽입과 같은 의료적 행위에 의해서 박테리아나 그 밖은 균들이 쉽게 체내로 침입할 수 있다. 이것은 AIDS환자나 이식으로 면역기능이 저하된 환자나 감염가능성이 큰 요양원에 입원해 있는 노인에게서 흔하게 발생할 수 있다. 흔하게 발열반응은 감염의 증거라고 할 수 있지만 심한 폐혈증으로 저관류상태인 경우에는 급격하게 체온이 떨어진다.

패혈증 과정에서 전반적인 감염증에 대한 증상이 관찰될 수 있다. 심각한 패혈증 환자에게서 발견할 수 있는 증상은 다음과 같다. :

- 의식변화(Altered mental status)
- 빠른 맥(Increased heart rate)
- 빠른 호흡(Increased respiratory rate)
- 저혈압(Low blood pressure)
- 고혈당(High blood glucose levels)
- 지연된 모세혈관 재충혈시간(Decreased capillary refill time)

의식변화는 다양한 문제로 인해 발생한다. 저관류와 쇼크가 흔한 원인이지만 전해질 이상과 대사 이상에서도 나타난다. 때때로 의식변화는 간단한 감염에서 심각한 패혈증으로 진행할 때 관찰된다. 그러므로 환자의 의식변화가 있을 때 패혈증을 의심해야 한다.

환자 처치

감염

패혈증 치료단계에서 가장 중요한 것은 "환자 평가"에서 다루었던 내용을 정확하게 알고 있는 것이다. 비록 패혈증이 의심되는 환자에게 적용할 응급처치에 대한 업무범위가 병원 전 단계의 응급구조사에게 제한되어 있다 하더라도 환자 위주의 응급처치를 위한 환자평가업무는 중요하다. 즉, 현장에서 관찰된 환자의 상태를 이송할 병원에 보고하거나 인계하는 것은 환자에게 적절한 치료를 빠른 시간 내에 받도록 하는데 결정적인 역할을 한다. 심각한 패혈증은 쇼크상태로 빠진다는 것을 기억해야 하며, 이러한 경험이 다른 쇼크환자 치료에 도움을 줄 것이다. 저산소증이라면 고농도산소를 투여하며, 가능하다면 전문소생술팀에게 연락해야 한다.

핵심 개념

발작의 원인, 평가, 처치의 이해

발작 장애

뇌는 외상이나 감염 또는 질병, 뇌의 불규칙적인 전기활동에 의해서 파괴될 수 있다. 이러한 변화는 감각, 행동, 운동기능에 갑작스런 변화를 초래하는 *'발작'*을 일으킬 수 있다. 가끔 발작에는 경련이라는 조절 불가능한 근육의 수축이 동반된다. 발작은 그 자체가 질병은 아니지만 드러나지 않은 장애나, 손상, 질병에 대한 징후일 수 있다.

경련(발작)에는 부분 발작과 전신발작 두 가지 유형이 있다. *부분 발작*은 뇌의 한 부분에만 영향을 주어 나타나며, 신체의 일부분에서만 발작을 관찰할 수 있다. 이때 무의식이거나 의식이 있을 수도 있다. 전신발작은 전반적인 신체에 영향을 주며, 의식변화가 나타난다. EMS에

발작(seizure)
감각, 행동, 운동의 갑작스런 변화. 가장 심각한 형태의 발작시에는 경련이라는 격렬한 근육 수축이 발생한다.

부분 발작(partial seizure)
뇌의 한쪽 또는 한 부분에만 영향을 주는 발작 유형

서 발작은 *전신발작*을 의미하며, 무의식과 *강직-간대성 발작*(tonic-clonic seizure)이 특징적이다. tonic-clonic seizure(강직-간대성 발작)은 경고없이 발생하지만 발작전에 환자들은 (이상한 소리를 내거나) 울부짖기도 한다. 이때 환자의 몸 전체는 몇분 동안 강직상태가 유지되며 발작의 3단계를 겪게 된다.

- **강직성 단계(tonic phase).** 몸이 뻣뻣하게 굳고 경직되며 지속시간은 30초를 넘지 않는다. 이 동안 환자는 호흡을 멈출 수도 있으며 환자가 자신의 혀를 깨물수도 있다. 방광과 큰창자의 조절능력이 상실되어 자신도 모르게 대소변을 볼 수 있다.
- **간대성 단계(Clonic Phase).** 격렬하게 경련이 일어나며 지속시간은 대개 1 또는 2분을 넘지 않는다(간혹 5분 동안 지속되는 경우도 있다). 환자는 입에 거품을 물거나 침을 흘리기도 하며 환자의 얼굴과 입술에 종종 청색증이 생긴다.
- **경련 후 단계(postictal Phase).** 경련(발작)이 멈추는 단계로 환자는 곧 의식을 되찾는다. 이 단계에 환자는 기면 상태에 빠지거나 의식이 혼미해질 수 있으며 몇 시간 동안 무의식상태로 있는 경우도 있다. 두통이 흔히 동반된다.

경련 후 단계는 환자에 따라 즉각적으로 나타날 수 있기도 하지만 시간이 걸릴 수도 있다. 중요한 것은 이 시기의 환자는 구조자에게 폭력적일 수 있으므로 구조자의 안전이 우선적으로 고려되어야 한다. 어떤 발작은 *조짐*(aura) 나타난다. 즉, 발작이 나타나기 전에 이상한 소리나 냄새를 맡기도 하지만 정상적인 감각상태일 수도 있다. 만약, 조짐을 경험한 환자라면 꼭 기록해야 한다. 당신이 관찰한 발작(경련)이 일반적인 tonic-clonic seizure(강직-간대성 발작)라고 할 수 없다. 흔하게 나타나진 않지만 부분 발작도 도움이 필요하다. 의식은 있으나 조절할 수 없는 근육강직이나 경련이 있는 환자를 관찰할 수 있고, 근경련이 없는 무의식 상태의 환자도 만날 수 있다. 이러한 경련은 다른 이상 증상과 구분하기 어렵다. 그러므로 언제나 환자 평가는 신중하게 해야 한다.

성인에게서 발견되는 경련(발작)은 처방받은 항경련제를 규칙적으로 복용하지 않아서 나타나는 경우가 많다. 6개월에서 세살까지 어린이에게서 나타나는 경련(발작)은 발열반응에 의한 경우가 흔하다. 또 다른 흔한 원인은 저산소증으로 심정지나 호흡정지로 인해 발생한다.

전신 발작(generalized seizure)
양쪽 뇌에 영향을 주는 발작 유형

강직-간대성 발작(tonic-clonic seizure)
환자가 의식을 잃고, 격렬한 근육 활동의 특징을 보이는 전신 발작

경련 후 단계(postictal phase)
강직-간대성 발작 후 바로 이어지는 기간으로, 환자는 의식을 완전히 소실했다가 다시 명료하게 되돌아 온다.

조짐(aura)
발작 환자들이 발작 직전에 겪는 증상으로, 냄새, 소리, 또는 일반적인 느낌 등이 있다.

발작의 원인

성인의 경우 가장 흔한 발작의 원인은 처방된 항발작약을 복용하지 않은 경우이며, 영아나 6개월에서 3세 이전의 소아의 경우에는 고열이 원인이다(열성경련). 다른 원인들을 살펴보면

Inside Outside

강직-간대성 발작(Tonic-Clonic Seizure)

강직-간대성 발작은 뇌에서 기인하며, 양쪽 뇌의 뉴런이에서 동시에 시작한다. 이것은 뇌의 심실세동이라고 할 수 있으며, 불규칙적인 뇌의 전기적 활동이 정상적인 신체기능을 방해하여 나타난다. 이러한 활동의 결과로 발견되는 첫 증상이 의식상실이다. 조정되지 않는 신경학적 기능은 강직성 단계로서 전신적인 근육수축을 유발시킨다. 이 시기에 환자는 숨이 멈추고 방광과 장 조절 기능이 상실되어 자신도 모르게 대소변을 볼 수 있다. 만약, 환자가 입술을 깨물었다면 입과 기도에서 피를 발견할 수 있다. 이 시기에 청색증도 관찰된다. 발작의 두 번째 단계인 간헐성 경련단계에서 환자는 숨을 쉬기 시작하며 발작의 특징인 근육경련이 나타난다. 이때 팔다리를 움츠렸다 폈다하는 동작이 반복되는 것을 볼 수 있다. 이러한 움직임은 몇 분간 지속된다. 결국에는 경련 후 단계인 무의식 상태가 되지만 시간이 지남에 따라, 서서히 의식이 회복되며, 환자의 발작(경련)이 끝났을 때 환자는 자신에게서 무슨 일이 있었는지를 기억하지 못하며, 혼돈상태로 반복적인 질문을 한다.

다음과 같다:

- **저산소증.** 산소의 결핍은 발작을 일으킨다. 이러한 발작은 빠르게 호흡 정지나 심장 정지로 악화된다.
- **뇌졸중.** 혈전으로 인한 뇌혈관의 폐쇄와 출혈은 발작의 흔한 원인이다. 이 장 후반부에서 더 자세히 다룰 것이다.
- **뇌손상.** 뇌손상은 발작을 일으키는 원인이다. 이것은 이전 뇌손상 부위에 생긴 흔적 때문이다.
- **독극물.** 약물남용과 알코올 중독자가 갑자기 중단하는 것은 발작을 야기한다. 다른 독극물들도 뇌의 기능을 변화시키므로 발작을 유발한다.
- **저혈당.** 저혈당은 경련의 흔한 원인이다.
- **뇌종양.** 뇌종양은 경련을 자주 유발하기도 한다.
- **선천성 뇌기형.** 뇌의 선천적인 기형은 영아나 소아에게 경련을 일으키는 가장 흔한 원인이다.
- **감염.** 뇌의 부종과 염증은 발작을 유발한다.
- **대사성.** 경련은 환자의 대사 과정이 비정상일 때 발생한다.
- **특발성.** 소아 발작을 유발시키는 원인이 정확하지 않은 것을 의미한다. 다음과 같은 질병을 동반한 경우에 볼 수 있다:

  이 외에도 발작은 다음의 상황에서 발생될 수 있다.

- 간질
- 홍역, 급성침샘염, 다른 소아질환들
- 전간(임신의 가장 심한 합병증)
- 열사병(고온에 노출되어 생긴 경우)

간질(epilepsy)
발작을 유발하는 의학적인 상태

*간질*은 아마도 발작을 유발하는 원인으로 가장 유명할 것이다. 몇몇 사람들은 선천적으로 간질을 가지고 태어난다. 반면, 어떤 사람은 머리손상을 입거나 뇌수술 후에 간질이 생기기도 한다. 간질은 약물을 성실히 복용하면 발작을 일으키지 않으므로 평범한 생활이 가능하다. 항상 발작을 하는 환자는 간질환자일 수 있고, 간질은 발작을 유발하는 유일한 원인임을 명심해야 한다. 모든 발작이 동일한 양상을 나타내는 것은 아니다. 환자가 바닥으로 쓰러지면서 격렬한 경련을 일으키는 유형의 발작이 병원 전 응급의료서비스에서 가장 많이 발견되는 유형이다.

환자 평가

발작 장애

응급실에 있는 의료인에게 환자가 발작하는 모습을 묘사하여 설명하는 것은 매우 중요한 일이다. 만약 여러분이 환자의 발작을 목격하지 못했다면(대개 신고는 발작이 일어난 후에 EMS에 접수된다), 주변사람에게 질문하라. 질문을 통해 얻어진 정보는 반드시 기록해야 한다.

- 발작이 시작될 때 환자는 무엇을 하고 있었나요?
- 환자가 발작하는 동안 어떻게 행동했나요?—행동 하나하나—발작을 시작할 때는 어땠나요? 요실금이나 변실금이 있었나요?
- 발작은 얼마나 지속되었나요?

- 발작 후 환자는 무엇을 했나요? 잠이 들었나요? (그렇다면 얼마동안) 깨어 있었나요? 묻고 답할 수 있었나요? (만약 여러분이 현장에 있었다면 AVPU 척도를 사용해서 의식상태를 평가해야 한다.)

메모: 많은 환자들이 동시에 경련을 일으키는 것은 가장 중요한 응급상황이다. 만약 이런 상황이 발생한다면, 화학무기나 비슷한 대량살상 무기를 생각해야 하고 적절한 예방조치를 해야 한다.

환자 처치

발작 장애

발작하는 환자의 응급처치는 다음과 같은 절차를 포함한다.

여러분이 현장에 있는 동안 환자가 경련을 일으키는 경우

- 환자를 마루바닥이나 땅에 눕힌다. 척추손상의 가능성이 없는 경우 입에서 분비물이 흘러나올 수 있도록 환자를 옆으로 눕힌다.
- 조이는 옷을 느슨하게 풀어준다.
- 환자에게 손상을 줄 수 있는 물건을 치운다.
- 환자의 부상을 예방하며 환자가 경련하는 동안 환자를 고정시키거나 붙잡고 있지 않는다(그림 19-5).

경련이 끝난 후의 처치

- 기도를 확보한다. 발작을 막 끝낸 환자는 입에서 침을 흘리거나, 잠깐 동안 꾸벅꾸벅 졸게 된다. 그러므로 필요시엔 환자의 기도유지를 위해 흡입을 준비해야 한다. 척추손상의 가능성이 없다면 입으로부터 분비물이 흘러나올 수 있도록 환자를 옆으로 눕힌다.
- 환자에게 청색증이 나타난다면 기도를 확보하고, 보충적으로 산소를 공급할 수 있는 인공환기를 실시한다. 적절한 호흡을 하고 있는 환자는 산소포화도의 수치를 기준으로 비강 케뉼라 또는 비재호흡 마스크로 산소를 제공할 수 있다. 저산소증은 장시간 경련을 한 후에 흔하게 발생한다.
- 경련 중 생길 수 있는 손상에 대한 처치를 하고 외상의 가능성을 확인한다. 머리손상은 발작을 유발할 수 있으며 환자는 발작과정에서 스스로 부상을 입을 수 있다. 외상이 의심되는 경우에는 환자의 목과 척추를 고정한다.
- 환자의 활력징후와 호흡을 세심히 살피면서 병원으로 이송한다.

메모: 발작하는 환자의 입에 아무것도 넣어선 안 된다. 환자의 입으로 들어간 물체는 기도를 손상시키거나 막을 수 있다.

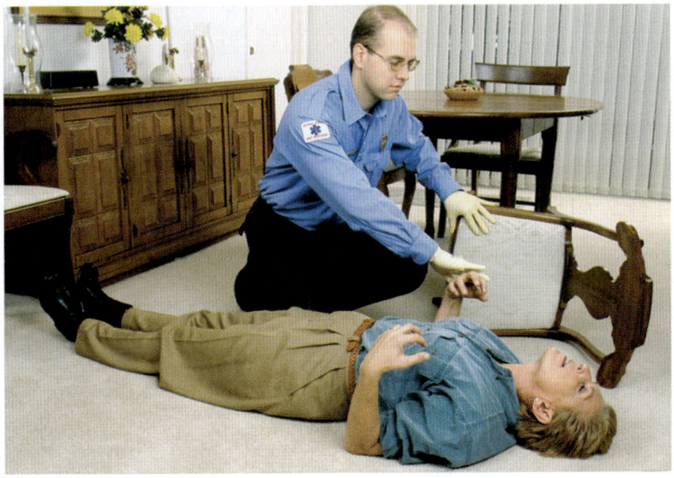

그림 19-5 발작하는 환자의 부상을 예방한다.

소아 노트

발작은 고열이나 특발성(알려진 이유 없이)으로 생길 수 있다는 것을 명심해야 한다. 소아의 경우 발작이 자주 일어난다면 이는 생명을 위협할 정도로 위험하지는 않지만 응급구조사는 항상 영아나 소아의 발작은 생명을 위협하는 상황으로 간주하고 처치해야 한다.

간질은 종종 환자의 상태, 약물, 병력에 대한 많은 정보를 제공한다. 발작은 환자에게 매우 흔하게 발생할 수도 있는 일이라 병원으로의 이송을 거부할 수 있다. 응급구조사는 환자가 병원으로 이송되어 평가받을 수 있도록 독려해야 한다. 만약 환자가 지속적으로 거부한다면, 보호자와 함께 있도록하며 운전을 하지 않도록 설명한다.

간질지속증(status epilepticus)
발작이 지속되는 것. 또는 환자가 의식의 회복 없이 두 번 이상의 경련을 일으키는 것

메모: 발작은 보통 1~3분 이상 지속되지 않는다. 만약 환자가 5~10분 혹은 그 이상 의식이 회복되는 기간이 없이 경련성 발작을 계속할 경우를 *'간질지속증'*이라고 부른다. 몇몇 응급의료서비스에서는 현장에 응급구조사가 도착할 때까지 환자가 발작을 계속하고 있는 경우 이를 간질지속증으로 본다. 이러한 상황은 높은 우선순위를 가지는 응급상황으로 신속히 환자를 병원으로 이송해야 하며 가능하다면 전문소생술팀을 요청하여 환자가 병원으로 이송되는 도중에 전문적인 처치를 받을 수 있도록 해야 한다. 환자의 현장에서 병원으로 이송하는 동안 환자의 기도를 확보하고 입 안을 흡입해야 하며 고농도 산소를 공급해야 한다.

발작 유형

발작의 원인을 진단하고 발작의 유형을 구분하는 것은 여러분이 할 일이 아니다. 응급구조사로서 여러분이 해야 할 일은 앞에서 배운 것과 같이 환자에 대한 병력을 수집하고 환자를 평가하고 보살피는 것이다. 그러나 발작의 유형에 대한 배경지식은 발작에 대한 견해를 넓혀줄 것이다.

부분발작. 단순한 부분발작(병소성 운동, 병소성 감각, 잭슨간질〈운동중추손상성 간질〉이라고도 불린다)에는 신체 중 일부분에서 일어나는 저림(tingling), 강직(stiffering), 연축(jerking)이 있다. 이러한 증상이 나타나기 앞서 조짐이 나타날 수 있는데 조짐에는 냄새나 밝은 빛, 어떤 색상이 갑자기 보이는 증상 또는 위의 감각이 증가되는 증상이 있다. 부분발작을 일으키는 환자는 의식을 잃지는 않는다. 하지만 간혹 연축이 강직-간대성 발작으로 발전되기도 한다.

다발성 부분발작(정신운동성〈psychomotor〉 부분발작 또는 관자엽〈temporal lobe〉 부분발작 이라고도 불린다.)은 증상에 앞서 조짐이 나타난다. 이 증상을 겪는 환자는 특징적으로 비정상적인 행동을 하거나 다른 사람에게 법칙에 어긋난 행동을 한다. 그 예로 정신착란, 멍청한 표정으로 한 곳을 응시하는 행동, 목적 없이 어떤 동작을 취하는 행동, 입맛을 다시거나 씹는 행동, 옷을 가지고 안절부절 못하는 행동이 있다. 환자는 마치 술에 취하거나 약에 취한 것처럼 보일수도 있다. 이런 환자는 폭력적이지는 않지만 만약 이상행동을 억압하려 들면 발버둥치거나 싸우려 들 수도 있다. 매우 드물게는 지나치게 비명을 지르거나 뛰어다니거나 옷을 벗거나 앞으로 일어날 일에 대해 극도의 공포를 나타내기도 한다. 이런 경우 의식의 소실은 없지만 정신착란을 일으키거나 발작이 일어났던 상황을 전혀 기억 못하기도 한다. 경우에 따라서는 이러한 증상이 강직-간대성 발작으로 발전하기도 한다.

전신발작. 환자가 전신발작을 하고 있을 경우, 대부분 강직성-간대성 발작이라고 생각한다. 그러나 다른 형태의 전신 발작을 고려해야 한다. 작은발작(absence seizure)은 매우 짧은 시간 동안 일어나며 지속시간은 보통 1~10초이다. 환자가 떨어지거나 넘어지는 등의 격렬한 움직임은 없지만 잠시 동안 집중력이나 지각능력을 상실한다. 작은발작은 종종 병력을 알고

있는 가족이 아니라면 눈치채지 못한다. 어린아이의 경우 심하게 집중을 요구하거나 학교에서 좋은 성적을 내야 하는 상황에서 하루에 수백 번 작은발작을 일으키기도 한다. 작은발작은 보통 어른이 되기 전 사라지지만 드문 경우 더욱 심해지거나 강직-간대성 발작으로 발전하기도 한다.

강직-간대성 발작에 대한 환자처치는 이 장의 앞부분에서 이미 언급되었다. 단순 혹은 복합 부분발작은 환자를 억압하지 말고 발작을 일으키는 동안 환자의 주변에 있는 물건을 정리하여 환자가 위험하지 않게 발작을 마치도록 도와야 한다. 작은발작을 목격한 경우에는 환자가 지나쳤을지 모르는 부분의 정보를 제공하면 된다.

뇌졸중

핵심 개념
뇌졸중의 원인, 평가, 처치의 이해

뇌졸중(stroke)
뇌동맥이 막혔거나 파열되어 야기되는 상태로써, 산소화된 혈액 공급이 막히고 뇌 안에 출혈을 야기한다. 공식명으로 뇌혈관사고(cerebrovascular Accident; CVA)라고 부른다.

*뇌졸중*은 의식상태의 변화를 초래할 수 있는 수많은 원인 중의 하나이다. 뇌졸중의 정식명칭은 뇌혈관사고(cerebralvascular accident; CVA)이다. 뇌졸중은 산소저하에 따른 뇌조직의 손상이나 괴사를 의미하는데 이는 뇌에 혈액을 공급하는 동맥의 차단이나 뇌혈관의 파열로 인한 출혈이 있을 때 발생한다. 뇌혈관의 차단으로 생기는 허혈성 뇌졸중은 혈전이나 색전이 혈관을 막거나 동맥경화에 의해 생기는데 대부분의 뇌졸중이 이에 속한다. 뇌 내에서 생긴 출혈에 의한 "출혈성 뇌졸중"은 오랫동안 지속된 고혈압에 의해서 종종 발생한다. 또 출혈성 뇌졸중의 경우 혈관의 약한 부분이 갑자기 터지면서 머리뼈 내의 압력이 높아져서 뇌가 차지하는 공간을 좁아지게 한다.

뇌졸중 환자는 손상된 혈관이 위치와 연관된 뇌의 부분에 따라서 매우 다른 증상을 보일 수 있는데 흔한 증상으로는 신체 한쪽에 허약감(반신마비〈Hemiparesis〉)이 있다. 왼쪽뇌는 오른쪽 신체의 움직임을 관장하고 오른쪽뇌는 왼쪽 신체의 움직임을 관장하기 때문에 뇌졸중으로 오른쪽 신체의 움직임에 이상이 생긴 경우엔 왼쪽뇌가 손상받았다고 생각할 수 있다. 하지만 얼굴근육을 조절하는 신경은 모두 이처럼 교차하지는 않으므로 환자 얼굴의 한쪽 근육이 처졌다고 해서 반대쪽 뇌에 손상이 있다고 할 수는 없다.

뇌혈관의 파열로 인해 출혈이 발생하면서 동반되는 두통은 흔하지는 않지만 매우 중요한 징후이다. 만약 병력수집 도중에 환자가 통증을 호소하거나 머리를 붙잡고 있거나, 넘어진다면 이 정보는 병원의 의료인에게 꼭 전달해야 한다. 이런 환자의 경우 뇌막(뇌와 척수를 둘러싸고 있는 여러겹으로 된 조직) 중 거미막하 공간에 있는 혈관의 출혈이 있는 것일 수 있다. 이것을 거미막하 출혈이라고 한다. 다행히도 대부분의 뇌졸중환자는 출혈이나 두통을 겪지 않는다.

뇌졸중 환자와 대화하는 일은 어렵다. 뇌의 손상은 부분적으로나 전체적으로 적절한 단어를 사용할 수 있는 능력의 장애를 초래한다. 환자는 들리는 말을 모두 이해하지만 말을 못하거나 말하는데 아주 많은 어려움을 겪는다. 또는 들리는 말을 모두 이해하고 자신이 하고 싶은 말이 무엇인지 정확히 알면서도 생각과는 다른 단어를 말하게 된다. 이렇게 단어를 사용하는데 어려움을 겪는 것을 실어증이라고 한다. 실어증은 보통 대화하는데 어려움을 겪는 상태를 이르는 말이다. 다른 종류의 실어증 중 수용성 실어증(receptive aphasia)이 있다. 이런 경우 환자는 명료하게 말할 수 있으나 들리는 말을 이해하지 못한다. 그래서 환자는 명료한 말을 하긴 하지만 사리에 맞지 않거나 상황에 알맞지 않을 말을 한다.

일과성허혈발작

정신이 혼미하고 한쪽 신체의 허약감이 있고, 말을 잘 하지 못하는 증상은 응급구조사가 흔히 접할 수 있는 신고내용이다. 하지만 정작 응급구조사가 현장에 도착하면 늙고 정신이 명료하며 지남력이 있는 완전히 멀쩡한 환자를 발견하곤 한다. 이러한 환자의 경우 일과성허혈

그림 19-6 신시네티 병원 전 뇌졸중 검사

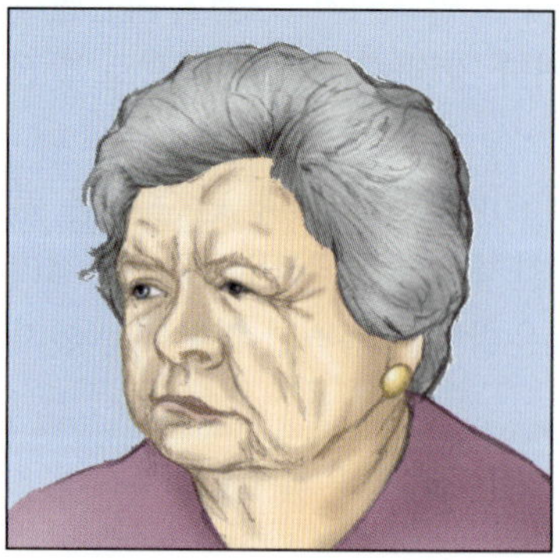

얼굴 근육
정상: 양쪽이 동일하게 움직임
비정상: 한쪽이 전혀 움직이지 않음

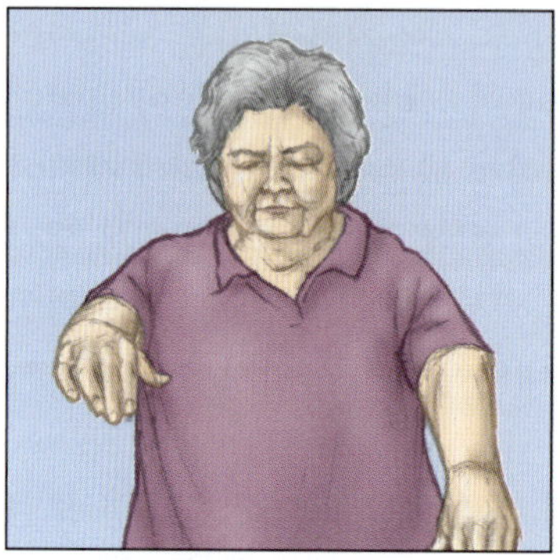

팔다리운동 검사
정상: 양 팔이 동일하게 움직이거나 움직이지 않음
비정상: 다른 쪽 팔에 비해 운동기능이 현저하게 떨어짐

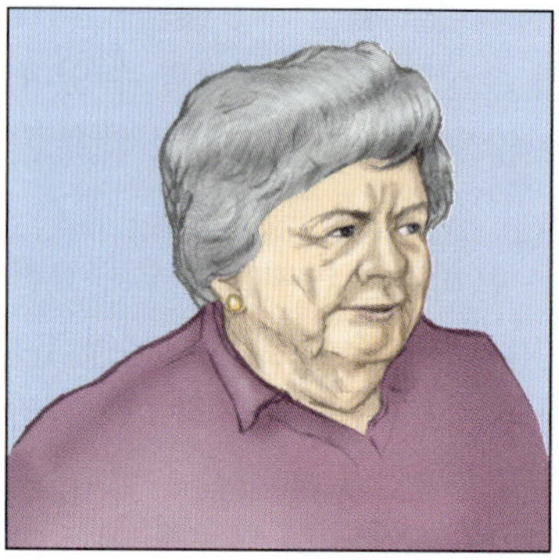

말하기 검사
정상: 환자는 정확한 단어와 말을 구사한다.
비정상: 부적절하거나 어눌한 말을 구사한다.

발작(TIA)을 일으킨 것일 수 있다. 보통 사람들은 이것을 "작은 뇌졸중(mini-stroke)"이라고 부른다. 일과성허혈발작은 뇌졸중의 전형적인 증상을 보이므로 뇌졸중환자인 것처럼 보이지만 뇌졸중과는 달리 아무런 치료 없이도 24시간 이내에(대부분 훨씬 짧은 시간 안에) 증상이 회복된다.

일과성허혈발작은 작은 혈전이 뇌 일부분의 순환을 일시적으로 차단해서 생긴다. 혈전이 부서지면 혈전에 의한 차단으로 영향 받은 부분이 일시적으로만 저산소증에 시달렸을 뿐 영구적인 손상이 남은 것이 아니기 때문에 환자의 증상은 회복된다. 그러나 이런 환자는 완전한 뇌졸중의 심각한 위험 속에 있는 것이므로 환자가 이송을 거부한다면 응급구조사는 책임감을 가지고 환자가 빨리 잠재적인 뇌졸중을 예방할 수 있는 검사를 받을 수 있도록 환자를 설득하려고 노력해야 한다.

항상 유의해야 할 것은, 병원 전 단계에서는 임상증상이 있는 뇌졸중과 일과성 뇌졸증을 구별하기는 불가능하다는 것이다. 뇌졸중 증상이 나타나면 가장 악화된 상태이므로 치료가

절차 19-3 신시네티 병원 전 뇌졸중 스케일

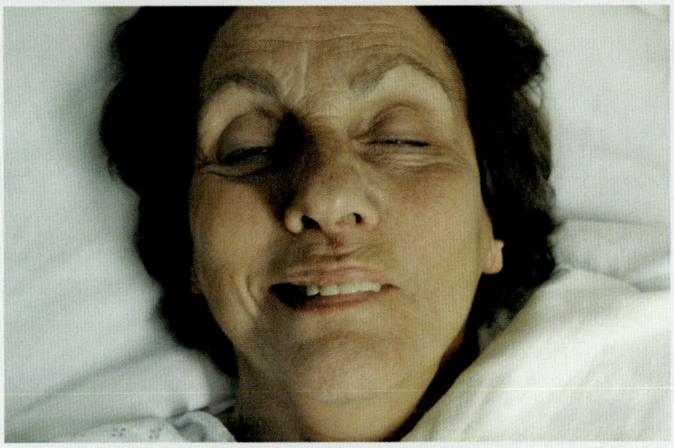

1. 얼굴 근육 검사로 환자를 평가한다. 뇌졸중환자의 경우 얼굴의 한 쪽이 쳐진다.(*© Edward T. Dickinson, MD*)

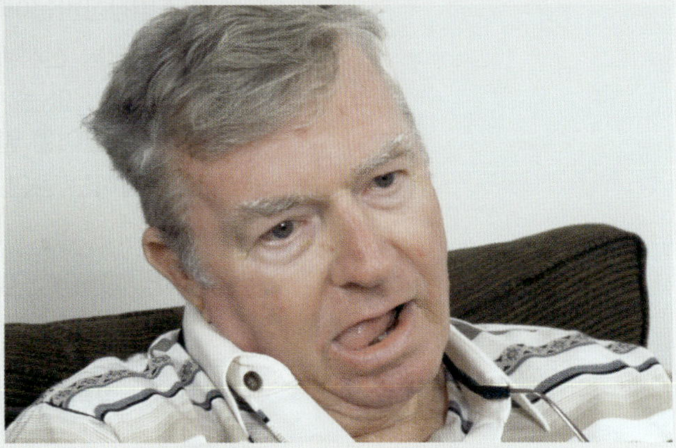

2. 말하기 검사로 환자를 평가한다. 뇌졸중환자는 보통 말을 우물거리고 부적절한 단어를 사용하며 또는 말을 전혀 못한다.

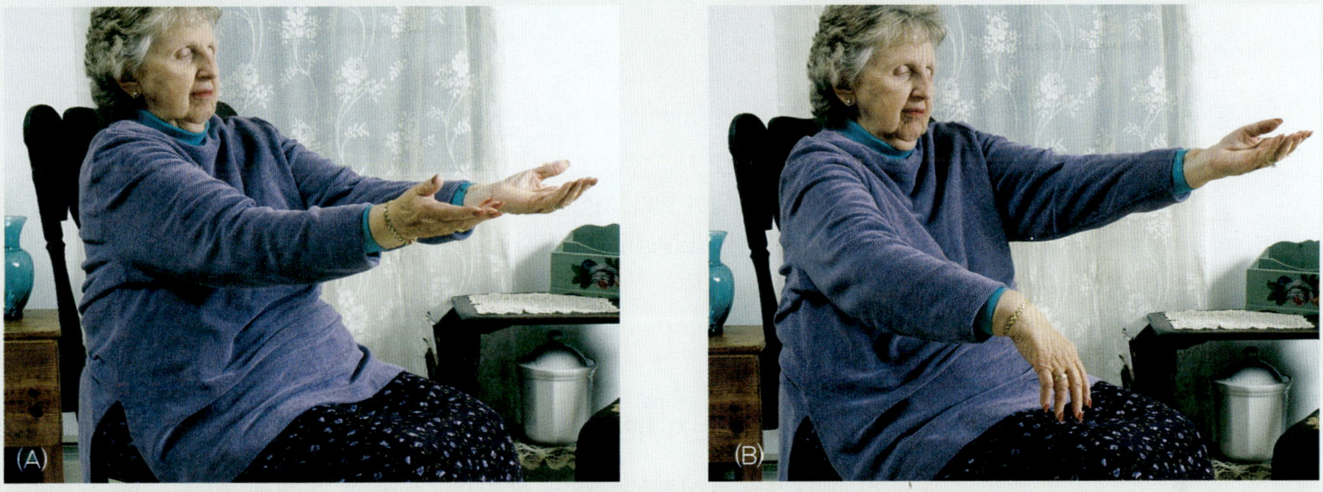

3. 팔다리 운동 검사로 환자를 평가한다. 환자에게 눈을 감은채로 10초동안 팔을 앞으로 뻗고 있도록 시킨다. (A) 뇌졸중이 없는 환자라면 눈을 감고도 자세를 유지할 수 있다. (B) 뇌졸중이 있는 환자라면 한쪽 팔은 자세를 유지하지만 손상을 받는 쪽은 아래로 쳐진다.

필요하다고 가정하라.

환자 평가

뇌졸중

뇌졸중을 판단할 때 신시네티 병원 전 뇌졸중 검사를 위한 세가지 요소들을 검사하는 것은 매우 훌륭한 방법이다(그림 19-6과 절차 19-3).

- 환자에게 얼굴을 찡그리거나 웃어보도록 한다(환자에게 표정을 지어보이며 따라하도록 한다. 이를 보이도록 표정을 짓게 하여 얼굴근육의 조절상태를 확인할 수 있다). 환자 얼굴의 양쪽이 동일하게 움직이거나 치아를 잘 보이게 할 수 있는 것이 정상 반응이고 얼굴 표정이 비대칭적이거나 움직임이 전혀 없는 것은 비정상반응이다.

- 환자에게 눈을 감은채로 양팔을 10초간 앞으로 뻗고 있도록 한다. 환자가 두 팔을 동시에 움직이는 것은 정상 반응이고 한 팔이 한쪽 팔에 비해 처지거나 두 팔을 전혀 움직이지 못하는 것을 비정상반응이다.
- 환자에게 "오늘 신시네티 도시의 하늘은 푸르다"와 같은 문장을 제시하면서 따라해 보도록 한다. 뇌졸중이 없는 사람은 명료하게 문장을 따라할 수 있지만 뇌졸중 환자는 말을 우물거리거나 다른 단어를 말하거나 전혀 말을 하지 못하는 비정상적인 반응을 보인다.

환자를 관찰하는 동안 증상의 심각성이 변화하면서 나타날 수 있는 증상으로는 다음과 같은 것이 있다.

- 의식혼미
- 어지러움
- 무감각, 허약감 또는 편측마비
- 큰창자이나 방광의 조절능력상실
- 시력장애
- 고혈압
- 호흡곤란 또는 코골이
- 구역질 및 구토
- 발작
- 동공비대칭
- 두통
- 한쪽 눈의 시력상실
- 무의식(드물게 나타남)

뇌졸중과 유사한 상태들이 있다. 저혈당이 그것이다. 만약 뇌졸중이 의심되는 환자는 혈당치를 측정해야 한다. 만약 저혈당이라면 즉시 치료할 수 있고 병원에서는 뇌졸중을 치료하는데 필요한 시간을 줄일 수 있다.

결정 포인트

내 환자는 뇌졸중인가?

환자가 뇌졸중 증상이 있는지 확인하라. 이런 환자는 치료가 가능한 병원으로 즉시 이송해야 한다.

메모: 신시네티 병원 전 뇌졸중 스케일의 세 가지 요소 중 한 가지라도 해당되는 환자는 뇌졸중일 확률이 70%이다.

환자 처치

뇌졸중환자를 위한 치료 중 가장 중요한 단계는 패혈증을 치료하는 것이다. 응급구조사는 패혈증의가능성을 과소평가해서는 안된다. 증거를 빨리 수집하고 신시네티 병원 전 뇌졸중 스케일 평가와 혈당치를 분석하는 것이 매우 중요하다. 현장에서 활력징후 결과로서 패혈증을 판단하기는 매우 어렵다. 뇌 종양, 뇌 감염, 뇌손상, 발작, 저혈당, 박테리아 감염, 세균감염도 뇌졸중과 아주 유사한 증상을 보이기 때문이다. 이런 질환들도 허약감과 안면 신경 마비 증상을 나타내기 때문이다. 환자 평가를 철저히 실시하고 뇌졸중으로 인정하고 최선을 다하라. 이것이 정확하지 않았다 하더라고 두려워하지 말라. 그것은 뇌졸중이 의심되는 환자는 과잉치료를 하는 것이 실제 뇌졸중 환자를 무시하는 것보다 훨씬 환자에게 유익하기 때문이다.

- 환자가 의식이 있고 스스로 기도를 유지할 수 있다면 환자를 안정시키고 기도개방이 유지되고 있음을 주시하면서 고농도 산소를 공급한다. 환자를 반앉은자세로 이송한다.
- 환자가 의식이 없고 스스로 기도를 유지할 수 없다면 기도를 개방하고 고농도 산소를 공급하면서 손상의 영향을 받은 쪽으로 환자를 눕혀서 이송한다.
- 이송할 병원은 CT scan이 가능하고 뇌졸중치료가 가능한 병원으로 이송하라. 이송 시 지역 뇌졸중 이송 원칙에 따라서 이송하라.

최근 뇌졸중에 대한 연구와 치료법의 발달로 뇌졸중의 증상과 징후를 보이는 환자의 처치와 이송에 대한 특수한 프로토콜이 생겼으며 새로운 치료법은 많은 병원에서 사용되거나 시도되고 있다. 하지만 무엇보다도 뇌졸중의 효과적인 치료에 필수적인 요소는 시간이다. 뇌졸중에 대한 평가를 마친 후엔 재빨리 뇌졸중 치료를 시작해야 한다.

가장 널리 쓰이는 허혈성뇌졸중에 대한 치료는 혈전을 파괴하는 약물(혈전용해제)을 사용하는 것이다. 이 요법은 뇌졸중의 증상을 회복시킬 수 있으나 환자의 상태가 다음과 같은 조건에서만 시행할 수 있다.

- 환자에게 증상이 생긴 시점으로부터 혈전용해제를 투여하는 시점까지의 시간이 3시간 이하이다.
- 응급 뇌 CT 촬영에서 출혈성뇌졸중이 발견되지 않는다.
- 혈전용해제를 투여하는 시점에 환자의 혈압이 과도하게 높지 않다.

잠재적으로 혈전용해제를 투여받을지 모르는 환자를 위해 응급구조사가 할 수 있는 가장 중요한 일은 정확한 증상 발현 시간을 알아내고 기록하는 것이다. 대개 환자의 증상 발현시간을 알고 있는 사람은 환자 자신이 아닌 경우가 많다. 이런 경우 병원에 있는 의사가 정보를 얻을 수 있도록 환자의 증상발현 시간을 알고 있는 사람에 대한 정보(예, 휴대전화번호)도 기록하는 것이 좋다. 증상발현 시간을 정확히 알지 못한다면 환자에게 혈전용해제를 사용할 수 없다. 만약 어떤 뇌졸중 환자가 아침 7시에 가족에 의해 뇌졸중 증상이 목격되었는데 지난밤 11시 30분에 아무 이상 없이 평소처럼 잠자리에 들었다면 이 환자의 뇌졸중이 밤사이 언제 발생했는지 알 수 없으므로 혈전용해제를 사용할 수 없다.

메모: 만약 여러분이 출동하여 뇌졸중 환자를 발견했다면 즉시 환자를 병원으로 이송하면서 여러분이 본 환자의 상태와 환자의 신시네티 병원 전 뇌졸중 스케일 결과를 도착 병원에 알려야 한다. 만약 병원을 선택해야 하는 상황이라면 프로토콜을 따르면 된다. 프로토콜이 여러분을 가장 최신 치료가 가능한 병원으로 안내할 것이다.

어지럼증과 실신

어지럼증과 *실신*, 졸도는 응급의료서비스에 접수되는 흔한 상황이다. 이러한 증상은 나이가 많은 사람에게 흔히 나타나지만 나이를 불문하고 생길 수 있으며 전혀 심각하게 보이지 않지만 사실상 매우 심각하고 심지어는 생명을 위협하는 치명적인 문제를 알리는 신호일 수 있다.

대부분의 경우 환자에 대한 정보가 여러분이 해야 하는 처치에 영향을 미치지는 않지만 응급구조사로서 여러분은 이러한 환자를 평가하고 응급실에서 환자의 치료에 유용하게 쓰일 정보를 판단할 수 있다. 응급구조사는 이런 증상을 보이는 환자에게 처치요법을 시행하면 된다.

간혹 어지럼증과 실신이 연관된 문제일 수 있지만 대개는 별개의 문제이다. 흔히 어지럼증을 호소하던 환자가 졸도하는 경우가 있는데 이는 어지럼증과 졸도가 종종 같은 원인으로 생기기 때문이다. 이 단원에서 우리는 이러한 원인에 대하여 논하겠다.

많은 사람들이 "어지럼증(dizziness)"이란 말을 제각각 다르게 이해하는데 응급구조사가 환자를 평가할 때에는 정확히 "어지럼증"이란 표현이 어떤 상태를 의미하는 것인지 알아내는 것이 중요하다. "어지럼증"이란 표현이 허약감인지(weakness), 힘이 빠지는 느낌인지, 자신이 빙글빙글 도는 느낌인지(spinning), 주변 환경이 빙글빙글 도는 느낌인지(현기증; vertigo), 머릿속이 몽롱한 느낌인지(lightheadness), 기절할 것 같은 느낌인지(pass out) 구분해서 알아야 한다.

실신이란 짧은 기간 동안 의식소실이 있은 후 스스로 회복되는 증상이다. 전형적으로 이 증상은 몇 초에서 몇 분 정 도로 매우 짧게 나타나고 대개 환자를 바닥에 눕히면 즉각적으로 환자의 의식이 돌아온다(그림 19-7).

핵심 개념
어지러움과 실신의 원인, 평가, 처치의 이해

실신(syncope)
기절

환자는 실신이나 졸도하기 전에 앞으로 일어날 증상에 대한 경고를 느끼곤 하는데 머리가 몽롱한 느낌, 어지러움, 오심, 허약감, 시력변화, 갑작스런 창백함, 발한 등이 이에 속한다. 때때로 실신이나 졸도와 함께 방광과 큰창자의 실금이 동반되기도 하지만 발작이 동반되는 것이 보통이다.

환자는 스스로 실신이나 졸도가 있기 전 자신에게 나타나는 조짐에 대해서 잘 설명할 수 있다. 이러한 조짐은 가슴의 두근거림이나(palpitation), 심장이 빠르게 뛰는 느낌(tachycardia), 심장이 천천히 뛰는 느낌(bradycardia) 또는 두통 등이 포함된다.

어지럼증과 실신의 원인

일반적으로 어지럼증과 실신을 유발하는 요인은 뇌 내 또는 뇌주변의 상태와 관련이 깊다. 뇌가 적절한 기능을 하기 위해 필요한 공급이 제한되면—대부분의 경우 뇌로의 혈액공급이 원활하지 못한 경우—다소 문제가 생긴다. 이러한 원인들은 갑작스런 심각한 서맥처럼 분명하게 나타나기도 하지만 환자가 의식을 잃을 때까지 서서히 진행되는 위장 내의 출혈과 같이 찾아내기 어려운 경우도 있다.

어지럼증과 실신의 원인은 매우 다양하지만 보편적인 원인을 몇 개의 카테고리로 묶어볼 수 있다: 심장혈관계통 원인, 저혈량성 원인, 대사성 원인, 환경적/중독학적 원인.

심장혈관계통 원인. 현기증과 실신의 원인 중 심장혈관적 원인은 언급할 가치가 충분하다. 부정맥 중 심장박동이 빠른 상태인 빠른맥을 현기증 또는 실신을 초래할 수 있다. 이러한 증상은 심장전도계의 이상에 의해 생긴다. 일반적으로 심장박동수가 증가하면 심장으로부터 뿜어져 나오는 혈액의 양도 증가(심장박출량 증가)한다. 하지만 심박수가 너무 빨라지면 혈액을 뿜어내기 전 심실에 충분한 혈액이 채워지지 못한다. 그리하여 심장의 박동 속도는 정상시 보다 빠르지만 실제로 심장으로부터 뿜어져 나오는 혈액의 양은 정상시 보다 적어지는 것이다. 심장박동이 느린 상태인 느린맥도 심장박출량을 감소시켜서 현기증이나 실신을 유발한다. 느린맥인 경우엔 심장의 활동이 매우 느려서 인체에서 필요한 충분한 양의 혈액을 뿜어내지 못한다. 이런 경우 환자가 누워 있다면 환자에게 증상이 나타나지 않지만 환자가 몸을 일으키거나 일어서면 혈액이 다리로 쏠리면서 뇌에는 충분한 혈액공급이 이루어지지 않아 환자는 현기증이나 실신증상을 겪게 된다.

심혈관적 원인 때문에 생기는 실신증상은 심장의 전도계의 이상 때문에 생기는 것은 아니다. 아래턱뼈 부분에 있는 목동맥 안에는 목동맥동이 있는데 이 부분이 자극을 받으면 심장

그림 19-7 실신으로 인한 의식 소실은 그 기간이 매우 짧다. 대개 환자를 바닥에 눕히면 곧 바로 의식을 되찾는다.

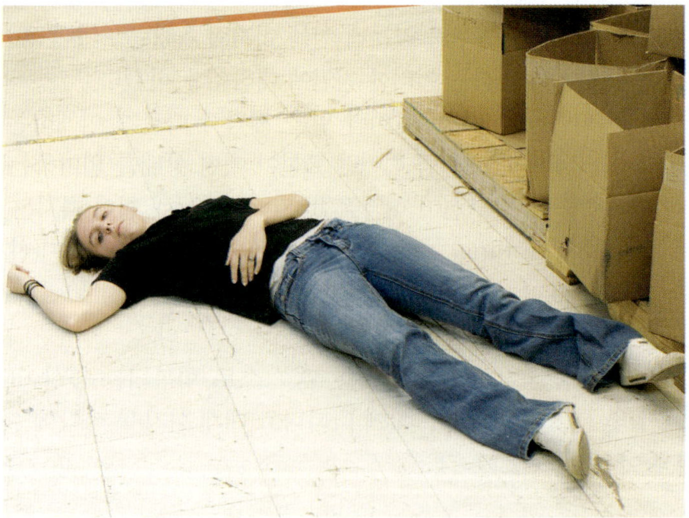

의 박동 속도를 늦추도록 신호를 보낸다. 목동맥동이 매우 예민한 사람이 있는데 이런 사람은 목이 조이는 셔츠를 입고 고개를 돌리는 행동만으로도 목동맥동이 자극될 수 있다.

"혈관미주신경실신"은 가장 흔한 실신 또는 졸도의 종류 중 하나이다. 이 증상은 심장의 박동속도를 늦추는 신호를 보내는 미주신경이 자극되어서 생기는 것으로 여겨진다. 사람이 깜짝 놀라거나 엄청난 감정적 스트레스를 받는 경우 미주신경이 자극될 수 있으며 이로 인해 심장박동이 느려질 수 있다. 이때 사람이 서있었다면 아주 빠르게 실신증상이 나타날 수 있다. 쓰러진 환자가 수평으로 눕게 되면 뇌로 혈류가 다시 공급되고 환자는 의식을 찾게 된다.

저혈량성 원인. 체액이나 혈액의 부족을 뜻하는 저혈량증은 환자가 일어나 앉거나 일어설 때 어지럼증과 실신을 초래할 수 있다. 이는 갑자기 일어설 때 인체가 신속히 다리에 있던 혈액을 뇌로 전환하지 못하기 때문이다. 이 때 환자를 눕히면 충분한 혈액이 뇌로 공급된다. 저혈량증을 유발하는 요인으로는 탈수와 출혈이 있다. 출혈은 저혈량증을 일으키는 가장 심각한 원인이다.

어지럼증과 실신 증상이 있는 환자의 경우 출혈이 생기는 위치가 명확히 드러나지 않는다. 가임기 여성의 경우 자궁외임신이 엄청난 양의 출혈을 일으킬 수 있는데 보통 복부아래통증이 동반된다. 복부 대동맥의 동맥류에서 생기는 아주 천천히 진행되는 출혈도 생명을 위협할 만큼 치명적일 수 있다. 이러한 복부출혈은 종종 배에서 통증이 시작되었다가 등으로 방사되곤 한다. 위장내출혈은 매우 흔하게 볼 수 있는 증상으로 특히 나이가 많은 사람에게 흔히 나타난다. 이러한 출혈은 환자가 자주 약을 먹으면서 약이 위나 창자을 자극할 때, 또는 혈액응고 억제제나 지연제(아스피린은 두 경우 모두 해당)를 먹을 때 생길 수 있으며 출혈이 있는 경우에도 통증이 없다.

출혈 이외에도 저혈량증을 유발하는 요인이 있는데 환자가 섭취하여 보충되는 체액의 양보다 체액손실이 큰 경우 생기는 탈수가 그것이다. 탈수는 더운 날씨에 엄청난 양의 땀을 흘리고도 이를 보충하기 위한 충분한 수분섭취를 하지 않는 경우(열 피로) 생길 수 있다. 또 설사를 하는 환자의 경우 먹거나 마시는 모든 것이 통증과 장 운동을 유발하므로 마시는 것을 거부하게 되고 이로 인해 탈수가 생긴다. 가끔 설사가 심한 경우에는 환자가 수분을 보충하고자 노력을 기울이는데도 불구하고 탈수가 생기기도 한다.

대사성 원인과 구조적 원인. 사람이 의식을 유지하기 위해서는 뇌가 적절히 기능해야 한다. 때문에 뇌나 그 주변의 구조에 문제가 생긴 경우 대사성 원인에 의해 어지럼증과 실신이 초래된다. 뇌의 화학적 또는 구조적 변화는 의식의 수준을 저하시킨다. 이와 비슷하게, 사람이 균형감각을 유지하기 위해서는 속귀와 가운데 귀가 적절히 기능해야 하는데 이 부분에 문제가 생기면 어지럼증이 생길 수 있으므로 염증 진단을 받은 환자는 약을 복용해야 한다.

저혈당증은 뇌의 포도당 공급이 원활하지 못한 상태를 초래한다. 포도당은 뇌가 적절히 기능하기 위해서 항상 필요하므로 공급에 장애가 생기면 어지럼증과 실신 모두가 초래될 수 있다. 그러나 무의식 상태가 수분 이상 계속된다면 이는 실신이나 졸도로 볼 수 없고 보다 심각한 원인이 있는 경우이다. 때때로 뇌졸중은 어지럼증과 실신을 동반하는데 이러한 경우 신체 한쪽의 허약감이나 한쪽 얼굴의 처짐 또는 어눌한 말소리 등의 다른 신경학적 징후나 증상이 나타날 것이다. 발작 또한 의식소실을 동반할 수 있다. 발작의 처치에 대해서는 이 단원의 앞에서 이미 학습하였다.

환경적/독성학적 원인. 환경적 불균형과 독성학적인 불균형은 의식상태의 변화를 초래할 수 있다. 알코올은 매우 흔히 쓰이는 약물로 환자가 술을 많이 마신 경우 의식수준이 변할 수 있다. 대개 중독환자는 의식이 혼미한 상태이다. 이 모습이 마치 실신처럼 보일 수 있다. 중추신경계를 억제하는 다른 약물도 비슷한 효과를 낼 수 있다. 실신과 실신에 가까운 증상은 일산화탄소 중독시에도 나타난다.

공황발작이나 불안발작이 생기면 환자가 매우 빠르고 깊게 과호흡을 하고 이렇게 과하게 호흡을 하면 혈액 내 화학성분이 변화하여 뇌로 산소를 공급하는 혈관을 수축시키기 때문에 환자상태가 매우 불안정해질 수 있다. 다행히도 환자가 의식을 잃게 되면 과호흡은 진정되고 적어도 부분적으로는 환자 상태가 정상으로 회복된다.

그 밖의 원인. 앞에 언급한 원인은 현기증과 실신을 일으키는 원인 중 극히 일부분일 뿐이다. 그 밖에도 많은 다른 원인들이 있다. 여러분은 환자에 대한 정보를 수집하면서 현기증이나 실신의 원인을 알아낼 수도 있겠지만 대개 알아내지 못할 것이다. 사실 현기증이나 실신의 원인을 찾아낸다는 것은 매우 어려운 일이다. 현기증이나 실신증상을 보이는 환자의 절반은 응급실에서 검사를 받거나 다른 전문가에게 가도 그 원인을 밝히지 못한다.

환자 평가

현기증과 실신

현기증 또는 실신을 호소하는 환자는 짧은 시간동안 의식을 잃는다. 병력수집과 신체검진을 위해서는 활력징후를 측정하고 적절한 병력을 수집해야 한다. 병력수집을 위해서 다음 사항을 질문한다:

- “현기증”이 정확히 어떤 느낌인가? 쇠약감? 빙글빙글 도는 느낌? 머리가 어질어질한 느낌?
- 증상이 나타나기 전에 조짐이 있었나? 있었다면 어떠했나?
- 언제 증상이 시작되었나?
- 얼마동안 지속되었나?
- 증상이 생겼을 때 어떤 자세를 취하고 있었나?
- 전에도 비슷한 증상을 겪은 적이 있는가? 있다면 원인이 있었나?
- 다른 증상과 징후는 없었는가? 오심이 있었는가? 구토를 했는가?(구토물에 피가 섞여있거나 커피색과 같은 색을 띄었는가) 검은색 대변(변으로 나온 소화된 혈액)을 보았는가?
- 불쾌한 광경을 보거나 격한 감정을 느꼈는가?
- 다쳤는가?
- 팔다리에 불수의적인 운동이 있었는가? (발작 같은)

대부분 실신한 환자는 전문 소생술팀이 평가해야 한다. 비록 실신의 많은 경우가 심장질환과 관련이 있다. 전문소생술팀은 심장모니터링하고 원인이 되는 부정맥를 확인할 수 있기 때문이다. 혈당치 관찰은 저혈당이 원인이라는 것을 확인할 수 있다. 이런 결과와 관련되어 있는 잠재적인 환자 문제가 쇼크와 패혈증을 유발할 수 있다는 것을 명심해야 한다.

환자 처치

현기증이나 실신증상이 있는 환자는 생명을 위협하는 문제에 대한 처치를 시행한 후 다음과 같이 처치한다:

1. 고농도 산소를 투여한다.
2. 목을 조이는 옷을 느슨하게 풀어준다.
3. 금기에 속하지 않는다면 환자를 똑바로 눕히고 다리를 들어올린다.
4. 가능하다면 전문소생술팀을 요청한다.
5. 환자가 쓰러질 때 생긴 손상에 대한 처치를 한다.

결정 포인트

환자가 안정되어 있는가? 환자가 안정되어 보이는가?
환자를 위한 치료와 이송의 긴급성은 이런 결정에 달려있을 것이다.

단원 복습

핵심 사실과 개념

- 당뇨 응급은 주로 환자가 당뇨를 잘 관리하지 못했을 경우 발생한다.
- 당뇨 응급은 종종 저혈당을 야기한다.
- 저혈당증의 주요 징후는 의식상태의 변화이다.
- 환자가 변화된 의식 상태를 보일 때에, 삼킬 수 있다면 경구용 포도당을 적용한다.
- 발작은 원인이 다양하다. 척추 손상의 가능성을 평가 및 처치하고, 환자의 기도를 보호하고, 필요한 경우 산소를 제공한다.
- 응급구조사는 발작에 대한 정보를 수집하여 도착 병원 의료진들에게 전해준다.
- 뇌졸중은 뇌동맥이 막히거나 파열되어 발생한다.
- 뇌졸중의 증상과 징후는 주로 의식 변화, 한쪽 팔다리의 저림과 마비, 언어 장애 등이 발생한다.
- 뇌졸중 환자는 기도를 확보하고 적절한 산소를 제공한다. 증상 발현 시간을 파악하고 즉시 이송한다.
- 어지러움과 실신은 매우 다양한 원인에 의해 발생한다.
- 실신의 경우, 산소를 공급하고 목 주위의 옷을 느슨하게 하며, 환자를 수평으로 눕힌 후 다리를 올려준다. (만약 하지 않아야 하는 이유가 없다면) 손상을 처치하고 이송한다.

핵심 결정

- 환자의 의식상태 변화 원인이 저산소증인가?
- 저혈당 응급 환자의 경우, 환자가 경구용 포도당을 삼킬 수 있는 의식 상태인가?
- 발작 환자는 인공환기가 필요한가?
- 언제 뇌졸중의 증상이 시작되었는가?

단원 용어

조짐(aura) 발작 환자들이 발작 직전에 겪는 증상으로, 냄새, 소리, 또는 일반적인 느낌 등이 있다.

당뇨병(diabetes mellitus) 당뇨병은 인슐린 생산이 감소하거나 체세포가 인슐린을 적절히 사용하지 못해서 생긴다. 당뇨병을 앓고 있는 환자를 당뇨환자라고 부른다.

당뇨병 케톤산증(diabetic ketoacidosis; DKA) 탈수, 의식상태 변화, 쇼크 등의 증상을 보이는 고혈당증 상태

간질(epilepsy) 발작을 유발하는 의학적인 상태

전신 발작(generalized seizure) 양쪽 뇌에 영향을 주는 발작 유형

포도당(glucose) 탄수화물의 한 형태로 인체의 기본적인 에너지원이다.

고혈당증(hyperglycemia) 혈당이 높은 상태

저혈당증(hypoglycemia) 혈당이 낮은 상태

인슐린(insulin) 이자로부터 생산되는 호르몬 또는 당뇨환자가 투약하는 약물

부분 발작(partial seizure) 뇌의 한쪽 또는 한 부분에만 영향을 주는 발작 유형

경련 후 단계(postictal phase) 강직-간대성 발작 후 바로 이어지는 기간으로, 환자는 의식을 완전히 소실했다가 다시 명료하게 되돌아 온다.

그물활성계(reticular activating system; RAS) 사람을 깨어있고, 집중하고, 잠자는 기능을 조절하는 뇌에 있는 신경회로계

발작(seizure) 감각, 행동, 운동의 갑작스런 변화. 가장 심각한 형태의 발작시에는 경련이라는 격렬한 근육 수축이 발생한다.

패혈증(sepsis) 감염, 감염에 대한 심각한 신체 반응

간질지속증(status epilepticus) 발작이 지속되는 것. 또는 환자가 의식의 회복 없이 두 번 이상의 경련을 일으키는 것

뇌졸중(stroke) 뇌동맥이 막혔거나 파열되어 야기되는 상태로써, 산소화된 혈액 공급이 막히고 뇌 안에 출혈을 야기한다. 공식명으로 뇌혈관사고(cerebrovascular Accident; CVA)라고 부른다.

실신(syncope) 기절

강직-간대성 발작(tonic-clonic seizure) 환자가 의식을 잃고, 격렬한 근육 활동의 특징을 보이는 전신 발작

평가와 술기를 위한 준비

요약 문제

1. 당뇨 응급의 주요 징후와 증상을 나열하여라.
2. 당뇨의 병력을 어떻게 결정할 것인지 설명하여라.
3. 당뇨 응급 시 응급구조사가 시행할 수 있는 처치가 무엇인지 설명하고, 기준을 설명하여라.
4. 당뇨 환자 처치는 활력 징후 측정 전에 수행해야 하는지 아니면 측정 후에 수행해야 하는지 설명하여라(지역 내 프로토콜에 따라 여러 답이 될 수 있다)
5. 발작 환자에게 제공해야 하는 처치에 대해 설명하여라.
6. 뇌졸중이 의심되는 의식 있는 환자와, 의식 없는 환자에게 제공해야 할 처치에 대해 설명하여라.
7. 어지러움 또는 실신 증상을 보인 환자에게 제공해야 할 처치에 대해 설명하여라.

연관시켜 생각하기

"이차 평가" 단원을 복습하고 이 단원에서 배운 내용을 연결하여 다음의 질문에 대해 답하여라.

1. 환자의 변화된 의식상태에 관한 정보는 SAMPLE 병력 중 어느 부분에서 수집할 수 있는가?

"의료적/법적 및 윤리적 문제"에서 다룬 내용과 "의사소통과 기록"의 단원을 복습하고 이 단원에서 배운 내용을 연결하여 다음 질문에 답하여라.

2. 여러분은 당뇨환자에게 포도당을 투여하였다. 환자는 지금 지남력이 있고 병원으로 이송되는 것을 원치 않는다. 여러분이 환자에게 병원으로 가야 하는 이유를 설명하고 이송을 위해 환자를 열심히 설득했음에도 불구하고 환자가 이송을 거부한다면 여러분은 환자에게 무슨 말을 하겠는가? 환자의 거부에 대해서 어떻게 기록할 것인가? 여러분과 환자가 나눈 대화내용을 어떻게 기록할 것인가?

비판적 사고 연습

당뇨 응급을 겪고 있는 환자는 종종 술에 취한 것으로 오인할 수 있다. 이 연습의 목적은 이와 같은 환자를 어떻게 처치해야 할 것인지에 대해 생각해보기 위함이다.

- 응급구조사는 "이상하게 행동하는 사람"이 있다는 신고를 받고 기차역으로 출동했다. 응급구조사가 현장에 도착했을 때, 환자는 의식이 없었다. "그는 술에 취했어요"라고 옆에 있는 사람이 말해주었다. 응급구조사는 환자를 평가하다가 환자가 당뇨를 가지고 있음을 알려주는 의료표식 팔찌를 발견했다. 응급구조사는 경구용 포도당을 투약해야 하는가 그렇다면 어떻게 할 것인가?

병태생리학적 접근

다음의 질문들은 현장에서 정확한 결정을 내리고 임상과 관련된 정보를 모을 수 있도록 돕기 위해 고안되었다.

1. 저산소증으로 인해 발작 증상을 나타내는 환자와, 간질로 인해 발작 증상을 나타내는 환자는 어떻게 다른가?
2. 이것을 결정하기 위해 어떤 평가를 수행할 것인가?

현장 이야기

비번인 날 응급구조사는 지역에서 열리는 전시회에서 파견 근무를 나갈 수 있는지에 대한 전화를 받았다. 전시회는 재미있을 것 같았고 응급구조사는 파견근무에 찬성했다. 전시회가 열리던 금요일날 밤, 응급구조사는 동료와 구급차 옆에 마련된 임시 응급처치실에서 대기중이었다. 밤 10시, 조용한 밤이었다. 응급구조사는 '별로 특별한 것도 없군' 하고 생각하던 찰나에 무전기로부터 보안관이 길에서 술에 취한 관객 한 명을 보호하고 있으며 응급구조사가 그 관객을 검사해주기를 요청하는 신고를 받았다. 도착해보니 20대의 남자가 앉아서 보안관에게 어눌한 발음으로 중얼거리고 있었다. 보안관은 그가 거리에서 헤매면서 이상한 말을 중얼거리고 있었다고 응급구조사에게 말해 주었다. "내가 보기에 그는 술에 취한 게 분명해요. 하지만 규칙상 경찰서로 데리고 가기 전에 응급구조사가 검사를 하도록 절차가 있어서 연락드렸습니다."라고 보안관이 덧붙였다.

질문

1. 환자는 전체 평가가 필요한가?
2. 평가를 시작할 때 첫번째로 고려해야 할 것은 무엇인가?
3. 주로 어떤 질병이 이 환자와 같이 술에 취한듯한 증상을 나타내는가?

응급구조사의 동료는 환자에게 다가갔다. 그 때 환자는 매우 화가 난 것처럼 보였는데 누군가가 "나에게 필요한 건 경찰 뿐이에요"라고 비아냥거리며 외쳤다. 환자는 화를 내며 보안관을 밀치고 응급구조사 쪽으로 돌아섰다. 그때 응급구조사의 동료가 "그냥 술 취한 사람입니다. 경찰서로 데리고 가시죠."라고 말했다. 응급구조사는 동료의 경솔한 행동에 대해 조언하려던 찰나, 그 남자의 팔에 의료표식 팔찌가 있는 것을 발견했다. 응급구조사는 남자에게 다가가 스스로를 소개하고 "제가 당신을 검사해도 될까요?"라고 물었다. 그 남자는 동의했고, 응급구조사는 맥박을 측정하면서 의료표식을 확인했으며 팔찌를 보고 그가 당뇨환자임을 확인하였다.

질문

4. 이 시점에서 응급구조사의 평가계획은 바뀌었는가?
5. 만약 환자가 혼자 있다면 응급구조사는 어떻게 SAMPLE병력을 수집하겠는가?
6. 이러한 경우 처치의 우선순위는? 전문소생술팀을 요청할 필요가 있는가?

일차평가와 증상에 대한 평가를 마친 후, 응급구조사는 환자의 기도가 개방되어 있고 가래나 다른 분비물이 없는 상태임을 확인했다. 환자의 분당 호흡수는 24회, 분당 맥박수는 110회였다. 응급구조사가 활력징후 측정을 막 마쳤을 때, 자신이 환자의 친구라면서 한 사람이 다가왔다. 그 사람은 이 환자가 당뇨환자이며 전시회에 오기 전 인슐린을 투여했다고 말했다. "원래는 여기 와서 식사를 했어야 하는 건데 오락장 게임에서 이기려고 게임에 몰두하다가 잊은 게 분명해요"라고 말했다. 응급구조사와 동료는 환자가 경구용 포도당 투여에 적응된다고 동의하고 환자에게 지금 어떠한 처치를 하는 것인지 설명하고 그의 뺨 안쪽에 경구용 포도당을 넣었다. 몇 분 후, 그는 보다 의식이 명료해졌고, 상태가 훨씬 나아졌다고 말했다.

전문소생술팀이 현장에 도착했고 환자의 혈당을 측정했다. 혈당범위는 정상이었다. 환자는 병원으로 이송되기를 거부했다. 응급구조사는 지도의사에 이를 알리고 환자가 친구와 함께 있을 것이며 곧바로 당분이 많은 식품으로 저녁식사를 할 것을 약속 받은 후에 환자를 보냈다.

응급구조사는 구급차로 돌아오는 길에 보고를 하고 동료에게 모든 환자에게는 평가가 필요하며 절대로 환자의 상태에 대해서 아무것도 짐작해서는 안된다는 것을 조언해주었다.

20 알레르기 반응 (Allergic Reaction)

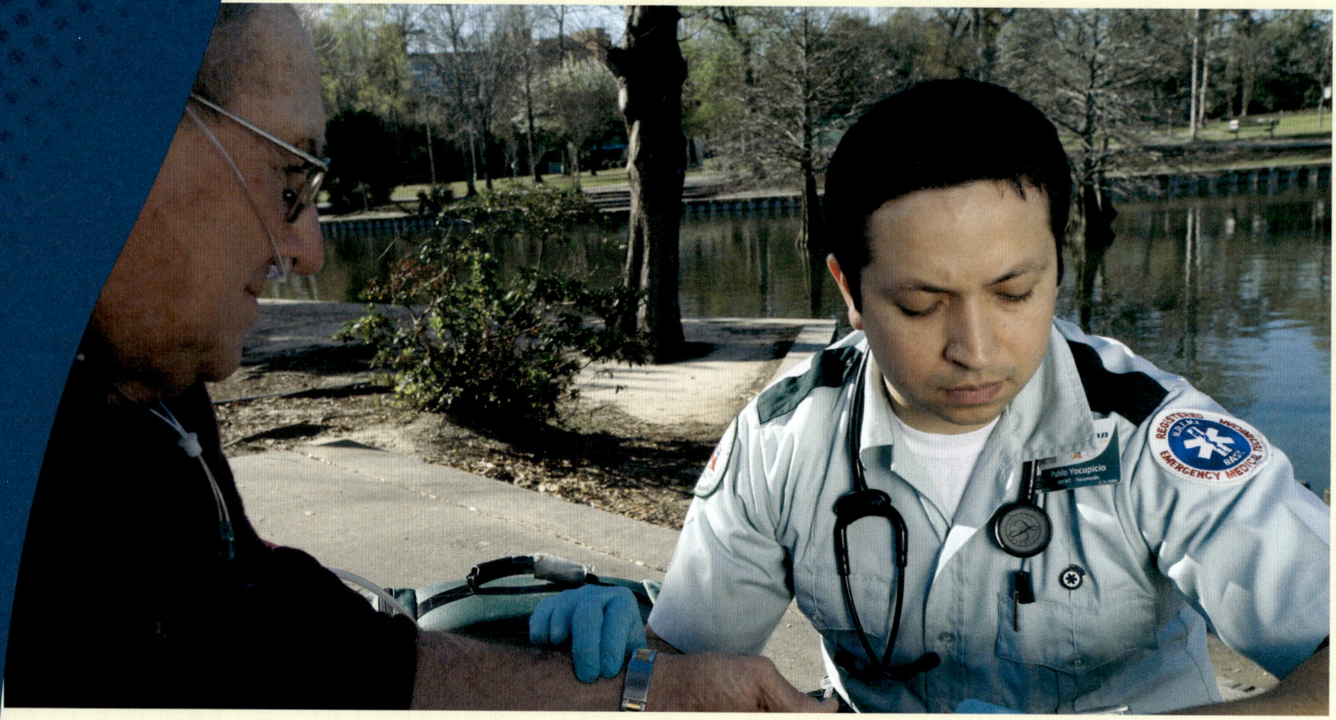

관련 단원

다음 단원들은 이 단원에서 토의된 주제와 관련하여 추가적인 정보를 제공한다.

12 일차 평가

14 이차 평가

16 약리학

18 심장 응급

표준

의학(면역학)

역량

급성 질병 환자를 위해 평가하여 찾은 것을 기본으로 이송 또는 응급처치를 제공하기 위한 기본 지식을 적용한다.

핵심 개념

- 알레르기 반응을 경험하는 환자를 인지하는 방법
- 경미한 알레르기 반응과 아나필락시스의 차이
- 알레르기 반응을 보이는 환자의 처치 방법
- 에피네프린 자동 주사기 투여방법

학습목표

이 단원을 읽고 난 후, 여러분:

20. 1 이 단원에서 소개된 주요 용어를 정의할 수 있다.

20. 2 알레르기 반응과 아나필락시스 반응의 증상과 징후의 차이점을 설명할 수 있다.

20. 3 알레르기 반응을 발생시키기 위해 필수적인 항체와 알레르기항원 사이의 관계를 설명할 수 있다.

20. 4 아나필락시스의 증상과 징후가 발생되는 동안 다른 화학적 또는 히스타민의 효과를 설명할 수 있다.

20. 5 흔한 알레르기 항원을 나열할 수 있다.

20. 6 알레르기 또는 아나필락시스 반응을 보이는 환자의 관리와 평가의 단계별 우선 순위를 정할 수 있다.

20. 7 에피네프린 적응증과 에피네프린 자동주사기 사용시 환자의 지지방법에 대해 인지한다.

20. 8 에피네프린 투여와 관련된 기대효과와 부작용을 설명한다.

20. 9 자동주사기에 의한 에피네프린 투여를 시범보인다.

20.10 알레르기와 아나필락시스 반응을 보이는 환자의 재평가에 있어 고려사항을 설명한다.

핵심 용어

알레르기항원(allergen)	아나필락시스(anaphylaxis)	에피네프린(epinephrine)
알레르기 반응(allergic reaction)	자동 주사기(auto-injector)	두드러기(hives)

알레르기 반응은 경미한 증상부터 심각한 증상까지 다양하게 나타난다. 또한 경미했던 알레르기 반응이 빠르게 심각한 반응으로 악화될 수 있다. 심각한 알레르기 반응은 빠르게 생명을 위협할 수 있다. 이러한 이유로 신속한 인식 및 알레르기 반응의 적절한 평가와 치료가 중요하다.

알레르기 반응

인체의 면역계통은 자연스럽게 모든 이물질에 대해 반응하여 이물을 제거하거나 중화시켜서 인체를 보호한다. 때로는 면역반응이 지나치게 일어나게 되는데, 이러한 반응을 *알레르기 반응*이라 한다. 거의 모든 영역의 물질이 알레르기 반응을 일으키는 물질, 즉 *알레르기항원(allergen)*이 될 수 있다. 예를 들어, 고양이의 비듬도 알레르기 항원이 될 수 있는데, 고양이 비듬에 알레르기가 있는 사람은 고양이 근처에 있으면 가렵고 재채기를 하게 된다. 이러한 알레르기 반응은 유해하진 않지만 유쾌하지 않다.

알레르기 반응 (allergic reaction)
과도한 면역 반응

알레르기항원(allergen)
알레르기 반응을 야기하는 물질

일부 특정 사람들의 경우 특정 이물질과 접촉하면 정도를 벗어나는 면역반응을 보이게 된다. 벌에 쏘이는 경우 대부분의 사람들은 물린 부위의 통증과 약간의 붓기 이외에는 별다른 증상을 보이지 않지만, 어떤 사람은 매우 심각하고 생명을 위협하는 반응을 보이기도 한다. 이러한 종류의 심각한 알레르기 반응을 *아나필락시스(anaphylaxis)* 또는 아나필락시스 쇼크(anaphylactic shock)라고 한다. 아나필락시스의 경우 알레르기항원에 노출되면 혈관이 급격히 이완되어 혈압의 저하(저혈압)를 일으킨다. 호흡계통을 포함하여 많은 조직들이 부어오르게 되고, 이로써 기도가 폐쇄되고 호흡 기능상실을 초래한다.

아나필락시스(anaphylaxis)
매우 심각하고 생명을 위협하는 반응 또는 아나필락시스 쇼크라 한다. 아나필락시스의 경우 알레르기항원에 노출되면 혈관이 급격히 이완되어 혈압의 저하를 일으킨다. 호흡계통을 포함하여 조직들이 부어오르게 되고, 이로써 기도가 폐쇄되고 호흡 기능상실을 초래한다.

알레르기 반응의 많은 원인(일부 개인의 경우)은 다음과 같다(그림 20-1).

- **곤충.** 벌, 말벌, 호박벌의 침은 즉각적이고 심각한 반응을 유발할 수 있다.
- **음식.** 호두, 계란, 우유, 조개와 같은 음식으로 인해 알레르기 반응을 일으킬 수 있다. 대부분 음식에 의한 알레르기의 반응은 곤충에 쏘였을 때보다 느리지만, 땅콩의 경우는 예외이다. 땅콩 알레르기는 종종 매우 심각하고 빠르게 발병한다. 한 가지 음식에 알레르기가 있는 사람은 유사 음식에도 비슷한 반응을 보인다(예를 들어, 아몬드 알레르기가 있으면 호두에 알레르기가 있다). 그렇지만 땅콩은 예외인데, 땅콩 알레르기가 있는 사람은 견과류 등 다른 종류에는 알레르기 반응이 없다(땅콩은 견과류가 아니라 콩류이기 때문이다).
- **식물.** 독담쟁이 덩굴, 옻나무 같은 식물에 접촉하면 때로 심각한 발진을 일으킨다(그림 20-2). 덩쿨 옻나무와 관련된 발진은 실제로 알레르기 반응이고, 대략 인구의 2/3는 덩쿨 옻나무 기름에 알레르기가 있다. 식물의 꽃가루도 많은 사람들에게 알레르기 반응을 일으키지만 아나필락시스는 드물다.

> “아나필락시스는 쇼크, (또는) 호흡 기능상실을 초래하는 등 생명을 위협하는 상태이다.”

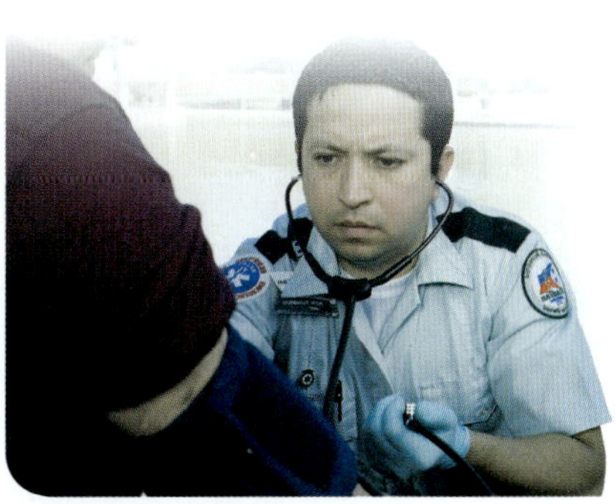

그림 20-1 과민반응의 원인 물질

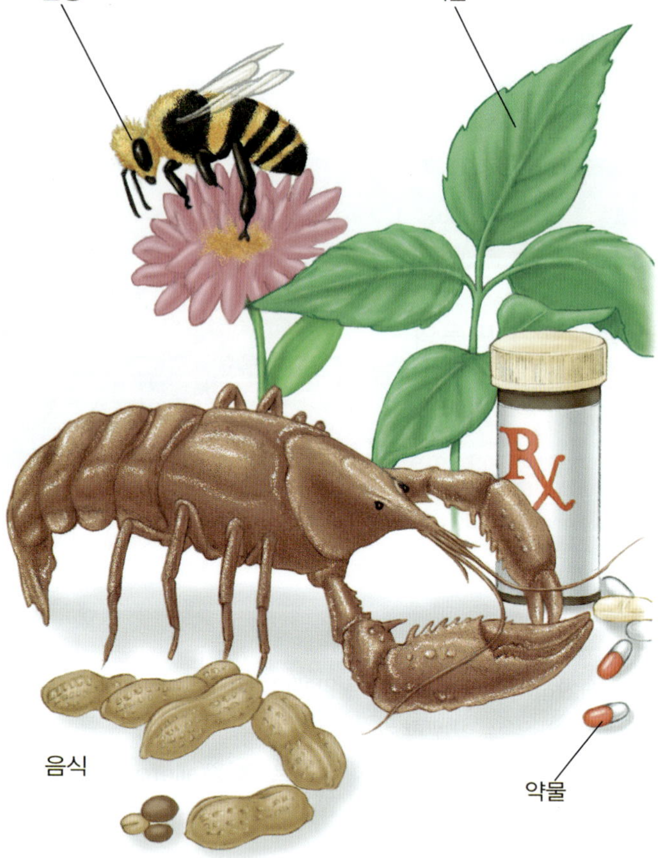

그림 20-2 독성을 가진 식물과 접촉

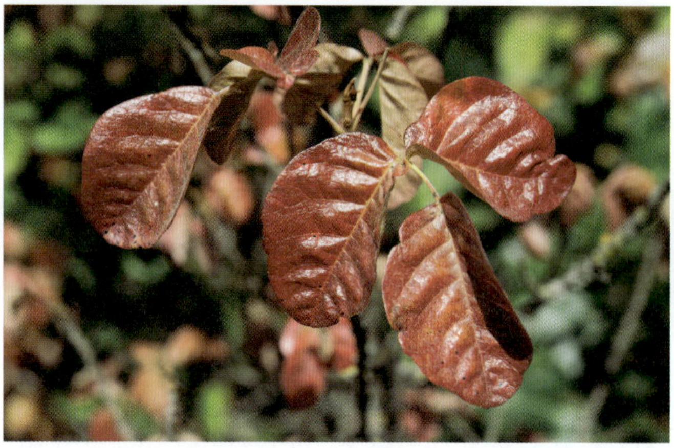

- **약물.** 항독소 및 약물, 특히 페니실린 같은 항생제는 심각한 알레르기 반응을 일으킬 수 있다. 음식과 마찬가지로 한 가지 종류의 항생제에 알레르기가 있는 사람들은 유사한 항생제에 알레르기를 가질 수 있다. 환자를 평가하는 과정에서 많은 사람들이 페니실린이나 다른 항생제에 알레르기가 있다고 말하는 경우를 볼 수 있을 것이다.
- **기타.** 먼지, 화학약품, 비누, 화장품이나 다른 다양한 물질들이 알레르기 반응을 유발하나 때때로 어떤사람들에게는 심각할 수 있다.

응급구조사가 사용하는 물건 중 알레르기항원이 될 가능성이 있는 제품은 라텍스(latex)임을 알아야 한다. 특히 두 그룹의 사람들이 대부분 라텍스에 알레르기가 있을 수 있는데, 한 그룹은 지속적으로 수술을 받아야 하는 환자들이다. 의사나 간호사의 장갑 때문에 라텍스에 반복적으로 노출되므로, 아마 이런 환자들은 심각한 라텍스에 알레르기 반응을 보이게 될 것이다. 여러분이 라텍스 알레르기가 있는 환자를 다룰 때 라텍스 장갑을 낀다면 환자에게 알레르기 반응이나 아나필락시스를 야기할 수 있기 때문에, 이것을 이해하는 것은 매우 중요하다.

두드러기(hives)
붉고 가려우며, 피부에 반점이 생기는 것으로 종종 알레르기 반응 시 나타난다.

라텍스에 민감한 또 다른 그룹은 응급구조사를 포함한 전문의료종사자들이다. 이들 역시 표준주의지침 수행결과로 라텍스에 노출되는 경우가 많기 때문일 것이다. 다행히도 최근에는 거의 모든 의료 장비 및 소모품에서 라텍스가 포함되지 않은 제품을 찾아 볼 수 있게 되었다.

메모: 만약 출동을 마친 다음 손이 붉어지거나 가려운 것을 발견하게 되면, 라텍스 알레르기 반

Inside Outside

알레르기 반응

Inside

모든 알레르기 반응은 일반적으로 알레르기항원에 처음 노출되었을 때 발생하지는 않는다. 그것은 인체의 면역계통이 아직 알레르기항원에 익숙하지 않기 때문이다. 처음 알레르기항원에 노출되면 면역계통은 반응적으로 항체를 만들게 되는데, 이를 쉽게 표현하자면 인체가 알레르기항원에 대응하기 위해 공격하는 것이다. 특정 항체는 그것이 반응하여 형성된 알레르기항원 혹은 원래 알레르기항원과 매우 유사한 다른 알레르기항원에만 결합하게 된다. 환자가 처음 알레르기 항원에 노출된 이후 또 다시 같은(혹은 유사한) 알레르기항원에 노출되면, 체내에 이미 항체가 있으므로 항체와 알레르기항원이 결합되어 혈관을 확장시키고 부종과 호흡곤란을 일으키는 것이다.

알레르기항원에 두번째로 노출된 사람은, 항체가 이미 존재하므로, 항체는 알레르기항원과 결합하여 히스타민과 다른 화학 물질들을 혈류로 방출한다. 이러한 물질들은 알레르기 반응을 일으킬 수 있는 몇가지 영향을 가지는데, 이 때 아나필락시스라고 하는 생명을 위협하는 반응이 나타나게 된다. 이는 혈관을 확장시키고, 모세혈관에서 체액을 포함할 수 있는 능력을 감소시켜, 기관지수축을 일으키고, 허파안에 두꺼운 점막을 만들도록 촉진한다.

Outside

혈관의 확장은 심장으로 들어오는 혈액량을 감소시키고, 심장박출량을 감소시켜 쇼크의 위험을 증가시킨다. 피부는 혈관이 피부 표면 가까이로 올라오면서 붉어진다. 모세혈관에서 세어나간 체액은 조직으로 이동하여 부종(혈관부종)을 나타내는데, 특히 찔린 부위(물린, 그림 20-3A)에 나타나거나 눈, 입, 귀, 혀, 기도를 포함한 얼굴(그림 20-3B)에 나타난다. 만약 성대가 붓게 되면, 환자는 쉰 목소리 혹은 흡기 시 그렁거림을 나타낸다. 빨갛고 가려운 두드러기도 피부에 나타나기 시작하는데(그림 20-3C), 이것은 알레르기항원과 반응해서 나타나는 화학적 물질 혹은 히스타민 방출로 인한 결과이다. 기관지 수축은 공기가 허파로 이동하는 것을 감소시켜 쌕쌕거림이나 호흡곤란을 야기한다. 두꺼워진 점막도 이 증상을 악화시킨다. 신경말단 부위의 자극으로 가려움증을 일으킨다.

그림 20-3 알레르기 반응의 증상은 (A) 국소적인 혈관부종 (B) 얼굴 부종 (C) 두드러기를 보인다 *(Photos A, B, and C: © Edward T. Dickinson, MD)*

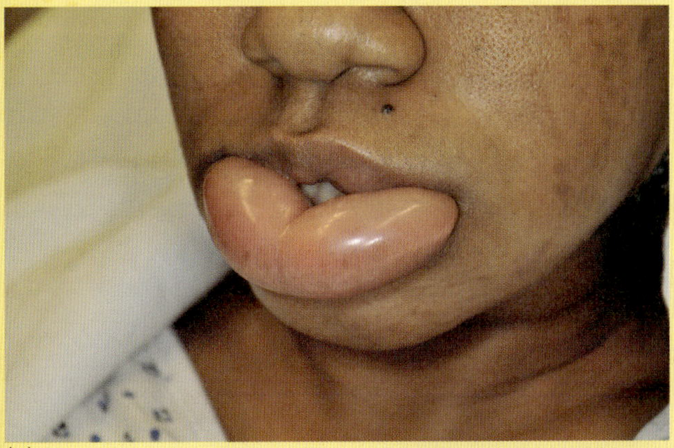

(A)

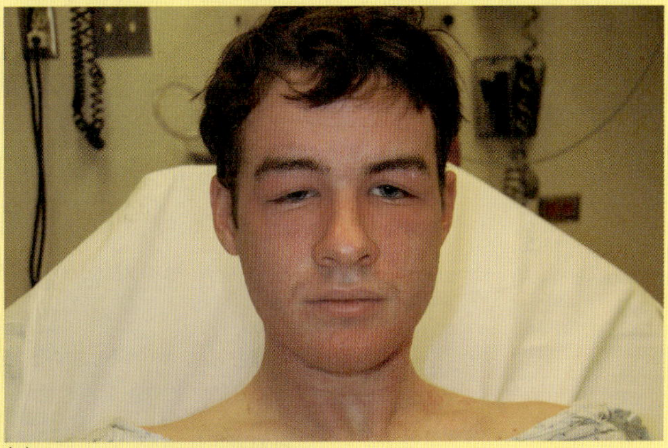

(B)

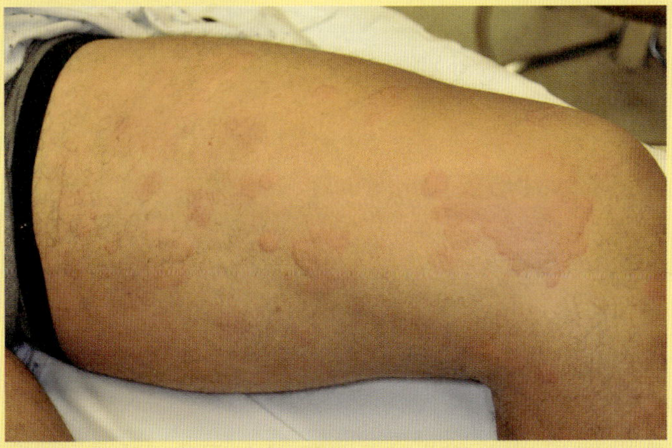

(C)

응일 수 있다. 라텍스 알레르기가 있다면 스스로 더 이상 알레르기항원에 노출되지 않도록 보호하는 것이 중요하다. 그렇지 않고 계속적으로 알레르기항원에 노출된다면 증상은 악화될 것이다. 어떤 환자들은 라텍스에 극단적으로 민감하므로, 당신을 환자로서 돌보는 건강관리제공자에게 이 사실을 말하는 것이 중요하다. 또한 주치의와 이에 대해 의논하고 가능한 많이 이 문제에 대해 정보를 얻고 스스로 보호하는 법을 배워야 한다.

알레르기 반응의 정확한 과정을 예측하는 방법은 없다. 대부분 즉각적으로 심각한 반응이 나타나지만, 종종 30분 혹은 그 이상 지연되기도 한다. 경미한 알레르기 반응도 수 분 내에 심각한 아나필락시스 쇼크로 변할 수 있다. 알레르기항원에 노출된 환자가 경미한 증상과 징후를 보이면, 여러분은 환자가 심각해지는 징후를 보이지 않는지 관찰해야 한다. 이러한 환자의 기도는 부풀어 올라 몇 분 내에 폐쇄될 수도 있다. 기도유지 준비를 하고 지도의사 지시에 따라 에피네프린을 투여하도록 한다.

알레르기 반응이나 아나필락시스 쇼크의 증상과 징후는 다음과 같다.

핵심 개념
알레르기 반응을 경험하는 환자를 인지하는 방법

피부:

- 가려움
- 두드러기(국소부위에 발생—특히 벌레 물린 주변—또는 몸 전체에 넓게 퍼진)
- 피부 발적(붉은 피부)
- 얼굴(특히 눈과 입술), 목, 손, 발, 혀 등의 부종
- 얼굴, 입, 가슴, 발, 손 등이 따뜻하고 저리는 느낌

호흡기:

- 목구멍과 가슴에 압박감을 표현
- 기침
- 빠른 호흡
- 힘들고 시끄러운 호흡
- 목 쉰 소리, 말소리가 잘 나오지 않는 목소리 혹은 목소리 완전 소실
- 그렁거림(흡기시 거칠고 높은 소리)
- 쌕쌕거림(청진기 없이도 들을 수 있다)

심장:

- 심장박동수 증가
- 혈압 저하

전체적 소견:

- 눈이 가렵고 눈물이 남
- 두통
- 콧물
- 환자는 죽을 것 같은 느낌을 호소

쇼크의 증상 및 징후:

- 의식수준의 변화
- 피부 발적, 건조, 창백, 차고 축축한 피부
- 구역질이나 구토
- 활력징후의 변화; 맥박 상승, 호흡 상승, 혈압 저하

경미한 알레르기 반응과 아나필락시스의 구분

위에서 이미 논의했던 증상과 징후는 알레르기 반응과 연관되어 있다. 심각한 알레르기 반응이나 아나필락시스를 고려할 때, 환자는 호흡 기능상실이나 쇼크의 징후와 증상을 나타내야 한다.

핵심 개념
경미한 알레르기 반응과 아나필락시스의 차이

환자 평가

알레르기 반응 또는 아나필락시스

일반적으로 다음과 같은 과정에 따라 평가한다.

1. 일차평가를 실행하고 기도, 호흡, 순환과 관련된 생명을 위협하는 문제를 처치한다.
2. 주호소에 집중된 병력과 신체검진을 실행한다. 다음에 관하여 질문한다.
   - 알레르기 병력
   - 환자가 노출된 것들
   - 노출 방법(접촉, 섭취 등)
   - 환자가 나타낸 증상과 징후
   - 경과(처음의 반응은 어떠했고 그 다음은 어떠했는가? 얼마나 빨리 반응했는가?)
   - 처치(어떠한 처치를 제공했는가? 어떠한 약물을 투여했는가?)
3. 기본 활력징후의 평가 및 나머지 과거병력 수집

환자가 과거에 알레르기 반응을 일으켰던 물질과 접촉했거나 환자가 가려움과 두드러기, 호흡곤란(호흡저하)이나 쇼크의 징후와 증상(관류저하)을 보일 때는 알레르기 반응을 의심해 보도록 한다.

표 20-1은 경미한 알레르기 반응과, 생명을 위협하는 아나필락시스 반응에 대한 특정 증상과 징후를 나열한 것이다.

결정 포인트

- 알레르기 반응인가? 아니면 아나필락시스인가?
- 아나필락시스로 진행될 잠재적인 가능성이 있는가?
- 에피네프린 자동주사기 투여가 필요한가?

표 20-1 알레르기 반응과 아나필락시스 반응의 구분

"알레르기가 있는―"이라는 말은 알레르기 반응과 같은 증상과 징후를 나타내지만 생명을 위협할 정도는 아니다. 하지만 "아나필락시스성―"이라는 말은 일반적인 알레르기 반응을 넘어서 생명까지 위협할 정도의 상태를 나타낸다.

신체계통	알레르기	아나필락시스
호흡	기침, 경미한 호흡 곤란	심각한 호흡 곤란, 가슴 조임
호흡음	쌕쌕거림	쌕쌕거림, 쉰 목소리, 그렁거림
피부 촉감	국소적 두드러기	전신적 두드러기
피부색	창백 가능성, 경미하거나 또는 나타나지 않는 붉어짐	일반적으로 창백 또는 붉어진 피부
부종	국소적 부종	얼굴, 입술, 눈, 혀, 입, 부종
활력 징후	정상 또는 거의 정상적인 활력 징후	빠른맥, 저혈압, 빠른호흡, 산소포화도 감소
의식 상태	경미, 중간, 심각한 두려움	죽을 것 같은 느낌

환자 처치

알레르기 반응 또는 아나필락시스

1. 환자의 기도와 호흡유지를 제공한다. 만약 환자가 호흡이 부적절하거나 아나필락시스 반응을 보이면 비재호흡마스크를 이용하여 고농도의 산소를 공급한다. 경미한 알레르기 반응의 경우 산소공급은 필요하지 않다. 만약 확실하지 않을 경우, 산소를 공급하고 이후에 여전히 산소공급이 필요한지에 대해 재평가를 실시한다. 만약 환자의 상태가 더 악화되거나 의식상태의 변화를 보이면 환자의 기도를 개방하고 유지한다. 환자의 호흡이 부적절하면 인공환기를 실시한다.
2. 응급구조사는 환자가 가지고 있는 에피네프린 자동주사를 투여하도록 도울 수 있거나 구급차에 구비된 에피네프린 *자동주사기*를 투여할 수 있다. 투여가 적절하다고 판단되면 다음과 같은 사항들을 고려한다:

- 만약 환자가 과거에 알레르기 반응을 일으켰던 물질과 접촉했고, 호흡 기능상실이나 쇼크의 증상과 징후를 보이며, 그리고 처방된 에피네프린 자동주사를 갖고 있다면, 지도의사에게 연락하고 지시를 받아 환자가 자동 주사를 투여하도록 돕는다(절차 20-1). (혹은 프로토콜이 당신이 에피네프린 자동주사기 사용을 허용하는 경우) 에피네프린을 투약한 다음 2분 후에 재평가를 하고 재평가 정보를 기록한다. 또는 구급차 안에 구비되어 있는 에피네프린 자동주사기를 가져와 투여한다.
- 만약 환자가 과거에 알레르기 반응을 일으켰던 물질과 접촉했지만, 쌕쌕거림이나 호흡기능저하나 쇼크(저관류) 증상을 보이지 않는다면 평가를 지속한다. 만약 환자가 에피네프린 자동주사기를 가지고 있고 지도의사의 투여 지시가 있게 되면 에피네프린을 투여한다. 어떤 환자들은 현장에서 중증의 증상으로 빠르게 변화했던 과거력이 있을 수 있다. 그럴 경우는 지도의사가 약물이 필요한 상황이 나타나지 않았음에도 불구하고 에피네프린 투여를 원할수도 있다.
- 환자가 과거에 알레르기 반응을 유발했던 물질과 접촉했으나, 호흡 부전이나 쇼크의 징후(관류 저하)를 보이지 않으면, 환자가 사용할 수 있는 에피네프린 자동주사기를 가지고 있지 않거나, 에피네프린 처방을 받은적이 없다면 그리고 프로토콜에 응급구조사가 에피네프린 투여와 자동주사기 사용을 허용하지 않고 있다면 쇼크에 대한 처치를 하면서 즉각적으로 의료기관으로 이송한다.

만약 환자가 위에 열거한 기준에 일치하지만, 에피네프린 자동주사기를 가지고 있지 않은 경우, 응급구조사는 지역 내 프로토콜에 에피네프린 자동주사기 사용을 허용하지 않는 경우 전문소생술팀 호출을 고려해 볼 수 있다. 전문응급구조사는 에피네프린을 투여할 수 있다.

핵심 개념
알레르기 반응을 보이는 환자의 처치 방법

자동주사기(auto-injector)
스프링으로 고정되어 있는 장치에 약물이 장전되어 있는 주사기. 피부 위에 대고 누르게 되면 바늘을 통해서 약물이 피부에 투여된다.

비판적 의사 결정

알레르기 반응? 또는 아나필락시스?

다음의 각 환자들이 알레르기 반응을 호소하는지, 또는 아나필락시스 반응을 보이는지 결정한다.

1. 벌에 쏘인 후 가슴의 답답함을 호소하고, 벌에 알레르기 반응을 과거에 보였던 환자
2. 알 수 없는 알레르기로 피부 전체에 두드러기가 난 환자
3. 유제품에 알레르기를 가지고 있으며, 복통을 호소하고 설사를 하는 환자
4. 땅콩에 알레르기가 있고, 얼굴과 목이 붓고 호흡하기 힘들며 빠른맥을 보이는 환자
5. 페니실린에 알레르기 반응이 있으나, 페니실린 통에 담긴 약을 먹고 어지러움을 호소하지만 활력징후는 정상인 환자

절차 20-1 알레르기 반응 평가 및 관리

먼저 표준예방조치를 실시한다.

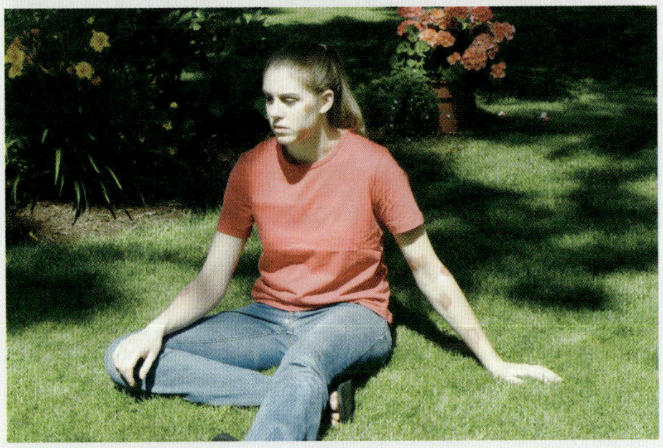

환자가 심각한 알레르기 반응을 겪고 있다.

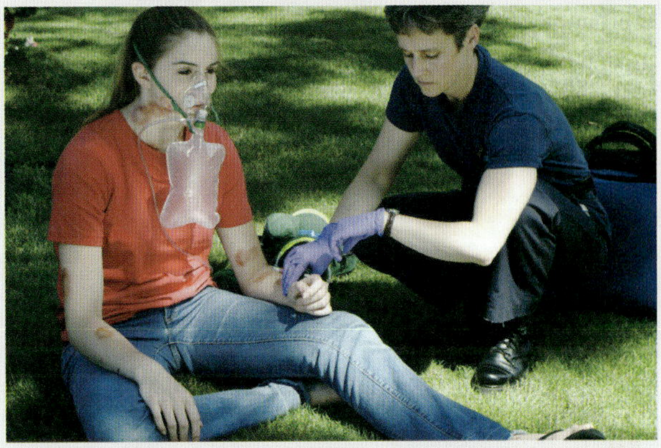

1. 일차평가를 시작한다. 환자가 아나필락시스 반응을 보인다면 고농도의 산소를 비재호흡마스크로 전달한다. 경미한 알레르기 반응이라면 산소는 필요하지 않다.

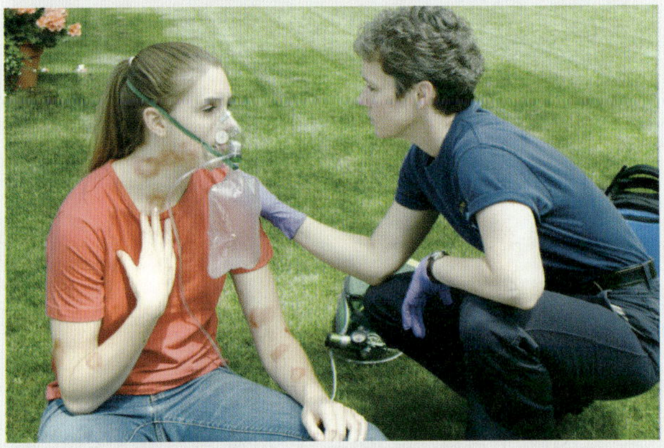

2. 이차평가를 시작하고 SAMPLE 병력을 수집한다.

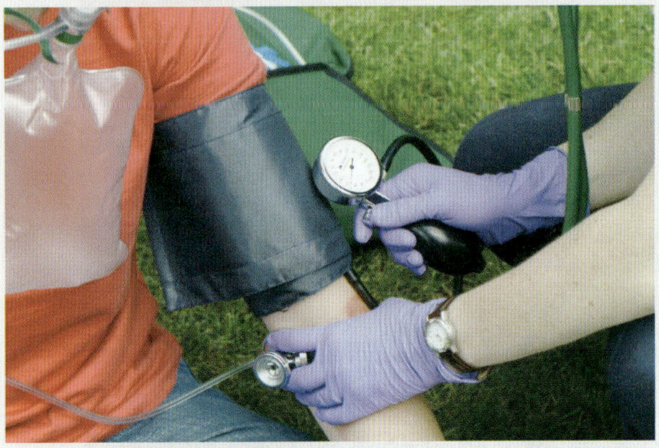

3. 환자의 활력징후를 측정한다.

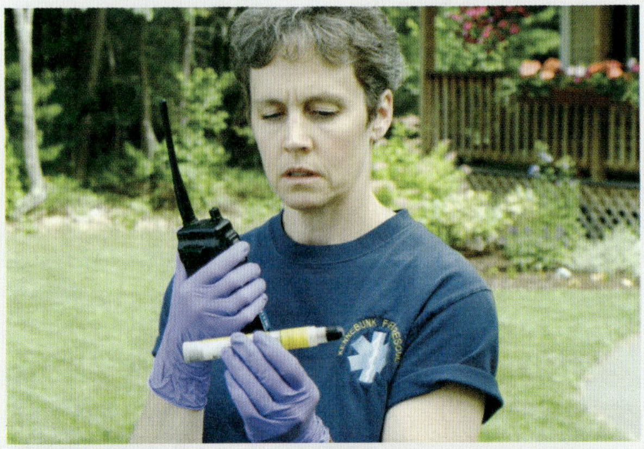

4. 환자가 처방된 에피네프린 자동주사기를 소지하고 있는지와 그것이 분명 환자에게 처방된 것인지를 확인한다. 유효기간을 확인하고 용액을 볼 수 있다면 부유물이 있거나 색이 혼탁한지 확인하고, 지도 의사와 상의한다. 지역 프로토콜에 의해 에피네프린 자동주사기를 사용한 자가 투여를 돕거나 구급차에 비치되어 있는 에피네프린 자동주사기를 가져온다.

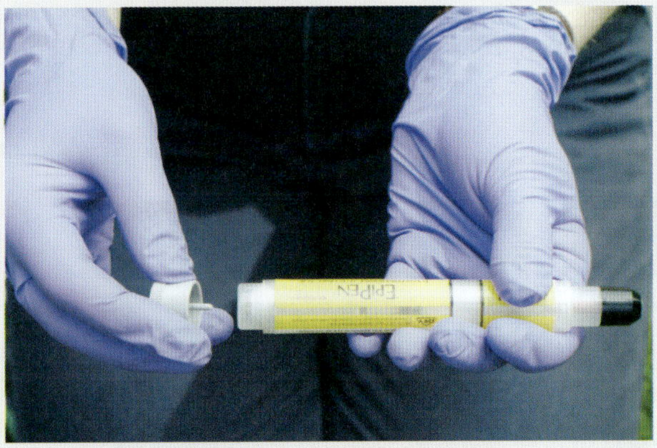

5. 지도의사가 에피네프린 자동 주사기를 사용하도록 지시한다면 안전 뚜껑을 벗기고 사용할 준비를 한다.

절차 20-1 알레르기 반응 평가 및 관리(계속)

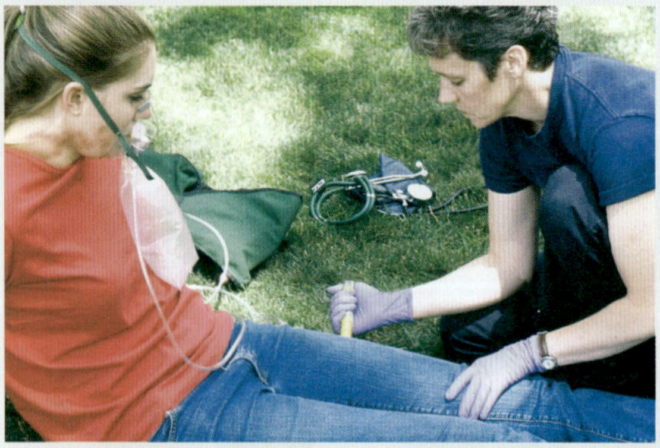

6. 주사기를 환자 허벅지에 대고 스프링 작동 바늘을 눌러 환자에게 에피네프린 용액을 주입한다. 주사기는 10초 동안 주사부위에 유지시킨다(**주의**: 모든 에피네프린은 옷을 통과하여 작용함).

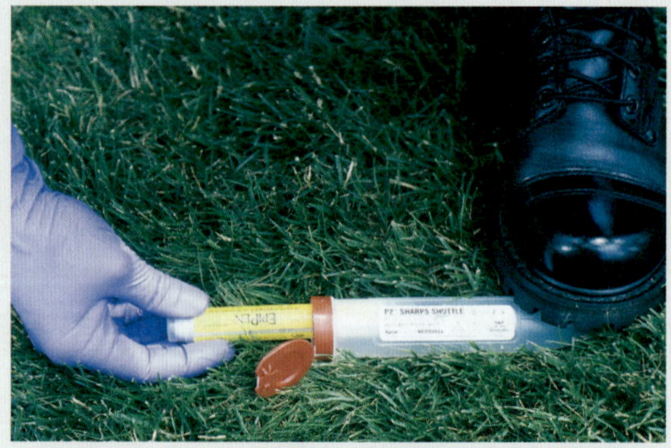

7. 사용한 주사기는 휴대용 생물학적 유해물 처리용기에 넣는다.

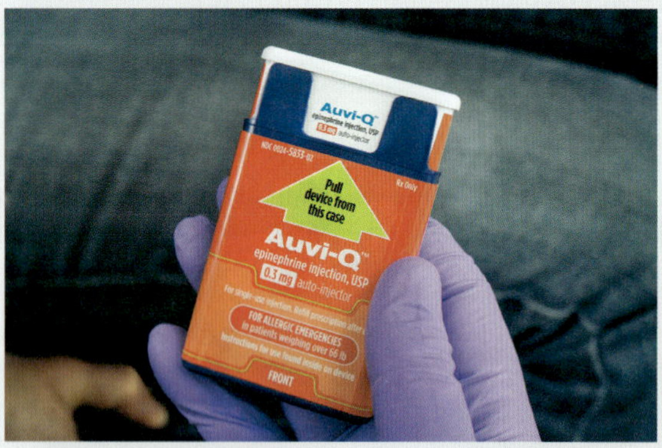

8. 만약 Auvi-Q™ 장비를 사용하는 경우, 겉 케이스를 제거 후, 음성 지시에 따르도록 한다. 빨간 안전 가드를 벗기고, 검정색 끝 부분을 허벅지에 댄 후, 강하게 누르면서 10초 동안 멈춘다. 겉 케이스에 다시 넣고, 생물학적 유해물 처리 용기에 버린다.

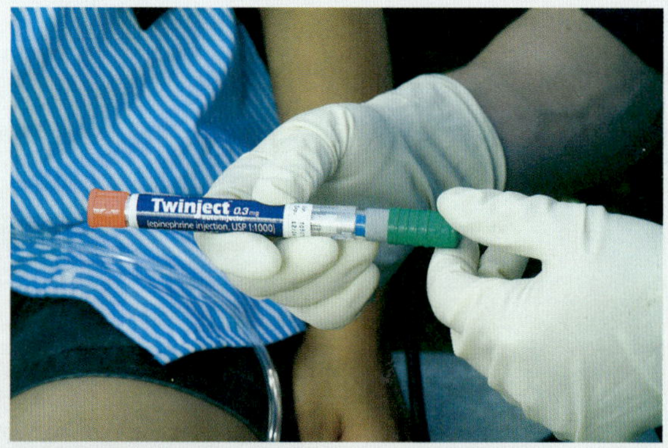

9. 만약 Twinject를 사용한다면, 설명서를 따라 색으로 표시된 뚜껑을 제거하고 첫 번째 용량을 투여한 후 10초간 주사기를 유지시킨다. 나중에 두 번째 용량이 필요할 경우를 대비하여 그 장치를 가지고 환자와 함께 이송한다. (만약에 다시 필요하게 된다면, 설명서를 따라서 뚜껑을 제거하고 마개를 빼서 두 번째 용량을 주입한다)

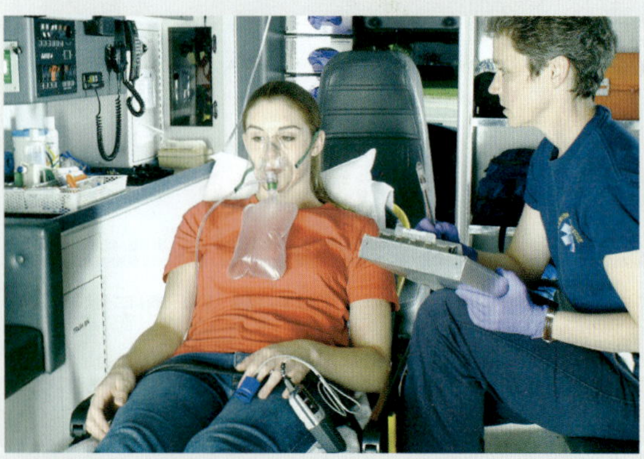

10. 약물에 대한 환자의 반응을 기록한다.

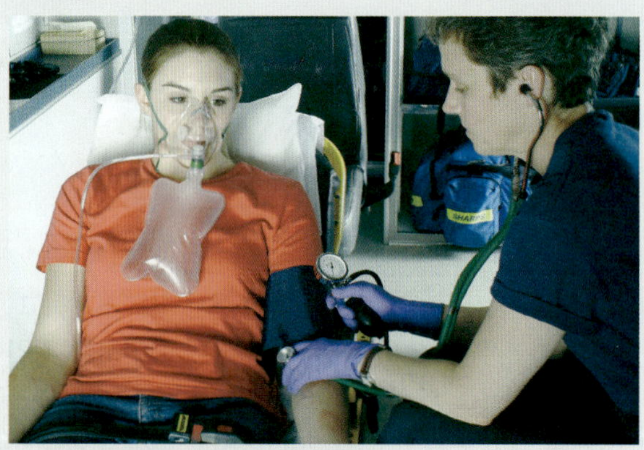

11. 재평가를 수행하고, 환자의 기도, 호흡, 순환에 집중하고, 병원으로의 이송 중 활력징후를 측정한다.

표 20-2	알레르기 반응 또는 아나필락시스 반응을 보이는 환자의 평가와 처치 요약		
• 에피네프린 처방 • 노출된 병력 • 아나필락시스의 증상과 징후	• 에피네프린 처방 • 노출된 병력 • 아나필락시스의 증상과 징후가 없음	→	1. 표준 처치 2. 에피네프린을 투여하기 위해 지도 의사에게 연락
• 에피네프린 처방 없음	• 에피네프린 처방 • 에피네프린이 가능하지 않음	→	1. 표준 처치 2. 이송

* 몇몇 지역에서는 응급구조사의 에피네프린 투여 수행을 허용한다. 이럴 경우는 의사의 에피네프린 처방이 필요하지 않다.

알레르기 반응이 있는 환자는 많이 볼 수 없지만, 그들 대부분은 알레르기 병력을 갖고 있을 것이다. 그러나 드물게 이전 병력이 없으면서 처음으로 알레르기 반응을 보인 환자를 보게 될 수도 있다. 이러한 경우에 환자는 의사가 처방한 적이 없기 때문에 에피네프린 자동 주사를 갖고 있지 않을 것이다. 환자를 쇼크에 대한 처치를 하면서 즉시 이송하도록 한다. 전문소생술팀 호출을 고려한다.

절차 20-1과 표 20-2는 알레르기 또는 아나필락시스 반응을 보이는 환자에 대한 평가를 요약한 것이다.

에피네프린 자가 투여

수년 동안 의사들은 심각한 알레르기 반응이 우려되는 환자에게 벌침 장비나 Ana-Kits®, Epi-Pens®와 같은 형태로 *에피네프린*을 처방했다. 약물을 투여하면 혈관이 수축되고(혈압을 높이고 관류를 향상시키며) 세기관지를 확장하게 된다. 에피네프린은 신체에서 생성되는 호르몬이다(기도가 개방되고 호흡 기능을 향상시킨다). 심각한 알레르기 반응이 있는 많은 사람들은 의사로부터 에피네프린 자동 주사를 휴대하고 알레르기 반응이 심각해질 때 사용하도록 처방받은 경우가 많다. 알레르기 반응이 심각한 환자가 에피네프린 자동주사를 휴대하는 것이 중요한 이유는 알레르기 반응이 너무 빨리 생명을 위협하게 되어서 환자에게 약물을 투여하기 위해 병원까지 이송할 시간이 충분하지 않을 수 있기 때문이다. 자동 주사기는 스프링방식 바늘로 되어 있어서 1회 용량의 에피네프린이 자동으로 주사되어 약물이 투여된다.

에피네프린(epinephrine)
신체에서 생산되는 호르몬. 이 약물을 투여하면 혈관이 수축되고(혈압을 높이고 관류를 향상시키며) 세기관지를 확장하게 된다 (기도가 개방되고 호흡 기능을 향상시킨다). 심각한 알레르기 반응에 사용되는 약물이다.

지도 의사가 지시하면 응급구조사는 의사가 환자에게 처방했던 자동 주사로 에피네프린을 투여하도록 돕거나 직접 주사할 수 있다. 자동주사기를 의사가 환자에게 처방한 것인지 확인하고 (볼 수 있다면) 용액이 맑은지 확인한 다음, 뚜껑을 벗기고 환자의 허벅지에 주사기를 확실히 누른다. 용액이 전부 주사될 때까지 대고 있는다(허리와 무릎 사이 허벅지 중간 바깥쪽에 주사하는 것이 추천된다). 에피네프린을 투여하고 2분 후 재평가하면 환자의 맥박이 증가되고 증상이 완화된 것을 볼 수 있을 것이다.

절차 20-1은 에피네프린 자동주사기의 투여 방법을 보여준다. 에피네프린 자동주사기에 대한 자세한 정보는 절차 20-2에 요약되어 있다.

에피네프린은 매우 강력한 약물이다. 생명을 살리기도 할 뿐만 아니라 생명을 앗아갈 수도 있다. 환자에게 에피네프린을 사용하는 장점 중 하나는 심장박동수를 증가시키는 것이다. 환자가 관류저하일 때 (즉, 환자가 쇼크 상태에 있을 때) 유용한데, 관류저하의 이유가 혈관이 이완되어 혈액이 심장으로 빨리 돌아오지 못하기 때문이다. 불행히도 일단 약을 투여하면 다시 되돌릴 수 없다. 만약 자동주사기의 에피네프린 용량이 환자의 요구량보다 많다면, 환자의

절차 20-2 에피네프린 자동주사기

약물명

1. 일반명: 에피네프린
2. 상품명: 아드레날린
3. 주사기: 에피펜® or 에피펜 주니어® or 트윈젯® or 에비큐™ (성인 또는 소아 사이즈)

적응증

다음의 세 가지 사항에 부합되어야 한다.

1. 호흡곤란 또는 쇼크(저관류)가 있는 심한 알레르기 반응의 징후를 보이는 환자
2. 의사가 환자에게 처방했을 경우 혹은 구급차에서 수행할 경우
3. 지도 의사가 환자에게 사용을 허가한다.

금기증

생명 위협 상황에서 사용할 때는 금기증이 없다.

약물 형태

자동주사기로 액상 주입—자동적으로 주사되는 바늘 주사기 형태

약물 용량

성인: 성인 자동주사 1회량(0.3mg)

영아와 소아: 영아/소아 자동주사 1회량(0.15mg)

투여방법

1. 환자에게 처방된 자동주사기를 가져온다. 다음 사항을 확인한다.
   a. 심각한 알레르기 반응을 겪고 있는 환자가 처방전을 가지고 있거나, 지역 내 프로토콜이 응급구조사가 투여하는 것을 허가한 경우
   b. 약물에 부유물이 없어야 한다(볼 수 있다면).
   c. 유효기간이 지나지 않아야 한다.
2. 온라인 혹은 오프라인 중 하나의 방법으로 의료지도를 받는다.
3. 자동주사기의 뚜껑을 연다.
4. 자동주사기의 중앙을 쥔다(갑자기 주사하는 것은 금지한다).
5. 자동주사기 끝을 환자 허벅지에 놓는다.
   a. 환자 허벅지 옆면
   b. 허리와 무릎 사이 중간 부위
6. 주사기 작동시까지 허벅지에 확실하게 주사기를 누른다.
7. 약물이 주사될 때까지 주사기를 제자리에 대고 있는다(EpiPen은 적어도 10초 동안, Auvi-Q는 적어도 5초 동안).
8. 투약 내용과 시간을 기록한다.
9. 에피펜과 같은 일회용 주입기는 사용 후 반드시 생물학적 유해물 처리용기에 버리고, 트윈젯과 같이 두 번 사용이 가능한 경우, 환자와 함께 이송하며, 필요한 경우 다시 사용한다.

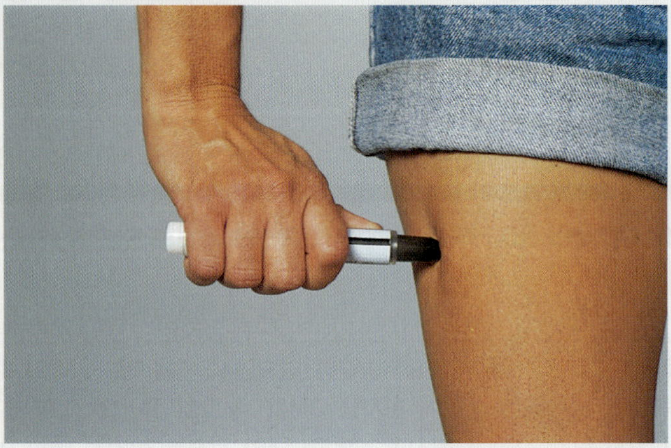

약물 기전

1. 기관지 확장
2. 혈관수축
3. 모세혈관 투과성 감소(누출)

부작용

1. 심장박동수 증가
2. 창백
3. 어지러움
4. 가슴통증
5. 두통
6. 구역질
7. 구토
8. 흥분, 불안

재평가

1. 이송한다.
2. 기도, 호흡, 순환상태에 대해 2차평가를 지속한다.

만약 환자상태가 악화되면(의식상태가 저하되고 호흡곤란이 증가 하고 혈압이 저하될 때):

a. 여분의 에피네프린에 사용에 대해 의료 지도를 받는다.
b. 쇼크(관류저하)를 치료한다.
c. 기본인명구조술(심폐소생술, 자동제세동기)을 시작할 준비를 한다.

만약 환자의 상태가 호전되면, 보조적 처치를 제공한다.

a. 지속적인 산소 공급
b. 쇼크(관류저하) 치료

심장은 필요 이상으로 더 심하게 박동하게 된다. 그러므로 심장문제를 가진 환자나 고혈압 환자에게는 매우 위험할 수 있다.

에피네프린이 가지고 있는 힘과 가능한 부작용이 응급구조사로 하여금 의사의 처방을 받은 에피네프린 자동주사기를 갖고 있는 환자의 경우에만 에피네프린을 투여하도록 배운 이유 중의 하나이다. 의사는 환자의 병력과 신체 상태를 고려하여 평가하고 에피네프린이 적절한지 판정한 다음 처방전을 쓴다.

어떤 환자는 의사에게 자동주사기 사용법을 배워 스스로 주사하기도 하지만, 어떤 환자의 경우 주사기 사용이 익숙하지 않고 응급구조사가 도와주는 것을 더 안심하기 때문에 스스로 주사기를 사용하는 것을 불편해 하거나 두려워할 수도 있다 일반적으로 건강관리제공자가 주사를 놓을 경우 주사 부위의 옷은 말아 올리거나 내리고 알코올 패드로 닦아준다. 에피네프린 자동 주사기를 사용할 때는 이런 과정이 필수적인 것은 아니다. 실제로 이런 단계를 따르지 않아서 환자가 감염될 위험이 매우 적기 때문에 자동 주사기 제조업체도 환자에게 그러한 단계를 따르도록 설명서에 지시하지 않고 있다. 그러나 지침서에는 다르게 지시할 수 있으므로 제조사의 지침을 따르도록 한다.

가장 어려운 것은 응급구조사가 국소적으로 알레르기 반응이 있어서 에피네프린이 필요하지 않은 환자와 (전신적으로) 아나필락시스 반응을 보이지만 에피네프린을 주사하지 말아야 하는 환자를 구별해야 한다는 점이다. 환자마다 증상이 다양하게 나타나므로, 어떤 아나필락시스 환자는 두드러기나 혈압 저하 없이 심한 호흡곤란만 보이기도 하고, 반면 다른 환자는 호흡곤란은 없으나 혈압이 저하되거나 심장 박동이 빠를 수도 있다. 모는 환자에게서 호흡곤란이나 쇼크(저관류)의 징후와 증상이 보이는지 아는 것은 매우 중요하다. 이러한 것들이 환자에게 보이면 아나필락시스가 될 수도 있다.

그림 20-4 에피네프린 자동주사기: (A) 에피펜®과 에피펜 주니어®; (B) 트윈젯®, 성인과 소아 사이즈. (C) 에비큐는 음성 지시를 제공한다.

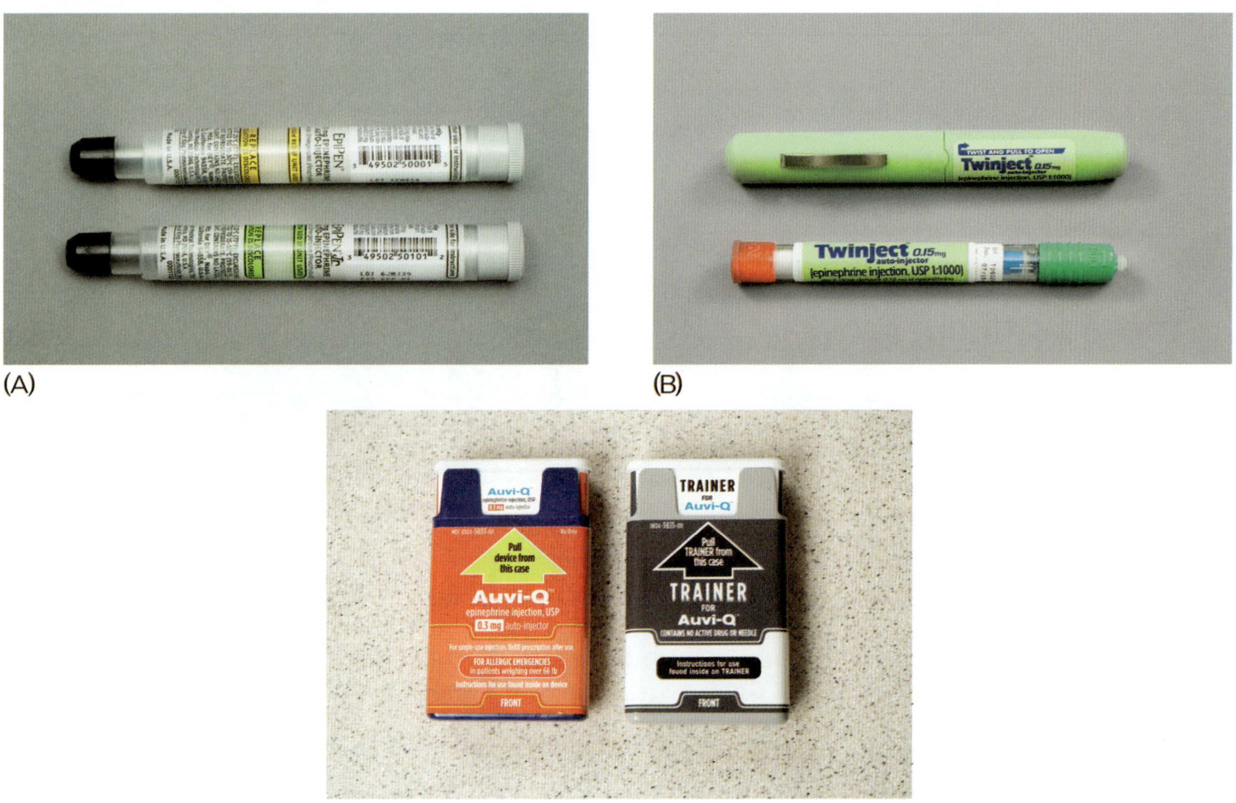

(A) (B) (C)

핵심 개념

에피네프린 자동 주사기 투여방법

에피네프린의 추가 용량

알레르기 반응이 있는 환자는 기도 또는 호흡 기능에 문제가 있을 것이고, 이러한 상태는 더욱 심각한 알레르기 반응으로 악화될 수 있다. 이송 및 처치하는 중에 응급구조사는 환자의 기도와 호흡을 주기적으로 주의깊게 관찰한다.

재평가 도중, 응급구조사는 종종 환자의 상태가 호전되는 경우를 보거나 또는 악화되는 경우를 볼 수 있다. 응급구조사는 이러한 상황에서 에피네프린의 추가 투여를 고려해야 할 지도 모른다. 만약 환자가 또 다른 자동주사기를 가지고 있다면 응급구조사는 재 투여할 수 있으나, 투여하기 전 반드시 지도의사에게 투여에 대한 허락을 받아야만 한다. 환자에게 또 다른 자동주사기를 가지고 있는지 물어보는 것을 잊지 않는다.

에피펜®과 에피펜 주니어® 같은 대부분의 자동 주사기는 요즘 마트에서 구할 수 있고, 오로지 한 번만 투여 할 수 있다(그림 20–4A). 트윈젯®과 같은 자동 주사기의 경우 두 번까지 투여 가능하다(그림 20–4B). 트윈젯에서 두 번째 투여 시, 자동 주사기를 분해 후 다시 조립하여 사용해야 하기 때문에, 응급구조사는 사용 전 반드시 이러한 자동주사기 유형과 친숙해져야 할 필요가 있다. 에비큐™는 음성 지시에 따라 사용한다(그림 20–4C).

소아 노트

에피네프린 자동 주사는 두 가지 다른 크기로 나온다. 성인용은 0.3mg의 성인 용량이 들어있고, 소아용(30kg 이하의 아동)은 0.15mg이 포함되어 있다. 영아는 면역계통이 아나필락시스 반응을 야기할 수 있는 항체를 생성시킬 만큼 발달하지 못했기 때문에 아나필락시스 증상이 나타나는 일은 거의 드물다. 그러나 알레르기 반응은 좀더 나이가 든 아이들에게는 흔하다. 다행히도 소아의 경우 성장할수록 알레르기가 사라지는 경우가 많다. 부모는 대개 환자의 병력에 대한 유용한 정보를 많이 가지고 있을 것이다.

현장사례

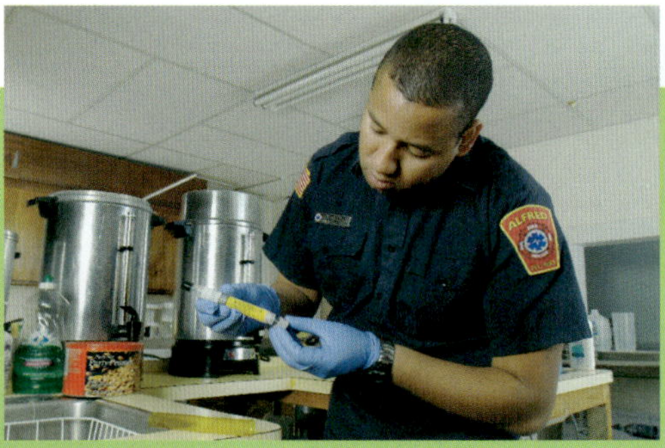

"제가 별장에 머무르던 어느 날, 우리 가족과 친척들은 파티를 준비하고 있었어요. 우리는 저녁을 먹고 빵을 먹었죠. 나의 가족들과 친척들은 제가 견과류에 심한 알레르기가 있다는 것을 알고 있어요. 갑자기 무언가 잘못되었다는 것을 바로 느꼈어요. 제 와이프는 저의 모습을 보고선 바로 제 차로 가서 에피펜을 가지러 나간 동안 제 사촌 마이크는 119에 신고했죠. 응급구조사가 도착해서 저를 살폈고, 전 그들의 눈에서 전에 볼 수 있었던 이상한 낌새를 알아 차렸어요."

"다행히도 그들은 시간 낭비를 하지 않았어요. 그들은 즉각적으로 저에게 산소를 주었고 응급구조사가 에피펜을 사용하는 동안 들것을 가지고 왔어요. 에피펜은 전에도 내 목숨을 살린적이 있었죠. 하지만, 더 악화되는 알레르기 반응 때문에 그들은 실제로 구급차 안에서 두 번째 에피펜을 사용해야만 했죠."

단원 복습

핵심 사실과 개념

- 알레르기 반응은 매우 흔하고, 실제로 생명을 위협하는 아나필락시스는 드물다.
- 이 모든 경우에 흔하게 발생하는 증상은 가려움이다. 아나필락시스 환자는 생명에 위협적인 호흡 곤란과 쇼크(저관류)의 징후와 증상을 보이기도 한다. 이러한 환자는 매우 불안해하며, 자신의 신체에 문제가 발생했다는 것을 느낄 수 있다.
- 아나필락시스의 증상과 징후는 생리학적 변화를 초래한다: 혈관확장, 기관지수축, 모세혈관 누출, 짙은 점액질
- 재빨리 상태를 인지하고 지도의사와 상담하여 적절한 처치를 제공하는 것은 환자의 삶과 죽음을 갈라놓을 수 있는 매우 중요한 일이다.

핵심 결정

- 환자의 호흡은 적절한가? 부적절한가? 없는가?
- 환자는 알레르기 반응을 보이는가? 또는 생명을 위협할 만한 아나필락시스 반응을 보이는가? 환자는 호흡 곤란 또는 쇼크를 겪고 있는가?
- 환자가 에피네프린을 투여할 수 있도록 도와야 하는가? 아니면 투여할 수 있는가?

단원 용어

알레르기항원(allergen) 알레르기 반응을 야기하는 물질

알레르기 반응(allergic reaction) 과도한 면역 반응

아나필락시스(anaphylaxis) 매우 심각하고 생명을 위협하는 반응 또는 아나필락시스 쇼크라 한다. 아나필락시스의 경우 알레르기항원에 노출되면 혈관이 급격히 이완되어 혈압의 저하를 일으킨다. 호흡계통을 포함하여 조직들이 부어오르게 되고, 그 결과 기도가 폐쇄되고 호흡 기능 상실을 초래한다.

자동주사기(auto-injector) 스프링으로 고정되어 있는 장치에 약물이 장전되어 있는 주사기. 피부 위에 대고 누르게 되면 바늘을 통해서 약물이 피부에 투여된다.

에피네프린(epinephrine) 신체에서 생산되는 호르몬. 이 약물을 투여하면 혈관이 수축되고(혈압을 높이고 관류를 향상시키며) 세기관지를 확장하게 된다(기도가 개방되고 호흡 기능을 향상시킨다). 심각한 알레르기 반응에 사용되는 약물이다.

두드러기(hives) 붉고 가려우며, 피부에 반점이 생기는 것으로 종종 알레르기 반응 시 나타난다.

평가와 술기를 위한 준비

짧은 답변

1. 에피네프린 자동 주사기 투여를 위한 적응증은 무엇인가?
2. 알레르기 반응의 가장 흔한 원인들을 나열한다.
3. 다음의 신체 부위에서 나타나는 아나필락시스 반응의 증상 및 징후를 나열한다.
   - 피부
   - 호흡계통
   - 심장혈관계통

연관시켜 생각하기

"심장응급" 단원을 복습하고, 이 단원에서 배운 내용과 연결하여 다음 상황에 대해 고려한다.

- 60세 남성 환자가 친구의 에피펜을 사용한 후 가슴통증을 호소하고 있다. 환자는 확실하지는 않지만 자신이 벌에 쏘였다고 생각하고 친구가 건넨 에피펜을 스스로 자가 주사했다고 말한다. 여러분은 에피네프린의 여러 작용 중 한가지가 심장박동을 강하게 한다는 것을 알고 있다. 이것은 환자의 가슴 통증과 관련이 있을까? 이유는 무엇인가? 이 상황에서 여러분은 이 환자를 어떻게 평가하고 처치할 것인가?

비판적 사고 연습

아나필락시스 반응은 실제로 생명을 위협한다. 하지만 다행인 것은, 많은 환자들이 자신의 에피네프린 자동 주사기를 지니고 있다는 것이다. 대부분의 구급차들 또한 생명을 구할 수 있는 이러한 장비들을 구비하고 있다. 모든 알레르기 반응을 보이는 환자들이 아나필락시스를 경험하는 것은 아니다. 이 연습의 목적은 알레르기 반응과 아나필락시스의 차이를 구별하고, 에피네프린을 사용할 것인지 아닌지를 결정하기 위함이다.

1. 24세 환자는 조개류가 들어간 음식을 먹었다. 환자는 새우에 알레르기가 있다. 요리사가 다가오더니, 음식에 새우가 들어갔거나 혹은 음식을 조리하는 장비 중 하나가 새우를 다듬었을 수도 있다고 한다. 환자를 평가해보니 환자는 약간 식은땀을 흘리며 불안해 했고, 호흡음도 들리지 않았으며 적절한 호흡을 하고 있었다. 얼굴은 약간 붉어진 상태이고, 맥박수는 분당 88회; 강하고 규칙적으로 뛰었다. 호흡수는 분당 24회, 혈압은 108/74, 피부는 따뜻하고 축축하였다.
2. 55세 여성환자가 간단한 치아 수술을 받은 후 통증을 완화하기 위해 마약성 진통제를 받았다고 한다. 환자는 진통제에 알레르기가 있지만 정확하게 약물명이 무엇인지 기억을 하지 못했다. 환자는 두 번 이상 구토를 했고, 구토물에는 혈액이 묻어나왔다고 한다. 환자의 혈압은 분당 92회로 강하고 규칙적이었으며, 호흡수는 22회, 이상 호흡음은 없었다. 혈압은 148/86; 피부는 따뜻하고 건조했다. 동공반사는 정상이다.
3. 환자는 딸의 유치원 수업에 일일 도우미로 참가한 부모로써, 쿠키를 먹은 후 혀에 감각이 이상하게 느껴지면서 점점 부어오르는 것 같다고 호소한다. 환자는 매우 불안해하고 식은땀을 흘리고 있었으며, 혈압은 분당 126회로 규칙적이며, 호흡수는 분당 32회로 약간 힘들어 보였다. 혈압은 96/58회, 피부는 차고 축축하였다. 동공반사는 정상이다.

병태생리학적 접근

다음의 질문들은 현장에서 정확한 결정을 내리고 임상과 관련된 정보를 모을 수 있도록 돕기 위해 고안되었다.

- 불안은 아나필락시스 반응에서 흔한 증상이지만, 불안 또한 아나필락시스 반응과 비슷한 증상을 만들어 낼 수 있다. 진짜 아나필락시스 반응을 보이는 환자와, 아나필락시스 반응 없이 과도하게 불안 증세를 보이는 환자를 어떻게 구별하고 에피네프린을 투여할 것인가?

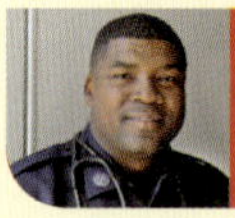

현장이야기

담당 구역내 멀리 떨어진 지역에서 알 수 없는 이유로 신고가 들어왔다. 응급구조사가 출동 지령을 받고 현장으로 가는 동안 상황실 근무자는 응급구조사에게 추가 정보를 전달하였다. 환자는 노인 환자로 여러 번 말벌에 쏘였으나 호흡 곤란은 호소하지 않는다고 했다. 또한 다른 지역에서 전문소생술팀도 현장으로 출동중이라고 전달했다.

현장에 도착했을 때, 응급구조사를 맞으러 나오는 할머니를 만났다. 할머니는 매우 흥분하며 남편이 창고에서 일하던 중이었고, 남편이 다급하게 부르는 소리에 달려나가보니 남편이 팔을 휘두르며 말벌을 쫓으려고 하고 있었다고 말했다.

응급구조사는 환자가 의자 위에 앉아 있는 것을 발견하고서 환자에게 다가갔다. 환자는 숨을 쉬기 위해 호흡 보조근육을 사용하고 있었고, 얼굴과 목이 붉어져 있었다. 환자에게 무슨일이 발생했냐고 물었을 때 환자는 숨이 차 한번에 완전한 문장을 말하지 못하였다.

질문

1. 환자의 상태는 어떠한가?
2. 환자에게 어떤 일이 발생했다고 생각하는가?

응급구조사는 비재호흡마스크를 환자에게 씌웠을 때, 부인이 남편이 말벌침에 알레르기를 갖고 있으며 2차 세계대전 중 남태평양에서 돌아온 직후 마지막으로 쏘인 적이 있다고 말했다. 응급구조사는 "남편이 에피펜을 갖고 있습니까?"라고 물었으나, 그녀는 없다고 대답했다. 그는 다른 알레르기는 없었고, 매일 아스피린을 복용하며 9년 전 심장 발작을 겪었다고 말했다. 응급구조사는 환자가 곤충에게 쏘였을 때 알레르기 반응을 보이며 생명에 위협적인 반응이 일어날 수 있다고 설명했다. 환자를 구급차에 태우자 동료대원이 환자의 부인을 안심시켜주면서 병원까지 조심해서 구급차를 따라 오라고 말했다. 도중에 당신은 활력징후를 평가했으며, 환자의 맥박은 136이고 약하며, 호흡은 28회로 얕고, 산소 포화상태(SpO_2)는 93%이고 혈압이 92/60임을 발견했다. 환자의 호흡수는 감소되고 있었고 호흡으로 환자는 극심하게 지쳐있다는 것을 확인하였다.

질문

3. 환자에게 시작되는 상황들로 무엇을 의심할 수 있는가?
4. 응급구조사는 어떤 추가적인 처치를 제공해야 하는가?

더 가까이서 환자의 호흡을 재평가할 때, 응급구조사는 환자의 호흡수가 12회 정도로 급격하게 감소되었음을 발견했다. 호흡수가 성인 정상 범위에 속하긴 해도, 환자의 호흡의 깊이가 매우 얕아서 적절히 호흡하지 못하고 있음을 깨달았다. 응급구조사는 백밸브마스크를 산소 탱크에 연결하고 환자의 호흡에 맞추어 충분히 환기시켜 환자의 호흡을 도왔다. 환자 가슴의 상승을 관찰함으로 인해 충분한 환기를 확인하였고 몇 번의 호흡 후에는 환자와 인공호흡을 일치시킬 수 있었다. 전문소생술 팀은 교통혼잡으로 인해 지연되었으나 당신은 교통혼잡이 발생하기 전에 병원에 도착하였다. 병원에 도착했을 때, 응급구조사는 응급실 직원에게 말벌에게 여러 번 쏘인 68세 남성 환자로, 심각한 알레르기 반응이 의심된다고 말했다. 응급실 직원은 환자 처치를 인계받고 감사를 표했다.

중독 응급
(Poisoning and Overdose Emergencies)

21

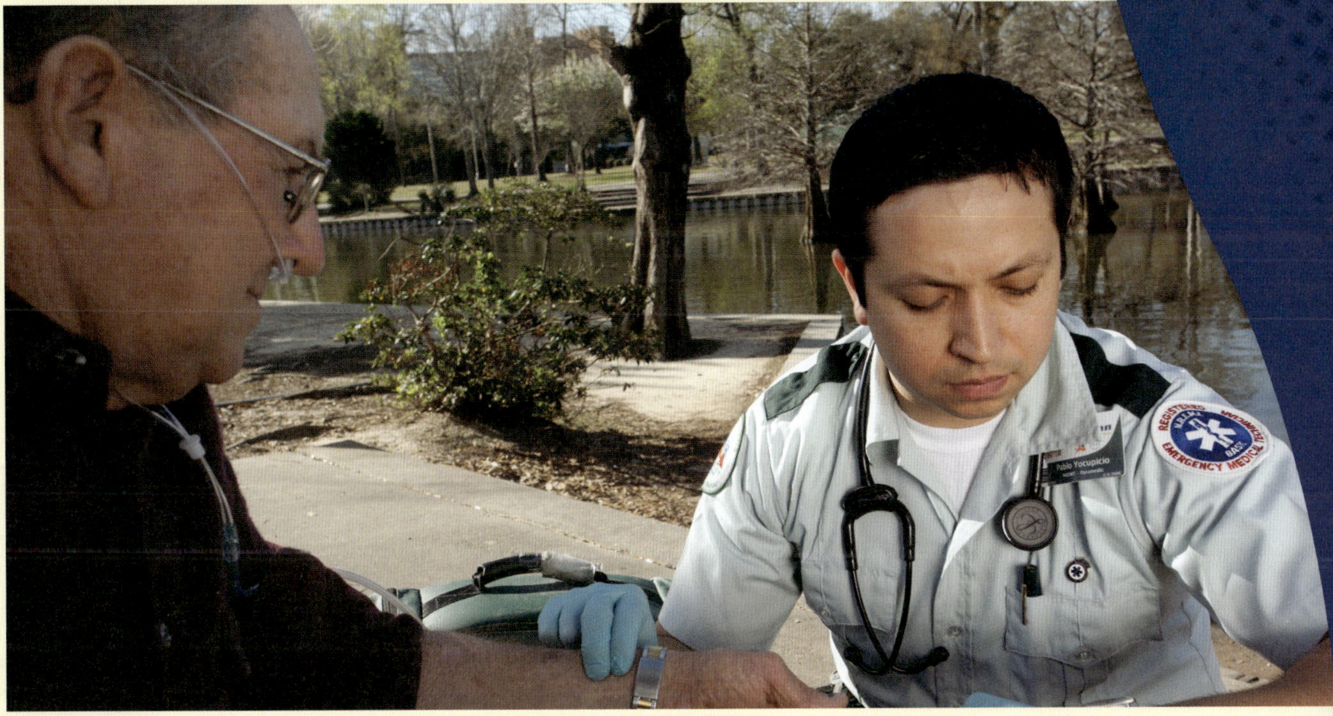

관련 단원

다음 단원들은 이 단원에서 토의된 주제와 관련하여 추가적인 정보를 제공한다.

11 현장 조사
12 1차 평가
13 활력징후와 모니터 장비
14 2차 평가
16 약리학
18 심장 응급
25 출혈과 쇼크
29 머리, 목, 척추 외상
31 환경 응급

표준

의학(중독학)

역량

응급환자에 대한 평가 결과를 바탕으로 환자에 대한 응급처치와 수송을 할 수 있도록 기본적인 지식을 갖추도록 한다.

핵심 개념

- 중독환자 진단 방법
- 섭취중독에 대한 평가와 처치
- 흡입중독에 대한 평가와 처치
- 흡수중독에 대한 평가와 처치
- 주사중독의 종류
- 알코올 남용에 대한 평가와 처치
- 물질 남용에 대한 평가와 처치

학습목표

이 단원을 읽고 난 후, 여러분은:

21.1 이 단원에서 소개된 주요 용어를 정의할 수 있다.

21.2 신체로 들어갈 수 있는 중독 경로에 대해 설명할 수 있다.

21.3 중독, 약물 남용, 알코올 남용과 관련된 현장에서 응급구조사와 현상에 있는 사람들이 직면하게 되는 잠재적인 위험을 파악한다.

21.4 중독 환자에게서 중요한 병력을 수집한다.

21.5 섭취 중독 관리에서 활성탄의 사용을 설명한다.

21.6 섭취 중독 환자의 관리 방법에 대해 설명할 수 있다.

21.7 섭취 중독 환자의 관리를 위한 계획에 대해 설명할 수 있다.

21.8 피부에 흡수된 중독 환자의 관리와 계획에 대해 설명할 수 있다.

21.9 알코올 남용과 연관된 건강 위험에 대해 설명할 수있다.

21.10 알코올 중독과 알코올 남용 환자에 대한 증상과 징후를 인지할 수 있다.

21.11 흥분제, 안정제, 마약, 휘발성물질, 환각제 등을 포함한 물질 남용에 대한 증후, 증상, 건강상 위험에 대해 인지한다.

21.12 주어진 다양한 시나리오를 가지고, 알코올과 약물 남용과 관련된 응급 환자를 위한 처치 계획을 수립할 수 있다.

핵심 용어

흡수 중독(absorbed poisons)
활성탄(activated charcoal)
해독제(antidote)
진전섬망(delirium tremens; DTs)
희석(dilution)
진정제(downers)
환각제(hallucinogens)
소화계 중독(ingested poisons)
흡입 중독(inhaled poisons)
주입 중독(Injected poisons)
마약(narcortics)
독; 독약(poison)
독소(toxin)
각성제(uppers)
휘발성물질(volatile chemicals)
금단(withdrawal)

응급구조사는 응급출동 현장에서 만나게 된 환자의 중독여부를 어떻게 알 수 있는가? 가족이나 혹은 목격자가 도움을 요청할 때 중독여부에 대한 정보를 제공할 수도 있다. 현장에서 발견한 빈 약병과 독성 물질 용기, 그리고 환자의 증상과 징후가 중독 혹은 과량 복용에 대한 단서를 제공해 줄 것이다. 기도나 호흡곤란 같은 치명적인 문제를 즉시 확인하고 치료한 후, 응급구조사의 주요 한 평가 임무는 의료 지도에 필요한 정보를 수집 하는 것이며, 이를 바탕으로 중독 혹은 과다 복용 환자에 대한 처치와 관리를 수행한다.

중독

핵심 개념
환자가 중독되었는지 구별하는 방법

독; 독약(poison)
세포의 구조와 기능의 변화시켜 인체에 해를 줄 수 있는 물질들

독소(toxin)
박테리아, 식물, 동물 등에 의해 분비되는 유해한 물질

독은 인체에 해를 줄 수 있는 물질로, 때로 의학적 응급이 발생할 정도로 심각한 상황을 초래한다. 미국에서는 연간 백만 건 이상의 중독 응급이 발생한다. 일부의 경우 살인이나 자살 시도로 인한 것이지만, 대부분의 경우는 사고이고 어린 아이가 관련되어 발생한다. 이러한 사고는 대개 약물, 석유화학 제품, 화장품, 살충제 등과 같은 흔한 물질로 일어난다. 실제로 일상적으로 사용되는 화학 제품의 상당수가 잘못 사용하게 될 경우, 독성을 유발하는 물질이 포함되어 있다.

우리는 대개 중독 환자가 액체나 고체 화학물질과 같은 화학제품을 섭취함을 통해 발생한다고 생각하며, 실제로 그런 상황이 발생한다. 그러나, 이러한 화학제품이외에도 많은 살아있는 유기체가 중독시키는 물질인 *독소(toxin)*를 생산할 수 있다. 예를 들면, 상당수의 버섯이나 다른 흔한 식물을 먹으면 중독될 수 있다. 고무나무와 겨우살이(mistletoe)와 호랑가시나무 열매(holly berry) 같은 어떤 관상용 식물을 포함하는 가정용 식물이 독물에 해당되기도 한다. 식품의 세균오염은 독소를 유발하며, 일부는 치명적인 질환(보툴리누스 중독과 같은)을 일으킬 수 있다.

표 21-1 흔한 섭취 중독

물질	징후와 증상
아세트아미노펜	오심과 구토. 황달은 후기 증상. 또는 증상이나 징후가 없을 수도 있다.
산과 염기	입술 주위나 입술의 화상. 입, 인후, 복부의 화상. 구토
항부정맥제(심장의 속도와 전기적 충동을 규칙적으로 하기 위한 약물)	느린맥, 저혈압, 의식 감소, 호흡 곤란
항우울제	느린맥, 고혈압, 오심, 떨림
항히스타민과 기침, 감기 처방	과민반응이나 졸림(기면). 빠른 맥박, 붉은 피부, 확대된 동공
항정신성의약품	의식 변화, 혼미, 느린맥
아스피린	증상과 징후가 늦게 나타남, 귀 울림, 깊고 빠른 호흡, 찰과상
음식 중독	식중독의 다양한 유형에 따라 다양한 발병시기에 따른 서로 다른 징후와 증상이 있다. 대부분 복통, 오심, 구토, 설사, 때로 발열이 있다.
이부프로펜과 비스테로이성 항염제(NSAIDs)	복통, 오심, 구토, 의식 변화, 위장관출혈
살충제	느린맥, 과도한 침과 땀, 오심, 구토, 설사, 호흡곤란, 수축된 동공
석유화학제품	호흡, 의복, 구토물의 특징적 냄새. 흡인이 일어나면 기침과 호흡곤란
식물	증상과 징후의 범위가 넓다. 아무 증상도 없는 것에서부터 오심과 구토, 심장정지까지 다양하다

엄청난 수의 물질이 독물로 간주될 수 있고, 이러한 다양한 독물에 사람마다 다르게 반응하기도 한다(표 21-1). 이상하게도, 어떤 사람에게는 위험한 독이 다른 사람에게는 거의 효과가 없을 수 있다. 중독성 물질의 경우 대부분은 환자, 어린이와 노인에게 심각한 반응을 유발한다.

일단 독이 인체에 닿거나 들어가게 되면 중독은 다양한 방법으로 손상을 입힐 수 있는데 주로 독이 부식제나 자극제로 기능하여 피부와 기타 인체 조직을 파괴한다. 중독성 가스는 공기의 산소를 대신하여 질식제와 같은 역할을 하는데, 즉 공기 중의 산소를 치환하는 작용을 한다. 상당수의 독은 신체 전반이나 신체 계통에 해를 입힌다. 이러한 독은 중추신경계통을 심각하게 저해하거나, 과도하게 자극하고, 구토와 설사를 초래하고, 적혈구가 산소를 운반하지 못하도록 하거나 인체 내의 정상적인 생화학적 과정을 방해할 수 있다. 손상의 실제 효과와 정도는 독의 특성, 농도, 독물의 인체 침투 경로에 따라 다르다. 이러한 독물 인자들은 환자의 연령, 체중, 전반적인 건강 상태에 따라 중요도가 달라진다.

독성은 인체에 들어가는 방법에 따라 섭취, 흡입, 흡수, 주입의 4가지 형태로 분류될 수 있다(그림 21-1)

- *섭취 중독*(삼키는 독)은 흔히 볼 수 있는 가정용 및 산업용 화학물질, 약물, 부적절하게 조리 및 저장된 식품, 식물, 석유 화학제품, 특히 제초, 살충제와 같은 농업용 제품을 포함한다.
- *흡입 중독*(들이쉬는 독)은 가스, 증기, 스프레이 형태로 흡입된다. 흡입 중독을 일으키는 물질은 대개 가정용, 산업용, 농업용으로 사용되고 있다. 일산화탄소(배기가스, 목재를 태우는 난로, 용광로에서 나오는 가스), 암모니아, 염소, 분무식 살충제, 휘발성 액체 화학물질로 만든 가스를 포함한다(휘발성이란, "액체가 매우 쉽게 가스로 변할 수 있다"는 것을 의미한다. 많은 산업용 용매의 경우 휘발성이 있다).

"중독과 남용에 관련된 출동은 탐정놀이와 같다. 환자 병력에 대한 정보를 확보하고, 현장에서 중독과 남용에 대한 단서를 찾아야 한다."

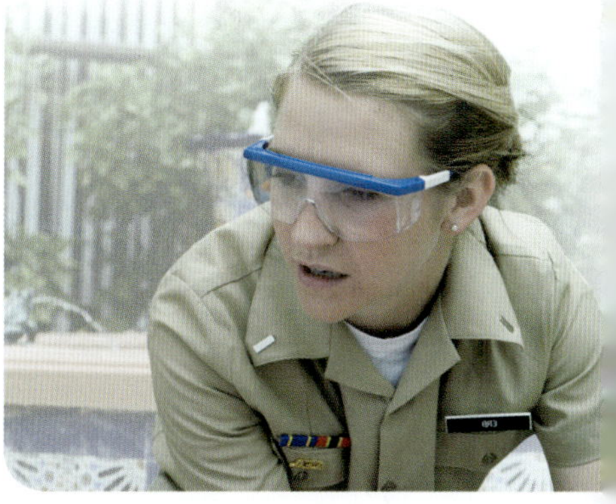

섭취 중독(ingested poisons)
삼키는 독

흡입 중독(inhaled poisons)
들이마시는 독

그림 21-1 독은 섭취, 흡입, 흡수, 주입의 방법으로 인체에 들어간다.

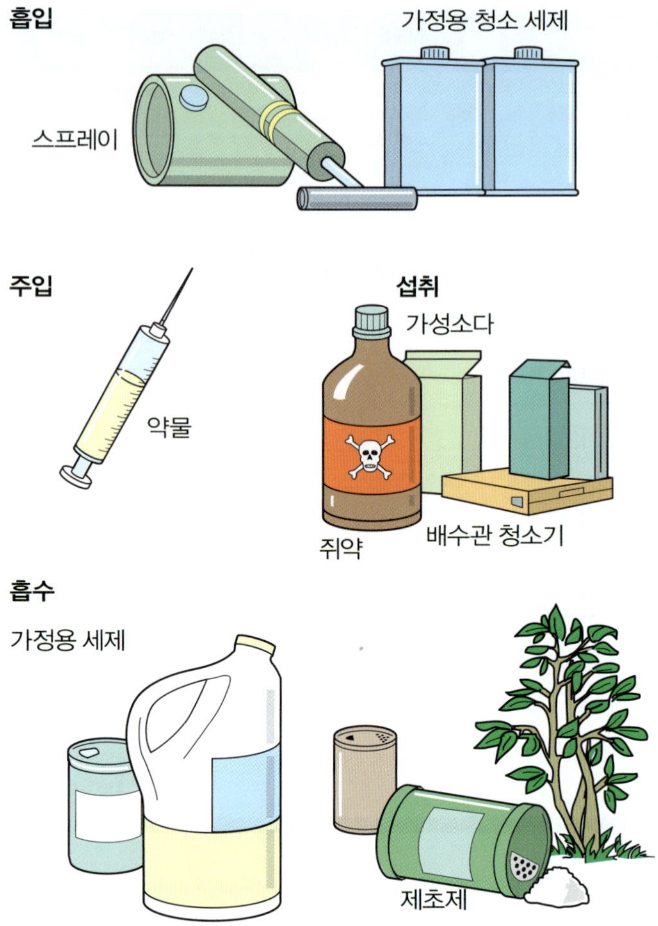

흡수 중독(absorbed poisons)
상처가 없는 피부를 통해 인체로 들어가는 독

- *흡수 중독*(상처가 없는 피부를 통해 인체로 들어가는 독)은 피부를 손상시키는 경우, 혹은 그렇지 않은 경우가 있다. 대부분의 경우, 피부를 손상시키는 부식제나 자극제로 작용하므로, 천천히 인체 조직과 혈류로 흡수되어 광범위한 손상을 야기할 가능성이 있다. 다양한 식물 혹은 해양 생물에 접촉시, 피부가 손상을 입을 수 있고 피하 조직으로 흡수될 가능성이 있다. 살충제, 농업용 화학물과 같은 흡수 중독의 경우, 피부를 손상시키지 않고 혈류 속으로 흡수된다.

주입 중독(injected poisons)
바늘, 독사의 이빨 또는 곤충의 침 등이 피부를 통해 인체 내로 들어가는 독

- *주입 중독*(피부를 통과해 주사되는 독). 가장 흔한 형태로 바늘로 주사하는 불법 마약과 독사의 이빨이나 곤충의 침으로 주사되는 독이 있다. 자세한 내용에 대해서는 이 장의 "약물 남용"과 제 22장 "환경응급"에서 설명할 것이다.

메모: 만약 의도적인 중독이나 자살시도가 의심되는 경우, 주의를 기울이며 현장에 접근하며 경찰지원을 요청한다.

소아 노트

중독 예방이 치료보다 중요하다. 응급구조사 자신의 가정과 구급대 건물에서는 약물과 다른 위험 물질을 소아의 손이 닿지 않는 곳에 보관하여 중독에 대해 "어린이 보호장치"가 시행되도록 한다. 또한 응급구조사는 학교와 지역사회 활동과정에서 대중에게 중독예방 정보를 제공할 수 있다.

섭취 중독

섭취되는 독은 삼키는 독물을 말한다. 보통 호기심 많은 어린이가 종종 독성물질을 먹거나 마셔서 일어나며, 어른이 독을 섭취한 경우는 환자가 사고로 또는 고의로 약물을 과다복용하는 경우가 많다.

핵심 개념

섭취 중독을 위한 평가와 처치

환자 평가

환자가 섭취중독의 가능성이 있는 경우, 응급구조사는 신속하게 정보를 수집해야 한다. 활성탄을 투여할 필요가 있다면, 온라인 의료지도에 부합하는 특정한 정보가 필요할 것이다.

- 어떠한 물질이 관련되어 있는가? 많은 물질이 비슷한 이름을 갖고 있다. 물질의 정확한 철자를 아는 것이 중요하다. 가능하다면, 용기를 환자와 함께 병원으로 가져간다.
- 언제 노출되었는가? 매우 빠르게 작용하는 독물의 경우, 즉시 치료가 필요하다. 인체에 영향을 미치는데 시간이 오래 걸리는 독물의 경우 다른 치료를 수행한다. 응급의학과 의료진에게 환자의 독물 섭취 추정 시간을 알려, 적절한 검사와 치료가 될 수 있도록 하는 것이 중요하다. 가족이나 목격자에게서 노출 시간에 대한 정확한 정보를 얻어내는 것이 어려울수도 있다. 만약 정확한 시간을 알 수 없다면, 노출 가능한 최초와 최후 시간이 언제인지를 결정한다.
- 얼마나 많이 섭취했는가? 환자가 섭취한 용량을 파악하는 것은 환자가 마지막으로 처방을 받은 알약 중 남아있는 알약의 수를 세는 것처럼 쉬울 수도 있고, 또는 차고 바닥에 새어나온 휘발유 양을 재는 것처럼 어려울 수도 있다. 측정된 양을 신뢰할 수 없을 때, 환자가 섭취할 수 있는 최대한의 양으로 결정한다.
- 얼마나 오랜 기간동안 섭취했는가? 어떠한 약물을 장기적으로 복용하다가 과량투여한 사람의 경우, 똑같이 과량투여를 했지만 전에 한번도 그 약물을 복용하지 않았던 사람과는 아주 다른 병원 치료가 필요하다.
- 환자, 가족 또는 선의의 목격자가 어떠한 조치를 취했는가? 내과적 문제에 대한 전통적인 가정 치료법은 악영향을 줄 수 있을 정도로 충분한 양의 물질에 노출된 사람의 경우 더욱 유해한 영향을 준다. 상품 라벨은 지난 몇 년동안 향상되어 왔지만, 상당수는 아직도 물질의 잠재적 독성노출에 대한 관리에 있어 부정확하거나 위험한 설명이 되어 있기도 하다.
- 환자의 추정 체중은 얼마인가? 환자의 체중은 섭취한 물질의 양과 함께 적절한 치료를 결정하는 데 있어 중요하다.
- 섭취로 인해 환자는 어떠한 효과를 나타냈는가? 오심과 구토는 독성 섭취의 가장 흔한 두 가지 결과이지만, 이와 더불어 의식수준의 변화, 복통, 설사, 입 주위의 화학물질 화상, 비정상적인 호흡냄새를 파악한다.

결정 포인트

- 환자의 중독인자로부터 현장이 안전한가?
- 환자에게 구토나 다른 기도 합병증으로 인한 위험이 있는가?
- 독극물 관리팀, 지도의사, 전문소생술팀, 긴급 대응 가이드 북 등 다른 자원들의 도움 요청이 필요한가?

식중독

사람이 중독될 수 있는 또 다른 경로는 부적절하게 취급 또는 조리된 음식을 섭취함을 통해서이다. 식중독은 음식물이 균이 자라기 좋은 상태가 되었을 때 증식하는 여러 가지 다른 세균에 의해 일어날 수 있다. 이것은 날고기나 생선이 요리되기 전에 실내 온도에 있거나, 세균을 제거할 만큼 높은 온도를 사용하지 않은 음식에서 종종 발생한다. 증상과 징후는 관련 세균에 따라 다양하지만, 주로 오심, 구토, 복부경련, 설사, 열 등이 있다.

손, 주방 기구, 도마, 날고기나 생선이 닿기 전과 특히 접촉 후에 모든 표면을 씻음으로써 가

현장 사례

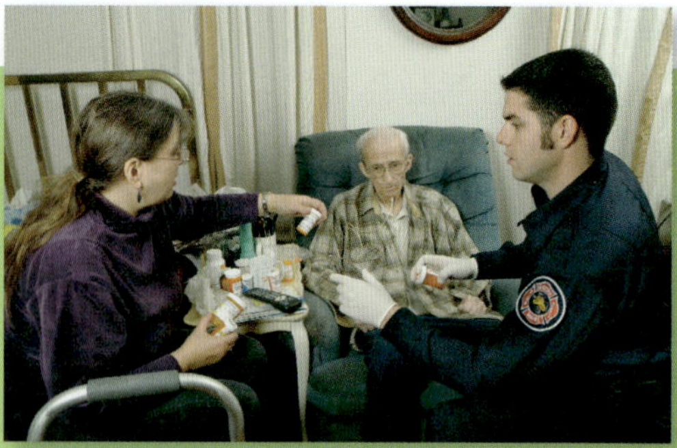

"우리는 의식이 저하되어 있는 노인이 발견된 현장에 출동했어요. 제가 사는 지역에는 유독 노인 인구가 많고 노인 보호시설이 많죠."

"신문에서 보아서 알 수 있듯이" 사회는 점점 고령화 사회가 되어가고 여러 약물들이 수명을 연장시키죠. 우리가 출동한 곳에는 친절한 한 노인이 앉아있었어요. 우리는 환자가 하루에 얼마나 많은 양의 약물을 복용하는지 듣고선 믿을 수가 없었어요. 많은 종류의 약을 매일 복용하더라구요."

"전 지금 그 약들이 환자에게 불필요한 것이었다고 말하는 것은 아니에요. 하지만 여러 다른 종류의 약들을 함께 복용하게 되면 혼합될 수도 있고, 비정상적인 작용이 발생하여 혈당이나 혈압의 변화를 가져올 수 있고 갑상선 호르몬의 수치도 변화를 가져올 수 있죠. 실제로 환자의 딸은 환자에게 그러한 증상이 발생한 것 같다고 얘기했어요."

"하지만 환자가 복용하는 약물들은 환자의 병력에 대해 전체적인 윤곽을 알 수 있도록 도움을 주었어요. 우리는 환자와 가족으로부터 환자의 전체적인 병력과 과거력을 듣는 일이 드물죠.

이 환자의 경우, 약물 목록을 보고 그의 병력을 확인하는 것에 5분 밖에 걸리지 않았어요."

정과 음식점에서 식중독을 방지할 수 있다(세균은 손이나 기타 표면에서 다른 음식으로 쉽게 전파될 수 있다). 요리한 음식을 적절한 온도에 보관하고, 날음식이나 요리된 음식을 장기간 실온에 두지 않아야 한다.

활성탄

활성탄(activated charcoal)
많은 독을 흡수하여 신체로 독이 흡수되는 것을 막아주는 물질

독물 섭취에 대해 적절한 응급처치를 제공하기 위해서, 의료지도나 지역중독관리센터에서 제공하는 설명을 따른다(절차 21–1). 의료지도는 섭취중독에 대해서 *활성탄* 투여를 지시할 것이다(절차 21–2).

활성탄은 흡착, 즉 어떤 물질이 다른 물질의 표면에 부착하는 과정을 통해 작용한다. 일반적인 목탄은 상당수의 물질을 흡착하지만, 활성탄은 틈이 많이 있도록 제조되었기 때문에, 독과 결합할 수 있는 표면적이 증가되어 활성탄의 흡착능력이 뛰어난 것이다(골판지를 잘라서 펼치면, 부드러운 외부 표면을 보고 기대했던 것 이상으로 골판지 표면이 더 넓어지는 것과 비슷하다). 활성탄은 해독제가 아니라, 흡착이나 결합 과정을 통해 많은 경우에서 독이 인체로 흡수되는 것을 막거나 줄이는 기능을 한다.

활성탄에 의해 모든 종류의 독물을 흡수할 수 있는 것은 아니다. 독성 가능성이 있는 물질의 종류가 매우 많고, 그 수가 항상 증가하고 있기 때문에, 활성탄을 사용할 수 있는 독물의 종류를 모두 기억할 수 없다. 따라서, 의료지도(가능하면 중독관리센터와 상의해서)를 통해 활성탄을 사용하는 것이 적절한지를 결정한다.

그러나, 활성탄의 사용금지 사항에 대해 알아두어야 하는 몇 가지가 있다.

- 삼킴곤란으로 활성탄을 삼킬 수 없는 환자
- 의식저하 환자는 활성탄에 질식되고, 폐 속으로 흡입될 수 있다.

절차 21-1 섭취 중독

적절한 표준예방조치를 취한다.

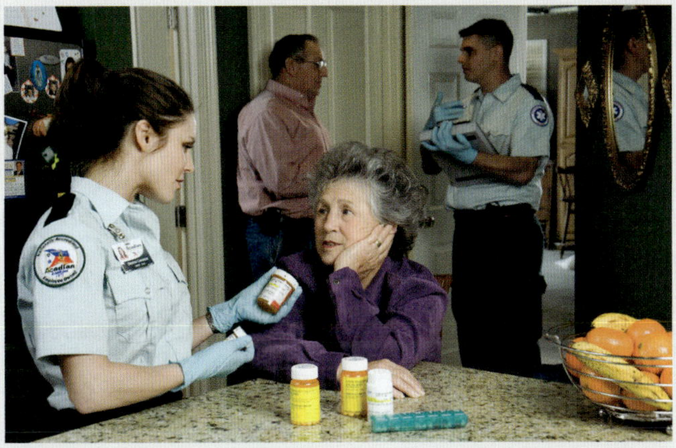

1. 정보를 빨리 수집한다.

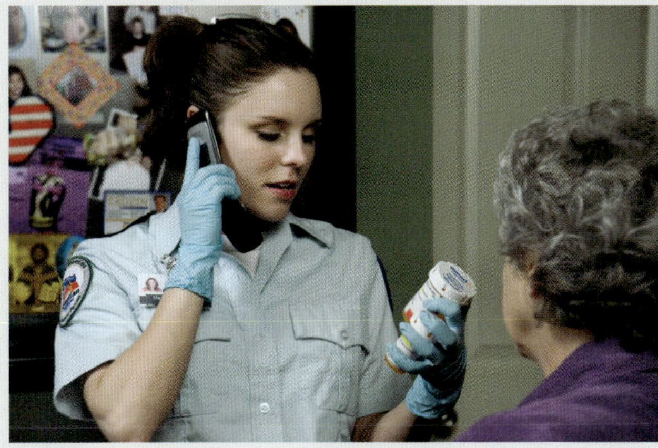

2. 현장이나 이송 도중에 의료지도를 요청한다.

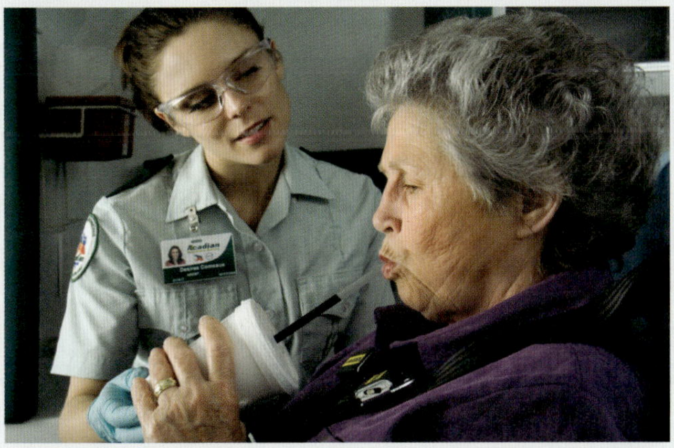

3. 지시를 받으면 활성탄을 투여한다. 빨대와 덮개가 있는 불투명한 컵에 약물을 투여한다.

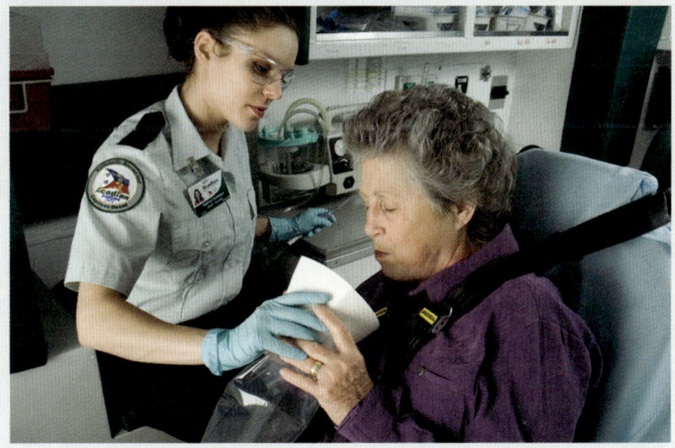

4. 환자가 구토할 수 있도록 자세를 취하고, 구토물을 모두 보관한다. 흡인 장비를 준비한다.

메모: 환자가 독을 섭취한 경우, 구강 대 구강 접촉을 피하기 위해 다른 방법, 예를 들어 포켓 마스크나 다른 차단장비로 인공호흡을 사용한다.

- 산이나 알칼리를 섭취한 환자는 부식성 물질이 입, 목젖, 후두를 심하게 손상시킬 수 있기 때문에 활성탄을 복용하지 말아야 한다. 활성탄은 이미 발생한 손상을 치료할 수 없으므로, 활성탄을 삼키면 더 심각한 손상을 초래할 수 있다. 부식성 물질로는 오븐 세척제, 하수구 세척제, 화장실 세척제, 양잿물이 있다.
- 휘발유를 빨아올리다가 우연히 삼킨 환자에게는 활성탄을 사용해서는 안 된다. 환자는 격렬하게 기침을 하고 가솔린을 흡입할 가능성이 있다. 이러한 환자는 활성탄을 삼킬 수도 없다.

활성탄은 다양한 상품이 있으며, 그 가운데 표면적이 더 큰 것이 있다. 의료지도를 통해 적절한 상품명을 선택하도록 한다.

절차 21-2 활성탄

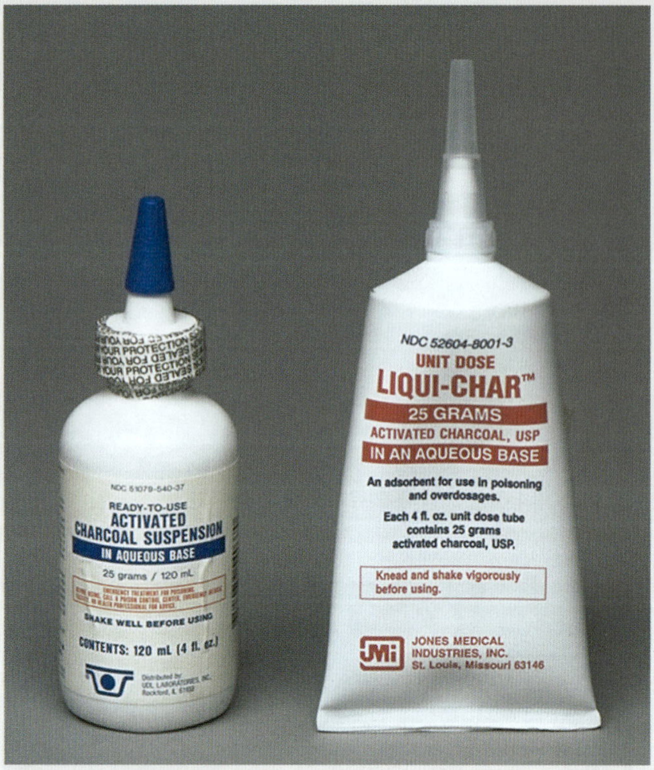

약물 명칭

1. 일반명: 활성탄
2. 상품명: 슈퍼찰, 인스타찰, 액티도즈, 리퀴찰 등

적응증

섭취 중독

사용금지

1. 의식수준의 변화
2. 산이나 염기 섭취
3. 삼킬 수 없을 때

약물 형태

1. 물과 혼합된 활성탄 12.5g 이 플라스틱 병에 담겨져 있다.
2. 분말 형태는 현장에서 사용하지 않도록 한다.

용량

1. 성인과 소아: 체중 kg당 1g의 활성탄
2. 성인 표준량: 25~50g
3. 소아 표준량: 12.5~25g

투여

1. 의료지도의 자문을 구한다.
2. 철저하게 용기를 흔든다.
3. 약물이 진흙처럼 보여서, 환자가 거부감을 보일 수 있다. 용기 덮개와 빨대를 이용해서 환자가 약물을 보지 않도록 한 후, 약물을 섭취하도록 유도한다.
4. 환자가 바로 약물을 마시지 않는다면, 탄이 굳어지게 되므로, 복용하기 전에 다시 흔들거나 젓는다.
5. 약물의 명칭, 분량, 투여경로, 투여시간을 기록한다.

약물 작용

1. 활성탄은 특정 독을 흡착(결합)하여 인체로 흡수되지 않도록 한다.
2. 활성탄의 흡착도가 다르므로, 사용할 활성탄의 종류에 대해 의료지도의 자문을 구한다.

부작용

1. 검은 대변
2. 어떤 환자는, 특히 오심을 야기하는 독을 섭취했을 경우 구토 할 수 있다. 만약 환자가 구토한다면 그만큼의 분량을 한 번 더 투여한다.

재평가

1. 환자가 구토하거나 더 악화되는 것에 대비한다.

특히 의도적으로 과량투여한 환자는 활성탄 복용을 거부할 수 있다. 환자에게 결코 억지로 활성탄을 삼키도록 하지 않는다. 만약 환자가 거부한다면 의료지도에게 알리고 지속적인 평가와 처치를 계속한다.

활성탄 vs. 토근시럽 중독 환자의 전통적인 치료에는 토근시럽이었다. 이 약은 대부분의 환자에게 구토를 일으킨다. 구토가 발생하면, 위 내용물의 1/3 이하 정도가 제거된다. 토근 시럽은 효과가 느리게 나타나며, 상대적으로 효과적이지 않고, 환자가 구토물을 흡입할 가능성이 있어 현재 사용이 거의 되지 않는다. 중독관리센터는 소아 환자에 한해서 토근 시럽 처치를 지도하는 경우가 아주 드물게 있긴 하지만, 대부분의 중독과 과량투여 환자에게 의료진이 처음으로 선택하는 약물은 활성탄이다.

중독관리센터는 어린 아이에게 토근시럽을 적절히 사용하도록 지시하는 경우가 종종 있긴 하지만, 대부분의 중독 또는 과량투여 환자에게 의료진이 처음으로 선택하는 약물은 활성탄이다. 그렇기 때문에 현재 응급구조사의 표준 교육과정에 토근시럽이 아닌 활성탄 사용이 포함되었다.

희석

때때로 의료지도를 통해 독성물질을 *희석*하라고 지시받는 경우가 발생한다. 이는 성인 환자의 경우 1~2잔의 물이나 우유를 마셔야 한다는 의미다. 소아는 일반적으로 반 잔 또는 한 잔을 마셔야 한다. 물로 희석하면 독물의 흡수 속도를 저하시킬 수 있으며, 우유는 위에 대한 자극을 진정시킨다. 의료 지도나 중독관리센터가 병원으로 이송할 필요가 없다고 결정한 환자에게 희석요법을 시행한다.

희석(dilution)
어떤 물질과 혼합되어 묽어지고 약해지는 것. 섭취된 독은 물이나 우유를 마심으로써 희석된다.

환자 처치

섭취 중독

섭취 중독 환자의 응급처치는 다음과 같다.

1. 1차 평가시, 생명을 위협하는 문제를 즉시 발견하여 치료한다. 중환자는 신속하게 이송할 필요성이 있는지를 평가한다.
2. 2차 평가를 수행한다. 장갑을 착용하고, 조심스럽게 환자의 입에서 알약, 정제, 약부스러기를 제거한다. 환자의 입에서 제거한 물질은 포장하여 환자와 함께 이송되도록 한다.
3. 활력징후를 평가한다.
4. 의료지도와 상담한다. 지시 받은 대로, 독을 흡수하기 위해서 활성탄을 투여하거나, 희석시키기 위해서 물이나 우유를 투여한다. 대개 이송 도중 실시된다.
5. 환자가 복용한 약물의 용기, 약병, 라벨을 환자와 함께 의료기관으로 이송한다.
6. 이송 중에 계속하여 평가를 수행한다.

메모: 섭취중독 환자의 경우 때때로 보조호흡장치를 필요로 한다. 직접적인 구강대 구강 호흡은 감염성 질환의 전달 뿐만 아니라 환자의 입술, 기도, 혹은 구토물에 남아있는 독성물질과 접촉가능성이 있어 위험하다. 섭취중독의심 환자에게 보조호흡을 시행할 경우, 한방향으로만 흐르는(one-way valve)를 갖춘 포켓 마스크, 산소공급 가능한 백밸브마스크 유닛, 혹은 양압호흡기를 사용한다.

해독제

일반인들은 대개 모든 독에는 *해독제*, 즉 독이나 그 효과를 중화시킬 수 있는 물질이 있다고 생각한다. 실제로는 그렇지 않다. 해독제는 몇 가지 종류에 불과하고, 매우 한정된 독소에만

해독제(antidote)
독이나 그 효과를 중화시킬 수 있는 물질

소아 노트

소아와 영아는 자신이 발견한 무엇이든 집어서 맛을 본다. 어른이 삼키리라고 상상할 수도 없는 표백제나 알칼리액와 같은 독성 물질을 삼킨다. 소아의 자연스런 호기심으로 비의도적인 중독사고의 희생자가 되는 경우가 가장 많다.

섭취한 중독 물질의 양을 측정하는 것과 함께 영아나 소아의 체중을 측정하는 것이 중요한데, 이러한 정보는 의료지도가 적절한 치료를 결정하도록 돕는다.

응급구조사는 항상 영아나 소아가 치사량의 독을 섭취했을 가능성을 염두해두어야 한다. 소아가 정확히 얼마나 독을 섭취했는지를 아는 것은 매우 어렵거나 불가능하다. 의료지도에게 연락하고, 추천하는 치료방법대로 투여하고, 소아를 병원으로 이송한다.

절차 21-3 날록손

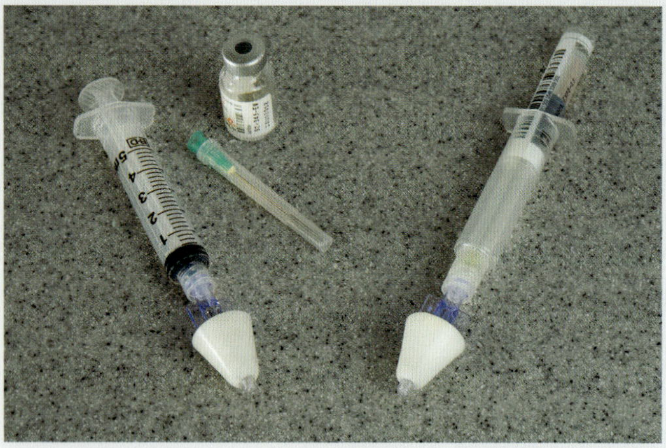

약물 명칭
1. 일반명: 날록손
2. 상품명: 날칸

적응증
1. 마약성 진통제 과량투여 의심
2. 원인을 알수 없는 혼수상태

금기증
1. 적절한 호흡이 가능하고 스스로 기도 유지가 가능한 환자

약물 형태
액체

용량
0.4–2.0mg

투여
1. 지역 프로코콜의 지시에 따라 온라인 혹은 오프라인으로 의료 지도를 확보한다.
2. 약물을 코안으로 주입하기 전에 환자의 콧구멍이 막히지 않았는지(혈액, 점액 등) 확인하거나 코안으로 주입해서는 안될 또 다른 이유들이 있는 지 확인한다. (심각한 손상 혹은 코 점막 파괴 등)
3. 환자가 공격적인 성향으로 보인다면, 약물투여전 환자를 억제대에 적용하는 것을 고려한다.
4. 날록손이 들어있는 주사기에 분사기를 부착한다.
5. 분무기를 환자의 콧구멍 속으로 서서히 밀어 넣어 단단히 고정되게 한다.
6. 정해진 약물 용량만큼 주사될 수 있도록 끝까지 강하고 빠르게 누른다. 단, 한쪽 콧구멍당 한 번 주입 시 0.5mL로 제한한다.
7. 필요한 경우 다른 쪽 콧구멍에도 투여하도록 한다.
8. 약물명, 용량, 투여경로, 약물투여 시간을 기록한다.

약물 작용
1. 마약성 진통제 복용으로 나타나는 의식 소실 또는 호흡 곤란등의 효과를 역전시킨다.

부작용
1. 마약성 진통제의 종류에 따라 환자에게 금단증상을 야기할 수도 있다.

재평가
1. 의식 수준과 호흡수 및 호흡 깊이를 자주 평가한다. 날록손의 지속 효과가 특정 마약의 지속효과보다 짧을 수 있으며, 따라서 환자가 호흡저하와 함께 혼수상태에 빠질 수 있다.

해독작용을 하는 것으로 알려져 있다. 현재, 중독과 과량투여의 치료의 경우, 가능한 흡수 방지(활성탄의 투여와 같은 방법)와 보존 치료(기도 유지, 산소투여, 쇼크에 대한 치료)로 이루어진다. 일부 독성의 경우, 병원에서 전문치료가 이루어진다(해독제의 투여와 신장투석).

미국의 많은 주에서 사용 가능한 해독제 중 하나로 날록손(naloxone)이 있다(절차 21-3). 날론손은 마약으로 인한 의식과 호흡 동력에 대한 억제 효과를 직접적으로 반전시키는 약제이다. 마약 남용으로 인한 사망사고가 증가함에 따라, 다수의 미국 주에서는 호흡 부전으로 인한 사망의 위험이 있는 환자에게 응급구조사 뿐만 아니라, 일반인들도 날록손을 투여할 수 있도록 허가하는 법안을 제안하였다. 날론손은 환자 체내에 날론손의 표적인 마약이 존재하지 않는 경우, 다른 작용을 일으키거나 효과를 나타내지 않으며, 다양한 방법으로 투여가 가능하다는 장점이 있다. 한가지 손쉬운 투여방법으로 비강내로 스프레이가 가능하며, 주사투여를 할 필요가 없다. 코 점막 모세혈관의 원활한 혈액공급에 의해 날론손의 체내 흡수가 가능하며, 전신으로 순환되어 마약 효과를 반전시킨다(절차 21-4).

절차 21-4 마약성 진통제 남용을 위한 날록손 해독

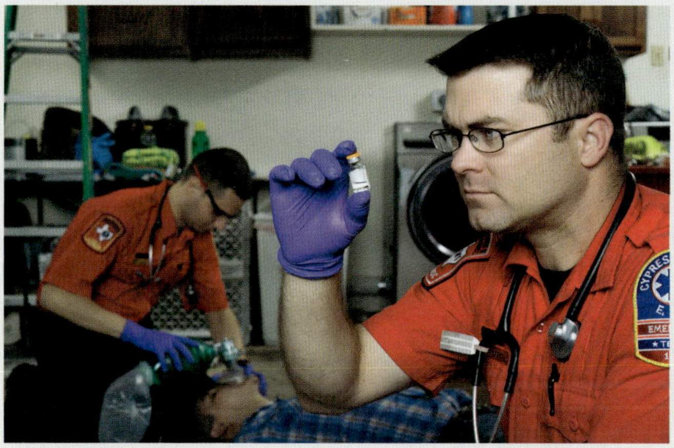

1. 약물의 지시사항과 약물안전기본 5가지 수칙을 확인한다.

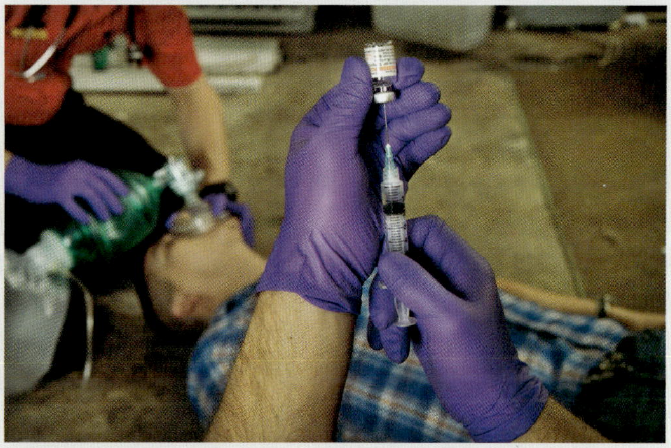

2. 날록손을 준비한다(즉시 사용 가능한 형태로 포장되어 있는 제품도 있다).

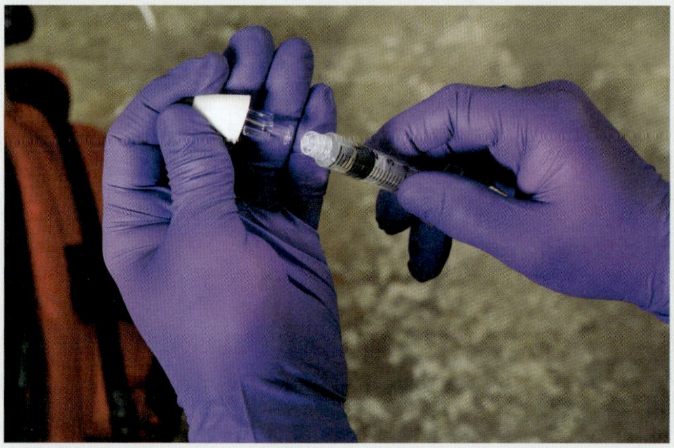

3. 분무기를 주사기에 부착한다.

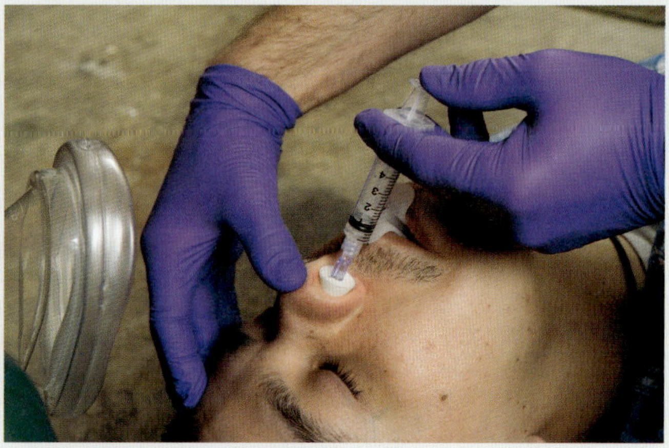

4. 콧구멍으로 날록손을 투여한다.

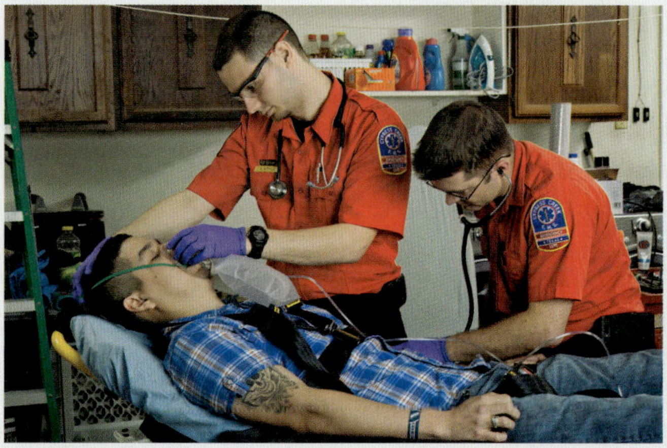

5. 적절한 호흡이 이루어지고 있는지 재평가한다. 호흡이 없거나, 부적절한 상태인 경우, 날록손을 재투여한다.

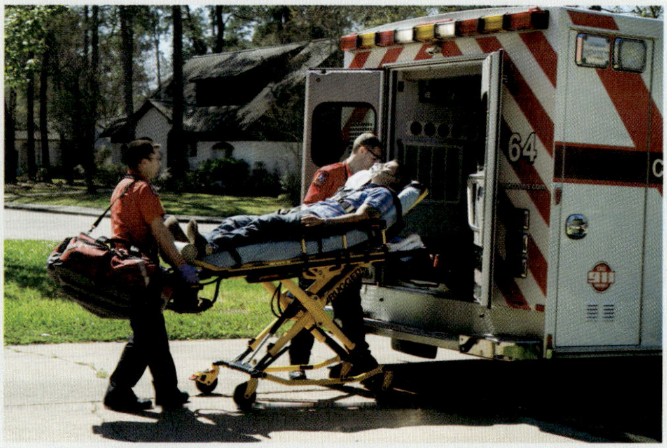

6. 환자를 이송한다.

Inside Outside

아세트아미노펜 중독

아세트아미노펜 과량투여는 약물 과량투여 환자의 입원 원인 중 가장 흔한다. 아세트아미노펜은 많은 약물의 구성 성분으로 사용되고 있으며, 또한 뛰어난 진통효과를 나타내기에 약물 과량투여에 이르기 쉽다. 아세트아미노펜은 지나친 음주 혹은 간 기능에 문제가 있는 환자를 제외하고 건강한 사람이 적정용량으로 복용시 안전하지만, 과다복용시에는 매우 위험한 약물이다. 아주 과량의 아세트아미노펜을 복용하게 되면, 간은 과량의 아세트아미노펜을 감당하지 못하고 해독작용을 하지 못하게 된다. 이후 수 시간에 걸쳐, 간은 돌이킬 수 없는 손상을 받게 된다. 그러나, 과다복용 후 12시간 이내로 해독제가 투여되면, 간기능 회복과 함께 환자를 회복시킬 수 있다.

아세트아미노펜 과다복용의 증후와 증상은 지연되어 나타나고 특이적이지도 않다. 초기 4시간에서 12시간 사이, 대부분의 환자는 입맛을 잃고, 메스꺼움, 구토를 경험하게 된다. 하루 혹은 이틀 정도가 지나면, 해독제가 작용하기에 너무 늦은 시기이며, 우상복부통증과 황달이 나타나기도 한다.

병원전 평가와 관리에 관한 주요한 사안이다.

- 아세트아미노펜과 함께 다른 약물의 과다복용을 의심하여 본다.
- 상황에 따라, 약품 수납 선반과 쓰레기통을 살펴 빈 약통이 있는지 살펴본다.
- 두드러지게 나타나는 생명에 대한 위협에 대한 대응을 가장 먼저 처리한다. 아세트아미노펜 중독에 의한 효과는 지연되어 나타나는 특성이 있으므로, 병원이송 후 처치가 가능하다.

핵심 개념

흡입 중독을 위한 평가와 처치

흡입 중독

흡입 중독은 대기에 있는 것으로, 환자 뿐 아니라 응급구조사도 흡입될 위험이 있다. 일산화탄소 중독이 흔히 발생하는 문제이다. 흡입할 위험이 있는 다른 독으로는 염소가스(종종 수영장 약품에서), 암모니아(종종 가정용 세제에서 나온다), 분무농약과 살충제, 이산화탄소(산업체) 등이 있다.

메모: 만약 환자가 독을 흡입했다고 의심되면, 조심스럽게 현장에 접근한다. 몇몇 응급의료서비스 체계에서는 위험한 환경(염소 가스, 암모니아, 연기)에서 사용하는 방호복과 자가호흡기구(SCBA)의 사용 훈련을 한다. 흡입된 독은 또한 피부를 통해 흡수될 수 있다는 것을 기억한다. 만약 응급구조사가 적절한 장비가 없거나 훈련을 받지 못했다면, 적절히 장비를 갖추고 훈련을 받은 사람을 호출해야 한다.

환자 평가

흡입 중독

가능한 빨리 다음의 정보를 수집한다.

- **어떠한 물질이 관련되어 있는가?** 그 정확한 이름을 알아낸다.
- **언제 노출되었는가?** 환자가 독성가스에 노출되었을 때, 노출이 발생하였을 가장 빠른 시간과 가장 늦은 시간을 알아내서 가능한 노출 시작 시간을 추정한다.
- **얼마나 오랫동안 노출되었는가?** 독성 가스에 더 오래 노출될수록, 독은 신체에 더 많이 흡수될 것이다.
- **어떤 조치가 취해졌는가?** 누군가 환자를 그 장소에서 바로 대피시켰거나 환기를 했는가? 이러한 조치는 언제 취하였는가?
- **노출로 인해 환자는 어떠한 증상을 호소하는가?** 오심과 구토는 모든 유형의 중독에서 매우 흔하다. 독을 흡입했다면, 환자가 호흡곤란, 가슴통증, 기침, 쉰 목소리, 현기증, 두통, 혼란, 발작, 의식수준의 변화가 있는지 알아본다.

절차 21-5 흡입 중독

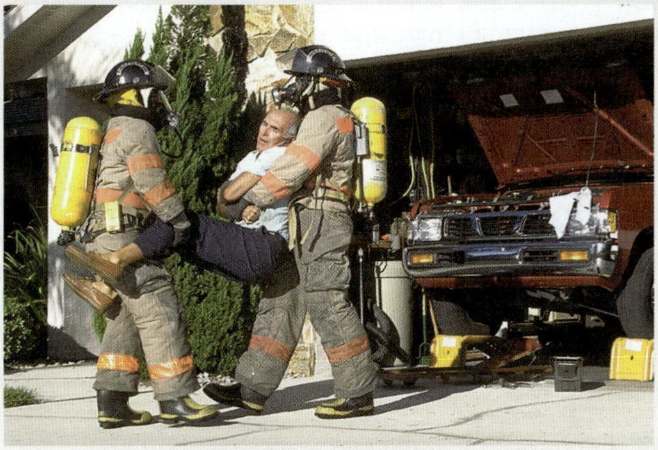

1. 환자를 독이 있는 환경으로부터 격리시킨다.

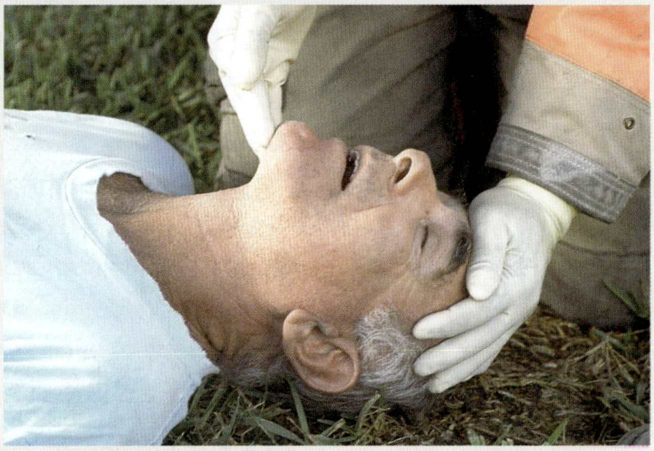

2. 기도를 개방한다.

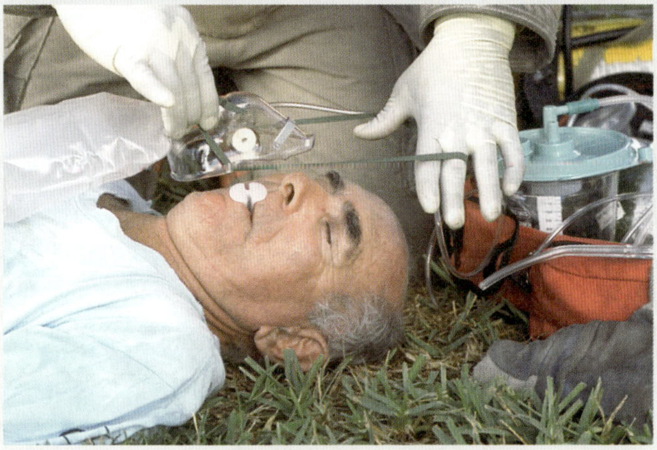

3. 입인두기도기를 삽입하고 비재호흡마스크로 고농도 산소를 투여한다.

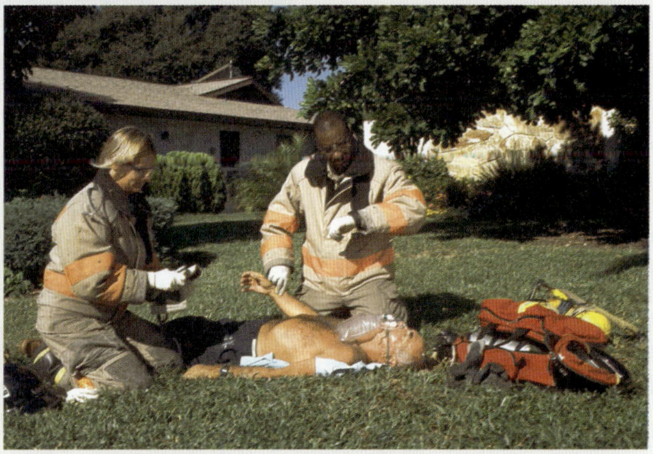

4. 환자의 병력을 수집하고, 기본 활력징후를 측정하고, 청진하기 위해 가슴을 노출시킨다.

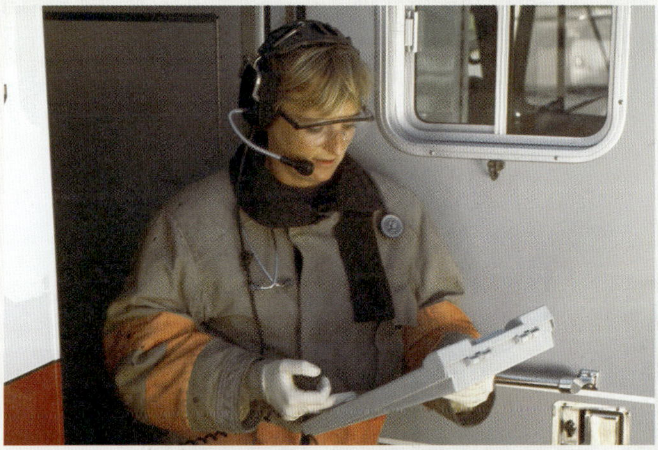

5. 지도의사와 연락한다.

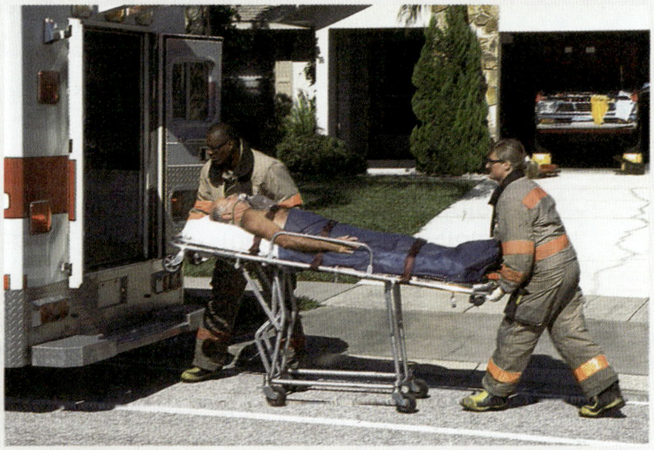

6. 환자를 이송한다.

메모: 위험한 연기 혹은 가스가 존재하는 상황에서는 환자를 현장에서 이송하기 위해 보호복과 자가호흡장치(SCBA) 착용하거나 혹은 훈련된고 장비를 갖춘 요원을 기다린다.

환자 처치

독을 흡입했을 때, 병원전 치료의 원칙은 기도를 확보하고 호흡을 유지하는 것이다(절차 21-3). 흡입 중독의 경우, 산소는 매우 중요한 약물이다. 어떤 독은 흡입하면 혈액이 산소를 정상적으로 운반하지 못한다. 어떤 경우는 처음부터 산소를 혈류 안으로 들어가지 못하도록 역할을 한다. 이러한 경우 기도를 개방하고, 필요하면 환기하고, 고농도 산소를 제공하는 응급구조사의 능력이 흡입 중독 환자의 소생을 좌우할 것이다.

응급처치 단계는 다음과 같다.

1. 만약 환자가 안전하지 못한 환경에 있다면, 훈련받은 구조자가 환자를 안전한 장소로 대피하게 한다. 일차 평가에서 생명을 위협할 만한 문제를 발견하고 즉시 처치한다. 중환자는 신속한 이송의 필요성이 있는지를 평가 한다.
2. 활력징후를 포함하여 이차평가를 시행한다.
3. 고농도 산소를 투여한다. 고농도 산소투여는 독을 흡입한 경우 환자의 기도를 개방하고 난 후의 가장 중요한 치료법이다.
4. 현장에서 발견된 모든 용기, 약병, 물질의 라벨을 환자와 함께 의료기관으로 이송한다.
5. 이송 중 평가를 지속한다.

일산화탄소

일산화탄소는 가장 일반적으로 흡입되는 독의 하나로, 대개 차량 배기가스 및 화재와 관련있다. 목재를 사용하는 난로가 부적절하게 환기되거나, 난방과 실내 요리를 할 때 적절하게 환기가 되지 않는 장소에서 석탄을 사용하면 일산화탄소가 축적될 수 있기 때문에, 최근 일산화탄소 중독의 경우가 증가하고 있다. 기름, 가스, 석탄을 사용하는 난방 기구가 제대로 작동하지 않으면 이 또한 일산화탄소의 근원이 될 수 있다.

일산화탄소는 무색, 무미, 무취이기 때문에, 특별한 장비 없이는 그 존재를 직접 발견할 수 없을 것이다. 목재사용 난로, 차고 문, 자동차 수리작업이 진행 중인 차고 위의 침실, 그리고 환자가 오랫동안 공회전하는 차에 타고 있었음을 암시하는 증거와 같은 일산화탄소 중독 가능성을 찾아야 한다. 일산화탄소를 흡입하면 적혈구가 정상적으로 산소를 운반할 수 없다. 낮은 농도라도 장기간 노출되면 극적인 효과를 일으킬 수 있다. 저산소증이 더 심해지면 사망할 것이다.

일산화탄소 중독의 증상과 징후는 독감과 비슷하기 때문에 속아 넘어가기 쉽다. 응급구조사는 특히 다음과 같은 것을 확인해야 한다.

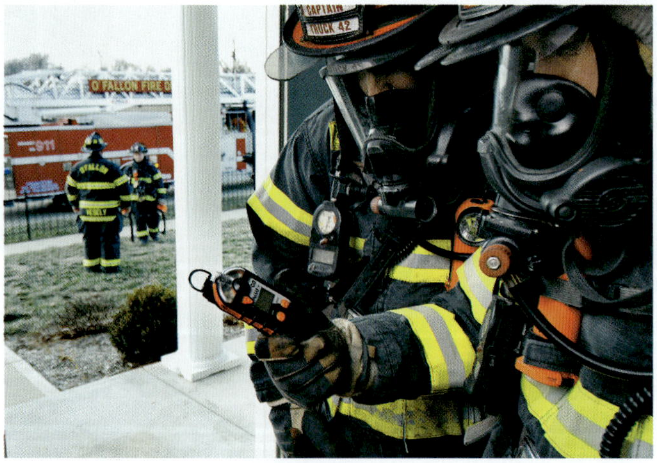

그림 21-2 구조자는 특수장비를 사용하여 주변환경에 일산화탄소가 노출되었는지를 감지하는 것이 필요하다.

- 두통, 특히 "머리 주위에 띠를 두른 것 같은"
- 현기증
- 호흡곤란
- 오심
- 청색증
- 의식 변화; 심한 경우 무의식을 일으킬 것이다.

응급구조사가 폐쇄된 공간에서 멍하고 독감 같은 증상을 보이는 환자를 치료할 때는 항상 일산화탄소 중독을 의심해야 한다. 이것은 같은 장소에 있던 한 무리의 사람들이 유사한 증상을 보일 경우 일산화탄소 중독인 경우가 맞다. 일산화탄소 중독 환자는 위험한 환경에서 벗어난 직후 호전된 것을 느끼기 시작한다. 그러나, 계속 산소를 투여하고 병원으로 이송하는 것이 매우 중요하다. 산소는 일산화탄소 중독의 해독제이지만, 환자의 혈류에서 일산화탄소를 세척해내는 데는 시간이 걸린다. 이러한 환자는 노출로 인해 신경학적 이상과 같은 심한 결과가 일어날 수 있기 때문에 의학적 평가가 필요하다.

메모: 일산화탄소 중독자는 흔히 입술이 매우 빨갛게 된다는 이야기를 들어본 적이 있을 것이다. 하지만 실제로 일산화탄소 중독 환자의 경우 반드시 빨간 피부가 나타나는 것은 아니다.

연기 흡입

연기 흡입은 심각한 문제로, 열과 화학물질에 대한 화재 현장에서 발생한다. 화재의 원인물질에서 나오는 연기에는 많은 독성물질이 포함되어 있다. 현대 건축 재료와 가구에는 플라스틱과 기타 합성물질이 종종 포함되어 있어 이것 이 타거나 과열되면 독성연기가 나온다. 연기 속에 있는 물질이 피부에 화상을 입히고, 눈에 자극을 주고, 기도를 손상시키고, 호흡 정지를 야기하며, 경우에 따라 심장 정지를 일으킬 수 있다. 응급구조사로서 눈에 자극이 있는 지(충혈되었는지, 눈물이 고였는지), 그리고 훨씬 더 주의하여 연기와 관련된 기도 손상을 발견해야 될 것이다.

연기흡입으로 인한 기도손상의 징후는 다음과 같다.

- 호흡곤란
- 기침
- "연기" 냄새가 나거나, 현장에서 관련된 화학 물질의 냄새가 나는 호흡
- 환자의 입이나 코 주위에 묻어있는 검은 잔재물
- 환자가 기침한 가래에 있는 검은 잔재물
- 과열된 공기로 그을린 코털

연기흡입으로 고통받고 있는 환자를 안전한 곳으로 이동시키고 흡입된 독과 같은 방법으로 처치를 해라, 즉 환자를 평가하고 고농도 산소를 공급하고 이송해라. 연기를 흡입한 사람은 일산화탄소를 흡입한 것과 유사하므로 맥박산소측정기 수치가 100%일지라도 고농도 산소를 투여해라. 일산화탄소헤모글로빈은 산소헤모글로빈처럼 붉은색을 나타내므로 맥박산소측정기로 이 둘을 구부하지는 못한다.

메모: 독성가스와 기도 이물질에 대한 인체의 반응은 종종 지연될 수 있다. 연기를 흡입한 환자는 아직 심한 증상을 느끼지 않더라도 모두 의사의 진찰을 받아야 한다는 것을 알고 있어야 한다.

"세척제 자살"

일본에서 유행했던 자살 방법은 어느새 미국까지 확산되었다. 쉽게 구할 수 있는 두 가지 화학물을 혼합하여, 유독성의 수소황화물가스에 노출될 수 있다. 일본에서 포함되는 화학물질은 "세척제 자살"이라는 화장실 세척제와 목욕소금이다. 목욕소금 같은 종류는 미국에서는 시판되지 않고 있다. 그러나 다른 화학물질은 미국에서 시판되고 같은 결과를 가져온다
강력한 가정용 세척제와 같은 산의 소스, 유황의 소스, 그리고 살충제는 그들을 혼합했을 때 유독성의 수소황화물가스의 의미 있는 양을 빠르게 방출한다

황수소황화물은 썩을 달걀 냄새로 가장 잘 알려졌다. 그러나 그것은 중등도의 농도에도 아주 위험할 수 있다는 것은 잘 알려져 있지 않다. 수소황화물은 산소를 대신할 뿐만 아니라 세포에서 철분과 결합하고 산소가 이들 세포에 결합하는 것을 방해한다. 그리고 그것이 필요한 곳에 영향을 미친다. 경미한 노출에 기침, 눈의 자극, 목의 통증을 가져온다. 좀 더 심한 노출에는 현기증, 오심, 호흡곤란, 두통 그리고 구토를 초래 할 수 있다. 심각한 경우에는 폐부종에 이어 결국에는 죽음에 이르게 될 것이다.

일본에서 유독성가스로 자살하는 방법으로는 에워싼 공간에서 작은 화학물질를 화합하는 것이 포함된다. 그리고 경고표시가 붙어 있을 때는 위험물질 취급팀에게 신고를 해야 하고 환자에게 접근하려고 하지 말아야 한다. 이 경고 표시는 일본에서 흔할지라도 이 방법으로 자살을 시도하는 사람들에게는 명확하지가 않고 구조자들에게 아주 정중한 표시가 될 것이다.

이런 방법의 자살이 미국에서는 아직 흔하지 않더라도 응급구조사들은 "세척제 자살"이 발생한 현장에 접근할 때 아주 조심해야한다. 경고사인으로 좁고, 밀폐된 공간을 확인해야한다. 그 예로서 창과 문이 테이프로 봉해진 차와 같은 것이 있다. 접근하지 못하도록 사람들에게 알리는 표시나 메모는 매우 심각하게 받아들여야 한다. 경고표시가 붙은 장소의 문을 열기전에 위험물을 취급하는 서비스 기관에 알리고 환자를 이동시켜야하고 또 다른 희생자가 되지 말아야 한다.

흡수 중독

핵심 개념
흡수 중독을 위한 평가와 처치

흡수 중독은 피부를 손상시키거나 종종 자극을 일으킨다. 어떠한 독은 피부에 거의 혹은 전혀 손상을 입히지 않고도 흡수될 수 있다.

메모: 독성물질이 환자에게 흡수되는 것과 같이 응급구조사도 독성물질에 흡수될 수 있다. 응급구조사가 보호장비를 착용해서 이러한 물질에 노출되지 않도록 방지하는 것은 중요한 일이다. 소방관은 응급구조사가 환자와 접촉하기 전에 환자에게 오염된 독성물질을 제거할 필요가 있다.

환자 평가

흡수 중독

가능한 빨리 다음의 정보를 수집한다.

- **어떠한 물질이 관련되어 있는가?** 그 정확한 명칭을 알아낸다.
- **언제 노출되었는가?**
- **얼마나 많은 물질에 노출되었는가?** 피부의 얼마나 넓은 부위에 물질이 닿았는가?
- **얼마나 오랜 기간동안 노출되었는가?** 환자의 피부가 더 오래 독에 노출될수록 독은 더 잘 흡수될 것이다.
- **어떠한 조치가 취해졌는가?** 누군가 환자에게서 물질을 세척했는가? 그랬다면, 무엇을 사용했는가? 독을 중화하기 위해 화학물질을 사용했는가?
- **노출로 인해 환자는 어떠한 증상을 호소하는가?** 환자의 피부가 액체와 분말에 노출되어있는 경우에 흔한 증상과 징후는 화상, 소양증, 자극, 발적이 포함된다.

절차 21-6 흡수 중독

먼저 표준예방조치를 취한다.

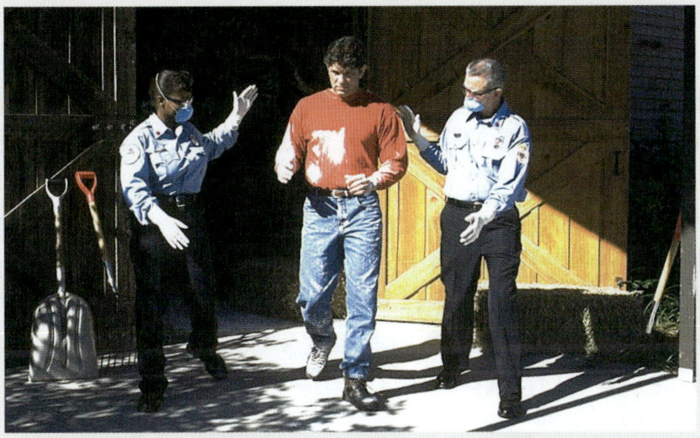

1. 환자를 안전한 곳으로 옮기거나 독을 환자에게서 제거한다. 응급구조사가 독에 오염되지 않도록 한다.

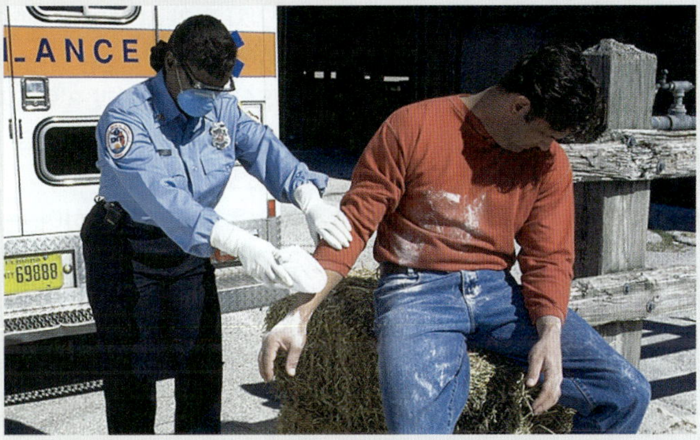

2. 환자에게 묻은 분말을 털어낸다. 환자의 피부가 벗겨지지 않도록 조심한다.

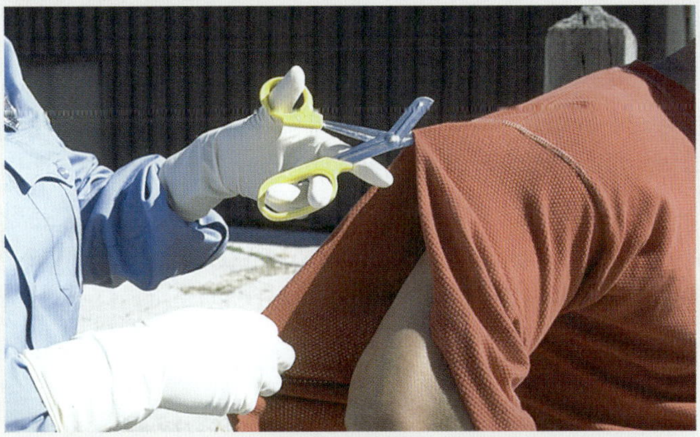

3. 오염된 의복과 기타 물체를 제거한다.

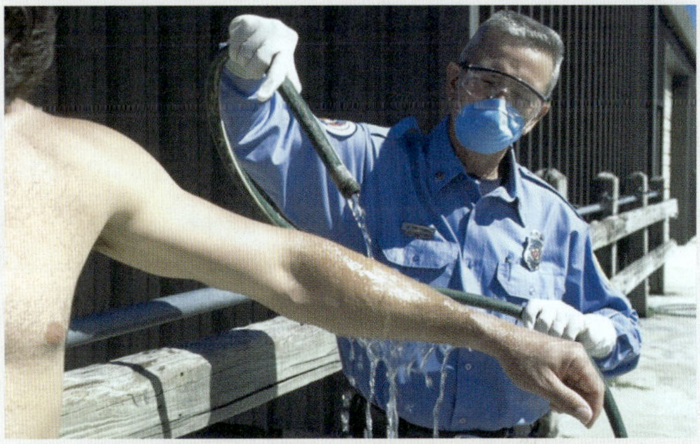

4. 최소 20분 동안 깨끗한 물로 세척한다. 오염된 물을 모아서 안전하게 폐기한다.

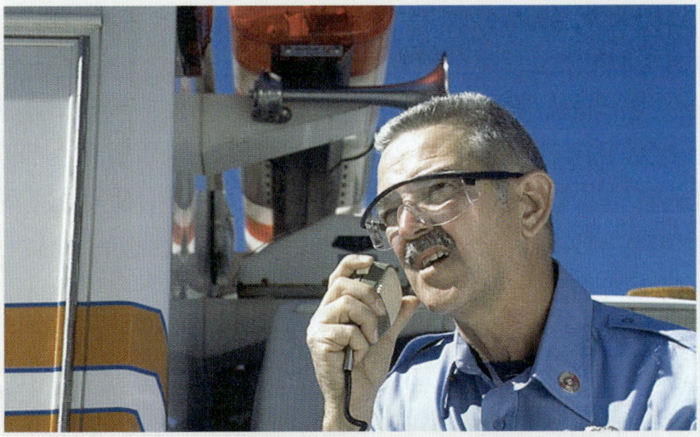

5. 지도의사에게 연락한다.

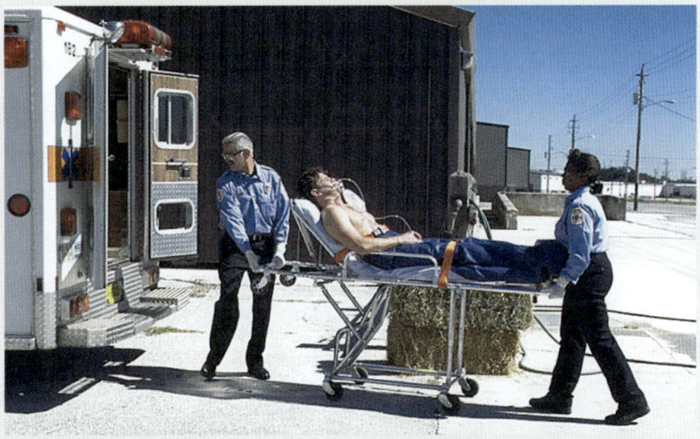

6. 환자를 이송한다.

메모: 독성물질과 접촉한 응급구조사의 피부를 보호하기 위한 조치를 취하거나 보호복을 입고 필요하다면 적절하게 보호장비를 착용한 소방관들 또한 다른 사람들이라도 응급구조사가 환자를 만나기 전에 환자에게서 오염된 물체를 제거하도록 한다.

환자 처치

흡수 중독

흡수 중독 환자의 응급처치는 다음이 포함된다.

1. 일차 평가 시 생명을 위협할 만한 문제를 발견하고 즉시 처치한다. 중환자의 경우 신속한 이송을 고려한다.
2. SAMPLE 병력과 활력징후를 수행하여 핵심적 병력을 수집하고 신체검진을 수행한다. 이 때 응급구조사는 본인 스스로 오염되지 않도록 보호하면서 동시에 환자의 오염된 옷을 제거하는 것도 포함된다.
3. 다음과 같이 실시하여 독을 제거한다.
   - 분말: 분말을 솔로 털어내고 나서, 계속하여 기타 흡수된 독물과 같이 처치한다.
   - 액체: 최소 20분 동안 깨끗한 물로 세척하고, 가능하면 이송 도중에도 지속한다.
   - 눈: 최소 20분 동안 깨끗한 물로 세척하고, 가능하면 이송 도중에도 지속한다.
4. 현장에서 발견된 모든 용기, 약병, 물질의 라벨을 환자와 함께 의료기관으로 이송한다.
5. 이송 도중에 평가를 지속한다.

흡수 중독 환자의 가장 중요한 처치는 피부나 눈에서 독을 제거하는 것이다(절차 21-6). 독을 제거하는 최선의 방법은 피부나 눈을 많은 양의 깨끗한 물로 세척하는 것이다. 정원용 호스나 소방 호스를 사용하여 환자의 피부를 세척하는 것이 좋지만, 피부가 높은 수압으로 추가 손상을 받지 않도록 조심한다.

산이나 염기를 물로 희석한 식초나 베이킹 소다와 같은 용해제로 "중화"하지 말아야 한다. 이와 같은 사고가 일어났을 때, 이러한 중화제를 결코 쉽게 구할 수는 없다. 있다고 하더라도 적절히 사용될 수 없다. 중화는 도움이 되지 않고, 오히려 악화시킨다고 믿을만한 충분한 이유가 있다. 산이 염기와 혼합되면, 중화되는것이 사실이지만 산이 염기와 혼합되면 반응으로 인하여 열이 발생한다는 것도 사실이다. 이미 산이나 염기로 손상된 피부를 화학물질을 중화하려 하면 더 손상을 받게 될 것이다.

핵심 개념
주입 중독의 유형

주입 중독

앞에 언급한 것처럼, 가장 일반적으로 주입되는 독은 주사바늘을 사용하는 불법 마약과, 뱀과 곤충의 독침이다.

중독관리센터

중독에 대한 응급처치는 환자마다 그리고 독의 유형에 따라 증상과 징후가 매우 다양하기 때문에 응급구조사에게 어려울 수 있다. 어떤 독은 징후와 증상이 매우 빨리 발병하는 특징이 있는 반면, 다른 독은 증상이 미묘하고, 천천히 나타나기도 한다. 거의 즉시 작용하는 독은 대개 징후가 분명히 보이고, 특정한 독과 그 용기가 아직 환자의 주위에 있는 경우가 많다. 천천히 작용하는 독은 감염 질환이나 다른 내과 응급처럼 보일 수 있다.

응급구조사가 중독을 야기한 물질을 알 수 없을 때도 있을 것이다. 이러한 경우는 증상과 징후를 근거로 하여 전문가가 알려 줄 수 있을 것이다. 응급구조사가 독의 원인을 알고 있을 때도, 정확한 응급처치방법은 여전히 의문이 있을 수 있다. 중독에 대한 더 많은 연구가 실시됨에 따라서 적절한 치료에 대한 개념이 계속 변하게 된다. 이러한 지속적인 변화 때문에 응급구조사가 사용할 최신의 중독방지와 처치에 대한 지침과 차트를 매번 인쇄하는 것은 불가능하다. 제조회사에서 많은 용기라벨에 설명 개량하여 표시하고 있지만 아직도 부정확하고 위험한 설명도 있다. 다행히 중독관리센터의 정보망이 있어서 일반인과 건강관리종사자 모두에게 정보를 제공해준다. 대부분 지역에서 중독관리센터는 365일 24시간 열려있다.

비판적 의사 결정

단서 찾기

독 섭취와 약물 과량투여로 인한 응급 상황에서는 환자가 현재 나타내는 징후나 증상을 유발시킨 독이 무엇인지를 알아내는 것이 힘들 것이다. 그 상황을 조사하고 중독센터에 정확한 증거물을 보고하는 응급구조사의 능력은 환자의 상태 유지에 아주 중요하다. 다음의 상황에 따라 어떤 정보를 수집해야 하는지, 어디서 수집해야 하는지, 그리고 환자에게 적절한 치료를 제공하기 위해서 어디서 정보를 얻어야 하는지 알아본다.

1. 환자는 처방된 약물을 과량복용 했다고 말한다.
2. 환자는 차에 시동이 걸려있고 사방이 꽉 막힌 차고에서 발견되었다.
3. 환자는 혼란스럽고 침을 흘리는 상태로 정원에서 발견되었다.

응급구조사는 지역지침에 의해서만 중독관리센터와 상의해야 한다. 대부분의 경우, 응급구조사는 응급의학과에 있는 의사나 간호사에게 의료지도를 받는다. 특별한 조정이 없다면, 중독관리센터 근무자는 직접의료지도를 해줄 권한이 없다. 만약 중독관리센터 근무자에게 그럴 권한이 있다면, 그들은 응급구조사에게 내부분의 중독 상황에서 어떻게 해야 할지를 알려줄 수 있다.

만약 그 지역에서 직접 응급구조사가 중독관리센터와 통화하도록 허가하고 있다면, 전화로 통신한다. 응급구조사가 지역의 중독관리센터와 무선으로 연락할 수 있다 해도, 전화는 통화를 하기에는 좋은 방법이다. 중독관리센터 근무자는 응급구조사에게 수분동안, 즉 공중파를 독점할 만큼 너무 오랜 시간 동안 말할 필요가 있을 것이다. 전화를 사용하면 또한 환자의 비밀을 유지할 수 있다. 응급구조사는 중독관리센터 전화번호를 외우고 또 갖고 다니도록 하여 전화번호를 알기 위해 무전기를 사용할 필요가 없도록 한다.

중독관리센터 근무자를 도와주기 위해 연락하기 전에 필요한 모든 정보를 수집한다. 많은 사람들은 독을 섭취한 경우에만 중독 관리센터에 전화를 걸어야 한다는 생각을 갖고 있다. 중독관리센터의 전문가는 모든 중독에 대한 중요한 처치정보를 제공할 수 있다.

응급구조사의 지역에만 특별한 중독 문제가 있을 수 있다. 모든 지역에서 방울뱀, 해파리, 강력한 농약에 노출되는 것은 아니다. 많은 응급의료 체계에서는 그들 지역에 특수한 중독 목록을 발행하고 있다. 응급구조사로서 자신이 일하는 지역에 이러한 지침들이 실시되고 있는지 확인한다.

알코올과 물질 남용

응급구조사로서 알코올이나 물질 남용에 의해 직·간접적으로 영향을 받은 환자를 많이 볼 것이다. 이것은 주로 도시에서의 문제로 생각되지만, 알코올과 물질의 남용은 모든 지리적, 경제적인 경계가 없이 발생한다.

알코올 남용

많은 사람들이 알코올을 별다른 문제없이 소비한다. 또 다른 사람들은 가끔 또는 만성적으로 알코올을 남용한다. 알코올이 성인에게 법적으로 허용되지만, 알코올 또한 약물이고 중추신

핵심 개념
알코올 남용을 위한 평가와 처치

경계통에 강한 효과를 갖고 있다는 사실을 잊지 말아야 한다. 알코올 사용으로 인해 발생한 응급상황은 방금 마신 알코올의 효과 때문이거나 수년 동안 알코올을 남용하여 누적된 결과일 수 있다.

응급구조사는 알코올남용 환자를 심각하게 다루지 않는 경우가 종종 있다. 이것은 알코올 환자가 종종 나타내는 호전성과 이상행동 때문이다. 더구나 술에 취한 환자에게 자주 출동하므로 응급구조사는 그들에 대해 무감각해질 수 있을 것이다. 거리에 있는 이러한 환자 중 많은 환자가 위생 때문에 선뜻해주고 싶지 않게 한다. 그럼에도 불구하고, 알코올 남용으로 고통받는 환자에 대한 처치는 다른 환자들과 똑같이 해주어야 한다. 취해 보이는 환자는 정신이 멀쩡한 사람과 마찬가지로 똑같이 존중과 존엄성을 가지고 치료하여야 한다.

무엇보다도, 응급구조사는 의학적 처치를 제공하는 자신의 임무를 간과하지 말아야 한다. 알코올 남용자는 종종 사고와 추락으로 다칠 뿐 아니라, 많은 의학적 응급이 발생할 수도 있다. 만성 알코올 중독자는 혈당치가 교란되고, 영양 불량, 상당한 위출혈의 가능성, 그리고 기타 문제들이 종종 발생한다. 또한 알코올 중독과 동시에 심장마비나 저혈당이 함께 나타날 수 있다. 만약 환자가 알코올과 기타 약물을 함께 섭취했다면, 이로 인해 심각한 내과 응급이 발생할 수 있다. 알코올이 항히스타민제와 신경안정제 같은 다른 진정제와 함께 결합되면, 알코올의 효과가 더 커지거나 상당수에서 치명적일 수 있다.

응급구조사의 안전은 모든 출동에서 중대한 부분이므로 술에 취하거나, 비합리적이거나, 위험 행동 가능성을 보이는 환자는 주저없이 경찰의 지원을 요청해야 한다. 술에 취하면 순한 사람이 갑자기 공격적이 되는 것을 알코올 중독의 본질이다. 항상 이러한 경우에 대비하도록 한다.

환자 평가

알코올이 환자의 유일한 문제일 수 있지만, 다른 문제가 있을 수 있다는 것을 유념한다. 내과 응급을 확인하기 위해 완전한 평가를 수행한다. 당뇨, 간질, 머리손상, 고열, 저산소증, 기타 질환으로 인하여 환자가 취하지 않았을 때도 취한 것처럼 보일 수 있다는 사실을 기억한다. 또한 외상이 있는지 찾아본다. 알코올의 존재나 알코올남용의 증상과 징후로 인해 다른 질환이나 외상의 가능성을 무시하지 않도록 한다.

취해 보이는 환자에게 SAMPLE의 병력을 알아내는 것은 어렵고 아마 신뢰할 수 없을 것이기 때문에, 응급구조사의 관찰력과 풍부한 능력을 발휘해야 할 것이다. 가족과 목격자는 중요한 정보를 제공할 것이다.

알코올남용의 증상과 징후는 다음과 같다.

- 환자의 호흡 또는 의복에서 나는 알코올 냄새. 하지만 그것만으로는 알코올남용으로 결론짓기에는 충분하지 않다. 냄새가 당뇨응급의 경우처럼 "아세톤 호흡"이 아닌지 확인한다.
- 비틀거리고 움직임이 불안정하다.
- 말이 분명치 않고, 지남력이 없으며, 단어나 구절이 모순된다.
- 얼굴에 홍조가 보이고, 발한이나 더위를 호소
- 오심 또는 구토
- 운동 기능의 조절이 어렵다.
- 반응 시간이 느려진다.
- 흐릿한 시각
- 혼돈
- 환각, 환시, 환청("무언가 보거나 듣는 것")
- 기억상실
- 의식 변화

알코올중독 환자는 알코올을 섭취하지 않았다 하더라도 알코올 *금단*증상으로 괴로워할 것이다. 이것은 환자가 알코올을 섭취할 수 없거나, 너무 아파서 술을 마실 수 없거나, 갑자기 술을 끊기로 결정했을 때 일어나는 심한 반응일 수 있다. 금단현상 환자는 발작이나 *떨림섬망(delirium tremens, DT)*, 즉 발한, 떨림, 불안, 환각등으로 특징되는 상태를 경험할 것이다. 심할 경우 알코올 금단현상으로 사망할 수 있다.
알코올 금단현상의 징후는 다음과 같다.

- 혼란 불안정(안절부절함)
- 비정상적 행동, "비상식적" 행동
- 환각
- 심한 손 떨림
- 심한 발한
- 발작(흔하고, 종종 매우 심각하다)
- 고혈압
- 빠른맥

알코올과 약물을 혼합하여 복용한 환자에게서 활력징후의 저하는 위험한 신호이다. 또한 환자가 금단 증상을 보인다면 약물 또는 알코올 복용 여부에 대해 처음부터 묻지 않는다. 환자는 자신의 잘못에 대해 묻는 질문에 격하게 반응하거나 거짓을 말할 수도 있다. 술을 마시는 중에 처방된 약물을 같이 복용했는지 물어본다. 환자는 응급구조사가 자신의 건강에 대해 신경쓰고 있음을 알아채면 좀 더 신뢰할 것이다. 그런 다음, 불법 약물을 복용했는지 물어보도록 한다.

메모: 발작이나 진전섬망 환자 모두 가능한 빨리 의료시설에 이송되어야 한다.

금단(withdrawal)
남용되고 있는 물질을 중단하였을 때 신체가 심하게 반응을 보이는 것으로 알코올이나 약물의 금단증상을 주로 말한다.

떨림섬망(delirium tremens)
발한, 떨림, 불안 그리고 환각 등으로 특징되는 상태로, 알코올 금단 증상의 일부분이 될 수 있다. 심한 알코올 금단 증상은 치료하지 않으면 사망을 초래할 수 있다.

환자 처치

알코올 남용

이러한 환자는 종종 구토를 하기 때문에, 장갑, 마스크, 보안경을 포함한 표준예방조치를 취한다. 술에 취한 환자와 알코올 금단으로 고통받는 환자에게 기본 처치를 제공하기 위해서, 다음과 같은 순서를 따른다.

1. 기도와 호흡 문제에 대해 주의를 기울인다. 흡인 장비를 준비하고, 환자가 의식상실, 발작, 구토를 한다면, 기도유지 및 자세유지를 할 준비를 한다. 구토하는 동안 환자를 도와주어 구토물이 흡인되지 않도록 한다. 딱딱한 팁의 흡인장비를 준비한다. 산소를 공급하고 필요하다면 호흡을 보조한다.
2. 환자가 중독 때문에 의식이 없다면 외상을 평가해라
3. 알코올이 혈류로 흡수됨에 따라서 의식의 변화에 주의한다. 환자를 가능한 깨어있는 상태로 유지시키기 위해 지속적으로 말을 건다.
4. 활력징후를 감시한다.
5. 쇼크를 치료한다.
6. 환자를 자해로부터 보호한다. 응급의료서비스 체계가 허가한 억제도구를 사용한다. 필요하다면 경찰관의 도움을 요청한다. 응급구조사 자신과 동료를 보호한다.
7. 발작에 유의한다.
8. 의학적 적용이 된다면 환자를 의료시설로 이송한다.

상당수의 응급의료서비스 체계에서는 알코올의 영향을 받았지만 내과 응급이나 확실한 외상으로 인하여 다른 증상을 호소하지 않는 환자는 이송하지 않고 경찰에게 인계한다. 하지만 알코올 중독 환자는 추가 처치를 받지 못할 경우 사망할 수 있기 때문에, 현명하지 못한 방법일 수도 있다. 더구나 응급의료종사자는 내과 문제나 손상을 놓칠 수도 있다. 알코올이 계속 흡수된다면 환자의 상태가 악화될 수도 있다는 사실을 기억한다. 경막밑혈종은 알코올 중독

그림 21-3 물질 남용

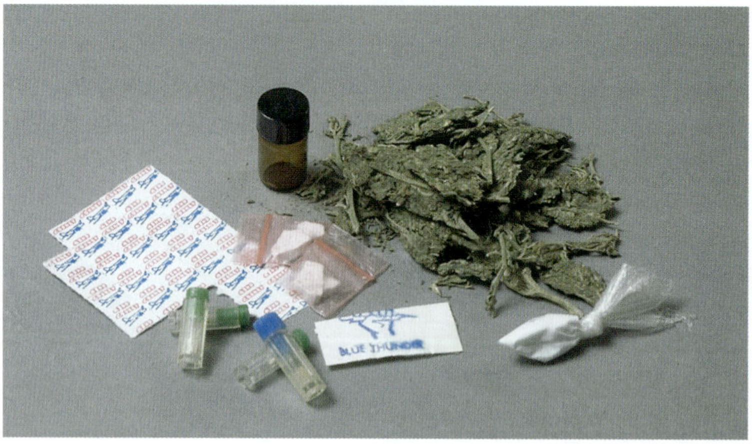

환자에서 흔하게 발생하므로, 심지어 경미한 머리손상 환자도 주의를 기울인다(자세한 내용은 "머리, 목, 척추 손상" 단원을 참고하도록 한다).

메모: 알코올을 마신 환자는 치료나 이송을 서명으로 거부할 수 없다는 것을 기억한다. 만약 알코올 중독 환자가 치료나 이송을 거부하지만, 지남력이 없다고 판단된다면 응급구조사는 묵시적 동의에 근거하여 치료를 하고, 환자의 이송을 준비해야 한다. 그리고 구급상황일지에 이것을 기록하도록 한다.

핵심 개념
물질 남용을 위한 평가와 처치

물질 남용

물질 남용은 치료상(의료적) 이유보다는 다른 이유로 화학 물질을 사용하는 것을 나타내는 용어이다. 대부분의 물질들은 적절하게 사용할 때 합법적인 목적을 가진다. 이를 같은 물질을 남용할 때, 그 결과는 끔찍할 수 있다. 물질을 남용하는 것은 그 자체만으로도 위험할 수 있지만, 약물의 효과로 인해 올바른 판단을 하지 못하므로 폭력이나 외상, 자살 등의 결과로 이어질 수 있다.

약물 또는 기타 화학물질들을 남용한 사람은 질병을 갖고 있는 것으로 간주해야 한다. 그들은 다른 환자와 동일하게 전문가의 응급처치를 받을 권리가 있다.

가장 흔히 남용되고 응급의료 출동이 필요한 문제(그림 21-3)를 야기하는 마약과 화학물질은 각성제, 진정제, 수면제, 환각제, 휘발성 화학제로 분류될 수 있다.

각성제(uppers)
신경계통에 영향을 미쳐 사용자를 각성시키는 약물

- *각성제*는 신경계통에 영향을 미쳐서 사용자를 흥분시키는 자극제이다. 중독자는 이 약물로 피로를 완화하거나 안전한 느낌을 갖기 위해서 사용한다. 예로는 카페인, 암페타민, 코카인이 있다. 코카인은 코로 "흡입"하거나, 담배처럼 피우고, 주사할 것이다. 다른 흥분제는 알약 형태가 흔하다.

진정제(downers)
중추신경계통에 억제효과를 갖는 약물로서 바비튜르산염이 대표적이다. 긴장을 완화시키기 위해 사용한다

- *진정제*는 중추신경계통에 억제 효과를 갖는다. 이러한 유형의 약물은 긴장완화제, 수면제, 또는 신경안정제로서 주로 사용된다. 바비튜르산염(Barbiturate)이 대표적인 예로, 대개 정제이나 캡슐 형태이다. 당신이 출동 시 우연히 접하는 진정제 중 하나는 플루니트라제팜(flunitrazepam)이라는 수면제이며 의식을 잃게 하는 불법진정제로 루피스(roofies)로 알려졌다. 또한 그 수면제는 무색, 무취, 무미기 때문에 의심하지 않고 마시는 사람의 술에 몰래 넣어 "데이트 강간 약물"로 알려져 왔다. 당신이 볼 수 있는 또 다른 수면제는 끈적거리는 물질로 알려진 마약으로 이용되는 불법마약 물질(GHB)이다. 게다가 중추신경계 억제, 도취감, 때로는 환각 현상이 나타난다. 호흡 억제가 너무 심해서 일부 환자에게는 환기보조가 요구된다.

- ***마약제***는 혼미나 수면을 일으킬 수 있는 약물이다. 그들은 종종 통증을 완화하고, 기침을 진정시키기 위해 사용한다. 이러한 목적으로 사용되는 많은 합법적 약물(코데인처럼) 또한 남용되면, 신경계에 영향을 주고 인체의 정상 활동에 많은 변화를 주고, 종종 강한 이완 상태나 안녕감을 준다. 헤로인같은 불법마약제가 흔히 남용된다. 헤로인은 대개 정맥으로 주사된다. 기타 마약제는 알약 형태로 사용한다.
- LSD와 PCP같은 ***환각제***는 신경계에 작용하여 강한 흥분상태나 사용자의 인식능력을 왜곡하는 정신에 영향을 주는 약물이다. 이러한 등급의 약물은 법적으로 거의 사용할 수 없다. 그것은 종종 먹거나 입에 녹여 점막을 통해 흡수된다.
- ***휘발성 화학제***는 기본적으로 "급격히 작용"하고 나서 중추신경계통 억제제로서 작용할 수 있다. 세척액, 접착제, 접합제, 인쇄 교정 흔히 남용되는 화학물질이다.

마약제(narcortics)
신경계에 영향을 주고 인체의 정상 활동에 많은 변화를 준다. 합법적인 사용은 강력한 이완 상태를 이끌어내기 위함이다.

환각제(hallucinogens)
신경계통에 작용하여 강한 흥분산태나 사용자의 인식능력을 왜곡하는 등 정신에 영향을 주는 약물이다.

휘발성 화학제(volatile chemical)
세척제 혹은 본드와 같이 증발되는 화학제

약물남용의 흔한 형태는 불법적인 합성마약이다. 분자화학식 혹은 분자 구성이 약간의 차이가 있는 것을 제외하고는 전통약물과 화학적으로 유사한 물질이다. 디자이너 약물은 금지약물의 전통적인 법적 정의에 해당하지 않는 그 작은 화학적 차이에 (더 이상)과 유사한 효과에 따라 약물을 생산하지만. 여러 국가에는 이러한 디자이너 약물이 포함되도록 그 법률을 변경했다.

불법적인 합성 마약은 이 장에서 논의되는 모든 범주의 약물을 기초로 하기 때문에 1등급 약물이 아니다. 특수한 효과는 많은 다른 요인에 달려 있고 새로운 약물이 항상 개발되고 있다.

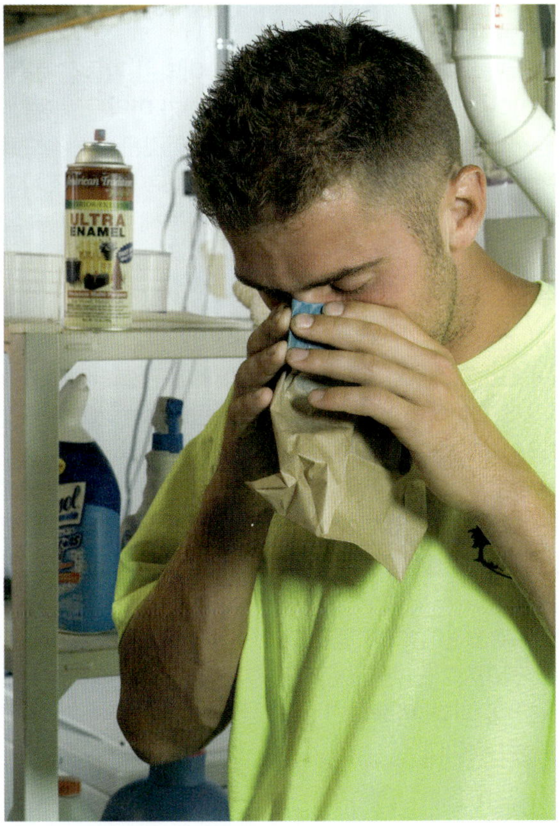

그림 21-4 휘발성 화학제는 본드흡입처럼 들이마실 수 있는 증기를 생산한다.

표 21-2 흔한 중독 약물

각성제	진정제	마약제	정신제	휘발성 화학제
암페타민	바비튜르산염	코데인	환각제:	아질산아밀
바이페타민	아모바비탈	데메롤	DMT LSD	질산부틸
코카인	펜토바비탈	딜라우디드	메스칼린	액체 세제
디속신	세코바비탈	펜타닐	모닝글로리	가구용 광택제
덱스트로암페타민		헤로인	PCP	가솔린
메트암페타민	다른 약물:	메타손	STP	풀
메틸페니데이트	클로랄 수화물	포르핀		헤어스프레이
	메타콸론	오피움	비환각제:	손톱광택제
	비바비튜르산염 진정제	아세트아미노펜과 코데인	해쉬	리무버
	피라알데히드		마리화나	페인트
			THC	도료희석제
				수정액

환자평가

물질 남용

응급구조사로서 매우 많은 남용된 약물의 명칭이나, 물질 별 반응을 알 필요가 없을 것이다. 응급구조사에게는 과량투여로 약물남용의 가능성을 발견하는 능력과 특수한 약물과 약물 금단에 따른 특정 징후와 연관시키는 능력을 기르는 것이 중요하다. 〈표 21-2〉에 흔히 남용되는 약물의 이름들이 있다. 이 약물들을 알아두도록 한다.

물질, 남용, 의존과 과량투여의 증상과 징후는 같은 약물이나 화학물질이라도 환자마다 다양하다. 약물 남용자가 한번에 1개 이상의 약물이나 화학물질을 복용한다는 사실로 인해 문제가 더 복잡해질 수 있다. 응급구조사는 종종 조심스럽게 증상과 징후, 현장, 현장 목격자, 환자에게서 얻은 정보를 취합하여 응급구조사가 물질남용을 다룰지를 결정한다. 하지만 대부분의 경우, 응급구조사는 관련된 물질을 알아낼 수 없을 것이다.

환자와 목격자에게 질문을 할 때, 응급구조사는 환자가 어떠한 약물을 복용중인지 질문함으로써 더 좋은 결과를 얻을 것이다. 그리고 나서 필요하다면 환자가 마약을 복용해 왔는지를 묻는다.

특정 마약과 관련한 증상과 징후는 다음에 열거하였다. 이것은 일반적으로 마약중독 가능성을 인식하는데 도움을 주는 정보를 제공한다. 이 정보의 결과로 응급구조사의 환자에 대한 처치가 바뀌는 것이 아니지만, 환자가 어떠한 종류의 마약을 복용해 왔는지 수집한 정보는 병원 의료진에게 유용할 것이다.

마약 남용의 증상과 징후는 다음과 같다.

- 흥분제: 흥분, 맥박과 호흡수 증가, 빠른 말, 건조한 입, 동공 확대, 발한, 장기간 수면부족 호소. 환자는 안절부절하고, 지나치게 활동적이고, 대개 매우 불안해하고, 비협조적이다.
- 진정제: 느리고, 졸려서 전형적인 신체와 언어의 운동조정능력이 부족하다. 맥박과 호흡수가 낮고, 종종 진짜 응급상황까지 간다.
- 환각제: 맥박수가 빠르고, 확대된 동공, 얼굴의 홍조가 있다. 환자는 종종 무언가를 "보거나", "듣고", 실제 시간에 대한 개념이 없고, 실제 환경을 알지 못할 것이다. 환자가 말하는 것이 전혀 조리에 맞지 않는 경우도 종종 있다. 환각제를 복용하면 공격적이 되거나 또는 매우 내성적이 된다.
- 마약제: 맥박수, 호흡수, 호흡 깊이가 감소되고, 종종 체온 저하가 나타난다. 동공은 수축되고, 바늘구멍 크기로 작아지기도 한다. 근육은 이완되고, 발한이 심하다. 환자는 매우 졸려서 아무것도 하기 싫어한다. 과다 복용하면 혼수상태가 되는 경우가 흔하다. 호흡정지나 심장정지로 급속하게 진전할 것이다.

- 휘발성 화학제: 멍한 상태 또는 일시적으로 현실을 인식하지 못한다. 환자는 혼수상태가 될 것이다. 코와 입 내부의 점막 부종이 생긴다. 환자는 머리 내부가 "이상하게 무딘 느낌"이나 "얼얼하다"고 호소할 것이다. 심장리듬의 변화가 발생할 수 있다. 이로 인하여 사망할 수 있다.

위에 열거한 내용을 읽어보면 마약 남용의 징후가 일부 내과 응급과 많이 유사하다는 것을 알 수 있었을 것이다. 응급구조사로서 그것 자체로 마약남용이 발생했다고 가정해서는 안 된다. 항상 내과 응급, 외상, 마약남용 문제 그리고 기타 응급상황이 혼합된 상태인지를 주의해서 보아야 한다.

장기간의 약물 사용과 과다투여의 효과에 추가하여 응급구조사는 심한 약물금단현상을 만날 수 있을 것이다. 수면제와 같은 어떤 약물을 장기간 사용했던 사람이 갑자기 약물 복용을 중지할 때 금단현상이 일어난다. 약물에 따라 반응이 다양한 것처럼, 금단현상도 환자마다, 약물에 따라서 다양하다.

약물 금단으로 나타나는 증상은 다음과 같은 증상이 관찰된다.

- 떨림
- 불안
- 오심
- 혼돈과 흥분
- 환각(환시, 환청 - "무언가를 보거나 듣는 것")
- 상당한 발한
- 맥박과 호흡수 증가

환자 처치

물질 남용

약물 남용 환자에 대한 응급구조사의 처치는 기본적으로 모든 약물에서 동일하고, 의료지도가 그렇게 지시하지 않는 한 변하지 않을 것이다. 물질남용 환자를 처치할 때, 응급구조사는 자신의 안전을 확인하고 환자가 구토를 하는 경우가 종종 있기 때문에, 필요하다면 장갑, 마스크, 보안경을 포함한 적절한 표준예방조치를 취한다.

응급처치는 다음과 같다.

1. 초기 평가를 실행한다. 필요하다면 기본소생술을 한다.

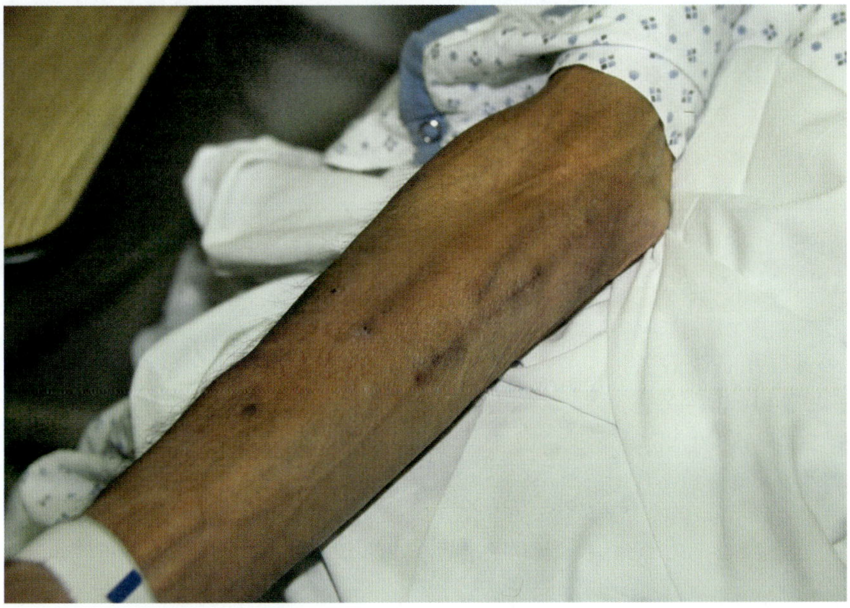

그림 21-5 환자의 팔에 있는 여러 개의 주사바늘 자국은 주사 약물 사용의 병력을 나타낸다.

2. 기도문제와 불충분한 호흡이나 호흡정지에 유의한다. 산소를 제공하고 필요하다면 환기를 보조한다.
3. 환자의 의식상태가 명료하지 않다면, 지역 지침에 따라 날록손을 투여한다.
4. 쇼크를 치료한다.
5. 환자와 대화하여 신뢰를 얻고, 환자의 반응수준을 유지하도록 돕는다. 환자의 이름을 자주 불러주고, 눈을 맞추고, 환자에게 직접 말을 건다.
6. 신속한 외상 검사나 자세한 신체검사를 실시해서 신체 모든 부위의 손상징후를 평가한다. 머리 손상 징후를 유의해서 평가한다.
7. 마약 주사("주사자국")로 인한 팔다리의 피부 손상이 있는지 찾아본다. 주사자국은 대개 정맥위로 까만 또는 붉은 반흔이나 딱지가 있는 것처럼 보인다.
8. 환자가 자해하거나 다른 사람을 해치지 않도록 보호한다. 응급구조사의 응급의료체계에서 허가된 억제도구를 사용한다. 필요하다면 경찰관의 도움을 요청한다.
9. 가능한 빨리 환자를 이송한다.
10. 지역의 정한지침에 따라 의료지도와 연락한다.
11. 활력징후를 검사하면서 계속적인 평가를 실시한다. 발작에 유의하고, 기도를 폐쇄할 수 있는 구토가 있는지 살핀다.
12. 처치하는 동안 환자를 계속 안심시킨다.

메모: 마약 남용자들은 처음에는 조용하게 보이지만 시간이 지나면서 폭력적이 된다. 항상 경계하고 응급구조사 스스로를 보호할 준비를 한다. 만약 환자가 불안전한 상황을 만들고 응급구조사가 훈련받은 법집행자가 아니라면, 현장을 떠나서 경찰이 도착할 때까지 안전한 장소를 찾는다.
마약 남용 환자를 다룰 때, 또한 응급구조사는 물질 자체로부터 스스로를 보호해야 한다. 환각제는 피부와 점막을 통해 흡수될 수 있다. 정맥주사 약물을 사용하는 사람은 피하 주사기를 갖고 있어서, 우연히 찔리게 되면 감염성 질환이 전염될 위험이 있다. 표준예방조치를 취하고 모든 감염노출 통제 절차를 따른다. 불법 물질로 의심되면 절대 만지거나 맛을 보지 않도록 한다.

단원 복습

핵심 사실과 개념

- 중독 환자의 경우, 일차평가를 수행하고 생명을 위협하는 문제들을 즉시 발견하고 처치한다. 기도 개방을 유지하고 흡입 또는 주입 중도의 경우 고농도의 산소를 제공한다.
- 기본 활력징후를 포함한 이차 평가를 수행한다. 독이 섭취, 흡입, 흡수, 주사되었는지 그리고 어떠한 물질이 관련되었는지, 얼마나 많은 독을 복용했는지, 언제 그리고 얼마나 오랜 기간 동안 노출되었는지, 다른 사 람이 이미 어떠한 조치를 취했는지, 그리고 환자가 어떠한 반응을 보였는지를 알아낸다.
- 지도의사와 상담한다. 지시된 것에 따라, 섭취하는 독에 대해서는 활성탄이나 물, 우유를 투여한다.
- 독을 흡입한 환자를 주위 환경으로부터 격리하고 고농도 산소를 투여한다. 흡수 중독 환자의 경우 피부에서 독을 붓으로 털어내거나 희석하여 제거한다.
- 현장에서 발견된 모든 용기, 약병, 물질의 라벨을 환자와 함께 이송기관으로 이송한다.
- 이송 도중 지속적인 재평가를 시행한다.
- 중독, 처치, 환자의 반응에 대한 모든 정보를 주의하여 기록한다.

핵심 결정

- 현장과 환자에게 접근하기에 안전한가?
- 환자의 호흡은 적절한가?
- 환자가 노출된 독 또는 약물의 양은 얼만큼인가?
- 환자는 독 또는 약물에 어떤 반응을 보이는가?
- 응급구조사가 중독 응급이라고 인지할 수 있을만한 특정 행동을 환자가 취하는가?

단원 용어

흡수 중독(absorbed poisons) 상처가 없는 피부를 통해 인체로 들어가는 독

활성탄(activated Charcoal) 많은 독을 흡수하여 신체로 독이 흡수되는 것을 막아주는 물질

해독제(antidote) 독이나 그 효과를 중화시킬 수 있는 물질

떨림섬망(delirium tremens) 발한, 떨림, 불안 그리고 환각 등으로 특징되는 상태로, 알코올 금단 증상의 일부분이 될 수 있다. 심한 알코올 금단 증상은 치료하지 않으면 사망을 초래할 수 있다.

희석(dilution) 어떤 물질과 혼합되어 묽어지고 약해지는 것. 섭취된 독은 물이나 우유를 마심으로써 희석된다.

진정제(downers) 중추신경계통에 억제효과를 갖는 약물로서 바비튜르산염이 대표적이다. 긴장을 완화시키기 위해 사용한다.

환각제(hallucinogens) 신경계통에 작용하여 강한 흥분산태나 사용자의 인식능력을 왜곡하는 등 정신에 영향을 주는 약물이다.

섭취 중독(ingested poisons) 삼기는 독

흡입 중독(inhaled poisons) 들이마시는 독

주입 중독(injected poisons) 바늘, 독사의 이빨 또는 곤충의 침 등이 피부를 통해 인체 내로 들어가는 독

마약제(narcortics) 신경계에 영향을 주고 인체의 정상 활동에 많은 변화를 준다. 합법적인 사용은 강력한 이완 상태를 이끌어내기 위함이다.

독; 독약(poison) 세포의 구조와 기능의 변화시켜 인체에 해를 줄 수 있는 물질들

독소(toxin) 박테리아, 식물, 동물 등에 의해 분비되는 유해한 물질

각성제(uppers) 신경계통에 영향을 미쳐 사용자를 각성시키는 약물

휘발성 화학제(volatile chemical) 세척제 혹은 본드와 같이 증발되는 화학제

금단(withdrawal) 남용되고 있는 물질을 중단하였을 때 신체가 심하게 반응을 보이는 것으로 알코올이나 약물의 금단증상을 주로 말한다.

평가와 술기를 위한 준비

요약 문제

1. 독이 인체로 들어갈 수 있는 4가지 방법은 무엇인가?
2. 중독 환자의 평가 단계 순서는 무엇인가?
3. 지도의사와 연락하기 전에, 응급구조사는 어떤 정보들을 수집해야 하는가?
4. 섭취 중독환자의 응급처치 순서는 무엇인가?
5. 흡입 중독 환자의 응급처치 순서는 무엇인가? 흡수 중독 환자는?

연관시켜 생각하기

독 또는 약물에 노출된 환자는 종종 내과적 문제를 가지고 있을 수도 있다. 여러분이 "심장 응급" 단원에서 배웠던 내용과 이 단원에서 배웠던 내용을 연결하여 다음의 상황에 어떻게 대처할 것인지 고려해본다.

- 50대 여성은 화재가 발생한 집에서 탈출하였고, 약간의 기침을 내뱉었다. 환자는 잠들어 있었기 때문에 대략 10분 정도 연기에 노출되었다고 전했다. 환자의 산소포화도 수치를 어떻게 해석할 것인가? 어떤 처치를 시행할 것인가?
- 실의에 빠진 한 남성이 최근 사망한 부인의 약물을 복용하였다. 지도의사는 약물 중 하나가 빠른맥을 야기할 것이라고 지도했다. 환자는 심근경색을 앓은 적이 있었고, 울혈성 심장기능상실 병력을 가지고 있다. 환자는 필요할 때마다 니트로글리세린을 복용한다. 이 환자에게 무슨 일이 발생할 것으로 예상되는가? 이 환자를 어떻게 관리할 것인가?

비판적 사고 연습

대부분의 살충제는 높은 독소를 가지고 있지만, 대부분의 사용자들이 아직 그 위험성에 대해 잘 인지하지 못하고 있다. 이 연습의 목적은 살충제에 노출되었고 이송을 거부하는 환자를 어떻게 다룰 것인지에 대해 생각해보기 위함이다.

- 한 농부가 119에 전화하여, 자신의 동료 중 한명이 엎질러진 살충제 가루를 손으로 치웠다며 우려했다. 현장에 도착하니, 환자는 손에 묻은 살충제 가루를 털어내며, 아무 이상 없고 병원에 갈 필요가 없다고 말한다. 환자는 응급구조사와 이야기하면서 자신의 옷에 묻은 살충제 가루를 계속 털어낸다. 이러한 상황을 어떻게 다룰 것인가?

병태생리학적 접근

다음의 질문들은 현장에서 정확한 결정을 내리고 임상과 관련된 정보를 모을 수 있도록 돕기 위해 고안되었다.

한 젊은 남성이 방울뱀을 가지고 놀다가 손에 물렸다. 물린 부위는 붓기 시작하고 변색되었다. 여러분은 중독관리센터에 전화했고, 방울뱀의 독소는 심장혈관계통에 주로 영향을 미친다고 전했다. 환자에게 어떤 증상과 징후가 발생할 것으로 예상할 수 있는가?

- 만약 물린 뱀이 산호뱀이고, 중독관리센터는 산호뱀의 독소는 신경계통에 주로 영향을 미친다고 말했다면, 환자에게 어떤 증상과 징후가 발생할 것으로 예상할 수 있는가?

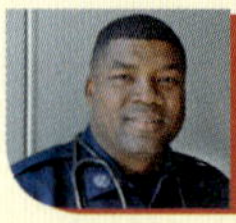

현장이야기

응급구조사와 동료가 저녁 근무조로 배정받았을 때, 응급구조사는 "중독 가능성"이 의심되는 출동 지령을 받았다. 응급구조사는 4분 후 현장에 도착했고, 소파에는 20세 여성이 팔에 어린 아이를 안고 앉아 있는 것을 발견했다. 그 여성은 그녀가 아이의 엄마이고, 아이가 램프 기름을 약간 먹은 것 같다고 말했다. 아이의 이름은 마리아였고, 8개월이었다. 엄마는 "설거지를 하다가 뒤를 돌아봤을 때 아기가 손에 램프 기름을 들고 있었어요. 얼마나 많이 마셨는지, 또 얼마나 많이 흘렸는지 모르겠어요"라고 말했다. 아기는 울고 있었고 심하게 기침을 했지만, 의식은 명료했고 엄마에게 반응을 보였다. 환자의 피부는 따뜻했고, 건조하고, 분홍빛을 띄었다. 응급구조사는 또한 아기의 셔츠 앞에 램프 기름이 묻어 있었다.

질문

1. 환자의 엄마에게 어떤 질문을 해야하는가?
2. 어떤 징후와 증상에 대해 물어보아야 하는가?

응급구조사는 계속해서 상황에 대한 정보를 수집하고, 노출 시간은 대략 119에 신고하기 3~4분 전이었다는 것을 알아냈다. 또한 엄마는 원래 램프 기름을 살 때 들어 있던 용기를 갖고 있지 않고, 램프에 얼마나 많은 양의 기름이 남아 있었는지 모르겠다고 말한다. 응급구조사는 전체 용기 크기를 100cc로 추정하고 기름이 반정도 없어졌다고 추정했다. 엄마는 또한 그녀가 아기에게 물을 약간 주었지만, 마리아는 조금 먹은 다음 토했다고 말했다.

평가를 계속하면서 마리아의 상기도가 깨끗하다는 것을 확인했다. 입안의 점막은 분홍으로, 습기가 있었고, 동공은 동일하고, 빛에 반응을 보인다. 엄마는 아기가 최근에 아팠었고, 마지막으로 병원에 갔을 때 잰 체중이 9kg이였다고 말한다. 아기는 최근 열을 내리기 위해 소아용 타이레놀을 복용했고, 알레르기는 없으며, 유일한 병력은 최근의 열과 경미한 기침이라고 말한다. 아기의 현재 활력징후는 맥박이 140회로 강하고 규칙적이며, 호흡은 36회로 울고 기침을 하고 있고, 산소포화도는 97%이다.

질문

3. 응급구조사는 어떤 처치를 시작할 것인가?
4. 응급구조사는 추가적인 도움 요청을 위해 누군가와 연락해야 하는가? 그렇다면 누구랑 연락해야 하는가?

응급구조사는 환자에게 곰인형에 부착된 마스크를 사용하여 분당 10L의 산소를 제공하였다. 응급구조사는 소아를 소아용 안전좌석에 놓고 이송을 위해 구급차 들것에 안전하게 고정했다. 어머니도 구급차 안의 좌석에 고정한다. 응급구조사는 램프 기름도 함께 실었다.

응급구조사는 중독관리센터에 연락하고, 그들은 아기에게 가장 중요한 것은 기름이 허파 속까지 흡입 되었는지를 확인하는 것이 중요하다고 말했다. 그들은 기름이 탄화수소를 기반으로 한 석유 생산물일 수 있으므로 활성탄과 토근시럽을 사용하지 말라고 지시했다. 응급구조사는 또한 지도의사에게 연락하고, 그들도 중독관리센터의 조언에 동의하고 보존적 처치만을 하라고 지시했다.

이송하는 동안, 계속해서 응급구조사는 환자의 기도와 환기 수준을 감시했다. 응급구조사가 반복해서 활력징후를 측정해보니, 호흡은 32회로 다소 힘겨웠고, 맥박은 128회로 규칙적이고 강했다. 응급실에 도착했을 때, 아기는 울음을 멈추긴 했지만 계속 기침을 했다. 이송 동안 다른 변화는 없었다.

복부응급
(Abdominal Emergencies)

22

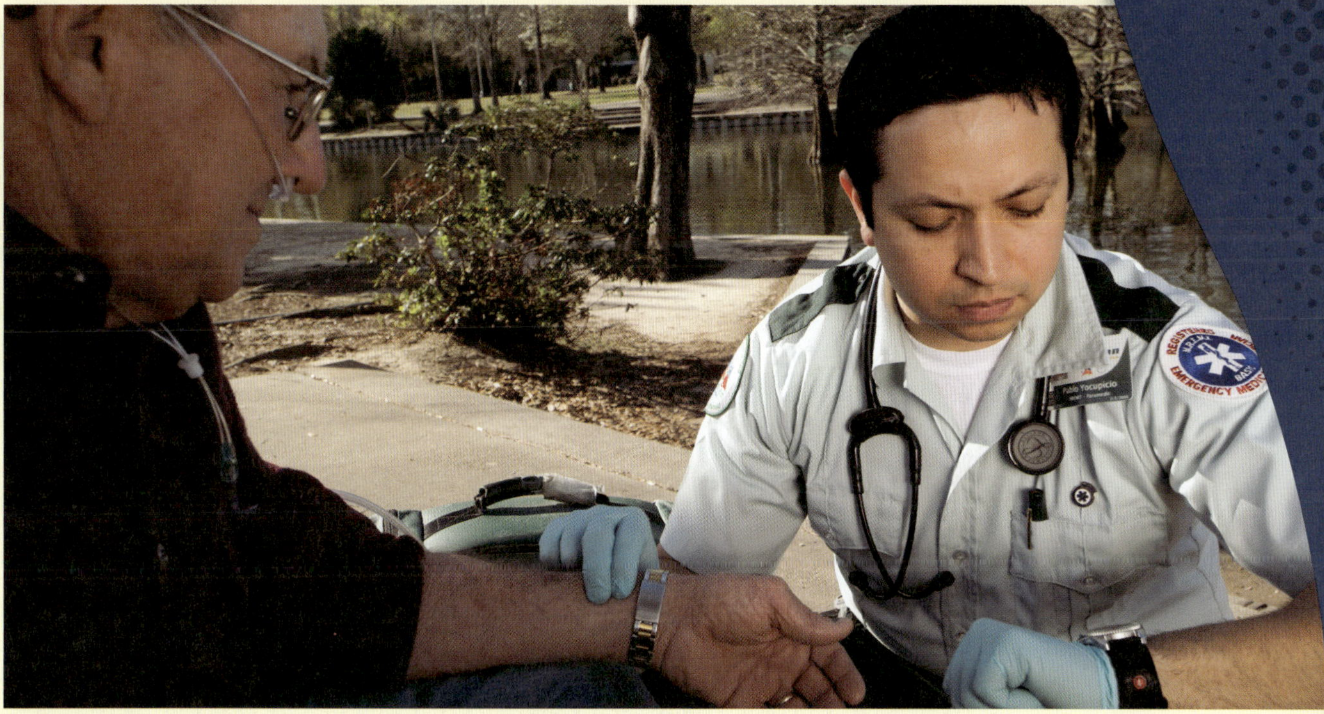

관련 단원

다음의 단원들은 이 단원에서 배울 주제와 관련된 추가적인 정보를 제공한다:

12 일차평가
14 이차 평가
18 심장 응급
25 출혈과 쇼크
26 연조직 외상
32 산부인과 응급

표준

의학(복부 응급)

역량

급성 질병 환자를 위해 평가하여 찾은 것을 기본으로 이송 또는 응급처치를 제공하기 위한 기본 지식을 적용한다.

핵심 개념

- 복부 통증 또는 불편감의 원인 이해하기
- 복부 통증 또는 불편감을 유발할 수 있는 복부 질환과 친숙해지기
- 복부 통증 또는 불편감을 호소하는 환자 평가 및 처치하기

학습목표

이 단원을 읽고 난 후, 여러분은:

22.1 이 단원에서 소개된 주요 용어들을 정의할 수 있다.
22.2 배안 장기의 기능과 구조, 위치를 설명할 수 있다.
22.3 내장통증, 벽쪽통증, 찢김통증의 원인과 특징을 설명할 수 있다.
22.4 실제 통증과 관계있는 연관통증의 부위를 알 수 있다.
22.5 막창자꼬리염, 배막염, 쓸개주머니염, 이자염, 궤양, 복부대동맥류, 탈장, 신산통 등 복부 상태의 흔한 증상과 징후를 인지할 수 있다.
22.6 심장과의 관련을 암시하는 복부 통증의 유형에 대해 논의할 수 있다.
22.7 복부 통증을 호소하는 환자에 대한 적절한 평가와 관리에 대해 논의할 수 있다.
22.8 복부 통증을 호소하는 환자(특히 여성환자)로부터 중요한 병력 정보를 끄집어낼 수 있다.

핵심 용어

벽쪽통증(parietal pain)
배막(peritoneum)
연관통증(referred pain)
배막뒤공간(retroperitoneal space)
찢김통증(tearing pain)
내장통증(visceral pain)

복부 응급은 통증의 원인을 명백하게 알 수 없기 때문에 응급구조사의 능력을 시험하게 된다. 복부 안에 있는 각종 장기들이 어떠한 영향을 받게 되면 통증이 유발되기 때문이다. 통증의 원인을 알 수 없기 때문에 복부 통증이 있는 환자의 우선순위를 정해서 안정화 시키는데도 혼란을 초래할 수 있다. 다행스럽게도 이러한 어려움은 극복할 수 있다. 환자를 평가하는 과정은 환자에게 제공되어야 할 처치들의 우선순위를 결정하는데 도움이 될 것이다. 복부 통증의 잠재적인 원인이 비록 다양할지라도 처치는 대부분 비슷하고, 진단을 내리는 것은 필요하지 않을 것이다. 이번 단원에서는 복부 응급 시의 평가와 처치에 대해서 자세한 정보를 제공할 것이다.

복부의 해부학 및 생리학

복부는—가로막 아래부터 골반 위까지 영역—다양한 장기들이 있으며 소화, 생식, 분비, 조절 기능을 한다. 복부는 단순히 음식물을 소화시키는 기능만 하는 것으로 알고 있지만, 실제로는 복부 내에 더욱 다양한 장기와 구조를 포함하고 있는데 혈당을 조절하는 인슐린이 분비(이자의 랑게르한스섬) 되고, 혈액을 여과하고, 면역 반응을 도와주며(지라), 신체의 독성을 제거하는 역할(간)까지 많은 기능을 한다. 그림 22-1은 복부의 구조와 장기를 보여준다. 표 22-1은 복부의 구조와 장기의 기능을 열거한다.

복부는 사분역으로 나눌 수 있다. 배꼽을 중심으로 상상의 수직선과 수평선을 그으면 4개의 영역이 생기는데 오른쪽위복부(RUQ), 왼쪽위복부(LUQ), 오른쪽아래복부(RLQ), 왼쪽아래복부(LLQ)이다. 사분역은 통증, 누름통증, 손상, 또는 다른 이상을 확인하고, 표현하는데 사용된다. 복부의 사분역은 그림 22- 2A에서 보여준다.

배막(peritoneum)
배안에 있는 막은 벽쪽배막이고 장기들을 둘러쌓고 있는 막은 내장쪽배막이다.

배막뒤공간(retroperitoneal space)
배막의 뒤쪽, 등과 배막 사이

복부의 대부분 기관들은 *배막*으로 둘러싸여 있다(그림 22-2B). 배막은 두층으로 되어 있는데, 장기들을 싸고 있는 내장쪽배막과 복부의 벽쪽에 붙어있는 벽쪽배막이다. 두 층 사이의 좁은 공간에는 윤활액이 들어있다.

배막의 바깥 부분을 배막뒤공간이라고 부르고(그림 22-2B), 배와 등 사이의 공간을 말한다. *배막뒤공간*에 있는 장기는 복부의 한 부분이라고 할 수는 없지만 콩팥, 이자, 대동맥을 포함한다. 이와 같은 사실은 통증의 형태를 다룰 때 중요할 것이며 이러한 내용에 대해서는 이번 단원의 후반에서 다룰 것이다. 방광과 곧창자의 대부분은 배막의 밑에 위치해 있다.

여성의 생식기관 역시 복부와 골반 부위에 위치해 있다. 난소, 자궁관, 자궁을 포함하며 이러한 기관은 복부 통증의 원인이 되기도 한다.

인체의 몇몇 큰 혈관들은 배안을 통해 이어져 있다는 것을 기억하는 것은 매우 중요하다. 인체에서 가장 큰 동맥인 대동맥은 배막뒤공간을 가로질러 가로막을 통해서 아래로 이

그림 22-1 복부의 장기와 구조

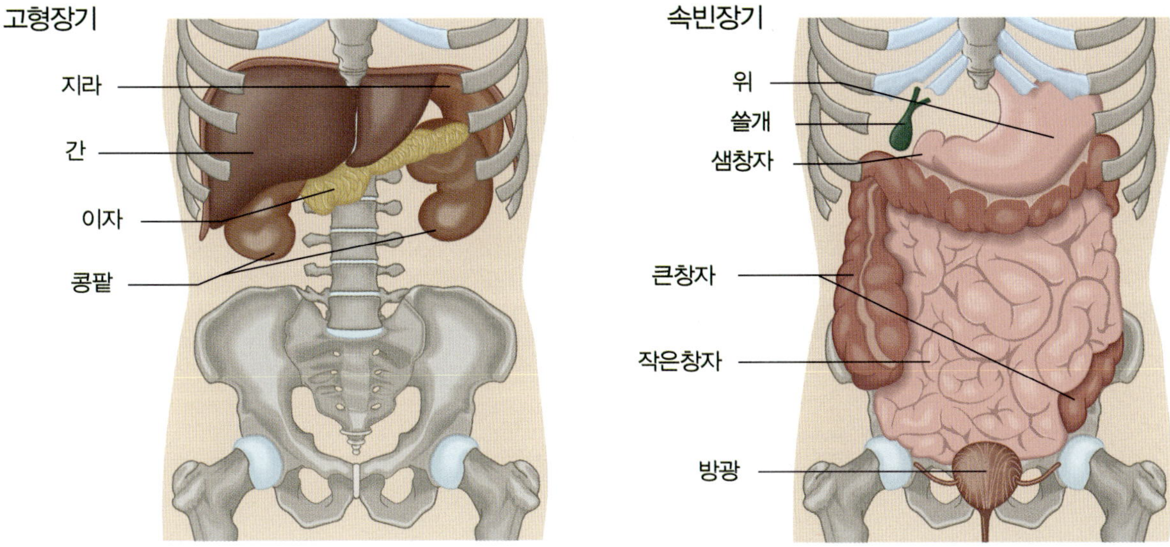

표 22-1 복부의 장기와 구조

구조/기관	형태	용도
식도	속빈장기, 소화기	음식물을 입, 인두, 위까지 이동시킨다
위	속빈장기, 소화기	가로막아래 위치해서 확장된 기관으로 식도, 작은창자와 연결되어 있다. 음식물의 파괴가 시작된다
작은창자	속빈장기, 소화기	샘창자, 빈창자, 돌창자로 구성되어 있고, 작은창자에서 위 내용물을 받아서 큰창자로 보낸다.
큰창자	속빈장기, 소화기	소화된 찌꺼기로부터 수분과 전해질을 흡수하고, 곧창자, 항문을 통해서 배변하기 위한 대변이 만들어진다.
막창자	속빈장기, 림프관	죽은 주머니로 림프조직이 풍부한 창자로서 소화기능은 하지 않는다. 감염(막창자꼬리염)되면 통증을 유발하고, 수술이 필요하다.
간	고형장기, 소화기 혈액 조절과 해독 기능	혈액에 있는 탄수화물과 다른 물질들의 수준을 조절한다. 지방 소화를 위해 쓸개즙을 분비시킨다. 다른 기능으로는 혈액에서 독성을 제거한다
쓸개	속빈장기, 소화기	창자에서 유리되기 전에 쓸개즙을 보관하다.
지라	고형장기, 림프조직	비정상 혈액 세포를 제거하고, 면역 반응에 관여한다.
이자	고형장기, 소화기	작은창자에서 음식물을 소화시키도록 도와주는 효소를 분비한다. 혈액 내에 호르몬이 분비되어 혈당 수준을 소절한다
콩팥	고형장기, 비뇨기	노폐물을 여과시키고 배설한다. 수분, 혈액, 전해질 수준을 조절한다. 간에서의 해독을 돕는다
방광	속빈장기, 비뇨기	배뇨하기 전에 콩팥으로 생성된 소변을 모아둔다.

그림 22-2 (A) 복부사분역, (B) 내장쪽배막과 벽쪽배막의 공간

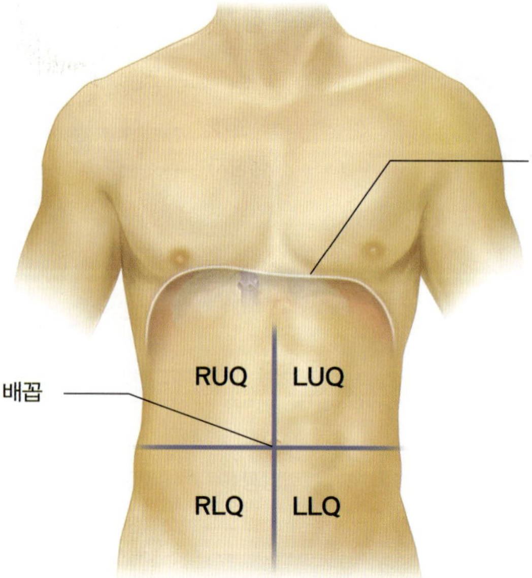

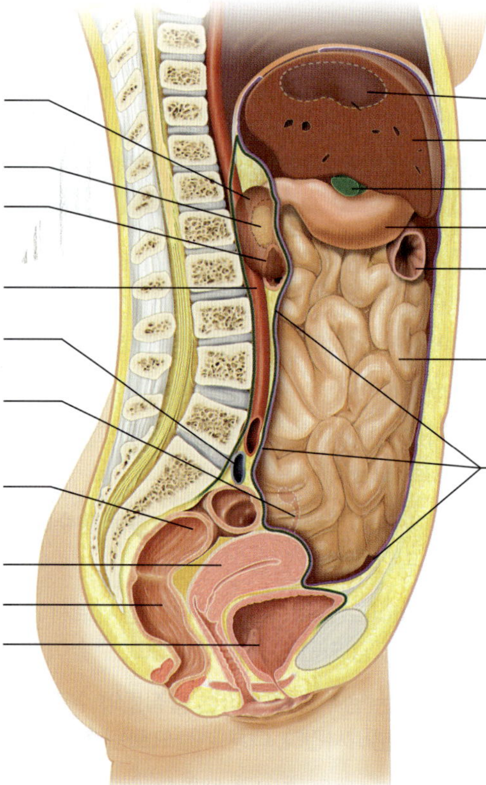

어져 있다. 아래대정맥 역시 배막 뒤에서 찾을 수 있다. 이러한 혈관들은 여러 개로 갈라지고, 엉덩동맥, 엉덩정맥 뿐만 아니라 지라동맥과 간동맥과 같은 또 다른 큰 혈관을 형성하기도 한다.

복부 통증 또는 불편감

복부는 내과적으로나 외과적으로 모두 응급상황이 발생할 수 있다. 이 단원에서는 대개 내과적으로 문제가 있는 급성 복부 응급을 다룰 것이다.

앞서 언급했듯이 배막과 배막뒤공간에는 여러 장기들이 있다. 이러한 장기들은 모든 연령층의 환자에게서 광범위하게 복부 문제를 호소하는 원인이 된다. 복부 통증의 경향과 형태에 따라서 몇 가지로 구분해 보면:

- *내장통증*은 배 안의 장기에서 시작된다. 장기는 통증을 감지할 수 있는 신경말단을 충분히 가지고 있지 않다. 따라서 내장통증은 종종 둔하고, 쑤시고, 간헐적으로 퍼지거나 국소화되지 않는다(환자는 통증이 있지만 그 부위를 지적하지 못한다). 속빈장기로부터 발생하는 통증은 간헐적이고, 경련통, 급통증으로 종종 설명된다. 고형장기로부터 발생하는 통증은 둔하면서 지속적이다.
- *벽쪽통증*은 배 안의 벽쪽배막 부위의 통증을 말하고– 이를 종종 배막누름통증이 있다. 신경말단이 더욱 광범위하면서 충분히 퍼져있기 때문에 통증이 벽쪽배막에서 시작되어 국소화되면서 환자는 내장통증보다 훨씬 더 쉽게 설명할 수 있다.

  벽쪽통증은 배막에 직접적으로 국소적 자극을 주어서 발생한다. 이러한 자극의 원인은 내부출혈(지라 손상으로 배막에 혈액이 새는 것) 또는 감염/염증(막창자꼬리의 염증으로 오른쪽아래복부 통증과 같은 것)이다. 벽쪽통증은 날카롭거나 지속적이고, 특정 부위로 국소화 된다. 이때 응급구조사는 SAMPLE병력을 수집하고, 이는 환자가 움직일 때 통증이 더욱 악화되는지, 환자가 무릎을 구부려서 조용히 누워있을 때 더욱 호전되는지 등을 알게 될 것이다.
- *찢김통증*은 복부 통증의 흔한 형태는 아니다. 대부분의 복부 구조와 장기는 쥐어뜯는 통증을 감지할 능력을 가지고 있지 않다. 배대동맥자루(복부대동맥류, abdominal aortic aneurysm, AAA)가 있는 경우에는 대동맥의 안쪽 벽에 손상을 받아서 혈관의 안쪽 벽에서부터 출혈이 있으면서 바깥층까지 혈액이 새는 것이다. 이는 혈액 내벽과 정지하고 있는 혈액주머니의 약한 부분이 파열되어 발생하는 것이다. 풍선과 같이 혈관벽에 작은 주머니를 확장시켜서 혈관을 수축시킨다. 이러한 경우에 종종 "날카로운" 통증을 등쪽에서 느낀다(대동맥은 배막뒤공간에 위치하고 있음을 기억하고, 이때에는 왜 등쪽에서 통증을 느끼는지 기억해야 한다).
- *연관통증*은 통증이 시작된 곳이 아닌 다른 곳에서 통증을 느끼는 것이다. 예를 들면, 쓸개에 질병이 있을 때 쓸개가 있는 부위가 아닌 오른쪽 어깨 부위에서 통증을 느낀다. 쓸개 부위에 있는 신경을 지나서 척수를 통과하여 통증이 어깨 부분에 나타나는 것이다. 딴곳임신(자궁외임신)의 경우 어깨 통증 호소가 흔하게 나타나기도 한다.

핵심 개념
복부 통증 또는 불편감의 원인 이해하기

내장통증(viceral pain)
전체적, 배 안의 장기들로부터 시작되는 통증으로 둔하거나 또는 퍼지는 통증

벽쪽통증(parietal pain)
국소적, 배 안의 벽쪽배막 부위의 강한 통증

찢김통증(tearing pain)
신체조직이 찢겨 나가는것과 같은 날카로운 통증

연관통증(referred pain)
통증이 시작된 부위가 아닌 다른 부위에서 느껴지는 통증

복부 질환

복부의 불편감을 호소하는 원인은 다양한 형태이다. 다음에 설명하는 여러 가지 상태는 응급구조사에게 정보를 제공하기 위한 것이다. 응급구조사가 특별한 상태에서 진단을 내리는 것은 중요하지만 반드시 필요한 것이 아님을 기억해야 한다. 비록 대부분의 상태가 "일반적인" 징후와 증상을 가지지만, 대부분의 환자들이 정확하게 표현하지 못한다. 몇몇 환자는 복부 내 극심한 감염이 있음에도 통증을 호소하지 않는 반면, 경미한 자극에도 극심한 통증을 호소하는 환자들도 있다. 즉, 일반적인 특징 및 패턴들을 인지하는 것은, 일반적인 질병들을 인

지하는데 도움을 준다. 비록 진단은 응급구조사의 처치 요소에서 가장 중요한 부분이 아니지만, 종종 이러한 호소들은 일반적인 특징을 통해 쉽게 분별 할 수 있다.

막창자꼬리염

막창자꼬리염은 막창자꼬리에 감염이 발생한 것으로 대개는 수술이 필요하다. 막창자꼬리염은 15명당 1명 발생한다. 징후와 증상으로는 욕지기, 구토가 있으며 처음에는 배꼽 주위의 통증이 있으며 나중에는 오른쪽아래복부 통증으로 지속된다. 만약 막창자꼬리가 파열되면, 환자는 전형적으로 갑작스럽고 극심한 통증을 호소한다. 이는 장기 내용물이 복막 안으로 누출된 결과이고, 막창자꼬리염을 발생시킨다.

배막염

복부의 얇은 막인 배막은 이물질에 대해 매우 민감하다. 위산, 장 내용물, 혈액과 같은 물질에 쉽게 자극되며, 이러한 이유로 발생되는 것이 배막염이다. 배막염은 "질병"(파열된 막창자꼬리의 염증) 또는 외상(파열된 비장으로부터의 출혈)으로 인해 발생할 수 있다. 복부는 일반적으로 극심한 통증과 함께 단단해진다. 이는 보호하기 위한 자발적인 반응(뒤에서 설명)이 아니다. 꽤 단단해진 배막염은 배막위 근육의 비자발적 반응이다. 배막염은 열 또는 다른 감염의 증상과 함께 동반될 수 있다. 배막염은 잠재적으로 생명을 위협하는 응급상황을 나타낸다. 환자는 종종 수술과 같은 적절한 치료를 결정하기 위해 의사에 의해 즉각적으로 평가되어야 한다.

쓸개염/쓸개돌

쓸개염은 쓸개에 염증이 있는 것으로 흔히 쓸개돌이 원인이 된다. 환자는 심한 통증을 경험하고, 때때로 명치부위(복부 중앙의 칼돌기 바로 아래)의 갑작스런 통증 또는 오른쪽위복부의 통증이 있으며 이 통증은 어깨나 등 쪽으로 방사된다. 통증은 고지방 식이를 섭취하면 더욱 악화되고 종종 자연스럽게 돌이 빠져나가기도 한다.

이자염

이자염은 흔히 만성 알코올 문제를 있는 사람으로서 이자(췌장)에 염증이 있는 것이다. 이자염이 있는 환자의 통증은 상복부에 있는 것을 발견할 수 있다. 이자는 위장 뒤로 배막뒤공간에 위치하고 있으므로 통증이 등쪽 또는 어깨로 방사된다. 심한 상태로서 쇼크의 징후가 나타날 수 있다..

위장관 출혈

출혈은 식도에서부터 곧창자까지 어느 위장관계에서든 발생할 수 있다. 혈관의 크기에 따라, 위장관 출혈은 점진적으로 또는 갑작스럽게 그리고 대량으로 발생할 수 있다. 이러한 출혈의 유형은 식도, 위, 또는 장의 속공간에서 발생하기 때문에, 혈액이 결국 곧창자를 통해 그리고/또는 입을 통해 배출된다. 환자들은 검은색 대변 또는 적갈색 대변 등의 비정상적인 대변을 보거나, 대변없이 곧창자에서 혈액이 배출된다고 이야기할 것이다. 만약 환자가 위쪽 위장관계(식도, 위, 작은창자의 처음 부분)에서 출혈이 발생한다면, 환자는 "커피 같은 색"의 구토 증세를 보일 것이다. 커피 같은 색을 띠는 이유는 소화효소에 의해 혈액이 부분적으로 소화되기 때문이다.

위장관 출혈은 통증을 동반하거나 혹은 종종 통증 없이 발생되기도 한다. 통증이 있는 위장관 출혈은 주로 위장의 천공성 궤양(위궤양)을 가진 환자에게서 발생한다. 이러한 병변들은 위쪽의 위장관계에 있는 구멍에 위산이 덮이면서 발생한다. 만약 혈관에 침식이 시작되면, 위장관 출혈이 발생한다. 만약 산이 위장관을 통해 또는 작은 창자 벽까지 모두 침식 시킨다면, 배막에 매우 강한 산이 누출되어, 화학적 자극으로부터 오는 극심한 복부 통증과 배막염을 일으킨다.

위장관 출혈을 가진 환자는 또한 다른 방법으로 증상을 나타낼 것이다. 만약 작은 혈관에서 출혈이 발생하면, 환자는 천천히 실혈할 것이고, 이는 만성 위장관계 출혈이라고 불린다. 이러한 환자의 경우 수일~수주에 걸쳐 서서히 창백해지거나 약해지고, 환자는 위장관계에 출혈이 있다는 것을 잘 인식하지 못한다. 신체는 스스로 이러한 실혈에 대해 보상하지만, 환자는 결국 나중에 쇼크로 악화된다. 만약 큰 혈관에서 출혈이 발생한다면, 환자는 대변 또는 구토 증세를 보이며, 혈액이 섞여 나올 것이다. 이러한 출혈은 저혈량증의 징후와 증상의 갑작스러운 시작과 함께 발생한다.

식도에서 출혈을 보이는 환자들도 종종 볼 수 있다. 식도의 혈관은 만성알코올 섭취 또는 간의 고혈압 때문에 취약해진다. 만약 이러한 혈관들이 파열되면, 많은 양의 위장관 출혈이 발생한다. 이러한 출혈은 인두와 근접하기 때문에, 기도에 위협을 주며, 생명까지 위협할 수도 있다.

복부대동맥류

이 단원의 앞에서 설명하였듯이 복부대동맥류(Abdominal Aortic Aneurysm; AAA)는 복부를 통과하는 대동맥이 풍선처럼 부풀고 약해져서 발생한다. 혈관의 안쪽 층이 찢어지고, 약해져서 이 부위로 혈액이 빠져 나가 바깥층으로 옮겨간다. 그러면 이 부위는 점차 성장되어 파열된다. 동맥류가 파열되면 사망률이 매우 높아진다.

응급구조사가 동맥류가 의심되는 환자를 만난다면, 복부초음파 또는 전산화단층촬영술(CT)과 같은 것이 필요하다는 것을 인지할 것이다. 하지만 모든 환자가 응급 수술이 필요한 것은 아니다. 만약에 복부 통증이 있으면서 동맥류가 있다고 의심되는 환자를 만났다면 이는 응급상황이며 적절한 치료를 받을 수 있는 병원으로의 이송이 필요하다.

매우 서서히 혈액의 유출이 있어서 복부통증이 점차 심해지는 동맥류 환자는 매우 날카로운 찢김통증이 있으면서 등 쪽으로 방사된다고 표현한다. 동맥류가 파열된 환자는 갑자기 심한 복부 통증을 호소한다. 쇼크의 징후도 나타날 수 있다. 복부대동맥류의 위치에 따라서 넙다리동맥과 발동맥의 맥박수 차이를 볼 수 있다.

탈장

탈장은 배 벽에 창자가 돌출되는 것이다. 약해진 배 벽에 압력을 가해서 창자가 심하게 올라오거나 팽팽하게 되는 것이다. 탈장은 대부분 창자가 올라간 후에 갑작스런 통증이 발생한다.

Inside Outside

대동맥 손상

대동맥이 약해지면, 갑자기 파열되거나 혹은 비교적 천천히 누출될 수 있다. 이는 또한 대동맥의 안쪽 층이 찢어지고, 높은 압력을 받을 때 혈관층과 떨어질 수 있다. 대동맥에 계속해서 압력이 가해지면서, 떨어진 부분은 퍼질 수 있다. 이럴 경우 대동맥에서 확산되는 동맥의 혈류를 막으면서, 관류가 감소하게 되므로 맥박이 잡히지 않거나, 감소한다.

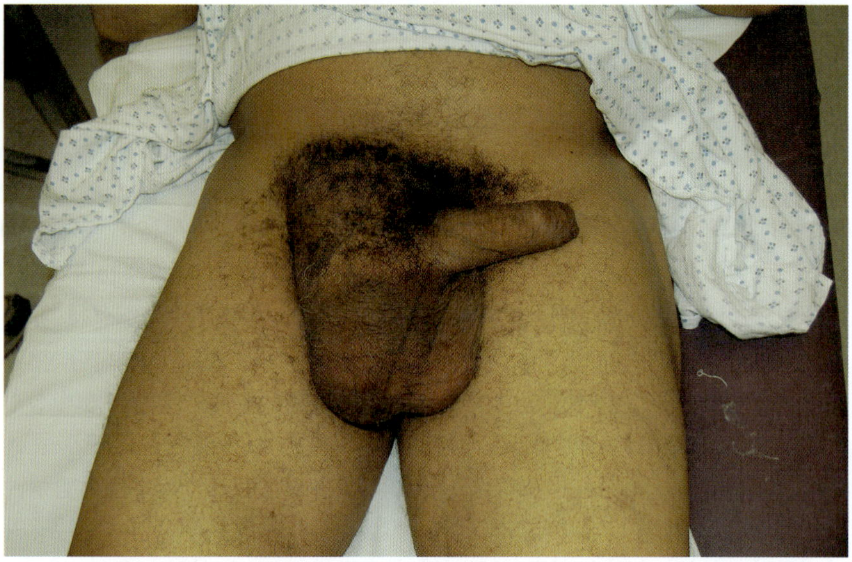

그림 22-3 샅굴부위 탈장, 배안의 돌출부는 샅굴부위길을 통해 오른쪽 아래 복부벽과 음낭을 포함한다.
(© Edward T. Dickinson, MD)

탈장은 샅굴부위의 주름이나 배 벽에서 촉진 시 덩어리를 만질 수 있다. 만약 창자가 폐쇄되거나 꼬이는 것이 원인이 된 탈장은 매우 통증이 심하며 생명이 위험해진다.

탈장 부위의 통증이 창자가 꼬이거나 폐쇄되었기 때문이라면 통증이 있는 모든 환자를 병원으로 이송하여 환자평가를 받아야 된다.

신산통

콩팥에 작은 돌이 있는 상태이다. 만약 결석이 요관에서 방광으로 내려가기 시작하면 매우 심한 옆구리 통증이 있고, 샅굴부위 안쪽으로 방사되기도 한다. "콩팥 돌"과 같은 내장통증은 종종 심한 통증을 일으키고, 구역질 및 구토를 호소한다.

심장 관련

심장 발작(심근경색)으로부터의 통증은 복부 통증으로써 느낄 수 있다. 이러한 통증은 종종 소화불량 또는 소화 불편감으로 묘사되며, 흔히 위장관계 부위에 통증을 호소한다. (칼돌기 아래, 복부 중심의 위) 모든 상복부 통증은 심장문제도 고려해보아야 한다.

복부 통증의 평가와 처치

핵심 개념
복부 통증 또는 불편감을 호소하는 환자 평가 및 처치하기

응급구조사는 복부 통증의 잠재적인 원인은 많으므로 특별한 원인을 찾아서 진단할 필요는 없다. 진단을 내리는 것은 병원에서 조차도 어렵고, 보다 전문적인 검사에 의해서만 진단이 가능하다. 응급구조사의 집중 평가 과정은(절차 22-1) 이차 평가를 정확하게 수행하고 쇼크와 같은 잠재적으로 치명적인 상태를 확인하게 될 것이다.

응급구조사는 평가 과정의 각 단계마다 복부 통증 환자의 특별한 상태와 통증이 있는 부위에 관심을 가져야 한다.

현장조사

응급구조사가 현장조사에서 특별히 관심을 가지면서 접근할 일은 구토를 하는 환자가 있을 경우에 자신의 얼굴과 옷을 보호하기 위한 장비를 준비하는 것이다. 구토물의 냄새는 임상적으로 중요하다. 예를 들어, 구토물에 혈액이 섞이거나 대변 냄새가 심할 수 있다. 이러한 상황

절차 22-1 복부 통증 환자의 평가

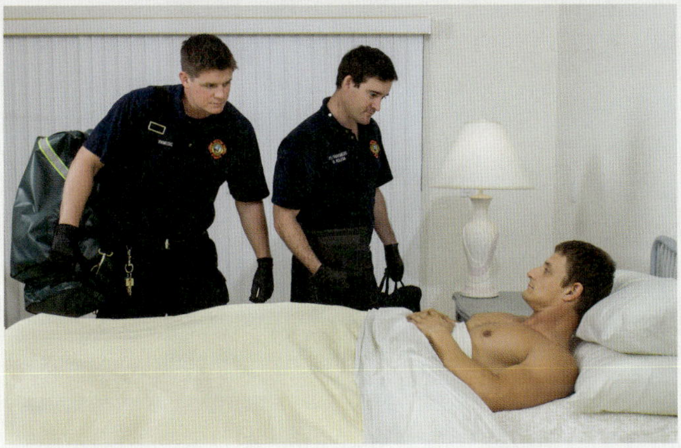

1. 현장조사

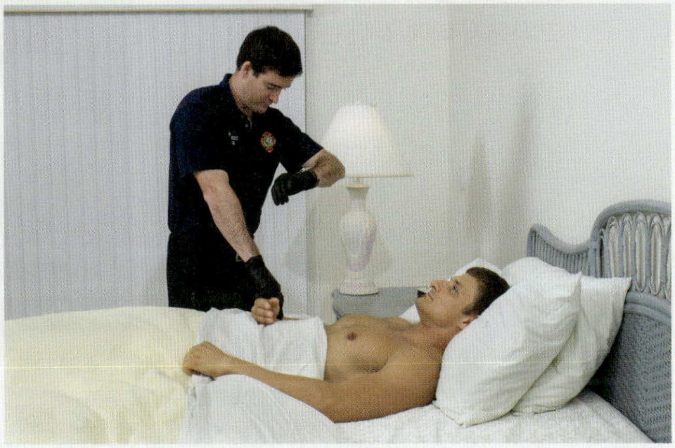

2. 일차평가와 산소 투여

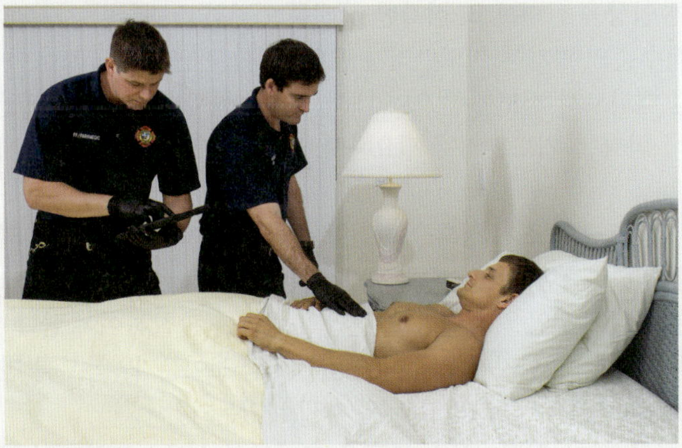

3. 병력 수집

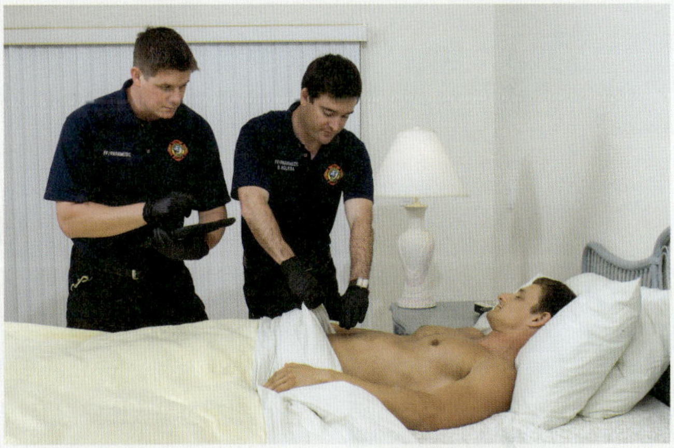

4. 복부 노출

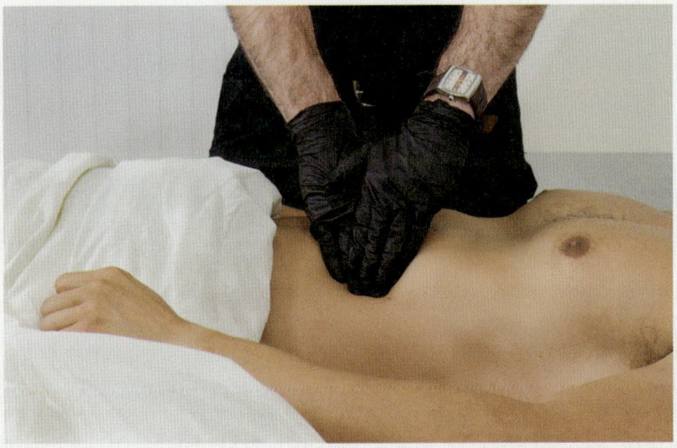

5. 복부 사분역 촉진

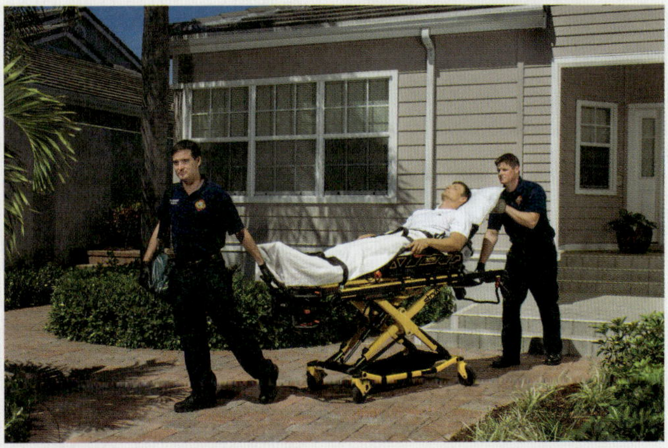

6. 환자 이송

그림 22-4 복부 통증이 있는 환자는 종종 경계하는 자세를 취할 것이다(무릎은 구부리고, 손을 교차해서 배에 갖다 댄다).

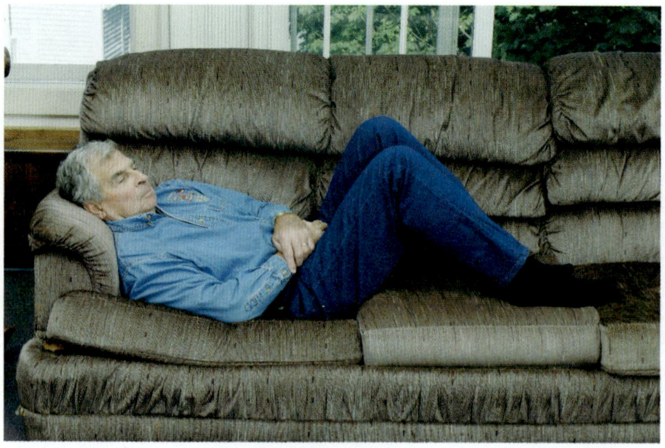

“복부 통증을 호소하는 환자에게 병력을 수집하는 것은 잊어서는 안된다.”

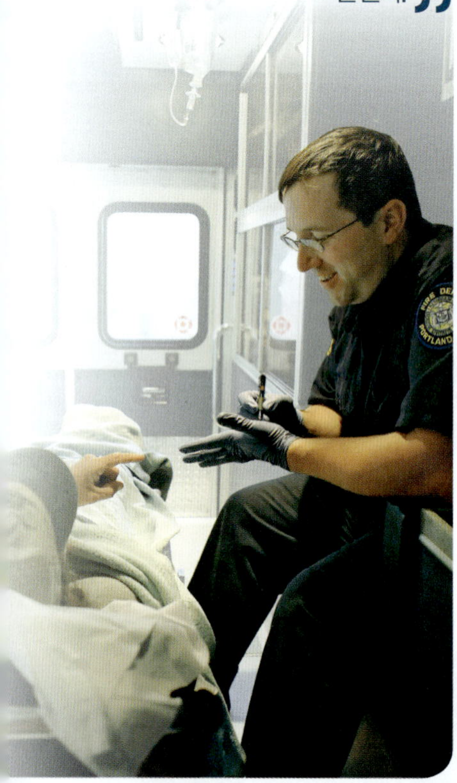

(© Daniel Limmer)

을 일찍 인식하는 것은 잠재적인 쇼크를 발견하는데 도움이 된다. 손상 기전을 파악하는 것은 통증이 외과적 또는 내과적인 문제에 의한 것인지를 판단하는데 도움이 된다.

일차평가

응급구조사는 환자의 전반적인 인상을 살펴보고, 심각한 상태를 인지하고 긴급한 처치가 필요한지를 알 수 있다. 첫째, 의식수준의 평가는 기도관리가 필요한지를 판단하는데 도움이 된다. 만약 환자가 의식이 있으면 대화로서 정보를 얻으며 대화가 가능한 환자는 기도가 열려 있다는 것을 알게 된다. 무의식 환자는 기도관리가 필요하며, 병력은 가족이나 목격자에게 수집하여야 한다.

평가의 단계에서 응급구조사는 쇼크의 조기 징후를 발견할 수 있는 능력이 필요하다. 의식수준의 변화; 불안; 창백, 차갑거나 축축한 피부; 빠른 맥박, 빠른 호흡 등은 상당히 쇼크로 진행된 것이므로 응급구조사는 이전에 혈압을 측정하고, 혈압의 변화를 관찰하여야 한다.

환자의 자세는 중요한 단서를 제공한다. 환자가 통증이 있는 것처럼 보이는가? 복부를 만지면서 경계하고 있는가? (그림 22- 4) 옆으로 쪼그리고 누운 자세로 있는가?

저산소증을 나타내는 복부 통증 환자에게는 산소 공급을 고려하여라(산소포화도 수치가 94% 이하 또는 저산소증의 증상을 보이는 환자). 또는 산소포화도가 정확하지 않다고 판단되는 모든 상황에도 산소 공급을 고려한다. 비강캐뉼러 혹은 비재호흡마스크를 사용하여 산소포화도 수치를 94% 이상을 유지하도록 한다.

메모: 복부 통증이나 불편감이 있을 때에는 쇼크의 징후가 없을지라도 항상 응급 상황을 고려해야 한다.

병력

병력은 복부 응급을 가진 환자의 평가에서 중요하다. 환자에게 체계적으로 질문하도록 한다.

현재 병력

환자가 자신의 통증을 설명할 수 있도록 개방형 질문을 사용해야 한다.

환자의 징후와 증상에 대한 정보를 수집할 때에는 OPQRST(발병상황, 유발원인, 통증의 질, 방사, 심각성, 시간)을 사용하고, 환자의 통증과 불편감에 대한 정보를 이끌어내기 위해서 정신상태 점검표를 사용하는 것이 도움이 된다.

- **발병 상황.** 통증이 언제 시작되었는가? 휴식 또는 활동 중에 통증이 시작되었는가? 통증이 어떻게 시작되었는가?(예: 통증이 일정하면서 급하게 시작되었는가? 또는 점진적으로

시작되었는가?)

- **유발원인.** 무엇이 통증을 심하게 또는 약하게 하는가? 어떤 특정자세가 통증을 심하게 또는 약하게 하는가? 활동이 통증에 영향을 주는가?
- **통증의 질.** 환자가 배(복부) 통증 감각을 설명한다.
- **방사.** 통증 지점을 지적해 주던지 응급구조사에게 보여준다(환자의 통증 범위를 사분역으로 나누고, 한 지점에서 더욱 넓게 퍼져있는지 또는 국소화되어 있는지를 기억한다). 환자의 통증이 다른 곳에도 있는가? 통증이 배, 등, 전체로 퍼져 있는가?
- **심각성.** 통증의 심각성은 어느 정도인가? 환자에게 통증 정도를 0점부터 10점까지로 물어본다.
- **시간.** 통증이 얼마나 지속되었는가? 시간의 경과에 따라 변화가 있는가? 더 좋아지는가 또는 나빠지는가?

환자와 이야기할 때에는 오로지 "통증"만 가지고 이야기 하도록 한다. 환자의 증상은 응급구조사의 평가에 정확성을 떨어트릴 수도 있음을 기억한다. 만약 환자에게 복부에 "통증"이 있느냐고 질문하면 "아니오"라고 대답할 가능성이 있다. 환자는 불쾌감, 압력, 팽만감, 경련, 또는 다른 감각을 통증이라고 하지 않는다. 이러한 반응은 응급구조사가 비효율적인 검사와 처치를 하게 만들고, 부적절한 보고를 하게 한다. 처음에 개방형 질문을 사용하면 환자에게 적절한 정보를 얻는데 도움이 될 것이다.

여성 환자를 위한 특별한 병력 수집

여성 환자일 때에는 특히 출산과 관련하여 복부 통증이 있을 수 있으므로 추가적인 질문을 해야 한다.

딴곳임신(자궁외임신)과 같은 응급상황은 생명을 위협할 수 있고, 병력을 신중히 파악해야 한다. 난소 낭종 파열, 골반내감염, 불규칙한 월경 같은 특별한 상태는 특이한 통증의 원인이 된다.

응급구조사는 복부 통증을 호소하는 여성 환자는 산과력에 대해 질문해야 하고, 이러한 병력을 수집하는 일은 중요할 수 있다. 직접적으로 질문할 때, 적절한 언어를 사용해야 한다. 만약 환자가 질문을 쉽게 이해하지 못하면, 엉뚱한 대답을 할 수도 있다. 환자에게 질문할 때, 사생활 보호에 주의해야 한다. 이는 평가할 때 중요한 정보이다.

복부 통증을 호소하는 여성 환자를 평가할 때는 다음과 같은 질문을 포함해야 한다.

월경 주기는 어떠한가?
마지막 월경은 언제인가?
지금 월경이 아니라면, 부정기적인 출혈이 있는가?
만약, 월경이라면 정상적인가?
이전에 통증이 있었던 적이 있는가?
만약, 이전에 통증이 있었다면 지금과 비슷한가?

만약 환자가 가임기 여성이라면 가지고 있다면, 임신인지 아닌지를 물어본다. "임신 가능성이 있습니까?"라고 질문하여 환자가 판단하게 한다.

어떤 환자는 임신 말기인데도 모르는 경우가 있다. 몇몇은 사실이 아닐 수도 있겠지만 심지어는 출산에 대비한 처치와 기술이 필요할 수도 있다.

딴곳임신이 의심되는 환자의 몇몇은 임신 가능성에 대해서 긍정으로 대답할 수 있다(만약 임신이 아니라고 대답했으나 통증이 있으면 딴곳임신의 가능성을 염두해 두어야 한다). 딴곳

그림 22-5 옹-베이커 표정 통증점수 척도*(Copyright ©1983, Wong-Baker FACES® Foundation. www.WongBakerFACES.org. Used by permission of The WongBaker FACES® Foundation. Originally published in Whaley & Wong's Nursing Care of Infants and Children, © Elsevier Inc.)*

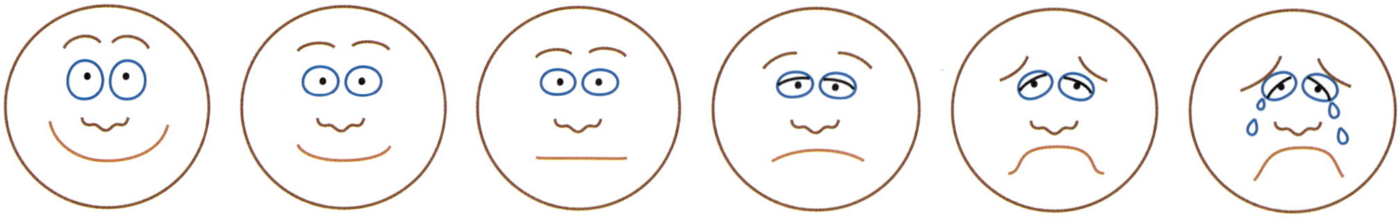

1. 아이에게 각각의 얼굴들은 통증을 나타내는 것이고, 통증 없음(0)부터 심한 통증(5)까지 있음을 설명한다.

2. 적절한 얼굴을 선택할 수 있도록 설명해 준다. "이 얼굴은…"
   0 – 통증이 없어서 매우 행복하다
   1 – 아주 조금 통증이 있음
   2 – 조금 통증이 있음
   3 – 조금 심한 통증이 있음
   4 – 전체적으로 통증이 있음
   5 – 극심한 통증

3. 아이에게 현재의 아이가 느끼는 통증을 대신할 수 있는 얼굴을 고르라고 한다. 구체적으로 어떤 통증인지, 언제인지 물어보도록 한다.

임신은 매우 응급상황이고, 병원으로 즉각 이송해야 한다.

메모: 임신 초기에 딴곶임신(자궁외임신) 발생을 기억해야 한다. 딴곶임신 환자는 임신을 하지 않은 것으로 보인다. 즉, 외견상 임신한 복부처럼 보이지 않는다.

여성 생식계통과 관련된 응급 상황에 대해서는 "산부인과 응급"에 자세하게 나와 있다.

과거 병력

응급구조사는 앞에서 언급했던 "환자 병력"에 포함되는 환자의 증상과 징후에 대해 정보를 모은 후(OPQRST), 계속해서 현재 응급상황을 야기시켰을 가능성이 있는 알레르기, 약물, 연관된 과거력, 마지막 식사, 질병을 일으킨 사건에 대해서 질문해야 한다.

알레르기. 만약 환자가 알레르기가 있다면, 어떤 것에 알레르기가 있는지 물어본다. 아나필락시스가 동반되는 염증반응은 복부의 불편감과 설사를 유발할 수 있다는 것을 기억한다.

약물. 환자에게 어떤 약물을 사용하고 있는지 질문한다. 일반의약품(처방전 없이 사용가능한 약물), 한약, 불법약물까지 포함해서 질문한다. 예를 들어, 중풍이나 심장발작 예방을 위해 사용하는 아스피린은 위장 출혈의 원인이 될 수도 있다. 어떤 불법 약물의 남용은 복부 통증이나 금단 증상의 원인이 된다. 당뇨병 환자는 처방된 약물을 복용하였으나 혈당 수치가 비정상적으로 되었을 때 복부 통증을 경험할 수 있다.

연관된 과거력. 환자의 과거병력은 현재의 문제와 관련되어 과거에 어떠한 문제를 가지고 있었는지에 대해 정보를 수집하는 것이다. 만약 환자가 과거에 복부 문제를 가지고 있었다면 상태가 어떠했는지, 지금 상태와 비슷하였는지, 마지막이 언제였는지 질문한다(심각했는가? 쇼크 상태였는가? 수술이 필요했는가?). 명치 부위의 불편감을 호소하는 과거 심장 질환을 가지고 있는 환자는 심장 발작과 관련된 정보를 이끌어내야 한다.

마지막 식사. 복부 문제를 호소하는 환자에게서 이 질문은 매우 중요하다. 환자의 마지막으로 섭취한 음식물을 파악한다(음료, 식사, 간식). 정상적인 환자라도 식사를 하였다는 것을 알면, 식사를 하고 얼마나 시간이 경과했는지 파악한다.

질병을 일으킨 사건. 응급구조사를 호출할 만한 사건(OPQRST로 질문)을 파악하는 것은

노인 노트

노인 환자의 복부 통증을 평가할 때 약간의 곤란함이 있다. 노인은 통증을 지각하는 능력이 감소되어 있다. 따라서 병력을 수집하고, 통증과 고통에 대해 기술하는 것이 어렵다. 노인 환자는 젊은 환자보다 복부 통증이 더욱 심각한 원인을 가지고 있다는 사실도 중요하게 기억해야 한다. 연구결과에 의하면 노인 환자는 동일한 원인으로 인한 복부 통증을 가진 젊은 환자에 비해서 최대 사망 확률이 9배나 높아진다고 하였다. 고혈압 또는 심장 질환이 있어 약물을 복용하는 많은 노인 환자(예: 아테놀롤 또는 에토프로롤과 같은 베타차단제)는 심장박동이 감소될 것이다. 이러한 약물은 쇼크가 있는 동안 맥박의 증가를 방해할 것이다. 이때 응급구조사는 맥박이 72회라고 해서 쇼크 상태가 아니라고 생각할 것이다.

징후와 증상의 진행과정을 파악하고, 응급구조사가 어떤 결정을 하는 데에 도움이 된다. 특별한 행동이 있었는지 질문하고(과거 며칠 전까지) 관련 있는 문제가 있었는지 파악한다. 구토, 구역질, 설사, 변비는 병력과 관련하여 중요한 항목이다. 검붉은색, 선홍색, 커피색 같은 구토물이나 대변은 내부 출혈을 의심할 수 있으므로 보고해야 한다.

복부 신체검진

응급구조사는 시진과 촉진으로 복부를 평가한다. 응급구조사는 병원에서 의사가 창자음을 청진하는 것을 볼 수 있을 것이다. 이렇게 긴 절차는(사분역을 각각 3분간 듣는다) 병원 전 평가나 처치에서는 적합하지 않다.

응급구조사는 복부 검진 전에 아픈 곳이 어디인지 환자에게 물어본다. 환자는 통증 부위를 지적할 수도 있지만 통증이나 불편한 부위가 옮겨 다닌다고 할 수도 있다. 이는 응급구조사가 신체검진을 함에 있어서 중요한 사항이 된다.

우선, 복부를 시진한다. 복부 팽만, 볼록함, 변색, 복부 돌출 또는 비정상적 소견을 보이는 징후를 관찰한다. 응급구조사는 환자나 가족에게 현재의 복부 모양이 정상인지 또는 변화가 있는 것인지 물어보고, 신체 형태나 모양이 매우 커졌는지 물어본다.

이후에 복부의 사분역을 촉진한다. 통증이 있는 곳은 마지막으로 촉진한다. 만약 통증부위를 먼저 촉진하면, 다른 곳을 촉진할 때 통증이 감추어질 수 있다. 복부 통증은 몇 개의 손가락 끝으로 각 사분역마다 부드럽게 압력을 가한다. 촉진하는 동안 경축 또는 딱딱함을 느끼고, 환자의 통증의 원인이 무엇인지 질문하며 관찰한다. 만약 처음에 부드럽게 촉진하여 통증의 원인을 알 수 없으면 조금 더 깊게 촉진한다. 응급구조사가 통증, 불편감 또는 비정상을 발견하면 더 넓게 촉진할 필요가 없다.

복부에 방어하는 자세를 취하는 환자를 신중하게 관찰해야 한다. "방어자세(guarding)"라는 용어는 두 가지의 가능성 있는 자세를 설명할 수 있는데 환자는 배위에서 팔을 교차하거나(그림 22-6) 또는 응급구조사가 복부에 손을 대기 전에 근육이 긴장되어 있다. 방어자세는 수의적 또는 불수의적으로 복부를 보호하고, 더욱 심한 통증을 예방하려는 시도이다.

응급구조사는 복부대동맥류인 경우에 박동성 덩어리를 만질 수 있다(비정상적인 팽만 또는 덩어리). 등 쪽으로 쥐어뜯거나 예리한 통증이 함께 있음을 발견할 수 있다. 이는 진행된 동맥류이다. 만약 부드럽게 눌러서 덩어리가 만져지면, 다시 촉진하지 않는다. 이송할 병원에 보고한다. 어떤 환자는 동맥류에 대해서 지식을 가지고 있을 수 있고, 처음 발견할 때보다 더 심해지거나 악화되지 않았으면 수술을 하지 않아도 될 수 있다. 이러한 병력은 중요하다.

특히 너무 마른 환자는 대동맥이 정상이어도 복부를 깊게 촉진하면 박동을 약하게 느낄

그림 22-6 방어자세는 복부 통증이 있는 환자의 일반적인 반응이다.

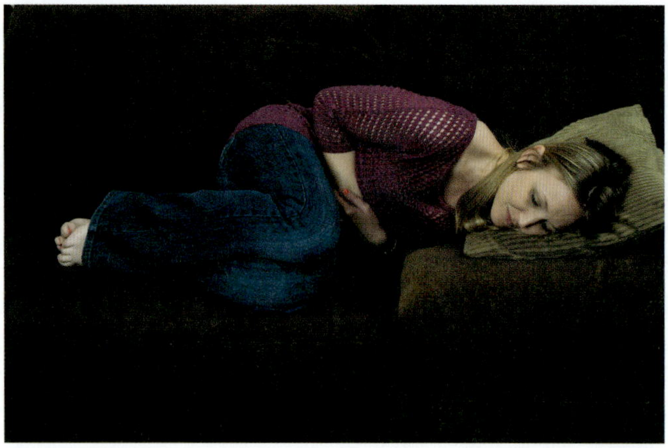

그림 22-7 복부 아래쪽을 정확하게 검사하려면 허리 아래로 옷을 느슨하게 하는 것이 필요하다.

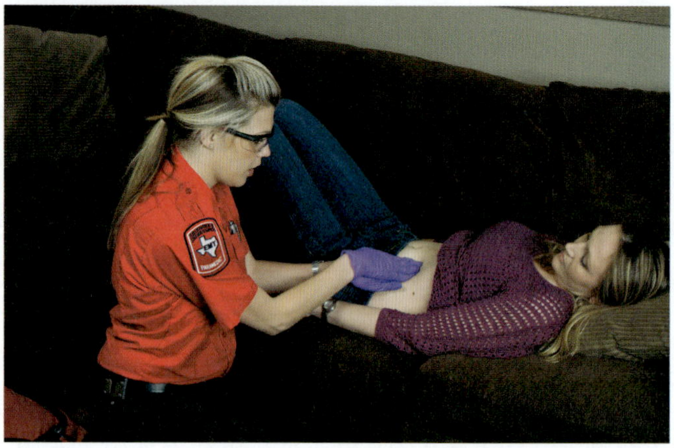

수 있다는 것을 기억해야 한다. 박동성 덩어리는 동맥류의 적응증이 된다. 비만한 환자는 동맥류가 있어도 덩어리가 촉진되지 않을 수 있다. 이러한 경우에 환자는 쥐어뜯는 통증을 호소하며 이는 대동맥류의 징조가 된다.

메모: 환자 평가의 일반적인 오류는 아래 사분역을 적절하게 평가하지 않는 것이다. 아래 사분역은 배꼽 아래에서 골반까지이다. 복부 아래쪽을 정확하게 검사하려면 허리 아래로 옷을 느슨하게 하는 것이 필요하다(그림 22-7).

활력 징후

복부 통증을 호소하는 환자는 초기에 5분 간격으로 활력 징후를 측정한다. 맥박, 호흡, 혈압, 피부색, 체온, 전반적인 상태 등을 측정한다. 또한 의식수준을 관찰하는 것도 중요하다. 쇼크는 처음에 맥박과 호흡이 빨라지고; 창백하고 축축한 피부, 불안 등이 나타남을 기억해야 한다. 혈압이 떨어지는 것은 마지막 징후이다.

복부 통증이 있는 환자는 통증의 결과로서 맥박이 빨라질 수 있고, 활력징후는 시간이 경과함에 잠재적인 위험을 확인하는데 도움이 될 수 있다. 조용히 환자의 자세를 편안하게 해주고, 산소를 투여하면 실제로 맥박이 감소되는 좋은 징후들을 관찰할 수 있다.

현장사례

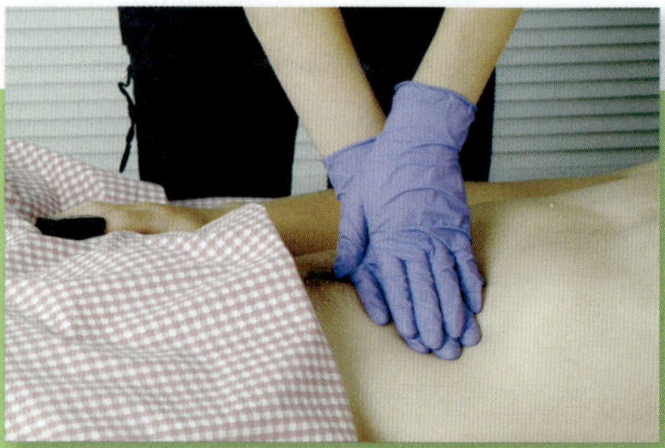

"저는 갑자기 자다가 배가 아파서 잠을 깼어요. 간신히 119에 신고를 했죠. 응급구조사는 도착한 후 처치를 시작하였어요. 저에게 질문을 하고, 혈압을 측정하였어요. 그리고 나서 복부를 눌렀죠. 저는 깜짝 놀랬어요. 너무 아팠고 어떤 단어로도 표현이 안되었죠. 저는 고함을 질렀고 응급구조사는 막창자꼬리염이 의심된다고 말했죠. 응급구조사는 수술이 필요할 것으로 생각된다며 얼른 저를 데리고 병원으로 이송했습니다. 병원도착 후 응급수술을 받은 전 안정을 되찾았죠. 응급구조사에게 참 고마움을 느낍니다."

호흡 또한 배(복부) 통증에 영향을 미친다. 만약 배(복부) 통증 때문에 호흡이 나빠지면 환자는 얕은 호흡이나 또는 빠른 호흡이 있을 수 있다.

일반적인 복부 통증

원인을 알 수 없지만 소화기계통에 문제를 호소하는 환자가 응급구조사를 호출한다. 구역질, 구토, 설사가 그 예이다. 심장병, 당뇨병, 식중독, 인플루엔자 등과 같은 다른 문제가 있을 때에도 오히려 소화계통의 문제가 나타날 수 있다.

응급구조사는 환자 평가와 처치를 실시하여야 하는데 이 단원에서는 다른 것은 다루지 않고, 현장조사, 일차평가, 적절한 기도관리 등에 대하여 다루었다. SAMPLE병력, 신체검진, 활력징후 평가는 환자의 상태에 따른 우선순위 결정(안정 대 불안정)후 시행하는 것이 중요하다.

평가 기술은 이 단원의 앞부분에서 다루었으며 이러한 방법은 모든 환자에게 동일하게 적용될 것이다. 만약에 누름통증, 불편감 또는 다른 연관된 불편감; 발현 시간(갑작스럽게 또는 지속시간); 발열과 권태감 등을 설명하기 위해서 복부의 시진과 촉진을 하는 것은 매우 적절한 방법이다.

만약 구토를 하는 환자가 있다면 기도 문제가 있는지를 계속 관찰하는 것은 중요한 환자 처치이다. 의식있는 환자의 자세는 편안하게 해준다. 기도 문제를 가진 의식없는 환자는 왼쪽 옆으로 눕혀서 구토물이 밖으로 흘러나오게 해야 한다.

환자 평가

복부 통증

복부 통증이나 불편감으로 괴로워하는 환자를 평가하기 위해서:

1. 현장조사를 수행하고, 안전 예방 및 표준주의지침을 실행하는 동안에 가능성 있는 손상기전을 찾는다.
2. 일차평가에는 환자의 전반적인 인상으로 고통의 정도 파악, 의식수준, 기도, 호흡, 순환이 포함된다. 산소를 투여한다. 이송/우선순위를 결정한다. 구토를 하면 기도를 막을 수 있으므로 흡인을 준비한다.
3. 환자의 자세를 편안하게 해준다. 환자를 조용하게 해주고, 안심시킨다. 다음으로 환자를 이완시키면서 평가를 수행하면 환자에게 도움이 될 것이다.
4. 병력, 신체검진, 활력징후 측정을 수행한다.
5. 매 5분마다 지속적으로 평가한다.

메모: 환자를 처치하는 동안 표준주의지침을 준수하기 위해서 구토와 설사가 있는 환자는 모두 다 엄격한 주의가 필요하고, 세심하게 청결을 유지해 주고, 장비로부터 감염되지 않게 하고, 구급차를 부른다.

결정포인트

- 나의 환자는 쇼크로 진행중인가?

환자 처치

복부 통증

복부 응급의 다양한 형태가 있어도 응급구조사는 동일한 처치를 제공한다. 응급구조사는 통증이 있을 뿐만 아니라 불안정하고, 명백히 중증상태인 것처럼 보이는 환자를 발견할 수 있고, 아직까지 안정화되지 않은 모습을 볼 수 있다. 많은 경우에서 환자의 상태가 다양할지라도 복부 응급인 환자는 다음 단계로 처치를 제공한다.

그림 22-8 기도 관련 문제 혹은 쇼크 증상 등이 없으며, 반응있는 환자는 편안한 자세를 취해주고 적절한 병원으로 환자를 이송한다.

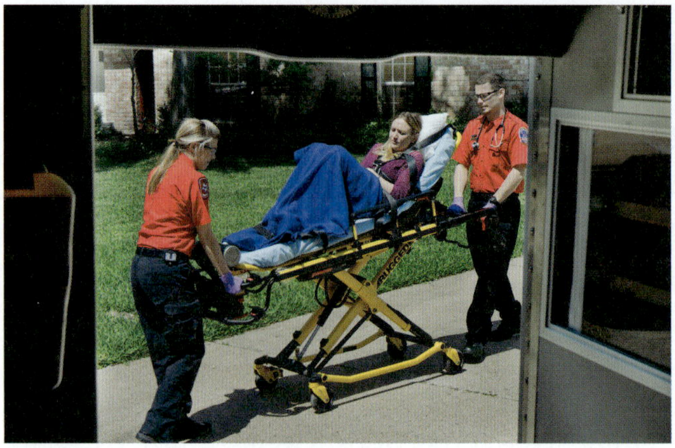

1. 일차평가 동안 기도를 유지한다. 만약 환자의 의식수준이 변한다면 기도를 확보해야 한다. 복부 응급 환자는 구토할 수 있다. 필요하면 흡인을 실시한다.
2. 산소공급을 고려한다. 모든 저산소증 환자에게는 산소를 공급한다. (산소포화도 수치가 94% 이하 혹은 저산소증 증상을 보이는 환자) 호흡 곤란 혹은 산소포화도 측정기가 측정하지 못하는 경우(쇼크와 같은) 에는 산소 공급을 고려하도록 한다. 비강캐뉼러 혹은 비재호흡마스크로 산소를 공급하며 산소포화도 수치를 94% 이상으로 유지한다.
3. 편안한 자세를 취해준다(그림 22-8). 그러나 쇼크 또는 기도 문제가 있는 환자라면 환자의 자세를 환자의 상태에 맞게 취해준다. 왼쪽으로 돌아눕혀 기도 유지를 도와준다. 환자가 쇼크 상태이면 다리를 올려준다.
4. 환자를 신속히 적절한 병원으로 이송한다.

비판적 의사결정

복부 통증이 있는 각각의 환자로부터 병력을 수집하고, 신체검진을 수행해야 한다. 다음 환자의 상태에 따라 병력과 신체검진 동안 해야 할 일과 하지 않아야 할 일이 무엇인지 결정한다.

1. 26세 여성은 왼쪽 아랫배 통증을 호소한다. 통증은 왼쪽에서 오른쪽으로 방사된다. 알레르기는 없고, 약물투여는 하지 않았다고 하였다. 통증은 아침 일찍 의자에 앉아 있을 때 시작되었다. 맥박은 104회였으며 약하고 불규칙하였고, 호흡은 22회, 혈압은 128/90, 피부는 따뜻하고 건조하였다.
2. 14세 소년은 복부 통증을 호소했다. 서서히 통증이 시작되었으며 하루 이틀 지나면서 점점 더 심해졌다. 부모는 병력, 알레르기, 약물투여는 없었다고 하였다. 소년은 통증으로 인해서 어제부터 아무것도 먹지 못했다. 맥박은 96회로 강하고 규칙적이며 호흡은 20회로 정상적이고, 혈압은 104/72, 피부는 따뜻하고 건조하였다.
3. 56세 남성은 양쪽 아랫배에 심한 통증을 호소했는데 특별한 유발요인 없이 갑자기 시작되었다. 통증은 간헐적이며 물결치는 것 같았다. 현재 고혈압과 고지혈증이 있으며 약을 투여하고 있었다. 맥박은 88회 강하고 규칙적이며 호흡은 18회로 정상적이고, 혈압은 158/104, 피부는 차고 축축하였다.

응급구조사는 환자가 호소하는 것을 잘 들어주고, 불안을 감소시켜 준다. 통증이 있는 환자를 조용하게 해주고, 안심시키는 것이 필요하다. 복부 통증 혹은 불편감을 호소하는 환자에게는 음식물을 섭취하지 않게 한다.

메모: 이 단원에서는 비정상 소견을 발견하기 위한 복부 평가에 대하여 자세하게 언급하고 있다. 비정상 소견이 없는 것이 환자의 상태를 파악함에 있어서 의미가 없는 것이 아니고, 심각하지 않을 뿐이라는 사실을 명심해야 한다. 복부 통증이 있는 환자는 항상 잠재적으로 불안정 상태로 진행될 수 있음을 주의 깊게 살펴야 하고, 적절한 병원으로 이송되어야 한다.

단원 복습

핵심 사실과 개념

- 복부 통증 또는 불편감을 호소하는 모든 환자들은 이송이 필요한 심각한 응급상황으로써 처치되어야 한다.
- 응급구조사로서, 여러분의 책임은 주로 환자를 평가하고 발견한 것을 보고하는 것이다. 복부 통증 시 현장에서의 진단은 응급실에서의 진단보다 더 시간이 오래 걸리고 어렵다.
- 응급구조사의 평가에는 병력, 신체검진, 활력징후 등을 포함한다.
- 심각한 문제를 나타낼 수 있는 징후와 증상을 찾는다. 이것은 갑자기 발생한 찢김통증과 등으로 방사되는 통증, 커피색과 같은 구토물, 검은색 또는 어두운 색의 대변을 본 경우, 또는 쇼크의 징후와 증상을 포함한다.
- 응급처치는 환자의 기도를 보호하고, 필요한 경우 산소를 공급하고, 의식 있는 환자를 편한 자세로 유지시키고, 의식 없는 환자를 회복자세로 취해주고, 병원으로 이송하는 것을 포함한다.
- 만약 환자가 구토 또는 설사를 호소한다면, 적절한 표준주의지침을 지키고, 구급차 내의 모든 물건들을 소독한다.

핵심 결정

- 구토 때문에 환자의 기도는 위험한가?
- 산소 공급이 필요한가?
- 환자는 쇼크의 징후와 증상을 보이는가?
- 환자는 심각한 문제를 나타내는가? (예: 등으로 방사되는 날카로운 복부 통증)
- 환자를 즉시 병원으로 이송해야 하는가?

단원 용어

벽쪽통증(parietal pain) 국소적, 배 안의 벽쪽배막 부위의 강한 통증

배막(peritoneum) 배안에 있는 막은 벽쪽배막이고 장기들을 둘러쌓고 있는 막은 내장쪽배막이다.

연관통증(referred pain) 통증이 시작된 부위가 아닌 다른 부위에서 느껴지는 통증

배막뒤공간(retroperitoneal space) 배막의 뒤쪽, 등과 배막 사이

찢김통증(tearing pain) 신체조직이 찢겨 나가는것과 같은 날카로운 통증

내장통증(viceral pain) 전체적, 배 안의 장기들로부터 시작되는 통증으로 둔하거나 또는 퍼지는 통증

평가와 술기를 위한 준비

요약 문제

1. 복부 통증의 다섯가지 징후와 증상을 나열하여라.
2. 내장통증과 벽쪽통증의 차이를 설명하고, 각각의 예를 설명하여라.
3. 복부 통증 환자의 응급처치를 설명하여라.
4. 복부 사분역의 이름과 복부 사분역을 어떻게 결정하는지 설명하여라.

연관시켜 생각하기

"심장 응급" 단원을 복습하고 이 단원에서 배운 내용들과 연결하여 다음의 상황에 대해 어떻게 대처할 것인지 고려해 본다.

- 여러분의 환자는 노인 남성으로 심장 문제 병력을 가지고 있다. 환자는 가슴 가운데에 압박감을 호소하고 있고 방사통은 없다. 병원으로 이송 중, 환자는 "다시 아파오기 시작해요"라고 말했다. 그런 직후 환자는 구토를 했는데, 구토물이 커피색과 같았다. 환자의 출혈과 가슴통증이 연관있는가? 구급차에서 환자에게 제공할 수 있는 처치는 무엇인가?

비판적 사고 연습

복부 통증은 다양한 원인을 가지고, 심각성이 다양하다. 이 연습의 목적은 다음과 같은 상황에서 병력 수집과 관리를 위해 어떻게 수행할 것인지 고려해 보기 위함이다.

- 응급구조사는 복부 통증을 호소하는 환자에게 출동하였다. 환자는 소파위에 앉아있었고, 심한 통증을 호소했다. 환자는 지난 몇일간 통증이 있다가도 사라지고, 다시 생겼다고 말했다. 오늘 통증이 시작된 것은 대략 1시간 전이라고 말했다. 이 환자에게 어떤 병력을 추가적으로 수집해야 하는가? 어떤 자세가 환자를 편안하게 해줄 수 있는가?

병태생리학적 접근

다음의 질문들은 현장에서 정확한 결정을 내리고 임상적인 정보를 수집할 수 있도록 돕기 위해 고안되었다.

- 비록 젊은 사람들에게서 복부 통증의 원인을 결정하는 것은 어려운 일이지만, 노인 환자에게서는 특히 더 어렵다. 그들은 특정 질병이 나타내는 일반적인 증상들 보다 더 애매하고 희미한 증상을 나타낸다. 이유는 무엇인가?

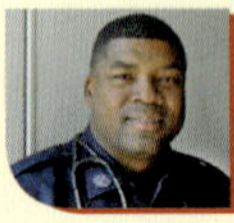

현장이야기

응급구조사는 슈퍼마켓에 있는 "아픈 여성"에게 즉시 출동하였다. 현장에 도착해보니 점원들이 안전한 곳에서 환자를 관찰하고 있었고, 환자는 약 75세 정도로 보이는 여성으로 땀을 흘리면서 약간 창백해보였다. 점원들이 노인 여성 환자를 옮겨서 의자에 앉혔다고 말했다. 직원은 노인이 계산을 하기 위해서 줄을 서 있었고, 계산원하고 이야기 하다가 갑자기 위장이 아프다며 구토를 하여 점원이 구토물을 치워주었고, 약간의 현기증을 호소하여 환자를 의자에 앉혔다고 말했다.

응급구조사는 자신을 소개하고, 환자의 의식상태를 파악해 보니 매우 지쳐 보였고, 호흡은 적절하였지만 약간 빨랐으며 노동맥을 측정해보니 약하고 빨랐다. 응급구조사는 점원에게 환자의 구토물을 가져다 달라고 부탁하였다. 점원들은 응급구조사의 행동을 이상하게 생각하였지만 그래도 따라주었다.

질문

1. 환자의 전반적인 인상이 어떠하였는가?
2. 환자의 전반적인 인상으로부터 얻을 수 있는 단서는 무엇인가?
3. 왜 응급구조사는 구토물을 살펴보기를 원했는가?

응급구조사는 자신이 병력을 수집하는 동안 다른 동료에게 산소투여와 활력징후 측정을 부탁하였다. 구토물은 적갈색이었고, 부분적으로 소화기계통에 출혈이 있을 것이라고 생각하였다. 응급구조사는 병력을 수집하기도 전에 전문소생술팀이 필요하다고 무전을 보냈고, 적절한 치료를 받을 수 있는 병원으로 이송해야 할 필요가 있다고 결정하였다.

질문

4. 왜 전문소생술팀이 필요하다고 생각하였는가?
5. 환자를 높은 우선순위로 두고 즉시 이송하는 것에 동의하는가? 이유는 무엇인가?

환자는 복부 위쪽 부분으로 통증이 퍼져나감을 호소하였고, 지난 며칠 동안 조금씩 퍼져 나갔다고 하였다. 특별히 악화되거나 좋아지지 않았고, 촉진 시 가볍게 누름통증이 있었다. 경축은 없었다. 노인 여성 환자는 지난 며칠 동안 정상적으로 음식을 섭취하였고, 복부 문제를 가질 만한 과거 병력은 없었다. 환자는 몇 달 전에 "일과성 뇌허혈 발작"이 있었다고 말했다. 고혈압 약물은 복용중이고, 뇌졸중을 예방하기 위해서 아스피린을 복용하고 있었다. 맥박 104회, 호흡 26회, 혈압 102/68, 피부는 창백하고 축축하였다.

환자를 들것으로 이동한 후 구급차로 옮겼다. 전문소생술팀이 도착하였고, 전문응급구조사는 장비를 가지고 구급차에 올라탔다. 응급구조사는 잠재적으로 더욱 심각해질 가능성과 쇼크에 대하여 전문응급구조사에게 보고하였다.

질문

6. 환자가 쇼크로 진행될 것이라고 생각하는가? 이유는 무엇인가?
7. 환자의 병력과 현재 상태가 어떤 영향이 있을 수 있겠는가?
8. 환자의 자세를 어떻게 유지시킬 것인가?

환자가 가지고 있는 고혈압 병력 때문에, 응급구조사는 혈압이 102/68인 것이 별로 고려사항이 아닐 수 있지만 이는 실제 쇼크 상태의 적응증이 될 수 있다고 생각했다 전문응급구조사는 환자가 뇌졸중을 예방하기 위해서 아스피린을 복용하고 있는 사실을 기억하고, 이러한 원인 때문에 위장출혈이 있을 수 있음을 생각했다,

전문응급구조사는 정맥로 확보, 심전도와 같은 전문소생술을 시작했고, 예방조치로서 환자의 혈당수준을 검사해서 정상수준임을 확인했다. 다시 활력 징후를 재측정해 보니 맥박 112회, 호흡 28회, 혈압 100/64, 피부는 변함이 없다는 것을 확인하였다. 환자는 다시 구토할 것 같다고 말했고, 앉아 있겠다고 주장하였다. 짧은 시간에 병원에 도착하였고, 의사에게 보고하였다. 환자는 내부출혈에 대하여 입원치료를 받았다.

23

행동 및 정신과적 응급, 자살 (Behavioral and Psychiatric Emergencies and Suicide)

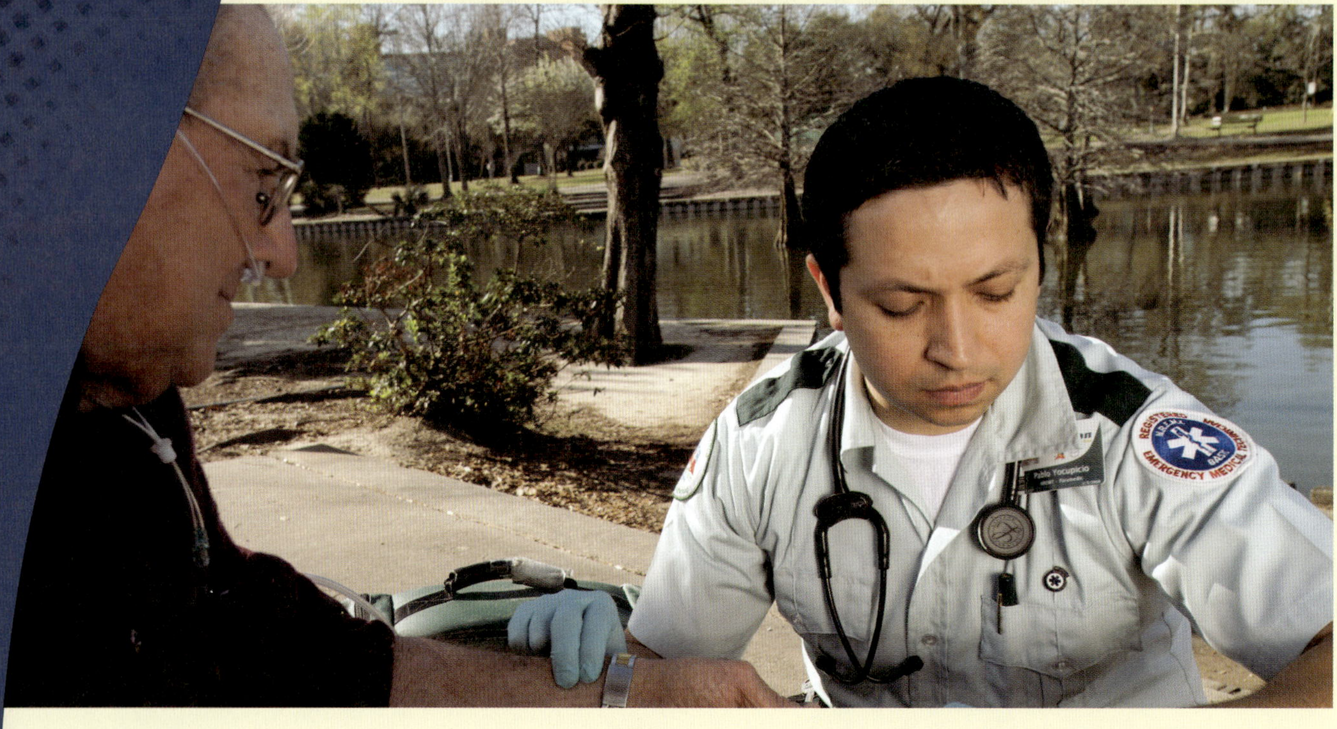

관련 단원

다음의 단원들은 이 단원에서 배울 주제와 관련된 추가적인 정보를 제공한다:

표준

의학(정신의학)

역량

급성 질병 환자를 위해 평가하여 찾은 것을 기본으로 이송 또는 응급처치를 제공하기 위한 기본 지식을 적용한다.

핵심 개념

- 행동 및 정신과적 응급의 원인
- 행동 및 정신과적 응급의 처치
- (잠재적인) 자살 시도 환자를 위한 응급 처치
- 공격적이고 적대적인 환자를 위한 응급 처치
- 환자를 안전하고 효과적으로 억제하는 방법과 시기
- 행동 및 정신과적 응급에서의 의료적/법적 고려사항

학습목표

이 단원을 읽고 난 후, 여러분은:

23.1 이 단원에서 소개된 주요 용어들을 정의할 수 있다.

23.2 비정상적인 행동을 인지할 수 있다.

23.3 비정상적인 행동을 유발하는 내과 상태 및 손상들에 대해 토의할 수 있다.

23.4 스트레스로 인해 비정상적인 행동을 하는 환자들을 안정시켜 협조를 얻을 수 있는 술기에 대해 토의할 수 있다.

23.5 행동 및 정신과적 응급을 겪고 있는 환자에 대해 평가하는 방법을 토의할 수 있다.

23.6 행동 및 정신과적 응급을 겪고 있는 환자를 관리하는 방법에 대해 토의할 수 있다.

23.7 자살 위험과 연관된 요소들을 설명할 수 있다.

23.8 자살을 시도하거나 시도할 잠재적 가능성이 있는 환자들 처치에 대해 토의할 수 있다.

23. 9 폭력적으로 변할 수 있는 환자들의 특징을 미리 인지할 수 있다.

23.10 행동 응급 환자를 관리할 때 완력과 억제대 사용에 있어 고려해야 할 사항들을 설명할 수 있다.

23.11 행동 응급 환자가 치료와 이송을 거부했을 때 고려해야 할 사항들을 설명할 수 있다.

핵심 용어

행동(behavior)　　행동 응급(behavioral emergency)　　흥분 섬망(excited delirium)　　체위성 질식(positional asphyxia)

정상 행동을 어떻게 정의할 것인가? 이는 결코 간단하게 대답할 수 있는 질문이 아니다. "정상적인" 행동은 우리가 살고 있는 상황에 상당히 의존한다. 갑작스럽게 사무실에서 눈물을 터뜨리는 사람의 행동은 정상적으로 보기 어렵겠지만, 만약 그 사람이 갑작스럽게 가족의 죽음을 진화로 통보받았다면 그것은 꽤 이유가 되는 행동이라고 생각할 것이다. 이와 비슷하게, 여러분이 수업 중간에 조는 행동에 대해 여러분의 강사는 비정상적인 행동이라고 생각하지만, 만약 여러분이 밤새 아픈 아이를 간호해야 했기 때문에 잠을 청하지 못했다는 것을 전해 듣는다면, 그 행동 역시 "정상적인" 행동이 될 것이다. 우리의 행동은 우리가 직면하는 상황이나 환경 또는 스트레스에 반응하는 능력에 의해 영향을 받는다.

때때로, 자신의 환경과 상호작용하고 다루는 개인의 능력이 제 기능을 발휘하지 못할 때가 있다. 이는 종종 질병, 손상 또는 약물남용의 결과이다. 그러나 신체적인 문제 때문에 환자가 제 기능을 못하는 것이 아니라, 환자의 뇌가 주위 환경에 반응할 수 있는 능력을 잃어버려 제 기능을 못하는 경우도 있다. 이러한 경우, 반응은 부적절하고, 특이하고, 그들 자신 또는 다른 사람에게 위험을 초래할 수 있다.

이러한 환자들은 특히 저항적이다. 그들 은 응급구조사와 상호 작용하기가 쉽지 않고, 심지어 응급구조사에게 해를 가하기도 한다. 게다가, 행동적 문제는 가끔씩 다른 질병 또는 손상의 영향으로부터 구별이 어렵고, 종종 진짜를 감추거나 매우 위험한 질병을 가지고 있음을 의미할 수도 있다.

응급구조사로서 여러분은 환자가 예기치 않게 행동하거나 때로 위험한 방식으로 행동하는 응급상황에 많이 출동하게 될 것이다. 이상 행동은 스트레스, 신체적 외상이나 질병, 약물과 알코올의 중독 혹은 정신과적 병의 결과일수도 있다. 분명한 원인이 무엇이든지 간에, 경찰의 도움이 필요하다고 느껴지면 주저하지 말고 도움을 요청해야 한다. 지역 응급의료지침에서도 그렇게 요구할지도 모른다. 일단 현장이 안전해지면 여러분은 적절한 응급처치를 할 수 있게 될 것이다.

행동 및 정신과적 응급

핵심 개념
행동 및 정신과적 응급의 원인

행동응급이란 무엇인가?

우리 모두는 행동을 한다. *행동*은 사람이 행동하거나 수행하는 태도로 정의할 수 있다. 행동에는 사람의 모든 활동, 물리적이고 정신적인 활동을 포함한다. 물론 행동은 사람마다, 상황마다 다르다. 실제로, 정상 행동은 개인이 직면하는 환경에 상당히 의존한다. 사람들 모두에게 좋은 날이 있고, 나쁜 날이 있다. 매일 우리는 여러 다른 반응을 이끌어내는 비극적 또는 아름다운 상황을 직면하게 된다. 우리는 주어진 상황에 따라 반응의 적절성을 기반으로 하여 "정상" 행동이라고 판단한다. 행동은 우리가 행동하는 여러가지 방법을 근거로 매우 폭 넓게

행동(behavior)
사람이 행동하거나 수행하는 태도

정의된다. 예를 들어, 비통함은 비극적인 상황에 대해 적절한 반응일 수 있지만, 몇달 혹은 몇 년 동안 지속된다면 다른 사람과의 상호작용을 방해하고, 환자가 정상적인 삶을 유지할 수 없으므로 비정상적으로 간주될 것이다.

행동 응급(behavioral emergency)
사람이 비정상적인 행동을 보일 때, 즉 주어진 상황에서의 행동이 환자나 가족, 지역사회가 용납할 수 없거나 참을 수 없는 경우의 행동

*행동응급*은 사람이 비정상적인 행동을 보일 때, 즉 주어진 상황에서의 행동이 환자나 가족, 지역사회가 용납할 수 없거나 참을 수 없는 경우이다. 흔히 행동응급은 환자 자신 혹은 환자와 관련이 있는 사람에게 잠재적인 해를 끼치는 행동을 하는 것과 관련이 있다.

이러한 정의의 중요한 부분은 "주어진 상황에서"라는 것이다. 응급구조사는 자신의 삶이나 친구들의 생활에서 상황에 따라 행동이 다양한 것을 관찰할 수 있다. 예를 들어 예기치 않게 사랑하는 사람의 죽음을 알게 되었다면, 일반적인 반응은 소리를 지르고 울며 물건들을 던지고 다른 감정적 폭발을 보이는 것이다. 이와 같은 상황에서 이러한 행동이 이상한 것이 아니다. 만약 아무 이유없이 쇼핑센터에서 같은 행동을 한다면 그것은 행동 응급상황을 의미할 수 있다.

기억해야 할 것은 여러분은 문화가 다르거나 생활방식이 다른 사람들을 만날 수도 있다는 것이다. 어떤 행동이 여러분이 보기에는 이상한 행동일지라도 행동을 하는 사람에게는 정상적인 것일 수 있다. 행동응급 상황은 다른 응급상황과 마찬가지로 환자 평가를 요구한다. 객관적 태도를 유지하고 성급하게 환자들이 보거나 행동하는 방식으로만 판단하지 않도록 한다.

정신과적 상태

몇몇 행동 응급은 정신과 질환이라고 불리는 정신과적 상태에 의해 야기된다. 국제정신건강협회(the National Institute of Mental Health)의 2013년 통계에 따르면, 6,510만 명의 미국인들이 정신과적 문제를 겪고 있다고 한다. 이는 곧 4명 중에 1명인 셈이다. 인구의 대략 7%가 기분 장애(예, 우울증)를 겪고 있으며, 18% 이상이 불안 또는 패닉 문제를 가지고 있다. 정신분열증(1.1%), 조울증(2.6%)은 비교적 작은 수치를 보인다. 대략 920만 명의 성인이 중독 장애와 동시에 발생하는 정신 건강 문제를 가진다. 이러한 통계에 근거하여, 응급구조사는 정신과적 문제를 가진 환자를 다룰 가능성이 있다는 것은 명백해진 사실이다. 이 단원에서는 이 명백한 환자 인구에 대한 치료와 이해를 도울 것이다.

행동 변화의 신체적 원인

비정상적인 행동을 나타내는 환자를 다룰 때 응급구조사는 환자의 정신과적 문제가 증명이 되기 전까지 비정신과적 문제로 인해 의식 변화를 가진다고 생각하는 것은 큰 도움이 된다. 많은 내과적 상태와 손상이 환자의 행동에 변화를 줄 수 있으며, 다음과 같은 문제들이 포함된다.

- **저혈당.** 변덕스럽고 부적절한 행동(알코올 중독과 유사), 어지러움, 두통, 실신, 발작, 때로 혼수상태, 배고픔, 침 흘림, 빠른 맥박 등의 증상을 보이나, 정상 혈압이다. (자세한 내용은 "당뇨 응급 및 의식상태 변화" 단원을 참고하도록 한다)
- **산소부족.** 불안과 혼란, 청색증(푸른색이나 회색피부), 의식상태의 변화를 초래할 수 있다.
- **뇌졸중 또는 뇌에 부적절한 혈류 공급.** 혼란, 어지러움, 언어곤란, 두통, 기능저하 및 편측마비, 구역질, 구토 또는 빠른 맥박을 유발할 수 있다
- **머리 손상.** 과민함에서 비합리적 행동에 이르는 성격변화, 의식상태의 변화, 기억상실증 및 혼란, 불규칙한 호흡, 높은 혈압, 맥박 감소의 원인이 될 수 있다(자세한 내용은 "머리, 목, 척추 외상" 단원을 참고하도록 한다).
- **정신적 변화를 줄 수 있는 약물.** 섭취한 물질에 따라 다양한 증상 및 징후가 나타날 수 있

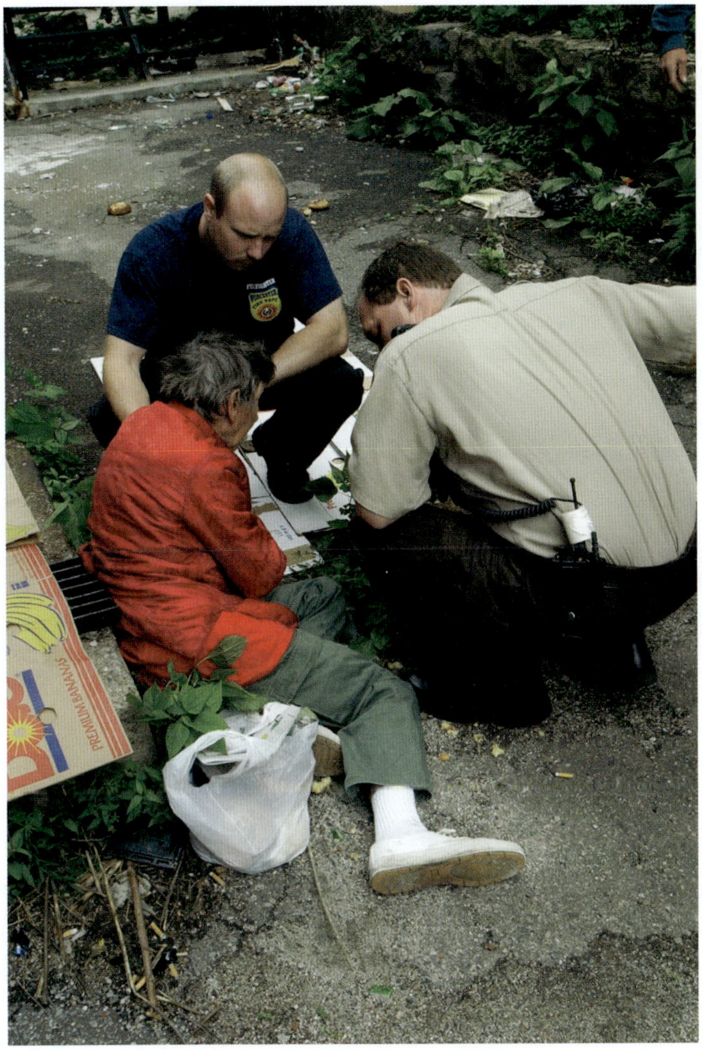

그림 23-1 환자의 의식상태 변화에는 많은 이유들이 있다.
(© Mark C. Ide/CMSP)

다. (자세한 내용은 "중독 응급" 단원을 참고하도록 한다)

- **환경적 요인.** 과도한 추위의 노출은 오한, 마비, 의식상태 변화, 졸음, 비틀거림, 느린 호흡, 느린 맥박 등을 야기할 수 있다. 과도한 열에 노출되면 의식 감소 및 소실이 나타날 수 있다.

행동응급상황을 보이는 사람을 다룰 때, 항상 심리학적 원인 이외의 다른 것 때문에 이상행동을 보일 수 있다는 가능성을 고려해야 한다(그림 23-1). 정신과적 문제를 가정하기 전에 내과적 문제 혹은 외상이 원인이 되지는 않았는지 철저한 환자 평가를 실시한다. 질병은 기존의 정신과적 행동 문제와 함께 나타날 수 있으며, 때때로 만성적 행동장애를 더 악화시킬 수 있다는 것을 기억해라.

상황에 따른 스트레스 반응

예기치 못한 심각한 스트레스에 부딪히게 되면, 대부분의 환자는 공포, 슬픔, 분노와 같은 감정들을 보이게 된다. 이러한 감정들은 사고 현장에서 보이는 전형적인 스트레스 반응이고 심각한 질병이나 사망 시 나타나는 일반적인 반응일 것이다. 대부분의 경우 상황을 통제하고 환자 개인을 다룰 때, 개인적 감정 교류를 한다면 환자를 더욱 도와줄 수 있을 것이다.

가능한 서둘지 않도록 주의한다. 환자 평가와 면담을 서두른다면, 환자는 상황이 조절이 되지 않은 것처럼 불안은 느낄 수 있다. 또한 환자는 응급구조사가 환자 자신이 아니라 상황

비판적 의사 결정

정신과적 또는 숨겨진 내과적 문제

응급구조사는 병원 전 응급의료체계에서 많은 정신과적 행동 응급을 경험할 것이다. 어떤 환자는 내과적인 문제와 함께 정신과적 행동 응급을 나타내기도 한다. 때론 정신과적 문제와 상관없이 정신과적 병력과 내과적 문제를 동시에 가진 환자가 있다. 정신과적 문제와 내과적 문제로부터 고통 받고 있는 환자를 만났을 때 어떻게 환자를 평가하고 처치할 것인가 설명해 보도록 한다.

1. 식료품 가게에서 "신의 계시"를 받고 있다며 중얼거리고 있는 56세의 남자환자를 발견하였다.
2. 숨을 쉴 때마다 가벼운 알코올 냄새를 풍기며, 이상한 옷차림으로 대학교 캠퍼스를 배회하고 있는 21세의 학생을 발견하였다.
3. 요양원에서 생활하고 있는 84세의 할머니로, 우울증과 심장병력이 있다. 아침에 갑자기 직원들에게 초조, 불안증세를 나타내며 화를 내고 있다.

에만 신경을 쓰고 있다고 생각할 수도 있다. 환자에게 응급구조사가 그를 돕기 위해 있다는 것을 알 수 있도록 한다.

전형적인 스트레스 반응을 보이는 환자를 치료할 때 환자가 자신의 감정을 조절할 수 있는 시간을 주도록 한다. 조용하고 조심스럽게 상황을 판단하고, 응급구조사 자신의 감정은 통제하도록 한다. 응급구조사는 환자에게 환자가 말하고 있는 것을 귀담아 듣고 있다는 확신을 주어야 하며, 정직하게 사실들을 설명해 주도록 한다. 갑작스런 행동 변화에 대해 주의하도록 한다.

응급구조사는 스트레스를 받은 환자를 돕기 위한 위기관리 기술을 적용할 수 있을 것이다. 만약 환자가 응급구조사와 대화를 하지 않거나 감정이 진정되지 않는다면, 또는 이상행동을 보일만한 신체적 원인이 분명치 않다면, 정신과적 문제와 같은 더 심각한 본질적 문제가 있을 수 있다는 사실을 염두에 두어야 한다. 이 단원의 다음 부분에서 설명하는 권고에 따라 진행하도록 한다.

급성 정신병

몇몇 응급은 "행동적" 문제이기보다는 그들의 환경과 상호작용하는 능력과 정보를 처리하는 능력을 방해하는 것과 관련 있는 "정신과적" 문제이다. 정신과적 응급은 종종 정신분열증과 같은 인지 장애와 관련이 있다. 급성 정신병은 다음과 같은 증상 중 하나 이상을 보일 때 발생한다: 환각, 망상, 긴장증, 또는 사고장애. 환각은 시각 또는 음성과 같은 부적절한 감각적 관찰이다. 망상은 편집증과 같은 잘못된 믿음이다. 긴장증은 주위 환경과 완전하게 상호작용 할 수 없으며, 의식이 뚜렷함에도 주위 환경에 응답하지 않고 행동 및 표정이 정지해버린 정신 상태를 말한다. 마지막으로, 사고 장애는 환자가 정보를 처리하거나, 의사소통 하는 능력에 영향을 주며, 특이하게 말하는 패턴 또는 이상하게 글을 쓰는 이상 행동을 말한다.

급성 정신병을 겪는 환자는, 우리가 정상적으로 예상하는 반응이나 소통을 하지 않음으로, 매우 저항적이다. 환각 또는 망상으로부터의 자극은 심각한 엉뚱한 행위를 야기시킬 수 있다. 이러한 환자를 처치할 때에는, 환자와 자신의 안전을 보장하는 것뿐만 아니라, 환자를 조용하고 부드럽게 다루는 것이 제일 훌륭한 처치이다.

행동 및 정신과적 응급을 위한 응급처치

핵심 개념
행동 및 정신과적 응급의 응급처치

행동 및 정신과적 응급을 위한 평가 및 처치

정신과적 문제의 범위는 매우 다양하다. 어떤 환자는 숨어서 의사소통도 하려하지 않는 반면 어떤 환자는 매우 활발하고 말이 많거나 이상한 혹은 적대적인 행동을 보이기도 한다. 또한 어떤 환자는 마치 그들 자신이나 다른 사람들을 해치고자 하는 것처럼 행동하기도 한다.

행동 응급을 겪고 있는 환자에게 접근하기 전에 현장의 안전을 확인하는 것은 필수적이다. 정신과적 또는 약물 남용 문제의 경우 행동을 예측하기 어렵고, 매우 위험한 행동을 내보인다. 비정상적 행동 상황에서는 항상 자신과 동료의 안전을 보장하도록 한다. 필요한 경우 경찰의 도움을 받도록 한다.

비록 모든 행동 응급은 조금씩 다르지만, 일반적으로 전문적이고 조용한 환경을 제공하는 것이 중요하다. 응급구조사의 행동이 상황을 더 악화시킬수도 혹은 완화시킬수도 있다는 것을 기억하여라. 상황을 통제하는 동안 적절한 처치와 동정심을 제공하여라. 행동이나 정신과적 응급상황의 환자를 다룰 때 다음과 같은 일반적 규칙을 따르도록 한다.

- 응급구조사 자신을 소개하고 본인의 역할을 확실히 말한다.
- 천천히, 명확하게 말한다. 조용하고 확신 있는 어조를 사용한다.
- 환자와 눈을 맞춘다.
- 환자의 말에 귀를 기울인다. 응급구조사는 환자가 말한 것을 다시 환자에게 반복 확인해 줌으로써 듣고 있다는 것을 보여준다.
- 환자의 행위나 의견을 정하거나 추측하지 않는다. 동정이 아니라 공감하는 모습을 보여준다.
- 긍정적인 신체적 언어를 사용한다. 팔을 꼬거나 관심 없는 것처럼 행동하지 말아라.
- 환자의 감정을 이해한다.
- 환자의 사적 공간에 들어가지 않는다. 적어도 환자에게서 1m 정도 떨어져 있는다. 환자가 갇혔다고 느끼게 되면 감정적 폭발을 야기할 수 있기 때문이다.
- 환자의 감정 변화에 주의한다. 공격적 행동이 증가하는지 살펴보고 적절한 안전 예방조치에 유의한다.
- 필요하다면, 위험 예방을 위해 억제대를 사용한다.

환자 평가

행동 및 정신과적 응급

행동 이상이나 정신과적 응급상황으로 고통받는 환자를 다음과 같이 평가한다.

- 조심스럽게 현장 평가를 실시한다. 상황실 근무자는 응급구조사에게 현장에 잠재적인 위험 상황이 있다는 것을 알리고, 동시에 경찰에 출동 요청을 할 것이다. 경찰이 현장을 "안정"시킨 후에 현장에 접근하도록 한다.
- 응급구조사 자신을 소개하고 역할을 설명한다. 환자는 응급구조사가 누구이며, 무엇을 하는 것인지 모를 수도 있다.
- 환자의 의식상태(반응 수준; 사람, 시간, 장소에 대한 지남력) 평가를 포함해서 일차 평가를 실시한다.
- 가능한 상세한 검진을 많이 시행한다. 환자의 행동을 야기할 수 있는 내과적 상태와 손상을 살핀다.

Inside Outside

신경전달물질

신경계는 신경전달물질을 통해 작동한다. 전기적 자극은 뉴런을 따라 시냅스(신경세포 사이의 공간)에 도착할 때까지 이동한다. 신경전달물질은 신체 안에 있는 화학물질로써, 뉴런(시냅스 전 뉴런)에서 다른 뉴런(시냅스 후 뉴런)으로 메시지를 전달한다. 비록 이것은 매우 복잡한 과정처럼 들리지만, 그것은 실제로 1000분의 1초만에 이루어진다.

신경전달물질은 뉴런으로부터 방출된 후 시냅스를 지나 다음 뉴런까지 이동한다. 시냅스 후 뉴런(postsynaptic neuron)의 수용기는 신경전달물질은 받는다. 이는 자극(impulse)이 신경계를 따라 이동하는 원리이다. 자극이 전달된 후, 신경전달물질은 시냅스 전 뉴런(presynaptic neuron)으로 다시 되돌아오는 재흡수(reuptake)라는 과정을 통해 이동한다.

신경전달물질이 우울증 또는 다른 정신 장애에서는 제 기능을 수행하지 못한다. 이러한 장애를 위해 처방된 약물들은 신경전달물질에 적절한 영향을 주도록 고안되었다. 가장 흔한 약물 중 하나는 재흡수억제제(selective serotonin reuptake inhibitor; SSRI)이다. 이 약물은 시냅스에서 신경전달물질 세로토닌의 재흡수를 막음으로써 기분을 향상시킨다. 프로잭, 팩실, 졸로프는 SSRI약물의 흔한 상품명이다.

새로운 약물은 하나 이상의 신경전달물질의 재흡수 억제를 제공한다. 신경전달물질에는 세로토닌 뿐 아니라, 노르에피네프린, 에피네프린, 그리고 도파민이 있다.

- 철저하게 병력을 수집한다. 병력은 과거 정신과적 문제나 환자가 복용했을(또는 복용하지 않아서 발작을 야기했을) 정신과적 약물에 대해 정보를 준다. 또한 병력은 정신과적 상태와 매우 유사할 수 있는 당뇨병과 같은 상황에 주목할 수 있게 해준다.

정신과적 응급상황을 보이는 환자의 일반적인 상태 혹은 증상과 징후는 다음과 같다.

- 공포 혹은 불안
- 이상한 외모, 어울리지 않는 옷, 위생상태 불량
- 반복 행동, 적대적인 움직임이나 숨어있는 자세와 같은 흥분하거나 이상한 행동
- 너무 빠르거나 억눌린 목소리의 말(마치 강요된 것처럼), 조리있는 대화 능력 부족과 같은 이상한 언어 패턴
- 이상 행동이나 사고 패턴
- 자살이나 자기 파괴적 행동
- 위협이나 다른 사람을 해치려는 폭력적 혹은 공격적 행동

결정 포인트

- 현장은 안전한가?
- 내 환자가 행동적/정신과적 위험을 가지고 있는가? 또는 물리적 원인 때문에 의식 상태가 변화했는가?

환자 처치

행동이나 정신과적 응급상황의 환자의 경우 다음과 같이 응급처치를 한다.

- 출동 시 개인이나 현장의 안전성을 확보한다.
- 일차 평가 동안 모든 생명과 직결된 문제들을 처치한다.
- 행동응급상황을 야기할 수 있는 내과적 상태와 손상에 주의한다.
- 환자와 대화할 시간을 가지도록 준비한다. 환자를 처치하기 전에 앞서 열거한 술기들을 사용한다. 조용하고 확신있는 목소리로 말하도록 유념한다. 긍정적인 신체 언어를 사용하고 눈을 잘 맞추도록 한다. 불필요한 신체 접촉을 피하고 빠르게 움직이지 않는다.
- 무엇이 문제인지 논의하도록 환자를 격려해준다.

- 환자가 겪고 있는 시각적, 청각적 환각에 결코 동조하지 않는다. 환자에게 거짓말을 하지 않는다.
- 도움이 된다고 생각되면, 대화에 가족 구성원이나 친구들을 포함시킨다. 상황이 환자를 흥분시키면 다른 사람들에게 나가달라고 부탁할 수 있다.

자살

핵심 개념
(잠재적인) 자살 시도 환자를 위한 응급 처치

미국에서는 매년 수천 명의 사람들이 자살을 한다. 자살은 사망의 8번째 주요 원인이지만, 14~24세 그룹의 사망 원인에서 3위를 차지한다. 우울증과 자살은 노인 인구에서도 놀라운 수준에 도달했다. 대부분은 자살시도로 신체적, 감정적 손상으로 고통받고 있다. 성별, 연령, 국가적, 사회적, 경제적 배경과 상관없이 정서적 고통이 심하다면 사람들은 자살을 할 수 있다.

사람들은 화학적 불균형으로 인한 우울증, 사랑하는 사람의 죽음, 실연, 건강 악화, 자신감 상실, 이혼, 실패에 대한 두려움, 알코올이나 약물 중독과 같은 다양한 원인 때문에 자살을 시도한다. 또한 다양한 방법으로 생을 마감하려 시도하기도 한다. 응급구조사는 약물 과용, 목을 매달거나 높은 곳에서 뛰어 내리고, 독극물 섭취, 가스 흡입, 자해행위로 손목을 긋고, 칼로 찌르고 총을 쏘는 등의 방법으로 자살하거나 자살미수 사건을 종종 볼 수 있을 것이다.

환자 평가

자살 시도 혹은 시도 가능성

다음에 열거된 요소들은 종종 자살 위험과 관련 있는 요소들이다. 이 요소들 중 일부 혹은 모두가 환자에게 나타날지라도, 누가 자살을 시도할 것인지 하지 않을 것인지 예측하는 것이 가능하지 않을 수도 있다.

- **우울증.** 환자의 절망 또는 자살 충동 감정이나 표현들을 신중하게 받아들여야 한다.
- **현재 혹은 최근의 높은 스트레스 수준.** 스트레스 정도가 심하다면, 자살의 징후를 심각하게 받아들여야 한다.
- **연령.** 자살률은 15~25세 사이와 40세 이상의 연령에서 높게 나타난다. 노인은 자살률이 증가되고 있는 연령층이다.
- **알코올과 약물 남용.**
- **자살 위협.** 환자는 다른 사람에게 자신이 자살을 생각하고 있다는 것을 말할 수 있다. 모든 자살 위협을 심각하게 받아들이도록 한다.
- **자살 계획.** 자세한 자살 계획을 갖고 있는 환자는 자살을 시도할 경향이 더 높다. 자살 시행 방법, 노트, 개인 물품.
- **과거의 자살 시도나 자살 위협.** 자기 파괴 행동 병력을 포함한다. 자살을 종종 시도했던 환자는 주의를 끌기 위한 것으로 여겨져 심각하게 받아들여지지 않을 수 있다. 그러나 통계에 따르면 과거에 자살을 시도했던 사람이 그렇지 않은 사람보다 더 쉽게 자살할 수 있다.
- **우울증에서 갑작스런 회복.** 자살을 하기로 결정한 환자는 실제로 우울증에서 회복되는 것처럼 보일 수 있다. 결정을 내리고 끝이 보인다는 사실로 인해 이러한 "회복"이 일어날 수 있는 것이다. 여러분은 환자가 지난 며칠동안 "호전되어 보였다"고 말하는 환자의 가족이나 친구들을 찾을 수 있을 것이다.

메모: 자살을 시도했거나 거의 시도할 뻔한 환자 처치를 위해 출동할 때마다 응급구조사는 먼저 자신의 안전에 유의해야 한다. 모든 환자가 여러분을 해치려 하지는 않겠지만, 자살시도 기전상 죽음을 야기할 수 있다. 그것이 의도적으로든 우발적으로든 응급구조사에게 향할 수 있다.

환자 처치

자살 시도 혹은 시도 가능성

감정적, 정신과적, 자살 충동 응급상황에 있는 환자는 유사한 방법으로 처치되어야 한다. 모든 경우에 환자와의 개인적 교류가 중요하다. 가능한 빨리 시각적, 언어적 접촉을 하도록 노력해야 한다. 논쟁하지 말고 위협하지 말며 강요하는 듯한 표현을 보이지 않도록 한다.

응급구조사는 환자의 신체적, 정신적 건강 처치를 시작하는 최초의 전문가라는 사실을 명심해야 한다. 환자에게 신뢰를 줄수록 의료진의 지속적인 치료는 더 쉬워질 것이다.

다음과 같이 응급처치를 하도록 한다.

1. 처치는 현장 평가로 시작해야 한다. 환자에게 접근하는 것이 안전한지 확실히 하도록 한다. 현장의 안전성이 확보되지 않다면, 경찰에 도움을 요청하고 그들이 현장을 안정시킬 때까지 기다린다. 여러분이 신체적 위해를 입을 위험이 있지 않는 한 환자를 혼자 놔두지 않는다. 경찰이 도착할 때까지 안전한 거리에서 환자와 대화를 시도한다. 신체분비물 격리 조치를 취한다.
2. 현장이 안전해지면 환자가 허용하는 범위까지 생명을 위협하는 문제가 있는지 살피고 처치한다. 생명과 직결된 문제를 처치하기 위해 필요하다면 환자를 묶기 위해 경찰의 도움을 요청한다.
3. 가능하다면 이차평가를 수행하고, 그와 관련된 응급처치를 시행한다.
4. 안전한 경우에만 상세 신체 검진을 수행해 환자가 손상을 입지는 않았는지 의심해본다.
5. 이송 중 재평가를 수행한다. 환자의 행동과 신체 상태의 갑작스런 변화에 유의하여 관찰한다.
6. 환자가 이송될 병원에 연락하여 현재 환자의 의식 상태와 다른 필수적인 정보를 보고한다.

감정적이거나 정신과적 문제를 가진 환자의 경우 신체검진이 어려울 수 있다는 사실에 유의한다. 일차평가 이외의 평가를 진행하지 못할 수도 있다.

환자와 대화하는 동안 천천히 말하도록 하고 참을성 있게 환자가 질문에 대답하기를 기다린다. 환자의 신뢰를 얻었다면 대답이 필요한 질문이 무엇인지, 신체 검진의 일부로 무엇을 해야하고 활력징후를 측정해야 한다는 사실을 설명한다. 응급구조사는 환자에게 병원으로 이송하는 것이 최선이라고 생각하고 있으며, 환자의 협조와 도움이 필요하다는 것을 알린다. 필요하다면 뒤로 물러선다. 만약 환자의 두려움이나 적대심이 증가되면 검사나 이송 문제를 강요하지 않도록 한다. 대신 대화를 다시 시도하고 환자에게 시간을 더 준 다음 다시 병원으로 가는 것이 좋다고 말하도록 한다.

핵심 개념
공격적이고 적대적인 환자를 위한 응급 처치

자살을 시도한 모든 환자는 이송되어야 한다. 필요하다면 경찰의 도움을 요청한다. 주법과 지역사회지침에 따라 자살 시도 환자 또는 자살 시도 가능성이 보여지는 환자는 의료기관, 경찰, 혹은 정부 기관에 보고한다.

"밖에서 안전하게 기다려라, 위험이 인지되었다면 서두르지 않는다. 여러분의 안전이 여러분의 첫 번째 책임이다."

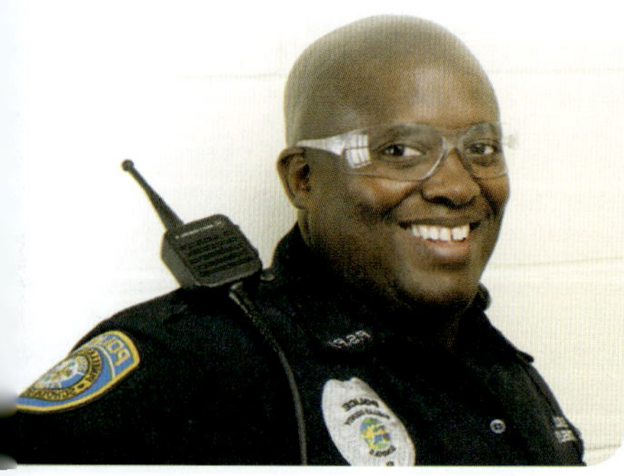

공격적이거나 적대적인 환자

공격적이거나 적대적인 행동은 뇌와 신경계의 손상, 신진대사의 장애, 스트레스, 알코올과 다른 약물, 또는 정신과적인 장애로 인한 것일 수 있다. 가끔은 응급통신관리자로부터 환자가 공격적이라는 정보를 얻을 수 있다. 다른 경우 현장에서 빠른 단서를 얻을 수도 있고(고함, 약물, 지저분한 상태, 부서진 가구와 같은 것들), 이웃, 가족, 목격자들이 환자가 위험하다거나 화가나 있다거나 공격적이고 전투적이라고 말해 줄 수도 있다. 환자의 자세나(긴장된 근육, 꽉 쥔 주먹, 불규칙하고 빠른 움직임) 방안의 위치로 미리 폭력의 가능성을 경고 받을 수도 있다. 흔하지는 않지만 처음에는 조용했던 환자가 갑자기 공격적으로 변하는 수도 있다.

환자가 자신이나 타인에게 해를 가할 것처럼 행동하는 경우 응급구조사는 우선 자신의 안전을 고려해야 한다. 다음과 같은 예방조치를 취하도록 해야 한다.

- 응급구조사 자신을 동료나 응급구조사를 도울 수 있는 다른 자원으로부터 고립시키지 않

도록 한다. 경우에 따라 피할 수 있는 통로를 꼭 만들어 둔다. 환자가 응급구조사와 문 사이로 오지 않도록 한다. 환자가 폭력적으로 변하면 물러서서 경찰이 도와줄 때까지 기다려야 한다.

- 환자가 위협을 느낄만한 행동은 하지 않도록 한다. 그런 행동은 환자가 여러분이나 다른 사람들에게 공격적인 행동을 하게 할 수도 있다.
- 항상 무기를 조심해야 한다. 부엌에서 멀리 떨어져 있는다. 부엌은 위험한 무기들로 가득 차 있기 때문이다. 경찰이 현장을 통제할 때까지 안전한 지역에 머물러 있는다.

환자 평가

공격적이거나 적대적인 환자

공격적이거나 적대적인 환자 평가는 일차 평가 그 이상의 단계로 진행되지 않을 수도 있다. 대부분의 시간을 주위 사람들과 환자를 진정시키는데 보내게 된다. 하지만 이러한 이유로 충분히 평가가 가능한 환자를 평가하지 않는 것에 주의해야한다. 공격적이거나 적대적인 환자는 다음과 같다.

- 사람들에게 부적절하게 반응한다.
- 자신이나 다른 사람들을 해치려고 한다.
- 맥박이나 호흡이 빠를 수 있다.
- 보통 빠른 말이나 신체적 움직임을 보인다.
- 불안, 긴장 "당황하기 쉬워" 보일 수 있다.

환자 처치

공격적이거나 적대적인 환자

공격적이거나 적대적인 환자의 응급 처치를 위해 다음의 단계를 따른다.

1. 현장의 안전성 확인 후 처치는 시작된다. 환자에게 접근할 때는 현장의 안전성을 확인한다. 필요하다면 접근하기 전에 경찰에 도움을 요청한다. 신체분비물 격리 예방조치를 실시한다.
2. 환자의 행동으로 정상적인 평가와 처치 절차에 방해를 받는다면 지도 의사에 조언을 요청한다.
3. 재평가의 일부로서, 환자의 갑작스런 행동 변화에 주의를 기울인다.
4. 환자 억제가 필요하다면 의료 지도나 경찰으로부터 도움을 요청해야 한다.

정당한 완력과 억제

정당한 완력은 환자가 자신이나 다른 사람들에게 손상을 입히지 않도록 하는데 반드시 필요하다. 정당한 완력은 환자의 힘이나 체격, 비정상적 행동, 의식상태, 억제 방법을 포함해 모든 환경들을 고려하여 결정한다. 응급구조사는 환자의 공격으로부터 자신을 보호할 수도 있지만 그렇지 못할 경우라도 환자를 다치게 할 수 있는 행동은 피해야 한다는 점을 기억해야 한다.

더구나 거의 모든 지역에서 응급구조사는 법적으로 환자를 억제하거나 환자의 의사와 반대로 이송하거나, 환자 가족의 요청이 있다 해도 환자가 응급처치를 받도록 강요할 수 없다. 환자 억제와 강제적인 이송은 대개 공권력(경찰)의 관할 안에 있다. 경찰(일부 지역에서는 의사)은 응급구조사에게 환자를 억제하고 적당한 의료시설로 이송시키도록 명할 수 있다. 그러나 의사는 응급구조사를 위험에 처하게 할 수 있는 행동을 하도록 명령할 권력을 갖고 있지는 않다. 만약 경찰이 억제와 이송을 명령한다면 필요한 만큼 이 절차를 도와야 한다. 지역 내 프로토콜을 따르도록 유념한다.

핵심 개념
환자를 안전하고 효과적으로 억제하는 방법과 시기

내과 혹은 외상 응급 환자는 필요한 처치를 받기 전에 억제가 필요할 정도의 폭력적인 행동을 보일 수 있다. 예를 들어, 저혈당 환자는 비정상적으로 행동하거나 심지어 공격적일 수 있다. 만약 환자의 행동이 응급구조사의 처치에 방해가 된다면, 응급구조사는 초기 처치를 위해 환자를 억제할 수 있다.

마찬가지로, 머리 손상 환자에서는 저산소증을 보이고 동시에 비정상적인 행동을 보일 수 있다. 이러한 경우 환자가 머리 손상을 치료받을 수 있는 병원까지 안전하게 이송되면서, 이송 중 적절한 처치가 제공될 수 있도록 환자를 억제할 수 있다는 것이다.

환자가 하는 비정상적인 행동이 내과적 문제 혹은 손상 때문이지 결정하는 것은 매우 어렵다. 환자가 명시적 동의를 할 수 있는 능력이 있는지 혹은, 치료를 거부할 능력이 있는지 잘 고려하고, 본인의 안전도 지키면서 환자에게도 최선의 이익이 될 수 있도록 고려해야 한다.

충분한 인원이 있지 않는 한 환자를 억제하는 것을 도우려고 시도하지 않는다. 응급구조사는 자신의 안전과 환자의 안전을 보장할 수 있어야 한다. 만약 경찰이나 의사가 환자를 억제하는 것을 돕는다면, 그것이 인도적인지 확인하도록 한다. 수갑이나 플라스틱 일회용 범죄자 억제용 도구들은 손상을 입힐 수 있으므로 연부 조직에 사용해서는 안 된다. 기본적으로 경찰이 이러한 억제 도구들을 사용해야 하지만, 일부 주에서는 가죽 수갑이나 벨트처럼 부드러운 억제 도구로 대체하여 사용할 수도 있다. 지역의 지침이나 주에서 공인되었을 경우 구급차에 가죽 수갑, 허리 사이즈 벨트, 최소한 세 개의 짧은 벨트를 휴대하고 있어야 한다. 손목과 발목용 억제도구는 거즈 붕대로 만들 수도 있다.

흥분 섬망(excited delirium)
기이하고 공격적인 행동, 소리지름, 편집증, 패닉, 폭력적, 통증에 무감각, 초과적인 신체의 힘, 고체온 등의 증상이 나타나며 주로 코카인 또는 암페타민 사용과 더불어 나타난다.

메모: 의학 문헌에서는 이러한 행동들을 *흥분 섬망*(excited delirium 또는 agitated delirium)이라고 부른다. 이런 상황의 경우, 환자는 매우 흥분하거나 정신적 이상행동을 하기 시작한다. 이러한 환자들은 대부분 체온이 높고, 알코올 남용 또는 약물중독과 관계된다. 환자들의 이상행동(몸부림 등)이 중단되고 , 종종 수분 이내에 환자는 부적절한 호흡 또는 무호흡 등이 발견되는데 그 후 사망까지 이르게 된다. 만약 환자가 이러한 행동을 취한다면, 응급구조사는 경각심을 가지고 환자를 지속적으로 관찰해야 한다.

응급구조사와 경찰이 부드러운 억제 도구로 환자를 잡고 있을 수 있다고 확신할 때까지 경찰의 억제도구들을 풀지 않도록 한다. 모두의 안전을 보장하기 위해서 일단 억제도구를 적용하면, 환자가 이성적으로 행동한다고 여겨지더라도 부드러운 억제 도구들을 제거하지 않도록 한다. 환자가 억제되어야 할 때 다음과 같은 지침들을 따르도록 한다(절차 23-1).

- 적절한 도움을 받도록 한다.
- 환자를 억제하기 전에 응급구조사 자신의 행동을 적절하게 계획한다.
- 환자의 팔과 다리의 운동범위를 측정하고 준비될 때까지 그 범위 밖에 머물러 있는다.
- 일단 환자를 억제하기로 결심하면 민첩하게 행동한다.
- 한 명의 응급구조사가 환자에게 억제 과정을 설명하도록 한다.
- 최소한 4명이 함께 접근하고 한 사람씩 각 손과 발을 지정해 동시에 행동하도록 한다. (다섯명의 구조자라면, 한명은 환자의 머리를 제어한다. 그러나 머리위에 위치한 구조자는 환자가 깨무는 것에 대해 조심하여야 한다.)
- 지도의사가 허가한 억제도구로 팔다리를 고정시킨다.
- 환자가 고개를 들거나 숙이고 있도록 한다. 자세는 억제 진행과정, 환자의 상태(손상, 호흡 문제 등)와 지역사회 지침에 따라 지시될 것이다. 환자의 목에 억제대를 하거나 호흡을 방해할 수 있는 방법으로 환자를 통제하지 않도록 한다. 부적절하게 억제된 환자는 *체위성 질식*이라 불리는 상태의 결과로 사망할 수도 있다. 모든 통제된 환자를 주의 깊게 살피도록 한다.

체위성 질식(positional asphyxia)
오랜 시간 동안 호흡이 억제된 자세에 의한 부적절한 호흡 또는 호흡정지

절차 23-1 환자 억제하기

메모: 가능하다면 다섯번째 구조자는 환자의 머리를 고정한다. 특별한 처치를 취하되 물리지 않도록 주의한다.

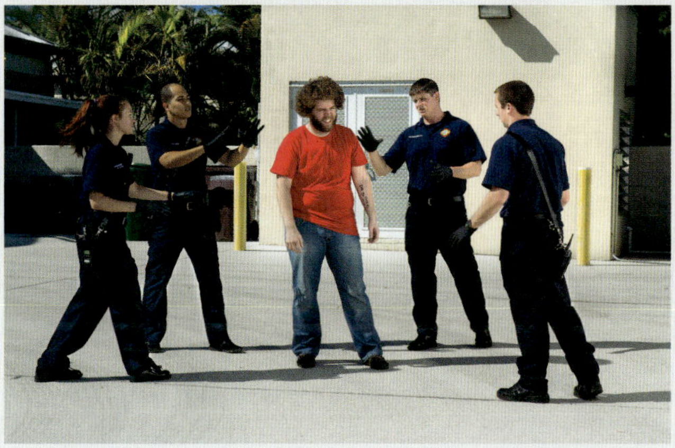

1. 미리 환자에게 접근할 계획을 세우고 행동할 준비가 될 때까지 환자의 팔과 다리가 닿을 수 있는 범위 밖에 있도록 한다.

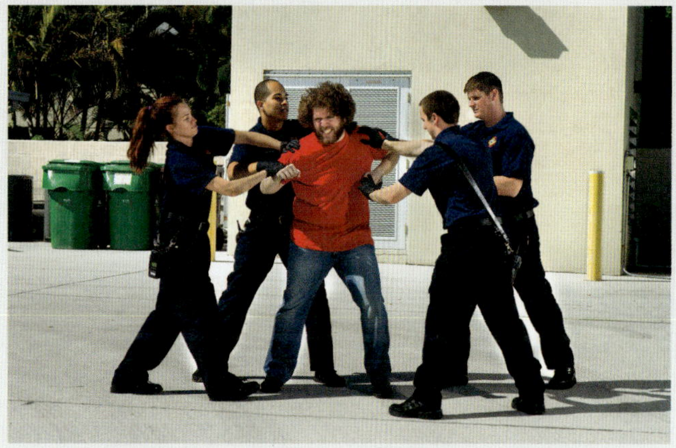

2. 한 응급구조사가 양팔을 맡고 다른 응급구조사가 동시에 환자에게 접근한다.

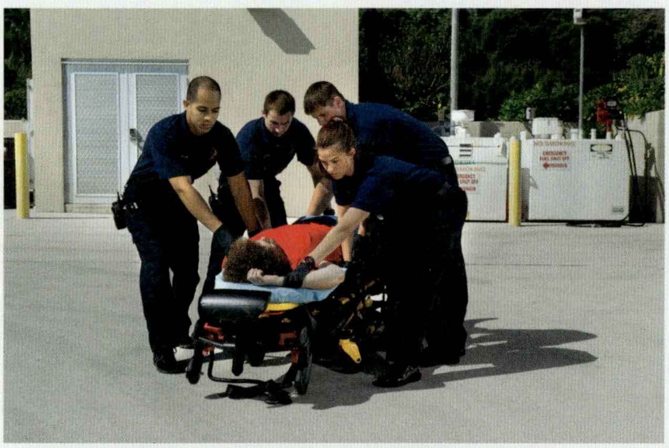

3. 환자의 상태와 지역 지침에 따라 환자를 들것에 놓는다. 적절히 고정될 때까지 환자를 풀어 놓지 않는다.

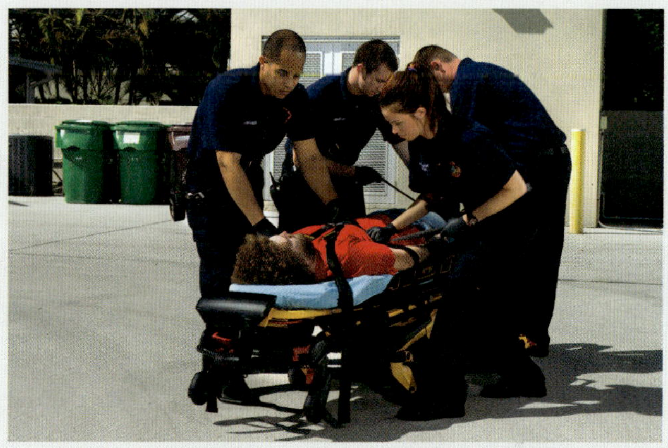

4. 환자를 들것에 고정시키기 위해 여러 개의 끈이나 부드러운 억제 도구를 사용한다.

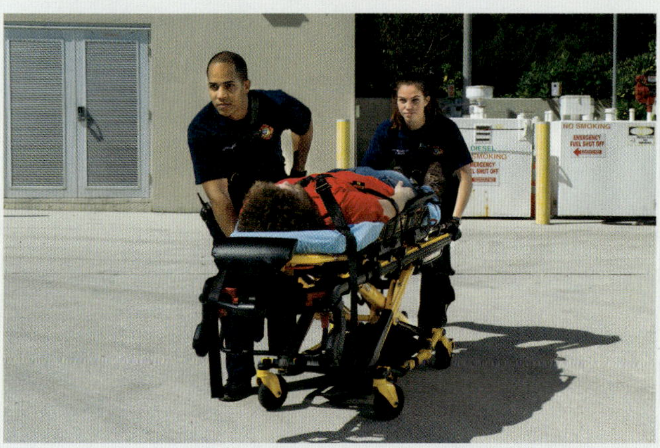

5. 환자가 고정되면 순환 상태를 평가하고 기도와 호흡을 지속적으로 감시한다.

흥분제와 같은 약물 남용 환자는 팔다리가 억제되어 있음에도 불구하고 계속해서 저항한다는 것을 기억하여라. 비록 팔다리가 억제되어 있지만, 근육은 계속해서 수축할 것이다. 심장과 허파는 최대한으로 일할 것이다. 이는 에너지 축적을 통해 화상과 싸우는 능력과 같이 빠른 보상기전에 대한 결과이다. 이와 같은 상황에서 환자가 억제되어 있다면, 여러분은 전문소생술팀을 호출해야 할 것이다. 전문소생술팀은 진정제와 같은 약물을 사용하여 환자의 흥분작용을 감소시킬 수 있다. 환자가 조용해지거나 흥분을 가라앉힌 경우, 응급구조사는 환자가 진정된 것으로 보고 경찰에게 인계한다. 몇몇의 경우 환자가 호흡을 멈추고 사망하게 되는 경우도 있다. 그러므로 억제된 환자를 지속적으로 관찰하여야 한다.

- 환자가 확실히 적절하게 고정되도록 다양한 끈이나 다른 통제 도구를 사용하도록 한다. 환자의 행동이 더 폭력적으로 변할 수 있다는 것을 예상하고 그러한 가능성에도 적절한 억제 도구를 사용한다.
- 환자가 구조자에게 침을 내뱉을 경우, 호흡장애나 구토의 위험이 없다면 지역 사회 지침의 허용에 따라 환자에게 외과용 마스크를 씌우도록 한다. 또는 구조자가 보호 마스크나 눈 보호대, 적당한 의복을 착용하도록 한다.
- 환자의 먼쪽 순환을 자주 재평가하고 먼쪽 순환이 저하되면 안전하고 필요한 정도로 억제 도구를 조정한다.
- 충분한 완력을 사용하되, 불필요한 완력은 피한다.
- 환자가 억제된 이유와 통제 기술방법을 기록한다.

적절한 기관으로 이송

의료 지침이나 절차에 따라 응급구조사는 서비스 지역 내에서 가장 적절한 의료 기관으로 이송해야 한다. 모든 병원이 행동응급상황을 치료할 준비가 되어 있는 것은 아니다.

현장사례

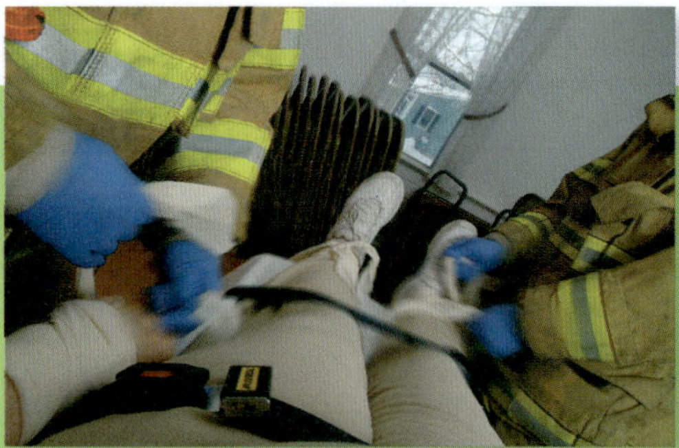

사람들이 저를 보고 있다는 것을 알아차리기 시작했을 때 이미 그들은 잠시 동안 저를 쳐다보았고, 제가 말을 하고 있을 때 주시하면서 서로 소곤거리며 킬킬대고 웃었어요. 그들은 저에 대한 얘기들을 계속하였고, 전 그 사람들을 볼 수 없었지만 그 목소리들을 분명하게 들을 수 있었죠.

저는 일어나서 소리를 질렀죠. "그렇게 말하지 마세요. 지금 당장 그만두세요!!" 그들은 떠들었고 목소리는 더 커졌어요. 전 사람들을 밀어 붙이고 의자들을 집어 던졌어요. 그들은 저에게 이런 말을 할 권리가 없거든요. 목소리들은 더욱 커졌고 사람들은 손가락질을 하며 소곤거렸어요. 그러다 경찰관과 구급차가 왔었고 저는 억제되어 병원으로 옮겨졌어요."

제가 여러분에게 말한 것들은 저의 상담가가 저에게 말한 것에 근거한 것이에요. 저는 모든 것을 기억할 수 없었죠. 전 조현병 환자예요. 제가 경험했었던 것들을 그들은 편집증 및 망상증이라 불렀어요. 제 증상은 종종 심하나 때때로 조절 가능하죠. 그러나 때론 약물복용을 감당할 수 없을 때, 성관계를 할 수 없을 때, 매사에 비틀거리며 지쳐버려 매사에 싫증날 때 나는 약물복용을 중단해버렸고, 제 증상은 다시 악화됐죠.

의료적/법적 고려사항

응급처치나 이송을 거부하는 환자는 응급의료 기관과 응급구조사에게 의료적/법적으로 중대한 위험 사항이다. 행동응급 환자가 처치를 제공하려는 응급구조사의 노력을 거부하거나 저항할 때 응급구조사는 어떻게 해야 할 것인가?

대부분의 주에는 환자가 자신이나 다른 사람에 위험할 경우 의지에 상반되더라도 이송할 수 있도록 하는 법적 규정을 갖고 있다. 이러한 경우는 환자가 처치와 이송에 있어 동의해야 한다는 규칙에 예외 사항이다. 동의없이 환자를 치료하는 것에 대한 지역사회와 주법을 알아보도록 한다. 많은 주에서 경찰에 이러한 권한을 제공하고 있다. 안전 문제로 환자가 억제되어야 한다면 항상 경찰이 참석한 상태에서 하는 것이 유익하다.

또한 응급구조사는 처치를 거부하는 정신과적 환자에 대해서 지도의사와 연락을 해야 한다. 많은 지역사회에는 정신건강구조팀(Mental health teams)이 있어서 행동 문제를 갖고 있는 환자의 처치를 돕기 위해 현장에 출동하게 하고 있다. 정신건강 구조팀은 또한 환자의 의지에 반해 그를 이송할 필요성을 평가하도록 도울 것이다.

정서적으로 정서 장애가 있는 환자는 때때로 응급의료종사자를 성적 부정행위로 고발하기도 한다. 가능하다면 환자와 같은 성별인 응급구조사가 정신장애가 있는 환자를 처치할 수 있도록 한다. 공격적이거나 폭력적인 환자의 경우 경찰이 병원가지 함께 동행할 수 있도록 요청한다. 법적 문제가 발생할 경우, 경찰은 증인 역할을 해 줄 수 있을 것이다.

핵심 개념
행동 및 정신과적 응급에서의
의료적/법적 고려사항

단원 복습

핵심 사실과 개념

- 응급구조사로서, 여러분은 많은 행동 응급 현장으로 출동할 것이다. 현장으로 접근하기 전에 혹은 환자에게 접근하기 전에 자신의 안전을 최우선으로 해야 한다는 것을 명심해야 한다.
- 수많은 인구들 중 정신과적 문제를 진단받은 인구 그룹은 항상 고려해야 할 대상이다. 하지만, 모든 환자가 폭력적이지 않다. 기억해야 할 것은 모든 환자들은 여러분의 처치뿐만 아니라 동정도 필요하다는 것이다.
- 기이한 옷을 입고 이상한 행동을 하는 환자들은 항상 의식 변화를 고려해야 한다. 이것은 응급구조사가 내과적 또는 손상 문제를 간과하는 것을 예방해주는데 도움을 준다.
- 행동 및 정신과적 응급 환자들은 오랜 시간동안 관리와 치료를 받아야 하기 때문에 급성 정신적 상황에서는 최소한의 응급 처치만 필요하다. 하지만, 출동 전체 동안 환자와 상호 교류하는 것은 앞으로 환자들이 받아야 할 치료에 대해 중대한 역할을 한다.

핵심 결정

- 환자는 나 자신, 동료, 그리고 목격자에게 위험한가?
- 환자는 스스로를 위협하는가?
- 환자의 행동은 내과적 문제 혹은 손상으로 인해 발생했는가?
- 환자는 억제가 필요한가?
- 환자를 전체적으로 그리고 자주 평가해야 하는가?
- 억제된 환자는 증상이 악화되는가?

단원 용어

행동(behavior) 사람이 행동하거나 수행하는 태도

행동 응급(behavioral emergency) 사람이 비정상적인 행동을 보일 때, 즉 주어진 상황에서의 행동이 환자나 가족, 지역사회가 용납할 수 없거나 참을 수 없는 경우의 행동

흥분 섬망(excited delirium) 기이하고 공격적인 행동, 소리지름, 편집증, 패닉, 폭력적, 통증에 무감각, 초과적인 신체의 힘, 고체온 등의 증상이 나타나며 주로 코카인 또는 암페타민 사용과 더불어 나타난다.

체위성 질식(positional asphyxia) 오랜 시간 동안 호흡이 억제된 자세에 의한 부적절한 호흡 또는 호흡 정지

평가와 술기를 위한 준비

요약 문제

1. 사람의 의식 상태와 행동을 변화시킬 수 있는 여러 상황을 설명하여라
2. 행동 및 정신과적 응급 환자를 진정시킬 수 있도록 도울 수 있는 여러 방법들을 열거하여라
3. 행동 및 정신과적 응급 환자의 증상과 징후를 설명한다.
4. 현장이 불안전한 경우 응급구조사가 취해야할 적절한 행동에 대해 설명하여라
5. 자살 위험 가능성이 있는 환자의 평가에 도움을 줄 수 있는 요인들을 열거하여라
6. 자신이 살고 있는 곳의 법을 찾아본 후, 행동 응급 환자를 환자의 동의 없이 평가 및 처치하고 의료기관으로 이송할 수 있는 상황들을 설명하여라.

연관시켜 생각하기

"당뇨응급과 의식상태 변화" 그리고 "중독 응급" 단원을 복습하고 이 단원에서 배운 내용과 연결하여 다음의 상황을 고려해본다:

- 응급구조사는 기이한 행동을 하는 환자에게 출동하였다. 만약 환자가 당뇨 또는 약물 남용으로 인해 이상한 행동을 하는 것이라고 가정한다면 현장에서 찾을 수 있는 단서와 환자의 증상과 징후를 나열해본다.

"환자 들어올리기와 이동하기" 단원을 복습하고 이 단원에서 배운 내용과 연결하여 다음의 상황을 고려해본다.

- 경찰은 공격적이고 적대적인 환자를 진압한 후, 응급구조사에게 환자를 병원으로 이송해줄 것을 요청했다. 환자의 팔다리를 억제하기 위해 어떤 억제대를 사용할 것인가? 어떤 이송 장비를 사용할 것인가? 그 이송 장비에 환자를 어떻게 고정할 것인가?

비판적 사고 연습

행동 및 정신과적 응급은 매우 다양하게 나타난다. 이 연습의 목적은 행동 및 정신과적 응급환자를 다룰 때 발생할 수 있는 평가 문제, 처치 문제, 이송 문제에 대해 고려해보기 위함이다.

1. 응급구조사는 경찰에 의해 억제된 정신질환자를 이송하고 있다. 환자는 극도로 흥분해 있다가 곧 잠에 들 것 같은 행동을 취한다. 환자를 재평가 할 것인가? 그렇다면 이유는 무엇인가?
2. 응급구조사는 중독이 의심되는 청소년이 공격적이고 자살 시도를 한다는 신고를 받고 현장으로 출동하였다. 환자의 부모는 환자를 치료해 줄 것을 동의했지만 병원으로 이송하는 것은 거부한다. 이 환자를 어떻게 관리할 것인가?
3. 응급구조사는 자살을 시도했던 환자에게 출동하였다. 환자는 안정적이나, 4번째 자살 시도였다고 말한다. 응급구조사의 동료는 환자가 괜찮아 보이기 때문에 병원으로 이송할 필요가 없을 것 같다고 말한다. 여러분의 생각은 어떠한가? 동료에게 어떤 말을 할 것인가?

병태생리학적 접근

다음의 질문들은 현장에서 정확한 결정을 내리고 임상과 관련된 정보를 모을 수 있도록 돕기 위해 고안되었다.

1. 당뇨환자는 왜 행동 및 정신과적 응급 환자처럼 보이는가?
2. 머리 손상 환자는 왜 행동 및 정신과적 응급 환자처럼 보이는가?
3. 저산소증 환자는 왜 행동 및 정신과적 응급 환자처럼 보이는가?

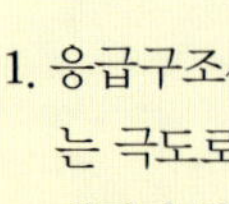

현장이야기

맑은 여름날 조용한 오후, 응급구조사는 작은 제조회사에서 한 사람이 "이상한 행동하고 있다."는 출동 지령을 받았다. 응급구조사의 출동시간은 15분이 걸렸고, 회사 관리자를 현장 밖에서 만났다. 그는 응급구조사에게 약 15분전 한 직원이 갑자기 탁자를 차고 제작 장비 일부를 부쉈다고 말했다. 동료들이 그에게 접근하자, 그는 "다가오지마! 다가오면 죽어버릴꺼야"라고 소리쳤다고 한다. 관리자는 환자가 칼을 갖고 있는 것 같다고 말했지만, 아무도 그 칼을 본 사람은 없다.

질문

1. 응급구조사가 우선적으로 가장 중요하게 고려해야 하는 것은 무엇인가?
2. 응급구조사는 어떻게 현장의 안전 문제를 처리할 수 있는가?
3. 응급구조사는 언제 환자에게 접근해야 하는가?

두 명의 경찰관 3분 이내에 현장에 도착할 것이라는 정보를 받은 후 응급구조사는 동료와 목격자들에게 환자가 건물에서 나올 경우를 대비해 안전한 위치에 있도록 했다. 경찰이 현장에 도착 후 건물로 들어갔고, 환자가 아직 매우 흥분된 상태임을 알 수 있었다. 응급구조사가 밖에서 기다리는 동안, 환자의 동료는 환자가 항우울증 약물을 복용하고 있었고, 최근 이혼을 했다고 말했다. 환자의 동료는 그가 스스로 해를 가할 수 있으리라 생각했지만 다른 사람들을 해치지는 않을 것이라고 말했다. 이 때 경찰 한명이 응급구조사에게 환자가 진정됐으며 그들이 환자의 몸을 수색 했다고 말했다.

질문

4. 어떻게 환자에게 접근해야 하는가?
5. 흥분되어 있는 환자와 만났을 때 안전에 있어 무엇을 유의해야 하는가?
6. 환자에게 내과적 평가가 필요한가?

응급구조사는 환자가 당황하지 않도록 혼자 접근하기로 결정한다. 이미 환자 옆에는 경찰 한 명이 서 있었다. 접근하면서 응급구조사는 자신을 소개하고 환자에게 질문을 하면서 몇가지 정보를 얻어야 한다고 설명하였다. 응급구조사는 그의 말을 주의 깊게 듣고, 그가 병력을 말하는 동안 환자에게 용량 이상의 약물을 복용했는지 질문했다. 그는 오전에 약을 복용했다고 말했다. 응급구조사는 활력징후를 측정하면서 계속 환자의 말을 들었다. 몇 분 후, 환자는 응급구조사와 병원에 가기로 동의했다.

응급구조사는 동료에게 환자가 동료들을 통과해서 나가지 않도록 뒷문으로 구급차를 가져오라고 부탁했다. 응급구조사는 경찰과 상황을 토의하고 더 이상 안전 문제가 없다고 확신했으며, 이송하는 동안 경찰이 함께 있을 필요는 없다고 결정하였다. 경찰은 환자에게 무기가 있는지 조사했지만 아무것도 발견하지 못했다. 환자는 안전띠를 모두 묶은 채로 들것에 올려졌다. 응급구조사는 병원으로 가는 동안 할 수 있는 한 동정적으로 환자의 감정을 이해하며 그의 말을 들어주었다. 응급구조사의 동료가 무선으로 병원에 연락하여 도착 예정시간이 5분이라고 알렸다. 이후, 응급실에서 환자를 이송한 후 나올 때, 환자는 응급구조사에게 미소지으며 얘기를 들어줘서 고맙다고 말했다.

24 혈액계 및 콩팥 응급 (Hematologic and Renal Emergencies)

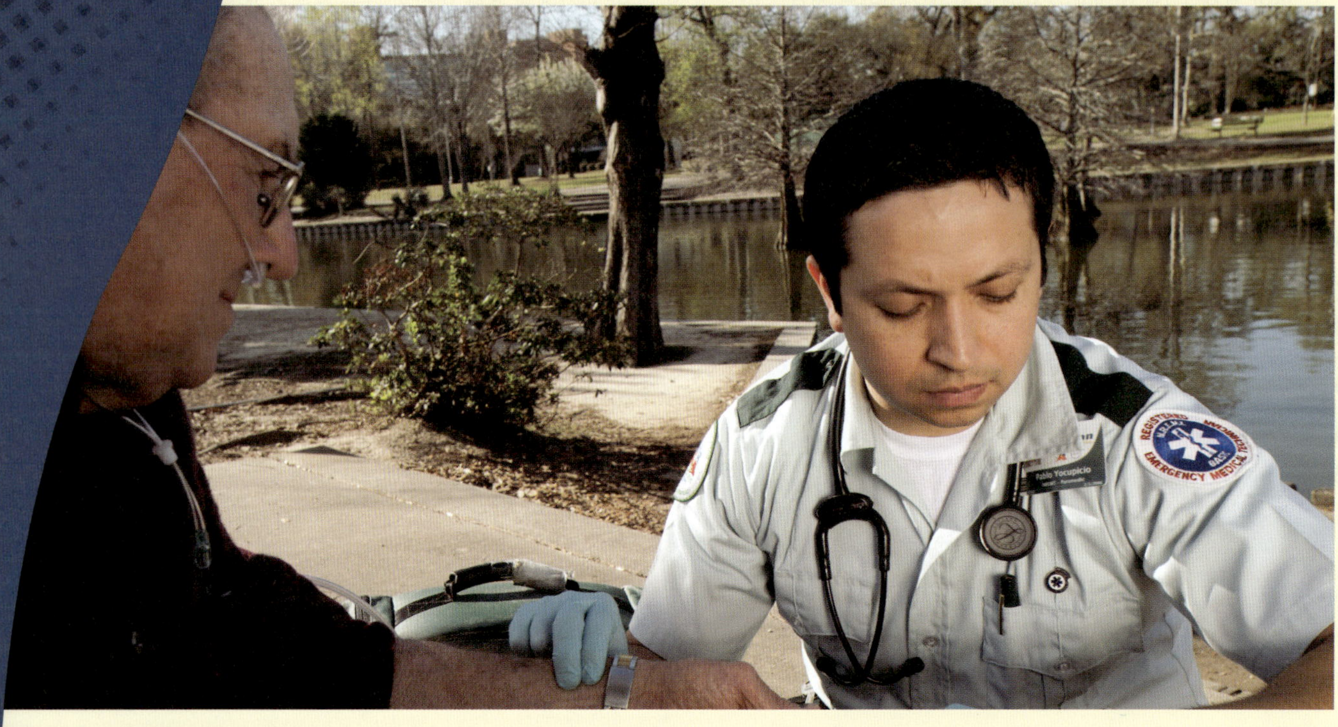

관련 단원

다음의 단원들은 이 단원에서 배울 주제와 관련된 추가적인 정보를 제공한다:

- 6 해부생리학
- 16 심장 응급
- 20 알레르기 반응

표준

의학(내용: 혈액학)

역량

급성 질병 환자를 위해 평가하여 찾은 것을 기본으로 이송 또는 기본응급처치를 제공하기 위한 기본 지식을 적용한다.

핵심 개념

- 혈액계통의 기능 장애
- 콩팥계통의 기능 장애

학습목표

이 단원을 읽고 난 후, 여러분은:

24. 1 이 단원에서 소개된 주요 용어들을 정의할 수 있다.

24. 2 혈액계통의 구조와 기능을 설명할 수 있다.

24. 3 혈액 응고를 방해하는 약물에 대해 설명할 수 있다.

24. 4 낫적혈구빈혈의 합병증과 병태생리학에 대해 설명할 수 있다.

24. 5 낫적혈구빈혈과 관계된 응급환자를 위한 평가와 처치를 설명할 수 있다.

24. 6 콩팥 계통의 구조와 기능을 설명할 수 있다.

24. 7 급성/만성 콩팥 기능상실의 원인과 결과를 설명할 수 있다.

24. 8 혈액 투석과 복막 투석의 목적을 설명할 수 있다.

24. 9 말기 콩팥질환과 투석의 합병증을 가진 환자를 인지할 수 있다.

24.10 말기 콩팥질환과 투석의 합병증을 가진 환자에게 처치를 제공할 수 있다.

24.11 콩팥 이식을 받은 환자에게 특별히 고려해야 할 사항들에 대해 설명할 수 있다.

핵심 용어

빈혈(anemia)
응고병(coagulopathy)
지속외래복막 투석(continuous ambulatory peritoneal dialysis; CAPD)
지속순환복막 투석(continuous cycler-assisted peritoneal dialysis)
투석(dialysis)
말기콩팥질환(end-stage renal disease; ESRD)
교환(exchange)
배막염(peritonitis)
콩팥깔때기염(pyelonephritis)
콩팥기능상실(renal failure)
낫적혈구빈혈(sickle cell anemia; SCA)
떨림(thrill)
소변 카테터(urinary catheter)

우리의 건강은 인체의 여러 기관들이 함께 원활한 활동을 하는 것에 달려있다. 응급구조사로서, 여러분은 심혈관계통 및 호흡기계통과 같은 급성 응급 질환에 더 주의를 기울이고 초점을 맞출 것이다. 이 단원에서는 혈액계통과 콩팥계통에 관련 있는 문제들과 질환들을 가지고 있는 환자들에 대해 다룰 것이다. (혈액학은 혈액 장애와 관련 있는 의학적 연구를 말한다.) 신장학(Nephrology)은 콩팥질환과 관련된 의학적 연구를 말한다. 많은 건강 상태가 이 두 기관과 관련된 질환에서 발생할 수 있다. 그러나 이 그룹에서 특정 질환을 가진 환자는 그들의 질병 때문에 응급의료 서비스를 요청할 수 있다.

혈액계통

핵심 개념
혈액계통의 기능 장애

혈액은 심혈관계통의 기능에 중심적인 역할을 하지만, 실제로 혈액은 자체적으로 한 기관계에 해당된다. 혈액의 각 구성요소들이 특정한 기능을 가지고 있는데, 이들이 모두 적절하게 기능하는 것은 환자의 건강과 생존에 중요한 역할을 담당한다:

- 응고에 의한 출혈 조절
- 세포에 산소 전달
- 세포로부터 이산화탄소 제거
- 콩팥이나 간처럼 정화를 담당하는 장기에 노폐물 전달

혈액은 혈장이라 불리우는 액체와 고형 물질들(적혈구, 백혈구, 그리고 혈소판을 포함)로 만들어진다. 혈액의 고형물질들은 골수에서 만들어진다. 적혈구, 백혈구, 그리고 혈소판은 순환계에서 한정된 기간 동안 생존하고, 지라에 의한 여과 작용과 같은 방법으로 순환계통에서 제거된다.

혈액의 각 구성요소들의 특정한 기능은 다음과 같다:

- **적혈구**(RBCs). 혈액 순환에 있는 세포의 대부분을 구성하고, 혈액을 붉은색으로 띠게 한다. 적혈구는 산소와 결합하여 세포에 산소 공급을 담당하는 혈색소라는 특수한 분자를 포함하고 있다.
- **백혈구**(WBCs). 백혈구는 감염에 반응하는 중요한 세포이고, 신체 면역 반응의 주요 중재 기관이다. (“알레르기 반응” 단원을 참고하도록 한다)

- **혈소판.** 혈소판은 실제로 혈전의 형성에 중요한 역할을 하는 큰 세포의 조직이다. 혈소판 응괴는 손상 부위로부터 출혈을 멎게 하기 위한 신체의 가장 빠른 반응이다. 하지만 종종 심장동맥 파열시 혈소판 응괴는 바람직하지 않다. 이 경우, 빠른 혈소판 응괴는 혈괴(clot)를 만들고, 이 혈괴는 심장 동맥을 완전히 막아 심장 정지의 결과로 이어질 수 있다(심근경색). 혈소판의 응괴를 막기 위해 가장 널리 쓰이고 효과적인 약물 중 하나는 아스피린(aspirin)이다. 그래서 심장 정지를 겪었거나 혹은 심장 정지가 올 수 있는 잠재적인 위험이 있는 환자들이 일반적으로 아스피린을 복용한다.
- **혈장.** 혈장은 혈액 세포와 혈소판을 제외한 혈액의 액체이다. 혈장은 용해된 영양소들을 포함하고, 응고 인자와 같은 중요한 단백질들을 운반한다.

혈액응고

내과 질환 혹은 외상으로 인해 내출혈 혹은 외출혈이 발생했을 때, 신체는 출혈을 조절하기 위한 응고 시스템을 동원한다. 응고 책임을 가지고 있는 혈액 내 두 가지 인자는 혈소판과 응고인자이다. 혈소판 응괴는 출혈을 멈추기 위한 신체의 가장 빠른 초기 반응이다. 응고 인자는 단백질 그룹으로, 간에서 생성되어 혈류로 방출된다. 응고 인자는 혈류에서 비활성화 형태로 순환하지만, 혈관이 손상되었을 때 초기 응고 작용을 위해 활성화 된다. 일단 활성화된 응고 인자는 응고 연쇄 반응(clotting cascades)이라는 특정한 단계를 통해 혈괴(clot)를 형성한다. 이 응고 인자들은 대부분 안정된 혈괴(clots)를 형성하고, 출혈을 멈추기 위한 혈소판의 초기 반응이다.

응고병

응고병(coagulopathy)
내부출혈 또는 외부출혈시 혈액 응고의 정상적인 기능을 소실

*응고병*은 비정상적인 혈액의 응고 상태로 정의된다. 응고병은 신체가 너무 쉽게 혈액을 응고시키거나 또는 응고가 너무 늦게 되어 출혈이 조절되지 않는다. 응고병은 혈소판이 매우 적게 생성되거나, 혈소판이 제 기능을 하지 못한 결과로 발생한다. 몇몇 환자는 여러 이유로 인해 응고병을 가지고 있을 수 있다.

특정 질병은 응고를 어렵게 한다. 응고 인자는 간에서 생성되기 때문에, 간경화증과 간 질환이 있는 환자는 응고 인자의 적절한 기능을 막는다. 응고병을 발생시키는 몇가지 유전 장애가 있다. 예를 들어, 혈우병환자는 특정 응고 요소 생산을 막는 유전적 장애를 가지고 있다. 이와 비슷하게, 폰빌레브란트병(von Willebrand's disease)은 1000명 중 한 명에게 발생하는 매우 흔한 유전적 혈액 장애이다. 이 질병은, 환자의 혈액에 정상 수의 혈소판 순환을 가지고 있지만, 이 혈소판들은 정상적인 기능을 하지 못하기 때문에, 손상을 받았을 때 대량 출혈을 발생시킨다.

흔히 정상적인 응고 기전은 특정 내과 질환을 악화시킬 수 있는데 예를 들어 심장발작, 뇌졸중 또는 심방잔떨림과 같은 비정상적 심장 리듬이 있다. 이러한 이유 때문에 수 만명의 환자들이 항응고제를 복용한다. 이 약물은 대표적으로 쿠마딘(와파린), 프라닥사(다비케트란), 엘리퀴스(에피사반), 자렐토(리바로사반), 그리고 러브녹스(에노사파린)가 있고, 이들은 특정 응고 기전을 방해한다. 아스피린과 플라빅스와 같은 약물들은 혈소판 응집을 방해한다. 이러한 약물들을 복용하는 환자가 손상을 입었을 경우, 복용하지 않는 환자보다 생명에 더 위협적이다. 응급의료서비스 체계에서는 이러한 약물을 복용하는 환자의 경우 경미한 손상을 입었음에도 불구하고 출혈 조절이 어렵기 때문에 외상센터로 이송할 것을 권고하고 있다. 지역 내 프로토콜을 따르도록 한다(그림 24-1).

그림 24-1 (A) 항혈소판제(Plavix)를 복용하고 있는 환자는 경미한 머리 손상을 입었다고 생각되지만, 환자의 CT 촬영 결과, (B) 심각한 머리내 출혈을 나타낸다. *(Photos A and B: © Edward T. Dickinson, MD)*

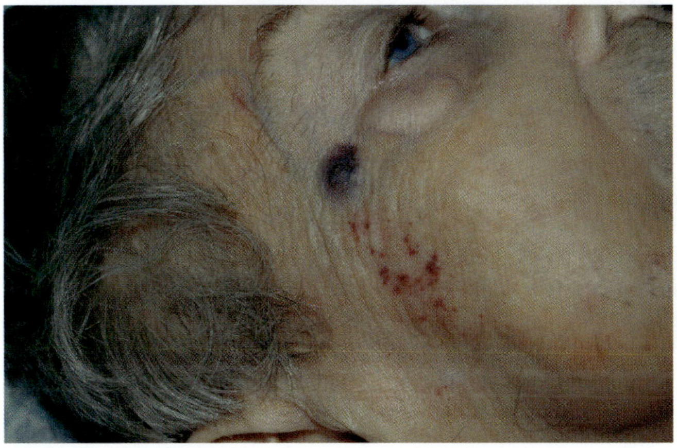

(A)

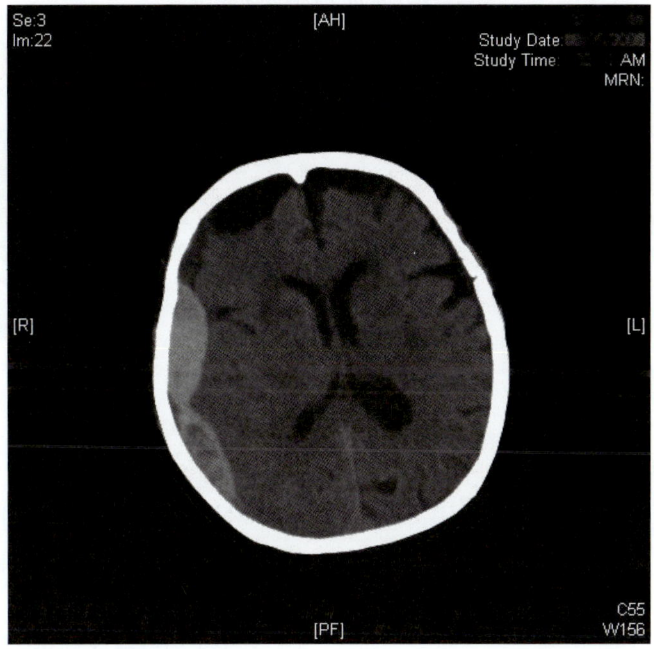

(B)

응고병 환자 확인하기

응고 장애가 의심되는 환자를 평가할 때 가장 중요한 것은 환자의 병력이다. 응고병을 가진 환자를 관리할 수 있는 중요한 관점은 환자가 복용하고 있는 약물과 과거 병력에 근거하여 비정상적인 출혈의 위험이 높은 환자인지 확인하는 것이다. 예를 들어, 환자가 심방잔떨림(A. Fib)과 같은 병력을 가지고 있다면, 항혈소판제를 복용하고 있을 가능성이 높다. 대부분의 응급구조사들은 외상 환자를 평가하는 동안 SAMPLE 병력 수집을 우선 순위로 두지 않지만, 실제로 모든 외상 환자에게 "항혈소판제"를 복용중인지 물어보는 것은 매우 중요하다.

환자 처치

응고병

잠재적으로 응고병이 의심되는 환자의 응급처치는 다음과 같다:

1. 적절한 표준예방지침을 준수한다.
2. 일차 평가를 수행하고, 생명을 위협하는 손상을 처치한다.
3. 환자의 병력을 수집한다. 특히 항혈소판제를 복용 중인지, 혹은 출혈 장애를 겪었거나 겪고 있는지에 대해 물어본다.
4. 도착 병원에 가능한 빨리 보고하고, 환자의 출혈 장애의 원인을 관리하기 위한 준비를 할 수 있도록 한다.
5. 쇼크의 징후와 증상 혹은 의식 수준의 감소 등을 관찰한다. .
6. 환자가 쇼크의 징후와 증상을 보이거나, 의식 수준이 감소된다면 산소를 공급한다.
7. 적절한 이송 기관으로 이송한다. 환자는 많은 양의 혈액 공급이 필요하기 때문에, 작은 병원으로 이송하지 않는다. 지역내 프로토콜을 따르도록 한다.

그림 24-2 심각한 만성 빈혈을 가지고 있는 환자의 창백한 결막.(© Edward T. Dickinson, MD)

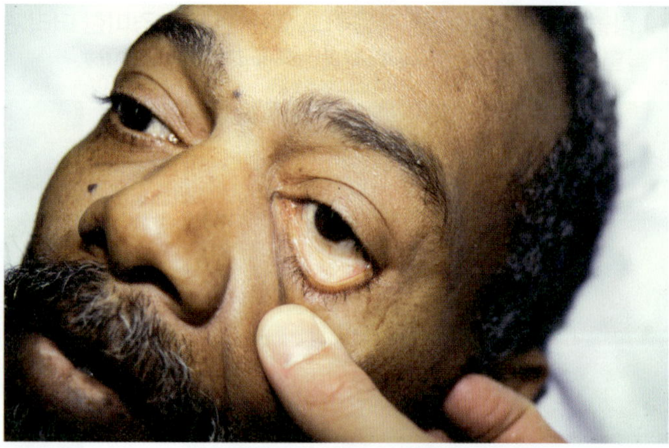

빈혈(anemia)
순환계 내에 적혈구의 수가 정상보다 적음

빈혈

순환계에 적혈구의 수가 정상보다 적을 때 *빈혈*이라고 한다. 환자가 빈혈 상태가 되는 이유는 여러가지이다. 급성 빈혈은 외상 또는 위장관 계통의 갑작스런 대량 출혈의 결과로 발생할 수 있다. 이 환자들은 빠른맥, 창백하고 축축한 피부, 저혈압과 같은 쇼크의 징후와 증상들이 빠르게 나타낸다.

만성 빈혈은 오랜 시간에 걸쳐 발생하고, 재발성 과다월경, 위장관계에서 천천히 진행되는 출혈, 골수 또는 적혈구 분자 구조에 영향을 주는 질병과 같은 상태에 의해 발생한다. 만성 빈혈 환자는 흔히 정상보다 창백하게 보이고(적혈구 부족), 피로감과 호흡 곤란을 호소한다. 왜냐하면 적절한 산소가 신체의 세포에 전달되지 않기 때문이다. 만성 빈혈이 오랫동안 지속되면 쇼크의 징후와 증상을 나타낸다. 만성 빈혈을 평가하기 위한 가장 좋은 방법 중 하나는 환자의 아래쪽 눈꺼풀의 결막 색을 평가하는 것이다. 빈혈 환자는 정상 환자의 붉거나 핑크색의 결막에 비해 매우 창백할 것이다(그림 24-2).

낫적혈구빈혈(sickle cell anemia; SCA)
적혈구가 비정상적인 구조를 가지는 유전질환. 주로 아프리카 사람들에게서 흔히 발견할 수 있다.

낫적혈구빈혈

*낫적혈구빈혈(sickle cell anemia; SCA)*은 적혈구가 비정상적인 구조를 가지는 유전 질환이다. 낫적혈구빈혈은 주로 아프리카, 중동, 또는 인도 사람들에게서 주로 발생하지만, 가장 흔히 발생하는 인구는 아프리카 사람들이다.

그림 24-3 전자현미경으로 관찰한 낫적혈구와 정상 적혈구(© Science Source, Inc.)

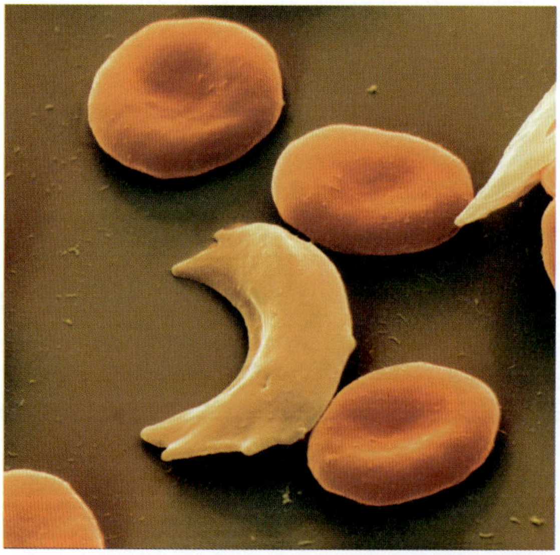

정상 적혈구세포는 도넛 모양이고 가운데가 움푹 들어가 있다. 정상 적혈구세포는 작은 모세혈관을 통해 산소를 신체의 세포로 전달하기 위해 짜내고 이동시킴으로써 압축될 수 있다. 낫적혈구빈혈 환자는 결함이 있는 헤모글로빈으로 구성되어 적혈구의 정상 모양과 압축력을 감소시킨다. 비정상적인 적혈구세포는 현미경으로 관찰하였을 때 낫 모양과 비슷하다(그림 24-3). 그들의 비정상적인 모양 때문에, 이들의 적혈구 세포는 정상보다 순환계에서 오랫동안 살아남을 수 없다. 그 결과 만성 빈혈을 일으킨다.

낫적혈구빈혈의 합병증은 주로 비정상적인 모양의 적혈구 세포가 정체되어 신체의 작은 혈관들을 막는다. 낫적혈구빈혈의 합병증은 다음과 같다:

- **지라의 파괴.** 혈액을 여과시키는 지라는 비정상적인 적혈구세포에 의해 막힐 수 있다. 지라는 감염과 싸울 때 중요한 역할을 하기 때문에, 낫적혈구빈혈 환자의 경우, 심각하거나 생명을 위협할 만한 감염에 걸릴 위험이 크다.
- **낫적혈구통증위기.** 낫적혈구통증위기는 모세혈관 내 낫적혈구가 정체되면서, 팔, 다리, 가슴, 복부에 심각한 통증을 나타낸다.
- **급성가슴증후군.** 허파의 혈관이 막혔을 때 저산소증과 관련 있는 호흡곤란과 가슴 통증이 나타난다.
- **지속발기증.** 남성의 경우 발기된 음경으로부터 정상적인 혈액이 순환되지 않아 통증을 동반한 지속적인 발기 상태가 발생한다.
- **뇌졸중.** 뇌졸중은 정체된 적혈구가 뇌로 공급되는 혈관을 막았을 때 발생한다.
- **황달.** 간은 적혈구세포의 파괴에 따라 신체 조직의 색소를 노랗게 만든다.

Inside Outside

낫적혈구빈혈

우리는 낫적혈구빈혈의 흔한 합병증을 몇가지 나열했다. 환자를 평가할 때 내부 합병증과 함께 외부에는 어떤 증상과 징후가 나타날까? 다음의 표를 보도록 하자.

Outside	Inside
감염	지라는 낫적혈구세포로부터 손상되어 더 이상 기능할 수 없다. 즉, 지라의 정상적인 역할인 면역 기능을 할 수 없어, 낫적혈구세포를 가진 환자는 심각한 감염에 노출되기 쉽다.
뼈, 관절, 복부, 연한 조직에 통증	혈관 폐쇄 위험은 낫적혈구세포가 미세 순환을 막는 상태이다. 영향 받은 기관에 심각한 통증과 저산소증을 야기한다. 이것은 종종 뼈나 관절에 발생하지만, 복부와 연조직에 관련되기도 한다.
호흡 곤란, 가슴 통증, 기침, 열	혈관 폐쇄 위험은 허파에 발생했을 때, 가슴 증후군을 유발할 수 있다. 환자는 호흡 곤란, 가슴 통증, 기침, 그리고 가끔 열을 호소할 수 있다.
발기지속증	낫적혈구세포는 요도해면체로 나가는 혈액을 막아, 음경을 지속적으로 발기시키고 통증을 유발하는 지속받기증이 발생한다.
뇌졸중 같은 증상	낫적혈구세포를 가진 환자는(성인과 소아) 허혈성 뇌졸중에 걸리기 쉽다. 정확한 기전을 아직 알려진 바 없다. 낫적혈구세포가 뇌의 미세 혈관에 영향을 주는 반면에, 대부분의 뇌졸중은 동맥 순환의 큰 혈관과 관련이 있다.
황색 피부와 눈의 흰자	간은 적혈구세포의 대량파괴로 손상된다. 정상적인 간 기능의 저하는 황달을 유발한다.

현대의 의료 발전에도 불구하고, 낫적혈구빈혈 환자는 비정상적으로 짧은 수명을 가지고 있다. 또한 일부 낫적혈구빈혈 환자는 원인을 알 수 없는 통증에 지속적으로 시달리면서 마약성 진통제에 의존하여 살고 있다.

메모: 몇몇 환자는 병력 수집 시 "낫적혈구빈혈"을 가지고 있음을 이야기 할 것이다. 이 환자들은 낫적혈구빈혈의 유전적 소인을 갖고 있지만 병으로 나타나지 않는다. 따라서 이 환자는 낫적혈구세포의 합병증도 없고, 정상 수명을 가지고 있다. 대부분 미국계 흑인의 12분의 1정도가 이러한 특성을 가졌을 것으로 추정된다.

환자 처치

낫적혈구빈혈

낫적혈구빈혈 환자의 응급처치는 다음과 같다:

1. 산소를 공급한다.
2. 급성심장증후군의 부적절한 호흡의 징후를 감시하고, 필요할 경우 백밸브마스크로 환기를 제공한다.
3. 고열이 있는 환자에서 저관류의 징후를 감시하고, 필요할 경우 쇼크를 처치한다.
4. 가능한 경우 뇌혈관 전문 병원으로 급성 뇌졸중 환자를 이송한다. 지역내 프로토콜을 따른다.

결정포인트

- 낫적혈구빈혈 환자에게 진통제를 투여할 수 있도록 전문소생술팀을 호출해야 하는가?

콩팥계통

핵심 개념
콩팥계통의 기능 장애

콩팥계통은 두개의 콩팥과 두개의 요관(각자의 콩팥에서 방광으로 소변을 운반), 그리고 하나의 요도(방광으로부터 신체의 밖으로 소변을 배출)로 구성되어 있다(그림 24-4).

이미 여러분이 "해부생리학" 단원에서 배웠던 것과 같이 콩팥은 혈액의 여과 작용과, 특정 노폐물을 제거하고, 초과된 소금과 체액을 신체로부터 제거한다. 게다가 탈수 시, 콩팥은 신체에 필요한 체액을 유지시키는데 도움을 준다. 이들은 이러한 중요 기능을 수행하기 때문에, 콩팥은 생명에 필수적이다.

콩팥계통 질환

많은 질병들이 콩팥계와 연관 있다. 콩팥계에 영향 받은 부위에 따라 쉽게 치료가 가능한 상태부터 생명을 위협하는 상태까지 범위가 넓다.

요로감염

콩팥깔때기염(pyelonephritis)
요로에서 시작하여 요관을 통해 콩팥까지 올라가는 감염

요로감염은(UTIs) 콩팥계통과 비뇨기계통에서 발생하는 가장 흔한 질병이다. 요로감염은 세균에 의해 발생되는데, 대부분 요로감염은 방광에서 발생하고, 소변을 볼 때 통증을 호소한다. 만약 치료되지 않고 방치될 경우, 방광의 감염은 요관을 타고 올라가 콩팥까지 도달하여, *콩팥깔때기염(pyelonephritis)*를 유발한다. 콩팥깔때기염 환자는 주로 한쪽 옆구리 통증을 호소한다. 요로감염 환자는 합병증이 없는 방광염 환자보다 통증이 더 심하다. 요로감염은 세균이 혈류로 퍼지게 되면 심각해지거나 생명을 위협하게 된다.

그림 24-4 신장계통

신장 계통

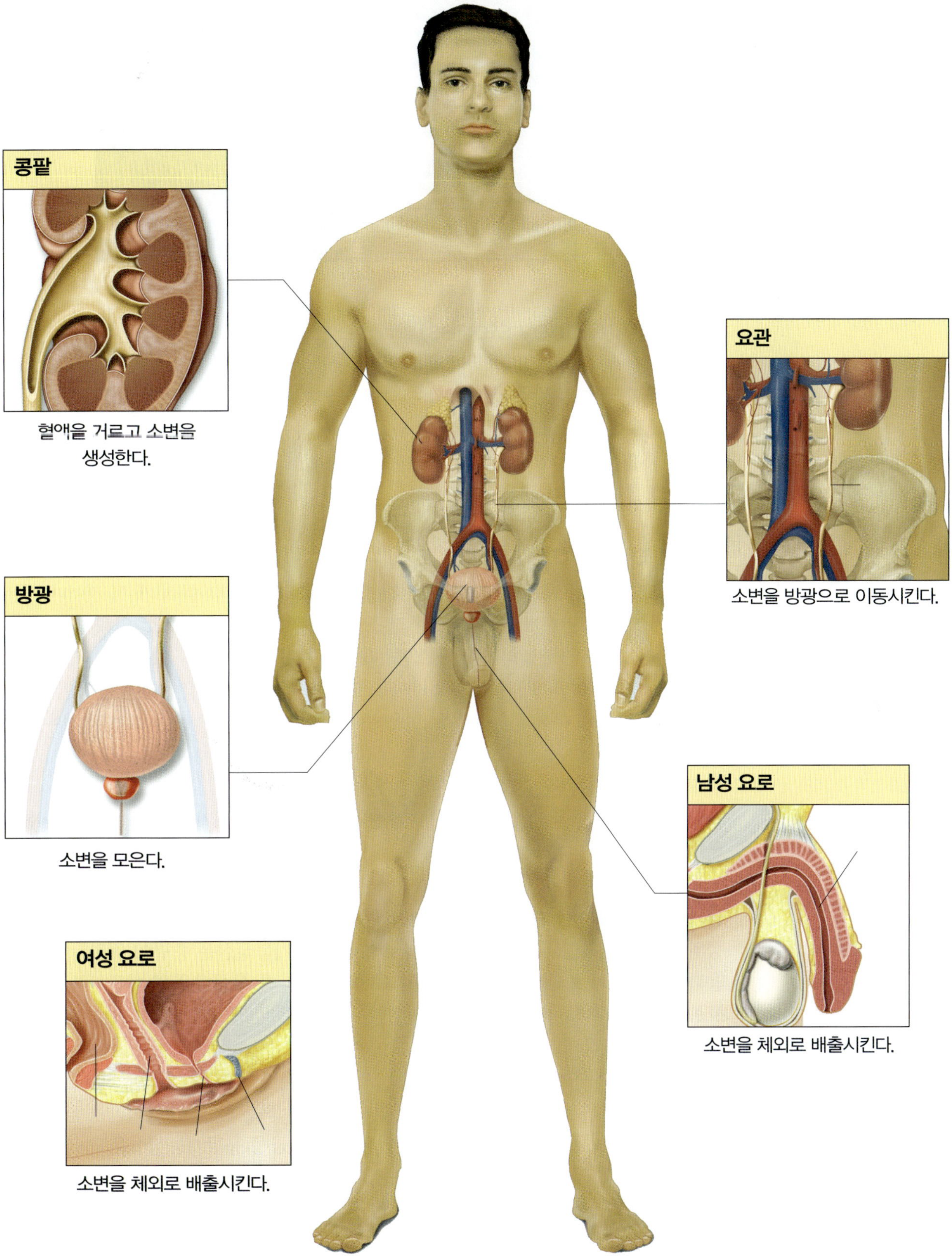

그림 24-5 CT촬영은 왼쪽 요관 근처의 콩팥 결석을 보여준다.(© Edward T. Dickinson, MD)

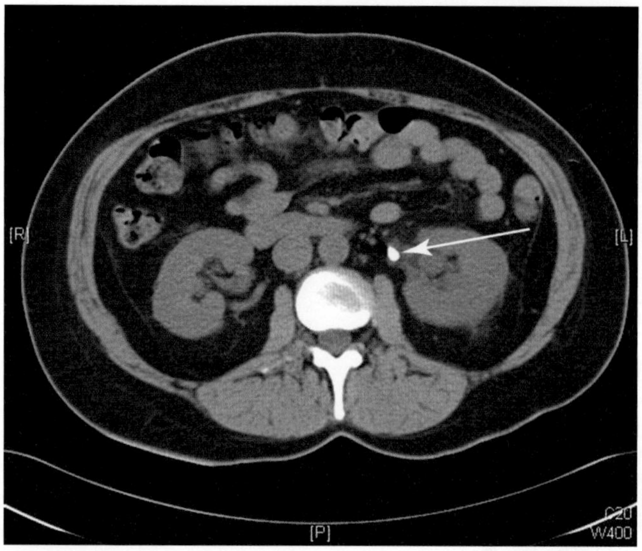

콩팥 결석(Kidney stones)

콩팥 결석은 통증이 있고, 콩팥계와 관련된 흔한 상태이다. 콩팥 결석은 주로 칼슘으로 만들어지고 콩팥 내 형성된다. 만약 콩팥에 남아 있으면, 대개 증상이 없다. 그러나 결석이 콩팥으로부터 요로쪽으로 내려가는 중에 방광을 통과하지 못하고 샅굴부위로 퍼지게 되면, 심각한 옆구리 통증을 야기하게 된다(그림 24–5). 콩팥 결석 환자는 종종 통증과 동반하여 오심 그리고 구토를 호소한다.

소변카테터를 가진 환자

소변카테터(urinary catheter) 소변을 인체 밖으로 빼내기 위해 비뇨기계통에 위치시키는 카테터

응급구조사로서, 소변을 정상적으로 해결 할 수 없는 특정 환자를 보게 될 것이다. 이는 방광으로부터 흐름이 막히거나(종양 또는 전립선비대증), 신경학적 장애로 인해 발생한다. 이 환자들은 흔히 소변을 배출하기 위해 소변카테터를 가지고 있다.

소변카테터의 일반적인 위치는 환자의 요도이다. 몇몇 환자들은 오랜시간 동안 소변카테터를 보유하고 반면, 다른 환자들은 소변을 볼 때에만 사용하기도 한다. 특별한 경우, 비뇨기과의사 또는 외과의사들은 소변카테터를 직접 피부를 통해 콩팥이나 방광에 위치시켜 짧은 기간 또는 오랜 기간 동안 소변을 배출시킨다.

요로감염과 카테터 삽입 부위의 국소적 외상은 소변카테터가 마주하는 가장 흔한 두가지 합병증이다.

콩팥기능상실(Renal Failure)

콩팥기능상실(renal failure) 콩팥이 적절한 혈액 여과 작용과 신체로부터 초과된 체액과 독소를 제거하는 기능을 상실

콩팥의 가장 심각한 질병은 *콩팥기능상실*이다. 콩팥기능상실은 콩팥이 적절한 혈액 여과 작용과 신체로부터 초과된 체액과 독소를 제거하는 기능을 상실했을 때 발생한다.

콩팥기능상실에는 여러가지 원인이 있다. 이 원인들은 갑자기 발생하거나 또는 시간이 지남에 따라 점진적으로 발생한다.

급성 콩팥기능상실은 쇼크, 독소 흡입, 그리고 다른 이유의 결과로 발생한다. 급성 콩팥기능상실 환자는 근본적인 원인을 빠르게 인지하고 처치하는 경우, 정상적인 콩팥 기능으로 복구 할 수 있다. 예를 들어, 심한 탈수로 인해 발생한 급성 콩팥기능상실은 적극적인 수액 처치로 콩팥을 정상 기능으로 회복시킬 수 있다. 만성 콩팥기능상실의 원인은 다낭종콩팥질병(polycystic kidney disease)과 같은 유전 질병을 포함한다. 하지만 대부분은 정상 콩팥 기

그림 24-6 혈액 투석의 원리 *(Adapted from Treatment Methods for Kidney Failure, National Institute of Diabetes and Digestive and Kidney Diseases; U.S. Centers for Disease Control and Prevention.)*

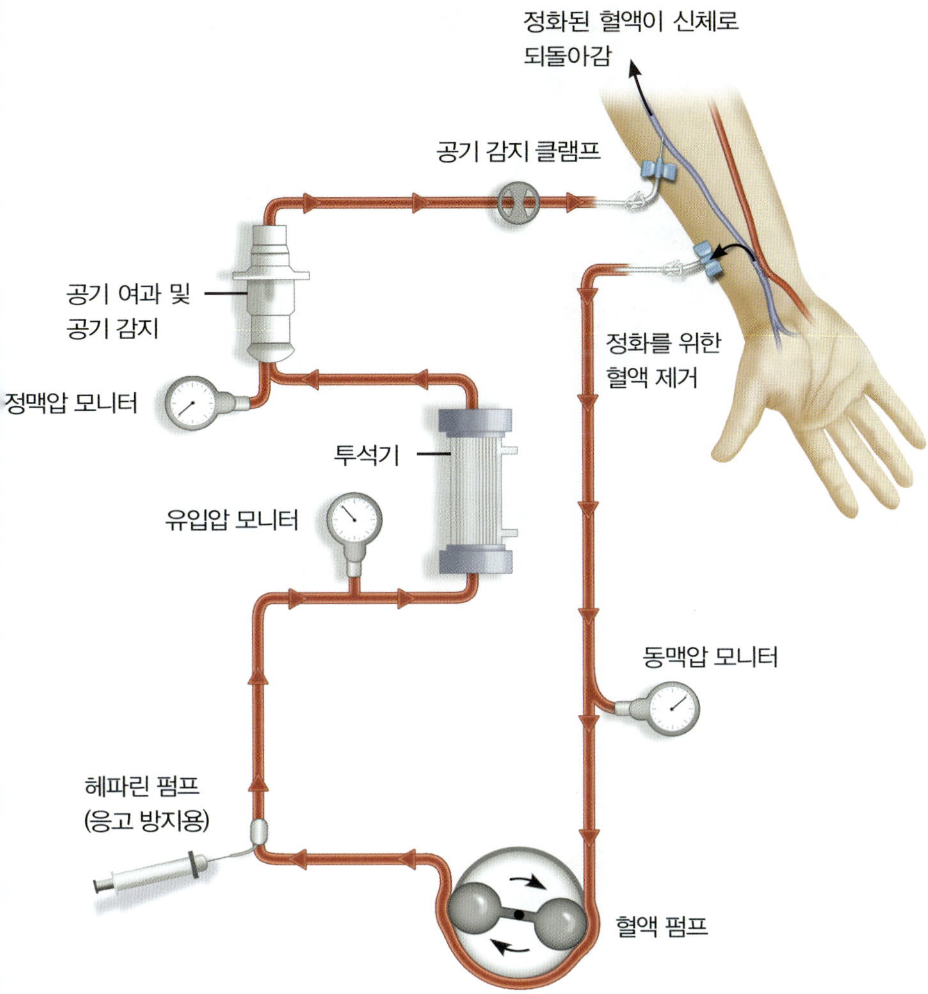

현장 사례

"저는 투석을 받는 친구가 있습니다. 그녀는 젊고, 어느 누구도 그녀가 아프다고 생각하지 않았습니다. 그녀는 치료를 위해 일주일에 세번 병원에 갔습니다. 종종 저는 친구를 따라 투석을 받는 병원에 따라 갔고, 투석을 받는 환자들의 모습을 보았습니다. 투석은 마치 기적 같았습니다. 왜냐하면, 투석 때문에 그들이 살아있을 수 있기 때문이죠."

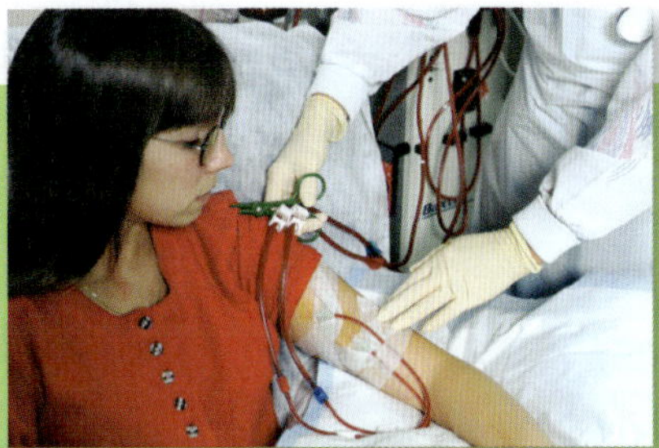

(© Michal Heron)

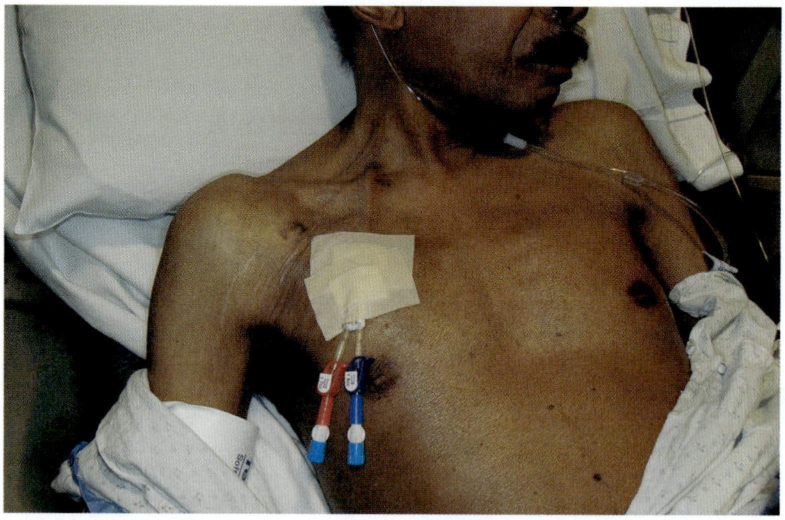

그림 24-7 혈액 투석을 위해 두개의 바늘이 몸의 주요 정맥에 삽입되었다.
(© Edward T. Dickinson, MD)

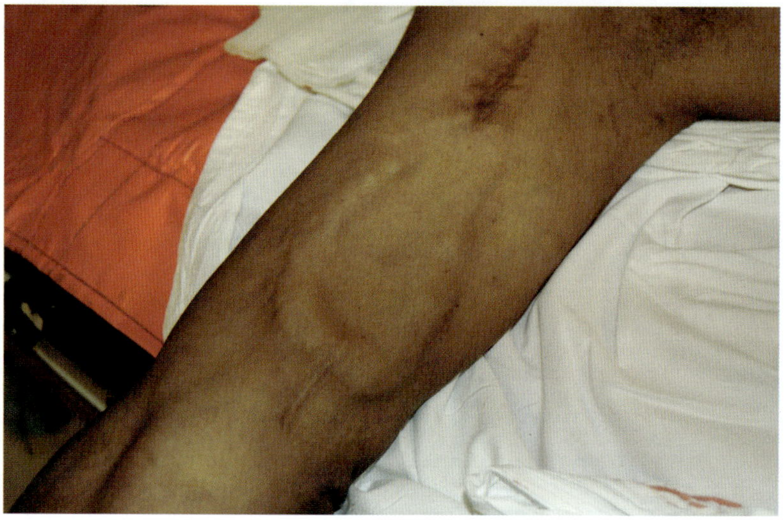

그림 24-8 샛길은 수술적으로 팔다리의 동맥과 정맥을 연결한다.
(© Edward T. Dickinson, MD)

능을 방해하는 조절되지 않는 당뇨나 고혈압에 의해 발생한다.

비가역성 콩팥기능상실로 진행되면, 환자의 콩팥은 더 이상 적절한 여과작용을 할 수 없게 되는데, 이러한 상태를 *말기콩팥질환(End-stage renal disease; ESRD)*이라고 한다. 말기콩팥질환 환자는 주로 생존을 위해 *투석*을 한다. 약 90만 명의 미국인들이 말기콩팥질환을 위해 치료받고 있고 그 중 40만 명의 환자가 만성 투석 환자이다.

말기콩팥질환(end-stage renal disease; ESRD)
비가역성 콩팥기능상실 상태로, 콩팥은 더 이상 적절한 여과작용을 할 수 없게 된다.

투석(dialysis)
체내에 필요하지 않은 노폐물과 수분을 제거하기 위해 혈액을 걸러주는 과정

투석은 체외의료시스템이 신체로부터 초과된 체액과 독소를 제거하는 콩팥의 역할을 대신하는 과정이다. 투석은 두가지 유형이 있다: 혈액 투석과 복막 투석. 말기콩팥질환 환자의 90% 이상은 복막 투석보다 외래투석센터에서 혈액 투석을 받고 있다. 미국에서 8%만 집에서 혈액 투석 또는 복막 투석을 받고 있다. 미국에서 40만 명 이상이 투석 센터에서 치료를 받고 있고, 보통 일주일에 세번, 3~4시간 정도 받는다. 비록 소수환자들은 투석 예약을 하고 병원에 직접 찾아가 투석을 받지만, 대부분의 투석 환자들은 의료 이송 서비스를 이용한다. 이러한 이유 때문에 응급구조사들은 말기콩팥질환 환자들을 마주하게 된다.

혈액 투석

혈액 투석은 투석의 가장 흔한 형태이고, 환자는 자신의 혈액을 전문 필터가 달린 펌프 투석 기계에 연결하여 혈액 내 독소와 과잉 액체를 제거한다(그림 24-6). 환자는 두 개의 큰 바늘

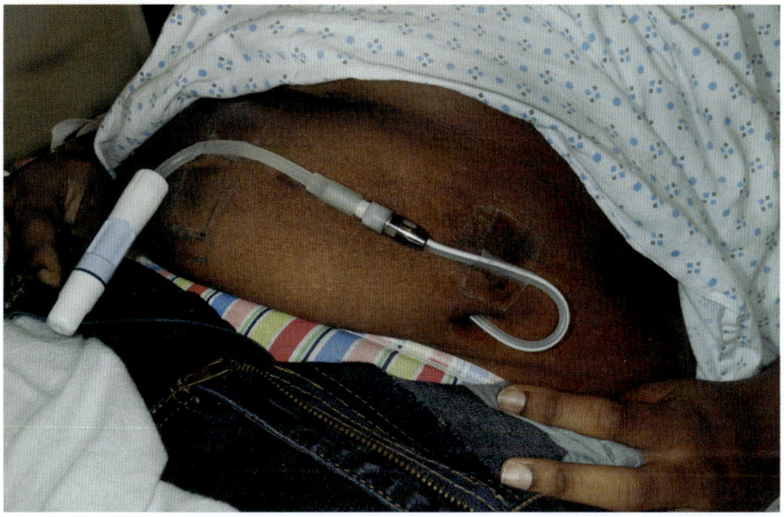

그림 24-9 복막 투석 카테터
(© Edward T. Dickinson, MD)

에 의해 투석 기계와 연결된다. 한 바늘은 신체 밖으로 혈액이 나가 투석 기계로 들어가고, 다른 바늘은 펌프기계에서 여과된 혈액이 환자의 신체 안으로 들어간다.

혈액 투석은 신체로부터 많은 혈류를 요구하기 때문에, 장기간 투석을 받는 말기콩팥질환 환자는 신체의 순환계에 접근할 수 있는 특별 장치를 가지고 있다. 혈액 투석 환자는 특별하게 만들어진 두 개의 포드 카테터를 가지는데 몸통의 주요 정맥 중 하나에 삽입하거나(그림 24-7) 또는 환자의 팔다리에 수술적으로 샛길(fistulas)을 만들어 동맥과 정맥 혈류가 이어질 수 있도록 만든다(그림 24-8). 샛길은 수술적으로 연결된 동맥과 정맥 사이(A-V)에 소용돌이흐름을 포함하기 때문에, 동맥과 정맥 사이의 샛길이 적절하게 기능하려면 그 부위를 눌렀을 때 *떨림(thrill)*이라고 불리는 특유의 진동을 느끼게 된다. 말기콩팥질환 환자는 그들이 가진 샛길을 보호해야 하고, 혈압을 측정하기 위해서는 다른 쪽 팔다리를 사용해줄 것을 요구할 것이다. 환자가 가진 샛길은 외부 충격에 취약하기 때문에 이를 기억하는 것은 매우 중요하다.

떨림(thrill)
동맥-정맥 샛길 사이를 가볍게 만졌을 때 느껴지는 떨림

복막 투석(Peritoneal Dialysis)

복막 투석을 받는 말기콩팥질환 환자는 대개 집에서 스스로 한다. 복막 투석은 혈액 투석보다 느린 과정이며, 대부분의 환자들이 매일매일 복합적인 치료가 필요하다. 자주 치료가 필요함에도 불구하고, 집에서 자가 치료할 수 있다는 점에서 많은 환자들이 복막 투석을 선호한다. 미국과 캐나다 외의 다른 국가에서는 복막 투석이 혈액 투석보다 흔하다. 복막 투석은 복부장기를 감싸고 있는 배막안의 넓은 면을 사용하고, 혈액의 독소와 초과된 체액을 제거함으로써 작용한다. 복막 투석을 받는 말기콩팥질환 환자는 배벽을 통과하여 배막 안으로 삽입되는 영구적인 카테터를 가지고 있다(그림 24-9). 특별하게 제작된 투석 용액의 수 리터가 배 안으로 들어가 독소와 초과된 체액을 걸러낸 다음 폐기물 봉지로 배출된다. 복막 투석 용액은 매우 큰 정맥주사백과 튜브처럼 생겼으며, 채워지고 배출되는 한 주기를 *교환*이라고 부른다.

두 가지 복막 투석의 유형으로 *지속외래복막투석(CAPD)*와 *지속순환복막투석(CCPD)*이 있다. 지속외래복막투석은 복막 투석중 가장 흔하게 사용되는 유형으로, 카테터를 잠금으로써 용액이 배 안에 4~6시간 정도 머물게 하는 방법이다. 환자는 하루에 4~6번 정도 교환을 반복한다. 이것은 매우 간단한 중력 교환 과정으로 투석 중에는 투석 백을 복부 카테터보다 높게 위치시켜 용액이 배안으로 들어가게 한 다음, 투석 백을 복부 카테터보다 낮게 위치시켜 용액이 배출될 수 있도록 한다.

교환(exchange)
복막 투석에서 배 안으로 채워진 후 배출되는 한 주기

지속외래복막투석(continuous ambulatory peritoneal dialysis; CAPD)
투석 중에는 투석 백을 복부 카테터보다 높게 위치시켜 용액이 배 안으로 들어가게 하고, 이후 투석 백을 복부 카테터보다 낮게 위치시켜 용액이 밖으로 배출될 수 있도록 중력을 이용한 교환 과정

지속순환복막투석(continuous cycler-assisted peritoneal dialysis)
기계가 투석 용액을 채웠다가 비워내는 기계적 과정

지속순환복막투석은 지속외래복막투석과 같은 유형의 배막카테터를 사용한다. 하지만 중력 교환 방법을 사용하는 것보다, 환자가 밤에 자는 동안 3~5번 정도 투석 용액을 배 안으로 채웠다 비웠다를 반복하는 기계를 사용한다. 아침에는, 마지막에 채워진 용액이 배 안에 남아있어 하룻동안 체류하게 된다.

말기콩팥질환 환자의 응급상황

말기콩팥질환 환자에게 올 수 있는 내과적 응급상황은 크게 두가지 그룹으로 구분된다: 콩팥의 정상 기능 소실이 점차 악화되거나 또는 투석 치료의 합병증이다. 또한 대부분의 투석 환자들은 당뇨와 고혈압과 같이 한가지 이상의 심각한 기존 질병을 가지고 있다는 것을 결코 잊어서는 안된다. 그러므로 이 환자들은 콩팥 기능 상실과는 독립적으로 다른 내과적 질병에도 고 위험군에 속한다.

말기콩팥질환 환자의 합병증

응급구조사가 마주하는 말기콩팥질환 환자의 가장 심각한 합병증은 환자가 정기 투석을 받지 않았을 때 발생한다. 날씨가 좋지 않거나, 아프거나, 또는 그 밖의 이유들로 인해 말기콩팥환자는 그들의 정기 투석 일정을 지키지 못할 때가 있다.

이 환자들은 체내 초과된 체액을 제거하는 능력이 부족하기 때문에, 정기 투석을 받지 않은 환자들은 울혈성심장기능상실과 비슷한 증상과 징후를 나타내게 된다. 이는 체액이 허파에 쌓이면서 호흡 곤란을 보이고, 발목, 손, 얼굴과 같은 부위에 체액이 쌓이면서 부종이 나타나게 된다. 게다가 말기콩팥질환 환자는 다른 독소뿐만 아니라 초과된 체액에 대해 정화 및 균형 기능을 더 이상 할 수 없기 때문에, 정기 투석을 받지 않은 환자들은 심장의 전기적 활동에 방해를 초래하게 된다. 이것은 심장의 전기적 활동의 적절한 기능을 위해 혈류에 전해질 균형이 특정 범위내에 있어야 하는 이유를 말해준다. 높아진 칼륨 수치는 특별히 위험하고 심장의 리듬 장애를 발생시켜 사망을 초래할 수 있다.

“무엇이든 환자의 상태에 의심이 갈 경우, 지도 의사에게 전화하여 의료지도를 받을 수 있습니다. 여러분의 잘못은 하나도 없습니다.”

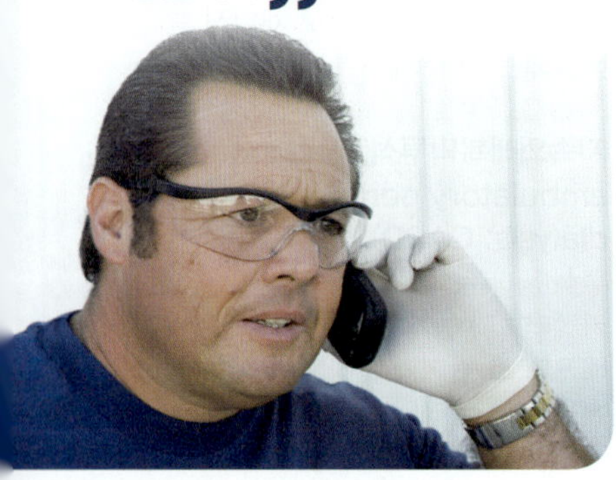

환자 처치

정기 투석 일정을 놓친 말기콩팥질환 환자

정기 투석 일정을 놓쳐 문제를 겪고 있는 말기콩팥질환 환자를 처치할 때 다음의 단계를 취한다.

1. 기도, 호흡, 순환을 평가한다.
2. 활력 징후를 측정할 때, 투석 때 사용하지 않는 팔을 사용하여 혈압을 측정한다.
3. 환자를 편안한 자세로 취한다; 환자는 주로 똑바로 앉는 자세를 선호한다.
4. 환자가 호흡 곤란 시, 비재호흡마스크로 분당 15리터로 산소를 공급한다.
5. 환자의 활력 징후를 주의 깊게 감시하고, 만약 환자가 무의식, 무맥박이라면 자동제세동기 사용을 준비한다. 심장 정지를 겪는 말기콩팥질환 환자는 제세동기에 반응하지 않을 수 있음을 기억한다. 전문응급구조사는 말기콩팥질환 환자의 리듬장애를 안정화 시킬 수 있는 약물을 투약할 수 있다. 전문소생술팀을 호출하는 것을 고려하고, 병원으로의 이송을 지연시켜서는 안된다.
6. 투석이 가능한 병원으로 환자를 이송한다.

결정포인트

- 투석 시간을 놓친 환자의 부작용을 관리하기 위해 전문소생술팀을 호출해야 하는가?

투석의 합병증

혈액 투석 환자의 직접적인 합병증은 혈액 투석을 위해 매주 여러 번 큰 정맥 접근 장치를 삽입해야 하는 것과 관계가 있다. 다른 합병증으로는:

- 투석 바늘이 제거 될 때 A-V 샛길로부터 발생하는 출혈
- A-V 샛길의 기능상실과 혈괴 형성. 이것은 샛길을 만졌을 때 느끼기 어렵고, 촉진 시 정상적인 떨림을 느낄 수 없다.
- A-V 샛길 또는 기계와 연결되는 투석카테터 부위의 오염으로 인한 혈액의 세균 감염

복막 투석을 받는 말기콩팥질환 환자의 가장 흔하고 심각한 합병증은 배막 안에 세균 감염으로 발생하는 급성 ***복막염***이다. 복막 투석 환자가 배막염에 걸렸을 경우, 복부 통증, 열, 배막안으로부터 투석 용액이 빠져나올 때 혼탁한 색이 나타날 것이다. 감염된 복막 투석 용액은 탁하여 닭고기 수프와 같은 색을 띤다.

복막염(peritonitis)
배막 안에 발생한 세균 감염

환자 처치

투석 합병증을 가진 말기콩팥질환 환자

투석의 합병증을 겪고 있는 말기콩팥질환 환자를 다룰 때는 다음의 단계를 취한다:

1. 기도, 호흡, 순환을 평가한다.
2. A-V 샛길로부터 발생한 심각한 출혈을 즉시 지혈한다. 필요한 경우, 직접 압박법, 들어올리기, 지혈제 드레싱 등을 사용한다. 일반적으로 A-V 샛길에 손상을 줄 수 있기 때문에 이 상황에서는 지혈대를 사용하지 않는다. 하지만, 출혈이 생명에 위협적이고, 다른 방법으로 출혈을 조절할 수 없다면, 샛길 바로 위가 아닌 몸통의 가까운 쪽에 지혈대를 적용하도록 한다.
3. 호흡 곤란을 겪고 있는 투석 환자에게 비재호흡마스크로 분당 15L의 산소를 제공한다.
4. 배막염 또는 세균 감염에 걸린 말기콩팥질환 환자의 경우 저관류의 징후 또는 쇼크를 나타낼 수 있다는 것을 명심한다. 환자를 바로누운자세로 유지시키고 따뜻하게 함으로써 쇼크를 치료한다.
5. 복막 투석 환자에게서 배막염이 의심된다면, 교환된 투석 용액이 들어있는 투석 백을 환자와 같이 이송하도록 하여, 병원에서 확실한 진단을 받을 수 있도록 한다.

마지막으로, 투석 환자는 당뇨와 고혈압과 같이 다양한 질환을 겪고 있으며, 콩팥 기능상실과는 별개로 다른 내과적 응급상황에서도 고 위험군에 속한다는 것을 명심하여야 한다.

콩팥 이식 환자

콩팥은 가장 흔하게 이식되는 장기이다. 말기콩팥질환 환자는 콩팥 이식에 적합한 환자로써, 만약 성공한다면 콩팥이 정상적으로 기능할 수 있고 더 이상의 투석은 필요 없어지게 된다.

미국에서는 매년 약 16,000개의 콩팥이 이식된다. 고마운 장기기증자들 덕분에 그들의 건강한 콩팥이 말기콩팥질환 환자의 복부에 이식된다. 그런 다음 의사는 혈액 공급과 요관을 이식된 콩팥에 연결하여 환자가 정상적인 콩팥 기능을 되찾을 수 있도록 한다.

콩팥을 이식 받은 환자는 신체의 면역계통을 억제함으로써 장기 거부를 예방하는 약물을 남은 생애 동안 복용해야 한다. 그러나 이 약은 이식된 콩팥을 보호하고 동시에 심각한 감염으로 보호해주는데 도움을 준다.

비판적 의사결정

전문소생술 팀을 호출해야 하는가?

다음의 환자들에 대해서 전문소생술 팀을 호출할 것인지 결정하여라. 만약 그렇다면 이유는 무엇인가?

1. 낫적혈구빈혈로 팔과 가슴에 심각한 통증을 호소하는 29세 환자
2. 최근 복막 투석을 받았고, 움직일 때마다 심한 복부 통증을 호소하는 42세 환자
3. 오늘 투석을 받아야 하는 날임에도 불구하고, 투석받지 않았고, 호흡 곤란, 빠른맥, 그리고 불안함을 호소하는 55세 여성 환자
4. 극도의 피곤함을 호소하는 37세 낫적혈구빈혈 환자

단원 복습

핵심 사실과 개념

- 혈액은 산소를 세포로 전달하고, 세포로부터 이산화탄소를 제거하고, 응고시킴으로써 출혈을 조절한다.
- 혈액은 적혈구, 백혈구, 혈장을 포함한다.
- 빈혈은 순환계에 적혈구의 부족을 말한다.
- 낫적혈구빈혈은 적혈구가 낫 모양으로 바뀌어 혈색소에 변형을 만드는 유전적인 질환이다. 이렇게 변형된 모양의 적혈구가 모세혈관을 통과하게 되면 응고 현상을 만들거나 더 작은 혈관을 막는다.
- 신장계통은 콩팥, 요관, 방광, 그리고 요도를 포함한다.
- 콩팥은 혈액의 노폐물을 제거하는데 매우 중요한 역할을 하고, 체내 수분의 균형을 유지하는데 도움을 준다.
- 신장계통의 문제에는 감염, 콩팥 결석, 콩팥기능상실이 있다.
- 콩팥기능상실은 콩팥이 더 이상 정상적으로 노폐물을 제거하지 못하고 체내 전해질 및 체액 균형을 제공할 수 없는 상태를 말한다.
- 투석은 초과된 체액과 전해질을 체액으로부터 걸러 내어 제거한다. 투석은 두가지 방법으로 시행된다: 혈액 투석 또는 복막 투석. 혈액 투석은 투석 센터에서 1주에 3번 정도 수행되고, 복막 투석은 집에서 자가로 하루에 여러 번 수행된다.
- 말기콩팥질환 환자의 주요 합병증은 정기 투석 일정을 지키지 않았을 때 발생하며, 주로 감염 또는 혈액 투석 부위로부터의 출혈 증상이 나타난다.

핵심 결정

- 환자는 낫적혈구빈혈증 또는 말기콩팥질환의 병력을 가지고 있는가?
- 환자는 A–V 샛길을 가지고 있는가?
- 정기 투석 일자를 놓친 환자의 합병증을 처치하기 위해 전문소생술팀을 호출해야 하는가?

단원 용어

빈혈(anemia) 순환계 내에 적혈구의 수가 정상보다 적음

응고병(coagulopathy) 내부출혈 또는 외부출혈시 혈액 응고의 정상적인 기능을 소실

지속외래복막투석(continuous ambulatory peritoneal dialysis; CAPD) 투석 중에는 투석 백을 복부 카테터보다 높게 위치시켜 용액이 배 안으로 들어가게 하고, 이 후 투석 백을 복부 카테터보다 낮게 위치시켜 용액이 밖으로 배출될 수 있도록 중력을 이용한 교환 과정

지속순환복막투석(continuous cycler-assisted peritoneal dialysis) 기계가 투석 용액을 채웠다가 비워내는 기계적 과정

투석(dialysis) 체내에 필요하지 않은 노폐물과 수분을 제거하기 위해 혈액을 걸러주는 과정

말기콩팥질환(end-stage renal disease; ESRD) 비가역성 콩팥기능상실 상태로, 콩팥은 더 이상 적절한 여과작용을 할 수 없게 된다.

교환(exchange) 복막 투석에서 배 안으로 채워진 후 배출되는 한 주기

복막염(peritonitis) 배막 안에 발생한 세균 감염

콩팥깔때기염(pyelonephritis) 요로에서 시작하여 요관을 통해 콩팥까지 올라가는 감염

콩팥기능상실(renal failure) 콩팥이 적절한 혈액 여과 작용과 신체로부터 초과된 체액과 독소를 제거하는 기능을 상실

낫적혈구빈혈(sickle cell anemia; SCA) 적혈구가 비정상적인 구조를 가지는 유전질환. 주로 아프리카 사람들에게서 흔히 발견할 수 있다.

떨림(thrill) 동맥-정맥 샛길 사이를 가볍게 만졌을 때 느껴지는 떨림

소변카테터(urinary catheter) 소변을 인체 밖으로 빼내기 위해 비뇨기계통에 위치시키는 카테터

평가와 술기를 위한 준비

요약 문제

1. 낫적혈구빈혈이란 무엇인가?
2. 낫적혈구빈혈 환자에게서 나타나는 응고 현상이란 무엇인가
3. 떨림이란 무엇인가?
4. 혈액 투석과 복막 투석의 차이는 무엇인가?
5. 정기 투석 일정을 놓친 환자에게 발생할 수 있는 합병증은 무엇인가?

연관시켜 생각하기

"심장 응급" 단원을 복습하고 이 단원에서 배운 내용들을 복습하여 다음 상황에 대해 고려해본다.

1. 여러분은 정기 투석 일자를 놓친 환자를 처치하고 있다. 신체 내에 체액이 쌓였기 때문에 환자는 울혈성심장기능상실 환자와 비슷한 증상과 징후를 보인다. 환자의 징후와 증상은 무엇인가?
2. 정기 투석 일자를 여러 번 놓친 환자가 두근거림을 호소한다. 이유는 무엇인가?

비판적 사고 연습

콩팥 질환과 낫적혈구빈혈은 생명을 위협하는 응급상황으로 악화될 수 있다. 이 연습의 목적은 다음 두 환자의 주호소를 분석해보기 위함이다.

1. 여러분은 일주일에 3번 정기적으로 투석을 받는 환자를 다루고 있다. 환자는 너무 아파 어제 투석을 취소했다고 한다. 환자는 숨을 쉬지 못할 것 같고 곧 죽을 것만 같아서 119에 신고했다고 한다. 환자의 주호소는 계속 정기적으로 투석을 받아오던 환자가 하루 받지 않았다고 해서 나타날 수 있는 정당한 주호소인가?
2. 여러분은 낫적혈구빈혈의 병력을 가지고 있고 현재 다리에 극심한 통증을 호소하는 환자를 다루고 있다. 환자는 다리가 너무 아파 움직임을 거부한다. 여러분의 동료는 환자가 마약성 진통제를 얻기 위해 거짓으로 통증을 호소하는 것이라고 말한다. 여러분은 동료의 의견에 동의를 하는가? 이유는 무엇인가? 환자를 위해 무엇을 할 것인가?

병태생리학적 접근

다음의 질문들은 현장에서 정확한 결정을 내리고 임상과 관련된 정보를 모을 수 있도록 돕기 위해 고안되었다.

- 여러분은 뇌졸중 증상을 호소하는 환자를 처치하고 있다. 환자는 낫적혈구빈혈의 병력을 가지고 있다. 낫적혈구빈혈이 비교적 뇌졸중의 원인이 될 것이라고 생각하는가? 이유는 무엇인가?
- 낫적혈구빈혈 환자는 여러분에게 순환성 감염에 대해 심각하게 말했다. 낫적혈구빈혈 환자는 왜 이 문제를 가지고 있는가?

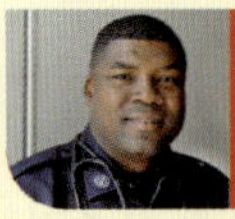

현장이야기

응급구조사는 64세 남성 환자를 투석 센터로 이송하라는 출동 명령을 받고 현장으로 출동하였다. 현장에 도착하였을 때 환자의 의식 상태는 변화하였고 "느낌이 좋지 않다"라고 말했다.

응급구조사는 환자의 피부색이 창백한 것을 발견하였지만, 환자의 요양보호사는 정상이라고 말했다. 환자는 조금 불안해했고, 피부는 따뜻했다.

질문

1. 환자를 평가하기 위한 초기 단계는 무엇인가?
2. 환자의 상태와 투석이 어떤 관계를 보여주는가?

응급구조사는 일차평가를 서둘러 끝냈다. 환자의 호흡은 분당 28회로 약간 빨랐다. 환자의 맥박은 촉진할 수 있었고 외부로 보이는 출혈은 없었다. 산소포화도 수치는 94%이다. 환자는 질문에 잘 대답하였으나 조금 혼란함을 보이며 매우 졸려 보였다. 요양보호사는 환자가 평소에 의식이 명료하다고 말했다.

질문

3. 다음에 수행해야 할 평가는 무엇인가?
4. 환자의 상태가 투석과 관련이 있다고 믿는가?

환자의 맥박과 호흡은 약간 증가했다. 환자의 혈압은 108/58, 피부는 따뜻하고 건조했으며, 동공반응은 정상이었다. 환자는 약간의 호흡 곤란을 보였고, 발목에 부종이 관찰되었다. 환자의 허파음은 약간의 거품소리가 들렸다. 혈당 수치는 102였다. 환자는 응급구조사의 뇌졸중 스케일 지시를 따라할 수 없었지만 얼굴검사나 언어반응에서 정상반응을 보였다. 요양보호사는 환자가 지난 밤 침대에 누울 때까지 괜찮았다고 전했다.

질문

5. 요양보호사는 응급구조사에게 환자를 투석 센터로 이송하고, 투석을 받은 후에는 환자가 괜찮아질 것이라고 말했다. 환자를 투석 센터로 이송해야 하는가? 아니면 병원으로 이송해야 하는가?

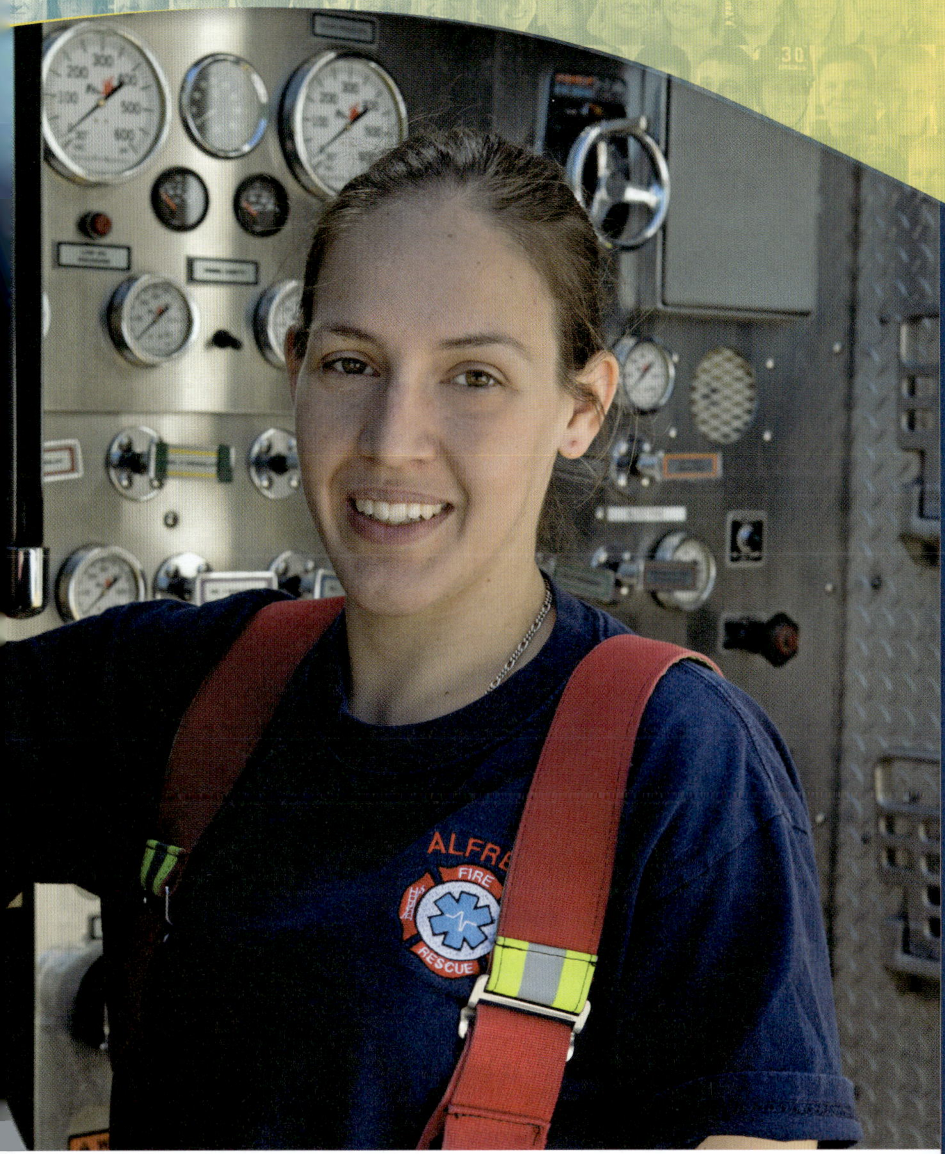

SECTION 5

외상

외상은 손상의 또 다른 단어이다. 추락, 자동차 사고, 폭력은 외상의 일부 원인이다. 외상에 의한 혈액 소실은 내출혈과 외출혈 모두 쇼크와 같은 매우 심각한 합병증을 유발할 수 있다.

제 25단원은 "출혈과 쇼크"로 생명을 위협하는 응급 상황에 대해서 다룬다. 외상의 다른 유형으로는 제 26단원 "연조직 외상", 제 27단원 "가슴 및 복부 외상", 제 28단원 "근육뼈대 외상", 제 29단원 "머리, 목, 척추외상, 제 30단원 "다발성 외상" 그리고 제 31단원 "환경 응급"에 대해서 다룬다.

25 출혈과 쇼크 (Bleeding and shock)

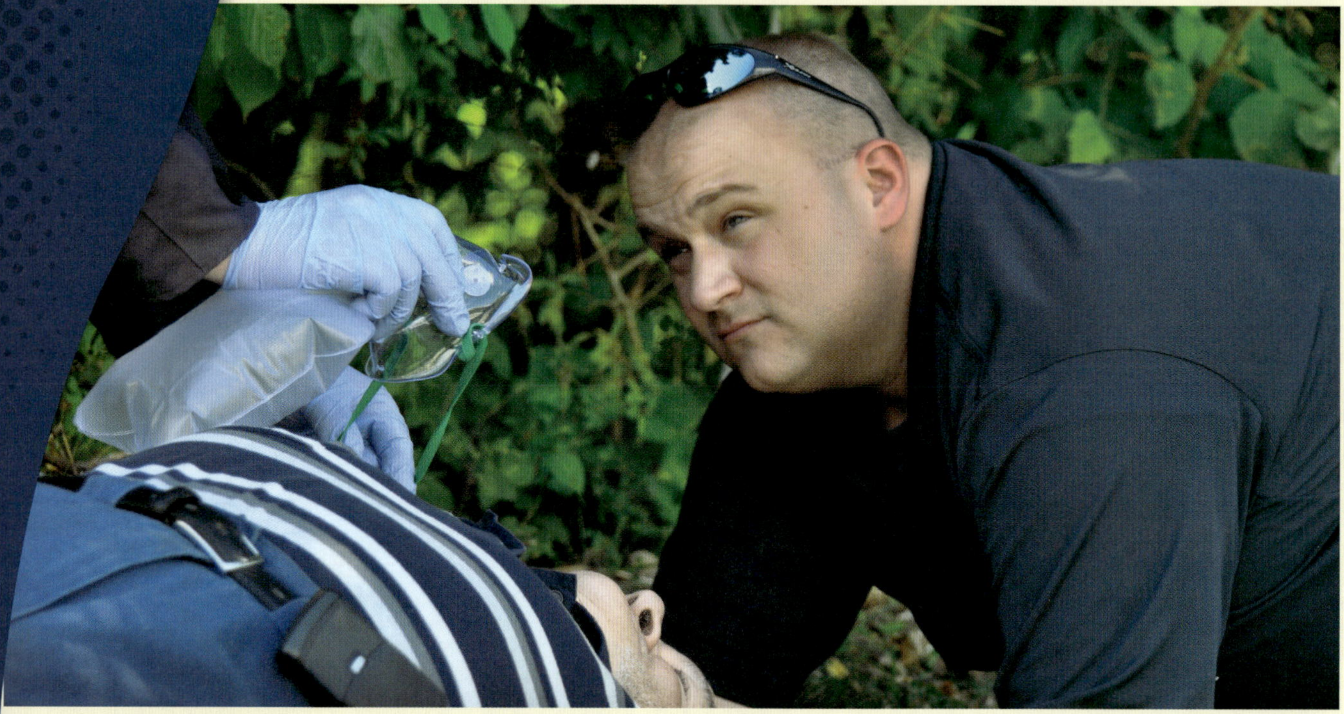

(© Edward T. Dickinson, MD)

관련 단원

다음의 단원들은 이 단원에서 배울 주제와 관련된 추가적인 정보를 제공한다:

6 해부생리학
7 환기, 관류, 쇼크: 병태생리학의 이해
11 현장 조사
12 일차 평가
13 활력징후와 모니터링 장비
14 이차 평가
17 호흡 응급
18 심장 응급
19 당뇨 응급 및 의식상태 변화
20 알레르기 반응
21 중독 응급
22 복부 응급
23 행동 및 정신응급, 자살
24 혈액 및 신장 응급
28 근육뼈대 외상

표준

쇼크와 소생술 외상(내용: 출혈)

역량

쇼크, 호흡기능 부전, 또는 호흡정지, 심부전 또는 심정지의 원인, 병태 생리학, 처치 및 소생 후 처치의 기초 지식을 적용한다.

급성 손상환자의 평가결과를 근거로 기본적인 응급처치와 이송을 위한 기본 지식을 적용한다.

핵심 개념

- 동맥, 정맥, 모세혈관 출혈의 구분
- 외출혈의 심각성 평가
- 외출혈의 조절
- 내출혈 환자의 징후·증상 및 처치
- 쇼크 환자의 징후·증상 및 처치

학습목표

이 단원을 읽고 난 후, 여러분은:

25.1 이 단원에서 소개된 주요 용어들을 정의할 수 있다.

25.2 혈액의 기능을 포함하여 순환계통의 구조와 기능을 설명할 수 있다.

25.3 관류의 개념에 대해 설명할 수 있다.

25.4 동맥, 정맥, 그리고 모세혈관 출혈의 특징을 비교 설명할 수 있다.

25.5 내출혈 및 외출혈의 징후와 증상을 인지할 수 있다.

25.6 내출혈 및 외출혈 환자를 평가하고 관리할 수 있다.

25.7 외출혈의 지혈 방법을 보여줄 수 있다.

25. 8 내출혈의 위험이 있는 환자를 식별할 수 있다.

25. 9 쇼크의 병태생리학을 설명할 수 있다.

25.10 혈액 소실을 보상하기 위한 인체의 노력과 쇼크의 징후와 증상을 연관지을 수 있다.

25.11 쇼크의 다양한 원인들을 설명할 수 있다.

25.12 보상성 또는 비보상성 쇼크 환자를 구분할 수 있다.

25.13 쇼크 환자를 처치할 수 있다.

핵심 용어

동맥 출혈(arterial bleeding)
모세혈관 출혈(capillary bleeding)
심장성 쇼크(cardiogenic shock)
보상성 쇼크(compensated shock)
비보상성 쇼크 (decompensated shock)
출혈(hemorrhage)
출혈성 쇼크(hemorrhagic shock)
지혈제(hemostatic agents)
저관류(hypoperfusion)
저혈량성 쇼크(hypovolemic shock)
신경성 쇼크(neurogenic shock)
관류(perfusion)
압박드레싱(pressure dressing)
쇼크(shock)
지혈대(tourniquet)
정맥 출혈(venous bleeding)

사고에 의한 손상과 의도적 손상은 매년 미국에서 사망의 주 원인으로 꼽힌다. 실제로 1세부터 44세의 주요 사망 원인은 외상이다. 대략 18,000명의 사망자들 중에서 가장 중요한 것은 이들 사망의 대부분이 예방할 수 있었다는 것이다. 응급구조사로서 여러분은 이러한 사망을 예방하기 위해 중요한 역할을 담당할 것이다. 여러분은 외상 처치의 가장 선두에 서 있을 것이며 손상 받은 사람들을 도와줄 것이다. 여러분이 현장과 이송 중에 실시하는 평가와 처치는 환자의 생명 유지에 매우 중요하다. 또한 여러분은 사고발생 이전에 손상을 예방하는데 기여할 수 있다.

비록 모든 외상 처치가 중요하지만 출혈을 조절하고 쇼크를 처치하는 것보다 더 중요한 몇가지 처치가 있다. 산소화된 혈액이 신체 구조에 지속적으로 흘러 들어가는 것은 생명유지를 위해 필수적인 과정이다. 대부분의 외상 환자들은 혈액의 흐름, 즉 *관류*가 어렵다. 혈액이 심장혈관계통에서 빠져나가거나, 혈액을 조직에 효과적으로 보내지 못할 때, 세포의 신소화는 부족하게 되고 세포의 정상적인 기능을 더 이상 유지할 수 없게 된다. 외상 처치에서 가장 중요한 것은 관류를 회복하고 유지하는 것이다. 이를 위해 수행해야 할 많은 단계가 있다. 평가는 적절한 시기에 수행되어야 하고, 사망에 가까운 상태를 식별할 수 있어야 한다. 응급구조사는 저관류의 징후를 빠르게 인식하고 처치할 수 있어야 한다.

응급구조사가 취해야 할 처치의 단계는 매우 간단하지만 매우 중요하다. 만약 환자가 생명을 위협하는 출혈의 양상을 보인다면 반드시 출혈을 멈추게 해야 한다. 만약 멈출 수 없다면, 지혈을 계속 유지하면서 병원으로 즉시 이송해야 한다. 이송 중에도 응급구조사는 *쇼크* 즉, *저관류* 상태를 항상 의심해야 한다. 쇼크는 저관류된 세포가 정상적으로 기능할 수 없음을 의미한다. 손상된 신체를 위해 싸우면서, 이러한 세포들은 부적절한 에너지를 생산하고, 정상보다 비정상적인 부산물들을 만들어낸다. 대사에 영향을 받기 때문에 그들은 열을 발생시킬 수 없다. 쇼크의 경고 징후를 인식함으로써 응급구조사는 처치를 시작하고, 소생을 위해 노력하는 신체를 도울 수 있는 행동을 취하면서 쇼크가 악화되는 것을 예방할 수 있다.

가장 중요한 것은 우리가 어떻게 해야하는지 아는 것이다. 최근 비극적인 이라크와 아프가니스탄 전쟁을 하면서 군은 민간인 의료진들에게 외상 처치에 대해 가르쳤다. 그들은 이전의 근거 없는 방법들을 버리고, 외상성 사망에 대한 새로운 단계들을 전파했다.

출혈과 쇼크는 특이 집중해야 할 부분이고, 우리는 지난 10년 전에 해 왔던 것보다 더 많은 것을 수행할 수 있게 되었다. 군대에서 사용된 간단한 출혈 처치 및 쇼크 처치는 민간으로 넘어오면서 더 전문적인 처치로 발전되었다. 우리는 이 단원에서 이 처치들에 대해 이 단원에서 배울 것이다.

관류(perfusion)
모세혈관을 통한 혈류의 흐름으로 신체의 세포와 조직으로부터 노폐물을 제거하고 산소를 공급하는 것

저관류(hypoperfusion)
신체 세포로 산소와 영양분을 공급하기 위한 적절한 혈류 순환이 이루어지지 않는 상태

쇼크(shock)
저관류라고도 하며, 신체 세포로 산소와 영양분을 공급할 만큼 적절한 혈류순환이 이루어지지 않은 상태로 생명을 위협하는 상태이다.

순환기 계통

주요 구성요소

순환기계통(또는 심장혈관계통)은 인체의 모든 부위에 혈액을 운반하는 역할을 한다. 순환기계통은 심장, 혈관, 혈액의 세 가지 구성요소로 이루어져 있다. 모든 요소들이 적절하게 기능을 해야 순환기 계통이 제 역할을 할 수 있다(그림 25-1).

심장은 복장뼈 뒤의 가슴우리 안에 있는 근육성 기관으로, 혈액을 박출하여 인체세포에 산소와 영양분을 공급하는 일을 한다. 인체의 모든 부위에 충분한 산소와 영양분을 공급하기

그림 25-1 순환기계통

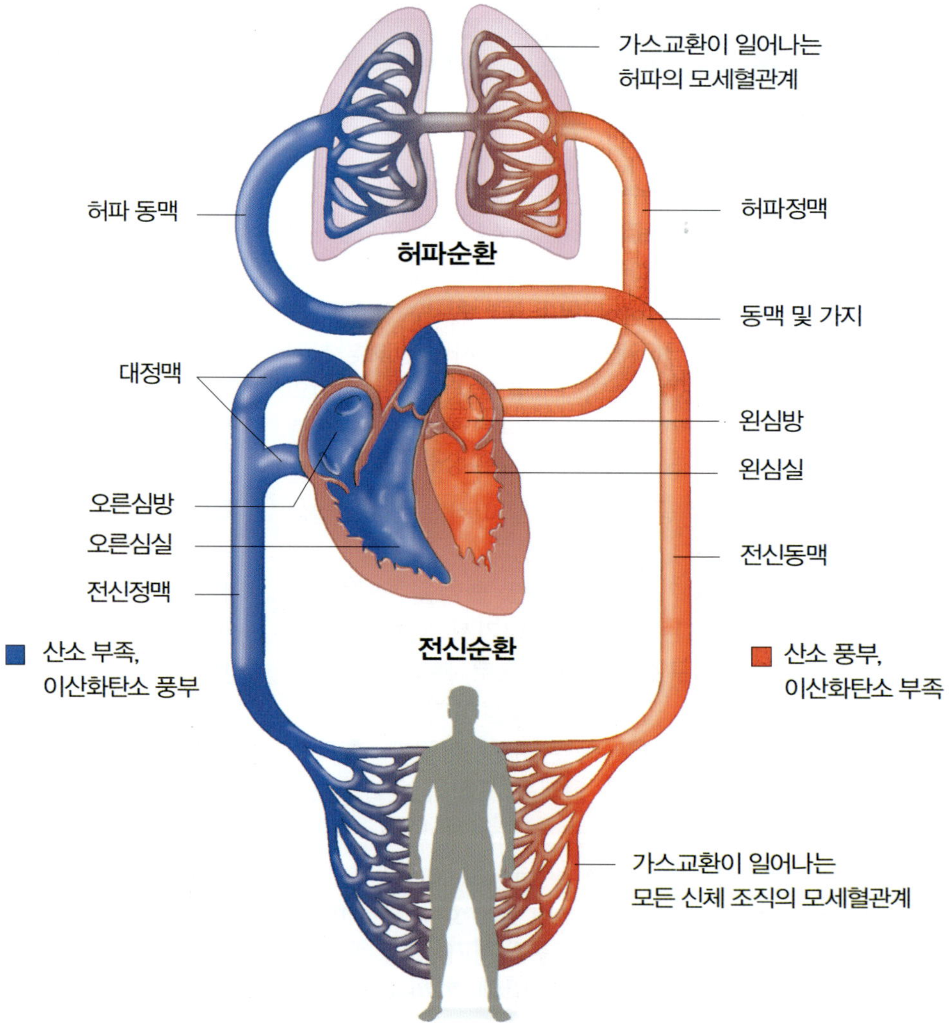

그림 25-2 동맥, 모세혈관, 정맥의 구조 비교

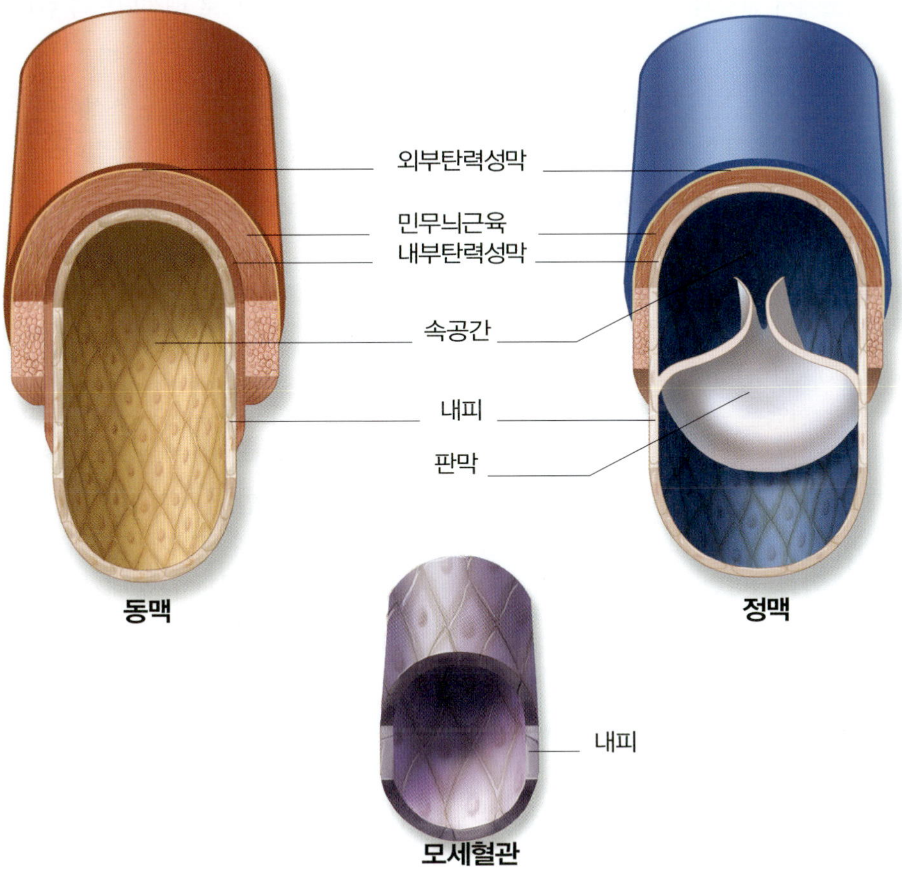

위해서 심장은 적절한 박동수와 리듬을 가지고 혈액을 박출해야 한다.

혈액은 3가지 형태의 주요 혈관을 통해 전신을 순환한다(그림 25-2).

1. **동맥(Arteries).** 동맥은 심장으로부터 산소화된 혈액을 운반한다. 동맥은 심장 수축 시 많은 압력을 받는다(환자의 혈압을 측정한다는 것은 동맥압을 측정하는 것과 같다). 동맥은 두꺼운 근육벽을 가지고 있어 세포와 기관의 산소 및 영양분의 요구량에 따라 확장과 수축이 가능하다.
2. **모세혈관(Capillaries).** 산소가 풍부한 혈액은 동맥에서 아주 작은 모세혈관으로 흘러 들어가 신체의 모든 세포에 혈액을 공급한다. 모세혈관과 인체 세포들이 연결되어 있는 곳에서는 활발한 "교환"이 일어난다. 혈액에 있던 산소와 영양분은 극도로 얇은 모세혈관벽을 통과하여 세포로 이동한다. 동시에 세포에 있던 이산화탄소와 기타 노폐물들이 모세혈관벽을 통해 혈액 속으로 이동한다.
3. **정맥(Veins).** 모세혈관에서 산소를 제공하고 이산화탄소와 노폐물을 받은 혈액은 정맥으로 흘러 들어와 심장으로 돌아온다. 정맥은 혈액이 역주행하지 않도록 하는 일방향 판막을 가지고 있다. 정맥 내의 혈액은 동맥혈액보다 훨씬 압력이 낮다.

혈액은 다음과 같은 몇 가지 기능을 가진다.

- **가스 운반.** 혈액은 허파를 통해 들이마신 산소를 인체 세포로 운반하고, 인체 세포로부터 받은 이산화탄소를 허파로 운반하여 밖으로 내보낸다.
- **영양.** 혈액은 장이나 저장조직(지방조직, 간, 근육조직)에서 다른 인체 세포로 영양분을 순

환하게 한다.

- **배설.** 세포에서 신장과 같은 장기로 노폐물을 운반하여 인체 밖으로 배설되도록 한다.
- **보호.** 혈액은 항체와 백혈구를 운반하여 질병과 감염에 대항하도록 도와준다.
- **조절.** 혈액은 호르몬, 물, 염분, 효소, 화학물질들과 같은 인체의 기능을 조절하여 물질을 운반한다. 혈액은 또한 인체의 열을 폐와 피부 표면으로 운반하여 체온을 조절하도록 한다.

인체 전반에 적절한 혈액순환을 관류라고 하며, 산소와 영양분을 모세혈관에 채워 세포와 조직에 공급하는 것이다. 이런 이유 때문에 혈액이 제대로 순환하지 않으면, 일부 세포나 인체 조직들이 적절한 산소 공급을 받지 못하게 되고 노폐물들이 축적되게 된다. 신체 조직과 기관들의 관류가 적절하지 못한 것을 저관류라 하며, 또한 쇼크라고도 한다(Hypo–는 "낮은" 의미로 hypoperfusion은 "관류가 낮은 것"을 의미한다).

심장, 혈관, 혈액은 순환기계통의 주요한 세가지 구성요소이다. 이 구성요소들은 펌프, 파이프, 파이프 속의 액체와 유사하다. 순환기계통이 적절하게 기능하기 위해서는 세 요소 모두가 적절하게 기능해야 한다. 어떤 요소라도 기능하지 않거나 "샌다"면, 신체는 다양한 방법으로 적절한 관류를 유지하고 보상하기 위해 노력하게 될 것이다. 그러나 문제가 교정되지 않고 상태가 빠르게 악화된다면, 관류를 적절히 유지할 수 없게 되고 쇼크(저관류) 상태가 될 것이다.

출혈

출혈(hemorrhage)
혈액 소실

심한 ***출혈***은 쇼크(저관류)의 주요 원인이다. 인체는 혈관을 통해 순환하는 일정량의 혈액을 보유하고 있다. 만약 인체가 많은 혈액을 잃게 된다면 모든 세포의 관류가 불가능해질 것이다. 인체 세포의 관류가 부적절한 경우 결국 조직과 기관이 죽게 된다. 부적절한 관류에 가장 예민한 세포와 조직은 뇌, 척수, 신장의 세포와 조직이다. 출혈은 내출혈과 외출혈, 소량과 대량의 출혈로 구분된다.

외출혈

외출혈은 신체 밖에서 출혈이 발생하는 것이다. 이는 전형적으로 피부의 표면에서 시각적으로 관찰이 가능하다. 이것은 어떤 힘이 피부를 뚫거나 긁었을 때 발생하거나 혈관이 다쳤을 때 발생한다. 이 출혈은 매우 간단하거나 경미할 수도 있지만 가끔 매우 심각한 출혈을 유발하여 생명에 위협을 주기도 한다.

인체는 얼마만큼의 출혈을 하느냐에 따라 심각성이 달라진다. 상처의 크기와 심각성이 주요 관심사이다. 출혈의 양은 또한 파열된 혈관의 크기와 혈압에 따라 다르며 인체의 지혈 능력에 달려 있다(그림 25–3).

핵심 개념
동맥, 정맥, 모세혈관 출혈을 구분하는 방법

대량 출혈

동맥 출혈(arterial bleeding)
동맥으로부터의 출혈로 선홍색을 띠고 출혈의 속도가 빠르고 분출하며 지혈이 어렵다.

정맥 출혈(venous bleeding)
정맥으로부터의 출혈로 암적색 혹은 갈색을 띠며 천천히 흐르고 지혈이 쉽다.

대량 출혈은 큰 혈관이 손상을 입거나, 많은 작은 혈관들이 손상을 입었을 때 발생한다. ***동맥 출혈***은 선홍색을 띈다. (심장에서부터 나오는 혈액은 일반적으로 산소화 되어있고; 산소와 만났을 때 혈색소내 철분이 선홍색을 띄게 한다.) 동맥에서의 출혈은 종종 심장의 박동에 맞추어 분출한다. 그러나, 심장혈관계통의 압력이 감소하게 되면, 분출성 또한 감소하게 된다는 것을 기억해야 한다.

목정맥과 같이 큰 정맥에 손상을 입는 경우에도 대량의 출혈을 야기할 수 있다. ***정맥 출혈***은 동맥 출혈보다 더 낮은 압력을 가지고 있지만, 환자의 생명을 위협하는 출혈을 발생시킬 수 있다. 정맥 출혈은 동맥 출혈과 구별할 수 있는데, 동맥보다 좀 더 짙은 색깔을 띄고, 분출

그림 25-3 외출혈의 3가지 유형

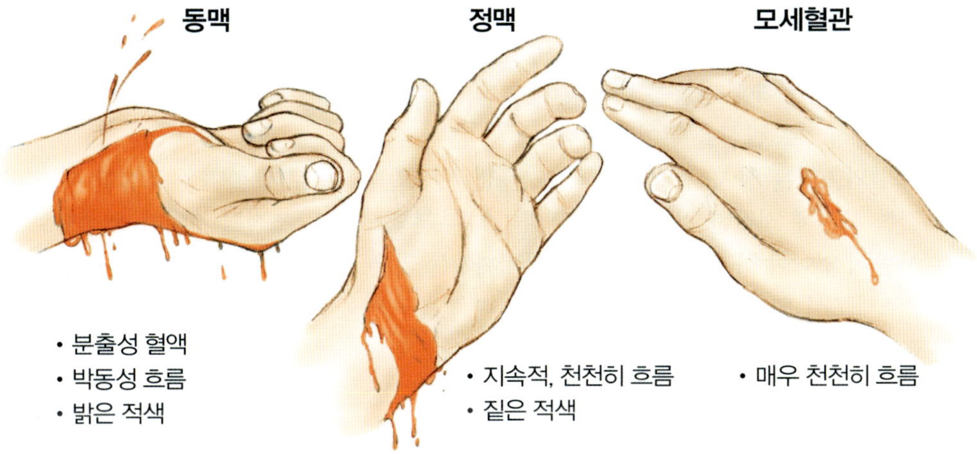

성이 아니며 지속적으로 흐른다.

대량 출혈은 신체의 여러 부위에서 발생할 수 있지만 특히 몇몇 큰 혈관은 외상에 의해 손상 받기 쉽다. 목, 양쪽 겨드랑이, 양쪽 샅굴부위는 대량 출혈이 쉽게 발생하는 부위이다. 대량 출혈은 현장에서 자주 발생하지 않지만 발생했을 땐 가능한 빨리 처치하여야 한다. 대량 출혈은 쉽게 감지할 수 있기 때문에, 응급구조사가 전반적인 환자 상태를 평가할 때 충분히 인지 할 수 있다. 흔한 경우는 아니지만, 만약 여러분이 혼자서 대량 출혈 환자를 만났다면 기도 관리 보다 지혈이 먼저 이루어져야 한다. 대부분 응급구조사는 2명 이상이 현장에 나가게 되는데 이럴 경우엔 생명을 위협하는 상태를 동시에 처치할 수 있을 것이다. 예를 들어, 한 명의 구조자가 절단된 팔에 지혈대를 적용하고, 다른 구조자는 턱밀어올리기법을 사용하여 기도를 개방한다.

다른 외출혈

외출혈의 대부분은 대량 출혈과 관계가 없다. 대부분의 관통상은 작은 혈관들을 파열 시키므로 쉽게 지혈할 수 있다. 피부 표면 손상은 종종 *모세혈관 출혈*이 발생한다. 모세혈관 출혈은 낮은 혈압으로 상처로부터 천천히 스며 나오고 일반적으로 처치 없이 지혈할 수 있다. 그러나 이 출혈은 종종 큰 부위에 발생하며, 감염의 위험성이 높다. 대량 출혈은 정맥과 작은 동맥들에서부터 출혈이 생길 수 있다.

모세혈관 출혈(capillary bleeding)
모세혈관으로부터의 출혈로 느리고 스며 나오듯이 흐른다.

대량 출혈이 심각한지 않은지 구분을 위해 임상적인 판단을 사용하되 다음의 두가지 포인트를 기억해야 한다: 모든 출혈은 환자에게 좋지 않으며 반드시 지혈되어야 한다. 높은 혈압으로 혈액이 빨리 소실되든, 낮은 혈압으로 혈액이 천천히 소실되든 적혈구는 응고작용을 할 것이고 또한 세포로 적절한 관류가 유지되기 어려울 것이다. 또한 출혈의 유형을 항상 인지하도록 하여 생명에 위협을 줄 수 있을 정도의 출혈 시간인지 예상해야 한다. 동맥, 정맥, 심지어 모세혈관 출혈이라고 해도 여러분의 처치는 필요하며 항상 작은 것들까지 고려해야 한다.

출혈은 또한 환자의 질병 상태에 따라 증가될 수 있다. 신체의 자연적인 혈액응고 능력을 막는 약물을 처방받는 환자들이 해마다 증가하고 있다. 이 약은 항응고제로 종종 뇌졸중, 불규칙한 심장박동(심방잔떨림), 심장발작 또는 인공심장판막 등의 병력을 가진 환자에게 주로 처방된다. 제일 흔히 알려져 있는 약물은 아스피린, 와파린(쿠마딘), 클로피도그렐(플라빅스), 프라닥사(다비가트란), 그리고 셀렐토(리바로사반)이며, 이 약물들은 뇌졸중과 심장발작을 예방하지만, 신체 내 출혈을 쉽게 발생시키고, 손상 시 쉽게 지혈되지 않기 때문에 생명을 위협할 정도의 출혈이 발생할 수 있다. 외부 또는 내출혈 환자를 처치할 때, 가능하다면 환자가 항응고제를 복용하는지에 대한 여부를 물어보는 것이 중요하다.

또한 저체온증 역시 신체의 혈액 응고 능력에 영향을 준다. 체온이 낮은 환자는 혈액 응고 장애를 가질 수 있다. 저관류 상태의 환자는 대사를 통해 열을 생성해 내는 능력과 혈류를 통해 열을 보존하는 능력에 영향을 받게 된다. 그러므로 모든 출혈 환자에게서 저체온증은 즉각적이고 지속적으로 관심을 두어야 한다.

대부분의 외출혈은 상처 주위의 조직 또는 혈관을 압박함으로써 출혈을 조절할 수 있다. 만약 적절한 시간에 적절한 처치가 수행된다면 대부분의 출혈은 조절될 것이다. 외출혈로 사망하는 사람이 없어야 하지만 불행하게도 아직까지는 많은 사람들이 사망한다.

응급구조사로서 외출혈을 빠르게 인지하고 빠르게 출혈을 조절해야 한다. 대부분의 경우 응급구조사의 행동이 출혈 환자의 결과를 좌우한다.

외출혈의 평가와 처치

언제든지 출혈이 예상되거나 발견되면, 응급구조사는 자신의 피부와 점막이 출혈에 노출되지 않도록 표준주의지침을 준수해야 한다. 출혈과 개방성 상처는 응급구조사에게 감염의 문제를 야기한다. 그러므로 응급구조사는 모든 출혈 환자를 다룰 때 보호 장갑을 착용하도록 하며 혈액이 튈 수 있으므로 보호 안경과 마스크를 착용해야 한다. 입고 있는 옷이 오염될 수 있으면, 가운 착용을 고려한다.

비록 표준주의지침의 준수는 혈액과 체액의 노출 가능성을 감소시키지만, 매번 환자를 처치하고 난 후에는 즉시 물과 비누로 손을 씻어야 한다. 장갑의 작은 구멍이나 찢어짐은 응급구조사가 알아채지 못할 수 있다. 항상 장갑의 안쪽 면이 바깥으로 나오도록 하여 조심스럽게 벗도록 한다. 이 방법은 장갑에 묻어있는 혈액이나 체액이 여러분의 손에 묻을 가능성을 감소시킨다.

핵심 개념

외출혈의 심각성을 평가하는 방법

환자 평가

대량 외출혈의 인지

대량 출혈은 반드시 일차 평가의 처음 몇 초 안에 확인되고 지혈되어야 한다. 대부분의 경우, 응급구조사는 혈액을 눈으로 확인할 수 있기 때문에 출혈을 발견하기 매우 쉽다. 신체 내 이음부 부위에서 발생하는 출혈들을 찾아보는 것도 매우 중요하다.

모든 출혈이 발견되는 것은 아니다. 환자가 두꺼운 옷을 입었거나, 여러 옷들을 껴 입은 상태의 경우 환자의 옷에 혈액이 흡수될 수 있다. 또한 환자가 누워있는 바닥이나 카펫 등에 혈액이 흡수될 수 있다. 이런 경우 장갑을 착용하고 혈액이 묻지 않은 곳과 묻은 곳을 평가하도록 한다. 주위가 어둡다면, "축축하게 젖은 듯한 느낌이 나는 곳"을 빠르게 찾는 것은 중요한 평가 술기 중 하나이다.

대량 출혈의 빠른 인지와 빠른 처치는 매우 중요하다. 만약 생명을 위협할 만한 출혈을 인지하였다면, 다른 평가와 처치를 수행하기 전에 즉시 지혈해야 한다. 일차 평가의 나머지 단계는 대량 출혈의 지혈 후에 지속하도록 한다. 만약 대량 출혈을 조절하기 어렵다면, 의료기관에 도착하기 전까지 다른 평가와 처치는 수행할 수 없을 것이다.

출혈환자의 평가

대량 외출혈은 일반적인 환경에서는 드물다. 여러분이 응급구조사로 일하는 동안 마주하게 될 출혈은 생명을 위협하지 않을 정도의 출혈일 것이다. 이러한 경우의 일차 평가는 정상적인 대부분의 순서대로 진행된다. 가장 중요한 기도를 평가하는 것이 첫번째이다. 그 다음 적절한 호흡을 유지하는 것이다. 마지막으로 순환 단계에서는 출혈을 확인하는데, 이는 앞의 기도 및 호흡 평가와 교정을 완료한 후 수행된다. 출혈을 평가할 때에는 반드시 장갑을 착용해야 한다는 것을 명심한다.

표 25-1 쇼크의 징후	
징후(나타나는 순서에 따라)	설명
의식 상태의 변화	뇌가 충분한 산소를 공급받지 못하기 때문에 의식상태가 변하게 된다. 뇌는 산소 부족에 매우 민감하다. 산소가 조금이라도 부족하면 행동 변화가 일어날 것이다. 불안, 불안정, 공격성으로 나타날 것이다.
창백, 차가움, 축축한 피부	신체가 혈액량이 저하된 것을 느끼게 되면 자연적 기전에 따라 문제를 교정하려 시도하게 된다. 이러한 기전의 하나로 중요하지 않은 부위에서 생명유지에 필수적인 기관으로 혈액이 가게 된다. 혈액이 피부에서 신속하게 뇌와 심장같은 기관으로 흐르게 되며, 결과적으로 피부색이 창백하고 차갑게 된다. 영아와 소아는 모세혈관 재충혈에 2초 이상이 걸리게 된다. 메모: 드물지만 신경성 쇼크의 경우 순환계가 피부 혈관수축 능력을 상실했기 때문에 피부는 일반적으로 따뜻하며 홍조를 띄고 건조하다
오심과 구토	인체는 생명유지 기관에 혈액 관류를 유지하기 위하여 혈액을 소화기계통에서 다른 장기로 가도록 하고, 이로 인해 오심과 구토감을 느끼게 된다.
활력징후의 변화	최초로 변화하는 활력징후는 맥박과 호흡이다. 심장박출량을 유지하기 위해 맥박이 증가한다. 맥박이 증가할수록 맥박의 강도는 약해지고 희미해진다. 혈액내의 산소량을 증가시키기 위해 호흡도 증가한다. 쇼크가 진행될수록 호흡은 더 얕아지고 힘들어질 것이다. 쇼크의 징후에서 마지막 변화는 혈압이다. 혈압이 저하되면 환자는 이미 생명이 위험한 심각한 쇼크 상태이다.
	기타 쇼크의 징후에는 갈증, 동공 확장, 입술과 손톱 주위의 청색증이 포함된다.

외출혈은 종종 바닥 위의 혈액의 양을 봄으로써 혈액 손실량을 측정할 수 있다. 이 평가 기술은 정확하지는 않지만, 출혈량이 "많음"과 "적음"의 차이를 구분할 때 유용하게 사용된다.

출혈량을 예상하는 것은 어렵지만, 여러분이 표 25-1의 쇼크 징후와 증상을 찾는 것 만큼 중요하다. 다행히 신체는 혈액 소실에 반응한다. 신체가 스스로 생명을 유지하기 위한 반응은 종종 신체 외부에서 발견할 수 있다. 이러한 반응들로 여러분은 출혈이 신체에 어느 정도 영향을 미쳤는지에 대해 판단할 수 있고, 쇼크의 경고 징후를 인지할 수 있다.

환자가 쇼크의 징후와 증상을 보인다면 혈액의 양과 상관없이 그 출혈은 심각한 것으로 생각해야 하고, 쇼크의 증상과 징후가 나타날 때까지 처치를 미루지 말아야 한다. 심각한 혈액 손실 환자는 쇼크를 예방하기 위해 반드시 처치되어야 한다. 쇼크 단계의 초기부터 마지막까지 나타나는 징후와 증상들을 잘 알고 있어야 한다. 만약 쇼크 처치가 너무 늦어지면 환자는 회복되기 어렵게 된다.

결정 포인트

- 대량 출혈을 보이는 환자는 다른 평가 단계 전에 지혈해야 하는가?
- 환자는 쇼크 상태인가? 혹은 쇼크로 진전되고 있는가?

외출혈의 지혈

외출혈의 지혈은 쇼크(저관류)의 예방과 처치에 있어 가장 중요한 요소 중의 하나이다. 만약 출혈이 지혈되지 않는다면 계속하여 쇼크로 발전하고 더 악화되어 환자가 사망하게 될 것이다.

핵심 개념
외출혈을 조절하는 방법

현장사례

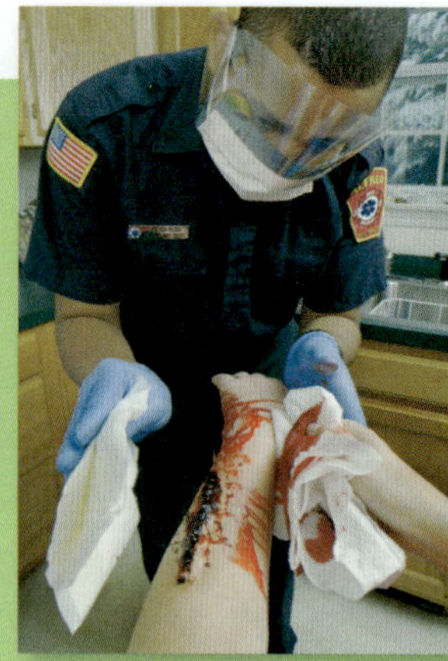

"저는 그저 통증이 나타날 때까지 기다렸던 걸로 기억해요."

"그것은 피가 아닌 것 같았어요. 전혀 통증을 느낄 수 없었죠. 모든 게 느리게 움직였어요. 다시 보니 칼이 제 팔에 꽂혀 있더라구요. 순간 모든 사람들이 하던 일을 멈추고 쳐다보았어요. 저는 제 팔을 움켜잡았고 뜨거운 피가 제 손가락을 타고 흐르는 것이 느껴졌지만, 아직도 실감나지 않아요"

"그때 저는 누군가의 비명소리를 들었어요. 누군가 119에 전화를 했죠. 그리고 그제서야 지금 저에게 무슨 일이 일어났는지 알아챌 수 있었어요. 지금 와서 그때 상황을 돌아보면 제가 왜 통증을 느끼지 못했는지 놀라워요. 몇몇 사람들은 저에게 쇼크를 겪은 것이라고 말했죠. 응급구조사들이 처치하고 나서 전 다시 통증을 느꼈어요. 그 통증은 너무 끔찍했죠."

환자 처치

외출혈

대부분의 외출혈은 압박할 수 있다. 응급구조사로서, 여러분이 마주하는 출혈의 대부분을 압박 기술을 사용함으로써 조절할 수 있을 것이다. 외출혈을 "압박하는 것"은 파열된 혈관을 통과하는 혈류를 감소시키기 위함이다. 이 술기를 적절하게 수행하기 위해 여러분의 손을 사용해야 한다.

현장이 안전함을 확인하고, 적절한 개인보호장비를 착용한 후에 어떻게 출혈을 조절할 것인지에 대한 결정을 내린다. 출혈이 심각하기 때문에 가장 먼저 출혈 조절을 해야 하는가? 아니면 기도, 호흡 단계를 먼저 수행 후 순환 단계에서 출혈을 평가할 것인가?에 대한 결정을 내리도록 한다. 만약 출혈이 심각하다면 출혈을 조절하기 위해 즉시 아래의 술기들을 수행한다.

외출혈을 조절하기 위한 주요 방법은(절차 25-1)

- 직접 압박(Direct pressure)
- 들어올리기(Elevation)
- 압박점(Pressure points) 압박
- 지혈대(Tourniquet) 적용

다른 방법들로는 부목, 냉찜질 등이 있다. 이 방법들에 대해서는 이 단원의 후반부에서 더욱 자세히 논의될 것이다.

심각한 출혈 또는 쇼크의 징후를 보이는 환자에게는 외출혈의 지혈과 산소공급이 중요하다. 혈액 소실로 인한 관류의 감소는 조직으로의 산소 운반이 적어짐을 의미한다. 충분한 산소공급을 통해 환자의 혈액 산소 포화도를 증가시키고 조직의 산소화를 향상시킨다.

표준예방조치와 감염 방지는 외출혈을 지혈할 때 의무사항이다. 환자를 처치하는 동안에는 항상 개인보호장비를 사용하도록 하고, 출동 후에는 모든 장비를 세척하도록 한다. 지역 내 감염 노출 예방 계획에 따라, 시트, 밴드, 다른 장비들을 처리하거나 세척하도록 한다.

직접압박. 외출혈의 지혈을 위한 가장 보편적이고 효율적인 방법은 상처를 직접 압박하는 것이다. 이 방법은 장갑 낀 손으로 직접 압박하거나, 붕대를 이용하거나, 압박드레싱과 붕대를

절차 25-1 외출혈의 조절

맨 먼저 표준예방조치를 취한다.

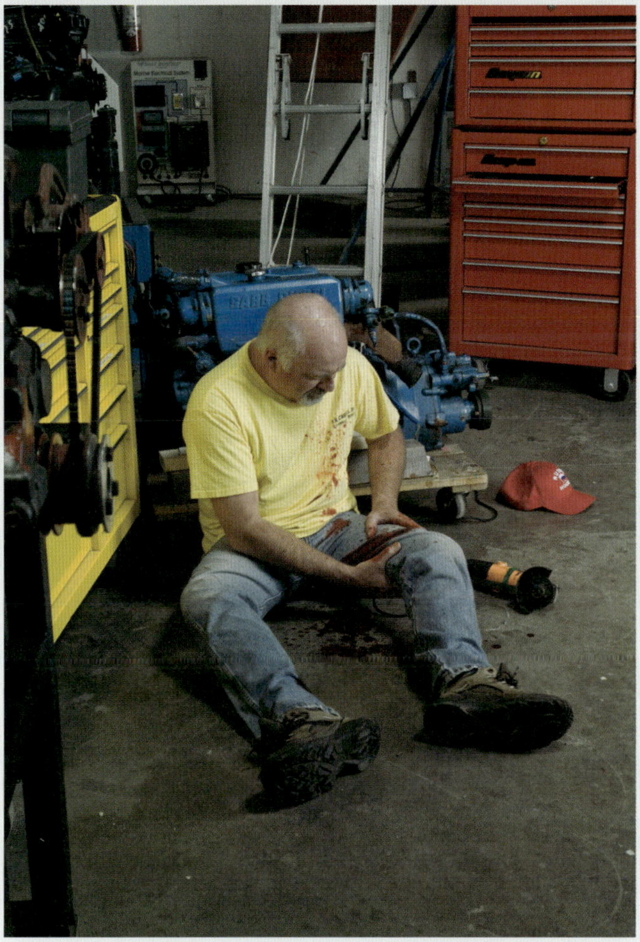

1. 현장 조사를 수행하고 위험 요소가 있는지 확인한다.

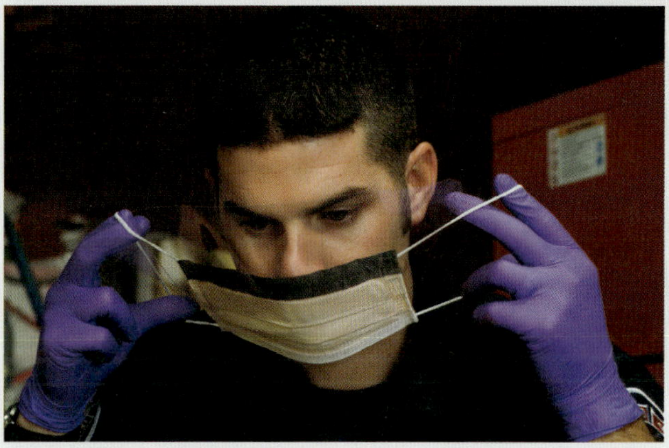

2. 표준예방조치를 취한다.

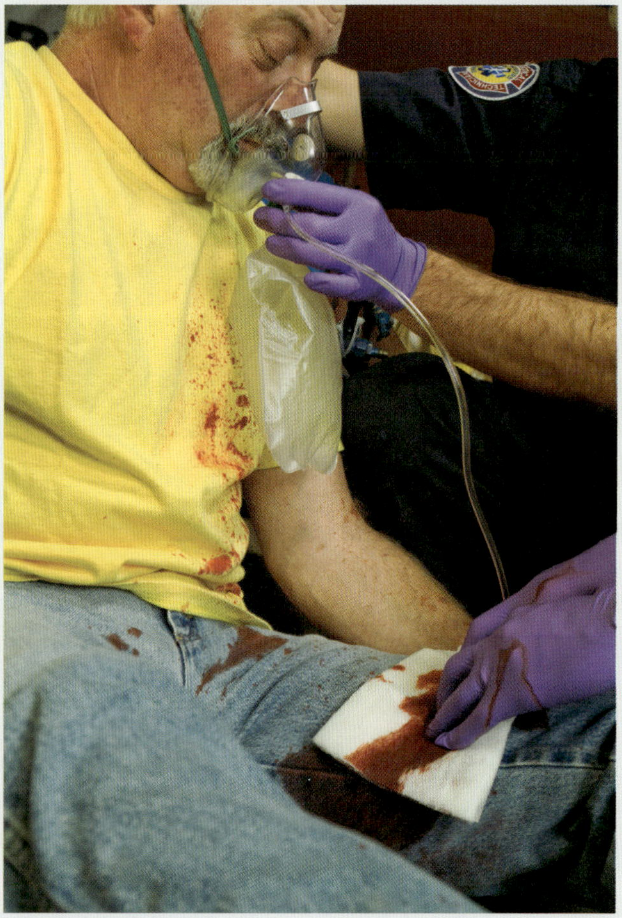

3. 직접 압박을 시행한다. 만약 다른 응급구조사가 있다면 산소를 공급한다.

(계속)

절차 25-1 외출혈 조절 (계속)

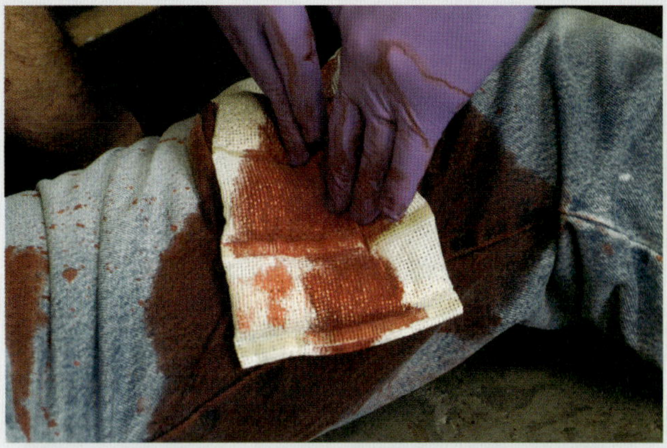

4. 만약 직접 압박 후에도 멈추지 않는다면 지혈 드레싱을 사용한다. 장갑 낀 손으로 상처 위에 드레싱 대고 누른다.

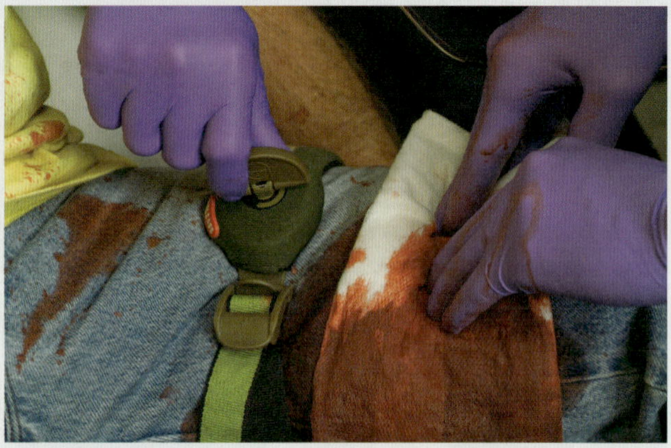

5. 지혈 드레싱 적용으로도 출혈이 멈추지 않는다면 지혈대를 적용하여 출혈이 멈출 때까지 조인다.

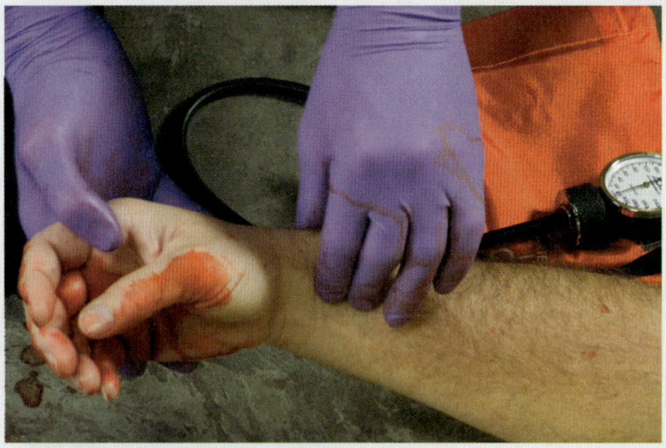

6. 쇼크 징후를 평가하고 처치한다.

사용할 수 있다. 직접압박은 상처 주위의 조직을 압박하고, 손상 받은 혈관의 혈류의 방향을 바꾸는 것이다.

직접 압박에 의한 압력은 출혈을 감소시키고 혈액이 응고되거나 피떡을 만들 수 있도록 돕는다. 직접 압박의 단계는 다음과 같다:

1. 손바닥(또는 작은 상처의 경우 손가락)을 사용하여 강하게 압박한다. 이음부 출혈의 경우 힘을 증가시키기 위해 여러분의 신체의 무게 중심을 팔 쪽으로 옮겨야 할 것이다. 압박의 강도는 손상의 심각성에 따라 조절되어야 한다. 경미한 출혈은 부드러운 압박으로 출혈을 조절한다. 만약 출혈이 경미하다면 멸균용 드레싱을 대고 장갑 낀 손바닥으로 누른다. 만약 출혈이 심각하거나 분출성이라면 즉시 장갑을 착용한 손을 상처부위에 대고 직접 압박을 가한다. 그러나 드레싱을 찾기 위해 시간을 낭비하지 않는다(그림 25-4). 손이 뼈에 닿는 느낌이 들 때까지 압박하도록 한다. 만약 상처가 압박된다면 출혈은 매우 효과적으로 지혈될 것이다.
2. 출혈이 지혈될 때까지 단단하게 압박을 유지한다. 추가 혈액 손실을 막는 것이 목적이라

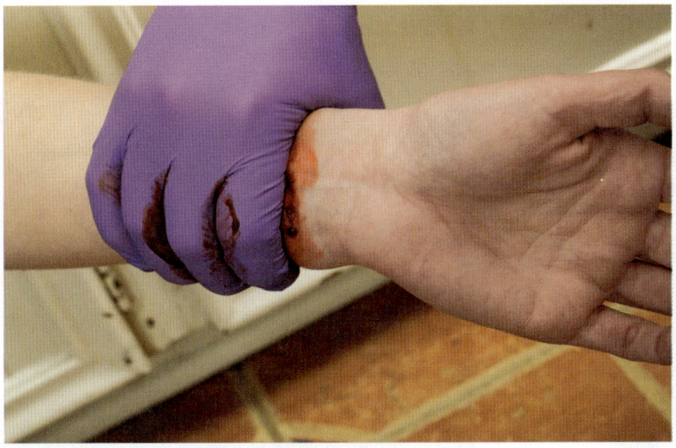

그림 25-4 출혈이 심한 경우 붕대를 찾느라 시간을 낭비하지 않는다. 대신 장갑을 착용하고 손으로 직접 압박한다.

는 점을 기억한다.

3. 일단 출혈이 멈추면 압박드레싱을 한 자리를 단단하게 붕대로 고정한다(아래의 설명을 참고).
4. 일단 상처에 붕대를 감은 후에는 절대 제거하지 않는다. 붕대를 제거하면 응고 된 혈액이 파괴되거나 제거한 자리에 더 손상을 초래한다. 만약 드레싱이 혈액으로 젖었다면 그 위에 붕대를 덧대고 단단히 제자리에 고정한다.

   만약 드레싱에 혈액이 젖어 나온다면 여러분이 잘못 처치하고 있다는 것을 명심한다. 또한 상처부위로부터 출혈이 지속된다면 여러분은 지혈제 드레싱 또는 지혈대와 같은 더 심화된 방법을 사용하여 출혈을 조절해야 한다. 추가적으로 드레싱을 상처부위에 더 적용하게 되면 여러분의 효과적인 직접압박을 방해할 수 있다. 가장 좋은 압박은 혈관의 끝에 직접적으로 적용하는 것이다. 만약 작은 상처위에 너무 많은 드레싱을 적용하면, 필요 없이 넓은 부위에 압박을 가하게 되므로 손상된 혈관에 효율적인 압박이 되지 않는 역효과를 낳을 수도 있다.

외출혈 조절을 위해 사용되는 여러 유형의 드레싱이 있다(그림 25-5). *압박 드레싱*을 적용하면 대부분의 외출혈이 지혈될 것이다. 여러 개의 거즈 패드를 상처에 대고 압박 붕대로 드레싱 윗부분을 상처 위쪽에서 아래쪽으로 단단히 감는다. 압박을 충분히 가해야 지혈할 수 있다. 압박 드레싱은 혈류를 차단할 수 없고 지혈대의 역할을 하지 않는다는 것을 명심한다.

압박드레싱(pressure dressing)
지혈을 돕기 위해 상처부위에 드레싱을 적용하고 붕대를 감아 압박하는 드레싱

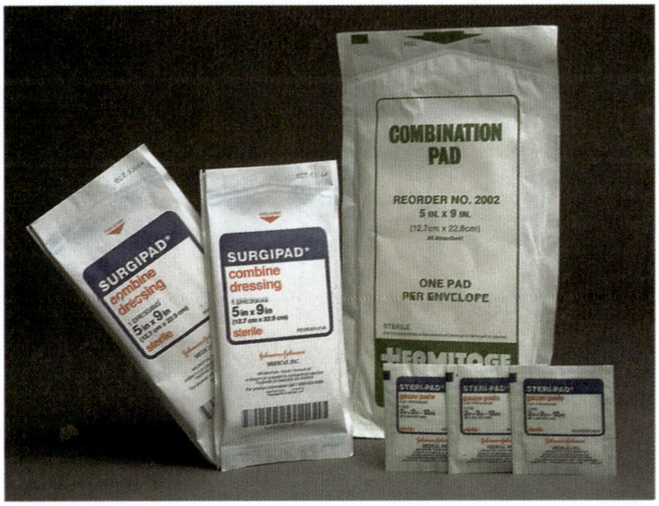

그림 25-5 다양한 유형의 드레싱

그림 25-6 지혈제 스폰지/지혈제 드레싱
(© Edward T. Dickinson, MD)

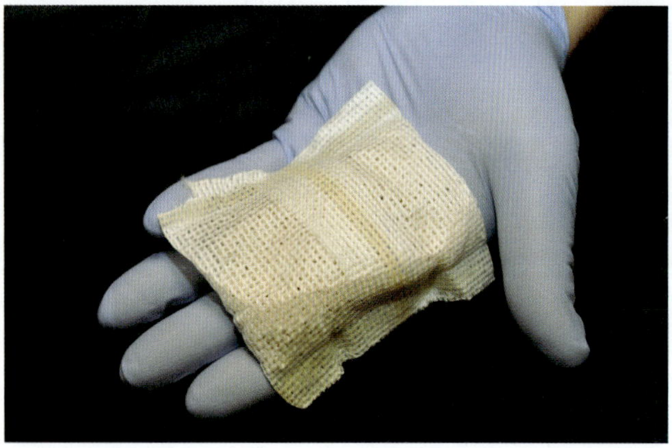

그림 25-7 지혈 붕대(© Edward T. Dickinson, MD)

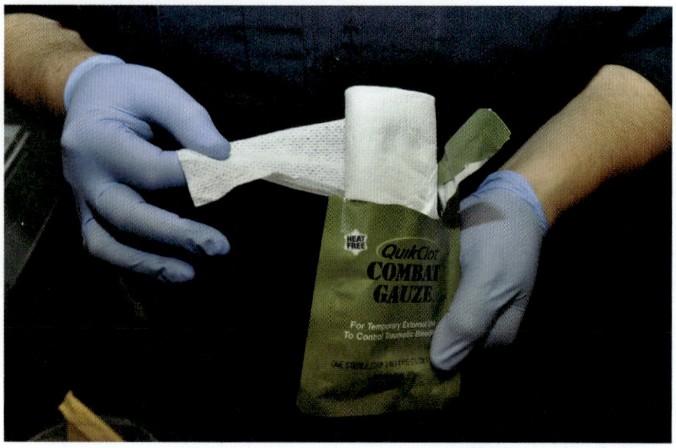

압박 드레싱은 상처부위에 압박을 적용하기 위해 사용할 수 있지만 원위부 순환을 완전히 차단시키지 않아야 한다.

메모: 팔다리의 출혈을 압박 드레싱으로 지혈한 다음 붕대가 너무 단단하게 감기기 않았는지 확인하기 위해 항상 원위부 맥박을 측정한다. 만약 맥박이 느껴지지 않는다면 순환이 돌아오도록 드레싱으로 압박을 재조정한다. 환자를 처치하는 동안 원위부의 맥박을 자주 확인한다.

신체의 일부에서는 효과적으로 압박드레싱을 적용할 수 없다. 예를 들어 겨드랑이에서 출혈이 되는 경우 장갑을 착용한 손과 드레싱으로 계속 압박이 필요하다. 외출혈을 지혈하는데 있어 직접 압박은 가장 빠르고 효율적인 방법이다.

들어올리기. 손상부위를 들어올리는 것이 출혈을 감소시킨다는 것은 증명되지 않았지만 빠르고 쉬운 방법으로 직접 압박법과 함께 사용될 수 있다.

손상부위를 심장보다 높게 들어올리면 중력 때문에 팔다리의 혈압이 저하되어 출혈의 속도가 느려진다. 그러나 근육뼈대계통 손상이 우려되거나, 팔다리에 이물질 박힌 경우 또는 척추손상이 의심되는 경우에는 이 방법을 사용하지 말아야 한다.

외출혈을 지혈하기 위해 들어올리기 방법을 사용하려면 손상부위에 직접적인 압박을 하면서 손상된 팔다리를 올려 손상부위를 심장부위보다 높게 유지한다.

지혈제(hemostatic)
개방성 상처로부터의 출혈을 지혈하기 위해 가루, 드레싱, 거즈, 붕대 등에 묻어있는 물질.

지혈제. *지혈제*는 지혈하기 위한 직접 압박의 효과를 향상시키기 위해 고안된 제품이다. 다양한 제품들이 생산되고 사용되는데 이들은 일반적으로 혈액의 액체 부분을 흡수하여 혈액 응고 작용을 도울 수 있도록 만들어진 제품이다. 이 액체 부분의 흡수는 혈액 응고가 잘되도록 한다.

지혈제는 상처에 부을 수 있는 가루 형태로 처음에 생산되었지만 현재는 드레싱 형태로(그림 25-6) 또는 거즈붕대(그림 25-7) 발전되어 상처 부위에 직접적으로 적용하면 액체를 가득 흡수할 수 있도록 만들어졌다. 이 드레싱을 사용하기 위해서는 밀봉된 포장지를 열고 제조사의 지침에 따르도록 한다. 몇몇 드레싱은 상처 부위에 특정 방향을 위치시켜야 할 것이다.

지혈제는 직접 압박을 도와주는 것이지, 직접 압박의 역할을 대신하는 것이 아니라는 것을 기억해야 한다. 일단 드레싱 또는 거즈를 대고 상처 부위 위에 직접 압박을 적용해야 한다. 지혈제는 특히 외상에 의해 형성된 큰 구멍에 효율적이다. 그 구멍에 직접 압박을 적용하는 것은 일반적으로 구멍 안의 조직으로부터 출혈이 지속되기 때문에 비 효과적이다. 이 경우 구멍 안을 드레싱 또는 말려있지 않은 붕대로 가득 채운다. 일단 구멍이 가득 채워지게 된 후 구멍 위에 직접 압박을 적용하도록 한다. 지혈 거즈는 특히 상처 부위의 처치뿐만 아니라 출혈도

그림 25-8 기계식 지혈대(Mechanical Advantage Tourniquet; MAT).

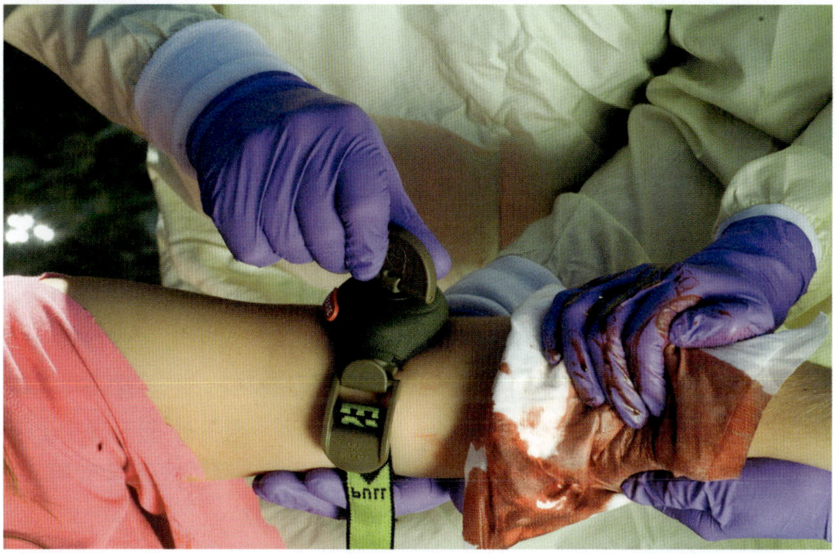

막을 수 있어 유용하게 쓰인다.

메모: 복부 또는 가슴에 관통상을 입었을 경우 상처 부위 안에 드레싱 또는 붕대를 밀어 넣지 않아야 한다.

지혈대. 직접 압박을 적용하는 것이 부적절한 몇가지 상황들이 있다. 팔다리의 심각한 외상은 다발성 열상, 관통상, 해부학적 구조 파괴 등이 발생하기 때문에 한 부위 이상의 곳에서부터 출혈이 발생하게 된다. 부서진 뼈가 돌출된 개방성 골절과 으깸 유형의 절단은 직접 압박의 적용 효과를 보기 어렵다.

몇 번의 직접 압박 및 지혈제 사용에도 불구하고 팔다리에서의 출혈이 지속되는 경우와 같이 종종 직접압박이 효과가 없을 때도 있다. 명백한 출혈과, 드레싱이 빠르게 혈액으로 젖는 것은 직접 압박이 효과가 없다는 증거이다. 이러한 경우 빨리 다음 단계로 넘어가야 하는데, 이 때 사용할 수 있는 것이 지혈대이다.

그림 25-9 총상에 의한 출혈을 지혈하기 위한 상업용 지혈대
(© Edward T. Dickinson, MD)

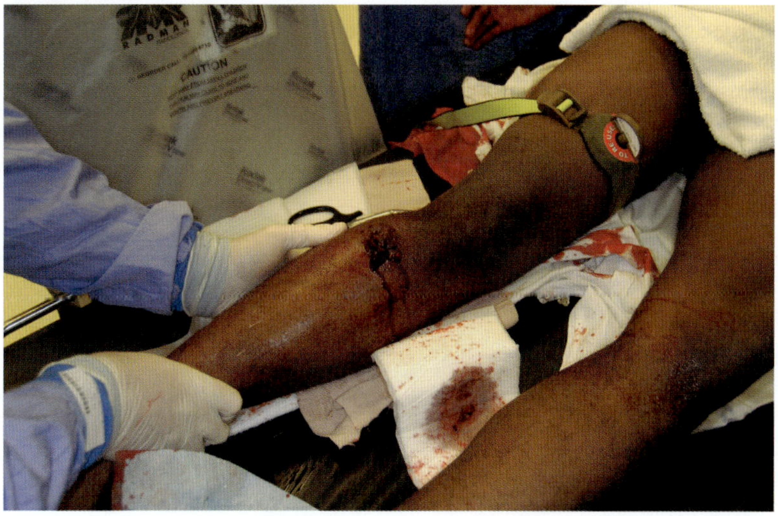

지혈대(tourniquet)
팔다리로 들어오고 나가는 혈액의 흐름을 모두 차단하는 장비

*지혈대*는 팔다리 동맥과 정맥 혈액의 흐름을 모두 차단하는 장비이다. 이전에는 지혈대는 직접 압박에 의해 조절될 수 없는 심각한 출혈 환자를 위해 주 의료기관으로 옮겨진 후 시행되는 최후의 수단이였다. 그 당시에 지혈대의 사용은 "팔다리를 절단하고 목숨을 보존할 것이냐 또는 팔다리를 보존한 채 목숨을 잃을 것이냐"를 결정할 만큼 중대했다. 하지만 더 이상 이런 걱정은 필요 없다. 이라크와 아프가니스탄 전쟁 중에 많은 지혈대가 팔다리의 절단 없이 사용되었음을 증명하였다.

지혈대는 팔다리의 대량 출혈에 대한 빠른 해결책이다. 일단 지혈대가 적용되고 나면, 응급구조사는 기도나 호흡 문제와 같이 다른 시급한 문제에 대해 평가할 수 있다. 이것은 특히 전쟁 상황이나 군 의료 상황에서 매우 중요하다. 그러나 이것의 장점은 군이 민간 외상 처치에서는 필요가 없다(그림 25-9).

지혈대를 사용하기 위한 결정은 매우 중요하다. 응급구조사는 직접 압박이 부적절하거나 또는 여러 차례의 직접 압박 시도에도 출혈이 조절되지 않는 상황을 인지해야만 한다. 이 경우 응급구조조사는 지혈대를 단단히 적용해야 한다(몇몇 체계에서는 직접 압박 후에 지혈제를 사용할 것을 권장한다. 지역 내 프로토콜을 따르도록 한다).

지혈대는 팔다리 손상의 경우에만 사용된다. 팔꿈치나 무릎 위에 직접 지혈대를 적용하지 않도록 한다. 지혈대는 손상부위로부터 약 5cm 위에 적용한다.

몇가지 상업용 지혈대(그림 25-8에서 보여주는 MAT와 같이)의 사용도 가능하다. 이 장비들은 팔다리를 감은 후 기계를 돌리거나 작동시킴으로써 단단하게 조여진다. 대부분의 전문가들은 상업용으로 고안된 지혈대들이 임시 장비들보다 더 뛰어나다는 것에 동의한다. 그렇기 때문에 필요하다면 상업용 지혈대를 사용해야 한다.

만약 상업용 지혈대 이용이 가능하지 않다면 구급차 장비 또는 스카프와 같은 도구들을 지혈대로 사용할 수 있다.

즉석에서 임시로 사용되는 지혈대는 넓이가 최소 5cm이어야 하고 두꺼워야 한다. 피부에 손상을 줄 수 있는 얇은 끈이나 와이어 같은 재질은 사용하지 않도록 한다. 혈압계 커프는 지혈대로 사용 가능하다(그림 25-10). 만약 혈압계 커프를 사용한다면, 압력이 빠져나가지 않도록 압력계를 감시해야 한다.

일단 지혈대를 사용하면 지도의사의 지시가 있을 때까지 절대로 제거하지 않도록 한다. 안전을 위해 지혈대를 제거하는 것이 적절한지에 대한 끊임없는 논란에도 불구하고 각 주장에 대한 증거는 아직까지 충분하지 않다. 구출이나 이송에 오랜 시간이 걸린다면 지혈대를 제거하지 않는 것에 대한 의견이 대립되지만, 대부분은 시간이 오래 걸리지 않는 경우 지혈대를 제거하지 않고 놔두는 것에 동의한다.

그림 25-10 혈압계 커프는 지혈대 대용으로 사용할 수 있다.

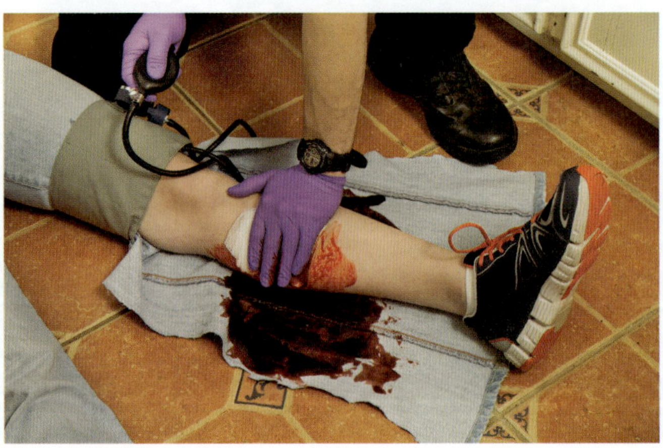

지혈대를 적용하는 동안 다른 구조자는 직접 압박을 시행한다. 이렇게 하면 지혈대가 적용될 때까지 출혈을 줄일 수 있다. 지혈대를 적용하는 단계는 다음과 같다.

1. 지역내 프로토콜에 따라 적절한 위치를 선정한다. 지혈대는 심장과 상처 사이에 두어야 한다.
2. 상업용 지혈대를 사용하는 경우, 제조사의 지침을 따르도록 한다. 일반적으로, 지혈대를 팔다리 주위에 놓고, 버클 또는 선을 잡아당겨 단단하게 조인다. 출혈이 멈출 때까지 조인다. 먼쪽 맥박이 측정되지 않을 때까지 조여야 하는데, 이것은 동맥이 손상되었음을 나타내는 것이 아니라 지혈대 자체의 결과로 나타나는 현상이기 때문에, 더 이상의 출혈이 없는지 반드시 확인하여야 한다. 만약 출혈이 멈추었다고 확신이 들지 않는다면, 지혈대가 더 이상 조여지지 않을 때가지 조이도록 한다. 단단하게 조여진 지혈대는 극심한 통증을 유발할 수 있다는 것을 기억한다. 응급구조사는 이것에 대해 환자에게 설명을 해주고 감정적 제어를 할 수 있도록 도와야 한다.

   만약 삼각건을 사용하는 경우, 손상된 팔다리를 감아서 패드 위에서 매듭을 묶는다. 펜이나 막대기, 그와 유사한 물건을 매듭 안에 끼우고 조이도록 돌린다. 출혈이 멈추는 지점까지 조이되 그 이상 조이지는 않도록 한다. 반창고를 붙이거나 삼각건 끝을 묶어 지혈대를 제자리에 고정시킨다. 지혈대를 그 자리에 유지한다. 지혈대는 늦추거나 제거해서는 안 된다.
3. 다른 구조자와 병원 의료진이 지혈대가 적용된 것을 알 수 있도록 환자에게 표시해 두어야 하며, 병원 전 처치보고서에 반드시 기록해야 한다. 지혈대가 적용된 부위에는 담요나 옷으로 덮지 않도록 하며 상처 부위와 지혈대의 효과를 눈으로 확인하여 지혈대를 한 부위가 잘 보이도록 둔다. 무전으로 보고하는 동안이나 응급실에 도착하여 개인적으로 응급실 의료진에게 지혈대를 적용한 사실을 알려야 한다.

여러분이 현장에 도착했을 때에 이미 목격자가 손상부위에 지혈대를 묶었을 수도 있다. 그러나 지혈대가 필요할 수도 있고 필요 없는 상황일 수도 있다. 만약 출혈이 별로 심하지 않고 다른 방법으로 지혈이 가능하다고 생각된다면, 지도의사에게 연락해서 지혈대 제거에 대해 묻도록 한다. 항상 이러한 상황에 대한 지침을 따라야 한다. 지혈대를 제거하도록 지시를 받았다면 지혈대를 제거하는 동안 다른 구조자가 상처에 직접 압박을 가하도록 한다. 만약 목격자에 의해 지혈대가 적용되었으나 출혈이 멈추지 않았다면, 즉각적으로 직접 압박을 적용하고 지혈대를 제거한다. 여러분이 일반적으로 수행하는 지혈 방법을 사용하도록 한다.

지혈대를 적용했음에도 불구하고 출혈이 지혈되지 않을 수 있다. 이러한 상황에서는 몸통부위 가까이에 두 번째 지혈대를 적용하거나, 지혈제를 사용하거나, 지혈대 뿐만 아니라 직접 압박을 시행하도록 한다.

지혈되지 않은 외출혈을 위한 전체적인 접근 법. 지혈되지 않는 외출혈은 환자를 사망케 할 수 있다. 지혈대와 지혈제 둘 다 중요하고, 출혈을 멈추는 것에 효과적이지만, 모든 상황에서 완벽할 수는 없다. 2014년 미국 외과의사 협회에서는 출혈 조절을 위해 증거를 기반으로 한 권장 사항을 만들었다. 그들은 모든 출혈 조절을 직접 압박으로 시작할 것을 권장하고 있다. 만약 직접 압박에도 불구하고 출혈이 조절되지 않고, 출혈 부위가 팔다리라면, 지혈대를 적용하도록 한다. 만약 직접 압박이 비효과적이고, 몸통 또는 머리에 손상을 입었다면, 지혈제 드레싱 또는 붕대를 사용하여 직접 압박을 적용한다. 그림 25-11은 외부출혈을 지혈하기 위한 논리적 접근법을 보여준다. 그러나 항상 지역 내 프로토콜을 따르도록 한다.

그림 25-11 출혈을 지혈하기 위해, 먼저 직접 압박을 적용한다. 만약 직접 압박이 효과가 없고, 손상부위가 팔다리라면, 지혈대를 적용한다. 만약 손상부위가 몸통 또는 머리라면, 지혈제 드레싱과 직접 압박을 적용한다.

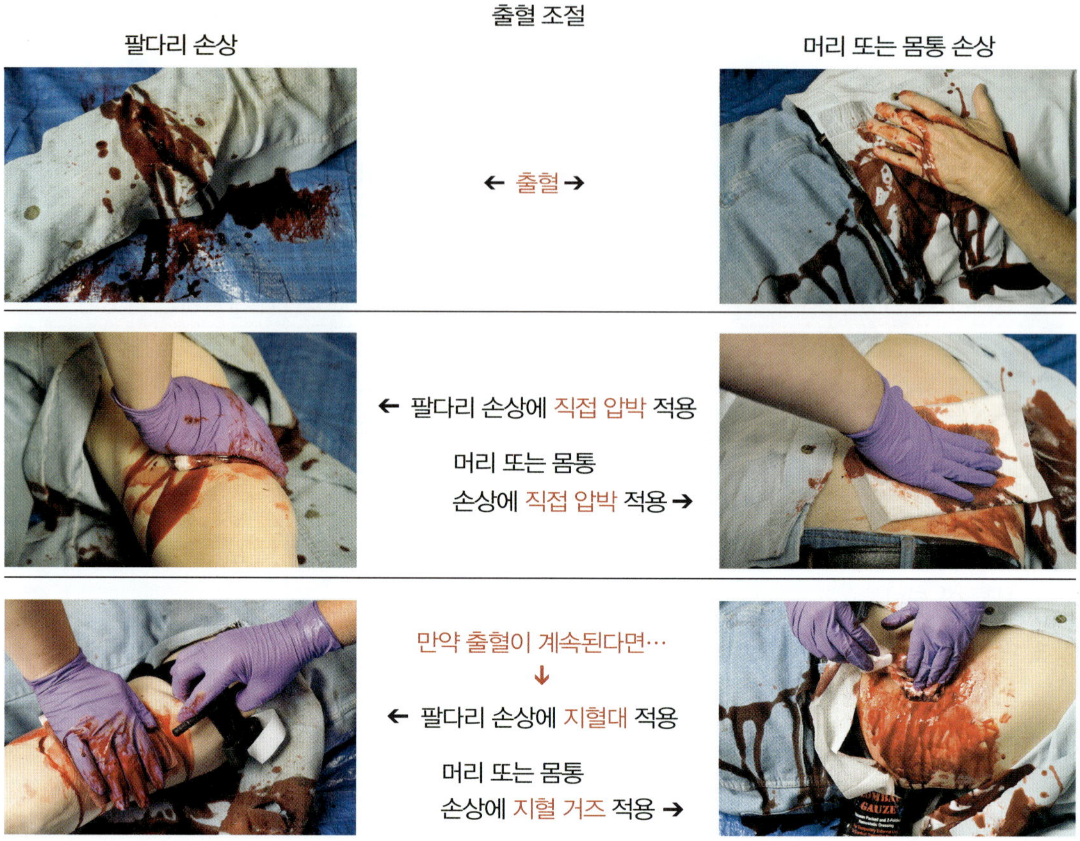

지혈을 위한 다른 방법

이 단원 초반에 나열된 지혈 방법들은 대부분의 전문가들이 가장 효과가 있다고 동의하는 방법들이지만, 여러 다른 방법들도 특정 부분에서 지혈에 도움을 주거나 또는 몇몇 지역 내에서 아직까지 프로토콜 내 처치 방법으로 사용될 것이다. 이 방법들에는 부목과 냉찜질 적용을 포함한다.

부목. 근골격계 손상에 의한 출혈은 손상부위의 적절한 부목으로 지혈될 수 있다. 부러진 골편의 날카로운 끝부분이 조직과 혈관에 손상을 초래할 수 있기 때문에, 부러진 골편을 고정시키고 추가 손상을 막기 위해서 양 끝부분이 더 이상의 움직임이 없도록 할 것이다. 손상된 팔다리를 고정시키기 위해서 여러 가지 유형의 부목이 사용될 수 있다.

공기부목을 사용하여 팔다리의 내출혈 및 외출혈을 지혈할 수 있다. 이런 유형의 부목은 뼈의 손상이 의심되지 않더라도 지혈 목적으로 사용할 수 있다. 부목은 일종의 직접 압박의 효과가 있다. 팔다리에 상처가 여러 군데 있거나, 팔다리를 따라 길게 난 상처가 있는 경우에 공기 부목이 유용하다. 공기부목은 정맥출혈과 모세혈관 출혈 시 가장 효과적이다. 동맥손상에 의한 출혈은 혈액의 압력이 높기 때문에 최소한 공기부목에 의한 압력이 동맥압보다 높아지기 전에는 대개 효과가 없다. 그러나 압박드레싱과 같이 손으로 이미 지혈한 후 출혈부위 상처에 압박을 계속 유지하기 위해 공기 부목을 사용할 수 있다.

냉찜질 적용. 전통적인 지혈 방법은 손상부위에 얼음이나 아이스팩을 적용하는 것이다. 냉찜질 적용은 혈관을 축소시켜 부종을 줄여주고 출혈을 감소시킨다. 냉찜질 적용은 단독으로 사용하지 말고 다른 방법들과 함께 적용해야 한다. 냉찜질 적용은 손상부위의 통증도 감소시킨다.

메모: 피부에 직접 얼음이나 차가운 팩을 대지 말아라. 이는 동상이나 조직의 손상을 초래할 수 있다. 항상 얼음이나 차가운 팩을 의복 이나 타월로 싼 후 피부에 대도록 하며 20분 이상 지속적으로 적용하지 않도록 해야 한다.

출혈과 관련된 특별한 상황들

출혈은 직접 외상 (맞거나, 부딪히거나, 절상과 충돌, 추락, 자상, 총상 같은 것) 의한 상처로 인해 가장 흔히 발생한다. 그러나 머리 손상으로 인해 귀 출혈이 있거나, 고혈압에 의한 코피와 같이 다른 원인들에 의해서 간접적으로 외출혈을 일으킬 수도 있다.

머리 손상. 머리뼈 골절을 초래하는 외상은 귀나 코로부터 출혈이나 뇌척수액(CSF) 누출을 야기할 것이다. 뇌척수액의 누출은 귀나 코의 직접적인 외상에 의해 생기는 것이 아니라 머리 손상이 머리뼈안의 압력을 증가시켜 뇌척수액을 머리뼈 밖으로 밀어내게 되는 것이다. 따라서 이러한 출혈이나 뇌척수액 누출을 막으려 하지 말아야 한다. 그렇게 하면 머리뼈 내의 압력이 증가될 수도 있다. 귀나 코에 압력을 주지 말고 거즈 패드를 이용하여 액체를 닦아주면서 흘러내리게 한다.

코출혈. 코출혈 또는 코피는 코의 직접 외상에 의해 발생한다. 그러나 또한 코출혈은 고혈압과 같은 내과적 문제에 의해서도 일어난다. 코 속의 얇은 모세혈관들이 혈압의 상승, 코곁굴염, 코 후비기로 인해 파열된다. 때로 코출혈의 지혈은 환자가 쿠마딘이 항응고제와 같은 특정한 약물을 복용했다면 더 어렵다. 코출혈을 지혈하기 위해서는 다음의 단계들을 따른다.

1. 환자를 앉히고 상체를 앞으로 숙이도록 한다.
2. 환자에게 콧구멍 주위를 직접 압박을 하도록 지시하거나, 직접 해준다.
3. 환자를 안심시킨다.
4. 환자가 뒤로 기대지 않도록 한다. 이렇게 하면 혈액이 식도에서 위로 들어가게 되어, 구역질 또는 구토를 유발할 수 있다.
5. 만약 환자가 의식을 잃거나 스스로 기도를 유지할 수 없는 경우는 환자를 회복자세로 취하게 하고, 흡인과 적극적인 기도관리를 할 준비를 한다.

내출혈

내출혈이란 신체내부에서 일어나는 출혈이다. 직접 눈으로 출혈을 확인할 수 없지만 출혈로 인한 다양한 증상 및 징후가 매우 명백히 나타난다. 다음과 같은 여러 이유들이 내출혈이 매우 심각해질 수 있는 원인이 된다.

- 신체내 장기와 큰 혈관들의 손상된 경우 단시간 동안에 매우 많은 양의 혈액 손실을 가져올 수 있다.
- 혈액손실을 눈으로 볼 수 없다. 외출혈은 확인하기 쉽지만 내출혈은 숨겨져 있다. 환자에게 아무런 외출혈이 없어도 혈액손실로 사망할 수 있다.
- 팔다리 손상에 의해 심각한 내출혈이 생길 수 있다. 예리한 넙다리뼈 골절편은 조직과 혈관 손상을 가져와 쇼크(저관류)를 초래할 수 있다.

핵심 개념
내출혈 환자의 징후와 증상, 그리고 처치

환자 평가

내출혈

내출혈은 볼 수 없고 뚜렷하지 않기 때문에 응급구조사는 철저한 병력조사와 신체검진을 실시하여 내출혈이 있는 환자를 확인하여야 한다. 내출혈의 의심과 출혈의 심각성 추정은 임상적 증상 및 징후뿐만 아니라 손상기전에 근거해야 한다. 만약 환자가 내출혈의 가능성을 시사하는 손상기전을 가지고 있을 때는 내출혈이 있는 환자에 준한 처치를 해야 한다.

무딘 손상은 내부장기 손상과 출혈을 초래한다. 내출혈을 야기하는 무딘 손상의 기전은 다음과 같다.

- 추락
- 자동차 혹은 오토바이 충돌사고
- 자동차-보행자 충돌
- 폭발손상

관통상 또한 내부 장기손상과 내출혈의 흔한 원인이다. 관통상의 경우 관통한 물체의 크기와 길이를 안다고 해도 상처의 심각성을 판단하기가 어려운 경우가 많다. 항상 관통한 물체 주변의 상처를 평가하도록 한다. 관통상의 기전들은 다음과 같다.

- 총상
- 칼이나 얼음 조각도, 드라이버 등 유사한 물체에 의한 자상
- 박힌 상처

내출혈의 징후

내출혈의 여러 징후들은 또한 쇼크(저관류)의 징후이다. 이들 징후들은 지혈되지 않은 내출혈의 결과로서 이는 쇼크의 후기 징후들로 이미 생명을 위협하는 상태로까지 진전되었음을 의미한다. 만약 내출혈 또는 쇼크의 징후가 나타날 때까지 처치를 하지 않고 기다리게 되면 이미 너무 늦다. 내출혈의 징후들은 다음과 같다.

- 신체표면의 손상은 내부손상이 있음을 암시한다.
- 멍(그림 25-12), 부종 또는 중요 장기의 통증(특히 가슴과 복부). 이러한 이유 때문에 해부학에 대한 기본적인 지식이 중요하다.
- 통증이 있거나 부어 오르거나 변형된 팔다리
- 입, 직장, 질 또는 기타 체강으로부터의 출혈
- 누름통증, 강직 혹은 팽만된 복부
- 커피색과 같은 물질이나 선홍색 구토물을 토하는 경우(선홍색 혈액은 보통 "방금 출혈된" 것이며, 암적색은 대개 출혈 후 시간이 "오래된" 것이다)
- 어두운 흑색 대변 또는 대변에 선홍색의 혈액이 섞여 나오는 경우
- 쇼크의 증상 및 징후들. 〈표 25-1〉에 열거된 징후들은 후기 징후임을 유념해야 한다. 그 징후들은 이미 심한 혈액 소실을 초래한 이후에만 나타난다.

내출혈이 있을 수 있는 최고의 단서는 내출혈을 야기할 수 있는 손상기전을 갖고 있는 경우임을 기억해야 한다.

환자 처치

내출혈

내출혈 환자의 처치는 쇼크(저관류)의 예방과 치료에 중점을 둔다. 내출혈의 최종 치료는 병원의 수술실에서만 가능하다. 내출혈이 의심되는 환자는 심각한 환자로 즉시 병원으로 이송되어야 한다.

메모: 내부손상에 대한 필수적이지 않은 처치는 환자에게 해를 입히지 않는다. 그러나 처치가 필요한 환자에게 처치를 하지 않는다면 환자를 사망에 이르게 할 것이다.

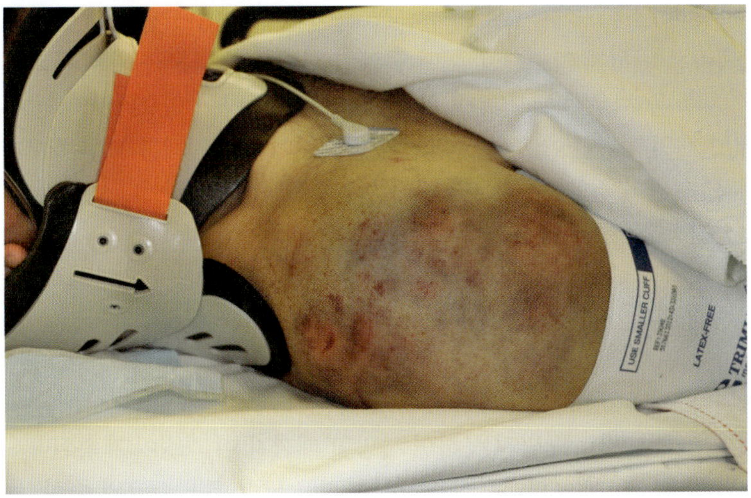

그림 25-12 내출혈의 징후 중 하나는 멍이다.
(© Edward T. Dickinson, MD)

모든 환자들과 마찬가지로 즉시 처치의 우선순위는 기도 개방, 적절한 호흡, 순환을 확인하는 것이다. 내출혈이 있는 환자들은 급속하게 악화될 수 있으므로 빠르게 기도, 호흡, 순환 그리고 활력징후를 확인해야 한다. 환자의 기도를 유지하고, 환기를 보조할 준비를 해야 하며 필요하다면 심폐소생술을 실시하여야 한다.

1. 기도, 호흡, 순환을 유지한다.
2. 만약 산소공급을 아직 시작하지 않았다면 비재호흡마스크로 고농도의 산소를 투여한다.
3. 다른 외출혈이 있으면 지혈한다. 손상된 팔다리에 내출혈이 의심되는 경우 적절한 부목을 적용한다.
4. 체온을 보호한다.
5. 적절한 의료 시설로 신속하게 이송한다. 내출혈은 대부분 수술실에서 지혈되어야 한다.

쇼크(저관류)

핵심 개념
쇼크 환자의 징후와 증상, 그리고 처치

저관류로도 알려진 쇼크는 부적절한 조직 관류를 의미한다(관류와 저관류는 이 단원의 시작 부분에서 정의되었다). 쇼크는 순환기계통이 세포에 산소와 영양분을 공급할 수 없는 경우로 저관류는 또한 세포로부터 생성된 노폐물의 제거를 부적절하고 어렵게 만든다. 따라서 쇼크를 처치하지 않으면 사망하게 된다.

쇼크의 원인

이미 언급했던 바와 같이 순환기계통은 심장, 혈관, 혈액의 세 가지 구성요소로 이루어진다. 이들 구성요소—심장의 박출, 혈액의 공급, 혈관의 통합성 또는 수축과 이완 능력—중 어느 하나라도 기능을 하지 못하면, 뇌, 폐, 기타 신체 장기의 관류가 적절하지 못하다는 것을 의미한다.

혈관은 적절하게 기능하지 못하는 경우 쇼크로 진행되거나 또는 적절하게 기능하는 경우 쇼크에 대한 인체의 보상능력에 중요한 역할을 한다. 혈관은 수축하거나 확장하여 혈관 구경을 변화시킬 수 있다. 이러한 혈관크기의 변화는 신체의 여러 부분의 혈액 요구량에 의해 결정된다. 일을 좀더 많이 하는 신체부위에서는 혈관을 확장해서 더 많은 양의 혈액이 그 부위로 흐르도록 한다. 동시에 일을 많이 하지 않는 신체의 다른 부위의 혈관은 수축하게 된다. 예를 들어, 여러분이 달리고 있는 경우 다리의 근육으로 흐르는 혈류는 동맥혈관이 확장되어 증가하게 된다. 동시에 소화기에 혈액을 공급하는 혈관은 다리 동맥이 확장된 것에 대한 보상으로 수축되기 때문에, 소화기계통으로의 혈류는 줄어들게 된다.

인체 내의 혈액량은 변하지 않으므로 어떤 혈관이 확장하면 다른 혈관은 수축해서 균형을 유지하여 순환기계통을 채우게 된다. 인체의 혈액은 동일한 양이 있으나 혈액의 분포는 다르다. 만약 동시에 인체의 혈관들이 모두 확장된다면 순환기계통 전체를 모두 채우기에는 혈액이 부족할 것이다. 순환이 잘 되지 않으면 조직은 적절한 관류가 일어나지 않게 되며 결과적으로 쇼크로 발전될 것이다.

쇼크로 발전됨에 따라 순환계에서 하나의 구성요소에 기능상실이 초래되고 이는 다른 요소에도 영향을 주게 된다. 만약 외출혈로 인해 혈액손실이 있게 되면, 남아있는 혈액으로 모든 조직을 순환하기 위해 심박동수가 증가하게 된다. 그러나 심박동수가 증가되면 출혈의 증가를 초래하게 된다. 혈액을 더 많이 잃을수록 심장은 박동수를 더욱 빠르게 증가시켜 보상하려고 노력을 한다. 계속 치료를 받지 못하면 사망할 때까지 이 과정이 계속된다.

쇼크의 초기 단계에서 인체는 혈액손실을 보상하려고 노력한다. 쇼크의 증상 및 징후들 대부분은 조직의 관류상태를 적절하게 하기 위한 보상기전이다. (1) 심장의 박출 기능상실, (2) 혈량의 소실, (3) 혈관의 확장으로 쇼크가 진전되고, 가능한 혈액을 가장 많이 채울 수 있도록 혈관의 용적을 변화시킨다.

쇼크의 심각성

쇼크(저관류)는 기관으로의 혈액순환이 감소된 것에 대한 신체의 반응이다. 조직의 산소와 영양분을 제공하는 관류가 부적절하고 노폐물이 적절하게 제거되지 않았기 때문에 발생하는 것이다. 만약 쇼크에 대한 처치를 하지 않으면 세포와 기관의 기능장애를 초래하고 결국에는 사망하게 될 것이다. 쇼크에 대해 신속하게 인식하고 적극적인 처치를 하면 환자를 소생시킬 수 있다.

쇼크는 심각도에 따라 두 가지로 분류할 수 있다: 대상성 쇼크와 비대상성 쇼크

대상성 쇼크(compensated shock)
환자가 쇼크 상태로 진전되었지만, 신체는 여전히 관류를 유지하고 있는 상태.

- **대상성 쇼크.** 신체는 관류의 저하를 감지하고 그것을 보상하려고 시도한다. 바로 신체의 보상기전이 작동하게 되고 혈압을 유지하게 된다. 쇼크의 몇 가지 초기 징후는 실제로 인체의 보상기전에 의한 것이다. 심박동수의 증가(혈류 증가를 위해)와 호흡수의 증가(혈액의 산화증가를 위해)에 유의해야 한다(주요 핵심 기관으로 직접 혈액공급을 하기 위해). 말초 순환의 수축으로 인해 피부는 차고 창백해지고, 영아와 소아의 경우 모세혈관 재충혈 시간이 지연된다.

비대상성 쇼크(decompensated shock)
신체가 더 이상 저혈량이나 저관류를 보상할 수 없을 때 발생한다. 혈압저하와 같은 후기 징후가 분명하게 나타난다.

- **비대상성 쇼크.** 신체가 저혈량이나 관류의 부족을 더 이상 보상 할 수 없을 때 비대상성 쇼크가 시작된다. 혈압 저하와 같은 쇼크의 후기 증상이 나타난다. 만약 치료되지 않는다면, 비대상성 쇼크는 주요 장기(콩팥과 같은)에 비 가역성 손상을 입히고 환자를 사망에 이르게 한다.

쇼크의 유형

쇼크를 일으키는 원인이 무엇이든 간에 쇼크란 인체의 모든 중요한 조직에 충분한 혈액과 산소를 공급하는 순환기계통의 기능상실이다. 쇼크의 3가지 주요 유형은 저혈량성 쇼크, 심장성쇼크, 신경성 쇼크이다.

저혈량성 쇼크(hypovolemic shock)
혈액 또는 체액의 소실로 인한 쇼크

출혈성 쇼크(hemorrhagic shock)
혈액 소실로 초래된 쇼크

- **저혈량성 쇼크.** 이것은 응급구조사가 접하는 가장 흔한 쇼크로 출혈이 심하거나 또는 지혈이 되지 않는 경우 *출혈성 쇼크*라 한다. 출혈은 내출혈, 외출혈 또는 두 가지 모두 복합될 수 있다. 저혈량성 쇼크는 또한 화상이나 혈장 소실이 있는 부위가 으깸 손상을 받아 생길 수 있다.

nside Outside

맞섬도피반응

동맥과 목동맥의 압력 수용기가 혈류 감소를 인지하면, 이들은 혈류로 에피네프린과 노르에피네프린 방출을 자극한다. 이것은 피부, 콩팥, 위장관계통 등의 혈관들을 수축시키게 된다. 피부의 혈관이 수축되면, 피부는 창백하고 차가워 진다. 이러한 상황에서는 땀샘이 자신들의 내용물을 비워내면서 피부가 축축해짐을 발견할 수 있다. 콩팥의 혈관이 수축하게 되면, 콩팥은 적은 양의 소변을 배출하면서, 체액의 소실을 방지하려고 한다. 위장관계통의 혈관이 수축되면 위장이 자신들의 내용물을 비워내면서 구역질 또는 구토를 유발한다. 이 모든 반응들은 맞섬도피반응의 일부로써, 매우 극심한 스트레스를 받을 때 신체는 이런 경험을 겪게 된다.

- **심장성 쇼크.** 환자가 심근경색증 또는 심장마비를 겪는 동안 심장에 의한 혈액의 박출이 부적절하여 쇼크로 진전되기도 한다. 심근의 손상으로 심장은 수축력이 감소하게 되거나 심장의 전기적 체계의 기능장애로 심장박동수가 너무 느리거나 너무 빠르거나 불규칙하게 된다. 울혈심장기능상실과 같은 다른 심장의 문제들도 쇼크를 일으키는 원인이 된다. 저혈압, 발과 발목의 부종, 기타 다른 심장 기능상실의 징후들을 잘 관찰해야 한다. ("심장 응급" 단원을 참고하도록 한다)
- **신경성 쇼크.** 신경성쇼크는 척수손상에 의한 신경미비로 인한 혈관 확장으로 발생하게 된다. 실제적인 혈액 소실은 없지만, 혈관이 확장되어 순환기계통의 용적을 증가시켜 더 이상 혈액이 혈관을 적절하게 채울 수 없게 된다. 패혈증(심한 감염), 또는 과민성(심한 알레르기) 반응 또한 신경성 쇼크의 원인이 된다. 신경성 쇼크는 때때로 현장 에서 발생한다.

심장성 쇼크(cardiogenic shock)
심장이 부적절하게 박동하여 초래된 쇼크 또는 관류 부족. 심장발작 또는 울혈심장기능기능 상실로 인해 발생

신경성 쇼크(neurogenic shock)
신경마비로 인한 저관류(때로 척수 손상으로 인해 초래)로 혈관이 확장되어 더 이상 혈액이 혈관을 적절하게 채울 수 없게 되어 발생한다.

염증이 혈류를 통해 신체 전체에 퍼질 때, 패혈증(혹은 "혈액 독")이 나타나게 된다. 이 상태에 의해 생성된 독소는 혈관을 확장시키고, 혈관의 누출을 감소시켜 패혈성 쇼크를 유발한다. 이것은 종종 요로감염, 수술후 감염, 또는 폐렴의 결과를 유발한다. 이 상태를 위한 처치의 두 가지 특별한 부분은 수액 소생술 및 병원에 빨리 알리는 것이다. 만약 전문소생술팀 이용이 가능하다면, 이것은 정맥주사를 통한 수액소생술을 빨리 받을 수 있도록 일찍 도움을 요청하는 것이 중요하다. 몇몇 응급의료체계 시스템은, 패혈증이 의심 되는 환자를 이송할 때 병원에 연락을 줄 것을 프로토콜에 명시하고 있다. 패혈증의 징후는 환자의 체온이 높거나 또는 낮으며, 빠른맥, 빠른호흡, 저혈압 또는 정상 혈압 등을 포함하며, 심한 경우 환자의 의식 변화를 보이기도 한다. 지역 내 프로토콜을 따르도록 한다.

> "환자가 쇼크로 진전되고 있다는 것을 확신하기 위해 혈압이 저하될 때까지 기다리지 않는다."

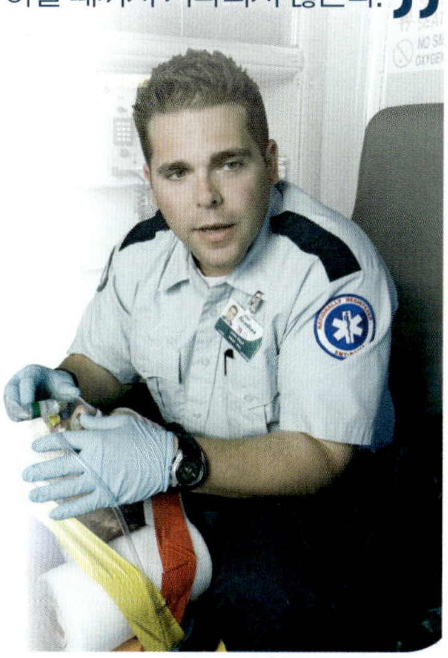

소아 노트

쇼크에 대한 평가 시 영아와 소아는 특별한 문제를 가지고 있다. 영아와 소아는 매우 효과적인 보상기전을 갖고 있어서 혈액량의 반 이상을 잃을 때까지도 정상혈압을 유지할 수 있다. 따라서 이들의 혈압이 떨어지는 것은 이미 사망에 임박했음을 의미하는 것이다. 쇼크는 반드시 초기에 인지되어야 하고 처치되어야 한다. 쇼크의 증상이 나타날 때까지 기다려서는 안 된다.

그림 25-13 환자평가 동안 쇼크의 징후를 찾을 수 있다.

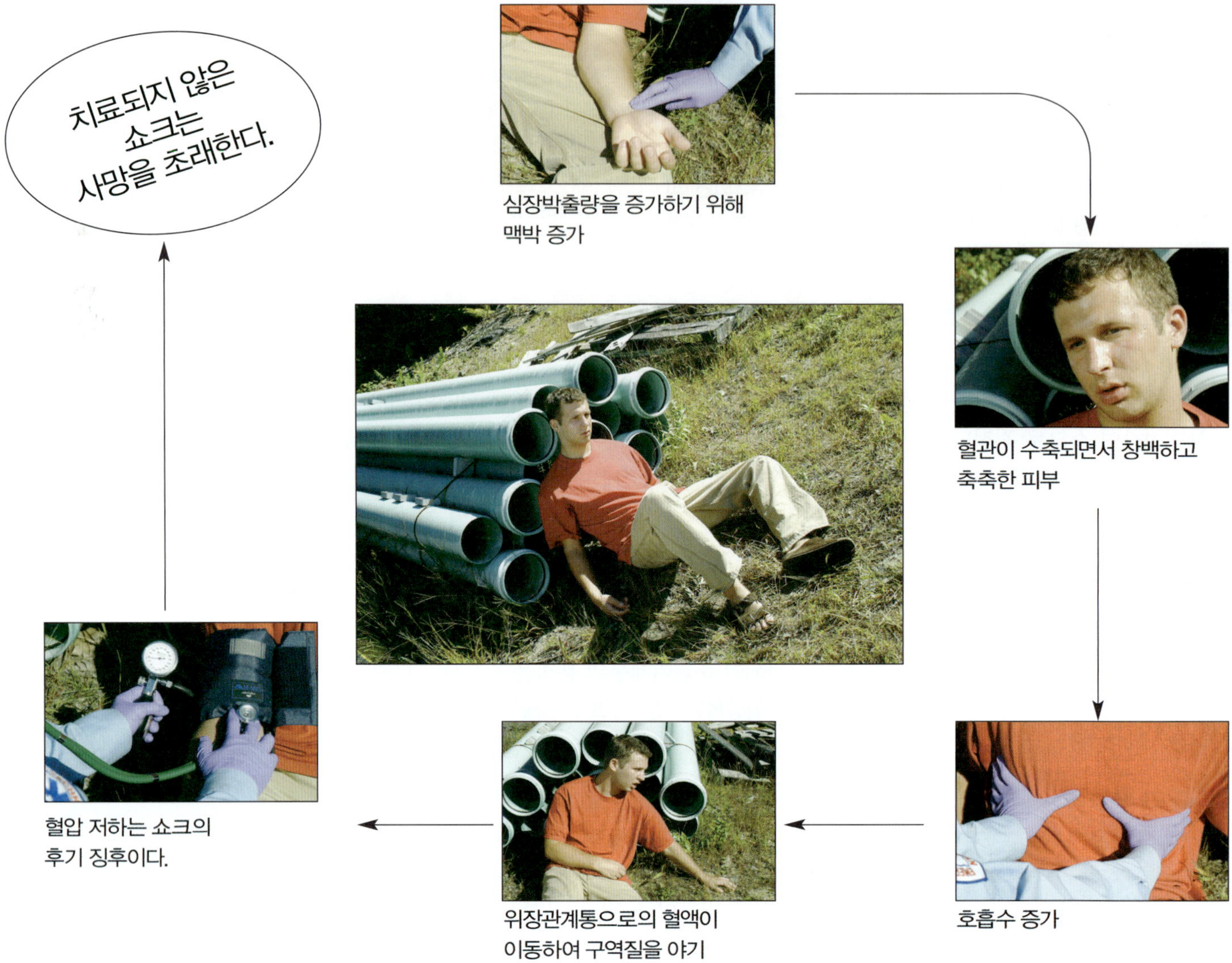

환자 평가

쇼크(저관류)

쇼크의 증상과 징후들은 대부분 원인(저혈량성, 심장성, 신경성)이 무엇이든지 비슷하다. 쇼크가 진전되고 악화

될수록 진행과정에 따른 증상이 나타난다. 나타나는 순서에 따른 징후와 증상은 다음과 같다(그림 25-13과 표 25-1).

- **의식수준의 변화.** 뇌는 산소공급의 저하에 대해 매우 예민하다. 뇌에 조금이라도 산소공급이 중단되는 경우에는 의식과 행동 변화가 나타나게 되고, 환자는 불안 및 공격적인 행동 등을 보인다.
- **창백하고 차고 축축한 피부.** 인체에 조직 관류가 부적절한 것을 감지하면, 덜 중요한 장기로부터 중요한 장기로 혈액을 흐르게 함으로써 문제를 해결하려 한다. 혈액은 신속하게 피부로부터 심장과 뇌와 같은 중요기관으로 가게 된다. 결과적으로 피부색과 체온이 상실된다. 영아와 소아들은 모세혈관 재충혈이 2초 이상으로 지연될 것이다. 모세혈관 재충혈 시간이 지연되는 것은 5세 이상의 환자의 경우 신뢰할 만한 쇼크의 징후가 될 수 없다. (다른 요인들에 의해 영향을 받을 수도 있기 때문이다). 신경성 쇼크의 경우 드물지만 피부가 전형적으로 따

뜻하고 건조하고 상기되어 있을 수 있다. 순환기계통이 피부 혈관을 수축시키는 능력을 상실했기 때문이다.

- **구역질과 구토.** 인체의 중요 장기로 혈액을 공급하려는 노력으로 소화기계의 혈액이 전환되기 때문에 구역질과 구토를 초래하게 된다.
- **활력징후의 변화.** 활력징후는 맨 먼저 호흡과 맥박수가 변한다.
  - 더 많은 혈액을 박출하기 위해 맥박이 증가될 것이다. 맥박이 지속적으로 증가하고 혈액손실이 심해질수록 맥박은 약하고 가늘어질 것이다.
  - 순환기계통에 남아있는 혈액의 산소포화도를 증가시키기 위해 호흡이 증가하게 된다. 쇼크가 진행될수록 호흡은 더 빠르고 힘들어지며, 얕은 호흡을 하게 되며 때로는 불규칙해진다.
  - 혈압은 신체의 보상기전으로 더 이상 관류저하나 혈액손실을 보상할 수 없을 때 저하된다. 혈압저하는 쇼크의 후기 징후이다. 혈압이 떨어지면 환자는 생명의 위협을 받는 상태가 된다.
  - 쇼크환자의 산소포화도 수치는 정확하지 않을 것이다. 산소포화도 측정기는 적절한 관류가 있을 때 정확하게 수치를 읽을 수 있다. 쇼크 환자는 팔다리에 관류가 적절하지 않다.
- **다른 징후들.** 쇼크의 다른 증후들은 갈증, 동공확대, 입술과 손톱의 청색증이 있다.

쇼크 환자를 위한 응급처치

쇼크에 빠진 환자의 응급처치는 기도유지와 고농도의 산소투여를 포함한다. 혈액 내의 산소포화도를 증가시키면 조직으로의 산소공급을 향상시킬 수 있을 것이다. 또한 외출혈과 같은 쇼크의 원인을 제거하고 관류를 유지하기 위해 노력해야 한다.

이송도 하나의 처치라는 사실을 기억한다. 쇼크 환자에 대한 가장 중요한 처치는 문제를 빨리 인지하고 결정적인 처치를 받을 수 있는 병원으로 이송하는 것이다.

황금시간이라는 단어는 환자가 외상성 손상을 입은 후로부터 1시간 내에 병원에서 최종적인 처치(수술)를 받아야 한다는 의미이다. 그러나 외상 체계와 전문가들은 더 이상 황금시간이라는 단어를 사용하지 않는데, 그 이유는 손상과 최종 처치 사이의 적절한 시간이 명확하게 정의되는 연구가 아직까지 없기 때문이다. 아마도 더 좋은 문구는 "환자가 손상을 입은 후부터 병원에서 수술을 받을 때까지 수분 수초가 중요하다"일 것이다. 실제로 이 시간 환자의 생존과 관련이 있다.

여러분이 현장에 도착한 시간이 아니라 손상을 입은 시간부터 측정해야 한다는 것에 유의한다. 만약 환자가 신속하게 발견되지 않았거나, 여러분이 현장에 도착하기까지 오랜 시간이 걸린 경우 이 중요한 시간의 대부분이 이미 지났을 수도 있다. 그러므로 응급구조사의 목표는 외상과 쇼크 환자 처치에 있어서 응급구조사의 목표는 현장에서의 시간을 최소화하고 병원으로 즉각적으로 이송하는 것이다. 외과의사를 호출해야 할 수도 있으므로 가능한 빨리 도착예정 병원에 외상환자를 이송중인 것에 대해 알려야 한다. 환자가 병원에 도착해도 시간 측정을 멈추지 말고 수술실에 들어갈 때까지 포함해야 하는 것이다.

현장에서 최소한의 시간만 소비하는 것이 매우 중요하다. 장시간의 구출이 필요한 경우가 아니라면 외상 또는 쇼크 환자의 현장 처치 시간은 최대 10분이다. 이 현장 제한시간은 최상의 10분(platinum ten minutes)이라고 한다. 하지만 황금 시간과 같이, 현장에서의 10분이 가장 이상적이라는 것을 증명하는 연구는 아직 없다. 즉, 간단한 규칙은 현장에서 가능한 최소한의 시간만 소비하는 것이다.

황금 시간 내에 도착하기 위해서는 현장에서의 소요시간을 최소한으로 해야 한다. 쇼크의 징후를 보이거나 또는 손상 기전이 쇼크의 가능성을 시사하는 환자의 경우, 이차 평가와 처치, 활력징후, 신체검사 등은 병원으로 가는 구급차 내에서 시행하는 것이 좋다. 현장에서의 평가와 처치는 척추를 보호하면서 기도, 호흡, 순환을 평가하고 빠른 외상 평가, 고정, 구급차로 환자이송으로 이루어진다.

비판적 의사결정

압력도 없고 문제도 없어요

혈압이 떨어지는 것은 쇼크의 후기 징후이다. 아래의 환자에게 이 단원에서 배운 자료들을 이용하여, 쇼크가 의심되어 여러분의 출동을 더 신속히 처리할 것 인지 혹은 환자가 안정 상태이므로 비교적 여유있게 처리할 것인지에 대한 빠른 의사 결정을 내리도록 한다. 각 환자에서 혈압을 제외한 적절한 초기 의사결정을 할 수 있는 충분한 정보를 발견할 것이다.

1. 환자는 공사장에서 일을 하던 중 약 3m의 높이에서 추락하였다. 의식은 있으나 불안해 보였고 오른쪽 가슴 통증을 호소하고 있다. 맥박은 102회로 규칙적이며, 호흡은 26회, 피부는 차고 축축하였으며, 동공 반응은 정상이다.
2. 환자는 고급 레스토랑의 화장실 의자에 앉은 채 발견되었다. 그는 창백하고 땀이 나서 축축하였으며 벽에 기대어 있었다. 그는 최근 치질로 인한 출혈이 있었다고 이야기 하였다. 변기에는 선홍색의 출혈이 있었다. 여러분이 이동형 들것으로 옮기기 위해 그를 일으켜 세웠을 때 환자는 기절할 것 같다고 하였다.
3. 여러분은 폭행 현장에 출동하였다. 26세 남자가 그의 여자친구에 의해 머리를 다쳤다. 그녀는 전화기로 그의 코를 한 차례 치고 다시 이마를 쳤다. 경찰이 코피 때문에 응급구조사에게 출동을 요청했고 환자의 셔츠는 피로 젖어 있었다. 코에서는 아직도 피가 흐르고 있었다. 그의 의식은 명료하고 지남력도 있다. 맥박 78회로 강하고 규칙적이며, 호흡은 14회, 피부는 건조하고 따뜻하다.

지혈 및 쇼크를 위한 처치, 그리고 환자의 체온 소실을 예방함으로써, 여러분은 환자가 출혈 때문에 후에 병원에서 사망할 확률을 명백하게 줄일 수 있을 것이다. 저체온증 예방을 위해 열 소실을 막는 것은, 추가적인 혈액 소실을 예방하고, 환자를 산소화 시키며, 세포가 부적절한 산소를 받고 산을 내보내어 신체에 축적되는 상태인 산증을 예방한다. 응급구조사의 처치는 응고병을 예방할 수 있다. 저체온증, 산증, 응고병은 외상 연구의 주제로 현재 활발하게 연구 진행중이다. 외상 연구의 결과에 따라 여러분의 처치도 바뀔 것이다.

그리고 항상 병원까지 안전하고 책임감 있게 환자를 이송해야 한다.

환자처치

쇼크(저관류)

쇼크에 대한 처치는 앞서 설명한 출혈에 대한 처치와 유사하다. 외출혈이 있는 모든 환자의 처치 시 표준예방조치를 취해야 한다는 점을 유의해야 한다. 쇼크에 대한 응급처치 단계는 다음과 같다(절차 25-2).

1. 기도를 개방하고 유지하며 호흡수를 평가한다. 만약 환자가 적절하게 호흡한다면 비재호흡마스크로 고농도의 산소를 투여하여야 한다. 필요한 경우 환기를 실시하고, 심폐소생술을 실시한다.
2. 모든 외출혈은 지혈한다.
3. 골반 골절이 의심되면, 골반 고정대를 사용한다.
4. 골절이나 관절의 손상이 의심되는 경우는 모두 부목을 댄다. 만약 환자가 쇼크 상태이면 부목을 하기 위해 현장에서 귀중한 시간을 낭비하지 말아야 한다. 부목은 병원으로 이송하는 도중에 실시해야 한다. 여러 군데 골절이 있는 경우 개별적으로 부목을 대느라 시간을 소모하지 말아야

절차 25-2 쇼크 관리

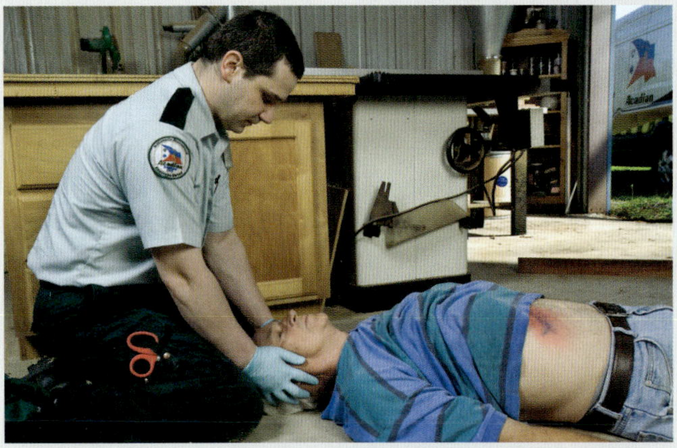

1. 머리와 목을 도수 고정하고, 기도를 개방한다. 필요한 경우, 도수 고정을 유지한다.

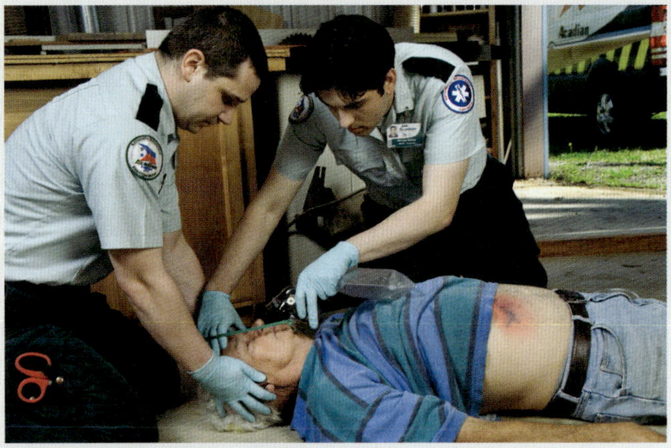

2. 비재호흡마스크로 산소를 공급한다.

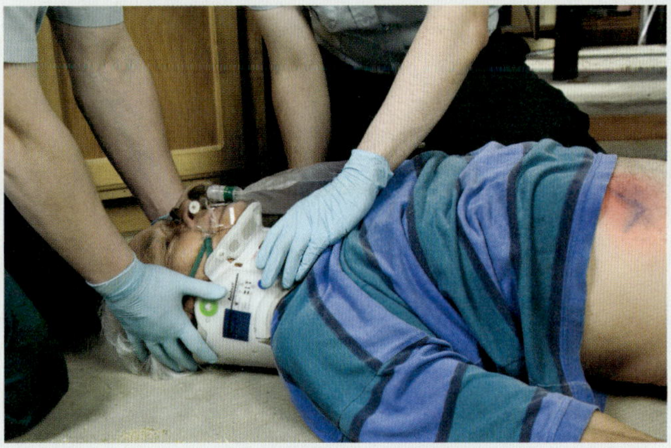

3. 척추 손상이 의심된다면 경추고정대를 착용한다.

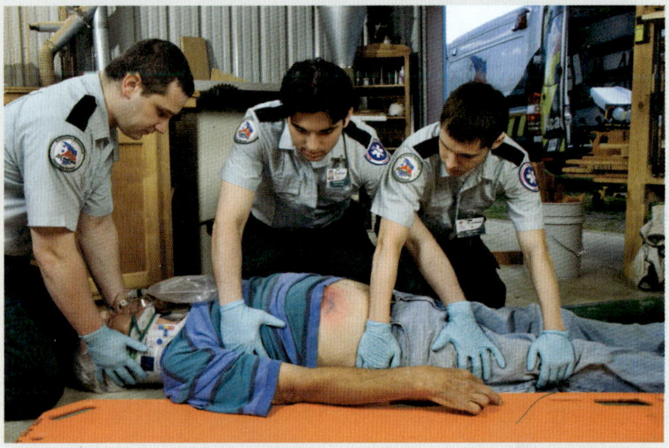

4. 통나무굴리기법을 사용하여 척추고정판으로 환자를 이동한다.

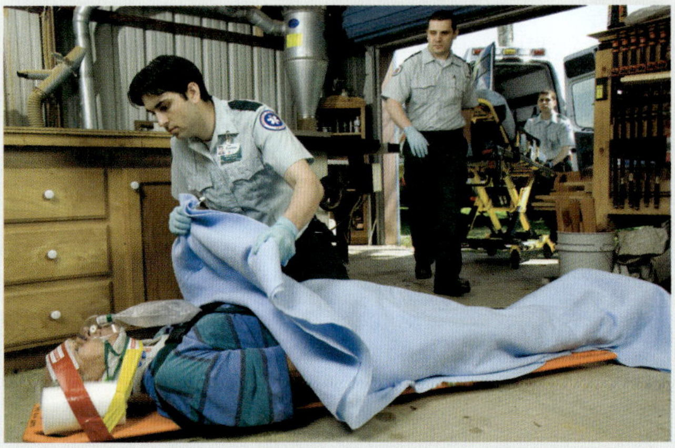

5. 머리를 고정하고 환자의 체온을 유지한다.

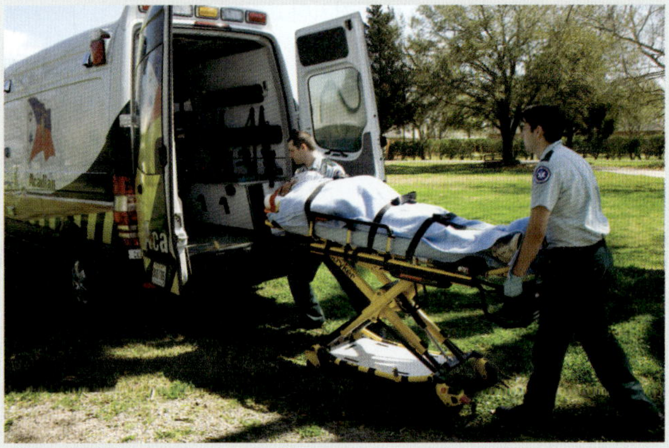

6. 환자를 이송한다.

한다. 긴 척추고정판에 환자를 고정함으로써 전신 부목이 될 수 있다. 이것으로 다음 단계의 처치를 할 때까지 손상을 적절하게 고정시킬 수 있을 것이다.

5. 환자를 담요를 덮거나 구급차 내부를 따뜻하게 하여 열 소실을 방지한다. 젖은 옷을 제거한다.
6. 환자를 즉시 이송한다. 병원으로 이송하는 중에 상세한 평가와 처치 과정을 시행해야 한다. 가능한 빨리 도착할 병원에 연락을 한다. 병원에 환자의 상태와 손상부위에 관한 정보를 알리고, 필요하면 지도의사와 연락 하도록 한다. 만약 현장에서의 처치시간이 구출을 하느라 지연되었거나 병원까지의 이송시간이 길어진 경우, 가능한 전문소생술팀을 요청해야 한다. 구급차나 헬리콥터 서비스가 가능할 것이다. 만약 여러분의 구급차에 환자를 태운 경우는 일단 이송을 시작하고 이송 도중에 전문소생술팀에게 인계하도록 요구할 수 있다. 시간은 매우 중요한 것이다.
7. 환자가 의식이 있다면 평가, 처치, 이송의 전과정을 통하여 침착하고 확신을 가지고 말한다. 환자의 두려움은 신체의 부담을 증가시키고 쇼크를 악화시킨다.

메모: 쇼크를 처치하기 위해 다리를 들어올려주는 전통적인 방법은 효과가 없다는 연구 결과가 있다. 그러나, 지역 내 프로토콜이 다리 들어올리는 방법을 사용한다면, 척추 손상의 가능성이 없는 경우, 프로토콜을 따르도록 한다.

단원 복습

핵심 사실과 개념

- 대부분의 외출혈은 직접 압박과 들어올리기법으로 지혈될 수 있다. 이러한 방법에도 불구하고 지혈되지 않고, 팔다리의 손상이라면 지혈대를 적용하도록 하고, 몸통 또는 머리 손상이라면 지혈제 드레싱을 적용한다.
- 내출혈을 위한 응급처치는 쇼크를 처치하고 예방하는 것이다.
- 쇼크의 초기 징후는 불안함, 안절부절함, 창백한 피부, 빠른 맥박 및 호흡등이 있다.
- 만약 쇼크가 치료되지 않는다면, 환자의 혈압은 떨어질 것이고 이것은 쇼크의 후기 징후이다.
- 쇼크의 징후와 증상은 출동 초기에는 발견할 수 없을 수 있으므로, 손상 기전에 근거하여 치료한다면 환자의 생명을 구할 수 있을 것이다.
- 기도를 유지하고, 고농도의 산소를 공급하고, 출혈을 지혈하고, 환자를 따뜻하게 유지함으로써 쇼크를 처치할 수 있다. 처치의 가장 중요한 것 중 하나는 쇼크를 빠르게 인지하고 즉시 병원으로 이송하는 것이다.

핵심 결정

- 직접 압박으로 출혈이 지혈되는가? 아니면 지혈대를 사용해야 하는가?
- 출혈을 조절하면서 동시에 조직에 손상을 주지 않으려면 어떤 지혈대를 사용해야 하는가?
- 환자는 차고 창백한 피부, 빠른맥, 빠르고 얕은 호흡의 징후를 보이는가? 쇼크 때문인가 아니면 단순히 스트레스 반응인가? 이것을 결정하기 위해 어떤 평가를 지속할 것인가?
- 언제 쇼크환자를 처치해야 하며, 현장에서 무엇을 해야하며, 병원으로 이송 중에는 무엇을 수행해야 하는가?

단원 용어

동맥 출혈(arterial bleeding) 동맥으로부터의 출혈로 선홍색을 띠고 출혈의 속도가가 빠르며 분출하며 지혈이 어렵다.

모세혈관 출혈(capillary bleeding) 모세혈관으로부터의 출혈로 느리고 스며 나오듯이 흐른다.

심장성 쇼크(cardiogenic shock) 심장이 부적절하게 박동하여 초래된 쇼크 또는 관류 부족. 심장발작 또는 울혈심장기능기능 상실로 인해 발생

대상성 쇼크(compensated shock) 환자가 쇼크 상태로 진전되었지만, 신체는 여전히 관류를 유지하고 있는 상태.

비대상성 쇼크(decompensated shock) 신체가 더 이상 저혈량이나 저관류를 보상할 수 없을 때 발생한다. 혈압저하와 같은 후기 징후가 분명하게 나타난다.

출혈(hemorrhage) 혈액 소실

출혈성 쇼크(hemorrhagic shock) 혈액 소실로 초래된 쇼크

지혈제(hemostatic) 개방성 상처로부터의 출혈을 지혈하기 위해 가루, 드레싱, 거즈, 붕대 등에 묻어있는 물질.

저관류(hypoperfusion) 신체 세포로 산소와 영양분을 공급하기 위한 적절한 혈류 순환이 이루어지지 않는 상태

저혈량성 쇼크(hypovolemic shock) 혈액 또는 체액의 소실로 인한 쇼크

신경성 쇼크(neurogenic shock) 신경마비로 인한 저관류(때로 척수손상으로 인해 초래)로 혈관이 확장되어 더 이상 혈액이 혈관을 적절하게 채울 수 없게 되어 발생한다.

관류(perfusion) 모세혈관을 통한 혈류의 흐름으로 신체의 세포와 조직으로부터 노폐물을 제거하고 산소를 공급하는 것

압박드레싱(pressure dressing) 지혈을 돕기 위해 상처부위에 드레싱을 적용하고 붕대를 감아 압박하는 드레싱

쇼크(shock) 저관류라고도 하며, 신체 세포로 산소와 영양분을 공급할 만큼 적절한 혈류순환이 안되는 상태로 생명을 위협하는 상태이다.

지혈대(tourniquet) 팔다리로 들어오고 나가는 혈액의 흐름을 모두 차단하는 장비

정맥 출혈(venous bleeding) 정맥으로부터의 출혈로 암적색 혹은 갈색을 띠며 천천히 흐르고, 지혈이 쉽다.

평가와 술기를 위한 준비

요약 문제

1. 혈관의 3가지 주요 유형을 나열하고, 각 혈관에서 볼 수 있는 출혈의 유형을 설명하여라.
2. 외출혈을 지혈하기 위한 환자 처치단계를 열거하여라
3. 관류와 저관류를 정의하여라
4. 쇼크의 징후와 증상을 열거하고, 초기 징후와 후기 징후와 이러한 징후가 발생하는 이유에 대해 설명하여라
5. 쇼크의 3가지 주요 유형과 각 유형이 발생하는 이유를 설명하여라
6. 쇼크 상태의 환자를 처치하기 위한 응급처치 단계를 열거하여라

연관시켜 생각하기

현장 평가와 환자 평가 단원의 내용을 복습하고 이 단원에서 배운 내용과 연결하여 다음의 상황을 고려해 본다.

1. 여러분은 쇼핑센터 주차장의 교통사고 현장에 출동하였으며 자동차 안에서 의식이 없는 남성을 발견하였다. 환자가 의식이 없는 것이 외상과 쇼크에 의한 것인지 혹은 내과적 문제에 의한 것인지를 결정하기 위해 현장에서 어떤 정보를 수집 해야 하는가?
2. 쇼크를 일으킬 수 있는 내과적 문제는 무엇이며, 쇼크와 유사한 증상과 징후를 보이는 문제에는 무엇이 있는가?

비판적 사고 연습

교통사고 현장에서 환자를 평가하고 처치하는 것은 쉽지 않은 일이다. 이 연습의 목적은 각 환자를 위한 처치와 평가에 대해 고려해 보기 위함이다.

- 자동차 충돌사고 현장의 환자가 있다. 자동차는 심각한 손상을 입었다. 운전대가 심하게 변형되어 있으며 환자는 "가슴통증"을 호소하고 있다. 특별히 외출혈을 입었으며 환자의 활력징후는 맥박 116, 호흡 20, 혈압 106/70이다. 이 환자의 평가와 처치를 어떻게 진행하겠는가?

병태생리학적 접근

다음의 질문들은 현장에서 정확한 결정을 내리고 임상과 관련된 정보를 모을 수 있도록 돕기 위해 고안되었다.

- 심각한 쇼크 상태로 의식이 없는 채 발견된 환자가 있다. 환자는 외상의 징후도 어떠한 병력도 없었다. 약물의 과량투여가 환자의 상태를 나타낼 수 있는가? 이유와 원리는 무엇인가?

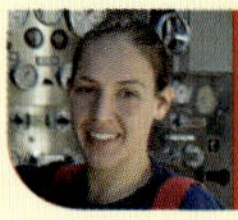

현장이야기

응급구조사는 응급의료반응자팀과 함께 소방서로부터 출동 요청을 받았다. "소방차 31호, 46세 남성이 추락으로 인해 손상을 입었으므로 구급차 요청합니다." 응급의료반응자팀이 먼저 현장에 도착하여 환자의 활력징후를 측정하고 병력을 수집했다. 응급구조사는 3분 후에 현장에 도착하였다. 환자의 이름은 아놀드 존슨으로, 의자에 앉아 있었으며 매우 불안해 하였다.

환자는 주로 집 주위에서 일상적인 일을 하는 것을 좋아하는데 오늘 부엌의 헐거운 선반을 고치기 위해 사다리와 장비를 꺼내 작업을 하던 중 이었다. 벽에 못을 박으려다 잘못하여 엄지 손톱을 박았고, 그 순간 놀라면서 발을 헛디뎌 사다리에서 떨어졌다고 한다. 그는 떨어지면서 신체의 왼쪽 부위를 식탁 모서리에 박았고, 작업을 끝내기 위해 다시 일어서려고 했지만 통증이 매우 심했다고 전했다. 몇 분 후 환자는 통증이 점점 악화되는 것을 알아차렸고 119에 신고했다고 한다.

질문

1. 이 환자의 경우 우선순위는 무엇인가? 일차 평가를 끝내야 할 필요가 있는가?
2. 응급의료반응자 팀으로부터 어떤 평가 정보를 받기를 원하는가?
3. 환자의 손상기전은 중요한 정보인가?

응급구조사의 동료가 응급의료반응자팀으로부터 정보를 얻고있는 동안 응급구조사는 환자에게 접근했다. 응급구조사는 환자의 피부가 창백하고 호흡수가 증가되어 있다는 것을 알아차렸다. 응급구조사의 동료는 응급의료반응자팀으로부터 얻은 병력과 함께 환자의 갈비뼈가 부러진 것 같다는 정보를 주었다. 응급의료반응자가 측정한 활력징후는 맥박이 110회로 약하며, 호흡 수는 24회로 힘이 들고, 혈압은 130/85였다. 응급구조사가 손 상부위에 집중평가(focused assessment)를 하는 동안 동료는 들 것을 준비하였다. 응급구조사는 환자의 부인에게 환자의 피부색이 정상이냐고 물었으나 부인은 환자가 평소와 다르게 매우 창백하다고 대답하였다. 이때 환자는 갑자기 속이 안좋고 토할 것 같다고 말했다.

질문

4. 이 환자에게 가장 우선시 되는 처치는 무엇인가?
5. 응급구조사는 얼마나 자주 활력징후를 측정해야 하는가?

응급구조사는 환자를 들것으로 옮기고 그에게 기분이 어떤 지 물었다. 10분 전에 응급구조사가 현장에 도착했을 때부터 지금까지 환자의 의식상태는 변하지 않았다. 응급구조사는 비재호흡 마스크로 산소를 공급하고 구급차로 이동하면서 환자에게 내출혈의 징후가 있는지 살폈다. 병원으로 가는 도중 다시 한 번 활력징후를 측정하였더니 맥박이 약하며 분당 120회로 증가했다는 사실을 발견하였다. 호흡수는 분당 28회로 더 힘겨워 보였다. 응급구조사는 복부 평가를 실시하였고 환자는 왼쪽위복부에 누름통증을 보였다. 마침 가장 가까운 병원이 외상 센터였으므로 동료에게 외상 센터로 이송할 것을 요청했다. 비재호흡 마스크로 분당 15리터 산소를 제공하고 환자의 체온을 유지시켰다. 다시 한 번 활력징후를 측정하고 병원에 무선으로 보고하였다. 그로부터 7분 후 응급실에 도착하였고 환자를 인계하였다.

담당의사과 응급구조사의 구급상황일지를 읽은 후 간호사에게 지라 손상이 의심되니 얼른 수술을 준비하라고 말했다.

연조직 외상
(Soft-Tissue Trauma)

26

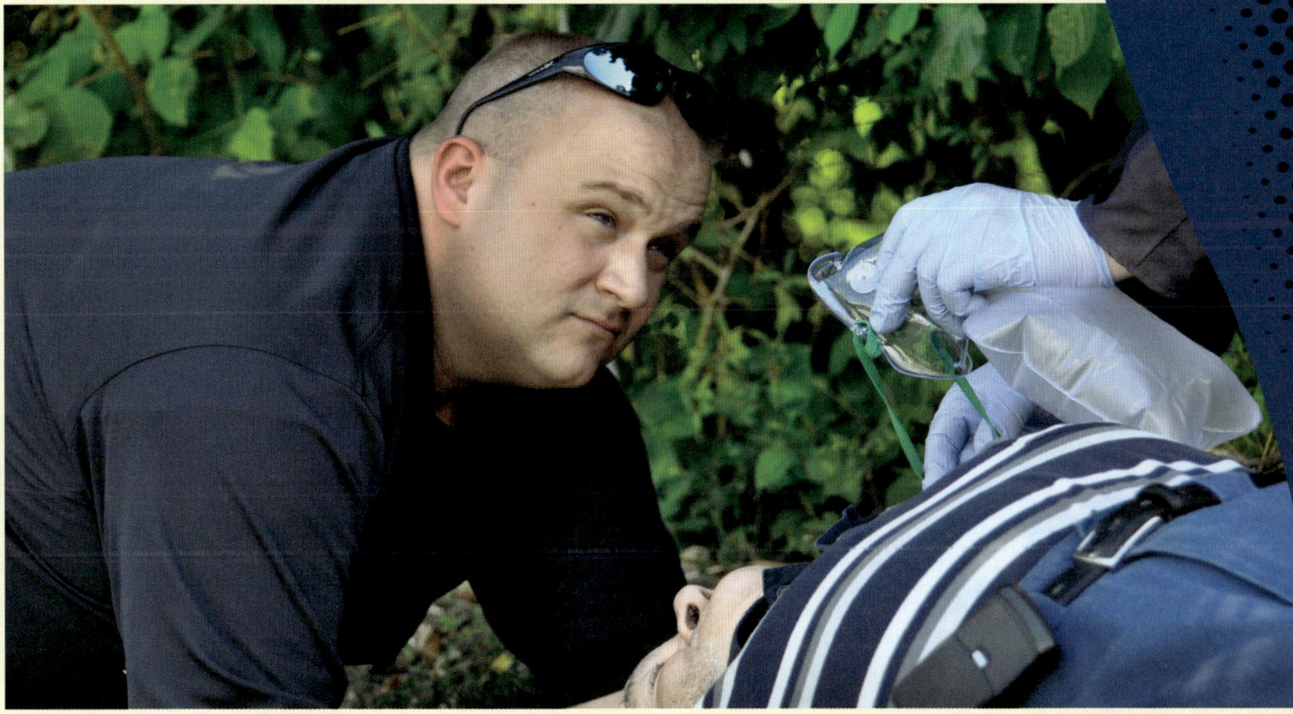

(© Edward T. Dickinson, MD)

관련 단원

다음 단원들은 이 단원에서 토의된 주제와 관련하여 추가적인 정보를 제공한다.

1. 응급의료에 대한 소개
2. 응급구조사의 안녕
11. 현장 조사
21. 중독 응급
25. 출혈과 쇼크
27. 가슴 및 복부 외상
28. 근골격계 외상
29. 머리, 목, 척추 외상
38. 고속도로 안전 및 차량 구출

표준

외상(연조직 외상)

역량

급성 손상 환자를 평가하여 찾은 것을 기본으로 이송 또는 응급처치를 제공하기 위한 기본 지식을 적용한다.

핵심 개념

- 폐쇄성 상처의 응급처치 이해하기
- 개방성 상처의 응급처치 이해하기
- 화상의 응급처치 이해하기
- 전기 손상의 응급처치 이해하기
- 상처 드레싱 및 붕대법

학습목표

이 단원을 읽고 난 후, 여러분은:

26.1 이 단원에서 소개된 주요 용어를 정의할 수 있다.

26.2 피부의 구조와 기능을 설명할 수 있다.

26.3 폐쇄성 연조직 상처의 유형과 평가 및 처치법을 설명할 수 있다.

26.4 유형과 부위에 따라 발생할 수 있는 손상을 예측할 수 있다.

26.5 개방성 연조직 상처의 유형과, 그에 따른 평가 및 처치법을 설명할 수 있다.

26.6 찰과상, 열상, 찔린 상처, 삽입된 물체, 박리, 절단, 생식기 손상을 위한 특정 처치법을 설명할 수 있다.

26.7 화상과 관련된 합병증에 대해 토의할 수 있다.

26.8 화상의 원인, 깊이와 중증도에 따라 화상을 분류할 수 있다.

26.9 열 화상과 화학적 화상을 위한 특정 처치법을 설명할 수 있다.

26.10 전기적 화상 환자를 위한 평가 및 처치를 설명할 수 있다.

26.11 개방성 상처의 드레싱과 붕대법에서 고려할 사항들을 설명할 수 있다.

핵심 용어

찰과상(abrasion)
절단(amputation)
박리(avulsion)
붕대(bandage)
폐쇄성 상처(closed wound)
타박상(contusion)
으깸 손상(crush injury)
진피(dermis)
드레싱(dressing)
표피(epidermis)
전층 화상(full thickness burn)
혈종(hematoma)
열상(laceration)
폐쇄 드레싱(occlusive dressing)
개방성 상처(open wound)
부분층 화상(partial thickness burn)
압박 드레싱(pressure dressing)
찔린 상처(puncture wound)
9의 법칙(rule of nines)
손바닥 법칙(rule of palm)
피부밑층(subcutaneous layers)
표층 화상(superficial burn)
일반 드레싱(universal dressing)

응급구조사는 종종 신체의 연조직 손상을 처치하기 위해 출동하게 되며 이런 손상들은 경미하게 긁힌 상처나 타박상에서부터 가슴과 복부의 치명적인 손상까지 다양할 수 있다. 비록 이런 손상의 대부분이 생명을 위협하는 것은 아니지만, 즉각적인 응급처치 여부에 따라 환자의 결과가 상당히 달라질 수 있다. 출혈 조절 같은 인명구조 활동도, 보기 흉한 개방성 창상이 있는 상황에서의 간단한 정서적 지지도 연조직 손상에 대한 즉각적인 처치는 중요하다. 이 단원에서는 다양한 유형의 연조직 손상과 가장 좋은 치료방법의 범위를 설명한다.

연조직

신체의 연조직은 피부, 지방조직, 근육, 혈관, 섬유조직, 막(장기를 덮거나 경계를 이루는 조직), 선과 신경을 포함한다(그림 26-1). 치아, 뼈, 연골들은 단단한 조직으로 분류된다.

가장 명백한 연조직 손상은 피부에 생긴다(그림 26-2). 대부분의 사람들은 피부를 신체 장기로 생각하지 않지만, 사실 피부는 가장 커다란 인체 장기이다. 피부의 전체 표면적은 $1.85m^2(20ft^2)$ 이상이며, 피부의 주된 기능은 다음과 같다.

- **보호.** 피부는 미생물, 파편, 원치 않는 화학 물질이 들어오지 못하게 하는 장벽이다. 피부 밑에 있는 조직과 장기들은 외부 환경과의 접촉으로부터 보호된다. 피부는 또한 원치 않는 세균이 침입하는 것을 방어하기 위해 수백만의 미생물의 기지를 제공한다. 이 유익한 미생물들은 유해한 미생물들의 초과를 막고 균형을 유지한다.
- **수분유지.** 피부는 수분 소실을 막고 신체 내로 외부 환경의 수분이 들어오는 것을 막음으로써 신체의 수분과 조직의 화학적 균형을 보존한다.
- **체온조절.** 피부에 있는 혈관은 신체로부터 열을 방사하기 위해 피부에 있는 혈관을 확장함으로써 피부로 더 많은 혈액을 가져오게 할 수 있다. 신체가 열을 보존해야 할 때 이런 혈관

그림 26-1 연조직

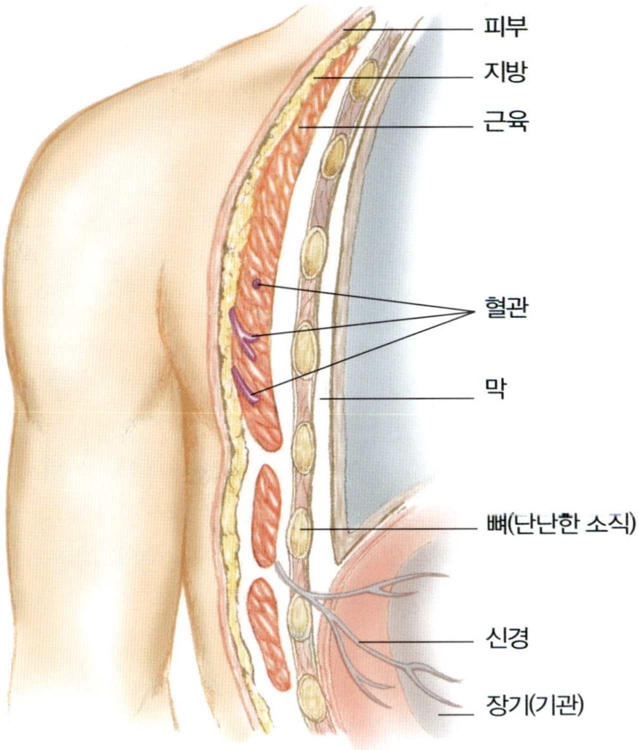

들은 수축하여 열 손실을 예방한다. 피부에 있는 땀샘은 땀을 증발하여 신체를 시원하게 해준다. 피부의 일부분인 지방은 온도 절연체의 기능을 한다.

- **배설.** 염분, 이산화탄소, 그리고 과도한 수분은 피부를 통해 빠져나간다.
- **충격 흡수.** 피부와 지방층은 경미한 충격과 압박으로부터 밑에 있는 장기들을 보호한다.

그림 26-2 피부

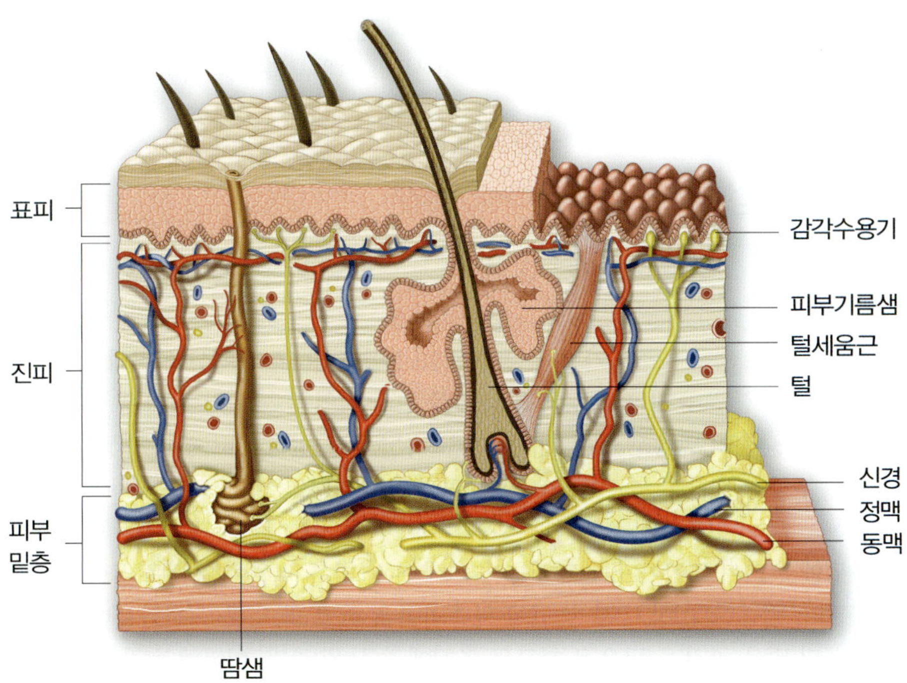

이런 주요 기능 뿐만 아니라 피부는 일상 생활에서 기본적인 역할을 한다는 것을 기억해야 한다. 신경의 끝은 촉각(터치) 자극의 형태로 우리에게 감각을 제공하고, 그에 따라 사람은 온도, 유쾌한 혹은 그렇지 못한 통증 자극 등을 느끼게 된다. 특히 피부는 사람마다의 고유한 모양과 특성으로 누가 누구인지를 알 수 있게 한다.

표피(epidermis)
피부의 가장 바깥층

진피(dermis)
표피 아래의 피부층으로 혈관과 신경이 풍부하다.

피부밑층(subcutaneous layers)
진피 아래의 지방과 연부조직층

피부는 3개의 주요한 층, 즉 표피, 진피, 피부밑층으로 구성되어 있다. 피부의 가장 바깥층을 *표피*라고 한다. 표피의 가장 바깥층은 문지르면 벗겨지는 죽은 세포로 구성되어 있다. 피부의 색소 입자와 생체 세포는 표피의 더 깊은 층에 있다. 표피 내부의 세포들은 활발하게 분열하여, 바깥층의 죽은 세포들과 대치된다. 표피에는 혈관과 신경이 없다. 약간의 화상과 추위로 인한 손상을 제외하고는 표피 손상은 응급구조사 수준의 처치로도 별 문제가 없다.

표피 밑에 있는 피부의 층을 *진피*라고 한다. 진피 층에는 혈관, 신경이 풍부하고 샘, 피부기름샘, 털집과 같은 특수한 구조들이 있다. 진피에서의 분화된 신경 말단은 촉각, 추위, 열기와 통증에 대한 감각을 느끼게 한다. 진피가 외부에 개방되었을 때는 오염과 감염이 주된 문제가 될 것이다. 그런 상처들은 심한 출혈과 강한 통증을 동반하여 심각할 수 있다.

진피 밑의 지방과 연부 조직을 *피부밑층*이라 한다. 피부밑층의 주된 기능은 충격에 대한 흡수와 열을 보존하는 것이다. 피부밑층에 손상을 입었을 때는 조직의 문제와 혈류 감염, 출혈과 통증이 있게 된다.

연조직 손상은 일반적으로 폐쇄성 상처와 개방성 상처로 분류된다. 피부와 연조직층은 다양한 방법으로 손상 받을 수 있다. 대부분은 외상성 찢어짐, 뭉게짐, 늘어짐, 그리고 비교적 다치기 쉬운 세포들의 여러가지 손상으로부터 흔하게 발생한다. 연조직은 또한 화학물질로 인해, 열로 인해, 심지어 전기로 인해 손상 받을 수 있다. 넓은 의미에서, 연조직 손상은 손상의 유형과 손상의 원인에 따라 분류될 수 있다.

폐쇄성 상처

핵심 개념
폐쇄성 상처의 응급처치 이해하기

폐쇄성 상처(closed wound)
외부에 개방된 통로가 없는 내부적인 손상

*폐쇄성 상처*는 내부 손상으로, 외부에 개방된 통로가 없다. 폐쇄성 상처에서는 피부가 손상을 입더라도 여전히 온전하게 남아 있을 수 있다. 대개 이런 상처들은 둔한 물체에 의한 충격으로부터 생긴다. 피부 자체는 손상되지 않았지만 그 피부 밑에는 조직이 광범위하게 으깨질 수 있다. 폐쇄성 손상은 단순한 멍, 내적 열상(절단), 부러진 뼈에 의한 열상 또는 찔림, 내부 장기의 파열 등이 발생할 수 있다(그림 26–3). 폐쇄성 상처의 내부 출혈은 경미한 것으로부터 생명을 위협하는 것까지 다양하다.

폐쇄성 상처의 유형

폐쇄성 상처는 세가지 유형이 있다: 타박상, 혈종, 으깸 손상.

타박상

타박상(contusion)
멍

*타박상*은 멍이 든 것으로 응급구조사가 가장 흔하게 마주할 수 있는 폐쇄성 상처의 유형이다(그림 26–4). 타박상의 경우 표피는 손상되지 않지만 진피에 있는 세포와 혈관은 손상된다. 손상 시 다양한 양의 출혈이 발생하고 몇 시간동안 계속될 수도 있다. 상처부위에 통증, 부종, 변색이 나타난다. 부종과 변색은 즉시 나타나거나 또는 24~48시간 정도 지연되어 나타나기도 한다.

부종은 피부 밑에 혈액이 모이거나, 면역계통에 의해 손상 받은 부위에 체액을 끌어오는 염증에 의해 야기된다. 염증은 손상 받은 부위에 완충역할을 하고, 독소를 희석하는데 도움을 주지만, 정상보다 더 많은 공간을 필요로 하므로 조직에 손상을 준다. 머리뼈와 같이 닫힌 공

그림 26-3 폐쇄성 상처

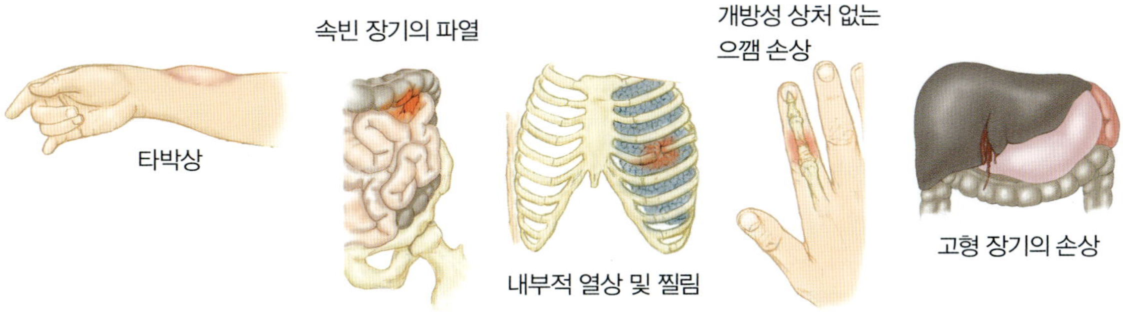

간 또는 늘어나지 않는 결합 조직에 의해 나누어진 공간들이 증가하게 되면, 압박이 발생하여 혈류를 감소시킬 수 있다. 피부뿐만 아니라, 뇌, 심장, 허파, 콩팥과 같은 내부 장기들도 타박상을 입을 수 있고, 비슷한 손상을 겪을 수 있다.

혈종

*혈종*은 손상 부위에 혈액이 모였을 때 발생한다. 혈종은 더 큰 혈관이 손상되어 많은 혈액 손실을 일으키는 등 많은 양의 조직 손상을 일으킨다는 점에서 타박상과 다르다. 타박상은 작은 혈관에 경미한 손상을 입히는 반면, 혈종은 훨씬 더 심각한 내부 출혈과 피부 밑에 대량의 혈액이 축적되는 것이 특징이다. 실제로, 혈종은 대략 1L 정도의 혈액이 축적될 수도 있다.

혈종(hematoma)
손상되거나 파열된 혈관으로 인해 피부나 손상된 조직 아래에 혈액이 모여 생긴 부종

으깸 손상

피부는 손상되지 않았거나 손상의 징후가 단지 멍 뿐인 경우조차도 신체 외부로부터 내부구조로 강한 힘이 전달될 수 있다. 이 힘은 내부 장기를 으깨거나 파열시켜 내부출혈을 유발 할 수 있다. 이를 *으깸 손상*이라고 한다. 간과 지라같은 고형 장기들은 정상적으로 상당한 양의 혈액을 포함하므로, 으깨졌을 경우 심한 출혈이 있고 쇼크를 유발한다. 소화된 음식 또는 소변 등과 같은 속빈장기들의 내용물은 체강으로 새어나와 심한 감염과 조직손상을 일으킬 수 있다.

으깸 손상(crush injury)
신체 외부로부터 내부구조로 강한 힘이 전달되어 생기는 손상으로 뼈가 부러지고, 근육, 신경, 조직이 손상되고, 내부 장기가 파열되어 내부출혈을 유발

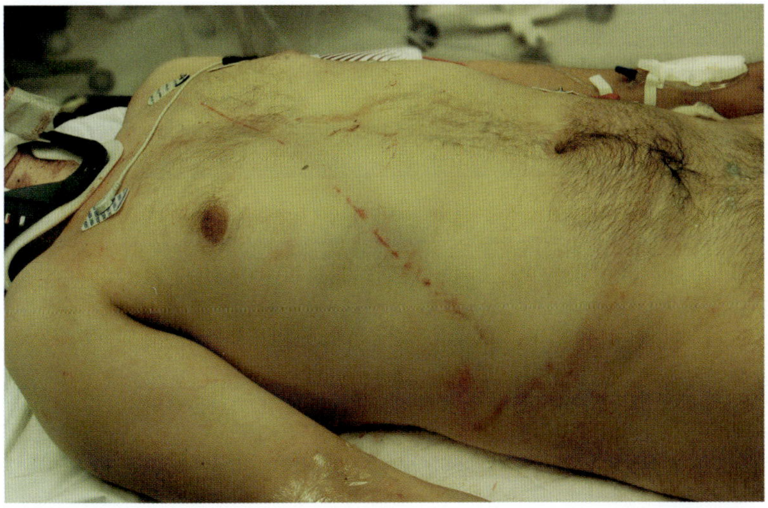

그림 26-4 안전벨트에 의한 타박상, 폐쇄성 상처의 가장 흔한 유형이다.
(© Edward T. Dickinson, MD)

폭발 손상

폭발 손상은 연조직 손상의 특별한 유형으로서 개방성과 폐쇄성 상처의 유형을 모두 포함한다. 관통상은 이 단원에서 나중에 설명될 것이지만, 폭발에는 엄청난 힘이 가해진다는 것을 기억해야 한다. 폭탄에 의해 발사되면서 날아오는 물체에 의해 야기되는 고속-관통상을 제외하고, 대부분의 폭발손상은 고속의 바람과 높은 압력 파동(정상 대기압보다 큰 압력 파동)을 방출한다. 이러한 힘은 심각한 둔력에 의한 외상을 야기하며 , 폐쇄성 상처를 유발하는 경우가 많다. 흔히 발생하는 직접 손상(direct-force trauma)과 대조적으로, 무딘 손상은 폭발 손상으로부터 잠재적인 대량의 내부 손상을 발생시킬 위험이 매우 크다.

폭발 손상과 관련된 가장 흔한 폐쇄성 손상은 속빈 장기의 파열이다. 허파와 고막 같이 공기로 찬 장기들은 폭발의 고압에 의해 영향을 받을 때 흔하게 파열하게 된다. 위, 장, 방광과 같이 액체로 찬 장기들은 이러한 유형의 손상 위험이 높다. 폭발 부상은 폭풍의 바람과 높은 압력에 의해 영향을 받으며 신체에 더 일차적인 손상 기전을 일으킬 수 있다. 피부 아래의 뼈는 골절될 수도, 장기들은 뭉개질 수도, 그리고 혈관은 잘려질 수도 있다. 폭발 손상에 있어 가장 크게 고려해야 할 것은 피부의 바깥 표면에 보이는 증거가 전부가 아니라는 것이다. 이러한 부상은 그것을 일으킨 힘의 유형에 따라 예상되어야 한다.

폐쇄성 상처의 응급 처치

외상성 손상을 입은 환자를 다룰 때에는 항상 자신의 안전을 고려해야한다. 이 단원에서 다루는 대부분의 손상은 폭력 외상의 결과이다. 처치 전에 현장이 안전한지 확인한다. 환자의 피부에 아무 손상이 없다 하더라도, 표준예방 조치를 취한다.

환자 평가

폐쇄성 상처

멍은 내부 손상에 대한 표시이며 내부 출혈과 관련이 있다(표 26-1). 더구나 부종이나 통증, 변형과 무딘 손상 기전이 있을 경우 폐쇄성 연조직의 손상 가능성을 고려해야 한다. 내부 손상은 또한 귀나 코로부터의 출혈에 의해 증명될 수 있다. 일상적으로 환자는 질 또는 항문 출혈에 대해 언급하거나 소변에 혈액이 섞여 나오는 증상에 대해서도 말할 것이다. 환자의 눈 또는 기침 시 가래에 혈액의 유무를 확인한다. 폐쇄성 상처가 있는 환자를 검사할 때 항상 손상 기전을 고려하라. 환자를 평가하는 동안 으깸손상을 발견하기 어렵거나 불가능하기 때문에, 손상기전에 의존해야 한다. 손상기전이 심각한 환자는 응급실에서 진단이 배제되기 전까지는 내부 출혈과 쇼크가 있을 수 있음을 고려하라.

표 26-1 연조직 손상의 징후로써의 타박상

징후	손상가능성
멍든 부위의 부종이나 변형	아래부위의 골절가능성
머리와 목의 멍	목뼈와 뇌의 손상 가능성. 입과 코, 귀의 혈액을 확인한다
몸체의 멍 또는 갈비뼈와 복장뼈의 손상 징후	가슴손상 가능성. 허파 관통상을 의미할 수 있는 혈액거품의 각혈이 있는지 평가하고 호흡 곤란에 대해 평가한다. 청진기로 호흡의 대칭성과 이상 허파음을 듣는다.
복부의 멍	복부장기의 손상 가능성. 환자가 구토했는지를 살펴본다. 그렇다면 커피 찌꺼기 색과 같은 구토물(부분적으로 소화된 혈액)이 있는가? 환자 복부가 딱딱한지 또는 부드러운지 알아보기 위해 촉진한다.

환자 처치

폐쇄성 상처

적절한 감염 예방 조치를 시행하고 폐쇄성 상처 환자의 처치는 다음과 같은 응급 처치 단계를 따른다.

1. 환자의 기도유지, 호흡, 순환 처치를 한다. 비재호흡 마스크로 고농도의 산소를 공급한다.
2. 마치 내부출혈이 있는 것처럼 다루고, 내부 손상의 가능성이 있다고 생각되면 쇼크 처치를 한다.
3. 통증과 부종이 있는 변형된 팔다리를 부목으로 고정한다.
4. 환자가 구토할 수 있으므로 주의해서 지켜본다.
5. 쇼크가 진행되는지 환자를 계속 지켜보면서 가능한 빨리 이송한다
6. 통증과 부종을 관리하기 위해 국소적인 손상 부위에 아이스팩을 적용한다(직접적으로 피부에 닿는 것은 피한다).

메모: 내부 출혈 처치는 "출혈과 쇼크" 단원에서 이미 학습했다. 가슴과 복부 손상에 대한 처치는 "가슴 및 복부 외상" 단원에서 다룰 것이고, 머리 손상에 대한 내용은 "머리, 목, 척추 외상" 단원에서 다룰 것이다.

개방성 상처

주요개념
개방 손상의 응급처치 이해하기

*개방성 상처*는 피부가 절단되고 파괴되어 아래에 있는 조직이 노출된 손상이다. 피부이 바깥으로부터 절단되거나 안으로부터 골절된 뼈 끝이 피부를 뚫고 밖으로 찢어지기도 한다.

개방성 상처(open wound)
피부가 절단되고 파괴되어 아래에 있는 조직이 노출된 손상

개방성 상처의 유형

찰과상, 열상, 찔림, 박리, 절단, 으깸 손상, 무딘 손상, 고압 분사 손상 등 넓은 범위의 개방성 상처 유형들이 있다.

찰과상(개깁상처)

*찰과상*은 단순히 벗겨지거나 긁혀서 피부의 바깥층이 손상되지만 모든 층이 손상되지 않은 것으로 분류된다. 찰과상의 범위는 다양하다(그림 26-5). 피부가 벗겨진 팔꿈치나 무릎, 굴렀을 때 입는 상처, 긁힌 상처, 쓸린 상처, 스친 상처 등은 찰과상의 예들이다. 모세혈관 층으로

찰과상(abrasion)
단순히 벗겨지거나 긁힌 손상

그림 26-5 (A) 찰과상은 대개 심각하지 않은 개방성 상처이다. (B) 일부 찰과상은 심각하다.
(Photos A and B: © Edward T. Dickinson, MD)

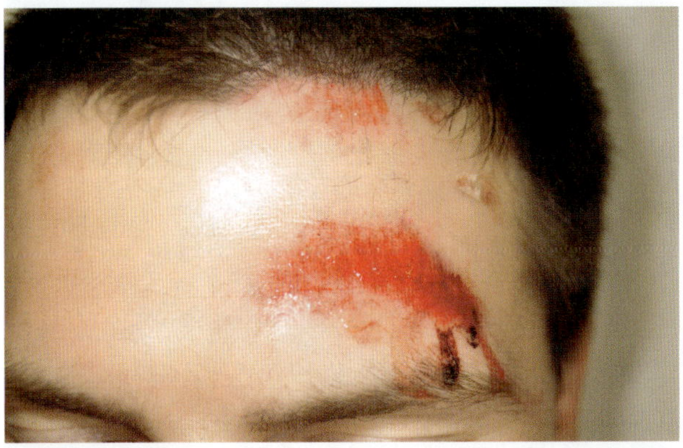
(A)

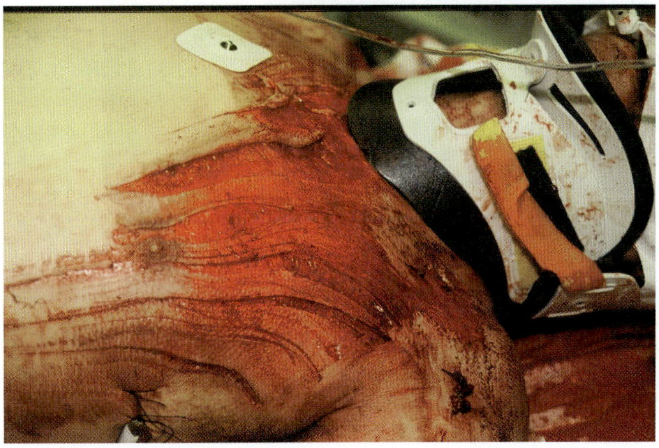
(B)

부터 혈액이 조금 스며 나오거나 아니면 출혈은 거의 없을 수 있다. 손상은 경미하지만 큰 통증을 경험할 수 있을 것이다. 피부로 더러운 흙이나 다른 물질들이 들어갈 수 있기 때문에 감염의 기회가 크다.

열상(laceration)
베인 것

열상

*열상*은 베인 것이다. 반듯하거나 들쑥날쑥하게 찢기기도 한다(그림 26-6). 이러한 유형의 상처는 면도날, 깨진 유리, 뾰족한 금속 조각과 같은 날카로운 면을 가진 물체에 의해 생기지만, 또한 무거운 물체에 부딪히거나 심한 타격에 의해서도 생길 수 있다. 가장자리가 거친 열상은 함몰되어 상처깊이 판단이 쉽지 않을 수 있다. 열상의 외부를 보고 밑에 있는 조직의 손상범위를 결정하는 것은 대개 불가능하다. 만약 큰 혈관이 찢어졌다면 출혈은 상당할 것이다. 때때로 혈관이 늘어나고 찢어졌을 때 부분적으로 지혈되기도 하는데, 이는 잘린 혈관 끝 부분의 자연적인 신축성과 수축으로 빠른 혈액응고가 되기 때문이다.

그림 26-6 (A) 가장자리가 매끈한 열상 (B) 가장자리가 들쑥날쑥한 열상 *(Photo A: © Edward T. Dickinson, MD; Photo B: © Dr. Paula Moynahan, Moynahan Medical Center)*

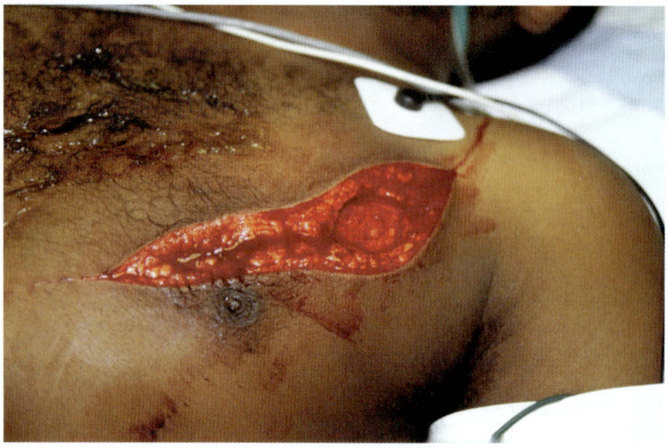

(A)

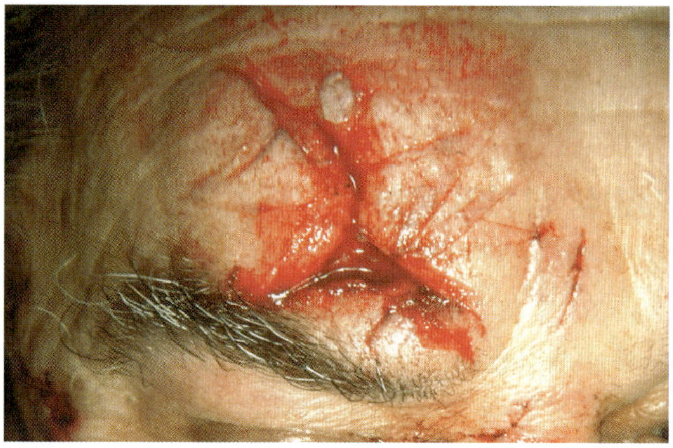

(B)

그림 26-7 (A) 칼이 환자의 등을 찔러 심각한 관통상을 유발. (B) 동일 환자의 X-Ray *(Photos A and B: © Edward T. Dickinson, MD)*

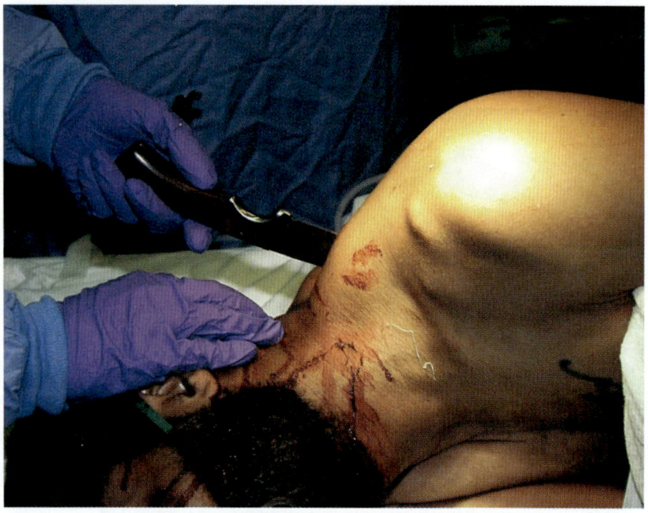

(A)

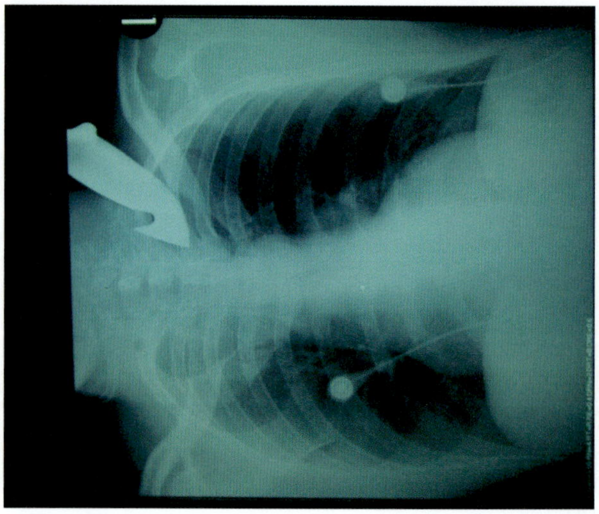

(B)

관통상과 찔린 상처

날카롭고 뾰쪽한 물체가 피부나 다른 조직을 뚫고 지나갔을 때 관통상이 발생한다. 전형적으로 *관통상*은 못, 송곳, 가시 조각, 칼 같은 물체에 의해 생긴다(그림 26-7). 또한 폭발 손상은 고속으로 발사된 파편(폭탄물질이나 잔해 등)에 의해 관통상을 야기할 수 있다. 자세한 내용은 나중에 다룰 것이다. 관통상은 물체가 피부와 연조직을 뚫고 들어오면서 발생한다. 심한 외부 출혈이 없는 경우에도 종종 내부출혈은 심할 수 있다.

흔히 관통상은 대개 작고 겉으로 보기에는 심각해 보이지 않지만, 관통의 깊이에 따라 치명적인 손상을 야기할 수 있다. 피부 표면에 있는 아주 작은 외부 상처라고 평가한 손상이, 환자를 사망에 이르게 할 수도 있는 것이다. 관통상은 항상 심각한 손상이며, 오염과 잠재적 감염의 위험이 높다는 것을 기억해야 한다. 얕은 관통상이든, 깊은 관통상이든 양쪽 모두 조직과 혈관이 손상된다. 총상에서처럼, 물체가 신체를 뚫고 들어가 다시 나온 경우, 출구 손상이 입구손상보다 훨씬 더 심각할 수 있다. 대부분의 경우 관통상으로 인한 심각한 손상은 피부나 외부 조직이 아닌, 피부 밑에 위치한 구조물에 발생한다. 응급구조사는 해부생리학적 지식을 이용하여, 내부 장기와 혈관의 손상을 예상하고 적절하게 처치해야 한다.

찔린 상처(puncture wound)
피부를 뚫고 아래 조직을 파괴하는 개방성 상처. 천공성 찔린 상처(penetrating puncture wound)는 얕거나 깊을 수 있다. 관통성 찔린 상처(perforating puncture wound)는 입구와 출구를 발견할 수 있다.

박리 손상

*박리 손상*의 경우, 피부판과 조직이 찢겨 늘어지거나 완전히 벗겨진다. 코끝이 잘려지거나 뜯어져 나간 경우가 박리 손상의 한 예이다. 외이(external ear)에서도 마찬가지이다(그림 26-8A). 탈장갑 박리(degloving avulsion)는 손이 롤러에 끼었을 때 발생한다. 이러한 사고의 경우 피부가 장갑처럼 벗겨진다(그림 26-8B). 안구가 돌출된 눈도 박리 손상의 형태이다. 조직이 박리되면 산소공급이 차단되어 조직이 곧 괴사될 것이다.

박리(avulsion)
피부판과 조직이 찢겨 늘어지거나 완전히 벗겨진 것으로 안구가 돌출된 눈 또는 지아가 빠신 것노 박리 손상의 형태이다.

절단

때때로 팔다리 *절단* 손상이 발생한다. 절단된 손가락, 발가락, 손, 발 또는 팔다리들은 완전히 잘려지거나 뜯어져 나간다(그림 26-9). 들쑥날쑥한 피부 손상이나 때때로 뼈가 관찰되기도 한다. 심한 출혈이 있을 수도 있고, 팔다리를 절단한 힘이 찢어진 혈관을 막아 출혈량이 제한되기도 한다. 종종 혈관 이탈이나 수축으로 인해 상처부위의 출혈이 제한되기도 한다.

절단(amputation)
신체 일부, 주로 팔다리가 심각한 외상이나 외과적으로 제거된 상태

그림 26-8 귓볼의 박리 손상 (B) 탈장갑 박리 손상*(Photos A and B: © Edward T. Dickinson, MD)*

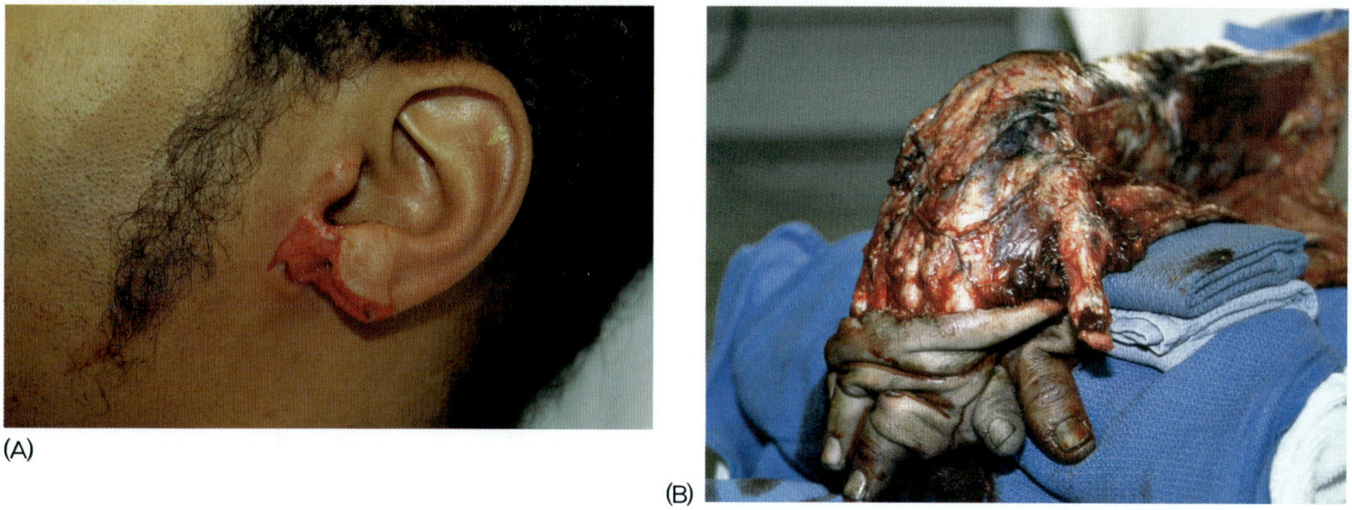

(A) (B)

그림 26-9 절단된 다리 (B) 엄지손가락 절단(*Photos A and B: © Edward T. Dickinson, MD*)

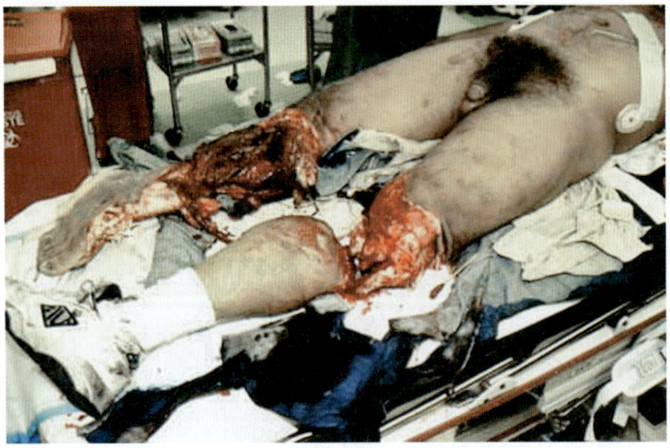

(A)

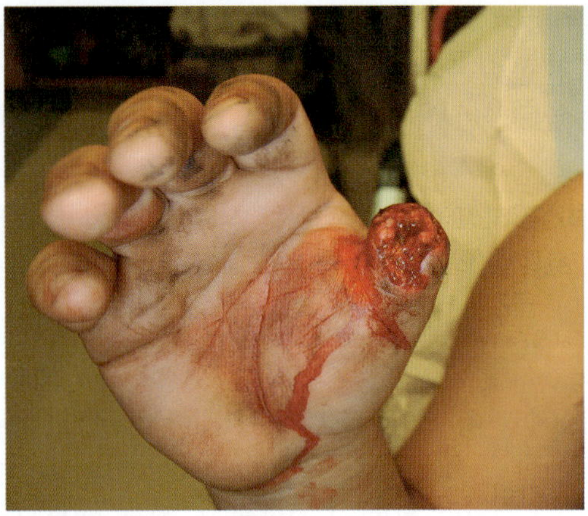

(B)

그림 26-10 개방성 으깸 손상(*© Edward T. Dickinson, MD*)

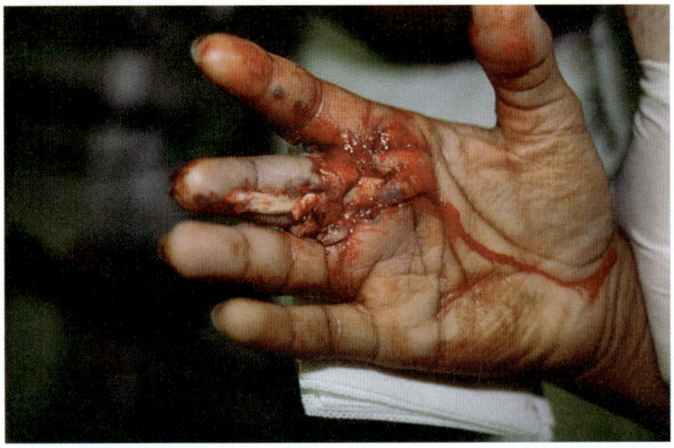

“ 보기에 끔찍하고 심각한 상처 때문에 중요한 것을 놓치지 않도록 한다. - 관리되지 않은 기도, 호흡, 쇼크와 같은 것은 환자를 사망하게 할 수 있다. ”

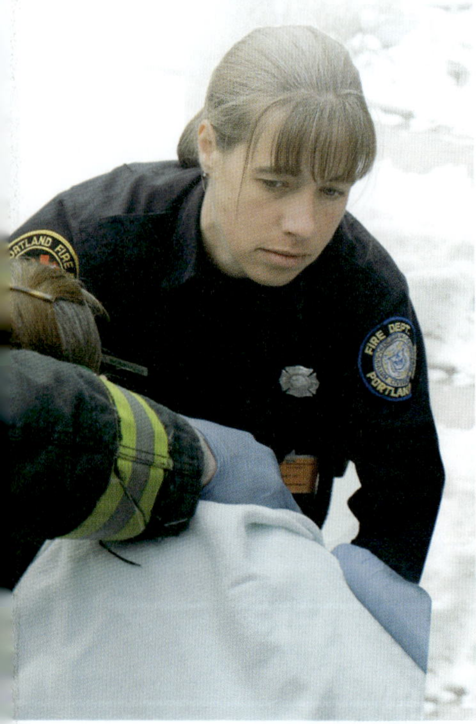

(*© Daniel Limmer*)

개방성 으깸 손상

으깸 손상은 이미 폐쇄성 상처에서도 설명되었지만 또한 개방성 손상일 수도 있다. 개방성 으깸 손상은 팔다리가 기계와 같은 무거운 물체에 끼였을 때 생길 수 있다. 혈관과 신경, 근육을 손상시키고 부종은 원위부로의 혈액 공급을 감소시키는 결과를 가져오는 주된 문제가 될 수 있다. 뼈들이 골절되고 상처를 뚫고 튀어나오기도 한다. 연조직과 내부 장기는 심한 외부출혈과 내부출혈을 일으킬 정도로 으깨질 수 있다(그림 26-10).

물림 상처

물림 상처는 대개 개방성 연조직 손상과 관련이 있다. 대부분의 물림 상처에 대한 처치는 일반적인 개방성 연조직 손상 처치와 같지만, 이러한 손상의 유형은 감염의 위험이 높다. 특히 사람에 의해 발생한 물림 상처의 경우 학대나 폭력으로 인해 발생할 수 있음을 인식해야 한다. 일반적으로, 이러한 손상들은 생명을 위협할 정도로 심각하지는 않지만, 반드시 의사에게 진료 받아야 한다.

폭발 손상

폭발로 인해 손상을 입은 환자의 경우, 위에서 설명된 모든 손상의 유형들을 복합적으로 가

그림 26-11 폭발은 초기 폭발 손상을 발생시킬 수 있는데, 환자가 폭발 잔해에 의해 부딪치거나 또는 환자가 폭풍에 의해 멀리 날아갈 때 발생한다. 뿐만 아니라 환자는 화학물질 또는 독소 노출, 또는 장기 손상등의 손상을 입을 수 있다.

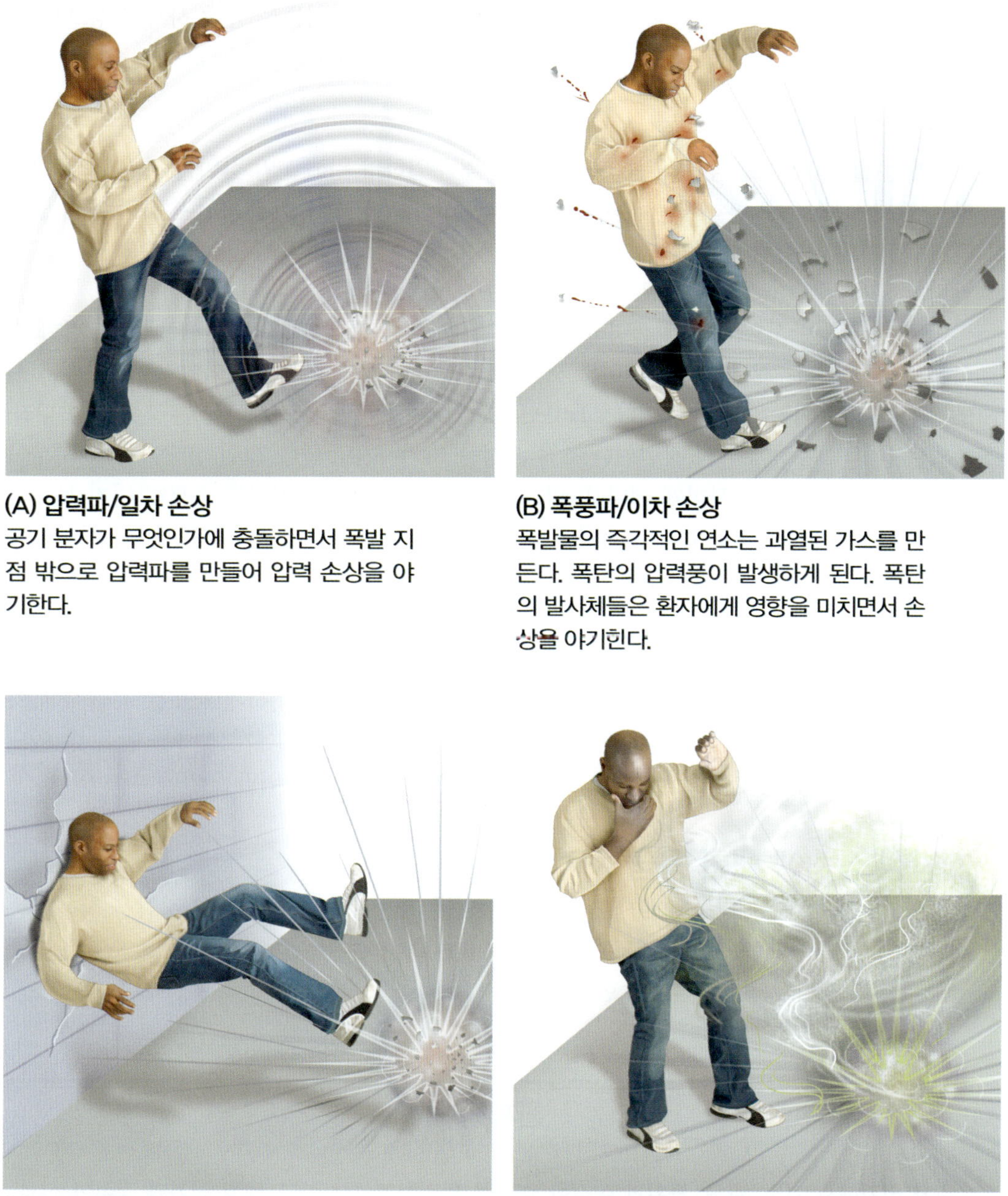

(A) 압력파/일차 손상
공기 분자가 무엇인가에 충돌하면서 폭발 지점 밖으로 압력파를 만들어 압력 손상을 야기한다.

(B) 폭풍파/이차 손상
폭발물의 즉각적인 연소는 과열된 가스를 만든다. 폭탄의 압력풍이 발생하게 된다. 폭탄의 발사체들은 환자에게 영향을 미치면서 손상을 야기한다.

(C) 환자 이동/삼차 손상
폭풍은 사람을 날리거나 물체를 날리면서 추가적인 손상을 야기한다.

(D) 위험 물질에 노출 또는 구조물 붕괴/사차 손상
환자는 화학 물질 또는 독소에 노출되거나 구조물 붕괴에 의해 손상을 입을 것이다.

졌을 수 있다. 폭발은 개방성과 폐쇄성 손상의 결과를 함께 가져올 수 있다(그림 26-11).

이전에 언급했던 것과 같이, 일차 손상은 강렬한 높은 압력(압력파; 고압력)과 폭풍 때문에 발생한다. 모든 신체 기관들은 이에 의해 손상을 받을 수 있으며, 특히 압력은 허파에 심한 손상을 입힌다. 이차 손상은 발사체(날카로운) 때문에 발생하는데 폭발로 인해 발생한 폭발 잔해가 신체에 부딪치면서(폭풍파) 발생하고, 이 때 개방성 상처 또는 관통상을 야기하게 된다.

삼차 손상은 환자가 폭발 때문에 멀리 날라가면서 생기는 손상이다. 삼차 손상은 폭발의 힘으로 발생하거나 또는 날아간 후 땅에 부딪힌 결과로 발생하기도 한다. 이러한 손상들은 연조직 손상뿐만 아니라, 골절상, 열상, 그리고 절단상까지 발생시킬 수 있다. 마지막으로, 환자는 화학물질 또는 독소에 노출, 화상, 으깸 손상도 발생할 수 있다. 이들은 종종 사차 손상으로 불린다.

고압 분사 손상

환자가 윤활유, 페인트, 공기, 또는 다른 물질들을 주입하기 위해 고압 장비를 사용할 때 발생할 수 있는 손상으로 흔하지는 않지만 중요하다. 고압 분사구가 신체(특히 손가락)에 주입되면, 이는 매우 심각한 손상을 야기할 수 있다. 이러한 기계들은 평방인치 당 수천 파운드의 압력이 사용되기 때문에, 손상은 보이는 것보다 더 심각한 결과를 나타낼 것이다.

이 손상은 일반적으로 눈에 선명하게 보이지는 않는다. 피부밑에 발생하기 때문에 진짜 손상은 눈에 보이지 않는다. 고압 장비를 사용한 물질이 신체에 접촉하게 되면, 그 물질은 전신 또는 팔다리로 이동하게 될 것이다. 그러므로, 고압 손상은 압력으로 인한 손상 뿐만 아니라, 주입된 용액의 독성에 따라 광범위한 조직 손상을 야기하기도 한다. 그런 상태에서 몇 시간이 지나게 되면, 조직은 괴사하게 된다. 만약 환자가 초기에 적절한 처치를 충분히 받지 못한다면, 환자는 팔다리의 일부분 혹은 전체를 절단해야 하는 상황에 마주하게 될지도 모른다.

고압분사 손상에 대한 응급구조사의 처치는 팔다리를 들어 올리고 부목을 대는 것이다. 환자가 심한 통증을 호소하더라도, 아이스팩을 적용하지 않는다. 이것은 혈관 수축을 야기하여 관류 부족으로 인한 추가적인 조직 손상 또는 괴사를 야기할 수 있다. 만약 응급구조사가 도착하기 직전에 아이스팩을 적용하였다면 환자는 통증을 느끼지 못하거나 또는 응급실에 가는 것을 원하지 않을 수 있다. 응급구조사는 반드시 환자가 응급실에서 검사를 받을 수 있도록 설득해야 한다. 만약 환자의 치료를 지연시키면 환자는 손 또는 위팔을 잃을 수도 있다.

개방성 상처에 대한 응급 처치

개방성 상처는 표준 예방조치에 대해 철저한 주의를 기울여야 한다. 보호용 장갑을 착용하는 것 이외에도 가운과 보호용 안경도 착용할 수 있다. 출동 후에는 항상 손을 씻고 오염된 물품들이 적절히 처리되도록 유념해야 한다.

환자 평가

개방성 상처

일차 평가에서 기도, 호흡, 순환과 심각한 출혈을 확인하고 처치한다. 일차 평가와 적절한 신체 검진이 끝나면 개별적인 상처 처치가 시작된다.

결정 포인트

- 이 손상은 환자의 기도, 호흡, 순환에 영향을 미치는가?

환자 처치

개방성 상처

개방성 상처에 대한 일반적인 응급처치 지침은 다음과 같다. 개방성 상처에 대한 특별한 유형의 처치 단계는 다음에 더 자세히 설명될 것이다.

1. 상처를 노출한다. 연조직을 덮고 있는 의복을 들어 올리거나 자르거나 찢는다. 옷에 관련된 문헌에 따르면 가위나 옷 절단기를 사용하는 것이 가장 좋다. 일상적인 방법으로 의복을 제거하려 해서는 안 된다. 현재의 손상을 악화시키고 부가적인 손상과 통증을 유발할 수 있다.
2. 상처 표면을 깨끗이 한다. 상처에 꽂혀 있는 조각이나 파편을 뽑으려 하지 않는다. 피부 표면에 있는 커다란 이물질 조각들만 제거한다. 가능하다면 오염된 장갑에 상처가 닿지 않게 보호하면서 소독된 붕대로 큰 조각들을 털어 낸다. 상처를 깨끗이 하는데 너무 많은 시간을 소비하지 않도록 한다. 출혈을 지혈하는 것이 우선이다.
3. 지혈한다. 직접 압박 또는 직접 압박 및 들어 올리기 방법을 사용하여 지혈을 시작한다. 필요할 경우 지혈대를 적용한다. 직접 압박은 특정한 유형의 으깸 손상이나 절단 손상에서는 효과가 없다는 것을 기억하도록 한다. 넓은 부위에 손상을 입었거나 뼈끝이 외부로 튀어나온 경우에는 직접 압박이 비효과적이다. 만약 팔다리 손상에서 직접 압박이 비효과적이거나 적절하지 않다면, 지혈대를 사용하도록 한다(“출혈과 쇼크” 단원을 참고하도록 한다). 관통상과 찔린 상처에서 출혈은 피부 표면에서 보이는 것이 다가 아니고, 내부 출혈이 발생할 수 있음을 항상 기억해야 한다.
4. 심각한 상처가 있는 모든 환자에게는 고농도산소 투여를 포함한 쇼크에 대한 처치를 제공한다.
5. 추가 감염되지 않도록 예방한다. 소독붕대를 사용한다. 사용 가능한 게 아무것도 없다면 현장에서 가장 깨끗한 천을 사용한다.
6. 지혈한 후에 상처에 붕대를 감는다. 만약 팔다리 손상이라면 붕대를 너무 조여서 순환이 차단되지 않았는지 확인하기 위해 원위부 맥박을 확인한다. 압박 붕대를 제외하고는 붕대를 감기 시작하기 전에 지혈되어야 한다. 재출혈이 발생하는지를 확인하기 위해서 주기적으로 붕대를 다시 확인한다.
7. 환자를 가만히 누워 있게 한다. 움직임은 모든 순환을 증가시키므로 출혈이 다시 발생할 수 있다.
8. 환자를 안심시킨다. 이것은 환자의 정서적 반응을 편안하게 만들고 맥박과 혈압을 감소시킬 것이다. 또한 출혈을 감소시키기 위해 도움을 주기도 한다. 안정된 환자는 대개 가만히 누워 있으려 할 것이고, 그러므로 출혈이 다시 시작될 기회도 감소할 것이다.

개방성 상처의 특수 유형에 대한 처치

찰과상과 열상의 처치

찰과상을 처치할 때에는 상처를 통한 감염을 최소화시키는 것이 무엇보다 중요하다. 길고 깊은 열상의 출혈은 지혈하기 어려울 수도 있지만 드레싱 위에 직접압박을 하면 대개 출혈이 멈춘다. 공기부목을 드레싱 위에 적용하는 것도 매우 유용하다. 열상의 경우, 상처의 안쪽을 확인하기 위해 상처 부위를 잡아당기거나 벌리지 않도록 한다.

대부분 열상은 상처 위에 드레싱을 적용하고, 그 위에 붕대를 감음으로써 처치할 수 있다. 일부 응급의료체계에서는 경미한 열상의 경우 나비 붕대 법을 사용하도록 권장하고 있다(나비 붕대는 얇은 접착성 띠로 양쪽의 열상 면이 잡아 당겨지도록 되어 있다). 거즈 드레싱을 나비 반창고 위에 대고 붕대로 감는다

메모: 열상을 과소평가하지 않는다. 열상을 평가할 때 손상부위의 원위부 감각과 운동기능뿐만 아니라 맥박도 평가한다. 환자는 병원에서 봉합이나 성형수술, 항생제 혹은 파상풍주사를 맞을 필요가 있을 수 있다. 그러므로 현장에서 붕대를 적용해준 후 환자를 그대로 현장에 두지 않도록 한다. 심각한 감염이나 흉터가 발생할 수 있다.

관통상 처치

찔린 상처를 처치할 때에는 항상 주의한다. 단지 피부에만 꽂혀 있는 것처럼 보이는 물체가 실

제로는 뼈까지 꽂혀 있을 수도 있다. 이러한 경우라도, 환자는 아무런 통증도 호소하지 않을 수 있다. 외견상 경미한 찔린 상처일지라도 심한 내부 출혈과 광범위한 내부 손상을 유발할 수 있다. 또한, 즉각적인 처치가 필요한 출구 상처가 있을 수도 있으므로 그것을 찾도록 해야 한다.

총상은 뼈를 골절시키고 광범위한 연조직과 장기손상을 일으킬 수 있는 찔린 상처이다 . 탄환의 구경이나 사입구와 사출구의 구멍만으로 상처의 심각성을 결정할 수 없다. 탄환은 조직 속으로 들어가 뼈에 의해 굴절되고, 조각나고 파열될 수 있다(그림 26-12A, 12B, 12C). 그러므로 모든 총상은 심각한 것으로 고려된다. 만약 탄환이 신체를 관통했다면 상당한 내부손상이 있다고 예측해야만 한다. 가까운 거리에서 총을 쏜 경우 상처 사입구 주위에 화상을 입게 된다(그림 26-12D). 얼굴의 총상은 아무리 경미할지라도 기도 문제를 유발할 수 있다. 가까운 거리에서 쏜 공기총은 조직 속으로 공기가 주입되어 심한 손상을 유발할 수 있다.

또한 칼에 찔린 상처도 모두 심각하게 여겨야 하고, 특히 머리, 목, 가슴, 복부, 서혜부의 경우 더 심각할 수 있다.

그림 26-12 (A) 총알은 신체 내에서 예측할 수 없는 경로로 통과되어 여러 기관들과 뼈에 손상을 줄 수 있다. (B) 오른쪽 옆구리에 총상 (C) 동일 환자의 X-Ray (D) 근거리 총상과 사입구 주위의 화상 *(Photos B, C, and D: © Edward T. Dickinson, MD)*

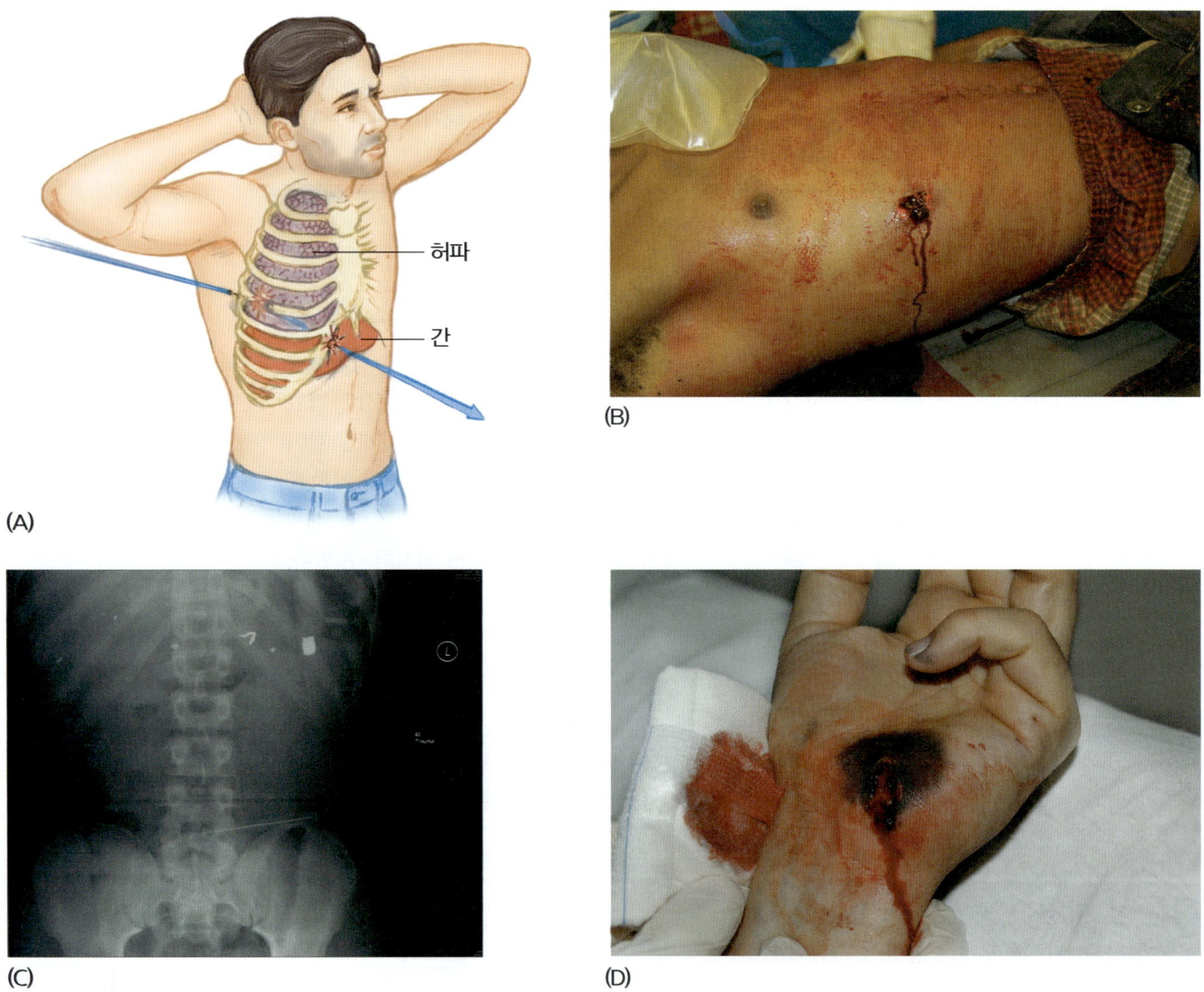

중등도 혹은 심한 찔린 상처를 가진 환자에 대한 처치는 다음과 같은 단계를 따른다.

1. 의식이 명료한 환자를 안심시킨다. 그런 상처들은 환자를 놀라게 할 수 있다.
2. 특히 총상이 있을 때 사출구를 찾는다. 출혈을 지혈하고 사입구와 사출구 상처 모두에 적절한 상처 처치를 한다.
3. 총상의 경우, 항상 기본인명 소생술이 필요한지 평가한다. 고농도의 산소를 투여하면서 쇼크를 처치한다.
4. 환자가 머리, 목, 몸통에 손상을 입었을 때는 환자의 척추를 고정하기 위해 지역 내 프로토콜을 따르도록 한다("머리, 목, 척추 외상" 단원을 참고하도록 한다). 몸통에 관통상을 입은 환자는 신경학적 결손이 없는 한 고정하지 말아야 한다고 주장하는 연구 결과가 있다. 고정은 환자의 호흡 능력을 저해하며 대부분의 사례들에서 효과가 없다는 것이 증명되었다. 항상 그렇듯이, 해당 지역의 프로토콜을 따르도록 한다.
5. 환자를 이송한다. 만약 관통상을 야기한 물체를 확인할 수 있고, 범죄 현장이 아니라면, 검사를 위해 응급실로 가져간다.

삽입된 물체의 처치

찔린 상처는 삽입된 물체를 포함할 수 있다. 물체는 신체 일부분을 관통하는 칼, 울타리 기둥, 가드레일, 유리 파편, 나무 조각일 수도 있다. 삽입된 물체가 너무 길어서 잘라내지 않는 한 이송이 불가능한 경우가 있다. 이러한 경우에는 특별한 지시를 받기 위해 의료지도를 요청한다. 대개 한 사람이 물체를 잡아 고정하고, 다른 사람이 원하는 길이로 부드럽게 톱질을 한다. 이때에는 단단한 지지대가 있는 섬세한 톱(쇠톱이나 전기톱)이 사용된다. 어떤 경우에는 발견된 대로 삽입된 물체를 그대로 놔두어야 할 필요도 있다. 이런 경우 삽입물체를 고정하는 것이 중요하다.

물체가 삽입된 찔린 상처를 입은 환자를 처치할 때, 삽입된 물체를 제거하지 말아야 한다. 삽입물체가 그 위치에 있는 동안 주요 동맥에서의 출혈을 막을 수 있는데, 그것을 제거하면 압력이 사라져 심한 출혈을 유발할 수 있기 때문이다. 또한, 물체를 제거하는 것이 오히려 신경, 근육과 다른 연조직 손상을 유발할 수 있다. 피부 표면의 삽입 물체를 조금만 움직여도 내부 조직의 손상은 몇배나 증폭될 수 있다. 다음의 과정을 따른다:

그림 26-13 (A) 칼의 일부가 환자의 빗장뼈 근처에 삽입되어 있다. (B) 동일 환자의 X-ray

(Photos A and B: © Edward T. Dickinson, MD)

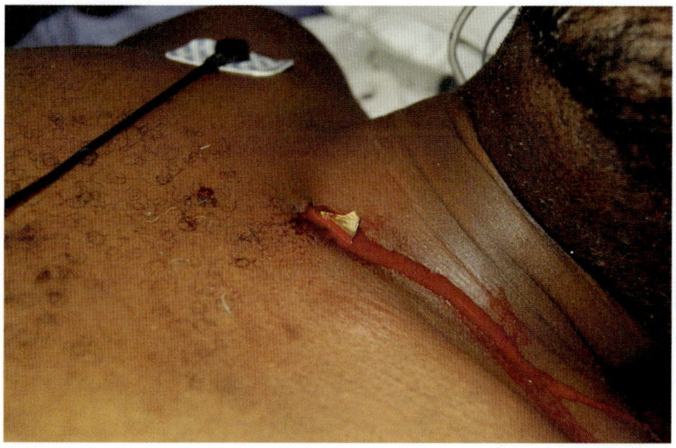

(A)

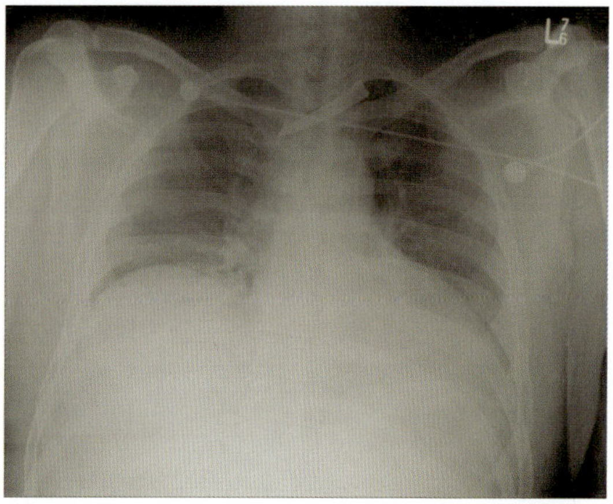

(B)

그림 26-14 두꺼운 드레싱으로 삽입된 물체를 고정한다. (B) 삽입된 물체 주위에 드레싱을 적용하고 붕대를 감는다.

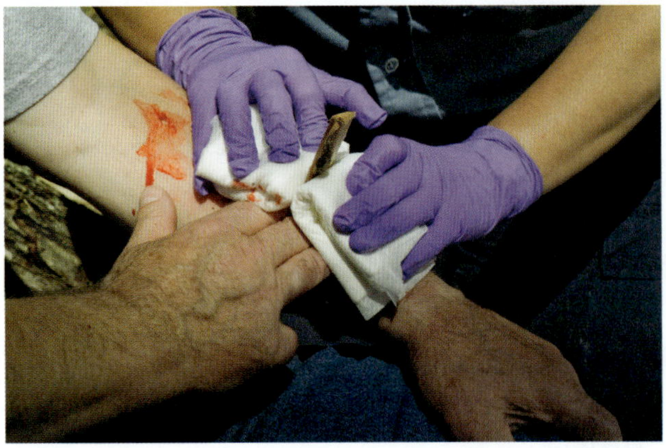

(A)

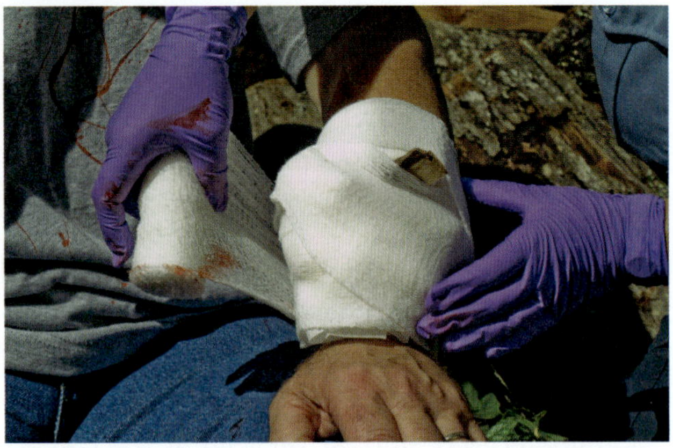

(B)

1. 상처 부위를 노출한다. 상처 부위를 볼 수 있도록 의복을 잘라 제거한다. 이물질을 건드리지 않도록 최대한 주의하라. 이물질 위로 의복을 들어 올리려 하지 않는다. 잘못하여 움직일 수 있기 때문이다. 삽입된 이물질이 길면 노출한 후 지혈하고 붕대를 감는 동안 손으로 고정해야 한다.
2. 가능하면 직접압박으로 심한 출혈을 지혈한다. 장갑을 착용하고 손을 이물질의 양옆에 놓고, 힘을 주어 누른다. 이물질에 압박을 주어서는 안 된다. 이물질이 칼이나 유리 파편 같이 절단면이 있다면 압력을 줄 때 큰 주의를 필요로 한다. 그렇지 않으면 환자에게 추가적인 손상을 초래할 수도 있다. 손을 다치거나 장갑이 손상되지 않도록 조심한다.
3. 계속 물체를 고정하고 지혈하는 동안, 다른 구조자가 손상 부위 주변에 넓게 드레싱을 적용하여 이물질 주위를 전부 감싸도록 한다(그림 26-14). 고정하는 붕대가 완전히 적용될 때까지 손으로 계속 고정하고 있어야 한다. 다른 구조자는 접힌 패드나 소독용 수건 또는 두꺼운 붕대를 물체의 반대편에 놓는다. 길거나 큰 이물질이 삽입된 경우에는 수건을 접거나 담요, 베개를 드레싱 패드 대신 사용하기도 한다. 패드 아래를 고정하고 있던 손을 빼고 패드 위에 손을 놓아 겹겹이 붕대가 놓이도록 누른다. 다음 패드는 물체 반대편에 놓아서 첫 번째 층과 직각을 이루도록 놓는다. 이물질이 가능한 많이 고정 될 때까지 이 과정을 계속한다. 붕대를 감으면 드레싱은 물체를 고정하고 혈관을 위에서 아래로 압박하게 된다. 삽입된 물체를 고정하는데에는 시간이 제한되어 있다는 것을 유념하라. 조언을 위해 지도의사와 연락한다.
4. 드레싱을 제자리에 고정한다. 반창고로 드레싱을 고정한다. 그러나 상처 주위의 혈액, 땀, 몸의 움직임들로 인해 반창고 테이프를 사용하는 것이 어려울 수도 있다. 띠 형태로 접힌 삼각건을 사용하여 하나는 이물질의 위에, 하나는 아래에 묶어 사용할 수도 있다. 삼각건은 넓이가 최소 10cm 이상이어야 한다. 몸통에 삽입된 물체에 대한 처치에서 필요하다면, 얇고 단단한 부목으로 환자 등 밑에 넣어 삼각건을 밑에 넣게 할 수도 있다.
5. 쇼크 처치를 하고 가능한 고농도의 산소를 제공한다. 가능한 빨리 산소를 공급하고 체온 유지를 위해 담요를 덮어 주도록 한다. 하지만, 구조자가 한 명이라면, 이러한 처치는 출혈을 지혈하기 위해 지연될 수 있다.
6. 환자를 안정시키고 스트레스가 최소화될 수 있도록 자세를 취해준다. 예를 들면 부목이나 척추 고정대로 손상된 부위를 고정한다. 안정을 취할 수 있도록 정서적 지지를 제공

한다.

7. 가능한 빨리 환자를 이송한다. 이물질을 움직이게 하거나 헐겁게 하거나 빠지게 하는 과도한 움직임은 피한다. 응급구조사가 현장에 도착하기 전에 목격자가 물체를 제거했다면 검사하기 위해 병원으로 물체를 가져가야 한다.
8. 처치하는 동안 내내 환자를 안정시킨다. 어떠한 물체가 자신의 몸에 박혀 있다는 사실은, 의식 있는 환자를 매우 불안하게 만들 것이다.

뺨에 삽입된 물체

이물질이 뺨을 관통한 경우는 매우 위험한 상황이다. 그 이유는 첫째, 물체가 입안으로 바로 들어가거나 뺨에 관통된 채로 있다가 이후에 입안으로 들어가면서 기도 폐쇄를 유발할 수 있기 때문이다. 둘째, 뺨이 관통되면서 입 안과 기도 내로 출혈이 발생하여 구토 및 흡인을 유발하거나, 더 나아가 기도 폐쇄 및 호흡 부전을 초래할 수 있기 때문이다.

외부 손상 처치만 가지고 입 안의 출혈을 지혈할 수 없다. 뺨에 이물질이 관통된 환자를 발견했다면, 응급구조사는 다음의 과정을 수행해야 한다(그림 26-15).

1. 상처 부위를 검사한다. 조심스럽게 뺨의 외부와 입 안을 시진한다. 펜라이트를 사용해서 환자의 입 안을 관찰한다. 필요하다면, 물체가 뺨 벽을 통과했는지 알아보기 위해서 조심스럽게 장갑을 끼고 손가락으로 뺨 안쪽을 평가한다. 응급구조사의 손가락과 환자의 상처를 보호하기 위해서 드레싱 패드를 사용하는 것은 좋은 방법이다.
2. 물체가 관통되어, 물체의 양쪽 끝을 다 볼 수 있다면 물체를 제거해야 한다. 물체가 뺨에 들어간 방향으로 당긴다. 제거할 수 없다면 물체를 그냥 놔둔다. 물체를 돌리지 않는다. 만약 물체 끝부분이 더 깊숙한 구조물(잇몸)에 삽입되었다면, 물체를 고정해야 한다. 제거하려 하지 않는다.
3. 환자의 자세를 취해준다. 입안의 침이나 혈액이 흘러나올 수 있도록 자세를 취해준다(척추 손상 가능성이 있다면 머리, 목, 척추를 먼저 고정하고 나서, 환자와 척추고정판을 한꺼번에 기울인다).
4. 물체를 제거하거나 고정하고 나면 환자의 기도를 재검사한다. 필요하다면 흡인을 준비한다. 뺨 벽을 관통한 물체는 치아나 의치를 부서뜨리면서, 치아 또는 의치로 인해 기도 폐쇄를 유발 할 수 있다는 사실을 유념한다. 특히 환자의 의식이 명료하지 않으면, 입 안의 혈액이 기도를 폐쇄할 수 있으므로 주의를 기울인다.
5. 압박 드레싱을 사용해서 상처 외부를 드레싱하고, 멸균 드레싱 혹은 붕대를 적용한다.

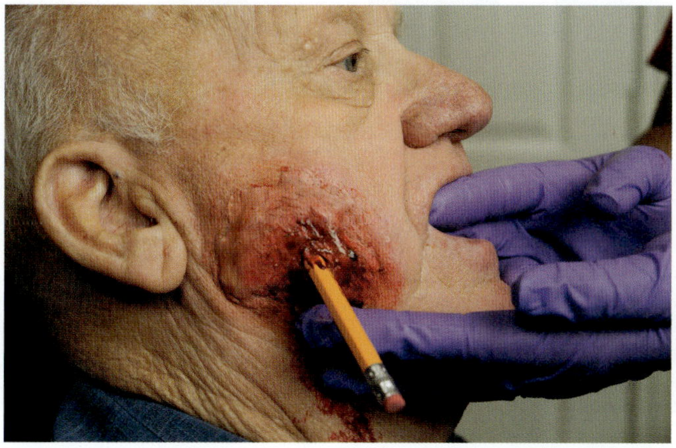

그림 26-15 뺨에 삽입된 이물질을 제거하는 과정

또한 지혈을 위해 손으로 직접 압박을 실시한다. 환자의 의식이 명료하고 협조적이라면, 입 안의 출혈을 지혈하기 위해서 뺨 내부에 거즈를 댈 수 있다. 환자의 의식 수준을 자세히 검사하고, 드레싱이 기도를 방해하지 않는지 확인한다.

6. 산소를 제공하고 쇼크에 대한 처치를 수행한다. 필요한 경우, 지속적으로 흡인을 실시하고, 비강 캐뉼라를 사용한다. 환자의 입 안에 드레싱을 적용했다면, 환자의 입 밖으로 드레싱을 7~10cm 정도 빼내지 않는 한 안면 마스크를 사용하는 것은 위험할 수 있다.

눈의 찔린 상처 또는 이물질 삽입

눈에 삽입물체 없이 찔린 상처를 입은 경우에는 헐거운 붕대를 적용한다. 그러나 눈에 삽입된 물체가 있는 경우라면, 다음과 같은 방법을 따라야 한다(그림 26-16).

1. 이물질을 고정한다. 7cm 거즈 붕대나, 접은 4×4거즈를 머리의 수직 축을 따라 이물질의 양쪽에 놓아 이물질이 고정되도록 한다.
2. 단단하게 보호한다. 일회용 종이컵이나 종이 고깔을 삽입된 물체 위에 덮고 붕대로 고정시킨다. 종이컵이 이물질에 닿지 않도록 한다. 스티로폼 컵은 부서져 떨어질 수 있으므로 사용하지 않는다.
3. 접착 롤러 붕대나 거즈로 컵을 제자리에 고정시키는 동안 다른 구조자는 붕대와 컵을 잡고 있도록 한다. 컵의 꼭대기는 붕대로 고정하지 않는다.
4. 손상되지 않은 눈에도 드레싱을 적용하고 붕대로 감아준다. 이렇게 하면 두 눈이 동시에 움직이는 것을 감소시킬 수 있다.
5. 산소를 투여하고 쇼크에 대한 처치를 수행한다.
6. 환자를 안정시키고 정서적 지지를 한다.

이 방법은 눈 주변의 출혈을 조절하기 위한 압박 드레싱으로도 이용될 수 있다.

메모: 일부 응급의료체계에서는 손상된 눈 처치에서 4단계는 생략된다. 양쪽 눈을 다 가리는 것은 환자를 불안하게 만들며 손상되지 않은 눈을 가리는 것은 환자의 상태에 별다른 영향을 주지 않기 때문이다. 지역내 프로토콜을 따르도록 한다.

또 다른 방법으로는 멸균거즈 패드나 일반 드레싱을 여러 겹으로 접어 두꺼운 드레싱을 만들어 적용할 수 있다. 이 패드의 중심에 삽입된 이물질의 크기만큼 구멍을 낸 다음, 조심스럽

그림 26-16 눈에 이물질이 삽입된 환자의 처치

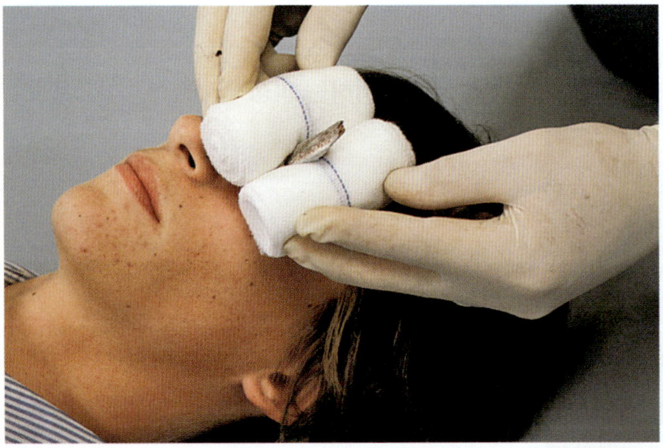

(A)

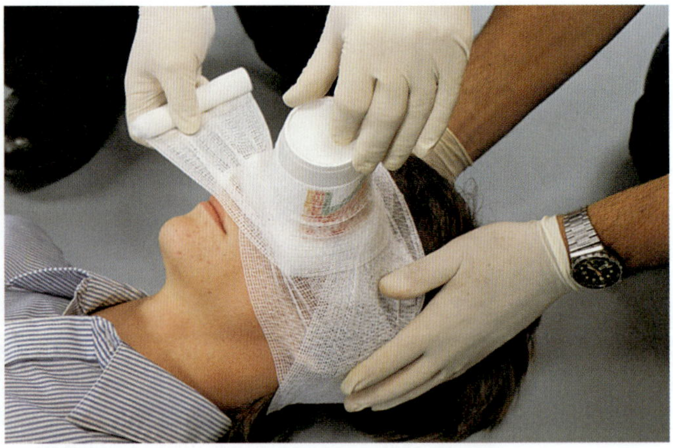

(B)

게 삽입된 이물질을 패드에 끼어 삽입된 이물질이 중심에 오게 한다. 이후의 과정은 앞서 설명한 것과 같다. 지역 내 응급의료체계에서 이러한 술기를 허용한다면, 드레싱을 적용할 때 이물질이 움직이지 않도록 매우 조심해야 할 것이다.

박리 손상 처치법

박리 손상에 대한 응급처치 시, 크고 두꺼운 압박 붕대를 사용하도록 한다. 이때는 벗겨진 부위를 보존하여 환자와 함께 의료기관으로 이송한 후, 수술로 그 부위를 회복시키거나 피부 이식을 할 수 있도록 하여야 한다.

피부판이 너덜거리지만 떨어지지 않은 경우에는, 다음과 같은 단계를 따른다.

1. 상처 표면을 깨끗하게 한다.
2. 가능한 조심스럽게 피부를 다시 정상적인 위치로 덮는다.
3. 출혈을 지혈하고 두꺼운 압박 거즈로 상처를 드레싱 한다.

피부나 신체 일부가 신체에서 뜯어진 경우, 출혈을 지혈하고 두꺼운 압박 붕대로 상처를 드레싱 한다. 박리된 부분을 찾아 멸균 식염수로 촉촉한 멸균 드레싱으로 감싸라. 박리된 부위의 위치, 환자의 이름과 날짜, 봉지에 넣은 시간을 확실히 표기한 후 붙이도록 하여 병원 내 직원이 박리 손상을 입은 대략의 시간을 알 수 있도록 한다. 박리된 부위가 얼지 않도록 충분히 감싼 후 차가운 팩 위나 밀봉된 얼음 봉지 위에 놓는다. 드라이아이스는 사용하지 말고 박리된 부분을 얼음이나 차가운 물 또는 생리식염수에 직접 담그지 않도록 한다. 보관 용기에도 박리된 부위에 했던 것처럼 동일하게 표기하여 붙인다.

메모: 박리된 조직에 대한 처치는 이송 병원의 재이식 절차에 맞춰진 지역 내 프로토콜을 따른다. 일부 응급의료체계에서는 멸균 생리식염수(멸균 증류수는 사용하지 않는다)로 적셔서 박리된 부위를 감도록 하고 있다. 생리식염수는 새 멸균 용액이어야 한다. 한 번 개봉한 적이 있는 멸균 생리식염수 용액은 더 이상 멸균상태로 볼 수 없다는 것을 명심해야 한다. 장갑을 착용한 응급구조사의 손에 있던 미생물이 식염수에 들어가서 붕대를 통해 박리된 부위로 옮겨갈 수 있으므로 이 방법을 사용할 때는 매우 조심해야 한다. 심한 박리 손상을 입은 환자는 매우 불안해하므로 응급구조사는 환자를 안심시켜야 한다.

절단 처치

대부분의 절단 손상은, 절단 자체의 위험보다는 손상이 진행되면서 발생하는 출혈이 더 심각하다. 항상 출혈을 즉시 조절하는 처치를 시행해야 한다. 직접 압박을 우선 적용하고, 직접 압박 후에도 출혈이 지속되거나 직접 압박이 가능하지 않은 경우 지혈대를 사용하도록 한다. 절단 부위에 압박 드레싱 사용을 고려한다.

절단된 부위도 처치한다(그림 26-17). 가능하다면, 멸균 드레싱으로 감싸고, 압박 붕대로 고정한다. 절단된 부위는 잘 감싸 플라스틱 백에 넣고, 아이스팩에 넣는다. 절단된 부위를 직접 물 또는 식염수, 얼음 속에 넣지 않는다. 부분 절단의 경우 완전히 절단시키지 않는다.

생식기 손상의 처치

생식기 손상은 흔하지 않지만, 종종 심각한 출혈을 야기하고 환자를 매우 불안하게 만든다. 생식기는 풍부한 혈관을 가지고 있기 때문에, 손상 시 출혈이 심하다. 또한 생식기는 생식기 계통의 일부로서 손상 시 아이를 가질 수 있는 기능에 영향을 미칠 수 있다. 생식기 위치상 여성보다 남성에서 생식기 손상이 빈번한 경향이 있다.

생식기에 발생할 수 있는 손상의 유형은 다음과 같다:

그림 26-17 절단 손상의 처치. 절단된 부위는 멸균 생리식염수로 적신 거즈를 이용해 잘 덮는다.(*© Edward T. Dickinson, MD*)

메모: 이것은 그림 26-9B에서 보여준 손에서 절단된 엄지손가락이다.

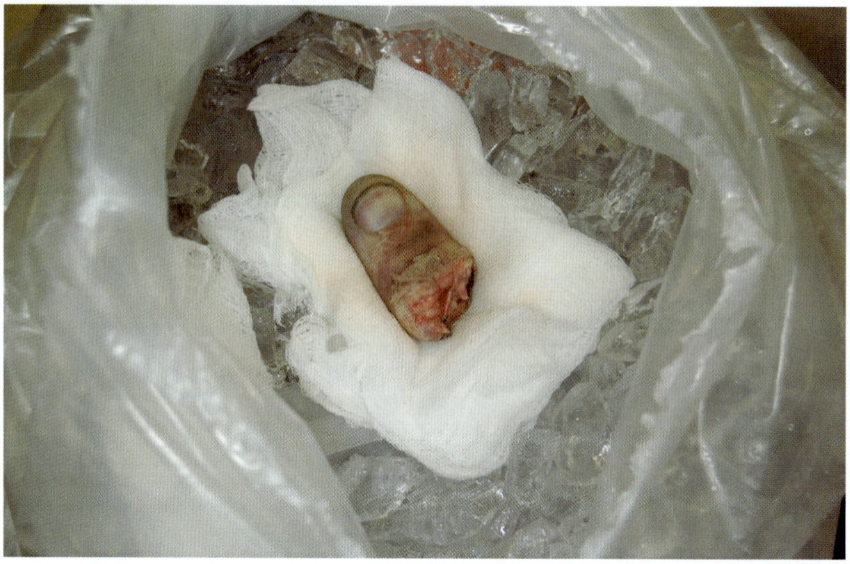

- 무딘 손상 또는 관통상으로 인한 타박상, 열상, 그리고 찰과상(그림 26-18A).
- 박리 손상, 이미 언급했던 손의 탈 장갑 박리 손상과 같은 방법으로 찢어지고, 피부와 조직이 벗겨지는 음경의 박리 손상(그림 26-18B)
- 무딘 손상. 좁은 구조물 위로 세게 내려앉아 회음부를 손상 당하는 말안장 손상을 포함한다.
- 지퍼 손상, 주로 포경 수술 받지 않은 남자 아이에게서 발생한다. 표피가 바지의 지퍼에 끼어 발생한다.
- 질 또는 음경에 이물질 또는 물체 삽입.
- 요도 출혈(그림 26-18C), 요도의 파열을 나타낸다. 무딘 손상을 입은 환자에서 골반 골절 손상을 입은 환자는 요도 손상을 입을 수 있다.

생식기 손상을 입은 환자를 위한 처치:

1. 다른 연조직 손상처럼 출혈을 지혈한다.
2. 지역 내 프로토콜에 따라 절단된 부위를 보존한다.
3. 손상은 보이는 것 보다 더 심각할 수 있음을 기억한다. (예; 요도 손상은 골반 외상을 시사한다)
4. 환자의 자존감을 지킬 수 있도록 차분한, 전문가다운 태도를 보여라. 처치는 연조직 손상과 같지만, 대부분 환자는 더 많이 안심시켜야 할 필요가 있을 것이다.
5. 만약 환자가 어린이 또는 약자라면, 성적 학대와 관련이 있는지 조심스럽게 확인한다.
6. 상처를 드레싱하고 붕대로 감싼다. (이 단원의 후반부에서 배울 것이다.)
7. 성폭행의 가능성을 고려한다. 모든 생식기 손상이 성폭행 때문에 발생하는 것은 아니지만, 이 손상 기전은 매우 흔한 원인이기도 하다. 응급구조사는 항상 이러한 가능성을 고려하고, 적절한 자원(성폭력보호 상담소 등)을 효율적으로 사용하도록 한다.

그림 26-18 생식기 손상은 다양한 방법으로 나타난다. (A) 음낭의 총상 (B) 음경의 박리 (C) 요도 출혈. 골반 외상과 관련된 요도 파열을 시사함. *(Photos A and C: © Edward Dickinson, MD; Photo B: © Dr. Paula Moynahan, Moynahan Medical Center)*

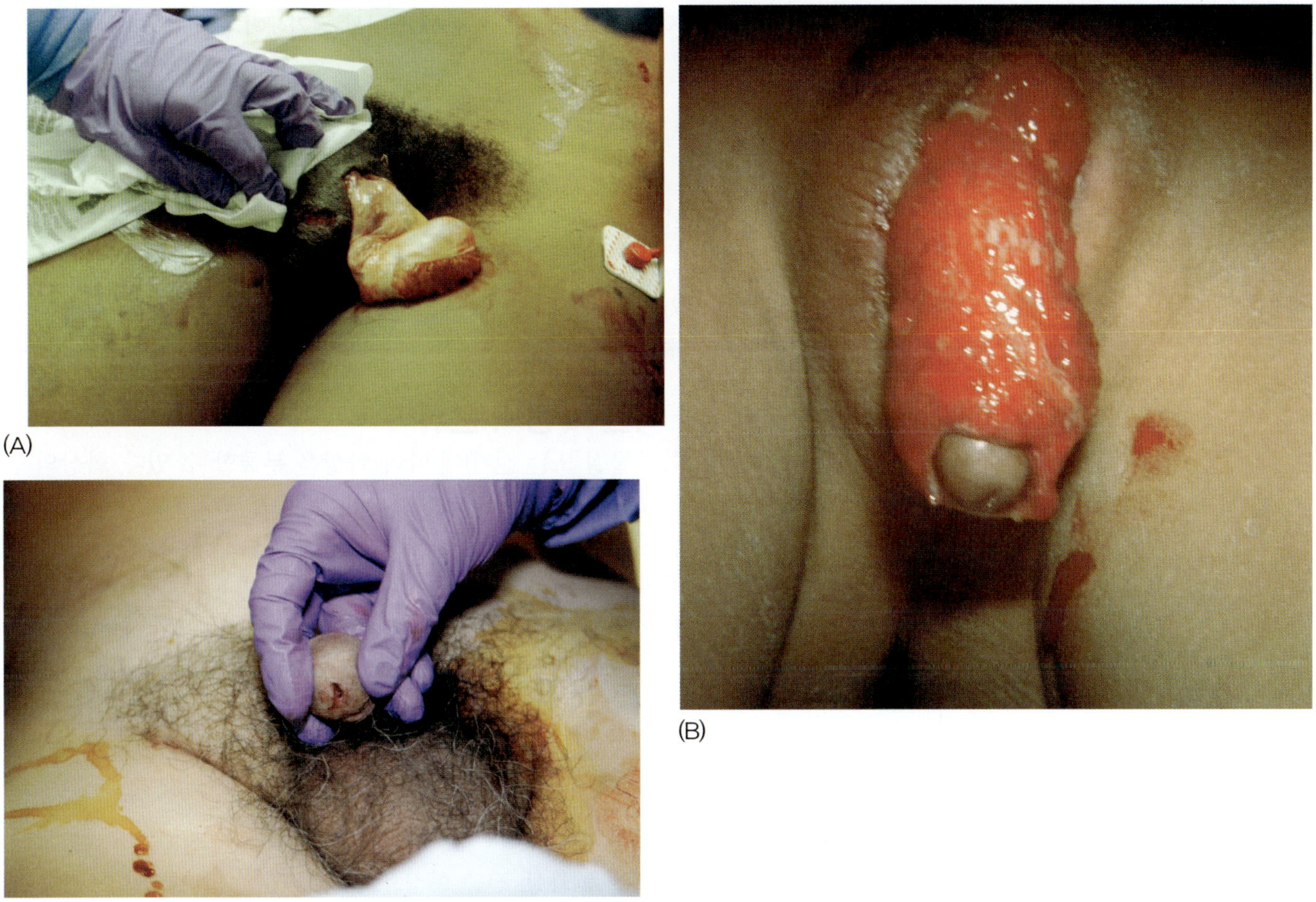

(A)

(B)

(C)

화상(Burns)

핵심 개념
화상과 화상에 대한 응급처치 이해하기

대부분 사람은 화상이 단순한 피부 손상이라고 생각하지만, 그 이상일 수도 있다. 화상은 종종 근육, 뼈, 신경과 혈관을 포함하는 피부 속의 구조물들을 손상시킨다. 회복될 수 없을 정도로 눈을 손상시키거나, 조직 부종으로 인해 기도 폐쇄를 유발하고, 그 결과 호흡 기능상실과 호흡 정지를 초래할 수 있다. 화상에 의해 생긴 신체적 손상 이외에도, 환자는 정서적, 심리적 문제를 평생 겪게 되기도 한다.

화상 환자를 처치할 때는, 항상 화상 그 이상의 것을 생각해야 한다. 내과 응급상황이나 사고로 화상을 입을 수 있는데, 예를 들면, 담배를 피우는 동안 심장 발작을 일으켜 화상을 입거나 화재가 발생하는 상황이다. 이 경우, 응급구조사는 환자를 평가하는 동안, 화상이 가장 명백한 손상일지라도, 심장의 문제를 평가할 필요가 있다. 반대로 화상이나 화재가 다른 손상이나 내과적 상태를 유발하거나 악화시킬 수도 있다. 화재에서 탈출하려던 사람들은 척추손상이나 골절을 입을 수 있으므로, 응급구조사는 화상뿐만 아니라 척추 손상과 골절도 평가해야 한다.

환자 평가

화상

환자가 화상을 입었을 때, 환자 평가는 화상을 분류하고 나서 평가해야 한다. 화상은 세 가지 방법으로 분류하고 평가될 수 있다.

1. 매개체 및 원인물질
2. 깊이
3. 심각성

세 경우 모두 응급 여부를 판단하고 화상에서 요구되는 응급처치의 종류를 결정하는데 있어 중요하다. 이들 분류는 다음에서 자세히 논의될 것이다.

메모: 즉각적인 화상 치료를 시작하기 위해, 환자 평가를 생략해서는 안된다.

매개체 및 원인물질에 의한 화상의 분류

화상을 일으키는 매개체(예, 화학물질 또는 전기)에 따라 화상을 분류할 수 있다. 화상의 원인 물질(예, 건조 석회 또는 교류)에 주목하여 더 특수하게 분류할 수 있다. 여러분은 화상을 일으킨 원인을 보고해야 하고, 또한 실제 상황에서 매개 원인물질도 보고해야 한다(표 26-2). 예를 들어 "건조 석회와 접촉하여 생긴 화학적 화상"으로 보고할 수 있다.

화상의 매개체나 원인물질을 결코 추정하지 말아야 한다. 열 화상으로 보이는 것이 실제로 방사선으로 발생한 것일 수 있다. 환자가 얼굴에 경미한 열 화상을 입었을 때 눈에도 빛 화상을 입었을 수 있다는 것을 잊을 수가 있다. 항상 현장에서의 관찰, 목격자들의 보고, 환자와의 면담으로부터 정보를 수집한다.

표층 화상(superficial burn)
피부의 가장 바깥층인 표피 부위만 화상을 입은 상태. 화상을 입은 피부는 붉어지고 약간의 부종이 있을 수 있다. 예를 들어 태양열에 의한 화상이 있다. 1도 화상이라고도 한다.

부분층 화상(partial-thickness burn)
표피를 지나 진피까지 손상된 화상. 이런 화상은 발적, 수포, 반점의 양상이 나타난다. 2도 화상이라고도 한다.

깊이에 따른 화상의 분류

피부에 생긴 화상은 표층화상, 부분층 화상, 전층 화상으로 분류될 수 있다(그림 26-19). 또한 1도 화상, 2도 화상, 3도 화상으로 분류될 수 있고, 아래와 같이 1도 화상은 표층 화상, 2도 화상은 부분층 화상, 3도 화상은 전층 화상과 같다.

- **표층 화상**(그림 26-20). 표피부위(피부 바깥층)에만 침범한 화상이며 약간의 부종과 홍반이 나타나며 예로는 일광화상이 있다. 환자는 대개 화상 부위의 통증(어떤 때는 아주 심한 통증)을 호소하지만 흉터 없이 스스로 치유된다. 표층화상은 또한 1도 화상이라고도 한다.
- **부분층 화상**(그림 26-21). 이러한 유형의 화상은 표피와 진피(피부의 두 번째 층)까지 손상되었지만, 그 밑의 조직까지는 침범되지 않은 것이다. 깊고 격심한 통증과 현저한 발적과 수포가 발생하고 피부가 얼룩덜룩한 양상을 띤다. 부분층 화상은 손상 후 48시간 동안 혈장과 조직액이 유리되어 피부 상층이 들어 올려져서 부종과 수포가 생긴다. 적절한 처치를 했

표 26-2 화상의 매게체 및 원인물질

매개체	원인 물질
열	화염, 방사선, 불꽃에 의한 과도한 열, 증기, 뜨거운 액체, 뜨거운 물체
화학 물질	여러가지 산, 염기, 부식제
전기	교류, 직류, 번개
빛 (전형적으로 눈에 발생)	강한 빛, 자외선(태양을 포함)
방사선	대개 핵 물질로 인한 것; 자외선도 방사선 화상의 원인으로 고려될 수 있다.

그림 26-19 깊이에 따른 화상 분류

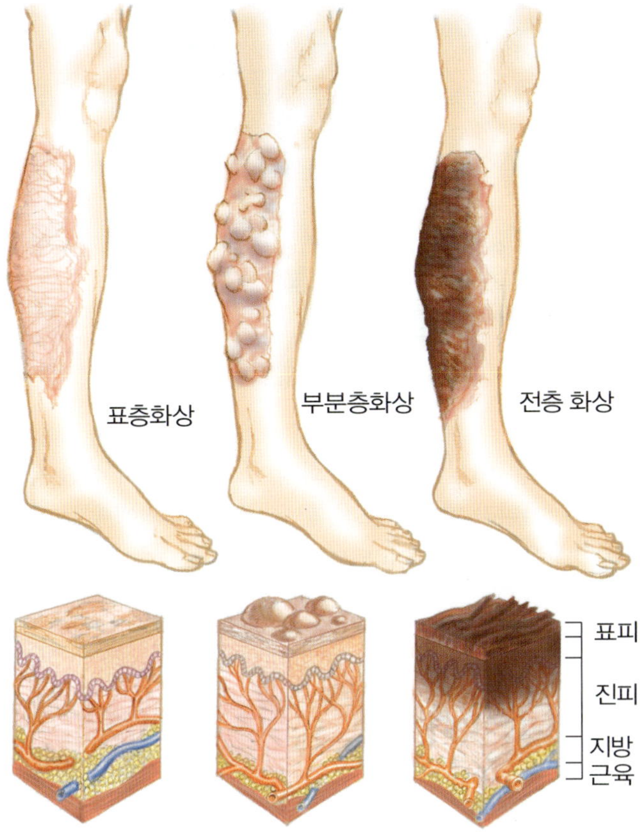

그림 26-20 표층화상 *(© Edward T. Dickinson, MD)*

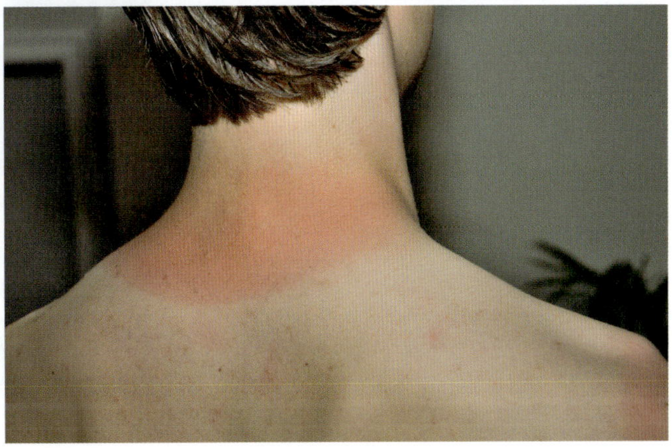

그림 26-21 (A와 B) 부분층 화상 *(Photos A and B: © Edward T. Dickinson, MD)*

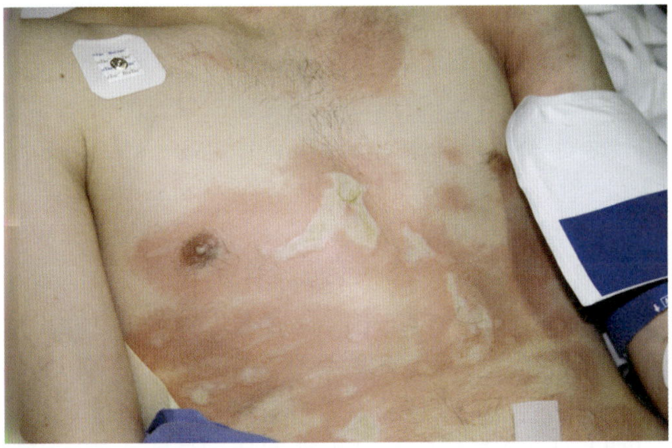
(A)

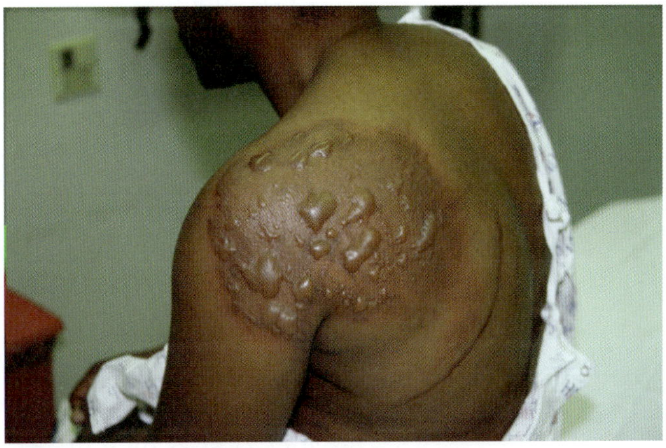
(B)

을 때 부분층 화상은 거의 흉터 없이 스스로 치유될 수 있으며, 2도 화상이라고도 한다.

- **전층 화상**(그림 26-22). 피부 전층이 손상되는 화상이다. 일부 전층화상의 경우 부분층 화상과 구별하기가 어려울 수 있다. 그렇지만 대개 숯처럼 검거나 밤색으로 변한 부위, 또는 건조되고 하얀 부위가 있다. 환자는 심한 통증을 호소하기도 하고, 만약 신경이 손상되었다면 전혀 통증을 느끼지 못할 것이다(화상 주위에 통증을 일으킬 수 있는 부분층 화상에

전층 화상(full thickness burn)
피부의 모든 층이 손상된 화상. 까맣게 타거나 건조하고, 하얀 부분이 보인다. 3도 화상이라고도 한다.

그림 26-22 전층 화상
(© Edward T. Dickinson, MD)

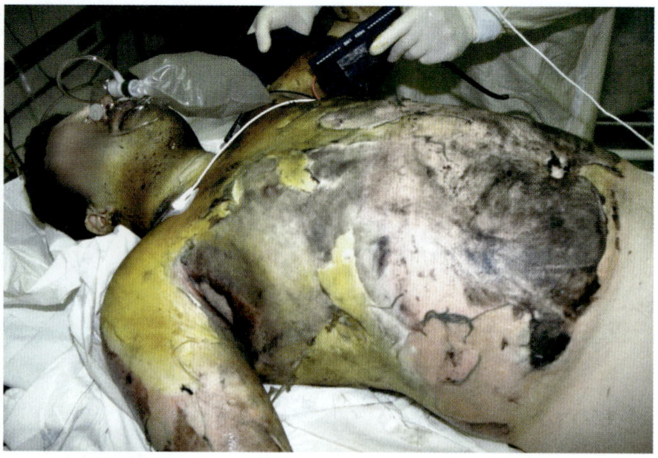

근접한 부위는 제외한다). 이런 화상은 피부 이식을 요한다. 화상이 치유되면서 심한 흉터가 남게 된다. 전층 화상은 피부 전층뿐 아니라 피부밑 조직, 근육, 뼈와 그 밑에 있는 장기까지 손상되기도 한다. 때로는 전층 화상을 3도 화상이라고도 한다.

화상의 중증도 판단

- 화상의 중증도를 결정할 때, 다음과 같은 요소들을 고려해야 한다.
- 화상의 원인 혹은 원인 물질
- 화상을 입은 신체 부위
- 화상의 깊이
- 화상의 범위
- 환자의 나이
- 다른 질병 또는 손상

화상의 원인이나 원인물질은 환자 평가에 있어 매우 중요하다. 전류에 의한 화상은 피부에 작은 손상을 일으키지만 심한 내부 손상의 위험이 있을 수 있다. 화학적 화상은 화학 물질이 피부에 남아 있어서 몇 시간 또는 며칠 동안 계속 화상을 일으키고 결국 혈류에 침투할 수 있기 때문에 특별히 주의해야 한다. 때로는 알칼리성 화학 물질에 의한 경우에서도 발생한다.

화상을 입은 신체 부위를 다룰 때, 얼굴 화상은 기도나 눈 손상을 초래하기 때문에 특별이 유의해야 한다(그림 26-23). 또한 손과 발의 화상은 흉터에 의해 손가락과 발가락이 움직이지 못하게 될 수 있으므로 특별하게 유의해야 할 부위이다. 환자를 움직일 때 손상된 부위가 악화되지 않고 손상된 조직이 서로 달라붙는 것을 막기 위해 특별한 처치가 요구된다. 샅굴부위, 생식기, 엉덩이, 허벅지 안쪽에 화상을 입었을 때 세균 감염 가능성이 초기 손상보다 훨씬 더 심 할 수 있다. 원통형 화상(신체나 신체 일부분을 둘러싼 화상)은 피부를 수축시키고, 팔다리에 손상을 입은 경우 먼쪽 조직으로의 순환을 차단 할 수 있기 때문에 매우 심각해 질 수 있다.

더구나 원통형 화상의 치유 과정은 매우 복잡하다. 관절이나 가슴, 복부에 화상을 입어 둘레를 감싸는 화상흉터로 인해 정상적인 기능을 제한하는 경향이 있다.

화상의 깊이는 화상의 중증도를 판단하는데 중요하다. 부분층 화상과 전층 화상의 경우 피부의 표피층이 뚫려서 노출된 조직이 감염되기도 하고 유해한 화학 물질과 유기체가 순환계에 침범할 수 있다.

그림 26-23 코 털이 그을렸거나 혀 끝의 화상은 기도 화상이나 눈 화상의 위험성을 알린다. *(© Edward T. Dickinson, MD)*

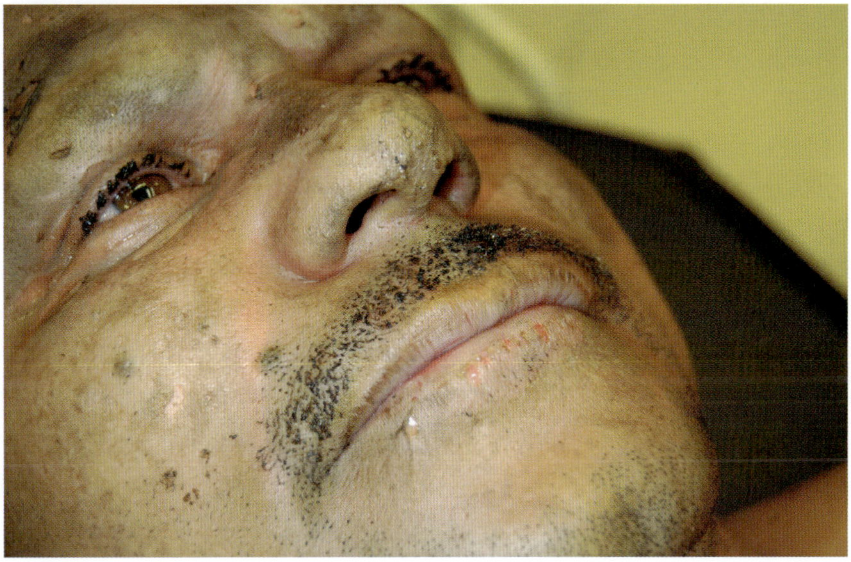

그림 26-24 9의 법칙

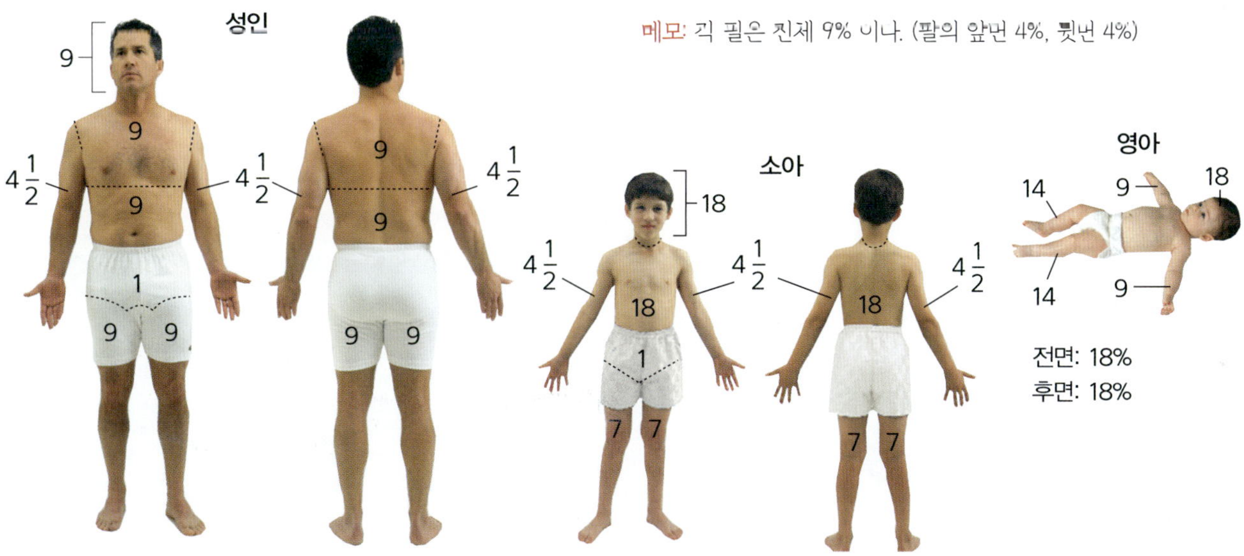

또한 화상의 범위를 대략적으로 측정할 필요가 있다. 손상된 피부의 총 표면적은 *9의 법칙*으로 신속히 계산할 수 있다(그림 26-24). 성인은 머리와 목, 각각의 팔, 가슴, 복부, 등 윗쪽 등과 아래쪽 등, 그리고 엉덩이, 다리 각각의 앞면과 뒷면의 신체 부분은 각각 신체 총 표면의 9%씩 차지한다. 따라서 이 전체 부위가 신체 표면의 99%를 차지하고, 나머지 1%는 외부 생식기 부위이다.

9의 법칙에서 영아와 어린 소아의 경우, 머리가 신체 나머지 부위와의 비율상 성인보다 더 크므로 수정해서 사용한다. 영아와 소아의 머리와 목은 18%로, 각각의 팔은 9%, 가슴과 복부는 18%, 전체 등은 18%, 각각의 다리가 14%이고 외부 생식기는 1%로 계산한다(이렇게 하면 합계가 101%가 되지만 대략 측정할 때 사용된다. 일부 응급의료 체계에서는 100%가 되도록 각 팔다리를 13.5%로 계산하기도 한다).

9의 법칙(rule of nines)
화상의 범위를 측정하는 방법. 성인의 경우, 다음 각각의 부위가 신체 표면의 9%를 나타낸다. 머리와 목, 팔, 가슴, 복부, 위쪽 등과 아래쪽 등, 엉덩이, 다리의 앞면과 뒷면으로 구분한다. 남는 1%는 생식기 부위이다. 영아와 소아의 경우 비율이 달라져서 머리가 18%, 각 다리가 14%이다.

손바닥 법칙(rule of palms)
화상의 범위를 측정하는 방법. 환자의 손바닥은 신체 표면의 1%에 해당하므로 그 크기로 환자의 화상범위를 측정한다.

화상범위를 측정하는 또 다른 방법으로는 화상 범위를 환자의 손으로 측정하는 *손바닥 측정법*이 있다. 손바닥 측정법은 영아, 소아 또는 성인 등 어떤 환자에게도 적용될 수 있다. 손바닥은 신체 표면의 약 1%와 같기 때문에 화상의 범위를 측정하기 위해 환자의 손바닥으로 그 크기를 비교한다(예를 들면 손바닥 5번 = 신체의 5%). 손바닥 측정법은 작고 국소적인 화상에 적용하기가 더 쉽고 9의 법칙은 크고 넓은 화상에 적용하기 좋다.

환자의 나이는 화상의 중증도를 고려할 때 중요한 요인이다. 영아, 5세 이하의 소아, 55세 이상의 성인은 그들의 해부생리학적 이유로 화상 시 가장 심한 반응을 보이고 사망 위험성이 가장 크다. 그들은 또한 다른 나이 그룹과는 다른 치유양상을 보인다.

화상의 중증도를 판단할 때, 다른 질병과 손상을 갖고 있는지 고려해야 한다. 호흡 질환이 있는 환자는 열기나 화학적 증기에 노출되어 손상 받기가 특히 쉽다. 마찬가지로 화재의 스트레스 또는 다른 환경 응급 상황에서는 심장병을 가진 환자의 경우 특히 유의해야 한다. 호흡기 질병, 심장병 또는 당뇨병이 있는 환자는 화상손상에 대해 더 심각하게 반응할 것이다. 건강한 성인의 경우 경미한 화상이 내과적 질병을 가지고 있던 환자에게는 중요한 의미가 될 수 있다. 응급 상황 동안 화상 스트레스에 덧붙여 다른 손상들을 입음으로써 화상이 아닌 다른 손상이나 화상만으로는 생기지 않는 쇼크나 다른 치명적인 문제가 발생할 수 있다.

메모: 만약 다른 손상이나 질병이 같이 있는 경우 모든 화상을 더 심각한 것으로 치료한다. 혈압이 떨어지는 것을 발견했다면 항상 환자가 다른 심한 손상이 있다고 추정한다. 표준적인 평가 술기를 통해 환자의 문제를 알아내려고 시도한다.

비판적 의사 결정

화상 – 숫자에 의한 결정

화상은 연조직 손상의 한 유형이다. 화상을 입은 신체표면적의 계산으로 화상처치와 이송에 대해 결정을 한다. 다음의 환자들에 대해 화상 표면적과 화상의 정도를 결정해 본다.

1. 수영장에서 잠들어 다리, 등, 양팔의 뒷부분이 햇볕에 탄 환자로 피부는 선홍색이다.
2. 패스트푸드 음식점에서 일하는 여성이 다른 사람이 장난으로 그녀를 놀라게 하려고 얼음덩어리를 던졌을 때 튀김기 옆에 있었다. 뜨거운 기름이 그녀의 왼쪽 팔의 앞면과 오른쪽 손 전체에 튀어 피부는 붉게 되고 수포가 생겼다.
3. 담배를 피우다 잠이 든 환자는 양쪽 다리에 원통형 화상을 입고 오른쪽 팔 모두에 화상을 입었다. 다리는 붉게 되고 수포가 생겼다. 환자의 오른쪽 팔은 심하게 검게 그을리고 피부가 벗겨졌다.

노인환자 메모

젊은 성인의 경우 경미한 화상을 일으킬 정도의 화상 강도와 신체 부위가 노인에게는 치명적일 수 있다. 노년기에는 조직이 노쇠하고 신체 기능이 저하되어 손상에 대처하는 능력이 감소된다. 손상을 치유하는 조직의 능력이 약화되어 치유 시간도 늘어난다.

중증도에 따른 분류

화상을 중증도에 따라 분류하여 처치 유형과 순서, 이송순서를 결정하고 응급실에 최대한의 정보를 제공할 수 있다. 어떤 경우에 화상의 중증도에 따라 특별한 화상 처치 시설이 있는 병원으로 곧장 이송되어야 할지를 판단하기도 한다. 성인 대부분은 〈표 26-3〉의 분류를 사용한다.

특별한 화상 유형의 처치

무엇보다도 자신의 안전을 위해 예방조치를 취해야 한다. 화상은 현장 안전에 매우 위협적이다. 환자가 입은 화상의 유형을 여러분도 입을 수 있다. 전문적인 자원팀(화재 진압팀, 위험물

표 26-3 중증도에 따른 화상의 분류: 성인
깊이, 체표면의 퍼센트, 합병증 요인에 의한 분류
경증화상 • 얼굴, 손, 발, 생식기 또는 호흡기를 제외한 2% 미만의 전층화상 • 15% 미만의 부분층화상 • 50% 이하의 표층화상
중등증 화상 • 얼굴, 손, 발, 생식기 또는 호흡기를 제외한 2~10%의 전층 화상 • 15~30%의 부분층 화상 • 50% 이상의 표층화상
중증 화상 • 호흡기 손상, 다른 연조직 손상과 뼈의 손상에 의해 악화되는 모든 화상 • 얼굴, 손, 발, 생식기 또는 호흡기계통에 발생한 부분층 화상이나 전층 화상 • 10% 이상의 전층 화상 • 30% 이상의 부분층 화상 • 근육뼈대계통 손상에 의해 악화되는 화상 • 순환계통 화상

주의: 위의 분류에 의해 중등도인 화상이 5세 미만이거나 55세 이상에서는 치명적일 수도 있다. 〈표 26-4〉의 5세 미만의 소아에 대한 분류를 참조하시오.

노인환자 메모

대개 중간정도로 분류되는 화상이 55세 이상과 5세 미만의 소아에게는 치명적으로 고려된다는 것에 유의해야 한다.

소아 노트

영아와 소아의 경우 화상은 위험도가 더 크다. 이들의 신체표면이 전체 신체 크기에 비해 더 크기 때문이다. 따라서 성인 환자보다 더 많은 체액과 열 손실을 일으킨다. 영아는 화상으로 인한 쇼크, 기도 문제와 저체온증 등의 위험성이 더 크다. 더구나 화상의 중증도에 대한 분류는 〈표 26-4〉에서 보이듯이 5세 미만의 환자의 경우 분류법이 다르다. 소아가 화상을 입었을 때는 아동 학대의 가능성을 고려해야 한다.

표 26-4 화상의 중증도 분류: 5세 미만의 소아인 경우
깊이, 체표면의 퍼센트, 합병증 요인에 의한 분류 **경증화상** • 체표면의 10% 미만의 부분층 화상
중등증 화상 • 체표면의 10~20%의 부분층 화상
중증 화상 • 전층 화상과 체표면의 20% 이상의 부분층 화상

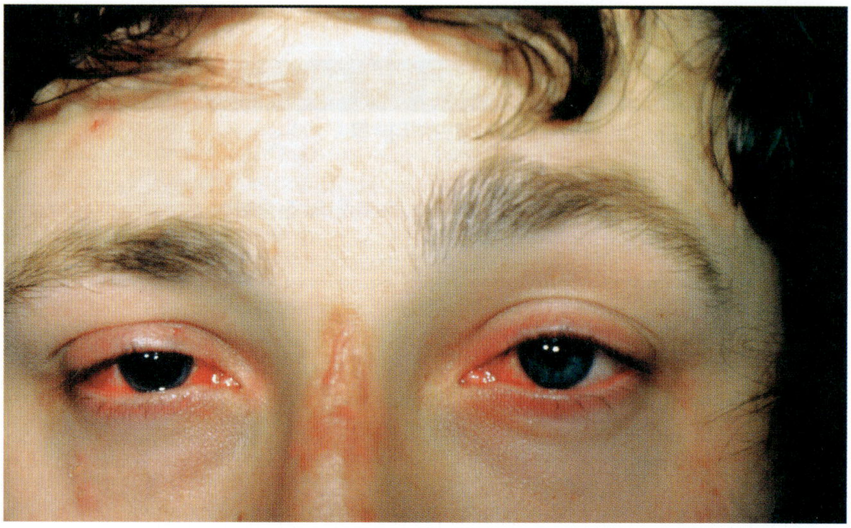

그림 26-25 화학물질로 인한 눈 화상 *(© Western Ophthalmic Hospital/Science Photo Library/Photo Researchers, Inc.)*

질관리팀, 등)의 도움을 활용한다. 전기적 또는 화학적/방사선적 위험이 있을 경우 환자에게 접근하지 않는다.

일단 현장 안전이 확보되면, 즉각적인 처치는 화상 환자에게서 장기간의 결과에 특히 중요하다. 열 화상, 일반적인 화학 화상, 눈 화학 화상 등을 처치하기 위한 특별한 접근법이 있다(그림 26-25).

환자처치

열화상

응급구조사로서 여러분은 끓는 물, 김, 뜨거운 물체와의 접촉, 화염, 타는 액체와 가스로 인한 열화상에 대한 처치를 해야 한다. 또한 일광화상은 다른 열과 관련된 손상을 가진 영아와 어린 소아의 경우 심각할 수 있다. 열화상에 대한 기본적인 처치 단계는 〈표 26-5〉에 나타나 있다. 현재 모든 화상에 대한 교과과정에서는 건조한 멸균 드레싱 사용을 권하고 있다. 화상처치에 대한 규정은 지도 의사와 지역내 응급의료체계의 결정에 따르도록 한다. 일부 지역의 응급의료체계는 모든 부분층 화상과 전층 화상을 건조한 멸균드레싱 혹은 화상 시트로 감싸도록 하는 반면, 다른 화상 센터에서는 체표면적의 10% 미만인 부분층 화상의 경우 습한 드레싱을 적용하고 더 심한 경우에 건조 드레싱을 사용하도록 하고 있다. 대부분의 응급의료체계에서는 후자의 지침을 채택하고 있다.

응급구조사는 환자가 의료 시설에 인계될 때까지 화상을 정확히 처치해야 한다. 화상 부위에 연고나 스프레이, 버터를 바르지 않도록 한다(열기가 화상 부위에 갇히게 되고 병원 종사자가 다시 닦아내야 한다). 수포를 터트리지 않는다. 또한 조직 손상을 유발할 수 있기 때문에 어떤

현장사례

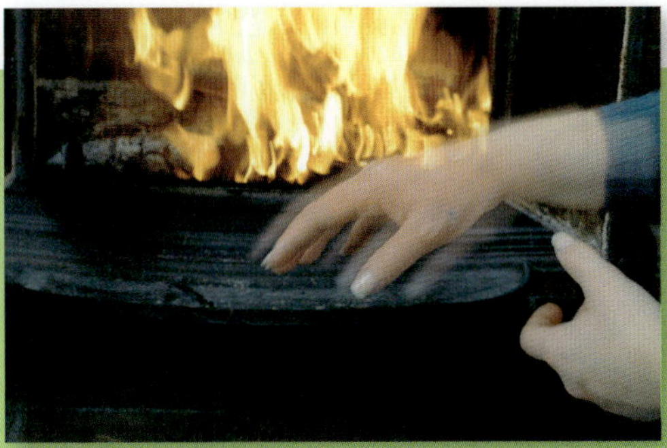

"저는 오랜시간 동안 따뜻한 공간에서 영화를 볼 수 있도록 벽난로에 조금 많은 양의 나무를 집어넣었어요. 나무들은 타기 좋게 잘 말라 있었고 작은 불꽃이 잠시 동안 타고 있었죠. 하지만 너무 많은 나무를 넣었는지 모든 나무에 불꽃이 옮겨 붙었고 나무 조각을 빼내려고 하다가 제 손에 불이 붙어버렸어요."

"저는 제 손이 불 속에 오래 있었다고 생각하지 않았는데도 처음에 나는 열을 느꼈고, 통증과 발적과 수포를 느끼기도 전에 손의 털이 탄 것을 알아차렸죠. 제 손의 대부분과 손목의 일부분이 화상을 입었어요."

"응급구조사들이 와서 내 손에 드레싱을 했고, 저는 그 화상이 아주 심하다는 것을 알았어요. 그들은 손의 화상이 정말 심각하기 때문에 더욱 신경을 썼고. 그들은 무선으로 이송할 병원의 의사와 연락한 후 화상을 치료하는 전문 의사가 있는 병원으로 저를 이송했어요."

"저는 두 번 다시 불을 지피고 싶지 않아요. 화상은 너무 오래 동안 너무 많은 해를 주기 때문이죠"

표 26-5 열화상의 처치

1. 화상 진행을 멈춘다. 화염—물로 적시고 불을 끈 다음 의복을 제거한다. 반고형 물질(유지, 타르, 왁스)—물로 냉각한다. 물질을 제거하지 않는다.
2. 기도를 개방한다. 호흡을 평가한다.
3. 기도 손상의 징후를 살핀다: 그을음 물질, 코털이 탄 경우, 얼굴 화상
4. 초기 평가를 완수한다.
5. 쇼크를 치료한다. 고농도 산소를 제공하고 심각한 손상을 치료한다.
6. (다음 표와 같이) 깊이, 범위(9의 법칙이나 손바닥 법칙), 중증도에 따라 화상을 평가한다.

깊이	표피 화상	진피 화상	피부밑 조직 화상	색깔 변화	통증	수포
표층	O	X	X	붉은색	O	X
부분층	O	O	X	적색	O	O
전층	O	O	O	검게 타거나 하얀색	X	X

7. 파편을 제거하지 말고, 의복과 보석을 제거한다.
8. 건조 멸균 드레싱으로 감싼다.
9. 손이나 발의 화상—부종을 조일 수 있는 반지나 다른 보석들을 제거한다. 손가락이나 발가락을 멸균 거즈 패드로 분리시킨다.

눈의 화상—화상을 입었다면 눈을 뜨지 않는다. 화상이 화학적인 것이 아니라 열에 의한 것임을 확인한다. 양 눈에 모두 멸균 거즈 패드를 대서 눈이 동일하게 움직이지 않도록 한다(화학 화상이라면 병원으로 가는 20분 동안 눈을 물로 씻어 내린다). 지역내 화상 센터 지침을 따르고, 가능한 빨리 화상 환자를 이송한다.

화상에도 얼음을 대어서는 안 된다. 화상부위를 감염되지 않도록 깨끗하게 유지한다. 피부의 체온 조절 기능이 화상에 의해 손상될 수도 있으므로 환자를 따뜻하게 보온한다.

열 화상에서 특별히 고려해야 할 것은 기도의 화상 혹은 잠재적인 화상의 발생 여부이다. 입, 기도, 그리고 허파에 즉각적으로 해를 입힐 뿐만 아니라, 기도 화상은 손상된 조직이 부종을 이루고, 몇 시간 뒤 기도를 막을 수 있는 잠재적인 위험을 가진다. 화상 환자의 모든 평가는 아주 작은 손상의 가능성까지 주의를 기울여야 한다. 첫 번째로 기전을 고려해야 한다. 기도에 위

험이 있는가? 증기 손상은 위험 성이 높은 기전으로 고려된다. 밀폐된 공간에서 발생한 화상은 기도를 포함하여 여러가지 손상의 가능성을 고려해야 한다. 두 번째는, 기도와 관련된 징후나 증상을 보이는가? 입과 코 주위에 화상, 가래나 점액의 그을음, 눈썹이나 또는 코털의 그을음, 그리고 말하기 어려움 등은 잠재적으로 위험한 징후들이다. 특히 단기간에 발생한 쉰 목소리는 불길한 징후이다. 만약 기도 화상이 발견되면, 적절한 이송기관으로 즉시 이송하도록 하고, ALS 팀을 호출하여 높은 수준의 기도 관리 방법을 시행하도록 해야 한다. 기도와 관련된 화상은 또한 환자를 일산화탄소와 시안화수소와 같은 잠재적인 위해 물질에 노출시킬 수 있다. 일반적으로 잠재적인 기도 화상을 입은 환자 또는 불이 타면서 이물질을 흡인 한 환자는 일산화탄소와 시안화수소 중독의 가능성을 평가해야 한다. 최소한, 이러한 환자들은 신선한 공기를 흡입해야 하고, 비재호흡마스크로 고농도의 산소를 투여받아야 한다. 만약 지역 내 프로토콜이 허용한다면, 습한 산소를 제공하는 것은 부종의 진행 과정을 지연시킬 수 있다. 유해 물질 노출이 예상된다면, 구조 대원의 안전이 항상 최우선 되어야 한다.

메모: 응급구조사가 훈련 받지 않고 필요한 장비와 인력이 없다면 사람을 구조하기 위해 불에 뛰어들지 말아야 한다. 문을 열려는 단순한 행동으로 여러분의 목숨을 잃을 수 도 있다. 화재에 있어서 문이나 창문을 여는 것이 불을 더 강하게 만들거나 심지어 폭발을 일으킬 수 있다.

환자 처치

화학 화상

화학 화상은 즉각적인 처치를 요구한다. 여러분이 도착하기 전에 현장에 있는 사람들이 시작하는 것이 바람직하다. 많은 산업체에서 노동자들과 최초반응자들은 화학 물질을 사용하다 사고가 발생할 경우 초기 처치를 제공하도록 훈련 받는다. 대부분의 주요한 산업체들은 몸에 묻은 위험한 화학 물질을 씻을 수 있도록 다량의 물로 안전하게 샤워할 수 있는 기구를 구비하고 있지만, 항상 그런 것은 아니다. 아무 처치도 하지 않았고 현장 근처에 흐르는 물도 없는 상황에 대해 준비해야 한다. 화학 화상 환자의 응급 처치는 다음과 같다.

1. 최초의 처치 과정은 흐르는 물로 화학 물질을 씻어 내는 것이다. 만약 화학 물질이 말랐다면 가능한 많이 솔로 털어 내고 피부를 많은 양의 물로 씻어 낸다. 단순히 화상 부위가 젖는 정도는 충분하지 않다. 화상부위에 계속 많은 양의 물을 부드럽게 부어야 한다. 화상 입은 조직에 심한 손상을 줄 수 있으므로 스프레이를 강하게 뿌려주는 것은 피한다. 적어도 20분 이상 화상 부위를 계속 씻고 병원으로 이송하면서도 계속 한다. 세척을 하면서 오염된 환자의 옷, 신발과 보석은 제거한다. 화학 물질에 접촉하지 않은 피부는 오염시키지 말아야 한다.
2. 멸균 드레싱 또는 화상 시트로 감싼다.
3. 쇼크 처치를 한다.
4. 이송한다.

반응이 뒤늦게 나타나 통증을 다시 일으키거나 호흡 기능을 방해할 수 있으므로 유의해야 한다. 환자가 타는 듯한 느낌을 호소하고 불안정해지면 화상 부위를 몇 분 동안 다시 흐르는 물로 씻는다.

특수한 화학화상 치료

가능하다면 화상을 일으킨 정확한 화학물질 또는 화학물질의 혼합물을 알아낸다. 특수한 화학화상은 특수한 처치 단계가 필요하기도 하다.

- **혼합된 또는 강한 산 또는 미확인 물질.** 산업과정에서 사용되는 많은 화학 물질들은 산 혼합물이다. 그 혼합 작용은 즉각적이고 심하다. 초기 화학 화상에서 통증이 생기고 피부에 조금이라도 물질이 남아 있는 경우 다시 작열감을 초래하는 통증이 발생한다. 화학물질이 강한 산(염산 또는 황산), 산의 혼합물이거나 확인되지 않은 경우, 환자가 더 이상 통증이 없다고 하더라도 계속 씻어 주는 것이 안전하다.

그림 26-26 화학 화상 시 (A) 가능한 많이 솔로 털어내고 (B) 많은 양의 물을 부어준다.

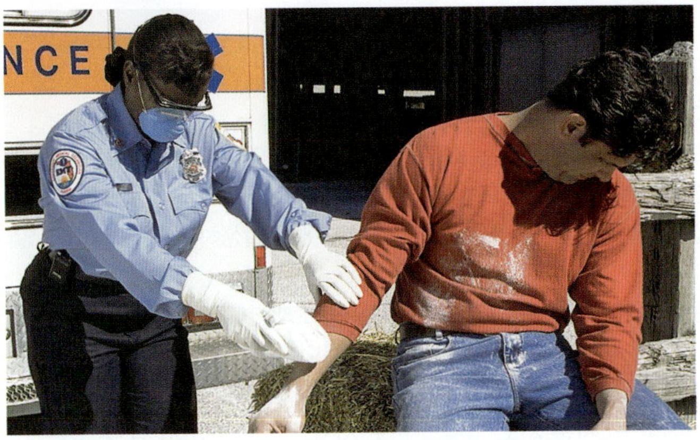

(A)

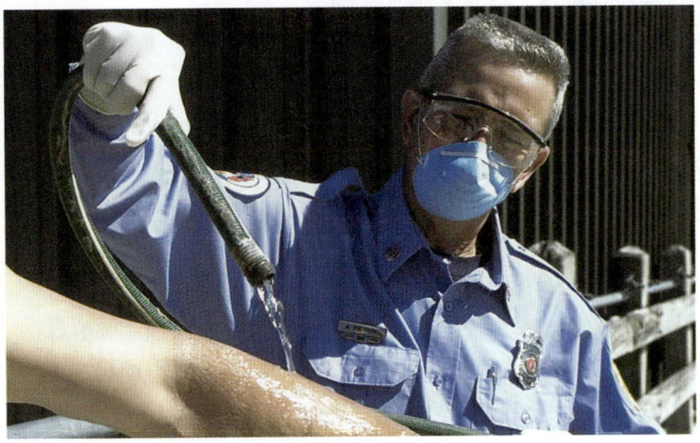

(B)

- **건조 석회.** 만약 건조 석회에 의한 화상이라면 물로 화상 부위를 씻지 않도록 해야 한다. 물로 씻어내면 부식성 액체가 생기기 때문이다. 환자의 피부, 머리, 옷으로부터 마른 석회를 털어 낸다. 눈과 기도부위가 오염되지 않도록 한다. 몸의 석회를 털어 내고 오염된 옷과 보석들을 제거한 후에 물을 사용하고, 세척과정은 흐르는 물에 빨리, 계속적으로 해야 한다.
- **석탄산(페놀).** 석탄산은 물과 섞여서는 안 된다. 가능하다면 손상되지 않은 피부를 처음에 알코올로 세척한 뒤 장시간 계속 물로 세척한다(지역 지침을 따른다).
- **황산.** 농축된 황산에 물을 부었을 때 열이 발생한다. 그러나 피부에 오염물질을 남기는 것보다 씻는 것이 더 낫다.
- **불화수소산(Hydrofluoric acid).** 이 산은 유리를 부식시킬 때 사용되고 다른 제조과정에서 많이 사용된다. 이것으로 생긴 화상은 반응이 지연될 수 있으므로, 화상의 흔적이 없더라도 화학물질과 접한 모든 환자를 치료해야 한다. 물을 붓는다. 중화제를 찾으려고 처치와 이송을 지연시키지 않도록 한다(지역 지침에 따른다).
- **흡입된 수증기.** 환자가 부식성 화학물질에 노출되고 수증기를 흡입하면 언제나 고농도의 산소를 투여하고 가능한 빨리 이송한다(가능하면 가습화 된 산소를 사용한다). 화학물질이 표준 환경온도에서 기화되는 산일 경우 이것은 매우 중요하다(예를 들어 염산과 황산이 있다).

환자 처치

눈의 화학 화상

부식성 화학물질은 이에 반응하여 미처 눈을 감기 전 안구에 화상을 일으킬 수 있다. 눈을 감았을 때조차도 화학물질이 안구 위로 스며들어올 수 있다.

눈의 화학 화상에 대한 처치를 하기 위해서 다음과 같은 단계를 따라야 한다.

1. 즉시 눈에 물을 붓는다. 종종 눈 뿐만 아니라 얼굴까지도 화상을 입을 것이다. 이런 경우 전체 부위에 물을 부어야 한다. 화학물질이 다시 눈으로 들어가게 하거나 손상되지 않은 눈으로 화학물질이 흐르지 않도록 한다(그림 26-27).
2. 수도꼭지, 압력이 낮은 호스, 컵, 병, 둥근 고무 세척기, 정맥주사장치나 다른 기구들을 사용하여 물이 화상 입은 눈으로 흘러 들어가도록 한다. 눈의 중앙 모서리에서 눈의 외측 모서리로 흘러내리도록 한다. 환자가 눈을 감는 것은 지연적인 반응이기 때문에 눈꺼풀을 열고 있어야 한다.
3. 이송을 시작하면서 적어도 20분 이상 눈을 씻거나 병원에 도착할 때까지 계속한다.
4. 눈을 씻은 후에 젖은 패드로 양쪽 눈을 덮는다.
5. 만약 환자가 다시 작열감과 자극을 느낀다고 호소하면 5분 이상 눈을 씻는다.

메모: 세척과정에서 자신을 보호한다. 보호용 장갑과 안경을 착용하고 물이 튀지 않도록 조심한다.

Inside Outside

산과 염기

산과 염기 화상 처치 중 일부는 세척하는 것이지만, 이러한 화학 물질들은 인체에서 반응하는 방법이 다르기 때문에 염기 화상일 경우 더 오래 세척해야 한다.

산이 조직을 만나면 단백질을 분해한다. 그 결과 응고된 조직이 산의 진행을 제한한다. 반대로 염기는, 단백질을 분해하지만 동시에 액화시켜 조직에 손상을 준다. 실제로 이 과정은 비누화(saponification)라고 불린다. 잿물과 같은 강한 염기는 지방 또는 오일과 혼합된다. 이 화학 반응은 두 물질이 비누로 변화될 때 발생한다.

강한 염기는 죽은 조직을 액화시키기 때문에, 염기는 산 보다 더 조직을 잠식할 수 있다. 지속되는 세척은 산과 염기 물질을 희석시키고, 염기를 제거하고, 염기에 의한 손상을 제한하기 위한 가장 좋은 방법이다.

제한된 손상을 야기하는 산의 원리에 잘 알려진 예외가 있다. 불화수소산은 다른 산과 같이 화상을 야기할 뿐만 아니라, 더 깊은 화상을 야기한다.

산으로부터 나온 불소는 소진될 때까지 조직의 칼슘과 마그네슘과 결합한다. 뼈 밖의 칼슘 또는 마그네슘이 부족하기 때문에 심각한 조직 손상을 일으킨다. 손상의 대부분은 내부에서 발생하여 눈에 보이지 않는다.

높은 압력은 내부 손상과 외부 손상을 초래한다. 불화수소산은 유리 및 전기를 제조하는 산업 현장에서 사용되지만, 녹을 제거하기 위해 집에서도 가끔 사용되기도 한다. 만약 불화수소산에 노출된 환자를 만나면, 응급구조사는 지도 의사의 별도 지시가 있을 때까지 할 수 있는 만큼 많은 양으로 세척해야한다.

불화수소산 화상은 조직에 엄청난 손상을 야기하지만 외부적 징후는 적게 나타난다. 그러므로, 환자가 응급실에 가기를 꺼려하더라도 반드시 환자를 설득해서 최선의 처치를 받을 수 있도록 병원으로 이송해야 한다.

메모: 환자의 눈에 식초나 베이킹 소다와 같은 중화제를 사용하면 안 된다.

메모: 화학화상이 발생한 현장은 매우 위험할 수 있다. 항상 현장을 평가한다. 환자 주위에 위험한 다량의 화학물질이 고여 있을 수 있다. 산이 용기에서 분출할 수도 있고, 독성 연기가 있을 수도 있다. 만약 위험한 현장에 있게 된다면 그런 상황에 대한 훈련을 받지 않았고 현장에서 필요한 장비나 요원이 없을 경우 구조를 시도하지 않는다.

방사선 화상

방사선은 전자파가 신체와 같은 공간과 물질을 통과하는 힘의 형태이다. 비록 사람들은 햇빛과 같은 좋은 자원으로부터 나오는 방사선과 매일 접촉하지만, 몇몇 유형의 방사선은 좋지 않다.

그림 26-27 눈에 화학 화상 시 응급 처치

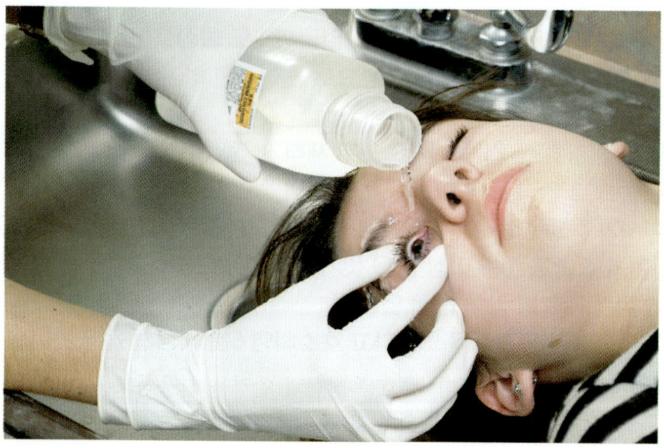

핵 분열 과정에서 나오는 특정 물질, 즉 방사선 물질이라고 알려진 물질은 방사선 파의 형태와 분자들을 방출한다. 이러한 방출은 다양한 방법으로 손상을 입힌다. 높은 수준의 방사선 노출은 인체에 즉각적으로 혹은 계속적으로 손상을 입힌다. 고량 방사선의 즉각적인 효과는 화상 형태로 볼 수 있다. 실제로, 햇볕에 탄 화상은 약한 방사선 화상의 특정한 형태이다. 방사선 질병의 형태인 방사선의 지연된 효과는 넓은 범위의 부작용을 야기한다.

방사선은 여러 곳에서 방출될 수 있다. 방사선 물질은 의학, 제조업, 그리고 전기 생산을 위해 사용되곤 한다. 또한 방사선은 핵 무기와, 폭탄, 그리고 대량 살상 무기로부터 방출 될 수 있다. 핵무기 생산 기술은 높은 수준을 필요로 하지만 테러리스트들에 의해 사용되는 더러운 폭탄의 경우 낮은 수준을 필요로 하고, 심각한 손상을 입힌다.

불행하게도, 방사선은 특별한 감시 장비 없이 감지하기 어렵다. 방사선과 관련된 손상을 식별하기 위해서 응급구조사는 방사선 손상을 발생 시킬 수 있는 자원들에 대한 지식을 습득하고, 위험 물질 관리팀 또는 방사선관리 팀을 효율적으로 이용해야 한다.

방사선은 매우 유해하고, 방사선 물질 혹은 방사선 물질에 노출된 환자와 접촉 시 응급구조사 또한 오염될 수 있다.

응급구조사는 적절한 보호 장비와 전문 교육을 받지 않았다면 방사선 현장에 접근해서는 안된다. 환자가 제염 될 수 있도록 특수 팀을 호출하고, 환자가 제염 된 후 처치를 시작하도록 한다. 대부분의 방사선 손상은 열 손상과 같이 부드러운 조직의 여러 층에 손상을 입힌다. 이러한 경우 다른 화상 처치와 같은 방법으로 처치하도록 하고, 적절한 시설로 이송하도록 한다. 방사선은 잠재적으로 여러 손상을 입힐 수 있고, 이러한 유형의 모든 환자들은 주의 깊게 평가되어야 하고, 기도와 호흡을 항상 감시해야 한다.

전기 손상

번개와 같은 전류는 인체에 심한 손상을 일으킨다. 에너지가 몸 안으로 들어간 부위와 흘러나간 부위의 피부에 화상을 입게 된다. 흐름의 경로에 따라 열에 의해 조직이 손상된다. 더구나 신경, 심장과 근육에서 화학 변화가 일어나고, 신체 작용 과정이 방해되거나 완전히 중단되기도 한다.

핵심 개념
전기 손상의 응급처치 이해하기

메모: 전기로 인한 손상 현장은 매우 위험하다. 공인된 요원이 전류가 끊겼다고 말하지 않으면 전류가 여전히 흐른다고 가정해야 한다. 응급구조사가 이런 종류의 구조를 하도록 훈련 받지 않았고 필요한 장비나 인력이 없다면 구조를 시도하지 않는다.

환자 평가

전기 손상

전기사고 환자는 다음과 같은 모든 증상과 징후 혹은 일부가 나타난다(그림 26-28).

- 에너지가 몸으로 들어가고 나간 곳에 화상
- 신경경로의 방해로 나타나는 마비
- 근육 긴장. 근육경련이 있을 수도 있고 없을 수도 있디.
- 호흡곤란이나 호흡정지
- 불규칙한 심박동이나 심장정지
- 쇼크의 증상과 징후가 있으며 혈압이 상승되거나 저하되는 상태
- 의식이 있는 경우 불안정하거나 반응이 민감한 상태 또는 무의식 상태
- 시력 장애

그림 26-28 전기적 충격에 의한 손상과 (B) 전기적 충격에 의한 유입구 상처(오른쪽 손)과 방출구 상처(왼쪽 팔)
(Photo B: © Edward T. Dickinson, MD)

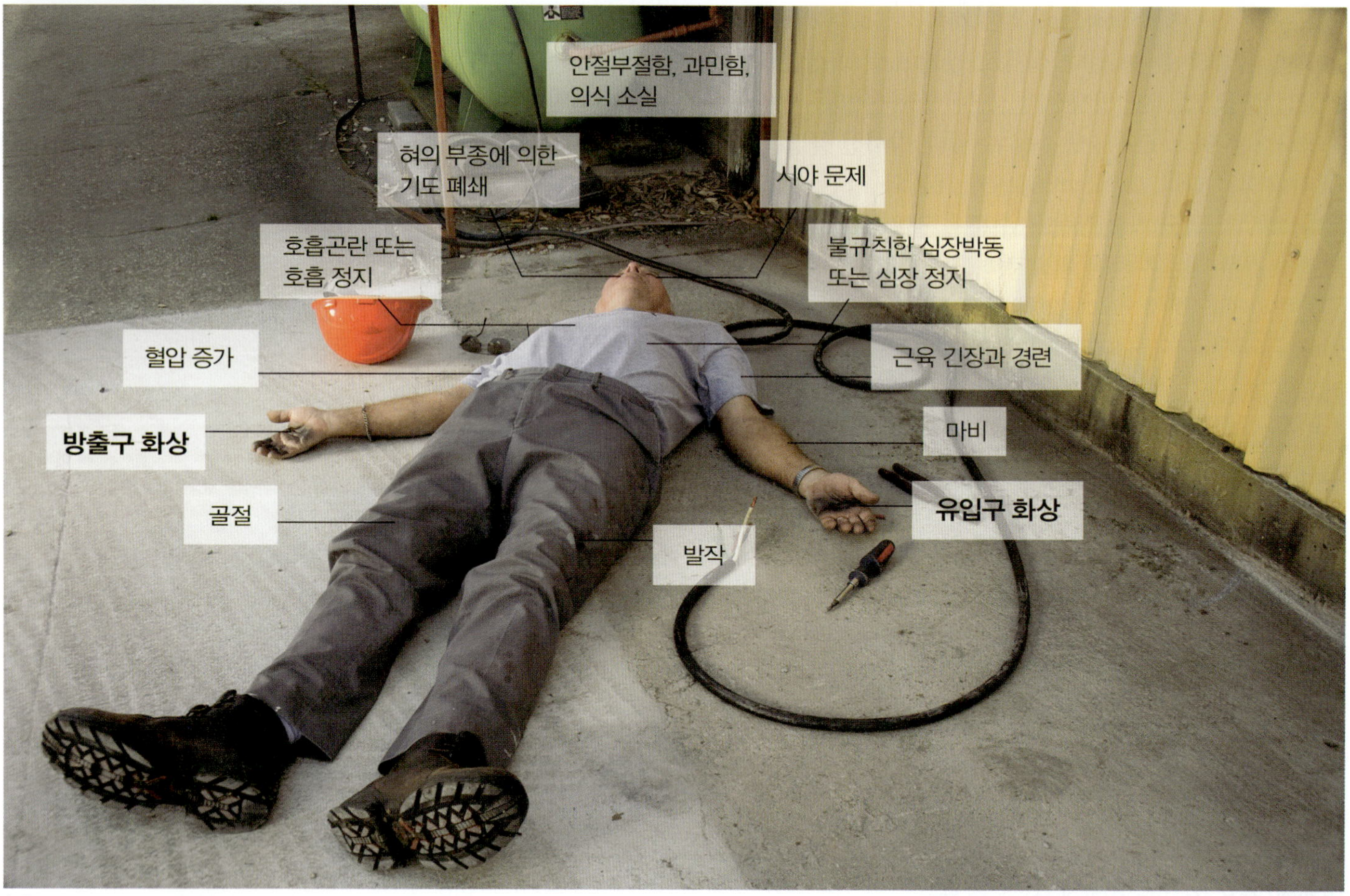

(A)

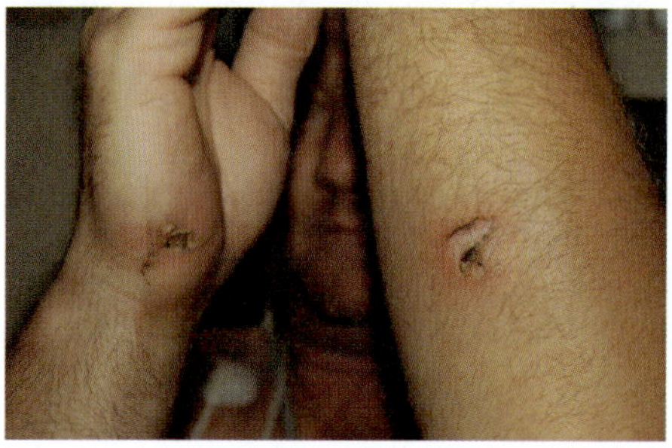

(B)

- 심한 근육수축 또는 추락으로 인한 뼈의 골절과 탈구(이에 척주가 포함될 수 있다)
- 발작(심한 경우)

환자 처치

전기 손상

전기 손상을 입은 환자의 응급 처치는 다음과 같은 단계를 따른다.

1. 기도 유지를 한다. 전기화상은 기도를 따라가며 심한 부종을 일으킬 수도 있다.
2. 필요하면 기본 심폐소생술을 시행한다. 심장의 리듬 장애가 일반적이기 때문에, 필요하다면 제세동을 시행할 준비를 한다.

3. 쇼크에 대해 처치를 하고 고농도의 산소를 투여한다.
4. 척추손상, 머리 손상과 심한 골절에 대한 처치를 한다. 모든 심한 전기 쇼크 환자는 전류가 심한 근육수축을 일으킬 수 있으므로 전신을 고정해야 한다. 또한 환자는 고압전류에 의해 내던져질 수 있다. 이런 경우 모두 척추손상 가능성이 있어 고정되어야 한다.
5. 전원에 접촉한 부위와 땅에 접촉한 부위를 포함하여, 적어도 두 군데 이상의 외부 화상부위를 확인하고 전기 화상을 평가한다.
6. 화염 화상에서처럼 화상부위의 그을린 옷을 제거한다(가능한 경우).
7. 화상부위에 건조 멸균 드레싱을 댄다.
8. 가능한 신속하게 이송한다. 일부 문제들은 서서히 시작되기도 한다. 화상이 있다면 또한 감추어진 더 심각한 문제들이 있을 수 있다. 전기 쇼크인 경우에 심장 문제가 진행될 수 있다.

전기 쇼크에 의해 초래된 주된 문제는 일반적인 화상으로 생각하지 말 것을 기억하라. 호흡과 심장정지가 실제로 발생할 가능이 있다. 자동 제세동기로 기본 심폐소생술을 제공할 준비를 해야 한다.

메모: 응급구조사와 환자가 안전 지역 (접촉될 수 있는 전원이나 전선이 늘어지거나 전선이 절단된 지역 밖과 전원에서 떨어져 접촉되지 않는 곳)에 있는지를 확인한다.

핵심 개념
상처 드레싱 및 붕대법

드레싱과 붕대법

대부분의 개방성 상처에서는 *드레싱*과 *붕대*를 적용시키도록 해야 한다(그림 26-29와 절차 26-1). 드레싱은 지혈시키고 더 이상 오염되지 않도록 상처에 대는 물질로, 멸균된 것이어야 한다. 붕대는 드레싱을 제자리에 고정시키기 위해 사용하는 것으로 소독할 필요는 없다.

드레싱(dressing)
출혈을 지혈하고 추가적인 감염을 예방하기 위해 상처를 덮는 술기

붕대(bandage)
드레싱을 제자리에 고정하기 위해 사용되는 재료

메모: 환자의 혈액이나 체액과의 접촉을 피하기 위해 소독 장갑과 다른 보호 장비들을 확실히 착용하고, 감염 예방 방지절차를 따른다.

여러 다양한 드레싱이 응급처치 장비함에 구비되어 있다. 이들 드레싱은 멸균되어야 하며, 신체에서 성장할 수 있는 모든 미생물과 포자(spores)를 제거하는 것을 의미한다. 드레싱은 또한 무균이어야 하고, 모든 더러운 이물이 제거된 것을 의미한다. 응급상황에서 상품화된 드레싱이 준비되어 있지 않았을 때 깨끗한 옷, 수건, 시트, 손수건 등 다른 유사한 물질이 적합한 대체물이 될 수 있다.

일반적으로 사용되는 드레싱은 전형적으로 평방 4인치인 멸균 거즈 패드가 각각 포장된 것이다. 2×2, 4×4, 5×9와 8×10처럼 인치 크기에 따라 다양한 크기를 사용할 수 있다.

일반 드레싱(Universal dressing)
두꺼운 드레싱

다발성 외상 또는 *일반적인 드레싱*과 같은 크고 두꺼운 드레싱은 심한 출혈 시 두꺼운 드레

그림 26-29 상처 위에 드레싱을 적용한 후 그 위를 붕대로 감는다.

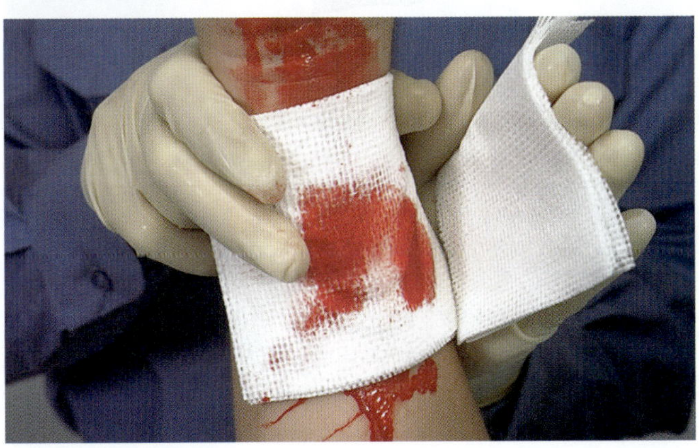
(A)

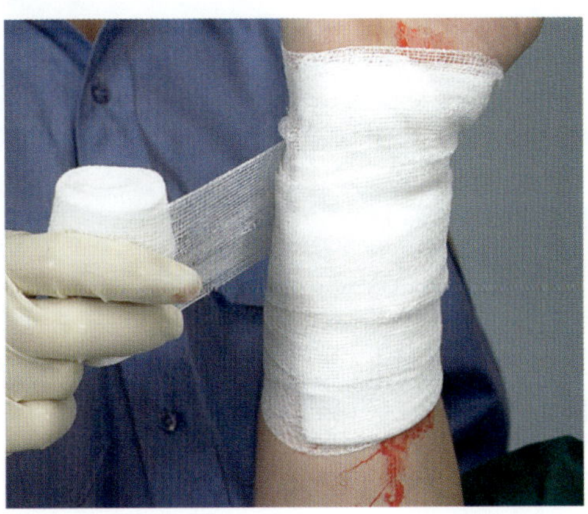
(B)

절차 26-1 드레싱과 붕대법

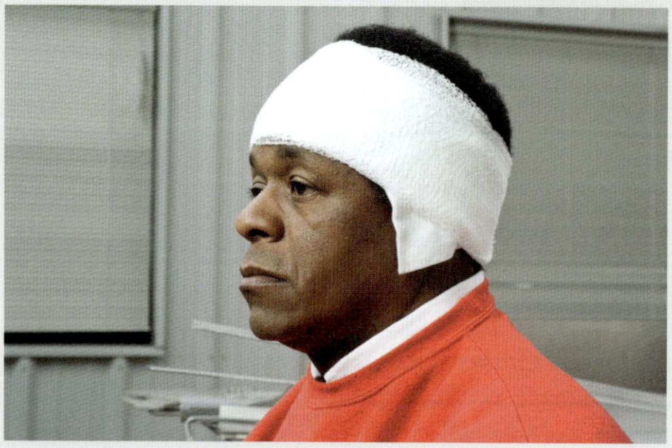

이마 또는 귀 (머리뼈 손상이 없다면) 드레싱 거즈를 놓고 자가-접착 붕대로 고정한다.

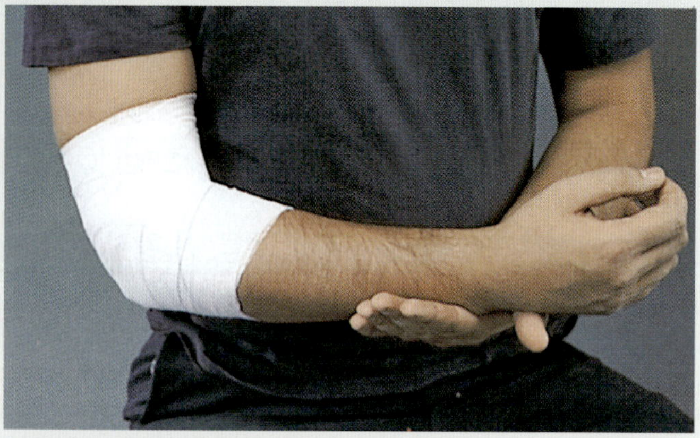

팔꿈치와 무릎. 드레싱을 놓고 삼각건이나 롤러 붕대로 고정한다. 8자형으로 붕대를 감는다.

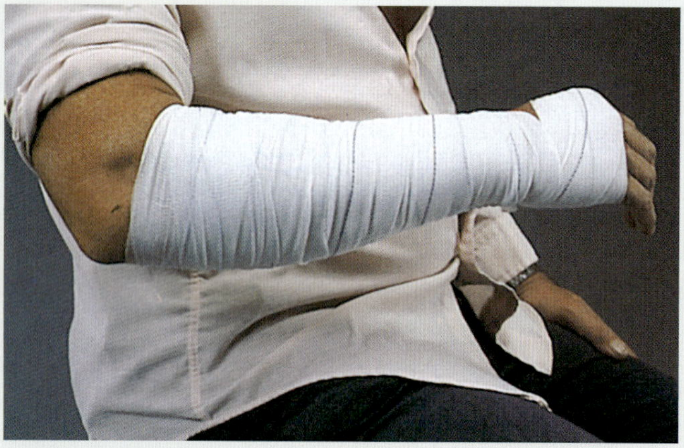

팔다리 드레싱을 놓고 먼쪽에서 가까운 쪽을 향해 롤러 붕대로 고정한다. 손바닥과 발바닥을 싸면 보호를 더 잘 할 수 있다.

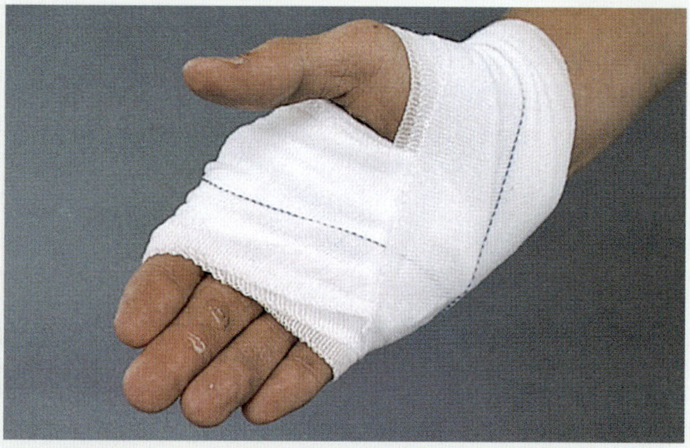

손 드레싱을 놓고 삼각건이나 롤러 붕대로 감아 손목에 고정한다. 가능하면 기능적 자세로 붕대를 감는다.

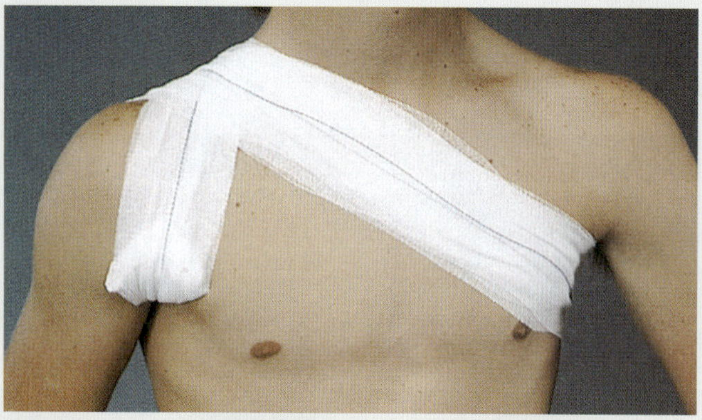

어깨 드레싱을 놓고 8자형 삼각건이나 롤러 붕대로 고정한다. 삼각건을 사용한다면 매듭 아래에는 패드를 대준다.

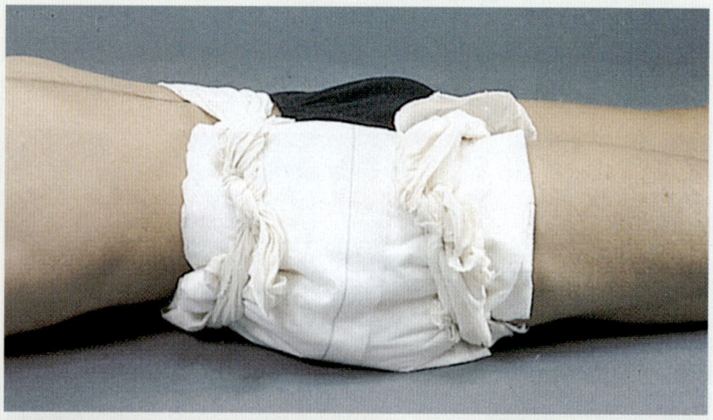

엉덩이 엉덩이를 덮기 위해 붕대와 큰 드레싱을 놓는다. 허리 주위를 첫 번째 삼각건으로 고정하고 두 번째 삼각건으로 손상된 허벅지 주위를 고정한다.

그림 26-30 지혈드레싱 붕대를 적용한다.

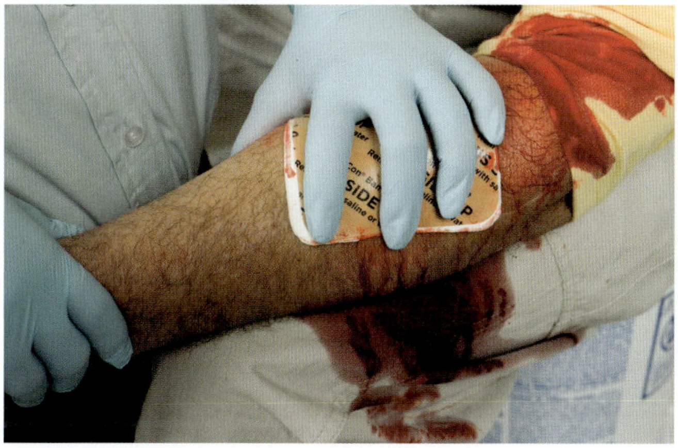
(A)

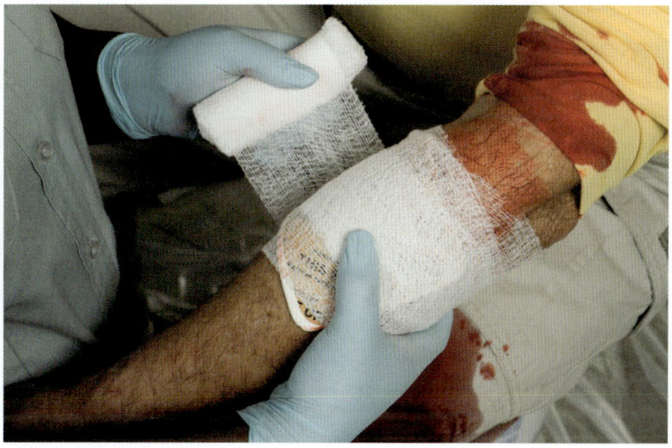
(B)

싱이 필요하거나 큰 상처를 덮을 경우에 사용한다. 이런 드레싱은 특히 삽입된 이물질을 고정하는데 유용하다. 생리대도 때로 표준적인 두꺼운 드레싱 대신에 사용될 수 있다. 소독되지 않았더라도 낱개로 포장되어 있고 표면이 매우 깨끗하다(상처에 수건의 직접 접착면을 대지 말아야 한다). 물론 두꺼운 드레싱은 여러 겹의 거즈 패드로 만들 수 있다.

*압박 드레싱*은 출혈을 지혈하기 위해 사용된다. 거즈패드를 상처 위에 놓고 패드 위에 두꺼운 드레싱을 놓는다. 접착 붕대로 드레싱을 단단히 감고 상처 위와 아래에 감는다. 먼쪽에서 맥박을 점검하고 자주 확인하며, 먼쪽 순환이 가능하도록 압력을 조정해야 한다.

압박 드레싱(pressure dressing)
지혈 목적으로 압력이 가해지는 드레싱

*폐쇄성 드레싱*은 공기가 새지 않도록 막아야 할 때 사용된다. 이것은 복부와 가슴의 개방성 상처, 큰 목정맥의 외출혈에 대한 처치 시 사용한다. 소독된 상품화된 폐쇄성 드레싱은 두 가지 다른 유형이 있다. 비닐랩과 패트로리움거즈(petroleum-gel-impregenated gauze) 폐쇄성 드레싱이 그것이다. 지역내 프로토콜에 따라 사용하는 유형이 다양하다. 소독되지 않은 랩과 호일도 응급상황에서 사용될 수 있다. 응급 시 응급구조사는 비닐 백, 알루미늄 호일, 제세동기 패드를 폐쇄 드레싱으로 대체해 사용한다.

폐쇄 드레싱(occlusive dressing)
공기가 통하지 않도록 밀폐한 드레싱

때로 응급처치에 커다란 드레싱이 필요하다. 소독된 화상 시트는 상품화된 제품을 사용할 수 있다. 침대 시트도 소독해서 비닐로 싸면 나중에 드레싱에 사용할 수 있다. 이런 시트는 효과적인 화상 붕대로 사용되거나 노출된 복부장기를 덮는데 사용한다. 붕대는 매우 다양한 유형이 있다. 주로 이용되는 붕대는 접착성 형태의(form-fitting) 붕대이다(그림 26-31). 이 붕대를 이용하면 보통의 롤러 붕대를 사용하는 특수한 붕대법을 다양하게 알 필요는 없다.

드레싱은 접착성 또는 비 접착성 거즈 롤러 붕대, 삼각 붕대, 접착 테이프 또는 공기 부목을 사용하여 고정할 수 있다. 이들 중 어느 것도 가능하지 않은 상황에서는 옷의 띠, 손수건과 다른 유사 물질을 사용할 수 있다. 염좌와 근육 염좌의 일반적인 처치에 사용되는 탄력 붕대는 드레싱을 제자리에 고정하기 위해서 사용하지는 않는다. 이것은 순환을 방해하는 수축 띠가 될 수 있기 때문이다. 탄력 붕대를 감은 후에 상처 주위 조직이 붓기 시작하면 그러한 경향이 생기기 쉽다.

그림 26-31 접착성 롤러 붕대 시행은 (A) 상처 위에 몇 번을 감고, (B) 여유 있게 감아 유지하며, (C) 잘라 그곳에 테이프로 고정한다.

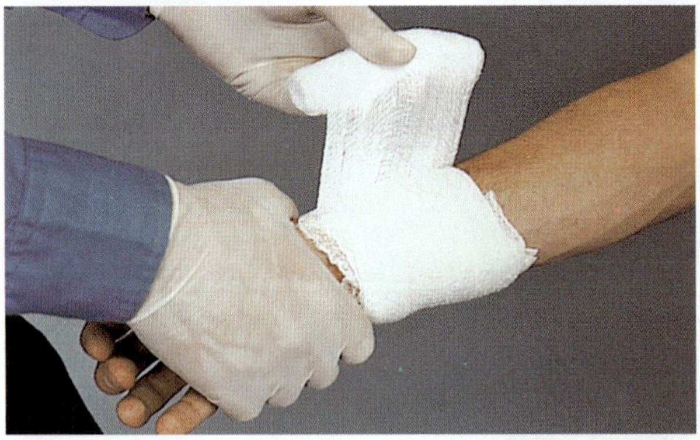

(A)

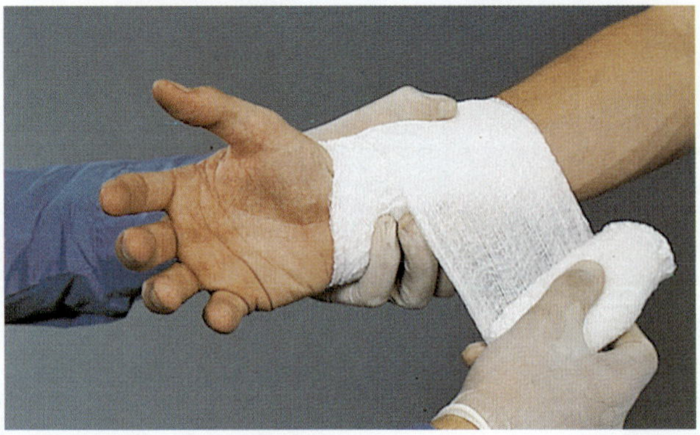

(B)

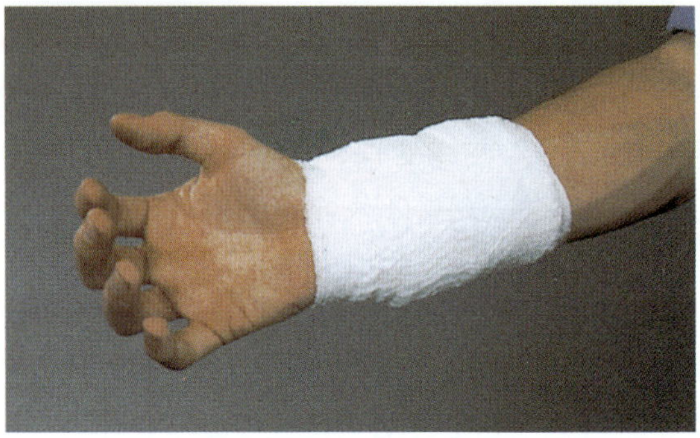

(C)

환자 처치

개방성 상처를 위한 드레싱 방법

다음과 같은 규칙을 적용하여 일반적인 상처의 드레싱을 한다(그림 26-32).

1. 기준 절차를 취한다.
2. 상처를 노출시킨다. 상처 전체가 노출되도록 옷을 자른다.
3. 소독되거나 깨끗한 재질을 사용한다. 상처 부위와 닿는 부위의 드레싱 면에 닿지 않도록 한다. 드레싱의 한쪽 모서리를 잡아 보호 팩에서 바로 꺼내 상처에 놓는다.
4. 전체 상처를 덮는다. 상처의 전 표면과 그 주위에 있는 부위가 덮여야 한다.
5. 출혈을 통제한다. 압박 붕대를 제외하고는 지혈되지 않을 경우 드레싱 위에 붕대로 고정시키지 않는 것이 좋다. 지혈하기 위해서 드레싱을 대면서 필요한 만큼의 압력을 계속 주도록 한다.
6. 드레싱을 제거하지 않는다. 한번 상처 위에 드레싱을 대면 그곳에 계속 놔두어야 한다. 드레싱을 치우면 출혈이 다시 시작되고 상처 주위의 조직들은 손상될 수 있다. 만약 출혈이 계속되면 혈액이 적셔진 드레싱 위에 새것을 덧댄다.

드레싱을 제거하는 것을 금지하는 것에 예외 상황은 있다. 만약 두꺼운 드레싱이 혈액에 젖었다면, 직접 압박을 하기 위해서 또는 새 두꺼운 드레싱을 덧대고 압박 붕대를 감기 위해, 그 두꺼운 드레싱을 제거할 필요가 있다. 두꺼운 드레싱을 하기 전에 손상된 조직에 거즈패드를 하나 이상 놓는다면, 상처부위를 더 잘 보호할 수 있다. 이렇게 하면 상처를 자극하지 않고 두꺼운 드레싱을 제거할 수 있을 것이다.

그림 26-32 개방성 손상을 드레싱하기 위해서 (A) 상처부위를 노출하고 (B) 지혈하고 (C) 상처부위에 드레싱과 붕대를 하고 (D) 환자를 안정시킨다.

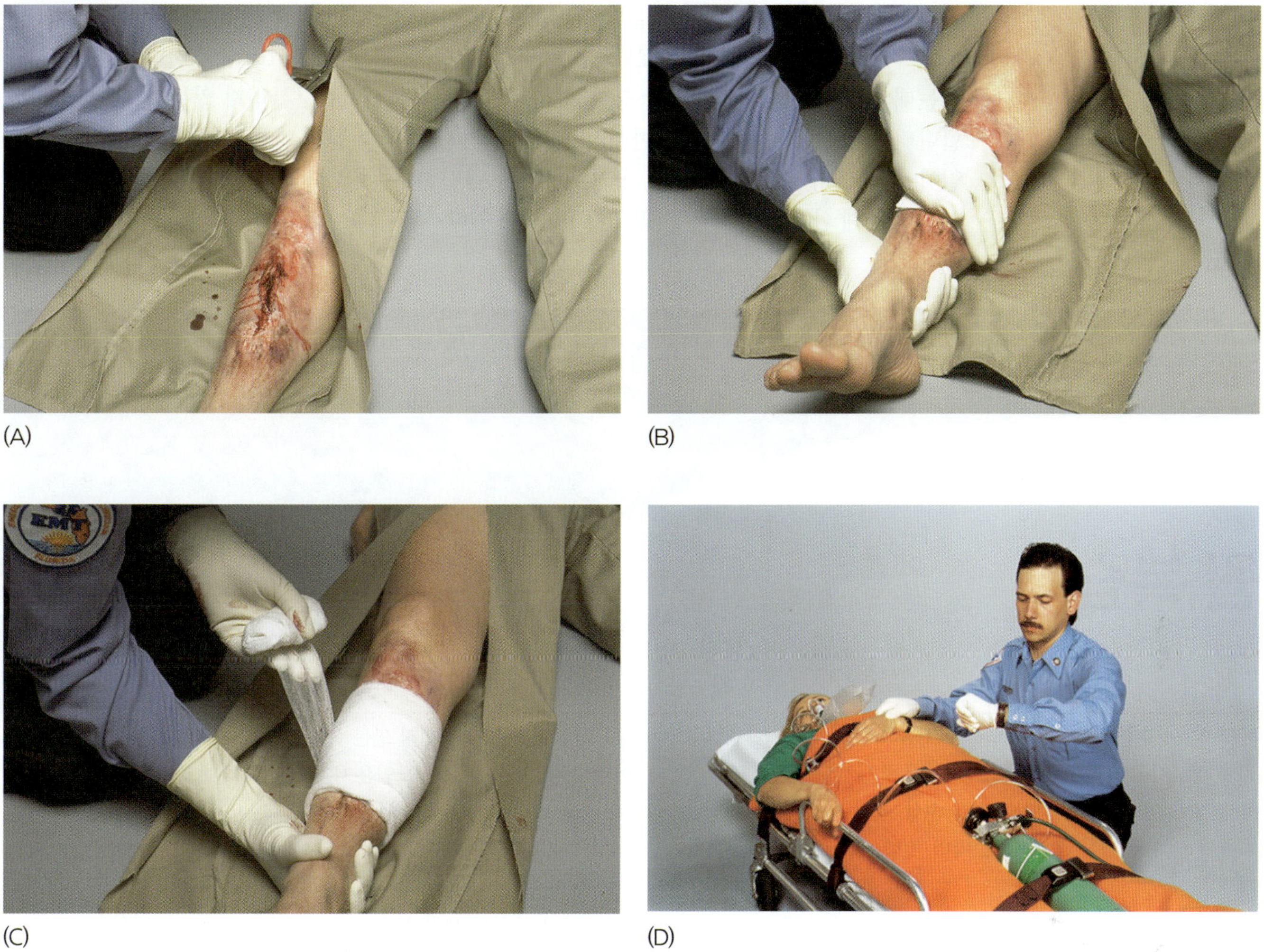

(A) (B) (C) (D)

환자 처치

개방성 상처를 위한 붕대법

다음과 같은 규칙을 적용하여 일반적인 붕대법을 실시한다.

1. 붕대를 너무 단단히 묶지 않는다. 드레싱은 모두 손상 부위에 편안하게 놓아야 하고, 혈액 공급을 방해하지는 않아야 한다.
2. 붕대를 너무 헐겁게 하지 않는다. 드레싱이 움직이거나 상처로부터 벗겨지지 않도록 드레싱을 적당히 붕대로 감아야 한다. 붕대를 헐겁게 감는 것은 응급처치에서 나타나는 일반적인 실수이다.
3. 끝을 너덜너덜하게 남기지 않는다. 환자가 움직일 때 거즈, 테이프 또는 천의 끝부분이 물체에 걸릴 수 있다.
4. 손가락과 발가락의 끝을 덮지 않도록 한다. 팔다리에 붕대를 감을 때 손가락과 발가락을 노출시켜서 피부색의 변화를 관찰하여 신경학적 평가를 더 쉽게 할 수 있도록 한다. 통증이나 창백하고 청색증을 띈 차가운 피부, 혼돈, 또는 타진통은 붕대를 너무 세게 감은 증거이다. 손가락과 발가락이 화상을 입은 경우가 아니고는 감지 않는다.
5. 드레싱을 가장자리까지 모두 덮어야 한다. 따라서 부가적인 감염을 감소시킬 수 있다. 개방성 가슴 손상에 일방향판(flutter-valve) 드레싱을 하는 경우는 예외이다(이 단원의 앞부분을 참고한다.).

팔다리에 붕대를 할 때 두 가지 특별한 문제가 생길 수 있다. 첫째, 매우 작은 부위에 드레싱을 할 경우 압박점의 효과가 나타날 수 있다. 일률적으로 지속적인 압력을 주도록 넓은 부위를 감싸는 것이 최선이다. 적절한 압력을 주고 접촉되도록 하기 위해 좁은 부위에서부터 넓은 부위로(먼쪽에서 가까운쪽로) 붕대를 감는다. 둘째, 관절들을 고려해야 한다. 관절이 지나가는데 붕대를 감게 되면, 일단 붕대를 하고 나서는 팔다리를 구부리지 않는다. 붕대를 하고 팔다리를 구부리면 순환을 제한하거나 드레싱과 붕대를 헐겁게 만들거나 때로 두 가지 모두 일어날 수 있다. 어떤 경우에는 공기부목이나 단단한 부목을 대거나 또는 관절의 운동을 예방하기 위해 삼각건을 사용할 필요가 있을 수 있다.

단원 복습

핵심 사실과 개념

- 연조직 손상은 폐쇄성(내부, 외부로부터의 통로가 없음) 또는 개방성(피부를 손상시키고 아래 조직을 노출 시킴)으로 나뉜다.
- 폐쇄성 상처에는 타박상(멍), 혈종, 으깸 손상, 폭발 손상이 있다. 개방성 상처에는 찰과상, 열상, 찔린 상처, 박리, 절단, 으깸 손상, 폭풍 손상이 있다.
- 개방성 상처일 경우, 상처를 노출시키고, 출혈을 조절하며, 추가 감염을 예방한다.
- 개방성 또는 폐쇄성 상처일 경우, 표준예방조치를 취하고, 손상 기전을 파악하고, 환자의 기도와 호흡을 보호하고, 필요한 경우 비재호흡 마스크로 산소를 공급한다. 쇼크를 치료하고, 환자를 이송한다.
- 화상의 중증도는 화상 물질, 화상 부위, 화상 깊이(표층, 부분층, 전층), 화상의 범위(9의 법칙 또는 손바닥 법칙에 의한), 환자의 나이(5세 아이 소아, 55세 이상의 노인은 대부분 심각하게 반응한다), 그리고 환자의 질병 또는 손상에 의해 결정된다.
- 화상 처치는 화상의 진행을 막고(열 화상에는 물, 건조 화학물에는 털어내는 방법), 열 화상 부위를 마른 멸균 드레싱으로 덮고, 멸균수로 화학 화상 부위를 세척하고, 기도를 보호하고, 산소를 공급하고, 쇼크를 치료하고, 적절한 이송기관으로 환자를 이송한다.
- 전기 화상의 처치는, 현장이 안전함을 확인하고 가능한 전기 물체로부터 떨어진다. 환자의 기도, 호흡, 순환을 보호한다. 호흡 및 심장 정지를 대비하여 처치 준비를 한다. 쇼크를 치료하고, 화상을 치료하고, 환자를 이송한다.

핵심 결정

- 환자의 기도는 개방되어 있는가?
- 환자의 호흡은 적절한가? 부적절한가? 부재한가?
- 관통상을 입은 환자라면, 방출구와 같은 추가 관통상이 있는가?
- 삽입된 이물질을 고정하기 위해 가장 좋은 방법은 무엇인가?
- 화상의 진행을 막기 위해 화상 부위를 식혀야 하는가?
- 화상 환자는 특수 전문 센터로 이송되어야 하는가?
- 호흡계통의 화상이 의심되는가?
- 화학 화상 시 효과적으로 세척했는가?
- 전기적 화상을 입은 환자는 방출구를 가지는가?
- 환자의 팔다리에 적용된 붕대는 순환의 제한 없이 적절하게 적용되었는가?

단원 용어

찰과상(abrasion) 단순히 벗겨지거나 긁힌 손상

절단(amputation) 신체 일부, 주로 팔다리가 심각한 외상이나 외과적으로 제거된 상태

박탈창(avulsion) 피부판과 조직이 찢겨 늘어지거나 완전히 벗겨진 것으로 안구가 돌출된 눈 또는 치아가 빠진 것도 박리 상처의 형태이다.

붕대(bandage) 드레싱을 제자리에 고정하기 위해 사용되는 재료

폐쇄성 상처(closed wound) 외부로부터 개방된 통로가 없는 내부적인 손상

타박상(contusion) 멍

으깸 손상(crush injury) 신체 외부로부터 내부구조로 강한 힘이 전달되어 생기는 손상으로 뼈가 부러지고, 근육, 신경, 조직이 손상되고, 내부장기가 파열되어 내부출혈을 유발

진피(dermis) 표피 아래의 피부층으로 혈관과 신경이 풍부하다.

드레싱(dressing) 출혈을 지혈하고 추가적인 감염을 예방하기 위해 상처를 덮는 술기

표피(epidermis) 피부의 가장 바깥층

전층 화상(full thickness burn) 피부의 모든 층이 손상된 화상. 까맣게 타거나 건조하고, 하얀 부분이 보인다. 3도 화상이라고도 한다.

혈종(hematoma) 손상되거나 파열된 혈관으로 인해 피부나 손상된 조직 아래에 혈액이 모여 생긴 부종

찢김 열상(laceration) 베인 것

폐쇄 드레싱(occlusive dressing) 공기가 통하지 않도록 밀폐한 드레싱

개방성 상처(open wound) 피부가 절단되고 파괴되어 아래에 있는 조직이 노출된 손상

부분층 화상(partial-thickness burn) 표피를 지나 진피까지 손상된 화상. 이런 화상은 발적, 수포, 반점의 양상이 나타난다. 2도 화상이라고도 한다.

압박 드레싱(pressure dressing) 지혈 목적으로 압력이 가해지는 드레싱

찔린 상처(puncture wound) 피부를 뚫고 아래 조직을 파괴하는 개방성 상처. 천자창 찔린 상처(penetrating puncture wound)는 얇거나 깊을 수 있다. 관통성 찔린 상처(perforating puncture wound)는 유입구와 방출구 상처 둘 다 가진다.

9의 법칙(rule of nines) 화상의 범위를 측정하는 방법. 성인의 경우, 다음 각각의 부위가 신체 표면의 9%를 나타낸다. 머리와 목, 팔, 가슴, 복부, 위쪽 등과 아래쪽 등, 엉덩이, 다리의 앞면과 뒷면으로 구분한다. 남는 1%는 생식기 부위이다. 영아와 소아의 경우 비율이 달라져서 머리가 18%, 각 다리가 14%이다.

손바닥 법칙(rule of palms) 화상의 범위를 측정하는 방법. 환자의 손바닥은 신체 표면의 1%에 해당하므로 그 크기로 환자의 화상범위를 측정한다.

피부밑층(subcutaneous layers) 진피 아래의 지방과 연부조직층

표층 화상(superficial burn) 피부의 가장 바깥층인 표피 부위만 화상을 입은 상태. 화상을 입은 피부는 붉어지고 약간의 부종이 있을 수 있다. 예를 들어 태양열에 의한 화상이 있다. 1도 화상이라고도 한다.

일반 드레싱(universal dressing) 두꺼운 드레싱

평가와 술기를 위한 준비

요약 문제

1. 폐쇄성 연조직 손상의 3가지 유형을 나열하여라
2. 개방성 연조직 손상의 4가지 유형을 나열하여라
3. 뺨에 박힌 물체를 제거할 때와, 뺨에 박힌 물체를 고정하고 안정화시킬 때의 각각 절차를 설명하여라
4. 화상의 3가지 분류(깊이)를 설명하여라
5. 드레싱과 붕대법의 차이를 설명하여라
6. 효과적인 붕대의 목적에 대해 설명하여라.

연관시켜 생각하기

"응급구조사의 안녕" 단원을 복습하고, 다음의 질문에 대해 고려해본다.

- 다음의 각 출동에서 어떤 표준예방조치가 필요한가?
  a. 입술에 열상을 입고 치아가 소실된 상태로 불안해 하는 환자
  b. 왼쪽 손이 조금 베여 스며나오는 출혈 양상을 보이는 환자
  c. 오른팔에 열상이 생겨, 분출성 출혈 양상을 보이는 환자.

" 응급의료에 대한 소개" 단원을 복습하고 "응급의료체계의 구성"에서 특수 이송기관에 대해 공부하고 다음의 질문에 대해 고려해본다.

- 다음의 환자들은 각각 어떤 이송기관으로 이송되어야 하는가?

a. 전신에 35% 부분층 화상을 입은 환자
b. 외상으로 인한 내부 출혈이 의심되는 환자
c. 손이 절단된 환자

비판적 사고 연습

덮어져 있는 상처를 평가하는 것은 힘들 것이다. 이 연습의 목적은 다음과 같은 상황을 고려해보기 위함이다.

- 21세 남성이 창문을 통해 떨어지면서 팔꿈치 앞쪽에 열상을 입었다. 환자의 주위에는 다량의 혈액이 발견되었다. 목격자는 대량의 수건을 환자의 상처 부위에 적용하였다(수건의 높이가 대략 7cm 정도). 상처 부위 위에 너무 많은 수건들이 놓여져 있기 때문에, 실제로 응급구조사는 계속 출혈이 진행중인지 알 수 없었다. 환자의 의식은 명료했으나 매우 불안해 했고 창백해 보였다. 다치지 않은 팔의 맥박을 측정하니 빠르고 약했다. 얼만큼의 평가를 더 진행할 것인가? 또한 환자의 상태가 악화되지 않도록 어떤 행동을 할 것인가?

병태생리학적 접근

다음의 질문들은 현장에서 정확한 결정을 내리고 임상과 관련된 정보를 모을 수 있도록 돕기 위해 고안되었다.

- 심각한 화상을 입은 환자는 세포막이 손상되었기 때문에 내부적으로 많은 양의 체액이 소실되었다. 만약 여러분이 이와 같은 환자는 화상을 입은 지 1시간 이내에 발견하였고, 빠른맥, 창백, 저혈압을 보인다면, 화상(혹은 출혈)의 원인이 무엇인지 찾아야 하는가?

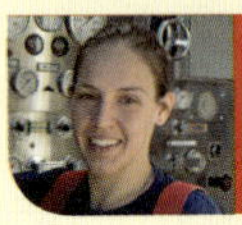

현장이야기

일요일 저녁 늦게 응급구조사는 4번가 M아파트에 출동했다. 출동팀은 아파트 관리인을 만나서 환자에게 갔다. 환자는 42세의 여성으로 오른쪽 위팔에 두꺼운 수건을 감고 관리인 사무실 의자에 앉아 있었다. 응급구조사는 표준예방조치를 취하고 나서, "안녕하세요? 저는 응급구조사 J입니다. 무슨 일이 일어났습니까?"라고 말했다. 바닥의 혈흔이 외부 문까지 나타나 있는 것을 관찰하였다.

그녀는 "제 아파트 문이 잠겼길래, 팔을 코트로 감싸고 부엌 싱크대 위에 유리창을 깼어요. 코트가 보호해 줄 수 있을 거라고 생각했는데, 아니었어요."라고 말했다.

질문

1. 이 환자에 대한 전반적인 인상은 무엇인가?
2. 그녀를 진단할 때 우선순위는 무엇인가?
3. 지금 상황에서 적절한 처치는 무엇인가?

환자에 대한 전반적인 인상은 의식이 명확하고 혈액으로 젖은 수건을 오른 팔에 두르고 있는 여성 환자로, 일차 평가에서 환자의 기도는 개방되어 있고 깨끗하며, 호흡도 정상이고 오른 팔목에 맥박도 규칙적임을 확인하였다. 그리고 난 후 응급구조사는 환자의 이송 우선순위가 낮다고 결정하였다.

응급구조사는 동료에게 환자의 아파트로 가서 손상 기전에 대한 정보를 더 얻을 수 있는지 확인하라고 부탁했다. 반면, 응급구조사는 출혈이 조절되었는지 관찰하고, 병력을 수집하고, 집중 신체검진을 수행하였다. 응급구조사는 환자의 팔에서 부드럽게 수건을 제거하고, 열상이 있지만 출혈은 멈춘 것을 확인하였다. 그리고 상처 부위 위에 조심스럽게 멸균거즈로 드레싱을 실시하였다.

다른 손상이나 내과적 문제는 없었지만, 당신은 메리가 숨을쉴 때 알코올 냄새가 나는 것을 발견했다. 응급구조사는 "오늘 술을 마셨습니까?"라고 물었다.

그녀는 "네, 3시간 전에 맥주 두 병을 마셨어요."라고 말했다. 그러나 응급구조사가 환자의 호흡 냄새로 판단하기에 그녀는 두 병 이상 마셨음을 의심할 수 있었다. 환자의 손상에 집중 신체검진을 실시하였고, 손상받은 팔에 먼쪽 맥박이 있음을 확인하였다. 또한 환자는 응급구조사가 손가락으로 손바닥을 만지는 것을 느낄 수 있었다. 그러나 환자에게 손가락을 움직여 보라고 했을 때, 약지와 새끼손가락 움직임이 없었다. 환자는 또한 손가락을 움직이며 아프다고 말했다. 동료가 돌아와서는 환자의 집 베란다에 혈액이 고여 있었다고 말했다.

질문

4. 이제 응급구조사가 알게 된 사실에 근거하여, 환자의 이송 우선 순위는 변화하였는가?
5. 환자에게 적절한 처치는 무엇인가?

응급구조사가 환자의 병력을 계속 수집하는 동안 동료는 환자의 기본 활력 징후를 측정했다. 응급구조사는 환자가 갑상선질환 약과 내과 질환에 대한 항응고제를 복용하고 있다는 사실을 확인하였다. 환자에게 언제 마지막으로 파상풍 주사를 접종했는지 물었으나 환자는 기억이 나지 않는다고 했다.

동료는 메리의 맥박이 양팔에서 동일하게 128회로 규칙적이며, 혈압은 156/94이고, 호흡은 24회로 편안하며, 동공 반응은 정상이고 피부는 따뜻하고 건조하며 정상적인 색을 띈다고 설명한다.

응급구조사는 지도 의사에게 연락해서 환자가 손상된 팔을 움직이지 못하는 것에 대해 상의하고, 의사는 응급구조사에게 삼각건으로 환자의 팔을 시켜야 할 필요가 있다고 지도했다.

삼각건으로 환자의 팔을 고정한 후 다시 활력 징후를 측정했지만, 큰 변화는 없었다. 맥박, 운동 기능, 감각을 재평가했을 때 환자가 여전히 오른손의 약지와 새끼손가락을 움직이지 못한다는 사실을 확인하였다. 응급구조사는 환자를 들것으로 옮기고 구급차로 이동한 후, 가장 가까운 병원으로 이송하는 15분 동안 환자의 상태를 관찰했다. 다른 중요한 변화는 없었다.

가슴과 복부 외상
(Chest and Abdominal Trauma)

27

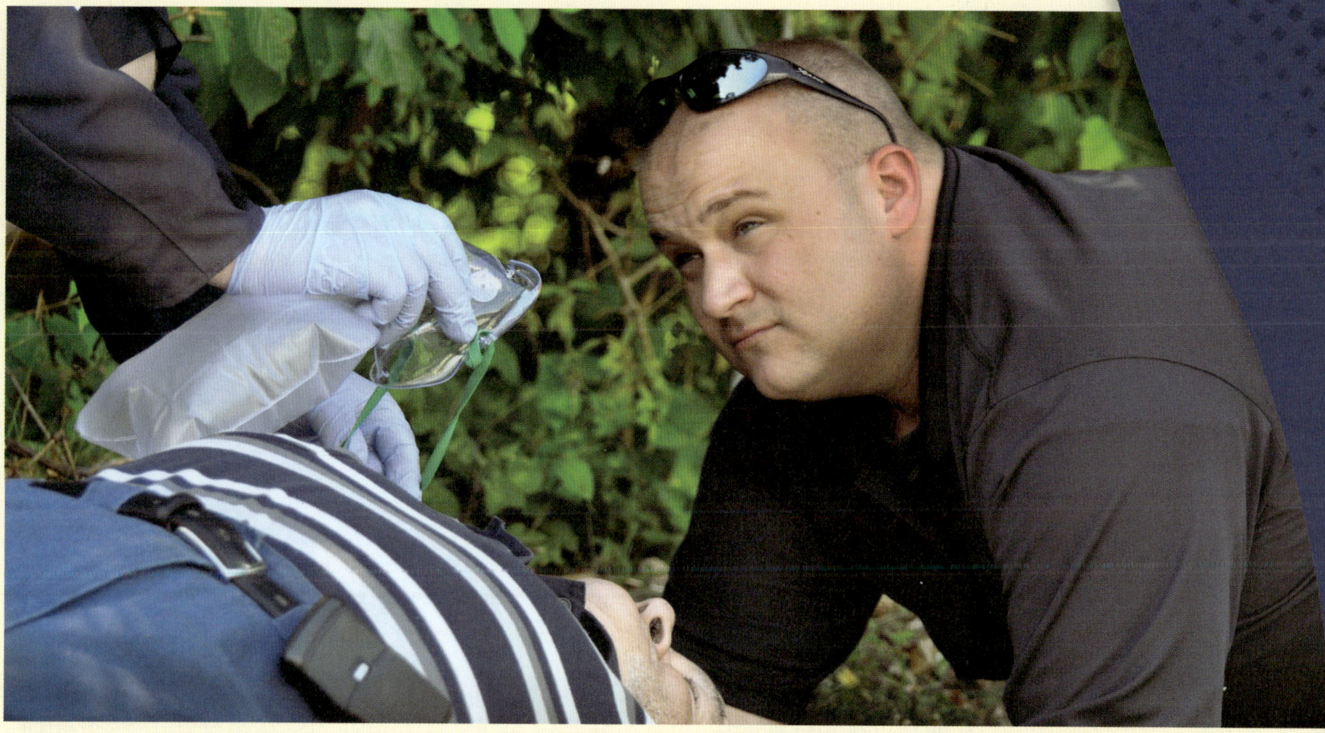

(© Edward T. Dickinson, MD)

관련 단원

다음의 단원들은 이 단원에서 배울 주제와 관련된 추가적인 정보를 제공한다:

2 응급구조사의 안녕
22 복부 응급

표준

외상(가슴 외상; 복부 또는 비뇨생식계통 외상)

역량

급성 손상 환자를 위해 평가하여 찾은 것을 기본으로 이송 또는 응급처치를 제공하기 위한 기본 지식을 적용한다.

핵심 개념

- 가슴 손상의 이해와 가슴 손상의 응급처치
- 복부 손상의 이해와 복부 손상의 응급처치

학습목표

이 단원을 읽고 난 후, 여러분은:

27.1 이 단원에서 소개된 주요 용어들을 정의할 수 있다.

27.2 가슴 손상을 야기하는 흔한 손상 기전에 대해 설명할 수 있다.

27.3 동요가슴, 개방성 가슴 손상, 공기가슴증, 혈액공기가슴증, 외상성 질식, 심장눌림증, 대동맥 손상, 심장진탕과 같은 특수 가슴 손상에 대해 이해하고, 각 손상에 대한 평가 및 처치를 설명할 수 있다.

27.4 복부 손상의 유형과 기전에 대해 토의할 수 있다.

27.5 내장 적출의 관리를 포함하여, 복부의 무딘 손상 또는 관통상을 입은 환자의 평가와 처치를 설명할 수 있다.

핵심 용어

내장 적출(evisceration)
동요 가슴(flail chest)
모순운동(paradoxical motion)
공기가슴증(pneumothorax)
흡인성 가슴 손상(sucking chest wound)
긴장공기가슴증(tension pneumothorax)

가슴, 복부, 생식기관의 심각한 손상은 흔하지 않지만, 응급구조사로서 이러한 손상에 대해 친숙해져야 하고, 신속하게 대처할 수 있어야 한다. 이러한 손상의 대부분은 생명을 위협할 수 있다. 응급구조사는 즉각적인 병원 전 처치를 요구하는 손상을 인식할 수 있어야 하고, 환자들을 치료할 수 있는 병원으로 즉시 이송해야 한다. 처음에는 생명을 위협하는 손상처럼 보이지 않더라도, 병원으로 이송 중 더 심각해 질 수 있다. 응급구조사의 평가와 재평가 술기는 이 환자의 최후 결과에 중요할 것이다.

핵심 개념
가슴 손상의 이해와 가슴 손상의 응급처치

"호흡에 영향을 미치는 손상들은 환자를 사망하게 할 수 있다. 절대 잊어서는 안된다."

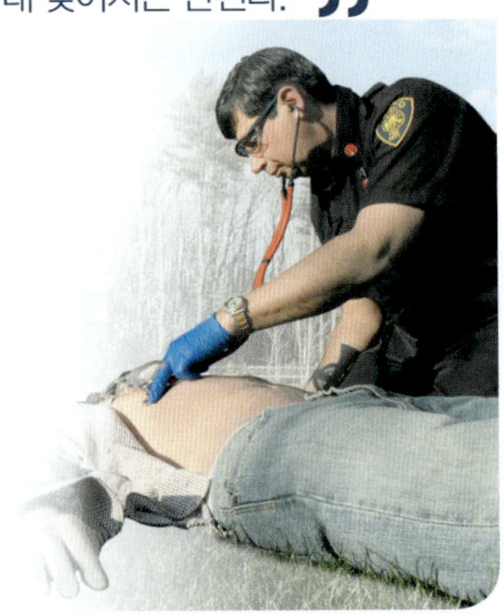

(© Daniel Limmer)

동요가슴(flail chest)
두 군데 이상의 부위에서 두개 이상의 갈비뼈가 골절된 상태

가슴 손상

가슴은 여러 가지 방법으로 손상될 수 있다:

- **무딘 손상.** 가슴에 타격을 입어 갈비뼈, 복장뼈, 갈비연골에 골절을 일으킬 수 있다. 가슴의 전체 부위가 허탈될 수도 있다. 심한 무딘 손상으로 허파와 기도가 손상되고, 큰 혈관(대동맥과 대정맥)과 심장이 심하게 손상될 수도 있다.
- **관통상.** 총알, 칼, 금속이나 유리 조각, 쇠막대, 파이프 등 여러 물질들이 가슴벽을 뚫어 내부 장기를 손상시키고 호흡을 감소시킬 수 있다.
- **압박.** 운전자가 사고시 핸들에 가슴을 부딪힌 경우처럼 심한 무딘 손상에 의해 가슴이 갑작스럽게 압박되어 발생한다. 심장은 심하게 눌려있고, 허파는 파열되며, 복장뼈와 갈비뼈는 골절될 수 있다.

폐쇄성 가슴 손상

가슴 손상은 개방성과 폐쇄성으로 분류된다. 폐쇄성 가슴 손상의 경우 피부가 찢어지지 않았으므로 대부분 사람들이 손상이 심각하지 않다고 생각하게 된다. 그러나 무딘 손상이나 압박 손상을 입은 경우 심장, 허파, 큰 혈관에 타박상과 열상이 생길 수 있다.

폐쇄성 가슴 손상은 *동요 가슴*(그림 27-1)을 유발한다. 이 상태는 인접한 둘 이상의 갈비뼈의 골절이 두 군데 이상에서 발생한 것이다(일부는 두 군데 이상에서 연속적인 셋 이상의 갈비뼈의 골절로 정의한다). 골절된 갈비뼈의 수보다 기억해야 할 가장 중요한 요소는 동요 가슴이 가슴벽의 부분을 불안정하게 하고 호흡에 영향을 주고 허파의 팽창을 감소하게 한다는 것이다. 따라서 부적절한 호흡과 환기저하를 유발할 수 있다. 동요 분절(flail segment)은 붙어있지 않기 때문에 독립적으로 움직인다. 환자가 흡기를 위해 가슴을 팽창할 때 음압은 공기를 허파로 끌어들인다. 음압은 또한 동요 분절을 안쪽으로 끌어들인다. 환자의 가슴이 안쪽으로 움직이면, 양압이 만들어지면서 공기를 허파 밖으로 나가게 하고, 동시에 동요 분절을 바깥쪽으로 움직이게 한다. 그 결과, 동요 분절의 움직임은 다른 가슴안 부위의 움직임과 반

그림 27-1 동요 가슴은 두 군데 이상에서 둘 이상의 갈비뼈가 무딘 손상에 의해 연속적으로 골절될 때 발생한다

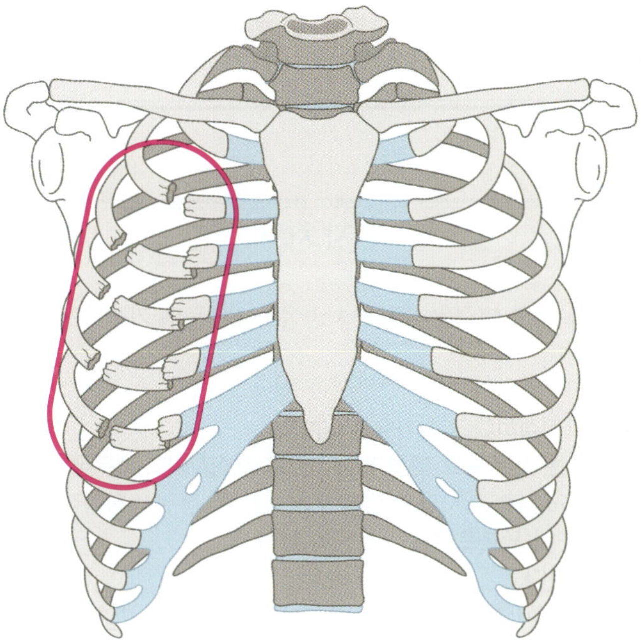

그림 27-2 모순 운동

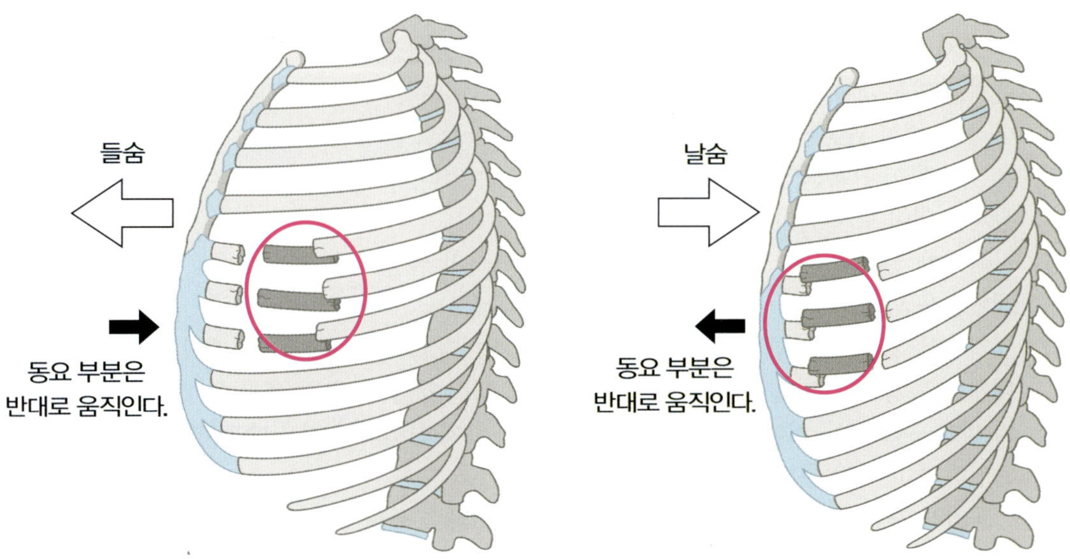

대이고 이를 *모순 운동*이라고 부른다(그림 27-2)

모순운동(paradoxical motion)
동요 분절에서 갈비뼈의 움직임이 다른 한 쪽과 반대 방향으로 움직이는 것

환자 평가

동요 가슴

동요 가슴이 있는 환자는 가슴의 동요 분절을 유발한 손상 기전을 갖는다. 환자는 손상 부위에 통증, 호흡 곤란, 쇼크의 징후, 저산소증을 나타낼 것이다(특히 매우 강한 힘의 타격을 받았을 때).

종종 동요 가슴은 초기 단계에서 명확하게 관찰될 수 있다. 또 다른 경우, 가슴벽의 근육이 단단히 당겨져 자연적으로 고정되기 때문에 특징적인 모순 운동은 초기 단계에서는 관찰되기 어렵다. 호흡을 위한 노력과 근육의 당김은 결국 환자를 지치게 하는 데, 이때 동요 분절을 더 잘 나타나게 하고 환기의 필요성을 암시한다. 즉, 동요 분절은 일단 환자가 지치거나 약해질 때 나타나는 후기 징후가 된다.

환자 처치

동요 가슴

1. 일차 평가를 수행한다. 동요 분절은 생명에 치명적이기 때문에 가능한 평가의 초기에 확인되어야 한다.
2. 산소를 투여한다.
3. 만약 환자의 호흡이 부적절하다면 환기를 실시한다.
4. 가슴의 양압을 유지하는 것은 동요 분절의 움직임을 감소시키기 때문에, 몇몇 병원 전 응급의료 서비스 체계에서는 동요 가슴 환자가 부적절한 호흡을 할 경우 비침습적 양압환기(NPPV) 사용을 허가하고 있다. 지역 내 프로토콜을 따르도록 한다.
5. 환자를 주의깊게 관찰한다.
6. 환자의 호흡수와 호흡 깊이를 관찰한다. 만약 호흡이 얕아진다면 환기를 시행한다.

개방성 가슴 손상

피부가 손상된 경우는 개방성 피부 상처가 된다. 그러나 대개 개방성 가슴 손상 이라는 용어는 물체에 의해 가슴이 관통된 것을 의미한다(예를 들어, 총알이나 칼). 물체가 외부로부터 가슴벽을 관통할 수 있고 또는 골절되거나 전위된 갈비뼈가 내부에서 가슴벽을 관통할 수도 있다. 가슴벽이 관통됨과 동시에 심장, 허파, 큰 혈관들도 손상될 수 있다. 상처를 보기만 해서는 가슴안이 관통되었는지에 대해 정확하게 알 수 없다. 하지만 상처의 깊이를 확인하기 위해 상처를 열어 보지 말아야 한다.

특별한 징후(다음에 나오는 환자 평가 부분에서의 설명)가 있다면 개방성 가슴 손상이 발생했음을 의미한다.

가슴에 있는 모든 개방성 가슴 손상은 치명적이라고 생각해야 한다. 개방성 가슴 손상은 대개 관통상으로, 가슴벽이 한 번 또는 그 이상 찔린 것을 말한다. (예를 들어, 총상은 유입구와 방출구를 만들 것이다). 상처를 낸 물체는 가슴에 삽입되어 있을 수도 있고, 또는 가슴을 완전히 뚫고 나갈 수도 있다.

공기가 가슴안에 들어갔을 때 가슴안의 섬세한 압력 균형이 파괴된다. 따라서 손상된 쪽의 허파가 허탈하게 된다(가슴안의 공기와 관련된 손상은 다음의 "가슴안 손상"에서 더 자세히 설명될 것이다).

환자 평가

개방성 가슴 손상

흡인성 가슴 손상은 가슴안이 대기에 개방되었을 때에 사용되는 용어이다. 환자가 숨을 쉴 때마다 공기가 개방구를 통해 빨려 들어가며, 이런 환자는 심한 호흡 곤란으로 발전될 수 있다. 징후는 다음과 같다.

• 가슴의 상처

흡인성 가슴 손상(sucking chest wound)
공기를 가슴 안으로 "빨아들이는" 개방성 가슴 손상

- 개방성 가슴 손상과 관련된 특징적인 빨려 들어가는 소리가 있을 수도 있고 없을 수도 있다.
- 환자가 헐떡거리며 숨을 들이쉰다.

가슴벽을 관통한 이물질은 허파, 주요 혈관 또는 심장에 심한 손상을 줄 수도 있다는 사실을 주의해야 한다.

결정 포인트

- 환자는 일차 평가 동안 처치되어야 할 가슴 손상을 입었는가?
- 환자는 폐쇄성 드레싱을 적용해야 할 개방성 가슴 손상을 입었는가?
- 환자는 현장에서의 시간을 최소화하고 외상 센터로 즉각적인 이송이 필요한 손상을 입었는가?

환자 처치

개방성 가슴 손상

개방성 가슴 손상은 신속한 초기 처치를 하고 병원으로 즉시 이송해야 하는 응급 상황이다. 다음과 같은 단계를 따라 시행한다.

1. 기도 개방을 유지한다. 필요하다면 기본인명소생술을 시행한다.
2. 가능한 빨리 개방성 가슴 손상을 막는다. 필요하다면 장갑 낀 손을 이용한다. 폐쇄성 드레싱을 찾느라고 상처를 막는 것을 지체하지 않는다.
3. 상처를 막기 위해 폐쇄성 드레싱을 적용한다. 가능하면 드레싱은 상처보다 적어도 5cm 정도 더 넓은 것이 좋다. 가슴에 출구 상처가 있다면 그 곳에도 역시 폐쇄성 드레싱을 적용한다. 지역 지침에 따라 폐쇄성 드레싱의 모든 면을 막거나 또는 일방향판 드레싱으로 한 면을 막지 않는 방법이 있다. 이런 드레싱에 대해서는 "폐쇄성 드레싱과 일방향판 드레싱"에서 자세히 설명될 것이다.
4. 고농도의 산소를 투여한다.
5. 쇼크에 대한 처치를 한다.
6. 가능한 빨리 이송한다. 다른 손상이 있는 경우가 아니면 환자를 손상된 쪽으로 눕힌다. 이렇게 하면 손상되지 않은 허파는 제한 없이 팽창할 수 있다.
7. 병원에 도착하는 시간을 지체시키지 않는다면, 전문소생술팀에게 현장에서 인계하는 것을 고려한다.

그림 27-3 가슴안으로부터 공기가 빠져 나오게 하는 일방향판을 만든다.

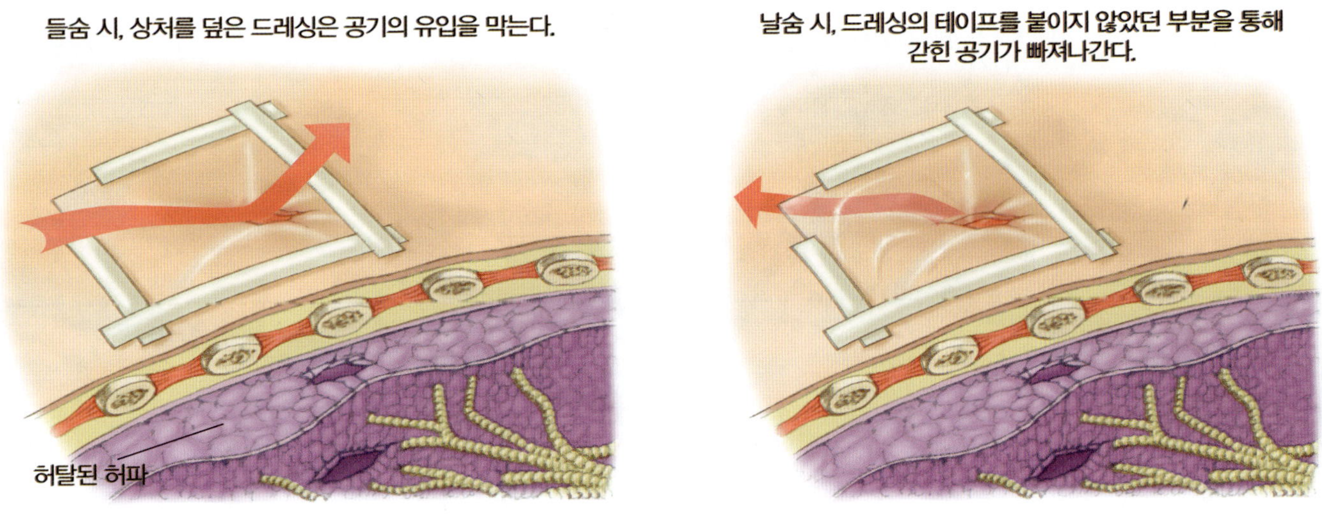

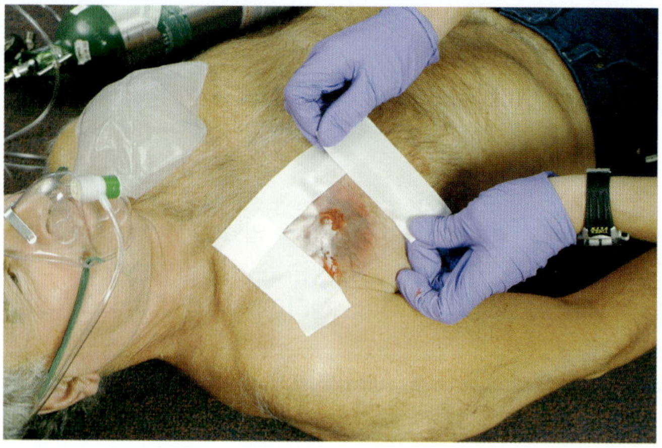

그림 27-4 개방성 가슴 손상에 삼면을 밀폐하는 폐쇄성 드레싱

폐쇄성 드레싱과 일방향판 드레싱

개방성 가슴 손상 처치는 공기가 가슴안으로 들어오는 것을 막으면서 동시에 가슴안의 공기를 빠져나가게 하는 드레싱을 적용한다. 이런 드레싱은 보통 폐쇄성, 일방향 또는 플루터 밸브라고 불리는데 드레싱의 한 면이나 모서리 한 쪽은 남겨둔 채 테이프를 붙이는 방법이다(그림 27-3, 그림 27-4). 환자가 들숨 시 드레싱은 상처를 막고, 날숨 시 테이프를 붙이지 않았던 모서리나 면이 일방향판으로 작용하여 가슴안의 공기를 내보낼 것이다.

앞서 설명된 것처럼 긴장공기가슴증으로 진행되는 위험성('가슴안 손상' 부분에서 공기가슴증과 긴장공기가슴증에 대한 설명 부분을 참고) 때문에 현재 전문가들은 사면을 모두 테이프로 붙이는 폐쇄성 드레싱 대신 일방향판(삼면) 드레싱을 권장하고 있다. 만약 드레싱 밑에 혈액이 축적되고 공기가 빠져 나가지 않는 것을 발견된다면, 밀봉된 한 모서리를 들어 올려 공기가 나갈 수 있도록 해 주고 축적된 물질을 닦아 내고 삼면을 다시 붙여준다.

병원으로 가는 도중에 폐쇄성 드레싱을 손으로 계속 눌러 주어야 한다. 테이프는 쇼크로 인해 땀이 나거나 피부에 혈액이 묻어 있는 경우 잘 붙지 않을 수도 있기 때문이다.

상업용 폐쇄 드레싱을 사용할 수 없는 경우, 응급구조사는 무엇이든 있는 것으로 즉석에서 사용해야 한다. 대부분의 구급차들은 비닐봉투에 포장된 멸균 일회용 장비들을 탑재하고 있다. 비닐 봉지의 안쪽은 멸균상태이다. 만약 폐쇄성 드레싱을 적용하지 않는 경우, 이러한 포장지들 중 하나 또는 수액백의 포장지를 사용한다. 가정용 비닐 랩은 두껍지 않아 개방성 가

그림 27-5 총상으로 인한 개방성 손상 (B) 상처위에 적용된 아셔만 가슴 테이프. *(Photos A and B: © Edward T. Dickinson, MD)*

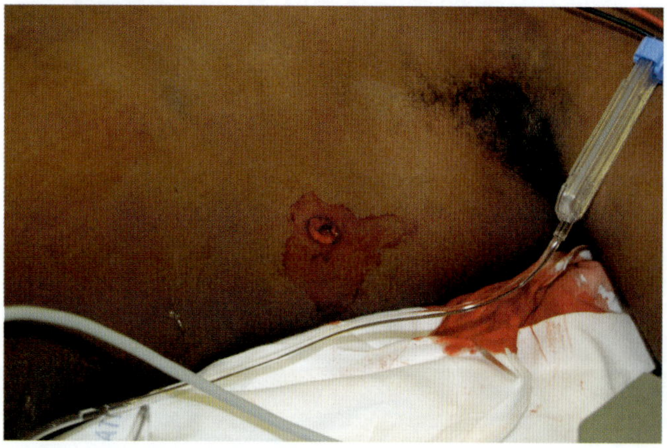

(A)

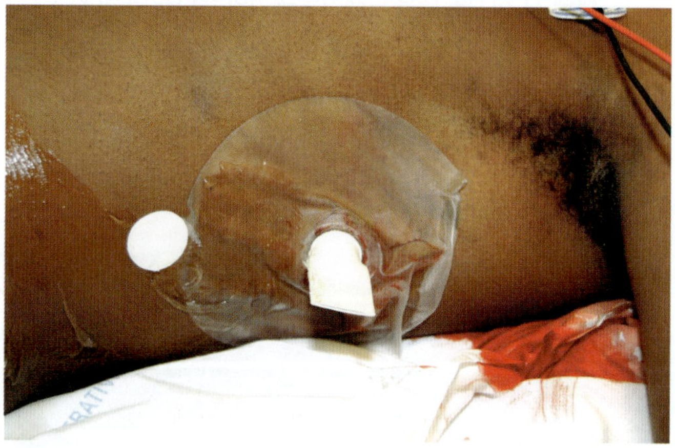

(B)

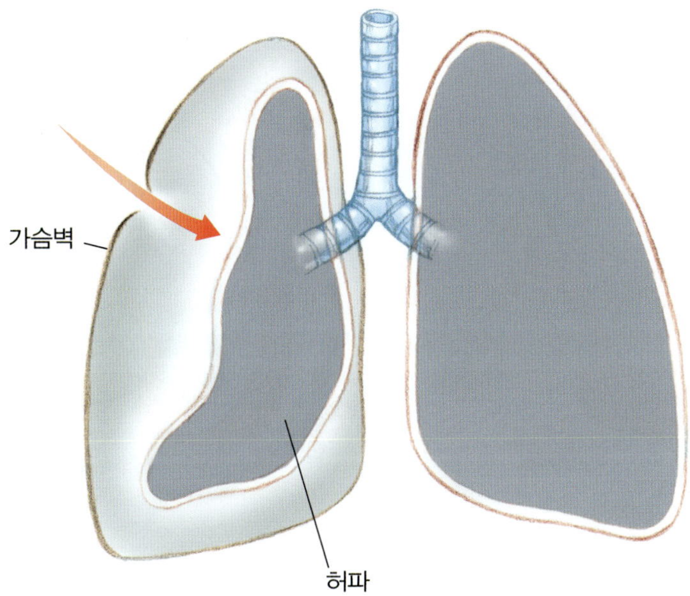

그림 27-6 가슴벽이 관통된 부위를 통해 가슴안으로 공기가 들어올 수 있어 허파의 허탈과 부적절한 호흡을 일으킬 수 있다

슴 손상에 효과적인 폐쇄성 드레싱을 적용하는데 충분하지 않다. 만약 모두 다 가능하지 않다면, 가정용 비닐 랩도 사용될 수 있지만, 이는 적절한 두께가 될 수 있도록 충분히 감싸야 한다. 실패하더라도 시행한다. 만약 아무 선택 기회가 없다면, 알루미늄 호일도 사용될 수 있다. 그러나 호일의 모서리에 환자가 찰과상을 입을 수도 있다는 것을 기억하여라.

흡인성 가슴 손상 위에 테이핑 할 수 있는 상업적 대안 장비는 아셔만 가슴 테이프이다(그림 27-5). 이것은 일방향판을 가지고 있기 때문에, 삼면 드레싱을 고려하지 않아도 된다. 이것을 사용하기 위해서는, 상처 주위의 피부를 건조시키고, 상처 주위의 피부에 부착하고, 테이프의 중심이 상처 위를 덮을 수 있도록 한다. 일단 밸브가 상처 위에 직접 위치하면, 공기는 가슴 공간으로부터 밖으로 빠져나갈 수 있지만 들어올 수 없다.

메모: 일단 가슴 손상을 밀봉했으면, 환자를 계속 지켜보며 합병증이 생기는지 주의해야 한다. 일방향판을 사용했더라도 계속 이런 합병증에 대해 관찰해야 한다. 밀봉되지 않은 한 면이 가슴에 붙거나 드레싱이 상처에서 떨어져 밸브로서 기능하지 못할 수도 있다.

가슴안 손상

가슴안의 장기들은 생명에 필수적이기 때문에 어떤 가슴손상이라도 심각할 수 있다. 가슴을 관통해 지나는 혈관은 신체 내에서 가장 크고 이런 혈관 손상은 종종 치명적이다. 실제로 가슴에는 약 3L의 혈액이 축적될 수 있다. 가슴안에서 발생하는 출혈은 외부로 흘러나가지 않기 때문에 환자를 사망하게 할 가능성이 크다.

가슴안 손상이 치명적일 정도로 심각할 수 있으므로 가슴안에서 발생할 수 있는 특수한 손상들을 설명하는 것은 중요하다. 각기 다른 가슴 손상의 증상과 징후는 종종 겹치기 때문에 환자의 정확한 손상 유형을 결정하는 것보다 손상 발생 가능성을 인지하는 것이 중요하다. 응급구조사는 이러한 손상들을 평가하고 효과적으로 처치해야 한다.

- **공기가슴증과 긴장공기가슴증.** *공기가슴증*은 가슴안으로 들어간 공기로 인해 허파가 허탈되었을 때 발생한다. 공기는 외부 상처를 통해 들어가거나, 또는 관통된 허파를 통해 가슴안으로 들어간다(그림 27-6). 특히 위험한 것은 *긴장공기가슴증*으로, 대부분 폐쇄성 가슴 손상에서 발생하거나, 개방성 가슴 손상에 폐쇄성 드레싱이 밀봉된 다음 발생한다. 허파는 부러진 갈비뼈나 다른 이유에 의해 관통될 수 있다. 만약 가슴 외부로 개구부가 없다면, 허

공기가슴증(pneumothorax)
가슴안에 공기가 찬 것

긴장공기가슴증(tension pneumothorax)
가슴안에 들어온 공기가 빠져 나가지 못하는 공기가슴증의 유형

그림 27-7 공기가슴증, 혈액가슴, 혈액공기가슴증

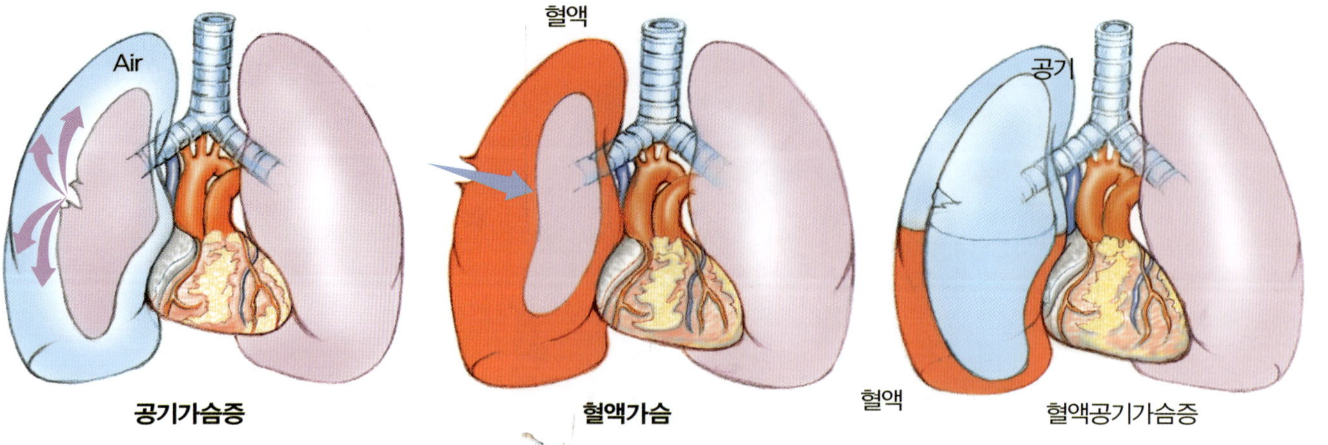

파에서 새나간 공기는 빠져나갈 방법이 없다. 따라서 공기가 가슴안에 차게 되어 심장과 큰 혈관에 손상되지 않은 허파를 압박하여, 심장박출량이 감소되고 혈액을 산소화 시키는 허파의 능력이 저하된다.

공기가슴증 환자의 손상된 가슴에서는 허파음이 없거나 저하된다. 공기가슴증이 긴장공기가슴증으로 진행 되어감에 따라 목정맥은 팽창된다(혈액량의 저하 없이). 쇼크의 증상과 징후도 나타날 수 있다. 기관편위가 나타나지만 이는 후기 징후로 발견하기 어렵다.

- **혈액가슴과 혈액공기가슴증.** 혈액가슴은 가슴안에 혈액이 차게 되는 상태이며, 혈액공기가슴증은 가슴안에 혈액과 공기가 차는 것이다. 'pneumo'가 "공기"를 의미하고 'hemo'가 "혈액"을 의미한다는 것을 기억한다면, 이 두 가지 합병증과 공기 가슴증을 비교해 볼 수 있을 것이다. 공기가슴증은 가슴안에 공기가 찬 것이고, 혈액공기가슴증과 혈액가슴은 혈액이 차거나 압력이 더해진 것이다(그림 27-7).

  혈액가슴은 골절된 갈비뼈나 삽입된 이물질에 의해 가슴안에 열상이 생겼을 때 발생할 수 있다. 혈액이 허파 주위 공간으로 흘러서 허파는 허탈되고 환자는 혈액을 손실하여 쇼크로 진행되게 된다. 혈액공기가슴증은 혈액과 공기의 혼합으로 대개 허파의 허탈과 쇼크를 초래하는 혈액 손실을 가져온다.

  혈액가슴이 있는 환자는 대개 쇼크 징후를 나타낸다.

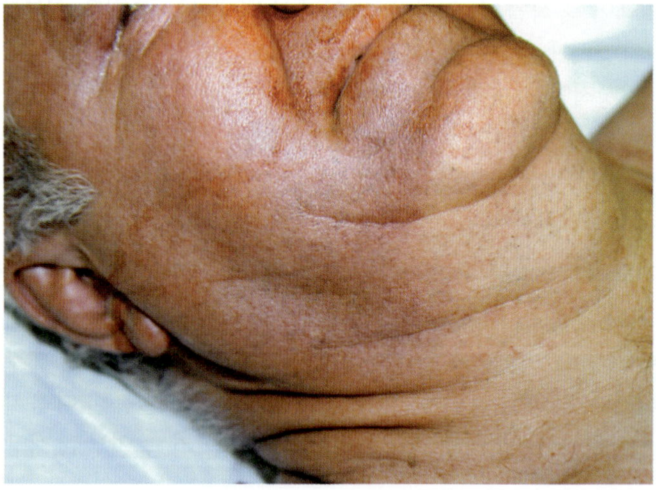

그림 27-8 외상성 질식 환자(© Edward T. Dickinson, MD)

- **외상성 질식.** 외상성 질식은 갑작스런 가슴의 압박과 관련된다. 이런 상황이 발생하면, 복장뼈와 갈비뼈는 심장과 허파에 높은 압력을 가하여 혈액을 오른심방 밖으로 밀어내 목정맥으로 올라가게 한다. 머리와 목으로 가해진 혈액의 압력으로 혈관이 터지고 얼굴과 목은 광범위하게 멍이 든다(그림 27-8).

외상성 질식 환자는 가슴을 압박할 수 있는 손상기전이 있다. 환자의 목과 얼굴은 신체의 다른 부위보다 더 어두운 색(붉은색, 자주색, 푸른색)이 될 것이다. 가슴에 가해진 압력의 양과 시간에 따라 튀어나온 눈, 목정맥 팽대, 안면 혈관 파열 등이 나타날 수도 있다.

- **심장눌림증.** 심장손상으로 심장주머니 주위로 혈액이 흐르게 될 때 심장눌림증이 발생한다. 탄력성 없는 심장주머니에 혈액이 차서, 더 이상 심방에 적절량의 혈액이 더 이상 차지 못하게 되는 지점까지 심방을 압박하여 혈액이 정맥으로 되돌아 간다. 심장눌림증 환자는 대개 목정맥이 팽대되고 쇼크증상과 맥압이 좁아진다.
- **대동맥 손상과 대동맥 절단.** 외상으로 가장 큰 혈관인 대동맥 손상을 일으킬 수 있다. 압력이 높은 큰 혈관손상은 치명적인 대량 출혈을 일으킨다. 심한 자동차 충돌(예, 정면 충돌) 시 감속과 같은 무딘 손상은 대동맥을 절단하거나 찢어지게 할 수 있다.

또한 대동맥은 외상없이도 손상 받을 수 있다. 고혈압이나 다른 질환에 의해 더 악화되는 대동맥의 변성은 큰 혈관을 약화시킨다. 대동맥 절단은 대동맥 벽의 내층이 찢어지기 시작하는 상태이다. 혈관의 내측으로부터 바깥층으로 혈액이 새어 나와 결국 풍선 모양의 돌출(동맥류)을 만든다. 동맥류에 압력이 생기며 파열된 위험과 사망의 위험이 크다. 동맥이 왼심실에서 가슴과 복부를 지나므로 동맥이 지나는 어느 경로든 손상이 발생할 수 있다.

대동맥 손상 환자는 손상 부위가 어디인가에 따라 가슴통증, 복통이나 등의 통증을 호소할 수 있다. 또한 쇼크 증상이 나타날 수 있다. 또한 왼쪽이나 오른쪽 팔 사이(몸쪽 대동맥 손상)에서 맥박이나 혈압의 차이가 나타나거나 팔과 다리 또는 두 다리 사이(복부 대동맥 손상)에서 맥박의 차이가 나타난다. 마른 환자이거나 복부에 큰 대동맥류가 있는 환자는 동맥류가 종종 촉진될 수도 있다. 하지만 대동맥 파열과 같은 손상을 일으키지 않기 위해 복부에 동맥류가 있음을 입증하려고 하는 것은 권장되지 않는다.

심장진탕(Commotio cordis)은 쉽게 인지하고 치료할 수 있지만 흔하지는 않다. 누군가가 가슴 중앙을 맞았을 때, 그 결과 주로 멍이 들거나 또는 골절이 발생한다. 그러나 심장진탕은 심장이 약할 때 발생한다. 자극을 받았을 때 심장 박동이 1초에 수백 번 뛰다가 곧 심실잔떨림으로 악화되는 상태를 말한다. 심장 진탕 환자는 이러한 상태를 경험한다. 야구공을 잡으려고 하는 젊은 운동 선수가 공을 놓쳤을 때를 예로 들 수 있다. 공은 그의 가슴 중앙을 쳤고, 환자는 심장정지로 쓰러지게 된다.

이와 같은 젊은 환자의 병력을 수집한다면, 다른 심실잔떨림 환자와 같이 이 환자를 처치한다. 환자에게 내부 출혈이 있을 것이라 짐작하여 외상환자로 처치하지 말고, 제세동기 시행을 미루지 않는다. 만약 환자가 빠르고 적절한 제세동과 심폐소생술을 받는다면, 환자의 생존확률은 매우 높아질 것이다.

환자 평가

가슴안 손상

공기가슴증의 흔한 징후들은 다음과 같다:

- 호흡 곤란
- 비대칭적인 가슴벽운동

• (청진상) 가슴 손상부위의 호흡음 감소

긴장공기가슴증의 징후는 위의 징후를 포함하여 다음과 같다:

• 호흡 곤란의 증가
• 심장박출량이 감소되어 맥박이 빠르고 약하며, 청색증, 혈압이 저하되는 등 쇼크의 징후들
• 팽창된 목정맥
• 손상되지 않은 쪽으로 기관편위
• 호흡음 감소
• 공기가슴증 징후들과 더불어 거품 있는 선홍색 각혈

외상성 질식 징후들은 다음과 같다.

• 팽창된 목정맥
• 짙은 청색이나 자주색을 띠는 머리, 목, 어깨
• 튀어나오거나 빨갛게 핏발 선 눈
• 푸르고 부은 혀와 입술
• 가슴 변형

심장눌림증 징후들은 다음과 같다.

• 팽창된 목정맥
• 매우 약한 맥박
• 낮은 혈압
• 맥압의 지속적인 감소(맥압은 수축기혈압과 확장기혈압의 차이이다)

대동맥 손상과 대동맥 절단:

• 날카로운 가슴통증과 등의 방사통증
• 팔다리의 왼쪽과 오른쪽, 혹은 팔과 다리에서 맥박이나 혈압의 차이
• 촉진되는 박동성 덩어리(만약 복부대동맥이 연관되어 있다면)
• 심장정지

환자 처치

가슴안 손상

가슴안 손상의 모든 유형에 대한 처치는 동일하다.

1. 기도개방을 유지한다. 흡인할 준비를 한다.
2. 고농도 산소를 투여한다.
3. 지역내 프로토콜에 따라 개방성 손상에 드레싱을 적용한다.
4. 쇼크 처치를 한다.
5. 가능한 빨리 이송한다.
6. 환자가 병원으로 도착하는 시간이 지체되지 않는다면 전문응급구조사에게 인계하는 것을 고려한다. 전문응급구조사는 가슴안 손상 환자에게 가슴 감압술과 같은 술기를 수행할 수 있다.

복부 손상

핵심 개념
복부 손상의 이해와 복부 손상의 응급처치

복부 손상은 개방성일 수도 있고 폐쇄성일 수도 있으며, 폐쇄성 손상은 주로 무딘 손상에 의해 생길 수 있다. 만약 장기나 큰 혈관이 찢어지거나 파열되면 내부출혈은 심각한 정도에 이를 수 있다. 속빈 장기가 파열되어 그 내용물들이 복부 안으로 들어가게 되면 매우 심한 통증 반응을 일으킬 수 있다.

비판적 의사 결정

예상되는 원인은 무엇인가?

다음 환자가 나타내는 것에 대해 가능성 있는 원인이 무엇인지 결정한다.

1. 여러분은 조깅을 하다가 갑작스럽게 오른쪽 가슴에 날카로운 통증을 호소하는 환자에게 출동하였다. 그는 호흡 곤란을 호소하지만, 의식은 명료하고, 통증을 호소한다.
2. 환자는 오른쪽 가슴을 칼에 찔렸다. 환자는 저혈압, 목정맥의 팽창, 오른쪽 가슴에 호흡음이 없고, 왼쪽 가슴에서는 호흡음이 감소되어 있다.
3. 환자는 왼쪽의 네번째 갈비사이공간에 총상을 입었다. 환자는 저혈압과 목정맥 팽대, 좁은 맥압, 양쪽 동일한 허파음을 나타낸다.

복부 천자상은 칼, 얼음, 송곳, 화살, 깨진 유리, 차량 충돌 사고나 건설현장의 사고로 비틀어진 금속에 의해 생길 수 있다. 총알의 구경이 작더라도 총알에 의해 매우 심한 관통상이 생길 수 있다. 복부의 개방창은 매우 크고 깊어서 내부 장기들이 개구 부위를 통해 돌출될 수 있으며, 이것을 *내장적출(evisceration)*이라고 한다(그림 27-9).

내장적출(evisceration)
복부 상처를 통해 복부의 내부 장기가 신체 밖으로 튀어나온 것

내장 적출보다 가장 흔한 상태는 한 개 또는 그 이상의 복부 기관에 무딘 손상을 입은 경우이다. 간은 크기가 크고, 오른쪽 위에 있으며 오른쪽 갈비뼈 제일 아래에 위치해 있기 때문에 가장 흔하게 손상 받기 쉽다. 간은 많은 혈관들이 분포에 있으므로, 손상을 받았을 경우 출혈이 발생하여 종종 생명을 위협할 정도의 출혈을 보인다. 또다른 혈관 장기는 지라로 왼쪽 위 그리고 왼쪽의 갈비뼈 제일 아래에 위치해 있다. 간처럼, 지라도 생명을 위협할 정도의 출혈을 일으킬 수 있다.

가로막은 종종 무딘 손상 또는 관통상에 의해 손상 받는다. 갑자기 복부에 힘을 받으면, 그 압력은 뒤쪽으로 그리고 위쪽으로 전달될 것이다. 이는 복부 장기가 가슴 공간 안으로 들어갈 수 있도록 가로막을 부분적으로 분리될 수 있다. 칼에 찔린 손상과 같은 관통상은 가로막에 손상을 줄 수 있다. 만약 이 심각한 손상이라면, 복부 장기들은 가슴 공간 안으로 들어갈 수 있다.

복부의 속 빈 장기는 위, 작은 창자, 큰 장자, 담낭, 그리고 방광을 포함한다. 만약 이러한 장

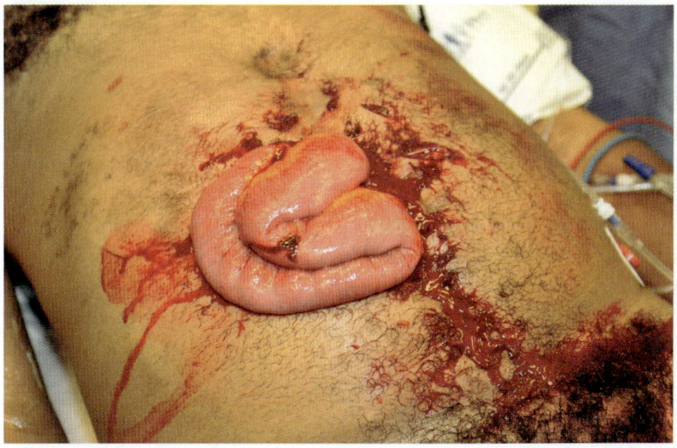

그림 27-9 찔림 상처에 의한 내장 적출 *(© Edward T. Dickinson, MD)*

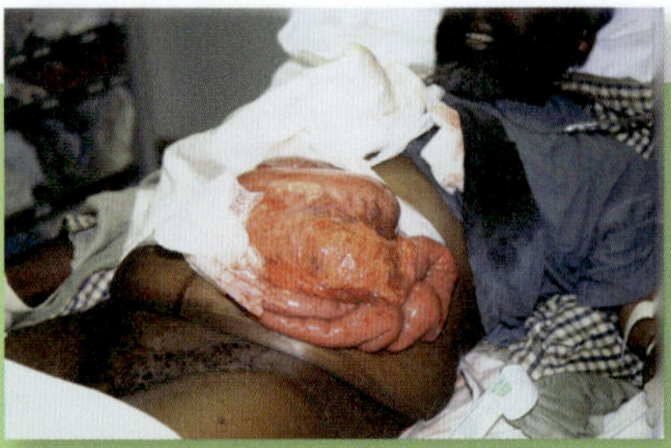

(© Edward T. Dickinson, MD)

현장사례

"나는 변화된 의식 상태를 보이는 환자를 의사의 명령에 따라 가장 큰 외상센터로 이송중이다. 그녀는 나에게 내장 적출이 관찰되는 지 물었고, 나는 "무슨 뜻……" 그러자 그녀는 웃으며 나에게 언급했다. 나는 신참 응급구조사이다. 나는 현장에서 이것을 보지 않고 병원에서 보게 된 것을 다행으로 생각한다. 그것은 놀라웠고 동시에 괴로웠다. 그녀는 조직이 어떻게 다치는지, 왜 노출된 장기를 부드럽게 다루어야 하는지에 대해 보여주었다.

기들이 손상 받으면, 그들의 내용물들이 복강으로 흘러 들어가 심각한 감염 종종 복막염을 일으킨다. 이것은 복부 근육이 비 자발적으로 수축되어 배 벽을 단단하게 만든다.

복부의 뒤쪽에 위치한 배막뒤 장기들은 배막 안쪽에 있는 장기들 보다 손상 받기는 쉽지 않다. 예를 들어, 이자는 척추 앞에 놓여 있다. 칼 또는 총알에 직접적으로 손상되거나 복부 가운데를 심하게 맞이 않는 한 이 장기들은 손상 받기 흔하지 않다. 콩팥 또한 배막 뒤에 위치해 있고 등 근육과 갈비뼈 아래에 의해 보호받는다. 만약 콩팥이 손상되면, 이는 주로 직접적인 타격으로 발생한다.

환자평가

복부 손상

방출구가 없는 총상도 방출구가 있을 때와 마찬가지로 심한 복부손상을 초래할 수 있다. 총상의 경우 쉽게 내부손상을 알 수 있다고 잘못 알고 있는 경우가 있지만, 오히려 몸으로 들어간 발사체는 비켜 나가거나 폭발해서 여러 방향으로 조각들이 박힐 수 있다. 삽입구 바로 아래의 구조만이 손상되었다고 생각해서는 안 된다. 입구와 출구사이의 경로가 일직선인 경우는 드물다는 사실을 명심해야 한다.

훨씬 더 복잡한 문제는 복부 천자상이 상처 부근의 신체와 연관되어 있는 경우이다. 예를 들면 총알이 가슴안으로 들어가 가로막을 뚫고 복부에 광범위하게 손상을 일으키는 경우이다. 가능

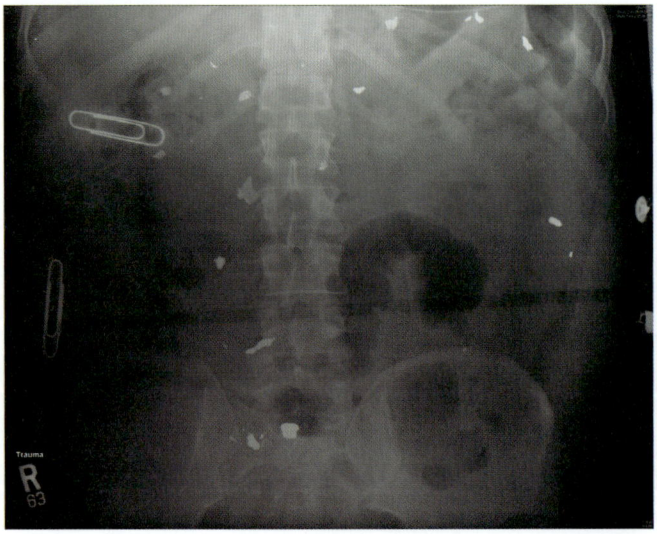

그림 27-10 X-ray는 환자의 오른쪽 복부를 지나 복부 전체를 파괴한 두 총알(클립)을 보여준다.
(© Edward T. Dickinson, MD)

nside Outside

총알의 경로

갈비뼈 아래와 똑 같은 위치의 뒤쪽에 총상을 입은 환자는 가슴 손상을 나타낼 것이다. 실제로, 응급구조사는 가슴 손상과 복부 손상 둘다 처치해야 한다. 총알이 명백히 허파를 관통했을 때, 지라와 간이 왼쪽과 오른쪽 갈비뼈의 가장 아래에 뒤쪽에 있으므로, 동시에 이들이 손상이 받았음을 가정해야 한다. 만약 환자가 총상을 입었을 때 깊게 숨을 들이 마시면(복부 장기들은 가슴 안에 적은 공간을 차지), 지라와 간은 총알이 직접적으로 지나가지 못할 것이다. 그러나, 총알의 경로가 일직선이지는 않다. 만약 총알이 빠르게 떨어지거나 공동이 진행되는 경우, 비장과 간은 아무 심각한 손상을 입을 수도 있다. 응급구조사는 가슴과 복부 손상 둘 다의 가능성에 주의를 기울여야 한다.

한 손상 범위를 판단하기 위해서는 필수적으로 완벽하게 환자 평가를 한다. 항상 출구 상처를 평가한다.

복부손상의 징후와 증상은 다음과 같다.

- 경미한 통증으로 시작해서 급속하게 참을 수 없을 정도로 심해지는 통증
- 경련
- 구역질
- 허약
- 갈증
- 복부의 명백한 열상과 찔린 상처
- 골반 열상과 찔린 상처, 그리고 등의 아래부위와 가로막 근처 가슴의 상처
- 광범위하게 멍든 부위나 복부의 심한 멍과 같은 무딘손상의 징후
- 안절부절하고, 창백하며 차고 축축한 피부, 빠르고 얕은 호흡, 빠른 맥박, 낮은 혈압 등을 포함하는 쇼크로 진행하는 징후들(때때로 극한 통증이 있는 복부손상환자의 경우 초기에 혈압 상승이 나타난다)
- 혈액이 나오는 기침을 하거나 구토. 구토물은 커피 찌꺼기처럼 보이는 물질이 들어있다(부분적으로 소화된 혈액).
- 단단하거나 부드러운 복부. 환자는 복부를 보호하려고 한다(복부 보호).
- 복부 팽만
- 환자는 복근 긴장을 줄이기 위해 다리를 세운 자세로 가만히 누우려고 한다.

결정 포인트

- 환자는 일차평가 동안 반드시 치료되어야 하는 복부 손상을 입었는가?
- 환자는 폐쇄성 드레싱이 요구되는 개방성 복부 손상을 입었는가?
- 환자는 손상을 입거나, 현장에서 더 이상 지체하지 않고 즉각적으로 이송할 만큼 손상을 입었는가?

환자 처치

복부 손상

일부 응급처치의 단계는 개방성과 폐쇄성 복부손상 모두에 적용된다. 개방성 복부 손상의 경우 부가적인 처치 단계가 필요하다.

개방성과 폐쇄성 복부손상 모두 다음과 같은 단계를 따른다.

1. 구토에 유의하고 기도개방을 유지한다.
2. 복근을 이완시켜 통증을 줄이기 위해 무릎을 굽히고 등을 대고 눕힌다.

절차 27-1 개방성 복부 손상의 드레싱방법

먼저 표준예방조치를 취한다.

보온을 위해 드레싱된 상처를 덮는다. 노출된 장기 위와 아래에 테이프나 삼각건으로 덮어 고정한다.

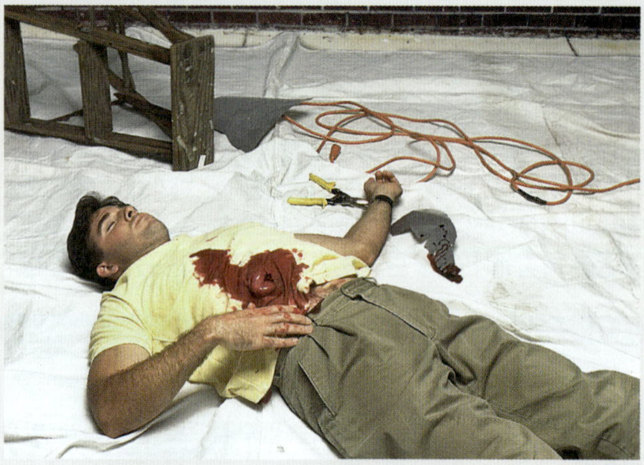

내장 적출된 개방성 복부손상

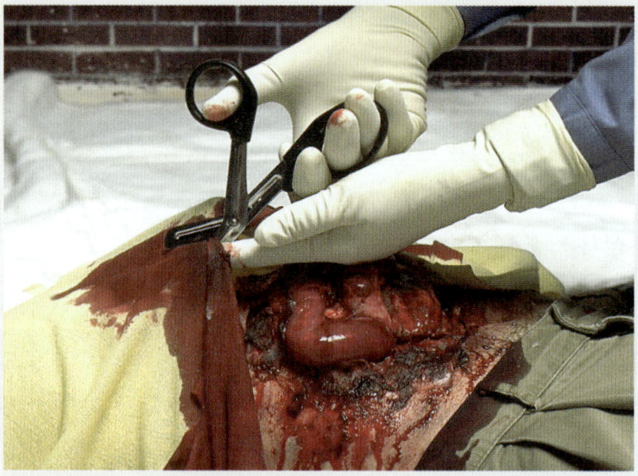

1. 상처 주위의 옷을 잘라낸다.

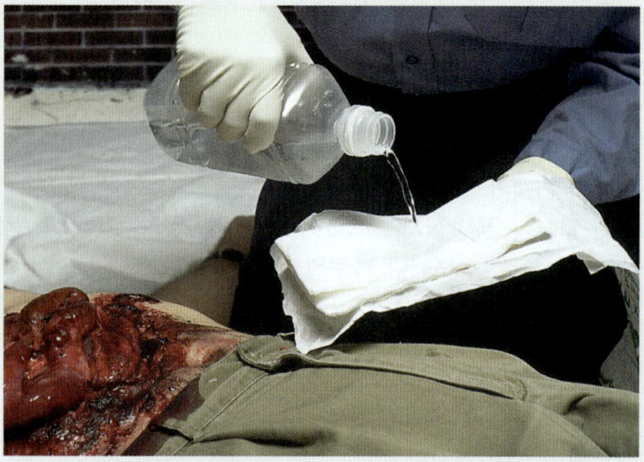

2. 드레싱을 적시기 위해 멸균 생리식염수를 붓는다.

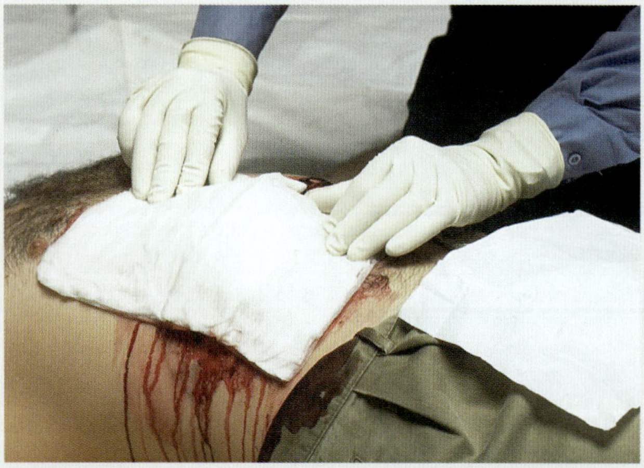

3. 적출된 장기가 마르지 않도록 상처에 멸균 생리식염수를 적신 드레싱을 놓는다.

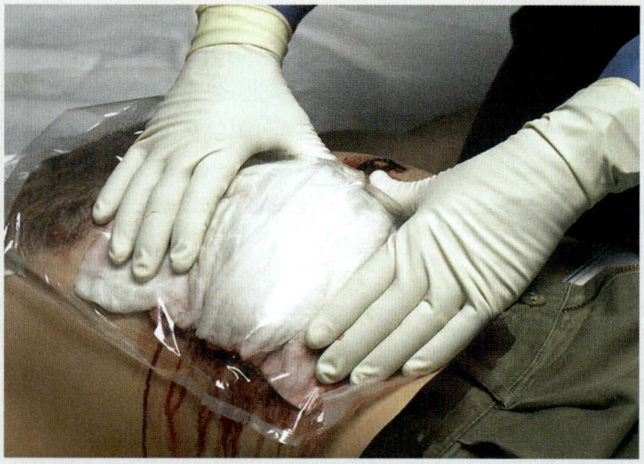

4. 지역 지침에 따라 적신 드레싱 위에 폐쇄성 드레싱을 한다.

3. 고농도 산소를 투여한다.
4. 쇼크 처치를 한다.
5. 구강으로 아무 것도 먹이지 말아야 한다. 구토를 유발하거나 식도와 위 또는 창자에 있는 개방성 손상을 통하여 복부 안으로 들어가게 된다.
6. 지속적으로 활력징후를 검사한다.
7. 가능한 빨리 이송한다.

개방성 가슴 손상에 대한 부가적인 단계들은 다음과 같다.

8. 외부 출혈을 지혈하고 모든 개방창에 드레싱을 한다.
9. 적출되거나 노출된 장기를 만지거나 제자리로 삽입하지 않는다. 폐쇄성 드레싱을 하기 전에 상처 부위에 생리 식염수로 적신 멸균 드레싱을 댄다. 두꺼운 드레싱을 대거나 폐쇄성 드레싱 위에 보풀 없는 수건을 놓아 보온을 유지한다(절차 27-1).
10. 삽입된 이물질을 제거하지 않는다. 그 자리에 두껍게 드레싱을 대서 이물질을 고정한다. 삽입된 이물질을 움직이게 할 수 있는 근육의 움직임을 피하기 위해 발견된 자세대로 환자의 다리를 놔둔다.

메모: 알루미늄 호일을 사용하지 않는다. 알루미늄 호일 폐쇄성 드레싱은 적출된 장기를 자를 수 있다.

단원 복습

핵심 사실과 개념

- 개방성 가슴 또는 복부 손상은 피부 뿐만 아니라 가슴벽 또는 복부벽을 관통시켜 내부 장기를 노출시킨다. 개방성 가슴 및 복부 손상은 치명적이다. 개방성 가슴 또는 복부 손상을 위해서는 폐쇄성 드레싱을 적용시킨다. 개방성 및 폐쇄성 손상을 위해서는 표준예방조치를 취하고, 손상 기전을 확인하고, 환자의 기도와 호흡을 적절하게 유지하고, 비재호흡마스크로 고농도의 산소를 제공하고, 쇼크를 치료하고, 이송한다.
- 동요가슴은 모순운동에 의해 뚜렷해진다. 만약 환자가 적절한 호흡을 하지 못한다면, 환자의 환기를 돕는다.
- 개방성 가슴 손상에 폐쇄성 드레싱의 삼면만 테이핑을 시키거나 혹은 일방향판을 만들어 놓은 드레싱은 공기가 가슴 밖으로 나오게 하지만, 들어가게 하지 않는다. 아셔만 가슴 테이프와 같은 상업용 장비는 일방향판을 가지고 있기 때문에 압력을 감소시킨다. 환자의 변화를 감시하고, 가슴의 압력을 수동적으로 감소시키기 위한 준비를 한다.
- 폐쇄성 가슴 손상은 종종 구별하기 어렵다. 허파음, 환기 유지, 산소화, 관류등을 평가한다.
- 가슴 가운데에 충격을 받은 후 심장 정지로 쓰러진 환자는 심장 문제로 심장 정지를 겪는 다른 환자들처럼 반드시 심폐소생술과 제세동을 받아야 한다.
- 만약 환자가 긴장공기가슴증의 징후로 악화된다면, 즉시 전문소생술팀에 도움을 요청하거나 가깝고 적절한 이송기관으로 환자를 빠르게 이송한다.
- 복부의 고형 장기가 손상 받으면, 생명을 위협할 만한 출혈이 발생한다.
- 복부의 속빈 장기가 손상을 받으면, 내용물이 복부 안으로 흘러나와 자극 또는 배막염을 일으킨다.

핵심 결정

- 환자의 호흡은 적절한가? 부적절한가? 부재한가?
- 환자는 쇼크의 징후를 나타내는가?
- 개방성 가슴 손상에 드레싱 적용이 필요한가?
- 환자는 긴장공기가슴증의 징후를 나타내는가?
- 복부의 개방성 상처는 드레싱 또는 커버가 필요한가?

단원 용어

내장적출(evisceration) 복부 상처를 통해 복부의 내부 장기가 신체 밖으로 튀어나온 것

동요가슴(flail chest) 두 군데 이상의 부위에서 두개 이상의 갈비뼈가 골절된 상태

모순운동(paradoxical motion) 동요 분절에서 갈비뼈의 움직임이 다른 한 쪽과 반대 방향으로 움직이는 것

공기가슴증(pneumothorax) 가슴안에 공기가 찬 것

흡인성 가슴 손상(sucking chest wound) 공기를 가슴 안으로 "빨아들이는" 개방성 가슴 손상

긴장공기가슴증(tension pneumothorax) 가슴안에 들어온 공기가 빠져 나가지 못하는 공기가슴증의 유형

평가와 술기를 위한 준비

요약 문제

1. 동요 가슴을 나타내는 환자가 나타내는 증상과 징후 중, 응급구조사가 반드시 인지해야 하는 것은 무엇인가?
2. 공기가슴증과 긴장공기가슴증의 차이는 무엇인가?
3. 개방성 가슴 손상의 처치를 설명한다.
4. 개방성 복부 손상의 처치를 설명한다.

연관시켜 생각하기

"응급구조사의 복지" 단원을 복습하고 이 단원에서 배운 내용과 연결하여 다음의 질문에 대해 고려한다:

- 다음의 출동에서 어떤 표준예방조치가 필요한가?

1. 개방성 가슴 손상을 입은 환자가 호흡할 때 마다 빨아들이는 소리가 들린다.
2. 왼쪽 아래 갈비뼈에서 모순 운동이 관찰되는 환자
3. 내장적출 환자

"응급의료에 대한 소개" 단원을 복습하고 "응급의료체계의 구성" 에서 특수 이송기관에 대해 공부하고 다음의 질문에 대해 고려한다.

- 다음의 환자들은 각각 어떤 이송기관으로 이송되어야 하는가?

1. 허파가 허탈된 환자
2. 외상으로 인해 내부 출혈이 의심되는 환자

비판적 사고 연습

응급 상황에서 가슴 외상을 평가하고 처치하는 것은 어렵다. 이 연습의 목적은 심각한 가슴 손상을 입은 환자의 평가와 처치에 대해 고려하기 위함이다.

- 여러분은 못박는 기계에 의해 가슴 관통상을 입은 환자를 처치 중이고, 상처 부위 위에 폐쇄 드레싱을 적용했다. 환자의 상태는 갑자기 더 악화되었다. 환자는 극심한 호흡 곤란을 나타냈고, 환자의 피부색은 더 악화되었다. 손상 받은 부위의 허파음은 거의 들리지 않았다. 환자의 상태를 악화시킨 원인이 무엇이라고 생각되는가? 어떻게 교정하겠는가?

병태생리학적 접근

다음의 질문들은 현장에서 정확한 결정을 내리고 임상과 관련된 정보를 모을 수 있도록 돕기 위해 고안되었다.

1. 가슴에 무딘 손상을 입은 환자가 호흡 곤란을 호소하기 시작했고, 환자의 호흡은 깊지 않다. 환자의 어떤 요소를 근거로 환자를 환기시켜야 할지 말지에 대한 결정을 내릴 것인가? 만약 환자에게 환기를 제공한다면 환자의 상태에 어떤 변화를 야기할 것인가?
2. 64세 남성이 빠른맥, 창백하고 축축한 피부, 저혈압을 나타낸다. 환자는 이틀 전에 낙상하면서 왼쪽 아래 갈비뼈를 가구에 부딪쳤다고 한다. 환자는 그 이후 아무런 느낌을 받지 못했으나 오늘 갑자기 상태가 악화됐다고 한다. 어떤 장기의 손상이 환자의 상태와 같은 징후 및 증상을 나타내는가? 왜 환자가 쇼크로 악화될 때까지의 시간이 오래 걸렸는가?

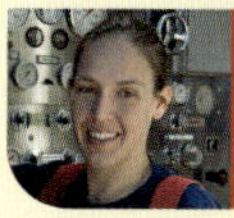

현장이야기

응급구조사는 교차로에서 두 자동차가 충돌한 현장으로 출동하였다. 응급구조사는 운전석 문에 부딪친 30세 남성 운전자를 발견하였다. 환자는 응급구조사에게 가슴이 매우 아프다고 말했고, 약간의 호흡 곤란을 호소했다. 환자의 피부는 약간 창백하고 축축했으며, 환자는 질문에 적절하게 대답했으며, 자신의 팔로 가슴 아래쪽을 감싸고 있었다.

질문

1. 환자에 대한 전반적인 인상은 어떠한가?
2. 환자의 우선 순위에 대해 어떻게 생각하는가?
3. 현재 환자에게 가장 적절한 처치는 무엇인가?

응급구조사의 전반적인 인상 평가는 손상 입은 30세 남성으로, 일차평가에서는 의식 수준 정상, 기도 개방, 적절하지만 약간 힘든 호흡, 눈에 보이는 외부 출혈 없는 빠른맥을 발견하였다. 응급구조사는 환자를 높은 우선순위로 결정하였고, 나중에 필요한 경우 환자의 우선 순위를 낮추기로 결정하였다.

응급구조사는 환자에게 경추고정대를 적용하고, 비재호흡마스크로 고농도의 산소를 제공했다. 또한 응급구조사는 구조대의 환자 구출 작업을 도왔다.

환자의 평가에서는 환자가 왼쪽 가운데 갈비뼈에서 심한 누름 통증을 호소하는 것을 발견하였다. 구출 장비의 소음 때문에 환자의 호흡음을 듣기 힘들었다. 환자의 왼쪽위복부에 살짝 누름통증이 있었지만, 단단함은 없었다.

질문

4. 지금까지 환자의 평가 결과를 보았을 때, 환자의 이송 우선순위를 바꿀것인가? 이유는 무엇인가?
5. 환자에게 적절한 처치는 무엇인가?

응급구조사는 가슴 또는 복부의 내부 출혈을 의심하였기 때문에, 환자의 이송 우선순위를 그대로 나두기로 결정했다. 심각한 외상 환자의 가장 중요한 처치 중 하나가 빠른 이송이기 때문에 환자가 빨리 차량에서 구출되기를 바랬다. 응급구조사는 비재호흡마스크로 산소를 계속 공급하고, 환기가 필요함을 나타내는 징후 또는 의식 소실의 징후를 계속 감시했다.

응급구조사의 동료는 환자의 활력징후 측정했고, 맥박 116회, 혈압 110/80, 호흡수 22회, 산소포화도 99%라고 전했다.

환자가 차량으로부터 구출되자마자, 응급구조사는 빠른 외상평가를 진행한 후 환자를 긴 척추고정판에 고정했다. 병원으로 이송 중 환자를 다시 평가하였고, 환자는 악화된 가슴 통증과 호흡 곤란을 호소하였다. 병원에 도착했을 때, 환자의 호흡 곤란이 더 심해졌음을 발견하였다.

응급구조사는 서둘러 환자를 응급실로 옮긴 후 외상 팀에게 현장 상황과, 환자의 정보, 징후 및 증상, 처치에 대해 보고하였다.

28 근육뼈대 외상 (Musculoskeletal Trauma)

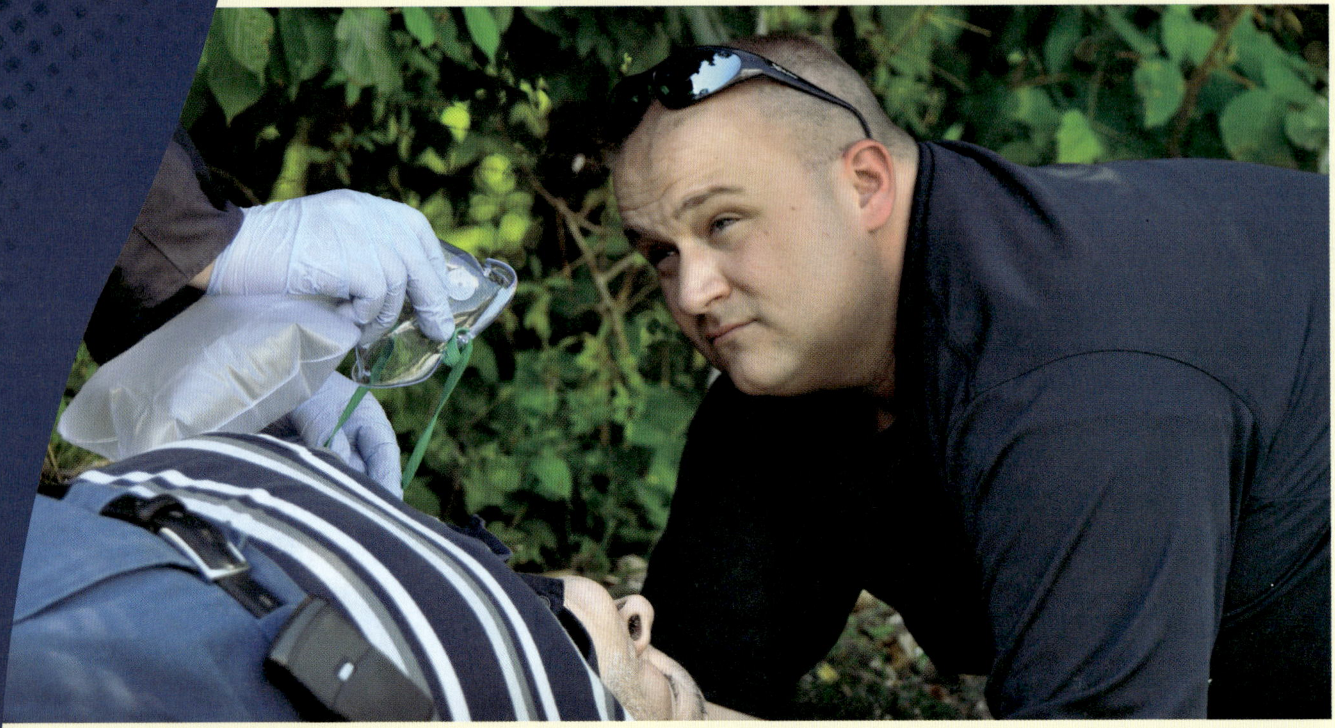

(© Edward T. Dickinson, MD)

관련 단원

다음의 단원들은 이 단원에서 배울 주제와 관련된 추가적인 정보를 제공한다:

14 이차 평가

25 출혈과 쇼크

표준

외상(정형외과학 외상)

역량

급성 손상 환자를 위해 평가하여 찾은 것을 기본으로 이송 또는 응급처치를 제공하기 위한 기본 지식을 적용한다.

핵심 개념

- 뼈, 근육, 그리고 근육뼈대계통의 다른 요소들에 대해 알기
- 근육뼈대 손상의 응급처치를 위한 일반적인 가이드라인 알기
- 부목의 목적과 일반적인 절차
- 팔다리의 특수 손상 평가 및 처치

학습목표

이 단원을 읽고 난 후, 여러분은:

28.1 이 단원에서 소개된 주요 용어들을 정의할 수 있다.

28.2 근육뼈대계통 요소의 해부학을 설명할 수 있다.

28.3 근육뼈대 손상과 연관된 손상 기전을 파악할 수 있다.

28.4 근육뼈대 손상의 4가지 유형(골절, 탈구, 염좌, 좌상)에 대해 설명할 수 있고, 개방성 및 폐쇄성 팔다리 손상에 대해 정의할 수 있다.

28.5 구획증후군을 포함한 근육뼈대 손상의 평가에 대해 토의할 수 있다.

28.6 근육뼈대 손상의 일반적 처치에 대해 토의할 수 있다.

28.7 부목을 위한 특별 고려사항에 대해 설명할 수 있다.

28.8 손상의 유형에 따른 평가와 처치 시 고려해야 할 사항들에 대해 토의할 수 있다.

a. 팔이음뼈 손상
b. 골반 손상
c. 볼기뼈 탈구
d. 볼기뼈 골절
e. 넙다리뼈 말단부 골절
f. 무릎 손상

g. 정강뼈 또는 종아리뼈 손상

h. 발목 또는 발 손상

핵심 용어

굴절 골절(angulated fracture)
뼈(bones)
연골(cartilage)
폐쇄성 팔다리 손상(closed extremity injury)
분쇄 골절(comminuted fracture)
구획증후군(compartment syndrome)
비빔소리(crepitus)
탈구(dislocation)
팔다리(extremities)
골절(fracture)
생나무 골절(greenstick fracture)
관절(joints)
인대(ligaments)
도수 당김(manual traction)
근육(muscles)
개방성 팔다리 손상(open extremity injury)
염좌(sprain)
좌상(strain)
힘줄(tendons)
당김 부목(traction splint)

근육뼈대계통 손상은 흔하다. 응급구조사로서 여러분은 경미한 것에서 치명적인 것까지 근육과 뼈의 손상을 치료하기 위해 출동할 것이다. 근육뼈대계통 손상은 대부분 특이한 외양을 가지게 되므로, 여러분은 환자를 완전히 평가해야 하고, 눈에 보이는 팔다리 변형 때문에 치명적인 손상을 간과하지 않아야 해야 한다.

근육뼈대계통

핵심 개념
뼈, 근육, 그리고 근육뼈대계통의 다른 요소들에 대해 알기

근육뼈대계통은 연골, 힘줄, 인대뿐만 아니라 모든 신체의 뼈, 관절, 근육으로 구성된다. 응급구조사로서 신체의 모든 구조를 알 필요는 없다. 그러나 구조가 얼마나 복잡하고, 손상을 입을 경우 연조직이 얼만큼 심각한 손상을 입을 수 있는지 기억해야 한다.

그림 28-1에서는 뼈대의 주요 분류에 대해 보여주고, 그림 28-2에서는 몸통 뼈대와 팔다리뼈대를 보여준다. 몸통뼈대의 뼈들은 머리뼈(머리뼈과 얼굴), 복장뼈, 갈비뼈, 목뼈, 가슴뼈, 허리뼈, 엉치뼈, 꼬리뼈를 포함한다(그림 28-3).

이 단원에서는 *팔다리*뼈대 - 팔(빗장뼈, 어깨뼈, 팔, 손목, 손), 다리(골반, 허벅지, 다리, 발목, 발)에 특히 주목해야 한다(그림 28-4).

팔다리(extremities)
빗장뼈, 어깨뼈, 팔, 팔목, 손과 골반, 허벅지, 다리, 발목, 발을 포함하는 뼈대 부분

뼈의 해부학

*뼈*는 치밀한 결합 조직으로 구성된다. 뼈대의 구성요소로, 뼈는 신체의 골격을 만든다. 뼈는 내부 장기를 지탱하고 보호할 정도로 강하고, 스트레스를 견디는 데에 유연하다. 뼈는 염분과 대사 물질을 저장하고 적혈구를 생산한다. 즉, 뼈는 풍부한 혈액을 갖는다. 부러진 뼈는 주위 조직과 혈관에 손상을 주면서, 그 자체로 출혈이 발생한다. 이는 환자가 골반, 볼기뼈, 넙다리뼈 골절, 다발성 골절이 발생했을 때 뼈 자체 출혈로 쇼크에 빠질 수 있다.

뼈(bones)
딱딱하지만 살아있는 유연한 구조로 신체를 지지하고 장기를 보호한다.

*관절*은 뼈가 이어지거나 만나는 지점으로 인체의 운동 능력에 중요한 요소이다.

관절(joints)
뼈가 이어지거나 만나는 부분

일반적으로 뼈는 그 생김새에 따라—길고, 짧고, 납작하고, 불규칙적인 모습—분류된다(그림 28-5). 팔과 넙다리의 뼈는 긴 뼈의 예이고, 인체에서 중요한 짧은 뼈들은 손과 발에 있

그림 28-1 뼈대

뼈대계통

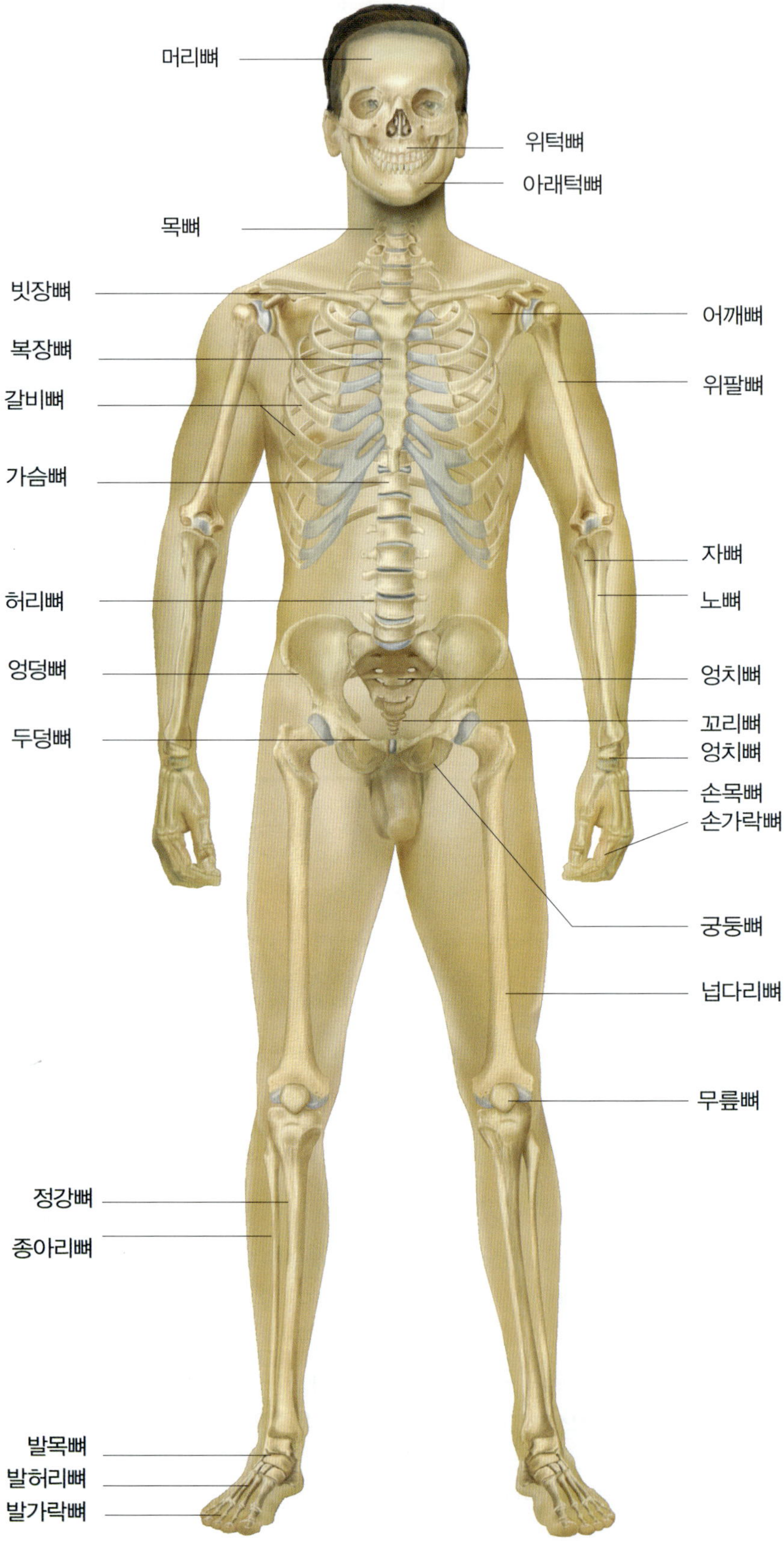

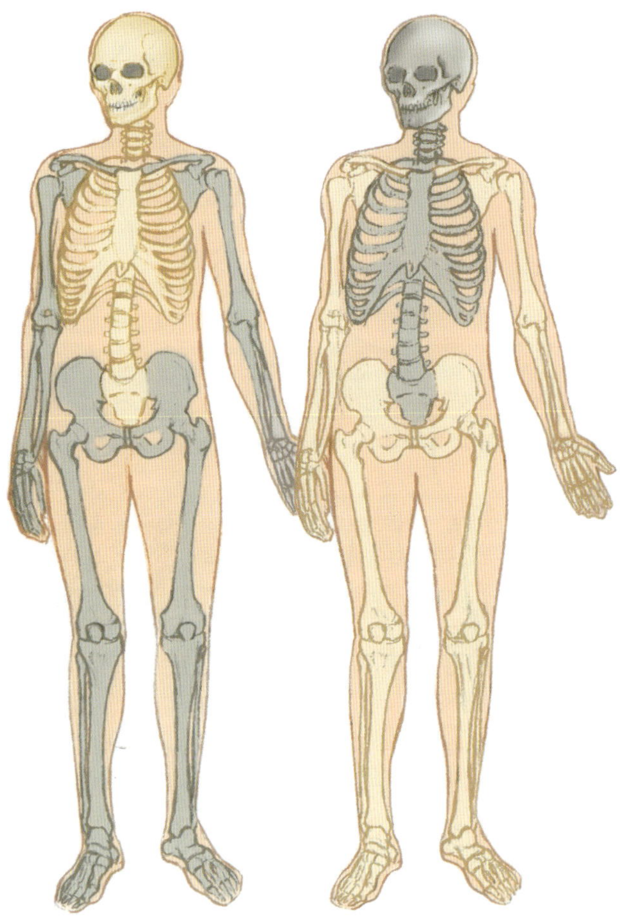

그림 28-2 분홍색으로 강조: 몸통뼈대는 머리뼈, 척주, 복장뼈 및 갈비뼈로 형성되며, 팔다리 뼈대는 팔뼈와 다리뼈로 구성된다.

다. 납작뼈는 복장뼈, 어깨뼈 및 갈비뼈가 있고, 척주는 불규칙한 뼈의 한 예이다.

전형적인 긴 뼈의 겉모습은 동일한 재질로 만들어진 단순하고 단단한 구조라는 인상을 준다. 실제로는 매우 복잡하다. 대부분 사람들은 뼈가 단단하게 만들어주는 칼슘을 포함하고 있다는 것을 인식하고 있다. 또한 뼈는 단백질 섬유도 포함하고 있어서 다소 유연성도 갖고 있다. 뼈의 강도는 이러한 단단함과 유연함의 혼합이다. 나이가 들수록 단백질은 뼈에서 생성되지 않고 칼슘도 점점 덜 축적되어, 결과적으로 뼈는 더 쉽게 부러진다.

뼈는 뼈막(periosteum)이라는 강하고 하얀 섬유질로 덮여 있다. 혈관과 신경이 뼈로 들어가고 나올 때 뼈막을 통해 지나간다. 뼈가 손상 때문에 노출되면, 뼈막이 보이게 된다. 만약 여러분이 뼈 조각이나 이물질들을 뼈막 위에서 보게 된다면, 그것을 제거하지 않는다. 뼈가 뼈막을 뚫게 되면 물체는 그 자리에 단단히 붙어있어 아무리 잡거나 닦아내려 해도 안 될 것이다. 게다가 이 물질이 뼈로 들어갔는지, 밑의 혈관이나 신경에 박혀 있는지 알 수 없을 것이다.

뼈대는 곧게 보이지만 각 뼈는 자체의 독특한 굴곡을 갖고 있다. 뼈 끝부분이 절구 관절(ball-and-socket)을 구성하고 있으며, 회전 운동을 할 수 있게 둥글다. 이러한 둥근 끝부분은 뼈의 머리라고 부르며, 뼈의 목에 의해 말단부에 연결된다. 골수는 뼈 중앙에 들어 있으며, 적혈구를 생산하는 장소이다.

그림 28-3 몸통 뼈대의 뼈

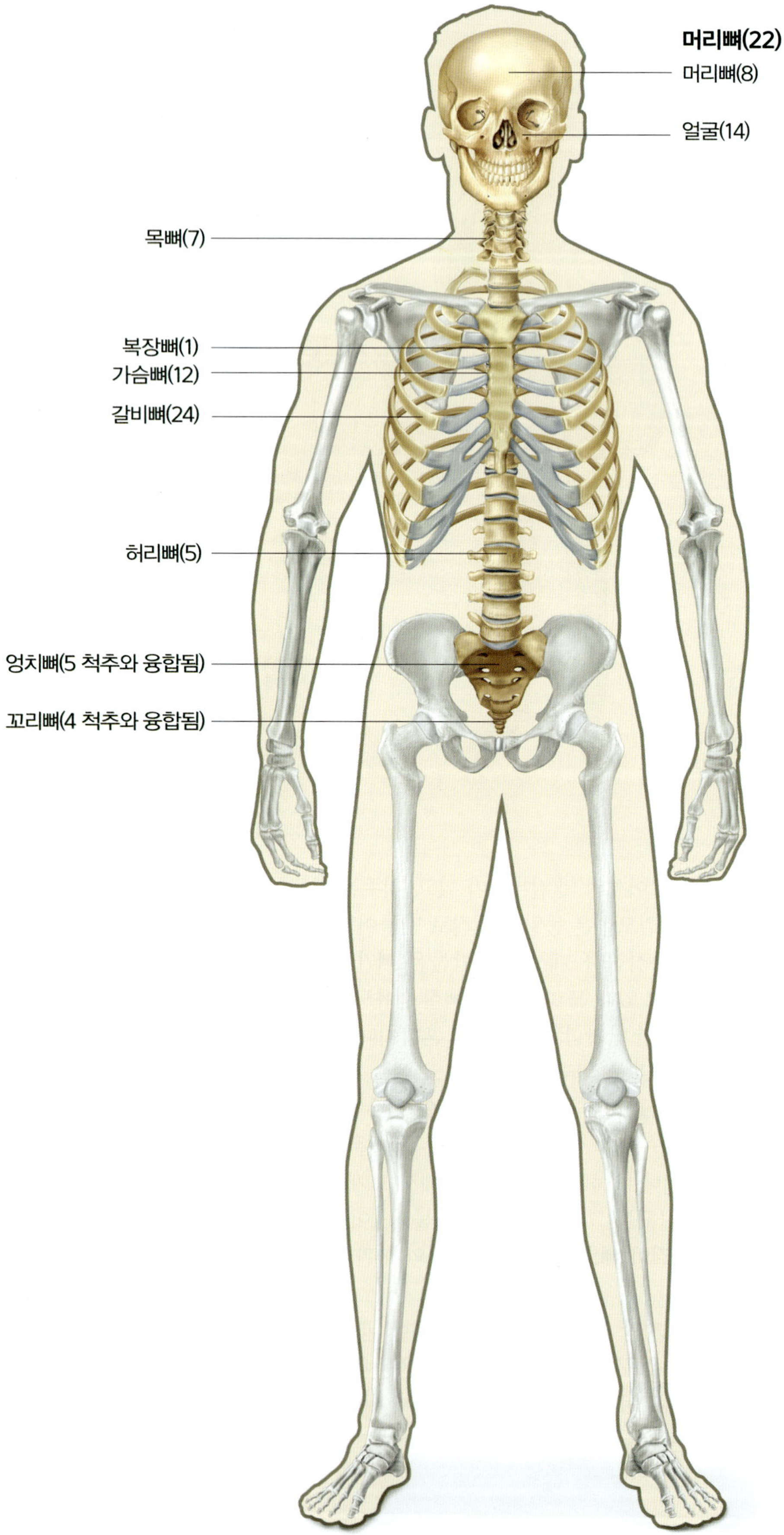

그림 28-4 팔다리뼈대의 뼈

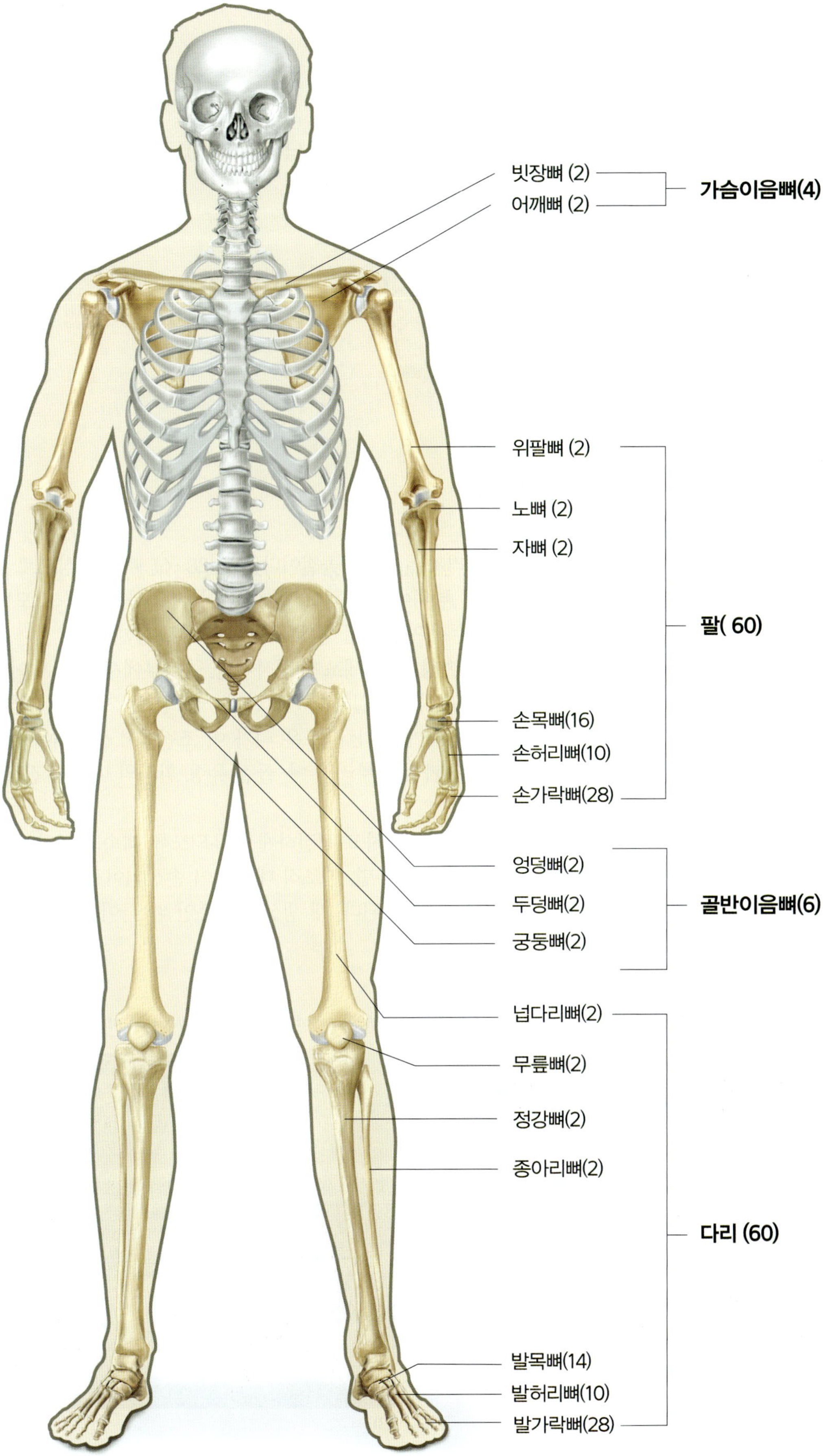

그림 28-5 모양에 의해 분류된 뼈

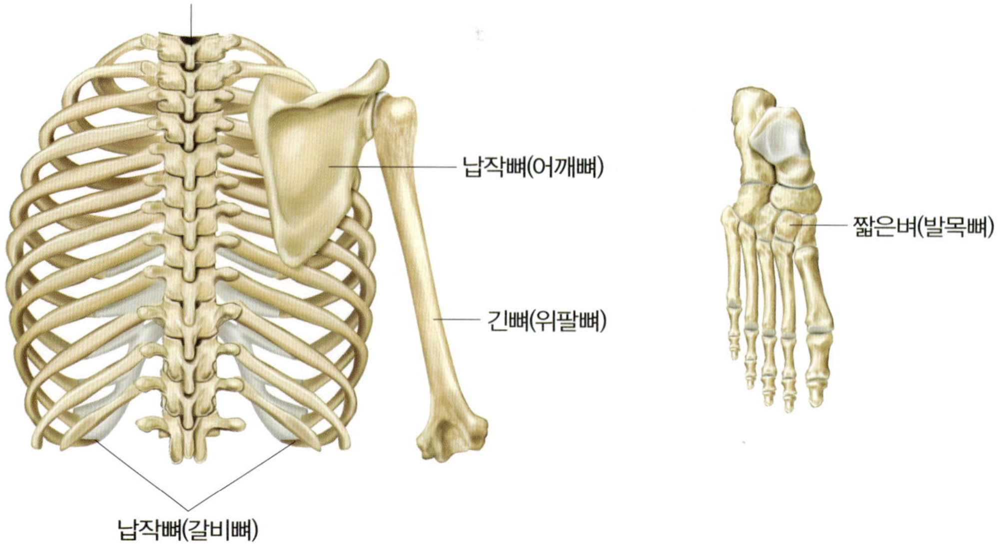

뼈의 자가 치유력

가장 흔한 뼈 손상은 부러지는 것, 즉 골절이다(그림 28-6). 뼈의 손상으로 인한 최초 효과는 연조직의 부종이고 골절 부위에 혈액응고가 형성된다. 부종과 혈액응고 모두 뼈막과 뼈에 있는 혈관의 파열과 혈관 손상으로 인한 혈액 소실 때문에 발생한다.

혈액공급이 중지되면 손상 부위 세포가 괴사된다. 골절부에서 약간 떨어진 세포는 손상되지 않고 몇 시간 동안 신속하게 분열하기 시작한다. 세포는 곧 자라나서 골절 부위를 완전히 감쌀 수 있는 조직을 형성하게 된다. 새로운 뼈가 이 조직에서 생성되어 결과적으로 손상된 뼈를 치유한다. 전체 치유 과정은 부러진 뼈, 골절 유형, 환자의 나이와 건강에 따라 수 주 또는 수 개월이 걸린다.

따라서 부러진 뼈를 빨리 고정하고 적절하게 치유되도록 계속 고정하는 것이 매우 중요하다. 골절된 뼈를 초기에 잘못 다루면, 연조직 대부분이 손상되어서, 조직을 형성해서 뼈를 대체할 때까지 오랜 기간이 걸리게 된다. 재 생성되는 동안 뼈 끝이 방해 받으면 적절한 치유가

그림 28-6 (A) 발목의 개방성 골절과 변형, (B) 같은 손상의 X-ray *(Photos A and B: © Edward T. Dickinson, MD)*

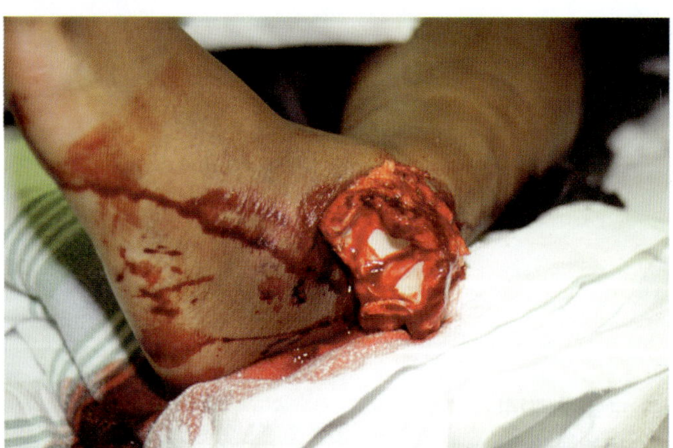

(A)

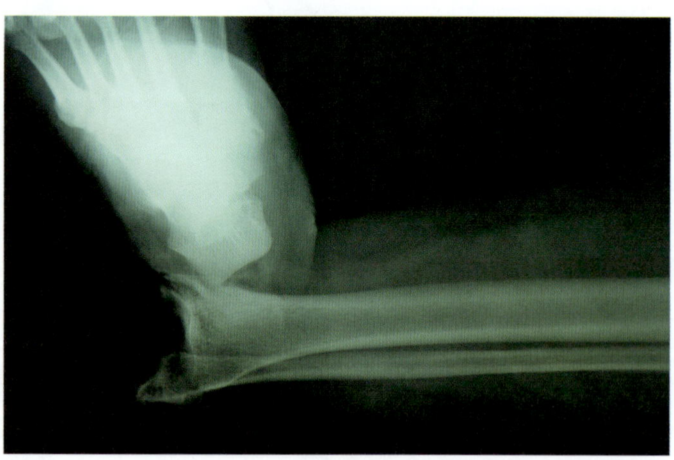

(B)

되지 못하고 영구적인 장애가 될 것이다. 소아의 경우 긴 뼈는 대부분 뼈 끝판으로 알려진 뼈대 끝 부근에서 성장한다. 뼈 끝판에 골절이 생겨 적절하게 처치되지 못하면 소아는 팔다리 한 쪽이 다른 쪽보다 짧게 성장할 수 있다.

근육, 연골, 인대, 힘줄

근육뼈대계통의 요소에는 뼈 이외에도 근육, 연골, 인대 및 힘줄이 있다. *근육*(그림 28-7A)은 신체 일부나 장기가 움직이게 하는 조직, 또는 섬유질이 있다. 근육에는 뼈대근(맘대로근), 민무늬근(제대로근), 심장근육의 세 가지 종류가 있다(그림 28-7B). 민무늬근, 즉 제대로근은 소화기관과 장기의 벽에서 발견된다. 이것은 소화기계통를 통해 음식이 이동하게 하는 근육이다. 심장근육은 심장벽에서 발견된다. 외상과 근육뼈대계통 손상의 중점이 되는 근육은 뼈대근, 즉 맘대로근이다. 이것은 모든 의식이나 고의적인 운동을 조절하는 근육이다. 맘대로근에는 혀, 인두, 식도 윗부분 등을 포함한 뼈와 연결된 모든 근육들을 포함한다.

근육(muscles)
신체 부분과 장기의 움직임을 담당하는 조직이나 섬유 조직

*연골(cartilage)*은 뼈 끝(골단)의 외부를 감싸는 연결 조직으로, 관절이 부드럽게 움직일 수 있도록 관절 마디의 표면으로서 동작한다. 뼈보다 단단하지 않은 연골은 코중격(콧구멍 사이의 벽)이나 바깥귀, 기관, 갈비뼈와 복장뼈의 연결 같은 유연한 구조를 형성하거나 형성하도록 돕는다.

연골(cartilage)
뼈의 관절 끝을 감싸고 있는 딱딱한 조직으로 귀와 같은 신체 일부를 형성한다.

*힘줄(tendons)*은 근육을 뼈와 연결시키는 끈 모양의 연결 조직으로, 관절을 통하여 운동할 수 있는 힘을 제공한다. *인대(ligaments)*는 관절을 지탱하는 연결조직으로 뼈 끝에 붙어서 안정된 범위에서 움직일 수 있도록 해준다. 근힘뼈 = 근육 – 힘줄 - 뼈, 뼈인뼈 = 뼈 – 인 - 뼈의 두 가지 암기법으로 인대와 힘줄의 연결 기능의 차이를 구별할 수 있다(그림 28-8).

힘줄(tendons)
근육과 뼈를 연결하는 조직

인대(ligaments)
뼈와 뼈를 연결하는 조직

응급처치에 대한 일반적인 지침

핵심 개념
근육뼈대 손상의 응급처치를 위한 일반적인 가이드라인 알기

근육뼈대계통의 손상 기전

근육뼈대계통의 손상기전에는 기본적으로 직접적 힘, 간접적 힘, 비틀린 힘의 세 유형이 있다. 직접적 힘의 예로는 자동차와 충돌하여 조직 파열과 골절이 일어난 경우이다. 비틀린 힘, 즉 회전력은 스키를 타다가 굴러서 스키가 눈 속에 박힐 경우처럼 뼈가 부러지는 것 뿐 아니라 근육과 힘줄이 늘어나거나 찢어지게 된다. 자동차 사고 이외에 축구, 야구, 미식축구, 스케이트, 스키, 스노보드와 레슬링 같은 스포츠 활동으로도 다양한 근육뼈대계통 손상을 입을 수 있다.

직접적인 힘이 어떻게 손상을 일으키는 가는 쉽게 알 수 있지만, 간접적인 힘도 그만큼 강력할 수 있다. 예를 들어 높은 곳에서 뛰어내려 두 발로 착지했을 때 일어나는 손상은 유형은 잘 알려져 있다. 즉, 직접적인 힘으로 발과 발목에 손상을 입게 되는 반면, 간접적인 힘에 의해서 대개 무릎이나 넙다리뼈, 골반, 척추에 손상을 입을 수 있다. 실제로 팔 손상은 대부분 팔을 뻗었을 때 적용되는 힘에 의해 발생한다. 뛰어내리는 과정에서 넘어지지 않으려고 팔을 뻗게 되고, 그결과, 노뼈, 자뼈, 빗장뼈가 부러지거나 어깨가 빠지게 된다.

뼈대와 결합 조직의 손상

골절은 뼈가 부러지는 것이다. 응급구조사는 굉장히 복잡한 변형과 심한 통증을 보이는 환자를 볼 수도 있고, 반면에 매우 경미한 통증과 간단한 변형을 보이지만 골절인 경우도 있다. 변형이 분명하지 않다면 환자의 손상이 골절, 탈구, 염좌, 심한 타박상인지 판단하는 것은 불가능하고 또한 중요하지 않다. 환자들은 대부분 단순히 통증과 부종을 호소하고 때로 변형이

그림 28-7 (A) 근육계통 (B) 근육의 세가지 유형

근육계통

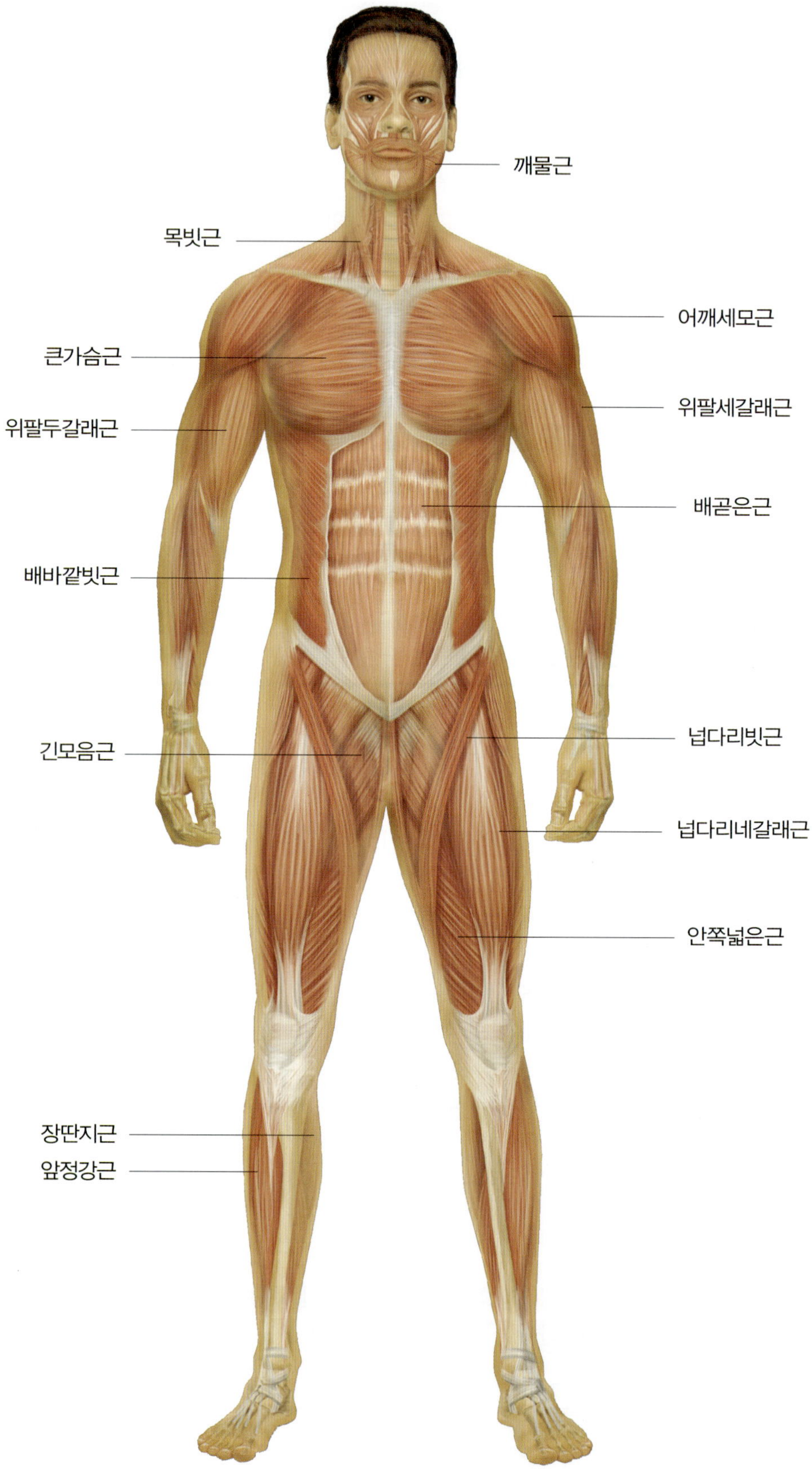

그림 28-7 (계속)

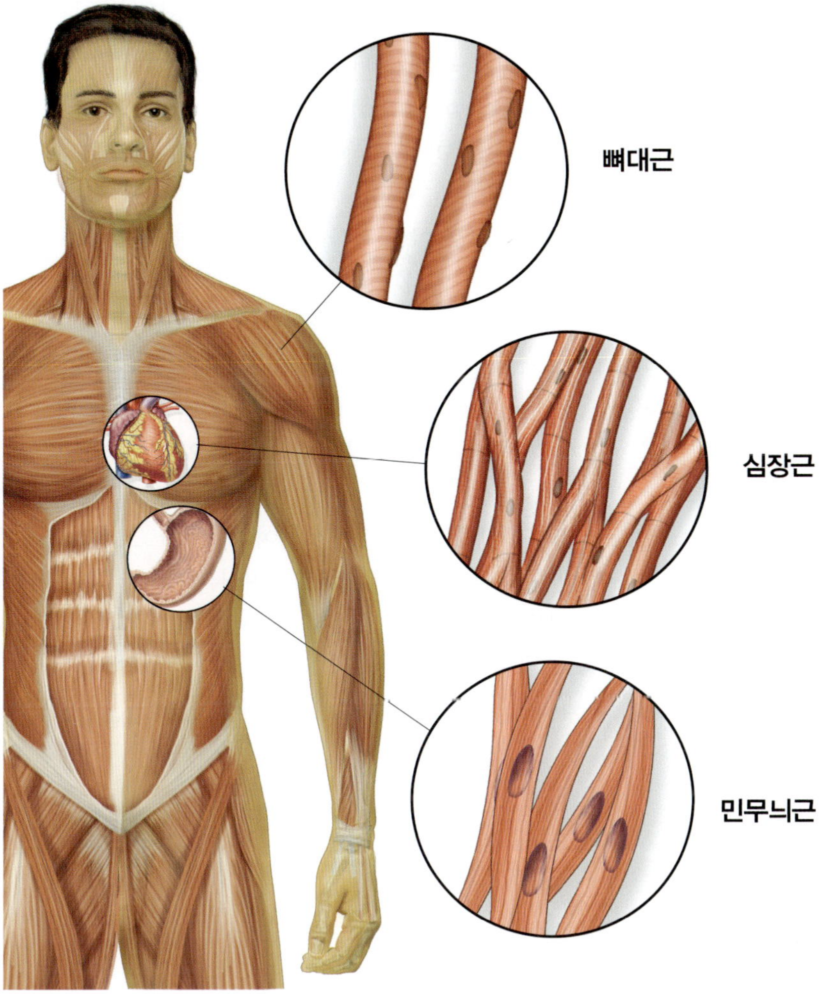

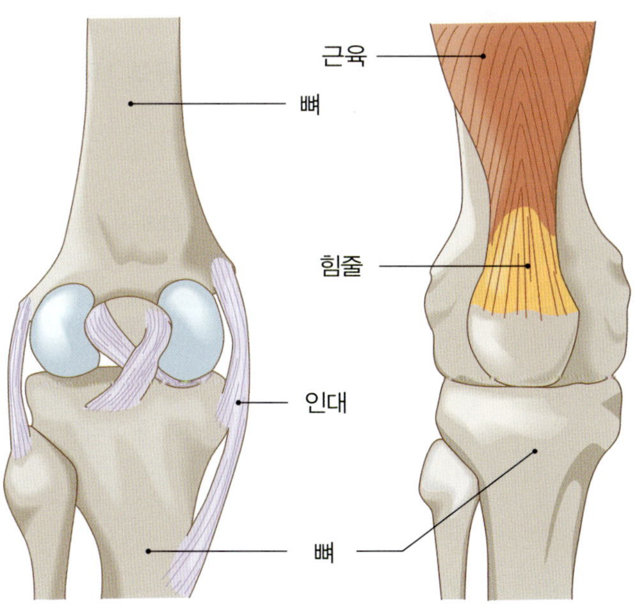

그림 28-8 뼈와 근육을 연결하는 힘줄, 뼈와 뼈를 연결하는 인대

나타나기도 한다.

X-ray나 기타 영상처리 과정을 통해 손상을 정확하게 분석될 것이다. 그러므로 현장에서는 최악의 경우로 가정하고 환자가 통증, 부종, 또는 팔다리 변형이 있는 경우 골절 환자처럼 치료해야 한다. 골절은 대부분 치명적이지는 않지만 뼈도 살아있는 조직이라는 점을 기억한다. 단순골절의 경우에도 출혈이 발생한다. 예를 들어, 정강뼈 또는 종아리뼈 골절의 경우 대략 500cc의 출혈이 발생하며, 전형적인 넙다리뼈 골절에는 1,000cc의 소실되고, 골반 골절로 인해 1,500~2,000cc의 출혈이 발생한다(그림 28-9).

1차 세계대전에서 폐쇄성 넙다리뼈 골절로 인한 전장에서의 사망률은 출혈과 같은 합병증 때문에 약 80%에 달했다. 당시 두 명의 외과의사가 부러진 넙다리뼈의 끝부분이 서로 겹쳐지면서 혈관이 손상되어 허벅지의 근육이 경련을 일으킨다는 사실을 발견했다. 그러한 문제를 해결하기 위해서, 다리 길이에 따라 계속 당겨 골절된 뼈를 안정화시키고 근육경련을 감소 시키기 위한 부목인 *당김부목(traction splint)*을 발명했다. 초기에 당김 부목을 적용하면서 넙다리뼈 골절로 인한 사망률이 20% 이하로 감소되었다(오늘날에는 훨씬 더 감소되었다).

당김 부목(traction splint)
골절된 뼈를 안정화시키고 팔다리의 근육경련을 완화하기 위해 다리 길이를 따라 지속적으로 당겨주는 특별한 부목. 당김부목은 주로 넙다리뼈 몸통 골절에 사용한다.

통증, 부종, 또는 변형된 팔다리에 부목을 대면 추가 출혈, 통증, 신경과 혈관 손상의 합병증을 예방할 수 있다. 그러므로 최악의 상태(골절)로 가정하여 치료하고 고정하도록 한다. 병원의 의사가 X-ray를 이용하여 실제 손상을 진단할 것이다. 여러분의 기본적인 문제를 진단하려는 시도는 중요하지 않지만 의료전문가가 여러 가지 근육뼈대계통 손상을 정의하는데 사용하는 용어를 아는 것은 도움이 될 것이다.

1. ***골절.*** 골절은 뼈가 부러진 것이다. 개방성과 폐쇄성으로 분류되며(그림 28-10) 여러 부

그림 28-9 뼈는 출혈을 한다. 사실, 상당량의 출혈이 있을 것이고, 합병증이 없는 폐쇄성 골절에서도 출혈이 있다.

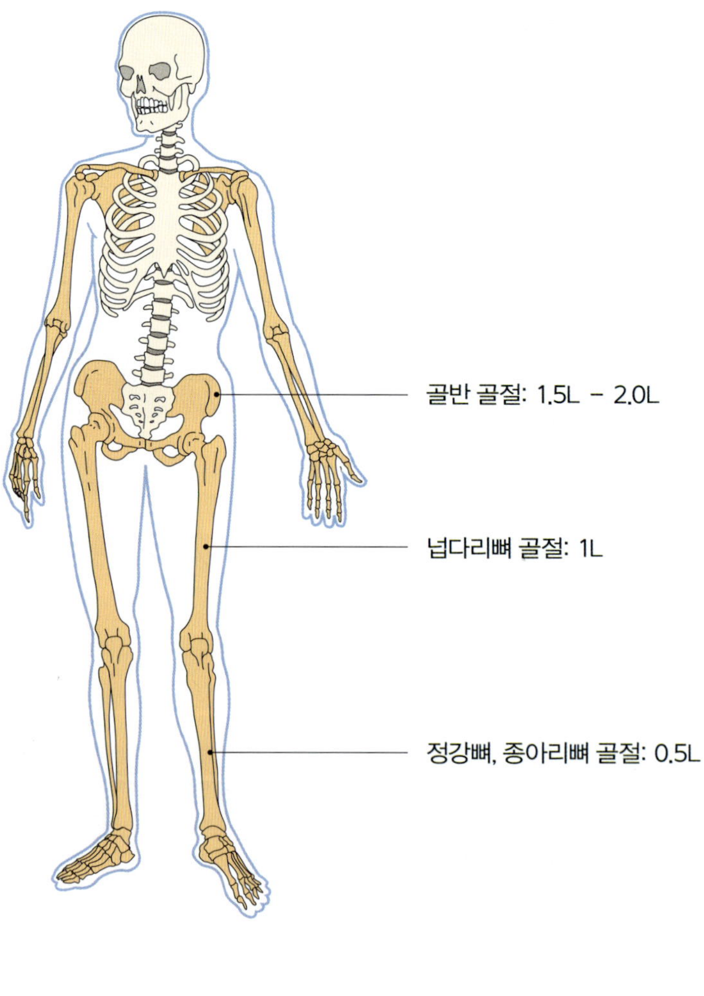

그림 28-10 (A) 개방성 골절, (B) 폐쇄성 골절 *(Photos A and B: © Edward T. Dickinson, MD)*

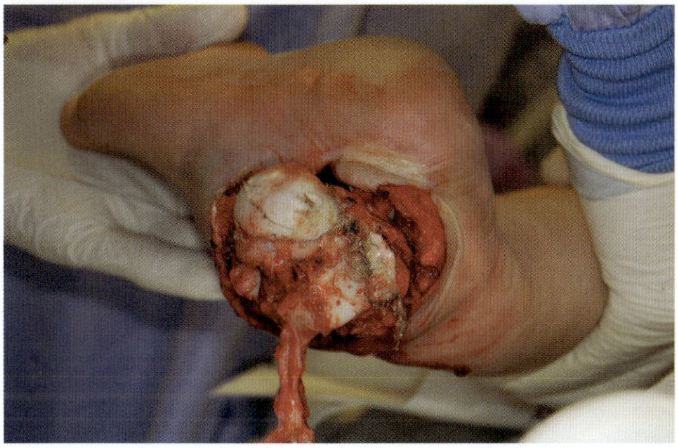

(A)

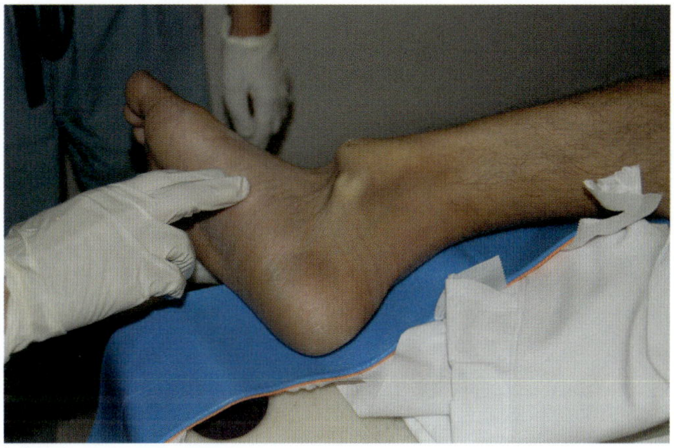

(B)

분이 부러진 경우 *분쇄(comminuted)*되거나(그림 28-11), 완전히 부러지지 않았을 때는 *생나무골절(greenstick)*(그림 28-12), 부러진 뼈가 꺾였다면 *굴절(angulated)*이 된다(그림 28-13).

2. *탈구.* 관절이 분리되거나 분열되는 것을 탈구라고 한다(그림 28-14). 관절이 탈구되려면 관절 인대와 힘줄 같은 연조직이 정상적인 움직임 이상으로 당겨져서 찢어져야 한다.
3. *염좌.* 염좌는 힘줄이 늘어나서 찢어져 발생한다. 일반적으로 관절 손상과 연관된 손상이다.
4. *좌상.* 좌상은 근육을 과도하게 당기거나 사용하여 야기되는 근육 손상이다.

*폐쇄성 팔다리 손상*은 피부가 찢어지지 않은 손상이며, *개방성 팔다리 손상*은 피부가 내부의 손상된 뼈 때문에 피부가 찢어지거나, 외부에서 물체가 관통하여 자상을 입히는 것이다. 개방성 팔다리 손상은 감염 가능성이 높기 때문에 심각한 상황이다.

폐쇄성 손상은 대부분 단순히 병원 응급실에서 처리할 수 있지만, 개방성 골절 환자는 모두 수술을 해야 한다. 적절하게 부목을 대고 근육뼈대계통 손상에 대한 병원 전 처치를 하여 폐쇄성 상처가 개방되지 않도록 예방할 수 있다.

골절(fracture)
뼈가 부러진 것

분쇄골절(comminuted fracture)
뼈가 여러 조각으로 부서진 골절 유형

생나무골절(greenstick fracture)
불완전한 골절

굴절골절(angulated fracture)
부러진 뼈 마디가 각진 유형의 골절

탈구(dislocation)
관절이 분리되거나 파열되는 것

염좌(sprain)
힘줄이 잡아 당겨져서 찢어진 경우

좌상(strain)
근육이 과도하게 잡아당겨지거나 늘어나 발생하는 근육손상

폐쇄성 팔다리 손상(closed extremity injury)
피부가 개방되지 않은 팔다리 손상

개방성 팔다리 손상(opened extremity injury)
손상된 뼈 때문에 내부에서 또는 뼈의 손상과 관련된 관통상을 야기한 물체에 의해 외부로부터 피부가 찢겨진 팔다리 손상

그림 28-11 분쇄골절

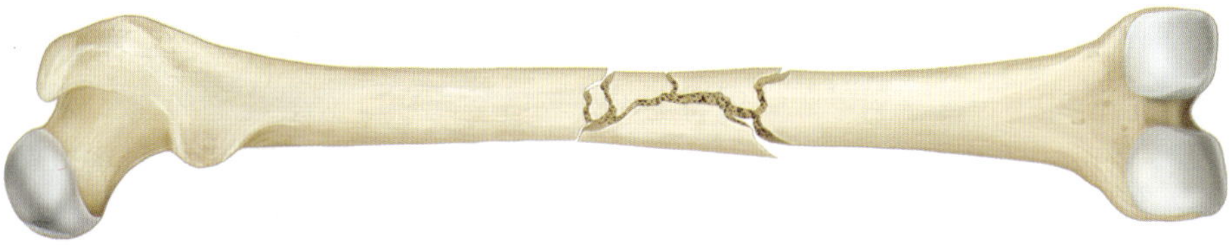

그림 28-12 생나무골절

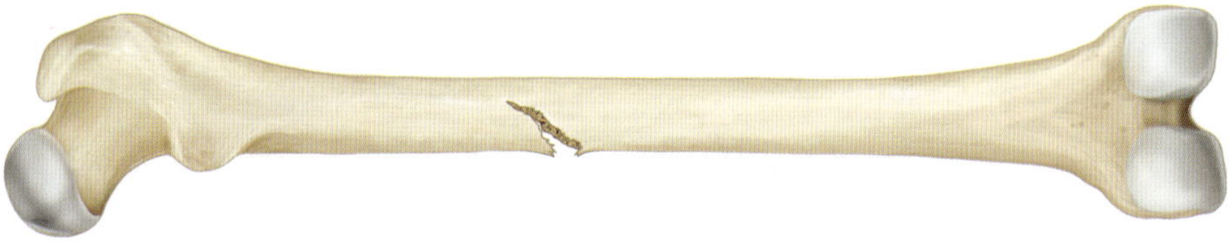

그림 28-13 (A) 폐쇄성 팔다리 골절, (B) 같은 손상의 X-Ray *(Photos A and B: © Edward T. Dickinson, MD)*

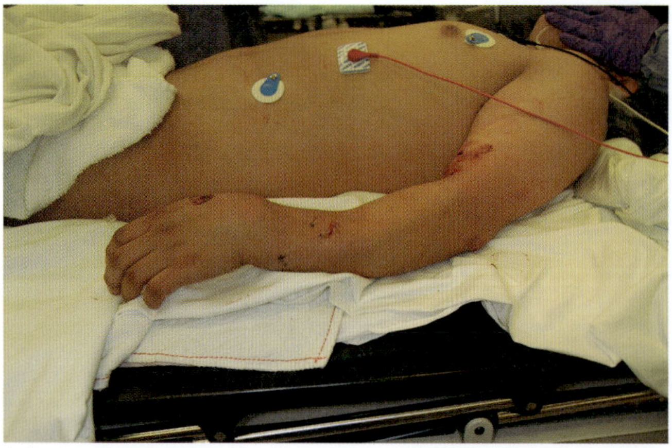

(A)

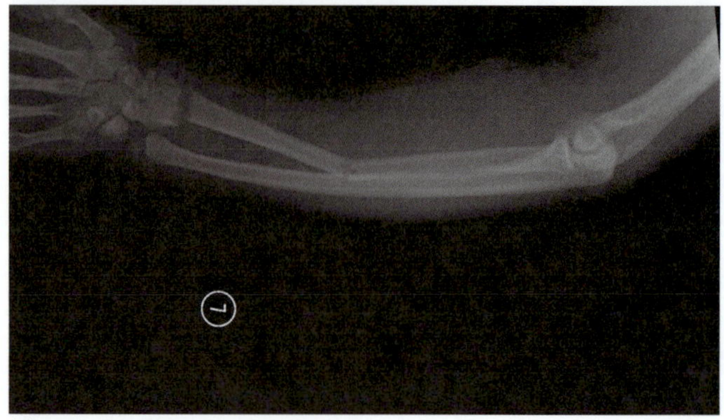

(B)

그림 28-14 오른쪽 어깨 탈구
(© Edward T. Dickinson, MD)

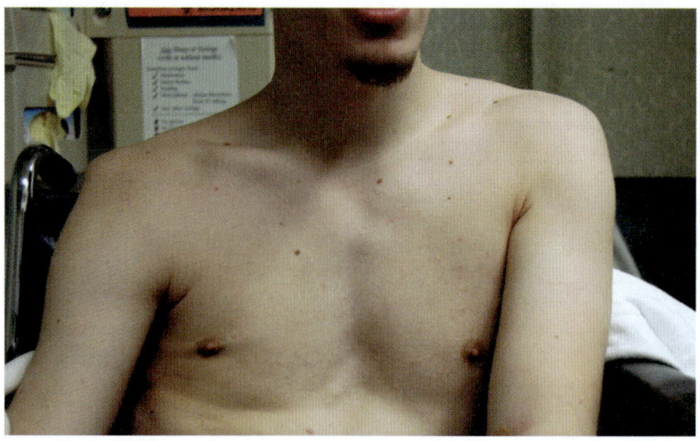

근육뼈대계통 손상 평가

응급구조사는 감각과 시진, 촉진 및 청진으로 검사를 하게 된다. 평가의 기본 원칙은 환자가 완전히 옷을 입고 있을 때 적절하게 검사를 하기 어렵다는 것이다.

그러나 날씨 또는 사생활, 또는 환자의 거부 때문에 옷을 잘라 내거나 벗기기 어렵고 현실적으로 불가능한 경우도 종종 있다. 최선의 법칙은 환경과 상황의 심각도에 따라 옷을 절단하거나 제거하도록 하는 것이다.

심각한 팔다리가 중상을 입은 경우, 손상은 매우 뚜렷할 수 있다. 그러나 외상환자를 치료할 때, 가장 우선해야 하는 일은 신속하게 치명적인 상태를 확인하고 치료하는 것이다. 괴상하게 보이나 비교적 경미한 팔다리손상에 여러분이나 환자의 주의가 뺏기지 않도록 한다. 팔다리 손상의 통증이나 끔찍한 외형으로 인해 환자가 기타 손상이나 증상을 알아채지 못할 수 있다. 환자를 완전히 평가하고 다른 외상을 놓치지 않기 위해 적절한 질문을 한다. 초기 평가를 하고 주호소에 집중된 검진을 통하여 치명적인 기도, 호흡, 순환 문제와 머리, 척주, 가슴, 배부위 손상이 없다는 것이 확인된 수에 팔다리의 근육뼈대계통 손상에 주의한다.

구획증후군(compartment syndrome)
혈관이나 신경과 같은 조직이 부종 또는 단단히 조인 드레싱/부목에 의해 좁은 공간에 압박되어 발생하는 손상

구획증후군

팔다리 골절의 심각한 합병증은 *구획증후군*이다. 이는 골절로 인해 팔다리에 심각한 부종에 의해 발생되는 심각한 상태이다. 구획증후군은 다음과 같이 진행된다:

1. 골절과 으깸 손상은 팔다리 안에 출혈과 부종을 야기한다.

2. 근육 구획안에 발생하는 출혈에 의해 부종과 압력이 발생되고, 신체는 더 이상 조직에 관류를 더 이상 제공할 수 없다.

3. 세포 손상은 추가적인 부종을 야기시킨다.

4. 손상부위로의 혈류가 감소한다. 압력이 제거되지 않으면 손상을 입은 팔다리는 정상적인 기능을 할 수 없다.

구획증후군의 증상과 징후는 구획증후군을 발생시키는 손상과 비슷하지만, 통증과 부종을 동반한다. 환자는 손상 부위에 무게감(압박감)을 호소할 것이다. 손상을 입지 않은 팔다리와 구획증후군이 발생한 팔다리를 비교 평가할 때, 촉진으로는 느끼기 힘들지만, 먼쪽 순환, 감각, 운동 기능(순환, 운동 기능, 감각)은 감소하거나 없을 것이다.

응급구조사는 차갑게 하거나 팔다리를 올리는(부목 후 시행하는 것이 안전) 등 골절상과 같은 처치를 제공하여 구획증후군을 처치할 수 있다. 적절한 기관으로 즉시 이송하는 것이다.

환자 평가

근육뼈대 손상

근육뼈대 손상 환자의 손상과 징후는 다음과 같다.

- **통증과 누름통증.** 통증과 부종이 있는 팔다리 변형 환자는 손상된 부위를 만지거나 움직일 때 통증을 느낀다. 일반적으로 환자가 통증을 최소화하기 위해서 손상된 부위를 가만히 놔두거나 보호하려 할 것이다. 환자의 의식이 있는 경우 가능하면 통증의 위치를 가리키도록 질문한다. 그리고 나서, 다른 부위에 손상 또는 통증이 없다면, 환자가 통증을 호소하는 부위를 조심스럽게 평가한다. 의식이 없는 환자는 다른 평가 소견에 기반하여 손상을 의심한다.
- **변형 또는 굴절.** 외상의 힘은 뼈를 부러지게 하여 변형 되게 하거나, 해부학적으로 굴곡되게 된다. 관절 손상은 때로 변형이 눈에 잘 뜨이지 않을 수 있다는 점을 유의한다. 의심이 된다면 다치지 않은 쪽도 살펴보고, 손상된 쪽과 비교한다.
- **비빔소리.** 이것은 부러진 뼈끝이 서로 부딪혀서 발생하는 소리 또는 느낌이다. 환자에 따라 고통스러울 수도 있다. 절대 일부러 비빔소리를 내서는 안 된다. 환자는 여러분이 도착해서 검사하기 전에 삐걱거리는 소리나 느낌이 있다고 말할 것이다.

비빔소리(crepitus)
뼈끝이 서로 부딪혀서 생기는 삐걱거리는 소리 또는 감각

- **부종.** 뼈가 부러지고 연부 조직이 찢어지면 변형의 비율이 증가될 부종을 일으키는 출혈이 발생한다. 반지, 시계, 기타 보석은 쉽게 조여 손상 하부조직을 시킬 수 있다. 그러므로 부종이 발생할 경우 가능한 빨리 반지나 시계 등을 벗기거나 절단한다.
- **멍.** 얼룩출혈(ecchymosis), 즉 커다란 흑청색의 피부 변색은 수 시간 또는 수일 전에 하부조직에 손상이 있음을 가리킨다. 멍이 분명히 있다면 부목을 적용한다.
- **노출된 뼈 끝.** 뼈끝이 피부를 뚫고 나왔다면 골절되었으므로 부목을 댈 필요가 있다. 더구나 팔다리의 외형이 끔찍할수록, 먼저 그 손상을 치료하고자 하는 마음이 더 클 것이다. 우선 치명적인 손상을 먼저 처치해야 한다는 사실을 기억한다. 팔다리손상으로 드물게는 환자가 사망할 수 있다.
- **고정된 관절.** 관절이 탈구되었을 때, 정상 또는 비정상적인 해부학적 자세로 고정될 것이다. 관절 손상은 대개 발견한대로 부목을 적용한다.
- **신경과 혈관 손상.** 부상 부위의 먼쪽부위에서 맥박, 감각, 운동을 검사한다. 부목을 하기 전과 후에 검사를 하여야 한다. 환자에게 응급구조사가 만지는 것을 느낄 수 있는지, 손가락과 발가락 모두를 움직일 수 있는지 물어서 신경손상을 확인힌다. 모든 감각과 운동에 문제가 있다면 기록하여야 한다. 그리고 손목(노뼈)과 발목(발뒤꿈치), 또는 발(발허리부위)의 맥박을 확인한다. 감각, 운동 및 맥박을 확실히 검사하기 위해서 환자의 장갑이나 양말은 제거한다.

근육뼈대계통 손상이 의심될 때 팔다리손상을 평가하는 또 다른 방법은 "6p"를 사용하는 것이다.

통증 또는 누름통증(Pain or tenderness)
창백; 피부 또는 모세혈관 재충혈의 지연(Pallor; pale skin or poor capillary refill)
감각이상이나 찌르는 듯한 느낌(Paresthesia)
맥박 감소 또는 부재(Pulses)
마비 또는 운동 불가능(Paralysis)
압박(Pressure)

결정포인트

- 환자의 근육뼈대 손상이 심각한 다발성 외상과 함께 발생했는가?
- 환자는 순환, 감각, 운동기능을 가지고 있는가? 혹은 골절이나 변형이 의심되는가?

핵심 개념

부목의 목적과 일반적인 절차

환자 처치

근육뼈대 손상

근육뼈대 손상 환자의 응급처치는 다음과 같다.

1. 적절한 신체분비물 격리 조치를 유지한다.
2. 일차 평가를 한다. 기억할 것은 눈에 보이는 것에 주의를 빼앗겨 우선순위를 놓쳐서는 안된다. 그러나 특히 넙다리뼈에 복합 골절이 있으면 치명적인 외부출혈이나 내부출혈이 발생할 수 있다.
3. 빠른 신체 검진을 하는 동안 척추손상이 의심된다면 목 고정 장비를 사용한다.
4. 생명을 위협하는 상황을 처치한 후, 통증, 부종이 있는 팔다리 변형환자에게 부목을 적용한다. 이송 우선 순위가 낮은 안정된 환자의 경우, 이송 전 각 손상부위에 각각 부목을 사용한다. 이송을 우선 시 해야 하는 불안정한 환자의 경우 긴 척추고정판에 신체 전체를 고정하고 이송한다. 시간이나 환자의 상태가 허용한다면 이송 도중에 해당 손상 부위에 부목을 대준다.
5. 시간이 허락되고 필요하면 개방된 상처를 멸균 드레싱으로 덮고, 팔다리를 올려 주고, 부종을 가라앉히기 위해 손상 부위에 냉찜질을 한다.

“부목을 적용할 때 주의한다. 올바른 계획을 세우고, 부드럽게 시행한다. 부러진 뼈는 매우 아플 것이다.”

메모: 일차 평가에서 환자상태가 안정되지 않았다고 보이면 팔다리 손상 처치의 우선 순위는 낮다. 안정되지 않은 환자를 이송해야 하는 경우, 기도, 호흡, 순환을 관리하고 긴 척추고정판에 환자를 고정시킨다. 각 손상에 각각 부목을 대느라 시간을 보내지 않는다. 경미한 손상을 처치하고 완벽하게 병원까지 이송하였으나 환자가 살아 있지 않다면 헛된 수고일 뿐이다.

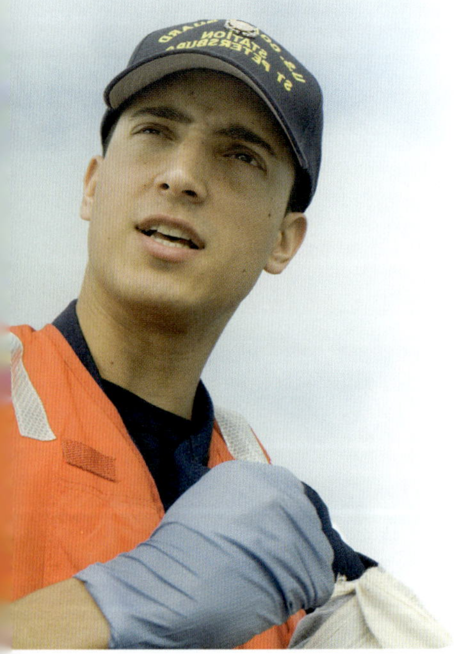

부목

통증과 부종이 있는 팔다리 변형 환자를 위한 응급처치는 부목을 적용하는 것이다. 부목을 효과적으로 적용하기 위해서는 인접한 관절과 뼈끝을 고정한다. 올바르게 적용된 부목은 탈구된 관절과 부러진 뼈끝의 움직임을 최소화하고, 환자의 통증을 감소시킨다. 또한 신경, 동맥, 정맥과 근육 같은 연조직의 추가 손상을 방지해 주며, 폐쇄성 골절이 개방성 골절로 악화되지 않도록 예방하며, 출혈을 최소화한다. 척추의 경우 척추고정판 위의 부목이 척수 손상을 예방하고 영구적인 마비를 예방한다.

변형된 팔다리의 재정렬

재정렬의 목적은 팔다리의 효과적인 순환이 복구되도록 돕고, 부목을 하기 위한 것이다. 손목 골절과 같은 일부 손상은 약간만 변형되기 때문에 완전히 부목이 가능할 것이다. 이러한 경우 재정렬을 하는 유일한 이유는 맥박이 없거나 청색증이 나타나는 경우 손의 순환이 돌아오도록 하기 위한 것이다.

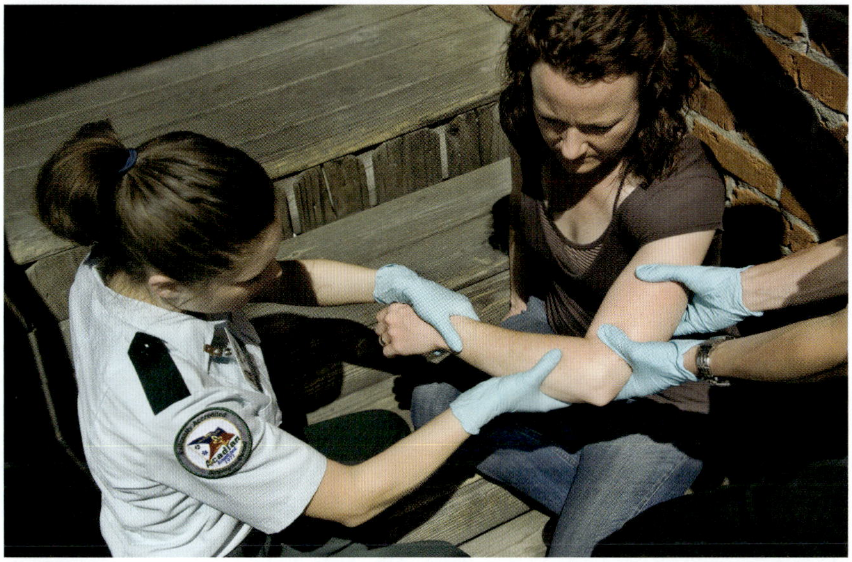

그림 28-15 팔다리 재조정

굴절된 손상을 재정렬한다는 생각은 두려울 수 있으므로 다음을 기억한다.

- 만약 팔다리를 재조정하지 않는다면 부목은 효과가 없을 것이고 이송하는 동안 통증이 증가되고, 손상이 악화될 가능성(개방성 골절 포함)이 있다.
- 팔다리를 재조정하지 않는다면, 신경, 동맥, 정맥이 손상될 가능성이 높아진다. 먼쪽부위 순환이 악화되거나 중지되면 손상 부위 아래로의 조직은 산소 부족으로 괴사될 것이다.
- 당김하여 재조정하는 동안만 통증이 증가될 것이다. 효과적인 부목으로 통증은 감소한다.

팔다리의 크기와 무게 때문에 변형된 뼈에만 부목을 하는 경우가 대개 효과가 없고 개방성 골절 가능성만 증가하게 된다. 굴절된 정강뼈, 종아리뼈, 넙다리뼈, 자뼈 및 위팔뼈 손상에 경성 부목이 맞지 않을 경우 뼈를 재조정을 실시한다. 또한 먼쪽 팔다리가 청색증이나 무맥박인 경우 순환이 위태로운 것이므로 긴뼈를 재조정한다.

팔다리를 재조정하는 일반적인 지침은 다음과 같다(그림 28-15).

1. 응급구조사 한 명이 먼쪽부위 팔다리를 잡고 있는 동안 다른 동료는 골절 부위의 위쪽에 한 손을 놓고, 아래쪽에 다른 한 손을 놓는다.
2. 동료가 손상부위를 받치고 있는 동안 응급구조사는 팔다리의 긴 축 방향으로 부드럽게 *도수 당김*하여 잡아당긴다. 저항이 있거나 뼈끝이 피부 밖으로 나올 것 같으면 재조정을 멈추고 발견된 자세대로 팔다리에 부목을 댄다.
3. 저항이 없으면 팔다리에 적절하게 부목을 댈 수 있을 때까지 계속 부드럽게 당김한다.

도수 당김(manual traction)
부목을 적용하기 전에 골절된 팔다리를 당겨 재 조정하는 과정

일반적으로 관절 손상의 경우 먼쪽부위 팔다리에 맥박이 없거나 청색증이 아닌 이상 발견된 자세 그대로 부목을 대야 한다. 그럴 경우 저항이 느껴지지 않는다면 부드럽게 당김하여 해부학적 중립 위치로 재조정을 시도하여야 한다.

부목에 대한 전략

효과적 부목은 상당한 독창성이 필요하다. 여러 다른 종류의 부목 장비를 구비하고 있다 해도, 융통성이 필요할 상황이 많이 있다. 베개나 담요를 말아서 부목으로 사용하여 팔다리를 지지해 줄 수도 있고, 나무 조각이나 판지, 신문지를 말거나 우산, 지팡이, 야구 포수의 정강이 보호대, 손가락 부목을 위한 설압자 등을 부목으로 사용할 수 있다. 목격자가 자동차 트렁크를 뒤져 적합한 것을 찾아내는 경우도 종종 있다.

그림 28-16 근육뼈대 손상 시 사용 가능한 부목과 부속품들

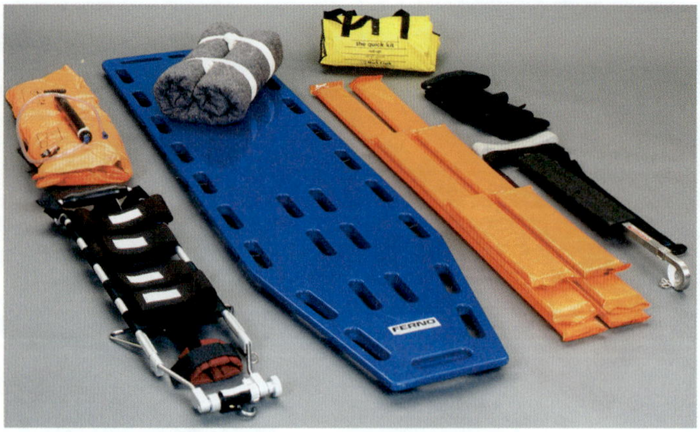

구급차에 구비되어 있는 부목은 경성 부목, 연성 부목, 당김 부목의 세 가지 기본 유형으로 분류된다(그림 28-16). 경성 부목의 경우 팔다리를 해부학적 자세로 움직여야 한다. 경성 부목은 최상의 지지를 제공하고, 긴 뼈 손상에 부목으로 사용하는 것이 이상적이다. 판지, 나무, 공기 부목과 진공 부목 같은 공기부목과 쇼크방지용 바지(pneumatic antishock garment; PASG)을 예로 들 수 있다. 연성 부목은 여러 가지 각도로 모양을 만들 수 있어서 일반적으로 많이 움직일 수 있다. 관절 손상 시, 발견된 자세 그대로 고정하기 위해 흔히 사용된다. 베개와 담요 부목을 예로 들 수 있다, 당김 부목은 특히 넙다리뼈 골절에 사용된다.

부목의 유형에 상관없이, 부목을 적용할 경우 알아두어야 하는 일반적 원칙은 다음과 같다:

- **생명을 위협하는 문제부터 먼저 처치한다.** 만약 환자의 상태가 불안정하다면, 부목을 적용하기 위해 시간을 허비하지 않는다. 긴 척추고정판에 환자를 고정하여, 손상 부위를 해부학적 자세로 정렬할 수 있다.
- **손상 부위의 노출.** 손상된 팔다리를 움직이기 전에 손상 부위를 노출하고 지혈한다.
- **먼쪽부위 순환, 운동기능, 감각 평가.** 근육뼈대 손상의 합병증으로 신경과 혈관 손상이 있을 수 있기 때문에, 부목을 적용하기 전과 후에 먼쪽 맥박, 운동 기능, 감각을 평가하고 기록한다("이차 평가" 단원에서 먼쪽 기능을 평가하는 방법에 대한 설명을 참고하도록 한다).
- **긴뼈 손상을 해부학적 위치로 재조정한다.** 만약 심각한 변형이 있거나 먼쪽 순환이 위태롭다면 부드럽게 당겨서 재조정한다.
- **튀어나온 뼈를 다시 제자리로 밀어 놓지 않는다.** 하지만 변형된 개방성 손상을 재조정할 때, 당김하여 제 위치로 다시 들어갈 수도 있다.
- **손상 부위와 인접한 관절 모두를 고정한다.** 효과적으로 부목을 적용하기 위해서, 손상된 부위와 관절 위/아래를 움직이지 않게 유지해야 한다(만약 관절이 손상되었다면, 관절과 인접한 뼈들을 고정시키기 위해 부목을 한다).
- **부목법을 선택한다.** 이것은 항상 환자 상태의 중증도와 우선순위 판단에 따라 결정된다. 환자가 이송 우선순위가 높을 경우 빠른 부목법을 선택하고, 환자의 우선 순위가 낮다면 느리지만 더 효과적인 부목법을 선택한다. 부목법은 다음과 같이 가장 느린 것에서 가장 빠른 방법까지 선택할 수 있다.

  각 손상 부위에 각각 부목을 적용하는 방법(가장 느리지만 최고의 방법),

  관절을 몸통이나 손상되지 않은 다리에 고정시키는 방법(다소 빠르지만 각각의 부목보다 차선책),

  그리고 몸 전체를 척추고정판에 고정시키는 방법(가장 빠르기도 하고 부목을 대지 않는 것

보다 더 효과적이다)이 있다.

- **가능하다면 환자를 들것이나 다른 장소로 옮기기 전에 부목을 적용한다.** 좋은 법칙은 "적게 움직일수록 손상이 적어진다"는 것이다. 때때로 이상적인 부목 기술을 적용하기 전에 환자를 원래 있던 곳에서 구출해야 하는 경우도 있다. 할 수 있는 한 팔다리를 고정시킨다. (예를 들면, 구출하기 전에 손상된 팔다리를 손상되지 않은 부위에 고정한다).
- **빈 공간에 패드를 넣는다.** 경성 부목은 대부분 신체 굴곡에 맞지 않고 팔다리를 많이 움직일 수 없다. 신체와 부목 사이의 빈 공간에는 패드를 넣어 환자를 편안하게 해주고 확실하게 고정되도록 한다.

부목의 위험

지금까지 부목 적용에서 가장 심각한 위험은 "부목을 적용하다 환자가 사망하는 경우"이다. 즉, 생명을 위협하는 문제를 처치하기 전에 부목을 적용하거나, 이송 우선순위가 높은 환자를 즉시 구급차에 태워 병원으로 이송하지 않고 부목을 적용하느라 시간을 보낸 경우 발생하는 끔찍한 상황이다.

변형된 골절이 고통스럽고 기이하게 보인다는 점을 기억하라. 이것 때문에 우선순위에 대한 판단을 흐리지 않는다.

다른 손상에 대한 처치를 진행하기 전에 항상 기도, 호흡, 순환을 확인해야 한다. 환자 상태의 중증도나 이송 우선순위에 따라 항상 부목법을 선택해야 한다는 점을 기억한다.

기타 위험은 부목을 부적절하게 적용한 경우이다. 부목을 너무 심하게 조였다면, 연조직을 압박하여 신경, 혈관 및 근육을 손상시킬 수 있다. 또한 너무 헐겁게 또는 부적절하게 부목을 적용했다면, 너무 많이 움직여져 연조직 손상이나 개방성 골절이 발생할 수 있다. 이외에도 구조자가 변형된 팔다리를 재조정하는 것을 확실히 알지 못한다면, 변형된 자세로 부목을 적용하여 실제로 이득보다는 해를 끼칠 수 있다. 변형된 긴 뼈가 과도하게 움직이지 않도록 부목을 잘 적용하는 것은 매우 어려울 수 있다는 점을 기억한다.

긴뼈와 관절 손상 시 부목법

부목을 적용하기 전에 환자 상태의 중증도와 이송방법에 따라 적절한 부목을 선택한다. 삼각건, 패드 및 붕대를 즉시 사용할 수 있도록 준비했는지 확인한다.

대개 관절 부목법은 상당한 독창성이 필요하다. 대부분의 경우 형태 변형이 가능한 부목을 사용하여 발견된 자세 그대로 팔다리에 부목을 적용한다. 팔다리 먼쪽부위에 맥박이 없거나 청색증이 보인다면, 부드럽게 당김하여 해부학적 자세로 손상 부위를 재조정해야 한다. 긴뼈에 부목을 대기 위해서는 부목법을 시작하기 전에 모든 장비를 준비해 두어야 한다.

긴뼈와 관절 손상 시 부목을 적용하기 위해서는 다음과 같은 지침을 따른다(절차 28-1과 28-2):

1. 적절한 표준예방조치를 취하고, 가능하다면 부목을 적용할 부위를 노출시킨다.
2. 도수로 손상부위를 고정한다. 이것은 누구나 할 수 있으므로 주위에 도움을 요청하도록 한다.
3. 순환, 운동기능 및 감각을 평가한다. 맥박을 측정하고 환자가 손상된 먼쪽부위에 감각을 느끼는가 확인한다. 환자에게 손가락이나 발가락을 움직여 보라고 한다. 골절이 의심된다면 환자에게 주먹을 쥐거나, 밀거나, 당겨보라는 지시를 하지 않는다. 이것은 불필요한 통증을 유발하고 손상을 악화시킬 것이다.
4. 변형이 있거나 팔다리 먼쪽부위가 청색증이나 맥박이 없을 경우 재정렬 한다. 팔다리의

절차 28-1 긴뼈 부목법

먼저 표준예방조치를 취한다.

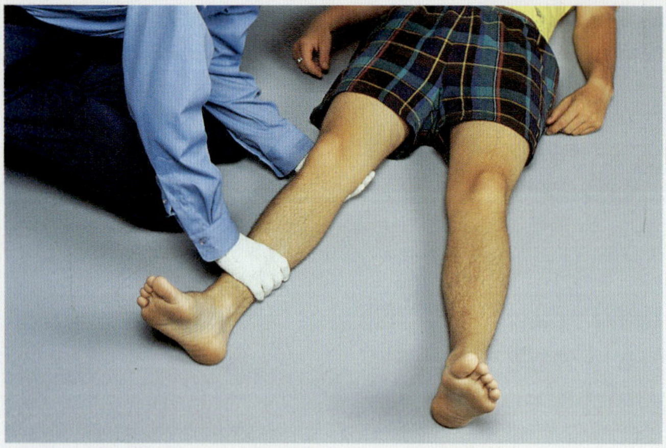

1. 손상 부위를 도수 고정한다.

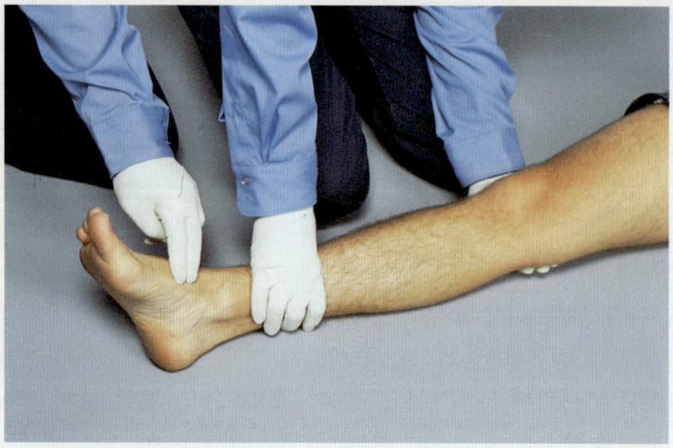

2. 먼쪽부위 순환, 운동 기능, 감각을 평가한다.

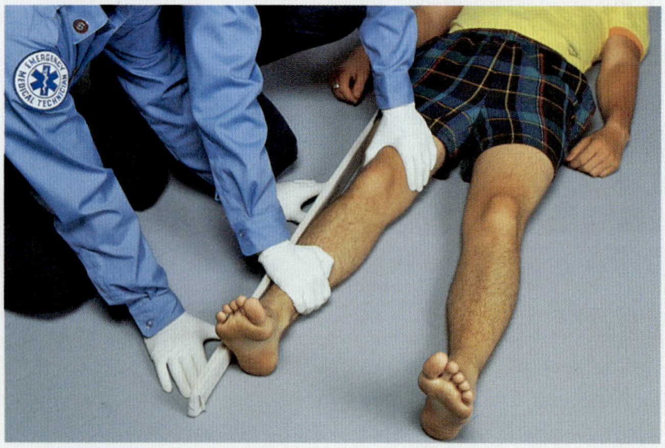

3. 부목의 길이를 측정한다. 손상 부위의 위아래에 위치한 관절보다 더 길어야 한다.

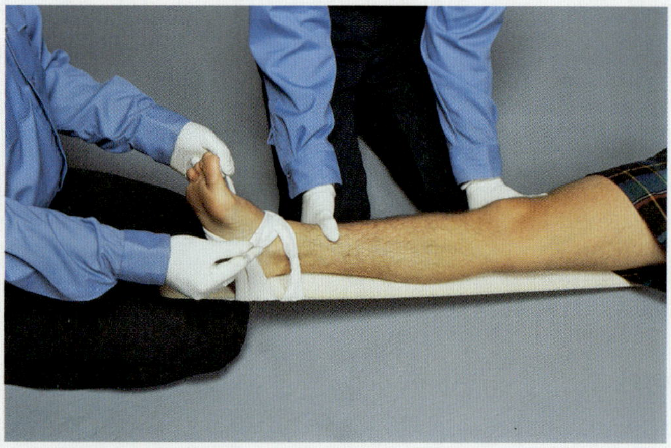

4. 손상 부위의 위아래에 위치한 관절을 포함하여 손상받은 부위에 부목을 적용한다.

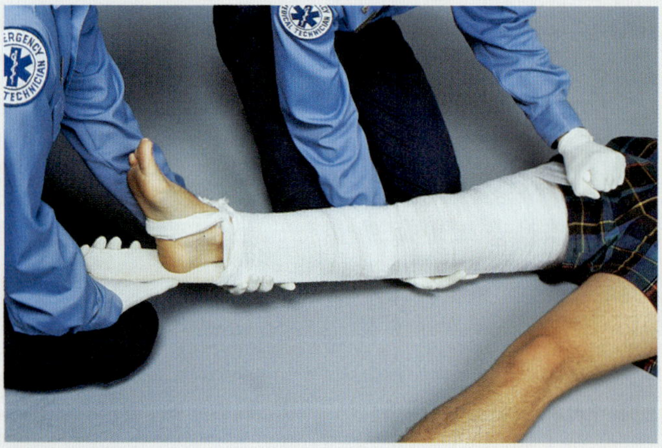

5. 손상된 팔다리 전체를 고정한다.

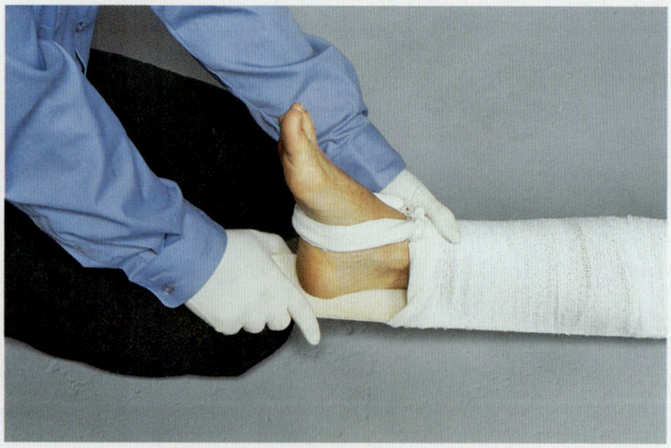

6. 발을 기능적인 자세로 고정한다.

(계속)

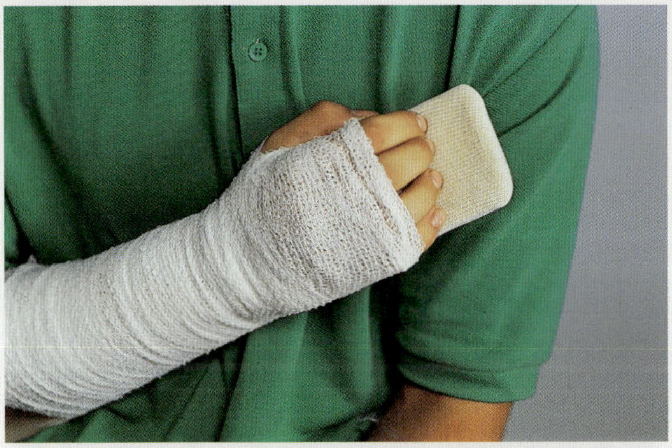

… 또는 팔에 부목을 적용해야 한다면, 손을 움직일 수 있는 자세로 고정한다. 이것은 환자가 손바닥 크기의 공을 잡고 있을 때 모양으로, 감은 붕대를 환자의 손에 쥐도록 해서 기능적인 자세를 유지하도록 한다.

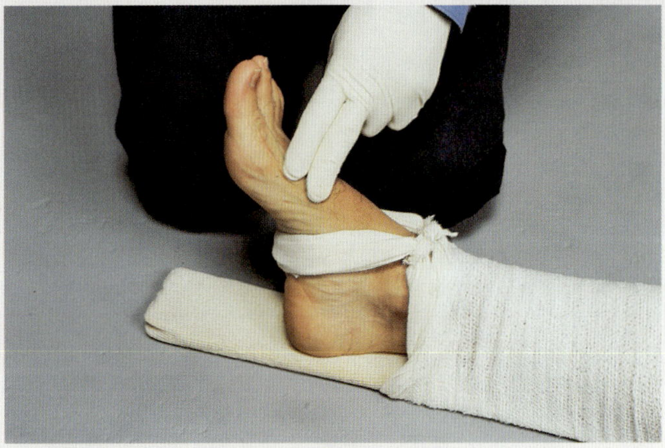

7. 먼쪽부위 순환, 운동 기능, 감각을 평가한다.

먼쪽부위에 맥박이 없거나 청색증일 경우에만 손상된 관절을 재정렬하여야 한다.

5. 부목의 길이를 측정하거나 적절히 조절하여 팔다리 밑이나 옆으로 위치시킨다. 위치를 잡는 동안 부목이 완전히 적용될 때까지 도수 고정을 유지하도록 한다.
6. 인접한 관절과 손상 부위를 고정하기 위해 부목을 적용하고 고정한다.
7. 부목을 적용한 부위의 먼쪽 순환, 운동기능, 감각을 재평가한다.

진공부목을 사용할 때는(절차 28-3), 부목을 적용하기 전에 팔을 평가한다. 팔에 부목을 적용한다. 이 때 손가락과 발가락 부위는 노출한다. 펌프를 이용하여 부목의 공기를 제거하고, 환자를 재평가한다.

당김 부목

넙다리뼈 손상에 대한 부목방법은 긴뼈나 관절손상에 대한 부목법과는 다르다. 넙다리뼈 골절의 주요 문제는 허벅지의 커다란 근육 집단(장딴지네갈래근과 넙다리뒤인대)이 경련을 일으켜 뼈끝이 서로 과도하게 겹쳐져 통증과 추가 연조직 손상을 초래하는 것이다. 당김 부목은 근육경련을 해소시켜 통증을 상당히 감소시킨다.

당김 부목은 양극식(bipolar)과 단극식(unipolar), 두 가지 기본적인 유형이 있다. 양극식 부목은 두 개의 금속 막대기 사이에 다리를 올려놓는 것이고, 단극식 부목은 다리 길이에 따라 길게 놓는 하나의 금속 막대기이다. 양극식 부목은 대표적으로 하프-링(Half ring), 하레(Hare), 페노트락(Fernotrac)이 있고, 단극식 부목은 대표적으로 세이거(Sager)와 켄드릭(Kendrick)이 있다(양극식 당김 부목은 이 단원의 절차 28-9에서 설명하고, 단극식 당김 부목은 절차 28-10에서 설명하고 있다).

응급구조사들이 가장 많이 하는 질문 중 하나는 "얼마나 당겨야 하는가?"이고, 그 대답으로는 "환자의 통증이 사라질 때까지 충분히 당긴다"는 것이 가장 일반적일 것이다. 그러나 이러한 답은 오해를 만들 수 있다. 넙다리근육이 경련이 일어나기 시작하고 뼈가 과도하게 겹쳐질 때, 환자는 실제로 통증을 호소한다. 도수 당김 또는 당김 부목이 적용되면, 이는 근육 경

절차 28-2 관절 부목법

먼저 표준예방조치를 취한다.

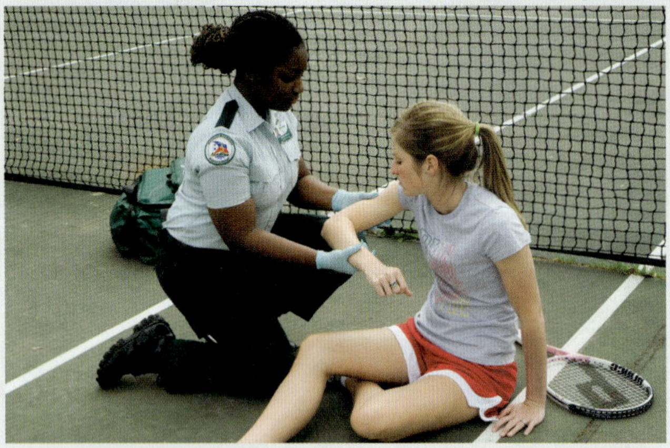

1. 손상 부위를 수동적으로 안정시킨다. (이 사진은 팔꿈치 부위를 손상 부위이다)

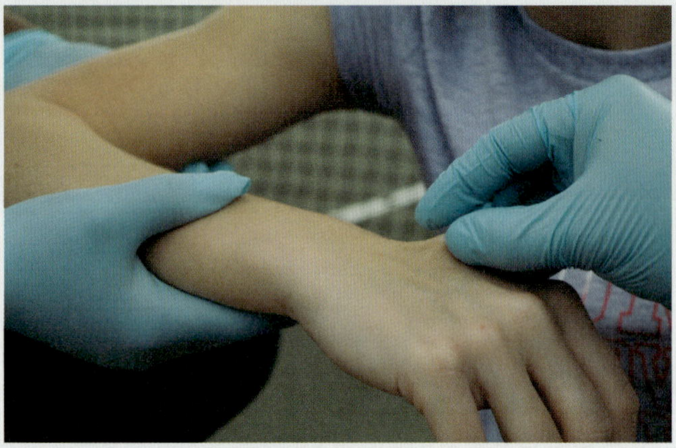

2. 순환, 운동 기능, 감각을 평가한다.

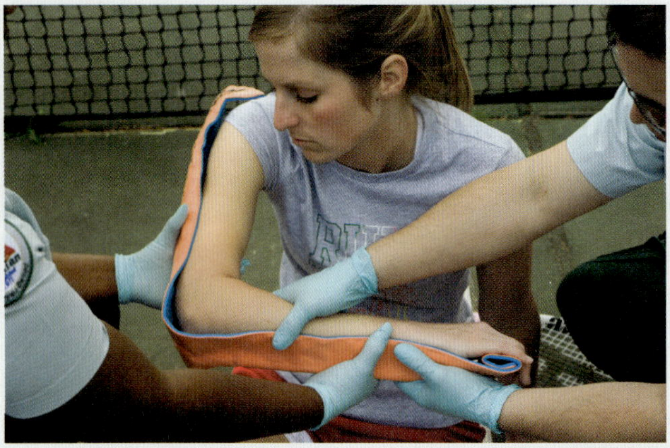

3. 적절한 부목 장비를 선택한다. 손상된 부위와 뼈의 위 아래를 고정한다.

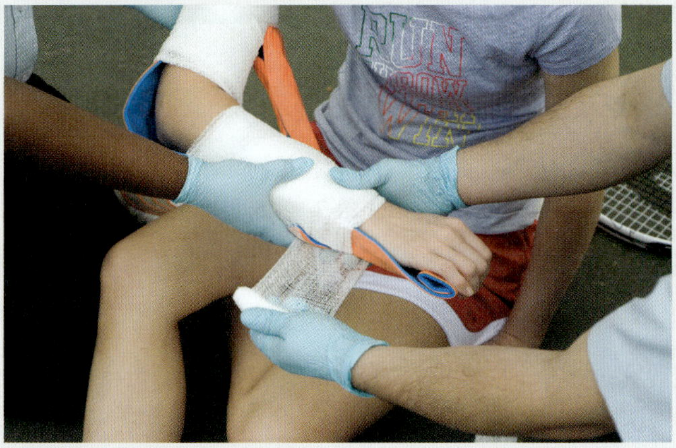

4. 부목을 고정한다.

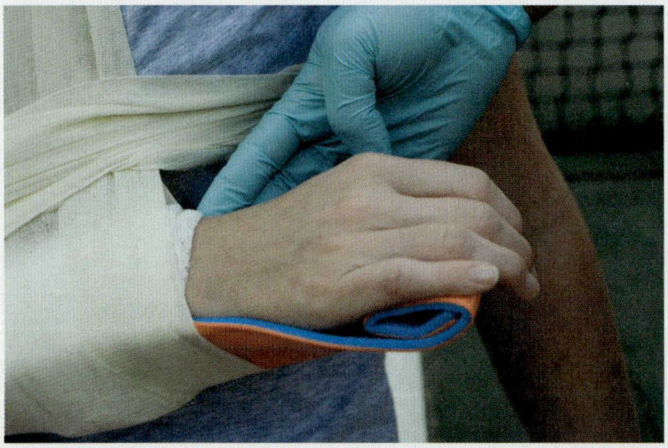

5. 순환, 운동 기능, 감각을 재평가한다.

절차 28-3 진공부목 적용하기

먼저 표준예방조치를 취한다.

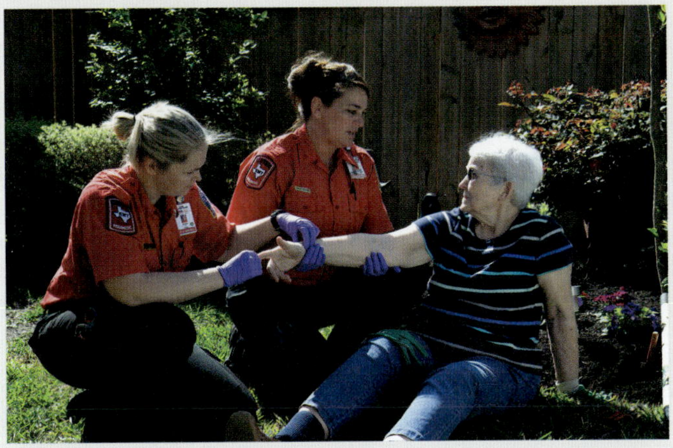

1. 손으로 손상된 관절을 고정한다.

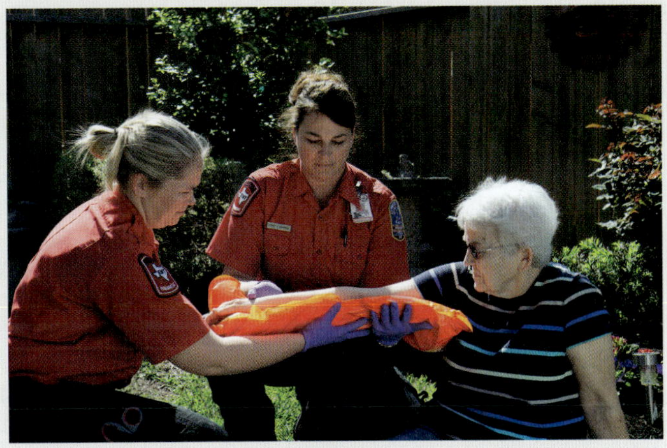

2. 먼쪽 순환, 운동 기능 및 감각을 평가한다.

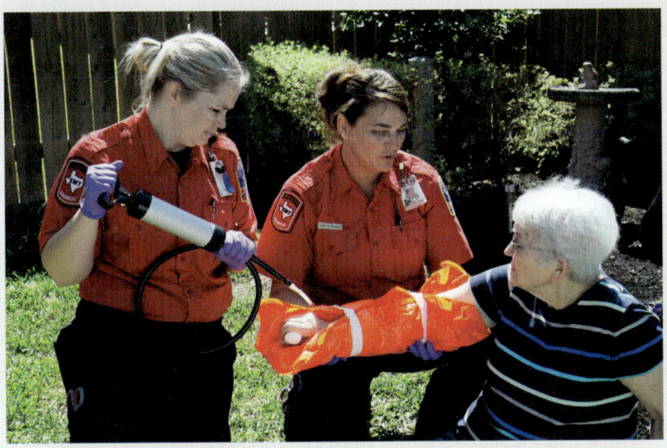

3. 적합한 부목 장비를 선택하고 손상부위 위와 아래의 뼈를 고정한다.

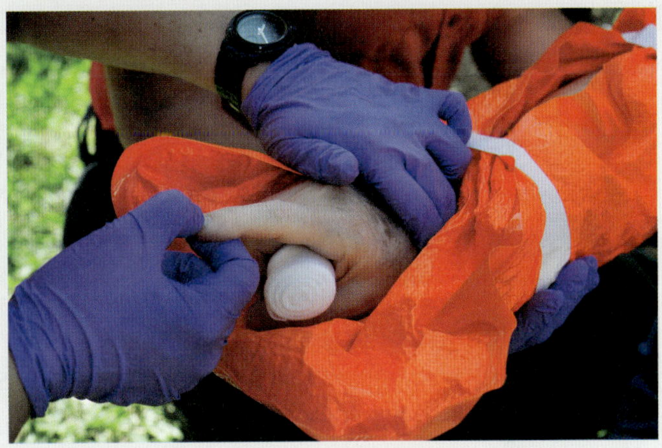

4. 먼쪽 순환, 운동 기능 및 감각을 재평가 한다.

련을 당기게 됨으로써 역시나 통증을 호소하게 된다. 대부분 환자들은 당김 부목이 적용된지 몇 분이 지남에도 불구하고 근육 경련이 가라앉기 시작하기 전까지는 통증을 호소한다. 세이거(Sager) 단극식 부목이 당김의 정도를 측정할 수 있다. 당기는 양이 환자 몸무게의 대략 10% 정도로, 7kg를 넘지 않도록 한다). 양극식 부목으로 팔다리를 정렬하기 위해 강하게 당겨야 한다.

현장에서 적용된 당김 부목은 "실제로" 당김이 되지 않는다. 대신에 "맞당김(countertraction)" 을 한다. 뼈가 계속 과도하게 겹치지 않도록 단단하게 잡아당겨 유지한다. 부목은 발목걸이를 당기고, 부목 틀은 골반에 고정된다. 일단 고정되고 나면, 당길 때 다리를 평평하게 한다. 양극성 부목은 골반이 지면에서 들리게 되면 부목이 움직여 당김력이 떨어진다. 세이거와 같은 단극식 부목은 다리 사이의 골반에 걸게 되어 환자가 움직일 때 쉽게 움직이지 않아서 당김력을 잃는다.

당김 부목의 적응증은 통증, 부종, 관절 또는 아래 다리 손상이 아닌 허벅지 중간의 변형이 있을 경우이다. 당김부목은 골반, 엉덩이, 또는 무릎 손상이 있을 경우 금기증이다. 당김으로

Inside Outside

골절? 또는 골절이 아닌가?

INSIDE	OUTSIDE
뼈는 혈관이 풍부하다. 골수는 적혈구 세포를 생산한다.	뼈 손상을 입은 환자는 쇼크를 경험할 것이다. – 특히 긴 뼈 또는 다발성 뼈 손상을 입은 경우.
다양한 유형의 골절이 있다. 생나무골절, 분쇄골절, 변형이 보이지 않는 골절.	명백한 변형 없이 골절상을 입은 환자들을 종종 볼 수 있다. 이는 응급구조사가 근육뼈대 손상의 의심되는 모든 상황에서 부목을 대어야 하는 이유이다.
부종과 염증은 손상에 대한 신체의 자연 반응이다. 신체는 혈액과 세포를 손상 부위의 감염과 싸운다. 이는 부종 또는 종종 손상 부위 주위에 열을 발생시킨다.	몇몇 환자들은 골절이 있는 것처럼 보이지만 실제로는 골절이 있는게 아니다. 특히 뼈가 피부에 가까운 부위에 있는 부종이 골절처럼 보일 수 있다.

팔다리가 분리되는 위치에 박리나 부분적으로 절단되어 있다면, 또는 다리의 1/3 아래에 손상을 입었다면 발목 걸이 착용에 지장을 줄 것이다.

가능하다면, 3명의 구조자가 당김 부목을 적용한다. 당김 부목을 놓기 위해 팔다리를 들어 올릴 때 한 사람은 손상부위를 받일 수 있다.

당김 부목의 적용에 대한 일반적인 지침은 다음과 같다.

1. 신체분비물격리 조치를 취하고 가능하면 부목을 할 부위를 노출한다.
2. 다리를 도수 고정하고 도수 당김을 한다.
3. 손상 먼쪽부위 순환, 운동기능, 감각을 평가한다.
4. 부목을 적절한 길이로 조절하여, 손상된 다리에 또는 다리 밑에 놓는다.
5. 몸쪽 부위 고정 장비(궁둥뼈 끈)를 댄다.
6. 먼쪽부위 고정 장비(발목 끈)를 댄다.
7. 당김을 한다.
8. 자세를 취한 후 지지용 끈을 고정한다.
9. 몸쪽 부위와 먼쪽부위 장비가 고정되었는지 재확인하고 손상 먼쪽 순환, 운동기능, 감각을 재평가 한다.
10. 환자의 몸통과 당김부목을 긴 척추고정판에 고정하여 엉덩이와 부목이 움직이지 않도록 한다.

특수 손상에 대한 응급처치

핵심 개념
팔다리의 특수 손상 평가 및 처치

이 부분에서 설명된 특수 손상은 대개 골절이나 탈구이다. 여러분은 정확한 팔다리 손상의 특성을 판단할 필요가 없다는 사실을 기억하자. 통증과 부종이 있는 변형된 팔다리를 고정해야 할 때, 다음에서 특수한 기술에 대해 설명하고 있으며 절차 28-4부터 절차 28-15에서 보여주고 있다.

팔 손상

환자평가

팔이음뼈 손상

팔이음뼈 손상의 증상과 징후는 다음과 같다.

- 어깨의 통증은 다양한 여러 손상 유형을 의미할 수 있다. 특정 징후를 관찰한다.
- 가슴에 손상된 쪽의 팔을 잡고 있는 환자의 경우 어깨가 처져 있다면 종종 빗장뼈 골절을 나타낸다.
- 등의 어깨뼈 위에 심각한 충격이 가해지면 어깨뼈 골절이 발생할 수 있다(어깨뼈를 제외한 팔이음뼈의 뼈들은 모두 만질 수 있다. 척추라고 불리는 어깨뼈 위에 있는 융기된 부분은 쉽게 촉진할 수 있다. 어깨뼈 손상은 드물긴 하지만, 어깨뼈 부위에 심각한 충격을 받은 표시가 있을 경우 의심해 봐야 한다).

팔이음뼈를 전부를 확인한다. 빗장뼈가 복장뼈에 붙어 있는 부위에 변형이 있는지 확인하고, 빗장뼈와 어깨뼈가 만나는 부위의 변형을 촉진한다. 어깨뼈 전체를 따라가면서 변형이 있는지 촉진과 시진을 한다. 위팔뼈머리가 어깨 앞으로 움직이거나 느껴지는지 유의한다. 이것은 전방 탈구 또는 골절 가능성의 징후이다.

환자 처치

팔이음뼈 손상

팔이음뼈 손상 환자의 일반적인 응급처치는 다음과 같다.

1. 먼쪽부위 순환, 운동기능, 감각을 평가한다. 만약 먼쪽부위에 기능 장애가 있다면 고정하고 환자를 받는 의료기관에 보고하고 가능한 빨리 이송한다.
2. 빗장뼈나 어깨뼈, 위팔뼈 머리의 손상에 경성 부목을 대는 것은 효과적이지 않다. 삼각건과 붕대를 사용해야 한다(절차 28-4). 빗장뼈-척추 손상 가능성이 있다면 환자 목 둘레에 삼각건을 묶지 않는다.
3. 위팔뼈 머리에 전방 탈구 가능성의 증거가 있다면(뼈의 머리부위가 신체 앞쪽으로 밀린 경우). 삼각건과 붕대를 적응하기 전에 환자의 팔과 가슴 사이에 얇은 베개를 놓는다.
4. 탈구된 부위를 잡아당기거나 넣지 않는다.
5. 먼쪽부위 순환, 운동기능, 감각을 재평가한다.

메모: 때로 탈구된 어깨가 스스로 복원되는 경우가 있다(위팔뼈의 머리 부분이 빠져 나왔다가 제 자리로 다시 튀어 들어가는 경우). 이럴 경우 먼쪽부위 순환, 운동 기능, 감각을 평가한다. 삼각건과 붕대를 적용하고 환자를 이송한다. 환자는 의사의 진찰을 받아야 한다.

다리 손상

환자평가

골반 손상

골반 골절은 추락이나 자동차 사고 또는 사람이 두 물체 사이에 끼어 눌렸을 때 발생한다. 골반 골절은 직접 또는 간접적인 힘에 의한 것으로, 골반골절 환자의 증상과 징후는 다음과 같다.

- 골반, 엉덩이, 샅굴부위, 등의 통증을 호소한다. 이것이 유일한 징후일 수도 있지만, 손상 기전에 따라 골반 골절 가능성이 있다면 매우 중요한 것이다. 대개 분명한 변형은 통증을 수반한다.

- 엉덩뼈능선(골반 날개부위)이나 두덩뼈에 압력이 가해질 때 심한 통증 반응이 있다.
- 바로누운자세를 취했을 때 다리를 들어올릴 수 없다고 호소한다(다리를 들어올릴 수 있는지 검사하지 말고, 감각을 확인한다).
- 손상된 쪽 발이 밖으로 돌아간다(가쪽회전). 또한 이것은 엉덩이 골절을 나타낸다.
- 환자는 방광에 설명할 수 없는 심한 압박을 느끼며 배뇨감을 느낀다.
- 요도, 항문, 또는 질입구에서의 출혈은 손상기전이 고충격 손상기전에서 발생한다. 음경 구멍(요도 구멍)에서 발생하는 출혈은 특히 골반 외상/골절에서 볼 수 있다(그림 28-17A).

환자 처치

골반 손상

골반 손상 환자의 처치는 다음과 같이 응급처치를 한다.

1. 환자를 가능한 거의 움직이지 않는다. 환자를 움직여야 할 때는 몸 전체를 한동작으로 움직인다. 골반이 지지되지 않은 환자는 절대 들지 않도록 한다. 경고: 골반골절이 의심되는 환자를 운반하기 위해 통나무 굴리기를 하지 않는다. 통나무굴리기가 가능하다면 환자를 손상되지 않도록 부드럽게 굴리도록 한다.
2. 손상된 부위의 먼쪽 순환, 운동 기능, 감각 기능을 판단한다.
3. 만약 엉덩이부위 관절과 다리 손상이 없거나 저항이 없거나 심한 통증을 야기하지 않고 할 수 있다면, 환자의 다리를 해부학적 자세로 편다.
4. 다리를 고정하여 추가의 골반 손상을 예방한다. 환자의 다리 사이에 샅굴 부위에서 발까지 담요를 접어 넣 고, 넓은 삼각건으로 함께 묶는다. 얇은 경성 부목으로 환자의 밑에 삼각건을 밀어 넣는다. 그리고 삼각건을 넓적다리 상부와 무릎 위와 아래, 발목 위에 적절히 놓고 적용한다.
5. 척추 손상이 있다고 가정하고, 환자를 긴 척추 고정판에 고정한다. 환자를 고정할 때, 골반 부위에 끈을 놓거나 묶지 않는다.
6. 먼쪽부위 순환, 운동 기능, 감각 기능을 재평가 한다.
7. 고농도 산소를 제공하여 쇼크를 처치한다.
8. 환자를 가능한 한 빨리 이송한다.
9. 활력징후를 측정한다.

그림 28-17 (A) 음경구멍에서 발생하는 출혈은 골반 골절의 징후이다. (B) 골반 감싸기는 골절된 골반이 안정되게 도와준다. 이 골반 결합 장비는 개방성 골반 골절 손상을 입은 환자에게 적용된다. *(Photos A and B: © Edward T. Dickinson, MD)*

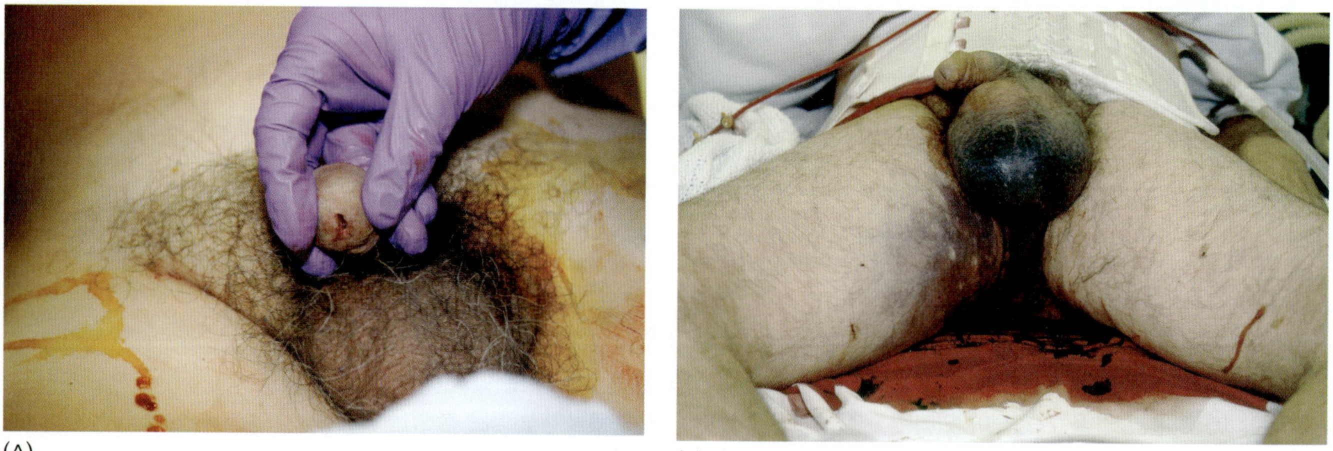

(A) (B)

일단 환자를 구급차에 태우고 이송을 위한 준비를 하였으면, 환자를 편안하게 하고 배부위와 다리의 근육경련을 감소시키기 위해 조정해주도록 한다. 환자의 다리를 부드럽게 구부려 무릎 아래 베개를 놓아주기도 한다. 만약 지침에 따라 이렇게 할 수 있다면, 환자가 척추손상과 관련이 있을 수 있으므로 움직이지 않도록 매우 조심해야 한다.

메모: 위쪽 넙다리뼈 골절인 경우 골반 골절과 구별하기 매우 어렵다. 의심된다면, 골반골절이 있는 환자처럼 처치하여 엉덩관절에 연결된 혈관과 신경을 보호한다. 척추 손상이 있을 수 있다는 점을 기억한다.

골반 감싸기

골반손상의 새로운 치료방법은 골반 감싸기이다. 상업용으로 나온 장치(그림 28-17B)나 시트 형태(책에 기술되어 있는 단계)를 가지고 수행하는 감싸기는 골반을 안정화하는 동안 내부출혈과 통증을 감소시켜 준다고 보고되고 있다. 또한 감싸기는 손상이 진전되는 것을 예방해준다. 쇼크방지용 바지(pneumatic anti-shock garment, PASG)가 더 이상 착용하지 않는 이후, 골반 감싸기는 의심된 골반 골절의 대안 치료법으로 사용되었다.

골반 감싸기는 골반 변형이나 불안정성이 있는 환자에게 적용하여야 한다. 또한 쇼크증상 여부에 상관없이 환자에게 수행할 수 있다. 만약 명백한 기형이 없다면, 몇 가지 방법은 골반 손상(예를 들어, 오토바이 충돌, 자동차-보행자 충돌)시 손상의 절차로 골반 감싸기의 사용이 추천될 것이다. 만약 감싸기가 불안정한 사건 또는 쇼크로 진전 시 즉시 안전하게 할 수 없다면, 시트는 척추고정판에 위치시켜야 할 것이다.

1. 일단 환자가 골반 감싸기가 필요하다고 생각되는 경우(쇼크증상 여부에 상관없는 불안정한 골반 또는 MOI) 긴 척추고정판을 준비하고, 시트를 평평하게 접어(대략 25cm) 긴 척추고정판과 수평되게 놓는다(그림 28-18B).
2. 환자를 조심스럽게 긴 척추고정판으로 옮긴다. 시트의 중앙을 환자의 큰돌기(greater trochanter)에 놓는다(넙다리뼈 외측편 상단에 위치한 넓고 편평한 돌기). 이는 시트가 엉덩뼈 "날개" 보다 밑에 위치할 것이다. 이것이 정확한 자세이다.
3. 시트의 양쪽 끝을 환자의 앞쪽으로 가져다 놓는다(그림 28-18C). 시트의 양 옆을 함께 가져와서 묶는 것은 골반의 압력과 안정화 때문이다. 시트는 과도한 압력없이 정상자세를 유지하기 위한 골반을 정확하게 하는데 충분할 것이다(그림 28-18D).
4. 압력을 유지하기 위해 끈 또는 집게를 사용하여 시트를 안전하게 한다.

메모: 몇몇 응급의료 서비스에서는 움직일 때의 통증을 줄이기 위해 환자를 긴 척추 고정판에 옮기기 전 골반 감싸기를 시행한다.

환자 평가

엉덩관절 탈구

넙다리뼈머리가 골반 소켓에서 당겨지거나 밀려질 때 엉덩관절 탈구가 발생한다. 몸쪽부위 넙디리부위의 골절로 엉덩관절 탈구를 판단하는 것은 어려운 일이다. 의식이 있는 환자의 경우 넙다리 골절과 엉덩관절 탈구 손상 모두 극심한 통증을 호소할 것이다. 엉덩관절 치환 수술을 받은 환자는 엉덩관절 탈구 위험이 높다. 엉덩관절은 앞쪽이나 뒤쪽으로 탈구될 수 있다.

엉덩관절 탈구의 일반적인 증상과 징후는 다음과 같다.

- 엉덩관절 앞쪽탈구. 환자의 다리 전체가 가쪽 돌림되어 엉덩이는 휘어진다.

그림 28-18 (A) 상업용 골반부목, (B) 골반 감싸기를 시행하기 위해서, 시트를 놓고 평평하게 접어 (약 25cm) 긴 척추 고정판에 놓는다. (C) 시트의 양쪽 끝을 가져온다. (D) 골반 감싸기를 완료하기 위해서 과도하게 압박하지 않고 시트를 단단히 묶는다.

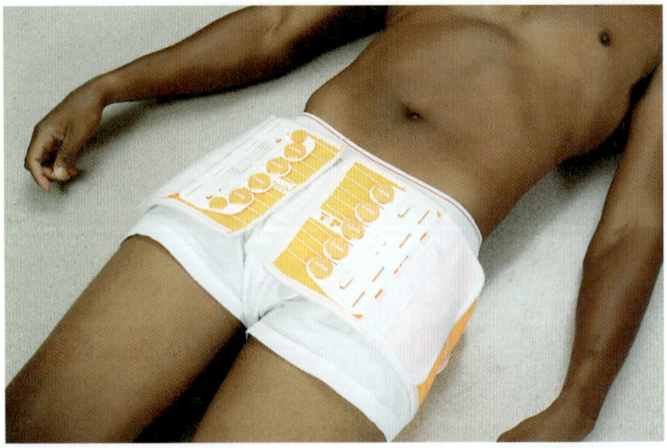

(A)

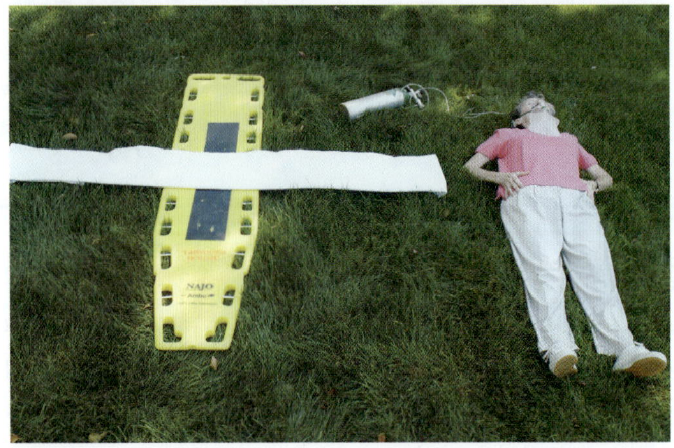

(B)

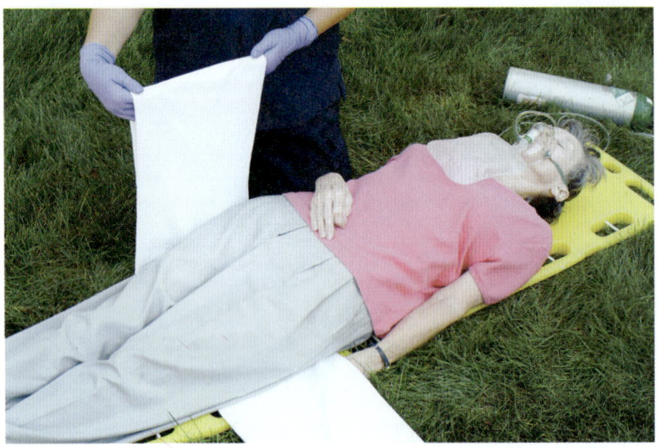

(C)

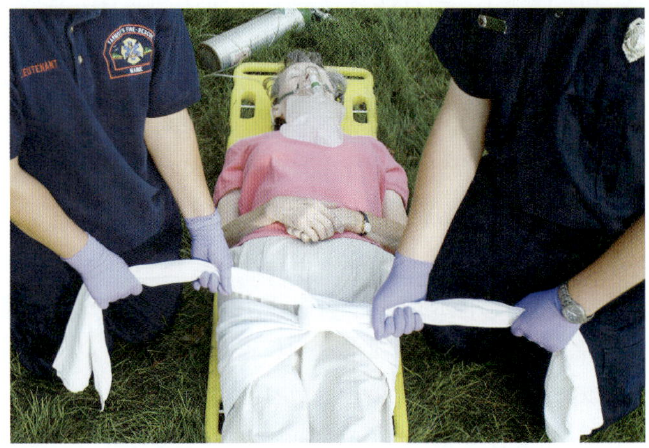

(D)

그림 28-19 계기판 충돌로 인한 오른쪽 뒤 엉덩관절 탈구 *(T. Dickinson, MD)*

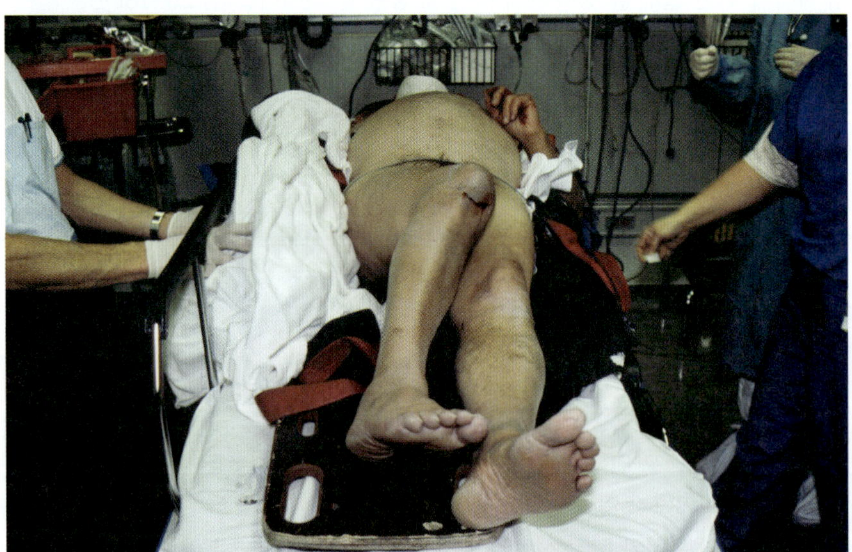

- 엉덩관절 뒤쪽탈구(가장 흔함). 환자의 다리가 안쪽돌림하여 엉덩이는 휘어지고, 무릎이 굽어진다. 발은 매달려 있을 것이며, 환자는 발의 굽힘이나 발가락을 들어 올릴 수 없다. 종종 다리에 감각이 없는 경우가 있다. 이러한 징후는 탈구된 넙다리뼈 부위에 의해 야기되며, 궁둥신경 손상과 척추 하부에서 넙다리부위 후방으로 뻗어 있는 주요한 신경손상 가능성을 의미한다. 교통사고로 환자의 무릎이 계기판에 부딪혔을 때 종종 이와 같은 손상이 발생한다.

환자 처치

엉덩관절 탈구

엉덩관절 탈구 환자의 응급처치는 다음과 같다.

1. 먼쪽부위 순환, 운동 기능, 감각 기능을 평가한다.
2. 환자를 긴 척추고정판 위로 이동한다. 일부 응급의료서비스에서는 분리형 들것을 사용하는데, 이것을 사용할 때 다리는 고정되어야 한다.
3. 다리를 베개나 말아져 있는 담요로 고정해야 한다.
4. 환자를 끈이나 삼각건으로 긴 척추고정판에 고정한다.
5. 먼쪽부위 순환, 운동 기능, 감각 기능을 재평가한다. 맥박, 운동, 감각 기능의 문제가 있다면 지도의사에게 알려서 즉시 이송한다.
6. 고농도 산소를 제공하여 쇼크를 처치한다.
7. 조심스럽게 이송하면서 활력징후를 측정하고, 지속적으로 신경과 순환 장애를 확인한다.

메모: 만약 통증과 부종이 있고, 넓다리부위가 변형되고, 다리가 구부러져 펴지지 않는다면, 환자는 또한 넙다리뼈 골절일 수 있다는 점을 유의한다.

노인환자 메모

직접적인 힘(자동차 사고에서 발생하는 것 같은 힘)과 비틀린 힘(낙상 시 발생할 수 있는 힘)으로 인해 엉덩부위 골절을 초래할 수 있다. 노인들은 질병으로 뼈가 약화되거나 뼈가 부서지기 쉽기 때문에 이러한 유형의 손상을 더 쉽게 입을 수 있다.

환자 평가

엉덩관절 골절

앞서 설명한 것처럼, 엉덩관절 골절은 골반이 아니라 넙다리뼈 몸쪽부위 골절이다. 넙다리뼈 머리와 넙다리뼈 목부나 그 바로 아래 일부에 골절이 발생한다.

엉덩관절 일반적인 골절의 증상과 징후는 다음과 같다.

- 통증은 국소적이지만, 상당수 환자에서 무릎 통증을 호소하기도 한다.
- 때때로 환자는 엉덩관절 큰돌기에 가해지는 압력에 민감하다.
- 주위 조직이 변색된다. 하지만 변색이 지연될 수도 있다.
- 부종이 뚜렷하다.
- 환자는 누워 있을 때 다리를 움직일 수 없다.
- 환자는 서 있을 수 없다고 호소한다.
- 다친 쪽의 발은 대개 가쪽돌림되어 있다. 그러나 드물게 안쪽돌림되기도 한다.
- 손상된 다리가 더 짧아 보일 것이다.

환자 처치

엉덩관절 골절

부목을 적용하기 전과 후, 그리고 이송하는 동안 먼쪽부위 순환, 운동 기능, 감각 기능을 확실히 평가하도록 한다. 환자는 쇼크 관리를 받아야 하고 고농도 산소를 공급한다. 환자를 긴 척추고정판이나 부목에 적용한 후 정형외과용 들것에 놓도록 하고 있다.

골절을 고정하기 위해 다음과 같은 응급처치 방법 중 하나를 사용할 수 있다(그림 28-20).

- 두 다리를 함께 묶는다. 환자의 다리 사이에 담요를 접어서 넣는다. 그리고 넓은끈, 벨크로가 있는 끈, 넓은 삼각건으로 다리를 함께 묶는다. 환자를 조심스럽게 긴 척추고정판에 올리고 베개를 사용하여 다리를 받쳐준다. 환자를 고정판에 고정한다. 긴 척추고정판 대신에 정형외과용 들것을 사용할 수도 있다.
- 패드를 댄 고정판. 얇은 부목을 사용하여 삼각건이나 끈을 환자 아래에 자연스럽게 빈 공간(등이나 무릎 뒤의 작은 공간)에 밀어 넣고 다시 조정하여 가슴부위, 배부위, 허리띠 아래, 가랑이 밑, 무릎 위와 아래, 발목에 위치하도록 한다. 두 개의 패드를 댄 긴 고정판에 부목을 댄다. 고정판 하나는 환자의 겨드랑이에서 발 위까지 닿을 수 있을 정도로 긴 것이 이상적이다. 다른 하나는 가랑이에서 발까지 닿을 정도로 길어야 한다. 겨드랑이와 가랑이에 패드를 대서 푹신하게 하고 발목과 무릎에 있는 모든 공간에 패드를 댄다. 고정판을 삼각건이나 끈으로 고정한다.

환자 평가

넙다리뼈 골절

넙다리뼈는 크고 강한 뼈이므로 넙다리뼈 골절을 야기하기 위해서는 상당한 힘이 필요하다. 또한 근육 수축으로 뼈끝이 서로 겹쳐질 수 있다는 것도 기억한다. 뼈끝이 개방성 상처로부터 돌출될 수도 있고 그렇지 않을 수도 있다. 뼈끝을 볼 수 없다고 해서 허벅지의 상처가 외부에서 온 것이라고 지레 짐작하지 않는다. 항상 개방성 골절일 가능성이 있는 징후와 증상을 확인한다.

넙다리뼈간 골절의 일반적인 증상과 증후는 다음과 같다.

- 환자는 종종 아주 극심한 통증을 호소할 수도 있다.
- 변형이 있는 개방성 골절이 될 수도 있다. 때로 뼈끝이 상처 밖으로 돌출되기도 한다. 폐쇄성 골절인 경우 심각한 굽힘 가능성과 변형이 있을 수 있다.
- 손상된 다리는 넙다리근육이 수축되어 뼈끝이 서로 과도하게 겹쳐질 수 있기 때문에 짧아 보일 수 있다.

그림 28–20 엉덩관절 손상이 있는 환자에게 (A) 양다리를 묶는다. (B) 패드가 있는 긴척추 고정판으로 부목을 한다.

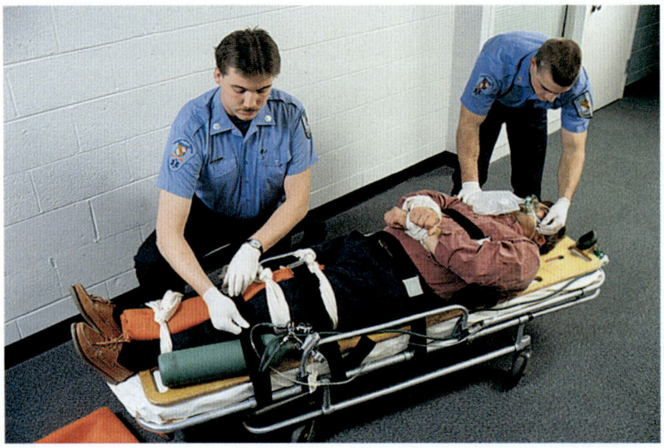
(A)

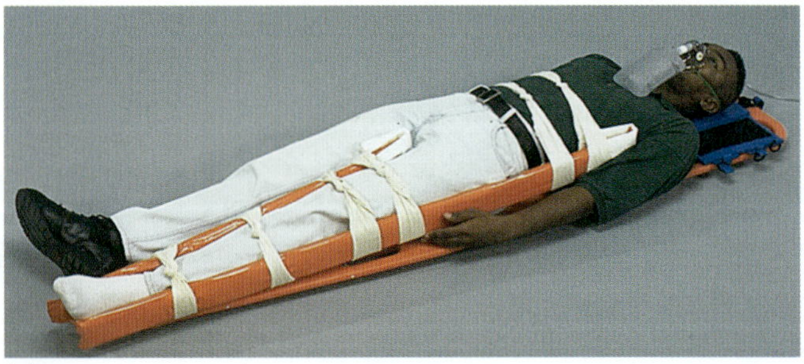
(B)

현장 사례

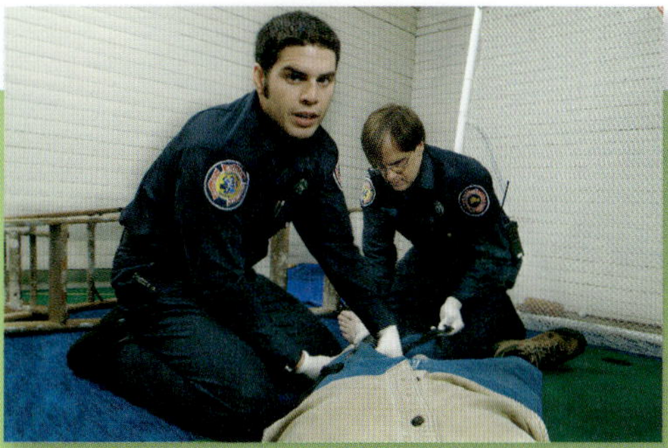

"저는 차고 위에 아주 멋진 실내 골프연습장을 짓고 있었어요. 그리고 녹색 인공잔디 위로 내려오고 있었지요. 모든게 완벽하게 흘러가고 있었는데 갑자기 사다리가 부러지면서 그물에 매달린 후 떨어졌죠."

"가슴이 철렁했죠. 떨어지는 순간 모든 생각이 다 들었어요. 떨어지면 매우 아플 것이고, 아무데도 부러지지 않길 바랬고 제 비명을 아무도 듣지 못하면 어쩌지 라는 걱정도 했어요. 그리고 전 바닥에 떨어졌고, 제 다리가 부러졌죠. 저는 다리가 비틀어진 후 부러진 것을 느꼈고, 들을 수 있었어요."

"저는 이웃사람들이 내 목소리를 들을 때까지 5분간 소리쳤어요. 응급구조사는 생각보다 빨리 왔고 정말 좋은 사람들 이었어요. 응급구조사들은 그 상황을 사실대로 이야기를 해주었어요. 그들은 부목을 대고 의자로 저를 옮긴 후 다쳤다고 말했죠. 저는 응급구조사가 어떻게 아래층으로 절 옮길지 궁금했어요 왜냐하면 전 몸집이 작지 않거든요."

"하지만 그들은 매우 잘했어요. 그들은 정확했죠. 통증은 있었지만 응급구조사들이 상황을 사실대로 이야기해줘서 고마웠어요. 새로운 골프연습장에서 첫 스윙을 할 수 있기까지 8주가 걸릴거라 생각해요."

환자 처치

넙다리뼈 골절

넙다리뼈 골절 환자의 응급처치는 다음과 같다.

1. 근육 덩어리의 벽을 넘어설 정도의 강하고 충분한 직접 압박을 적용함으로써 출혈을 지혈한다. (골절 가능성이 있는 부위는 피한다.) 직접 압박에도 불구하고 출혈이 조절되지 않는다면 지혈대를 적용한다.
2. 가능한 빨리 환자에게 쇼크(저관류)에 대한 관리를 하고 고농도 산소를 제공한다.
3. 먼쪽부위 순환, 운동 기능, 감각 기능을 평가한다.
4. 당김 부목을 적용한다(절차 28-9, 28-10 참고) 당김 부목을 사용할 수 없다면 해부학적 자세로 다리를 놓은 다음 함께 묶는다.
5. 먼쪽부위 순환, 운동 기능, 감각 기능을 재평가 한다.

메모: 같은 팔다리에 무릎, 정강뼈, 종아리뼈 부위에 추가 손상이나 골절이 의심된다면, 당김부목을 적용하지 않는다.

소아 노트

소아의 경우 넙다리뼈 골절로 인해 당김 부목을 적용할 때, 적절한 크기의 부목을 사용하도록 유의한다. 주의: 손상기전 연구에 따르면, 넙다리뼈가 골절된 영아와 소아는 내부장기 손상이 있는 경우가 많다.

환자 평가

무릎 손상

무릎은 하나의 관절이지, 하나의 뼈가 아니다. 넙다리뼈 먼쪽부위, 정강뼈와 종아리뼈의 몸쪽부위, 그리고 무릎뼈에 골절이 발생할 수 있다. 무릎 손상의 일반적인 증상과 징후는 다음과 같다.

- 통증과 누름통증
- 부종
- 명백한 부종이 있는 변형

환자 처치

무릎 손상

무릎을 고정하기 위한 응급처치는 일반적으로 무릎을 구부린 경우와 펴고 있는 경우의 두 가지 방법이 있다.

- **무릎이 구부러져 있는 경우.** 먼쪽부위 순환, 운동 기능, 감각 기능을 평가하고 다리가 발견된 자세 그대로 고정한다. 패드를 댄 부목을 허벅지와 발목 위에 묶어서 무릎이 그 자세를 유지하도록 한다. 베개를 사용하여 다리를 받칠 수 있다. 먼쪽부위 순환, 운동 기능, 감각 기능을 재평가한다(절차 28-11 참고).
- **무릎을 곧게 폈거나, 해부학적 위치로 돌아온 경우.** 먼쪽부위 순환, 운동 기능, 감각 기능을 평가하고, 패드를 댄 두 개의 부목 또는 한 개의 부목으로 고정한다. 두 개의 부목을 이용할 때, 하나는 안쪽에, 하나는 바깥쪽에 적용하여 최대한 지탱한다. 무릎과 발목에 생긴 빈 공간에 패드를 대는 것을 잊지 않는다. 먼쪽부위 순환, 운동 기능, 감각 기능을 재평가 한다(절차 28-12와 28-13를 참고).

무릎 탈구와 무릎뼈 탈구를 혼돈하지 않도록 한다. 무릎뼈는 스키 사고나 라켓볼 사고로 다리부위와 무릎이 뒤틀렸을 때 탈구될 수 있다. 무릎뼈 탈구인 경우에 무릎은 구부러져 있고 정강뼈는 변형되고 측면에서 확인할 수 있다. 무릎관절 탈구는 정강뼈 자체가 넙다리뼈 말단에 앞쪽이나 뒷쪽으로 힘이 가해졌을 때 발생한다. 탈구된 무릎관절은 오금동맥을 압박해서 다리부위의 주요 혈액 공급을 막을 수 있으므로 항상 순환을 확인한다. 맥박이 없다면 정말 응급상황이다. 지도의사와 연락하여 다리부위를 앞쪽으로 부드럽게 움직여서 맥박이 뛰도록 하고 즉시 이송 허락을 받는다.

탈구된 것처럼 보이는 것은 골절, 또는 골절과 탈구의 복합인 것으로 판명될 것이다. 환자가 무릎뼈 탈구로 통증이 있으며, 무릎뼈가 다시 스스로 환원되었다고 생각될지라도 다른 손상이 감춰져 있을 수 있다는 사실을 알아야 한다. 골절, 탈구, 염좌, 좌상이 의심되면 항상 부목을 하고 이송하도록 한다.

일단 부목이 완료되면, 환자를 모니터한다. 만약 환자의 먼쪽부위 순환, 운동 기능, 감각이 없거나, 발의 색이 이상한 경우(희거나, 잿빛, 혹은 멍), 혹은 차가운 경우, 지체 없이 환자를 이송하도록 한다. 이송 중 지도의사에게 연락한다.

환자 평가

정강뼈 또는 종아리뼈 손상

정강뼈 또는 종아리뼈 손상의 일반적인 증상과 징후는 다음과 같다.

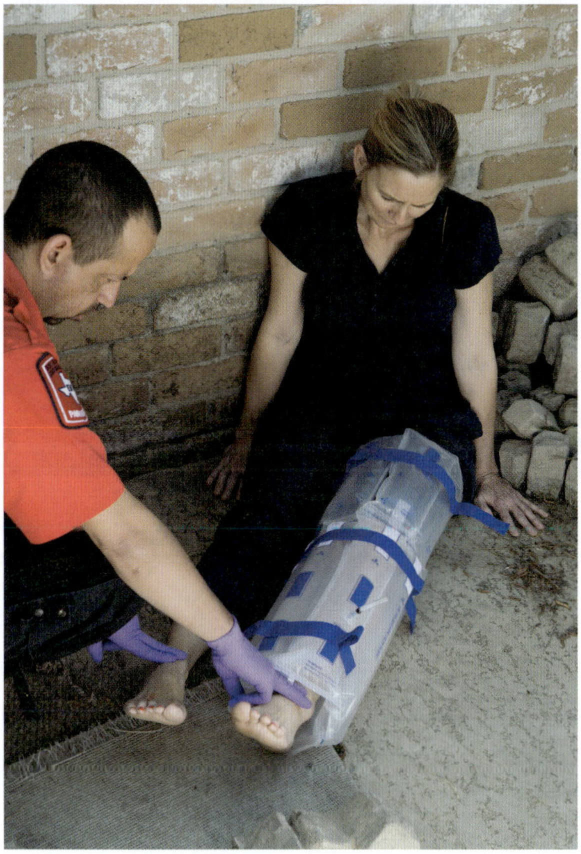

그림 28-21 공기 부목은 다리 손상에 사용된다.

- 통증과 누름통증
- 부종
- 변형 가능성(정강뼈나 종아리뼈가 골절되었을 때, 다리부위의 변형을 볼 수 있을 것이다. 그러나 종종 변형이 없을 수도 있다)

환자 처치

정강뼈 또는 종아리뼈 손상

정강뼈나 종아리뼈 손상 환자의 응급처치는 쇼크에 대한 처치를 제공하고 고농도 산소를 투여하는 것이다. 다리를 고정하여 통증을 완화하고 지혈할 수 있기 때문에, 다음에 열거된 방법을 사용하여 부목을 한다. 적용하기 전과 후에 먼쪽부위 순환, 운동 기능, 감각 기능을 평가한다는 것을 기억한다.

- **공기부목.** 공기부목을 적용한다(그림 28-21). 바람을 넣지 않은 부목을 손에 끼우고 아랫단이 팔목에 닿을 때까지 모은다. 다른 쪽 손으로는 환자의 발과 손상 부위 바로 위의 다리를 잡는다. 손으로 계속 당김하면서 동료가 응급구조사의 손에서 부목을 빼서 손상된 다리 위에 놓도록 한다. 동료는 부목에 주름이 없으며 부상부위를 확실히 덮는지 확인해야 한다. 동료가 부목을 부풀리는 동안 계속해서 당김을 한다. 손끝으로 눌러서 비닐이 살짝 들어가는지를 시험한다. 부목의 압력을 적절하게 유지해서 감소되거나 승가되지 않도록 성기석으로 확인한다.
- **두 개의 부목 사용법(Two-splint method).** 두 개의 경성 부목을 사용하여 골절을 고정시킬 수 있다(절차 28-14).
- **발목 고리가 있는 단일 부목.** 발목 고리가 있는 단일 부목을 적용할 수 있다(절차 28-15).

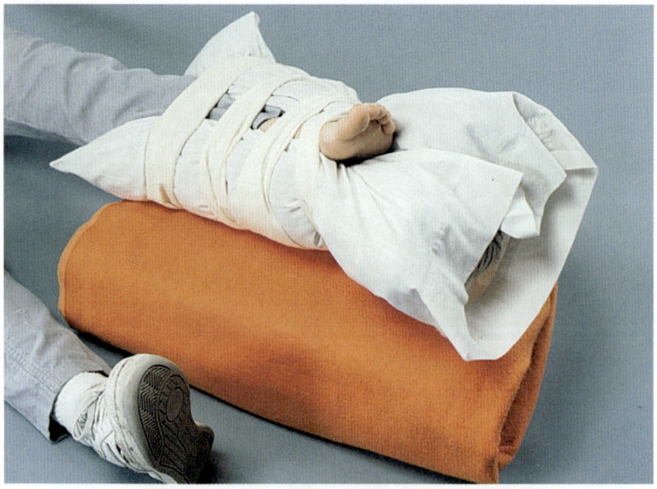

그림 28-22 베개를 이용하여 손상된 발목뼈 응급처치법

환자 평가

발목이나 발 손상

염좌와 골절은 발목과 발에서 가장 흔한 근육뼈대 손상이다. 종종 그 두 손상을 구별하기 어렵기 때문에 항상 골절로 보고 처치한다. 발목이나 발 손상의 일반적인 징후와 증상은 다음과 같다.

- 통증
- 부종
- 변형 가능성

환자 처치

발목이나 발 손상

무릎 위에서 발까지 가는 긴 부목을 사용할 수 있다. 하지만 연성 부목이 효과적이고 신속한 방법이다. 대부분의 환자에게 추천된다(그림 28-22). 연성부목의 경우 다음과 같은 단계에 따라 응급처치를 해야 한다.

1. 먼쪽 순환, 운동 기능, 감각 기능을 평가한다.
2. 다리를 고정한다. 가능하면 환자의 신발을 제거해야 하지만, 쉽게 제거할 수 있는 경우에만 제거하며 발목을 움직이지 않고 제거해야 한다.
3. 다리를 들어올리며, 손으로 당김을 하지 않는다.
4. 발목 아래에 삼각건 세 개를 놓는다. 그리고 삼각건과 발목 사이에 베개를 놓는다. 베개는 발 아래로 15cm 정도 더 길어야 한다.
5. 발목의 위치를 바꾸지 않도록 조심하면서 부드럽게 베개 위에 팔다리를 내린다. 삼각건으로 묶어 고정하고 조정하여 발목이 베개 꼭대기에 오고 중간에 발꿈치가 오도록 한다.
6. 베개를 발목과 발에 묶는다.
7. 발바닥의 오목한 부분에 네 번째 삼각건을 느슨하게 묶는다.
8. 두 번째 베개나 담요 위에 올려 주고, 먼쪽부위 순환, 운동 기능, 감각 기능을 재평가 한다.
9. 필요하다면 쇼크(저관류)에 대한 처치를 한다.
10. 손상 부위에 아이스팩을 적절하게 적용하여 출혈과 부종을 완화한다. 아이스팩을 피부에 직접 대지 않는다.

무릎 위까지 오는 발과 다리의 상업용 부목은 무릎과 발목 근처의 관절을 고정시켜 주기 때문에, 베개보다 좋다는 것을 알아야 한다.

절차 28-4 삼각건 적용하기

삼각건은 삼각형의 붕대로 어깨와 팔을 지지하는데 사용한다. 일단 환자의 팔을 삼각건으로 고정하면 붕대를 사용하여 가슴쪽으로 팔을 부착한다. 상업용 삼각건을 사용할 수도 있고 벨크로 끈을 붕대로 만들어 사용할 수도 있다. 사용할 수 있는 재료가 무엇이건 환자에게 해를 가하지 않는다면 사용하도록 한다. 또한 순환, 운동 기능, 감각을 팔다리에 부목을 하거나 고정하기 이전과 이후에 평가한다는 것을 기억한다.

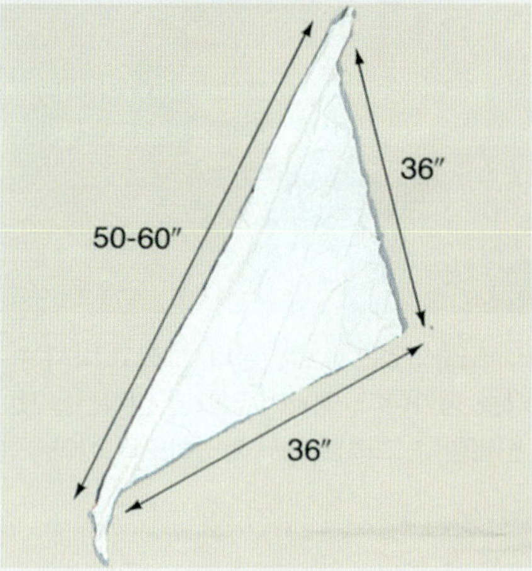

1. 천을 삼각형으로 접어서 삼각건을 준비한다.

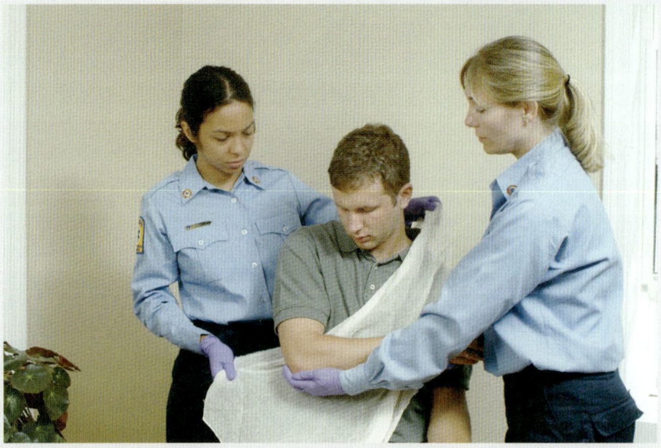

2. 보이는 것처럼 환자 가슴위에 삼각건을 놓고, 손상된 팔을 가슴부위로 가로질러 접는다.

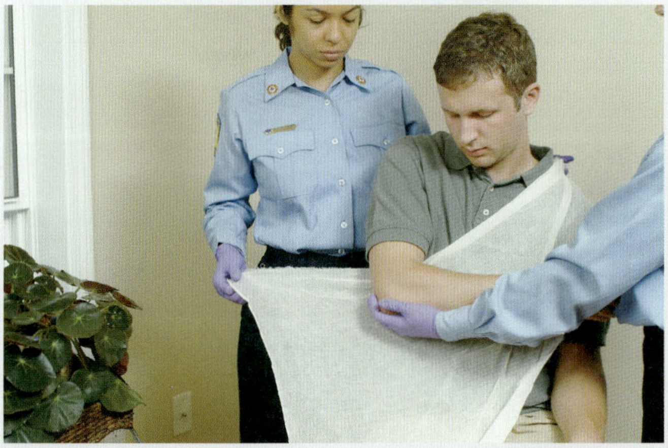

만약 환자가 팔을 구부리고 있을 수 없다면 삼각건을 묶을 때까지 다른 사람이 도와주도록 한다. 팔꿈치 아래로 삼각형 한 모서리를 펼쳐 손상된 부위까지 당긴다.

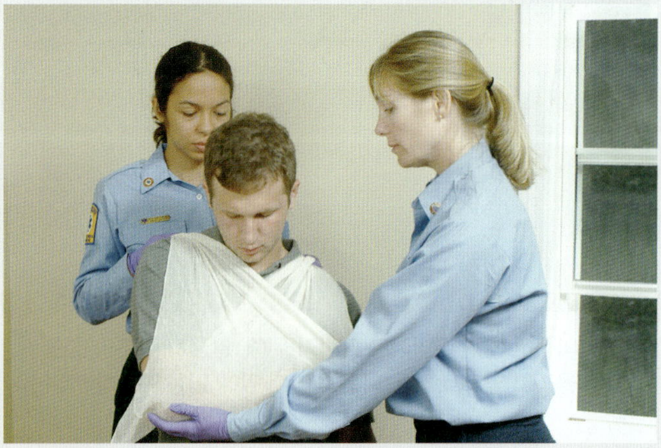

3. 손상 부위의 팔꿈치를 감싸고 있는 삼각건의 한쪽을 펼친다. 아래쪽을 잡고 위로 올려 환자의 팔을 감싼다. 어깨 위에 묶는다.

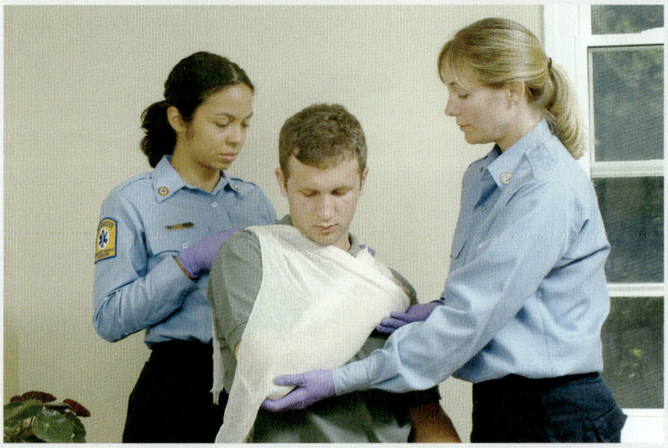

4. 적절하다면 삼각건 끝을 끌어 올려서 환자의 손이 팔꿈치보다 10cm 정도 위에 오게 한다.

(계속)

절차 28-4 삼각건 적용하기 (계속)

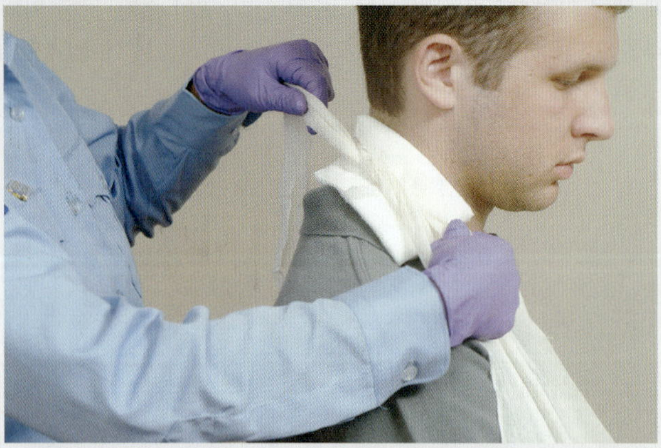

5. 삼각건의 양 쪽 끝을 묶어서 매듭이 환자의 목 뒷부분을 압박하지 않도록 놓는다. 매듭 부분에 두꺼운 드레싱으로 패드를 댈 수도 있다(척추손상이 의심된다면 환자의 옷에 삼각건의 양쪽 끝을 핀으로 고정하고 목 부분에 매듭을 묶지 않는다).

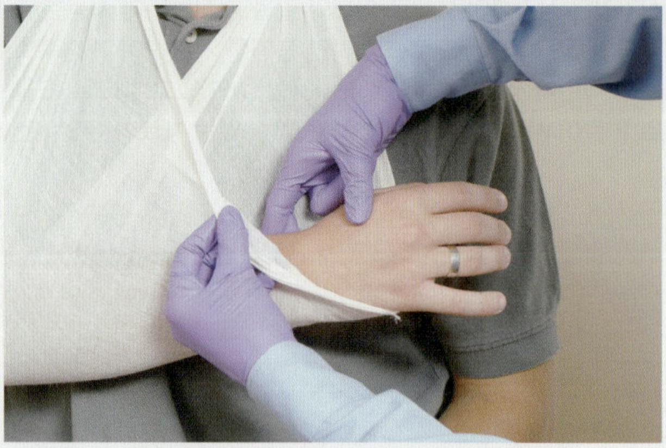

6. 환자의 손가락 끝이 노출되었는지 확인한다. 그리고 나서 순환, 운동 기능, 감각을 평가한다. 맥박이 없다면 삼각건을 벗기고 위의 과정을 반복한다. 그리고 다시 확인하도록 한다.

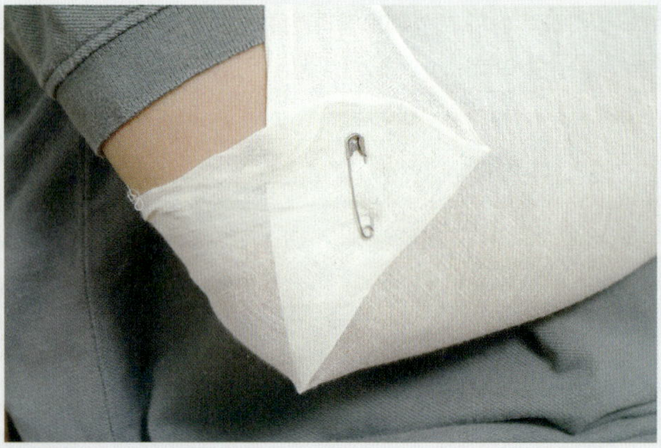

7. 환자의 팔꿈치를 주머니로 감싸기 위해, 팔꿈치 부분의 천을 잡아 올리고 앞으로 접은 다음 삼각건 앞에 핀을 꽂는다.

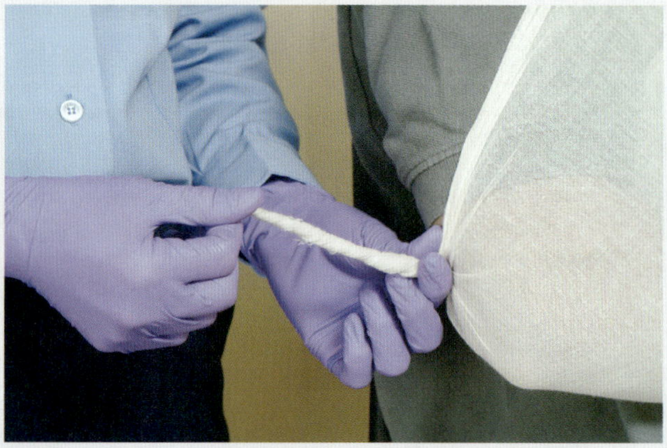

또는 핀이 없는 경우 남은 천을 돌려서 매듭을 만든다.

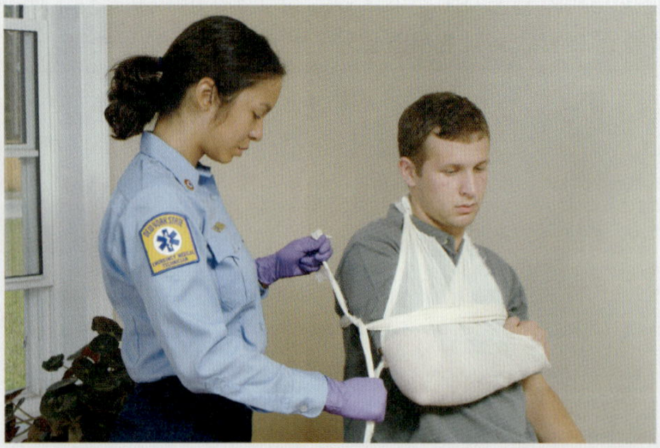

8. 다른 천으로 붕대를 만든다. 가슴부위와 손상된 팔 주위를 삼각건 위로 묶는다. 손상되지 않은 팔까지 묶지 않도록 주의한다.

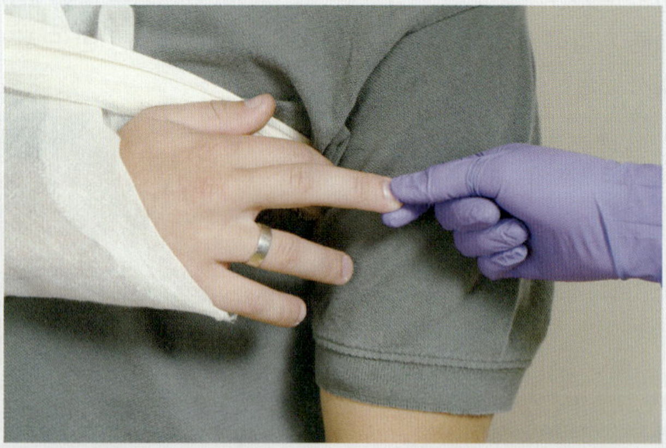

9. 순환, 운동 기능, 감각을 재평가한다. 활력징후를 측정한다. 집중 신체 검진과 재평가를 실시한다.

절차 28-5 손상된 위팔뼈의 부목

징후: 위팔뼈 손상은 몸쪽부위 끝(어깨)에서 뼈의 몸통을 따라 또는 먼쪽부위 끝부분(팔꿈치)에서 발생한다. 변형은 모든 위치의 위팔뼈가 골절되었는지를 관찰하기 위해 사용되는 중요한 징후이다. 그러나 통증과 부종을 포함하여 모든 뼈대손상 징후를 평가해야 한다. 손상된 팔의 처치를 위해 다음과 같은 규칙과 과정을 따라야 한다.

메모: 팔다리에 부목을 고정하거나 적용하기 이전과 이후에 모두 순환, 운동 기능, 감각을 평가한다.

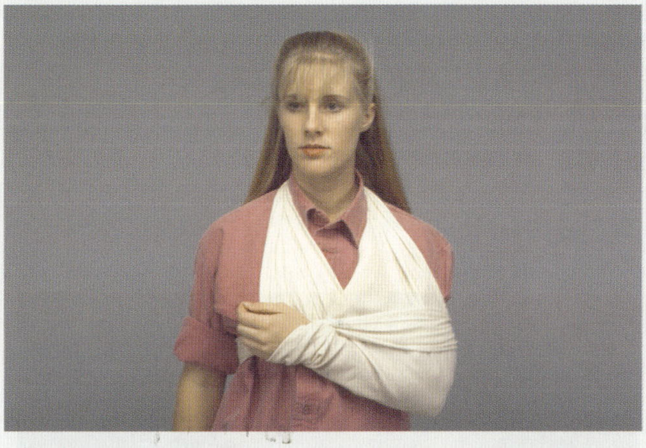

변형1: 팔걸이와 붕대를 한다. 삼각건 정도 밖에 천이 없다면, 위팔의 순환이 중단되지 않도록 주의하면서 환자 위팔을 몸에 묶는다.

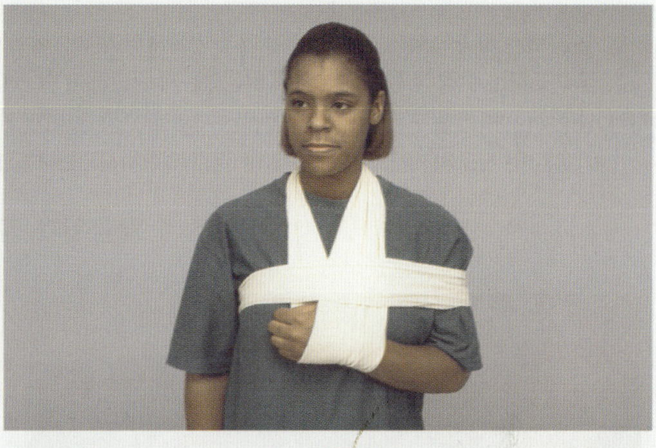

변형2: 붕대로 사용할 수 있는 짧은 길이의 천만 있다면, 팔목만 받치도록 록 한다.

메모: 위팔뼈 손상을 처치하기 위해 삼각건과 붕대를 적용하기 전에 순환, 운동기능, 감각을 확인한다. 맥박을 느낄 수 없다면 환자가 폐쇄성 골절을 갖고 있는 경우 구부러진 정도가 경미해도 즉시 펴도록 한다(지역 지침을 따른다). 그렇지 않으면 즉시 고정하고 이송할 준비를 한다. 맥박이나 기능을 회복시키기 위해 구부러진 부분을 펴려는 시도가 실패했다면, 중간 크기의 부목을 적용하여 위팔을 뻗고 있도록 해준다. 순환, 감각 또는 운동 기능의 징후가 없다면 두 번째 부목을 적용한다. 그래도 먼쪽부위 기능을 회복시키지 못한다면 즉시 이송한다. 어깨나 팔꿈치의 골절 또는 탈구의 징후가 있으면 위팔뼈의 굴절(angulation)을 펴지 않아야 한다.

절차 28-6 팔과 팔꿈치 손상의 부목

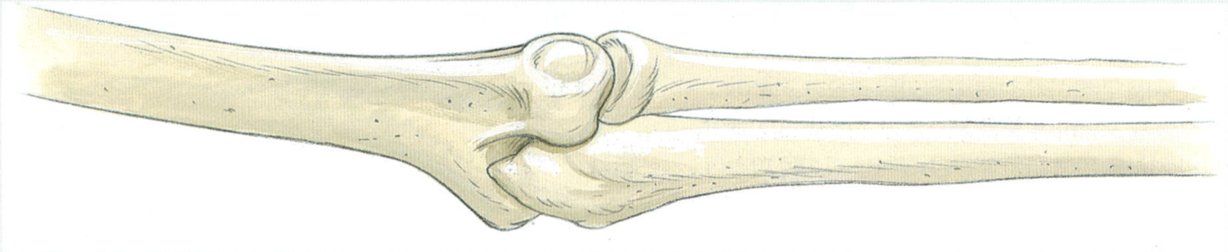

징후: 팔꿈치는 하나의 뼈가 아니라 관절이다. 먼쪽부위인 위팔뼈와 몸쪽 부위인 자뼈와 노뼈로 구성되어 있으며 경첩관절을 형성한다. 응급구조사는 손상이 정말 팔꿈치에 발생했는지 판단해야 할 것이다. 변형과 누름통증의 지점으로 손상된 부위를 알 수 있다.

처치: 순환이 있다면 탈구된 팔꿈치를 발견된 자세로 고정해야 한다. 관절은 신경과 혈관이 많이 분포되어 있어서 움직이면 위험하다. 순환이 없다면 지도의사에 연락한 후 팔을 약간 재위치시키는 시도를 한다. 팔을 억지로 해부학적 자세로 하지 않는다.

팔꿈치가 곧게 펴진 상태

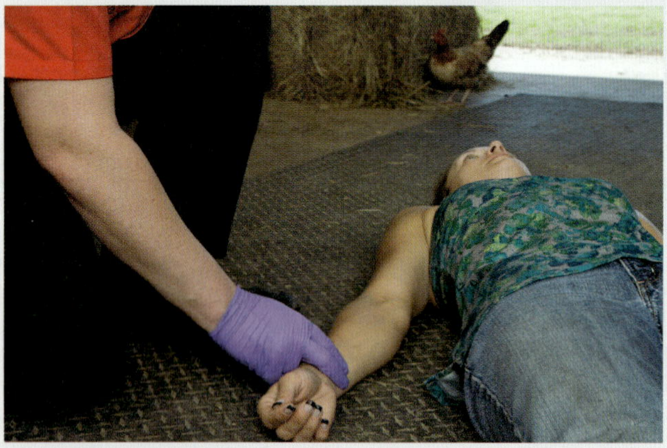

1. 환자를 평가한다. 손상 부위의 순환, 운동 기능, 감각을 평가한다. 부목을 적용하거나 맥박이 느껴지지 않을 때만 움직이게 한다. 통증이 증가하거나, 저항이 느껴지는 경우 멈춘다.

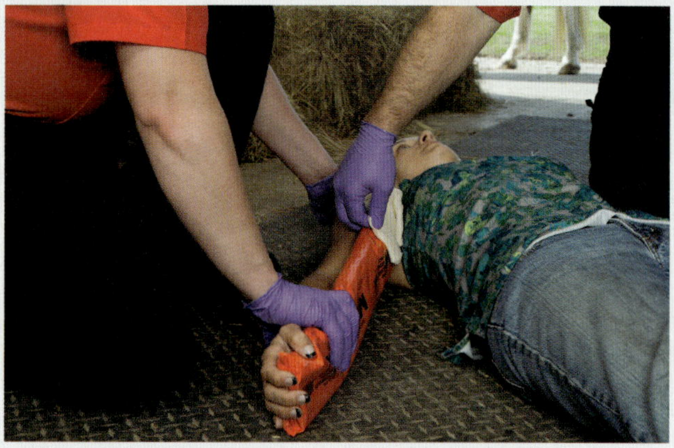

2. 겨드랑이부터 손가락까지 뻗어있는 패드 부목을 사용한다. 겨드랑이 부분에 추가 패드를 적용한다.

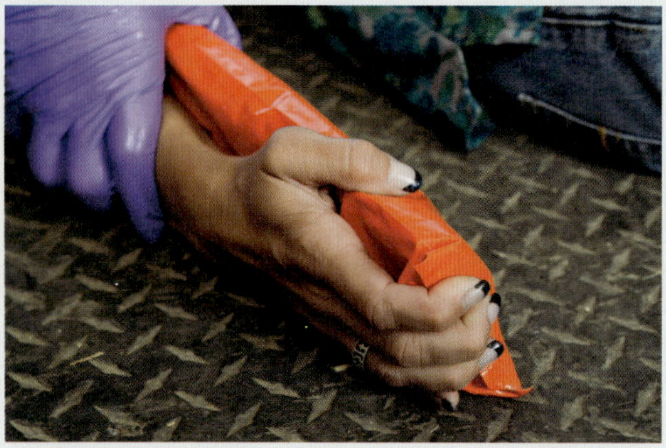

3. 환자의 손을 부목끝에 기능적 자세를 유지하며 자연스럽게 위치하게 한다.

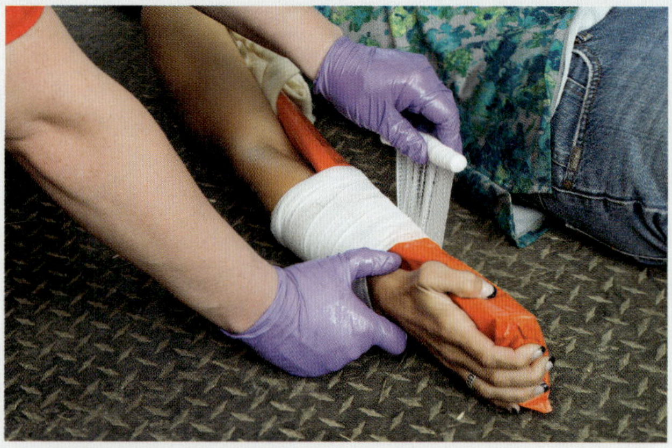

4. 붕대로 부목을 고정한다.

메모: 팔다리에 부목을 적용하기 이전과 이후에 모두 순환, 운동 기능, 감각을 평가한다.

(계속)

절차 28-6 팔과 팔꿈치 손상의 부목 (계속)

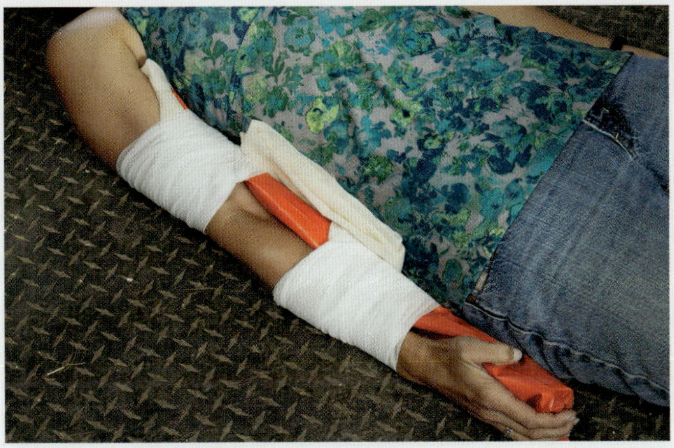

5. 위팔을 고정하고 환자와 부목 사이에 추가 패드를 넣는다.

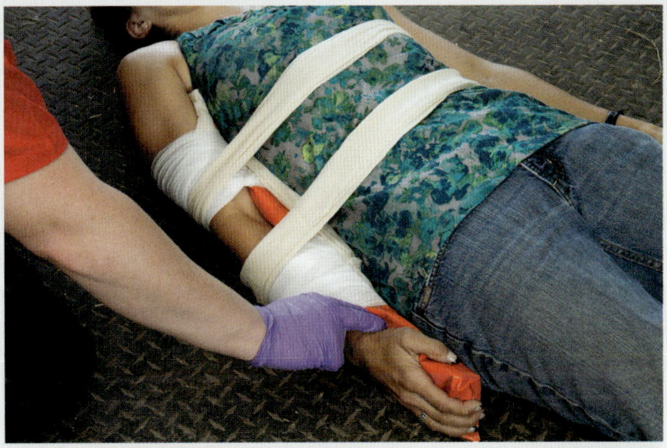

6. 부목을 댄 팔은 삼각건 두개로 몸에 고정한다. 손상이 의심되는 부위에 삼각건을 놓지 않도록 한다. 순환, 운동기능, 감각을 재평가 한다.

팔꿈치가 구부려진 상태

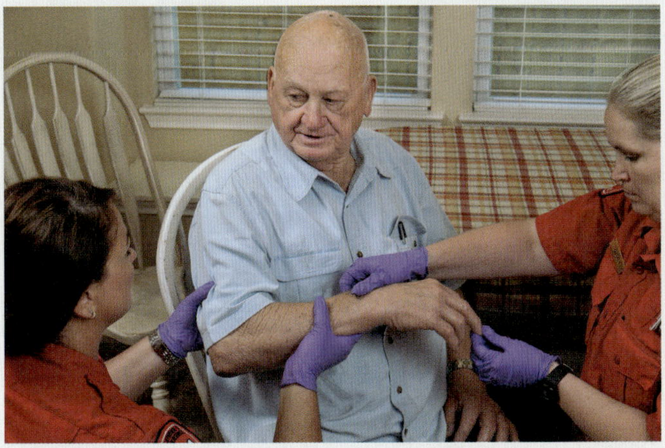

1. 환자를 평가한다. 손상 부위의 순환, 운동 기능, 감각을 평가한다.

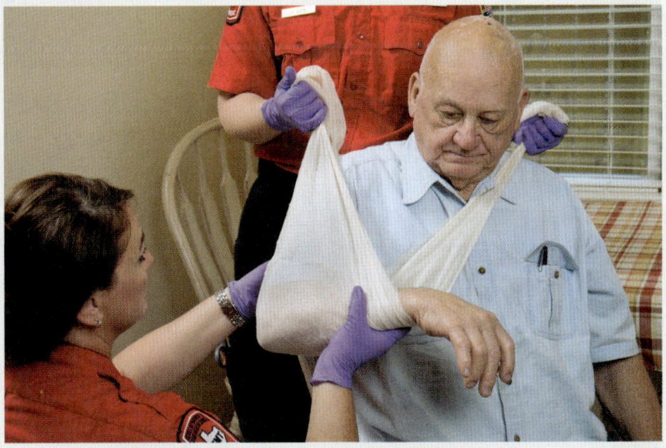

2. 삼각건으로 손상된 팔을 지지하고, 움직임을 최소화 한다. 손가락을 노출시킨다.

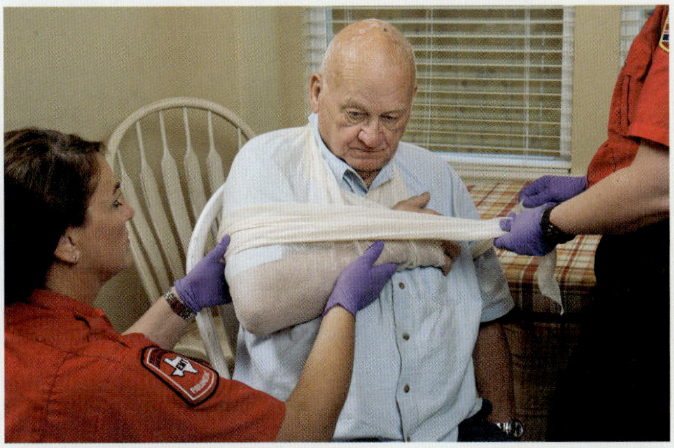

3. 손상된 팔을 붕대로 몸에 고정한다.

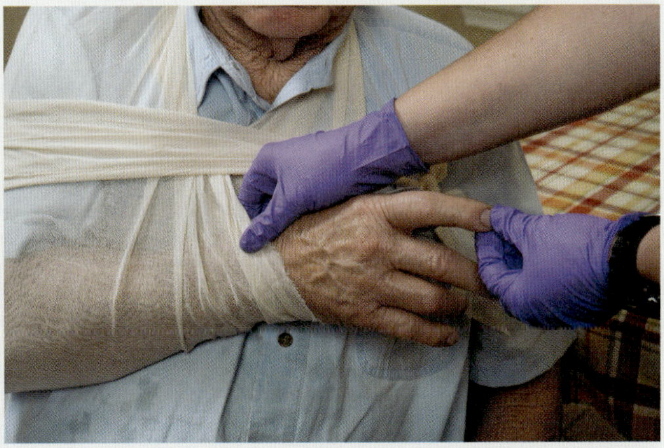

4. 먼쪽부위 순환, 운동 기능, 감각을 재평가한다.

절차 28-7 아래팔, 손목, 손 부목법

– *징후*

- *아래팔:* 변형과 누름통증. 하나의 뼈만 부러졌다면 변형은 경미하거나 없을 수도 있다.
- *손목:* 변형과 누름 통증.
- *손:* 변형과 통증. 탈구된 손가락을 분명히 알 수 있다.

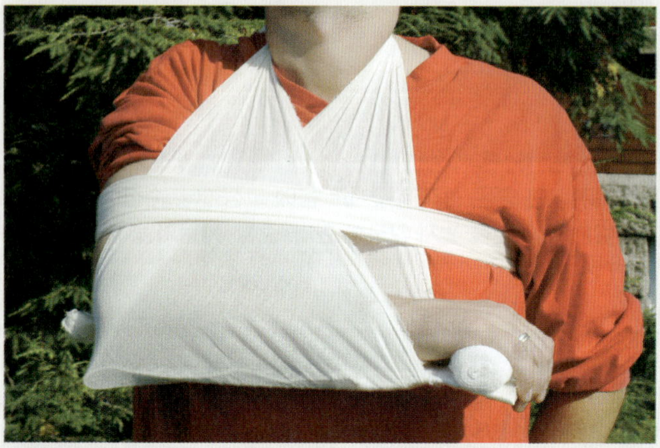

부목, 삼각건, 붕대: 아래팔, 손목, 손에 손상을 입은 경우 팔꿈치에서 손끝을 지나 뻗어 있는 패드 부목을 사용하여 적용할 수 있다. 환자의 팔꿈치나 아래팔, 손목, 손에 모두 부목을 적용할 필요가 있다. 부목을 대는 동안 내내 당겨 주어야 한다. 감은 붕대를 손에 쥐어서 기능적인 자세를 유지하도록 한다. 경성 부목을 적용한 다음 삼각건과 붕대를 한다.

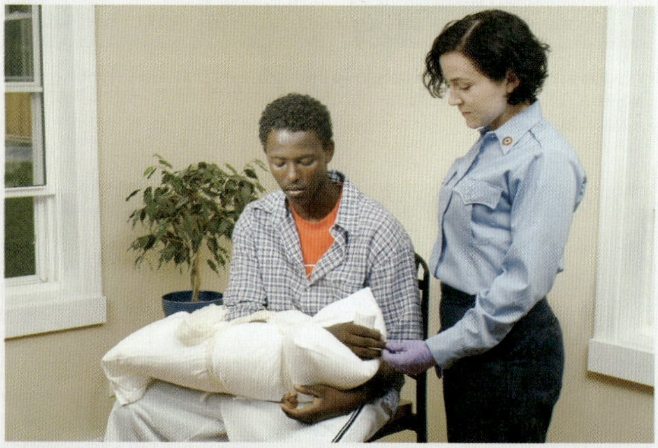

베개 부목: 손상은 연성부목으로 처치할 수 있는데, 손에 감은 붕대를 쥐도록 해서 기능적인 자세를 유지할 수 있도록 하고 아래팔, 손목, 손을 베개를 접어 끼우거나 두 개의 베개 사이에 넣어 묶는다.

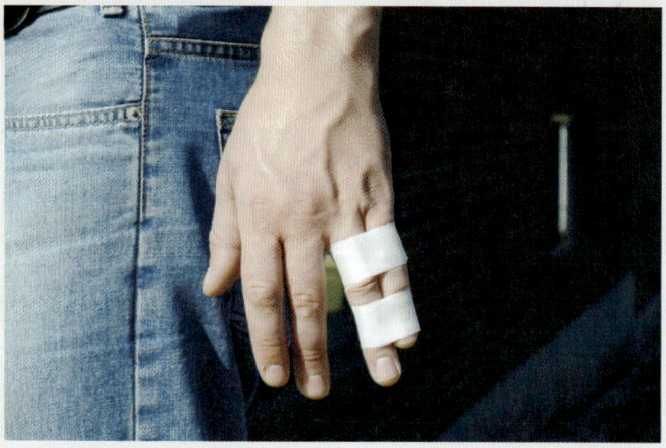

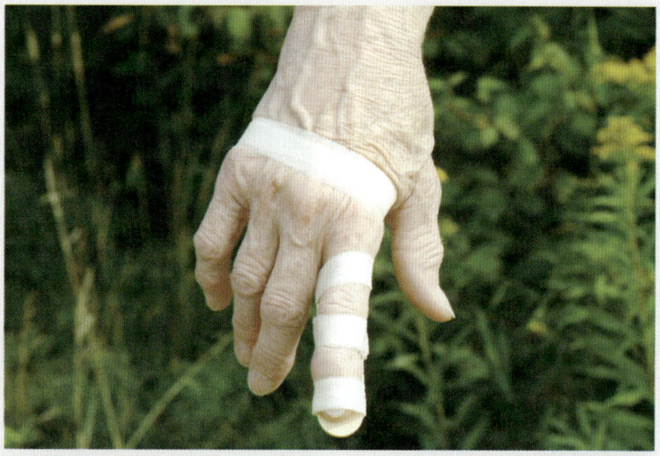

손가락 부목: 손상된 손가락은 손상되지 않은 인접 손가락에 테이프를 붙이거나 혀 누르개로 부목을 댈 수 있다. 어떤 응급실 의사는 처치를 연성 반창고로만 감싸는 것을 선호한다. 탈구된 손가락을 제자리에 밀어 넣지 않는다.

메모: 팔에 부목을 고정하거나 적용하기 이전과 이후에 모두 순환, 운동 기능, 감각을 평가한다.

절차 28-8 공기부목 적용

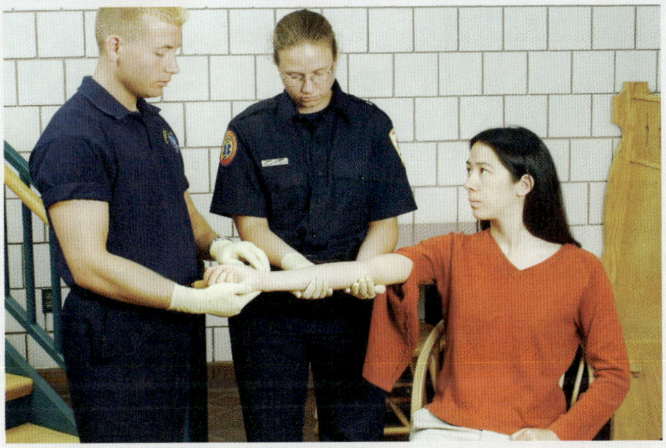

1. 먼쪽부위 순환, 운동기능, 감각을 평가한다. 환자의 손상된 팔을 악수하는 것처럼 잡고 살짝 당겨준다.

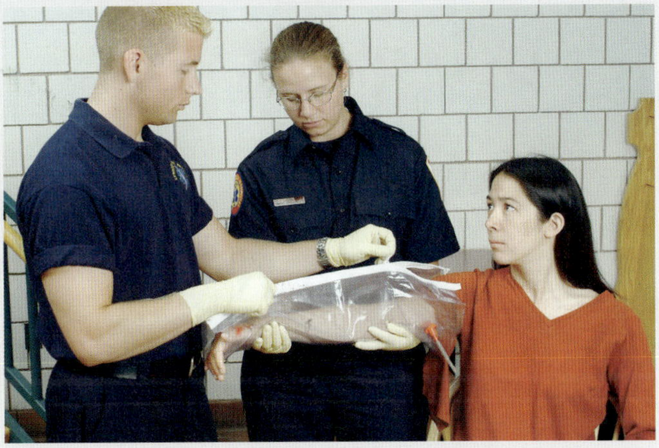

2. 환자의 팔을 받치고 있는 동안, 다른 구조자는 부드럽게 부목을 환자의 손상된 팔에 끼운다. 부목의 끝 부분이 환자의 주먹결절 바로 위에 오도록 한다. 부목은 주름이 없어야 한다.

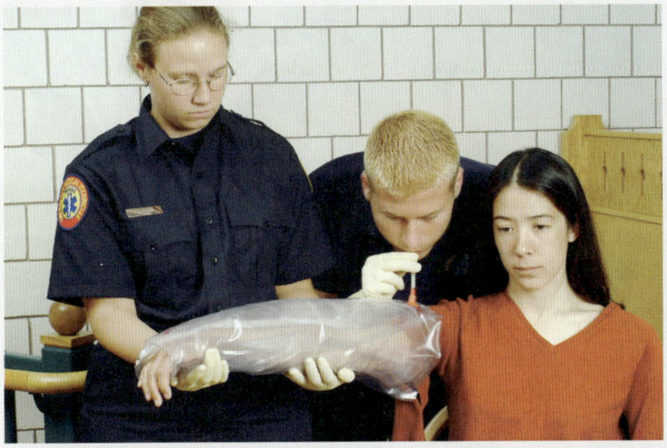

3. 응급구조사가 계속 환자의 팔을 받치고 있는 동안 동료는 부목에 입으로 공기를 불어넣는다. 엄지손가락으로 부목을 눌렀을 때 부목이 살짝 들어갈 정도가 될 때까지 분다.

메모: 공기부목은 공기가 누출될 수 있다. 추운 날씨에 사용할 경우, 환자를 따뜻한 곳으로 이동했을 때 부목이 팽창할 수도 있다. 또한 환자가 고도가 다른 곳으로 이동하면 압력이 변화할 수 있다. 손끝으로 부목의 압력을 자주 확인한다. 공기 부목은 더운 날씨에서 환자의 피부에 붙을 수도 있다.

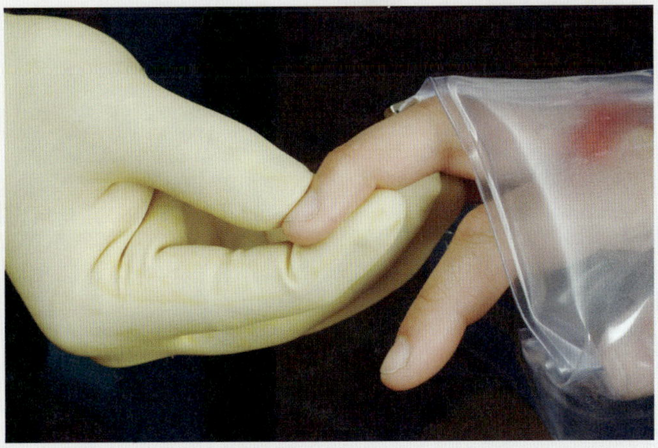

4. 순환, 운동 기능, 감각을 평가한다.

절차 28-9 양극성 당김 부목 적용하기

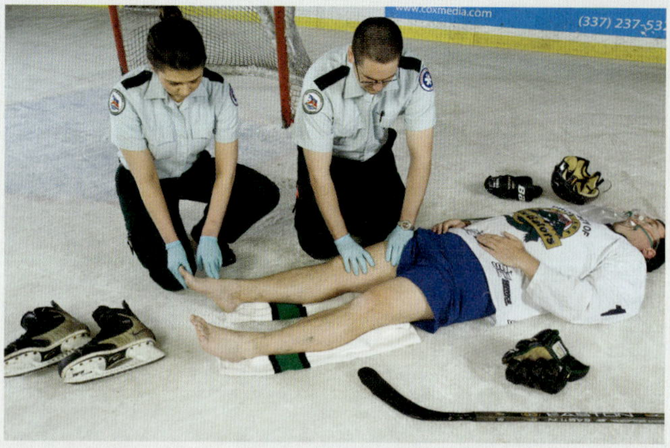

1. 표준예방조치를 취한다.

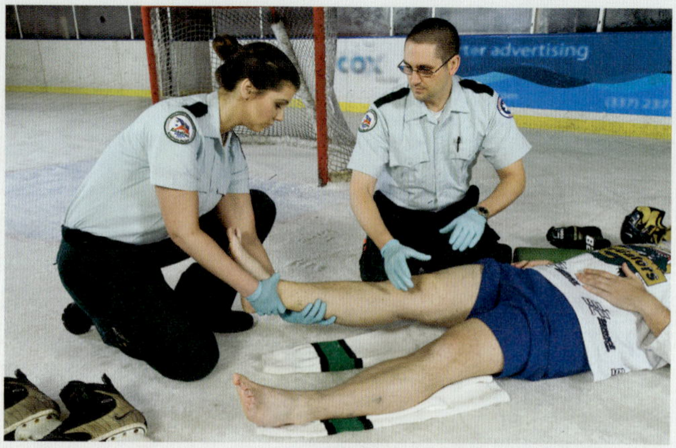

2. 환자의 손상된 다리를 도수 당김을 실시한다.

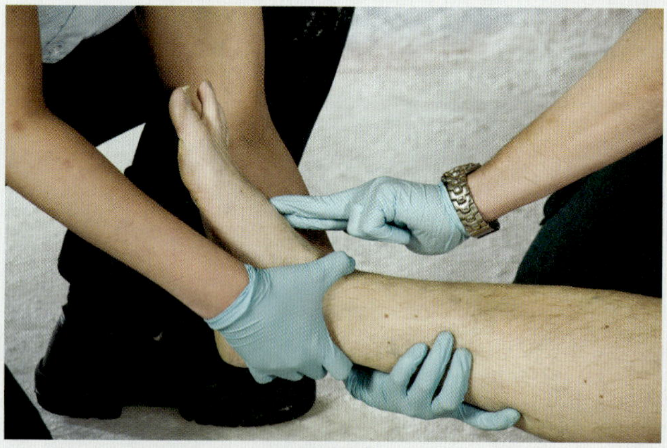

3. 순환, 운동 기능, 감각을 평가한다.

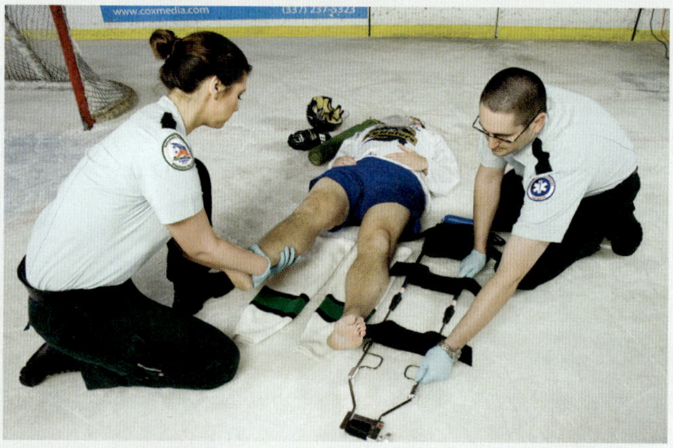

4. 부목을 손상되지 않은 다리 옆에 놓고 적절한 길이를 측정한다.

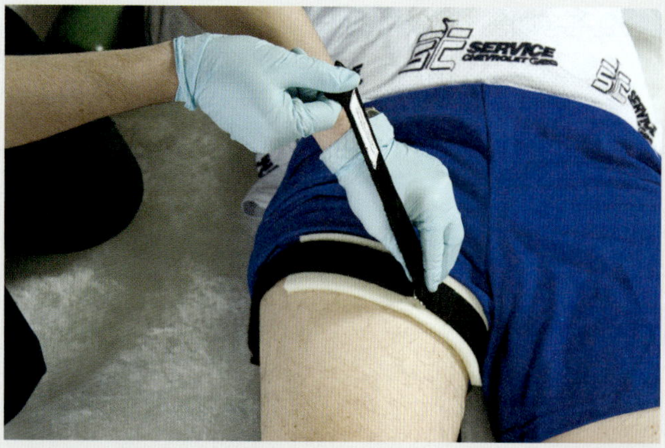

5. 엉덩뼈 고정 장비를 적용한다.

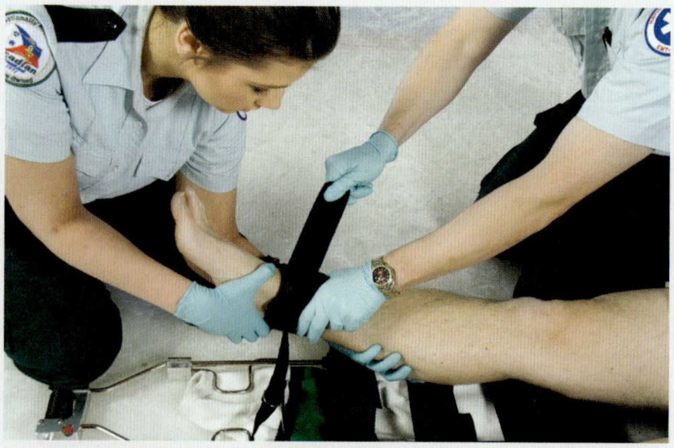

6. 발목을 고정한다.

메모: 당김 부목을 적용하기 전과 후에 항상 순환, 운동 기능, 감각을 평가한다.

(계속)

절차 28-9 양극성 당김 부목 적용하기 (계속)

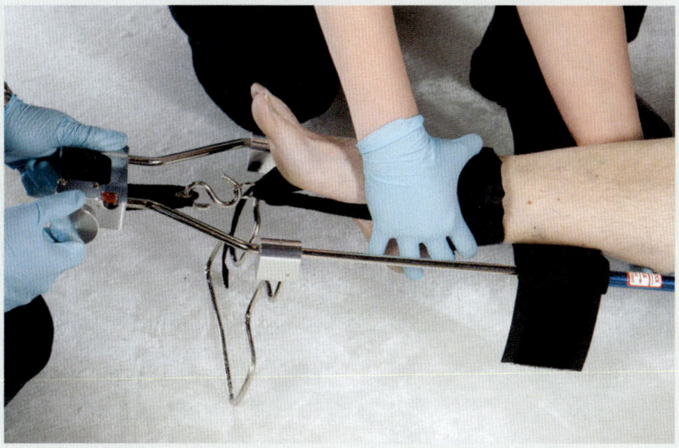

7. 도수 당김을 실시하고 기계적으로 당겨 조여준다.

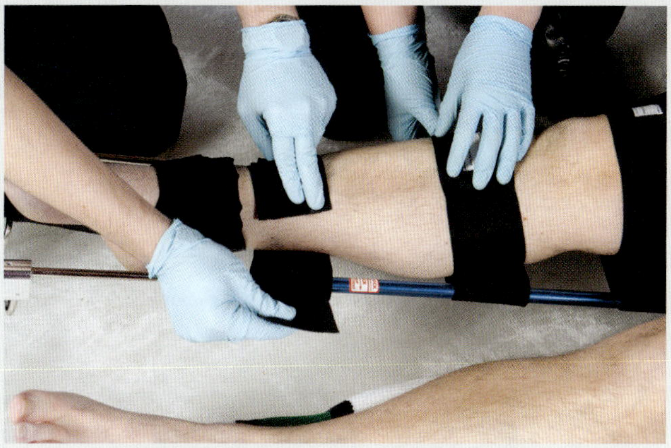

8. 나머지 고정끈을 적용한다.

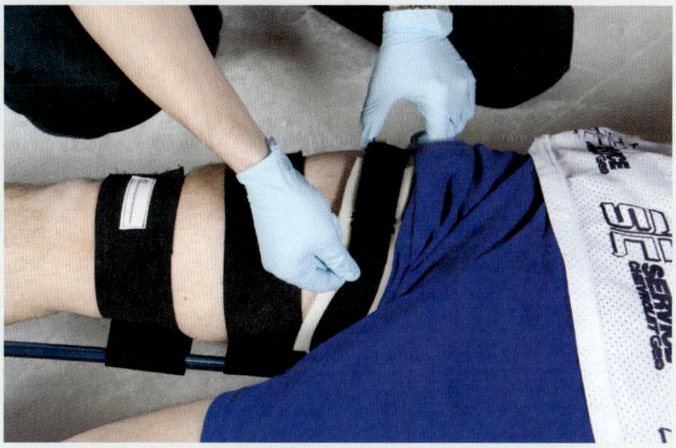

9. 엉덩뼈 고정 장비를 다시 확인한다.

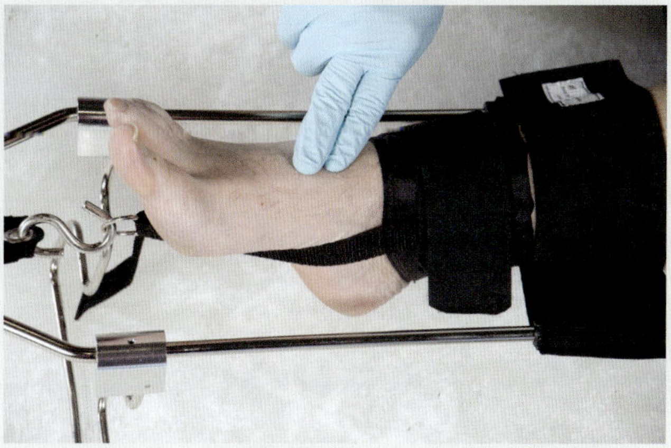

10. 순환, 운동 기능, 감각을 재평가한다.

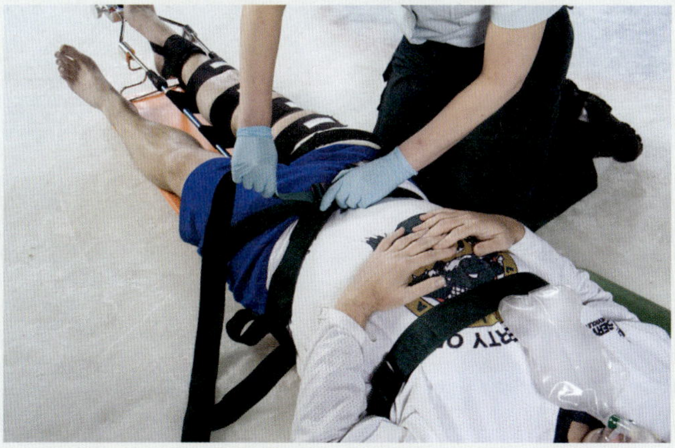

11. 엉덩이를 고정시키기 위하여 환자를 긴 척추고정판에 고정한다.

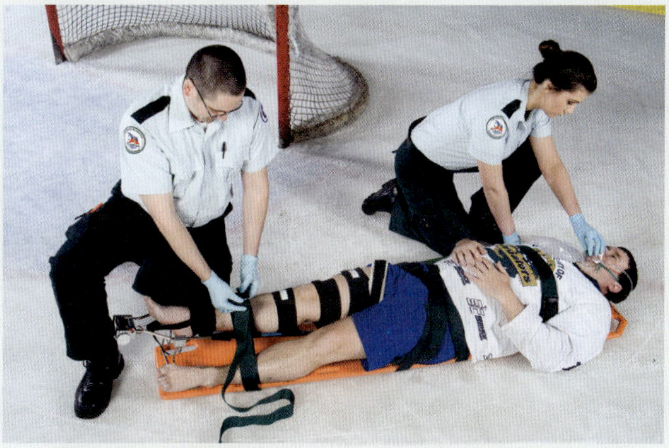

12. 부목이 움직이지 않도록 당김 부목을 긴 척추고정판에 고정한다.

절차 28-10 단극성 당김 부목 적용

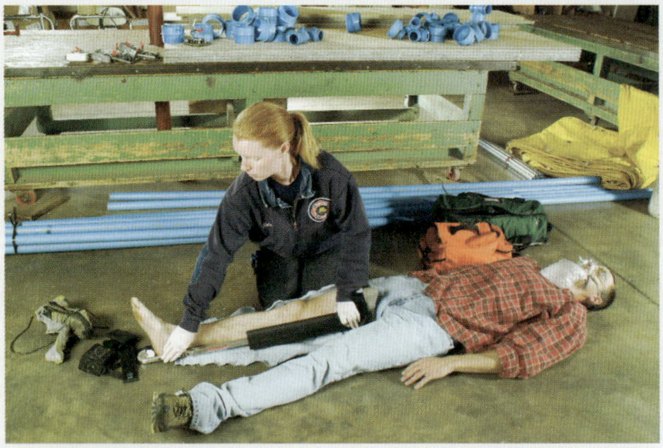

1. 부목을 안쪽에 놓는다.

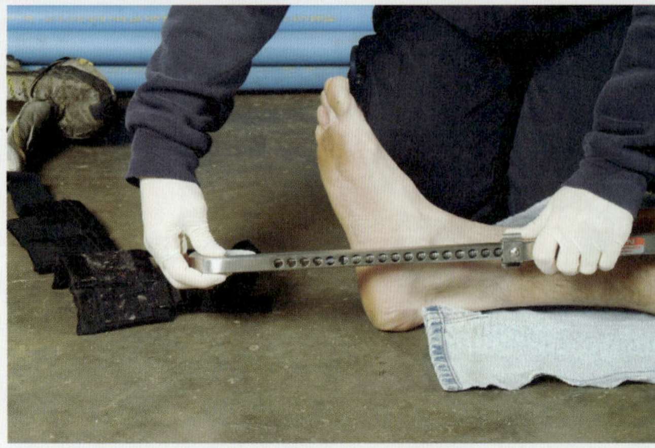

2. 부목의 길이는 샅굴 부위에서부터 발꿈치까지의 길이보다 대략 10cm 정도 길게 한다. 부목을 늘리기 위해 걸쇠를 푼다.

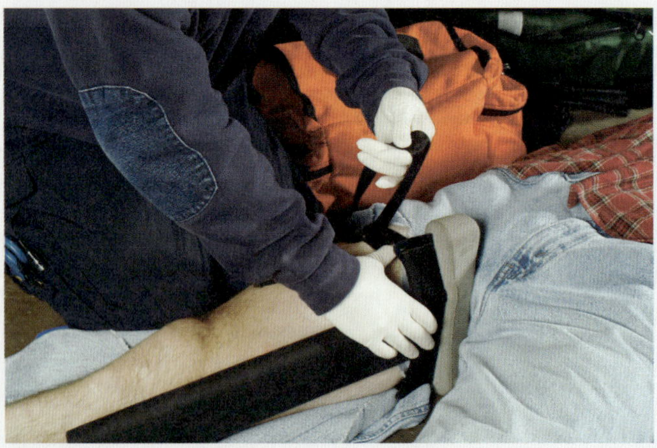

3. 허벅지 끈을 고정한다.

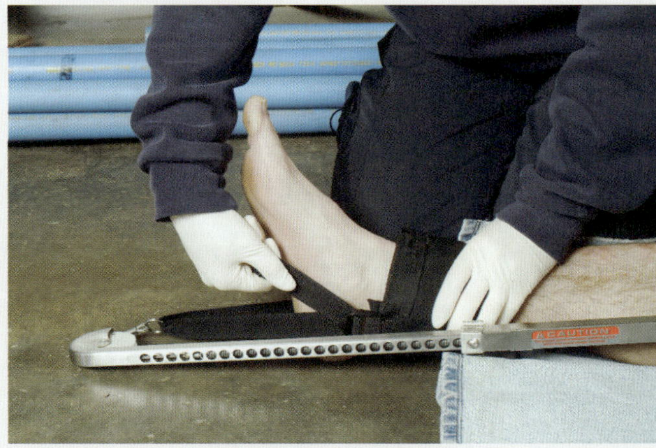

4. 발목 위에 발목 고정대를 감고 발꿈치 아래 고정시킨다.

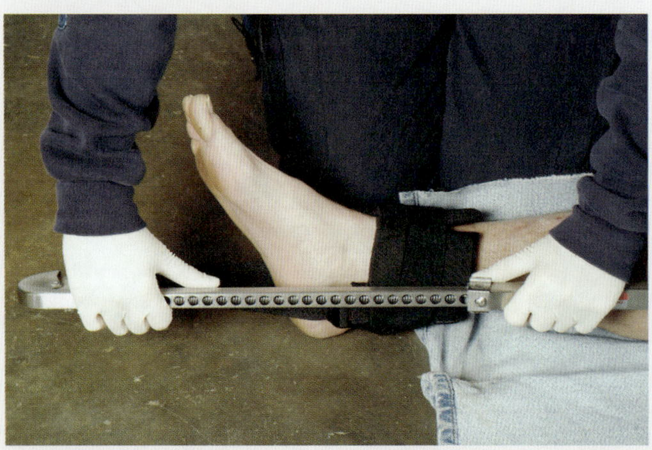

5. 걸쇠를 풀고 충분히 당김될 수 있을 정도로 부목의 길이를 늘인다.

메모: 당김부목을 적용하기 전과 후에 항상 순환, 운동 기능, 감각을 평가한다.

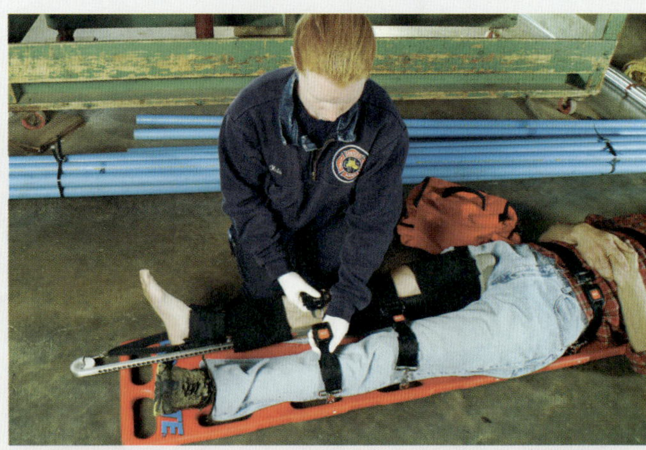

6. 끈으로 넙다리, 넙다리 아래, 무릎, 다리 아래 부분을 고정한다. 발목과 발을 함께 묶는다. 환자를 척추 고정판에 고정한다.

절차 28-11 두 개의 부목 사용법 - 무릎이 구부러진 경우

맥박과 신경 기능이 확인되고, 또는 다리를 곧게 펴는데 저항이 있거나 심한 통증을 유발하는 경우, 발견된 자세 그대로 무릎 손상에 부목을 해야 한다.

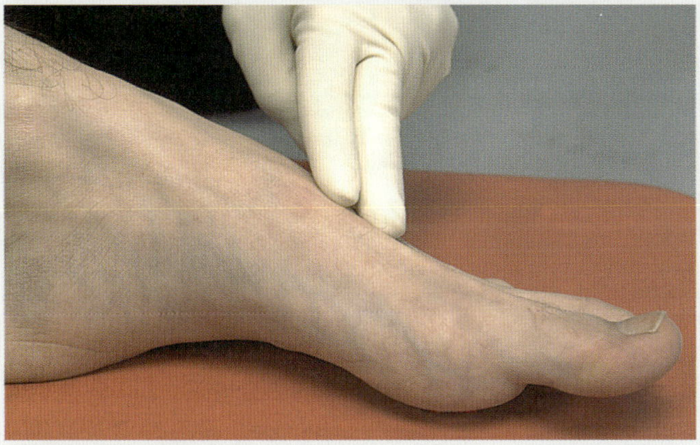

1. 먼쪽부위 순환, 운동 기능, 감각을 평가한다.

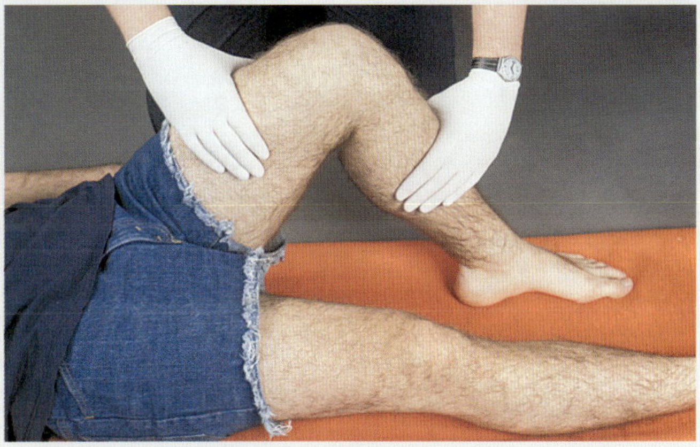

2. 손상부위와 아래의 무릎을 고정한다.

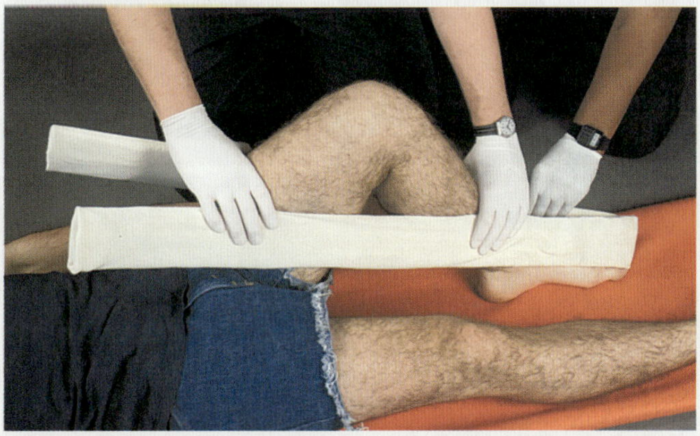

3. 손상된 다리 양 옆에 부목을 적용한다. 부목의 길이는 동일하며 넓적다리 중간과 장딴지 중간보다 15~30cm 더 길어야 한다.

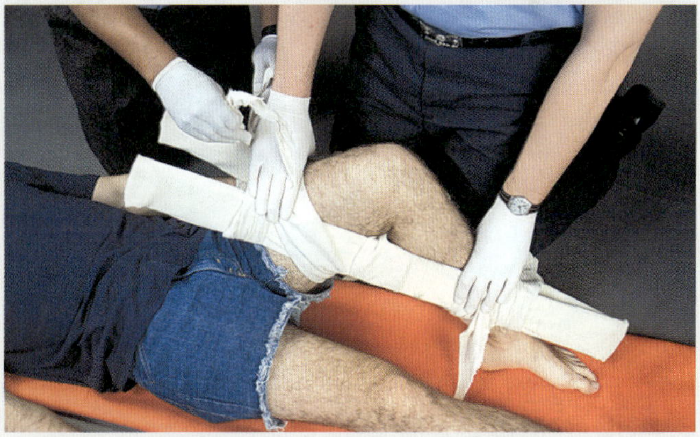

4. 무릎의 빈 공간에 삼각건을 넣어서 부목을 함께 묶는다.

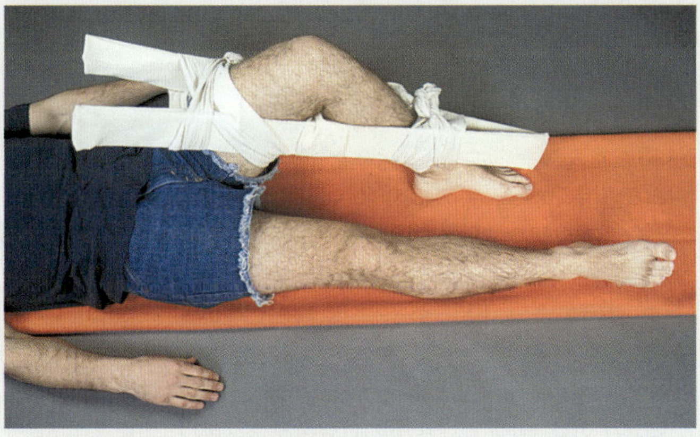

5. 8자 형태로 삼각건으로 발목과 부목을 고정하고, 다른 삼각건으로 허벅지와 부목을 고정한다. 먼쪽부위 순환, 운동 기능, 감각을 재평가한다.

절차 28-12 한 개의 부목 사용법 - 무릎이 곧게 펴진 경우

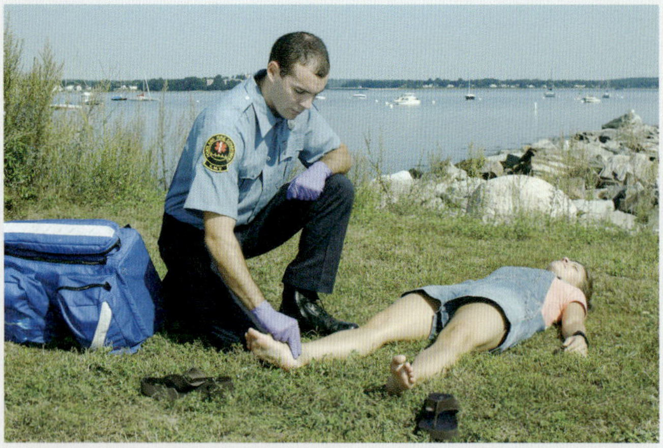

1. 먼쪽부위 순환, 운동 기능, 감각을 평가한다.

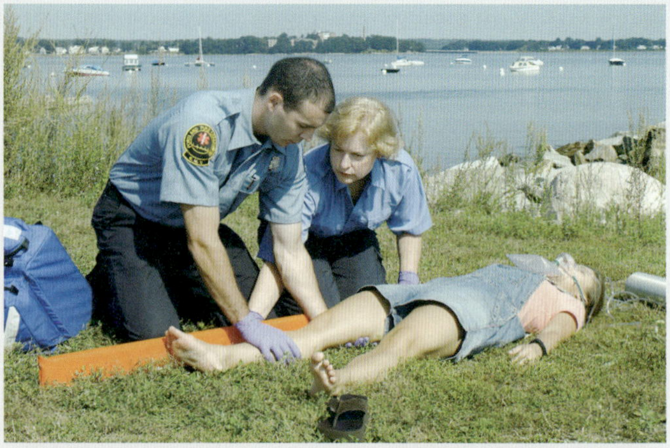

2. 고정한다. 패드 부목을 엉덩이에서부터 뒤꿈치까지 대략 10cm 정도 더 길어야 한다.

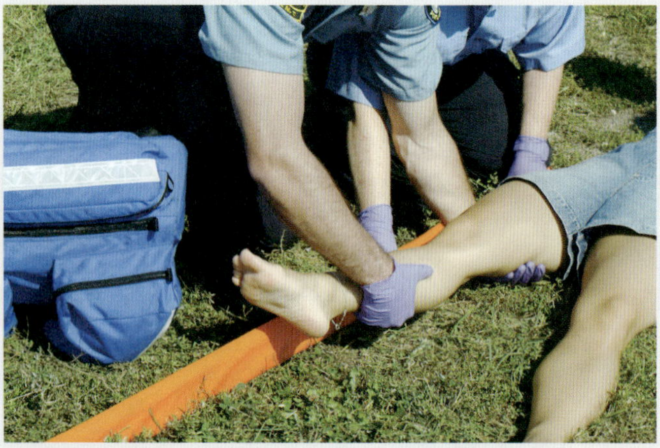

3. 고정을 유지하면서 다리를 들어올린다.

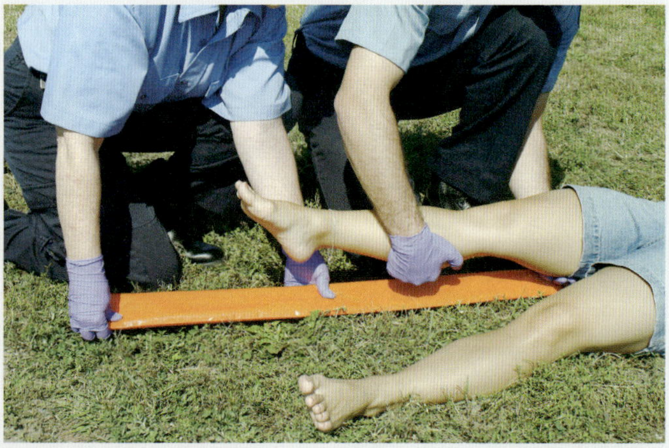

4. 다리 뒤쪽에 부목을 댄다.

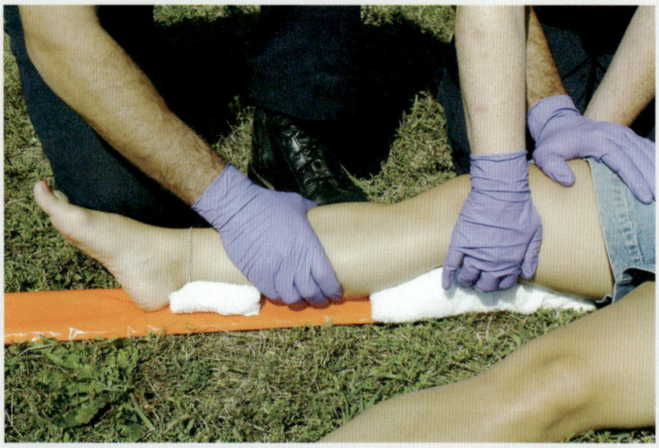

5. 빈 공간에 패드를 넣는다.

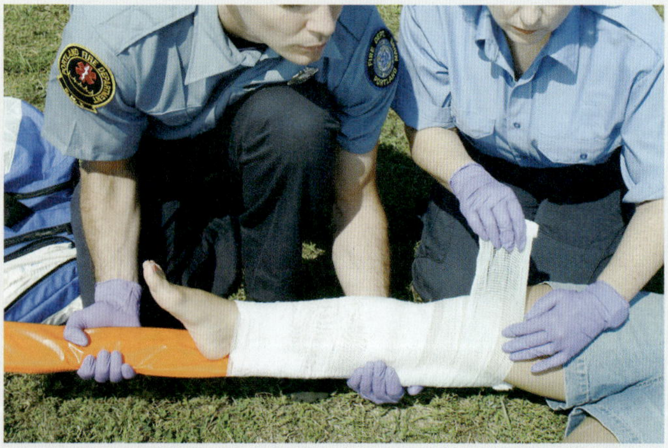

6. 6인치 감은 붕대나 삼각건을 사용하여 손상된 다리를 부목에 고정한다.

(계속)

절차 28-12 한 개의 부목 사용법 - 무릎이 곧게 펴진 경우 (계속)

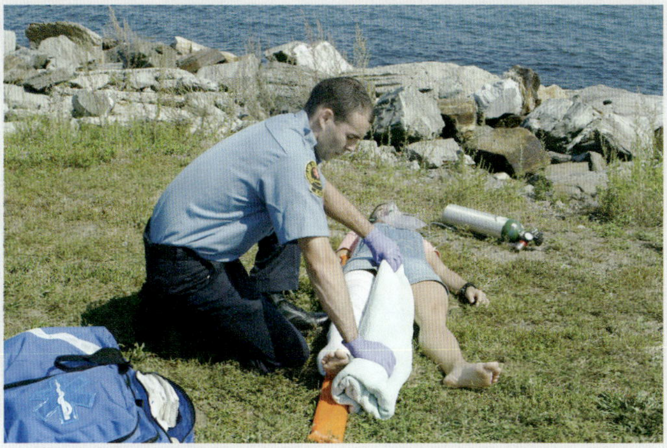

7. 다리 사이에 샅굴 부위에서 발까지 담요를 접어 넣는다.

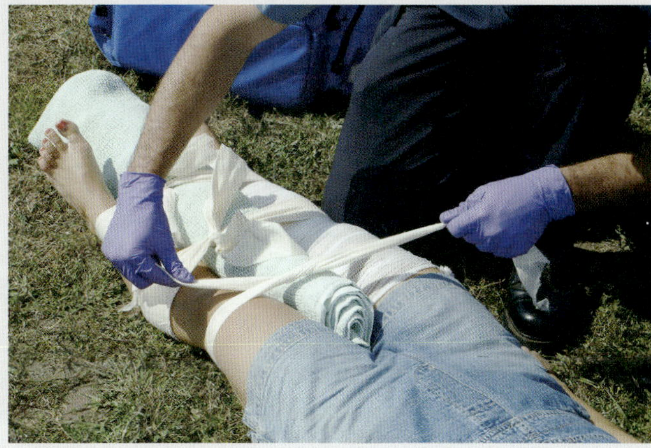

8. 넓적다리, 장딴지 발목을 모두 묶는다. 손상된 팔다리에 매듭을 묶지 않는다.

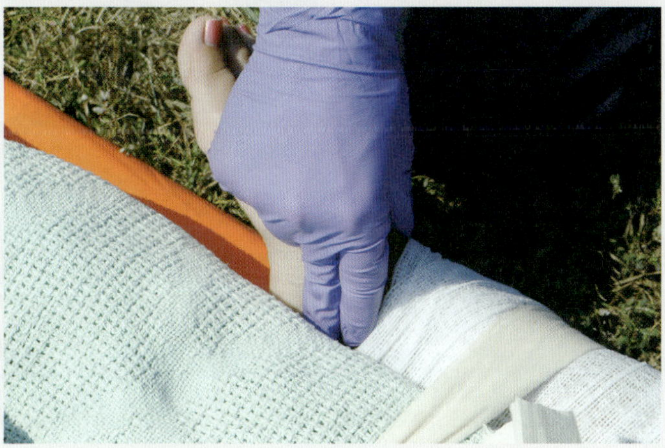

9. 먼쪽부위 순환, 운동 기능, 감각 기능을 재평가 한다.

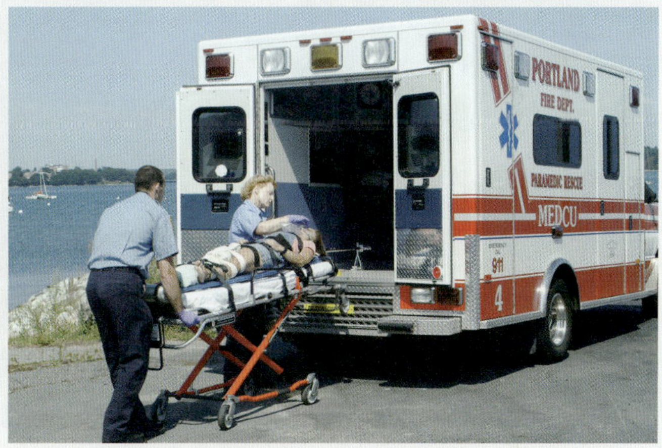

10. 쇼크에 대한 응급처치를 하고, 필요한 경우 고농도 산소를 투여 한다.

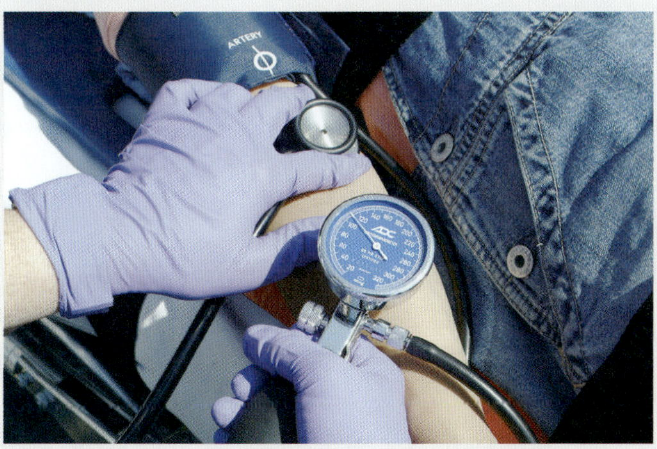

11. 먼쪽부위 맥박과 활력징후를 확인한다.

메모: 팔다리에 부목을 고정하거나 적용하기 이전과 이후에 모두 먼쪽부위 맥박, 운동 기능, 감각을 평가한다.

절차 28-13 두 개의 부목 사용법 - 무릎이 펴진 경우

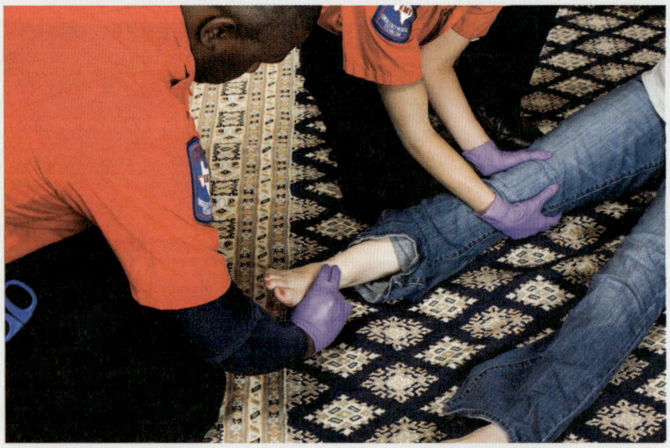

1. 손상된 팔다리를 고정하고 먼쪽부위 순환, 운동 기능, 감각을 평가한다.

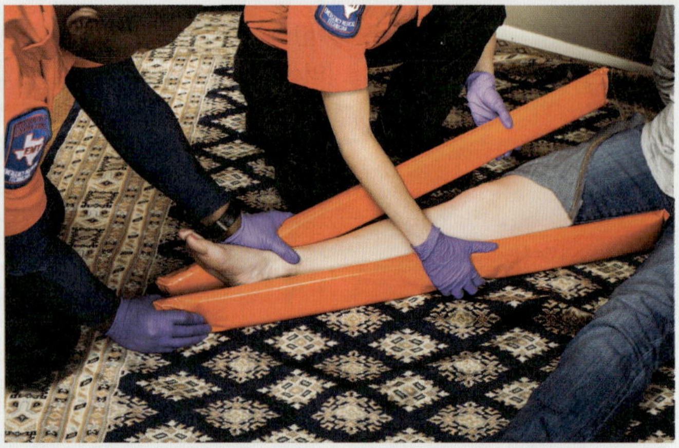

2. 패드 부목의 길이를 측정한다. 샅굴부위 중간과 가쪽 엉덩뼈능선에서 부터 발 아래로 10cm 정도 내려올 정도가 적당하다.

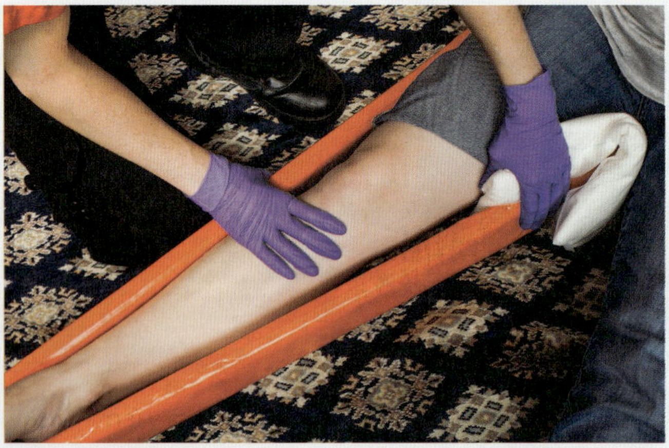

3. 부목을 놓는다.

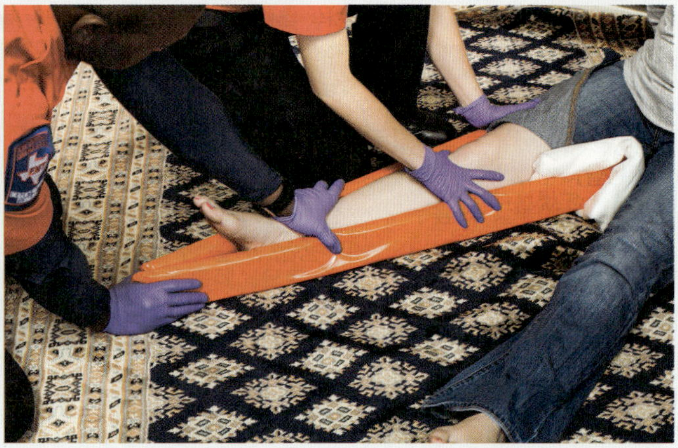

4. 샅굴 부위에 패드를 댄다.

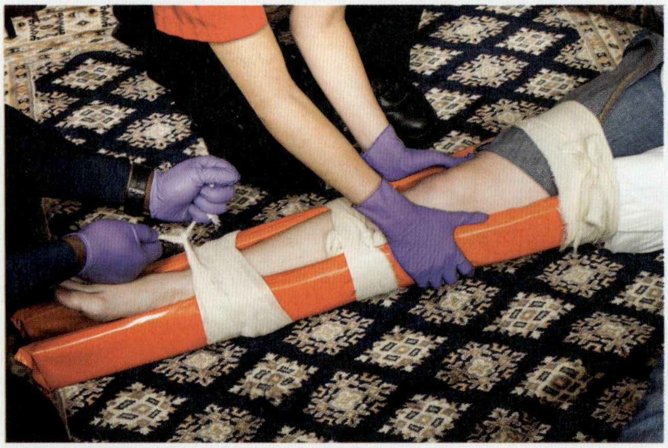

5. 넙다리와 무릎 위와 아래, 그리고 장딴지 중간에 부목을 고정 한다. 빈 공간에는 모두 패드를 대준다.

메모: 팔다리에 부목을 고정하거나 적용하기 이전과 이후에 모두 먼쪽부위 순환, 운동 기능, 감각을 평가한다.

절차 28-14 두 개의 부목 사용법 – 무릎 손상

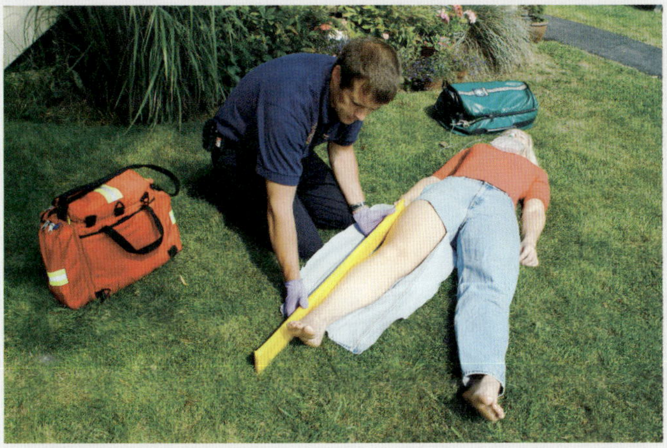

1. 먼쪽부위 순환, 운동 기능, 감각을 평가한다. 부목의 길이를 측정한다. 부목의 길이는 무릎 위에서 발목 아래까지가 적절하다.

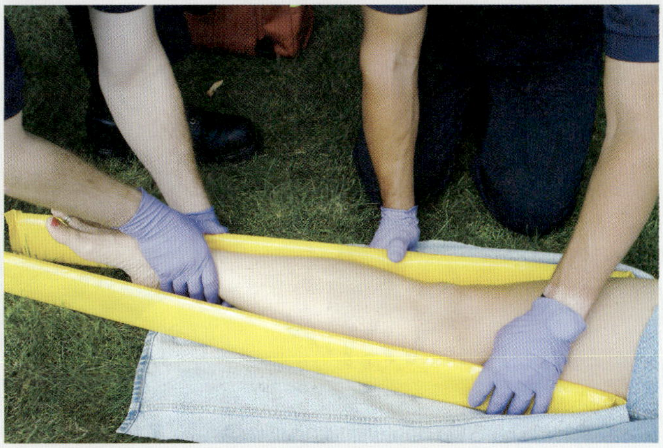

2. 도수 당김을 실시한다. 부목 하나는 다리 안쪽에, 하나는 다리 가쪽에 놓는다. 다리 쪽으로 패드를 대준다.

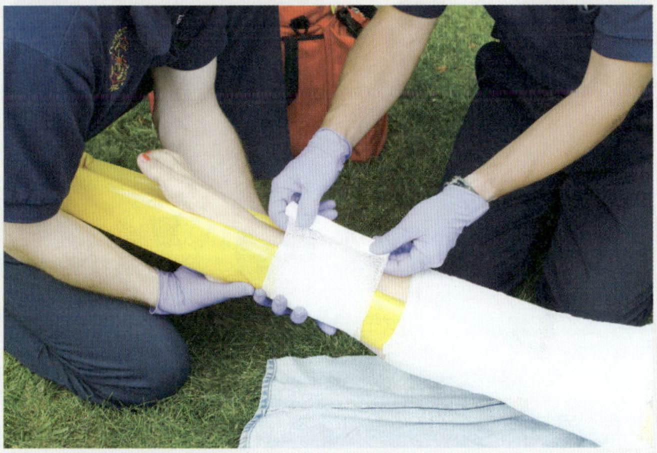

3. 빈 공간에 패드를 넣고 부목을 고정한다.

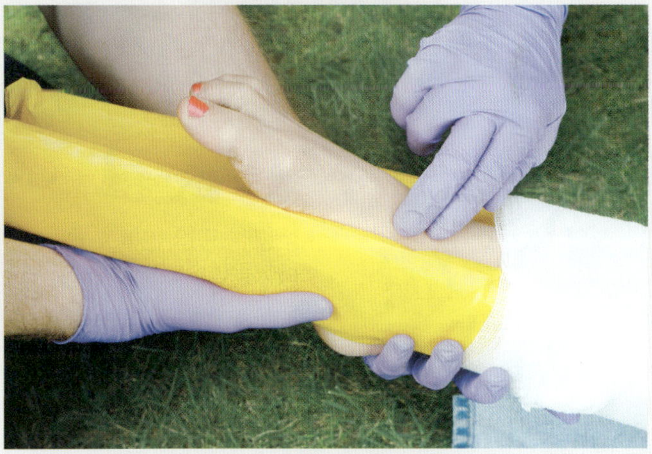

4. 먼쪽부위 순환, 운동 기능, 감각을 재평가 한다.

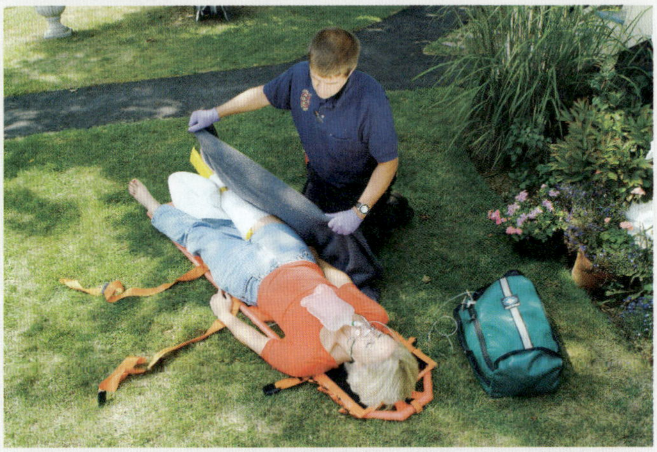

5. 쇼크에 대한 응급 처치를 하고, 필요한 경우 고농도 산소를 투여한다. 환자를 긴 척추고정판에 고정한 후 이송한다.

메모: 팔다리에 부목을 적용하기 이전과 이후에 모두 순환, 운동 기능, 감각을 평가한다.

절차 28-15 한 개의 부목 사용법 - 무릎 손상

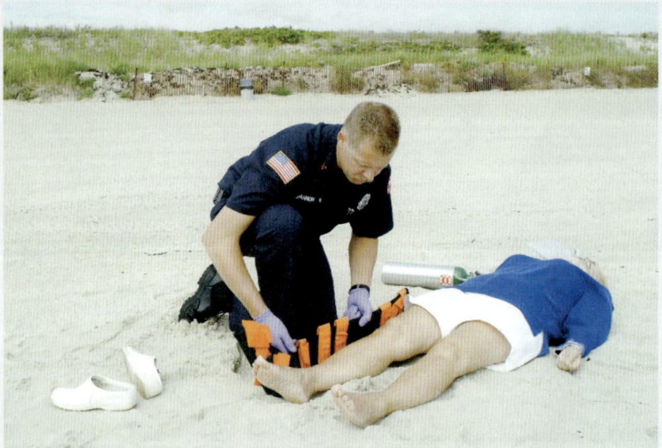

1. 먼쪽부위 순환, 운동 기능, 감각을 평가한다. 부목의 길이를 측정한다.

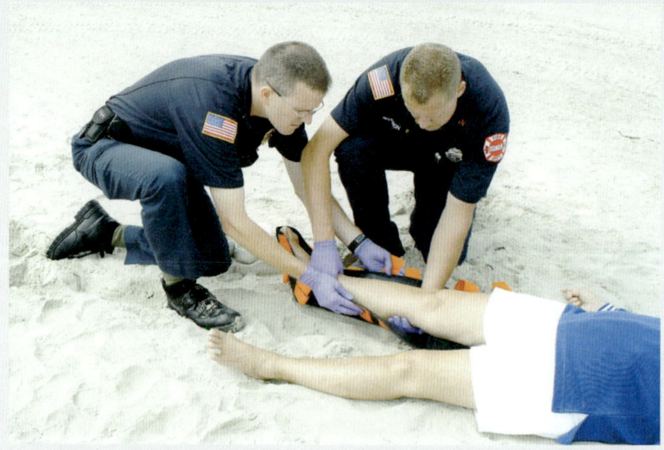

2. 바닥에서 다리를 들어올린다.

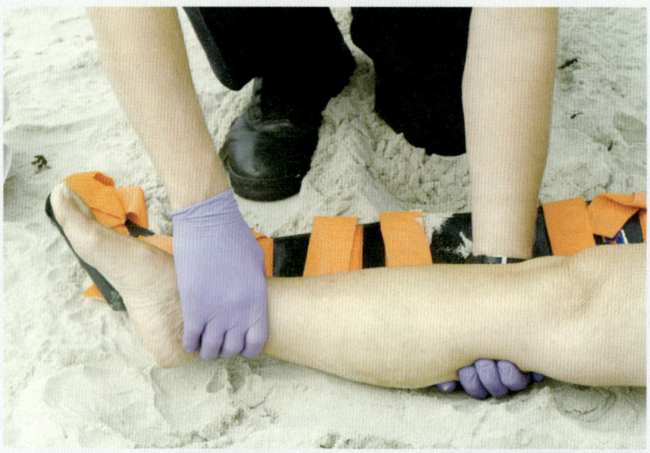

3. 도수 당김을 실시한다.

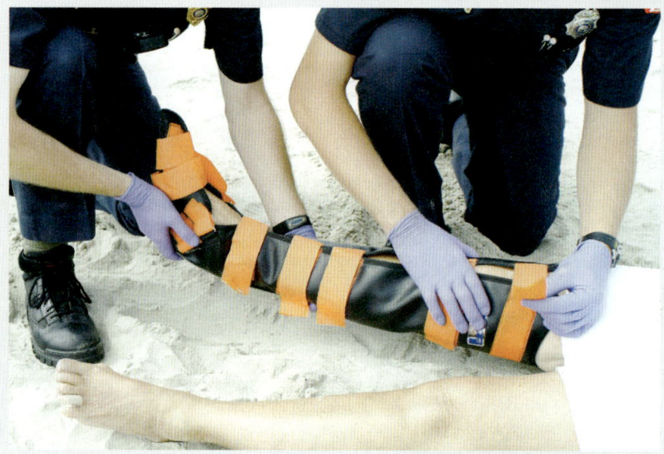

4. 손상된 다리에 부목을 적용한다.

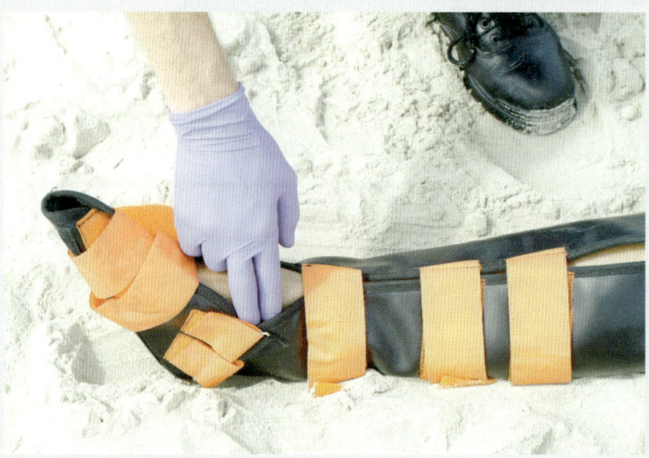

5. 먼쪽부위 순환, 운동 기능, 감각을 재평가 한다.

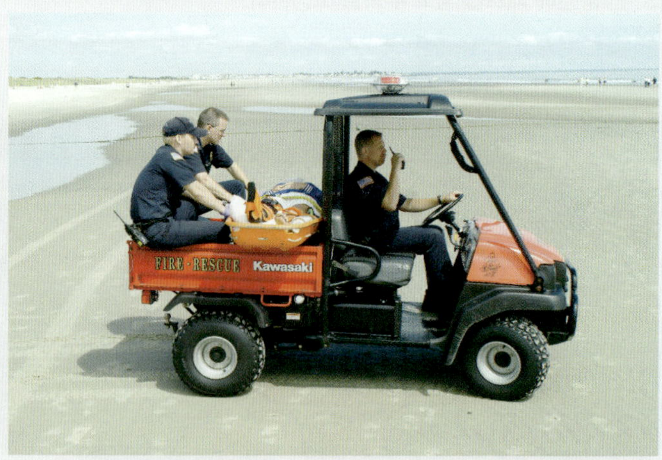

6. 쇼크에 대한 응급처치를 하고, 필요한 경우 고농도 산소를 투여한다. 환자를 싸서 이송준비를 한다.

메모: 팔다리에 부목을 적용하기 이전과 이후에 먼쪽부위 순환, 운동 기능, 감각을 평가한다.

비판적 의사 결정

나무와 돌들이 제 뼈들을 부러뜨렸고, 외상 센터는 저를 살렸습니다.

근육뼈대 손상을 가진 환자에 대한 처치는 전반적인 환자 상태에 의존한다. 일반적으로 분리된 골절 환자는 부목을 적용하고 이송할 것이고, 반면에 다발성 골절은 쇼크의 위험이 증가하기 때문에 다발성 외상 환자처럼 치료되어야 할 것이다. 이러한 환자들의 경우 여러분이 머물러서 부목을 적용할 것인지, 또는 최우선 순위로 주요 부목 장치인 척추고정판을 사용하여 외상센터에 이송할 것인지 결정한다.

1. 환자는 발이 걸려 넘어지면서 팔을 뻗어 지면을 짚었다고 한다. 환자는 손목이 부러졌다고 생각했고, 넘어지면서 머리를 부딪쳤다고 말한다. 의식은 명료하고 지남력이 있으며, 활력징후는 맥박 88회로 강하고 규칙적이고, 호흡 16회, 혈압 140/84, 피부는 따뜻하고 건조하며, 동공 크기는 같고 빛에 반응했다.
2. 공사장에서 작업중이던 환자의 다리 위에 커다란 파이프가 떨어졌다. 환자의 동료는 응급구조사가 환자에게 안전하게 접근할 수 있도록 파이프를 제거하였다. 환자는 극심한 통증을 호소했다. 응급구조사가 신체 검진을 실시한 결과, 양쪽 넓적다리와 왼쪽 아래다리에 변형이 보였다. 환자는 매우 불안한 상태였다. 환자의 맥박은 분당 112회로 규칙적이며, 호흡은 24회, 혈압은 108/64, 동공 크기는 같고 빛에 반응했다.
3. 환자는 차량 충돌로 인해 차량으로부터 튕겨나와 대략 6m 떨어진 곳에서 발견되었다. 환자는 팔만 부러진 것 같다고 말한다. 응급구조사의 신체 검진 결과 다른 손상은 발견하지 못했다. 의식은 명료하고 지남력이 있으며, 맥박은 분당 130회로 약하고, 호흡은 28회, 혈압은 88/56, 피부는 차갑고 축축하며, 동공 크기는 같고 빛에 반응했다.

단원 복습

핵심 사실과 개념

- 뼈는 출혈을 한다. 골절은 뼈 사이로부터의 출혈을 발생시킬 뿐만 아니라 뼈끝 주위의 조직을 파괴한다. 심각한 골절 또는 다발성 골절은 쇼크를 야기할 수 있다.
- 긴 뼈 골절의 부목은 뼈 뿐만 아니라 이어지는 관절까지 적용해야 한다.
- 부목은 추가적인 손상을 예방하고, 통증을 감소시키고, 출혈을 조절하는데 도움을 준다.
- 부목을 적용할 때는 창의적일 필요가 있다. 팔다리에 부목을 적용하는 방법은 매우 많다.
- 뼈와 관절의 손상은 환자를 움직이기 전에 고정되어야 한다.
- 만약 환자가 다발성 외상을 가지거나 또는 쇼크 증상(또는 잠재적인 쇼크 증상)을 보인다면, 개별적인 골절에 부목을 적용하기 위해 시간을 소비하지 않는다. 환자를 긴 척추고정판에 고정하고 팔다리도 고정한다. 만약 시간과 상황이 허락한다면, 이송 중에 개별 부목을 적용하도록 한다.

핵심 결정

- 겉보기에 끔찍한 팔다리의 변형이 있음에도 불구하고, 생명을 위협하는 문제에 평가하고 우선 순위를 유지하고 있는가?
- 환자는 부목이 필요한 손상을 입었는가?
- 환자는 다발성 골절, 다발성 외상, 또는 쇼크를 나타내는가?
- 근육뼈대 손상을 입은 환자의 먼쪽부위 순환, 운동 기능, 감각은 적절한가?
- 굴절된 팔다리 손상을 재조정 해야하는가?

단원 용어

굴절골절(angulated fracture) 부러진 뼈 마디가 각진 유형의 골절

뼈(bones) 딱딱하지만 살아있는 유연한 구조로 신체를 지지하고 장기를 보호한다.

연골(cartilage) 뼈의 관절 끝을 감싸고 있는 딱딱한 조직으로 귀와 같은 신체 일부를 형성한다.

폐쇄성 팔다리 손상(closed extremity injury) 피부가 개방되지 않은 팔다리 손상

분쇄골절(comminuted fracture) 뼈가 여러 조각으로 부서진 골절 유형

구획증후군(compartment syndrome) 혈관이나 신경과 같은 조직이 부종 또는 단단히 조인 드레싱/부목에 의해 좁은 공간에 압박되어 발생하는 손상

비빔소리(crepitus) 뼈끝이 서로 부딪혀서 생기는 삐걱거리는 소리 또는 감각

탈구(dislocation) 관절이 분리되거나 파열되는 것

팔다리(extremities) 빗장뼈, 어깨뼈, 팔, 팔목, 손과 골반, 허벅지, 다리, 발목, 발을 포함하는 뼈대 부분

골절(fracture) 뼈가 부러진 것

생나무골절(greenstick fracture) 불완전한 골절

관절(joints) 뼈가 이어지거나 만나는 부분

인대(ligaments) 뼈와 뼈를 연결하는 조직

도수 당김(manual traction) 부목을 적용하기 전에 골절된 팔다리를 당겨 재 조정하는 과정

근육(muscles) 신체 부분과 장기의 움직임을 담당하는 조직이나 섬유조직

개방성 팔다리 손상(opened extremity injury) 손상된 뼈 때문에 내부에서 또는 뼈의 손상과 관련된 관통상을 야기한 물체에 의해 외부로부터 피부가 찢겨진 팔다리 손상

염좌(sprain) 힘줄이 잡아 당겨져서 찢어진 경우

긴장(strain) 근육이 과도하게 잡아당겨지거나 늘어나 발생하는 근육손상

힘줄(tendons) 근육과 뼈를 연결하는 조직

당김 부목(traction splint) 골절된 뼈를 안정화시키고 팔다리의 근육 경련을 완화하기 위해 다리 길이를 따라 지속적으로 당겨주는 특별한 부목. 당김부목은 주로 넙다리뼈 몸통 골절에 사용한다.

평가와 술기를 위한 준비

요약 문제

1. 뼈의 기본 해부학과 목적에 대해 설명한다.
2. 근육뼈대 손상의 징후와 증상을 설명한다.
3. 긴 뼈와 관절 손상을 위한 부목법을 포함하여 통증, 부종, 변형된 팔다리의 응급처치에 대해 설명한다.
4. 긴 뼈의 굴절된 변형 손상은 왜 해부학적 자세로 재조정되어야 하는지 설명한다.
5. 부목의 기본적인 원리들에 대해 나열한다.
6. 부목의 위험을 설명한다.
7. 구급차에 구비 되어있는 부목의 유형에 대해 설명한다.

연관시켜 생각하기

"출혈과 쇼크" 단원의 내용들을 복습하고, 이 단원에서 배운 내용과 연결하여 다음의 상황을 고려한다.

- 폐쇄성 골절이라도 골절에 동반된 출혈은 심각한 상황이다. 다음 각 상황에서 발생할 수 있는 잠재적인 쇼크의 징후와 증상에 대해 설명한다.
  - 한쪽 정강뼈와 종아리뼈의 골절
  - 양쪽 정강뼈와 종아리뼈의 골절
  - 넙다리뼈 골절
  - 골반 골절

"환자 들어올리기와 이동하기" 단원의 내용들을 복습하고, 이 단원에서 배운 내용과 연결하여 다음의 상황을 고려한다.

- 여러분은 깊은 숲속에서 레저용 차량(ATV)을 타다 튕겨나간 환자를 처치하고 있다. 환자는 넓적다리와 엉덩이에 통증을 호소한다. 여러분은 어떤 이송 장비를 사용하고 처치할 것인가? 현장 평가 동안 여러분은 어떤 추가적인 도움을 요청할 수 있는가?

비판적 사고 연습

쇼크와 통증은 근육뼈대 손상과 연관이 있다. 이 연습의 목적은 환자가 근육뼈대 손상을 입었을 때 이러한 요소들을 어떻게 다룰 것인지 고려한다.

1. 근육뼈대 손상 환자가 쇼크 상태에 빠졌는지를 결정할 수 있도록 도울 수 있는 3가지 평가 요소를 나열한다.
2. 골절 후 극심한 통증을 호소하는 환자가 있다. 통증은 불안감을 야기시켜 맥박이 증가된다. 환자가 통증으로 인해 빠른맥과 불안감을 나타내는 것과 쇼크로 인해 빠른맥과 불안감을 나타내는 것을 어떻게 구별할 수 있는가?

병태생리학적 접근

다음의 질문들은 현장에서 정확한 결정을 내리고 임상과 관련된 정보를 모을 수 있도록 돕기 위해 고안되었다.

1. 부러진 뼈는 왜 쇼크를 야기하는가?
2. 팔다리의 먼쪽부위에서 맥박을 확인할 수 없다면 왜 재조정을 실시해야 하는가?
3. 환자는 명백한 변형 없이 골절상을 입을 수 있는가?

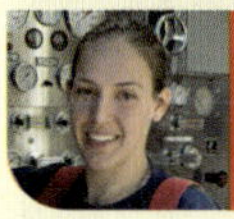

현장 이야기

응급구조사와 동료는 "추락 손상" 출동 지령을 받고 현장으로 출동하였다. 경찰은 이미 현장에 도착해 있었고, 현장은 안전했다. 응급구조사는 표준예방조치를 취한 후 구급차에서 나오니 20대 정도로 보이는 키 큰 여성이 조깅 옷을 입고서는 차량의 앞 범퍼에 기대고 있었다. 환자의 옆에 서 있던 경찰이 환자에게 응급구조사를 소개하였다. 환자의 이름은 Desta이다.

응급구조사의 일차 평가 결과, 환자의 기도와 호흡은 정상이었다. 응급구조사는 "무슨 일로 신고하셨나요?"라고 물었다.

환자는 "담장을 넘으려고 하다가 떨어졌어요"라고 대답하면서, 약 3m 떨어진 곳에 있는 1m 정도 높이의 벽을 가리켰다. "떨어질 때, 오른쪽 다리에서 과자가 부서지는 듯한 소리를 들었어요. 한 발로 제 차까지 뛰어와서 신고를 했죠." 응급구조사는 환자의 의식 상태를 빠르게 확인하였고, 환자가 떨어진 표면이 아스팔트임을 확인했다.

질문

1. 환자의 이송 우선순위는 무엇인가? 이유는 무엇인가?
2. 응급구조사는 어떤 평가를 계속해야 하는가?

환자의 의식 상태는 정상이고, 신체 어디에도 외부 출혈은 관찰되지 않았다. 응급구조사는 환자의 이송 우선순위가 낮다고 판단한 후, 과거 병력과 주호소에 집중된 신체 검진을 시행하면서 계속 평가를 진행하였다. 환자는 복용중인 약물은 없고, 알레르기가 있냐고 물었을 때 환자는 웃으면서 "벽에 알레르기가 생긴 것 같네요"라는 농담을 건넸다.

그녀가 크게 웃었을때 예기치 않게 오른쪽 다리에 체중이 실리면서 갑작스런 통증으로 얼굴을 찡그렸다.

응급구조사는 기본 활력 징후를 측정했고 환자의 맥박은 88회로 규칙적이며, 호흡은 16회, 혈압은 108/72이다. 동공반응도 정상이었다. 환자는 오른쪽 다리 아래 부분을 제외하고는 아픈 곳이 없다고 말했다.

질문

3. 긴 뼈가 부러졌을 때 발견할 수 있는 징후는 무엇인가?
4. 팔다리에 골절이 발생했을 때 주로 고려해야 하는 것은 무엇인가?

응급구조사는 환자의 오른쪽 다리를 조심스럽게 지지하여 서있던 곳에서 들것까지 이동할 수 있도록 도왔다. 그리고 나서 다리를 노출시켰다. 응급구조사는 발목 위 5cm 정도 부근에서 부종과 자연스럽지 못한 변형을 발견하였다. 피부에는 손상이 없었다. 응급구조사는 손상 부위 아래에 신경과 근육 손상을 입었을 것이라 생각했다. 환자는 발가락을 움직일 수 있었고 감각 기능에도 문제가 없었다. 응급구조사는 또한 손상 부위 아래에서 맥박을 촉진할 수 있었다.

질문

5. 이 환자를 위한 적절한 처치는 무엇인가?

응급구조사의 동료가 부목을 가져왔고, 손상 부위 위와 아래의 관절을 고정하였다. 응급구조사는 손으로 당기면서 불필요하게 움직이지 않도록 조심하면서 부목을 적용시켰다. 부목 적용 후, 환자는 다리가 잘 고정된 것 같다고 말했다. 응급구조사는 손상부위 아래의 맥박, 운동기능 및 감각 뿐 아니라 환자의 활력징후를 재평가 하였고, 모두 정상 범위 내였다. 이송하는 동안 지속적으로 손상된 다리의 맥박, 운동기능 및 감각을 확인하였고, 병원까지 아무 일 없이 편안하게 이송하였다.

- 양쪽 정강뼈와 종아리뼈의 골절
- 넙다리뼈 골절
- 골반 골절

"환자 들어올리기와 이동하기" 단원의 내용들을 복습하고, 이 단원에서 배운 내용과 연결하여 다음의 상황을 고려한다.

- 여러분은 깊은 숲속에서 레저용 차량(ATV)을 타다 튕겨나간 환자를 처치하고 있다. 환자는 허벅이와 엉덩이에 통증을 호소한다. 여러분은 어떤 이송 장비를 사용하고 처치할 것인가? 현장 평가 동안 여러분은 어떤 추가적인 도움을 요청할 수 있는가?

29 머리, 목, 척추 외상 (Trauma to the Head, Neck, and Spine)

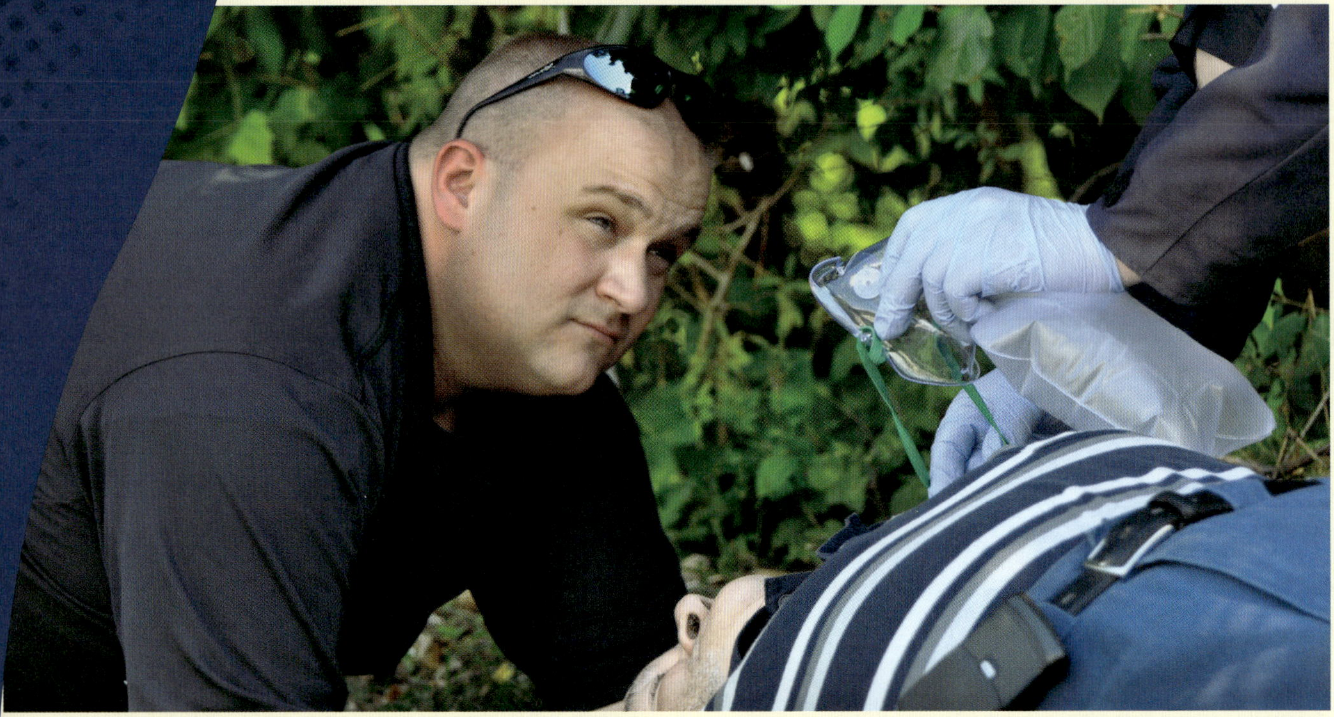

(© Edward T. Dickinson, MD)

관련 단원

다음의 단원들은 이 단원에서 배울 주제와 관련된 추가적인 정보를 제공한다:

3 환자 들어올리기와 이동하기
6 해부생리학
12 일차 평가
14 이차 평가
19 당뇨 응급 및 의식상태 변화
26 연조직 외상
27 가슴 및 복부 외상
28 근육뼈대 외상

표준

외상(머리, 얼굴, 목, 그리고 척추 외상)

역량

급성 손상 환자를 위해 평가하여 찾은 것을 기본으로 이송 또는 응급처치를 제공하기 위한 기본 지식을 적용한다.

핵심 개념

- 신경계통, 머리, 척추의 해부학 이해
- 머리뼈와 뇌 손상에 대한 이해 및 응급 처치
- 목의 손상에 대한 이해 및 응급 처치
- 척추 손상에 대한 이해 및 평가와 응급 처치
- 척추 움직임 제한 문제를 이해 및 잠재적인 척추 손상이 의심되는 다양한 유형의 환자에 대한 고정 방법

학습목표

이 단원을 읽고 난 후, 여러분은:

29.1 이 단원에서 소개된 주요 용어들을 정의할 수 있다.
29.2 신경계통의 구성과 기능, 머리와 척추의 해부학에 대해 설명할 수 있다.
29.3 머리뼈와 뇌 손상의 유형을 설명할 수 있다.
29.4 머리뼈 골절, 뇌 손상에 대한 일반적인 평가와 처치법을 알 수 있다.
29.5 이물질이 삽입된 머리 손상의 처치에서 특히 고려해야 할 점에 대해 설명할 수 있다.
29.6 얼굴 및 턱 손상의 처치에서 특히 고려해야 할 점에 대해 설명할 수 있다.

29. 7 비외상성 뇌 손상에 대해 정의할 수 있다.

29. 8 글래스고 혼수척도의 구성과 목적에 대해 설명할 수 있다.

29. 9 개방성 목 손상의 평가와 처치에 대해 토의할 수 있다.

29.10 척추 손상 기전의 유형에 대해 나열할 수 있다.

29.11 척추와 척수 손상의 평가와 처치에 대해 토의할 수 있다.

29.12 다음과 같은 상황에서 머리, 목, 척추 고정시 발생할 수 있는 문제에 대해 토의할 수 있다.

a. 경추고정대 적용하기

b. 우선순위가 높은 환자를 위한 신속구출법을 포함하여 앉아 있는 환자 고정하기

c. 긴 척추고정판 적용하기

d. 유아용 안전 시트로부터 신속 구출

e. 서 있는 환자 고정하기

f. 헬멧 착용한 환자 고정하기

29.13 선택적 척추 고정 문제에 대해 토의할 수 있다.

핵심 용어

공기색전증(air embolism)

실조성 호흡(ataxic respirations)

자율신경계통(autonomic nervous system)

중추신경계(central nervous system)

중추신경성 과환기(central neurogenic hyperventilation)

뇌척수액(cerebrospinal fluid; CSF)

체인-스토크스 호흡(cheyne-stokes respiration)

진탕(concussion)

타박상(contusion)

머리뼈(cranium)

피부분절(dermatome)

큰구멍(foramen magnum)

혈종(hematoma)

탈출(herniation)

머릿속 압력(intracranial pressure; ICP)

열상(laceration)

광대-(malar)

아래턱뼈(mandible)

위턱뼈(maxillae)

코뼈(nasal bones)

신경계통(nervous system)

신경성 쇼크(neurogenic shock)

눈확(orbits)

말초신경계(peripheral nervous system)

폐색전증(pulmonary embolism)

척추 움직임 제한(spinal motion restriction)

가시돌기(spinous process)

관자뼈(temporal bone)

턱관절(temporomandibular joint)

척추뼈(vertebrae)

뇌와 척추손상은 환자가 가장 견디기 힘든 치명적인 손상이다. 뇌손상은 다른 외상성 손상보다 외상과 관련된 사망률이 훨씬 높다. 이 손상에서 살아남은 사람들은 심각한 얼굴 손상 또는 영구적인 손상을 함께 가지게 된다. 뇌 손상 환자들은 그들의 뇌가 수행하는 기본적인 기능들에 영구적인 변화를 가지게 된다. 척추 손상 환자들은 얼굴마비 증상이 나타난다. 이러한 손상들은 환자 뿐만 아니라 사회에도 영향을 미친다. 국제 척수손상 통계센터는 연간 120,000달러 이상의 금액을 이러한 환자들을 치료하기 위해 쓰인다고 전한다.

기억해야 할 가장 중요한 사 실은 이러한 손상들은 예방 가능하다는 것이다. 이러한 손상의 대부분은 응급구조사의 주도적 전략으로 인해 완전히 예방될 수 있을 뿐만 아니라, 손상 후 즉각적으로 제공된 처치가 손상의 진행을 막고 더 악화될 수 있는 문제들을 초기에 예방할 수 있다.

신경계통과 뼈대계통

다음은 신경계통, 머리, 그리고 척추의 해부학을 간단하게 복습하는 내용이다. 이 내용에 대

핵심 개념
신경계통, 머리, 척추의 해부학 이해

해 더 정확한 정보를 얻고 싶다면 "해부생리학" 단원을 참고하도록 한다.

신경계통

신경계통(nervous system)
사고, 감각, 수의적 또는 불수의적 운동의 신체 기능을 전체적으로 조절한다. 신경계통의 주요 구성은 뇌와 척수로 이루어진다.

*신경계통*은 뇌와 척수뿐만 아니라, 이들로부터 들어가고 나와 신체의 다양한 부위까지 퍼져 있는 신경들로 구성된다.

신경계통은 사고, 감각, 운동기능의 전체적인 통제 역할을 수행한다. 뼈대계통은 지지와 보호 기능을 한다. 척추는 척수를 보호하고, 머리뼈는 뇌를 보호한다. 머리뼈와 척추의 부상이 있을 때는 언제나 신경계통 손상의 가능성도 의심한다.

그림 29-1 신경계통

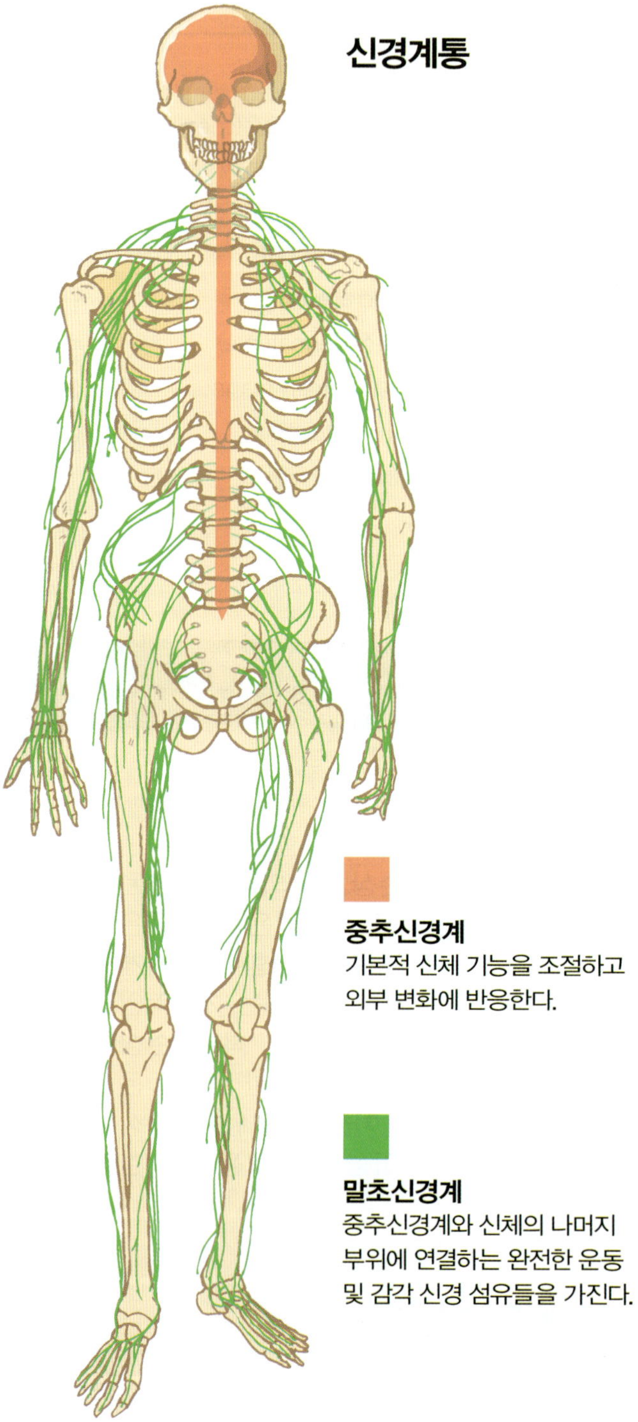

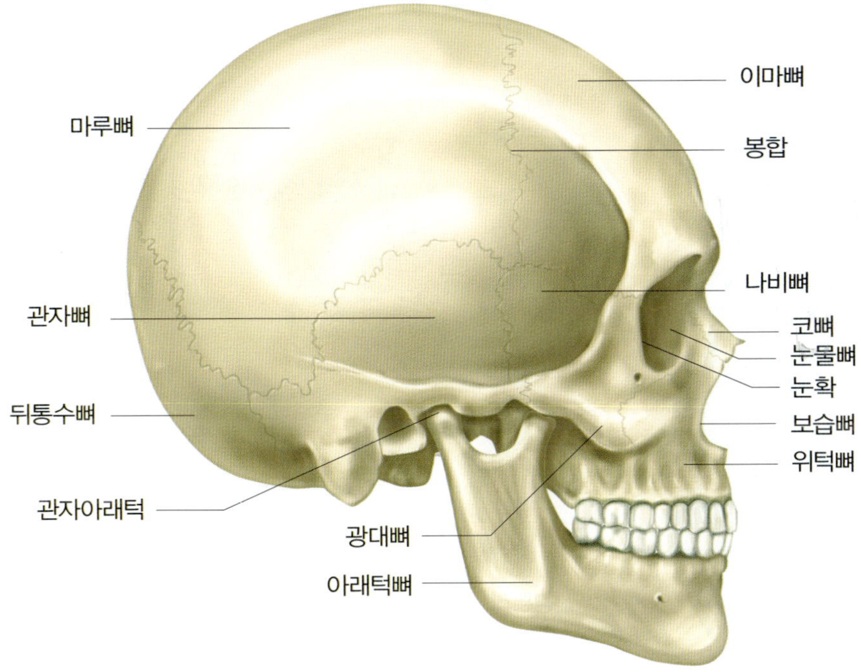

그림 29-2. 머리뼈와 얼굴뼈

(Source: "Figure 04.05–Bones of The Skull" from Medical Terminology: A Living Language, 5e by Bonnie F. Fremgen and Suzanne S. Frucht. Published by Pearson Education, Inc © 2013.)

신경계통은 두 개의 하부 조직으로 나누어지는데(그림 29-1) 이는 중추신경계과 말초신경계이다. *중추신경계*은 뇌와 척수로 구성되어 있다. *말초신경계*은 각각의 척추 사이에서 척수로 나가고 들어오는 신경과, 척수를 통과하지 않고 뇌에 정보를 전달하는 12쌍의 뇌신경과, 신체의 모든 운동 및 감각 신경으로 구성되어 있다. 뉴런은 신경계통의 자극을 신체 전체에 전달하는 특별한 신경 세포이다.

신체의 신호는 감각신경을 통해 뇌로 전해지며, 뇌로부터의 신호는 운동신경을 통해 근육으로 전달된다. 이 신경들은 수의적인 운동 즉 달리거나 손으로 잡는 등의 의식적인 반응을 통제한다. 뇌에서 나오는 신경은 척수를 따라 하행하기 전에 신체의 반대편으로 교차된다. 때문에 왼쪽 뇌에 손상을 입으면 신체의 오른쪽 감각이 약해지거나 없어지는 경우가 발생한다. 일부 신경들은 불수의적인 기능, 즉 우리가 의식적으로 조절할 수 없는 심장박동, 호흡, 혈관의 직경 조절, 방광이나 장의 괄약근 조절, 소화 등을 조절한다. 이와 같은 신경들이 *자율신경계통(Autonomic nervous system)*(자율=자동)이다.

머리의 해부학

머리는 *머리뼈*와 얼굴뼈로 이루어져 있다(그림 29-4). 머리뼈는 머리의 양 옆, 위, 아래, 앞을 이루고 있는 뼈의 구조로, 뇌를 감싸고 있다. 머리뼈의 앞부분은 이마를 형성한다. 오른쪽과 왼쪽 윗머리뼈를 형성한다. 관자뼈는 오른쪽과 왼쪽 아래 머리뼈를 형성한다. 머리 바닥은 뇌안의 아래벽으로 뇌 바로 밑에 있다. 머리뼈들은 서로 얽혀 부동 관절(immovable joint)을 형성하고 있고, 이를 봉합이라고 부른다.

얼굴은 14개의 불규칙한 모양의 뼈들로 구성되어 있다. 얼굴뼈는 *턱관절*을 형성하기 위해 양 옆의 *관자뼈*와 연결된 *아래턱뼈*를 제외하고는 서로 얽혀 부동 관절을 형성한다.

턱의 윗부분은 두 개의 뼈가 서로 연결되어 형성하는 *위턱뼈*로 구성되어 있다. 코의 윗부분은 2개의 *코뼈*로 구성된다. 머리뼈의 양쪽 측면에는 뺨에 있는 뼈인 *광대*뼈가 있다. 광대뼈와 위턱뼈는 *눈확*을 형성한다.

중추신경계(central nervous system)
뇌와 척수

말초신경계(peripheral nervous system)
척수 양쪽에서 출입하는 쌍으로 이루어진 신경들과, 척수를 통과하지 않고 뇌에 정보를 전달하는 12쌍의 뇌신경과, 신체의 모든 운동 및 감각 신경으로 구성된다.

자율신경계통(autonomic nervous system)
불수의적 기능 조절

머리뼈(cranium)
머리의 양 옆, 위, 아래, 앞(이마)을 이루고 있는 뼈의 구조

관자뼈(temporal bone)
머리뼈의 양 옆과 머리안의 바닥부위를 형성하고 있는 뼈. 오른관자뼈와 왼관자뼈.

아래턱뼈(mandible)
아래쪽 턱 뼈

뇌척수액(cerebrospinal fluid; CSF)
뇌와 척수 주변에 있는 액체

턱관절(temporomandibular joint)
아래턱뼈와 관자뼈로 이루어져 움직일 수 있는 관절. 앞의 철자를 줄여 TMJ라고도 쓴다.

그림 29-3 머리뼈의 바닥에 보이는 큰구멍

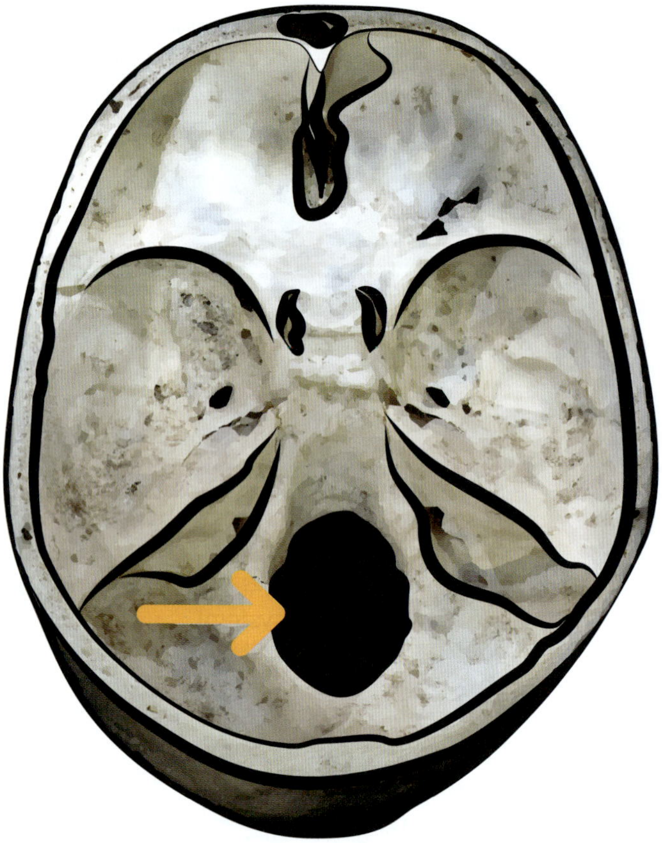

그림 29-4 (A) 척주의 분류 (B) 목뼈

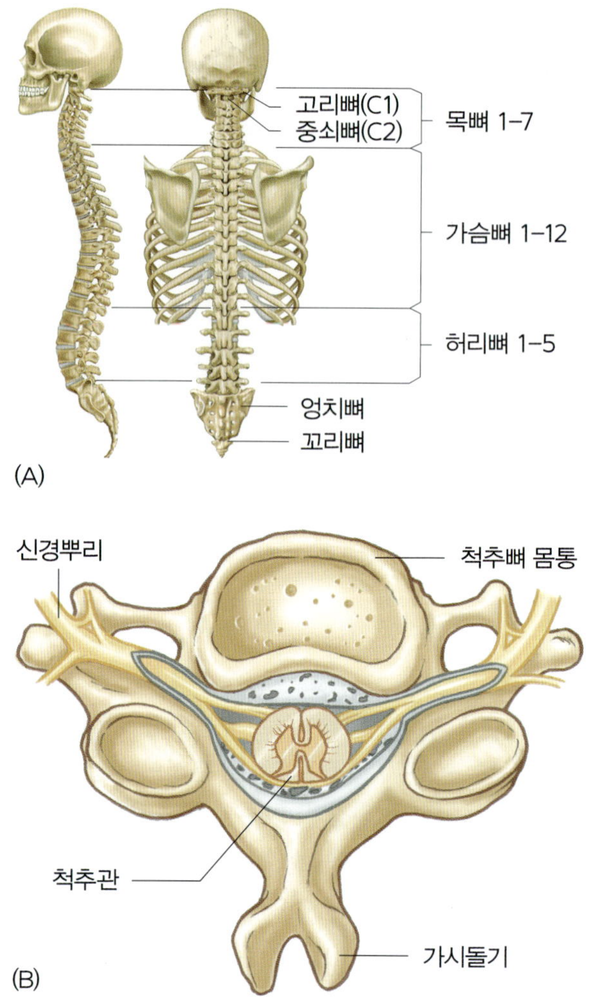

위턱뼈(maxillae)
두 개의 뼈로 연결된 위쪽 턱 뼈

코 뼈(nasal bones)
코의 윗부분을 형성하는 뼈

광대–(malar)
뺨에 있는 뼈, 광대뼈(zygomatic bone)이라고도 부른다.

눈확(orbits)
눈의 주위를 이루는 뼈로 둘러싼 공간, 안와(eye sockets)이라고도 부른다.

큰구멍(foramen magnum)
머리뼈 바닥에 위치한 구멍. 뇌로부터 척수가 지나간다.

척추뼈(vertebrae)
척주의 뼈

뇌는 머리뼈 안에 자리 잡고 있다. 척수는 뇌의 바닥에서 나와 *큰구멍*을 통해 머리뼈를 빠져 나오게 된다. 뇌는 *뇌척수액*이라 불리우는 액체로 적셔져 있으며 이 액체은 척수 주위의 척추를 따라 순환된다.

척추의 해부학

척추는 척수와 척주로 구성되어 있다. 척추는 신경 조직의 다발로, 엄지 손가락 만한 넓이이며, 뇌줄기에서 18인치(약 46cm)으로 내려온다. 이는 뇌로부터 중요한 메시지를 전달하는 길로, 척추 신경은 신체의 다양한 기관에 퍼져 있다.

척수에서 나오는 가장 아래 끝부분은 생김새가 말의 꼬리와 닮아 마미(cauda equina)라고 부른다. 척수의 조직은 신체의 다른 조직처럼 생존하기 위해 산소와 포도당이 필요하다. 이는 비교적 낮은 밀도를 가지기 때문에, 손상에 취약하지만, 척주에 의해 잘 보호되어 있다.

척수의 첫 번째 보호층은 수막(meninges)이라고 불리우는 거친 섬유막으로 구성된다. 이것은 머리뼈 안에서 뇌를 보호하는 층과 같다. *척추뼈*라고 불리우는 33개의 불규칙한 뼈들이 척수 주위를 감싸고 보호한다. 하나의 척추뼈 위에 또 다른 척추뼈가 얹어져 척주(spinal column)를 형성한다. 각 척추뼈들은 서로 인대(ligaments)를 통해 연결되어 있고, 등의 몇몇 근육층에 의해 보호되고 지지된다. 각각의 척추뼈 안의 빈 공간은, 도넛의 구멍과 비슷한데,

척수가 척주의 가운데를 지나 아래로 내려갈 수 있도록 해준다. 이 빈 공간의 안쪽은 뇌척수액에 둘러 쌓여 완충작용을 받는다. 척추뼈들은 퍼즐조각 같이 서로가 잘 조립되어 있고, 이들의 모양들은 특정한 움직임 및 척주의 돌림뿐만 아니라, 척추뼈 내의 빈 공간 형태에 위협을 줄 만한 움직임을 예방한다. 척추뼈의 작은 돌기 부분은 다른 뼈에 연결될 수 있도록 인대가 붙어있다.

척추뼈는 다섯 부분으로 나눠진다(그림 29-4A). 위에서부터 아래까지 차례대로, 7개의 목뼈, 12개의 가슴뼈(갈비뼈에 붙어 있다), 5개의 허리뼈, 5개의 엉치뼈, 그리고 4개의 꼬리뼈로 구성되어 있다. 엉치뼈와 꼬리뼈는 같이 붙어 있고, 골반의 뒷 부분을 형성한다. 각 척추뼈는 *가시돌기(spinous process)*가 있어 사람의 등 중앙을 따라 만져보면 느낄 수 있을 것이다.(그림 29-4B)

가시돌기(spinous process)
척추뼈의 돌기 부분

머리뼈와 뇌 손상

머리덮개 손상

머리덮개는 혈관의 분포가 많아 어떤 손상으로도 출혈이 다량으로 발생할 수 있다. 직접 압박을 적용함으로써, 머리덮개 출혈을 막을 수 있으며 다른 연조직 손상과 마찬가지로 상처를 드레싱하고 붕대를 감는다. 그러나 머리뼈 손상이 의심될 때에는 직접 압박을 적용하는 것에 신중해야 한다. 손상된 부위에 뼈 조각이 나와 있거나 뼈가 함몰되어 보이거나, 뇌가 밖으로 나왔을 때에는 압박하지 말고 대신에 헐겁게 거즈로 드레싱 한다.

핵심 개념
머리뼈와 뇌 손상에 대한 이해 및 응급 처치

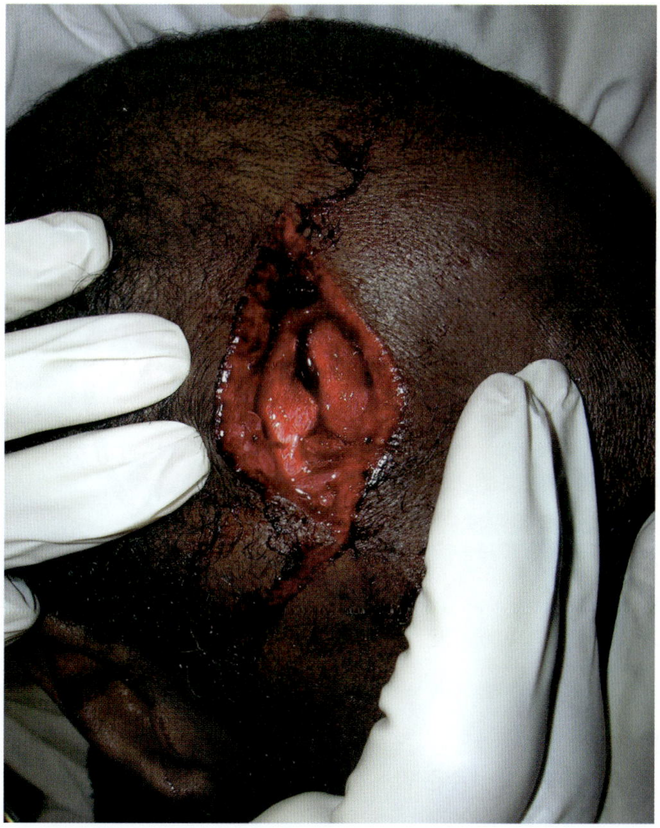

그림 29-5 개방성 머리뼈 골절 *(© Edward T. Dickinson, MD)*

머리뼈 손상

머리뼈 손상 시 머리뼈와 얼굴뼈 골절이 발생할 수 있다. 심할 경우 뇌 손상 또한 초래할 수 있다.

머리뼈 손상은 개방성과 폐쇄성으로 나뉘어진다. 대부분의 손상에서 개방성과 폐쇄성이라는 용어는 피부와 피부아래 조직이 손상되었는가에 관련이 있다. 머리 손상에서 개방성과 폐쇄성 여부는 머리뼈와 연관되어 있다. 머리뼈가 골절되어 그 위의 머리덮개에 열상이 생기게 되면 이 것은 개방성 머리 손상이며(그림 29-5), 만약 머리덮개 열상은 있지만 머리뼈가 손상되지 않았다면 폐쇄성 머리 손상이라 할 수 있다. 실제로, 개방성과 폐쇄성 머리손상을 구별하기 어려운 경우도 있다. 머리덮개의 타박상과 열상이 있는 경우 개방성 머리 손상이라고 생각하는 것이 안전한 방법이다.

메모: 머리뼈 손상이나 뇌 손상이 의심될 경우 척추 손상도 의심해야 한다.

뇌 손상

뇌 손상은 직접 손상과 간접 손상으로 분류될 수 있다. 직접 손상은 개방성 머리 손상시 발생할 수 있는 것으로 부러진 뼈나 다른 것에 의해 뇌에 열상, 찔린 상처, 멍 등을 입는 것이다. 간접 손상은 개방성 또는 폐쇄성 머리 손상시 모두 발생할 수 있다. 간접 손상은 머리뼈의 충격이 뇌로 전해진 것으로 뇌의 간접 손상은 뇌타박상과 뇌진탕이다.

메모: 머리 손상의 가장 우선적이며 중요한 증상은 의식상태의 변화이다. 일부 환자들이 실제로 머리 손상이 있음에도 불구하고, 의식 상태의 변화가 술에 취해서이거나 약물 복용 때문이라고 생각하기 쉽다. 절대로 환자의 변화된 의식상태가 간단하게 술에 취하거나 약물 때문이라고 추측하지 말아야 한다. 항상 철저한 환자평가를 수행한다.

그림 29-6 폐쇄성 머리 손상: 뇌진탕과 뇌타박상

뇌진탕

- 경미한 손상, 대개 뇌 손상을 감지할 수 없다.
- 잠깐의 의식 소실이 있을 수 있다.
- 두통, 어지러움, 짧은 시간 동안의 기억 상실이 흔하다.

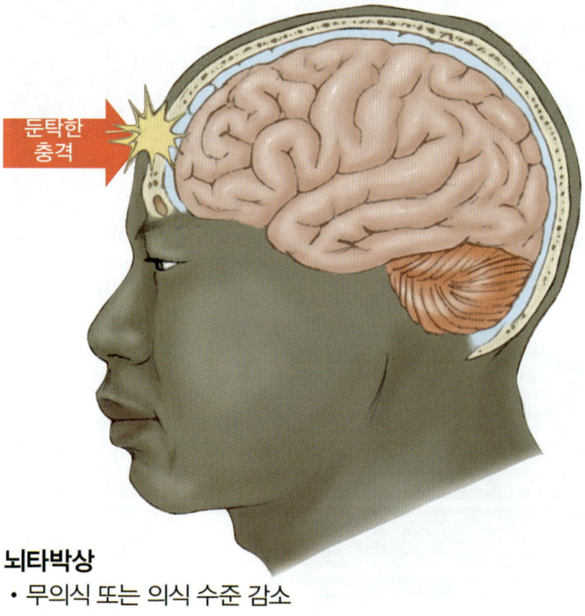

뇌타박상

- 무의식 또는 의식 수준 감소
- 뇌 조직에 멍

외상성 뇌 손상

외상성 뇌 손상은 뇌의 정상적인 기능이 갑자기 손상되는 것이다. 이는 단순한 손상일 수도 있고(예; 뇌진탕), 또는 영구적인 손상일 수도 있다. 질병 관리 예방 본부에서는 미국에서 매년 대략 170만 명이 외상성 뇌 손상을 입는다고 보고하고 있다. 다음은 외상성 뇌 손상의 유형에 대해 설명한 것이다. 응급구조사는 뇌 손상의 유형을 진단할 필요는 없지만, 각 유형별 뇌 손상을 인지하는 것은, 이러한 손상을 입은 환자를 긴급 환자로 식별하고, 적절한 이송 결정을 내릴 수 있게 도와준다.

*뇌진탕. 뇌진탕*은(그림 29-6) 너무 경미해서 환자가 손상을 인지하지 못할 수도 있다. 떨어지면서 머리를 부딪치거나 둔탁한 물체로 머리를 맞았을 때 어느 정도의 힘이 머리뼈부터 뇌까지 전해진다. 이와 같은 경우 대개 뇌의 손상은 보이지 않지만 환자의 의식 소실이 있을 수 있거나 그렇지 않을 수도 있다. 뇌진탕을 경험한 대부분의 환자들은 머리의 타격을 받은 후에 약간 어지러움을 느낄 수도 있으며, 두통은 흔한 증상이다.

뇌진탕(concussion)
명백한 뇌 손상 없는 경미한 폐쇄성 머리 손상

만약 의식 소실이 있을 때는 짧은 시간동안 발생하며 깨어난 후 다시 의식을 잃게 되는 경향은 없다. 때때로 머리에 타격을 받은 후에 목격자는 환자가 "몇 분 동안 멍하게 주저앉아 있었다"라고 말하기도 한다. 사고 당시의 사건 발생에 대한 기억의 상실은 매우 흔한 일이다. 흔한 말로 싸움을 하는 사람은 상대방의 주먹이 날라오는 것을 보지 못했다고 말한다. 이는 사실 상대방이 내지른 주먹을 보았지만 뇌진탕으로 인해 잊어버리게 된 것일 수도 있다.

뇌진탕은 짧은 증상을 보이지만, 명백한 뇌 손상이며 주의를 기울여야 한다. 대부분의 경우 초기에 매우 경미한 증상을 보이나 시간이 지남에 따라 심각한 증상으로 악화된다. 가끔 응급구조사는 뇌진탕이 의심되는 환자를 평가해야 하는 어려운 상황에 마주하게 된다. 이러한 경우, 다음을 평가하여 빠른 결정을 내린다.

질병 관리 예방 본부는 뇌진탕에서 나타나는 증상과 징후를 다음과 같이 설명하였다: 의식 소실, 기억 상실, 반복되는 질문, 의식상태 변화(느려짐, 집중하기 어려움), 불분명한 발음, 두통, 오심, 흐릿하거나 보이지 않는 시야, 불빛 또는 소음에 과민 반응 등. 기억 소실이 없어도 뇌

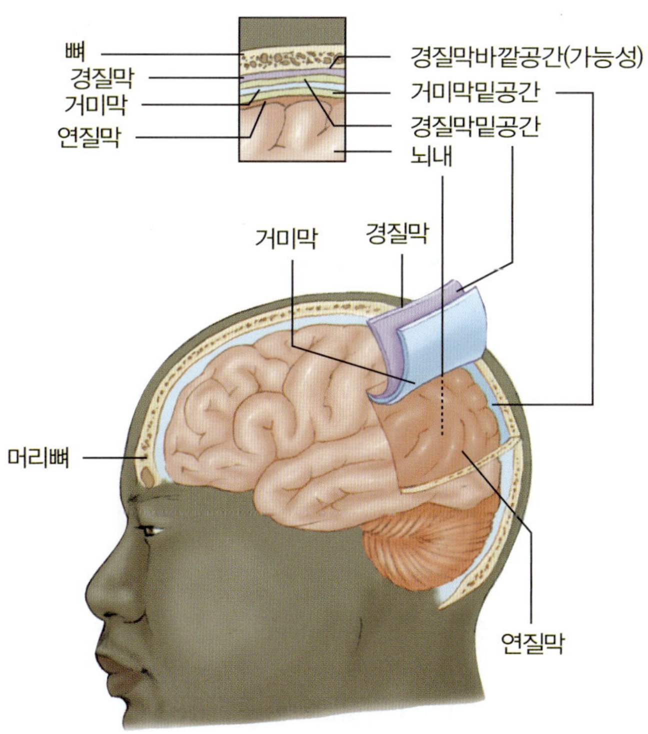

그림 29-7 뇌의 수막

그림 29-8 머리뼈 내 혈종

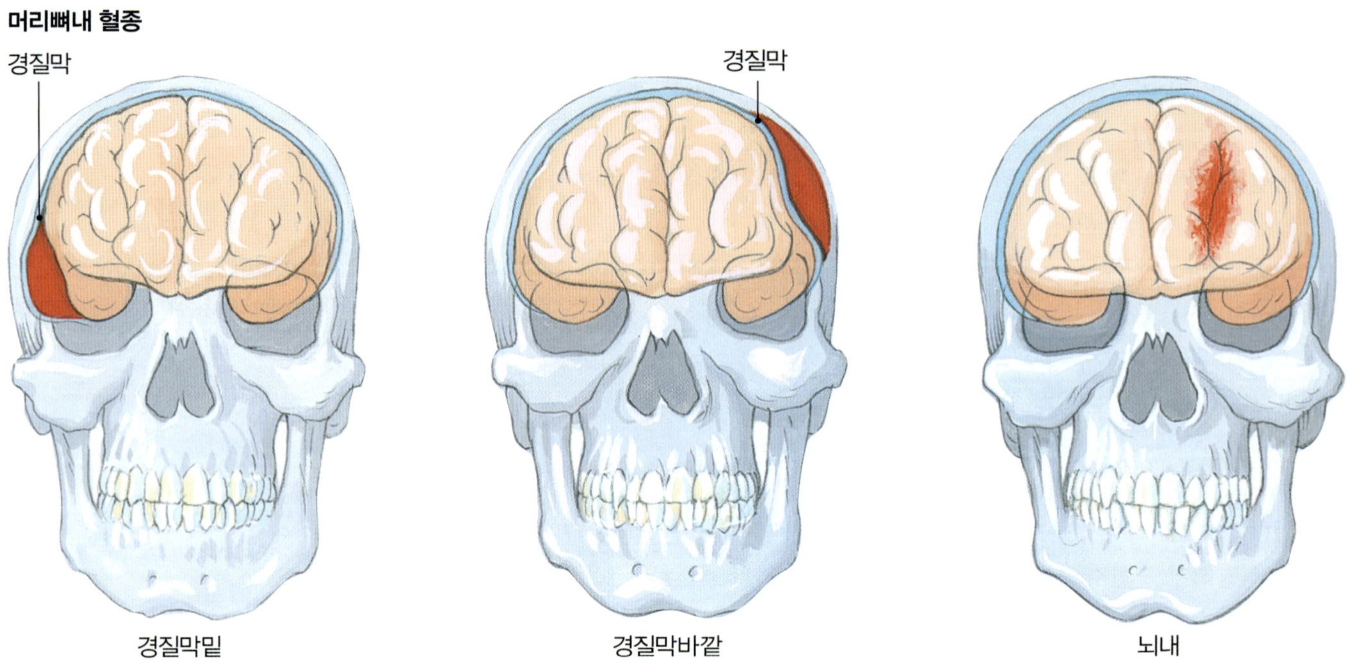

진탕을 배제해서는 안된다는 것을 기억한다. 이러한 증상 및 징후들 중 하나라도 확인될 경우에는, 환자의 의식이 정상일지라도 뇌진탕임을 인지하고, 환자의 평가에 주의하도록 한다.

뇌타박상(contusion)
뇌 손상으로 머리의 혈관을 파열시킬 만한 충분한 힘이 가해진 경우 발생하는 뇌 손상

뇌타박상. 뇌에 멍이 드는, 또는 *뇌타박상*은 폐쇄성 머리손상에서 발생하며 뇌 내 또는 뇌 위의 혈관을 파열시킬 만한 충격을 받은 경우이다. 뇌타박상은 종종 뇌가 머리뼈 내측에 부딪치는 충돌이나 타격으로 발생되며, 충격 받은 부위의 반대편에 충격이 도달했다가 다시 원래 부위로 되돌아온다. 충격 받은 부위에 뇌 타박상이 발생하는 것을 충격 손상(coup injury)이라 하며, 충격 받은 반대편에 나타나는 것을 반충격 손상(countercoup injury)이라고 한다.

뇌열상(laceration)
뇌 손상. 뇌에 베인 상처

뇌열상. *뇌의 열상*은 뇌타박상을 유발하는 것과 같은 정도의 힘에 의해 일어날 수 있다. 머리뼈 안쪽에는 날카롭고 딱딱한 부분이 많기 때문에 뇌가 움직일 경우 열상을 입을 수 있다. 또한 뇌의 열상 또는 찔린 상처는 어떠한 물체가 머리뼈를 관통하면서 야기될 수 있다.

뇌혈종(hematoma)
뇌 손상, 머리뼈 또는 뇌 안에 혈액이 모여 발생

뇌혈종. *혈종*은 조직 내부에 혈액이 고이는 것이다. 머리뼈 내의 혈종은 그것의 위치에 따라 이름 지어진다. 이것은 뇌를 감싸는 막인 경질막의(그림 29-7) 안쪽과 바깥쪽에 있거나 뇌 자체 사이에 있을 수 있다. 경질막아래 혈종은 뇌와 경질막 사이의 혈종이다. 경질막바깥 혈종은 머리뼈와 경질막 사이의 혈종이다. 뇌내혈종은 뇌 속에 혈종을 형성한 것을 말한다(그림 29-8).

머릿속 압력(intracranial pressure)
머리 안의 압력

머릿속 압력

환자의 딱딱한 머리뼈 안은 팽창할 수 있는 공간이 한정되어 있다. 혈종이 발생될 경우 머리뼈 안쪽의 압력이 증가하게 되는데, 이를 머릿속 압력의 증가(ICP)라고 말한다. 이는 혈종과 함께 볼 수 있는 전형적인 과정이다.

증가한 머릿속 압력이 뇌 조직을 압박하면서, 의식 수준 감소와 한쪽 편의 쇠약감(Unilateral weakness) 등과 같은 신경학적으로 비정상적인 증상을 나타낸다.

혈종이 커지며 뇌에 압력을 주면서, 뇌 조직을 밀거나 압박한다. 머리뼈 안은 한정되어 있기 때문에, 이 공간의 압력은 증가하기 시작한다. 이러한 압력은 머리뼈를 압박하여 뇌에 직접

그림 29-9 (A) 겉질제거자세 (B) 대뇌제거자세

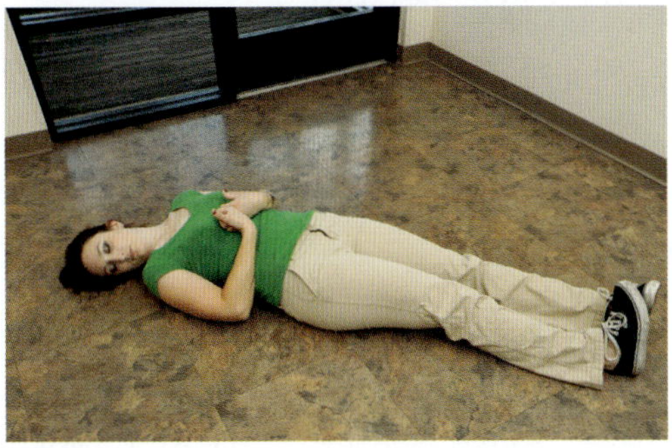

(A)

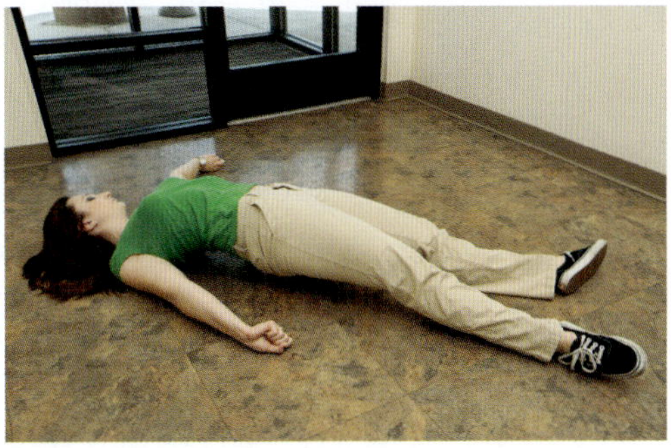

(B)

해를 끼치고, 더 중요한 것은 이러한 압력은 뇌를 통하는 혈류를 감소시켜 뇌조직의 관류를 제한한다는 것이다. 압력이 증가하면, 뇌는 뇌의 아래쪽으로, 즉 큰구멍(foramen magnum)으로 밀려나게 된다.

머릿속 압력의 증가로 발생하는 증상 발현 시간은 출혈의 위치와 머리뼈에 채워지는 혈액의 양에 따라 달라진다. 폭행 또는 추락 등으로 발생할 수 있는 경미한 경질막밑 출혈은 수시간~수일에 걸쳐 증상이 나타나는 반면, 경질막바깥 출혈의 경우 빠르게 나타난다.

머릿속 압력 증가에 따른 신체 반응은 예상가능하다. 신체에서 가장 중요한 것은 뇌의 관류와 산소이다. 머릿속 압력이 증가할 때, 신체는 머리뼈 내의 혈류 저항을 극복하기 위해 혈압이 증가될 것이다. 증가된 혈압은 혈액을 뇌로 보내고, 뇌 조직에 관류시킬 것이다. 이는 머릿속 압력이 증가된 환자에게서 왜 높은 혈압이 관찰되는지에 대한 이유이다.

인체는 또한, 심박수를 느리게 하여 높아진 혈압에 반응한다. 그 결과, 머릿속 압력이 증가된 환자에서 높은 혈압과 함께 느려진 심박수를 볼 수 있다. 또한 뇌가 붓기 시작하면, 미주신경을 압박하여 심박수가 느려질 수 있다. 높은 혈압과 느린 심박수는 머릿속 압력 증가를 가리키는 중요한 단서이다. 이는 또한 쿠싱반사(Cushing's reflex)라고 불린다.

머릿속 압력이 증가하고, 뇌 관류가 감소하면, 뇌 안의 이산화탄소 수치는 증가한다. 이는 뇌조직의 부종을 야기한다. 부종은 머릿속 압력을 악화시키고, 뇌 관류 향상을 위한 혈압 증가 → 뇌 안의 이산화탄소 수치 증가 → 부종 증가의 악순환을 만든다.

혈종이 계속해서 커지게 되면, 부종은 악화되고, 뇌는 큰구멍 쪽으로 밀려나면서 뇌줄기를 압박한다. 뇌줄기는 호흡, 심장박동, 그리고 혈압과 같은 인체의 대부분의 중요한 기능을 조절한다. 이 부분이 압박되면, 의식 변화와 함께 확장된 동공 또는 느린 동공 반응, 증가된 수축기혈압과 감소된 맥박을 볼 수 있다. 뇌줄기 압박은 또한 비정상적 호흡 양상이 흔하게 나타난다. 환자는 빠른 호흡 또는 빠르고 깊은 호흡 다음 무호흡이 발생하는 ***체인-스토크스호흡***과 같은 뚜렷한 양상을 보이기도 한다. 다른 호흡 양상으로는, 뇌줄기의 손상과 병행되는 빠른 호흡 - ***중추신경성 과환기***가 있다. ***실조성 호흡***은 불규칙적이고 예상할 수 없는 호흡 양상이다. 이러한 비정상 호흡들은 머릿속 압력 상승과 뇌의 탈출로 인해 나타나며, 이러한 증상과 징후를 보일 경우 반드시 뇌 손상을 의심해야 한다. 뇌와 뇌줄기가 심각하게 압박 받아 아래로 내려가는 경우(***탈출***), 환자는 겉질제거자세(decorticate) 또는 대뇌제거자세(decerebrate posturing)를 취하게 된다. 이는 신경학적 자세로, 겉질제거자세는 팔과 손목이 굽어지고 다리와 발이 펴지는 상태(그림 29-9A), 대뇌제거자세는 팔과 어깨가 안쪽으로 돌아 펴지고, 손목은 굽은 상태로 다리는 편 상태이다(그림 29-9B). 이 자세는 자발적으로 혹은 통증 자극에 의해 나타난다.

머릿속 압력 증가의 증상과 징후는 대개 즉각적으로 나타나지만, 종종 지연되어 나타나기

체인-스토크스 호흡(cheyne-Stokes breathing)
빠르고 깊은 호흡과 무호흡의 반복 패턴

중추신경성 과환기(central neurogenic hyperventilation)
뇌손상으로 인해 발생하는 빠르고 깊은 호흡 패턴

실조성 호흡(ataxic respirations)
뇌손상으로 흔히 발생하는 불규칙하고 예상 불가능한 호흡 패턴

탈출(herniation)
증가된 머릿속 압력이 뇌의 일부분을 큰구멍쪽으로 눌러 발생하는 현상

도 한다. 경질막바깥 혈종 또는 경질막밑 혈종을 가진 환자는 다음 연속적인 행동들을 보인다. (이는 다른 손상, 출혈 부위, 크기에 따라 다양하다는 것을 기억한다)

1. 환자는 추락하면서 머리를 부딪쳤다. 환자는 처음에 괜찮아 보이거나 또는 잠깐의 의식 소실을 보인다.
2. 환자는 10분 후 약간의 의식 변화를 보인다. 이는 혈종이 대뇌반구(cerebral hemispheres)의 한 쪽 혹은 양 쪽을 압박하기 때문이다.
3. 의식 변화가 점점 심해진다. 환자는 곧 큰 목소리에 신음으로 반응한다. 환자의 혈압은 증가한다.
4. 환자는 이제 모든 자극에 반응을 보이지 않는다. 혈압은 220/106mmHg이고, 맥박은 분당 88에서 분당 54로 떨어지고 있다. 환자의 동공은 비대칭 또는 반응하지 않는다.
5. 호흡은 약간 불규칙해진다. 혈압은 계속해서 증가하고, 맥박은 현재 분당 48회까지 떨어진다.
6. 환자는 대뇌제거자세를 취한다. 환자는 발작 증세를 보인 후 겉질제거자세를 취한다. 환자는 외상센터에 의해 적절한 치료를 받지 못하는 경우 사망한다.

경질막밑 혈종은 12~24시간이 지난 후 증상이 나타난다. 이러한 환자들의 손상 기전은 분명하지 않을 수도 있다는 것을 기억해야 한다. 응급구조사는 머릿속 압력 증가에 동반되는 증상의 양상을 인지할 필요가 있고, 몇 시간 전에 발생했던 손상을 식별하기 위해 환자 평가를 실시해야 한다. 의식 변화가 있는 환자에게 외상이 의심된다면, 외상에 대해 반드시 물어봐야 한다.

환자 평가

머리뼈 골절과 뇌 손상

머리뼈 골절의 증상과 뇌손상의 증상은 매우 유사하며 아래의 목록과 같다(그림 29-10).

- 뼈조각(골편)이 보이거나 뇌조직의 일부가 보이는 경우 머리뼈 골절의 명확한 징후이나 대부분의 머리뼈 골절에서는 이 징후들은 매우 드물다.
- 변화된 의식상태. AVPU 척도(A: 명료, V: 언어자극반응, P: 통증자극반응, U: 무반응)를 이용하여 의식상태를 확인한다. 만약 환자의 의식이 명료하다면 사람, 장소, 시간에 대한 지남력을 확인한다. 일부 응급의료체계에서는 이 단원의 후반부에 기술된 글래스고 혼수척도(GCS)를 사용하기도 한다.
- 머리덮개나 이마의 깊은 열상과 심한 타박상 또는 혈종이 있을 경우, 상처 깊이를 알기 위해 상처를 벌려 보거나 탐침으로 살펴봐서는 안 된다.
- 머리뼈의 함몰과 변형, '거위 알'과 같은 큰 부종 또는 머리뼈 모양의 어떤 비정상적인 변화
- 머리손상 부위의 심각한 통증. 두통에서부터 심각한 불편감까지의 통증을 느낄 수 있다. 손상부위를 손가락 끝으로 촉진하지 않는다. 이것은 손상 부위 안으로 뼈 조각을 밀어 넣을 수 있기 때문이다.
- "배틀 징후". 귀 뒷부분의 타박상(후기징후) (그림 29-11)
- 동공이 빛에 반응하지 않거나 양쪽 동공이 같지 않은 경우(그림 29-12)
- "너구리 눈" 검은 눈이나, 양쪽 두 눈 아래 연조직이 변색된 것(후기 징후)
- 한쪽 눈이 움푹 들어간다.
- 눈이나 코에서, 아니면 두 군데 모두에서 출혈이 있다.
- 눈이나 코에서, 아니면 두 군데 모두 맑은 액이 흐른다.
- 성격의 변화는 불안정부터 흥분된 행동까지 나타난다(주요 징후).
- 혈압상승과 맥박수 감소(쿠싱반사)

- 불규칙한 호흡양상
- 체온상승(염증이나 감염 또는 체온조절 중추의 손상으로 인한 후기 징후)
- 한쪽 눈 또는 양쪽 눈에서 나타나는 복시현상이나 뿌옇게 보임
- 손상된 청력과 귀 울림 현상
- 평형문제, 환자는 눈을 감고 서지 못하거나 걸을 때 비틀거린다(눈을 감고 서거나 걷도록 시험하면 안 된다).
- 분출성 구토
- 겉질제거자세 또는 대뇌제거자세
- 몸의 한쪽에 발생하는 마비나 불구
- 발작
- 악화된 활력 징후

영아를 제외하고서는 일반적으로 혈액손실로 인한 쇼크(저관류)는 머리 손상의 징후가 아니라는 사실에 유의한다. 성인의 머리내 공간에는 쇼크를 일으킬 만한 다량의 출혈이 일어날 수 있는 공간이 없다. 만약 쇼크를 동반한 머리손상이라면, 신체의 다른 부분에서 출혈이 있는지를 찾아보아야 한다.

머리뼈와 뇌손상의 가능성은 많은 요인들을 고려해야 하므로 명확하게 결정하기가 매우 힘들다. 그러므로, 머리손상의 가능성이 있는 손상기전과 손상 부위의 위치에 따라 머리뼈 손상 또는 뇌손상을 의심해야 한다.

결정 포인트

- 환자는 위험한 또는 잠재적으로 위험한 머리 손상을 입었는가? 이 환자는 외상 센터로 이송되어야 하는가?
- 환자의 주호소와 손상기전은 척추 고정이 필요한가?

환자 처치

그림 29-10 머리뼈 골절 혹은 뇌손상의 징후

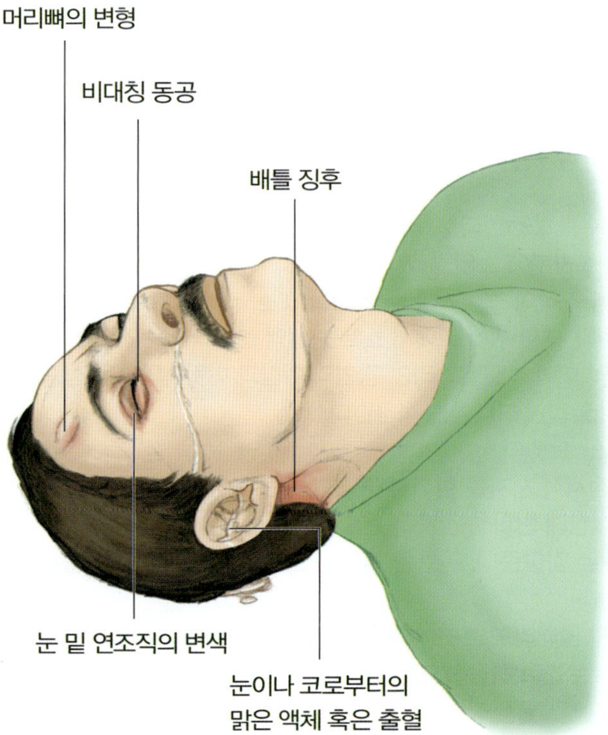

그림 29-11 배틀 징후(© Edward T. Dickinson, MD)

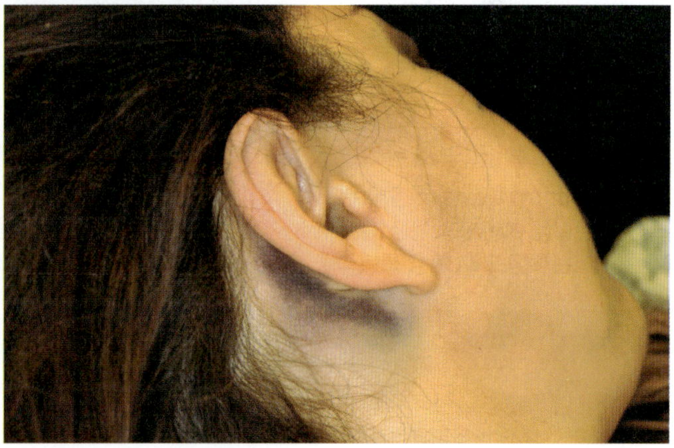

그림 29-12. 비대칭 동공

(© Edward T. Dickinson, MD)

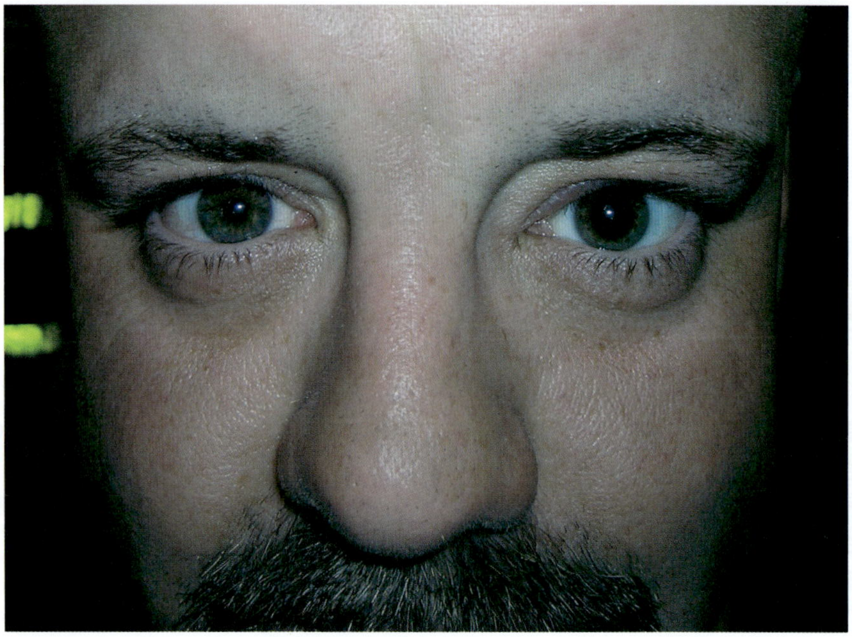

머리뼈 골절과 뇌 손상

일차 손상에 의해 손상 받은 뇌 조직을 위해 해야 할 몇가지 처치들이 있다. 응급구조사들이 출동했을 때에는 이미 초기 손상을 처치하기에는 늦는 경우가 다반사이다. 그러나 응급구조사는 저산소증을 예방하고 이차 손상을 일으킬 수 있는 부적절한 이산화탄소 수치를 교정할 수 있다. 기도와 호흡의 관리, 빠른 이송을 우선순위에 두도록 한다. 처치의 중요한 요소들은 다음과 같다:

1. 적절한 표준예방조치를 취한다.
2. 척추 손상을 의심한다. 환자를 처음 접하자 마자 손으로 머리와 목을 고정하고, 기도개방을 위해 턱밀어올리기법을 시행한다. 의식이 없는 환자일 경우 목을 과신전하지 않고 입인두기도기를 삽입한다. 환자가 구토할 수 있으므로 흡인장비를 준비한다.
3. 기도를 개방하고 유지한다. 의식이 없는 환자의 경우 입인두기도기를 삽입한다. 환자가 구토할 것을 대비하여 흡인기를 준비한다. 환자는 의식 상태가 변화하면서, 환자의 기도 유지 능력은 소실된다는 것을 기억한다. 기도 관리에 대한 고려는 계속해서 주의한다.
4. 무의식 환자의 호흡 변화를 감시한다. 만약 호흡이 부적절한 경우, 인공 환기를 제공하되 과환기는 피하도록 한다. 분당 10-12회의 환기 수를 유지한다. 만약 환자의 호흡이 적절하다면, 비재호흡마스크로 고농도의 산소를 제공한다.
5. 경성 경추보호대를 착용시켜 목과 척추를 고정한다. 그리고 상황에 따라 정상 구출법 또는 신속 구출법을 택할지 결정한다(이 단원의 후반부에 논의될 것이다).
6. 출혈을 조절한다. 만약 손상부위에 뼈 조각이 보이거나 뼈의 함몰 또는 뇌가 밖으로 탈출한 경우에는 직접 압박을 적용해서는 안 된다. 또한 귀나 코에서 흐르는 혈액 또는 뇌척수액의 흐름을 멈추려는 시도를 해서는 안 된다. 만약 머리뼈 골절이라면 감염의 위험과 머릿속압력을 상승시키게 된다. 그러므로 거즈를 사용하여 헐겁게 드레싱을 적용한다.
7. 환자를 안정시킨다. 이것은 매우 중요할 수 있다.
8. 의식이 있는 환자와 대화를 나누어 정서적 지지를 한다. 환자에게 질문하여 집중할 수 있게 한다. 이 절차 또한 여러분이 환자의 의식상태 변화를 감지하는데 도움을 줄 것이다.
9. 개방된 상처는 소독하고 밴드나 붕대로 감아준다. 관통된 물체는 모두 고정시킨다(박힌 물체나 뼈 조각은 절대로 제거하지 않아야 한다).
10. 환자가 현재 쇼크의 징후가 나타나지 않더라도 쇼크에 대한 관리를 해야 한다. 그러나 현재 쇼크의 징후가 보이지 않고 지역내 프로토콜이 허용하지 않으면 환자의 다리를 올리지 않으며 과보온은 피하도록 한다.

11. 구토에 대비해야 한다. 흡인기구를 사용할 준비를 한다.
12. 즉각적으로 환자를 이송한다.
13. 병원으로 이송 중에도 5분마다 활력징후를 측정한다.

뇌 손상의 유형(경질막밑 또는 경질막바깥등)을 정확하게 결정하는 것은 필수가 아니라는 것을 기억한다. 외상성 뇌손상의 징후와 증상을 인지하고, 이차 뇌 손상을 예방하기 위한 적절한 치료가 무엇보다 중요하다.

결정 포인트

- 환자는 머릿속 압력 증가 양상을 보이는가?

만약 환자 손상의 심각성을 확신하지 못하거나, 목뼈 손상의 증거가 있거나, 머리손상의 환자가 무의식 상태라면 환자는 긴 척추고정판으로 고정시켜야만 한다. 일부 머리손상을 가진 환자들은 갑작스럽게 구토를 할 수 있다. 대부분의 구토는 구역질 증상이 없는 구토를 하며 이러한 구토를 분출성 구토(강하게, 뿜어내는 듯한 구토)라 한다.

박힌 물체가 있는 머리뼈 손상

머리뼈에 어떤 물체가 관통되었다면 이 물체를 제거하지 않아야 한다. 그 대신에 두껍고 크게 드레싱을 적용하여 그 자리에 물체를 고정한다(드레싱에 대한 자세한 내용은 "연조직 외상" 단원을 참고하도록 한다). 이것은 환자를 처치하는데 있어서 물체의 우발적 움직임을 최소화 하는데 있다.

긴 물체에 찔린 경우는 그 물체를 자르거나, 짧게 하기 전까지 환자의 이송이 불가능할 수 있다. 물체의 주위를 두껍게 드레싱 하고, 조심스럽게(그리고 단단하게) 물체의 절단 부위 양쪽을 단단하게 고정한다. 박힌 물체를 자를 때에는 물체가 움직이거나 진동하지 않게 할 수 있는 기구를 사용해야만 한다. 정교하면서도 날카로운 휴대용 쇠톱을 사용할 때 열이 적게 발생하도록 조심스럽게 다루어야 한다. 박힌 물체를 잘라야만 하는 상황이 생긴다면 의학적 지침이나 지도 의사에게 자문을 구해야 한다.

얼굴과 턱의 손상

얼굴뼈 골절은 보통 충격에 의해 야기되며 야구 방망이에 얼굴을 맞거나, 자동차의 앞 유리에 부딪힌 경우와 같은 상황에서 발생한다. 뼈조각이 인두의 뒤쪽에 박힐 수 있으며 이것은 기도 폐쇄를 야기할 수 있다. 또한 다량의 출혈과 피떡, 부러진 이빨, 입천장의 분리 등에 의해서도 기도 폐쇄가 발생할 수 있다. 그림 29-13은 (A) 얼굴 열상 (B) 얼굴 골절의 징후를 보여준다.

메모: 얼굴은 머리뼈의 일부분이다. 얼굴에 충격이 가해졌을 때 뇌손상이 동반될 수도 있다. 이러한 환자의 처치는 다른 머리뼈 손상 또는 뇌 손상 환자와 동일하게 치료해야 한다.

아래턱뼈는 골절뿐 아니라 탈구되기도 쉽다. 얼굴뼈 손상에서와 마찬가지로 통증, 변색, 부종, 얼굴의 변형 등이 나타날 수 있다. 게다가 아래턱뼈가 손상되거나 탈구될 때는 환자는 아래턱을 움직일 수 없고, 말하는데 어려움을 호소한다. 윗니와 아랫니의 정렬이 망가지고 치아 주변에 출혈이 있기도 한다(그림 29-14).

얼굴뼈 골절에서 첫 번째로 고려해야 하는 것은 환자의 기도유지이다(그림 29-15). 기도에 있는 이물질이나 혈액을 제거하기 위해 흡인할 준비를 해야 한다. 척추 손상의 가능성이 있으므로 턱밀어올리기법을 이용해 기도를 개방시켜야 하며 다량의 출혈을 조절해야 한다("연조직 외상" 단원에서 이물질이 뺨에 박힌 환자에 대한 처치를 참고한다). 경성 경추보호대를 착

그림 29-13 얼굴 손상 (A) 복합적 입안-얼굴 손상 (B) 얼굴 골절의 징후 *(Photo: © Edward T. Dickinson, MD)*

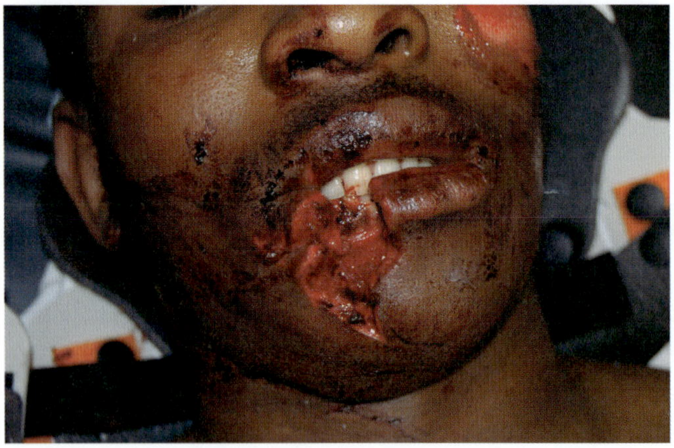

(A)

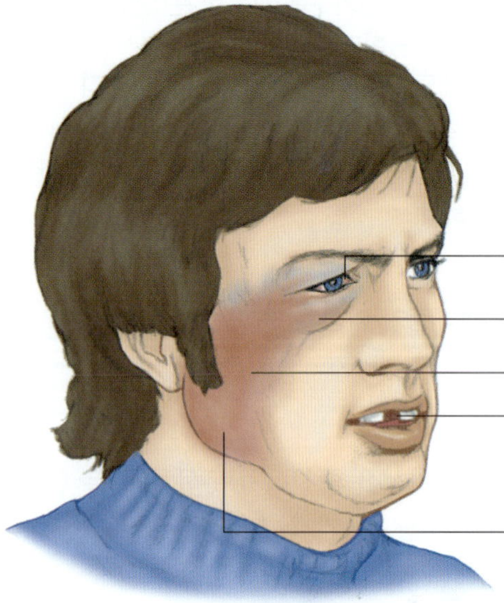

(B)

용시키고 척추고정판에 환자를 고정한다. 가능하다면 환자의 입안 이물질을 배출하기 쉽도록 자세를 취하도록 하고 쇼크에 대한 처치를 한다.

비외상성 뇌손상

뇌손상 징후의 대부분은 뇌 내부에서 일어난 출혈 또는 피떡과 같은 것에 의해 야기될 수 있다. 비외상성 머리손상의 징후는(외부적 외상에 의해 야기된 것이 아닌) 외상의 흔적과 손상 기전이 없는 것을 제외하고는 외상성 뇌손상과 유사할 것이다.

그림 29-14. 얼굴 손상 (A) 개방, 변형된 아래턱뼈 골절 (B) A 손상의 CT 촬영 영상 *(Both: © Edward T. Dickinson, MD)*

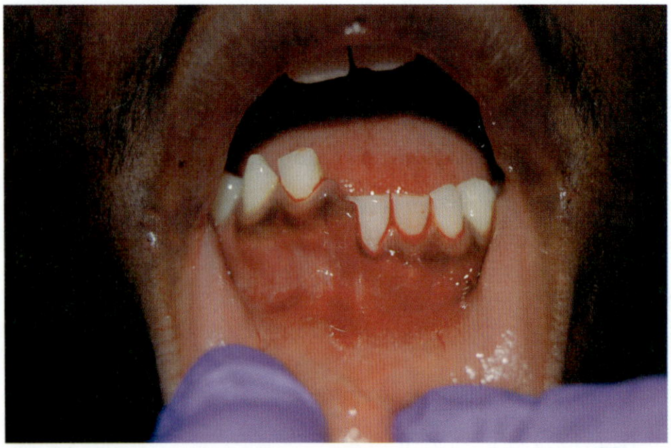

(A)

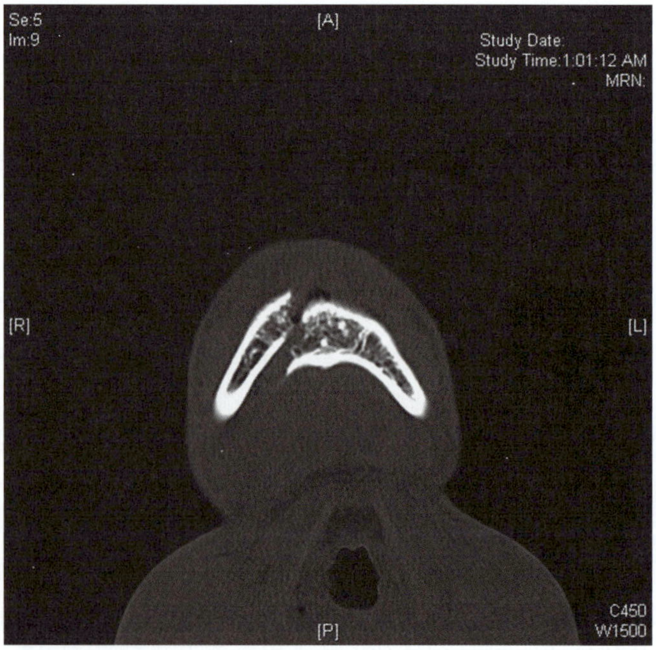

(B)

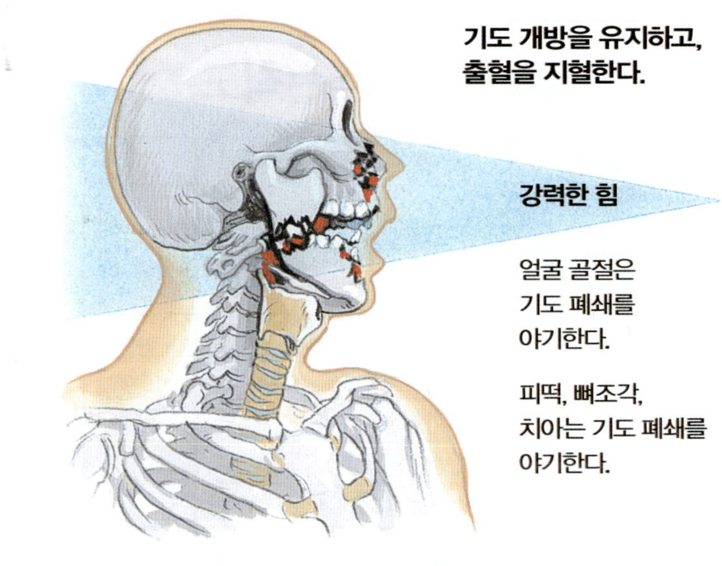

그림 29-15 얼굴 골절의 합병증

글래스고 혼수척도

모든 머리손상 환자들은 이송 중에도 지속적으로 관찰해야 한다. 환자가 구토하거나 발작을 일으킬 경우에 대해 준비해야 한다. 여러분이 관찰하여 보고하는 사항은 병원 내 의료인들의 처치에 대단히 중요하다. 악화의 초기 징후는 매우 미약한 의식 수준의 변화를 발생시키기 때문에 환자를 잘 관찰하지 않는다면 간과할 수 있다.

일부 응급의료체계에서는 지속적인 신경학적 평가를 위해 글래스고 혼수척도(GCS)와(그림 29-16) AVPU척도를 사용한다. 몇몇 응급의료체계에서는 GCS점수가 8 이하인 환자들은 이송 시간이 30분 이내라면 즉각적으로 외상센터로 이송하도록 하고 있다. 글래스고 혼수척도(GCS) 사용시 다음 사항을 기억한다.

메모: GCS점수를 계산하기 위해서 현장에서 추가적인 시간을 소비하면 안 된다. 현장에서 지체되는 시간을 피하기 위해 GCS점수는 병원 이송 중에 계산한다.

- **눈뜨기 반응(Eye opening).** 자발적 눈뜨기 반응이란 응급구조사가 아무런 조치도 하지 않았는데 환자가 자발적으로 눈을 뜨는 것을 의미한다. 환자가 눈을 감고 있다면 "눈을 뜨세요" 라고 말하고 지시에 따르는지를 확인한다. 보통 정도의 음성으로 말하며, 환자가 반응하지 않는다면 크게 소리쳐서 말한다. 그럼에도 불구하고, 환자가 여전히 눈을 감고 있는 경우는 통증자극을 주어야 한다(발가락을 꼬집거나, 손바닥과 발바닥을 긁어보고, 복장뼈 부위를 문지른다). 일부 눈의 손상이나 얼굴 손상에서는 손상으로 인해 눈을 뜨지 못하는 경우도 있다. 만약 국소적 손상보다 더 큰 손상이 있을 경우에는 환자에게 눈을 떠보라고 지시하지 않아야 한다.
- **언어 반응(Verbal response).** 환자의 언어반응을 평가할 때에는 다음의 기준을 따른다.
  - **지남력 정상.** 환자는 일단 깨어 있을 경우 자신이 누구이고 어디에 있는지 무슨 요일인지를 말할 수 있다. 이 세 질문에 모두 정확하게 대답하는 사람은 AVPU 척도에서 명료(A)에 해당한다.
  - **혼란스러움.** 환자가 위의 질문에 대해서 대답하지 못하지만, 이해할 만한 단어나 문장을 말할 수 있다.
  - **부적절한 언어.** 환자는 한 단어나 여러 단어를 말하거나 소리친다. 대체적으로 이때 신체적 자극이 요구되며 특정 질문이나 상황에 맞지 않는 말을 하기도 한다. 환자는 종종 욕

그림 29-16 글래스고 혼수척도

글래스고 혼수척도

눈뜨기 반응	자발적	4	
	음성에 반응	3	
	통증에 반응	2	
	반응 없음	1	
언어 반응	지남력 정상	5	
	혼란스러움	4	
	부적절한 언어	3	
	이해 불가능한 소리	2	
	반응 없음	1	
운동 반응	지시에 따름	6	
	통증부위 인식	5	
	통증 회피 반응	4	
	비정상적 굴곡 반응	3	
	팔다리 신전 반응	2	
	반응 없음	1	
GCS 점수 총계			

설을 하기도 한다.

- **이해할 수 없는 소리.** 환자는 중얼거리거나 끙끙대거나 또는 신음소리의 반응을 낸다.
- **반응 없음.** 반복적인 언어 또는 신체적 자극에도 환자는 말하거나 어떠한 소리도 내지 않는 경우이다.

- **운동 반응(Motor response).** 운동반응을 평가하기 위해 다음의 기준을 따른다.
  - **지시에 따름.** 환자는 지시를 이해할 수 있으며 그 지시에 따른다. 예를 들어 환자에게(적절한 때에) 두 손가락을 잡아보라고 할 수 있다.
  - **통증부위 인식.** 환자가 지시에 따르지 않을 경우 손톱을 5초간 눌러보거나 복장뼈를 세게 눌러본다. 이때 환자가 여러분의 손을 밀어내려 하는지 눈여겨 본다. 손상된 부위는 누르지 않는다. 만약 환자가 호흡이 어려울 경우에는 복장뼈를 누르지 않는다.
  - **통증 회피 반응.** 통증을 느낄 수 있을 만한 자극을 준 후 팔꿈치를 구부리는지, 환자가 천천히 움직이거나 뻣뻣한 모습을 하거나 환자가 팔과 손으로 자기 몸을 잡는지 또는 한쪽면의 팔다리가 마비되는지(편마비 자세) 유의한다.
  - **통증 후 자세.** 통증자극을 주면 팔과 다리가 신전되거나, 팔다리의 움직임이 명확하게 뻣뻣하거나 어깨와 아래팔이 안쪽으로 회전하는지 확인한다.
  - **반응 없음.** 반복적인 통증자극에도 환자는 찡그리거나 다른 어떤 움직임도 보이지 않는다.

목 손상

인체의 몇몇 큰 동맥들과 정맥들은 목의 표면 가까이에 있다. 그 결과, 목에서의 출혈은 빠르게 생명을 위협할 수 있다. 목의 상처로부터 발생하는 다량의 출혈은 가장 먼저 치료되어야 한다. 또한 큰 정맥의 압력은 대기압 보다 낮다. 그러므로 대기의 공기가 혈관으로 빨려 들어가 *공기색전증*(공기 방울)을 야기할 수 있다. 공기색전은 허파로 이동되어 산소와 이산화탄소의 교환 능력과 허파 순환을 방해한다. 이러한 상태를 *폐색전증(pulmonary embolism)*이라 부르고, 이는 심장정지를 야기할 수 있다.

전쟁상황에서는 어쩔 수 없이 목 손상에 직접 압박을 가하지만, 일반적인 상황에서는 이러한 행동은 금지된다. 직접 압박은 목 손상으로부터의 출혈을 처치하는데 좋은 방법이지만, 호흡을 방해할 수 있다. 심각한 출혈이 있는 경우, 즉각적으로 지혈하는 것이 일차적이고, 큰 혈관에 공기가 들어가지 않도록 예방하는 것이 이차적이다.

핵심 개념
목의 손상에 대한 이해 및 응급 처치

공기색전증(air embolism)
혈류 내 공기 방울

폐색전증(pulmonary embolism)
공기 방울 또는 피떡에 의해 허파의 혈액 순환이 막힘

환자 평가

개방성 목 손상

목의 주요 동맥 또는 정맥에 심각한 손상을 입은 경우, 이는 생명을 위협하는 출혈을 야기한다.

환자 처치

개방성 목 손상

목 손상을 입은 환자에게 다음과 같은 응급처치를 제공하도록 한다(절차 29-1):

1. 기도를 개방한다
2. 장갑을 착용한 후 손상 부위에 손을 댄다.
3. 손상 부위에 폐쇄 드레싱을 적용한다. 드레싱은 손상부위에 공기가 빨려 들어가지 않도록 두꺼워야 하고, 손상 부위보다 대략 5cm 더 넓게 만든다. 드레싱의 모든 면에 테이프를 붙인다.
4. 시간이 된다면, 폐쇄 드레싱 위에 드레싱을 적용한다.
5. 지혈이 필요한 경우 압박을 적용한다. 지혈을 위한 지혈제 사용을 고려한다. 양쪽의 목동맥을 동시에 압박하지 않도록 주의한다.
6. 지혈되면, 드레싱 부위에 붕대를 감는다. 기도 또는 목의 동맥과 정맥들이 조이지 않도록 유의한다.
7. 만약 손상기전이 목뼈손상을 의심케 한다면, 목뼈와 척추를 고정한다.

척추 손상

척추 손상은 평가와 처치에 특별한 도전이 요구된다. 비록 다른 근육뼈대 손상과 비슷한 방법이지만, 척추 손상은 척수 신경에 손상을 미칠 수도 있으므로 더 위험하다. 척추의 뼈, 인대, 그리고 골격이 손상되면, 척수 또한 손상 받는다. 비록 척추 손상의 대부분의 예는 척수 손상을 일으키지 않지만, 위험성에 대해서는 항상 고려되어야 한다.

척주 손상은 뼈가 변형된 골절 또는 변형되지 않은 골절, 탈구, 근육 염좌, 디스크 손상, 압박 등이 있을 수 있다. 척추 손상은 척수나 척추신경의 손상 없이도 일어날 수 있지만 변형 골절과 탈구가 발생할 경우 척수, 디스크나 척추신경이 심각하게 손상될 수도 있다.

핵심 개념
척추 손상에 대한 이해 및 평가와 응급 처치

절차 29-1 개방성 목 손상의 드레싱

먼저 표준예방조치를 취한다.

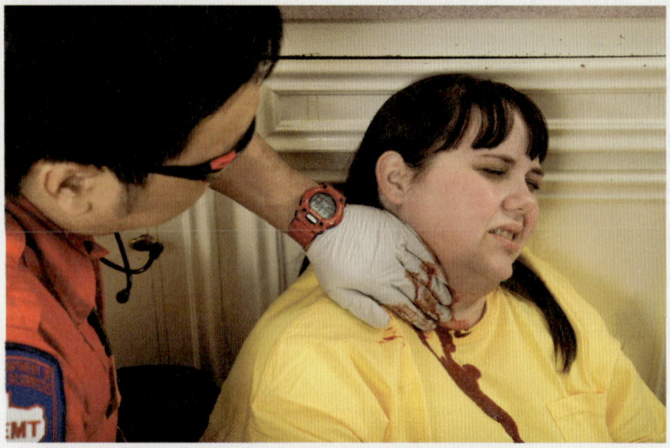

1. 시간을 지체시키지 않는다! 장갑을 착용한 손을 상처부위에 댄다.

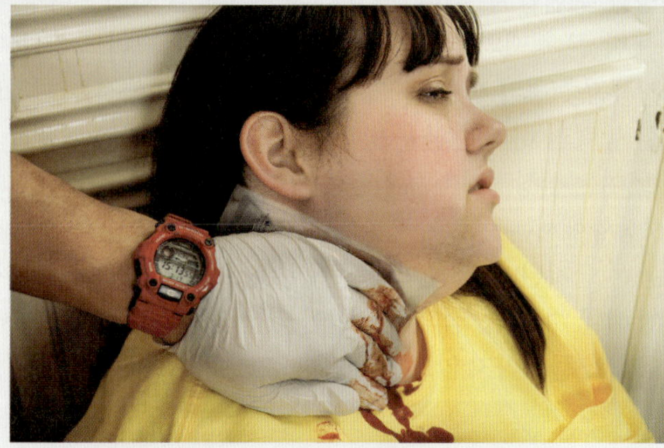

2. 손상 부위에 폐쇄 드레싱을 적용한다. 드레싱은 손상 부위에 공기가 빨려 들어가지 않도록 두꺼워야 하고, 손상 부위보다 대략 5cm 더 넓게 만든다. 필요한 경우 직접 압박을 적용하여 출혈을 조절한다.

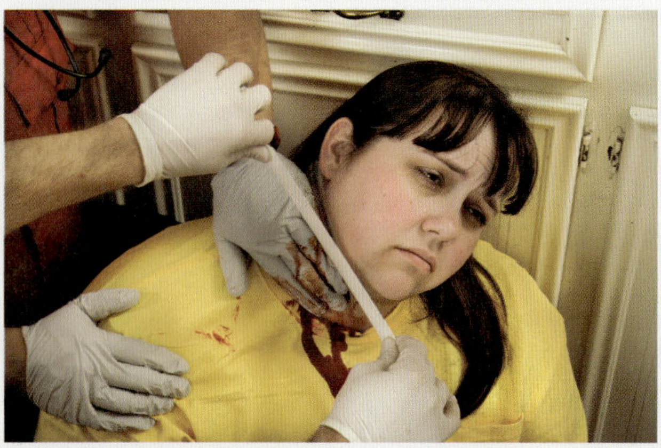

3. 드레싱의 모든 면에 테이프를 붙인다.

메모: 시연을 위해 환자의 자세는 직립자세로 있다.

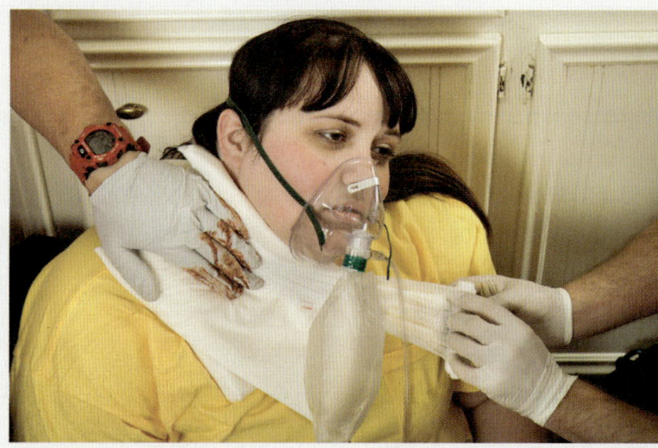

4. 폐쇄 드레싱 위해 큰 거즈로 드레싱을 덧대준다. 드레싱 위에 붕대를 대고, 손상 부위의 반대쪽 팔 아래까지 8자 모양으로 감는다. 환자의 목을 둘러 붕대를 감지 않는다.

척수는 다른 조직들이 손상 받는 방법처럼 찰과상, 무딘 손상, 혹은 찢김 손상을 받을 수 있다. 물리적인 힘을 받자마자 발생하는 손상을 일차 손상이라고 한다. 불행히도, 일차 손상은 종종 재생이 불가능한 결과를 가져온다. 척수의 신경조직은 잘 치유되지 않고, 손상 받을 경우 신경 전달 기능을 영구적으로 상실하는 경향이 있다. 척수의 손상은 마비와 같은 신경학적 기능 상실을 초래한다. 잠재적으로 척추에 엄청난 손상이 가해지면, 특별한 평가와 처치가 시행되어야 한다.

척수에 가해진 이차 손상 역시 위험하다. 이 손상은 처음 충격 이후에 발생되지만 일차 손상과 같거나, 혹은 더 심한 손상을 야기할 수 있다. 이차 손상은 대부분 뼈가 손상된 채 움직였을 때 발생한다. 실제로 이차 문제의 이러한 유형에 대한 증거는 매우 적다. 그러나, 우리는 저산소증, 쇼크, 척수의 부종, 그리고 저혈당이 척추 손상에 엄청난 손상을 가할 수 있다는 것을 알고 있어야 한다.

일차 및 이차 손상의 위험성 때문에, 응급구조사는 외상을 입은 모든 환자에게서 척추 손상의 가능성을 배제해서는 안된다. 이는 외상 환자는 모두 척추 손상을 가진다는 의미가 아니라, 잠재적인 척추 손상을 고려하여 처치에 적절한 결정을 내릴 수 있도록 환자 평가 동안 신체적으로 혹은 손상 기전을 찾아야 한다.

신체의 어느 부위에서든 심한 외상이 있을 경우 척추 손상을 고려해야 한다. 척추 손상은 머리, 목, 등의 손상과 관련이 있으며 가슴, 복부, 골반손상과도 관련이 있을 수 있다. 심지어 강력한 힘에 의해 팔이나 다리에 손상을 입은 경우도 척추 손상이 함께 일어날 수 있다.

응급구조사는 척추 손상 의심 환자를 현장에서 척추 손상 가능성을 배제해서는 안된다. 척추 손상을 입은 환자임에도 불구하고, 척추를 고정하지 않아 악화되면 통증과 고통, 장애나 비용이 매우 높을 수 있기 때문에, 응급구조사는 보다 높은 중증도 분류로 적절한 처치를 제공해야 한다.

잠재적인 척추와 척수 손상 인지하기

척수 손상은 대단히 위험한 결과를 가지고 오므로, 외상 환자를 평가할 때는 항상 이러한 유형의 손상을 의심해야만 한다. 하지만 매년 6백만 명 정도가 머리, 목, 그리고 허리 손상을 입지만 12,000명 정도만 척수 손상을 동반한다는 통계가 있다. 이는 많은 사람들이 척수 손상 없이 척주 주위에만 손상을 입는 다는 의미이다. 응급구조사는 위험이 높은 환자를 식별하고, 적절한 처치 결정을 내리기 위해 환자 평가를 실시해야 한다.

잠재적인 척추 손상을 식별하는 것은 손상기전과 환자의 신체적 상태 평가로 시작된다. 기전은 손상에 가해진 에너지와 힘을 확인하기 위해 평가된다. 손상 기전을 확인하는 것은 어떤 척추에 손상을 입었는지 알게 해준다. 손상 기전만으로는 손상에 대해 정확한 정보를 얻을 수 없으므로, 환자 평가와 함께 진행해야 한다. 손상 기전을 사용하여 손상을 의심하고 신체 평가를 통해 확인한다.

척추 손상 기전

척추는 잘 보호되어 있지만, 외상의 힘은 종종 방어 기전을 넘을 수 있다(그림 29-17). 척수 손상의 가능성을 평가하기 위한 준비는 어떤 척주가 손상을 받았는지에 대한 기전에 대해 생각하는데 도움을 준다.

척추는 대부분 정상운동 범위를 넘어 과도하게 움직이면서 힘을 받았을 때 에너지에 의해 손상 받는다. 이러한 움직임은 골절, 척추뼈의 탈구, 척추관의 분열을 일으키고, 또한 뼈 조각이 척수로 들어가 척수에 손상을 입힐 수도 있다. 굽힘(Flexion)과 신전(extension) 손상이 가장 흔하다. 이는 목이 정상범위보다 더 굽혀지거나 신전 되는 것을 말한다. 이 손상 유형은 목뼈에서 매우 흔하게 발생하며, 무거운 머리가 목에 힘을 가하면서 발생한다. 채찍 손상(whiplash injury)은 과굽힘과 과신전 시 흔하게 발생하는데, 이는 자동차의 후방 충돌 시 머리와 목이 채찍질처럼 순간적으로 빠르게 뒤로 젖혀졌다가 앞으로 돌아와 목과 그 주변 신경, 근육, 인대 등을 다치는 부상을 말한다(그림 29-18).

종종 척추는 스포츠 손상처럼 과도하게 꺾이거나 과회전 되면서 압박된다(이는 축부하 손상으로 알려져 있다). 척추를 과도하게 당길 때 "당김" 손상이 야기되는데 이 척추 손상의 기전은 목을 맨 상태에서 일어난다. 관통상 또한 척추뼈의 당김 손상을 야기할 수 있고 척수에 손상을 준다. 응급의료체계에서는 응급구조사가 잘못된 환자 들기 방법으로 디스크 손상 또는 가쪽 굽힘 손상을 입을 수 있다.

척추의 몇몇 부분은 다른 곳 보다 더 손상에 민감할 수 있다. 가슴뼈는 갈비뼈와 연결되어 있어 다소 부목을 댄 것 같은 효과를 주기 때문에 매우 강한 충격이나 총상의 경우가 아

그림 29-17 상체의 손상 기전

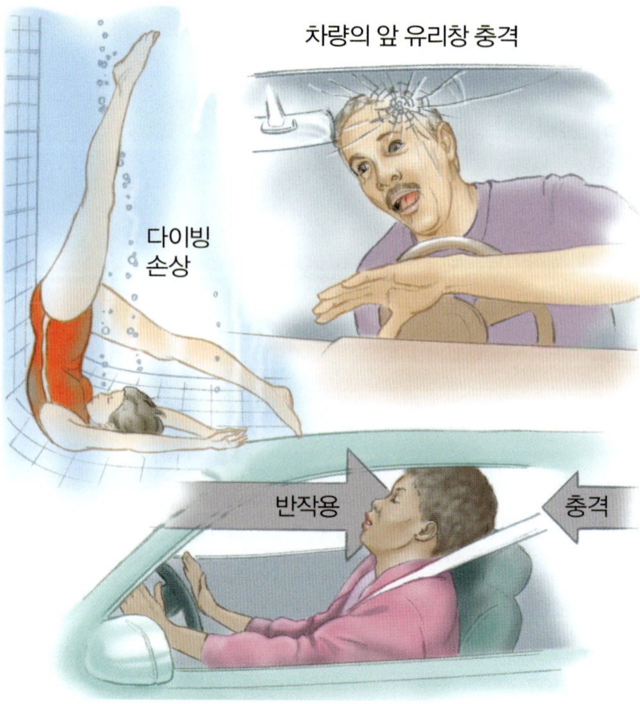

그림 29-18 대개 채찍 손상은 자동차의 후방 충돌 사고에서 머리 받침대가 적절하게 조절되지 않았거나 없을 경우 발생한다.

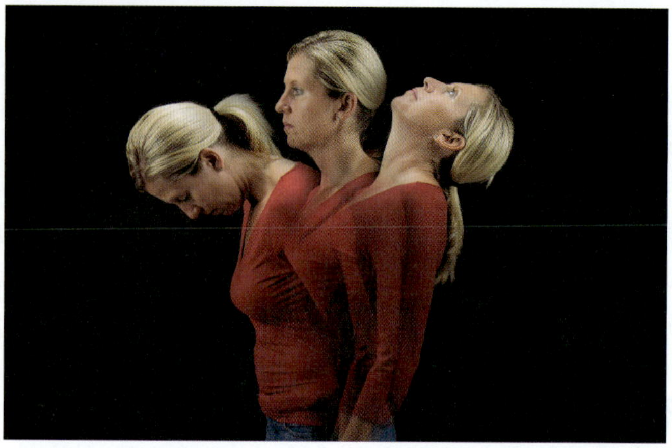

그림 29-19 척추의 많은 부분들은 손상 받기 쉽다. 황소에 받치는 척추 손상은 흔히 볼 수 없는 손상 기전일 것이다.
(© Kevin Link/CMSP)

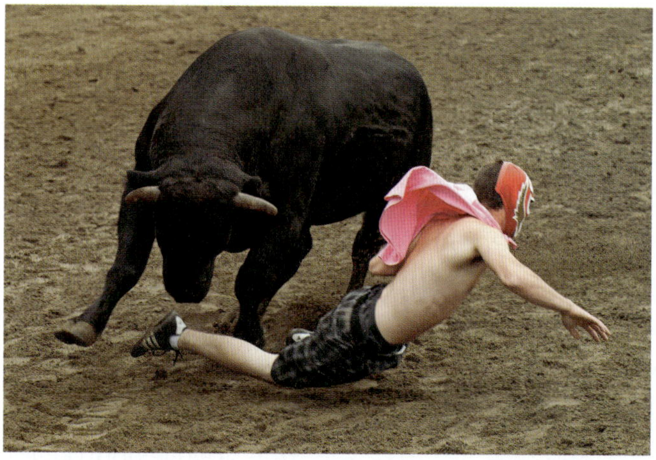

니면 대개 손상되지 않는다. 골반-엉치뼈 연결부위도 또한 비슷한 원리로 엉치뼈를 보호해 준다. 그러나 목뼈와 허리뼈는 다른 골격 구조에 지지를 받지 않으므로 손상받기 쉽다(그림 29-19).

특정 질환 역시 척추가 손상에 취약하도록 만든다. 대부분의 노인 환자들은 뼈가 잘 부러지거나 약해지는 뼈엉성증(osteoporosis)을 겪는데, 이러한 환자들은 약한 힘에도 척추가 손상 받기 쉽다. 특정 환자들은 척추를 정상 범위 이상으로 움직일 수 있게 하는 인대-이완증을 가진다. 이는 임신한 여성이나 다운증후군을 가진 사람에게서 흔하다. 또 다른 환자들은 척추를 정상범위보다 못 움직이는 경우가 있는데, 이럴 경우 손상의 위험이 높다. 강직성 척추염(ankylosing spondylitis)이라 불리는 이 질환은 척추뼈가 다같이 굳어버려, 척추 손상에 취약하다.

손상의 특정한 기전은 척추 손상의 위험과 관련이 있다. 이러한 손상 기전들은 다른 것보다 척추 손상의 높은 비율을 보인다. 특정 손상기전은 척추손상의 고위험성과 연관이 있다. 이러한 손상 기전은 다른 곳보다 척추 손상을 더 의심해볼 수 있다. 비록 완벽하게 손상을 예상할 수는 없지만, 이러한 것들이 보일 때, 의심의 지표를 높이는게 유용하다. 고 위험 손상기전은 다음과 같다:

- 1미터 이상에서 추락 또는 5계단 이상에서 추락
- 다이빙 손상에서 발생할 수 있는 축부하(압박손상)
- 높은 속력의 자동차 충돌, 특히 전복 또는 튕겨 나감
- 레저용 차량(ATV) 사고
- 자전거 사고

환자가 교통사고 또는 오토바이 사고를 당한 경우, 척추 또는 빗장뼈 위로 무딘 손상을 받은 경우, 다이빙 사고와 관련이 있는 경우, 목을 맨 경우, 외상에 의해 의식이 없는 경우 잠재적인 척추손상에 높은 의심지표를 유지한다.

이전에 이야기했던 것처럼, 다이빙 사고는 종종 목뼈 손상과 관련이 있다. 다이버가 다이빙보드, 수영장 바닥, 혹은 물속의 어떤 물체에 부딪쳤을 때, 머리는 정상적인 움직임의 한계를 넘는 강력한 힘을 받을수 있다(굴곡, 신전 또는 압박). 목뼈는 골절되거나 변형될 것이고, 인대는 심하게 접지르거나, 척수는 압박되거나 또는 목뼈의 외상 혹은 척추를 따라 다른 곳에 손상이 있을 것이다.

손상의 위험이 높은 기전과 낮은 기전이 있다. 이들은 상식을 가지고 평가된다. 일반적으로, 낮은 기전은 척추에 낮은 위협을 가한다. 그러나 높은 기전 또한 척추에 낮은 위협을 가하기도 한다. 예를 들어 관통상의 경우 높은 기전으로 생각 될 수도 있지만, 꼭 그렇지만은 않다. 현대의 많은 연구들은 척추 자체에 관통상을 입지 않는 한, 그리고 즉각적인 신경학적 손상이 발생하지 않는 경우 척추 손상 위험은 적다는 결론을 증명하고 있다.

명확할 수도 혹은 미묘할 수도 있는 많은 손상의 기전들이 척추 손상을 야기할 수 있다. 응급구조사는 항상 임상적 판단을 사용하고, 현장의 증거를 찾도록 한다. 기존 병력과 같이 근본적인 요소들이 어떤 영향을 미칠지에 대해서도 생각해보아야 한다. 예를 들어, 서 있는 자세에서 넘어진 경우 건강한 성인이라면 매우 심각한 손상기전은 아니다. 하지만, 이 기전은 뼈엉성증을 앓고 있는 노인의 경우 매우 의미 있을 수 있다.

척추와 척수 손상을 위한 신체 평가

손상 기전만 가지고 손상을 식별하지 않는다. 현장 평가는 합리적인 추측을 제공하는데 도움을 주고, 척추 손상은 신체 평가에 의해 확인된다. 응급구조사의 평가, 특히 높은 위험의 손상기전은 척추 손상을 나타내는 신체적 징후를 찾는다. 종종 이러한 징후들은 마비와 같이 매우 명백할 수 있지만, 정밀 신체검진을 요구할 정도로 미묘할 수도 있다. 대부분의 정형외과학 손상은 손상 부위에 통증과 누름 통증을 나타낸다는 것을 기억하는 것도 도움이 될 것이다.

그러므로, 특히 척추 부위의 통증과 누름 통증은 매우 중요한 단서가 될 것이다. 이것은 또한 척수의 기능을 기억하는데 도움을 준다. 척수는 신체의 대부분과 뇌 사이를 전달한다. 대부분의 메시지는 뇌에서 척수로, 그리고 척수에서 뇌로 전달된다. 그러므로 척수의 손상은, 뇌로부터 신체의 일부분을 고립시킬 것이고, 그 결과 그 부분의 기능은 아마도 평생 감소할 것이다.

*피부 분절*은 단일 척수 신경에 의해 지배되는 신체 표면의 한 부분이다. 피부 분절은 척수의 한 부분과 관련되어 있는 기능의 소실을 식별하는데 사용될 수 있다(그림 29-20은 신체의 특정 부분을 지배하는 척수 신경에 대한 정보를 제공한다).

피부분절(dermatome)
하나의 척추 신경이 분포된 피부의 한 부위

그림 29-20 피부 분절은 척수의 다양한 분절에 의해 지배되는 피부이다. "C"는 목뼈의 수준에 의해 지배되고, "T"는 가슴뼈, "L"은 허리뼈, 그리고 "S"는 엉치뼈에 의해 지배된다.

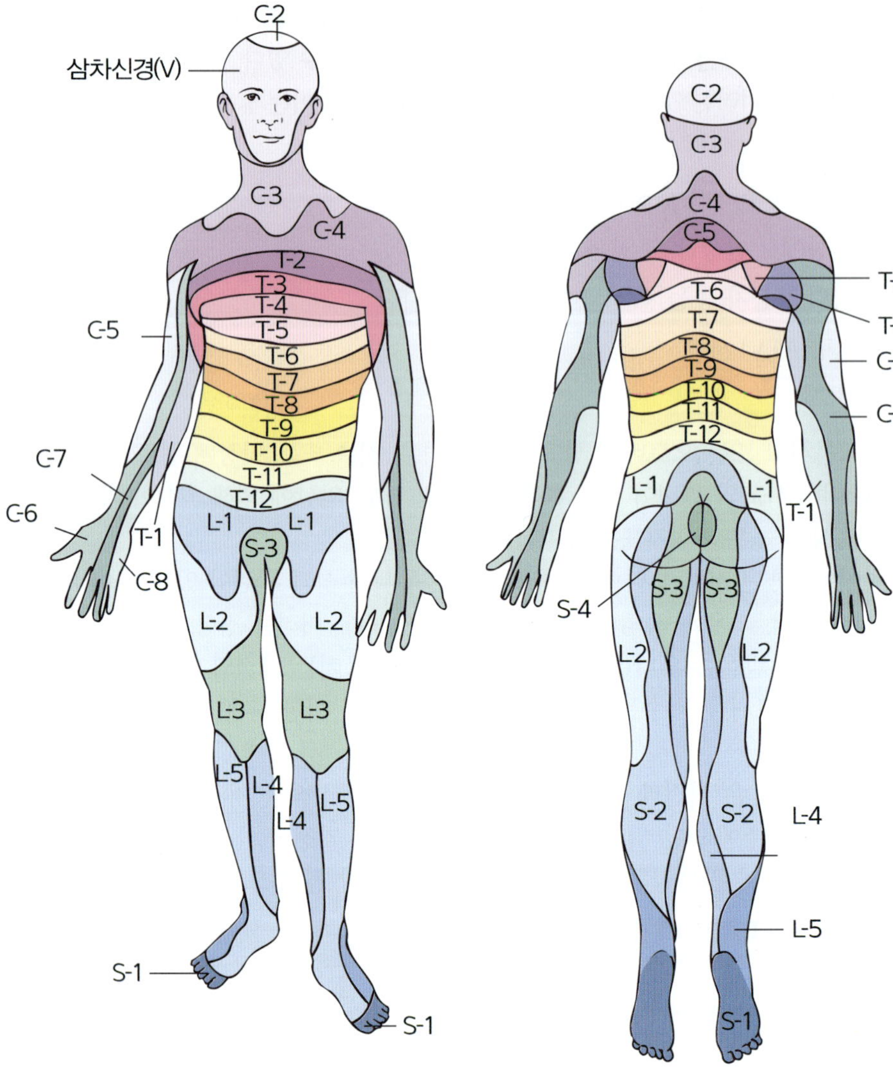

척추 손상의 증상과 징후는 다음과 같다.

- **팔다리 마비.** 팔다리의 마비는 의식 있는 환자에서 척추 손상의 가장 믿을 만한 징후이다.
- **신경학적 기능의 변화.** 이 변화들은 감각 소실(마비와 같은) 또는 운동 기능 상실을 포함한다. 이들은 감각이상 또는 "따끔따끔한 느낌(Pins and Needles)"과 같은 비정상적인 감각을 포함한다. 팔과 다리에서 각각 다른 증상을 찾을 수 있다는 것을 기억한다.
- **움직일 때 통증이 있는 경우.** 환자가 통증 때문에 가만히 누워 있으려 하는 것은 정상적인 반응이다. 환자에게 통증이 야기되는 지를 알아보기 위해 움직여 보라고 요구하지 말아야 한다. 그러나 환자가 자발적으로 움직였을 때 목이나 등의 통증을 호소하고 외관상으로 손상 받지 않은 어깨와 다리가 움직였을 때 통증이 있는 경우 척추 손상 가능성의 좋은 지침이 된다.
- **척추 누름통증.** 척추의 손상 부위를 부드럽게 촉진할 때 환자가 누름통증을 느낄 수 있다.
- **호흡 장애.** 환자의 호흡을 살핀다. 만약 가슴은 거의 움직이지 않고 복부만 약간 움직인다면 이것은 가로막으로만 호흡을 하고 있음을 의심해야 한다(가로막 호흡). 만약 흉강이 흡기시에는 수축하고 호기시 팽창하는 정상과 반대되는 호흡을 할 경우도 가로막 호흡을 의심할 수 있다. 흉부의 움직임을 통제하는 신경이 손상 받은 경우 이러한 호흡양상을 유

발하게 된다. 가로막을 통제하는 신경은 목뼈 높이에 위치해 있어 쉽게 손상되지 않지만(3,4,5 목뼈신경), 가슴 근육을 조절하는 갈비뼈사이신경은 목뼈와 가슴뼈 손상 시 종종 손상을 입는다. 그 결과, 공기를 들이마시기 위해 가로막이 아래로 내려갈 때 가슴우리는 팽창하는 대신 수축하게 된다. 가로막이 이완되어 공기가 밖으로 나갈 경우, 정상적 호흡 양상과는 반대로 가슴우리는 올라가게 된다. 호흡 장애는 척수손상의 특징이다. 호흡 시 환자의 복부에 손을 올리고 복부의 움직임이 반대로 일어나는지 살펴보고 또한 환자의 측면에서 복부의 움직임을 관찰해본다. 호흡이 불충분해서 헐떡거리는 호흡상태로 진전될 수 있다.

- **지속발기증.** 남성의 경우, 음경이 계속 발기되어 있는 경우는 외부생식기를 조절하는 신경에 영향을 주는 척추 손상의 징후이다.
- **장과 방광 조절능력 상실.** 척추 손상의 지표가 될 수 있다.
- **변형.** 척추의 변형을 확인하기 위해 옷을 벗기는 것은 권장되지 않는다. 척추 변형이 명확히 나타나는 경우는 드물기 때문이다. 그러나 척추의 가시돌기 사이의 간격이 클 경우 또는 척추 가시돌기 부분이 부러진 것을 느낄 수 있는 경우 심각한 척추 손상이 일어난 것으로 가정해야 한다. 또한 척추를 둘러싼 근육이 강직된 것을 느낄 수 있는 것도 척수손상의 가능성이다.
- **신경성 쇼크.** 이러한 종류의 쇼크는(신경성 쇼크) 혈관의 직경을 조절하는 신경계통의 기능상실에 의해 발생한다. 혈압이 낮거나 떨어짐에도 불구하고, 맥박은 대부분 정상 범위 내이다. 이는 척수의 손상으로 뇌의 "심장박동수를 올려라"라는 신호를 심장이 받지 못하기 때문이다.

이러한 징후와 증상은 의식 있는 환자의 척추 손상 가능성을 보여주는 신뢰할 만한 증거들이다. 만약 이와 같은 증상들 중 하나라도 존재한다면 환자를 고정해야 하는 충분한 이유가 된다.

환자 평가

척추 고정의 필요 - 선택적 척추 고정

대부분의 응급의료체계들은 척추 손상의 가능성을 확인하고, 척추 고정의 필요성을 확인하기 위해 전형적인 척추 평가 알고리듬을 사용한다. 이 알고리듬의 대부분은 미국 응급 방사선 활용 연구(National Emergency X-Radiography Utilization Study; NEXUS)에서 만들어졌다. 이 연구는 1998년에 발행되었고, 응급실에서 척추 X-rays의 필요성 결정을 위해 의사를 위한 증명된 평가 도구로 제공하기 위해 고안되었다. 또한 척추 손상 위험의 범위에 대해 증거를 기반으로한 틀을 제공하였다. 미국 메인 주(of Maine)는 "척추 손상 프로토콜"을 제일 처음에 적용한 지역이고, 뒤이어 많은 미국 내 지역들이 척추 손상의 위험을 확인하기 위한 프로토콜들을 만들기 시작했다. NEXUS 알고리듬의 중요한 요소들은 다음과 같다:

- 척추 손상의 위험을 적절하게 평가하기 위해서는 신뢰할 만한 환자를 평가해야 한다. 환자는 여러분의 질문에 솔직하게 대답해야 하고, 대답할 수 없는 경우에는 척추 위험이 정확하게 평가되지 않는다. 의식 상태 변화, 약물 또는 알코올 중독, 혼란손상 등을 입은 환자들의 대답은 신뢰도가 떨어진다. 혼란손상은 매우 주관적이고, 환자마다 매우 다양하지만, 긴 뼈의 골절과 같이 다른 손상을 입었을 경우 환자가 척추 손상의 증상을 정확하게 평가하기 힘들 것이다.
- NEXUS 연구는 척추 손상은 통증을 동반한다고 추정한다. 그러므로 척추 중앙을 따라 발생하는 통증은 척추 손상의 고 위험성을 나타낸다고 본다. 옆 목 통증 또는 옆구리 통증은 척추 손상을 나타내지 않으므로 척추 뼈 중앙을 따라 발생하는 통증임을 기억해야 한다.

절차 29-2 선택적 척추 고정 평가

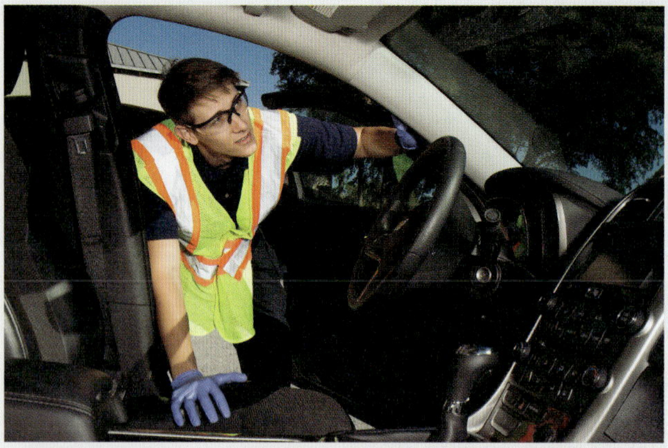

1. 먼저 표준예방조치를 취한다. 손상 기전을 평가한다.

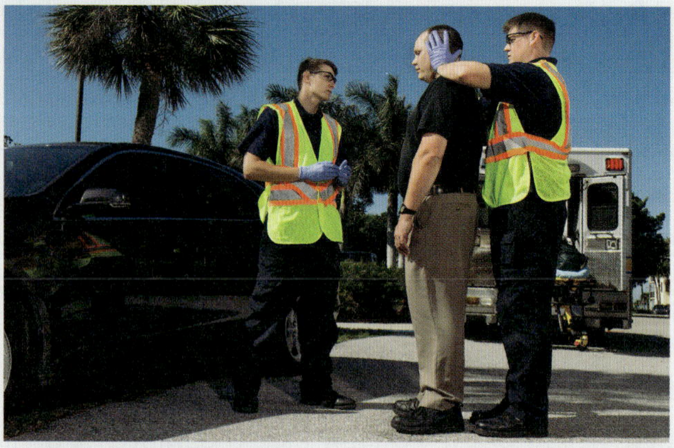

2. 의식 수준을 평가한다. 척추 손상이 의심된다면 도수 고정을 실시한다.

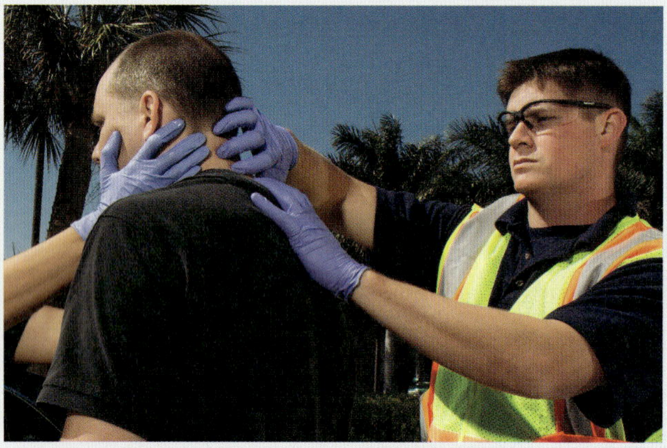

3. 척추의 가운데를 따라 누름통증을 평가한다.

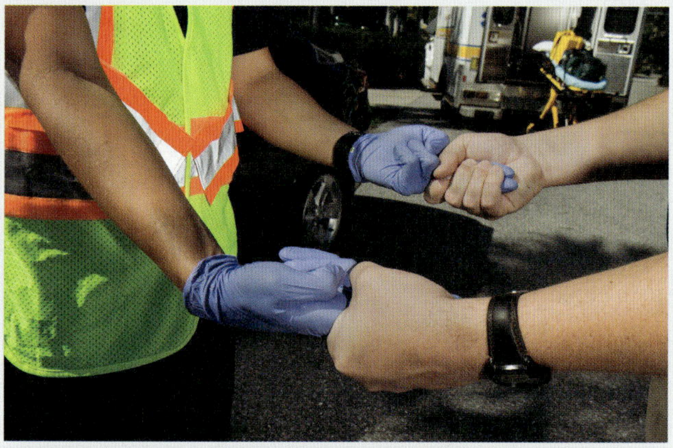

4. 신경학적 손상을 평가한다. (예: 손가락을 강하게 쥔다)

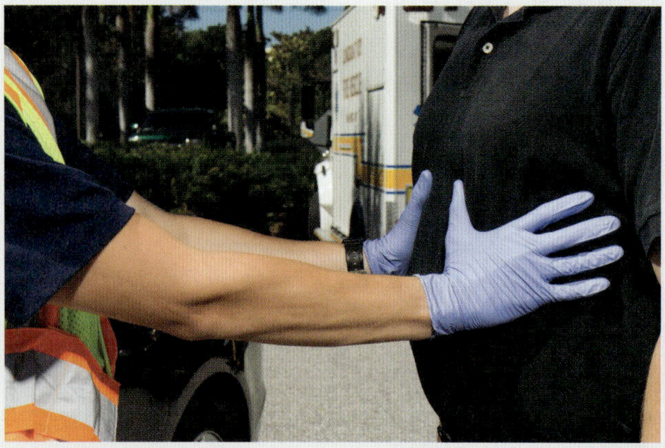

5. 갈비뼈 손상과 같은 다른 손상 여부를 평가한다.

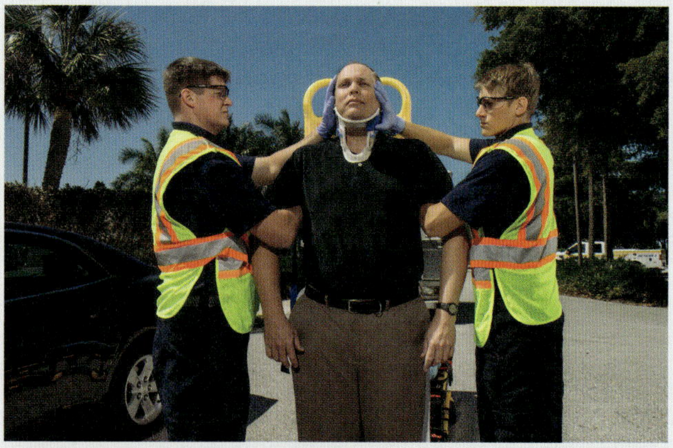

6. 만약 척추 손상 및 신경학적 손상이 의심된다면, 지역내 프로토콜에 따라 척추 고정을 실시한다.

노인 노트

노인의 척추골절은 흔히 낙상에서 발생하지만, 약한 뼈가 자연적으로 골절되어 넘어질 수도 있다.

- 이와 유사한 방식으로, NEXUS는 척추 손상과 함께 누름통증이 발생한다고 가정한다. 대부분의 알고리듬에서, 교육생들은 반드시 33개의 척추 뼈들을 촉진을 통해 통증 평가를 실시해야 한다. 이때 발생하는 누름통증은 척추 손상의 위험 가능성이 있다고 볼 수 있다.
- 신경학적 기능은 반드시 온전(전혀 다치지 않음)해야 한다. 팔다리는 반드시 감각과 움직임을 평가해야한다. NEXUS 연구는 환자가 반드시 모든 팔다리에서 부드러운 느낌부터 날카로운 느낌까지 알아차려야 한다고 추가하고 있다.

NEXUS연구는 34,000명 이상의 환자에게 적용되었으며, 프로토콜이 적절하게 사용되었을 때 심각한 척추 손상을 찾아낼 수 있는 확률이 99.6%로 나타났다. 이러한 결과들은 "Canadian Cervical Spine Rule"과 같은 후속 연구에 의해 보강되어, 많은 응급의료체계에 보급 되고 있다. 그러므로, 공식화된 척추 평가 방법을 연습하는 것은 중요한 일이다. 절차 29-2에 나와있는 선택적 척추 고정 평가에 대해 살펴보자.

신경성 쇼크(neurogenic shock)
종종 척수 손상으로부터 악화되어 신경 마비에 의해 발생하는 쇼크(저관류) 상태

Inside Outside

척추 손상으로 인해 발생할 수 있는 기능상실의 3가지 예

척수는 뇌로부터 신체로, 그리고 신체로부터 뇌로 메시지를 전달하는 역할을 한다. 예를 들어, 뇌는 손에게 물건을 들어올리라고 명령하거나 호흡할 수 있도록 가로막이 수축되도록 명령한다.

척추 손상은 마비와 같은 여러 문제들을 초래할 수 있다. 척추 손상의 부위에 따라, 신체에 미치는 영향은 다르다. 아마 가장 위험한 외상은 목뼈 손상일 것이다. 이는 몸 중심부 쪽에 위치해 있기 때문에, 목뼈는 신체 전체에 영향을 미치고, 호흡에 필요한 주요 근육들을 C3부터 C5에서 나오는 신경에 의해 자극된다.

가로막 신경은 주로 C4에서 나오지만, C3부터 C5에서 나오는 신경에 의해 자극 받기도 한다. 가로막 신경의 주 기능은 가로막을 제어하는 것이다. 가로막은 주로 호흡근이기 때문에, 만약 가로막이 가로막 신경으로부터 자극을 받지 못한다면, 환자는 더 이상 적절하게 호흡을 하지 못할 것이고 사망에 이르게 될 것이다. 그래서 척추의 이 부분 또는 그 위 부분에 척추 손상을 가진 환자들은 종종 환기보조가 요구된다.

"출혈과 쇼크"에서 이미 언급했던 것과 같이, *신경성 쇼크*는 쇼크(저관류)의 한 형태로, 척추 손상에 의해 야기되는 신경 마비, 즉 다시 말해서 조절되지 않는 혈관의 확장에 의해 발생한다.

교감신경계는 가슴뼈와 허리뼈에서 나온다. 교감신경계—투쟁도피반응—은 심박수, 혈관긴장도, 호흡민무늬근의 확장 등과 같은 중요한 기능을 책임진다.

이 부분에 심각한 손상을 입었다고 상상해보자. 응급구조사는 낮은 혈압과 저관류를 나타내는 것을 관찰할 수 있을 것이다. 신체는 혈관의 크기를 조절하는 민무늬근을 통제할 능력을 소실했기 때문이다. 크기가 증가한 혈관은 긴장도를 잃어버리지만, 혈관 안의 혈액량은 같으므로 환자의 혈압은 급격하게 내려간다. 교감신경계가 더 이상 제 기능을 할 수 없고, 에피네프린과 노르에피네프린을 생산해낼 수 없기 때문에, 신체는 심장박동수와 수축력을 증가시키지 못하므로 혈압을 증가시키고 쇼크에 빠지게 된다. 대부분의 쇼크 상태의 피부는 창백하고 차갑고 축축하다. 하지만 신경성 쇼크의 경우 다르게 나타나는데 피부는 대개 건조하고 따뜻하다. 대부분의 쇼크의 경우 맥박이 빠르지만, 신경성 쇼크의 경우 맥박이 종종 낮다(분당 60~80회).

척추 손상은 모두 "마비" 증상을 보이지 않는다는 것을 기억한다. 이러한 결과를 보이기까지 다소 시간이 걸릴 수도 있다. 대부분의 경우, 척수를 보호하는 척추뼈는 척추 손상 시 제자리에 있다가, 환자가 움직이면서 이탈할 것이다. 환자는 척추 손상의 부위에 따라 증상을 호소할 것이다. 척추 윗 부분의 손상은 신체에 더 큰 영향을 미친다. 척추의 각 부위는 각기 다른 기능에 대해 책임이 있다는 것을 기억한다. 예를 들어, 척추의 앞 부분에 손상을 입은 환자는 통증에 감각이 없고 움직일 수 없으나, 만지는 것은 느낄 수 있다(척추의 뒷 부분의 역할).

이는 감각과 움직임에 대한 평가가 왜 척추 손상을 배제시키지 못하는지에 대한 이유이다.

결정 포인트

- 척추 손상이 호흡기계 또는 순환 기계의 적절한 기능에 영향을 미치는가? 중요한 기능을 어떻게 보조할 수 있는가?

환자 처치

척추 고정의 필요 - 선택적 척추 고정

병원 전 척추 손상 처치는 빠르게 발전하고 있는 주제이다. 척추 손상 관리의 가장 좋은 방법에 대한 연구는 지속적으로 이루어지고 있으며, 응급 처치를 위해 만들어진 기본적인 원리들은 수년간 새로운 연구 결과들에 의해 바뀌어가고 있다. 응급구조사는 처치에 대한 변화를 숙지하는 것이 매우 중요하다. 응급구조사는 척추 손상의 접근과 새로운 개념에 대해 유연해질 필요가 있다. 물론 우리가 지금 이 책에서 배우는 부분은 현재 가장 좋은 평가와 처치로 증명되어 사용하고 있지만, 시간이 지남에 따라, 더 좋은 평가와 처치 술기가 증명되고 적용될 것이므로 응급구조사는 항상 새로운 지식에 대해 관심을 가져야 한다.

척추 손상 처치의 발전

척추 손상 처치의 기원은 척추 고정이라는 개념에 뿌리를 두고 있다. 사실상 모든 외상 환자는 척추 손상이 있을 것으로 추정했으며, 손상 기전에 근거하여 처치했다. 중증도가 낮은 환자라도 경성 척추 고정대에 고정되어 매우 불편한 상태로 이송되어야 했다. 하지만 현대의 척추 손상 처치는 응급구조사의 평가를 기초로 적용된다. 응급구조사의 사려 깊은 평가와 적절한 의사 결정을 통해 척추 손상에 대한 처치가 필요한 환자로 분류된다. 현재의 응급의료제공자들은 경성 척추 고정대가 위험한 부작용을 나타낼 수 있음을 충분히 인지하고 있다. 허파 손상을 입은 몇몇 환자들을 똑바로 눕히는 것은 환자에게 불편한 상황을 만들뿐만 아니라 잠재적으로도 치명적인 상황을 만들 수 있다. 우리는 일상적으로 수행된 '환자 고정'도 고려할 만한 결과를 야기할 수 있다는 것을 안다. 비록 경성 척추 고정 장비에 짧은 시간 고정되어 있었더라도, 저체온증과 연조직의 압박을 야기할 수 있다. 가장 발전한 것은 잠재적인 위험에 대처하기 위해서 척추의 움직임을 제한하는 것에 대한 가치의 무게를 인식하는 의식 사고 과정이다.

척추 손상 환자의 가장 중요한 처치는 움직임을 제한하고 손상에 취약한 척추 조직을 부러진 뼈 끝으로부터 예방하는 것이다. 비록 이러한 개념은 아직까지 이론적으로는 사실이지만, 우리는 이것이 중요한 처치 목표와 같다는 것을 알고 있다. 비록 부러진 뼈 끝은 고정되어야 할 필요가 있지만, 이차 손상은 들쭉날쭉한 뼈에 의해 야기될 수도 있지만, 저산소증, 쇼크, 저혈당에 의해 야기될 확률이 더 크다.

이 단원에서 여러분은 척추 고정에 대해 자세히 배울 것이지만, 항상 기도, 호흡, 그리고 순환이 다른 어떤 단계보다 중요하다는 것을 알고 있어야 한다. 모든 척추 손상 환자는, 반드시 정상적인 산소화상태와 환기상태를 유지해야 한다. 심각한 출혈을 지혈해야 하며, 가능하다면 혈당 수치에도 주의를 하도록 한다. 여러분의 일차 평가는 잠재적인 척추 손상을 확인하는 것뿐만 아니라, 저산소증을 예방하고 쇼크를 치료하는 즉각적인 개입도 필요하다. 이러한 것들을 치료하는 것은 척추의 움직임을 제한하는 것만큼이나 중요하다.

기도, 호흡, 순환을 관리함으로써 이차 손상을 예방하고, 부러진 뼈 끝에 의한 손상 가능성도 고려해야 한다. 비록 이것은 얼마만큼의 손상을 야기할지 명백하지 않지만, 이러한 부족한 증거들은 우리가 더 발전된 연구와 증거가 나오기 전까지 주의해야 할 필요가 있다는 의미이다. 척추는 33개의 뼈들로 연결되어 있기 때문에, 불안정한 척추뼈의 움직임을 제한할 수 있는 가장 좋은 방법은 척추 전체의 움직임을 제한하는 것이다. 이 개념은 *척추 고정*이라 불리고, 병원 전 척추 손상 처치의 기본적인 원리이다.

척추 움직임 제한(spinal motion restriction)
척추뼈의 움직임을 예방하기 위한 척주의 고정

이제 척추의 움직임을 적절하게 제한하는 여러가지 방법들을 이해하였을 것이다. 이 단원에서 우리는 다양한 방법들을 반복 학습할 것이다. 그러나 이러한 방법들은 종류와 상관없이 항상 기억해야 하는 비슷한 특성을 가진다.

척추 고정은 척수에 이차 손상을 발생시키는 것을 예방하기 위해 각각의 척추 뼈들의 움직임을 제한하기 위해 고안되었다. 모든 척추 뼈들은 연결되어있기 때문에, 한 부분만 고정되는 것이 아니라 모든 부분이 다같이 고정되어야 할 것이다.

척추의 움직임은 대개 무거운 것을 움직일 때, 척추도 함께 움직인다. 신체의 무게 중심은 머리, 팔이음뼈, 그리고 골반에 집중된다. 이 세 곳이 움직임으로부터 예방될 때, 척추도 안정된 상태를 유지하게 된다.

또한 척추는 직선을 따라 가지런하지 않다는 것을 기억하여라. 자연적인 해부학 자세는 S 모양으로 구부러져 있다. 하지만, 척추 움직임 제한에서는 척추가 그들의 자연스러운 해부학적 자세를 가장 잘 나타낼 수 있는 기능적인 자세인 일직선 자세를 사용한다.

마지막으로, 척추의 움직임을 모두 예방할 수 있는 방법은 없다. 대부분의 경우 환자는 통증 때문에 움직이지 못할 것이다. 가장 좋은 상황은 환자가 이미 취하고 있는 자세를 우리가 보강해줌으로써 추가적인 손상을 예방하는 것이다.

환자를 위해, 응급구조사는 척추 손상의 위험을 결정하고, 모든 외상 환자는 척추 손상의 가능성을 의심해야 하며, 다른 손상을 예방하기 위해 척추 고정이 사용되어야 한다.

척추 움직임 제한-목뼈

머리의 평균 무게는 대략 7~8kg이고, 목의 근육과 다른 구조에 의해 지지된다. 그 결과, 머리와 목은 인체로부터 독립적으로 움직인다. 척추 고정의 목적은 척추가 일직선으로, 자연스러운 자세로 고정되어 유지되는 것이다. 이것을 이루기 위해서, 머리와 목은 처음부터 관리되어야 한다.

머리의 고정은 척추 고정의 첫 번째 단계 중 하나이다. 이는 응급구조사의 손을 머리의 양쪽에 위치시켜 머리의 움직임을 신체적으로 고정해야 한다는 의미이다. 이러한 술기는 머리의 움직임을 멈추게 하고, 목뼈를 일직선으로 자연스러운 자세를 유지하게 한다. 만약 목뼈가 굴곡 자세인 상태로 발견되었다면, 환자가 통증을 호소하지 않는 한 일직선으로 자연스러운 자세로 만들어야 할 것이다. 평가가 완료되기 전까지 또는 척추 고정이 완료될 때까지 도수 고정을 유지하도록 한다.

경성 경추고정대는, 목뼈의 움직임을 제한하기 위해 사용된다. 경추고정대는 목을 감싸고 움직임을 예방하는데 도움을 주는 장비이다. 경추고정대는 반드시 적절한 사이즈로 적용되어야 한다. 경추고정대가 클 경우엔 목을 과신전시키고, 너무 작은 경우에는 과굴곡시켜 도움을 주기 보다는 추가적인 손상을 입힐 수도 있다. 또한 경추고정대는 올바른 방법으로 적용되지 않을 경우, 기도를 막을 수 있다. 환자가 경추고정대를 착용했어도, 긴 척추고정판에 고정되기 전까지 도수고정을 유지한다.

경성 경추고정대는 긴 척추고정판, 진공 매트리스 또는 조끼형 장비와 같은 고정 장비와 결합할 때 굴곡, 신전, 또는 옆으로 움직임을 제한하기 위해 만들어졌다. 시간이 흐름에 따라 경추고정대도 개선되고 있지만, 아직까지는 완전히 척추의 움직임을 제거하는 경추고정대는 없다. 이러한 이유 때문에, 경추고정대를 적용할 때, 응급구조사는 머리와 목을 일직선상에 자연스러운 자세로 도수 고정해야 한다.

일단 목뼈의 움직임이 제한되면, 팔 다리의 감각, 운동, 순환 기능의 기본적인 평가를 하는 것은 중요하다. 빠른 평가는 기존의 결함을 확인하고 척추 움직임 제한을 수행하기 전과 후의 결과를 비교할 수 있다.

척추 움직임 제한-고정 장비

일단 목뼈가 고정되면, 척추의 움직임이 제한되어야 할 필요가 있다는 것을 기억해야 한다. 수년 동안, 경성 긴 척추 고정판은 이러한 목적을 달성하기 위해 사용 되었다. 하지만, 우리는 이제 척추의 움직임을 제한하기 위해 여러가지 방법이 있다는 것을 안다. 긴 척추고정판은 아직까지 대부분의 응급의료체계에서 사용되지만, 진공 매트리스와 같은 장비 역시 긴 척추고정판의 대안 장비로서 호응을 얻고 있다. 2013년에 미국 응급의학 협회와 미국 외과의학 협회는 병원 전 응급의료체계에서의 척추고정판은 구출과 환자의 이동을 위해 유용하지만, "구급차 들것은 패드가 부착된 고정판과 같이 효과적이고, 경추고정대와 고정끈을 함께 쓰면 환자를 바로누운자세로 위치시킬 수 있기 때문에 척추 손상 환자에게 적절한 척추 고정을 제공할 수 있다" 라고 말했다. 결국 이 말의 주요 개념을 해석하자면, 척추 움직임 제한을 위한 목적을 달성하기 위해 여러 방법이 있다는 것이다.

대부분의 응급의료서비스 체계에서는, 경성 긴 척추고정판이 아직까지 고정 장비로 흔하게 사용되고 있다. 실제로 이것은 사고 현장에서 적절한 치료가 가능한 현장으로 척추 손상 환자를 조심스럽게 움직이는데 유용하다. 경성 긴 척추고정판은 유연하지 않은 구조이고, 부목과 매우 비슷해서 팔과 다리를 고정하는데 사용하기도 한다. 환자의 등을 장비에 고정함으로써 척추의 움직임은 제한되고, 환자는 중립 위치에서 손상에 대한 걱정없이 조금씩 움직일 수 있다. 그러나 이 술기는 장점만 있는 것이 아니다. 위에 언급된 자료에서, 미국응급의학 협회와 미국외상의학 협회는 "긴 척추고정판은 통증과 환자의 불안 그리고 호흡 기능상실을 유발할 수 있다. 또한 긴 척추 고정판은 닿는 부위를 압박하여 조직 관류를 감소시키고, 압박 궤양을 발생시킬 수도 있다"라고 보고하고 있다. 경성 고정판은 또한 차갑고, 척추의 자연적인 굽힘을 고려하지 않는다.

진공 매트리스도 비슷한 기능을 제공한다. 이 장비는 빈 공간에 공기가 펌프되어 딱딱한 형태를 만든다. 이 장비의 장점은 자연스러운 해부학적 자세를 더 따르면서 딱딱한 척추고정판의 많은 목적들을 달성할 수 있다. 그 결과 더 편안하다. 진공 매트리스 역시 단점이 있다. 공기가 새는 경우 시간이 지남에 따라 점점 느슨해질 수 있다. 비록 이들은 경성 긴 척추 고정판보다는 차갑지 않지만, 환자의 열을 빼앗는다.

경성 장비들은 척추의 움직임을 제한하는 동안 이동과 구출에 적합하다는 것을 알고 있다. 하지만, 움직이지 않는 상황에서는 경성 장비의 필요성에 대해 의문을 가질수도 있다. 예를 들어, 도랑에 빠진 차량으로부터 환자를 이동시킬 때, 진공 매트리스 또는 딱딱한 척추고정판을 사용하여 수행할 수 있을 것이다. 중립자세를 취하고 있는 환자를 침대에서 들것으로 옮길 때, 움직임을 제한하기 위해 들것 매트리스를 간단하게 사용할 수 있을까? 대답은 아마 "가능하다"겠지만, 항상 지역내 프로토콜을 따른다.

조끼형 고정 장비와 같은 또 다른 척추 고정 장비는 흔히 환자를 특별한 상황에서 이동할

> **"** 우리는 종종 척추 손상이 없는 환자에게 필요 이상으로 고정을 할 수도 있다. 하지만, 이러한 환자들 중 한두 명은 고정을 하지 않았으면 사망할 수도 있는 환자일 것이다. 매번, 매 시간마다 환자들을 위해 올바른 결정과 행동을 하여라. **"**

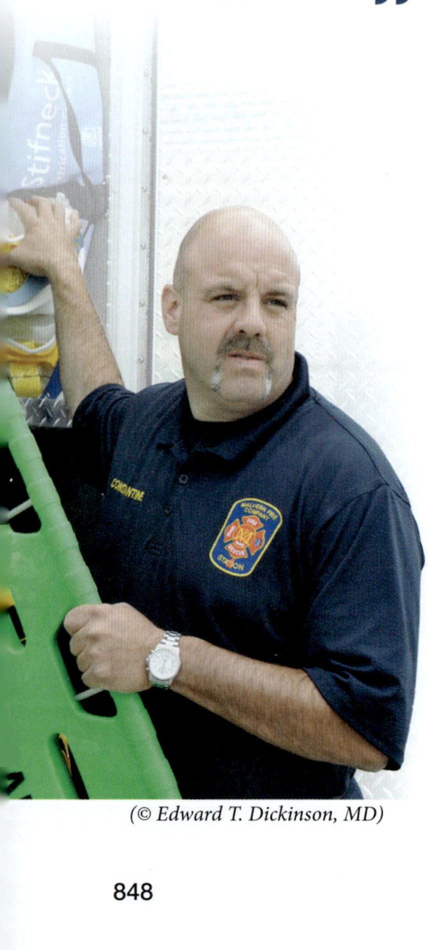
(© Edward T. Dickinson, MD)

소아 노트

영아 또는 소아는, 반드시 소아용 경추고정대를 사용하도록 한다. 만약 소아용 사이즈가 없다면, 수건을 감거나, 영아나 소아의 머리를 손으로 지지하여 유지한다.

때 사용된다. 조끼형과 짧은 고정판은 흔히 차 밖으로 비응급 환자를 이동할 때 사용된다.

절차 29-3에서 29-8은 환자의 상태에 따라, 그리고 발견된 환자의 자세에 따라 적절한 과정을 보여준다.

모든 척추 고정 장비의 방침을 따라, 응급구조사는 환자가 의식이 있다면, 팔다리의 감각과 운동기능을 평가한다. 이 평가는 신경학적 기능의 변화를 확인하기 위함이며, 장비를 적용하기 전과 후의 기능을 비교하기 위해 시행된다.

메모: 무의식환자에게 척추 손상의 위험을 확인하기 위해 많은 시간을 소비하지 않는다. 만약 손상기전을 확인했을 때 척추 손상이 의심된다면, 척추 고정 장비를 사용하고, 척추 손상이 의심되면 처치한다.

핵심 개념

척추 움직임 제한 문제의 이해 및 잠재적인 척추 손상이 의심되는 다양한 유형의 환자에 대한 고정 방법

척추 움직임 제한 문제

척추 손상을 입은 환자는 여러 자세의 형태로 발견될 것이다. 사고 차량에 앉아 있거나, 바닥에 누워 있거나, 서있거나, 혹은 돌아다닐 것이다. 헬멧을 착용한 채 발견된 환자는 아마도 헬

절차 29-3 좌위환자의 척추 고정

먼저 표준예방조치를 취한다.

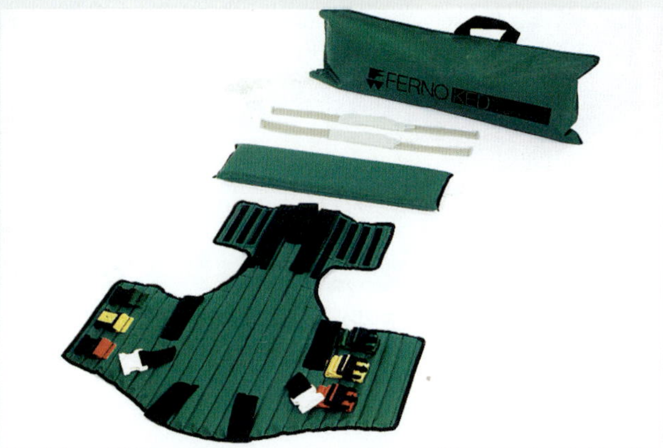

1. 적절한 척추 움직임 제한 장비를 선택한다.

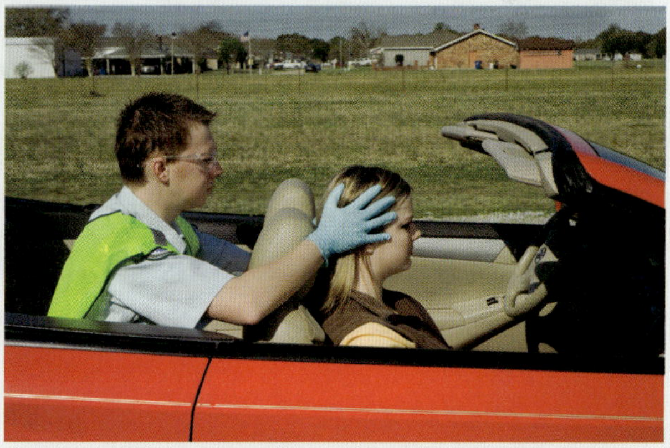

2. 손으로 환자의 머리를 고정하여 중립자세를 유지시킨다.

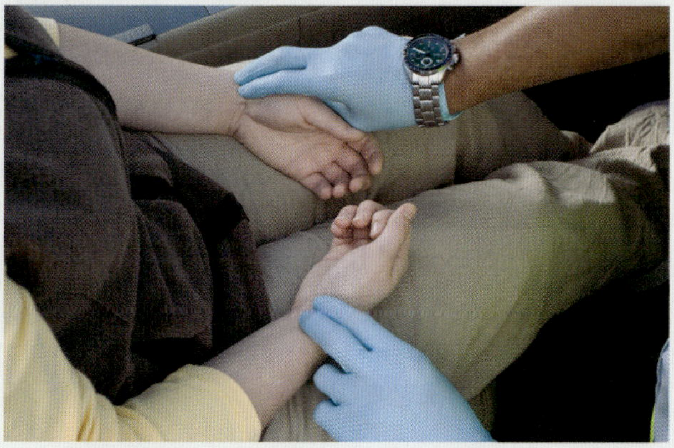

3. 먼저 순환, 운동 기능, 감각(CMS)을 평가한다.

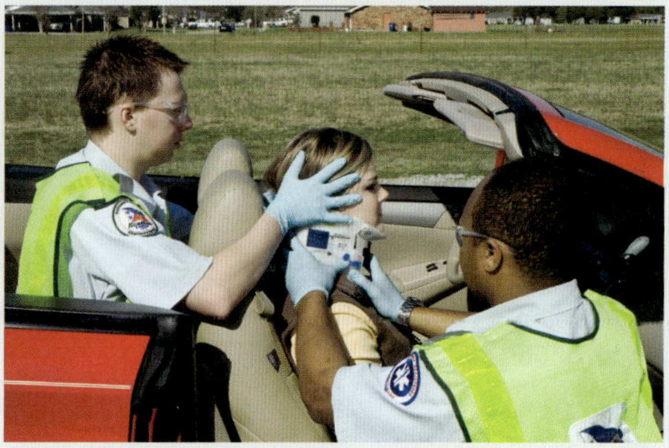

4. 적절한 크기의 경추보호대를 착용시킨다.

(계속)

절차 29-3 좌위환자의 척추 고정(계속)

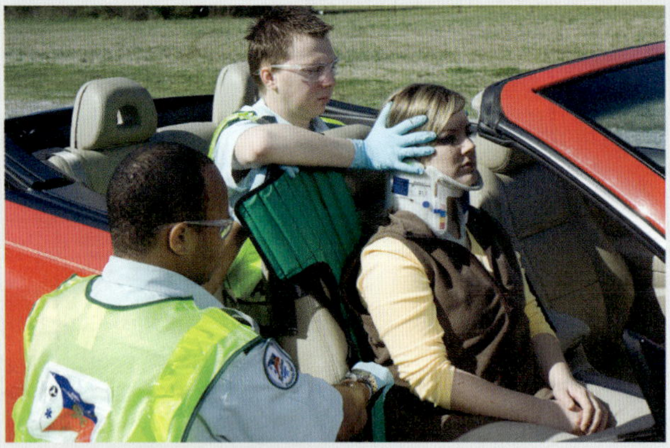

5. 환자의 등 뒤로 고정장비를 위치시킨다.

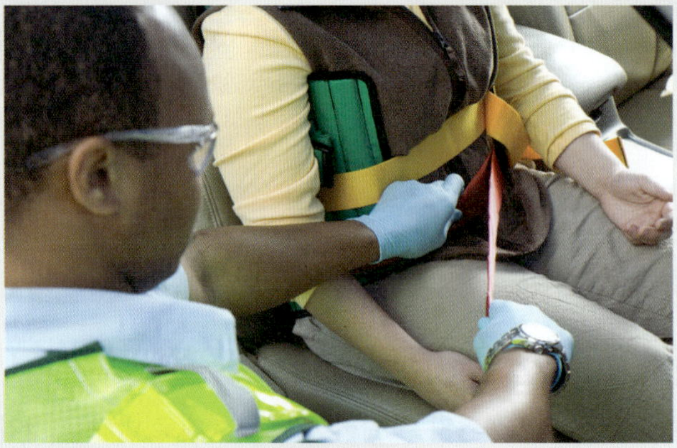

6. 환자의 몸통을 장비에 고정한다.

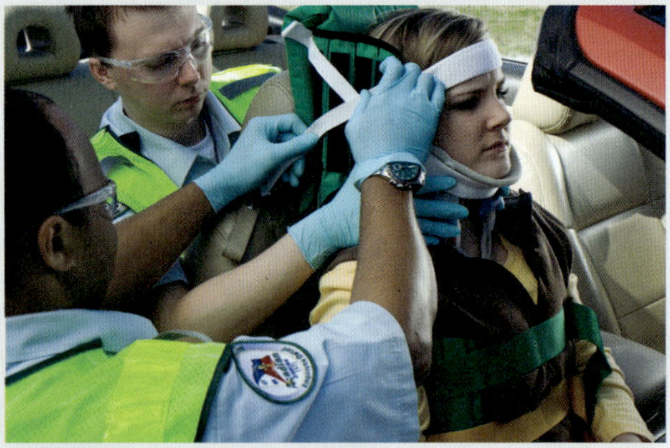

7. 필요하다면 환자의 머리 뒤를 확인하고 패드를 대준 후 머리를 고정시킨다.

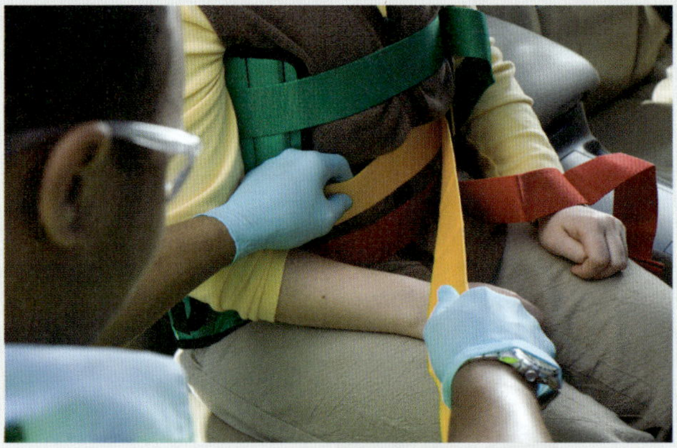

8. 고정끈을 확인하고 조절하는데 고정장비가 지나치게 위, 아래, 좌우로 움직이지 않도록 고정끈을 단단히 조이지만 환자의 호흡을 방해하지 않을 정도로 조인다.

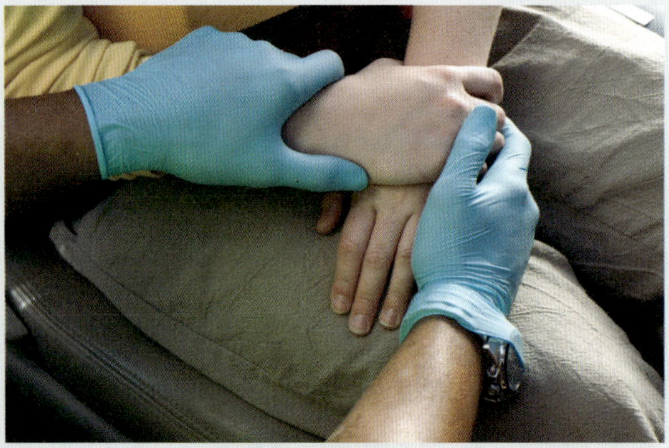

9. 필요하다면 환자의 손목과 발을 고정한다.

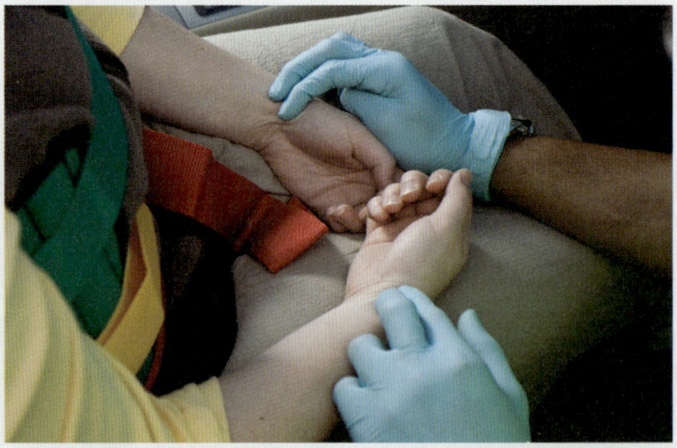

10. 먼쪽 순환, 운동 기능, 감각(CMS) 등을 재평가한 후 환자를 긴 척추고정판에 옮긴다.

메모: 위의 사진상 자동차의 천장은 응급구조사의 위치가 더 잘 보이도록 하기 위해 제거되었다. 대부분 이러한 절차는 자동차의 천장 부분이 있는 상태에서 훈련되고 수행되어져야 한다.

절차 29-4 우선 순위가 높은 환자의 빠른 구출 방법

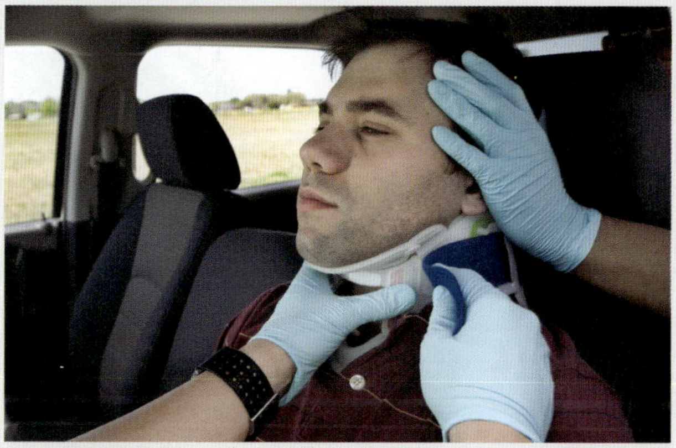

1. 손으로 환자의 머리와 목을 고정하고 두 번째 응급구조사는 경추보호대를 착용시킨다.

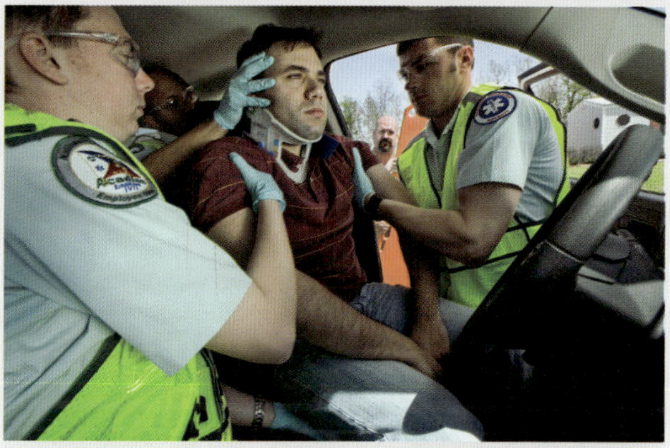

2. 한 응급구조사가 머리와 목을 고정시키고 있는 상태에서 다른 두 명의 응급구조사가 환자의 겨드랑이와 엉덩이/허벅지를 들며 목격자나 다른 구조자가 환자와 자동차 좌석 사이에 긴 척추고정판을 끼워 넣도록 한다.

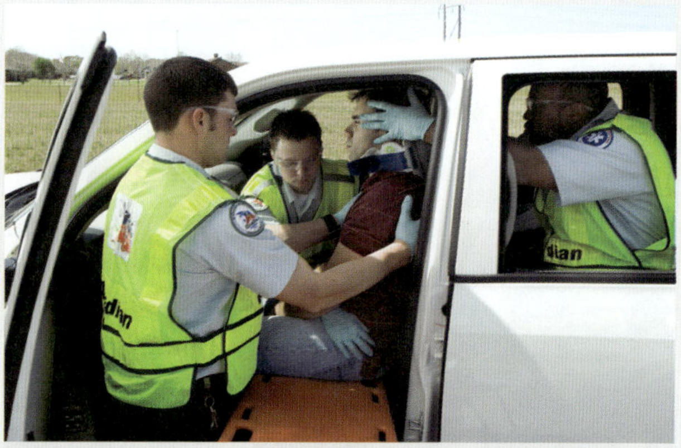

3. 차량 안쪽 앞좌석에 있는 응급구조사는 환자의 다리와 골반을 잡고 차량 밖에 있는 응급구조사는 가슴 윗부분과 팔을 잡도록 한다.

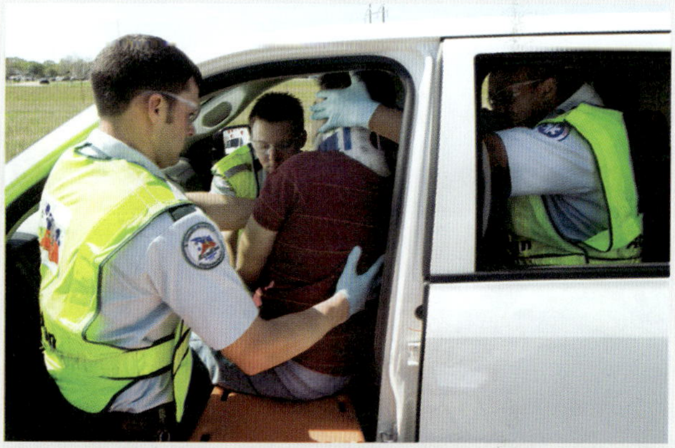

4. 머리와 목을 잡고 있는 응급구조사는 현재 방향에서 환자를 조심스럽게 90도 정도 돌려서 환자의 등이 차량의 옆문을 향하도록 한다.

메모: 빠른 구출은 생명이 위험하고 불안정한 우선순위가 높은 환자를 신속히 옮겨야만 할 경우 이용한다. 환자를 긴 척추고정판에 옮기기 전에 차 안에서 짧은 척추고정판이나 구출 조끼를 착용할 시간이 없는 환자에게 사용한다(절차 29-2).

(계속)

절차 29-4 우선 순위가 높은 환자의 빠른 구출 방법 (계속)

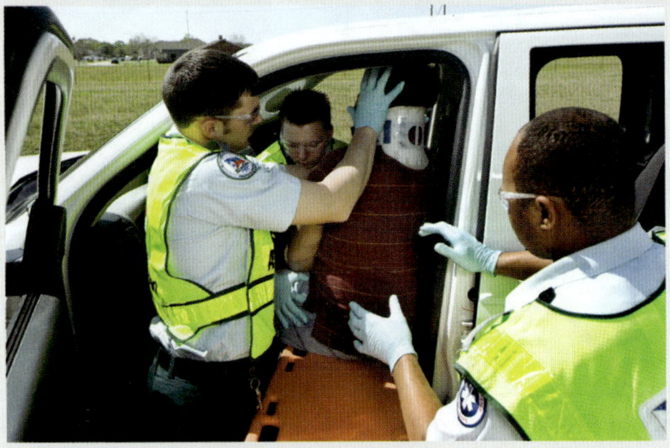

5. 골반을 잡고 있던 응급구조사가 가슴을 잡아주는 순간 가슴을 잡고 있던 다른 응급구조사는 머리와 목을 고정시키도록 한다. 뒷좌석에 있던 응급구조사는 손을 뻗어 가슴을 보조하여 안쪽 앞좌석에 있는 응급구조사가 환자의 골반 뒤를 손으로 잡을 수 있도록 한다.

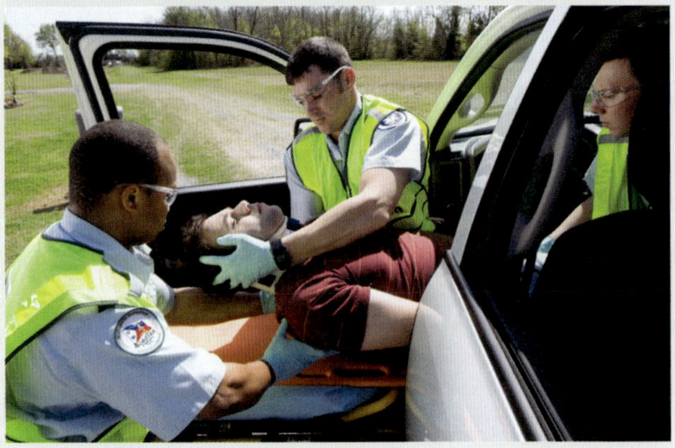

6. 머리와 목을 잡고 있는 응급구조사 쪽에서 환자를 부드럽게 척추고정판 위로 내려놓는다.

메모: 때로 환자를 차량 안으로 조금 이동시킨 후 문 윗부분에 닿지 않고 환자를 눕힐 수 있는 충분한 공간을 만들어야 한다.

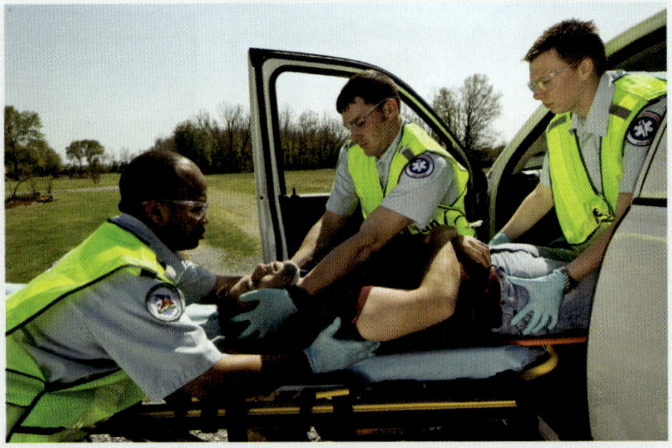

7. 목격자나 다른 구조자가 척추고정판을 잡고 있으면 응급구조사들은 환자를 밀어 머리를 척추고정판 끝부분에 놓는다.

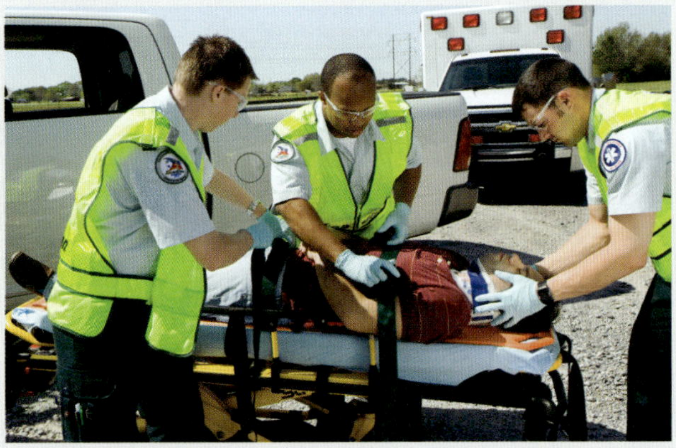

8. 첫 번째 응급구조사가 환자의 머리와 목을 고정한 상태에서 환자의 가슴, 골반, 다리를 신속히 고정끈으로 묶은 다음 들것이나 지면으로 환자를 옮긴다.

메모: 환자의 머리가 아직 완전히 고정되지 않았으므로(응급구조사의 손과 경추보호대로만 고정이 됨) 몇 발자국 이상 환자를 움직이지 않는다. 일단 안전한 지면이나 들것에 옮긴 후 머리고정대를 착용시키거나 담요를 말아서 넓은 테이프로 고정한다.

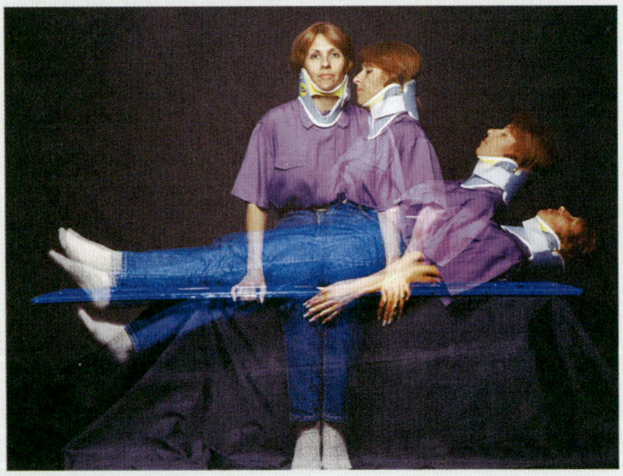

9. 환자를 앉은 자세에서 바로 눕히는 동안 환자의 척추는 굽혀지거나 비틀리거나 흔들리지 않아야 한다. 환자를 매우 조심스럽게 다루고 올바르게 환자 이동을 수행하도록 충분히 협조했는지 확인한다.

멧을 제거 혹은 제거하지 않아야 할 지도 모른다. 다음 주제를 읽기 전에 이런 특별한 상황에 대해 다루고, 도수 고정에 대한 내용을 복습한다.

좌위환자 고정 시 주의사항

환자가 앉은 자세로 발견되었을 때는 먼저 환자의 우선순위를 결정해야 한다. 만약 환자가 안정되어 이송 우선순위가 낮은 경우 절차 29-3에서 보여지는 겉과 같이 정상적인 방법의 척추 고정을 시행한다. 이와 같은 상황에서 시간이 급박한 경우가 아니라면 짧은 척추고정판이나 구출용 조끼를 이용하여 환자의 머리, 목, 몸통 등을 고정시킨 후 긴 척추고정판으로 옮겨야 한다.

처치 우선순위가 높아서 짧은 척추고정판이나 구출용 조끼를 사용할 시간적 여유가 없을 때 또는 현장의 위험성 때문에 환자를 신속히 옮겨야 하거나 더 심각한 손상 가능성이 있는 다른 환자들에게 접근해야 할 때 환자를 손으로 고정하고 긴 척추고정판으로 이동해야 한다. 절차 29-4에서 이와 같은 신속 구출법을 보여주고 있다.

정상적인 구출방법은 다음과 같다. 일차평가를 하는 동안 환자의 머리와 목을 손으로 고정시킨다. 빠른 외상평가를 해서 머리와 목을 평가한 후 경성 경추보호대를 착용시킨다. 그런 다음 환자를 짧은 척추고정판이나 구출용 조끼에 고정시킨다.

조끼 형태의 구출장비는(그림 29-21) 목뼈 손상 가능성이 있는 환자를 고정시키는데 사용되는 것으로 유연성이 있는 장비이다. 이 장비는 환자가 앞으로 굽혀지는 좌석이나 소형자동차 자석, 등반이가 약간 둥글게 된 좌석, 제한된 공간 등에서 발견된 경우 사용할 수 있다. 또한 장애물로 인해 차안으로 짧은 척추고정판을 집어넣을 수 없을 때에도 유용하게 사용된다. 시중에 유통되고 있는 다양한 상업용 조끼형태의 구출장비에는 KED, Kansas Backboard, XP-I, LSP Halfback 조끼 등이 있는데 본인이 속해 있는 응급의료체계에서 승인하고 있는 장비를 사용한다.

짧은 척추고정판(그림 29-22)은 단지 긴 척추고정판이 짧게 변형된 것으로 이것은 여러 해 동안 사용되어져 왔던 독창적인 구출장비이다. 현재에는 사용빈도가 줄었는데 그 이유는 오늘날에는 체형에 맞게 제작된 자동차 좌석의 등받이에 평평한 판이 적절하게 들어가지지 않고 또한 짧은 척추고정판은 소형차에 효과적으로 들어가기에는 너무 넓고 길이가 길기 때문이다.

짧은 척추고정판이건 유연한 구출장비이건 간에 일련의 특정 과정을 따라 적용해야 한다.

그림 29-21 조끼형 구출장비(Kendrick Extrication Device; KED).

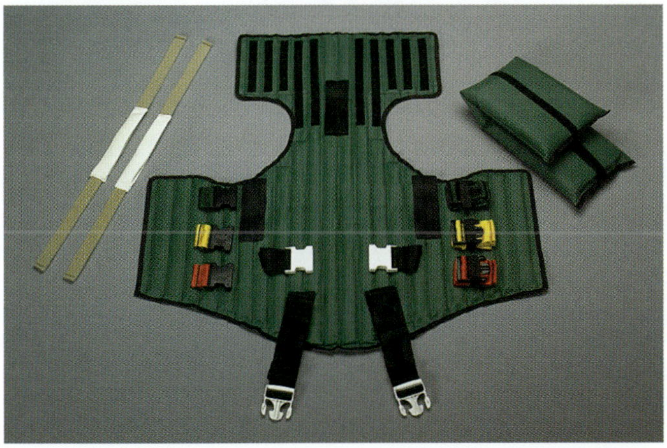

그림 29-22 짧은 척추고정판

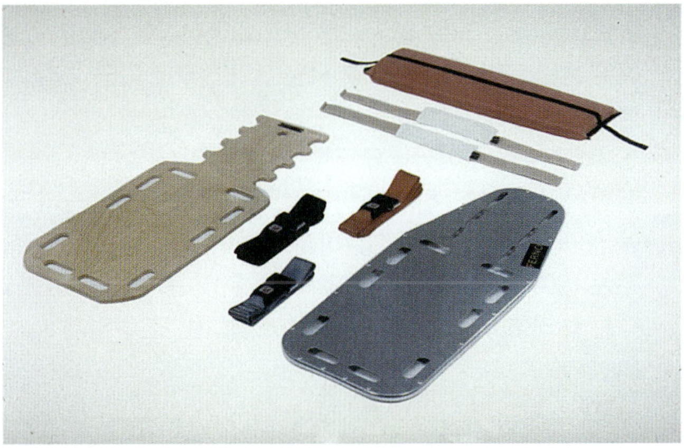

적용과정은 먼저 몸통을 고정하고 머리는 마지막으로 고정한다. 이렇게 하면 끈으로 고정하는 과정 동안 안정성을 확실히 할 수 있으며 목뼈가 압박되는 것도 방지할 수 있다. 환자가 복부손상 또는 가로막 호흡으로 인해 몸통을 적절히 고정시킬 수 없을 경우에도 몸통을 고정시키는 끈이 필요하며 처치과정은 호흡에 방해가 되지 않는 범위에서 이루어져야 한다.

환자에게 짧은 척추고정판을 착용시키는 과정에서 요구되는 주의사항에는 다음과 같은 것이 있다.

- 환자에게 장비를 적용하기 전에 등, 어깨, 팔, 빗장뼈에 대한 평가를 해야 한다.
- 장비를 착용시키는 응급구조사는 척추 고정판을 기울여서 환자 뒤에서 환자의 머리를 고정하고 있는 구조자의 팔과 환자의 등 사이에 들어가게 각도를 잡아야 한다. 이때 환자에게 충격을 주거나 환자가 흔들리지 않도록 주의한다.
- 목뼈를 완전히 고정하기 위해 고정판의 제일 꼭대기의 구멍을 환자 어깨에 맞추도록 한다. 척추고정판의 끝은 꼬리뼈 밑으로 내려가지 않도록 한다.
- 턱을 끈으로 고정해서는 절대 안 된다. 이는 구토 시 입이 벌어지지 못하게 하기 때문이다.
- 처음부터 몸통부위를 너무 세게 고정시키지 않는다. 이는 복부손상의 악화나 가로막 호흡 환자의 경우 호흡이 제한될 수 있다.
- 어떤 버클은 순간–해체방식으로 되어 있다. 따라서 환자를 이동시킬 때 버클이 풀리지 않도록 주의해야 한다.
- 경추보호대와 척추고정판 사이에 패드를 대지 않는다. 패드를 댈 경우 머리를 고정시킬 때 목뼈가 과신전 될 수 있는 부위가 생길 수 있다. 대신에 머리 뒤쪽에 빈 공간을 채울 정도만 패드를 넣는다. 이렇게 하면 머리를 중립자세로 유지할 수 있다. 때때로 어깨가 척추고정판에 닿으면 머리는 패드를 댈 필요가 없을 정도로 고정판에 닿게 된다. 너무 패드를 많이 대면 환자가 바로누운자세로 있을 때 어깨는 닿았는데 머리가 닿지 않을 수 있으므로 유의해

현장사례

"저는 딸의 집 소파에 앉아서 TV 채널을 돌리려고 갑자기 일어났을 때 현기증을 느끼고 의식을 잃었어요. –제가 깨어났을 때 두 명의 젊은 청년들이 저를 직접 내려다보고 있었죠. 그들은 모두 흰색 같은 천으로 둘러싸여 있었어요. 전 매우 혼란스러웠죠. 몇 분 후 저는 제가 천국에 왔구나 라고 생각했어요."

"머리가 매우 아팠어요. 저는 무슨 일이 있었는지 생각하려 애썼죠, 하지만 아무것도 이해되지 않았습니다. 응급구조사들은 매우 친절하게 그들이 하던 일들을 멈추고 무슨 일이 있었는지 설명했죠. 그들은 몇 분 동안 설명했고 나는 머리를 다쳤고 그래서 혼란스럽다는 것을 알게 되었지요."

"제 주치의가 혈압약을 바꿨는데 내가 빨리 일어났을 때 현기증을 느끼게 된 이유가 그것인 것 같아요. 제 딸은

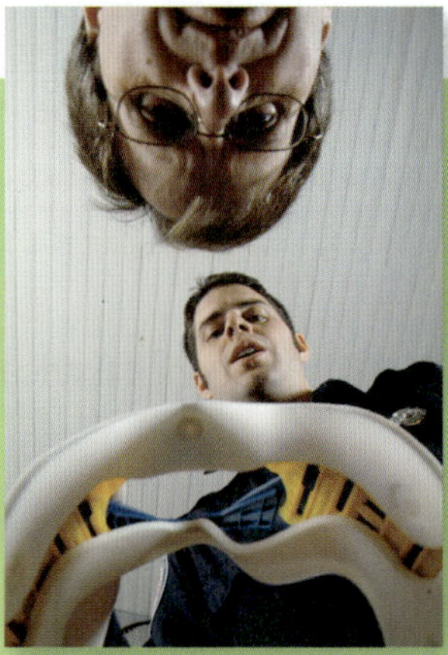

제가 쓰러졌을 때 커피 테이블에 머리를 부딪혔다고 했죠. 그 때문에 응급구조사가 내 목 주위에 이상한 것을 두르고 저를 엄청 불편한 판자위에 눕혔어요. 그들은 그것이 필요하다고 말했고 저는 그들을 믿었습니다. 그러나 그 판자 위에 실려 병원까지 가는 동안 허리가 머리보다 더 심하게 아팠어요." "저는 다시는 그런 일이 일어나지 않기를 바랍니다."

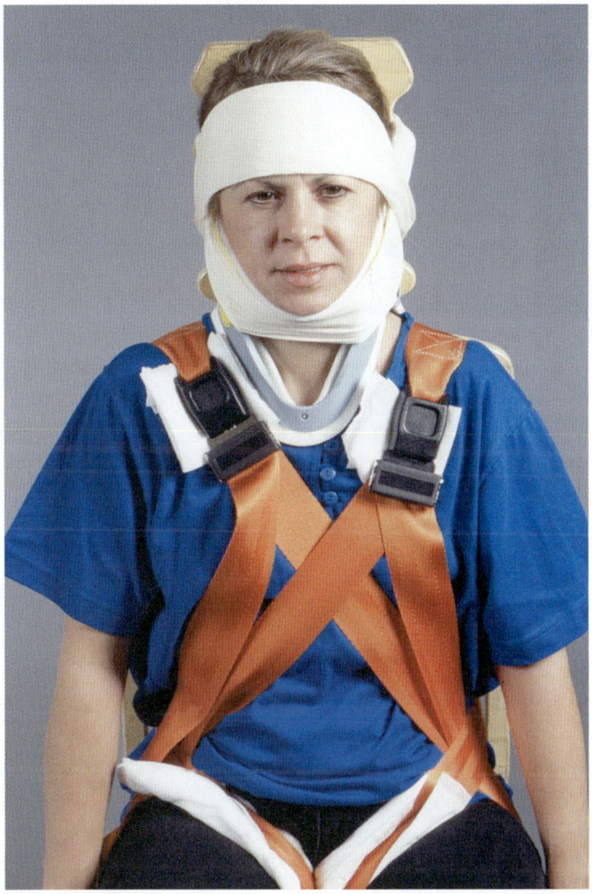

그림 29-23 앉아있는 환자의 고정 상태

야 한다. 그렇게 되면 환자가 예기치 않게 굽은 자세를 취한다.

- 사용하는 장비 제조회사의 지시사항을 따른다.
- 짧은 척추고정판으로 착용시킨 후 환자의 고정이 끝난 상태는 그림 29-23와 같다.

구출 조끼와 짧은 척추 고정대의 사용은 현재 전문가들이 의문을 제기하여 약간의 논란이 있음을 주목한다. 매우 제한적인 연구에서, 환자를 간단하게 구출 또는 긴 척추판에 고정하여 구출하는 것보다 조끼형 구출 장비를 적용할 때, 척추의 움직임이 더 많이 발생됨을 발견하였다. 지역내 프로토콜에 따르도록 하고, 또한 이러한 사례에 대한 의문이 자주 제기되고 있음을 알아야 한다.

긴 척추고정판 적용시 주의 사항

다음은 똑바로 누워있는 환자를 고정시킬 때의 주의사항이다.

- 통나무 굴리기법을 이용해 환자에게 긴 척추고정판을 적용할 수 있다(절차 29-5와 29-6). 이 절차는 척추가 일직선이 되도록 하면서 조심스럽게 수행되어야 한다. 척추고정판으로 환자를 굴리기 전에 재빠르게 신체의 뒷면을 평가한다. 움직일 때마다 환자의 머리를 고정해야 하며 머리를 잡고 있는 응급구조사가 움직임을 통제한다("셋을 세면 실시하겠습니다. 하나… 둘… 셋").
- 환자의 머리, 몸통과 척추고정판 사이의 빈 공간에 패드를 댄다. 이때 움직임을 유발하거나 환자의 척추 정렬이 어긋나지 않도록 주의해야 한다.
- 환자가 긴 척추고정판에 고정되게 되면(그림 29-24) 머리는 마지막으로 고정한다. 끈으로 고정할 경우 밸크로나 순간 부착 고정끈이 편하다.

절차 29-5 4인 구조자에 의한 통나무 굴리기법

먼저 표준예방조치를 취한다.

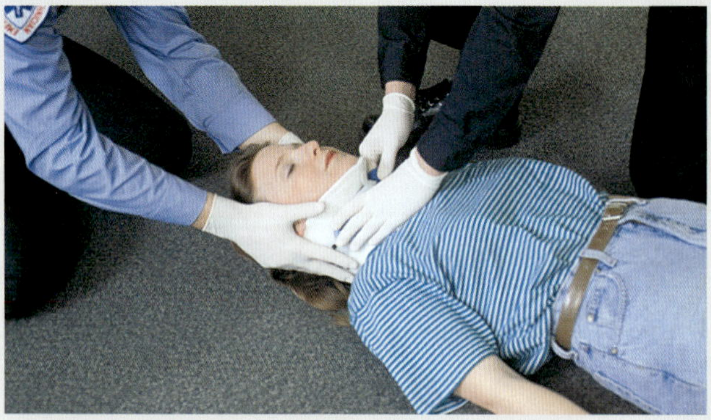

1. 머리와 목을 고정시킨 후 경성 경추보호대를 착용시킨다.

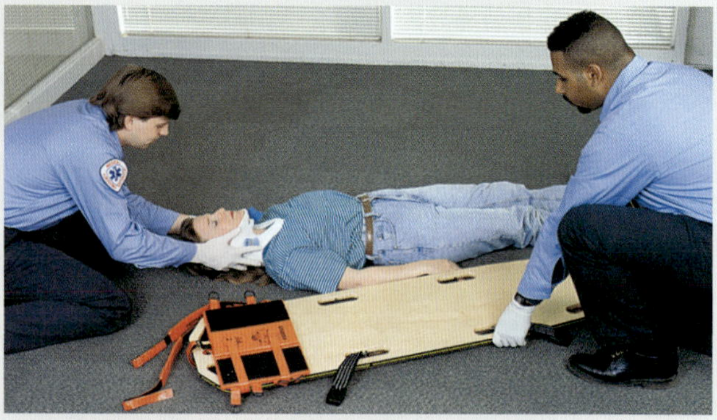

2. 척추고정판을 환자와 나란히 놓는다.

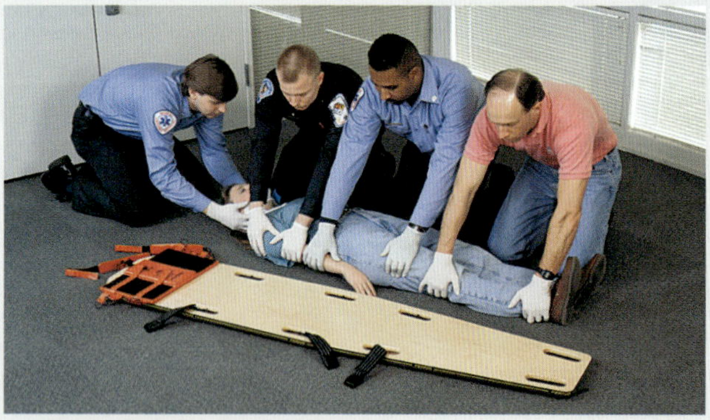

3. 3명의 구조자는 척추고정판 반대편에서 환자 옆에 무릎을 꿇는데 이 때 환자를 구조자들 쪽으로 굴릴 수 있는 여유 공간을 남겨 놓는다. 구조자들은 환자의 어깨, 허리, 무릎 부위에 위치한다. 한 명의 응급구조사가 계속 머리를 고정하고 있는 동안 다른 구조자들은 그들의 손을 환자를 가로질러 적절히 잡도록 한다.

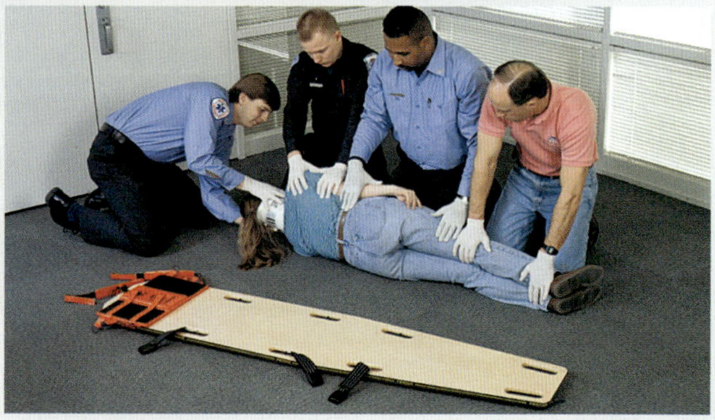

4. 머리와 목을 고정하고 있는 응급구조사는 다른 구조자들에게 환자를 하나의 단위(통나무)처럼 굴리도록 지시한다.

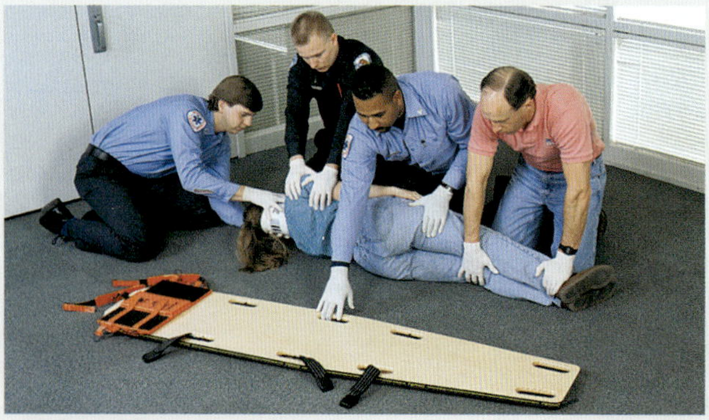

5. 환자의 허리 쪽에 있는 응급구조사는 척추고정판을 잡아서 환자 쪽으로 당긴다(이것은 5번째 구조자에 의해 시행될 수도 있다).

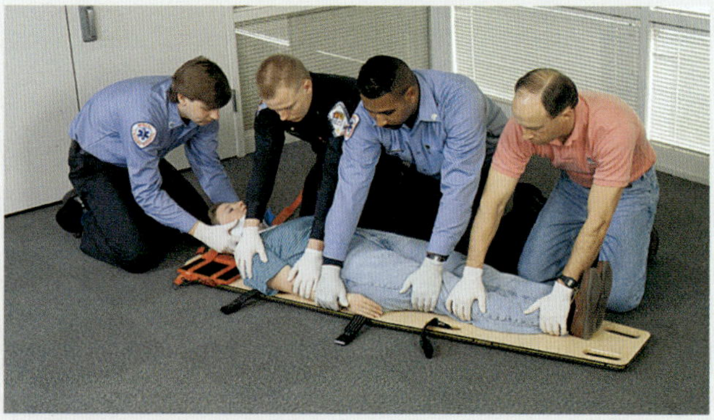

6. 환자를 하나의 단위(통나무)처럼 척추고정판 위로 굴린다.

절차 29-6 바로누운 환자의 척추 고정법

먼저 표준예방조치를 취한다.

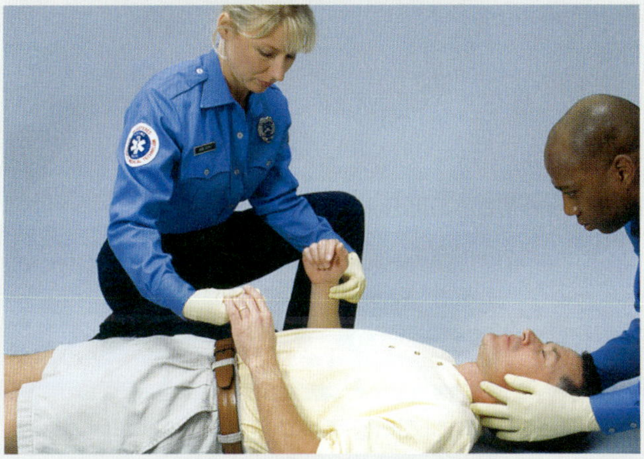

1. 머리를 중립상태에서 일렬로 놓고 머리와 목을 손으로 고정시킨다. 먼쪽 순환, 운동 기능, 감각(CMS)을 평가한다.

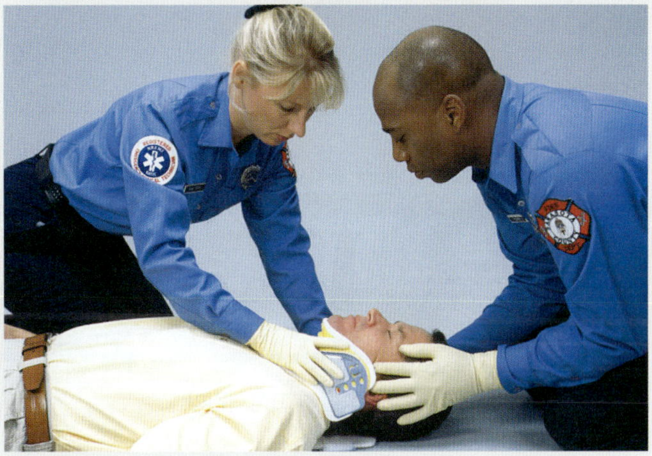

2. 적절한 크기의 경성 경추보호대를 착용시킨다.

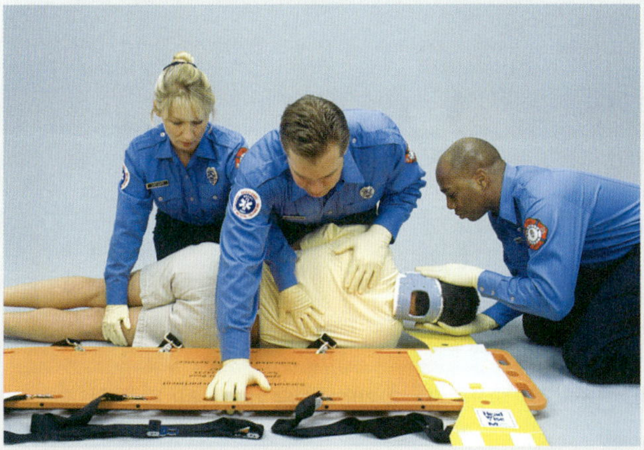

3. 척추고정판을 적절히 놓는다.

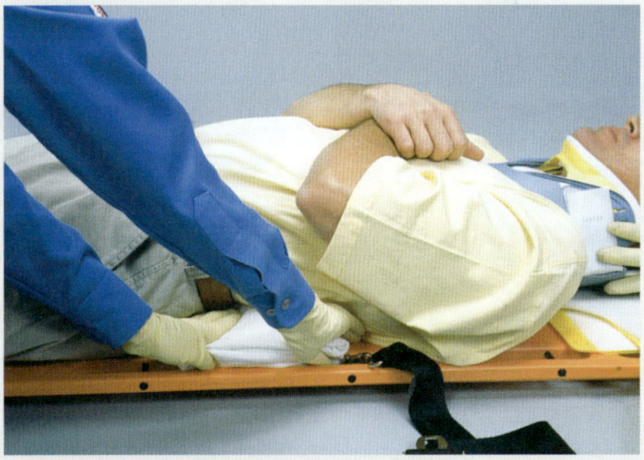

4. 척추에 무리가 가지 않게 환자를 고정판 위로 옮긴다. 일단 환자를 이동하고 나면 몸통과 고정판 사이 공간에 패드를 댄다.

(계속)

소아 노트

6세 이하의 소아를 고정할 때는 커다란 머리로 인해 어깨뼈 아래에 패드를 대준다. 중립자세를 유지하는데 필요하다면 어깨부터 발가락까지 패드를 댄다.

만약 소아용 긴 척추고정판이 없다면 아이를 성인용 장비로 고정하고 주위에 수건이나 담요로 패드를 많이 대준다. 응급구조사는 대개 임기응변이 뛰어나기는 하지만 실전을 위해 수업시간에 연습한다면 현장에서 신속하게 진행할 수 있을 것이다.

절차 29-6 바로누운 환자의 척추 고정법(계속)

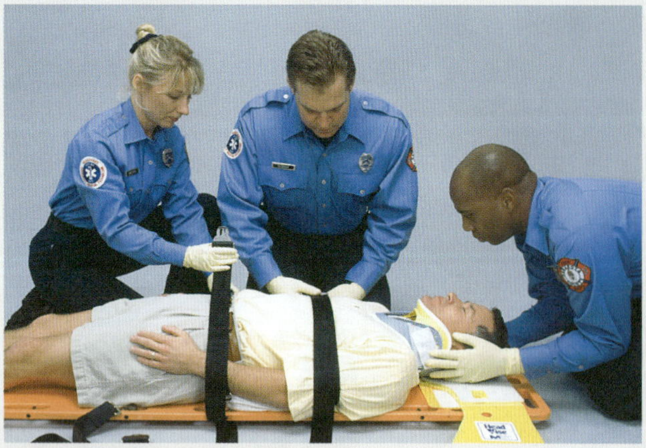

5. 환자의 몸통을 먼저 척추고정판에 고정시킨다.

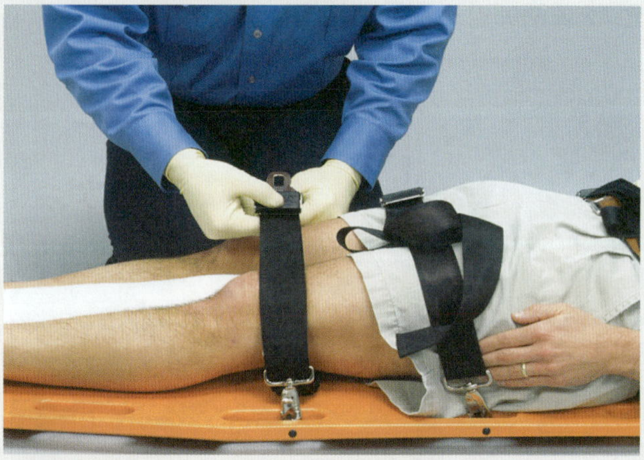

6. 그리고 나서 환자의 다리를 묶는다(무릎의 위와 아래).

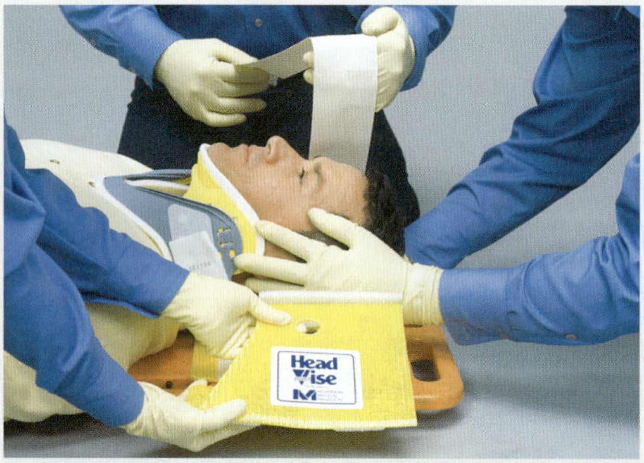

7. 마지막으로 환자의 머리에 패드를 대고 고정시킨다.

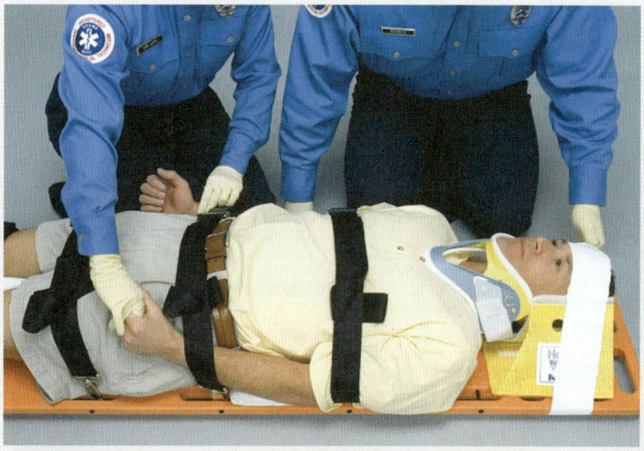

8. 먼쪽 순환, 운동 기능, 감각(CMS)을 재평가한다.

소아 노트

때때로 응급구조사는 자동차 충돌 사고에서 영아나 어린아이들이 아동용 안전좌석에 앉아 있는 것을 발견할 수 있다. 이때에는 소아의 복부장기와 가로막에 상당한 압력을 받고 호흡이 힘들어지기 때문에 좌석의 등받이를 뒤로 눕히거나 척추고정판으로 아이를 옮겨 바로누움자세로 눕히고 다리를 올리게 한다. 또한 소아 환자에게 즉각적인 소생술이 필요치 않거나 바로누운자세를 취할 다른 어떤 이유도 없는 경우 아이를 똑바로 앉히고 안전좌석을 고정장비 대용으로 이용한다.

안전좌석에 아이를 고정시킬 것인가 또는 소아를 척추고정판으로 신속하게 옮길 것인가 하는 문제는 환자의 우선 순위와 바로누운자세를 취해야 하는 필요성에 따라 결정된다. 소아용 안전좌석에서 자동차에서의 신속 구출법은 절차 29-7에 제시되어 있다.

절차 29-7 소아용 안전좌석에서의 신속 구출법

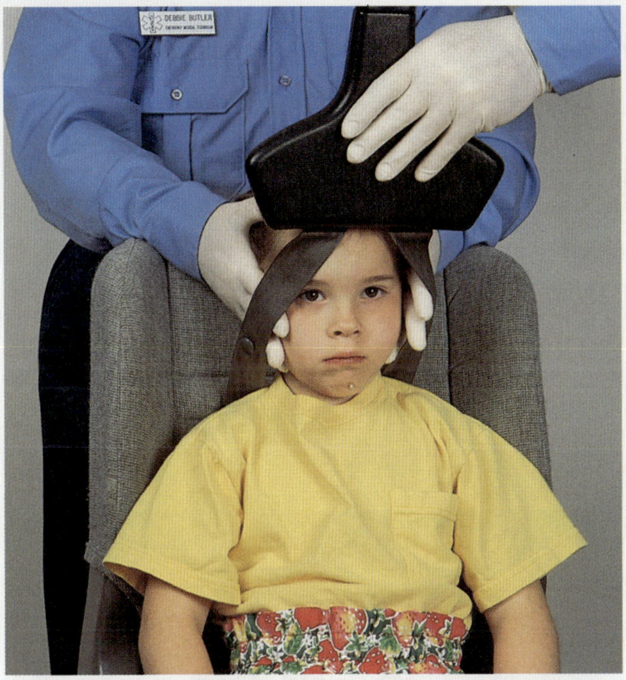

1. 첫 번째 응급구조사는 의자를 똑바로 세운 상태로 환자의 머리와 목을 손으로 고정한다. 두 번째 응급구조사는 장비를 준비하고 안전벨트를 풀거나 절단해서 앞에 있는 보호장비를 올려 벗긴다.

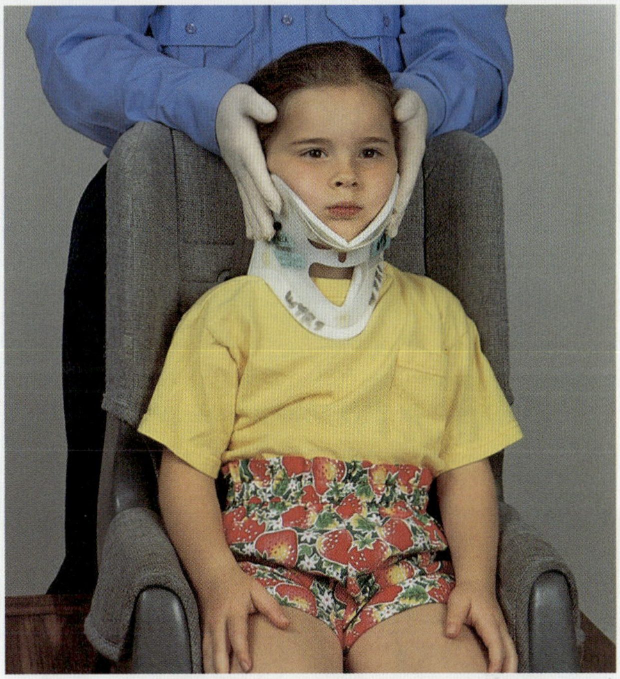

2. 첫 번째 응급구조사가 머리와 목을 고정하고 있는 동안 경추보호대를 착용시킨다.

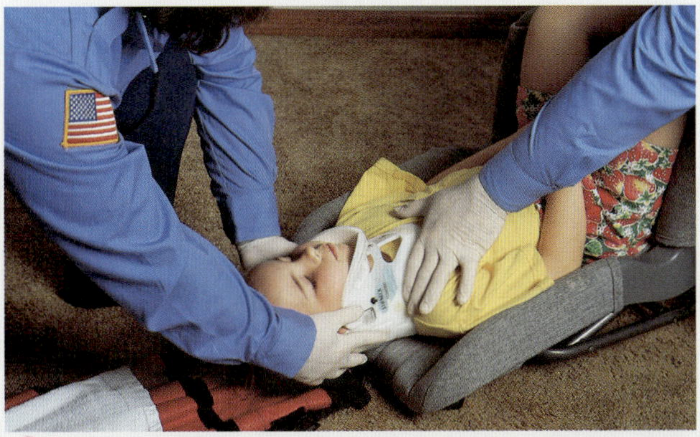

3. 첫 번째 응급구조사가 머리와 목을 고정시키고 있는 상태를 계속 유지하면서 두 번째 응급구조사는 안전좌석을 척추고정판 중앙에 놓고 서서히 바로누운자세로 기울인다. 머리가 큰 소아의 경우 어깨가 닿을 부분의 척추고정판에 수건을 놓아서 머리가 앞으로 기울어지지 않게 한다.

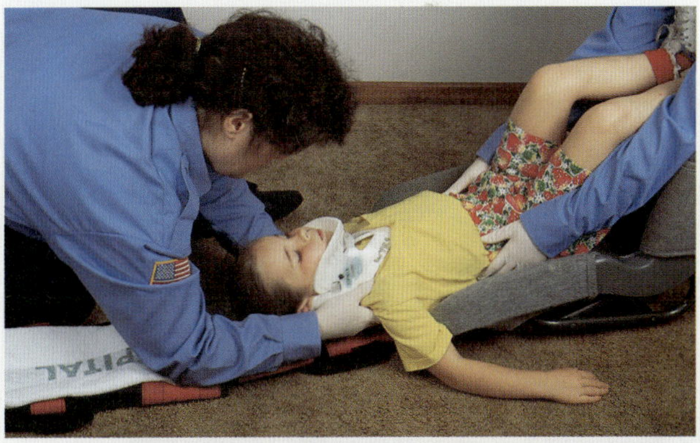

4. 첫 번째 응급구조사는 계속 머리와 목을 고정하면서 환자를 척추고정판의 긴축 방향으로 협동하여 이동하도록 한다.

(계속)

절차 29-7 소아용 안전좌석에서의 신속 구출법(계속)

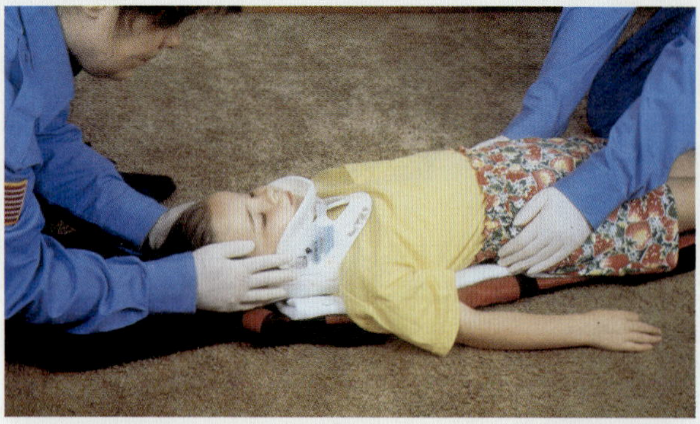

5. 환자를 척추고정판에 완전히 옮길 때까지 머리와 목은 계속 잡아주며 수건을 접어놓은 곳에 환자의 어깨가 오도록 한다.

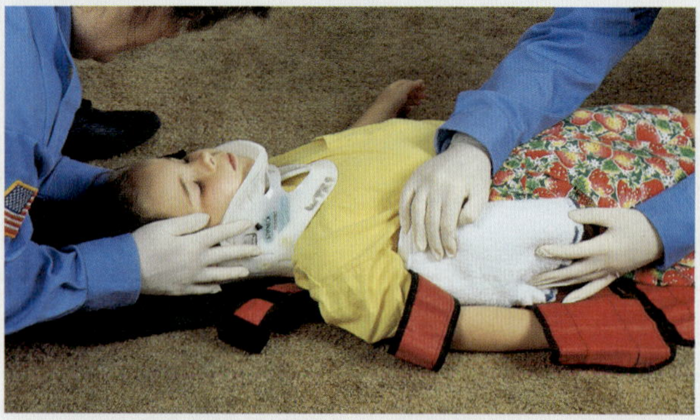

6. 첫 번째 응급구조사는 계속 머리와 목을 고정하고 두 번째 응급구조사는 수건 또는 담요를 말아 환자의 양 옆에 댄다.

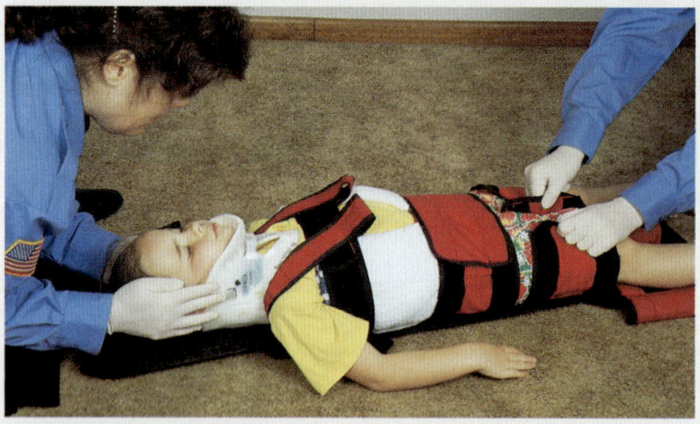

7. 첫 번째 응급구조사는 계속 머리와 목을 고정하고 두 번째 응급구조사는 끈이나 테이프를 이용하여 척추고정판에 가슴 윗부분, 골반, 다리 등을 고정시킨다. 복부를 가로질러 묶지 않는다.

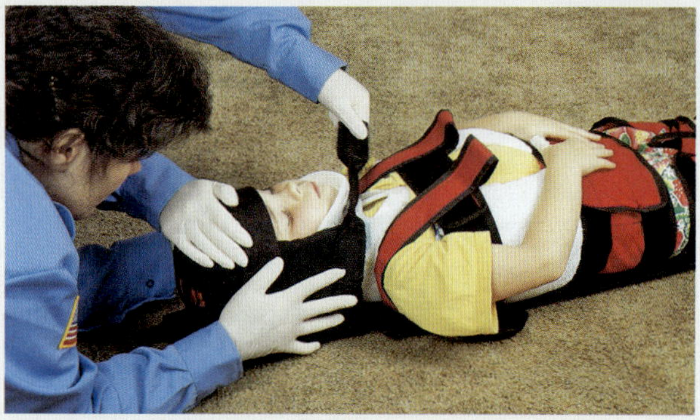

8. 첫 번째 응급구조사는 계속 머리와 목을 고정하고 두 번째 응급구조사는 둥글게 말아 놓은 수건을 머리 양 옆에 댄 후 이마와 경추보호대를 테이프로 감아 제자리에 고정한다. 목에 압박을 줄 수 있으므로 턱은 테이프로 고정하지 않는다.

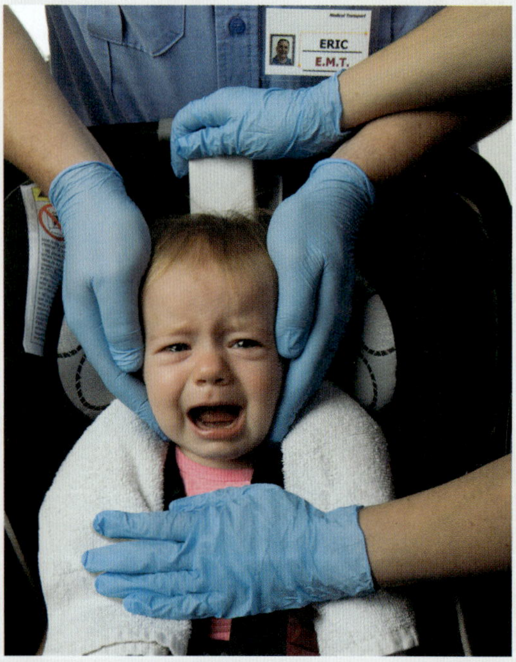

9. 환자가 신생아나 영아일 경우에도 구출 방법은 소아의 경우와 동일하지만 2단계에서 소아 뒤로 팔 고정판을 삽입해야 하는 점이 다르다. 영아가 너무 작다면 팔 고정판을 척추고정판으로 이용할 수도 있다.

비판적 의사결정

여러분은 지금까지 환자 고정을 위한 방법들을 학습했다. 고정을 위한 의사결정 과정 또한 똑같이 중요한 사항이다. 어느 환자가 고정되어야 하고, 어느 환자가 고정이 필요치 않은가?

메모: 의사결정을 하기 위해 이 장의 일반적인 개념들을 사용하라. 현장에서 여러분의 프로토콜은 여러 가지일 수 있다

1. 환자는 신호를 보고 멈추자마자 자동차 후방에 충격을 받은 자동차 운전자이다. 환자는 통증을 부인하지만 그녀가 자신의 목을 문지르는 것이 관찰되고 마치 어떤 통증이 있는 것 같이 보인다.
2. 환자는 측면 충돌한 차의 뒷좌석에 있었다. 그녀는 목의 통증을 호소하지 않았지만 차가 충돌할 때 차 옆면에 머리를 부딪쳤고 충격으로 인해 오른쪽 머리에 큰 혈종이 생겼다.
3. 환자는 작은 충돌 당시 운전자 쪽에 있던 차안의 승객이다. 그녀는 모든 부상을 부인하고 병원에 가기를 원하지 않는다.

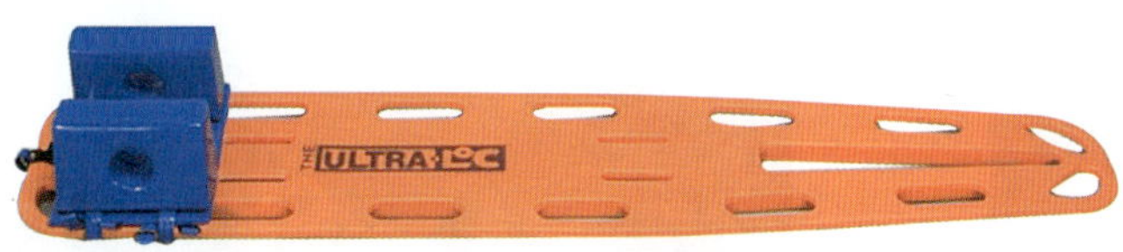

그림 29-24 긴 척추고정판과 머리고정대

그림 29-25 (A) Ferno 머리고정대, (B) 일회용 머리고정대*(Photos A and B: © Ferno, Inc.)*

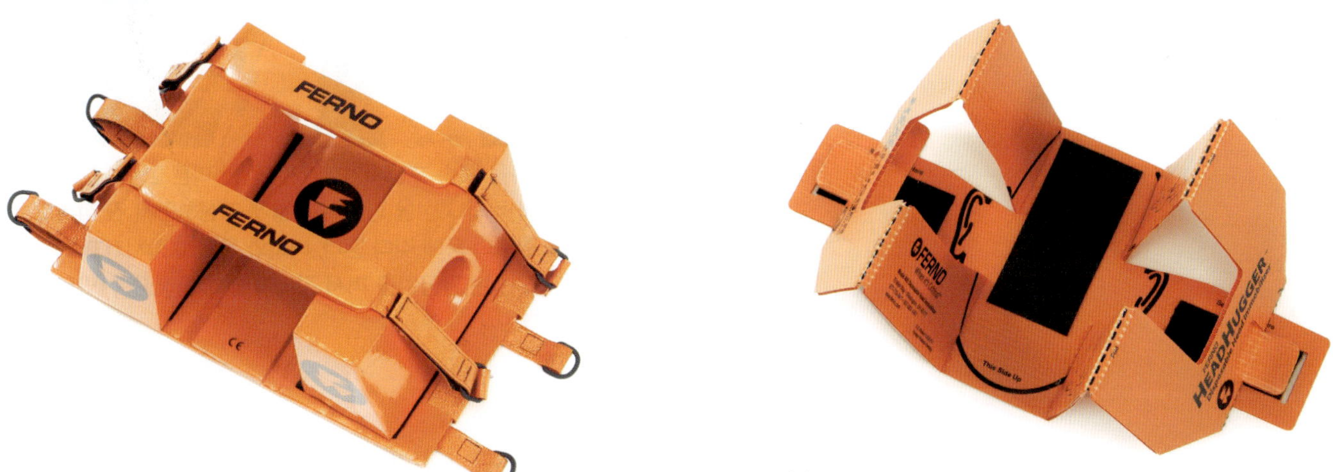

(A) (B)

• 머리나 목을 추가로 고정할 경우는 가볍고 부풀어 있는 재질로 채워진 쿠션이나 상업용 머리 고정 장치 또는 담요를 말아서 사용한다(그림 29-25). 이러한 장비를 사용할 때는 환자의 신체를 긴 척추고정판에 안전하게 고정한 뒤 사용해야 한다. 머리는 7.5cm의 항알레르기성 접착테이프로 고정시킨다. 이 테이프는 환자와 고정판을 구토물을 배출할 수 있도록 기울일 때 머리를 받쳐준다. 그러나 환자의 피부나 머리에서의 출혈이 있을 때는 이 접착테이프를 사용하지 못할 수도 있다. 따라서 삼각건 또는 접착력 있는 붕대를 사용하여 고정시

절차 29-8 서 있는 환자를 빠르게 눕히기(테이크 다운)

먼저 표준예방조치를 취한다.

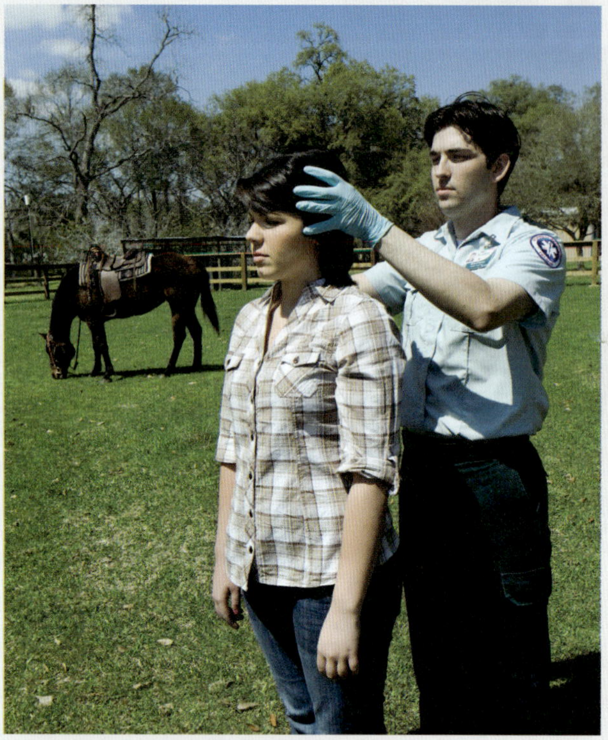

1. 구조자 중 키가 가장 큰 대원이 환자의 뒤에 서서 환자의 머리와 목을 손으로 고정시킨다. 머리를 긴 척추고정판에 고정시킬 때까지 계속 고정해야 한다.

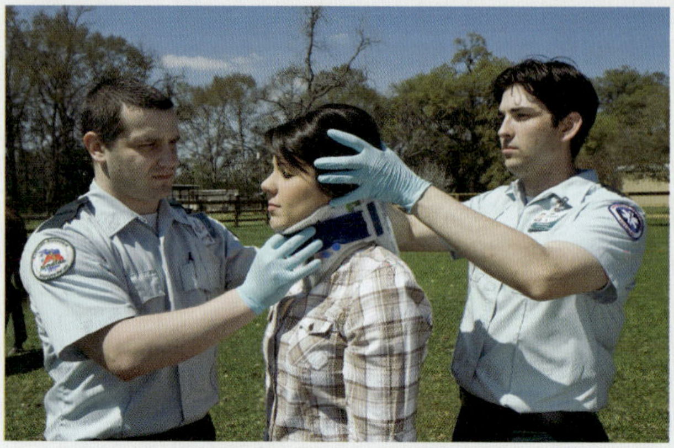

2. 다른 응급구조사가 적절한 크기의 경추보호대를 착용시킨다. 이때 첫 번째 응급구조사의 머리 고정상태는 계속 유지한다(경추보호대가 고정에 도움을 주긴 하지만 손으로 고정하는 것을 중지해서는 안 된다).

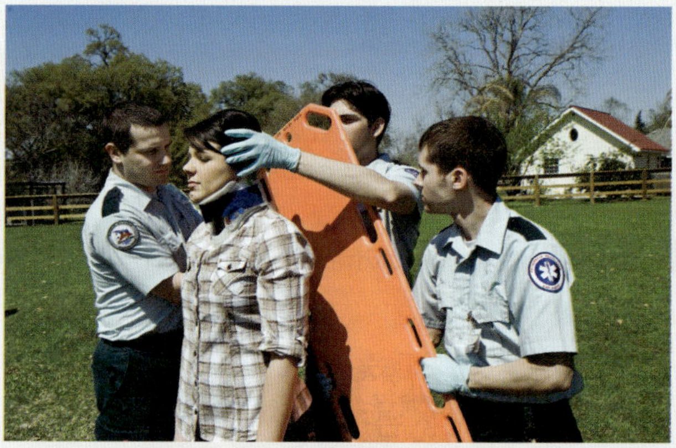

3. 머리와 목을 계속 고정시키고 있는 동안 다른 2명의 구조자가 머리와 목의 고정을 방해하지 않게 조심하면서 긴 척추고정판을 환자의 등에 갖다 댄다. 머리와 목을 고정시키고 있는 응급구조사 는 팔꿈치를 펴서 장비가 쉽게 들어갈 수 있도록 도와준다.

키는 방법도 보완방법으로 배워야 한다. 테이프나 삼각건을 묶을 때는 환자의 눈을 가로질러 묶지 말아야 한다.

- 만약 환자가 임신 말기의 여성이라면, 척추고정판에 고정한 뒤에 저혈압과 현기증을 유발하는 자궁의 대정맥 압박효과를 최소화하기 위해 왼쪽으로 기울어지게 하여 환자의 오른쪽을 왼쪽보다 높게 만든다.
- 척추고정판 자체에 어깨와 가슴을 가로질러 고정시키는 고정끈이 달려 있지 않은 경우 가슴 상부에 팔을 포함시켜 둘러 묶은 다음 손은 빼고 골반과 다리를 고정한다. 만약 좁은 건물에서 구조할 경우, 지하계단에서 올릴 경우 또는 좁은 승강기 안에서 이송하기 위해 환

절차 29-8 서 있는 환자를 빠르게 눕히기

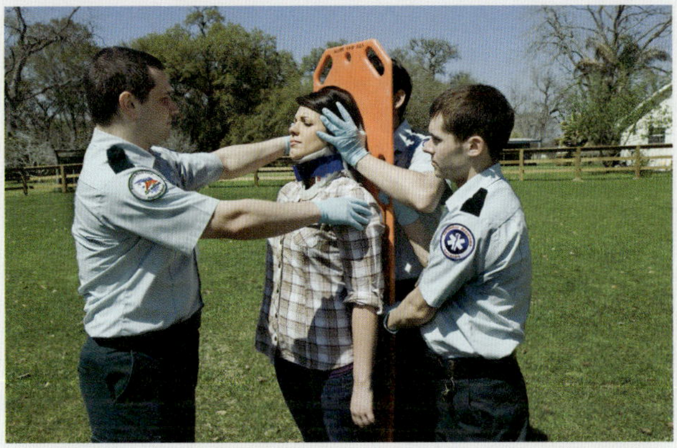

4. 머리와 목의 고정 상태를 계속 유지한다. 다른 응급구조사는 환자 앞에서 척추고정판을 살펴서 필요하다면 환자의 등 중앙에 오도록 조정한다.

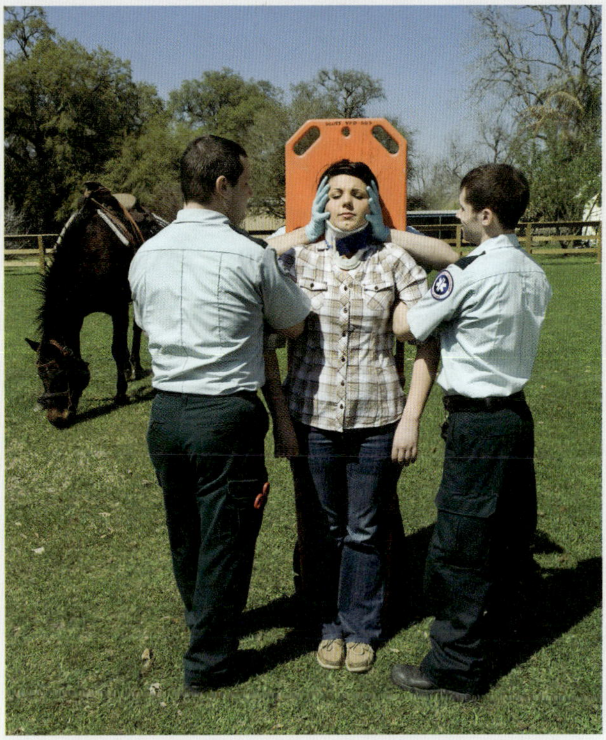

5. 첫 번째 응급구조사가 계속 손으로 고정하고 있는 동안 다른 두명의 구조자는 환자 겨드랑이 밑으로 팔을 뻗어서 척추고정판을 잡는다(일단 척추고정판이 기울어지면 환자는 실제로 순간적으로 구조자의 팔에 매달린 상태가 된다). 환자의 팔을 고정하기 위해 구조자들은 다른 손으로 환자 팔꿈치 바로 위를 잡고 몸에 고정시킨다.

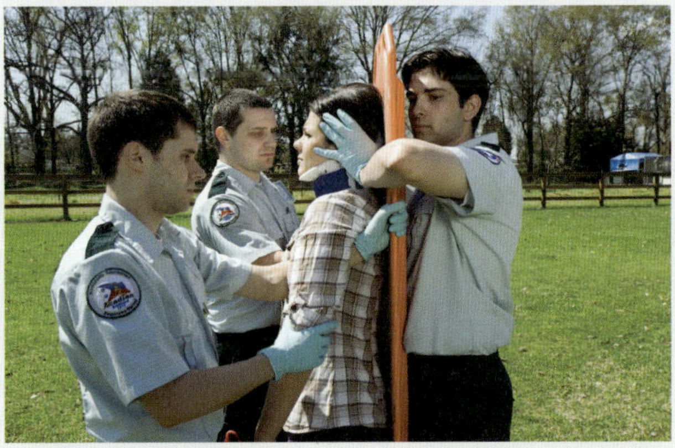

6. 두 번째, 세 번째 응급구조사가 손을 환자의 겨드랑이 밑에 넣을 때 척추고정판은 환자의 겨드랑이와 같거나 약간 높은 위치를 잡는다.

(계속)

자를 세워야 할 경우 등은 끈으로 겨드랑이 아래를 고정하고 허벅지를 단단히 고정했는지 확인한다.

- 헬리콥터를 이용해 이송할 때는 척추고정판이 적합한 사이즈인지 확인해야 한다. 긴 척추고정판의 규격상 몇 가지 제한점이 있을 수 있는데 이는 헬리콥터의 적재 규모에 따라 달라질 수 있으므로 미리 확인을 해야 한다.
- 수상구조 또는 다이빙 손상을 위해 밀러 고정판(Miller board)과 같은 다양하고 특별한 척추고정판이 있다. 이것은 수면 아래서 환자를 뜨게 하도록 고안되어졌으며 적용하기 쉽게 벨트로 묶는다.

절차 29-8 서 있는 환자를 빠르게 눕히기(계속)

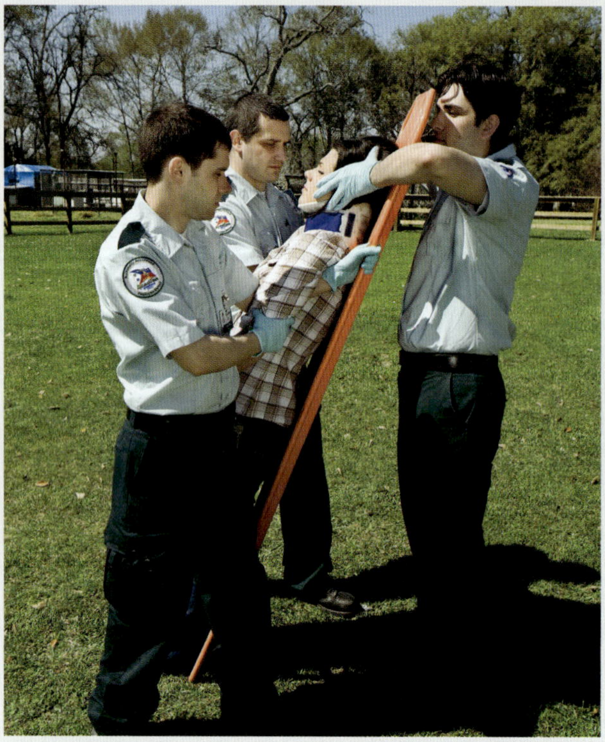

7. 첫 번째 응급구조사가 계속 머리와 목을 고정하며 다른 두 명의 구조자는 한 손으로는 척추고정판을 다른 손으로는 환자를 잡는다. 머리를 잡고 있는 첫 번째 응급구조사가 환자에게 앞으로 진행될 사항을 설명한 후 척추고정판을 서서히 지면으로 내려놓으라고 신호를 한다. 척추고정판과 환자를 내려놓을 때 첫 번째 응급구조사는 뒤로 물러나 척추고정판이 내려가는 것과 같이 몸을 구부려서 환자의 머리가 중립적인 위치를 유지하며 천천히 뒤로 이동하도록 한다. 응급구조사는 척추고정판의 하강을 지연시키지 않고 이 모든 과정을 완수해야 한다. 첫 번째 응급구조사는 몸을 약간 돌려서 척추고정판이 거의 내려지면 고정판 위에 머리를 잡는다. 환자의 머리가 척추고정판에 닿아도 환자의 머리를 계속 잡아서 목이 굴곡되지 않도록 주의해야 한다. 고정판을 하강시키는 두 명의 구조자는 속도를 조절해서 천천히 양쪽이 함께 하강하도록 돕는 책임이 있다. 또한 환자를 바닥으로 내려놓을 때 자신들 허리 부위의 손상을 피하기 위해 쭈그려 앉는 자세를 취해야 한다.

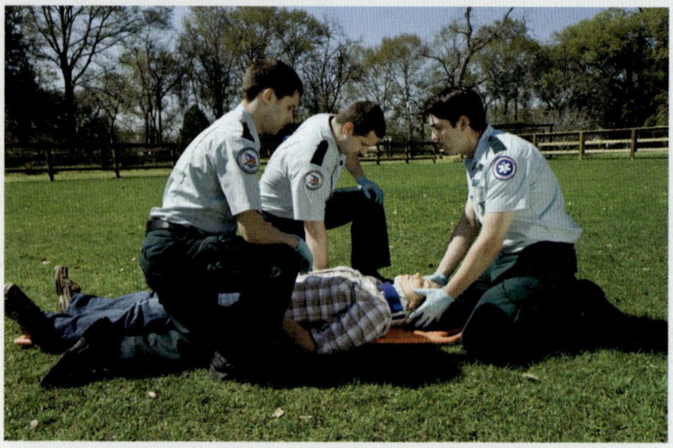

8. 이 과정이 이루어지는 동안 첫 번째 응급구조사는 계속 손으로 환자의 머리와 목을 고정시키고 있어야 한다

서 있는 환자를 다루는 방법

가끔 잠재적인 척추 손상이 의심되는 환자가 현장으로부터 스스로 벗어나 있는 것을 볼 수 있을 것이다. 종종 순간적 아드레날린이 통증을 감춘다. 이러한 환자의 경우 똑바로 앉아있거나 걸어다닐 것이다. 이러한 상황은 특별한 척추 고정이 제기된다. 테이크 다운(take down)이라고 불리는 방법은 서 있는 자세에서 고정 장비에 위치시키도록 자세를 취하는 술기이다. (절

절차 29-9 혼자 걸어다닐 수 있는 환자. NAEMSP/ACS 권고 사항

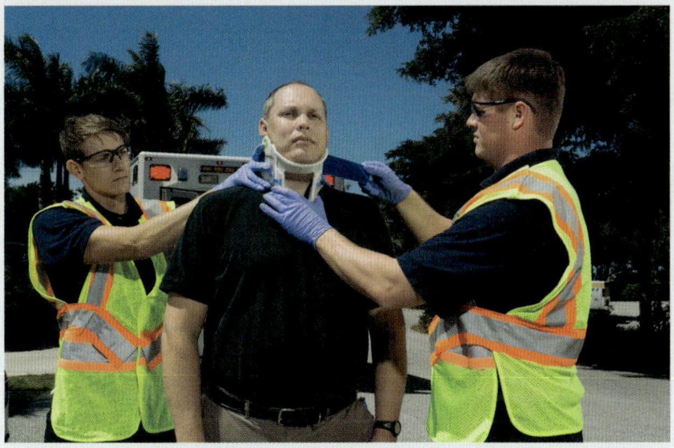

1. 표준예방조치를 취한 후 경추고정대를 적용한다.

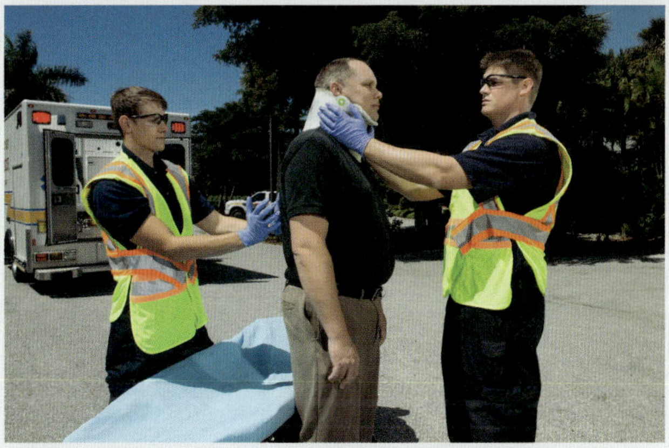

2. 경추고정대를 착용한 환자를 들것으로 안내한다.

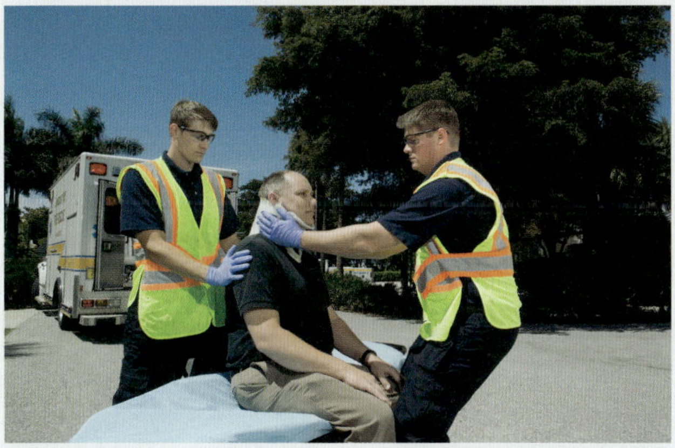

3. 환자는 들것 위에 앉는다.

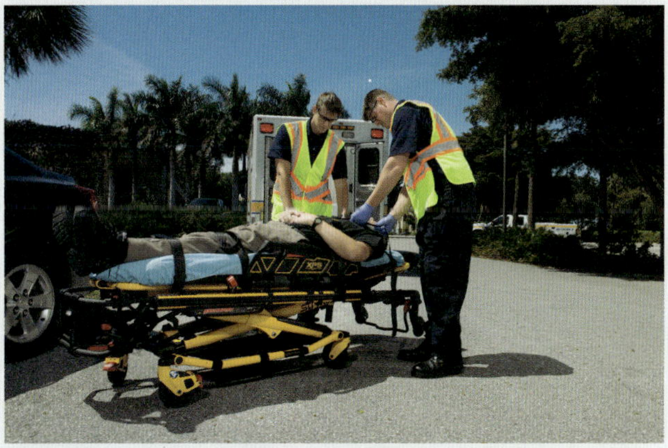

4. 환자는 바로누운자세를 취하고, 들것에 고정된다.

차 29-8에 이 과정의 단계가 자세히 설명되어 있다.) 그러나 몇몇 전문가들은 이 술기와 환자에게 직접 들것에 눕도록 지시하는 것 사이에는 척추를 움직이는 양에 조금의 차이밖에 없다고 주장한다. 실제로 미국 응급의학 협회와 미국 외상의학 협회에서는 걸을 수 있는 환자에게 척추 고정의 술기에 대해 다음과 같은 지침을 제공했다. "통증없이 걸어다닐 수 있거나 움직일 수 있는 환자들은 경추고정대를 착용하고 직접 들것에 눕도록 지시한다."(절차 29-9)

척추 움직임 제한을 둘러싼 많은 문제와 마찬가지로, 더 많은 연구가 필요하고, 언제나 처럼, 여러분은 지역의 프로토콜을 따라야 한다.

일부 응급의료제공자들은 환자들을 서 있는 상태로 긴 척추고정판에 고정시키도록 추천한다. 그러나 이와 같은 방법은 현장에서 잘 사용하지 않는다(이와 같은 방법은 훈련상황에서 사용되는데 가상의 환자는 쇼크나 중독, 머리손상 등이 없으며 공격적인 상태가 아니라 단순히 현기증만 느끼고 있기 때문이다).

신속하게 눕히는 가장 쉬운 방법은 이 책의 모든 기술과 같이 자격을 갖춘 강사의 시범과 아울러 연습이 이루어진 후 현장에 적용시켜야 한다. 이 과정은 3명의 응급구조사가 경추보호대와 긴 척추고정판을 사용해서 실행한다.

절차 29-10 손상 환자의 헬멧 벗기기

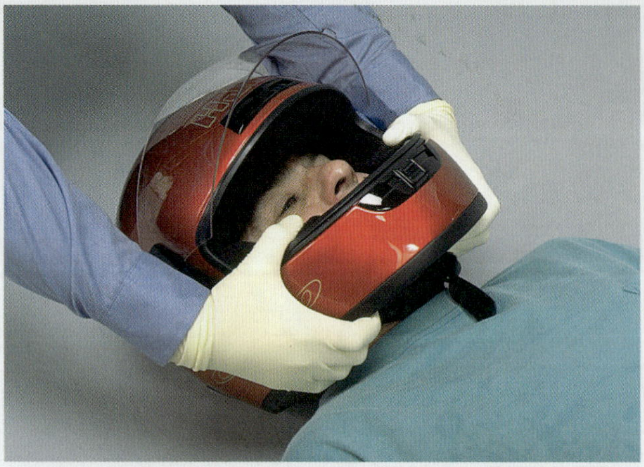

1. 첫 번째 응급구조사는 환자의 머리 위에 위치하여 손으로 환자의 머리를 고정한다. 이때 구조자는 두 손으로 헬멧을 고정시키고 손끝으로 아래턱뼈를 잡는다.

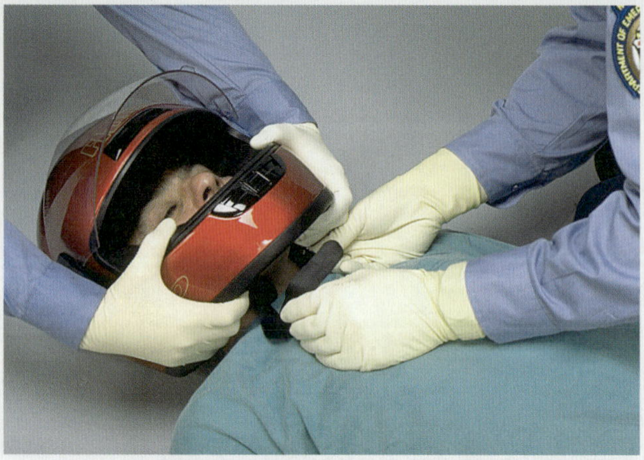

2. 두 번째 응급구조사는 헬멧을 벗기기 위해 턱 고정끈을 풀거나 자르거나 제거한다.

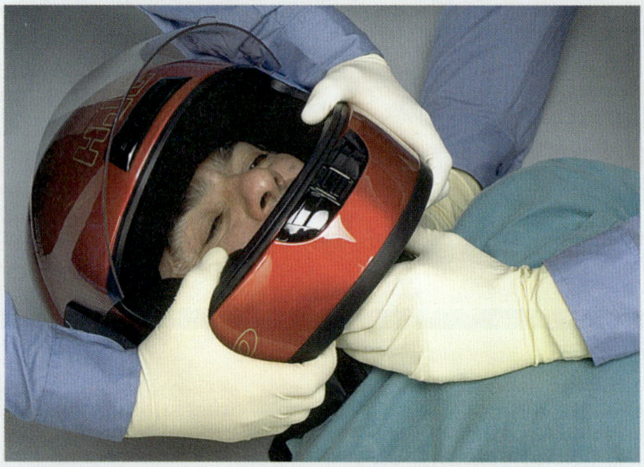

3. 그런 다음 두 번째 응급구조사는 한 손으로 환자의 턱을 잡고 다른 한 손으로는 환자 목 뒤로 넣어 뒤통수 부위를 고정시킨다. 턱과 목 뒤를 함께 고정하여 머리를 안전하게 잡아준다. 만약 환자가 안경을 쓰고 있다면 헬멧을 벗기기 전에 벗겨준다.

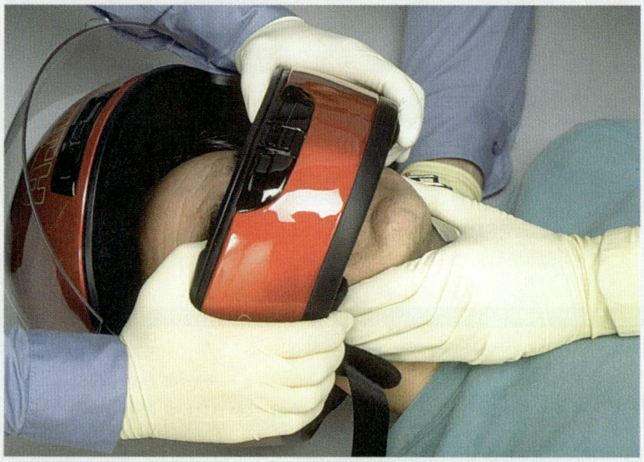

4. 환자의 머리를 잡고 있는 첫 번째 응급구조사는 고정하던 손을 풀고 서서히 헬멧을 제거한다. 헬멧의 아랫부분이나 귀 덮개를 부드럽게 잡아 벗긴다.

메모: 환자가 어깨에 패드를 하고 있는 상태에서 미식축구용 헬멧을 제거할 경우에는 패드를 댄 어깨 부위와 일직선을 유지시키기 위해 환자 머리 뒤에 패드를 대거나 어깨패드를 제거시켜야 한다. 어떤 헬멧 제거 방법이든지 손에 의한 머리고정은 계속 유지되어야 하며 환자의 머리가 긴 척추고정판에 완전히 고정될 때까지 지속되어야 한다.

절차 29-10 손상 환자의 헬멧 벗기기(계속)

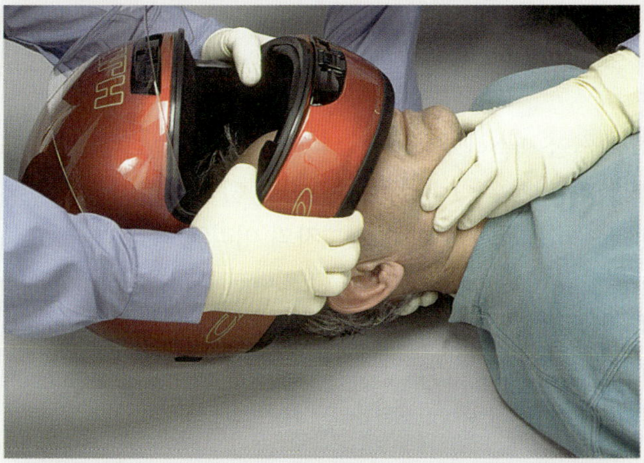

5. 헬멧이 뒤로 기울지 않게 똑바로 벗겨야 한다. 얼굴보호식 헬멧인 경우 턱 부위를 조금 기울여서 코를 빠져 나올 수 있도록 한다. 다른 응급구조사는 헬멧 제거 시 환자의 머리가 움직이지 않도록 받쳐 주어야 한다.

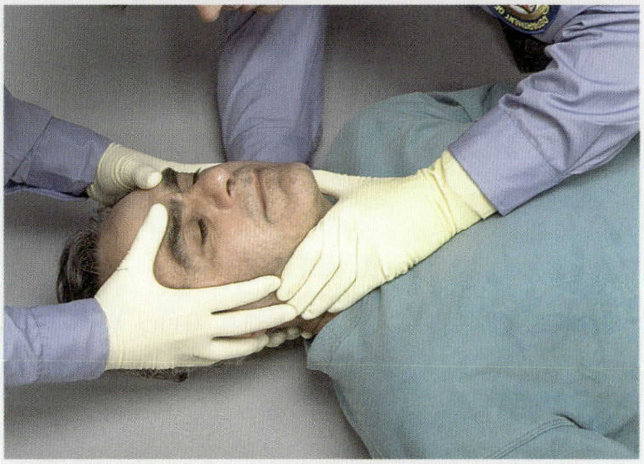

6. 헬멧 제거 후 첫 번째 응급구조사는 환자의 머리를 고정시키며 턱밀어올리기법으로 기도개방을 유지한다.

헬멧 제거의 다른 방법

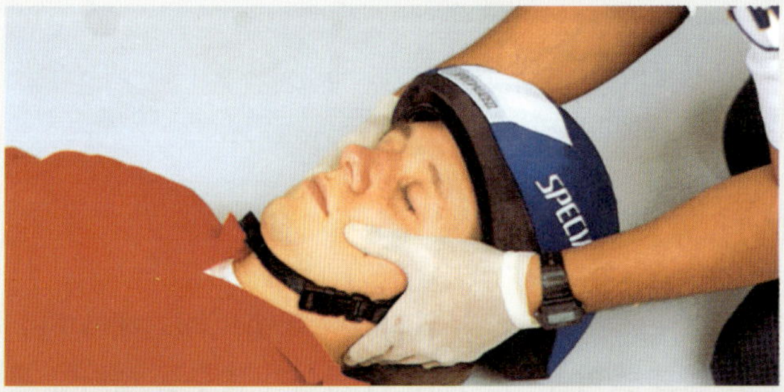

1. 첫 번째 응급구조사가 환자의 목을 지지하면서 중립자세로 고정시킨다.

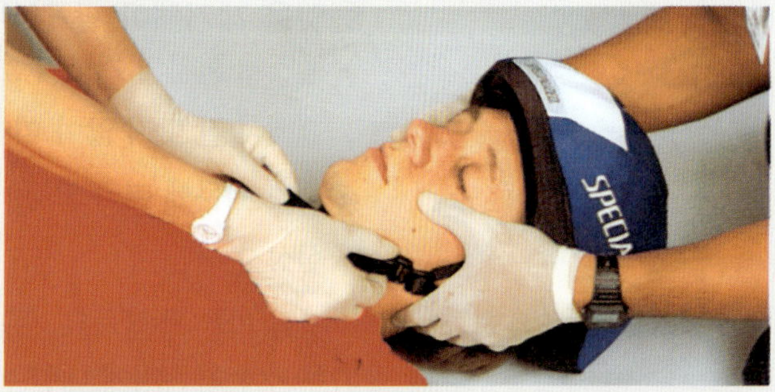

2. 두 번째 응급구조사가 턱에 있는 끈을 푼다.

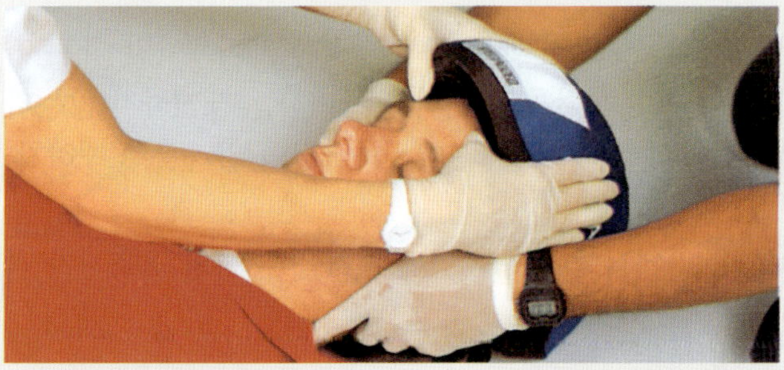

3. 두 번째 응급구조사가 헬멧을 벗기는데 양쪽을 잡아당겨 귀까지 빠져 나오도록 한다.

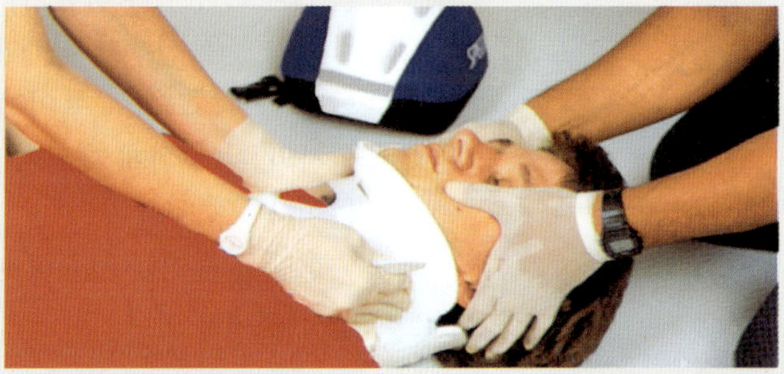

4. 첫 번째 응급구조사는 계속 머리를 고정시키고 두 번째 응급구조사는 경추보호대를 착용시킨다.

헬멧 착용 환자

대부분의 오토바이를 타는 사람들이나 많은 스포츠 활동에서 헬멧을 착용한다. 심지어 스키를 탈 때도 헬멧의 사용을 권장하고 있다. 스포츠용 헬멧은 일반적으로 앞부분이 개방되어 있어서, 보호대가 있거나 벗겨지지 않도록 종종 얼굴을 완전히 가리는 오토바이 헬멧보다 환자의 기도에 접근하기가 쉽다.

얼굴, 목, 척추 처치 및 기도유지 또는 소생술에서 헬멧이 환자의 입과 코로의 접근을 막는다면 헬멧의 제거가 필요할 것이다. 만약 헬멧을 그대로 놔둔 채라면 헬멧의 가리개를 들어올리고 안면 보호대를 벗긴다. 한 명의 응급구조사가 손으로 환자의 머리와 목을 계속 고정하고 있는 동안 다른 응급구조사는 헬멧의 조임끈을 풀거나 부러뜨리거나 보호대를 절단하여 해체를 시킨다. 만약 통증이 증가하거나, 헬멧을 벗기기 어려운 경우, 기도폐쇄의 가능성이 없거나 환기 보조가 필요하지 않을 경우는 헬멧의 제거를 시도하지 말아야 한다. 현장에서 헬멧을 그대로 두어야 하는 경우와 헬멧을 제거해야 하는 경우는 다음과 같다.

현장에서 헬멧을 쓴 채로 두어야 하는 경우

- 헬멧 속에서 환자의 머리가 거의 움직이지 않을 정도로 헬멧이 꼭 맞을 경우
- 급박한 기도나 호흡의 문제가 전혀 없고 소생술이나 환기를 시행해야 하는 환자가 아닌 경우
- 헬멧을 제거하면 더 심한 손상을 야기할 수 있는 경우
- 헬멧을 쓴 상태에서 적절한 척추고정판을 적용할 수 있는 경우
- 응급구조사가 환자의 기도와 호흡을 평가하는데 방해가 되지 않는 경우

헬멧을 제거해야 할 경우

- 헬멧이 환자의 기도와 호흡을 평가하고 처치하는데 방해가 될 때
- 헬멧이 잘 맞지 않아 머리가 과도하게 움직이게 될 때
- 헬멧 때문에 머리 고정이 어려울 경우
- 심정지 시

경험 많은 응급의료 제공자들 사이에서는 다음과 같은 관점에서 헬멧을 제거해야 하는지 놔두어야 하는지에 대한 논란이 있다: 예를 들어 만약 여러분의 아이가 축구를 하다가 목을 다쳤다면 현장에서 교관과 응급구조사가 조심스럽게 헬멧을 제거해 주기를 원하는가 아니면 교관의 도움도 없이 헬멧 제거 기술을 연습해본 적이 없을 응급실 의료진에게 가기까지 헬멧을 그대로 두어야 하는가?

만약 풋볼선수가 어깨패드와 헬멧을 착용했다면 패드 또는 헬멧을 제거해야만 하는지 아니면 둘 다 그대로 두어야 하는지 주의하라. 하나를 제거하고 나머지는 제거하지 않는다면 환자의 어깨 뒤에 패드가 차지하는 공간 때문에 과신전 또는 과굴곡의 결과를 초래하기 때문이다.

헬멧을 제거해야만 할 때는 절차 29-10에서 제시하고 있는 것처럼 두 명의 구조자가 과정을 진행해야 한다.

단원 복습

핵심 사실과 개념

- 신경계통은 크게 중추신경계과 말초신경계으로 나뉜다.
- 응급구조사는 항상 손상 기전을 고려하여 머리 또는 척추 손상의 높은 위험성을 고려해야 한다.
- 만약 머리 또는 척추 손상이 의심된다면, 목뼈 고정이 다른 처치보다 우선되어야 한다.
- 의식 변화는 머리 손상의 중요한 초기 징후이다. 출동 동안에 환자의 의식 상태를 감시하고 기록한다.
- 경미한 뇌진탕부터 심각한 혈종까지, 모든 외상성 뇌손상은 정상적인 뇌 기능을 방해한다.
- 긴 척추고정판에 환자를 고정할 때에는 머리 전에 먼저 몸통을 고정한다.

핵심 결정

- 환자는 척추 고정이 필요한 손상 기전과 징후 및 증상을 가지고 있는가?
- 환자의 잠재적인 머리 또는 척추 손상은 외상 센터로의 즉각적인 이송을 요구하는가?

단원 용어

공기색전증(air embolism) 혈류 내 공기 방울

실조성 호흡(ataxic respirations) 뇌손상으로 흔히 발생하는 불규칙하고 예상 불가능한 호흡 패턴

자율신경계통(autonomic nervous system) 불수의적 기능 조절

중추신경계(central nervous system) 뇌와 척수

중추신경 과환기(central neurogenic hyperventilation) 뇌손상으로 인해 발생하는 빠르고 깊은 호흡 패턴

뇌척수액(cerebrospinal fluid; CSF) 뇌와 척수 주변에 있는 액체

체인-스토크스 호흡(cheyne-Stokes breathing) 빠르고 깊은 호흡과 무호흡의 반복 패턴

뇌진탕(concussion) 명백한 뇌 손상 없는 경미한 폐쇄성 머리 손상

뇌타박상(contusion) 뇌 손상으로 머리의 혈관을 파열 시킬 만 한 충분한 힘이 가해진 경우 발생하는 뇌 손상

머리뼈(cranium) 머리의 양 옆, 위, 아래, 앞(이마)를 이루고 있는 뼈의 구조

피부분절(dermatome) 하나의 척추 신경이 분포된 피부의 한 부위

큰구멍(foramen magnum) 머리뼈 바닥에 위치한 구멍. 뇌로부터 척수가 지나간다.

뇌혈종(hematoma) 뇌 손상, 머리뼈 또는 뇌 안에 혈액이 모여 발생

탈출(herniation) 증가된 머릿속 압력이 뇌의 일부분을 큰구멍 쪽으로 눌러 발생하는 현상

머릿속 압력(intracranial pressure) 머리 안의 압력

뇌열상(laceration) 뇌 손상. 뇌에 베인 상처

광대-(malar) 뺨에 있는 뼈, 광대뼈(zygomatic bone)이라고도 부른다.

아래턱뼈(mandible) 아래쪽 턱 뼈

위턱뼈(maxillae) 두 개의 뼈로 연결된 위쪽 턱 뼈

코 뼈(nasal bones) 코의 윗부분을 형성하는 뼈

신경계통(nervous system) 사고, 감각, 수의적 또는 불수의적 운동의 신체 기능을 전체적으로 조절한다. 신경계통의 주요 구성은 뇌와 척수로 이루어져 있다.

신경성 쇼크(neurogenic shock) 종종 척수 손상으로부터 악화되어 신경 마비에 의해 발생하는 쇼크(저관류) 상태

눈확(orbits) 눈의 주위를 이루는 뼈로 둘러싼 공간, 안와(eye sockets)이라고도 부른다.

말초신경계(peripheral nervous system) 척수 양쪽에서 출입하는 31쌍으로 이루어진 신경들과, 척수를 통과하지 않고 뇌에 정보를 전달하는 12쌍의 뇌신경과, 신체의 모든 운동 및 감각 신경으로 구성되어 있다.

폐색전증(pulmonary embolism) 공기 방울 또는 피떡에 의해 허파의 혈액 순환이 막힘

척추 움직임 제한(spinal motion restriction) 척추뼈의 움직임을 예방하기 위한 척주의 고정

가시돌기(spinous process) 척추뼈의 뒤쪽 돌기 부분

관자뼈(temporal bone) 머리뼈의 양 옆과 머리 안의 바닥 부위를 형성하고 있는 뼈. 오른관자뼈와 왼관자뼈.

턱관절(temporomandibular joint) 아래턱뼈와 관자뼈로 이루어져 움직일 수 있는 관절. 앞의 철자를 줄여 TMJ라고도 쓴다.

척추뼈(vertebrae) 척주의 뼈

평가와 술기를 위한 준비

요약 문제

1. 중추신경계의 두가지 구성의 이름을 나열하고, 그들의 기능에 대해 설명한다.
2. 뇌 손상의 5가지 유형을 나열하고, 왜 손상 기전이 뇌 손상의 가능성을 결정하는데 중요한지 설명한다.
3. 머리 또는 뇌 손상 환자를 위한 적절한 응급 처치 방법을 설명한다.
4. 척추 손상의 위험이 높은 5가지 손상 기전을 나열한다.
5. 척추 손상 환자를 위한 적절한 응급처치 방법을 설명한다.

연관시켜 생각하기

"환자 들어올리기와 이동하기" 단원의 내용을 복습하고 이 단원에서 배운 내용과 연결하여 다음의 자동차 충돌 현장에서 각각의 환자를 어떻게 척추 고정하고 이송할 것인지에 대해 설명한다.

1. 환자는 운전자 석에 앉아 있고, 목 통증을 호소한다.
2. 환자는 자동차 충돌 후 차량으로부터 튕겨 나와 배수로에 옆으로 누워 있다.
3. 환자는 자동차 충돌 후 차량 주위에서 돌아다닌다.

비판적 사고 연습

머리와 척추 손상은 환자에게 가장 위험한 문제이며, 동시에 응급구조사에게 가장 힘든 상황이다. 이 연습의 목적은 다음의 상황에서 여러분이 어떻게 환자를 다룰 것인지에 대해 고려해보기 위함이다.

1. 24세 환자가 심한 자동차 충돌 사고를 당했다. 환자는 허리 통증을 호소하고, 심각한 저혈압을 나타내지만, 맥박은 정상이고 피부색은 정상이고, 따뜻하고, 건조하다. 척추와 연관지어 생각했을 때, 어떤 상태가 이와 같은 징후와 증상을 나타낼 수 있는가?
2. 여러분은 머리 손상 환자를 처치하고 있다. 환자는 변화된 의식 상태를 보이며, 머리에 심각한 손상 기전을 나타낸다. 여러분의 동료는 환자에게 과환기가 필요하다고 한다. 언제 과환기를 제공할 것인가? 어떤 징후와 증상이 과환기의 적응증을 나타내는가?
3. 여러분은 자동차 충돌 사고 현장에 출동하였다. 현장이 안전함을 확인하고, 표준예방조치를 취한 다음, 사고 차량에 접근하였다. 여러분은 차량의 바퀴가 휘었고 운전자석 문이 열려있음을 알았다. 운전자로 보이는 환자는 25m 떨어진 곳에서 이상한 소리를 중얼거리며 돌아다니고 있었다. 여러분은 이 환자를 어떻게 다룰 것인가?

병태생리학적 접근

다음의 질문들은 현장에서 정확한 결정을 내리고 임상과 관련된 정보를 모을 수 있도록 돕기 위해 고안되었다.

- 여러분은 다음의 부위에 통증을 호소하는 환자들을 만났다. 다음 괄호 안에 있는 신경들 중, 통증 부위에 해당하는 신경을 고르도록 한다.

젖꼭지라인(C4, T4, L2)
배꼽(T10, L1, S3)
새끼손가락(C5, C8, C2)
엄지발가락(S1, L4, T12)

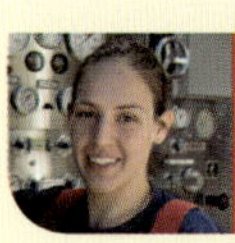

현장 이야기

응급구조사는 동료와 함께 머리손상 환자가 있는 도심 공원으로 출동하였다. 현장 도착시 현장은 안전했으며 한 무리의 십대 소년들이 바닥에 누워있는 사람 주위에 몰려있는 것을 보았다. 표준예방조치를 취하고 나서 장비를 들고 환자에게 접근했다. 동료 응급구조사가 무리 중 한명에게 무슨 일인지 물었다.

"우리가 자전거로 경사진 길을 뛰어 넘을때 친구가 공중회전을 시도했어요."라고 한 소년이 말했다. "그는 바닥에 처음 머리부터 부딪혔어요. 내가 그렇게 헬멧을 써야 한다고 그랬는데…" 응급구조사는 소년이 아스팔트 주차장에 바로누운자세로 누워있는 것을 보았다. 그는 눈을 감고 있었고 열상으로 보이는 상처가 있었으며 머리 꼭대기에서 피가 새어 나오고 있었다.

한 소년이 자신이 환자의 동생이며, 응급구조사에게 환자의 이름은 앤지이며, 13살이라고 했다. 그는 바로 길모퉁이 쪽에 살고 있다고 말했다. 응급구조사는 엄마가 집에 있냐고 물었고 소년은 그렇다고 했다. 응급구조사는 그 소년에게 엄마에게 무슨일이 일어났는지를 알리고 즉시 공원에 오시도록 하라고 말했다.

질문

1. 환자에 대한 전반적인 인상 어떠한가?
2. 환자는 즉각적인 처치가 필요한가?

응급구조사는 전반적인 인상평가에서 환자는 의식없는 남자 소년 환자(앤지)로 머리손상이 있고 척추 손상 가능성이 있었으므로 동료 응급구조사는 정해진 방법대로 머리와 목을 손으로 고정했다. 환자의 기도는 개방되어 있었고, 정상적으로 호흡했으며, 머리 꼭대기에 있는 열상을 제외하고는 다른 출혈은 보이지 않았다. 응급구조사는 이 환자가 이송 우선순위가 높은 외상 환자라고 판단했다.

"앤지!" 하고 응급구조사는 소리쳤다. "앤지! 내 말 들리니?"

환자는 눈을 뜨고 "무슨 일이죠?"라고 물었다. 환자는 언어 자극에 반응하긴 했지만 무슨 일이 일어났는지는 알지 못했다. 환자는 오늘이 무슨 요일인지 말했지만 토요일이 아닌 다른 요일을 대답했다.

"앤지! 너에게 숫자를 말할 테니 기억해보렴. "51" 기억할 수 있겠니?" 라고 물었다.

환자는 그렇다고 대답했다. 이 때 앤지의 엄마가 도착했다. 응급구조사는 간략하게 알고 있는 내용을 설명했다. 그녀는 염려스러워 보였지만 많이 흥분하지는 않았다. 응급구조사는 환자의 목을 움직이지 않도록 하기 위해 경성 경추보호대를 착용시켰다. 응급구조사는 환자가 약물을 복용하지 않으며 알레르기나 병력도 없었고 2시간 전에 점심을 먹었다는 사실을 알 수 있었다. 기본 활력 징후를 측정했는데 맥박은 80회로 정상이었으며 호흡은 24회로 자연스러웠다. 혈압은 108/74mmHg이며, 피부색은 분홍색을 띄고 따뜻했으며 건조했다. 동공은 빛에 반응하며 양쪽이 같았다.

질문

3. 머리손상 환자의 경우 의식 수준의 변화를 어떻게 감시해야 하는가?

"앤지! 오늘이 무슨 요일이지? 그리고 내가 기억하라고 했던 숫자를 말해보렴." 응급구조사가 말했다.

"토요일이요. 그런데 무슨 숫자요?" 앤지가 대답했다.

응급구조사는 분당 15리터의 산소를 비재호흡 마스크로 제공했고, 이마의 열상에 드레싱을 적용했다. 신체에는 다른 손상의 징후는 보이지 않았고 목의 통증도 없다고 했으며 팔다리의 맥박과 운동기능 그리고 감각 기능 등도 적절했다.

소방서의 구조팀이 현장에 도착했고 그들은 응급구조사를 도와 환자의 목과 척추를 움직이지 못하도록 하면서 척추고정판에 고정시켰다. 다시 응급구조사가 말했던 숫자를 기억해 보라고 말하자 환자는 "37 같아요."라고 말했다. 응급구조사는 환자에게 다시 "51"이었다고 말하면서 따라해 보라고 하자 그 는 "51"이라고 말했다.

무선 의료지도는 환자의 기도와 의식 수준을 관찰하는 것 이외에 다른 지시를 내리지 않았다. 응급구조사는 환자의 엄마가 구급차에 같이 타도록 했다. 이송 중에 다시 한번 활력징후를 평가했지만 큰 변화는 없었다. 응급구조사는 다시 환자에게 무슨 요일인지와 숫자를 물어보았고 그는 응급구조사를 쳐다보면서 "토요일이고 숫자는 51인거 같아요."라고 맞게 답했다. 환자는 신음소리를 내면서 두통이 있다고 말했다. 나머지 이송 시간 동안 별다른 사건은 없었다.

30 다중 외상 (Multisystem Trauma)

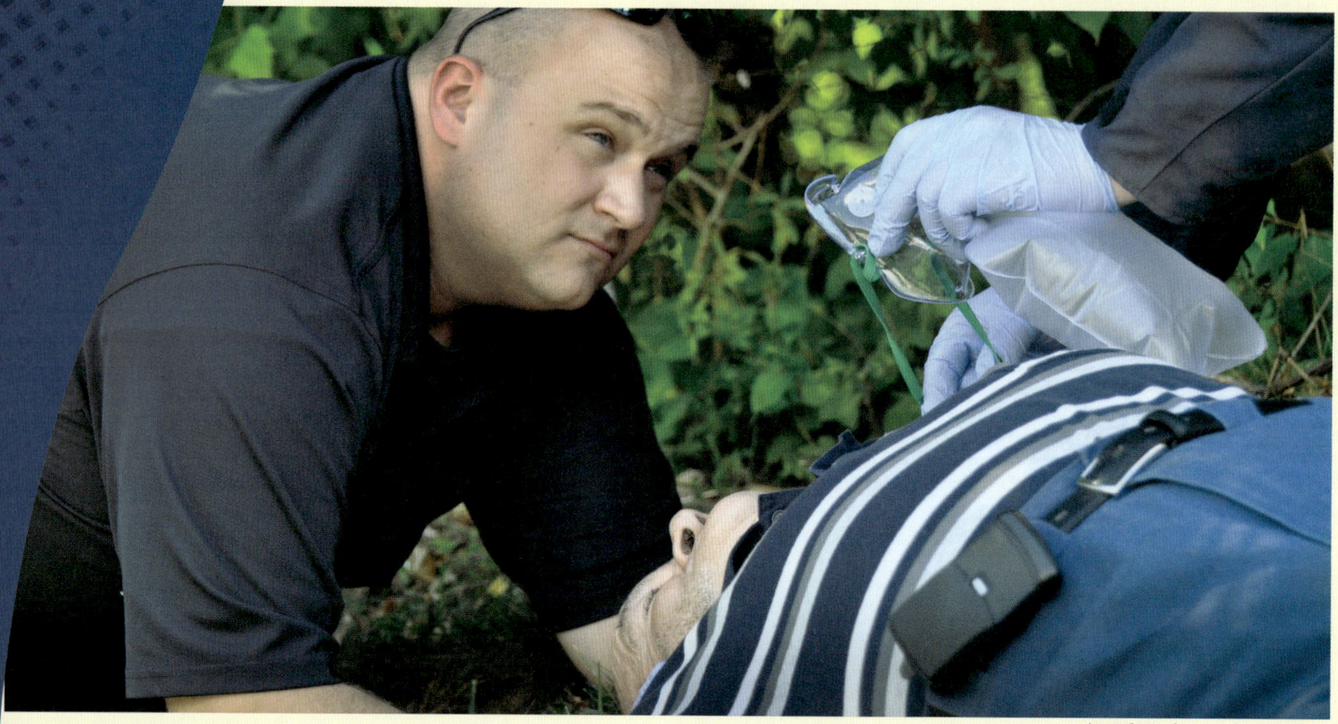

(© Edward T. Dickinson, MD)

관련 단원

다음 단원들은 이 단원에서 토의된 주제와 관련하여 추가적인 정보를 제공한다.

12 일차 평가
14 이차 평가
18 심장 응급
25 출혈과 쇼크
26 연조직 외상
27 가슴 및 복부 외상
28 근골격계 외상
29 머리, 목, 척추 외상

표준

외상(다발성 외상)

역량

급성 손상 환자를 위해 평가하여 찾은 것을 기본으로 이송 또는 응급처치를 제공하기 위한 기본 지식을 적용한다.

핵심 개념

- 즉각적 이송이 요구되어지는 심각한 외상환자임에도 불구하고, 현장에서 환자의 손상을 반드시 치료해야만 하는 상황에서 현장 체류 시간과 이송 시간을 적절하게 균형시키는 방법
- 외상 환자 상태의 중증도, 이송의 우선 순위, 적절한 이송 기관을 결정하는 방법
- 다발성 외상 환자를 위해 현장에서 시행할 수 있는 중요한 처치 선택하는 방법
- 외상 점수 계산 방법

학습목표

이 단원을 읽고 난 후, 여러분은:

30.1 이 단원에서 소개된 주요 용어를 정의할 수 있다.
30.2 다발성 외상 또는 다중 외상 환자의 평가 및 처치에 따른 이송 결정, 타이밍, 팀워크를 위한 고려사항을 설명할 수 있다.
30.3 외상 분류와 이송 결정을 고려하기 위해 환자의 중증도를 결정할 수 있는 손상 기전의 기준, 해부학, 생리학을 설명할 수 있다.

30.4 환자의 이송 우선순위를 결정하기 위해 특별히 고려되는 환자의 상황을 인지할 수 있다. 예를 들어, 나이, 항응고 출혈 장애, 화상, 심각한 팔다리 손상, 말기콩팥질환, 임신 등이 있다.

30.5 다중 외상 관리의 일반적인 원리에 대해 토의할 수 있다.

30.6 외상 점수 체계의 목적에 대해 설명할 수 있다.

핵심 용어

다발성 외상(multiple trauma) 다중 외상(multisystem trauma) 외상 점수(trauma score)

외상 환자와 내과 환자는 매우 다르다. 내과 환자는 일반적으로 하나의 주호소를 가지고 있는 반면, 외상 환자는 종종 하나 이상의 주호소를 가지고 있다. 예를 들어, 머리 손상과 다리 골절이 동시에 발생하는 경우이다. 신체 부위의 하나 이상에서 응급 손상이 발생하면, 이를 다중 외상이라고 하고, 이는 위급한 상태이다.

다중 외상

다발성 외상 환자는 한군데 이상의 심각한 손상을 입은 경우이다. *다중 외상* 환자는 신체의 한 계통 이상에 영향을 미치는 한군데 또는 그 이상의 손상을 입은 경우이다. 예를 들어 가슴에 총상을 입고, 팔다리 골절상을 입은 환자는 한군데 이상의 심각한 손상을 가진 다발성 외상 환자이다. 이 환자는 또한 다중 외상 환자이다. 환자는 신경계통에 영향을 미칠 수 있는 척추 손상 뿐만 아니라, 심장 또는 혈관에(심장혈관계통), 허파(호흡기계통) 또는 그와 가까이 있는 이자, 간, 지라, 콩팥, 위, 장 또한 손상을 입힐 수 있는 총상을 입었기 때문이다.

손상 기전에 따라 환자가 하나 이상의 손상을 입었을 것이라 예상된다면, 일반적인 응급의료체계 출동상황에서 요구되는 것 이상의 결정을 해야 한다.

예를 들어, 10m 높이에서 추락한 환자가 아래팔의 변형을 주호소로 최초 목격자에 의해 신고 되었다. 응급구조사는 일차 평가에서 환자가 반응이 없고 혀로 인해 부분적으로 기도가 폐쇄되었다는 사실을 발견한다. 이때 응급구조사는 팔다리에 경성부목을 고정하는데 시간을 소비해야 하는가? 이러한 경우에 대답은 '아니다'이다. 이 환자는 치명적인 손상을 입었으므로 병원 응급실이나 수술실에서 치료를 해야 한다. 현장에서 치명적이지 않은 손상을 치료하느라고 불 필요한 시간을 보내게 되면 환자의 소생 기회도 감소될 것이다.

이제 환자는 의식이 명확하고 쇼크 징후나 증상이 없지만 아래팔 변형 뿐 아니라 넙다리 중간에 통증이나 누름통증이 있는 경우를 고려해 보자. 이러한 경우 환자는 추가적인 손상을 방지하기 위해 몇 분 안에 부목을 고정할 정도로 안정된 상태에 있다. 두 가지 경우 모두 응급구조사는 환자에게 가장 이익이 되는 행동을 취해야 하며 동시에 가능한 한 위험을 감소시키도록 해야 한다.

동료와 함께 작업할 때 각 대원들은 다른 대원들이 해야 하는 행동을 알고 있기 때문에 더 쉽게 결정을 할 수 있다. 이것을 "팀워크(teamwork)"라고 한다. 또한 동료 대원들은 응급의료제공자(전문응급구조사조차도)가 현장에서 외상 환자를 완전히 고정하는 것은 혼자서 거의

> **핵심 개념**
> 즉각적인 이송이 요구되어지는 심각한 외상환자임에도 불구하고, 현장에서 환자의 손상을 반드시 치료해야만 하는 상황에서 현장 체류 시간과 이송 시간을 적절하게 균형시키는 방법

다발성 외상(multiple trauma)
한군데 이상의 심각한 손상

다중 외상(multisystem trauma)
신체의 한 계통 이상에 영향을 미치는 한군데 또는 그 이상의 손상

불가능하다는 것을 알고 있기 때문에, 가능한 빨리 완전한 처치를 받을 수 있도록 다중 외상 환자를 이송하는 것이 중요하다는 것을 알고 있다. 이것을 "타이밍(timing)"이라고 한다. 마지막으로 환자에 따라 적합한 의료기관을 선택하는 것으로 이것을 "이송(transport)"이라고 한다. 외상센터로 지정된 병원들이 있는 지역에서는, 어떤 환자를 외상센터로 이송해야 하고, 응급의료체계가 다른 병원을 우회해야 하는 시기가 적절한지 아닌지에 대한 지역 지침이 중요하다.

환자의 중증도 결정하기

핵심 개념

외상 환자 상태의 중증도, 이송의 우선 순위, 적절한 이송 기관을 결정하는 방법

외상 현장에 처음 도착했을 때, 적절한 결정을 내리기 위해 여러분은 가능한 많은 정보를 얻어야 할 것이다. 심각한 충돌 사고에 도착했을 때 환자는 서서 돌아다니고 외견상으로는 손상을 입은 것 같아 보이지 않지만, 사고 후 갑작스럽게 상태가 악화될 수도 있다. 이미 "비판적 의사 결정"에 대해 수없이 들었겠지만, 외상 환자를 위한 가장 중요한 결정은 다음을 결정하는 것이다 (1) 환자의 우선순위/중증도, (2) 현장 제한 시간 (3) 환자를 위한 가장 좋은 이송 방법 및 적절한 이송 기관.

이러한 결정은 모든 신고에서 기본적이다. 환자의 중증도 또는 이송에 대한 잘못된 결정은—특히, 심각한 환자의 이송이 늦어질 경우—병원에서의 수술 시간을 지연시키고 환자에게 더 심각한 결과를 가져올 수 있다.

외상 현장은 다양하기 때문에 각 상황을 위해 정확한 지침을 제공할 수 없다는 것을 알고 있어야 한다. 여러분은 몇 가지를 근본으로 하여 결정을 내려야 하는데, 환자의 상태, 병원과의 거리, 다른 이송 수단, 프로토콜, 지도 의사의 조언 등이 있다.

다음의 상황을 고려한다. 앞으로 여러분이 마주하게 될 상황들은 다음의 상황과 같거나 아니면 비슷할 것이다:

- 외상 센터로부터 5분 정도 떨어져 있는 대도시 주변에서 사고가 났다. 응급구조사는 현장에서의 시간을 오래 소비하지 않고 신속하게 환자를 외상 센터로 이송한다.
- 또 다른 응급구조사는 외상 센터로부터 30분 정도 떨어져 있고, 환자는 기도에서 출혈이 발생했다. 응급구조사는 지혈에 어려움을 겪고 있다. 이런 경우에는, 이송 도중 전문소생술팀의 도움을 받거나 또는 외상 센터가 아닌 가장 가까운 병원으로 이송한다. 왜냐하면 환자는 기도의 개방 없이는 외상 센터로 가더라도 목숨을 잃을 수 있기 때문이다.
- 세번째 응급구조사는 매우 시골에서 근무하고 있다. 가까운 지역 내 병원까지는 45분이 걸리고, 외상 센터까지는 2시간 이상이 걸린다. 이러한 경우에는 환자가 외상 센터로 이송될 수 있도록 응급 헬기를 요청한다.

환자의 중증도, 우선순위 그리고 도착 병원에 대해 결정을 내릴 때 많은 요소들을 고려해야 할 것이다. 다음 부분에서 이러한 문제들에 대해 배울 것이다.

질병 관리 예방 본부는 외상 분류와 외상 센터로의 이송에 대한 지침을 발표했다. 이는 세 가지를 중점적으로 고려해야 한다: 생리학적 기준, 해부학적 기준, 손상 기전.

응급구조사는 다양한 결정요인들을 마주하게 될 것이다. 현장을 평가함으로써 손상 기전을 파악하고, 접근하여 특정 손상의 유형을 관찰하고, 환자를 평가함으로써 환자의 활력 징후와 의식 상태를 알아낼 것이다. 이러한 각각의 요소는 응급구조사에게 이송에 대한 결정을 내릴 수 있는 중요한 역할을 한다.

마지막으로, 다음에 논의할 생리학적 기준, 해부학적 기준, 그리고 손상 기전은 차례대로 따로따로 고려되어야 하며, 해부학적 기준을 평가하기 전에 생리학적 기준을 마치고, 또한 손상 기전을 평가하기 전에 해부학적 기준을 마쳐야 한다. 예를 들어, 생리학적으로 불안정한

표 30-1	질병관리예방본부의 외상 분류 지침: 생리학적 기준
GCS	<14
수축기혈압	<90
호흡 수	<10 또는 >29 (<20: 한 살 미만의 영아인 경우)

환자를 마주쳤을 때, 응급구조사는 즉시 외상 센터로 이송해야 한다. 하지만 생리학적으로 안정된 환자를 마주쳤을 때에는, 그 다음 단계인 해부학적 기준, 그리고 손상 기전을 차례대로 파악한다.

중증도 결정하기: 생리학적 기준

평가 동안 가장 중요하게 찾아야 할 것은 환자의 생리학적 상태이다(표 30-1). 의식 상태 변화, 저혈압, 비정상적으로 느린/빠른 호흡을 가진 모든 환자는 항상 높은 우선 순위로 보고 외상 센터로 이송해야 한다.

- 의식 상태 변화(GCS <14)는 머리 손상(무의식, 혼란, 그리고 다른 의식 상태 변화와 함께 나타날 것이다)과 저산소증(불안, 차분하지 못함)의 중요한 단서이다.
- 저혈압(수축기혈압 <90mmHg)은 쇼크의 확실한 징후이며, 내부출혈 또는 다른 순환계통의 장애를 나타내는 단서이다.
- 비정상적 호흡 수 또한 심각한 손상을 나타낸다. 빠른 호흡(> 28회/분)은 대개 쇼크를 나타낸다. 비정상적으로 느린 호흡(<10)은 반대로 머리 손상이나 쇼크의 마지막 단계를 나타낸다. 영아에서 호흡수가 20회 미만이라면, 이는 매우 심각한 징후이다.

중증도 결정하기: 해부학적 기준

특정한 유형의 손상 또는 신체의 구체적인 부위의 손상은 종종 외상 센터에서만 처치가 가능하다. 예를 들어, 머리와 가슴에 심각한 손상을 입은 경우이다. 다른 특정 손상은 즉각적인 수술이 필요한 경우도 있다: 다발성 근골격계 손상(두개 이상의 뼈가 골절 된 것을 다발성 외상이라 한다), 절단, 그리고 심각하게 훼손된 팔다리 손상. 골반 손상은 대개 심각한 내부출혈과 연관이 있다. 구체적인 해부학적 기준에 대한 목록은 표 30-2에 나와 있다.

중증도 결정하기: 손상 기전

심각한 손상 기전으로 인해 환자가 심각한 손상을 입었을 것이라는 보장은 없다. 그러나 생리학적 또는 해부학적 기준이 발견되지 않은 경우, 강한 힘에 의한 신체 손상은 응급구조사의

표 30-2 질병 관리 예방 본부의 외상 분류 지침: 해부학적 기준

- 머리, 목, 등, 그리고 팔꿈치와 무릎에 가까운 팔다리의 모든 관통상
- 가슴 벽의 변형 및 불안정한 움직임(예, 동요가슴)
- 두개 이상의 긴 뼈 골절
- 붕괴, 박리, 심하게 훼손된 손상, 또는 맥박이 잡히지 않는 팔다리 손상
- 손목 또는 발목과 가까운 절단
- 골반 골절
- 개방성 또는 폐쇄성 머리뼈 골절
- 마비

표 30-3 질병 관리예방본부의 외상 분류 지침: 손상 기전

추락 • 성인: > 7m (아파트 1층이 3m의 높이와 같다) • 소아: > 3m 또는 소아의 신장에 두 세배 높이
자동차 충돌사고 • 침범(지붕 포함): 전 좌석 30cm 이상 침범 시, 모든 부위 45cm 이상 침범 시 • 자동차로부터의 튕겨져 나감(부분 또는 완전) • 동승자의 사망 • 자동차 원격 데이터가 높은 손상의 위험과 연관
자동자 대 보행자/자전거 충돌, 회전 충돌, 또는 30km/h 이상의 자동차 속도
30km/h 이상의 오토바이 충돌사고

Inside Outside

내부 손상

다발성 외상은 심각하고 종종 내부 장기 손상과 관련이 있다. 이 부분에서는 흔한 장기 손상을 복습하고, 심각한 외상에서 외부적으로 나타내는 것을 복습할 것이다.

INSIDE	OUTSIDE
공기가슴증	• 한쪽 허파음 감소 또는 부재 • 호흡 곤란 • 맥박수 증가 • 가슴 한쪽의 손상 가능성
긴장공기가슴증	• 매우 힘든 호흡 • 한쪽 허파음 부재 • 목정맥 팽대 • 의식 변화 • 낮은 혈압 • 좁은 맥압 • 증가된 맥박 수와 호흡 수 • 가슴 손상의 가능성 (관통상) • 기관 편위(매우 늦게 나타나는 징후)
심장눌림증	• 목정맥 팽대 • 낮은 혈압 • 좁은 맥압 • 증가된 맥박과 호흡 • 가슴에 관통상
고형장기 손상	• 고형 장기는 혈관이 풍부하여 출혈이 발생시킬 수 있다—쇼크의 위험 • 간과 같은 고형 장기를 둘러싼 막은 출혈과 통증을 일으키고 진단을 지연시킨다. • 이러한 혈관계 손상은 가끔(항상 그렇지는 않지만) 급격하면서도 예측이 가능하다.
속빈 장기 손상	• 속빈장기 손상(예, 작은 창자)은 복막 조직 주위에 내용물을 유출한다. 이는 널리 퍼진 염증 때문에 심하고 분산된 통증을 유발한다.

표 30-4 질병 관리예방본부의 외상 분류 지침: 특수 환자 또는 고려 사항
나이 • 성인: 55세 이후 사망 또는 손상 위험의 증가한다. • 성인: 65세 이상에서 수축기혈압 110 이하는 쇼크를 나타낸다. • 성인: 낮은 충격의 손상(쓰러짐) 등은 심각한 손상의 결과로 이어질 수 있다. • 소아: 가능한 소아 전문 외상 센터로 이송하도록 한다.
혈전용해제 및 출혈 장애
화상 • 다른 외상 기전이 없는 경우: 화상 전문 병원으로 이송 • 외상 기전이 있는 경우: 외상 센터로 이송
20주 이상의 임산부
응급구조사의 판단

행동에 더욱 주의를 기울이게 한다.

몇몇 새로운 자동차들은 사고 후 정보를 전달하는 시스템을 가지고 있다(원격 측정 장치). 이는 자동차가 사고 당시의 속도와, 시간, 충돌의 유형, 충돌 부위, 그리고 에어백의 작동 여부를 컴퓨터로 전달하여 경찰 및 소방대원이 참고할 수 있다.

손상 기전 결정하기: 특수 환자와 고려사항

모든 환자들이 질병과 손상에 똑같이 반응하지 않는다. 예를 들어, 노인 환자는 쇼크를 위한 보상 기전에 효과적이지 않다. 아이들은 또한 보다 전문적인 처치를 받을 수 있도록 소아 전문 병원으로 이송되어야 한다.

혈전용해제를 복용하는 환자, 임신 환자, 그 외 다른 특수 상황의 환자들은 외상 센터로 이송해야 하지만, 경우에 따라 매우 다르다.

높은 처치 수준을 위해 분류가 요구되는 환자의 한 예로, 혈전용해제를 복용하고 있고 추락 시 머리 손상을 입은 노인 환자이다. 환자가 추락 후에 정상적으로 보여도, 머리뼈 내 출혈의 위험이 상당이 크다.

표 30-4는 특수 환자와 특수 상황을 위한 분류 지침서이다.

그림 30-1 무의식 성인 남성 환자. 자동차와 충돌한 오토바이 탑승자

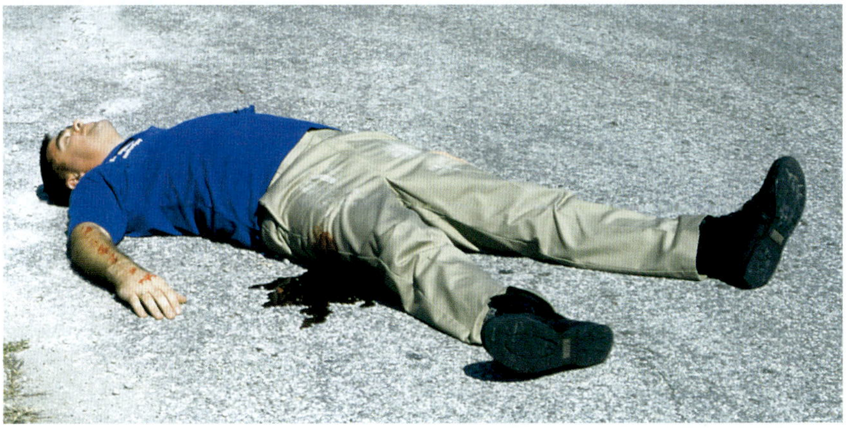

다중 외상 환자의 관리

핵심 개념
다발성 외상 환자를 위해 현장에서 시행할 수 있는 중요한 처치 선택하는 방법

다음의 시나리오에서는 전형적인 다발성 외상에 대한 출동 상황을 설명하고 있다. 시나리오를 읽으면서 언제 환자가 복합 손상을 입었다는 것을 알 수 있는가? 그러한 손상을 관리하기 위한 최초의 결정을 무엇이며, 그 이유는 무엇인가? 또한 환자에게 어떠한 우선순위를 정했는가?와 같은 질문을 스스로에게 해보도록 한다.

전형적인 출동

응급구조사는 오토바이를 타고 주행하던 사람이 자동차와 충돌하였다는 신고를 받았다. 사고 현장은 안전했고 응급구조사가 환자에게 접근하였으며, 25세 정도로 추정되는 성인 남성이었다. 환자는 헬멧을 착용하지 않았고 출혈이 있어 피가 고인 도로위에 무의식 상태로 누워 있었다(그림 30-1). 경찰관이 6m 정도 떨어진 곳에 있는 환자가 타던 오토바이를 가리켰다.

환자는 통증 자극에 반응을 했다. 즉, 자극을 주는 응급구조사의 손을 치우려 했다. 환자는 호흡할 때마다 걸걸거리는 소리가 들려서 기도에서 혈액을 흡인했다. 또한 환자는 코고는 듯한 소리도 나서 입인두기도기를 삽입하여 코고는 소리를 제거했다. 호흡은 30회/분 정도로 약하고 힘들어해서 동료에게 백-밸브 마스크에 고농도 산소를 연결하여 환기를 하는 동시에 무릎으로 환자의 머리를 고정하도록 하였다.

각진 것처럼 보이는 왼쪽 넙다리 주위에는 출혈이 되어 바닥에 고여 있었다. 신속하게 환자 왼쪽 다리 부분의 바지를 제거하여 복합적으로 골절된 넙다리뼈 몸통 부위에 멸균 드레싱과 압박 붕대를 감아 직접 압박을 적용했다. 환자의 노동맥은 빠르고 약했으며, 피부는 창백하고 축축했다.

응급구조사는 손상 기전과 의식 상태 변화, 쇼크가 있는 것으로 보아 환자는 신속한 치료와 이송 우선순위가 높다고 평가했다. 응급구조사는 기본소생술 체계에서 종사하기 때문에 전문인명소생술을 할 수가 없다.

“다중 외상은 여러분을 평가할 것이다. 여러분이 심각한 손상을 입은 환자를 잘 처치하고 싶다면; 이 세가지 주요 요소를 기억한다: 기도(A), 호흡(B), 순환(C)”

빠른 외상 평가를 실행하는 동시에 예전에 함께 일했던 소방관이 긴 척추고정판과 환자를 고정 시 필요한 다른 장비를 가지러 갔다. 소방관이 돌아오기 전에 응급구조사는 빠른 외상 평가를 끝마쳤고 다음과 같은 정보를 알 수 있었다. 환자의 머리 좌측면에 혈종이 있고, 목정맥은 납작하며, 목뼈의 변형은 없고, 가슴 왼쪽의 호흡음이 감소되고 있었다. 또한 배는 부드러웠고 골반은 고정된 것 같았으며, 왼쪽에 명백히 각이진 넙다리뼈 몸통 골절이 있고, 왼쪽 아래팔과 다리에 비출혈성 열상이 있었다. 맥박은 약했지만 팔다리 모두에서 촉진할 수 있었다.

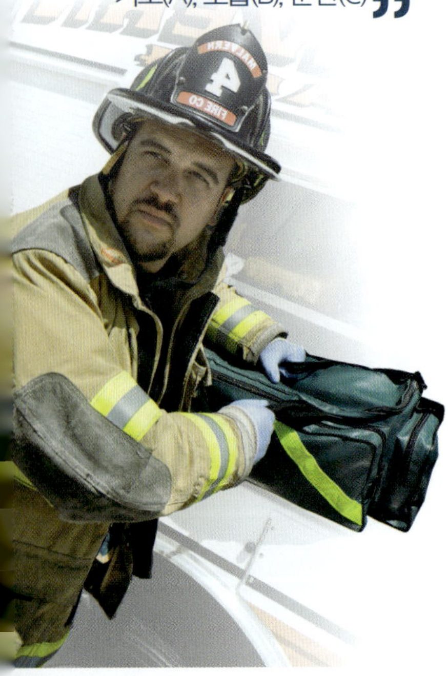

(© Edward T. Dickinson, MD)

환자에게 목뼈 고정 장비를 적용하고, 통나무굴리기 방법을 이용하여 환자를 한쪽 방향으로 굴리고 나서 척추와 등쪽을 검사했지만, 다른 손상을 발견하지 못했다. 환자를 다시 긴 척추고정판 위에 놓고 손상된 다리를 해부학적 자세로 취한 후 가능한 움직이지 않도록 주의했다.

신속하게 긴 척추고정판에 환자를 고정하면서(긴 척추 고정판을 넙다리뼈 골절에 대한 부목으로 사용했다) 소방관에게 구급차를 운전하도록 해서 응급구조사와 동료는 구급차 안에서 환자를 처치할 수 있도록 했다. 또한 응급구조사는 소방관에게 분명하게 5분 거리의 가까운 곳에 위치한 응급실이 아니라 외상센터로 환자를 이송한다고 알려 주었다. 지역 지침에 따르면 이와 같은 상황에서는 외상센터에서 포괄적인 치료를 받을 수 있기 때문에 바로 그곳으로 환자를 이송하도록 되어 있다.

환자와 긴 척추고정판을 함께 들것에 올려, 이동하는 동안 동료가 환자를 계속 환기시키도록 하면서 구급차로 이동했다. 일단 환자를 구급차로 옮기자마자 일차 평가를 반복 실시하였다. 환자는 젊은 성인 남성으로 복합적 손상을 입었다. 환자의 의식 상태는 변화가 없었고, 다시 자극을 주자 응급구조사의 손을 치우려 했다. 입인두기도기를 사용하여 환자의 혀가 기

도를 폐쇄하지 않도록 하였고, 주의해서 들어보면 약간 걸걸거리는 소리가 들려서 환자의 입에서 혈액을 흡인했다. 환자를 환기시킬 때 비정상적인 소리가 들리지 않았다. 산소를 공급하자, 환자의 가슴이 매 호흡마다 상승하는 것을 볼 수 있었다. 넙다리 상처에 적용한 드레싱부분에도 출혈이 없었으며 다른 출혈 상처도 보이지 않았다. 노동맥은 빠르고 약했으며, 환자는 여전히 이송 우선순위가 높았다.

두번째 일차 평가를 마치고 외상센터에 전화를 걸어 환자의 상태와 도착 예정 시간(10분)을 알려주어 사전에 준비를 할 수 있도록 하였으며, 이송하는 동안 응급구조사는 활력징후를 측정하였다. 맥박은 108회/분으로 약하고 규칙적이며, 혈압은 100/80이고, 호흡은 분당 12회로 환기되고 있으며, 피부는 창백하고 축축했다. 응급구조사는 이러한 활력징후 측정 정보를 외상센터 의료진에게 보고했다.

도착하기 몇 분전에 동료가 계속 환자를 환기시킬 수 있는지 확인하고 나서, 상세한 신체검진을 실시했다. 동공은 대칭적이지만 반응이 느리고, 왼쪽 머리에 혈종이 있다는 것을 발견했고, 귓속이나 머리 뒤쪽에는 아무것도 없었으며, 아래턱뼈의 양쪽이 변형되어 있었으며(이 때 문에 기도에 출혈된 것이라고 판단했다), 목정맥은 수축(경부 고정 장비를 착용하고 있어 목뼈를 촉진할 수 없었다)되고, 호흡 소리는 여전히 왼쪽 가슴에서 감소되고 있었다. 또한 배는 전보다 단단해진 것 같았고 골반의 움직임은 없었고 왼쪽 넙다리 중간에 복합적인 골절이 있었다(환자를 긴 척추고정판에 고정할 때 다리를 폈기 때문에 더 이상 각이 지어 있지는 않았다). 그리고 왼쪽 아래팔과 다리에는 비출혈성 열상이 있었으며, 말초 맥박은 이제 촉지하기가 더 힘들었다.

당김부목을 적용하고 싶었지만 시간이나 인력이 충분치 않다는 것을 알아 다시 한번 일차 평가를 반복 실시하였다. 환자는 여전히 통증 자극에 의식적으로 반응을 보였지만 자극을 줄 때 이제는 잠깐 동안 눈을 뜨는 것 외에는 다른 변화가 없었다. 응급구조사는 다시 활력징후를 측정했다. 맥박은 120회/분, 혈압은 촉진으로 90mmHg이었고, 호흡은 분당 12회로 환기되고 있으며 피부는 창백하고 축축했다.

응급실에 도착하여 환자를 의사에게 인계한 후 사고내용 및 환자 상태를 보고했다. 응급실에서 환자의 의식 수준은 계속해서 좋아졌으며, 바로 의료진은 환자에게 환기를 중단하고 기도 유지기를 제거했다. 환자는 혼돈스럽고 지남력은 없었지만 의식이 회복되었다. 환자가 더 자세한 검사를 받기 위해 응급실에서 잠시 기다리는 동안 의료진은 응급구조사에게 환자의 골절된 넙다리에 부목을 고정해 달라고 부탁했다. 응급구조사는 신속하고 효율적으로 부목을 적용할 수 있었으며, 환자는 더 자세한 검사를 받은 후 수술을 받으러 갔다.

이후 환자가 뇌 타박상과 아래턱뼈 골절, 왼쪽 혈액가슴, 넙다리뼈 골절을 입었다는 사실을 알 수 있었다.

장기간 입원한 후, 환자는 목발을 이용해 걸을 수 있어서 퇴원하였다.

출동 분석

위의 상황은 위험한 손상을 입은 환자의 예이다. 즉각적으로 생명에 위협이 되는 증상은 쇼크와 혀로 인해 부분적으로 기도가 폐쇄되어 출혈이 있는 것이다. 다른 심각한 손상에는 머리 손상, 부적절한 환기, 가슴 손상 가능성, 아래턱뼈 손상, 복합적인 넙다리 골절(손상 기전에 근거하여), 척추 손상 가능성이 있었다. 이 상황에서 응급구조사는 평가에 따라 결정한 우선순위에 의해서 환자에게 최선의 소생 가능성을 제공했다.

일차 평가에서 응급구조사가 대처할 수 있는 즉각적인 생명을 위협하는 상태를 발견했다.

- 기도가 부분적으로 혈액에 의해 폐쇄되었으므로 흡인했다.

비판적 의사 결정

위급상황(환자가 심각한 상태인지 아닌지에 대한)의 결정은 외상환자를 다룰 때 매우 중요한 것들 중 하나이다. 잠재적인 심각한 손상이 있다는 것을 명확하게 알 수 있는 것은 활력징후이다. 여러분이 환자의 우선 순위와 이송결정은 최종결정에 기본이다. 여러분은 지금 지역에 있는 병원에서 15분, 외상센터에서 25분되는 거리에 떨어져 있다고 가정한다. 이때 여러분은 어느 환자를 외상센터로 이송해야 되고 어떤 환자는 지역에 위치한 병원으로 이송해야 하는지 결정하고 그 이유를 설명한다.

1. 30세 된 남자 환자가 약 1.2m 높이의 사다리에서 떨어져 종아리가 사다리의 발을 딛는 가로대에 걸렸다. 그 환자는 자신의 왼쪽 종아리가 부러졌다고 생각한다. 환자의 맥박은 96회/분으로 강하고 규칙적으로 호흡은 18회/분으로 적당하다. 혈압은 126/86, 동공은 대칭적이고 빛에 반응한다. 피부는 따뜻하고 건조하다. 의식이 명료하고 팔다리에 말초 맥박이 있다.
2. 8세 남자아이가 2.4~3.5m 높이의 나무에서 떨어졌다. 그 아이는 자신의 오른쪽 손목을 잡고 있고 거기를 다쳤다고 한다. 그 아이와 아이의 부모와 얘기를 나누는 동안 여러분은 아이의 정신이 혼미한 것을 느꼈다. 아이를 구급차로 옮기면서 여러분은 그 아이의 의식상태가 감소하고 있다고 생각한다. 맥박은 82회/분으로 강하고 규칙적이며, 호흡은 24회/분, 혈압은 122/86, 동공은 대칭적이었고 불빛에 둔하게 반응하였으며 의식상태가 감소된 상태였다.
3. 여러분의 환자는 32세 여성으로 임신 30주이며 계단에서 굴러 떨어졌다. 그녀는 머리를 부딪쳤고 왼쪽 어깨에 통증이 있다. 그녀가 걱정하는 건 계단에서 굴러 떨어지고 나서 시작된 많은 양의 질 출혈이 발생하였다는 것이다.

- 환자의 혀가 부분적으로 기도를 막아서 호흡 시 코고는 소리가 나서 입기도유지기를 삽입했다.
- 호흡이 약하고 30회 정도로 호흡 시 힘들어하여 환기가 부적절하다고 판단하고, 응급구조사의 동료가 고농도 산소로 환기를 보조하도록 조치했다.

응급구조사는 환자의 상태가 심각하다는 것을 알고 일반적으로 하는 방식으로 손상을 치료하지 않기로 결정했다. 즉, 정상적으로는 당김부목을 적용하고 팔다리 열상에 드레싱과 붕대를 감아야 했지만 시간이 거의 없는 환자의 이송이 지체될 수 있다는 사실을 깨달았다. 기도에 출혈이 있는 환자에서는 할애할 시간이 거의 없기 때문이다. 따라서 응급구조사는 긴 척추고정판을 넙다리에 대한 전체적인 부목으로 사용하고 출혈이 없는 열상에는 붕대를 감지 않았다.

일부에서는 이 상황의 응급구조사 결정이 틀렸으며 현장에서 당김부목을 적용했어야 한다는 의견이 있을 수도 있다. 그러나 결국 응급실 의료진이 나중에 부목을 적용하지 않았는가? 실제로 응급구조사의 판단은 훌륭했다. 환자에게 당김부목을 적용하기에 적절한 장소는 현장이 아니라 응급실이다. 응급실 의료진이 부목을 고정해 달라고 부탁한 것은 응급구조사가 그들보다 더 장비를 잘 다룰 수 있어 환자를 잘 고정할 수 있기 때문이었다. 환자의 상태가 호전되지 않았다면 의료진은 부목을 고정하도록 부탁하지 않았을 것이다. 대신에 수술이나 자세한 검사를 받도록 환자를 급히 이동했을 것이다.

응급구조사의 판단이 훌륭했다는 것을 보여주는 두 가지 측면이 있다. 즉, 응급구조사가 활력징후를 측정하는 것을 연기했고, 병원 의료진에게 준비할 시간을 주었다는 것이다. 환자는 응급구조사가 활력징후를 측정하기 전에 구급차로 이송할 준비가 되었고, 따라서 이송 도중에 활력징후를 측정하도록 했다. 금방 평가를 모두 마칠 수 있을 것 같았고, 응급구조사는 활력징후를 측정해도 자신이 할 수 있는 처치에는 변화가 없고 오히려 이송을 지체시킬 수 있다는 사실을 알았다. 또한 응급구조사는 사전에 병원에 연락해서 불완전한 보고라도 함으로써 적절하게 준비할 수 있도록 했다. 응급구조사는 가능한 빨리 활력징후를 측정하겠다고 말하고 나서 그대로 했다. 그럼으로써 병원 외상 팀에 연락할 시간을 부가적으로 제공했다.

다중 외상 관리의 일반적인 원칙

다중 외상 관리 원칙을 연습하여 다중 외상 환자에 대한 출동에 대비해야 한다. 가능하다면 미리 역할을 정하도록 한다. 예를 들어 누군가는 손으로 환자의 머리를 고정하도록 하고, 필요하다면 백-밸브 마스크로 환기시킬 수 있다. 가능한 대원수에 따라 각자 다양한 역할을 구분할 수 있을 것이다. 출동하는 동안 만약 다발성 외상 환자에 대한 처치를 할 것이라고 예상할 수 있는 타당한 이유가 있다면 각 대원들의 역할을 조정해야 한다.

현장에서 응급구조사 교육과정에서 배운 것처럼 평가 단계를 따라야 한다. 일차 평가(기도, 호흡, 순환)에서 판단한 우선순위를 따른다. 그리고 나서 현장 개입의 필요성과 개입을 하는데 필요한 시간의 균형을 조절한다. "황금 시간"이란 치명적인 외상환자가 손상을 입은 후 1시간 안에 수술할 수 있도록 해야 하는 필요성과 관련된 개념이다. 환자를 수술실로 이송하는 시간이 과학적으로 1시간이라고 입증되지는 않을지라도, 현장에서 지체되지 않도록 하는 데는 여전히 유용한 개념이다.

가장 치명적인 환자의 경우 현장 처치를 다음과 같이 제한해야 한다.

- 모든 처치동안 척추를 고정한다.
- 기도를 흡인한다.
- 입인두기도기 또는 코인두기도기를 삽입한다.
- 가슴 상처를 막아서 환자의 기도를 회복한다.
- 백-밸브 마스크로 환기한다.
- 고농도 산소를 투여한다.
- 출혈부위를 지혈한다.
- 환자를 목뼈 고정 장비와 긴 척추고정판으로 고정한다.

또한 다발성 외상 관리의 원칙은 다음과 같다.

- **현장 안전은 가장 중요하다.** 다양한 다른 외상에 따라 다른 종류의 위험이 있을 수 있다. 지방이나 도심 근교에서 더 일반적인 무딘손상은 전봇대가 구부러지거나 자동차에서 연료가 세고 날카로운 유리와 금속, 혹은 지나가는 차량과 관련하여 발생한다. 자상과 총상 같은 관통상은 도시에서 더 쉽게 발생한다. 특히 고려해야 하는 위험한 상황은 공격자가 있거나(특히 응급구조사가 그가 죽이려 했던 사람을 구조하려 하기 때문에 흥분한 사람), 다양한 무기가 있거나(피해자나 공격자, 목격자에게 있을 수 있다), 경찰의 대응이 없거나 대응이 지연되고 군중이 화가 난 경우이다.
- **기도 개방을 확인한다.** 만약 환자에게 보조자 없이 환기시킬 수 없다면, 환기시킬 사람을 찾을 때까지 다른 접근을 시도한다. 이송 도중에 도와줄 사람을 지원 요청할 수도 있고, 혹은 동료와 역할을 바꿀 수도 있다. 다른 방법으로는 산소 공급을 하는 포켓 마스크와 같은 다른 환기 장비를 사용하거나 응급구조사가 동료와 함께 환자를 환기시킬 수도 있다.

- **필요하다면 긴급 또는 응급 이송을 시행한다.** 예를 들어 만약 치명적인 환자가 차량 안에 있다면 응급구조사는 신속한 구출법을 실행해야 할 것이다.
- **상황에 적응한다.** 예를 들어 환자가 갇혀 있어서 신체 일부를 움직이지 못할 경우, 할 수 있는 만큼 평가한다. 환자를 구출하고 나서, 완전한 평가를 실시해야 한다는 것을 기억해야 한다.

다중 외상 환자의 경우 궁극적인 목표는 즉각적으로 생명에 위협이 되는 것을 처치하는데 대한 전반적인 처치를 제공할 수 있는 의료기관으로 신속하게 이송하면서 처치하도록 하는 것이다. 이러한 경우 현장에서 환자의 손상을 모두 처치하고 완벽하게 고정하는데 시간을 소비하는 유혹에 맞서야 한다. 아무리 환자의 손상부위를 잘 고정하더라도 사망한 다음에 병원에 도착한다면 좋은 처치가 아니다.

외상 점수

핵심 개념
외상 점수 계산 방법

외상 점수(trauma score)
환자의 외상 중증도를 결정하기 위해 숫자로 이루어진 등급 시스템에 따라 외상 환자를 평가하는 시스템

몇몇의 응급의료시스템에서는 병원에서 응급구조사와 다른 의료제공자들에게 외상환자에게 보통의 처치뿐만이 아니라 숫자로 이루어진 등급 시스템에 따라 외상환자가 평가되었는지 물어본다. 평가에 의해서 환자의 특징이 명확해지고 환자에게 각각 분류 된다면 의료제공자들은 두 가지에 따라 *외상점수*를 결정지을 수 있을 것이다.

첫째로 외상점수는 환자를 외상센터로 이송해야 하는지를 결정하는데 도움을 줄 것이다. 환자를 외상센터로 빠르게 이송하여 치료가 필요할 것이다(24시간 가능한 외상 전문의, 간호사, 수술실, 중환자실 등). 지방에서는 먼 거리에 있는 외상센터로 이송하기 전에 환자 상태에 따라 처치가 가능한 지역 병원으로 이송하는 것이 관례이다. 인구가 밀집한 지역에는 외상센터가 있을 수 있고 그렇지 않을 수도 있으나 지역 지침에 따라 환자를 외상센터로 직접 이송

현장 사례

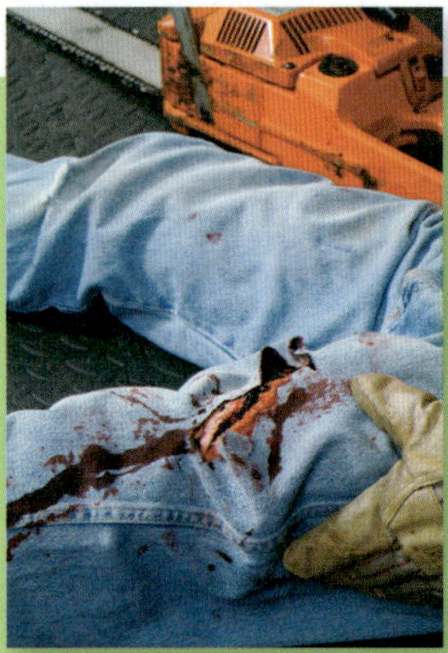

"저는 차고에서 2~3년 정도 사용하지 않아 전기톱이 작동되지 않을 거라 생각하고 전원을 켰어요. 그러나 전기톱은 작동이 되었고 이미 놀랐을 때에는 제 다리는 베어져 있었죠."

"제 기억으로는 흐르는 피를 본 것과 창고 안이 점점 어두워지는 것처럼 느꼈으며, 기억이 잘 나지는 않지만 어떻게 해서든 창고 밖으로 나왔어요. 그러고 나서 아내를 보았고, 응급구조사를 보았죠."

"제가 다시 정신을 차렸을 때 다리가 지저분하게 베인 것을 볼 수 있었고, 응급구조사의 표정이 상당히 심각해 보였어요. 그들은 빠르게 움직였고 걱정하는 모습이 보였죠. 응급구조사가 동료에게 이야기하는 활력징후를 들었고 그들은 그 후 저를 구급차로 이동시켰어요."

"병원으로 이송되는 동안 저는 조금 더 분명히 말할 수 있었어요. 응급구조사는 저에게 다리상처가 상당히 깊고, 맥박이 높기 때문에 위험한 상태라고 하였다. 시내에 있는 큰 병원은 오늘 휴일이라 진료를 하지 않는다고 저에게 이야기하였고 근처 치료 가능한 병원으로 가는 것이 좋겠다고 하였어요. 손상부위 근육과 신경이 상당부분 손상되어 치료할 수 있는 의료진과 장비를 갖춘 병원으로 이송되었어요."

"주치의는 응급구조사에게 좋은 결정을 했다고 말하였어요. 전 매우 힘든 하루를 보냈지만 무사히 수술을 받을 수 있었죠. 저에게 모든 것이 너무 다행스러운 하루였습니다."

할 수 있다. 만약 필요하다면 외상센터가 아닌 치료가 가능한병원으로 이송되는 것도 가능하다. 이런 경우에 외상점수 시스템은 도움을 줄 수 있을 것이다. 환자 상태의 중증도에 따라 분류하고 그 점수를 근거로 하여 심하게 손상된 환자를 바로 외상센터로 이송할 수 있고, 덜 심각한 환자들을 그 지역에서 치료 가능한 병원으로 이송할 수 있다.

외상점수 시스템의 중요한 두 번째 기능은 외상 환자의 비슷한 손상의 중증도를 그들 스스로 비교할 수 있다는 것이다. 이런 경우에 그들은 외상 환자 처치의 질을 개선하고 외상 처치를 연구할 수 있다.

몇몇 시스템은 목적에 맞게 사용되고 있다. 가장 유용하고 넓게 이용되고 있는 것은 수정된 외상 점수(RTS; Revised Trauma Score)이다. RTS는 환자 상태를 3가지 특징으로 나누어 평가한다. GCS, 수축기 혈압과 분당 호흡수이다. 원래의 외상점수는 다른 특징들을 모두 포함하고 있어서 현장에서 환자상태의 변화를 지속적으로 평가하는데 어려움이 있다.

그림 30-2는 응급구조사가 평가하고 있는 RTS이다. RTS의 요소는 각각 4점으로 구성되어 있다. 낮은 점수일수록 환자의 손상은 심각한 것이고, 환자가 소생할 것 같지 않다면 전문적으로 처치할 의료기관으로 이송해야 한다.

외상 점수 시스템의 사용은 지역 지침에 따르지만 환자 처치에는 방해받지 않도록 해야 한다. 기도 문제를 관리하고 점수를 계산하기 전에 즉시 또는 다른 위급한 부분들을 조절해야 한다. 몇몇의 시스템에서는 응급구조사가 환자상태를 평가하여 점수를 결정할 때가 있다. 또 다른 것은 점수의 모든 요소의 합계를 묻는 것도 있지만 수리적 가치로는 명확하지 않다. 이 정보의 기록에 의해 응급실에 있는 의사나 간호사들은 점수를 계산할 수 있고 여러분이 환자에 대한 적절한 처치를 제공할 수 있는 여러분 근무 지역 지침을 따른다.

그림 30-2 수정된 외상 점수 *(Source: Champion, H. R., Sacco, W. J., Copes, W.S., et al. "A Revision of the Trauma Score," J Trauma 29(5): 623–9, 1998.)*

수정된 외상 점수

특징	기준	RTS점수	
GCS	13–15	4	
	9–12	3	
	6–8	2	
	4–5	1	
	3	0	
수축기 혈압	>89mmHg	4	
	76–89mmHg	3	
	50–75mmHg	2	
	1–49mmHg	1	
	0	0	
호흡 수	10–29/min	4	
	>29/min	3	
	6–9/min	2	
	1–5/min	1	
	0	0	
수정된 외상 점수			

단원 복습

핵심 사실과 개념

- 다중 외상은 하나 이상의 신체 부위에 영향을 미치는 하나 이상의 손상을 입은 심각한 상태이다.
- 다중 외상을 인지하는 것, 적절하게 분류하는 것, 즉각적으로 이송하는 것, 적절한 이송 기관을 선택하는 것은 환자의 생존에 매우 중요하다.
- 질병 예방 관리 본부는 외상 분류와 이송에 관한 지침을 배포하였다. 이 지침은 지역 내 프로토콜과 연관시켜 사용되어야 한다.
- 수정된 외상 점수(RTS)는 중증도에 의해 외상 환자를 분류하는 한 방법으로써 GCS, 수축기혈압, 호흡수를 포함한다.

핵심 결정

- 환자는 심각한 손상 또는 잠재적으로 심각한 손상을 입었는가?
- 현장 시간을 최소화 해야 하는가?
- 환자를 외상 센터로 이송하건, 외상 센터로 이송하기 위해 특정 이송 방법(예: 헬리콥터)을 이용해야 하는가?

단원 용어

다발성 외상(multiple trauma) 하나 이상의 심각한 손상

다중 외상(multisystem trauma) 신체의 한 부위 이상에 영향을 미치는 하나 또는 그 이상의 손상

외상 점수(trauma score) 환자의 외상 중증도를 결정하기 위해 숫자로 이루어진 등급 시스템에 따라 외상 환자를 평가하는 시스템

평가와 술기를 위한 준비

짧은 답변

1. 응급구조사가 현장에서 처치를 하고자 결정할 때 무엇을 가장 중요하게 고려해야 하는가?
2. 현장에서 심각한 외상 환자에게 반드시 시행되어야 하는 처치는 무엇인가?
3. 응급구조사가 더 가까운 병원을 우회하여 외상센터로 가는 것이 적절한 상황은 무엇인가?
4. 현장에서 넙다리 골절이 분명함에도 불구하고, 당김부목을 적용하지 않는 것이 타당한 경우는 어떤 경우인가?

연관시켜 생각하기

"심장 응급" 단원의 내용을 복습하고, 이 단원에서 배운 내용과 연결하여 다음의 상황을 고려한다.

- 환자는 50세 남자이며 전깃줄에 감전되면서 땅에 강하게 부딪쳤다. 환자는 전기기사로 전원을 차단하였다고 생각한 후 전깃줄을 만졌지만, 전원이 꺼지지 않아 감전되었다. 환자의 활력징후는 정상범위인 것을 확인하는 순간 갑자기 심장정지가 발생하였다. 외상성 심장정지 환자에게 심장충격기를 사용하고 내과적 처치를 시행하여야 하는가? 아니면 심장충격기 사용없이 즉시 이송을 해야만 하는가? 이유는 무엇인가?

비판적 사고 연습

명백한 외상을 입은 환자에게 정확한 이송 결정을 내리는 것은 매우 중요하다. 이 연습의 목적은 다음의 환자를 위해 어떻게 최선의 이송 결정을 내릴 것인지에 대해 연습해보기 위한 목적이다.

- 여러분은 자동차 충돌 사고에 연루된 환자에게 출동하였고, 환자가 앉아있던 좌석 쪽이 심하게 찌그러져 있었다. 환자는 명료했고, 갈비뼈에 통증을 호소한다. 맥박은 96회, 규칙적이고, 호흡수는 30회, 혈압은 100/62, 동공 반사는 정상이며, 피부는 차갑고 건조했다. 여러분의 동료는 환자가 안정 상태이므로 가까운 지역 병원으로 이송하자고 말한다. 하지만 여러분은 이 환자를 외상 센터로 이송하기로 결정한다. 여러분의 결정을 동료에게 어떻게 설명할 것인가?

병태생리학적 접근

외상 분류 지침에 따라 다음의 환자들이 왜 높은 우선순위를 가지는지에 대해 설명한다.

1. 노인 환자
2. 복부에 관통상을 입은 환자
3. 항응고제를 복용중인 환자
4. 손이 절단된 환자

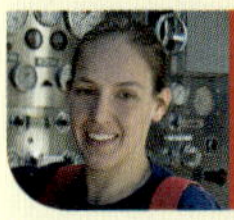

현장 이야기

오전 9시 15분, 응급구조사는 두 대의 차량이 충돌했다는 신고를 받고 고속도로 교차로에 출동하였다. 현장에 도착했을때, 응급구조사는 대형 화물차와 소형 자동차가 충돌했음을 확인하였다. 응급구조사의 동료는 현장을 안전하게 보호할 수 있도록 구급차를 주차했다. 응급구조사는 소형차에 탑승자 두 명이 탑승해 있는 것과 차 엔진 아래로 액체가 흐르는 것을 보았다.

질문

1. 현장에 대한 전반적인 평가는 어떠한가?
2. 현장에 필요한 추가적인 자원은 무엇인가?

화물차의 운전자는 응급구조사에게 걸어와서 그가 머리를 부딪치긴 했지만 괜찮다고 말했다. 현장에 접근하자 두 차의 에어백이 모두 팽창되어 있었고 부동액 같은 액체가 새고 있는 것이 보였지만 위험하지는 않았다. 응급구조사는 추가로 구급차를 요청하고 경찰이 오고 있는지 확인했다. 운전하던 남성은 안전벨트를 하고 있어서 의식은 있었지만 다소 혼란스러워 보였다. 운전자 옆에 위로 쓰러져 있는 동승자는 안전벨트를 하지 않았다. 동승자에 대한 일차 평가에서 대략 25세 정도의 여성으로 언어 자극에 반응을 보이며, 주위 상황을 파악하지 못했다. 그녀는 울면서 오른쪽 팔의 통증을 호소했다. 그녀의 기도는 개방되어 있지만 얼굴 외상은 심각했다. 응급구조사는 그녀가 호흡을 다소 힘들어하고 약했으며, 노동맥은 강하고 빠르며 피부는 따뜻하고 건조하다는 사실을 확인했다.

질문

3. 어떤 환자를 가장 먼저 이송해야 하는가?
4. 여성 환자에 대한 여러분이 내린 결정은 무엇인가?
5. 현장에서 여러분이 해야 하는 중요한 처치는 무엇인가?

여성의 의식 상태가 변화하고 호흡이 힘들기 때문에 우선순위가 높다고 판단했다. 환자는 윗입술에서부터 이마까지 커다란 열상이 있었고, 오른쪽 위팔뼈가 골절되었다. 손상 기전과 환자의 현 상태로 보아 신속한 구출법을 시행하기로 결정했다. 환자에게 경추고정대를 적용하고 긴 척추 고정판 위에 고정했다. 환자가 "내 아기! 아기를 해치지 말아요!"라고 외치자마자, 응급구조사는 환자의 복부를 확인했고, 환자가 임신했음을 한번에 알 수 있었다. 비재호흡 마스크로 15L의 산소를 공급하면서 구급차로 이동했다.

구급차에서 얼굴의 열상으로 인해 환자의 입안으로 흐르기 시작한 혈액을 흡인했다. 기본 활력징후에 따르면 맥박은 122회/분이며 호흡은 다소 곤란하고 분당 28회였고, 혈압은 142/94였다. 동공은 대칭적이며 빛에 반응이 있었고 귀에서는 아무런 액체도 흐르지 않는다는 사실을 확인했다. 목정맥은 납작하고 환자의 기관은 중심에 있었다. 환자의 옷을 제거하고 허파소리를 청진할 때 오른쪽 소리가 사라지고 있으며 동시에 가슴 오른쪽에 누름통증이 있다는 것을 발견했다. 환자의 배를 평가하자 움츠리고 다시 아기에 대해 소리 지르기 시작했다. 환자의 팔을 다시 확인하니 골절과 비빔소리가 있었다. 팔을 정렬하고 부목처럼 몸통에 팔을 고정했다. 다른 팔다리에는 특별한 손상이 보이지 않았다. 환자의 반응 수준으로 보아 병력을 알아낼 수 없었지만 환자는 의료인식표를 착용하고 있어서 설파제 약물에 알레르기가 있다는 것을 알았다.

질문

6. 여성 환자에게 더 얻어야 하는 정보는?
7. 환자를 어떤 병원으로 이송해야 하는가?

병원으로 이송하는 도중에 응급구조사는 환자의 맥박이 128회/분으로 증가했고 혈압은 122/86으로 감소했다. 응급구조사는 긴 척추고정판에 패드를 대주어서 환자가 왼쪽으로 움직이도록 하여 태아가 대정맥을 압박해서 혈압을 감소시키지 않도록 했다. 응급구조사는 지도의사로부터 환자를 가장 가까운 외상센터로 이송하라는 지시를 받았다. 외상센터에 도착하자마자 응급구조사는 의료진에게 환자상태를 보고하고 환자를 인계하였다.

31 환경응급 (Environmental Emergencies)

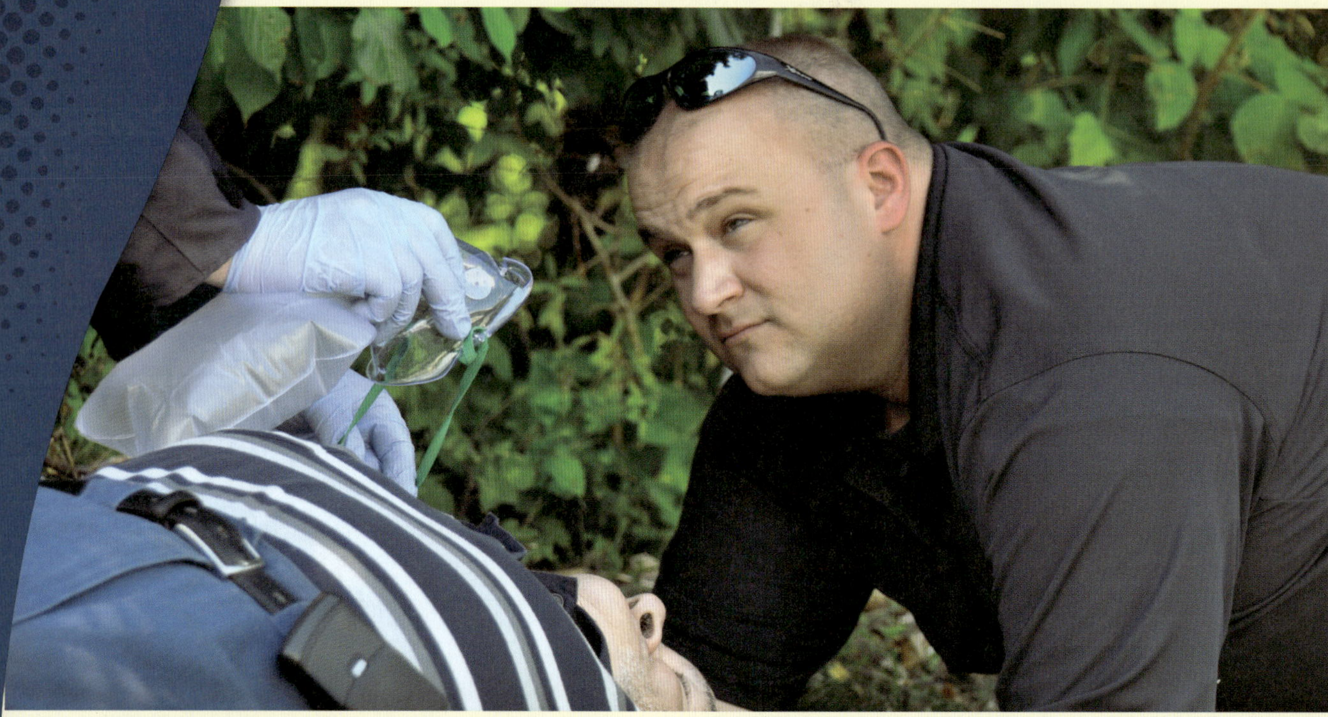

(© Edward T. Dickinson, MD)

관련 단원

다음의 단원들은 이 단원에서 배울 주제와 관련된 추가적인 정보를 제공한다:

표준

외상(환경 응급)

역량

급성 손상 환자를 위해 평가하여 찾은 것을 기본으로 이송 또는 응급처치를 제공하기 위한 기본 지식을 적용한다.

핵심 개념

- 저체온증이 신체에 미치는 영향; 저체온증을 위한 평가와 처치
- 국소적 한랭손상이 신체에 미치는 영향; 국소적 한랭손상을 위한 평가와 처치
- 열 노출이 신체에 미치는 영향; 열 노출을 겪고 있는 환자를 위한 평가와 처치
- 익사 또는 수중 손상의 징후와 증상, 처치
- 물림과 쏘임의 징후와 증상, 처치

학습목표

이 단원을 읽고 난 후, 여러분은:

31.1 이 단원에서 소개된 주요 용어들을 정의할 수 있다.

31.2 신체에 의한 열 손실과 열 생산의 과정을 설명한다.

31.3 저체온증과 관련된 쉬운 요인과 노출 요인을 인지할 수 있다.

31.4 저체온증의 징후와 증상을 인지할 수 있다.

31.5 수동 또는 능동 재가온 술기의 위험, 장점, 적응증, 금기증을 설명할 수 있다.

31.6 다양한 온도에 따른 저체온증 환자에 대한 평가와 관리의 우선순위를 결정할 수 있다.

31.7 초기 또는 얕은 국소적 한랭손상, 후기 또는 깊은 국소적 한랭손상을 위한 평가와 처치에 대해 토의할 수 있다.

31.8 열이 신체에 미치는 영향에 대해 토의할 수 있다.

31.9 축축, 창백, 정상부터 차가운 피부를 가진 열 응급 환자와, 뜨겁고 건조한 피부를 가진 열 응급 환자 사이의 평가 및 처치의 우선순위 차이를 알 수 있다.

31.10 수중 사고와 관련된 의료 상태와 손상의 유형을 예상할 수 있다.

31.11 다음의 수중 응급에 대한 평가와 처치를 설명할 수 있다.

a. 익사(구조 호흡과 척추 손상의 처치 포함)

b. 다이빙 사고

c. 스쿠버다이빙 사고

31.12 수중 구조와 얼음 구조의 안전 술기를 설명할 수 있다.

31.13 다음의 물림과 쏘임에 대한 평가와 처치를 설명할 수 있다.

a. 곤충 물림 또는 쏘임

b. 뱀에 물림

c. 해양 생물의 독소

핵심 용어

능동 재가온(active rewarming)
공기색전증(air embolism)
중앙 재가온(central rewarming)
전도(conduction)
대류(convection)
감압병(decompression sickness)
익사(drowning)
증발(evaporation)
고체온증(hyperthermia)
저체온증(hypothermia)
국소 냉각(local cooling)
수동 재가온(passive rewarming)
복사(radiation)
호흡(respiration)
독소(toxins)
독(venom)
수분 냉각(water chill)
풍속 냉각(wind chill)

환경응급은 어느 장소—야생지, 시골, 도시근교, 도시지역—에서나 일어날 수 있으며, 열과 추위에서의 노출; 익사, 그리고 수중 손상; 곤충과 거미, 뱀, 해양 동물에 의한 물린 상처과 쏘인 상처 등을 포함한다. 효과적 관리의 핵심은 환자의 증상과 징후를 인지하고 신속하고 적합한 응급처치를 제공하는데 있다. 그러나 또한 응급구조사는 단지 노출이 환자에게만 위험스러운 상황이 아니라는 사실을 인식해야만 한다. 환경응급상황에는 기존의 상태나 추가적 의학적 문제와 손상을 야기하는 환경들이 포함될 수 있다.

추위에 노출

신체의 열 손실 방법

너무 추운 환경일 경우, 신체가 열을 생산되는 것보다 더 빨리 소실될 수 있다. 신체는 피부에서의 발한과 순환을 감소—신체가 대개 과도한 열을 없애기 위해 사용했던 방법을 차단하는 것—시켜 환경에 적응하고자 한다. 떨림의 형태인 근육 활동과 음식이 체내에서 연소되는 속도 등 모두가 더 많은 열을 생산하기 위해 활동량이 증가한다. 그러나 어느 지점에서부터 전신에 사용되기에 충분한 열이 생산되지 못할 수 있나. 이 때문에 노출된 조직에 손상을 입거나, 일반적 신체 기능이 감소 또는 정지될 수도 있다.

열 손실을 예방하거나 보상하기 위해, 응급구조사는 신체가 열을 소실하는 경로를 알아야만 한다(그림 31-1).

- **전도(Conduction).** 직접 접촉을 통해 한 물질로부터 다른 물질로 열이 전달되는 것. 열은

전도(conduction)
직접적인 접촉으로 한 물질에서 다른 물질로 열이 전달되는 것

그림 31-1 열 손실 기전

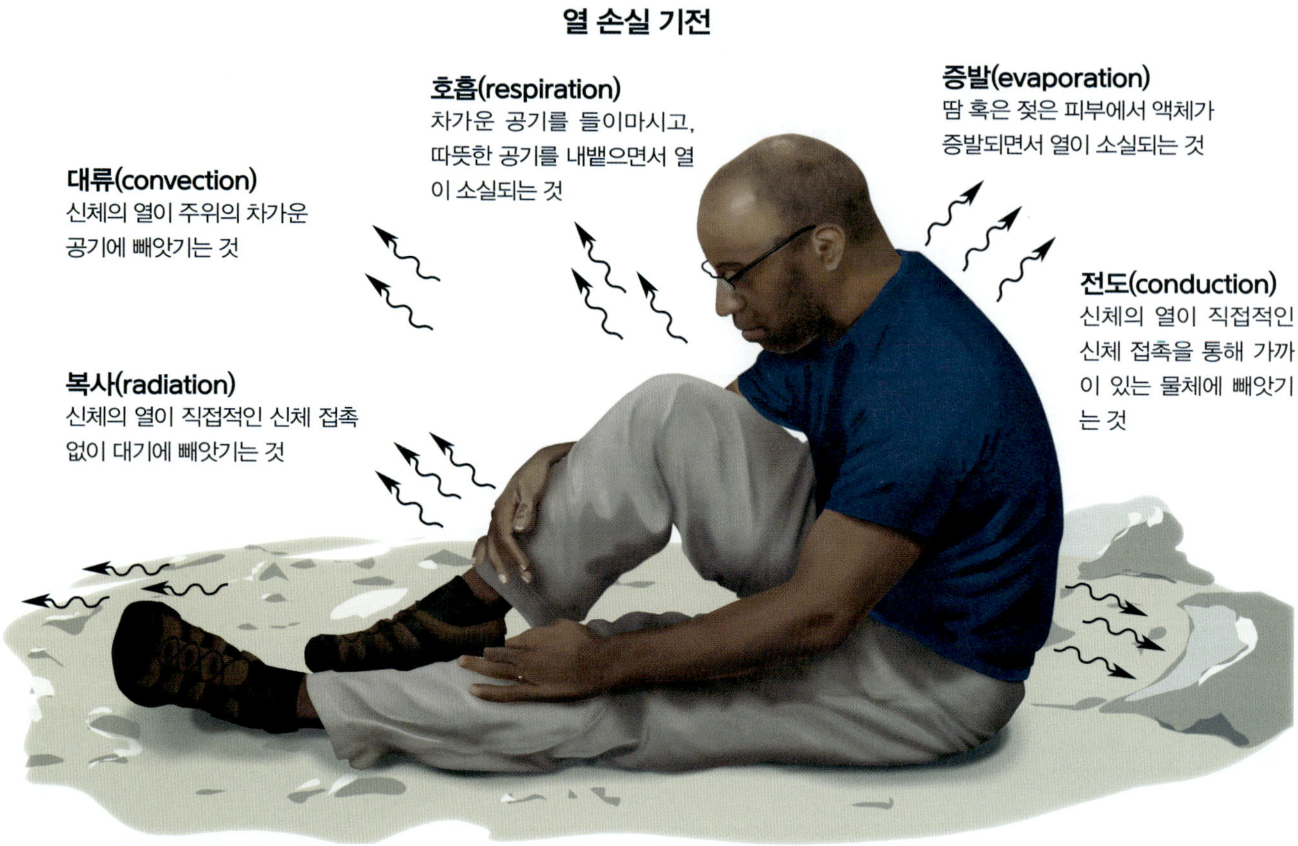

수분냉각(water chill)
몸 또는 옷이 젖었을 때 신체로부터 열이 전도되어 발생하는 추위

대류(convection)
대기, 물, 다른 기체, 또는 다른 액체들에 의해 신체의 열이 소실되는 것

풍속 냉각(wind chill)
바람에 의해 신체로부터 열을 빼앗겨 발생하는 추위

복사(radiation)
열과 같은 에너지는 밖으로 내보내는 것

증발(evaporation)
액체에서 기체로 변화하는 것. 땀 또는 젖은 피부의 액체가 공기로 증발되면서 신체의 열을 빼앗기게 된다.

호흡(respiration)
호흡 시, 따듯한 공기를 내쉬고 찬 공기를 들이마시면서 발생하는 열 손실

따뜻한 물체에서 차가운 물체로 흐른다. 체온이 차가운 대기로 직접 전달되는 것은 문제이지만, 신체나 옷이 젖었을 때 신체로부터 열이 전도되어 발생한 추위인 수분 냉각(water chill)은 더 큰 문제가 될 수 있는데, 물이 대기보다 약 25배나 빨리 신체로부터 열을 전도하기 때문이다. 전도를 통한 열 손실은 사람이 차가운 마루나 다른 차가운 표면에 누워있을 때 중요한 문제가 된다. 추운 날씨에 걷거나 서있는 사람은 차가운 땅에 누워있는 사람보다 열을 더 적게 잃을 것이다.

- **대류(Convection).** 대기나 물의 흐름이 신체를 지나가면서 열을 빼앗아갈 때 *대류*가 발생한다. 물이나 공기가 신체 주위에서 움직일 때 추운 환경의 효과는 악화된다. *풍속 냉각(wind chill)*은 자주 일어나는 문제이다. 바람이 많이 불수록 열 손실은 더 크다. 예를 들면, 바람이 없는 −12℃의 기온에서도 신체는 열을 소실하지만, 20MPH의 바람이 불고 있다면 신체의 열 손실량은 훨씬 더 클 것이다.
- **복사(Radiation).** 전도나 대류에서 열은 주위의 (정지하고 있거나 흐르는) 대기나 물에 의해 "빼앗길" 것이다. *복사*의 경우, 신체의 원자와 분자가 움직이거나 변화할 때 열선이 보내지는 것이다. 주위에 열을 빼앗아갈 대기나 물이 없는 진공상태의 외부 환경에 있다 해도, 공간으로 열이 복사되어 나가 열을 손실하게 될 것이다. 대부분 복사열에 의한 열 손실이 사람의 머리와 목에서 발생한다.
- **증발(Evaporation).** 신체가 땀을 흘리거나 젖어 있을 때 *증발*이 발생한다. 발한이 나거나 피부나 옷의 물이 증발할 때, 신체는 전반적으로 냉각효과가 생긴다.
- **호흡(Respiration).** *호흡*은 따뜻한 공기를 배출한 결과로 신체에 열 손실을 일으킨다. 열 손실량은 호흡수와 깊이뿐만 아니라 외부 대기의 온도에 영향을 받는다.

표 31-1 저체온증의 단계

중심 체온		
화씨(°F)	섭씨(℃)	증상
99°F–96°F	37.0°C–35.5°C	떨림
95°F–91°F	35.5°C–32.7°C	심한 떨림, 말하기 어려움
90°F–86°F	32.0°C–30.0°C	떨림은 감소하고 심한 근육 강직으로 바뀐다. 근육 운동에 영향을 주고 이상하고 경련적인 움직임이 생긴다. 사고는 덜 명료해지고, 일반적 이해가 둔하고, 총체적 건망증 가능성이 있다. 환자는 일반적으로 주위와 심리적 접촉의 모습을 유지할 수 있다.
85°F–81°F	29.4°C–27.2°C	환자는 비합리적이 되고, 환경과의 조절을 상실하고, 혼수상태로 빠진다. 근육 강직이 계속된다. 맥박과 호흡이 느려지고 심부정맥이 발생할 수 있다.
80°F–78°F	26.6°C–20.5°C	환자는 의식을 잃고, 묻는 말에 반응하지 않는다. 대부분의 반사 기능이 멈춘다. 심장정지가 일어나기 전에 심장 박동이 점차 느려진다.

> "열과 추위는 여러분에게도 영향을 미칠 수 있다. 여러분이 마주할 날씨에 적절한 계획을 세우고 적절한 옷을 입도록 한다."

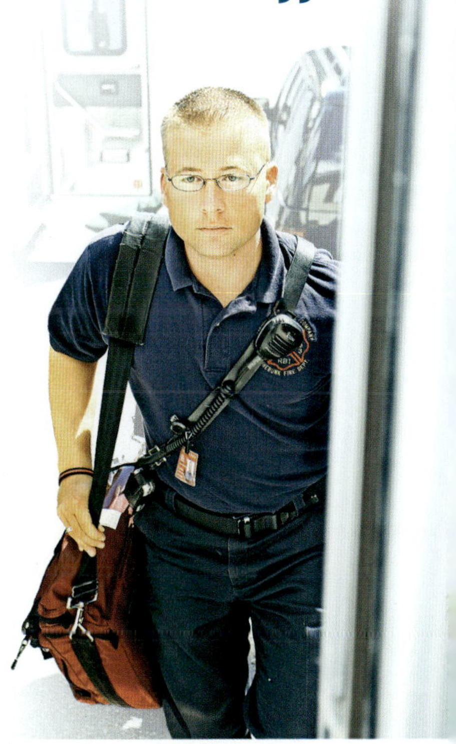

(© Daniel Limmer)

전신 저체온증

냉각 효과가 신체 전반에 영향을 미치게 되면, *저체온증* 또는 전반적 냉각으로 알려진 문제가 일어나게 된다. 추위에 노출되면 열이 감소한다. 시간이 지나면서, 신체는 적합한 중심(내부) 체온을 유지할 수 없다. 냉각이 계속 진행되면, 저체온증으로 사망하게 될 것이다. 저체온증의 단계를 설명해주는 표 31-1을 참조한다. 특정 신체증상과 징후가 나타나는 체온의 범위가 정해져있지만 약간의 차이는 존재한다. 일반적인 증상과 징후의 발현순서는 표에서 제시된 증상과 징후에 준한다.

핵심 개념
저체온증이 신체에 미치는 영향;
저체온증을 위한 평가와 처치

저체온증(hypothermia)
전신 냉각은 체온을 정상 이하로 감소시키고, 극심한 경우 생명을 위협한다.

사전 요인

손상, 만성질환 또는 다른 상태에 있는 환자는 건강한 사람보다 훨씬 빨리 추위에 영향을 받을 것이다. 이러한 상태에는 쇼크(저관류), 화상, 머리와 척수 손상, 일반 감염, 그리고 저혈당증이 있는 당뇨병이 포함된다. 알코올이나 다른 약물을 섭취한 사람도 다른 사람보다 더 빠르고 심하게 영향을 받게 된다. 차가운 바닥이나 다른 차가운 표면에 누워있는 무의식환자는 특히 전도를 통해 빨리 열을 잃는 경향이 있으며, 의식 있고 걸을 수 있는 환자보다 추위와 관련된 문제가 더 클 것이다.

메모: 저체온증은 빙점온도(0℃) 이상에서도 진행될 수 있다.

노인 메모

저체온증은 종종 노인에게 특히 심각한 문제가 된다. 노인은 더욱 즉각적으로 추운 온도에 영향을 받는다. 겨울 동안 적은 고정 수입으로만 생활하는 많은 노인들이 난방되지 않거나 너무 추운 방에서 지내게 된다. 신체의 기능 상실, 만성 질환, 불충분한 식사, 특정 약물, 그리고 운동부족이 저체온증을 초래하는 추위와 동반될 수도 있다.

소아 메모

영아와 소아는 전체 체중에 비해서 넓은 체표면적을 가지고 있고 지방은 거의 없이 적기 때문에, 특히 저체온증이 되기 쉽다. 근육량이 적기 때문에, 영아와 소아는 거의 혹은 전혀 오한이 생기지 않는다. 다른 이유는 아주 어린 영아의 경우 추위에 영향 받기 쉽기 때문이다.

분명한 노출과 미묘한 노출

때때로 환자는 추위에 노출되었고 저체온증으로 고통받고 있는 것을 분명히 알 수 있다. 그러나 다른 환자의 경우 노출이 애매해서, 즉 응급구조사가 처음에 고려할 만큼 분명하지 않을 수도 있다.

예를 들면, 밤에 쓰러져서 아침까지 발견되지 못한 노인 환자를 생각해 보자. 넙다리뼈가 골절되거나 다른 손상에 주의를 기울일 수도 있지만, 환자가 밤새 차가운 바닥에 있었다면 아마 그는 저체온증으로 고통받을 가능성이 있다. 사고로 부서진 차에 갇혀있던 환자는 다양한 손상의 가능성이 있지만, 날씨가 차갑고 자동차 밖으로 구조하는데 시간이 걸린다면 환자는 마찬가지로 쉽게 저체온증이 생길 수 있다.

다른 상태나 손상이 더욱 분명한 다음의 상황에서도 저체온증의 가능성을 고려해야 한다.

- **알코올 섭취.** 술에 취한 환자가 차가운 마루에 의식을 잃고 누워있거나 추운 날씨에 밖을 배회하지는 않았는가?
- **드러나지 않은 질병.** 환자가 순환 장애나 추위에 특히 민감한 다른 질환을 갖고 있는가?
- **과용이나 중독.** 환자가 차가운 차고나 바닥에 누워 있었는가? 과도한 열 손실을 일으키는 증발과 함께 추운 날씨에 심하게 땀 흘리고 있는가?
- **주요 외상.** 추운 날씨에 환자가 바닥에 누워있거나 사고 차량에 갇혀 있는가? 쇼크(저관류증 또는 부적절한 혈액순환)로 인해 신체가 혈액순환으로 따뜻해지지 못하는가?
- **실외 소생술.** 환자가 너무 추워지진 않았는가? 환자가 거의 물에 익사할 뻔한 희생자라면 저체온등을 유발할 수 있는 차가운 물에 노출되지는 않았는가?
- **대기의 온도저하.** (예를 들면, 실내온도) 환자가 너무 추운 집이나 아파트에서 살고 있는가?

손상을 입은 환자는 건강한 사람보다 추위의 영향에 더 민감하다는 것을 기억해야 한다. 갇혀 있거나 어떤 다른 이유 때문에 추위에 얼마동안 있어야 하는 환자를 보호해야 한다. 주요한 행위 과정은 추가적인 신체 열 손실을 예방하는데 있다. 젖은 옷을 교체하는 일이 실제적이지 못하거나 가능하지 않을 수도 있지만, 최소한 담요, 구명덮개, 알루미늄을 씌운 담요, 구명담요, 또는 옷으로라도 추위를 막도록 할 수 있다. 플라스틱 휴지통을 이용해 바람과 물로부터 보호할 수도 있다. 최대로 열 손실이 있을 수 있는 부분이 머리이기 쉽다는 점을 기억해야 한다. 환자에게 머리에 덮을 수 있는 것을 제공하도록 한다.

환자가 손상을 입었을 때, 환자의 몸과 차가운 바닥 사이에 담요를 놓는다. 난방된 구급차에서 덥혀진 따뜻한 담요를 바꿔가며 환자에게 덮는다. 환자가 얼마동안 갇혀 있어야 한다면, 담요나 구명덮개로 사고 차량의 구멍을 막는다.

환자 평가

저체온증

다음 요소들의 영향을 고려하도록 한다: 대기의 온도, 바람으로 인한 오한/물로 인한 오한, 환자의 나이, 환자의 옷, 잠재된 질병과 손상을 포함하는 환자의 건강상태, 노출동안 환자가 얼마나 움직였는지, 알코올이나 약물 사용 가능성 등을 고려한다.

저체온증의 일반적인 징후와 증상은 다음과 같다. 정신상태 저하와 운동기능 저하 모두 저체온증의 정도와 상관관계가 있다는 것에 유의해야 한다.

- 내부 체온이 32℃ 이상일 때 초기 단계에서 오한이 있다. 심한 경우에 오한이 감소하거나 없을 수 있다.
- 무감각, 또는 촉감을 소실할 정도로 저하된 상태
- 강직되거나 경직된 자세
- 졸음, 또는 가장 단순한 활동조차 하려는 의지 상실이나 능력 부족. 지연된 경우, 환자는 비합리적이 되고, 혼미상태가 되거나 실제로 옷을 벗는다.
- 초기 단계에서 호흡이 빠르고 빠른맥. 지연된 경우, 호흡과 맥박이 느려지거나 소멸될 상태. (환자의 맥박과 호흡이 느리기 때문에 호흡과 맥박유무를 체크하는데 30~45초 이상 소요될 수 있다.) 혈압도 낮아지거나 사라지게 될 수 있다.
- 보행이상, 물건 잡기 불능과 같은 운동 조정 능력 소실
- 관절/근육 강직이나 근육은 경직
- 의식수준 저하 또는 무의식. 극심한 경우, 환자는 "흐릿한 시선"을 호소한다.
- 차가운 복부체온(손등을 옷 안으로 넣어 환자의 복부에 놓는다)
- 초기 단계에서는 피부가 붉게 보인다. 지연된 경우, 피부는 창백하여 푸르게 된다. 극심한 경우, 신체일부가 강직되고 얼어 단단해진다.

일차 평가동안 사람, 장소, 시간에 대한 환자의 지남력을 확인하도록 한다(자신의 이름을 말할 수 있는가? 환자는 어디에 있는가? 오늘은 며칠인가?). 저체온증의 범위를 평가하는데 도움이 되는 이차평가를 시행한다. 떨림이 없으면 심각한 저체온증을 우려해야 할 것이다.

결정 포인트

- 환자의 정신상태가 변화되었는가?

수동 재가온과 능동 재가온

*수동 재가온(passive rewarming)*은 신체 스스로 다시 따뜻해지도록 하는 것이다. 단순히 환자를 덮어주고 젖은 옷을 벗기는 등 다른 조치를 취해서, 더 이상의 열 손실을 막고, 신체가 스스로 재가온 하도록 하는 것이다. *능동 재가온(active rewarming)*은 신체에 외부 열 자원을 적용하는 것을 포함한다. 모든 응급의료체계에서는 능동 재가온을 허용하고, 일부 체계에서는 의식이 명료하고 적합하게 반응하는 저체온증 환자의 능동 재가온을 허용한다. 그러나 대부분의 경우 허용하지 않으므로, 지역 내 프로토콜을 따르도록 한다.

능동 재가온은 환자의 상태가 생각보다 더 심각한 경우라면 위험한 과정이 될 수 있다. 의식이 명료하고 적절하게 반응하는 저체온증 환자를 재가온하도록 허용한다면, 지체없이 이송해야 한다. 이송동안 환자를 재가온한다. 응급처치 단계는 아래와 같으며, 다음에서 의식이 명료하고 적합하게 반응하는 환자에게 적극적 재가온을 허용하는 지침을 열거하였다. 근무하는 지역의 지침을 따르도록 한다.

수동 재가온(passive rewarming) 저체온 환자를 덮어주고, 더 이상의 열 손실을 막기 위해 다른 조치를 취해서, 신체가 스스로 재가온 하도록 도와준다.

능동 재가온(active rewarming) 저체온 환자의 신체를 재가온 하기 위해 외부 열자원을 적용하는 것

현장사례

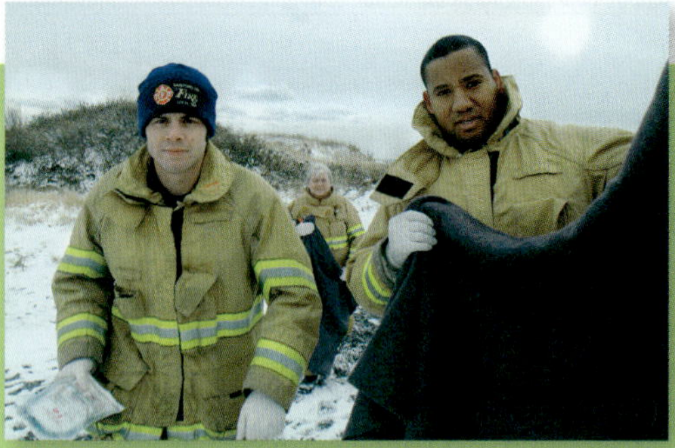

저는 해변가에서 말을 타고 있었어요. 정말 환상적이었어요. 하지만 그건 제가 말에서 내팽겨쳐지기 전까지였죠. 이때 뼈들이 부러졌어요. 설상가상으로 그때는 겨울이었죠. 주위에 아무도 없었어요. 저는 한동안 추위에 몸을 떨었고, 나는 소리치고 계속 소리쳤어요. 나는 움직이려 했는데 움직일 수 없었어요. 그 때 오한이 멈추고 점점 피곤해지기 시작했어요. "그날을 회상해보면 웃긴 것 같아요." 마침내 저는 긴장이 풀리기 시작했어요. 저는 그것이 마지막 순간을 의미한다는 것을 알고 있어요. 저는 죽음을 향해서 가고 있었죠. 드디어 어떤 사람이 내가 타던 말이 그냥 서있는 것을 보고 왜 그런건지 보러 다가왔죠. 그때 저는 얼음같이 꽁꽁 얼어 있었어요.

저는 응급구조사가 다가와서 저를 따뜻하게 해주었던 것을 기억해요. 담요 위에 또 담요를 덮어주었고 앰뷸런스 안은 열로 거의 폭발할 수준이었어요. 아마 주변에 있던 응급구조사는 그 열기로 몸이 매우 더워져 있었을 거예요. 저는 정말 응급구조사분들에게 감사하고 도움을 요청한 분에게도 너무 감사해요. 아마 그들이 없었다면 전 지금 이 이야기를 할 수 없었겠죠.

환자처치

의식이 명료하고 적절하게 반응하는 저체온증 환자

의식이 명료하고 적절하게 반응하는 저체온증 환자의 경우, 능동 재가온을 진행한다.

1. 환자의 젖은 옷을 모두 벗긴다. 환자의 물기를 닦아주고, 마른 옷을 입히거나, 마르고 따뜻한 담요로 감싼다. 환자는 가만히 있게 하고 매우 부드럽게 다룬다. 환자를 걷거나 스스로 움직이지 않게 한다. 팔다리를 마사지하지 않는다.
2. 이송하는 동안, 환자를 적극적으로 재가온 한다. 열주머니, 따뜻한 물병, 전기 보온 패드, 따뜻한 공기, 방사열 그리고 인체의 체온과 같은 형태로 환자의 신체에 열을 가한다. 환자를 너무 빨리 가온하지 않아야 한다. 급속 가온은 말초에 정지되어 있는 차가운 혈액을 순환하게 하여 신체 중요한 중심 부분을 빨리 차갑게 하여 심장정지를 유발할 수 있다. 이송이 지연될 경우, 가능한 따뜻한 환경으로 환자를 옮긴다.
3. 쇼크에 대한 치료를 제공한다. 가능하면 따뜻하고 가습된 산소를 공급한다.
4. 의식이 명료한 환자에게 따뜻한 물을 천천히 준다. 따뜻한 음료가 너무 빨리 들어가면, 순환 패턴이 변하여, 혈액이 중심으로부터 피부와 사지로 보내진다. 환자가 자극적인 음식을 먹거나 마시지 않도록 한다.
5. 가장 양호한 경우(떨림)를 제외하고, 환자를 이송한다. 고농도 산소를 계속 제공하고 활력징후를 확인한다. 환자를 추운 환경에 남겨두거나, 다시 춥게 만들지 않는다.

환자를 능동적으로 재가온할 때 다음의 주의사항을 따른다.

- 천천히 환자를 재가온 한다. 목뼈 손상이 고정되지 않은 환자를 다루듯이 매우 조심스럽게 환자를 다룬다.
- *중심 재가온(central rewarming)*을 한다. 가슴 측면, 목, 겨드랑이, 그리고 샅고랑 부위에 열을 적용해야 한다. 팔다리 재가온은 피해야 한다. 팔다리가 먼저 따뜻해지면, 혈관확장 때문에 혈액이 팔다리에 몰리고, 치명적인 쇼크를 일으키게 된다. 몸통을 재가온하고 다리를 노출된 상태로 둔다면, 재가온 과정을 조절할 수 있고 절차와 관련된 대부분의 문제들을 예방할 수 있다.
- 이송이 지연된다면, 온수 목욕이 매우 도움되지만, 환자의 의식이 아주 명료하게 유지하도록 해서 익사되지 않게 한다. 환자를 너무 빨리 가온하지 않는다.

중심 재가온(central rewarming) 저체온증 환자의 가슴 측면, 목, 겨드랑이, 그리고 샅고랑 부위에 열을 적용하는 것

- 환자가 안정을 취하도록 한다. 환자를 걷지 않게 한다. 혈액은 팔다리에서 가장 차갑기 때문에, 운동이나 불필요한 움직임은 차가운 혈액을 빨리 순환시켜 신체 중심부위의 체온이 더 낮아질 수 있다
- 저체온증 환자를 거칠게 다루지 않는다. 그런 행동은 심실잔떨림을 포함하여, 심각한 부정맥을 유발할 수 있다.

환자 처치

무반응 또는 부적절하게 반응하는 저체온증 환자

무반응 또는 적절하게 반응하지 않는 환자는 심각한 저체온증 상태이다. 이러한 환자에게는, 수동 재가온을 제공한다. 심한 저체온증 환자에게 적극적으로 재가온을 시도하지 않는다. 추운 환경을 제거하고, 더 이상의 열 손실을 막는다. 능동 재가온 인해 환자는 심실잔떨림과 다른 합병증들이 일어날 수 있다. 능동적 재가온은 응급실에 도착한 후에 정밀 모니터링이 가능한 곳에서 실시한다.

심각한 저체온증 환자의 경우, 다음과 같이 해야 한다:

1. 기도가 개방되었는지 확인한다.
2. 따뜻한 물이 든 가습기를 통과한 고농도의 산소를 투여한다. 필요하다면, 구급차 내의 따뜻하게 유지되었던 산소를 사용할 수 있다. 선택의 여지가 없다면, 차가운 산소가 사용되기도 한다.
3. 담요로 환자를 감싼다. 가능하면, 방온 담요를 사용한다. 가능한 환자를 조심스럽게 다룬다. 거칠게 환자를 다루면 심실잔떨림을 유발할 수 있다. 환자가 자극적인 음식을 마시거나 먹지 않도록 한다. 팔다리는 마사지하지 않는다.
4. 환자를 즉시 이송한다.

극심한 저체온증

저체온증이 매우 심한 경우에는, 환자의 활력징후가 인식할 수 없을 정도로 약하고 무의식 상태인 것을 볼 수 있을 것이다. 맥박은 분당 10회 이하로 감소될 수 있고, 환자는 당신의 접촉에 대해 매우 춥게 느낄 것이다(신체 중심 체온은 27℃ 이하일 수 있다). 그럼에도, 환자가 아직 살아있을 수 있는 것이다. 다음과 같은 응급처치를 제공한다:

- 30~45초 동안 목동맥을 평가한다. 맥박이 없다면, 즉시 심폐소생술을 시작하고 심장충격기 적용을 준비한다.
- 맥박이 있다면, 무반응 또는 부적절하게 반응하는 환자의 경우 위에 언급한 응급처치 단계를 따른다.

저체온증 환자는 30분이 넘도록 생물학적 사망에 이르지 않을 수 있기 때문에, 의료진은 환자가 재가온되고 소생술을 적용해볼 때까지 환자의 사망을 선언하지 않을 것이다. 이는 심각한 저체온증의 환자를 기초 체온과 활력징후가 사라졌다는 사실을 기반하여 사망했다고 가정할 수 없음을 의미한다.

국소적 한랭손상

추위와 관련된 응급상황은 ***국소냉각***(local cooling)의 결과로 발생한다. 국소 냉각손상적인 신체 특정부위에 영향을 미치는 것이다. 국소적 냉각손상은 (1) 초기 또는 얕은 손상과 (2) 후기 또는 깊은 손상으로 구분된다.

국소냉각은 대부분 흔히 귀, 코, 얼굴, 손과 손가락, 발과 발가락에 영향을 미친다. 신체의

핵심 개념

국소적 한랭손상이 신체에 미치는 영향; 국소적 한랭손상을 위한 평가와 처치

국소적 냉각(local cooling)
신체 일부가 차가워지거나 어는 것

일부가 심한 추위에 노출되면 혈관수축에 의해 노출된 부위에 혈류가 제한된다. 이러한 일이 발생하면, 조직은 얼게 된다. 얼음조각이 피부 속에 형성될 수 있고, 가장 심한 경우에는 괴저(국소적 조직의 사망)가 일어나고 결국 신체 일부의 손실을 야기한다.

다음에서, 초기 또는 표면적 동상의 증상과 징후가 어떻게 진행되는지 알 수 있을 것이다. 첫째, 노출된 피부는 밝은 피부색의 사람의 경우 빨갛게 되고, 어두운 피부색의 사람은 피부색이 옅어지고 창백하게 된다. 노출이 계속되면 피부는 회색 또는 흰색의 반점이 나타난다. 노출된 피부는 순환저하로 인해 마비된다. 동상이 계속 진행되면 모든 감각이 소실되고 피부는 죽은 흰색이 된다.

환자 평가

초기 또는 얕은 국소적 한랭손상

초기 또는 얕은 국소적 한랭손상은 차가운 대상과의 직접적 접촉이나 찬 공기에 노출되어 발생한다. 바람에 의한 한기와 물로 인한 한기 역시 주요 인자가 될 수 있다. 이러한 조건에서는 조직 손상은 적고 치료에 대한 반응은 좋다. 코끝, 귀끝, 윗쪽 뺨, 손가락(항상 노출되는 모든 부위)은 대부분 초기 또는 표재성 국소적 한랭손상에 민감하다. 명칭에서도 알 수 있는 것처럼 손상은 뚜렷한 제한분계를 가지고 국소화 된다. 종종 환자는 누군가 피부색이 이상하다고 알려줄 때까지 초기 국소적 한랭손상이 생긴 것을 알지 못한다. 그 징후와 증상은 다음과 같다.

- 밝은 피부색의 환자는 영향 받은 부위가 빨갛게 되고 어두운 피부색은 옅어진다. 그리고 나서 모두 흰 반점이 생긴다. 일단 반점이 생기면 피부색 변화는 매우 빠르게 일어날 수 있다.
- 환자는 영향 받은 부위의 감각이 마비되는 것을 느낀다.

환자 처치

초기 또는 얕은 국소적 한랭손상

초기 국소적 한랭손상에 대한 응급처치는 다음과 같다.

1. 환자를 추운 환경에서 벗어나게 한다.
2. 영향 받은 부위를 따뜻하게 한다.
3. 팔다리에 손상을 입었다면, 부목을 대고 덮어준다. 문지르거나 마사지하지 말고, 추위에 재노출되지 않도록 한다.

그림 31-2 국소적 한랭손상
(© Edward T. Dickinson, MD)

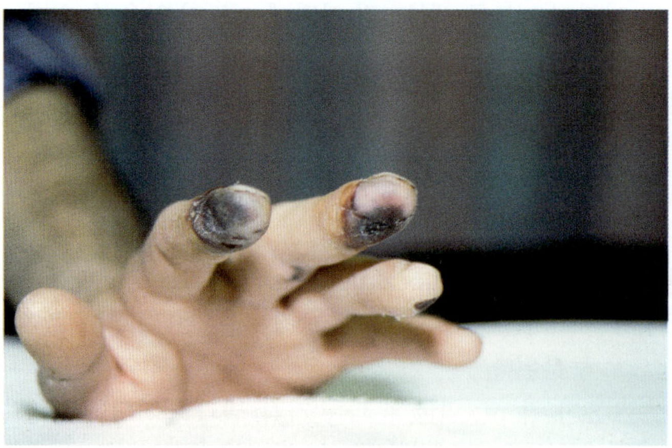

대개 환자는 자신의 맨손으로 따뜻하게 가온할 수 있고, 그 부위에 따뜻한 공기를 불거나, 손가락이 동상을 입었다면 겨드랑이에 손가락을 끼울 수 있다. 초기 국소적 한랭손상으로부터 회복하는 동안, 환자는 따끔거림이나 열감을 호소할 수 있는데, 이는 정상이다. 상태가 이런 단순한 처치에 반응하지 않는다면, 후기 또는 깊은 국소적 한랭손상에 대한 처치를 시작한다.

환자 평가

후기 또는 깊은 국소적 한랭손상

후기 또는 깊은 국소적 한랭손상은 초기 또는 표면적 한랭손상이 치료되지 않는 경우 발전되게 된다. 후기 또는 깊은 국소적 한랭손상의 경우, 피부와 신체 부위의 피하층은 영향을 받는다. 근육, 뼈, 심부, 혈관 그리고 신체기관의 막이 얼게 될 수 있다. 이러한 상태에서 보이는 일반적인 증상과 징후는 다음과 같다.

- 피부는 희고 창백하게 보인다. 실제로 얼고 있는 상태라면 피부에 얼룩얼룩하게 반점이 생기고, 피부색은 흰색에서 회색빛 황색으로 변하고 마침내 회색빛 푸른색이 된다. 부종과 수포가 생길 수 있다(그림 31-2).
- 영향받은 부위는 얼었다고 느끼지만, 단지 표피에 국한되어 있다. 표피 밑의 조직은 여전히 부드럽고 정상적인 탄력성을 갖고 있다. 동결 상태에서 조직은 탄력이 없고 접촉하면 얼었다고 느껴진다.

메모: 조직을 꽉 쥐거나 찌르지 않아야 한다. 깊은 조직의 상태는 부드러운 촉진에 의해 판단될 수 있다. 영향받은 부위는 마치 골절된 뼈처럼 평가하도록 한다.

환자 처치

후기 또는 깊은 국소적 한랭손상

후기 또는 깊은 국소적 한랭손상—동상(frostbite) 또는 동결(freezing)—의 초기 처치는 다음과 같다.

1. 고농도의 산소를 투여한다.
2. 동상이나 동결부위를 감싸 보호하고 가능한 조심스럽게 다루며 지체없이 의료 기관으로 이송한다.
3. 이송이 지연되어야 한다면, 환자를 실내로 옮겨 보온한다. 환자가 알코올을 마시거나 흡연하지 않도록 해야 하는데, 혈관수축과 손상된 조직에 순환저하가 발생할 수 있기 때문이다. 각 지역의 지침에 따라 동결부위를 재가온하거나 의료 지도의 지시를 요청한다.

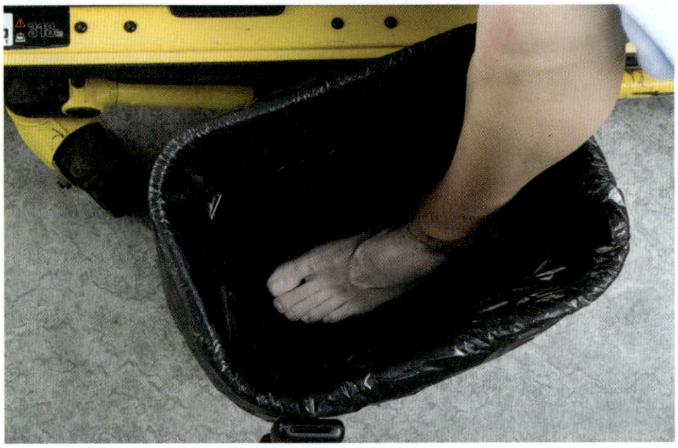

그림 31-3 동결부위 재가온

메모: 동상에 대한 민간요법을 따르지 말아야 한다. 동상이나 동결부위를 절대 문지르지 말고, 동상이나 동결 부위에 있는 얼음을 문지르지 않는다. 말초 부위에는 얼음 결정이 있으므로, 손상부위를 문지르면 이미 손상된 조직에 심각한 손상을 유발할 수 있다. 수포를 터트리거나 손상부위를 마사지하지 않는다. 환자가 손상 부위로 걷지 않도록 한다. 동결 사지가 다시 얼 가능성이 있다면 녹이지 않는다.

동결 부위의 능동적이고 신속한 재가온

동결 부위를 능동적이고 신속한 재가온 하는 것은 별로 필요치 않다. 적극적이고 신속한 재가온으로 인해 동결 조직이 영구적 손상을 입을 가능성이 훨씬 크다. 지역 지침에서 허락하는 경우나 또는 의료 지도에 의해 지시를 받았거나 이송이 매우 지연되는데다가 의료 지도의 지시를 받을 수 없는 경우에만 능동적이고 신속한 재가온을 고려한다. 의사의 지시 없이 재가온을 해야만 하는 상황에 있다면 여기 기술된 절차를 따른다.

당신은 온수와 용기가 필요할 것이다. 용기는 손상부위 전체가 용기의 바닥이나 측면에 접촉되지않고 담글 수 있는 크기여야 한다. 적합한 용기를 찾을 수 없다면 종이상자나 나무 상자에 비닐을 씌운다(그림 31-3). 그 과정은 다음과 같다.

1. 37~40℃ 사이로 물을 데운다. 물에 손가락을 넣었을 때 불편감이 없어야 한다.
2. 따뜻해진 물을 용기에 붓고 손상된 부위는 옷을 벗기고, 보석, 밴드나 벨트를 제거하여 준비한다. 해동된 부위는 자주 부으므로, 잠재적으로 조일 수 있는 것들을 미리 제거해야 한다.
3. 손상 부위는 완전히 담근다. 용기의 바닥이나 측면에 손상부위가 접촉되지 않도록 한다. 손상부위에 어떤 압력도 가하지 않아야 한다. 계속 물을 젓는다. 물이 40℃ 이하로 식으면, 손상부위를 용기에서 꺼내고 온수를 더 붓는다. 환자는 손상부위가 재가온되면서 중간정도의 통증을 호소할 수도 있고 심한 통증을 경험할 수도 있다. 통증은 일반적으로 재가온 성공여부를 알려주는 좋은 지표이다.
4. 손상부위의 재가온이 완전히 이루어지면(더 이상 언 느낌이 없고 붉거나 푸르지 않다) , 영향받은 부위를 조심스럽게 말리고, 멸균 건조드레싱을 해준다. 손과 발을 드레싱하기 전에 손가락과 발가락 사이에 멸균 건조드레싱을 한다. 그 다음으로, 담요나 가온을 유지할 수 있는 물건으로 부위를 덮어준다. 손상부위를 직접 감싸지 않도록 하고 압력을 가하지 않도록 유의한다. 먼저 덮어줄 부위에 일종의 틀을 세우도록 해야 한다.
5. 환자는 휴식을 취하게 한다. 다리에 초기 동상이나 후기 동상에 걸렸다면 걷지 않도록 한다.
6. 가능하면 과열하지 않고 환자를 전체적으로 보온유지한다. 환자의 머리는 열 손실을 감소시키기 위해 타월이나 작은 담요로 덮어준다. 환자의 얼굴을 노출시킨다.
7. 계속해서 환자를 검사한다.
8. 지침에 따라 순환을 도와준다(어떤 응급의료체계에서는 손상을 입은 팔다리를 조심스럽게 올리고 내릴것을 추천한다).
9. 팔다리가 다시 얼지 않도록 한다.
10. 손상 받은 부위는 약간 올려준 상태로 가능한 빨리 이송한다.

열에 노출

> **핵심 개념**
> 열 노출이 신체에 미치는 영향;
> 열 노출을 겪고 있는 환자를 위한 평가와 처치

고체온증(hyperthermia)
체온이 정상보다 증가한 상태로, 심한 경우 생명을 위협한다.

열이 신체에 미치는 영향

신체는 지속적인 내적 화학 과정의 결과로 열을 생성한다. 이러한 열의 일부는 정상체온을 유지하는데 필요로 한다. 체온유지에 필요하지 않은 열은 신체로부터 손실되어야만 한다. 그렇지 않다면, 비정상적으로 높은 체온인 *고체온증*이 될 수 있다. 고체온이 확인되지 않은 채 있게 된다면, 죽음을 초래할 것이다. 열과 습도는 종종 고체온과 연관된다.

이전에 배운 것처럼 열은 폐와 피부를 통해 손실된다. 열 손실 기전은 전도, 대류, 복사, 증발, 호흡을 포함한다. 뜨거운 환경에서 신체에 어떤 일이 발생하는지 생각해 보라. 흡인되는 공기는 날숨시의 공기보다 더 따뜻할 것이다. 피부는 열 손실량보다 더 많은 열을 흡수하게 된다. 습도가 높다면, 발한의 증발작용은 느려진다. 더욱 어려운 경우에는 대류와 증발에 의해 열 손실을 증가시키는 순환공기나 바람이 없는 환경이 있을 수도 있다.

증발에 의한 열 손실은 습도가 높은 환경에서는 감소되기 때문에, 다습한 열은 단시간에 극적으로 신체변화를 일으킬 수 있다. 다습한 열은 대개 사람들을 빨리 지치게 해서, 종종 무리하게 힘을 써서 스스로 해를 입지 않도록 해준다. 반면 건조한 열은 사람들을 속이는 경향이 있다. 건조한 열을 신체가 참을 수 있는 범위를 넘어서는 과도한 열에 노출되게 하거나 일을 계속 하게 만든다. 이것이 다습한 열에서의 노출보다 건조한 열에 의해 생기는 문제가 더 자주 일어나는 이유이다.

열 응급상황도 다른 응급상황과 같은 치료 규정을 적용한다. 적절한 평가를 수행하고 열과 관련된 문제들보다 다른 문제들에 신경 쓰도록 한다. 예를 들면, 열로 인한 허탈은 뼈를 골절시킬 수 있는 낙상을 일으키기도 한다. 탈수, 당뇨병, 열, 피로, 고혈압, 심장병, 폐질환 또는 비만과 같은 기존 상태는 알코올이나 약물을 섭취한 경우처럼 열에 노출된 영향을 심화시킬 수 있다.

나이, 질병, 그리고 현재 갖고 있는 손상들 모두가 고려되어야 한다. 노인의 경우 체온조절기능 저하, 처방된 약물, 운동부족에 의해 영향을 받을 수 있다. 신생아와 영아도 체온조절기능 이 좋지 않을 수 있다. 그러므로 환자가 아동 또는 노인이거나 손상을 입었거나 만성질환을 갖고 있는 경우 문제가 더 커질 수 있다는 것을 항상 고려해야 한다.

축축하고, 창백하고, 정상적이거나 차가운 피부의 환자

과도한 열에 장시간 노출되면 환자의 피부를 만졌을 때 정상적이거나 차갑다고 느끼게 되는 축축하고 창백한 피부를 갖고 있는 열 피로(heat exhaustion)라고 알려진 응급상황이 일어날 수 있다. 환자는 자주 다량의 물을 마시면서 심하게 땀을 흘린다. 발한이 계속되면서, 염분이 소실되고, 고통스런 근육경련이 일어난다(때때로 열 경련이라고 부른다). 능동적으로 운동을 하는 사람은 시간당 1리터 이상을 땀을 흘릴 수 있다.

건강한 사람이 일하거나 운동하는 동안 과도한 열에 노출되어 체액과 염분 소실로 인한 쇼크를 경험한다. 이는 소방관, 건설노동자, 항만 노동자, 환기가 안되는 창고에서 일하는 사람들 사이에서 종종 나타난다. 여름에 장시간의 열을 받으면 일어나는 특별한 문제로, 열에 적응하기 전에 발생한다.

환자 평가

축축하고, 창백하고, 정상 또는 찬 피부의 환자

축축하고, 창백하고, 정상이거나 차가운 피부를 가진 열로 인한 응급 환자의 일반적인 징후와 증상은 다음과 같다.

- 근육경련, 대개 다리와 복부에서 발생
- 허약이나 탈진, 때때로 현기증이나 졸도
- 빠르고, 얕은 호흡
- 약한 맥박
- 심한 발한
- 의식소실 가능, 그러나 대개 짧게 나타난다.

결정 포인트

- 환자 피부의 상태와 색깔이 무엇인가?

환자 처치

축축하고, 창백하고, 정상적이거나 차가운 피부의 열로 인한 응급환자

축축하고, 창백하고, 정상적이거나 차가운 피부를 가진 열로 인한 응급환자의 응급 처치는 다음과 같다.

1. 뜨거운 환경에서 시원한 환경으로 환자를 옮긴다(그늘이나 냉방이 되는 구급차).
2. 비재호흡 마스크로 분당 15L의 산소를 투여한다.
3. 옷을 느슨하게 하거나 벗기고 시원하게 오한이 나지 않은 범위에서 환자에게 부채질을 해준다. 떨림이 있는지 관찰한다.
4. 환자의 다리를 올리고 바로누운자세를 취한다. 휴식을 취하도록 돕는다.
5. 환자가 반응이 있고 구역질을 호소하지 않는다면, 적은 양의 물을 조금씩 먹인다. 물을 먹인 후 구역질 또는 구토를 하게 되면, 더 이상 물을 먹이지 않는다. 구토와 기도문제에 주의해야 한다. 환자가 반응이 없거나 토한다면 물을 주지 않는다. 회복 자세를 취하고 병원으로 이송한다.
6. 환자에게 근육경련이 있다면, 경련이 일어난 근육 위에 젖은 수건을 올려준다.

그림 31-4 환자의 피부가 뜨거운 열 응급상황에서는 적극적으로 냉각시켜야 한다.

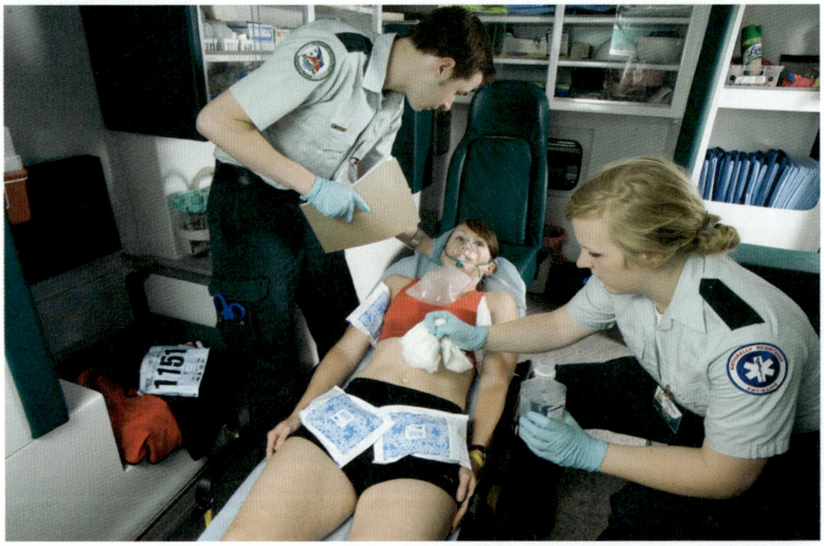

7. 환자를 이송한다.

결정포인트

- 환자 피부의 색깔과 상태가 어떠한가?

뜨겁고 건조 또는 축축한 피부의 환자

사람의 체온조절기전이 기능하지 않고 신체가 과도한 열을 제거할 수 없을 때, 뜨겁고 건조한 피부를 가진 환자나 때론 축축한 피부의 환자를 볼 수 있을 것이다. 건조하든 축축하든 간에 피부가 뜨거울 때는 정말 응급상황으로, 일반적으로 이것은 종종 열사병(heat stroke)이라고 알려져 있다. 체액과 염분의 소실에 대한 반응으로, 환자가 증발로 인한 열 손실을 예방하기 위해 발한을 중지할 때는 문제가 복잡하다. 운동선수, 노동자, 그리고 뜨거운 환경에서 운동하거나 일하는 사람들이 일반적으로 이런 상태로 진행된다. 에어콘이 없고 환기가 잘 되지 않는 아파트에 사는 노인과 유리창이 닫힌 차 안에 남겨진 아이들 역시 마찬가지이다.

소아 노트

영아와 소아의 경우 시원하게 하는 것(냉각)은 미온수로 시작한다. 그리고 나서 의료진의 지시에 따라 더 차가운 물로 바꿀 수 있다.

Inside Outside

저체온증과 고체온증

저체온과 고체온증은 치료하지 않을 경우 사망에까지 이르는 심각한 상황이다. 다음 표는 환자의 기본증상에 따른 생리학적 변화를 설명해준다.

Inside	Outside
저체온이 발생하면 신체는 많은 변화가 생긴다. 심혈관계와 중추신경계가 가장 많이 영향을 받는다. 심장은 불안정해지며 체온이 떨어짐에 따라 부정맥이 잘 발생하게 된다. 중추신경계통 반응이 느려진다.	저체온증과 정상적인 정신 상태
33°C 정도부터 뇌의 전기적 활성이 비정상적으로 변한다.	저체온증과 변화된 정신 상태
고체온에서 차가운 피부는 환자가 아직 체온조절작용(예, 발한)을 할 수 있다는 것을 의미한다. 체온이란 신체 내부와 외부 온도의 균형에서 정해진다.	고체온증과 차가운 피부
피부는 신체의 체온을 낮추는 주요 기관이다. 피부가 뜨겁다면 신체가 더 이상 정상체온을 유지하기 위해 열을 배출시키지 못한다는 것을 의미한다. 중심체온이 41°C 이상이면 심각한 상황이 유발된다.	고체온증과 뜨거운 피부

환자 평가

뜨겁고, 건조한 피부, 또는 뜨겁고 축축한 피부의 열 응급 환자

뜨겁고, 건조한 피부, 또는 뜨겁고 축축한 피부의 열 응급 환자의 일반적인 징후와 증상은 다음과 같다.

- 의식소실 또는 정신상태 변화는 열사병의 결정에 필수요인이다.
- 빠르고, 얕은 호흡
- 크고(full) 빠른 맥박
- 전반적으로 허약한 상태
- 발한이 거의 없거나 전혀 없음
- 동공확대
- 경련이 나타나기도 하지만 근육경련은 없음

결정 포인트

- 환자 피부의 상태와 색깔이 어떠한가?

환자 처치

뜨겁고, 건조한 피부, 또는 뜨겁고 축축한 피부의 열 응급 환자

뜨겁고, 건조한 피부, 또는 뜨겁고 축축한 피부의 열 응급 환자의 응급 처치는 다음과 같다(그림 31-4).

1. 환자를 뜨거운 환경에서 시원한 곳으로 옮긴다(냉방이 잘 되는 구급차 내).
2. 환자의 옷을 벗긴다. 차가운 물주머니를 목, 샅굴부위, 그리고 겨드랑이에 대준다. 스폰지나 수건에 물에 적셔서 피부가 젖어 있도록 해준다. 부채의 바람 강도를 강하게 한다.
3. 분당 15L의 산소를 비재호흡 마스크를 통해 투여한다.
4. 즉시 이송한다. 이송이 지연될 경우, 아이스팩으로 환자를 차갑게 하도록 한다.

환자가 말하는 것에 주의를 기울여야 한다. 열로 인한 응급상황이 심각하다고 생각하지 않을 수도 있다. 많은 사람들이 단순히 일터로 돌아가기를 원한다. 그럼에도 불구하고, 철저한 일차평가와 이차평가를 시행하도록 한다. 어떤 의구심이 생긴다면, 환자에게 이송되어야 하는 이유를 말하고 허가를 받는다. 환자가 확신이 설 때까지 당신은 환자와 시간을 좀 보내야 한다.

수중 응급 상황

핵심 개념

익사와 다른 수중관련 사고에 관한 징후와 증상, 치료

수중 관련 사고

익사(drowning)는 물과 관련된 사고와 연결하여 사람들이 처음으로 생각하는 것이다. 그러나, 물 위나 물 속에서 발생할 수 있는 사고의 유형들이 다양하기 때문에 많은 손상의 형태가 있다. 보트, 수상스키, 윈드서핑, 제트스키, 다이빙 그리고 스쿠버다이빙 사고는 골절, 출혈, 연부조직 손상, 그리고 기도폐쇄를 일으킬 수 있다. 자동차 충돌에서도 자동차나 승객이 물에 빠져서, 자동차 충돌사고와 관련된 손상뿐 아니라 물에 의한 합병증을 야기할 수도 있다.

또한 심장발작과 같은 의료 문제가 수중사고나 단순히 물 속이나 물 위, 혹은 근처에 있음으로 인해 일어나기도 한다. 또한 수중사고는 수영장, 호수 또는 해변으로부터 먼 곳에서도 발생하기도 한다는 것을 기억해야 한다. 예를 들면, 욕조에서의 익사사고도 일어난다. 아동뿐만 아니라, 성인도 얕은 물에서 익사할 수 있다.

메모: 수중 구조훈련을 받았거나 아주 능숙하게 수영을 잘 하지 않는 한, 구조하기 위해 깊은 물에 들어가거나 수영해서는 안 된다. 얕은 수영장과 바닥의 깊이가 동일하게 얕은 곳을 제외하고, 수중구조는 수영이 미숙하거나 훈련되지 않은 사람에게는 너무 크고 위험할 수 있다. 너무 위험하다고 생각되면—도와줄 수 없고 옆에 있어야만 하는—수중 안전과 구조의 과정을 따르도록 한다. 수상안전과 구조과정은 미국적십자연맹과 YMCA에서 훈련받을 수 있다. 그렇게 하지 않고 구조하기 위해 깊은 물에 들어가거나 수영한다면 자신도 희생자가 될 것이다.

환자 평가

수중 관련 사고

물과 관련된 사고 환자의 경우 다음과 같은 문제를 확인하도록 해야 한다.

- **기도 폐쇄.** 폐에 물이 차거나, 기도에 이물질이 있을 때, 또는 기도조직이 부었을 때(일반적으로 입수할 때 목이 손상된 경우)에 발생한다. 익사의 경우에 기도를 따라 성대의 경련이 나타날 수 있다.
- **심장정지.** 이것은 종종 호흡정지와 관련되거나 익사 전에 발생한다.
- **심장마비의 징후.** 훈련 받지 않은 구조자는 너무 급하게 가슴통증이 수영으로 인한 근육경련 때문이라고 결론짓는다.
- **머리와 목의 손상.** 보트, 수상스키 그리고 다이빙 사고에서 발견되지만, 수영사고에서도 매우 흔하다.
- **내부 기관 손상.** 주호소에 집중된 신체검진을 하는 동안, 근육뼈대 손상 그리고 연부조직 손상 그리고 내부 출혈에 주의를 기울인다.
- **전신의 냉각 또는 저체온.** 물은 매우 차갑지 않아야 하고 물 속에 머무르는 시간이 저체온이 발생할 정도로 너무 길지 않아야 한다.
- **약물 남용.** 알코올과 약물 사용은 청소년과 성인의 익사사고와 매우 밀접하다. 익사자의 30% 이상에서 혈중 알코올농도 증가가 발견된다. 약물사용에 대해 검사하는 것은 알코올의 경우만큼 광범위하지 않지만, 조사에 따르면 다른 약물들도 물과 관련된 많은 사고에 기여하는 요인이다.
- **익사(drowning).** 환자는 물 속이나 물에 얼굴을 담그고 있는 상태로 발견될 수 있다. 환자는 의식이 없고 명백한 활력징후를 보이지 않거나, 의식이 있고 호흡을 하며 물을 기침하면서 뱉는다.

이 내용과 관련된 단원들에서 배운 것처럼 위에 기술되는 문제들을 평가하고 처치한다. 익사는 다음에서 더 자세히 설명될 것이다.

익사(drowning)

2002년, 세계보건기구는 *익사*의 정의를 전통적 개념과 다르게 내렸다. 세계보건기구에 따르면 "익사는 액체에 신체가 부분적으로 혹은 완전히 잠겨 호흡기계 장애를 경험하는 과정이다. 익사는 사망, 병적상태, 그리고 병적이지 않은 상태로 분류된다." 병적상태는 환자가 무의식이나 폐렴과 같은, 질병이나 다른 해로운 효과를 경험하는 것이다. 세계보건기구는 더 이상 익수(near drowing)에 대해 언급하지 않았고, 미국심장협회 또한 익사라는 단어의 사용을 채택했다. 그러므로, 익수는 더 이상 사용하지 않는 용어이다.

익사(drowning)
액체에 신체의 부분 혹은 모두가 잠겨 호흡기계통 장애를 경험하게 되는 과정으로, 사망, 병적 상태(질환 혹은 해로운 효과), 혹은 병적이지 않은 상태를 야기한다.

익사의 과정은 자주 사람이 물에 떠 있으려고 허우적거리면서 시작한다. 허우적거리면서 다량의 공기를 삼킨다. 더 이상 물위에 떠 있지 못하고 가라앉기 시작할 때 그는 한 번 더 심호흡을 하려 할 것이다. 심호흡하면서 물이 기도에 들어간다. 기침과 삼킴 반응이 이어지고 조난자는 불수의적으로 더 많은 물을 흡입하고 삼킨다. 물이 후두덮개를 지나가면서 후두의 경련 반사를 유발한다. 이 경련이 효과적으로 기도를 닫게 하여 소량의 물만 폐에 들어간다. 저산소증으로 곧 무의식이 된다(산소기아).

익사자의 약 10%가 공기부족으로 사망하고, 나머지 희생자는 마지막 호흡을 시도하면서 폐에 물이 들어가거나, 의식을 잃으면서 경련이 사라져 물이 폐에 많이 들어가게 된다.

어떤 환자는 차가운 물에서 30분 이상 있거나 심장 정지된 후에 소생되기도 한다. 일단 물이 70°F 이하로 온도가 떨어지면, 생물학적 사망은 지연될 수 있다. 물이 차면 찰수록, 일반적 저체온증이 치명적인 합병증을 일으키지 않는 한, 환자의 생존기회는 더 많다.

물 속 또는 밖에서의 구조 호흡

익수 환자에 대한 이송은 지체되어서는 안 된다. 환자가 물 밖으로 나와 있을 때(도착했을 때 이미 물 밖으로 나와 있거나 도착했을 땐 물에 있었지만 치료를 하기 전에 다른 사람에 의해 구조되었을 때)는 치료를 시작한다. 다른 경우에 환자가 아직 물에 있는 동안에 응급문제치료를 시작할 필요가 있을 수 있다. 특히 구조호흡과 척추 손상 가능성이 있다면 고정시키는 치료를 한다. 가슴압박은 환자가 물 밖으로 나온 직후에만 효과적이다.

필요하다면, 구조호흡은 지체없이 시작되어야 한다. 물 속에서 호흡이 없는 환자를 구조할 수 있다면, 환자를 반-바로누움 자세로 지지하면서 환기를 제공한다. 환자를 고정시키고 물 밖으로 옮기는 동안 계속 환기를 제공한다. 환자가 이미 물 밖에 있다면, 육지에서 구조호흡이나 심폐소생술을 시작한다.

익수 환자에게 구조호흡을 할 때 응급구조사는 저항을 느낄 수도 있다. 그렇지만, 당신은 다른 환자에게 시행했을 경우보다 더 강력하게 구조호흡을 해야 할 것이다. 가능한 빨리 환자의 폐에 공기를 넣어야 한다는 점을 기억해야 한다.

허파에 물이 있는 환자는 대개 위에도 물이 차 있어서 인공호흡이 나 심폐소생술을 하는데 더 저항을 하게 될 것이다. 환자가 기도를 따라 경련이 있거나 또는 후두나 기관지의 조직이 부어있기 때문에, 응급구조사가 불어넣은 공기가 환자의 위로 가기도 한다. 올바르게 기도를 열지 않거나 구조호흡이 너무 강력할 때도 같은 문제가 발생할 수 있음을 유의한다.

위 팽만이 인공호흡을 방해한다면, 환자를 좌측위 자세로 취해주도록 한다. 가능한 즉각적인 흡인을 하고, 환자의 상복부에 손을 놓고 위 팽만을 감소시키기 위해 압박을 가한다. 이 과정은 위 팽만이 환자에게 효과적인 인공호흡을 하는데 방해가 될 때에만 시행되어야 한다.

물에서의 척추손상 가능성에 대한 처치

목뼈 손상은 수중 관련 사고에서 많이 보게 된다. 가장 흔하게는 다이빙이나 보트, 수상스키를 타던 사람이나 수상스키, 서핑자나 서핑판에 부딪혔을 때 손상을 입게 된다. 목뼈 손상이 수중관련 사고에서 가장 일반적인 척추손상이긴 해도 척추를 따라 어느 곳에라도 손상이 있을 수 있다.

물과 관련된 사고에서 환자가 무의식일 때는 목과 척추손상을 입었다고 가정한다. 환자가 머리 손상을 입었다면, 목과 척추손상 가능성도 가정해야 한다. 호흡 정지 또는 심장마비 환자는 목과 척추를 고정하기 전에 소생술을 시작할 필요가 있음을 명심해야 한다. 또한, 환자가 물속에 있는 동안은 척추손상에 대하여 완전한 평가를 시행할 수 없음을 알아야 한다. 척추손상을 악화시키지 않도록 처치하지만 기본 인명구조는 지체하지 않아야 한다. 위급한 상황이라면 지체 말고 환자를 물 밖으로 옮겨야 한다. 가능하면 환자의 목을 단단하게 고정하고 몸의 중심선을 따라 곧게 유지한다(절차 31-1). 기도개방을 위해 턱밀어올리기법을 사용한다.

척추 손상 가능성이 있는 환자가 물 속에 있고, 응급구조사가 수영에 매우 능숙하여 구조를 도울 수 있다면, 환자를 물에서 꺼내기 전에 긴 척추고정판에 환자를 고정한다. 이로써 영구적인 신경학적 손상이나 마비를 예방할 수 있다. 이러한 구조 유형은 물 속에서 척추고정판을 사용하는 것에 관한 특별한 훈련이 필요하다. 이러한 단단한 고정판은 수면 밑으로부터 아주 쉽게 들어올릴 수 있다. 고정판을 통제하는 방법과 물에서 사용법을 확실히 알아야 한다.

환자 처치

수중 관련 사고

물과 관련된 모든 사고에서 무의식 환자는 목과 척추손상이 있다고 가정한다. 환자가 다른 사람에 의해 구조되었거나, 응급구조사가 도착했을 때 물 밖으로 나와 있다면, 다음과 같이 해야 한다.

1. 가능한 척추를 보호하면서 일차 평가를 시행한다.
2. 인공호흡을 실시한다. 맥박이 없다면 심폐소생술을 시작하고 자동제세동기 적용을 준비한다. 일방향 밸브가 있는 포켓 안면 마스크나 백밸브마스크를 사용하여 자신을 보호한다.
3. 심한 출혈이 있는지 살펴보고 처치한다. 찬물에서 구조된 경우 환자의 맥박수가 떨어져 있기 때문에 심장정지로 판정하기 전에 60초 동안 맥박을 측정한다.
4. 쇼크에 대한 처치를 실시하고 고농도의 산소를 투여하며 가능한 빨리 이송한다.
5. 이송하는 동안 계속 소생술을 시행한다. 일차 흡인을 하고 정기적으로 흡인할 필요가 있다.

인공호흡이나 심폐소생술을 받은 익수 환자는 가능한 빨리 이송해야 한다. 소생술과 즉각적인 이송이 필요하지 않다면, 환자의 체온을 보존하기 위해 환자를 덮어주고 병력과 신체검진을 실시한다. 환자 평가를 실시해야 하는 신체 부위만 덮지 않는다. 우선순위에 따라 신체 평가를 하는 동안 발견된 모든 문제나 손상에 대해 처치한다.

척추손상이 의심되지 않는다면 환자는 물, 구토물, 다른 분비물이 상기도로부터 배출되도록 좌측위로 눕힌다. 필요하면 흡인한다. 이송이 지연되고 환자가 좀 더 따뜻한 장소로 움직일 수 있다고 생각된다면 현재 갖고 있는 손상을 악화시키지 않도록 하면서 이동한다. 익수 환자를 걷지 않도록 해야 한다. 환자를 이송한다. 물에 빠져서 구조된 직후 멀쩡해 보이는 환자라도 상당수에서 지연된 이상 증상이 나타나므로 반드시 병원으로 이송하도록 환자를 설득한다.

익수의 경우 현장에서 그리고 이송하는 동안 상황실이나 도착 병원에 정보를 제공하는 것이 중요하다. 병원 응급실 직원은 염수 혹은 염분이 없는 신선한 물에서 익사했는지, 찬물 또는 따뜻한 물에서 발생했는지, 다이빙 사고와 관련이 있는지 등을 알 필요가 있다. 감압치료가 요구될 때 특수장비나 고압실이 있는 센터로 환자를 이송하게 될 수도 있다.

다이빙 사고

물과 관련된 사고에는 종종 개인이 다이빙을 시도할 때 또는 다이빙대에서 물로 들어갈 때 발생하는 손상이 포함된다. 이러한 사고의 환자는 대부분 10대이다. 다이빙 판, 수영장 측면, 부두, 보트, 해변가로부터 다이빙을 시도하는 경우에 기본적으로 동일한 손상의 유형이 나타난다. 다이버가 물위나 물 속에서 판이나 다른 물체에 충돌했기 때문에 손상을 입게 된다. 매우 높은 곳으로부터 다이빙해서 물과의 충격으로 인해 손상이 발생하기도 한다.

대부분의 다이빙 사고는 머리와 목이 포함되지만, 많은 경우에 척추, 손, 발, 갈비뼈의 손상

절차 31–1 척추 손상 가능성 있는 환자의 수상 구조

머리 – 턱의 지지

얕은 물에서 두 명의 구조자가 있을 때

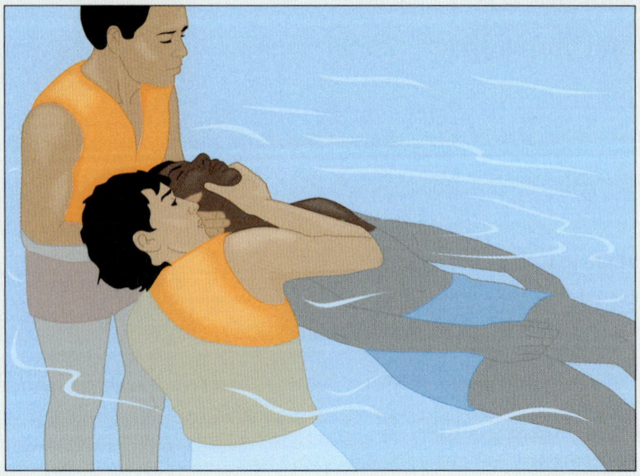

얕은 물에 빠진 환자를 2명의 구조자가 구조할 때에는 환자를 목과 척추를 일자로 유지하기 위해 머리 – 턱 지지 술기를 시행한다.

머리 – 부목 지지

얕은 물에서 한 명의 구조자가 있을 때

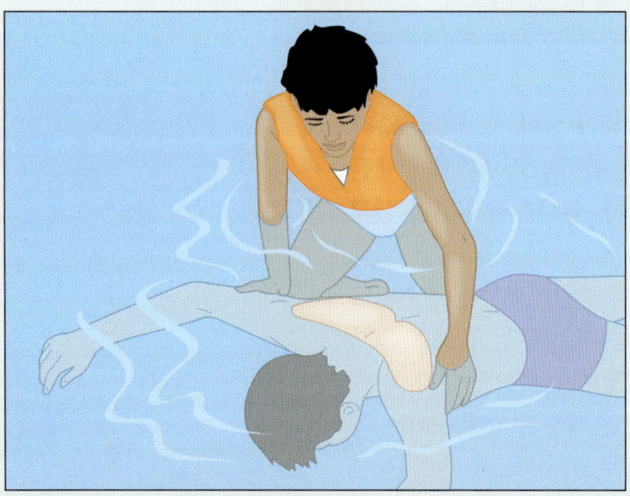

1. 환자가 얕은 물에 얼굴을 담근 채 발견되었을 때, 환자 옆에 위치한다.

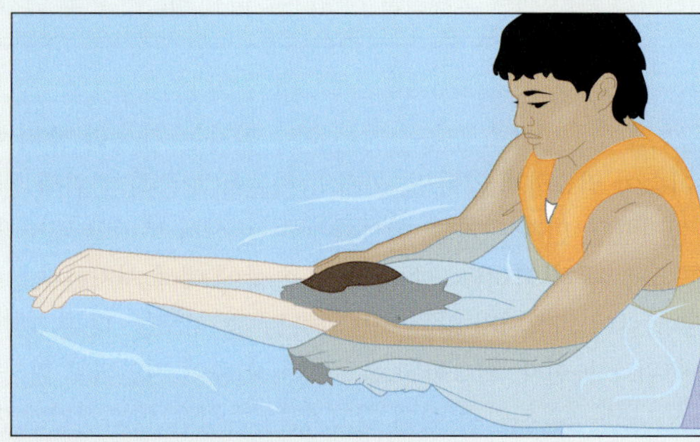

2. 환자의 팔을 머리 쪽으로 곧게 펴서 부목처럼 지지한다.

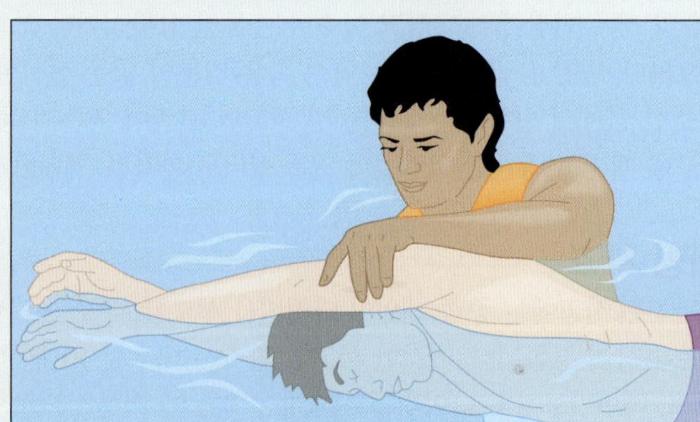

3. 응급구조사 쪽으로 환자의 몸을 돌린다.

메모: 응급구조사가 수영에 능숙하지 않고, 수상구조 훈련을 받지 않았다면, 환자를 구조하기 위해 물에 들어가지 않도록 한다.

(계속)

절차 31-1 척추 손상 가능성 있는 환자의 수상 구조(계속)

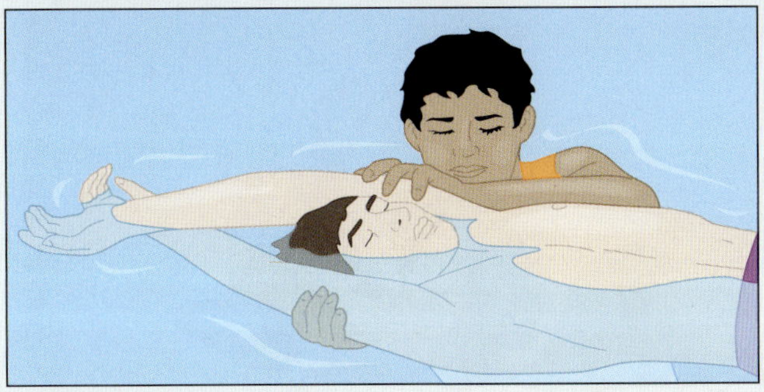

4. 환자를 돌리면서 응급구조사는 물 속으로 몸을 낮춘다.

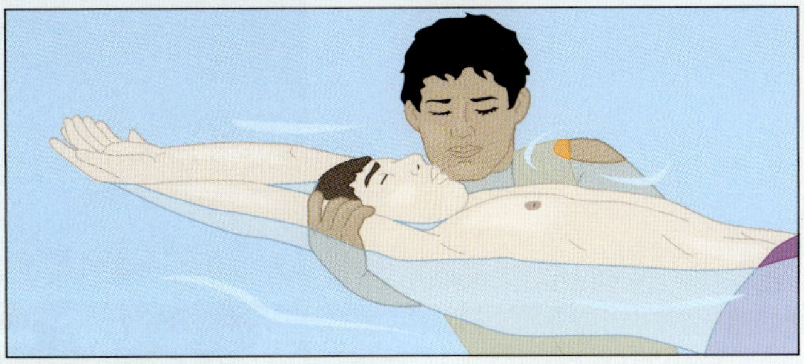

5. 환자의 팔 사이에 머리를 잡아서 도수 고정을 유지한다.

머리 - 턱 지지 기술

깊은 물에 구조자가 한 명 있을 때

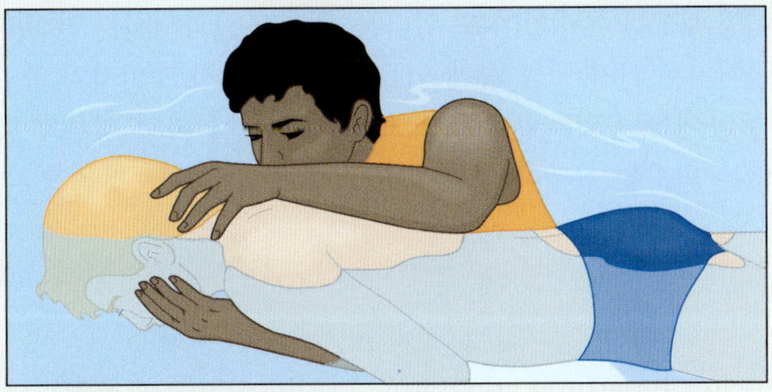

1. 깊은 물에 환자가 얼굴을 담근 채 발견되었을 때, 환자 옆으로 간다. 머리를 한손으로 잡고 다른 손으로 환자의 아래턱을 지지한다.

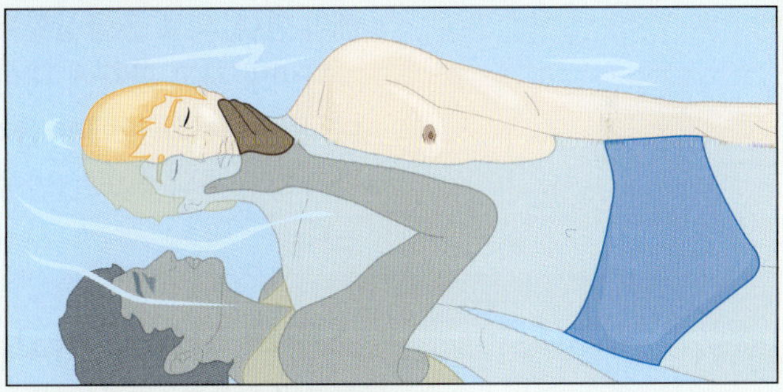

2. 환자 아래에서 환자를 돌린다.

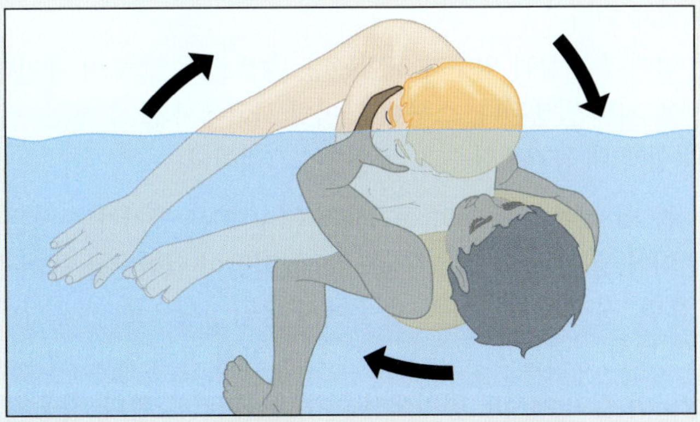

3. 환자의 얼굴이 위로 올라올 때까지 계속 돌려준다.

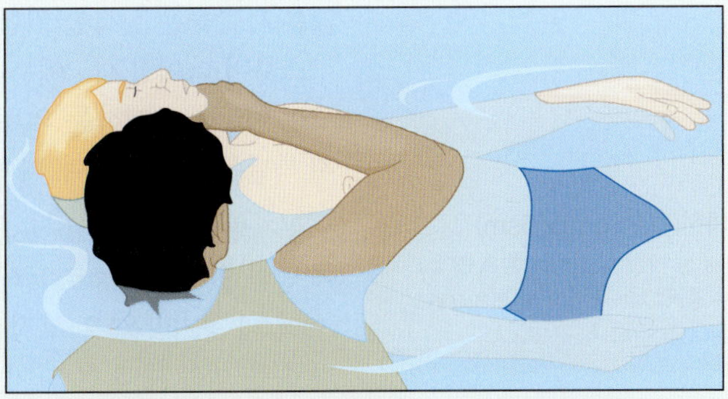

4. 척추고정판으로 환자의 척추를 고정할 때까지 곧게 고정시키고 유지한다.

그림 31-5 스쿠버 다이빙 사고 환자의 적절한 자세

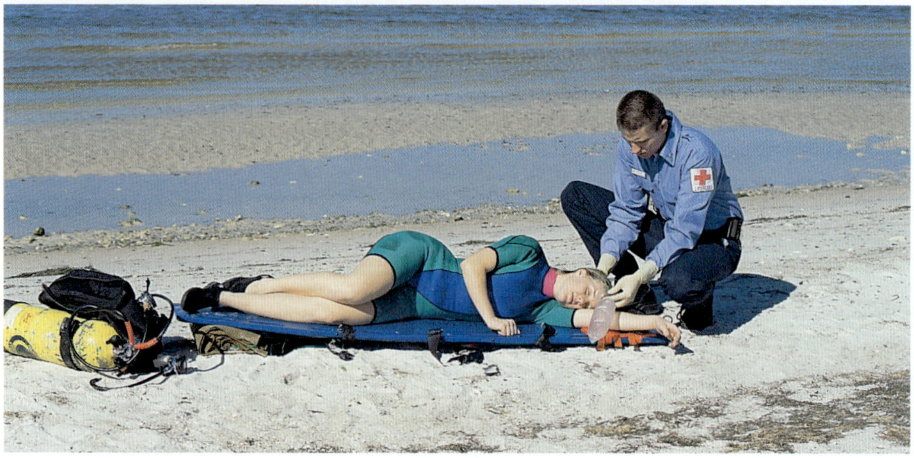

도 발견된다. 다이버가 입수하거나 또는 물체와 충돌할 때의 자세에 따라 신체의 어느 부분이 손상될 수 있다. 따라서 일차평가를 시행하고, 모든 다이빙 사고 환자에게 이차평가를 수행해야 한다. 의료 응급상황이 다이빙 사고를 유발할 수도 있다는 사실도 간과해서는 안 된다.

다이빙 사고 환자에 대한 응급처치는 환자가 물 밖에 있을 경우 다른 사고 환자와 동일하다. 물속에서와 물에서 옮기는 동안에 제공되는 처치는 목과 척추손상 환자의 경우와 마찬가지이다. 무의식 또는 반응이 없는 환자는 목과 척추손상이 있다고 가정하는 것을 잊지 않는다.

스쿠버 다이빙 사고

스쿠버(Self-contained underwater breathing apparatus) 다이빙 사고는 스포츠의 인기와 함께 특별히 훈련 받지 않고 경험이 부족한 사람들이 많이 다이빙을 시도하기 때문에 증가하고 있다. 오늘날 스포츠로 즐기거나 또는 산업적이거나 군사적인 일 때문에 스쿠버 다이빙을 하는 인구는 2백만 이상이다. 여기에 더하여 수업을 받거나 감독을 받지 않고 "한 번 시도"하는 사람들도 많이 있다. 잘 훈련된 다이버의 경우는 문제가 거의 없다. 적절한 훈련을 받지 않은 사람들은 심각한 위험에 처하게 된다.

스쿠버 다이빙 사고에는 모든 형태의 손상과 익수가 포함된다. 많은 경우 스쿠버 다이빙사고는 이전에 존재하는 의료 문제에 의해 발생된다. 스쿠버 다이빙 사고에서 볼 수 있는 두 가지 특별한 문제가 있다. 다이버의 혈액 내 공기색전증과 감압병이 그것이다.

공기색전증(air embolism) – 좀 더 정확히 동맥의 공기색전증(AGE)은 공기가 손상된 폐에 남아 있어서 혈류로 들어가게 되어 생긴다. 심각한 손상으로 폐 허탈이 일어난다. 공기색전(혈액 내 공기방울)은 부적절한 훈련, 장비의 기능마비, 물속에서 응급상황으로 인해 다이버가 숨을 멈출 때 혹은 다이빙하는 동안 공기를 보존하려고 할 때에 가장 흔하게 발생한다. 다이버는 아주 얕은 물 속(1.5m 정도의 깊이)에서도 공기색전증이 나타나기도 한다. 자동차 충돌에 의한 조난자가 물 속으로 떨어질 때 자동차 내에 장착된 에어백의 공기를 마실 수 있다. 구조된 후 환자는 스쿠버 다이버처럼 공기색전증이 될 수도 있다.

*감압병(decompression sickness)*은 대개 다이버가 깊은 물 속에서 장시간 다이빙하고 너무 빨리 수면 위로 나올 때 발생한다. 너무 빨리 상승하면 신체조직 내 질소가스를 발생시켜 혈액 내로 들어가게 된다. 스쿠버 다이버의 경우 감압병은 1시간에서 48시간 사이에 나타나고 약 90%의 경우가 다이빙 3시간 내에 발생한다. 다이버가 다이빙 12시간 내에 비행기를 타

공기색전증(air embolism)
혈류 내 공기방울. 좀 더 정확한 용어는 동맥 내 공기색전증(arterial gas embolism; AGE)이다.

감압병(decompression sickness)
깊은 물에서 장시간 다이빙하고 너무 빨리 수면위로 올라오면서 야기되는 신체 조직 내 질소가 생성된 상태. 감압병의 징후는 "몸을 굽힘" 또는 근육과 관절의 깊은 통증이다.

면 감압병의 위험이 증가한다. 감압병은 이렇게 지연되어 나타나기 때문에 환자와의 인터뷰에서 얻은 모든 정보와 환자의 가족과 친구로부터의 정보를 주의 깊게 고려 해야 한다. 이러한 정보는 환자의 문제와 관련 된 스쿠버 다이빙에 대한 유일한 단서를 제공 하기도 한다.

다이빙의 문제에 의한 징후와 증상은 다음과 같다.

공기색전증(징후와 증상이 빠르게 나타남)

- 흐릿한 시야
- 가슴통증
- 팔다리의 저림과 타진통
- 전신 또는 특정 부위의 허약, 마비 가능성
- 입과 코의 거품 같은 혈액
- 경련
- 빠르게 무의식에 빠짐
- 호흡 정지와 심장정지

감압병

- 성격 변화
- 피로
- 근육과 관절의 깊은 통증 "굽힘"
- 피부의 가려운 반점이나 얼룩
- 저림이나 마비
- 기도폐쇄
- 기침
- 힘든 호흡
- 중독증과 유사한 행동(비틀거림 같은 것)
- 가슴통증
- 무의식을 동반한 기절

공기색전증이나 감압병의 증상과 징후가 있는 환자에게 동일한 응급처치 단계를 따른다.

1. 기도유지
2. 비재호흡 마스크를 통해 고농도의 산소를 투여한다.
3. 공기색전증이나 감압병 가능성이 있는 모든 환자는 신속하게 이송한다.
4. 환자 이송장소에 주의하여 특별 지시를 받기 위해 의료진과 연락한다. 고압손상 치료센터에 직접 이송하기도 한다.
5. 환자를 따뜻하게 보온한다.
6. 환자는 바로누움자세나 회복자세를 취하게 한다(그림 31-5). 환자를 계속 검사한다. 기도유지를 위해 환자의 체위를 변경해 야하는 경우도 있다.

다이버 알람 네트워크(Diver Alert Network; DAN)는 수중에서 다이빙 사고 환자의 처치와 구조를 돕기 위해 만들어졌다. DAN 직원은 24시간 대기하며 전화로 구조요청을 하면 된다. 실제 응급상황은 수신자 부담 전화도 된다. DAN은 구급대와 응급통신관리자에게 환자

그림 31-6 처음에는 환자에게 줄을 던지고 끌어 당긴다. 실패하면 구명대를 던져 끌어 당긴다. 실패하면 보트를 저어 환자에게 간다.

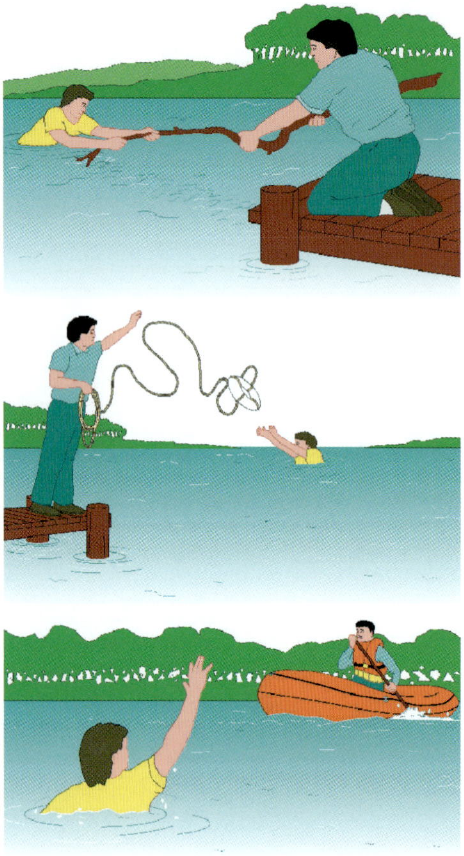

그림 31-7 환자에게 어떤 종류이던 뜰 수 있는 물체를 던진다.

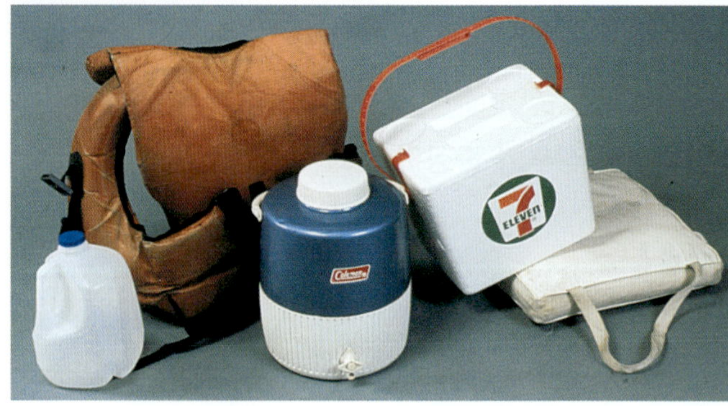

평가에 관한 정보와 고압손상 치료센터로의 이송방법을 알려준다(고압손상 치료센터는 위와 같은 상태의 치료를 위해 고압산소실을 가지고 있는 곳이다).

메모: 잘 훈련 받은 스쿠버 다이버는 사전 계획된 다이빙 기록을 사용한다. 다이빙 기록은 다이빙의 특성과 기간에 대해 유용한 정보를 제공할 수 있다. 이 기록은 환자와 함께 이송해야 한다.

수중 구조

다음은 수중구조(그림 31-6)의 순서 과정을 순서대로 표시한 것이다. 대부분 수중에서 간단히 수행할 수 있는 것으로, 줄 던지기, 구명대 던지기, 보트 젓기, 환자에게 다가가기가 있다.

- **줄 던지기(Reach).** 환자가 의식이 있고 해변이나 수영장 측면에서 가까이 있을 때 환자가 잡을 수 있는 물체를 던진다. 그리고 나서 환자를 끌어당긴다. 응급구조사의 자세가 안전한지 확인하고, 밧줄은 최선의 것으로 사용한다. 밧줄을 사용할 수 없다면 나뭇가지, 낚시줄, 노, 지팡이 또는 다른 물체, 심지어 수건이나 담요, 옷자락 등을 사용한다. 물체를 전혀 사용할 수 없거나 응급구조사가 환자를 잡을 유일한 방법이라면(매우 긴박한 상황), 응급구조사는 복부를 엎드리고 환자에게 팔이나 다리를 뻗는다(수영을 할 줄 모르는 사람의 경우는 하지 않도록 한다). 반드시 명심할 것은 응급구조사가 안전한 위치에 있어야 한다는 점이다.

그림 31-8 안전한 얼음 구조에는 적절한 장비가 필요하다.

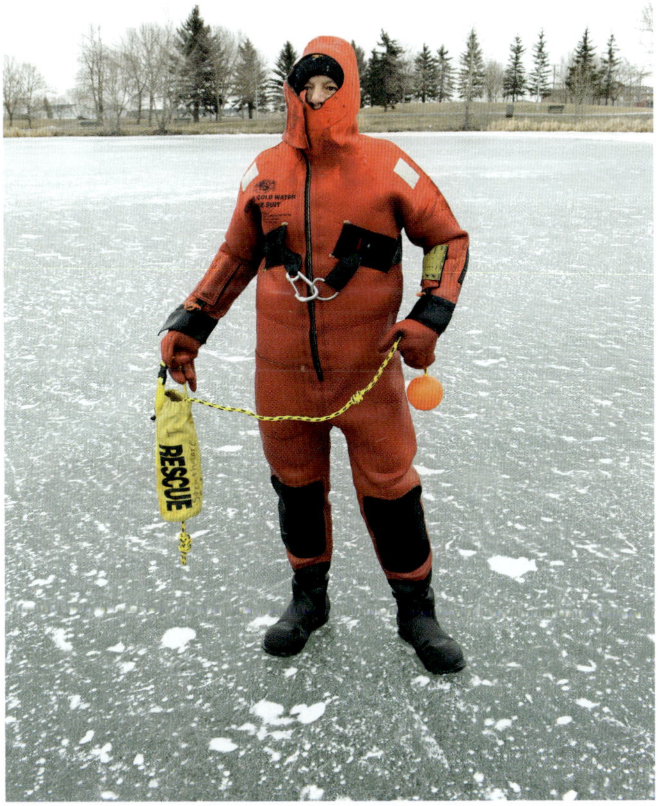

- **구명대 던지기(Throw and tow).** 환자가 의식이 명료하지만 너무 멀리 떨어져 있고 수위가 높을 때는 구명대를 던진다(그림 31-7). 개인 구명대(PFD 또는 구명조끼) 또는 원형 구명대가 가장 좋다. 다른 구명대로는 거품 쿠션, 통나무, 플라스틱 소풍용기, 파도타기 보드, 편평한 보드, 커다란 놀이용 공, 플라스틱 장난감 등이 포함된다. 뚜껑이 있는 두 개의 빈 우유병은 몇 시간 동안 성인을 물에 뜨게 할 수 있다. 현장에 뜰 수 있는 것이 아무 것도 없는 상황이라면 공기 부목도 사용할 수 있다.
  일단 의식이 있는 환자가 물에 뜨는 물체를 잡고 있다면, 그를 해변까지 끌어당길 방법을 찾아야 한다. 안전한 위치를 잡은 다음 환자에게 줄이나 다른 구명 장비를 줄에 묶어서 던진다. 수영에 능숙하고 물살을 판단하는 방법을 안다면, 허리보다 깊지 않은 곳까지 걸어가서 구명장비를 착용하고 해변에 고정시켜 놓은 구명줄을 가지고 간다.
- **보트 젓기(Row).** 환자가 해변으로부터 너무 멀리 있어서 구명대를 던져 끌어당길 수 없을 때 혹은 환자가 반응이 없을 때, 보트를 저어 환자에게 갈 수 있다. 수영할 수 없다면 환자에게 보트를 저어 가지 않는다. 수영에 능숙하다면 보트를 타고 가는 동안 개인구명장비를 착용해야 한다.
  환자가 의식이 있다면 환자에게 노 혹은 배의 뒷부분(선미)을 잡으라고 말한다. 환자를 배에 태울 때 주의를 기여야 한다. 카누를 사용할 때는 좀 더 복잡하다. 카누를 뒤집어야 한다면, 뒤집은 채로 바닥과 측면을 잡는다. 대부분의 카누는 떠 있을 것이다.
- **환자에게 다가가기(Go).** 최후의 수단으로 다른 모든 방법이 실패했을 때 환자에게 수영해

서 갈 수 있다. 응급구조사가 수영에 능숙하고 수중구조와 소생술을 훈련받은 경우여야 한다. 훈련되지 않은 구조자는 그 자신이 희생자가 될 수 있다.

결정포인트

- **환자를 구조하기 위해 가장 안전한 방법은 무엇인가? – 응급구조사와 환자 둘 다의 안전을 고려한다.**

얼음 구조

겨울마다 사람들은 스케이트를 타거나 얼음이 언 물 위를 건널 때 얼음에 빠진다. 종종 현장에는 사람들이 조난자를 구하려다가 얼음에 빠지는 등 복합적인 구조 문제가 생긴다. 얼음 구조에서의 제 1원칙은 구조자 자신을 보호하는 것이다. 공식적인 얼음 구조 훈련은 유용하 다. 얼음 구조를 하는 동안 차가운 물에 사용 되는 잠수복과 개인구명장비를 착용해야만 한다(그림 31–8).

얼음에 빠진 환자를 구하는 방법은 여러 가지이다.

- 구명장비를 환자에게 던질 수 있다.
- 고리모양으로 만든 줄을 환자에게 던질 수 있다. 환자는 고리에 몸을 집어넣어서 얼음 위로 당겨져 위험에서 벗어난다.
- 작고 바닥이 편평한 알루미늄 보트가 얼음 구조에서 최적의 장비이다. 다른 구조자에 의해 우선 선미(배의 뒷부분)를 밀고 뱃머리에 고정된 줄로 안전한 곳까지 당기는 것이다. 얼음이 깨졌더라도 일차 구조자는 젖지 않고 안전하게 있을 수 있다. 환자는 물 위로 당겨 올려지거나, 비록 환자가 배를 장시간 잡고 있기는 어려울지라도 보트의 측면을 잡는다.
- 사다리는 종종 얼음 구조에서 효과적인 도구로 사용된다. 편평하게 눕혀 놓고 환자에게 밀었다가 사다리에 연결된 줄로 다시 당긴다. 또한 사다리는 구조자가 환자에게 도달하기 위해 얼음 위로 가야 할 때 구조자의 체중을 분산시켜 사다리에는 구조자를 안전한 위치로 고정 할 수 있는 줄이 있어야 한다. 사다리 위의 구조자는 안전줄을 가지고 있어야 한다.

환자가 구조과정에서 많이 도울 수 없다는 사실을 기억한다. 저체온증은 몇 분 동안 환자의 정신과 신체적 능력을 방해할 수 있다.

가능하다면 얼음 구조는 혼자 하지 않는다. 혼자해야 한다면 얼음 위를 걸어가지 않는다.

그림 31–9 (a) 검정과부거미, (B) 갈색은둔거미 *(Both photos: Centers for Disease Control/Paula Smith)*

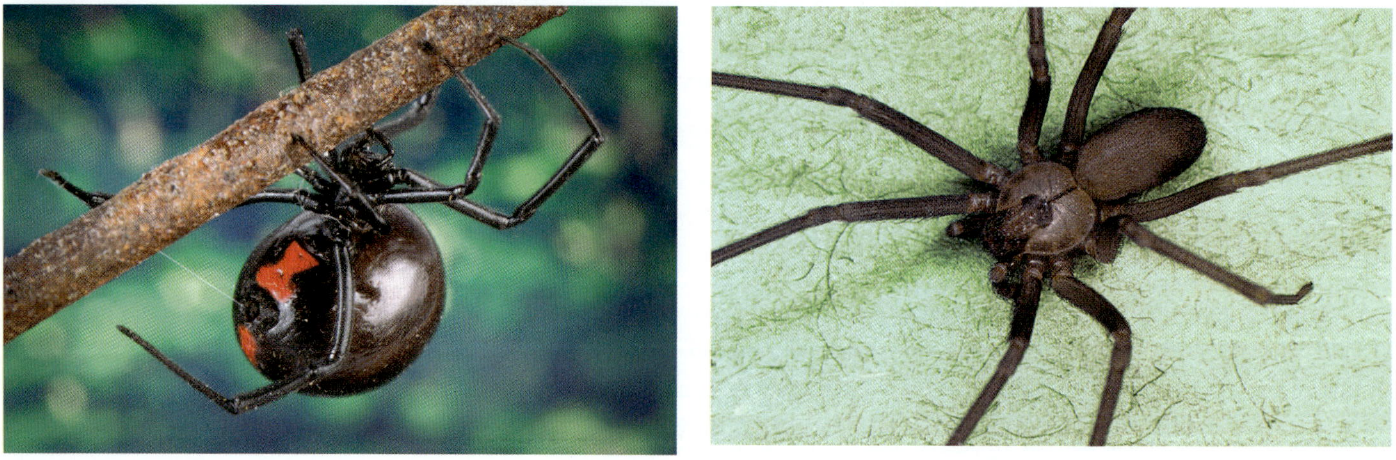

(A) (B)

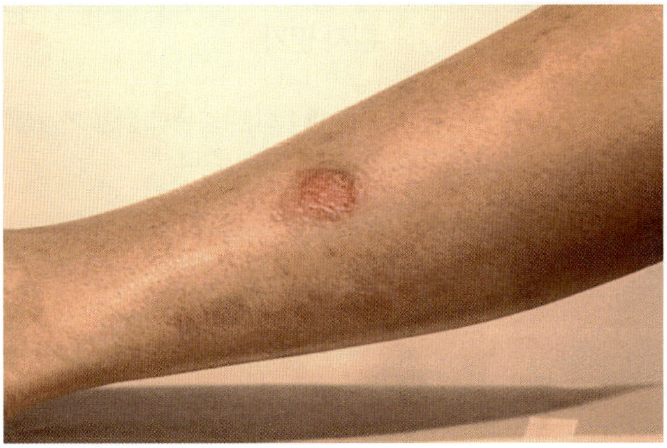

그림 31-10 갈색은둔거미에 의한 물린상처.
(Centers for Disease Control)

빠르게 깨지고 있는 얼음 위로 절대 걸어가지 않는다. 희생자를 찾기 위해 얼음 구멍 속으로 들어가지 않는다. 최선의 행동 방법은 안전한 얼음 표면이나 해변에서 다른 사람과 함께 작업하는 것이다. 다른 선택의 여지가 없다면 당신과 동료 구조자들은 환자에게 닿을 수 있게 인간사슬을 만들 수 있다. 그러나 모든 구조자가 개인구명장비를 착용하고 구명줄을 사용한다 해도 가장 안전한 방법은 아니다.

얼음에 빠진 대부분의 환자의 경우 손상이 있을 것이다. 지역 지침에 따라 저체온증과 다른 손상을 치료한다. 얼음에 빠진 모든 환자를 이송해야 한다.

물림과 쏘임

핵심 개념
물림과 쏘임의 징후와 증상, 그리고 처치

곤충에 의한 물림과 쏘임

곤충, 거미, 전갈에게 물린 상처는 독이나 독소-동물이나 식물에 의해 만들어진 인간에게 해로운 물질인 독소*(toxins)*가 주입된 것이 전형적인 원인이다. 독*(Venom)*은 뱀, 거미, 해양생물에 의해 만들어진 독소를 의미하는 용어이다. 일반적으로 볼 수 있는 곤충 쏘임은 말벌, 호박벌, 꿀벌, 개미에 의한 것들이다. 곤충에 의한 쏘임과 물림은 거의 위험하지 않지만, 미국 인구의 5%는 알레르기 반응을 보이고 이로 인해 쇼크를 일으킨다. 과민한 사람은 급속히 생명을 위협하는 심한 아나필락시스 쇼크로 진전된다("알레르기 반응" 단원을 참고하도록 한다).

독소(toxins)
인간에게 독성이 있는 동물이나 식물에 의해 만들어지는 물질

독(venom)
뱀, 거미, 해산물과 같은 특정 동물에 의해 만들어지는 독

모든 거미는 독성이 있지만 대부분의 거미 이빨은 인간의 피부를 통과하지 못한다. 검정과부거미(black widow)와 갈색은둔거미(brown recluse)(그림 31-9)는 인간의 피부를 관통 할 수 있는 두 종류의 거미이고 이들 거미에 의한 물림은 의학적 응급상황을 발생시킬 수 있 다. 대부분의 갈색은둔거미에 의한 물림은 통증이 없고, 환자는 물린 것도 기억하지 못한다. 10%의 환자에서 12시간이 지나서야 특징적인 손상부위가 나타난다(그림 31-10). 응급구조사가 갈색은둔거미에 의한 물림과 관련하여 출동 요청을 받는 경우는 매우 드물다. 갈색은둔거미에 의한 물림은 좀 더 즉각적인 반응을 일으킨다.

전갈에 의한 자상은 미국 남서부에서 흔히 발생한다. 보통은 사망을 일으키지 않지만 희귀종의 경우 인간에게 위험하고 아동에게는 호흡기능상실과 같은 심각한 의학적 문제를 야기할 수 있다.

환자 평가

곤충에 의한 물림과 쏘임

환자, 목격자, 현장에서 정보를 수집한다. 곤충이나 다른 중독의 원인 가능성이 있는 것은 무엇이든 찾아낸다. 주입된 독에 의한 징후와 증상은 다음과 같다.

- 의식상태의 변화
- 피부의 뚜렷한 자상이나 교상 흔적
- 물린 자국(특히 손가락, 아래팔, 발가락, 다리)
- 피부 반점
- 국소적 통증 또는 가려움증
- 팔다리나 신체 일부의 저림
- 팔다리를 통해 퍼지는 통증 후의 물린 부위의 열감
- 발적
- 물린 부위의 부종과 수포
- 허약 또는 허탈
- 두통과 현기증
- 오한
- 열
- 구역질과 구토
- 근육경련, 가슴 조임, 관절통
- 과도한 타액분비, 심한 발한
- 아나필락식스

메모: 특정 물림이나 쏘임에 민감한 사람을 확인하는 의료인식장치가 있는지 확인한다. 물림이나 쏘임에 민감한 환자는 아나필락시스 쇼크의 예방을 위해 약을 투여한다. "알레르기 반응" 단원에 이와 같은 상황이 설명되어 있다.

환자 처치

곤충에 의한 물림과 쏘임

응급구조사는 곤충과 거미를 식별하지 못해도 된다. 곤충의 올바른 식별은 전문가에게 맡기는 것이 최선이다. 지역적으로 잘 알려져 있고 정상적으로 위험하지 않은 곤충에 의해 문제가 일어났다면 (꿀벌, 말벌 또는 모충과 같은) 아나팔락시스 쇼크가 가장 큰 문제이다. 아나팔락시스 쇼크가 진행되지 않는다면 처치는 매우 간단하다.

물림이나 쏘임의 원인이 알려져 있지 않거나 물린 곤충을 알지 못한다면, 의사에게 환자를 보여야 한다. 지도의사에게 전화하거나 환자를 병원으로 이송하고 전문가가 환자에 대한 적합한 치료를 결정하도록 한다. 가능하다면 손상을 입힌 대상이나 곤충을 죽였더라도 용기에 담고 봉하여, 조심스럽게 이송한다. 안전하게 이송하여 독소를 확인하는데 필요한 시간을 단축시킬 수 있다.

주입된 독소에 대한 응급 처치를 제공하기 위해서는 다음과 같이 한다.

1. 환자가 아무런 쇼크의 징후를 보이지 않을지라도 쇼크에 대한 처치를 한다.
2. 지도의사에게 연락한다. 곤충을 알고 있고 응급의료체계에 처치에 대한 특별한 지침이 있을 때에만 이 단계를 생략한다.
3. 침이 보이면 침이나 독을 제거하기 위해 칼이나 카드 옆면으로 누르면서 침제거를 하는 전통적인 방법으로 침제거를 시도하며, 더 많은 독이 상처로 들어갈 수 있기 때문에 핀셋으로 잡아당기면 안 된다. 그러나 최근의 연구에 따르면 어떻게 침이나 독을 제거하느냐 하는 것보다 신속히 제거하는 것이 훨씬 더 중요하다.

그림 31–11 독사의 종류 (A) 늪살모사 (B) 방울뱀 (C) 황갈색독사. 산호뱀(D) 역시 독을 가지고 있다.
(Photo A: Centers for Disease Control/Edward J. Wozniak, DVM, PhD; Photo B: Centers for Disease Control/Edward J. Wozniak, DVM, PhD; Photo C: Centers for Disease Control/James Gathany; Photo D: U.S. Fish and Wildlife Service/Luther C. Goldman)

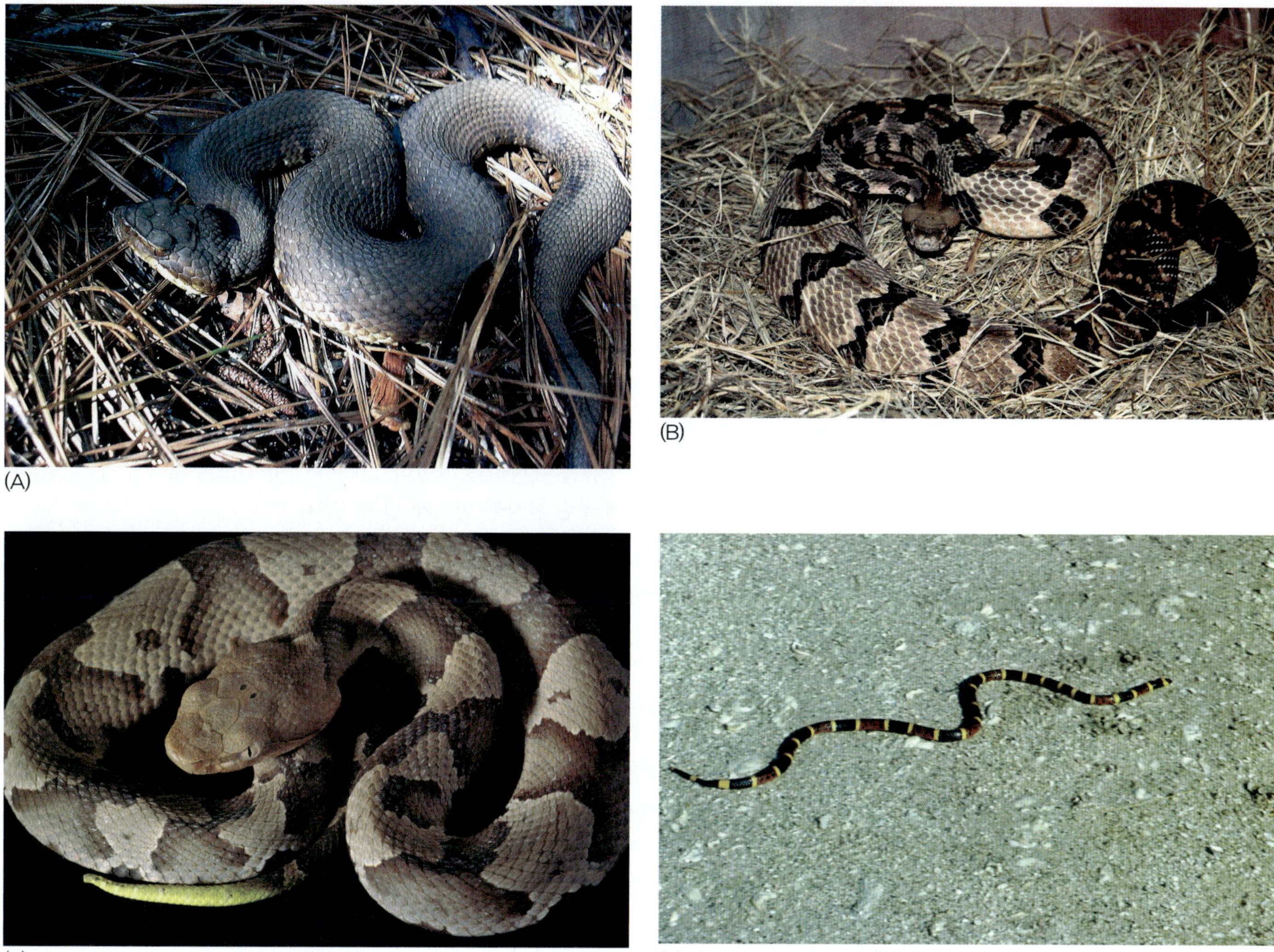

(A) (B) (C) (D)

4. 팔다리에 부종이 있는 경우에 상처 입은 팔다리에서 반지를 제거한다. 나중에는 제거가 더 어렵다.
5. 지역 지침이 허용하고 상처가 팔다리(관절은 제외)에 있다면, 물림이나 쏘임 부위의 위와 아래에 수축밴드를 대준다. 이는 독이 림프관과 정맥을 따라 퍼지는 것을 지연시킨다. 붕대는 4cm의 넓이로 부드러운 고무나 다른 부드러운 재질로 만들어져야 한다. 붕대는 상처로부터 약 5cm 떨어진 곳에 대준다. 붕대는 손가락 하나 정도가 들어가는 여유가 있어야 하며, 순환을 방해하면 안 된다.
6.팔다리를 고정시키고 환자는 독이 신체의 다른 부위에 퍼지지 않게 움직이지 않는다.

메모: 일부 응급의료 체계에서는 상처부위에 찬물찜질을 해주라고 한다. 대부분의 응급의료체계는 독이 들어간 부위에 찬 것을 사용하지 않는다. 지역의 지침을 따른다.

뱀에 의한 물림

뱀에 의한 물림은 특별한 처치를 요구하지만 대개 생명을 위협하지는 않는다. 매년 미국에서 거의 50,000명의 인구가 뱀에게 물린다. 이 가운데 8,000명 이상이 독사에 물리지만 사망은 평균 10명 이하로 보고된다(미국에서는 뱀에 의한 물림보다 꿀벌이나 말벌에 의한 쏘임으로 사망하는 경우가 더 많다). 독사에 의한 물림 징후와 증상은 몇 시간 후에 나타난다. 아나팔락시스 쇼크가 진전되지 않는 한 대개 급속히 사망하지는 않는다. 대부분의 사망자는 최소 1~2일간은 생존한다.

미국에서 독사는 두 종류—살모사(방울뱀, 황갈색독사, 물뱀)와 산호뱀(그림 31-11)—가 있다. 살모사의 25% 이상과 산호뱀의 50%가 독이 없기 때문에 심각하지 않지만, 만약 독이 있는 방울뱀과 산호뱀에 의한 물린다면 매우 심각한 것으로 간주된다. 각 사람이 뱀에 의한 물림에 다르게 반응하기 때문에 알려진 독사이거나 확인되지 않은 뱀에 의한 물림은 모두 심각한 응급상황으로 고려해야 한다. 우선 안심시키고 환자가 조용히 휴식을 취하게 하는 것이 중요하다. 반응시간이 느리기 때문에 서둘지 않고 환자를 이송할 시간이 있다.

메모: 토종뱀만 응급구조사가 볼 수 있는 독성 있는 동물이 아니다. 많은 사람들이 대부분 지역에서 불법이라도 독성 있는 파충류를 애장하려고 한다. 그래서 독사가 없는 지역에 사는 경우에도 응급구조사는 종종 독사에게 물린 환자를 만나게 될 수 있다.

환자 평가

뱀에 의한 물림

독사가 아니라고 알려진 뱀의 종류를 다루는 경우가 아니라면 모든 뱀에 의한 물림 상처는 독사에 의한 것으로 생각 하도록 한다. 환자나 목격자가 독사가 아니라고 말할 수 있지만 실수하는 경우도 있다. 뱀에 의한 물림상처의 징후와 증상은 다음과 같다.

- 피부에 명백한 물림상처. 변색 이외의 다른 징후는 없을 수도 있다.
- 물린 부위의 통증과 부종. 30분에서 몇 시간까지 서서히 진행된다.
- 빠른 맥박과 힘든 호흡
- 점차적인 전신 허약
- 시각 이상(희미하거나 흐릿함)
- 구역질과 구토
- 경련
- 혼미 또는 무의식

현장에 죽은 뱀이 있거나 뱀을 잡았을 때, 응급구조사의 역할은 뱀을 확인하는 것이 아니라 환자와 함께 밀봉 용기에 뱀을 넣어 이송하는 것이다. 살아있는 뱀은 분리 이송하도록 한다. 구급차로 살아있는 뱀을 이송하지 않는다.

뱀이 살아 있고 잡히지 않았다면 응급구조사도 다음 희생자가 될 수도 있다. 가능하면 뱀의 크기와 색깔을 살핀다. 뱀의 눈이나 눈과 입 사이의 홈을 좀 더 자세히 관찰하기 위해 가까이 얼굴을 대는 것은 어리석은 짓이다. 뱀이 살아있는지 죽었는지 분류하는 것은 처치와 거의 상관이 없다. 의료진은 잡았거나 죽은 뱀을 확인하기 위해 전문가를 배정할 것이고, 뱀이 잡히지 않았을 경우 처치를 결정하기 위한 지침서도 갖고 있다. 응급구조사가 뱀을 잡는데 전문가가 아니라면 뱀을 잡으려고 시도하지 말아야 한다. 뱀을 잡기 위해 처치와 이송을 결코 지체하지 않아야 한다.

환자 처치

뱀에 의한 물림

뱀에 물린 환자의 응급처치는 다음과 같다.

1. 환자 처치를 위해 해독제를 쉽게 이용할 수 있는 이송 기관을 결정하기 위해 의료 지도를 요청한다. 빠른 이송 및 즉각적 해독제 주입이 생명을 위협하는 뱀에 의한 물린 상처에서 가장 효과적인 처치방법이다.
2. 쇼크를 치료하고 체온을 유지한다. 환자가 안정을 취하게 한다.
3. 물린 자국을 표시한다. 하나의 이빨자국만 있을 수도 있다.
4. 물린 팔다리의 반지, 팔찌, 다른 신체를 조이는 장신구는 제거한다.
5. 물린 팔다리는 움직이지 않도록 한다. 부목을 대는 것은 도움이 된다. 팔다리 부위는 심장위치와 같게 유지하거나 가능하지 않다면 심장보다 낮게 유지한다.
6. 활력징후를 주의 깊게 검사하면서 환자를 이송한다.

메모: 의사나 지역 지침에 의하지 않고는 얼음주머니나 얼음찜질을 대주지 않는다. 의사의 지시가 없는 한 물린 부위를 절개하여 흡인하거나 짜내지 않는다. 절대 입으로 독을 빨아내지 않는다. 필요한 경우 흡인컵을 사용하지만, 대부분 흡인은 거의 시행하지 않는다.

물린 자국 위와 아래에 압박붕대를 대준다. 각 붕대는 상처로부터 약 5cm 떨어져 있어야 하지만 무릎 위, 아래처럼 관절의 양면에 절대 붕대를 감지 않는다. 전형적인 산호뱀에 의한 물림은 손가락 또는 발가락에 있고 상처가 작기 때문에 물린 부위의 위에만 붕대 하나만을 감는다. 물린 상처가 손가락에 있다면 손목에 붕대를 감을 수 있다.

압박붕대의 목적은 혈액이 아닌 림프의 흐름을 제한하는데 있다. 이는 3/4에서 1 1/2인치 너비로 부드러운 고무 재질의 붕대이어야 한다. 한 개의 붕대만 사용할 수 있다면 상처 위(상처와 심장사이)에 대준다. 붕대를 사용할 수 없다면 손수건이나 다른 넓고 부드러운 재질을 사용한다. 붕대는 순환장애가 없게 조이지 않고 넉넉해야 한다. 물린 부위에 따라 손목이나 발목의 맥박을 검사한다. 조직부종으로 인해 압박붕대가 너무 꽉 죄이지 않는지 확인한다.

비판적 의사 결정

현장안전 우선

환경 응급과 관련해서 응급구조사는 여러 가지 상황에 부딪힌다. 어떤 환자는 몸을 차갑게 식혀줘야 하며, 어떤 환자는 따뜻하게 보온해야 한다. 그러나 우리가 행동을 취하기 전에 반드시 안전한 결정을 내려야만 한다. 다음의 상황에서 안전을 위협하는 위험요소를 찾아 보라.

1. 여러분이 휴가 중에 해변가를 걷고 있던 중, 누군가가 살려달라는 소리를 듣고 바다쪽을 보았더니, 어느 한 사람이 수 십미터 떨어진 곳에서 허우적대는 장면을 목격했다.
2. 가족과 함께 스케이트를 타다가 비명소리를 듣고 살펴보니 한 사람이 얼음에 빠져 있었다. 한 무리의 사람들이 구멍 주변에 모여 구멍 아래를 들여다보고 있었다.
3. 여러분이 산책로를 올라가고 있는데 비명소리가 들렸다. 산책 중이던 사람이 뱀에 물려 고통스러워하며 튀어나온 바위에 기대 앉아 자신의 다리를 잡고 있었다.

해양 동물로 인한 중독

해양 동물로 인한 중독은 여러 방법—부적절하게 준비된 해산물이나 독성이 있는 해산물을 먹는 것에서부터 물리고 찔리는 경우—에 의해 일어날 수 있다. 부패하고, 오염된 또는 병든 해산물을 섭취한 환자는 아나필락시스 쇼크와 같은 상태로 진전될 수 있다. 그런 환자는 아나필락시스 쇼크 환자처럼 동일한 처치를 받아야만 한다. 처치하는 동안 구토에 대해 준비해야 한다. 대부분의 환자는 식중독의 징후를 보일 것이다. 해산물 중독에 대한 처치는 모든 다른 식중독과 같다.

미국에서 다양한 독성 해산물을 먹는 일은 지극히 드물다. 복어나 마비를 일으키는 조개와 같은 해산물은 쉽게 살 수 없다. 섭취로 인한 중독이 의심되는 모든 경우에 지역의 지침에 따라 무선으로 지도의사에게 연락하거나 중독치료센터에 전화한다. 구토, 경련, 호흡마비에 대해 준비한다.

자상을 입히는 독성 해산물에는 해파리, 말미잘, 산호, 히드라가 포함된다. 대부분의 희생자의 경우 자상은 합병증이 거의 없이 통증을 일으킨다. 어떤 환자는 알레르기 반응을 보이기도 하고 아나필락시스 쇼크로 진행되기도 한다. 이러한 경우는 아나필락시스 쇼크의 경우와 같은 처치를 요한다. 얼굴의 자상, 특히 입이나 눈 혹은 근처의 상처는 의사의 주의를 요한다. 물로 상처부위를 헹구거나 알코올로 문지르는 것은 자상의 통증을 감소시킬 것이다. 식초나 알코올이 환자의 입이나 눈에 들어가지 않도록 주의해야 한다. 독을 비활성화시키기 위해 식초로 상처부위를 세척한 후 데지 않을 정도의 따뜻한 물(최대 45°C)에 넣어서 통증을 줄여준다.

가오리, 성게, 메기, 가시있는 해산물을 밟거나 잡을 때 찔려서 상처가 생긴다. 끓지 않는 뜨거운 물에 30분간 상처를 담그면 독성은 약해지지만 이송을 지연하면 안 된다. 찔린 상처는 의사가 치료해야 하고 환자는 파상풍 예방 접종을 해야 한다. 환자가 독소에 반응하여 과민성쇼크로 발전할 수 있다는 것을 기억해야 한다.

단원 복습

핵심 사실과 개념

- 열 또는 추위에 노출된 환자는 그 환경으로부터 가능한 빨리 안전한 곳으로 이동되어야 한다.
- 전신 추위 손상은 신체 전체의 냉각을 포함한 저체온증을 말한다. 처치 결정은 환자의 의식 상태가 정상인지 또는 변화되었는지에 따라 결정한다.
- 의식이 변화된 저체온증 환자는 심각한 저체온증 상태로 고려되어야 한다.
- 국소적 한랭손상은 신체의 일부분과 연관이 있다. 우리는 이것을 동상이라고 부른다. 초기 국소 손상은 부드럽게 재가온될 수 있다. 후기 국소 손상은 조직이 얼게된다. 응급구조사는 이송이 심하게 지연되지 않는 한 환자를 재가온시키는 것보다 이송하는 것이 중요하다. 필요한 경우 의료지도를 요청한다.
- 고체온증은 열 응급이다. 열 응급의 중증도는 체온에 의해 결정된다. 피부가 정상이거나 차가운 경우는 피부가 뜨거울 경우보다 중증도가 낮다. 모든 열 응급 환자는 열로부터 제거되고, 냉각화되어야 한다. 고체온증에서의 의식 변화는 생명을 위협하는 응급상황을 암시한다.
- 재가온 또는 냉각화 과정은 지역 내 프로토콜을 따른다.

- 수중 응급 환자의 즉각적인 소생은 빠르고 지속적인 처치가 필요할 것이다. 환자를 구조하기 전에 항상 자신의 안전을 먼저 고려하도록 한다.
- 곤충, 거미, 뱀, 해양 동물의 독에 의한 손상은 의료지도에 연락한 후 지역내 프로토콜을 따르도록 한다.

핵심 결정

- 현장은 열, 추위, 독으로부터 안전한가?
- 어떻게 환자를 물로부터 안전하게 구조할 것인가?
- 저체온증: 환자는 변화된 의식상태를 나타내는가?
- 고체온증: 환자의 피부는 정상이거나 차가운가? 아니면 뜨거운가?

단원 용어

능동 재가온(active rewarming) 저체온 환자의 신체를 재가온 하기 위해 외부 열자원을 적용하는 것

공기색전증(air embolism) 혈류 내 공기방울. 좀 더 정확한 용어는 동맥 내 공기색전증(arterial gas embolism; AGE)이다.

중심 재가온(central rewarming) 저체온증 환자의 가슴 측면, 목, 겨드랑이, 그리고 샅굴부위에 열을 적용하는 것

전도(conduction) 직접적인 접촉을 통해 한 물질로부터 다른 물질로 열이 전달되는 것

대류(convection) 대기, 물, 다른 기체, 또는 다른 액체들에 의해 신체의 열이 소실되는 것

감압병(decompression sickness) 깊은 물에서 장시간 다이빙하고 너무 빨리 수면위로 올라오면서 야기되는 신체 조직 내 질소가 생성된 상태. 감압병의 징후는 "몸을 굽힘" 또는 근육과 관절의 깊은 통증이다.

익사(drowning) 액체에 신체의 부분 혹은 모두가 잠겨 호흡기계통 장애를 경험하게 되는 과정으로, 사망, 병적 상태(질환 혹은 해로운 효과), 혹은 병적이지 않은 상태를 야기한다.

증발(evaporation) 액체에서 기체로 변화하는 것. 땀 또는 젖은 피부의 액체가 공기로 증발되면서 신체의 열을 빼앗기게 된다.

고체온증(hyperthermia) 체온이 정상보다 증가한 상태로, 심한 경우 생명을 위협한다.

저체온증(hypothermia) 전반적인 냉각은 체온을 정상 이하로 감소시키고, 극심한 경우 생명을 위협한다.

국소 냉각(local cooling) 신체 일부가 차가워지거나 어는 것

수동 재가온(passive rewarming) 저체온 환자를 덮어주고, 더 이상의 열 손실을 막기 위해 다른 조치를 취해서, 신체가 스스로 재가온 하도록 도와준다.

복사(radiation) 열과 같은 에너지는 밖으로 내보내는 것

호흡(respiration) 호흡 시, 따뜻한 공기를 내쉬고 찬 공기를 들이마시면서 발생하는 열 손실

독소(toxins) 인간에게 독성이 있는 동물이나 식물에 의해 만들어지는 물질

독(venom) 뱀, 거미, 해산물과 같은 특정 동물에 의해 만들어지는 독

수분 냉각(water chill) 신체나 옷이 젖었을 때 신체로부터 열이 전도되어 발생하는 열 손실

풍속 냉각(wind chill) 바람에 의해 신체로부터 열을 빼앗겨 발생하는 열 손실

평가와 술기를 위한 준비

요약 문제

1. 능동 재가온으로 추위 관련 응급상황을 치료하는 적합한 시기와 수동 재가온을 시행해야만 하는 시기를 기술한다.
2. 다른 더욱 명백한 의학적 상태나 손상에 따라 저체온증으로 고통받을 수 있는 환자의 상태 5가지를 열거한다.
3. 후기 또는 깊은 국소적 한랭손상의 징후와 증상을 쓴다.
4. 축축하고, 창백하고 차가운 피부를 가진 열로 인한 응급 환자의 처치를 기술한다.
5. 뜨겁고, 건조한 피부를 가진 열로 인한 응급 환자의 처치를 기술한다.
6. 뱀에 물린 환자를 위한 올바른 처치를 기술한다.

연관시켜 생각하기

"응급의료에 대한 소개", "응급구조사의 복지", "의사소통과 기록"의 단원의 내용을 복습하고 이 단원에서 배운 내용과 연결하여, 다음의 상황에 대해 고려한다.

- 여러분은 뱀에 물린 환자를 치료하고 있다. 환자와 목격자는 어떤 종류의 뱀에 물렸는지 자세하게 설명을 해 주었다. 여러분은 어떤 종류의 뱀인지 알기 위해 어디에서 정보를 얻을 것이며, 만일 독사라면 환자를 어떻게 처치할 것인가? 만일 뱀이 주위에 계속 남아 있다면 어떻게 할 것인가?

"응급의료에 대한 소개", "응급구조사의 복지", "환자 들어올리기와 이동하기"의 단원의 내용을 복습하고, 이 단원에서 배운 내용과 연결하여, 다음의 상황에 대해 고려한다.

- 여러분은 숲으로 1km 이상 들어가 있어 앰뷸런스로 이송하기 어려운 저체온증 환자를 처치중이다. 여러분과 여러분의 동료를 추위로부터 보호하기에 충분한 옷을 지니고 있는가? 상황을 바꾸어서, 덥고 습한 날씨에 등반 중이던 사람이 열 응급으로 쓰러졌다. 여러분은 스스로 열 응급상황을 겪지 않고 환자를 구조할 수 있는가? 위의 두 상황에서 환자를 숲에서 구하기 위해 어떤 장비를 사용하는 것이 좋은가?

비판적 사고 연습

몇몇 환경 응급은 환자와 응급구조사 둘 다에게 위험할 수 있다. 이 연습의 목적은 다음과 같은 환경에서 이루어지는 환자 처치에 대해 고려해보기 위함이다.

1. 저체온증 환자는 의식 상태 변화를 보이고 있다. 환자의 상태가 여러분의 처치에 어떤 영향을 주는가? 가까운 도로까지 나가기 위해서는 스노우모빌을 탄 후 몇 시간 정도 나가야 한다고 가정한다면 여러분은 어떻게 할 것인가?
2. 열 응급에서 차가운 피부를 나타내는 환자보다 뜨거운 피부를 나타내는 환자가 더 심각하게 고려되어야 하는 병태생리학적 원인은 무엇인가? 뜨거운 피부를 가진 환자를 처치하기 위해 여러분이 고려해야 할 사항은 무엇인가?
3. 여러분의 여러분의 가족과 함께 지역 내 강가에 놀러갔다. 여러분은 강 가운데서 한 보트가 뒤집히는 것을 보았고 곧, 살려달라고 소리치는 사람을 발견하였다. 여러분의 수영 실력은 중급 정도이다. 몇몇 시민들이 보트가 뒤집힌 곳으로 수영해 가고 있었다. "현장 평가" 단원에서 배운 내용을 적용해서 이 상황에서 여러분은 어떤 행동을 취할 것인지 설명한다.

병태생리학적 접근

다음의 질문들은 현장에서 정확한 결정을 내리고 임상과 관련된 정보를 모을 수 있도록 돕기 위해 고안되었다.

1. 저체온증 환자에게 수동 재가온과 능동 재가온을 적용할 지에 대한 결정을 하기 위해 의식 상태를 확인하는 것은 왜 중요한가?
2. 환자에게 적극적인 냉각을 적용하는 것에 대한 결정을 하기 위해 환자의 피부 온도(차가움, 따뜻함, 또는 뜨거움)가 왜 중요한가?

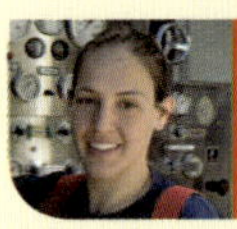

현장 이야기

밖은 매우 춥고 수시간 동안 눈이 내리고 있었다. 해가 진 직후, 노숙자들이 많이 자는 곳 중에 하나인 시내의 외곽 부분에서 "확인 불명의 남자가 쓰러져 있다"는 출동 요청을 받았다. 현장에 도착하자 경찰관을 만났고, 그는 도로변의 온풍기 옆에 앉아 있던 남자가 보호소로 실려 왔는데 "무언가 잘못된 것처럼 보인다"고 말했다. 응급구조사는 장비가방을 들고 환자에게 접근했다. 환자의 이름을 물었고, 환자는 "프랭크"라고 대답했다. 성을 물어봤지만 대답하지 않았다.

응급구조사가 "프랭크, 무슨 일입니까?"라고 묻자 환자는 단지 쳐다볼 뿐이었다. "통증이 있습니까?"라고 물었지만 다시 반응이 없었다. 환자는 단지 가슴에 팔을 꼬고 앉아서 떨고 있었다. "프랭크, 검사받으러 병원에 가야 할 것 같아요"라고 하자, "뭐라구요?" 그는 속삭이듯 말했다. 환자에게 일어설 수 있는지를 물었지만, 그의 반응은 불분명했다. 들것을 가져와서 이송하기 위해 옮겨 실었다. 경찰관은 무엇이 잘못되었는지를 물었고 응급구조사가 생각하기에는 환자가 저체온증 같다고 대답했다.

질문

1. 이 환자에게 있어 고려해야 할 점은 무엇인가?
2. 어떤 평가가 수행되어야 하는가?
3. 환자를 재가온 할것인가? 그렇다면 언제 시작할 것인가?

구급차로 들어가고 나서 일차 평가를 반복하고, 가까이서 호흡을 확인한 후, 외부 출혈이 있는지 살펴보았다. 다시, 환자에게 지금 어디에 있는지 아는지를 물었지만, 환자는 단지 신음소리를 낼 뿐이었다. 환자의 옷이 젖어있다는 것을 알아챘고, 환자 쪽의 히터를 올리고 그의 재킷과 셔츠를 벗긴 후 담요로 그를 감쌌다. 환자는 여전히 오한이 나고 있었다. 활력징후를 한 번 더 측정했고, 혈압은 90/60이고 맥박은 120회, 호흡수는 28회로 얕았으며, 피부는 붉어져 있음을 기록했다. 손등을 환자의 복부에 갖다 대자, 차갑게 느껴졌다. 환자에게 어떠한 알코올 냄새도 나지 않았고, 팔다리의 맥박과 운동 기능, 감각 기능을 측정했을 때 환자가 팔다리를 모두 움직일 수는 있지만 힘이 들고 고통스러워 보인다는 사실을 발견했다. 환자의 동공은 빛에 반응을 보였지만 기능이 활발하지 못했다. 비재호흡 마스크로 산소를 공급하기로 결정했고, 또 환자를 능동적 재가온을 시키지 않기로 결정하고 담요로 감싸주고 머리를 덮어 주고 히터를 켰다.

질문

4. 얼마나 자주 활력 징후를 평가할 것인가?
5. 환자를 구급차에서 병원으로 옮길 때 무엇을 가장 조심해야 하는가?

환자가 호흡정지나 심장정지 위험이 있다고 생각했으므로 5분 뒤에 다시 활력징후를 측정하기로 결정했다. 자동제세동기와 호흡 장비를 가까이 위치시켜 놓았다. 활력징후는 거의 변화가 없었다. 병원에 전화를 걸어 보고를 하고 도착 예정시간이 약 5분 후임을 알렸다.

병원에 도착했을 때, 동료에게 이 환자를 부드럽게 다루어야 할 필요가 있다는 사실을 확인시켰다. 또한 이동하기 전에 응급실에서 담요 하나를 더 가져왔다. 환자는 따뜻해지는 것 같았고, 응급구조사들은 그가 어떤 다른 위험에 처하지 않기를 바랐다. 응급실에 도착했을 때, 부드럽게 환자를 들것으로 옮겼고 구급상황일지를 작성했다. 응급구조사가 떠나려고 하자 프랭크가 바라보며 말했다. "고맙습니다. 당신은 좋은 분이에요."

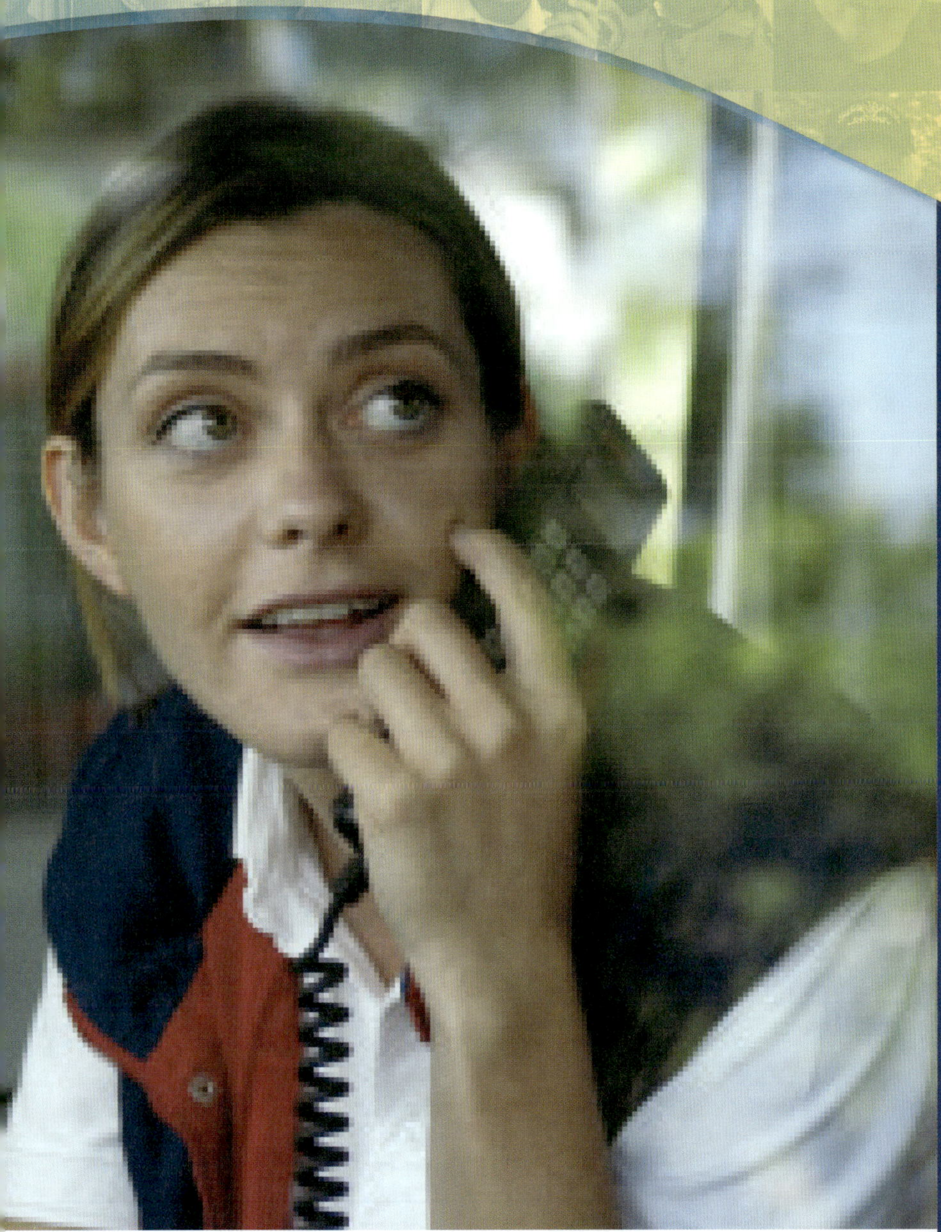

SECTION 6

특수한 환자 집단

특정 환자집단에게는 특별한 고려가 요구된다. 그러나, 여러분이 이러한 환자들을 마주했을 때, 여러분이 이미 배웠던 기본적인 환자 평가와 처치를 일반적으로 적용할 수 있을 것이다.

제 32단원 "산부인과 응급"은 여성의 생식계통과 관련한 응급 사항과 출산을 다루었다. 제 33단원 "소아 응급"에서는 영아와 어린이와 관련된 응급상황을 다루었다. 제 34단원 "노인 응급"에서는 노인 환자에게 흔히 발생할 수 있는 응급 상황들을 다루었으며, 제 35단원 "특정 환자 응급"에서는 환자의 인구가 늘어나고, 의료장비에 발달함에 따라 생겨난 병원 밖(가정 내) 생명 유지 장치를 가진 환자들을 다루는 방법에 대해서 배울 것이다.

이러한 유형의 환자들은 모두 비슷한 고려사항을 요구한다: 그들의 해부생리학에 대한 특수한 점을 이해하고, 일반적인 성인 인구와 다른 그들의 징후와 증상을 인지하며, 특별한 의사소통 기술을 사용하고, 그들을 존중하고, 신체적 뿐만 아니라 감정적으로도 지지해주어야 한다.

32 산부인과 응급 (Obstetric and Gynecologic Emergencies)

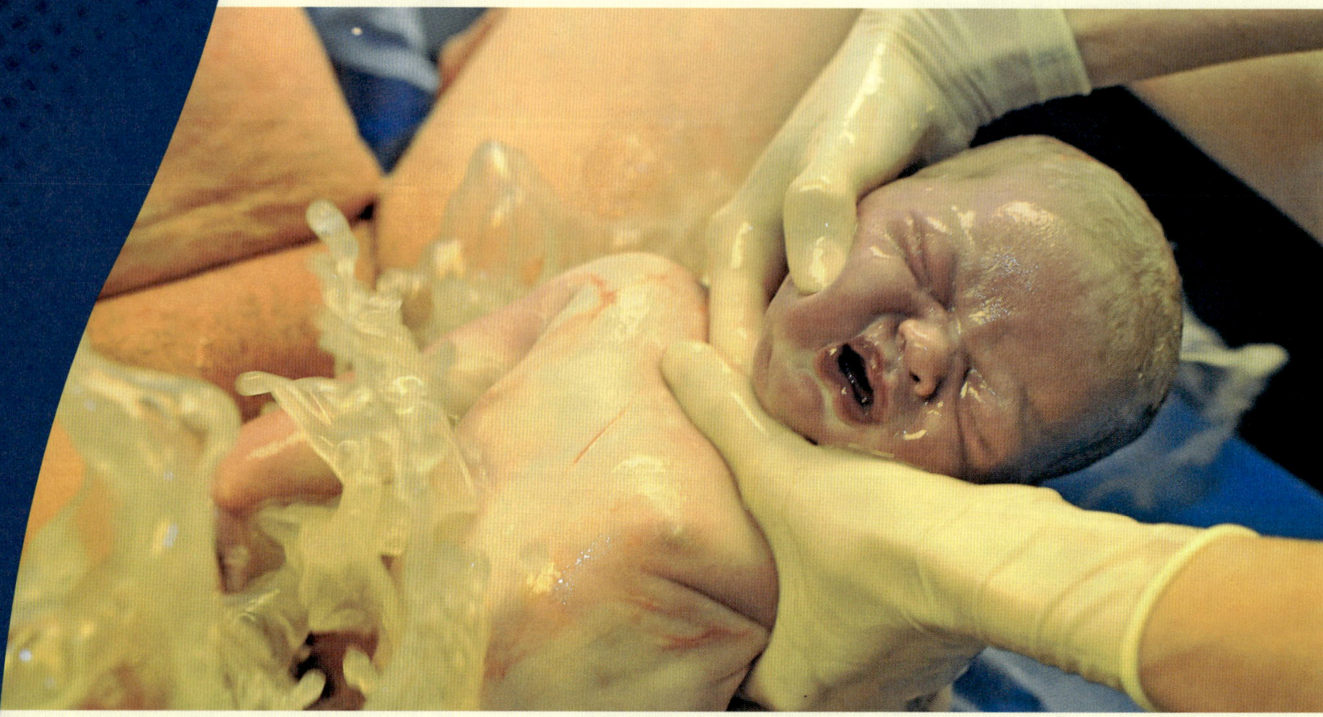

관련 단원

다음 단원들은 이 단원에서 토의된 주제와 관련하여 추가적인 정보를 제공한다.

2 응급구조사의 안녕

18 심장 응급

표준

의학, 특정 환자 진단(부인과학, 산과학)

역량

급성 질병 환자에 대한 평가를 근거로 이송과 기본적인 응급처치를 제공하기 위한 기본적인 지식을 적용한다.

특별한 도움이 필요한 환자에게 기본적인 응급처치와 이송을 제공하기 위해 성장, 발달, 연령 및 평가방법의 기본적인 지식을 적용한다.

핵심 개념

- 여성생식기관의 해부 생리학
- 임신 중 생리학적 변화
- 분만과 출생 중 아이와 산모 처치
- 신생아 처치
- 출산 후 산모 처치
- 출산 합병증
- 임신 응급
- 부인과 응급

학습목표

이 단원을 읽고 난 후, 여러분은:

32.1 이 단원에서 소개된 주요 용어를 정의할 수 있다.

32.2 여성생식기관의 해부학과 태아 발달에 대해 알 수 있다.

32.3 임신의 생리학적 변화를 설명할 수 있다.

32.4 누운자세 저혈압 증후군을 발견하고, 예방하기 위한 방법을 설명할 수 있다.

32.5 분만의 3단계를 설명할 수 있다.

32.6 분만 중인 환자의 평가(신체 검진과 병력을 포함) 를 이야기 할 수 있다.

32.7 출산이 임박한지 아닌지, 또는 출산을 위해 환자를 병원으로 이송해야 할지 말지를 어떻게 결정해야 할지에 대해 이야기 할 수 있다.

32.8 지역 내 신생아 소생술을 위해 필요한 지침을 찾을 수 있다.

32. 9 정상 분만 시, 응급구조사의 역할에 대해 논의할 수 있다.

32.10 신생아 처치의 일반적인 단계를 설명 할 수 있다.

32.11 신생아 소생술을 위한 과정과 적응증을 설명하고, 우선순위를 위한 역피라미드 모형에 대해 설명할 수 있다.

32.12 태반 분만, 질 출혈 지혈, 산모의 안정 지지 등을 포함한 출산 후 산모의 처치에 대해 논의할 수 있다.

32.13 다음에 열거된 출산의 합병증에 따라 특별한 처치를 제공할 수 있다.

a. 볼기태위

b. 팔다리태위

c. 탯줄탈출

d. 다태아분만

e. 조기분만

f. 태변

32.14 다음에 열거된 임신응급에 따라 특별한 처치를 제공할 수 있다.

a. 과다 산전 출혈

b. 딴곳임신

c. 임신발작

d. 유산

e. 임신 외상

f. 사산

g. 산모의 갑작스런 죽음

32.15 다음에 열거된 부인과 응급에 따라 특별한 처치를 제공할 수 있다.

a. 질 출혈

b. 바깥생식기관 외상

c. 성폭행

핵심 용어

유산(abortion)
대반조기박리(abruptio placentae)
후산(afterbirth)
양막주머니(amniotic sac)
가진통(braxton-Hicks contractions)
볼기태위(breech presentation)
머리태위(cephalic presentation)
자궁목(cervix)
머리출현(crowning)
자간(eclampsia)
딴곳임신(ectopic pregnancy)
배아(embryo)
나팔관(fallopian tubes)
태아(fetus)
유도유산(induced abortion)
음순(labia)
분만(labor)
전격(lightening)
팔다리태위(limb presentation)
대변착색(meconium staining)
불두덩(mons pubis)
다태아분만(multiple birth)
신생아(neonate)
난소(ovary)
배란(ovulation)
회음(perineum)
전치태반(placenta previa)
자간전증(preeclampsia)
미숙아(premature infant)
유산(miscarriage)
탯줄탈출(prolapsed umbilical cord)
자연유산(spontaneous abortion)
사산(stillborn)
누운자세 저혈압 증후군(supine hypotensive syndrome)
자궁(uterus)
질(vagina)

여성의 생식기관을 이해하는 것은 여성 환자의 처치와 평가에 앞서 중요한 부분이다. 응급구조사는 생식기관의 해부학 구조와 생리학적 기능이 환자마다 크게 다를 수 있다는 것을 알고 있어야 한다. 임신하지 않은 일반적인 여성의 생식기관은 작고 잘 보호되어 있는 반면에 임신한 여성의 생식기관은 정상 크기보다 훨씬 커지게 된다. 임신을 함으로써, 여성의 생식기관은 아기가 태어날 때까지 큰 변화를 받게 된다.

출산은 응급구조사가 있기 훨씬 이전부터 존재했던 자연스러운 과정이며, 대부분의 출산은 복잡하지 않다. 하지만, 응급구조사가 신고를 받고 출동했을 땐 언제나 예상치 못한 상황을 마주칠 가능성이 있다는 것을 기억하여야 한다. 신모가 잠재적인 위험의 가능성이 보일 때, 출산을 위한 가장 좋은 장소는 병원이다. 출산을 앞둔 여성 환자에 대한 평가의 대부분은 구급차 안에서 출산을 할 지, 아니면 즉시 병원으로 이송할 지 결정하는 것에 따라 달려있다.

만약 병원 전 단계에서 출산을 해야 한다면, 응급구조사의 가장 중요한 책임 중 하나는 침착하고 전문적인 방법으로, 환자와 환자의 보호자를 진정시키는 것이다. 하지만, 출산은 병원 전 상황에서 흔히 발생하지 않기 때문에, 쉽게 당황하고 업무를 수행하는 절차가 불확실하게 보여 질 수도 있다. 그러므로 출산에 관하여 배우고 분만을 돕는데 필요한 절차를 실습하는 것은 매우 중요하다. 만약 분만을 돕기 위해 출동한다면, 산모와 아이의 스트레스를 낮추고 더 좋은 처치를 제공하는데 기여할 것이다.

해부와 생리

핵심 개념

여성생식기관의 해부 생리학

음순(labia)
출산 길의 입구를 보호하는 연조직

회음(perineum)
질 입구와 항문 사이의 표면

불두덩(mons pubis)
두덩결합을 보호하고 있는 연조직; 여성이 사춘기에 접어들었을 때 음모가 생기는 곳

"출산은 마치 응급상황인 것 같이 보이겠지만, 매우 자연스러운 것입니다. 응급구조사가 생겨나기 전부터 우리 생활에서 일어났던 일들이에요."

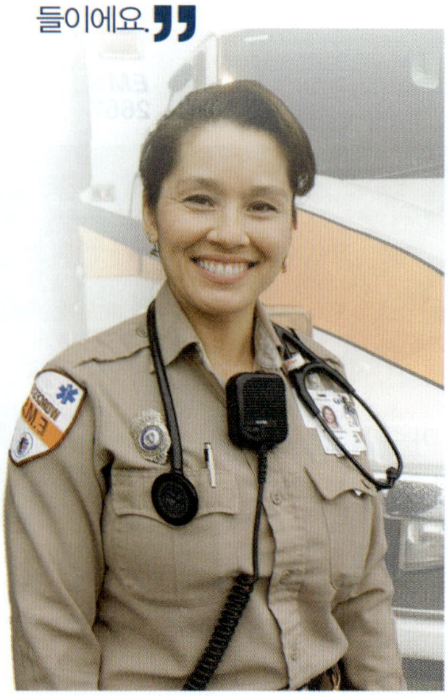

바깥생식기관

여성의 바깥생식기관은 세 가지의 주요 구조로 이루어져 있다: 음순(Labia), 회음(perineum), 불두덩(mons pubis) (그림 32-1)

*음순*은 출산 길(birth canal)의 입구를 보호하는 연조직으로 구성되어있다. 음순의 앞쪽에서는 요도구멍(urethral opening)과 음핵(성적 자극의 신경이 풍부한 기관)을 볼 수 있다. 이 조직은 대부분 혈관으로 구성되어, 외상 시 출혈이 발생하기 쉽다.

*회음*은 연조직과 근육으로 구성되어, 질 입구와 항문 사이에 위치해 있다. 이 조직은 출산 시 찢어지기 쉽다. *불두덩*은 연조직의 한 층으로, 두덩결합(pubic symphysis)을 보호하고 덮고 있다. 이 부위는 여성이 사춘기에 접어들었을 때 음모가 생기는 곳이기도 하다.

그림 32-1 여성의 바깥생식기관

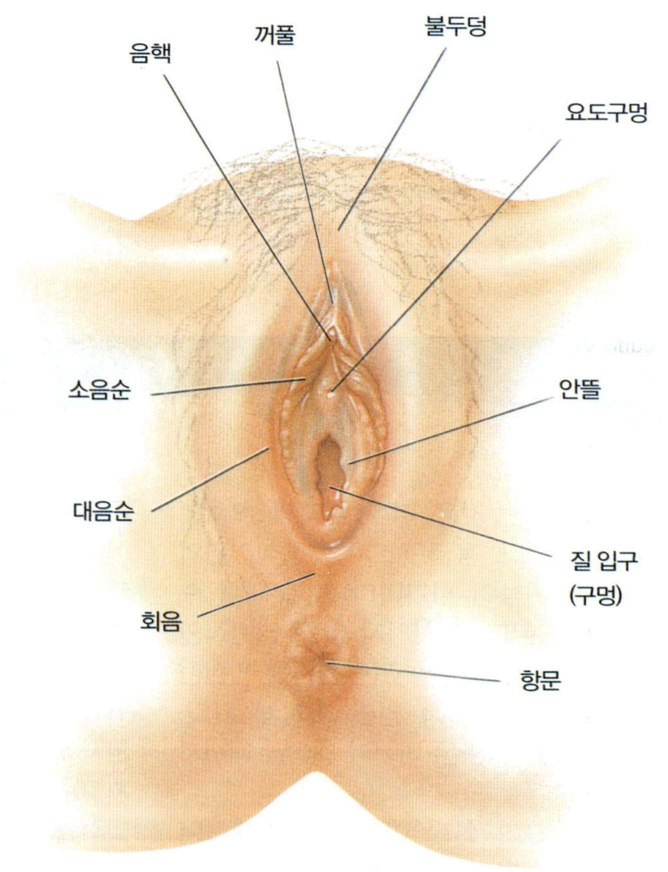

그림 32-2 여성의 내부 생식기

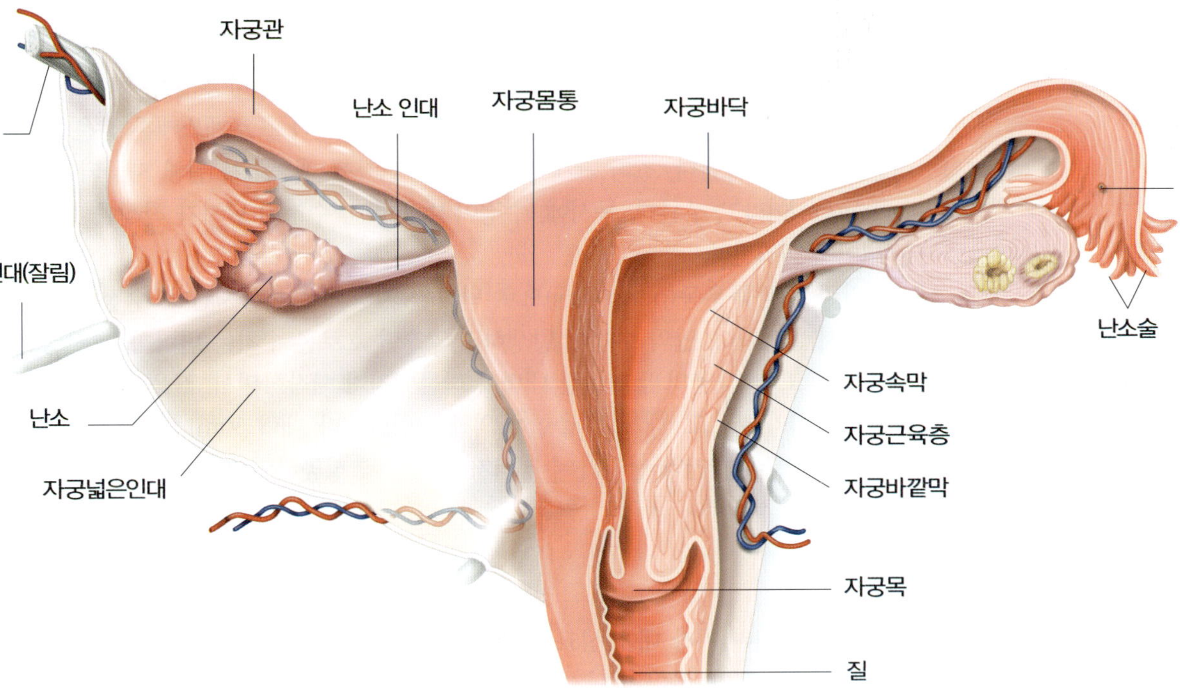

내부 생식기

여성의 내부 생식기는 질, 난소, 나팔관(자궁관), 그리고 자궁으로 구성되어 있다(그림 32-2).

질

*질*은 출산 길이다. 민무늬근육으로 만들어져 있으며, 자궁과 외부를 연결해 준다. 분만 시 태아가 지나갈 수 있도록 공간을 제공하기 위해 늘어진다. 이는 또한 월경주기의 결과로 자궁에서 만들어진 월경의 노폐물들을 바깥으로 내보내기 위한 통로이다.

질(vagina)
출산 길

난소와 자궁관

*난소*는 대부분 여성의 아래쪽 배의 양쪽에 위치한 작고 둥근 장기이다. 이 장기는 난자를 생성해내고 또한, 생식의 과정에 필수적인 호르몬을 배출해내는 역할을 한다. 난소에서 생성되는 난자는 *나팔관(자궁관)*을 통하여 자궁(난자가 착상하는 공간)으로 이동된다. 각각의 난소는 나팔관에 의해 자궁과 연결되어 있다. 대부분의 수정(fertilization)은 이곳에서 발생하게 된다. 만약 난자가 나팔관에 착상하게 되면, 딴곳임신(ectopic pregnancy)이라는 위험 한 상황이 발생할 수 있다. 나팔관은 자궁처럼 늘어지거나 확장되지 않아, 태아가 자라면서 찢어지고, 대량의 출혈을 발생시킨다(이 단원의 마지막에서 딴곳임신에 대해 다룰 것이다).

난소(ovary)
난자를 생성해내는 여성 생식기관

자궁관(fallopian tube)
난소와 자궁을 연결하는 좁은 관

자궁

*자궁*은 대부분 여성의 아래쪽 배의 가운데에 위치한 속이 빈 근육 장기이다. 이 장기는 수정된 난자가 착상하고, 태아가 자라기 위해 만들어졌다. 그러기 위해, 태아가 성장함에 따라 자궁은 늘어날 수 있어야 한다. 자궁의 윗부분, 즉 자궁바닥은 임신 말기의 임산부에서 칼돌기(xiphoid)까지 올라가 있는 것을 볼 수 있다. 자궁의 아랫부분은 질과 연결되어 있다. 근육으로 이루어진 반지 모양의 *자궁목(cervix)*은 자궁과 질을 분리하는 역할을 한다. 비 임신 여성의 경우, 자궁목은 수축되어 자궁을 폐쇄시킨다. 출산 시, 자궁의 근육 벽이 수축하고, 태아

자궁(uterus)
태아가 자라는 근육 복부 장기.

자궁목(cervix)
출산 길의 입구에 위치한 자궁의 목 부분

가 질을 통해 밖으로 나갈 수 있도록 자궁목은 얇아지고 늘어난다.

여성의 생식 주기

배란(ovulation) 자궁으로부터 난소가 배출되는 여성 생식 주기

여성이 사춘기의 나이에 접어들고 나면, 거의 28일 주기마다, 자궁은 수정란의 잠재적인 착상을 준비하기 위해 일련의 변화를 시작한다. 에스트로겐과 프로게스테론 같은 호르몬들도 이러한 변화를 자극한다. 초기 단계에서, 난소는 난자를 배출하기 위해 자극되는데, 이를 *배란(ovulation)*이라고 부른다. 동시에, 수정이 발생하면, 수정된 난자가 착상을 할 수 있도록 자궁 벽이 두꺼워진다.

나팔관은 꿈틀운동(peristalsis)으로 난자를 자궁으로 이동시킨다. 수정은 전형적으로 자궁관에서 발생한다. 만약 수정이 발생하지 않으면 호르몬 수치는 변화하고, 자궁은 변화하기 시작한다. 또한, 자궁의 두꺼워진 내벽이 허물어지기 시작하면서, 질을 통해 배출된다. 이 과정을 월경이라 부르고, 대게 질 출혈에 의해 정형화된다. 대략 50mL의 혈액을 배출하며, 3~5일 정도 지속된다. 만약 난자가 수정되거나 착상에 성공하면, 임신과 함께 호르몬의 변화가 유도된다.

수정

배아(embryo) 수정된 후부터 8주까지 자란 아기

태아(fetus) 8추부터 출산때까지 자란 아기

만약 여성이 배란 기간 내에 성교를 하고 정자와 난자가 만나면, 즉시 수정이 이루어진다. 정자와 결합함으로써, 하나의 난자는 *배아(embryo)*가 되고, 임신 초기인 배아기에 접어든다. 배아기는 수정 시점에서 약 8주 동안 지속된다. 이 기간엔 배아가 자궁의 벽에 착상을 시도하고, 자신과 엄마 사이에 연결될 수 있는 기본적인 것을 만들기 시작한다.

8주 이후부터는 태아기가 시작된다. 이 시점부터 출산 전까지 성장하는 것을 *태아(fetus)*라고 한다(그림 32-3). 태아는 32주 동안 성장하고(전형적인 임신주기는 40주이다), 이 기간 동안 엄마의 신체는 변화하기 시작한다.

임신 중 생리학적 변화

핵심 개념
임신 중 생리학적 변화

생식계통의 변화

크기는 임신이 생식계통에 가져오는 가장 큰 변화이다. 태아가 자라고 발달하면서, 자궁은 커

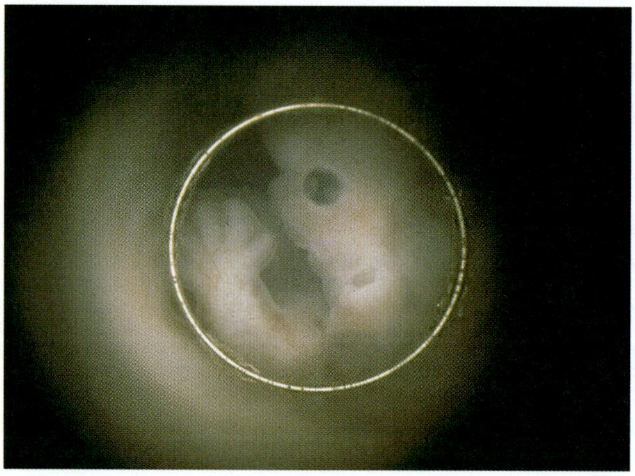

그림 32-3 자궁 내 5주된 태아의 내시경 사진. 손과 눈이 선명하게 보인다.
(© Alexander Tsiaras/Science Source)

그림 32-4 임신의 구조

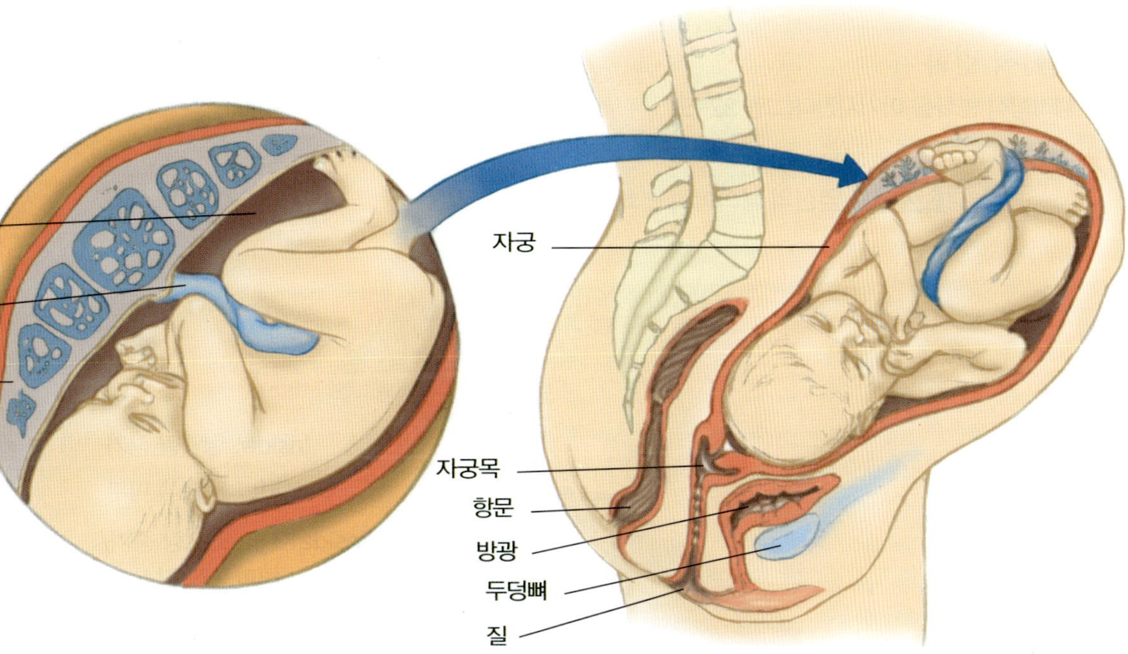

진다. 자궁의 벽은 얇아지고, 배 안을 잘 보호하지 못한다. 그러므로 산모의 복부는 손상에 취약하다.

9개월 동안의 임신은 3개월씩 나뉘어진다. 첫 3개월에는 태아가 형성된다. 태아가 아직 작기 때문에, 이 기간 동안에 자궁은 아주 조금 자란다. 이 3개월이 지난 후, 자궁은 빠르게 자라기 시작하여 5개월 정도에 배꼽에 도달하게 되고, 7월 정도에 상복부까지 도달하게 된다.

태아가 성장하는 동안, 생식기관에서는 주요한 변화가 발생한다(그림 32-4). 자궁 내에 *태반(placenta)*이라고 불리는 장기가 만들어진다. 태반은 산모와 태아의 조직으로 구성되어 있으며, 자궁 내벽에 부착되어 있고, 산모와 태아 사이에서 교환작용을 한다. 허파꽈리와 모세혈관 사이에서 발생하는 확산 작용과 비슷하게, 산소와 영양소(이외에 약물, 니코틴, 알코올)가 산모의 혈류로부터 태반을 통하여 태아에게 이동된다. 이산화탄소와 다른 노폐물들은 태아순환으로부터 산모순환으로 이동한다. 태반은 임신 시 가장 중요한 기관이며, 아기가 출산한 이후 배출된다.

태반(placenta)
산모와 태아 사이에 발생하는 산소, 영양, 노폐물을 교환하는 장기

산모의 혈액이 직접 태아의 몸으로 들어가는 것은 아니고, 태아는 자신만의 순환체계를 가지고 있다. 태아의 혈액은 *탯줄*의 혈관을 통하여 태반으로 보내지고, 태반에서 산모의 영양소를 받아 다시 탯줄을 통하여 태아의 몸체로 되돌아온다. 탯줄은 넓이가 2.5cm이고 길이가 약 56cm로 아기와 태반 분만 시 완전히 배출된다.

탯줄(umbilical cord)
태반으로부터 혹은 태반으로 혈액을 이동시킬 수 있는 혈관을 포함한 태아 장기

자궁 내에서 발육하는 동안 태아는 *양막주머니(amniotic sac)*라는 얇은 막으로 된 "물주머니" 안에서 보호받고 싸여있다. 양막주머니에는 양수라는 액체가 1/4정도 담겨 있다. 태아가 성장하는 동안 둥둥 떠다닐 수 있게 하고, 경미한 외상에서 태아에게 쿠션 역할을 한다. 또한 태아의 체온을 늘 일정하게 유지하도록 돕는다. 대부분의 양막주머니는 분만 진통 중에 터지고, 양수는 출산 길을 통해 흘러나오게 된다. 이것은 정상적인 출산 상황으로서 출산길을 통한 아기 출산이 용이하도록 자연적 윤활 과정이 이루어지는 것이다.

양막주머니(amniotic sac)
발달하는 태아 주위를 둘러싸고 있는 "물주머니"

Inside Outside

임신의 생리학적 변화

임신은 많은 생리학적 변화를 야기시킨다(그림 32-5).

그림 32-5 임신의 생리학적 변화

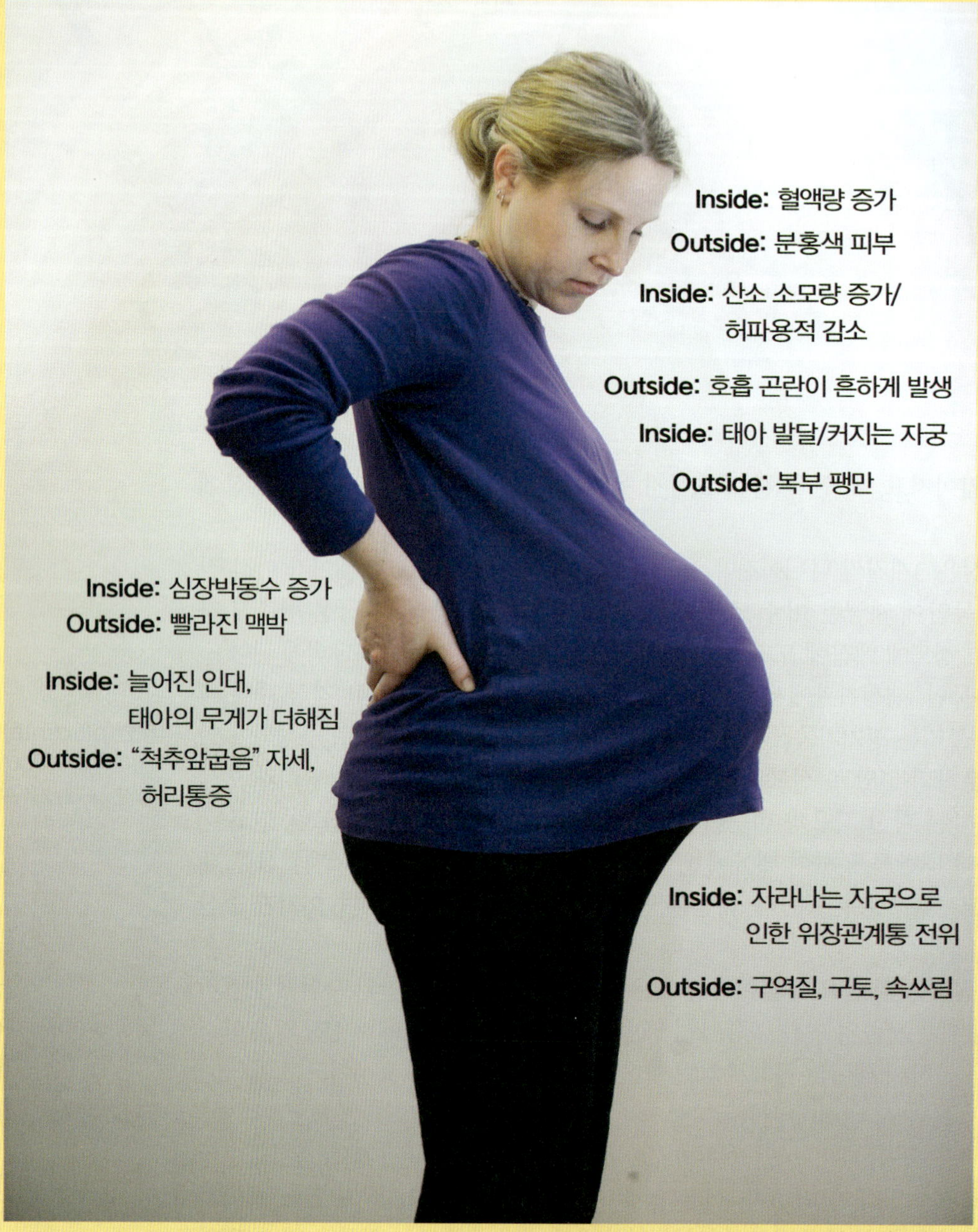

임신 시 다른 생리학적 변화

생식기계 변화에 덧붙여, 다른 시스템 또한 태아의 성장에 영향을 받는다. 심장혈관계통은 혈액량과 심장박출량, 그리고 심장박동수가 증가함으로써 임신에 반응한다. 비록 혈액량이 증가하지만, 적혈구의 수는 이전과 같다. 이는 빈혈이라고 불리는 혈액 희석의 원인이 되고, 혈액의 량이 증가해도 산소를 운반하는 능력은 실제로 감소한다는 것을 기억해야 한다. 임신한 여성의 혈압은 약간 감소되어 있으나, 고혈압 또한 발생할 수 있다. 또한 자궁과 그와 관련된 장기들에 혈관분포가 급격히 증가한다.

임신은 산소 공급과 수요를 증가시킴으로써 호흡기계통에 영향을 미친다. 임신 말기에는, 태아가 산모의 가로막을 위로 누르기 때문에 산모의 허파 안에 있는 공기의 양이 감소한다.

위장관계에서는, 성장하는 태아가 위장관을 위로 누르기 때문에, 음식물의 소화가 천천히 진행된다. 구역질과 구토 또한 임신한 여성에게 매우 흔한 증상이다.

가끔 구역질과 구토의 증상이 매우 심해져 탈수나 저혈량증을 유발하기도 한다.

임신과 함께 나오는 호르몬은 임신한 여성의 뼈대근육계통의 연골을 더 탄력 있게 만드므로, 손상 받기 쉽다. 태아의 무게가 더해지면서, 신체의 뒤쪽에 영향을 주게 되어, 신체 균형에 영향을 줄 뿐만 아니라 허리 통증까지 유발한다.

임신은 또한 산모가 가지고 있던 기존의 질병에 영향을 준다. 천식이나 당뇨와 같은 질환은 임신기간 중에 더 악화된다.

누운자세 저혈압 증후군

임신 말기, 즉 거의 출산을 앞두고 있는 시기에는 태반, 양수, 태아의 모든 무게가 합쳐져 자궁의 무게가 대략 11kg(22lb) 정도된다. 산모가 바로누운자세를 취했을 때, 무거운 자궁은 주요 혈관인 아래대정맥을 눌러 심장으로 돌아오는 혈액의 양을 감소시키고 심장박출량 또한 감소시킨다. 그 결과 혈압이 감소하고, 어지러움을 호소하는데 이를 *누운자세 저혈압 증후군*이라고 한다. 이 증후군은 또한 대정맥 압박 증후군이라고도 불린다. 혈압이 감소하는 것을 발견했을 때, 신체는 자궁동맥을 수축하고 혈액을 주요 장기로 다시 보냄으로써 보상기전을 시작한다. 이는 태아에게 심각한 영향을 미친다.

비록 혈압의 저하는 쇼크를 의미하는 신호지만, 일반적인 쇼크의 치료 방법(저혈량증)은 이 상황에서는 효과가 없다. 대정맥의 압박을 줄이거나 없애고 또한 가능한 혈압의 저하를 피해야 한다. 모든 임신 말기 환자들은 왼쪽으로 돌아 눕힌 자세로 이송되어야 한다. 자세를 유지할 수 있도록 배게나 이불을 말아 등쪽에 대 주어야 한다.

누운자세 저혈압 증후군(supine Hypotensive Syndrome)
산모가 바로누운자세를 취했을 때, 무거운 자궁은 주요 혈관인 아래대정맥을 눌러 심장으로 돌아오는 혈액의 양을 감소시키고 심장박출량 또한 감소시킨다. 그 결과 혈압이 감소하고, 어지러움을 호소

분만과 출산

핵심 개념
분만과 출생 중 아이와 산모 처치

분만의 단계

*분만*이란 출산의 전체 과정을 말한다. 분만은 다음과 같이 세 단계로 나누어진다(그림 32-6):

- **제 1기.** 규칙적인 수축이 시작하여, 자궁목이 얇아지고 점차 확장되어 자궁목이 완전히 확장될 때까지
- **제 2기.** 태아가 출산 길로 진입하여 완전히 출산될 때까지
- **제 3기.** 태아가 완전히 출산되어 *후산*(태반, 탯줄, 양막주머니, 자궁 내 물질등)이 완료될 때까지

분만(labor)
아이를 출산하는 3가지 단계로 자궁의 수축부터 태반이 만출될 때까지이 단계를 말한다.

후산(afterbirth)
태반, 탯줄, 양막주머니, 자궁 내 물질 등이 태아 출산 후 만출되는 단계

그림 32-6 분만의 3단계

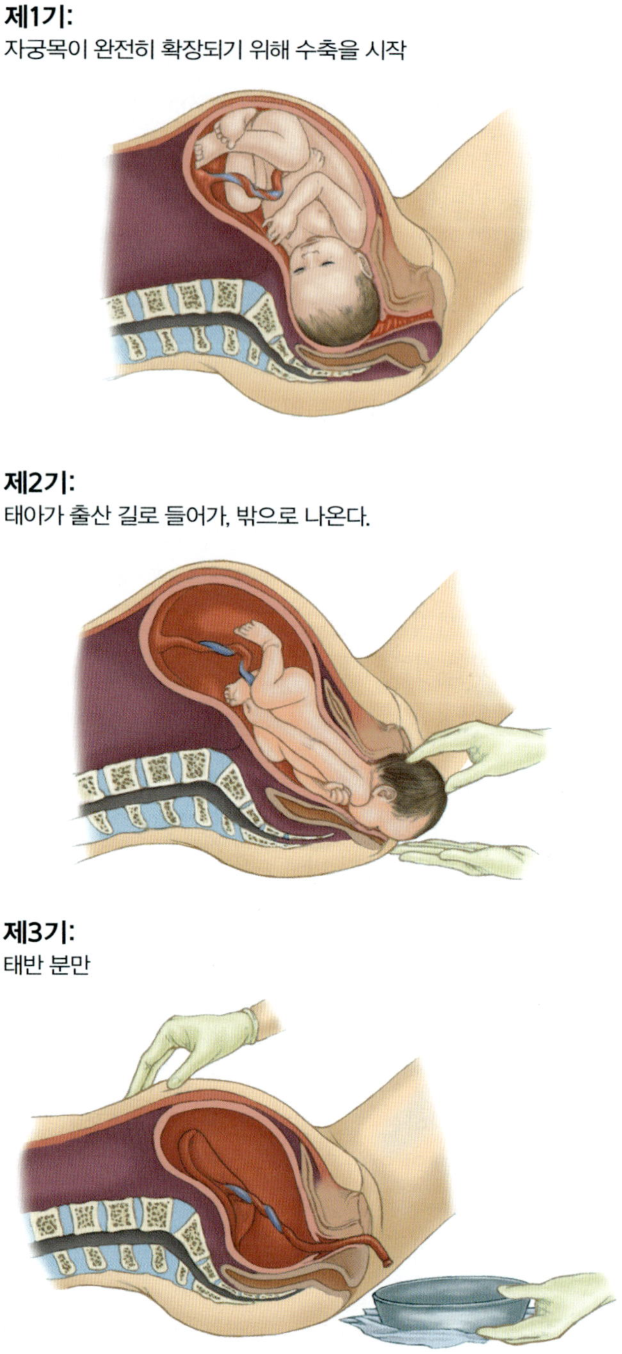

제 1기

제 1기는 확장기(dilation period)라고도 부른다. 자궁의 모양은 긴 목을 가진 호리병과 같은데 태아를 출산하기 위해서 병의 긴 목 모양이 입구가 넓은 항아리 모양으로 변하게 된다. 자궁목이 완전히 확장되기 전에는 자궁목이 입구가 넓은 항아리 모양으로 짧아지고 얇아져야 한다(이 과정을 자궁목소실(effacement)이라고 한다.).

가끔 실제 분만이 시작 되기 전 수일 또는 수주 전에 자궁 근육이 미약하게 수축을 시작한다. *가진통(Braxton-Hicks contractions)*은 대개 불규칙적이고, 지속되지 않아 출산이 임박했음을 나타내지 않는다. 반대로, 실제 분만이 시작되면 자궁은 제 1기 규칙적으로 수축하고, 자궁목은 확장되기 시작한다. 이때 태아의 머리는 아래쪽으로 이동하기 시작한다.

가진통(braxton-Hicks contractions)
분만 전 단계의 불규칙한 자궁 수축

*가벼워짐(Lightening)*은 태아가 복부의 위쪽에서 출산 길 방향인 아래쪽으로 움직이는 것을 말한다. 몇몇 여성은 이러한 느낌을 표현하기도 한다. 이는 주로 분만 시작 전에 발생하며 또한, 이는 분만 과정이 시작되었음을 알려주는 지표가 되기도 한다.

가벼워짐(lightening)
태아가 복부의 위쪽에서 출산 길 방향인 아래쪽으로 움직이는 것

자궁 수축의 간격은 처음엔 길다가, 출산이 가까워질수록 점차 짧아진다. 매 30분 간격으로 수축이 진행되다가, 3분 이하의 간격으로 짧아진다.

자궁의 수축은 정상적인 분만통을 만들어내는데, 대부분의 여성들은 허리에 통증을 호소함으로써 분만통의 시작을 알린다. 분만이 진행될수록, 통증은 대부분 아랫배로 방사되며, 통증은 점점 심해진다.

통증은 규칙적으로 발생하여 2~3분 간격으로 30초에서 1분동안 지속된다. 자궁이 수축을 시작할 때, 통증도 시작된다. 근육이 이완되면, 통증도 감소한다. 분만통은 시작, 일정기간 동안의 멈춤, 그리고 다시 시작을 반복한다.

응급구조사로서, 다음과 같은 분만통의 특징을 나타내는 시간을 알고 있어야 한다:

- **수축 시간 또는 기간.** 수축 시작부터 자궁 이완까지의 시간(시작부터 끝)
- **수축 간격 또는 횟수.** 한번의 수축이 시작될 때부터 다음의 수축의 시작될 때까지의 시간수축이 30초에서 1분 동안 지속되고, 2~3분 간격으로 발생할 때, 출산이 임박했음을 나타낸다.

수축이 지속됨으로써, 출산 길을 완전히 열리고 질과 같은 높이가 되기 위해 자궁목은 서서히 짧아지고, 충분하게 얇아진다. 자궁목이 완전히 열리는 것은 제 1기가 끝났음을 알리는 신호이다. 첫 출산인 여성의 경우, 제 1기가 대략 16시간 동안 지속된다. 하지만, 몇몇 여성의 경우 4시간 이내로 지속되는 경우가 있는데 이는 주로 첫 출산이 아닌 경우의 여성에게서 나타난다.

메모: 자궁목의 확장을 확인하기 위한 외부적인 평가 방법은 없다. 응급구조사로서, 다른 방법으로 분만의 과정을 평가하여야 한다. 응급구조사는 내부 자궁목 검사를 시행할 수 없다.

태아가 아래쪽으로 움직이고, 자궁목이 확장되면, 양수는 파열된다. 이는 흔하게 "양수 파열" 혹은 "양막주머니 파열"이라고 부른다. 이는 주로 액체가 질 밖으로 솟구치거나 흐름으로써 여성이 느낄 수 있다. 대부분, 이는 출산 바로 직전에 발생한다. 그러나 이는 분만이 시작되기 전에 발생하기도 하는데, 이는 양수 조기 파열이라고 부르고, 태아에게 심각한 문제를 일으킨다.

정상적인 양수는 맑지만, 양수가 녹색을 띄거나 황갈색을 띄게 되면 분만 동안 산모나 태아의 곤란(distress)를 의미하는 것으로 이를 *태변착색(meconium staining)*이라고 한다.

태변 착색(meconium staining)
태아의 태변 배설로 양수가 맑지 않고 녹색 또는 황갈색으로 변색된 경우; 분만 시 산모와 태아의 곤란 상황을 암시한다.

제 1기 때 혈액이 섞인 물 같은 점액이 배출될 수 있다. 처음 배출되는 이러한 점액은 자궁목을 막고 있던 점액일 것이다. 대개 이 점액은 혈액과 혼합되어 있으므로 혈성이슬(bloody show)이라고 한다. 점액을 닦아낼 필요는 없지만 분만 동안 일반적으로 물 같은 혈액이 섞인 액체가 질에서 배출된다.

제 2 기

제 2기는 자궁목이 최대로 확장된 후 시작한다. 이 기간 동안 자궁수축은 빈도가 점차 증가하고 분만통은 더 심해진다. 제 2기 분만 동안에 일어나는 경련성 분만은 제 1기 분만과정과 관련된 것으로 지속되지만, 대부분의 산모는 다른 새로운 불편감, 즉 변의를 호소하게 된다. 이는 아기의 몸이 하강하면서 곧창자에 압력을 가하기 때문이다. 출산의 순간이 가까워지면 응급구조사는 산모를 이송할 것인지, 산모가 있는 현장에서 분만을 도울 것인지를 결정하여야 한다.

제 3기

제 3기는 태아가 출산된 직후에 시작한다. 자궁 수축이 재개되어 태반이 배출될 때까지 짧게 진행된다. 이때의 자궁수축과 진통도 제 2기 때와 같이 심하고 고통스러울 수도 있다. 제 3기는 보통 10~20분이 소요된다.

환자 평가

산모 평가

비록 산모이라고 할지라도, 다른 환자의 평가처럼 똑같이 진행되지만, 응급구조사로서 기억해야 할 특정한 목표가 있다. 태아를 출산 하기 위해 가장 좋은 장소는 병원이다. 산모와 태아의 안전을 위해 많은 적합한 환경을 갖추고, 예상치 못한 여러 분만 상황에 대응 할 수 있도록 많은 장비들과 전문가들이 대기하고 있기 때문이다. 되도록이면 병원 전 단계에서 출산은 피하는 것이 좋다. 그 밖에도, 구급차에서의 출산은 모든 문제들의 위험성이 증가하게 된다. 태아의 출산 시간을 정확하게 예측할 수는 없지만, 응급구조사의 평가는 매우 중요한 단서로 제공될 것이다. 기도, 호흡, 순환의 평가와 더불어, 응급구조사는 출산 임박의 가능성을 확인하기 위해 평가를 해야 한다.

간단하게 일련의 질문을 하고 머리출현을 검사하고, 활력징후를 측정하여 이송여부를 결정한다. 그러나 "성급하게" 이러한 결정을 내려서 산모가 당황하지 않도록 한다. 이런 시기에 산모에게는 정서적 지지가 필요하다. 조용히 전문가답게 행동함으로써 산모가 편안하게 느낄 수 있도록 도와주고 산모와 태아에게 적절한 조치가 제공될 것이라는 확신을 줄 수 있어야 한다.

산모의 평가는 일반적인 환자 평가와 같이 기도, 호흡, 순환 평가, 활력징후 측정, SAMPLE 병력 측정을 포함한다. 또한 임신과 출산을 위한 구체적인 몇몇 평가 요소가 있다.

산모를 평가하기 위해서는:

1. **산모의 이름, 나이, 출산 예정일을 묻는다.**
2. **초산(분만이 처음인 산부)인지 묻는다.** 초산인 경우 평균 분만 시간은 약 16~17시간이 소요된다. 경산부(분만을 경험한 산부)는 분만 시간이 짧다. 산모가 4~5회 이상의 분만 경험이 있으면 분만시간은 더 짧아진다. 다수의 출산 경험이 있는 여성의 경우, 자궁이 탄탄한 근육처럼 지속적으로 잘 활동한다; 다른 경우로는 근육이 지속적으로 수축하는 효과가 적어 분만 시간을 길게 하기도 한다.

그림 32-7 머리출현

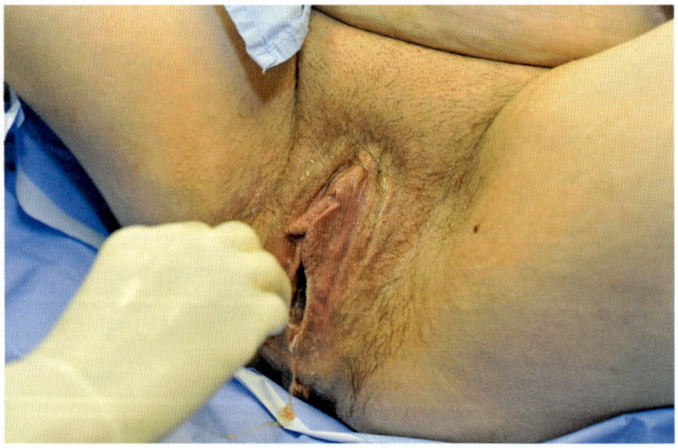

현장사례

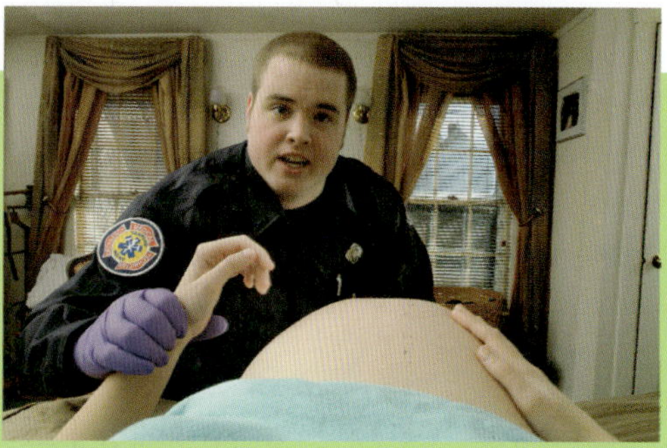

"저는 제대로 관리받는 출산을 하려는 계획을 가지고 있었어요. 제 첫 아이였으며 자연적인 과정으로 발생하는 사소한 일까지 챙기려고 노력하였으나 이 모든 노력이 아수라장이 되었죠. 자궁 수축이 시작되었고, 양수가 터졌으며 곧 아이를 여기에서 낳을 것 같았어요.

"남편과 전 충격을 받았으며 병원에 가기 전에 사람들을 부르고 서로 뜻있는 시간을 가지려는 나의 모든 계획이 날아가 버렸어요. 우리가 할 수 있는 것은 119에 전화를 거는 것이었죠. 응급구조사가 도착하였으며 그들은 우리를 진정시키고 또 우리가 그것이 필요하다는 것을 그들은 알고 있었습니다. 그들은 몇 가지 질문을 하고 수축시간을 측정하고 출산을 하기 전에 병원에 갈 수 있다는 생각을 하였죠.

"그들이 옳았어요. 우리는 시간이 충분했습니다. 약 8시간 정도… 우리가 완전히 겁에 질렸다고 제가 말했었나요? 만약 우리가 이런 일을 또 겪으면 완전히 다를 것이에요. 정말로!"

3. **주기적으로 의사에게 검진을 받았는지 묻는다.** 이는 환자의 임신 정보(다태아, 병력, 임신관련 문제 등)를 얻는데 큰 도움이 된다.
4. **진통이 얼마나 자주 발생하며, 얼마나 오랫동안 지속되고 있는지, 그리고 양수가 터졌는지 묻는다.** "혈성 이슬이나 질 출혈이 있었는지"도 묻는다. 이 시점에서 초산인 경우, 산모 이송을 결정할 수 있다고 생각할 것이다. 그러나 우선 평가 절차를 계속 진행하며, 또한 자궁 수축의 빈도와 기간을 측정해야 한다.
5. **산모에게 긴장되는지 변의를 느끼는지 묻는다.** 산모가 변의를 느낀다면, 태아가 출산 길로 이동하여 산모의 곧창자를 누르는 것을 의미한다. 화장실에서 아기를 출산할 수 있기 때문에 산모를 화장실에 보내면 안 된다. 이런 경우 곧 출산이 이루어지게 된다. 산모는 아기가 질 입구로 나오려고 한다고 말할 것이다. 대개 이런 경우 출산이 매우 임박한 상태이다.
6. **머리출현(crowning)에 대하여 산모를 검진한다**(그림 32–7). 이는 질 입구가 불룩해지는지, 혹은 태아의 신체 일부가 보이는지 시각적으로 검사하는 것이다. *머리출현*은 분만 중에 영아의 신체 일부분이 질 입구를 통해 처음으로 보여지는 것을 의미한다. 대개 태아의 머리가 제일 먼저 보여진다. 정상적으로 태아의 머리가 먼저 보이는 것을 *머리태위(cephalic presentation)*라고 한다. 만약 태아의 볼기 또는 다리가 먼저 보이면, 이는 볼기태위(breech presentation)라고 한다. 매 수축 시마다 태아의 머리나 선진부가 보이면 출산이 임박한 경우이다.
7. **자궁수축을 촉진한다.** 산모가 진통이 있다고 말을 한 다음에 이 절차를 실시해야 한다. 산모에게 여러분이 무엇을 할 것인지 설명하고 나서 장갑 낀 손바닥을 복부 배꼽 위에 올려놓는다. 환자가 옷을 입은 채로 실시할 수도 있다. 산모의 자궁과 자궁수축을 느낄 수 있다. 모든 수축시간을 측정하도록 한다. 자궁수축의 기간과 빈도시간을 측정한다. 아기 분만이 가까워지면 자궁뿐 아니라 자궁과 피부 사이의 조직들이 더 단단해지는 것을 느낄 수 있다.
8. **환자의 활력징후를 측정한다.**

머리출현(crowning)
질 입구를 통해 태아의 일부가 보이는 것

머리태위(cephalic presentation)
분만 시 태아의 머리가 먼저 보이는 것. 정상적인 과정이다.

메모: 산모가 변의를 느낀다 하여 화장실에 가는 것을 허용해서는 안 된다. 이는 출산이 얼마 남지 않았다는 것을 의미한다. 또한 산모가 다리를 서로 모으거나 또 다른 방법으로 분만을 지연시키는 방법을 허용해서는 안 된다.

머리출현을 검사하는 것이 산모, 남편, 가족 등 주위 사람들을 당황하게 할지도 모른다. 이러한 이유 때문에 응급구조사가 무엇을 하는 것이고, 왜 하는지를 설명할 필요가 있다. 주위의 시선으로부터 확실히 산모를 보호하도록 한다. 예의 바르지만 단호한 태도로 현장에 있어야 할 사람 이외에는 모두 떠나도록 한다. 조심스럽게 산모의 질 입구의 시야를 방해하지 않는 수준에서 산모의 옷을 벗기도록 한다.

산모가 초산인 경우 변의도 없고 머리 출현도 되지 않았으면 분만을 위해 의료기관으로 이송하지 못할 이유가 거의 없다. 반면, 경산부인 경우 변의를 호소하고 울부짖으며 화장실에 가고 싶다고 호소한다면 이송을 하기에는 너무 급박하게 분만을 할 수 있다. 산모가 약 2분 간격으로 자궁수축과 진통이 있으면 출산이 가까운 것이다. 머리출현이나 다른 징후들에 기초하여 분만이 임박했다고 판단하면, 지역 지침에 따라서 응급구조사는 현장에서 분만을 시행하도록 결정하는 것에 대하여 의료지도를 받기 위해 연락하도록 되어 있다. 분만이 10분 내에 이루어지지 않으면, 의료 지도를 받아 산모 이송을 시작하도록 허가 받는다.

이송 도중에 출산할 것 같다고 생각하기 때문에 산모가 이송을 두려워하는 경우가 있을 수 있다. 여러분은 산모에게 분만 전에 시간이 충분히 있음을 확신시켜 준다. 또한 여러분은 분만을 도와주는 것에 대한 훈련을 받았고 산모가 도중에 출산을 한다면 구급차 내에서 산모의 요구를 수행할 수 있고 신생아 처치에 필요한 물품이 잘 구비되어 있음을 알려준다.

이송 도중에 머리출현이 나타나면, 구급차를 멈추고 분만준비를 하여야 한다. 환자 평가로 볼 때 출산이 이송하기에 너무 임박했다고 생각되면, 응급구조사와 여러분의 동료는 분만을 도울 준비를 하여야 한다. 분만 준비의 일환으로서 산모는 정서적 지지가 필요하다는 점을 유념해야 한다.

결정 포인트

- 태아 출산이 임박한가?
- 현장에서 분만을 위해 준비해야 하는가? 아니면 구급차로 이동해야 할 것인가?

메모: 산모와 관계없이, 여러분의 평가에 근거하여 이송하는 것이 가장 좋은 방법이다. 여러분은 수 분 이내에 출산을 예상할 수 있을 것이다.

또 다른 중요한 평가 목적은 신생아 소생술의 필요성을 예측하는 것이다. 비록 소생술의 필요성이 절대적으로 예측되기 힘들지만, 필요한 경우를 예측할 수 있는 가능성 높은 적응증이 몇몇 있다.

만약 다음과 같은 점을 발견한다면, 신생아 소생술은 필요할 지도 모른다.

- 출산 전 검사를 받지 않은 경우. 환자는 산과전문의를 본 적이 없고, 그러므로 태어나지 않은 아기의 건강 또는 산모의 건강에 대해 생각해 본 적이 없다.
- 조산. 정상보다 일찍 출산하는 경우, 소생술이 필요할 가능성이 높다.
- 산모가 외상이나 질병의 영향에 의해 유도된 분만을 한 경우
- 다태아출산. 쌍둥이, 세쌍둥이 혹은 그 이상의 태아를 임신한 경우, 신생아 소생술이 필요할 가능성이 높다.
- 임신과 관련한 과거 병력. 특히 전치태반과 볼기태위(이 단원의 마지막에서 배울 것이다)
- 약물(특히 마취제)에 의해 유도된 분만

- 양막주머니 파열과 태변 착색(water breaking).

신생아 소생술 필요 시 가장 중요한 것은 도움을 요청하는 것이다. 나중에 이 단원에서 다루겠지만, 소생술은 태아에게 모든 초점을 맞추어 빠르게 진행해야 한다. 만약에 이러한 일이 발생한다면, 바로 전문소생술팀에 도움을 요청하도록 한다. 적절한 평가는 아기를 출산하기 전 적절한 장비를 준비할 수 있도록 도와준다.

결정 포인트

- 다태아출산을 위한 준비 혹은 합병증 발생을 위해 준비해야 하는가??

정상 분만

응급구조사의 역할

분만 시 응급구조사의 주 역할은 현장에서 분만을 해야 할 지 여부와 현장분만이 필요하다면 산모가 아이를 원활히 분만할 수 있도록 어떻게 도와야 할 지 결정하는 것이다.

메모: 응급구조사가 아이를 낳는 것이 아니라 산모가 아이를 낳는 것이다!

분만을 위한 산모의 준비

평가에 의하여 출산이 임박했다는 확신이 서면 응급구조사는 즉시 분만을 위해 산모준비를 한다. 준비를 위해서 다음과 같이 하여야 한다.

1. 현장을 통제하여 산모의 사생활을 보호한다(출산을 지도할 사람은 남게 한다). 만약 독립된 방이 아니거나 구급차로 산모 이송이 불가능할 경우(아기머리 출현)에는 주위 사람들을 나가도록 한다.
2. 소독 장갑을 착용하고 응급구조사와 동료는 가운을 입고, 모자, 안면마스크, 눈 보호대를 착용한다. 분만 시 혈액이 튀거나 다른 분비물이 튈 가능성이 높기 때문이다.

비판적 의사결정

아기는 기다리지 않는다!

현장에서의 분만은 매우 드물지만 매우 흥분되는 연락이다. 여러분이 분만을 받아야 하는 모든 아기들을 위하여 아기가 출산하기 전에 산모를 병원으로 이송하여야 하는 수많은 산모의 전화를 받아야 한다. 출산이 임박했다는 결정은 응급구조사에게 중요한 술기의 하나이다. 다음의 각 시나리오에서 여러분은 산모를 병원으로 후송할 것인지, 아니면 현장에서 분만을 준비해야 하는지를 결정해야 한다.

1. 산모는 자궁 수축이 심하며 30초 간격으로 온다. 산모는 변의를 느끼며, 질 입구가 불룩해졌으며 머리출현을 볼 수 있다. 이는 산모의 네 번째 아기이다.
2. 산모의 자궁수축은 5~10분 간격이며 강하지도 않다. 이는 산모의 첫 번째 아이이며 머리출현이나 불룩한 현상도 없다. 산모는 확실하지는 않지만 양막주머니가 터지지 않았다.
3. 산모의 자궁 수축은 2분 간격이며 8시간이 지났다. 산모의 양막주머니는 수축을 시작할 때 터졌다. 산모는 더 이상의 분만의 진행을 느끼지 못하고 있다.

3. 산모를 침대, 방바닥 또는 구급차 들것에 눕게 한다. 담요나 베개로 엉덩이를 들어 올린다. 무릎을 구부리게 하고 양쪽으로 넓게 벌리게 한다. 응급구조사는 신생아를 받아 초기 처치를 하기 위해서는 산모 둔부 밑으로 60cm 정도의 작업 공간이 필요하다. 환자가 들것에 누워 있을 때에 합병증 발생시 즉시 이송할 수 있다.
4. 질의 입구에는 시야를 방해하는 환자의 옷과 속옷을 벗기고, 소독포나 소독 수건으로 그림 32-8과 같이 산모를 덮어준다. 분만 장비가 없으면, 깨끗한 시트, 천, 수건, 테이블 시트 등을 이용해도 된다.
5. 여러분을 돕기 위한 동료 응급구조사, 남편 또는 산모가 함께 있어도 좋다고 허락한 사람을 산모의 머리 쪽에 있도록 한다. 산모가 구토를 하려고 할 때에는 머리를 돌려주어야 한다. 또한 이 사람들은 산모에게 정서적 지지를 하고 격려하여야 한다.
6. 환자 근처에 분만 장비를 놓아 모든 장비를 손쉽게 사용할 수 있도록 한다.
7. 가능하다면, 주변 환경을 따뜻하게 만들어라. 구급차 안이라면, 히터를 최대한 높은 온도로 작동시킨다. 추운 환경은 신생아에게 위험하다.

메모: 차량에서 분만을 하게 되면 산모를 좌석에 반듯이 눕히고, 산모의 한쪽 다리는 바닥에 내려놓고 다른 한쪽 발은 좌석에 놓이도록 한다.

분만 세트 준비

정산 분만은 분만세트 라고 불리는 몇 가지 기본 장비들을 요구한다(그림 32-9). 여러 장비들이 있지만, 다음의 장비들은 반드시 포함되어야 한다.

- 감염예방을 위한 외과용 소독된 장갑 몇 켤레
- 산모를 덮을 수건이나 이불
- 아기를 닦고 말리기 위한 2×2(또는 4×4) 거즈 패드(스펀지) 한 다스.
- 아기의 입과 코를 흡입할 고무 구형 흡인기(3 oz.) 1개
- 탯줄 절단용 탯줄집게 또는 지혈집게(다태아의 경우를 위한 여분의 집게 추가)
- 탯줄 절단용 수술용 가위 1쌍

그림 32-8 분만을 위한 산모 준비

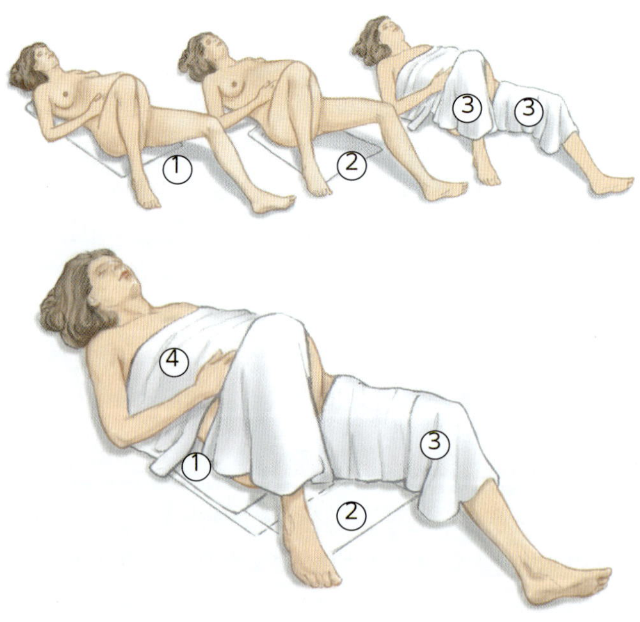

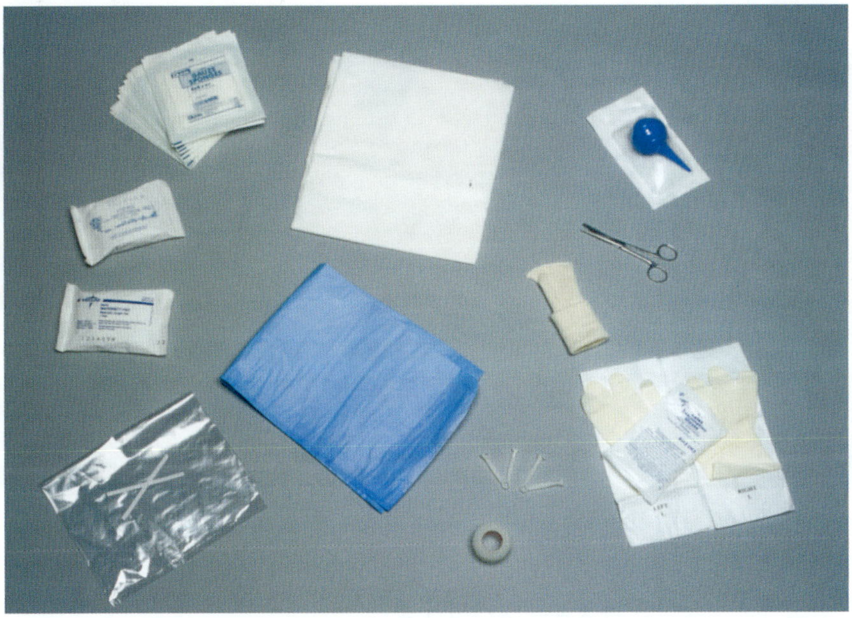

그림 32-9 분만세트 내용물

- 아기를 감싸 보온시킬 수 있는 아기용 담요 1개
- 혈액과 양수를 닦아 낼 각각의 포장된 위생수건 몇 개
- 비닐백

근무 외 상황에서 종종 응급구조사는 소독된 분만장비 없이 분만을 돕게 될 수도 있는데, 그때 몇 가지 장비를 사용하여 산모를 도울 수 있을 것이다.

- 산모를 덮고 신생아를 쌀 수 있는 깨끗한 수건이나 시트
- 탯줄을 묶을 수 있는 새 신발끈이나 납작한 실(탯줄이 잘릴 수 있으므로 얇고 가는 철사나 가는 끈은 사용하지 않는다)
- 분만 후 태반을 쌀 수 있는 수건이나 비닐백
- 청결한 새 고무장갑과 눈 보호대. 장갑과 눈 보호대가 없으면 감염성 질환에 노출될 수도 있다.

태아를 위한 머리덮개는 태아의 열 소실을 크게 감소시킨다.

산소와 연결된 신생아용 백-밸브 마스크(BVM)는 분만 전에 반드시 준비되어야 한다.

태아 분만

여러분은 계속 질의 입구를 지켜볼 수 있는 자세를 취한다. 어느 순간이라도 태아가 나오는 것에 대비하고 있어야 한다.

환자가 불편감을 경험하는 것을 알아야 한다. 태아를 분만하는 것은 자연스런 과정이지만 통증이 동반되고 또한 심한 구역질을 느낄 수 있다. 초산인 경우 산모는 비협조적일 수 있다. 응급구조사는 분만 시 진통이 있고 통증이 매우 심각하다는 것을 반드시 기억해야 한다. 산모는 정서적 지지가 필요할 것이다.

분만 동안 산모에게 말을 걸어 자궁 수축 사이에 이완하도록 산모를 격려한다. 자궁수축이 시작되어 다음 수축이 시작될 때까지의 수축시간을 계속 측정한다. 산모에게 긴장하지 않도록 격려한다. 보통 산도로 아기의 머리가 진입하는 압력 때문에 장운동이 있다는 사실을 산모에게 상기시켜 준다. 입으로 심호흡을 하도록 한다. 산모가 과환기가 될 정도로 빠르고 깊게 호흡하지 않도록 해야 하지만, 거칠게 숨을 내쉬면 한결 기분이 좋아질 수 있다. “양수”가 터

그림 32-10 (A) 태아의 머리 분만 (B) 태아의 어깨 분만

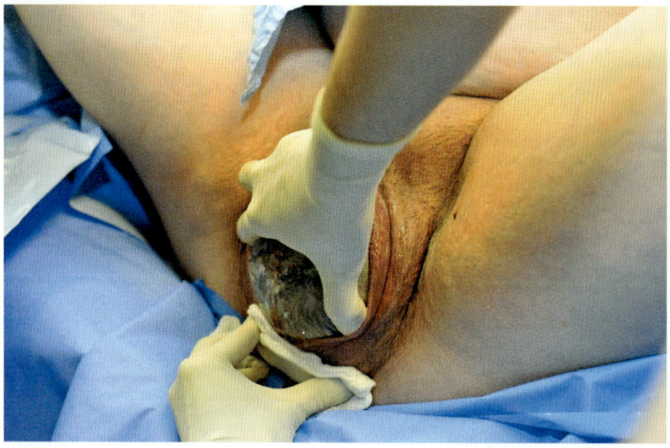

(A)

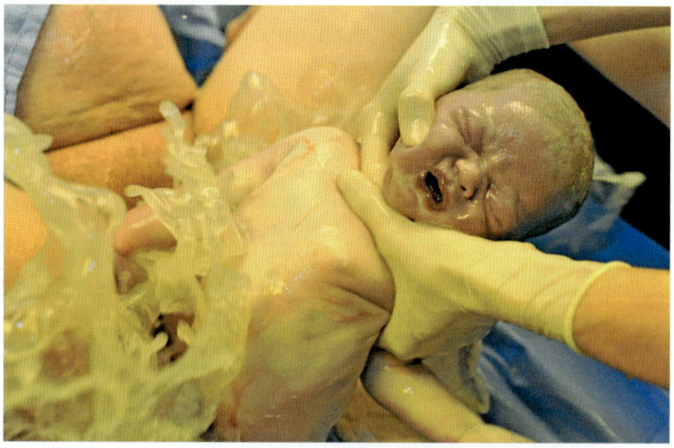

(B)

졌더라도 산모에게 정상적인 과정임을 상기시켜 준다.

메모: 복잡하지 않고, 머리태위이면 정상적인 분만으로 간주한다. 양수의 색이 비정상적인지 관찰한다.

메모: 어떤 경우 분만이 갑작스럽게 이루어진다. 아기를 꽉 쥐지 않도록 하면서 적절한 지지를 제공한다. 돌발적으로 아기가 분만되는 것을 막기 위해서 한 손으로 아기의 머리를 지그시 누른다. 이때 아기 머리뼈의 숫구멍을 직접 압박하는 것을 피한다.

정상적인 분만에서 산모를 돕기 위해서는(그림 32-10과 절차 32-1)

1. 산모의 머리 쪽에 누군가가 있어서 계속 지지하고 활력징후를 측정하고 구토하는지 살피도록 한다. 도울 사람이 아무도 없으면 구토를 주의하면서, 수축기 사이에 활력징후를 측정한다.
2. 산모의 질 입구에 아기 머리가 보이면 장갑 낀 손을 대도록 한다. 분만을 도울 때를 제외하고는 질 주변을 만지지 않도록 한다. 법적 이유 때문에 응급구조사와 환자 모두를 보호하기 위하여 산모의 질 부분을 촉진할 때는 항상 동료 응급구조사가 함께 있도록 한다.
3. 출산할 때에 아기 머리 아래에 한 손을 놓는다. 손가락을 모두 펴는데 아기 머리뼈의 "부드러운 지점"인 숫구멍이 있다는 것을 주의하도록 한다. 아기 머리를 받칠 때 정수리와 머리뼈측면의 부드러운 부분을 누르지 않도록 한다. 손에 약간의 압박을 균등하게 가해 급작스럽게 아기가 나오는 것을 예방하여야 한다. 한 손은 아기의 머리에 대고 다른 한 손으로 소독 수건을 산모의 질과 항문 사이에 대주어 아기 머리의 만출 시 조직이 찢어지는 것을 예방할 수 있다. "절대 아기를 잡아당기지 않는다."
4. 태아의 머리가 분만될 때까지 양막주머니가 터지지 않으면, 손가락으로 양막주머니를 찢는다. 아기 입과 코에서 양막주머니를 잡아 떼어낸다. 양수는 맑은 액체여야 한다. 양수에 태변이 착색되어 짙은 암녹색으로 변했는지 검사한다. 진통을 하는 동안에 태아와 산모가 모두 스트레스를 받기 때문에 태변이 나와서 양수에 태변이 착색된다. 태변이 있으면 즉시 신생아를 흡인할 준비를 한다. 태아가 태변을 흡인하면 폐렴이나 다른 감염이 진전될 수 있다.

태아의 머리가 나오면, 탯줄이 태아의 목을 감고 있는지 점검한다. 점검할 때에 산모에게 힘을 주지 말라고 한다. 잠시 동안 얕고, 짧은 호흡을 쉬도록 하여 검사 시 힘을 빼도록 한다. 그

절차 32-1 정상분만 돕기

일차적으로 먼저 표준화 예방조치를 할 것.

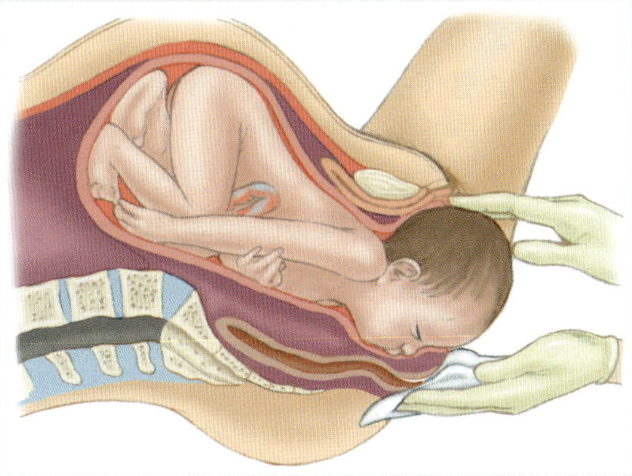

1. 태아의 머리를 지지한다.

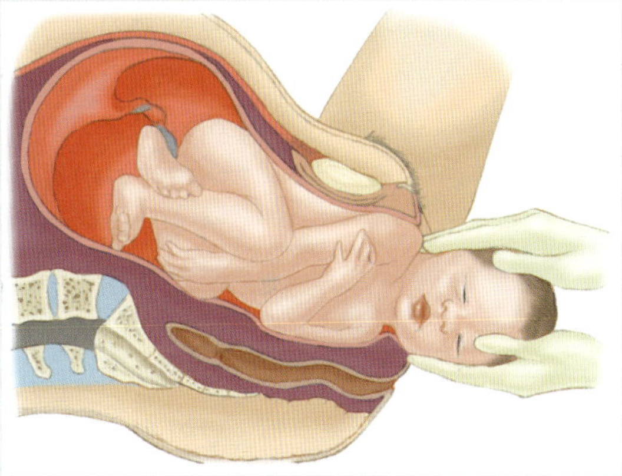

2. 태아의 위쪽 어깨 분만을 돕는다.

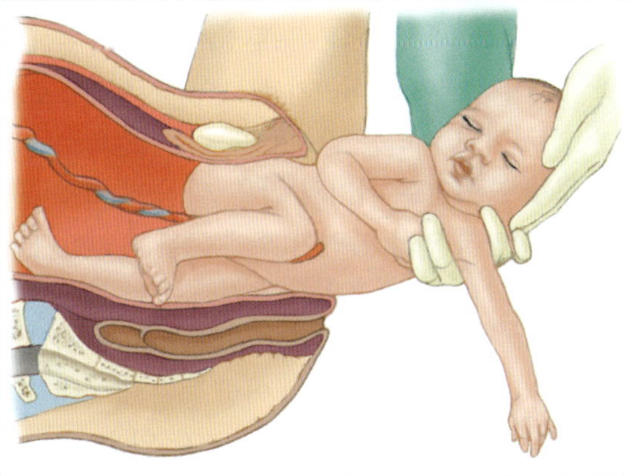

3. 몸통을 지지한다.

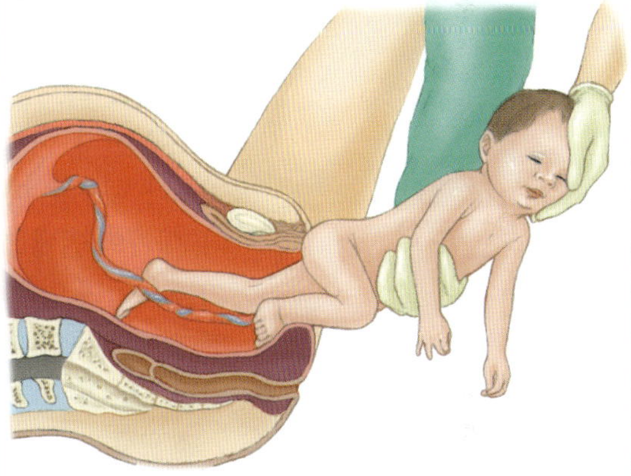

4. 골반과 다리를 지지한다.

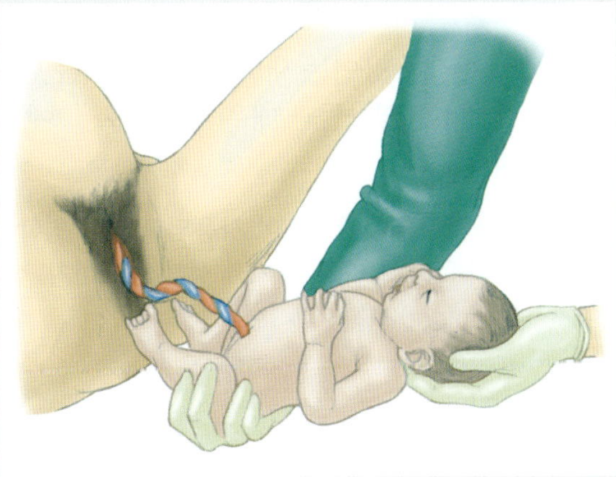

5. 탯줄의 박동이 멈출 때까지 태아를 산모의 질 높이에 위치시킨다.

리고 나서 필요하다면 부드럽게 탯줄을 풀어준다. 탯줄이 질길지라도 거칠게 다루면 찢어질 수 있다. 탯줄이 아기의 목을 감싸고 있으면 목 뒤에서 탯줄 밑으로 손가락 두 개를 넣어 탯줄을 앞으로 당겨 아기의 상부 어깨와 머리 위로 벗겨낸다

만약 아기의 머리 위로 탯줄을 풀거나 빼낼 수 없다면 아기를 분만할 수 없을 것이다. 그러므로 즉시 분만 장비에 있는 집게를 사용하여 양 지점에서 탯줄을 집어 올리도록 한다. 아기가 손상을 입지 않도록 매우 조심해야 한다. 조심스럽게 두 집게 사이에서 탯줄을 절단한다. 아기 목 주위에서 부드럽게 탯줄 끝을 푼 후에 다음 분만을 진행한다.

어깨 분만을 도와준다. 위쪽 어깨(보통 약간의 지연이 있음)가 나오고 차례로 아래쪽 어깨가 분만된다. 여러분은 전 과정 동안 아기를 잡고 있어야 한다. 아기 머리를 부드럽게 아래쪽으로 향하게 하고, 아기의 위쪽 어깨가 분만되도록 산모를 돕는다. 위쪽 어깨가 분만된 다음 아래쪽 어깨가 분만되는 것이 늦어지면 산모를 도와서 아기 머리를 위로 부드럽게 올려준다.

분만 전 과정 동안 아기를 잡고 있는다. 신생아는 매우 미끄럽다는 것에 유념하도록 한다. 발이 나올 때까지 아기를 단단히 잡고 있어야 한다. 아기가 매우 미끄러워서 아기를 떨어뜨릴 수 있기 때문에 절대로 발을 잡고 아기를 들어 올리지 않도록 한다. 발이 분만되면 아기를 옆으로 눕히고 머리를 몸체보다 약간 낮게 위치시킨다. 그렇게 함으로써 입과 코에서 혈액, 양수, 점액들이 잘 배출되도록 해준다. 입과 코를 구형 흡인기로 재차 흡인한다. 탯줄이 박동을 멈출 때까지 아기를 모체의 질과 같은 높이로 유지하도록 한다. 아기를 따뜻하고 건조한 담요로 싼다.

아기의 기도를 점검한다. 대부분의 아기들은 나올 때 얼굴을 아래로 향하고 다음에 오른쪽 또는 왼쪽으로 회전한다. 아기 머리를 받쳐주어서 아기의 머리가 산모의 항문 쪽으로 닿지 않도록 한다. 아기 머리 전체가 보이면 한 손으로 아기 머리를 받쳐주고, 다른 손으로는 소독 거즈나 패드로 아기의 입과 코를 씻어준다. 구형 흡인기로 아기의 입을, 다음에 코를 흡인한다. 아기의 입에 갖다 놓기 전에 흡인기를 누르고 먼저 입을 흡인한 후에 코를 흡인한다. 흡인기를 아기의 입 안쪽으로 3~4cm 정도 넣은 후에 액체 등을 흡인하기 위해 누른 부분에 힘을 뺀다. 여러분의 손가락으로 이를 조절한다. 흡인기 안의 물질을 수건 위에 버리고, 위와 같은 방법으로 2~3회 더 실시한다. 흡인기의 끝을 아기의 코 안으로 1cm 이상 넣지 말아야 한다.

출생시간을 정확하게 기록 한다. 산모의 이름과, 출산시간을 테이프 조각 위에 적는다. 접착체 부분이 태아의 피부에 닿지 않도록 하여 아기의 손목 주위에 놓는다.

신생아

핵심 개념
신생아 처치

신생아(neonate)
새로 태어난 영아 혹은 태어난 지 1달 미만의 영아

*신생아(neonate)*라는 용어는 새로 태어난 아기를 말하고, 태어난 지 한달 미만의 영아를 말한다. 신생아는 다른 영아들과 매우 다르므로, 그에 맞추어 치료가 이루어져야 한다는 것을 기억해야 한다.

메모: 몇 가지 단어들이 혼동되어 사용되고 있어 명확하고 일정하게 사용하기 위해 다음과 같이 정의한다: 태아(fetus) - 자궁 안에서 성장하는 아기. 신생아(neonate) – 출산 후부터 한 달 이내의 아기. 영아(infant) - 출산 후 1년 이내의 아기

신생아 평가

신생아의 활력징후는 출생 즉시 평가하여야 한다. 만약 아기가 출생한 후에 현장에 도착했다고 하더라도 처음 관찰에 기초하여 평가를 할 책임이 있다. 그러나 주의할 점은 아기와 산모의 처치가 지체되어서는 안 된다는 것이다. 다른 활동을 수행하는 동안에도 평가는 할 수 있

표 32-1 아프가 점수(APGAR score)

아프가 점수			
	0	1	2
피부색	청색(창백), 전체	팔다리-청색, 몸통-핑크	전체-핑크
맥박	0	〈100	〉100
찡그림(발에 자극을 주거나 흡인에 대한 반응)	반응 없음	얼굴만 찡그림	재채기, 기침, 울음
운동	없음	약간(팔다리 굴곡정도)	정상적인 움직임
호흡	없음	느림, 불규칙, 약함	강한 호흡과 울음

는 것이다.

응급의료체계에 따라 일반적 또는 특정한 평가 지침이 필요할 수도 있다. 일반적 평가는 대개 호흡, 심장박동수, 울음, 운동, 피부색을 유의하도록 한다. 정상 신생아는 맥박이 100회/분 이상 이고, 쉽게 호흡하며, 잘 울고(크게 우는 것이 좋은 징후이다), 팔다리의 움직임(움직임이 더 클수록 양호하다)이 있으며, 손과 발에만 청색증이 나타난다. 5분이 지나면 이러한 징후는 더 분명해질 것이고 호흡은 좀 더 편해지기 시작한다. 청색증은 사라질 수도 있고 사라지지 않을 수도 있으나, 다른 신체 부위로 퍼지지는 않는다.

일부의 응급의료체계에서 사용하는 특별한 평가 지침이 있는데 이를 아프가 점수라 한다. 아기의 조건에 점수를 부여하는 방식으로 ABC평가 방법이 강력하게 강조를 받기 전 그들이 오늘날 사용하는 방법이다. 이 아프가 점수는 소생술의 노력을 안내하는 점수는 아니다. 그러므로 이 점수를 결정하려는 것 때문에 소생술이 방해되서는 절대로 안 된다. 표 32-1에서 응급구조사에게 신생아의 조건을 여러 다른 면에 점수를 부여하는 방법을 보여주고 있다. 아프가 점수는 5가지 항목의 합계점수로 0점에서 10점까지이다. 일반적으로 출산 후 1분, 그리고 5분 후에 다시 한번 측정한다.

신생아 처치

정상 분만일지라도 각 단계별로 신생아의 처치는 아기의 생존을 위해 필수적이다.

아기 보온 유지

아기를 따뜻하게 유지하는 것은 중요한 일이다. 병원 밖에서 아기의 저체온증은 흔하며 아기에게 대단히 위험한 조건을 만들므로 간단한 방법으로 피할 수 있다. 첫째, 아기는 적절히 건조시켜야 한다. 아기를 건조시키기 위해 처음 사용한 수건은 버려야 한다. 이는 습기를 포함하고 있어 쉽게 차가워지기 때문이다. 신생아 배내옷이나 따뜻한 담요 또는 수건으로 아기를 감싸 산모의 배 위에 놓는다(그림 32-11). 에어캡(깨지기 쉬운 물건을 포장하는데 쓰는 투명하고 부드러운 기포 포장지)을 사용할 수 있다. 이는 폭신하게 보호하고 미리 따뜻하게 하여 사용하며 신생아를 시각적으로 관찰할 수 있다. 아기의 머리를 확실히 덮어준다(얼굴이 아닌). 태반 분만 동안 산모가 반대하지 않는 한 여러분의 동료 응급구조사가 아기를 안고 있도록 한다. 구급차를 따뜻하게 유지한다.

탯줄 절단

탯줄 절단은 최근에 논쟁이 되고 있는 주제이다. 전문가들은 이 업무 완료의 중요성 뿐만 아니라 언제 이것을 시행해야 할 지에 대해 의견이 엇갈린다. 몇몇 전문가들은, 병원으로 아이와 산모를 이송하는 동안 절단하지 않고 그대로 나둔 채 병원으로 이송할 것을 추천한다. 또 다른 전문가들은, 탯줄을 그대로 놔두는 것은 적혈구 증가증과 같은 특정 문제를 발생시킬 수 있다고 주장한다.

양측 주장에 대한 증거는 아직 불분명하지만, EMS 세계에서는 다음과 같은 상황 시 탯줄을 절단할 것을 권장한다:

- 만약 탯줄이 아기의 목 주위를 감싸거나, 머리 위로 올라간 경우. 만약 출산이 임박하거나, 탯줄이 아기의 목을 조른다면, 이는 반드시 절단되어야 한다.
- 탯줄이 소생술에 방해가 될 경우
- 탯줄이 산모와 (또는) 아기의 긴급한 이송을 방해할 경우
- 지역 내 프로토콜이 탯줄 절단을 권장하는 경우

만약 당신의 지역 내 프로토콜이 탯줄을 절단할 것을 권장한다면, 2012년 세계 보건 기구의 권장사항에 따라, 출산 후 1분 이내에 탯줄을 절단하는 것은 피한다. 빨리 절단하게 되면, 태반에서 신생아에게 전달되는 줄기세포에 문제가 생긴다는 연구 자료가 있다. 대부분의 경우, 탯줄 절단은 낮은 우선순위와 관련이 있고, 이 업무를 완료하기 위해 서두를 필요가 없다. 탯줄을 자르기 전에, 탯줄에 손가락을 대고 맥동이 잡히지 않는지 확인해야 한다. 맥동은 대게 출산 후 수 초 안에 멈춘다.

메모: 만약 아기가 숨을 쉬지 않는다면, 탯줄을 감고 집고 자르지 말아야 한다. 즉시 심폐소생술을 시행하고, 시행하는 동안 태아의 목 주위에 감긴 탯줄을 제거하여라. 만약 맥동이 느껴진다면 절대 탯줄을 잘라서는 안 된다.

탯줄 처치의 일반적인 과정은 다음과 같다:

1. 아기를 보온한다. 아기를 건조시키고 탯줄을 절단하기 전에 아기용 담요나 반포 또는 깨끗한 타월 또는 시트로 싸주고 아기를 물로 씻지 않도록 한다. 때론 산모가 씻기기를 원하는 경우가 있으나 병원에 가기 전까지 몸에 태지를 남겨두어 아기를 보호하도록 하는 것이 최선의 방법이다.
2. 소독 집게나 탯줄용 테이프를 분만 장비에서 찾아서 사용한다. 탯줄은 매우 조심스럽게 묶도록 하며, 탯줄이 끊어지지 않도록 천천히 매듭을 묶어 옭 매듭으로 매듭을 짓는다 (오른쪽이 왼쪽 위로 가게 묶고 다음에 왼쪽이 오른쪽 위로 가게 다시 묶는다).
3. 먼저 아기로부터 25cm 정도 떨어진 부분의 탯줄을 절단하거나 묶는다. 그 이유는 전문응급구조사나 병원 의료진이 필요 시 사용할 정맥로를 확보할 수 있도록 탯줄을 충분히

그림 32-11 아이가 젖어있으면 말려야 한다. 따뜻한 이불로 아기를 감싸거나 단단히 싸라.

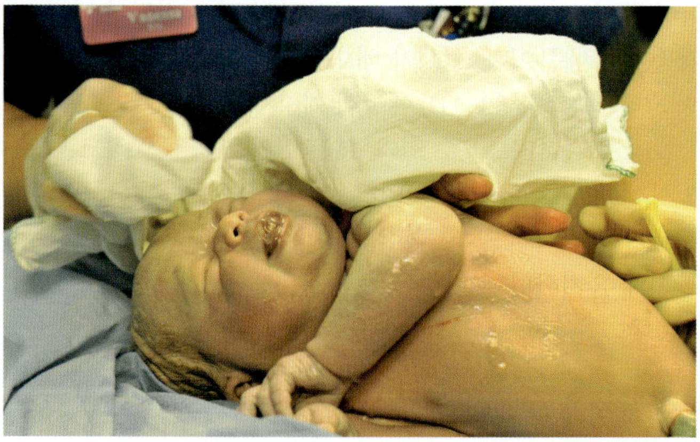

남겨 놓아야 하기 때문이다.

4. 두 번째 절단이나 매듭은 아기로부터 17~18cm 떨어진 곳을 묶는다. 이는 신생아로부터 네 손가락 정도의 너비가 떨어진 지점이다.
5. 소독된 수술용 가위로 첫 번째 절단 부위와 두 번째 절단 부위 사이를 절단한다(그림 32-12). 절단 시 탯줄에서 혈액이 튀어나올 가능성이 많으므로 보호장비를 착용하여 눈을 보호하도록 한다. 일단 탯줄을 절단하면 매듭을 풀지 않도록 한다. 탯줄의 태반 쪽 끝은 산모 다리의 천 위에 놓아서, 배출되는 혈액, 양수와 접촉되는 것을 피한다. 아기 쪽 탯줄의 끝에서 출혈이 있는지 확인한다. 결코 절단 한 것이나 매듭을 다시 묶거나 하지 않는다. 출혈이 계속되면 가능한 한 처음 매듭부분과 가장 가깝게 다시 매듭을 묶거나 절단을 한다.
6. 아기를 움직일 때 절단 된 것이나 탯줄이 손상을 입지 않도록 주의한다. 탯줄이 완전히 막혀있지 않을 경우, 아기는 매우 소량의 출혈만으로도 사망에 이를 수 있다. 대부분의 경우, 탯줄혈관은 수축되어 자체적으로 막힌다.

만약, 응급구조사가 비번일 때 분만 상황을 마주친다면, 탯줄을 꼭 잘라야 할 필요는 없다. 적절한 장비가 없다면, 응급상황이라 할 지라도 적절한 장비가 갖추어질 때까지 탯줄을 그대로 놔둔다.

즉, 응급상황이라면 응급구조사는 탯줄을 묶고 자르기 위한 모든 장비들을 찾아야 할 것이다. 만약 절단하거나 매듭을 묶을 수 있는 도구가 없으면, 깨끗한 신발끈이나 유사하게 생긴 부드럽고 깨끗한 끈을 사용한다. 아기가 출생 30분 이내에 제대로 된 처치를 통해 탯줄 절단을 시행할 수 있다면 여러분은 탯줄 절단과 묶음을 미룰 수 있다. 탯줄을 묶을 경우 환자를 이송하여 인계할 때까지 어느 정도의 시간이 있고 소독된 가위가 없다면, 수 분 동안 알코올에 가위를 담그고 그 가위로 탯줄을 절단한다. 태반 분만이 된 상태에서도 아기가 태반에 계속 붙어 있으면, 태반을 수건으로 싸서 아기와 태반을 한 단위로 간주하여 이송한다. 태반은 아기와 같은 위치이거나 약간 높게 위치시킨다. 아기를 계속 주의하여 관찰한다.

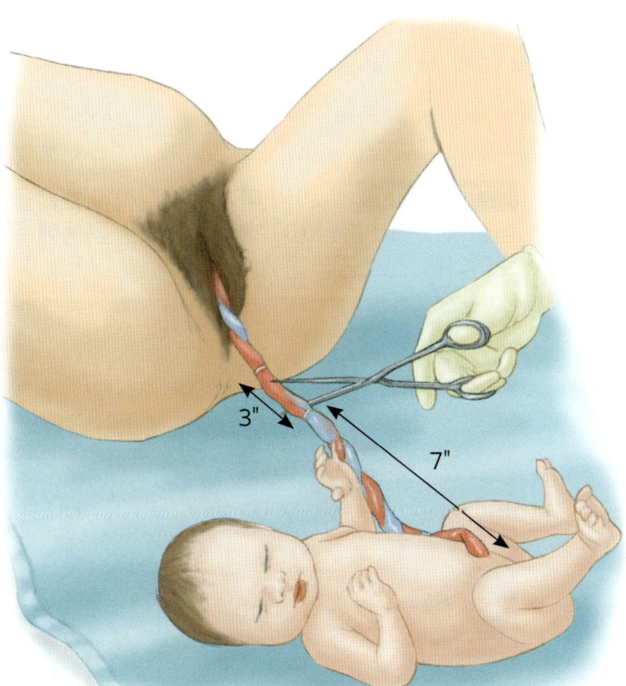

그림 32-12 탯줄 절단

아기를 산모의 복부 위에 놓는다(그림 32-13), 그리고 산모가 아이에게 젖을 먹일 수 있도록 한다(지역 내 프로토콜을 따른다).

분만이 진행되는 동안, 태아는 수동적이다. 하지만, 태아가 완전히 출산 되는 순간, 바로 능동적으로 변한다. 공기에 노출되면, 대개 태아의 호흡은 자극된다.

응급구조사가 흡인하고, 건조시키고, 따뜻하게 함으로써 아이는 더 자극받을 것이다. 만약 아기가 적절하게 호흡을 하고 심장박동수가 100회 이상이지만, 중심부에 청색증을 보인다면(몸통에 푸른색을 띈다) 산소 공급을 시작하여라(그림 32-14). 만약 신생아가 건조되고 따뜻하게 유지된 후 30초 이내에 숨을 쉬지 않는다면, 즉시 소생술을 시작해야 한다.

신생아 소생술

신생아의 소생술은 역피라미드 형태이다(그림 32-15). 비정상 평가를 받은 신생아의 대부분은 다소 간단한 방법으로 해결이 된다. 심폐소생술이나 전문소생술이 필요한 경우는 매우 드물다.

신생아의 초기 처치는 다음 단계들을 따라 시행한다.

1. 신생아의 기도를 깨끗이 하고 온기를 제공한다. 만약 이물질이 정상 호흡을 방해하거나, 양압환기가 필요하다면 구형흡인기를 사용하여 우선 입을 흡인하고 다음으로 콧구멍을 흡인하다. 구형흡인기를 아기 입에 넣기 전에 구형 부분을 압착한다. 흡인하기 위하여 구형부분을 쥔 손가락의 힘을 푼다. 이때 아기 코와 입 주위에서 나온 점액과 혈액을 닦기 위해 소독 거즈를 사용할 필요가 있다.
2. 아기가 호흡이 정상이면 호흡수, 맥박수, 그리고 피부색을 평가한다. 일반적으로 아기는 기도를 깨끗이 하면 스스로 호흡을 하게 된다. 신생아는 30초 이내에 호흡을 시작한다. 만약 호흡이 없으면, 여러분은 반드시 아기가 호흡을 하도록 자극을 주어야 한다(그림 32-16). 일반적으로는 부드럽지만 강하게 아기의 등을 문질러 주어서 자발적인 호흡을 증진시킬 수 있다. 이 방법으로 성공하지 못하면 여러분의 집게손가락으로 아기의 발바닥을 자극한다. 이때 아기의 발을 잡고 거꾸로 들지 말아야 한다. 잘못하면 아기를 떨어뜨릴 수 있으므로 항상 조심해야 한다. 호흡하는 아기의 손과 발이 처음 몇 분간은 청색증이 나타날 수 있는데 걱정할 필요는 없다.

   만약 아기의 호흡이 얕고, 느리거나, 없으면 분당 40~60회의 속도로 인공환기를 시

그림 32-13 아기를 산모의 복부 위에 놓는다.

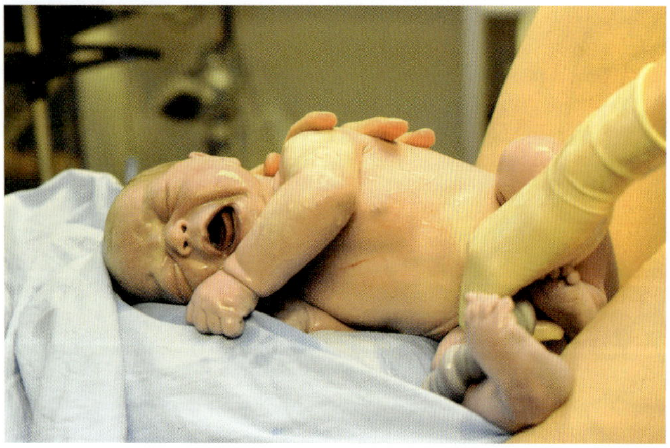

그림 32-14 만약 아기가 적절하게 호흡을 하고, 심장박동수가 분당 100회 이상이지만, 몸통에 푸른색을 보인다면, 산소공급을 시작하여라.

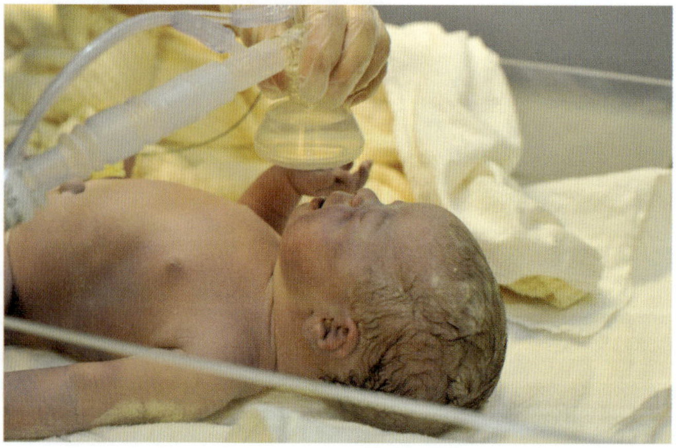

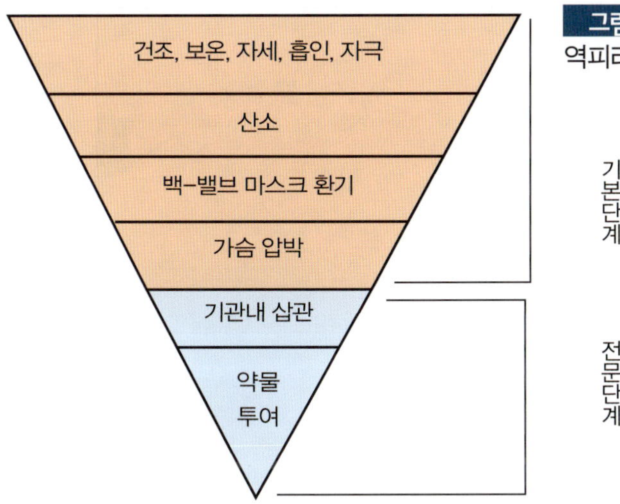

그림 32-15 신생아 소생술의 역피라미드 모형

킨다.

메모: 환기는 신생아의 가슴이 올라올 정도만 시행한다. 영아용 백밸브마스크를 사용하거나, 아주 적은 양의 백마스크 환기 또는 입대입 인공호흡을 통해 환기가 이루어질 수 있다. 30초 후 영아의 호흡 노력을 재평가 한다. 만약, 호흡의 노력이 변하지 않는다면 환기와 재평가를 지속한다. 영아소생술을 시행하는 동안 백밸브마스크에 반드시 산소를 부착해야 할 필요는 없다. 첫 환기에는 실내공기를 제공하고, 만약 아기의 산소포화도가 낮다면, 산소를 부착하여 제공하도록 한다.

3. 아기의 심장박동수를 평가한다. 만약 심장박동수가 분당 100회 미만이면, 인공 환기를 분당 40~60회의 속도로 제공한다. 만약 심장박동수가 분당 60회 미만이면 그림 32-17에서 보여주는 것처럼 가슴 압박을 시작한다. 신생아에서의 가슴 압박은 분당 120회의 속도로 시행하며, 두 엄지손가락으로 복장뼈의 중간을 압박하며 나머지 손가락들은 등 부분을 지지한다. 압박의 깊이는 가슴의 1/2~1/3 깊이로 압박한다. 압박과 호흡의 비는 3:1로 실시한다. 응급구조사는 분당 120회(즉 압박 90회에 환기 30회)를 시행하여야 한다. 압박 후에는 가슴이 완전히 이완되도록 한다.
4. 만약 아기가 적절한 호흡을 하고, 맥박이 분당 100회 이상이라면, 기도를 재평가 한다. 필요한 경우 흡인을 시행하고, 산소를 공급한다. 산소 공급은 아기가 출산 후 10분이 지난 후에도 청색증을 보이거나, 산소포화도가 낮을 경우에만 제공한다. 산소는 비재호흡 마스크를 통하여 15L를 제공하는데, 마스크를 직접 아이의 입에 대는 것이 아니라 아이의 얼굴 가까이에 대도록 한다.

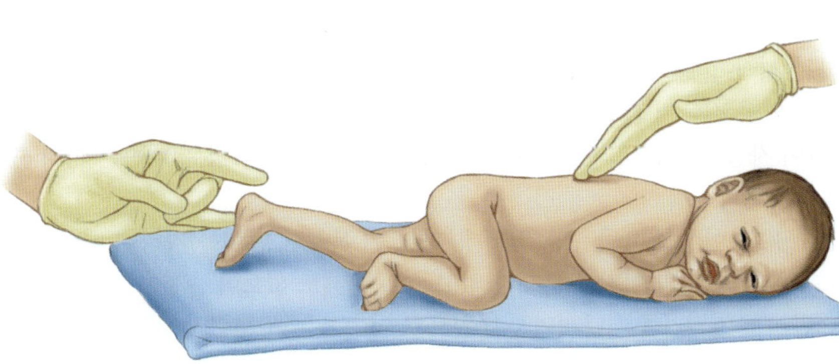

그림 32-16 호흡을 위해 신생아를 자극 시키는 것은 필수적이다.

그림 32-17 두 개의 엄지손가락으로 복장뼈 중간을 압박하여 깊이는 가슴의 1/2-1/3이다. 아주 작은 신생아의 경우 손가락을 겹쳐서 시행한다.

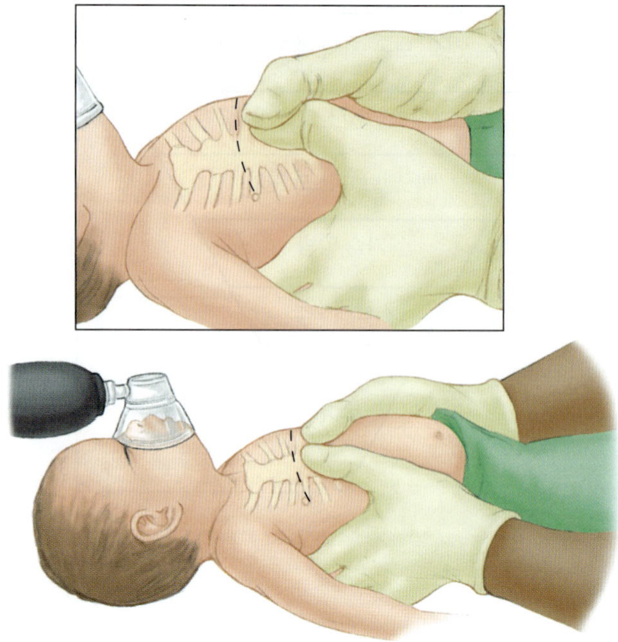

메모: 신생아 소생술 시 열 소실을 주의한다. 아기를 눕힐 때 반드시 이불이나 타올 위에 눕혀 열 소실 되는 것을 막는다.

분만 후 처치

핵심 개념
분만 후 산모 처치

산모 처치

응급구조사는 아기와 산모, 즉 두 명의 환자를 처치한다는 것을 기억해야 한다. 비록 아기에 더 중점적으로 초점을 맞추는 것이 중요하지만, 출산은 산모에게도 위험을 미친다는 것을 기억해야 한다. 아이를 출산하는 산모는 심각한 출혈, 감염, 그리고 색전증과 같은 위험에 노출된다. 아이의 출산과 동시에 산모의 건강에도 항상 주의해야 한다. 산모를 위한 처치로는, 태반 분만과 질 출혈 관리, 산모의 안정 지지 등이 있다.

메모: 응급의료체계에서는 태반 분만을 기다리지 않고 산모를 이송하도록 권장한다. 태반이 자궁속막에서 박리되지 않은 상태에는, 더욱 산모와 아기를 병원으로 이송하는 것이 중요하다. 이송 도중에 태반이 분만되려고 하면 구급차를 세우고 태반이 분만되도록 한다.

태반 분만

분만 제 3기는 탯줄의 일부와 태반의 분만, 자궁에 연결되어 있던 일부 조직들, 양막 조각들을 배출하는 시기이다(그림 32-18)(이 모든 과정들을 후산이라고 한다). 태반 분만은 아기의 출산 후 멈추었던 진통이 짧게 재개되면서 시작된다. 이때 탯줄이 늘어지는 것을 볼 수 있는데, 즉 태반이 자궁에서 분리되었다는 것을 의미한다. 대부분의 경우, 태반은 아기 출산 후 수분 이내에 분만된다.

이 과정이 30분 이상 소요될 수도 있는데, 자궁 위 복부에 압력을 가하여 태반 분만을 재촉하지 않도록 한다. 산모와 아기가 문제가 없고 호흡 문제도 없으며 출혈이 계속되는 경우가 아니라면, 태반이 분만되기를 기다리면서 병원으로 이송하는 20분 가량 시간을 지체할 수 있다.

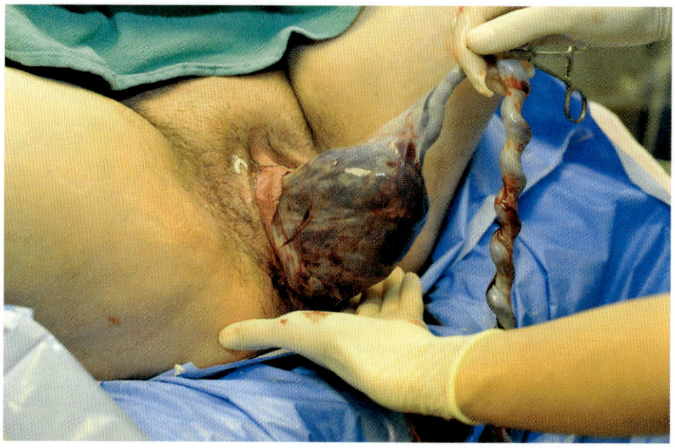

그림 32-18 태반 분만

후산 조직들은 모두 보관한다. 자궁 내에 후산 조직들이 남아 있으면 산모에게 감염의 위험과 장기간 출혈을 초래할 수 있으므로 의사가 태반과 다른 조직을 검사하고자 할 수 있다. 후산물들을 모두 용기에 담아 둔다. 용기를 비닐봉지에 담거나 수건, 종이 또는 비닐로 싼다. 사용할 만한 용기가 없으면 후산물을 수건, 종이, 비닐봉지에 담도록 한다. 그 위에 "태반"이라고 쓰고 산모의 이름과 태반이 분만된 시간을 기록한다.

메모: 아기 분만 후 20분 이내에 태반이 분만되지 않으면 산모와 아기를 지체 없이 의료 시설로 이송한다.

출산 후 질 출혈의 관리

아기와 태반의 분만 후 언제나 다소의 질 출혈이 있다. 출혈량이 보통 500ml 이상 넘지는 않지만, 상당한 양의 출혈이 있다. 아기와 태반의 분만 후 질 출혈을 관리하기 위하여 다음과 같이 하여야 한다.

1. 산모의 질 입구에 위생용 수건을 놓는다. 질 안으로는 아무것도 넣지 않도록 한다.
2. 산모는 다리를 내리고 함께 모은다. 다리를 꼬지 않도록 하고 발을 올려 준다.
3. 자궁을 마사지하여 수축을 돕는다(그림 32-19). 이것은 질 출혈을 관리하는데 도움을 준다. "포도송이 크기"의 물체가 만져질 때까지 산모의 복부를 촉진한다. 이것이 산모의 자궁이다. 이 부분을 원을 그리며 가볍게 문지른다. 자궁은 수축되면서 단단해져 출혈은 감소한다.
4. 산모가 아기에게 수유하고 싶어 한다면 이것은 자궁 수축에 도움이 된다. 일부 소아과 의사들은 의사의 검진이 완료될 때까지 수유하지 않도록 권유하고 있다.

질과 항문 사이의 피부 영역을 회음이라 한다. 분만 중에 질 입구 부분에 열상이 일어날수 있다. 조직의 열상으로 산모가 불편감을 느끼기도 한다. 이러한 현상은 정상적인 것임을, 그리고 병원에서 바로 치료될 것임을 산모에게 알려주도록 한다. 상처 처치법에 따라 회음부위를 처치한다. 위생적인 냅킨을 대주고 적절히 압박한다.

산모에게 편의 제공

전반적인 분만과정 뿐만 아니라 분만 완료 후에도 산모와의 유대를 유지하도록 한다. 태반 분만 및 질 출혈에 대한 처치가 완료되었다 해도 산모를 돌보는 일은 끝나지 않는다. 산모의 활력징후를 자주 측정한다. 산모는 정서적으로 엄청난 경험을 하고 있으므로 작은 배려에도 감사하고 이를 기억할 것임을 알아야 한다. 분만은 매우 힘든 과정이므로 분만 후 산모는 신체

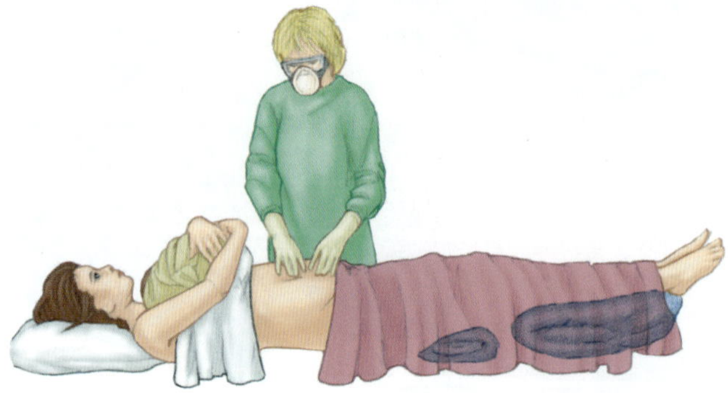

그림 32-19 태반 분만 후 질 출혈을 관리하기 위해 자궁을 마사지한다.

적으로 탈진한다. 산모의 얼굴과 손을 물수건으로 닦아준 후 마른 수건으로 물기를 닦아주어 기분도 상쾌하게 해주고 병원으로의 이송 준비를 해준다. 혈액으로 젖은 시트나 담요를 교체한다. 산모와 아기 둘 다 보온해 주어야 한다.

분만이 가정에서 이루어지면, 가족의 일원이나 믿을 만한 이웃이 응급구조사를 도와 청소할 수 있도록 부탁한다. 응급구조사가 처치하는 동안 어질러진 것은 모두 청소하는 것이 좋다, 다만 청소의 마무리 때문에 이송이 지연되어서는 안 된다. 미국 일부 지역에서는 이송 후 다시 산모의 집에 들러 청소를 마무리하도록 지침을 마련해 두고 있다. 그럴 경우, 가족의 일원과 동반하여야 한다. 혈액이나 체액과 접촉한 물품은 생물학적 폐기물 용기에 따로 담는다.

메모: 출생은 흥분되고 즐거운 사건임을 기억하자. 산모와 이야기 하거나 갓 태어난 아기에게 관심을 기울이는 것도 환자 처치의 일부이다. '산모가 내 가족이라면 어떤 처치를 제공할까'라는 생각으로 처치에 임하는 것이 좋은 방법이다.

출산 합병증

핵심 개념
분만 합병증

분만 합병증

대부분의 아기는 어려움 없이 태어나지만, 분만 중 또는 분만 후 합병증이 발생할 수도 있다. 그 중 세 가지를 이미 학습하였다: 탯줄이 아기의 목을 감는 경우, 양막이 파열되지 않는 경우, 아기가 호흡을 잘 못하는 경우. 이 문제들은 비교적 단순한 처치로 해결할 수 있다. 그러나 몇몇 합병증들은 산모와 신생아에게 치명적인 데다 응급구조사가 할 수 있는 처치로는 해결할 수 없는 경우도 있다. 볼기태위, 탯줄탈출, 팔다리태위 등의 응급상황에서는 고농도 산소를 투여하면서 병원으로 신속하게 이송한다.

볼기태위

볼기태위(breech presentation)
분만 동안에 아기의 볼기나 다리가 먼저 보이는 경우

*볼기태위*란 가장 흔한 비정상분만으로 볼기나 양 다리가 먼저 분만되는 경우이다(그림32-20). 볼기태위분만 시 아기에게 분만손상의 위험이 높다. 더구나 볼기태위에서는 탯줄탈출의 위험도 증가한다. 볼기태위에서 태변착색도 종종 나타난다.

환자 평가

볼기태위
분만 중인 산모를 평가할 때, 아기의 머리가 아닌 엉덩이 또는 팔다리가 선진부인 태위를 보이면 이는 볼기태위이다. 볼기태위는 자연분만으로 잘 분만될 수도 있지만 합병증 발생률이 높다.

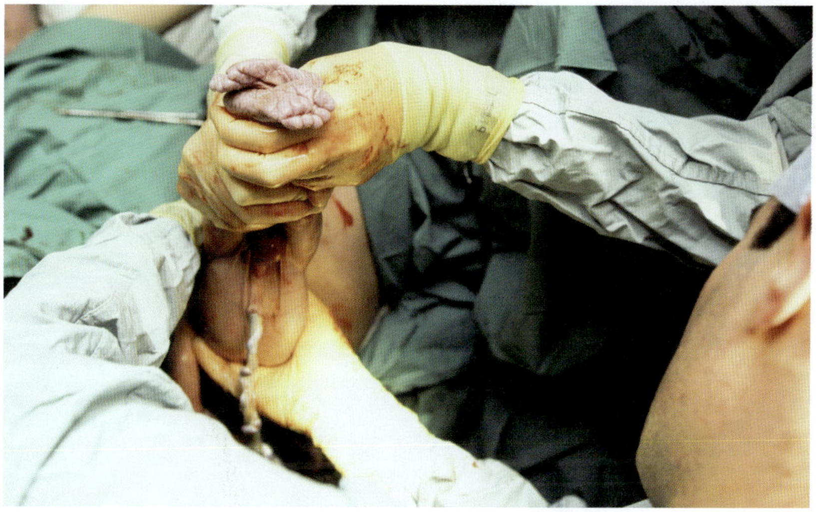

그림 32-20 볼기태위
(© Eddie Lawrence/Science Source)

환자 처치

볼기태위

볼기태위를 보이는 산모의 응급처치는 다음과 같다.

1. 볼기태위를 확인하는 즉시 신속히 이송한다.
2. 아기의 다리를 잡아당겨 분만시키려는 시도는 하지 않는다.
3. 고농도 산소를 제공한다.
4. 산모의 골반 쪽을 높이고 산모의 머리를 낮추는 자세를 취한다.
5. 아기가 분만되면, 아기를 지지하여 아기 머리가 과격하게 분만되는 것을 예방한다. 아기가 자연스럽게 호흡을 시작한 경우에는, 장갑을 낀 손의 검지와 중지를 질 속으로 넣어 V자를 만들면서 아기 코의 양 옆에 위치시키고, 질벽으로부터 손가락을 들어올려 준다.
6. 신생아, 탯줄, 산모 및 태반의 관리는 머리태위 분만에서와 동일하게 해준다.

팔다리태위

*팔다리태위*란 아기의 다른 신체부위가 분만되기 전 팔다리가 먼저 질 밖으로 나오는 경우이다. (그림 32-21) 볼기태위에서 선진부가 되는 것은 대개 발이다. 팔다리태위 시 병원 전 환경에서의 분만은 불가능하다. 아기의 생존을 위해서는 신속한 이송이 꼭 필요하다.

팔다리 태위(limb presentation)
분만 시 아이의 다른 신체 부위보다 팔 다리가 먼저 질 밖으로 나오는 경우

환자평가

팔다리태위

머리출현을 관찰하다 보면, 한쪽 팔, 한쪽 다리, 한쪽 팔과 다리 또는 한쪽 어깨와 팔이 보일 수 있다. 하나 이상의 팔다리가 선진부인 경우, 탯줄탈출도 종종 동반된다.

환자처치

팔다리태위

팔다리태위를 발견하면 다음의 단계로 응급 처치한다.

1. 탯줄탈출이 있다면, 탯줄탈출에 대한 응급처치를 수행한다. 의사에게 인계하기 전까지 '아기를 들어 올려주기'를 유지해야 함을 기억한다. 아기가 생존하려면 탯줄이 눌리지 않도록 해 주어야 한다.

그림 32-21 팔다리태위

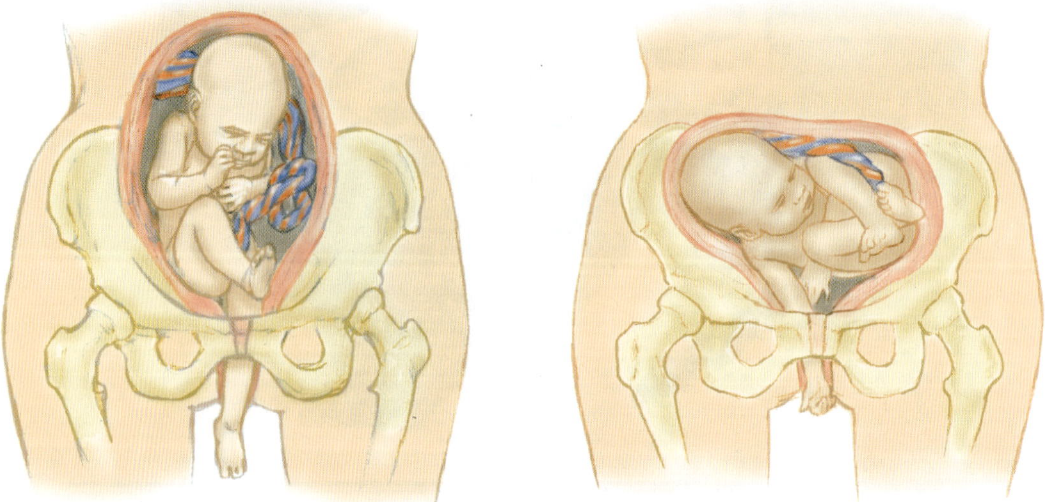

2. 신속히 산모를 의료기관으로 이송한다.
3. 산모의 머리를 낮추고 골반을 높여주는 자세를 취한다.
4. 비재호흡 마스크를 이용하여 고농도 산소를 제공한다.

메모: 팔다리태위 시 팔다리를 잡아당기거나 질 속으로 밀어 넣으려 해서는 안 된다. 탯줄 탈출이 없는 한 장갑 낀 손을 질 속으로 넣지 않는다.

탯줄 탈출

탯줄 탈출(prolapsed umbilical cord)
탯줄이 먼저 만출되어 질의 벽과 아기 머리 사이에 끼어 눌리는 경우

분만 중 가끔 탯줄이 먼저 만출 되어 질의 벽과 아기 머리 사이에 끼어 눌리는 경우가 있다. (이것은 볼기태위 분만에서 가장 흔한 현상이다). 탯줄이 꽉 눌리면 아기에게 산소공급이 완전히 중단될 수도 있다. 이러한 경우를 *탯줄 탈출*이라 한다.

환자평가

탯줄탈출
질 부위를 관찰했을 때, 탯줄이 선진부에 보인다면 탯줄탈출이 있는 것이다.

환자 처치

탯줄 탈출
탯줄 탈출 시에는 다음의 단계로 처치한다(그림 32-22):

1. 산모의 머리는 낮추고 담요나 베개로 엉덩이를 높여줌으로써, 산도 내에서 아기를 밀어내는 힘을 중력으로 완화시킬 수 있도록 한다.
2. 비재호흡마스크를 통해 고농도 산소를 산모에게 제공함으로써 아기에게 전달되는 산소농도를 증가시킨다.
3. 탯줄의 맥박을 확인하고, 노출된 탯줄은 산부인과 키트에 있는 소독된 수건으로 감싼다. 탯줄은 따뜻하게 보온되어야 한다.

- 엉덩이를 높여주고 산소를 제공하며 산모를 보온한다.
- 아기의 머리가 탯줄을 누르지 않도록 한다.
- 탯줄을 출산 길로 밀어 넣으려 하지 않는다.
- 소독된 젖은 수건으로 탯줄을 감싼다.
- 아기머리를 계속 들어주면서 산모를 병원으로 이송한다.

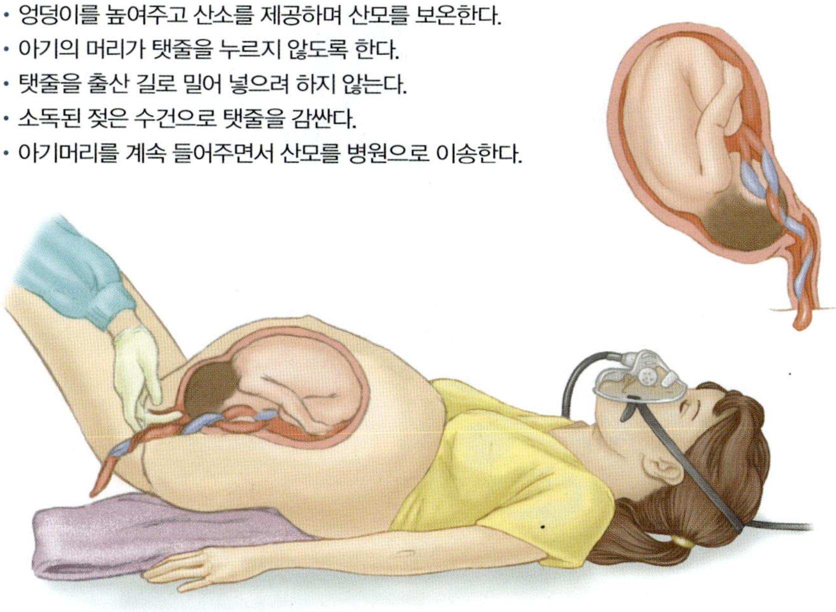

그림 32-22 탯줄 탈출

4. 장갑을 낀 손가락 몇 개를 산모의 질 속으로 넣어, 아기의 머리 또는 볼기를 들어 올려줌으로써 탯줄에 가해지는 압력을 완화시켜 준다. 자궁목 위로 아기를 밀어 올리게 될 것이다. 이런 방법이 아기를 살릴 수 있는 유일한 것일 수도 있으므로, 의사에게 인계할 때까지 '들어 올려주기'를 계속한다. 탯줄에 가해지는 압력이 완화되면 탯줄의 박동을 느낄 수도 있다.
5. 산모, 아기, 응급구조사가 함께 의료기관으로 옮긴다. 병원에 도달할 때까지 위의 자세를 유지할 수 있도록 한다.
6. 탯줄탈출을 보이는 모든 산모는 신속히 이송되어야 한다. 동료 응급구조사는 이송하는 동안 가능하면 활력징후를 측정한다.

다태아 출산

한 명 이상의 아기가 동시에 분만되는 경우를 *다태아 출산*이라 한다. 다태아 출산은 보통 쌍둥이(twin)인 경우가 많은데, 이는 분만 합병증 중 하나라기 보다 정상적인 분만으로 여겨진다. 쌍둥이도 보통의 분만과 마찬가지 과정으로 한 명씩 차례로 분만된다. 단, 다태아 출산 시에는 여러 명을 돌볼 수 있는 인력과 장비가 준비되어야 한다. 필요하다면 도움을 요청해야 한다.

다태아 출산(multiple birth)
한 명 이상의 아기가 동시에 분만되는 경우

쌍둥이 분만 시에는 태어난 순서에 따라 아기를 표시해 둔다(첫째와 둘째 또는 A와 B 등)

환자 평가

다태아 출산

의사의 산전진찰을 받고 있었다면 산모는 쌍둥이 임신임을 알고 있을 것이다. 이러한 사전 지식이 없는 경우에는, 분만 전 산모의 배가 유난히 크거나, 한 아기를 분만한 후에도 배가 여전히 크게 불러 있으면 다태아 출산을 고려하는 것이 좋다. 다태아 출산의 경우, 분만 수축이 계속되면서 첫 아기 분만 직후 둘째 아기가 분만될 것이다. 둘째 아기는 보통 첫 아기 분만 후 수 분 내에 분만되는데, 선진부가 볼기태위일 수 있다. 태반은 정상 적으로 분만된다(그림 32-23).

그림 32-23 다태아 출산

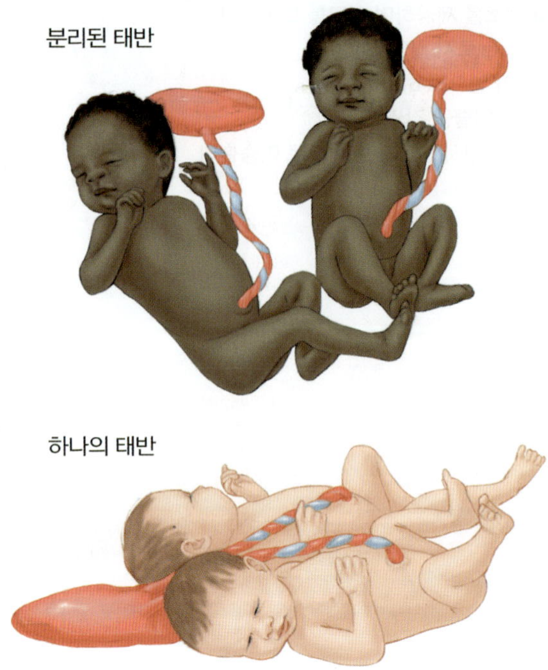

환자 처치

다태아 출산

쌍둥이 분만을 도울 때에는 다음의 단계를 따른다.

1. 현장에 적절한 장비를 갖추어야 한다. 여러 개의 신생아 소생술 장비가 필요할지도 모른다.
2. 둘째 아기가 태어나기 전에 첫째 아기의 탯줄을 절단한다.
3. 둘째 아기는 첫 아기의 태반만출 전 또는 후에 분만될 수 있다. 둘째 아기를 분만하는 산모를 보조한다.
4. 일반적인 분만과 마찬가지로 아기들, 탯줄, 태반과 산모를 돌본다.
5. 한 명만 분만하는 경우보다 아기들이 작을 수 있으므로, 이송 중 아기들의 보온에 각별한 주의가 필요하다.

조기 출산(premature infant)
몸무게가 2.5kg 미만인 아기 또는 임신 37주 이전에 태어난 아기

조기 출산

미숙아(조산아)란 몸무게가 2.5kg 미만인 아기 또는 임신 37주 이전에 태어난 아기를 말한다.

환자 평가

조기 출산

보통 아기의 몸무게를 확인하기 어려우므로, 산모가 제공하는 정보와 아기의 생김새에 따라 만삭(만기임신)인지 또는 조기 분만인지를 판단한다. 만약 산모가 출생일을 모른다면, 응급구조사는 산모에게 언제가 마지막 월경일이었는지 물어봄으로써 예상할 수 있다. 만삭아와 비교할 때, 미숙아는 작고 마르고 붉으며, 몸에 비해 머리의 비율이 훨씬 크다(그림 32-24).

그림 32-24 (A) 만삭 분만아 (B) 미숙아

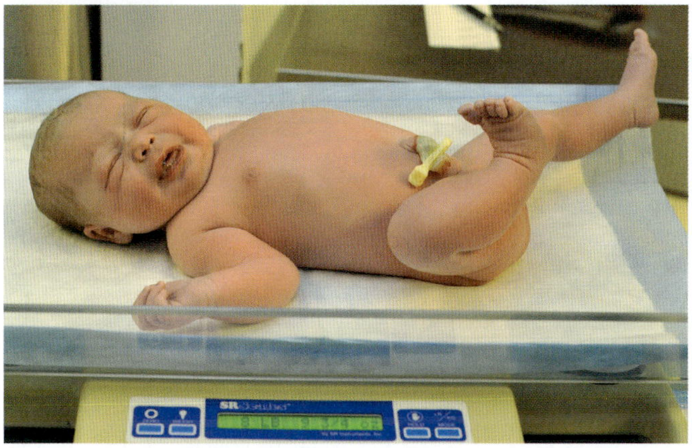

(A)

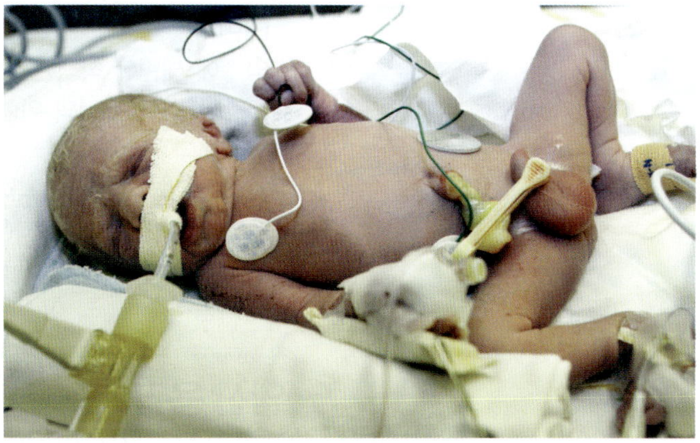

(B)

환자 처치

미숙아는 출생의 순간부터 특별한 관리가 필요하다. 아기가 작을수록 초기 관리가 더욱 중요하다. 미숙아를 돌볼 때에는 다음의 단계를 수행해야 한다.

1. 아기를 따뜻하게 보온한다. 미숙아에게는 저체온증 발생의 위험이 크다. 호흡을 시작하면, 아기의 젖은 몸을 말려주고 따뜻한 담요로 포근하게 감싸준다. 플라스틱 에어캡이나 작은 단요로 한 겹 더 감싸줄 수도 있다(단, 얼굴 부위는 덮지 않는다). 미숙아는 몸을 보온해 주는 지방층이 부족하다. 추운 지역에서는 아기를 위한 플라스틱 에어캡 또는 담요로 덮인 아기 전용 백(bag)을 사용한다. 이런 장비는 보온 유지에 좋고 또 탯줄에 출혈이 있는지 관찰하기 편하게 해준다. 메리야스(니트) 모자를 아기의 머리에 씌워 열 손실을 줄일 수 있다.
2. 기도를 깨끗하게 유지한다. 필요하면, 흡인기로 코와 입을 계속 흡인해 준다. 수시로 흡인이 더 필요한지 관찰한다.
3. 앞서 학습한대로, 아기의 맥박과 호흡 노력에 따라 필요하다면 보조호흡과 가슴압박을 제공한다. 때로 아기가 극도로 미숙한 경우에는 소생술이 불가능할 수도 있다.
4. 탯줄의 출혈 여부를 관찰한다. 탯줄의 절단면을 주의 깊게 검사한다. 출혈의 징후가 약간이라도 보이면, 첫 절단 부위보다 아기 몸에 가까운 부위를 다시 절단한다.
5. 오염을 피한다. 미숙아는 감염에 대한 감수성이 높다. 아기를 다른 사람들과 떨어져 있도록 한다. 아기의 얼굴에 대고 숨쉬지 않도록 한다.
6. 따뜻한 구급차로 아기를 이송한다. 바람직한 온도는 32~38℃이다. 이송 전 환자 탑승 영역을 구급차 난방기로 가온한다. 여름에는 에어컨을 중단하고, 창문을 닫거나 적절한 온도를 유지할 수 있을 정도로 조절한다.
7. 응급의료기관에 미리 알린다.

태변

앞서 설명한대로, 태변은 태아의 대변(노폐물을 배출한 것)이다. 태변의 출현은 태아와 산모의 상태가 절박함을 나타내는 징후이다.

환자 평가

태변

태변은 양수를 녹색 또는 황갈색으로 물들인다. 태변 착색을 보이는 아기는 특히 분만 도중 태변을 흡입하는 경우에 호흡기계통 문제의 발생 위험이 높다.

환자 처치

태변

양수에 태변이 착색된 경우에는 다음 단계를 따른다.

1. 흡인(aspiration)의 위험을 줄이기 위해서, 입인두를 흡인(suction)하기 전에는 아기를 자극하지 않는다.
2. 입을 먼저 흡인하고 나서 코를 흡인한다.
3. 기도를 개방하고 유지한다.
4. 아기의 호흡 노력이나 심장박동수에 따라 필요하다면 인공호흡이나 가슴압박을 제공한다.
5. 가능한 한 빨리 이송한다

임신 응급

핵심 개념
임신 응급

분만 전 응급상황의 대부분은 분만 혹은 출산이 가장 먼저 요구된다. 임신한 여성을 평가할 때, 산모의 신체가 해부학적으로 또는 생리학적으로 변화했다는 것을 기억해야 한다. 응급구조사는 태아와 산모, 즉 두 명의 환자를 처치한다는 것을 기억해야 한다. 응급구조사는 산모에게 질 출혈이나 다른 액체의 출혈, 실신 혹은 심각한 문제를 야기시킬 수 있는 증상이나 징후가 있었는지 물어봐야 한다. 태아의 이동에 대해서도 물어보도록 한다. 일반적으로 20주 이상의 임산부들은, 태아가 움직이는 것을 느낄 수 있다. 정확하지 않더라도, 응급구조사는 태아의 움직임 혹은 움직이지 않음은 평가 동안 알아낼 수 있다.

임산부를 처치할 때(혹은 잠재적인 임산부 – 임신의 가능성이 있는 여성), 환자의 사생활을 보호해야 한다. 환자는 응급구조사에게 자신에 대한 모든 정보를 공개하기 꺼려한다는 것을 기억해야 한다.

과다 산전 출혈

임신 후기에 여러 상태들로 인해 과다한 산전 출혈이 유발된다. 임신 후기에 발생하는 모든 출혈은 심각한 응급상황이다. 질 출혈이 복통과 동반되든 아니든, 산모와 분만 전 태아 모두에게 크게 위험하다.

임산부의 대량 출혈이 꼭 분만과 관련되어 일어나는 건 아니다. 임신 초기에도 유산으로 출혈할 수도 있다. 임신 후기의 출혈은 태반의 문제일 수 있다.

임신 후기 출혈의 한 예인 *전치 태반(placenta previa)*의 경우, 태반이 비정상적인 위치 (자궁 하부나 자궁 목 근처에 놓이거나 자궁목을 덮으며 위치함)에 형성되어 태아를 자연분만하기 어렵게 한다. 분만 중 자궁목이 확장되면서 태반도 찢어지기 때문이다. 또 다른 예로 *태반조기박리(abruptio placenta)*가 있는데, 이 경우 태반은 자궁벽에서 분리되는데 부분적으로 또는 완전히 분리된다. 전치태반과 태반조기박리는 모두 임신 말기에 나타나며, 두 경우 모두 산모와 태아에게 치명적일 수 있다.

전치 태반(placenta previa)
태반이 비정상적인 위치(자궁 하부, 자궁목 근처 또는 자궁목 개구부를 덮는 위치)에 놓이는 경우로 태아의 정상적 자연분만을 어렵게 한다. 과량의 산전 출혈 원인 중 하나이다.

태반조기박리(abruptio placenta)
태반이 자궁벽에서 분리된 상태를 말하며, 산전 출혈의 원인이 된다.

환자 평가

과다 산전 출혈

과다한 산전 출혈의 증상, 징후는 다음과 같다:

- 주요 징후는 대량의 질 출혈이다.
- 산모는 복통을 느낄 수도, 그렇지 않을 수도 있다.
- 초기 평가 중에 쇼크의 징후를 살핀다.
- 활력징후를 측정한다. 빠른 심장박동은 심각한 혈액 손실을 의미할 수도 있다.

환자 처치

과다 산전 출혈

- 쇼크의 징후가 있으면, 고농도 산소를 제공하며 신속히 이송한다.
- 멸균 거즈를 질 입구에 적용한 후, 시간을 기록한다. 단, 질 속으로는 아무것도 넣지 않는다. 패드가 충분히 젖으면 교체하고, 사용한 패드는 모두 실혈량 확인을 위해 보관한다.
- 질에서 나온 모든 조직들을 보관한다.

자궁외임신

정상적인 임신 시, 수정란은 자궁관에서 분열하기 시작하며 자궁벽에 도달하여 착상한다. *자궁외임신*의 경우, 수정란이 자궁 밖—예로써, 자궁목 또는 골반안 등—에 착상하게 된다. 딴곳임신은 보통 자궁관 내에서 발생하는데, 태아가 크게 자라면 자궁관이 파열되어 내출혈이 일어난다.

자궁외임신(ectopic pregnancy)
수정란이 자궁몸에 착상하는 대신 자궁관, 자궁목, 배안 또는 골반안에 착상한 상태

환자평가

자궁외임신

자궁외임신은 임신 초기에 문제된다. 실제로, 증상과 징후가 시작될 때까지 환자 자신조차 임신한 사실을 모를 수 있다. 환자는 내출혈에 의한 쇼크 등의 증상 및 징후를 보일 수 있다. 이러한 상태는 치명적일 수 있으므로, 흔히 가임기 여성에게 복통이 있는 경우엔, 응급실 의사가 딴곳임신이 아니라고 진단할 때까지는 자궁외임신으로 간주하라'고 조언한다.

다음의 증상과 징후가 발생하는지 경각심을 가지고 살핀다.

- 종종 한쪽에서 발생하기도 하는 급성 복통
- 질출혈 (가끔 복통과 동반)
- 빠르고 약한 맥박 (후기 징후)
- 낮은 혈압 (아주 후기 징후)
- 월경을 하지 않는다면, 임신의 적응증이 된다.

환자 처치

자궁외임신

자궁외임신의 처치는 다음과 같다.

1. 즉각적인 이송을 고려한다.
2. 쇼크 자세를 취한다.
3. 쇼크 처치를 한다.
4. 비재호흡 마스크로 고농도 산소를 제공한다.
5. 입으로 아무것도 먹지 않게 한다.

임신 중 발작

종종 *자간증(eclampsia)*에 의해 유발되는 임신 중 발작은 임신 후기에 나타나는 경향이 있다. 발작은 보통 고혈압 및 *자간전증(preeclampsia)* 또는 팔다리 부종과 연관되어 나타난다. 임신 중 발작은 산모와 출생 전 태아 모두에게 치명적으로 위험하다.

자간증(eclampsia)
발작과 혼수를 수반하는 심각한 임신 합병증

자간전증(preeclampsia)
많은 양의 수분 저하와 고혈압을 보이는 임신 합병증. 산모는 분만 중 태아에게 아주 위험한 발작 또는 혼수를 겪을 수 있다.

환자 평가

임신 중 발작

발작은 다음과 같은 상태와 관련될 수 있다.

- 자간전증 또는 임신성 고혈압
- 높은 혈압, 혈압의 상승은 태반조기박리의 위험을 증가시킨다.
- 과도한 체중 증가
- 얼굴, 손, 발목, 발의 심한 부종
- 의식변화, 두통, 또는 다른 신경학적 변화

환자 처치

임신 중 발작

발작을 보이는 임산부의 응급처치는 다음과 같다.

1. 기도를 확실히 개방하고 유지한다.
2. 비재호흡 마스크를 이용하여 고농도 산소를 제공한다.
3. 환자를 왼쪽으로 눕힌 상태로 이송한다.
4. 항상 부드럽게 환자를 돌본다. 거친 처치로 발작이 악화될 수 있다.
5. 환자를 따뜻하게 해주되 너무 덥게 하지 않는다.
6. 흡인(suction)을 준비한다.
7. 분만 장비를 바로 쓸 수 있도록 준비해 둔다.
8. 즉각적인 처치를 위해 전문소생술 팀에게 연락한다.

유산(abortion)
자연적 또는 유도된 임신의 종료

자연 유산(spontaneous abortion)
임신 28주 이전에 태아와 태반이 분리되는 것

유산(miscarriage)
자연 유산 참고

유도 유산(induced abortion)
임신을 중단시키기 위해 의도된 태아의 만출

유산

많은 이유로 인해 임신 28주—즉, 일반적으로 출생 후 스스로 생존하는데 필요한 임신 기간—이전에 아기와 태반이 분만될 수 있다. 이를 유산 또는 *낙태* 또는 *유산(abortion or miscarriage)*이라 한다. 유산이 자연히 일어나면 *자연유산(spontaneous abortion)*이라 하고, 임신 중절을 위해 유도된 경우에는 *유도유산(induced abortion)*이라 한다.

환자 평가

유산

응급처치를 요구하는 유산의 경우 일반적으로 다음의 증상과 징후를 보인다:

- 분만 제1기의 산통과는 다른 복부 경련통(cramping pain)
- 중등도 내지 중증 출혈
- 질로부터 눈에 띌 만한 조직 및 혈액의 유출

환자의 최종월경주기(LMP)를 확인한다. 24주 이상 경과되었다면 분만을 준비한다. 신생아 집중치료를 신속히 받는다면 미숙아가 생존할 수도 있다.

환자 처치

유산

1. 기본 활력징후를 측정한다.
2. 쇼크 징후가 있으면 비재호흡 마스크로 고농도산소를 제공한다. 증상과 징후에 따라 처치한다.

3. 멸균 거즈를 질 입구에 대어 질 출혈을 흡수시킨다.
4. 가능한 신속하게 이송한다.
5. 혈액에 젖은 거즈는 교체하고 모두 보관한다.
6. 질에서 유출된 조직은 모두 보관한다. 질을 통해 나오고 있는 조직을 당기거나 제자리로 돌려놓으려고 하지 않는다.
7. 정서적 지지를 해준다. 정서적 지지는 매우 중요하다. 환자, 가족, 주위 사람들이 듣고 있을 때에는 낙태란 단어보다 자연유산이라는 용어를 사용한다. 대부분의 사람들은 낙태라는 용어를 유도 유산처럼 받아들인다. 환자가 신뢰할 수 있도록 대화하고 정서적으로 지지하는 것이 중요하다.

임신 중 외상

다른 사람들과 마찬가지로 임산부도 손상을 입을 수 있다. 특히 임신 중기와 후기에는 산모가 다치면 자궁과 태아도 손상을 입을 수 있다. 자궁 손상은 무딘손상 또는 관통 상일 수 있다. 두 경우 모두에서 산모와 아기에게 가장 위험한 것은 출혈과 쇼크이다.

낙상이나 구타는 여러 종류의 손상을 일으키지만 무딘손상의 가장 흔한 원인은 자동차충돌사고이다. 자궁은 아기를 보호하도록 잘 디자인되어 있다. 태아는 양수로 차있는 근육성 자궁 안에 있다. 자궁은 효과적인 충격흡수 기능을 한다. 따라서 한 번의 타격이나 넘어지는 정도의 작은 충격으로는 태아가 대개 다치지 않는다.

그러나, 자동차 충돌은 차원이 다른 문제이다. 충격의 정도가 크기 때문이다. 자궁의 크기와 위치 때문에 자궁 손상이 자주 일어난다. 배에 가해지는 갑작스런 무딘손상으로 자궁파열과 태반조기박리가 초래될 수 있다. 지라 또는 간의 파열과 같은 무딘손상도 일어날 수 있다. 임신 후기에는 무딘손상 시 가로막 파열도 일어날 수 있다. 골반의 골절을 동반하는 다 발성 외상 시에는 골반 내 혈관의 열상 또는 찢김으로 대량출혈이 일어날 수 있다. 임산부의 배 또는 골반에 가해지는 대부분 무딘손상의 공통적인 문제는 대량출혈과 쇼크이다.

차량충돌 사고나 추락 사고 현장에서 임신한 여성이 손상을 입으면, 일반 외상환자와 마찬가지로 환자를 평가하고 처치한다. 태아의 생명을 유지시키기 위해 가장 좋은 방법은 산모를 적절하게 처치하는 것이다.

환자 평가

임신 중 외상

다음의 절차로 환자를 평가한다.

- 초기 평가 및 활력징후 평가 시, 다음과 같은 임산부의 생리적 특징을 유념한다:
  - 임신한 환자는 일반 여성보다 분당 10~15회 정도 빠른 맥박을 보인다. 정상 임산부의 활력징후가 쇼크의 징후로 오해 받을 수 있다.
  - 임신 후기 여성의 혈액량은 일반 여성보다 48%까지 증가할 수 있다. 출혈 시에 30~35% 정도의 실혈이 진행할 때까지도 증상이나 징후를 나타내지 않을 수 있다.
  - 임신한 환자의 쇼크는 평가하기 어려우며, 자궁 손상 시 병원 전 사망을 초래하는 흔한 원인이다.
- 의식이 있는 산모에게는 배, 골반, 등 쪽에 타격을 입었는지 묻는다.
- 환자에게 출혈이나 양막주머니 파열이 있었는지 물어본다. 의심되면, 사생활을 지켜주면서 질 부위를 살펴본다.
- 복부손상을 입은 무의식 산모는, 손상의 기전을 여러가지 생각하면서 평가한다.

환자 처치

임신 중 외상

호흡 및 순환 유지와 출혈 관리는 산모뿐만 아니라 태아에게도 매우 중요하다는 것을 유념한다. 발육 중인 태아는 태반을 통해 유입되는 산소가 풍부한 혈액 공급에 의존한다. 산모에게 좋은 것은 태아에게도 좋다. 산모에게 발견되지 않은 내출혈이 있거나, 태아가 손상을 입었을 수도 있으므로 손상을 입은 임산부에게는 다음의 처치를 제공한다.

1. 필요하다면 소생술을 제공한다.
2. 비재호흡 마스크를 통해 고농도 산소를 공급한다 (임신 후기에는 일반인보다 10~20% 정도 더 많은 산소가 요구된다. 의심스러우면 산소를 준다).
3. 소화가 더디고 위 내 음식물이 머무르는 시간이 길어지므로, 구토와 흡입(aspiration)의 위험이 크다. 흡인(suction)할 준비를 한다.
4. 외부 출혈을 지혈한다.
5. 가능한 신속하게 이송한다. 척수손상이 의심되지 않는다면, 모든 임산부는 왼쪽 옆누움자세를 취해 주고 베개나 담요로 자세를 지지하며 이송한다. 척수손상이 의심되면, 환자를 척추고정판에 고정한 후 이를 왼쪽으로 기울여 복부기관과 대정맥을 누르는 압력을 줄여 준다. 활력징후를 감시하고 기록한다.
6. 정서적 지지를 제공한다. 외상을 당한 임산부는 자연히 아기를 걱정하게 된다. 자궁 안에서 아기가 잘 보호 받을 수 있음을 상기시킨다. 임산부와 아기에게 필요한 처치를 잘 할 수 있는 의료기관으로 이송 중임을 알려준다.

사산

사산(stillborn)
아기가 사망한 상태로 태어난 경우

일부 아기들은 태어나기 전 수시간, 수일 또는 수주 전에 태내에서 사망한다. 이런 아기를 *사산*이라 한다.

아기가 사산되거나 태어난 직후 사망하는 것처럼 슬픈 일은 없을 것이다. 산모와 가족들 모두에게 비극적인 순간일 것이다. 사려 깊은 태도로 괴로운 산모를 위로한다. 또한 산모에게는 거짓말을 하지 않도록 한다. 사망/임종 전문가들은 산모가 원한다면 아기를 보여주는 것이 낫다고 한다. 사산된 아기를 보고 싶어 한다면, 아기를 보려는 산모를 막지 않는다.

병원으로 이송될 때까지 모든 소생노력이 지속되어야 한다. 또한 사망 진단서의 작성을 위해 정확한 사산의 시점과 시행된 처치를 기록한다.

환자 평가

사산

태어나기 전 아기가 사망한 경우, 물집, 악취, 조직의 부패와 변색, 물렁한 머리 등으로 사망 여부를 확인할 수 있다. 때로는 아기가 호흡정지 또는 심장정지 상태로 태어났더라도 다른 상태는 양호하여 소생될 가능성을 가지기도 한다.

환자 처치

사산

사산된 아기의 응급처치는 다음과 같다:

1. 태어나기 얼마 전에 이미 사망했음이 명백한 사산아에게는 소생술을 시행하지 않는다.
2. 이와는 달리, 호흡정지 또는 심장정지 상태로 태어난 아기는 기본소생술을 받아야 한다.
3. 아기가 살아 있으나 호흡정지 또는 심정지가 임박한 듯 보이면, 소생술을 준비한다.

산모의 심장정지

산모의 심장정지는 최악의 상황이다. 산모뿐만 아니라, 태아까지 즉 두 명의 환자가 비극적인 결과를 마주하게 되기 때문이다. 모든 심장정지 환자와 같이, 생존율이 좋지 않다. 하지만, 응급구조사는 희망을 가지고 자발적인 순환이 돌아올 수 있도록 고품질의 심폐소생소생술을 제공해야 한다. 태어나지 않은 태아는 특히 고려해야 하지만, 소생술의 중점은 산모에게 두어야 한다.

임신기간 동안의 산모에게 발생하는 신체적 변화는 소생술을 위해 고려되어야 할 사항이다. 만약 20주 이상의 산모라면, 미국심장협회(AHA)의 권장사항에 따라 심폐소생술을 하는 동안 자궁은 손으로 지지되어야 한다. 이는 두 손을 산모의 복부 양 옆에 두고, 복부를 환자의 왼쪽으로 밀면서 시행된다(그림 32-25). 바로누움자세 저혈압 증후군을 예방하기 위해 산모를 왼쪽으로 돌아 눕히는 것과 같이, 복부를 왼쪽으로 밀면서 복부의 대동맥이 압박되는 것과 심장박출량이 감소하는 것을 막는다. 만약 장비나 구조자가 부족한 상황이라면, 자궁을 수동적으로 지지 할 수 있는데, 환자를 긴 척추고정판에 고정하고 왼쪽으로 약 27도에서 30도 사이로 기울이는 것이다. 하지만 이를 뒷받침 하는 증거가 아직 부족하므로, 환자 평가를 기반으로 고품질의 가슴압박을 시행하기 위해 자세를 위해 임상적 판단에 의해 결정되어야 한다.

가슴압박이 시행될 때, 커진 자궁에 의해 심장이 약간 올라갔음을 인지하고 손의 위치를 일반 환자보다 2.5~3cm 정도 위에 두도록 한다. 또한 커진 자궁 때문에, 흡인의 위험 또한 크다. 적절한 백-마스크 환기를 사용하여 환기를 제공하고, 가로막의 위치가 옮겨진 것을(위로 밀려 올라감) 고려하여 적은 양의 환기를 제공한다. 필요한 경우 사용할 수 있도록 흡인기를 항상 준비해 놓는다. 자동제세동기를 부착하고, 필요한 경우 산모에게 제세동기를 사용할 수 있다.

비록 대부분의 심장정지 환자의 경우, 즉각적인 이송이 필수는 아니지만, 산모의 심장정지인 경우엔 예외이다. 목격자 심폐소생술이 이루어졌거나, 응급구조사가 도착하기 5분 이내에 심정지가 발생했다면, 아기를 살리기 위해 응급제왕절개술이 고려될 것이다. 비록 아직까지는 데이터나 결과가 부족하지만, 응급제왕절개를 고려하여 즉각적인 이송이 필요할 지도 모른다. 만약 산모를 즉각적으로 이송한다면, 병원에 도착할 때까지 심폐소생술을 지속적으로 시

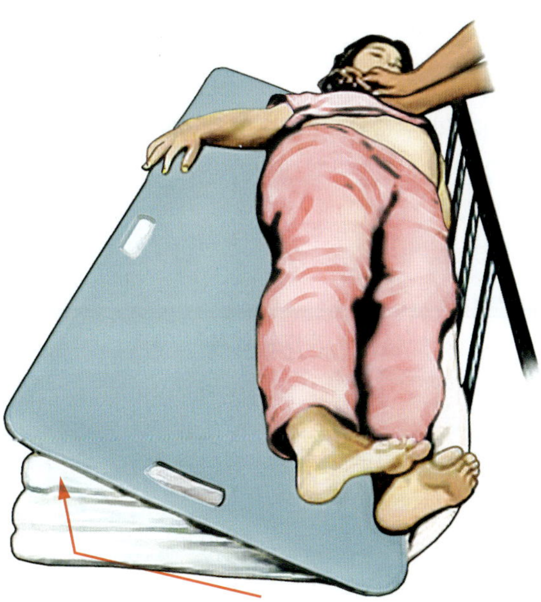

그림 32-25 20주 이상의 산모에게 심폐소생술을 시행하기 위해서, 환자의 복부를 왼쪽으로 밀거나 긴 척추고정판을 왼쪽으로 27~30도로 기울여 자궁이 복부의 대동맥을 압박하고 심장박출량을 감소시키는 것을 예방한다.

행한다. 지역 내 프로토콜 혹은 지도의사에 따른다.

핵심 개념
부인과 응급

부인과 응급

질 출혈, 바깥생식기관의 출혈, 성폭행 등과 같은 몇몇 응급상황은 임신과 관련하기 보다는 여성의 생식기관과 관련이 있다

질 출혈

직접적인 외상이나 정상적인 월경에 의한 것이 아닌 경우, 질 출혈은 심각한 부인과 응급상황임을 의미한다.

환자 평가

질 출혈

응급구조사는 특정한 출혈의 원인을 판단하기 어려우므로, 질 출혈이 있는 모든 여성을 치명적 상태로 간주하여 처치하는 것이 중요하다. 특히 복통이 동반된 질 출혈은 더욱 그러하다. 질 출혈의 가장 심각한 합병증은 실혈에 따른 저혈량성 쇼크이다. 만약 산모가 혈액을 닦기 위해 패드를 사용하였다면, 몇 장의 패드를 사용했는지 물어본다. 이는 실혈량을 계산하는데 도움이 될 것이다.

환자 처치

질 출혈

1. 신체분비물 주의사항을 준수한다. 장갑, 가운, 보호안경 및 마스크를 착용한다.
2. 기도를 유지한다.
3. 쇼크의 징후를 평가한다.
4. 비재호흡 마스크로 고농도 산소를 공급한다.
5. 이송한다.

바깥 생식기관의 외상

바깥생식기관의 외상은 환자의 수줍음과 심한 통증 때문에 처치하기 어렵다. 응급구조사는 폭행 또한 외상 손상의 일부분이고, 바깥생식기관의 외상을 야기시킨다는 것을 기억해야 한다.

환자 평가

바깥생식기관 외상

풍부한 혈액이 공급되는 이 부위의 손상은 많은 양의 출혈을 동반하는 경향이 있다. 여성 바깥생식기 손상은 다리를 벌리고 걸터앉은 자세에서 발생한 경우가 많다:

- 현장을 조사할 때, 손상의 기전도 살핀다.
- 초기평가 중 심한 혈액 손실이나 쇼크의 징후를 살핀다.
- 추가적인 내부 손상을 고려한다.

환자 처치

바깥생식기관 외상

1. 전문가다운 태도를 유지한다.
2. 외부출혈이 보이면, 부피가 큰 드레싱 또는 위생 패드로 직접 압박하여 지혈한다(환자 의식이 명료하면, 환자 스스로 지혈하고 싶어 할 수 있다). 필요한 경우가 아니면 속옷을 제거하지 않는다. 질 안에 드레싱을 채워 넣지 않는다.
3. 쇼크의 징후가 보이면, 고농도 산소를 제공한다.
4. 환자의 사생활을 존중한다. 꼭 필요한 목격자가 아니면 내보내고, 적절한 처치를 위해 필요한 만큼만 환자 신체를 노출시킨다.
5. 폭행의 가능성을 고려한다. 경찰에게 연락하고, 여성보호센터에 연락한다.

성폭행

성폭행이 일어난 상황은 항상 응급구조사에게도 위험할 수 있다. 환자처치는 의학적인 것과 정신적 측면이 모두 고려되어야 한다. 또한 법적 기관도 자주 관여하게 된다.

성폭행 피해자가 무서운 스트레스를 받는다는 것에는 의심의 여지가 없다. 응급구조사는 환자가 나타낼 수 있는 다양한 폭의 감정을 다룰 준비를 해야 한다. 최선의 접근 방법은 판단적이지 않으면서도 전문가답고 온정적인 태도로 일관하는 것이다. 일반적으로 환자와 같은 성별을 가진 응급구조사가 환자와 유대를 형성하고 일차적인 처치를 제공하는 것이 좋다.

환자 평가

성폭행

- 범죄 가능성이 있는 현장일 수 있으므로, 현장에 들어가기 전 안전상태를 확인한다. 경찰에 의해 안전이 보장될 때까지 현장 근처에서 구급대가 대기해야 하는 경우도 있다.
- 전문가다운 태도를 유지하고, 환자에게 건네는 질문에 개인적인 편견을 포함시키지 않는다. "모든 것이 괜찮을 거에요" "범인은 반드시 감옥에 갈 거에요"라는 등의 확실하지 않은 말은 삼간다.
- 환자의 몸을 만지기 전 어떤 평가와 처치를 할 것인지 환자에게 설명한다. 환자의 두려움과 공포에 주의를 기울여야 한다.
- 평가 중에는 환자의 의학적, 정신적 요구를 모두 확인하고 처치한다.

환자 처치

성폭행

1. 생명을 위협하는 손상을 즉각적으로 처치한다.
2. 환자의 처치에 꼭 필요한 경우가 아니면, 범죄의 증거가 될만한 것은 그대로 둔다.
3. 심각한 출혈이 있는 경우에만 생식기를 검사한다.
4. 범죄현장을 보존한다. 가능하다면, 환자의 옷을 자르지 않는다. 현장의 물건들을 옮기지 않고, 현장에 접근하는 사람의 수를 제한한다.
5. 중요한 증거가 사라질 수 있으므로, 환자가 목욕, 배뇨 또는 상처 세척을 하지 않도록 한다.
6. 응급의료체계의 지침대로 보고서를 작성한다.
7. 지역 사회 내 어떤 성폭행에 관해 어떤 사회적 서비스를 활성화 시킬 수 있는지 확인한다.

단원 복습

핵심 사실과 개념

- 출산은 합병증 없이 발생하는 배우 자연스러운 과정이지만, 응급의료 체계와 관련된 출산 과정은 평범하지 않은 상황을 암시한다.
- 출산 시 응급구조사의 역할은 환자를 안심시키고, 산모를 돕는 것이다.
- 정상 분만 과정에서, 응급구조사는 산모를 의료기관으로 즉시 이송해야 하는 지, 혹은 현장에서의 분만을 도와야 하는지 결정하기 위해 산모를 평가할 것이다.
- 만약 현장에서 분만을 시도해야 한다면, 응급구조사는 최악의 상황에 항상 대비해야 한다. 모든 필요한 장비를 손에 닿을 만한 곳에 준비시켜야 한다. 항상 신생아 소생술을 준비하도록 한다.
- 분만 합병증은 진짜 응급상황을 나타낸다. 볼기태위, 탯줄 탈출, 팔다리 태위, 조기 출산, 태변착색의 경우, 즉각적인 이송을 준비해야 한다.
- 산전 응급 또는 임신 중 응급 (대량출혈, 딴곳임신, 발작, 유산, 산모의 외상과 같은)은 응급구조사가 처치를 위해 반드시 준비해야 한다.
- 사산, 산모의 죽음, 성폭행은 응급구조사가 마주하는 일상적인 출동 중에 다루기 힘든 응급 상황이다. 이러한 문제에 대한 감정적 처치는 의료 처치로서 매우 중요하다.

핵심 결정

- 산모는 분만을 위해 병원으로 이송될 시간이 충분한가? 혹은 현장에서 분만을 준비해야 하는가?
- 분만 후 신생아 소생술의 필요가 예상되는가? 현장에 필요한 자원들을 모두 가지고 있는가?
- 신생아 소생술 동안, 반드시 수행해야 하는 필수 처치가 있는가?
- 질 출혈과 관련된 산과 응급에서, 질 출혈은 얼만큼 심각한가?

단원 용어

낙태(abortion) 자연적 또는 유도된 임신의 종료

태반조기박리(abruptio placenta) 태반이 자궁벽에서 분리된 상태를 말하며, 산전 출혈의 원인이 된다.

후산(afterbirth) 태반, 탯줄, 양막주머니, 자궁 내 물질 등이 태아 출산 후 만출되는 단계

양막주머니(amniotic sac) 발달하는 태아 주위의 "물주머니)

가진통(braxton-Hicks contractions) 분만 전 단계의 불규칙한 자궁 수축

볼기태위(breech presentation) 분만 동안에 아기의 볼기나 다리가 먼저 보이는 경우

머리태위(cephalic presentation) 분만 시 태아의 머리가 먼저 보이는 것. 정상적인 과정이다.

자궁목(cervix) 출산 길의 입구에 위치한 자궁의 목 부분

머리출현(crowning) 질 입구를 통해 태아의 일부가 보이는 것

자간증(eclampsia) 발작과 혼수를 수반하는 심각한 임신 합병증

딴곳임신(ectopic pregnancy) 수정란이 자궁몸에 착상하는 대신 자궁관, 자궁목, 배안 또는 골반안에 착상한 상태

배아(embryo) 수정된 후부터 8주까지 자란 아기

자궁관(fallopian tube) 난소와 자궁을 연결하는 좁은 관

태아(fetus) 8주부터 출산때까지 자란 아기

유도 유산(induced abortion) 임신을 중단시키기 위해 의도된 태아의 만출

음순(labia) 출산길의 입구를 보호하는 연조직

분만(labor) 아이를 출산하는 3가지 단계로 자궁의 수축부터 태반이 만출될 때까지의 단계를 말한다.

전격(lightening) 태아가 복부의 위쪽에서 출산 길 방향인 아래쪽으로 움직이는 것

팔다리 태위(limb presentation) 분만 시 아이의 다른 신체 부위보다 팔 다리가 먼저 질 밖으로 나오는 경우

태변 착색(meconium staining) 태아의 태변 배설로 양수가 맑지 않고 녹색 또는 황갈색으로 변색된 경우; 분만 시 산모와 태아의 곤란 상황을 암시한다.

유산(miscarriage) 자연 유산 참고

불두덩(mons pubis) 두덩결합을 보호하고 있는 연조직; 여성이 사춘기에 접어들었을 때 음모가 생기는 곳

다태아 출산(multiple birth) 한 명 이상의 아기가 동시에 분만되는 경우

신생아(neonate) 새로 태어난 영아 혹은 태어난 지 1달 미만의 영아

난소(ovary) 난자를 생성해내는 여성 생식기관

배란(ovulation) 자궁으로부터 난소가 배출되는 여성 생식 주기

회음(perineum) 질 입구와 항문 사이의 표면

태반(placenta) 산모와 태아 사이에 발생하는 산소, 영양, 노폐물을 교환하는 장기

전치 태반(placenta previa) 태반이 비정상적인 위치(자궁 하부, 자궁목 근처 또는 자궁목 개구부를 덮는 위치)에 놓이는 경우로 태아의 정상적 자연분만을 어렵게 한다. 과량의 산전 출혈 원인 중 하나이다.

자간전증(preeclampsia) 많은 양의 수분 저하와 고혈압을 보이는 임신 합병증. 산모는 분만 중 태아에게 아주 위험한 발작 또는 혼수를 겪을 수 있다.

조기 출산(premature infant) 몸무게가 2.5kg 미만인 아기 또는 임신 37주 이전에 태어난 아기

탯줄 탈출(prolapsed umbilical cord) 탯줄이 먼저 만출 되어 질의 벽과 아기 머리 사이에 끼어 눌리는 경우

자연 유산(spontaneous abortion) 임신 28주 이전에 태아와 태반이 분리되는 것

사산(stillborn) 아기가 사망한 상태로 태어난 경우

누운자세 저혈압 증후군(supine hypotensive syndrome) 산모가 바로누운자세를 취했을 때, 무거운 자궁은 주요 혈관인 아래대정맥을 눌러 심장으로 돌아오는 혈액의 양을 감소시키고 심장박출량 또한 감소시킨다. 그 결과 혈압이 감소하고, 어지러움을 호소

탯줄(umbilical cord) 태반으로부터 혹은 태반으로 혈액을 이동시킬 수 있는 혈관을 포함한 태아 장기

자궁(uterus) 태아가 자라는 근육 복부 장기.

질(vagina) 출산 길

평가와 술기를 위한 준비

요약 문제

1. 임신과 관련된 여성의 해부학적 구조 이름을 나열하고 설명하여라.
2. 분만의 3단계를 설명하여라
3. 산모를 평가하고 분만을 준비하는 방법을 설명하여라
4. 역피라미드 순서에 따른 신생아 소생술의 단계를 나열하여라
5. 분만 합병증을 나열하고 설명하여라
6. 산전 응급상황을 나열하고 설명하여라

연관시켜 생각하기

"응급구조사의 복지" 단원의 내용을 복습하고, 이 단원에서 배운 내용과 연결하여, 다음의 상황에 대해 고려해 본다.

- 현장에서 응급 분만을 돕다가 양막주머니가 파열되면서 응급구조사에게 양수가 튀었다. 그 다음에서야 산모가 인간면역결핍바이러스(HIV)에 양성임을 알았다면, 누구에게 찾아가 이 사실을 알릴 것인가? 또 무엇을 해야 하는가?

비판적 사고 연습

여러분의 차분하고 전문가다운 행동은 분만 중인 여성을 처치하기 위해 출동했을 때 매우 중요하다. 이 연습의 목적은 다음의 특정 환자를 위해 중요한 결정을 내릴 수 있게 하기 위함이다: 현장에서 분만을 준비하던가 또는 이송한다.

- 응급구조사가 분만 중인 산모에게 출동하였다. 환자를 평가해 보니, 이번이 첫 임신이며 아기의 머리출현이 아직 진행되지 않았고 자궁 수축의 간격은 10분이었다. 변의를 느끼는지 물었지만 아니라고 대답했다. 현장에서 분만을 준비해야 할 것인가? 아니면, 병원으로 산모를 이송할 것인가? 여러분의 의견을 적어본다.

병태생리학적 접근

다음의 질문들은 현장에서 정확한 결정을 내리고 임상과 관련된 정보를 모을 수 있도록 돕기 위해 고안되었다.

1. 임신 후기 여성에서의 활력 징후는 어떻게 변화할 것으로 예상할 수 있는가?
2. 임신한 환자에게서 어떻게 쇼크를 인지할 것인가?
3. 질 출혈의 심각성을 어떻게 평가할 것인가? 왜 항상 최악의 상황을 가정해야 하는가?
4. 신생아 평가와 처치에서 가장 높은 우선순위는 무엇인가?

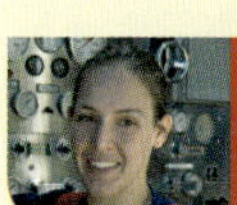

현장 이야기

응급구조사는 수면 중 무전 소리에 잠에서 깼다. 상황실 근무자는 응급구조사에게 "구급차3호, 출동 대기 바람" 이라 말했고, 응급구조사는 침대에서 내려와 무전기 소리에 집중하며 응답했다. "구급차 3호 대기중."

"구급차 3호, 77번가에 분만 중인 산모에게 출동하십시요. 환자의 주치의가 담당자가 산모의 남편과 전화통화 중이니, 추후 추가 정보를 전하겠습니다."

두 명의 응급구조사는 구급차에 올라 현장으로 출발하였다. 환자의 집 도착 약 3분 전에 응급의료센터에서 연락하길, 머리출현이 보이며 산모 남편은 여전히 정보를 전달하기 위해 통화 중이라 하였다. 응급구조사들은 현장에서의 처치가 필요할 것으로 판단 하고, 분만세트 뿐만 아니라 성인 및 소아 장비세트를 챙겼다. 또한 분만 후에는 한 명은 아기를, 다른 한 명은 산모에게 필요한 처치를 제공하기로 역할을 분담하였다.

질문

1. 현장에 들어갈 때 가장 우선순위로 해야 할 일은 무엇인가?
2. 전문소생술을 제공을 위한 지원요청이 필요할 것인가?
3. 산모나 남편에게 어떤 질문을 해야 할 것인가?

산모의 집으로 이동하면서 응급구조사는 응급의료센터 전문소생술팀이 준비되어 있는지 문의하였다. 응급의료센터에서는 이미 준비 중이라고 알려주었다. 방에 들어섰을 때, 산모는 침대 위에 있었고 아기 아빠는 어깨에 전화기를 걸친 채로 응급의료센터와 통화 중이었다. 아기 아빠가 바로 옆에 서고, 응급구조사들은 머리출현을 확인함으로써 수 분 내에 분만이 진행될 것임을 확인하였다. 한 응급구조사는 산모를 평가하면서 장갑을 착용하고 분만 세트를 준비하였다. 이번 분만은 산모의 두 번째 분만인데 예정보다 2주 빠르게 진행되었다. 수 시간 전 가진통이 시작되었고, 점차 가진통의 빈도가 빨라지고 강도도 심해졌다고 말했다. 119안전센터에 신고하기 직전 양수가 흘러나왔다고 말했다. 다른 한 응급구조사가 활력징후를 재고 있는 동안 아기가 만출되기 시작하였다. 머리가 나오기 시작하자 아기의 목에 탯줄이 감겨있는 것이 발견되었다. 탯줄을 아기 머리 뒤로 넘겨 풀어줄 수 있었고, 아기의 분만은 계속 진행되었다. 아기의 어깨와 나머지 부위도 신속히 만출되었다.

질문

4. 신생아에게 즉시 제공되어야 할 처치는 어떤 것인가?
5. 다른 응급구조사는 산모에게 어떤 처치를 제공해야 하는가?

한 응급구조사는 신생아 소생술의 역피라미드 순서대로 곧바로 처치를 수행하였다. 아기의 입을 흡인하고 다음으로 코를 흡인하였다. 아기는 곧 울기 시작했다. 아기를 건조시킨 후 담요로 감싸주고 머리 위를 덮어주었다. 아기는 분홍빛을 보이며 활동적으로 움직였다. 맥박을 살펴보니 분당 150회 이상이었다. 다른 한 응급구조사는 탯줄을 결찰하고 절단하였다. 응급의료센터에 아기가 태어난 시간을 보고하고, 여자 아기임을 알려주었다. 그러자 응급의료센터에서는 전문소생술팀을 다른 심정지 처치에 투입하였다고 하였다. 20분 후에도 태반이 만출되지 않자 응급구조사는 지체없이 병원으로 산모를 이송하였다.

본부로 복귀하였을 때에는 두 시간 밖에 잘 수 있는 시간이 남지 않았었지만, 응급구조사는 잠들기에는 너무 흥분되어 텔레비전을 켰다.

소아 응급
(Pediatric Emergencies)

33

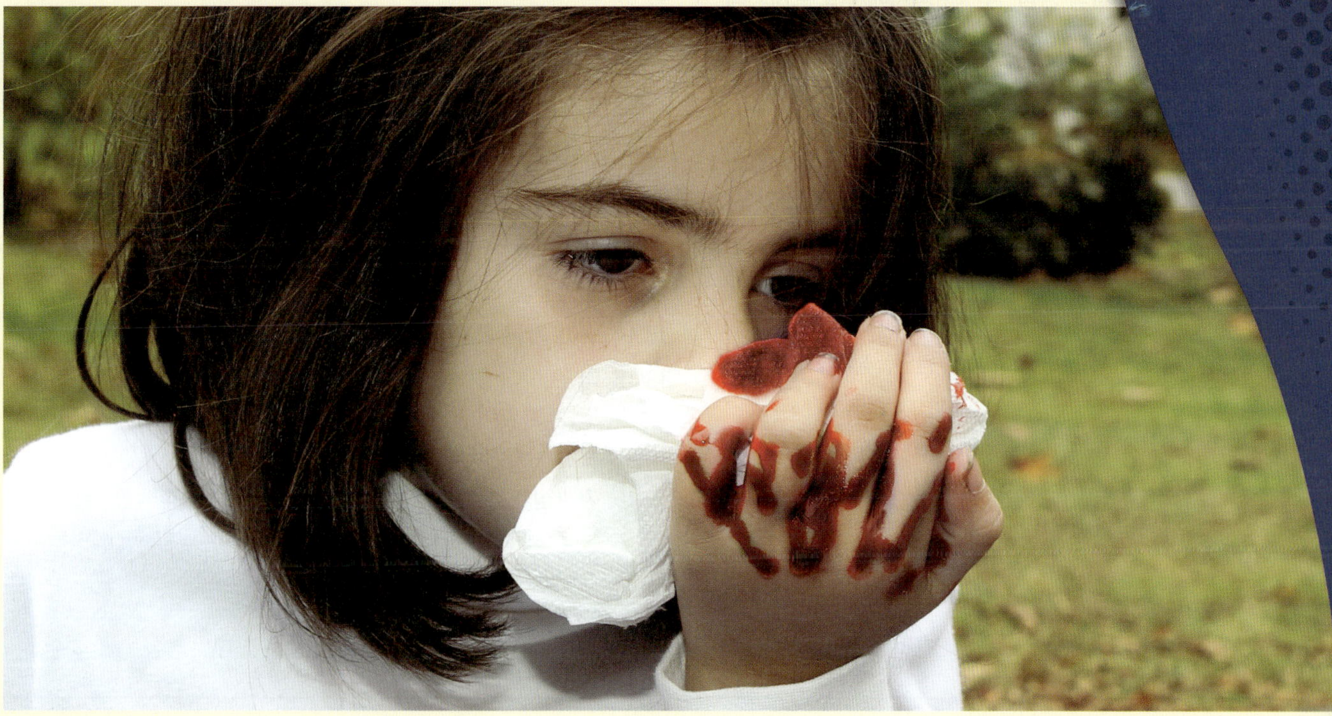

(© Daniel Limmer)

관련 단원

다음 단원들은 이 단원에서 토의된 주제와 관련하여 추가적인 정보를 제공한다.

6 해부생리학
8 생명 연장
12 일차 평가
14 이차 평가
17 호흡 응급
19 당뇨 응급 및 의식상태 변화
21 중독
26 연조직 외상
31 환경 응급

표준

특정 환자 집단(소아)

역량

성장, 발달, 그리고 연령, 기본적인 응급처치를 제공하기 위한 평가 방법, 특정한 환자의 이송에 대한 기본적인 지식을 적용한다.

핵심 개념

- 소아의 해부생리학 특징
- 연령별 소아의 심리학적, 개인적 특성
- 소아 환자와 부모, 또는 보호자와 소통하는 방법
- 소아 환자를 평가하는 방법
- 기도, 호흡, 순환, 쇼크, 잠재적인 저체온증 등의 특수 상황을 인지하고 처치하는 방법
- 다양한 소아 내과 응급, 특히 호흡 장애를 위한 평가와 처치 방법
- 다양한 소아 외상 평가와 처치 방법
- 아동 학대 및 방임, 특수 아동 문제를 다루는 방법

학습목표

이 단원을 읽고 난 후, 여러분은:

33.1 이 단원에서 소개된 주요 용어를 정의할 수 있다.

33.2 성인과 비교하여 영아 및 소아의 해부생리학적 특성과 이 특성이 소아 평가 및 처치에 미치는 영향에 대해 설명할 수 있다.

33.3 영아와 소아의 활력징후 정상범위에 대해 토의할 수 있다.

33.4 연령별 소아환자에게 각기 다른 평가와 병력 수집 기술을 적용할 수 있다.

33.5 청소년 환자를 다룰 때 특히 고려해야 할 사항에 대해 토의할 수 있다.

33.6 아프거나 손상을 입은 소아에 대한 부모 또는 보호자의 예상 반응과, 소아 환자의 응급 평가와 처치에서 보호자와의 관계에 대한 중요성에 대해 토의할 수 있다.

33.7 소아 환자 평가에서 소아평가 삼각구도에 대해 토의할 수 있다.

33.8 현장 평가, 일차 평가, 이차 평가, 신체 검진, 재평가를 포함한 소아 환자를 위한 평가 단계의 특정 관점에 대해 설명할 수 있다.

33.9 소아 환자의 기도 관리, 환기, 산소화를 위한 사용의 기술을 적용할 수 있다.

33.10 소아와 성인 환자에서 쇼크의 관리, 원인, 징후와 증상을 비교할 수 있다.

33.11 소아 환자에서 열 소실을 예방하기 위한 특수 고려사항에 대해 인지할 수 있다.

33.12 흔한 소아 내과 응급과 관련된 징후, 증상, 병력을 인지할 수 있다.

a. 호흡곤란

b. 상기도막힘증

c. 후두덮개염

d. 열

e. 수막염

f. 설사와 구토

g. 발작

h. 의식 상태 변화

i. 중독

j. 익사

k. 영아돌연사증후군

33.13 소아 외상 환자의 흔한 손상 유형에 대해 토의할 수 있다.

33.14 소아 화상 환자 처치에 대해 토의할 수 있다.

33.15 아동 학대 및 방임을 나타내는 징후를 인지하고, 아동 학대 또는 방임이 의심되는 상황에서, 응급구조사의 윤리적 및 법적 책임에 대해 설명할 수 있다.

33.16 기관절개 튜브, 가정용 인공환기기, 중심정맥선, 위창냄관, 또는 단락에 의존하는 소아 환자들을 포함한 특수 아동들을 관리할 수 있다.

핵심 용어

숫구멍(fontanelle) 소아(pediatric) 수축(retractions)

소아라는 단어는 일반적으로 아직 사춘기가 오지 않은 환자들을 일컫는다. 비록 환자의 정확한 나이는 현장에서 가늠하기 힘들지만, 사춘기는 전형적으로 여성에게는 가슴의 발달, 그리고 남성에게는 얼굴, 겨드랑이, 가슴에 털이 나타나면서 시작된다. 이러한 신체적 변화는 종종 이차 성징이라 말한다.

소아 인구는 광범위한 발달 차이를 보인다. 12개월의 영아와 12세의 아이의 해부학적 차이가 있다. 비록 12개월의 영아를 "작은 성인"이라고 생각해 본적은 없으나, 12세의 아이는 12개월의 영아보다는 성인과 해부학적으로 더 비슷할 것이다. 응급구조사로서 이 의미는 연령별로 기본적인 기준을 예상하고 있어야 한다는 것이다. 해부학적 차이가 어떻게 소아 환자의 평가와 처치에 영향을 주는지를 기억하며, 응급구조사의 질문에 완전하게 대답하지 못하는 환자에게 어떻게 평가를 적용해야 할 지에 대해서도 기억해야 한다.

소아 환자를 다루는 것은 특정한 지식, 행동, 주의가 요구된다. 이 단원에서는 특정 연령 환자에게 필요한 도구나 정보를 제공할 것이다.

영아와 소아의 발달 특성

소아(pediatric)
사춘기가 아직 오지 않은 연령 또는 환자

응급구조사가 어린 환자를 처치할 때 기억해야 할 몇 가지 중요한 차이점이 있다. 예를 들면, 어린 소아는 그들의 부모와 떨어지는 것을 좋아하지 않기 때문에 가능하면 평가와 처치를 하는 동안 부모의 무릎에 소아를 앉히도록 한다. 하지만, 이송 중일때에는 소아환자가 적절하게 고정되어야 한다(그림 33-1). 아이와 부모 사이를 특별히 고려해야 한다. 정상적이라면 아이는 부모에게서 떨어지지 않으려고 할 것이다. 만약 아이가 부모랑 있는 것을 원하지 않거나, 불편해 보인다면, 학대의 가능성을 고려해보아야 한다(이 단원 마지막에서 다룰 것이다.)

아이들은 자라면서 다른 특성을 보이고, 응급구조사는 환자의 발달적 나이에 따른 처치를 적용해야 할 것이다.

그러나 영아와 소아의 생리학적 그리고 사회적 특성은 연령에 따라 명확하게 정의되어 있

그림 33-1 (A) 가능하다면, 평가와 처치 동안 소아 환자를 부모의 무릎 위에 앉힌다. (B) 이송 중에는 소아가 적절하게 고정되어야 한다.

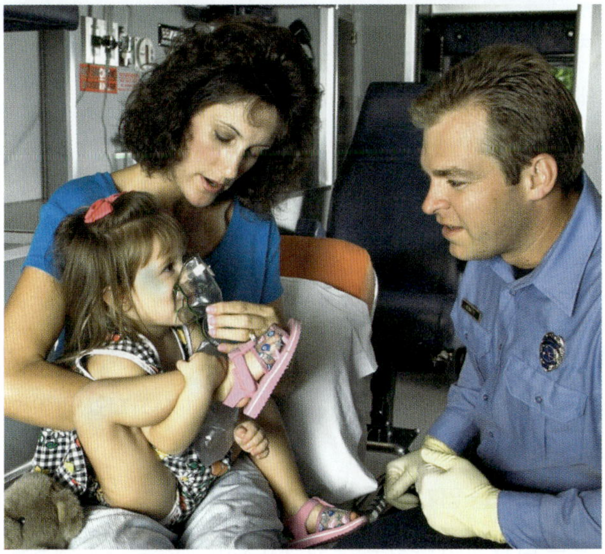

(A)

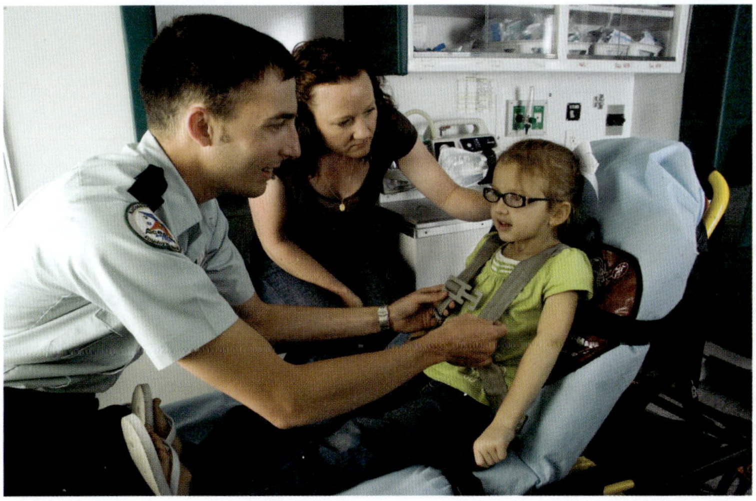

(B)

지는 않다. 소아는 성장함에 따라 다른 특성을 보이며, 이러한 것은 환자의 발달적 연령에 근거한 처치전략을 적용하기 위해 응급구조사에게 필요하다.

6세된 소아는 35세된 성인과 다르며 4주된 영아는 12세된 소아와 다르다. 소아는 계속 자라며 배우며 따라서 변한다. 이상적으로는, 우리가 4살의 아이가 어떻게 행동하는지 정확하게 말할 수 있을 것이다. 실제로 소아의 연령 그룹의 평균에 따라 소아를 넓은 범주로 분류한다. 소아를 범주화 하는 정확한 체계는 없으나 사용되는 것의 장점은 있다. 이것은 신체적 발달뿐만 아니라, 사회적 특성과 심리학에 적용된다. 소아는 다른 비율과 크기로 성장하여 사회적 발달과는 맞아 떨어지지 않는다. 표 33-1에서는 영아와 소아의 중요한 해부학적, 그리고 생리학적 특성과 응급처치에 미치는 효과에 대해 요약하였다.

미국심장협회는 기본인명소생술(인공 호흡과 심폐소생술)에서 영아를 출생 후부터 1세 미만, 소아를 1세부터 사춘기까지로 정의하였다. 이러한 연령 범위는 다른 내과적 혹은 손상의 경우에서 소아의 처치에 항상 적용되는 것은 아니다. 일반적인 응급상황에서 다음의 연령 범주를 기억하는 것이 좀더 유용하다:

표 33-1 영아와 소아의 해부학적, 생리학적 특성

성인과 비교한 해부학적, 생리학적 다른 점	평가와 처치에 영향을 미칠 수 있는 잠재적 영향
혀가 비교적으로 크다	기도폐쇄가 더 쉽다.
기도 구조가 더 작다	폐쇄가 더 쉽다.
많은 분비물	기도를 폐쇄할 수 있다.
젖니	빠지기 쉽고 기도를 폐쇄할 수 있다.
납작한 코와 얼굴	안면 마스크를 잘 밀착하기 어렵다
몸에 비해 머리가 무겁고, 목 구조와 근육이 미발달	몸보다 머리가 앞으로 나가기 쉬워서 외상으로 머리 손상의 빈도가 높다.
영아의 머리 위에 숫구멍(부드러운 부분)이 열려 있고 만져진다.	머리속압력 증가 시 숫구멍 팽창(아기가 운다면 정상적일 수 있다); 함몰은 탈수를 의미
더 얇고, 더 부드러운 뇌 조직	뇌에 심각한 손상을 입기 쉽다.
몸에 비례하여 머리가 크다.	목이 앞으로 나와 있어 목의 굴곡 원인이 되며, 기도를 일직선으로 하기 어렵다.
더 짧고, 더 좁고, 좀 더 탄력적(유연한)인 기관	목의 과신전으로 기관이 폐쇄될 수 있다.
짧은 목	안정과 고정이 어렵다.
복식 호흡	호흡을 평가하기 어렵다.
더 빠른 호흡수	근육이 쉽게 피로하여, 호흡곤란을 야기
신생아는 주로 코로 호흡함	코가 막혔을 경우 호흡하기 위해 입이 자동적으로 벌어지지 않는다 ; 기도가 쉽게 막힌다.
체중에 비례하여 체표면적이 크다.	저체온증에 빠지기 쉽고, 높은 에너지의 양이 작은 신체로 이동하면서 손상 받기 쉽다.
더 유연한 뼈	더 탄력적이고 쉽게 골절되지 않는다; 갈비뼈나 기타 뼈의 손상 없이도 외상의 힘이 전달되어 내부장기를 손상시킬 수 있다.
좀 더 유연한 갈비뼈	외상의 힘이 갈비뼈의 골절 없이 가슴안에 전달될 수 있다; 외상으로 허파가 쉽게 손상될 수 있다.
지라와 간이 더 노출	배에 가해진 힘으로 손상 가능성

Source: Andrew Stern, NREMT-P, MPA, MA

- 신생아와 영아: 출생~1세
- 유아기: 1~3세
- 취학전기: 3~5세
- 취학령기: 6~12세
- 청소년기: 13~18세

연령 범위는 목록별로 약간 다양하며 예를 들면 활력징후 범위는 표 33-2에 나타나 있다. 부모나 보호자로부터 환자의 나이를 알아내는 것이 가능하지 않다면 소아의 신체적 크기 및 감정적인 반응에 근거하여 나이를 짐작할 수 있다. 응급구조사가 정상 활력징후 범위를 기억

표 33-2 활력징후 정상범위: 영아와 소아

정상 맥박 수 (분당 맥박수, 휴식 중)		
신생아	120–160	
영아 0–5개월	90–140	
영아 6–12개월	80–140	
유아 1–3세	80–130	
취학전기 3–5세	80–120	
취학령기 6–12세	70–110	
청소년기 13–18세	60–105	
정상 호흡 수 (분당 호흡 수, 휴식 중)		
신생아	30–50	
영아 0–5개월	25–40	
영아 6–12개월	20–30	
유아 1–3세	20–30	
취학전기 3–5세	20–30	
취학령기 6–12세	15–30	
청소년기 13–18세	12–20	
정상 혈압 범위		
	수축기:	확장기:
3살 이상	대략 80 + 2 x 나이	대략 수축기의 2/3
취학전기 3–5세	평균 99(78–104)	평균 65
취학령기 6–12세	평균 105 (80–122)	평균 69
청소년기 13–18세	평균 114(88–140)	평균 76

메모: 영아와 소아에서 증가된 맥박은 감소된 맥박만큼 크게 걱정할 일은 아니다. 감소된 맥박은 심정지가 임박함을 암시한다. 소아에서 감소된 맥박의 가장 큰 원인은 저산소증이다. 이와 같이, 느린맥을 나타내는 소아에게는 즉각적인 산소화 처치가 필요하다. 3세 이하의 소아에게는 대개 혈압을 측정하지 않는다. 혈액 소실 또는 쇼크에 빠진 소아의 혈압은 거의 끝까지 정상 범위를 유지하다가 갑자기 떨어지게 된다.

에 의존하는 것은 권장되지 않는다. 응급상황 동안, 긴장이 고조될 것이지만, 아이와 관련된 응급상황인 경우 더욱 그렇다. 응급구조사의 스트레스 수준이 올라가면, 응급구조사의 기억력은 감소하게 된다. 그 결과, 정상 활력 징후 범위를 참조할 수 있는 카드를 들고 다니거나 구급차 안에 보관해야 한다.

해부생리학적 차이

핵심 개념
소아의 해부생리학 특징

영아와 소아는 신체적뿐만 아니라 해부학적 생리학적으로 성인과 차이가 있다(표 33-1, 33-2 참고). 이러한 차이점을 이해하는 것은 어린 환자의 평가와 처치를 더 잘하도록 도울 수 있을 것이다. 다음의 주요 신체 구조에 따른 차이점을 기억하는 것이 중요하다.

머리

소아의 머리는 4살이 될 때까지 성인보다 두드러지게 크며 무겁다. 응급처치에서의 함축된 의미는 머리가 첫 번째로 앞으로 쏠리기 때문에 심각한 손상기전이 있을 때마다 머리 손상을 의심해 봐야 한다는 것이다.

숫구멍(fontanelles)
머리뼈가 완전히 결합되지 않아 영아의 머리덮개 위에 생긴 부드러운 지점

18개월 전까지 영아는 "부드러운 점" 또는 *숫구멍*이 있다. 우리가 고려해야 할 두가지 주요 숫구멍은 앞숫구멍(머리뼈의 중심 바로 앞에 위치)와 뒷숫구멍(머리뼈 위쪽 뒷면의 중간선에 위치)이다. 뒷숫구멍은 대개 아이가 2개월일 때 완전히 닫히기 때문에 응급구조사는 특별히 뒷숫구멍에 대해 고려할 필요가 없다. 앞숫구멍은 영아에서 반드시 평가되어야 하는 부분이다. 앞숫구멍은 아이가 3개월 때 닫히는 경우가 1%, 12개월 때 닫히는 경우가 38%, 그리고 24개월 때 닫히는 경우가 96%이다. 간단하게 말하자면, 이는 한 살 이내 혹은 두 살 까지의 영아의 경우 숫구멍을 평가하는 것은 매우 효과적이라는 것이다. 숫구멍은 아이가 얌전할 때 평평하고 부드러우나, 울 때에는 정상적으로 불룩해진다. 가라앉은 듯한 숫구멍은 탈수를 의미하고, 반면에 불룩한 숫구멍은 머리속압력 증가를 의미한다.

기도와 호흡계통

영아와 소아의 목 근육은 미성숙하며 성인보다 좁고 덜 단단하다. 다음은 응급구조사가 인

그림 33-2 소아와 영아의 기도 비교

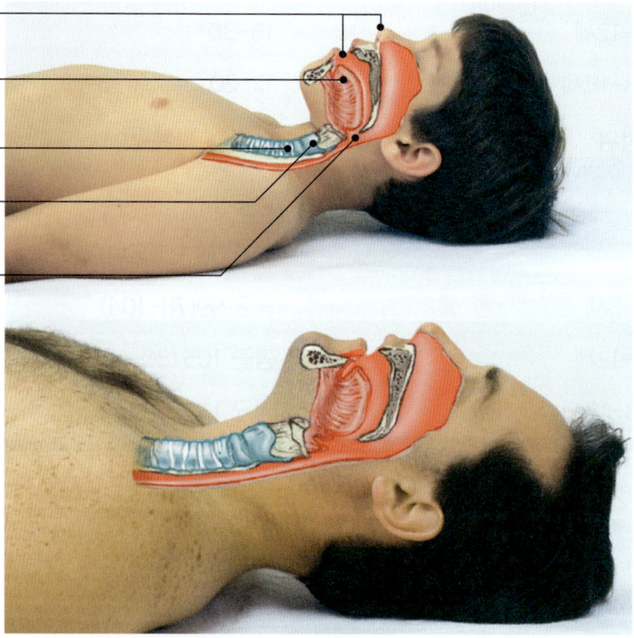

그림 33-3 (A) 영아나 어린 소아가 누워있을 때 기도가 폐쇄된다. (B) 기도를 유지하기 위해 접은 수건을 어깨 밑에 둔다.

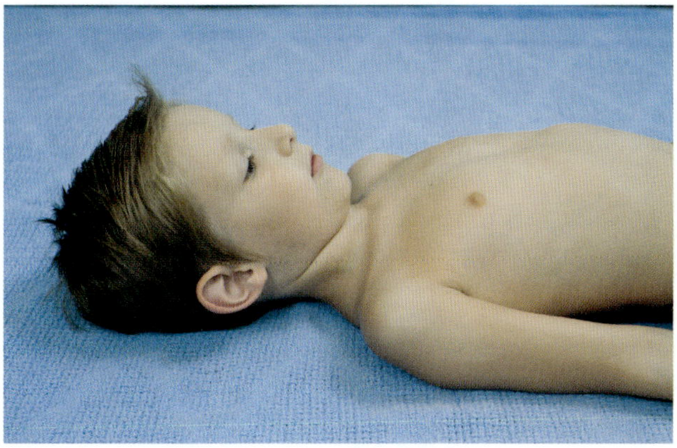

(A)

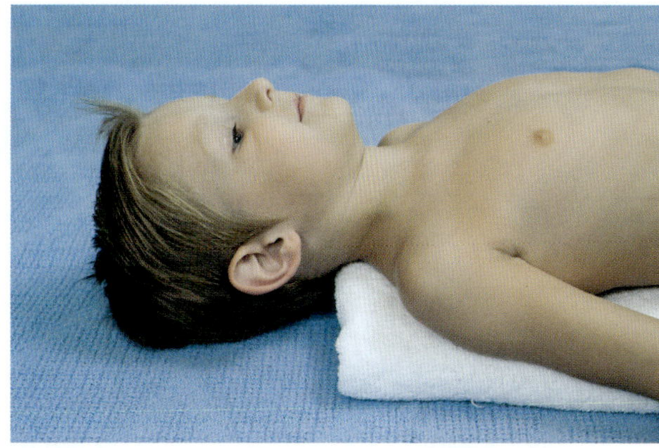

(B)

지하고 있어야 할 영아와 소아의 호흡기계에 대해 몇 가지 특이한 특성을 보여주고 있다(그림 33-2)

- 입과 코는 작고 성인보다 쉽게 폐쇄된다.
- 혀는 성인보다 입안에서 상대적으로 더 많은 공간을 차지한다.
- 신생아와 영아에게는 코로 숨 쉬는 것이 필수적이나, 코가 막혔을 때 호흡하기 위해 자동적으로 입이 벌어지지 않는다.
- 영아와 소아에서 기관은 부드러우며 유연하다.
- 기관은 좁고 부종이나 이물질에 의한 기도폐쇄가 더 쉽다.
- 가슴 벽은 부드러우며 영아와 소아는 호흡을 가로막에 좀 더 의존하는 경향이 있다.
- 가슴은 어른보다 짧으며 배안에 매우 인접해 있다. 소아에서의 배 팽만은 가로막을 아래로 이동시켜 막을 수 있다. 아이가 허파의 양을 증가시키기 위해 깊은 숨을 들이실 때, 배의 장기들은 증가된 허파 용적을 자극하기 위해 가로막이 아래로 내려가는 것을 방지한다.
- 신생아의 갈비뼈들은 성인과 비교했을 때 상자(box) 같다. 성인은 호흡 깊이를 증가시키기 위해 가슴이 더 올라 갈 수 있도록 하기 위해 긴 타원형인 반면, 신생아는 깊은 숨을 들이쉬는 것이 제한된다.

호흡계통 해부학적인 차이점은 영아와 소아의 응급처치를 제공하는데 몇몇 의미를 갖는다:

- 영아는 코로 숨쉬는 것이 필수이기 때문에 환자의 호흡을 돕기 위해 필요시마다 코에서 분비물을 흡인한다.
- 목의 과신전이나 굴곡(머리를 뒤로 기울이거나 앞으로 숙이는 것)은 기도폐쇄의 원인이 된다. 누워있는 소아나 영아의 어깨아래에 접은 수건을 대주면 중립자세로 기도를 유지하는데 도움이 된다(그림 33-3).
- "맹목적"으로 손가락 훑이내기는 영아와 소아에서 기도폐쇄를 깨끗하게 하기 위해 수행되지 않는다. 응급구조사의 손가락 힘으로 좁은 기관 뒤로 밀 수 있기 때문이다.

가슴과 배

영아나 소아의 덜 발달되고 더 탄력적인 가슴 구조는 호흡을 힘들게 하거나 질식시킨다. 복장

그림 33-4 영아, 소아, 청소년/성인의 혈액량 비교

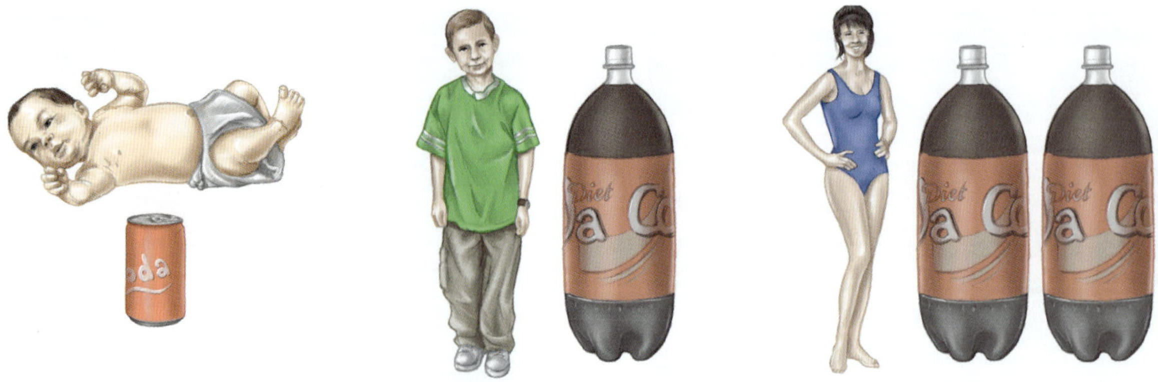

4kg 신생아
혈액량은 335mL의 캔 음료보다 같거나 적다.

27kg 어린이
혈액량은 2L 패트병과 같다.

57kg 성인
혈액량은 2L 패트병 두 개와 같다.

뼈위, 갈비뼈사이근육, 갈비뼈는 호흡이 힘들어지면 안쪽으로 잡아당겨질 것이다.

영아와 어린 소아는 성인보다 호흡 시 가로막을 사용하여 복식호흡을 한다. 호흡을 평가하기 위해 가슴뿐만 아니라 배도 관찰한다.

소아환자에서 배장기는 더 손상 받기 쉽다. 성인은, 갈비뼈가 배 장기를 감싸고 있지만, 어린 환자는 이러한 장기들이 성인 보다 더 노출되어 있다. 이러한 이유 때문에, 배 장기는 손상에 더 민감하고, 외상의 힘은 종종 배 전체에 영향을 주기도 한다.

체표면

소아의 체표면은 신체량보다 상대적으로 크며, 피부를 통한 열손실이 많다. 이것은 소아와 영아를 저체온, 비정상적으로 낮은 체온에 좀 더 취약하게 만든다. 이러한 이유 때문에, 소아 환자를 평가하고 처치할 때, 체온을 고려하여 담요를 덮어주며 따뜻하게 해주어야 한다. 구급차 안에서 환자의 체온을 관리 하는 것은 매우 중요하다.

영아나 소아의 머리, 신체와 팔다리는 성인과 상대적으로 차이가 있기 때문에(예를 들면 머리가 크다) 화상과 관련하여 화상의 범위는 특수한 공식을 이용하여 소아에게는 다르게 추정하여야 한다.

혈액량

소아 환자의 혈액량은 성인의 혈액량보다 적다(그림 33-4). 신생아의 경우, 335ml 캔 음료 크기를 완전히 채우지 못하며, 8살된 소아의 경우, 약 2L 정도된다. 따라서 성인에서 중간 정도 되는 혈액손실이 소아에게는 생명을 위협할 수 있다.

핵심 개념
연령별 소아의 심리학적 그리고 개인적 특성

심리학적, 개인적 특성

각 연령 집단은 소아의 평가와 처치에 영향을 미칠 수 있는 심리학적, 그리고 개인적 특성을 갖고 있다. 표 33-3에 나타나 있다.

우는 아이에 대해 주의해야 할 한가지: 많은 어린 환자들에게 있어 응급구조사는 무섭고 낯선 존재일 것이다. 손상을 받았거나 아픈 아이들은 낯선 사람에게 더 강하게 거부 반응을 보일 것이다. 어린 환자에게서 이러한 반응은 충분히 예상되는 것이며, 종종 의식 상태 변화를 나타낼 수도 있다. 응급구조사는 우는 아이일지라도 평가를 계속 진행할 수 있다는 것을 기억하여야 한다. 비록 아이의 울음소리는 정확한 평가를 어렵게 하지만, 평가할 수는 있다.

표 33-3 영아와 소아의 발달적 특성

나이	특성	평가 및 처치 전략
신생아와 영아 출생~1세 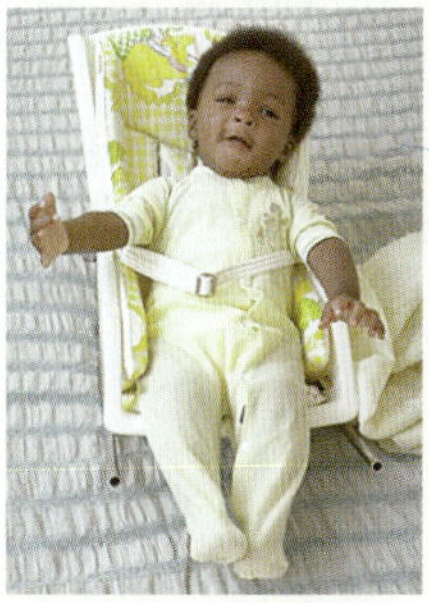 (© Michal Heron)	• 영아는 부모와 떨어지는 것을 좋아하지 않는다. • 낯선 사람에 대한 불안은 적다. • 영아는 옷을 입고 있지 않으나 신체적 그리고 정서적으로 따뜻하게 느껴지는 것을 좋아한다. • 어린 영아는 눈으로 움직임을 따라간다. • 산소마스크를 질식시키는 것으로 여겨 원하지 않는다.	• 검진동안 부모에게 잡고 있도록 한다. • 따뜻하게 유지한다 – 영아를 촉진하기 전에 응급구조사의 손과 청진기를 따뜻하게 한다. 간격, 가슴벽의 오르내림, 활동수준, 피부색으로 호흡을 관찰하는 것이 좋다. • 심장과 허파를 먼저 검진하고 머리는 마지막에 한다. 이것은 덜 위협적이 되어 덜 울게 할 것이다. • 소아용 비재호흡마스크는 얼굴 근처에서 잡고 "불어주기"로 산소를 공급한다.
유아기 1–3세 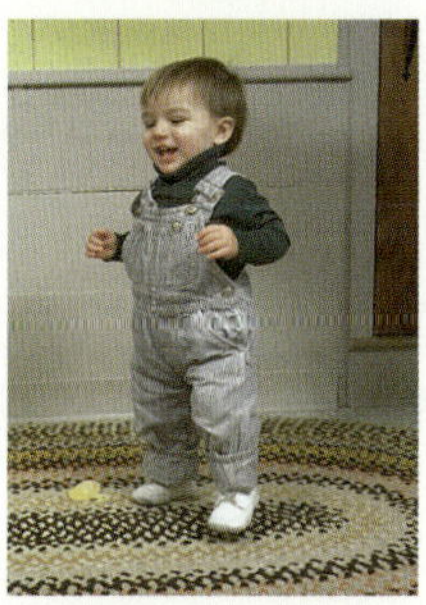 (© Michal Heron)	• 접촉하는 것이나 부모로부터 떨어지는 것을 싫어한다. • 질병을 잘못한 것에 대한 처벌이라고 믿는다. • 영아와 달리, 옷을 제거하는 것을 좋아하지 않는다. • 쉽게 놀라며 과도하게 반응하며 바늘, 통증에 대한 공포가 있다. • 의사소통한 것을 더 잘 이해할 것이다. • 독립성을 주장하기 시작한다. • 산소마스크를 질식시키는 것으로 여겨 원하지 않는다.	• 검진동안 부모에게 잡고 있도록 한다. 잘못해서가 아님을 안심시킨다. • 옷을 제거하고 검진한 후 옷을 입힌다. • 가슴–머리 순으로 검진하고 신뢰를 형성한다(머리를 먼저 만지면 놀랄 것이다). • 응급구조사가 하고자 하는 것에 대해 아이가 이해할 수 있도록 설명한다(혈압에 대한 얘기는 압착하거나 팔에 감을 때이다).
취학전기 3–6세 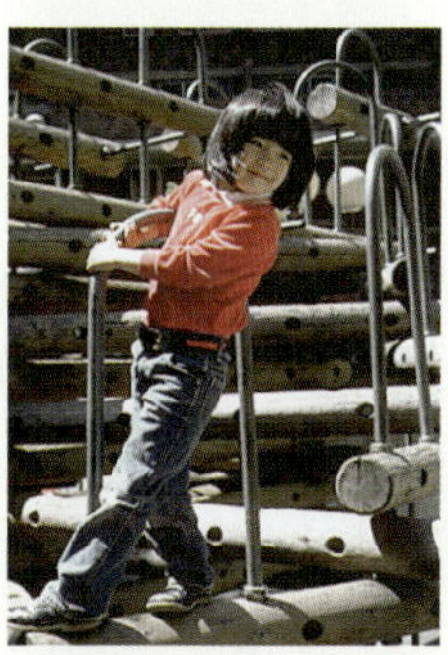 (© Michal Heron)	• 접촉하는 것이나 부모로부터 떨어지는 것을 싫어한다. • 얌전하며, 옷을 제거하는 것을 좋아하지 않는다. • 질병을 잘못한 것에 대한 처벌이라고 믿는다. • 혈액, 통증, 영구적 손상에 대한 공포가 있다. • 호기심이 많으며 의사소통이 가능하고 협조할 수 있다. • 산소마스크를 질식시키는 것으로 여겨 원하지 않는다.	• 검진동안 부모에게 잡고 있도록 한다. • 수줍음을 존중한다. 옷을 제거하고 검진한 후 옷을 입힌다. • 안정적이고, 확신이 있으며, 존중하는 태도를 갖는다. • 하고자 하는 것을 설명한다. • 병력수집 시 소아에게 책임감을 갖도록 한다. • 검진할 때마다 설명한다. • 소아용 비재호흡마스크를 얼굴 근처에서 잡고 "불어주기"로 산소를 제공한다.
취학령기 6–12세 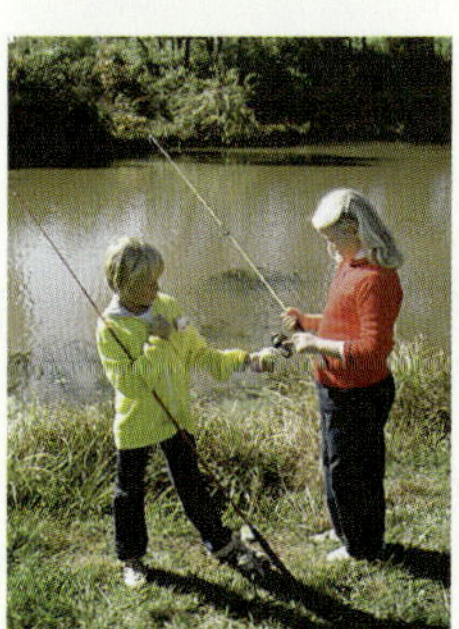 (© Michal Heron)	• 협조적이나 자신의 의견 듣는 것을 좋아한다. • 혈액, 통증, 장애, 영구적 손상에 대한 공포가 있다. • 얌전하며 신체 노출을 싫어한다.	• 병력수집 시 소아에게 책임감을 갖도록 한다. • 검진할 때마다 설명한다. • 안정적이고, 확신이 있으며, 존중하는 태도를 갖는다. • 소아의 수줍음을 존중한다

표 33-3 영아와 소아의 발달적 특성 (계속)

나이	특성	평가 및 처치 전략
청소년기 13–18세 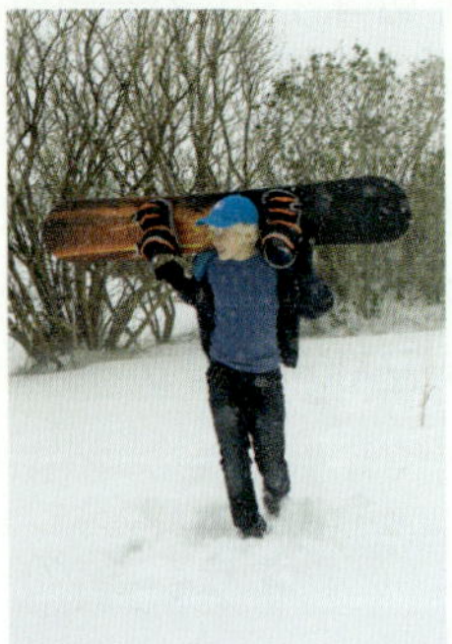	• 성인처럼 대해주길 원한다. • 영구적 손상과 장애에 대한 공포를 갖는다. • 정서적 신체적 발달이 다양하며 신체 변화로 편안할 수 없다. • 사춘기는 그들의 친구들에 의해 높은 영향을 받는다.	• 성인처럼 다루더라도 소아처럼 많은 지지가 필요하다. • 안정적이고, 확신이 있으며, 존중하는 태도를 갖는다. • 수행하는 것을 설명한다. • 수줍음을 존중한다. 부모로부터 떨어져서 평가할 수 있다. 가능하다면 동성의 응급구조사가 신체검진을 한다. • 존중한다.

핵심 개념
소아 환자와 부모, 또는 보호자와 소통하는 방법

“소아 환자는 매우 어렵다. 출동은 매우 감정적이 될 것이다. 기억해야 할 것 중 하나는 모든 상황에 진실되고 공감을 가져야 한다.”

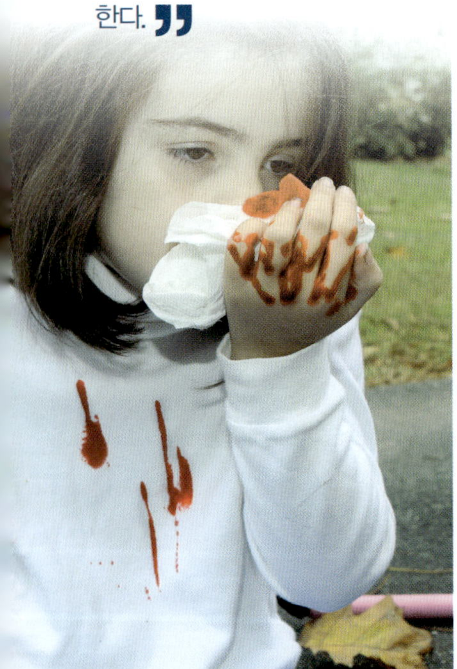

(© Daniel Limmer)

아이에게 접근하기 전에 얻을 수 있는 정보들은 모두 얻도록 한다. 가능하다면, 아이에게 손을 대기 전, 시각적으로 평가 할 수 있는 부분은 모두 평가하도록 한다. 응급구조사의 접근 방식을 고려하도록 한다. 응급구조사를 무서워하는 이 아이에게 여섯명의 응급구조사들이 필요한가? 아이의 눈높이에 위치하는 것은 아이의 두려움을 조금 감소시킬 것이다. 그리고 천천히 조용히 아이에게 말을 건네도록 한다. 종종 이러한 특정 전략은 아이와 응급구조사 간의 상호 작용을 향상시킬 수 있다.

아이를 화나게 하는 것은 적절한 처치를 제공하지 못할 수 있다. 비록 응급구조사가 하는 모든 것이 아이를 울릴 수도 있지만, 필요하다고 생각되는 경우, 반드시 하도록 한다: 유아는 척추고정판에 고정되는 것을 매우 무서워하고 두려워할 것이지만, 만약 응급구조사가 필요하다고 생각되는 경우, 고정하도록 한다.

소아환자와의 상호작용

성인 환자와는 달리 영아와 유아는 의사소통 기술이 부족하기 때문에 응급구조사는 그들과 면담할 수 없다. 그러나 환자의 보호자는 아이의 질병이나 손상에 관한 병력을 제공할 수 있으므로 그들에게 도움을 요청할 수 있다.

취학전기 아동은 응급구조사가 시간을 내고 단순한 언어로 한다면 면담이 가능할 수 있다. 취학령기 아동은 무슨 일이 일어났으며 어떤 느낌인지 좀 더 구체적으로 설명할 수 있다. 소아는 정직하게 얘기할 수 있으나 질병이나 손상이 어떤 한 일에 대한 처벌이라고 느낄 수 있다. 아이들을 안심시키며, 다친 곳이 아픈 것과 울음이 나는 것은 당연한 일이라고 말해준다. 아이에게 무언가에 대해 이야기 하거나 질문을 하기 전에, 아이가 자신의 말을 어떻게 해석할 것인지에 대해 잠깐 생각해보도록 한다. 이러한 것들은 아동의 혼돈이나 불안을 최소화하는데 도움이 될 것이다. 비꼬는 말투 혹은 짓궂게 장난치는 말투는 삼가도록 한다. 종종 취학전기의 아동들은 응급구조사의 농담을 이해하지 못할 수 있다. 심지어 조금 큰 아이라고 하더라도 이해하지 못하며 방어적인 자세를 취할 수도 있다.

부모, 선생님 혹은 보호자가 현장에 있다면 소아 평가 시, 그들도 포함시킨다. 이들은 종종 응급구조사의 평가를 위해 매우 중요한 정보를 제공할 수 있으므로, 그들을 완전히 배제 시켜서는 안된다. 응급구조사가 직접적으로 아이에게 설명하는 경우에는, 아이에게 친숙한 성인을 포함하는 것은 소아의 신뢰를 쌓는데 도움이 된다. 만약 부모가 손상을 입었다면, 부모를 대신하여 소아를 돌봐 줄 누군가가 필요할 것이다.

모든 부모는 응급현장에 대한 어느 정도의 공포를 가지고 있다. 영아와 소아는 질병이나 손상에 대한 경험이 부족하기 때문에 일반적으로 성인보다 더 많은 공포를 느낀다. 이것은 또한, 소아가 알 수 없는 것에 쉽게 두려움을 느낀다는 것이다. 응급 현장의 자세한 것을 모르기 때문에, 소아가 응급현장에서 왜 무서워하는지를 보는 것은 쉽다. 응급(통증, 소음, 밝은 빛, 차가움)과 관련된 요인은 영아에게 패닉 반응을 초래할 수 있다.

응급상황에서 소아가 응급구조사를 이해하지 못하거나 믿지 못하면, 공포는 증가할 것이다. 만약 소아와 의사소통이 가능하다면 소아를 진정시킨다. 소아를 편안하게 하는 것은 응급구조사가 제공해야할 처치의 매우 중요한 부분이다. 어떤 소아는 스트레스를 받으면 더 어린 소아처럼 행동한다. 이것을 퇴행(regression)이라 한다.

만약 부모가 현장에 없다면 소아가 격렬해지는 문제에 직면할 것이다. 새로운 문제나 응급상황에 직면했을 때 부모와 함께 있음으로써 소아는 안정을 되찾을 것이다. 엄마나 아빠에 대해 물어보는 것은 소아의 가장 첫 번째 우선 순위일 것이다.

소아환자를 다룰 때 다음과 같이 해야 한다:

1. "안녕, 난 패트야, 너는 이름이 뭐니?"와 같이 간단하게 응급구조사를 소개한다.
2. 누군가가 소아의 부모를 부를 것이라는 사실을 소아가 알게 한다.
3. 생명을 위협하는 문제와 즉각적으로 처치해야 할 것을 결정한다. 만약 이러한 문제가 없다면 안정된 상태로 계속한다. 공포에 질린 소아는 빠른 속도의 평가와 낯선 사람의 혼란스런 질문을 감당하지 못한다.
4. 소아가 관심을 보이는 장난감을 갖도록 한다.
5. 소아의 눈높이로 무릎을 꿇거나 앉는다. 응급구조사 뒤에는 직접적으로 밝은 빛을 두지 말며 소아의 눈이 부시지 않게 한다.
6. 웃는다. 어른의 친숙한 모습은 소아를 안심 시킨다.
7. 소아를 만지거나 손이나 발을 잡는다. 아주 작은 소아는 때때로 자신의 발가락을 가지고 노는 것을 좋아한다. 만지는 것을 원하지 않는 소아라면 그렇게 한다. 강요하지 않는다; 대화 동안에 미소를 지으며 편안하게 한다.
8. 응급구조사가 하고자 하는 것이 무엇인지 설명 없이는 소아에게 어떠한 장비도 사용하지 않는다. 응급구조사에게 친근한 의료장비들이 소아에게는 공포이며 통증의 원인이 된다. 응급구조사가 활력징후를 체크하고 신체검진을 할 때마다 무엇을 하려고 하는지 항상 소아에게 말한다. 한번에 전체 절차를 모두 얘기하려고 하지 않는다. 대신에 응급구조사가 하려고 하는 각각 단계를 설명한다. 단순한 언어를 사용하며 소아는 글자 그대로 받아들이는 경향이 있음을 기억한다. 만약 응급구조사가 소아에게 "내가 지금 너의 맥박을 잴 거야"라고 하면 소아는 자신의 몸에서 응급구조사가 무엇인가를 빼앗아 갈 것으로 생각할 수 있다. 대신에 "너의 팔을 잠깐만 잡을 거야"라고 말한다. 좀 더 큰 소아라면 이유도 설명한다.
9. 소아가 응급구조사의 얼굴을 보게 하고 아이를 노려보지 않는 눈맞춤을 한다(노려보는 것은 소아를 불안하게 한다). 소아에게 직접적으로 말하며, 소아가 이해할 수 있는 단어로 명확하고 천천히 말하기 위해 특별한 노력을 한다. 소아는 응급구조사의 말을 들을 수 있음을 안다.
10. 소아가 이해하고 있는지를 알기 위해 되묻는다. 소아가 응급구조사를 이해하고 있다고 해서 결코 안심해서는 안되며 소아가 충분히 반응할 수 있다면 질문을 함으로써 소아의

반응을 찾아야 한다.

11. 소아에게 절대로 거짓말을 하지 않는다. 응급구조사가 시행하는 처치가 통증을 유발한다면 소아에게 말한다. 만약 소아가 아프냐고 묻는다면 정직하게 말하는 대신, 이 처치가 지금 겪고있는 통증에 도움을 줄 수 있다는 말로 안심시킨다. 주위에 다른 성인이 있다면, 소아가 확신할 수 있도록 한번 더 언급해줌으로써 소아가 믿을 수 있을 것이다.

청소년기 환자

많은 방법에서 청소년기 환자는 성인 환자와 거의 같다. 성인으로서 대우받는 것을 좋아하며 자신의 존엄에 위배되거나 생색내는 듯한 태도에는 매우 민감하다. 한편, 아프거나, 다쳤거나, 놀랐을 때, 어린 소아와 마찬가지로 많은 정서적 지지를 필요로 한다(그림 33-5).

청소년기는 무슨 일이 일어났으며 어떻게 느끼는지 응급구조사에게 정확하게 얘기할 수 있다. 그러나 부모나 동료가 있는 경우, 청소년 환자는 정확하게 의사소통 혹은 협조가 안될 수 있다. 당황할 것이며, 집중받는 것으로 겁을 먹을 수 있으며, 무언가 잘못되었다는 사실을 숨기려고 하거나 허세를 부려야 된다는 압박감을 받을 것이다. 청소년 환자로부터 정보를 얻기 위해, 그리고 평가를 위해 요구될 수 있는 재치는 환자가 동떨어지려고 하거나 사적인 영역에서 생산적이 될 것이다.

청소년은 특히 동료가 어떻게 생각할 지에 대해 예민하다. 부모나 선생님같이 권위에 두려워할 수 있다. 약물, 알코올, 임신가능성 같은 의학적 문제에 관해 질문할 때 격리시키는 것은 매우 중요하다. 대화 내용을 다른 사람이 듣지 못하는 장소를 선택한다(예를 들면, 구급차 뒤).

어린 청소년은 종종 당황해 하거나 자신의 신체상 변화가 "정상"일지라도 신체상 변화와 불확실성에 대해 걱정할 것이다. 10대와 이성인 응급구조사가 환자의 옷을 다루는 것은 환자와 마찬가지로 응급구조사에게도 어색할 것이다. 대부분의 경우에는, 검진 전 간단한 사전 설명서를 환자에게 준다. 그러나 응급구조사는 환자와 부모 모두 응급구조사가 하려는 것과 왜 해야만 하는지에 대해 이해하는 것을 확실히 해야 한다. 가능할 때, 환자와 동성인 응급구조사가 있다면 그 응급구조사가 검진을 수행한다.

그러나, 환자 또는 응급구조사가 당황하거나 어색하다는 이유로 환자 평가와 처치를 지연시켜서는 안된다. 전문가로서 응급구조사는 이러한 감정을 무시해야 하며 환자를 안정시키고 이해하는 태도로 수행한다.

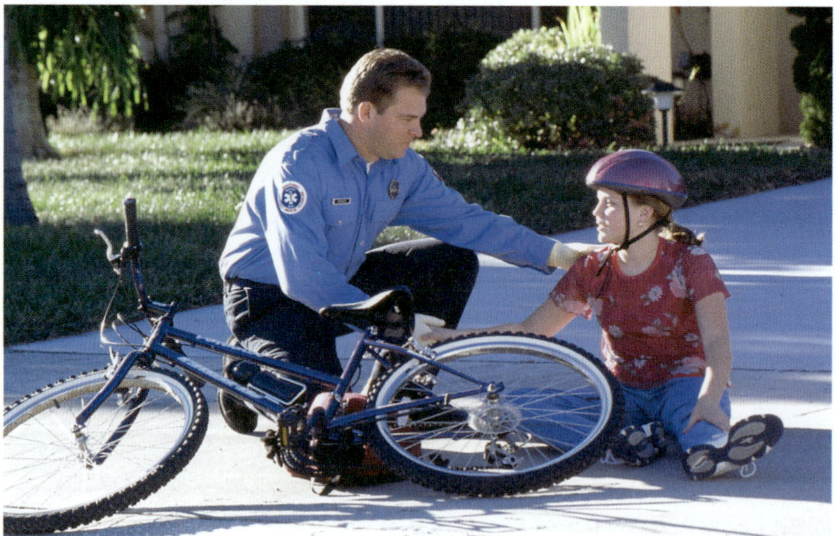

그림 33-5 존중하는 태도로 청소년을 처치한다.

부모나 다른 보호자 지지

환자가 어리다면, 응급구조사는 평가와 처치 과정을 어떻게 진행할 것인지에 대한 조정이 필요할 것이다. 이것은 특히 부모 또는 다른 보호자와의 의사소통과 관련하여 중요한 사실이다. 아이들은 매우 직관적이고, 그들이 신뢰하는 사람들이 나타내는 불안 및 공포 뿐만 아니라 신뢰하는 마음도 알아차릴 것이다. 응급구조사가 무엇을 말하던지, 또는 어떻게 말하던지, 아이가 보여주는 반응 상태는 부모의 반응에 따라 달라질 것이며, 이것은 결국 응급구조사와 부모가 어떻게 상호작용하는지에 따라 아이의 반응 상태가 달라질 수 있다고 말할 수 있다.

부모는 자신의 아이가 갑작스럽게 생명을 위협할 만한 손상이나 질병으로 고통 받을 때 몇 가지 방법으로 반응한다. 첫 번째 반응은 부정이나 쇼크일 것이다. 어떤 부모는 울음, 소리치는 것, 분노의 시작으로 반응할 것이다. 다른 일반적인 반응은 자책감과 죄의식이다. 이러한 경우, 응급구조사는 부모를 안정 및 안심시키며 그들의 감정을 지지해 주어야 한다. 아이에게 무슨 일이 일어났는지, 그리고 응급구조사로서 아이를 위해 무엇을 할 것인가에 대해 설명하기 위해 단순한 언어를 사용한다.

어떤 경우, 당황한 부모는 소아를 위한 응급구조사의 처치를 방해할 수 있다. 이러한 것은 추가 손상으로부터 아이를 보호하려는 정상적인 반응이다. 응급구조사는 부모에게 의학적인 정보를 설명해주거나, 아이의 손을 잡고 아이를 안정시키는 것에 도움을 요청함으로써 응급구조사를 돕도록 설득할 수 있다. 그러나 만약 부모가 통제가 안되면, 부모를 친구나 친척이 현장에서 데리고 나갈 수 있도록 협조를 요청한다.

하지만 이러한 시점에서, 모든 소아 환자가 전통적인 핵가족 형태인 부모와 같이 산다고 볼 수 없다. 소아는 편부모나 조부모 혹은 친척 심지어는 소아와 관련이 없는 누군가와 같이 살 수도 있다. 소아의 24시간 보호자 혹은 돌보미가 누구든지 간에 사람은 어느 부모와 마찬가지로 응급상황에 대한 정서적인 반응은 같을 것이다. 응급구조사는 소아가 이러한 사람들을 "엄마" 혹은 "아빠"라고 부를 수도 있고 부르지 않을 수 있음에 예민해야 하며 만약 엄마나 아빠가 어디 있는지 묻는다면 소아는 불편해 할 것이다. 소아에 대한 책임이 누구에게 있으며 소아가 그 사람을 어떻게 부르는지 확인해야 한다. "부모"나 "엄마나 아빠"가 이 단원에는 주로 나타나 있지만, 이는 보호자 및 아이를 돌보는 모든 사람에 기준으로 사용되는 용어임을 기억한다.

응급구조사는 소아를 효과적으로 처치하기 위해 현장 주위에 있는 모든 사람에게 정서적 안정과 신뢰를 주는 것이 필요하다. 소아와 응급구조사의 상호작용은 응급구조사에 관심이 있는 모든 사람에게 보여 질 것이며, 제공되는 처치에 대한 태도는 응급구조사의 전문성을 보여줄 것이다.

일반적으로, 소아의 처치에 부모를 포함시키는 것은 소아와 부모 모두에게 도움이 된다. 가능하다면, 가장 효과적인 방법은 응급구조사의 평가와 처치동안 부모가 소아를 편안하게 무릎에 앉혀서 잡고 있게 하는 것이다. 가능한 한 부모에게 많은 정서적 지지를 제공한다. 그러나 응급구조사의 환자는 부모가 아닌 소아임을 잊어서는 안 된다.

소아 환자의 평가

핵심 개념
소아 환자를 평가하는 방법

환자평가는 응급구조사가 배우는 것 중 가장 중요한 기술이며, 소아 환자에서의 평가는 다음 세 가지 이유 때문에 매우 중요하다: 첫째, 아프고 손상 당한 소아의 상태는 급격하게 변할 수 있으며, 둘째, 가끔 증상과 징후가 미묘하여 세심한 관찰 없이는 놓칠 수 있다는 것이다. 마지막으로, 아이들은 여러분이 어떤 일을 하는지 완벽하게 이해 못하고 현재 기분 혹은 상태가 어떠한지 정확하게 표현할 수 없다.

뒤에서 설명할 소아평가삼각구도(pediatric assessment triangle, PAT)는 현장으로 들어가면서부터 여러분의 평가를 분류하는데 도움을 준다. 이것은 세가지 중요한 평가 요소를 해결하고, 즉시 생명을 위협하는 문제를 식별하는데 도움을 준다.

PAT를 사용하여 얻은 정보는 이미 성인 환자 평가에서 쓰이는 기본 환자 평가 순서에 맞추어 검증되어야 한다. 이미 언급한 바와 같이, 여러분은 아이들의 사회적, 해부학적 차이를 이해하여 알맞게 평가해야 한다. 평가의 일반적인 접근 방법은 "일차 평가"와 "이차 평가" 단원에 자세하게 나와있다.

소아평가삼각구도(PAT)

소아평가삼각구도(그림 33-6)는 두 가지 관점에서 소아평가를 하는 방법이다. 첫 번째는 "현관에서부터" 평가와 관련된 소아를 접근하는 전반적인 인상이다. 두 번째는 전반적인 외관에 근거하여 환자에게 다음으로 행해질 초기평가의 나머지를 하는 것이다. 소아평가삼각구도의 각 3가지 측면은 다른 환자로 표현되며 다음을 평가한다:

- 외관
- 호흡 상태
- 피부 순환

그림 33-6 소아평가삼각구도의 요소

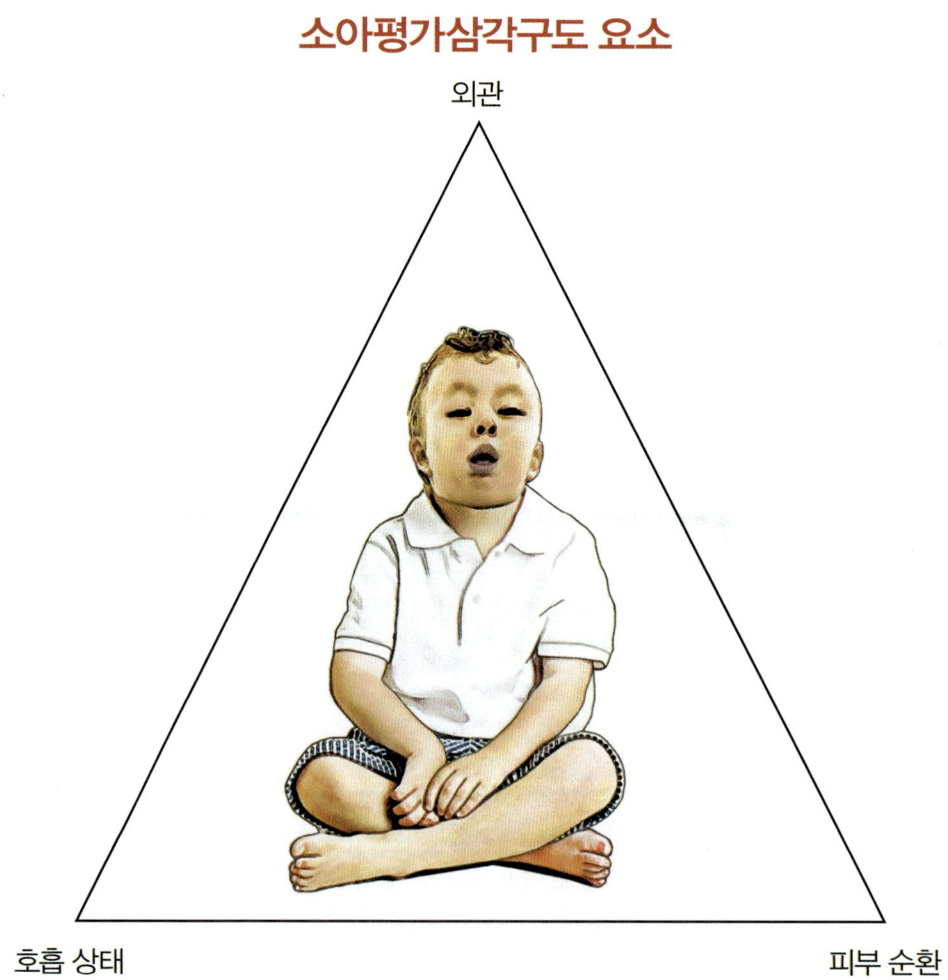

처음 외관은 응급구조사가 현장에 들어가고 환자에게 접근(현관에서부터)함으로써 이루어진다. 처음 몇 초 동안에 환자 상태의 심각성을 결정하는데 중요한 정보를 응급구조사에게 제공할 것이다.

삼각구도의 첫 번째 면은 환자의 인상이다. 앞에서 배웠던 "AVPU" 중 "AV(명료, 언어반응)"을 사용하여 아이의 의식 수준을 고려한다. 아이의 움직임은 적절한가? 환자의 신체 자세와 근육 긴장도는 어떤가? 아이는 부모에 의해 진정되는가? 아이의 시선, 표정, 울음소리 등은 적절한가?

삼각구도의 두 번째 면은 호흡(기도 포함)을 관찰하는 것이다. 비정상적인 기도개방 상태 혹은 쉰소리, 그렁거림, 쌕쌕거림, 까마귀울음소리 등과 같은 비정상적 호흡음이 들리는가? 냄새맡는 자세(Sniffing position)나 삼각자세를 취하거나 혹은 눕는 것을 거부하는 것과 같은 비정상적 신체 자세를 취하는가? 퇴축, 콧벌렁임, "시소" 호흡, 고개를 까닥거림 등과 같은 징후를 보이는가?

삼각구도의 마지막 면은, 창백함, 잿빛, 혹은 청색증과 같이 순환 문제를 암시하는 징후가 보이는지 확인하는 것이다.

일차 평가의 나머지는 직접적으로 수행한다. 즉, 일차 평가는 응급구조사가 처음 현관에서부터 시작한 전반적인 외관평가(PAT)에서 이미 추측했던 것을 확실하게 해주며, 즉각적인 중재가 요구되는 문제를 확인하게 해준다. 즉, 일차 평가동안에 삼각구도의 요소인 외관, 기도를 포함한 호흡, 순환을 자세하게 평가 한다. 인상에서 응급구조사는 AVPU의 일부분인 "PU"(통증에 반응 혹은 무반응)를 이용하여 의식상태를 본다. 호흡에서 응급구조사는 기도개방 유지를 시작하며 환자의 호흡의 질을 자세하게 관찰한다. 순환에서 응급구조사는 맥박, 미묘한 청색증, 모세혈관 재충혈 상태를 확인한다.

일차 평가는 가장 중요한 부분의 하나로, 기도, 호흡, 순환을 평가하고, 생명을 위협하는 문제를 처치하는 것이다. 일차평가를 사용하여 생명을 위협할 만한 문제를 발견하고 처치한다.

아이에게서 생명을 위협하는 문제를 찾는 것은 종종 애매하다. 예를 들어, 말을 시작하지 않은 아이의 의식상태를 결정하는 것은 어렵다. 응급구조사는 종종 일차 평가에서 이런 애매한 것들을 놓치기 쉽다. 그러므로, 일차 평가에서 생명을 위협하는 것을 찾지 못한 경우, 이차 평가로 넘어가 철저한 평가를 계속해야 한다. 문제를 일으키는 신체적 징후를 확인하고, 환자 병력을 수집하도록 한다. 부모나 보호자들이 종종 아주 중요한 정보를 응급구조사에게 줄 수 있다는 것을 기억한다.

평가는 지속적인 과정임을 명심한다. 일차평가를 계속 관리하여야 하기 때문에, 이차 평가를 완료하지 못할 수도 있다.

평가 단계들의 전체적인 순서는 성인환자와 동일하다. 다음 부분에서 소아 환자 평가에 대한 특별한 우려를 다룰 것이다.

현장 평가와 안전 – 소아

소아환자가 있는 현장에 들어갈 때에는, 천천히 들어가면서 중요한 관찰을 한다. 첫 번째는 현장의 안전성을 결정하는 것이다. 발생 빈도가 높지는 않지만 가끔은 아이에게 직접적으로 향해진 폭력이나 욕설 행동의 위험이 있을 수 있다. 조심스럽게 손상 기전을 찾는다.

표준 예방 소치는 반드시 지켜져야 한다. 또한 성인과의 접촉으로 더 악화되는 소아기 질환이 있음을 기억한다.

어린이 중독의 90%의 집에서 발생하기 때문에, 미국에서는 소아에서의 의도치 않은 10대 사망 원인의 중 하나로 분류하고 있다. 중독 사고의 경우, 현장에 단서가 많음으로, 현장 평가에 주의를 기울여야 한다.

일차 평가 – 소아

전반적인 인상 형성하기

상당한 양의 정보는 응급구조사가 환자에게 접근하기 전에, 즉 환자가 불안해하기 전에, 현관에서부터 수집될 수 있다. 방을 가로질러 갈 때 소아에 대한 전반적인 인상을 형성한다: 아이가 괜찮은가? 혹은 아픈가? 소아의 전반적 인상과 행동은 보통 해답을 제공한다.

응급구조사의 접근을 명료하게 보거나, 우물쭈물하거나, 말을 하거나, 심하게 우는 아이는 명백하게 기도가 개방되어 있으며 호흡, 맥박, 혈압이 있다. 만약 아이가 조용하거나, 깊게 자는 것처럼 보이거나 무의식이면 소아의 기도, 호흡, 순환은 즉시 평가되어야 한다.

응급구조사가 접근하면서, 아이에 대한 전반적인 인상을 평가하기 위해서는 소아평가감각도구를 이용하여 다음을 관찰한다:

- **의식상태.** 건강한 아이는 깨어있다. 아픈 아이는 졸려하거나, 집중을 못하거나, 잠잘 것이다.
- **환경이나 다른 사람과의 상호작용.** 건강한 소아는 연령에 맞는 정상적인 행동을 보여준다. 소아는 주위를 움직이며, 놀고, 집중하거나 눈맞춤을 하며, 부모와 상호작용 한다. 아픈 소아는 조용하며, 무관심하며, 무의식일 수 있다.
- **정서상태.** 건강한 소아의 정서상태는 상황에 적절하다. 울음은 통증이나 공포에 대한 정상적인 반응이다. 정서적으로 반응이 없는 소아는 아픈 소아일 것이다.
- **응급구조사에 대한 반응.** 건강한 소아는 응급구조사를 두려워하거나 흥미 있어 할 것이다. 아픈 소아는 낯선 사람에 대해 적은 관심을 보일 것이다.
- **긴장도와 신체 자세.** 아픈 소아는 팔다리의 근육 긴장도가 저하될 것이다. 호흡 곤란이 있는 소아 환자는 호흡을 쉽게 하기 위해 특징적인 자세(무릎에 손을 기댄 채 앞으로 숙인 자세 – 삼각자세)를 보일 것이다.
- **호흡 노력.** 정상적인 아이의 호흡은 당연히 자연스러워야 한다. 아픈 아이인 경우 코벌렁임, 또는 *퇴축* 또는 갈비뼈 사이의 연조직들을 잡아당기는 듯한 호흡 등 시각적으로 호흡 노력을 관찰 할 수 있다. 정확한 처치의 결과로 시각적 변화를 감소시킬 수 있다(예: 천식환자에 호흡 처치 제공). 그러나, 처치 없이 환자의 호흡 노력이 감소한 경우엔, 환자가 나아지기 보다는 악화됨을 의미하므로 고려해 보아야 한다. 일반적으로 아이의 호흡 곤란은 처치 없이 향상되지 않는다.
- **울음이나 언어의 질.** 일반적으로 강한 울음이나 정상적인 문장은 산소와 이산화탄소의 교환이 적절한 건강한 소아임을 암시한다. 짧은 단어로 말하거나 끙끙거리는 것은 호흡곤란을 의미한다.
- **피부색.** 아픈 소아의 피부는 창백, 청색증, 붉은색을 띤다.

퇴축(retraction)
호흡 시 갈비뼈 사이의 연조직과 피부를 잡아당김.
이것은 소아에서 호흡 곤란의 전형적인 징후이다.

의식상태 평가

의식상태 평가를 위해 AVPU 척도를 사용하고, 소아의 연령과 발달적 특징을 파악한다. 응급구조사는 언어 반응을 유도하기 위해 소리칠 필요가 있을 수 있다. 통증 자극에 반응하는 것을 검사하기 위해 환자를 손가락으로 두드리거나 꼬집는다. 절대로 영아나 소아를 흔들지 않는다.

기도 평가

기도의 개방성을 확인할 뿐만 아니라, 기도에 발생할 수 있는 문제에 대한 위험성도 고려한다.

그림 33-7 기본소생술에서 영아의 맥박 확인 (A) 위팔 맥박, (B) 넙다리 맥박(© Daniel Limmer)

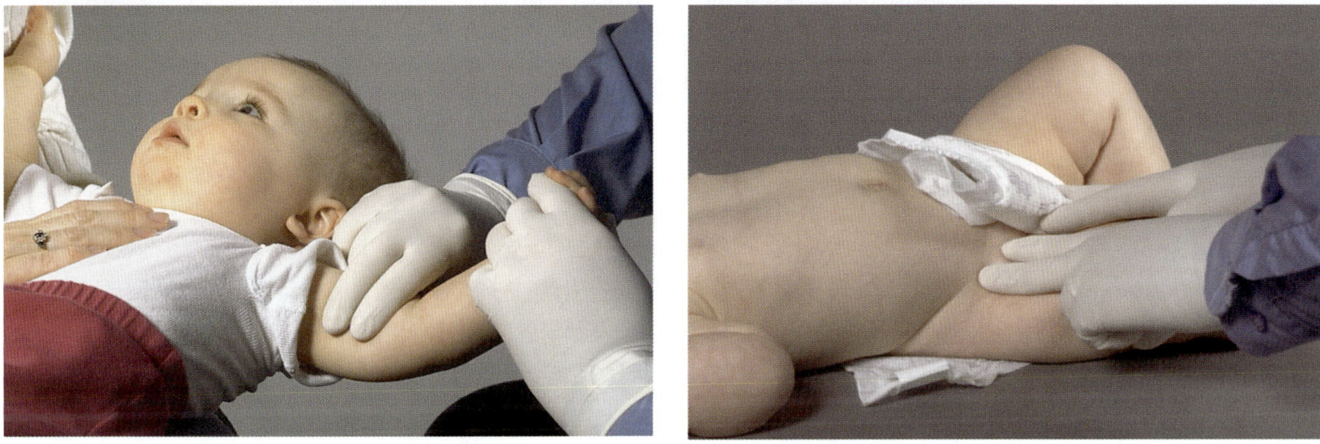

(A) (B)

의식 수준 감소, 분비물, 혈액, 구토물, 이물질, 얼굴이나 목의 손상, 하부기도 감염이 기도의 개방 상태를 위태롭게 할 수 있다. 기도를 개방할 때에는 소아의 목을 과신전하지 않도록 주의한다.

호흡 평가

우선, 호흡이 있는지 없는지 평가한다. 환자가 호흡이 없거나 호흡이 부적절하다면 산소와 인공 환기를 제공한다. 만약 소아가 호흡 곤란이 있다면, 소아용 비재호흡 마스크로 고농도 산소를 공급한다. ("호흡 응급" 단원을 참고한다.)

소아의 호흡을 평가하기 위해 다음을 관찰한다:

- **가슴 확장.** 가슴의 양쪽이 동일하게 움직여야 한다.
- **호흡 노력.** 환자가 숨을 들이쉴 때 콧구멍이 커지는지, 흡기 시 가슴뼈와 갈비뼈의 "잡아당김"이나 뒤당김증을 확인한다.
- **호흡음.** 그렁거림, 까마귀울음소리, 혹은 다른 비정상적 호흡음을 듣는다. 정상 호흡음은 반드시 양쪽 허파에서 동일해야 한다. 호기 말의 후두그렁거림은 소리는 좋지 않은 징후이다.

그림 33-8 (A) 모세혈관 재충혈-누름, (B) 모세혈관 재충혈-이완

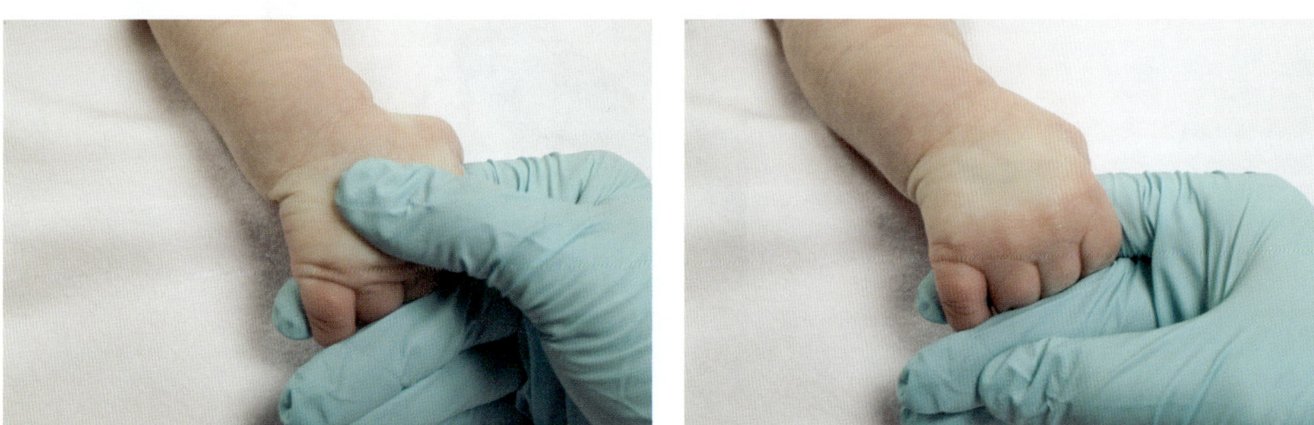

(A) (B)

- **호흡 수.** 영아와 소아의 정상적인 호흡수는 청소년기는 분당 12~20회이며 소아는 15~30회, 영아에서는 25~50회이다. 호흡이 정상보다 느려지거나 빨라지는 것은 부적절하다는 것이며 산소와 마찬가지로 인공 환기가 필요하다.
- **피부색.** 청색증(푸른색 혹은 회색)은 환자가 산소가 불충분함을 의미한다.

순환 평가

성인에서와 같이 정상적으로 따뜻한가, 분홍색인가, 건조한가와 적절한 순환과 관류를 암시하는 정상 맥박인가를 체크한다. 소아는 노동맥 박동, 영아는 위팔맥박을 평가한다. 기본소생술에서 소아는 목동맥 박동, 영아는 위팔이나 넙다리 맥박을 체크한다(그림 33-7). 영아와 5세 이하의 소아는 모세혈관재충혈도 체크한다. 손톱이나 손이나 발끝을 눌렀을 때 하얀색이 될 것이다(그림 33-8). 손을 떼면 소아의 순환이 적절하다면 2초 이내 혹은 "모세혈관 재충혈"이라는 단어를 말하는 시간보다 더 짧은 시간에 정상 핑크색으로 돌아올 것이다. 출혈 부위를 확인하고 지혈한다.

환자의 우선 순위 확인

즉각적으로 이송해야 하는 우선 순위가 높은 환자는 다음과 같다:

- 전반적인 인상이 안좋은 경우
- 무의식이거나 무관심한 경우
- 부모 또는 보호자를 인지하지 못하는 경우
- 부모가 안고 있을 때 불편해하지만, 따로 앉아 있을 땐 편안해 하고 조용한 경우
- 추후 기도의 상태가 불안한 경우
- 호흡 정지가 있거나 부적절한 호흡 혹은 호흡 곤란
- 쇼크 가능성
- 지혈되지 않는 출혈 또는 응급구조사의 도착 전 많은 양의 혈액을 소실하였을 경우

그림 33-9 3살 이상의 소아에게만 혈압을 측정한다.

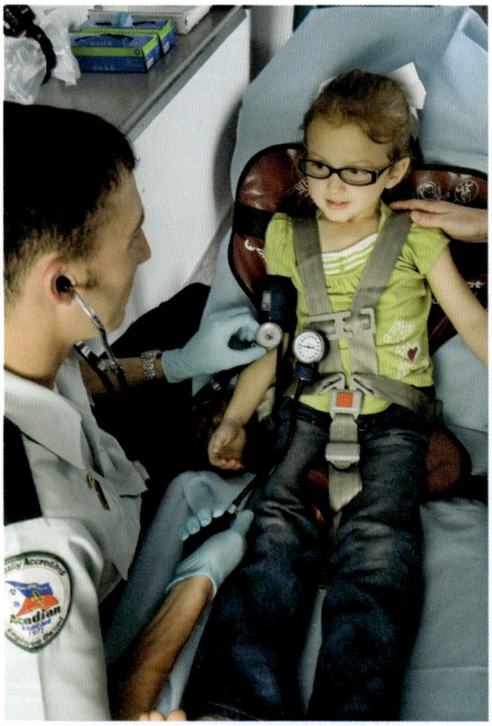

아이들은 적은 혈액 순환량을 가진다. 그 결과, 고려할 만한 양의 혈액 소실이 아니더라도, 소아에게는 큰 영향을 미칠 수 있다. 한 살 아이의 경우: 평균 몸무게는 11kg이고, 전체 혈액 순환량은 대략 1199ml(11kg×109ml/kg)이다. 전체 혈액량의 약 20%를 또는 240ml를 소실한다면, 환자의 상태를 "심각"으로 분류하고 주의깊게 관찰해야 한다(쇼크는 약 30%의 혈액이 소실될 경우 발생할 것이다).

이차평가 – 소아

부모 또는 다른 보호자가 아닌 소아에게서 병력을 수집해야 하는 경우가 있다. 종종 소아는 의학적 기록이 없거나 의학적 병력을 알고 있는 어른이 없는 학교나 다른 장소에서 발견될 수 있기 때문이다. 이러한 경우 응급구조사는 "네" 혹은 "아니요"로 답하는 질문이 아닌 단순한 질문을 함으로써 소아로부터 가능한 한 많은 병력을 얻는다. 말을 하지 못하는 소아는 다친 부위가 어디인지 손으로 표시할 수 있을 것이다.

성인과 마찬가지로 내과 환자에게는 신체검진을, 외상환자에게 빠른 외상 평가를 수행한다. 의식 있는 아이에게는 응급구조사가 무엇을 하려는지 설명하고, 소아의 공포를 피하기 위해 몸통–머리 순으로 검진한다.

활력 징후를 확인하고 기록하며 3살 이상의 아이에게는 적절한 크기의 커프를 사용하여 혈압을 확인한다(그림 33–9). 표 33–2에 소아 활력징후의 정상 범위가 나와 있다. 소아환자 신고 전화를 받았을 때 소아의 활력징후 또는 처치 가이드를 참고할 수 있는 것을 가져가는 것은 도움이 된다. 앞에 이야기 했듯이, 응급상황에서 응급구조사의 기억에 의존하는 것은, 비효율 적이다. 참고할 수 있는 무언가를 가져간다면, 응급구조사는 응급상황에서도 즉각적으로, 그리고 정확하게 처치할 수 있을 것이다.

그림 33–10 소아 평가동안 고려해야 할 신체 부위

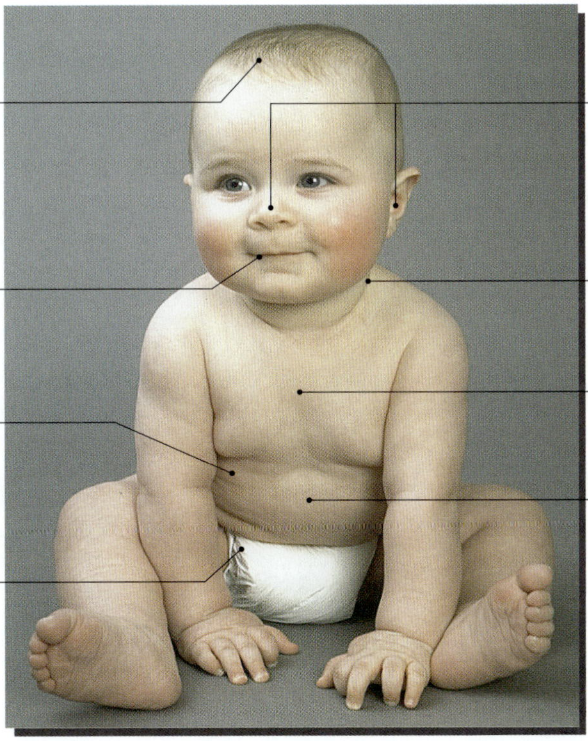

절차 33–1 소아의 신체 검진

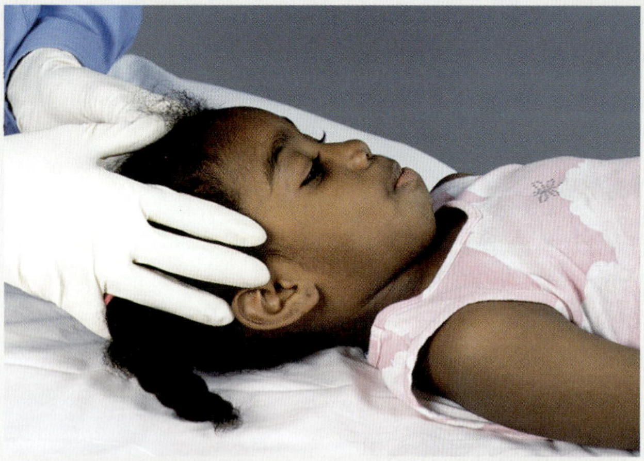

1. 머리를 검진한다. 멍이나 코나 귀로부터 나오는 출혈이나 맑은 액체를 관찰한다. 부드러운 조직과 머리뼈의 비대칭성, 비빔소리(뼈 분절의 느낌이나 삐걱거림)을 촉진한다. 영아의 숫구멍을 검진한다.

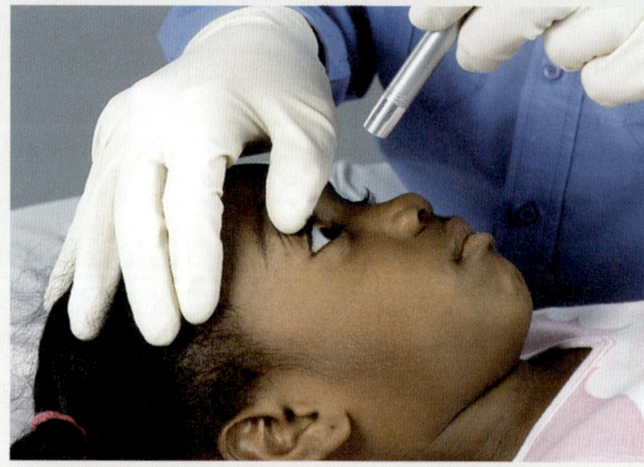

2. 눈을 검진한다. 동공은 양쪽의 크기가 같고 빛에 반응할 것이다.

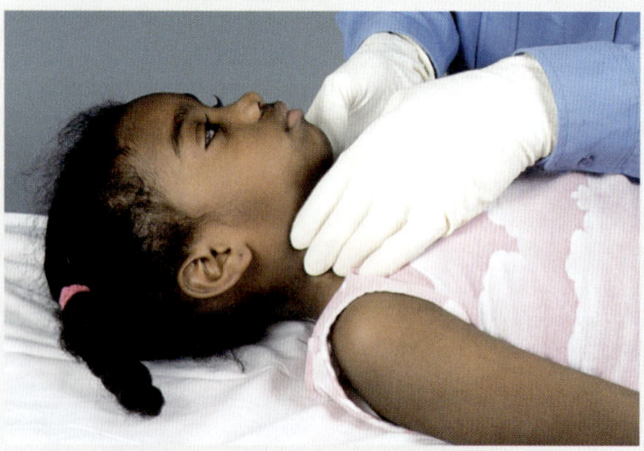

3. 목을 검진한다. 기관의 위치, 목정맥의 팽창, 강직, 누름통증이나 비빔소리를 조사한다.

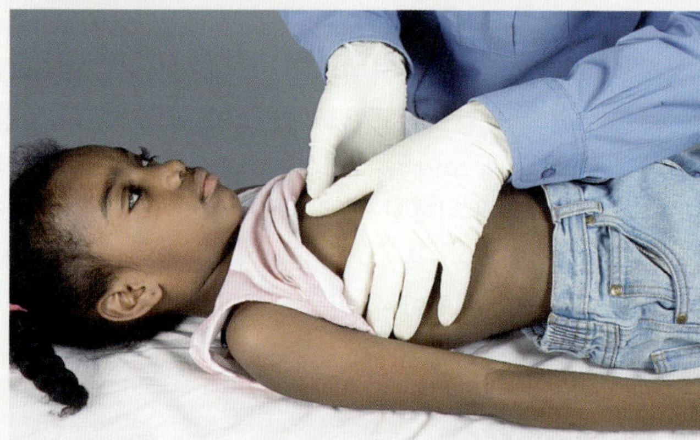

4. 가슴을 검진한다. 멍, 동일한 가슴의 오르내림, 비빔소리를 조사한다. 호흡곤란의 징후를 관찰한다.

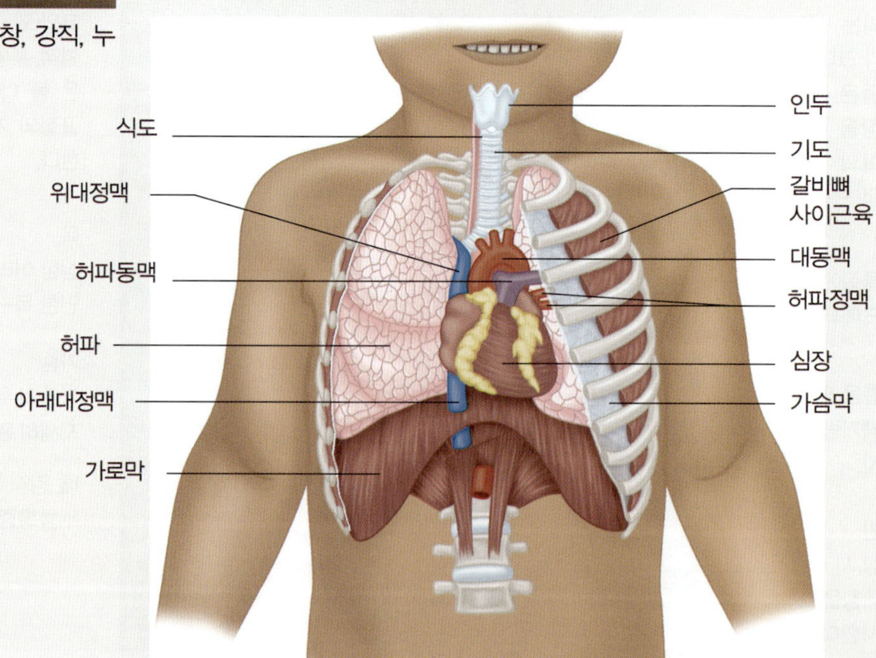

가슴 검진 동안 가슴안 장기에 주의한다.

절차 33-1 소아의 신체 검진 (계속)

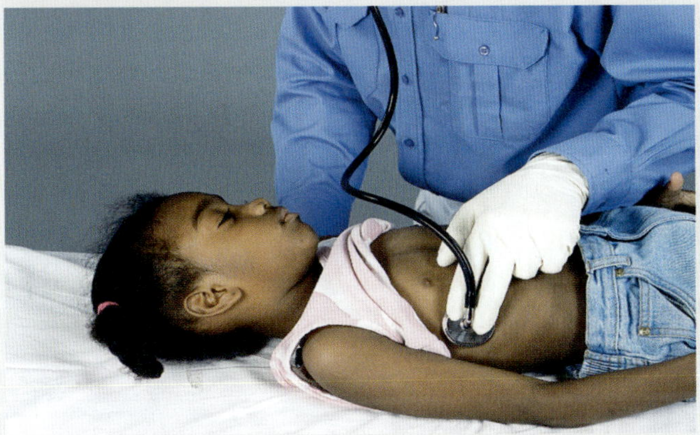

5. 허파 전역에서 호흡음을 청진한다.

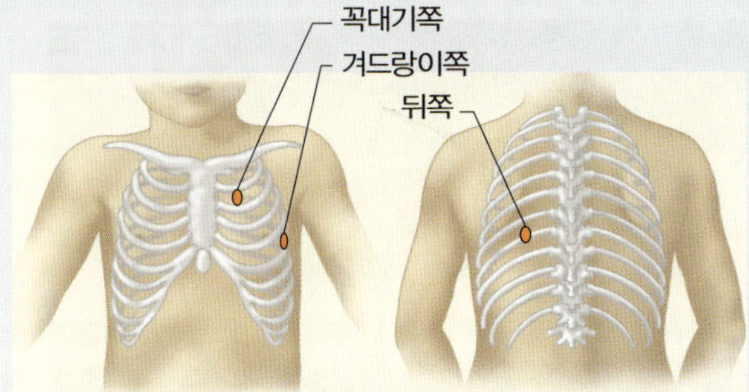

청진 부위. 영아에서, 중간겨드랑선이나 허파 가쪽에서 청진 시 가장 정확하다. 영아의 가슴은 매우 작고 얇기 때문에 앞에서부터 또는 뒤에서부터 청진할 경우, 다른 쪽의 허파음이 인위적으로 전달될 수도 있다.

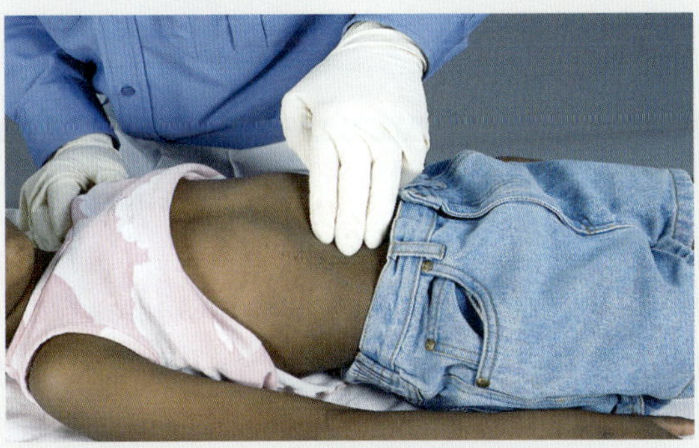

6. 배를 검진한다. 멍, 누름통증, 강직을 관찰한다. 공기를 삼킨 것 같은 부종을 관찰한다.

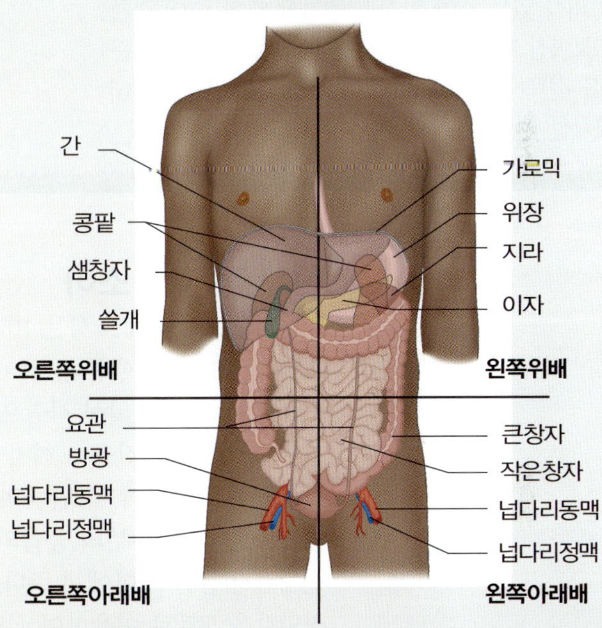

복부를 4분역으로 구분하고, 각각의 구역에 위치한 장기를 기억하면서 검진한다.

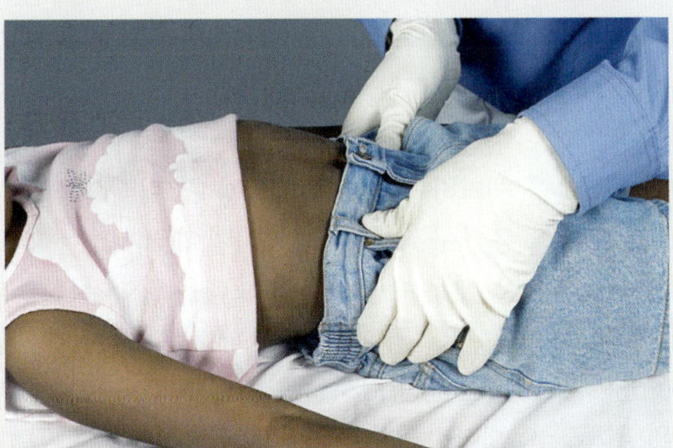

7. 골반의 누름통증, 부종, 멍이나 비빔소리를 검진한다. 환자가 생식기 쪽의 통증, 손상, 다른 문제를 호소하면 멍, 그 부위의 부종이나 누름통증을 평가한다.

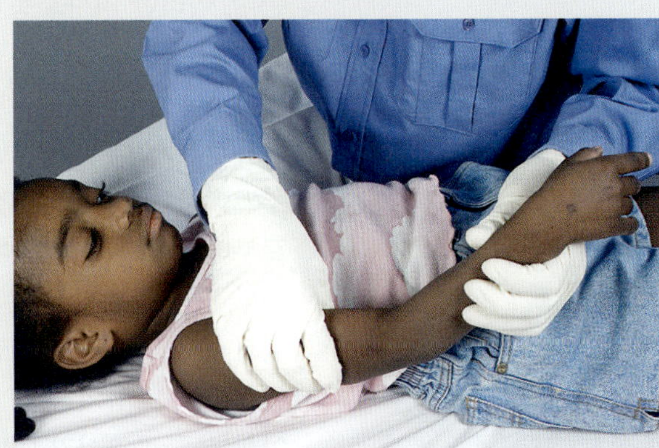

8. 팔다리를 검진한다. 맥박, 감각, 순환을 평가한다. 양측이 동일하지 않은 움직임을 관찰한다.

절차 33-1 소아의 신체 검진 (계속)

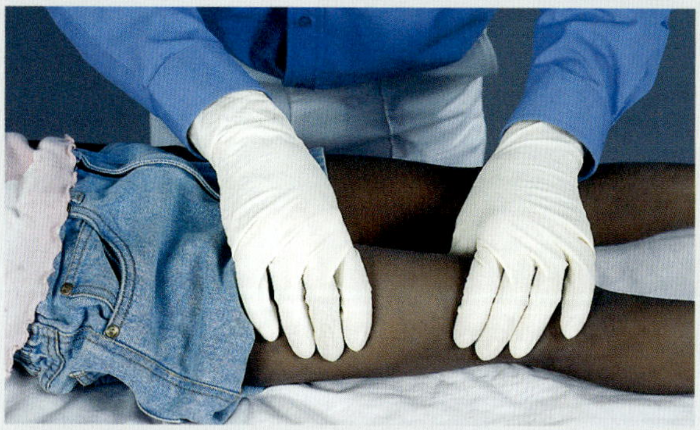

9. 팔다리를 움직일 수 없다면 모세혈관 재충혈과 말초 맥박을 조사하고 다른 쪽 팔이나 다리와 비교한다.

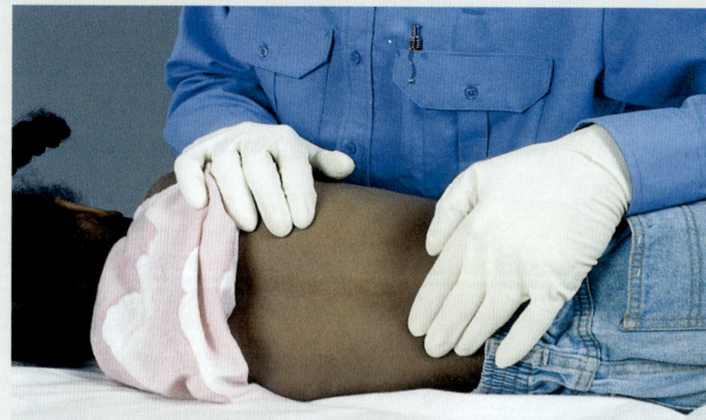

10. 등을 검진한다. 누름 통증, 멍, 비빔소리를 평가한다. 소아에게 고정하는 것이 필요하면 소아를 긴 척추고정판으로 옮기기 위하여 통나무 굴리기법을 수행하는 동안 등을 조사한다.

메모: 의식 있는 소아 환자를 평가할 때에는, 이 절차에서 보여진 머리-발 접근 방법 대신에 발-머리 접근 방법을 선택해야 할 것이다. 환자의 나이, 불안, 상태의 심각성에 따라 달라진다.

신체 검진 – 소아

일반적으로 응급구조사는 머리–발의 순서로 신체검진을 수행하지만, 의식이 명료한 영아와 소아는 반대로 수행한다. 발이나 몸통에서부터 시작하여 머리쪽으로 올라가며 평가하는 것이 응급구조사를 낯선 사람으로 느끼는 소아에게 도움을 주며, 나중에 머리와 얼굴을 만질 경우 아이가 공포감을 느끼지 않는다. 영아는 종종 자신의 발을 가지고 논다.

움직이지 않아야 할 만큼의 외상이 아니면 어린 소아는 신체검진 동안 부모의 무릎 위에 있도록 한다. 대부분의 응급의료서비스는 깨끗한 봉제동물인형(곰인형 같은)을 가지고 가서 신체검진 동안 소아에게 준다. 장난감은 소아에게 편안함을 제공하며, 검진에 대한 설명 시 장난감을 모델로 이용하여 설명할 수 있다. 장난감의 특정부위를 지적하여 응급구조사는 만져야 할 부분과 붕대를 감아야 할 부분, 그리고 응급처치를 제공해야 할 때를 소아에게 보여준다. 이러한 의사소통 방법은 부모와 보호자의 신뢰를 쌓는데 도움이 되며, 소아를 위한 응급구조사의 처치가 온정적이며 전문적이라는 것을 소아가 알게 한다(만약 응급구조사가 장난감을 이용한다면, 장난감을 소아가 가질 수 있도록 한다).

대부분의 매우 어린 소아는 신체검진 동안 옷을 제거하거나 재 위치시킬 때, 당황해 하거나 부끄러워하지는 않을 것이다. 그럼에도 불구하고, 응급구조사는 낯선 사람이 쳐다보는 것으로부터 소아를 보호해야 한다. 5~8세 사이 소아들은 매우 수줍어하는 느낌을 알아가는 단계이다. 응급구조사는 옷의 일부분을 왜 제거해야 하는지 설명해야 한다. 대부분의 부모, 선생님과 보육교사는 절대로 낯선 사람이 옷을 벗기거나 몸을 만져서는 안된다고 가르친다. 소아는 응급구조사의 검진 시 응급구조사의 의도를 이해하지 못하거나 저항할 수 있다. 어떤 소아는 응급구조사가 어떤 것을 자신으로부터 가져갈 것이라 느껴서 당황해하기 시작할 수 있다. 짧은 시간에 일어난 모든 일들을 수용하도록 소아에게 강요해서는 안 된다. 소아는 신체의 열을 빨리 소실할 수 있으므로, 소아의 옷을 제거한 후 빨리 담요로 덮어주어야 한다.

소아나 영아의 평가는 성인 환자의 경우와 마찬가지로 손상과 질병의 동일한 징후를 찾는 것이다. 그러나 응급구조사는 아래에 논의된 평가의 요소를 가지고 특별한 처치를 시행해야 한다(그림 33-10, 절차 33-1).

머리

영아의 숫구멍에 압박을 가하지 않는다. 피부로 덮어진 앞숫구멍은 정상적으로 머리뼈 수준이거나 약간 들어가 있으며 영아가 울 때 약간 팽창되거나 영아가 탈수일 때는 비정상으로 움푹 들어갈 것이다. 수막염이나 머리 손상의 경우 숫구멍은 머리속압력 상승으로 팽창될 것이다. 영아와 소아를 포함한 충돌은 자주 머리 손상을 유발한다.

코와 귀

코와 귀로부터 나오는 피와 맑은 액체를 관찰한다. 있다면 머리뼈 골절을 의심한다. 소아는 코로 숨쉬고 점막이나 혈액덩어리로 막혔다면 호흡하는데 어려움이 있을 것이다.

목

머리가 상대적으로 크고 무겁기 때문에 소아는 척수 손상에 취약하다. 근육과 뼈구조가 덜 발달했기 때문에 목은 보호를 덜 받는다. 내과 응급상황에서 목은 통증, 강직, 부종이 있을 수 있다. 어린 아이들은 뼈가 아직 덜 석회화 되어 있기 때문에 잘 골절 되지는 않지만 척추에 직접적인 손상을 입지 않았더라도 심각한 척수 손상을 입을 수는 있다. 외상의 힘은 아이의 척추뼈를 골절시키지 않고 척수로 이동하여 척수 손상을 일으킬 수 있다. 그러므로, 척추와 목뼈에 손상이 없다고 단정하는 것은 척수에 이상이 없다는 의미가 아니다.

기도

중립상태나 냄새맡는자세(기도개방을 위해 턱을 앞으로 내민 자세)로 영아의 머리를 중립으로 유지한다. 척수 손상의 증거가 없다면 적절한 기도 유지를 위해 환자의 어깨 밑에 접은 수건을 대어준다. 소아의 기도는 성인보다 유연하며 작다. 과신전이나 과굴곡은 기도를 폐쇄시킬 수 있다. 내과적 호흡문제가 있는 소아는 앉는 것을 원할 것이다.

가슴

가슴의 양측에서 호흡음과 공기가 들어가는 지를 주의 깊게 듣는다. 쌕쌕거림이나 다른 비정상 호흡음에 주의한다. 대칭성과 멍, 모순운동, 복장뼈나 갈비뼈 사이의 근육의 뒤당김증을 조사한다. 소아의 부드러운 갈비뼈가 부러지지 않았음에도 가슴 내부의 장기 손상이 있을 수 있음을 기억한다.

배

강직이나 누름통증, 팽만이 있는지 주의한다. 소아의 배 장기(특히 지라와 간)는 복강의 크기에 비해 상대적으로 크며 아직 발달하지 않은 배 근육에 의해 보호되지 않기 때문에 이러한 장기는 성인보다 손상에 취약하다. 8세 이하의 대부분의 소아는 복식호흡을 하기 때문에 가로막 운동을 방해하는 어떤 손상은 어린 소아의 호흡에 장애를 초래할 것이다.

골반

외상 시, 골반의 대칭성을 평가한다.

팔다리

모세혈관 재충혈과 먼쪽 맥박, 운동기능과 감각 등의 신경학적 평가를 실시한다. 모세혈관 재충혈을 확인하기 위해 영아나 어린 소아의 손톱을 누르지 않고, 대신에 손이나 발, 팔뚝이나 다리를 눌러줌으로써 모세혈관재충혈을 재빠르게 조사할 수 있다. 손상부위의 통증, 부종, 변형을 조사한다(영아나 소아의 뼈는 골절되기 전에 구부러지고, 분열되기 쉽다).

재평가 – 소아

소아환자는 역동적이며–계속적으로 변한다. 지속적 평가는 좋은 환자 처치를 위해 필수적이다. 영아와 소아를 위한 경험적 원칙은 일분이라도 응급구조사의 눈을 떼지 않는다는 것이다.

시간이 허락되면 다음 단계를 수행한다. 어떤 경우 환자가 심각한 질병이나 손상이 있다면 기도와 환기를 유지하는 것이 응급구조사가 신체 검진을 수행하고 병력을 수집하는 것보다 우선이다.

1. 의식상태 재평가
2. 기도개방 유지
3. 호흡 감시
4. 맥박 재평가
5. 피부색, 체온, 습기 감시
6. 활력징후 재평가
    - 불안정한 환자는 매 5분마다 평가한다. 만약 아이가 불안정하거나 호흡에 문제가 발생하면, 아이의 가슴 위해 손을 놓고 호흡 마다 변화가 있는지 느낀다. 응급구조사는 이송 동안에 계속 아이의 가슴 위해 손을 얹도록 하고, 빠르고 심각한 호흡의 변화를 놓쳐서는 안된다.
    - 안정된 환자는 매 15분마다 평가한다.
7. 행해진 모든 처치와 처치의 적절성을 확인

평가 비교

아래의 시나리오는 소아환자 평가와 관계된 특수 사항들을 고려하는데 도움이 될 것이다.

출동 정보

두 대의 구급차에 응급구조사와 다른 3명의 응급구조사가 있었으며 일산화탄소 중독으로 3명의 환자가 발생하였다는 지령을 받았다. 지니(16살), 써니(10살), 필(11개월). 응급구조사는 환자가 이웃집 안에 있는 것을 발견하였으며, 써니는 마루에 누워있고, 필이는 지니의 팔에서 울고 있었다.

10 소녀(써니)의 평가

일차 평가

응급구조사에 의해 형성된 써니의 전반적인 인상은 "신음소리"였다. 써니의 의식상태는 깨어 있으며 울고 있다. 기도는 열려 있고 호흡은 적절하며 깊었다. 동료 응급구조사의 순환평가에서 강하고, 빠른 노동맥 박동을 나타냈다. 피부는 붉고 건조하였고, 외부 출혈은 없다. 써니의 우선순위는 질병의 기전 때문에 높다: 일산화탄소 중독. 동료는 소아용 비재호흡 마스크로 분당 15리터로 산소를 공급하면서 평가를 계속했다.

이차평가–내과

처음에 많은 아픈 아이처럼 써니는 위축되어 있었으며 낯선 사람인 동료와의 의사소통에 흥미를 보이지 않았다. 그러나 친절한 태도로 안정되게 써니를 처치하는 동안 동료는 써니로부터 집중과 신뢰를 얻을 수 있었다. 그러나 병력에 대한 정보는 아직 부족했다. 소방관이 말하길 써니는 거실 바닥에 누워 있었으며 졸려하는 상태여서 빨리 집밖으로 데리고 나왔다고 한다. 써니는 가족 전체가 아프고, 자신은 머리를 다쳐서 머리가 아픈 것이라고 생각하고 있다. 빠른 신체검진에서 손상 또는 다른 소견이 없었다. 기본 활력 징후는 맥박 140, 규칙적이며 강하고, BP 100/70, 호흡수는 28회로 규칙적이었다.

11개월 된 영아(필)의 평가

일차 평가

다른 응급구조사에 의해 형성된 필이의 전반적인 인상은 "급성 호흡 곤란 없음"이다. 필이는 깨어 있으며 진정되었다. 그는 지니의 팔에서 활기 있게 움직였으며 방안에서의 움직임을 호기심 있게 바라보았다. 기도는 열려 있고 호흡 시 양쪽 가슴이 동일하게 올라왔으며 적절한 수와 깊이를 나타냈다. 순환평가에서 강하고 빠른 위팔맥박 나타냈다. 피부는 따뜻하고 분홍빛이며 건조하고, 외부 출혈은 없다. 필이는 호흡이 힘들어 보이지 않지만 일산화탄소 중독이라는 질병의 기전 때문에 우선순위가 높다. 응급구조사는 고농도 산소를 투여하기 시작했다. 필이는 마스크를 받아들이지 않아, 지니가 얼굴 위에 마스크를 대어 주는 "불어주기" 방법으로의 산소 투여를 받았다.

이차 평가–내과

지니가 제공하는 정보에 의하면, 가족이 아프다고 느끼기 시작할 때 지니는 필을 위층으로 데려갔고, 그래서 지니와 필은 오작동 되는 난방기로부터 떨어져 있었다고 말했다. 필을 평가하는 응급구조사는 필의 발에 관심이 쏠리도록 재미를 유발하며 발–머리 순서루 재빠르게 신체검진을 수행했다. 검진에서 손상이나 다른 비정상적 소견은 없었다. 기본 활력징후는 맥박 128, 규칙적이며 강하며, 호흡은 30회로 규칙적이었다.

16살 여자 (지니) 평가

일차 평가

응급구조사에 의해 형성된 지니의 전반적인 인상은 "급성 호흡 곤란 없음"이다. 지니의 의식상태는 깨어 있으며 지남력이 있었으나 동생들에 대해 약간 불안해했다. 기도, 호흡, 순환은 모두 정상이었다. 모두 정상으로 보였으나 일산화탄소에 노출되었으므로 우선순위는 높다. 응급구조사는 지니에게 고농도 산소를 투여하면서, 동시에 필의 마스크 잡아주며, 웃고, 말을 걸면서 필의 마스크에 대한 두려움과 불안을 감소시켜줄 것을 부탁하였다. "필아, 내가 마스크를 쓴 것 좀 봐!"이라고 필에게 말하자, 필은 마스크에 대한 공포를 줄일 수 있었다.

이송중

이차평가–내과

지니는 자신의 어린 동생과 위층에 있었으므로 여동생인 써니보다는 난방기로부터 멀리 떨어져 있었다는 것을 확인하였다. 여성 응급구조사는 전문성과 신임을 가지고 처치함으로써 지니의 신뢰를 얻었다. 지니는 일산화탄소를 흡입함으로써 영구적인 손상이 발생할까 두려워하였으며 또한 자신의 동생들을 아프게 했다는 것에 죄책감을 느끼고 있었다. 응급구조사는 그녀를 편안하고 안심시켰고, 평가와 처치를 수행하기 전에 모든 절차를 설명하였다. 검진 동안 조심스럽게 지니의 사생활을 보호해 주었으며 손상이나 다른 비정상적 소견은 없었다. 기본 활력징후는 맥박 70, 규칙적이며 강하며, 혈압 94/60, 호흡은 18로 규칙적이었다.

구급차 운전기사가 운전을 하는 동안 응급구조사는 환자에게 집중할 수 있었다. 응급구조사는 계속해서 지니에게 산소를 투여했다. 그녀는 약간의 두통과 응급실 도착할 때 약간의 구역질 호소하였다. 응급실 의사가 왔을 때 활력징후는 정상 범위였다. 써니는 계속 두통을 호소했지만, 졸려하지는 않았으며, 전반적인 상태는 호전된 것처럼 보인다.
병원에서 일산화탄소 노출을 확인하기 위해 혈액검사가 이루어졌다. 써니는 중간 정도로 노출되었으며 지니와 필은 가벼운 노출이었다. 세 명의 상태는 빠른 회복이 기대된다.

소아 환자 처치 시 특별 고려 사항

핵심 개념

기도, 호흡, 순환, 쇼크, 잠재적인 저체온증 등의 특수 상황을 인지하고 처치하는 방법

성인과 같이 영아와 소아는 질병 또는 외상을 입게 될 것이다. 질병 응급과 외상 응급에서 모두 유의해야 할 것은 기도 유지, 보충적 산소공급, 환기 보조, 쇼크에 대한 처치, 그리고 저체온으로부터 영아와 소아를 보호하는 것이 있다(그림 33-11).

기도개방 유지

성인의 경우와 동일하게 소아의 머리와 목의 위치를 정렬하여 기도를 개방하는 것이 중요하다. 소아의 목이 과신전되거나 굴곡되지 않도록 유의해야 한다. 소아의 경우 목이 굴곡되거나 과신전되었을 때 기도가 막힐 위험이 높기 때문에 성인의 경우 보다 머리를 더 중립 위치에 놓여야 한다. 영아나 소아의 어깨 밑에 수건을 접어 놓아서 기도를 일직선으로 유지하도록 한다. 외상이 없는 경우 목과 머리가 적절한 위치를 취하도록 머리기울임-턱들어올리기법을 실시하고, 외상이 의심되는 경우 척추 고정과 함께 턱밀어올리기법을 한다.

필요하다면 기도를 흡인할 준비를 한다. 영아와 소아용 크기의 흡인 튜브를 사용해야 한다. 구토 반사를 자극하여 구토를 야기할 수 있으므로 환자의 인두를 건드리지 않는다. 또한 인두 뒤에 있는 미주신경을 자극하면 심장박동수가 느려질 수 있다. 인체에 산소 공급이 중단되면 성인보다 더 빨리 심정지가 올 수 있어 영아와 소아의 경우에서는 특히 위험하기 때문에 한번에 수 초 이상 흡인하지 않도록 한다. 흡인한 후에 추가 환기를 제공해야 할 것이다.

성인의 경우처럼 영아와 소아의 혀는 인두 뒤로 들어가 기도를 막을 수 있다. 사실 혀에 의한 기도폐쇄는 영아와 소아의 경우 더 많은데, 영아와 소아의 혀가 입과 인두의 크기에 비례

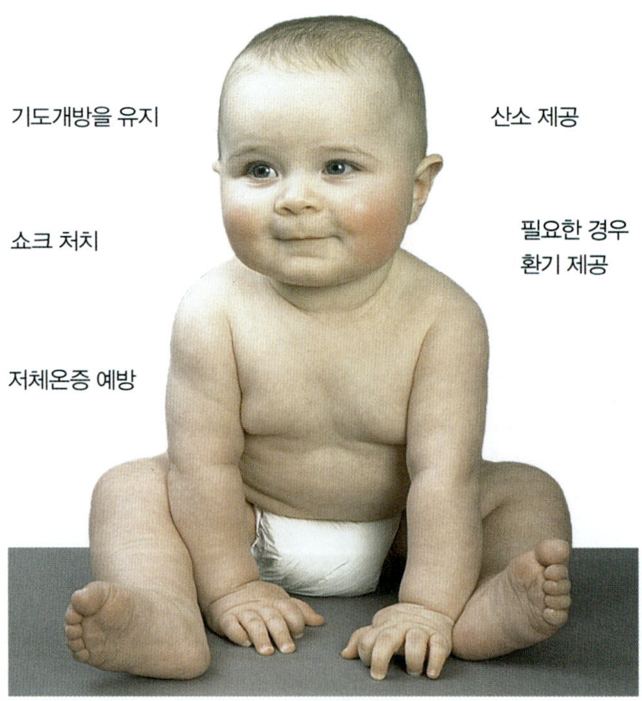

그림 33-11 소아의 다양한 질병 혹은 외상 응급에서 고려해야 할 몇가지 특별한 고려사항들이 있다.

Inside Outside

기도 자세

네 살 보다 어린 아이들은 종종 비례적으로 큰 머리와 뒤통수(머리뼈의 뒷 면)를 가진다. 아이들은 또한 좁고 유연한 기관지를 가지고 있다. 의식이 변화된 작은 아이가 평평하게 누워 있으면 기도는 구부러진다. 신체의 외부를 보면, 머리와 목이 아래쪽을 향하여 구부러진 형태가 된다. 이 때 기도가 막히게 된다. 기도의 과도한 굴곡은 공기의 흐름을 방해한다. 게다가, 이러한 자세는 상대적으로 큰 혀가 공기의 흐름을 방해한다. 간단히 패드를 아이의 어깨 밑에 대주는 것은 공기가 기도로 잘 들어가고 나올 수 있도록 기도를 개방해 준다(그림 33-3 참고).

하여 크기 때문이다.

만약 환자가 의식과 구토 반사가 없다면 혀에 의한 기도폐쇄를 방지하기 위해 입인두 기도유지기를 삽입할 수 있다. 입인두기도기를 삽입하기 위해 혀에다 설압자를 삽입한다. 턱을 위로 들면서 혀는 밑으로 내리고 나서 입인두기도기를 삽입한다. 성인에게 입인두기도기를 삽입할 때는 기도기 끝이 입천장을 향하도록 삽입한 다음 180도 회전하여 정위치로 한다. 소아와 영아의 경우, 입인두기도기 끝이 혀와 인두를 향하도록 삽입하며 삽입 후에는 같은 위치에 있게 된다(절차 33-2).

만약 환자가 의식이 있으나 기도개방을 유지하기 어렵다면 코인두기도기를 삽입할 수 있다(절차 33-3). 그러나 코인두기도기는 만약 소아가 얼굴 손상이나 머리 손상이 있으면 사용할 수 없는데 기도기가 머리뼈를 뚫고 관통할 수 있기 때문이다.

기도 폐쇄시 이물질 제거

영아와 소아는 본능적으로 호기심이 많다. 아이들은 주위 환경을 탐색하며, 종종 물건을 입에 넣기도 한다. 따라서 음식뿐 아니라 이물질에 의해 쉽게 질식될 수 있다.

부분 혹은 완전 기도폐쇄가 될 수 있다. 부분 기도폐쇄의 경우 대개 소아는 숨을 쉴 수 있으며 산소를 공급받을 수 있다. 부분 기도폐쇄의 다른 경우나 완전 기도폐쇄가 되면 산소 공급이 상당량 감소되거나 완전히 중단될 수도 있다. 이 단원의 평가와 처치 부분에서 기도가 부분 혹은 전체 폐쇄인지 판단하는 방법과 기도 폐쇄를 관리하는 방법을 자세히 요약하고 있다.

환자 평가

부분 기도 폐쇄

- 소아환자의 부분 기도폐쇄 징후는 다음과 같다.
- 시끄러운 호흡(그렁거림, 새울음소리)
- 흡기 시 갈비뼈와 가슴뼈 주위 근육의 잡아당김
- 정상 피부색
- 말초 관류는 정상(5세 이하에서 모세혈관 재충혈이 2초 이하)
- 의식 명료

절차 33-2 소아에서 입인두기도기 삽입

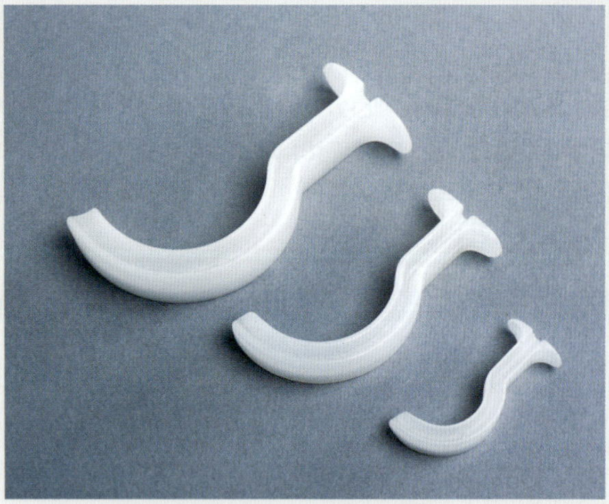

1. 다양한 크기의 입인두기도기를 준비한다.

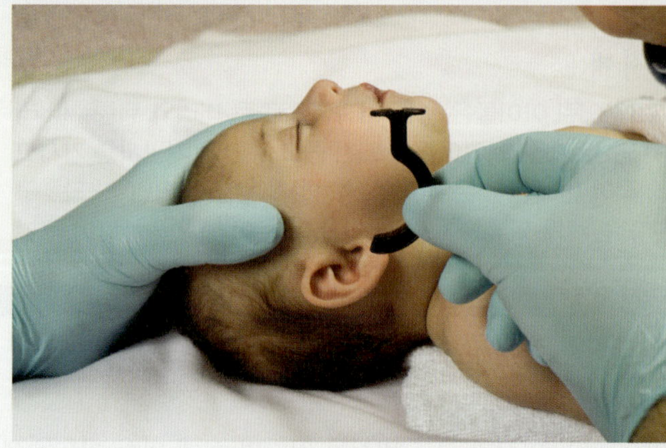

2. 입 가장자리부터 귓불까지 적절한 크기의 입인두기도기를 선택한다.

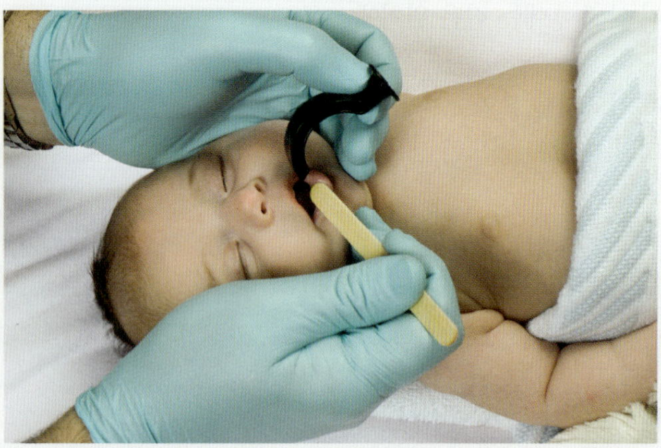

3. 정위치에서 설압자를 이용하여 혀를 잡는다. 기도기 끝이 아래로, 혀와 목구멍을 향하도록 삽입하고 삽입 후에는 같은 위치에 있게 된다.

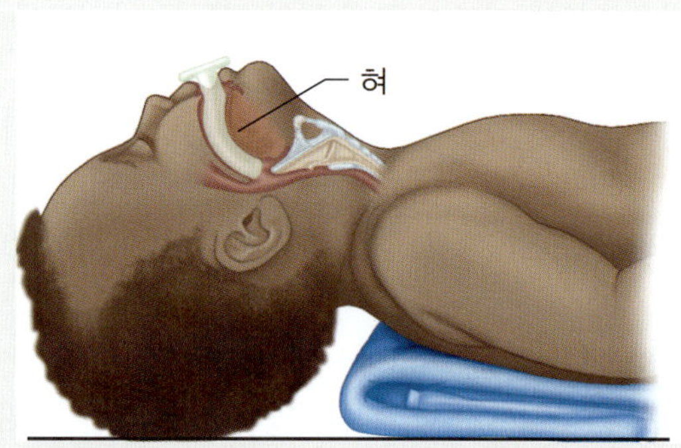

4. 입인두기도기의 위치는 다음과 같다.

환자 처치

부분 기도폐쇄

부분 기도폐쇄가 된 소아환자의 응급처치는 다음과 같다.

1. 소아를 눕히지 말고 편안하게 앉도록 자세를 취한다. 영아나 소아를 앉도록 도와주거나 부모의 무릎위에 앉도록 할 수 있다.
2. 소아용 비재호흡 마스크나 불어주기(blow-by) 방법(이 단원의 끝에 설명)으로 고농도 산소를 공급한다.
3. 이송한다.
4. 소아를 동요시키지 않는다. 불필요한 자극을 피하기 위해 검사는 최소화한다. 혈압을 평가하지 않는다.

절차 33-3 소아에게 코인두기도기 삽입

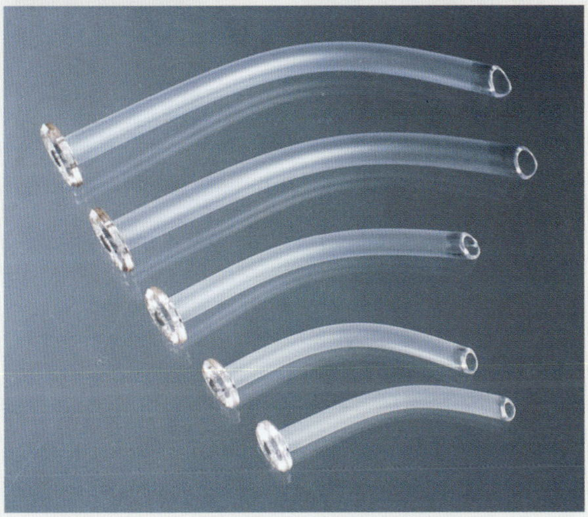

1. 다양한 크기의 코인두기도기를 준비한다.

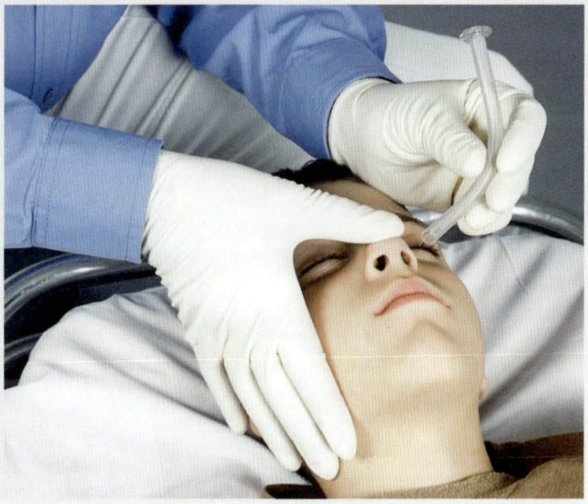

2. 기도기는 환자의 새끼손가락 굵기와 같은 것을 선택하고 콧구멍에서부터 귓불까지 측정한다.

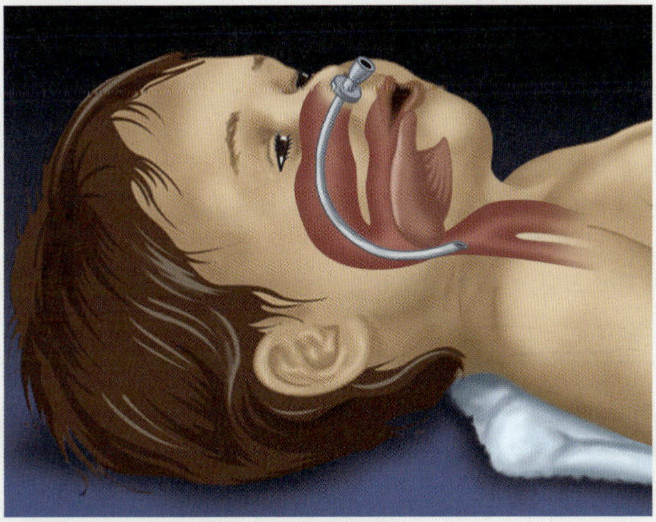

3. 코인두기도기의 위치는 다음과 같다.

환자평가

심각한 기도 폐쇄

완전 기도폐쇄나 부분 폐쇄로 인하여 적절한 산소 흡입이 되지 않을 것이다. 그 징후는 다음과 같다.

- 청색증
- 소아는 비효율적인 기침을 하며, 울거나 말을 할 수 없다.
- 호흡곤란이 심해지고, 그렁거림이나 호흡정지를 나타낸다.
- 의식상태의 변화. 소아는 의식을 잃거나 의식이 없어진다.

그림 33-12 완전 기도 폐쇄시, (A) 등 두드리기 (B) 가슴밀치기를 교대로 한다.

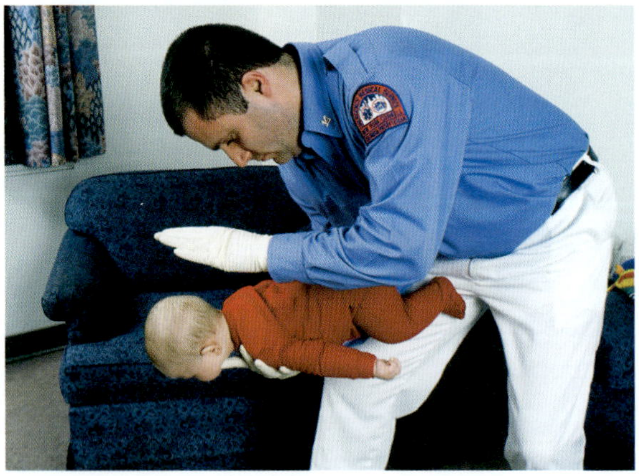

(A)

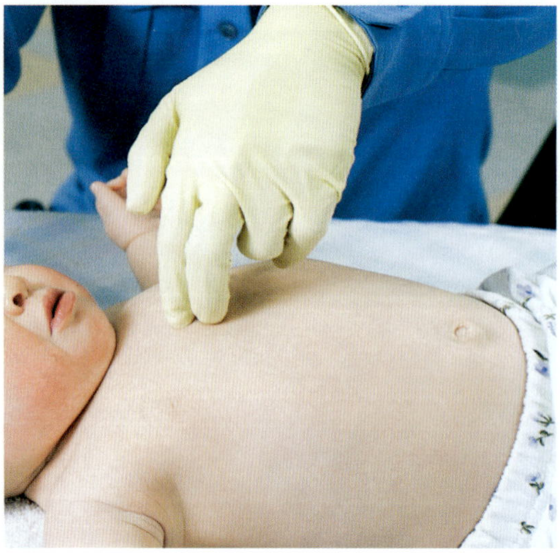

(B)

환자 처치

심각한 기도 폐쇄

다음과 같은 단계에 따라 응급처치를 한다.

1. 기도 이물질 제거술을 실시한다. 1살 미만의 영아는 등을 치고 가슴밀치기를 교대로 하며(그림 33-12) 눈에 보이는 이물질(눈에 보이지 않는 이물질은 훑어주지 않는다)을 제거하기 위해 손가락으로 훑는다. 1살 이상의 소아는 배 밀치기를 하고 눈에 보이는 이물질을 제거하기 위해 손가락으로 훑는다(이물질 제거 순서는 표 33-4에 요약되어 있다).
2. 적절한 크기의 소아용 포켓 마스크나 백-밸브-마스크와 보충 산소를 이용하여 인공호흡을 실시한다(표 33-5 참조).

표 33-4 소아 기도폐쇄 처치 순서

	1살 이상부터 사춘기까지	영아 – 태어난 후부터 1살 이하까지
의식있음	"목에 뭐가 걸렸나요?"라고 물어본 후 가로막밑 배 밀치기를 실시한다.	질식 징후 관찰(작은 이물질이나 음식, 쌕쌕거림, 초조함, 청색증, 무호흡) 5회 등두리기, 5회 가슴밀치기를 교대로 실시한다.
처치 중 의식 소실	환자를 바닥에 눕힌다. 가슴압박 30회 실시. 기도개방, 눈에 보이는 이물질을 제거(눈에 보이지 않는 이물질은 손으로 제거하지 않는다). 인공 환기 시도. 가슴 팽창 없으면 머리를 재개방하고 다시 인공 환기를 제공한다. 인공 환기를 계속 실패할 경우 심폐소생술을 실시한다. 혼자 있을 때 2분 동안 심폐소생술을 실시 후 도움을 요청한다.	가슴압박 30회 실시. 기도개방, 눈에 보이는 이물질을 제거(눈에 보이지 않는 이물질은 손으로 제거하지 않는다). 인공 환기 시도. 가슴 팽창 없으면 머리를 재개방하고 다시 인공 환기를 제공한다. 인공 환기를 계속 실패할 경우 심폐소생술을 실시한다. 혼자 있을 때 2분 동안 심폐소생술을 실시 후 도움을 요청한다.
무의식	무의식 확인. 기도개방. 인공환기 실시. 가슴팽창 없으면 머리를 재개방하고 다시 인공 환기 제공. 가슴 팽창 없으면 머리를 재개방하고 다시 인공 환기를 제공한다. 인공 환기를 계속 실패할 경우 가슴압박과 인공호흡을 30:2 비율로 실시한다. 눈에 보이는 이물질을 제거(눈에 보이지 않는 이물질은 손으로 제거하지 않는다). 환기가 가능해질 때까지 심폐소생술을 제공한다.	무의식 확인. 기도개방. 인공환기 실시. 가슴팽창 없으면 머리를 재개방하고 다시 인공 환기 제공. 가슴 팽창 없으면 머리를 재개방하고 다시 인공 환기를 제공한다. 인공 환기를 계속 실패할 경우 가슴압박과 인공호흡을 30:2 비율로 실시한다. 눈에 보이는 이물질을 제거(눈에 보이지 않는 이물질은 손으로 제거하지 않는다). 환기가 가능해질 때까지 심폐소생술을 제공한다.

현장 사례

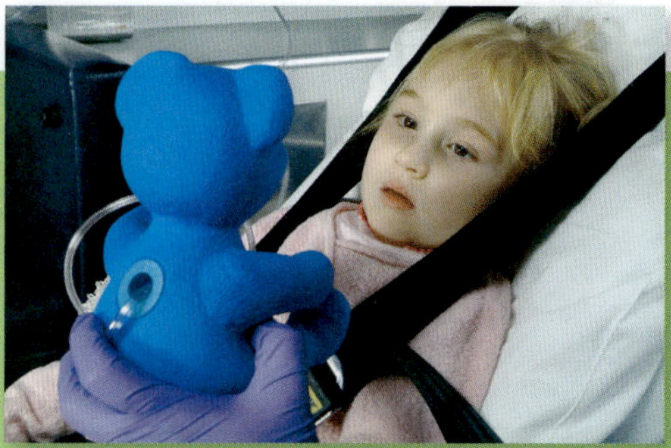

"다행인 것은 우리가 소아 환자를 많이 접하지는 않는다는 것입니다. 저는 특히 소아환자를 만날 때 자신감이 더 없어지죠. 저는 아이가 없고 이것이 나를 어렵게 만든다고 생각해요. 왜냐하면 아이를 가지고 있는 응급구조사는 좀더 자연스러워 보인거든요."

"어느 날, 전 어린 소녀가 호흡 곤란을 호소한다는 신고를 받고 출동했습니다. 소녀는 숨쉬기 힘들어했고, 마치 개가 짖는 듯한 기침 소리를 냈죠. 아이의 부모는 매우 걱정 하였죠…. 사실 저도 이 아이를 어떻게 다루어야 걱정했어요. 그러나 저는 역시나 잘 이겨냈습니다. 저는 자세를 낮추고 아이와 얘기를 했죠. 아이는 엄마 위에 앉아 있었고 의식은 명료해 보였습니다. 구급차로 아이와 함께 가는 동안에도 아이는 저를 좋아했습니다."

"제가 아이의 감정을 변화시키지 않고 산소를 줄 수 있는 방법은 없었어요. 그래서 곰 인형을 사용했죠. 아이는 다행이 곰을 매우 좋아했으며, 곰이 해주는 불어주기 방법으로 산소를 무사히 잘 제공해줄 수 있었습니다."

표 33-5 인공 환기

	사춘기 이상	1살 – 사춘기	1살 이하
환기 시간	1초	1초	1초
환기 수	10~12회/분	12~20회/분	12~20회/분

영아와 소아의 기본심폐소생술 복습

영아와 소아의 기도 처치술 및 심폐소생술(환기와 압박)등을 포함한 심장소생술은 부록B의 "기본심장소생술 복습"을 참고한다"

산소 공급과 환기 제공

성인의 경우처럼 호흡곤란이나 부적절한 호흡 또는 쇼크 가능성이 있는 소아에게는 고농도 산소를 투여해야 한다. 저산소증은 소아의 경우 가장 위험한 내과 문제를 야기하는 원인이 된다. 부적절한 산소는 심장박동수와 뇌에 즉각적인 영향을 미쳐, 심장박동수는 감소하고 의식상태는 변하게 된다.

그러나 영아와 어린 소아는 종종 산소마스크를 두려워한다. 이러한 환자에게는 "불어주기(blow-by)" 방법을 시도한다. 즉, 부모가 산소 튜브를 들도록 하거나 소아용 비재호흡 마스크를 환자의 얼굴에서 5cm 정도 떨어지게 해서 산소가 입과 코 위에 흐르도록 하여 흡입되도록 한다. 일부 불어주기에 사용되는 장비는 동물모양과 유사하다. 이러한 상업적 장비는 일반적인 산소 장비보다 소아에게 덜 위협적이다. 이러한 장비를 이용할 때 제조회사에서 추천한 유량을 이용한다. 일부 소아는 종이컵 바닥을 뚫어 튜브를 삽입하여 사용하면, 특히 컵이 다양한 색이거나 안에 그림이 그려져 있는 경우 잘 반응한다(그림 33-13). 소아가 컵을 잡도록 하거나 부모가 잡아 주도록 한다. 영아나 소아환자가 컵을 만지며 호기심을 갖고 탐색하는 동안 산소를 흡입시킬 수 있다. 스티로폼 컵을 사용하지 않아야 하는데, 스티로폼은 떨어져나

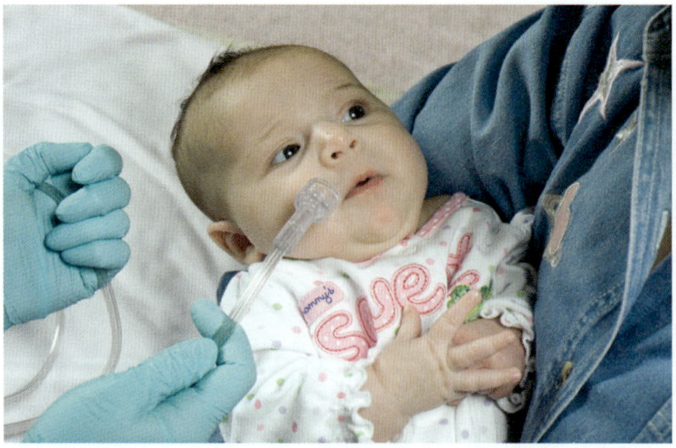

그림 33-13 "불어주기" 방법으로 영아에게 산소를 불어넣을 수 있다.

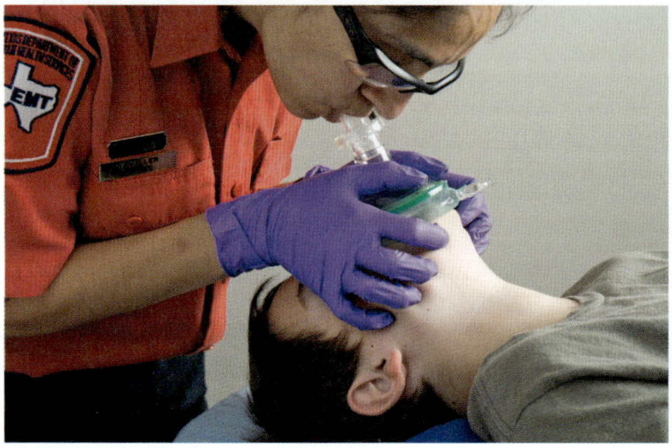

그림 33-14 소아용 포켓 마스크를 이용한 환기

가 조각을 아이가 흡입할 수 있다.

비재호흡마스크는 항상 더 효율적으로 산소를 제공하고, 대부분의 아이들은 마스크를 허용한다. 불어주기 방법은 더 효율적인 방법이 사용되지 못하는 경우에만 사용하도록 한다.

영아에서 사춘기 전까지 소아의 경우 분당 12~20회(매 3~5초마다)로 인공호흡을 하고, 사

그림 33-15 소아용 백밸브마스크를 이용한 인공호흡, 한 손으로 백을 짤 수 있다면 다른 손의 손가락을 E-C 모양으로 마스크 위에 위치시킨다. 엄지 손가락과 두 번째 손가락을 C자 모양으로 하여 마스크의 연결구에 대고 나머지 세 손가락으로 E자 모양으로 하여 턱을 들어준다.

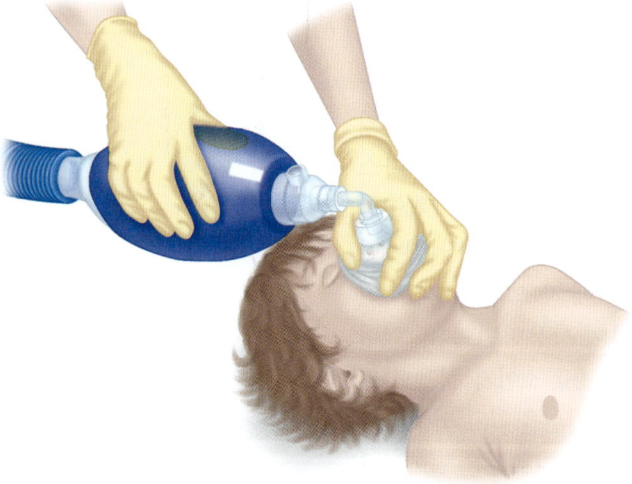

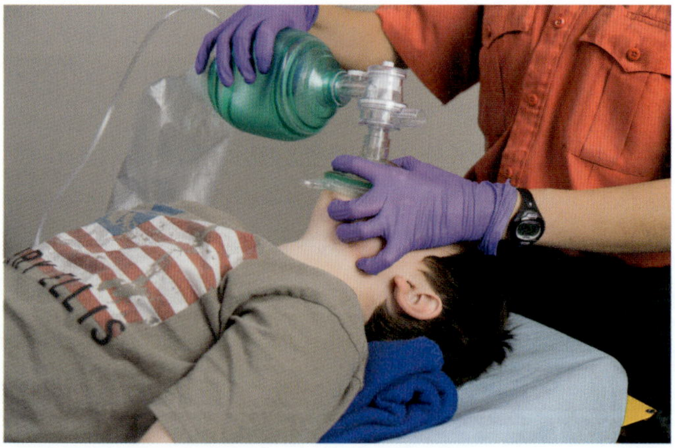

그림 33-16 적절한 크기의 마스크의 정확한 위치는 마스크를 안면에 밀착시키기 위해 필요하다. (A) 마스크의 정확한 위치 (B) 소아 얼굴에 마스크를 올려 놓음.

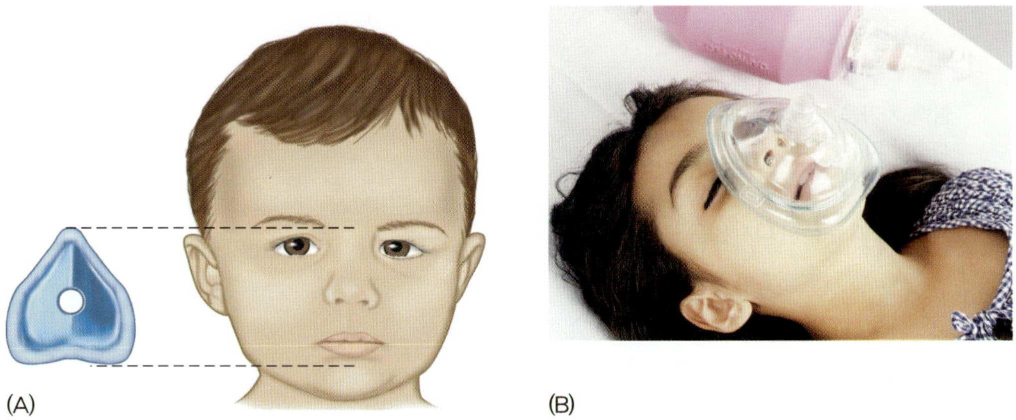

춘기 소아는 분당 10~12회(매 5~6초마다) 실시한다(신생아 소생술을 수행할 때는 속도가 분당 40~60회로 증가한다는 것을 기억한다).

영아나 소아 크기에 맞는 포켓마스크(그림 33-14)나 백밸브마스크 튜브(그림 33-15)를 사용한다. 영아나 소아환자를 환기시킬 때 다음과 같은 지침을 따른다:

- 포켓마스크를 통해 강하게 숨을 불어넣거나, 백의 압력 또는 양을 초과하여 사용하지 않는다. 가슴이 올라올 정도로만 적절히 불어넣는다. 몇몇 소아용 백밸브마스크는 차단(pop-off)밸브가 달려 있다. 이 밸브에 친숙해지도록 하고 이것이 분리되어 있는지 확인한다. 이러한 장치는 기도 압력을 제어에 전문 지식을 가지고 있는 전문제공자가 사용하도록 설계되었다.
- 마스크가 잘 밀착되도록 적절한 크기의 안면 마스크를 이용한다(그림 33-16).
- 유량제한, 산소동력 환기장비(flow-restricted, oxygen-powered Ventilation device)는 영아와 소아에게 금기이다.
- 만약 인공호흡시 환자의 가슴이 올라오지 않는다면, 기도폐쇄의 이물질 제거 순서를 따르고 다시 환기를 시도한다(표 33-4와 표 33-5).

쇼크 처치

쇼크는 관류저하의 다른 용어로, 즉 신체 전반의 부적절한 혈액 순환과 산소공급이다. 성인의 경우 쇼크가 발생하는 흔한 원인은 심장기능이나 심혈관계통의 기능상실이지만 영아나 소아에서는 매우 드물다. 영아와 소아의 경우 쇼크가 발생하는 흔한 원인은 다음과 같다:

- 탈수를 초래하는 설사 및 구토
- 감염
- 외상(특히 배 외상)
- 혈액손실
- 영아와 소아의 경우 쇼크가 발생하는 흔하지 않은 원인은 다음과 같다 :
- 알레르기 반응
- 중독
- 심장 질환(드물다)

그림 33-17 영아와 소아의 쇼크의 징후

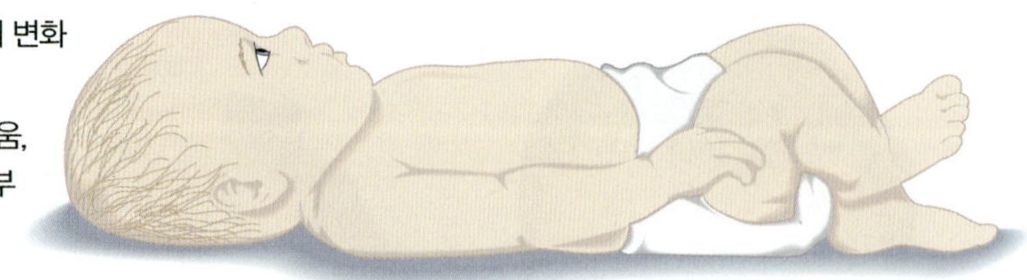

영아와 소아는 성인(전체 체중의 약 8%)과 비교해서 혈액양이 적음을 기억하는 것이 중요하다. 성인에게는 위험해 보이지 않는 출혈도 영아나 소아에게는 위험할 것이다. 머리열상(많은 혈관이 분포)을 입은 어린 소아나 한 컵 정도의 적은 혈액손실이 3세 소아에서 일어나면 쇼크가 진행될 수 있다.

영아와 소아의 쇼크를 이해하는 데 가장 중요한 것은 그들의 신체가 오랜 기간 동안 보상기전이 가능할 수 있다는 것이다. 30%에 가까운 혈액을 손실하면 보상기전이 가능하지 못하고 저혈량성 쇼크로 빠르게 진행한다. 즉, 아이가 괜찮아 보이다가 갑자기 급격하게 "악화"되는 것을 의미한다. 성인 환자와 비교해 보면, 성인의 경우 저혈량성 쇼크가 일찍 발생하여 점차로 진행되기 때문에 소아보다 빨리 인지되어 평가와 처치가 더 쉽다.

쇼크에 대한 전반적인 처치는 병원(대개 수술실)에서 이루어진다. 영아와 소아는 매우 갑자기 저혈량성 쇼크에 빠지기 때문에 저혈량성 쇼크로 진행되는 징후가 나타날때까지 기다려서는 안 된다. 대신 쇼크의 가능성이 있는 상황에서는 항상 산소를 공급하고(관류가 약한 조직에 산소 공급을 지원하고, 심장 기능을 유지하도록 돕는다) 가능한 빨리 이송한다.

쇼크에 대한 징후와 응급 처치는 다음에 자세히 설명할 것이다(그림 33-17).

환자 평가

쇼크

소아 환자의 쇼크의 징후는 다음과 같다.

- 빠른 맥박수
- 의식상태 변화
- 빠른 호흡 수
- 창백, 차고 축축한 피부
- 말초 맥박이 약하거나 없다.
- 모세혈관 재충혈이 2초 이상으로 지연(5세 이하의 소아의 경우)
- 소변 배출량 감소(부모에게 기저귀가 젖었는지를 묻는다. 기저귀를 관찰한다)
- 울 때 눈물이 없다.

결정 포인트

- 소아 환자는 쇼크이지만, 보상 단계인가?

환자 처치

쇼크

응급처치의 단계는 다음과 같다.

1. 기도개방 유지
2. 만약 외부출혈이 있다면 지혈
3. 고농도 산소 투여. 인공호흡 준비
4. 환자를 바로 눕힌다.
5. 보온을 유지.
6. 즉시 이송. 이송 중 추가 평가와 처치

저체온증에 대한 처치

저체온증 또는 체온이 낮아지면 극단적인 경우 생명을 위험하다. 사람은 옷이 젖어있을 때, 바람에 노출되었을 때, 차가운 물 속에 잠겼을 때, 더 빨리 열을 잃는다. 신체는 체온이 떨어지는 것을 보상하려고 하지만, 이러한 보상기전이 실패하게 되면 중심체온은 저하되게 된다. 소아는 몸에 비해 넓은 체표면을 가지고 있기 때문에 차가운 기후와 찬물에 노출되면 어른보다 쉽게 저체온증이 될 수 있다. 그래서 항상 소아환자에서 저체온증에 대해 관심을 가져야 한다.

성인뿐만 아니라 소아에서도 발생하는 저체온증이 원인은 알코올, 혈관을 이완시키거나 체온을 잃게 하는 약물 섭취, 저혈당증 같은 대사성 문제, 체온조절을 방해하는 뇌 장애, 심한 감염이나 패혈증, 그리고 쇼크를 포함한다.

저체온증은 내과와 외상 응급 모두에서 중요하다. 예를 들면, 차가운 방이나 담요나 이불이 땀이나 오줌으로 젖으면 아이는 체온이 소실되어 저체온증을 겪을 것이다. 집밖에서 외상을 입었을 때 처치자는 손상에만 집중하여 환자를 차갑고 축축한 환경으로부터 보호하는 것을 잊고 신체검진을 하는 동안 환자의 신체가 노출되어 상황을 악화시킬 수 있을 것이다.

소아에 대한 현장 처치는 성인과 같다. 환자를 따뜻하게 보온하는 것이 중요하다. 더 이상 신체의 열손실이 없도록 환자를 덮어준다. 머리는 열손실이 일어나는 주요한 부위이므로 머리를 덮는 것에 특별히 주의해야 한다. 환자가 의식이 있고 적절하게 반응한다면 뜨거운 물병이나 다른 열원을 신체에 대주는 적극적 재가온에 대해 지도의사와 상의하고 조언을 구한다. 거칠게 다루거나, 소아의 입에 어떤 것을 삽입하는 것은 심각한 저체온증 소아에서 심실잔떨림이나 심정지를 일으킬 수 있으므로 피한다. 만약 흡인이 필요하다면 심정지 가능성에 조심하면서 매우 부드럽게 흡인한다.

소아 내과 응급

호흡계통 장애

호흡장애는 영아와 소아의 경우 매우 조심해야 한다. 예를 들면 성인의 경우 심정지는 심장문제가 원인인 반면, 소아 심정지의 가장 흔한 원인은 외상이 아니라 호흡기능상실이나. 소아 환자의 경우, 호흡곤란이 발생하게 되는 원인이 기도폐쇄인지 호흡질환인지를 구분하는 것이 중요한데, 왜냐하면 처치가 매우 달라지기 때문이다. 호흡질환이 있는 소아에게 기도폐쇄를 위한 처치를 하면 치명적일 수 있다. 또한 호흡문제는 영아와 소아에게 심각한 결과를 가져올 수 있으므로 호흡곤란의 초기징후에 주의하는 것이 절대적으로 중요하다.

핵심 개념
다양한 소아 내과 응급, 특히 호흡장애를 위한 평가와 처치 방법

Inside Outside

소아 저체온증 쇼크

보상성 변화는 출혈을 보이는 아이의 신체 내에서 즉시 시작할 것이다. 예를 들어, 심장은 혈액 순환을 증가시키기 위해 박동이 빨라질 것이다. 빨라진 심장박동수는 소아에서 쇼크를 위한 보상단계에서 매우 중요한 요소이다. 게다가, 아이의 혈관은 수축되어 혈액이 신체의 중심부 쪽으로 이동 할 수 있도록 도울 것이다. 저산소증에 대한 보상으로, 호흡 수는 증가할 것이다. 만약 저산소증이 지속되면, 뇌 기능에 지장을 줄 것이다.

아이의 신체 밖에선, 보상기전에 따른 몇가지 변화들을 관찰할 수 있다. 빠른 심장박동수는 빠른 맥박수를 보일 것이다. (만약 말초부위에서 감지할 수 있다면) 혈관 수축은 창백한 피부와 모세혈관 재충혈의 지연을 나타낼 것이다. 손상 받은 뇌의 기능은 의식 상태를 변화시킬 것이다.

호흡 곤란

영아나 소아의 경우, 후두덮개염 같은 심각한 질환과 감기 같이 경미한 질환을 포함하여 호흡곤란을 초래할 수 있는 호흡질환이나 호흡장애는 많다. 소아가 어떠한 호흡문제를 갖고 있는지 판단하는 것은 쉽지 않다. 징후와 증상이 상당수 유사하고 발생되는 연령의 범위도 중복되기 때문이다.

응급구조사는 소아가 어떠한 호흡질환으로 고통받고 있는지 판단할 필요는 없다. 대신 다음과 같은 지침에 따라 호흡계 질환을 인지하고 관리해야 한다. 초기 호흡질환의 징후를 인식하고 치명적인 단계 또는 호흡정지로 진행되기 전에 그것을 처치하는 것이 특히 중요할 것이다.

상기도질환과 하기도 질환의 차이로 상기도는 입과 코에서부터 시작하여, 기도의 입구에서 끝난다. 상기도질환은 입, 목구멍(인두와 후두인두), 그리고 기관의 입구(후두)와 같은 구조에 영향을 미친다. 흔한 상기도 질환은 이물질로 인한 기도 폐쇄, 외상, 그리고 화상과 감염으로 인한 부종이 있다. 호흡곤란과 더불어, 상기도 질환은 흔히 말하기 어렵거나 또는 그렁거림을 나타낸다.

하기도는 기도의 입구에서부터 시작하여 허파꽈리에서 끝난다. 하기도 질환은 크고 작은 기관지와 허파꽈리에 영향을 미친다. 흔한 하기도 질환으로는 천식, 폐렴, 그리고 다른 호흡기 감염등이 있다. 하기도 질환은 흔히 호흡 곤란을 나타내고, 허파 청진 시 쌕쌕거림을 들을 수 있다. 이것을 기억하는 것은 중요하지만, 모든 하기도 질환이 쌕쌕거림을 동반하는 것은 아니다.

비록 응급구조사는 문제의 근본적인 원인을 발견하기 어렵지만, 상기도 질환과 하기도 질환을 구별하는 것은 응급구조사에게 즉각적으로 어떤 문제를 처치해야 할 지에 대해 알려준다.

일반적으로, 기도 질환이 의심되면, 빠른 호흡, 호기 시 호흡 노력, 쌕쌕거림을 듣거나 보이는 경우 가능한 빨리 환자를 이송해야 한다.

메모: 몇몇 질환의 경우 손가락 훑기 방법을 사용하거나 또는 설압자를 사용하거나 또는 환자의 입 또는 인두에 무언가를 삽관하는 것은 기관지 경련을 발생시킬 수 있으므로 매우 위험하다. 문제점을 확실하게 확인하기 전까지는 기도 내 이물질을 제거하려고 시도하지 않는다. 즉- 아이가 이물질을 삼키는 것을 직접 목격하였거나, 삼켰다고 직접 보호자로부터 듣지 않은 경우에는 시도하지 않는다.

Inside Outside

호흡곤란(respiratory distress)과 호흡기능상실(respiratory failure)

기도 또는 호흡에 문제가 있는 아이의 내부는, 신체가 그 문제를 보상하기 위한 단계를 취할 것이다. 허파 기관은 호흡 수와 양을 증가시킬 것이다. 자율신경계통은 도피-투쟁 반응을 활성화시키고, 심박수를 증가시키고, 혈관을 수축시킬 것이다. 이러한 과정은 종종 호흡계통에 문제가 생기더라도 신체의 산소화와 환기를 일시적으로 유지시키는데 성공한다. 이러한 보상기전이 작용할 때, 우리는 전형적으로 호흡곤란처럼 환자의 상태를 관찰할 수 있다. 환자가 호흡에 문제가 있지만, 빨라진 호흡수와 심장박동수는 일시적으로 뇌에 산소와 환기를 제공할 것이다.

신체의 외부에서는, 환자는 숨쉬기 힘들어 할 것이다. 응급구조사는 증가된 호흡수와 맥박수를 인식함으로써 보상기전을 관찰할 수 있다. 또한 창백한 피부와 모세혈관의 지연 또한 관찰할 수 있다. 중요한 것은, 호흡 곤란이 적절한 산소화와 환기의 징후에 의해 인지될 수도 있다는 것이다. 의식 상태는 중요하게 관찰해야 한다. 정상적인 의식 상태는 뇌가 아직 산소를 받고 이산화탄소를 제거할 수 있다는 것을 나타낸다. 만약 이러한 과정이 방해된다면, 의식 상태는 변하게 된다.

불행히도, 신체는 신체는 호흡 곤란에 대해 잠깐 동안만 보상할 수 있다. 만약 호흡 곤란이 교정되지 않는다면, 보상 기전은 결국 실패할 것이고, 호흡 곤란은 호흡 기능상실로 변할 것이다. 신체의 내부에서는, 호흡 기능상실은 신체가 더 이상 보상할 수 없을 때 발생한다. 지속된 저산소증은 호흡근을 힘들게 하고, 뇌를 더 이상 제기능하지 못하게 만든다. 그 결과 증가된 이산화탄소 수치와 낮은 산소 수치는 뇌의 기능을 방해하기 시작한다.

신체의 외부에서는, 호흡 기능상실은 호흡 곤란의 징후와 더불어 청색증, 느리거나 불규칙한 호흡, 그리고 의식 상태의 변화를 나타낸다. 청색증이 나타나지 않는다고 아이가 아직 보상 단계라고 생각하지 않도록 한다. 만약 호흡 기능상실의 다른 임상적 징후가 나타난다면, 아이는 더 이상 호흡 곤란이 아닌 호흡 기능상실 상태이다.

환자 평가

호흡 곤란

호흡 곤란 또는 기능상실을 인식하는 것은 호흡 곤란을 겪고 있는 소아 환자의 평가에서 가장 중요한 목표이다.

부모로부터 빨리 정보를 수집하고 소아에게 신속한 평가를 실시한다. 이물질에 의한 기도폐쇄 징후가 명백하지 않다면, 기도를 검사하기 위해 아동의 입에 설압자를 넣어서는 안 된다. 그로 인해 경련이 야기되며 기도를 완전히 폐쇄할 수 있다.

초기 호흡곤란의 징후는 다음과 같다(그림 33-18).

- 코벌렁임
- 갈비뼈 위, 아래, 사이 근육의 수축
- 복근의 사용
- 그렁거림(고음, 거친 소리)
- 들을 수 있는 쌕쌕거림
- 호흡수 60회 이상

위의 초기 호흡곤란의 징후 외에 추가 징후는 다음과 같다.

- 의식상태 변화
- 불규칙한 호흡 수 또는 느린 호흡 수
- 청색증
- 근육강도의 감소
- 말초 관류 저하(모세혈관 재충혈 2초 이상)
- 심장박동수 감소(후기 증상)

결정 포인트

- 소아 환자는 초기 호흡 곤란 상태인가?
- 소아 환자는 호흡 기능상실 상태인가?

그림 33-18 호흡곤란의 징후

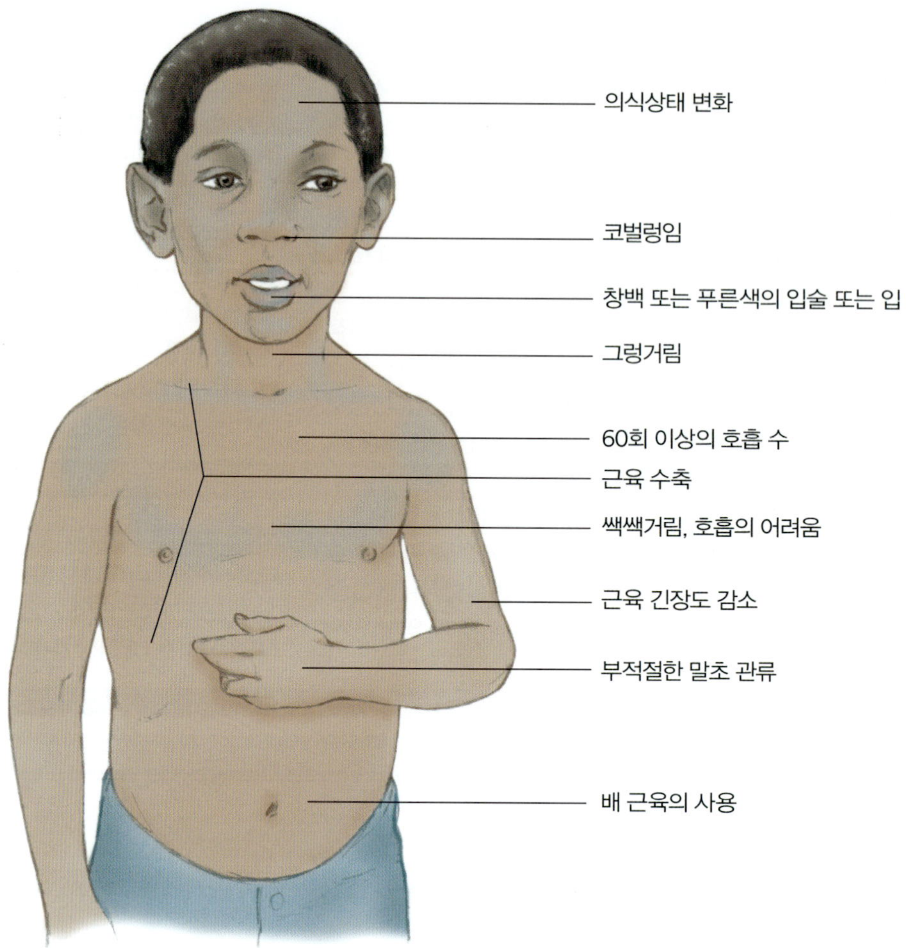

환자 처치

호흡 곤란

호흡응급상태의 모든 소아에게 산소를 공급한다. 조기 호흡곤란 증상이 있는 아동의 경우 다음과 같이 한다.

- 소아용 비재호흡 마스크나 불어주기(blow-by) 방법으로 산소를 공급한다.

심한 호흡곤란이 있는 소아의 경우(호흡곤란, 의식 변화, 산소투여 후에도 청색증, 근육의 강도 감소, 부적절한 호흡)

- 소아용 포켓 마스크나 백밸브마스크로 산소를 제공한다.

결정 포인트

- 소아 환자는 호흡 기능상실 상태인가?

호흡 기능상실은 처치되지 않으면 빠르게 호흡 정지로 악화될 것이다. 응급구조사로서, 이러한 상태의 환자를 빠르게 처치해야 할 것이다. 종종 소아 환자를 환기시키기 위해 백밸브마스크를 사용하고자 하는 결정은 어렵다. 하지만 이것은 중요하다. 만약 아이가 정상적인 의식 상태를 유지할 수 있을 만큼의 충분한 산소와 환기가 이루어지지 않는다면, 응급구조사는 즉각적으로 처치해야 한다.

호흡 소비를 증가시키기 위한 노력으로 인해 피로해진 소아는, 더 이상 정상적인 호흡 양상을 나타낼 수 없을 것이다(불규칙적이고 느린 호흡). 이런 소아에게도 즉각적인 여러분의 도움이 필요하다.

호흡 질환

아이에게 상기도도 질환을 야기시키는 두가지 질환은 크룹(croup)와 후두덮개염이다.

크룹. 크룹은 후두, 기관, 기관지의 감염을 일으키는 일종의 바이러스성 질환에 의해 일어난다. 전형적으로 6개월에서 약 4세까지의 소아의 질병으로 종종 밤에 발생한다. 때때로 이러한 문제로 인해 감기나 다른 호흡계통 감염이 발생하기도 한다. 기도의 조직(특히 상기도)이 붓고 공기통로가 제한된다.

후두덮개염. 후두덮개염은 세균성 감염으로 가장 흔히 발생하며 기도의 부종을 야기해 부분 기도폐쇄를 유발한다. 전형적인 환자는 3~7세 사이이다. 백신의 발전으로 후두덮개염이 흔하지는 않아도 치명적인 질환으로, 그렁거림(좁은 기도를 공기가 통과할 때 나는 고음의 소리)이 들리는 소아를 처치할 때는 의심해 봐야 한다.

메모: 후두덮개염의 경우 조기에 발견될지라도 치명적인 것으로 생각하여야 한다.

환자 평가

크룹

낮 동안 소아는 대개 다음과 같은 징후를 보인다.

- 미열
- 약간 쉰 목소리

밤에는 소아의 상태가 악화되고 다음과 같이 진행될 것이다.

- "개가 짖는 소리" 같은 큰 기침
- 호흡곤란
- 코벌렁임, 갈비뼈간 근육의 수축, 인두가 당기는 것을 포함한 호흡곤란의 증상
- 안절부절
- 청색증을 보이는 창백

환자 처치

크룹

소아 크룹 환자의 응급처치는 다음과 같다.

1. 편안한 자세로 환자를 놓는다(보통 앉는 자세).
2. 고농도 산소를 투여한다. 가능하다면 가습화된 산소를 공급한다.
3. 차가운 밤공기 속에서 구급차까지 걸으면 찬 공기가 기도조직의 부종을 감소시켜 증상을 완화시킬 것이다.
4. 지도의사의 특별한 지시가 없는 한 이송을 지연시키지 않는다.

환자 평가

후두덮개염

후두덮개염의 징후는 다음과 같다.

- 갑자기 시작하는 고열
- 삼킴 통증(소아는 종종 삼킴통증을 피하기 위해 침을 흘릴 것이다)
- 환자는 똑바로 앉아서 턱을 밖으로 내밀면서(냄새맡는 자세) 앞으로 기대고 입은 크게 벌려 기도를 넓게 개방하도록 삼각자세를 취한다.
- 환자는 가만히 앉아 있을 것이나 호흡하기 위해 근육을 사용할 것이고 그 때문에 소아는 빨리 지칠 수 있다.
- 소아는 크룹(croup)보다 더 아픈 것처럼 보인다.

환자처치

후두덮개염

후두덮개염 소아환자에 대한 응급처치는 다음과 같다.

1. 전문소생술팀에게 연락한다. (이송 병원은 전문소생술을 받을 수 있는 가까운 병원이어야 한다)
2. 즉시 이송하고, 아이를 부모의 무릎 위에 앉힌다.
3. 가습 고농도 산소를 투여한다. 소아의 불안을 증가시키지 않는다. 소아가 마스크를 저항하면, 부모가 아이의 얼굴 앞에서 마스크를 잡도록 한다(가습화하기 위해서 산소투여를 지체하지 말라).
4. 소아의 호흡곤란이나 호흡정지를 계속 감시하여 소생술을 준비한다.
5. 체온계, 설압자, 입인두기도기를 포함하여 소아의 입에 아무 것도 넣지 않는다. 상기도 경련이 발생하고 기도의 완전 폐쇄를 유발할 수 있다.

소아가 눕기를 원치 않는다면 강제로 눕지 않게 한다. 소아는 부드럽게 다루어야 하는데 거칠게 다루고 스트레스를 받으면 후두경련과 조직부종으로 완전 기도폐쇄까지 유발할 수 있기 때문이다. 후두덮개염 환자를 만났을 때 응급구조사의 가장 중요한 역할은 병원으로 가능한 빨리 이동하는 것이다. 환자는 즉시 소아 수술이 가능한 병원으로 이송되어야 한다. 소아 전문 병원으로 이송하기 위해 시간을 지체하지는 않아야 하지만, 가능한 한 모든 장비가 구비되어 있는 병원으로 이송하도록 한다.

소아의 모든 호흡장애는 심각하게 받아들여야 한다. 호흡계통 질환은 외상 때문이 아니더라도 심정지의 주요한 원인이 된다. 호흡계통을 처치한다면 심장도 반응할 것이다. 질병 또는 외상 어느 것과 관계가 있는지 간에 호흡문제가 있는 영아나 소아를 처치할 때 응급구조사의 주요한 관심사는 기도를 개방하고 유지하는 것이다. 모든 소아 외상환자의 1/3 가량이 잘못된 기도관리와 관련하여 사망한다.

다른 소아 질환

열

정상 이상의 체온은 급성질환이 있거나 급성질환이 임박함을 나타내는 가장 중요한 징후의 하나이다. 열은 수두, 단핵세포증(mononucleosis), 폐렴, 후두덮개염, 수막염과 같은 아동기 질환과 마찬가지로 대개 감염(귀의 감염이 흔하다)을 수반한다. 또한 열은 고온의 노출, 감염, 기타 비감염성 질환 문제 때문일 것이다.

환자 평가

열

결코 열을 중요하지 않다고 간주하지 않아야 한다. 열은 다량한 중증 질환의 가장 중요한 징후일수 있다.

피부온도를 비교하여 징후로서 이용한다. 일반적으로 지도의사가 허가하는 경우가 아니라면 입안이나 항문 체온을 병원 전 상황에서는 측정하지 않는다. 환자의 체온을 판단하기 위해서 피부로 온도를 측정하거나 부모가 제공하는 정보를 사용한다. 장갑을 끼지 않은 손등으로 환자의 이마나 옷 밑의 배를 만져 봄으로써 상대적으로 피부온도를 판단할 수 있는 또 다른 방법이다. 상대적으로 높은 체온은 이송하고 의사의 의견을 구하는 충분한 이유가 된다. 다른 징후들은 다음과 같은 것이 있다.

- 발진이 있는 발열은 심각한 질환의 가능성이 있는 징후이다.
- 경련에는 고열이 수반될 수 있다.

환자 처치

열

아이들은 고온을 견딜 수 있지만 소수의 아동의 경우 열로 인해 발작(열성 경련, febrile seizure)이 일어날 수 있다. 발작을 초래하는 원인은 온도 자체이기 보다는 체온의 급상승이다. 소아가 저체온증이 되지 않도록 하면서 냉각시키는 것이 중요한 처치 목표이다. 고열이 있는 영아나 소아를 발견했다면 다음 과정을 취한다.

1. 소아의 옷을 벗기도록 한다. 그러나 저체온을 초래할 수 있는 상태까지 노출시키지 않는다. 마약 소아가 옷을 벗는 것을 싫어한다면 얇은 옷이나 속옷을 입게 한다.
2. 과도한 열에 노출됐기 때문이라면, 지역 지침에 따라 미온수에 적신 수건으로 아이를 덮어 준다. 이것은 아이를 빨리 냉각시켜 준다.
3. 경련을 감시하고 저체온을 방지한다. 소아의 경우 빨리 진행될 수 있다. 경련이 시작되면 체온을 떨어뜨리는 행위는 중지하고 아이를 가벼운 담요로 덮어 준다.
4. 지역 지침이 허가한다면 입으로 물을 주거나 얼음을 물고 있게 한다. 이것은 탈수를 예방하기 위한 것이 아니라 편안하게 하기 위함이다.
5. 미열은 치명적이거나 심각한 문제를 의미하는 고열로 변할 수 있다는 사실을 알아야 한다. 영아나 소아를 만졌을 때 따뜻하거나 뜨겁게 느껴지면 이송 준비를 한다. 환자의 체온이 극도로 오르지 않도록 보호하면서 경련을 겪고 있는 모든 아이들을 가능한 빨리 이송한다.

   발열이 있는 영아나 소아를 처치할 때 금해야 하는 몇 가지 사항이 있다.

- 아이를 찬물에 담그거나 얼음물에 담근 수건으로 덮지 않는다(급속하게 저체온을 야기할 수 있다).
- 소아를 냉각하기 위해 알코올로 문지르지 않는다(중독량이 흡수되거나 화재위험이 있다).

수막염

수막염은 뇌의 내막과 척수에 세균이나 바이러스 감염에 의해 초래된다. 수막염은 대부분 1개월~5세까지의 연령에서 발생한다. 청소년기에서는 흔하지 않다.

환자 평가

수막염

수막염의 증상과 징후는 다음과 같다.

- 고열
- 뻐근한 목
- 무기력
- 불안정
- 두통
- 빛에 대한 민감성
- 영아는 탈수증상 없이 숫구멍이 팽창될 수 있다.
- 움직이면 고통스러워하고, 소아는 만지거나 잡는 것을 원하지 않는다.
- 발작
- 박테리아 감염이 일어날 때 발진이 나타날 수 있다.

환자 처치

수막염

적절한 신체 분비물 격리조치를 조심하여 지키는 것이 가장 중요하다. 공기를 통해 전파되므로 마스크를 착용한다. 수막염이 의심되면 다음과 같이 처치를 제공한다.

1. 기도, 호흡, 순환, 활력징후 등을 관찰한다.
2. 비재호흡 마스크로 고농도 산소를 공급한다.
3. 필요한 경우, 소아용 포켓 마스크나 백밸브 마스크로 산소를 제공한다.
4. 필요한 경우, 심폐소생술(CPR)을 한다.
5. 발작에 유의한다.
6. 즉시 이송한다. 이것은 응급상황이므로 시간을 지체하지 않도록 한다.

메모: 수막염의 일부 형태는 높은 전염성이 있을 수 있어서, 노출된 응급구조사는 의사에게 평가 및 처치를 통해 항생제를 처방받아야 한다.

설사와 구토

설사와 구토는 아동기 질환에서 흔한 것이다. 구토와 설사 모두 탈수의 원인이 되며 소아가 가질 수 있는 다른 상태를 악화시키고 치명적인 쇼크를 야기할 것이다. 영아는 성인과 비교하여 신체의 대부분이 물이며 체액 유지 요구가 더 크기 때문에 탈수에 더 민감하다.

환자 평가

설사와 구토

설사와 구토가 있는 소아환자의 경우

1. 기도를 감시한다.
2. 호흡을 감시한다.
3. 쇼크의 징후를 감시한다.

환자 처치

설사와 구토

응급처치는 다음과 같다.

1. 기도를 개방, 유지하고 입안을 흡인할 준비를 한다.
2. 호흡이 악화되면 산소를 제공한다.
3. 쇼크의 징후가 보이면 즉시 지도의사와 연락하고 이송한다.
4. 지역 지침이나 의료지도가 허락한다면, 설사만 있는 경우 소아에게 물을 조금씩 마시게 하거나 얼음 조각을 준다. 하지만, 대부분의 의사들이 구토나 설사가 있을 때 입안으로 아무 것도 주지 말라고 권장하고 있다.
5. 구토 내용물과 대변은 검사하기 위해 모아 둔다(대변이 묻은 기저귀 등).

발작

발열은 영아와 소아 발작의 가장 흔한 원인이다. 하지만, 간질, 감염, 중독, 저혈당, 머리 손상을 포함한 외상, 저산소증 등으로 인해 발작을 일으킬 수 있다. 상당수의 소아 발작은 원인 불명, 즉 원인이 알려져 있지 않았다. 발작은 잠깐 또는 장기화될 수 있다. 잦은 소아 발작이 생명을 위협하는 경우는 드물다. 그러나 응급구조사는 발열에 의한 발작을 포함하는 모든 발작을 치명적인 것으로 고려해야 한다. 대부분, 발작이 끝난 후 응급구조사가 도착할 것이다.

환자 평가

발작

발작을 지켜 본 목격자와 가족뿐만 아니라 환자와도 상담한다. 발작의 병력이 있는지 다음과 같이 질문한다.

- 소아가 이전에 발작한 적이 있는가?
- 만약 있다면, 소아의 정상적인 발작 유형은 무엇인가? (발작이 얼마나 오래 지속되었는가? 신체의 어느 부분이 발작했는가?)
- 소아는 열이 있었나?
- 항경련제를 복용한 적이 있는가? 다른 약물을 복용했는가?

발작 중에 손상을 입지 않았는지 주의하면서 소아의 질환이나 손상의 징후와 증상을 평가한다. 발작을 경험한 모든 영아와 소아는 의학적 평가를 해야 한다. 발작 자체는 심하지 않아도 심할 가능성의 징후일 수 있다. 머리 손상으로도 발작이 야기될 수 있다는 것을 알아야 한다.

환자 처치

발작

만약 이송 중에 환자가 발작을 한다면 응급구조사는 다음의 처치를 제공한다.

1. 기도를 개방하여 유지한다. 입인두기도기나 교합방지기(bite stick)를 삽입하지 않는다.
2. 척추손상 가능성이 없다면 환자를 옆으로 눕힌다.
3. 구토에 유의한다. 필요시 흡인한다.
4. 산소를 공급한다. 환자가 호흡정지 상태라면 보충 산소공급과 함께 인공환기를 한다.
5. 이송한다.
6. 발작 후에 나타날 수 있는 부적절한 호흡 및 의식수준의 변화를 확인한다.

발작 처치에 대한 더 자세한 정보는 "당뇨 응급 및 의식상태 변화" 단원을 참고한다.

의식상태 변화

의식수준의 변화는 저혈당증, 약물중독, 감염, 머리 손상, 저산소 상태, 쇼크 또는 발작 후 상태 등과 같은 다양한 상태로 일어날 수 있다.

환자 평가

의식상태 변화

의식 상태가 변하는 환자의 평가는 일차 평가 동안 발견된 치명적인 문제에 초점을 맞추어야 한다.

- 머리 손상과 같이 의식 상태 변화를 야기시킬 수 있는 손상 기전을 파악한다.
- 쇼크의 징후에 유의한다.
- 섭취, 흡입, 흡수된 독극물의 증거를 찾는다.
- 발작 장애나 당뇨의 병력을 신속하게 얻도록 시도한다.

환자 처치

의식 상태 변화

의식수준이 변한 소아환자에 대한 응급처치는 다음과 같다.

1. 기도개방을 확실히 한다. 흡인 준비를 한다.
2. 머리 손상이나 다른 손상이 있다면 기도를 유지하는 동안 척추를 보호한다.
3. 소아용 비재호흡 마스크나 불어주기(blow-by)법을 이용하여 고농도 산소를 투여한다. 소아용 포켓마스크나 백밸브 마스크를 이용하여 산소를 제공할 준비를 한다.
4. 쇼크에 대한 처치를 한다.
5. 지역 내 프로토콜에 따라 혈당을 측정한다.
6. 지역 내 프로토콜이 허용한다면, 경구용 포도당을 사용하여 저혈당을 처치한다.
7. 이송한다

중독

소아는 종종 가정용품이나 약물로 인한 중독사고의 희생자가 된다. 특정 물질은 호흡 계통의 기능을 빠르게 저하시켜, 호흡 정지를 유발하고, 심장혈관계통과 신경계통에 생명을 위협할 만한 상태를 유발한다. 위장관계는 부식성 물질을 먹자마자 화상을 입게 되고 뒤 이어 구토도 동반한다.

"중독 응급" 단원에서 소화, 흡인, 흡인, 주입 중독에 대한 정보를 참고한다. 이 정보들은 어른과 같이 소아에게도 적용된다.

환자 평가

중독

중독의 몇 가지 유형은 성인 환자와 관련이 없지만 소아에게는 흔한 경우가 있다. 이들 특수한 원인은 다음과 같다.

- **아스피린 중독.** 환기, 구토, 발한을 관찰한다. 피부는 뜨겁게 느껴질 것이다. 심한 경우 발작, 혼수, 쇼크 등을 유발한다.
- **아세트아미노펜 중독.** 타이레놀(Tylenol), 콤트렉스(Comtrex), 반캡(Vancap), 엑세드린 피엠(Excedrin PM), 다트릴(Datril) 등과 같은 약물에 이 화학물질이 포함되어 있다. 초기에는 소아

가 이상 증상이나 징후를 나타내지 않을 것이다. 소아는 불안정(초기) 혹은 졸린 상태에 있을 것이다. 구역, 구토, 심한 발한이 나타날 것이다. 의식 소실도 가능하다.

- **납 중독.** 보통 납으로 된 페인트 조각을 먹어서 일어난다. 만성(오래 동안 축적)이 종종 있다. 복통과 구토를 동반한 구역질이 있는지 찾아본다. 근육경련, 두통, 근육 허약, 불안정이 종종 나타난다.
- **철 중독.** 황화철과 같은 철 화합물은 비타민 정이나 용액에서 발견된다. 황화철 1g 정도의 적은 양도 소아에게 치명적일 수 있다. 30분에서 몇 시간 내에 소아는 설사를 동반한 구역질과 토혈을 나타낸다. 전형적으로 소아는 쇼크로 진행되지만, 더 호전되어 보이면서 24시간 정도 지연될 수 있다.
- **석유제품 중독.** 환자는 보통 기침이나 질식과 함께 구토를 할 것이다. 대부분의 경우 석유 증류 제품의 독특한 냄새가 날 것이다(휘발유, 케로센, 난방연료).

환자 처치

중독

의식이 있는 환자의 응급처치는 다음과 같다.

1. 지도의사나 중독관리센터에 연락한다.
2. 활성탄 투여를 고려한다. (프로토콜을 따른다)
3. 산소를 공급한다.
4. 이송한다.
5. 환자를 계속 관찰한다. 환자는 무의식이 될 수 있다.

의식이 없는 환자의 응급처치는 다음과 같다.

1. 기도를 유지한다.
2. 산소를 공급한다.
3. 인공환기를 준비 한다.
4. 이송한다.
5. 지도의사나 중독센터와 접촉한다.
6. 의식 수준의 변화가 외상에 의한 것인지 평가한다.

익사(Drowning)

"환경 응급" 단원에서 이미 설명한 것과 마찬가지로, 익사는 액체에 잠겨 호흡 장애를 겪는 과정을 겪으며 결국 사망 또는 장애까지 발생할 수 있다. 이때 수온은 환자의 생존 결과에 영향을 미친다. 차가운 물에 빠진 환자는 대개 30분이 지나도 생존할 수 있다.

환자 평가

익사

만약 환자가 무의식 상태라면, 심정지 환자로 간주한다.

1. 무의식, 무맥박, 무호흡을 확인한다.
2. 분당 100~120회의 압박속도로 압박과 호흡을 5주기 반복실행(30 : 2 비율) 후 응급의료체계에 도움을 요청한다.
3. 외상이 침수 사고(다이빙 손상처럼)의 원인이거나 결과라면 척추고정을 유지하고 외상평가를 해야 하는 것을 기억한다.
4. 특히 청소년의 경우 익사의 원인으로서 알코올 섭취의 가능성을 고려한다.
5. "2차 익사증후군"(정상적인 호흡으로 다시 돌아온 후에 악화되는 것)의 가능성을 고려한다.

환자 처치

익사

익사환자에 대한 다음과 같은 처치를 제공한다.

1. 필요하다면 인공환기나 심폐소생술을 제공한다. 이것이 최우선 순위의 처치이다.
2. 기도를 보호한다. 필요시 흡인한다.
3. 척추 고정을 고려해본다.
4. 특히 환자가 시원하거나 차가운 물속에 빠졌었다면 저체온 가능성이 있으므로 이를 예방해야 한다. 처치하자마자 젖은 옷을 벗기고 피부를 말리고 담요를 덮어준다.
5. 다른 외상을 처치한다.
6. 모든 익사환자는 환자가 회복된 것처럼 보일지라도 병원으로 이송해야 한다.

영아돌연사증후군

영아돌연사증후군(SIDS)—처음 일년 동안에 건강해 보이던 아기가 수면 중 갑자기 예기치 않게 죽는 것—은 미국에서 매년 2,000에서 2,500명의 아기에게 발생한다. 이러한 아기는 대개 적절한 처치를 받았고 갑작스런 사망 며칠 전에 신체검진을 받아 왔다.

다양하고 가능한 원인이 그동안 제기되어 왔으나 정확하게는 밝혀지지 않고 있다. 외부에서의 질식이나 구토나 기도폐쇄 등에 의해 야기되는 것이 아닌, 심장이나 호흡계통 조직의 화학작용 또는 뇌에서 신경세포 발달 등과 관련되었을 가능성이 있다. 가족의 영아돌연사증후군에 대한 병력, 그리고 호흡문제와 관계있는 것으로 보이지만, 왜 아기들이 죽는지에 대한 타당한 근거는 아직 없다.

전형적인 영아돌연사증후군 환자는 수면 중 갑자기 심장박동수의 감소가 나타나고 수면 무호흡으로 알려진 호흡의 일시적 정지가 나타나는데 결국 영아는 호흡을 멈추고 스스로 다시 호흡을 시작하지 않을 것이다. 곧바로 도착하지 않는다면 이 상황은 치명적일 수 있다. 가장 흔히 부모가 이른 아침에 아기를 깨우러 갔을 때 아기의 상태를 발견하게 된다.

영아돌연사증후군 진단을 응급구조사가 해야 하는 것은 아니다. 응급구조사나 부모들 모두 아기가 호흡정지와 심정지 상태라는 것을 알 것이다. 응급구조사는 그러한 상태의 다른 환자와 마찬가지로 아기를 처치해야 할 것이다.

1. 사후강직(사망 후 아기가 강직되는 것)이 있는 경우가 아니면 소생술을 제공한다.
2. 부모에게 정서적 지지를 해주도록 하며 현장과 이송 중 아기를 위하여 가능한 한 모든 것이 행해졌음을 부모가 이해하도록 한다.

영아돌연사증후군으로 아기를 잃은 부모는 아기를 발견한 그 순간부터 심한 죄책감으로 고통을 받는다. 부모가 이러한 죄책감을 표현하든 안하든 간에, 영아돌연사증후군은 부모의 최선의 보살핌을 받았던 건강하게 보이는 아기에게 발생한다는 사실을 상기시킨다. 의심스런 투로 말하거나 부적절한 질문은 하지 않는다. 아기를 잃은 것에 대해 응급구조사의 슬픔을 표현하는 것을 쑥스러워 하지 말라. 만약 당신이 영아를 소생처치를 할 것인지 아닌지 의심이 된다면 항상 소생처치를 하라. 소생이 필요할 때 소생처치를 하지 않는 것보다, 필요하지 않을 때 소생처치를 하는 것이 더 좋다.

소아 외상 응급

핵심 개념

다양한 소아 외상 응급을 위한 평가와 처치 방법

외상은 영아와 소아의 주요 사망원인이다. 이러한 연령군에서는 무딘손상이 관통상보다 훨씬 많다. 아동들은 호기심이 많고 주위 환경을 배우려 하기 때문에 대부분 이러한 외상이 발

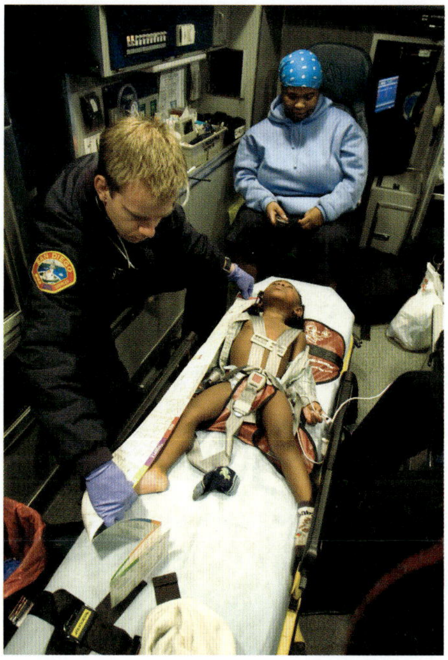

그림 33-19 응급처치를 받는 영아 환자(© Daniel Limmer)

표 33-6 손상과 소아 손상 유형이 고위험 기전

만약 다음에 해당된다면, 소아 외상 처치가 가능한 병원으로 이송한다:	
고 위험 기전	**소아 환자 손상 유형**
추락 **15세 이상:** 6m (한 층=3m) **15세 이하:** 추락〉3m 또는 아이 높이의 2~3배 메모: 심각한 정도는 (1) 추락 높이, (2) 어린이가 떨어진 표면, 그리고 (3) 어린이의 나이에 따라 결정된다. (유아는 움직이는 테이블에서 1m 정도의 추락으로 머리에 심각한 상처를 입을 수 있다).	1.5~4.5m에서의 추락으로 머리와 목 손상, 그리고 팔다리의 골절 4.5m 이상의 높은 추락으로 머리, 목, 척수 손상, 배와 가슴 손상, 그리고 팔다리의 골절
자동차 충돌: **부적절한 억제/고정되지 않은 소아**	심각한 머리와 목 손상, 얼굴 개갠 상처(찰과상)와 찢김(열상) 배(복부) 부분의 벨트 없이 어깨벨트 사용이나 너무 작은 아이에게 어깨벨트 사용에 의한 목의 연부조직 손상 배에 잘못 착용한 배벨트나 어깨벨트 없이 사용한 배벨트에 사용에 의한 배 내부 손상 어깨벨트 없어 배벨트를 사용했을 때 허리에 심한 굴곡으로 하부 척추골절과 척수손상
에어백에 충돌한 소아	심각한 머리와 목 손상. 에어백이 팽창할 때 가성 파우더에 의한 눈과 얼굴의 화상
차량과 충돌한 보행자 **충격으로 인해 튕겨 나가면서 덮개/유리창에 부딪친 소아**	충격에 의해 빠른 속도의 힘으로 특히 먼 거리로 튕겨져 나간 경우, 심한 머리손상 머리, 가슴, 배, 그리고 팔다리 등의 다발성 손상 긴 뼈, 특히 넙다리뼈의 골절 내부 손상과 간, 지라의 출혈(신장, 간—우상복부의 충격; 이자—옆구리와 몸통에 충격)
차에 치인 소아 보행자	명확한 외부손상이 없는 가슴내부손상 명확한 외부손상이 없는 배내부손상 팔다리, 그리고 골반의 골절

생한다. 탐험으로 인해 종종 추락사고나 물체가 소아에게 떨어지는 사고, 화상, 죄임, 으깸(압궤) 또는 기타 손상 기전에 의한 손상을 초래하게 된다.

손상된 소아에게 응급처치를 제공할 때, 그전에 항상 무엇을 할 것인지를 설명해야 한다.

손상 유형

손상관리는 기본적으로 소아와 성인이 동일하다(그림 33-19). 그러나 해부학적, 그리고 생리적인 차이로 인해 소아의 손상유형이 달라진다(표 33-6).

교통사고의 경우,

- 고정되지 않은 아동(안전벨트나 유아용 안전시트에 고정을 하지 않은 아동)은 머리와 목의 손상을 입는 경향이 있다.
- 고정된 아동은 배와 척추 하부의 손상이 있을 수 있다.

소아가 자전거를 타고 가다 차와 충돌했을 때 주로 머리, 척추, 배 손상 등을 입게 된다. 소아가 자동차에 부딪혔을 때는 다음과 같은 3가지 손상이 발생한다.

- 머리손상
- 내부 출혈을 동반한 배손상
- 다리 손상(넙다리뼈 골절 가능)

다른 일반적인 손상으로는 목과 목뼈 손상과 관련된 다이빙 손상과 또한 머리, 목의 손상을 초래하는 스포츠 손상이 있으며, 아동 학대에 의한 손상도 있다.

전문적인 응급처치를 실시하기 위해서 소아의 해부학적, 생리학적 특성이 외상과 관련될 수 있으므로 그 특성들을 잘 이해해야 한다. 여기에는 다음에서 설명된 것처럼 머리, 가슴, 팔다리 등의 외상이 포함된다.

머리

작은 소아에 있어서 머리는 비례적으로 크고 무겁다는 사실을 상기해야 한다. 사고시 머리가 앞으로 나가서 머리손상을 초래하며, 종종 내부손상을 수반한다. 머리손상 자체가 쇼크를 유발하기는 드물기 때문에 머리손상이 있는 아동에게 쇼크가 나타날 때마다 내부 손상을 의심해야 한다. 호흡정지는 머리손상으로 인해 흔히 이차적으로 나타나므로, 호흡정지 가능성에 유의해야 한다. 머리손상의 가장 잘 나타나는 징후는 의식수준의 변화이지만, 구역질과 구토 또한 흔히 발생한다.

가슴

가슴의 미발달된 호흡계통 근육과 더 탄력적인 갈비뼈 때문에 소아 가슴은 좀 더 쉽게 변형될 수 있다. 미성숙된 호흡계통 근육은 쉽게 지치고 오랫동안 빠른 호흡수를 유지할 수 없다. 탄력적인 갈비뼈는 거의 골절되지는 않지만 갈비뼈 밑의 구조는 더 쉽게 손상 받을 수 있다. 가슴외부 손상의 징후가 없어도 손상기전이 심각하면, 내부손상을 의심해야 한다.

배

영아와 어린 소아는 호흡을 위해 가로막(횡격막)을 이용하여 복식호흡을 한다. 따라서 호흡을 하는 동안에는 가슴의 의미 있는 움직임이 없을 것이다. 호흡을 평가할 때 배를 관찰한다. 더구나 다른 배근육은 미성숙하기 때문에 성인의 배근육 만큼 내부 장기를 보호할 수 없다.

배는 "숨겨진" 손상부위가 될 수 있다. 외부 손상의 증거가 없어도 환자가 악화될 때는 배안 손상을 의심해야 한다. 이외에도 위 속의 공기는 배를 팽창시키며, 인공환기를 방해하고, 또한

비판적 의사 결정

작은 것이 우리를 불안하게 하고 있다.

소아환자는 긴장감이 많아서 스트레스의 원인이 된다. 그리고 (다행히도) 우리는 소아관련 출동 신고를 많이 받지 않는다. 이 단원에서 의사 결정은 "현관에서부터" 소아평가를 포함한다. 정보를 제공받고, 환자가 심각하거나 덜 심각한 상태인지 결정한다.

1. 힘이 없는 13개월된 아이를 안고 있는 어머니를 현관에서 만나게 된다.
2. 3세 아이는 크룹성 기침을 하고 호흡곤란이 있다. 당신이 접근하니, 아이는 어머니에게 소리를 지르며 달라붙는다.
3. 미끄럼틀에서 추락한 어린이. 당신은 어머니에게 조용히 안겨 왼쪽 팔을 잡고 있는 아이를 발견할 것이다.

구토를 유발할 것이다. 환자를 흡인할 준비를 한다.

팔다리

소아환자의 뼈는 더 유연하지만, 팔다리 손상 관리는 성인의 팔다리 손상과 동일한 방법으로 한다.

환자 처치

외상

소아 외상환자를 위한 응급처치단계는 다음과 같다.

절차 33-4 소아 고정하기

많은 소아 고정장비를 사용할 수 있다, 그러나 어른 KED 또한 어린이의 크기와 해부학적으로 맞게 조정하면 어린이를 효과적으로 고정할 수 있다.

손으로 아이의 목과 척추를 안정시키고 KED를 아이에게 적용하기 전에, 경추보호대를 적용한다.

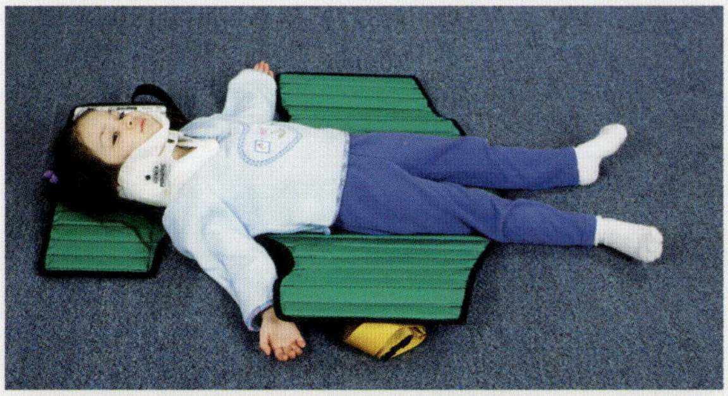

1. KED를 열고 세내로 아이 머리와 몸을 두고 맞추기 위하여 패드를 둔다. KED 위에 어린이를 통나무굴리기 법으로 옮긴다.

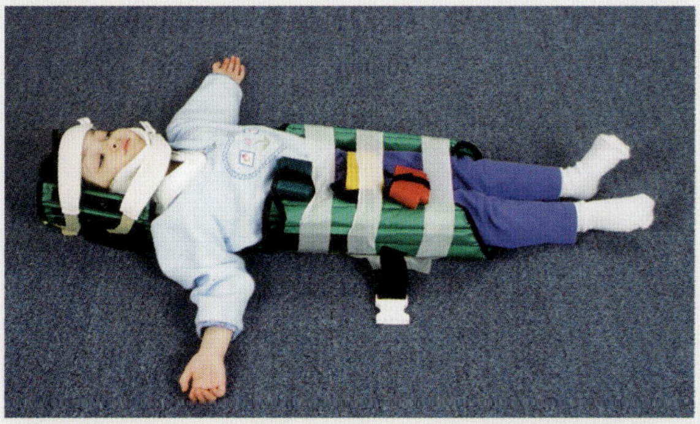

2. 안쪽의 옆에 패드를 대고 가슴과 배를 눈에 보이게 옆 부분을 접는다. 몸통을 묶으면 안쪽에서 회전되기 때문에, 테이프로 몸통을 고정한다. 머리와 턱을 가로질러 테이프로 고정시킨다.

1. 기도개방을 한다. 턱밀어올리기법을 이용한다.
2. 구경이 큰 흡인용 카테터를 이용하여 필요 시 흡인한다.
3. 고농도 산소를 공급한다.
4. 소아용 마스크나 백밸브 마스크로 환기시킨다.
5. 필요시 자동차 안전 좌석에서 척추를 고정한다(표 33-4).
6. 즉시 이송한다.
7. 이송 중 재평가를 계속한다.
8. 시간이 허락되면 이송 중 다른 외상을 평가하고 처치한다.

화상

화상은 흔한 소아외상이다. 소아와 영아의 화상의 범위를 측정하기 위해 적용되는 "9의 법칙"을 참고한다. 화상환자를 관리할 때 다음과 같은 지침을 따른다.

- 화상처치센터로 이송할 것인지 확인한다. 지역 지침에 따라 결정을 내려야 한다.
- 멸균 드레싱으로 화상부위를 덮는다. 비접착성 드레싱이 가장 좋지만 멸균된 시트도 이용할 수 있다.

젖은 드레싱은 소아환자에게 조심해서 사용해야 한다. 소아의 체표면적이 신체 부피와 비례해서 크기 때문에 좀 더 열손실이 많다는 것을 기억한다. 저체온이 된 화상환자는 사망률이 높다. 영아나 소아는 체온이 떨어지는 것을 막기 위해 덮어 주어야 한다.

아동학대와 방치

핵심 개념
아동 학대 및 방치, 특수 아동 문제를 다루는 방법

아동학대로 알려진 경우가 많으나 실제 수는 통계치보다 훨씬 많을 것이다. 전문가에 따르면 통계에 나타난 학대 받은 아이들은 모두 응급실이나 주치의에게 처치를 받은 아이들만 통계에 들어가기 때문에, 실제로 처치를 받지 못하는 학대받은 아이들은 통계에 포함되지 않을 것으로 보고 있다.

아동학대자는 어머니, 아버지, 형제, 자매, 조부모, 양부모, 양육자, 아이를 돌보는 다른 사

그림 33-20 아동학대 손상: (A) 어린아이 볼기부위의 멍 (B) 채찍 손상 *(Photos A and B: © Janet M. Gorsuch, RN, MS, CRNP. Courtesy of Akron Children's Hospital)*

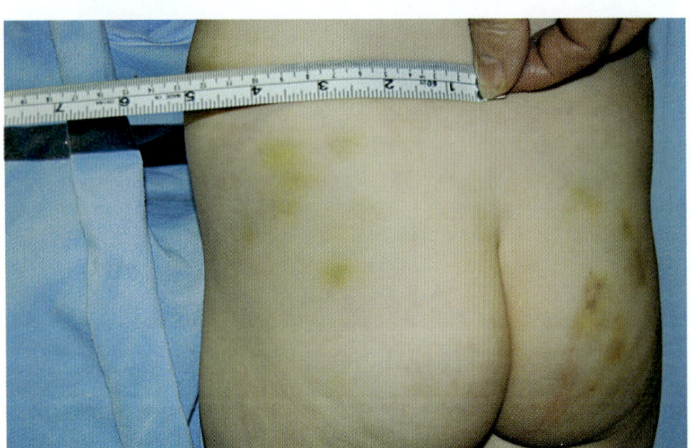

(A)

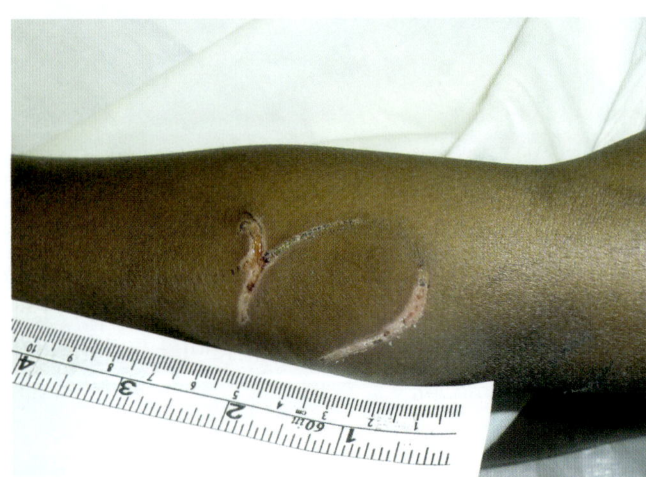

(B)

람, 사무직 종사자, 노동자, 실업자, 부자 또는 가난한 사람으로, 인종, 신념, 민족 혹은 경제적 배경에 따른 차이는 없다.

아동학대는 몇 가지 다른 형태를 취할 수 있으며 종종 복합하여 발생하기도 한다. 다음과 같은 유형들이 있다.

- 심리적(정서적) 학대
- 방치
- 신체적 학대
- 성적학대

방치는 중대한 법적 문제이지만, 응급 출동에서 발견하기는 힘들다. 아동이 적절한 음식, 집, 의복, 관리자, 손상과 질환에 대한 처치, 안전한 환경, 사랑 없이 지낸다면 그 영향은 확실히 나타나겠지만 응급 출동을 직접적으로 야기하는 경우는 드물 것이다. 신체적, 성적학대는 응급구조사가 쉽게 볼 수 있는 문제이다. 출동 과정에서 방치나 학대의 징후가 관찰되면 또한 적절한 기관에 보고해야 할 것이다.

신체적 그리고 성적 학대

학대자는 거의 모두 상상할 수 있는 모든 종류의 손상과 학대를 가한다. 신체적으로 학대받은 아동은—종종 "매 맞은" 아동으로 불리는데—주먹, 머리 빗, 허리띠, 전기선, 수영장용 막대, 면도기용 가죽, 허리띠, 병, 빗자루, 야구방망이, 냄비와 팬, 그리고 무기로 이용될 수 있는 기타 어떤 물건들로 맞게 된다. 그들은 고의적으로 뜨거운 물, 증기, 화염, 담뱃불, 기타 열원에 의해 화상을 입는다. 매 맞는 어린이는 심하게 흔들림을 당하거나, 침대 또는 층계로 내던지거나, 창문이나 난간 위로 밀리거나, 심지어는 달리는 차 밖으로 떠밀릴 수도 있다. 어떤 경우 총에 맞거나, 칼에 찔리거나, 감전되거나, 질식되기도 한다.

성적학대는 성인이 아이에게 성기노출 하는 것에서부터 성교나 성고문까지 포함된다. 성인의 성기노출은 종종 경찰에 보고 된다. 성적학대의 결과 신체적 중상을 입은 경우도 전형적으로 보고 된다. 정신적 손상이나 경미한 신체적 손상이 행해진 경우는 대개 보고되지 않으므로 따라서 추정하기 어렵다.

환자 평가

신체적 학대

아동학대의 경우 다음과 같은 것을 발견할 것이다(그림 33-20).

- 맞은 자국, 멍, 개김상처(찰과상), 찢김(열상), 사용된 기구에 따른 각가지 크기와 모양의 상처, 허리띠로 인한 넓은 채찍 자국, 코드에 의한 고리모양, 뺨을 때린 손자국 등을 볼 수 있다. 부은 팔다리, 갈라진 입술, 멍든 눈, 흔들리는 또는 부러진 치아들을 볼 것이다. 종종 등, 다리, 팔에 손상이 있다. 손상은 다양한 색깔의 타박상으로 인한 여러 단계의 치유상태를 나타낸다.
- 뼈가 부러지는 것은 흔하며 모든 유형의 골절이 가능하다. 구타당한 아동은 대부분 다양한 치유 단계인 다양한 골절을 갖고 있거나 골절 관련 합병증을 가지고 있다.
- 머리손상은 흔한 것으로, 뇌타박상과 머리뼈 골절이 보고되고 있다. 폐쇄성 머리손상은 심하게 흔들린 영아와 작은 소아에게 많이 발생한다.
- 배손상은 지라, 간 파열, 그리고 갈비뼈 골절에 의한 허파 열상, 무딘손상과 관통으로 인한 내부 출혈, 찢김(열상)과 잡아 찢겨진 생식기 등이 포함된다.
- 물린 자국은 어른의 입 모양과 치아 크기를 보여줄 것이다.
- 화상자국은 담배로 지져진 작고 둥근 자국이다. "장갑"이나 "스타킹" 화상은 뜨거운 물에 담겨진 자국이다. 엉덩이와 다리의 화상(무릎 뒤의 접혀진 부위와 넙다리부위는 굽혀있을 때

보호된다). 다리미, 소토브버너, 다른 뜨거운 가정용품의 모양이 있는 경계가 뚜렷한 화상도 자주 발견된다.

- 영아를 흔들었다는 표시는 뇌혈관이 찢어져 출혈이 일어나 머리속압력 상승으로 발생한 숫구멍(천문)의 팽창, 무의식, 뇌와 머리 손상의 전형적인 증상과 징후 등이 있다. "흔들린 아이 증후군(the shaken baby syndrome)"으로 인한 중추신경계 손상은 가장 치명적 아동학대 외상이다.

때때로 응급구조사는 손상된 아동을 처치할 것이며 학대를 받았었다고 결코 생각하지 않을 것이다. 아동은 부모와 관계가 좋으며 외견상 그들과 아주 친밀한 것처럼 보인다. 그러나 가족이 그 문제를 결코 인정하지 않는 가족감정이 있어서 집안에서 또는 밖에서 학대가 일어났을 것이다 라는 어떤 근거가 있을 수 있다. 다음과 같은 상황에 유의한다.

- 가족 내에서 같은 아이나 아이들에게 출동이 반복적으로 계속될 것이다. 병원이 많이 있는 지역에서 응급구조사는 하나 이상의 병원에서 좀 더 자주 아이를 보게 될 것이다.
- 과거 손상의 증거. 이것이 응급구조사가 신체검진을 하는 이유이며, 옷을 제거해야 하는 이유이다. 아이의 등과 엉덩이에 특별히 주의를 기울여야 한다.
- 잘 치유되지 않는 상처나 부적절하게 치유된 골절. 아동이 골절을 입어 적절한 정형외과 처치를 받은 경우 "치유된" 부위가 굴절되거나 크게 "울퉁불퉁"하고 뼈나 "혹이 나온" 것처럼 보이는 경우는 매우 드물다.
- 과거 화상의 흔적이나 최근 양측 화상. 아동이 양손을 다 뜨거운 물체에 대거나 같은 뜨거운 물체를 다시 만지는 경우는 거의 없다(사실 그런 아동도 있다. 이것은 단지 하나의 표시이지 증거는 아니다). 신체에 담배 화상과 뜨거운 물에 담겨져 있는 엉덩이와 다리 화상과 같은 일부 화상 유형은 거의 항상 아동학대와 연결되어 있다.
- 신체의 양측면이나 전면과 후면에 다양한 형태의 손상. 현장에서 어른이 "여러 번 넘어졌다"고 계속 주장하는 경우는 훨씬 더 중요하다.
- 아동은 응급구조사에게 어떻게 손상이 발생했는지 말하면서 공포를 느낀다. 아동은 부모에게서 편안함을 기대하지 않는 것 같고, 통증에 대한 반응이 거의 없거나 전혀 없다.
- 현장에서 부모나 양육자가 응급구조사와 아동을 단둘이 남겨두려 하지 않거나, 혼란스럽게 또는 많이 바뀌는 이야기를 한다거나, 다친 원인을 설명하면서 응급구조사를 당황하게 하거나, 또는 응급구조사의 의심을 일으키도록 소아를 탓하고 응급구조사가 더 자세한 평가를 하게 한다.

아동을 처치하는 동안 성인에게도 주의를 기울인다.

- 부적절하게 아동에 대해 걱정을 하지 않는가?
- 분노를 통제하는 데에 문제가 있는가?
- 어느 순간에 정서적 폭발이 있을 것이라고 느끼는가?
- 성인이 깊은 우울증 상태로 있는 것으로 보이는가?
- 알코올이나 약물남용의 흔적이 있는가?
- 성인이 자살에 대해 말하거나 그들의 불행한 아이들에 대해 자비를 구하는가?

부모나 양육자는 아이를 위해 도움을 요청했지만, 손상병력을 제공하고 싶어하지 않으며, 이송을 거부한다. 아이를 가장 근접한 병원이나 아이가 전에 갔던 병원으로 이송하는 것을 거부하는 부모에게 주의를 기울여야 한다. 그것은 병원 직원이 과거 손상의 기록을 보거나 기억할까봐 두려워하는 표시이다(응급구조사는 부모의 동의 없이 아동을 이송할 수 없다. 그러나 부모에게 특정 징후와 증상이 현장에서 판단하기 어렵기 때문에 의사가 진료할 필요가 있다는 점을 확실히 해야 할 것이다). 아이의 대변자가 되어야 하지만 부모를 비난하지는 않는다.

환자 평가

성적 학대

손상을 평가하고 처치하기 위해 필요한 경우에만 옷을 제거하거나 다시 정리한다. 이것은 가능한 증거를 보전할 수 있다. 손상이 분명하거나 아동이 최근의 손상에 대해 말한 경우에만 생식기를 검사한다. 소아는 불안해하거나 놀라고 위축되어서 사고병력을 응급구조사에게 설명할 수 없을 수 있다. 가능한 안심시키고 진정시킨다. 성적학대의 징후는 다음과 같다.

- 생식기의 화상이나 상처를 포함하는 명백한 성폭력의 결과
- 멍이나 찢김 혹은 생식기 입구에서 혈액성 분비물 등과 같이 설명할 수 없는 생식기 손상
- 몸이나 옷에 정액이나 전염성 질환과 관련된 다른 분비물
- 드문 경우, 아동은 성폭행을 당했다고 말할 수도 있다.

전문적 위치에서 감정을 통제해야 한다. 아이가 당황하지 않도록 하고 성폭력으로 아이가 비난 받는다고 생각할 만한 것은 아무 것도 말하지 않는다. 잠재적인 학대자들은 여러분이 더 이상 아이를 처치하는 것을 원하지 않고, 폭력적인 성향을 보일 수 있으므로, 학대자들에게 자신의 생각을 말해주지 않고, 차분함을 유지하는 것이 중요하다.

환자 처치

신체적 또는 성적 학대

응급 처치는 다음과 같다.

1. 옷을 입히고 필요시 손상 부위에 적절한 처치를 제공한다.
2. 의심되면 성적학대의 증거를 보존한다.
   - 아동이 화장실에 가지 않도록 한다(소변과 대변 모두).
   - 구강으로 환자에게 아무것도 주지 않도록 한다.
   - 아동을 씻거나 옷을 갈아입지 못하도록 한다.
3. 아동을 병원으로 이송한다.

메모: 신체적 또는 성적학대 가능성에 대해 발견한 것이나 의심되는 것은 병원 의료진에게 명백하고 분명하게 보고해야 한다.

학대가 의심되는 경우 응급구조사의 역할

응급구조사는 손상된 아동을 위해 응급처치를 제공할 책임이 있다는 것을 기억해야 한다. 응급구조사는 학대를 조사하도록 훈련 받은 의사, 경찰관, 법정 탐험, 사회사업가, 판사, 배심원

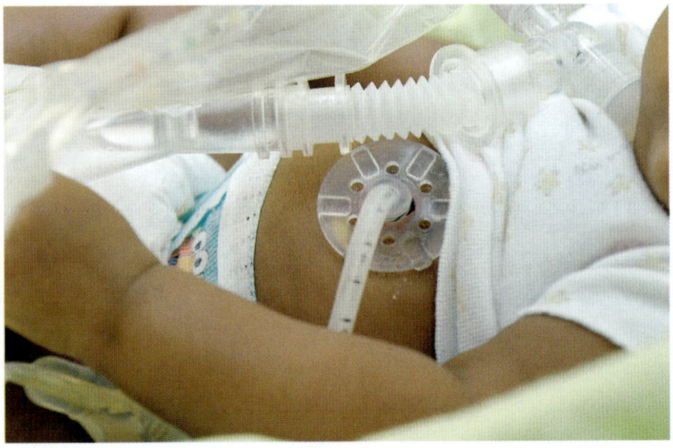

그림 33-21 복합적인 의료문제를 가진 아이는 종종 다양한 위영양관 또는 위창냄관 등 장비들을 달고 있다.

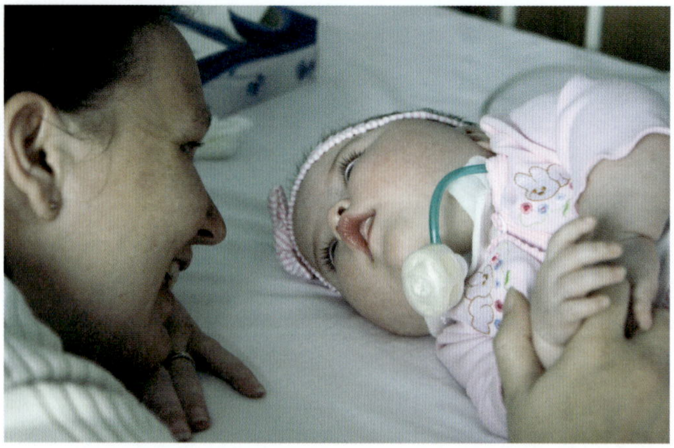

그림 33-22 아이가 기관절개관을 하고 있다면 많은 응급상황이 발생할 수도 있다.
(© Life in View/Science Source)

이 아니다. 불신이나 관정을 표현하지 않고 아동과 떨어져서 부모나 양육자에게서 정보를 수집한다. 어떻게 손상이 일어났는지에 대해 아동과 따로 얘기를 한다. 환자를 평가하고 적절한 처치를 제공할 때, 응급구조사의 감정을 조절하고 비난하지 않는다. 현장에서 부모나 다른 성인에게 여러분이 생각하고 있는 아동학대에 대해 알리지 않는다. 또한 아동에게 학대받았는지를 묻지 않는다. 주위에 다른 사람이 있을 때 이러한 질문을 하게 되면 손상 받은 아동은 감당하기 힘든 스트레스를 받을 수 있다.

만약 응급구조사가 손상기전에 대한 의심스러우면, 손상의 심각도에 따라 필요가 없어도 아동을 이송한다.

항상 의심되는 점을 응급실 의료진과 지역 정책에 따라 보고한다. 만약 응급구조사의 두려움이 확인된다면 모든 의료시설은 이를 확인하여 조치를 해야 한다. 의료진이 응급구조사의 의사를 신중하게 고려하지 않을 것 같다면 지역 경찰서의 아동담당자에게 의심하는 바를 보고해야 한다. 어떤 주에서는 응급구조사가 위임보고자, 즉 법에 의하여 아동학대가 의심되면 보고하도록 되어 있다. 어느 지역에서든 아동학대 가능성을 보고하도록 법적으로 요구되지 않더라 해도, 이것은 전문가의 의무이다.

가족과 부모에게 비밀을 유지한다. 아동이나 가족의 이름을 언급하지 않으며, 의사, 경찰, 응급구조사의 상관이 아닌 다른 사람에게 그 가족에 대해 자세히 말하지 않는다. 문제를 보고할 때 관계 부서의 요구와 해당주의법에 따른다.

학대 가능성을 나타내는 어떤 형태가 나타나는 경우에는 과거 출동경력을 조사될 수 있어야 하고 앞으로의 출동가능성도 주목할 수 있다. 그러나 응급구조사는 동료, 의사, 경찰, 상관에게 말할 때에도 "의심된다"라든가 "가능성"이라는 용어를 사용하도록 한다. 어떤 사람을 아동학대자로 부르지 않는다. 만약 응급구조사가 비밀을 유지하지 못한다면 고소당할 수 있다. 법정에서는 환자의 처치를 제공하는 사람이 환자, 가족, 가정의 비밀을 지키지 못했을 경우 엄하게 취급 받을 수 있다는 사실을 기억한다. 결국 학대에 대한 소문이 나면 소아환자에게 정신적 또는 육체적 피해를 줄 수 있다는 것을 유념해야 한다.

어렵겠지만 부모나 양육자 또한 도움이 필요하다는 사실을 기억한다. 응급구조사는 학대자로 의심되는 사람에 대한 응급구조사의 행동, 반응, 관심이 그들이 문제를 인식하도록 도울 수 있고, 처치와 재활을 찾도록 격려할 수도 있다. 또한 응급구조사의 의심이 근거가 없을 수도 있다는 것을 명심한다. 소아의 모든 손상이 아동학대의 결과는 아니다. 개별적인 손상이 아니라 손상과 행동의 유형에 따라 의심을 해야 할 것이다.

특별한 요구가 있는 영아와 소아

과거 수년 동안 의료전문기술은 상당히 향상되어서, 과거에는 죽었을 많은 어린이가 살게 되었다. 특별한 요구가 필요한 아동집단은 다음과 같다:

- 폐질환이 있는 미숙아
- 심장질환이 있는 영아와 소아
- 신경학적 질환이 있는 소아와 영아
- 만성질환이나 출생시부터 이상이 있는 아동

이러한 아동들이 종종 부모와 함께 집에서 살 수 있다. 말하자면 응급구조사는 복잡한 내과 문제가 있어서, 여러 가지 과학기술에 의존하는 아동을 처치하기 위해 출동할 수도 있음을 의미하는 것이다(그림 33–21). 사실, 집에서 특별한 생명의 도전을 받고 있는 아동은 낮은 건수의 소아구급전화 중에서 상당한 비율을 차지하고 있다.

아동의 부모는 다양한 장비에 익숙할 것이고, 훌륭한 인적자원으로서 역할을 할 수 있다. 흔히 사용되는 장비는 기관절개관, 가정용 인공환기기, 중심정맥관, 위창냄술관(위조루관), 위영양관, 단락(shunts)들이 포함된다.

특별한 도움을 필요한 아이의 응급처치는 정보의 부족으로 복잡해질 수 있으므로, 응급구조사와 응급의료 종사자는 아이의 복용약, 상태, 병력, 필요한 것, 특별한 치료계획 등을 빨리 확인하여야 한다.

메모: 1999년에 미국응급의학회와 미국소아과학회는 특별한 처치가 필요한 아이의 정보 기록지를 개발했다. 기록지를 복사하여 병원으로 이송할 때 함께 보내야 한다.

기관절개관

기관절개관은 개방된 기도를 만들어 주기 위해 아동의 기관에 삽입하는 관이다(그림 33–22). 종종 아동이 오랫동안 인공호흡기를 사용해 왔을 때 사용된다. 관의 종류는 다양할지라도 가능한 합병증은 동일하다. 다음과 같은 경우에 응급구조사는 출동요청을 받을 것이다.

- 폐쇄
- 관이나 관 주위의 출혈
- 관 주위로 공기 누출
- 감염
- 관이 빠진 경우

응급처치는 다음과 같다.

- 기도개방을 유지한다.
- 필요시 관을 흡인한다.
- 환자에게 편안한 자세를 취해준다. 부모의 무릎에 앉은 채 있도록 한다.
- 환자를 병원으로 이송한다.

가정용 인공환기기

가정에서 인공환기기를 사용하는 것은 더 일반적이 되고 있다. 부모는 사용법에 대해 훈련 받을 것이지만 문제가 생길 때 응급의료를 호출할 것이다. 어떠한 문제이든 간에 다음과 같이 응급처치를 한다.

- 기도를 유지한다.
- 산소로 포켓마스크나 백-밸브-마스크로 인공호흡을 한다.
- 환자를 이송한다.

중심정맥관

중심정맥관은 심장 가까이에 있는 정맥관이다. 대부분의 말초 정맥관과는 달리 중심 정맥관은 오랜 기간 동안 사용하도록 그 자리에 있게 될 것이다. 중심 정맥관의 가능한 합병증은 다음과 같다.

- 감염
- 출혈
- 혈액응고
- 정맥관이 찢어짐

다음과 같이 응급처치를 한다.

- 출혈이 되면 압박한다.
- 환자를 이송한다.

위창냄술관과 위영양관

위창냄술(위조루관)은 배벽을 통해 직접 위 속으로 들어가는 것이다. 이것은 환자가 구강 섭취를 할 수 없을 때 이용된다. 가능한 위험한 문제는 대부분 호흡곤란과 관련된다. 응급처치는 다음과 같다.

- 당뇨환자에서는 의식변화에 주의한다. 당뇨환자가 음식을 먹을 수 없을 때는 바로 저혈당인 것이다.
- 기도개방을 유지한다.
- 필요시 기도를 흡인한다.
- 필요시 산소를 공급한다.
- 흡인의 위험을 줄이기 위해 앉은 자세나, 머리를 올리고 오른쪽으로 누운 상태로 이송한다.

단락(Shunts)

단락은 과다한 뇌척수액을 경감시키기 위해 뇌에서 배로 연결된 장치이다. 머리뼈의 측면에 주머니가 있을 것이다. 단락이 제대로 기능하지 못한다면 두개내압이 상승할 것이고, 의식변화를 초래하게 된다. 또한 감염에 의해서도 의식이 변할 수 있다. 이러한 환자는 호흡정지가 발생할 수 있다. 다음과 같이 응급처치를 한다.

- 기도개방을 유지한다.
- 필요시 고농도 산소로 포켓-마스크나 백-밸브-마스크로 환기를 시킨다.
- 환자를 이송한다.

응급구조사와 소아 응급

많은 종류의 소아질환과 외상을 논의해 왔다. 주요 관심은 환자에게 있었다. 이제 응급구조사의 심리학적 반응에 대하여 알아볼 것이다.

소아에 대한 출동은 별다른 사건이 없어도 응급구조사에게 가장 스트레스를 줄 수 있다는 것은 잘 알려진 사실이다. 자식을 둔 응급구조사는 종종 환자를 자신의 자식과 동일시한다. 다른 응급구조사의 경우는 아이에 대한 경험이 없어서 아이들과 의사소통하고 처치하는 것, 또는 아동의 나이를 예측하는 것에 대해서조차도 불안을 느낀다. 그러나 아이와 의사소통을 하고, 그들을 다루는 기술은 배워서 익숙해질 수 있다. 아이에 대해 아무 것도 모른 상태로 시작했던 응급구조사가 아이를 다루는 요령을 알게 되는 경우도 종종 있다. 아동에 대한 처치는 대부분 소아의 발달 특성, 해부학, 생리학의 주요한 차이점을 등을 고려하면서 성인환자의 처치에 대해 배웠던 것을 적용하도록 한다.

응급구조사가 종종 직면하는 가장 심한 스트레스는 매우 아파하는 소아, 손상받은 소아, 학대받은 소아, 응급처치하던 중이거나 혹은 그 이후에 사망하는 소아 등과 관련된 소아 응급출동으로 발생한다. 다행히도 그런 출동은 드물고, 적응 훈련으로 준비할 수 있다.

응급구조사가 이와 비슷한 경험을 하였다면, 다른 응급구조사와 대화한다. 응급구조사 소속 기관에 상담자가 있다면, 그의 조언을 받도록 한다. 응급구조사는 스스로 스트레스나 슬픔을 처리할 수 있다고 생각할 수 있지만 경험 많은 응급구조사가 더 잘할 것이다. 응급구조사가 스트레스가 많은 사건의 영향을 해결하지 못한다면, 발생된 문제는 복잡해질 것이고 "에너지 소진"를 일으킬 수 있다.

단원 복습

핵심 사실과 개념

- 소아를 위한 평가와 처치는 성인과 다르다.
- 소아는 성인과 해부학적 또는 심리사회적으로 다르다.
- 평가 및 처치 과정은 반드시 이러한 차이점들을 고려해야 한다.
- 응급구조사로서, 여러분은 이 특정 인구에 더 나은 서비스를 제공하기 위해 배워야 한다.

핵심 결정

- 아이의 의식 상태는 정상인가?
- 활력 징후는 아이의 연령대에서 정상범위에 속하는가?
- 아이의 평가와 처치를 위해 아이의 부모를 개입시켜야 하는가?
- 소아평가삼각구도의 결과는 환자가 심각한 상태임을 나타내는가?
- 이 평가 결과를 일차 평가에서 어떻게 재확인할 것인가?
- 왜 환자의 심장박동수는 빠른가?
- 환자는 쇼크상태인가?

단원 용어

숫구멍(천문, fontanelles) 머리뼈가 완전히 결합되지 않아 영아의 머리덮개 위에 생긴 부드러운 지점

소아(pediatric) 사춘기가 아직 오지 않은 연령 또는 환자

뒤당김(retraction) 호흡 시 갈비뼈 사이의 연조직과 피부를 잡아당김. 이것은 소아에서 호흡 곤란의 전형적인 징후이다.

평가와 술기를 위한 준비

요약 문제

- 다음 연령의 환자들에게서 쉽게 발견할 수 있는 심리적/사회적 특징들을 나열하고, 이들의 특징에 맞추어 응급구조사는 어떻게 행동해야 하는지에 대해 설명한다: 2살, 6살, 15살
- 영아 또는 소아 환자, 그리고 부모 또는 보호자와 효율적으로 의사 소통하며 안정시킬 수 있는 방법에 대해 설명한다.
- 환자에게 접근하기 전에 "현관문에서부터" 여러분이 영아 또는 소하 환자의 전반적인 인상을 형성할 수 있는 요소에 대해 설명한다.
- 상기도폐쇄와 하기도폐쇄의 차이점을 설명하고, 이들은 각각 어떻게 처치되어야 하는지 설명한다.
- 모든 영아와 소아 외상 환자를 위한 주요 응급처치 단계를 설명한다.
- 아동 학대가 의심되는 경우, 응급구조사가 제공하는 처치에 어떤 영향을 주는지 설명한다. 여러분의 지역 내에서 아동 학대와 방치에 대해 보고 시, 필요한 사항에 대해 설명한다.

연관시켜 생각하기

"일차 평가" 단원의 내용을 복습하고, 이 단원에서 배운 내용과 연결하여 다음의 상황에 대해 고려해본다.

"여러분은 아픈 아기가 있다는 신고를 받고 현장으로 출동하였다. 현장에 도착하여, 아이를 유아용 침대에서 꺼냈을 때, 아이의 눈은 감겨져 있었다. 여러분은 일차 평가를 어떻게 이끌 것인가?

비판적 사고 연습

소아 외상 환자에서, 여러분은 손상 유형과 연령별 신체적/심리사회적 발달 특징에 대한 모든 것을 알고 있어야 한다. 이 연습의 목적은 소아 외상 환자에서 이러한 요소들의 관련성을 고려해보기 위함이다.

- 응급구조사는 자동차와 자전거를 타던 5세 아이의 교통사고 현장에 출동했다. 아이는 커브길 근처에 누워 있었다. 아이의 흔한 손상 유형뿐만 아니라 아이의 발달 특성에 대해 알고 있는 것을 바탕으로, 응급구조사가 이 환자를 평가하고 처치할 때 고려해야 하는 특별한 요소들을 설명한다.

병태생리학적 접근

다음의 질문들은 현장에서 정확한 결정을 내리고 임상과 관련된 정보를 모을 수 있도록 돕기 위해 고안되었다.

- 다음의 신체 기관들에 대한 성인과 소아의 해부학적/생리학적 차이점을 설명하여라.

1. 머리
2. 기도와 호흡계통
3. 가슴
4. 배
5. 체표면
6. 혈액량

- 이전에 논의했던 차이점에 따라 여러분의 평가와 처치를 각 신체 기관에 어떻게 적용할 것인지 설명하여라.

7. 머리
8. 기도와 호흡계통
9. 가슴
10. 배
11. 체표면
12. 혈액량

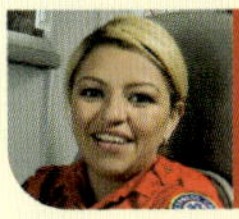

현장 이야기

앤지는 활발한 2살 아이이다. 이 여아는 낮잠을 자고나서 오후 대부분을 놀면서 보냈다. 저녁을 먹은 후, 어머니는 아이의 얼굴이 붉어지고 이마에 열이 있으며 평상시와 다르다는 것을 알아챘다. 앤지를 침대에 눕게 한 후 어머니는 아이와 함께 잠시동안 앉아 있었다. 방을 나가려고 하자, 앤지는 등이 휘면서 경련을 시작했다. 어머니가 놀라서 불을 켰을 때는 앤지가 마치 숨을 쉬지 않는 것처럼 보였다. 즉시 119에 전화를 걸었고, 상황실 근무자는 어머니를 진정시키려고 했지만 그녀는 계속 "아이가 숨을 쉬지 않아요."라고 말할 뿐이었다.

질문

1. 이 환자를 위한 평가 계획은 무엇인가?
2. 어떤 장비를 현장에 들고가야 하는가?
3. 현장에 도착하기 전에 전문소생술팀을 호출해야 하는가?

당신은 출동시간은 5분도 못되었다. 당신과 동료는 무전으로 상황실 근무자에게 연락하여 현장에 도착하기 전에 전문소생술팀을 요청했다. 상황실 근무자는 당신에게 어머니가 여전히 매우 흥분해 있어서 추가적인 정보를 얻지 못했다고 알려 주었다. 도착하기 약 1분 전에 당신은 동료와 집안으로 가져가야 하는 장비에 대해 토의했고, 둘 다 백밸브마스트, 산소탱크, 흡인을 포함하는 기도장비가 들어 있는 소아용 가방을 가져가기로 결정하였다. 당신은 동료가 환자에게 접근하는 동안 장비를 가져가겠다고 했다. 동료가 먼저 들어갔고, 동료는 어머니가 지쳐있는 아이를 안고 있는 것을 보았다. 동료는 아이를 안아 소파에 놓았다.

동료는 즉시 기도와 호흡을 평가했고, 머리기울기-턱들어올리기법을 실시하여 기도를 개방했다. 환자의 입주위에 점액이 보였고 흡인기를 이용하여 기도의 이물질을 제거했다. 그러자 앤지는 갑자기 반응을 보이면서 울기 시작했다. 환자의 호흡은 깊고 적절했으며 (아이가 그렇게 크게 는 것으로 보아 틀림 없다) 당신과 동료는 호흡음이 양쪽 동일하며, 정상음이라는 것을 확인하였다.

질문

4. 다음 어떤 처치를 제공할 것인가?
5. 어떤 추가적인 평가가 수행되어야 하는가?
6. 어떤 정보를 전문소생술팀에 전달해야 하는가?

당신은 동료가 활력징후를 완전히 측정하는 동안 환자에게 불어주기(blow-by)방법으로 산소를 투여했다. 당신은 어머니에게 앤지가 호흡을 한다고 안심시키면서 몇가지 질문에 대답해 주면 도움이 될 것이라고 말했다. 계속해서 모든 SAMPLE병력을 물었다. 앤지의 어머니는 어떻게 이 상황이 발생했는지를 설명했다. 당신은 이 정보를 전문소생술팀에게 무전으로 알렸다. 전문소생술팀으로부터 2분 후 현장에 도착한다는 정보를 받고, 병원으로 환자를 이송하기 위해 환자를 담요로 싸기 시작했다. 앤지는 눈을 뜨고 계속 울기 시작했으므로 당신은 어머니에게 아이의 손을 잡아주고 아이에게 말을 걸어 주면서 안심시켜달라고 부탁했다. 환자가 완전히 의식이 명확하지는 않아도 잘 호흡하고 있으며 피부색도 호전되었다.

당신이 구급차에 도착하자, 전문소생술팀이 현장에 도착하였다. 전문응급구조사는 평가를 실시한 후, 기본소생술팀이 요구된다고 판단했다. 전문 응급구조사는 지도의사에게 연락하여 환자의 활력징후와 병력을 보고했다. 지도의사도 기본소생술팀이 적합하다고 판단했다. 전문응급구조사는 전문소생술팀 차량으로 돌아가면서 임무를 잘 완수한 것에 대해 당신과 동료를 칭찬했다.

34 노인 응급
(Geriatric Emergencies)

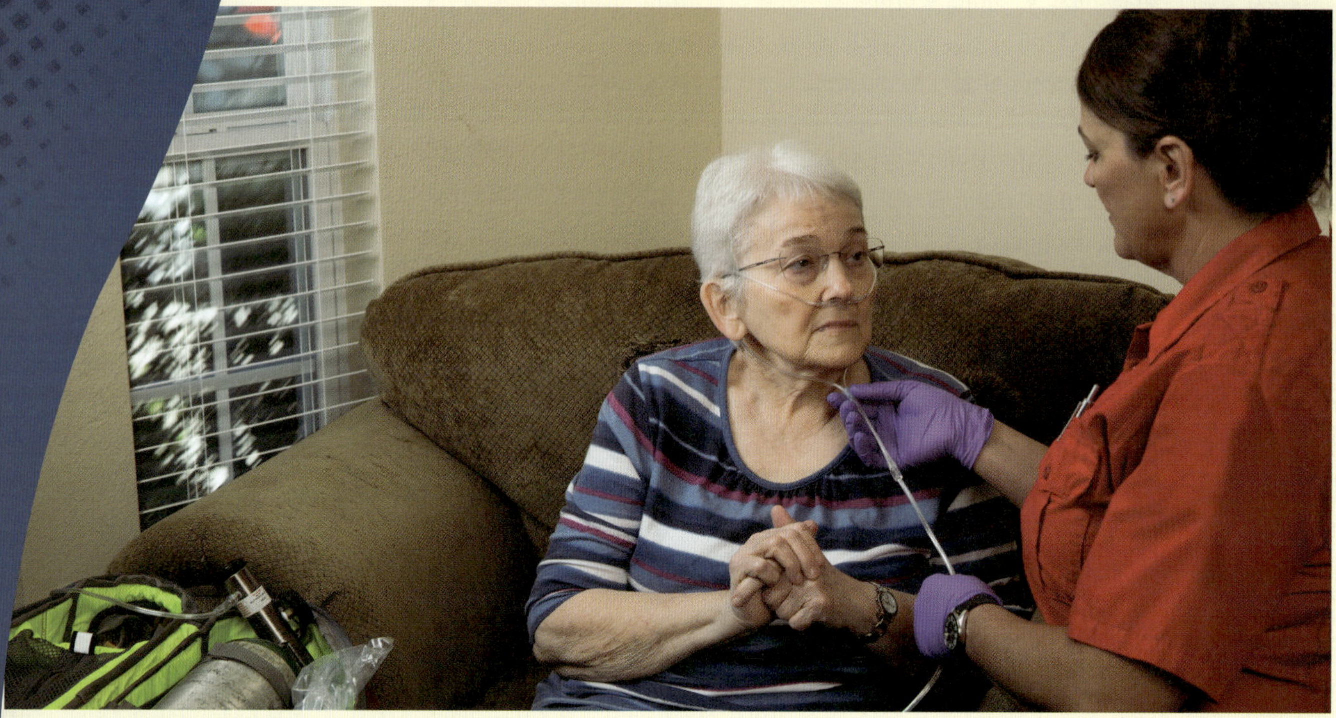

관련 단원

다음 단원들은 이 단원에서 토의된 주제와 관련하여 추가적인 정보를 제공한다.

- 6 해부생리학
- 8 수명의 발달
- 12 일차 평가
- 14 이차 평가
- 16 약리학
- 17 호흡 응급
- 18 심장 응급
- 19 당뇨 응급 및 의식상태 변화
- 22 복부 응급
- 23 행동 및 정신 응급, 자살
- 31 환경 응급

표준

특정 환자 집단(노인)

역량

성장, 발달, 그리고 연령, 기본적인 응급처치를 제공하기 위한 평가 방법, 특정한 환자의 이송에 대한 기본적인 지식을 적용한다.

핵심 개념

- 나이와 관계된 변화
- 노인 환자와의 의사소통
- 노인 환자 평가 및 처치
- 노인 환자의 질병과 손상

학습목표

이 단원을 읽고 난 후, 여러분은:

34.1 이 단원에서 소개된 주요 용어를 정의할 수 있다.

34.2 노인 환자 평가 및 의사소통 시 필요한 요소에 대해 설명할 수 있다.

34.3 약물의 영향, 호흡 곤란, 가슴통증, 의식 변화, 위장관계 통증, 어지러움/허약감/불안감, 우울증/자살, 발진, 통증, 독감 증상, 낙상, 그리고 노인 환자의 일반적 혹은 비일반적인 손상 또는 질병 기전등을 포함하여, 노인 환자의 의학적 상태 또는 손상들에 대한 특수 고려사항을 인식할 수 있다.

34.4 노인 환자의 가정내에서 안전을 위한 장치를 추천할 수 있다.

34.5 노인 학대의 징후에 대해 토의할 수 있다.

34.6 독립적 기능의 소실등과 같은 노인 환자의 심리사회적 고려에 대해 토의할 수 있다.

응급구조사가 되기 위해 여러분이 배웠던 환자 평가와 처치의 원리는 노인들에게도 적용 되지만, 몇 가지 특별히 고려해야 할 사항들이 있다. 미국 인구통계국의 정의에 따르면, 65세 이상을 노인으로 보고, 2010년도에 65세 이상의 인구가 13%를 차지했다고 발표했다. 이 인구 통계의 주목할 만한 점은 독립적으로 살고, 활동적이며, 그리고 파트 타임으로 일을 하고 있다는 것이다. 65세 인구의 3.1%만 요양원에 살고 있었다. 85세 이상의 인구만 조사한 통계에서도 10%만 요양원에 살고 있었다.

그러나, 많은 질병과 장애는 노인 인구에서 증가했다. 따라서, 노인 인구는 전체 인구에 비해 상대적으로 작은 비율을 차지하지만, 응급의료서비스를 포함한 건강관리 서비스의 필요성은 더욱 증가되고 있다.

비록 우리는 65세 이상을 "노인"이라고 정의하고 있지만, 노인들의 건강 상태와 삶에 따라 폭이 넓어진다. 응급구조사는 같은 연령대의 환자라도 상당히 다를 수 있음을 이해하고 각각의 노인 환자들에게 접근해야 한다.

이 단원은 나이에 따른 변화와, 질병과 손상에 대한 신체의 반응 변화에 대해 다룰 것이다. 또한 질병에 대한 노인 환자의 변화된 반응을 고려하여 주호소를 평가하는 방법을 배울 것이다.

노인 환자

미국 인구통계국에 따르면, 2010년도에 65세 이상의 인구가 4천만명으로 보고되고 있다. 이 인구에서 550만명, 즉 13%는 85세 이상이다. 평균적으로 29%의 노인이 혼자 살아가고 있었으며, 50% 이상이 가족과 함께 살았다. 65세 이상의 인구 중 남성 22% 이상, 여성 14% 이상이 직업을 가지고 지속적으로 일을 했다. 65세에서 74세 사이의 1/3 인구가 오랜 기간 동안 질병 또는 감각 이상 증세, 신체 활동 제한, 인지 장애 등과 같은 문제를 가지고 있었다.

85세 이상 그룹에서는 대략 3/4 인구가 위와 같은 문제를 가지고 있었다. 이 통계는 두가지 중요한 점을 보여주고 있다. 첫째, 노인은 다양한 그룹이며, 대부분이 꽤 활동적이다. 둘째, 건강 문제의 발생률은 74세에서 85세 사이에 급격히 증가한다.

노인들은 젊은 사람들보다 최소 두배 이상 응급의료서비스를 사용하고, 응급구조사는 노인 환자들을 자주 마주할 것이다(그림 34-1). 외상 문제와 내과 문제들은 노인 환자에게 응급의료서비스 호출을 요구한다. 그러나, 나이와 관련된 해부학적, 생리학적 변화는 노인들을 질병에 걸리기 쉽게 하기 때문에, 노인 인구 사이에서 의료적 문제가 증가한다. 응급의료서비스가 주로 노인 환자를 마주하는 이유는 심장과 호흡 문제, 뇌졸중과 의식 변화와 같은 신경학적 문제, 낙상으로부터의 손상, 어지러움, 허약감 등과 같은 규명하기 힘든 문제들이다.

나이와 관계된 변화

핵심 개념
나이와 관계된 변화

이는 모든 개인에게 일반화 시켜 측정하기 어렵지만, 일반적으로 약 30살 이후부터 사람의 장기 기능은 매년 1%씩 소실된다고 한다(1% 법칙). 이러한 기능의 감소가 질병과 직접적으로 진행되는 것은 아니다. 그러나 나이가 들면서 우리의 신체 기능은 젊었을 때보다 항상성 유지

그림 34-1 노인환자는 젊은 환자들 보다 응급의료서비스 호출이 두 배 이상 높다.
(© Michal Heron)

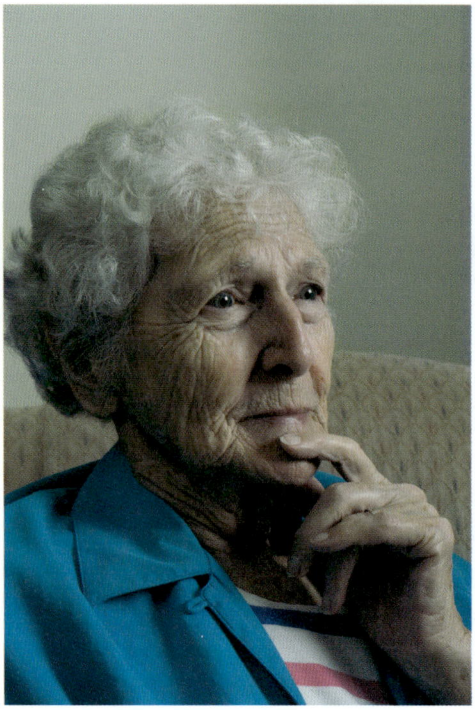

능력과, 변화에 따른 보상 능력이 감소하게 된다. 예를 들어, 최대 맥박 수는 나이가 들면서 감소하고, 맥박을 올리기 위한 생리학적 기전도 둔해진다.

이는 일반적으로 매일매일 발생하는 문제는 아니지만, 자동차 사고를 당해 내출혈이 발생한 노인 환자의 경우 심각한 출혈 시 전형적으로 동반하는 빠른 맥을 나타나지 않을 수도 있다.

나이와 관계된 변화를 인식하지 못한 응급구조사는, 쇼크에 빠진 환자가 빠른 맥을 보이지 않기 때문에, 쇼크를 인지할 수 없을지도 모른다. 표 34-1은 이러한 나이와 관계된 변화를 설명했고, 평가에서 어떻게 나타내는지, 환자 처치 결정과 어떤 연관이 있는지 보여준다. 물론 변화는 의학적으로 중요한 것 같지 않지만, 노인의 건강한 삶에 영향을 줄 수 있다. 예를 들

Inside Outside

노인들과 친밀한 관계가 없던 응급구조사는, 노인 환자의 생김새와 매너리즘에 낯설 것이다. 노인 환자들의 "내부"에 대한 변화와 나이에 따라 변화하는 신체의 "외부" 모습에 대한 이해는 이러한 응급구조사들에게 도움을 줄 것이다.

외모는 어떻게 변하는가?

Inside	Outside
피부의 탄력 섬유와 콜라겐의 감소; 남아 있는 섬유들의 분해	얇고, 주름진 피부
멜라닌세포 수 감소	회색 머리
뼈의 염분 제거(칼슘 소실); 관절의 찢어짐과 약해짐	구부정한 자세, 관절염 변형
근육량의 감소	근육 반사의 느려짐과 힘 감소
중추신경계 뉴런 감소	감각 감소, 느려진 인식 과정(질문에 느린 대답), 느린 움직임과 반응

어, 나이에 따른 피부 변화는 얇고, 건조하며, 노쇠하므로 (그림 34-2) 처치와 이송 동안 조심스런 처치가 특별한 처치가 요구될 것이다.

때때로, 조심스런 관리와 질병의 발병 시간과 나이와 관련된 변화의 예상 사이에 차이점을 발견하기는 매우 어렵다. 환자는 "노인"이기 때문에 호흡에 힘들어 하거나 통증에 민감하게 반응할 수 도 있지만, 실제로 이러한 문제들은 반드시 치료되어야 하는 갑작스런 문제이기도 하다. 응급구조사로서, 질병의 증상과 징후를 단지 "노인"이기 때문에 발생한다고 생각하는 것은 반드시 피해야 한다. 환자의 기본적인 상태 또는 환자의 정상 상태를 결정할 때 증상과 징후를

표 34-1 나이에 따른 변화, 평가와 의사 결정에 미치는 영향

신체기관	나이와 관련된 변화	결과	평가와 의사 결정
심혈관계통	혈관과 근육의 퇴화	감소된 심장의 박출량은 기립성 저혈압을 유발하고, 저하된 뇌 관류는 활동을 제어한다.	환자는 어지러움과 힘빠짐을 호소하고, 특히 앉아 있다가 선 경우 더 심하다. 고혈압과 부정맥을 위한 의료는 이들의 효과에 기여한다. 울혈성심부전증의 발병률이 증가하고, 호흡음을 평가하고 부종을 확인한다.
	전도계의 퇴화	부정맥, 최대심박수의 감소	심장 리듬은 불규칙적이고, 비정상적으로 빠르거나 느리다. 심박수는 실혈에 반응하는 것 만큼 증가하지 않는다—특히 환자가 고혈압과 심장문제로 인한 약물을 복용하는 경우
	두꺼워지고 좁아진 심장 동맥 또는 전체 동맥	산소화된 혈액을 조직으로 보내는 능력 감소, 심장 마비, 뇌졸중, 대동맥류, 그리고 말초 동맥 질환의 위험 증가	신경학적 문제 또는 의식 상태의 변화에 대한 주호소를 결정한다. 노인 환자에서의 심장마비는 심장 통증을 호소하지 않을 수도 있음을 기억한다.
호흡기계	감소된 허파 탄력성, 감소된 허파량, 감소된 섬모의 활동	필요 시 산소를 스스로 흡입할 수 있는 능력 감소; 폐렴의 위험 증가	환자의 산소화 상태 확인과 필요한 경우 산소를 공급한다.
	감소된 기침과 구토 반사	흡인의 위험 증가	환자의 삼킴 활동을 주의 깊게 관찰한다. 필요한 경우 흡인한다. 환자는 폐렴 또는 다른 호흡기계 감염 환자일지라도 기침하지 않을 수 있다.
소화기계	감소된 소화 장기의 이동, 감소된 위산의 분비, 감소된 미각, 씹거나 삼킴의 어려움, 감소된 음식 흡인	변비, 장 폐색, 몸무게 감소, 영양실조	장폐색의 발생 위험에 주의한다. 환자들은 경미하거나 애매한 복부 통증, 변비, 또는 복부의 부풀어짐 등을 호소할 것이다.
	위장관 섬모의 변화, 암 발생률 증가, 괄약근의 완화	위장관계 출혈 위험의 증가, 위장관계 역류(속쓰림), 요실금	혈변, 혹은 까맣거나 커피색 변을 보았는지 물어보거나, 구토물에 혈액 또는 커피색이 섞여있는지 물어보아라, 환자 위생에 수의하라.
간과 콩팥	약물의 분해와 제거 감소; 혈액 단백질과 응혈 인자 생성의 감소	약물 중독과 약물 상호작용의 위험 증가; 부종 증가; 혈액 응고 감소	의식 상태 변화와 다른 합병증의 원인으로 약물 중독과 약물 상호 작용에 의심을 가진다. 환자는 지혈이 잘 되지 않는 경우가 많다.

표 34-1	나이에 따른 변화, 평가와 의사 결정에 미치는 영 (계속)		
신체기관	**나이와 관련된 변화**	**결과**	**평가와 의사 결정**
내분비계	감소된 갑상선 기능	에너지 대사 감소, 체온 조절의 문제	환자는 열-혹은-냉과 관련한 응급상황에 쉽게 노출된다.
	췌장, 인슐린 생성과 기능의 변화	당뇨병 유형2와 고혈당증에 걸리기 쉽다	의식 상태 변화의 원인으로서 당뇨 응급을 고려한다.
근골격계	근육량과 힘의 감소, 관절염	허약감, 낙상하기 쉬움, 넘어진 후 일어나기 힘듦, 운동력 감소, 환자는 스스로 조절하기 힘듦.	낙상으로부터의 손상을 평가하고 고정한다. 오랜시간 동안의 고정은 욕창성 궤양을 만들 수 있으며, 폐색전증을 위한 위험이 증가한다.
	근육량과 힘의 감소; 특히 여성에서 발생	약한 힘에도 골절이 발생하고 가끔 경미한 통증을 호소	환자를 부드럽게 처치한다. 손상 기전을 분명하게 한 후 골절을 평가한다.
신경계	감소된 통증 감각	환자는 손상을 입었으나 인지하지 못할 수도 있다; 환자들은 광범위하고 경미한 통증을 호소하지만, 이는 심각한 통증일 수 있다.	모든 통증의 심각성을 파악한다. 심근경색과 같이 노인환자에서 전형적인 통증 유형을 보이지 않는 질환들을 평가한다.
	감소된 반응과 인식 과정 시간	손상 받기 쉬움	손상을 평가하고, 환자가 지시에 따를 수 있도록 시간을 허용한다.
	치매의 위험 증가	환자는 손상받기 쉽고, 정처없이 돌아다니고, 가해자들에게 이용당하거나 학대받음; 환자는 자신을 방치함.	조심스럽게 환자의 정신 상태를 평가하고, 학대의 징후를 인식한다.
	수면 장애와 우울증의 위험이 증가	자살 또는 자신을 학대할 것이다; 수면장애를 겪고 있는 환자는 신체적 학대를 받는 가능성이 크다.	노인의 다른 자살 유형 또는 약물 남용에 대해 간과하지 않는다.
피부계통	피부는 얇고, 건조하고, 노쇠해진다. 손톱은 약해지고 부서지기 쉽다. 머리카락은 건조해지고 듬성해진다.	피부는 쉽게 멍이 들고 찢어진다.	모든 외상과 손상의 징후를 평가하고, 조심스럽게 다룬다.

그림 34-2 나이에 따라 피부는 얇고, 건조하고, 노쇠해지므로 처치 및 이송 동안 조심스럽게 관리해야 한다.

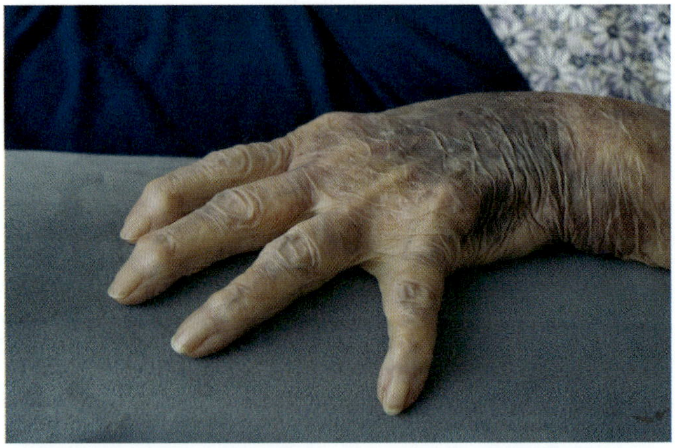

잘못 결정하는 것을 줄일 수 있는 몇가지 방법이 있다. 이를 위한 한가지 방법은 환자에게 일주일 전과 지금 다른 것이 무엇인지 물어본다. 예를 들어, "환자분, 지금과 일주일 전과 비교해서 어떤 점이 가장 다른가요?" 이 정보는 새로운 문제로부터 만성 질환을 구별해내는데 매우 도움될 것이다.

결정 포인트

- 나이와 관계된 변화의 요소가 평가와 처치에 영향을 미치는가?

핵심 개념
노인 환자와의 의사소통

노인 환자와의 의사 소통

모든 노인 환자가 상호 의사소통에 어려움을 겪고 있다는 의미가 아니다. 그러나, 청각, 시각, 기억, 그리고 치아상태의 변화, 뇌졸중의 후유증, 그리고 치매는 노인 환자의 이해 능력을 방해한다. 의사소통의 어려움은 나이에 상관없이 어느 누구에게나 힘든 상황이다. 표 34-2는 의사소통 곤란의 흔한 원인을 나열하고, 의사소통 향상을 위한 방법을 보여준다.

몇 몇 노인 환자는 치매, 즉 뇌 기능의 상실로 인해 전체적인 지적 능력과 기억의 악화를 보인다. 노인에서 치매의 가장 흔한 원인은 알츠하이머병이다. 일부 노인들은 알츠하이머병(치매의 결과로 나타나는 만성적인 기질 장애)이나 다른 건강상태로 인한 기억력의 현저한 감퇴와 전반적인 지적 능력의 현저한 감소를 나타낸다. 그러나, 노인환자의 혼란을 '정상'이나 장기간의 정신적 퇴화의 결과로 추정해서는 안 된다. 환자의 이런 상태가 만성적인 것인지 환자를 아는 사람이 확인해주지 않는 한, 현재의 질병이나 손상의 결과로서 의식 상태가 변화된 것으로 생각한다.

항상 처음에는 노인 환자에게 직접적으로 본인의 상태에 대해 물어보도록 한다(그림 34-3). 만약 환자로부터 만족할 만한 정보를 얻을 수 없거나, 또는 환자의 이야기를 다시 확인해야 할 경우에만 다른 사람의 정보에 의존하도록 한다.

여러분이 환자에게 이야기를 할 때, 환자가 여러분을 바라보며 이야기를 듣는 것이 중요하다. 청력 장애가 있거나 주변 시력이 불량한 노인환자의 경우 더욱 그러하다. 큰소리로 이야기하는 것이 환자를 낮추어 이야기하는 것을 의미하지 않는다는 것을 명심하라. 환자를 존중하며 존엄하게 대하라. 예를 들어, 'Sanchez 부인'과 같이 직위와 성(the last name)으로 환자를 불러라. 여러분이 환자의 이름을 부르려하기 전에 환자가 어떻게 불리워지기를 원하는지 물어

"경청해라. 여러분은 노인 환자로부터 증상과 징후보다 더 많은 정보를 얻을 수 있을 것이다."

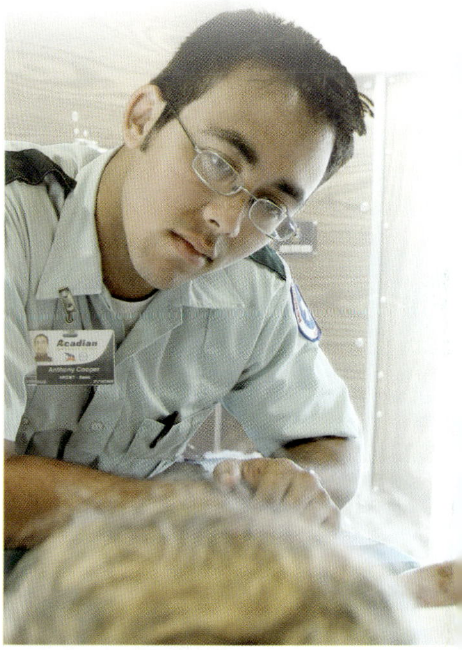

(© Daniel Limmer)

표 34-2 의사 소통을 위한 노화에 따른 변화의 의미

노인 환자와의 의사소통	원인	결과	응급구조사의 의사소통 전략
시력 감소 - 밤, 주변 시야, 노안, 맹시	백내장, 녹내장, 수정체의 혼탁	낙상과 다른 손상의 위험이 증가, 약물 복용 지시서와 동의서를 읽기 힘듬	환자의 앞에 위치해 눈을 마주친다. 환자의 안경을 찾아보고 필요한 경우 환자의 이동을 돕는다.
청력감소 - 높은 고음	귀 안의 구조물의 크기가 감소됨 (어지러움을 종종 호소)	듣는 것을 어려워 함	만약 텔레비전이나 라디오의 소리가 너무 큰 경우 줄이고, 명확하게 말하며, 필요한 경우 보청기의 사용을 돕는다.
불명확한 말	뇌졸중, 틀니가 맞지 않는 경우	환자가 말하고자 하는 내용을 잘 전달 하지 못할 경우 환자 자신도 매우 불만스러울 것이다.	필요한 경우 틀니 착용을 권한다. 뇌졸중 환자의 말을 잘 알아들을 수 없거나, 불명확한 경우 글씨로 말할 수 있도록 종이와 펜을 제공한다.

그림 34-3 환자의 높이에 맞게 위치하고, 눈맞춤을 잘하고, 천천히, 명확하게 이야기 하라.

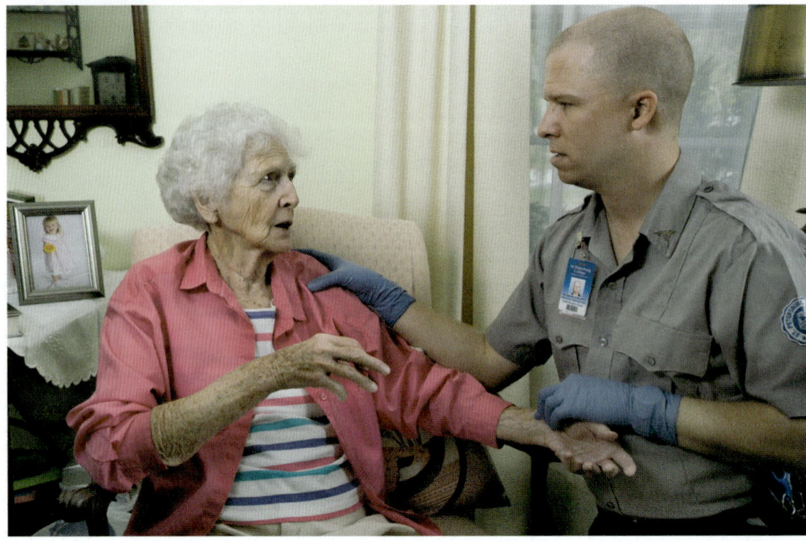

본다. 몸을 굽히거나 무릎을 꿇어서 가능한 언제나 같은 높이에서 환자에게 이야기 한다.

노인환자 평가 및 병력

핵심 개념
노인 환자 평가 및 처치

노인환자의 평가 단계는 다른 환자들의 평가 단계와 같다. 그러나 이 단계에서, 응급구조사는 노인 환자에게 특별히 고려될 만한 것들을 찾고 인지한다.

현장 안전

노인환자의 집에 들어갈 때, 환자의 신체와 정신 능력의 단서를 찾기 위해 안팎을 살펴보라. 집 바깥쪽은 세심하게 관리되고 있는가 아니면 집의 페인트가 벗겨지고 정원이 관리되지 않은 채 내버려져 있는가? 집으로 들어갈 때, 여러분과 동료에게 잠재적인 위험이 있는지를 찾아보면서 주택의 전반적인 상태를 살펴본다. 거실에 먹던 음식이 남겨져 있는가? 스토브 위에 놓인 팬에 정체를 알 수 없는 것이 말라붙어 있는가? 집이 더러운가? 사람들이 걸려 넘어질 만한 곳에 여러 가지 물건들에 널부러져 있는가?

실내온도가 어떤가는 매우 중요한 질문이다. 노인들은 아기들과 같이 체온을 잘 조절할 수 없다. 노인들에게는 젊은 사람들이 불편함을 느낄 정도의 따뜻한 환경이 필요하다. 이런 온도에서 조차, 일부 노인들은 충분한 열을 유지하기 위하여 여러 겹의 옷을 입는다. 열기가 발생하고 노인이 체온 상승을 감지하지 못했을 때 문제가 된다. 생명을 위협하는 체온 상승이 발생할 수 있다.

일차 평가

전반적인 인상 평가. 환자의 주위환경을 살펴보았으니, 이제 환자를 살펴보자. 환자의 고통은 어느 정도 수준인가? 숨을 헐떡이며 무릎 위에 손을 올리고 앞으로 기대어 있는가? 병원용 침대에 누워있는 환자가 외관상 의식이 없고 입을 벌려 호흡하고 있는가? 환자가 급성으로 인한 고통이 없는 상태로 의자에 앉아 있는가?

의식상태 평가. 일부 노인들은 비정상적인 의식상태가 기본 건강상태일 수 있으므로, 의식상태의 평가가 매우 어려울 수 있다. 만약 가족 구성원이나 돌보는 사람이 있다면, 이 환자의 정상 상태가 어떠했는지를 알아내는 것이 중요하다.

기도 평가. 노인환자의 기도를 평가하는 것은 두 가지의 주요한 점을 제외하고는 다른 환자의 기도를 평가하는 것과 유사하다. 여러분은 노인환자들이 목뼈 관절의 변화 때문에 머리를 들어 목을 젖히기 어렵다는 것을 알게 될 것이다. 이런 경우 가장 좋은 방법은, 힘을 주어 머리를 뒤로 미는 대신, 턱을 앞으로 밀어 올려서 혀가 기도를 막지 않도록 하는 것이다.

여러분은 틀니로 인한 또 다른 어려움을 겪게 될 수 있다. 만약 환자의 틀니가 안정적이라면 반드시 제거할 필요는 없다. 그러나, 만약 틀니가 느슨하거나 잘 맞지 않다면 의식없는 환자의 경우 기도가 막히는 것을 예방하기 위해서 틀니를 제거하는 것이 가장 좋다.

호흡 평가. 노인환자는 이물질에 의한 기도 막힘의 위험성이 더 높다. 주요한 위험 요소 두 가지는 잘 씹혀지지 않아서 큰 음식물 조각과 틀니이다. 만약 노인환자를 환기시킬 수 없다면, 머리의 위치를 바로잡고 다시 환기를 시도하라. 만약 이렇게 해도 환기가 되지 않는다면, 기도를 막은 이물질을 제거하기 위한 과정을 시작한다.

순환 평가. 노인환자의 노동맥을 찾는 것은 다른 환자의 맥박을 찾는 것과 다르지 않다(그림 34-4). 환자의 맥박이 흔히 규칙성이 없이 불규칙하다는 것을(즉, 어떤 종류의 주기나 규칙성 없이 완전히 불규칙함) 주의하라. 이는 노인에게 매우 흔한 리듬장애(비정상적인 심장리듬)의 결과이다. 불규칙성 자체는 걱정할 필요가 없다.

우선순위 결정. 노인에서는 특정 건강상태에 대한 심각한 증상이 잘 드러나지 않아서 환자의 우선순위를 판별하는 것이 어려울 수 있다. 예를 들어, 심장발작을 일으키는 사람들의 대부분이 상당한 가슴 통증을 경험한다. 노인은 가슴통증 없이 갑작스러운 힘빠짐함만 일으키는 경우가 더 많다. 겉으로 보기에 노인환자의 증상이 가볍고 모호하더라도 심각한 건강상태일 수 있음을 명심한다.

이차 평가

병력. 노인환자의 경우 현재 병력을 얻는 것이 어려울 수 있다. 환자는 질문에 대해 매우 느리게 답하거나 부적절하게 답할 수 있다. 환자가 말하는 것을 이해하기 어려울 수도 있고, 환자가 여러분의 질문을 이해하기 어려울 수도 있다. 이런 특별한 상황이라 하더라도 여러분은 환자와 다른 사람들로부터 가능한 많은 정보를 수집해야 한다. 특히 환자의 명료 상태를 평가할 때는 지금이 몇 년도인지 알고 있는지, 몇 월인지, 무슨 요일인지를 물어보거나, 혹은 신문을 읽게 하는 방법을 사용하는 것도 좋다. 환자가 요일과 달을 알지 못하지만, 연도를 알고 있다면 환자는 시간에 지남력이 있다.

환자와 대화할 때, 자신을 소개하고, 천천히, 그리고 분명하게 이야기 하며, 환자가 여러분을 바라보기 쉬운 곳에 자리를 잡아야 한다. 만약 여러분의 질문에 대한 환자의 응답이 느리고, 일차 평가에서 환자의 생명에 직접적인 위협을 밝혀내지 못했다면, 환자에게 시간을 더

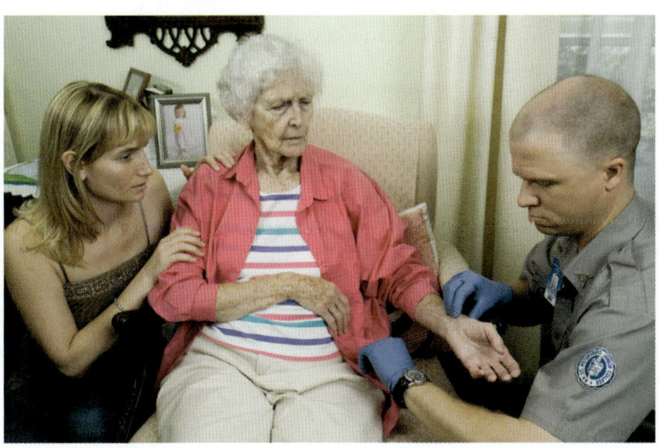

그림 34-4 노인 환자에게서 노동맥을 찾는 것은 대개 다른 환자에서 맥박을 찾는 것과 크게 다르지 않다.

준다. 한 번에 한 가지 질문만 해야 한다. 만약 환자의 말이 분명하지 않다 하더라도 이해할 만 하다면, 환자를 재촉하지 마라. 재촉하면 환자는 쉽게 어리둥절해지고, 대답이 훨씬 더 느려지며, 여러분과 환자와의 신뢰관계가 깨어질 수 있다. 만약 환자가 틀니를 착용하지 않아서 환자의 말을 알아듣기 어렵다면 환자에게 틀니를 착용할 수 있도록 부탁한다.

환자는 임상적으로 우울하거나, 식사와 수면 습관이 변하여 너무 슬프거나 비관적이고, 피곤하며, 기억이나 집중력에 장애가 있으며, 자신감이 낮고, 자살 생각까지 가지고 있기 때문에 때로는 대답이 매우 느릴 것이다. 노인의 약 1/10에서 임상적인 우울병이 있다. 그러나 우울병 환자가 다른 의학적인 문제를 가지지 않았다는 생각에 속지 마라. 우울병은 다른 심각한 의학적인 문제로 보일 수도 있고, 다른 심각한 의학적인 문제를 숨길 수도 있다.

환자를 인터뷰할 때 알 수 있는 또 다른 가능성은 환자 가족들이 환자의 대답 중 일부가 잘못되었다고 이야기 해주는 것이다. 이는 때로 신경학적인 상태 때문이지만 환자가 복용하는 약물, 특히 약의 종류가 너무 많거나 약물의 용량이 너무 많기 때문일 수 있다(그림 34-5).

환자가 여러분에게 어젯밤 영화를 보러 갔었다는 이야기를 해주었는데, 가족들의 이야기에 따르면, 환자는 몇 년간 집 밖으로 나가본 적이 없었다고 한다. 이것을 말짓기증(confabulation)이라 한다. 이 환자는 잊어버린 상황을 상상으로 대치하고 있다. 이렇게 만들어진 경험은 대체로 상당히 믿을만 하고 환자는 전형적으로 이 이야기를 매우 즐겁게 한다. 그럼에도 불구하고, 경험은 사실이 아니고 몇 분 후 같은 질문을 하면 그 내용이 매우 잘 바뀐다. 말짓기증은 여러가지 신경학적인 상태에 의해 유발될 수 있다.

이는 환자의 상태에 대해 잘 알고 있는 가족이나 타인으로부터 수집한 정보의 중요성을 시사한다. 만약 환자가 배우자나 다른 가족과 함께 산다면, 그들은 환자의 투약정보, SAMPLE 병력, 현병력에 이르기까지 아주 훌륭한 정보의 제공자가 될 것이다. 이와 유사하게 방문간호사들도 역시 이런 많은 정보를 제공하거나 확인할 수 있다.

신체 검진. 노인의 신체검진을 수행할 때, 환자의 존엄성을 명심하라. 검진을 하기 전에 무엇을 할지에 대해 설명하고, 옷을 벗기면 가능한 빨리 다른 것을 덮어주어라. 많은 노인들은 통증에 대한 역치가 높다. 팔다리가 부러진 것이 확실한데도 일부 환자들은 불편함을 거의 느끼지 못할 수도 있다. 한편, 일부 노인환자들은 통증에 대한 역치가 매우 낮다. 신체검진을 수행할 때 이러한 점에 대해 스스로 판단해야 할 것이다.

기본 활력 징후. 노인의 활력징후는 단 몇 가지를 제외하면 다른 성인의 활력징후와 비슷

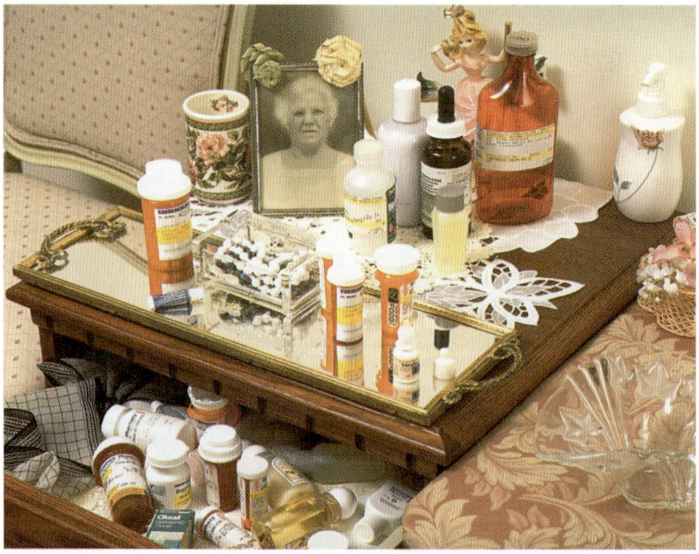

그림 34-5 노인 환자들은 다양한 약을 복용한다.

하다. 수축기 혈압은 나이에 따라 증가하는 경향이 있다. 여러분이 만나는 많은 노인환자들은 일반적으로 확장기압이 90mmHg 이상일 때로 정의되는 고혈압에 대해 약물을 복용할 것이다. 이들 약물은 특히, 앉거나 누운 자세에서 갑자기 일어설 때, 허약감과 어지러움 등의 중요한 부작용들을 나타낼 수 있다.

나이가 들어 탄력성을 소실한 피부는 얇고 약해진 건조한 피부가 된다. 어떤 환자들은 손가락 끝으로만 압력을 가하는 것조차 피부가 찢어질 만큼 너무 강할 수 있다. 환자를 끌어당기거나 들어 올릴 때 가능한 부드럽게 다루도록 주의를 기울인다.

일부 노인들에게 동공은 둥글지 않고 빛에 반응하지 않는다. 눈 수술이나 기존의 건강상태는 동공을 비정상적인 모양이 되게 하거나 정상적으로 빛에 대해 반응하지 못하게 한다. 특정한 눈점적주입 역시 빛에 대한 정상적인 반응을 방해한다. 이런 상태를 발견했을 때, 이러한 징후를 토대로 환자가 심각한 상태라고 추정하기 전에 이것이 정상인지 어떤지를 확인한다.

신체 검진의 단계

노인환자의 세부적인 신체검진은 성인과 유사하다. 그러나 환자의 나이와 건강상태 때문에 약간의 비정상적인 결과를 발견하게 될 수도 있다.

머리와 목. 머리를 평가할 때 특히 세심하게 주의를 기울여라. 낙상을 경험했거나 자동차 충돌 사고를 당한 노인환자에서 머리와 얼굴의 손상은 매우 흔하다. 사실, 낙상과 자동차 충돌 사고는 65세 이상인 환자의 손상 중 압도적으로 대다수를 차지한다.

목은 뻣뻣하게 굳고 머리는 척추의 변형 때문에 정상부위보다 훨씬 앞으로 나와 있을 수 있다. 이로 인해 목손상으로 추정되는 환자를 고정해야 할 때 처치하기가 어려울 수 있다. 머리를 정상적인 자세로 유지하고, 과신전을 예방하며, 환자를 더 편안하게 해주기 위해 수건을 접어서 사용하거나, 다른 도구를 이용한다.

가슴과 배. 가슴과 배는 흔한 손상부위가 아니지만 많은 노인들이 통증에 대한 민감성이 감소되어 있다는 것을 명심하라. 젊은 사람에게는 심한 고통을 유발하는 심각한 복부 문제가 노인환자에서는 단지 미약한 불편감만 나타낼 수도 있다. 노인 환자는 허파 용적의 감소와 허파 벽의 운동이 감소하기 때문에 허파음 또한 감소한다. 또한 허파에서 천명음이나 수포음이 들린다면 이는 호흡기계 또는 심장 문제의 징후일 수 있다. 몇몇 환자는 허파의 아래쪽에서 수포음을 들을 수 있는데, 이는 환자가 숨을 깊게 들이 쉴 경우 사라진다.

골반과 팔다리. 골반이나 넙다리뼈의 몸쪽 부위는 특히 여성에서 낙상 때 흔하게 부러진다. 이는 여성이 남성보다 더 오래 살기 때문이기도 하지만, 이보다는 뼈에서 칼슘이 소실되는 경향이 여성에게 더 강하기 때문이다. 이는 뼈의 약화를 훨씬 더 유도하여 때로는 골절이 낙상의 결과이기 보다는 오히려 낙상의 원인이 된다. 팔다리의 다른 부위들 또한 약해진 뼈로 인해 손상을 받기 쉽다. 대부분 손목이나 몸쪽 위팔뼈가 손상받기 쉽다. 환자의 팔다리를 확인해야 하고, 특히 다리에 부종이 있는지 확인한다. 심각한 부종은 심장, 혈관, 그리고 간 질환의 기본적인 징후가 될 수 있다.

척추. 등은 때로는 낙상 때에 손상을 입기도 하지만, 흔히 자동차 충돌 사고에서 손상을 당한다. 또한, 노화에 동반되기도 하는 비정상적인 굽이(curvature) 때문에, 환자를 고정하는 것이 매우 어려울 수 있다. 척추를 일렬로 유지하고 환자의 불편감을 줄여주기 위해 최선을 다한다(그림 34-6).

재평가

건강이 나쁜 어린이들은 아마 갑작스러운 건강상태의 변화를 보일 것이다. 노인환자도 그럴 수있지만, 건강상태가 느리고 꾸준한 쇠퇴를 보이는 경우가 더 흔하다. 건강상태가 나빠지고

그림 34-6 자동차 충돌 사고에서 노인환자 구출하기

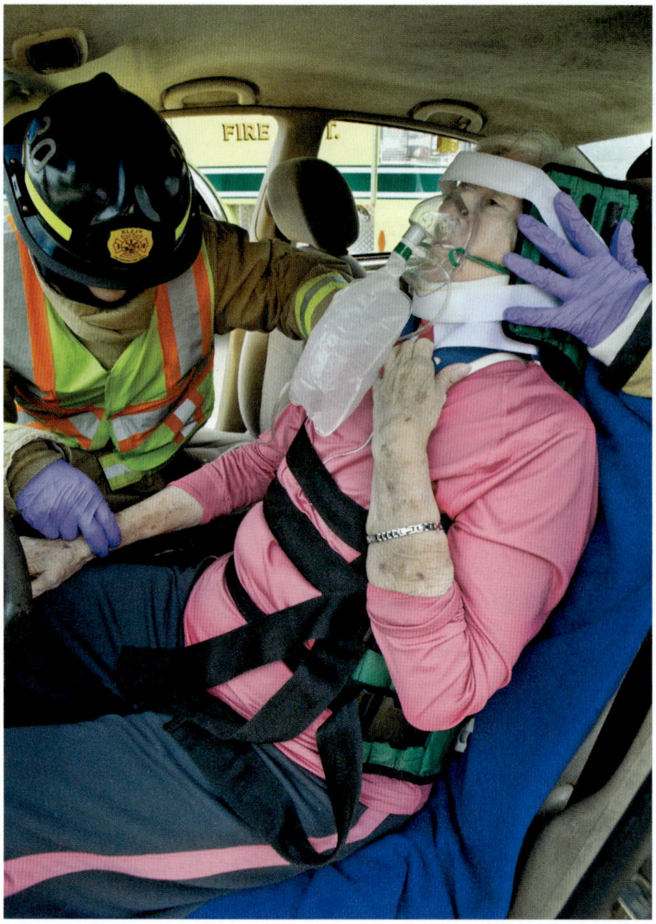

있다는 것을 말하거나 갑작스러운 징후를 보이지 않으므로 이러한 건강상태의 변화를 간과할 수 있다. 그 대신에, 시시각각 뚜렷한 변화가 나타나는 일이 거의 없거나 전혀 없으므로 안전하다는 잘못된 감각에 속게 될 수 있다. 규칙적인 간격으로 이송 중 평가를 수행하고 여러분이 이전에 기록해 놓은 내용과 그 결과를 비교하여 이에 대해 경계한다. 문제를 나타낼 수 있는 요인도 찾는다.

다음의 이송 중 평가의 구성요소들을 명심한다.

1. 의식 상태 재평가
2. 기도 개방 유지
3. 호흡 감시
4. 맥박 재평가
5. 피부 색, 온도, 습도 감시
6. 활력징후 재평가
   - 불안정한 환자의 경우 5분마다
   - 안정된 환자의 경우 15분마다
7. 모든 적절한 관리와 처치가 제공되고 있다는 것을 확인한다.

핵심 개념
노인 환자의 질병과 손상

노인환자의 질병과 손상

노인 환자는 신체가 나이에 따라 변화하면서 몇몇 문제를 가지기 쉽다. 이와 같은 이유로, 몇몇 문제들은 젊은 환자들과 매우 다르게 나타날 수 있으며, 증상과 징후가 늦게 나타날

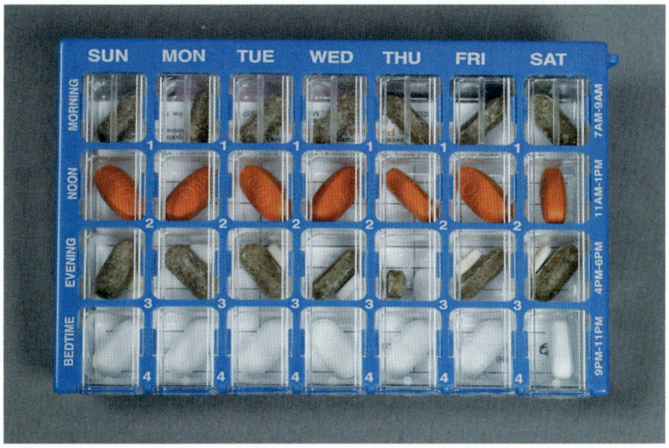

그림 34-7 많은 노인들은 약물 복용 시 기억하는데 도움이 되는 알약 보관함을 사용한다.

수 있다.

약물 부작용과 방해

노인들은 다른 연령대의 사람들보다 훨씬 더 많은 약물을 사용한다. 이는 노인들이 수많은 질병과 다양한 건강상태를 가졌기 때문일 뿐 아니라, 현대 의학이 이런 건강상태를 치료하기 위해 더 많은 약물을 생산해내고 있기 때문이다. 많은 노인들이 하나 이상의 약물을 복용한다; 일부 노인들은 여섯 개, 여덟 개, 열 개 또는 그 이상의 약물을 섭취한다. 아주 체계적인 사람 일지라도 약의 투여경로와 섭취 시간을 지키는 것이 매우 어려울 수 있다. 칸막이로 분리되어 각 날짜(또는 하루의 각 시간대)에 알약을 담는 알약 보관함을 사용하는 것과 같은 유용한 방법이 문제를 예방하는데 도움이 된다(그림 34-7). 또 다른 잠재적인 문제는 전혀 다른 효과를 나타내는 약들이 매우 비슷하게 생겼을 수 있다는 것이다. 만약 시각 장애를 가진 손놀림이 둔한 사람이 여러 개의 알약을 바닥에 떨어뜨렸다면, 약들이 뒤섞여 혼동되기가 아주 쉬울 것이다.

많은 약물들이 비싸다. 불행히도, 일부 노인들은 두 가지 모두 살 수 있는 경제적인 여유가 없기 때문에, 음식과 약물 사이에서 선택을 해야만 한다. 이는 명백히 투약 불이행을 유도할

현장사례

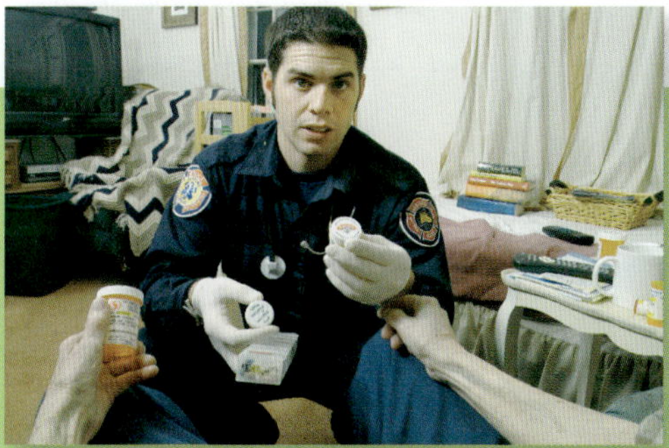

"저는 몸이 개운하지 않았어요. 제가 93세 때였죠. 저는 별 문제 아니라고 생각했지만, 제 딸은 구급차를 불렀죠. 딸은 뇌졸중이나 심장이나 다른 곳의 문제라고 생각했어요.

"구급차를 타고 오는 사람들은 항상 저에게 잘해주죠. 그들 중 많은 사람들이 제 이름을 알고 있어요. 몇 명은 저의 의학적인 심장 문제까지 알고 있죠. 그 때 온 사람은 새로운 사람이었어요. 저는 모든 약들을 똑바로 준비하는데 20분이 걸릴 정도로 약이 아주 많고, 의학적인 문제도 아주 많아요.

"하지만 그는 듣고 기록했죠. 그 후 그는 좀 더 많은 것을 듣고 더 많이 기록했어요. 그는 매우 훌륭했죠. 그는 실제로 제 약을 잘 확인해 주었고, 제가 잊고 있던 저의 상태에 대해 상기시켜 주었어요. 그 젊은이는 꽤 예리한 사람이더군요.

"여러분을 두고 하는 이야기는 아니지만, 그래도 저는 당분간 구급차를 타고 오는 사람들을 만나고 싶지 않아요."

것이다. 이는 환자가 여전히 복용하고 있는 부작용을 교정하기 위해 투약불이행시 약을 복용하지 않았을 때 보다 훨씬 더 나쁠 수 있다.

약물을 처방대로 복용했을 때에도, 많은 부작용을 일으킬 수 있다. 예를 들어, 많은 노인환자들이 스테로이드성 진통소염제로 알려진 계열의 약을 복용한다. 이부프로펜과 케토프로펜과 같이 처방없이 구입할 수 있는 약들은 관절염 같은 상태와 관련된 통증과 염증을 완화시킨다. 불행히도, 진통소염제는 위창자길을 자극하고 간혹 내출혈을 유발하기도 한다. 미국에서는 관절염으로 약물을 복용했을 때 발생한 내출혈 때문에 매년 16,000명 이상이 죽는다.

약물–환자 상호작용은 노인환자가 이전만큼 빨리 체내에서 약물을 제거해낼 수 없기 때문에 발생한다. 대부분의 약은 배출되기 전에 간과 콩팥에서 파괴된다. 30세에게 알맞은 용량이75세에게는 부적당할 것이다.

이 연령대에서는 약물 상호 작용이 매우 흔하다. 특히 약물의 수가 많을 때 더욱 그렇다. 두 약물의 상호작용이 나타날 때 두 가지 가능성이 있다: 한 약물이 다른 약물의 효과를 차단 또는 감소시키거나 한 약물이 다른 약물의 효과를 증가시킬 수 있다. 이 결과는 생명을 위협할 수 있을 정도로 아주 심각할 수도 있다. 약물 상호 작용의 가능성은 환자가 여러 건강문제에 대해 여러 의사의 진료를 받고 여러 약사에게 조제 받았을 때 증가한다. 환자들은 때로 자신이 복용하고 있는 다른 약에 대해 의사나 약사에게 이야기하는 것을 잊는다. 약물 상호 작용은 단지 처방약에만 국한된 것은 아니다. 처방약은 처방전 없이 살 수 있는 약, 영양소나 허브 약제, 그리고 음식(예를 들어, 포도주스는 어떤 심장 약물의 효과를 증가시킬 수 있다)과도 심각한 상호작용을 일으킬 수 있다.

결정 포인트

- 환자는 지금 상태를 설명해 줄 만한, 혹은 의식상태 변화를 초래할 만한 약물을 복용했는가?

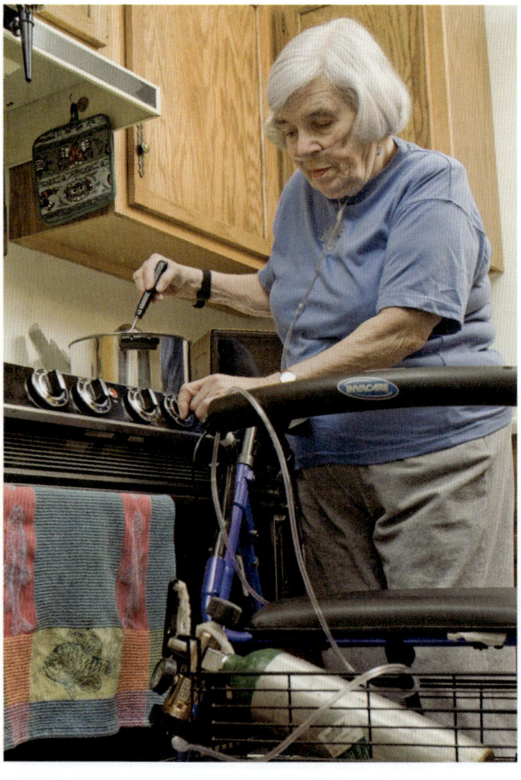

그림 34-8 폐공기증을 가진 노인 환자 또는 다른 허파 질환을 가진 환자는 집에서 비강캐뉼라로 산소를 공급받고 있을 것이다. *(© Michal Heron)*

호흡 곤란

천식처럼 젊은 환자들에게 증상을 유발시키는 질병과 동일한 질병의 결과로 노인들은 숨이 찬 것을 경험할 수 있다. 그러나, 숨이 찬 것을 유발하는 폐기종과 심장기능상실(폐부종), 또는 이들 병이 함께 나타나는 것과 같은 건강상태는 노인인구에서 더 흔하다. 숨이 찬 것은 또한 심근경색증(심장발작)이 있는 노인환자의 일반적인 주호소이다. 환자의 나이가 많을수록, 심장 문제를 가진 환자는 가슴통증 없이 숨이 찬 것을 더 호소하는 것 같다. 응급구조사는 이런 환자들의 심장 문제를 강하게 의심해야 한다.

가슴통증

가슴통증은 많은 건강상태에서 발생한다. 노인에게서 더 일반적인 상태는 가슴조임증, 심근경색증, 폐렴, 대동맥류(aortic aneurysm)이다. 자루(aneurysm)는 혈관, 대개는 동맥이 비정상적으로 넓어진 것이다. 혈관벽이 늘어나면 얇고 약해져서 혈관이 찢어질 수 있고, 결국 출혈이 유발된다. 절개하는 듯한(동맥의 벽이 갈라지는 것과 같은) 동맥류 폐의 통증은 전형적으로 "찢어지는 것"처럼 설명된다.

변화된 의식 상태

의식상태의 변화를 유발하는 조건을 열거하자면 끝이 없다. 노인에서 더욱 일반적인 조건은 약물의 유해경험(많은 약물들이 노인에게서 더욱 분명한 진정효과를 가짐), 저혈당(아마도 너무 많은 당뇨병 약물을 복용하기 때문에), 뇌졸중(만성 혹은 치료하지 않은 고혈압 때문에), 혈류의 전신적 감염(예전과 같이 미생물에 저항하지 못할 수도 있다), 체온저하(노인환자들은 다른 사람들이 편안하게 느끼는 온도에서도 열을 손실할 수 있다)이다. 노인환자를 알고 있고 환자의 기준 상태를 설명해줄 수 있는 사람이 확인하기 전까지 변화된 의식 상태가 노인환자의 정상 상태라고 추정하지 않는다.

허파조직의 염증인 폐렴은 노인의 4번째 사망 원인이다. 이 연령대의 환자들은 때로는 효과적으로 기침할 수 없고 허파조직에 감염을 유발하는 질병을 일으키는 유기체와 잘 싸울 수 없는 면역 체계를 가지고 있다. 폐렴 환자들은 전형적으로 열과 가래를 동반한 기침을 한다. 그러나, 노인에게 이런 징후는 희박하거나 완전히 없을 수도 있다. 저산소증에 의한 의식상태 변화는 건강 문제를 드러내는 유일한 징후일 수도 있다. 병원에서 항생제를 이용한 적극적인 치료에도 불구하고 일부 환자들은 생존하지 못할 것이다.

복통과 위장관 출혈

젊은 환자에게 복통을 유발하는 건강상태가 흔히 노인에게서는 통증을 일으키지 않을 수 있다. 그래서 노인이 복통을 호소하면 이는 심각한 건강상태에 대한 징후이므로 응급실에서 매우 심각하게 다루어질 것이다. 이 인구집단의 복통을 유발하는 가장 심각한 원인 중 하나는 복부 대동맥류(abdominal aortic aneurysm)인데, 여러분은 경험있는 의료제공자가 "triple A"라고 부르는 것을 들을 수 있을 것이다. 만약 그 크기가 안정적이거나 매우 느리게 자라고 있다면, 환자가 증상을 느끼지 못할 수도 있다. 폐동맥류가 자라고 있다면 찢어지는 것과 같은 통증을 유발한다. 통증은 일반적으로 격렬하게 고통스럽고 만약 동맥이 파열된다면 중증의 쇼크가 동반될 것이다. 만약 혈액이 서서히 새는 경우, 환자가 수술 스트레스를 견딜 수 있다면 외과적으로 복구될 수 있다.

노인 복통의 또 다른 원인은 창자폐쇄나 창자방해물(blockage)이며 이는 심각한 통증을 유발할수 있고, 회복을 위해 수술이 필요할 수 있다. 또한 이 연령대에서는 곁주머니염(diverticulitis)이 흔하고, 창자 바깥쪽에 주머니를 형성한 곁주머니(diverticulum)에는 음식물이 머물 수 있어 염증(곁주머니염)을 유발한다. 복통 환자에게 소화관을 통과한 적혈구가 남아있어서 발생한 검은색의 타르와 같은 대변을 본적이 있는지 질문하라. 이는 내출혈을 나타내는 지표 중 하나이다.

복통을 호소하는 환자에게는 환자에게 혈액이 소화기관을 지나면서 만들어져 흑색변을 배출했는지 물어본다. 이는 내출혈을 의미하므로 매우 중요하다. 위장관의 암과 궤양, 약물의 부작용 등은 상기도 또는 하기도 위장관 출혈을 발생시킬 수 있다. 흑색변에 대한 정보를 물어보는 것과 더불어, 토혈 혹은 커피색과 같은 토를 했었는지 물어본다. 몇몇 환자는 혈액 소실이 오랜 기간동안 발생하기도 한다. 이러한 경우 환자의 활력징후는 정상이지만, 환자는 적혈구의 수가 줄어드는 빈혈증을 겪고 있을 것이다. 환자는 호흡곤란, 허약감, 어지러움, 쓰러질것 같음 등을 호소할 것이다.

어지럼증, 힘빠짐, 그리고 불안

어지럼증, 허약감, 불안은 응급구조사가 가볍게 다루기 쉬운 막연한 증상들이나 그래서는 안된다. 이 호소들은 생명을 위협하는 상황을 포함한 많은 심각한 건강상태와 관련되어 있을 수 있다. 특히 지속적인 어지럼증은 환자가 심각한 내출혈을 갖고 있다는 유일한 단서일 수 있다. 힘빠짐은 심장리듬장애의 결과일 수 있다. 80세 노인의 심장이 분당 180회 박동한다면 수축과 수축 사이에 심장을 채울 시간이 없다. 노인에서는 맥박이 분당 60회 이하인 느린 맥이 더 흔하다. 다행히, 이런 상태는 약물과 박동조율기로 치료할 수 있다. “오늘은 아무래도 기분이 좋지 않아요”라는 호소만 하는 노인환자에게는 많은 다른 극단적으로 심각한 상태가 나타날 수도 있다. 겉보기에 사소한 문제라도 자세히 평가한다.

우울증과 자살

우울병은 활동을 제한하는 의학적 상태, 환자의 에너지를 약화시키는 약물, 친구나 배우자(특히 홀아비)의 상실 또는 뇌의 생화학적인 불균형과 같은 이유로 노인에게 매우 흔하다. 이런 이유 때문에, 많은 노인환자들은 항우울제를 사용한다. 환자의 질병이나 손상을 평가할 때, 환자의 기분, 말투, 활동을 관찰한다. 도움을 받을 수 있는 적절한 곳으로 이송하는 것이 생명을 구하는 것이 될 것이다.

자살시도 시에 가장 성공할 것 같은 인구집단이 남성 노인이다. 누가 자살을 시도할 것인지 또는 누가 자살을 성공할 것인지를 정확히 예측하는 것이 불가능하므로, 환자를 인계할 때

그림 34-9 (A) 대상포진은 종종 좁거나 밸트와 같이 압박하며 누르는 곳에 종종 발생한다. (B) 대상포진은 얼굴을 포함하여 신체의 어느 부위에서 발생할 수 있다. *(Photos A and B: © Edward T. Dickinson, MD)*

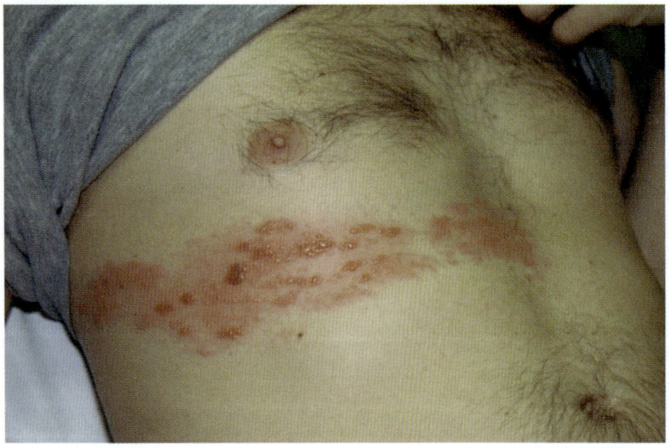

(A)

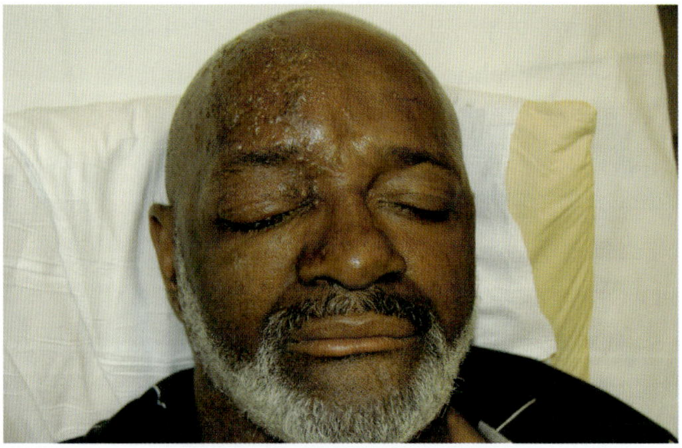

(B)

응급실 직원에게 이런 특성에 대한 어떠한 의심이라도 말한다.

발진, 통증, 감기 같은 증상

노인인구에게 있어서 훨씬 더 흔한 건강상태는 대상포진이다. 이 상태는 수두에 의해 발생하는데, 이는 수두를 일으키는 것과 같은 바이러스이다. 대상포진에 걸리면 이 바이러스는 수년간 비활동성이다가 재발한다. 환자는 일반적으로 하나의 신경과 연관된 부위의 피부 위 몸의 한쪽 편에 발생하는, 척수에서 나온 매우 심각한 통증을 겪게 된다(그림 34–9). 며칠 내에, 그 부분에 작은 물집(blister)이 생긴다. 또 며칠이 지나면 물집이 마르고, 딱지가 앉는다. 훨씬 더 치유되려면 몇 주가 더 걸린다. 불행히도 많은 노인환자에서 이것이 끝이 아니다. 60세 이상의 환자 절반에서 이 부위의 상당한 통증이 남아 있어서 이를 완화하기 위한 강력한 통증약물이 요구된다. 이 상태의 통증은 흔히 몸통의 한 쪽 편 어디에선가 발생하지만 또한 더 높은 곳에서 발생할 수도 있다. 극심한 두통이 대상포진 때문일 수도 있다.

메모: 병터(lesion) 위에 딱지가 생길 때까지, 수두에 감염된 적이 없는 응급구조사는 체액을 통해 수두에 감염될 수 있다. 표준화된 BSI에 대한 주의는 감염되지 않은 응급구조사의 건강을 지켜 줄 것이다.

낙상

노인에게 있어서 낙상의 중요성을 과소평가하면 안 된다. 낙상으로 응급실을 방문한 노인환자의 1/4이 일년 이내에 사망할 것이다. 사망이 낙상의 직접적인 결과는 아니지만 그 대신 낙상의 합병증에 의한 결과일 수 있다. 예를 들어, 낙상으로 입은 갈비뼈의 타박상이 회복되는 동안, 74세된 한 여성노인은 들숨에 따른 통증 때문에 정상적으로 깊이 호흡할 수 없었다. 만약 환자가 노화에 의한 허파의 변화 뿐 아니라, 기침을 할 수 없는 결과로 인해 폐렴에 걸린다면 그로 인해 훨씬 더 죽게 되기 쉬울 것이다.

많은 경우에, 낙상은 더욱 심각한 문제의 정확한 지표이다. 많은 노인들이 비정상적인 심장리듬 때문에 낙상한다. 또 다른 사람들은 뇌졸중이나 궤양에 의한 내출혈로 인해 낙상한다.

표 34–3 노인을 위한 안전한 집 만들기

위험요소	중재방안	근거
찢어지거나 미끄러지기 쉬운 양탄자	수선 혹은 교체	발이 걸려 넘어지거나 미끄러지는 것을 예방하기 위해
팔걸이가 없는 의자	팔걸이 설치	의자에서 일어설 때 지렛대 역할을 하기 위해
등받이가 낮은 의자	등받이가 높은 의자로 교체	목을 지지하기 위해: 의자에서 일어날 때 반동을 이용해야 하는 환자들이 뒤로 넘어지는 거을 예방함
바퀴달린 의자	튼튼한 다리가 달린 의자로 교체	의자에 앉거나 일어설 때 의자에서 미끄러지는 것을 예방하기 위해
매우 낮은 실내온도	겨울에 22도 유지	체온 저하를 예방하기 위해
통로를 막은 가구	가구를 옮겨 흐트러진 물건을 최소화하고 통로를 깨끗이 함	운동성이 감소하고 주변시야가 약해진 사람들을 돕기 위해
미끄러운 욕조	미끄럼 방지 깔개나 매트 설치	더욱 안정된 발판을 제공하기 위해
떨어져 나간 계단의 난간	난간 설치	붙잡고 지지하도록 하기 위해

가능하면 언제라도 또한 시간이 허락할 때 환자의 낙상으로 인한 손상뿐 아니라 낙상의 원인도 평가한다.

응급구조사는 낙상 예방에 도움을 줄 수 있다. 여러분이 노인의 집에 들어갈 때 잠재적인 위험요소를 찾아라. 표 34-3에는 많은 위험요소가 나열되어 있다. 그리고 여러분이나 환자의 가족 혹은 친구들이 그것을 교정할 수 있다.

노인 학대와 방치

노인 학대와 방치는 여러 해 동안 발생되어 왔지만 그들이 마땅히 보상을 받아야 한다는 것은 최근에 와서야 주목을 받고 있다. 노인이 당하게 되는 학대나 방치의 방식에는 본질적으로 세가지(신체적, 정신적, 재정적)가 있다. 신체적 학대에는 노인을 떠밀고, 미끄러지게 하고 때리거나, 주먹을 휘두르는 것이 포함된다. 때때로 성적학대도 포함된다. 신체적 방치에는 비정상적인 음식 제공, 불량한 위생 또는 부적절한 의학적 관리가 포함된다. 정신적인 학대와 방치에는 위협, 모욕 또는 노인을 방치하는 것("완전한 방치")이 포함된다. 재정적 학대와 방치에는 노인의 소유물과 돈을 착취하고 남용하는 것이 포함된다.

노인 학대나 방치를 알아내는 것은 어려울 수 있다. 비록 노인에게 낙상이 흔하다 하더라도 무의식적으로 손상을 단순한 낙상의 결과라고 간주하지 않는다. 학대나 방치의 징후를 찾아내기 위하여 이 연령대에서는 어떤 손상이라도 주목하여 평가한다. 미국의 많은 주에서 이러한 의심을 보고하도록 요구하는 법안을 채택하고 있다. 여러분이 속한 지역의 법과 지역 지침을 알아두고 학대 희생자를 돕기 위해 여러분에게 허용된 모든 행동을 시행한다.

관계 영향

아이들의 질환과 손상이 가족 전체에 영향을 주는 것처럼 노인의 질환과 손상 또한 가족 전체 구성원에게 심각한 영향을 미칠 수 있다. 응급구조사가 마주하는 가장 흔한 상황은 노인 부부만 살고 있고 그 중 한명이 질병 또는 장애를 가지게 되는 경우이다. 오랜 시간 동안 다른 한명은 아픈 사람의 주요 보호자가 될 것이다. 하지만 이 보호자가 아프거나 손상을 입는 경우, 이 두 사람이 함께 살아간다는 것은 매우 어렵고 불가능한 상황이 될 것이다. 응급구조사는 아프거나 손상을 입은 보호자를 병원으로 이송하는 동안 남은 환자에 대해서도 생각할 필요가 있다. 만약 가능하다면 두 사람을 구급차로 병원에 이송하는 것이 좋은 방법이다.

두 사람 중 한명이 아프거나 손상을 입었다면, 남은 사람은 제대로 보살피지 못한 것에 대한 죄책감을 가질 수도 있다. 도움을 요청하기 위해 오랜 시간을 기다렸는가? 환자의 경고성 징후를 인지하지 못했는가? 이러한 구성원들에 대한 여러분의 처치 중 중요한 부분은, 그들의 보살핌은 충분했고 옳은 방법이라고 정서적으로 지지하는 것이다.

독립성 상실

젊은 성인들은 심각한 손상이나 질병이 노인에게 얼마나 파괴적인지 이해하기 어렵다. 독립성이 있던 시절은 순식간에 지나가고, 낯선 이에게 돌봄을 받는 환자가 된다. 더 나쁜 것은, 많은 친구들과 배우자가 가버린 병원으로 가게 되어 결코 돌아오지 않게 되는 것이다. 응급구조사는 존엄성을 갖고 환자를 대할 때 도움을 줄 수 있다. 환자의 두려움과 걱정을 가볍게 여기지 않는다. 그대신, 그들을 이해하고 총체적인 관점에서 그들을 돌볼 수 있도록 노력한다.

집을 떠나기 전에 문을 잠궈 달라고 하는지 물어보라. 돌보아야 할 애완동물이 있는지 알아보고 당분간 맡아서 돌보아 줄 믿을 만한 이웃이 있는지 알아보라. 만약 여러분이 경험했던 이런 특별한 문제를 가진 대부분의 환자들이 잘 지내고 좋은 건강상태로 다시 집에 돌아왔다는 것에 대해 정직하게 이야기해 주며 환자를 안심시킬 수 있을 것이다. 만약 환자가 받아들일 것이라고 느껴진다면 팔 위에 손을 다정하게 올려놓아 환자를 더욱 안심시킬 수 있

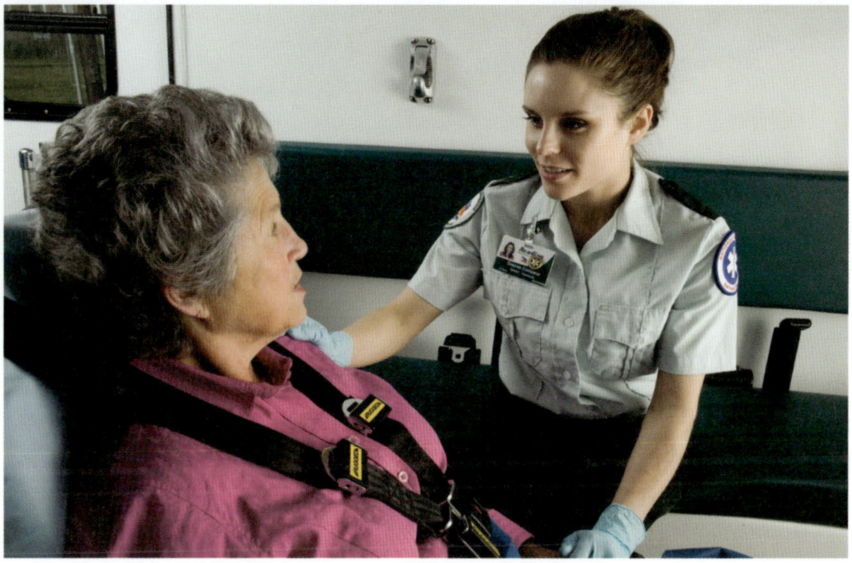

그림 34-10 이송 중에 환자와 대화하는 것은 환자를 위한 처치 방법 중 하나가 될 수 있다.

을 것이다(그림 34-10). 위에서 언급했던 것과 같이 정중하게 감정을 담아서 환자를 대하도록 한다.

비판적 의사 결정

노인환자는 다른 연령대의 환자들과는 다르다. 이 연습문제는 여러분이 평가하고 의사결정을 할 때 이들의 차이점에 대한 이해를 적용하도록 하기 위함이다.

1. 여러분은 골반골절이 의심되는 여성 노인환자를 처치하고 있다. 환자는 창백하고, 호흡은 빠르며, 쇼크가 의심되지만 맥박이 84회이다. 그녀는 당뇨이고, 심장 병력과 고혈압이 있으며, 여러 가지 약을 복용하고 있다고 한다. 만약 그녀가 쇼크라면 왜 맥박이 빠르지 않은 것인가?
2. 노인환자는 지난 며칠간 몸이 좋지 않다. 그녀는 기침과 독감같은 증상이고, 시간이 지날수록 허약감을 호소한다. 그녀의 가족도 독감이라고 생각하지만, 체온을 측정해본 결과, 발열 증상은 나타나지 않았다. 이유는 무엇인가?
3. 여러분은 "아파 보이는" 남자를 위해 시설원으로 출동하였다. 그는 지난 밤에는 건강했으나, 갑자기 매우 허약감을 느꼈다고 호소하였고, 숨쉬기에 약간의 어려움을 호소한다. 간호사는 심장발작을 일으킬 경우를 대비하여 그가 병원에서 검사를 받기를 원한다. 간호사는 왜 이러한 결정을 하였는가?

단원 복습

핵심 사실과 개념

- 우리는 비록 나이와 관계된 변화들을 일반화할 수 있지만, 노인들은 각각 그들의 건강 필요 상태에 따라 광범위해진다.
- 나이가 증가함에 따라 유병률도 증가하여, 의학적 처치를 받아야 하는 노인 인구도 증가하고 있다.
- 나이와 관련된 신체 기능의 감소는 질병과 손상에 대한 신체의 반응을 변화시키기 때문에, 환자의 주호소 및 평가에서 찾은 것들을 잘 분석해야 한다.
- 다중 의학적 문제와 그들을 치료하기 위한 다량의 약물들은 예상할 수 없는 문제와 약물 상호작용을 일으킨다.
- 신경계통의 변화, 고립, 재정적 문제, 사랑하는 사람의 부재, 만성 건강 문제, 우울증은 노인에서의 위험 인자이다. 우울증은 개인의 독립적 처치와 의사소통의 능력을 방해한다.

핵심 결정

- 환자는 신뢰할 만한 의학적 병력을 제공할 수 있는가?
- 환자의 상태는 평상시와 어떻게 다른가?
- 환자의 애매하고 예상할 수 없는 주호소가 심각한 문제의 증상이 될 수 있는가?
- 환자와 효과적으로 교류하기 위해 나의 의사소통 전략을 바꿀 필요가 있는가?
- 환자가 학대, 방치, 적절한 처치를 받지 못했다는 징후를 가졌는가?

평가와 술기를 위한 준비

요약 문제

1. 시각과 청력에 장애가 있는 노인환자에게 어떻게 병력을 수집할 것인가?
2. 노인 환자의 상태가 정상인지 또는 평상시와 다른 지에 대해 결정하기 위해 어떤 질문을 할 것인가?
3. 응급구조사가 노인 환자를 위해 출동하는 원인 중 가장 흔한 내과적 상태를 나열한다.
4. 노인 환자에서 의식 변화의 원인을 나열한다.

연관시켜 생각하기

노인 환자는 평가와 처치에서 여러가지의 노력이 요구된다. 이 연습은 여러분이 이 단원에서 배웠던 내용과 그 전에 배웠던 내용들을 연결하여 다음 상황들을 어떻게 다룰지에 대해 연습해보기 위함이다.

1. 85세 남성 환자가 의자에서 일어났을 때 어지러움을 호소한다. 환자의 부인은 그가 병원에 가서 검사 받기를 원하지만, 환자는 병원에 가고 싶어하지 않는다. 이 상황에서 어떤 문제가 반드시 고려되어야 하는가?
2. 92세 여성환자는 심각한 척추측만증을 앓고 있다. 여러분이 환자를 긴 척추고정판에 고정하려고 했더니 환자의 머리가 고정판으로부터 약 10cm정도 떨어져 있다. 여러분은 어떻게 환자의 척추를 고정하고 동시에 환자를 편안하게 할 수 있는가?
3. 치매를 앓고 있는 78세 환자는 이송 중에 매우 흥분해 있다. 환자는 소리치고, 여러분을 때리려고 하며, 여러분에 침을 뱉는다. 이 상황에서 어떤 문제가 반드시 고려되어야 하는가?

비판적 사고 연습

노인 환자 출동은 복잡한 문제를 나타낸다. 다음 각각의 상황을 어떻게 다룰지에 대해 여러분의 이유와 함께 설명한다.

1. 여러분은 낙상으로 인해 엉덩이에 손상을 입은 노인 환자에게 출동하였다. 현장에 도착하였을 때, 90세 여성이 부엌 바닥에 누워 있었고, 의식은 명료하며, 엉덩이 통증을 호소했다. 그녀는 청력에 조금 문제가 있었다. 그녀의 91세 남편은 그녀를 제대로 보살피지 못한 것에 대해 매우 죄책감을 느끼고 있다.
2. 여러분은 92세 남성이 혼자 살고 있는 집으로 출동하였다. 그가 최근에 밖에 나오지 않아 걱정이 된 이웃이 119에 신고하였다. 환자는 혼란 상태였고, 대소변이 묻은 옷을 입고 있었으며, 집안은 매우 지저분

하였다. 환자는 몸무게가 줄어든 것처럼 보였고, 매우 심각한 상처들이 팔다리에 보였다. 그의 이웃은 환자의 조카가 환자를 돌보기 위해 오지만, 최근 며칠 동안 집에 오지 않았다고 말한다.

병태생리학적 접근

다음의 질문들은 현장에서 정확한 결정을 내리고 임상과 관련된 정보를 모을 수 있도록 돕기 위해 고안되었다.

1. 어떤 방법이 노인환자들의 혈액 소실에 대한 보상 능력을 감소시키는가? 여러분이 평가에서 발견한 것들이 이것과 어떤 관련이 있는가?
2. 시력이 많이 감소하였고 도움 없이는 의자에서 일어날 수 없는 노인 환자가 여러분을 지난 밤 춤을 추는 동안 만났던 젊고 잘생긴 젊은 파트너라고 말한다. 이 환자는 여러분에게 정확한 의료 정보를 제공할 수 있는가? 여러분의 대답을 설명한다.
3. 평상시에 매우 명료하고 지남력이 있는 85세 환자가 오늘 아침에 일어난 후 혼란한 증상을 보인다. 피부는 뜨겁고 축축했으며, 호흡 수는 분당 28회, 맥박은 118회/불규칙, 혈압은 102/70, 산소포화도는 89%이다. 허파음을 청진해보니 오른쪽 허파 아래에서 허파음이 들리지 않았다. 환자의 상태를 제공한 가능 원인은 무엇이라고 생각하는가? 왜 이것이 갑작스러운 혼란 증상을 보이는가?
4. 다음 각각의 환자들이 아래에 나열된 3개의 상태들 중 어떤 것과 가장 관련이 있는지 결정한다. 비록 각각의 환자들은 최소한의 정보를 제공하지만, 이러한 상태들에 대해 배웠던 여러분의 지식이 정확한 선택을 할 수 있도록 도울 것이다.
   - 위장관계 출혈
   - 심장 발작
   - 울혈심장기능상실

   a. 75세 환자가 허약감을 호소하고, 3일 동안 점점 상태가 악화되는 것 같다고 말한다. 그녀는 지난 밤 소파에서 잤다고 말한다.
   b. 72세 환자가 허약감과 호흡곤란을 호소하고 일주일동안 악화되었다고 말한다. 그는 관절염 때문에 이부프로펜을 복용중이다.
   c. 65세 당뇨 환자는 구역질, 구토, 힘 빠짐을 호소하고 "아침부터 몸 상태가 좋지 않았다" 말한다.
   d. 80세 환자는 하루 동안 정상적이었다가 혼란스러웠다가를 반복한다. 이러한 상태가 매우 심각해지는 날도 있었다고 한다. 그는 고혈압과 전립선암을 앓고 있다.
   e. 77세 환자는 2년 전 심장 발작을 겪은 후부터 매일 아스피린을 복용중이다. 환자는 오늘 갑작스런 허약감을 호소하고, 약간 어두운 색깔의 무언가를 구토했다고 말한다.

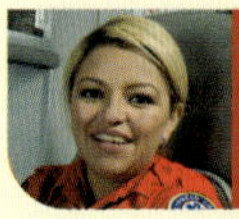

현장이야기

"구급차 10호, 호흡 곤란을 호소하는 노인 주거 센터로 출동" 응급구조사가 현관에 도착했을 때, 응급구조사는 집이 매우 지저분하다는 것을 알아 차렸다. 환자는 67세의 남성으로 빠른 호흡을 하고 있었으며, 쌕쌕거림을 들을 수 있었다. 환자는 의자에 똑바로 앉아있다. 응급구조사는 환자가 왜 119에 신고를 했는지 물었고, 그는 짧은 문장으로 숨쉬기 힘들고 천식 발작이 일어날지도 모른다고 대답한다. 응급구조사의 동료는 환자에게 산소를 공급해야 한다고 이야기한다. 동료가 비재호흡마스크를 준비하는 동안 응급구조사는 일차평가를 수행한다.

질문

1. 환자에게 제공해야 할 처치 중 가장 우선순위가 높은 것은 무엇인가?
2. 일차 평가를 완료한 후, 다음은 어떤 평가 정보를 수집해야 하는가?
3. 환자의 주거 상태가 중요한 이유는 무엇인가?

환자의 기도는 개방되어 있고 날숨에 쌕쌕거림이 있는 호흡은 분당 24회이다. 동료는 추가로 활력징후의 측정을 계속하고, 당신은 SAMPLE병력을 청취한다. 응급구조사가 환자에게 어떤 약을 먹고 있는지를 물었을 때, 환자는 잘 들리지 않으므로 크게 말해 달라고 부탁한다. 응급구조사는 환자의 앞쪽으로 다시 위치하고, 소리치지 않으면서 더 큰 소리로 분명하게 이야기 한다. 그는 약병이 가득찬 신발 상자와 두 개의 흡입기를 가리킨다. 당신이 그에게 약을 복용했는지 물었고, 그는 혼란스러운듯, 오늘 먹은 약이 어떤 것인지 기억나지 않는다고 한다. 그의 투약 계획에 대해 누가 알고 있는지 물었을 때, 그는 혼자 산다고 대답한다. 동료는 다음과 같이 활력징후를 보고 한다: 호흡 28회, 맥박 110회, 혈압 160/100, 피부는 축축하고, 동공 반응은 정상이다. 응급구조사와 동료는 환자에게 병원으로 이송할 것이라고 말한다. 그는 동의했고, 응급구조사는 환자를 준비시켜 환자와 함께 환자의 약상자를 구급차로 옮긴다.

질문

4. 평가에 근거하여, 환자의 상태가 악화될것이라고 예상하는가? 만약 그렇다면, 어떻게 대비할 것인가?
5. 병원으로 가는 도중에 수행되어야 할 부가적인 평가는 무엇인가? 활력징후는 얼마나 자주 측정되어야 하는가?
6. 병원 직원에게 제공해야 할 환자의 생활 상태에 대한 정보는 무엇인가?

응급구조사는 환자 상태에 대해 동료와 간단하게 의논하고, 환자의 호흡수가 증가하고 있으므로 백밸브 마스크로 환기를 보조할 필요가 있을 수 있으므로 사이렌을 켜고 이송하는 것이 적합하다고 결정한다. 응급구조사는 또한 환자가 혼란스러운 상태이고 깊은 호흡을 하기 어려운 점에 근거하여 환자의 흡입기로 환자를 보조하지 않을 것을 결정한다. 병원으로 갈 때, 동료는 운전을 하고, 응급구조사는 활력징후를 재평가하여, 환자의 호흡수가 24회로 회복되었으며 환자가 더 긴 문장으로 이야기하기 시작했음을 알게 된다.

응급구조사는 이전의 천식발작에 대한 부가적인 의학적 병력을 질문하고, 환자는 의식이 더 호전된 것처럼 보였다. 응급구조사는 환자와 의사소통이 잘되고 있고, 환자는 응급구조사에게 귀 기울이고 있다. 실제로, 그는 딸의 이름과 전화번호를 알려주었다. 환자는 덜 불안해 보였고, 병원에 도착하기 5분 전, 쌕쌕거림이 여전히 들리는 채, 호흡수가 20회였다. 응급구조사는 무선 통신으로 병원에 연락하여 환자 정보를 제공하고 병원도착 예정시간을 알려준다.

구급상황일지를 완성하는 동안, 주거의 상태와 환자가 혼자 살고 있다는 것을 기억한다. 병원을 떠나기 전, 당신은 이 정보를 수간호사에게 전하고 환자가 집으로 가게 된다면 투약과 같은 치료에 대한 도움뿐만 아니라 생활 보조가 필요할 것이라고 제안한다. 간호사는 응급구조사에게 고마워하며 담당자에게 추후관리를 부탁하겠다고 한다.

특별한 처치가 필요한 환자 (Emergencies for Patients with Special Challenges)

35

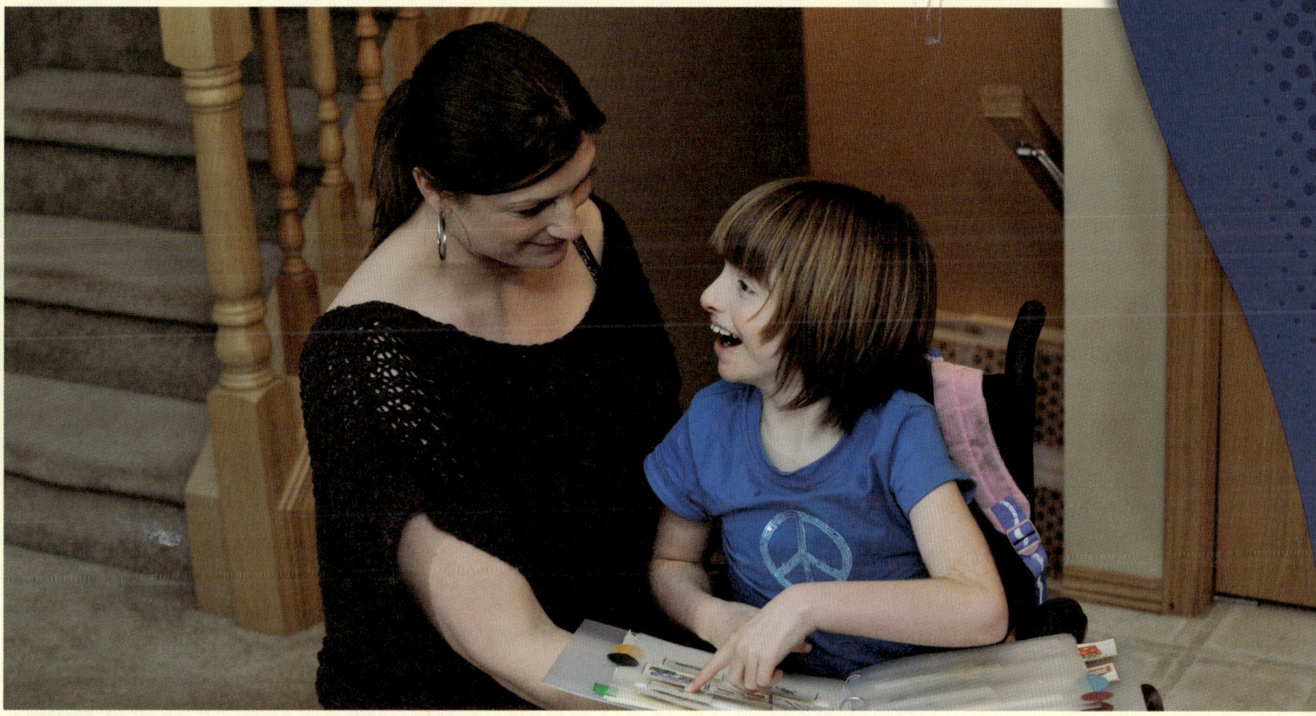

관련 단원

다음 단원들은 이 단원에서 토의된 주제와 관련있는 추가적인 정보를 제공한다.

- 2 응급구조사의 안녕
- 3 환자 들어올리기와 이동하기
- 4 의료적/법적 및 윤리적 문제
- 10 호흡 및 인공 환기
- 17 호흡 응급
- 24 혈액 및 신장응급

표준

특수 환자 집단(특별한 처치가 필요한 환자)

역량

성장, 발달, 그리고 연령, 기본적인 응급처치를 제공하기 위한 평가 방법, 특정한 환자의 이송에 대한 기본적인 지식을 적용한다.

핵심 개념

- 특별한 처치가 필요한 환자에게 직면할 수 있는 여러가지 문제
- 장애 그리고 특별한 문제들의 여러가지 유형
- 특별한 처치가 필요한 환자의 병원 전 처치를 위한 특수 관점
- 선천적 또는 후천적인 질병과 상태
- 환자가 필요로 하는 전문 의료기기의 유형
- 학대와 방치 문제를 다루고 인지하는 방법

학습목표

이 단원을 읽고 난 후, 여러분은:

35.1 이 단원에서 소개된 주요 용어를 정의할 수 있다.

35.2 다양한 장애, 말기 질환, 비만, 노숙자/빈곤, 자폐증 등과 같이 특별한 처치가 필요한 환자들에 대해 설명할 수 있다.

35.3 특별한 처치가 필요한 환자를 대응하기 위한 일반적인 고려사항에 대해 설명할 수 있다.

35.4 신체장애들과 호흡장비들, 심장장비들, 위장비뇨기 장비들과 숭심정맥관을 포함하여 특별한 처치가 필요한 환자들의 가정내 처치시 사용되는 장비들을 인지하고 각 환자에 대한 평가 및 이송 시 고려사항을 논의할 수 있다.

35.5 특별한 처치가 필요한 환자가 특히 학대와 방치에 취약한 이유와 이러한 상황에서 응급구조사의 의무가 무엇인지 설명할 수 있다.

핵심 용어

자폐 범주성 장애(autism spectrum disorders; ASD)
체내삽입자동제세동기(automatic implanted cardiac defibrillator; AICD)
비만학(bariatrics)
중심정맥관(central IV catheter)
지속기도양압(continuous positive airway pressure; CPAP)
투석(dialysis)
장애(disability)
영양공급관(feeding tube)
왼심실보조장치(left ventricular assist device; LVAD)
비만(obesity)
인공항문 주머니(ostomy bag)
박동조율기(pacemaker)
기공(stoma)
기관절개술(tracheostomy)
소변카테터(urinary catheter)
환기기(ventilator)

여러분이 지금까지 배웠던 응급의료처치의 원리는 다양한 환자에게 적용된다. 특별한 처치가 필요한 환자들은 감각 이상, 발달 장애, 말기 질환, 또는 과도한 비만 환자, 노숙자, 선진화된 의료를 받지 못한 환자 등이다. 이러한 환자들과 관련된 건강 문제는 응급의료서비스 호출의 가능성을 증가시킨다. 또한 이러한 환자들의 경우 학대와 방치에 높은 위험을 가진다. 이 단원에서는 특별한 처치가 필요한 환자에 대해 다룰 것이다.

핵심 개념
특별한 처치가 필요한 환자에 의해 직면할 수 있는 여러가지 문제들

핵심 개념
장애 그리고 특별한 문제들의 여러가지 유형

장애(disability)
일 또는 다른 사람을 돌보는 것과 같은 일상적인 업무를 수행하는 개인의 능력을 방해하는 신체적, 감정적, 행동적, 또는 인지적 상태

특별한 처치가 필요한 환자

특별한 처치가 필요한 환자는 특별히 고려되어야 하는 여러 유형의 문제들을 가진 환자로써, 특별한 고려가 요구되는 환자이다. 보건의료 전문종사자로서 다양한 그룹을 돌보는데 있어 가장 중요한 핵심 요소는 환자의 존엄성과 권리를 보호하고 환자를 존중하는 것이다.

장애(Disability)

불행하게도, 사회적인 도움이 필요한 사람들은 다른 사람들에 의해 차별받았고, 부정적인 시각으로 보여졌다. 특수한 상황과 관련된 사회적인 낙인 때문에, 그리고 어떤 용어로 그들을 말해야 할 지에 대한 확신이 없기 때문에, 우리는 종종 이러한 환자들에 불편함을 느끼고, 그들의 상황을 설명하기 위한 정확한 용어를 찾는데 어려움을 겪는다.

"장애"라는 단어는 일상 생활의 활동(일이나 스스로 자신을 돌볼 수 없는 경우)에 종사할 수 있는 능력을 현저하게 방해 받는 사람을 일컫는다. 장애는 시력 장애(그림 35-1), 청각 장애, 운동 장애, 감각 및 인지 장애 등을 포함하고 있다.

질병통제예방센터는 22세 전에 발생한 만성 정신/신체 장애와 사람의 주요 생활 활동에 심각하게 손상을 초래하는 장애를 "발달장애"라고 정의했다. 발달장애는 뇌성마비, 다운증후군(그림 35-2) 등을 포함한다. 발달 장애에 포함되지 않는 장애의 경우 외상 또는 내과적 질환으로부터 오는 장애이다. 다발성 경화증, 파킨슨병, 뇌졸중, 외상성 뇌손상, 척추손상 그리고 질병의 결과로 발생하는 모든 인식, 감정, 신체 장애들이 여기에 포함된다. 표 35-1은 몇몇 질환과 연관된 장애들을 설명해 놓았다.

많은 장애인들이 홀로 살 수 있지만, 몇몇 장애인들은 휠체어, 난간과 같은 보조 기구 등을 사용해야 할 것이다. 안내견들 또한 많은 장애인들을 도와주며, 그들의 독립성을 증가시킨다. 몇몇 심각한 장애 환자들은 환기기계, 영양공급관과 같이 특별한 기구들을 집에서 사용할 것

그림 35-1 (A) 맹인들은 응급구조사의 얼굴을 만지길 원할 것이다. (B) 맹인이 안내견을 데리고 있는 경우, 응급구조사는 절대로 안내견과 환자의 사이에 개입해서는 안된다. *(Photos A and B: © Michal Heron)*

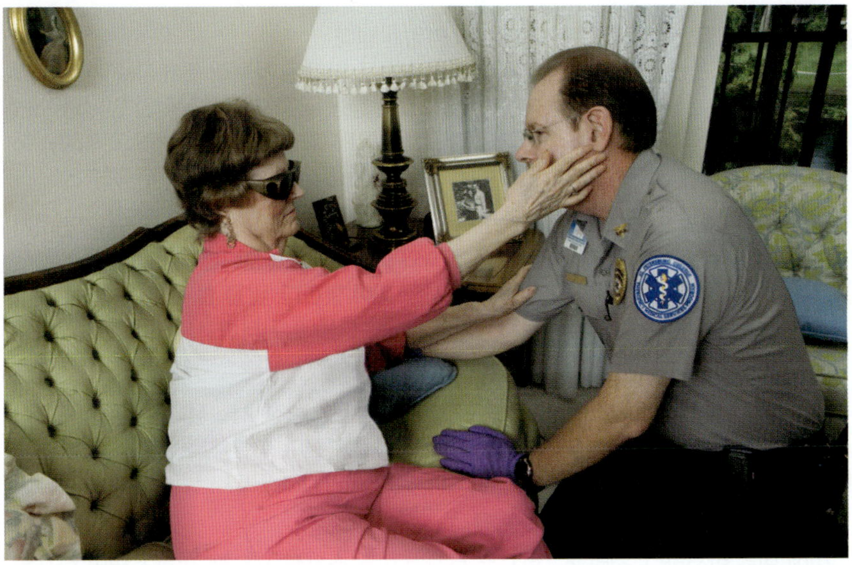

(A)

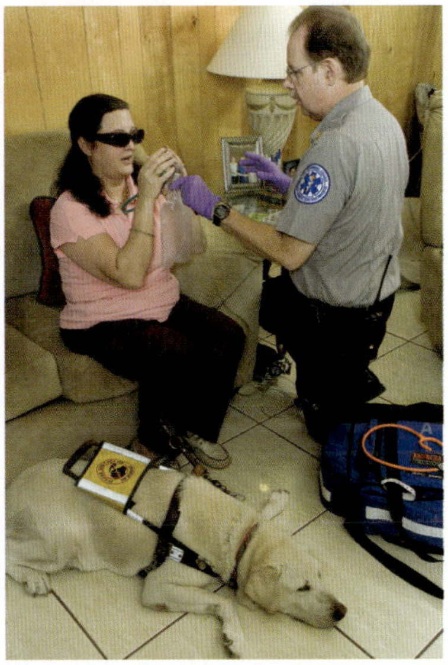

(B)

이다. 또한 응급구조사들은 다양한 요양소 또는 보호 시설에서 이러한 환자들을 만날 수 있다.

말기 질환

말기 질환 환자, 즉 말기 암, 심장기능상실, 콩팥기능상실, 헌팅턴 무도병 또는 루게릭병과 같은 점진적으로 악화되는 질환들은 호스피스 또는 가정방문 요양보호사들의 도움을 받으며 가족들과 함께 하기 위해 집에 머무르기를 선호할 것이다. 말기 환자들은 생명을 연장하거나 또는 통증을 줄이기 위해 기계에 의존할 것이다. 종종 말기 환자들은 응급 처치의 수준을 지정한 사전 지시서를 가지고 있다("의료적/법적 및 윤리적 문제" 단원을 참고하도록 한다).

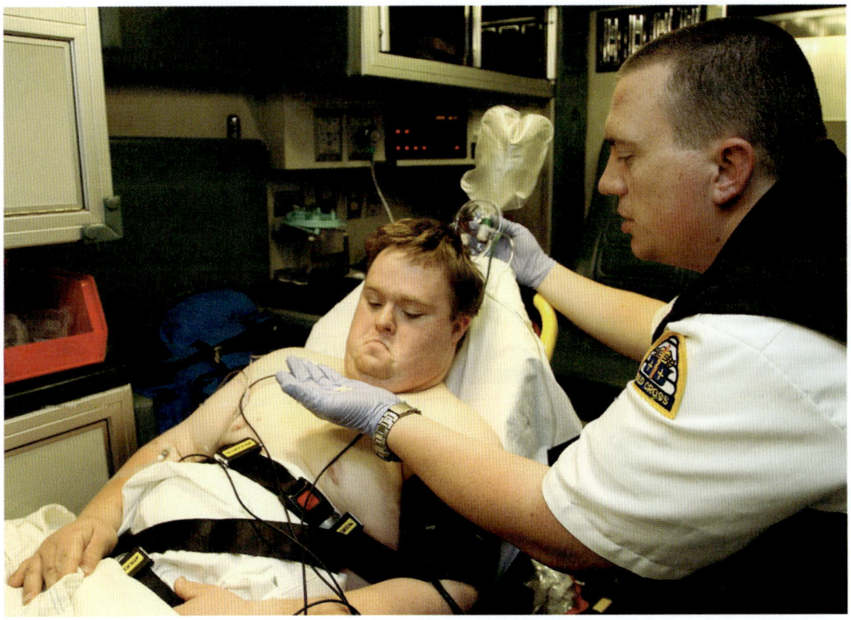

그림 35-2 응급구조사는 다운증후군과 같은 발달장애 환자처치를 요청받을 수 있다. *(© Daniel Limmer)*

표 35-1 특별한 처치가 필요한 환자의 특정 질병

상태	설명	영향
자폐증	사회적인 기능과 의사소통에 장애를 가진 발달 장애. 환자는 반복적 또는 제한된 행동을 할 것이다.	자폐증의 범위는 넓다. 아스퍼거스 증후군 환자는 사회적 문제점을 가지고 있고 평범하지 않은 행동을 하지만, 정상적인 언어와 지능을 가진다. 고전적인 자폐증은 언어가 느리고, 의사소통에 문제가 있으며, 종종 상호적인 능력이 부족하다.
뇌성 마비	운동 조절의 영구적인 장애, 태어날 때부터 가지고 있거나 또는 한 살 이내에 발생한다. 뇌성마비는 점진적이지 않다. 운동 기능이 많이 부족하다.	뇌성마비 환자는 인식 장애를 가질 수 있지만, 가정하지 않는다. 환자와 직접적으로 이야기를 시도해 본 후 가족 또는 보호자와 이야기 한다. 말을 할 수 없는 뇌성 마비 환자들의 경우 눈 또는 컴퓨터를 사용하여 말을 전달할 수 있다.
인지적 장애	정신지체는 다양한 유전적 또는 선천적인 문제 때문에 발생한다(예; 다운증후군, 태아기 알코올 증후군). 이는 또한 뇌졸중, 치매, 과거 외상성 뇌손상으로 인해서 발생할 수 있다.	환자는 학습, 판단, 문제 해결, 사회적 기술 등을 포함한 지적 기능에 문제를 가진다. 다른 사람들과의 상호 작용하는 능력에 제한을 가지고 있으나 몇몇 환자는 독립적으로 살 수 있다.
청각 장애	이 장애는 선천적, 외상적, 또는 나이에 의해 발생한다. 청력 소실은 부분적으로 발생하거나 또는 완전히 발생한다.	환자는 보청기 또는 수화를 사용할 것이다. 몇몇 환자는 상대방의 입 모양을 보고 이해할 수 있으므로, 환자의 얼굴을 정확히 보고 환자에게 직접적으로 이야기하는 것은 중요하다.
신부전	이 질환은, 당뇨, 고혈압, 그리고 다른 내과 질환으로 인한 결과로 발생한다. 환자는 신장기능이 소실되어 투석을 받을 것이다.	환자들이 정해진 날짜에 투석을 받지 않는 경우 대사 장애를 가질 경우가 쉽다. 투석하는 팔에 혈압을 측정하지 않는다. 환자가 의식이 있고 보행이 가능한 경우, 환자는 자신들의 장치를 어떻게 작동하는지 잘 알고 있으므로 환자를 돕도록 한다.
신경근 장애	근육위축, 다발성경화증, 그리고 루게릭 병이 있다.	신경근 장애를 가진 환자의 경우 점차적으로 증가되어 마비까지 이르게 된다. 이들의 합병증으로는 환기에 의존해야 하는 호흡근마비가 있다.
뇌졸중	경미한 증상부터 중증까지 다양하다. 이와 관련된 특정한 문제는 감정적, 행동적, 의사소통, 지능적, 또는 신체적 문제와 연관이 있다.	환자의 청력과 이해력에 대에 추정하지 않는다.
척추손상	완전한 척추 손상의 경우, 환자는 손상된 척추 아래로 감각 또는 기능을 소실할 것이다	척수 위쪽에 손상을 입은 환자의 경우 환기기계에 의존할 것이다. 환자는 기침을 할 수 없으므로, 폐렴의 발생률이 높다. 소변카테터를 사용하고 있는 환자의 경우 감염의 위험이 높다. 부동상태는 조직의 압박과 허혈을 발생시키고, 피부를 손상시킨다. (욕창성 궤양 등)
시력 장애	이 장애는 선천적 또는 후천적으로 발생하고 부분적이거나 완전한 시력 소실이 나타난다.	종종 시각 장애 환자들은 자신들만의 방법으로 잘 생활한다. 환자의 불편함을 해소해 줄 수 있도록 도울 수 있는 방법을 환자에게 물어본다. 환자가 안내견이나 막대기를 사용하는 경우, 환자와 함께 이송하도록 한다. 항상 무엇을 하던지 시행 전 환자에게 설명하도록 한다.

말기 환자들과 그의 가족들은 특별한 정서적 요구를 지닌다. (이 단원의 "죽음과 임종에 대한 반응 이해하기" 그리고 "응급구조사의 복지" 단원을 참고한다.) 불행하게도, 말기 환자의 의료적 비용은 재정적인 문제를 야기할 수 있으므로, 환자 또는 가족들의 의견을 고려한다.

비만

비만학(Bariatrics)은 ***비만***의 원인, 예방, 치료를 다루는 의학의 분점이다. 신체 용적 지수(BMI)가 30 또는 그 이상일 경우, 비만으로 정의된다. 신체 용적지수는 몸무게(파운드)를 키의 제곱(인치)에 나눈 값에 703을 곱하면 알 수 있다. 예를 들어, 여성의 몸무게가 135파운드이고, 키가 65인치라면,

135/(65×65)×703 = 22.46이다.

20세 이상의 사람에서는BMI 수치 24.9까지를 건강하다고 본다. BMI가 25-29은 과체중이 의심되고, 반면에 BMI 30 이상은 비만으로 고려된다. 근육이 많은 사람의 경우엔 지방 없이 BMI가 30이상으로 나올 수 있으므로 BMI는 신체의 지방을 직접적으로 측정하는 것이 아니라는 것을 기억한다. BMI는 건강한 몸무게의 범위라고 생각하면 된다.

비만은 미국에서 성인과 소아에게 심각하고 증가하고 있는 건강문제이다. 비만은 암, II유형 당뇨병, 고혈압, 심정지, 뇌졸중, 간 또는 쓸개 질환, 관절염, 수면 무호흡, 호흡 문제의 위험을 증가시킨다. 비만은 점차 증가하고 있고, 비만은 또한 건강 문제를 야기시키므로, 여러분은 비만 환자를 자주 마주하게 될 것이다.

응급구조사로서, 비만 환자 처치를 위한 특별한 방법을 배우고, 뿐만 아니라 응급구조사와 환자의 손상 없이 환자를 들 수 있는 방법에 대해 알 필요가 있다. 과비만 환자들은 바로누움 자세를 취했을 때 흡기 시 가로막의 이동으로 인해 호흡을 힘들어 할 지도 모른다. 가능하다면, 환자의 호흡을 위해 편안한 자세를 지원한다. 환자의 산소 포화도 수치를 모니터하고, 필요한 경우 산소를 공급하거나 또는 환기를 보조한다. 비만 환자를 들고 이동할 때에는 충분한 인력이 있어야 하고, 만약 환자가 과비만이라면 특수 장비 사용을 고려한다.

비만학(bariatrics)
비만의 원인, 예방, 치료를 다루는 의학의 분점

비만(obesity)
신체 용적지수(BMI)가 30 또는 그 이상일 경우

노숙자와 빈곤

노숙자는 여유가 없거나 또 다른 이유 때문에 정기적으로 생활할 공간이 없는 상태인 사람들을 말한다. 노숙자들은 차, 공원, 길, 가건물, 폐가에서 지낼 것이다. 대부분의 지역사회들이 노숙자를 위한 보호 시설을 가지고 있지만, 점점 증가하는 노숙자들을 모두 수용하기엔 어려울 것이다. 또한 노숙자들은 보호 시설을 사용 가능함에도 불구하고 방해 받지 않고 홀로 독립적으로 살아가기를 추구할 것이다. 노숙자는 남성, 여성, 어린이, 그리고 가족 단위로 이루어져 있다.

노숙자는 여러가지 심각한 건강문제를 가지고 있다: 정신 건강 문제, 영양 실조, 물질 남용, 에이즈바이러스, 기관지염 과 폐렴, 환경 응급, 부상, 그리고 피부염 등이 있다. 또한 이들은 병원에 자주 가지 않으므로, 경미한 문제들을 결국 응급 상황이 될 때까지 방치하는 경우가 많다. 만성적인 건강 문제와 영양 실조는 신체가 손상 또는 급성 질환에 반응하는 능력을 손상시키고, 결국 더욱 심각한 우려의 문제를 만든다. 노숙자 여성의 경우 성적 학대의 희생자가 될 수도 있다. 또한 대략 135만 명의 어린이 노숙자들 중 대다수가 감정적인 문제를 지니고 있다.

노숙자의 원인이 되는 가난은 사람 또는 가족이 사회에서 기본적인 생활을 할 수 있을 만큼의 수입이 전혀 없는 상태를 의미한다. 미국의 보건복지부는 2014년에 1인 가구에서 연 수입 $11,670 미만, 그리고 4인 가족에서 $23,850 미만을 가난의 기준으로 정했다. 하지만 많은 1인 가구와 4인 가구들이 이 기준 이상의 수입이 있음에도 불구하고, 의료, 건강 보험, 의약

처방, 적절한 영양 섭취 등 필수적인 것들을 행하기에 많이 부족했다. 그러므로 가난은 노숙자처럼 같은 많은 건강 문제를 가지기 쉬운 경향이 있다.

자폐증(Autism)

자폐 범주성 장애(autism spectrum disorders; ASD)
의사 소통 능력, 행동 조절, 상호 교류 등에 영향을 미치는 발달 장애

*자폐 범주성 장애(Autism spectrum disorders; ASD)*는 의사 소통 능력, 행동 조절, 상호 교류 등에 영향을 미치는 발달 장애이다. 이는 응급처치제공자에게 심각한 문제를 유발할 수 있다. 고전적인 평가 기술과 처치 프로토콜은 자폐증 환자를 위해 변형될 필요가 있다. 자폐증은 대략 68명의 어린이 중 한 명이 앓고 있으며, 미국에는 대략 150만 명 정도의 자폐증 환자들이 있어 응급구조사들이 비교적 자폐증 환자를 마주하기 비교적 쉽다. 하지만, 시간이 지남에 따라 2000년 이후에는 자폐아의 발생률이 대략 150명 중 1명 꼴로 발생한다. 자폐증을 앓고 있는 환자를 다룰때 사용하는 약어는 ABCS이다: 의식(Awareness), 기본(Basic), 침착함(Calm), 그리고 안전(Safety)이다.

의식(Awareness)

자폐증 환자들은 일반적인 사람들과 같은 방법으로 반응하고 행동하지 않는다는 것을 이해하는 것은 매우 중요하다. 그들은 상황에 적응할 수 없기 때문에, 응급구조사는 자폐증 환자에게 접근 시, 접근 방법을 바꿀 필요가 있다.

자폐증 환자는 일반인과 같은 응급 질환에 민감하다. 그들은 종종 발작 장애 등과 같은 질환을 동시에 가진다. 이러한 이유 때문에, 자폐증 환자들이 응급의료서비스를 자주 요청한다. 하지만, 자폐증 환자들은 그들만의 엄격한 일상이 있고, 물건에 강한 집착을 보인다. 그래서 이들은 누군가가 이것에 개입되는 것을 용납하지 못한다.

자폐증 환자와 대화하는 것은 매우 힘든 일이다. 자폐증 환자들은 종종 문자 인식과, 유머, 비속어, 또는 뜻이 분명한 문장 등의 언어 유형을 구별하기 어려워한다. 표정이나 행동과 같은 보디랭귀지 또한 인지하지 못할 것이다. 자폐증 환자의 25~30%가 15~24개월 때 말하는 것을 중단한다. 이들 중 1/4이 9살이 될 때까지 말을 하지 않는다. 매우 스트레스 받은 상황이라면, 말을 잘하던 자폐증 환자도 말을 하지 않을 것이다. 환자가 필요한 것을 표현하고 응급구조사가 환자에게 평가와 처치 과정을 설명하는데 도움을 줄 그림 카드를 사용하는 것을 고려한다.

자폐증 환자에게서 발생하는 고조됨(escalation)과 가라앉음(meltdown)은 비자발적으로 짜증을 내는 것과 같은 행동으로, 비명을 지르거나, 발을 구르고, 뛰어다니고, 물건을 던지고, 사람을 치는 등과 같은 행동을 한다.

이러한 행동들의 몇가지 원인이 있는데, 가장 관련이 있는 것은 감각, 감정, 또는 인식의 과도한 자극, 사회적인 문제, 개인이 정한 일상 생활의 방해, 예상치 못한 상황이 있다. 만약 자폐증 환자의 행동이 과격하다면, 이는 사실 응급구조사들에게 악의적이거나 반항하기 위해 행동하는 것이 아니라는 점을 기억하는 것이 좋다. 이는 개인이 극도의 스트레스 반응 및 개인의 제어를 벗어난 것이 훨씬 더 가능성이 있다. 대부분의 자폐증 환자의 경우 이런 상황이 발생할 경우 스스로 통제하지만, 종종 응급구조사의 도움이 필요한 경우가 있다.

기본(Basic)

자폐 환자를 마주할 때 제일 중요한 것은 기본적인 것을 유지하는 것이다:

- **기본 지침을 유지한다.** 자폐증을 가진 사람이 따를 수 있도록 단순, 명확, 정확, 명료하게 지시하도록 한다. 예를 들어. "(의자를 가르키며) 여기 앉으세요"라고 말한다.
- **기본적인 질문을 한다.** 대부분의 자폐증 환자는 개방형 질문보다 짧고 폐쇄형 질문에 더

답변을 잘 할 것이다. 간단한 질문일지라도, 환자가 대답할 수 있도록 시간을 준다. 만약 환자가 대답하지 않는다면, 환자는 말을 할 줄 모르거나 혹은 질문을 이해하지 못했거나 또는 어떻게 답변해야 하는지 모르기 때문일 것이다. 자폐증을 가진 환자의 경우 여러분의 지침을 이해하지 못한 경우 다시 확인하기 위해 물어보는 것에 어려움을 겪을 것이다.

- **기본이라는 의미는 자극을 최소화하라는 의미이다.** 라디오, 무선 호출기, 휴대 전화, 플래시라이트, 청진기 등의 "물건"들은 자폐증 환자의 감각을 과도하게 자극할 수 도 있다. 이들은 종종 다섯 개의 감각 중 하나 또는 그 이상이 조급성 반응을 보인다. 예를 들어, 형광등의 깜빡거림을 지켜볼 수 있다. 어깨의 부드러운 터지는 환자를 안심시킬 수도 있지만 환자가 매우 강력한 타격처럼 느낄 수 있다. 이들은 또한 여러 소음에서 한가지의 소음을 매우 크게 듣는 경향이 있다. 그래서 응급구조사의 무선 전화기가 매우 적은 소리 일지라도, 환자에겐 매우 크게 들릴 수 있다. 과도한 감각 자극은 환자를 쉽게 흥분시키거나 가라앉힐 수 있으므로, "물건"들을 가능한 끄거나 밖에 놔두는 것은 매우 중요하다. 만약 환자가 자폐증이 의심된다면 현장 접근 시 조명과 사이렌의 사용을 중지하는 것이 좋다.
- **기본적인 처치를 유지한다.** 자폐증 환자는 갑작스러운 변화에 잘 적응할 수 없기 때문에, 가능 한 새로운 경험을 최소화 하는 것이 최선의 방법이다. 응급상황에서 이 환자들의 일상은 중단되고, 여러 질문을 한번에 폭탄처럼 받을 것이며, 모든 지시 사항들을 받아들여야 하며, 질병과 손상은 매우 심한 통증 또는 불편함을 야기한 것이다. 이들은 이미 불안, 스트레스, 좌절이 한계치에 도달했을 것이다.

응급구조사는 절대적으로 필요한 처치를 보류하지 말아야 하지만, 대부분 자폐증 환자들이 일상적으로 병원에서 받아왔던 치료를 받을 수 있도록 처치 개입을 연기한다. 즉, 처치 전 자기 자신에게 "환자가 병원에 도착하기 전에 이 처치를 반드시 수행해야 하는가?"라고 물어본다.

자폐증 환자가 전형적인 증상을 호소하지 않는다는 것을 기억하는 것은 매우 중요하다. 이들은 매우 심한 통증을 호소할 수도 있고 그렇지 않을 수 도 있다. 그러므로 종종 응급구조사는 자폐증 환자의 심각한 상태를 간과할 수 도 있다. 그러므로, 환자를 항상 주의 깊게 평가하도록 하고 꼭 필요한 처치를 보류해서는 안된다.

침착함(Calm)

자폐증 환자를 다룰 때, 특히 환자의 상태가 고조되거나 가라앉을 때, 응급구조사는 반드시 침착함을 유지해야 한다.

환자의 상태가 악화된다 하여 더 큰 목소리로 명령하게 되면 더 비효율적이고 역효과를 만들 것이다. 개인의 행동을 일시적으로 통제할 수 없는 것은 응급구조사가 해결할 방법이 없다. 주의: 침착하고 차분해라.

"힘을 보여주는 것"은 공격적인 환자에게 효과적인 억제 방법일지 모르지만, 자폐증을 가진 환자에게는 그렇지 않다. 여러 사람이 자폐증 환자에게 접근하게 되면 환자는 좌절감을 증가하고, 불안감을 높아지며, 부정적인 행동을 증진된다. 자폐증 환자에게 접근 시 한 명의 구조자가 부모, 가족, 간병인과 동행하여 바로 접근하도록 한다. 명확하고 제어된 목소리 톤을 유지하도록 한다. 공감과 동정을 제공한다. 환자를 안심시키도록 돕고, 환자가 표현하는 좌절감과 우려감을 이해하도록 한다.

침착함이라는 의미는 시간을 가져야 한다는 것을 의미하고 강제로 환자를 다루지 않는다. 환자가 생명에 위협적인 상태를 가지고 있지 않는 한, 이는 환자 자체의 응급 상황이고 환자의 타임라인이다. 환자를 움직이게 강요하거나, 준비하도록 강요하는 것은 환자의 상태를 고조시키거나 가라앉힌다. 만약 환자의 상태가 이미 고조된 상태라면, 이는 사건의 강도와 지속 시간을 늘릴 수 있으며, 이미 확립된 모든 신뢰를 깨트릴 수 있다. 또한 고조된 자폐증 환자의 상태는 천식이나 심장 문제와 같은 의료 질환들의 상태를 악화시킬 수 있다. 또한 신체 활동은 고조된 상태와 동반하기 때문에, 부상 당하기 쉽다.

안전(Safety)

자폐증 환자에게 안전과 보호 감각을 유지시키는것은 매우 중요하다. 자폐증 환자가 있는 장소는 이미 환자에게 친숙한 공간이지만, 반면에 구급차는 자폐증 환자에게 매우 이상하고 낯선 장소이다. 그러므로 환자가 익숙해진 장소와 상호작용 하는 방법이 가장 중요하다. 환자의 상태를 악화 시킬 수 있는 낯선 것들을 제거하도록 하고 (예, 형광등), 그리고 불필요한 인력과 구경꾼들을 분산시킨다.

머리-발 순서의 신체 평가가 아닌 발-머리 순서로 신체 평가의 수행을 고려한다. 천천히 움직이고 한 번에 한가지를 시행하도록 한다. 환자에게 무엇을 어떻게 평가할 것인지에 설명하도록 한다. 환자가 질문을 이해하도록 또는 질문을 할 수 있도록 시간을 허용한다. (몇몇 자폐증 환자는 항상 "왜?"라는 질문을 한다). 환자가 불편해하거나 불안감의 징후를 보인다면, 평가를 지속하기 전에 시간을 좀 가진다.

방법에 따라 시행되는 매 단계에서 환자의 준비는 현장의 안전을 위해 필수적이다. 환자는 다음에 무엇이 수행될지 알 필요가 있다. 어떤 것을 확인 할 것인지? 언제 할 것인지? 얼마나 할 것인지? 항상 이야기 해주도록 한다. 자폐증 환자에게 처치를 설명 할 때에는 불확실하고 묘사적인 단어를 사용하여 설명하도록 한다. 예를 들어, 혈압을 측정 할 때 어떤 느낌인지 설명해 주도록 하되, "이것은 아프지 않아요" 라고 설명하지 않는다. 대신 "혈압계가 팔을 조일꺼에요" 라고 묘사하듯이 설명해 주도록 한다.

환자가 응급구조사의 처치나 평가의 수행을 받아들일 준비가 될 때까지 기다린다. 환자에게 "준비되면 저랑 함께 구급차에 타도록 해요"라고 하며 환자의 수용을 기다린다. 환자는 구급차 공간과 친숙하기 전에 구급차 둘러보기를 원할 것이고, 서랍장을 열고 닫아보고, 여러 장비들을 만져볼 것이다. 환자는 자신이 앉고자 하는 곳을 정하기 전에 여러 곳을 앉아 볼 것이다. 이러한 행동들을 수용하는 것은, 환자의 협조력과 여러분에 대한 신뢰감을 더 증가시킬 것이다.

환자가 고조된 상태 혹은 가라앉은 상태이더라도, 억제대의 사용은 환자를 무섭게 하고 놀라게 할 것이다. 억제대는 환자가 위협을 가하지 않는 한 사용하지 않도록 하고, 가장 최후의 방법으로 사용하도록 한다.

특별한 요구를 하는 환자 대응 시 일반적인 고려사항

핵심 개념
특별한 처치가 필요한 환자의 병원 전 처치를 위한 특수 관점

특별한 요구를 가진 환자들에게 필요한 처치는 지역사회에서 흔하게 응급구조사에게 도움을 요청하는 골절, 일반적인 질환(당뇨병, 고혈압, 출혈 등) 가슴통증 및 경력, 경련 등과 같은 질환에 대한 응급처치법이다. 그러나 환자가 가지고 있는 기존 상태에 따라 응급구조사가 처리할 수 있는 능력을 넘어설 수도 있다. 그러므로 언제라도 특별한 치료를 요구하는 환자들에게 적절한 처치를 하기 위해서는 이와 같은 환자들의 주호소와 현재 증상뿐 아니라 환자들의 특별한 건강관리를 위한 요구를 평가하고 이해 및 인식하고 있어야 한다.

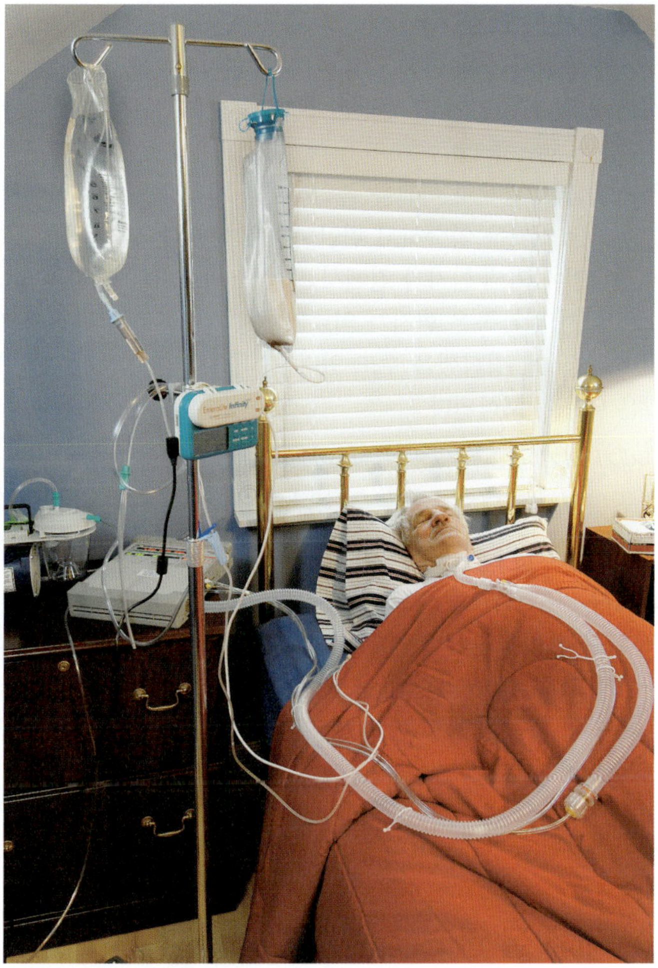

그림 35-3 응급구조사들은 집에서 전문의료기기를 사용하는 환자들에게 도움을 요청받는 경우가 점점 증가하고 있다. 이 사진의 환자는 집에서 기관절개관에 연결된 환기장치와 영양 주입 튜브를 가지고 있다.

환자가 집에서 의료기기들을 가지고 생활하는 경우

과거에는 병원에서만 사용할 수 있었던 의료기기를 집에서도 가지고 생활할 수 있도록 의료보험의 혜택이 주어지고 있다. 이로 인해 병원이 아닌 환경에서 편안하게 일상생활을 할 수 있게 되었다. 그럼으로써 과거에는 응급구조사들이 만날 수 없었던 의료기기를 착용하거나 사용하고 있는 환자들을 지역사회에서 흔하게 만날 수 있게 되었다(그림 35-3). 환자들은 의료기기와는 관련이 없는 의학적 문제들로 병원 전 단계에서 응급구조사들에게 도움을 요청할 수 있다.

" 여러분이 잘 알지 못하는 의료기기를 보게 된다면 보호자에게 물어보세요. 그들은 그 기기에 대해서 잘알고 있으며 여러분들을 도와줄 것입니다. "

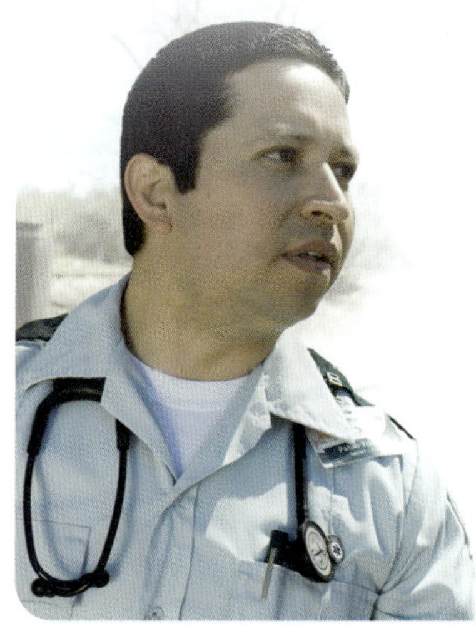

건강 관리 준비의 다양성

특별한 처치가 필요한 환자들은 다양한 곳에서 발생될 수 있다. 건강 관리를 위해 다양한 기관이 생기면서, 응급구조사는 개인 주택, 요양원, 전문 재활 센터, 전문 의료시설 등에서 호출될 수 있다. 이러한 신고에 익숙해지도록, 응급구조사는 지역 내 특별 건강관리 기관을 숙지해야 한다.

이와같이 기관들의 위치를 인지하는 것 외에도 응급구조사는 응급 출동 동안에 발생할 수 있는 혼란을 최소화 시키기 위한 계획들을 기관 담당자 함께 개발하여야 한다. 기관 담당자는 응급구조사가 만나게 되는 다양한 의료장비들을 의료적인 문제가 발생하기 전에 준비해 줄 수 있다. 몇몇 지역에서는 재난 또는 빌딩에서의 구출 시 의료기기의 도움이 필요한 환자를 식별하는데 도움을 주는 출동 체계 프로그램들이 있다.

환자를 잘 알고 있는 보호자

특별한 처치를 요구하는 환자들을 만날 때의 이점은 환자가 가지고 있는 의료기기나 환자의 상황에 익숙한 사람이 있다는 것이다. 이들은 간호사, 간호조무사, 가정도우미, 친구나 가족일 수 있다.

비록 가족들은 정식 의료관계의 학교를 졸업하거나 자격증을 취득한 사람이 아니라도 환자가 사용하고 있는 의료기기를 익숙하고 편안하하게 다룬다. 환자 가족들은 환자가 병원에서 퇴원하기 전에 의료인에 의해 환자가 집에서 사용할 의료기를 다루는 방법들에 대한 지식을 익힌다. 그러므로 환자의 가족은 환자가 의료기기를 가지고 생활하면서 생길 수 있는 의료적 상황을 예측할 수 있으며, 경험했을 수도 있다. 그러므로 환자의 문제를 사정하기 위한 질문에는 다음과 같은 내용이 포함된다.

오늘과 같은 문제가 과거에도 발생했었습니까? 어떻게 해결하였습니까?
이와 같은 문제를 해결하기 위해 여러분을 포함한 가족들이 교육을 받았습니까?
문제를 해결하려고 시도해 보셨습니까? 그렇다면 어떤 일이 발생했습니까?

추가적으로 "환자가 가지고 있는 의료기기는 정상적으로 어떻게 작동합니까?", "의료기기를 착용한 채로 응급차를 이용한 경험이 있나요?" 등의 질문을 할 수 있다. 환자가족은 환자의 상태에 익숙해 있으므로 한 명의 응급구조사가 환자의 상태를 사정하고 치료를 할 때 동료 응급구조사는 가족의 도움을 받아 환자의 의료기기를 작동하도록 하는 것이 환자의 치료에 도움이 될 수 있다.

가족의 도움에도 불구하고 가족들은 환자에게 발생하고 있는 모든 문제에 대해 알고 싶어하므로 응급구조사는 환자를 치료하는 중간 중간에 치료 내용을 가족들에게 알려준다.

자신의 치료에 대해 잘 알고 있는 환자

환자는 자신의 질환과 자신이 의존하고 있는 의료기의 기능이나 기구를 작동하는 방법 등을 잘 알고 있으므로 응급구조사가 환자를 위한 행동을 취하는 데 많은 도움을 줄 수 있다. 환자는 의료인에게서 직접 자신의 의료기구를 다루는 방법에 대해 교육을 받았으므로 응급구조사가 환자를 이송하는 중에 자신의 의료기구가 정확하게 작동하는 확인할 수 있고, 작동에 필요한 방법을 알려줄 수도 있다. 그러므로 환자에게 기계의 작동과 문제점에 대해 질문을 한다(그림 35-4).

환자의 의식이 명확할 때는 환자에게 도움을 받을 수 있으나 환자의 의식이 명확하지 않거나 환자의 질병이 악화된 경우에는 환자의 도움을 받을 수 없으며, 가족이 정보원이 될 수 있

그림 35-4 환자는 자신이 의존하고 있는 기구에 익숙하므로 환자에게 어떤 치료를 수행하기 전에 환자의 말에 기울여야 한다.

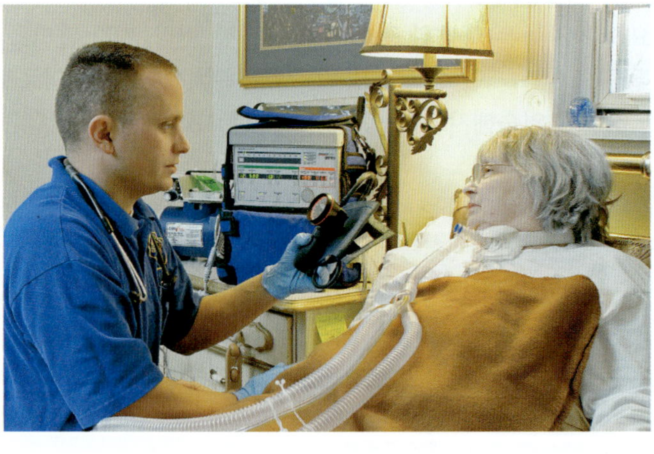

다. 환자의 의식이 명확하지 않아도 청각은 마지막까지 남아있는 감각이므로 응급처치에 대한내용은 환자에게 설명하는 것이 중요하다.

프로토콜을 따른다

응급구조사로서 특별한 처치를 요구하는 환자를 만나게 되는 제한적인 상황에서 요구되는 처치나 기술이 자신이 이미 숙지하고 있는 의료 지식이 아닌 경우에는 의료지시 사항을 참조해야 한다. 특별한 조건은 다음과 같다.

생명을 위협하는 기구의 문제점은 무엇인가?
이러한 문제를 해결할 수 있는 지식이 있는가?
이러한 문제를 해결할 수 있는 도구가 있는가?
그 지식이 의학적 치료 범위 안이나 응급구조사들이 수행하도록 되어 있는 프로토콜에 있는 내용인가?

질병과 상태

핵심 개념
선천적 또는 후천적인 질병과 상태

환자의 질병이나 어떤 상황은 선천적 증상일 수 있다. 선천적 질병은 태어날 때부터 가지고 있는 것이며, 유전적인 문제일 수도 있고 아닐 수도 있다. 선천적 심장질환은 대표적인 선천성 질환(출생 시 심장이나 심장혈관이 기형)이다.

후천적 질환은 출생 이후 발생한 것으로 세균이나 바이러스에 노출되거나 다른 내과적 질환이나 외상에 의해 이차적으로 발생하는 질병을 일컫는다. 예를 들면 만성폐쇄폐질환(COPD), 후천성면역결핍증(AIDS), 외상성 척추손상 등이 있다.

청각 질환은 발생 원인에 따라 선천적이거나 후천적일 수 있다. 청각 장애인은 소음이 심한 환경에 노출되거나 내과적 질환이나 약에 의해, 또는 선천적으로 될 수 있다.

선천적이거나 후천적인 만성질환은 갑작스럽게 질환이 악화되거나 급성화 될 수 있다는 것을 인식하고 있는 것이 중요하다. 또한, 급성질환도 언제든지 현재의 상황보다도 더 악화될 수 있다.

전문 의료기기

핵심 개념
환자가 의존하는 전문 의료장비의 유형

응급구조사는 의료기기를 가지고 있는 다양한 연령의 다양한 신체적 조건의 환자를 만날 수 있다. 환자의 생명유지를 위해 의료기기가 얼마나 중요하며, 환자를 위해 작동하는 의료기기가 무엇인지 알고 있어야 한다. 많은 환자들은 제한된 생명유지를 위해 의료기기에 의존하며, 적절하게 의료기기를 사용하고 있는 환자라도 말기상태일 수 있다.

미리 언급했듯이, 여러분은 환자를 병원으로 이송할 때, 보호자 또는 가족을 포함해서 이송해야 한다.

호흡 장비

지속기도양압

지속기도양압(CPAP)은 호흡 말기에 기도 허탈을 예방하기 위해 튜브와 마스크를 통해 계속적인 압력을 가하는 비침습 양압 환기기이다. 이러한 장치는 수면 무호흡(수면 중 호흡이 멈추는 기간)으로 힘들어하는 환자에게 수면동안 기도유지를 돕기 위해 처방한다(그림 35-5).

지속기도양압(continuous positive airway pressure; CPAP)
호흡 말기에 기도 허탈을 예방하기 위해 튜브와 마스크를 통해 계속적인 압력을 가하는 비침습 양압 환기기

그림 35-5 지속기도양압은 지속적인 압력을 주면서 기도를 열어놓는 기계이다. 수면 무호흡증이 있는 환자들에게 흔히 사용한다. (A) 성인, (B) 소아

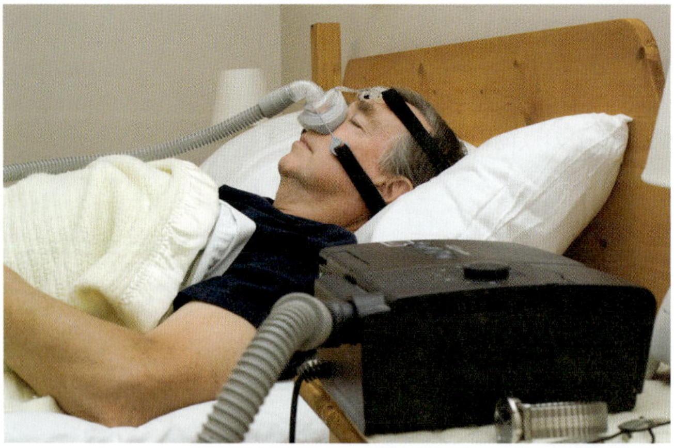

(A)

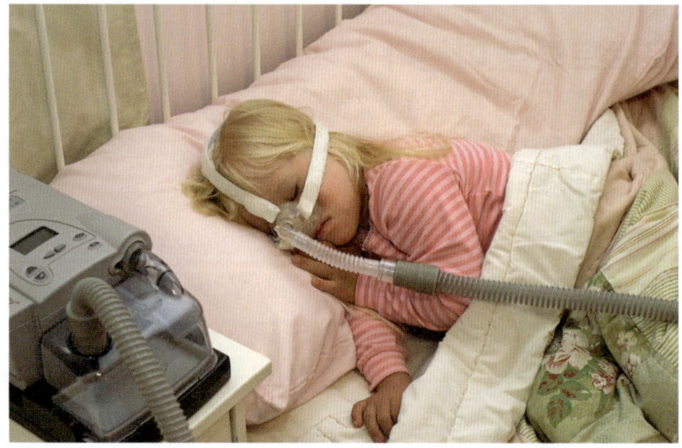

(B)

지속기도양압(CPAP)은 수면 중 무호흡으로 발생한 만성적인 피로감을 해결해 주고, 악화될 수 있는 질환을 예방할 수 있다. 또한, 수면 무호흡 어린이는 행동장애를 완화시켜 줄 수 있다. 이와 관련된 장비는 이중기도양압(BIPAP)의 장비로, 환자의 흡기와 호기를 도와준다.

응급구조사 평가와 이송. 수면 중 CPAP를 사용하는 환자는 직접적으로 CPAP 장치와 관련된 내과적 응급상황이 발생하는 경우가 흔하지 않으며, 이송 중에도 이 장치가 필요하지 않지만 환자들은 병원에 이 기구를 가지고 가기를 원하므로 병원직원은 환자가 수면 중에 CPAP를 사용한다는 것을 유의해야 한다.

기관절개관

기관절개술(tracheostomy)
목을 통해 기관 쪽으로 절개를 하여 코와 입이 아닌 절개구멍을 통해 호흡할 수 있게 만드는 수술

기공(stoma)
기관절개술로 인해 만들어진 구멍

기관절개술은 목을 통해 기관 쪽으로 절개를 하여 코와 입이 아닌 절개구멍을 통해 호흡할 수 있게 만드는 수술로(그림 35-6), 이 것이 영구적이게 되면 ***"기공"***이라고 한다. 이것은 두 번째에서 네 번째의 기관연골고리 사이에 만들어진다. 기관절개관(짧은 호흡용 튜브)은 코와 입이 하는 기능을 대신하도록 기공을 통해 기도 안으로 삽입하는 튜브이다.

청소년과 성인에게는 이중배관튜브(double-cannula tube)를 사용한다. 이 튜브는 주기적으로 세척을 하거나 고정을 위해 사용할 수 있는 안쪽 배관(튜브 안에 튜브가 있음)이 있다. 어린아이들은 단일배관튜브를 사용한다. 백밸브 마스크는 단일배관이나 이중배관 튜브에 직접 연결할 수 있다.

그림 35-6 기관절개관을 가진 환자에게는 다양한 응급상황이 발생할 수 있다.

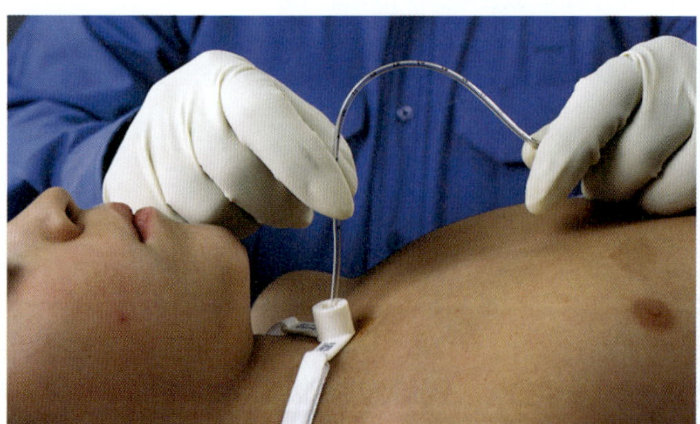

튜브를 삽입할 때 길잡이 역할을 하는 긴 플러그로 된 밀폐장치를 가지고 있으며, 이것은 이물질이 삽입하는 것을 막을 뿐 아니라 막히는 것을 예방한다. 이 밀폐장치는 튜브가 제자리에 삽입된 후에는 제거한다.

기관절개관은 호흡에 어려움을 겪게 되는 신경근육계 질환 환자, 척수손상환자, 선천성기형, 혼수, 종양 및 그 외에 호흡 기능에 손상을 주는 여러 종류의 질환자에게 시행한다. 환자에 따라 집에서 하루 종일 또는 수면을 취할 때만 기관절개관에 인공호흡기를 연결하여 사용할 수 있다.

기관절개 환자는 신생아부터 노인까지 다양하다. 기관절개관을 가지고 있는 경우에는 대부분이 말을 할 수 없다. 때때로 기관절개관 튜브를 막거나, 인공언어보조기인 스피커 밸브를 튜브에 연결하거나 후두에 전기장치를 놓고 간단한 말을 할 수 있다. 따라서 기관절개 환자가 말을 하지 못할 것이라는 추측을 하지 않는다.

기관절개관을 가지고 있는 환자에게 튜브 주변에 점막이 형성될 수 있다. 또한, 기관절개관은 흡입한 공기를 데워주고 먼지를 제거하고 가습을 하는 상기도 기능을 하기 때문에 튜브가 막히지 않도록 주기적으로 흡인을 해야 한다. 기관절개관 튜브로 인한 감염도 생길 수 있으며, 잘못 처리하면 호흡기능이 어려워 질 수 있다.

이것은 기관절개관이 삽입된 후 첫 몇 주 동안에 흔하게 발생하거나, 환자가 감염되었을 때 발생한다. 기관절개관에 발생하는 또 다른 문제들은 기관절개관의 이탈부터 기공 주위의 감염, 그리고 일반적인 호흡 곤란까지 범위가 넓다.

기관절개 환자는 광범위한 처치가 필요하며, 이들을 돌보는 보호자는 교육을 받아야 한다. 보호자들은 기관절개관을 흡인하는 방법에 매우 친숙해져야 한다. 그들은 또한 튜브의 위치를 바꾸는 방법, 규칙적으로 소독하는 방법 등에 대해 철저한 교육을 받아야 한다. 이러한 업무는 응급구조사들의 일반적인 업무 외의 일이므로 기관절개관을 가지고 있는 환자를 간호할 경우에는 지역 내 프로토콜을 확인해야 한다.

응급구조사의 평가와 이송. 기관절개관을 가지고 있는 환자의 기관절개관의 막힘을 평가할 때는 정확하게 해야 하며, 막힘을 제거할 때는 환자를 돌보는 보호자가 했던 방법이나 지침에 따라 한다. 튜브의 막힘을 제거하기 위하여 조심스럽게 기공 안으로 휘슬팁 카테터(기관내 흡인이나 기관지절개관 흡인 시 사용하는 부드럽고 유연한 튜브)를 삽입한다. 이때 삽입길이는 튜브의 밀폐장치 길이(기관지 튜브의 길이)와 같도록 정확 하게 측정한다.

만약, 튜브의 밀폐장치의 위치를 찾지 못했다면 저항이 느껴질 때까지 휘슬팁 카테터를 삽입한다. 그리고 휘슬팁 카테터를 부드럽게 돌려가면서 기관지 안의 분비물을 서서히 제거한다. 한번 사용한 흡인용 카테터는 식염수나 증류수를 통과시켜 카테터 안의 분비물을 제거한 후 재 사용한다. 만약, 가정용 환기기(인공호흡기)에 연결되어 있다면 흡인하는 중간중간에 백밸브 마스크로 환기를 해주어야 한다. 이송 중에는 기관지 분비물이 잘 배출되도록 상체를 약간 올려준다

가정용 환기기

가정용 환기기는 환자에게 호흡할 수 있도록 도와주는 기계이다. 이 기계의 무게는 단지 몇g 에서부터 10kg까지 다양하며, 크기도 컴퓨터용 책상크기부터 이 교과서 크기까지 매우 다양하다. 들숨과 날숨의 주기와 비율을 환자에 따라 결정할 수 있는 프로그램 기능을 가지고 있다.

환기기(ventilator)
환자의 호흡을 도와주는 기기

환기기는 길이를 마음대로 조정할 수 있는 환기 순환구라고 불리우는 주름진 튜브가 붙어있고, 이것은 기관과 만나게 된다. 환기기의 튜브는 목의 기공을 통해 들어가는 관과 연결되며, 또한 입에 삽관된 기관내삽관 튜브와 연결될 수 있다.

환자는 환기기에 의지해야 숨을 쉴 수 있지만 활동적인 생활을 할 수 있다. 예를 들면 슈퍼

맨 역할을 하였던 영화배우 Christopher Reeve는 1995년 영화 촬영 중 사고로 인해 목뼈 손상으로 팔다리마비가 되고 환기기에 의지하며 살았지만 그가 사망하는 2004년까지 왕성한 사회 활동을 하였다.

가정용 환기기를 가지고 있는 환자들은 여러 가지 문제가 발생하여 응급구조사에게 도움을 요청할 수 있다. 기관절개관을 가지고 있는 경우에는 기관지 분비물로 인해 흡인이 요구되거나 기공주위의 점막형성과 감염 및 호흡 곤란이 발생할 수 있다. 또한, 환기기는 전력에 의해 작동되므로 정전이 되면 기계 작동에 문제가 발생하므로 1시간 이상 작동할 수 있는 충전기를 비치해 두어야 한다. 가정용 환기 장치는 환자의 상태에 맞게 조정되며, 기계고장이 생기거나 이송 중에는 백밸브 마스크로 환기를 대신할 수 있다. 이때 응급구조사는 환자가 편안하게 느낄 수 있을 정도로 호흡횟수, 호흡량 및 압력을 맞추어야 하며, 환기기에 연결하여 사용 했던 호흡횟수, 호흡량 및 압력 등에 대한 정보는 환자나 보호자에게 입수해야 한다. 만약, 환자나 보호자에게서 정보를 얻을 수 없는 상황이라면 환자의 가슴이 적당히 확장되는지 피부색의 변화 등을 통해 환기의 효과를 확인한다.

응급구조사의 평가와 이송. 가정용 환기장치를 가지고있는 환자들은 환기장치용 튜브에 점막이 달라붙지 않도록 기관지 분비물을 자주 제거해야 한다. 응급구조사는 환자를 구급차로 이송할 때 환자가 있는 위치나 환자의 상태(환자가 무거울 때)에 따라 백밸브 마스크로 환기하는 게 더 쉬울 수 있다. 만약, 백밸브 마스크로 환기를 시킬 때는 산소에 연결하고, 환자의 체격에 맞는 크기로 사용한다.

만약, 크기가 맞지 않는다면 안면 마스크를 목의 기공입구를 완전히 감싼 후 사용할 수 있다. 가정용 환기장치를 환자에게 연결하여 이송해야 된다면 이송 차에 안전하게 연결하여 떨어지지 않도록 하고 할 수 있으면 구급차 안의 전기에 연결한다. 백밸브 마스크로 환기를 시킨다면 응급구조사가 환자를 사정하고 다른 처치를 수행할 때 백밸브 마스크 환기를 도와 줄 수 있는 사람이 필요하다.

심장 보조 장치

체내삽입형박동조율기와 체내삽입자동제세동기

박동조율기(pacemaker)
피부 밑에 삽입할 수 있는 작은 장치로, 전선은 심장 안에 삽입되어 적절한 심장박동수를 유지시켜주는 장치

환자에 따라 체내삽입형박동조율기와 체내삽입자동제세동기를 가지고 생활할 수 있다. 이 장치들은 치명적인 심장 리듬에 작용하도록 기능한다.

*박동조율기*는 피부 밑에 삽입할 수 있는 작은 장치로 전선은 심장 안에 삽입되어, 심장리듬

현장사례

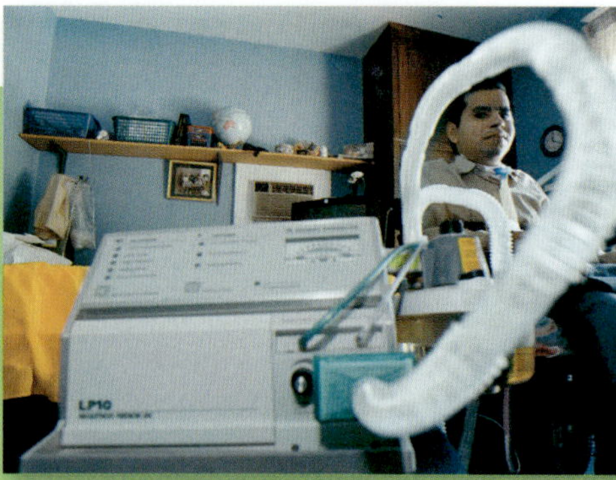

"오토바이 교통사고를 당했던 학생을 데리고 학교로 갔어요. 그는 목을 심하게 다쳐서 휠체어를 타고 인공호흡기를 달고 있었어요. 저는 그 사람에 대해 계속 생각했죠, 제가 응급구조사가 되었을 때 이런 환자가 구급차를 요구하면 어떻게 할까 고민스러웠어요.

"인공호흡기나 백밸브 마스크를 사용하는 것은 환자에게도 무서운 일이지만 저에게도 무척 겁나는 일이에요. 전 당연히 그 일을 해야겠지만 정말 신경이 쓰여요. 제가 이런 생각을 하는 것이 정상이겠죠?"

(© AP Photo/Journal Times, Jim Slosiarek/AP Images)

이 느리게 박동하는 것을 예방하는 장치이다. 초기형태의 박동조율기는 심장리듬 횟수가 고정되었으나 최근에는 환자의 상태에 따라 반응하는 "횟수-반응" 형태이다. 환자가 행동하거나 움직일 때 박동조율기의 센서가 환자의 상태에 따라 심장리듬을 증가시킨다. 호흡수가 증가함에 따라 심장리듬을 증가시킨다. 환자의 심장박동이 빠를 때 박동조율기에서는 낮은 전류를 방출하며 환자에게 아무런 느낌을 주지 않는다. 이 장치는 심장 근육이 자체적으로 움직이 도록 작동하는 것이 아니라 심장박동 시간을 조절해 주는 것이다.

체내삽입자동제세동기(automatic implanted cardiac defibrillator; AICD)
가슴의 피부 밑에 삽입된 장치로, 생명을 위협할 만한 부정맥을 감지하고, 쇼크를 전달하여 심장이 제세동될 수 있게 한다.

체내삽입자동제세동기(Automatic Implanted Cardiac Defibrillator, AICD)도 박동조율기와 마찬가지로 피부 밑에 삽입할 수 있는 작은 장치이다. 체내삽입자동제세동기도 지갑크기의 9-볼트 전지부터 크기가 다양하다. 대부분이 좌측 상부 가슴부위에 삽입하나 복부의 왼쪽위에 삽입하는 경우도 있으며, 일반적으로 촉진이 가능하다.

이것은 심실세동이나 심실빠른맥과 같은 생명을 위협하는 심장리듬을 발견하도록 만들어졌다. 최근 모델은 박동조율기의 기능을 갖춘 것도 있다. 만약, 생명을 위협하는 심장리듬을 발견되면 단일전기자극(single-shock)이 가해진다. 이때 환자들은 1점에서 10점 통증점수에서 6점 수준의 통증을 느낀다. 단일전기자극으로 비정상적인 심장리듬이 해결되지 않았다면 부정율동이 해결되어 기계가 멈출 때까지 전기적 자극은 차례로 주어진다. 체내삽입자동제세동기는 병원환경이나 특별한 자력권에서 기계작동이 멈춘다.

메모: 체내삽입자동제세동기가 쇼크를 주면 환자는 매우 당황하게 될 것이다. 정서적 지지를 하기 위해 준비한다.

환자에게서 근경련이 발견되어도 전기자극을 줄 수 없거나 치료나 사정을 위해 환자를 만지는 동안 전기자극이 주어진다면 해를 입을 수도 있다. 환자의 몸이 젖어있는 상태에서 전기적 자극이 주어져도 환자는 아무런 이상이 없다. 일반적으로 전기자극 주어진 후 상태가 좋아지면 주치의에게 연락한 후 주치의의 지시사항을 따르지만 어지럼증이나 가슴통증 및 숨쉬기가 어렵거나 24시간 안에 2번 이상의 전기적 자극이 주어졌다면 곧바로 병원에 오거나 응급구조사에게 연락을 해야 한다.

체내삽입형박동조율기와 체내삽입자동제세동기는 어떤 전기자기장이나 라디오주파수에 영향을 받을 수 있다. 그러므로 전기 도난 방지용 장치나 금속탐지기에 서 있지 말아야한다(단지, 통과하는 정도에서는 영향을 받지 않는다). 스테레오 스피커나 휴대용전화기는 체내삽입형박동조율기와 체내삽입자동제세동기가 삽입된 쪽으로 향하지 않도록 한다. 이 환자들은 전동기나 동력가스 도구들(전기톱과 인공눈 만드는 기계)과 15cm 정도의 거리를 두어야 한다. 심장 문제가 있는 대부분의 환자들은 이 장비들 중 하나나 둘 모두를 가지고 있다. 그러므로 이런 환자들은 만약의 경우를 위해 체내삽입형박동조율기나 체내삽입자동제세동기를 가지고 있다는 카드나 팔찌를 하고 다는 것이 좋다.

응급구조사의 평가와 이송. 응급구조사들은 체내삽입형박동조율기와 체내삽입자동제세동기를 가지고 있는 환자들의 특수성 때문에 전문소생술체계를 갖추기를 원한다. 이런 환자들은 단순히 내과병력의 하나로 체내삽입형박동조율기와 체내삽입자동제세동기를 가지고 있는 것이 아니라 전문소생술이 필요한 환자들이다. 만약, 박동조율기가 작동이 잘 안되거나 제세동기의 전원이 방출되었을 경우에는 내과적 응급환자로 고농도 산소공급과 지속적인 관찰과 평가가 필요하며 심정지기 발생하면 심폐소생술과 자동제세동기를 사용해야 한다.

왼심실보조장치

왼심실보조장치(left ventricular assist device; LVAD)
신체에 삽입된 배터리 충전식 펌프 기계로 왼심실에 채워진 혈액을 내보내는 역할을 한다.

왼심실보조장치는 가장 최근에 심장 질환자들에게 사용되도록 고안된 기구이다. 왼심실은 대동맥을 통해 온몸으로 혈액을 보내는 심실이다. 왼심실기능상실은 경우에는 심장이식이 요구

그림 35-7 이 환자는 왼심실보조장치의 두 개의 배터리 중 하나를 손으로 잡고 있다. 그 왼심실보조장치의 조절기는 그의 허리 벨트에 부착되어 있다.
(© AP Photo/George Widman)

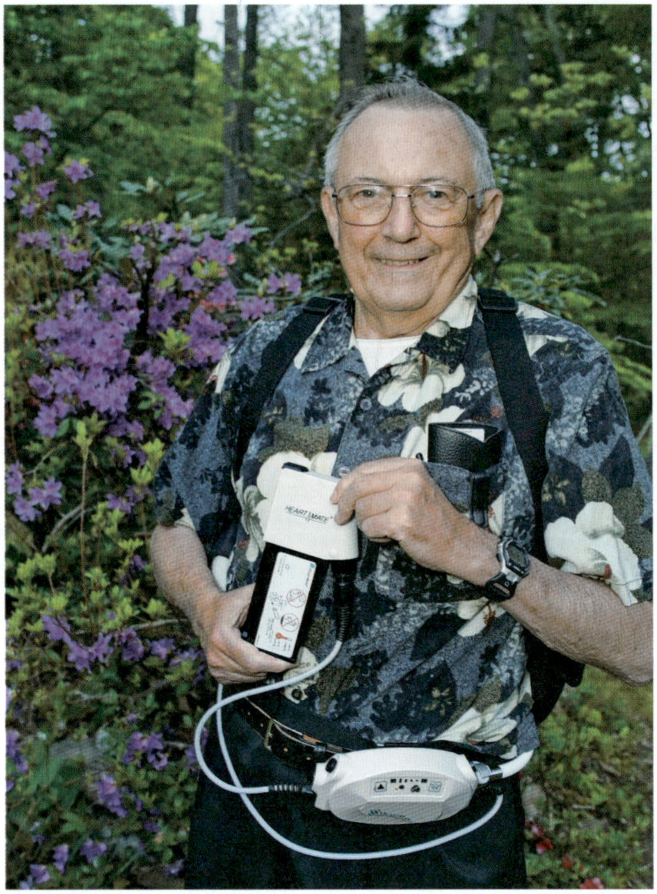

된다. 심장이식을 기다리는 동안 왼심실보조장치가 환자에게 유용하게 사용된다. 왼심실보조장치는 복부에 이식된 튜브를 통해 왼심실의 혈액을 대동맥을 통해 온몸으로 이동시킨다. 왼심실보조장치의 튜브는 안쪽으로는 배벽에 삽입되어 있으며, 외부에는 전원과 조절판이 있다. 왼심실보조장치를 사용하는 환자에게서 흔하게 발생하는 문제는 감염, 공기누출, 전원 방출이며, 이런상황 중 어떤 것이라도 발생하면 신속하게 병원으로 이송해야 한다.

응급구조사의 평가와 이송. 왼심실보조장치를 가지고 있는 환자는 서류가방이나 작은 배낭크기의 외부배터리 가방을 가지고 있다(그림 35-7). 환자를 이송할 때는 외부배터리 가방과 연결된 전선을 당기거나 꼬이지 않게 안전하게 다루어야 한다. 배터리의 전원이 방출되었을 경우에는 제일 먼저 집에 있는 교류전류계나 구급차의 전원 및 그 외의 전력계에 연결해야

그림 35-8 가정내 부엌에서 엄마는 영양공급관을 삽입한 그녀의 아이에게 옥수수전분 용액을 주입하고 있다. 그 아이는 입원과 발작을 피하기 위하여 매 4시간마다 옥수수전분용액을 주입해야 하는 희귀한 질병을 갖고 있다.
(© AP Photo/The Charlotte Observer, David T. Foster III)

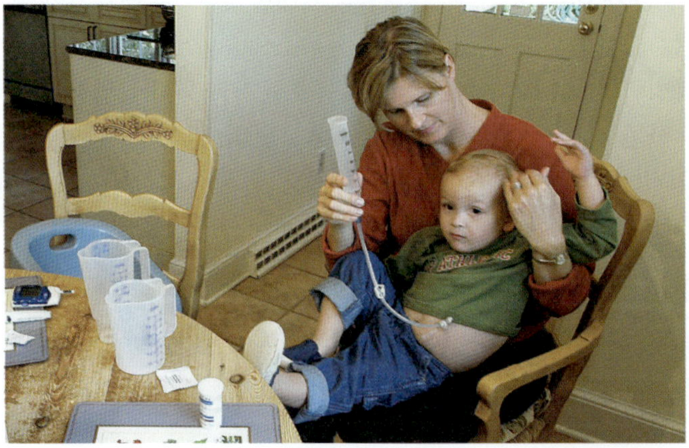

한다. 그러면 배터리 충전이 시작되고 펌프기능도 이루어진다. 만약, 펌프기능이 안된다면 수동으로 해야 한다. 펌프는 혈압계 커프에 연결된 전구와 비슷한 모양으로 심장이 박동할 때마다 짜주면 된다. 심장이식센터에서는 왼심실보조장치를 가지고 생활하는 환자가 사는 지역의 응급구조사에게 왼심실보조장치에 대한 교육을 제공한다. 특히, 교육내용은 환자가 사용하고 있는 모델 위주로 정보를 제공한다.

위장비뇨기 장치

영양공급관

*영양공급관*은 혼자서 음식물을 먹을 수 없거나 삼킬 수 없는 환자들이 사용한다. 이 튜브는 외과수술 환자인 경우에는 회복 시까지 단기적으로 사용하는 경우와 만성질환에 의해 장기적으로도 사용할 수 있다. 일반적으로 영양공급관은 코위관과 위관 두 가지 형태가 있다.

영양공급관(feeding tube)
위로 영양분을 전달하기 위해 사용되는 튜브. 코위관(nasogastric feeding)은 코를 통해 위장으로 삽입된 것이고, 위관(gastric feeding)은 외과적인 수술을 통해 배벽에서 위장으로 삽입된 것을 말한다.

코위관(NG-tube)은 영양분을 공급하기 위해 코를 통해 위로 삽입된 긴 튜브이다. 이 튜브는 위의 음식물이나 과량 복용한 약을 제거하기 위한 응급처치로 사용할 수 있다. 이 튜브는 코에 고정을 시키고 튜브가 꼬이지 않도록 관리한다. 위관튜브(G-tube)는 외과적인 수술에 의해 배벽에 삽입되어 위에 튜브가 삽입된다(그림 35-8). 이 튜브는 코위관보다 장기적인 영양공급이 필요한 환자에게 사용한다. 이 튜브는 위안에 풍선에 의해 고정되며, 위내용물 배출을 위해서도 사용한다. J 튜브는 배벽을 통해 직접 작은창자의 빈창자에 삽입된다.

코위관과 위관을 가지고 있는 환자에게서 발생하는 흔한 문제는 튜브가 꼬이는 것과 튜브 삽입 부위의 감염 및 튜브가 막히는 것이다. 이러한 문제는 병원에서 해결해야 될 문제이다.

응급구조사의 평가와 이송. 환자를 병원으로 이송하기 전에 튜브를 안전하게 환자의 몸에 부착시킨다. 응급처치 프로토콜에 따라 이송 중에 영양공급이 가능하나, 이때는 정맥 수액을 투여할 때와 같이 코위관과 위관의 위치 보다 높게 놓는다. 만약, 영양 주입을 하지 않는 경우

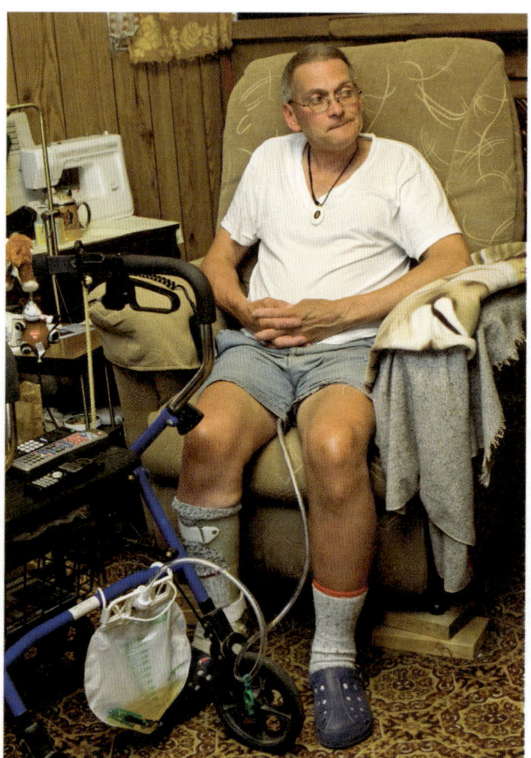

그림 35-9 이 환자는 소변카테터를 꽂고 있으며 소변 수집백을 달고 있다.

에는 튜브의 압력이 증가하지 않지만 위 내용물의 누출을 막기 위해서 보호용 캡을 씌운다.

소변카테터

소변카테터(urinary catheter)
방광으로부터 소변을 배출시키기 위해 요도를 통해 방광으로 삽입하는 튜브

소변카테터는 소변을 배출하는 능력을 상실하였거나 소변을 배출할 수 없을 때 사용한다. 대부분의 환자들은 유치도뇨관, 콘돔 카테터 등을 사용한다. 이 카테터들은 요도를 통해 방광에 삽입되어 있으며, 풍선에 의해 고정된다. 외부는 소변 수집 백에 연결된다(그림 35-9). 이 백은 환자의 다리에 부착하거나 침대 옆에 걸어 놓을 수 있다. 환자가 일상적인 활동을 할 때는 다리에 부착하고 옷을 입기 때문에 밖에서 잘 보이지 않는다. 소변카테터를 부착한 환자들에게서 흔하게 발생하는 문제는 감염, 튜브가 꼬이거나 막히는 것, 소변색의 변화 등이다.

응급구조사의 평가와 이송. 병원으로 환자를 옮길 경우 소변 수집 백은 환자의 위치보다 낮게(바닥에 놓지 않는다) 유지하며, 환자 운반용 장비나 들것에 의해 손상 받지 않게 관리한다. 소변의 변화나 냄새가 있으면 기록지에 적는다. 소변 수집 백이 1/3~1/2 정도 차면 소변을 비운다. 환자를 집에서 이송하기 전에 보호자에게 소변 수집 백 안의 소변을 비우도록 하여 이송 중 백안에 고인 소변이 방광으로 역류되는 것을 방지한다. 어떤 환자들은 24시간 소변량을 측정하기도 하므로 제거한 소변량을 기록해둔다.

인공항문 주머니

인공항문 주머니(ostomy bag)
배 벽에 외과적인 절개를 통해 잘록창자나 돌창자로부터 대변이 배출되도록 만든 외부 주머니

응급구조사들은 ***인공항문 주머니***를 착용한 환자를 만날 수 있다. 인공항문 주머니는 잘록창자창냄술이나 돌창자창냄술과 같은 인공항문 수술을 한 환자들이 인공항문에 연결한 백이다. 잘록창자창냄술이나 돌창자창냄술은 정상적으로 직장으로 배출되는 대변이 복벽으로 장의 일부를 연결하여 대변이 배출되도록 만들어 놓은 것이다. 인공항문은 궤양성 대장염이나 장암 및 크론병과 같은 내과적 질환자에게 필요할 수 있다. 인공항문 주머니는 환자의 다리에 부착하거나 외관상으로 옷 밑에 보이지 않게 할 수 있다. 이런 환자들에게 흔하게 발생할 수 있는 문제는 기공(stoma)의 감염, 폐쇄 등이다.

응급구조사의 평가와 이송. 환자 이송 중에 인공항문 주머니가 막히거나 꼬이지 않게 조심스럽게 환자를 이송한다.

투석

투석(dialysis)
체내에 필요하지 않은 노폐물과 수분을 제거하기 위해 혈액을 걸러주는 과정

환자가 콩팥기능살실시에 ***투석***이 필요하다. 인체의 대사결과 발생한 노폐물을 제거하지 못하는 상태가 신부전시다. 투석은 신부전 환자의 혈액을 걸러 독소를 제거하는 콩팥의 기능을 한다. 투석의 기능은 1) 노폐물 제거, 2) 체액제거이다. 또한, 투석은 복막투석과 혈액 투석 두 가지 종류가 있다.

혈액 투석이란 투석기라고 하는 기구를 외부적으로 환자에게 연결하는 것이다. 혈액투석은 가정용 유니트도 있지만 일반적으로 병원의 투석실에서 시행한다. 혈액 투석을 위해 환자에게 두 개의 바늘을 꽂는다. 한 개의 바늘은 환자 몸의 혈액을 밖으로 유출시켜 반투막이 장치된 기계를 통과시킴으로써 혈액속의 노폐물과 수분을 제거한다. 또 다른 바늘은 노폐물과 수분이 제거된 혈액을 환자의 몸으로 들어가도록 한다. 혈액 투석을 하는 환자에게 나타나는 합병증은 투석 후 동맥과 정맥 사이(A-V) 샛길의 출혈이나 외부에 투석 카테터를 설치한 부위의 감염이다.

복막 투석이란 배안에 삽입된 카테터를 통해 미네랄과 포도당이 함유된 용액에 의해 이루어진다. 장주위의 액체와 장벽이 반투막의 역할을 수행한다. 하루에 4~5회 새로운 용액이 배안으로 액체가 유입되고 유출된다. 혈액 투석 만큼 효과적이진 않지만 잦은 배막액 교환으로 혈액투석과 비슷한 효과를 나타낸다. 이것은 가정에서 최소한의 도구를 가지고 할 수 있으나

혈액투석 보다도 정확한 스케줄에 의한 치료가 요구된다. 복막 투석환자에게 흔하게 발생되는 문제는 카테터 꼬임이나 복강내 감염이다. 복강내 감염이 발생한 경우에는 탁해진 복막 투석액을 관찰할 수 있다.

투석에 대한 자세한 내용은 "혈액 및 신장응급" 단원을 참고하도록 한다.

응급구조사의 평가와 이송. A–V 샛길 혹은 A–V 션트가 있는 팔은 쉽게 손상이 발생할 수 있으므로 혈압을 측정하지 않는다. 만약, 혈관이 파열되었다면 급작스럽게 500cc 이내 이거나 이상의 출혈이 발생한다. 만약 출혈이 발생했다면 지혈하기 위해 직접 압박을 한다. 만약 A–V 샛길 혹은 A–V 션트 부위 밑의 피부가 부었다면 출혈을 의심할 수 있으며, 이때는 직접 압박을 가한다. 압박을 멈추면 지혈이 되지 않으므로 의사의 지시없이 압박을 멈추지 않는다. 혈관의 파열로 인한 출혈 시 쇼크에 대한 치료를 해야 하며, 신중하게 환자를 관찰하면서 이송한다.

중심정맥관

때때로 ***중심정맥관***을 가지고 있는 환자를 만날 수 있다. 잦은 수액주입이나 항암화학요법 및 장관영양주입을 해야 되는 환자들인 경우 중심정맥관을 삽입한다. 이 튜브는 방사선 촬영을 통해서나 외과적인 방법으로 삽입하며, 환자의 팔에 여러 번 바늘을 삽입하는 불편감을 해소시킬 수 있는 카테터이다. 카테터 삽입 부위의 감염은 흔하게 발생되는 문제이다. 중심정맥관의 다른 형태로 말초삽입 중심정맥관(PICC, Peripherally Inserted Central Cathete Line)이 있는데 이것은 말초 정맥을 통해 중심순환에 연결되도록 한다. 말초삽입중심정맥관은 종종 환자의 팔에 삽입한다. 또 다른 형태의 중심정맥관은 빗장뼈아래정맥이나 넙다리정맥 및 목정맥 쪽으로 삽입한다. 중심정맥관은 Groshong, Hickman 및 Broviac와 같은 상표로 판매되고 있으며, 이것은 환자의 가슴에 부착하고 각각의 카테터는 단일, 이중 및 삼중 관강 등으로 되어 있어 한 개의 카테터에 여러 개의 수액을 동시에 연결할 수 있다. 마지막으로 피하에 삽입한 중심정맥관도 있으며, 이것은 외부에서 튜브를 관찰할 수 없다. 삽입형 중심정맥관을 이용하려면 특수한 바늘이 필요하며 'port–a–cath'나 'Mediport'라는 상표로 유통되고 있다.

중심정맥관(central IV catheter) 중심순환으로 카테터를 삽입하여 장기적으로 수액과 약물을 투입할 수 있는 관으로 외과적 수술로 삽입한다.

응급구조사의 평가와 이송. 대부분의 경우 중심정맥관을 통해 응급구조사나 환자보호자는 어느 종류의 수액이나 약도 투여할 수 없다. 중심정맥관의 사용은 병원 의료진으로 제한되어 있으나 중심정맥관에 대해 아는 것은 응급구조사에게 중요하다. 중심정맥관을 가지고 있는 환자를 이송할 때는 카테터 삽입부위의 감염이나 줄이 당겨지지 않도록 하는 것이 중요하다.

신체 장애

청각장애, 시각장애, 언어장애 등을 가지고 있는 환자가 응급구조를 요청한 사람 중에는 경우가 있다. 이때에는 감각장애가 없는 환자들에 비해 좀 더 시간을 가지고 환자의 문제를 파악하고 해결해 주려고 해야 한다. 그러나 중요한 것은 이런 장애가 있는 환자들은 사고능력에는 문제가 없다는 것을 명심해야 한다. 각각의 장애는 환자를 사정하고 치료할 때 서로 다른 접근법이 요구된다. 청각장애는 젊은 사람에 비해 노인들에게 흔하게 발생하는 문제로 각 개인의 눈높이에 맞추어 접근하며 환자의 능력을 확인한다. 청각이 손실된 모든 환자들이 입술을 읽을 수 있는 것이 아니므로 환자와 의사소통을 위해 종이에 글씨를 써서 환자에게 질문을 하고 답을 얻을 수 있다. 상황실에서는 청각장애자를 위한 TDD/TTY전화기가 설치되어 정보가 전달되도록 한다.

시각장애는 부분적이거나 전체적일 수 있다. 그러므로 환자가 어느 정도 시각장애가 있는지를 확인하는 것이 중요하다. 완전한 시각장애가 있다면 집에서 전혀 불빛을 사용하지 않으므로 불빛을 사용할 필요가 없이 손전등만으로도 충분할 수 있다. 시각장애자들은 불빛 없이 일상생활을 하지만 물건의 위치를 정확하게 인식하면서 생활하기 때문에 환자를 이송하기 위해 장애가 되는 환자의 일상 물품을 옮겨 놓았다면 환자를 구급차에 옮긴 후 물품은 원래의 위치에 놓아두어야 환자가 집에 돌아왔을 때 평상시의 생활로 돌아갈 수 있다. 만약, 안내견의 도움을 받으면서 생활하는 시각장애인인 경우에는 다른 사람에게 위협이 되지 않는다면 연방 법에 의해 구급차에 안내견과 동승해도 된다.

메모: TDD/TTY란 청각장애인을 위한 전자전기 통신장치이며 전신타자기를 의미한다. 이 기기는 키보드, 스크린, 모뎀으로 구성되어 있으며, 아날로그형 전기선에 연결되어 있다. 사용자는 메시지를 타자로 치며 상대방은 스크린을 통해 메시지를 읽을 수 있다.

언어장애가 있는 환자인 경우에는 응급구조사와의 의사소통을 위해 종이에 글을 쓰거나 TDD/TTY 전화기 및 언어장애자들의 단어를 말로 해석해 주는 컴퓨터가 필요하다. 많은 노인 환자들인 경우에는 혼자서 서있거나 걷기가 힘들 수 있으나 어느 나이에서도 걸음걸이와 균형유지에 어려움을 겪을 수 있다는 것을 명심해야 한다. 이러 신체장애가 있는 환자들은 조심스럽게 도와야 하며, 필요한 경우에는 지팡이, 보행기, 부목 등을 이용할 수 있다.

휠체어를 이용하는 환자는 혼자서 서 있거나 몸을 돌리기가 어려우므로 응급구조사가 환자의 신체를 사정하기에 어려움이 있다. 또한, 들것에 환자를 옮기면 환자의 휠체어를 잃어버리지 않게 잘 보관해 주어야 한다.

응급구조사의 평가와 이송. 신체장애가 있는 환자들을 돕기 위해서는 각 환자의 신체장애에 맞게 도움을 주어야 한다. 환자를 사정할 때 기본적으로 가지고 있는 신체장애인지 아니면 새롭게 생긴 문제인지(예를 들면, 뇌졸중으로 언어장애 발생)를 확인해야 한다. 환자의 잔존 능력을 파악하고 환자의 일상생활을 위해 필요한 보조기구가 있는 지도 확인해야 한다. 신체장애가 있는 환자를 치료할 때 하는 행동 하나하나를 환자에게 설명한다. 그리고 환자가 사용하고 있는 보조기구(보청기, 지팡이, 보행기, 안경 등등)나 병원의료진과 의사소통에 필요한 기구가 있으면 환자를 이송할 때 같이 가지고 간다. 환자가 휠체어를 사용한다면 가능하다면 휠체어 밴으로 환자를 이송하는 것도 고려한다.

학대와 방치

핵심 개념
학대와 방치 문제를 다루고 인지하는 방법

특별한 문제를 가진 환자는 다른 사람에 대한 의존도가 높기 때문에, 신체적 또는 성적 학대, 착취 및 방치에 더 취약할 수 있음을 유의해야 한다. 특별한 문제를 가진 환자 뿐만 아니라 노인과 어린이도 취약 인구에 해당된다. 현장 평가, 병력 청취, 그리고 평가 동안에 이러한 가능성에 주의 해야 한다. 진술 내용과 다른 손상, 여러 치유 단계를 가진 여러가지 손상, 반복된 손상, 보호자가 말한 내용과 다른 손상들을 발견했을 때는 학대와 방치의 가능성을 의심해야 한다. 학대와 방치가 의심되는 경우 즉각적으로 고발하거나 제기하지 않는다. 환자를 현장으로부터 벗어나게 하도록 하고, 지도 의사와 관할서에 의심 사항을 보고하도록 한다.

비판적 의사 결정

모든 범위에서 특별한 요구를 가진 환자들은 응급구조사들을 당황하게 한다. 다음과 같은 각 상황에 대해 응급구조사로서 어떻게 처리하고 어느 시점에서 도움을 줄 것인지를 설명하라.

1. 여러분은 인슐린 펌프기계를 몸에 부착하고 있는 의식이 없는 당뇨 환자를 치료하고 있다. 여러분은 인슐린 펌프기계를 꺼야 하지만, 어떻게 작동시키는지 확실하게 알고 있지 않다.
2. 여러분은 집에서 복막투석을 하는 환자를 치료하고 있다. 환자는 조금만 움직여도 복통을 호소한다.
3. 호흡기계 감염이 의심되는 소아환자 집에서 호출이 왔다. 환자의 집에 도착하니 기관절개관과 환기기를 가지고 있었다. 이 환자를 이송할 때 환기기를 어떻게 할 것인지 모르고 있다.

단원 복습

핵심 사실과 개념

- 특별한 처치가 필요한 환자는 노숙자 또는 빈곤층, 심각한 비만, 감각 장애, 말기 질환, 발달 장애, 기계 의존을 포함한다.
- 장애는 일 또는 다른 사람을 돌보는 것과 같은 일상적인 업무를 수행하는 개인의 능력이 방해받는 상태이다.
- 특별한 처치가 필요한 환자가 그들의 장애 또는 만성 상태와 관계된 문제로 응급의료서비스를 호출하겠지만, 이러한 것들이 특정 환자에게만 발생한다는 생각을 하지 않도록 한다.
- 응급구조사는 특별한 처치가 필요한 환자들을 공감하고 존중하는 태도로 처치해야 한다.
- 노숙자, 빈곤, 심각한 비만은 건강 문제의 위험을 증가시킨다.
- 자폐증 환자를 다룰 때에는 ABCS를 사용한다. ABCS이다: 의식(Awareness; 자폐증 환자는 대부분의 환자와 다르게 행동하고 반응한다), 기본(Basic; 지도, 질문, 처치, 환경을 단순하게 한다), 침착함(Calm; 침착한다; 소리를 내거나 강압적으로 행동하거나, 화를 내지 않는다), 그리고 안전(Safety; 가능한 환자가 친숙한 공간 그리고 여러분이 안전하다고 생각하는 공간에서 환자와 친숙해지도록 한다.)이다.
- 특별한 처치가 필요한 환자의 보호자들은 종종 환자가 필요한 것과, 그들의 특별한 장비들에 대해 더 많이 알고 있다. 가능한 그들의 경험에 의존하고, 그들을 환자의 처치에 관여시킨다.

핵심 결정

- 오늘 환자의 문제는 무엇인가? 이것은 장애 또는 만성 질환의 합병증인가? 아니면 새로 발생한 문제인가?
- 환자의 특별한 장비는 환자와 같이 이송해야 하는가? 아니면 현장에 놔두어도 되는가? 이러한 경우, 환자 이송을 위해 어떤 준비를 해야하는가?
- 환자 또는 환자 보호자가 이 상황에 대해 얼마나 알고 있는가? 그들은 이 상황에 대해 어떤 정보와 도움을 제공할 수 있는가?
- 만약 환자가 언어 장애인이라면, 환자와 어떻게 효과적으로 대화할 수 있는가?

단원 용어

자폐 범주성 장애(autism spectrum disorders; ASD) 의사 소통 능력, 행동 조절, 상호 교류 등에 영향을 미치는 발달 장애

체내삽입자동제세동기(automatic implanted cardiac defibrillator; AICD) 가슴의 피부 밑에 삽입된 장치로, 생명을 위협할 만한 부정맥을 감지하고, 쇼크를 전달하여 심장이 제세동될 수 있게 한다.

비만학(bariatrics) 비만의 원인, 예방, 치료를 다루는 의학의 분점

중심정맥관(central IV catheter) 중심순환으로 카테터를 삽입하여 장기적으로 수액과 약물을 투입할 수 있는 관으로 외과적 수술로 삽입한다.

지속기도양압(continuous positive airway pressure; CPAP) 호흡말기에 기도 허탈을 예방하기 위해 튜브와 마스크를 통해 계속적인 압력을 가하는 비침습 양압 환기기

투석(dialysis) 체내에 필요하지 않은 노폐물과 수분을 제거하기 위해 혈액을 걸러주는 과정

장애(disability) 일 또는 다른 사람을 돌보는 것과 같은 일상적인 업무를 수행하는 개인의 능력을 방해하는 신체적, 감정적, 행동적, 또는 인지적 상태

영양공급관(feeding tube) 위로 영양분을 전달하기 위해 사용되는 튜브. 코위관(nasogastric feeding)은 코를 통해 위장으로 삽입된 것이고, 위관(gastric feeding)은 외과적인 수술을 통해 배벽에서 위장으로 삽입된 것을 말한다.

왼심실보조장치(left ventricular assist device; LVAD) 신체에 삽입된 배터리 충전식 펌프 기계로 왼심실에 채워진 혈액을 내보내는 역할을 한다.

비만(obesity) 신체 용적지수(BMI)가 30 또는 그 이상일 경우

인공항문 주머니(ostomy bag) 배 벽에 외과적인 절개를 통해 잘록창자나 돌창자로부터 대변이 배출되도록 만든 외부 주머니

박동조율기(pacemaker) 피부 밑에 삽입할 수 있는 작은 장치로, 전선은 심장 안에 삽입되어 적절한 심장박동수를 유지시켜주는 장치

기공(stoma) 기관절개술로 인해 만들어진 구멍

기관절개술(tracheostomy) 목을 통해 기관 쪽으로 절개를 하여 코와 입이 아닌 절개구멍을 통해 호흡할 수 있게 만드는 수술

소변카테터(urinary catheter) 방광으로부터 소변을 배출시키기 위해 요도를 통해 방광으로 삽입하는 튜브

환기기(ventilator) 환자의 호흡을 도와주는 기기

평가와 술기를 위한 준비

요약 문제

1. 특별한 처치가 필요한 환자에게 출동하였을 때, 여러분이 마주할 수 있는 전문의료장비들을 나열하여라.
2. 비만과 관련된 건강 문제는 무엇이 있는가?
3. 만약 기관절개관이 막혔고, 지역 내 프로토콜이 허용한다면, 기관절개관을 어떻게 깨끗하게 할 것인지 방법을 설명한다
4. 만약 환자가 환기기에 의존하여 호흡을 한다면, 여러분은 어떤 처치를 수행할 수 있는가?
5. 노숙자와 관련된 건강 문제는 무엇이 있는가?
6. 자폐증 환자를 다룰때 사용하는 "ABCS"에 대하여 간단하게 설명하여라.
7. 만약 환자가 듣거나 말하지 못한다면, 어떤 방법으로 환자와 의사소통을 할 것인지에 대해 설명하여라.

연관시켜 생각하기

특별한 처치가 필요한 환자는 평가와 처치가 쉽지 않다. 이 연습은 여러분이 이제까지 배운 단원의 내용과 이 단원에서 배운 내용에 연결하여 다음의 상황들을 어떻게 다룰 것인지 생각해보기 위함이다.

1. 환자는 20세 여성으로, 한쪽 신체에만 발작을 일으켰다. 환자의 아버지는 환자가 태어날 때부터 왼쪽 뇌와 오른쪽 뇌가 연결되어 있는 섬유인 뇌들보(corpus callosum)가 없이 태어났다고 한다. 환자를 어떻게 평가하고 처치할 것인지 설명하여라. 환자가 가장 적절한 처치를 받게 하기 위해 여러분은 환자의 아버지에게 어떤 질문을 할 것인가?
2. 환자는 30세 여성으로 몸무게가 대략 272kg 정도 나간다. 그녀는 아파트 2층에 살고 있고, 1년 가까이 밖에 나간적이 없다고 한다. 아파트에는 엘리베이터가 없다. 환자를 아파트 밖으로 꺼내어 병원으로 이송하기 위해 어떤 자원(혹은 장비)를 사용할 것인가? 환자의 이동과 이송에서 고려해야 할 사항들은 무엇인가?
3. 환자는 45세 남성으로 지속적인 복막 투석을 받고 있다. 현장에 도착하였을 때, 환자는 체액을 복부로부터 보관주머니로 빼내고 있었다. 여러분은 이송 동안에 화자의 투석 과정을 어떻게 관리할 것인가?
4. 환자는 12세로, 심각한 발달 장애를 가지고 있다. 그의 선생님은 환자의 코피가 멈추지 않는다고 말한다. 환자는 여러분을 매우 두려워하며, 여러분이 환자를 데리고 가려고 하자 소리지르고 발로 찬다. 여러분은 이 상황을 어떻게 다룰 것인가?

비판적 사고 연습

특별한 처치가 필요한 환자들은 창조적인 문제 해결을 요구한다. 다음 각각의 상황을 어떻게 다룰 것인지 설명하고, 그 이유를 적도록 한다.

1. 여러분은 A-V 샛길을 가지고 있고 일주일에 3번, 병원 내 투석실을 방문하는 환자에게 출동하였다. 환자는 매우 창백하고, 축축하고, 불안해하며, 제대로 말을 하지 못했다. 환자의 상태가 A-V 샛길과 관련이 있는가? 어떻게 결정할 것인가? 어떤 행동을 할 것인가?

2. 여러분은 6개월 전에 심한 뇌졸중을 앓은 79세 환자를 이송하기 위해 요양원으로 출동하였다. 그녀는 영양공급튜브를 가지고 있었고, 잘록창자창냄술 주머니와, 소변카테터를 가지고 있었다. 오늘 환자는 발열 증상과, 맥박수 120회, 호흡수 24회, 혈압 100/60을 나타낸다. 이 환자에 대한 첫 번째 고려사항은 무엇인가? 이 환자가 가지고 있는 영양공급튜브, 잘록창자창냄술 주머니, 소변카테터를 다룰 때 고려해야 할 사항은 무엇인가?
3. 여러분이 배웠던 기본소생술을 다시 생각해 보도록 한다. 특별한 처치가 필요한 환자의 장비가 제대로 작동하지 않아 환자가 생명에 위협을 받고 있다면 어떤 기본소생술을 제공할 수 있는가?
4. 환자는 교통사고 이후 허리 밑으로 마비가 온 하반신마비 환자이다. 그녀는 폐렴에 걸린 것 같다고 생각되어 응급의료서비스를 호출했다. 그녀는 혼자 살고 있으며, 안내견을 가지고 있다. 그녀는 반드시 안내견과 함께 이송되기를 원한다. 여러분은 이 상황을 어떻게 다룰 것인가?
5. 환자는 10세 여성 환자로, 자폐증을 앓고 있으며 말을 하지 않는다. 그녀는 의자에 서 있다가 바닥으로 떨어졌으며, 발목에 손상을 입은 것처럼 보인다. 여러분이 그녀에게 다가갔을 때, 그녀는 여러분을 매우 무서워하는 것처럼 보였다. 여러분은 이 아이를 어떻게 평가하고 처치할 것인가?

병태생리학적 접근

다음의 질문들은 현장에서 정확한 결정을 내리고 임상과 관련된 정보를 모을 수 있도록 돕기 위해 고안되었다.

1. 어떤 위험 요소가 노숙자와 빈곤층의 심각한 건강 문제를 악화시키는가? 왜 이러한 환자들은 질병 또는 손상에 대한 회복 능력이 감소하는가?
2. 선천적 질병과 후천적 질병의 차이점은 무엇인가? 각각의 예시는 무엇이 있는가?
3. 마비된 환자는 욕창성 궤양, 폐렴, 그리고 다른 감염에 걸리기 쉬운가?

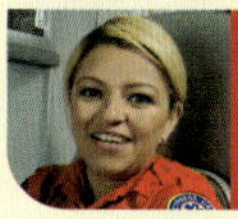

현장 이야기

응급구조사는 기관절개관에 문제가 생겼다는 신고를 받았다. 상황실 근무자는 18개월인 앰버의 부모는 그녀를 잠시 이모인 도로시에게 맡겼다고 했다. 도로시는 앰버의 기관절개관에 친숙했지만, 문제가 생겼던 적이 없어서 대처할 줄 몰랐다. 불행하게도, 앰버의 기관절개관이 잘못되었다. 오후 늦게, 앰버는 갑자기 발열 증상을 보였고 회색빛을 띠었다. 앰버의 이모인 도로시는 즉시 구급대에 신고하였다.

질문

1. 환자의 우선 순위는 무엇인가?
2. 환자를 치료하기 위해 필요한 추가 정보는 무엇인가?

응급구조사는 앰버 옆에 연성 흡인카테터가 있는 것을 보고 흡인카테터를 흡인기에 연결한 후 삽입할 카테터의 길이를 측정한 후 기관절개관 내 분비물을 제거하였다. 아이의 피부색이 호전되었으며, 응급구조사의 동료는 환자의 맥박이 128회, 호흡은 44회라고 말하였다.

3. 환자를 어떻게 평가할 것인가?
4. 앰버를 병원으로 옮길 때 어떤 장비가 필요한가?

응급구조사는 앰버의 호흡음을 청진하였을 때, 다른 이상 호흡음은 들을 수 없었다. 이는 아이의 기도로 공기가 잘 이동하고 있다는 증거이지만, 아이는 아직 창백하고 약간의 호흡곤란이 있었다. 앰버의 산소포화도는 85%에서 91%로 증가하였다. 응급구조사는 그녀의 이동용 장비와 의료 기록, 응급정보양식을 챙겨 이송할 준비를 하였다. 응급구조사는 응급실로 가는 중에 고농도의 산소를 제공하고, 기관절개관 흡인을 몇차례 더 시행했다.

이후 앰버의 부모가 응급구조사의 본부로 고맙다는 전화를 걸어왔다. 앰버는 호흡기계 감염을 앓았고, 상태가 호전되었다고 전했다. 도로시는 응급구조사의 침착하고 전문가다운 태도에 매우 감명을 받았고, 앰버의 가족 모두가 응급구조사에게 고마움을 표했다.

SECTION **7**

운영

제 36단원
응급의료서비스 운영

제 37단원
위험 물질, 대량 재해 사고 및 사고 관리

제 38단원
고속도로 안전 및 차량 구출

제 39단원
테러에 대한 응급의료체계 반응

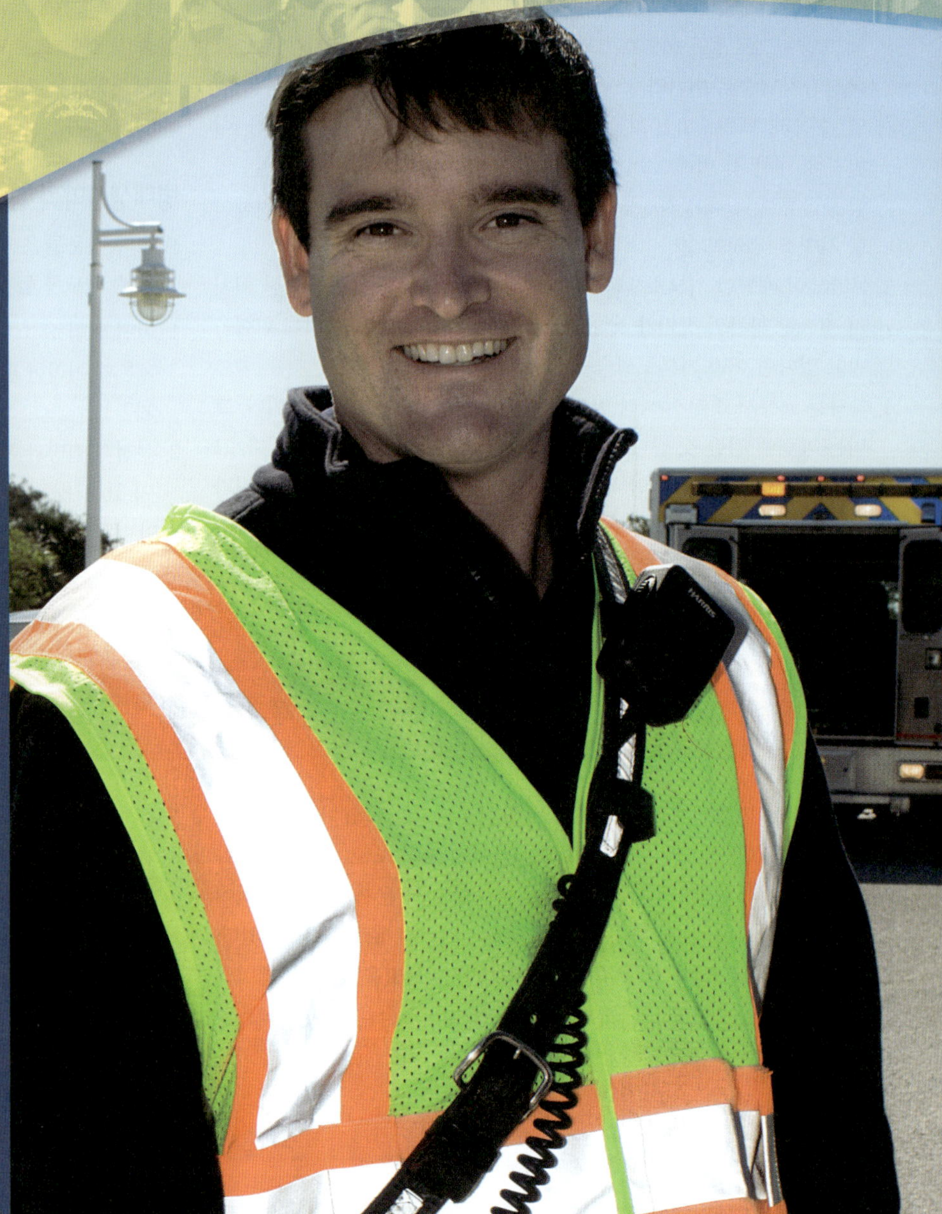

이 장에서는 여러분이 응급구조사로서 매일매일 접하게 되는 응급의료서비스의 운영과 조직, 그리고 특정 특수상황에 대해 다룰 것이다.

제 36단원 “응급의료서비스의 운영”은 출동 전, 출동 중, 출동 후로 나누어 여러분이 이끌어 나가는 출동 양상의 연속적인 사건들에 대해 다룰 것이다. 제 37단원 “위험 물질, 대량 재해 사고 및 사고 관리”에서는 위험 물질에 노출된 다수의 환자들에 대한 응급처치 방법, 그리고 사고 관리 체계에 대해 강조하였다. 제 38단원 “고속도로 안전 및 차량 구출”에서는 환자 구출 동안에 응급구조사의 책임과 역할뿐만 아니라, 자동차 도로로 출동하였을 때 현장을 안전하게 유지하는 방법에 대해 논의 하였다. 마지막으로 제 39단원 “테러에 대한 응급의료체계 반응”은 테러 공격에 대한 응급의료체계의 반응과, 테러 시 고려할 사항, 술기, 자신의 안전 등에 대해 다루었다.

응급의료서비스 운영 (EMS Operations)

36

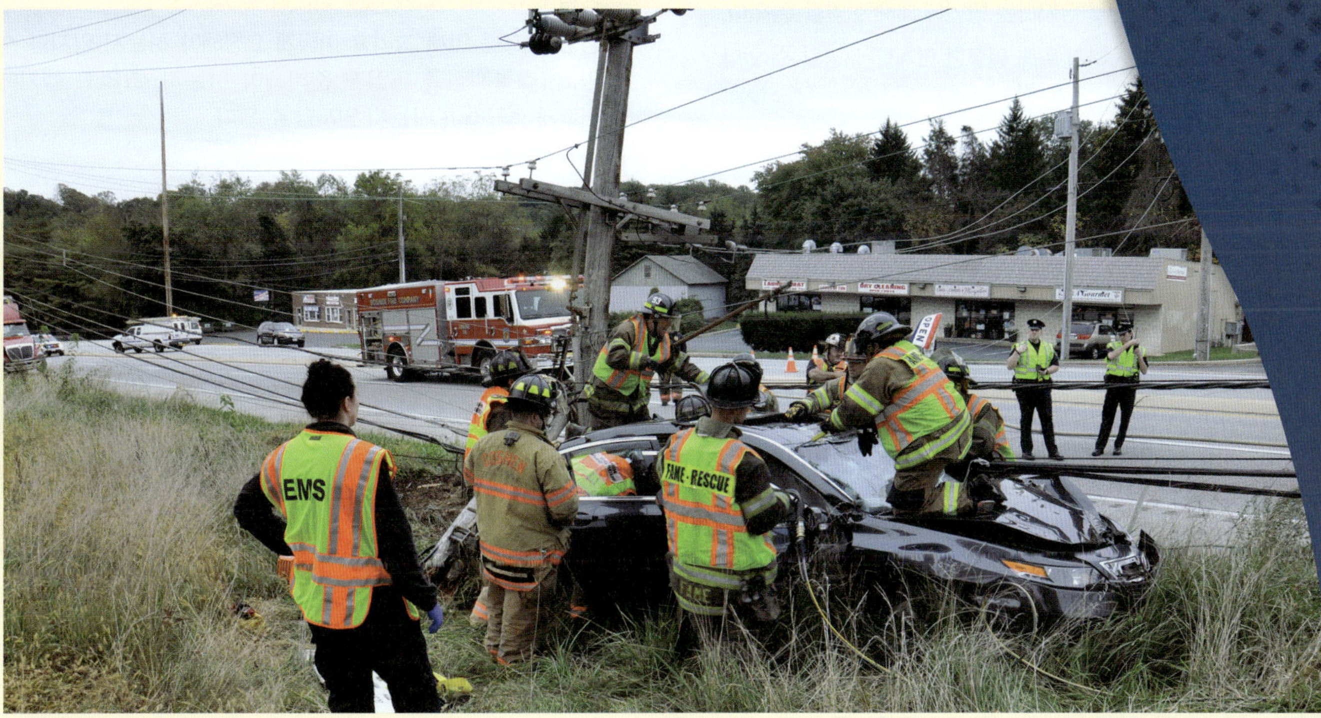

(© Edward T. Dickinson, MD)

관련 단원

다음 단원들은 이 단원에서 토의된 주제와 관련하여 추가적인 정보를 제공한다.

1 응급의료에 대한 소개

2 응급구조사의 안녕

3 환자 들어올리기와 이동하기

11 현장 조사

12 일차평가

14 이차평가

15 의사소통과 기록

37 위험 물질, 대량 재해 사고 및 사고 관리

38 고속도로 안전 및 차량 구출

39 테러에 대한 응급의료체계 반응

표준

응급의료서비스 운영(안전한 운영의 원리 – 구급차, 의료헬기)

역량

환자, 사회, 개인의 안전을 보장하기 위한 운영상의 역할 및 책임에 대한 기본적인 지식을 적용한다.

핵심 개념

- 구급차 출동의 단계
- 출동을 위한 준비
- 구급차 운행
- 환자 이동 및 이송하기
- 응급실 의료진에게 환자 인계하기
- 출동 종료하기, 장비 재위치 및 교환하기, 구급차 및 장비 청소 및 소독하기
- 항공 구조를 이용하는 방법

학습목표

이 단원을 읽고 난 후, 여러분은:

36.1 현재 미국교통국에 의해 명시된 구급차의 4가지 유형을 인지할 수 있다.

36.2 구급차에 구비되어야 하는 장비들의 유형에 대해 설명할 수 있다.

36.3 근무를 시작하기 전에 구급차와 장비의 부품을 확인해야 하는 것에 대한 중요성을 설명할 수 있다.

36.4 구급상황관리자의 역할과 책임에 대해 설명할 수 있다.

36.5 출동 중 안전한 구급차 운영의 원리에 대해 설명할 수 있다.

36.6 구급차 운영에 전형적으로 적용되는 법에 대해 설명할 수 있다.

36.7 고속도로 사고 시 안전을 유지하는 방법에 대해 설명할 수 있다.

36.8 환자를 구급차로 이동하기 위해 필요한 단계를 설명할 수 있다.

36.9 환자를 병원으로 이송하는 동안 응급구조사의 책임에 대해 설명할 수 있다.

36.10 환자를 의료진에게 인계할 때 응급구조사의 책임에 대해 설명할 수 있다.

36.11 출동 종료 후, 복귀 후, 그리고 다음 출동을 준비하기 위한 응급구조사의 책임에 대해 설명할 수 있다.

36.12 항공 구조를 언제 그리고 어떻게 요청해야 하는지 인지할 수 있고, 착륙지점을 어떻게 준비해야 하는지, 그리고 헬기에 어떻게 접근해야 하는지 인지할 수 있다.

소속된 응급의료서비스 기관의 유형에 따라 응급구조사의 임무는 다소 차이가 있을 것이다. 그러나 대부분 비의료적인 운영 업무는 다음과 같은 5가지 절차로 되어 있다.

- 구급차 출동 준비
- 출동하기
- 환자를 구급차로 이동하기
- 환자를 병원으로 이송하기
- 출동 종료

핵심 개념
구급차 출동의 단계

핵심 개념
출동을 위한 준비

구급차 출동 준비

현대의 구급차는 과거 환자를 이송하기 시작했을 때와는 많은 차이가 있다. 단순한 이송 수단을 넘어선 현대의 구급차는 장비가 잘 구비되어 있고 효과적으로 구성되어 있어 병원 전 현장에서 이동하는 작은 응급실로 불리운다.

미국 교통부에서는 제 1, 제 2, 제 3유형의 구급차에 대해서 상세하게 발행물을 발간하고 있다. 특별한 구조나 전문적인 인명구조, 그리고 위험 물질에 대처하기 위해 구급차에 구비되어 있는 부가적인 장비 때문에, 일부 지역에서는 차량의 무게가 초과될 수 있다. 그러므로 튼튼한 내구성과 업무수행을 위해 넓은 공간을 갖춘 중형 트럭을 구입할 필요가 있다(그림 36-1). 필요하다면 구급차의 기준도 계속해서 발전 및 유지되어야 할 것이다. 현재의 기준 역시 계속 논쟁 중에 있고, 여러가지 제안되는 방법들을 고려 중에 있다. 지금 이 책이 출판될 때에는 대부분의 주(state)들이 여전히 연방 규격인 KKK-A-1822F 기준을 사용한다. 미국의 몇몇 주에서는 구급차에 대해 미국방화협회1917기준을 사용한다.

구급차 준비 물품과 장비

환자 처치와 이송을 위한 장비가 환자에게 적합하지 않다면 구급차는 단순한 트럭의 역할만 할 수 밖에 없다. 실제로, 적절한 장비를 갖추지 않은 구급차는 응급의료서비스 규제 기관에서 상당한 금액의 벌금을 부과한다.

표 36-1은 미국외과의사협회, 미국응급의학협회, 그리고 미국응급의료서비스 의사협회, 미국소아학회에서 추천한 구급차에 구비되어 있어야 하는 준비 물품과 장비를 열거하고 있다. 응급의료서비스는 대부분의 주에서 규제되고, 각각의 주는 응급처치에 필요한 장비들의

그림 36-1 4가지 유형의 구급차 (A) 제 1유형, (B) 제2 유형 (C) 제3 유형 (D) 중형 크기

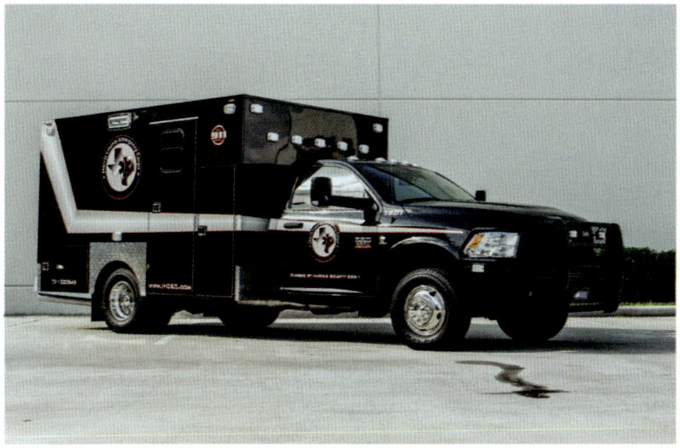

(A)

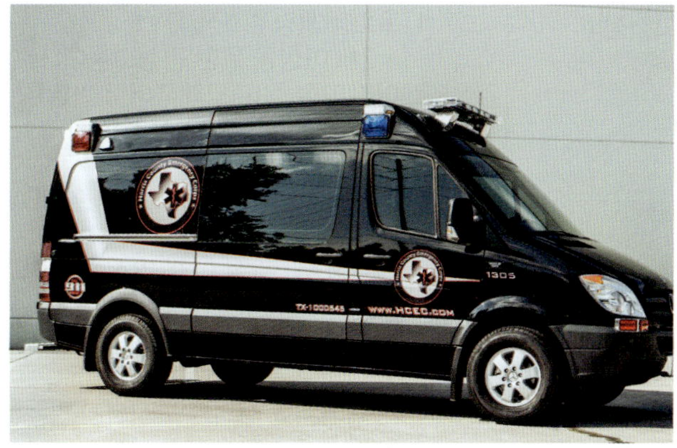

(B)

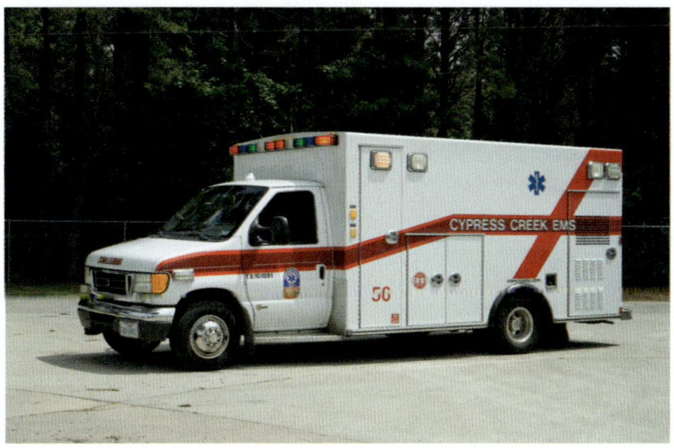

(C)

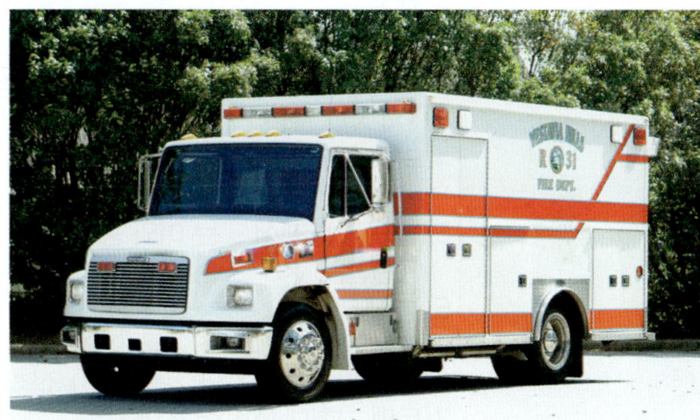

(D)

표 36-1 구급차에 구비되어야 하는 기본 장비

2009년도; 구급차에 구비되어야 하는 기본 장비	
A. 환기 및 기도 장비	1. 이동형 및 고정형 흡인기와 압력 조절기(연방 규격에 따라 다르다; 연방 규격 KKK-A-1822F 을 참고) • 넓은 구경의 호스, 구부러진 경성흡인팁(인두); 편도와 연성흡인팁, 6F-16F이 통상 이용된다. (6F와10F 사이에서 한 개, 12F와 16F에서 한 개) 2. 유량이 계량될 수 있고, 적절한 호스를 갖춘 이동형 산소 장비 3. 이동형 및 고정형 산소 공급 장비 • 가변적인 유량조절기 4. 산소 공급 장비 • 적절한 길이의 호스; 투명한 마스크(성인 및 소아 크기), 비재호흡마스크와 밸브가 없는 마스크; 코삽입관(성인 및 소아 크기) 5. 백밸브마스크(수동 인공호흡기) • 손으로 작동됨, 자가 재팽창 백, 성인(>1,000mL) 및 소아(450-750mL) 크기와 산소 저장백 축척기; 밸브(깨끗함, 일회용, 추운 날씨에서도 사용 가능함); 마스크(성인, 소아, 영아, 신생아용 크기) 6. 기도 • 코인두기도기(16F-34F; 성인 및 소아용 크기) • 입인두기도기(크기 0-5; 성인, 소아, 영아용 크기) 7. 소아 및 성인 둘다 사용 가능한 산소 포화도 산소포화도측정기 8. 영아를 위한 수액 투여기 및 둥근(bulb) 흡인기
B. 모니터 및 제세동기	모든 구급차는 전문소생술 제공자가 모니터/제세동기를 들고 다니지 않는 한 자동제세동기를 구비해야 한다. 자동제세동기는 소아용 패드와 케이블도 포함되어 소아에게도 적용이 가능해야 한다.

표 36-1	구급차에 구비되어야 하는 기본 장비 (계속)
C. 고정장비	1. 목고정대(경추고정대) • 2세 이상을 위한 경성고정대; 소아 및 성인 크기(작은, 중간, 큰 크기, 혹은 그 외의 추가적인 크기) 2. 머리 고정 장비(모래주머니 아님) • 단단한 패드 혹은 상업용 장비 3. 다리(넙다리뼈) 당김 장비 • 다리, 다리 거치대, 발목 당김대 패드, 골반 지지대 패드, 당김 스트랩(성인 및 소아 크기) 4. 팔다리 고정 장비 • 관절 위, 관절 아래 골절 (성인 및 소아 크기), 적절한 재료와 경성 지지대(판지, 금속, 압축공기, 진공, 나무, 플라스틱 등) 5. 불침투성 척추고정대(긴, 짧은; 방사선 투과성 선호)와 구출 장비 • 짧은(구출, 머리-골반 길이), 긴(이송용, 머리-발 길이), 최소 3개 이상의 적절한 고정끈(아래턱 고정끈 하나만 가지고 머리를 고정하지 않는다)과 소아를 위한 패딩. 환자를 이동하기 위한 손잡이
D. 밴드	1. 상업용 세트 또는 멸균 화상 시트 2. 삼각 밴드 • 각각 최소 2개 이상의 안전핀 3. 드레싱 • 다발성외상 멸균 드레싱(다양한 크기) • 복부드레싱, 10"×12" 또는 그 이상 • 4"×4" 또는 적합한 크기의 거즈 스폰지 4. 거즈 붕대 • 다양한 크기 5. 폐쇄성 드레싱 또는 이와 동등한 것 • 멸균, 3"×8" 또는 그 이상 6. 접착 테이프 • 다양한 크기(1"와 2"를 포함), 저자극성 • 다양한 크기(1"와 2"를 포함), 접착성 7. 동맥 지혈대 (상업용 선호)
E. 통신	응급의료서비스 제공자, 상황실, 지도의사 사이에서 의사소통이 가능한 양방식 무전기
F. 출산장비	1. 키트(멸균 키트와 분리) • 수건, 4"×4" 드레싱, 탯줄테이프, 멸균 가위 또는 자를 수 있는 도구, 둥근 흡인기, 탯줄 결찰기, 멸균장갑, 담요 2. 열 흡수 담요와 머리 덮개, 알루미늄 호일, 또는 적절한 열 반사 재료(신생아를 충분히 덮을 만한)
G. 기타 장비	1. 혈압계(소아와 성인용이 일반적 – 큰 사이즈의 커프) 2. 성인 청진기 3. 키/몸무게 참고 테이프 또는 소아 장비 크기와 약물 용량, 그리고 추정 몸무게를 알기 위한 소아 참고 자료 4. 저체온까지 측정 가능한 체온계 5. 옷, 벨트, 신발을 자르기 위한 응급구조사 가위 6. 얼음팩 7. 세척을 위한 멸균식염수(1L 통 혹은 백) 8. 손전등과 여유 배터리 및 전구 9. 담요 10. 시트(최소 4개), 린넨 또는 종이, 베개 11. 수건 12. 분류표 13. 일회용 구토백 또는 통 14. 일회용 변기 15. 일회용 소변통 16. 바퀴달린 아기 침대(제조 당시 신생아 기준법을 따른) 17. 접이식 들것 18. 계단형 들것 또는 이동형 의자 19. 환자 처치 차트/양식 20. 윤활제(수용성)

(계속)

표 36-1 구급차에 구비 되어야 하는 기본 장비 (계속)

H. 감염통제	1. 눈 보호(전체 보호 안경 또는 고글, 안면 보호대) 2. 얼굴 보호(예, 지역 내 가이드라인에 따른 수술마스크) 3. 장갑, 비멸균(미국방화협회1999의 요구에 충족해야 한다. http://www.nfpa.org/ 참고) 4. 상하가 붙은 작업복 또는 가운 5. 신발 커버 6. 수분 없는 손세척제, 상업용 향균제(작은 종이 냅킨, 스프레이, 액체) 7. 장비 세척을 위한 소독제 8. 표준화된 주사폐기통, 고정 또는 이동형 9. 생물학적 폐기물을 위한 일회용 쓰레기통 10. 호흡기 보호(예, N-95 또는 N-100 마스크 — 지역 내 가이드라인 준수)
I. 손상방지장비	1. 모든 구급차의 물품들은 고정되어야 한다. (손상 받지 않은 아이에 대한 국제적 기준은 현재 없다.) 2. 보호용 헬멧 3. 소화기 4. 위험 물질 참고서 5. 교통 신호 장비(반사 삼각대 또는 다른 장비, 비점화성 장비) 6. 각 구조자를 위한 빛 반사용 안전복
선택적 기본 장비 이 부분은 응급의료서비스 제공자가 병원 전 처치 현장에서 사용될 수 있는 장비들의 선택을 돕기 위해 시행된다. 지역 내 자원에 따라 달라지며. 이 장비들은 의무사항이 아니다.	
A. 추가 선택적 장비	1. 혈당 측정기(지역 내 프로토콜에 따른다) 2. 고무 밴드 • 비멸균(다양한 크기) 3. 휴대폰 4. 영아용 산소 마스크 5. 영아용 백 밸브 마스크 6. 기도 • 코인두기도기 (12Fr, 14Fr) • 입인두기도기 (크기 00) 7. 대체 기도 장비(예를 들어, 프로토콜이 허용한 구조 호흡 장비(후두기도기, 후두튜브 등) 8. 소아를 위한 대체 기도 장비(FDA에서 승인한 대체 기도 장비는 소아에서도 연구되었다. 후두마스크와 같이 연구된 장비들은 병원 전 단계에서 적절하게 평가될 수 있다.) 9. 신생아 혈압계 커프 10. 영아용 혈압계 커프 11. 소아용 청진기 12. 영아용 목뼈 고정 장비 13. 소아용 척추 고정판과 팔다리 부목 14. 국소지혈제 15. 적절한 CBRNE PPE(화학적, 생물학적, 방사선적, 원자력, 폭발 보호 장비)와 호흡 및 신체 보호장비 16. 적용 가능한 화학적 해독 자동주사기(최소한 구조자의 보호를 위해, 지역 내 프로토콜에 따른 환자의 처치를 위해, 성인과 소아용)
B. 추가 기본소생술 약물	1. 알부테롤 2. 에피펜 3. 경구용 포도당 4. 니트로글리세린(경구용 정제 또는 패치) 5. 아스피린 6. 날록손
C. 이송간의 장비	병원 간 환자를 이송하는 기본소생술 제공자와 전문소생술 제공자는 추가적인 장비가 필요할 것이다. 특정 장비의 구비에 따라 처치의 레벨은 높거나 낮을 것이다. 소아와 신생아 팀과 같은 특수 이송팀은 호흡치료사, 간호사, 의사와 같은 다른 의료인들이 탑승할 것이다. 교육과 장비는 이 환자들의 이송 동안에 필요는 술기에 따라 다를 것이다. 미국소아학회에서 발표한 신생아와 소아 환자의 지상 혹은 공중 이송을 위한 지침은 어떤 장비를 구비해 놓아야 하는지 자세하게 나열해 놓았으므로, 참고하기에 매우 적절할 것이다.

표 36-1	구급차에 구비되어야 하는 기본 장비 (계속)
부록: 구출 장비 적절한 구출 장비는 반드시 응급의료서비스 반응자가 쉽게 이용할 수 있어야 하지만, 대부분 구급차보다는 구조차량에 구비되기가 쉽다. 일반적으로 구출을 위해 사용되는 장비와 도구들은 매우 넓은 범주를 가진다: 분해용, 펼침용, 자름용, 당김용, 보호용, 환자 관련용. 다음의 장비들은 구급차 또는 구조차량에서 이용 가능한 필수 장비들이다.	
A. 분해 장비	1. 렌치(조절가능) 2. 드라이버(일자형 또는 십자형) 3. 플라이어 4. 볼트 커터 5. 양철 가위 6. 망치 7. 용수철 펀치 8. 축(지레) 9. 막대기(레킹) 10. 램(4톤)
B. 확장 장비	1. 유압 잭/스프레더/커터 2. 톱(쇠톱, 불, 바람막이, 전지가위, 왕복 압축기) 3. 공기 차단 총 세트
C. 당김 도구/장비	1. 로프/체인 2. Come-along 3. 유압 잭 4. 에어백
D. 보호 장비	1. 반사물/연기 2. 단단한 모자 3. 보호 안경 4. 비점화성 담요 5. 가죽 장갑 6. 자켓/코트/부츠
E. 기타 장비	1. 삽 2. 윤활제 오일 3. 나무/쐐기 4. 발전기 5. 투광조명등

메모: 지역 내 구출에선 수중, 항공, 산악 구조를 위한 추가적인 장비가 필요하다. 참고: 미국외과의사협회 외상위원회; 미국응급의학협회, 미국 응급의료서비스 의사협회, 미국소아학회.

목록을 가진다. 지역 내 프로토콜을 따르도록 하고, 국가 혹은 시/도에서 지정한 규제를 반드시 따르도록 한다.

구급차의 출동 준비 확인

전문구조자로서, 여러분은 언제든지 응급상황에 대비할 준비가 되어야 한다. 그러므로, 본인, 구급차, 그리고 사용될 장비들이 출동 전 반드시 준비되어야 한다. 대부분의 응급의료서비스들은 근무를 시작하기 전 모든 장비와 구급차 점검을 요구한다. 구급차와 장비 점검은 점검표에 기재되어 있다. 점검 및 검사 과정은 다양한 응급의료서비스에 대한 기록 유지의 중요한 부분이며, 필요한 경우 조사 과정의 중요한 요소일 수 있다.

가능한 경우 근무 교대 시 짧게 브리핑을 진행한다. 근무하는 동안 구급차 또는 장비에 문제가 발생한 적이 있는지 없는지에 대해 물어보도록 한다. 만약 문제가 발생했다고 보고하면,

근무 책임자에게 보고하여 문제가 해결될 수 있도록 한다. 근무지에서 제공하는 점검표를 사용하여 구급차를 앞에서부터 뒤까지 검사를 실시한다(절차 36-1). 점검의 두가지 중요한 요소는: 구급차 부품과 장비 부품이다. 서로 역할을 나누어 구급차와 장비를 점검하도록 한다. 대부분 운전을 하는 응급구조사는 차량을 점검하고, 응급구조사 중 리더는 의료 장비를 확인한다.

구급차 점검(엔진을 끈 상태)

구급차가 차고에 주차되어 있을 때 다음과 같이 점검한다.

1. 차량의 몸체를 점검한다. 안전운행을 방해할 수 있는 위험한 요소가 있는지 확인한다. 예를 들어 완충 장치가 찌그러져 있으면 앞바퀴가 정상적으로 회전하지 못하게 된다.
2. 바퀴와 타이어를 점검한다. 정상적인 운행에서 타이어는 충격을 흡수한다. 충돌 사고인 경우에 타이어는 유리조각과 날카로운 금속조각, 다른 잔해에 접촉될 수 있다. 바퀴 테두리와 타이어 측면에 손상이 있는지, 마모가 얼마나 되었는지 점검한다. 모든 타이어에 공기압을 측정해서 적절하게 팽창되어 있는지 확인한다. 뒤쪽 타이어도 잊지 않고 점검하도록 한다.
3. 창문과 거울을 점검한다. 깨진 유리나 헐겁거나 손상된 부분이 있는지 살핀다. 거울이 깨끗하고 최대한이 잘 보이도록 확인한다.
4. 모든 문과 잠금 장치의 작동을 확인한다.
5. 냉각수, 엔진 오일과 브레이크, 변속기 액과 같은 액체 수준을 점검한다.
6. 배터리를 점검한다. 배터리에 뚜껑이 부착되어 있으면 열어서 배터리액이 어느 정도 채워져 있는지 확인한다.
7. 차량내부와 물품들이 깨끗한지 혹은 파손되었는지를 점검한다.
8. 창문 작동을 점검한다. 각 창문의 내부가 깨끗한지 확인한다.
9. 경적소리를 점검한다.
10. 운전석을 편안하게 하고 핸들과 페달 작동이 잘 되는지 점검한다.
11. 연료를 확인한다. 출동한 다음 항상 보충한다.

메모: 압력 마개를 제거하기 전에 엔진을 냉각시킨다.

구급차 점검(엔진을 켠 상태)

응급구조사는 차량에 시동을 걸어본다. 자동차 배기가스에 문제가 있으면 구급차를 차고에서 밖으로 주차 시킨다. 주차 브레이크를 "주차" 상태로 변환시키고 동료에게 바퀴에 고임목을 설치하게 하여 차량을 고정시킨다. 그리고 다음 단계를 실행한다.

1. 계기판을 확인하여 오일 압력, 엔진 온도, 자동차의 전기체계에 문제 가능성을 알리는 불이 들어와 있는지 확인한다.
2. **적절한 작동을 위해 계기판의 계량기를 확인한다.**
3. 브레이크 페달을 밟아본다. 페달이 적절하게 밟히는지 또는 부적절한지 확인한다. 필요하다면 압력도 확인한다.
4. 사이드 브레이크를 점검한다. 운행까지 변환 수준을 이동한다. 사이드 브레이크가 잠겨 있는지 확인 후 주차상태로 변환한다.
5. 핸들은 좌우로 돌린다.

절차 36-1 구급차 점검

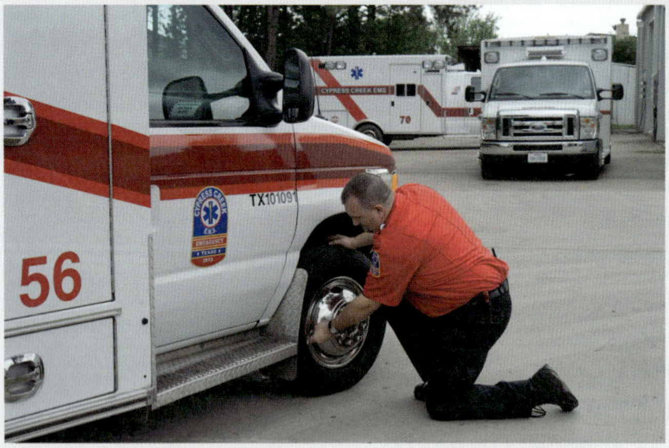

1. 구급차 차체, 바퀴, 타이어, 윈도우 브러쉬를 확인한다.

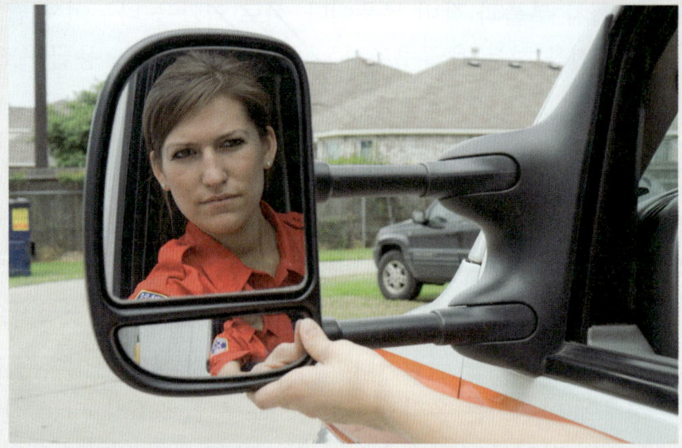

2. 창문, 문, 거울을 확인한다.

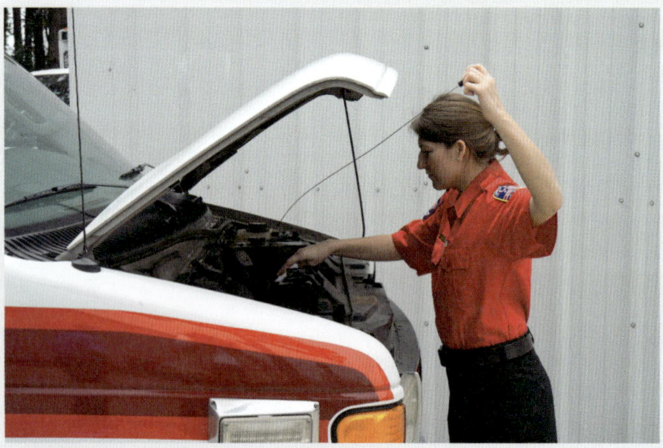

3. 후드(본넷트) 내부를 확인한다.

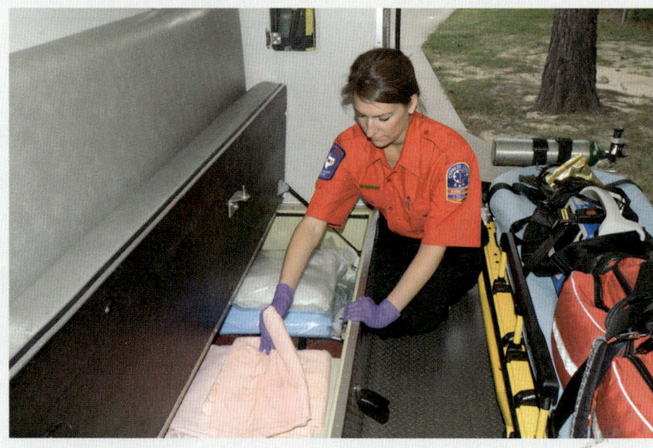

4. 내부 표면과 장식을 확인한다.

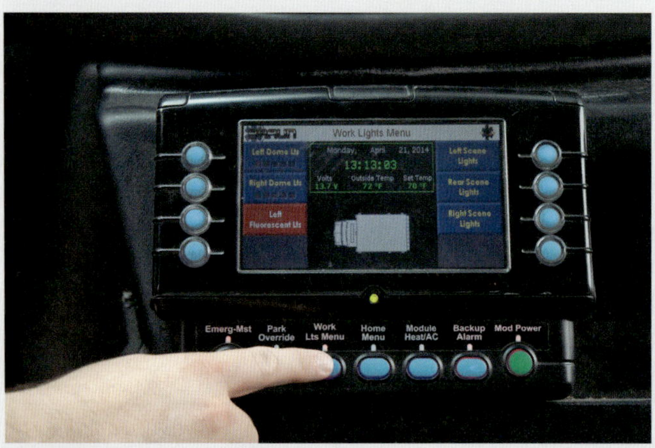

5. 계기판과 통신장비를 확인한다.

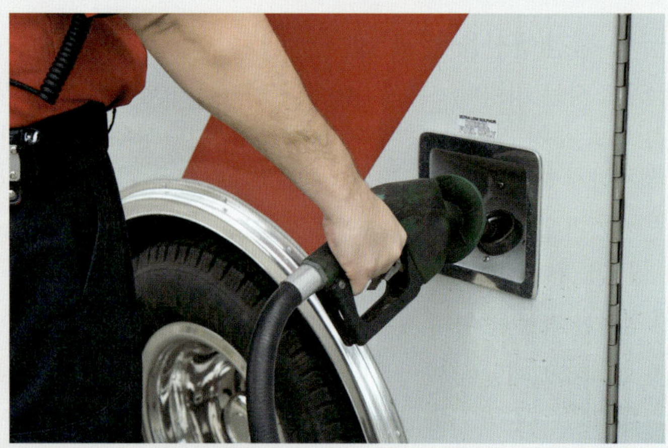

6. 연료를 확인하고 주유한다.

6. 창문의 와이퍼와 워셔액이 작동되는지 확인한다. 와이퍼가 움직일 때마다 유리가 깨끗이 닦여야 한다.
7. 경고등을 작동시킨다. 동료에게 구급차 주위를 돌게 해서 불빛과 회전등의 작동을 확인한다. 경고등을 끈다.
8. 자동차의 나머지 등을 작동시킨다. 동료에게 구급차를 돌면서 헤드라이트(상향 및 하향), 방향 지시등, 사방등, 브레이크등, 사이드와 후미의 조명등, 운전석 표시등을 확인한다.
9. 운전석과 환자 칸의 난방과 냉방 장비의 작동을 확인한다. 또한 엔진이 작동하고 있다면 차내 흡인력을 확인한다.
10. 변속기 윤활액을 확인한다.
11. 통신장비를 작동시킨다. 고정된 무선장비와 무선전화 뿐 아니라 휴대용 통신장비도 점검한다.

구급차를 차고에 다시 주차 시키고, 후진시킬 때 후진 경고가 작동하는지 확인한다(차량에 후진 경고장비가 장착되어 있는 경우).

환자 칸의 준비물품과 장비 점검

엔진을 끄고 환자 칸과 차량 외형을 모두 점검한다.

1. 환자 칸 내부를 확인한다. 내부표면과 실내장식에 손상이 있는지를 살핀다. 오염물질이 제거되었는지, 환자 칸이 깨끗한지를 확인한다.
2. 처치물품과 장비를 확인한다. 물품들을 점검하면서 완전성, 상태, 작동상태를 확인한다. 산소탱크의 압력을 확인한다. 공기부목을 부풀려서 공기가 새지 않는지 점검한다. 환자에게 사용할 산소장비가 적절히 작동하는지 점검한다. 구조장비가 녹이 슬거나 청결한지 점검한다. 배터리를 작동시켜서 배터리가 충분한지를 확인한다. AED와 같은 장비는 추가로 점검하여 작동이 잘 되는지 확인한다. 구급차에 구비된 모든 장비와 물품을 점검하고 검사보고서에 기록한다.
3. 점검이 끝나면 검사보고서를 작성한다. 문제가 있는 장비는 교체하고 부족한 물품은 보충한다.
4. 마지막으로 감염방지 장비와 차량을 깨끗하게 한다. 구급차를 깨끗하게 관리해서 지역주민 들에게 자신이 소속되어 있는 기관의 이미지를 높인다. 자신의 직업과 업무에 자부심을 갖고 있는 사람은 긍지를 가지고 구급차도 잘 관리한다.

만약 장비를 점검하는 도중에 출동 지령을 받는다면, 출동 후 돌아오는 즉시 점검을 완료하도록 한다. 하지만, 필수적인 장비가 없다면 예외이다. 이러한 경우, 장비를 제대로 갖춘 구급차를 먼저 파견하도록 한다.

신고 접수와 충돌

대부분의 지역에서 구급차, 소방서, 경찰에게 도움을 받기 위해서는 언제든지 119로 도움을 요청하면 된다. 구급상황관리자는 신고자에게서 정보를 파악해서 기록하고, 어떤 업무가 필요한지 판단하고, 출동을 할 수 있도록 연락한다(지역사회나 학교에서는 언제나 "119"로 신고할 수 있도록 홍보한다. 아이들은 전화 번호판에서 "119"를 찾지 못할 수 있기 때문이다).

구급상황관리자의 역할

많은 도시와 지역사회 센터에서는 1979년 Jeffrey Clawson, M.D.의 지휘아래 발생한 의료우선순위 카드 체계에 기반하여 구급상황관리자(Emergency Medical Dispatcher; EMD)들을 교육시키고 인증한다. 구급상황관리자는 다음과 같은 업무를 수행하도록 훈련을 받는다.

- 신고자에게 질문을 하고 출동의 우선순위를 정한다.
- 신고자에게 도착 전 의료지시를 하고 대원들에게 정보를 제공한다.
- 출동지시와 응급의료서비스 자원 배분
- 다른 공공 안전기관과 협조한다.

도움을 요청해 왔을 때, 구급상황관리자는 출동할 대원들에게 도움을 주기 위해서 신고자로부터 가능한 한 많은 정보를 확보해야 한다. 구급상황관리자는 다음과 같은 질문을 해야 할 것이다.

1. **환자가 발생한 정확한 위치는?** 구급상황관리자는 집, 건물위치, 아파트의 경우에는 동과 호수를 정확하게 확인해야 한다. 방향(동서남북), 가장 가까운 교차로, 단지의 명칭, 응급현장의 정확한 위치와 거리 이름을 알아내는 것은 중요한 일이다.
2. **신고자의 전화번호는?** (119에서는 번호를 확인할 수 있을 것이다) 전화는 구급상황관리자가 끊으라고 할 때까지 계속해서 켜두도록 해야 한다. 응급상황에서는 구급상황관리자는 구조대에게 현장으로 출동하도록 지시한 후에, 신고자에게 구조대가 도착할 때까지 응급현장에서 구급상황관리자가 지시하는 데로 상황에 따라 여러 가지 협조를 할 수 있도록 한다. 또한 현장의 위치가 확실치 않을 경우에 대비해서 통화를 계속하고 있는 것이 중요하다.
3. **문제가 무엇인가?** 이 질문은 주요한 호소사항을 알게 해준다. 구급상황관리자가 앞으로 어떤 종류의 질문을 해야 하며 출동의 우선순위를 판단하도록 돕는다.
4. **환자의 나이는?** 환자가 성인이 아닌 소아라면 구급차는 대부분 현장에 소아용 장비를 갖추고 출동할 것이다. 만약 도착 전 심폐소생술을 실시할 수 있도록 지시하려면 필수적으로 영아, 소아, 성인을 구별해야 한다.
5. **환자의 성별?** 신고자의 목소리나 정보로 알 수 없는 경우, 물어본다
6. **환자는 의식이 있는가?** 무의식 환자는 출동 우선순위가 더 높다.
7. **환자가 호흡하는가?** 환자가 의식이 있고 호흡을 한다면, 구급상황관리자는 종종 주호소 사항과 관련된 추가적인 질문을 해서 적절한 반응수준을 결정한다. 예를 들어 최초반응자, 응급구조사, 구급차반응 "COLD"(정상 속도—때로 우선순위 3이라고 한다)나 "HOT"(응급 경보등과 사이렌 모드—때로 우선순위 1이라고 한다)로 출동하는 구급차의 수준 등을 결정하는 것이다. 환자가 호흡을 하지 않거나 신고자가 잘 모르는 경우 구급상황관리자는 우선순위 1의 수준으로 출동하도록 알리고, 호흡이 없는 환자에 대하여 구급차가 도착하기 전까지 적절하게 지시를 내릴 것이다. 맥박이 없는 환자의 경우에는 전화를 이용하여 신고자로 하여금 심폐소생술을 실시할 수 있도록 지도를 해야 한다.

교통사고 경우의 출동이라면 신고자에게 질문을 해서 우선순위와 반응정도를 결정해야 한다. 신고자에게 적절하게 질문을 하면 구급상황관리자가 최초로 현장에 출동하는 구조대는 "HOT"으로, 지원구조대는 "COLD"로 적절하게 출동시킬 수 있을 것이고, 또한 신속한 출동 시 발생할 수 있는 구급차 사고를 미연에 방지할 수도 있다.

다음은 구급상황관리자가 환자의 위치까지 구급차를 출동시키는 방법이다.

구급차 641호, 구급차 640호, 여기는 상황실. 60세 여성 환자, 의식 없음, 호흡 곤란. 우선순위 1로 출동할 것. 위치는 9번 도로와 10번 도로 교차지점에 있는 보스턴 마트. 현재 시간 17시 45분.

구급상황관리자는 출동내용에 대한 질문을 최소화하고 구급차가 확실히 출동명령을 받을 수 있도록 메시지를 반복해야 한다. 대부분의 응급의료서비스 체계는 응답 대원이 구급상황관리자에게 사고 발생 주소를 다시 한번 확인한다. 일부 컴퓨터를 기반으로 한 구급상황관리자 시스템은, 구급차에 설치되어 있는 노트북에 사고 발생 지역과 구급상황관리자 내용을 전달한다. 노트북에는 GPS 시스템이 설치되어 있어, 응급구조사들이 정확한 현장에 도착할 수 있도록 도와준다.

구급차 운행

만약 자신이 가끔이라도 구급차를 운전해야 한다면 응급차량 운행방법 및 도로주행 연수에 참여해야 한다.

핵심 개념
구급차 운행

안전한 구급차 운전자 되기

안전하게 구급차를 운행하기 위해서는 다음과 같은 사항에 적합해야 한다.

- 신체적으로 건강해야 한다. 응급구조사는 구급차 운행에 방해가 되는 어떠한 신체적 결함이나 운전을 불가능하게 하는 의료적인 상태를 갖고 있지 않아야 한다.
- 정신적으로 건강하고 감정을 통제할 수 있어야 한다. 구급차 운전은 경고등과 사이렌을 켜면 당황하고 감정이 변하는 사람에게는 적합하지 않다.
- 스트레스를 받아도 수행할 수 있어야 한다.
- 운전자로서의 능력에 긍정적인 태도를 가져야 하지만 과도한 자신감을 갖고 위험을 무릅쓰지 않아야 한다.
- 다른 운전자에게 인내심을 갖는다. 항상 사람들이 응급차량에 대한 반응이 다양하다는 사실을 기억한다. 화내지 말고 다른 운전자의 나쁜 습관을 이해하고 인내하도록 노력한다.

추가적인 안전 팁은:

- 운전 도중 절대로 알코올 및 항히스타민제, 안정제 등의 약물을 복용하지 않는다.
- 운전 능력을 현저히 감소시키는 약물을 복용 중에는 운전을 하지 않는다. 이러한 약물들은 환자를 처치하는 데에도 영향을 미친다. 기관의 지침에 따라 마지막 약물 복용 후 수 시간 혹은 수 일 이후에 운행을 재개하도록 한다.
- 만료된 면허증으로는 절대 운전하지 않는다.
- 운전 시 필요하다면 안경이나 콘택트렌즈를 착용한다.
- 개인적 스트레스, 질병, 피로, 졸음에 따라 자신의 운전 능력을 평가한다. 에너지 음료를 마시는 것 또한 주의해야 한다. 피곤한 상태에서 에너지 음료를 마시게 되면, 깨어 있는 것 같은 느낌이 들지만, 실제로 반응 시간은 현저하게 감소하고 피로의 연장으로 인한 부정적 결과를 가져올 수 있다.

법률에 대한 이해

모든 주에는 응급차량의 운행을 규제하는 법률이 있다. 응급차량 운행에는 일반적으로 속도, 주차, 교통 신호, 운전방법에 대해서 특별한 예외가 허가되어 있다. 또한 법률에 따르면 응급차량 운행자가 다른 차량의 안전에 대해 정당하지 못하게 운전하는 경우, 교통위반 딱지, 재판, 감금과 같은 결과에 책임을 질 준비를 해야 한다.

다음은 전형적으로 구급차 운행을 규제하는 법률에 포함된 주의점이다.

- 구급차 운행자는 차량에 적합한 운전면허증을 소지해야 하며 훈련과정을 완수해야 한다.
- 구급차가 응급상황에 출동하거나 환자나 부상자의 응급이송을 하는 경우 구급차 운행자에게 적용되는 법률 내에서 특권이 주어진다. 구급차가 응급출동이 아닌 경우에는 비응급 차량에 적용되는 법률에 따라 적절하게 운행해야 한다.
- 응급상황에서 일정한 특권이 허가되어 있을지라도, 예외적으로 무모한 운전을 하거나, 다른 사람의 안전을 무시하면서 운전을 하는 경우에는 응급차 운전자에게 특권이 주어지지 않는다.
- 응급상황에서 허가된 특권은 운행자가 법률에 명시된 방법으로 경고 장치를 사용하는 경우에만 적용된다.

대부분의 법률에는 응급차량 운전자에게 다음과 같이 허가하고 있다.

- 사적인 재산을 침해하지 않고 생명이 위험하지 않는 한 어디든지 차량을 주차시킬 수 있다.
- 정지 신호등, 깜빡이는 붉은 정지 신호등, 정지 표지판을 지나쳐 갈 수 있다. 어떤 주에서는 응급차량 운전자에게 완전히 정지하고 나서 주위를 관찰하면서 조심스럽게 통과하도록 하고 있다. 다른 주에서도 운행자가 속도를 늦추면서 조심해서 운행하도록 하고 있다.
- 도로가 주행하는데 문제가 없는지 확인하면서, 적절한 신호등을 켜고 다른 사람의 생명이나 재산에 피해를 주지 않도록 조치를 취하고 난 후, 통행금지 지역으로 다른 차량을 지나쳐 갈 수 있다. 붉은등을 깜빡이고 주행하고 있는 학교 버스를 추월해서는 안 된다. 학교 버스 운전자가 학생들을 내려주고 난 후 붉은등을 끌 때까지 기다려야 한다.
- 다른 차선으로 운행을 해야 할 경우에는 신호를 하면서 세심한 주의를 요한다.
- 응급상황에서는 다른 차선이나 특정 방향으로의 운전을 할 수 없는 운행 법규를 무시할 수 있다.

만약 구급차 운행 중 충돌사고가 발생하면, 두 가지 주요한 문제에 기인하여 법정에서 법률을 해석할 것이다. 즉, (1) 다른 사람의 안전을 충분히 고려했는가? 그리고 (2) 응급상황이었는가?이다. 실제로 다른 사람의 안전을 충분히 고려해야 한다는 것은 무엇보다도 응급차량 운전자에게는 중요시 되어야 한다. 왜냐하면 충돌사고 뒤에는 구급차 업무 뿐만 아니라 변호사나 배심원에 의한 조사가 뒤따르기 때문이다.

대부분의 주에서는 진정한 응급상황이란 응급구조사가 얻을 수 있는 최선의 정보에서 환자의 생명이 위험하거나 사지가 손실될 가능성이 있는 경우를 말하는데, 이러한 응급상황 시에 대비하여 운행방법에 대한 대책을 강구하고 있어야 한다. 출동명령을 받았을 때 충분한 정보가 없는 경우가 있으므로 "충돌" 사고에는 응급출동을 해야 할 것이다. 그러나 사고현장에 도착해서 환자상태가 치명적인 손상없이 안정적이라면 응급상황이 아니다. 응급상황이 아닌 경우에는 경고등과 사이렌을 켜고 병원으로 신속하게 이송하는 것은 바람직하지 않다.

여기에서 설명하고 있는 면책사항은 구급차 운행자에게 종종 허가되고 있는 것들이다. 자신이 근무하고 있는 지역에서도 허가되어 있다고 생각하지 말고, 주법과 운행규칙을 숙지한다.

경고장치의 사용

응급차량의 안전운행은 경고장치를 적절하게 사용하면서 확실한 방어운전 연습이 병행될 때만 가능한 것이다. 연구에 따르면 구급차가 50에서 100피트 정도의 거리에서 다가올 때까지 다른 운전자들은 구급차를 발견하거나 사이렌 소리를 듣지 못할 수도 있다. 그러므로 경고등과 사이렌을 울리면서 운행한다고 해서 안전하다고 생각하는 것은 잘못된 것이다.

사이렌. 사이렌은 청각 경고장치로 일반적으로 사용되고 있지만, 또한 잘못 사용하면 불편할 수도 있다. 다른 차량 운전자, 구급차에 탑승한 환자, 구급차 운전자 자신에 대한 사이렌의 효과를 고려해야 한다.

- 사이렌이 계속 울리면 환자가 공포와 불안이 증가하게 되고, 스트레스가 쌓여 환자의 상태가 악화될 수 있다.
- 구급차 운전자도 계속적으로 울리는 사이렌 소리에 영향을 받는다. 실험에 따르면 경험이 없는 구급차 운전자의 경우 계속해서 사이렌이 울리면 시간당 15~20km 정도 운전 속도를 높이는 경향이 있다. 어떤 경우에는 운전자가 사이렌 소리가 울리지 않을 때는 쉽게 통과할 수 있었던 커브를 사이렌을 울리면서 운행할 때는 통과하지 못했다. 특히 사이렌이 운전석 위에서 장시간 울린다면 구급차 운전자의 청각에도 영향을 주게 된다. 스피커의 최적 위치는 차량 창살 안이다.

청각 경고신호의 사용을 규제하는 법률이 있는 주가 많으며, 법률이 없는 곳에서는 구급차를 운영하는 조직에서 자체적인 정책을 만들고 있다. 응급구조사의 조직에 그러한 정책이 없다면 다음과 같은 제안이 도움이 될 것이다.

- 사이렌을 사용해야 하는 경우에 한해서만 사용한다. 어떤 주에서는 구급차가 응급현장으로 출동할 때 항상 사이렌을 사용하도록 하고 있다. 다른 주에서는 사용할 수 있는 상황에서만 사용하도록 하고 있다.
- 모든 운전자가 사이렌 경적을 들을 것이라고 생각하지 않는다. 건물, 나무, 밀집한 관목 숲으로 인하여 사이렌 소리가 들리지 않을 수도 있다.
- 항상 응급구조사는 운행 시 사이렌 소리를 들었지만 무시하고 운전하는 운전자가 있다는 사실을 생각해야 한다.
- 다른 운전자의 특이한 운전방식에 대비해야 한다. 어떤 운전자는 사이렌 소리를 들으면 겁에 질려 당황해 한다.
- 다른 차량 가까이에서는 사이렌을 울리지 않는다. 이런 경우에는 다른 차량 운전자가 브레이크를 급히 밟음으로 인해서 구급차 운전자는 제때에 멈추지 못할 수 있다. 차량이 앞에 가까이 있을 때는 경적을 사용한다.
- 사이렌은 상황에 따라서 적절하게 사용해야 하며, 다른 사람들을 위협하기 위해서 사용하지 않는다.

경적. 경적은 모든 구급차에 갖추어져 있는 기본적인 장비이다. 경험이 많은 운전자는 경적을 적절하게 사용하면 사이렌 만큼 빨리 교통을 정리할 수 있다는 것을 알 것이다. 사이렌 사용에 대한 지침은 또한 경적을 사용하는데도 적용된다.

시각적 경고 장비. 구급차를 도로에 주차시킬 때는 항상 헤드라이트를 켜야 한다. 헤드라이트를 켜서 다른 운전자가 구급차를 더 잘 보일 수 있도록 한다. 어떤 주에서는 시야가 좋지 않거나 창문 와이퍼를 사용할 때마다 모든 차량에 헤드라이트를 항상 켜고 운행하도록 하고 있다. 부가적으로 전방 등에 붙어 있는 경우에만 깜빡 헤드라이트를 사용할 수 있다. 대부분의 주에서는 야간에 헤드라이트 한쪽만 켜진 채로 운행하는 것은 불법으로 규정하고 있다.

차량 끝의 모서리에 있는 커다란 등은 교대로가 아니라 세로나 가로로 같이 깜빡여야 한다. 그렇게 함으로써 멀리서 다가오는 차량이 주차되어 있는 구급차의 전체 크기를 파악할 수 있도록 해준다. 구급차에서 플래시 라이트를 사용하는 문제에 대한 논란이 많다. 구급차의 일괄적인 조명기구 사용을 계획할 때는 연구를 해서 결정을 내려야 한다. 일반적으로 조명기구에 하나의 조명체계만을 사용하는 것보다 단일광 전구와 플래시 라이트를 혼합하는 것이 가장 좋다.

사방 회전등과 방향 지시등은 응급조명으로 사용할 수 없다. 어떤 주에서는 불법일 뿐 아니라 일반차량과 매우 혼돈되기 때문이다. 사방 회전등이 켜진 차량은 매우 느린 속도로 운전할 것이라고 생각하기 때문이다. 더구나 회전등은 방향 지시등의 기능과 비슷해서 혼돈될 수 있다.

구급차가 응급출동일 때, 현장으로 운행 중이든 우선순위가 높은 환자를 병원으로 이송 중 이든, 항상 모든 응급조명을 사용하여 운행하여야 한다. 따라서 360도 각도에서도 쉽게 차량이 확인되어야 한다.

어떤 지역에서는 구급차가 소방서로 돌아올 때 응급조명을 사용하는 오랜 전통을 따르고 있다. 그러나 이러한 현실은 시민들에게 매우 혼란을 줄 것이다. 응급구조사는 응급출동 시 계속해서 구급차의 응급 조명등을 켜고 운행하는데도 불구하고 다른 차량운전자가 양보하지 않는다고 해서 놀래서는 안 된다. 경고등과 사이렌 사용은 아주 위급하거나 응급상황에서만 사용한다.

속도와 안전

응급구조사는 종종 천천히, 조심해서 운전하라는 말을 들었을 것이다. 이럴 경우 응급구조사는 "천천히 가면 어떻게 중증환자나 부상자를 병원으로 이송할 수 있습니까"라는 말을 할지도 모른다. 그러나 운전자에게 "천천히" 운행하라고 하는 것은 아니다. 하지만 이러한 사실들을 유념하면서 운전을 해야 한다.

- 과속은 충돌 가능성을 증가시킨다.
- 과속은 정지거리가 길어지며, 위험한 상황이 발생했을 때 피하기 어렵다.

주법은 대부분 진정한 응급상황과 다른 사람의 안전을 고려해야 하는 경우에 한해서만 정해진 교통법규를 지키지 않아도 된다는 것을 기억해야 한다. 이러한 상황을 제외하고는 속도제한, 정지등과 표지, 양보 표지, 다른 법과 제한된 운행규칙들을 지켜야 한다. 교차로에서는 항상 조심해서 접근하고, 갑작스런 회전을 하지 않는다. 구급차를 운행할 때마다 항상 구급차 운전자와 모든 탑승자는 안전벨트를 착용하도록 한다.

호위 또는 다수 차량 출동

경찰에서 구급차를 호위할 때는 추가적인 위험이 따른다. 경험이 없는 구급차 운전자가 호위차량을 너무 가까이 따라가다가 앞의 차량이 갑자기 정차를 했을 때 정지를 하지 못하는 경우가 많이 발생한다. 또한 경험이 없는 운전자는 다른 운전자가 자신의 구급차가 호위 차량을 따라가고 있는 것을 알 것이라고 생각할 수 있다. 하지만 다른 운전자는 호위 차량이 지나간 다음 바로 구급차 앞에 정지하기도 한다.

호위와 관련된 위험 때문에 대부분 응급의료체계는 운전자가 환자나 병원 위치를 잘 몰라서 경찰의 도움을 받아야 할 때를 제외하고는 호위를 권하지 않는다.

많은 차량이 동시에 출동할 때의 위험은, 특히 같은 방향으로 가까이에서 함께 출동할 때, 호위출동에서 발생하는 위험과 동일하다. 또한 두 대의 차량이 동시에 같은 교차로에 접근했을 때 위험성은 더 높다. 서로 양보할 수 없을 뿐만 아니라 다른 운전자들은 첫 번째 차량에는 양보를 하지만 두 번째 차량은 양보하지 않을 수 있다. 동시에 많은 차량이 운행될 때는 교차점에서 특별한 주의가 필요하다.

현장 사례

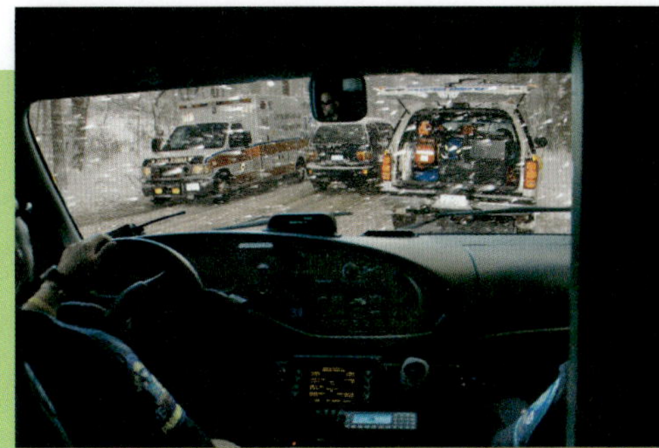
© Craig Jackson/In the Dark Photography

"제가 응급의료서비스 업무를 시작할 때, 제 자신도 모든 사고가 발생하는 혼잡함 속에서 동일하게 운전해야 한다는 것을 깨닫지 못했었어요.

"우리는 도시 외곽 17번 고속도로에서 3중 추돌사고가 발생했다는 구조요청을 받았죠. 폭설 때문에 도착할 때까지 15분 이상 공포에 떨어야 했어요. 우리는 조심스럽게 운전을 했고, 날씨가 좋을 때보다 2배 이상의 시간이 소요되었죠. 사람들은 길에서 미끄러지고 있었어요. 우리는 스스로에게 우리가 사고현장에 도착하지 못하면 아무 일도 할 수 없을 것이라 생각했습니다".

"사고현장에 도착했을 때 우리는 다른 차량들과 충돌을 피하기 위해서 아주 조심스럽게 주차를 했어요. 경찰차와 소방차는 우리 구급차 뒷문과 일반 차량들 사이에 주차했죠. 우리가 현장에 도착해서 채 5분이 지나지 않았는데, 승용차 한 대가 핸들 조작이 안 되는 상태로 빙글 돌면서 경찰차에 부딪칠 뻔 했어요."

"폭설이 내리면 학교처럼 휴교를 해서 운전을 하지 말아야 해요. 빨리 봄이 오면 좋겠습니다."

출동에 영향을 주는 요소

구급차 충돌은 대개 안전해 보이는 상황에서 많이 발생한다. 뉴욕 주에서 구급차 충돌에 대한 18년간의 통계에 따르면, 전형적으로 충돌은 건조한 도로(60%), 맑은 날씨(55%), 낮 시간(67%), 교차로(72%)에서 발생하였다. 이 기간 동안 5,782건의 구급차 충돌사고가 있었고, 7,267명의 부상자와 48명의 사망자가 발생했다. 추가적으로 구급차 충돌은 여러 가지 요소의 영향을 받는다.

- **주중.** 대개 주중에는 사람들이 출퇴근을 하기 때문에 교통체증이 심하다.
- **시간대.** 사무실이 밀집되어 있는 지역의 출퇴근 시간에는 모든 방향으로 주요 도로의 교통체증이 심하다.
- **날씨.** 역풍이 불면 운행속도가 감소되어 출동시간이 지연된다. 눈이 심하게 내리면 일시적으로 출동을 할 수 없다. 날씨가 좋지 않을 때는 차간거리를 늘려서 운행하도록 한다.
- **도로유지와 공사.** 도로공사와 보수 활동으로 교통이 심하게 혼잡할 수가 있다. 도로공사 지역을 미리 파악하고 출동계획을 세우도록 한다.

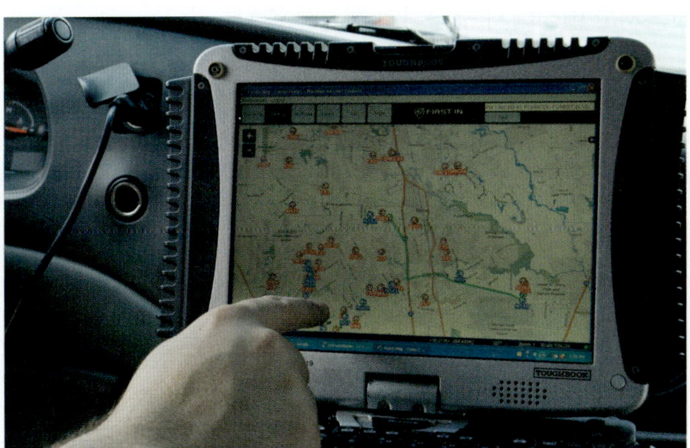
그림 36-2 GPS는 응급 현장 또는 병원에 도착할 수 있는 아주 좋은 도구이다.

> “저는 교통사고 현장에서 항상 보호 장구를 착용합니다. 여러분이 위험한 곳에 도착한 후 보호 장구를 착용하면 모든 것이 지체됩니다. 항상 첫 번째로 수행하세요.”

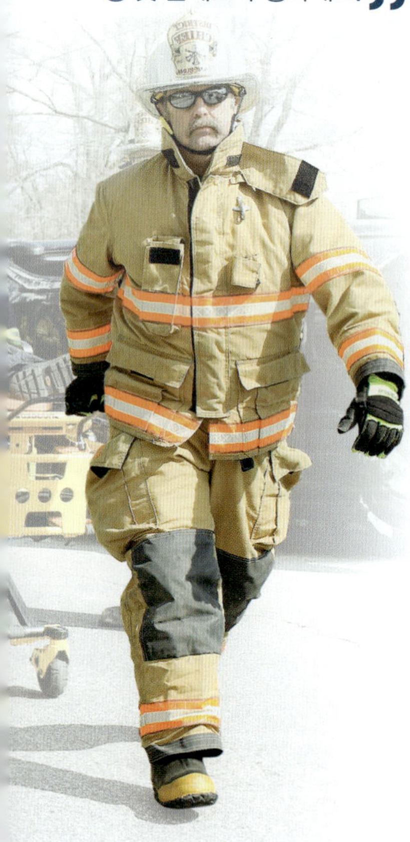

(© Daniel Limmer)

- **철도.** 미국에는 아직 25만 이상의 철도와 도로와의 교차점이 있고, 느리고 긴 화물열차 때문에 교통이 막히는 경우가 종종 있다. 어떤 지역에서는 도시 절반을 나눠 철도에 교차되지 않게 우회도로를 이용하는 출동체계가 필요하다.
- **다리와 터널.** 다리를 건너거나 터널을 통과하는 것은 출퇴근 시간에는 지연될 수 있다. 구급차 충돌을 포함한 충돌사고는 운전자가 다리 때문에 도로 앞에 차량이 멈춰 있다는 것을 잊어버리는 경우에 발생하기 쉽다.
- **학교와 통학버스.** 등하교 시간에는 제한속도가 더 낮아지기 때문에 도로교통의 흐름이 느려진다. 응급차량은 붉은등을 반짝이면서 정차해 있는 통학버스를 앞지르지 말아야 한다. 통학버스 운전사가 등을 끄고 앞서 가도록 신호할 때까지 기다려야 한다. 이외에도 어린이들은 응급차량을 좋아해서 종종 도로 안으로 구경하러 올 수 있다. 모든 응급차량 운전자는 학교나 운동장에 접근할 때 속도를 늦추고 학교 교차로에서는 신호하는 사람의 지시에 따른다.

도착 방법: 현장으로의 이동

대부분의 응급의료서비스들은 구급차 내 GPS를 장착하고 있을 것이다(그림 36-2). 이는 응급 현장과 병원으로 이동하는데 매우 훌륭한 도구이다. 하지만, GPS가 지역 지리에 친숙한 사람들의 정보를 대신할 수는 없다. 종종 GPS는 도로 공사나 다른 이유 때문에, 평소와 다른 길을 안내해 주기에 도움이 된다. 운전 도중 GPS를 작동하는 것에 주의하도록 한다. 운전 도중의 산만함은 교통사고 가능성을 높인다.

서비스 지역의 상세한 지도를 얻는다. 신고를 받고 출동하기 전 혹은 다른 곳으로 이동하기 전 GPS를 조작하거나 지도를 확인하도록 한다. 출동 중 길을 잃는다면, 조명과 사이렌을 끄고 갓길에 차를 세워 다시 GPS를 조작하거나 지도를 확인한다. 무선통신 또는 구급상황관리자로부터 지도나 지침을 재확인할 수 있다.

출동 안전 요약

다음은 안전한 응답을 하는 방법에 대한 중요한 사항을 요약한 것이다.

- 조명-및-사이렌의 작동을 최소화 한다. 주의: 조명과 사이렌을 작동하면서 운전하는 것은 위험과 관련이 있다.
- 안전벨트를 착용한다.
- 현장으로 출동하기 전에 어디로 가야 하는지 확인한다. GPS를 사용하여 지도를 확인하거나 서비스 지역의 지리에 익숙해지도록 한다.

그림 36-3 교통사고 현장에서 구급차의 적절한 주차

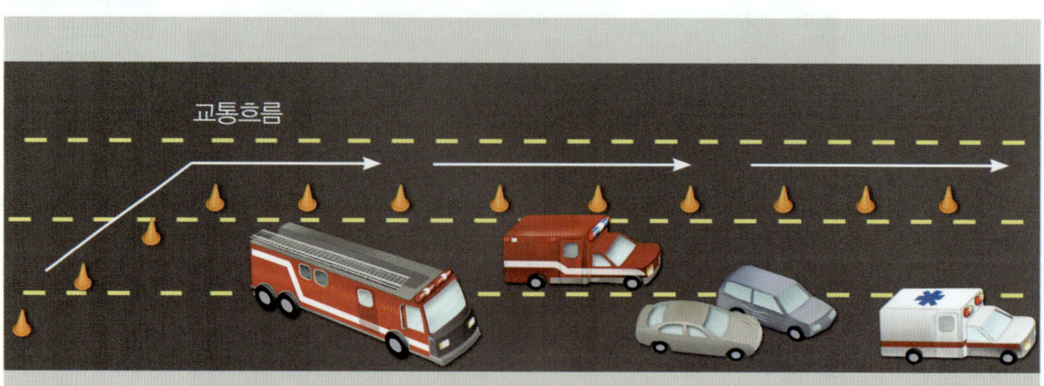

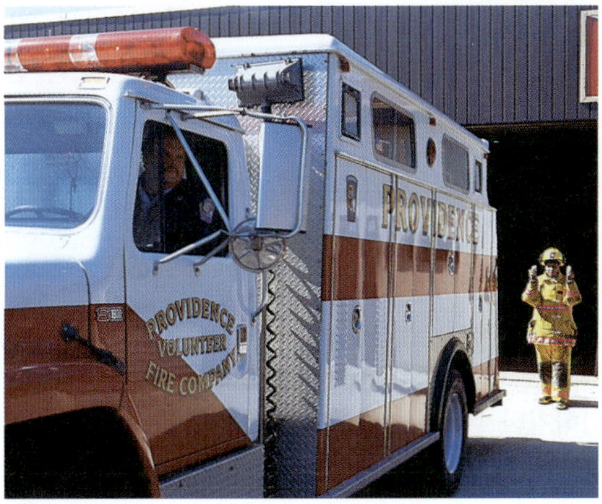

그림 36-4 안내자를 활용하여 구급차를 후진할 때 도움을 받도록 한다.

- 교차로에선 완전히 멈추도록 한다.
- 산만한 운전을 시행하지 않는다. 운전자 이외의 다른 응급구조사가 무선통신, 사이렌, GPS, 컴퓨터, 그리고 다른 장비들을 작동하도록 한다.
- 응급 현장으로 출동 중에는 먹거나 마시지 않는다. 운전과 업무에 집중하도록 한다.
- 음악을 듣지 않고, 핸드폰을 사용하지 않고, 기타 다른 방해되는 행동들을 하지 않는다. 100% 안전운전에 집중하도록 한다.

고속도로 사고 안전

고속도로 사고는 응급구조사를 심각한 위험에 노출시킨다. 응급구조사, 소방관 그리고 경찰은 매년 고속도로 사고 현장에서 작업 중 사망하거나 부상을 당한다. 고속도로 안전을 향상하시키기 위한 몇가지 조언을 따르도록 한다.

불필요한 인원과 사람들을 고속도로에서 내보낸다. 만약 여러분이 일차 또는 첫 번째 도착 구조자가 아니라면, 고속도로 인근 밖에서 일차 구조팀이 현장을 완료하기 전까지 대기한다. 여러분은 고속도로에서 작업할 때 필요한 것보다 더 많은 위험 요소를 사람들에게 노출하고 싶지 않을 것이다. 자동차와 사람들이 많을수록 위험은 더 커진다.

비판적 의사 결정

이 교과서의 대부분은 현장에서의 환자처치와 관련된 것인데, 한편으로 구조요청을 수행하는데 있어 응급구조사의 반응과 구급차량의 주차방법도 중요한 부분이다. 적절한 구급차 주차는 응급구조사와 구급차의 안전을 보장하고, 구급차 안의 장비와 물품을 쉽게 사용할 수 있도록 해 준다. 아래 각각의 상황에서 구조 요청을 받고 출동한 응급구조사가 현장에 제일 먼저 도착했을 때, 어디에 구급차를 주차해야 하는지 설명해 보시오.

1. 전동차가 탈선했다고 구조요청을 받았을 때
2. 교차로 부근에서 충돌사고가 발생했고, 소방차와 경찰차가 현장에 접근하는 다른 차량을 막고 있을 때
3. 가정 내 폭력과 관련된 현장에서 구조 요청을 해왔는데, 경찰이 아직 현장에 도착하지 않았을 때

도로가 완전히 통제 되지 않은 한 도로를 건너지 않는다. 도로를 건너는 것은 높은 위험과 관련이 있다. 가능한 이 방법을 피하도록 한다. 다음 진출 차선 또는 신호에서 방향을 변경하는 것이 가장 안전하다.

만약 여러분이 현장에 도착한 첫 번째 팀이라면, 사고 현장에 도착한 팀은 사고 현장으로부터 "뒷쪽"에 주차함으로써 사고 현장을 막는다. 차량을 장벽으로 사용함으로써 교통 사고 현장을 보호하기 위해 사용된다. 이를 위해 사용되는 가장 좋은 차량은 크고 무거운 소방차이다. 이상적으로 구급차는 사고 현장의 "앞쪽"에 주차하도록 한다(그림 36-3).

응급구조사는 현장 평가를 완료한 후 도착 정보를 전달해야 한다. 이 단계에서, 필요한 경우 추가적인 도움을 요청하거나 취소한다. 현장의 과밀화를 방지하기 위해, 취소 또한 반드시 필요하다(주의: 사람들과 차가 많을수록 위험도 커진다.).

보호장구 착용 구출이 진행되지 않는 경우, ANSI 클래스 2 안전 조끼와 헬멧을 착용하도록 한다. 만약 구출이 완료되었다면, 일반적인 출동복을 입도록 한다. 가장 기본적인 생각은 이것이다: 응급구조사는 다른 구조자(소방관)들과 같은 수준의 보호복을 착용하여야 한다.

콘/화염 설치와 구급차 불빛 감소 경고하기 위한 콘/화염을 사고 현장의 뒷쪽에 설치한다. 구급차 불빛은 일시적으로 다른 운전자의 시야를 가려 또 다른 사고를 유발할 수 있다는 것을 기억한다.

팀의 위치는 중요하다! 장비들을 위치시킬 때 사고현장 보존을 고려한다. 경찰은 사건 현장을 범죄의 현장으로 간주하기 때문에 증거 보존을 위해 파편이나 스키드 마크 위로 운전하지 않도록 한다. 구출이 필요한 경우, 구출을 위한 구조 차량을 배치할 수 있도록 공간을 확보한다. 현장은 "안전구역"으로 만들도록 사고현장 "앞쪽"에 구급차를 배치하도록 한다. 또한 이 위치는 지휘/명령 체계 사람들을 위치시키기 좋은 구역이다. 구급차의 출구를 막는 것을 예방하고, 모든 구급차는 같은 방향을 향하도록 주차한다.

구급차를 사고현장과 같은 방향으로 놓도록 한다. 움직이는 차들 속에서 들것을 들고 도로를 넘나드는 행위는 매우 위험한 것이다. 응급구조사는 절대 도로를 넘나들지 않도록 한다(그림 36-3 복습).

후진. 가능하다면 응급상황에서 구급차의 후진은 피해야 한다. 후진 시 거울에 보이지 않는 공간이 매우 크기 때문에, 보행자, 물체 혹은 다른 차량에 위험을 가할 수 있다. 후진해야 하는 경우에는 반드시 구급차의 뒤쪽에 누군가가 위치하여 후진 과정을 안내해야 한다(그림 36-4).

구급차로의 환자 이동

핵심 개념
환자 이동 및 이송하기

구급차 출동에서 대부분 응급구조사는 어려움 없이 현장에 있는 환자에게 출동하여 환자상태를 평가하고, 환자발생 지역에서 응급처치를 실시하고, 환자를 안전하게 구급차로 이송할 수 있을 것이다. 때때로 현장상황이 위험하거나 우선순위가 높은 환자인 경우에는 평가와 응급처치를 실시하기 전에 환자를 이동해야 할 경우가 있다. 척추손상이 의심되는 환자는 머리를 손으로 고정하면서 목 고정대를 착용한 후 환자를 척추고정판에 옮겨서 고정해야 한다.

환자 이송에 있어서 어려운 상황이 발생하더라도 구급차로 환자의 이동은 다음의 4단계로 수행되어야 한다.

1. 적절한 환자 운반장비를 선택한다.
2. 이송을 위해 환자를 감싼다.

그림 36-5 춥고 젖은 날씨에 환자 감싸기

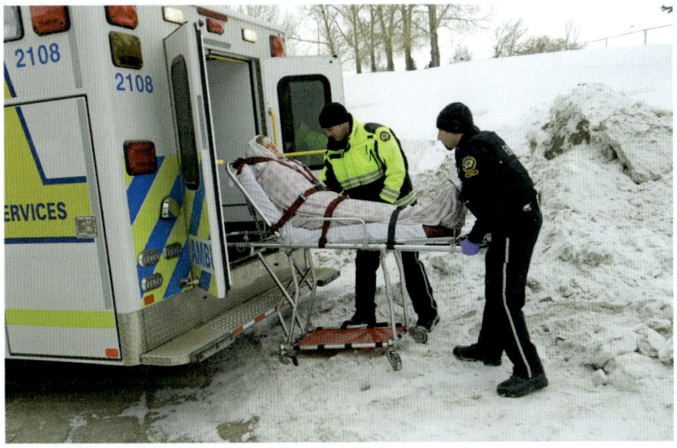

그림 36-6 들것 가죽 띠는 환자 상체에 결착하여 환자를 고정시키는 역할을 한다.

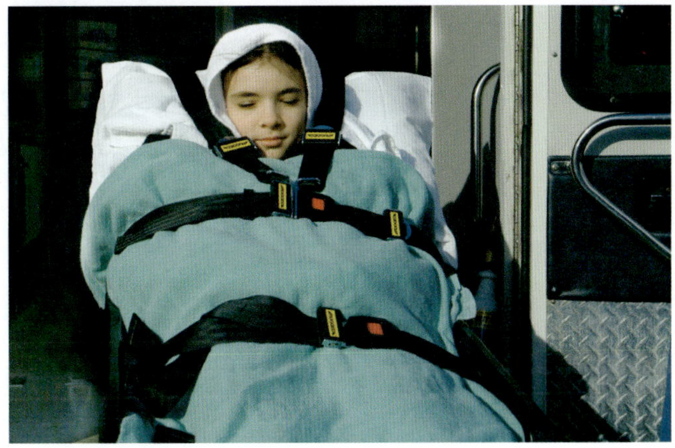

3. 환자를 구급차로 이동한다.
4. 환자를 구급차 안으로 이동시킨다.

바퀴달린 들것은 환자를 구급차로 이송할 때 가장 일반적으로 사용되는 장비이다.

"환자를 감싼다(package)"라는 용어는 환자의 이동준비와 환자와 운반장비를 하나의 단위로 합치기 위해 요구되는 작업과정이다. 환자나 부상자는 잘 감싸서 상태가 악화되지 않도록 해야 한다. 환자상태에 따라 적절한 처치를 시행하고, 관통한 물체는 고정하고, 환자를 이송하기 전에 드레싱과 부목이 적절하게 고정되었는지 확인해야 한다. 적절하게 감싼 환자는 환자 운반장비로 고정한다.

심각하게 아프거나 손상을 입은 환자를 감쌀 때는 편의와 기능 사이에 균형을 잘 맞추도록 한다. 이러한 환자들은 척추고정판과 이송장비에 단단히 고정되어, 떨어지거나, 지금 상태보다 악화되어서는 안된다. 응급구조사는 환자를 빠르고 적절하게 감싼 후, 병원으로 이송해야 한다는 사실을 인지해야 한다.

환자를 덮어서 체온을 유지하고, 물질에 노출되지 않도록 하고, 사생활을 보호한다(그림 36-5). 따뜻한 날씨에는 홑겹 담요 한 장이나 시트 하나면 충분하다. 추운날씨에는 시트와 담요를 사용해서 환자를 보온한다. 외부 맨 위의 시트와 담요를 환자의 턱 밑까지 덮는다. 시트와 담요가 헐겁지 않도록 하여 들것의 발쪽과 측면 매트리스 아래로 끼워 넣는다. 과도하게 난방이 되지 않도록 하고 환자를 구급차에 탑승시킨 후 적절한 온도를 유지 시킨다. 춥거나 축축한 날씨에는 환자의 얼굴만 남기고 머리를 감싼다.

이송장비는 환자를 안전하게 고정할 수 있도록 최소 3개의 고정끈이 있어야 한다. 첫 번째는 가슴에, 두 번째는 엉덩이나 허리에, 세 번째는 다리에 위치시켜 고정한다. 네 번째 고정끈이 있는 경우, 고정끈 두 개를 가슴에 교차하여 묶는다. 환자 상체를 들것 가죽 띠로 묶고 들것의 끈으로 고정한다.

새로운 들 것은 상체 고정 벨트가 있어 낙하용 안전벨트(harness)처럼 역할을 한다(그림 36-6). 어깨 위 끈과 몸통 끈이 합쳐져 환자는 더 안전하고 단단하게 고정될 수 있다. 만약 여러분이 사용하는 들것이 이러한 유형이라면, 이 장비에 대해 친숙해지는 것이 좋다. 만약 환자가 부적절하게 고정된 상태에서 사고가 난 경우, 환자의 손상은 응급구조사의 책임이다.

심폐소생술을 실시해야 하는 환자를 포함하여 모든 환자는 구급차로 이송하기 전에 환자는 이송장비에 고정되어야 한다. 만약 환자가 척추고정판 같은 장비에 고정되어 있지 않고 구급차 들것 위에만 놓여 있을 경우, 어떤 주에서는 차량이 갑작스럽게 정지하는 경우에 대비하여 환자가 앞으로 미끄러지지 않도록 주들것에 고정시키는 어깨고정끈을 사용하도록 하고 있다.

구급차 충돌 사고 시 환자를 보호하는 내용은 어느정도 언급된 자료들을 찾아 볼 수 있지만, 가장 위험한 응급구조사를 보호하는 내용은 없다. 환자는 들것에 고정되어 충돌 시 어느 정도 안전이 보장 되지만, 응급구조사는 고정되지 않아 충돌에 영향 받기 쉽다. 구급차에 탑승 중일 때는, 반드시 앉아 있어야 하고, 가능한 안전 벨트를 착용해야 한다. 비록 앉아 있는 것은 쉽지 않지만, 이송 중 가급적 움직임은 피하도록 한다. 고정되지 않은 장비들 또한 구급차 충돌 시 무기가 되어 환자와 응급구조사를 위협할 수 있다. 항상 장비들은 구급차 내부에 고정되어야 한다.

병원으로의 환자 이송

이송은 단순히 병원으로 환자를 이송하는 것 이상을 포함한다. 환자를 구급차에 탑승시킨 후 병원의료진에게 인계할 때까지 환자상태에 따라 적절한 업무를 시행해야 한다.

이송을 위한 환자 준비

환자를 구급차 안으로 옮긴 후 이송을 하기 위해 다음과 같은 활동이 필요할 것이다.

- **평가를 지속적으로 시행한다.** 의식이 있는 환자는 들것 위에서 자세를 편안하게 취해준다면 어려움 없이 호흡할 것이다. 만약 기도가 유지되어 있는 무의식 환자인 경우에는 회복자세를 취해주면 적절한 환기가 이루어 질 것이다.
- **구급차 안에서 들것을 적절하게 고정한다.** 병원으로 이송하는 동안 항상 환자가 안전한지를 확인한다. 환자를 구급차에 싣고 문을 닫기 전과 구급차 운전자에게 출발을 지시하기 전에 간이침대가 제 자리에 안전하게 있는지 확인한다. 환자 칸에는 구급차가 이동하는 동안 주들것이 움직이지 않도록 잠금 장치가 구비되어 있다. 들것 양끝에 잠금 장치를 확실히 잠그지 않고 구급차가 움직이면 더 큰 피해를 입을 수 있다.
- **환자를 고정한다.** 구급차로 환자를 이송하는 동안 환자는 들것에 고정되어 있어야 한다. 그러나 모든 환자가 같은 자세로 이송되어야 한다는 의미는 아니다. 환자의 질병과 손상의 특성에 따라 구급차 안에서의 환자의 자세가 규정되어야 한다.
  - 구급차로 이송되어 지지 않고 있는 환자로 척추손상의 가능성이 없고 의식수준의 변화가 있는 환자라면 회복자세를 취해주어 기도를 유지하고 타액의 배출이 이루어질 수 있도록 한다.
  - 구급차 들것의 머리와 발끝 부분을 조절해서 올릴 수 있다는 것을 알아야 한다. 척추손상이 의심되지 않는 호흡곤란 환자는 앉은 자세로 이송하는 것이 효과적이다. 쇼크 환자는 다리를 8~12인치 정도 높인 자세로 이송한다.
  - 척추손상이 의심되는 환자는 긴 척추고정판에 고정하고, 환자와 고정판을 함께 들것 위에 고정한다. 소생술을 실시해야 하는 환자는 바로누움자세를 취해서 지속적으로 기도가 개방되어 있는지 확인하고 흡인장비를 준비해야 한다. 만약 소생술이 필요하지 않다면 무의식 환자와 척추고정판을 한 단위로 회전시켜 고정판을 들것 위에 기대서 환자가 입으로 침이나 구토물을 배출할 수 있도록 측면으로 위치시킨다.
- **고정끈으로 환자를 고정한다.** 환자를 들것을 이용해서 현장에서 구급차로 이송할 때부터, 구급차 안으로 이동할 때까지 고정끈은 단단히 고정되어야 한다. 고정끈을 착용하면 환자는 제 자리에서 움직이지 않고 안전할 수 있으나, 너무 꽉 조여지면 순환이나 호흡을 방해

소아노트

놀란 아이를 진정시켜 줄 수 있는 방법으로 곰 인형 같은 장난감을 이용할 수 있다. 구급차에는 이러한 경우를 대비해서 멸균된, 부드러운 패드를 댄 밝은 색의 장난감을 구비하고 있는 경우가 많다. 부모가 아이와 같이 손상을 입었다면 서로에 대한 정보를 알아내는 것은 매우 어려운 일이다. 대체로 어린아이들은 동일감이 없으므로 응급구조사와 대화하기가 쉽지 않을 것이다.

충돌 현장, 혼란, 소음, 손상, 통증, 환자의 실종, 응급구조사의 처치와 정보 수집 모두 소아에게는 끔찍한 경험이 될 수 있다. 여성 응급구조사, 경찰이 도움이 될 것이다. 때때로 소아는 여성과 말하는 것을 더 편하게 느낀다. 미소와 조용히 안심시키는 목소리는 교과서에서 배울 수 없는 것이고, 겁에 질린 아이에게 필요한 가장 중요한 처치일 것이다.

하고 통증을 초래할 수 있다.

- **호흡이나 심장 합병증에 대비한다.** 만약 환자가 심정지로 진행될 것 같다면, 이송 전에 짧은 척추고정판이나 딱딱한 심폐소생술 판을 매트 아래에 넣는다. 그렇게 준비하면 환자가 갑자기 심정지가 발생해도, 척추고정판을 넣고 자세를 교정하기 위해 시간을 낭비하지 않을 것이다. 딱딱한 척추고정판이 편안하지는 않겠지만, 영구적인 손상이나 소생술이 지체되어 사망하는 것보다는 현명한 방법이다.
- **압박하는 옷을 느슨하게 해준다.** 옷은 순환과 호흡을 방해할 수 있다. 넥타이와 벨트를 풀고 목 주위의 옷들을 느슨하게 풀어준다. 고정끈 때문에 말려있는 옷은 펴준다. 옷이 가랑이에 말려 있으면 환자가 고통스럽다는 사실을 기억해야 한다. 압박하는 환자의 옷을 느슨하게 하기 전에 환자에게 무엇을 할 것인지, 왜 하는지를 설명한다.
- **환자의 가족 또는 지인을 동행시킨다.** 업무상 가족이나 친구를 환자와 함께 이송하는 것이 금지되어 있는 것이 아니라면 다음과 같은 지침을 고려한다. 첫째, 가능하면 다른 교통수단을 찾아보도록 한다. 만약 가족이나 친구가 병원으로 갈 수 있는 다른 방법이 없다면 운전석 옆에 탑승하도록 한다. 환자처치에 방해가 될 수 있으므로 환자 칸에는 탑승시키지 않는다. 가족에게 안전벨트를 착용하도록 하고 손상이 없는 아이의 경우에는, 가족소유의 소아용 좌석을 착용시킨다.
- **환자 소지품을 함께 가져간다.** 만약 지갑, 서류 가방, 여행 가방, 환자 소지품을 환자와 함께 싣고 간다면, 구급차 안에 적절히 탑재되었는지 확인한다. 사고현장에서 환자소지품을 싣는다면, 경찰에게 응급구조사가 무엇을 가져가는지 말한다. 환자의 물품을 보호하기 위해서 지역의 정책을 따라 보고서를 작성한다.
- **환자를 안심시킨다.** 질병이나 손상환자는 구급차로 이송될 때 불안해한다. 낯설고 좁은 공간에 고정끈으로 묶여 있고, 갑자기 가족이나 친구와 떨어지게 되기 때문이다. 친절하게 대화를 하면서 다정스럽게 손을 잡고 환자를 진정시킨다.
- **환자를 좌석에 앉히는 것을 피한다.** 대량재해로 인해 한 명 이상의 환자를 한 구급차로 이송해야 하지 않는 경우 혹은 정상 참작 상황이 없는 한, 환자는 들것에 고정하여 이송하도록 한다. 환자가 들것에 있을 때 가장 안전하다. 만약 환자가 갑자기 공격적으로 변해 이동하는 구급차 안에서 응급구조사를 위협하는 경우가 발생한 경우, 들것은 환자를 고정시키므로 그 속도가 느려질 것이다.

환자이송 준비가 끝났으면, 운전자에게 병원으로 출발하라고 말한다. 이송순위가 높은 응급 환자라면 대부분의 준비단계(옷을 느슨하게 하고, 붕대와 부목이 잘 착용되어 있는지 확인하고, 환자를 안정시키고, 활력징후 측정)는 이송을 지체하기보다는 이송 중에 실시하는 것이 좋다.

이송 중 환자 처치

환자를 이송할 때는 두 명이 좋지만, 구급차 환자 칸에는 적어도 한 명의 응급구조사가 탑승해야 한다. 환자와 응급구조사 두 명만 탑승하는 경우는 거의 없다. 응급구조사는 이송 중 많은 활동을 해야 할 것이다.

- **병원에 정보 전달.** 응급구조사는 환자의 정보를 도착하는 병원에게 알린다.
- **환자에게 필요한 응급처치를 계속 실시한다.** 만약 환자를 구급차에 옮기기 전에 인명소생술을 시작했다면, 병원으로 이송하는 동안에도 계속되어야 한다. 기도개방을 유지하고, 심리적으로 환자를 안심시키고, 초기 환자평가 시 나타난 문제점들에 대하여 재평가를 실시하고 적절한 처치를 제공한다.
- **이송 중 안전한 술기를 사용한다.** 대부분의 환자는 이송 전에 들것에 고정을 완료한다. 병원으로 이송 중, 활력 징후 측정은 반복되어야 하고, 병원에 무전기로 통신을 실시한다. 가능한 안전벨트는 그대로 놔둔다. 만약 충돌이 발생한 경우, 안전벨트 착용은 응급구조사의 생존 가능성을 높이고 부상을 최소화시키는데 도움을 준다. 장비들은 사고 시 무기가 될 수 있으므로 불필요한 장비들은 따로 보관하도록 한다. 가장 중요한 안전 고려 사항이 있다: 환자를 이송하기 위해 조명과 사이렌이 필수적인가? 긴급 이송을 하는 경우 사고의 위험성은 증가한다. 대부분의 응급의료서비스시스템에서 모든 이송의 5% 이하만 긴급 이송을 필요로 했다. 생명을 위협하는 상황이 아닌 이상 구급차의 조명과 사이렌을 사용하지 않는다.
- **추가적인 환자 정보를 기록한다.** 환자가 의식이 있고 위험한 상태가 아니면, 환자에 대한 정보를 기록한다. 병원으로 이송하는 동안 정보를 수집하는 것은 두 가지 목적이 있다. 첫째, 보고서 작성을 돕는다. 둘째, 환자는 정보를 제공하면서 일시적으로 안정을 되찾을 수 있고, 환자를 처치하는 병원의료진에게 도움을 준다. 환자에게 안정감을 주면서 비공식적인 자세로 질문을 한다.
- **이송 중 평가를 수행하고 활력징후를 측정한다.** 활력징후의 변화는 환자상태의 변화를 가리킨다는 것을 유념한다. 예를 들면, 갑작스러운 맥박 수의 증가는 쇼크가 심해지는 것을 알려준다. 활력징후를 기록하고 병원에 도착하자마자 응급의료진에게 환자상태의 변화를 보고할 준비를 한다. 이송 중 불안정한 환자의 경우에는 5분마다 활력징후를 재평가하고 안정된 환자는 15분마다 체크한다.
- **병원의료진에게 도착예정 시간을 알린다.** 병원에 도착하면 응급의료진에게 환자평가와 환자에 대한 정보를 인계한다.

핵심 개념
응급실 직원에게 환자 인계하기

응급의료진에게 환자 인계

환자를 응급의료진에게 이차적인 손상없이 안전하게 인계하기 위해서는 다음과 같은 단계를 따라야 한다. 간단해 보이지만 환자의 인계는 중요한 단계로서 응급구조사는 환자를 응급의료진에게 인계될 때까지 환자상태에 따라서 적절한 처치가 지속적으로 시행될 수 있도록 세심한 주의를 기울여야 한다. 인계단계는 절차 36-2에서 설명하고 있다.

- **일상적인 질병이나 손상이 치명적이지 않을 때는 우선 환자에게 시행해야 할 것을 알아보**

절차 36-2 환자 인계

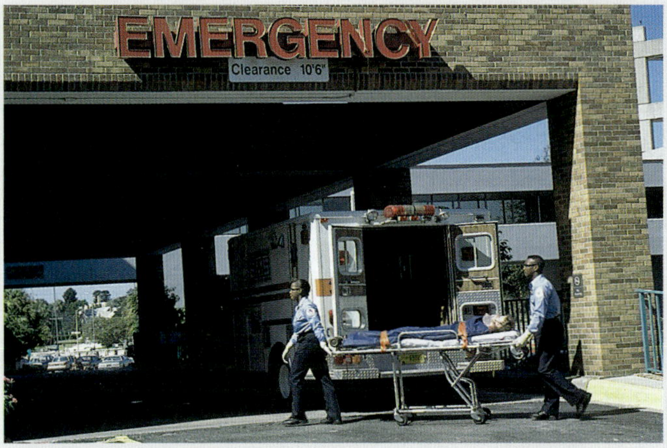

1. 가능한 신속하게 환자를 인계한다. 인계가 완료될 때까지 환자와 함께 한다.

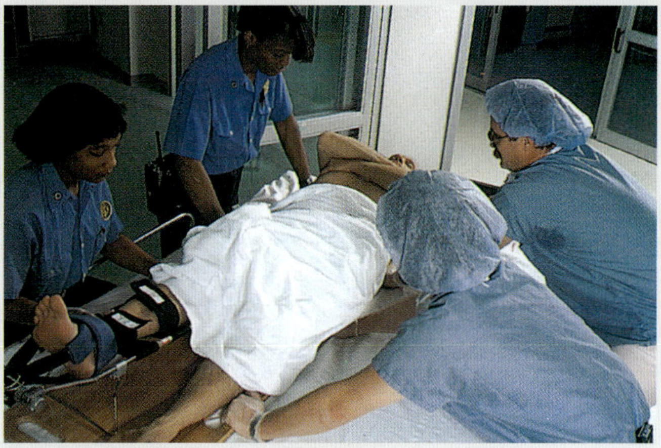

2. 필요하다면 응급의료진을 보조한다.

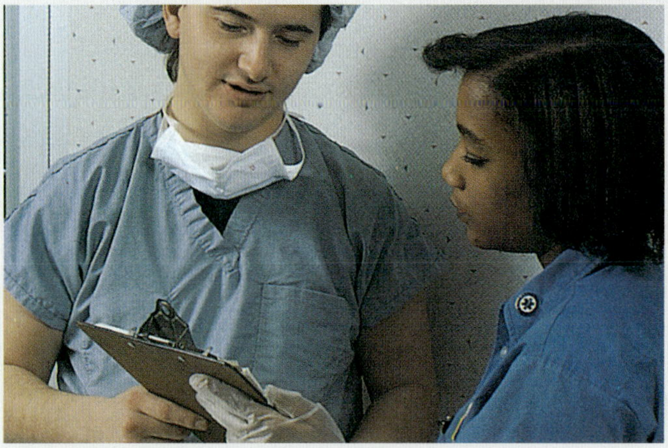

3. 구두보고와 병원 전 처치보고서로 환자의 정보를 인계한다.

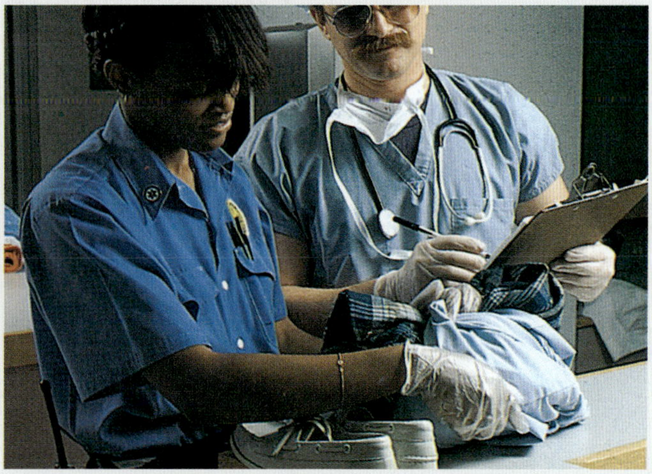

4. 환자 개인소지품을 인계한다.

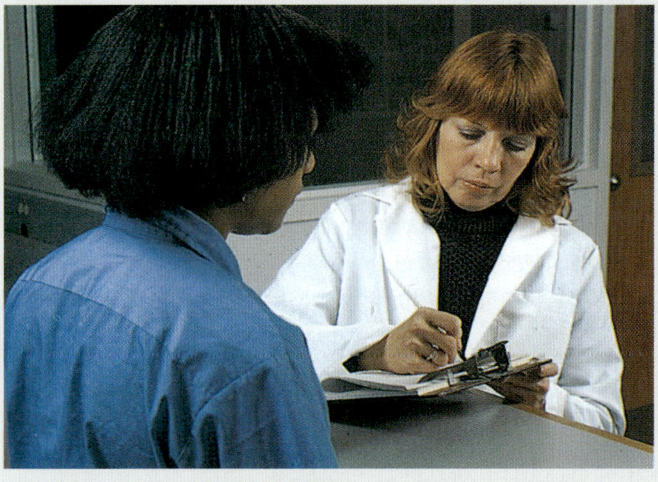

5. 병원을 떠나도 되는지 확인한다.

기 위해서 확인해야 한다.** 만약 응급실에 응급환자가 많아서 몹시 혼잡하다면, 응급실에 처치할 장소와 의료진이 배치되는 동안 환자를 구급차에 편안하고 안정된 상태로 탑승시켜 놓는 것이 더 효과적이다. 혼잡한 응급실에 환자를 대기시켜 놓으면 좋지 않은 장면과 다른 응급환자의 괴성을 듣게 되므로 환자에게는 도움이 되지 않을 것이다(이런 경우에는 환자 옆에 항상 응급구조사가 함께 한다). 어떠한 상황에서도 비응급 환자를 병원으로 이송하여 침대에 눕히고 응급의료진에게 인계되기 전까지는 환자 혼자 남겨두지 않도록 한다. 이것은 중요한 사항이다. 만약 응급구조사가 응급환자를 병원의료진에게 직접 인계하지 않고 방치한 상태에서 환자상태가 악화되었다면 응급구조사는 환자에 대한 유기의 책임을 져야 한다.

응급환자에 비해서 응급의료진들의 수가 부족하고 분주하게 심한 손상이나 중증 환자들을 처치하고 있다면, 응급구조사는 이송되어온 환자의 처치가 이루어 질수 있도록 병원관계자에게 부탁을 하면서 환자가 의료진에게 인계될 때까지 계속해서 응급처치를 시행한다. 정확하게 인계할 수 있는 상황이면 환자를 병원 들것으로 이송한다.

- **필요하다면 응급의료진을 돕고 구두보고를 한다.** 이송 중 환자평가에 대한 환자상태를 모두 보고한다.
- **환자 처치가 끝나고 나면, 구급상황일지를 작성한다.** 보고서 작성이 완료될 때까지 업무가 끝나지 않았다는 것을 기억한다. 조용한 장소를 찾아서 구급상황일지 완성한다.
- **환자의 소지품을 인계한다.** 만약 환자의 소지품이나 개인물품들이 응급구조사에게 위임되었다면, 환자의 소지품을 책임을 질 수 있는 응급의료진에게 인계한다. 일부체계에서는 절도의 보호책으로서 환자소지품을 인수한 응급의료진에게 영수증을 받도록 하는 정책이 있다.
- **병원을 떠나도 되는지 확인한다.** 이 업무는 공식적인 것이 아니다. 응급의료진이나 응급간호사에게 응급구조사의 도움이 필요한지 물어본다. 환자를 처치하기 어려운 지방에서는 심한 손상이나 중증환자를 보다 질 좋은 의료시설로 이송할 수 있다. 만약 응급구조사가 환자 이송 후 병원을 떠났다가 다시 호출된다면 중요한 시간을 낭비하게 될 것이다.

출동 종료

핵심 개념

출동 종료하기, 장비 재위치 및 교환하기, 구급차 및 장비 청소 및 소독하기

구급차 운행은 병원 전 응급처치 및 이송체계를 담당할 동료와 함께 다음 출동을 위해 필요한 물품 및 장비가 다 갖추어질 때까지 완전히 종료된 것은 아니다. 이러한 활동 마지막 단계에서 응급구조사의 업무는 단순히 들것 시트를 새것으로 교체하고 구급차를 청소하는 것 이상을 포함한다. 병원에서 차고로 돌아오는 동안, 본부에 도착한 후 많은 업무를 완수해야 한다.

병원에서

병원에 대기하고 있는 동안 구급차를 담당하는 대원은 다음 출동을 위한 준비를 시작해야 한다. 시간, 여러 가지 장비, 공간 제한 등으로 병원에 주차되어 있는 동안 구급차를 청소하는 것은 불가능 할 수 있다. 그러나 응급구조사는 다음 환자를 위해 구급차의 장비 및 사용할 물품을 신속하게 준비해야 하며, 많은 노력을 기울여야 한다(절차 36-3).

1. **재질이 튼튼한 고무장갑을 착용하고 신속하게 구급차내의 환자 칸을 청소한다.** 미국 직업안전 위생국의 노출 방지 계획에 따라 생물학적 위험물질 처리과정을 따른다. 생물학적 위험물질로는 오염된 드레싱과 사용한 흡인 카테터가 있다.
   - 차량바닥에 묻어있는 혈액, 구토 물 및 체액으로 인해 오염된 모든 장비를 닦는다. 일

절차 36-3 병원에서의 활동

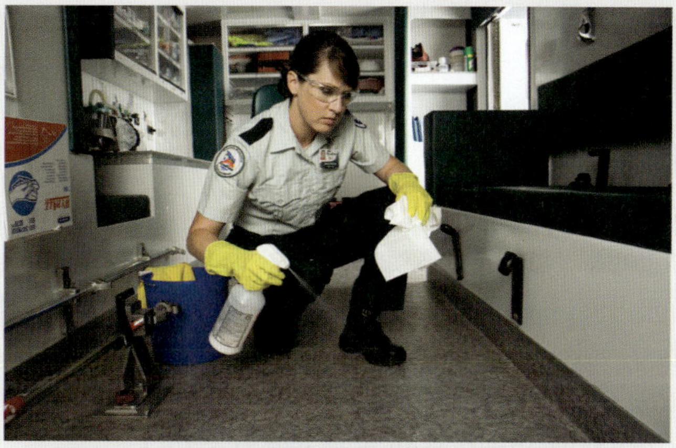

1. 필요하다면 구급차 내부를 청소한다.

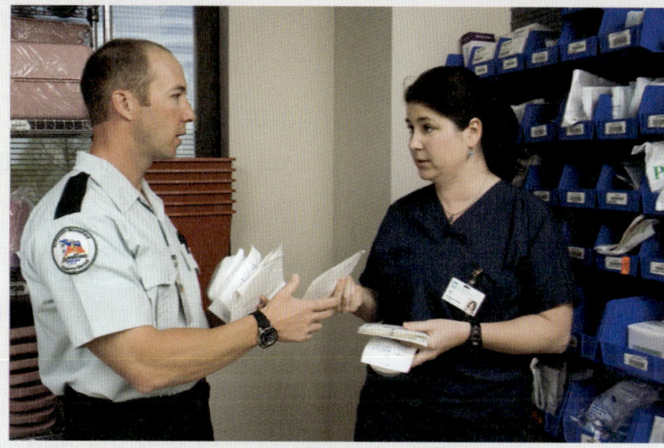

2. 지역내 지침에 따라 소모성물품을 교체한다.

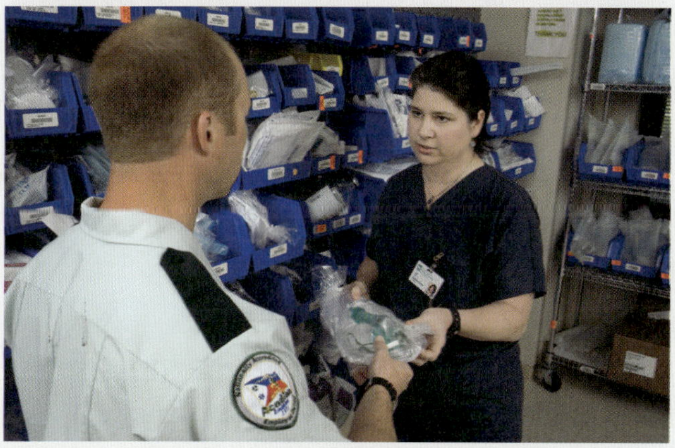

3. 지역내 지침에 따라 호흡장비를 교체한다.

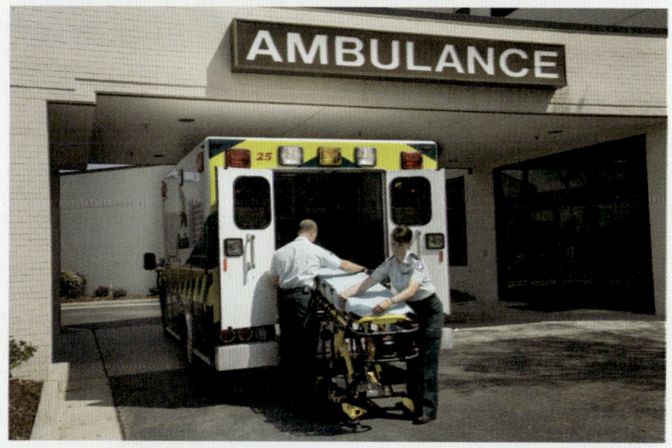

4. 구급차의 들것을 정리한다.

회용 수건을 사용하여 혈액이나 체액을 닦고 사용한 수건은 붉은 봉지에 넣는다.

- 사용한 붕대. 사용하지는 않았지만 개봉한 드레싱이나 유사한 물품들과 같은 쓰레기는 제거하고 처리한다.
- 환자 칸에 먼지를 제거한다. 날씨가 좋지 않아 더렵혀진 바닥의 진흙과 물을 닦아낸다.
- 더러운 천이나 담요가 깨끗하게 세탁될 수 있도록 봉지에 넣는다.
- 구토 물, 소변, 배설물의 냄새를 중화하기 위해 방취제를 사용한다. 냄새 제거를 위해 다양한 스프레이와 농축액을 사용할 수 있다.

2. **호흡장비를 준비한다.**
   - 일회용이 아닌 백-밸브 마스크와 재사용이 가능한 호흡보조 및 흡입장비를 청소하고 적절하게 소독하여, 다른 환자에게 전염되지 않도록 오염물질을 제거한다. 흡인장비를 소독한다.
   - 사용한 일회용 물품을 비닐봉지에 넣고 밀봉한다. 사용한 물품들은 구급차에 예비로 구비되어 있거나 유사한 것들로 대체한다.
3. **소독해야 할 물품을 대체한다.**

- 병원과 물품공급을 대체하기로 동의를 한 경우에는 병원 보관소에서 사용한 소독물품을 1대 1의 비율로 대체한다. 예를 들어, 소독 드레싱, 붕대, 수건, 일회용 산소마스크, 일회용장갑, 멸균된 물, 입인두기도기 등이 있다.
- 대체한 소독물품을 남용하지 않는다. 계속적으로 물품을 남용한다면 공급 대체 프로그램은 중단되거나, 구급차와 병원과의 관계에서 문제점이 발생할 것이다.

4. **지역내 프로토콜에 따라서 장비를 교환한다.**
   - 부목, 척추고정판과 같은 물품들을 교환한다. 장비교환 프로그램에는 여러 가지 장점이 있다. 장비를 보충하기 위해서 환자를 움직여 손상을 악화시킬 필요가 없고, 대원들이 병원에서 지체하지 않아도 되며, 구급차는 다음 출동을 위해 완전하게 장비를 갖춘 상태로 차고로 귀환할 수 있다.
   - 장비교환이 가능하다면, 신속하게 장비의 완전성과 작동이 잘 되는지 점검해야 한다. 고정 장비를 환자에게서 제거할 때, 일부가 분실되거나 파손될 수 있다.
   - 장비 일부가 파손되었거나 완전하지 않다면, 관계자에게 알리고 장비를 수리하거나 교체해야 한다.
5. **구급차의 들것을 정리한다.** 다음의 절차는 바퀴달린 구급차 들것을 준비하는데 사용될 수 있는 다양한 방법이다.
   - 가능하다면 들것을 최고 수준으로 올린다. 이렇게 하면 사용하는 과정이 더 쉬워지기 때문이다. 들것의 측면 레일을 낮추고 고정끈을 풀어서 평평하게 해준다.
   - 담요와 베개를 더렵혀지지 않도록 깨끗한 표면 위에 올려놓는다.
   - 더러워진 린넨을 모두 제거하고, 지정된 저장소에 넣는다.
   - 혈액이 보이지 않는다면, 적합한 미국 환경보호청 지정 저급 소독제로 매트리스 표면을 닦는다. 혈액은 1:100 표백제/물의 혼합물을 사용하여 닦아내야 한다.
   - 매트리스를 뒤집어 준다. 뒤집어 사용하면 더 오래 사용할 수 있다.
   - 매트리스에 맨 아래 시트를 중심에 놓고 완전히 편다. 전체 크기의 침대 시트를 사용한다면 먼저 세로로 길게 접는다.
   - 매트리스 끝에 각각 시트를 끼워 넣는다. 사각형 모서리를 만들어서 각 측면 아래 끼워 넣는다.
   - 일회용 패드를 매트리스 중앙에 놓는다.
   - 담요를 완전히 편다. 두 장의 담요를 사용한다면, 완전히 펴서 첫 번째 담요에 맞춘다. 응급구조사는 들것 각 끝 부분에서 이러한 작업을 수행한다.
   - 동일한 방법으로 맨 위의 시트를 담요 위에 놓고 편다. 담요와 맨 위의 시트를 함께 세로로 접어서 들것의 너비에 맞춘다. 한쪽을 먼저 접고 나서 반대편을 접는다.
   - 매트리스 머리부분에 베갯잇을 씌운 베개를 세로로 놓고, 고정끈으로 고정한다.
   - 안전끈의 버클을 채우고 여분의 고정끈으로 감싼다.
   - 사이드 레일과 발 받침대를 들어올린다.

메모: 깨끗하게 준비된 들것은 환자에게 신뢰를 줄 것이다. 아무리 깨끗하다 해도 착색된 린넨을 사용하지 않는다. 들것을 준비하는 것은 사적, 전문적 자부심의 문제라는 것을 알아야 한다.

이렇게 하면 다음 환자를 위한 들것의 준비가 끝났다. 이 방법은 바퀴달린 구급차 들것을 준비하는 다양한 기법 중 하나라는 것을 다시 강조하고자 한다. 어떠한 방법이든 다음과 같은 목적에 맞아야 한다.

- 다음 출동을 위한 준비는 가능한 신속하게 수행되어야 한다.
- 린넨과 담요, 오목주머니는 모두 들것 위에 깨끗하게 보관되어야 한다.
- 린넨과 담요는 모두 접거나 끼워 넣어서 들것 틀 속에 들어 있도록 한다.
- 간이침대는 구급차에 대체되어야 한다.
- 비 일회성 환자처치 물품은 모두 교환되어야 한다.
- 병원에 보관된 장비를 확인해야 한다.

차고로 귀환

환자 이송을 마치고 안전하게 돌아오는 것은 중요한 일이다. 구급차 운전자는 병원으로 환자를 이송하는 동안에는 차량의 안전운행을 위한 모든 방법을 강구하겠지만, 차고로 돌아오는 동안에는 안전운행에 대한 방법들을 완전히 무시할 수 있다. 하지만 항상 방어운전을 해야 하며, 운전자와 탑승자 모두 안전벨트를 착용하는 것을 잊지 않아야 한다.

1. **구급상황관리자에게 무전한다.** 응급구조사가 차고로 귀환하면서 출동서비스가 필요한지, 필요하지 않는지를 구급상황관리자에게 무선으로 물어본다. 구급상황관리자가 출동준비를 마친 구조대가 가까운 지역에 있다는 것을 알지 못하고 다른 구급차를 추가로 호출하여 지원한다면, 귀중한 시간을 낭비하는 것이다.
2. **필요하다면 구급차를 환기시킨다.** 병원으로 이송한 환자가 공기를 통해 전염되는 환자이거나 병원에 있는 동안 불쾌한 냄새를 제거하지 못했다면, 날씨가 맑은 경우에는 귀환하는 동안 환자 칸의 창문을 부분적으로 열어서 환기시킨다. 구급차의 창문이 밀봉되어 있다면 에어컨이나 환기 시스템을 사용하여 환자 칸을 환기시킨다.
3. **구급차에 연료를 주유한다.** 대개 지역 정책에는 구급차에 주유하는 빈도를 규정하고 있다. 어떤 지역에서는 운전자가 응급출동 업무를 수행한 후 이동거리와 상관없이 주유하도록 하고 있다. 다른 지역에서는 주유계량기가 일정수준에 다다르면 주유하도록 하고 있다. 대체적으로 구급차의 연료는 구급차가 응급현장에 출동하여 환자를 안전하게 병원으로 이송할 수 있을 정도로 주유가 되어 있어야 한다.

차고에서

차고로 돌아온 경우, 구급차가 서비스를 실시하기 전, 또는 다음 출동을 준비하기 전에 많은 업무를 수행해야 한다(절차 36-4).

오늘날 전염병예방에 대한 보호조치를 강조하는 것을 생각할 때, 응급구조사도 감염으로부터 보호하기 위해 모든 예방조치를 취할 필요가 있다. 응급구조사는 기관의 미국 직업안전위생관리국의 노출방지 계획에 따라 활동해야 한다. 오염된 린넨, 구급장비, 호흡장비 사용 및 구급차 내부를 청소할 때는 항상 장갑을 착용해야 한다(구급차에는 환자의 혈액이나 체액에 노출될 수 있는 틈이나 공간들이 많이 있다).

일단 차고로 돌아오면, 구급차 청소와 장비를 소독할 준비를 한다. 장비에 사용되는 재생단계에 대해 〈절차 36-5〉를 참고한다.

1. 심하게 오염된 린넨은 생물학적 위험 보관함에 넣고, 오염되지 않은 린넨은 일상적인 바구니에 넣는다.
2. 필요하다면 환자에게 접촉된 장비는 모두 닦는다. 들것 커버를 쓸고, 각각의 고무제품, 비닐, 캔버스 천을 닦고 나서 비누와 물로 세척한다.
3. 사용한 비닐, 일회용 호흡보조 및 흡입장비를 닦고 소독한다.

절차 36-4 차고에서의 활동 종료

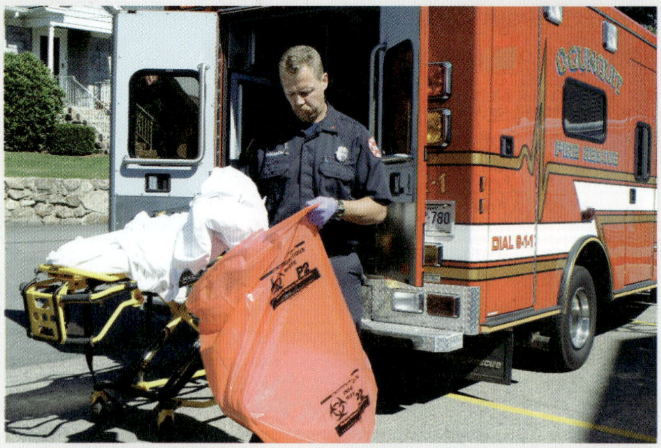

1. 오염된 린넨은 생물학적 위험물질 보관함에 넣고, 오염되지 않은 린넨은 일상적인 바구니에 담는다.

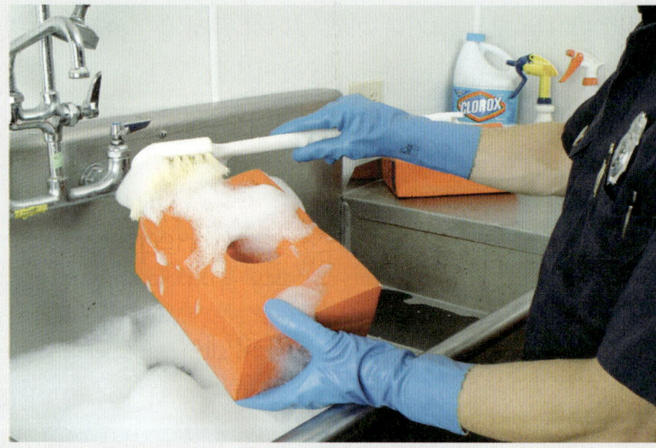

2. 필요시 환자처치 장비를 분리하여 세척한다.

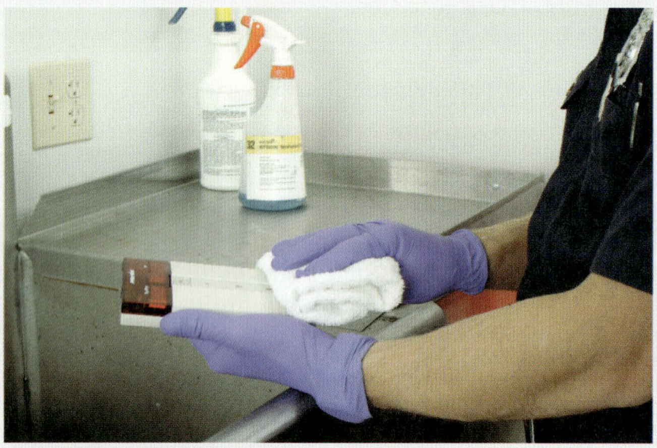

3. 필요하다면 호흡장비를 세척하고 소독한다.

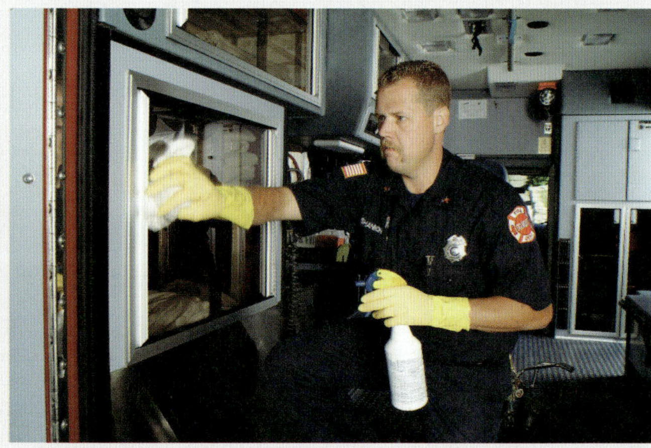

4. 필요하다면 구급차 내부를 닦고 소독한다. 혈액이나 다른 체액이 접촉한 장비나 표면에는 소독제를 사용한다.

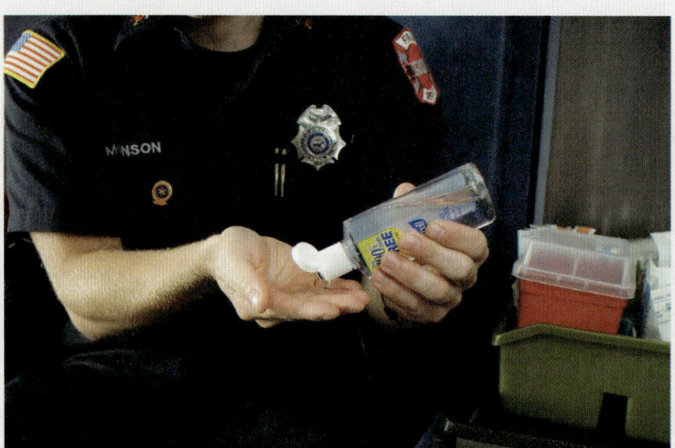

5. 철저하게 손을 씻고 오염된 옷을 갈아입는다. 전염병에 노출되었다면 우선 이것을 실시한다.

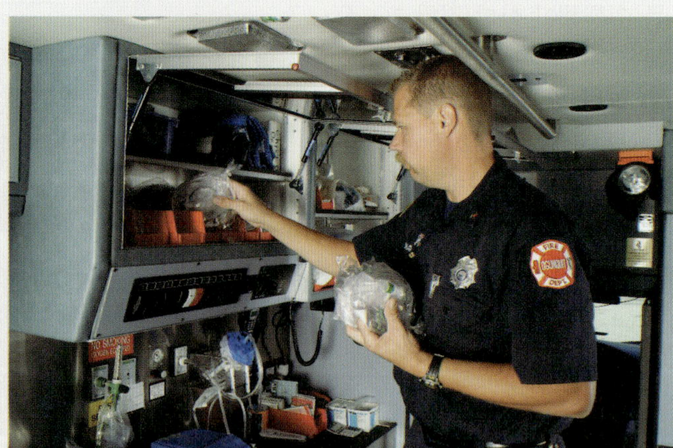

6. 필요하다면 소모품을 보충한다.

(계속)

절차 36-4 차고에서의 활동 종료(계속)

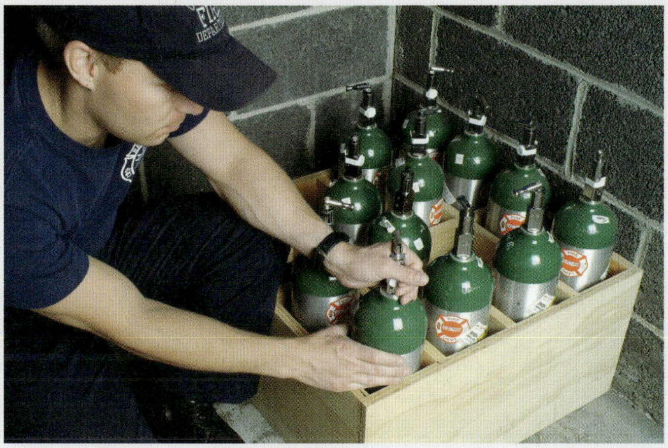

7. 필요하다면 산소통을 교체한다.

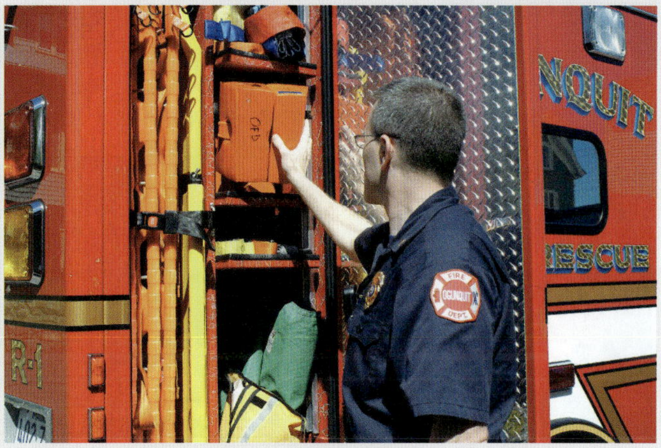

8. 필요하다면 환자처치 장비를 교체한다.

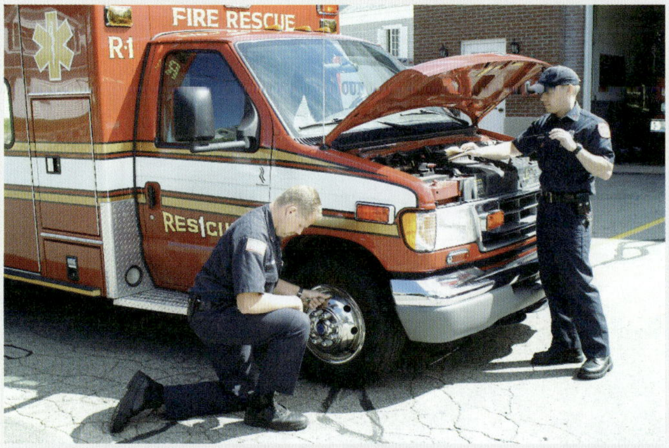

9. 필요하다면 구급차를 보수한다. 차량 보수 시 서비스를 받아야 한다면 문제를 보고한다.

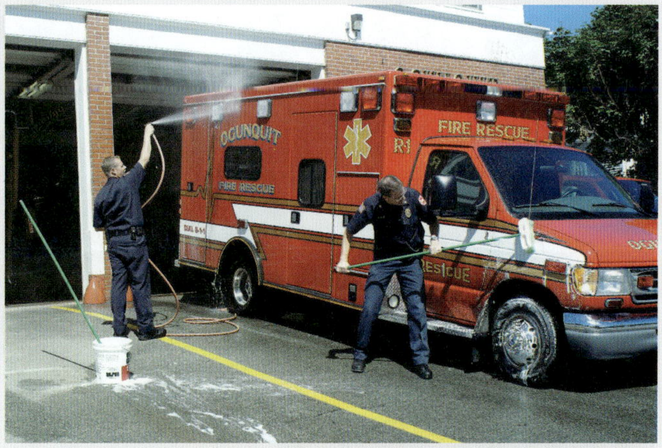

10. 필요하다면 구급차 외부를 세척한다.

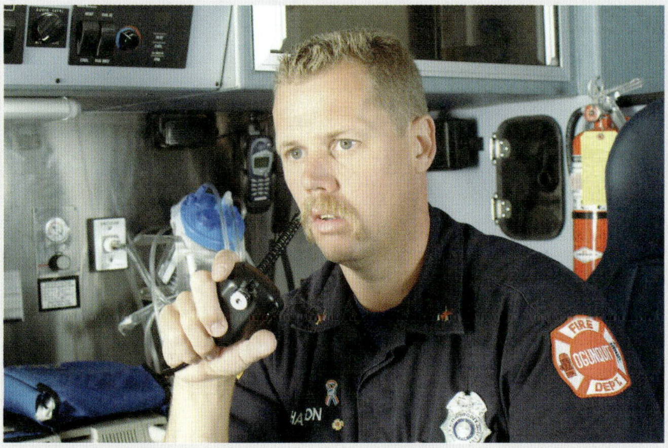

11. 준비상황을 보고한다.

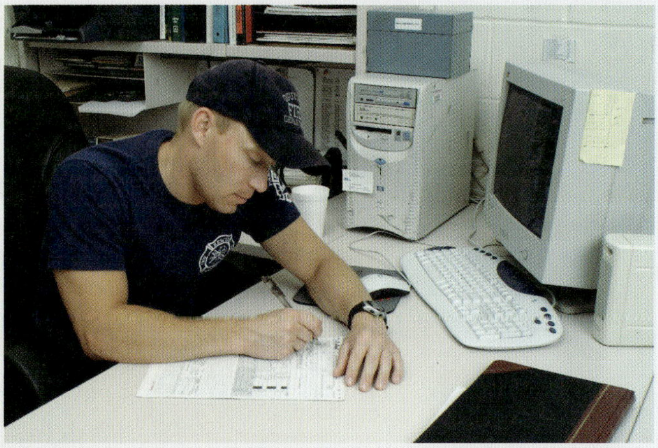

12. 가능한 빨리 보고서를 마무리해서 작성한다.

절차 36-5 세척과 소독 장비

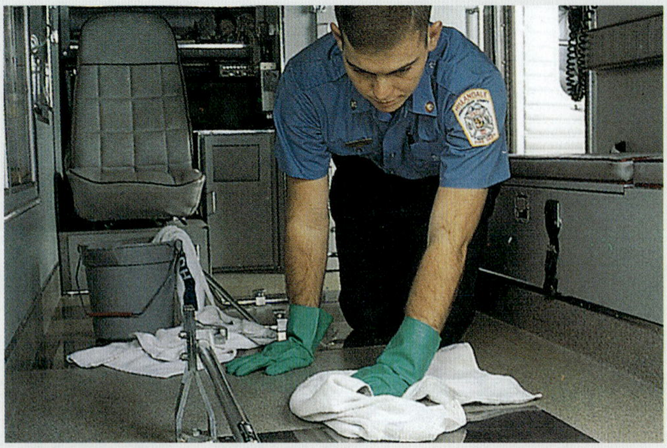

1. 미국 환경보호청이 허가한 저급 소독제(예를 들어 Lysol과 같은 기성품)로 구급차 바닥과 벽을 닦고 멸균한다.

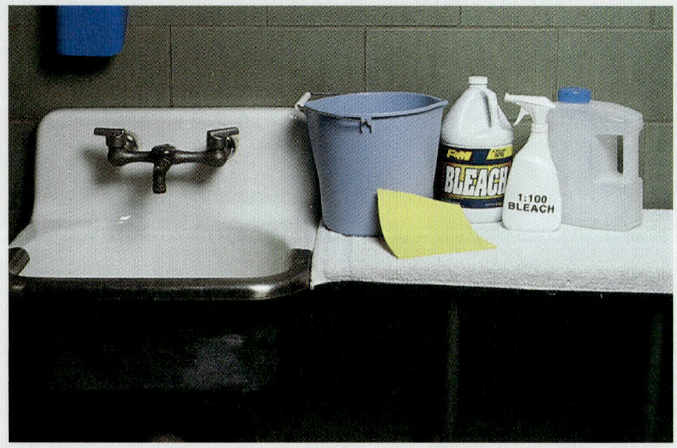

2. 중급 소독제(1:100 표백제 대 물의 혼합액)를 사용하여 장비 표면을 세척하고 멸균할 수 있다.

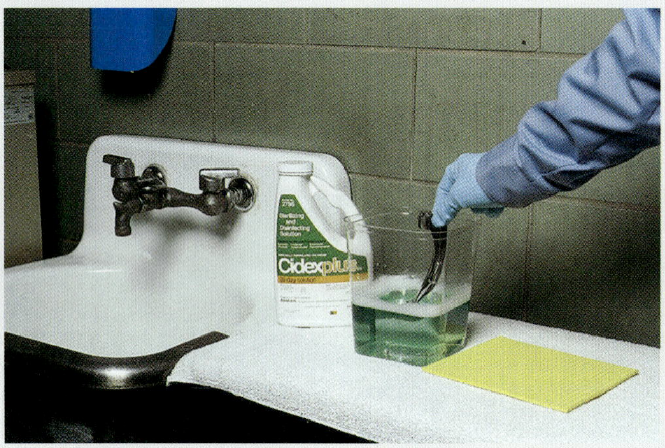

3. 고급 소독제(Cidex Plus)는 수많은 박테리아 포자를 제외하고는 모든 형태의 미생물체를 제거할 것이다.

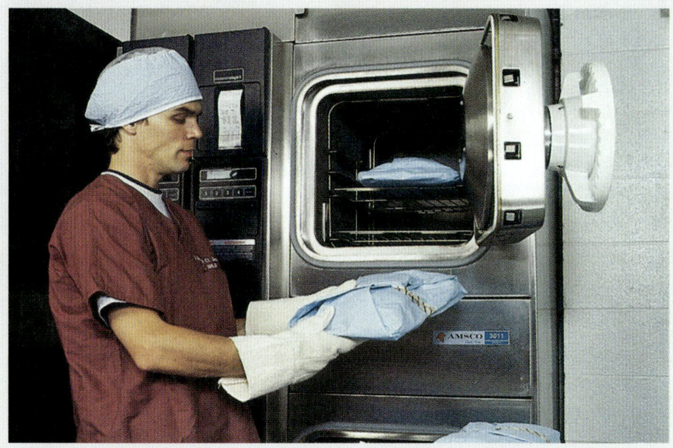

4. 멸균으로 침습적으로 사용할 장비에 대한 모든 가능한 오염원을 제거한다.

- 장비를 분해해서 표면이 모두 노출되도록 한다.
- 감염방지 계획에 규정된 청소용액을 커다란 플라스틱 함에 채운다.
- 적절한 솔로 내부와 외부를 닦는다. 내부 표면은 작은 병솔로 닦고, 반면에 외부는 손 또는 손톱솔로 닦는다. 더럽혀진 물질은 모두 깨끗하게 제거한다.
- 물품을 수돗물로 세척한다.
- 미국 환경보호청 허가 살균용액에 물품을 담근다. 지역 병원의 흡입 치료사가 호흡장비에 적합한 소독제를 추천해 줄 수 있다. 희석, 취급 안전, 침수시간에 대한 지시를 따른다. 어떤 소독제를 사용할 때는 장갑을 착용하도록 하고 있다.
- 규정된 침수기간 후에 환기가 잘되는 깨끗한 장소에 장비를 걸어두고 12~24시간 동안 건조시킨다.

4. 환자 칸을 청소하고 살균한다. 미국 환경보호청 허가 소독제를 사용하여 고정장비나 환

그림 36-7 때때로 항공구조 헬기로 환자를 이송한다.

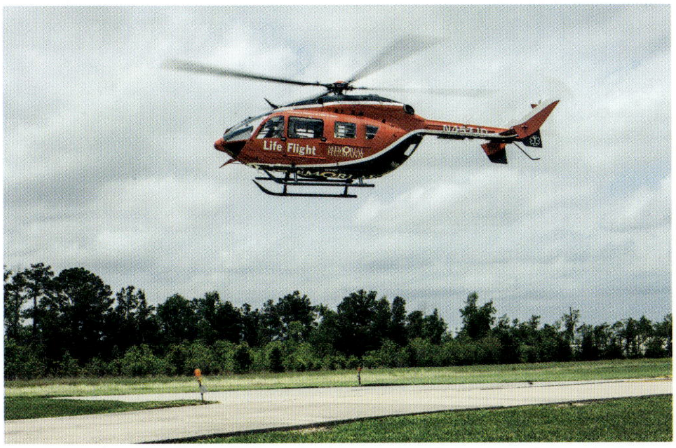

그림 36-8 헬기 착륙 지점

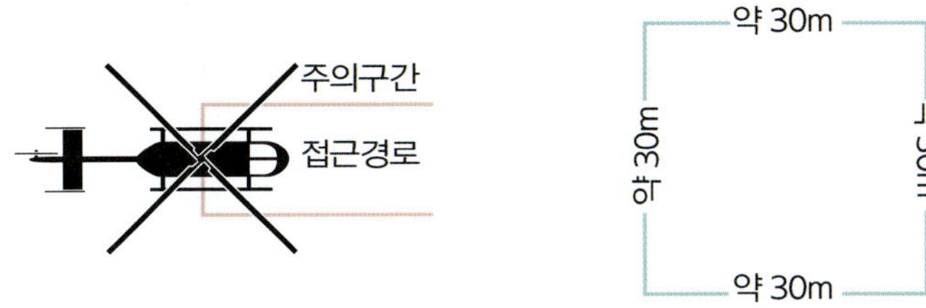

자 체액에 접촉된 표면을 닦는다.

5. 개인위생 준비
   - 손톱 밑 부위에 유의하면서 철저하게 손을 씻는다. 오염물이 축적되어서 응급구조사 뿐만 아니라 응급구조사와 접촉하는 모든 사람들에게 전염될 수 있다는 것을 기억한다.
   - 오염된 옷을 갈아입는다. 특히 전염병 환자에 노출되었다면, 가능한 신속하게 오염된 옷을 세탁한다. 여분의 작업복을 휴대하는 것이 좋으며, 각 응급의료기관에는 세탁기와 건조기가 있어야 한다. 혈액이나 체액으로 오염된 옷을 세탁하기 위해 집으로 가져가는 것은 미국 직업안전 위생관리국 규정에 어긋난다.
6. 소모성 물품을 보충한다. 소독할 물품을 구조대 보관소에 있는 물품으로 교환한다.
7. 산소통을 보충한다. 응급의료서비스의 절차에 따라 산소통을 교환하거나 산소를 보충한다.
8. 환자처치 장비를 교체한다.
9. 필요하다면 운행 후 차량 보존상태를 점검한다. 만약 차량점검 시 이상한 점을 발견한다면, 차량을 수리하거나 관계자에게 알려서 대처한다.
10. 차량을 청소한다. 외부가 깨끗하면 구급차는 전문적인 외관을 갖게 될 것이다. 조명등이 깨지거나, 유리와 차체에 손상이 있는지, 문의 작동, 수리나 교체가 필요한 부분들이 있는지를 확인한다.
11. 문서 작성을 끝낸다. 가능한 빨리 끝내지 못한 보고서를 작성하고, 서비스 준비 상황을 보고한다.

항공 구조

핵심 개념
항공 구조를 이용하는 방법

어떠한 상황에서는 환자를 항공구조 헬기나 고정익 항공기로 이송하는 것이 최선의 방법이다(그림 36-7). 이러한 유형의 이송 시 고려해야 할 사항은 다음과 같다. 지리학적 상황과 다른 상황, 그러한 이송 가능성이 여러 지역에서 다양하므로 각 지역의 지침을 따르도록 한다.

항공 구조를 요청할 때

항공 구조는 다음과 같은 이유로 요청될 수 있다.

- **운행적 원인.** 장거리 외상센터나 특별한 의료기관으로 신속하게 이송하기 위해서, 또는 우선순위가 높은 긴급환자의 구출이 지연되어서 신속하게 항공으로 이송이 필요할 때, 또는 환자가 헬기로만 이동할 수 있는 먼 지역에 있을 때 항공구조를 요청한다. 지역지침 에 따른다.
- **의학적 원인.** 신속한 이송을 요하는 우선순위가 높은 긴급환자
  - 쇼크
  - GCS점수가 10점 이하
  - 의식상태의 변화가 동반된 머리외상
  - 가슴외상과 호흡곤란
  - 체강의 관통상
  - 손이나 발에 절단
  - 중증화상
  - 손상기전이 심각한 환자
  - 심정지 후 맥박이 있는 환자

특정 질환을 가진 환자는 헬기에 의해 이송될 수 있다. 심장 문제가 있는 환자로 심장카테터삽관 또는 수술을 필요로 하고, 뇌졸중환자 및 고압산소처리를 필요한 환자들도(예를 들어, 일산화 탄소 중독환자) 헬기에 의해 이송될 필요가 있다. 대부분의 경우 응급구조사는 이러한 환자들을 안정시키기 위해 지역 내 병원으로 이송시킨 후, 헬기를 이용하여 다른 지정병원으로 이송시킬 것이다. 심정지 환자는 대개 저체온증이 아닌 이상 항공 구조팀에 의해 이송되지 않는다. 지역 내 지침을 따르도록 한다.

항공구조를 요청하는 방법

항공구조는 법률 집행기관, 소방서, 응급의료체계의 상부기관이 사고현장에서 구조 요청하거나, 응급구조사가 항공구조가 필요하다고 생각되면 응급의료 구급상황관리자에게 무선으로 제안할 수 있다. 항공구조를 요청할 때는 응급구조사의 성명과 전화번호, 기관명, 상황의 특성, 교차로와 주요경계표를 포함하는 정확한 위치, 안전 착륙지역의 정확한 지점을 말하고 지역지침을 따른다.

착륙지점의 준비 방법

헬기의 착륙지점으로서는 대략 900m^2(양쪽으로 약 30m)의 넓이와 경사가 8도 이하인 장소가 필요하다. 착륙지점과 접근/출발로에는 전선, 탑, 차량, 사람, 늘어진 물체들을 제거해야 한다(그림 36-8). 착륙지점은 역풍위치에 깃발을 세워서 표시를 해야 한다. 헬기가 야간에 운행할 경우에는 착륙이나 이륙, 비행기가 땅에서 움직이는 동안에는 조종사의 눈에 불빛이 비추어지지 않게 한다. 붉은 응급조명은 계속 켜 둔다.

항공구조 서비스를 위한 착륙지점에 대한 설명은 다음과 같다.

- **지역.** "착륙 지점은 언덕 꼭대기에 위치한다", "착륙지점은 계곡에 위치한다."
- **주요한 경계표.** "착륙 지점 북쪽(또는 다른 방향)으로 강(주요 고속도로, 공장, 소방 탑)이 있다."
- **가장 근접한 도시에서의 추측거리.** "착륙지점은 센터빌의 서쪽 대략 20km 지점이다."
- **다른 관련 정보.** "착륙지점 우측에 전선이 있다.", "서쪽으로 깊은 도랑이 있다.", "바람은 북북동으로 약 10mph이다."

절차 36-6 헬기 주위 위험지역

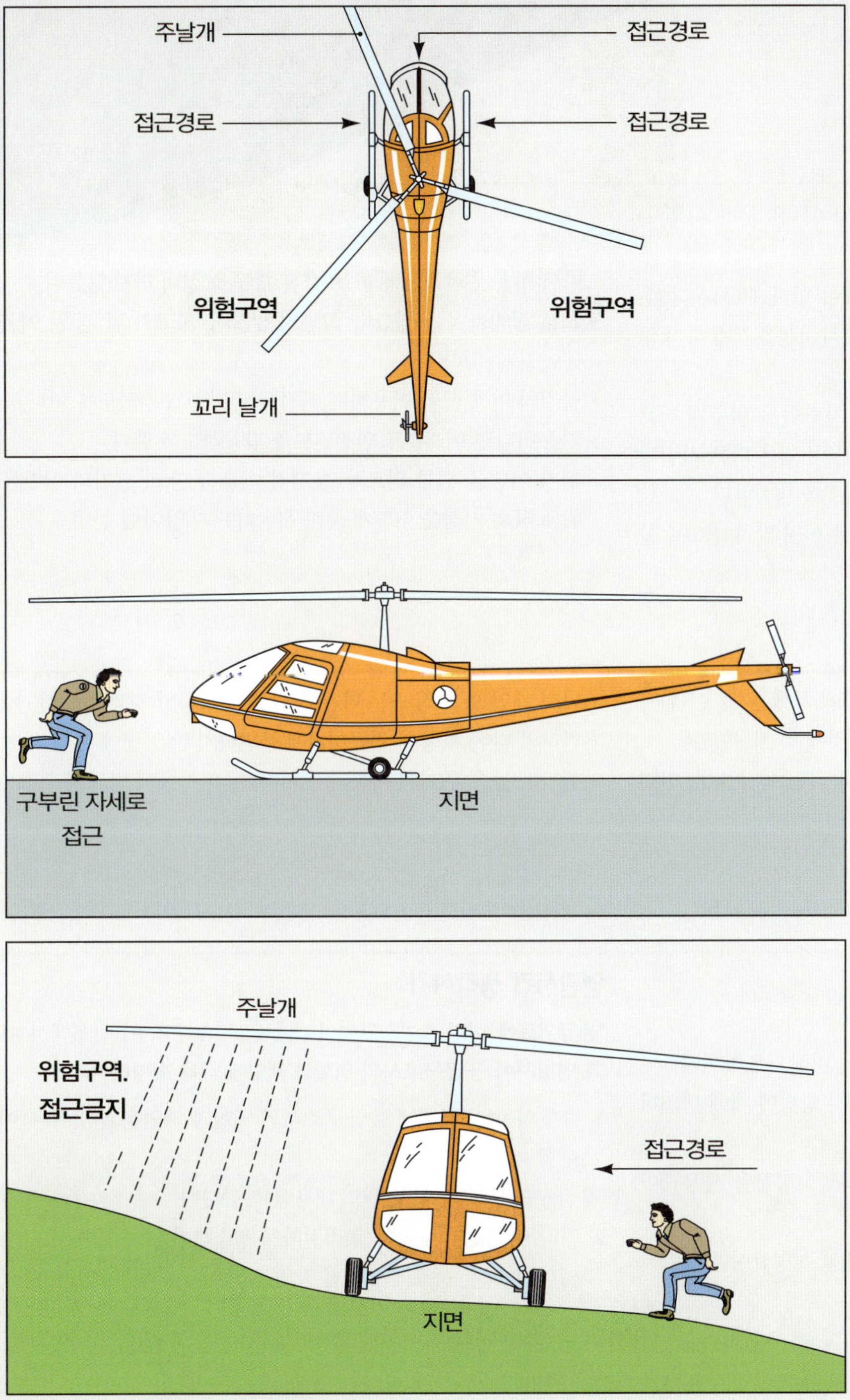

(A) (B) (C)

A. 꼬리 회전날개 주위지역은 매우 위험하다. 회전하는 꼬리날개가 보이지 않을 수 있다.

B. 갑작스런 강풍으로 헬기의 주요 날개가 땅에서 1.2m 지점까지 급강하 할 수 있다. 날개가 움직이고 있을 때는 항상 몸을 숙이고 헬기에 접근한다.

C. 헬기가 경사면에 착륙했을 경우에는, 언덕 아래로 접근한다.

헬기 접근 방법

비행 인력이 호위하지 않는 한 헬기에 접근하지 않는다. 헬기 대원이 환자 고정판 적재를 지시하도록 하고 항상 꼬리 회전날개에서부터 떨어져 있어야 하며 모든 교통과 차량은 헬기에서 30m 이상 거리를 유지해야 한다. 절차 36-6에서 보는 것처럼 헬기 60m 이내에서는 점화물이나 담배 등은 피우지 않는다. 또한 꼬리날개 주위를 걸어 다니거나 접근하지 않는다.

단원 복습

핵심 사실과 개념

- 차량 점검은 완벽히 수행되어야 하고, 중요한 장비들은 찾기 쉬운 곳에 위치되어야 한다.
- "HOT" 반응의 의미는 불빛과 사이렌을 사용해야 한다. HOT은 높은 위험과 관련이 있다. "COLD" 반응은 불빛 또는 사이렌을 사용하지 않는다. COLD는 낮은 위험과 관련이 있다.
- 대부분 지역의 법률은 "HOT" 상황일 때 다른 차량들을 멈추게 하고 구급차가 먼저 지나가도록 규정되어 있다. 하지만 이 법은 다른 사람과 자신의 안전이 보장되어 있을 때 따라야 한다는 것을 명심한다.
- 운전 중에는 집중한다! 문자를 하지 말고, 전화를 하지 말며, 음료수를 마시거나, 운전을 방해하는 다른 행동을 절대 하지 않는다.
- 모든 장비들을 고정한다. 그렇지 않으면, 사고가 날 경우, 이 장비들이 쏟아질 수 있다.
- 들것의 어깨 끈을 이용하여 환자를 단단히 고정하도록 한다.
- 가능하다면 여러분도 안전벨트를 작용하도록 한다.
- 헬기 이송을 위한 의료적, 운행적 이유를 알고, 헬기의 안전한 착륙을 위해 착륙 지점을 어떻게 준비해야 하는지 알아야 한다.

핵심 결정

- 이 환자는 시간에 영향을 받을 만큼 응급 상황에 처했는가? 이 환자의 상태가 "HOT" 이송과 "COLD"이송 중 어떤 것에 더 적절한가?
- 현장과 개인을 보호하기 위해 가장 좋은 주차 자리는 어디인가? 안전지대를 만들어야 하는가? 현장은 접근하기에 안전한가?
- 나의 개인 보호 장구는 다른 사람들이 착용한 것과 동일한 수준인가?
- 환자와 다른 차량이 접근하기에 불편하지 않은 곳에 주차 하였는가?
- 헬기는 높은 위험의 이송 수단이다. 이 환자에게 반드시 필요한가?

평가와 술기를 위한 준비

요약 문제

1. 출동의 5가지 단계에 대해 나열하여라.
2. 매 근무 시작 시 여러분이 수행해야 하는 행동에 대해 나열하여라
3. 구급차를 운행할 때 사고를 예방하기 위한 3가지 방법에 대해 나열하여라
4. 환자를 적절하게 고정하기 위해 어떤 유형의 들것 고정끈을 사용해야 하는가?
5. 항공 구조가 필요할 때 수행해야 하는 단계에 대해 설명하여라

연관시켜 생각하기

"응급의료에 대한 소개" 단원의 내용을 복습하고, 이 단원에서 배운 내용과 연결하여 응급구조사의 역할과 책임에 대해 설명하여라.

1. 출동의 여러 단계에 응급구조사의 역할과 책임은 무엇이며, 어떻게 수행할 것인가?

"응급구조사의 복지" 단원의 내용을 복습한다.

2. 만약 여러분이 구급차를 적절하게 청소하지 않아 혈액이 의자에 남아 있다면, 다른 동료에게 어떤 감염 질환이 전파될 수 있는가?

비판적 사고 연습

장비를 준비하는 것은 응급구조사로서 수행하는 일 중에 중요한 부분이다. 이 연습의 목적은 응급 현장에서 필요한 장비들을 어떻게 최선으로 관리할 것인지에 대해 고려해보기 위함이다.

1. 현장에 들고가는 가방에 어떤 장비들이 반드시 포함되어야 하는가?
2. 필요한 경우 재빨리 꺼내어 사용 할 수 있도록, 이 장비들을 어떻게 배치시킬 것인가?
3. 지역적 특성에 따라 특수 장비들이 가방에 구비되어야 하는가?

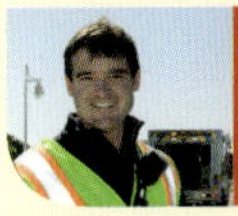

현장 이야기

응급구조사는 우선순위1의 호출을 받았다. "구급차 19호, 심정지가 보고된 1901 그린탑 도로로 출동" 응급구조사는 지령을 받자마자, 구급차에 탑승한 후 안전벨트를 착용했다. 응급구조사의 동료도 똑같이 동승했으며 조명과 사이렌을 켰다. 구급상황관리자는 출동하는 응급구조사에게 추가로 출동하는 구급대는 없으며, 최초로 도착하는 구급대라고 말했다. 응급구조사는 외곽지역으로 출동해야 했으므로 시간이 오래 걸릴 것이라는 실을 알고, 서둘러야 한다는 압박감을 느꼈다. 교차로에 접근하자, 동료는 사이렌을 길고 높은 소리인(wail) 에서 짧고 높은 소리(yelp)로 바꾸고, 속도를 감속하지 않고 뚫고 나갔다. "빨간 신호였어."라고 응급구조사가 말했지만, 동료는 대답하지 않고 같은 속도로 계속 운전했다. 동료운전자가 차량 사이를 이리저리 뚫고 나가기 시작할 때, 응급구조사는 출, 퇴근시간의 교통 혼잡을 피하기 위해 다른 경로를 제안했다.

질문

1. 조명과 사이렌을 울리면서 구급차를 운행할 때, 어떤 예방조치를 취해야 하는가?
2. 구급차의 속도가 구급차 운행의 안전성에 얼마나 영향을 주는가?
3. 이 상황에서 안전 운전을 위해서 어떤 운전 기술을 사용해야 하는가?

갑자기 한 대의 차량이 차도에서 튀어나와 우리가 운행하는 차로로 들어왔다. 동료는 브레이크를 밟고, 차를 돌려 가까스로 피할 수 있었다. 응급구조사는 휴지 박스와 청진기가 환자 칸 바닥에 떨어진 것을 보았다. "아까 그곳에서 환자가 타고 있었다면 어떤 일이 일어났겠어?"라고 응급구조사는 말했다. 마침내 동료는 너무 빠른 속도로 운전하고 있다는 것을 깨닫고 속도를 줄였다. 다음 교차로에서는 속도를 더 줄이고 교차로를 통과하기 전에 차량들이 멈추었는지 확인했다. 출동 나머지 시간 동안, 응급구조사는 사고현장 도착 시 상황에 대비해서 준비하기 시작했다. 응급구조사는 들것에 모든 장비를 싣고 구급차가 주차 하자마자 정문으로 들것을 밀고 가기로 결정했다. 응급구조사는 현장에 도착하는 즉시 구급차가 위험하지 않게 주차하기 위해서 적합한 장소를 찾았다. 경고등을 켜두었다.

4. 환자 처치를 위해 먼저 무엇을 해야 하는가?
5. 응급구조사는 구급상황관리자에게 어떤 정보를 제공해야 하는가?

환자는 침실에 있었고 응급구조사가 다가갈 때 침대에 앉아서 구급대원을 맞이했다. 즉시 환자에게 신고한 이유를 물었다. "제가 기절했었기 때문에, 아내가 전화를 했습니다. 전에도 그런 적이 있었지만, 담당 주치의는 원인이 무엇인지를 확실히 모른다고 했습니다." 동료는 구급상황관리자에게 무선으로 환자의 의식이 명확하고 다른 구급대의 도움은 필요 없다고 연락했다. 응급구조사는 환자를 평가하고, 환자의 병력을 알아내고, 활력징후를 측정했다. 환자의 의식은 명료했고, 지남력이 있었으며, 맥박은 82회, 혈압은 130/82였고, 호흡은 20회, 피부는 이상한 점이 없었다. 환자는 그가 콜레스테롤이 "매우 높기" 때문에 약물을 복용한다고 말했다. 환자의 아내는 그가 의자에 앉아 있다가 쓰러졌다고 말했다. 그녀는 남편이 어떠한 경련도 없었고, 언어자극에 반응이 없어서, 남편을 바닥에 눕혔다고 했다. 환자는 2분 후에 다시 의식을 되찾았다.

환자는 추가적 평가를 위해 병원으로의 이송에 동의했다. 응급구조사는 계단용 의자형 들것으로 환자를 침대에서 들것으로 이동했다. 환자를 들것에 앉히고 고정했다. 들것을 구급차 환자 칸에 고정한 후 적절하게 고정되어 있는지를 확인했다. 응급구조사의 동료는 환자 칸에서 의자형 들것을 정리하고 어떤 우선순위로 병원에 이송해야 하는지 물었다. 응급구조사는 "우선순위 2"라고 대답했다. "평가에 감안해서 볼 때 조명과 사이렌을 사용할 필요는 없다."

37 위험 물질, 대량재해 사고 및 사고 관리 (Hazardous Materials, Multiple-Casualty Incidents, and Incident Management)

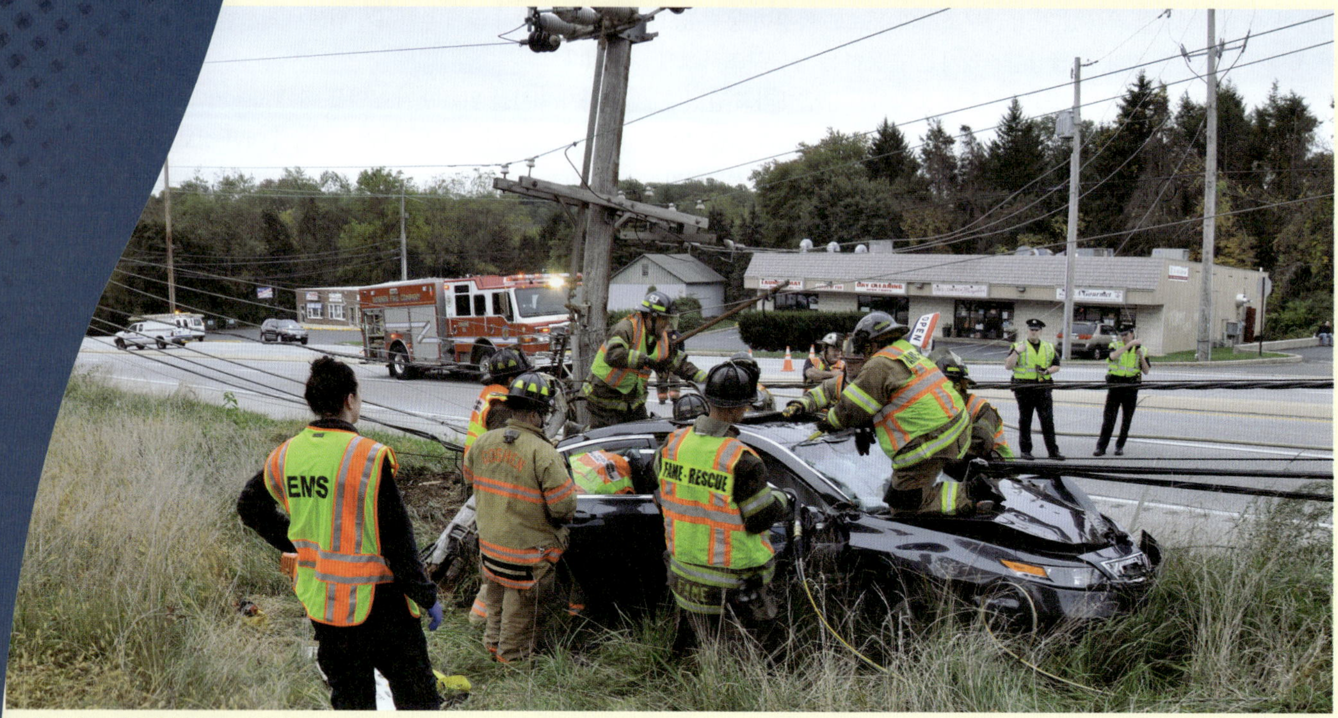

(© Edward T. Dickinson, MD)

관련 단원

다음의 단원들은 이 단원에서 배울 주제와 관련된 추가적인 정보를 제공한다:

2 응급구조사의 안녕

11 현장 조사

39 테러에 대한 응급의료체계 반응

표준

응급의료서비스 운영(사고 관리; 대량재해 사고; 위험 물질)

역량

환자, 사회, 개인의 안전을 보장하기 위한 운영상의 역할 및 책임에 대한 기본적인 지식을 적용한다.

핵심 개념

- 위험 물질 사고에 취해야 할 적절한 행동과 인지하는 방법
- 대량재해 사고 인지하는 방법
- 사고 관리 체계
- 환자 분류의 고려사항
- 이송 및 물류
- 대량재해 사고의 심리학적 관점

학습목표

이 단원을 읽고 난 후, 여러분은:

37.1 이 단원에서 소개된 주요 용어들을 정의할 수 있다.

37.2 위험 물질과 관련된 상황임을 예상할 수 있다.

37.3 OSHA에 의해 명시된 4가지 수준의 위험 물질 훈련을 받은 위험 물질 반응자들의 역할을 설명할 수 있다.

37.4 위험 물질 사고에서 응급구조사의 책임에 대해 설명할 수 있다.

37.5 주어진 위험 물질 사고 시나리오를 가지고, 위험 지역, 경계 지역, 안전 지역을 인지할 수 있다.

37.6 NFPA 704, 미국 운수부의 플래카드 체계, 운반 라벨, 청구서, 선하 증권, 배송 목록, 안전 데이터 양식을 사용하여 특정 위험 물질을 어떻게 인식할 수 있는지 설명한다.

37.7 위험 물질이 확인된 후 초기 행동을 취하기 위해 응급 반응 지침, 핫라인, 중독통제센터등의 정보를 이용할 수 있다.

37.8 위험 물질 사고에서 환자 처치, 오염 제거, 처치 지역을 어떻게 설립하는지에 대해 토의할 수 있다.

37.9 대량재해 사고 운영에 대해 설명할 수 있다.

37.10 사고 지휘 체계의 특징과 원리에 대해 설명할 수 있다.

37.11 일차 분류, 이차 분류, START 분류 체계의 원리에 대해 설명할 수 있다.

37.12 대량재해 사고에서 이송과 대기 자원에 대해 토의할 수 있다.

37.13 환자와 반응자를 위한 대량재해 사고의 심리적 관점에 대해 인지할 수 있다.

핵심 용어

안전 지역(cold zone)
지휘(command)
오염제거(decontamination)
재난 계획(disaster plan)
위험 물질(hazardous material)
위험 지역(hot zone)
사고 지휘(incident command)
사고 지휘 체계(incident command system; ICS)
대량재해 사고(multiple-casualty incident; MCI)
미국 사고 관리 체계(national incident management system; NIMS)
단일 사고지휘(single incident command)
대기 지역(staging area)
대기 지역 감독관(staging supervisor)
최대 수용력(surge capacity)
이송 감독관(transportation supervisor)
처치 지역(treatment area)
처치 감독관(treatment supervisor)
분류(triage)
분류 지역(triage area)
분류 감독관(triage supervisor)
분류표(triage tag)
통합 지휘(unified command)
경계 지역(warm zone)

응급구조사는 이미 각각의 많은 환자에게 응급처치가 필요한 다양한 상황을 다루는 법을 배웠다. 그러나 또한 여러분은 폭발, 비행기 추락, 다중 차량 추돌, 지진, 많은 피해자와 잠재적 피해자가 있을 수 있는 다른 상황의 현장에 출동하였을 경우 무엇을 해야 하는지 알고 있어야 한다. 비록 여러분이 그러한 응급상황의 모든 복잡한 사항들을 다루는 훈련을 받지는 않았을지라도, 그것을 인식하고 적절한 자원을 요청할 수 있어야한다. 이 단원에서는 모든 응급구조사가 다발성 환자와 위험 물질이 포함된 특수한 작업에 대해 알아야 하는 필수사항에 대해 다룰 것이다.

위험 물질

위험 물질(hazmats)은 어디에나 있고, 응급의료서비스는 위험 물질과 관련된 사고에 자주 출동한다. 사고는 일상적인 응급의료 출동처럼 시작되는 경우가 많기 때문에, 위험 물질을 초기에 인식하고, 위험 물질 사고 관리에 대한 여러분 지역의 계획을 숙지하고, 그러한 사고에서 여러분의 역할을 이해하는 것은 여러분에게 달려 있는 것이다.

미국 교통부(USDOT)에 따르면, *위험 물질*은 "상업상 운반 시에 건강, 안전, 그리고 재산상 막대한 위험을 가하는 모든 재료나 물질"이라고 한다. 위험 물질들은 또한 크거나 작은 저장 창고에서 찾을 수 있다. 이와 같은 물질들의 수가 점차 증가하고 있다(그림 37-1). 미국 안전기술자 협회는 2006년도에 매일 80만 건의 위험 물질이 운반된다고 보고했다. 위험 물질은 물건을 제조하기 위해 사용되고 또한 제조 과정에서 폐기물로 만들어진다. 대부분 위험 물질을 마주할 때에는 안전 지역을 설립하고 안전 수칙을 따르지만, 위험 물질과 관련된 사고는 발생하기 마련이다. 위험 물질 사고는 특히 공장에서 쉽게 발생하고, 철로, 국도, 고속

핵심 개념

위험 물질 사고에 취해야 할 적절한 행동과 인지하는 방법

위험 물질(hazardous material)
철로 기관, 차고, 항구, 창고의 보관소에서 유지되거나 또는 상업용으로 운반될 때 재산, 안전, 건강에 막대한 위험을 가하는 모든 재료나 물질

표 37-1 위험 물질의 예

물질	위험성
벤젠(벤졸)	독성 기체; 피부를 통해 흡수될 수 있다; 골수를 파괴한다.
과산화벤조일	화재와 폭발
사염화탄소	내부 장기에 손상을 준다.
사이클로헥세인	폭발성 물질; 눈과 인후에 자극
다이에틸에테르	인화되며 폭발될 수 있다; 눈과 호흡기에 자극; 기면이나 무의식을 초래할 수 있다.
아세트산에틸	눈과 호흡기를 자극한다.
염화에틸렌	눈에 손상을 준다
염화에틸렌	강한 자극제
헵탄	호흡기 자극제
염산	호흡기 자극제; 고농축 기체에 노출되면 폐부종을 일으킨다; 피부와 눈에 손상을 줄 수 있다.
사이안화수소	높은 인화성; 흡입이나 흡수를 통해 독성
메틸이소부틸케톤	눈과 점막 세포를 자극한다.
질산	독가스(nitrogen dioxide)를 생성; 피부 자극제; 섬유소 제품(예, 톱밥)에 자연발화를 초래할 수 있다.
유기염소제 (클로르덴, DDT, 디엘드린, 린덴, 메토사이크롤)	눈과 피부를 자극한다; 독성 증기와 연기
퍼클로로에틸렌	흡입하거나 삼키면 독성
사염화규소	물과 반응하여 독성 hydrogen chloride 증기 형성
테트라하이드로푸란 (THF)	눈과 점막세포에 손상을 준다.
톨루엔	독성 증기; 장기 손상을 초래할 수 있다.
염화 비닐	인화성과 폭발성 물질; 발암물질로 올라있다.

도로에서도 발생할 수 있다.

응급구조사로서 여러분은 응급 처치에서 높은 수준의 기술을 숙련했을 것이다. 그렇지만, 전문적인 훈련 없이 위험 물질을 다룰 때 여러분은 여전히 초보자이다. 위험 물질을 이해하고, 그러한 물질과 관련된 사고의 현장에서 일하고, 현장을 안전하게 만들기 위해서는 특별한 훈련이 필요하다. 그러한 훈련을 받지 않고는 적재함의 상태나 폭발의 가능성을 판단할 수 없다. 만약 여러분이 처치, 현장 검사, 장비 사용에 대한 훈련을 받지 않았다면, 안전 장비를 사용할 수 있다고 생각하지 말아야 한다. 위험 물질 사고에서, 응급구조사는 도와줄 전문가가 도착하기 전까지 현장으로부터 떨어져 안전거리에 머무는 것 이외에는 아무 일도 할 수 없을 것이다.

법률에 명시된 훈련

두 연방기관–미국 직업안전 위생관리국(OSHA)와 미국 환경보호청(EPA)–에서는 위험 물질 응급사고의 빈도가 증가하는 것에 대응하기 위한 법률을 발전시켜 왔다. 이들 법률은 위험 물질 응급사고에 더 효과적으로 반응할 뿐만 아니라 지식, 기술, 그리고 응급출동 대원의 안전을 향상시키도록 강화되었다. OSHA가 출판한 "29 CFR 1910.120–위험 물질 의사소통

기준(2012)"에 이러한 법률이 기술되어 있다. 이것은 1994년에 채택된 이전의 기준("연방 규제의 코드")을 대체한 것이다.

이 단원에서는 수정된 CFR 1910.120 위험 물질 의사소통 기준에 나오는 요소들을 소개할 것이다.

법률에 따르면, 고용주는 각 고용인에 대한 적절한 훈련 수준을 정하고, 제공하며, 기록할 책임이 있다. "위험 물질 사고의 응급 출동에 참여 혹은 참여가 예상되는 모든 고용인"에게 훈련할 필요가 있다. 응급의료팀에서 근무하는 사람이라면 이 교육에 참여는 필수적이다. 위험 물질은 지속적으로 변화하므로, 지속적인 교육 과정을 통해 배워야 한다. 위험 물질 사고는 매우 역동적이다.

교육의 수준은 네가지로 분류된다.

1. **최초 반응자의 인지.** 이 수준의 구조자들은 위험 물질이 누출되는 것을 목격하거나 발견하기 쉽다. 이들은 문제를 인식하고 적절한 기관으로부터 반응을 시작하는 것 만을 훈련 받았다. 필요한 최소 훈련시간은 없다.
2. **최초 반응자의 작업.** 이 훈련의 수준은 인명, 재산, 환경을 보호하기 위해 위험 물질의 누출 혹은 누출 가능성에 최초로 출동하는 사람들을 위한 것이다. 그들은 안전거리에 머물며, 사고가 확산되는 것을 막고, 노출되지 않도록 보호한다. 최소한 8시간의 훈련이 필요하다.
3. **위험 물질 취급 기술자.** 이 수준은 위험 물질의 누출을 실제적으로 막고, 봉하거나 중단시키는 구조자들을 위한 것이다. 최소한 24시간의 훈련이 필요하다.
4. **위험 물질 취급 전문가.** 이 수준의 구조자는 전문 지식과 기술을 지니며 사고현장에서 구조활동을 지휘하거나 도움을 주어야 한다. 최소한 24시간의 추가 훈련이 필요하다.

OSHA가 기술한 대부분의 훈련 수준은 소방서비스에 중점을 두고 있다. 응급의료 대원은 인지 수준이나 다른 기술을 제외한 작업 수준 정도까지 훈련을 받아야 할 것이다. 다양한 상황에 대한 출동에 대해, 미국 방화 협회(National Fire Protection Association; NFPA)는 위험 물질 사고 현장에서 응급의료 대원의 권한을 다루는 규범 #473을 발간했다.

기관 승인과는 상관없이 응급구조사는 중요한 임무를 수행하고 있다. 일반적으로 여러분은 모든 유형의 위험 물질 출동에서 현장에 최초로 도착하는 사람에 속할 것이다. 여러분의 초기 결정과 행동은 나머지 사고처리에 결정적인 기초 작업이다.

응급구조사의 책임

응급구조사로서 위험 물질 사고를 다룰 때는, 위험 물질 사고 존재를 인식, 적절한 기관 요청, 현장 통제, 물질 인식 등에 책임이 있다.

위험 물질 사고의 인식

위험 물질 사고가 매우 명확하든 미묘하든 간에, 응급구조사는 어떠한 사고인가를 신속히 인식하는 것이 중요한데 위험 물질이 있을 만한 위치를 알면 더욱 도움이 된다. 일반 화물에 관련된 고속도로 교통사고, 트럭 터미널, 화학 공장이나 화학물질이 사용되는 장소, 운송 트럭, 농장과 정원 센터, 철도 사고, 그리고 실험실에 그러한 물질이 있을 수 있다.

모든 지역사회에는 위험한 화학물질이 있다. 지역사회에 무엇이 있는지를 자각하고 아는 것으로 확인 과정이 시작된다. 지역 경찰이나 소방서에서 일정한 시간을 보내도록 한다. 일반적인 위험 물질에 관한 사전 계획에 대하여 배우고 발전시켜야 한다.

사고 가능성이 있는 장소에 도착했을 때, 응급구조사로서 여러분은 행동을 취하려는 본능적 충동을 억제해야 한다. 결코 현장이 안전하다고 가정하지 않는다. 초기의 희생자들 다음으로 응급구조사가 부상을 당하거나 사망하기 쉬운데, 그것은 그들이 너무 빨리 반응하려 했기 때문이다. 그러므로 먼저 상황을 평가해야 한다. 지휘를 맡고 행동을 취하기 전에 현장으로부터 안전한 거리에 머무르도록 한다. 위험 물질이 인식되면, 기술자 수준의 훈련을 받고 적절한 개인보호장비를 갖춘 대원들만 인접 현장에 들어가야 한다. 오염되지 않은 것으로 확인될 때까지 사고 현장에 남겨진 모든 환자들을 오염된 것으로 여겨야 한다.

현장 통제

출동한 응급구조사로서, 여러분은 최초로 위험 물질 상황을 인식하는 사람이 될 수 있다. 예를 들어, 창고에서 일한 후 병이 난 4명의 고용인이 있는 사업장에 출동할 수 있다. 다발성 손상 환자가 있을 때는 "위험 물질"을 고려한다. 위험 물질 사고의 현장에서 여러분의 주요 관심사는 여러분의 안전과 동료, 환자, 그리고 시민의 안전이다. 위험 물질 사고 현장에 최초로 도착했다면, "위험 지역"과 "안전 지역"을 설정해야 한다. 모든 사람들을 위험지역 밖으로 내보내고, 인접 지역에서 나가도록 설득해야 한다. 전문가의 도움이 도착할 때까지 안전지역에 머무르고 안전하게 들어갈 수 있는 다른 지역을 만든다.

안전지역은 위험 물질 사고 현장과 같은 높이면서 바람이 불어오는 쪽에 있어야 한다. 불타고 있거나 그렇지 않다면 위험한 액체나 가스가 흘러내리는 경우에는 내리막길에 있어서는 안된다. 연기가 나거나 지면 가까이 깔려 있는 경우에는 저지대를 피한다. 사고 현장보다 높은 곳에 있지 않도록 해서, 누출 가스나 열기의 경로에 있지 않도록 한다. 또한 하수도 체계는 위험 물질을 넓은 지역에 빠르게 퍼뜨릴 수 있다는 사실에 유의해야 한다.

필요한 도움을 요청한다. 위험 물질 사고의 현장에 필요한 지원 서비스는 소방서비스, 특수구조대원, 지역 혹은 주정부의 위험 물질 전문가, 그리고 군중 통제를 위한 경찰이 포함될 수 있다. 만약 공업 지역이나 철로에서 사고가 발생했다면, 위험 물질의 해당 회사 전문가에게 통제하도록 해야 한다. 이러한 모든 작업의 상당 부분은 상황실 근무자에게 한번 연락하여 수행될 수 있다.

응급구조 기관의 사고 관리 체계(Incident Management System)를 이행하도록 한다. 지휘체계에서 더 높은 사람에 의해서 교체될 때까지, 여러분이 지휘권을 갖고 시행해야 한다.

또한 상황이 악화되는 것을 막아야 한다. 경계선을 확립하고, 필요하면 사람들을 내보내고, 목격자들은 안전지역으로 가도록 지시를 한다. 하지만 응급구조사가 환자에 대한 인명구조를 시작하기 이전에 개인 안전을 먼저 확보하고 위험 요소가 제거되었는지 확인을 해야 한다.

여러 분을 도울 수 있는 전문가가 도착할 때까지 여러분은 통제지역을 확립한다. *위험 지역*(hot zone) 오염된 지역이나 위험지역을 격리해야 한다. 위험 지역에 바로 인접한 *경계 지역(warm zone)*에 오염 제거 통로(환자의 오염이 제거되는 지역)를 확립한다. 장비와 다른 응급구조대원들은 그 다음 근접 지역인 *안전 지역(cold zone)*에서 대기해야 한다. 여러분은 안전 지역에 있어야 한다.

위험 지역(hot zone)
위험물 사고에 인접한 지역으로 위협을 막을 수 있는 충분한 거리까지 확장

경계 지역(warm zone)
오염 제거 대원과 장비가 있는 곳으로 위험 지역에서의 활동을 지원하며, 접근 통제를 통해 오염의 확산을 줄이는데 기여

안전 지역(cold zone)
사고 지휘소 및 지원부서가 위치

물질 확인

응급구조사로서, 현장에 존재하는 위험 물질을 처음으로 인식할지도 모른다. 예를 들어, 4명의 사람들이 창고를 다녀온 후부터 아프기 시작했다는 신고 전화를 받을 수도 있다. 대량 내과 환자가 발생했을 때, 위험 물질을 생각한다.

위험 물질을 확인하고 현장의 위험성을 평가하기 위한 시도를 해야 한다. 이것이 완료되기 전까지, 시민, 구조자, 환자, 그리고 환경의 위험을 판단하기 어려울 것이다. 여러분은 어떤 물질인지, 물질의 특성과 위험성이 무엇인지를 알아내야 하고, 오염이 확산될 즉각적인 위험

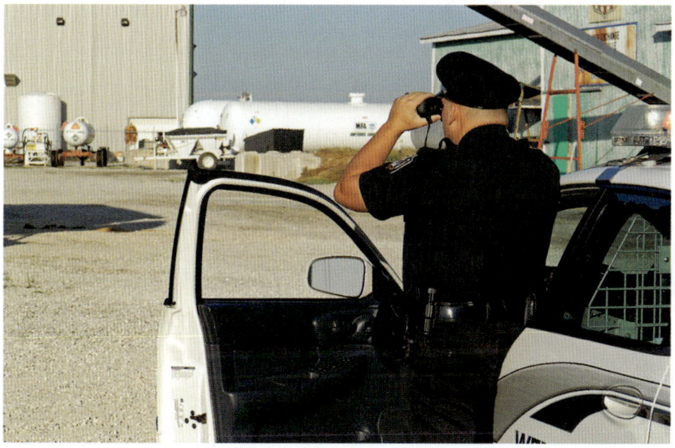

그림 37-1 쌍안경으로 안전 거리에서 위험 지역을 시각적으로 점검할 수 있다.

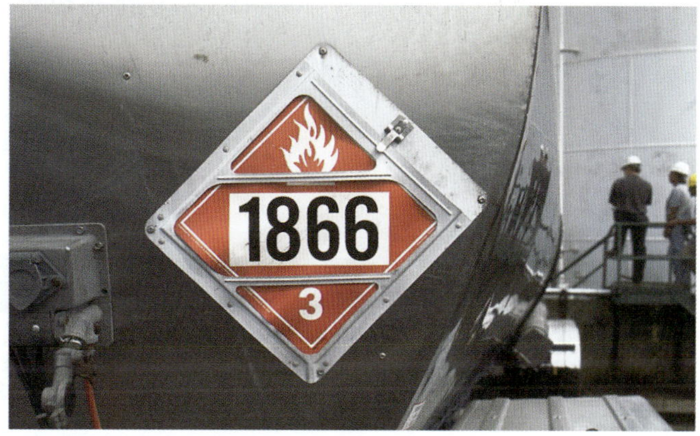

그림 37-2 위험 물질을 운반하는 차량은 화물의 특성을 알릴 수 있는 플래카드를 붙여야 한다.

이 있든지 없든지 간에 듣고 보고 냄새를 맡을 수 있는 것을 찾고, 얼마나 많은 희생자가 관련되어 있으며 환자로부터 이차적 오염의 위험이 있는지를 찾아야 한다(이차적인 오염은 오염된 사람이 이전에 "깨끗했던" 누군가와 접촉했을 때 발생한다).

현장에 접근하는 것은 안전하지 않기 때문에, 여러분은 간접적으로 또는 일정 거리에서 정보를 얻어야 한다. 안전하게 정보를 얻는 방법은 다음과 같다.

- **쌍안경을 사용하여 안전거리에서 확인 표지판, 라벨, 플래카드를 찾는다**(그림 37-1). 대부분의 경우, 저장용기, 차량, 탱크, 철도차량에 색깔 플래카드가 있을 것이다(그림 37-2).

메모: 이러한 정보를 얻기 위해 현장에 접근하지 않도록 한다.

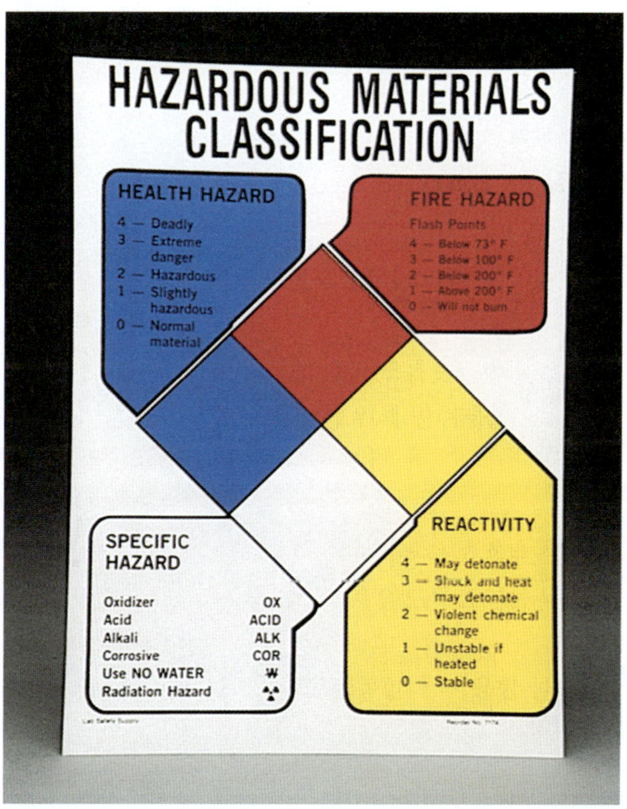

그림 37-3 위험 물질을 번호화 부호화 된 색으로 나타낸 NFPA의 704 체계의 주요 요소

- **플래카드를 찾는다.** 일반적으로 사용되는 플래카드 체계는 NFPA의 704 체계이다. 이것은 건강위험, 화재위험, 반응성, 그리고 고정된 설비 내에 담긴 특별한 위험 물질을 표시하기 위해 부호화 된 번호와 색을 사용한다(그림 37-3).

위험 물질을 운반할 때 사용되는 마름모꼴 플래카드는 "폭발성 물질", "인화성 가스", "독성 물질"이나 기타 다른 위험 물질의 종류를 나타낼 뿐 아니라, 또한 표 37-2에서 설명하는 것처럼 물질에 대한 더 특별한 정보를 제공하는 구획 번호를 기입하고 있다. 더구나 네 자리

표 37-2 위험 물질 분류 체계

분류1. 폭발성 물질	
절 1.1	큰 폭발 위험이 있는 폭발성 물질
절 1.2	발사 위험이 있는 폭발성 물질
절 1.3	현저한 화재 위험이 있는 폭발성 물질
절 1.4	특별한 폭발 위험이 없는 폭발성 물질
절 1.5	매우 안정한 폭발성 물질; 폭발 작용물
절 1.6	극히 안정한 폭발성 물질
분류2- 가스	
절 2.1	인화성 가스
절 2.2	비인화성, 비독성, 압축가스
절 2.3	흡입에 의해 독성이 나타나는 가스
절 2.4	부식성 가스
분류3 - 인화성 액체와 연소성 액체	
분류4 - 인화성 고체; 자연적으로 연소되는 물질; 그리고 젖었을 때 위험한 물질	
절 4.1	인화성 고체
절 4.2	자연적으로 연소되는 물질
절 4.3	젖었을 때 위험한 물질
분류5 - 산화제와 유기 과산화물	
절 5.1	산화제
절 5.2	유기 과산화물
분류6 - 독성 물질과 전염성 물질	
절 6.1	독성 물질
절 6.2	전염성 물질
분류7 - 방사성 물질	
분류8 - 부식성 물질	
분류9 - 기타 위험한 물품	
절 9.1	기타 위험한 물품
절 9.2	환경적으로 위험한 물질
절 9.3	위험한 폐기물

표식번호는 플래카드 자체나 플래카드 근처의 판넬에서 볼 수 있다. 구형 플래카드는 대개 오렌지색이고UN이나 UA라는 글자가 표식번호 앞에 붙어 있다. 여러분의 상황실 근무자는 이 표식번호로 물질의 이름에 접근할 수 있을 것이다.

메모: 기술 평가성(Office of Technology Assessment)에 의해 수행된 최근의 연구에 따르면, 일부 주에서는 표식 플래카드의 25~50%가 부정확하게 사용되고 있다고 한다. 이와 같은 연구들에서는 또한 운송 문서도 부정확하거나 불완전한 경우가 많다는 사실을 보여주고 있다.

- **라벨을 찾는다.** 미국 교통부는 위험 물질을 담고 있는 짐, 저장용기, 차량에 내용물의 특성을 알리는 표시가 있는 라벨이나 플래카드를 달도록 하고 있다. 그림 문자(Pictograms)는 2015년 6월 1일부터 사용되고 있다. 이것은 유해정보전달기준(HCS)의 일부분으로, 위험 화학물질을 표시하기 위해 "화학물질의 분류 및 표시에 관한 국제조화시스템(UN Globally Harmonized System; GHS)에서 정한 표시이다. 또한 여러분들은 "WARNING(경고)" 또는 "DANGER(위험)" 신호를 볼 수 있을 것이다. "Warning(경고)"는 심각하기 않은 위험 물질을 위해 사용되고, "Danger(위험)"은 보다 더 심각한 위험 물질을 위해 사용된다(그림 37-4).
- **청구서 확인.** 만일 안전하게 획득할 수만 있다면, 송장, 선화증권(트럭), 화물목록(기차)은 운송되고 있는 물질의 정확한 이름, 정확한 량, 출발지와 목적지를 확인해줄 것이다.
- **안전 데이터 양식(SDS)를 확인한다.** 모든 제조자는 위험 물질에 부착되는 SDS 혹은 물질

그림 37-4 2015년 6월1일부터, 유해정보전달기준(HCS)은 노출될 가능성이 있는 화학 물질의 사용자에게 알리기 위한 그림 문자(pictogram) 사용을 강력히 권장했다. 각각의 그림 문자들은 빨간색 테두리를 가진 하얀 배경에 위험 물질을 표시해 놓았다. 표지판 위의 그림 문자는 화학물질분류표에 의해 경정된다.

(Occupational Safety and Health Administration, U.S. Department of Labor, https://www.osha.gov/Publications/HazComm_QuickCard_Pictogram.html)

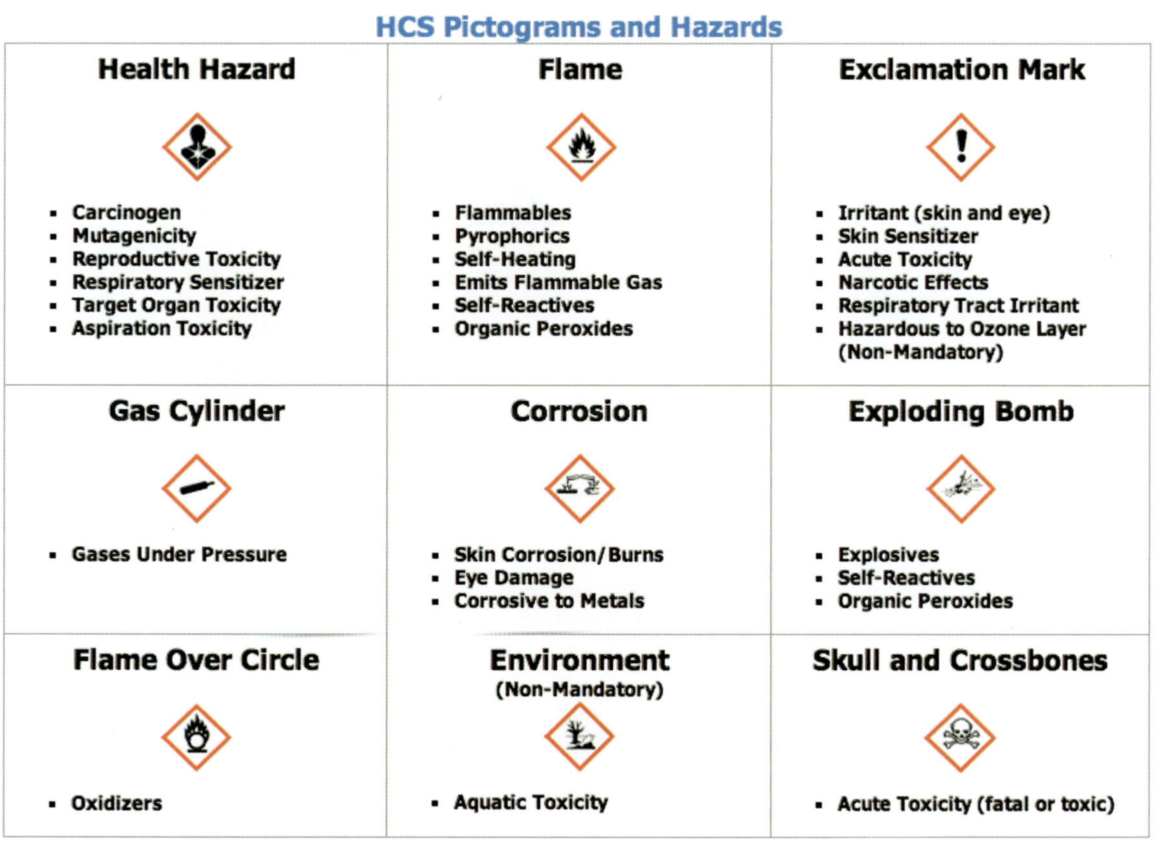

안전자료표(MSDS)를 제공하도록 되어 있다. 고용주는 이러한 서류를 사업장에서 보관해야 하고, 위험 물질이 있는 곳에서 일하는 고용인에게는 위험 물질에 대해 알권리가 있기 때문에 모든 고용인은 이 서류를 볼 수 있어야 한다. 만약 여러분이 이 서류를 안전하게 획득할 수 없다면, 서류에는 일반적으로 물질명, 물질의 특성, 화재와 폭발위험 정보, 건강 위해 정보, 그리고 간단한 응급처치가 적혀 있다.

- **관련된 위험 물질에 대한 훌륭한 정보원이 될 수 있는 노동자나 위험 지역에서 나온 사람들과 면담한다.** 차량 운전자, 공장과 철도 요원, 그리고 아마 목격자조차도 위험 물질의 이름을 여러분에게 알려줄 수 있을 것이다. 공장에서 일하는 노동자는 사용된 화학물질, 제조공정과 반응을 잘 이해하고 있을 수 있다. 그러나 노동자가 화학물질의 상품명으로 물질을 확인할 수 있고 이물질이 많은 화학물질의 혼합이라는 것을 깨닫지 못할 수 있다는 점에 유의해야 한다.

응급구조사는 이용 가능한 물질-확인 체계를 어느 정도 이해하고, 이러한 정보에 근거해서 사전확인만을 하도록 되어 있다. 사전 정보에 근거해서, 상황실 근무자(dispatcher), 위험물질전문가 혹은 다음에 열거된 자원으로부터 현장에서 취해야 할 초기 행동에 대해 조언을 받을 수 있다.

- **응급출동 지침서** (ERG2008) (그림37-5) 미국 교통부, 캐나다 교통부, 그리고 멕시코 통신교통부가 발간한 이 필수적인 소책자는 화학물질의 이름과 위험 물질 응급사고 시에 취해야 하는 행동에 대해 간단하지만 철저하게 설명하고 있다. 항상 여러분의 차량에 최신판이 있는지를 확인해야 한다.
- **화학물질수송 응급센터**(CHEMTREC)는 화학물 제조 협회의 공헌으로 위싱턴에 설립되었

그림 37-5 항상 여러분 구급차에 응급출동 지침서 최신판을 구비하도록 한다.

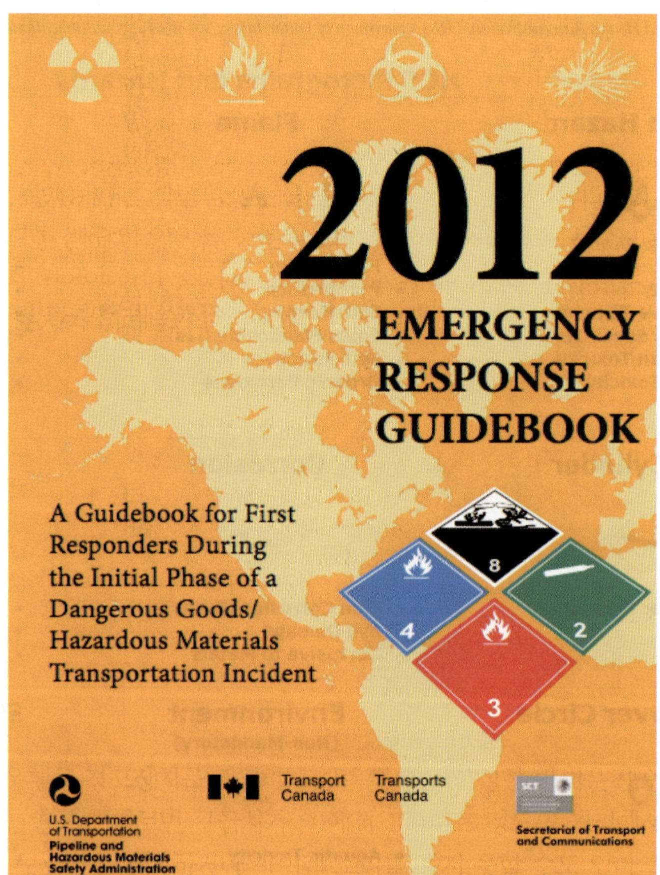

다. 이 센터는 상황실 근무자(dispatcher) 여러분에게 위험 물질에 관한 정보를 제공한다. 또한 미국과 캐나다 지역에 24시간 무료 전화번호, 800-424-9300을 확보하고 있다. 기타 지역에서 거는 전화와 수신자 부담 전화를 위한 번호는 703-527-3887이다. 여러분이 전화를 걸 때, 통화를 유지시켜 현장의 변화가 화학물질 수송 응급센터에 보고될 수 있도록 하고, 센터에서 운송자나 제조자에게 확실히 연락할 수 있게 한다. 화학물질 수송 응급센터는 여러분이 초기 행동 과정에 대해 지시를 내릴 수 있을 것이다.

- CHEM-TEL 회사도 미국과 캐나다에서 800-255-3924로 하루 24시간 연락할 수 있는 응급출동 통신서비스를 제공한다. 기타 지역에서 거는 전화와 수신자 부담 전화를 위한 번호는 813-979-0626이다.
- **주와 연방 방사선 관계기관**(방사선 물질과 관련된 사고를 다루는 데 정보와 기술적 도움을 제공하는 기관)의 최신 목록은 화학물질수송 응급센터(CHEMTREC)와 CHEM-TEL회사에서 계속 발행하고 있다.
- **지역의 중독통제센터는** 위험 물질 상황에서 종종 간과되기 쉬운 정보원이다. 이 기관의 참고자료와 의학정보를 이용하면, 위험 물질의 영향을 받은 환자의 오염제거와 처치에 대한 필수적인 지침을 얻을 수 있다.

응급구조사의 조언을 얻기 위해 위에서 열거된 정보원 중 하나에 전화를 걸 때, 다음과 같이 한다.

1. 응급구조사 이름, 다시 통화할 전화번호, 팩스번호를 말한다.
2. 문제의 특성과 위치를 설명한다.
3. 만약 표식번호를 안전하게 얻을 수 있다면, 관련된 물질의 표식번호를 보고한다.
4. 운송자, 선적인, 제조자, 수탁자, 그리고 출발지점의 이름을 말한다.
5. 용기의 종류와 크기를 설명한다.
6. 용기가 기차, 트럭, 개방된 저장기 혹은 폐쇄된 저장기에 있는지를 보고한다.
7. 운송된 물질의 양과 누출된 양을 추정한다.
8. 지역의 상태를 보고한다(예, 날씨, 지형, 학교나 병원의 근접성).
9. 손상이나 노출 상태를 보고한다.
10. 상황을 통지 받은 지역의 응급 서비스에 보고한다.
11. 항상 통신선을 열어 놓는다.

메모: 여러분이 물질의 특성을 확인했다고 생각하여 성급한 행동을 취하지 않는다. 전문가의 조언을 구하고 따라야 한다. 여러분이 하도록 훈련 받은 것만 하도록 한다.

만일 표식번호가 없고 무엇이 실려 있는지를 아무도 모른다면, 현장에 도착하는 전문가를 기다리는 방법밖에는 없을 것이다. 위험 물질 처리팀이 도착하면, 그들은 미지의 물질을 확인하고 필요한 컴퓨터와 참고서적을 다루게 될 것이다.

처치지역의 확립

모든 응급의료 대원과 장비는 안전 지역에서 대기해야 한다. 응급의료 대원은 위험 물질 사고에서 두 가지 책임이 있다. 즉 위험 물질 처리 대원을 관찰하고 복귀시키며, 부상자들을 돌보는 것이다. 이 두가지 분명한 책임은 훈련, 반응, 그리고 사고 현장에 도착했을 때 요구되는 개인의 표준 수행 지침을 나타낸다.

회복 작업

위험 지역에 안전하게 들어가기 위해서, 위험 물질 처리 대원은 열손실을 저하시키고 열을 막아주는 화학물질 보호 의복과 호흡 장비를 갖춰야 한다. 대원은 응급작업 이전, 도중, 그리고 이후에 주의 깊게 관찰되어야 한다. 그들의 상태가 안전이나 작업의 완성을 위태롭게 하는 지점까지 악화되지 않는가를 확인하기 위한 것이다. 이 요구를 처리하기 위해 회복(rehab)이라고 하는 작업영역이 확립되어야 한다. 회복영역 감독관은 응급의료서비스 제공자가 아니지만, 모든 회복 작업은 응급구조사나 전문 수준의 응급구조사를 포함해야 한다.

회복영역의 특성에는 다음을 포함해야만 한다.

- 안전 지역에 위치한다.
- 날씨로 부터 보호된다(비나 눈을 막고, 찬 환경에서 따뜻한 구역, 따뜻한 환경에서 서늘한 구역을 제공하는 차폐물).
- 많은 구조대원을 수용할 수 있는 충분한 넓이
- 응급의료 구조대에 쉽게 접근할 수 있는 곳
- 배기가스가 없는 곳
- 응급 작업에 신속히 다시 들어 갈 수 있는 장소

화학물질 보호장비를 착용하는 동안, 위험 물질 처리대원은 그들의 기본 활력징후를 측정해야 한다. 위험 물질 처리대원이 피로의 증후를 보일 때나, 45분 동안 작업했을 때, 회복 지역으로 그들을 보낸다. 위험 지역에서 나온 후에 가능하면 빨리, 그들의 활력징후를 재평가한다. 만약 분당 심박수가 110회를 넘는다면, 구강 체온을 재야한다. 만일 체온이 38.1℃(100.6°F)가 넘는다면, 구조자는 맥박이 느려지고 체온이 정상으로 돌아올 때까지 회복지역에 머물러야 한다. 항상 지역의 행동지침을 따르고 지도의사와 상의해야 한다. 모든 작업 전후의 활력징후를 기록지에 남겨야 한다.

의학적 확인 이외에도, 사전 수분공급과 수분공급, 휴식, 그리고 위험 물질 처리 팀원의 영양 공급을 위해 회복지역이 준비되어 있어야 한다. 적절한 수분공급은 열로 인한 스트레스를 방지하고 최적의 신체활동을 촉진시키는데 있어 중요한 요소이다. 열손상은 보통 높은 열 스트레스를 받으면서 육체적 활동을 하는 동안 수분과 전해질의 불균형에 의해 초래된다. 육체적 활동 중에, 적어도 시간당 1쿼트(quart)의 수분을 섭취해야 한다. 단기간의 응급 작업을 위해서는 대개 전해질 스포츠 음료는 필요하지 않다. 그러나 이 음료의 농도를 반 정도 희석해서 사용할 수 있다. 커피와 카페인이 들어간 음료수는 탈수를 촉진시키므로 피해야 한다.

사고 처리기간이 연장될 때, 회복지역에서 특정 유형의 영양을 공급하게 된다. 염분과 포화 지방이 낮은 음식물이 이상적이다. 바나나, 사과, 오렌지, 그리고 다른 과일은 신속한 영양공급을 위해 매우 좋다. 추운 환경에서는 스프와 스튜가 샌드위치 보다 더 쉽게 먹을 수 있고 소화에도 좋다.

손상과 오염된 환자의 처치

위험 물질 혹은 테러사건에는 시민과/나 최초반응자가 관여한다. 즉각적이고 안전하며 효과적인 오염제거 절차는 피해자와 최초반응자 모두에게 노출의 영향을 줄이고 예방하는데 필수적이다. 오염제거는 시민, 대원, 장비, 그리고 오염원의 위험한 영향으로부터 환경을 보호하기 위해 수행된다.

미국 방화협회(National Fire Protection Association, NFPA)에서는 *오염제거*를 사람이나 장비로부터 오염의 확산을 줄이거나 막는 화학적, 그리고/혹은 물리적 과정으로 정의한다. 산업 안전 보건부(Occupational Safety and Health Administration)에 따르면 오염제거

오염 제거(decontamination)
사람이나 장비로부터 오염의 확산을 줄이거나 막는 화학적, 그리고/혹은 물리적 과정으로 정의; 예견할 수 있는 건강상의 피해를 막기 위해 필요한 정도까지 고용자와 장비로부터 위험 물질의 제거로 정의

그림 37-6 오염제거 처치 영역의 예

9단계 오염제거 절차

STEPS

절차 1. 구조자가 오염제거지역에 들어가서 희생자로부터 기계적으로 오염물질 제거한다. 도구는 도구 보관지역에 놓는다. 구조자는 SCBA와 보호 의복을 착용한다. **절차 2로 진행**

절차 2. 전체 오염제거 : 희생자와 구조대원은 오염제거 대원에 의해서 샤워를 하고 세척된다. 희석은 밀폐된 공간으로부터 전파된다. 희생자는 절차 6으로 직접 이동할 수 있다. **절차 6으로 진행**

절차 3. 보호의류 제거 : 구조자는 보호의류를 제거한다. 보호의류는 분리하고 이후 제거 라벨을 부착한다. 보호의복은 오염된 곳에 둔다. **절차 4로 진행**

절차 4. SCBA 제거 : 구조대원은 자신의 SCBA를 제거하고 분리한다. 재진입이 필요하면, 대원은 오염되지 않은 곳에서 새로운 SCBA를 입는다. **절차 5로 진행**

절차 5. 개인의류 제거 : 모든 의류와 개인 물품은 제거된다. 아직까지 옷을 제거하지 않은 희생자는 여기서 옷을 제거한다. 모든 의류와 개인 물품은 비닐 백 안에 넣어 분리하고 나중에 버리기 위해 라벨을 붙인다. **절차 6으로 진행**

절차 6. 몸 전체는 부드러운 스크럽 브러쉬 나 스폰지와 비누 또는 중성 세제를 사용하여 세척한다. 세척도구는 사용 후 버린다. **절차 7으로 진행**

절차 7. 건조 : 수건과 종이를 이용해 말린다. 구조자와 희생자는 깨끗한 옷으로 갈아입는다. 수건과 종이는 후에 버리기 위해 백에 담는다. **절차 8로 진행**

절차8. 의학적 평가 : 구조자는 신속한 환자평가를 수행한다. 필요한 안전 절차를 실행한다. **절차 9로 진행**

절차 9. 이송 : 의학적 주의를 위해 병원이나 또는 휴식과 관찰을 위한 회복지역으로 환자를 이송한다.

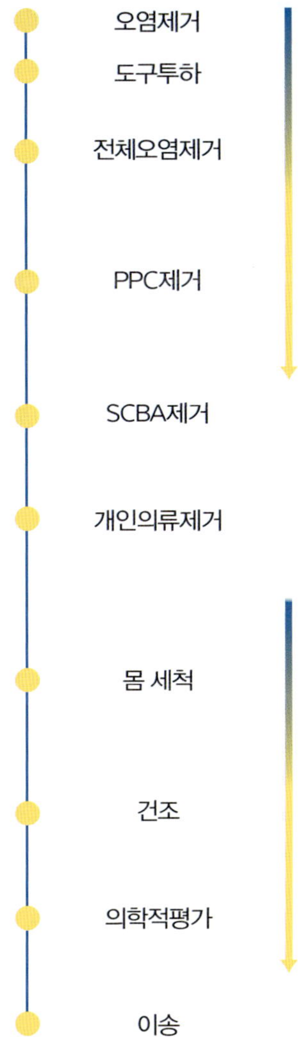

는 예견할 수 있는 건강상의 피해 막기 위해 필요한 정도까지 고용자와 장비로부터 위험 물질의 제거로 정의한다.

응급구조사는 행동의 가장 적절한 과정을 결정하기 위해서 사건 관리자와 위험 물질 처리 팀원과 함께 일해야 한다. 현장에 머물러 있으면서 오염제거를 하거나 철수를 한다는 결정은 화학물질수송 응급센터(CHEMTREC), 중독관리 센터, 그리고 기타 참조 정보원과의 주의 깊은 논의를 한 후에 결정되어야 한다.

응급의료는 오염 제거된 환자들을 받기 위해 안전 지역에 의료 처치지역을 제공할 책임이 있다. 오염제거 지역(decon) 통로에서, 위험 물질 처리팀은 위험 물질 처리 팀원과 구조된 모든 환자를 오염 제거할 것이다. 응급의료 대원이 위험 물질 처리 기술자 수준의 훈련을 받은 경우가 아니라면, 대원들은 안전 지역에 머물러야 한다.

현장 오염제거 절차는 대부분의 독을 제거하고 처치와 이송을 위해 응급의료 대원에게 상대적으로 "깨끗한" 환자를 전달하기 위해 고안되었다(그림 37-6). 그렇지만 환자에게서 응급의료대원이 이차 오염을 입을 가능성이 여전히 있을 수 있다. 응급의료 대원이 오염제거 관리자와 밀접히 일하고, 환자 이송 중에 처치와 적절한 보호를 위해 지도의사와 상의하는 것은 매우 중요한 일이다.

위험 물질과 관련된 환자를 처치하고 이송하는 일에 대해서 다음과 같은 요소들을 명심해야 한다.

- 현장 오염제거 환자는 완전히 "깨끗"하지는 않다. 구조자에게 이차 오염의 위험을 지닌 화학물질이 때때로 신체의 닦기 어려운 부위에 있을 수 있다. 전형적으로 두피/머리카락, 샅굴부위 ,엉덩이, 손가락과 발가락 사이, 그리고 겨드랑이 부위이다.
- 개인보호장비나 옷(PPE/PPC)은 구조자의 이차 오염을 막기 위해 필요하다. 응급의료 대원은 옷이 오염되는 것을 막기 위해 타이벡 작업복과 장화를 착용해야 할 것이다. 2중 장갑도 착용할 필요가 있다. 종종 니트릴이나 네오프렌이 일반적인 라텍스나 비닐장갑보다 화학물질에 잘 견디기 때문에 더욱 좋다. 오염제거 관리자와 함께 여러분의 공급 물품이 적절한지 혹은 여러분의 장비보다 오염제거팀의 것이 더 좋은지를 결정한다.
- 차량은 오염으로부터 보호되어야 한다. 오염제거 과정에서 환자는 씻겨져서 물이 떨어지는 젖은 상태이다. 현장에서는 완전히 오염제거할 수 없기 때문에, 환자로부터 흘러내린 물은 응급차량을 오염시킬 수 있다. 이것을 예방하기 위해, 일회용 오염제거 풀장 안에 환자를 넣거나 구급차의 내부 표면을 비닐로 감싸서 흘러내리는 물을 담아 내야 한다.
- 모든 장비를 일회용으로 사용하도록 한다. 척추고정판, 부목, 혈압계 커프나 청진기와 같은 물품을 사용하면, 오염제거가 불가능할 수 있으므로 버려야 하는 경우도 있다.
- 소방관 옷의 구조는 위험 물질 환경에서 작업할 때 사용하도록 만들어지지 않았고 권장되지 않는다. 만약 소방관이 위험 물질 환경을 마주했다면, 이들은 오염을 최소화 하기 위해 적절한 감염 방지와 도구들을 사용해야 한다. 오염된 소방복을 착용한 팀원의 뒤에 서서 증기를 사용하여 오염 제거를 실시할 수 있다.

오염된 환자를 처치하는 것이 불가피할 때, 위험 물질의 확인은 매우 중요한 것이다. 응급반응 지침서나 중독 관리 센터의 처치 지시를 따른다. 다음의 4가지 유형의 환자는 응급구조사가 만나기 쉬운 유형이다.

1. 손상이 없고 오염되지 않은 환자
2. 손상을 입었으나 오염되지 않은 환자
3. 손상이 없으나 오염된 환자
4. 손상을 입고 오염된 환자

만약 응급구조사가 위험 물질 처리팀이 도착하기 전에 이차오염을 일으킬 위험이 있는 환자와 만나게 된다면, 다음과 같이 실시한다.

1. 응급출동 지침서에서 열거된 것과 같이, 물질에 따라 적절한 조치를 취한다. 이것은 대개 위험 물질의 차단을 의미한다. 혈액감염성 병원균이 튀지 않도록 하기 위해 사용되는 것과 유사한 개인보호장비를 반드시 착용한다.
2. 북미 응급출동 지침서에 열거된 간단한 응급처치를 따른다.
3. 다른 환자에게 하는 것과 똑같이 환자의 위급한 요구를 확실히 관리하도록 한다. ABC를 관리하는 것을 잊지 않도록 한다.
4. 만약 처치를 위해 물로 세척해야 한다면, 물은 대부분의 물질을 단지 희석시킬 뿐이라는 점을 기억해야 한다. 물은 물질을 중화시키지 않으며, 환자의 옷을 잘라 내고 많은 양

의 물로 세척한다. 물이 흘러나가지 않도록 방지하고 가능하다면, 저체온증을 방지하기 위해 미지근하거나 따뜻한 물을 이용한다. 만일 개방창이 있다면, 씻겨진 오염물질이 직접 상처 안으로 들어가지 않도록 주의한다. 치밀한 체모, 귓구멍, 배꼽, 손톱, 사타구니, 겨드랑이 등과 같은 부위는 특별히 주의해서 세척한다. 또한 가능한 많은 일회용 장비를 사용하도록 해야 한다. 일회용 장비는 나중에 버린다.

5. 환자를 처치한 후에, 자신을 소독한다. 여러분 옷의 일부는 버려야 할지 모른다.

모든 중독의 심각성은 물질, 흡수경로, 양, 그리고 접촉기간에 따라 다르다는 것을 기억해야한다. 북미 응급출동 지침서에 열거된 것과 같은 즉각적인 응급처치 수단은 중독의 심각성을 경감시키고 생명을 구할 수 있다. 가능하다면 언제나 응급구조사가 환자를 만지기 전에 위험물질 처리팀의 자격을 갖춘 대원에 의해 전체 오염제거 절차가 수행되어야 한다.

이것이 불가능할 때–위험 지역에서 지금 구출된 오염된 환자가 즉각적인 생명을 구하는 처치를 필요로 하지만 아직 오염 제거되지 않았을 때–여러분 자신을 보호하기 위해 가능한 많은 보호 조치를 취하면서 필요한 처치를 제공한다. 적절한 개인보호의류와 장비를 사용하고, 할 수 있는 한 빨리 여러분 스스로를 오염제거해야 한다.

오염제거 단계

오염제거의 주요 두 단계는 전체 오염제거와 2차 오염제거이다(일반적으로 3차 혹은 4차 오염제거 단계가 있으나 의료기관에서 실시하고 소독이나 괴사 조직 제거수술과 관련된다).

전체 오염제거 활동은 오염물질의 상당부분을 제거하거나 화학적 변화를 말한다. 일부 잔여 오염물질은 전체 오염제거 후에도 피해자의 몸에 남아있을 것이라고 가정해야 한다. 이러한 잔여 오염물질은 교차오염을 일으킬 수 있다. 2차 오염제거는 잔여 오염물질의 상당부분을 변화시키거나 제거하는 것을 말한다. 이 활동은 전체 오염제거 보다 더욱 철저한 오염제거를 하도록 해준다. 그렇지만 일부 오염물질은 피해자의 몸에 남아있을 수 있다.

오염제거 기전

오염제거 수행을 위한 7개의 공통 기전이 있다:

- **유화.** 일반적으로 혼합되지(섞이지) 않는 현탁액의 생성/계면활성제, 비누 혹은 세탁제와 같은 유화제를 사용한 비가용성 물질의 생성
- **화학 반응.** 오염물질을 중화시키거나 약화시키거나 화학적으로 변화시키는 과정. 일반적으로 화학반응은 모든 위험 물질을 제거시키지 못하며 반응과정은 임무수행을 어렵게 하거나 위험하게 할 수 있다. 따라서 살아있는 조직에 대한 화학반응의 적용을 권장하지 않는다.
- **소독.** 소독제가 미생물과 독소를 없애는 것처럼 생물학적(병인론적) 오염물질을 제거하는 과정
- **희석.** 오염물질의 농도를 단순히 낮추는 과정. 혼합되는(섞이는)/가용성 물질에 흔히 사용된다. 매우 작은 양이지만 일부 가용성 오염물질을 희석시키기 위해서는 많은 양의 용제가 소요될 수 있다.
- **흡수와 흡착.** 액체나 가스가 다른 물질로 들이가는 것. 한 예는 물이 스폰지로 들어가는 것이다.
- **제거.** 압력이나 진공으로 오염물질을 제거하는 과정. 대부분은 물을 사용하여 이루어지고 솔과 헝겊 혹은 공기를 이용하여 제거한다.
- **처리.** 오염물이 제거된 피해자로부터 오염물질을 무균술로 제거(무균술은 소독 장비와/나

기타 오염물질의 확산을 막는 것을 뜻한다)

오염제거 절차

오염제거임무를 부여 받은 대원의 목표는:

- 물질과 관련 위험에 기초한 보호장비의 적절한 수준을 결정
- 개인보호장비(PPE)를 적절히 착용하고 작동
- 시간에 따른 일지 기록을 확립
- 오염제거지역을 설정하고 관리
- 분류체계에 따른 피해자 오염제거의 우선순위 결정
- 개인보호장비를 착용하고 환자분류
- 개인보호장비를 착용 중에 의사소통 가능

오염제거에 필요한 기본 물품은:

- 양동이
- 솔
- 오염제거제
- 오염제거 욕조
- 물의 공급
- 방수포 혹은 비닐포
- 오염물질 배수관
- 오염제거 욕조에서 오염물질 배수관으로 하수를 내보낼 펌프
- 사다리(대원의 보호의복 위에 도달할 수 있는)
- 오염제거임무를 수행하는 대원을 위한 적절한 수준의 개인보호장비

개인보호장비를 착용한 피해자의 오염제거 개인보호장비를 착용한 피해자의 오염제거를 위하여 다음 단계를 취한다.

1. 헹군다. 머리에서 시작하여 아래로 진행
2. 보호 의복을 솔로 문지르기. 머리에서 시작하여 아래로 진행. 많이 오염된 부분에 특히 주의한다(예, 머리, 다리, 앞쪽).
3. 다시 헹군다. 머리에서 시작하여 아래로 진행
4. 대원의 보호의복 벗는 일 돕기
5. 위험 물질을 씻어 낸 물이 흐르지 않도록 관리

개인보호장비를 착용하지 않은 피해자의 오염제거 개인보호장비를 착용하지 않은 피해자의 오염제거는 다르게 진행한다. 언제나처럼, 최우선의 고려사항은 대원의 안전이다. 만일 대원이 무능해 진다면, 다른 사람을 돕지 못하게 될 것이다.

대민 안내 체계는 걸을 수 있는 피해자가 오염제거지역으로 갈 수 있도록 활용되어야 한다. 이것은 신속한 환자분류의 양식을 제공한다. 의복을 벗어 오염제거를 시작하도록 피해자에게 지시를 해야 한다. 피부에 오염물을 접촉시키는 신발, 양발, 장신구, 시계, 그리고 기타 물품을 제거해야 한다. 콘택트 렌즈는 가능한 빨리 제거해야 한다. 귀중품과 신분증은 가방에 넣어 피해자와 같이 운반(위험물에 따라)되어야 한다.

다음으로, 피해자를 2~5분간 물로 헹궈야 한다. 고체나 입자 오염물질은 세척에 (습오염

그림 37-7 대량교통사고는 작은 것부터 큰 것까지 범위가 넓다. (A) 3~5명이 연루된 교통사고는 대량교통사고로 분류될 수 있다. (B) 버스충돌사고는 모든 환자가 분류되었고, 44명의 환자가 지역내 병원들로 이송되었다. *(Photos A and B: © Mark C. Ide/CMSP)*

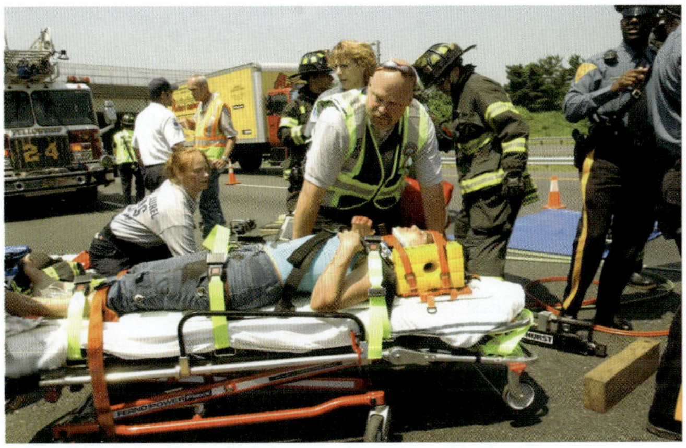

(A)

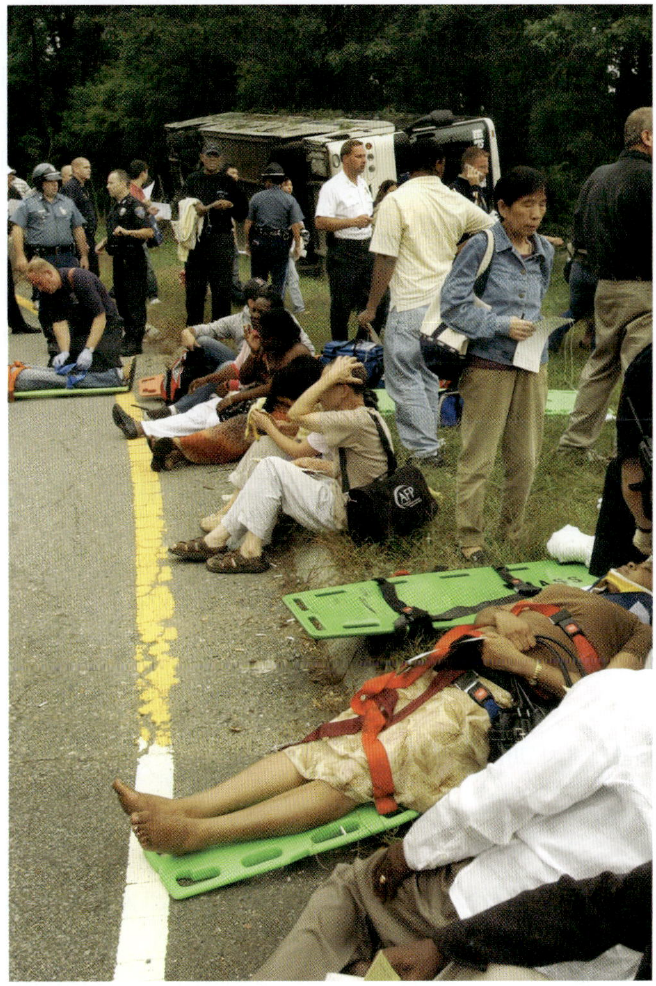

(B)

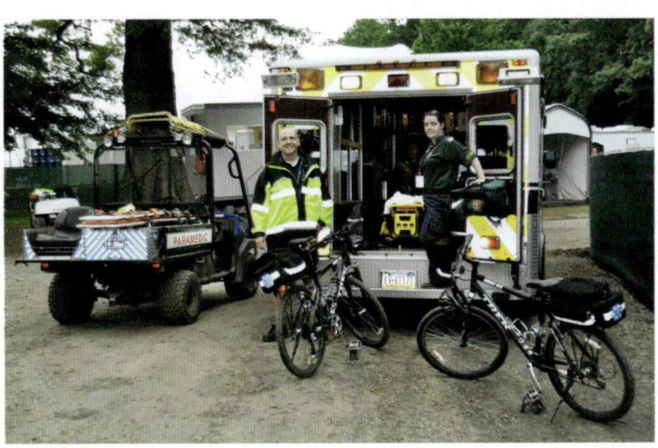

그림 37-8 스포츠와 같이 대중들이 몰려있는 곳은 개인적인 응급 상황을 다루기 위해 EMS가 상주한다. 그러나 이러한 곳은 대량재해가 발생할 수 있는 잠재적인 곳이기도 하다; 예를 들어, 누군가가 폭탄을 설치하거나 또는 건물이 붕괴되는 경우가 있다.
(© Edward T. Dickinson, MD)

“대량 사상자는 매우 힘든 상황일 것이다. 배운 대로 시행하고, 계획을 따른다”

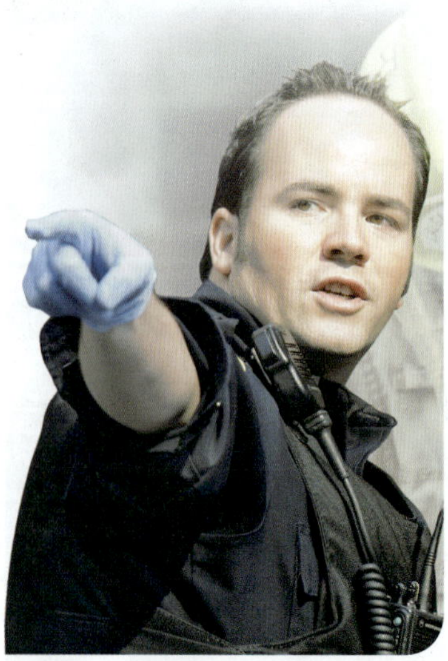

(© Kevin Link/CMSP)

핵심 개념

대량재해 사고 인지하는 방법

대량재해 사고(multiple-casualty incident, MCI)
다수의 환자가 발생하는 모든 질환 재해나 외상 재해

제거)앞서 가능한 완벽하게 가벼운 솔질(건오염제거)로 제거되어야 한다. 점성의 액상 오염물질(수포 작용제(vesicants)은 세척에 앞서 오염자국을 제거해야 한다. 만일 물과 반응하는 물질이라면, 몰을 적용하기 전에 솔로 털어 내야 한다. 피부와 눈의 습기와 반응할 수 있는 남은 화학물질을 물을 퍼부어 헹궈라. 적절한 일부 오염제거제가 사용될 수도 있다.

씻고 헹구기는 머리에서 시작하여 코, 입, 귀, 그리고 눈이나 그 근처의 오염을 줄여야 한다. 콘택트렌즈가 제거되었다면 눈을 씻어야 한다. 개방된 상처는 몸 중심에서 가까운 곳에서 바깥쪽으로 씻어야 한다. 세척 후에 상처를 보호하기 위해 비닐랩을 사용할 수 있다. 연부조직 상처의 악화를 막고 튀는 물방울을 줄이기 위해 낮은 수압의 물을 사용해야 한다. 낮은 수압의 물은 연무질의 생성을 막는 데에도 도움이 될 것이다.

오염제거 중에 피해자는 원소로부터 적절한 보호를 제공받아야 한다. “오염제거”가 자기 보호의 엄격한 형태는 아니지만, “오염제거”는 대원과 피해자 모두에게 오염예방, 경감, 그리고 제거에 필수적이다.

대량재해 사고

대량재해 사고(MCI) –혹은 어떤 지역에서는, 대량재해 상황(MCS)–는 많은 양의 응급의료 장비와 인적 자원이 필요한 사건이다(그림 37-7). 대량재해 사고로 공표되기 위해 요구되는 환자의 수는 실제적으로 다양하다. 어떤 지역에서는 작은 규모의 사고가 큰 규모의 사고를 준비하는데 도움이 될 것이라는 근거로, 세 명 정도의 적은 수의 환자에 대해서도 대량재해 사고(MCI)로 공표할 것이다. 다른 관할 구역에서는 대량재해 사고를 다섯 명, 일곱 명 혹은 더 많은 수의 환자로 규정한다. 가장 흔한 대량재해 사고는 셋 이상의 환자가 발생한 자동차 충돌사고이다. 여러분은 3명에서 15명의 잠재적 환자가 있는 많은 사고에 출동하게 될 것이다. 대규모의 부상자가 있는 사고는 드물고 “평생의 활동 중에 한번” 일어나는 정도이다.

대량재해 사고를 정의하는데 있어 중요한 요소는 무슨 이유에서건 상황에 대처하는 응급의료체계의 능력이 그 상황 자체에 의해서 도전을 받거나 방해를 받는다는 것이다. 모든 대량재해 사고 계획이 효과적으로 되기 위해서, 3명의 환자가 발생한 사고에서부터 15명 이상의 환자가 있는 대규모의 사고까지 활용될 수 있도록 계획이 충분히 융통성 있고 확장 가능해야 한다. 다시 말해서, “큰 건수”를 위한 계획은 작은 사고를 다루기 위해 이용되는 똑같은 계획을 논리적으로 확장시켜야 하는 것이다.

대량재해 사고 대응

작은 규모나 큰 규모의 대량재해 사고를 다루는 원칙은 일반적으로 동일하긴 하지만, 큰 규모의 대량재해 사고는 더 긴 시간에 걸쳐 전개되고 외부 기관으로부터 더 많은 도움을 필요로 한다. 잘 훈련 받고 연습한 응급구조사는 일반적으로 작은 규모의 대량재해 사고의 경우 매우 잘 다룰 수 있다. 그렇지만, 경험에 의하면 최고로 훈련 받은 응급구조사 조차도 훨씬 엄청난 사고를 다루는 데는 어려움을 겪는다.

재난 계획(disaster plan)
지역 사회의 다양한 응급대원들이 해야 할 임무가 명시되어 있는 사전에 확립된 지시들

대규모의 대량재해 사고 작업의 어려움을 최소화하기 위한 한 가지 방법은 모든 응급구조사가 지역의 *재난 계획(disaster plan)*에 익숙해지는 것이다. 재난 계획은 특정한 응급상황에서 지역사회의 다양한 응급대원들이 해야 할 임무가 명시되어 있는 사전에 정의된 지시이다(그림 37-8). 재난 계획이 일어날 수 있는 모든 문제에 대해 지시를 할 수는 없지만, 모든 훌륭한 재난 계획에는 여러 가지 공통된 특징이 있다. 재난 계획은 다음과 같아야 한다.

- **특정한 지역에 있을 법한 사건을 다루기 위해 쓰여져야 한다**(예: 캔사스 주에는 허리케인

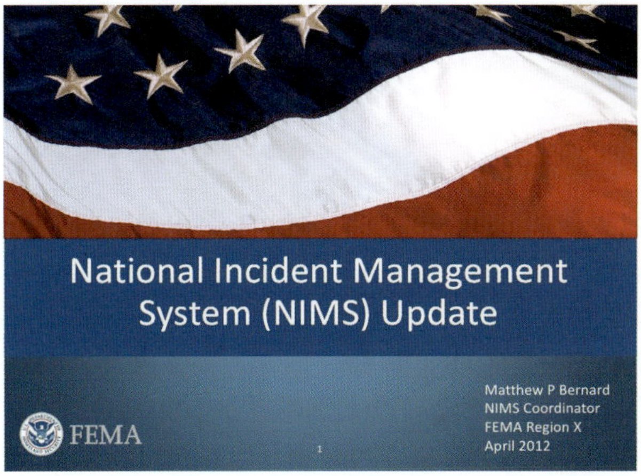

그림 37-9 미국사고관리체계(NIMS)는 미국연방비상관리국(Federal Emergency Management Agency; FEMA)에 의해 관리된다.

이 아니라 토네이도에 대비하는 계획이 필요하다).

- **잘 공표되어야 한다.** 각각의 응급대원은 재난 계획과 어떻게 계획을 실행해야 하는가에 대해 친숙해야 한다.
- **현실적이어야 한다.** 재난 계획은 실제 활용 가능한 자원에 근거해야 한다.
- **연습을 해야 한다.** 경험상 계획을 정확하게 실행하는 유일한 방법은 연습을 하는 것이고, 연습을 통해 예상치 못했던 "문제점"을 밝혀내야 한다.

재난 계획의 작성방법을 가르치거나 여러분이 재해 운영의 책임을 질 수 있을 정도의 충분한 지식을 전달하는 것은 이 책의 범위를 벗어나는 것이다. 그러나 재해사고에서 여러분의 잠재적 역할에 대한 기초적인 정보를 제공하는 것은 중요한 일이다.

사고 지휘 체계

미국에서 가장 널리 사용되는 체계 중의 하나는 *미국사고관리체계*(national Incident management system, NIMS) –*사고지휘체계*(incident command system, ICS)라고도 알려져 있다– 이다. 특별히 대량재해 사고(MCI) 관리를 위해 고안된 계획은 아니지만, 모든 유형의 대규모 사고에 대한 관리의 기본 틀을 명확하게 제공한다. 이외에도, 위험 물질이 관련된 사고와 같은 특정 유형의 사고에 대한 관리체계는 법에 의해 만들어진다.

사고지휘체계(ICS)는 캘리포니아에서 복합적 기관과 관할 구역을 포괄하는 대규모 소방작업을 다루기 위한 관리 계획으로 고안되기 시작되었다. 사람과 자원을 관리하기 위한 융통성있는 도구인 사고지휘체계는 지휘, 운영, 자원, 계획, 그리고 재무의 요소로 구성된다. 가장 일반적으로 사용되는 요소는 지휘와 운영이다.

지휘

모든 사고에서 확립되어야 하는 지휘관은 사고 관리의 책임을 맡은 사람이다. 이 사람은 본인의 지휘권이 다른 사람에게 인계되거나 사고가 종결되지 않는 한 지휘권을 갖는다.

사고관리체계에서 통제 관리가 가능한 최대 인원은 6명이라고 인식되고 있다. 사고관리체계가 확대되고 좀더 복잡해짐에 따라, 사람 수와 최대 통제 기간이 너무 커서 한 사람이 효과적으로 관리할 수 없게 되었다. 이 시점에서 지휘관은 도움을 줄 부서 관리자(sector officers)를 임명한다. 지휘관은 부서 관리자에게 위임된 사항들을 제외하고 모든 기능을 조정한다. 사고관리체계의 기본적인 요소는 다음과 같다:

- 운영(operating)

핵심 개념
사고 관리 체계

미국사고관리체계(national incident management system, NIMS)
미국에서 응급상황을 관리하기 위한 운영체계로 연방, 주, 그리고 지방정부에 의해 활용

사고지휘체계(incident command system, ICS)
대량재해사고를 관리하기 위해 특별히 고안된 미국사고관리체계의 한 요소

지휘(command)
현장에서 처음으로 명령과 사고지휘체계를 설립하는 것

- 계획(planning)
- 자원(logistic)
- 재무(financial)

지휘는 다른 사람에게 위임 할 수 있는 기능을 제외하고 모든 사고 관리 기능을 맡는다. 사고가 매우 복잡하지 않는 한, 대부분의 일반적인 기능은 운영(operation)이다.

단일 사고 지휘(single incident command)
한 기관이 모든 자원과 조직을 통제하는 지휘 조직

통합 지휘(unified command)
여러 기관이 독립적이지만, 협조하면서 활동하는 지휘 조직

지휘에는 단일(singular)과 통합(unified), 두 가지 방법이 있다. *단일 지휘*에서는 단일 기관이 모든 자원과 운영을 통제한다. 예를 들어, 소방 업무에서 응급의료를 운영하는 지역도 많이 있다. 따라서, 단일 지휘는 화재와 구조 사고에서 종종 사용된다(그림 37-10A). 그렇지만 만약 경찰기관이 주로 관련 되었다거나, 독립된 응급의료 제공자가 있다거나 혹은 다른 기관이 관련되었다면, *통합 지휘*가 더욱 적절하다(그림 37-10B). 통합 지휘의 경우, 여러 기관이 독립적으로 일하지만 한 기관이 다른 기관을 통제하기보다는 협동적으로 작업을 한다. 대부분의 지역사회에서 통합지휘는 자원들을 관리하기 위한 최선의 방법이다. 대규모 사고에서 복합적인 경향이 있고, 모든 기관들이 협력한 지휘관에 의해서 올바른 기관이 적시에 지휘를 해야 한다는 사실은 인정된다.

지휘 기능

사고 지휘(incident command)
대규모 사고에서 전반적인 감독을 맡은 사람 혹은 사람들

처음으로, *사고지휘*관은 현장에 도착한 대원 가운데 가장 선임자가 맡는다. 이것은 응급의료 구조대가 되는 경우가 매우 많고, 선임 응급의료 대원은 사고지휘와 응급의료 지휘를 모두 맡게 될 것이다.

그리고 나서 현장 평가/환자분류와 조직/권한 위임의 두 양식 또는 행동단계를 수행해야 한다. 우선, 지휘관과 대원은 초기 현장 평가를 하고, 환자분류 절차를 시작하며, 도움을 요청한다. 도움을 기다리면서, 초기 환자분류는 완료되고 지휘관은 자원 도착을 준비한다.

지원한 구조대가 도착하면, 처음에 지휘를 맡았던 사람에게는 두 가지 선택 사항이 있다.

그림 37-10 (A) 단일 사고 지휘 조직 (B) 통합 지휘 조직

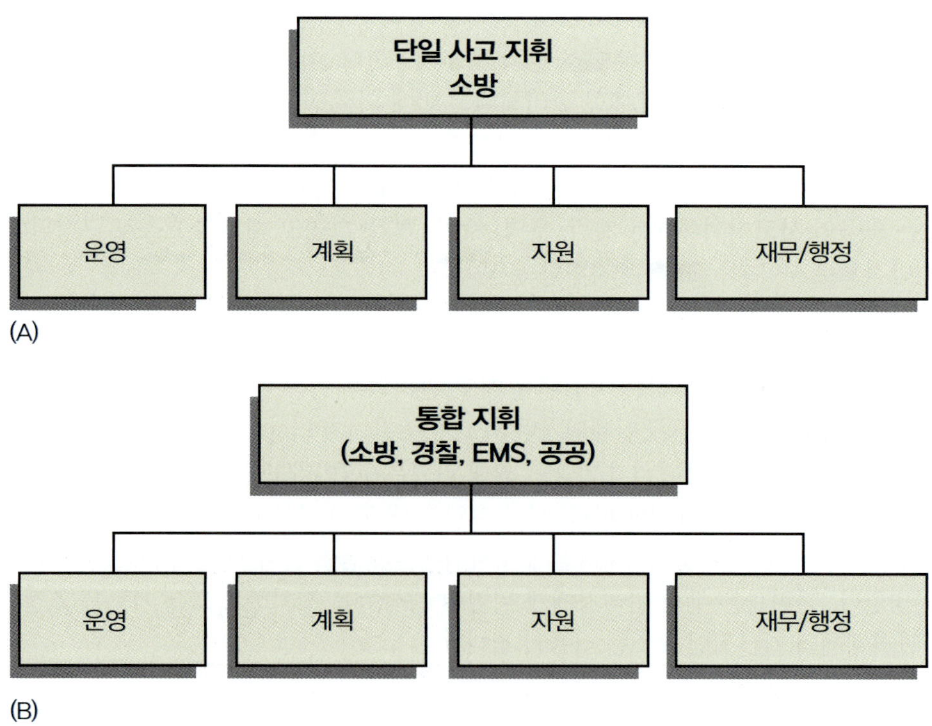

비판적 의사 결정

이 장의 주요 요소 가운데 하나는 대량재해 사고의 관리이다. 현장 평가는 여기에서 매우 중요하다. 다음의 각 상황에서 초기 보고 시 상황실 근무자에게 어떠한 자원을 요청할 것인지 결정한다.

1. "아픈 사람들"이 있는 쇼핑몰에 출동했다. 도착하니, 쇼핑몰 바깥에서 기침하며 눈을 비비는 사람들이 보였다. 주차장에는 수 백 대의 차가 있었다.
2. 교차로에서 상당한 충격으로 충돌한 두 대의 차량 교통 사고 현장에 출동했다. 한 환자는 튕겨져 나왔고 다른 세 명은 움직이지 않았다.
3. 독감 유사 증상의 여성환자를 처치하고 있다. 그녀의 남편과 한 아이도 앓는 것이 눈에 띄었다. 자고 있는 다른 아이를 확인하니 깨어나지 않았다.

즉, 지휘를 계속 하거나 더 높은 지위의 사람에게 지휘를 양도하는 것이다. 통합 체계에서, 사고 지휘는 각 서비스의 지휘관에 의해 협조적으로 이루어지게 된다. 지휘관은 현장을 관찰하기에 충분히 가까운 거리에 있으면서도 도착하는 자원의 관리와 다른 대원과의 통신이 가능하도록 인진한 장소에 있도록 한나. 통합 지휘 체계에서는 응급의료, 경찰, 소방 지휘관이 함께 하나의 현장 지휘소를 확립하고 현장의 안전한 장소에 머문다. 때로는 차량 지붕 위에 교통 표식(traffic cone) 두 개를 올려놓아서 현장지휘 차량이나 지휘 부서를 지정하도록 하고 있다.

현장 평가

무엇 필요한지를 결정하기 위해 한 번 둘러보는 것으로 현장을 평가한다.

1. 현장에 도착하여 응급의료서비스 지휘를 확립한다. 적절한 확인을 실행한다.
2. 현장에 빠르게 다가가(만약, 위험 물질 현장이라면, 안전거리에서 관찰한다.) 환자의 수, 위험 물질, 그리고 구출이 필요한 정도를 평가한다. 걸을 수 있는 부상자, 처치의 우선순위가 높은 환자, 구출이 필요한 환자, 필요한 구급차의 수, 현장에 영향을 주는 기타 요소, 그리고 환자들에게 제공될 필요한 대응 자원, 그리고 자원을 대기시킬 수 있는 장소를 포함해서 확인하도록 한다.
3. 가능한 침착하고 신속하게 초기 현장보고와 추가 자원에 관한 연락을 한다.

통신

현장 평가가 완료되면, 상황실에 초기 현장 보고를 한다. 간결한 보고를 하더라도, 상황실과 다른 대원을 위해 충분한 정보를 제공함으로써 현장의 심각성을 이해하고 이에 따라 반응하도록 한다. 동일한 무선 체계를 사용할 수 있는 다른 대원과 사고로부터 사고지역을 구별하기 위해 구별이 가능한 지휘명을 사용하도록 한다.

> 상황실, 여기는 구급차 640호, 우리는 우선순위 1번인 네 명의 환자가 갇혀 있는 두 대의 자동차 교통사고 현장에 있다. 구조대와 전문소생술 구급차 4대가 필요. 이제부터 내가 프랭클린 도로 사고의 지휘관을 하도록 하겠다. 현장에서 교통과 사람들의 통제를 위하여 가능한 빨리 경찰이 필요하다.

그림 37–11 재난 작업표의 예

INCIDENT TACTICAL WORKSHEET

Location ______________________

Med. Command ______________________

_____ Establish unified command with fire & police
_____ Place 2 cones on command vehicle

_____ Put bib on
_____ Designate triage officer

_____ Advise inbound units where to stage
_____ Advise crews to stay with units until given instructions
_____ Advise units to switch to EMS Admin., 265 or 715

LEVEL 1 *(3-10 Patients)*

___ Declare MCI
___ EMS All Call
___ Request # of Units Needed
___ Cover Town/Sr. Medic Act 615
___ Roll Call Hospitals
___ Transport Officer?

(2-5 Amb. Needed)

LEVEL 2 *(11-25 Patients)*

___ Declare MCI
___ EMS All Call
___ Request # of Units Needed
___ Cover Town/Sr. Medic Act 615
___ Roll Call Hospitals
___ Get Mutual Aid Units
___ Designate Treatment Officer
___ Designate Transport Officer
___ Designate Staging Officer
___ REMO MD to Scene
___ Consider Rehab & CISD

(6-13 Amb. Needed)

LEVEL 3 *(over 25 Patients)*

___ Declare MCI
___ EMS All Call
___ Request # of Units Needed
___ Cover Town/Sr. Medic Act 615
___ Roll Call Hospitals
___ Get Mutual Aid Units
___ Designate Treatment Officer
___ Designate Transport Officer
___ Designate Staging Officer
___ REMO MD to Scene
___ Request Bus to Scene

(over 13 Amb. Needed)

FIRE

___ Assess # of Units Needed
___ EMS All Call Req. 619
___ Designate Triage
___ Set up Rehab at Air Bank
___ Use 619 as ALS Unit

RESCUE

___ Establish Perimeter
___ Request Speciality Units
___ Triage Officer Handles Inner Circle

HAZ-MAT

___ Req. # of Units Needed
___ EMS All Call
___ Est. Command in Cold Zone
___ Designate Triage
___ Identify Agent
___ Research Decontamination
___ Research Med.

___ Medical Baseline Assessment of Team
___ Don Protective Barriers
___ Assist With Decontamination
___ Rehabilitate

HOSPITAL ROLL CALL	AMCH	St. PETERS	MEMORIAL	VA	ELLIS	St. CLARE'S	LEONARD	St. MARY'S	SAMARITAN
CAN TAKE									
# PATIENTS SENT									

 # OF PATIENTS BY PRIORITY

1 *(Red)*	2 *(Yellow)*	3 *(Green)*	0 *(Black)*	TOTALS

UNITS RESPONDING

620 621 622 ______ ______
630 631 632 ______ ______
640 641 642 ______ ______
650 651 652 ______ ______
610 611 605 ______ ______
TSU-1 TSU-2 ______ ______
619 ___ ___ ______ ______
Guild. ___ ___ ______ ______
CPHM ___ ___ ______ ______
Albany ___ ___ ______ ______
Mohawk ___ ___ ______ ______
Empire ___ ___ ______ ______

UNITS IN STAGING

620 621 622 ______ ______
630 631 632 ______ ______
640 641 642 ______ ______
650 651 652 ______ ______
610 611 605 ______ ______
TSU-1 TSU-2 ______ ______
619 ___ ___ ______ ______
Guild. ___ ___ ______ ______
CPHM ___ ___ ______ ______
Albany ___ ___ ______ ______
Mohawk ___ ___ ______ ______
Empire ___ ___ ______ ______

만약 재난 계획이 운행된다면, 출동한 다른 구조대에게 이 사실을 통보하는 것은 매우 중요하다. 또한 통신을 이용하여 다른 구조대가 가져와야 할 장비, 구조대가 도착하면서 취할 행동의 계획, 현장에 접근하는 최선의 방법, 그리고 주차할 장소를 통보할 수 있다.

지원하는 구조대가 도착하기 시작하면 현장 통신의 통제는 중요하다. 일단 구조대가 도착하면, 특히 지휘관과 부서 관리자, 그리고 부서 관리자와 부서원들 간에 가능하면 대면을 통하여 정보 교환이 이루어질 수 있도록 한다. 이것은 무선채널이 복잡해지는 것을 감소시키는데 도움을 줄 것이다. 만일 무선통신에 너무 신경을 쓰고 있다고 생각되면, 무선통신 담당자가 전담할 수 있도록 한다.

기본적으로, 현장에서 통신의 흐름은 사용되고 있는 조직표에 따르도록 해야 한다. 따라서, 상황실과 통신하고 자원을 요청하는 유일한 사람은 지휘관이다. 지휘관과 연락하는 유일한 사람은 부서 관리자들이다. 모든 다른 대원들은 자신이 소속된 부서 관리자에게만 의견을 전달한다.

조직

초기에 적극적으로 조직화하는 것은 매우 중요하다. 지휘관은 지원 구조대가 도착했을 때, 자원을 전개할 계획을 갖고 있어야 한다. 부서 관리자가 무엇을 필요로 하며, 지원된 구조대를 어디에 위치하게 할 것인가를 결정해야 한다. 일반적으로 필요한 자원보다 적게 요청하는 실수를 할 수 있다. 현장 평가 중에 발견되지 않았던 새로운 환자가 지속적으로 발생할 수 있으므로, 당장 필요하지 않은 자원은 대기지역에서 대기하도록 한다. 도시나 교외의 사고에서 많은 지원 요청이 필요할 수 있다. 초기에 공급과 대기지역에 대해 생각해야 한다. 그렇지 않으면 상황에 적절하지 못한 지원요청으로 순조롭지 못한 상황이 될 수 있다.

'개인적 활동(freelancing)'을 방지하는 것은 중요하다. 개인적 활동은 현장에서 조정되지 않고 지시 받지 않은 활동이다. 대부분의 구조자는 현장에 도착하여 우선순위에 따라 장비적용을 시작할 것이다. 따라서 초기에 지휘가 확립되어 대원들이 도착하면서 각자의 임무를 할당 받게 된다면, 개인적 활동에 의한 문제를 예방할 수 있게 된다.

일부 개인적 도구를 갖추는 것은 종종 조직화에 도움이 된다. 예를 들어, 많은 조직에서는 계획의 주요한 요점을 현장에서 사용할 수 있는 "전술 작업표(tactical worksheet)"에 정리해 놓는다. 이것을 잘 활용한다면 현장에서의 계획을 쉽게 기억할 수 있다(그림 37-11).

현장 관리

응급의료 지휘를 맡게 될 최초 도착하는 응급의료 구조대의 선임자는 사고의 의료적인 측면과 모든 사람들의 안전을 감독하고, 부서 관리자를 임명하고, 소방과 경찰 지휘관과의 긴밀한 업무를 위해 응급의료 지휘소를 확립한다. 더 큰 규모의 사고에서, 응급의료 지휘관은 경찰 관리자와 안전 관리자 뿐만 아니라 통신을 보조하는 조력자를 둘 수 있다.

손상을 입지 않은 사람들의 손상을 예방하는 일은 중요하다. 아마도 이것은 환자분류(아래에서 설명된)와 부서진 잔해로부터 구출, 그리고 환자의 처치를 수행하는 대원들에게만 현장의 제한된 접근을 허용하도록 할 것이다. 현장에 자원이 도착할 때, 경찰 관리자나 안전 관리자가 이 기능을 맡을 수 있다.

응급 의료 부서의 기능

소규모 재난 사고에서, 응급의료 지휘관은 다른 대원들에게 임무를 위임하지 않고 사고관리의 모든 측면을 다룰 수 있다. 그렇지만 사고의 규모와 복합성이 가중됨에 따라, 추가적인 대원과 부서 관리자가 필요하게 될 것이다(그림 37-12부터 그림 37-14까지). 응급의료서비스 부서는 일반적으로 다음과 같은 사항을 포함한다.

그림 37-12 소규모 재해를 위한 조직

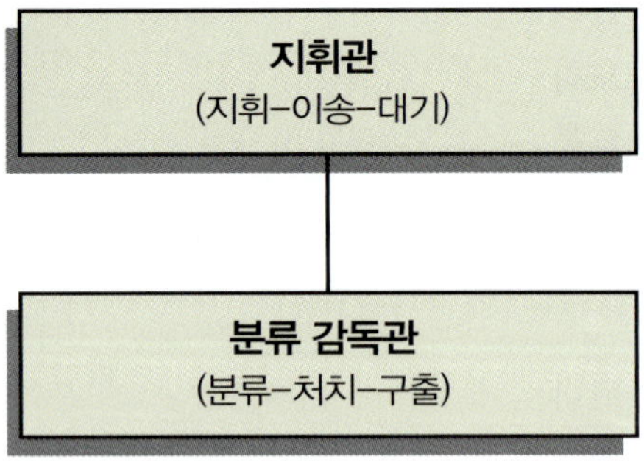

그림 37-13 중규모 재해를 위한 조직

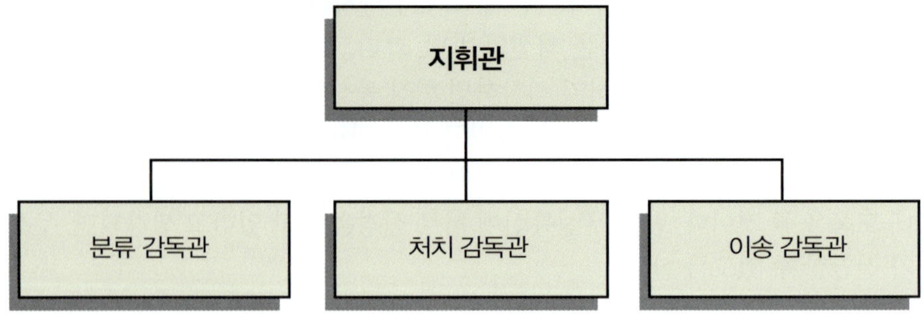

그림 37-14 대규모 재해를 위한 조직

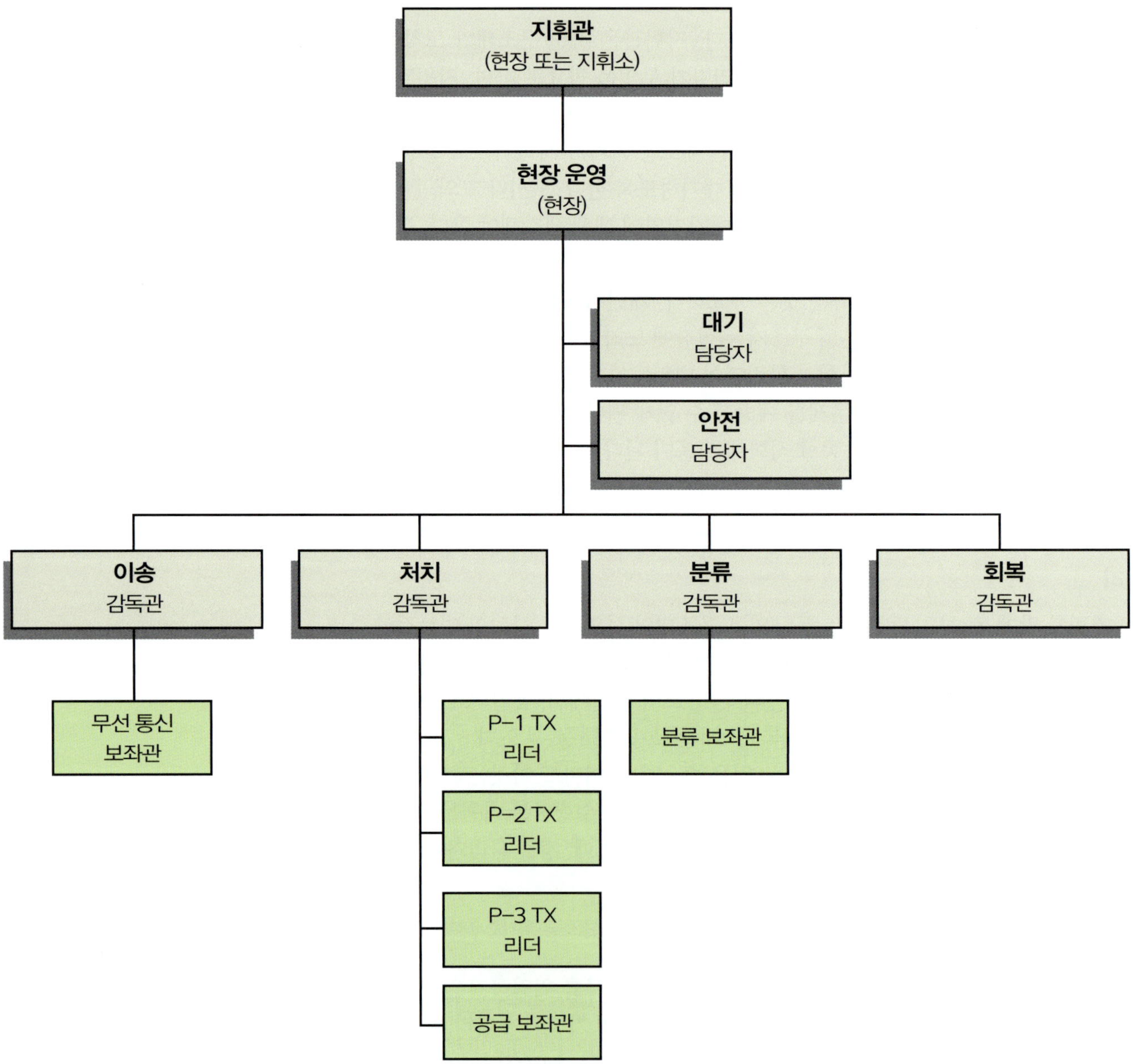

- 이동 지휘 본부
- 대기 지역
- 구출 지역(갇힌 경우에)
- 분류 지역
- 처치 지역
- 이송 지역
- 회복 지역

현장에 있는 대원과 기관은 하나 이상의 부서에서 특정한 역할을 할당받게 될 것이다. 대부분의 체계는 각각의 부서 관리자가 구별하기 쉽도록 보호용 의복 위에 입을 수 있는 밝은 야광조끼를 착용한다. 또한, 현장에 도착하는 모든 응급구조사는 특정한 임무 할당을 위해 부서 관리자에게 도착을 보고하도록 되어 있다. 특정한 임무가 주어지면, 응급구조사는 그 임무를 완수하고 부서 관리자에게 돌아와 보고해야 한다.

분류

응급의료 지휘가 확립되면, 다음 임무는 모든 환자를 빠르게 평가하고, 응급처치를 제공하거나 최종적인 처치시설로 이송하기 위해 각 환자의 우선순위를 정하는 것이다. 이 과정을 "구분 하기(to sort)"의 의미를 가진 프랑스어에서 유래한 단어인 *'분류(triage)'*라고 한다. 가장 경험이 많은 응급의료 제공자가 *분류 감독관(triage supervisor)*이 된다. 분류 감독관은 필요하다면 추가적인 도움을 요청하고, 활동 가능한 대원과 장비를 환자에게 배치하며 추가적인 대원과 물품, 차량을 배치하고 조정하기 위해 현장에 머무도록 한다.

> **핵심 개념**
> 환자 분류의 고려사항

분류(triage)
대량재해 사고 시 환자를 신속하게 평가하고 적절한 처치를 제공하기 위해 환자의 우선순위를 매기는 과정으로 프랑스어의 "분류하기"에서 유래

분류 감독관(triage supervisor)
대량재해 사고 현장에서 환자 분류에 감독 및 책임을 맡은 사람

일차 분류

한 명 이상의 환자와 만났을 때, 목표는 최대한의 사람들에게 최대한의 생존 기회를 제공하는 것이다. 이러한 목표를 달성하기 위해서, 질환이나 부상의 심각성에 따라 처치를 제공해야 하지만, 한 생명을 구하기 위해 많은 시간을 소비하게 되면 다른 많은 환자가 필요로 하는 처치를 받지 못할 수 있다는 점을 명심해야 한다.

환자집단을 적절히 분류하기 위해, 다음 각각의 환자를 4그룹 중에 하나로 신속히 구분 해야 한다.

- **우선순위 1: 빠른 처치가 이루어 지지 않는다면 생명을 위협하는 질환이나 손상.** 기도와 호흡 곤란, 지혈되지 않거나 심각한 출혈, 의식수준 저하, 심각한 내과적 문제가 있는 환자, 쇼크(저관류), 심각한 화상
- **우선순위 2: 심각하지만 생명을 위협하지는 않는 질환이나 손상.** 기도 문제가 없는 화상, 주요 골절 혹은 다발성 골절이나 관절 부상, 척수 손상이 있는 혹은 없는 등 손상
- **우선순위 3: 걸을 수 있는 부상자.** 경미한 근육뼈대계통 손상, 경미한 연부조직 손상
- **우선순위 4: (때때로 우선순위 0으로 불리운다): 사망이나 치명적인 부상.** 심장정지(찬물에 익수되거나 심각한 저체온증인 경우를 제외하고 20분 이상 맥박이 없는 환자), 목이 절단된 환자(decapitation), 몸통에 심각한 손상, 숯처럼 불에 탄 화상환자(incineration)

자원이 제한될 때 심장정지인 환자는 우선순위 4(혹은 0)로 여긴다. 보살핌을 필요로 하는 많은 환자가 있을 때, 한 사람을 위한 구조호흡이나 심폐소생술을 위해 시간을 허비하는 것은 합리적이지 않다. 많은 응급구조사가 있다면, 심장정지인 환자는 우선순위 1이 된다.

환자분류 방법은 부상자의 수, 대원과 환자에게 영향을 주는 즉각적인 위험물, 그리고 지

원 자원의 위치에 따라 달라진다. 지역의 작업 절차에서 주어진 상황에 따라 환자분류를 하는 정확한 방법에 대해 더 자세한 지침을 주게 될 것이다. 환자분류를 위한 기본 원칙은 여기에 제시된다.

첫 번째 환자분류 단계는 휴대용 확성기, PA 시스템이나 큰 목소리를 이용해서 걸을 수 있는 모든 환자들(우선순위 3)에게 특정구역으로 이동을 지시함으로써 신속히 수행될 수 있다. 이것은 기도와 순환이 정상인 이들을 신속히 확인하고, 일반적으로 더 많은 처치가 필요한 환자들과 물리적으로 분리할 수 있는 두 가지 목적이 있다.

기도를 확보하거나 심각한 출혈을 지혈하기 위해 멈출 때만을 제외하고 각각의 남아있는 환자를 신속히 평가해야 한다. "좁은 시야"—어떤 한 환자에게 추가적인 처치를 제공하기 위하여 시간을 낭비하여 남아있는 환자들의 치명적인 상태를 확인하거나 또는 교정하지 못하는 상황—를 전개하지 않는 것은 중요하다. 만일 우선순위 3의 환자들이 옆에 있고 충분히 도움을 줄 수 있다면, 이 환자들에게 부탁하여 다른 환자들의 기도를 유지하거나 출혈이 있는 손상부위에 직접압박을 하도록 요청할 수 있을 것이다. 질환 혹은 부상을 입은 친구나 친척의 곁을 떠나고 싶어하지 않는 우선순위 3인 환자들은 이들 곁에 머물다가 나중에 도와줄 수 있도록 할 수 있다.

그림 37-15 START 환자 분류

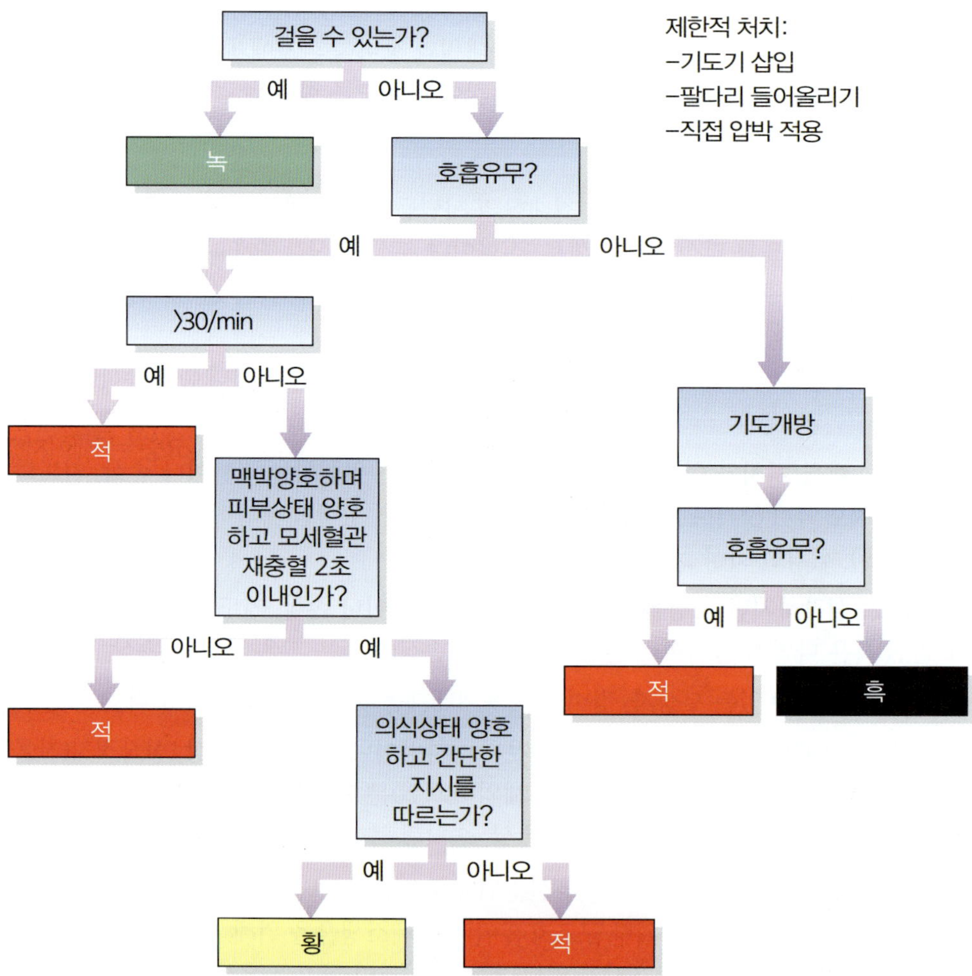

모든 환자를 평가하고, 기도와 호흡 이상, 그리고 심각한 출혈에 대한 처치가 제공되면, 더욱 철저한 처치를 시작할 수 있다. 여러분은 가장 심각하게 손상을 입었거나 질환이 있지만 적절한 처치를 받으면 생존 가능성이 높은 환자에게 처치를 제공해야 할 것이다. 먼저 우선순위1인 환자를 처치하고, 우선순위 2인 환자는 다음, 우선순위 3인 환자는 마지막으로 처치하도록 해야 한다. 다른 환자의 상태가 처치를 받지 못하면 사망하거나 장기간 장애로 고통받을 위험이 있다고 여겨질 경우, 우선순위 4인 환자는 처치를 받지 못할 수 있다.

대부분의 환자들은 필요할 경우, 척추고정판에 고정하고, 이송 대원들에 의해 적절한 이차부서(아래에 설명한 것처럼)로 이송된다. 다른 환자의 구조와 초기 처치를 방해하기 때문에 사고 현장에서는 광범위한 처치를 제공하지 않는다.

START 환자 분류: 신속한 1차 환자 분류를 위한 미국 기준

미국에서 환자의 우선순위를 정하기 위해 가장 흔히 사용하는 방법은 START 환자분류이다(그림 37-15). START 환자분류는 캘리포니아 뉴포트비치(Newport Beach) 소방서와 호어그병원(Hoag Hospital)에서 발전시켰다. START는 단순한 분류와 신속한 처치를 뜻한다(Simple Triage And Rapid Treatment). 이 체계의 기초는 신속성, 단순성, 그리고 적용의 일관성이다. 이것은 생리적 변수의 첫 글자인 RPM으로 외우기도 한다.

Respiration (호흡)
Pulse (맥박)
Mental Status (의식상태)

START 환자분류는 환자당 30초 정도에 완수되도록 고안되었다.

걸을 수 있는 모든 환자에게 일어나 걸어서 구급차나 건물과 같은 환자수집 지점으로 가도록 요청함으로써 시작된다.

- 의식있는 사람
- 지시를 따를 수 있는 사람
- 걸을 수 있는 사람

이 항목에 해당하는 환자들은 뇌에 환류가 명확히 되고, 호흡과 맥박이 있으며, 걸을 수 있을 정도로 신경계가 온전한 사람들이다. 이 모든 환자들은 지금 당장은 우선순위 3(녹색 꼬리표) 환자로 고려될 수 있다(이들은 종종 "걷는 부상자"로 불린다). 듣거나, 걷거나, 지시에 따를 수 없어 현장에 남는 사람들은 우선순위 0, 1 혹은 2 환자가 된다. 구조자들은 좀 더 높은 우선순위가 있는 환자들에게 주의를 집중해야 한다.

명확히 의식이 있는 환자를 분류하여 제외시킨 후 나머지 환자에 대한 분류를 시작한다. START 환자분류 중에 제공되는 오직 3가지 처치는

- 기도개방과 구인두기도기 삽입
- 출혈부위의 직접압박
- 팔다리 들어올리기

호흡평가(호흡상태) 환자가 호흡이 없고 기도개방을 시도해도 호흡이 시작되지 않는다면, 우선순위 0(흑색 꼬리표) 환자로 분류한다. 기도개방 후에 호흡이 시작된다면, 우선순위 1(적색 꼬리표) 환자로 분류한다. 분당 호흡수 30회 이상이라면, 우선순위 1(적색 꼬리표) 환자로 분류하고, 분당 호흡수가 30회 이하라면, 우선순위 2(황색 꼬리표) 환자로 분류한다.

맥박평가(순환상태) 환자가 무의식, 호흡이 없고, 맥박(노맥박)이 없다면, 우선순위 0(흑색 꼬리표) 환자로 분류한다. 호흡은 있으나, 맥박이 없다면, 우선순위 1(적색 꼬리표) 환자

로 분류한다. 만약 환자가 호흡과 맥박이 있고, 정상 피부색과 모세혈관 재충혈 시간이 2초 이내라면, 다음 단계로 진행한다.

의식 상태 평가 의식이 명료하다면, 우선순위 2(황색 꼬리표) 환자로 분류한다. 의식 상태의 변화가 있다면, 우선순위 1(적색 꼬리표) 환자로 분류한다.

우선순위 3 '걸을 수 있는 부상자' 재분류 처음에 걸었기 때문에 일부의 우선순위 3 환자가 심각한 의학적 문제가 없다는 것은 아니다. 많은 환자는 더 높은 우선순위의 환자로 재인식하게 하는 의식상태의 변화, 출혈, 쇼크의 심각한 징후가 있을 수 있다. (1) 호흡, (2) 맥박, (3) 의식상태에 동일한 START 평가방법을 적용하여 환자분류를 진행한다.

START 요약 START의 간략한 요약은 다음과 같다:

1. 걷는 부상자에게 일정한 형태의 임시 환자수집 지점으로 가도록 지시한다. 지시할 당시, 우선순위3(녹색)으로 고려될 수 있다.
2. 남아 있는 환자를 RPM으로 평가(호흡, 맥박, 의식상태)하고 꼬리표를 다음과 같이 단다.
   우선순위 1 (적색) 환자는
   - 의식상태의 변화
   - 노동맥의 부재
   - 분당 30회 이상의 호흡이 있다.

그림 37-16 환자분류표에는 환자가 구분된 대로 우선순위가 표시된다. *(© Mark C. Ide/CMSP)*

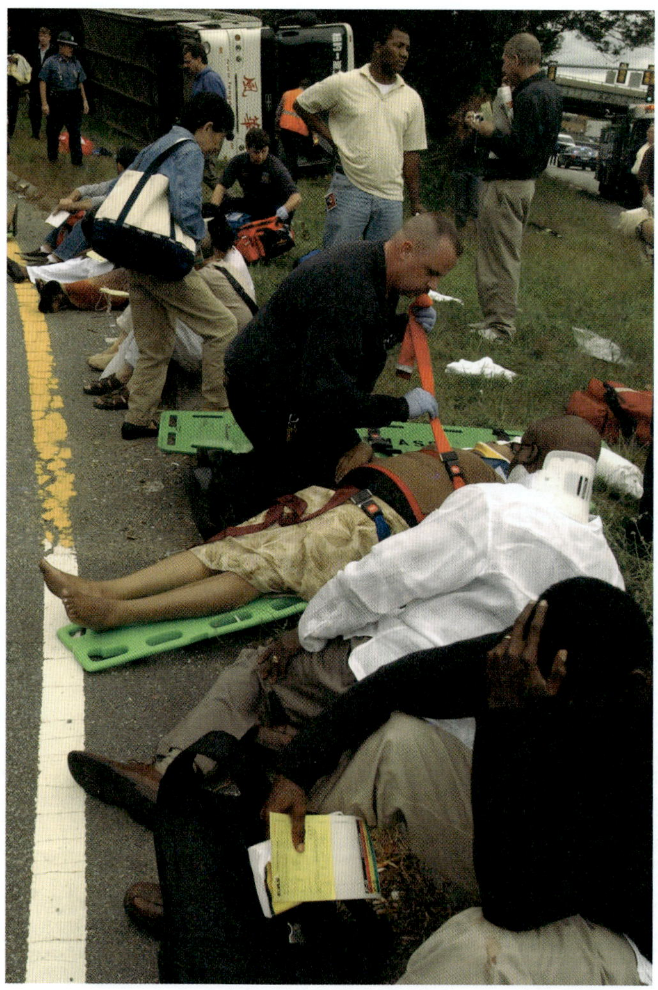

그림 37-17 분류표(앞뒤)는 우선순위 1,2,3 그리고 0인 환자를 구분하기 위해 사용한다.

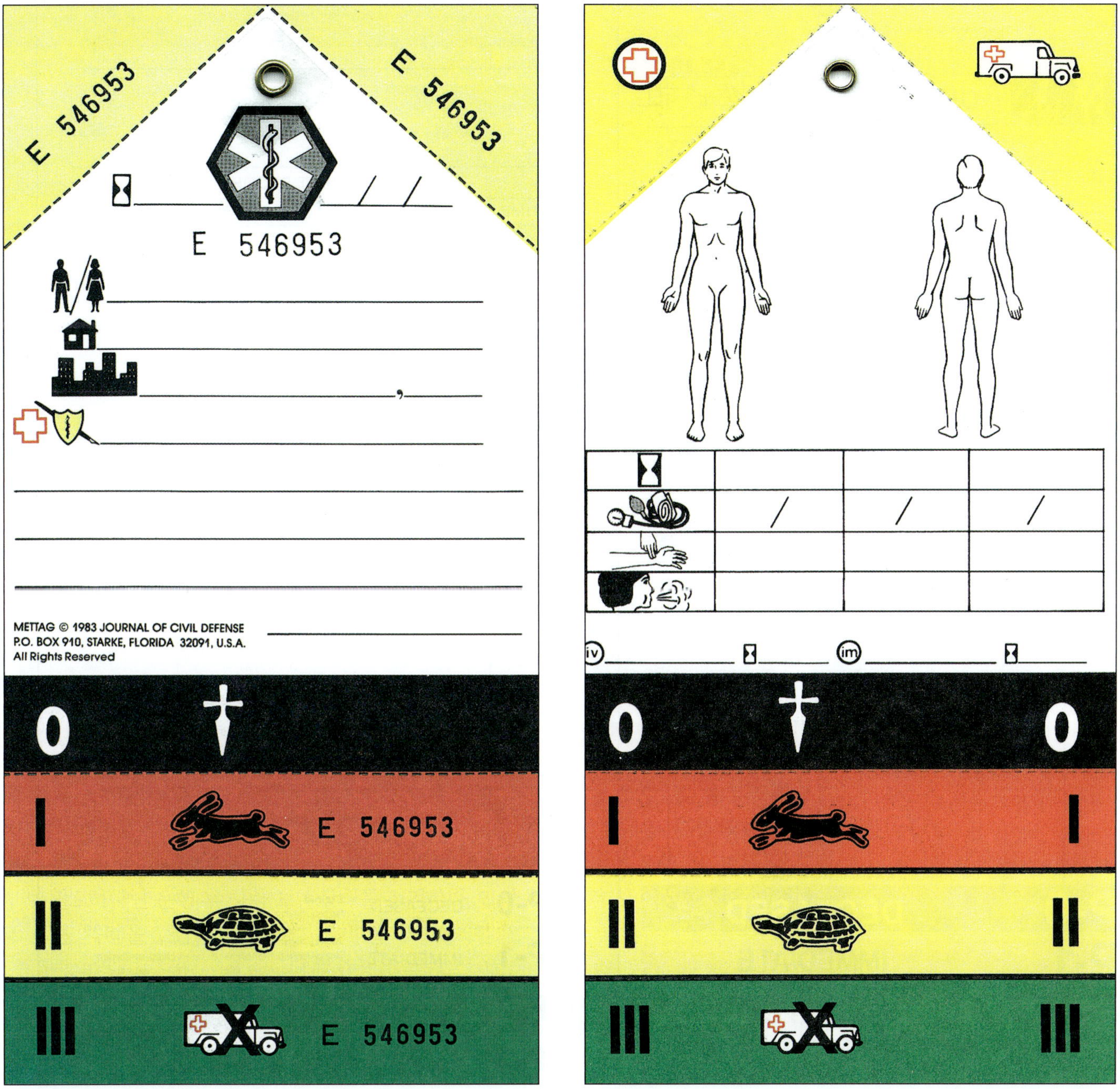

우선순위 2(황색) 환자는

- 명료
- 노동맥의 존재
- 분당 30회 이하의 호흡이 있다.

우선순위 0(흑색) 환자는

- 기도 개방을 했으나, 호흡이 없다.
- 무맥과 무호흡이다.

3. 모든 걷는 부상자 재분류

그림 37-18 응급의료서비스의 재난 분류표(앞과 뒤)

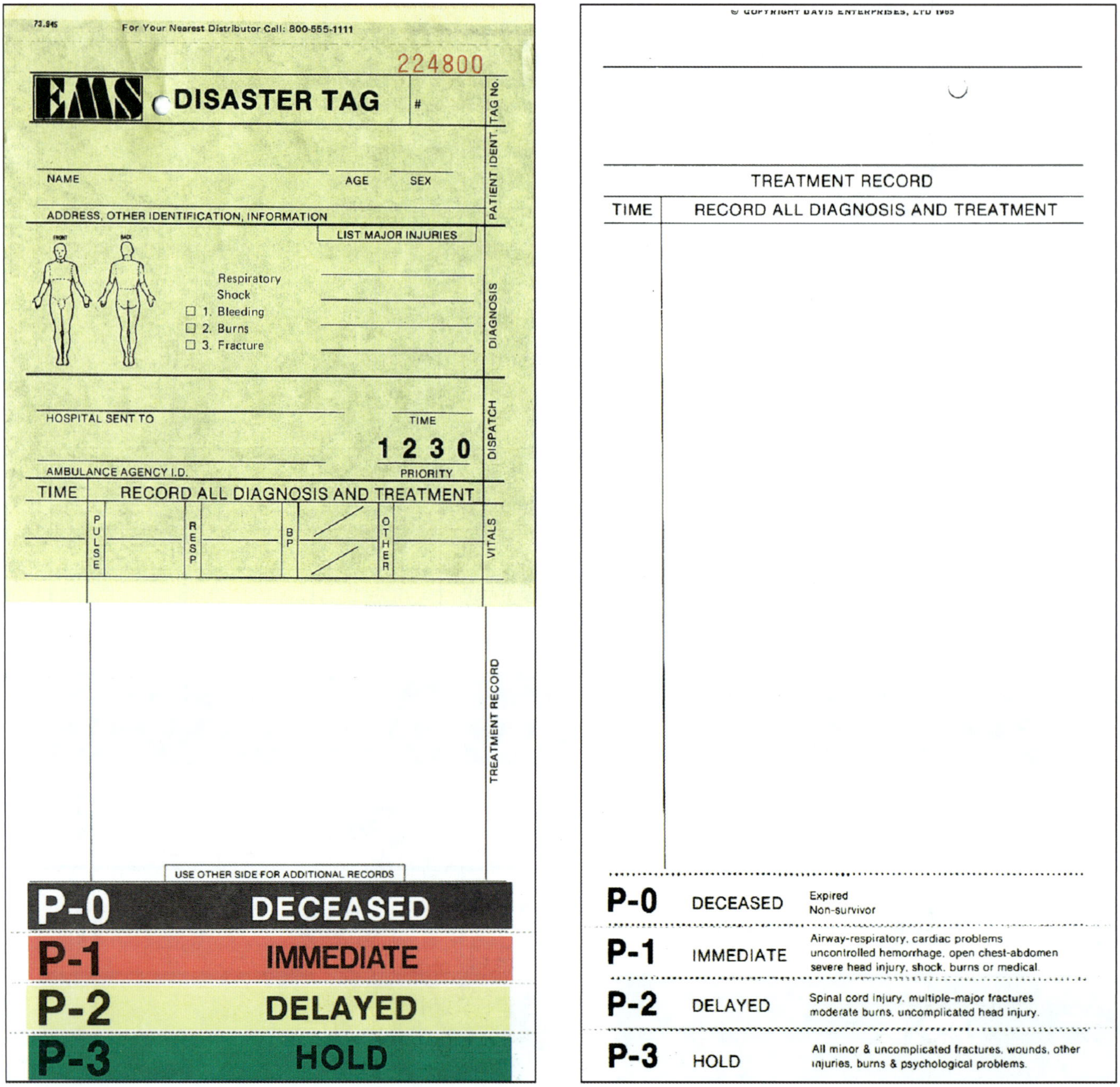

73.945 For Your Nearest Distributor Call: 800-555-1111

224800

EMS DISASTER TAG #

TAG No.

NAME AGE SEX

ADDRESS, OTHER IDENTIFICATION, INFORMATION

PATIENT IDENT.

LIST MAJOR INJURIES

Respiratory
Shock
☐ 1. Bleeding
☐ 2. Burns
☐ 3. Fracture

DIAGNOSIS

HOSPITAL SENT TO TIME

1 2 3 0

AMBULANCE AGENCY I.D. PRIORITY

DISPATCH

TIME RECORD ALL DIAGNOSIS AND TREATMENT

PULSE RESP BP OTHER

VITALS

TREATMENT RECORD

USE OTHER SIDE FOR ADDITIONAL RECORDS

P-0 DECEASED

P-1 IMMEDIATE

P-2 DELAYED

P-3 HOLD

© COPYRIGHT DAVIS ENTERPRISES, LTD 1985

TREATMENT RECORD

TIME RECORD ALL DIAGNOSIS AND TREATMENT

P-0 DECEASED Expired Non-survivor

P-1 IMMEDIATE Airway-respiratory, cardiac problems uncontrolled hemorrhage, open chest-abdomen severe head injury, shock, burns or medical.

P-2 DELAYED Spinal cord injury, multiple-major fractures moderate burns, uncomplicated head injury.

P-3 HOLD All minor & uncomplicated fractures, wounds, other injuries, burns & psychological problems.

환자 구분

지금까지 처치 우선순위에 따라 환자들을 구분하고 분류하는 체계가 필요하다는 사실은 분명해졌다. 널리 사용되는 체계는 우선순위에 따라 환자를 색깔 부호(color-code)로 표시하는 것이다. 예를 들면, 우선순위 1=적색, 우선순위 2=황색, 우선순위 3=녹색, 우선순위 4(만일 분리된 분류라면)=흑색 또는 회색으로 분류한다.

지역마다 다른 체계로 운영될 수 있으므로, 활동 지역에서 사용되는 체계를 알고 이해하는 것은 중요하다. 같은 구역에 있는 다른 서비스는 같은 부호체계를 사용한다는 점 또한 중요하다. 대량재해 사고(MCI)는 많은 기관과 관련되는 경우가 흔하기 때문이다. 만약 각 기관이 다른 체계를 사용한다면, 환자를 처치하기 위한 순서를 일치시켜 정립할 방법이 없을 것이다.

초기 환자분류를 수행하기 위해 환자들을 살펴보면서, 각 환자에게 우선순위를 표시하는 *분류표(triage tag)*를 달아야 한다. 분류표는 부호화된 색깔과 제한된 의료정보를 기록할 수 있다(그림 37-16, 17, 18).

분류표(triage tag)
환자에게 할당된 우선순위를 색으로 표시한 꼬리표

분류표에는 약간의 지역적 차이가 있다.

어떤 지역은 뒷면이 접착성인 색깔로 표시된 라벨을 사용하기도 하고, 또 다른 지역은 환자를 구분하기 위해 색깔로 표시된 연구자용 테이프(surveyor's tape)나 도관용 테이프(duct tape)를 사용한다. 연구자용 테이프는 팔 밴드(arm band)로 빠르게 부착될 수 있고, 도관용 테이프는 어떠한 날씨에서도 모든 물체에 부착할 수 있다. 따라서, 연구자용 테이프보다 도관용 테이프가 대량재해 사고(MCI) 상황에서 유용하게 사용되곤 한다. 일반적인 필기구로잘 써지지 않을 때, 젖은 상태에서 세탁용 마커(laundry marker)나 왁스 연필(waxpencil)을 소지하고 있으면 유용하다.

어떤 체계를 이용하건 간에, 색깔에 의한 분류는 필수적으로 쉽게 부착되고 구분되어야 한다. 임무가 잘 수행되면, 인계 받은 응급구조사는 환자 분류에 따라 빠르게 구분하여 적절하게 처치를 시행할 수 있다.

이차 환자 분류와 처치

재해 현장에 더 많은 구조대원이 도착하면서, 그들은 초기 환자 분류를 완료하도록—도움을 주라는 지시를 받게 된다. 만약 환자 뷴류가 완료되었다면, 응급구조사는 환자 처치를 시작할 수 있다. 응급구조사는 임무의 완료 상태를 지휘 관리 본부에 항상 보고해야 한다.

이차 환자분류는 일반적으로 이 시점에서 시작한다. 이상적인 환자분류 체계는 환자들을 *분류지역*으로 모으고, 분류감독관의 지도하에서 분류표에 의해 할당된 우선순위의 수준에 근거해서 처치를 받을 수 있게 처치반으로 분리한다.

분류 지역(triage area)
대량재해 사고 시 이차 환자 분류를 하는 장소

현장 사례

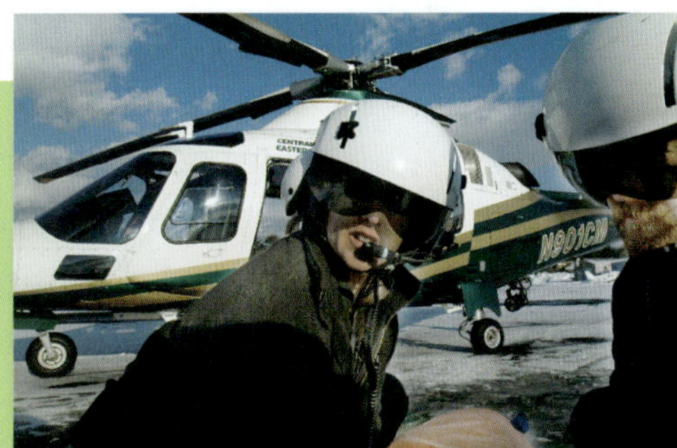

"자동차가 완전히 찌그러진 교통사고 현장에 있어 보았다면, 여러분은 어떻게 대처하는지 알겠지만, 저는 그렇지 못했습니다. 저에겐 정말 큰 일이었죠."

"저는 자동차 전용도로의 언덕 능선을 넘고 있었습니다. 다행히도, 저는 반대편 차도의 심하게 부서진 차 앞에서 설 정도로 천천히 가고 있었습니다. 잘했다는 얘기 같죠? 아닙니다. 제 뒤를 따르던 트렉터-트레일러는 정지할 수 있는 속도가 아니었습니다. 제 차를 강하게 밀었고, 제 앞차와 다른 세 대의 차가 부딪쳤습니다.

"차들 사이에 낀 동안, 저는 사고현장 전체에 손상 환자가 있을 거라고 생각을 못했습니다. 제 말은 이 길에 부서진 차와 다친 사람들이 여기 저기 흩어져 있었다는 겁니다. 마침 구조대원이 제 차에 왔을 때, 그들은 제 손목에 붉은 리본을 묶고 차 앞 유리에 붉은 스티커를 붙였습니다. 저는 괜히 기분이 나빴고, 응급구조사에게 붉은색의 의미를 물었습니다. 그는 부드럽게 미소 지으며 말하길, '먼저 구조될 겁니다.'라고 했습니다.

"좋아, 잘됐어!라고 생각했으나 일이 조금 꼬이기 시작했습니다. 그리고 저에게 다가오는 사람들을 보았습니다. 헬멧을 쓴 이들이 저를 헬기에 실었습니다. 저는 믿을 수 없어 헛것을 보는 게 아닌가 했으나 사실이었습니다. 그들은 저를 싣고 병원으로 향했습니다.

"헬기로 이송되지 않았다면, 손상된 장기를 모두 잃을 뻔 했습니다."

처치 지역(treatment area)
대량재해 사고시 환자를 처치하는 장소

처치 감독관(treatment supervisor)
대량재해 사고시 분류된 환자의 처치를 감독 및 책임하는 사람

일부 체계에서는 이러한 처치 구역을 표시하는데 사용되는 적색, 황색, 녹색 방수포를 차량에 구비하도록 한다. 환자들이 이동되는 지역을 *처치 지역(treatment area)*이라고 일컫는다. 각 처치지역에는 그 지역 자체 총괄하는 *처치감독관(treatment supervisor)*이 있고, 응급구조사는 그 지역 내에서 환자분류와 처치를 감독할 책임이 있다. 처치 감독관은 환자들이 처치 받을 순서를 결정하기 위해, 그 지역 내에서 환자를 다시 분류해야 한다.

이차 환자분류를 하는 중에, 상태가 악화되거나 호전되는 환자 또는 의학적으로 증명된 것보다 높거나 낮은 우선순위 집단으로 잘못 분류된 환자를 재분류하는 것은 필수적이다. 현장의 인력이 충분하다면, 환자를 적절한 처치지역으로 이동할 필요가 있다. 일부 체계에서는 이차 환자분류 도중에 환자에 관한 좀 더 상세한 정보가 기록될 수 있도록 다른 재해 환자 분류표를 사용하기도 한다(그림 37-18).

처치지역의 응급구조사는 붕대, 혈압계, 그리고 산소와 같은 구급차의 물품과 장비가 필요할 것이다.

핵심 개념
이송 및 자원

이송과 대기 자원

환자를 적절히 평가하고 분류하고, 환자의 우선순위에 따라 처치를 시작했다면, 환자를 병원에 이송하는 순서에 관심을 기울여야 한다. 이것은 다시 환자분류 우선순위에 따른다.

대기 지역(staging area)
구급차가 주차되어 있고 다른 자원이 대기하는 장소

대기 감독관(staging supervisor)
대량재해 사고 시, 구급차와 대원들을 감독 및 책임하는 사람

이송 감독관(transportation supervisor)
대량재해 사고 시, 환자의 병원 이송을 관리하기 위해 부서 관리자와 병원 간의 연락을 감독 및 책임하는 사람

환자를 이송하기 위해 구급차를 요청할 수 있는 *대기지역(staging area)*을 갖추는 것이 필요하다. *대기감독관(staging supervisor)*은 대기지역의 책임을 맡게 되며, 구급차와 대원의 상황을 계속 알고 있어야 한다. 대규모 사고에서, 대기감독관은 화장실, 음식, 대원의 근무 교대와 같은 인간의 기본 욕구를 충족시키기 위해 여러가지 상황들을 조정할 필요가 있다.

어떤 구급차도 *이송감독관(transportation supervisor)의* 요청과 대기감독관의 지시 없이 처치지역(treatment area)으로 진입할 수 없다. 대기감독관은 각 처치지역 내의 환자의 이송 우선순위에 대해 해당 처치지역과 통신을 해야만 한다. 그리고 나서 이러한 정보는 가장 효율적인 방법으로 현장에서 병원까지 환자 이송을 조정하기 위해 이송감독관에게 제공되어야 한다.

이송감독관의 승인 없이 어떠한 환자라도 구급차로 이송될 수 없다는 점은 매우 중요하다. 이송감독관은 환자가 이송될 병원의 명부를 관리할 책임이 있기 때문이다. 이러한 정보는 이송감독관으로부터 각 병원으로 전달된다(대규모 사고에서, 실제로 이송감독관은 병원에 정보를 전달하는 임무를 전담하는 보좌관을 둘 수 있다). 이러한 업무체계를 통하여 병원에서는 무엇이 필요한지 알 수 있고 처치할 수 있는 환자만을 수용하게 된다. 구급차에 동승한 응급구조사가 이송감독관의 지시에 따르는 것 또한 매우 중요하다. 지시에 따르지 않으면 환자를 적절하지 못한 처치시설로 이송하는 결과를 초래할 수도 있기 때문이다. 대량재해 사고

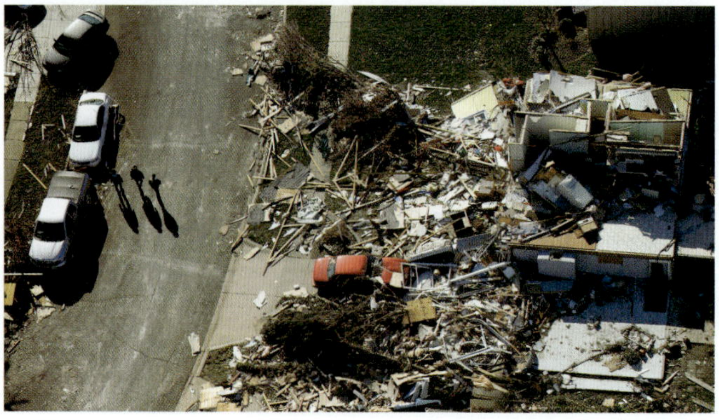

그림 37-19 토네이도는 막대한 피해를 발생시킨다.
(© AP Images/Charles Rex Arbogast)

시 이송감독관이 지역 내 병원의 수용력을 알고 있는 것은 매우 중요하다. 한 병원에서 많은 환자를 수용한다면, 환자들은 적절한 치료를 받기 힘들 것이다. 또한, 병원의 *최대 수용력*을 넘는 것은, 만족할 만한 결과를 가져오지 못할 것이다.

구급차가 병원으로 이송을 완료하면, 다시 필요한 공급물품을 싣고 대기 지역으로 귀환하고, 대기 감독관의 다음 지시를 기다리게 된다.

최대 수용력(surge capacity)
갑자기 몰려드는 환자들을 관리하기 위해 수용할 수 있는 능력. 이것은 사고 관리 체계의 적절한 기능과, 가변적인 공간, 공급, 직원, 모든 특별 고려사항들(예를 들어, 오염 또는 감염된 환자들)에 따라 달라진다.

병원과의 통신

사고가 대규모라는 것이 알려지자마자, 환자를 수용할 병원에 대량재해 사고(MCI)나 재해의 특성을 명확히 알리는 것은 중요한 일이다. 이렇게 함으로써 병원에서는 추가적인 인력을 요청하거나 예상되는 환자를 수용하기에 필요한 것을 준비할 수 있을 것이다. 무선통신 채널은 과도하게 사용될 것이기 때문에, 개별 응급구조사가 아니라 이송관리자가 병원과 통신해야 한다. 이것은 불필요한 무선의 사용을 최소한으로 유지시킬 것이다. 또한 이것은 구급차 이송의 시작과 종료 시에 적절한 정보를 기록하도록 해줄 것이다. 대규모의 대량재해 사고에서, 개별 환자마다 환자상태를 보고할 필요는 없다. 이것은 응급구조사에 의한 이송과 처치가 달라지기 쉽기 때문이고, 일반적으로 너무 많은 환자가 발생하므로 이러한 상황에서는 응급구조사가 훌륭한 무선보고를 실행할 여건이 안 되기 때문이다.

대량재해 사고의 심리적 측면

핵심 개념
대량재해 사고의 심리학적 관점

대량재해 사고 시, 응급구조사는 종종 그냥 지나쳐버릴 수 있는 환자 상태에 직면할 수도 있다. 즉, 심리적으로 스트레스를 받은 환자이다. 보통의 환자는 외적으로는 손상이나 정서적 스트레스의 징후를 거의 보이지 않을 수 있지만, 대량재해 사고에 관련된 사람들은 정상적으로 대처할 준비가 안 된 파괴적인 상황에 영향을 받기 쉽다. 심리적으로 스트레스를 받은 환자를 적절하게 관리하면 나중의 처치에 도움을 주고 신속한 회복에 확실한 도움이 될 수 있다.

대량재해 사고 중에 환자를 적절히 관리하려면 "심리적 응급처치(psychological first aid)"를 제공할 필요가 있다. 이것은 공포에 질린 환자, 어린이, 혹은 목격자와 대화하는 형태를 취할 수 있다. 이 때, 심리분석을 하려고 시도해서는 안 되고, 환자를 진정시키기 위해서 거짓 내용을 말해서도 안 된다. 그렇지만, 환자에게 귀를 기울이고 환자의 공포와 문제를 인정하는 것과 같이 진실한 태도를 보여서 환자를 안정시킬 수 있다. 종종 이것이 환자가 원하는 전부일 수도 있다.

오직 환자가 대량재해 사고 중에 감정적인 스트레스를 받은 유일한 사람이 아니며, 응급출동대원도 스트레스를 받는다. 대규모 사고나 끔찍한 대량재해 사고(그림 37-19, 37-20)가 비구조자에게 영향을 미치는 것만큼 구조자에게도 영향을 줄 수 있다는 것을 이해하는것은 대단히 중요하다.

감정적으로 무능력하게 된 응급구조사는 환자처럼 처치 받아야 하고, 현장이 보이지 않는 휴식 장소로 옮겨져야 한다. 이렇게 환자가 된 응급구조사들은 의학적으로 능력을 갖춘 제공자가 이들을 인수할 때까지 응급의료서비스 제공자에 의해 관찰되어야 한다. 이러한 응급구조사는 정신 평가의 훈련을 전문적으로 받은 요원에 의해 먼저 평가를 받지 않고서는 임무복귀를 허락 받을 수 없다.

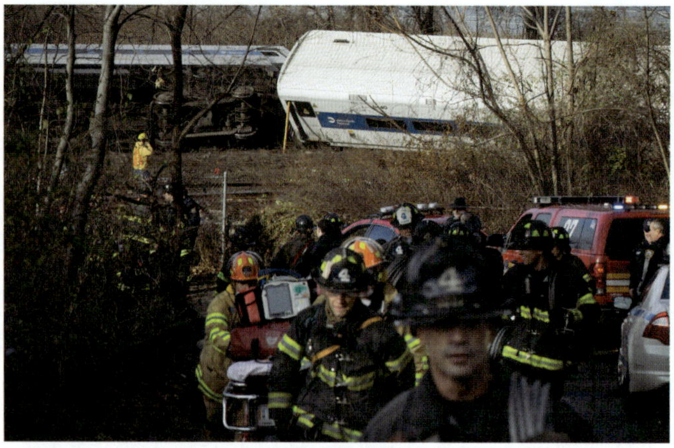

그림 37-20 열차사고는 많은 사상자를 발생시킨다.
(© AP Images/John Minchillo)

단원 복습

핵심 사실과 개념

- 의심하고 자각한다. 많은 위험 물질 사고는 일상적인 응급의료서비스 출동에서부터 시작된다.
- 대부분의 위험 물질 사고에서 가장 큰 문제는 의심되는 물질을 인지하는 것이다. 운반용 플래카드 또는 MSDS를 찾아본다. 여러분의 초기 행동을 결정하기 위한 도움을 받기 위해 응급 반응 지침을 사용한다. 운반용 플래카드는 종종 운반 물질과 맞지 않을 수 있다.
- 위험 지역 – 경계 지역 – 안전 지역을 기억한다. 일단 위험 물질 사고 현장이라는 것을 알게 되면, 안전 지역으로 간 후 도움을 요청한다.
- 사고 현장의 사람들이 휴식을 취하고, 수분을 보충하며, 활력징후가 정상으로 되돌아 올 때까지 회복을 유지한다.
- 오염이 제거된 환자라고 하더라도, 100% 완전하게 오염이 제거된 것이 아니다.
- 위험 물질에 노출된 환자가 이송 될 때에는 반드시 특수 장비와 특수 훈련을 받은 응급의료체계의 구성원에 의해 치료되어야 한다.
- 작은 규모의 사고에도 대량재해 사고 계획을 사용하고 수행한다. 이것은 큰 규모의 사고에 도움이 될 것이다.
- NIMS는 사고 관리를 위한 미국 기준이다.
- START 환자 분류법에 대해 학습하고 연습한다.
- 사고 후 스트레스의 징후를 인지하고, 필요한 경우 도움을 요청한다.

핵심 결정

- 위험 물질은 무엇인가? 어떤 위험이 제기될 수 있는가?
- 즉각적으로 대피할 필요가 있는가?
- 만약 환자가 오염되었다면, 어떠한 방법으로 안전하게 오염 제거를 실시할 것인가?
- 이 사고 현장에서, 사고 관리 체계를 어디에 도입해야 하는가?
- 환자 분류표를 사용해야 하는가?
- 추가적인 도움을 요청해야 하는가?

단원 용어

안전 지역(cold zone) 사고 지휘소 및 지원부서가 위치

지휘(command) 현장에서 처음으로 명령과 사고지휘체계를 설립하는 것

오염 제거(decontamination) 사람이나 장비로부터 오염의 확산을 줄이거나 막는 화학적, 혹은 물리적 과정; 예견할 수 있는 건강상의 피해를 막기 위해 필요한 정도까지 고용자와 장비로부터 위험 물질의 제거

재난 계획(disaster plan) 지역 사회의 다양한 응급상황에서 대원들이 해야 할 임무가 명시되어 있는 사전에 확립된 지시들

위험 물질(hazardous material) 철로 기관, 차고, 항구, 창고의 보관소에서 유지되거나 또는 상업용으로 운반될 때 재산, 안전, 건강에 막대한 위험을 가하는 모든 재료나 물질

위험 지역(hot zone) 위험물 사고에 인접한 지역으로 위협을 막을 수 있는 충분한 거리까지 확장

사고 지휘(incident command) 대규모 사고에서 전반적인 감독을 맡은 사람 혹은 사람들

사고지휘체계(incident command system; ICS) 대량재해사고를 관리하기 위해 특별히 고안된 미국사고관리체계의 한 요소

대량재해 사고(multiple-casualty incident; MCI) 다수의 환자가 발생하는 보는 실환 재해나 외상 재해

미국사고관리체계(national incident management system; NIMS) 미국에서 응급상황을 관리하기 위한 운영체계로 연방, 주, 그리고 지방정부에 의해 활용

단일 사고 지휘(single incident command) 한 기관이 모든 자원과 조직을 통제하는 지휘 조직

대기 지역(staging area) 구급차가 주차되어 있고 다른 자원이 대기하는 장소

대기 감독관(staging supervisor) 대량재해 사고시, 구급차와 대원들을 감독 및 책임하는 사람

최대 수용력(surge capacity) 갑자기 몰려드는 환자들을 관리하기 위해 수용할 수 있는 능력. 이것은 사고 관리 체계의 적절한 기능과, 가변적인 공간, 공급, 직원, 모든 특별 고려사항들(예를 들어, 오염 또는 감염된 환자들)에 따라 달라진다.

이송 감독관(transportation supervisor) 대량재해 사고 시, 환자의 병원 이송을 관리하기 위해 부서 관리자와 병원 간의 연락을 감독 및 책임하는 사람

처치 지역(treatment Area) 대량재해 사고 시 환자를 처치하는 장소

처치 감독관(treatment supervisor) 대량재해 사고 시 분류된 환자의 처치를 감독 및 책임하는 사람

분류(triage) 대량재해 사고 시 환자를 신속하게 평가하고 적절한 처치를 제공하기 위해 환자의 우선순위를 매기는 과정으로 프랑스어의 "분류하기"에서 유래

분류 지역(triage area) 대량재해 사고 시 이차 환자 분류를 하는 장소

분류 감독관(triage supervisor) 대량재해 사고 현장에서 환자 분류에 감독 및 책임을 맡은 사람

분류표(triage tag) 환자에게 할당된 우선순위를 색으로 표시한 꼬리표

통합 지휘(unified command) 여러 기관이 독립적이나 협조하면서 활동하는 지휘 조직

경계 지역(warm zone) 오염 제거 대원과 장비가 있는 곳으로 위험 지역에서의 활동을 지원하며, 접근 통제를 통해 오염의 확산을 줄이는 데 기여

평가와 술기를 위한 준비

요약 문제

1. 위험 물질 사고의 초기 보고에서 포함되어야 하는 정보를 열거한다.
2. 위험 물질을 어떻게 확인하고 이런 물질들에 관한 정보를 얻는 방법을 설명한다.
3. 위험물질 손상을 입은 환자의 일반적인 평가와 응급처치를 기술한다.
4. 사고관리체계의 주요 요소와 장점을 설명한다.
5. 대량재해사고에서 응급구조사의 기초적인 역할을 기술한다.
6. 환자분류 중에 환자의 우선순위를 할당하는 이유를 설명한다.
7. 환자분류의 4가지 우선순위 범주를 구분한다.

연관시켜 생각하기

"응급구조사의 복지" 단원에서 배운 내용을 복습하고, 이 단원에서 배운 내용과 연결하여 다음의 상황에 대해 고려해 본다.

1. 대량재해 사고 현장에서, 처음으로 도착하여 많은 일을 수행했던 한 명의 구조사가 매우 힘들어 보인다. 여러분은 사고 지휘관으로서, 그에게 휴식을 취하라고 말한다. 그는 자신은 괜찮으며 휴식이 필요없다고 한다. 어떻게 할 것인가?
2. 대량재해 사고에서 일을 한 지 몇 주가 지난 후, 여러분은 잠을 제대로 못 자고, 집중하지 못하며, 가족과 동료들에게 매우 무뚝뚝하게 대하고 있는 자신을 발견하였다. 이러한 증상이 아무래도 지난 번 대량재해 사고와 관련이 있을 것이라고 생각했으나, 곧 나아질 것이라고 생각한다. 맞는 생각인가? 틀린 생각인가? 어떻게 해야 하는가?

비판적 사고 연습

위험 물질과 관련된 대량재해 사고에 여러분이 처음으로 도착 했을 때, 어떻게 해야 하는가? 이 연습의 목적은 이와 같은 현장에서 전체적인 행동에 대해 생각해보기 위함이다.

- 여러분은 손상 환자의 수가 확인되지 않은 자동차 충돌 사고현장에 출동했다. 구급대가 현장에 접근했을 때, 자동차 3대와 전선이 늘어져 있는 것을 보았으며, 현장으로 나아갈 때 휘발유 냄새를 맡았다. 각 차량에서 운전자를 볼 수 있었는데, 한 운전자는 의식이 있고 다른 두 명은 앞으로 쓰러져 있었으며, 다른 한 명은 뒤로 쓰러져 있었다. 두 대의 차량에서 동승자들이 보였고, 한 명 혹은 그 이상을 구출할 필요가 있어 보였다. 여러분은 어떻게 작업을 수행해야 하는가?

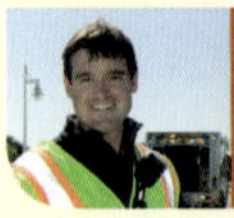

현장 이야기

밖에는 비가 심하게 내리고 있었고, 무전에서는 상황실 근무자로부터 "구급차 1호, 2호, 5호, 그리고 10호는 A와 B 교차로에 자동차 3대가 충돌한 현장으로 출동할 것. 환자의 수는 현재 확인 불가, 현재 시간 19시 33분"이라는 지령을 받았다. 응급구조사는 동료에게 "사고 지점은 멀지 않은 곳이니까, 우리가 현장에 처음으로 도착하게 될 거야." 라고 말했다. 현장을 향해 가면서, 상황실 근무자는 현장에 경찰이 도착했으며 전체 9명의 환자가 있으며, 추가적으로 구급차가 출동할 것이라고 알렸다.

응급구조사와 동료는 응급구조사가 사고 지휘를 맡 고 동료가 환자를 분류하기로 동의했다. "상황실, 구급차1호는 현장에 도착했고 사고 지휘를 맡았다." 응급구조사는 지휘 조끼를 걸쳐 입어 모두가 알아볼 수 있도록 했고, 동료는 분류 조끼를 입고 승객을 확인하기 위해 분류표를 가져갔다. 응급구조사는 간단하게 경찰관에게 본인이 사고 지휘관이라고 말했고, 경찰은 응급구조사에게 그의 상관이 출동할 것이고 교통 통제를 하기 위해 3팀이 올 것이라고 말했다. 또한 구출이 필요한 경우를 대비해서 소방서에 중장비 구조를 요청했다.

손전등을 들고 눈에 빗물이 들어가지 않도록 하면서, 응급구조사는 현장 평가를 수행했다. 응급구조사는 다른 구급차가 쉽게 접근할 수 있도록 대기할 장소를 마련해서 막히지 않도록 할 필요가 있다는 것을 깨달았다. 응급구조사는 위치를 확인하고 신속하게 경찰관에게 자신의 생각을 말했다. 그도 동의했고, 자기 팀에게 그 지역이 구급차가 접근하기 쉬운 지 확인하라고 말했다. 응급구조사는 무선으로 상황실 근무자에게 "사고 지휘"라는 명목으로 연락해서 모든 출동한 구급차에게 보험회사 주차장에서 대기하도록 지시할 것을 부탁했다.

질문

1. 사고 지휘관로서 여러분이 해야 할 일은 어떤 것들이 있는가?
2. 분류 감독관은 처음으로 어떠한 정보를 줄 것이라 생각하는가?
3. 여러분은 어떤 환자가 어느 병원으로 가야 하는지를 어떻게 결정할 것인가?

응급구조사의 동료는 3명의 환자가 우선 순위 1이고, 5명은 우선순위 2이며, 1명이 우선순위 3이라고 알려 왔다. 응급구조사는 이 정보를 무선으로 상황실 근무자에게 알렸다. 응급구조사는 조사가 이미 끝났고 외상센터에서 우선순위 1의 환자를 모두 받을 수 있고, 다른 환자들은 3곳의 병원으로 각각 나눠져 수용될 것이라는 보고를 들었다. 응급구조사는 다시 외상센터에 연락하도록 해서 그 곳에서 3명의 환자를 받게 될 것이고 다른 병원에 각각 2명씩 가게 될 것이라는 것을 확인했다.

그리고 나서 응급구조사는 상황실 근무자에게 얼마나 많은 구급차가 출동 중인지 알려 달라고 부탁했다. 응급구조사는 전체 5대의 구급차가 있다는 정보를 들었다. 그 구급차들 중 하나는 응급구조사가 환자가 되어 이용할 수 있는 구급차라는 것을 기억하면서, 응급구조사는 구급차를 두 대를 더 요청했다. 두 대의 구급차가 현장에 도착해서 대기 지역에 주차했다. 응급구조사는 그들에게 각각 우선순위 1의 환자를 옮기라고 말했다. 다음 구급차는 마지막 우선순위 1의 환자에게 배정했다. 응급구조사는 분류 감독관에게 우선순위 2와 3인 환자들을 두 명씩 구급차에 실어서 구급차4대로 이송 가능한지를 물었다.

질문

4. 이 현장에서 안전관리자가 필요한가?
5. 환자에 대한 정보를 어떻게 병원에 전달할 것인가?
6. 여러분은 어떠한 정보를 경찰 지휘관과 소방 지휘관에게 알려야 하는가?

소방 지휘관은 응급구조사에게 소방 대원들의 모든 차량의 배터리가 연결되어 있지 않아서 구출을 돕기 위해서는 대기를 해야 한다고 말했다. 수동 도구를 사용하여 모든 환자에게 접근했다. 응급구조사는 소방 지휘관에게 안전관리자가 환자들이 모두 현장을 떠날 때까지 그 역할을 계속 할 수 있는지를 물었다.

첫 번째 구급차가 환자를 싣고 외상 센터로 가는 도중이었고, 두 번째 구급차는 곧 병원으로 출발을 준비중이다. 응급구조사는 이 대원들에게 병원에 직접 통보하도록 하면서, 인계는 짧게 하라고 말했다.

마지막 우선순위 1의 환자가 차에서 구출되었고, 응급구조사는 분류 감독관에게 다른 대원에게 각각 환자를 두 명씩 보내라고 말했다. 그는 대원들과 협력해야 했고, 그들에게 환자에 대한 정보를 직접 병원에 연락하라고 말했다.

출동한지 30분 이내에 모든 환자들은 병원으로 보내졌고, 응급구조사는 경찰과 소방 지휘관에게 알렸다. 동료는 응급구조사를 보면서 "지금 상태가 물에 빠진 생쥐처럼 보이긴 하지만 잘 해냈어!"라고 말했다.

고속도로 안전 및 차량 구출 (Highway Safety and Vehicle Extrication)

38

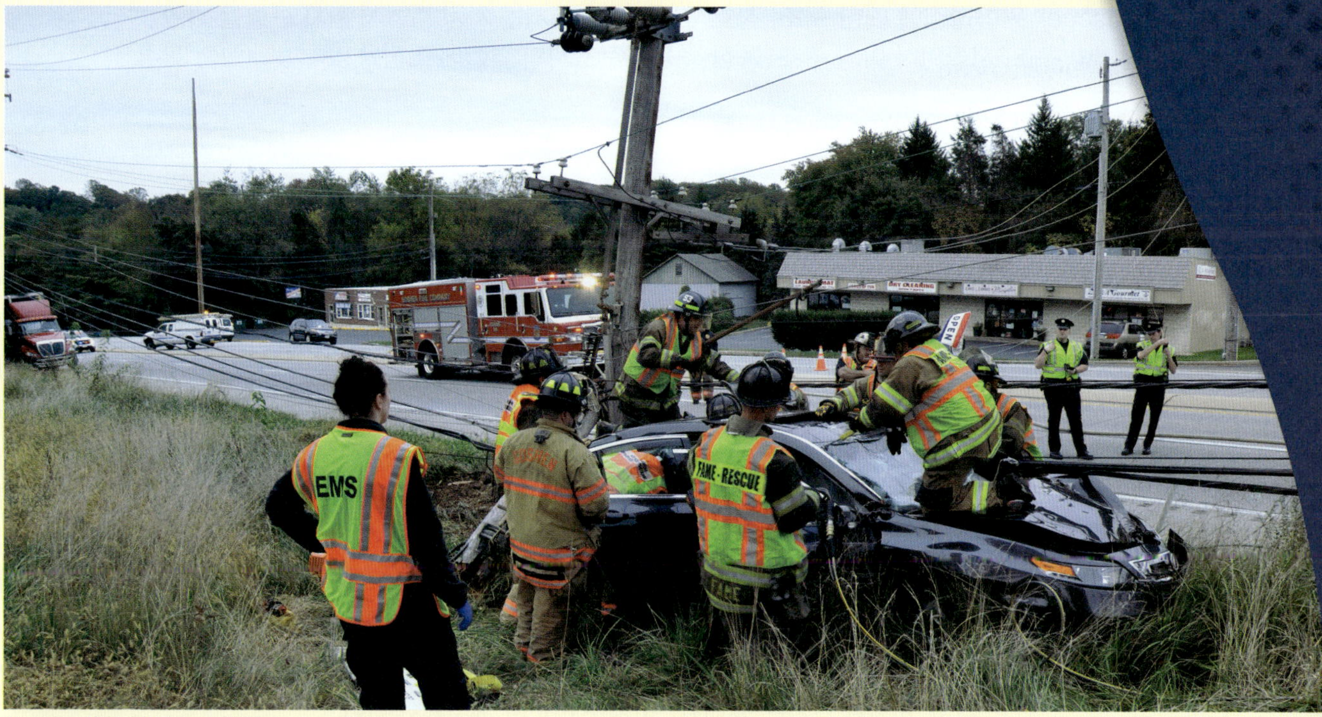

(© Edward T. Dickinson, MD)

관련 단원

아래 장은 이 단원에서 논의되는 주제와 관련된 추가적인 정보를 제공한다:

2 응급구조사의 안녕

11 현장 조사

37 위험한 물질, 다중차량사고와 사고 관리

표준

응급의료체계 운영(차량 구출)

역량

환자, 일반인 및 응급의료구조팀의 안전을 위해 운영규칙을 적용하고 책임을 질 수 있다.

핵심 개념

- 고속도로 응급상황에서 안전지역을 확보하기 위한 응급장비들의 배치방법
- 고속도로 구조 현장에서 위험물질을 인식하고 관리하는 방법
- 차량을 안전화시키는 방법
- 사고차량의 환자에게 접근하는 방법
- 사고차량의 환자가 위험에 벗어나게 나는 방법

학습목표

이 단원을 학습한 후, 여러분은:

38.1 고속도로 응급상황에서 응급의료제공자들이 처할 수 있는 위험에 대해 설명할 수 있다.

38.2 고속도로에서 발생할 수 있는 다양한 시나리오에 대해 가능한 안전하게 작업지역을 확보하는 방법을 설명할 수 있다.

38.3 야간 구조작업 동안 안전을 확신할 수 있는 특별히 고려되어야 하는 사항들을 설명할 수 있다.

38.4 차량구조와 구조 작업의 10단계를 나열할 수 있다.

38.5 구조상황에서, 적절한 보호복 착용, 안전한 환자보호, 교통 관리, 에어백과 충격완화 범퍼의 안전 관리, 목격자 통제 및 전기위험물 주변에 안전 조치 실행을 함으로써 위험물을 인지하고 관리할 수 있다.

38.6 차량화재를 통제하고 차량을 안전화시키고 환자에게 접근할 수 있도록 훈련 받은 요원들이 구조현장에서 할 수 있는 활동을 설명할 수 있다.

최소한 10가지 유형의 전문 구조팀이 각 지역의 위험요인에 따라 지역별로 운영된다. 각 전문구조분야는 일반적인 응급구조사 교육 이상의 상당히 많은 추가적인 훈련이 필요하다. 전문구조는 차량 구조, 수중 구조, 얼음 구조, 고각 구조(high angle rescue), 위험물질에 대한 구조, 참호 구조(trench rescue), 다이빙 구조, 시골이나 야외 구조, 농장 구조, 제한된 공간 구조 등이 있다. 각 전문 구조에서 실시되는 훈련은 주로 그 지역 에서 필요한 응급출동 유형에 따라 다르다.

이 단원에서는 차량 충돌시 환자 구출을 위한 응급구조사의 역할에 초점을 맞추었다(그림 38-1).

고속도로에서 응급 운영

핵심 개념

고속도로 응급에서 안전한 작업 지역을 만들기 위한 응급 장치들의 위치

오늘날 응급의료종사자가 직면하는 가장 위험한 사고 중의 하나가 고속도로에서 발생하는 교통사고이다. 차량 내 휴대폰 사용에서 부터 비디오 시청까지 운전자들은 운전에 집중하기 힘들어졌다. 운전에 집중하지 못하는 운전자는 고속도로의 운전자를 포함한 모두의 위험을 증가시킨다. 따라서, 가능한 많은 위험으로부터 구조작업 지역이 안전하기 위해서는 경찰, 소방, 그리고 구급차들의 팀 활동이 요구된다. 응급구조사들은 일반적으로 고속도로 사고업무를 담당하지는 않지만, 사고에 처한 환자들의 손상을 처치하기 위해 중요한 역할을 한다.

환자의 손상처치와 응급구조사의 안전은 고속도로 사고에서 매우 중요하다. 응급의료현장의 전문요원은 위험한 환경에서 책임감을 가져야 한다. 중요한 사항은 아래와 같다.

- 응급의료체계에서 사고에 대한 대응시 사고처리에 필요한 인력과 차량의 수를 제한해야 하며, 위험한 고속도로에서는 필수 요원들만 배치해야 한다.
- 먼저 도착한 부서는 사고지역을 보호하는 "보호막"을 설치한다. 소방장비가 크고 무겁기 때문에 보호막으로 주로 사용 된다.
- 만약 교통 통제선이 일시적으로 필요하다면, 교통을 통제하고 다른 차량들이 정상으로 운행될 수 있도록 가능한 빨리 복구한다. 그러나 현장안전을 위해 교통 통제선이 필수적이면 구조자의 현장 안전과 구출 업무가 끝날 때까지 유지되어야 한다.

그림 38-1 사고 차량에서의 환자 구출은 가장 흔한 구조 유형이다. *(© Edward T. Dickinson, MD)*

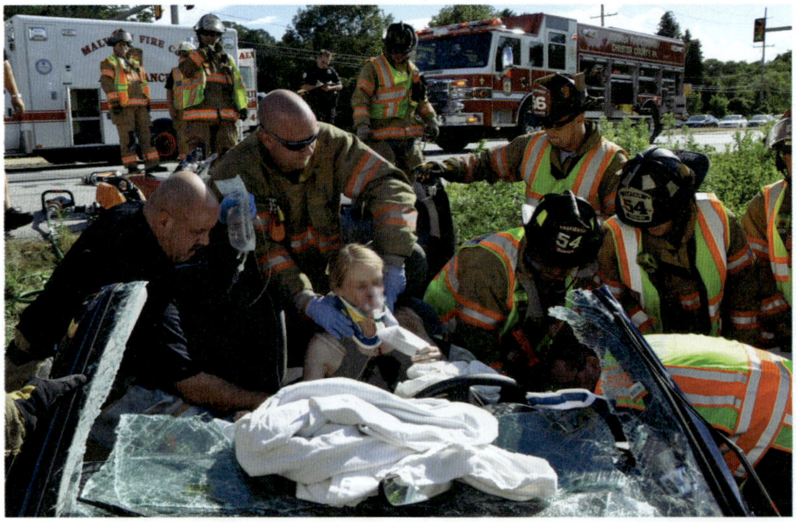

초기 대응

접근이 제한된 고속도로에서 최초-도착한 팀은 바로 사고현장에 접근해야 한다. 현장의 추가 지원팀은 현장의 요구가 있을 때까지 고속도로 밖에서 대기해야 한다. 이러한 상황은 응급의료통신 센터와 응급의료 지원팀 간의 협조 뿐만 아니라 사전 대처 프로토콜과 표준운영가이드 라인 간에도 적절한 균형이 필요하다.

최초-도착한 팀은 다음과 같은 사항을 실시해야 한다.

- 지휘 체계를 설립하고, 응급의료통신센터를 통해서 사고의 위치를 정확하게 파악한다.
- 사고현장 보호를 위해 차량이동 방향을 기준으로 현장의 아래쪽에 소방차와 같은 장비를 배치한다. 소방차 배치가 가장 이상적이지만, 구급차가 구조현장에 최초 도착한 경우 위쪽에 배치한다. 그 이 후에 소방차가 도착한다면 구급차 뒤에 배치한다.
- 경찰 또는 응급의료팀과 같은 구조 차량은 사고현장의 위쪽에 배치한다.

사고 주위의 혼잡은 구조에 어려움을 줄 수 있으므로 가능하면 구조차량은 같은 방향으로 일렬로 배치한다. 특히, 화재와 같은 특수한 상황에 갑자기 차량이동이 필요한 경우에도 적극적으로 대응할 수 있다.

응급의료팀은 사고 차량이 위치해 있는 쪽의 반대쪽 도로에서 구급차를 주차하고 환자를 탑승시키는 행위는 피해야 한다. 도로가 전면 통제되지 않은 상황에서 환자를 이동시킬 경우 응급의료팀은 걸어서 차도를 가로지르는 아주 위험한 행동은 피해야 한다. 항상 도로 아래쪽을 장비로 차단하여 안전지역을 확보하고 사고 난 차량의 위쪽에 응급의료팀의 차량을 배치한다.

메모: 2012년 미국 버지니아 주의 도로교통기관의 통계에 따르면, 전국 120명의 경찰관, 83명의 소방관, 21명의 응급의료 서비스 종사자가 업무 중 사망했다.

차선 차단 장비의 위치설정(Positioning blocking apparatus)

차선 차단에 필요한 장비들은 한 차선 반 또는 두 차선을 차지하며, 이는 사고처리를 위한 충분한 공간이다(그림 38-2). 차선 차단용 장비 운전자들은 충돌사고 현장의 보존을 위해서 충돌 파편 또는 다른 충돌의 증거들 위로 지나가서는 안된다. 부적절한 구급차 운영은 치명적인 다중 자동차충돌 사고에서 환자의 생명과 직결될 수 있다.

이상적인 차선 차단방법은 사고현장 작업지역 쪽으로 소방차가 비스듬히 배치하여 응급의료팀을 보호하고, 이때 소방차의 앞바퀴는 사고현장 방향에서 멀리 떨어진 방향으로 돌린다. 자동차 운전자가 실수로 소방차와 충돌하더라도 엔진에 부딪혀 엔진이 방어막이 되어 사고현

그림 38-2 환자 구출이 필요 없을 경우의 차단 방법

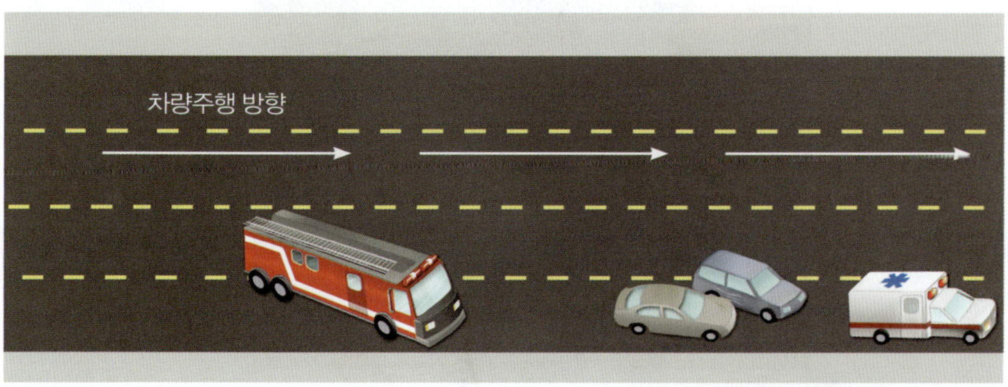

그림 38-3 구조 차량의 차선 차단 방법

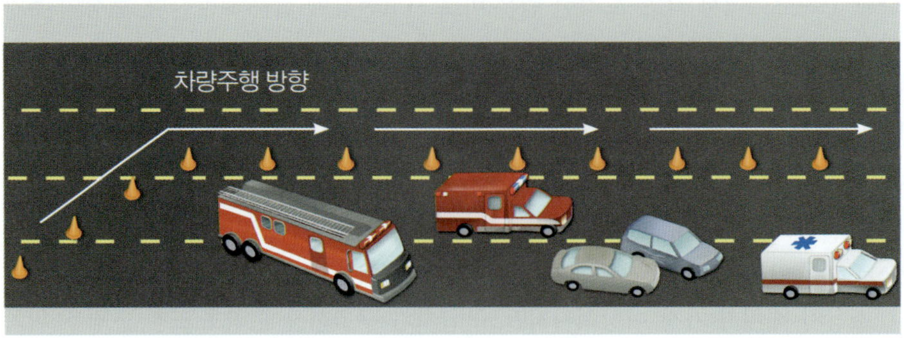

장을 보존할 수 있다. 일부 사고에서는 한 대 이상의 차선 차단용 장비가 요구될 때도 있다.

응급의료팀이 구조 작업지역 확보를 위해 사고 차량 옆에 작업 공간을 즉시 확보하는 것은 중요하다(그림 38-3). 따라서 구급차, 지휘차량 및 다른 차량은 차량사고지점의 위쪽에 위치해야 한다. 이런 방식은 환자를 구급차에 안전하게 탑승시키고, 사고현장에서 빨리 출발할 수 있게 한다.

구조차량의 안전한 출구 확보

응급의료팀이 구조를 위해 차 밖으로 나올 때 지나가는 차량에 부딪칠 수 있는 위험이 크다. 따라서, 사전에 구급차 내에서 응급의료팀은 교통의 흐름에 대해 상호대화하고 눈으로 직접 확인하고 주의점을 인식 후 안전지역으로 이동해야 한다.

접근 차량에 대한 경고

구조를 위해 차 밖으로 나서기 전에 모든 구조자들은 구급차 내에서 완전한 보호장비를 착용해야 한다. 최소한 2등급의 ANSI 교통 안전 조끼와 헬멧을 착용해야 한다(그림 38-4).

사고현장으로 지나가는 차량의 속도를 늦추기 위해 화염신호, 콘모양의 교통표지판 또는 다른 장치들을 교통사고지점에서 멀리 떨어진 지점에서 부터 설치하여 교통의 흐름을 일정방

그림 38-4 응급구조사는 교통 사고 인근에서 작업할 때 눈에 잘 띄는 조끼를 착용하도록 한다.

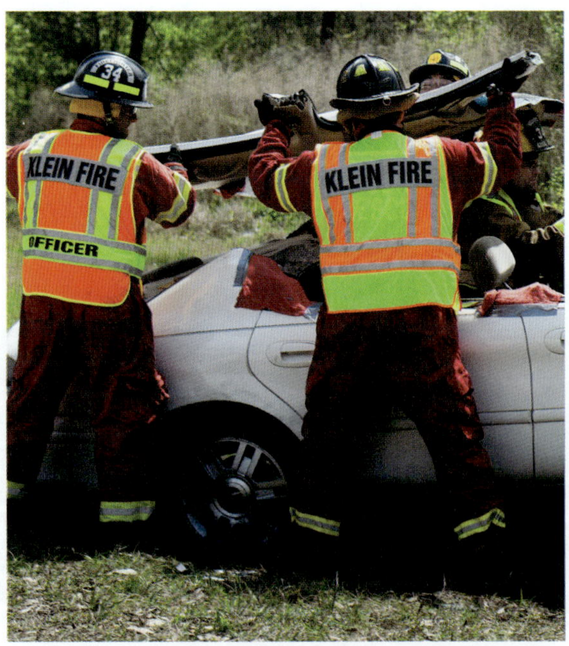

향으로 조절할 수 있도록 안전지역을 확보한다. 교통표지판(콘형태) 또는 화염신호는 사고 주변의 도로를 가로질러 비스듬하게 설치한다(절차 38-1). 일부 구조차량은 황색방향 지시등을 사용하여 지나가는 차량에 경고해줌으로써 차량의 흐름을 원활하게 한다.

절차 38-1 교통 통제를 위한 콘 또는 화염신호의 위치

규정속도(mph)	규정속도에 따른 정지거리		규정속도(in 피트)		경고장치의 최대거리
20	50 피트	+	20	=	70 피트
30	70 피트	+	30	=	105 피트
40	125 피트	+	40	=	165 피트
50	175 피트	+	50	=	225 피트
60	275 피트	+	60	=	335 피트
70	375 피트	+	70	=	445 피트

규정속도에 따른 정지 거리에 안전거리를 더하는 공식에 따라 화염 신호를 놓는다.

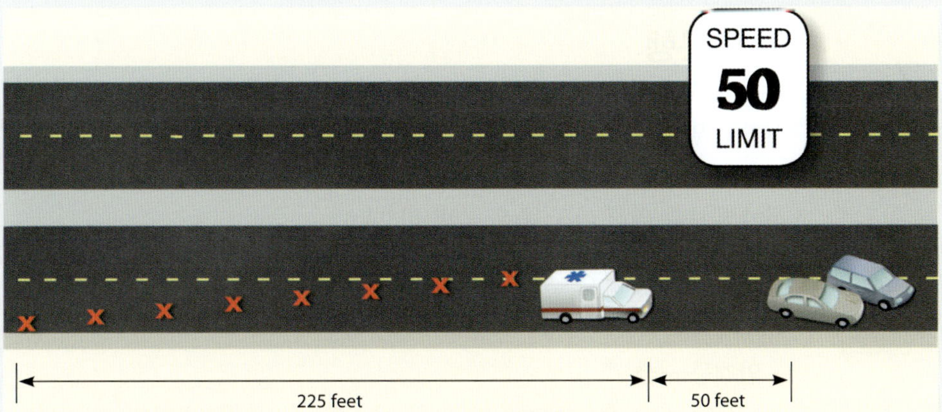

직선도로에 화염신호를 놓는다. 접근하는 차가 위험지역의 가장 자리에 이르기 전에 다른 주행선으로 이동하게 한다.

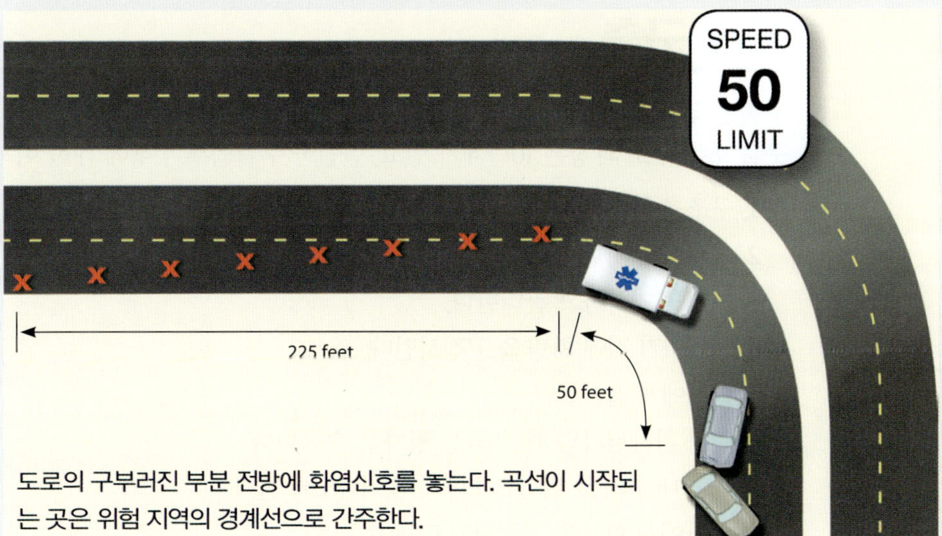

도로의 구부러진 부분 전방에 화염신호를 놓는다. 곡선이 시작되는 곳은 위험 지역의 경계선으로 간주한다.

절차 38-1 교통 통제를 위한 콘 또는 화염신호의 위치(계속)

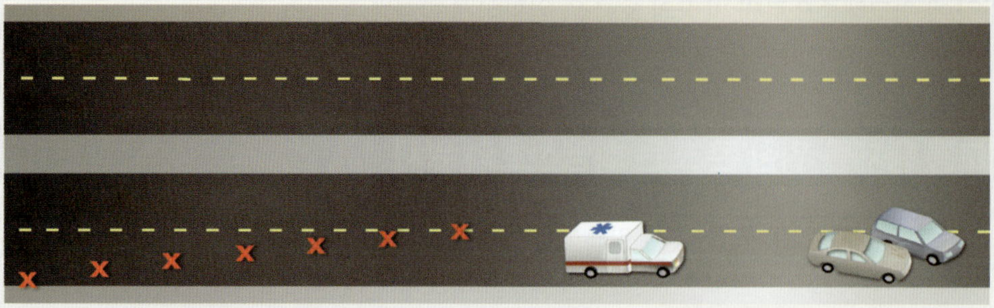

언덕 위에 교통표지판(콘모양)을 놓는다. 화염 신호는 달려오는 차를 감속하게 하고, 언덕 위에 도착하기 전에 변경된 차선으로 이동하게 한다.

"고속도로 사고현장에 최초로 도착하였다면 사고지역을 보호하기 위해 차를 배치하고 지휘소를 설치한다."

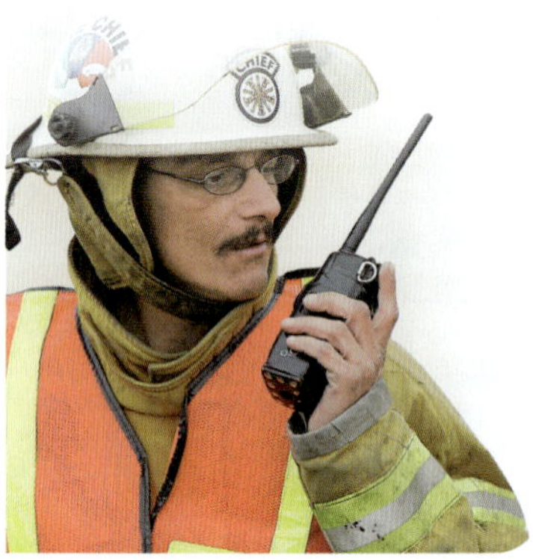

(© Kevin Link/CMSP)

만약 언덕이나 커브, 경사로에서 사고가 발생했다면, 첫번재로 해야 할 일은 교통표지판(콘 모양) 또는 화염신호를 언덕 또는 커브 전에 배치하여 접근차량에게 위험을 경고할 수 있다. 그리고, 나머지 교통표지판(콘 모양)은 대각선으로 차선을 가로 질러 작업 구역 주위에 배치해야 한다.

야간 운행

야간에 사용되는 전조등 또는 발광신호등은 사고현장 방향으로 접근하는 일반 운전자들의 시야를 일시적으로 가린다. 이러한 환경에서 형광 안전 조끼는 매우 비효율적이다. 그러므로 고속도로의 사고지점에 주차한 구급차 운전자는 차량의 전조등 사용을 피해야 한다. 최대의 시야 확보를 위해 가장 좋은 불빛 신호는:

- 빨강/황색 경고등—켬
- 전조등—끔
- 안개등—끔
- 교통방향 지시등 차량 운영

차량 구출

구출은 갇혀 있는 환자를 건물 또는 터널 이외 장소에서 구조하는 과정이다. 응급구조사의 구출 또는 구조 과정은 10단계가 있고, 안전한 구출업무 수행에 대한 이해가 필요하다.

1. 구조를 준비한다.
2. 상황을 평가한다.
3. 위험을 인식하고 관리한다.
4. 들어가기 전에 차량을 고정시킨다.
5. 환자에게 접근한다.
6. 일차 환자평가와 빠른 외상 평가를 수행한다.
7. 차량 내 환자를 위험요소에서 벗어나도록 한다.
8. 차량에서 환자를 고정시키고 구출한다.

9. 평가, 처치, 적절한 병원으로의 이송을 제공한다.

10. 구조를 종결한다.

구출 또는 구조의 10단계에서 응급구조사는 의학적 부분에 관여하고, 다른 팀은 기계적 또는 신체적 구출에 관여한다. 자신과 다른 구조요원들의 잠재적 손상 가능성과 환자의 추가 손상 최소화를 위해 안전을 최우선으로 해야 한다. 응급구조사가 구출업무를 수행할 수 없더라도 구출업무를 이해함으로써 환자에게 지속적인 정보를 제공하고 구출활동 계획의 위험 단계를 예상할 수 있다.

구조준비

과거에 비해 현대적 구조방법은 복잡하고 상당히 발전되었다. 현대적 구조는 훈련, 실습, 적절한 보호용 장비와 도구를 필요한 상황에 따라 적절하게 함께 사용할 수 있어야 한다. 매년 하이브리드, 전기, 프로펜, 수소가스를 동력으로 하는 새로운 자동차 모델들이 만들어지고 있어 각 모델에 따른 다른 구출방식이 요구된다. 차량 구조를 포함한 특정 모델에 대한 훈련과 실습은 초급단계의 응급구조사 교육과정 이상을 필요로 한다. 훈련의 효용성은 각 지역에서 사용되는 구조유형의 빈도에 따라 달라질 것이다. 이 단원에서는 차량구조에 사용되는 보호용 장비와 도구의 종류에 대해 논의하고자 한다.

현장 평가

자동차 충돌 현장에 도착했을 때, 응급구조사가 가장 먼저 해야 할 일은 현장의 위험을 평가하고 추가적인 도움이 필요한 지에 대해 평가하는 것이다. 현장 평가는 현장에 도착해서 현장을 관찰함으로써 초기에 완료되어야 하며, 발생한 환자의 수, 우선 순위 및 손상기전을 신속하게 결정한다. 만약 추가 구급차가 필요하다면, 응급구조사는 즉시 요청해야 한다. 실제로 추가 구급차가 필요하지 않다면 언제든 취소할 수 있다. 이는 추가요청 전화 후 필요하지 않은 상황이 되어 구급차가 돌아가더라도 요청을 하는 것이 좋다. START 분류법을 사용하여 환자 분류를 즉각적으로 시작한다.

현장 평가 동안 응급구조사는 구출팀과 논의하여 구출의 필요성을 평가하고 구조팀의 계획을 예상해야 한다. 효과적인 구조는 적절한 의료적 처치와 기술적 구출의 균형이 가장 중요하다. 구출과정에서 응급구조사는 가장 치명적인 손상을 입은 환자를 가능한 빨리 "황금 시간" 내에 병원 또는 외상센터로 이송해야 한다.

우선 순위가 낮은 외상 환자는 구조대원이 문을 강제로 열고 차의 지붕을 제거하고 차량의 앞쪽으로 옮길 수 있는 시간적 여유가 있지만, 심각한 손상 환자는 그렇지 않다. 예를 들어, 목 통증을 호소하지만 안정된 환자는 짧은 척추고정판이나 조끼 고정대를 착용할 시간이 있지만, 반면에 우선 순위가 높은 환자는 시간을 지체할 수 없다, 오히려, 2분 정도 걸리는 긴척추고정판을 사용한 신속한 구출이 우선 순위가 높은 환자에게 더 적절하다. 우선 순위와 관계없이 척추고정의 원칙은 동일하지만, 환자 우선 순위에 따른 구출요구시간에 따라 구출방법이 결정될 것이다.

위험의 인식과 관리

다음 장의 설명처럼, 충돌과 관련한 몇몇 위험물들이 관리되어야 한다. 위험물들이 제거될 수 없다면, 파손된 차량 내 손상환자에게 접근하여 구출을 시도하기 전에 반드시 관리되어져야 한다. 차량 충돌과 관련된 가장 대표적인 2가지 위험물이 화재와 불안정한 전기의 위협이다.

핵심 개념
고속도로 구조 현장에서 위험을
관리하고 인지하는 방법

비판적 의사결정

시간은 결정의 중요한 관건이다.

구조작업에서 환자 우선 순위는 중요한 고려사항이다. 빠른 이송을 필요로 하는 불안정한 환자보다는 접근이 가능한 안정된 환자에게 시간을 할애 할 수 있다. 현장상황의 결정은 위험 상황의 종류와 환자 상태에 근거한다. 다음 각 환자에 대해 환자의 상태가 불안정하여 신속한 구출이 필요한 지 아니면 구출에 시간을 할애해도 되는지를 결정해야 한다.

1. 환자의 차량은 정면 충돌했다. 환자는 빠른맥을 보이고 반응이 없다.
2. 환자는 운전 중 후방충돌 사고를 당하여 중저 정도의 손상을 입었다. 환자는 의식이 있고 방향감각이 있다. 맥박은 80회, 호흡은 16회이다. 차체가 뒤틀렸고 문이 열리지 않는다.
3. 차량사고로 앞자석에 앉아있던 사람이 뒷자석까지 밀려나갔다. 응급구조사는 환자의 상부쪽으로만 접근이 가능하고, 맥이 빠르고 피부가 축축하였다. 환자는 의식이 있고 응급구조사와 말을 한다.

보호복 착용하기

충돌 현장에서 차량 안과 사고 주변 접근지역인 "위험 영역"에서 작업하는 모든 요원은 손상 방지를 위해 보호복을 완전히 착용해야 한다.

보호복은 매우 중요하다. 만약 응급구조사가 소속기관에서 개인보호장비를 제공받지 못한다면(대부분의 주에서 구급차에 보호장비를 갖추도록 하고 있다), 자체 보호복을 착용해야 한다. 보호용 장비와 제복을 구입할 때, 다음의 미국방화협회; NFPA)기준을 고려한다: NFPA1951(USAR 구조보호 장비), NFPA 1973(화재진압 용 장갑), and NFPA 1975(주/작업복).

응급의료팀은 개인보호장비에 폭 넓은 선택권이 있다. 최근까지 대부분의 개인보호장비는 구조적으로 화재 진압을 위해 개발되었으며, 구조 작업 또는 응급의료팀의 작업을 위한 것은 아니었다. 오늘날, 구조자들은 눈 보호기능이 있는 딱딱한 재질의 가벼운 헬멧을 쓴다. 응급의료팀에서 사용하기 적절한 도시수색 및 구조(USAR)용 개인보호장비 작업복은 가볍고 숨쉬기 쉽고, 화염, 액체, 화학물질로부터 보호한다. 응급의료팀의 개인보호장비 작업복은 단단한 반면에 소방관의 개인보호장비 작업복은 열이나 화염으로 보호하기 위해 절연성이 크다. 따라서, 소방관 개인보호장비는 더 무겁고 부피가 크다.

교통혼잡 시 작업 이 장의 첫 부분에서 언급했듯이, 응급구조사의 주요 위험은 교통 사고 현장에서 작업 중에 차량에 부딪히는 사고이다. 2009년에 연방 고속도로 연합은 모든 고속도로 응급요원들에게 미국규격협회 기준에 준하는 안전 조끼를 착용하도록 하고, 반드시 헬멧을 착용하도록 하고 있다. 안전 조끼는 운전자들이 볼 수 있도록 낮과 밤에 눈에 잘 띄는 것이어야 한다. 그림 38-5에서 밤과 낮에도 발광이 되어 눈에 잘 띄는 조끼를 보여주고 있다. 응급구조사가 긴급 현장에서 적절한 안전 조끼 또는 특정 구조/구출 관련 장비를 착용하지 않은 경우 미국 산업안전위생관리국(OSHA)은 벌금을 부과할 수 있다.

구조작업 진행. 차량 충돌현장에서 구조작업이 진행된다면, 구조자는 화염, 유리, 액체, 날카로운 물질에 노출될 위험이 크다. 가장 좋은 복장은 헬멧과 보호안경을 포함하여 응급의료팀 또는 소방관 복장을 착용하는 것이다(그림 38-6).

다른 구조자와 유사한 복장 수준. 정확한 개인보호장비를 결정하는 가장 쉬운 방법은 다

그림 38-5 교통사고 현장의 응급구조사는 낮과 밤에 눈에 잘 띄는 복장을 착용해야 한다. (A)는 낮에 눈에 잘 띄는 응급구조사 복장이고 (B)는 (A)와 같은 복장으로 밤에 자동차 전조등을 비출 때도 눈에 띈다. 비출 때 눈에 띄는 복장이다.

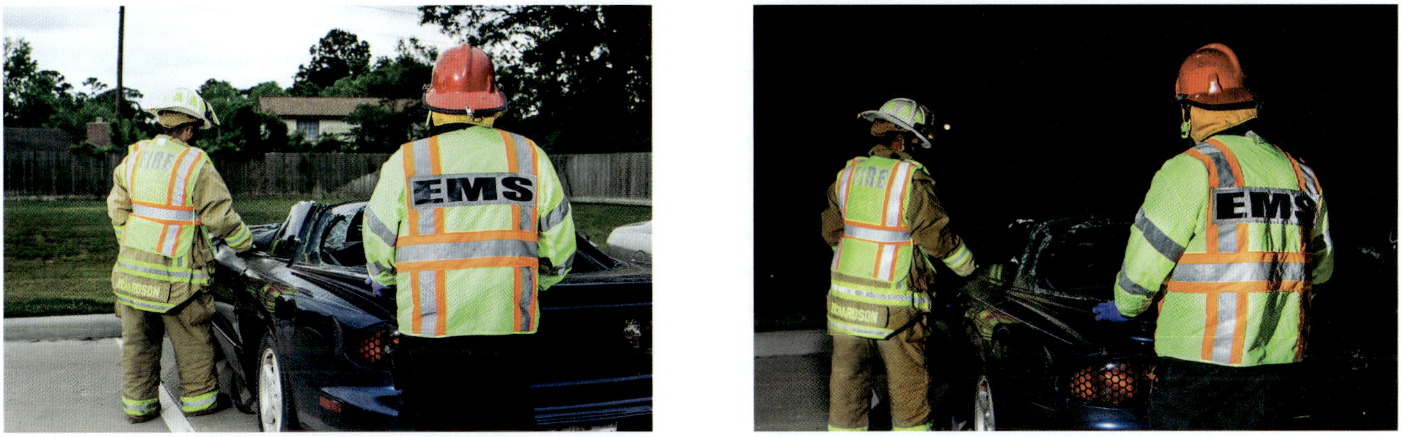

(A) (B)

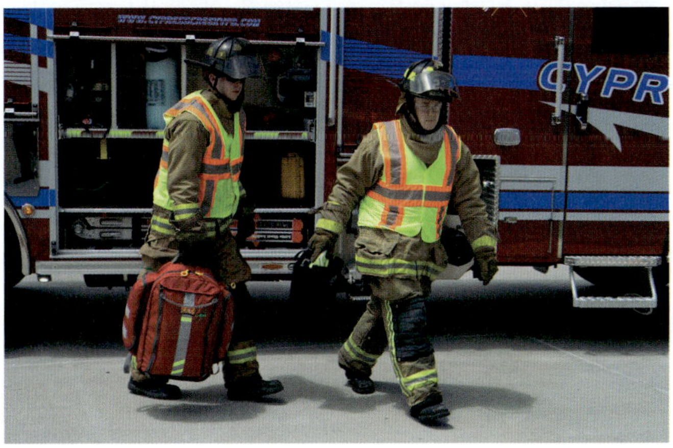

그림 38-6 구출 시 완전히 갖춘 복장을 착용 해야 한다.

른 작업자들이 현장에서 작업을 확인하고, 그 작업에 맞는 개인보호장비를 결정하는 것이다. 건설 현장에서 "딱딱한 헬멧"을 쓰고 작업하는 것이 가장 전형적인 예이다. 즉, 작업자들은 딱딱한 모자와 보호안경을 착용해야 한다. 그러므로, 구조자들은 개인보호장비 수준의 복장을 착용해야 한다. 고속도로에서 개인보호장비의 수준은 딱딱한 모자와 안전 조끼가 될 수 있고 구출 현장에서는 완전히 갖춘 개인보호장비 복장이 되어야 한다.

헬멧. 효율적인 머리 보호를 위해 필수적이다. 도시수색 및 구출(USAR)용 개인보호장비에 대한 NFPA 1951 Standards(국제화재협회 1951 기준)을 충족하는 구조헬멧이 보호용으로 가능하다. 많은 응급구조사들은 좁은 공간에서 사용이 불편할 수 있는 헬멧의 후방에 테두리가 있는 것 보다는 헬멧의 후방에 테두리가 없는 모델을 선호하지만, 화재방어용으로 헬멧의 후방의 테두리는 효과적이다. 또한, 모든 헬멧에는 형광띠와 글씨가 밝은 색으로 되어야 낮과 밤에 모두 눈에 잘 띌 수 있다. 응급의료팀은 다른 구조팀과 구분하기 위해 양 옆에 생명의 별(Star of Life)이 있어야 한다. 모든 헬멧에는 훈련의 수준이 표시되어 있어서, 많은 응급의료요원과 구조대가 함께 있을 때에도 쉽게 현장관리를 할 수 있다. 지역 프로토콜 및 표준 운영 지침은 응급의료, 구조 및 소방요원의 훈련수준이 표시된 특정 헬멧 또는 개인보호장비 작업복을 근거로 적정한 작업요원을 선택하는데 도움을 준다.

눈 보호. 눈보호도 중요하다. 경첩이 달린 플라스틱 헬멧 보호대는 눈을 적절하게 보호하

지 못한다. 즉, 부유물질은 눈 아래나 옆에서 눈을 손상시킬 수 있다. 가장 최선의 눈 보호방법은 부드럽게 얼굴을 감싸는 안경테가 있는 안전한 고글을 사용하는 것으로 김서림방지와 큰 렌즈에 측면보호대가 있는 것을 사용한다.

손 보호. 응급구조사는 모든 종류의 낯선 부분들에 손을 대야 하기 때문에, 손보호가 중요하다. 일회용 비닐 및 그 외 다른 합성 장갑을 착용하고 그 위에 소방관 장갑이나 가죽 장갑을 끼면 충분히 보호할 수 있다.

소방관 장갑은 다양한 종류의 날카롭고, 뜨겁고, 차고 위험한 표면으로부터 응급구조사의 손을 보호해줄 것이다. 소방관 장갑은 두껍지만 대부분의 구조 상황에서 착용할 수 있다. 더 정교해야 할 필요가 있다면, 중간 무게의 가죽 장갑을 착용할 수 있다. 천으로 된 정원용 또는 작업 장갑은 너무 얇아서 적절하게 보호할 수 없다.

신체 보호. 응급구조사는 종종 머리, 눈, 손은 보호하면서도 신체를 완전히 보호하지 않은 상태가 되는 경우가 있다. 가벼운 셔츠나 나일론 자켓만 입고 날카로운 금속이나 깨진 유리, 화재 상황에서 거의 보호될 수 없으므로 사고 위험 지역에 들어와서는 안된다.

상체를 보호하려면 산업안전위생관리국(OSHA)의 요구를 충족하는 짧은 또는 중간 길이의 작업 상의 코트를 착용해야 한다. 두꺼운 응급의료용 자켓이나 구조 자켓은 날씨와 경미한 손상으로부터 응급구조사를 보호할 수 있다. 헬멧을 쓰면 헬멧의 밝은 색과 형광 물질로 인해 자켓이 더 잘 눈에 띄어 도움이 된다.

하체를 보호하려면 작업용 신발을 충분히 덮을 수 있는 넓은 폭의 작업 바지나 화재 방지 바지 또는 낙하복을 착용해야 한다. 보호를 위한 작업용 신발은 발가락 부분이 철제로 되어 있는 익스텐디드 탑 형태(신발의 앞부분이 둥글게 솟아 올라서 발가락을 보호해 주는 형태)의 신발 착용에 대해 신중히 고려해야 한다.

위험에서의 환자 보호

환자가 충돌 사고로 손상을 입었을 때, 응급의료요원은 구조 작업동안 추가 손상이 없도록 확인 할 책임이 있다. 응급구조사는 환자 보호와 처치를 실행하여 더 이상의 추가 손상 기회를 최소화할 수 있다. 다음과 같은 물품들을 사용하여 환자를 더위, 추위, 부유물질 및 다른 위험물질에서 보호될 수 있다.

- 알루미늄 구조 담요는 날씨로부터 보호하고, 부유물질에서도 어느 정도 보호할 수 있다. 종이 담요로는 충분한 역할을 하지 못한다. 종이 담요는 단지 환자를 다치게 할 수 있는 일부 잔해들로부터 환자의 시야를 보호해 줄 뿐이다.
- 가벼운 비닐로 코팅된 종이 방수 외투는 날씨로부터 환자를 보호할 수 있다.
- 모직 담요는 추위를 막기 위해 사용해야 한다. 유리 조각이 환자 근처에서 깨진다면 모직 담요의 유리 조각을 제거하는 것은 불가능하기 때문에 알루미늄 담요나 구조용 덮개로 모직 담요를 덮어 준다.
- 짧은 척추고정판과 긴 고정판은 환자가 도구와 파편에 직접 닿지 않도록 보호할 수 있다.
- 딱딱한 헬멧과 안전 고글, 산업용 청각 보호기, 일회용 먼지 마스크, 보온 마스크(추운 날씨의 경우, 환자에게 기도나 호흡 문제가 없거나 환자에게 산소공급을 하는 경우가 아닐 때)로 환자의 머리, 눈, 귀, 호흡기를 보호할 수 있다.
- 환자를 위한 감정적인 지원은 구체적인 개인보호장비와 관련된 요소는 아니지만, 응급구조사는 언어적 의사소통과 공감 및 동정이 환자에게 큰 도움을 준다는 것을 기억해야 한다.

교통 위험 관리

차량충돌은 거의 언제나 교통문제를 일으킨다. 차량충돌에 의한 잔해는 종종 교통흐름에 방해가 된다. 호기심 많은 운전자가 "구경하거나" 현장을 보느라고 속도를 줄이는 경우 정체가 생길 수 있다. 구조자, 소방관, 경찰이 대개 교통 통제를 한다. 그러나 구급차의 응급구조사들만 출동을 했거나 다른 응급구조대 보다 앞서 도착했을 경우는 어떠한가?

개인 안전, 구조, 응급 처치가 우선이다. 그러나 구급대원들은 기본적인 교통을 통제하고 현장을 지나가는 차량을 우회시키는 일을 시작해야 한다. 응급구조사가 교통통제 작업을 할 때, 다가오거나 지나가는 차량에 다치지 않도록 유의해야 한다.

구급차에 경고 조명을 켜서 교통통제를 위해 우선 사용할 수 있다. 그러나 응급구조사는 가능한 빨리 다른 설치해야 하며, 그 이유는 날씨가 안 좋거나 어둡고, 수풀이 있거나 커브 길 또는 경사로에서 달려오는 자동차 운전자가 구급차를 보고 바로 안전하게 정지할 수 없기 때문이다.

교통 통제를 위해 화염 신호 사용. 화염신호가 안전하지 못하다는 논란이 있을지라도, 적절하게 사용한다면 화염 신호는 운전자에게 위험한 상황을 경고하는 매우 좋은 장비이다. 화염신호는 구급차 앞 좌석 밑에 수십 개를 보관할 수 있지만, 화염신호의 대체물인 배터리 동력 조명물은 환자가 이용할 수 있는 귀중한 공간을 많이 차지하게 된다.

절차 38-11에서는 직선로, 곡선로, 언덕 등이 있는 충돌 현장에 적절하게 화염신호를 설치한다. 대형 트럭의 정지거리는 자동차보다 훨씬 더 길다는 것을 염두해 두어야 한다. 도로에 트럭 차량이 있으면 실제 보이는 거리 이상으로 화염신호의 끈을 늘여야 한다.

화염신호를 설치할 때 다음과 같은 요소들에 유의해야 한다.

- 화염신호를 놓고 발화하기 전에, 특히 도로 끝에 흘러나온 연료, 마른 초목, 다른 가화성 물질이 있는지 확인하고 피한다.
- 화염신호를 달리는 차량에서 던져서는 안된다.
- 구급차를 주차 하자마자 위험 지역 경계에 몇 개의 화염신호를 놓는다. 그 화염신호는 구급차 경고 조명을 보충해 줄 수 있다.
- 화염신호를 가지고 다가오는 차량을 향해 조심스럽게 걸어간다.
- 가능하면 10피트마다 화염신호를 놓아서 폐쇄되지 않은 도로로 차량을 인도한다(화염신호를 놓는 동안 차량에 등을 돌리고 있지 않는다).
- 2차로에서 충돌이 있었다면, 양방향 모두에 화염신호를 놓는다.
- 화염신호에 불을 붙일 때 조심해야 한다. 화염신호의 불꽃은 몸에서 멀리 떨어뜨려 차량 방향으로 발화한다.
- 화염신호를 교통 지휘봉으로 사용해서는 안된다. 화염신호는 인산이 녹아 분출되어 피부에 3도 화상을 일으킬 수 있다.

추가 안전 시스템: 에어백

자동차 에어백 시스템은 차량의 안정성에 혁신을 일으켰다. 제조사들은 에어백을 안전 벨트의 내체물로 만들 것이 아니라, 오히려 안전 벨트와 함께 사용하도록 설계했다고 한다. 그래서 에어백은 보조제어장치(SRS)라고 불리기도 한다. 에어백은 충격에 팽창되고 운동 에너지를 방출하여, 본체에 충격을 최소화 하도록 설계 되었다. 구조작업 동안 에어백의 작동 여부를 확인하는 것은 중요하다.

만약 에어백이 터졌다면, 터질 때 차량 내부에서 "연기"가 나는 것을 목격자는 볼 수 있었을 것이다. 그것은 사실 연기가 아니라 에어백을 윤활시키는데 사용되는 봉인지와 입자에서 나온 먼지일 뿐 아니라, 에어백을 매끄럽게 하기 위해 사용하는 옥수수전분이나 가루분 먼지이다. 일부 가루는 피부를 자극할 수 있는 수산화 나트륨(sodium hydroxide)이 포함될 수 있다. 이런 이유로, 승객석에 접근할 때 보호용 장갑과 안경을 착용하는 것이 중요하다. 또한 환자의 눈이나 상처로 가루가 더 들어가지 않도록 보호하는 것도 중요하다. 전문가들은 응급구조사가 터진 에어백을 들어 올리고 핸들과 계기판을 검사하도록 권고하고 있다. 이를 통해 환자가 어느 부위에서 세게 부딪혔는지를 알 수 있다.

주의해야 할 위험원은 차량 충돌 후 에어백이 터지지 않은 상태일 때이다. 구출 과정에서 구조 대원은 에어백에 의해 심한 부상을 입을 수 도 있다. 에어백에 부상을 입지 않기 위해서는 먼저 배터리를 분리해야 하고, 전원은 시스템의 종류에 따라서 2~3분 내에 차단된다. 그러나 이를 완전히 비활성화시키는데 걸리는 시간을 확인하기 위해서는 에어백 비활성화 시간 기록서를 확인해야 한다(이것은 www.nhtsa.dot.gov에서 확인해 볼 수 있다.). 일부 차량은 비활성화까지 30분 정도 소요되지만, 대부분의 차량은 1분 미만이다. 에어백에 의한 사고는 우발적으로 발생될 가능성은 아주 낮지만 100% 안전한 것은 아니다. 대부분의 시스템은 점화에 대해 독립적으로 작동하기 때문에 점화만을 해제한다고 시스템을 차단할 수 없다는 점을 유의해야 한다.

충격 흡수 범퍼

대부분의 차량들은 시간 당 5마일의 충격을 흡수할 수 있도록 자동차의 전면과 후면에 범퍼가 장착되어 있다. 만약 범퍼가 충돌하면, 범퍼가 찌그러지거나 밀리면서 충격을 흡수한다. 찌그러진 범퍼 앞에 서있지 않도록 한다. 만약 찌그러진 범퍼가 충격에 의해 다시 튕겨져 나오는 경우 구조자의 무릎을 치면서 심각한 손상을 야기할 수 있다. 일부 구조자들은 범퍼에 의한 통제되지 않은 충격을 막기 위해 충격흡수장치(범퍼)를 사슬로 맨다. 이때, 구조사의 위치는 범퍼에서 비슷한 각도 또는 직각 방향에서 작업을 실시한다

목격자 통제

차량사고 주변의 목격자는 더 많은 문제를 야기시킬 수 있다. 목격자들은 더 자세히 사고상태를 보려고 주위를 돌아다닐 수 있다. 이러한 행동은 구조와 응급처치 작업을 방해할 수 있다.

구조대, 경찰, 소방대에는 목격자 통제를 위한 인력과 장비를 갖추고 있으나, 구급차에는 없다. 그러나 응급구조사는 전반적인 목격자 통제조치를 시작할 수 있다. 지역 규정에 의거하여 응급구조사가 목격자 통제를 할 수 있다면, 응급구조사는 책임감 있어 보이는 한 시민에게 보조를 요청하여 목격자들이 위험지역에서 멀리 떨어지게 한다. 바리케이트 테이프가 있다면, 바리케이드 테이프으로 차단지역을 확보한다. 그리고, 연료가 흐른 지점 근처나 불안정한 차량 같은 안전하지 않은 지역에 목격자들이 접근하지 못하도록 한다.

전기 위험

전기는 차량충돌현장에서 많은 위험을 갖고 있다. 전기 위험물질이 있을 때는 위험 지역과 안전 지역을 설정하도록 한다. 위험 지역은 전기회사 직원이나 전문 구조대와 같이 위험물질을 통제할 책임이 있는 사람들만 들어갈 수 있어야 한다. 안전 지역은 구부러지거나 흔들리는 전선에 의해 구조대원이나 구경꾼들이 손상을 입지 않도록 안전지역에서 멀리 떨어져 있도록 한다.

다음에 열거된 목록과 같이 안전 사항에 유의해야 한다. 대부분 전도체 주위에서 예방 조치를 취하는 것과 관련이 있다. 전도체는 전기를 전달하는 전선, 다른 물체 또는 물질이다.

- 흔히 생각하는 것처럼, 도로변 시설에 높은 볼트의 전력이 종종 있다. 어떤 지역에서 나무

전봇대는 500,000볼트 정도의 많은 전도체를 지지한다.

- 전체 지역이 극히 위험하다고 가정해 본다면, (수도 , 전기, 가스, 교통기관 등) 설비 전봇대, 버팀목 전선, 접지 선, 전봇대 자체, 그리고 근처의 가드레일과 울타리에 의해 지지되고 있는 전기, 전화, 유선 TV 및 다른 전선을 포함해서 시스템의 어떤 부분에도 전도체가 닿아서 전압이 발생될 수 있다. 심각하게 훼손된 전도체는 모두 높은 전력이 있는 전선과 전도체에 접촉해서 감전될 수 있다고 가정해야 한다. 끊긴 전선도 언제나 다시 전기가 활성화될 수 있다. 활성화된 전도체는 땅에 휘어 있을 수도 있다.
- 일반적 보호용 의복으로는 감전사를 예방할 수 없다.

이러한 사항과 다음의 절차를 알고 있다면 불특정한 전력에 의해 발생되는 위험한 사고현장에서 살아남을 수 있다.

전선이 늘어져 있는 부러진 전봇대. 전봇대가 부러져서 전선이 늘어지면 매우 위험하다. 전기가 끊겼고 현장이 안전하다고 전기회사 직원이 확인해줄 때까지 그 지역에서 응급구조사는 안전하게 작업을 할 수 없다. 만약 응급구조사가 전봇대가 부러졌고 전신이 늘어져 있는 것을 발견했다면:

- 구급차를 위험 지역 밖에 주차한다.
- 구급차에서 내리기 전에, 라디오 안테나를 포함해서 차량의 일부가 늘어진 전도체가 닿아 있는 여부를 확인한다.
- 목격자와 불필요한 보조 응급구조대원들에게 위험 지역에서 떨어져 있으라고 지시한다. 안전 지역을 형성하기 위해 차단 테이프를 사용한다.
- 충돌 차량 승객은 사고차량 주변에서 떠나지 않도록 한다.
- 차량이 위험 지역을 통과하지 못하도록 금지시킨다.
- 안전하게 접근할 수 있는 가장 가까운 전봇대 번호를 확인하고, 응급의료통신자에게 전봇대 번호와 위치를 전기 회사에 알리도록 요청한다.
- 늘어진 전선이 움직이지 않도록 한다. 금속도구도 전기가 전도되지만, 나무 손잡이가 달린 도구나 천연 소재 밧줄 같은 비전도성 도구가 습기를 많이 포함하고 있다면 전기를 전도하고 선의의 구조자가 감전사할 수도 있다.
- 전기 회사에서 전선을 절단하거나 전기를 끊을 때까지 안전한 장소에 있도록 한다.

밤에 지방의 도로변과 같이 어두운 지역의 충돌 현장에 접근할 때 특히 조심해야 한다. 구급차에서 나오면서, 손전등으로 앞과 양 옆과 위로 전체적으로 비춰 본다. 활성화된 전도체가 바로 머리 위에서 흔들리고 있을 수 있다. 만약 전선이 늘어져 있는 것을 발견했다면, 즉시 그 장소를 떠나고 전기 회사에 알린다.

때때로 특히 습한 날씨에는 지면 경사도 현상을 통해 전선이 바닥에 있다는 최초의 단서를 얻을 수 있다. 전도체가 땅에 접촉해 있는 지점이 전력이 가장 높고, 접촉 지점에서 멀어질수록 약해진다. 그 거리는 수 인치 또는 상당한 피트 떨어져야 할 수도 있다. 감전된 지면을 인식하고 적절하게 대응할 수 있다면 응급구조사의 생명을 구할 수 있다.

만약 다리와 몸통 하부에서 따끔거리는 감각을 느꼈다면 즉시 접근을 범춰야 한다. 이러한 감각은 응급구조사가 감전된 땅에 있다는 것을 의미한다. 전류가 한쪽 발로 들어와서 하체를 통과하고 다른 다리로 나가게 된다. 계속 걸어가면 응급구조사는 감전사 할 위험에 처하게 된다. 현재 왔던 방향과 반대방향으로 즉시 이동하고 아래와 같은 정확한 지침을 따른다.

감전에 위험에 처했을 때는 왔던 방향의 180도 반대 방향으로 바꾼 후 두가지 탈출 방법

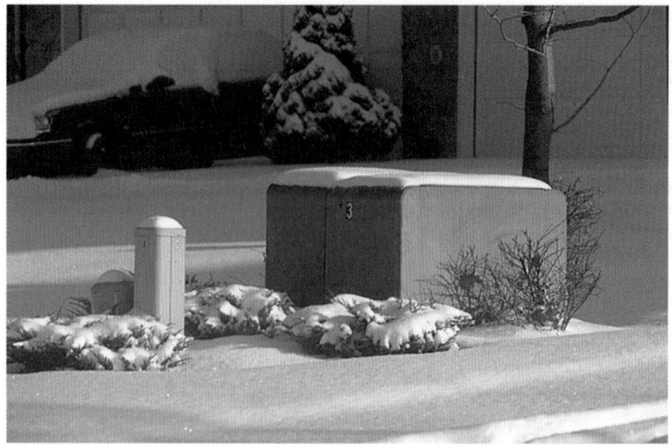

그림 38-7 지면 설치 변압기가 손상되었다면, 심각한 위협이 된다.

중 한가지 방법을 취한다. 바로 안전 지역까지 한 발로 뛰거나 혹은 두 발을 위험 지역에서 끌면서 걷는데 두 발이 지면에서 떨어지지 않도록 한다. 두 가지 방법 모두 감전사를 초래할 수 있는 감전된 땅에서 응급구조사의 몸쪽으로 전류가 흐르지 않도록 방지해 준다(전류는 한 다리로 올라가 다른 다리로 내려와서 땅을 통과하는 전류의 흐름 순환 경로이다. 한 발로 뛰거나 두 발을 함께 붙이고 있으면 감전사를 초래할 수 있는 순환 전류가 아니라 직류를 만들게 된다).

전봇대가 부러졌지만 전선은 손상되지 않은 경우. 전선이 손상되지 않더라도 전봇대가 부러졌다면 여전히 위험한 상황이다. 전봇대에 달려 있는 전선도 언제든 절단되어서 현장이 위험해질 수 있다. 만약 응급구조사가 그런 상황을 만난다면:

- 구급차를 위험지역 밖에 주차한다.
- 응급의료통신자 상황을 알린다.
- 전기회사 직원이 전도체의 전압을 제거하고 전봇대를 고정할 때까지 위험 지역 밖에 있도록 한다.
- 목격자와 필수 요원이외의 응급구조대원은 위험지역 밖에 있도록 한다.

지면 설치 변압기 손상. 전선이 지하에 있을 경우 지면 설치 변압기가 땅 위에 있을 수 있다(그림 38-7). 땅 위의 지면 설치 변압기가 부딪혀서 손상을 입었을 때, 심각한 위험이 발생한다. 그런 상황에서는:

- 곧바로 전기 회사의 출동을 요청한다.
- 변압기 케이스 또는 변압기와 접촉하고 있는 차량 모두를 만지지 않도록 하고, 다른 응급구조 대원에게도 경고한다.
- 전기회사에서 변압기 전류를 차단시킬 때까지 안전한 장소에서 대기한다.
- 목격자들은 위험지역 밖에 있도록 한다.

차량 화재

차량에 화재가 난 것을 발견했을 때는 항상 소방장비의 출동을 요청해야 한다. 누군가 소방기관에 연락했을 것이라고 가정하지 않아야 한다. 실제로, 차량 구조 동안 소방대원은 항상 대기하고 있어야 한다. 응급의료통신 프로토콜과 표준 운영 지침은 차량 화재에 대한 내용을 반드시 포함하고 있어야 한다.

차량 화재를 진압하는 것은 진화 작업 훈련을 받고 장비를 갖춘 사람, 즉 소방관의 책임이

절차 38-2 차량 화재 진화

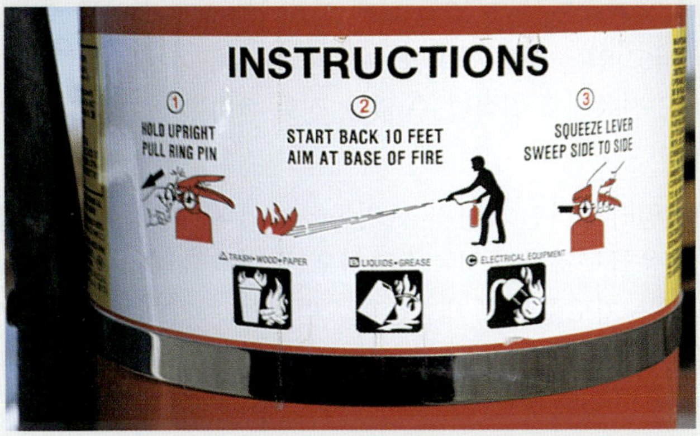

A, B, C급 화재 진압 소화기 사용가능을 표시한 차량의 후드가 완전히 열려있을 때 엔진 부분의 화재를 진화한다.

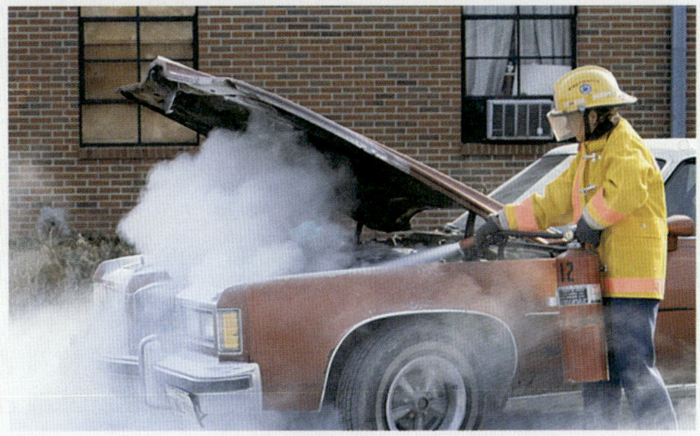

후드가 부분적으로 열려있을 때 엔진 부분의 화재를 진화한다.

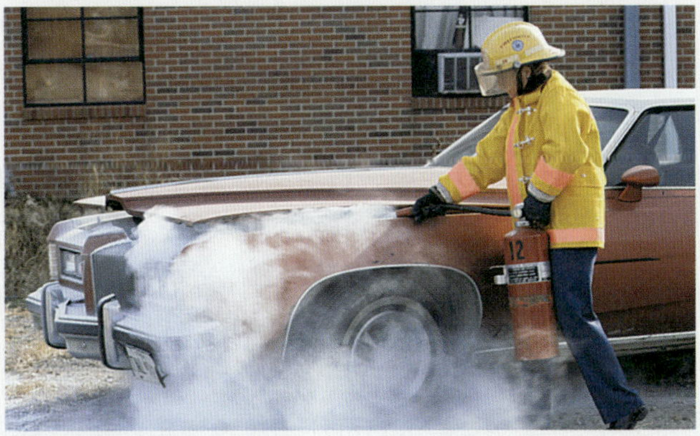

충돌 시의 화재를 진화한다.

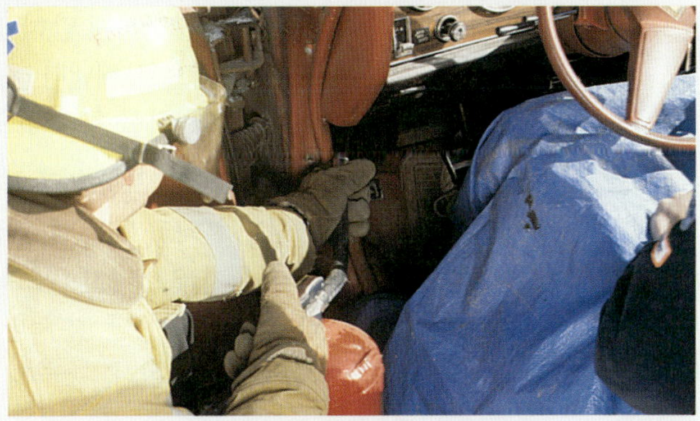

소화제 연무가 차량 안에 차 있지 않도록 주의한다.

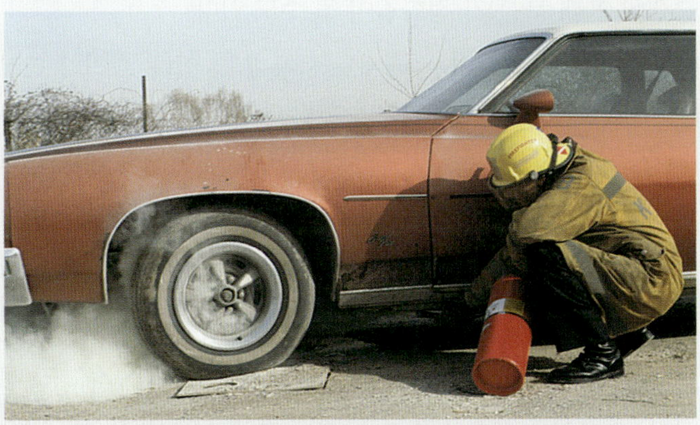

차량 아래에서 타는 연료를 진화하고 차량의 불꽃을 없앤다.

다. 그럼에도 불구하고, 훈련된 응급구조사가 소방대원보다 먼저 도착했을 때 취할 수 있는 여러 조치가 있다(절차 38-2).

작은 화재의 경우에 15파운드나 20파운드 A, B, C급 화재 진화제로 실내 장식물, 연료, 전기 구조물을 포함해 차량 내에서 타고 있는 것을 진화할 수 있다. 마그네슘이나 다른 가연성 물질이 타고 있는 경우에만 A, B, C 진화제로 진화할 수 없다. 진화 전에 완전한 보호 장비를 항상 착용해야 한다.

엔진부분의 화재. 후드가 완전히 열려 있다면 차량의 A-기둥(전방의 지붕지지 기둥)에서 가능하면 바람을 등지고 서서 약품이 응급구조사의 얼굴로 날아오거나 승객석에 들어가지 않도록 보호한다(건조 화학 화재 진화제는 기도를 막고 개방창을 오염시킬 수 있다). 그 다음 진화제를 화재 진원지에 짧게 뿜어 뿌린다. 화재진압에 필요한 것 이상 사용하지 않도록 한다. 불꽃이 다시 일어났을 경우에 대비해 남겨둘 필요가 있다.

만약 후드가 안전 걸쇠까지 열려 있다면 더 이상 후드를 들어 올리지 않는다. 그러면 공기 흐름을 차단해서 산소를 제거하도록 도울 것이다. 다음에 엔진 부분의 개방구(후드와 펜더 사이, 공기통로(grill) 주위, 바퀴연결부(wheel well), 부서진 헤드라이트 부품)를 통해 진화제를 직접 뿌린다. 필요 이상의 진화제를 사용하지 않는다.

후드가 단단하게 닫혀 있다면 소방대원에게 진화를 맡기고 닫힌 후두를 그대로 두고 환자를 차량 밖으로 빼낸다. 차량 내의 환자를 꺼낼 수 있는 자원을 바로 활용할 수 있다면 긴급 이동으로 환자를 차량 밖으로 구출해야 한다.

승객석이나 트렁크의 화재. 계기판 아래나 내부 장식 또는 다른 가연 물질에서 화재가 발생했다면 불타고 있는 물질에 직접 진화제를 조심스럽게 뿌린다. 승객에게 해로울 수 있는 진화제 가루가 일어나지 않도록 조금씩 뿌려야 한다. 만약 트렁크에 화재가 났다면 닫힌 후드 아래에서 화재가 난 경우와 같이 소방대원에게 진화를 맡기고 환자를 차량 밖으로 구출하는 작업을 해야 한다.

차량 아래의 화재. 차량 아래에서 타고 있는 연료를 진화하기 위해 휴대용 장비를 사용하는 것은 많은 양의 연료가 샜을 경우에는 쓸모가 없다. 그러나 사람이 차량에 갇혀 있을 때에는 시도를 해봐야 한다. 진화제를 뿌리면서 승객석 아래의 화염을 막아야 한다. 화재를 진화하고 나서 점화원을 격리해야 한다. 온도가 1,200도 이상에 다다르면 차량 자체의 촉매 변환기(catalytic converter, 대개 승객석 아래 부분)가 점화점이 될 수도 있다.

트럭 화재. A, B, C 진화제는 트럭 화재를 진화하는 데에도 사용할 수 있다. 그러나 트럭 타이어가 타고 있는 경우에는 특히 위험하다는 것에 유의해야 한다. 화염이 차체와 화물로 빠르게 타이어가 불로 뜨거워져 터질 수 있다. 화재가 난 트럭 바퀴 바로 앞에 서있지 말고 45도 각도로 접근한다.

메모: 때때로 연료가 사고 차량에서 새고 있지만 화재는 일어나지 않은 경우가 있다. 만약 연료통이 새는 것을 발견했다면 소방대를 호출해야 한다. 구조 작업의 지속 여부는 위험 정도에 따라 결정해야 한다. 가솔린이 차 밑에 흥건히 고여 있거나 점화원을 향해 흐르고 있다면 구조 작업을 계속하지 말아야 한다. 목격자들이 연료에서 떨어지도록 경고하고 점화원이 될 수 있는 것들을 최소화한다. 연료가 쏟아진 곳 근처나 연료가 흐르고 있는 곳에서 화염신호를 사용하지 않는다. 구급차의 촉매 변환기도 쏟아진 연료나 가연성 물질을 쉽게 점화시킬 수 있으므로 구급차 주차 장소에도 유의한다.

차량의 전기 장치 불능화

구조대는 일상적으로 모든 충돌사고 차량의 배터리 전선을 절단하여 전기 장치를 중단시키는 경우가 많다. 가솔린이 차량 아래 고여 있거나 터지지 않은 에어백의 기능을 중단시켜야 하는 경우가 아니라면 전기 체계의 배터리를 절단하는 것은 시간 낭비일 뿐 아니라 실제로 구조작업을 방해할 수 있다. 차에는 전기로 움직이는 문 잠금 장치, 창문 조작기, 좌석 조정 장치가 있는 경우가 많다는 것을 기억해야 한다. 창문을 부수기보다 창문을 내릴 수 있다면 승객에게 유리가 튀지 않게 할 수 있다. 문 잠금 장치가 작동한다면 억지로 문을 열려고 할 필요가 없다. 그리고 좌석을 동력으로 조작할 수 있다면 손상된 운전자 앞에 공간을 만들 수 있을 것이다.

전기 장치를 중단시켜야 한다면 배터리의 굵은 선(ground cable)을 차단해야 한다. 이렇게 하면 불꽃이 연료가 흐른 곳에 튀지 않고 배터리 액이 점화하지 않도록 방지할 수 있다. 배터리 전극에서 양극선이 분리될 때나 양전극이나 케이블이 접촉한 상태로 연장이 금속 부분에 닿게 되면 불꽃이 일어날 수 있다.

차량 고정

핵심 개념
차량을 고정시키는 방법

사고 차량이 고정되지 않은 경우에는 구조자와 환자가 위험할 수 있다. 절차 38-3에는 차량을 바퀴, 측면, 지붕에서 고정하는 방법을 설명하고 있다.

메모: 사고차량이 고정되어 있는 것처럼 보이기 때문에 구조자는 차량을 고정하지 않을 수 있다. 사고차량이 고정되어 있다고 "가정"하는 위험을 취하기보다 환자를 구출해야 하는 모든 사고차량이 고정되어 있지 않다고 생각하고 적절한 고정을 해야 한다.

만약에 구급차에 고정 장비가 구비되어 있다면 응급구조사는 기본 고정 절차를 포함하는 차량 구조 과정 정규 훈련에 참여해야 한다.

만약 구급차에 고정 장비가 없거나 응급구조사가 훈련을 받지 않았다면 지붕이 손상되지 않았고 차량이 고정되어 있는 것처럼 보인다고 해도 구조대가 차량을 고정할 때까지 대기해야 한다. 경험이 부족한 변호사는 차량 충돌사고 구조작업을 조사하는데 필요한 훈련을 받은 전문가(자문)를 두고 있다. 여러분은 적절한 방식으로 이러한 법적 개입을 최소화할 수 있다.

차량 고정에 대한 다음의 설명은 응급구조사로서 훈련 받은 대원이 수행하는 과정을 이해하도록 도와줄 뿐이다. 이것은 안정화 절차에 대한 정규 훈련을 대체할 수 없다.

똑바로 서 있는 차량

사고차량에 4개의 타이어가 있다면 고정된 것처럼 보인다. 그러나 구조자가 차량에 들어가거나 올라갈 때 위아래, 좌우, 앞뒤로 쉽게 흔들리게 된다. 흔들리게 되면 승객의 손상을 심각하게 악화시킬 수 있다. 먼저, 구조자가 차량 내부로 접근할 때, 엔진이 꺼져 있고, 차량이 주차상태이며, 키가 점화장치에서 제거되었고, 사이드 브레이크가 채워져 있는지 확인한다. 차량을 안정화시키는 가장 좋은 방법은 세 단계 초크고정을 활용하는 것이다. 각 측면에 하나씩 넣고 자동차의 앞 또는 뒤쪽에 초크를 넣는다. 사실 대부분의 지역에서는 차량을 안정화시키기 위해 타이어 공기를 빼는 방법을 가장 널리 사용한다. 지역의 지침에 따르도록 한다.

차문이나 지붕의 제거와 같이 구조를 위해 확실히 장비사용이 필요한 상황이라면 모든 타이어의 공기를 뺀다. 이것은 펜치로 밸브집(casing)에서 밸브대(valve stems)를 잡아 빼는 것으로 할 수 있다(타이어를 찢어서 타이어의 공기를 빼는 것은 적절하지 않다). 경찰에게 타이어의 공기를 뺐다고 말해서 조사관이 사고로 타이어가 터졌을 것이라고 생각하지 않도록 한다. 기록지에 여러분이 개입했던 사항을 기록하라. 출동 및 처치기록지에 기록하는 것처럼 구조과정에 대해 할 수 있는 만큼 상세히 기록하라.

메모: 모든 충돌사고에서 타이어 공기를 뺄 필요는 없다. 차문이나 지붕 제거와 같이 도구가 필요한 심각한 상황의 환자 구출 시에만 타이어 공기를 뺀다.

차량 고정과 접근을 위해 구비해야 하는 장비목록은 표 38-1에 열거되어 있다. 만약 구급차에 3단 고정목이 구비되어 있지 않다면 바퀴 굄목이나 2×4인치 고정목을 차량 쪽의 타이어 두 개 앞이나 뒤에 놓아 어느 정도 고정시킬 수 있다.

차가 여러 번 구르고 나서 바퀴로 똑바로 서 있다면 지붕이 찌그러져 있고 창문을 통해 접근할 수 없을 것이다. 차문을 열거나 지붕을 제거하기 전에 대형(heavy-duty) 잭으로 찌그러진 지붕을 들어 올려야 한다.

메모: 버팀대 설치 시에 무릎을 굽히지 않는다. 무릎을 구부려야 하는 상황에서는 차량에서 빨리 움직일 수 있도록 한다. 차가 고정되면 문을 열어서 안쪽으로 기어들어가기 전에 차문을 완전히 연 상태로 고정시킨다.

측면으로 넘어져 있는 차량

차량이 측면으로 넘어져 있을 때 목격자가 차량을 밀어서 다시 세우려는 시도를 종종 한다. 목격자들은 이러한 움직임이 차량 내의 승객에게 손상을 입히거나 심각하게 악화시킬 수 있다는 것을 깨닫지 못한다. 차량은 측면으로 고정되어야 한다. 차량이 측면으로 넘어져 있다

절차 38-3 충돌 차량 고정

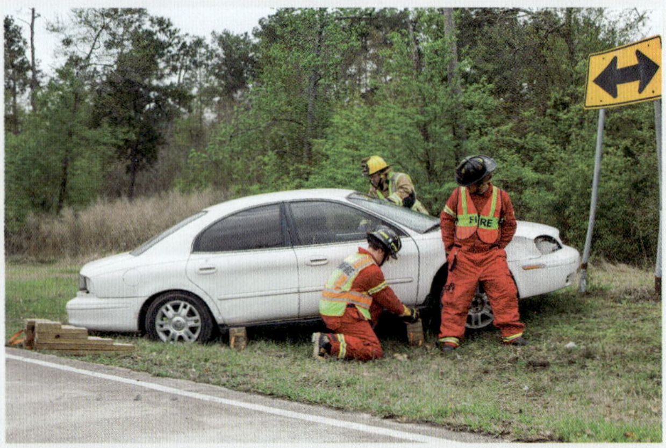

환자 접근을 시작하면서 삼각적(cribbing)을 사용하여 차바퀴를 안정화

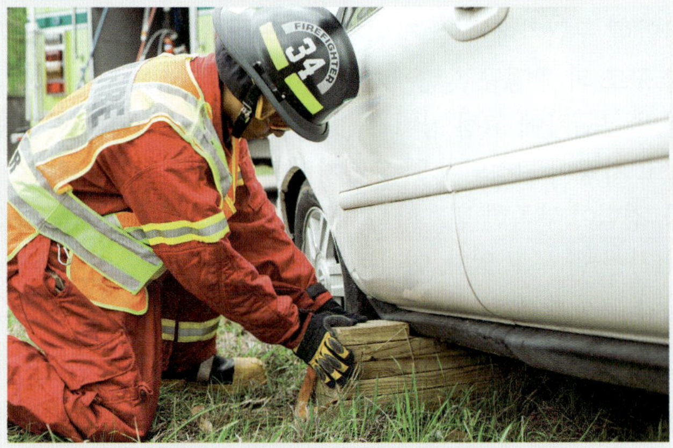

초크를 적용. 적용하는 동안 차량의 안정을 유지

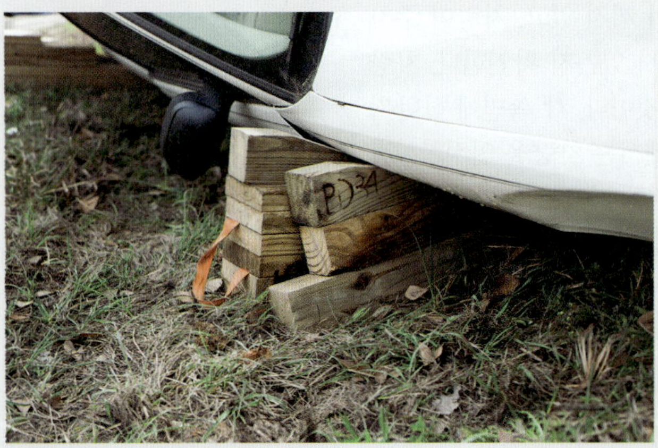

삼각적으로 차량의 측면을 안정화

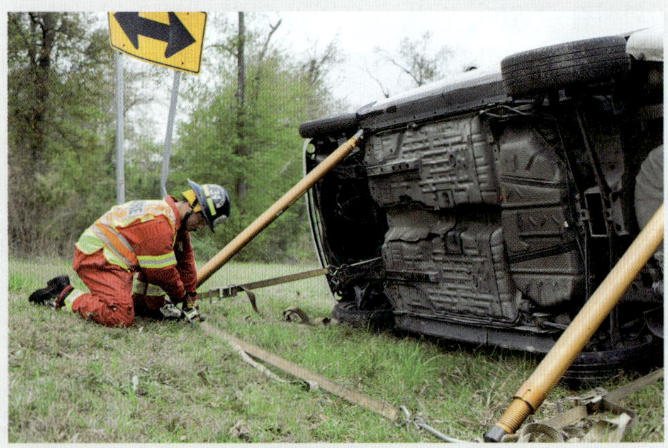

버팀대(struts)로 차 측면을 안정화. 최상의 안정을 위해서는 삼각적을 적용한 반대측에 버팀대를 적용

면, 밧줄과 하이리프트잭, 고정목을 사용하여 고정시키기 전에는 접근하지 않도록 한다. 측면으로 서 있는 차가 고정된 것처럼 보일 수 있지만 문을 열려고 위로 올라가게 되면 차량이 쉽게 뒤집어 지거나 바로 세워질 수 있다. 게다가 차가 넘어질 때 응급구조사가 차량 아래 깔릴 수 있다.

안전임무를 맡은 대원은 차량의 주위에서 움직임을 "인식"하고 차가 넘어지기 시작하면 고정목, 잭, 밧줄을 넣고 있는 구조자에게 빨리 나오도록 알려야 한다. 같은 바퀴에 밧줄 두 개를 같은 방향으로 묶도록 해서 잭이나 고정목을 설치하는 동안 안전대원이 차량을 일시적으로 안전하게 잡고 있도록 한다. 측면으로 넘어진 차량을 고정하는 방법에는 사람의 힘을 사용하는 것에서부터 수압 펌프와 가압잭을 사용하는 것까지 다양하다. 그 목적은 바닥에 접촉하는 부분을 늘려 측면으로 넘어져 있는 차량을 더욱 고정시키는 것이다.

표 38-1 차량 고정과 접근을 위한 장비와 물품

수량	부품
10	2″×4″×8″ 삼각적(cribbing)
10	4″×4″×18″ 삼각적(cribbing)
4	3단 고정복
6	나무 쐐기
2	차량 바퀴 고정목
100피트	나일론 1/2인치 다용도 밧줄
2세트	하이리프트 대형 잭
1	손도구가 들어 있는 "문-창문 관련 장비"
1	배터리 펜치 1쌍
1	12인치 적용 렌치
1	3 또는 4 파운드 드릴 망치
1	스프링 달린 중앙 펀치
2	쇠톱 및 여분의 톱 날
1	10″ 잠금형 펜치
1	10″ 물 펌프 펜치
여러 개	12″~15″ 쇠지레
1	8″ 일자 드라이버
1	12″ 일자 드라이버
1	윤활제 스프레이
1	납작한 도끼
1	유리 제거 톱
1	혼합형 강제 출입 도구
500피트	경계선 테이프

뒤집어진 차량

만약 차량이 완전히 뒤집어져 지붕으로 서 있는데 지붕기둥이 손상되지 않았고 차량이 고정되어 있는 것처럼 보인다면 차량을 고정하지 않고 창문과 문의 개구부로 승객에게 접근하여 다가가고 싶을 것이다. 그러나 자동차 앞 유리가 부서져 있는 경우에 종종 일어나는 것처럼 지붕 기둥이 찌그러져 있다면 차량이 무너져 내려 차량 안으로 들어가려 하거나 창문 개구부에 손을 넣은 응급구조사에게 손상을 입힐 수 있다. 응급구조사는 구조대원이 차량을 고정할 때까지 접근을 유보해야 한다. 대개 차 밑에 고정박스를 만들어 고정시키게 된다.

뒤집어진 차량은 다음과 같은 4가지 중의 한 경우이다.

1. 지붕이 차체에 눌려 납작하게 압착되어서 트렁크 뚜껑과 후드가 모두 바닥에 닿아 있는 수평자세
2. 후드와 바닥 사이, 그리고 트렁크 뚜껑과 바닥 사이에 공간이 있어서 완전히 지붕으로만 서 있는 수평 자세
3. 후드의 앞 끝이 바닥에 닿아 있고 차 후미는 C-기둥(후미기둥)로 지지하는 전방이 내려간 자세
4. 트렁크 뚜껑이 바닥에 닿아 있고 차량의 무게 대부분을 A-기둥(전방기둥)가 받치고 있는 전방이 올라간 자세

만약 차량이 차에서 가장 무거운 부분인 엔진 쪽으로 기울어져 바닥에 닿고 트렁크가 공중에 떠 있다면 트렁크 아래 2단 고정목을 거꾸로 해서 고정할 수 있다.

지붕이 차체 때문에 납작하게 압착되어 있다면 지붕 기둥이 모두 부서져 있을 때와 같이 차는 본질적으로 땅에 놓인 철제 상자로써 승객들을 완전히 가두게 된다. 만약 차량이 언덕에 있거나 잔해나 다른 차 위에 불확실하게 놓여 있는 경우가 아니라면 이 상황은 고정이 필요치 않은 유일한 경우이다. 구조가 단단하기 때문이다. 이러한 상황에서는 창문이나 문, 지붕으로 접근하는 것은 불가능한 일이다. 그러나 바닥의 팬을 절단한 구멍이 커서 들어갈 수 있다면 응급구조사가 안으로 기어들어 가거나 구멍으로 승객과 접촉하여 구조대원이 차량을 개방하거나 들어올릴 수 있을 때까지 정서적 안정감을 제공할 수 있을 것이다.

만약 차량이 고정되지 않아서 응급구조사가 안전하게 접근할 수 없다면 안전하게 할 수 있는 한, 가까이 다가가서 승객에게 말을 하거나 표시를 보내서 그들은 도와줄 것이라는 사실을 알리고 환자 상태 파악을 시작할 수 있다.

차량이 위에서 설명한 것과 같은 자세로 발견되었다면 일단 차량이 불안정하다고 간주해서 응급구조사가 들어가기 전에 훈련 받은 대원이 차량을 고정시켜야 한다는 사실을 명심해야 한다.

접근

핵심 개념
사고 차량에서 환자에게 접근하는 방법

왜 차량은 충돌함에도 불구하고 문이 열리지 않는 것일까? Nader 핀(이 장비를 생각해냈던 변호사 Ralph Nader의 이름을 딴 것)은 자동문에 있는 케이스 강화 핀이다. 충돌사고 시에 문잠금 장치의 캠(cam)이 이 핀을 잡아서 문이 활짝 열리지 않도록 해주어 승객이 밖으로 튕겨져 나가지 않도록 도와준다. 미국에서는 1966년 이후에 나온 차량에 모두 Nader 핀이 설치되어 있다.

차량 충돌 시에 승객이 좀더 안전한 내부에 남아 있도록 차량에서 튕겨나가지 않게 해주는 Nader 핀은 안전장치이다. 차량 내부에서 뒹구는 문제는 안전띠를 매지 않은 경우에 해당한다. 그렇지만 Nader 핀은 차량 내 승객에게로의 접근을 한층 어렵게 만든다. Nader 핀이 없을 때 구조 대원은 쇠지렛대(crowbar)로 문을 열 수 있었다. 결과적으로 구조자는 캠에서 핀

을 빼기 위해 수압벌림기(hydraulic spreader)를 사용해야 했다. 승객을 부서진 차량 안에 붙들어 두도록 고안된 안전장비 때문에 구조자가 들어갈 수 없게 된 것이다. 차량의 새로운 안전장치의 발전은 구조 대원들에게는 새로운 도전이 되었다.

차량 구조 훈련은 복잡한 작업이 되었고 구조자는 수십 가지 기술을 배워야 했다. 그 기술들 중 몇 가지는 특정 모델의 차에만 사용할 수 있는 것들이다. 효과적이면서도 단순한 절차의 필요성이 명확해졌다. 다음은 이러한 필요성을 충족시키기 위해 개발된 3단계 과정을 설명한다.

단순 접근

먼저 기억해야 하는 것은 응급구조사로서의 책임은 차가 아닌 환자를 구조하는 것이라는 사실이다. 대개 승객이 생명을 위협하는 손상을 입었다고 가정하고 다른 구조자가 접근로를 더 크게 개방하고 출구를 만들어 환자를 구출하기 위한 작업을 하고 있는 도중에라도 최소한 한 명의 응급구조사는 신속하게 환자에게 접근해야 한다.

차량에 안전하게 접근할 수 있을 정도로 고정된 다음에 문을 열 수 있는지 또는 차의 승객이 창문을 내리거나 문의 잠금장치를 열 수 있는지 살펴 확인한다(억지로 열기 전에 시도해본다). 이러한 일반적인 방법은 가장 간단한 접근 방법으로 알려져 있다. 많은 응급구조사들이 반대편 문을 쉽게 열 수 있음에도 불구하고 당장 운전석의 문을 열 수 없다고 판단하여 기계로 문을 절단하는 일이 종종 발생한다. "상식"을 적용하도록 한다.

복합 접근

단순 접근이 실패한다면 구조대원이 승객 구출을 위해 차량을 해체하고 있는 동안에 응급구조사는 창문을 깨고 접근하기 위해 도구나 특별한 장비를 사용할 필요가 있다. 이러한 목적으로 도구나 장비를 사용할 때의 과정이 복합 접근(complex access)이다.

모든 자동차 유리는 얇은 판이 겹쳐진 것(laminated)과 열 강화된 것(tempered) 두 가지 유형으로 되어 있다. 앞 유리와 밴의 뒷 유리, 일부 측면 유리, 트럭 유리는 유리판 두 장이 유리-플라스틱 샌드위치처럼 단단한 플라스틱에 부착되어 있는 안전유리로 되어 있다. 자가용의 측면과 뒤 창문은 강화 유리이다. 이것은 매우 탄력이 있지만 깨지면 날카로운 조각으로 흩어 지는 것이 아니라 둥근 조각으로 부서진다.

대개 응급구조사는 승객에게서 가능한 먼 측면이나 후방 창문으로 접근하려 할 것이다. 유리를 부수려면 아래쪽 모서리에다 center punch를 사용해야 한다. 창문 꼭대기에 손가락을 걸만한 구멍을 뚫어 장갑을 착용한 손가락을 구멍에 넣고 당겨 창문 조각을 떼어 낸다.

머리가 납작한 도끼는 대개 앞 유리를 부술 때 사용한다. 또한 Glas-Master라는 앞 유리 제거 톱을 이용하여 매우 빨리 앞 유리를 자를 수 있다. 접근하기 위해 일반적으로 앞 유리를 부수지는 않지만 구조대가 계기판이나 핸들 기둥을 분리하거나 지붕을 제거할 계획이라면 앞 유리를 제거할 필요가 있다. 앞 유리를 제거하기 전에 가능하면 승객을 알루미늄 구조담요나 방수천으로 덮는다. 환자를 안심시키기 위해 끊임없이 말로 다가서는 것은 이와 같은 현장에서 매우 중요하다. 일단 출입을 할 수 있게 되면 최소 한 명의 응급구조사가 적절하게 보호복을 입고 차량 내부로 기어 들어가 손으로 경추고정을 즉시 실시하면서 초기 평가와 신속한 외상 평가를 시작해야 한다. 무엇을 할 것인지를 설명하고 환자에게 말을 걸고 그를 위해 할 수 있는 모든 것을 할 것이라고 안심시켜서 정신적 지지를 제공하도록 한다. 접근 구멍은 대개 작으므로 척추 고정을 실시하기 전에 접근 구멍으로 환자를 빼내려 하지 말아야 한다.

그림 38-8 복합 접근은 도구와 장비를 사용하여 환자를 구출하는 것이다.
(© Edward T. Dickinson, MD)

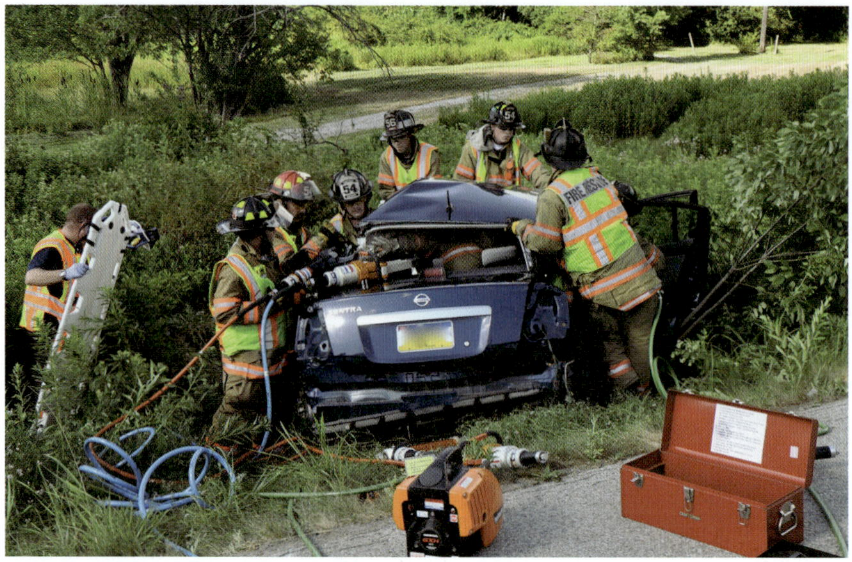

핵심 개념
사고 차량으로부터 환자를 구출하는 방법

구출: 3단계 작업 계획

대부분의 경우에 응급구조사는 직접적으로 구출 과정에 참여하지 않으며 대신 환자의 대변자로 활동하고 차량 내부로 들어가는 응급구조사로서 임무를 수행한다. 그렇지만 구조대원이 갇혀있는 환자를 구출하기 위해 사용할 수 있는 복합 접근을 위한 계획을 이해하는 것이 유용하다.

다음에서 화재와 구조, 적절한 장비를 갖춘 구급대원들이 실시할 수 있는 3단계 과정을 설명할 것이다. 이 과정은 차량에 따라 다른 것이 아니라 사실상 모든 차 또는 트럭에 사용할 수 있다. 이러한 과정에는 특별한 장비가 요구되는 다양한 기술이 포함되지 않는다. 단기간 과정으로 훈련을 받을 수 있다. 그리고 구급대원에게 가장 중요한 점은 구급차의 여러 짐칸에 구조 장비를 채울 필요가 없다는 것이다.

1단계와 2단계: 문과 지붕 기둥을 없애 출구를 만든다. 25년 이상, 응급구조사는 부서진 차의 승객에게 가기 위한 과정을 수행하도록 훈련을 받아왔다. 즉, 먼저 문으로 접근을 시도한다. 실패하면 파괴적 또는 비파괴적 수단으로 문을 연다. 다른 모든 것이 실패하면 창문 개구부로 접근한다. 이러한 다단계 과정은 시간이 걸리고 수많은 도구가 필요하다.

그림 38-9 스프링이 달린 center punch로 차 유리를 깬다.

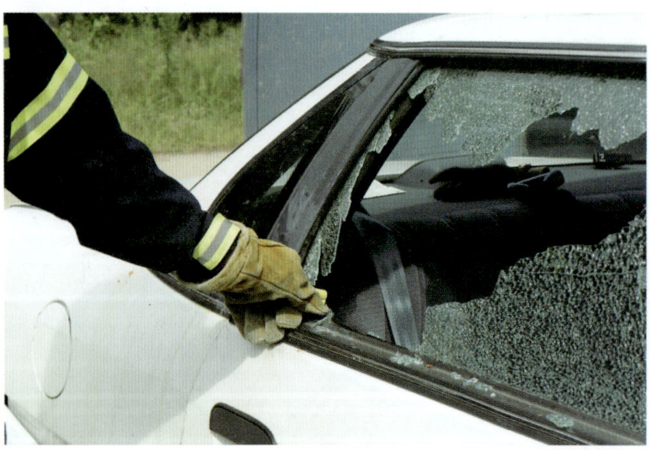

그림 38-10 Glas-Master 톱은 자동차 앞 유리 제거에 도움이 될 수 있다.

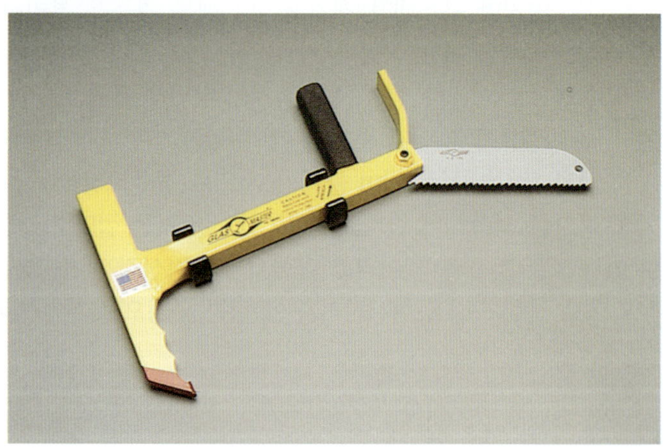

절차 38-4 차문과 지붕 분해

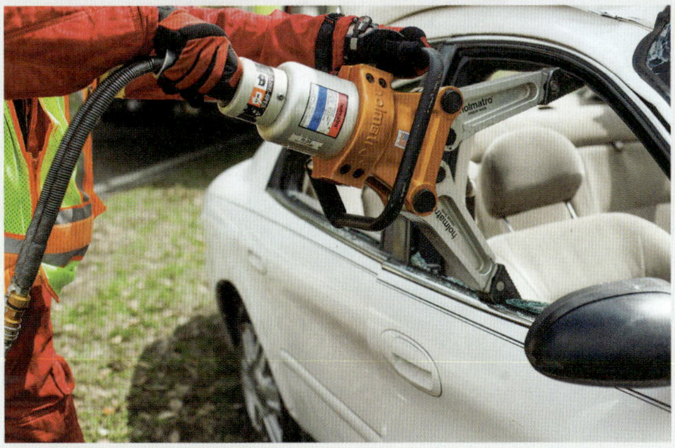

경첩을 노출시켜 승객석의 문을 벌린다.

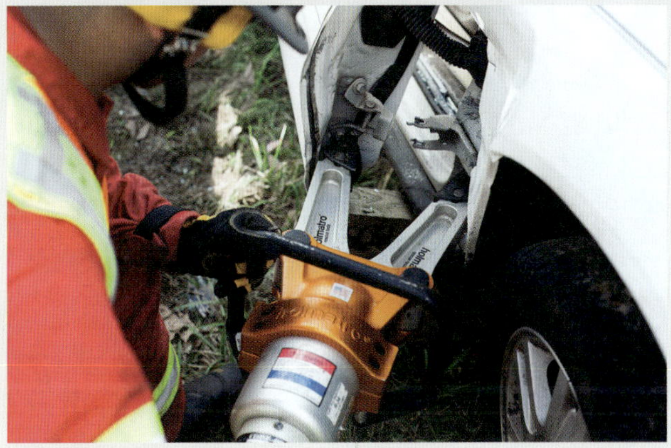

문을 제거한다.

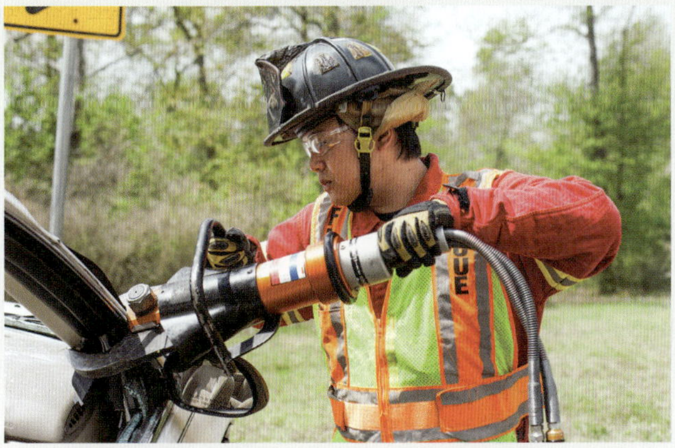

지붕제거를 위해 A-기둥 절단한다.

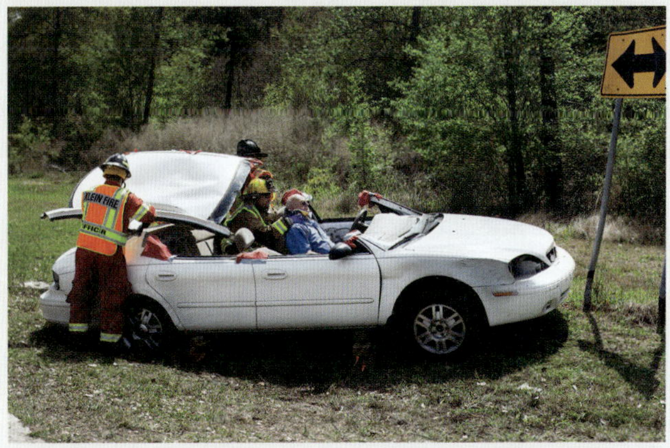

환자의 머리와 목을 고정시키기 위해 구조자가 뒷좌석으로 들어갈 때 B-와 C-기둥을 절단하여 지붕을 올린다.

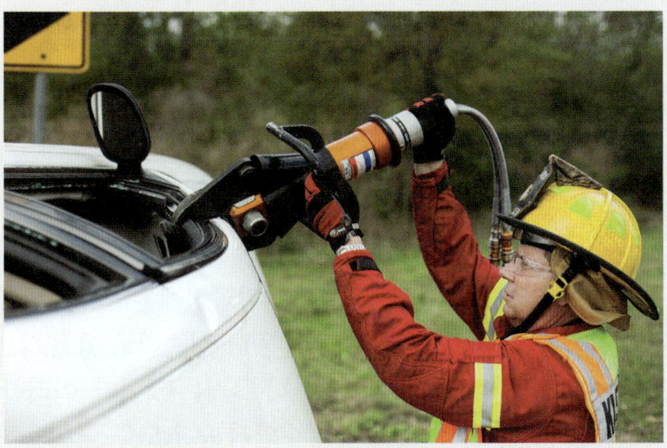

차 옆에서 기둥을 절단한다.

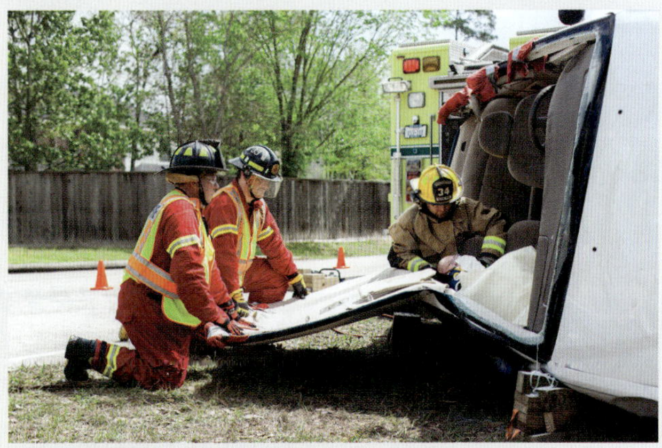

지붕을 제거하고 환자를 구출한다.

현장사례

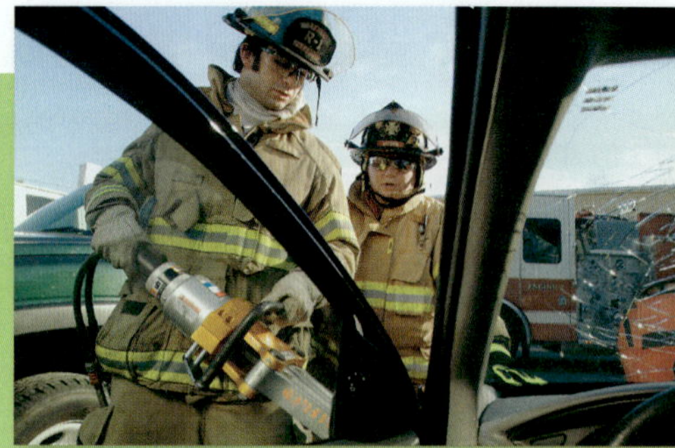

트럭이 옆 차선을 벗어나 내 앞으로 돌진했을 때 나는 일에 신경 쓰면서 운전을 하고 있었다. 그 상황은 너무나 끔찍한 사고였다. 큰 소리로 우직끈 부러지는 소리와 유리 깨지는 소리를 들을 수 있었다. 나는 그 소리를 들을 수 있었고 너무나 무서웠다. 차의 에어백이 터졌고 나는 먼지 구름 속에 앉아 있었다.

나가려고 했지만 그럴 수 없었다. 문이 열리지 않았다. 내 발목이 심하게 아픈 것을 느꼈다. 가속페달 위에 발이 쐐기처럼 박혀 있었다.

나는 너무나 놀랐고 공포상태였다. 사실 구급차가 도착했을 때는 이성을 잃었다. 구급대원은 나를 진정시켰고 소방서에서 구조하러 온다고 말해 주었다. 자동차 절단을 위해 커다란 그 무엇이라고 하는 것(whatchamacallits)이 작동하는 것을 보고 들었다. 곧 차를 절단해서 나를 빼냈다. 그 다음 구급대원들은 나를 담요로 싸서 안전하게 해주었다. 그 때까지 나는 결코 폐쇄공포증환자(claustrophobic)가 아니었다. 겨울은 아니었지만 그 상황은 나를 정말 떨게 만들었다!

"구조대원들은 차에서 나를 구조하여 구급차에 태웠고 내가 떨면서 시간을 보낼 병원으로 이송하였다. 엄청난 시련이었다. 응급구조사와 소방관이 전문직이라는 것에 의심의 여지가 없이 그들은 위대했다. 그 순간은 내가 다시 가고 싶지 않았던 순간이었다.

"내 차에 대해 다시는 생각하지 않았다. 아마도 나는 산산조각이 되었을거야… 아!"

더 신속하고 훨씬 효율적인 과정은 위험이 통제되고 차량이 고정되자마자 충돌 차량의 지붕을 제거하는 것이다. 지붕을 제거하는 데에는 세 가지 이점이 있다.

1. 지붕을 제거하면 차량 내부 전체에 접근할 수 있다. 구조자가 구출 절차를 실행하는 동안에 구급대원은 차 옆에 서거나 차량에 들어가서 응급처치를 할 수 있다.
2. 지붕을 제거하면 커다란 출구가 생겨서 승객이 치명적인 손상을 입었거나 화재 또는 다른 위험이 있을 때 재빨리 빼낼 수 있다.
3. 신선한 공기를 제공하고 열 문제가 있을 때 환자를 냉각시키도록 돕는다.
4. 심각한 환자에게 빠르게 접근하는 것은 생존률을 높이고 치사율을 감소시킨다.

절차 38-4에서는 문이 손상되거나 잠겨 있고 잠금장치도 망가졌을 때처럼, 일상적인 방법으로는 열거나 풀 수 없는 문을 열기 위해 구조대원들이 수압 구조도구를 사용하는 것을 보여주고 있다.

메모: 지붕이 절단되고 문이 제거된 후에 구조자와 환자의 손상을 피하기 위해 모든 날카로운 물체에 적절한 보호장치가 되어 있나 확인한다.

3단계: 전방 앞부분을 옮겨 승객을 빼낸다. 대부분 차량 구조 훈련과정에는 좌석, 계기판, 핸들, 핸들 기둥, 페달을 옮기거나 제거하는 과정이 포함되어 있다. 더 신속하고 효율적으로 손상된 운전자와 승객을 구조하는 방법은 차체의 전방 앞부분을 다 옮기는 것이다. 이러한 임무가 어렵게 들리겠지만 실제로는 그렇지 않다. 절차 38-5에서 수압식 구조도구를 이용하여 승용차의 전방 앞부분을 이동하는 과정을 설명하고 있다. 계기판을 옮기는 것은 대형 잭과 쇠톱으로 할 수도 있다.

만약 핸들 중심이 크고 튀어 나왔다면 차에는 아마 에어백이나 에어백들(보조석 앞에 있

절차 38–5 차량의 전방 앞부분 이동

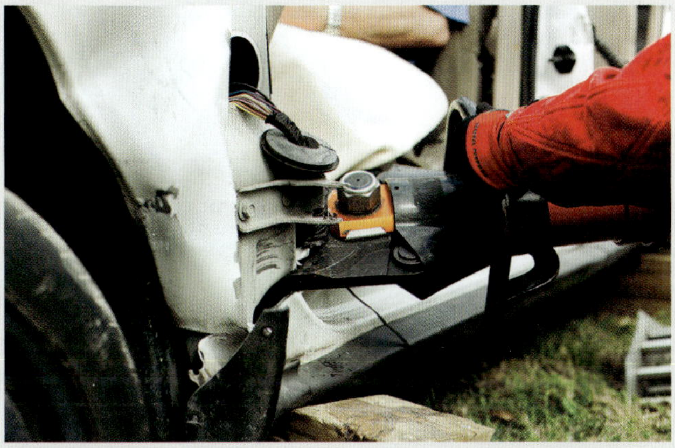

절단기로 절단한다.

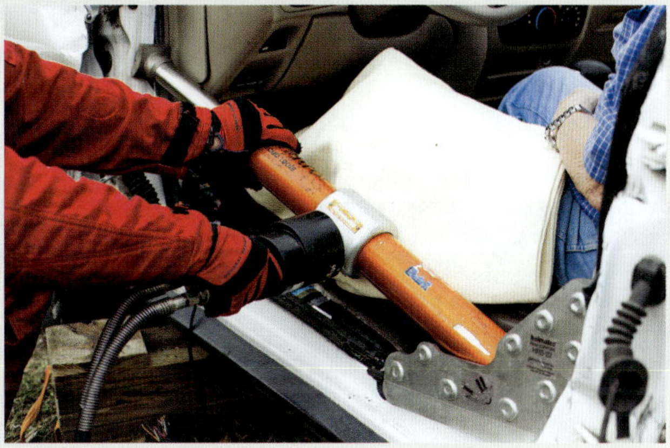

벌림기로 계기반(dashboard)을 젖힌다.

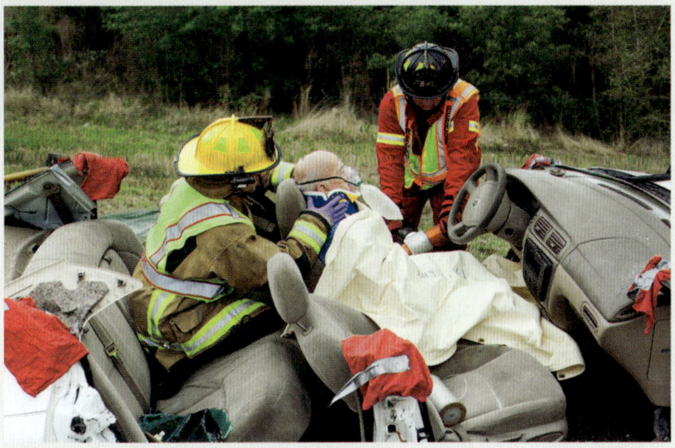

환자에게 접근하기 위해 계기반을 이동시킨다.

는 칸 안에 있는 에어백 포함)이 있을 것이다. 만약 에어백이 터지지 않았다면 구출시 계기판이나 핸들을 빼내지 않는 한 터지지 않을 것이다. 계기판이나 핸들을 이동해야 한다면 에어백 제조자의 다음과 같은 지침을 따른다.

- 음극 배터리 선을 먼저 단락시킨다. 전기장치가 다른 차량에 따라 에어백이 터질 수도 있고 에어백 장치의 전기차단에 따라 에어백이 터질 수 있다는 점을 명심하라.
- 작동되지 않은 에어백에 신체를 기대거나 물건을 올려놓는 행동을 피한다(심지어 배터리 케이블을 분리한 경우라도 에어백을 작동시킬 수 있는 약간의 전하가 남아 있을 수 있다).
- 에어백 장치가 완전히 활동을 멈출 때까지 핸들 기둥을 옮기거나 절단하지 않는다.
- 에어백 모듈을 절단하거나 구멍을 뚫지 않는다.
- 에어백 중심부에 열을 가하지 않는다.

방금 설명한 3단계 과정이 모든 구출작업에 사용되는가? 3단계 과정이 항상 같은 순서대로 이루어지는가? 3단계가 모두 사용되어야 하는가? 그런 것은 아니다. 어떤 경우에는 환자 한 명에게 다가가서 그를 빼낼 출구를 만들기 위해 문을 억지로 개방하기만 하면 될 수 있다. 다른 경우에는 지붕을 옮기기 전에 문을 여는 것이 현명할 수 있다. 또 다른 상황에서는 사고 차량의 전방 앞부분을 옮길 필요가 없을 수도 있다.

응급구조사로서 차량구조 범위는 구급대의 역할과 구조대보다 구급차가 먼저 도착했는지에 따라 달라질 것이다. 응급구조사가 구출과정을 알아야 하는 주된 이유는 현장에서 환자 처치계획을 종합하기 위한 것이다.

단원 복습

핵심 사실과 개념

- 기억해라, 고속도로 사고는 매우 위험하다. 다음을 주의한다.
  - 눈에 잘 띄는 의복을 착용한다.
  - 소방 차량이 도착할 때까지 현장 차단을 위해 구급차를 위치시킨다. 소방 차량이 도착 한 후에는 사고현장의 안쪽인 안전 구역에 구급차를 위치시킨다.
  - 지나가는 운전자들의 시력을 떨어뜨리지 않도록 불빛을 조절한다.
  - 환자와 차 선을 넘지 않도록 주의한다.
- 현장 평가는 중요하다. 몇 명의 환자가 있는가? 환자 분류 상태는 어떠한가? 추가적인 도움이 필요한가?
- 스스로를 보호한다. 다음을 살핀다.
  - 교통
  - 터지지 않은 에어백(에어백 시스템을 비활성화 시키기 위해 배터리를 차단한다)
  - 떨어진 범퍼
  - 날카로운 금속
- 다른 구조자들이 입은 수준과 동일한 개인 보호 장비를 착용한다
- 현장 안전을 확인한다:
  - 만약 전선이 바닥에 있다면, 구경꾼이 멀리 떨어질 수 있도록 한다. 만약 전선이 차량 위에 있다면, 전력 회사가 전선을 비활성화시킬 때까지 승객을 내리게 해서는 안된다.
  - 차량은 반드시 고정되어야 한다! 차량이 돌거나 뒤집어져서는 안된다.
  - 먼저 접근하기 위해 가장 간단한 방법을 사용해 본다.
  - 구출 동안에 환자를 보호한다.

핵심 결정

- 현장에 접근하기 위해 가장 좋은 방법은 무엇인가? 제한된 접근이 필요한가? 만일의 사태를 위한 상황실 지침 또는 표준지침을 가지고 있는가?
- 이 현장에 어떤 수준의 개인 보호 장비와 방열복이 필요한가? 만약 이러한 의복이 없다면, 어떻게 대체할 수 있는가?
- 현장에 처음 도착한 팀이라면, 어디에 구급차를 주차해야 하는가?
- 환자는 몇 명인가? 환자분류의 우선 순위는 무엇인가? 즉시 필요한 자원은 무엇인가?
- 환자는 간단한 방법으로 접근 혹은 구조할 수 있는가?
- 배터리를 해체해야 하는가?
- 차량은 고정되어야 하는가? 만약 그렇다면, 환자의 유형에 따라 어떤 방법을 효과적으로 사용해야 하는가?

평가와 술기를 위한 준비

요약 문제

1. 만약 여러분이 현장에 처음 도착했다면, 처음 취해야 할 행동은 무엇인가?
2. 고속도로 사고현장에서 다른 사람들이 쉽게 알아볼 수 있도록 어떤 장비를 착용해야 하는가?
3. 차량 구출을 위해 어떤 장비를 사용해야 하는가?
4. 차량의 에어백을 비활성화 시키기 위해 무엇을 해야 하는가?
5. 여러분이 현장에 도착해서 보니, 차량의 모든 문이 찌그러져 있었다. 접근하기 위해 어떤 조치를 취해야 하는가? 어떤 순서대로 진행할 것인가?
6. 여러분 지역에는 어떤 구조 자원이 있는가?

논리적 사고 연결

"위험 물질, 대량 재해 사고 및 사고 관리" 단원의 내용을 복습하고, 이 단원에서 배운 내용과 연결하여 다음의 상황들에 대해 고려해본다:

1. 탱크 트럭이 고속도로에서 충돌하였고, 알 수 없는 물질이 누출되고 있다. "간단한" 차량 충돌이 아닌 이러한 현장에서 여러분은 어떤 조치를 취해야 하는가?
2. 7대의 차량이 추돌한 고속도로 현장으로 출동하였다. 여러분의 팀은 현장에 제일 먼저 도착하였다. 이러한 추돌 현장은 한대의 차량이 나무와 부딪친 사고와 달리 어떤 조치를 취해야 하는가?

비판적 사고 연습

구조 현장은 "정상적인" 출동에서 요구하지 않는 유형의 의사 결정을 요구한다. 이 연습의 목적은 구조 현장에서 특정한 의사 결정을 어떻게 내릴 것인지 생각해보기 위함이다.

1. 10가지의 전문 구조대를 가지고 있는 여러분의 지역에서 누가 그 서비스를 제공하는가? 여러분 또는 상황실 근무자는 이 팀들과 어떻게 접촉해야 하는지 알고 있는가? 여러분은 이들과 서로의 업무를 이해하기 위해 같이 훈련 받은 적이 있는가?
2. 여러분과 다른 사람의 안전을 고려한 후, 차량 충돌 현장에서 여러분의 첫 번째 목표는 무엇인가?

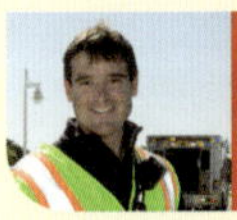

현장 이야기

응급구조사가 전봇대에 충돌한 차량 사고현장에 있다. 충돌 장소에서 뒤로 15m 떨어진 곳에 구급차의 경광등을 켠 상태로 주차하였고, 응급구조사와 동료 모두 헬멧, 장갑, 보안경, 보호조끼를 포함해 완전한 장비를 갖추었다.

교통 통제를 하기 위해 응급구조사는 조명탄을 현장 60m 주위에 쏘았다. 응급구조사는 그 곳과 차량에 전선이 없는지 확인하기 위해 주위를 살폈다. 현장은 안전해 보였다. 응급구조사는 환자에게 다가가, 승객쪽 차량 부분이 60cm 정도 들어가 있는 것을 확인하였고 승객과 운전자를 보았다. 자동차 바퀴 2개가 보도 위에 올라가 있었고, 차는 불안정해 보였다. 응급구조사는 승객에게 자신을 소개했지만, 반응이 없었다. 차량 운전석에 손상이 있는지 살펴보고 있을 때 차가 돌아간 것 같았다. 응급구조사는 상황실에 중장비 구조가 필요하다고 알렸다.

질문

1. 응급구조사가 알려야 하는 현장 안전 문제는 무엇인가?
2. 구출을 위해 고려해야 하는 기술은 무엇인가?

중장비 구조대의 도착 예상시간은 10분이다. 환자가 반응이 없으므로, 응급구조사는 차량으로 들어가야 한다는 것에 동의했다. 응급구조사는 차가 움직이지 않도록 바퀴에 벽돌을 괴었다. 그 다음 환자에게 위험이 가장 낮을 것 같은 지점을 선택하여 펀치로 창문 제거를 시작하였다. 안으로 들어가자 응급구조사는 30세 가량 남자가 코를 고는 듯한 호흡음을 내는 것을 확인하였다. 응급구조사는 일차 평가를 실시하였고, 환자가 통증 자극에만 반응을 보인다는 것을 확인하였다. 응급구조사가 환자의 턱을 앞으로 이동하고 손으로 머리와 목을 고정시키자 코고는 호흡이 멈추었다. 응급구조사는 산소 투여와 호흡 보조를 시작할 필요가 있는지 고려하였다. 중장비 구조대가 도착했고 응급구조사는 현장 상황과 환자 상태를 보고하였다.

질문

3. 이 환자에게 신속한 구출을 고려해야 하는가?
4. 이 환자에 대한 평가를 설명한다.

중장비 구조대의 상관이 응급구조사에게 자신은 배터리 연결을 끊을 것이고 대원들은 차량 고정을 위해 고정목이 더 필요한지 확인할 것이라고 말했다. 응급구조사는 동료가 경추고정을 위해 척추고정판을 준비하는 동안, 차 내부에서 손으로 경추보와 기도유지를 하였다. 환자고정을 할 때, 환자 발이 페달 아래에 끼어 있는 것을 응급구조사가 발견했다. 응급구조사는 중장비 구조대 상관에게 알렸고 구조대원들은 작은 수압잭을 장착했다. 응급구조사는 환자가 잘 보호되고 있는지 확인했다.

일단 발이 빠지자 응급구조사는 신속한 구출이 최선이라 판단하여 환자를 척추고정판으로 이동하기로 결정하였다. 환자가 차 밖으로 나왔을 때, 응급구조사는 빠른 외상 평가를 수행하면서 양손 고정을 계속했다. 응급구조사는 환자 가슴을 확인하고 괜찮을 것이라고 판단했다(환자는 안전벨트를 착용하고 있었다).

환자 호흡수는 약 28회로 다소 불규칙했으며, 환기 보조는 아직 필요하지 않았다. 맥박은 90회로 규칙적이었다. 척추고정판에 환자를 고정시켜 평가하고 병원 이송을 위해 구급차로 옮겼다. 차량 손상을 고려할 때, 응급구조사가 발견한 유일한 손상은 왼쪽 머리 충돌과 왼쪽 발목이 부은 것이다. 병원 도착 시, 환자는 언어 자극에 반응하였다.

당일 오후 응급구조사는 환자 상태를 병원에 물어 보았다. 담당 간호사가 환자는 단순한 뇌진탕이었고 검사를 위해 하루 더 있을 것이라고 말했다.

39

테러에 대한 응급의료체계 반응 (EMS Response to Terrorism)

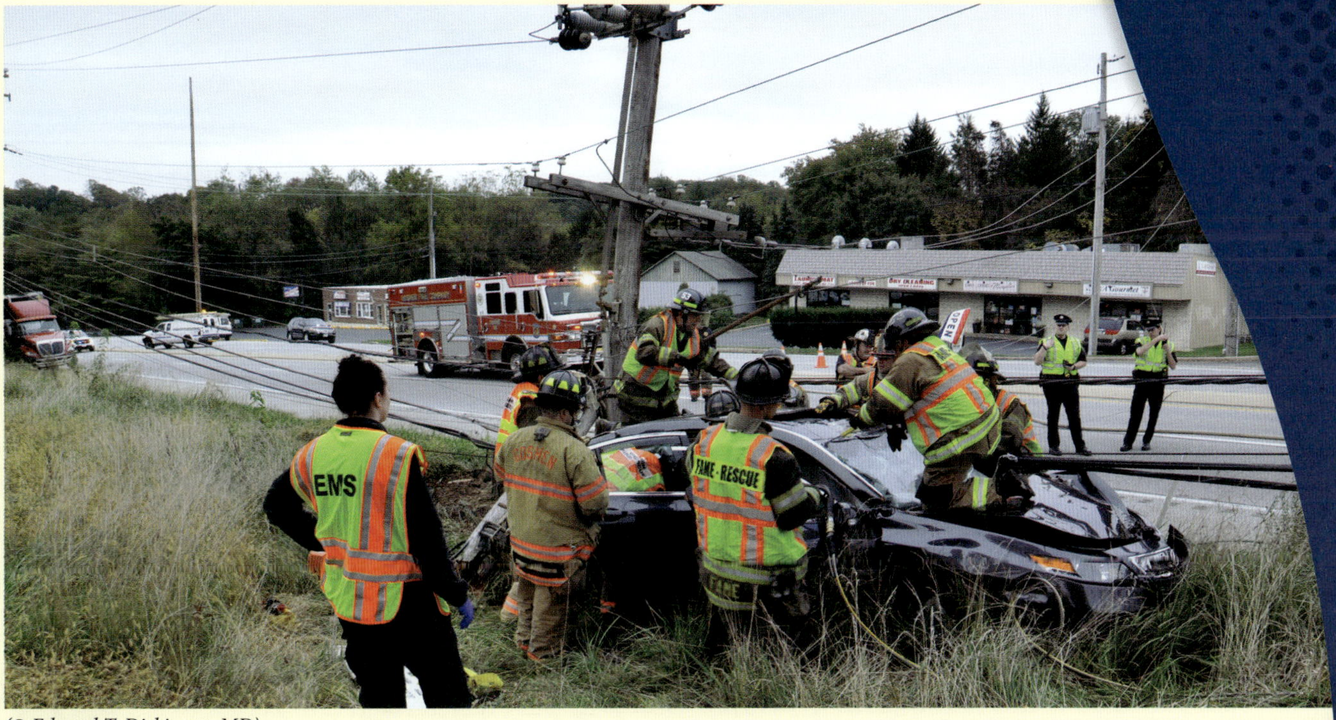

(© Edward T. Dickinson, MD)

관련 단원

다음의 단원들은 이 단원에서 배울 주제와 관련된 추가적인 정보를 제공한다:

2 응급구조사의 안녕

11 현장 조사

26 연조직 외상

37 위험 물질, 대량 재해 사고 및 사고 관리

표준

응급의료서비스 운영(테러와 재난)

역량

테러 상황에서 환자, 사회, 개인의 안전을 보장하기 위한 운영상의 역할 및 책임에 대한 기본적인 지식을 적용한다.

핵심 개념

- 테러의 유형과 테러리즘 전략과 정책의 예
- 테러 활동에 의해 나타나는 위협의 유형을 인지하는 방법
- 테러 활동에서 보호를 위한 시간/거리/차폐의 사용
- 테러 활동으로부터의 위협을 다루고 대응하는 방법
- 테러 활동에서 대책, 전략, 전술 적용하기
- 테러 활동에서 자기 방어와 안전 의식

학습목표

이 단원을 읽고 난 후, 여러분은:

39.1 이 단원에서 소개된 주요 용어를 정의할 수 있다.

39.2 테러 사건에 종종 연관되는 대량 살상 무기로 불리는 “CBRNE” 물질을 나열한다.

39.3 테러 사건에서 첫 번째 반응자의 위험을 설명할 수 있다.

39.4 지역, 사건의 유형, 사건 시간, 현장 경고 징후와 같이 의심되는 상황에서 정보 융합 센터와 정보를 공유함으로써, 위험 상황을 인지하고 식별할 수 있는 증거들에 대해 토의할 수 있다.

39.5 테러 사건과 관련된 시나리오를 가지고, 발생할 수 있는 피해의 유형을 예상할 수 있다.

39.6 테러 사건으로부터 피해 노출을 최소화 할 수 있는 차폐, 거리, 시간의 원리에 대해 토의할 수 있다.

39.7 다음 각각의 상황의 피해 유형과 자기 방어를 위한 방법을 토의할 수 있다.

a. 화학 테러

b. 생물학적 테러

c. 방사선/원자력 테러

d. 폭발 테러

39.8 화학제와 생물학제가 어떻게 무기화 되고 퍼지는지 알 수 있다.

39.9 다음과 관련된 특징들을 설명할 수 있다.

a. 화학제

b. 생물학제

c. 방사선/원자력 장비

d. 폭발/방화 장비

39.10 폭발 손상의 유형과 폭발 손상을 위한 처치를 설명할 수 있다.

39.11 테러 사고와 관련하여 자기 방어, 전략, 전술을 토의할 수 있다.

핵심 용어

오염(contamination)
전파(dissemination)
국내 테러리즘(domestic terrorism)
노출(exposure)
국제 테러리즘(international terrorism)
다중 장치(multiple devices)
침투(permeation)
렘(rem)
침입 경로(routes of entry)
이차 장비(secondary devices)
전략(strategies)
전술(tactics)
테러리즘(terrorism)
무기화(weaponization)
대량 살상 무기(weapons of mass destruction; WMD)
동물원성 감염증(zoonotic)

이제 테러리즘은 지구상에서 결코 새로운 것이 아니다. 테러리즘의 역사는 수백 년 전인 암흑시대로 거슬러 올라간다. 1900년대 초 이후 조차 테러리스트의 목적에 사용된 수많은 폭격 및 방화 장치들이 있었다. 물론 응급의료서비스는 1970년대 초 그것의 발단 이후 폭력적인 행위의 대응에 있어 두드러진 역할을 하고 있다.

2001년 9월 11일 테러리스트 공격 이후 응급의료반응자의 역할이 재정의 되었다. 응급의료서비스, 소방 구조, 그리고 법의 집행 등에 의해 제공된 응급의료서비스는 이제 미국 정부에 의해 다섯 가지 국가 중요 기본 시설들 중의 하나로 규정되고 있다— 즉 우리 국가의 지속적 운영에 중요한 것으로 간주된 기본 시설로 규정되고 있다.

응급의료서비스는 공공 안전망의 핵심 부분으로 우리 시민들의 안전과 건강을 보장하는 지원 네트워크이다(그림 39-1). 따라서, 응급의료서비스의 발전은 응급의료의 개선 뿐만 아니라 대응 임무의 일정한 개선 역시 필요로 한다.

테러리즘의 정의

핵심 개념
테러의 유형과 테러리즘 전략과 정책의 예

테러리즘(terrorism)
정치적 혹은 사회적 목표의 추진과정에서 정부, 일반국민, 혹은 어떤 부분을 협박하거나 위협하기 위해 개인이나 재산에 대해 불법적인 폭력이나 힘을 사용하는 것

미국 법무성 연방수사국(FBI)은 *테러리즘*을 "정치 혹은 사회적 목표의 추진 과정에서 정부나 일반 국민 혹은 어떤 부분을 협박하거나 위협하기 위해 개인이나 재산에 대해 불법적인 폭력이나 힘을 사용하는 것"으로 규정하고 있다.

연방수사국은 미국에서 발생하는 두 가지 테러행위의 유형에 대해 정의한다: 즉 국내 테러행위와 국제적 테러행위를 규정한다.

국내 테러리즘

*국내 테러리즘*은 테러리스트의 활동이 해외의 지시를 받지 않고 정부나 국민을 겨냥하는 집단이나 개인들로 구성된다. 국내 테러리즘은 변화하고 있다. 즉 구조화된 조직에서 개인이나

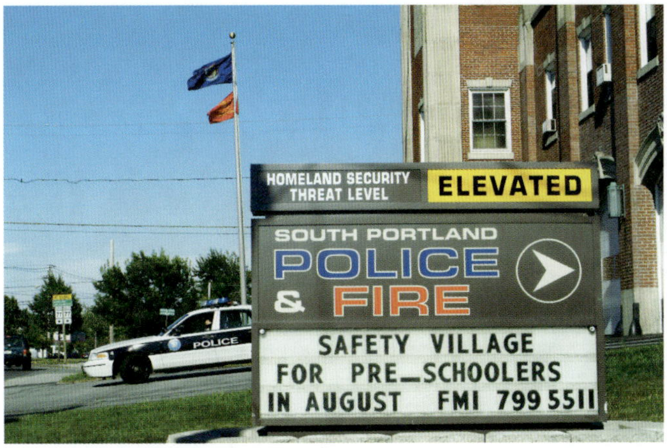

그림 39-1 2001년 9월 11일의 테러리스트 공격 후 메인 주 사우스 포틀랜드(South Portland) 경찰 및 소방 건물 밖의 간판은 테러행위 위협수준을 나타낸다. 미국 국토안보부에 의해 권고된 것과 같이, 위협 수준은 적색(심각), 주황(높음), 노랑(향상), 파랑(신중), 혹은 초록(낮은) 등으로 분류될 수 있다.

소집단이 독립적으로 행동하는 단편화 된 지도자가 없는 현상으로 이동하고 있다. 국내 테러리스트 집단이나 개인들은 일련의 동기부여에 의해 가속화될 수 있다. 환경 테러리스트, 생존주의자, 시민군, 인종 혐오 집단, 극단적인 정치, 종교 혹은 기타 철학이나 신념을 가진 집단을 포함한 광범위하고 다양한 국내 테러리스트 집단과 개인들이 확인되었다.

국내 테러리즘(domestic terrorism)
해외의 지시 없이 정부나 국민을 겨냥한 테러 행위; 테러리즘 혹은 국제 테러리즘을 참고

지금까지, 미국인들은 테러가 외국에서 태어났지만, 미국에서 자랐거나 또는 테러를 위해 미국으로 오는 사람들에 의해 발생한다고 생각했었다. 하지만 점점 시간이 지나면서 테러는 미국에서 태어나 미국에서 자란 자국민에 의한 테러가 종종 발생하고 있다. 이들은 대부분 의도적으로 접근하는 외국 집단과 어울려, 그들과 공감하고, 그들에 참여하면서 기꺼이 테러리스트가 되길 원한다.

테러리스트가 되기 원하는 미국인들은 종종 테러리스트 양성 캠프에서 세뇌 당한다; 예를 들어, 2001년에 미국 항공기를 폭파하려고 했던 자살테러자, 그리고 2010년에 타임스퀘어 테러를 시도했던 남성 모두 해외의 테러리스트 양성 캠프를 다녀 온 후 테러 행위를 하도록 미국에 보내졌다. 또한 2013년 보스턴 마라톤 폭탄 테러를 일으킨 차르나예프 형제도(그림 39-2) 인터넷에서 만난 테러리스트 양성자들에 의해 급진주의자로 세뇌되었다. 미국에선 최근 급진주의자들의 수감률이 증가하고 있는 추세이다.

국내 테러리즘 또는 개인들은 일련의 자극(동기)에 의해 촉진될 것이다. 다양한 국내 테러리즘들과 개인들은 환경 테러리스트, 반정부 시민군, 인종차별단체, 과도한 정치적, 종교적, 또한 철학적, 그리고 신념적인 사람들에 의해 구성된다.

국제 테러리즘

*국제 테러리즘*은 테러리스트의 활동이 미국을 기반으로 하거나 목표 국가 밖의 나라나 집단들에 의해 지휘를 받거나 국경을 넘어 활동을 하는 집단이나 개인들과 관계가 있다. 국제 테러리즘의 한 가지 동향은 잘 조직되고 국가가 후원하는 집중 집단에서 느슨하게 조직된 국제 테러리스트 네트워크로의 이동이다.

국제 테러리즘(international terrorism)
외국을 기반으로 하거나 외국을 목표로 한 테러 행위; 테러리즘 혹은 국내 테러리즘을 참고

이들 느슨하게 조직된 개인과 집단은 점차 개인 후원, 약물 불법거래, 범죄, 그리고 불법 거래 등을 포함한 다양한 자금 공급원에 의존하고 있다. 동시에 정치적으로 동기가 부여된 테러리즘에서 종교적 혹은 이데올로기적으로 동기가 부여된 테러리즘으로 증가하는 추세에 있다.

테러리즘 사건의 유형

무장 공격 뿐만 아니라 테러리즘의 사건들은 흔히 CBRNE 물질이라 불리는 것을 포함할 수

그림 39-2 2013년도 보스턴 마라톤 폭발 테러는 인터넷을 통해 급진적으로 바뀐 2명의 젊은 남성에 의해 준비되고 시행되었다.
(© AP Images/Charles Krupa)

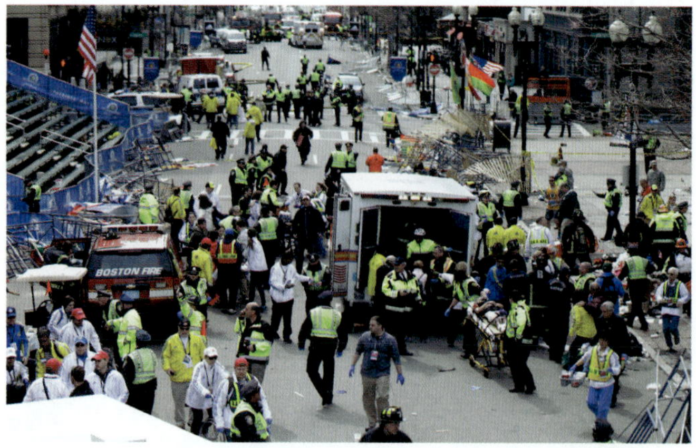

도 있다:

C̲hemical(화학약품)
B̲iological(생물제제)
R̲adiological(방사선물질)
N̲uclear(핵)
E̲xplosive(폭발물)

대량 살상 무기(weapons of mass destruction; WMD)
인구 집단에서 광범위한 손상이나 공포를 초래하려는 의도의 무기, 장치, 혹은 물질

CBRNE 물질은 기술적 위험 물질로 간주된다 – 위험물질들이 하위 범주가 되는 광범위한 분야. CBRNE 물질은 흔히 ***대량살상무기(WMD)***라 불리며 인구 집단에 광범위한 해악과 공포를 초래하기 위해 만들어진 무기이다.

테러리즘 사건들은 범죄 활동을 초래할 수 있다. 방화, 환경 범죄, 산업 파괴 행위 등과 같은 행위에서 범죄 및 기술적 사건들이 중복된다. 물론 테러리즘은 비행기가 건물 안으로 비행하는 것과 같은 전통적 혹은 예기치 않은 수단에 의해 행해질 수도 있다. 앞서 언급했듯이 법무성이 테러리즘에 대해 제한된 정의를 사용하는 반면 응급의료서비스는 그러한 제한된 범위를 초월하는 폭력적 사건들에 대해서도 책임을 진다. 이 부분은 주로 CBRNE 물질와 관련된 테러리즘에 대해 다루게 될 것이다.

“ 여러분이 테러 사건에 출동할 경우, 여러분은 이 전에 한번도 보지 못했던 광경들을 보게 될 것입니다. ”

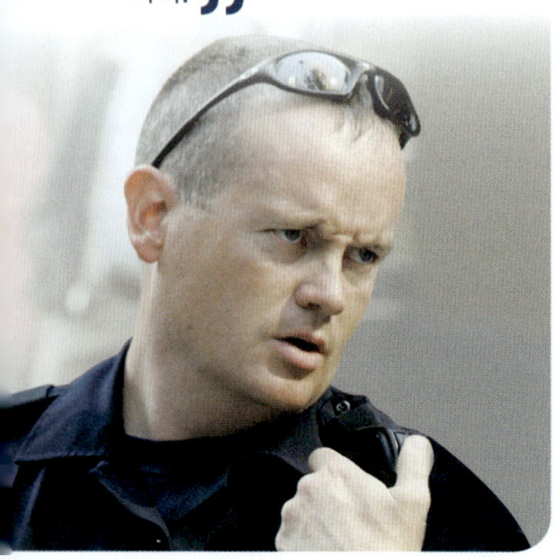

(© Kevin Link/CMSP)

테러리즘과 응급의료서비스

표적으로서의 응급의료서비스 제공자

응급의료반응자들은 흔히 테러리스트 공격의 주요 목표가 된다. 이는 후에 더 자세히 논의될 것이다. 반응자들은 항상 주의해야 하며 적절한 기관이나 관계자에 의해 사고 현장이 검증될 때까지는 절대 사고 현장이 안전하다고 추정해서는 안 된다. 반응자들은 그들이 수행하는 행동의 이익과 위협 또는 위험을 따져보아야 한다. 모든 응급 상황에서 적용되는 행동이지만, 특히 테러 공격 현장에선 더욱 그렇다.

메모: 항상 기억하라: 응급의료서비스 제공자의 안전은 테러리스트 사건에서 가장 중요한 고려 사항이다. 상처를 입은 반응자는 다른 사람을 도울 수 없다.

핵심 개념
테러 활동에 의해 나타나는 위협의 유형을 인지하는 방법

테러에 의해 나타나는 위협을 인지

테러 사건에 대한 응급의료서비스 제공자의 대응은 복잡하다. 여러분은 위험 물질 절차와 사

현장사례

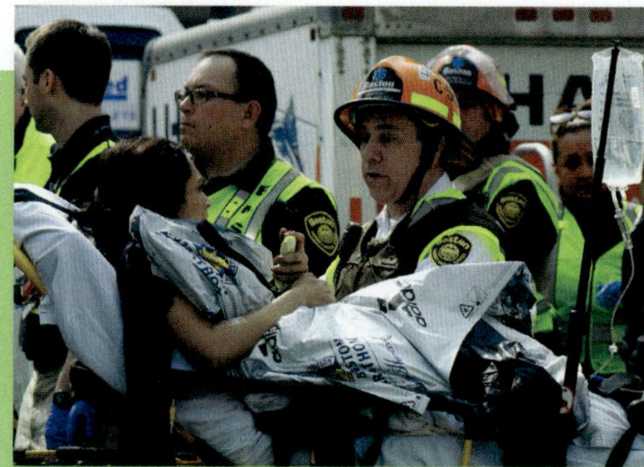
(Jeremy Pavia/AP Photo)

"여러분이 응급구조사 수업을 받을 때 여러분은 많은 것들에 관해 배우죠. 심지어는 대량 재해 사고에서 무엇을 해야 할 것인가에 대해서도 배우게 되죠.

"저는 오늘 아침 일찍 사고 현장에 출동했어요. 자살 테러로 5명의 환자가 발생하였고, 화재가 나면서 연기를 많이 흡입했죠. 저는 아무 것도 할 수 없었어요. 준비가 되지 않았죠. 테러 사건에 대한 수업을 받은 적도 경험도 없기 때문에 "큰 것" 즉 테러에 대해 대처할 수 가 없었어요.

"저는 이야기를 하려는 것이 아닙니다. 제가 말할 수 있는 전부는 여러분이 그곳에 있기 전까지는 상상조차 할 수 없는 중대한 일들이 있다는 것이죠. 여러분은 큰 휠체어의 작은 톱니바퀴일 뿐입니다. 여러분은 여러분이 큰 사건에서는 매우 작지만 또한 중요한 것처럼 느끼게 돼요. 여러분이 실제로 보게 된 손상과 구체적인 사건들은 모두 전체적인 것이기 보다는 이차적으로 발생한 문제들이죠.

"그것은 힘들고도 대혼란이었어요. 그것은 다시금 어딘가에서 발생할 것입니다. 여러분에게도 일어날 수 있어요. 그것은 힘들지만 여러분이 여러분의 직업을 수행하기 위해 그곳에 있었다면 좋은 일일 것이에요. 누군가는 해야 하니까요."

고 지휘 체계와 같이 인식된 프로토콜을 사용하여 위험 물질이나 대량 재해 사고를 처리할 수 있다. 그러나 테러 사건은 모든 반응자들이 고려해야 할 두 가지 추가 요소들을 포함할 수도 있다

테러리스트들은 반응자들을 목표로 삼기 위해 위장 폭탄과 *다중 장치*를 사용했던 과거를 가지고 있다. 1997년 1월 애틀랜타 가족–계획 병원 밖에 폭탄이 떨어졌다. 첫 번째 공격을 받은 후 한 시간 뒤, 두번째 폭탄이 사고 지휘 체계가 설치된 장소 가까이에 떨어져, 수많은 반응자들이 부상을 입거나 사망하였다. 2013년 보스턴 마라톤 테러 시, 첫번째 폭탄에 이어 두 번째 폭탄이 수 분 이내에 터졌다면 결과는 더 참혹했을지도 모른다. 이와 관련된 단어는 *이차 장치*로, 초기 공격에 반응하는 사람들을 해할 의도로 설치된다. 그러나 응급 반응 계획자들은 다중 장치라는 단어를 더 선호하는데, 그 이유는 이 단어가 응급의료제공자에게 더 자각되어, 그 이후에 발생할 수 있는 추가적인 손상을 예방할 수 있기 때문이다.

다중 장치(multiple devices) 응급 반응자 또는 초기 공격 후 돕기 위해 현장으로 오는 사람들에게 손상을 입히기 위해 초기 공격에 사용되거나 초기 공격 후 활성화되도록 설치된 폭탄과 같은 파괴적인 장치; 이차 장치 참고

이차 장치(secondary devices) 응급 반응자 또는 초기 공격 후 돕기 위해 현장으로 오는 사람들에게 손상을 입히기 위해 초기 공격 후 활성화되도록 설치된 폭탄과 같은 파괴적인 장치; 다중 장치 참고.

만일 사고가 잠재적 테러 행위라면 그것 역시 하나의 범죄 현장이다. 테러 사고와 비테러 대량 재해 사고 사이에 유사성이 있다면 증거 보존의 필요성과 추후 범죄 활동에 대비해야 할 필요성 등과 같은 범죄 현장 조사는 반응자의 작용을 복잡하게 할 것이다.

테러의 배후나 동기에 관계없이 반응자들은 가능한 효율적이고 안전하게 사고의 영향을 줄이는 것에 전념해야 한다. 테러 사건을 다루든 비테러 사건을 다루든 모든 반응자들은 그들의 기관이 정한 운영 지침에 따라야 한다. 현장의 모든 반응자들은 사고 지휘 체계에 따라 작용하고 모든 참여 기관들에 의해 사용된 것들과 일치하는 유형의 인사 책임 시스템을 사용해야 한다.

의심스러운 사고를 인식하는 것은 어려울 수 있지만 단서, 주변 상황, 그리고 사건에 기민해지는 것이 확인에 크게 도움을 줄 것이다. 다음 목록에 논의된 OTTO 징후와 같은 단서들이 이러한 과정을 도와 줄 것이다 :

Occupancy or location (점거 혹은 장소)
Type of event (사건 유형)
Timing of event (사건 시간)
On-scene warning signs (현장 경고 사인)

거주 혹은 장소

다음의 거주 혹은 장소의 유형들은 테러리스트나 극단주의자의 대상이 된다. 이러한 장소들은 테러 공격과의 가능성에 특히 주의해야 한다.

- **상징적, 역사적 목표.** 극단주의적 개인이나 집단의 견해에서 특히 공격적인 어떤 조직이나 사건을 나타내는 것들을 포함한다. 예는 다음과 같다:
  - 정부 기관
  - 자유의 여신상
  - 자유의 종
  - 월스트리트 금융가
  - 세계무역센터 (그림 39-3) 뉴욕의 금융 중심지에 가장 큰 높이를 자랑하며 자리잡고 있는 세계무역센터는 1993년과 2001년 9월 11일 두 차례 그러한 목표물이 되었다.
- 공공 건물이나 의회 지역은 주의를 끄는 대량 재해 발생 기회를 제공한다. 이러한 공공 건물들 중 일부 역시 상징적 목표가 되어 테러리스트는 대량 재해 사고를 초래하여 건물이나 의회 지역의 소유자/운영자와 대중의 마음속에서 위험을 연결시킬 수 있다. 이러한 장소의 예는 쇼핑몰, 컨벤션센터, 유흥가, 그리고 관광지 등이 포함된다.
- 논란이 많은 사업은 보통 극단주의자 집단의 증오를 유발하는 사업과 관련이 있다. 가족-계획 클리닉, 핵 시설, 그리고 모피사업 등이 모두 이 범주에 속한다.
- 사회 기반 시설은 우리 사회의 지속적인 역할 수행을 위해 필요한 운영을 포함한다. 주요 도시들은 다리, 발전소, 전화 회사, 물 처리시설, 대량 수송 수단, 그리고 병원 등과 같은 목표물로 가득 차 있다. 이들 중 어떤 것에 대한 공격은 전체 지역을 붕괴시킬 수 있는 잠재력을 가지고 있으며 그것을 바로잡는 데는 수백만 달러가 소요된다.

사고 유형

어떤 유형의 사고들은 테러리스트 개입 가능성에 대한 여러분의 인식을 자극할 것이다. 일반적으로 그러한 유형의 사건들은 다음과 같이 분류될 수 있다:

- **폭발과 방화는 테러리스트들이 좋아하는 무기이다.** 폭격이나 수상한 화재는 특히 앞서 열거

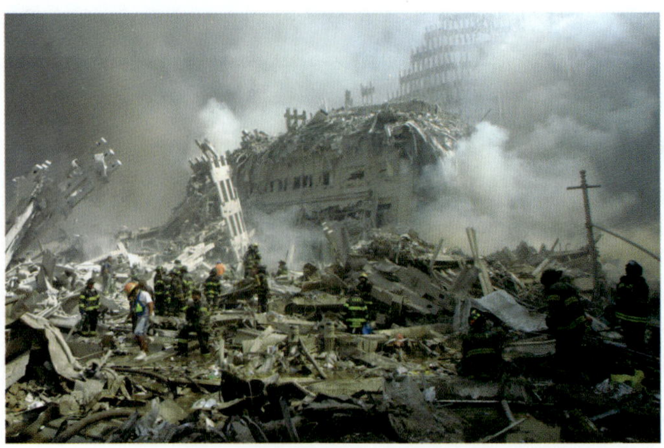

그림 39-3 뉴욕에 있는 세계 무역센터 쌍둥이 빌딩은 2001년 9월 11일 비행기를 공중납치한 테러리스트들에 의해 공격 받아 천명이 넘는 사망자가 발생하였다.
(© AP Images/Shawn Baldwin)

된 것과 같은 장소나 거주 요소들과 결합될 때는 테러리스트 개입 의혹을 제기할 수 있다.

- **화기와 관련된 사건은 항상 수상한 것으로 취급된다.** 만일 그러한 사건들이 다른 표시 요소들과 함께 발생하는 경우 테러리즘의 가능성이 분명하다.
- **비외상성 대량 재해 사고.** 이러한 사고는 테러리즘의 무기가 발달하고, 지능이 높아지면서 발생했다. 분명한 (신체적) 상해는 없으나 질병의 증상을 가진 다수의 희생자들이 발생될 때 테러리스트의 개입을 의심해 볼 수 있다.

사건의 시간

다가올 수년 동안 4월 19일은 강화된 안보 의식 상태에서 정부 시설들이 작동하는 날이 될 것이다. 그 날은 텍사스 웨이코의 Branch Davidian compound의 화재와 오클라호마 주의 Alfred P. Murrah 건물에 대한 폭격이 일어난 날이며 또한 반정부 극단주의자들의 재 집결점이 되기도 했다. 국경일 역시 가능한 목표 날짜이다.

중요한 기념일과 공휴일을 제외하고 주의 특정 날짜 혹은 하루의 특정 시간에 일어난 사건들은 의심을 가지고 다룰 가치가 있다. 예를 들어 주말이나 사람들이 거의 없는 시간, 정부 청사에서의 화재는 테러행위나 기타 범죄 활동을 의미할 수 있다.

현장 경고 징후

현장에 도착하면 항상 여러분이 의심스러운 사건을 다루고 있다는 사인을 주목해야 한다. 이유가 밝혀지지 않은 질병 패턴이나 사망은 화학, 방사선학 혹은 생물학적 작용에 기인한 것일 수 있다. 이러한 몇 가지 물질들은 인식할 수 있는 악취나 맛을 가지고 있다. 피부, 눈 혹은 기도 자극에 대해 이유가 밝혀지지 않은 징후와 증상 등은 화학 물질 오염과 연관지을 수 있다.

특별한 장소에서 화학물질 용기, 스프레이 장치 혹은 실험 장비 등에 대해 항상 경계해야 한다. 이차 장비가 들어있을지 모르므로 이 장소에서 보이는 용기 또는 물건들을 살펴본다. 주어진 사건 현장에서 비정상적으로 나타나는 모든 것들은 의심해야 한다. 비정상적인 징후(신호)를 조기 인식하고 보고하는 것은 사건 발생 시 사상자의 수를 효과적으로 감소시킬 수 있다.

위협에 의해 제기된 손상을 인지

자기 방위 조치를 실행하기 위해 먼저 여러분이 경험하게 될 수 있는 손상의 유형에 대해 알아야 한다. 열, 방사선, 질식, 화학, 병인학, 기계적, 심리학적 손상 유형은 두문자어 TRACEM-P를 이용하여 분류될 수 있다.

TRACEM-P 손상

- **열 손상.** 열 손상은 뜨거운 액체나 금속에 의해 초래된 것과 같은 폭염(extreme heat)이나 액화산소 등과 같은 극저온 물질로 인한 혹서 등에 의해 유발된 손상을 의미한다. 어떤 사람이 열원에 너무 가까이 있을 경우 복사열이 방호복이나 기타 장비를 녹일 수 있다.
- **방사선 손상.** 방사선 손상은 보통 핵연료, 원자력 생산의 부산물 혹은 핵폭탄 등과 같은 근원에 의해 생성된 알파 입자, 베타 입자 혹은 감마선 등에 의해서 초래되는 위험을 의미한다. 그림 39-4는 세 가지 방사선 유형의 상대적 침투력을 보여준다.
- **질식.** 질식은 대기 중 산소 부족에 의해 초래된다. 이것의 한 가지 일반적인 원인은 갇힌 공간에서 아르곤, 이산화탄소 혹은 화학 증기 등과 같은 공기보다 무거운 기체들이다. 세계무역센터 고층빌딩 붕괴 장소와 같은 매우 먼지가 많은 상황은 추가 문제를 초래한다. 정상적 호흡을 위해서는 19.5%의 산소 농도가 필요하다.

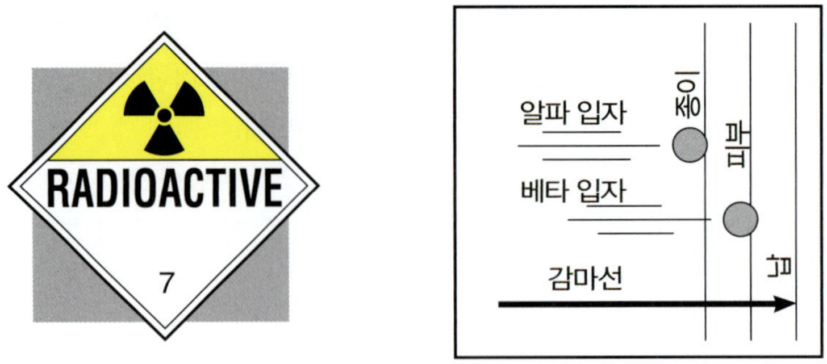

그림 39-4 알파, 베타, 그리고 감마 방사선의 상대적 침투력

- **화학 손상.** 화학 손상은 독성 물질이나 부식 물질에 의해 초래된다. 이들은 유황과 같은 산성, 잿물과 같은 부식제, 청산염에서 신경 가스(신경계에 작용하는 물질)에 이르는 화학 독소 등이다.
- **병인학적 손상.** 병인학적 손상—병인은 질병의 원인에 관한 것이다—은 박테리아와 바이러스 같은 질병유발 유기체 혹은 살아있는 유기체에서 파생된 독소 등에서 초래된다.
- **기계적 손상.** 기계적 손상은 탄환에 맞은 상처, 미끄러짐-헛디딤-낙상 등이 상해와 폭탄 파편이나 유산탄의 파편으로 인한 상해 등과 같은 어떤 유형의 신체적 외상이다.
- **심리학적 손상.** 심리학적 손상은 어떤 폭력적이거나 외상성 사고에서 비롯될 수 있다. 테러리스트 사 고는 공포를 초래하고 공황을 유발하며 정부에 대한 신뢰를 떨어뜨리고 테러를 일으키기 위한 것이다. 실제로 이것이 바로 테러리스트 공격의 목적이다. 반응자들과 희생자들은 외상후 스트레스와 생존자로써의 자책 등을 겪게 될 것이다. 이러한 영향은 사건 동안 혹은 사건 직후에도 발생할 수 있으며 혹은 훨씬 후에도 나타날 수 있다.

  전문적인 상담은 대부분의 지역에서 가능하다. 사건이 발생하기 전 근무지를 통해 전문적인 상담을 받도록 한다.

시간/거리/차폐

핵심 개념
테러 활동에서 보호를 위한 시간/거리/차폐의 사용

일차 반응자들에 대한 보호는 시간, 거리, 그리고 차폐의 원칙을 통해 위험 노출의 회피 혹은 최소화를 토대로 이루어진다.

- **시간.** 범죄 현장이나 위험물질 현장과 같은 위험한 현장에서는 여러분의 시간을 최소화하도록 해야 한다. 위험 지역이나 위험 물질, 생물물질 혹은 방사선에 노출될 경우 가능한 가장 짧은 시간이어야 한다. 시간 제약을 사용한 한 예는 정찰이나 구조를 수행하기 위해 신속한 진입을 시행하는 것이다. 감염된 지역에서 보내는 시간이 적으면 적을수록 상해를 덜 입게 될 것이다. 감염된 지역에서 보내는 시간을 최소화하는 것이 또한 범죄 현장 오염의 기회를 줄이는 것이 될 것이다.
- **거리.** 여러분의 거리를 위험 지역이나 예상된 위험 지역에서 최대화 하도록 한다. 거리 이용의 한 예는 현재의 응급구조 편람에서 위험물질에 관해 추천된 지침에 따름으로써 접촉을 피하는 것이다. 여러분은 알코올, 담배, 총기국에서 얻을 수 있는 차량폭탄폭발위험 및 대피거리표에서 제시된 폭발물 내장이 의심되는 차량으로부터 안전거리를 결정할 수 있다.
- **차폐.** 특정 위험을 처리하기 위해서는 적절한 차폐를 사용한다. 차폐는 차량, 건물, 방화복, 위험물 보호복, 양압 자가 호흡장비 및 개인보호장비 등으로 구성될 수 있다. 또한 특정 질병으로부터 면역을 위해 권장된 예방접종을 고려하도록 한다.

ATF	VEHICLE DESCRIPTION	MAXIMUM EXPLOSIVES CAPACITY	LETHAL AIR BLAST RANGE	MINIMUM EVACUATION DISTANCE	FALLING GLASS HAZARD
	COMPACT SEDAN	500 Pounds 227 Kilos *(In Trunk)*	100 Feet 30 Meters	1,500 Feet 457 Meters	1,250 Feet 381 Meters
	FULL SIZE SEDAN	1,000 Pounds 455 Kilos *(In Trunk)*	125 Feet 38 Meters	1,750 Feet 534 Meters	1,750 Feet 534 Meters
	PASSENGER VAN OR CARGO VAN	4,000 Pounds 1,818 Kilos	200 Feet 61 Meters	2,750 Feet 838 Meters	2,750 Feet 838 Meters
	SMALL BOX VAN *(14 FT BOX)*	10,000 Pounds 4,545 Kilos	300 Feet 91 Meters	3,750 Feet 1,143 Meters	3,750 Feet 1,143 Meters
	BOX VAN OR WATER/FUEL TRUCK	30,000 Pounds 13,636 Kilos	450 Feet 137 Meters	6,500 Feet 1,982 Meters	6,500 Feet 1,982 Meters
	SEMI-TRAILER	60,000 Pounds 27,273 Kilos	600 Feet 183 Meters	7,000 Feet 2,134 Meters	7,000 Feet 2,134 Meters

그림 39-5 차량폭발 위험과 대피 거리 표 *(Source: Department of the Treasury Bureau of Alcohol, Tobacco, and Firearms, http://www.libertyreferences.com/atf-vehicle-bomb-and-explosion-hazard-evacuation-distance-tables.shtml)*

반응자들은 가능하다면 언제나 세 가지 모든 형태의 보호를 사용해야 한다. 적절히 보호를 받고 있다는 느낌이 오염된 장소와 가까운 곳에서 많은 시간을 보내도 된다는 것을 의미하지는 않기 때문이다.

테러 행위에 대한 반응

핵심 개념
테러 활동으로부터의 위협을 다루고 대응하는 방법

다음 부분은 CBRNE 테러행위 범주에 대한 TRACEM-P 손상에 대해 다룰 것이다. 각 범주에 대해 일차적 손상은 굵게 표시될 것이다. 나열된 기타 범주는 이차적 손상이다. 열거되지 않은 TRACEM-P 손상은 논의되는 CBRNE 범주(화학, 생물, 방사선/원자력, 폭발)와 관련이 없다.

화학 테러에 대한 반응

화학 테러는 많은 종류의 위험물질을 포함할 수 있다. 물질들이 흡입, 섭취, 흡수되거나 주입될 수 있다. 이러한 물질들은 산업 화학제 혹은 전쟁형 약품 등을 포함할 수 있다.

메모: 응급구조사는 공기 중 화학 물질이 의심되는 현장에 접근할 때 날씨를 미리 파악하는 것이 좋다. 여러분의 기관이 이러한 기능을 수행할 수 있는지 파악한다.

화학 테러로 인한 손상 유형

다음의 손상 유형은 화학 테러에서 기인할 수 있다:

- **열 손상**은 많은 화학 반응이 열을 형성하기 때문에 이차적 손상이다. 또한 관련 화학물질들은 가연성이 있을 수 있다.
- **질식**은 이차적 손상이며 몇 가지 화학 반응이 산소를 고갈시키거나 산소를 대신하는 기체를 형성하기 때문에 가능하다.
- **화학적 손상**은 일차적 손상이며 부식성과 반응성 같은 다양한 효과를 포함한다. 이들은 또한 중추신경계, 심장혈관계통, 호흡계 및 기타 신체 구조를 공격할 수 있는 다양한 조직적인 영향을 가질 수 있다.
- **기계적 손상**은 강산과 같은 부식성 화학물질들이 구조적 요소들을 약화시킬 수 있기 때문에 고려되어야 하는 이차적 손상이다.
- **심리적 손상**은 반응자들이 화학물질 노출에 반응한 이후 발생하는 이차적 손상이다. 이 유형은 현장에서, 혹은 현장을 벗어난 직후, 또는 이후에 발생할 수 있다. 이들이 심리적인

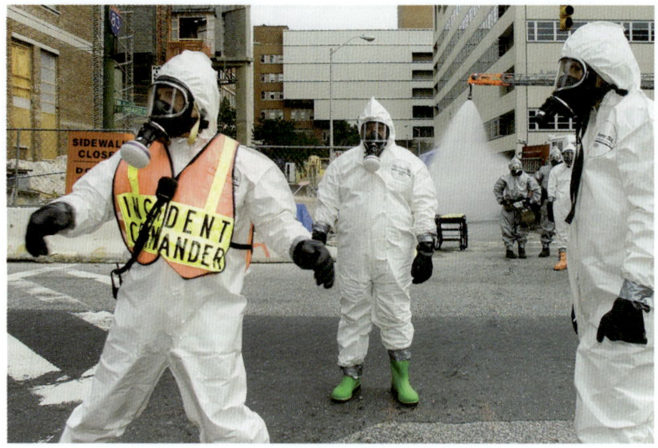

그림 39-6 볼티모어에서 전문팀이 생물학 테러 사건을 다루는 훈련을 하고 있다.
(© AP Images/Alex Dorgan-Ross)

손상을 극복하기 위해서는 사고 현장으로부터 완전히 벗어나고, 전문적인 상담사를 통해 관리되어져야 한다.

화학 테러에서의 자기 방어 조치

화학제에 의해 초래된 광범위하고 다양한 위험 때문에 반응자들은 모든 상황 하에서의 노출 위험을 최소화하기 위해 시간, 거리, 그리고 차폐의 원칙을 신중히 사용해야 한다. 대부분의 지역에서 화학 사고 시 처리할 수 있는 특수 팀을 가지고 있을 것이다. 보호구를 착용하는 것은 매우 중요하다. 도쿄 지하철에서 발생한 "사린"이라는 화학 신경제 사고가 발생했을 때, 심폐소생술을 실시하던 구조자가 감염되어 후에 발생하는 사건이 발생하였다.

생물학적 테러에 대한 반응

생물학적 테러(그림 39-6)는 집중 응급상황이나 공중위생 응급상황으로 나타날 것이다. 집중 응급상황은, 잠재적 혹은 실질적 시발점이나 질병원이 발견된 곳에서의 상황으로 손상이나 유포를 막거나 최소화하기 위한 노력이 이루어진다. 공중위생 응급상황(비상사태)은 발생에 대한 명백한 설명 없이 공중위생 기간 시설에 대한 갑작스러운 요구로 나타난다. 원인은 박테리아, 바이러스 혹은 독소 등이 될 수 있다. 이러한 물질은 신체로 흡입되거나 섭취됨으로써 손상을 초래할 수 있다.

- **박테리아**는 다양한 환경에서 성장할 수 있는 단세포 유기체이다. 인간에 미치는 위험은 두 가지 방향으로 나타난다: 즉 인체에서 성장하는 질병을 초래하는 박테리아 그리고 인체 밖에서 성장하지만 위험을 초래할 수 있는 독소를 생성하는 박테리아 등이 있다(리케치아(Rickettsia)는 때로는 박테리아의 속(genus)으로 때로는 박테리아와 바이러스의 특성을 공유하는 유기체로 분류된다. 박테리아와 같이 이들은 항생제에 의해 파괴될 수 있다. 바이러스와 같이 이들은 세포 안에서만 살고 번식할 수 있다. 이들은 Q열이나 발진티푸스와 같은 질병을 초래한다. 이 부분의 나머지에서 리케치아는 박테리아와 함께 분류될 것이다.
- **바이러스**는 번식할 수 있는 것으로 알려진 것 중 가장 작은 존재이다. 바이러스는 살아있는 세포 안에서만 성장하며 그러한 세포들로 하여금 추가 바이러스를 생성하도록 한다.
- **독소**는 살아있는 유기체에 의해 생성된 독물이다. 그러한 유기체는 박테리아, 균류, 꽃이 피는 식물, 곤충, 물고기, 파충류 혹은 포유류 등이 될 수 있다. 종종 독소는 식물 재료에서 증류된다. 예를 들어, 매우 강력한 독소인 "리신"은 피자마 식물로부터 증류된다. 리신의 작은 방울은 매우 치명적일 수 있다.

생물학적 테러에 관한 중요 정보

노출(위험 노출)이란 무엇인가? 노출은 시간(노출 지속시간)에 따라 증식되는 물질의 복용량이나 농도와 같다.

노출(exposure)
시간 혹은 지속 시간에 의해 번식되는 물질의 양 혹은 농도

- **화학물질량**은 보통 체중 1킬로그램 당 밀리그램으로 측정된다. 생물학적 복용량은 체중 1킬로그램 당 마이클 그램 분수로 측정된다.
- **물질의 농도**는 100만 분의 1로 측정된다.

메모: 여러분이 물질 근처에서 양, 농도 혹은 시간을 줄인다면 노출 위험도 줄이게 된다는 것을 기억 한다.

감염 수치 데이터는 표준화되어 있다는 것을 기억하라. 이들 데이터는 보통 건강 상태의 70kg남자를 기준으로 한다. 이러한 변수 이하에 해당하는 사람들은 낮은 복용량으로 감염될 수 있다. 그 예는 건강 상태가 좋지 않은 노인과 70kg 이하의 체중을 가진 유아 등이다.

4가지 주요 침입 경로. 침입 경로는 개개의 WMD 물질을 연구하기 전에 이해되어야 하는 중요 개념이다. 노출은 신체 "경로"나 "통로"를 통해 일어난다. 생물물질은 4가지 경로를 통해 인체에 들어갈 수 있다:

침입 경로(route of entry)
보통 흡수, 섭취, 주사 혹은 흡입에 의한 인체로의 침입 경로

1. 흡수(피부 접촉)
2. 섭취(입 ; 구강)
3. 주사(바늘이나 투사물)
4. 흡입(호흡)

피부는 생물물질이 몸 속으로 들어가는 드문 경로이다. 예외는 T2 진균독(곰팡이 독)으로 이것은 피부를 통해 흡수될 수 있다. 피부 흡수에 영향을 미치는 항목은 다음과 같다:

- 피부 상해
- 피부 온도/혈류
- 보다 높은 농도 = 보다 많은 노출
- 털이 많은 부위 = 보다 많은 노출
- 노출 시간
- 물질 유형

섭취는 일반적인 감염 경로이다. 섭취는 음식이나 음료수에 들어 있는 생물물질을 삼키는 것 혹은 우연히 저절로 그러한 물질을 삼키는 것이다. 감염될 수 있는 한 가지 매우 가능성 있는 방법은 오염 제거 절차를 마치기 전에 먹거나 마시는 것이다.

주사는 우연이거나 의도적일 수 있다. 병독(모기나 벼룩과 같은)을 매개하는 곤충들이 하나의 숙주에서 또 다른 숙주로 생물물질을 운반할 수 있다. 사람들은 주사기의 부적절한 취급을 통해 우연히 주사하거나 톱니 모양의 부스러기 조각이 침투함으로써 생물물질에 감염될 수 있다. 생물학적 감염의 일반적인 감염 경로는 다음과 같다:

- 병독을 매개하는 곤충(질병을 전달하는 유기체)
- 톱니 모양의 유리나 금속
- 주사기
- 고압 장치

흡입은 어떤 다른 노출 경로보다도 더 많은 생물물질 감염을 초래할 수 있는 잠재력을 가지

고 있다. 단 입자가 하기도에 도달할 수 있을 만큼 충분히 작아야 한다. 감염 정도는 다음을 근거로 한다:

- 호흡률
- 호흡 깊이

흡입 후의 오염 제거는 단지 심리적으로 이로울 뿐이다.

오염(contamination)
불필요한 곳에 존재하며 사람, 동물 혹은 환경에 해가 되는 물질인 오염원과의 접촉이나 오염원의 존재에 의해 초래

*오염이란 무엇인가? 오염*은 불필요한 곳에 존재하며 사람, 동물 혹은 환경에 해가 되는 물질인 오염원과의 접촉이나 오염원의 존재에 의해 초래된다. 오염원으로서 생물물질은 고체, 액체 혹은 에어로졸 형태가 될 수 있다. 이들 각각을 다루는 것은 일련의 서로 다른 기술과 조작을 요구한다.

오염될 수 있는 것들은 다음과 같다:

- 딱딱하고(단단하고) 부드러운 표면
- 피부와 털
- 의류

노출 대 오염. 노출은 어떤 물질이 노출 경로들 중의 하나를 통해 인체 안으로 들어올 때 발생한다. 오염은 어떤 물질이 신체의 표면이나 의류에 달라붙을 때 발생한다.

침투(permeation)
표면을 통과하거나 분자 수준에서 손상되지 않은 물질을 통한 물질의 이동; 침투나 확산

의류와 다른 물질들에는 오염원이 *침투*될 수 있다(침투는 표면을 통하거나 분자 수준에서 손상되지 않은 물질을 통한 물질의 이동이다. 일반적으로 이것은 침투나 만연을 의미한다). 그러나 생물물질은 보통 의류에서 씻겨 없어질 수 있다. 대부분의 경우 의류와 개인 보호 장비는 오염 제거 이후 재사용 될 수 있다. 의류를 제거하면 대부분의 오염을 제거할 수 있다. 오염제거 작업 중에 환자의 존엄성을 보호하는 것은 매우 중요하다. 대부분의 응급의료서비스는 환자의 오염제거 작업을 위해 별도의 옷 또는 대형 이불, 봉투를 가지고 있다.

생물학적 테러로 인한 손상 유형

생물학적 테러로 인해 다음과 같은 유형의 손상이 초래될 수 있다:

- **화학적 손상**은 비밀 실험 현장에서는 이차적 위험이 될 수 있다.
- **병인학적 손상**은 손상의 일차적 유형이다. 이러한 물질들은 미국 운수성에 의해 Class 6위험 물질(독물)로 분류된다.
- **기계적 손상**은 물질을 퍼뜨리기 위해 폭발물이 사용되는 이차적 위험이다.
- **심리적 손상**은 이차적 손상이다. 생물물질에의 노출이나 생물물질에 의한 오염의 생각만으로도 그 사람이 실제로는 그러한 물질과 접촉하지 않았음에도 불구하고 스트레스를 초래할 수 있다. 많은 사람들이 생물제제에 오염된 것 같다고 생각하고 응급실이나 119에 보고할 것이다. 비록 이러한 이유로 오는 사람들은 응급실 자원(인력 또는 장비)들을 소비하고 고갈케 만드는 일이기도 하지만, 이런 심리학적 손상은 반드시 치료받아야 한다.

생물학적 테러에서 자기 방어 조치

생물학적 테러가 의심되는 경우에는 노출과 오염을 제한시키도록 신중을 기한다. 개인 보호 장비는 한 개인이 직면하게 될 수 있는 위험으로부터 분리시키기 위해 보호물을 제공한다. 이러한 장비에는 개인 보호복과 호흡기 보호 장치 등이 있다. 적절한 개인 보호 장비는 호흡기, 피부, 얼굴, 손, 발, 머리 그리고 신체를 보호한다.

노출과 오염의 제한은 어떤 사건에서도 보호 조치를 최우선으로 하는 반응자들에 의해 이루어질 수 있다. 가능한 한 준비하기 위해 많은 정보를 얻는 것이 중요하다. 보호 우선순위는

다음과 같다:

- 자기 방어 (항상 여러분 자신을 먼저 보호한다. 현장에서 더 많은 환자를 필요로 하지는 않는다).
- 두 명씩 짝을 짓는 방식(buddy system) 사용하기
- 신속한 중재 팀의 유용성
- 시민 보호(시민들을 대피 장소로 이동시키는 것이 그들의 최선의 보호책이 될 수 있다)

방사선/원자력 테러에 대한 반응

몇몇 국가들이 핵 기술을 획득하고 판매를 하므로, 핵 폭발의 가능성을 완전히 배제할 수는 없다. "가방 속 폭탄"이라고 알려진 작은 크기의 핵 폭탄은 냉전 시대 동안 발달되었다. 가장 가능성 있는 시행 방법은 방사선 물질 확산 장비를 사용하는 것인데, 이는 의료 폐기물 또는 낮은 수준의 방사선 폐기물이 들어 있는 통을 폭발시키는 것이다. 이 폭탄 장비는 "더러운 폭탄(dirty bomb)"라고 불린다. 방사능 물질의 핵 시설의 공격 또는 파괴에 의해 발생할 수 있다. 원자력 테러의 확인은 방사선이 감각에 의해 탐지될 수 없고 방사선 노출 증상이 보통 수시간 혹은 수일 동안 지연되기 때문에 어려울 수 있다. 하지만 빨리 진단된다면, 치료가 가능하다.

방사선/원자력 테러로 인한 손상 유형

다음과 같은 유형의 손상들이 방사선/원자력 테러로 인해 초래될 수 있다:

- **열 손상은 핵폭발로 인한 일차적 손상이다.**
- **방사선 손상은 방사선 물질로 인한 일차적 위험이다.** 재료의 특성 때문에 이것은 진행 중인 위험, 관련 물질의 양과 정체성이 확인될 때 비로소 결정되는 범위 등을 나타낼 것이다.
- **화학적 손상은 이차적 손상이며 많은 방사선 물질들 역시 화학적 위험이라는 사실 때문에 중요하다.** 이것은 방사선의 효과에 대해 전력을 기울이는 반응자들도 가끔은 못보고 지나치는 부분이다.
- **기계적 손상은 핵폭발로 인한 일차적 손상이다.**
- **심리적 손상은 이차적 손상이다.** 모든 테러리스트 사건에서와 같이 갑작스러운 외상 발생은 즉각적인 혹은 지연된 정서적 혹은 심리적 반응을 초래할 수 있다.

방사선/원자력 테러에서의 자기 방어 조치

시간, 거리, 그리고 차폐(방어)는 방사선 사건에서의 주요 자기 방어 조치이다. 방사선 탐지 장비의 사용은 여러분의 자기 보호 조치가 적절하고 효과적인가를 결정하는 최선의 방법이다.

다음 부분에서 언급되는 모든 폭발물 사건들은 방사선 물질의 잠재적 보급으로 간주되어야 된다. 이것은 폭발의 특성이 확인되기 전 적절한 보호 조치를 확보할 것이다. "자세한 내용은 위험 물질, 대량 재해 사고 및 사고 관리" 단원의 내용을 참고하도록 한다.

메모: 잦은 자살 폭격 사건 때문에 폭탄 희생자들 중의 한 사람이 폭탄 투하자일 수 있다는 것을 항상 명심한다. 이러한 이유로 항상 운반 전 무기와 관련하여 현장의 모든 환자들을 탐색한다.

폭발물 사건에 대한 반응

폭발물 사건은 작은 파이프 폭탄에서 대형 차량 폭탄에 이르는 다양한 장치를 이용할 수 있다. 이 사건은 응급 반응자들과 같은 집단이나 고정된 목표에 대한 공격을 포함할 수 있다. 사건은 격리된 사건일 수도 혹은 이차 장치, 위장 폭탄 혹은 자살 폭파범(자살 폭탄 테러자)을

포함할 수 있다.

관련 물질들은 항상 어떤 형태의 폭발물을 포함하고 있다. 그러나 앞서 언급된 것과 같이 폭발은 생물, 화학 혹은 방사선 물질들을 퍼뜨리기 위한 것일 수 있다. 폭발물의 유형은 즉석에서 제조되거나 상업적으로 제조된 것일 수 있다. 폭탄 자체는 빛, 압력, 움직임 혹은 라디오 송신 등에 의해 활성화될 수 있는 스위치나 컨트롤이 장치될 수 있다. 이러한 이유로 절대 훈련 받지 않은 인력이 폭발되지 않은 장치를 중화하려는 시도를 해서는 안 된다. 폭탄은 테러리스트들이 현재 가장 자주 사용하는 무기이다.

폭발물은 상위 폭발물(HE)와 하위 폭발물(LE)로 분류된다. HE폭발물은 초음속 과압력 충격파를 생산해낸다. HE 폭발물의 예로는 TNT, C-4, Semtex, nitroglycerin, dynamite, and ammonium nitrate fuel oil(ANFO)가 있다. LE폭발물은 이음속 폭발을 만들고, HE 폭발물에 의해 생성되는 과압파로는 부족하다. LE폭발물의 예로는 파이프 폭탄(pipe bombs), 화약(gunpowder), 그리고 화염병(Molotov cocktails), 유도미사일(guided missiles)이 있다. HE와 LE폭발물 다른 손상 유형을 만들어 낸다. 폭탄(Bombs)과 폭발물(explosives)은 테러리스트들이 다른 무기(예, AK-47소총)들과 함께 자주 사용하는 무기이다.

폭발 테러로 인한 손상 유형

다음과 같은 유형의 손상이 폭발 테러로 초래될 수 있다.

- **열 손상**은 폭발에 의해 형성된 열에 노출된 사람들에게 가해지는 일차적 위험이다. 이것은 보통 폭발되지 않은 물질이 존재하지 않으면 진행 중인 위험이 아니다.
- **질식**은 매우 먼지가 많은 조건의 가능성 때문에 잠재적인 이차적 손상이다.
- **화학적 위험**은 폭발 장소에 이미 존재하는 화학물질이나 화학물질이 확산 장치에 포함되는 경우 폭발물 반응의 결과로 형성된 생성물에서 비롯될 수 있다.
- **기계적 손상**은 폭격 사건에서 일반적으로 관찰되는 또 다른 일차적 손상이다. 이것은 폭발의 지나친 압력, 충격파, 그리고 파편 등에 의해 초래될 수 있다.
- **심리적 손상**은 어떤 폭력적인 사건에서 비롯된다. 기절 반응은 수초 혹은 수분간 지속되어 사람의 몸을 굳어지게 하여 일시적으로 생각하거나 행동하지 못하게 할 수 있다. 지연된 반응은 훗날 외상 후 스트레스의 형태로 나타난다.

폭발 테러에서의 자기 방어 조치

폭발 테러 발생 시 반응자는 폭발 전과 폭발 후의 보호가 필요하다. 폭발 전은 어떤 서면이나 구두 경고가 확인 되었지만, 폭발이 일어나기 전에 일어나는 작용으로서 정의된다. 폭발 후는 최소한 한 차례 폭발이 일어난 후 발생한 작용(operation)을 의미한다.

전파와 무기화

전파(dissemination)
퍼짐

CBRNE 물질들 특히 화학, 생물, 그리고 방사선/원자력 물질의 잠재적인 보급 방법에 대해 잘 아는 것이 중요하다. 반응자들은 많은 산업 물질들이 군대의 물질만큼 사용될 수 있다는 것을 잊어서는 안 된다.

호흡 경로

전파의 가장 효과적이고 가장 일반적인 방법은 물질이 기도를 통해 들어갈 수 있게 하는 것이다. 이 책의 호흡기 처치 부분에서 학습하였듯이 기도는 호흡을 통해 외부 환경에 노출되는 거대하고 민감한 표면 부위이다. 허파의 통로 속에 보다 깊이 유해 물질을 들어갈수록, 그곳에서 그 물질이 체류하는 시간이 길수록 그것은 더욱 효과적일 것이다.

호흡 계통의 통로가 작아질수록 그들은 허파 속 더 깊은 곳으로 진행한다. 미립자, 기체, 그리고 수증기 등은 미립자의 크기, 호흡 깊이와 비율, 그리고 재료가 수용성인가 지용성인가와 같은 요소들을 토대로 다양한 수준에서 덫에 걸리고 유지될 것이다.

다음 글에서 논의되는 것과 같은 다른 노출 경로는 해롭거나 치명적일 수 있지만 대량 사상자를 초래하는 가장 효과적인 수단은 물질들이 호흡을 통해 인체로 들어가게 하는 것임을 명심한다.

기타 경로

다른 살포 수단은 사용된 감염원에 달려 있다. 예를 들어, 노출의 섭취나 영양 경로의 영향은 감염원이 위의 산성 환경에서도 생존할 수 있는가에 달려 있다. 많은 박테리아가 낮은 pH 조건에서는 살 수 없지만 생존할 수 있는 다른 박테리아들이 있다. 한 예는 장시간 동안 거친 환경에서 휴면 상태로 포자로 생존할 수 있는 박테리아인 탄저병이다(탄저병은 피부와의 접촉, 섭취 혹은 흡입을 통해 사람에게 감염될 수 있다).

몇몇 사람들이 위험 노출의 섭취 경로로서 가정용 상수도를 오염시킬 수 있는 테러리스트의 능력에 대한 관심을 제기하였다. 희석, 여과 및 염소처리와 같은 과정들이 이러한 잠재적 위협을 크게 감소시킨다. 게다가 단지 1%의 가정용 상수도가 섭취를 통해 소모된다는 사실은 이러한 선파 수난의 삼새석 효과를 감소시킨다. 위험 노출의 피부나 피부 통과(경피) 경로는 수포가스 혹은 수포제를 통해 매우 효과적이지만 많은 생물물질로는 덜 효과적이다. 단 몇 가지의 생물학적 물질들 만이 피부에 작용한다. 왜냐하면 건강하고 손상되지 않은 피부는 탁월한 장벽을 제공하기 때문이다. 생물학적 감염원을 살포하기 위해 벼룩과 같은 병독 매개 곤충을 사용하는 것은 테러리스트에게 중요한 운반상의 어려움을 제시할 것이며 따라서 쉽게 선택되는 전파 수단이 될 수 없다.

몇몇 박테리아와 많은 바이러스 감염원들은 인간 대 인간의 접촉에 의해 효과적으로 전파될 수 있다. 이러한 감염원을 통해 특히 지연된 잠복기가 있을 때는 발견 전에 많은 안구를 감염시킬 수 있다. 이러한 요소들은 특히 천연두, 폐렴, 흑사병, 그리고 바이러스성 출혈열 등과 관련이 있다.

무기화

요약하자면 우리가 논의하게 될 대부분의 물질의 *무기화*는 흡입경로를 통해 목표를 겨냥할 때 가장 효과적이다. 테러리스트가 호흡할 수 있는 형태의 물질을 확보할 수 있다면—즉 다시 말해 직경이 약 3~5마이크론 정도의 입자로 된 호흡 가능한 형태의 물질을 확보할 수 있다면 가장 많은 사상자를 낼 수 있다. 이러한 공중수송에 의한 전파는 그러한 물질에 다양한 형태의 에너지를 적용함으로써 생성될 수 있다. 열과 같은 에너지는 액체가 보다 빠르게 증발하도록 하여 보다 높은 공중수송 농도를 초래하며 폭발물이나 분무기(흡입기) 역시 그러한 물질을 분부하거나 퍼뜨리기 위해 사용될 수 있다.

무기화(weaponization)
화학, 생물학, 혹은 방사선 감염원과 같은 물질을 포장하거나 생성하여 무기로 사용될 수 있도록 한다; 예를 들어, 폭탄 폭발로 인한 확산 혹은 환기 시스템에 이용되거나 에어로졸 형태로 살포된다.

CBRNE 물질의 특성

다양한 CBRNE 물질(화학제, 생물학제, 방사선/원자력, 폭발)의 특성이 다음 부분에서 논의된다.

화학 물질

화학 물질 고려사항

물리적 고려 알려진 감염원은 전체적인 물리적 특성의 범주를 포함한다. 다양한 환경 조건 하에서 그들의 물리적 상태는 기체, 액체 혹은 고체 등이 될 수 있다. 그들의 증기 밀도는 높은 것에서 가벼운 것까지 다양하다. 악취 범위는 무에서 매우 자극적인 혹은 특징적인 것까지 다양하다. 이들은 물에서 녹거나 녹지 않을 수도 있다. 이러한 다양한 물리적 특성들은 증기 위험, 지속성, 그리고 가능한 오염제거 수단 등과 같은 고려사항과 관련하여 현장에서 감염원의 작용에 영향을 미친다.

휘발성 고려 낮은 비등점과 높은 증기압을 가진 감염원은 비연속적인 경향이 있다; 즉 그들은 보다 쉽게 증발할 것이다. 증발은 좋은 소식과 나쁜 소식을 의미한다. 나쁜 소식은 물질이 휘발성일수록 방출될 공중 수송 농도는 더욱 커질 것이다. 좋은 소식은 물질이 휘발성일수록 그것이 표면에 남아 있을 시간은 줄어든다는 것이다. 높은 비등점(따라서 낮은 증기압)을 가진 감염원은 보다 지속적인 경향이 있다.

화학적 고려 알려진 감염원의 일반적인 특성은 그들이 살포에서 생존할 수 있고 그들의 작용 장소로 옮겨갈 수 있을 만큼 충분히 안정적이라는 것이다. 그러나, 그들의 본질적 반응성과 안정성은 크게 달라질 수 있다. 몇몇 화학적으로 반응하는 감염원은 빠르게 변성하는 반면 다른 덜 반응적인 감염원들은 그들을 무력하게 하기 위해 표백제 용액을 요구한다. 고체 흡착제(예: Fuller's earth) 역시 매우 효과적인 정화제이다.

독물학적 고려 모든 개인들이 어떤 주어진 감염원의 양에 동일한 방법으로 반응하는 것은 아니라는 사실을 명심해야 한다. 몇몇은 유전자(유전학적) 배경, 인종 및 나이 등을 포함한 다양한 요소들의 영향으로 다소 민감하기도 하다. 경로의 노출 또한 효과에 영향을 미친다. 독물학연구들은 다른 노출 경로에 의해 화학적 감염원의 잠재적인 생물학적 결과를 평가한다. 이러한 재료들의 물리적 특성은 영향을 받은 시스템의 독물학적 효과와 반응을 바꿀 수 있다.

화학 물질의 분류

화학 무기는 다음과 같은 방법으로 광범위하게 분류될 수 있다:

- **질식시키는 물질**은 두드러진 호흡기 자극제로 무기화된 재료뿐만 아니라 일반적으로 접하게 되는 산업 화학물질로서도 발견될 수 있다.
- **수포 형성 물질(수포제)**는 거의 접촉 즉시 노출된 조직의 세포에서 화학적 변화를 초래한다. 그러나 많은 경우에서 그 효과는 노출 후 수 시간이 흐를 때까지 느껴지거나 실감나지 않는다.
- **시안화물** 이전에는 "혈액 가스"를 의미하였던 시안화물(청산가리)은 실제로 혈액에 아무런 영향을 미치지 않는다. 이들은 몸세포 내에서 산소의 사용을 방해함으로써 작용한다.
- **신경가스**는 적절한 신경 전달에 중요한 효소를 억제하여 부교감 신경계가 제어하지 못한 채 작용하도록 한다. 많은 대행회사들이 그들의 응급처치 직원들을 위한 신경가스 해독제 장치를 휴대하고 있다(그림 39-7). 이 신경제의 대부분은 유기인제계열의 일반적인 농약의 강력한 버전이고, 피부를 통해 쉽게 흡수된다. 대부분은 석유 냄새를 가지고, 우유색을 띤다. 이들이 나타내는 증상과 징후는 SLUDGEM이라는 두문자어로 쉽게 기억할 수 있다. (Inside/Outside를 참고한다)
- **폭동 진압 물질**에는 자극 물질과 최루 가스 등이 있다. 이러한 재료들의 효과는 위험 노출이 종료된 후 좀처럼 몇 분 이상 지속되지 않는다. 메이스, 후추 스프레이, CS가스등과 같

Inside Outside

SLUDGEM

일부 신경제는 부교감신경계에 작용한다. 예를 들어, 아세틸콜린에스테라아제(acetylcholinesterase; 아세틸콜린가수분해효소)는 신경제에 의해 저지되고, 신경전달물질인 아세틸콜린 분해를 실패한다. 이는 부교감신경계의 과도한 자극을 유발하고, 특정 증상과 징후를 나타낸다. SLUDGEM는 신경제 중독의 증상과 징후를 기억하기 위해 사용되는 두문자어이다:

침분비(Salivation) — 침샘의 자극때문에
눈물분비(Lacrimation) — 눈물샘 자극때문에
배뇨(urination) — 방광의 내부조임근의 이완때문에
배변(Defecation) — 항문조임근의 이완 때문에
소화기계 이상(GI upset) — 소화기계의 민무늬근육의 긴장도 변화
구토(Emesis) — 소화기계이상 때문에 발생
동공수축(Miosis) — 동공의 비정상적 수축

은 폭동 진압 물질들은 사람의 호흡 곤란을 유발할 수 있는 능력을 가진다. 이러한 물질들은 효과적으로 폭동들을 제압하고, 분산시킨다. 응급구조사는 이러한 물질의 효과를 인식하고, 이 물질들을 사용하는 영역 내에서 응급처치를 해야 할 경우 적절한 예방 조치를 취해야 한다.

생물학적 물질

생물학적 물질은 질병 진행을 초래할 수 있는 미생물이나 독소로 정의된다. 가장 일반적으로 생물물질은 박테리아, 바이러스나 독소이며, 다양한 생물물질들은 테러행위의 매개물로서 중요하다. 실제로 어떤 생물학적 물질은 무기화되어 살포될 수 있다; 어떤 것은 다른 것들보다 훨씬 더 효과적이다.

박테리아, 바이러스, 그리고 독소 사이의 차이를 이해하는 것이 중요하다. 그러한 차이는 해독제의 유용성 뿐만 아니라 제조의 용이성, 그리고 어느 정도 그들의 효과에도 영향을 미칠 수 있다. 세 가지 생물물질들의 몇 가지 특성은 이 장의 앞에서 언급되었다. 추가 특성은 다음 텍스트에서 논의된다.

박테리아는 작고 독립생활을 하는 미생물이다. "free-living(독립생활을 하는)"은 그것이 숙주 세포 밖에서도 살 수 있다는 것을 의미한다. 적절한 환경이 제공된다면(온도, 습도, 양분) 유기체(생물)는 스스로 생존하여 단순한 세포 분열에 의해 번식할 수 있다. 많은 세균의 감염원은 항생제 치료에 반응하며 대개 충분히 조기에 발견된다면 치료할 수 있는 조건(여건)이다.

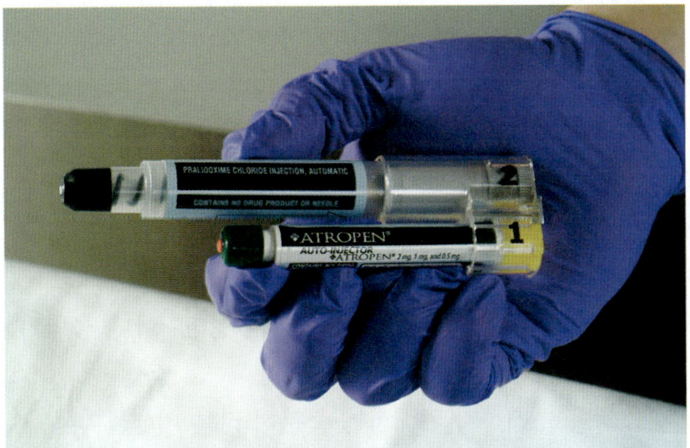

그림 39-7 많은 응급 조치 기관들이 그들의 직원에게 신경가스 해독 장비를 제공한다.

바이러스는 생존과 번식을 위해 내부의 숙주 세포를 요구하는 유기체이다; 따라서 그것은 그것이 감염시키는 세포에 직접적으로 의존한다. 바이러스가 생성하는 질병은 보통 항생제에 반응하지 않으며 따라서 그들의 숙주 세포 안에 있는 질병에 도달하지 못하지만 일부 몇 가지 항바이러스성 화합물에 반응할 수도 있다.

박테리아나 바이러스와는 반대로 독소는 살아있는 유기체가 아니다. 단순히 말해 독소는 살아있는 유기체에 의해 형성되거나 살아있는 유기체에서 파생된 유독성 화학 합성물(화합물)이다. 생산 유기체는 식물, 동물 혹은 미생물이 될 수도 있다. 예는 아주까리씨에서 파생된ricin(리신); 균류에 의해 생성된 진균독 ; 혹은 박테리아인 클로스트리듐 보튤리늄(clostridium botulinum)에 의해 형성된 보튤리누스균 독소 등이다.

다른 유형의 생물물질들이 존재하지만 박테리아, 바이러스, 그리고 독소가 가장 일반적이다.

생물학적 물질 고려사항

가장 중요한 생물학적 무기는 표 39-1 생물학적 빠른 참고 가이드에서 제시된다. 이 표의 검토를 통해 모든 생물물질의 일차적 관심은 그러한 감염원이 인간에서 인간으로 전염될 경우의 개인적 보호라는 것을 주목한다. 환자 케어와 치료에서 응급의료서비스의 역할은 일차적으로 신체의 생리적 밸런스를 유지하는데 도움을 주는 것이다.

감염원이 박테리아, 바이러스 혹은 독소인지에 관계없이 무기로서 사용될 수 있는 그들의 잠재력에 영향을 미치는 어떤 특징들이 있다. 그러한 특징들은 다음과 같다:

- 감염(전염)성
- 독성(병독성)
- 유독성
- 잠복기
- 전달성
- 치명성
- 안정성

이들 많은 생물물질에 독특하게 그들의 화학적 상대물과 구별되는 것은 시간의 경과에 따라 번식하고 실제로 그들의 영향(효과)을 증대시킬 수 있는 능력이다. 따라서 스스로 쉽게 복제할 수 있는 생물물질은 사람에서 사람으로 전달될 수 있는 보다 큰 가능성(잠재력)을 가지고 있다. 이러한 생물학적 무기의 잠재적 전염 효과는 명백하다.

열거된 요소들은 아래에서 더 자세히 논의된다.

- **감염성(전염성).** 어떤 감염원의 전염성은 어떤 관련 미생물이 숙주에서 자리 잡을 수 있는 상대적 용이함을 나타낸다. 높은 전염성을 가진 병원균은 비교적 소수의 유기체를 통해 질병을 초래하지만 낮은 전염성을 가진 병원균은 많은 유기체를 요구한다. 높은 전염성이 반드시 증상과 징후가 보다 빠르게 나타나는 것을 의미하는 것은 아니며 또한 질병이 보다 심하다는 것, 즉 단순히 타이밍이나 중증도에 관계없이 증상이 나타나기 위해 소수의 유기체만을 요구한다는 것을 의미하는 것도 아니다.
- **병독성.** 어떤 감염원의 병독성은 미생물에 의해 형성된 질병의 상대적 중증도를 나타낸다. 동일한 미생물의 서로 다른 특징이 서로 다른 중증도의 질병을 초래할 수 있다.
- **독성.** 어떤 물질의 독성은 어떤 독성에 의해 초래된 질병이나 무능력의 상대적 중증도를 나타낸다.
- **잠복기.** 감염이나 중독을 초래하기 위해서는 충분히 많은 미생물이나 충분한 양의 독소가

표 39-1	빠른 생물학적 감염원 참고 지침		
질병(종류;class)	감염경로	잠복기/발병시간	인간 대 인간 전염
		박테리아	
탄저병(박테리아)	S,D,R	1-6일	없음, 피부 감염 제외
콜레라(박테리아)	D,DC	1-5일	드물다
흑사명, 서해 임파선종(박테리아)	V,R	2-10일	높다
흑사병, 폐렴(박테리아)	V,R	2-3일	높다
Q열 (박테리아)	V,R	2-10일	드물다
야토병(박테리아)	V,R,D	2-10일	없다.

V = 매개체, R = 호흡기, D = 소화기, DC = 인간 대 인간의 직접 접, S = 피부접촉

인체에 침투해야 한다. 그런 다음 전염 감염원은 질병을 형성하기 위해 번식해야 한다. 위험 노출과 증상 발현 사이의 시간을 잠복기라 한다. 이것은 최초 복용량, 병독성, 침입(침투) 경로, 번식률, 숙주 면역 요소 등을 포함한 많은 변수에 의해 좌우된다. 잠복기는 수시간, 수일, 수 주 동안이다.

- **전달성.** 몇몇 생물물질들은 사람에서 사람으로 직접 전달될 수 있다. 간접 전달(예를 들어, 곤충과 같은 병독 매개 곤충을 통한) 역시 중요한 전파 수단이 될 수 있다. 생물학적 전쟁 사상자 관리의 맥락에서 어떤 전염원이 사람에서 사람으로 전달되는 상대적 용이함은 주요한 관심 사항이다.
- **치명성.** 치명성은 어떤 감염원이 감염되기 쉬운 인구집단에서 사망을 초래할 수 있는 상대적 용이함을 의미한다. 우리는 그러한 감염원의 "치사량" 혹은 "치사 농도"(LD 혹은 LC)를 결정함으로써 어떤 물질의 상대적 치명성의 위험도를 측정할 수 있다.
- **안정성.** 생물물질의 생존 능력은 온도, 상대습도, 대기오염, 자외선과 햇빛 등을 포함한 다양한 환경 요소들에 의해 영향을 받는다.

생물학적 무기로서 미생물이나 독소의 적합성에 영향을 미칠 수 있는 추가 요소들은 생산의 용이함, 저장되거나 운반될 때의 안정성, 그리고 살포(분산)의 용이함 등이다.

박테리아

앞서 언급된 바와 같이 박테리아는 다양한 환경에서 성장할 수 있는 단세포 생물이다. 인체의

표 39-1 빠른 생물학적 감염원 참고 지침(계속)		
징후와 증상	정화 혹은 감염 관리 절차	입원 전 처치
박테리아		
발열, 불쾌감 그리고 가벼운 가슴 불쾌감과 그에 따른 심한 호흡곤란, 발한, 쌕쌕거림(거친 숨소리), 청색증(푸르스름한 피부색) ; 중증 증상을 보인 24~36시간 이내에 쇼크와 사망	저압, 비누와 물 세척을 이용하고, 그 다음, 0.5%의 차아염소산염 용액으로, 그리고 이차 비누와 물 세척을 이용한 일반적인 신체 정화	지역 내 프로토콜에 따른 지지 요법
무증상에서 갑작스러운 발병, 구토, 복부 팽창, 그리고 설사 후 빠르게 진행되는 열이 거의 없거나 전혀 없는 통증 등의 심한 증상이 나타난다. 체액 손실이 하루에 5~10리터를 초과할 수 있다.	창자에 대한 예방조치, 비누와 물 세척, 그리고 장비용 차 치아염소산염. 개인적 접촉은 좀처럼 감염을 초래하지 않는다.	신속한 액체 교체를 지향하는 지지 요법
고열, 오한, 불쾌감, 약한 임파절(샅고랑 임파샘종)등이 중추신경계, 허파 등으로의 확산과 함께 혈류 전반에 걸쳐 감염으로 진행할 수 있다.	분리주의, 분비 및 손상 부위에 대한 주의. 직원의 정화(오염제거)를 위해 비누와 물의 사 ; 열, 자외선 그리고 장비용 살균제를 사용한다.	지지 요법과 호흡기 및 순환기 지지
호흡 곤란, 쌕쌕거림(거친 숨소리), 그리고 청색증 등으로의 빠른 진행과 함께, 고열, 오한, 두통, 기침할 때 피가 나옴; 사망은 호흡곤란, 순환 허탈 때문이다	엄격한 분리 조치. 직원 정화를 위해 비누와 물을 장비에 대해 열, 자외선, 그리고 살균제를 사용한다.	지지 요법과 호흡기 및 순환기 지지
발열, 기침, 그리고 심한 가슴통증	비누와 물 혹은 약한 0.5% 차아염소산염을 사용한다.	지지 요법
고름, 발열, 오한, 두통, 그리고 불쾌감 등으로 진행할 수 있는 국부 궤양과 부분적으로 확대된 임파절.발열, 두통, 불쾌감, 복장뼈 뒤의 불쾌감, 체중 감소,그리고 마른기침	분비 및 손상에 대한 주의, 엄격한 분리는 요구되지 않으며, 열과 살균제의 사용은 유기체를 무해하게 한다.	지지 요법

(계속)

세포와 마찬가지로 박테리아는 단단한 세포벽으로 둘러싸인 내부 세포질을 가지고 있다. 인체 세포와 달리 박테리아는 조직 핵과 기타 세포 내의 구조로 되어 있지 않다. 이들은 독자적으로 번식할 수 있지만, 양분과 기타 부양(support)을 제공하기 위해서는 숙주를 필요로 한다.

숙주를 얻기 위해 박테리아는 인체의 숙주 세포의 외부와 결합한다. 무기화를 위해 박테리아는 상대적으로 성장, 번식, 그리고 퍼지기가 쉽다.

사람동물공통감염증(zoonotic)
사람과 동물 양쪽에 이환되는 전염병

탄저병. 탄저병은 흔히 가축에서 발견되는 자연스럽게 발생하는 *사람동물공통감염증*이다(사람과 동물 양쪽에 이환되는 전염병). 탄저병의 매개체(보균자)로서 소, 양, 그리고 말 등은, 특히 감염된 동물의 털, 양모(솜털), 생가죽이나 배설물을 다루는 사람들을 자연스럽게 감염시킬 수 있다.

자연적 사례에서 관찰된 가장 일반적인 탄저병의 인간 형태는 피부 탄저병으로 이는 양털을 골라내는 사람들의 병(woolsorter's disease)이라고도 한다. 이 조건은 생가죽을 다루거나 양의 털을 깎는 동안 탄저병 포자에 오염된 상처나 찢긴 상처를 가진 사람들에서 발견된다.

탄저병 또한 오염된 고기에 의해 전염될 수 있다. 그러나 고기 요리가 탄저병을 파괴시키기 때문에 이것은 극히 드물다. 만일 이러한 방식으로 전염된 경우 위창자성 탄저병이 관찰될 것이다. 앞서 언급된 바와 같이 탄저병은 매우 많은 다른 생물물질들이 노출의 섭취 경로에서 쉽게 생존하지 못할 때 위의 산성에서도 생존할 수 있다. 탄저병은 포자를 생성하는 박테리아이다. 단순히 말해 포자를 생성하는 박테리아는 그들이 자외선과 다른 손상에 의한 파괴에 매우 저항할 수 있도록 하는 딱딱한 씨앗과 같은 껍질을 스스로 형성한다. 따라서 탄저병에

표 39-1 빠른 생물학적 감염원 참고 지침(계속)			
질병(종류;class)	감염경로	잠복기/발병시간	인간 대 인간 전염
독소			
보톨리누스균(독소)	D,R	24시간에서 수일	없다
리신(독소)	D,R	24~72시간	없다
포도상구균 장독소 B	D,R	4~6시간	없다
트리코테신 곰팡이독소	R,S,DC,D	몇분~몇시간	없다
바이러스			
천연두	R,S,DC	10~12일	높다
베네주엘라말 뇌염	R,V	2~6일	낮다
바이러스성 출혈열	DC,V,R	3~21일	보통

V = 매개체, R = 호흡기, D = 소화기, DC = 인간 대 인간의 직접 접, S = 피부접촉

의해 오염된 부위는 장시간 동안 오염된 채로 유지될 수 있다. 이것이 바로 특별한 살균작용 비누가 오염 제거 물질로서 가장 잘 사용되는 이유를 설명해준다.

가장 중요한 탄저병의 형태는 흡입 형태이다. 탄저병이 아주 작은 미립자로 분무되어 흡입되어 식도의 깊은 곳에 남아 있을 경우 이러한 형태의 탄저병은 호흡경로에 의해 전달될 수 있다. 이러한 형태의 탄저병은 매우 치명적이다.

모든 형태의 탄저병에서 항생제 치료는 그 영향을 중화시키는데 매우 효과적이다. 단 질병 과정에서 초기에 충분한 항생제가 제공되어야 한다. 그러나 흡입 탄저병의 문제는 그것이 보통 일반적 호흡기 증상과 함께 나타나 탄저병으로 인식하기 힘들다는 것이다. 따라서 항생제 치료 시작이 지연될 수 있으며 만일 "탄저병 잠복기" 이전에 항생제 치료가 시작되지 않은 경우 그러한 치료가 거의 도움이 되지 않을 수도 있다. 잠복기는 질병 과정 중 12~37시간으로 이때 회복이 이루어진 것처럼 보이며 환자는 훨씬 나아진 느낌을 갖는다. 그러나 잠복기 직후 증상은 재발하여 2~3일 이내에 사망하게 된다.

콜레라. 콜레라의 발발은 보통 개발도상국 특히 효과적인 위생 시스템이 없는 국가들에서 발견된다. 이러한 위창자 감염원은 적절한 치료가 제공될 경우 치명적인 것보다도 더 무능력

표 39-1 빠른 생물학적 감염원 참고 지침(계속)

징후와 증상	정화 혹은 감염 관리 절차	입원 전 처치
	독소	
늘어진 눈꺼풀, 허약, 어지러움, 입가 목의 마름, 침침한 시력과 복시, 언어 장애, 쉰 목소리, 삼킴 장애 등에 이어 대칭적 하행 마비와 호흡 곤란	0.5%의 차아염소산염 용액이나 비누와 물	공격적 호흡 지원과 기타 증상에 대한 지지 요법(supportive care)
허약, 발열, 기침, 그리고 18~24시간 노출 후 허파의 액체, 이후 심한 호흡 곤란과 36~72시간 이내 혈액 산소 부족으로 인한 사망	0.5%의 차아염소산염 용액이나 비누와 물	공격적 기도 관리와 함께 지지 요법. 위창자의 수액 손실에 대한 양 교체
발열, 오한, 두통, 근육통, 그리고 마른기침을 동반한 갑작스러운 발병. 일부는 호흡 곤란과 복장뼈 뒤의 통증을 진행시킬 수도 있다. 섭취하는 경우, 메스꺼움, 구토, 그리고 설사 등이 나타날 수 있다.	0.5%의 차아염소산염 용액이나 비누와 물	호흡 지원을 목표로 한 지지 요법
피부 통증, 가려움증, 발적, 물집, 조직사(死) ; 코와 목의 통증, 콧물, 재채기, 기침, 호흡 곤란, 씨근거리는 소리, 가슴통증; 그리고 기침할 때 피가 나옴 ; 근육 상호작용(협응), 쇼크 및 사망	의류를 제거한 후, 비누와 물을 이용. 눈 노출 – 세척	호흡기 및 순환기 지원을 목표로 한 지지 요법
	바이러스	
불쾌감, 발열, 오한, 구토, 두통, 허리통증 ; 2~3일 후 얼굴과 사지에 더욱 많은 고름이 찬 물집으로 진행하는 종기	접촉으로 인한 노출 후 최소 16~17일 동안 호흡 분리와 함께 엄격한 격리	지지 요법
불쾌감, 급성 발열, 오한, 심한 두통, 빛에 대한 혐오, 근육 통을 동반한 갑작스러운 발병. 메스꺼움, 구토, 기침, 인후염, 그리고 설사 등이 나타날 수 있다.	표준 예방조치; 모기가 문 곳을 통해 감염된다.	두통과 근육통에 대해서는 진통제, 진경제, 그리고 호흡기 지원
발열, 출혈, 자줏빛 피부 밑 출혈, 저혈압, 쇼크, 부어오름, 불쾌감, 근육통, 두통, 구토, 설사	차아염소산염이나 페놀 살균제를 이용한 정화, 표준 예방조치	호흡기 및 순환기 지원을 목표로 한 지지 요법

하게 만든다.

본질적으로 콜레라는 박테리아인 비브리오 콜레라에 의해 초래된 설사병이다. 이 박테리아는 작은창자에서 쉽게 번식하여 창자가 다량의 수액을 방출하도록 하는 창자독소를 방출한다. 이것은 심한 설사와 특이한 "쌀뜨물" 설사를 초래한다. 일반적으로 심한 탈수와 전해질 불균형의 이차적 영향으로 인해 사망하게 된다.

이러한 탈수와 관련된 문제와 항생제의 사용을 교정하는데 목표를 둔 적절한 지지 요법이 일반적으로 매우 효과적이다. 개인적 보호 관점에서 반응자들은 체액 및 배설물과의 직접적인 접촉을 피해야 한다. 달리 인간 대 인간의 전염은 매우 낮다.

흑사병. 우리는 흑사병을 중세의 "흑사병(Black Death)"으로 가장 잘 알고 있으며 이것은 자연히 발생하는 흑사병(페스트)의 형태였다. 흑사병 박테리아(Yersinia pestis)는 쥐와 얼룩다람쥐에 의해 전달되는 동물 매개 감염 박테리아이다. 이 박테리아는 벼룩에 의해 인간에게로 전달된다.

인간에 대해 이렇게 자연스럽게 발생하는 감염에서 흑사병은 특히 다리의 서혜부(inguinal region) 임파샘종의 형태로서 시작된다. 치료가 부족할 때 이것은 전신 형태로 진행하여 매우 전염성이 높은 폐렴형 페스트로 진행한다. 폐렴형 페스트는 페스트가 분무되어 흡입되는 경우 관찰되는 일차 증후군이지만 서혜부 임파샘종 페스트는 자연 발생하여 혹은 벼룩과 같은 매개곤충을 통해 무기화되는 경우에 관찰될 것이다.

페스트의 잠복기는 그 형태에 따라 2~10일이다. 폐렴 형태는 2~3일의 잠복기를 갖는다. 많은 분무형 생물학 무기와 같이 초기 증상은 발열, 허약, 그리고 일반적인 호흡기 증상들이 될 것이다. 폐렴이 빠르게 진행함에 따라 혈액 가래, 심한 호흡곤란, 그리고 청색증 등이 발견될 것이다. 분명한 진단은 실험실 테스트에 의해서만 이루어질 수 있으며 현장에서의 진단은 불가능하다.

폐렴 형태는 기침에 의해 생긴 분무된 작은 물방울에 의해 인간 대 인간으로 전달되기 때문에 호흡기 예방조치가 처방될 것이다. 현장 치료는 자기 보호 및 환자에 대한 지지요법으로 구성될 것이다. 다시금 항생제가 요구될 것이며, 폐렴 형태의 발병 24시간 이내에 시작될 경우 가장 효과적이다.

Q열. Q열은 Coxiella burnetii(큐열균)에 의해 초래된 동물 매개 감염 리케치아병이다. 자연 질병은 가축에의 노출로 인해 발생한다. 포자 형태의 Q열은 거친 환경을 견딜 수 있으며 수개월 동안 생존할 수 있다. 생물학적 무기로서의 Q열은 탄저병과 유사하다.

큐열균
리케치아-발진 티푸스, 양충병, 큐열(Q fever) 따위를 일으키는 병원균인, 리케차과에 속하는 세균류를 통틀어 말한다.

Q열의 잠복기는 대체로 사건이 없는 회복 상태로 약 10~20일이다. 이것은 발열, 오한, 그리고 두통을 포함한 다양한 증상을 갖는다. Q열 폐렴은 흔한 합병증이다. 다른 증상들은 발한, 불쾌감, 피로, 식욕상실, 그리고 체중 감소 등이다. 사망률은 낮다.

Q열은 혈청 테스트를 통해 진단된다. 다른 실험 결과는 리케치아 분리의 어려움 때문에 도움이 되지 않을 수도 있다. 치료는 항생제와 지지요법으로 구성된다.

야토병. 야토병은 Francisella tularensis(그람음성균)에 의해 초래되는 동물 매개 감염 질병이다. 이것은 야토병(rabbit fever) 혹은 사슴등애열(deer fly fever)이라고도 한다. 야토병에 자연스러운 노출은 보통 감염된 동물, 사슴 파리, 진드기 혹은 모기 등에 물림으로써 초래된다.

그람음성
그람염색법으로 염색했을 때 붉은색으로 염색되는 세균이다. 일반적으로 색소 저항력이 강하고, 계면활성제 내성이 강하다.

야토병의 증상은 발열, 두통, 그리고 체중 감소 등이다. 환자는 호흡기 증상, 빗장뼈밑 불쾌감, 마른기침 등을 호소할 수 있다. 폐렴이 나타날 수도 있다. 자연 야토병(natural tularemia)은 5~10%의 사망률을 보인다.

야토병은 실험 혈청 테스트에 의해 진단된다. 야토병의 치료는 적절한 지지요법과 항생제의 병행이다. 격리는 요구되지 않는다.

독소

앞서 논의된 것과 같이 독소는 살아있는 유기체가 아니라 살아있는 생물에 의해 형성된 화학 화합물이다. 보툴리늄 독소, 시가독(shiga toxin), 패독, 그리고 리신과 같은 독소들은 알려진 가장 치명적인 화합물들이다.

독소는 휘발성이 없다; 즉 독소는 폭발물과 같은 에너지의 사용 없이는 증발하거나 연무되지 않는다. 또한 대부분의 독소는 피부에 작용하지 않아 손상되지 않은 피부는 효과적인 장벽을 제공한다(하나의 예외는 T2 진균독으로 이것은 균류에서 파생된다). 독소는 스스로 복제하지 않기 때문에 인간에서 인간으로 전염되지 않는다. 최선의 무기화 방법은 특별한 독소에 따라 달라진다. 한 예로서 보톨리늄은 섭취를 통해 가장 잘 분산되지만 T2 진균독은 분무될 때 가장 효과적이다.

보톨리늄. 보툴리늄 독소는 알려진 가장 치명적인 화합물 중의 하나이다. 이것은 220파운드의 인간에 대해 0.001mcg/kg 혹은 0.1mcg의 치사량(50)을 가진다. 무게로 보톨리늄은 신경가스보다 15,000에서 100,000배 더 유독하다.

리신. 리신은 아주까리의 씨에서 파생된 효능 있는 단백질 독소이다. 리신은 미국의 몇몇 집단들이 법집행관과 경찰들을 살해할 특정 목적을 가지고 이 물질을 제조하였기 때문에 최

근에 많은 관심을 얻고 있다. 또한 리신의 처방은 인터넷과 다양한 책에서 공개되었다. 세계 도처에서 비테러리스트 살해 시도뿐만 아니라 암살은 리신을 사용하여 이루어지고 있다. 리신의 주요 효과는 고유 단백질에 필요한 RNA를 변경시킴으로써 세포 수준에서 인체의 단백질 제조 공정을 방해하는 것이다. 이것은 세포 사망과 괴저 혹은 조직사를 초래한다. 이것은 쉽게 이용될 수 있고 쉽게 제조될 수 있다. 이것은 어떤 노출 경로에 의해서든 매우 효과적이며 흡입을 통해 가장 효과적이다. 환자는 노출 경로 특유의 증상을 보일 것이다. 치료는 노출 경로에 따라 지지적이다.

포도상구균 장독소(SEB). SEB는 식중독의 형태를 형성하기 위해 섭취될 때 가장 흔히 위창자관에 영향을 미치는 독소이다. 분무되고 흡입된 후 SEB는 잠재적으로 치명적인 증상을 초래한다. 대부분의 생물독소와 마찬가지로 호흡기 형태는 보통 발열, 전신 허약, 그리고 일반적인 호흡기 증상과 함께 초기 단계에 호흡기 형태가 나타날 것이다. 나중에, 103°F에서 106°F(39℃ 에서 41℃)에 이르는 발열, 복장뼈 뒤의 가슴통증, 그리고 폐부종 등이 관찰될 수 있다. 심한 경우는 치명적일 수 있지만 특히 섭취 후 보다 흔한 SEB는 본질적으로 무기력하게 만든다. 치료는 지지 요법이고, 이용될 수 있는 특정 항독소는 없다.

트리코테센 진균독. 트리코테센 진균독(T2)은 진균성 (곰팡이) 대사에서 생성된다. T2는 수용성이며 열에 저항하고 손상되지 않은 피부를 통과할 수 있다. 천연 트리코테센은 동물에서 곰팡이가 핀 옥수수 곰팡이 중독을 초래하였다. T2가 무기화되고 있다는 의혹이 있다. T2 노출의 증상은 체중 감소, 구토, 설사, 허약, 어지러움, 저혈압과 쇼크 등이다. 질병의 발병은 노출 수 시간 이내에 일어나며 사망은 12시간 이내에 이루어진다. 현재 T2 노출에 대한 백신은 없다. 피부 오염 제거는 비누와 물 혹은 차아염소산염을 사용하여 권장된다. 이들 용액은 독소를 제거하지만 독소를 중화시키지는 못한다. T2 노출에 대한 치료는 증상을 토대로 한다. 아스코르빈산(absorbic acid)이 치사율을 줄이는 것으로 제안되었다. 덱사메타손(dexa-methasone) 역시 치사율을 줄이는 것으로 밝혀졌다. 슈퍼 엑티브 활성탄이 남아있는 독소를 흡수하여 섭취된 T2 독소에 대한 치명성을 줄여줄 것이다

바이러스

바이러스는 가장 단순한 미생물이자 세포내 필수 기생생물이다 ; 즉 바이러스는 숙주 세포 안에서만 복제한다. 인체 세포와 반대로 −핵, 핵산 DNA와 RNA 그리고 생명과 번식을 위해 필요한 다양한 구조를 포함하고 있는 인체 세포와 반대로− 바이러스는 DNA 혹은 RNA 중 오직 하나의 핵산만을 포함하고 있다.

바이러스는 스스로 숙주 세포에 붙은 다음 자체의 유전 코드인 DNA나 RNA로 세포에 침투함으로써 복제한다. 그런 다음 바이러스의 유전 코드는 바이러스가 복제하도록 하는데 필요한 성분들을 생성하기 위해 숙주 세포에 지시한다. 이 과정 동안 숙주 세포는 바이러스를 방출하거나 혹은 파괴될 수 있다. 바이러스의 복제는 숙주 세포를 이용한 복잡한 과정에 의존하기 때문에 다량으로 바이러스를 제조하는 것은 쉽지 않다. 바이러스를 성장시키려 시도하는 테러리스트 조직은 상당한 물류 요구를 충족시켜야 할 것이다. 그러한 조직은 잘 교육된 인력과 박테리아나 생물학적 독소를 사용하여 무기를 만들려는 집단들에 비해 재정 지원을 잘 받아야 할 것이다. 따라서 가능하다 할지라도 바이러스의 무기화된 사용은 박테리아나 독소의 무기화보다 덜 적절하다.

천연두. 1980년 세계보건기구(WHO)는 천연두 바이러스가 면역 노력을 통해 세계적으로 근절되었다고 발표하였다. 마지막으로 8건의 천연두가 1949년 미국에서 발생하였다. 세계의 어느 곳에선가 천연두에 대해 마지막으로 기록된 사례는 1978년 영국의 버밍엄(Birming-ham)에서였으며 이때 천연두 바이러스가 뜻하지 않게 누출되어 예방 접종을 받지 않은 의료

사진사(medical photographer)에게 감염되어 사망에 이르게 하였다. 이러한 누출 발생했던 실험실의 국장은 훗날 자살하였다.

오늘날 유일하게 알려진 두 가지 바이러스의 저장소가 있다. 즉 한 곳은 조지아주 애틀란타에 있어 질병통제 및 예방센터와 러시아의 Novizbresk에 위치한 Vector 등이다. 그러나 비밀 비축량이 세계의 다른 지역에 존재할 수도 있다. 그들이 존재한다 할지라도 우리는 그들의 범 위와 장소에 대해 알지 못한다.

미국에서 천연두 예방접종은 1970년대 중단되었고 그러한 예방접종은 10년으로 예상된 효력 기간을 갖는다. 따라서 오늘날 대다수의 미국 시민들은 바이러스에 대한 면역을 가지고 있지 않다.

천연두는 평균 12일의 잠복기를 가진 매우 전염성이 강한 질병이다. 초기 징후와 증상은 급성으로 발병하는 발열, 허약, 두통, 허리통증, 그리고 구토 등이다. 이것은 2~3일 이내에 입,목, 그리고 얼굴 부위에서 시작하여 손과 팔뚝으로 퍼지는 발진이나 수두와 같은 물집으로 진행된다. 몸통에서 물집이 형성된다 할지라도 이들은 수두에서 발견된 물집보다 얼굴과 사지에서 더 두드러진다(진단상의 중요한 구별). 모든 딱지가 피부에서 떨어질 때까지 환자는 전염성을 가진 것으로 간주되어야 한다. 예방접종을 받지 않은 환자에서 천연두의 사망률은 30%이다.

천연두의 전염은 호흡에 포함된 작은 물방울에 의해 발생하며 따라서 호흡 격리를 요한다. 또한 천연두 환자와 접촉한 사람에 대해서는 엄격한 17일간의 격리가 요구된다.

뇌염 뇌염(뇌의 염증)은 다양한 형태를 갖는다 : 동쪽, 서쪽, 세인트루이스 (St. Louis) 등. 무기화 문제는 베네주엘라 말뇌염(Venezuelan Equine Encephalitis) 혹은 VEE이다. 이러한 동물 매개 감염 질병은 그 이름이 나타내는 것과 같이 베네주엘라의 지리적 풍토와 관련이 있다. 이러한 형태의 뇌염 발발은 긴밀하게 조사되어야 한다.

자연 발생하는 뇌염은 새와 야생 조류에서 발견되는 질병으로 모기에 의해 말과 인간에게로 전염된다. 따라서 자연 발생하는 VEE 발발은 동물에서의 발발과 연관지어져야 한다. 토착(자 생) 동물에게도 똑같은 영향을 주지 않고 인간들만이 VEE에 감염되었다면 인위적 발생 가능 성이 조사되어야 한다.

뇌염은 뇌의 팽창을 초래하기 때문에 환자는 신경학적 증상을 나타낼 것이다. VEE 징후는 갑작스러운 발열과 두통의 심한 중추신경계 영향, 수명(광선 공포증; photophobia) 그리고 변 화된 의식 등이다.

VEE에 노출된 사람들의 90~100%가 그것의 영향을 받기 쉬운 것으로 평가된다. 그러나 사망률은 1% 미만이기 때문에 VEE는 치명적이기 보다 무능력하게 만들 것이다. 인간 대 인간으로의 전염이 가능하며, 따라서 심한 기침을 하는 어떤 환자의 경우에는 호흡기 보호(HEPA 혹은 N-95 인공호흡장치)를 포함한 적절한 신체물질(body substance) 예방 조치가 취해져 야 한다.

바이러스성 출혈열 질병의 이름은 매우 친숙하며 대중의 인식으로는 치명적인 질병과 관련이 있는 것으로 간주된다. 실제로 VHF(viral hemorrhagic fevers)는 에볼라 바이러스, 뎅그열, 황열병, 라사열 등을 포함하는 질병군에 대한 분류이다. 이러한 질병들이 공통적으로 가지고 있는 것은 그들의 영향이다. 바이러스에 의해 초래된 이들 질병은 혈액의 응고 특성과 모세혈관의 투과성을 바꾼다. 이것은 전신 출혈과 고형 장기의 용해를 초래하며 모두가 발열과 관련이 있다.

이러한 전염성이 매우 강하고 매우 치명적인 질병은 신속한 발열, 허약, 그리고 타박상과 출혈의 징후를 나타낸다. 흔히 그 영향은 눈의 공막에서 처음으로 관찰될 수 있다. 이 부위에서 모세혈관의 출혈과 누출(leaking)은 쉽게 관찰될 수 있다. 그런 다음 모든 점막으로 확산된다. 인간에게로의 전염 방법은 바이러스성 출혈열의 분류에서 포함된 질병의 수만큼 다양하다. 분명히 혈액 및 다른 분비물과의 접촉이 한 가지 방법이다. 호흡기에 의한 침입이 훨씬 더 쉽다. 따라서 표준 예방조치와 공격적인 호흡기 예방조치가 취해져야 한다. 몇 가지를 제외하고 백신과 치료제는 없으며 항바이러스성 치료의 사용은 제한된 성공에 국한되었다. 환자의 현장 치료는 질병의 확산을 방지하고 저혈량증(혈액량 감퇴증)에 대한 지지 요법과 지지요법 제공을 목표로 할 것이다. 질병에 따라 사망률은 5%에서 90% 사이가 될 것이다.

방사선/원자력 장비

잠재적 시나리오

핵무기를 사용하는 테러리스트 집단의 가능성을 고려할 때는 4가지 가능한 시나리오가 평가되 어야 한다: (1) 군사 핵무기의 사용, (2) 즉석에서 제조된 핵무기의 사용, (3) "방사능이 많은 폭탄"이나 방사능원산포탄의 사용, 그리고 (4) 핵시설에 대한 파괴행위 등이 평가되어야 한다.

군사 핵폭탄. 어떤 테러리스트 조직이 (1) 성공적으로 군사 핵폭탄을 얻고 (2) 성공적으로 정보 수집 기관에 의해 발각되지 않고 그러한 폭탄을 배치하여 사용할 수 있다는 것은 거의 불가능하다. 또한 미국(혹은 핵무기를 가진 어떤 다른 국가)에 의 한 보복 대응의 가능성 역시 강력한 핵무기가 될 수 있다.

즉석에서 만든 핵폭탄. 모든 사람이 핵폭탄을 만들기 위해 필요한 기본 정보는 쉽게 획득된다는 것을 알고 있다. 이것은 사실 매우 가능하다. 그러나 그것이 작용하도록 하기 위해 필요한 엄격한 사양에 따라 폭탄을 만드는 방법을 아는 것은 별개의 문제이다. 또한 무기 조립의 물리적 행위는—즉 방사능 물질을 적절한 보호장치 없이 폭탄에 주입하는 것—생존할 수 없는 수준의 방사선에 개인을 노출시키는 것이다. 이러한 모든 장애들이 극복될 수 있다 할지라도, 정보 집단은 그러한 폭탄이 제조되기 전에 필요 재료의 취득과 정보에 대해 더 빨리 알게 될 것이다.

방사능 분산 장치(RDD). RDD는 단순히 방사능 물질의 살포를 위해 사용된 수단이다 ; 예를 들어 폭발 즉시 방사능물질을 살포하는 전통적 폭탄, 이것은 실제 원자 분열 핵폭탄의 사용을 요구하는 처음의 두 가지 가능성보다 더 실행 가능한 시나리오이다. 그러나 RDD는 그것의 저장소에서 자신을 죽게 하지 않고 폭탄에 방사능 물질을 넣는 과정에서 많은 동일한 병참학적 문제들을 제기한다. 그리고 응급 반응자로서 우리가 모든 폭발 사건을 잠재적인 방사능 물질 살포로 간주한다면 우리는 방사능 물질의 존재를 확인하거나 불가능하게 하기 위해 매우 쉽게 이용될 수 있는 탐사 장비를 사용할 수 있다.

핵시설에 대한 테러 행위. 테러리즘의 관점에서 가장 가능한 시나리오는 기존 시설에 대한 파괴행위이다. 그러나 미국의 원자력 발전소는 매우 강화된 시설이다. 철저한 규제로 만일 정보 수집 활동이 신뢰할만한 위협을 발견한 경우에는 이들 시설의 보안이 상당히 강화될 수 있다.

또한 이들 시설에서 사용된 견제와 균형 그리고 과다 안전 조치들은 테러가 미리 발견되지 않은 채 발생하는 것을 매우 어렵게 만들 것이다. 가능성 있는 표적은 대학에서 그것들의 발견과 덜 단단하고 더 적은 기능을 할 것이다. 이중 어느 것도 핵 테러리즘 행위의 가능성이 없다는 것을 말하고 있지는 않다. 그러나, 성공의 가능성은 한정되어 있다.

방사선의 영향

방사선 물질이 사용된 경우에는 세 곳의 몸체계가 가장 심하게 영향을 받게 될 것이다 : 조혈

표 39-2 렘 조사의 전신 효과

초기 조사량	영향을 받은 조직	영향(결과)
150 rem*	혈액	• 골수의 조혈 작용 억제 • 백혈구가 죽고 교체되지 않은 (7일) 후의 기회질병 • 백혈구가 죽음으로써 나타나는 빈혈증(약 30일 만에) • 혈소판이 교체되지 않은 후의 혈액 응고 문제(30~60일)
500 rem	위장관계	• 위창자(GI)관의 조직 죽음(파멸) • 심한 수액 손실에 따른 메스꺼움과 구토 • 저혈량증(수액 손실)과 쇼크 • 증상 발병이 노출 2시간 이내라면 예후가 좋지 않다.
1,000 rem	중추신경계	• 중추신경계(CNS)의 혈관상(vascular bed) 손상 • 뇌부종과 심한 중추신경계 영향(두통, 침침한 시력, 발작과 같은 증상, 그리고 사망)을 초래한다. • CNS 영향과 방사선 노출에 대한 예후는 좋지 않다.

*rem = 인체 렌트겐 당량; 사람이 방사선으로부터 받는 영향을 수량화할 수 있는 단위를 정의한 것

기관(특히 골수), 위창자관계 그리고 중추신경계, 이러한 영향과 그러한 영향을 형성하는데 필요한 *rem(렘)* 피폭량은 표 39-2에서 요약된다.

렘(rem)
방사능 투과량 측정 단위

방화장치

테러리스트들에 의한 방화 장치 사용은 핵폭탄의 사용보다 더 그럴듯하다. 분명히 모자 소이탄, 프로판 폭탄 혹은 가연성 기체나 액체의 기존 저장 용기의 작은 형태의 charges와 같은 아이템을 얻거나 작동하기는 어렵지 않다. 또한 테러리스트는 복잡한 화학, 전자 혹은 기계 장치를 이용하여 무기를 만들기로 결정할 수도 있다. 이러한 경우 그러한 아이템의 영향이 고려 되어야 한다(화학물질, 무전기의 사용 등).

방화장치 처리를 위해서는 보통 전문 팀이 동원된다. 이들 팀은 군사 기관이나 법집행 기관과 제휴한다(그림 39-8). 외관상 작은 장치라 할지라도 상당한 손상을 초래할 수 있기 때문에 여러분 지역의 방화장치 처리를 담당하는 기관과 연락하는 방법을 알아야 한다. 이들 무기로부터 열과 폭파 부상을 입은 환자에 대한 치료는 어떤 다른 열이나 폭파 부상에 대한 환자 치

그림 39-8 폭발 장치를 해체시키기 위해 굴러 나가며 대원들이 안전 거리를 확보할 수 있게 하는 (B) 로봇을 포함한 폭발물 처리 장비를 갖춘 (A) 전문화된 트럭

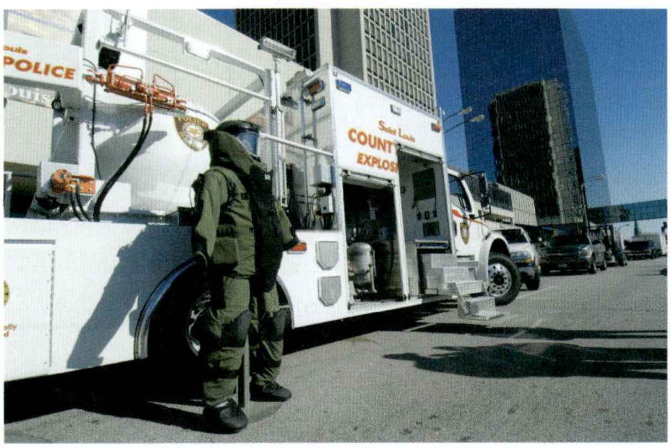

(A)

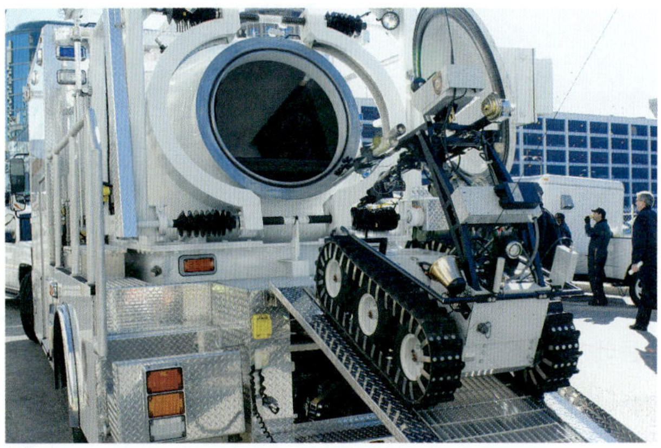
(B)

료와는 다를 것이며 지역 프로토콜에 따라야 한다

폭발손상 유형

폭발의 일차 이차 손상은 특정 손상 유형을 만들어낸다. 두가지 기전이 있다: 폭풍파인 고에너지과압과 저에너지폭풍이 있다. 폭발 손상에 취약한 신체의 일부는 허파, 귀, 복부, 그리고 뇌이다.

허파 손상

"폭발 손상" HE 과압력 파의 직접적인 결과이고, 사망의 가장 흔한 원인이다. 이는 초기 생존자 중 가장 치명적인 일차 손상이다. 허파 손상의 증상은 대개 일차 평가 또는 분류 시 나타나지만, 폭발 후 48시간 이후에 나타나기도 한다. 폭발 손상은 세가지 증상에 의해 분류된다: 무호흡, 느린맥, 그리고 저혈압이다. 허파 손상은 폭발 손상에 따른 호흡 곤란, 기침, 객혈, 또는 가슴통증을 호소하는 모든 사람들에게 의심되어야 한다.

귀 손상

청력계의 일차 폭발 손상은 심각한 손상을 야기하지만 쉽게 간과될 수 있다. 손상은 폭발에 대한 귀의 방향에 따라 달라진다. 고막의 파열은 중이에 가장 흔한 손상이다. 귀 손상의 징후는 대개 일차 손상에 나타나고, 청력 소실, 울림 소리, 외부관으로부터의 출혈등이 나타난다. 대부분의 환자들은 응급구조사들의 대피 또는 처치 안내등을 듣지 못할 것이다. 손 신호 또는 카드는 이러한 환자들과의 효과적인 의사소통을 보인다.

복부 손상

위장관에 가스가 들어 있는 부분은 일차 폭발 손상에 가장 취약하다. 이는 작은창자 또는 큰창자의 파열, 출혈, 장간막의 전단 손상, 고형 장기의 열상, 그리고 고환 파열 등을 즉각적으로 야기한다. 복부 손상은 폭발에 노출되어 복부 통증, 구역질, 토혈, 고환 통증, 설명되지 않는 저혈량증, 그리고 외부적인 복부 손상을 호소하는 모든 환자들에게 의심되어야 한다. 임상 연구 결과는 합병증의 발병이 수 시간 또는 수일 후까지 발생하지 않을 수 있다.

뇌 손상

일차 폭발파는 머리에 직접적인 손상 없이 뇌진탕 또는 경미한 외상성 뇌손상을 야기한다. 환자가 두통, 피로감, 집중력 저하, 무기력, 우울, 불안, 고립 또는 다른 체질적 증상을 호소한다면 폭발에 대한 환자의 근접성을 고려한다. 뇌진탕과 외상 후 스트레스 장애는 비슷할 수 있다.

폭발 손상 처치

무기로 인한 폭발과 열 손상을 입은 환자의 처치는 일반적인 열/폭발 손상을 입은 환자 처치와 많이 다르지 않다. 지역 내 프로토콜을 따르도록 한다. 적절한 경우, 위험관리체계와 대량재해 과정을 따른다.

전략과 전술

핵심 개념
테러 활동에서 대책, 전략, 전술 적용하기

응급의료서비스 반응자는 사건 현장을 격리시키기 위해 전술적 고려사항을 어떻게 적용할 것인지에 대해 알고 있어야 하며 관련 기관에 사건에 대해 통보해야 하고 물질 자료를 확인해야 하며 중요 자산을 보호해야 한다. DOT 비상 대응 가이드 책에는 일반적인 테러 무기 대한

추가 정보를 제공한다:

• 신경 물질(Guide #153)
• 수포 물질(Guide #153)
• 혈액 물질(Guides #117, 119, 125)
• 질식 물질(Guides #124, 125)
• 자극 물질(폭동 진압) (Guides #153, 159)

"위험 물질, 대량 재해 사고 및 사고 관리" 단원에서 배웠던 사고 관리 체계를 사용한다. 반응자이 우선적으로 고려해야 할 사항들 :

• 인명 안전
• 사건 안정화
• 재산 보호

추가적으로 고려해야 할 것들은:

• 반응자
• 반응자의 장비
• 유기적 역할의 연속

*전략*은 원하는 결과를 얻기 위해 계획된 광범위한 계획이다. *전술*은 반응자이 지정된 과제 달성을 위한 구체적인 작전활동이다. 이 부분은 다음과 같은 순서로 논의될 것이다.

전략(strategies)
원하는 결과를 얻기 위해 계획된 광범위한 계획

전술(tactics)
지정된 과제를 달성하기 위한 구체적인 작전 활동

• 격리
• 통지
• 확인
• 보호

격리

초기 고려 사항

테러리즘 행위(또한 이는 범죄에 해당한다)에 접근하는 것은 응급의료서비스 반응자에게 특별한 도전기회를 제공한다. 현장을 통제하고 대중의 안전을 보장하는 일을 효과적으로 수행하기 위해 긴급 상황 반응자는 신속 정확하게 사건 범위를 파악하고 위험의 정도를 판단해야 한다. 일단 사건이 중대하다고 판단된다면 위험을 격리시키려는 시도를 시작할 수 있다. 통제구역을 일찍 설치 할수록 대중을 보호할 수 있는 가능성은 높아지고 의료행위도 순조롭게 이루어질 것이다.

반응수단을 일찍 제한 시킬수록 위험구역을 격리시키고 공황상태에 빠진 사람들과 오염된 사람들의 집단행동을 통제하는 일은 최초로 도착한 반응자들의 최선의 노력만으로 조절될 것이다(그림 39-9). 반응자는 지속적인 운용을 위한 현장 준비를 위해 사용할 수 있는 모든 수단을 효과적이고 효율적으로 이용해야 한다.

반응자는 테러리스트들이 반응자이 도착하기를 기다리면서 가까운 곳에 조용히 잠복해 있다는 것을 알고 있어야 한다. 앞에서도 언급했듯이 사실 반응자는 실제 표적이 될 수도 있다. 또 테러리스트들은 부상자들 사이에 섞여있을 수도 있다. 만약 이 사실을 눈치 채게 된다면 초기 현장 통제는 법 집행 활동을 통해 늦어질 수 있고 지시를 받게 될 것이다.

모든 유해한 상황에서는 자기 보호가 최우선이다. 환자가 된 반응자는 유용한 수단에서 짐

그림 39-9 공황상태에 빠지고 오염된 사람들은 한정된 반응 자원이 있을 때 맨 처음 도착한 반응자들이 펼치는 최선의 노력으로 통제할 수 있다.
(© AP Images/Amy Sancetta)

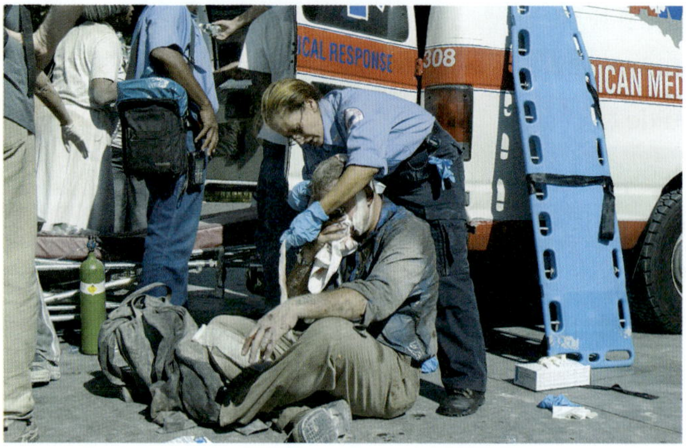

으로 전락한다. 반응자는 여러 위험한 장소에 내포된 위험 잠재성을 예상해야 한다.

반응자는 내 외부 변수(매개변수) 운용을 규정해야 한다. 특히 희생자들이 사건 경계선 도처로 흩어지거나 위험을 내포한 다양한 표적이 있었을 때에는 격리되어 있어야 할 바깥 경계선 내에 몇 가지 위험성이 존재하게 될 것이다.

현장을 통제하고 위험성을 격리시키며 질서정연한 대피를 이끌려는 시도를 하는 것은 강한 수단이며 법 집행 요원을 요구하게 된다. 사건은 극도의 보안을 필요로 하게 된다. 따라서 반응자들은 추가 지원을 일찍 요구해야 할 것이다.

폭격 후에는 파편과 잔해 때문에 현장에 접근하는 것이 제한되어야 한다. 또한 경찰 활동은 접근방법과 응급의료서비스 운용에서 비상구를 정하는 일에 개입하게 될 것이다. 이 외 다른 문제는 많은 수의 오염된 희생자들이 남아 있으며 무절제한 행동으로 출입금지 구역 안팎으로 이동하면서 구조자가 되려는 이들이 있다는 것이다. 화학적 사건과 생물학적 사건, 방사선 또는 핵 사건에서 이차 오염은 더 주요한 위험요소이다.

통제 변수 설정하기

법 집행 기관들은 다음에 소개할 인정된 방법이나 표준운용규정을 이용해 테러리스트 사건에서 통제 변수를 설정해야 한다. 변수의 통제를 유지하는 것은 테러리스트의 의도나 환자들 사이에 만연한 공포 때문에 어려울 것이다.

반응자들은 통제 변수를 완성하기 위해 중요한 위험 인자를 깨닫고 추측할 필요가 있다. 잠재적인 손상에 대한 적절한 평가는 격리된 거리에 경계선을 두느냐 또는 작업 현장을 설치하느냐에 대한 판단과 고려의 지표가 될 것이다. 이 임무를 효과적이고 효율적으로 수행하기 위해 반응자들은 첫째로 상황을 정확하게 판단하는데 시간을 할애해야 한다.

맨 처음 여러분들의 운용 변수를 결정할 때 변수의 크기를 과소평가하기 보다는 과대평가하는 것이 더 좋다. 일단 여러분이 변수를 설정하고 운용이 시작되고 나면 경계선을 키우는 것보다 축소하는 것이 보통 더 쉽다. 사건의 크기와 복잡성에 따라 여러분은 경계선을 나누거나 내 외부 변수를 세워 경계선을 밝혀둔다.

외부 변수는 사건 현장에서 가장 먼 곳에 위치한 통제 포인트 또는 경계선이다. 이것은 모든 대중들이 사건 현장에 접근하는 것을 제한하기 위해 사용된다. 예를 들어 외부 변수는 20평방 블록에 둘러싸여 있는 오클라호마의 알프레드 피 머레이 연방 건물 폭발 후에 설정되었다. 세계 무역 센터 낙하 예상 지점은 낮은 곳에 위치한 맨해튼을 모두 포함하는 변수로써 16에이커 이상이었다. 내부 변수(또는 위험 지역)는 외부 변수 내에서 알려진 위험으로부터 격리되어 있다.

내부 변수는 종종 반응자들의 움직임을 통제하는데 사용되곤 한다. 내부 변수는 갖가지 의심스러운 소포가 발견될 때 설정될 것이다. 이런 물품들이 놓인 장소는 전문가들이 안전 지역이라고 선언할 때까지 격리될 것이다.

내 외부 변수 통제를 요구해야 하는 테러리스트 사건의 몇 가지 타입이 있다. 급조 폭발 장치를 이용한 사건에 대해 반응자들은 항상 이차 장치에 대해 염두에 두고 있어야 한다. 어떤 수상한 구역에 접근하는 것을 통제하기 위해 내부 변수를 사용하라. 화학적 또는 생물학적 분사 장치를 이용한 경우, 여러분은 가능한 이차 장치와 함께 오염이 되었다는 아주 의심스런 구역을 격리시키기 위해 내부 변수를 사용할 필요가 있다. 방사선 오염의 경우, 내부 변수는 방사능 측정기를 가진 전문가가 반응자들에게 위험의 현재 수준을 판단해 줄 때까지 오염의 가능성이 있는 구역을 격리시키기 위해 필요할 것이다.

변수 통제 요인

변수 통제는 다양한 요인에 영향을 받을 것이다. 이 요인들은 모두 다음 코스의 행동을 결정하려고 시도할 때 서로에 관해 고려되고 심사숙고되어야 한다.

유용한 수단의 양과 유형은 성취 가능한 것에 대한 대략적인 견적을 제공할 것이다. 수단들을 이용할 수 있는 능력 또한 고려되어야 한다. 사람들은 훈련받은 것 이상의 행동을 시도하지 말아야 할 것이다. 자기 보호를 위한 수단을 사용하는 능력이 관련 요인이다. 잘 훈련된 요원이라 할지라도 만일 그들이 적절하게 자신을 보호할 수 없다면 그들은 유해 환경에서 활동할 수 없다. 사건의 안정뿐만 아니라 사건의 크기와 상태에 따라 노한 효과가 나타나야 할 것이다.

이런 요인들은 여러분이 위법적 유해 물질 사건이나 테러리스트 공격을 다루느냐 아니냐와 동일한 것이다.

메모: 물질의 작용이 방출이 우연한 것 인지 혹은 의도적인 것인지에 의해 결정되지 않는 다는 사실을 결코 잊지 않도록 한다.

통지

테러리스트 사건에서는 적절하게 반응하는 것과 지원 기관(지역/주/연방 수준)에 통지하는 것이 중요하다. 통지는 보통 확립된 명령이나 절차 또는 법령이 요구하는 바에 따라야 한다. 적 절한 기관과 접촉 포인트는 지역 응급의료서비스나 긴급 상황 관리 계획에 명기되어 있어야 한다.

통지 역할을 이행하는 하는 것은 현장 응급구조사의 책임이 아니다. 통지는 일반적으로 통신 센터나 비상 대책 센터가 하는 것이다. 그러나 응급구조사에 의한 최초의 라디오 리포트는 종종 통지 과정을 시작하는 "촉발 사건"이 된다. 예를 들자면 가능한 급조 폭발 장치가 들어있다는 통지는 연방의 법 실행 기관에 통지하는 결과를 낳는다.

확인

특정 물질의 어떤 지표든지 확인하라. 어떤 화학 용기나 실험 도구 예를 들면, 특히 현장에서 제자리에 놓여있지 않거나 위험 물질 데이터 시트 또는 선적 목록에서 빠진 것들을 기록하라. 쌍안경으로 안전거리에서 저장 탱크와 자동차의 플래카드와 라벨을 자세히 보라. 화학 제재와 생물 제재의 옳은 절차를 손에 넣어라. 비상 대응 지침서의 최신판을 참고하라. 물질을 확인하고 다루기 위해 적절하게 중독 통제 센터 또는 CH응급구조사REC이나 CH응급구조사EL의 고객센터에 접속하라(위험 물질 사건에 관해 "위험 물질, 대량 재해 사고 및 사고 관리" 단원을 참고한다).

그림 39-10 몇몇 응급 및 구조 서비스는 다양한 CBRNE 감염원의 존재 확인을 돕기 위해 탐지기를 휴대한다. 그 예는 (A) 화학물질 모니터 (B) 가스, 증기, 그리고 에어로졸 탐지 장치 (C) 방지선 탐지기, 그리고 (D) 신경 물질, 물집 감염원, 그리고 혈액 감염원 등을 포함한 다양한 감염원에 대한 탐지 장치

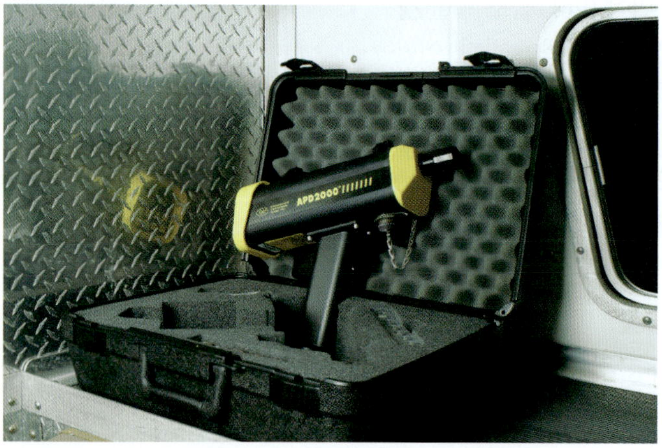

(A)

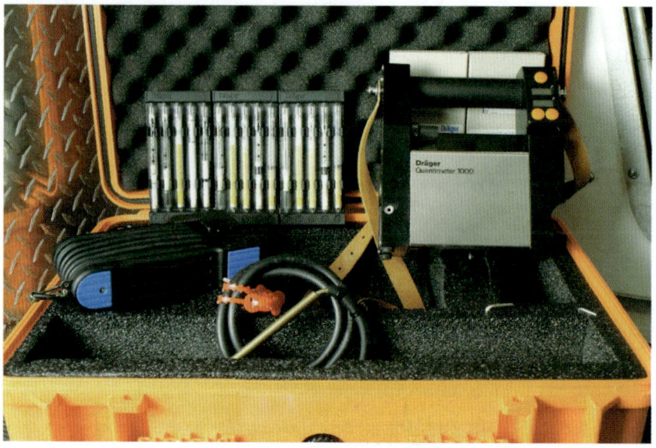

(B)

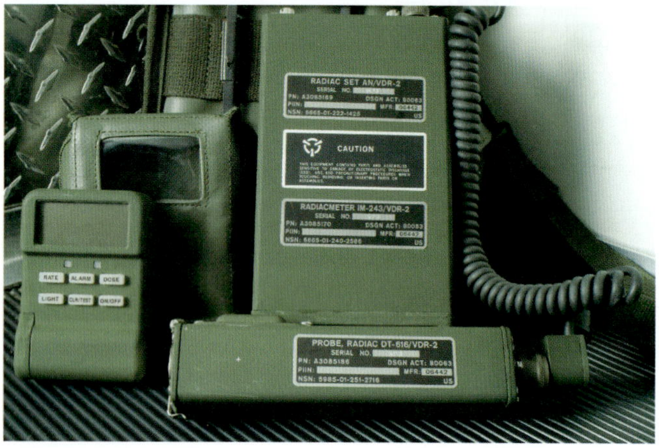

(C)

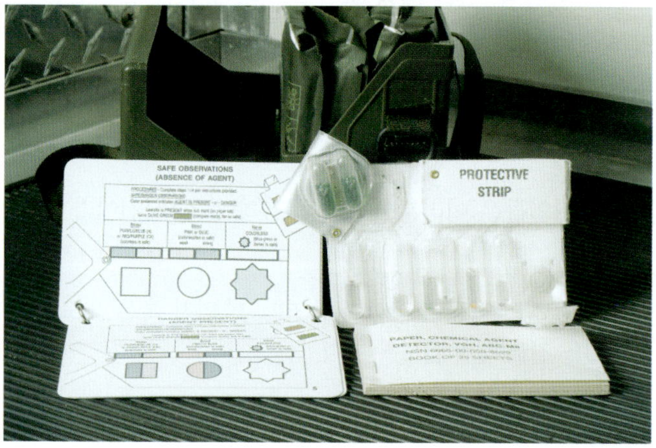

(D)

만일 병 발생의 유별난 패턴이나 발병률이 있다면 타당한 결점까지 포함해 연루된 수많은 환자들과 그들의 증상과 징후 다른 관련 정보라면 무엇이든지 문서로 기록하여 증명한다(예를 들어, 발발에 대한 명백한 원인의 부재). 이 정보를 적절한 기관에 전달하라.

보호

중요 자산의 보호는 테러리즘이나 다른 범죄 사건에서 유념해야 할 역할이다. 응급의료서비스 중요자산은 인명, 자동차, 비품이나 물품을 말한다. 적용할 수 있는 군대 용어가 전력 보호이다. 전력 보호는 응급의료서비스가 임무 완수를 보장하기 위해 보호되는 것을 의미한다.

효과적인 보호는 응급의료서비스 반응자과 안전보장국 사이의 파트너십을 요구한다(예를 들면, 법 실행, 사생활 보장, 국가방위군). 안전보장국은 변수 보장, 참여자 통제, 교통 통제를 통해 보호를 제공한다.

응급구조사는 보안 보호를 수행하는 것에 대해 장비를 갖추고 있지 않거나 훈련을 받지 않았다. 그들은 직접적으로 보안 운용에 종사하지 않는다. 응급구조사로서 여러분의 보호책임은 다음과 같은 사항을 포함한다.

• 보안에 위협이 된다고 판단되는 것을 최초 현장에서 판단한다.

• 가능한 한 현명하게 무선 교신을 통해 보호(보안을 의미한다)를 요구한다.
• 방호 장소 내의 집결지와 응급환자 구역, 치료환자 구역에 자동차를 세워 놓는다.
• 보호 또는 보안상의 문제를 응급의료서비스 명령에 조언한다.
• 수상한 사람이나 행동을 즉시 보고한다.

오염 제거

응급의료서비스관계자를 위한 NFPA 473는 "총 오염 제거. 표면 오염의 양이 현저하게 감소되는 동안의 오염제거 공정의 초기 단계. 이 단계는 기계적 제거 및 초기 세정을 포함 할 수 있다."

테러리스트 사건이 발생했을 때 자기 방어

핵심 개념
테러 활동에서 자기 방어와 안전 의식

이 시점에서 여러분이 테러 사건이라고 생각하고 있는 사고가 발생했을 때 여러분 자신을 보호하는 법에 대해 배운 것을 복습하고 보강하는 것은 좋은 생각이다.

먼저 자신을 보호하라

언제나 그렇듯이 만약 여러분이 부상당한 응급구조사라면 여러분은 다른 사람들을 도울 수 없다는 것을 기억해야 한다. 자신 보호를 위해서 여러분은 다수의 사상자를 낸 사건과 사건관리 체계, 개인 보호 장구, 사건현장, 유해물질사고, 그리고 해독 절차 등 이미 알고 있는 것에 주로 의존할 수 있다. 예로는

• 환자는 유해 물질 노출의 징후와 증상을 표시하고 있는가?
• 경미한 외상 또는 외상이 없는 무의식 환자인가?
• SLUDGEM 징후/ 발작을 보이는 환자인가?
• 물집, 붉어진 피부, 변색, 또는 피부 손상이 있는가?
• 환자는 호흡 곤란을 겪는가?

S—Salivation
L—Lacrimation
U—Urination
D—Diaphoresis
G—Gastrointestinal upset
E—Emesis
M—Miosis of Muscle spasm

물리적 지표와 다른 외부 경고 표지판을 찾는 것이 중요하다. 반응할 때, 만약 다음과 같은 증거를 고려한다:

• 대량 재해 또는 경미한 외상 또는 외상이 없는 사망자 수
• 응급의료제공자 사상자 수
• 동물과 식물의 죽음
• 이상한 냄새, 연기 색, 증기 구름

응급의료서비스 전화의 일반적인 범주에 반드시 포함되지 않는 몇 가지 요소들이 테러리스트 사건에는 관련되어 있다. 이 요소들은 최초의 반응자가 가끔 테러리스트 공격의 타깃이 되고 즉시 확인할 수 없는 병의 유별난 빈도와 패턴은 생물학 물질을 고의로 퍼뜨린 결과이며 촉발되었을 수도 있는 폭발 장치가 신체 부상을 가할 목적뿐만 아니라 화학 물질, 생물학 물질, 방사선 물질을 퍼뜨릴 수도 있다는 사실을 내포하고 있다.

어떻게 자신을 보호할 것인가?

테러리스트 공격에서 사용 가능한 약품과 장치의 넓은 범위가 주어진다면 여러분은 어떻게 최선을 다해서 여러분 자신을 보호할 수 있을까? 이번 장의 본문을 요약해 놓은 다음의 지침을 검토해야 한다.

가능성 있는 테러리스트 사건 인식하기

- OTTO는 테러리스트가 연루되었다는 의심을 들게 만드는 정보를 준다는 것을 기억해야 한다.
- 점유 또는 위치 선정(테러리스트 집단이 목표로 하고 있을 법한 장소나 사업)
- 사건 유형(아마 대규모 군중을 대상으로 한 사건)
- 타이밍(공휴일이나 테러리스트 단체의 중요한 기념일)
- 현장 단서(화학 용기나 여타의 제자리에 있지 않는 물품들, 설명할 수 없는 병의 패턴)

진입하지 않는다.

테러리스트 연루 가능성이 있을 때, 즉 말하자면 폭탄이나 폭발이 있을 때:

- 관련 기관이 현장으로 들어가도 좋다고 말할 때까지 기다린다.
- 여러분의 사건 명령 프로토콜을 따른다.
- 적절한 개인 보호 장비를 착용한다.
- 발생 가능한 이차 폭파 장치나 booby traps(부비 트랩)을 주의한다.
- 폭발과 무기로 부상당한 모든 환자들을 찾는다.—또는 경찰을 기다린다—자살 폭탄자가 환자 중의 한 사람일 수 있기 때문이다.

TRACEM-P Harms 이해하기

주어진 테러리스트 무기나 약품에서 어떤 손상이 초래될 것으로 보이는지 이해해야 하며 이에 따라 여러분은 자신을 보호할 수 있는 방법에 초점을 맞추어야 한다. TRACEM–P Harm은 다음과 같다.

- 열에 의한 손상
- 방사능에 의한 손상
- 질식에 의한 손상
- 화학약품에 의한 손상
- 병인에 의한 손상
- 기계에 의한 손상
- 심리적 원인에 의한 손상

시간, 거리, 차폐

이 세 가지 요소들은 모든 타입의 테러리스트 물질들에 대해 노출을 줄이기 위해 유념해야 할 것들이다. 가능할 경우 세 가지 모두를 사용한다는 사실을 잊지 말아야 한다.

다음은 CBRNE(화학적, 생물학적, 방사능/핵, 폭발) 물질의 각 유형별 적절한 시간과 거리, 방어 방법뿐만 아니라 TRACEM–P Harms도 요약한 것이다.

화학 약품에 의한 사건이 발생한 경우

화학 약품에 의한 손상은 일차 잠재적 손상이다. 노출 시간을 최소한으로 유지해야 한다(예를 들면, 팀을 짧은 시간 동안 회전시키고 가능한 한 빨리 해독시켜야 한다). 오염 지역으로 들어 가도록 훈련 받았고 장비를 착용하지 않은 경우라면 오염 지역 바깥으로 나와 일정 거리를 유지해야 한다. 보호 장비와 자가 호흡 장비와 같은 호흡 보호 기구를 착용하여 여러분 자신을 방어해야 한다.

생물학에 의한 사건이 발생한 경우

생물적 발병으로 인한 손상은 일차 잠재적 손상이다. 즉 여러분이 병에 걸릴 가능성을 말하는 것이다. 노출과 오염을 제한해야 한다. 환자를 진찰하고 치료할 때를 제외하고 노출 시간을 최소한으로 유지해야 한다. 즉시 추천 받은 방법으로 오염을 정화시켜야 한다(표 39-1을 보라).

가능한 한 오염된 지역과는 많이 떨어진 곳에 머물러야 한다. 추천받은 최신 백신과 예방접종을 하고 피부와 얼굴 손, 발, 머리, 몸, 호흡기를 보호할 수 있는 옷과 장비를 착용함으로써 여러분 자신을 방어해야 한다(예를 들면, HEPA나 N-95 마스크).

방사능 물질 또는 핵에 의한 사건이 발생한 경우

방사능 물질에 의한 손상은 만일 폭파 장치가 포함되었다면 열과 기계에 의한 손상을 포함하고 있는 일차 잠재적 손상이다. 오염 지역에서 시간을 보내는 것을 자제해야 한다. 로컬 프로토콜은 노출을 위한 정확한 시간 한계를 규정해야 한다. 여러분의 국지적 오염 정화 절차는 노출 이후 신속하게 이루어져야 한다. 여러분이 오염 지역으로 들어가기 위한 훈련을 받았고 장비를 착용하지 않았다면 그 곳과는 거리를 두어야 한다. 알파, 베타, 감마 방사선에 의한 관통은 잘 느낄 수 없는 구조나 물질로 되어있기 때문에 이에 맞서 여러분 자신을 방어해야 한다(그림 39-4 참고).

폭발 사건의 경우

열과 기계에 의한 손상은 폭발 사건으로 빚어진 일차 잠재적 손상이다. 만일 생물학적 물질를 퍼뜨리는 장치를 사용하고 있다면 발병에 의한 손상도 가능하다. 화학적 손상은 화학 약품을 퍼뜨리는 장치를 사용하고 있다면 손상을 끼치는 것이 가능하다. 만약 폭발이 이미 발생했다면 위험 구역에서 시간을 보내는 것을 자제해야 하고 이차 폭발의 가능성이나 최초 반응자에 대한 공격이 이루어질 수 있음을 유념해야 한다. 같은 이유로 위험 구역으로 들어가도 좋다는 당국의 선언이 있을 때까지 현장과는 거리를 두어야 한다. 안전모와 보호 장갑, 방화복을 포함한 적절한 턴아웃 기어를 입어서 여러분 자신을 방어해야 한다. 그리고 이것은 구조적 붕괴가 발생했거나 발생할 수 있는 곳에서도 필요하다. 뿐만 아니라 만일 폭파 장치가 이런 물질을 흩뿌릴 가능성이 있다면 화학적, 생물학적, 방사능 물질에 의한 사건에 대비해 적절한 PPE를 착용해야 한다.

비판적 의사결정

테러리즘은 작은 지역부터 전 세계에 걸쳐 많은 원인과 다양한 스케일로 발생할 수 있다. 수많은 위험에서 여러분의 안전을 지키는 것이 대단히 중요하다. 각각의 상황은 여러분이 어떤 위험을 의심할 수 있으며 어떻게 자신의 안전을 지켜야 하는지에 대해 설명해 주고 있다. 이것이 여러분이 내릴 수 있는 가장 중요한 결정이다.

1. 여러분은 어떤 직원이 백색 가루가 담겨있는 봉투를 연 사무실 건물을 경찰과 소방서에 신고한다.
2. 도시 번화가 사무실 건물에 폭발이 있었다. 여러분은 폭파로 인한 희생자를 구하기 위해 경찰과 소방서에 연락한다.

단원 복습

핵심 사실과 개념

- 테러 공격은 역사 동안에 계속 발생하였다. 하지만 2001년 9월 11일에 미국에서 발생한 테러 공격 이후, 현대 세계는 테러의 위협 때문에 각기 다르게 위치하고 있다.
- 테러에 사용되는 무기와 물질에는 여러 유형이 있다. CBRNE는 여러 물질의 유형을 기억하는데 도움을 준다. TRACEM-P는 이 물질에 의해 발생하는 위험의 유형을 기억하는데 도움을 준다
- 여러분은 구조자에게 손상을 입히거나 죽이기 위한 목적으로 고안된 이차 공격 뿐만 아니라, 신체적 혹은 심리적으로 영향을 주는 공격으로부터 자신을 반드시 보호해야 한다.

핵심 결정

- 현장은 테러 사건과 관련이 있는가? 혹은 잠재적은 테러 사고 현장인가?
- 어떤 물질이 사용되었는가?
- 초기 공격 혹은 이차 공격으로부터 나는 안전한가?
- 위험과 위해로부터 나를 보호할 수 있는 가장 좋은 방법은 무엇인가?
- 나는 이 사고에서 사고 반응자 계획에 어떤 역할을 할 수 있는가?

단원 용어

오염(contamination) 불필요한 곳에 존재하며 사람, 동물 혹은 환경에 해가 되는 물질인 오염원과의 접촉이나 오염원의 존재에 의해 초래

전파(dissemination) 퍼짐

국내 테러리즘(domestic terrorism) 해외의 지시 없이 정부나 국민을 겨냥한 테러 행위; 테러리즘 혹은 국제 테러리즘을 참고

노출(exposure) 시간 혹은 지속 시간에 의해 번식되는 물질의 양 혹은 농도

국제 테러리즘(international terrorism) 외국을 기반으로 하거나 외국을 목표로 한 테러 행위; 테러리즘 혹은 국내 테러리즘을 참고

다중 장치(multiple devices) 응급 반응자 또는 초기 공격 후 돕기 위해 현장으로 오는 사람들에게 손상을 입히기 위해 초기 공격에 사용되거나 초기 공격 후 활성화되도록 설치된 폭탄과 같은 파괴적인 장치; 이차 장치 참고

침투(permeation) 표면을 통과하거나 분자 수준에서 손상되지 않은 물질을 통한 물질의 이동; 침투나 확산

렘(rem) 방사능 투과량 측정 단위

침입 경로(route of entry) 보통 흡수, 섭취, 주사 혹은 흡입에 의한 인체로의 침입 경로

이차 장치(secondary devices) 응급 반응자 또는 초기 공격 후 돕기 위해 현장으로 오는 사람들에게 손상을 입히기 위해 초기 공격 후 활성화되도록 설치된 폭탄과 같은 파괴적인 장치; 다중 장치 참고.

전략(strategies) 원하는 결과를 얻기 위해 계획된 광범위한 계획

전술(tactics) 지정된 과제를 달성하기 위한 구체적인 작전 활동

테러리즘(terrorism) 정치적 혹은 사회적 목표의 추진과정에서 정부, 일반국민, 혹은 어떤 부분을 협박하거나 위협하기 위해 개인이나 재산에 대해 불법적인 폭력이나 힘을 사용하는 것

무기화(weaponization) 화학, 생물학, 혹은 방사선 감염원과 같은 물질을 포장하거나 생성하여 무기로 사용될 수 있도록 한다; 예를 들어, 폭탄 폭발로 인한 확산 혹은 환기 시스템에 이용되거나 에어로졸 형태로 살포된다.

대량 살상 무기(weapons of mass destruction; WMD) 인구 집단에서 광범위한 손상이나 공포를 초래하려는 의도의 무기, 장치, 혹은 물질

사람동물공통감염증(zoonotic) 동물-인간 장벽을 통해 이동할 수 있다. 주로 동물에서 인간으로 이동

평가와 술기를 위한 준비

요약 문제

1. 일반적인 테러 사건의 다섯가지 유형을 나열하고 기술하여라.
2. 다중 장치란 무엇인가? 다중 장치에 대해 응급구조사는 어떤 예방책을 강구해야 하는가?
3. 테러 가능성을 의심할 수 있는 사건의 유형들을 나열하여라
4. 테러 사건이 초래할 수 있는 7가지 손상을 나열하여라.
5. 시간, 거리, 차폐의 개념에 대해 짧게 논의하라.
6. 생물학적 사건이 발생했을 때 자기 보호 방법에 대해 몇 가지 정도 논의하라.
7. 격리, 통지, 확인, 보호라는 전술에 대해 논의하라.

연관시켜 생각하기

"위험 물질, 대량 재해 사고 및 사고 관리" 단원의 내용을 복습하고, 이 단원에서 배운 내용과 연결하여 다음의 상황에 대해 고려해본다.

- 주요 공항에서 "대량 재해"가 의심되는 사건 현장에 여러 명의 응급구조대원들이 출동하였다. 처음으로 도착한 대원들은 공항에서 사람들의 대규모 이동이 있었다는 보고를 했다. 대부분의 희생자의 옷에서는 특이한 냄새가 나고 어떤 액체가 흐르고 있었다. 그들은 확실히 정체불명의 물질에 오염이 되어있었다. 즉각적으로 어떤 행위가 이루어져야 하는가? 어떤 보호 방법이 필수적인가? 어떤 오염제거 순서가 실행되어야 하는가?

비판적 사고 연습

테러 사건에 대응할 때, 일차 희생자보다 구조 대원에게 더 큰 위험이 뒤따를 수 있다. 이 연습의 목적은 다음과 같은 상황에서 여러분이 어떻게 대응해야 할 지에 대해 고려해보기 위함이다.

1. 여러분은 군중들이 밀집해 있는 폭발 사고에 출동하였다. 여러분의 감독관은 여러분에게 들어가기 전에 기다리라고 말했다. 여러분은 손상을 입은 사람들이 여러 곳에 있는 것을 보았다. 여러분은 왜 감독관이 왜 기다리라고 했는지 이해가 되지 않았다. 왜 기다려야 하는가?
2. 여러분은 버스 터미널에서 신경제에 노출된 사고로 출동한 응급구조사 중 한명이다. 여러분은 여러분의 동료들이 한 명, 두 명씩 의식이 변화하는 것을 알아 차렸다. 여러분은 어떻게 해야하는가?
3. 여러분이 친구를 태우러 버스 정류장에 갔을 때, 의심되는 한 남성을 발견하였다. 그는 길을 걷다가 경찰을 마주하게 되면 뒤 돌아섰다. 그는 매우 큰 짐가방을 군중들 속에 놓은 후 달아났다. 여러분은 무엇을 해야하는가? 짐 가방에 들어있을 것이라고 의심되는 테러 무기는 무엇인가? 테러 사건을 의심할 때 그의 외모와 행동 중에 어떤 것을 더 고려해야 하는가?

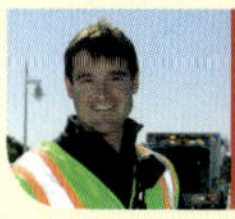

현장 이야기

응급구조사가 속해 있는 구급차 15호는 오늘 하루 종일 출동이 없었다. 오후 2시 45분쯤, 갑자기 상황실로부터 무전이 들려왔다. "구급차 15호,, 엔진 11호. 불르바르 베이 포인트 5566, 컨퍼런스 센터 건축 현장에서 붕괴사고 발생." 응급구조사와 동료는 건축 현장에서 흔히 발생하는 손상의 유형을 예측했다. 1분 후, 다시 상황실로부터 연락이 왔다. "구급차15호, 엔지 11호, 추가 정보이다, 현재까지 두 명의 부상자 확인. 추가 인원 확인 불가. 계속해서 제보 받는 중." 동료는 여러분에게 컨퍼런스센터 건축 현장은 옛날에 보호 습지대였다고 말해준다.

현장에 도착했을 때, 응급구조사는 현장 감독을 만났다. 그는 매우 흥분되어 있었고, "붕괴 현장 전체에 걸쳐 인부들이 있어요. 우리는 이상한 냄새를 맡았고, 곧 숨쉬기가 힘들어 졌어요."라고 말했다.

질문

1. 사건을 의심할 수 있는 지표는 무엇인가?
2. 격리시키기 위해 어떤 절차를 밟아야 하는가?
3. 가능성 있는 손상 기전을 인지하기 위해 어떤 절차를 밟아야 하는가?
4. 현장에서 중요한 개인 보호 방법은 무엇인가?

응급구조사는 유해물질과 관련된 사건 수습 절차에 따르고, 사건 현장 밖으로 나온 인부들을 위해 보호복과 자가 호흡기를 가져올 구조대와 오염 제거 절차를 진행할 팀이 도착할 동안 안전 지역에서 기다렸다. 안전한 장소에서 적절하게 개인 보호를 하면서, 응급구조사는 상황을 주시하고 평가하며, 환자를 처치했다. 경찰들은 사건의 원인이 우연이라기 보다는 고의적으로 유해물질을 퍼뜨린 것이라고 의심했다. 그러나 포함 물질을 추출하고 출처를 찾는 것은 아직도 수사 중이다.

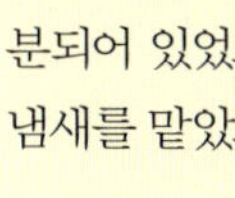

현장 이야기

3시 30분에, 응급구조사는 "부상의 위험이 있는 차 폭발"이라는 지시를 받았다. 상황실 근무자는 응급구조사에게 사건 발생 위치가 미국이 중동과 세계 다른 국가를 정복하려는 것을 반대하는 단체인 스톱 아메리칸 임페리알리즘의 본부와 가깝다는 정보를 준다. 페트리오트 유나이티드라는 단체가 최근에 스톱 아메리칸 임페리알리즘의 정면을 고의적으로 파괴하려 한다는 의심을 받고 있다.

응급구조사와 엔진 15호는 현장에 도착했고, 막다른 골목길에서 불타고 있는 차를 발견하였다. 응급구조사는 환자도 구경꾼도 볼 수 없었다. 그래서 여러분은 골목길에서 엔진 차량이 현장에서 작업하는 동안 뒤에 서있었다. 갑자기 엔진이 작업을 멈추었고 뒤로 물러났다. 소방팀장은 폭탄으로 의심되는 가느다란 어떤 선을 봤다고 말했다.

질문

1. 사건을 의심할 수 있는 지표는 무엇인가?
2. 어떤 보호 장구를 착용해야 하며, 이 기준은 누구에 의해 결정되는가?
3. 적절한 통제 절차에 대해 논의한다. 어떤 추가 지원이 필요한가?

사건은 단순한 차 방화나 충돌이 아닌, 차량 폭발이었다. 차가 폭발했던 골목길은 스톱 아메리칸 임페리알리즘 정면의 바로 뒤에 있었고 폭발한 차의 주인은 이 단체를 이끌고 있는 지도자 중 한 명의 것이었다. 차가 폭발할 당시에 그를 비롯해 차 안에는 아무도 없었기 때문에 경찰은 폭발이 구조대원을 현장으로 유인해 이들을 이차 폭발이나 부비 트랩으로 죽이거나 부상 입히기 위한 것이라고 믿고 있다. 형사들은 범인을 추적해 잡기 위해서 폭파 장치의 파편들을 비롯해 현장에서 다양한 실마리를 쫓고 있다.

부록A

응급구조사 연습 문제

단원: 기도/호흡/환기

1. 입인두기도기(OPA)를 삽입할 때, OPA의 끝은 해부학적으로 어디에 위치되어야 하는가?
   a. 입인두
   b. 코인두
   c. 위인두
   d. 후두인두
2. 호흡 곤란을 호소하는 환자에게 베타2 활성제를 투여하는 것은 호흡계통의 어떤 부분을 변화시키기 위한 처치인가?
   a. 허파꽈리
   b. 성대
   c. 세기관지
   d. 주기관지
3. 다음 중 어떤 상태가 환자가 심각한 호흡 곤란을 겪고 있음을 암시하는가?
   a. "숨...숨을...쉬...쉴...수가...어...없...어요"
   b. "마치 빨대를 통해 숨쉬는 기분이에요"
   c. "숨 쉬는게 너무 힘들어요. 진짜 힘들어요"
   d. "가슴이 아파서 숨을 제대로 쉴 수가 없어요"
4. 다음 중 어떤 환자의 기도 상태가 응급구조사에 의해 즉시 처치를 받아야 할 정도로 가장 불안한가?
   a. 뇌암으로 인해 혼란 상태인 98세 여성
   b. 술에 취해 구토하는 52세 남성
   c. 심한 통증을 호소하며 출산중인 29세 여성
   d. 발작중이며, 호흡 시 코고는 소리가 들리는 68세 남성
5. 응급구조사는 환자의 기도를 평가했을 때, 호흡 시 "가글 소리(gurgling)"가 들리는 것을 발견했다. 이 다음에 응급구조사가 시행할 수 있는 가장 적절한 기도 처치는 무엇인가?
   a. 머리기울임-턱들어올리기법
   b. 턱밀어올리기법
   c. 입인두 흡인
   d. 코인두기도기 삽입
6. 응급구조사는 교통사고를 당한 무의식 여성 환자를 처치하고 있다. 환자의 기도를 개방하기 위한 술기들 중, 이 환자에게 시행해서는 안되는 것은 무엇인가?
   a. OPA 삽입
   b. 상기도 흡인
   c. 턱밀어올리기법
   d. 머리기울임-턱들어올리기법
7. 45세 남성에게 OPA를 삽입하기 위해 크기를 측정할 때, 가장 적절한 방법은 무엇인가?
   a. 코 끝에서부터 아래턱각까지 측정
   b. 치아 중앙에서부터 아래턱각까지 측정
   c. 입 끝에서부터 아래턱각까지 측정
   d. OPA가 적절하게 삽입되었을 때 입술이 닫히지 않을 정도의 충분한 크기여야 한다.
8. 환자는 지속된 구토로 인해 흡인이 필요하다. 입안 흡인을 시행할 때, 적절한 흡인 시간은 얼마인가?
   a. 5 - 10초
   b. 10초 이내
   c. 25초 이내
   d. 구토물이 제거될 때 까지
9. 호흡의 기계적 과정(예: 환기)은 두 단계로 발생한다. 다음 중, 환기 과정을 만들기 위해 가슴 안에 음압이 발생하는 단계는 무엇인가?
   a. 흡기
   b. 호기
   c. 흡기 전 정지
   d. 호기 전 정지
10. 심각한 천식을 앓고 있는 환자가 호흡 곤란을 호소한다. 이 환자는 정상 일회호흡량의 어떤 부분을 주로 방해 받고 있는가?

a. 기본 호흡수
b. 사강 환기
c. 허파꽈리 환기
d. 분당 환기

11. 심각한 가슴벽 손상으로 인해 이차적으로 환기의 변화가 발생할 때, 불충분한 허파꽈리 환기의 초기 징후는 무엇인가?
a. 의식 상태 변화
b. 허파 아래의 호흡음 부재
c. 불충분한 산소포화도와 심장박동수의 변화
d. 수축기혈압의 감소 및 좁아진 맥압

12. 환자는 호흡수 8회, 아래 허파음의 부재, 산소포화도 83%, 입술과 손톱에 청색증을 보인다. 이 환자에게 즉각적으로 필요한 처치는 무엇인가?
a. 환기
b. 산소
c. 기도 흡인
d. 반앉은자세

13. 다음 중 환자가 경미한 호흡 곤란을 겪고 있음을 나타내는 징후는 무엇인가?
a. 손톱에 청색증
b. 숨 쉬기 힘들어 하지만, 한 문장을 완벽히 말함.
c. 의식 상태 변화
d. 산소 포화도 수치 85%

14. 싸움에 휘말리면서 큰 파이프로 머리를 맞은 환자를 처치하는 중이다. 응급구조사는 환자가 의식과 호흡이 없고, 느린맥, 머리에서의 출혈, 입 외상으로 인해 기도로 혈액이 넘어가고 있음을 발견하였다. 응급구조사가 모든 장비를 사용할 수 있다면, 가장 먼저 취해야 할 행동은 무엇인가?
a. 기도 흡인
b. 환자 고정
c. 양압환기 제공
d. 분당 15L의 고농도 산소 제공

15. BVM을 사용하여 환자를 환기할 때, 환기가 적절하게 시행되고 있음을 나타내는 임상적 징후는 무엇인가?
a. 매 환기마다 가z슴이 올라온다.
b. 분당 12회로 시행되는 환기
c. 허파의 전 분역에서 호흡음 청진 가능
d. 활력 징후와 산소포화도가 정상 수치로 돌아오기 시작함.

16. 자발 호흡을 하고 있는 환자에게 응급구조사가 고농도의 산소를 투여하고자 할 때, 어떤 산소마스크를 사용해야 하는가?
a. 벤튜리 마스크
b. 코삽입관
c. 비재호흡 마스크
d. 부분 비재호흡 마스크

17. 응급구조사는 호흡 곤란을 호소하는 환자에게 CPAP을 사용하여 처치하고자 한다. 그러나, 평가 동안에 응급구조사는 CPAP사용의 금기증 중 하나를 발견하게 된다. 다음 중, CPAP 사용의 금기증에 해당하는 징후는 무엇인가?
a. 분당 22회의 호흡수
b. 산소포화도 86%
c. 분당 112회의 불규칙한 심장박동수
d. 수축기혈압 88mmHg

18. 처방된 흡입기는 다음 중 어떤 환기 상태의 환자에게 가장 효과가 좋은가?
a. 오른쪽 허파에 폐렴을 앓고 있는 환자
b. 심장 발작 후 호흡 곤란을 겪는 환자
c. 천식 발작으로 인해 쌕쌕거림이 들리는 환자
d. 외상성 뇌손상으로 인한 무호흡 환자

19. 주로 소아기 때부터 발생하기 시작하며, 두꺼운 점액을 생성하여 호흡곤란을 야기하는 호흡기 질환은 무엇인가?
a. 천식
b. 폐기종
c. 낭성섬유증
d. 만성기관지염

20. 환자는 호흡 곤란과 가슴을 짓누르는 듯한 통증을 호소한다. 양쪽 허파에서는 거품소리가 들리며, 팽대된 목정맥, 그리고 양쪽 다리엔 부종이 관찰된다. 이러한 임상적 징후와 증상을 고려했을 때, 가장 적합한 현장 진단은 무엇인가?
a. 폐부종
b. 급성 천식 발작
c. 심근 경색
d. 자발성 공기가슴증

단원: 심장 및 소생술

1. 환자가 오른 심실에 심근경색을 앓고 있다면, 어떤 장기로 가는 혈류가 가장 먼저 손상을 받는가?
a. 대동맥
b. 허파

c. 뇌
d. 허파정맥

2. 급성 심장동맥 증후군을 겪는 환자에게 가장 잘 알려지고, 가장 흔하게 나타나는 증상은 무엇인가?
a. 구역질
b. 호흡곤란
c. 발한
d. 가슴통증

3. 느린맥을 보이는 환자에게서 찾을 수 있는 것은 무엇인가?
a. 분당 48회의 심장박동수
b. 불규칙한 심장리듬
c. 분당 6회의 호흡수
d. 20mmHg 이하의 맥압

4. 다음 중, 심근경색의 비전형적인 증상과 징후를 나타내는 인구 유형은 무엇인가?
a. 아시아 남성
b. 노인 여성
c. 젊은 흑인
d. 백인

5. 응급구조사는 심근경색이 의심되는 환자를 처치하고 있다. 환자의 활력징후는 맥박 124, 혈압 158/100, 호흡 22/얕음, 창백하고 축축한 피부, 산소포화도 92%를 나타낸다. 다음 처치들 중, 응급구조사가 가장 먼저 시행해야 할 처치는 무엇인가?
a. 산소 공급
b. 니트로글리세린 투여
c. 아스피린 투여
d. AED 부착 후 "분석" 버튼을 누른다.

6. 심근경색이 의심되는 환자에게 니트로글리세린을 투여하고자 할 때, 환자가 사전에 복용했을지도 모르므로 주의해야 하는 약물의 유형은?
a. 항협심증제
b. 발기부전제
c. 계량흡입기
d. 콜레스테롤저하제

7. 심근경색을 겪는 환자에게서 흔하게 발견되지 않는 징후와 증상은 무엇인가?
a. 두통
b. 발한
c. 빠른맥
d. 호흡곤란

8. 노인 남성 환자는 심근경색의 전형적인 징후와 증상을 겪고있다. 응급구조사가 시행하기에 적절하지 않은 처치는 다음 중 무엇인가?
a. 전문소생술팀의 개입을 요청
b. 환자에게 씹어먹는 아스피린을 투여
c. 환자에게 아내의 니트로글리세린을 복용하도록 허락
d. 환자를 반앉은자세로 위치

9. 아래의 병력을 가진 환자들이 MI가 의심되는 상황임에도 불구하고, 아스피린을 투여해서는 안되는 환자의 병력은 무엇인가?
a. 뇌졸중
b. 아스피린 알레르기
c. 당뇨
d. 고혈압

10. 심장동맥 질환의 환자는 어떤 유형의 질환에 쉽게 노출되는가?
a. 뇌혈관사고
b. 발작
c. 빠른맥
d. 심근경색

11. 심근경색을 겪고 있는 환자를 병원으로 이송할 때, 응급구조사는 환자의 심근경색 진행을 막는데 도움을 줄 수 있는 약물을 투여할 수 있는 병원으로 이송해야 한다. 이 약물은 어떤 유형의 약물인가?
a. 혈전용해제
b. 베타2 활성제
c. 항부정맥제
d. 항고혈압제

12. 심장 문제를 호소하는 환자가 응급구조사에게 왜 니트로글리세린을 투여하는지 물어보았다. 다음 중 응급구조사의 적절한 대답은 무엇인가?
a. "니트로글리세린은 호흡을 원활하게 해줍니다"
b. "니트로글리세린은 혈압을 감소시킵니다"
c. "니트로글리세린은 환자분의 심장 근육에 혈류를 증가시킵니다"
d. "니트로글리세린은 심장의 박동을 어렵게 하여 혈압을 증가시킵니다"

13. 울혈심장기능상실의 병력을 가진 환자의 상태가 악화될 때, 어떤 또 다른 응급상황이 비교적 발생할 수 있는가?
a. 폐부종
b. 고혈압 위기
c. 뇌혈관 사고
d. 심한 두통 및 시야 방해

14. 응급구조사는 심장 발작을 겪고 있을 것으로 사료되는 59세 남성을 처치하고 있다. 환자는 초기에 복장뼈 아래쪽에 묵직한 통증을 호소하였다. 그러나 현재 환자는 일어서기를 매우 힘들어 하며 점점 더 혼란 상태를 나타낸다. 환자의 혈압은 82/62, 심장박동수는 82회로 불규칙하며, 호흡수는 20회 였다. 심근경색에 대한 응급구조사의 처치 중, 응급구조사에게 허용되지 않은 처치는 무엇인가?
   a. 산소 공급
   b. AED 준비 및 적용
   c. 아스피린 81mg 4알 투여
   d. 병원으로 이송 중 전문소생술팀에게 환자 인계
15. AED 사용 시, 부적절하게 쇼크가 전달되는 일반적인 원인은 무엇인가?
   a. 사용자가 잘못 사용해서
   b. 가슴위의 전극 감지가 부적절해서
   c. 제세동을 하기 위한 충전이 충분하게 되지 않아서
   d. 제세동기의 사용자가 제세동이 필요한 리듬을 구별하지 못해서
16. 환자가 갑작스럽게 심장정지를 겪을 때, 가장 흔하게 발생하는 치명적인 심장 리듬은 무엇인가?
   a. 무수축
   b. 심방잔떨림
   c. 심실잔떨림
   d. 동성빠른맥과 심실딴곳증
17. 응급구조사는 현장에 도착한 후, 무의식, 무맥박, 무호흡인 환자를 발견하였다. 목격자는 대략 7–8분 전에 환자가 이러한 상태가 되었다고 말했다. 다음 중 응급구조사와 동료가 가장 먼저 시행해야 할 처치는 무엇인가?
   a. 산소 공급
   b. 가슴 압박
   c. 두번의 양압환기 제공
   d. 지도의사에게 연락
18. 성인 심장정지 환자에게 AED를 사용 중이다. 리듬 분석 후, AED는 "제세동이 필요하지 않습니다." 라고 지시한다. 이 다음 취해야 할 행동으로 옳은 것은?
   a. AED 패드를 제거한다.
   b. 목동맥박동을 평가한다.
   c. 쇼크를 전달하기 위해 충전버튼을 누른다.
   d. 즉시 가슴압박을 시행한다.

단원: 외상

1. 응급구조사는 나무에서 떨어진 환자를 평가하고 있다. 환자의 의식은 명료하고 호흡 또한 힘들어하지만 주로 오른쪽 다리 통증을 호소한다. 응급구조사는 오른쪽 위팔뼈에 개방성 골절이 발생했음을 확인했고, 직접 압박으로 출혈을 지혈했다. 환자의 오른쪽 허파음이 감소되었고, 산소포화도는 92%, 맥압은 좁다. 이들 중, 가장 먼저 처치되어야 하는 "우선 순위"가 높은 것은 무엇인가?
   a. 오른쪽 다리 통증
   b. 위팔뼈 개방성 골절
   c. 좁아진 맥압
   d. 허파음 감소
2. 환자는 못을 박던 중, 망치로 왼손의 두번째 손가락을 쳤다. 연조직 외상과 뼈의 변형 말고 다른 외상의 징후는 없었다. 이 환자에 대해 이차평가를 어떻게 진행할 것인가?
   a. 손상 부위에만 집중적으로 검진
   b. 머리부터 발까지 전체적으로 검진
   c. 이차평가를 수행할 필요가 없음
   d. 양쪽 팔과 손을 평가하되, 몸통과 다리는 평가하지 않는다.
3. "DCAP–BTLS" 약어에 해당하지 않는 것은?
   a. 통증
   b. 부종
   c. 타박상
   d. 찰과상
4. 10대 환자는 학교에서 나무를 절단하는 기구를 사용하던 중 손상을 입었다. 응급구조사가 현장에 도착하였을 때, 환자의 아래팔에 덮여 있는 옷이 축축하게 젖어 있음을 발견하였다. 환자가 옷을 제거했을 때, 밝은 붉은색의 혈액이 분출했다. 이 출혈의 유형은 무엇인가?
   a. 정맥
   b. 동맥
   c. 모세혈관
   d. 동정맥
5. 연조직 외상을 입은 환자는 많은 양의 혈액을 소실하였다. 만약 이 환자가 저관류 증후군(쇼크)에 빠지게 된다면, 원인은 무엇인가?
   a. 신경성
   b. 대상성
   c. 심장성
   d. 저혈량성
6. 응급구조사는 다리에 깊은 찰과상을 입어 출혈이 발생한 노인 환자를 처치하고 있다. 환자의 활력 징후는: 혈압 80/56, 맥박 98회/분, 호흡 22회/분, 피부는 차고 축축하

다. 다음 중 환자가 비보상성 쇼크 단계임을 나타내는 징후는 무엇인가?

a. 맥박
b. 피부 상태
c. 혈압
d. 호흡수

7. 다음 연조직 외상의 유형 중, 개방성 연조직 손상 또는 폐쇄성 연조직 손상이 나타나는 것은 무엇인가?

a. 타박상
b. 으깸 손상
c. 동맥 열상
d. 표피 찰과상

8. 응급구조사는 건설 작업 중, 손에 고압 주입 손상을 입은 환자를 처치하고 있다. 이송 전에, 응급구조사는 손을 고정했다. 이송 중에 해야 할 추가 처치로 옳은 것은?

a. 핫팩 적용
b. 얼음팩 적용
c. 팔을 심장보다 높게 들어올린다
d. 팔을 심장보다 낮게 위치시킨다.

9. 다음 중 복부 내장이 적출된 환자에게 제공해야 하는 처치는 무엇인가?

a. 쇼크 처치
b. 팔다리 고정
c. 전체 척추 고정
d. 사이렌과 불빛을 키고 환자를 이송

10. 한 아이가 달리던 도중 떨어져 나무 조각이 아이의 뺨을 관통하여 입천장에 박혔다. 환자를 이송할 때 가장 적절한 방법은?

a. 아이를 똑바로 앉히고, 입안의 피를 뱉어낼 것을 권유한다.
b. 아이를 옆으로 눕혀 혈액이 빠져나오게 한다.
c. 아이를 바로 눕힌 후, 기도를 계속해서 흡인한다.
d. 아이이게 코인두기도기를 삽입한 후 엎드려 눕힌다.

11. 32세 남성 환자는 왼팔 전체와, 앞쪽 가슴과 복부, 그리고 오른팔의 반만 화상을 입었다. 환자의 화상 면적은 전체 몇 % 인가?

a. 18%
b. 30%
c. 32%
d. 36%

12. 교통사고 현장에서, 응급구조사는 제한된 장비를 사용하여 가슴 외상 환자를 처치하고 있다. 개방성 가슴 상처에 적용해야 할 폐쇄성 드레싱은 이미 사용되었다. 다음 중 폐쇄성 드레싱을 대신하여 어떤 장비를 사용할 수 있는가?

a. 외상 드레싱
b. 멸균 화상 시트
c. 4 x 4 거즈 패드
d. 플라스틱 랩과 같은 물질

13. 32세 건축업자는 벽돌에 가슴을 맞은 후, 오른쪽 가운데 갈비뼈와 가쪽 아래에서 모순 운동을 나타낸다. BVM으로 환기를 제공하는 것 이외에 가장 적절한 처치로 옳은 것은 무엇인가?

a. 갈비뼈에 손상이 될 수 있으므로 아무런 처치도 시행하지 않는다.
b. 모래주머니와 같은 무거운 물건을 오른쪽 가슴 위에 고정한다.
c. 다중외상 드레싱과 같은 두꺼운 물건을 손상 부위에 고정한다.
d. 오른쪽 가슴 주위를 붕대로 감싼다.

14. 다음의 가슴 손상 중, 청진 시 허파음에 영향을 가장 적게 미치는 것은 무엇인가?

a. 혈액가슴
b. 공기가슴증
c. 심장진탕
d. 외상성 질식

15. 다음 중 어떤 유형의 골절이 당김 부목에 의해 처치될 수 있는가?

a. 정강뼈
b. 골반뼈
c. 넙다리뼈
d. 위팔뼈

16. 응급구조사는 산악자전거를 타다 떨어진 환자를 처치하고 있다. 환자의 기도에서 혈액을 발견하였고, 넙다리뼈가 골절된 것을 발견하였다. 환자가 호흡을 힘들어 했으며, 의식 상태는 빠르게 감소하였다. 응급구조사가 가장 먼저 고려해야 할 처치는 무엇인가?

a. 산소 공급
b. 기도 흡인
c. 골절된 넙다리뼈 고정
d. 환자의 변화된 의식 상태를 치료

17. 외상 환자에서, 뇌손상과 관련하여 가장 먼저 발견할 수 있는 징후는 무엇인가?

a. 의식 상태 변화
b. 높은 수축기혈압

c. 신경근육 장애
d. 느려진 맥박

18. 환자가 높은 우선순위 해당함을 결정하기 위해 생리학적 기준에 맞는 환자의 임상적 상태는 무엇인가?
a. GCS 15점
b. 수축기혈압 86mmHg
c. 동공이 2-3mm이고 산대됨
d. 환자의 한쪽 팔다리에 명백한 힘빠짐

19. 응급구조사는 다중 외상을 입은 무의식 환자를 처치하고 있다. 현장에서부터 2차 병원까지는 10분, 3차 병원까지는 35분, 그리고 외상센터까지는 90분이 소요된다. 의료헬기가 현장에 도착하기까지는 약 10분이 소요되고, 헬기로 외상센터까지는 20분이 소요된다. 다음 중 가장 적절한 이송 방법은 무엇인가?
a. 2차 병원으로 이송
b. 구급차로 외상센터로 이송
c. 3차 병원으로 이송
d. 의료헬기를 요청하여 외상센터로 이송

20. 만약 환자가 얼은 강 위를 걷다가 얼음이 깨지며 차가운 물에 빠졌다면, 환자는 어떤 기전을 통해 신체의 열을 주로 잃는가?
a. 배설
b. 호흡
c. 전도
d. 증발

21. 응급구조사는 야구 경기장 내 스탠드에 앉아있는 남성 환자를 발견했다. 환자는 혼란해 하며, 맥박은 강하게 뛰고, 피부는 축축하지 않으나 따뜻하고 붉다. 환자를 그늘진 곳으로 옮긴 후, 응급구조사로서 시행할 수 있는 다음 처치는 무엇인가?
a. AED 부착
b. 입으로 차가운 수액 제공
c. 능동적 외부 냉각 시작
d. 환자가 입으로 전해질 용액을 투여할 수 있도록 권고

단원: 내과 그리고 산부인과

1. 내과 환자를 평가하는 동안, 환자의 주호소를 자세하게 평가하기 위해 사용할 수 있는 연상기호는 무엇인가?
a. AVPU
b. OPQRST
c. SAMPLE
d. DCAP-BTLS

2. 다음 중 의식있는 내과응급 환자의 이차평가에 해당하는 요소가 아닌 것은 무엇인가?
a. 기본 활력징후
b. 정밀 신체검진
c. 현재 병력
d. 환자의 우선순위 결정

3. 환자에게 질문을 시작하자, 환자는 가슴 통증, 호흡 곤란, 그리고 복부 통증을 호소했다. 응급구조사가 다음으로 취해야할 행동은 무엇인가?
a. 어떤 증상이 제일 먼저 시작했는지 물어본다.
b. 어떤 증상이 제일 심한지 물어본다.
c. 세가지 주호소를 모두 처치한다.
d. 가슴 통증이 가장 심각하므로, 주호소로 가정한다.

4. 다음 중 응급구조사는 어떤 환자에게 빠른 신체 검진을 수행해야 하는가?
a. 의식이 없는 86세 당뇨 환자
b. 겁에 질린 9세 천식 환자
c. 호흡 곤란을 겪고 있는 32세 남성 환자
d. 자살을 시도하려 하는 60세 정신질환 환자

5. 집중하기 힘들거나 깨어 있기 힘든 상태를 가진 환자는 뇌의 어떤 부위에 손상을 입은 것으로 예상할 수 있는가?
a. 소뇌
b. 시상하부
c. 큰구멍
d. 그물활성계통

6. 당뇨 환자는 어떤 호르몬의 병태생리학적 문제를 가지는가?
a. 인슐린
b. 혈당
c. 도파민
d. 노르에피네프린

7. 당뇨 환자는 매일 자신이 먹는 것을 기록하고, 정규적으로 자가 인슐린을 투여했다. 그러나 어느 날, 환자는 몸 상태가 좋지 않았고, 아침을 먹은 후 몇 번의 구토를 했다. 환자의 전반적 상태를 고려했을 때, 환자의 당뇨병력과 관련하여 발생할 수 있는 내과 응급 질환은 무엇인가?
a. 고혈압
b. 저혈압
c. 저혈당
d. 고혈당

8. 다음 중 당뇨 환자의 신체 내 장기에서 낮아진 혈당 수치에 가장 민감한 것은 무엇인가?

a. 간
b. 뇌
c. 심장
d. 이자

9. 혈당 수치가 얼마만큼 떨어지면, 당뇨환자가 변화된 의식 상태를 나타내는가?
a. 80mg/dL
b. 100mg/dL
c. 120mg/dL
d. 140mg/dL

10. 응급구조사는 낮은 혈당 수치를 보이는 당뇨 환자를 처치하고 있다. 환자는 의식이 없고, 코고는 소리를 낸다. 환자는 빠른 맥박을 가지고 있고, 말초 순환은 정상이다. 이 환자에게 가장 먼저 실시해야 할 처치는 무엇인가?
a. 기도 개방
b. 기도 흡인
c. 고농도 산소 제공
d. 경구포도당 투여

11. 다음 중 어떤 유형의 발작이 무의식을 야기시킬 수 있는가?
a. 부분 발작
b. 전신 발작
c. 중심 발작
d. 잭슨형 발작

12. 응급구조사는 전신 발작을 겪고 있는 환자를 처치하고 있다. 강직간대발작 동안, 어떤 처치를 시행해야 하는가?
a. 비재호흡마스크로 고농도의 산소를 제공하고, 환자를 바로 눕힌다.
b. 조여지는 옷을 풀고 환자를 손상으로부터 보호한다.
c. 경구용 포도당을 투여하고 환자를 회복 자세로 눕힌다.
d. 피해를 줄이기 위해 환자를 신체적으로 고정하고 즉시 이송한다.

13. 응급구조사는 혼란해하며, 말을 잘 하지 못하고, 왼쪽의 힘빠짐 때문에 침대 밖으로 나가지 못하는 환자를 평가하고 있다. 환자의 가족이 말하길, 환자의 증상은 갑자기 시작되었다고 한다. 혈압 210/130, 맥박 98회, 호흡 18회이다. 응급구조사로서, 환자의 상태를 고려할 때 짐작할 수 있는 환자의 상태는 무엇인가?
a. 뇌졸중
b. 발작
c. 고혈당
d. 저관류

14. 잠깐동안 한쪽 팔다리에 힘빠짐, 두통, 시야 방해, 또는 혼란 증세를 보이는 환자는 어떤 응급 문제를 예상할 수 있는가?
a. MI
b. CVA
c. HTN
d. TIA

15. 여러분은 신규 응급구조사와 함께 일을 하고 있다. 의식이 없어진 MI 환자를 병원에 이송하고 난 후, 응급구조사는 여러분에게 심장 발작이 어떻게 이와 같은 증상을 나타내는지 물었다. 여러분은 이 질문에 대해 어떻게 대답을 할 것인가?
a. "빠른맥 때문에 혈류가 증가되어서"
b. "심장의 부적절한 기능으로 인해 뇌로 가는 혈류가 감소해서"
c. "심장이 혈류로부터 많은 산소를 끌어다 쓰기 때문에, 뇌가 사용하기에 충분한 산소가 없다"
d. "왼심실의 수축력이 감소했기 때문에 환자의 허파가 제 기능을 할 수 없다"

16. 응급구조사는 발작일 것으로 생각되는 실신한 환자를 평가하고 있다. 단순한 실신과 발작을 구별하였을 때, 다음 중 실신을 암시할 수 있는 것은 무엇인가?
a. 환자가 혀를 깨물었다.
b. 환자는 응급구조사가 도착하자마자 의식이 돌아왔다.
c. 환자는 쓰러진 후 몇 초 뒤 의식이 돌아왔다.
d. 환자는 오늘 항경련제를 복용하였다.

17. 응급구조사는 아나필락시스 반응을 겪고 있는 환자를 평가하고 있다. 다음 중 어떤 화학적 매개 기능이 기도에 부종을 발생시켜 환자의 생명을 위협하는 가?
a. 혈관의 확대
b. 모세혈관에서 체액이 스며나오기 시작
c. 허파 내 기관지 수축
d. 기도에 두꺼운 점액이 생성

18. 응급구조사는 5분 전에 벌에 쏘인 남성 환자를 평가하고 있다. 아나필락시스 반응과 동반되는 여러 징후와 증상 중, 어떤 것이 심한 알레르기 반응(아나필락시스)를 나타내는 증상 및 징후인가?
a. 빠른맥
b. 빠른 발현시간

c. 양쪽 허파음에서의 쌕쌕거림
d. 그렁거림

19. 아나필락시스 환자에게 에피네프린의 투여는 다음 중 어떤 임상적 상태에 변화를 발생시키기 않는가?
a. 쌕쌕거림
b. 기도 부종
c. 빠른맥
d. 낮은 혈압

20. 아나필락시스 환자를 병원으로 이송하는 동안, 응급구조사는 환자의 에피펜을 투여를 돕고자 한다. 에피네프린의 성인 권장량은 얼마인가?
a. 0.15mg
b. 0.30mg
c. 0.45mg
d. 0.60mg

21. 응급구조사는 급성 알레르기 반응 환자를 처치하기 위해, 에피네프린을 투여하고, 산소를 제공하고, 환자를 편안한 자세로 위치시켰다. 다음 중 환자의 상태가 호전되었음을 알 수 있는 징후는 무엇인가?
a. 혈압이 10mmHg 상승
b. 양쪽 허파의 쌕쌕거림이 크게 감소
c. 환자는 이제 모든 문장을 완벽하게 말할 수 있다.
d. 맥박수가 분당 132회에서 108회로 감소.

22. 중독 물질이 신체로 들어가는 여러 경로들 중, 소아에게서 흔히 발생하는 경로는 무엇인가?
a. 주입
b. 섭취
c. 흡입
d. 흡수

23. 응급구조사는 전체적으로 심한 복통을 호소하는 남성 환자를 처치하고 있다. 복부는 만졌을 때 딱딱했다. 환자는 5일전에 운동 경기중 복부에 외상을 입었으나 병원에 가지 않았다고 말한다. 다음 중 가능성이 높은 환자의 상태는 무엇인가?
a. 복막염
b. 이자염
c. 막창자꼬리염
d. 위장염

24. 행동 응급 상황에서, 정신질환을 앓고 있는 환자와 관계를 형성하기 위해 가장 적절한 방법은 무엇인가?
a. 눈맞춤을 피한다.
b. 천천히 그리고 정확하게 말한다.
c. 환자의 이야기를 듣지 않는다.
d. 환자에게 엄격하게 말한다.

25. 낫적혈구 빈혈증을 가진 환자를 처치하는 동안, 환자는 호흡 곤란을 호소한다. 다음 중 적혈구 세포의 어떤 변화 때문에 이러한 증상이 나타나는가?
a. 산소를 운반할 수 없다.
b. 심장이 낫적혈구 세포를 내보낼 수 없다.
c. 허파가 산소를 받아들이거나 이산화탄소를 배출할 수 없다.
d. 적혈구세포가 에너지 생성을 위해 산소를 사용할 수 없다.

26. 여러분은 다른 구급차에서 척추고정판에 고정된 환자를 응급실로 이송하기 위해 구급차에서 환자를 내리는 것을 도와주고 있다. 담당 응급구조사는 여러분에게, 30세 여성이고 출산일이 가까운 임산부의 혈압을 유지하기가 매우 힘들다고 말한다. 여러분이 환자를 빠르게 살펴보았을 때, 혈압을 유지시키기 어려운 이유는 무엇인가?
a. 환자가 바로누움자세로 고정되어 있다.
b. 환자가 낮은 농도의 산소를 제공받고 있다.
c. 환자의 왼쪽 다리에 당김부목이 적용되었다.
d. 척추고정판의 고정대가 환자의 몸을 꽉 조이고 있다.

27. 응급구조사는 내과 응급 환자가 발생한 현장으로 출동하였다. 응급구조사는 침대 위에 누워있는 환자를 발견하였고, 즉시 CPAP을 적용하였다. 응급구조사는 환자의 어떤 병력을 고려했기에 CPAP을 적용했을까?
a. 수면 무호흡
b. 고혈압
c. 심한 폐렴
d. 신경근육 장애

28. 응급구조사는 수년 전에 외상성 뇌손상을 입고 가정 내 인공호흡기에 의존하고 있는 환자를 평가하고 있다. 가족들은 인공호흡기가 고장난 것으로 생각하여 매우 불안해 하고있다. 응급구조사는 인공호흡기가 정상적으로 작동하고 있음을 어떻게 알 수 있는가?
a. 환자에게 청색증이 나타나지 않았다.
b. 심장박동수는 분당 100회 이상이다.
c. 환자의 산소포화도는 95% 이하이다.
d. 양쪽 허파음을 청진할 수 있다.

단원: EMS 운영

1. 다음 중 평가 프로그램과 권장 기준뿐만 아니라 미국 EMS 체계 기준을 설립한 기관은 어디인가?

a. NHTSA
b. NREMT
c. NAEMT
d. NAEMSE

2. 미국의 응급구조사 자격 기준 중, 사고 현장에 가장 먼저 도착하여 기본적인 평가와 처치를 시행하는 사람은 누구인가?
   a. 고급응급구조사
   b. 응급처치반응자
   c. 응급구조사
   d. 전문응급구조사

3. 응급구조사는 흡입기를 처방받은 COPD 환자에게 MDI 자가 투여를 돕고자 한다. 응급구조사가 직접적인 지도의사와의 연락 없이, 이러한 처치를 수행할 수 있다면, 응급구조사는 어떤 근거에 의해 수행할 수 있는가?
   a. 직접의료지도
   b. 간접의료지도
   c. 환자에게 지시된 의류 처치
   d. 증거 기반의 의료 지시

4. HIV와 같이 환자의 감염된 혈액과 접촉했을 때 질병을 야기할 수 있는 생물체를 일컫는 말은 무엇인가?
   a. 상호 오염
   b. 공기 병원체
   c. 혈액 병원체
   d. 숙주-기생체 상호관계

5. 응급구조사는 계속해서 구토를 호소하는 환자를 위해 현장으로 출동 중이다. 환자에게 접촉하기 전에 어떤 개인보호장구를 착용해야 하는가?
   a. 가운
   b. 장갑
   c. HEPA 마스크
   d. 보호안경

6. 들어올리기 술기에서 잠재적인 손상을 피하고, 최적의 신제 기전을 유지할 수 있는 가장 좋은 방법은 무엇인가?
   a. 들어올릴 때 가능한 무게를 신체 가까이에 유지시킨다.
   b. 환자를 데리고 계단을 내려갈 때 가능한 긴 척추고정판을 사용하도록 한다.
   c. 바퀴달린 들것은 밀지않고 잡아당긴다.
   d. 환자를 이송할 때 바퀴 달린 장비를 사용하는 것보다 그냥 이송한다.

7. 건물이 무너져 몇몇 사람들이 사망한 현장에서, 살아 있는 환자를 안전한 현장으로 이동시키기 위해 가장 적절한 이동 방법은 무엇인가?
   a. 응급
   b. 비긴급
   c. 지연
   d. 긴급

8. 환자는 응급구조사가 다리를 제대로 고정하지 않아 영구적으로 신경 손상을 입었다며 응급구조사를 고소하였다. 응급구조사의 죄가 성립되려면 환자측 변호인은 반드시 어떤 것을 증명해야 하는가?
   a. 유죄
   b. 폭행
   c. 구타
   d. 부주의

9. 큰 건물이 무너져 많은 사람들이 손상 받은 대량재해 사고 현장에서, 어떤 유형의 의사소통 장비가 갑작스런 사용 증가로 쉽게 압도되는가?
   a. 중계기
   b. 휴대폰
   c. 라디오
   d. 기지국

10. 응급구조사는 교통사고 현장에서 환자의 항공 이송을 준비하고자 한다. 의료 헬기의 착륙 지점을 설정할 때, 최소한 권장되는 크기는?
    a. 50’ x 50’
    b. 100’ x 100’
    c. 150’ x 150’
    d. 200’ x 200’

11. 위험물질사고 대응과 관련이 있는 EMS 제공자의 자격 수준은 무엇인가?
    a. 일차 반응 인식자
    b. 일차 반응 운영자
    c. 위험 물질 전문가
    d. 위험 물질 기술자

12. 교통사고 현장에서 응급구조사가 구급차를 나올 때, 응급의료 제공자는 어떤 방향으로 빠져나와야 하는가?
    a. 차량들이 다가오는 방향
    b. 차량들이 다가오는 방향의 반대방향
    c. 도로의 커브를 따라
    d. 도로의 중앙선을 따라

13. 응급구조사와 동료는 지역 내 테러리즘에 대한 교육을 하고 있다. 동료는 계속해서 “CBRNE”를 언급하고 있으

나, 그 뜻이 무엇인지는 정확하게 설명하지를 않았다. 여러분의 동료는 "CBRNE" 중 "B"가 어떤 단어의 머리글자인지 물었다. 다음 중 응급구조사의 적절한 대답은?

a. 화상(Burns)
b. 폭탄(Bombs)
c. 생물제제(Biological)
d. 생물핵(Bionuclear)

정답

단원: 기도/호흡/환기

1. 정답: D
해설: OPA는 인두 뒤쪽의 혀 밑을 들어올림으로써 작동한다. 적절하게 삽입된 경우, OPA의 끝이 후두인두에 놓여 혀를 완전히 지지할 수 있도록 해준다. 코에서 후두로 지나가는 빈 공간인 코인두는 너무 위쪽이고, 입에서 후두로 지나가는 빈 공간인 입인두 또한 마찬가지이다. 위인두라는 해부학적 부위는 없다.

2. 정답: C
해설: 베타2 활성제는 허파의 세기관지를 감싸고 있는 민무늬근육을 안정시킨다. 안정된 민무늬근육은 가스 교환을 위해 허파꽈리로의 공기 순환을 더 쉽게 도와준다. 성대는 섬유조직으로 구성되어 있으며, 베타 2 활성제에 반응하지 않는다. 주기관지는 연골에 의해 지지되어 있으며, 이것 또한 베타2 활성제에 반응하지 않는다. 마지막으로, 허파꽈리에는 민무늬근육 섬유가 없다; 그렇기 때문에, 베타2 활성제는 효과가 없다.

3. 정답: A
해설: 호흡의 적절성과 부적절성의 차이를 인지하는 것은 응급구조사의 중요한 능력이다. 한 문장(다양한 단어가 한 문장에 포함되어 있는)을 완벽하게 말할 수 있는 환자는 전형적으로 호흡이 적절하다고 본다. 하지만, 한 문장을 완벽히 말할 수 없는 환자 (대개 한 두 단어를 끊어서 간신히 한 문장을 말한다)는 호흡이 적절하지 않고 산소 공급이 필요하다. (양압 환기 제공이 필요할 지도 모른다.)

4. 정답: D
해설: 기도의 개방성은 환자의 생존과 절대적으로 연관되어 있다. 상기도 부분 폐쇄의 징후는 코고는 호흡 소리이다. 반면에 무의식 여성과 중독 남성은 악화될 가능성은 높지만, 지금 당장 부분 기도 폐쇄의 징후는 나타내지 않는다. 출산중인 여성 환자 또한 갑작스런 기도 폐쇄의 징후는 나타내지 않는다.

5. 정답: C
해설: 상기도에서 "가글소리"가 나는 것은 환자가 호흡을 하는 동안 공기가 지나가는 통로인 후두에 체액이 축적되어 있음을 암시한다. (거의 다 먹은 물컵에서 물을 빨대로 빨아먹을 때 나는 소리를 생각해본다.) 보기에 나와 있는 처치들 중, 기도로부터 체액을 제거할 수 있는 것은 흡인(suctioning)이다. 보기에 나열된 다른 처치들은 모두 혀에 의해 기도가 막혔을 때 시행할 수 있는 처치들이다. (혀에 의해 막힌 경우, 호흡 시 코고는 소리가 나는 것이 특징이다.)

6. 정답: D
해설: 교통사고를 당한 환자의 경우, 목뼈 손상의 가능성이 있기 때문에, 목뼈를 움직이게 해서는 안된다. OPA 삽입, 기도 흡인, 그리고 턱밀어올리기법은 목뼈의 움직임 없이 시행될 수 있는 처치들이다.

7. 정답: B
해설: OPA의 크기를 측정하는 두 가지 방법이 있다. 하나는 OPA를 입의 중앙(치아의 중앙)에서 아래턱각까지 측정하는 것이고, 다른 하나는 입의 끝에서부터 귓볼까지 측정하는 방법이다. 길이를 측정할 때는, OPA의 길이와 입의 개방성과는 전혀 관련이 없다.

8. 정답: D
해설: 기도 관리 동안, 흡인에 대한 지침은 10초를 넘기지 말 것을 권장하고 있다. 그러나, 이 환자처럼 지속적으로 구토를 하는 경우, 흡인은 구토물이 완전히 제거될 때까지 시행되어야 한다. 구토물을 완전히 제거하지 않는다면, 구토물이 기도 또는 허파로 흡인(aspiration) 되어, 오히려 악효과를 낼 수 있다. 일반적으로는, 적은 양의 체액을 흡인하는 경우에는 흡인 전과 후에 환자를 충분히 산소화 시킨 후, 흡인(suctioning)을 10초 이상 넘기지 않아야 한다.

9. 정답: A
해설: 환기는 대기압에 비례하여 가슴안의 압력이 변화하기 때문에 발생한다. 흡기 동안에, 가로막은 내려가고, 갈비뼈 공간은 밖과 위로 올라오며, 가슴안의 공간을 크게 만들어 음압이 증가하게 된다. (보일의 법칙). 그런 다음, 음압은 신체의 외부와 압력을 맞추기 위해 공기를 신체의 외부(높은 압력)로부터 허파(낮은 압력)로 끌어당긴다. 호기 동안, 가슴안에 양압이 발생하게 되고, 공기는 밖으로 배출된다. 환기 단계 전에 발생하는 정지는 압력 변화 과정과 관련이 없다.

10. 정답: C

해설: 일회호흡량은 한 번 환기시 공기의 양으로 구성된다. 일반 성인의 경우, 일회호흡량은 대략 500mL 이다. 이 500mL의 양이 모두 가스 교환에 사용되는 것은 아니다. 왜냐하면 일부(대략 150mL)는 사강(dead space)에 채워지기 때문이다. 일회호흡량의 균형은 허파꽈리 환기이다. 호흡에 방해를 받는 경우, 사강에 채워지는 공기의 양은 변화하지 않기 때문에, 허파꽈리가 영향을 받는다.

11. 정답: B

해설: 불충분한 허파꽈리 환기를 겪는 환자는, 가장 먼저 허파의 주변에 허파음이 감소된다. 허파음은 허파꽈리에서 가스교환이 발생하면서 나타나게 된다. 결국 허파꽈리를 통한 가스들의 확산 감소는 의식 상태, 맥박수, 혈압, 산소포화도를 변화시킨다. 기본적으로, 허파음이 감소하게 되면서 환기와 산소화의 부족으로 인해 모든 능력이 감소하기 시작한다.

12. 정답: A

해설: 이 환자에게는 즉각적인 환기가 필요하다. 비록 분당 8회라는 자가 호흡이 있지만, 호흡의 깊이가 허파꽈리가 호흡음을 만들어 낼 만큼 충분한 양이 아니라면, 호흡수가 얼마이던 상관없다. 그러므로 환자의 호흡은 부적절한 상태이다. 이 환자에게 흡인이 필요할 만한 징후는 보이지 않으며, 반앉은자세는 환자의 호흡에 도움을 줄 수는 있지만 호흡을 적절하게 하기 위한 실질적은 처치 방법은 아니다.

13. 정답: B

해설: 호흡 곤란 환자는 신체의 보상 기전을 통해 적절한 환기를 어느정도 유지할 수 있다. 숨 쉬기 힘들어 하지만 한 문장을 완벽하게 말할 수 있고, 산소포화도 수치와 의식 상태가 정상이고, 청색증이 나타나지 않는다는 것은 신체의 보상 기전이 적절하게 작용하고 있다는 것이다. 하지만, 의식 상태 변화, 청색증, 그리고 낮은 산소포화도 수치는 단순한 호흡 곤란이기 보다는 호흡 기능부전 및 호흡 정지를 고려해야 한다.

14. 정답: A

해설: 이 환자에게는 동시에 다양한 처치가 필요하다. 환자는 아마도 호흡이 없기 때문에 양압 환기 제공이 제일 우선적으로 필요할 것이다. 하지만, 기도 내에 혈액이 있기 때문에, 흡인이 제일 먼저 필요하다. 흡인 후 양압 환기를 제공 한 후, 고농도의 산소를 제공해야 한다. 환자의 고정은 우선 생명을 위협하는 문제들을 모두 처치한 후, 마지막으로 이송 전 시행된다.

15. 정답: C

해설: 환자가 적절하게 환기될 때, 환자가 깊고 충분한 양의 산소를 제공받고 있음을 나타내는 첫 번째 임상적 징후는 양쪽 허파음을 청친하는 것이다. 비록, 가슴벽의 운동 또한 징후일 수 있지만, 환자가 충분한 양의 환기를 제공받지 않더라도 가슴벽이 움직이는 것을 종종 관찰할 수 있을 것이다. 환기 수를 가지고는 환기의 적절성을 판단할 수 없다. 마지막으로, 산소포화도 수치와 활력징후의 변화는 적절한 환기가 이루어진 후에 발생할 것이다. 이것은 적절한 징후이긴 하지만, 신뢰할 만 하지는 못하며, 양쪽 허파음을 청진하는 것보다 늦게 나타나는 징후이다.

16. 정답: C

해설: 비재호흡 마스크는 흡기 동안 사용되는 산소를 모아 놓을 수 있는 재호흡 백을 가지고 있고, 흡기 시 배출되는 이산화탄소를 밖으로 배출 할 수 있도록 나비 모양의 밸브가 있어, 환자가 100%의 산소를 공급받을 수 있다. 이것은 자발 호흡이 있는 환자에게 최고의 산소를 제공할 수 있다. 벤튜리마스크, 코삽입관, 부분 비재호흡 마스크는 대기의 공기와 산소를 함께 제공받기 때문에, 환자는 낮은 농도의 산소를 공급받는다.

17. 정답: D

해설: CPAP은 얼굴에 씌워지는 마스크를 통해 역으로 압력을 불어넣어 호기시 허파꽈리와 작은 기도를 열린 상태로(부풀게) 유지하게 하기 위한 처치 중 하나로 사용된다. 그러나 이 역압력은 허파꽈리를 계속 부풀어 있게 하여 혈액이 심장의 오른쪽에서 왼쪽으로 통과하기 더 어렵게 만든다. 그 결과 혈압이 떨어지게 된다. 그러므로 CPAP은 수축기 혈압이 90mmHg 이하인 환자에게는 금기이다.

18. 정답: C

해설: 처방된 흡입기 안의 약물은 세기관지의 민무늬근육을 안정시키기 위해 고안되었다. 이 약물은, 세기관지 수축 환자에게 유용하다. 천식과 COPD를 앓고 있는 환자들은 주로 이 약을 처방받는다. 심장 발작 또는 외 손상으로 호흡 곤란을 겪는 환자는 기관지수축과 관계가 없기 때문에 이 약물이 효과가 없다. 허파꽈리 질환인 폐렴은 허파꽈리 벽에 민무늬근육이 없기 때문에 약효가 발생되지 않는다.

19. 정답: C

해설: 두껍고 끈적거리는 점액을 소화기관과 호흡기관에 축적시키는 낭성섬유증은 유전 질환으로 소아기때 나타나기 시작한다. 호흡기관에 축적되면, 폐쇄 및 호흡 곤란,

재발성 호흡기 감염, 그리고 심해질 경우 호흡 기능부전까지 발생시킨다. 천식은 기도의 기관지수축으로 인해 발생하는 질환으로 주로 특정 유형에 노출되었을 때 발생한다. 폐기종과 만선기관지염은 대부분 성인과 노인에서 발생한다. 폐기종은 허파꽈리에 손상을 입히지만, 만성기관지염은 점액을 생성하고 허파 조직에 흉터를 남긴다.

20. 정답: A
    해설: 폐부종은 주로 왼심실이 제기능을 하지 못하여 혈액을 허파로 되돌려 보냄으로써 발생한다. 이 결과, 허파꽈리에서 채액이 누출되어 호흡 곤란, 거품 소리, 팽대된 목정맥, 그리고 다른 호흡 곤란 징후들이 나타나게 된다. 천식은 주로 쌕쌕거림과 전혀 다른 병력을 나타낸다. 심근경색은 폐부종을 야기할 수 있지만, 모든 경색에서 흔히 나타나지는 않는다. 마지막으로 자발성 공기가슴증은 특징적인 가슴막염 통증, 허파음의 감소를 나타내지만 거품소리는 나타나지 않는다.

단원: 심장 및 소생술

1. 정답: B
   해설: 오른 심실은 재산소화를 위해 혈액을 허파로 내보낸다. 만약 심장의 오른쪽이 경색으로 인해 제 기능을 하지 못한다면, 허파 순환은 불안정해질 것이다. 환자는 주로 호흡 곤란을 겪지만, 정상 허파음을 청진할 수 있다. 뇌와 대동맥은 왼심실로부터 오는 혈류에 의해 관류되며, 허파정맥은 산소화된 혈액을 허파에 왼심방으로 보낸다.

2. 정답: D
   해설: 비록 모든 MI환자가 가슴통증을 호소하는 것은 아니지만, 대부분 가슴 "통증" 보다는 가슴에 "짓눌리는 듯한 느낌"을 호소한다. 가슴 통증은 급성 심장근육 증후군과 같은 유형을 겪는 사람에게서 가장 흔하고 쉽게 인지할 수 있는 증상이다. 이것은 심장이 막힌 동맥으로부터 충분한 산소를 받지 못해, 심장 근육에 산소가 부족할 때 나타내는 신호이다. 구역질, 호흡 곤란, 그리고 발한은 MI 환자에게 발생할 수 있지만, 가슴 통증 보다 흔하게 나타나지 않는다.

3. 정답: A
   해설: 느린맥은 심장박동수가 분당 60회 미만일 경우를 의미한다. 느린맥이라는 의미는 환자의 상태가 악화되었음을 의미하는 것이 아니라 단순히 분당 심박동수가 60회 미만임을 의미한다. 불규칙한 심장리듬은 "불규칙적" 으로 설명된다. 느린 호흡은 느려진 호흡수를 말하고, 좁아진 맥압은 맥압이 매우 낮을 때 일컫는 용어이다.

4. 정답: B
   해설: 여성과 노인은 흔히 MI의 전형적인 증상과 징후를 나타내지 않는다. 이들의 대부분은 가슴 통증 보다는 피곤함, 발목 부종, 경미한 호흡 곤란을 호소한다. 보기에 나열된 다른 인구 유형들은 MI증상에 대해 특별한 성향을 가지고 있지 않다.

5. 정답: A
   해설: 몇 년 전만해도 가슴 통증을 겪는 대부분의 응급 환자에게 산소 공급은 이루어지지 않았지만, 이것은 아직까지 치료의 중요한 한 부분으로 남아있다. 아스피린과 니트로글리세린 투여는 SAMPLE과 OPQRST 병력을 수집한 후 투여해야 한다. AED는 환자가 무의식, 무호흡, 무맥박일 경우 부착되어야 한다.

6. 정답: B
   해설: 발기부전제는 특정 조직의 혈관을 확장시킴으로써 작용한다. 그러나 발기부전제를 복용한지 24~ 72시간 이내에 MI와 협심증 때문에 니트로글리세린을 복용하게 되면, 두 약물의 혼합되어 혈압을 급격하게 감소시킨다. 보기에 나열된 다른 약물들은 니트로글린세린과 같이 복용 시 문제가 되지 않는다.

7. 정답: A
   해설: 환자가 심근 경색을 겼을 때, 여러가지 증상이 흔히 나타나게 된다. 예를 들어, 환자는 MI와 동반하는 교감신경계 활동으로 인해 창백해지고 빠른맥이 나타난다. 호흡곤란은 MI 동안 오른 또는 왼심실의 기능 부전으로 인해 나타날 수 있다. 그러나 두통은 MI 환자에게서 일관된 증상이 아니다.

8. 정답: C
   해설: 문제에서 보여준 상황처럼, 환자에게는 니트로글리세린이 필요한 상황이지만, 응급구조사는 환자에게 처방된 니트로글리세린 이외에는 투여할 수 없다. 약물 투여가 적절한 상황일 때 응급구조사는 반드시 환자에게 처방된 약물에 한해서, 정확한 경로와 기록 그리고 유효 날짜를 확인한 후 투여할 수 있다. 산소, 아스피린, 전문소생술팀 요청은 응급구조사가 해야하는 경우라면 시행할 수 있다.

9. 정답: B
   해설: 비록 아스피린은 MI환자의 사망률을 감소시키는 것을 보여주지만, 아스피린에 알레르기가 있는 MI 환자에게는 투여해서는 안된다.

10. 정답: D
    해설: 심장동맥 질환은 심장동맥 혈관이 막히고 폐쇄되어 발생하는 질환이다. 이런 경우엔 심근경색 또는 허혈

이 발생하게 된다. 이와 같은 과정이 다른 계통의 혈관에 발생하게 되면, 발작, 뇌졸중과 같은 질환이 발생하게 된다. 심장동맥 혈관의 막힘은 심장동맥 근육 손상의 결과를 야기한다.

11. 정답: A
해설: MI 처치의 한가지 목표는 가능한 빨리 손상된 심장으로의 혈류를 회복시키는 것이다. 이것은 병원에서 두가지 방법 중 하나를 사용하여 이루어진다: 혈전을 용해시키는 약물을 사용하거나 동맥으로 카테터를 삽입하여 막힌 혈관을 재개방 (풍선삽입술) 시키는 것이다. 반면에 항부정맥제와 항고혈압제의 사용은 MI에서 사용될 수 있지만, 둘 다 막힌 혈관을 재개방 시키기 위해 사용되지는 않는다. 마지막으로 베타2활성제는 기관지의 민무늬근육을 확장시키기 위해 사용되므로, 심장동맥 확장과는 관련이 없다.

12. 정답: C
해설: 니트로글리세린은 동맥과 말초의 혈관을 감싸고 있는 민무늬근육을 이완시켜준다. 이것은 결국 심장동맥을 확장시켜 허혈된 심장으로의 혈류를 증가시켜준다. 가슴통증의 완화가 호흡을 원활하게 해줄 수 있지만, 이것은 니트로글리세린을 주는 이유가 아니다. 이와 같은 이유로, 니트로글리세린은 혈압을 감소시키지만, MI 환자에게 니트로글리세린을 투여하는 이유가 되지 않는다. 마지막으로, 니트로글리세린은 심장의 박동을 어렵게 하지도 않고, 혈압을 증가시키지도 않는다.

13. 정답: A
해설: 울혈심장기능상실은 심장이 받은 만큼의 혈액을 다시 내포내지 못할 만큼 약해져 있을 때 발생한다. 체액이 되돌아 들어가기 시작하면, 특히 왼심실 뒤로, 체액은 허파꽈리에 스며들게되고, 폐부종을 발생시킨다. 고혈압 위기와 뇌혈관사고는 울혈심장기능상실처럼 같은 병리학적 관계로 발생할 수 있지만, 울혈심장기능상실이 이들의 원인이 되지는 않는다. 마지막으로, 심한 두통과 시야 방해는 뇌졸중의 특정 유형에서 더 흔하다.

14. 정답: C
해설: 환자는 신체적으로 MI와 관련된 증상과 징후를 보이기 때문에 아스피린 투여가 적절하지만, 환자의 의식 상태가 감소하고 있기 때문에 응급구조사가 환자의 기도 개방 상태를 조절할 수 있지 않는 경우라면, 약물의 경구 투여는 흡인(aspiration)을 발생시킬 수 있기 때문에 금기사항이다. 산소 공급과 AED의 준비, 전문소생술팀의 요청은 환자의 상태가 변하던 변하지 않던 시행될 수 있는 적절한 처치이다.

15. 정답: A
해설: AED 연구, 수정, 생산에 사용된 기술은 적절하게 사용되었을 때 한치의 오차도 발생하지 않도록 만들어졌다. 실제로도 기계적 오류보다는 응급구조사가 AED를 부적절하게 사용했을 때, 쇼크가 부적절하게 적용되는 경우가 대부분이다. (예; 응급구조사가 쇼크를 전달하기 전에 환자의 맥박을 확인하지 않은 경우). AED를 적절하게 사용한다면, 장비는 완벽하게 역할을 수행할 것이다.

16. 정답: C
해설: AED를 사용할 수 있는 리듬은 심실잔떨림과 심실된떨림이다. 심실된떨림은 맥박이 있는 경우와 없는 경우가 있기 때문에, 응급구조사는 AED를 적용하기 전에 반드시 맥박을 확인해야 한다. AED는 모든 리듬을 쇼크가능 리듬(심실잔떨림과 심실된떨림)과 비쇼크리듬(그 외 리듬)으로 나눈다.

17. 정답: B
해설: 만약 환자가 심장정지 상태로 발견되었고, 사망한 명백한 징후가 없다면, AED가 사용 가능해질 때까지 가슴압박과 인공호흡을 30:2로 가장 먼저 시행해야 한다. 환자에게 ABC가 아닌 CAB 순서로 평가하고 처치한다. 만약 환자의 사망이 명확하다면, 지도 의사에게 연락한다.

18. 정답: D
해설: 환자가 맥박이 있다 하더라도, 즉시 가슴압박을 재시행하도록 한다. 심장의 자발적인 박동은 소생 직후 바로 돌아올 가능성이 크지 않다. 환자가 자발적인 움직임 또는 환자의 상태가 확연하게 좋아지는 것이 아니라면 맥박 확인 전 2분 동안의 가슴압박을 시행하도록 한다. AED를 제거하는 것은 병원으로의 이송 중 재발 할 수 있는 심장마비의 가능성 때문에 권장되지 않는다. 마지막으로, AED를 충전하는 것은 AED가 쇼크가 필요하지 않다고 말했기 때문에 불필요하다.

단원: 외상

1. 정답: D
해설: 이 질문에서 가장 중요한 고려사항은 어떤 것이 환자를 사망에 이르게 할 수 있는 지 혹은 상태를 악화시킬 수 있는지를 결정하는 것이다. 팔에 통증은 아플 수 있지만, 치명적이지 않다. 위팔뼈 개방성 골절은 위험한 것처럼 보이지만, 대개 골절과 조절된 출혈은 환자를 사망케 하지 않는다. 좁아진 맥압은 신체의 보상 기전을 의미하나 사망의 원인이 되지는 않는다. 마지막으로 감소된 허

파음은 환자의 산소화가 잘 이루어지지 않고 있다는 의미이다. 이것은 환자를 사망케 할 수 있으므로 반드시 먼저 처치가 되어야 한다.

2. 정답: A
해설: 환자가 국소적 손상 및 악화될 가능성이 없거나 경미하다면, 응급구조사는 이차평가 동안 손상부위에 대한 정밀 검진을 수행한다. 이 평가의 일부분은 두 손의 크기와 대칭성을 비교해도 되지만, 반대쪽 팔까지 평가할 필요는 없다. 이와 같은 상황에서, 머리부터 발까지 평가하는 방법은 필요하지 않다.

3. 정답: A
해설: "DCAP-BTLS"은 다음을 나타낸다: 변형(Deformities), 타박상(contusions), 열상(abrasions), 찔린 상처(punctures/penetrations), 화상(burns), 긴장(tenderness), 찰과상(lacerations), 부종(swelling). 통증은 "DCAP-BTLS"에 해당하지 않고, 의식을 확인할 수 있는 연상기호인 "AVPU"에 해당한다.

4. 정답: B
해설: 동맥 출혈은 두가지 주요 특징이 있다: 밝은 붉은색(산소화된 혈액)과 매우 빠르게 나오거나 분출한다. 정맥 출혈은 일반적으로 천천히 흐르며, 어두운 붉은색이다. 정맥 내 혈액은 산소화 되지 않았기 때문이다. 모세혈관 출혈은 일반적으로 천천히 흐르고 스며나온다. 동정맥 출혈은 출혈의 유형에 해당하지 않는다. 동정맥은 세동맥과 세정맥이 모세혈관과 연결되는 곳을 말한다.

5. 정답: D
해설: 정상 관류압을 유지하기 위해, 신체는 정상적인 펌프(심장), 통로(혈관계통), 그리고 양(혈액)을 가져야 한다. 만약 양, 즉 혈액을 소실하게 되어 발생하는 쇼크는 저혈량성 쇼크라고 한다. 심장성 쇼크는 심장이 적절하게 펌프할 수 없을 때 발생한다. 신경성 쇼크는 통로, 즉 혈관이 너무 확장되었을 때 발생한다. 마지막으로 대상성 쇼크 또한 혈관의 확장으로 인해 발생하지만, 이는 혈액 감염, 아나필락시스 반응, 또는 다른 과정으로 인해 혈관이 확장되어 발생한다.

6. 정답: C
해설: 문제에 언급된 모든 징후는 쇼크로의 진행을 의미한다. 하지만 낮아진 혈압은 비보상성 쇼크로 진행중인 상태를 가장 잘 나타내는 징후이다.

7. 정답: B
해설: 으깸 손상은 강하고 둔한 외상 기전에 의해 신체의 일부가 손상을 받았을 때 발생한다. 손상 받은 부위의 조직과 그 아래 구조물들이 손상을 입게 되면, 이들은 내부적으로 출혈이 발생하고 다른 조직 또는 기관들의 기능을 방해한다. 이러한 손상은 피부를 관통하지 않고 발생하거나 (폐쇄성 으깸 손상), 또는 피부를 관통하여 발생하기도 한다. (개방성 으깸 손상). 열상과 찰과상은 둘 다 개방성 손상이고, 반면에 타박상은 폐쇄성 손상이다.

8. 정답: C
해설: 고압 손상은 병원전에 적절한 처치가 이루어져야 한다. 열을 적용하는 것은 혈관을 확장시켜 물질의 침투력을 증가시키고, 냉을 적용하는 것은 혈관을 빠르게 수축시켜 손상 부위로의 혈류를 감소시켜 손상을 악화시킬 가능성이 있다. 손상 부위를 심장보다 낮게 위치면 정맥 배출을 천천히 하여 부종이 생기거나 팔다리에 압력이 증가한다. (이것은 또한 관류 상태를 변화시킬 것이다)

9. 정답: A
해설: 복부의 내장이 돌출된 환자는 다른 장기에 심각한 손상을 입었을 가능성이 크고, 쇼크에 대한 처치를 받아야 한다. 이것은 산소 공급, 체온 유지, 적절한 자세로 위치시키는 것 등이 포함된다. 고정은 필요에 따라 시행되지만 단순히 연조직 외상일 때에는 필요하지 않다. 마지막으로, 사이렌과 불빛을 키고 환자를 이송하는 것은 모든 환자에게 적용되는 것이 아니라 불안정한 상태이거나, 잠재적으로 불안정한 상태의 환자에게 이루어진다.

10. 정답: A
해설: 의식이 명료하고 입 안에 출혈이 발생한 환자는 앉은 상태로 이송하는 것이 좋다. 혈액이 위장으로 넘어가면 구토를 유발할 수 있기 때문에 혈액을 뱉어낼 것을 권장해야 한다. 환자를 옆으로 눕히는 것은 환자가 스스로 기도를 개방된 상태로 유지할 수 없을 때, 입 안의 이물질이 빠져 나올 수 있도록 하기 위해 시행된다. 가장 최악의 자세는 척추고정판 위에 바로 눕혀 고정하는 것이다. 이것은 환자가 입 안의 출혈을 제거할 수 없기 때문에 기도를 위협하게 된다. 의식이 명료한 환자에게 코인두기도기를 삽입하게 되면 구역질과 구토를 유발할 수 있다.

11. 정답: C
해설: 화상 면적 측정을 위한 "9의 법칙"을 사용할 때에는 다음을 적용한다: 왼팔 전체 = 9%, 앞쪽 가슴과 복부 = 18%, 오른쪽 팔의 반쪽 = 4-5%. 그러므로, 환자는 신체의 약 32%에 화상을 입었다.

12. 정답: D
해설: 폐쇄성 드레싱의 목적은 공기가 물질을 통해 나가고 들어가지 못하게 하기 위함이다. (드레싱은 비투과성

이어야 한다.) 이것은 연조직 외상 부위를 통해 신체 내의 공기가 빠져나가는 것을 막는다. 만약 상업용 상품이 더 이상 사용 가능하지 않다면, 응급구조사는 플라스틱 랩 또는 외상 패드나 산소 장비의 비닐 백을 사용할 수 있다. 외상 드레싱, 화상 시트, 그리고 거즈 패드는 투과성 물질이라 공기가 드나들기 쉽다.

13. 정답: A
해설: 여러 갈비뼈가 여러 부위에서 골절된 동요 분절의 경우, 가장 적절한 처치는 가슴에 아무 것도 적용하지 않은 채 환기를 제공하는 것이다. 의식 있는 환자는 통증이 매우 심하므로 응급구조사가 무거운 물체 또는 두꺼운 드레싱을 손상 부위에 적용하는 것을 견디지 못할 것이다. 가슴 주변을 드레싱으로 감싸는 것은 호흡을 제한할 가능성이 있으므로, 부적절하고 위험한 처치이다. 무언가를 적용하는 것은 도움이 되지 않고 문제만 더 악화시킬 수 있다.

14. 정답: C
해설: 심장진탕은 가슴에 심각한 타격을 입은 후 심장정지로 악화되는 심장 상태이다. 환자가 쓰러진 후 타격을 받은 심장은 심실잔떨림으로 진행된다. 이 상태는 허파음의 변화에 영향을 주지 않는다. 보기에 나열된 다른 상태들은 공기(공기가슴증), 혈액(혈액가슴) 또는 무거운 신체적 무게(외상성 질식) 때문에 허파 조직이 붕괴된다.

15. 정답: C
해설: 넙다리뼈 골절은 넙다리뼈 주위 근육에 많은 양의 출혈을 야기하는 혈관 외상이 동시에 발생하기 때문에 생명을 위협하는 손상이 될 수 있다. 이것을 예방하기 위해서, 당김 부목은 부러진 뼈 끝을 양쪽에서 잡아 당겨 추가적인 혈관 외상을 최소화 시키는데 도움을 준다. 또한 출혈을 최소화 시키는데 도움을 준다. 정강뼈와 위팔뼈의 골절은 경성 부목으로 처치될 수 있고, 골만은 주로 골반을 감싼 후 긴 척추고정판 위에 고정함으로써 고정된다.

16. 정답: B
해설: 이 환자에게 발생한 손상들을 모두 고려했을 때, 응급구조사가 가장 먼저 처치해야 할 것은 기도를 흡인하는 것이다. 기도가 폐쇄되어 있을 때 산소의 사용은 비효과적이므로, 기도는 반드시 가장 먼저 깨끗해져야 한다. 골절의 처치는 폐쇄된 기도만큼이나 환자의 생명에 치명적이지 않다. 마지막으로 변화된 의식 상태는 "손상"은 아니지만 치료되어야 한다. 의식 상태 변화는 반드시 처치되어야 하는 신체적 기능 상실의 결과로 발생한다.

17. 정답: A
해설: 환자가 뇌손상을 입었을 때, 가장 흔히 찾을 수 있는 신경적 결함의 유형은 의식 상태의 변화이다. 이것은 무의식 상태를 의미하는 것이 아니라, 환자는 기억상실증, 혼란, 졸림, 등과 같은 상태로 나타날 수 있다. 수축기 고혈압은 심각한 뇌손상을 암시하거나 또는 다른 내과적 상태를 나타낸다. 이것은 후기 징후이거나 일관된 징후가 아니다. 신경근육 장애는 뇌손상으로부터 발생될 수 있지만, 또한 말초 외상으로 인해 발생할 수 있다.

18. 정답: B
해설: 높은 우선순위 환자를 결정하기 위한 세가지 주요 생리학적 기준은 다음과 같다: 수축기 저혈압(90mmHg 이하), GCS 14점 이하, 그리고 비정상적인 전체 호흡수(너무 느리거나 너무 빠름). GCS 15점은 정상이고, 동공이 2–3mm는 정상이며, 팔다리의 힘빠짐은 뇌졸중 또는 치명적이지 않은 다른 상태들에 의해 발생될 수 있다.

19. 정답: D
해설: 외상 환자를 위한 최선의 처치는 이러한 환자의 유형들을 다룰 수 있는 큰 외상 센터 내 수술실에서 이루어질 수 있다. 그러므로 이 환자를 위한 최선의 이송 방법은 의료 헬기로 환자를 이송 센터로 이송하는 것이다. 2차 병원과 3차 병원은 최소한의 처치만 제공하고, 구급차로 외상센터로 이송하는 것은 의료 헬기로 이송하는 것보다 오래 걸리며 또한 환자의 상태를 고려했을 때 적절하지 않다.

20. 정답: C
해설: 전도는 신체가 물과 같이 차가운 표면에 직접적으로 신체의 열을 빼앗기는 것을 말한다. 호흡은 호흡을 통해 열을 소실하지만 이것은 혈 소실의 주요 기여 원인은 아니다. 증발은 액체나 땀이 대기에 증발되면서 열을 소실한다. 마지막으로 제거는 열 소실의 기전에 해당하는 유형이 아니다.

21. 정답: C
해설: 환자는 열사병을 겪고 있다. 환자는 체온을 내리기 위해 능동적 재가온이 필요하다. 응급구조사는 환자가 흡인(aspiration)할 수 있으므로 입으로 아무것도 제공하지 않는다. 환자가 호흡, 맥박, 의식이 없을 때 AED를 부착한다.

단원: 내과 및 산부인과

1. 정답: B
해설: 연상기호 "OPQRST"는 환자의 주호소를 자세하게 평가하기 위한 연상기호 법이다. 이는 발현시간(onset),

유발 원인(provocation/palliation), 통증의 질(quality), 통증의 방사(radiation), 심각성(severity), 그리고 사건(time)이다. AVPU는 환자의 의식 상태를 평가하기 위한 것이다. SAMPLE은 환자의 병력을 평가하기 위함이며, DCAP-BTLS는 외상성 손상 및 상태를 평가하기 위해 사용된다.

2. 정답: D
   해설: 환자의 우선수위 결정은 환자의 평가를 완료한 후 환자 상태의 심각성을 결정한다. 이것은 비록 언제든지 결정되고 바뀔 수 있으나, 주로 일차평가의 마지막에서 결정된다. 활력 징후, 신체 검진, 그리고 병력은 일반적으로 이차 평가의 한 부분이다. 이차 평가의 네번째 구성 요소는 현재와 과거 병력이다.

3. 정답: B
   해설: 환자에게 주호소가 무엇인지 명확하게 물어보는 것은 (무엇이 가장 환자를 힘들게 하는지) 응급구조사가 환자에게 발생한 것 중 가장 심각한 문제를 집중적으로 처치할 수 있도록 도와준다. 비록 무엇이 환자를 가장 힘들게 하는지 찾는 것이 중요하지만, 이것은 환자 처치에 직접적으로 필요한 것은 아니다. 환자의 세가지 주호소를 처치하는 것은 가능성을 배제하기 위해 다양한 평가와 처치가 필요하다.

4. 정답: A
   해설: 빠른 신체 검진은 내과 환자가 응급구조사의 질문에 적절하게 대답할 수 없거나 의식 상태가 변화했을 때 수행된다. 검진의 중점은 생명을 위협하는 상태를 찾고, 환자의 문제가 무엇인지 응급구조사의 결정을 돕기 위함이다. 보기에 나열된 다른 환자들은 의식이 명료하기 때문에 빠른 신체 검진을 받을 수행할 필요가 없다. 이들에게는 정밀 신체 검진을 수행해야 한다.

5. 정답: D
   해설: 그물활성계통은 뇌의 깊은 곳에 위치한 신경 섬유의 부위로 깨어 있게 하고, 집중하게 하는 등 사람의 의식을 관여한다. 그래서 말상활성계통의 손상 또는 부적절한 기능은 환자를 무의식 상태로 만든다. 시상하부는 내분비계통의 일부이고, 소뇌는 수의근의 조절한다. 큰구멍은 머리뼈의 일부분이다.

6. 정답: A
   해설: 당뇨 환자의 기본적인 문제는 인슐린이 생산되지 않거나 효과적으로 작용하지 않는 것이다. 혈당은 호르몬이 아니며, 이것은 에너지를 만들기 위해 사용되는 원료이다. 도파민과 노르에피네프린은 둘 다 호르몬이지만, 이들은 교감신경계통 내에서 작용한다.

7. 정답: C
   해설: 당뇨환자는 엄격하게 식단을 조절하고 약물을 사용하지 않는다면 당 조절에 문제가 될 것이다. 환자는 혈당을 낮추기 위해 약을 복용하였지만, 환자는 구토로 다 내뱉었다. 혈액 내에는 인슐린을 위한 충분한 양의 혈당이 남아 있지 않고, 혈당은 급격하게 낮아져 심각하게 감소할 것이다. (저혈당증) 고혈당증은 대개 인슐린 수치가 매우 낮을 때 발생하고, 혈압의 변화는 당뇨에 해당하지 않는다.

8. 정답: B
   해설: 신체의 거의 모든 조직이 혈당 수치의 감소에 일시적으로 완충 역할을 돕기 위해 특정양의 혈당을 저장할 수 있다. 이러한 역할을 하지 않는 신체적 장기는 뇌이다. 만약 혈당이 너무 낮게 떨어지면, 뇌의 신경이 제기능을 하지 못하여 의식 상태에 변화가 야기된다. 이러한 이유 때문에, 뇌는 혈당 감소에 가장 민감한 장기이다.

9. 정답: A
   해설: 당뇨 환자가 저혈당 상태가 되기 시작할 때, 대개 의식 변화가 나타나고, 피부는 축축해지고 심장박동수는 증가한다. 혈당이 80mg/dL로 떨어지게 되면 이러한 징후들이 나타나므로 저혈당으로 간주된다. 80mg/dL 이상 (120mg/dL) 까지는 정상 혈당 범위로 간주된다.

10. 정답: A
    해설: 저혈당 환자는 정상적인 뇌 활동을 회복하기 위해 혈당이 반드시 필요하다. 그러나 이 환자는 의식이 없기 때문에 스스로 기도를 개방할 수 없다. 그 결과, 기도의 상태가 제일 먼저 고려되어야 하며, 기도 개방을 위한 술기를 시행해야 한다. 산소의 사용은 중요하지만, 기도가 개방된 후에 수행되어야 한다. 경구용 포도당은 환자의 기도가 개방된 상태로 유지될 수 있을 경우에만 투여할 수 있다. 기도 폐쇄의 징후가 없으므로 흡인은 필요하지 않다.

11. 정답: B
    해설: 발작에는 두가지 유형이 있다: 부분적 발작과 전신 발작. 부분 발작(또는 중심 발작)은 발작 활동이 뇌의 한쪽에 발생했을 때 발생하기 때문에 신체의 한쪽에만 발작이 발생한다. 전체 발작은 뇌의 양쪽에 영향을 미쳐, 환자는 무의식이 된다. 잭슨형 발작은 부분 발작의 유형으로 근육의 떨림이 점진적으로 진행되는 것을 말한다. (예; 손가락 다음에 손, 다음에 팔, 그리고 등등)

12. 정답: B

해설: 전신 발작을 겪고 있는 환자는 여러가지 처치가 필요하다. 이 처치에는 환자를 한쪽으로 눕혀 입 안의 체액을 빼내고 (만약 목뼈 손상이 의심되지 않는다면) 조여지는 옷을 풀고, 환자를 억제하지 않고 환자가 손상을 입을 만한 물건들을 환자의 주위에서 치우도록 한다. 가장 적절한 대답은 조이는 옷을 풀고, 환자를 위험한 것으로부터 보호한다.

13. 정답: A
해설: 뇌졸중은 혈관이 막히거나 또는 파열되었기 때문에 뇌의 일부에 관류가 저하되었을 때 발생한다. 뇌조직은 제기능을 하지 못하여 의식 상태의 변화, 한쪽 팔다리의 힘빠짐 또는 마비를 야기하게 된다. 종종 이 환자의 경우 혈압이 높다. 고혈당은 단독적으로 발생하지 않고, 또한 천천히 발생한다. 게다가, 저관류는 저혈압을 동반한다. 마지막으로, 발작은 빠른 발현 시간을 가지지만, 근육떨림 또는 경련이 발생할 때 발견되나, 힘빠짐은 발견할 수 없다.

14. 정답: D
해설: 일과성허혈발작(TIA)는 뇌의 일부에 혈류가 일시적으로 감소 또는 중단 되었을 때 발생되어 신경학적 장애 또는 두통을 야기한다. - 마치 뇌졸중 같이. 작은 혈전이 혈류를 막아 정상적인 혈류를 중단하여 신경학적 결손을 발생시킨다. 종종 TIA는 임박한 뇌졸중의 징후로 고려되기도 한다. HTN은 고혈압을 야기하지만 단독적으로 발생하지 않는다. MI역시 이와 같다. CVA는 뇌혈관 사고로, 뇌졸중의 오래된 이름이다.

15. 정답: B
해설: 환자가 MI를 겪을 때, 심장의 일부가 산소의 부족으로 죽게 된다. 이 부분은 결국 정상적으로 수축을 멈추고, 뇌와 신체로 보내는 심장박출량을 감소시킨다. 만약 너무 많이 감소하게 되면, 불충분한 혈류 때문에 환자의 의식 상태가 변화하게 된다. 증가된 혈류는 뇌의 자기 조절 작용으로 혈류를 스스로 조절하기 때문에 일반적으로 뇌 기능장애와 연관이 없다. 또한 심장은 다른 장기들처럼 과한 산소를 요구하지 않는다. (심장은 자신이 딱 필요한 만큼만 소비한다). 그리고 오른 심실은 혈액을 허파로 내보낸다.

16. 정답: C
해설: 발작과 실신은 둘 다 환자가 서 있는 동안 시작될 수 있다. 실신은 어떠한 이유 때문에 일시적으로 뇌혈류가 감소하기 때문에, 환자가 바닥에 누운 후 곧바로 의식을 되 찾는다. 하지만, 발작 환자는 바닥에 누운 후에도 계속해서 발작을 하게 되면서 종종 혀를 깨물고, 뒤이어 발작 후 단계에 접어들게 된다. 몇몇 환자들은 정기적으로 약물을 복용함에도 불구하고 발작을 경험하기도 한다.

17. 정답: B
해설: 아나필락시스 반응 동안에, 모세혈관은 체액을 누출하기 시작하여 (모세혈과의 투과성 증가) 조직 주위에 부종을 야기한다. 이것은 부종이 자랄 만큼의 충분한 공간이 없는 기도에 매우 위협적이다. 기관지수축과 점액생성은 허파에 발생하지만, 둘 다 기도가 폐쇄되지는 않는다. 마지막으로, 혈관 확장은 혈압을 감소시켜 불충분한 말초 순환을 야기한다.

18. 정답: D
해설: 보기에 나열된 모든 증상들은 심각한 알레르기 반응 시 나타난다. 하지만, 이 중 세가지는(빠른맥, 쌕쌕거림, 빠른 발현 시간) 경미한 알레르기 반응에서도 나타날 수 있다. 반대로 그렁거림은 기도의 폐쇄를 암시하므로, 기도가 부종 때문에 거의 폐쇄된 상태를 나타나는 매우 위협적인 징후이다.

19. 정답: C
해설: 에피네프린은 화학적 매개체의 치명적인 효과를 감소시키기 위해 심각한 알레르기 반응 환자에게 투여된다. 이것은 기관지 수축과 기도 부종을 완화시키고, 혈관을 수축하여 혈압을 증가시킨다. 에피네프린은 또한 빠른맥을 야기하지만, 이것은 심장박출량을 증가시키기 때문에 쇼크 환자에게 매우 유익하다.

20. 정답: B
해설: 에피펜에 들어있는 에피네프린의 성인 용량은 0.30mg이다. 소아의 용량은 0.15mg 이다.

21. 정답: C
해설: 비록 기도 부종, 기관지 수축, 말초혈관 확장이 모두 치명적이라고 할지라도, 이들 중 가장 빠르게 나타나는 것은 기도 부종과 기관지 수축이다. 환자가 한 문장을 완벽히 말할 수 있다면, 환자의 기도는 개방되어 있고, 충분히 호흡을 들이내쉴 수 있다는 의미이다. 응급구조사로서, 여러분은 혈압이 상승하고, 쌕쌕거림이 호전되며, 심장박동수가 떨어지는 것을 볼 수 있을 것이다. 하지만 이것을 가지고 환자의 상태가 호전되었을 것이라 판단하기엔 신뢰성이 부족하다.

22. 정답: B
해설: 영아와 소아는 음식이던 아니던 무엇이든지 입으로 넣어보는 경향이 있다. 이 경향 때문에, 소아에게서 발생하는 중독은 섭취(예; 삼킴)를 통해 대부분 발생한다. 소아가 물질을 삼키게 되면, 이는 위장관계통에서 흡

수되어 혈류로 들어가게 된다. 흡입은 중독 물질을 들이마실 때 발생하며, 흡수는 피부를 통해 신체 밖에서 신체 안으로 중독 물질이 들어가는 것을 말한다. 주입은 중독 물질이 직접적으로 조직이나 혈류에 주입되는 것을 말한다.

23. 정답: A
해설: 복막염은 배 안을 감싸고 있는 막(배막)에 염증이 생긴 것을 말한다. 복막염이 발생하며, 복부는 단단해지고 매우 심한 통증이 발생한다. 이 상태는 복부 외상으로 인한 복부 내 출혈이 배막을 자극하여 발생하게 된다. 다른 복부 상태들 (막창자꼬리염, 위장염, 이자염)은 상태가 악화될 때 국소적 통증을 호소한다.

24. 정답: B
해설: 행동 응급 환자를 다룰 때에는 항상 일반적인 규칙을 적용해야 한다. 이 규칙에는 자신의 신분을 밝히고, 천천히 그리고 명확하게 말하며, 눈 맞춤을 유지하고, 환자의 말에 귀를 기울이고, 함부로 판단하지 말며, 긍정적인 신체 언어를 사용하고, 환자의 기분에 공감하며, 갑자기 변하는 환자의 감정적 상태에 침착하게 대응하여야 한다.

25. 정답: A
해설: 낫적혈구는 도넛 모양의 정상적인 적혈구세포가 낫 모양처럼 변형되어 부적절한 혈색소 분자를 가지기 때문에 산소를 운반할 수 없을뿐더러, 이 모양의 세포들은 혈관을 통해 움직이기가 힘들다. 환자는 종종 저산소증과 가슴통증(급성 가슴 증후군)을 호소한다. 심장은 혈액을 계속해서 내보낼 수 있지만, 허파는 가스를 교환하지 못한다; 낫적혈구 세포의 가장 근본적인 문제는 산소를 운반하는 능력이 정상 혈색소보다 현저하게 떨어진다는 것이다.

26. 정답: A
해설: 출산이 가까워진 임산부가 바로누운자세라면, 자궁의 전체적인 무게가 아래대정맥을 압박하게 된다. 이것은 심장의 오른쪽으로 들어가는 전부하를 감소시키고, 이는 수축기 저혈압을 발생시킨다. 이것을 예방하기 위해, 응급구조사는 임산부를 왼쪽으로 눕혀야 하는데, 긴 척추고정판에 고정된 환자의 경우에는 긴 척추고정판을 왼쪽으로 기울여준다. 환자에게 산소를 공급하는 것과, 당김 부목을 적용한 것, 그리고 긴 척추고정판의 고정대로 고정한 것은 환자의 혈압과 관련이 없다.

27. 정답: A
해설: 수면 무호흡은 환자의 체중 또는 다른 호흡기계통요인 때문에 환자가 수면 동안에 기도 개방을 유지할 수 없는 상태이다. CPAP의 사용은 수면 동안 환자의 호흡을 도와준다. CPAP은 고혈압과 심각한 폐렴에서도 사용할 수 있다. 마지막으로, 환자에게 CPAP을 사용하기 위해서는, 환자가 완전한 호흡 근육을 가지고 있어야 한다. 신경근육 장애 환자는 이에 해당하지 않는다.

28. 정답: D
해설: 응급구조사는 환자의 양쪽 가슴의 움직임과 양쪽 허파음을 청진함으로써 환기의 적절한 양을 측정할 수 있다. 만약 양쪽 허파음이 감소하였다면, 인공환기기는 효과적으로 작동하지 않다는 것을 암시한다. 심장박동수, 산소포화도 수치, 피부색은 환기 실패 시 변화가 나타나지만, 즉각적으로 나타나지는 않는다. 그러나 허파음은 인공환기기가 제대로 작동하지 않으면 즉시 변화가 나타나며, 응급구조사가 초기에 인지할 수 있다.

단원: EMS 운영

1. 정답: A
해설: 미국 도로교통안전국(The National Highway Traffic Safety Administration; NHTSA)은 EMS 체계 기준을 설립했다. 또한, NHTSA의 기술 협조 프로그램은 EMS 체계가 이 기준을 성취할 수 있도록 고안되었다. 미국 응급구조사 등록 협회(The national Registry of EMTs)는 EMS 자격증 시험을 인증하는 기관이다. 미국 응급구조사협회(the National Association of EMTs)는 EMS 제공자들에게 지속적인 교육과 최신 정보를 제공하는 전문 기관이다. 미국 EMS 교육 협회(The National Association of EMS Educators; NAEMSE)는 미국 내 EMS 교육의 질을 향상시키기 위해 EMS 교육자들이 함께 협조하는 기관이다.

2. 정답: B
해설: 응급의료반응자(Emergency Medical Responder; EMR - 공식적으로는 일차반응자(First Responder)로 알려져 있다)는 응급현장에 가장 먼저 도착하는 사람들이다. 이들은 주로 소방관, 경찰관, 산업 안전 보건원이다. 응급구조사(EMT)는 환자에게 기본적인 처치를 제공하고 병원으로 이송할 수 있는 입문 수준이고, 전문응급구조사는 응급구조사 레벨 중 가장 높은 단계로, 병원 전 단계에서 전문적인 처치를 제공할 수 있는 사람을 말한다.

3. 정답: B
해설: 응급구조사가 사용할 수 있는 두 가지 의료 지시는 다음과 같다: 직접의료지도 및 간접의료지도. 직접의료지도는 응급구조사가 어떤 처치를 시행하기 전 지도의사

에게 전화해야 하지만, 간접의료지도는 응급구조사가 표준 지시에 근거하여 모든 처치를 시행할 수 있다. 즉 응급구조사는 스스로 판단하고 결정할 수 있는 실력을 갖추기 위해 많은 연습을 해야 한다. 환자에게 지시된 의료 지시나 증거 기반의 지시는 전체적인 처치의 관점을 설명하지만, 둘 다 응급구조사가 따라야 하는 지시에 해당하지 않는다.

4. 정답: C
   해설: 혈액 병원체는 감염된 사람의 혈액에 접촉했을 때 다른 사람에게 질병을 야기한다. 공기 병원체는 공기를 통해 사람과 사람사이에 전염될 수 있다. 상호 오염은 사람이 병에 걸리는 과정을 말하고, 숙주-기생체 상호관계는 생물체가 다른 생물체에 의존하여 살아가는 상황을 말한다.

5. 정답: B
   해설: 최소한, 모든 출동에는 잠재적으로 감염 물질이 존재할 것으로 예상해야 하고, 응급구조사는 최소한의 감염을 예방하기 위해 장갑은 착용해야 한다. 개인보호장비(보호한경, 가운, 얼굴마스크 등)는 혈액과 체액 발생 정도, 그리고 환자가 숨을 내쉬거나 기침 또는 가래를 통해 병원체를 전염할 가능성에 따라 착용한다.

6. 정답: A
   해설: 무게를 최대한 신체 가까이에 위치시키는 것은 손상과 사고를 감소시킨다. 응급구조사는 계단을 이용하여 환자를 이송할 때, 항상 계단형 들것을 사용하도록 한다. 또한, 바퀴달린 들것을 미는 것은 잡아당기는 것보다 신체에 더 안전하다. 마지막으로, 환자를 이송할 때에는 항상 바퀴달린장비를 사용하도록 한다. (특히 먼거리를 이송할 때에는 환자를 수동적으로 옮기는 것보다 바퀴달린 장비를 사용하는 것이 좋다)

7. 정답: A
   해설: "응급" 이동은 평가와 처치를 위해 환자를 안전한 곳으로 이동시키는 것을 말한다. 이동하기 전에, 환자에 대한 평가와 처치는 이루어지지 않는다. 만약 응급구조사와 환자 둘 다에게 위험하다면, 응급 이동이 매우 적절한다. 긴급 이동은 초기 평가 단계가 완료되었지만, 계속적인 평가와 처치를 위해 환자를 빠르게 이송해야 할 필요가 있을 경우 사용된다. 마지막으로 비긴급 이동은 이동하기 전에 좀 더 자세한 평가와 처치를 수행할 수 있다. 비긴급이동은 EMS에서 주로 사용되는 이동 방법이다.

8. 정답: D
   해설: 원고는 반드시 피고의 부주의로 인해 손상을 입었다는 사실을 입증해야만 한다. 일반적으로 응급구조사가 근무중이었으며, 의무를 위반했으며, 위반으로 인해 손상을 입었고, 응급구조사 충분히 그 행동을 예방할 수 있었음에도 불구하고 그렇게 하지 않았음을 증명해야 한다. 만약 부주의가 입증된다면, 응급구조사는 손상에 대한 법적 책임을 물어야 하고, 원고에게 재산상 피해 보상을 해주어야 한다. 폭행과 구타는 불법적으로 위협하거나 또는 환자를 만졌을 때 해당된다. 유죄는 잘못된 행동에 대한 책임을 가지는 것으로, 주로 형사 소송과 관련이 있다.

9. 정답: B
   해설: 비록 재난 상황에서는 모든 유형의 의사소통 장비가 사용량의 증가로 압도될 수 있지만, 휴대폰의 사용은 특히 응급 상황에서 제일 우려된다. 갑자기 사용량이 증가하게 되면, 휴대폰 시스템은 제기능을 할 수 없게 된다. 라디오 시스템은 주로 이러한 우려 사항이 발생하지 않는다. 중계기와 기지국은 라디오 시스템의 부분이다.

10. 정답: B
    해설: 당연히 헬기 조종사들은 착륙 지점이 크면 클수록 안전한 착륙을 할 수 있다. 하지만 이것이 언제나 가능한 것은 아니다. 착륙지점의 최소한 크기는 100'x 100' 이어야 하고, 주변에 전선이나 나무가 없어야 한다. 이것은 헬기 동체가 들어갈 수 있는 충분한 크기를 제공하기 때문에 현대의 의료 헬기 이송에 지침으로 사용된다.

11. 정답: A
    해설: EMS제공자들은 자격 수준이 높아질수록 위험 물질 대응에 대해 더 전문적으로 배우지만, 일차반응인식자를 포함하여 모든 EMS 제공자들은 위험물질 대응에 대해 최소한으로 교육을 받게 된다. 일차반응인식자의 경우, 위험 물질을 인식하고 적절한 기관에 대응을 요청할 수 있을 정도의 훈련을 받는다. 각각의 자격 수준에 따라 위험물질을 관리하고 반응하는 술기를 배우게 된다.

12. 정답: C
    해설: 교통사고 현장에서 응급구조사가 구급차에서 내릴 때는 구조 차량 사이 또는 도로의 커브를 따라 빠져나오는 것이 안전하다. 이것은 응급구조사와 응급차량 사이에 발생할 수 있는 사고를 예방할 수 있다.

13. 정답: C
    해설: 테러 공격의 기전을 일컫는 "CBRNE"는 화학제(chemical). 생물제제(biological), 방사선제(radiological), 원자력(nuclear), 폭발(explosive)를 의미한다.

부록 B

기본 심장소생술 복습

몇몇 학생들은 이미 심폐소생술 수업을 들었을 것이다. 이 장에서는 2015년 미국심장협회와 미국응급심장협회의 심폐소생술 지침에 대해 복습할 것이다.

소생술 시행 전

환자의 호흡과 심장박동이 멈추게 되는 것은 임상적 사망(clinical death)이다. 이러한 상태는 심폐소생술과 다른 치료를 통하여 소생 가능할 수도 있다. 그러나 뇌세포가 죽게 되면 생물학적 사망(biological death)이 일어난다. 생물학적 사망은 주로 임상적 사망 10분 후에 발생한다. 그리고 생물학적 사망은 소생이 불가하다. 사실상, 뇌로 신선한 산소 제공 및 혈액 순환을 하지 않는다면, 뇌세포는 4~6분 후에 죽기 시작한다. 심폐소생술(CPR)은 사람의 심장과 허파가 기능을 유지할 수 있도록 함으로써 사람을 되살리기 위해 최소한 일시적으로 생물학적 사망을 지연시키기 위해 취하는 처치이다.

물론 여러분은 짧은 시간 내에 홀로 심폐소생술을 시행할 수 있지만, 여러분은 또한 동료나 다른 보건의료종사자와 함께 일하게 된다. 성공적인 소생술의 필수적인 요소는 팀워크이다. 구조자는 소생술 시행 동안 많은 업무를 수행해야 하기 때문에, 성공적으로 이를 수행하기 위해서 함께 협조적으로, 조직적으로, 효율적으로 일해야 한다. 이러한 많은 업무들은 시간에 민감하고 어떻게 수행해야 하는지에 대해 상당히 구체적이라 함께 일하는 것은 매우 중요하다. 소생술이 시행될 때에는 동시적으로 많은 일들이 수행된다. 팀의 리더는 소생 술기와 환자 평가 술기, 그리고 리더십에 대한 지식을 가지고 있어야만 한다. 팀원들 사이에서의 의사소통과 처치의 시간은 정확해야 한다.

성공적인 소생술의 또 다른 요소는 환경에 근거하여 환자에게 접근하는 방법이다. 물에 빠진 환자는 집에서 갑자기 쓰러진 환자와 같은 평가방법으로 평가되지만, 구체적인 치료는 매우 다를 것이다.

중요한 것은 심장정지의 정확한 원인에 접근하는 것이다. 표 B-1은 환자 평가, 응급의료체계의 활성화, 환자의 자세, 기도 개방을 포함한 기본 소생술의 기초 단계를 나열해 놓았다.

환자 평가

환자 평가는 매우 중요하다. 초기 소생술은 환자가 필요한 것이 무엇인지 결정 한 후 시행된다. 가장 먼저 요구되는 평가는 무의식, 무호흡, 그리고 무맥박 – 또는 기도, 호흡, 순환(ABC)의 확인이다. 하지만 표 B-1에서 볼 수 있듯이, 처치는 ABC순이 아니다. 예를 들어, 심장정지 환자는 구조 호흡 전에 가슴압박부터 시행된다(CAB순서).

무반응 결정

여러분이 갑자기 쓰러진 환자를 우연히 보게 될 때, 최초의 행동은 반응(의식)의 여부를 결정하는 것이다. 환자를 두드리거나 가볍게 흔든다(척추손상 가능성이 있는 환자는 움직이지 않도록 주의한다). 그리고 "괜찮습니까?"라고 외친다. 반응이 있는 환자는 소생술이 필요하지 않다.

만약, 환자가 반응이 없다면 즉시 응급의료체계를 활성화 시킨다. 적어도 환자의 상태가 심장질환보다 다른 문제로 야기될 가능성이 있다고 생각한다(익사, 손, 약물과다복용). 환자가 영아나 유아일 경우에도 성인과 같이 의식이 없는 경우 즉시 응급의료체계를 활성화 시킨다.

무호흡 결정

미국심장협회(AHA)는 더 이상 보고, 듣고, 느끼는 방법으로 호흡의 여부를 결정하는 것을 권장하지 않는다. 이것은 압박 시간을 지체시키기 때문이다. 환자가 호흡하는지 혹은 삶의 징후를 보이는지 빠르게 훑어 본다(예, 움직임, 가슴벽의 오르내림). 만약 이러한 징후들이 보이지 않는다면, 맥박을 확인한다. 여러분은 맥박을 확인하는 동안에도 호흡의 징후를 확인할 수 있을 것이다. 적절하게 호흡을 하는 환자는 소생술이 필요하지 않다. 환자가 호흡이 없으나 맥박이 있을 경우, 두번의 환기를

표 B-1 기본 소생술 단계

평가	특별히 고려해야 할 사항
• 환자에게 접근하면서 삶의 징후를 관찰한다: 가슴의 오르내림, 신음소리, 쌕쌕거림, 기침, 다른 호흡음 또는 움직임	• 만약 환자가 삶의 징후가 있다면 ABC순으로 진행한다. 머리기울임-턱들어올리기법으로 기도를 개방하고, 호흡과 순환을 평가한다.
• 환자에게 접근했을 때 환자의 어깨를 꼬집거나 소리치며 무반응을 평가한다.	• 만약 환자가 척추 손상이 의심된다면, 턱밀어올리기법을 실시
• 목동맥의 맥박을 촉진하면서 동시에 환자의 입에 머리를 가까이 두어 호흡을 확인 또는 가슴의 움직임을 확인한다.	• 영아의 경우 위팔동맥을 측정한다.
관리	**특별히 고려해야 할 사항**
• 환자가 의식이 없으면 즉시 응급의료체계를 활성화시킨다. 환자의 반응과 맥박을 확인한 후 AED가 즉시 사용가능하지 않으면 CAB 순으로 진행한다. 30번의 가슴압박을 실시한다.	• 환자 상태의 근본적인 원인이 무엇인지 파악한다. 만약 호흡문제 때문에 환자가 심정지가 왔다고 생각되는 경우(예, 익수, 약물남용), 환기가 우선순위가 된다. 만약 한명 이상의 구조자들이 있다면, 처치와 동시에 원인을 찾도록 한다.
• 머리기울임-턱들어올리기법으로 기도를 개방하고, 두번의 환기를 주면서 호흡을 회복한다.	• 만약 영아의 맥박이 60회 미만이면, 환기와 압박을 실시한다. 소아와 영아는 대개 심장문제가 아닌 호흡 문제로 심장정지가 온다.
• 가슴압박과 인공호흡을 30:2 주기로 반복한다.	• 만약 환자가 척추 손상이 의심된다면, 턱밀어올리기법을 실시한다.
	• 만약 맥박은 있으나, 호흡이 없거나 비정상적인 경우, 환자의 나이에 따라 적절한 비율로 환기한다.

제공한다(뒤에 설명).

무맥박 결정

호흡을 평가하는 것과 동시에 성인이나 소아의 경우 목동맥을 촉진하여 맥박의 여부를 결정하고, 영아는 위팔동맥을 촉진한다. 맥박이 있는 성인 환자는 가슴압박이 필요하지 않다. 만약에 영아나 소아일 경우 분당 60회 보다 적은 맥박이면 심폐소생술을 시행한다.

만약에 환자가 맥박이 있고 호흡이 없을 경우 인공호흡을 실시해준다(인공 환기). 가끔 구조자가 맥박의 유무를 정확하게 판단하기 어려울 때가 있는데, 이럴 경우엔 일단 심폐소생술을 실시한다

ABC 또는 CAB 순서 평가

ABC 평가는 위에 기술한 단계에 포함된다. ABC 확인은 소생술이 진행 중이든 아니든 환자를 만나게 되면 가장 먼저 유념해야 한다. ABC 중 어느 하나라도 문제가 발생했다면 그 문제를 교정하기 위해 적절한 단계를 취해야 한다.

환자의 *기도*는 개방되어 있는가?
환자가 *호흡*은 하고 있는가?
환자가 혈액*순환*은 하고 있는가? (맥박이 있는가?)

만약 환자가 삶의 징후 또는 맥박이 없다면, 구조 호흡 시행 전 가슴압박과 동시에 C-A-B 순서로 처치한다.

응급의료체계 활성화

만약 도와줄 사람이 있다면, 119에 연락을 취해줄 것을 부탁하거나, 그렇지 않다면 환자가 쓰러지거나 쓰러진 상태로 발견되자마자 본인이 응급의료체계를 활성화해야 한다. 환자에게 제세동기가 더 빨리 사용되어질수록 환자의 생존율은 높아질 것이다.

만약에 여러분이 혼자라면, 우선 무의식임을 확인하고 다음 단계를 시작하기 전에 응급의료체계에 연락한다. 영아나 유아일 경우도 동일하다.

응급의료체계가 활성화 되는데 시간의 차이가 나는 것은 심정지 환자는 제세동이 필요한 심장의 전기적 활동의 방해로 이루어질 가능성이 높기 때문이다. 그래서 심폐소생술을 시작하는 것보다 제세동 장비를 가져오는 것이 우선시 된다. 심장정지가 심장의 전기적인 활동의 방해 결과로 생긴 것이 아닐 때(익사, 손상, 약물 과다복용)는 환자에게 인공호흡을 해주는 것이 더 중요하다.

소아나 영아는 일반적으로 심장은 건강하므로, 심장정지는 호흡문제로 인해 올 가능성을 가지고 있다. 이러한 상황에서 인공호흡은 유아에서 더욱 효과적이고, 제세동기가 종종 도움이 되지 않을 수도 있다. 하지만 소아가 심장질환을 가지고 있을 때, 심장정지는 인공호흡을 하는 것보다 제세동기를 사용하는 것이 더 중요하다.

환자 자세

환자가 무반응임을 확인하고 응급의료체계에 연락하자마자, 환자의 기도유지 및 호흡, 순환을 평가하기 전에 환자가 바로누운자세로 누워 있는지 확인한다. 만약 다른 자세로 있는 환자를 발견하면 바닥이나 평평한 곳으로 옮기도록 한다. 이미 환자가 바닥에 누워 있다면 등을 평평하게 눕도록 이동하여 도와준다. 환자가 손상을 입었다고 의심된다면, 도움을 주는 다른 사람은 환자의 목을 받치고 머리를 가만히 잡고, 머리와 목이 움직이지 않도록 척추와 함께 일렬로 고정시키며, 환자를 이동하여 평가한다.

기도개방

대부분의 기도 문제는 혀에 의해 발생한다. 머리가 앞으로 기울어졌을 때, 환자가 등을 대고 누워있을 때, 혀가 기도를 막을 수 있다. 환자가 무의식일 때, 기도개방의 문제는 악화된다. 왜냐하면 혀의 근육 긴장 상태가 상실되고, 아래턱 근육(혀가 부착되어 있는 곳)이 이완될 수 있기 때문에 기도 문제의 위험이 악화될 수 있다.

혀의 위치를 바로 잡고 기도를 개방할 수 있는 두 가지 방법이 있다: 머리기울임–턱들어올리기법, 그리고 턱밀어올리기법.

머리기울임-턱들어올리기법

머리기울임–턱들어올리기법(그림 B–1)은 최대한으로 기도를 개방해준다. 이것은 기도 유지나 호흡 유지가 필요한 모든 환자에게 필요한 방법이다. 이것은 혀에 의해 기도가 폐쇄된 것을 교정하는 최선의 방법 중 하나이다. 그러나 머리기울임–턱들어올리기법은 머리 위치가 변화하는 것과 관련되어 있기 때문에 척추 손상이 없다고 확신할 수 있는 환자에게만 사용하도록 한다.

머리기울임–턱들어올리기법 시행은 다음과 같은 단계를 따른다.

1. 환자가 바로누운자세를 취하면, 한 손은 이마에 위치시키고 다른 손의 두 손가락은 환자의 아래턱 중심 부위에 위치시킨다.
2. 환자의 이마에 부드럽게 압력을 가하면서 머리를 뒤로 기울인다.
3. 두 손가락으로 턱을 들어 올리고 아래턱을 받친다. 아랫니가 윗니에 거의 닿을 때까지 턱을 앞으로 움직인다. 아래턱의 연부 조직을 너무 압박하게 되면 기도를 막을 수 있으므로 주의 한다.
4. 환자의 입이 닫히지 않도록 한다. 입을 적절히 벌릴 수 있

그림 B–1 머리기울임-턱들어올리기법. 응급구조사의 손가락을 환자의 아래턱 중심 부위에 위치시킨다.

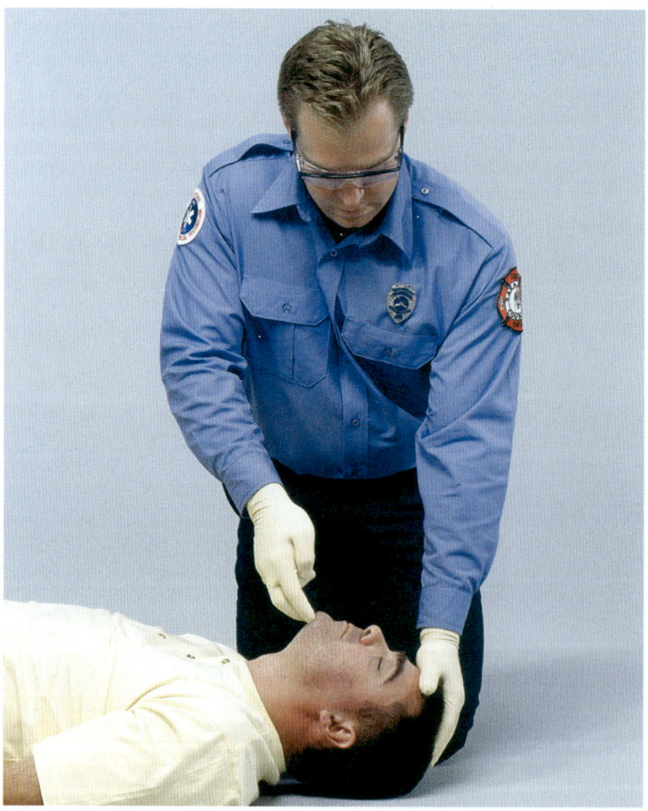

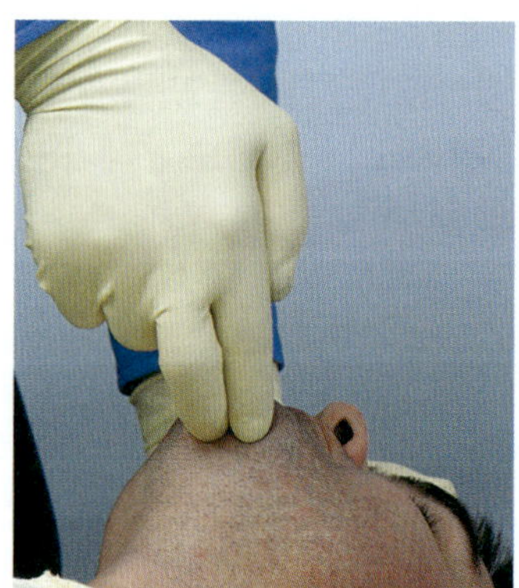

그림 B-2 턱밀어올리기법. 응급구조사의 손가락을 환자의 귀 밑 아래턱에 위치시킨다.

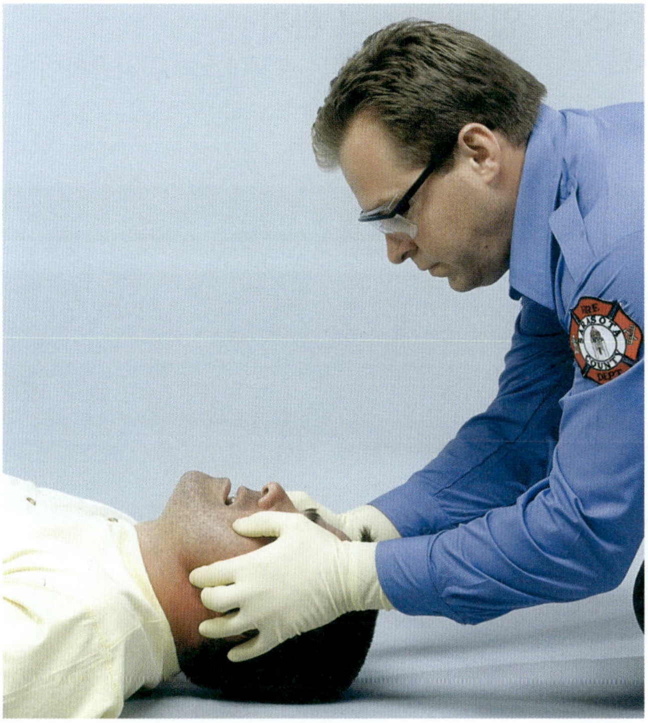

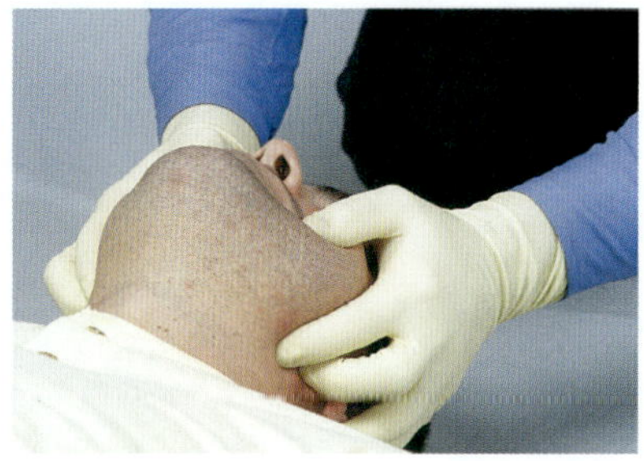

도록 엄지 손가락으로 턱을 받치고 환자의 아랫입술을 뒤로 밀어야 한다. 자신의 안전을(물리지 않기 위해서) 위해서 엄지 손가락을 환자의 입에 넣지 않도록 한다.

턱밀어올리기법

턱밀어올리기법(그림 B-2)은 무의식 환자나 머리, 목, 목뼈에 손상이 의심되는 환자의 기도를 개방하기 위해 가장 흔히 사용되는 방법이다.

턱밀어올리기법 시행은 다음과 같은 단계를 따른다.

1. 조심스럽게 환자의 머리, 목, 척추를 일렬로 유지하고 환자를 바로누운자세로 취해 준다.
2. 환자의 머리 쪽에 무릎을 꿇고 앉는다. 팔꿈치를 환자가 누워 있는 동일한 표면에 위치한다.
3. 손을 뻗어 환자의 귀 밑의 아래턱에 양손을 놓는다.
4. 환자의 머리를 응급구조사가 아래팔로 고정시킨다.
5. 집게손가락을 이용하여 환자의 아래턱 각을 앞으로 민다.
6. 응급구조사의 엄지손가락으로 환자의 아랫입술을 살짝 밀어야 할 필요가 있다.
7. 환자의 머리를 기울이거나 회전시키지 않는다. 턱밀어올리기법의 목적은 머리 및 목을 움직이지 않고 기도를 개방하는 것이라는 사실을 기억한다.

메모: 턱밀어올리기법은 머리, 목, 척추 손상 가능성이 있는 환자에게만 사용하는 절차로 널리 권해지고 있다.

초기 환기와 맥박 확인

성인에서 무호흡의 가장 큰 이유는 심장이 멈추었기 때문이다. 여러분은 가끔 맥박은 있으나 호흡이 없는 환자를 가끔 볼 수 있다. 하지만 일부의 산소가 아직 환자의 혈류에 남아있기 때문에 응급구조는 환기를 시행하지 않고 바로 가슴압박을 먼저 시작한다. 만약 심장정지의 원인이 호흡문제라면, 즉시 환기부터 시작하도록 한다. 각각 1초씩 총 2회를 환기하며, 환기 시 가슴이 오르내릴 수 있도록 적당한 양으로 불어준다(표 B-2). 만약에 첫 번째 환기를 실패하면, 두 번째 환기를 시작하기 전에 환자의 머리를 재위치시킨다. 만약에 두 번째 환기도 성공하지 못한다면, 이물질을 제거하는 술기를 실시한다(이전에 설명한 것처럼).

표 B-2 구조 호흡

	성인	소아	영아
나이	사춘기 이상	1살~사춘기	1살 이하
환기 시간	1초	1초	1초
환기 수	10~12회/분	12~20회/분	12~20회/분

만약에 환기에 성공하였다면, 기도개방을 확인하고 맥박을 촉진해야 한다. 만약, 환자가 맥박이 없다면 인공호흡과 가슴 압박을 시작해야 한다(심폐소생술). 환자가 맥박이 있지만 호흡이 없고 불규칙적이면 구조 호흡을 계속해서 실시한다.

구조 호흡

입 대 마스크 환기

일방향 밸브가 있는 포켓마스크를 사용하여 입 대 마스크 환기를 실시한다. 포켓마스크는 부드럽고 접을 수 있어서 주머니,

절차 B-1 입 대 마스크 환기

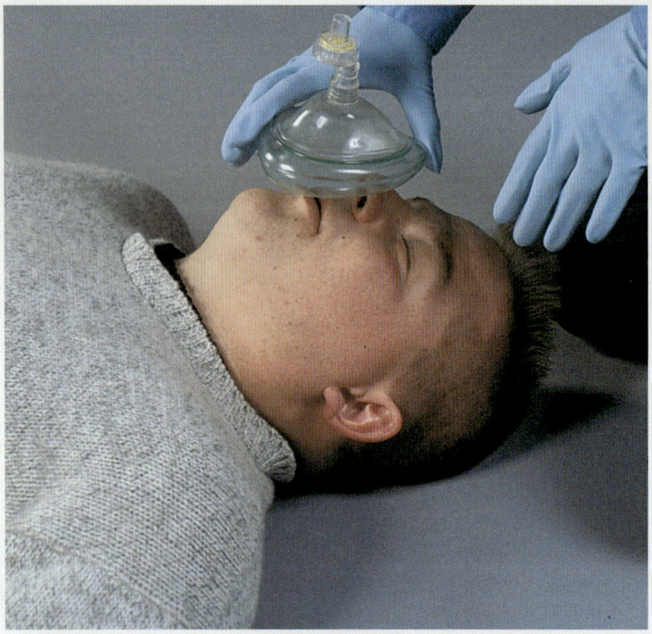

1. 환자를 위치시키고 마스크를 준비한다.

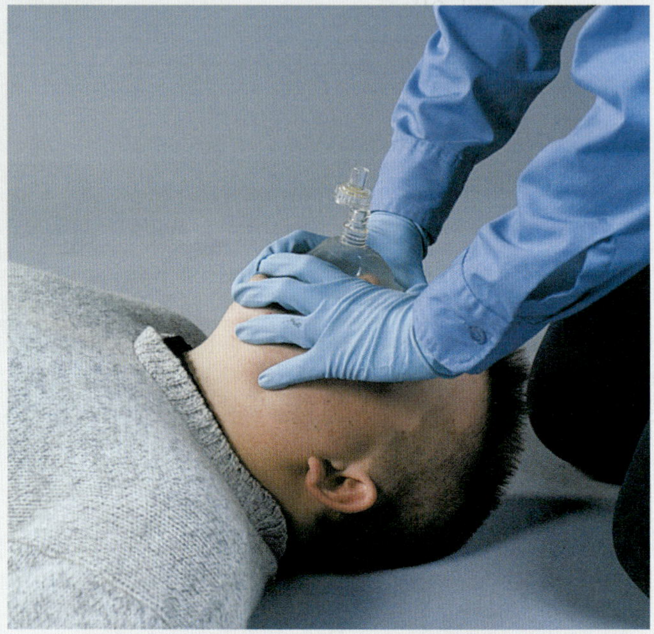

2. 마스크를 환자의 얼굴 위해 강하게 누르며 위치시킨다.

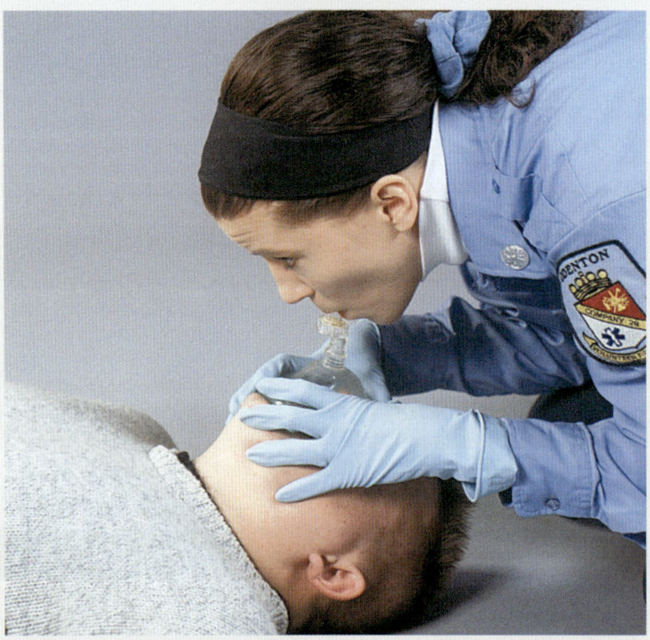

3. 환자의 기도를 개방하고, 환자의 가슴이 오르내리는지 확인하면서 일방향 밸브를 통해 환기시킨다.

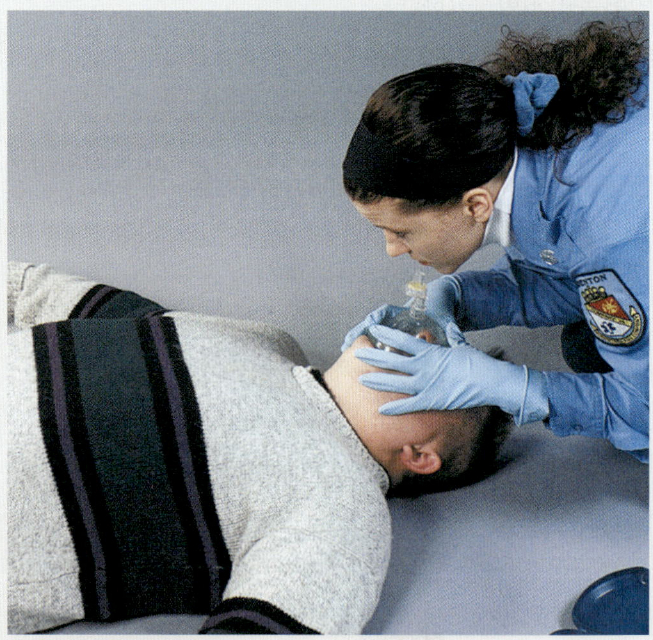

4. 환자가 호기 시 환자의 가슴이 하강 하는지 확인한다. 성인 환자는 분당 10~12회, 소아나 영아는 분당 12~20회 환기 시킨다. 만약에 포켓마스크에 산소주입구가 있다면 산소를 제공한다.

자켓, 핸드백 안에 넣어 다닐 수 있다. 입 대 마스크 환기의 절차는 절차 B-1에서 보여주고 있다.

위 팽만

강한 구조 호흡은 환자의 위에 공기가 들어가 위가 확장될 수 있다. 위 팽창의 부적절함은 기도를 폐쇄시킬 수 있는데, 머리 위치가 부적절하거나, 환기가 너무 많이 또는 빨리 제공되어서 허파나 기관에서 수용할 수 없는 것을 의미한다. 이것은 영아나 소아에서 자주 일어나지만, 어느 환자에게서나 일어날 수 있다.

한 번의 팽창은 거의 걱정할 필요가 없지만, 지속적으로 팽창된다면 두 가지 심각한 문제를 야기할 수 있다. 첫째, 공기로 가득찬 위는 가로막을 상승시켜서 폐활량을 감소시킨다. 둘째, 역류(regurgitation, 수동적으로 체액과 부분적으로 소화된 음식을 위에서 기관으로 밀어내는 것) 또는 구토(vomiting, 위의 내용물을 강력하게 밀어내는 것) 발생의 가능성이 높다. 이렇게 되면 추가적인 기도폐쇄나 환자의 허파 안으로 구토물이 흡인될 수 있다. 이것이 일어날 때, 허파는 손상을 입을 수 있고 폐렴으로 발전될 수도 있다.

위 팽창이나 상황을 더 악화시키는 것을 막는 가장 좋은 방법은 환자의 머리를 적절히 위치시키고, 너무 빠르고 강한 구조 호흡을 실시하지 않고 환기의 세기를 잘 조절하는 것이고, 호흡량을 조절하는 것이다. 호흡량은 가슴을 상승시키는 정도의 호흡으로 제한되어야 한다. 그러므로 매번 호흡을 할 때마다 환자의 가슴이 상승되는지 관찰하고, 인공호흡에 대해 저항을 느끼는지 매우 중요하다.

위 팽창이 나타나면 구토에 대한 대비를 해야 한다. 만약에 환자가 구토를 하면 환자의 옆으로 고개를 돌려준다(목 손상 가능성을 염두에 두고 구토가 기도 폐쇄를 하지 않도록 고개를 돌린다). 환자의 머리를 돌릴 때 손으로 목과 머리를 조절한다. 장갑을 착용한 손으로 환자의 입과 인후두에서 구토물을 제거할 준비를 한다. 흡인 사용에 대해 교육을 받았다면 사용할 수 있도록 준비 한다.

회복자세

구조 호흡이나 심폐소생술을 실시한 다음, 적절한 호흡과 맥박이 회복된 환자 및 척추손상 가능성이 있어 머리를 고정해야 하는 환자는 회복 자세를 취해야 한다. 이 회복 자세를 취하면 입에서 체액이 흘러나오도록 하고 혀가 목 뒤로 들어가서 기도 폐쇄를 야기하는 것을 막아 줄 것이다.

환자를 측면으로 돌려야 한다. 환자를 머리, 어깨, 몸통을 따로따로 비틀지 않고 하나인 것처럼 이동해야 한다. 어느 방향이던 상관없지만, 환자의 상태를 관찰하고 흡인하기 쉬운 쪽으로 돌리는 게 좋다.

만약 환자가 생명을 유지할 만큼 충분히 호흡을 하지 못한다면, 회복자세를 취하지 말아야 한다. 환자를 바로누운자세로 눕게 하고 환기를 보조해준다.

심폐소생술

순환 확인

심폐소생술을 시작하기 전에 여러분은 환자의 맥박여부를 확인해야 한다. 성인이나 소아에서는(영아가 아닌) 목동맥을 확

그림 B-3 순환 확인을 위한 목동맥 확인

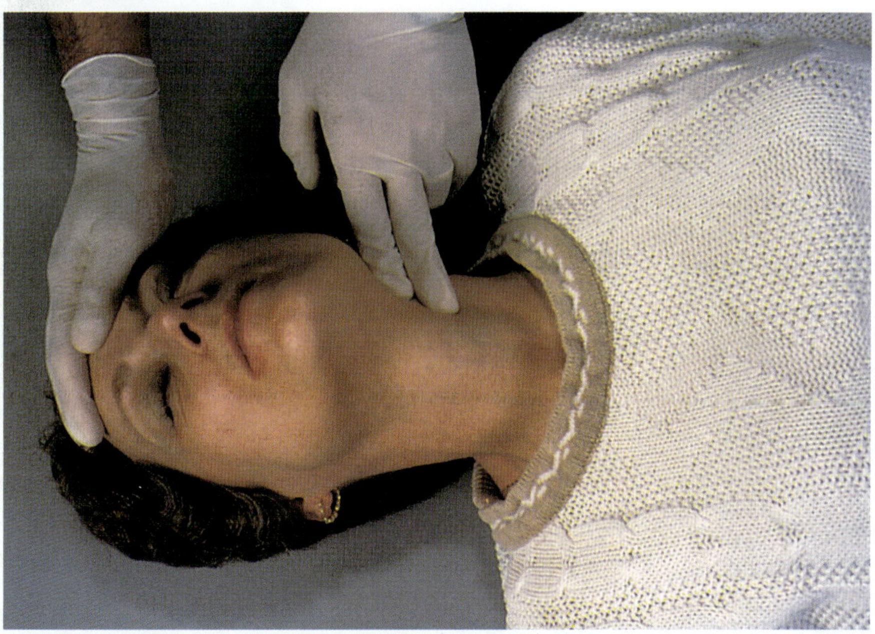

그림 B-4 영아의 경우, 위팔 동맥을 촉진한다. (© *Daniel Limmer*)

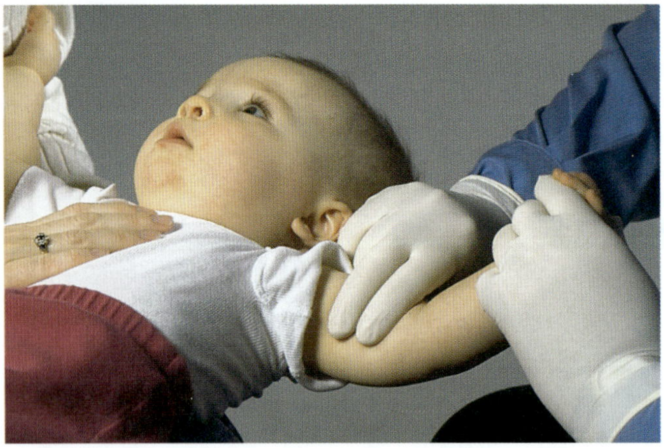

인한다(그림 B-3). 환자의 머리를 고정하고 적절하게 머리를 기울여 유지하고 있는 동안 환자 목 "후두융기(Adam's apple)"을 찾는다(목 앞에 불룩 튀어 나온 부위). 여러분의 집게손가락 끝과 중지를 후두융기 중심선에 위치시킨다. 여러분은 환자의 목의 가장 가까운 한쪽에 집게손가락을 내민다. 후두융기 목 옆에 진동을 느낀다. 목동맥에서 박동을 느끼기 위해 약간의 압력이 필요하게 될지도 모른다. 영아 및 유아에서는 위팔동맥을 확인한다(그림 B-4). 만약에 성인 환자가 맥박이 없다면 심폐소생술을 시작한다. 만약에 소아나 영아에서 맥박이 분당 60회 이하이면 심폐소생술을 시작한다.

가슴 압박을 시행하기 위해서 환자를 반듯하게 바닥에 눕히고 구조자의 손을 이용하여 일직선으로 가슴에 압박을 가해준다. 이것은 가슴에 압박을 가해 줌으로써 심장이 혈액을 내뿜게 하여 소생 능력을 회복 하게끔 한다. 압력이 감소될 때 심장은 다시 혈액을 채울 것이다. 다음 압박은 다시 신선한 혈액을 주기적으로 순환시킬 것이다.

심폐소생술 시행 방법

심폐소생술은 호흡과 순환을 제공하는 방법이다. 정상적인 심장 활동과 호흡이 멈추게 되면, 우리는 혈액을 산소화시키고 순환시키기 위하여 인공적인 방법을 제공해야 하는데, 즉 환기와 가슴압박을 시행해야 한다.

심폐소생술은 1명이나 2명이 실시할 수 있다. 가슴압박 제공과 환기 제공의 모든 절차는1인 심폐소생술과 2인 심폐소생술 모두에게 적용된다. 심폐소생술 유형은 1명의 구조자와 2명의 구조자로 구분된다. 절차 B-2와 절차 B-3은 아래에 설명된 것처럼 이러한 절차를 복습하고 따를 수 있도록 한다.

메모: 맥박이 있는 성인에게서는 심폐소생술을 시행하지 않는다.

절차 B-2 심폐소생술 압박 위치

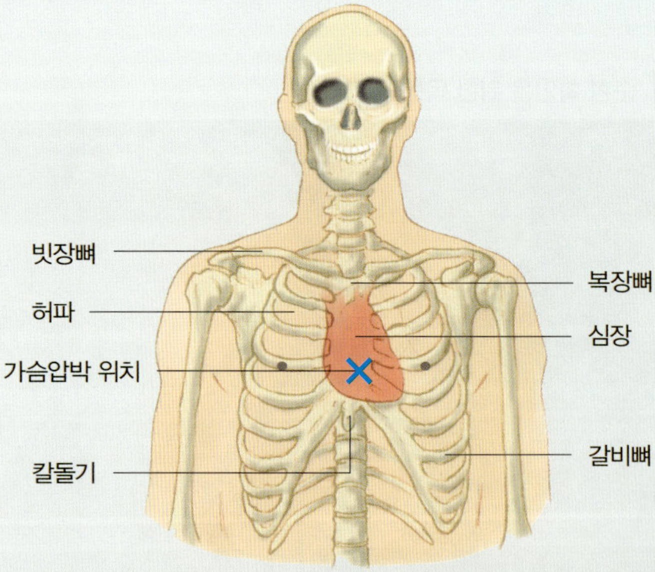

CPR 시 흉부압박 위치는 복장뼈 가운데와 젖꼭지 라인 사이가 된다. 이는 의료인을 위한 교육에서 제시되고 있는 "흉부압박" 1~4단계의 방법을 우선 적용한다.

절차 B-3 심폐소생술 요약 – 성인

1인 구조자	기능	2인 구조자
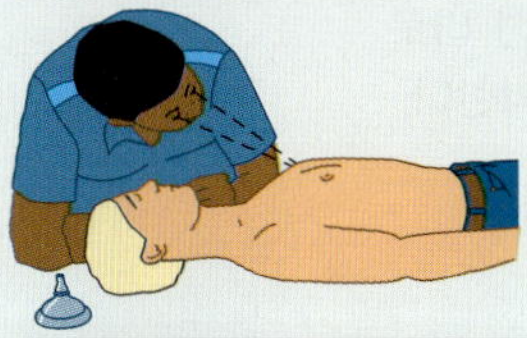	• 의식확인 • 의식이 없다면, 응급의료체계 활성화 및 AED 요청	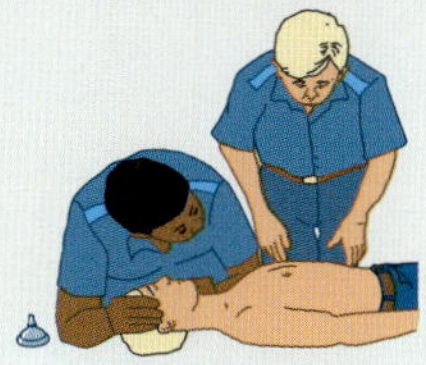
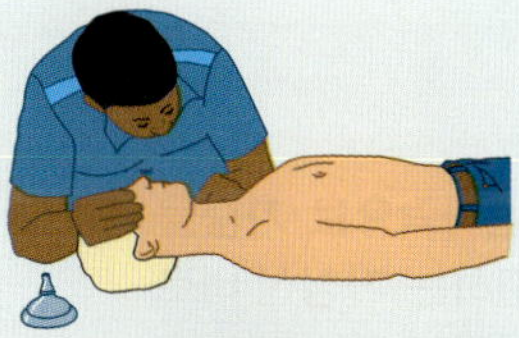	• 반응 및 목동맥 동시 확인 • 반응 없고 목동맥 촉지가 안될 시 • 즉시 가슴압박 시작	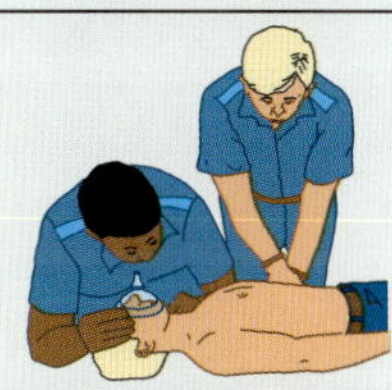
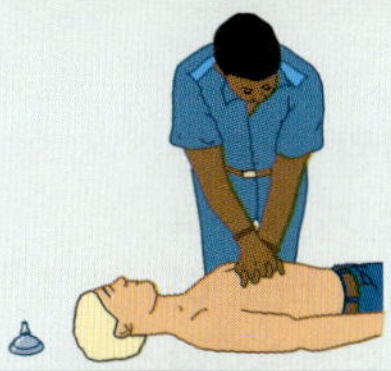	**가슴압박 시작** 약 5cm, 분당 100회 이상	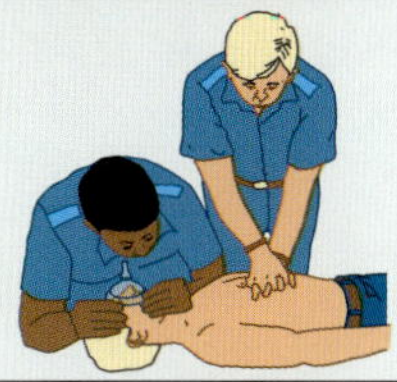
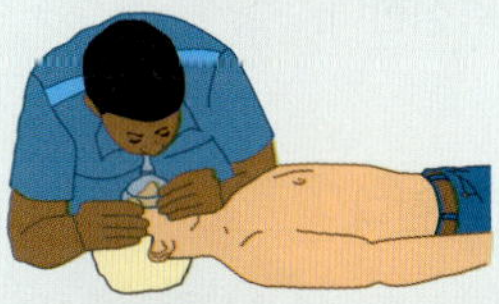	**인공 호흡** 가슴압박: 환기 비율 30:2	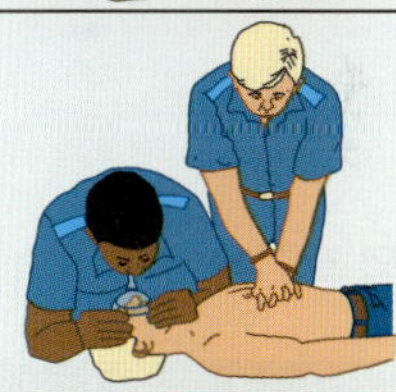
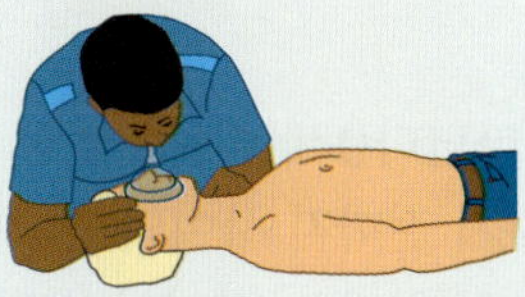	• 가슴압박과 환기 지속 • 제한된 맥박 확인 • 구조자의 피로를 막기 위해 매 5주기 마다 교체 **주기적인 평가 지속**	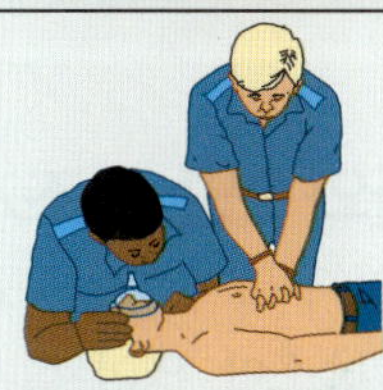

메모: 장갑을 착용하고, 일방향 밸브가 달린 포켓마스크 또는 백밸브마스크를 사용한다.

가슴 압박 제공

환자를 바닥에 바로누운자세로 위치시킨 다음 손을 가슴 압박 지점에 적절히 위치시킨다.

1. 손 뒤꿈치를 젖꼭지 가운데 복장뼈에 위치 시킨 다음, 다른 손을 첫 번째 손 위에 놓아 깍지를 낀다. 팔을 펴고 팔꿈치를 붙인다. 가슴을 완전히 이완될 때까지 팔꿈치를 구부리지 말아야 한다.
   손 바닥 아래 부분을 젖꼭지 사이 복장뼈 위에 위치 시킴으로써 심폐소생술을 위한 가슴압박 위치를 잡는다.
2. 응급구조사의 어깨가 손 바로 위에 있는지 확인한다(환자의 복장뼈 바로 위). 이렇게 되면 압박 부위에 정확하게 압박을 할 수 있도록 한다. 구조자는 바닥에 양쪽 무릎을 대고 고정한다.
3. 가슴압박은 복장뼈의 약 5cm 정도 들어갈 수 있도록 충분한 힘으로 압박한다.
4. 환자의 복장뼈에서 완전히 압박을 이완할 때도, 팔꿈치를 구부리지 말고 손의 정확한 위치를 파악하고 손을 떼지 않아야 한다. 구조자는 지레 받침대처럼 엉덩이에서부터 움직여야 한다. 압박은 밀어내는 방식이 아니라 규칙적으로 시행해야 한다. 압박하는 시간과 압박을 하지 않는 시간은 동일해야 한다. 이것은 50:50의 규칙으로 알려져 있으며, 압박 50%, 이완 50%이다.

환기 제공

환기는 압박의 주기 사이에 제공되어야 한다. 구조 호흡을 위해 앞서 설명한 입 대 마스크 환기법을 시행한다.

절차 B-4 영아 심폐소생술

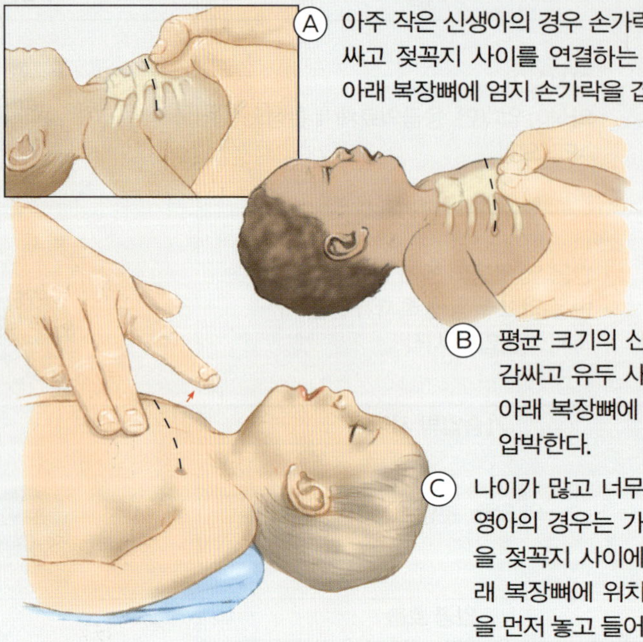

Ⓐ 아주 작은 신생아의 경우 손가락으로 가슴을 감싸고 젖꼭지 사이를 연결하는 가상의 선 바로 아래 복장뼈에 엄지 손가락을 겹쳐서 압박한다.

Ⓑ 평균 크기의 신생아는 손가락으로 가슴을 감싸고 유두 사이를 연결하는 가상선 바로 아래 복장뼈에 엄지 손가락을 나란히 놓고 압박한다.

Ⓒ 나이가 많고 너무 커서 가슴을 감쌀 수 없는 영아의 경우는 가운데 손가락과 집게 손가락을 젖꼭지 사이에 연결하는 가상 선 바로 아래 복장뼈에 위치시켜 압박한다. 집게손가락을 먼저 놓고 들어서 거리를 측정한다.

영아의 나이와 크기에 따른 가슴 압박의 손가락 위치. 두 엄지 손가락 압박은 두 명의 구조자일 때 더 선호한다.

1인 구조자와 2인 구조자 심폐소생술

절차 B-3은 1인 구조자와 2인 구조자의 성인 심폐소생술에 대한 설명과, 성인, 소아, 영아 심폐소생술의 비율 및 압박 수에 대해 설명하고 있다.

소아와 영아의 심폐소생술

소아와 영아에 대한 심폐소생술은 본질적으로 성인에게 사용하는 것과 동일하다. 그러나 환자가 소아나 영아일 때 일부 과정에서 비율이 다르게 나타난다(1세 미만이라면 환자를 영아로 간주한다. 한 살과 사춘기 전까지 사이의 환자는 소아로 간주해야 한다. 사춘기 이상의 환자는 성인의 과정을 적용해야 한다. 환자의 크기를 생각하는 것도 아주 중요한 사실이다).

그림 B-5 소아 가슴압박 시행

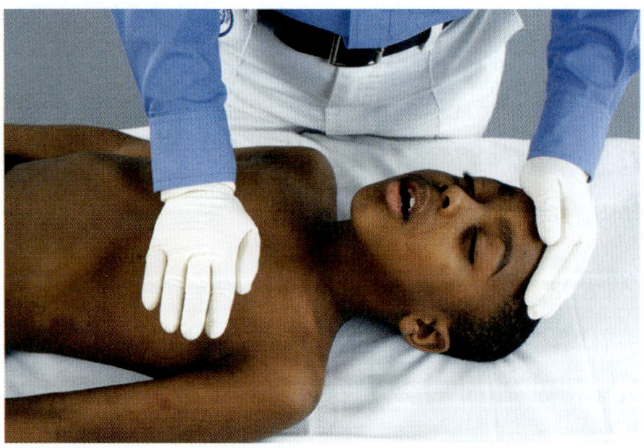

영아에 대한 심폐소생술 기술은 절차 B-4에서 보여준다. 소아의 경우 심폐소생술은 성인처럼 시행되지만, 가장 주요한 차이점은 가슴압박을 위한 한 손 혹은 두 손의 위치이다(그림 B-5). 성인, 소아, 영아의 심폐소생술은 표 B-3을 참고하여라.

심폐소생술이 성인, 소아, 영아에게 시행될 때, 딱딱한 표면에 눕혀야 한다. 영아의 경우 딱딱한 표면은 구조자의 손이나 아래팔이 될 수도 있다. 소아나 영아는 머리기울임-턱들어올리기법이나 턱밀어올리기법이 사용되지만, 영아는 머리만 살짝 기울이도록 한다. 너무 많이 기울이면 오히려 영아의 기도를 폐쇄시킬 수 있다; 기도개방이 적절한지 확인해야 한다(환기동안 가슴상승을 확인한다). 항상 영아의 머리를 지지하는 것을 잊지 말아야 한다. 영아나 소아의 맥박 확인을 위하여 다음과 같은 단계를 취해야 한다.

- 영아에서는 위팔동맥 맥박을 확인해야 한다.
- 소아에서는 성인과 같은 방법으로 순환을 확인한다.

표 B-3 성인, 소아, 영아의 심폐소생술

	성인	소아	영아
나이	사춘기 이상	1살~사춘기	1살 이하
압박깊이	약 5cm	가슴 깊이의 최소 1/3 이상 (4~5cm)	가슴 깊이의 최소 1/3 이상 (4cm)
압박 수	최소 분당 100~120회	최소 분당 100~120회	최소 분당 100~120회
각 환기	1초	1초	1초
맥박확인 위치	목동맥	목동맥	위팔동맥
1인 구조가 심폐소생술 압박대 환기 비율	30:2	30:2 15:2 (2인)	30:2 (1인) 15:2 (2인)

심폐소생술에서 특수 고려 사항

심폐소생술이 효과적인지 아는 방법

심폐소생술이 효과적인지 확인하는 방법은, (가능하다면) 가슴압박을 하는 동안 목동맥에서 맥박을 촉진하게 하는 것과 환기하는 동안 가슴의 상승하는지를 관찰하는 것이다. 추가적으로 공기가 허파 안으로 들어가는 것을 검증하는 방법으로 자가 호흡이든 가슴 압박에 의한 호흡이든 공기가 흡입되는 소리를 청진한다.

이외에도 효과적인 심폐소생술에 대해 다음과 같은 징후가 나타날 수 있다.

- 동공 수축
- 피부색 호전
- 심박동의 자발적 회복
- 자발적 가쁜 호흡
- 팔과 다리가 움직임
- 삼키려 함
- 의식 회복

심폐소생술의 중지

심폐소생술을 시작하면, 맥박과 호흡을 확인하거나 응급구조사와 환자를 재위치시키기 위해서 몇 초 동안만 심폐소생술 과정을 중단할 수 있다.

이외에도 다음과 같은 상황에서 심폐소생술을 중단할 수 있다.

- 환자를 들것으로 이동 시
- 환자를 좁은 문, 계단, 복도를 통과해 이동 시
- 환자를 구급차 속 및 밖으로 옮길 시
- 구토물이나 기도 폐쇄물을 제거하기 위하여 흡인 시
- 제세동 및 전문 심장 소생술을 시작하려 한다.
- 다른 구조자가 압박을 시작하기 전 평가했을 때, 삶의 징후가 보이는 경우
- 피로를 최소화 하기 위해 교대할 때(연습할 때도 한 사람이 2분 이상 가슴압박을 하지 않도록 한다. 가슴압박은 매우 힘들며, 구조자는 충분한 압박과 속도로 효과적인 가슴압박을 하지 못할 것이다.).

심폐소생술을 중단할 때에는, 혈액이 순환되지 않는 시간을 최소화하기 위해 신속하게 수행하는 것이 매우 중요하다. 심폐소생술이 다시 시행될 때에는 환기보다 가슴 압박을 먼저 시작해야 한다.

심폐소생술을 시작하지 않거나 종료하지 말아야 할 때

이 장 앞에서 설명한 것처럼, 응급구조사가 환자에게 맥박이 있고, 무반응이고, 호흡이 없을지라도 심폐소생술을 시작하지 말아야 한다. 대개 환자가 맥박이 없을 때는 심폐소생술을 시작해야 한다. 그러나 환자가 맥박이 없음에도 심폐소생술을 시행해서는 안 되는 특별한 경우가 있다 :

- **명백한 치명적인 상처.** 목베기(단두, decapitation), 화장(incineration), 심각하게 손상된 신체, 너무 극심한 손상으로 심폐소생술이 효과적일 수 없는 경우(머리, 목, 가슴에 심각 한 충돌 손상)를 포함한다.
- **사후경직(Rigor mortis).** 사망 후 대개 4~10시간 이내에 신체와 팔다리가 경직되는 것이다.
- **명백한 부패.**
- **납빛 선.** 납빛은 중력에 의해서 혈액 및 체액이 신체 아래에 모이게 되는 것으로, 주로 붉은색이나 보라색을 나타낸다. 납빛은 환자가 추위에 노출된 게 아니라면 15분 이전에 사망했음을 의미한다.

- **사산(stillbirth).** 태어나기 수 시간 전에 사망한 사산아에게는 심폐소생술을 시행해서는 안된다. 이 영아는 피부의 물집, 매우 부드러운 머리, 역겨운 냄새로 인지할 수 있다.

모든 경우 응급구조사가 평가하기에 의심스럽다면 의사의 지도를 구한다. 일단 심폐소생술을 시작했다면, 다음과 같은 시기까지 심폐소생술을 지속적으로 시행해야 한다.

- 자발적으로 순환이 일어날 때. 이후 필요하다면 구조호흡을 제공한다.
- 자발적인 순환과 호흡이 일어날 때
- 같은 훈련을 받은 다른 구조자가 대신 인계할 때
- 환자 처치에 대해 더 훈련 받은 구조자에게 인계할 때
- 구조자가 너무 지쳐서 계속 시행하기 곤란할 때
- 지역지침에 따라 의사나 다른 기관에서 "심폐소생술 금지" 지시를 받을 때 만약에 여러분이 다른 구조자에게 환자를 인계하려면, 인계받는 사람은 기본 심장소생술에 대해 훈련을 받은 사람이여야 한다.

  1. 목격자나 응급구조사에 대해 목격되지 않은 심정지
  2. 세 주기의 심폐소생술과 AED에도 불구하고 자발적 순환이 돌아오지 않은 경우
  3. AED가 쇼크성 리듬을 감지하지 못하거나, 쇼크를 전달하지 않는 경우

만약 다른 구조자에게 환자를 인계할 때는, 다른 구조자 역시 기본심장소생술을 교육받아야 한다.

훈련 받은 보건의료종사자 대 일반구조자

응급구조사로서 여러분은 "훈련 받은 보건의료종사자"로 분류되고 심폐소생술을 시행할 것이다. 응급구조사가 받은 교육의 정도는 일반인보다 더 높다. 아무런 의료적 배경이 없이 심폐소생술을 배우고 싶어하는 사람은 훈련 받은 응급구조사와 심폐소생술 시행방법이 조금 다르다:

- 일반구조자는 가슴압박 시작 전 맥박을 확인하는 것에 대해 배우지 않는다. 만약 환자가 호흡이 없고 의식이 없는 경우 일반인은 심폐소생술을 시행할 수 있다.
- 응급구조사로서, 영아 소생술에서 두명의 구조자가 있는 경우 두 엄지 손가락을 사용하여 압박하는 방법과 같은 일반인이 전혀 생각하지 못하는 추가적인 술기들을 배운다.
- 일반 구조자는 구조 호흡을 하기 꺼려 할 것이다. 또한 가슴압박의 최소 중단 시간에 대한 정확한 개념이 없어서 지연시킬 가능성이 크다. 이러한 이유 때문에, 현재 미국심장협회는 일반 구조자에게 호흡없이 가슴압박 시행만 권장하고 있다.

여러분은 종종 현장에 도착했을 때 목격자가 심폐소생술을 하고 있는 장면을 종종 마주할지도 모른다. 만약 여러분이 목격자에게 "맥박을 확인하셨습니까?"라고 물어본다면, 목격자는 확인하지 않았을 것이고, 반드시 확인해야 할 의무도 없다.

심폐소생술 시행은 일반인들과 목격자에게 스트레스를 주는 일임을 기억하여라. 대부분의 심폐소생술은 가족 구성원 중의 누군가에 의해 시행된다. 그들에 의해 수행된 심폐소생술의 효과를 판단하지 말고, 그들을 지지해주도록 한다.

기도폐쇄 이물질 제거

모든 기도폐쇄의 원인이 혀로 인한 것은 아니다(앞서 설명한 것처럼, 머리기울임-턱들어올리기법과 턱밀어 올리기법을 사용해야 하는 상황). 또한, 기도는 이물질에 의해 폐쇄될 수도 있다. 이것은 음식 조각, 얼음, 장난감, 구토물 등이 포함된다. 이러한 문제는 종종 소아와 알코올이나 다른 약물을 남용한 환자에게 나타나기도 한다. 그리고 기도폐쇄는 손상된 환자의 기도가 혈액이나 부러진 치아 및 의치로 막히거나 음식물이 목에 걸렸을 때 일어날 수도 있다.

기도폐쇄는 부분적일 수도 있고 완전히 폐쇄될 수도 있다. 부분 폐쇄와 완전 폐쇄는 환자를 평가할 때 다른 특징을 보이며, 각 유형에 따라 처치의 절차가 다르다. 부분적 폐쇄와 완전 폐쇄의 차이를 이해하고 각각 정확한 처치를 아는 것이 중요하다.

부분기도폐쇄

의식 있는 환자가 기도 문제를 알리려고 할 때는 보통 입을 가리키거나 목을 잡을 것이다. 많은 사람들이 부분적으로 기도가 폐쇄되어 말을 할 수 없을 때에도 이렇게 행동을 한다. 환자에게 기도가 막혔는지, 말할 수 있는지, 기침을 할 수 있는지를 묻는다. 만약에 그럴 수 있다면 부분적으로 폐쇄된 것이다.

의식 있는 환자가 부분적으로 기도가 폐쇄된 것이 분명하다면 기침을 유도하게 한다. 세고 강하게 기침을 하면 환자가 충분한 공기를 교환하고 있음을 의미한다. 이물질을 뱉어낼 수 있다고 믿게 해서 계속 환자에게 기침을 유도하도록 한다. 세게 기침하는 방법으로 부분적 폐쇄 시 이물질을 제거하려는 노력을 중단하지 않는다.

환자가 부분적으로 폐쇄가 되었지만 기침을 할 수 없거나, 기침이 매우 약하거나, 청색 및 회색으로 피부색이 변하여 공기교환이 나쁘다는 징후를 보이는 경우에는 완전 기도폐쇄와 같이 치료한다.

완전기도폐쇄

의식이 있거나 없는 환자에서 완전 기도폐쇄 징후를 평가한다.

- 의식 있는 환자가 완전 기도폐쇄가 되었다면 말을 하려고 해도 할 수 없을 것이다. 또한, 기침과 호흡을 할 수 없을 것이다. 대개 환자는 엄지와 손가락 사이로 목을 움켜쥐고 질식되었다는 고통스런 표시를 보일 것이다.
- 의식 없는 환자가 완전 기도폐쇄가 되었다면 호흡정지 상태일 것이다. 인공호흡 시도 시 실패했을 때, 폐쇄되었다는 것이 분명해 진다.

복부 밀치기

의식이 있는 성인과 소아(영아는 아님)는 복부밀치기로 기도 내 이물질을 제거하며 내용은 다음과 같다.

서있거나 앉아있는 의식있는 성인과 소아:

1. 주먹을 쥐고 주먹의 엄지손가락을 환자의 흉곽과 허리 사이 복부 중앙 쪽으로 위치시킨다. 복장뼈 아래 부위와 가슴을 건드리는 것을 피한다.
2. 주먹을 적절하게 위치시키고 다른 손으로 주먹을 잡는다. 환자의 머리를 향해 부드럽고 빠른 움직임으로 안쪽 방향과 위 방향으로 압력을 가한다.

의식없는 성인 또는 소아 환자, 혹은 의식은 있으나 서있거나 앉아있을 수 없는 환자.

환자를 바로 눕히고 심폐소생술을 시작한다. 매번 환자의 입 안에 이물질이 있는지 확인하면서 기도를 개방한다. 만약 이물질이 보인다면, 손가락으로 이물질을 긁어 빼낸다.

만약 다섯 번의 복부 밀치기를 시행함에도 불구하고 이물질이 나오지 않는다면, 손의 위치와 환자의 기도를 재평가한다. (만약 환자가 무의식이고 이물질이 육안으로 확인 가능하다면, 손가락으로 훑어내는 방법을 시도해볼 수 있다.) 환기를 시도해 보고, 성공하지 못한다면, 복부밀치기를 반복 시행한다. 이물질이 나올 때까지 이 방법을 반복한다.

가슴 밀치기

가슴 밀쳐 올리기는 임신 말기이거나 너무 비만이어서 복부 밀쳐 올리기가 효과적이지 못할 때 가슴밀치기를 사용한다. 가슴 밀쳐 올리기는 가능한 의식이 있는 성인 환자에게 다음과 같이 시행한다.

서있거나 앉아있는 의식 있는 성인

1. 구조자는 환자 뒤에 위치하고 팔을 환자 겨드랑이 아래로 넣어서 환자의 가슴을 팔로 감싼다.
2. 한 손으로 주먹을 쥐고, 주먹의 엄지손가락 측면을 칼돌기 보다 2~3 손가락 너비 정도 위에 놓는다. 구조자의 주먹은 복장뼈 아래에 놓이지만 복장뼈 끝에 닿지 않는다.
3. 다른 손으로 주먹 쥔 손을 잡고 척추를 향해 직접 뒤로 가슴 밀쳐 올리기를 시행한다.

무의식 성인

1. 환자를 바로누운자세로 눕힌다.
2. 심폐소생술을 시행한다. 매번 기도를 개방하고, 입 안에 이물질을 확인한다. 만약 이물질이 보인다면, 환자의 입가쪽으로 손가락을 넣어 이물질을 훑어 낸다.

기도 이물질 제거 순서

표 B-4 항목은 완전 기도폐쇄나 부분 기도폐쇄의 기도 청결(이물질 제거) 절차를 사용하기 위한 절차 과정이다. 앞에서 설명한 것처럼 이물질 제거 과정을 수행하기 전에 무반응 상태를

표 B-4 기도 이물질 제거 순서

	성인	소아	영아
나이	사춘기 이상	1세–사춘기	1살 이하
의식있음	"기도가 막혔습니까?"라고 묻는다. 폐쇄된 이물질을 제거하거나 환자가 의식을 잃을 때까지 복부 밀쳐 올리기를 한다.	"기도가 막혔습니까?"라고 묻는다. 폐쇄된 이물질을 제거하거나 환자가 의식을 잃을 때까지 복부 밀쳐 올리기를 한다.	기도 폐쇄 징후를 관찰한다(무호흡, 청색, 작은 음식조각, 씩씩거리는 소리, 흡입). 5회 등 두드리고 5회 가슴 밀쳐 올리기를 한다.
무의식	무의식 환자인지 확인한다. 만약 혼자라면 도움을 요청한다. 기도를 개방한다. 인공호흡을 시도한다. 만약에 실패 하년 머리를 재위치를 시키고 다시 인공호흡을 한다. 실패하면 CPR을 시행한다. 눈에 보이는 이물질을 제거하라.	무의식인지 확인한다. 기도를 개방한다. 인공호흡을 시도한다. 만약 실패하면 머리를 새위치를 시키고 인공호흡을 재시도 한다. 성공하지 않으면 CPR을 시행하라. 눈에 보이는 이물질을 제거하라(눈에 보이지 않으면 제거하지마라). 혼자 있다면 먼저 응급의료체계를 활성화시키고 자동제세동기를 요청한다.	무의식인지 확인한다. 기도를 개방한다. 인공호흡을 시도한다. 만약 실패하면 머리를 재위치를 시키고 인공호흡을 재시도 한다. 성공하지 않으면 CPR을 시행하라. 눈에 보이는 이물질을 제거하라(눈에 보이지 않으면 제거하지마라). 혼자 있다면 먼저 응급의료체계를 활성화시키고 자동제세동기를 요청한다.

결정하자마자 응급의료체계에 호출해야 한다.

다음과 같은 상황이 발생하면 기도폐쇄 시 이물질 제거 절차가 효과적이라 간주한다.

- 환자가 공기 교환이 좋아지거나 자발적으로 호흡할 때
- 이물질이 입 밖으로 나올 때
- 이물질이 구조자에 의해 입 밖으로 제거될 때
- 무의식 환자가 약간 의식이 회복될 때
- 환자의 피부색이 호전될 때

만약, 환자가 부분적으로 기도가 폐쇄되어 아직 말하거나 세게 기침을 할 수 없다면, 이물질을 빼내려는 시도를 중단하지 말아야 한다. 환자를 주의해서 관찰하고 부분적 폐쇄가 완전 폐쇄가 된다면 즉시 도움을 제공되어야 한다.

소아와 영아에 대한 절차

소아의 기도에서 이물질을 제거하는 절차는 성인에게 사용하는 것과 아주 유사하다. 영아에서 이물질 제거 절차는 절차 B–5에서 보이는 것처럼 등을 치고 가슴 압박을 혼합하여 사

절차 B–5 기도 이물질 제거 – 영아

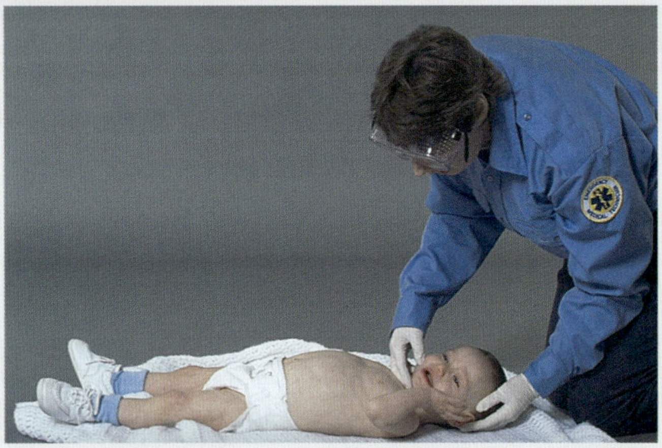

1. 기도가 막혔는지 평가한다. 힘든 호흡, 비효율적인 기침, 울음소리가 들리지 않는지 살핀다.

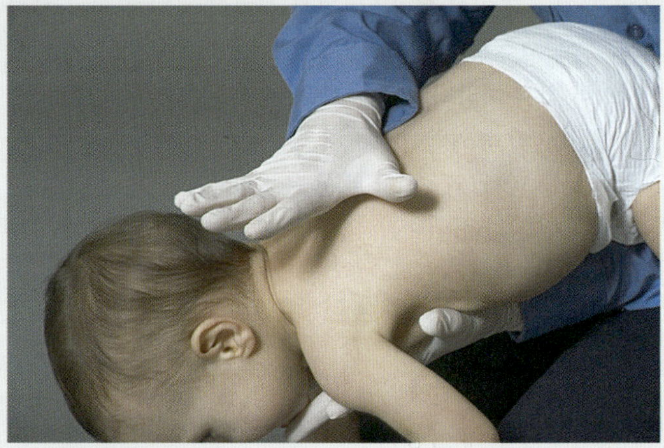

2. 5회 등을 두드린다.

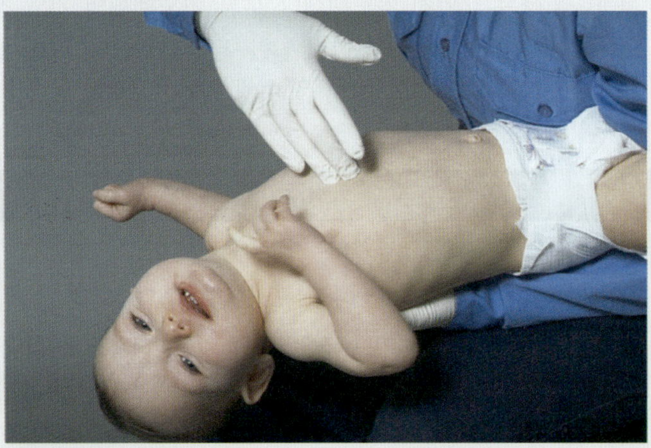

3. 5회 가슴을 밀쳐 올린다.

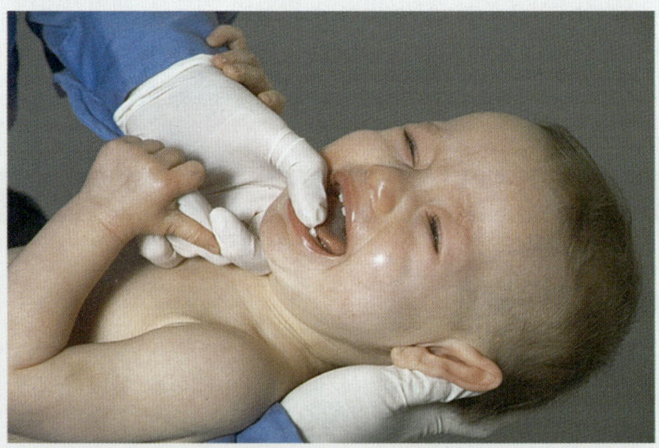

4. 영아가 반응이 없다면, 기도를 개방하고 이물질이 있는 가를 살핀다. 만약에 이물질이 보이면 손가락으로 쓸어내어 제거한다(절대로 보지도 않고 쓸어내지 않도록 한다). 인공호흡을 시도한다. 실패한다면 머리를 재위치 시키고 다시 시도한다. 성공하지 못하면 심폐소생술을 시행한다. 만약, 혼자 시행한다면 즉시 응급의료체계에 호출하고 흉부압박과 인공호흡을 실시하며 기도 내 이물질 제거를 관찰한다. 가능한 신속히 이송한다.

메모: 실제 상황을 보여주기 위하여 위의 사진들은 실제 아기에게 이물질 제거 순서를 실행하고 있다. 아기는 의식이 있다. 물론 실제로는 기도가 폐쇄된 아기는 무의식일 것이다.

그림 B-6 심전도 모니터/제세동기 확인

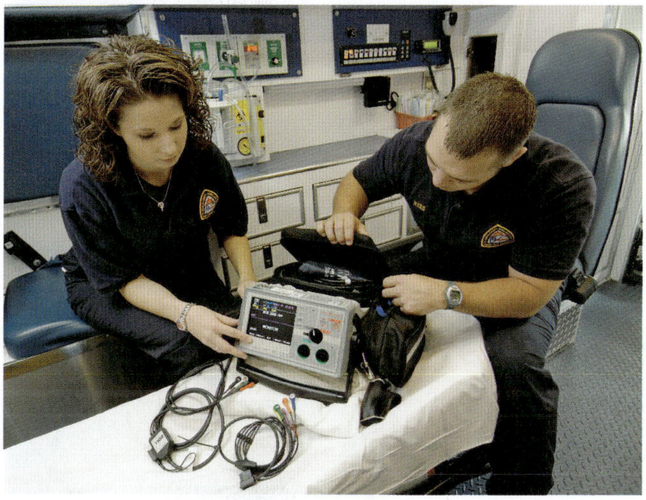

용한다. 소아와 영아의 절차가 성인 다른 점은 다음과 같다.

- 만약 소아와 영아가 무의식이면, 응급의료체계에 호출하여 구조자가 보내지게 될 것이다.

심전도 적용하기

심전도는 심장의 전기적 활동 정보를 제공한다. 현장에서, 이것은 응급구조사에게 환자의 심장 리듬이 생명을 위협하는 리듬인지 알려주기 위해 사용되었다. 심전도 분석은 전통적으로 전문응급구조사의 술기이다. 그러나, 시간을 줄이기 위해서, 여러분에게 도움을 요청할 수도 있다. 당신은 심전도 장비를 반드시 재확인하여야 한다(그림 B-6). 응급구조사는 모니터를 어떻게 작동시키는지, 심전도 종이에 어떻게 기록하는지, 어떻게 배터리를 바꾸는지, 심전도 종이를 어떻게 바꾸는지에 대해 반드시 알고 있어야 한다.

여러분은 전극을 적용하는 과정에서 4단계를 수행해야 한다:

1. 심전도 전원을 켠다
2. 모니터 케이블 혹은 "전극"을 연결한다
3. 전극을 부착한다.
4. 환자의 몸에 적용한다.

전극과 친숙해지기 위해 여러분과 함께 일하는 전문응급구조사에게 도움을 받는다. 두가지 유형이 있다: 모니터 전극(작은 패드)과 제세동/모니터 전극(큰 패드). 응급구조사에 의해 가장 흔하게 사용되는 전극은 모니터 전극이다.

만약 환자의 몸에 모니터 전극을 적용해야 할 경우, 응급구조사는 세 개 또는 네 개의 전극을 사용할 것이다(기계에 따라 다름)—각각의 전극은 심장의 전기적 활동을 각기 다른 위치에서 바라본다. 먼저 환자의 피부를 준비한다. 피부가 건조하고 깨끗할 때 전극이 잘 부착되므로, 필요한 경우 털을 제거하거나 건조시킨다. 전극의 위치를 알아두어야 한다.

가장 흔한 방법은 음극(흰색)을 오른쪽 빗장뼈 아래에 붙이고, 양극(빨강)을 왼쪽가슴 아래, 그리고 표준 전극(검정 또는 초록)을 왼쪽 빗장뼈 아래 또는 오른쪽 가슴 아래에 붙인다(그림 B-7A).

전극을 연결하는 케이블에는 각각 왼팔(left arm), 오른팔(right arm), 왼발(left leg), 오른발(right leg)를 뜻하는 LA, RA, LL, RL이라고 적혀 있다. 몇몇 응급구조사들은 케이블에 적혀있는대로 전극을 팔다리에 붙이는 것을 선호한다(그림 B-7B). 지역내 프로토콜을 따르도록 한다.

여러분들은 종종 현장에서 3유도 모니터에서 12유도 심전도로 바꾸어 사용해야 하는 경우를 마주할 것이다. 이 기계는 주

그림 B-7 (A) 심전도를 위한 전극의 가장 흔한 위치는 다음과 같다. 기계의 사용에 친숙해지도록 한다. (B) 몇몇 응급구조사들은 팔다리에 전극을 붙이는 것을 선호한다.

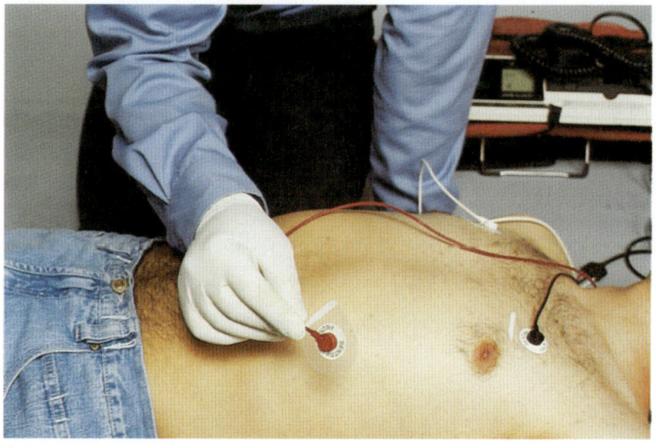

(A)

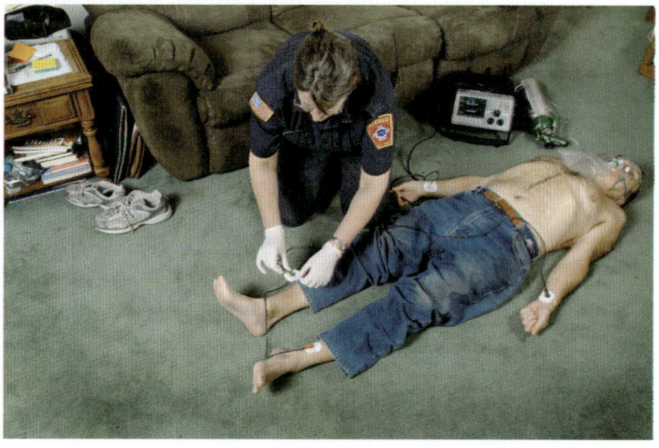

(B)

그림 B-8 (A) 심전도 12유도의 위치 (B) 12유도 전극 위치

V1 전극은 복장뼈 바로 오른쪽 4번째 갈비뼈사이 공간에 위치한다.
V2 전극은 복장뼈 바로 왼쪽 4번째 갈비뼈사이 공간에 위치한다.
V3 전극은 V2와 V4 사이의 가운데에 위치한다.
V4 전극은 빗장중간선을 따라 5번째 갈비뼈사이 공간에 위치한다.
V5 전극은 앞쪽 겨드랑선을 따라 V4와 같은 부위에 위치한다.
V6 전극은 중간겨드랑선을 따라 V4와 같은 부위에 위치한다.

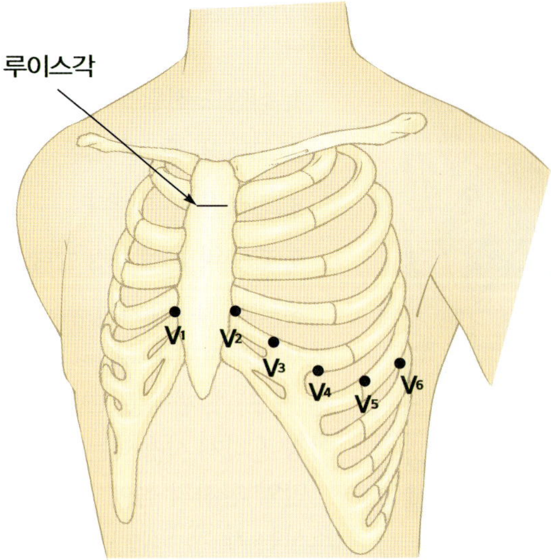

(A) 흉부유도전극위치

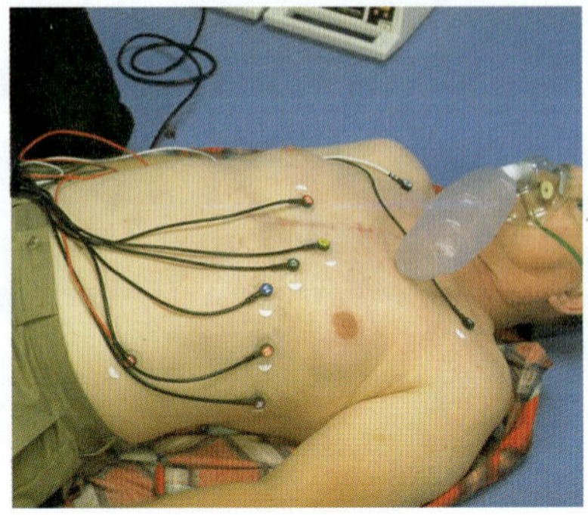

(B)

로 환자의 심장 리듬을 컴퓨터가 분석하여 응급실로 보낸다. 12유도는 급성 심근경색 진단을 돕기 위해 사용된다. 심근경색의 경우 시간이 지남에 따라 심근은 제기능을 하지 못하게 되고, 산소화된 혈액공급의 부족으로 결국 죽게 된다. 12유도 심전도에 의한 급성 심근경색의 현장 진단과 함께 병원에서의 약물 치료는 급성심근경색을 야기하는 혈전을 감소시킬 수 있다. 그림 B-8은 12유도 심전도의 전극 위치를 보여주고 있다.

심장정지 후 치료

심장정지 환자가 자발적 순환을 보이는 경우(예, 맥박), 응급구조사는 환자를 위해 몇가지 수행해야 할 것이 있다. 환자는 불안정한 상태이므로, 응급구조사는 환자를 주의 깊게 관찰해야 한다. 환자가 다시 심장정지가 올 위험이 높은 경우, 제세동 시행을 위해 AED 패드를 그대로 둔다.

환자가 심장정지가 발견된 후 1분 또는 2분 이내에 제세동이 시행되지 않는한, 환자는 계속적으로 무의식 상태일 것이고, 호흡 보조가 필요할 것이다. 환자는 정상 환자보다 호흡을 적게 할 것이므로, 호흡의 적절성과 속도는 다음 단계에서 결정할 수 있다. 만약 환자의 호흡이 부적절하다면, 산소 제공과 환기를 시작하도록 한다. 만약 환자의 호흡이 적절하다면, 고농도의 산소 마스크를 제공한다.

환자의 맥박을 자주 확인하는 것이 좋다. 연습일 경우 최소한 매 30초마다 확인하도록 한다. 아마 응급구조사는 환자를 환기시켜야 하기 때문에, 환자가 다시 심장정지가 올 것이라고 확실히 말하기 어려울 것이다. 만약 환자의 맥박이 있는지 없는지 확신이 들지 않는다면, 움직임과 같은 순환의 다른 징후들을 확인한다. 임종 호흡을 적절한 호흡이라고 잘못 판단하지 않는다. 만약 확신이 들지 않는다면, 가슴 압박과 환기, 그리고 AED로 심장 리듬을 확인한다.

만약 전문소생술팀이 가능하다면, 기본소생술팀의 응급구조사는 전문소생술팀을 보조할 수 있다. 종종 전문소생술팀은 환자의 체온을 고려할 것이다. 저체온증 치료법은 환자를 신경학적 생존율을 높인다.

전문소생술팀은 환자를 치료할 뿐만 아니라 어떤 병원으로 도착할지에 대한 결정도 내린다. 도착 병원 결정할 때에는, 심장정지를 회복시킬 수 있는 적절한 병원을 선택해야 한다.

심장정지에서 맥박이 돌아온 환자에게 얼마만큼의 산소를 제공해야 하는지에 대한 문제가 논의되고 있다. 이상적으로는, 환자의 맥박이 맥박산소포화 측정기로 측정할 수 있는 만큼 충분히 관류가 유지되는 경우, 맥박산소포화도가 최소 94% 이상에서 100% 이하로 유지될 수 있도록 산소를 공급할 수 있다. 너무 많은 산소 공급은 환자에게 해를 입힐 수도 있다는 이론적인 근거가 있으므로, 산소 공급량의 조절은 매우 중요하다. 제한된 인력으로 움직이는 구급차에서 불안정한 환자를 처치하는 것은 매우 어렵고 힘든 일이다. 환자가 저산소증에 빠지지 않도록 주의한다. 환자는 저산소화 되는 것보다 과산소화 되는 것이 낫다는 것을 기억한다.

의학 용어

병원전 응급처치 활동에 있어서 응급구조사는 몇몇 의학용어 이외에는 잘 사용하지 않고, 사용하는 의학용어도 대부분 신체 부위와 관련된 용어일 것이다. 의사와 간호사도 응급구조사가 의학용어보다는 일반용어를 사용하여 말하는 것을 선호한다. 하지만 교재에는 대부분이 의학용어로 적혀있고, 그 의학용어를 이해하지 못한다면 내용 전체를 이해하지 못할 수도 있다.

의학용어는 단어, 어근, 합성어, 접두사, 접미사로 구성되어 있다.

움직임의 방향, 위치, 해부학적 자세

다음의 용어들은 움직임의 방향, 위치, 해부학적 자세를 나타내기 위해 사용된다.

Abduction(**벌림, 외전**) 신체의 중심선으로부터 멀어지는 움직임

Adduction(**모음, 내전**) 신체의 중심선으로 향하는 움직임

Afferent(**들, 구심**) 구조물쪽으로 들어가는

Anterior(**앞–**) 신체의 앞쪽

Anterior to (**앞쪽의–**) 앞쪽으로

Caudad(**꼬리쪽**) 꼬리쪽을 향하여

Cephalad(**머리쪽**) 머리쪽을 향하여

Circumduction(**휘돌림, 회전**) 어떤 부위를 돌리는 움직임

Craniad(**머리쪽에, 두방에**) 머리쪽으로

Deep(**깊은, 심층**) 표면으로부터 멀리 떨어져 위치한

Distal(**말단의, 말초의**) 이는 곳(기시부)로부터 떨어져서 위치한

Dorsal(**등쪽–**) 신체의 등쪽

Dorsiflexion(**뒤굽힘**) 뒤쪽으로 구부러짐

Effcrent(**날, 배출히는, 원심**) 구조물로부터 나가는

Elevation(**올리기, 거상**) 신체의 일부를 들어올리는 것

Extension(**폄, 확대, 신전**) 쭉 피는 것 또는 연결되어 있는 부분을 곧은 상태로 뻗는 것

External(**바깥, 겉, 외부**) 바깥쪽에 위치한

Flexion(**굽힘, 굴곡**) 구부리는 것 또는 연결되어 있는 부분을 겹치는 것

Inferior(**아래–**) 신체의 아래쪽

Internal(**안쪽, 내부**) 안쪽으로 위치한

Laterad(**바깥쪽에, 외측방에**) 신체의 바깥쪽으로 향하여

Lateral(**가쪽–**) 신체의 중간선으로부터 멀어진 방향

lateral rotation(**가쪽 돌림, 외측회전**) 신체 중심선으로부터 바깥을 향해 돌리는

left lateral recumbent(**왼쪽 옆누움, 좌측와위**) 왼쪽으로 놀아 누움

mediad(**가운데에, 정중에**) 신체의 중심선을 향하여

medial(안쪽–) 신체의 중간선을 향한 방향

medial rotation(**안쪽 돌림, 내측회전**) 신체 중심선쪽을 향하여 안으로 돌리는

palmar(**손바닥–**) 손의 바닥

peripheral(**말초의**) 중심구조물로부터 멀리 있는

plantar(**발바닥–**) 발의 바닥

posterior(**뒤–**) 신체의 뒤쪽

posterior to(**뒤쪽의–**) 뒤쪽에 위치한

pronation(**엎침, 회내**) 면을 아래로 놓이게 하거나 손을 뒤집어 손바닥이 아래나 뒤로 향하게 하는 것

prone(**엎드림**) 얼굴을 아래로 향하게 누움

protraction(**내밈, 끌기**) 앞으로 당기는 것, 아래턱 뼈처럼

proximal(**몸쪽–**) 몸통에 가까운 쪽

recumbent(**옆누움–**) 옆으로 누운 자세

retraction(**수축, 뒤당김**) 잡아 당겨지는 것

right lateral recumbent(**오른쪽 옆누움**) 오른쪽 면을 바닥에 대고 수평하게 누운 자세

rotation(**돌림, 회전**) 축을 중심으로 돌림

superficial(**얕은, 표면의**) 표면 가까이에 위치한

superior(**위–**) 신체의 위쪽

supination(**뒤침, 회의**) 면을 위로 놓이게 하거나 손을 돌려 손바닥이 위쪽이나 앞쪽으로 향하게 하는 것

supine(**바로누운–**) 등을 대고 누움

ventral(배쪽-) 신체의 앞쪽.

신체의 면

신체를 나누는 가상의 편평한 면을 말한다.

coronal or frontal plane(관상 혹은 이마면) 신체의 양가쪽으로 선을 넣어 신체를 앞뒤로 나누는 가상의 면

midsagittal plane(정중시상면) 신체의 앞뒤로 선을 넣어 신체를 좌우로 절반을 나누는 가상의 면

sagittal plane(시상면) 정중시상면에 평행인 가상의 면, 신체의 앞뒤로 선을 넣어 신체를 좌우로 나누는 가상의 면

transverse plane(가로면, 수평면) 신체를 통과하여 신체를 상하로 나누는 가상의 면

단어 부분

접두사는 일반적으로 뒤에 대시(-)가 붙어있다(예, ambi-). 합성어는 어근 뒤에 슬래시(/)와 모음이 붙는다(예, arthr/o). 접미사는 앞에 대시(-)를 붙여 구별한다(예, -emia)

a- (아닌, 없는, 부족한, 불충분한) *afebrile*, 열이 없는

ab- (~로부터) *abduct*, 중심선으로부터 끌어당기는

abdomin/o (배, 복부) *abdominal*, 배쪽에 속하는

-able, -ible (할 수 있는) *reducible*, 변형될 수 있는 (골절처럼)

ac- (~로) *acclimate*, 적응되어지는

acou (듣다) *acoustic*, 음향이나 소리와 관련된

acr/o (사지말단의, 꼭대기, 정점) *acrodermatitis*, 손발의 피부 염증

acu (침) *acupuncture*, 통증장애와 관련된 불편함을 해소 시키기 위해 특정 말초 신경에 침을 꽂는 중국의 치료법

ad- (~로, ~향하여) *adduct*, 중심선쪽으로 끌어당기는

aden/o (샘) *adenitis*, 샘의 염증

adip/o (지방) *adipose*, 지방의 ; 살찐 (크기)

aer/o (공기) *aerobic*, 살아가고 성장하기 위해 산소를 필요로 하는

af- (~로) *afferent*, 전달하는

ag- (~로) aggregate, 집단의 또는 함께 밀집되어 있는

-algesia (통증의) hyperalgesia, 과도하게 통증에 민감한

-algia (고통스러운 상태) neuralgia, 하나 혹은 많은 신경을 따라 퍼지는 고통

ambi- (양쪽) ambidextrous, 양손을 이용하여 수작업을 할 수 있는

ambl/y (희미한, 둔한, 나른한) amblyopia, 약시

amphi-, ampho- (양쪽에, 양쪽 둘레에) amphigonadism, 정소와 난소 조직을 모두 갖고 있는

amyl/o (전분) amyloid, 전분같은

an- (없는) anemia, 혈구의 양이 감소

ana- (위로, 다시, 뒤로, 과다한) anaphylaxis, 유기체에 대한 비정상적이거나 과다한 반응으로 그 물질에 민감해지는 것

andr/o (남자, 남성의) android, 남성형

angi/o (혈관, 관) angioplasty, 혈관성형술

ankyl/o (굳은) ankylosis, 관절강직

ant-, anti- (대항하여, 반대로, 방지하는, 경감하는) antidote, 어떤 독에 대해 반대로 작용하는 물질

ante- (이전에, 앞서) antecubital, 팔꿈치 앞에 위치한

antero- (앞의) anterolateral, 앞쪽의 가쪽에 위치한

ap- (~으로) approximate, 비슷한, 근접한

apo- (분리, 떨어진) apoplexy, 중풍(뇌출혈), 심장혈관장애 에 의한 갑작스런 신경장애

-arium, -orium(어떤 것을 위한 장소) solarium, 일광욕하는 곳

arteri/o (동맥) arteriosclerosis, 동맥경화증, 작은 동맥의 벽이 두꺼워 지는 것

arthri/o (관절) arthritis, 관절염, 관절의 염증

articul/o (관절) articulated, 관절에 의해 결합된

as- (~로) assimilate, 동화하다

at- (~으로) attract, 앞으로 당기다

audi/o (청각) audiometer(청력계), 청력을 측정하는 기계

aur/o (귀) auricle, 귀의 피부관

aut/o (스스로) autistic, 자폐증, 자기 중심인

bi- (둘, 두 배, 두 번, 양쪽) bilateral, 두 면을 갖는, 두 면에 속한

bi/o (생명) biology, 생물학, 생명에 대한 학문

blephari/o (눈꺼풀) blepharitis, 눈꺼풀염, 눈꺼풀에 생긴 염증

brachi/o (위팔) brachialgia, 위팔의 통증

brady- (느린) bradycardia, 서맥, 비정상적으로 느린 심박수

bronch/o (허파의 큰 공기통로) bronchitis, 기관지염, 폐의 큰 공기통로에 생긴 염증

bucc/o (볼) buccal, 볼에 해당하는

cac/o (나쁜) cacosmis, 악취

calc/o (석히화) calculus, 결석, 담석과 같은 비정상적으로 단단한 무기물질

calcane/o (뒤꿈치) calcaneus, 발뒤꿈치뼈

calor/o (열) caloric, 열과 관련된

cancr/o (암) cancroid, 암과 유사한

capit/o (머리) capitate, 머리모양의

caps/o (용기) capsulation, 캡슐이나 용기에 담긴
carcin/o (암) carcinogen, 발암물질, 암을 유발하는 물질
cardi/o (심장) cardiogenic, 심장에서 유래한
carp/o (손목뼈) carpal, 손목뼈와 관련된
cat-, cata- (아래, 아래로, 대항하여, 협력하여) catabasis, 회복기, 질병이 쇠퇴하는 단계
-cele (종양, 탈장) hydrocele, 음낭수종, 물이 고여 있는 것
celi/o (배, 복부) celiomyalgia, 복부 근육의 통증
-centesis (바늘로 찌르거나 채취함) abdominocentesis, 복강천자술, 복강을 외과적으로 천자
cephal/o (머리) electroencephalogram, 뇌파도, 뇌의 전기적 활성을 기록하는 것
cerebr/o (뇌) cerebrospinal, 뇌척수, 뇌척수액과 관련된
cervic/o (목, 경부) cervical, 목(또는 경부)과 관련된
cheil/o, chil/o (입술) cheilitis, 입술염
cheirio, chir/o (손) cheiralgia, 손의 통증
chlor/o (녹색) chloroma, 녹색종, 녹색의 암, 골수성 백혈병과 관련된 녹색을 띤 암
chol/e (담즙, 쓸개) choledochitis, 온쓸개관염(총담관염)
chondr/o (연골) chondrodynia, 연골 통증
chrom/o, chromat/o (색) monochromatic, 한가지 색으로 구성된
chron/o (시간) chronic, 만성, 긴 시간과 관련된
-cid- (절단, 죽임, 하락) insecticide, 해충제, 곤충을 죽이는 약
circum- (주위에) circumscribed, 제한된 공간을 나타내는
-cis- (절단, 죽임, 하락) excise, 잘라내다
-clysis (세척, 관류) enteroclysis, 고위관장법, 작은 창자를 관류
co- (함께) cohesion, 다양한 물질들을 하나로 부착시키는 힘
col- (함께) collateral, 곁, 부가적 또는 부속적; 혈관이나 신경의 작은 부속 가지
col/o (잘록창자, 큰창자) colitis, 대장염, 결장염
colp/o (질) colporrhagia, 질 출혈
com- (함께) 부리지거나 작은 조각으로 박살난
con- (함께) congenital, 출생시부터 갖고 나온
contra- (대응하는, 반대의) contraindicated, 금기증
cor/e, core/o (동공) corectopia, 동공 편위, 비정상적인 위치의 동공
cost/o (갈비, 늑골) intercostal, 갈비사이(늑간)
crani/o (두개골) cranial, 머리뼈와 관련된
cry/o (추운) cryogenic, 저온을 만드는 것
crypt/o (숨다, 덮다, 숨기다) cryptogenic, 원인 불명의
cyan/o (청색) cyanosis, 청색증, 피부와 점막의 푸르스름한 색깔 변화
cyst/o (방광, 낭, 체액낭) cystitis, 방광염, 방관의 염증
cyt/o (세포) cytoma, 세포의 종양
-cyte (세포) leukocyte, 백혈구
dacry/o (눈물) dacryorrhea, 다루증, 눈물을 과도하게 흘림
dactyl/o (손가락, 발가락) dactylomegaly, 비정상적으로 큰 손가락이나 발가락
de- (아래로) descending, ~에서 내려오는
dent/o (치아) dental, 치아와 관련된
derm/o, dermat/o (피부) dermatitis, 피부의 염증
dextr/o (오른쪽) dextrad, 우측을 향하여
di- (두번, 두배) diplegia, 양측마비, 신체 양측면의 마비
dia- (통해, 가로질러, 따로) diaphragm, 복강과 흉강을 분리하는 막
dipl/o (두배, 쌍둥이, 두번) diplopia, 복시
dips/o (갈증) dipsomania, 알코올중독
dis- (풀다, 되돌리다) dissect, 해부하다, 절개하다.
dors/o (등) dorsal, 등과 관련된
-dynia (고통스러운 상태) cephalodynia, 두통
dys- (나쁜, 어려운, 비정상적인, 불완전한) dyspnea, 호흡 곤란
-ectasia (어떤 기관이나 부분의 확대 또는 팽창) gastrectasia, 위의 확장(신장)
ecto- (외부의, 바깥면의) ectopic, 정상 위치에서 떨어져 놓인
-ectomy (어떤 기관이나 부분의 외과적 제거) appendectomy, 충수 제거수술
electr/o (전기의) electrocardiogram, 심장의 전기적 활성을 기록하는 것
-emia (혈액의 상태) anemia, 적혈구의 결핍
en- (안, 속으로, 내에) encapsulate, 용기 안에 밀봉된
encephal/o (뇌) encephalitis, 뇌염
end-, endo- (~내에) endotracheal, 기관내
ent-, ento- (~내에, 안에) entopic, 정상 위치에 발생한 (정상 위치의)
enter/o (작은 창자) enteritis, 장의 염증
ep-, epi- (위쪽에, 위에) epidermis, 표피, 피부 가장 바깥층
erythr/o (적색) erythrocyte, 적혈구
esthesia (감각) anesthesia, 감각 없는

eu (좋은, 정상적인, 건강한) euphoria, 다행증, 비정상적으로 또는 과장된 행복함 감정
ex- (밖으로, ~에서 멀리) excrement, 신체에서 배출된 노폐물
exo- (외부, 외면적) exophytic, 외부 또는 표면으로 성장하는 것
extra- (외부에, 이상으로, 이외에도) extracorporeal, 신체 외부
faci/o (얼굴, 표면) facial, 얼굴과 관련된
febr/i (열) febrile, 열이 있는
-ferent (가지고 가다, 운반하다) efferent, 중심에서 멀리 운반하는
fibr/o (섬유, 미세섬유) fibrillation, 근육 섬유의 활동으로 인한 근육의 수축
-form(형태) deformed, 비정상적 형태의
-fugal (물러가다) centrifugal, 중심에서 멀리 떠나는
galact/o (유즙) galactopyria, 유열, 우유 열병
gangli/o (매듭) ganglion, 신경절, 매듭 같은 덩어리
gastr/o (위) gastritis, 위의 염증
gen/o (생기기 시작하다, 기원하다) genetic, 유전적인
-genesis (생산 또는 기원) pathogenesis, 질병의 단계
-genic (근원이 되는, 기원이 되는) cardiogenic, 심장에 근원한
gloss/o (혀) glossal, 혀와 관련된
glyc/o (당) glycemia, 혈당
gnath/o (턱) gnathitis, 턱의 염증
gnos/o (지식) prognosis, 예후, 질병의 결과를 예측
-gram (그림, 문서기록) electrocardiogram, 심장의 전기적 활동을 기록하는 것
-graph (기관의 활성을 기록하는 기구) electrocardiograph, 심장의 전기적 활동을 측정하는 기구
-graphy (기관의 활동을 기록) electrocardiography, 심장의 전기적 활동을 기록하는 방법
gynec/o (여성) gynecologist, 여성 생식기 질환 전문가
hem/a, hem/o, hemat/o (혈액) hematoma, 혈종, 혈액이 국소적으로 고임
hemi- (반) hemiplegia, 신체 한 측면의 마비
hepat/o (간) hepatitis, 간염, 간에 염증
heter/o (다른) heterogeneous, 다른 근원에 의한
hidr/o, hidrot/o (땀) hidrosis, 발한
hist/o (조직) histodialysis, 조직의 파괴
hom/o, home/o (동일한, 유사한, 변치않는, 지속적인) homeostasis, 유기체의 생리학적 상태가 정상적으로 안정적임
hyal/o (유리) hyaline, 유리모양의, 투명한
hydr/o (물, 액체) hydrocephalus, 두개골에 뇌척수액이 축적되는 것으로 머리가 확대됨
hyper- (정상 이상의, 과도한) hypertension, 비정상적으로 높은 혈압
hypn/o (잠) hypnotic, 수면, 잠을 유발하는 것
hypo- (정상 이하의, 불충분한, 아래, 밑으로) hypotension, 저혈압, 비정상적으로 낮은 혈압
hyster/o (자궁) hysterectomy, 자궁제거수술
-iasis (상태) psoriasis, 건선, 환부에 특징적으로 나타나는 만성적 피부 상태
iatr/o (치료자, 의사) pediatrician, 소아 질환 전문 의사
-id (~상태의) gravid, 임신
idio (특별한, 분리된, 구별된) idiopathic, 특발성, 원인을 알 수 없이 발생하는
il- (부정적 접두사) illegible, 읽을 수 없는
ile/o (돌창자, 회장) ileitis, 회장의 염증
ili/o (i엉덩뼈, 장골) iliac, 장골과 관련된
im- (부정적 접두사) immature, 성숙하지 않은
in- (안, 안으로, 내에) incise, 절단하다.
infra- (아래, 밑) infracostal, 늑골 아래
inter- (사이) intercostal, 두 늑골 사이
intra- (~내에) intraoral, 입 속의
intro- (~내에, 속으로) introspection, 자신의 생각과 감정의 숙고, 자기 분석
ir/o, irid/o (홍채) iridotomy, 홍채의 절단
ischi/o (궁둥뼈, 좌골) ischialgia, 좌골의 통증
-ismus (비정상적인 상태) strabismus, 사시, 극복할 수 없는 눈의 일탈
iso- (동일한, 같은, 유사한) isometric, 동일한 차원의
-itis (염증) endocarditis, 심장 내부의 염증
kerat/o (각막) keratitis, 각막의 염증
kinesi/o (움직임) kinesialgia, 움직임에 대한 통증
labi/o (입술) labiodental, 입술과 치아와 관련된
lact/o (유즙) lactation, 젖의 분비
lal/o (말하다) lalopathy, 언어장애
lapar/o (옆구리, 복부, 복벽) laparotomy, 개복술, 복벽을 통해 절개하는 것
laryng/o (후두) laryngoscope, 후두경, 후두를 검사하는 기구
lept/o (가는) leptodactylous, 가는 손가락을 가진
leuc/o, leuk/o (흰색) leukemia, 백혈병, 백혈구의 생산이 증가하는 악성 질환
lingu/o (혀) sublingual, 혀 아래
lip/o (지방) lipoma, 지방성 종양
lith/o (돌) lithotriptor, 요로쇄석기, 방관속의 돌을 부수는 기구
-logist (연구하는 사람) pathologist, 병리학자, 질병을

연구하는 사람

log/o (말하다, 설명하다) logospasms, 경련성 언어

–logy (연구하다) pathology, 병리학, 질병에 대한 연구

lumb/o (허리) lumbago, 허리 부위의 통증

lymph/o (임파) lymphoduct, 임파계의 혈관

–lysis (파괴) electrolysis, 전기분해, 전류를 통과시켜 파괴 (예를 들어, 모발의 파괴)

macr/o (큰, 긴) macrocephalous, 비정상적으로 머리가 큰

malac/o (부드러운 것) malacia, 신체 부분이나 조직이 병적으로 부드러워 진 것

mamm/o (가슴) mammary, 가슴과 관련된

–mania (정신 이상) kleptomania, 병적 도벽, 훔치려는 충동

mast/o (가슴) mastectomy, 가슴 제거수술

medi/o (중앙) mediastinum, 세로칸, 종격, 흉강의 중앙 부분

mega– (큰) megacolon, 비정상적으로 큰 결장

megal/o (큰) megalomaniac, 과대망상환자, 너무 과장해서 망상하는 사람

–megaly (확대) cardiomegaly, 심장의 비대

melan/o (어두운, 검은색) melanoma, 검게 변색된 세포로 구성된 종양

men/o (달) menopause, 월경의 중단

mes/o (중앙) mesiad, 중심쪽으로

meta– (변화, 전환, 교환) metabolism, 신진대사, 유기체가 생존하기 위한 모든 물리학적, 화학적 과정

metr/o (자궁) metralgia, 자궁의 통증

micr/o (작은) microscope, 현미경, 작은 물체를 크게 보이게 하는 기구

mon/o (단일한, 유일한) monoplegia, 단일 부위의 마비

morph/o (형태) morphology, 형태학, 형태와 형상에 대한 연구

multi– (많은) multipara, 두 번 이상 출산한 여성

my/o (근육) myasthenia, 근육이 쇠약함

myc/o, mycet/o (곰팡이) mycosis, 곰팡이에 의한 질병

myel/o (골수, 종종 척수를 일컫기도 함) myelocele, 척수탈출증, 척추 결함을 통해 척수가 돌출

myx/o (점액질의, 점액 같은) myxoid, 점액과 유사한

narc/o (마비, 무감각) narcotic, 잠을 유발하는 약물

nas/o (코) oronasal, 코와 입과 관련된

ne/o (새로운) neonate, 신생아

necr/o (시체) necrotic, 죽음(세포조직과 관련된 경우)

nephr/o (신장) nephralgia, 신장 통증

neur/o (신경) neuritis, 신경 통로의 염증

noct/i (밤) noctambulism, 몽유병

norm/o (규칙, 명령, 정상적) normotension, 정상 혈압

null/i (아무것도 없는) nullipara, 미분만부, 아이를 낳아본 적이 없는 여성

nyct/o (밤) nycturia, 밤에 과도한 배뇨 작용

o/o– (난자) ooblast, 난자가 생산되는 원시세포

ob– (~에 반대하여, 앞으로, 향하여) obturator, 출구를 막는 장비

oc– (~에 반대하여, 앞에, 향하여) occlude, 막다.

ocul/o (눈) ocular, 눈과 관련된

odont/o (치아) odontalgia, 치통

–oid (형상, 형태, 닮은) ovoid, 알 모양의

olig/o (적은, 불충분한, 부족한) oligemia, 혈액량의 부족

–oma (종양, 부종) adenoma, 선 종양

onych/o (손톱) onychoma, 손톱이나 손톱바닥의 종양

oophor/o (난소) oophorectomy, 난소를 한쪽이나 양쪽 모두 제거하는 수술

opsy (시각) autopsy, 신체의 사후 검사

opthalm/o (눈) opthalmic, 눈과 관련된

opt/o, optic/o (시각) optometrist, 시각적 문제를 교정하기 위해 렌즈를 응용하는 전문가

or/o (입) oral, 입과 관련된

orch/o, orchid/o (고환) orchitis, 고환의 염증

orth/o (곧은, 똑바로) orthopedic, 정형외과학, 골격 결함의 교정과 관련된

–osis (과정, 비정상적 상태) dermatosis, 피부병

oste/o (뼈) osteomyelitis, 뼈나 골수의 염증

ot/o (귀) otalgia, 귀통증

ov/i, ov/o (난자) oviduct, 난자가 지나가는 통로

ovari/o (난소) ovariocele, 난소의 탈출

pachy– (두꺼워진) pachyderma, 비정상적으로 두꺼워진 능부

palat/o (구개) palatitis, 구개의 염증

pan– (모든, 전체) panacea, 모든 질병에 대한 치료, "만병통치약"

para– (게다가, 부가적으로, 이외에도, 다른) paranormal, 정상의, 자연적이거나 정상적인 것 이상

path/o (질병) pathogen, 질병을 일으키는 병소

pathy (어떤 부위의 질병) osteopathy, 뼈의 질환

–penia (비정상적 감소) leukopenia, 백혈구 수의 부족

peps/o, pept/o (소화) dyspepsia, 소화불량

per– (내내, 완전하게, 극히) perfusion, 기관의 혈관을 통해 액체가 흐르는 것

peri– (주위에, 둘레에) pericardium, 심장막, 심장과

큰 혈관의 시작부위를 둘러싼 낭
-pexy (고정) splendopexy, 비장 고정 수술
phag/o (먹다) phagomania, 음식섭취에 대해 만족할 줄 모르는 열망
pharyng/o (인두) pharyngospasms, 인두 경련, 인두 근육의 경련
phas/o (말하다) aphasic, 말을 할 수 없는
phil/o (비슷한, 유사성이 있는) necrophilia, 죽음에 대한 비정상적이 관심
phleb/o (정맥) phlebotomy, 정맥의 절단 수술
-phobia (공포, 두려움) claustrophobia, 폐쇄 공간에 대한 두려움
phon/o (소리) phonetic, 목소리와 관련된
phor/o (수반하다, 운반하다) diaphoresis, 발한
phot/o (빛) photosensitivity, 햇빛에 대한 피부의 비정상적 반응
phren/o (가로막, 횡격막) phrenic nerve, 횡격막에 메시지를 전달하는 신경
physi/o (자연) physiology, 생리학, 생물의 기능을 연구하는 학문
pil/o (모발) pilose, 털이 많은
-plasia (발달, 형성) dysplasia, 비정상적이거나 미성숙한 형성
-plasty (외과적 교정) arthroplasty, 외과적 관절의 교정
-plegia (마비) paraplegia, 다리를 포함한 신체 하부의 마비
pleur/o (늑골, 측면, 늑막) pleurisy, 늑막의 염증
-pnea (호흡) orthopnea, 좌우호흡, 똑바로 선 자세를 제외하고 나타나는 호흡 곤란
pneum/o, pneumat/o (공기, 호흡) pneumatic, 공기와 관련된
pneum/o, pneumon/o (허파) pneumonia, 허파의 체액이 새는 염증 상태
pod/o (발) podiatrist, 발 처치의 전문가
-poiesis (형성) hematopoiesis, 혈액 형성
poly- (많은) polychromatic, 많은 색의
post- (이후, 뒤에) postmortem, 사후의
pre- (이전) premature, 적절한 시기 이전에 발생한
pro- (이전, 앞에) prolapse, 일부분이 저하되거나 쇠약한
proct/o (항문) proctitis, 직장의 염증
pseud/o (거짓의) pseudoplegia, 히스테리성 마비
psych/o (마음, 정신) psychopath, 공격적이며 반사회적 행동을 보이는 사람
-ptosis (일부분이 비정상적으로 떨어지거나 쇠약) hysteroptosis, 자궁의 쇠약
pulmon/o (허파) pulmonary, 허파와 관련된
py/o (고름) pyorrhea, 많은 고름의 배출
pyel/o (신우) pyelitis, 신우 염증
pyr/o (불, 열) pyromaniac, 방화광, 충동적으로 불을 지르는 자
quadri- (넷) quadriplegia, 네 사지 마비
rach/i (척추) rachialgia, 척추의 통증
radi/o (광선, 방사) radiology, 방사선과학, 진단과 치료에 전리방사선 사용
re- (뒤로, 반대로, 반하여) recurrence, 완화된 후 증상의 재발
rect/o (직장) rectal, 직장과 관련된
ren/o (콩팥) renal, 콩팥과 관련된
retro- (뒤에 위치한, 후방으로) retroperineal, 회음부 뒤쪽
rhin/o (코) rhinitis, 코 점막의 염증
-rrhage (비정상적 방출) hemorrhage, 출혈, 비정상적인 혈액의 배출
-rrhagia (기관이나 신체 일부로부터의 출혈) menorrhagia, 과도한 자궁 출혈
-rrhea (흐름 또는 방출) diarrhea, 설사, 변의 배출이 비정상적으로 잦거나 유동적인 것
sanguin/o (혈액) exsanguinate, 내부 또는 외부로 많은 양의 혈액을 소실 한 것
sarc/o (새살) sarcoma, 악성 종양
schiz/o (분열) schizophrenia, 정신분열병, 이상 행동을 나타내는 일종의 정서 장애 (잘못된 표현으로 성격분열이라고 함)
scler/o (경화) scleroderma, 피부경화증, 피부를 포함해서 신체결합 조직의 경화
-sclerosis (경화 상태) arteriosclerosis, 동맥의 경화
scoli/o (꼬인, 구부러진) scoliosis, 척추가 옆으로 일탈
-scope (관찰하는 기구) endoscope, 내시경, 방광처럼 속이 빈 장기를 조사하는 기구
-sect (절단) transect, 옆으로 자르다.
semi- (반, 부분적으로) semisupine, 완전치 않고 부분적인 앙와위
sept/o, seps/o (감염) aseptic, 감염되지 않은
somat/o (신체) psychosomatic, 심리학적이고 생리학적인
son/o (소리) sonogram, 신체를 통해 음파가 지나가면서 만드는 기록
spermat/o (정자, 정액) spermacide, 정자를 죽이는 약물
sphygm/o (맥박) sphygmomanometer, 혈압계, 동맥

혈압을 측정하는 장비

splen/o (지라) splenectomy, 지라 제거 수술

-stasis (중지, 통제) hemostasis, 지혈

sten/o (좁은) stenosis, 통로나 구멍이 좁아짐

stere/o (고체의, 3차원의) stereoscopic, 3차원적 형상

steth/o (가슴) stethoscope, 청진기

sthen/o (힘) myasthenia, 근육의 쇠약

-stomy (외과적으로 새 구멍을 만드는 것) colostomy, 결장창냄술, 신체 표면과 결장 사이에 구멍을 뚫는 수술

sub- (아래, 가까이, 거의, 적당히) subclavian, 빗장뼈(쇄골) 아래 위치한

super- (위의, 과도) superficial, 표면이나 가까이에 있는

supra- (위에, 위로) suprapubic, 두덩뼈(치골) 위에 위치한

sym-, syn- (함께 결합한, ~와) syndrome, 함께 발생하는 일련의 증상들

tachy- (빠른) tachycardia, 매우 빠른 심박동

-therapy (치료) hydrotherapy, 물을 이용한 치료

therm/o (열) thermogenesis, 열의 생산

thorac/o (가슴 안) thoracic, 가슴과 관련된

thromb/o (응혈, 덩어리) thrombophlebitis, 혈전정맥염, 정맥의 염증

-tome (절단하는 수술 기구) microtome, 조직을 얇게 절단하는 기구

-tomy (장기나 신체 부위의 외과 수술) thoracotomy, 흉벽의 절단 수술

top/o (장소) topographic, 신체의 특별한 부위와 관련된

trache/o (기관) tracheostomy, 목에 구멍을 뚫어 기관으로 통하도록 하는 것

trans- (통해, 가로질러, 위로) transfusion, 수혈, 전체 혈액이나 혈액 구성요소를 직접 혈류 속으로 투입

tri- (셋) trimester, 세 달간의 기간

trich/o (모발) trichosis, 모발의 질병

-tripsy (외과적 분쇄) lithotripsy, 담석을 분쇄하는 수술

troph/o (영양을 주다) hypertrophic, 세포 크기의 증가로 인한 장기나 신체의 일부분이 비대

ultra- (이상의, 과도) ultrasonic, 들을 수 있는 범위를 벗어난

uni- (하나) unilateral, 한 측면에 영향을 미치는

ur/o (소변) urinalysis, 소변 검사

ureter/o (요관) ureteritis, 요관의 염증

urethr/o (요도) urethritis, 요도의 염증

vas/o (관, 도관) vasodilator, 혈관의 확장을 유도하는 약물

ven/o (정맥) venipuncture, 정맥천자정맥의 외과적 천지

ventr/o (배, 복부) ventral, 배와 관련된

vesic/o (물집, 수포) vesicle, 수포, 잔물집, 작은 액체로 차 있는 물집

viscer/o (내부 장기) visceral, 내장과 관계된

xanth/o (노란색) xanthroma, 피부의 황색 결절

xen/o (낯선 사람) xenophobia, 낯선 사람에 대한 비정상적 공포

xer/o (건조한) xerosis, 비정상적인 건조 (눈이나 입의)

zo/o (동물 생활) zoogenous, 동물에게서

Anatomy and Physiology ILLUSTRATIONS

뼈대 계통

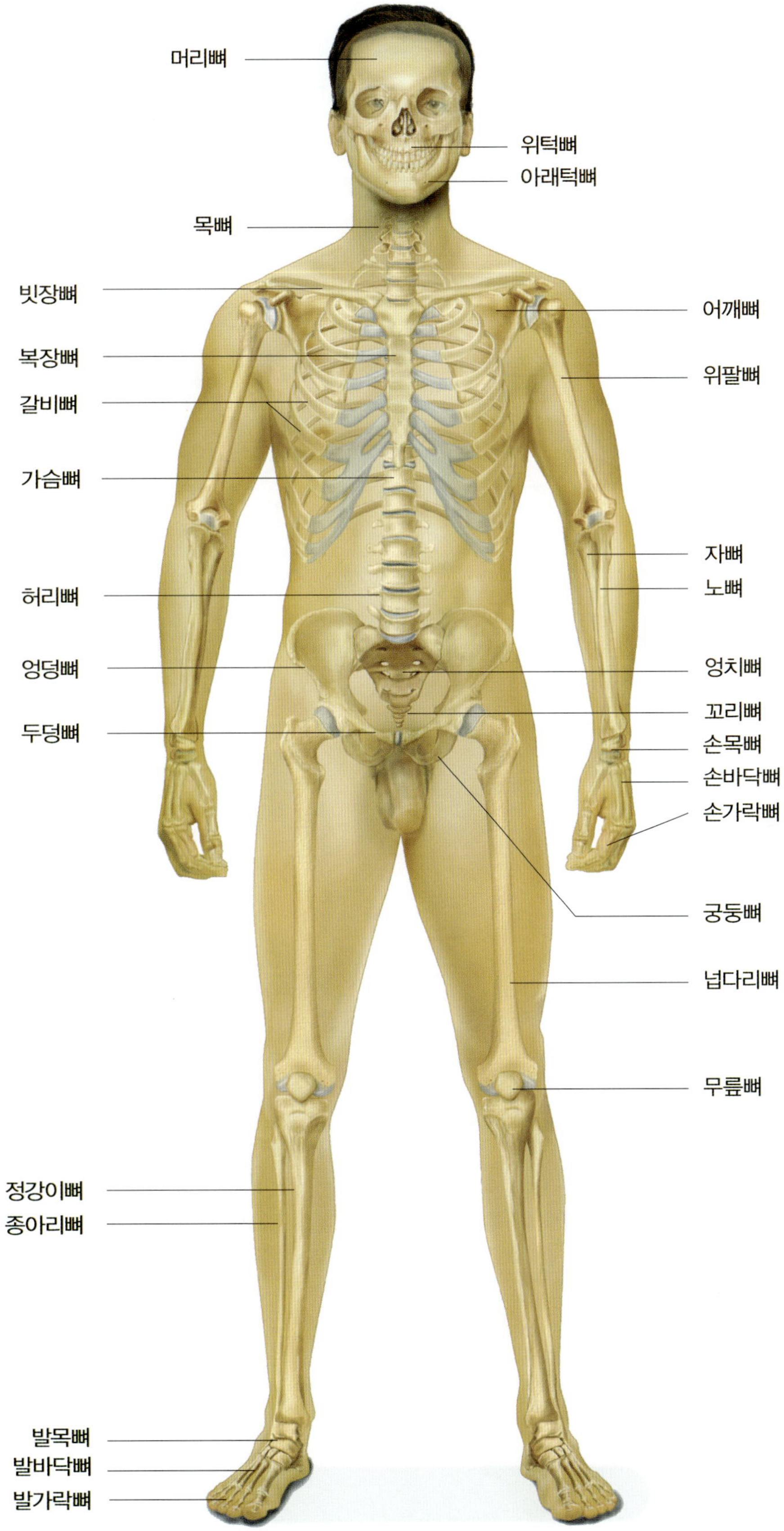
머리뼈
위턱뼈
아래턱뼈
목뼈
빗장뼈
어깨뼈
복장뼈
위팔뼈
갈비뼈
가슴뼈
자뼈
노뼈
허리뼈
엉덩뼈
엉치뼈
꼬리뼈
두덩뼈
손목뼈
손바닥뼈
손가락뼈
궁둥뼈
넙다리뼈
무릎뼈
정강이뼈
종아리뼈
발목뼈
발바닥뼈
발가락뼈

근육계통

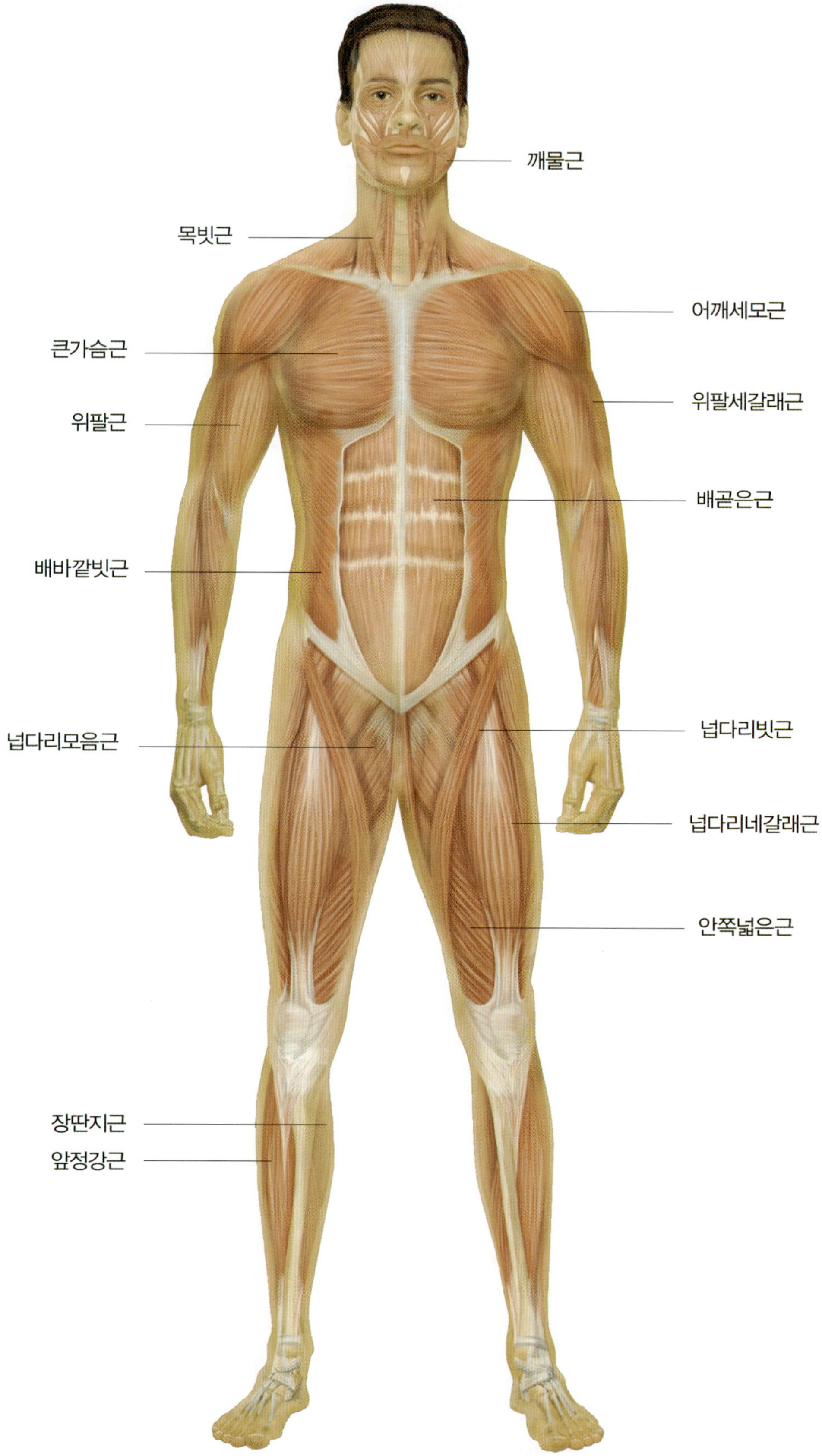
깨물근
목빗근
어깨세모근
큰가슴근
위팔세갈래근
위팔근
배곧은근
배바깥빗근
넙다리빗근
넙다리모음근
넙다리네갈래근
안쪽넓은근
장딴지근
앞정강근

호흡계통

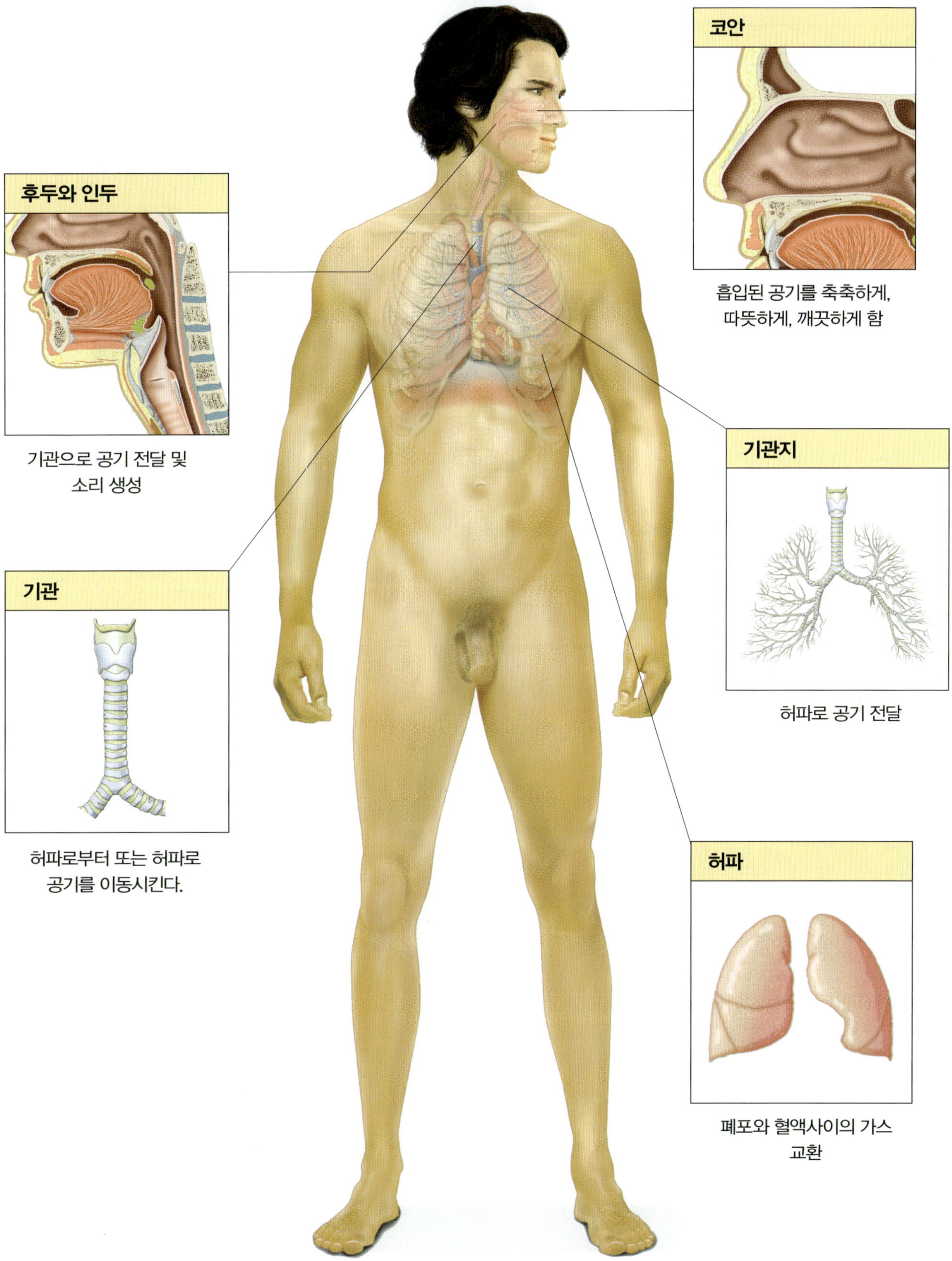
코안
흡입된 공기를 축축하게,
따뜻하게, 깨끗하게 함
후두와 인두
기관으로 공기 전달 및
소리 생성
기관지
허파로 공기 전달
기관
허파로부터 또는 허파로
공기를 이동시킨다.
허파
폐포와 혈액사이의 가스
교환

심장혈관계통

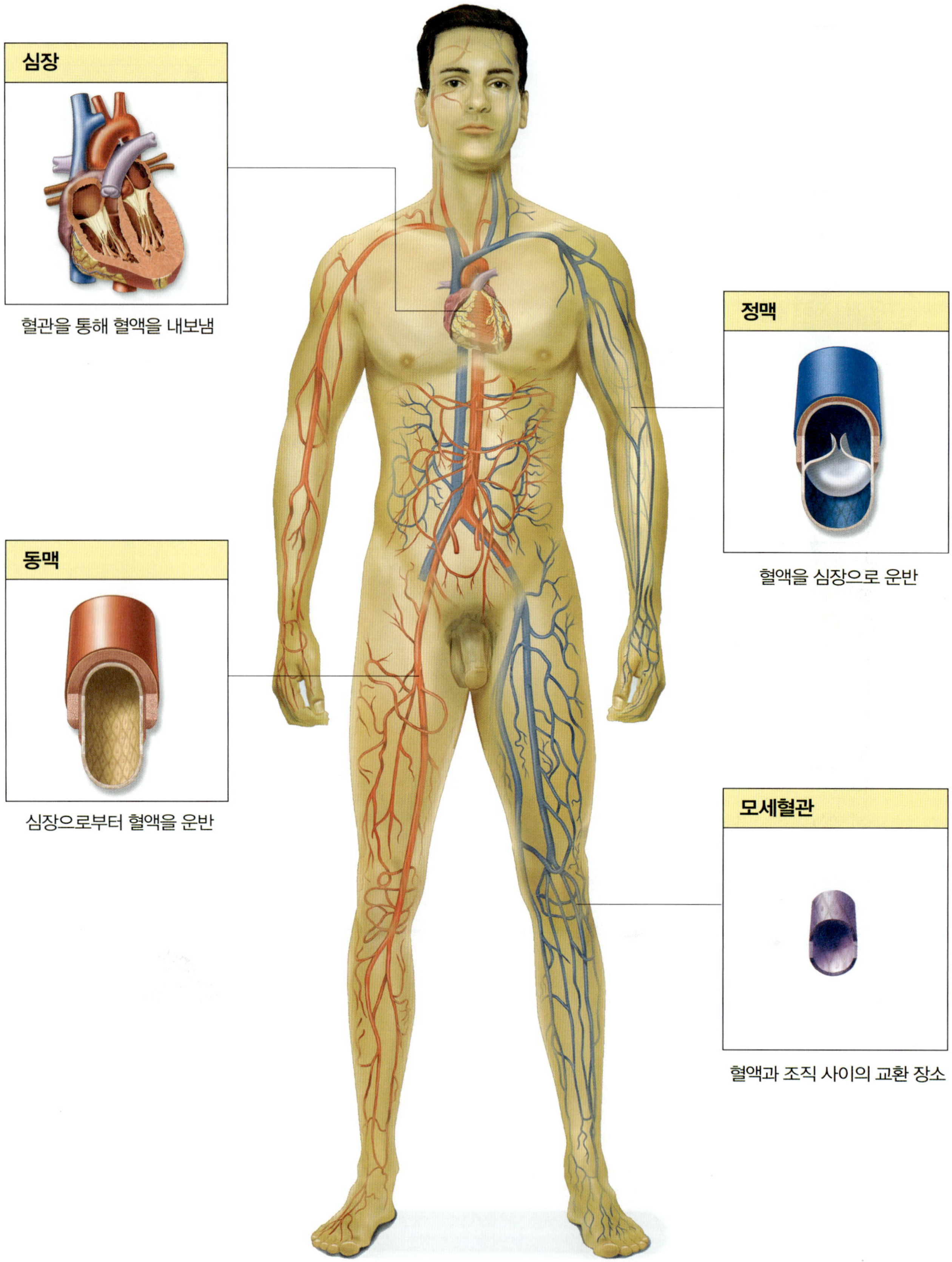

심장
혈관을 통해 혈액을 내보냄
정맥
혈액을 심장으로 운반
동맥
심장으로부터 혈액을 운반
모세혈관
혈액과 조직 사이의 교환 장소

신경계통

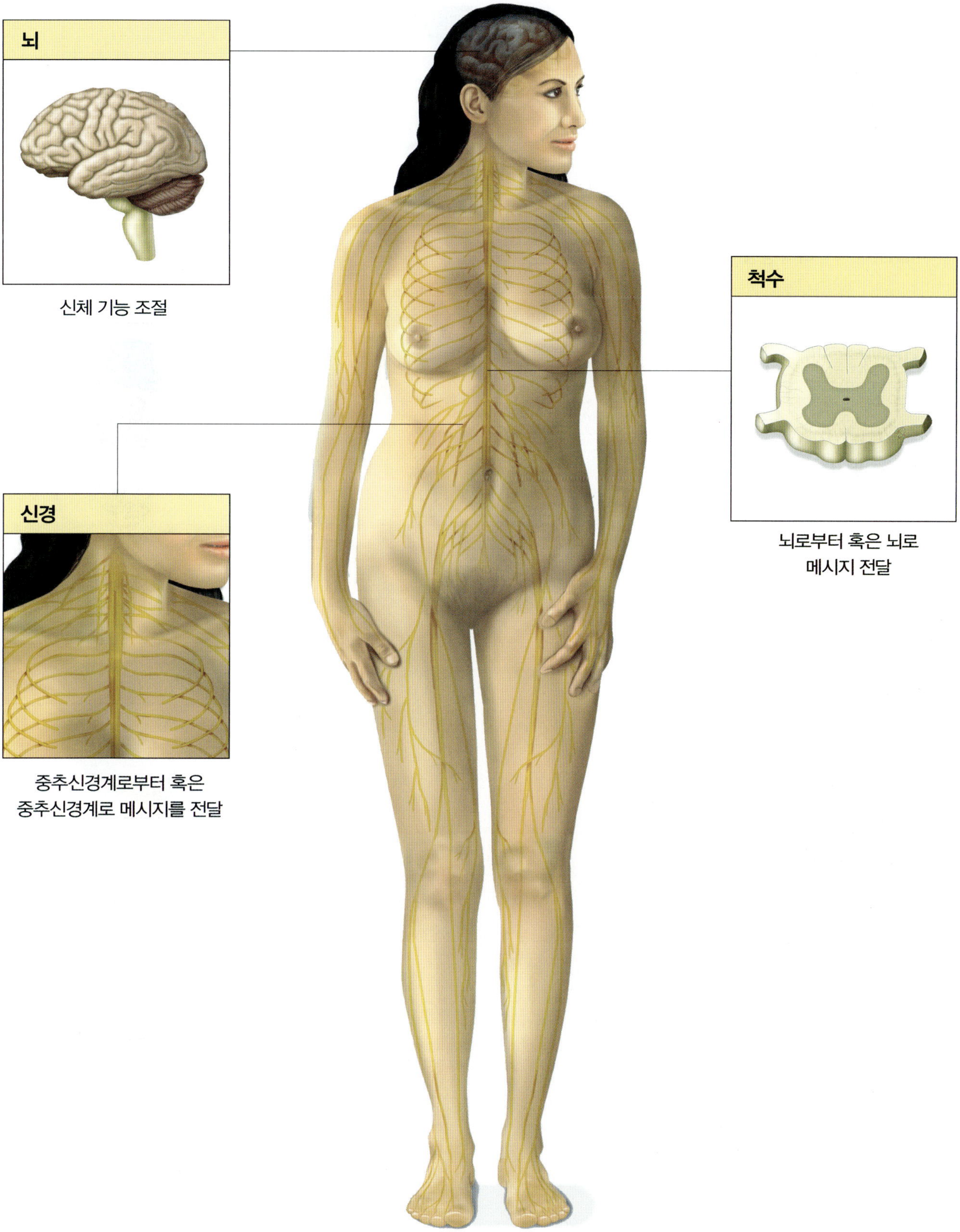

소화계통

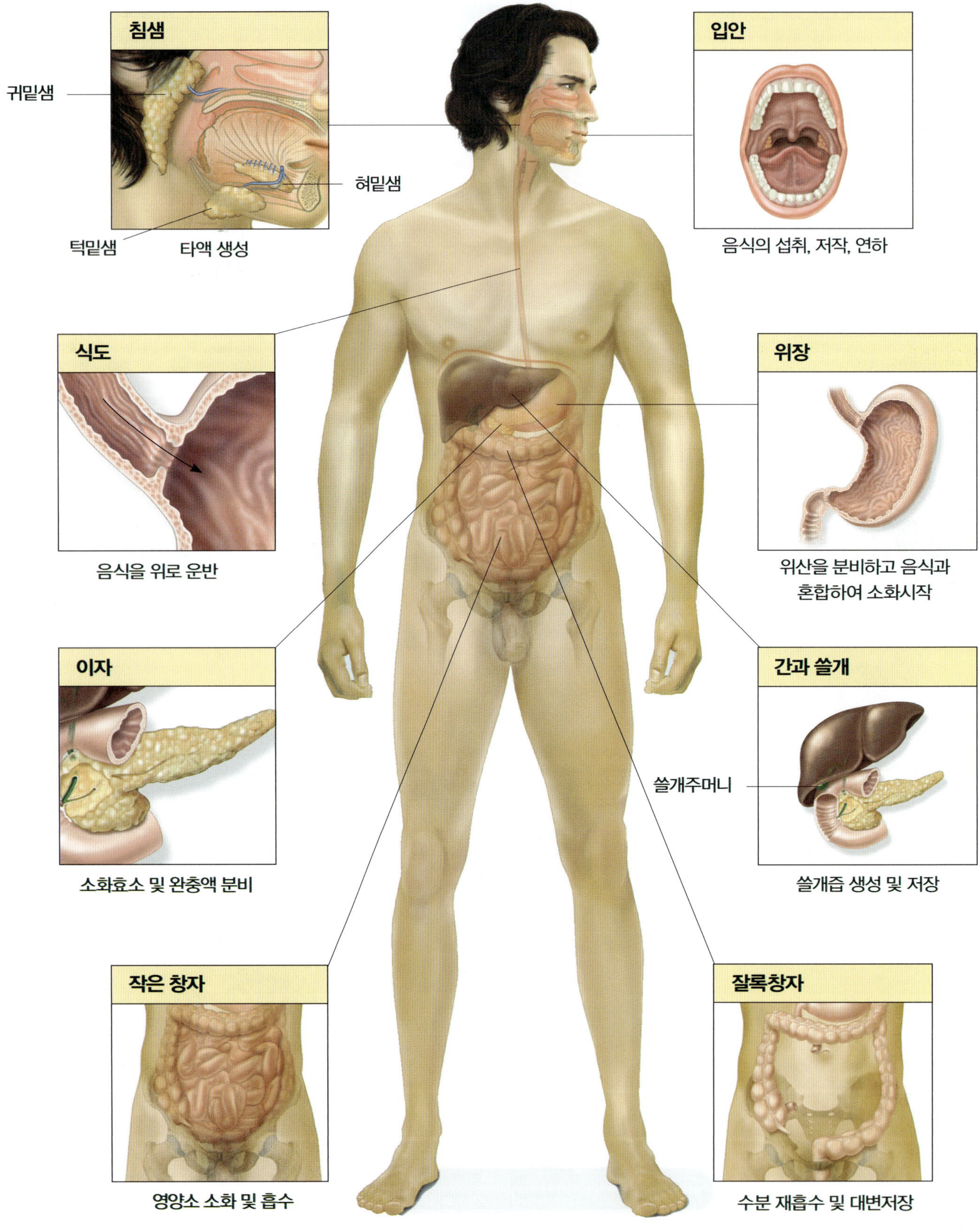

침샘
귀밑샘
혀밑샘
턱밑샘
타액 생성
입안
음식의 섭취, 저작, 연하
식도
음식을 위로 운반
위장
위산을 분비하고 음식과
혼합하여 소화시작
이자
소화효소 및 완충액 분비
간과 쓸개
쓸개주머니
쓸개즙 생성 및 저장
작은 창자
영양소 소화 및 흡수
잘록창자
수분 재흡수 및 대변저장

피부계통

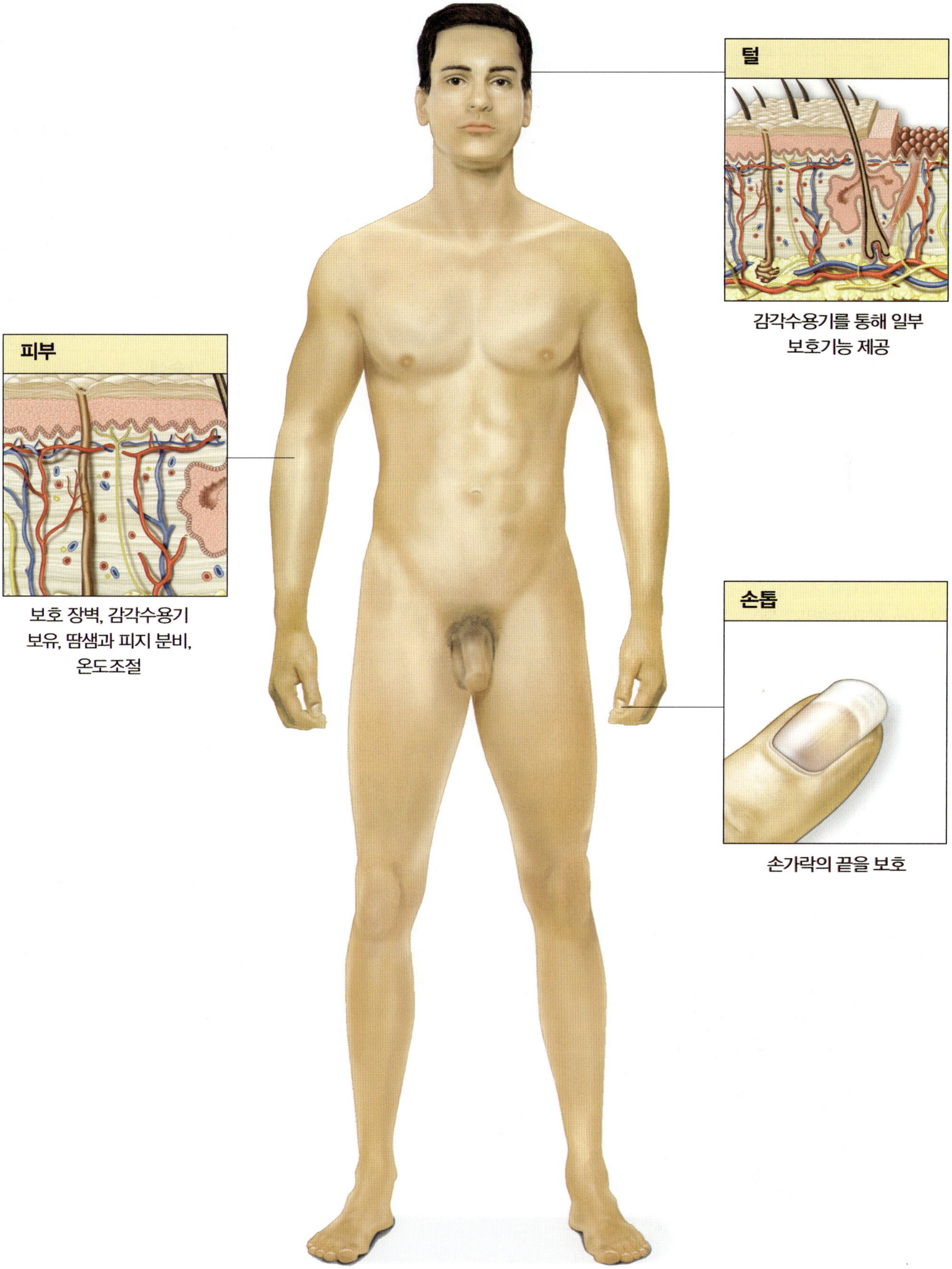
털
감각수용기를 통해 일부
보호기능 제공
피부
보호 장벽, 감각수용기
보유, 땀샘과 피지 분비,
온도조절
손톱
손가락의 끝을 보호

내분비계통

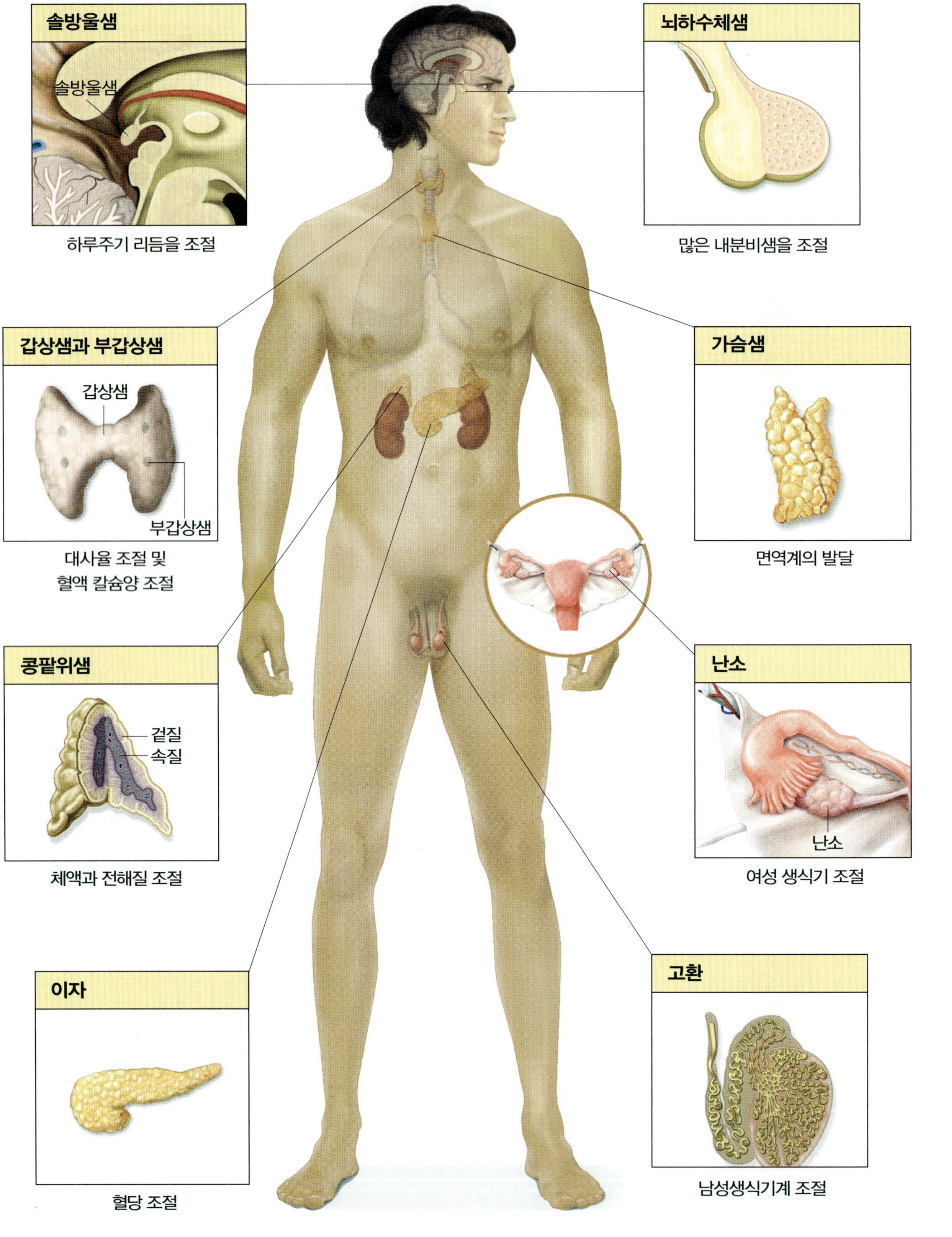

솔방울샘
솔방울샘
하루주기 리듬을 조절
뇌하수체샘
많은 내분비샘을 조절
갑상샘과 부갑상샘
갑상샘
부갑상샘
대사율 조절 및
혈액 칼슘양 조절
가슴샘
면역계의 발달
콩팥위샘
겉질
속질
체액과 전해질 조절
난소
난소
여성 생식기 조절
이자
혈당 조절
고환
남성생식기계 조절

콩팥계통

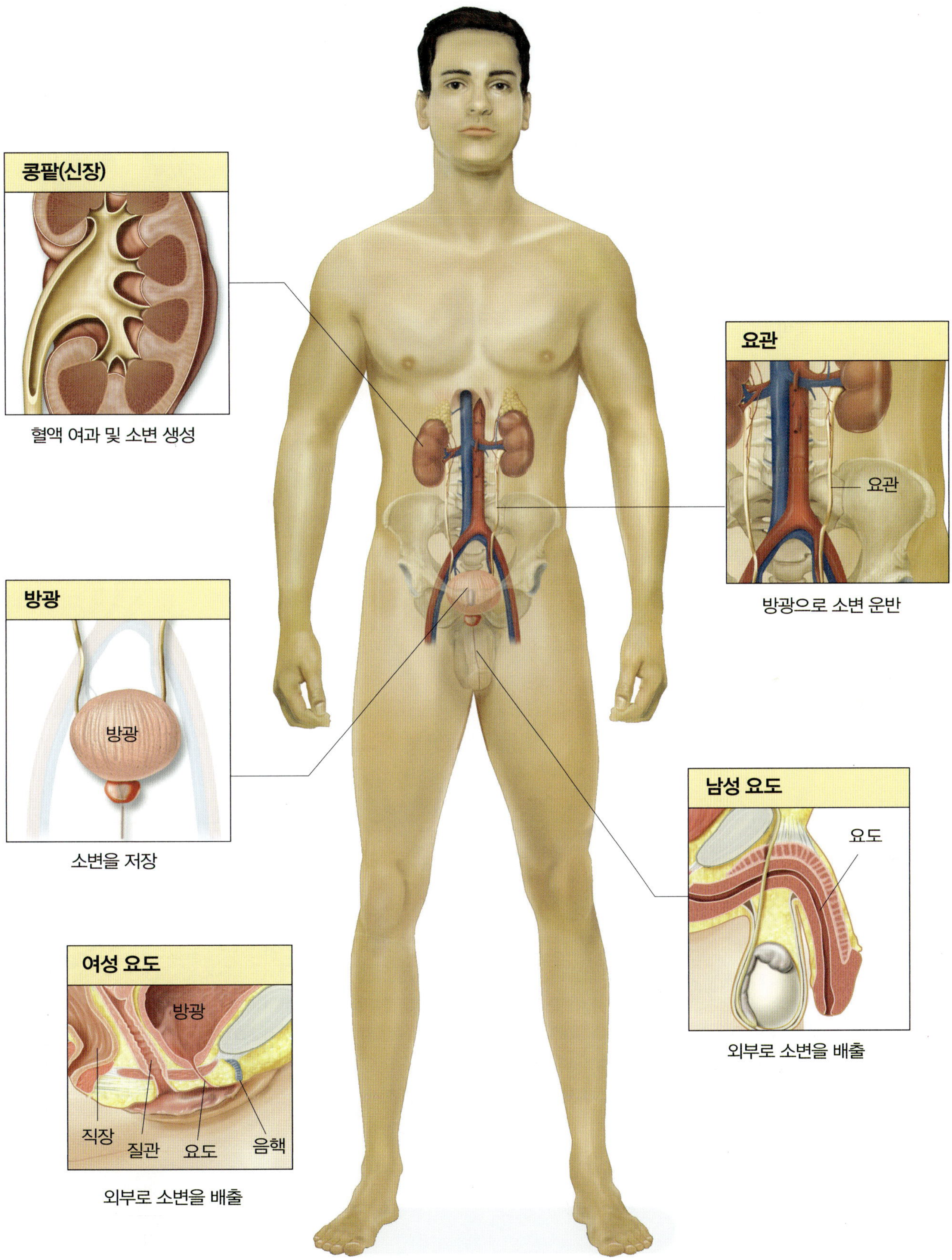
콩팥(신장)
혈액 여과 및 소변 생성
요관
요관
방광으로 소변 운반
방광
방광
소변을 저장
남성 요도
요도
외부로 소변을 배출
여성 요도
방광
직장
질관
요도
음핵
외부로 소변을 배출

남성 생식기계통

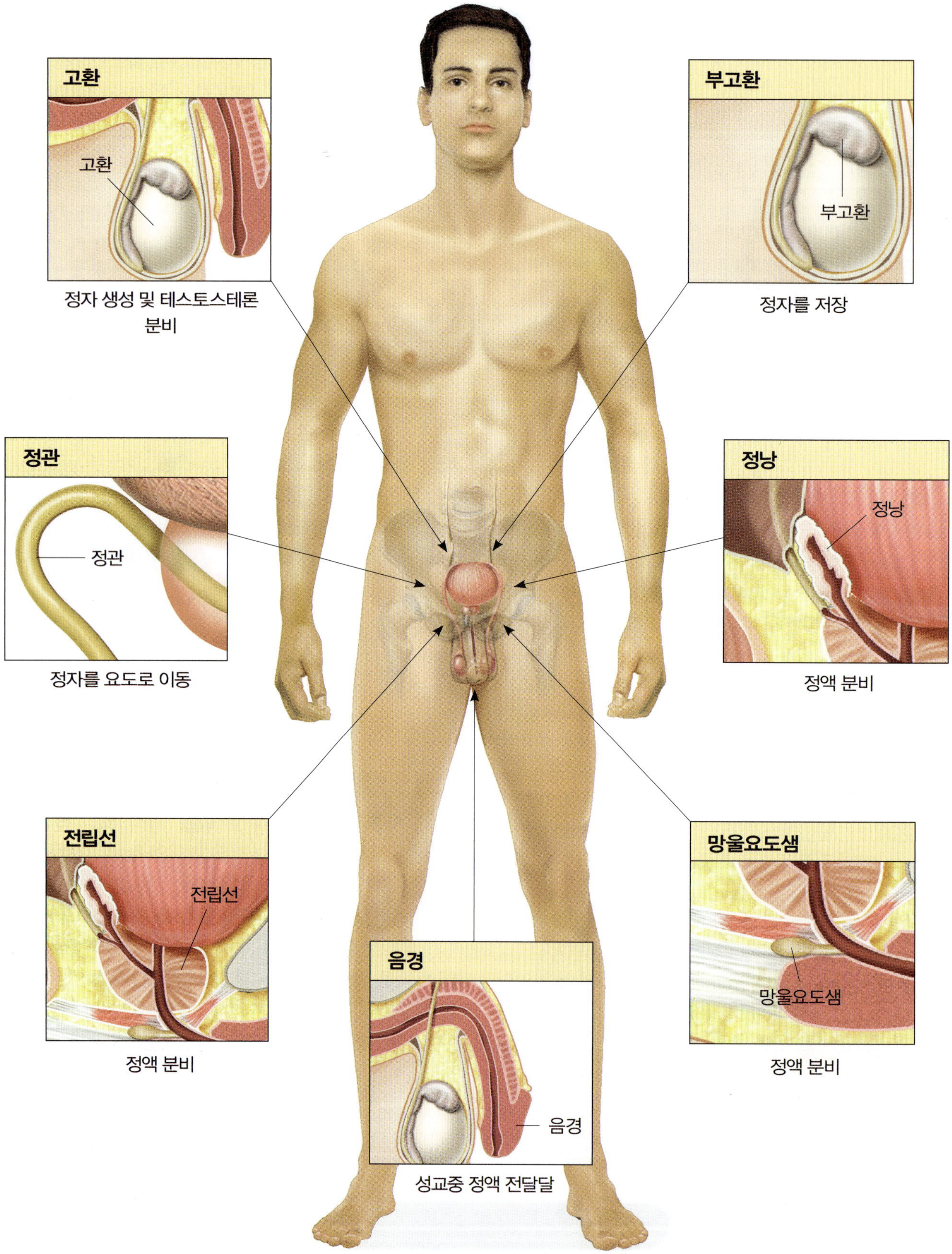

고환
고환
정자 생성 및 테스토스테론 분비
부고환
부고환
정자를 저장
정관
정관
정자를 요도로 이동
정낭
정낭
정액 분비
전립선
전립선
정액 분비
망울요도샘
망울요도샘
정액 분비
음경
음경
성교중 정액 전달달

여성 생식기계통

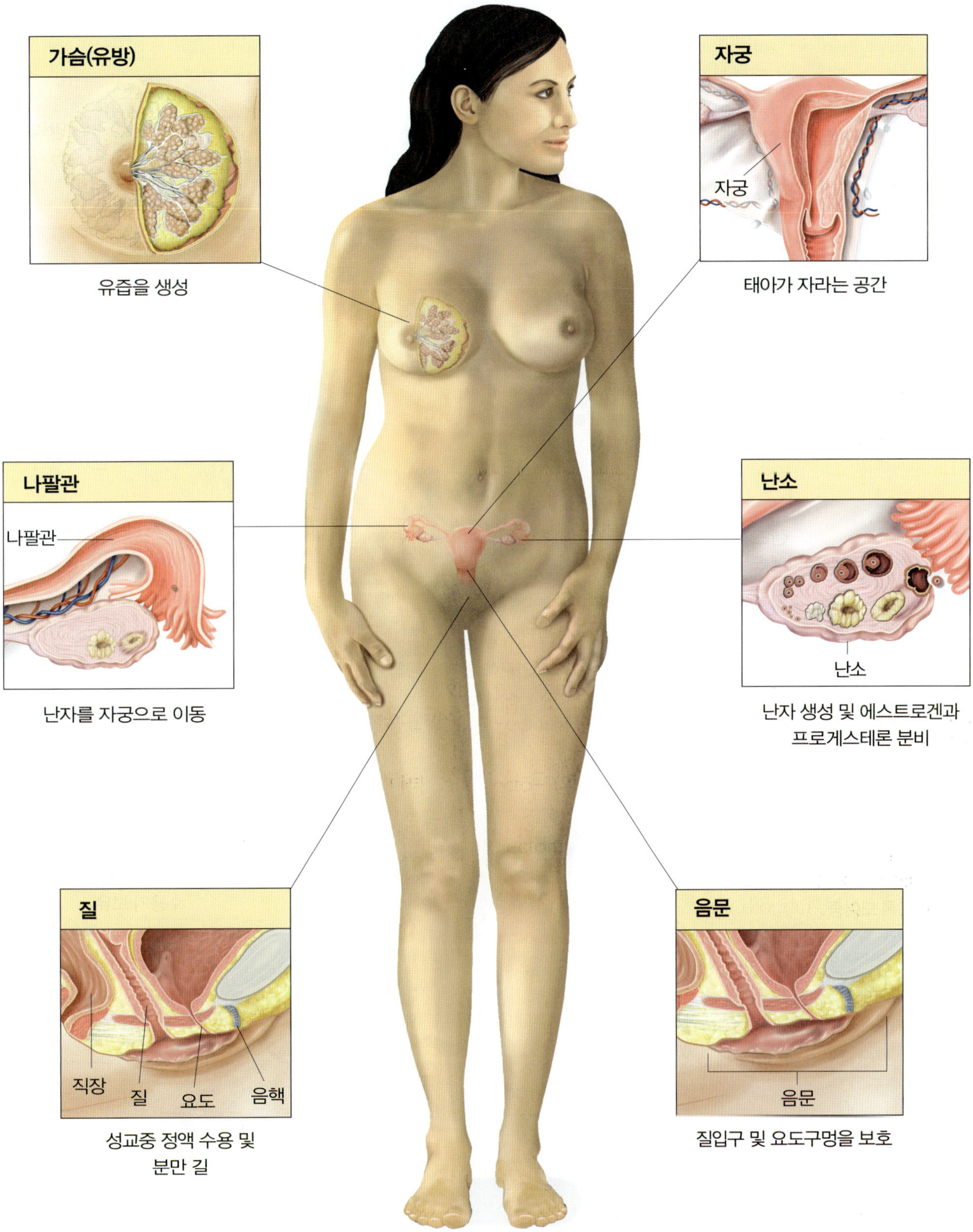

가슴(유방)
유즙을 생성
자궁
자궁
태아가 자라는 공간
나팔관
나팔관
난자를 자궁으로 이동
난소
난소
난자 생성 및 에스트로겐과 프로게스테론 분비
질
직장
질
요도
음핵
성교중 정액 수용 및 분만 길
음문
음문
질입구 및 요도구멍을 보호

특수 감각기

눈

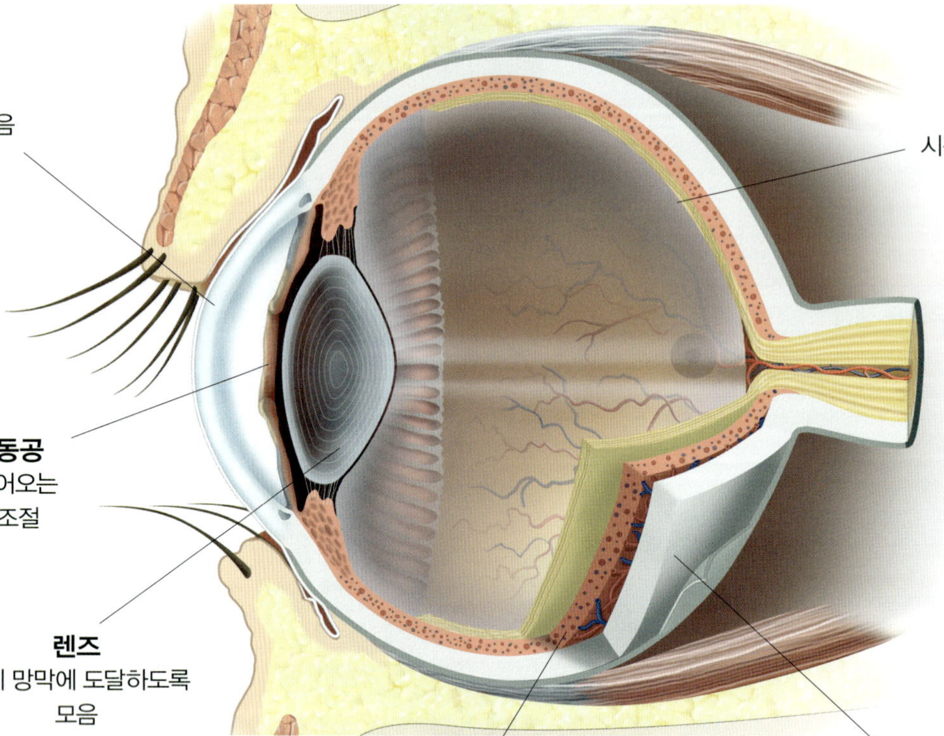

각막
안구로 빛을 받음
망막
시각 수용기를 가짐
홍채와 동공
안구로 들어오는
빛의 양 조절
렌즈
빛이 망막에 도달하도록
모음
맥락막층
안구에 혈액을 공급
공막
안구를 보호하는 단단한
바깥쪽 막

귀

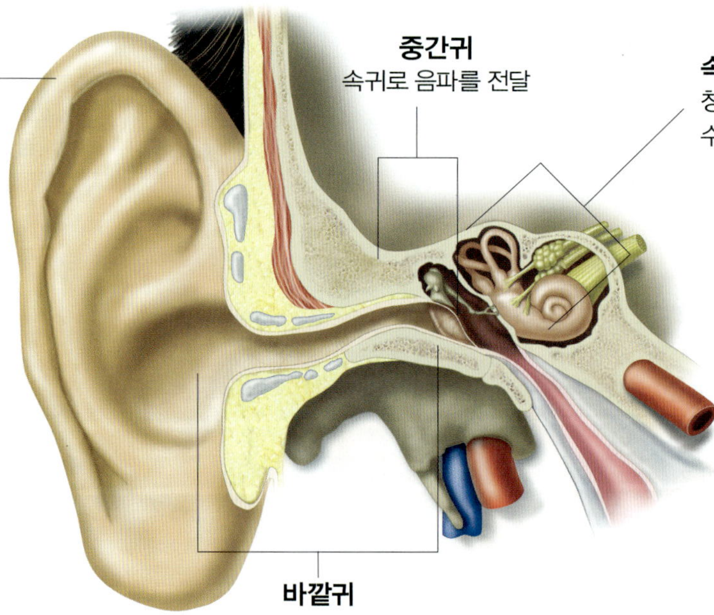

귓바퀴
음파를 귀통로로 들어
가도록 모아줌
중간귀
속귀로 음파를 전달
속귀
청각 및 평형감각의
수용기 보유
바깥귀
음파를 중간귀로 전달

정답 및 해설

다음은 각 단원에 있는 비판적 의사 결정, 서술 특징, 단원 마지막의 요약 문제, 비판적 사고 연습, 병태생리학적 접근, 현장 이야기의 정답 및 토론에 대한 내용이다.

제1단원: 응급의료에 대한 소개

비판적 의사 결정

1. 환자를 적절한 병원으로 이송하기 위한 결정을 하기 위해 응급구조사가 반드시 얻어야 할 몇가지 정보들이 있다. 예를 들어, 환자의 주치의가 상주하는 특정 병원으로 이송되기를 원할 경우, 또는 환자의 상태가 조금 떨어진 병원으로 이송되기엔 매우 불안정할 경우가 있다. 대부분의 경우 해당 지역 관할 내 환자 이송과 병원 선택에 대한 특정 정책을 가지고 있다. 이 정책은 종종 화상 및 외상센터 등의 전문센터로 환자를 이송하기 위한 규정도 포함되어 있다. 요즘엔 대부분의 병원들이 심장과 뇌혈관 전문 센터와 같이 특정 분야에 대한 치료 전문센터로 발전하고 있다. 전문센터로 환자를 이송할 땐 항상 지역 내 정책 또는 의료 지도를 고려해야 한다.
2. 환자를 치료하는 것은, 특히 약물 투여와 같은 침습적 행위는 신체 평가와 환자의 병력에 대해 완전 이해하는 것을 요구한다. 여러분이 제공하는 치료의 위험과 이익을 이해하는 것과 환자 평가 동안 나타나는 사실 및 증거에 근거하여 결정을 내리는 것은 환자에게 해를 입히지 않고 환자에게 필요한 것에 대한 치료 계획을 세우는데 도움을 줄 것이다.

요약 문제

1. 응급의료체계의 구성은 119, 상황실근무자, 일차반응자, 응급구조사, 전문응급구조사, 구급차, 응급실, 그리고 병원의 다른 부서들이다.
2. 특정 지정 병원들은 외상센터, 화상센터, 소아센터, 독극물 관리센터, 심혈관센터, 뇌혈관센터를 포함한다.
3. 응급의료 훈련과 자격 인증에 있어 미국이 정한 3가지 단계별 분류는 일차반응자(EMR), 응급구조사(EMT), 그리고 전문응급구조사(Paramedic)이다.
4. 응급구조사에게 요구되는 특정한 책임 영역은 개인 안전, 동료/환자/목격자의 안전, 환자평가, 환자처치, 들기와 운반, 이송, 환자의 인계, 환자의 변호, 그리고 공공 의료를 포함한다.
5. EMT의 바람직한 개인적, 신체적 특성은 건강한 신체를 유지하고, 55kg 이상을 들거나 옮길 수 있어야 하며, 시력 및 청력에 문제가 없어야 하며; 구두와 문자로 의사소통을 주고 받을 수 있어야 한다; 또한 쾌활하고, 신중하며, 협조적이고 전문적이어야 한다.
6. 질 향상은 응급의료체계의 질 개선과 향상이 필요한 부분을 확인하기 위한 지속적 자가 검토의 과정이다.
7. 직접 의료지도와 간접 의료지도의 차이점은, 직접 의료지도는 무선이나 전화를 통해 응급현장에 있는 응급구조사에게 직접 내려지는 근무중인 의사의 지시를 말하고, 간접 의료지도는 응급구조사가 특정 약물을 투여하거나 처치할 때, 지도의사나 다른 의사들에게 보고하지 않고, 이미 정해진 프로토콜이나 지침에 따라 처치하거나 약물을 투여할 수 있는 것을 말한다.

비판적 사고 연습

1. 바람직한 개인적 특성들은 쾌활하고, 신중하며, 협조적인 태도를 가지기 위한 노력을 포함한다. 리더로서 한 단계 더 나아가기 위한 노력과, 그리고 스트레스 상황에서 감정적으로 안정을 유지하는 것은 매우 중요하다. 효과적인 청취와 의사소통 술기는 응급구조사에게 있어 필수적이다. 환자는 각기 다른 문화와 환경을 가지고 있기 때문에 자신과는 매우 다를 수 있다. 그렇기 때문에 항상 열린 마음으로 환자를 대하고, 환자를 자신의 방식대로 판단하지 않아야 한다. 매일 그리고 매번 환자들을 만날 때마다, 이러한 생각을 가지고 항상 같은 자세로 환자를 대해야 한다.
2. 항상 세미나, 강의, 교육, 비디오, 그리고 연구를 통해 새로운 지식과 술기를 습득해야 한다.

현장 이야기 질문

1. Chuck Hartley는 깔끔한 복장을 갖추고, 신입 응급구조사를 일에 참여시켰어야 한다. 예를 들어, 신입 응급구조사는 근무 시작 시 구급차와 모든 장비를 확인하는데 도움을 줄 수 있도록 했어야 한다. Chuck는 또한 장비 사용법에 대해 설명했어야 한다. 바꾸어 말하자면, 신입 응급구조사 또한 그가 자신에게 무엇을 기대하고 있는지 알 필요가 있다. .
2. Chuck는 잘 관리되지 않은 유니폼, 신입 응급구조사에게 자신이 필요하다고 말할 때까지 앉아 있으라고 한 점, 환자에게 자신을 소개하지 않은 점, 모욕적이고 비판적인 단어 사용 등 응급구조사로 전문적인 행동을 보여주지 않았다.
3. 신입 응급구조사에게 무엇을 기대할 내용으론 다음을 포함한다.
   - 적절한 의사소통 술기
   - 단정하고 깔끔한 차림새
   - 다른 응급구조사들과 환자에게 예의 있고, 정중한 행동
   - 해야 할 일에 대해 적극적인 자세
   - 신입 응급구조사가 필요한 것을 이해(공감)
   - 훌륭한 환자처치 술기
   - 팀워크 활동에 대해 적극적인 자세
4. Susan Miller는 깔끔한 복장을 유지하였다. 그녀는 신입 응급구조사를 기억하고 관심을 가졌으며, 자신이 신입 응급구조사에게 어떤 점을 기대하는지 예의를 지키며 의사 소통했다. 그녀는 구급차, 장비, 그리고 회사 정책에 대해 간단한 오리엔테이션을 제공했다. 신입 응급구조사를 임무에 적극적으로 참여시켰고, 환자처치에 있어 상당히 전문적인 태도를 보여주었다. 그녀는 신입 응급구조사를 감독해주며, 사람을 과소 평가하지 않도록 노력하는 자세를 보여주었다. 그녀는 출동이 종료된 후에도, 피드백을 주고 받으며 더 전문적인 응급구조사가 되도록 노력했다.
5. Susan은 훌륭하고 전문적인 응급구조사의 표본이 되었다. 실습생들은 이러한 배움의 환경에서 좀 더 긍정적인 경험을 얻을 수 있을 것이다.
6. 전문적인 응급구조사로 발전하기 위해서는 많은 개인적 특성들이 있다: 쾌활함, 신중함, 협조적, 단정함, 존중, 그리고 효과적인 의사소통 등

제 2단원: 응급구조사의 안녕

비판적 의사 결정

1번~5번. 토론: 이들과 비슷한 상황은 무엇이 있을까? 이 단원에서 설명한 것 이외에 또 다른 표준예방조치에는 무엇이 있을까?

요약 문제

1. 응급구조사에게 스트레스를 주는 요인에는 대량환자 발생사고, 영아와 소아 환자, 심각한 손상, 학대와 방치, 동료의 죽음, 일과 관련 없는 개인적인 문제 등이 있다.
2. 급성스트레스는 갑작스럽게 발생하며, 심각한 소아 환자를 다룬 후 종종 관찰할 수 있을 것이다. 만성스트레스는 시간이 지남에 따라 발생한다. 수주, 수개월, 또는 수년 동안의 근무 생활 중에 축적되어 발생한다.
3. 슬픔의 단계는: 부정–환자는 죽는다는 사실에 대해 부정할 것이다; 분노–환자는 자신의 죽음에 대해 화가 날 것이다; 협상–환자는 잠시 동안 죽음을 미루고자 한다; 우울–환자는 우울해지거나 절망에 빠진다; 수용–환자는 죽음에 대해 준비를 한다. 응급구조사가 환자와 가족들을 이해하는 것은 자신뿐만 아니라, 환자 및 가족의 스트레스도 다뤄줄 것이다.
4. 개인보호장비의 예로는: 보호 장갑–지혈, 흡인, 인공 환기, 심폐소생술등에 사용한다; 보호안경–체액이 튀어 눈의 점막에 들어가는 것을 예방하기 위해 사용한다; 마스크–공기매개(홍역과 같은)에 의한 감염 확산을 예방하기 위해 사용; 가운–동맥 출혈 또는 출산 시 사용한다.

비판적 사고 연습

응급구조사 스스로가 안전하지 않다면, 응급구조사는 환자를 도울 수 없을 뿐더러, 자신도 심각한 손상을 입거나 사망에 이를 수 있다. 현장 안전을 위해 물러나고, 경찰을 호출한다. 현장이 안전함을 확인한 후에만 환자에게 접근하도록 한다.

병태생리학적 접근

1. 흔한 감기, 바이러스, 그리고 인플루엔자는 전형적으로 감염자가 호흡, 기침, 재채기 시 발생하는 아주 작은 비말에 의해 퍼진다. 또한 이미 전염된 물체를 여러분의 손으로 만진 후, 그 손을 눈 또는 코에 접촉했을 때 전염된다.
2. 스트레스에 대한 신체의 반응은 교감신경계를 활동시킨다. 이는 심장박동수 증가, 호흡 수 증가, 기관지 확장, 혈

압 증가 등을 야기한다. 이들은 모두 스트레스를 다루기 위한 신체의 보상기전들이다.

3. 좋은 스트레스와 나쁜 스트레스의 차이는 스트레스에 대한 대처 능력과 저항을 감소시킨다는 것이다. 스트레스는 여러 사람에게 각기 다른 방식으로 영향을 미친다. 예를 들어, 두명의 응급구조사가 같은 출동현장을 겪었음에도, 둘은 상반된 반응을 보일 수 있다.

현장 이야기 질문

1. 환자가 심각한 얼굴 손상을 입었고, 응급구조사는 환자의 혈액과 체액들에 접촉할 가능성이 있으므로, 이러한 상황에서 보호장갑을 착용하는 것은 필수적이다. 장갑은 혈액매개 병원체에 노출될 가능성을 최소화할 수 있도록 도와준다. 상처가 없이 온전한 피부 또한 우연한 노출의 상황에서 최소한의 보호를 제공한다. 하지만, 이와 같은 경우, 응급구조사의 손에 상처가 있었으므로, 장갑을 착용하지 않았다면 감염에 노출될 잠재적인 위험이 크다.
2. 직업과 관련된 부상과 감염은 실제로 여러분에게 발생하지 않는 한 평소엔 크게 신경 쓰지 않는 부분이다. 직업과 관련된 감염에 대한 영향력을 절대 무시해서는 안되며, 특히 여러분의 감염은 동료, 그리고 여러분의 사랑하는 가족에게까지 전파될 수 있음을 잊어서는 안된다. 게다가, 직업과 관련된 감염은 감염 여부의 결과를 기다리는 동안 여러분을 불안하게 할 것이며, 부작용이 심한 강력한 감염 예방의 약물을 복용해야 할지도 모른다.
3. 언제든지 감염은 발생할 수 있고, 발생 시 즉각적으로 고용주에게 보고해야 한다. 이 사고는 절대로 숨겨서는 안되고, 빠른 시간 내에 반드시 인지하여야 한다. 고용주는 전형적으로 이러한 사고를 적절하게 관리하기 위해 훈련받았으며, 감염의 정도를 결정할 수 있다. 미안함보다는 안전함이 더 중요한 것이라는걸 기억해야 한다. 감염이 의심되는 경우엔, 응급실에서 직업과 관련된 평가 및, 의사 검진, 혈액 검사를 받는다.
4. 검사 결과를 위해 기다리는 동안 발생하는 불안함은 직업과 관련된 감염 발생상황 시 최악의 부분 중 하나이다. 이러한 불안은 불편한 부부 관계와, 그 상황을 알고 있는 동료와의 긴장감, 어색함, 그리고 두려움을 불러 일으킬 수 있다.
5. 손 세척은 감염을 예방하기 위한 최 전선에 있는 방어책이다. 장갑을 착용하였다 하더라도, 장갑을 벗은 후 반드시 손 세척을 시행해야 한다.
6. 최소한, 모든 응급구조사들은 장갑과 보호안경을 필요시 즉각적으로 사용할 수 있도록 준비해 놓아야 한다. 매번 환자를 만날 때 마다 보호안경과 장갑을 착용하도록 한다. 가운과 추가적인 보호장구(마스트 등)들은 여러분의 현장평가에 따라 착용하도록 한다.

제 3단원: 환자 들어올리기와 이동하기

비판적 의사 결정

1. 2층 침실에서 심각한 호흡곤란을 호소하는 환자는 앉아있을 수도 없을 만큼 힘들어 하거나, 환기가 필요한 경우가 아니라면 계단형 들것으로 환자를 이동시킬 수 있다. 이 상황에서 가변형 들것 또한 좋은 선택이다.
2. 충돌사고로 인해 대략 100m 정도 떨어진 숲으로 튕겨져 나간 오토바이 운전자의 경우 긴 척추고정판에 완전히 고정되어야 한다.
3. 계단에서 떨어져 목과 허리에 통증을 호소하는 환자는 긴 척추고정판에 완전히 고정되어야 한다.
4. 매우 좁은 1층 복도에서 발견된 의식 없는 환자는 가변형 들것을 이용하여 빠르게 구출할 수 있다.

요약 문제

1. 신체 역학(body mechanics)이란 신체를 적절히 사용함으로써 부상을 방지하며 환자 또는 무거운 물건들을 들어올리고 운반하기 위해 사용되는 원리이다:
   - 발을 평평한 지면에 놓고, 어깨 넓이만큼 벌린다.
   - 들어올릴 때, 허리가 아닌 다리를 사용하여 들어올린다.
   - 들어올릴 때, 결코 올리는 행동 이외의 어떤 다른 움직이나 비트는 행위를 해서는 안 된다.
   - 한 손으로 들어올릴 때는 한 쪽으로 몸을 굽히는 것을 피해야 한다.
   - 물체를 가능한 한 몸 가까이 붙여야 한다.
   - 환자를 운반하기 위해 계단을 이용해야 할 때에는, 되도록 계단형 들것을 사용하도록 한다.
2. 응급이동을 시행해야 하는 상황들은 다음과 같다: 현장이 위험지역인 경우, 환자의 생명이 위태로워, 처치를 위해서 적절한 장소로 옮겨야 하는 경우, 그리고 다수 환자가 발생한 상황에서, 즉각적인 처치가 필요한 환자들에게 접근해야 할 경우이다.
3. 환자 들어올리기 방법에는 팔다리 들기, 직접 들기, 직접

운반, 그리고 시트 당기기 방법이 있다. 환자 끌기 방법에는 어깨 끌기, 다리 끌기, 소방관 끌기, 옷 끌기, 경사 끌기, 담요 끌기 등이 있다.

4. "긴 축 방향으로 끌기(long-axis drag)"는 어깨 부분을 붙잡고 한다. 어깨를 끌어줌으로써 몸은 해부학적 자세가 될 수 있도록 도와준다. 이것은 응급이동 시 척추 손상의 악화를 예방하고 최소화 시켜준다.

비판적 사고 연습

1. 5m 높이에서 추락하여 척추 손상이 의심되는 환자는 척추 고정판으로 들어올리거나 이동되어 완전히 고정되어야 한다.
2. 엘리베이터가 없는 건물의 5층에 살며 가슴 통증을 호소하는 환자는 계단형 들것에 의해 이동되어야 한다.
3. 폭발의 위험이 있는 환경에 놓인 환자는 반드시 어깨 끌기 방법으로 응급 이동되어야 한다.

현장 이야기 질문

1. 경추고정대와 짧은 척추고정판을 적용시킴으로써 환자를 차량에서 구출한다. 필요한 신경학적 검사를 모두 수행한 이후, 환자를 긴 척추고정판으로 옮긴다.
2. 구출장비를 사용할 때, 환자의 기도와 호흡에 부정적인 영향을 미칠 뿐만 아니라, 환자에게 불편감을 줄 수 있다는 점을 명심해야 한다. 경추고정대는 너무 조이지 않도록 하고, 짧은 척추고정판을 고정할 때에는 환자의 호흡에 방해되지 않도록 적용한다. 환자를 긴 척추고정판으로 옮겨지고 난 후, 짧은 척추고정판의 다리고정대는 느슨하게 풀어 환자의 불편감을 감소시킨다.
3. 환자를 이동시킬 때 중요한 것은, 특히 환자를 차량에서 구출할 때, 팀의 협동이다. 머리 고정을 맡은 응급구조사가 매 이동 시 선두가 되어 구령을 넣는다. 예를 들어. "제 구령에 맞추어 환자를 긴 척추고정판으로 이동시키겠습니다. 하나, 둘, 셋" 팀원들은 반드시 환자의 상태를 확인하도록 하고, 특히 기도, 호흡, 순환과 의식상태 변화를 확인하도록 한다. 빠른 신경학적 검사는 환자를 이동하기 전, 후로 시행해야 한다.
4. 이 시나리오에서는, 경추고정대, 짧은 척추고정판(조끼형 구출장비), 긴 척추고정판, 머리고정대, 들것, 들것잠금장치 등이 사용되었다. 장비들은 손상기전에 근거하여 선택되어야 하며, 환자의 안전과 목과 척추 손상을 최대한 예방할 수 있어야 한다.
5. 환자를 다시 옮기기 전에, 환자가 호흡에 어려움이 없는지, 환자의 의식상태 수준은 변하지 않았는지 계속해서 확인해야 한다. 팀원은 팔다리의 맥박, 움직임, 감각을 평가함으로써 빠른 신경학적 검사를 수행한다. 환자가 긴 척추고정판에 안전하게 고정되어 있는지 확인하도록 한다.
6. 긴 척추고정판을 바퀴달린 들것으로 옮길 때, 바퀴가 고정되어 들것이 움직이지 않는지 확인하고, 모든 구조자들이 한 방향을 보고 움직여야 한다. 만약 다른 방향을 바라보고 움직여야 할 구조자가 있다면, 누군가가 그 구조자의 뒤를 지지해주도록 한다.

제 4단원: 의료적/법적 및 윤리적 문제

비판적 의사 결정

1. 동료의 심각한 임상적 오류를 들었다는 것은, 들은 것에 대해 진실을 말해야 하는 도덕적 책임을 가진 것을 의미한다. 만약 이것이 보고되지 않는다면, 환자는 피해를 입을 것이다. 직접 보고하는 것보다 실수한 동료에게 진실을 말하도록 격려하는 것도 좋은 방법이다.
2. 술에 취한 채 처치를 제공하는 것은 재난을 만드는 법이다. 술을 마셨다면, 그들에게 처치를 제공하기 전에, 마신 술의 알코올 농도와 마지막으로 마신 시간을 고려하도록 한다. 대부분은 알코올을 섭취한 경우 처치를 제공하지 말 것을 강력하게 권장하고 있다. 여러분이 환자로서, 술 냄새 나는 구급대원이 여러분을 처치하러 왔다고 생각하면, 여러분은 어떤 생각이 들 것인가?
3. 환자는 자신의 억울함을 응급구조사에게 얘기하고 있지만, 불행하게도 그 이야기가 사실인지 거짓인지 응급구조사가 판단할 수 없다. 대부분은 경찰에게 환자의 이야기를 보고하도록 권장하고 있지만, 지역 내 프로토콜을 따르도록 한다.

요약 문제

1. 명시적 동의와 묵시적 동의의 차이는 명확하다. 명시적 동의를 제공할 수 있는 환자는 정신적으로 결정을 하는데 문제가 없고, 처치와 관련된 위험 요소 등에 대해 이해할 수 있어야 하고, 처치에 대한 자신의 의견을 명확하게 전달할 수 있는 성인이다. 묵시적 동의에서 환자는 전형적으로 무의식 또는 정신적으로 무능력한 사람으로, 그들이 정상일 경우 처치에 동의했을 것이라 판단한다.
2. 다음의 상황들이 입증될 경우 부주의에 해당된다: 응급

구조사가 환자에 대한 행위의무를 가질 때, 응급구조사가 처치기준을 이행하지 않았을 때(의무 불이행), 처치기준을 제공하지 않음으로써, 응급구조사가 환자에게 신체적 혹은 정신적 피해를 입혔을 때(근접한 원인)

3. 응급구조사의 첫 번째 우선순위는 환자처치이지만, 가능한 증거를 보존하도록 노력해야 하며, 현장에 미치는 영향을 최소화 해야 한다. 범죄현장에서는 경찰과 함께 일하도록 한다.
4. 만약 응급구조사가 자신과 동등하거나 혹은 그 이상의 훈련을 받은 보건의료제공자에게 환자를 인계하지 않고 환자의 곁을 떠나게 되면, 이것은 유기(abandonment)가 되는 것으로 여겨진다. 환자가 병원에 남겨지는 것과는 상관없이, 환자는 반드시 지속적인 처치를 받을 수 있도록 처치 상태로 놓여 있어야 한다.
5. 모두가 볼 수 있는 게시판에 구급활동일지를 게시하는 것은 명백한 미국 의료정보보호법(HIPPA)을 위반하는 행위이다. 환자의 병력, 상태, 또는 처치 등이 기록된 모든 정보는 비밀로 유지되어야 하며 다른 누군가와 공유되어서는 안된다. 환자의 지속적인 처치를 담당하는 보건의료제공자에게 환자의 정보를 공개하는 것은 법적으로 허용되지만, 모든 사람이 볼 수 있는 게시판에 구급활동일지를 게시하는 것은 불법이다.

비판적 사고 연습

1. 여러분은 그 사고에 대해 공식적으로 출동 요청을 받지 않았기 때문에, 이 상황은 엄격히 따지자면 "행위 의무"의 개념에 맞지 않는다. 하지만 여러분이 현재 근무중이고, 사고와 관련되어 처치를 할 수 있는 훈련을 받았기 때문에 도덕적 또는 윤리적 의무를 가진다. 일반적으로, 여러분이 도덕적/윤리적 의무를 따라 응급처치를 제공하면, 응급처치를 제공하지 않았을 때보다 법적 책임을 덜 지게 된다. 항상 지역 내 프로토콜과 법을 따르도록 한다.
2. 환자의 처치와 출동 시 행동에 대해 다시 한 번 생각한다. 여러분의 동료의 행동이 환자의 사망에 명백한 책임이 있는가? 혹은 법적 책임을 질 만한 행동을 하였는가? 사실추정의 원칙이 적용되는가? 그렇지 않다면, 부주의를 입증할 만한 다음의 세가지 요소에 비추어 여러분과 동료의 행동과 처치를 다시 한 번 평가해 본다: (1) 행위의무를 가졌는가? (2) 처치기준을 제공했는가? 또는 의무를 이행하지 않았는가? (3) 만약 처치기준을 제공하지 않았다면, 여러분과 동료의 행동이 환자에게 피해를 주었는가(근접한 원인)? 부주의가 증명되기 위해서는 위의 3가지 모두가 적용되어야 한다. 환자가 심각한 손상을 입어서 더 이상 생존의 가능성이 없을 때 "근접한 원인"은 적용되지 않음을 기억해야한다.
3. 심폐소생술 중단과 같은 중요한 결정은 '전해들은 말'이 아닌 '법적 문서'를 근거를 가지고 내려야 한다. 실제 소생술포기지시서(DNR order)가 없다면, 여러분은 심폐소생술을 지속하여야 하며, 지도의사에게 연락해야 한다.

현장 이야기 질문

1. 무선통신은 종종 공공기관에 의해 모니터되므로, 응급구조사는 직접적인 처치와 관련된 정보만 무선으로 전달하도록 한다. 이와 같은 상황에서, 후천성면역결핍증후군은 초기 환자처치 단계에서 직접적인 관계가 없다. 그러므로 응급구조사는 환자의 병력에 대해 무선으로 보고할 필요가 없다.
2. 모든 환자의 정보는 비밀정보로 취급되어야 하며, 환자의 처치를 지속하기 위함이나 또는 법적 소환의 요청에 따른 상황을 제외하고는 환자의 서면 동의없이 공개되어서는 안된다. 간단하게 생각하자면, 비밀유지는 법이며, 여러분은 법을 준수해야만 한다.
3. 환자가 후천성면역결핍증후군을 가지고 있다는 사실은 환자의 병력임이 확실하므로, 어떠한 방법으로 전달하던간에 병원에서 환자와 접촉하는 보건의료제공인들에게 조심스럽게 공유되어야 한다.
4. 환자의 상태에 대해 모든 병원 직원들에게 알리는 것은 매우 부적절하다. 감염관리예방은 모든 의료기관 내에서 표준화 되어야 하고, 응급구조사에 의해 전달된 정보에 의존하지 않는다. 응급구조사는 모든 환자들이 잠재적으로 감염에 노출되었을 것이라고 의심하고, 매 환자를 만날 때 마다 "표준예방조치"를 명심해야 한다.
5. 환자의 병력을 다른 응급의료서비스 제공자와 공유하는 것은 비밀 유지의 의무를 불이행하는 것이다. 이 행동은 부적절할 뿐만 아니라, 정보를 공유하는 것은 법적문제까지 일으킬 수 있다.
6. 환자의 비밀유지 원리는 다음과 같이 간단하게 설명될 수 있다: 알 필요가 없으면, 공유하지 않는다. 다시 말하자면, 동료가 환자처치에 직접적인 관련이 없으면, 동료는 환자 또는 환자의 정보에 대해 알 필요가 없다. 이 기준은 병원, 소방서, 경찰서, 공공기관, 방송매체 등 모든 곳에서 적용된다. 환자의 정보를 보호하는 것은 응급구조사로서 전문적인 책임이다. 비밀유지 의무를 불이행할 경우 민사소송에 해당한다.

제5단원: 의학 용어

요약 문제

1. 다음의 해부학적 용어들에 대한 정의는:
   - 안쪽–(Medial): 신체의 중간선을 향한 방향
     가쪽–(Lateral): 신체의 중간선으로부터 떨어진 방향
   - 앞–(Anterior): 신체의 앞쪽
     뒤–(Posterior): 신체의 뒤쪽
   - 몸쪽–(Proximal): 몸에 가까운 방향
     먼쪽–(Distal): 몸에서 멀어지는 방향
2. "~보다 낮음"을 의미하는 두 접두사는 "brady–"와 "hypo–"이다.
3. "~와 관련된"을 의미하는 두 접미사는 –ac 와 –al이다.
4. 엎드림자세는 복부를 바닥에 대고 누운 자세이고, 바로누움자세는 등을 대고 누운 자세이다.
5. 중간겨드랑선은 겨드랑이부터 발목까지 수직으로 내려오는 선이다.
6. 복부사분역은 배꼽을 중심으로 가로와 세로의 가상선을 그려, 복부를 오른쪽 위, 오른쪽 아래, 왼쪽 위, 왼쪽 아래로 나눈 것을 말한다.
7. 손바닥은 손의 바닥 부분을 의미한다.

비판적 의사 결정

환자는 왼쪽 어깨와 팔꿈치 사이 팔의 가쪽(lateral)에 찢긴상처(laceration)을 입었다. 그는 또한 몸쪽(proximal)에 가까운 오른 손목에도 상처를 입었으며, 환자는 왼쪽 허벅지에 개방성 넙다리뼈 골절상을 입었다.

현장 이야기

1. 의학용어에 대한 지식은 여러분에게 환자에 대한 해부학적 개념을 쉽게 이해할 수 있도록 도와준다. 이 지식은 여러분의 평가와 처치를 가이드해주고, 환자의 상태에 대해 정확한 용어로 다른 보건의료제공자에게 설명해주어 환자가 지속적인 처치를 받을 수 있도록 도와준다.
2. 환자는 가슴의 가운데에 통증을 호소하고 있다.
3. 왼쪽위 복부의 통증은 배꼽을 중심으로 위에 있는 부위를 말한다.
4. 위팔뼈의 윗부분 골절은 위팔의 긴 뼈가 골절되었음을 의미한다.
5. 왼쪽 겨드랑이에 관통상을 입음.
6. 한쪽 호흡음 감소

제6단원: 해부생리학

비판적 의사 결정

1. 손목 바로 위의 팔 뼈가 부러진 것은 노뼈와 자뼈가 부러졌을 가능성이 있다.
2. 지라는 종종 무딘손상에 의해 손상을 입고 심한 내부 출혈을 유발한다. 이는 또한 왼쪽위 복부에 위치해 있다.
3. 허벅지의 큰 뼈는 넙다리뼈이다. 넙다리뼈는 신체의 가장 큰 뼈이기 때문에, 골절 시 대략 1리터 정도의 출혈이 발생한다.

요약 문제

1. 근육뼈대계통의 기능은 신체의 모양을 만들고, 주요 내부 장기들을 보호하며, 신체의 움직임을 제공한다.
2. 척추의 5가지 구분의 이름과 위치는:
   - 목뼈: 목
   - 등뼈: 등 위
   - 허리뼈: 등 아래
   - 엉치뼈: 골반 뒤
   - 꼬리뼈: 척추의 아래 끝, 골반 뒤
3. 흡입은 능동적인 과정이다. 흡기 시, 갈비사이근육들과 가로막은 수축하고, 가로막이 내려가고 갈비뼈는 위와 바깥쪽으로 움직인다. 이 때, 가슴의 크기를 확장시키고, 가슴 안에는 음압이 만들어진다. 이 음압은 공기를 허파로 끌어당긴다. 내쉼은 갈비사이 근육과 가로막이 이완하는 동안에 일어나는 수동적인 과정이다. 가로막이 올라오는 동안 갈비뼈는 아래와 안쪽으로 움직인다. 이 때, 가슴의 크기가 정상적으로 돌아오면서 가슴 안에는 양압이 만들어진다. 양압은 공기를 허파 밖으로 밀어낸다.
4. 말초맥박을 촉진할 수 있는 부위는 노동맥, 위팔동맥, 목동맥, 그리고 넙다리동맥이다.
5. 중추신경계통은 뇌와 척수로 이루어져 있다. 뇌는 신체로부터 정보를 받아 신체의 여러 부위로 자극을 전달하는 강력한 컴퓨터에 비유될 수 있다. 척수는 척주안에 있고 뇌에서부터 허리뼈까지 뻗어 있다. 척수로부터 나온 신경다발은 신체 전체에 뻗어있다. 중추신경계통의 중요한 기능은 의식이다. 망성활성계통는 뇌의 신경전달 경로 이고, 사람을 깨어 있게 하는 역할을 한다. 말초신경계는 두 가지 종류의 신경으로 구성되어 있다: 감각신경과 운동신경. 감각신경은 정보를 신체로부터 받아 척수와 뇌로 전달한다. 만약 무언가 뜨거운 것을 만진다면, 감

각신경은 이것을 뇌에 전달해서 동작이 일어나도록 한다. 운동신경은 뇌로부터 받은 메시지를 신체로 전달한다.

6. 피부의 기능은 보호, 수분 균형, 체온 조절, 배출, 그리고 충격 흡수가 있다.

비판적 사고 연습

젖꼭지선과 중간빗장선이 교차하는 부위에서 발견된 손상은 심장과 허파에 영향을 미쳤을지도 모른다. 오른쪽위 복부의 갈비뼈 바로 아래에 발생한 손상은 간과 콩팥에 영향을 미쳤을 수도 있다. 마지막으로 왼쪽위복부 가운데에서 발견된 손상은 간, 콩팥, 이자, 그리고 지라에 영향을 미쳤을 것이다.

현장 이야기

1. 해부학적 지식은 응급구조사의 평가와 처치를 가이드해준다. 손상기전은 잠재적인 손상의 해부학적 위치를 가리킨다. 신체 내부의 구조를 이해하는 것은 잠재적인 손상과 손상의 정도를 예상할 수 있도록 도와준다. 기도의 해부학을 이해하는 것은 응급구조사가 기도를 더 잘 관리할 수 있도록 도와준다. 소아의 해부학은 성인과 비교하였을 때 많은 해부학적 차이를 보이므로 소아 환자를 평가 및 처치할 때에는 항상 고려되어야 한다.
2. 아이의 복부를 평가할 때, 멍, 누름통증(tenderness), 과다굳음(rigidity)등 내부 출혈의 징후에 주목해야 한다.
3. 아이의 의식은 명백히 감소되었다. 아이의 기도는 개방되기 전까지 문제를 가지고 있었다. 게다가, 복부 평가 시, 내부 출혈 및 장기 손상이 의심된다.
4. 의식 변화는 많은 원인에 의해 발생한다. 아이의 의식 변화는 복부의 내부 출혈 때문이거나 또는 외상성 뇌손상에 의해 발생했을 것이다. 추가적으로 골절이나 손상이 없는지 다시 한 번 확인한다.

제 7단원: 환기, 관류, 쇼크: 병태생리학의 이해

비판적 의사 결정

이 시나리오는 환자가 신체적으로 나타내는 것(활력징후 포함)뿐만 아니라, 이러한 것을 나타낼 때 환자의 신체 내부에서 발생하는 변화에 대한 병태생리학의 지식을 불러 일으키기 위한 방법을 제공하고 있다.

요약 문제

1. 대사는 포도당과 다른 영양소들을 아데노신삼인삼염 형태의 에너지로 변환시키는 것이다. 필수 구성원으로 산소와 포도당을 포함한다.
2. 호흡 기능장애의 3가지 유형은 호흡조절의 방해, 압력의 중단, 그리고 허파조직의 파열이다. 호흡조절의 방해는 뇌가 적절한 호흡조절에 실패하였을 때 발생한다. 뇌로부터 메시지가 규칙적으로 전달되지 않으면, 호흡은 중단되거나 부적절하게 된다. 압력의 중단은 가슴 안의 정상적인 상태가 무너져 공기가 가슴벽의 안과 밖을 제대로 통과하지 못할 때 발생한다. 압력의 방해는 공기가 성문입구를 통해 지나가는 것에 변화를 준다.
   허파조직의 파열은 허파조직이 물리적인 힘 또는 질병에 의해 파괴되었을 때 발생한다. 손상 받은 조직은 산소와 이산화탄소를 교환할 수 없다.
3. 혈관의 이완과 수축은 심장혈관계통이 혈액을 박출할 수 있게 하기 위한 필수 압력을 유지시키는데 도움을 준다. 이러한 변화들은 신체가 순환 혈액양의 변화에 적응할 수 있는 능력을 돕는다.
4. 심장박출량은 분당 심장에 의해 박출되는 혈액의 양을 말하며, 구성 요소에는 일회 박출량과 심장박동수가 있다.
5. 신체는 예견할 수 있는 방법으로 심장허파계통의 문제에 대해 보상한다. 일반적으로, 자율신경계통은 교감신경계통의 맞섬도피반응을 활성화시킨다. 이것은 혈관을 수축시키고, 심장박동수를 빠르고 강하게 한다. 교감신경 반응은 또한 동공을 확장시키고 피부를 축축하게 한다. 뇌와 혈관의 화학 수용체는 이산화탄소와 저산소증의 증가를 감지하여 호흡을 빠르고 깊게 하도록 자극한다. 징후와 증상은 증가된 맥박과 호흡수, 지연된 모세혈관 재충혈, 창백한 피부이다. 동공은 확장될 것이고, 추운 환경에도 불구하고 환자의 피부는 축축할 것이다.

비판적 사고 연습

1. 정상적 대사는 적절한 양의 산소와 포도당을 요구한다. 둘 중에 하나라도 적절하지 않게 되면, 신체는 과정을 변화시킨다. 무산소 대사는 저산소 상태에서 발생한다. 대사의 비효과적 형태는 적은 에너지를 만들고, 많은 노폐물을 만들어낸다.
2. 호흡계통은 대기의 공기를 혈류로 전달한다. 순환계통은 산소와 포도당을 세포로 전달한다. 혈관은 혈액을 움직이게 하기 위해 순환계통에 충분한 압력을 제공할 수

있도록 수축 및 확장한다. 혈액은 산소와 포도당을 운반한다.

병태생리학적 접근

1. 손상된 심장은 심장박출량을 관리함으로써 보상되는 신체의 능력에 장애를 입게 된다. 심장 손상은 심장박동수와 일회박출량을 변화시키는 능력을 제한시킴으로써, 심장박출량의 증가를 제한한다.
2. 혈관의 긴장도를 잃어버린 환자는 신장혈관계통 내 압력을 조절하는 능력을 잃어버릴 것이다. 이 환자의 경우 혈액 소실 시 혈관을 수축할 수 없을 것이다. 게다가, 혈관의 지나진 확장은 혈압을 떨어뜨려 쇼크를 유발할 수 있다.
3. 적혈구세포는 산소를 운반한다. 이 세포의 양에 결함이 생기면 산소를 심장혈관계통으로 운반하는 능력에 방해를 받게 된다. 환자는 충분한 산소가 전달되는 것에 어려움을 겪을 것이며, 결국 신체의 보상 능력에 심각한 영향을 미칠 것이다. 적혈구 세포의 소실은 조직으로부터 이산화탄소를 제거하는 것처럼 노폐물을 제거하는 신체의 능력을 제한한다. 이것은 결국 조직에 손상을 입힐 것이다.

현장 이야기

1. 환자가 얼마동안 이러한 증상을 앓았는지 알아야 한다. 환자는 위장관계 문제와 연관된 병력을 가지고 있는가? 다른 병력을 가지고 있는가? 약을 복용하는가?
2. 환자의 빨라진 맥박과 창백한 피부는 대상성 쇼크 상태임을 암시한다. 환자가 나타내는 병력에 따르면, 환자는 잠재적으로 매우 위험한 상태임을 알 수 있다.
3. 환자에게서 노동맥박동을 촉지할 수 없는 이유는 심장혈관계통의 압력이 매우 낮기 때문이다. 환자의 심장박동수와 호흡수는 이러한 불충분한 관류를 보상하기 위해 증가되었다.
4. 낮은 혈압은 환자의 약해진 노동맥 박동을 근거로 예상할 수 있다.
5. 환자의 낮은 혈압은 위장관계통의 내부 출혈에 의해 발생되었을 가능성이 크다. 이 진단을 나타내는 증거는 검은 대변과 복부의 누름 통증이다.
6. 전문소생술팀은 호출되어야 한다. 전문응급구조사는 심장혈관계통의 압력과 관류를 증가시킬 수 있는 정맥내 주사를 시행할 수 있다.

제 8단원: 수명의 발달

비판적 의사 결정

1. 몸을 제대로 가누지 못하는 3살 남자 아이의 분당 맥박수 60회는 비정상이다. 환자는 명료하고 활동적이어야 하며, 맥박은 분당 80~120회 이어야 한다.
2. 심장박동수가 불규칙한 것처럼 느끼는 65세 남성의 분당 맥박수 130회는 비정상이다. 환자의 연령에서 정상 맥박수는 분당 70회이다. 이 환자의 분당 맥박수는 빠르되 불규칙 하기 때문에 정확하게 파악하기는 힘들 것이다.
3. 사다리에서 떨어져 발목에 통증을 호소하는 42세 남성의 분당 호흡수 16회는 정상이다.
4. 어지러움을 호소하는 77세 여성의 분당 맥박수 56회는 비정상이다. 환자의 연령에서 정상 맥박수는 분당 70회이다. 그러나 추가 활력징후 검사(혈압 등)에서 환자의 상태를 좀 더 자세하게 나타낼 것이다.
5. 3개월 아기의 분당 호흡수 30회는 정상이다.

요약 문제

1. 아래의 설명은 다음의 연령대에 해당한다:
   - 대사 감소: 성인 후기(61세 이상)
   - 대소변 훈련: 유아기(평균 28개월)
   - 빈둥지 증후군: 성인 중기(41세~60세)
   - 눈에 띌 정도의 외부 생식기 발달: 청소년기(13세~18세)
   - 먹이찾기 반사: 영아기(출생~1세)
   - 흔한 자기파괴행동(자살): 청소년기(13세~18세)
   - 최고의 신체적 상태: 성인 초기(19세~40세)
   - 황혼기: 성인 후기(61세 이상)
2. 응급구조사가 어른 환자와 대화하는 것은 환자의 발달상태에 따라 다르다. 영아는 종종 매우 매력적이고, 순응하며, 잘 협조한다. 그러나 아이가 자랄수록 낯선 사람에 대한 두려움과 공포감이 증가하게 되므로 응급구조사의 접근은 쉽지 않다. 청소년기의 환자는 독립적인 성향으로 바뀌게 된다. 신체 외형과 사생활은 중요한 문제가 된다. 대부분의 청소년들은 자신들이 성인처럼 대우 받기를 원하면서, 어린아이처럼 마음대로 하길 원한다.

비판적 사고 연습

16세 여성이 친구 앞에서 응급구조사의 질문에 대답하거나 자신에 대한 정보를 얘기하는 것을 꺼려하는 것은 이상한 일이 아니다. 청소년기 동안에 자신만의 정체성을 발견하기 위한 과정이며, 그들의 동료 앞에서 자신의 모든 것을 내비추기 원하지 않을 것이다. 신체 외형은 이 시기에 매우 중요한 문제이고, 식이 장애 또한 문제가 될 수 있다. 이 환자는 성적으로 성숙되는 시기이며, 또한 성적 활동을 할 수 있다. 목격자가 없이 또는 최소한의 인원으로 제한하여 환자의 주저함을 극복하도록 한다. 만약 여성 응급구조사가 환자의 평가와 처치를 수행한다면 환자는 응급구조사에게 정보를 제공하는데 더 편안함을 느낄 것이다.

병태생리학적 접근

1. 문제에서 설명된 것과 같은 손상기전을 겪고 난 후, 환자의 증가된 맥박수는 사고로 인한 흥분과 맥박수를 빠르게 하고 혈압을 올리는 교감신경계의 반응으로 발생했을 것이다. 추가 평가를 수행하지 않는 한 환자가 내부 손상 또는 출혈을 발생했음을 알 수 있는 방법은 없다.
2. 환자가 어떤 약을 복용하는지 아는 것은 환자의 이전 병력을 결정하는데 도움을 준다. 환자의 약물에 대한 질문을 하는 것은 환자가 과거에 가졌던 병력과 상태에 대한 정보를 최대한 많이 얻을 수 있도록 한다.

현장 이야기

1. 3~4세 아이가 스트레스 받는 현장에서 엄마에게 강하게 매달리는 것은 예상할 수 있는 반응이다. 이 연령대의 아이들은 부모와 떨어지는 것을 두려워하고, 사고 현장에선 두려움이 더 커진다.
2. 환자의 불안 상태로 보아, 응급구조사는 매우 조심스러운 접근과 조용한 목소리로 환자를 대해야 한다. 최대한 조심스럽게 접근한다 하더라도, 이 연령대의 아이들은 척추 고정판에 고정되어 고정대로 감싸지는 것을 수용하지 않을 것이다. 여러 도움을 요청하되, 한번에 많은 사람들이 아이에게 말을 걸지 않도록 제한한다. 환자의 엄마는 항상 아이와 머무를 수 있도록 한다.
3. 환자의 엄마는 응급구조사의 처치를 성공적으로 이끄는데에 있어 매우 중요하다. 엄마가 안정 상태를 유지하면서, 환자의 처치에 관여하게 되면 아이도 안정 상태를 유지하며 응급구조사의 처치에 협조적일 수 있다. 응급구조사는 엄마에게 엄마가 행하는 모든 행동은 아이를 위해 매우 도움이 되며, 아이를 편안하게 해주는 것임을 이해시킨다. 가능하다면 엄마와 아이를 떨어뜨려 놓는 것을 피한다.
4. 환자의 모든 활력징후는 환자의 연령대를 기준으로 정상범위에 속한다.
5. 대부분의 처치자들은 연령별 정상 활력징후 범위가 적힌 참고서들을 가지고 다닌다.
6. 가장 기본을 유지하고, 무언가를 시행하기 전에 무엇을 할 지 설명한다. 놀래키는 것을 피하고, 환자에게 거짓말 또는 "사탕발림" 말을 하지 않는다. 만약 한다면, 환자와 보호자로부터 신뢰를 잃을 것이다. 환자에게 아픈 처치를 수행함에도 불구하고, 아프지 않을 것이라고 얘기하는 것은 앞으로 남은 평가와 처치에 환자를 비협조적으로 만들 것이다. 환자를 무섭게 하지 않고 신뢰를 쌓도록 한다. 환자의 용감함에 많은 칭찬과 격려를 제공한다.

제 9단원: 기도 관리

비판적 의사 결정

1. 16살 천식환자의 기도는 개방된 상태로 유지될 가능성이 크지 않다. 비록 천식환자는 주로 호흡 문제를 가지고 있지만, 천식 발작은 환자와 같이 의식 수준을 감소시켜 기도의 상태를 위협할 수 있다.
2. 72세 여성환자의 기도는 환자의 상태가 심각하게 악화되지 않는 한 개방된 상태로 유지될 가능성이 크다. 환자의 문제는 호흡 문제와 관련이 있지만 기도와는 관련이 없다. 환자는 폐렴의 결과로 인해 위험한 상태가 될 수 있지만, 지금 당장, 환자의 기도는 안정 상태이다.
3. 35세 남자 환자의 기도는 심각하게 위협받은 상태이다. 환자의 자세와 침을 흘리는 것은 기도개방을 유지하기 어려움을 암시하고, 후두의 감염으로 인해 발생한 부종의 전형적인 징후를 나타낸다. 이 환자는 기도가 폐쇄될 가능성이 매우 높다.
4. 16개월 아이의 기침소리는 여러분이 특히 고려해야 할 상기도 문제를 나타낸다. 하지만, 작은 아이의 성대문밑부종(subglottic edema)은 개가 짖는 듯한 기침소리를 유발하지만, 실제적으로 기도를 위협하지는 않을 것이다. 하지만, 가끔 이러한 기침소리를 내지 않으면서 기도를 위협할 때도 있다. 이러한 경우, 감염이 심각하게 기도를 위협할 수 있다. 적절한 산소화의 징후를 관찰하고, 경우에 따라 평가하도록 한다.

요약 문제

1. 기도의 주요 구조들은 입, 코, 혀, 코인두, 입인두, 아래인

두, 성대문, 기도, 기관지, 세기관지, 그리고 허파꽈리이다.

2. 환자의 기도가 개방되어 있지 않다면 산소화와 환기가 이루어질 수 없기 때문에 기도 처치는 항상 최우선되어야 한다. 부족한 산소는 환자의 사망을 빠르게 초래한다.
3. 부적절한 기도 상태의 징후는 공기의 이동이 없고, 막힘, 그렁거림, 코고는 소리, 그리고 가글소리가 있다.
4. 머리기울임-턱들어올리기법은 척추 손상의 위험이 없는 환자의 기도를 개방하기 위해 사용된다. 이 술기는 머리와 목을 움직여 중립자세로 만든다. 턱밀어올리기법은 척추 손상의 위험이 있는 환자의 기도를 개방하기 위해 사용되며, 머리와 목을 움직이지 않는다.
5. 기도유지기는 혀를 앞으로 움직여 그 사이로 공기 통로를 만들어냄으로써 기도개방을 유지할 수 있게 도와준다. 흡인(suction)은 입안 내 이물질을 제거함으로써 기도가 이물질에 의해 막히거나 흡인(aspiration)되는 것을 예방해준다.

비판적 사고 연습

1. 이 환자는 흡인, 자세, 기도유지기 삽입 등을 포함한 기도 처치술이 즉각적으로 필요하다. 추가 처치로는 양압환기 제공 및 전문소생술팀 요청 등이 있다.
2. 그렁거림(stridor)은 부분 기도폐쇄를 암시한다. 응급구조사는 기도가 완전히 폐쇄될 가능성을 고려해야 한다. 빠른 이송은 필수이다.
3. 코고는 소리는 기도를 통과하는 공기가 요동치는 소리이다. 손상을 입거나 질병에 걸린 환자의 경우, 이것은 일반적으로 의식이 감소함으로써 기도의 유지 능력이 감소함을 나타낸다. 응급구조사의 적절한 행동은 머리를 재위치시키고, 기도를 개방하고, 기도기를 삽입하는 것이다.

병태생리학적 접근

1. 부분 기도폐쇄의 징후는 호흡곤란, 말하기 곤란, 그렁거림, 숨 막힘, 기침이 있다.
2. 의식상태가 감소함으로써, 기도개방을 유지할 수 있는 근육의 조절 능력에 방해를 받을 수 있기 때문에, 변화된 의식상태는 환자의 기도에 영향을 미칠 수 있다. 근육의 긴장성을 소실하게 되면 후두덮개가 뒤로 떨어지면서 성문의 입구를 막는다. 변화된 의식상태는 또한 구토 반사의 소실을 유발할 수 있다. 이러한 방어 기전이 없다면, 환자는 흡인(aspiration)의 위험이 크다.
3. 목 외상은 공기가 지나가는 통로를 방해하거나 기관들을 붕괴함으로써 기도에 즉각적인 영향을 미치지만, 때로는 기관 내에 발생된 부종에 의해 천천히 영향을 미치기도 한다. 부종은 공기의 흐름을 막을 수 있다.

현장 이야기

1. 일단 현장이 안전함을 확인된 뒤, 가장 우선순위가 높은 것은 환자의 의식상태를 확인하는 것이다. 그리고 필요한 경우 기도를 개방하고 호흡을 확인한다.
2. 무의식 환자를 위해서, 응급구조사는 기도개방, 호흡보조, 그리고 심폐소생술 시작을 위한 장비를 준비해야 한다.
3. 필수 장비에는 개인보호장비, 흡인기와 기도기와 같은 기도 관리 장비, 백밸브마스크와 산소 보조와 같은 호흡 보조 장비가 있다.
4. 현장이 안전함을 확인한 후, 응급구조사는 즉시 환자의 기도와 호흡을 평가해야 한다. 이 두가지가 평가되고 처치된 후, 응급구조사는 맥박을 확인한다. 손상기전을 결정하기 위해 현장 평가도 고려한다.
5. 무의식 환자의 경우, 응급구조사는 먼저 기도를 개방한 후 "보고, 듣고, 느끼기"로 공기의 흐름을 확인한다. 가슴이 오르내리는지 보고, 공기의 흐름 소리를 듣고, 공기의 흐름을 느낀다.
6. 환자를 재빨리 옆으로 돌려 중력에 의해 기도로부터 이물질이 깨끗하게 배출되도록 한다. 응급구조사는 추가적으로 흡인(suction)을 수행하여 남은 구토물을 완전히 제거한다.
7. 환자는 척추 손상의 위험이 있기 때문에, 환자의 기도는 반드시 턱밀어올리기법으로 개방되어야 한다. 기도를 유지하기 위해 기도기의 사용을 고려한다.

제 10단원: 호흡 및 인공환기

비판적 의사 결정

1. 맥박과 호흡이 없는 상태로 바닥에서 발견된 환자는 고농도의 산소와 백밸브마스크로 환기되어야 한다.
2. 넙다리뼈가 골절된 14세 환자가 보이는 강하고 약간 빠른 맥박과 호흡은 환자가 심한 통증을 겪고 있음을 나타낸다. 산소를 공급하고 골절된 다리의 뼈의 안정화시킴으로써 통증을 완화해준다.
3. 의식이 명료하고, 가슴 통증을 호소하며 활력징후가 정

상인 64세 환자는 환자가 저산소증의 징후를 보이거나 호흡곤란을 호소할 때 산소 투여가 필요하다.

4. 만성폐쇄성폐질환을 앓고 있으며 빠르고 얕은 호흡과 지남력이 없는 78세 환자는 환자의 일회호흡량을 증가시키기 위해 고농도의 산소로 환기되어야 한다.

요약 문제

1. 호흡곤란의 징후는 빠른 호흡, 부속 근육 사용, 불안, 오므린 입술, 삼각 자세 등을 포함한다. 호흡곤란의 경우, 환자는 비교적 정상 산소포화도와 정상 의식상태를 보일 것이다. 호흡을 위한 노력을 증가시켜 신체에 필요한 대사를 유지할 것이다.

2. 호흡 기능상실의 징후는 호흡곤란의 모든 징후를 포함하고, 신체는 더 이상 호흡 문제에 대해 보상할 수 없기 때문에 의식상태 변화, 산소포화도 수치 감소, 청색증, 느린/불규칙한 호흡, 그리고 호흡 피로가 있다.

3. 인공 환기의 술기는 다음과 같다:
   - 입 대 마스크: 산소를 마스크 위 유입구에 연결하고, 분당 15L를 주입한다. 마스크를 환자 얼굴 위에 위치시킨다. 머리기울임을 유지하는 동안 마스크를 강하게 밀착시킨다. 숨을 들이마신 후, 마스크의 일방향 밸브에 입을 대고 가슴이 올라올 정도로 충분히 호흡을 내뱉는다. 밸브에서 입을 때어 수동적 호기가 이루어질 수 있도록 한다.
   - BVM: 응급구조사는 환자의 머리 위에 위치하고, 환자의 기도를 개방한다. 필요한 경우 흡인과 기도기를 삽입한다. 적절한 크기의 마스크를 선택한다. 엄지손가락과 검지손가락을 C 모양으로 만들어 마스크 위에 둔다. 중지, 약지, 새끼 손가락을 환자의 아래턱과 마스크 아래를 잡는다. 다른 손으로 5초에 한 번 백을 짜서 환자의 가슴이 올라오도록 한다. 백을 놓아 수동적 호기가 이루어질 수 있도록 한다.
   - FROPVD: BVM에서 권장한 마스크 밀착과 같은 방법을 사용한다. 가슴이 올라올 때까지 장비를 작동시키고 매 5초마다 반복한다.

4. 1인 구조자는 BVM 환기의 업무는 모두 수행해야 한다. 그러나, 2인 구조자는 한 명이 환자의 얼굴에 마스크를 밀착하고 반면에 다른 한 명은 백을 짠다. 외상이 의심되는 환자의 경우, 구조자는 턱밀어올리기법을 수행하면서 마스크를 밀착시켜야 한다. 외상이 의심되지 않는 환자는 기도를 개방하기 위해 머리기울임-턱들어올리기법이 시행될 수 있다.

5. 정상적인 순환의 경우, 음압을 형성하기 위해 가슴안을 확장하여 공기를 성문 입구를 통해 끌어들인다. BVM 환기와 같은 인공 환기는 양압에 의존하여 공기를 밀어넣는다.

6. 저산소증을 야기하는 모든 상태들은 산소공급이 필요하다. 이러한 상태들은 기관지연축, 급성폐부종, 쇼크 등을 포함한다. 저산소증 환자는 주로 NRB 마스크를 통해 고농도의 산소를 제공받지만, 몇몇 환자는 고농도의 산소를 허용하지 못할 수 있다. NRB를 통한 고농도의 산소를 허용하지 못하는 환자들은, 코삽입관과 같은 저농도의 산소를 제공하는 장비를 사용하는 것이 더 효율적이다. 몇몇 EMS 체계에서는 환자의 상태와 산소 수치에 따라 벤튜리마스크와 같은 다른 대체 장비를 사용하기도 한다. 지역 내 지침을 따르도록 한다.

비판적 사고 연습

1. 현장이 안전함을 확인한 후, 응급구조사는 환자의 기도를 개방해야 하며, 필요한 경우 기도기를 사용한다. 변화된 의식상태와, 느린 호흡 수, 청색증은 모두 호흡 기능상실을 나타낸다. 환자는 즉시 BVM마스크와 산소로 호흡 보조 처치가 필요하다.

2. 최소한, 이 환자는 즉각적인 산소 보조가 필요하다. 추가 평가는 호흡 기능상실 상태임을 결정하기 위해 필수적이나, 환자가 말을 잘 할 수 없는 상태와 환자의 자세는 호흡 기능상실 상태가 임박함을 나타내기도 한다. 만약 추가 평가에서 환자가 호흡 기능상실 상태임이 확인되었다면, 즉각적인 인공 환기는 필수이다.

3. 비록 이 환자는 교통사고 후 불안해 하고 있지만, 빠른 호흡수가 손상 때문에 발생한 것은 아닌지 전체적인 평가가 완전하게 수행되어야 한다. 빠른 호흡수는 부적절한 호흡을 암시하지만, 호흡 기능상실을 인지하기 위해 추가 평가가 필수적이다.

병태생리학적 접근

1. 호흡 기능상실을 인지하기 위해서는, 산소와 환기상태가 반드시 평가되어야 한다. 의식상태; 피부색, 맥박 산소포화도는 모두 산소화 상태를 평가하기 위해 사용된다. 허파음 청진, 호흡 노력 관찰, 부속 근육 사용 여부는 환기상태를 평가하기 위해 사용된다. 만약 평가 동안 산소화 또는 환기 상태에 결함이 발견되지 않았다면, 환자의 호흡은 적절하다고 본다. 각 요소에서 하나라도 결함이 발견된다면 부적절한 호흡 또는 호흡 기능상실을 나타낸다.

2. 호흡이 부적절하다고 생각되는 환자는 인공환기가 필요할 것이다. 징후로는 의식상태 변화, 청색증, 불규칙하고 느린 호흡, 호흡 피로가 있다.
3. 백밸브마스크를 사용할 때에는 적절한 양을 확인하기 위해 가슴이 올라오는지 관찰한다.

현장 이야기

1. 현장이 안전함을 확인하고 전반적인 인상을 수집한 다음, 응급구조사는 일차 평가를 완료해야 한다. 만약 문제가 발견된다면, 즉시 처치가 시작되어야 한다.
2. 환자의 호흡을 평가하는 필수 요소들에는 호흡 노력과 의식상태 관찰, 피부색 평가, 가슴의 움직임 관찰 및 이상 허파음 청진, 그리고 맥박 산소포화도 수치 수집을 포함한다.
3. 즉각적인 처치에는 고농도의 산소공급이 포함된다. (프로토콜이 허용한다면) 환자가 흡입기를 사용할 수 있도록 돕는 것이 중요하다. 평가는 호흡 기능상실의 징후를 암시하므로, 인공 환기를 제공할 준비를 해야 한다.
4. 호흡은 적절하지 않다. 피로, 청색증, 그리고 말하기 어려움은 모두 호흡 기능상실 상태를 나타낸다.
5. 환자는 인공환기가 필요하다.

제 11단원: 현장 조사

비판적 의사 결정

1. 트럭이 위험물질을 운반했을 가능성과 트럭의 안정화를 우선적으로 고려해야 한다. 현장에서 교통으로부터의 안전은 가장 중요하다. 접근하기에 안전하다고 결정한 후, 환자의 수를 파악하고, 구출이 필요한지 아닌지 결정한다(트럭 밑이나 혹은 다른 차량이 사고와 사고와 연루되지는 않았는지 파악한다).
2. 교통으로부터 안전이 확보되기 전까지 고속도로를 따라서 혹은 안으로 걸어 들어가지 않는다. 가스나 다른 위험물질이 새지 않는지 눈으로 확인하고, 환자의 수와 구출 여부를 결정한다.
3. 여기에는 여러가지 안전이 고려되어야 한다. 많은 사람들이 빌딩에서 탈출하는 것은 건물 내에서 폭발 또는 총격과 관련이 있을 수 있다. 이러한 경우라면, 현재 응급구조사는 현장에서 너무 가까이 위치해 있다. 대량재해 사고의 가능성을 염두한다.
4. 거주지로부터 안전거리를 유지한다. 폭발의 위험이 있기 때문에 어떠한 이유라도 집 안에 들어가지 않는다. 만약 누군가가 집 안에 사람이 있다고 한다면, 현장으로 오고 있는 소방대원에게 보고한다. 가스회사에 협조를 요청한다.
5. 불안정한 건축장비 또는 빌딩을 살펴본다. 환자의 수를 결정하고, 환자에게 접근하기 위해 특수 구출팀이 필요한 지 결정한다.

요약 문제

1. 가솔린 누출 또는 차량화재의 경우, 사고지점으로부터 모든 방향으로 30m 이내에는 위험구역이다. 가능하면 위험구역 밖, 바람의 반대, 그리고 언덕 위에 주차시킨다. 구급차에 연료가 흘러갈 수 있는 배수로, 도랑, 협곡은 피한다. 화염신호를 사용하지 않는다. 낮에는 주황색 교통정리 콘을 사용하고, 밤에는 반사 삼각대를 사용한다. 위험물질의 경우, 위험물질의 종류를 참고하여 위험구역을 결정한다. 이러한 경우에는 바람 반대 방향에 주차하도록 한다. 알 수 없는 액체나 가스가 흐를 경우 언덕에 주차하도록 한다. 자연 혹은 인공 벽 뒤에 주차한다. 전선이 늘어진 경우, 환자가 전선에 접촉되었거나 혹은 접촉될 수 가능성이 있는 구역을 위험구역으로 결정할 것을 고려한다.
2. 폭력 또는 그 가능성을 암시하는 징후들은 싸움 또는 큰 소리, 눈에 보이는 혹은 사용된 무기, 알코올 또는 약물의 남용, 일반적이지 않은 고요함, 그리고 이전에 발생한 폭력 전과 등이 있다.
3. 일회용 장갑-지혈된 출혈, 흡인, 인공 환기, CPR. 보호안경-체액의 분무, 튀김, 뿌려짐. 마스크-공기 비말에 의한 전염. N-95 또는 HEPA 마스크-공기 매개입자에 의한 전염
4. 추락과 자동차사고 후에는 뼈와 관절의 손상이 흔하다. 화재와 폭발 후에는 화상이 흔하고, 총상에는 연조직 관통상과 연관이 크다.
5. 환자의 질병 기전에 대한 정보의 출처는 환자, 가족 구성원, 그리고 현장의 목격자가 될 것이다.
6. 여러분이 추가지원을 요청해야 하는 상황에는 매우 다양한 내과 및 외상 상황들이 있다. 무거운 환자를 들어올릴 때, 다중 환자들을 이송해야 할 때, 추가 훈련을 받은 팀(전문소생술 또는 경찰)을 요청할 때와 같은 상황들이 있다. 가능한 일찍 그리고 사전에 요청하는 것이 중요하다.

비판적 사고 연습

먼저, 여러분이 현장에 들어가기 전에 경찰이 현장을 안정시킨 것을 확인한다. 만약 이 절차를 무시한다면, 여러분과 여러분의 동료는 또 다른 희생자가 될 수도 있을 것이다. 일단 현장이 안정되면, 정상적인 현장 평가 단계를 수행한다: 표준예방조치, 손상기전 파악(이 경우는 총상), 환자의 수 파악(총에 의한 손상을 입은 환자 또는 추락, 과도한 스트레스로 인한 심장발작 등 다양한 환자가 발생할 수 있다.) 추가 지원이 필요할 경우 도움을 요청.

병태생리학적 접근

1. 앞쪽과 뒤쪽 갈비뼈 아래에 자상을 입은 환자는 다음과 같이 내부 장기에 손상을 입었을 것이다:
   - 왼쪽/바깥쪽 갈비뼈 아래에 입은 관통상은 왼쪽복부 내에 있는 모든 장기에 손상을 줄 수 있으며 이는 간, 이자, 창자, 지라를 포함한다.
   - 오른쪽/바깥쪽 갈비뼈 아래에 입은 관통상은 오른쪽 복부 내에 있는 모는 장기에 손상을 줄 수 있으며, 이는 간, 창자, 이자, 쓸개를 포함한다.
   - 양쪽/뒤쪽 갈비뼈 아래에 입은 관통상은 양쪽 콩팥에 손상을 줄 수 있다. 찌른 물체의 깊이에 따라 다른 장기(위에 언급된)도 소상을 입을 수 있다.
2. 만약 환자가 스스로를 보호하기 위해 누우면서 신생아 자세를 취했다면, 환자는 간, 지라, 창자, 이자, 쓸개는 보호할 수 있을 것이다. 하지만, 콩팥은 뒤쪽에 위치하여 있기 때문에, 관통상에 쉽게 노출될 수 있다.

현장 이야기

1. 환자의 수 파악, 손상의 기전 인지, 심각한 손상을 결정하기 위한 빠른 평가, 추가 지원의 필요 등을 확인해야 한다. 트럭의 위험물 표시는 트럭 안의 물질을 결정하기 위해 확인되어야 할 필요가 있고, 필요에 따라 특수 위험물질 관리팀이 호출되어야 한다.
2. 비록 대원들이 보호장비를 착용했고, 교통의 위험을 제한시키기 위해 노력했지만, 이들은 차량들이 완전히 안정화되고, 환자에게 안전히 접근하기 전에 위험물질 표시가 식별될 때까지 기다려야 한다.
3. 이러한 유형의 사고에서 표준예방조치는 최소한 일회용 장갑, 보호안경이 필요하다.
4. 두 번째 구급차는 현장으로부터 바람 반대 방향 그리고 안전거리가 유지된 대기지역에 주차되어야 한다. 안전요원은 구급차가 통행하는 교통으로부터 멀리 위치하고, 환자를 실은 후 쉽게 빠져나갈 수 있는 위치를 제공해야 한다.
5. 환자는 구출 동안에 보호되어야 하고 커버되어야 한다. 또한, 대원의 구성원은 환자의 불안함을 안정시키고, 질문에 대답하며, 환자의 상태를 감시해야 한다.
6. 구급차가 환자 가까이에 위치시킬 수 있도록 하거나 또는 환자가 안전하게 현장으로부터 빠져나가 구급차로 이동될 수 있도록 도울 수 있다.

제 12단원: 일차 평가

비판적 의사 결정

1. 똑바로 앉은 자세에서 호흡곤란을 호소하며, 의식이 명료한 환자는 우선순위가 높다.
2. 결혼식장에서 기절한 후 반응이 없는 환자는 우선순위가 높다.
3. 자전거에 다리가 끼어 다리 골절이 의심되지만, 의식이 명료한 환자는 우선순위가 낮다.
4. 심한 복부통증을 호소하며, 의식이 명료한 환자는 우선순위가 높다.
5. 술 마신 것처럼 보이는 신음하는 환자는 우선순위가 높다.

요약 문제

1. 전반적 인상을 형성할 때, 환자의 환경, 내과 또는 외상인지, 손상의 기전이 무엇인지, 환자의 나이와 성별을 살펴본다. 전체적으로, 여러분은 보고, 듣고, 맡음으로써 전반적 인상을 형성해야만 한다. 이것은 직접적인 관찰 또는 직감을 통해 수집될 수 있다.
2. AVPU를 사용하여 환자의 의식상태는 다음과 같이 평가한다.
   - 명료(Alert)—만약 환자가 여러분의 질문에 대답을 할 수 있다면, 환자는 깨어 있다. 만약 환자가 자신의 이름을 말할 수 있다면, 환자는 사람에 지남력이 있는 것이다. 만약 환자가 여러분에게 요일, 날짜, 시간을 말할 수 있다면, 환자는 시간에 지남력이 있는 것이다.
   - 언어(Verbal)—만약 환자가 의식이 감소한 것 같다면, 환자의 이름을 부르거나 소리를 쳤을 때 환자가 반응하는지 살펴본다.
   - 통증(Painful)—만약 환자가 언어에 반응이 없다면, 환자의 발가락을 꼬집거나 또는 복장뼈를 문지름으로써

통증에 반응을 하는지 살펴본다.

- 무의식(Unresponsive)—환자는 언어 또는 통증 자극에 반응하지 않는다.

3. 기도, 호흡, 순환은 다음과 같이 평가한다.
   - 기도(Airway)—만약에 환자가 말하거나 운다면, 환자의 기도는 개방되어 있다. 만약 기도가 개방되어 있지 않거나, 의식이 명료하지 않고, 시끄러운 호흡을 한다면 외상환자의 경우 턱밀어올리기법을 사용함으로써 기도를 개방하고, 내과환자의 경우 머리기울임-턱들어올리기법을 사용한다. 기도를 흡인하고, 기도기를 삽입한다. 만약 기도가 막혀있다면, 하임리히법을 수행하거나 또는 적절한 경우 등치기와 가슴밀치기를 시행한다.
   - 호흡(Breathing)—만약 환자의 의식이 명료하지 않다면, CPR 수업에서 배웠던, 보고, 듣고, 느끼기 술기를 사용한다. 필요한 경우 구조호흡을 수행한다. 만약 환자가 호흡을 한다면, 호흡 수를 결정한다. 만약 의식이 명료한 환자가 분당 8회 이하의 호흡을 하거나 또는 분당 24회 이상의 호흡을 한다면, 비재호흡마스크를 사용하여 산소를 제공한다.
   - 순환(Circulation)—환자의 맥박을 측정한다. 성인의 경우 노동맥부터 측정하고, 영아의 경우 위팔동맥에서 측정한다. 만약 여러분이 말초 맥박을 느낄 수 없다면, 목동맥을 측정한다. 만약 목동맥에서 박동이 느껴지지 않는다면 CPR을 시작하고 AED를 적용한다. 출혈을 확인하고, 심각한 출혈은 지혈한다. 체온, 피부색, 촉감을 확인한다. 따뜻하고 분홍색이며 건조한 피부는 좋은 순환상태를 나타내고, 창백하고 차가우며 축축한 피부는 불충분한 순환상태를 나타낸다.
4. CAB 접근법은 A와 B (기도와 호흡) 단계를 취하기 전에 C(순환)에 먼저 접근한다. CAB 접근은 삶의 징후가 없는 사람에게 수행된다. 호흡 없음과 임종 호흡을 확인한 후, 즉시 맥박을 확인하고, 맥박이 없음을 확인하자마자 가슴압박을 수행한다.
5. ABC는 일차 평가에서 환자에게 접근하는 전통적인 방법이다. 이것은 응급구조사가 만나는 대부분의 환자에게 수행되는 방법이다: 기도, 호흡, 순환.
6. 처치의 순서는 환자의 상태와 상태의 우선순위에 따라 달라진다라는 문구는 일차 평가 동안에 필요에 따라 평가와 처치를 반드시 해야 하는 3가지를 기억할 수 있도록 만들어 놓은 연상기호은 "ABC"를 의미한다. 그러나 "ABC" 순서를 그대로 따라야 할 필요는 없다. 예를 들어, 기도에 구토물이 있는 환자는 흡인이 먼저 수행되어야 한다. 동맥 출혈 환자는 지혈이 가장 먼저이다. 여러분은 대부분의 출동에서 ABC 순서로 수행하지만, 환자의 필요에 따라 순서는 달라질 수 있다.
7. "다수의 구조자는 다양한 우선순위들을 동시에 수행할 수 있다"라는 문구는 현장에 두 명 이상의 응급구조사 또는 훈련 받은 다른 대원들이 있을 때, 다양한 업무가 동시에 수행되어질 수 있음을 의미한다. 이것은 여러 경우가 있다. 예를 들어, 한 응급구조사가 흡인을 수행하는 동안, 다른 응급구조사는 목뼈를 고정할 수 있다. 또 다른 출동의 경우, 한 응급구조사가 환자의 기도를 개방하는 동안, 다른 응급구조사는 환자의 출혈을 지혈할 수 있다.
8. 우선순위 결정은 환자가 즉시 병원으로 이송되어야 할 만큼 위중한 상태를 가지고 있는지 아닌지를 결정하는 것이다.
9. 외상환자는 일차 평가 동안에 머리와 척추의 안정화가 필요하다. 척추를 고정하기 위해서는 기도개방시, 머리기울임-턱들어올리기법 보다는 턱밀어올리기법을 사용한다. 무의식환자는 비재호흡마스크 또는 백밸브마스크로 고농도의 산소를 제공받아야 할 필요가 있고, 우선순위가 높은 환자로 즉시 이송되어야 한다. 반응 상태를 평가하는AVPU에서 "A" 아래는 다 생명을 위협하는 문제의 가능성을 암시한다.

비판적 사고 연습

질문 1-3번은 환자의 상태가 안정적인지, 불안정적인지, 또는 잠재적으로 불안정한 상태인지에 대해 물어보는 것이다.

1. 환자가 발견된 장소—술집 앞 길바닥—때문에 환자가 알코올을 섭취했을 가능성에 더 기울어 질 것이다. 하지만, 이것은 매우 위험한 가설이다. 이러한 경우, 환자는 무의식상태였고, 기도를 위한 처치를 시행하자 환자의 상태가 호전되었다. 하지만 환자의 상태는 아직 불안정하다.
2. 비록 환자의 ABC가 정상이고, 환자는 의식이 명료하지만, 환자의 피부 상태는 크게 고민되어야 한다. 게다가, 여러분의 직관은 잘못된 정보를 제공할 수 있다. 보호자가 제공하는 정보는 환자의 평가에 매우 중요한 진단 도구가 될 것이다. 환자는 잠재적으로 불안정하다.
3. 환자의 ABC는 정상이고, 탈수 수준도 정상이므로, 환자는 안정적이다.

질문 1-6번은 각각의 환자에게 일차평가의 어떤 접근 방법을 사용할 것인지 결정하기 위함이다. (ABC 또는 CAB)

1. 환자는 무의식상태이고, 목에서 동맥출혈을 보인다: 지혈

을 시작한다. 이 출혈은 매우 짧은 시간이더라도 매우 치명적이다. 여러분은 다음 단원에서 폐쇄성 드레싱 적용하는 방법에 대해 배울 것이다.

2. 환자의 발목이 골절되었으나 다른 손상은 발견되지 않았다: 이 환자는 ABC에 큰 문제가 있어 보이지 않는다. 하지만 확실하게 하기 위해서는 반드시 ABC를 확인해야 한다.
3. 환자는 움직임도 없고 호흡도 없다: 맥박을 가장 먼저 확인한 후, 맥박이 없다면 가슴압박을 실시한다.
4. 환자는 호흡곤란을 호소한다: 기도를 확인하기 위해 ABC순서로 접근한 후, 환자의 자세가 적절한지 확인한다. 필요하다면, 산소 또는 환기를 제공한다.
5. 환자는 많은 양의 알코올을 섭취하였고 구토증세를 보인다: 만약 환자의 의식상태가 변화되어 스스로 기도를 보호하지 못한다면, 흡인을 한 후 자세를 고쳐준다.
6. 환자는 복부통증으로 인해 비명을 지르고 있다: 비명을 지르고 있다는 것은 공기가 안과 밖으로 이동한다는 것이다. 기도를 확인하면서, 흡인이 필요한 구토물이 기도내에 있는지 확인한다. 환자는 맥박이 있지만, 내부출혈로 인한 쇼크의 가능성을 평가하기 위해 맥박수와 피부색, 체온, 그리고 상태를 평가하기 위해 확인해야 한다.

병태생리학적 접근

1. 의식 수준이 호전되지 않는 한, 산소를 공급하는 것은 무의식 환자에게 가장 높은 우선순위라는 것은 변하지 않는다. 모든 무의식 환자는 불안정한 상태로 고려되어야 하며, 높은 우선순위에 해당하는 환자이다.
2. 환자의 가족이 환자의 정상 의식 수준과 매우 친근하기 때문에, 이들로부터 정보를 얻는 것은 매우 중요하다. 환자는 안정적인 환자로 고려될 것이며, 즉시 이송을 필요로 하는 비정상적인 행동이 결정되기 전까지는 낮은 우선순위에 해당한다.
3. 표준예방조치를 취한다. 먼저, 현장에 접근하기 전에 현장이 안전함을 확인한다. 여러분은 길 가운데에 혼자 있기 때문에, 동료나 다른 사람이 교통 또는 다른 위험 상황이 닥치는 것을 확인해줄 수 있는 사람이 없다. 자신의 안전을 가장 먼저 확보하도록 한다. 그 다음, 환자의 상태가 얼마나 심각한지 결정하기 위해 전반적인 인상을 형성하고, 도움을 위해 추가 지원을 요청한다. 만약 가능하다면, 여러분이 환자의 척추를 완전히 고정할 때까지 목격자에게 환자의 머리와 목을 움직이지 않도록 손으로 고정시켜줄 것을 요청한다. 환자의 의식 수준과 ABC를 평가한다. 만약 일차 평가동안에, 생명을 위협하는 손상을 발견한다면, 즉시 적절한 조치를 취하도록 한다. 다른 대원들이 도착하기 전까지는 사실 여러분이 혼자서 할 수 있는 것이 없지만, 이 말을 반드시 기억한다. "여러분이 환자를 위해서 할 수 있는 것 중 가장 중요한 것은 ABC이다."

현장이야기

1. 재빨리 의식상태를 결정하는 동안, ABC 평가 후 척추를 일직선으로 고정해야 한다.
2. 척추 고정을 유지하기 위해서는, 기도를 개방하기 위해 턱밀어올리기법이 적절하다-척추를 일직선 상태로 고정되면서 동시에 턱을 앞으로 밀면서 혀를 들어올린다.
3. 이름을 불렀을 때 반응을 보이는 것은 언어반응이다.
4. 일차 평가는 항상 일반적인 단계를 따른다: 전반적 인상을 형성하고, 의식상태를 평가하고, 기도, 호흡, 순환을 평가하고 우선순위를 결정한다. 조이의 발작 원인은 내과적인지 아닌지 확인할 수 있지만, 여러분은 생명을 위협하는 손상을 재빨리 인지하고, 처치하며, 빠른 이송 또는 현장에서의 처치를 위해 환자의 우선순위를 결정한다. 만약 일차평가가 순서대로, 그리고 체계적으로 진행되지 않는다면, 이는 생명을 위협하는 손상을 간과하고, 부주의할 수 있다.
5. 만약 환자가 척추 손상이 의심되지 않는다면, 환자를 옆으로 돌아 눕힌다(회복자세라고도 일컫는다). 이것은 분비물을 흘러나오게 한다. 만약 척추 외상의 의심된다면, 환자는 자주 흡인되어야 한다. 여러분은 환자가 다음에 해당될 때에만 옆으로 눕혀야 한다.: 환자가 척추고정판에 완전히 고정된 경우, 경추고정대를 착용한 경우, 그리고 머리고정대를 착용한 경우.
6. 환자의 상황은 개선된 정신상태로 인해서 하향되었다.

제 13단원: 활력징후와 모니터장비

비판적 의사 결정

1. 먼저, 환자가 말하는 것을 관찰한다. 만약 환자가 숨을 고르지 않고 긴 문장을 말할 수 있다면(대개 6단어 이상), 환자는 최소한의 문제를 겪고 있을 것이다. 여러분은 환자가 말을 멈출 때까지 잠깐동안 환자의 말을 들어주거나 혹은 여러분이 환자의 호흡음을 반드시 확인해야 한다면, 환자에게 청진을 할 수 있도록 잠깐동안 말을 멈춰줄 것을 요청한다. 만약 환자가 여러분이 호흡음을 청진하고

있다는 것을 인식한다면, 결과는 정확하지 않을 수 있다.

2. 일단 환자를 이동장비로 옮기거나 넓은 공간에 위치하였을 때 반대쪽 팔에 혈압을 측정하도록 한다. 혈압을 제외하고도 의식상태, 맥박, 호흡, 피부색 등 환자의 상태를 짐작할 수 있는 많은 징후들이 있음을 기억한다.
3. 심각한 손상기전을 가진 환자는 맥박을 확인하기 위해 바로 목동맥을 측정해야 한다. 움직임, 신음, 호흡 노력과 같은 다른 삶의 징후들을 관찰한다. 만약 환자가 의식이 있지만 맥박을 측정할 수 없는 경우, 환자의 다른 팔에서 맥박을 측정하도록 한다.

요약 문제

1. 응급구조사에 의해 측정되는 일반적인 활력징후는 호흡, 맥박, 피부색, 체온, 피부상태(영아와 소아의 경우에는 모세혈관재충혈), 동공, 그리고 혈압이다.
2. 환자의 상태는 여러분이 처치하는 동안 변할 수 있으므로 활력징후는 반드시 한 번 이상 측정되어야 한다. 안정된 환자의 경우 매 15분마다 활력징후를 반복 측정할 수 있고, 불안정한 상태의 환자는 매 5분마다 반복 측정할 수 있다. 모든 내과적 처치 후에는 활력징후를 반복 측정한다.

비판적 사고 연습

1. 만약 노동맥에서 박동을 느끼지 못했을 때에는, 2초 이상의 시간을 소비하지 말고 즉시 다른 팔 또는 목동맥이나 위팔동맥과 같은 다른 동맥에서 확인한다.
2. 만약 모니터에서 측정한 혈압 값과 응급구조사에 의해 측정된 값이 크게 다르다면, 재 측정하도록 한다.
3. 매니큐어는 부정확한 산소포화도 수치를 나타낼 수 있다. (특히, 파란색의 매니큐어는 가장 부정확한 값을 제공한다.) 한가지 방법은 장비를 적용하기 전에 환자의 손톱을 아세톤으로 빠르게 지우거나, 매니큐어를 제거한다. 만약 매니큐어가 매우 두껍거나 제거하거나 지울 수 없다면, 환자의 발가락 또는 귓볼에 적용하도록 한다.

병태생리학적 접근

1. 심장박동수가 최대 정성범위보다 빠를 경우, 심장은 수축하기 전에 충분한 혈액을 채울 수 없고, 이는 심실에서 불충분한 혈류를 신체로 내보내기 때문에 말초에서 약한 맥박이 측정된다.
2. 교감신경계통과 에피네프린 호르몬은 혈관을 수축함으로써 혈액 소실에 대응한다. 이것은 피부와 같은 말초로부터 심장과 허파와 같은 신체의 중심부에 혈액을 보낸다. 에피네프린의 혈관 수축작용 때문에 피부는 창백하고 축축해진다.
3. 확장기혈압은 왼심실이 이완하고 다시 채워질 때 동맥에 남아있는 압력을 의미한다. 만성적으로 이 이완 단계에서 높은 혈압을 가지는 것은, 확장기 고혈압이라고 부르며, 심장에 무리를 줄 위험이 크므로, 환자는 심장질환, 뇌졸중, 혹은 콩팥질환에 노출될 가능성이 크다.

현장 이야기

1. 현장이 안전함을 확인한 후, 여러분의 일차 고려사항은 ABC를 평가하는 것이다. 엘리자베스의 경우, 기도는 개방되어 있으나 호흡은 약간 빠르다. 여러분은 이 문제에 대해 추가적인 평가를 수행해야 하며, 최소한 고농도의 산소를 제공해야 한다.
2. 분당 호흡수(호흡질 포함), 분당 맥박수(맥박질 포함), 혈압, 피부색, 체온, 동공을 포함한 활력징후를 측정해야 한다.
3. 엘리자베스는 복부통증을 호소하기 때문에, 환자의 병력을 수집하는 동안 통증의 질과 심각성, 통증의 발현 시간, 통증의 원인이 무엇이라 생각하는 지에 대해 물어봐야 한다.
4. 환자의 통증을 평가와 함께, 이전에 이와 같은 증상이 있었는지 혹은 의사에게 진찰을 받았었는지에 대해 물어본다. 만약 그렇다면, 의사의 진단명은 무엇이었는지, 복부 통증을 위해 복용해야 하는 약이 있는지, 다른 내과 병력이 있는지에 대해 물어본다.
5. 재측정해야 한다. 환자는 빠른 호흡수와 복부 내부 출혈을 의심할 만한 증상과 징후를 나타내기 때문에 활력징후는 매 5분마다 재측정되어야 한다.
6. 침착하고 정직하게 환자의 활력징후 및 평가 결과에 대해 말한다. 이송을 거부할 경우 발생할 수 있는 결과에 대해 고지한다. 만약 환자가 계속해서 병원에 가지 않겠다고 한다면, 여러분은 반드시 지도의사에게 연락하거나 환자의 주치의에게 연락을 해도 되는지 환자의 동의를 구한다. 또한, 만약 여러분이 환자가 병원에 가도록 설득을 하지 못할 경우에는, 환자의 가족이나 지인이 환자의 마음을 돌릴 수 있도록 설득을 요청한다.

제 14단원: 이차평가

이차평가

비판적 의사 결정

이 단원에서의 "비판적 의사 결정" 부분은 정답이 없는 대신에 성공적인 이차 평가가 왜 임상적 판단과 비판적 사고에 의존하는지에 대해 다시 생각하게 해준다.

내과환자 이차평가(중간-단원 복습)

비판적 의사 결정

1. 청취는 중요하지만, 여러분은 결국 환자의 중요한 병력을 청취하기 위해 기다리다가 이송을 지연시킬 수 있다. 여러분은 환자에게 존중하는 말투로 병력에 대해 다시 한 번 묻는다. 예를 들어, "네 알겠습니다. 하지만 전 오늘 환자분이 왜 신고를 했는지에 대해 알고 싶습니다. 그 이유에 대해 저에게 알려주실 수 있으신가요?"라고 할 수 있다.
2. 여러분은 환자의 부모가 방에 없는 동안 혹은 환자를 구급차로 이송한 후에 환자에게 물어볼 수 있다. 환자의 부모에게 환자의 옷 또는 약물을 가져다 달라고 요청함으로써, 부모가 환자에게서 떨어진 사이에 환자로부터 정보를 얻을 수 있다.
3. 이 환자의 행동은 환자의 내과 질환 때문에 발생했을 것이다. 환자의 가족은 정보의 중요한 자원이 될 것이다. 만약 환자가 매우 천천히 대답할 수 있다면, 환자에게 대답할 시간을 주는 것도 도움이 될 것이다(하지만 치료를 지연시키지는 않는다.).
4. 여러분의 안전을 확인한 후, 환자의 높이만큼 자세를 낮춘다. 천천히 그리고 조용히 말한다. 환자가 적절한 지남력이 있는지 관찰하기 위해 쉬운 질문을 한다(예; 환자의 이름을 물어본다).

요약 문제

1. 내과환자는 외상환자와 달리, 외부적으로 평가하는 것이 많지 않다. 내과응급의 경우, 문제에 대한 정보의 가장 중요한 단서는 환자가 여러분을 왜 호출했는지 이유를 아는 것이다. 그러므로, 환자가 깨어 있고 반응할 때에는, 환자의 병력을 수집하는 것이 가장 먼저일 것이다.
2. 의식 있는 내과환자의 경우, 이차평가의 첫번째 단계는 환자의 현재 병력과 과거 병력을 수집하고, 뒤이어 신체검진과 활력징후를 측정한다. 의식없는 내과환자의 경우, 환자로부터 병력을 수집할 수 없기 때문에 이 순서는 바뀌게 된다. 여러분은 빠른 신체검진과 기본 활력징후를 측정한 후, 현장에 있던 목격자나 가족 구성원에게 최대한의 정보를 수집한다.

비판적 사고 연습

1. 가슴통증을 호소하는 환자로부터 현재 병력을 수집하기 위해서는 OPQRST를 사용한다.
   - 발현 시간(Onset)—통증이 시작될 때 무엇을 하고 있었나요?
   - 유발 원인(Provocation)—통증을 유발할 만한 원인이 무엇이라고 생각하시나요?
   - 통증의 질(Quality)—통증을 저에게 설명해주시겠어요?
   - 통증 방사(Radiation)—어디가 정확하게 아프시죠? 통증이 다른 곳으로 퍼지는 것 같나요?
   - 중증도(Severity)—통증이 얼마나 심한가요?
   - 시간(Time)—언제 통증이 시작되었나요? 시작된 후로 통증이 바뀌었나요?
2. 환자의 어깨 위에 손을 올린 후 말한다. "저는 보호자분이 아버지를 걱정하고 있다는 것을 알고 있습니다. 보호자분은 침착하고 환자의 병력을 묻는 저의 몇가지 질문에 정확하게 대답해줌으로써 아버지를 도울 수 있어요. 자 숨을 깊게 들이마시고, 좋습니다. 안정적으로 보이는군요. 제 질문에 대답해 줄 준비가 되셨나요?"
3. 문제와 관련 없는 대화를 몇 분 동안 나눈 후, 다음과 같이 말한다. "환자분, 저는 환자가 말해주시는 내용에 대해 매우 관심이 있습니다. 하지만, 저는 저를 필요로 하는 다른 환자를 위해 가능한 빨리 제 업무로 돌아가야 합니다. 그러니 환자가 오늘 겪은 문제와 관계된 저의 몇가지 질문에 대해 답을 해주시겠어요?"

병태생리학적 접근

담배에 있는 니코틴은 혈압과 심장박동수의 증가, 심장으로 가는 산소의 감소, 혈전의 증가, 심장동맥과 다른 혈관에 있는 세포 파괴의 원인이 된다. 환자의 심장발작 위험은 환자가 흡연의 수가 많을수록 높아진다. 하루에 한 갑을 피우는 환자는 비흡연자보다 심장발작의 위험이 2배 이상으로 높다. 미국에서 심장발작으로 사망하는 환자의 30%가 흡연과 직접적으로 관계가 있다.

현장 이야기

1. 환자는 호흡곤란, 빠른 호흡, 빠른 맥박을 나타낸다. 현재 상태로 보았을 때, 환자의 우선순위는 높다.
2. 시나리오의 처음 부분에서 제시된 것처럼, 여러분은 환자의 기본 활력징후를 측정해야 한다. 생명을 위협하는 손상을 모두 제거한 후, 환자에 의해 인용된 상태에 대해 집중적인 질문 등을 함으로써, 현재 병력에 대한 정보를 수집해야 한다. 산소를 공급하고, 환자에게 영향을 미치는 것들을 평가하며, 환자의 산소포화도를 확인한다(가능하다면).
3. OPQRST 질문을 하고, 환자의 이전 병력에 대해 자세하게 질문한다. 특히 중요한 것은, 천식환자에게 흔히 처방되는 흡입기 또는 다른 약물을 사용하는지에 대해 물어보는 것이다.
4. 상태 악화의 징후와 증상은 의식이 변화, 증가된 호흡 노력, 부속 근육의 사용, 삼각 자세, 말하기 곤란, 과하게 느려진 혹은 빨라진 호흡, 불안 증가 등이 있다. 상태 호전의 징후와 증상은 의식 명료, 청색증 감소, 정상 혹은 향상된 산소포화도 수치 등이 있다.

외상환자 이차평가(중간-단원 복습)

비판적 의사 결정

1. 자동차 전복사고에서 차 밖으로 튕겨져 나온 환자는 빠른 신체검진을 받아야 한다.—경미한 손상일지라도 손상기전 때문에 빠른 신체검진이 수행되어야 한다.
2. 접질린 후 손목이 부러진 것 같다고 말하는 환자는 손상기전이 추가적인 손상 발생을 암시하지 않는 한 정밀 신체검진을 수행한다. 예를 들어, 만약 환자가 추락으로 인해 손목이 접질린 경우, 손상기전이 다른 손상의 가능성을 의심하므로 빠른 신체검진을 시행해야 한다.
3. 자동차 충돌로 인해 경미한 목 통증을 호소하는 환자는 심각한 손상기전 때문에 빠른 신체검진을 받아야 한다.
4. 2m 높이의 나무에서 떨어진 후, 잠깐 의식을 잃었다가 잠시 후 발목 통증을 호소하는 환자에게는 빠른 신체검진이 수행되어야 한다. 하지만 이 경우엔 상황에 따라 다르다. 2m 높이의 추락은 성인의 경우 심각한 손상기전에 해당하지 않지만, 의식을 잃었다는 것은 잠재적으로 심각한 뇌 손상이 있을 가능성을 암시하기 때문에 빠른 신체검진이 수행되어야 한다. 환자의 상태가 안정적이라면 여러분은 항상 환자의 우선순위를 낮출 수 있다.

요약 문제

1. 심각한 손상기전이 없는 환자에게는 빠른 신체검진이 필수적이지 않다. 대신에, 응급구조사는 환자가 통증을 호소하는 부위 혹은 손상이 의심되는 부위를 정밀하게 검진해야 한다. 기본 활력징후와 과거병력은 모든 환자로부터 수집되어야 한다.
2. 빠른 신체검진의 단계는 머리, 목, 가슴, 배, 골반, 사지 및 등 순서이다. 심각한 손상기전이 있는 환자는 빠른 신체검진이 요구된다.
3. 정밀 신체검진은 일차평가와 빠른 신체검진이 완료된 후, 병원으로 이송 중에 시행되는 낮은 우선순위의 평가임을 기억해야 한다. 이의 목적은 환자의 손상과 상태에 대한 추가적인 정보를 얻기 위함이다. 정밀 신체검진을 완료하기 전에 일차평가를 반복한다. 정밀 신체검진은 현장에서 완료한 빠른 신체검진과 몇 가지만 제외하고 거의 비슷하다. 예를 들어, 응급구조사는 여러가지 장비(경추고정대와 척추고정판)가 착용된 환자를 다루어야 하므로, 구급차 안에서 환자의 가슴이 오르내리는지 확인하긴 어려울 것이다. 그렇기 때문에, 정밀 검진 수행은 더 많은 시간을 소요하게 된다. 높은 우선순위를 관리하거나, 불안정한 상태의 환자는 여러분에게 이런 시간을 허락하지 않을 수 있다.

비판적 사고 연습

1. 3층에서 떨어져 기도에 출혈이 있는 환자는 생명을 위협하는 상태이므로 즉각적인 처치가 요구된다. 기도내 출혈은 다른 추가적인 평가가 이루어지기 전에 반드시 교정되어야 한다. 도와줄 인원이 도착할 때까지 계속해서 흡인한다.
2. 이러한 상황들은 다음과 같이 관리한다:
   - 손가락 절단 환자: 비록 많은 출혈 상태지만, 손가락이 절단된 것은 심각한 손상기전이 아니다. 직접 압박 또는 다른 방법으로 지혈할 수 없는 경우를 제외하고, 이송 전에 현장 평가와 처치를 완료한다.
   - 운동장에서의 총상: 이미 상당량의 혈액을 소실했기 때문에 이는 심각한 손상기전에 해당한다. 환자는 말을 할 수 있기 때문에 환자의 기도와 호흡은 최소 이 순간만큼은 정상이다. 출혈을 지혈하기 위해 직접 압박을 즉시 적용하고, 비재호흡마스크로 산소를 공급하고, 머리와 목을 도수 고정하며, 경추고정대를 적용하고, 긴 척추고정판에 고정하고, 적절한 기관으로 이송 중 필요한 처치와 모니터를 제공한다.

- 길거리 무의식 환자: 환자 상태의 원인을 알 수 있는 방법은 없다. 재빨리 기도와 호흡의 적절성을 확인하고, 필요한 경우 산소와 환기를 제공한다. 머리와 목을 도수 고정하고, 경추고정대를 적용하며, 환자를 긴척추고정판에 고정하고, 현장에서 추가 시간을 소비하지 않고 즉시 이송한다. 이송 중 환자의 상태를 확인한다.

병태생리학적 접근

허파는 공기가 기관지와 세기관지, 공기주머니(허파꽈리)와 같은 허파 구조물로 들어가고 나올 때마다 여러분이 청진기를 통해 들을 수 있는 소리를 만들어낸다. 만약 허파가 공기가슴증과 같은 상태로 인해 손상받는다면, 공기는 이러한 구조물들을 통과할 수 없으며 이러한 소리도 만들 수 없다.

현장 이야기

1. 환자는 다중 외상을 겪고 있다. 목뼈를 보호하는 동안 ABC는 가장 우선 시 될 것이다. 우선시 되는 첫번째 처치는 기두를 개방하고 호흡을 적절하게 하는 것이다. 얼굴 손상 때문에, 응급구조사는 점액, 혈액, 치아가 기도 폐쇄를 야기하지 않도록 주의해야 한다. 경추고정대를 적용하고 환자를 긴 척추고정판에 고정한 후, 응급구조사는 필요한 경우 흡인(suction)을 적용하거나, 입 안의 체액을 쉽게 배출할 수 있도록 옆으로 돌아 눕힌다. 그리고 난 후, 칼에 의해 발생한 찔린 상처에 폐쇄성 드레싱을 적용한다. 고농도의 산소를 제공하고, 필요한 경우 환기를 시행한다. 출동 동안에 긴장성공기가슴증으로의 잠재적인 상태 악화를 관찰해야 한다.
2. 환자는 외상센터로 빠른 이송이 필요하다. 환자의 기도와 호흡을 관리한 후, 외부 출혈을 지혈한다. 환자를 고정한 후 즉시 이송해야 한다.
3. 응급구조사는 가능한 빨리 활력징후를 측정한다. 환자는 심각한 손상기전을 가지고 있기 때문에, 활력징후는 매 5분마다 측정되어야 한다.
4. 환자는 응급구조사가 밀봉 드레싱의 일부를 들어 올려 공기가 나갈 수 있도록 하기 전까지 호흡곤란이 악화되고 있었다. 이것은 긴장성공기가슴증을 나타낸다. 이 경우, 응급구조사는 밀봉 드레싱의 모서리 한 곳을 들어올려 상태를 완화시킬 수 있다. 만약 이것이 성공한다면, 응급구조사는 환자를 계속해서 감시하도록 한다. 환기 보조를 준비하고, 시간이 허락된다면 전문소생술팀의 개입을 요청한다.
5. ABC는 첫 번째 우선순위이지만, 환자의 시간과 상태가 허락된다면 머리–발 신체검진을 포함한 이차 평가를 시행하도록 한다.

재평가(중간–단원 리뷰)

비판적 의사 결정

1. 4.5m 높이에서 추락한 다중 외상환자의 혈압 저하는 상태의 악화되고 있음을 예상할 수 있다.
2. 마루에서 넘어진 후 엉덩이 통증을 호소하고 있는 64세 여성의 활력징후는 정상 범위 내로 돌아오고 있다.
3. 축구경기 중 왼쪽 무릎과 다리에 손상을 입은 19세는 혈압이 떨어지고 맥박은 올라가고 있으므로 상태가 악화되고 있음을 예상할 수 있다.

요약 문제

1. 재평가의 4단계는:
   - 일차 평가 반복: 환자의 의식상태를 재평가한다. 기도개방을 유지한다. 호흡 수와 질을 모니터한다. 맥박수와 질을 재평가한다. 피부색과 체온을 모니터한다. 환자의 우선순위를 재설립 한다.
   - 활력징후를 기록하고 반복한다.
   - 병력과 신체검진을 반복한다(특히 주호소와 손상에 관해서).
   - 처치를 확인한다: 인공 환기와 산소 전달의 적절성을 확인한다. 출혈 관리를 확인한다.
2. 찾은 것들을 기록함으로써, 응급구조사는 환자의 상태 변화, 처치의 조정, 그리고 새로운 처치의 시작 등을 기록할 수 있다. 경향은 느려진 호흡 또는 빨라진 맥박수와 같이 환자의 상태에서 변화된 것을 평가하고 기록하는 것으로, 반복된 평가를 기록함으로써 호전과 악화를 보여줄 것이다.

비판적 사고 연습

재평가 동안 다음과 같은 것을 발견하면, 처치는 다음과 같다:

1. 가글소리: 바로 흡인(suction)시킨다.
2. 환자가 숨을 들이마실 때 비재호흡마스크의 백이 완전히 수축됨: 환자에게 전달되는 산소의 양을 증가시킨다.
3. 코고는 소리: 기도개방 자세를 취한다.

병태생리학적 접근

천식은 허파의 공기주머니(허파꽈리)가 점액을 과도하게 생성하는 동안 허파의 작은 기관지들이 좁아지고 수축하여 발생하는 폐쇄성 질환이다. 공기의 흐름이 심각하게 제한된다. 공기는 허파에 갇히게 되고, 산소와 혈류의 교환과 같은 정상적인 가스교환이 감소하게 된다. 환자의 호흡수가 천식 발작에 의해 아직 영향받지 않았다 하더라도, 혈류로 이동하는 산소의 양은 감소될 것이다. 맥박산소측정기로 산소포화도를 측정하는 것은 적혈구내 혈색소에 붙어있는 산소의 양을 나타낼 것이다. 적혈구들은 뇌, 산소, 다른 조직들의 산소화를 유지하기에 충분한 산소를 가지고 있지 않을 것이다. 산소포화도가 낮으면, 산소공급을 제공하여 가스교환이 효율적으로 이루어질 수 있도록 도울 수 있다.

현장 이야기

1. 의식이 명료하지 않은 환자(언어 또는 통증에 반응하는 환자)는 기도개방 유지에 어려움을 겪는다. 이러한 환자들은 자세에 의해 혀가 기도의 일부분을 막게 되므로 자세를 재교정시켜 개방을 유지할 수 있다. 또한 의식이 명료하지 않은 환자는 응급구조사의 흡인이 필요할지도 모른다. 응급구조사는 환자의 자세를 바꿔주어 입에서 체액이 배출될 수 있도록 도울 수 있다. 무의식 또는 반응이 명료하지 않은 환자는 지속적으로 감시가 필요하다. 필요한 경우 환자를 재 위치시킬 준비를 하고, 기도를 개방하기 위해 OPA나 NPA와 같은 기도기로 처치한다. 가능하다면 흡인장비를 즉시 적용한다.
2. 이 시점에서, 응급구조사는 현재 병력 조사를 다해야 한다. 다음과 같은 질문을 할 수 있다: 환자가 과거에 이와 같은 상태를 나타낸 적이 있나요? 환자가 혈압약을 복용중인가요? 그렇다면, 무슨 약을 복용중인가요? 환자가 약을 복용할 때에도 이런 증상을 보였나요? 환자의 남편에게 더 자세한 질문을 할 수 있다: 환자를 마지막으로 본 적이 언제인가요? 그 당시 환자가 걷기를 어려워하거나, 말이 어눌하거나, 혹은 한쪽 얼굴이 처진 것을 발견할 수 있었나요? 환자에게는 다음과 같은 질문을 할 수 있다: 숨쉬기 힘드신가요? 통증이 있으신가요?
3. 재평가는 지속적으로 환자의 기도, 호흡, 의식상태의 변화를 감시하는 것이다. 주기적으로 환자의 말하기, 한쪽 얼굴의 처짐 등을 재평가한다. 환자의 동공과 활력징후를 매 5분마다 반복 측정한다. 팔다리의 움직임, 힘, 감각 변화를 주기적으로 재평가한다.

비판적 사고와 의사 결정(중간-단원 복습)

요약 문제

1. 비판적 사고는 조직적이고 효율적인 방법으로 문제를 생각하도록 돕는 분석적인 과정이다. 이것은 또한 특정 상황에서 무엇을 해야 할지에 대한 결정에 초점을 맞추고, 합리적이고, 반사적인(reflective) 사고이다. 몇몇 사람들은 비판적 사고를 사실, 원리, 이론, 정보의 조각과 관계시켜 사용해야 하는 자세라고 말한다.
2. 여러 의료진들은 각기 다른 훈련, 경험, 시간, 기술, 자원 등을 가지고 있다. 모든 의료진들은 모두 같은 기본 접근법으로 시작한다: 정보 수집, 가능성 고려, 결론에 도달. 하지만 이 단계를 시행하는 방법은 매우 다양하다. 응급의학과 의사와 응급구조사는 시간이 제한적이고 생명을 위협하는 손상들을 빠르게 제거하거나 처치해야 하고, 최악의 시나리오를 배제하기 위해 평가와 질문에 초점을 맞춰야 한다는 점에서 거의 비슷하다고 볼 수 있다. 감별진단을 할 때, 이 둘은 서로 다른 도구를 사용하게 된다. 응급의학과 의사는 이용 가능한 도구가 더 많고, 응급구조사에 비해 수 천 시간 더 교육받고 훈련되어 있기 때문에 여러가지 가능 진단을 고려할 수 있다.
3. "만족감"은 일단 원인을 최종적으로 결정하고 나면, 다른 원인 또는 가능성을 더이상 찾지 않는 것이다. 만약 이 만족감을 위해 서둘러 최종적인 결정을 내려버리면 다른 잠재적인 원인들을 찾는 것을 중단해 버리기 쉽다. 이것과 관련된 문제점은 응급구조사가 이차적인 진단을 놓쳐버리거나 또는 일차적인 진단에서도 실수가 발생할 수 있다. "확증편향"은 자신이 이미 생각하고 있는 진단을 뒷받침할 증거를 찾는 것이다. 이렇게 한다면, 그들은 진단의 개연성을 감소 또는 반박하는 증거들을 간과하게 될 것이다.
4. 너무 많은 가능성을 고려하는 것은 정보를 조직화하기 어렵게 하고, 부정을 배제하기 힘들며, 평가에 근거하여 결론 도출을 어렵게 하므로, 일관성과 시의 적절한 처치 계획을 방해한다. 지나치게 생각하는 처치자들은 그들이 찾아내지 못하고 지나친 것에 대해 매우 걱정하여 근거 없는 결정을 추측하게 된다. 실제로 가장 좋은 접근은 의학의 애매모호함을 받아들이고, 환자의 처치를 지연시키는 끝없는 추측을 중단하는 것이다.

비판적 사고 연습

1. 일을 하던 중에 가슴통증을 호소하는 52세 남성은 의식상태가 명료하므로 우선 안정적인 접근이 필요하다(특히 환자가 스트레스를 너무 많이 받은 것 같다고 얘기했으므로). 전반적인 인상을 형성하고, 빠르게 일차평가를 시행한다. OPQRST를 사용하여 병력을 수집한다. 비판적 사고 관점을 형성하고 스스로에게 다음과 같은 질문을 한다:

- 환자는 명백한 문제를 가지고 있는가? 나는 더 비판적으로 생각할 필요가 있는가?
- 진단과정을 확인 혹은 부인하기 위해 어떤 다른 정보를 더 수집해야 하는가?
- 가장 적절한 처치를 결정하기 위해 어떻게 현장 진단을 구체화 시켜야 하는가?

2. 어눌한 말투, 한쪽 팔에 이상한 느낌을 호소 등과 같이 평소와 다른 행동을 한 후 무의식 상태가 된 67세 남성은 기도를 관리하기 위해 즉각적인 처치가 필요하다. 무의식 환자는 스스로 기도개방을 유지할 수 없고 호흡을 효과적으로 할 수 없다. 환자의 기도를 개방한 후 ABC의 나머지를 평가한다. 환자의 아내로부터 병력을 수집하고 비판적 사고 관점을 형성하여 스스로에게 다음과 같은 질문을 한다:

- 다른 평가 및 진단과정을 시행하기 전에 잠재적으로 생명을 위협하는 문제들을 모두 교정하였는가?
- 환자는 명백한 문제를 가지고 있는가? 나는 더 비판적으로 생각할 필요가 있는가?
- 환자의 상태를 유발한 또 다른 원인들이 있는가?
- 가장 적절한 처치를 결정하기 위해 어떻게 현장진단을 구체화 시켜야 하는가?
- 환자를 위해 지금 바로 해줄 수 있는 것은 무엇인가?

3. 스노우보드를 타고 넘어진 후 발목이 부러진 것 같다고 말하는 18세 환자는 전체 외상 평가를 시행하는 동안 주호소에 집중해야 할 필요가 있다. 손상기전을 결정하고, 척추 고정이 필요한 다른 손상의 여부를 파악한다. 비판적 사고 관점을 가지고 스스로에게 질문한다:

- 환자는 명백한 문제를 가지고 있는가? 나는 더 비판적으로 생각할 필요가 있는가?
- 진단과정을 확인 또는 부인하기 위해 어떤 다른 정보를 수집해야 하는가?

4. 숨을 깊게 들이마실 때 통증을 호소하는 41세 여성은 병력 수집과 체계적인 평가, 안심시키는 것이 필요하다. 환자는 불안해 하므로 안정적인 접근이 필요하다. 산소를 바로 공급하는 것은 환자의 불안을 감소시키는데 도움을 준다. 비판적 사고 관점을 형성하고, 스스로에게 질문한다:

- 다른 평가 및 진단과정을 시행하기 전에 잠재적으로 생명을 위협하는 문제들을 모두 교정하였는가?
- 환자는 명백한 문제를 가지고 있는가? 나는 더 비판적으로 생각할 필요가 있는가?
- 진단과정을 확인 또는 부인하기 위해 어떤 다른 정보를 수집해야 하는가?
- 가장 적절한 처치를 결정하기 위해 어떻게 현장진단을 구체화 시켜야 하는가?
- 환자를 위해 지금 바로 해줄 수 있는 것은 무엇인가?

현장 이야기

1. 일단 일차평가가 완료되면, 환자의 의식상태를 평가하고, 통증과 주호소를 확인하고(OPQRST의 사용은 도움이 된다.), 뇌졸중의 징후를 배제하기 위해 신시내티 병원 전 뇌졸중 스케일을 확인하기 위해 이차평가를 시행한다.
2. Mr. 론슨 씨는 당뇨응급, 뇌혈관 사고 또는 일시적 허혈발작과 같은 신경계 응급, 심장발작 또는 고혈압 위험과 같은 심장응급을 가질 수 있다.
3. 환자가 복용하는 약에 대해 아는 것은 환자의 현재/과거 병력보다 더 많은 정보를 제공해주기도 한다. 또한 환자가 당뇨응급을 위해 언제 마지막으로 약을 복용했는지 결정할 수 있게 한다.
4. 환자의 의식상태와 통증 및 주호소를 따라 일차와 이차 평가를 완료해야 한다. 뇌졸중의 징후를 평가하기 위해 신시내티 병원전 뇌졸중 스케일을 사용한다.
5. 더 많은 정보를 수집하기 전까지 환자는 잠재적으로 불안정한 상태로 고려되어야 한다. 환자가 뇌졸중, 심장발작, 또는 심각한 당뇨응급이 없음을 확인할 때까지 신속한 이송이 필요하다.
6. 포도당 처치와 같은 전문소생술팀 개입이 필요할 때는 언제든지 전문소생술팀을 요청한다.

제 15단원: 의사소통과 기록

비판적 의사 결정–통신의 어려움

1. 일차반응자는 아무래도 심각한 환자를 마주했을 경우, 다른 응급의료제공자보다 더 당황하고, 해야 할 것을 잊어버려 곤경에 처해지기 쉽다. 응급구조사는 일차반응자에게 먼저 무전을 보내 상황에 대해 계속 묻는 것이 좋다.
2. 도착 병원에는 환자가 많은 양의 알코올을 섭취했다는 정보를 제공한다(환자가 이 문제만을 가지고 있다고 짐작하지 않는다). 환자의 현재 반응상태(통증에 반응), 그리고 변화에 대해 보고한다. 만약 환자 상태가 악화된다면, 도착 병원에 알려 미리 준비할 수 있게 한다.
3. 시간과 자원에 따라, 응급구조사는 현장으로부터 어느정도 떨어져 현장의 소음을 줄인 상태에서 다시 한 번 무전을 시도해볼 수 있다. 천천히 그리고 명확하게 말한다. 만약 무전기에 문제가 있다면, 상황실근무자에게 전파를 보낸 후 확인한다. 무전기의 문제라면 휴대폰으로 지역 내 병원에 정보를 전달하도록 한다.
4. "환자가 말을 하지 않지만, 통증에 눈을 뜨고, 통증 부위를 바라본다"라고 보고할 수 있다. 환자 의식상태의 큰 그림을 그려본다.

비판적 의사 결정—무엇을 그리고 어떻게 기록해야 하는지 선택하기

1. 의학적으로 관련된 정보만 기록해야 한다. 예를 들어, 만약 환자가 약물에 중독되었다고 한다면, 이 사고가 발생하기 전에 환자가 알코올 또는 약물을 사용했는지 안했는지를 기록하도록 한다. 알코올과 약물의 사용은 환자의 치료 및 이송 동의 여부에 영향을 미칠 수 있다. 기록을 할 때에는 주관적이기 보다는 객관적으로 작성하도록 한다. 누군가가 여러분의 일지를 읽을 때, 주체가 누구인지 확실히 알 수 있도록 "환자가 말하길, 여자친구가 말하길"과 같은 문장을 사용하도록 한다.
2. 여러분은 법원에서 증언을 하기 전에 내용을 재확인 하기 위해 언제든지 구급활동일지를 열람할 수 있다. 이것은 출동 동안에 여러분의 관찰과 행동이 기록된 법적 문서이다. 이것은 여러분의 기억을 다시 상기시키고, 법적 과정에서 방해 또는 편견을 유발하지 않도록 돕는다.
3. 아이, 노인, 성적학대의 경우 응급구조사가 적절한 관계자 및 관련된 의료인에게 정보를 제공할 수 있도록 하게 의료정보보호법으로부터 면제된다. 실제로 미국 내 대부분의 주에서는 선의를 위해 이러한 정보를 제공한 응급구조가 소송에 휘말렸을 때 면책을 제공한다.

요약 문제

1. 무선 의료 보고의 단계는 다음과 같다:
   - 구급차 소속과 구급차의 종류("셀럼 병원, 여기는 기본소생술 구급차 6호, 현재 셀럼 병원으로 이송 중…."
   - 도착 예정 시간("대략 15분 후 도착 예정")
   - 환자의 나이와 성별("68세 남성 환자를 이송중")
   - 주호소("환자는 복통을 호소")
   - 현재 질병과 관련된 병력; 간단하게("2시간 전에 통증 시작 되었고 약간의 구역감을 동반함")
   - 주요 과거 병력("환자는 고혈압과 관절염을 앓고 있음"
   - 의식상태("환자의 의식은 명료하며, 의식을 잃은 적이 없음")
   - 기본 활력징후("맥박 88회, 강하고 규칙적이며 호흡은 20회; 피부는 정상, 혈압은 134에 88")
   - 적절한 신체검진 판독("신체검진에서 양측 위쪽 복부에서 누름통증을 호소함. 단단하지는 않음.")
   - 제공한 응급의료 처치("처치를 위해, 환자를 편안한 자세로 위치시킴.")
   - 응급처치에 대한 반응("처치 동안 의식상태는 변하지 않았음. 통증에 반응함. 활력징후도 기본적으로 변하지 않음")
   - 기타 요구되는 의료통제 및 질문, 지도의사에게 연락("추가적인 의료지시가 있습니까?")
2. 환자와 효과적인 상호간의 의사소통을 위한 지침은 다음을 포함한다:
   - 눈 맞춤
   - 자세와 신체 언어를 인지
   - 쉬운 용어의 사용
   - 정직함
   - 환자의 적절한 이름을 사용
   - 경청
3. 주관적 정보는 개인적인 관점에서 나온 의견이다.—이것은 환자와 목격자가 말하는 사실을 토대로 이루어지며, 응급구조사는 그들이 말하는 내용을 기록한다(예; 환자는 "독감에 걸린 것 같아요"라고 말했다.). 객관적 정보는

관찰되고, 측정되며, 그리고 검증된 사실을 말한다(예; 활력징후). 음성 소견이란 나타나지는 않았지만 꼭 확인해야 할 중요한 단서들을 말한다(예; 환자는 가슴통증을 호소했지만 방사통은 없다고 한다.).

4. 명확하게 작성되지 않은 기록은 다른 사람이 환자 처치를 할 때 해로운 오류를 범하게 할 수 있다. 또한 질 개선을 위한 문서 검토와 연구를 효과적으로 할 수 없게 만든다.

5. 환자가 처치 또는 병원 이송을 거부할 때 작성되는 보고서의 중요한 요소와 절차는 다음과 같다:
   - 환자가 병원에 갈 수 있도록 설득 시도.
   - 환자가 합리적인 결정을 내릴 수 있는지 판단(예; 환자가 약물, 알코올, 또는 질병/손상으로 인해 합리적인 결정을 내릴 수 없는 상태인지 반드시 확인한다).
   - 환자에게 병원을 가야 하는 이유와, 병원에 가지 않을 경우 발생할 수 있는 추후 문제에 대해 설명.
   - 지역 내 프로토콜에 따라 지도의사와 상담.
   - 만약 환자가 끝까지 거부한다면, 시행된 평가와 처치를 모두 기록하고 거부보고서에 환자의 서명을 받는다.
   - 가족구성원, 경찰, 혹은 목격자로부터 증인 서명을 받는다. 만약 환자가 거부보고서에 서명을 원치 않는다면, 가족 구성원, 경찰, 목격자의 서명을 받는다.

비판적 사고 연습

1. 괄호 안의 숫자의 순서에 따라 다음의 정보들이 무선 의료 보고 시행을 위해 구성된다.
   - (5) 어깨로 방사되는 가슴통증
   - (3) 56세
   - (13) 비재호흡마스크로 분당 15L의 산소공급
   - (9) 의식은 명료함
   - (4) 여성
   - (7) 20분 전에 잔디를 깎던 중 통증 시작
   - (8) 고혈압과 당뇨의 병력
   - (2) 도착 20분 전
   - (10) 맥박 86회, 호흡 22회, 창백하고 축축한 피부, 혈압 110/66, 산소포화도 96%
   - (14) 산소 투여 후 통증 감소
   - (6) 호흡곤란을 부정
   - (15) 지도의사 요청
   - (1) 기본소생술 구급차 4호
   - (11) 허파음은 양쪽 동일
   - (12) 편안한 자세로 이송

2. 서술의 예는 다음과 같다: 56세. 여. 어깨로 방사되는 가슴통증 호소. EMS 도착 20분 전에 잔디를 깎던 중 발생. 신체검진: 의식 명료. BP 110/66, PR 86, RR 22, SpO_2 96%, 피부 차고 축축함. 허파음 양쪽 동일, 호흡곤란 부정. 병력: 고혈압, 당뇨. 처치: 비재호흡마스크로 분당 15L의 산소 제공. 편안한 자세. 반응: 산소 투여 후 통증 감소.

현장 이야기

1. 구급활동일지에는 다음 정보들이 반드시 포함되어야 한다: 출동정보(센터 이름, 구급차 번호, 날짜, 시간, 출동번호, 응급구조사 자격 수준과 이름); 환자정보(출동 유형, 손상기전, 환자 위치, 처치, 증상과 징후, 기본 활력징후, 의식상태, 현재 병력, 처치와 그에 따른 효과, 출동 동안의 환자 상태의 변화, 보험과 청구서); 서술(객관적, 주관적, 음성 소견)

2. 정확하고 철저한 구급활동일지는 환자의 영구적인 의료 기록 뿐만 아니라 종종 민사와 형사 소송에서 법적 자료로 사용되기 때문에 매우 중요하다. 게다가, 구급활동일지의 정보는 교육, 질 개선, 연구를 위해 사용되기도 한다.

3. 구급활동일지를 제출하기 전에 여러분의 동료에게 검토를 요청하는 것은 완벽한 구급활동일지 작성을 위해 좋은 방법이다. 이것은 개인적으로 바라본 현장 또는 못보고 넘어간 정보들을 바로잡을 수 있도록 도와준다. 출동이 끝난 후, 두 사람 모두 출동 동안에 무슨 일이 발생했는지에 대한 의견 일치가 중요하다.

4. 구급활동일지의 모든 복사본은 반드시 같아야 하고, 제공된 처치가 명확하게 기재되어야 한다. 만약 응급의료서비스 기관과 병원의 복사본이 다르다면, 환자에게 제공된 처치에 대하여 법적 문제가 될 수 있다.

제 16단원: 약리학

비판적 의사 결정-현장이 병원과 가까운데, 아스피린을 투여해야 하는가?

당연히 투여해야 한다. 심근경색(심장발작) 발생 시 사망률을 감소시키는 약물은 아스피린이다. 빨리 투여될 때, 효과가 빠르게 나타난다. 프로토콜 하에 투여를 피해야 하는 의학적 이유가 없다면 응급구조사는 아스피린을 투여해야 한다. 이송이 응급구조사의 업무 중 중요한 부분이지만, 환자를 위해 제공할 수 있는 최선의 처치를 계획하고 실행해야 하는 것이 주 임무이다. 아스피린 투여는 그 중의 하나이다.

비판적 의사 결정—전문소생술팀이 지금 현장으로 오는 중이다. 환자에게 흡입기를 적용해야 하는가?

환자가 흡입을 할 수 있도록 돕기 위해 지도의사에게 반드시 연락을 해야 한다. 비록 전문소생술팀이 가까이에 위치해 있지만, 알부테롤과 같은 기관지확장제를 빨리 투여하는 것은 전체적으로 치료의 성공을 위해 중요하다. 전문응급구조사는 당연히 기관지확장제를 가지고 있을 것이지만, 여러분이 전문응급구조사가 도착할 때까지 5~8분을 기다린다면, 환자의 호흡곤란 증상은 더 악화될 것이고, 결국 전문응급구조사에 의해 투여된 기관지확장제의 효과는 매우 적을 것이다. 여러분의 즉각적인 행동은 초기 처치가 얼마나 효과가 있는지를 나타낼 것이다. 항상 지역내 프로토콜을 따르도록 한다.

비판적 의사 결정—약물 투여를 돕는 방법

1. 만약 여러분이 가슴통증을 호소하는 환자와 같이 현장에 있고, 환자가 니트로글리세린 약을 복용해도 괜찮은지 물어본다면, 여러분은 환자에게 그것은 금기증이라고 말한다. 환자는 다른 약물 상호작용을 위해 검사되지 않았기 때문에, 니트로글리세린을 복용한 경우 부정적인 반응을 초래할 수 있다. 지도의사와의 연락을 고려한다.
2. 매우 졸려 보이고 목소리에만 반응을 보이는 당뇨환자는 스스로 기도를 개방된 상태로 유지할 수 없다. 경구 포도당은 찐득거리는 시럽이기 때문에 환자가 호흡을 효과적으로 할 수 있을 때만 사용된다. 경구 포도당은 환자가 스스로 삼킬 수 있는 능력을 갖추었을 때만 투여하도록 한다.
3. 분당 48회의 호흡수를 보이는 만성폐쇄폐질환 환자는 심각한 호흡곤란 상태이다. 환자에게 처방된 흡입제를 투여하는 것은 환자의 산소 전달 능력을 향상시키고, 응급실에서 추가 검사를 받을 때까지 환자의 증상을 일시적으로 호전시켜 주는데 도움을 줄 것이다.

요약 문제

1. 아스피린, 산소, 경구포도당은 일반적으로 구급차에 구비되어 있는 약물들이고, 특정 상황에서 응급구조사에 의해 투여될 수 있다.
2. 기관지확장제 흡입기, 니트로글리세린, 에피네프린 자동주사기는 일반적으로 응급구조사가 환자의 투여를 도울 수 있는 약물들이다.
3. 약물의 여러가지 형태는 가루, 액체, 젤, 혀밑 스프레이, 흡입제 가스가 있다.
4. 직접 의료지도는 현장에서 의사에게 직접 무전하는 것과 같이 의사에게 직접적으로 말하는 것을 의미한다. 간접 의료지도는 프로토콜이나 지침서와 같이 "현장 뒤에서" 의사의 개입 하에 만들어진 지시를 의미한다.
5. 약물은 입안, 혀밑, 흡입, 주사, 피부를 통한 흡수 등 여러 경로로 투여될 수 있다.

비판적 사고 연습

비록 니트로글리세린이 가슴통증에 유용하지만, 환자에게 처방되지 않은 약물을 투여하는 것은 절대 좋은 생각이 아니다. 여러분은 가족 구성원에게 도와주어 고맙다는 인사를 하더라도, 환자에게 처방되지 않은 약물을 투여해서는 안된다.

병태생리학적 접근

재평가에는 일차평가와 활력징후를 포함하여야 한다. 특정 약물은 예상 가능한 부작용(예를 들어, 에피네프린은 심장박동수를 증가시킨다)을 유발할 수 있고, 일반적으로 응급구조사는 환자 상태의 호전 또는 악화의 모든 징후를 찾아야 한다.

현장 이야기

1. 추가적으로 수집해야 할 정보는 다음과 같다:
   - 통증이 얼마나 지속되었습니까?
   - 이러한 증상을 이 전에 경험한 적이 있으십니까?
   - 앓고 있는 질환이 있으십니까?
   - 복용중인 약이 있습니까?
   - 언제 마지막으로 음식을 드셨습니까?
2. 만약 환자가 처방된 니트로글리세린을 가지고 있다면 그것은 아마 도움이 될 것이다. 지역내 프로토콜에 따라 결정을 내리기 전에 지도의사에게 연락해야 할 수도 있다. 약물을 투여하기 전에 항상 다섯가지의 정확성에 대해 생각하도록 한다.
3. 약물을 투여하기 전에 환자의 활력징후를 평가하는 것은 필수적이다. 특히 니트로글리세린은 환자의 혈압을 감소시킬 수 있기 때문에, 약물을 투여하기 전에 환자의 혈압이 낮지 않은지 결정하는 것은 매우 중요하다.

4. 니트로글리세린이 환자에게 처방된 것이 맞는지, 유효기간이 지나지 않았는지, 용량이 적절한지 확인해야 한다.
5. 니트로글리세린을 투여할 때에는, 환자의 혀 밑에 약을 넣고 완전히 녹을 때까지 기다린다. 약을 절대 씹어 먹거나 삼켜서는 안된다. 스프레이로 투여를 할 때에는, 사용하기 전에 스프레이통을 흔들지 않도록 한다. 똑바로 들고 환자에게 입을 벌리도록 요청한 후, 검지 손가락으로 버튼을 한 번 누르도록 한다. 환자에게 입을 다물도록 요청하고, 삼키지 않도록 지도한다.
6. 활력징후는 약물이 투여된 후 바로 재평가 되어야 하고, 치료 후 매 5분마다 측정되어야 한다.

제 17단원: 호흡 응급

비판적 의사 결정

1. 천식 병력이 있고 호흡곤란을 호소하는 14세 환자는 흡입제 사용 시 도움이 될 것이다. 항상 지역내 프로토콜을 따르도록 하고, 약물의 사용을 위해 의료 지도를 따르도록 한다.
2. 환자에게 직접적으로 처방되지 않았기 때문에 흡입기를 사용해서는 안된다. 게다가 쌕쌕거림은 천식보다는 다른 상태에 의해 발생했을 것이다. 환자의 쌕쌕거림이 딸이 경험한 쌕쌕거림과 같은 질병에 의해 발생된다고 생각해서는 안된다.
3. 비록 환자의 천식 병력에는 흡입제가 적응증이지만, 환자가 호흡을 적절하게 하고 있지 않기 때문에 이대로는 적응되지 않는다. 쌕쌕거림이 들리지 않는 이유는 수축된 기관을 통해 공기의 이동이 충분히 이루어지지 않고 있기 때문이다. 흡입기의 약물은 지금 이 환자에게 필요한 만큼 허파 내 깊게 작용하지 않는다. 산소를 연결한 BVM으로 환기하고, 즉시 이송하며, 가능하다면 전문소생술 팀의 개입을 요청한다.

요약 문제

1. 모든 연령대의 저산소증 환자에게서 호흡수 증가를 관찰할 수 있다. 뇌줄기와 심장에 위치한 센서가 혈액으로 운반되는 산소의 양을 지속적으로 감지한다. 만약 이 산소의 양이 매우 적을 경우, 호흡수를 증가시키기 위해 뇌로부터 신호들이 호흡 근육으로 전달된다.
2. 환자의 맥박수에 미치는 저산소증의 효과는 환자의 나이에 따라 매우 다양하다. 성인의 경우, 저산소증은 맥박수, 심장박출량, 혈압을 증가시킨다. 이것은 혈류 내 낮은 산소 수치를 감지하는 심장과 가까운 센서를 직접적으로 자극하기 때문이다. 소아와 영아의 경우, 심장박동수는 잠시 증가하지만, 종종 급격하게 떨어져 느린맥을 보인다.
3. 부적절한 호흡의 징후는 호흡수가 정상범위보다 증가 혹은 감소, 불규칙한 호흡; 호흡음의 감소, 비대칭, 부재; 호흡을 위한 노력의 증가, 부속 근육의 사용(영아의 소아의 경우 코벌렁임, 시소호흡, 그렁거림, 갈비뼈와 빗장뼈의 수축 등); 얕은 호흡 깊이가 있다.
4. 심장기능상실 환자도 기관지 수축을 겪고 쌕쌕거림을 나타낼 수 있다. 만약 기관지 수축이 확실하고, 이와 같은 상황에서 사용할 수 있도록 환자에게 처방된 흡입기가 있다면, 사용해도 좋다. 이 약물은 심장박동수를 증가시키는 부작용을 나타낼 수 있으므로, 활력징후를 재평가하고 약물 투여의 반복을 제한한다.
5. 성인과 소아/영아의 호흡계통의 차이점은 다음과 같다:
   - 입과 코—일반적으로 성인보다 소아의 구조물들이 더 작고, 더 쉽게 폐쇄된다.
   - 인두—영아와 소아의 혀는 성인보다 입 안을 비례적으로 더 많이 차지한다.
   - 기도—기도는 성인보다 더 좁기 때문에 삼킴에 의해 쉽게 폐쇄될 수 있다. 또한 성인보다 더 부드럽고 유연하다. 영아와 소아의 다른 연골과 마찬가지로, 반지 연골이 덜 발달 되어있고 연성 상태이다.
   - 가로막—가슴벽이 더 부드럽다. 소아와 영아는 호흡을 위해 가로막에 더 의존하는 경향이 있다.
6. 호흡곤란의 징후와 증상은 의식상태의 변화, 어지러움, 안절부절 못함, 쓰러질 듯한 기분, 불안, 혼란, 폭력적, 청색증, 목과 얼굴 근육의 압박, 가슴 조임, 갈비사이근육의 압박, 손과 발의 저림과 떨림, 깨문 입술, 코벌렁임, 기침, 까마귀울음소리, 높은 음의 심한 기침, 쌕쌕거림 또는 덜컹거리는 듯한 비정상 호흡음, 삼각 자세 등이 있다.

비판적 사고 연습

1. 심각한 호흡곤란, 빠른 호흡 수, 얕은 호흡, 최소한의 가슴 확장, 말하기 어려움 등을 호소하는 45세 남성은 호흡이 부적절하다. 이유: 빠르고 얕은 호흡과 최소한의 가슴 확장은 허파의 허파꽈리까지 공기가 충분히 채워지지 않음을 의미한다.
2. 약간 숨쉬기 힘들어 하지만, 충분한 가슴 확장, 규칙적이고 정상 호흡수를 보이는 65세 여성은 호흡이 적절하다.

이유: 비록 환자가 호흡이 힘들다고 호소하지만, 정상 호흡 수와 규칙성 그리고 충분한 가슴 확장은 환자의 허파 내 허파꽈리에 공기가 충분히 채워지고 있음을 나타낸다.

3. 근육 수축, 코벌렁임, 빠른 호흡 수, 피곤해 보이는 3세 아이는 호흡이 부적절하다. 이유: 환자의 근육 수축과 코벌렁임은 아이가 호흡을 하기 위해 매우 노력을 한다는 것을 의미한다. 너무 빠른 호흡 수는 허파꽈리 내에 충분한 공기를 채울 수 없다. 아이의 피곤함은 저산소증의 경고 징후이다.

병태생리학적 접근

1. 그렇다. 환자는 말초 부종 없이 폐부종을 겪을 수 있다. 환자가 평소 취하고 있는 자세에 따라 달라지며, 주로 누워있는 환자라면 다리에 부종이 생기지 않을 것이다. 게다가 급성 폐부종일 경우, 말초 부종이 관찰되지 않을 수 있다.
2. 천식은 기관지수축과 점액의 초과 생성 때문에 허파꽈리에 공기가 갇히는 폐쇄성 질환이기 때문에 날숨 단계가 길어질 것이다. 날숨 시, 갇힌 공기가 허파를 빠져나와야 하기 때문에 환자는 더 강하고 길게 숨을 뱉어낼 것이다.
3. 맥박산소포화도(SpO_2)는 간단히 혈류에 적혈구에 의해 운반되는 산소의 양을 측정한다. 이것은 신체에서 발생한 딱 한가지만 측정할 수 있다. 환자가 심각한 호흡곤란을 겪는다 하더라도 아직 맥박산소포화도는 "정상" 범위일 수 있다. 만약 산소분자가 적혈구로부터 배출되지 않는다면, 뇌와 같은 조직은 상당히 저산소증화 될 것이다. 저체온증 또는 체내 저산증(low acid level)과 같은 특정 상태는 산소가 적혈구에 부착되는 것을 지연시킴으로써 조직의 산소화를 막고 저산소증을 유발한다. 이 것이 왜 환자를 전체적으로 평가해야 하는지에 대한 이유이다. - 맥박산소포화도를 포함한 모든 활력징후 측정.

각각의 환자들은 다음과 같은 상태를 가졌을 가능성이 크다:

4. 10세 환자는 천식일 가능성이 크다. 이 외 다른 호흡기 질환은 어린이에게 영향을 주지 않는다.
5. 최근 들어 누워서 잘 수 없는 82세 여성환자는 심장기능상실일 가능성이 크다. 환자의 "야행성 호흡곤란" 또는 똑바로 누울 수 없는 환자의 경우 수면을 취하는 동안 허파에 체액이 축적되기 때문이다.
6. 호흡곤란, 열, 가래를 호소하는 76세 환자는 만성폐쇄폐질환을 겪고 있을 가능성이 크다. 이 질환은 체액 생성이 특징적이다.
7. 이 저에 호흡곤란과 심장발작을 경험한 적이 있고, 최근 2~3일 내 체중이 3kg 정도 늘어난 환자의 경우 심장기능상실 또는 약해진 심장으로 인한 체액이 축적되었을 가능성이 크다.
8. 가정용 산소를 가지고 있고, 분당 2L의 산소를 코삽입관으로 공급받고 있는 매우 마른 환자는 만성폐쇄폐질환과 같은 만성 질환을 겪고 있을 가능성이 크다.
9. 라켓볼을 친 후 호흡곤란을 호소하는 35세 남성 환자는 만성 병력이 없고 갑자기 발생하였기 때문에 천식 발작을 겪고 있을 가능성이 크다.

현장 이야기

1. 어떤 환자이던, 응급구조사는 환자의 기도를 보호하고 호흡을 평가해야 한다. 기도가 깨끗한 지 확인하고, 필요한 경우 환기를 제공한다. 환자가 말을 할 수 있더라도, 혀 또는 분비물은 잠재적인 문제가 될 수 있다.
2. 응급구조사는 환자의 남편에게 E(사건)을 제외한 SAMPLE 병력에 대해 물어야 한다. 응급구조사는 이웃으로부터 정보의 일부를 끌어내야 한다. 응급구조사가 이웃에게 물어볼 수 있는 질문의 예로는: "이러한 상황을 언제 처음 발견하셨죠?" "발견 당시 환자는 어떤 자세로 앉아있었었습니까?" "환자의 호흡이 빠르거나 느렸나요?" "환자가 완전한 문장을 말할 수 있었나요?" "환자가 호흡하기 힘들어했나요?" "시끄러운 호흡음이 있었나요?" "특정 부위에 피부색이 변했나요?-입술, 손톱 등"
3. 카멜라 부인이 6개월 전에 같은 증상으로 기관내삽관술을 받았다는 의료 병력은 중요하다. 그리고 환자가 오랫동안 하루에 두 갑 정도의 담배를 펴왔다는 정보는 환자를 높은 우선순위로 고려할 수 있다.
4. 이 상황에서 2L의 산소는 부적절하기 때문에 고농도의 산소를 제공해야 한다.
5. 환자에게 흡입기의 사용은 적절하지 않다. 시나리오에서의 징후와 증상은 환자가 즉시 산소가 필요한다는 것을 나타낸다.
6. 이 환자의 우선순위는 높으므로 병원으로 이송하는 동안 사이렌과 불빛이 필요하다. 이 시나리오에서 모든 내용들이 빠른 이송이 필요하다는 것을 나타내고 있다. 대부분의 체계에서, 빠른 이송은 사이렌과 불빛이 필요하다.

제 18단원: 심장 응급

비판적 의사 결정

1. 가슴통증을 호소하는 84세 환자에게 니트로글리세린을 투여해서는 안된다. 이 약물은 혈압을 낮추기 때문에 환자에게 해를 입힐 것이다.
2. 68세 환자에게 니트로글리세린을 투여해야 한다. 환자는 심장과 관련된 병력을 가지고 있고, 가슴통증을 호소하며 혈압이 충분히 높기 때문이다.
3. 이 환자는 위의 두 환자에 비해 결정하기 쉽지 않다. 환자의 통증이 이례적이고("위장"에 통증), 비록 이 통증이 심장에서 유래했다고 하더라도 이전의 심장발작과 비교했을때 다르기 때문이다. 첫 번째 니트로글리세린은 작용되지 않았다. 환자의 활력징후를 보았을 때 아직 약물은 투여 가능한 범위이다. 더 자세한 병력을 수집하고 추가적인 조언을 위해 지도의사에게 연락한다. 만약 어떠한 이유로 지도의사와 연락할 수 없다면, 심장 질환의 위험이 있는 환자의 상복부 통증은 "가슴조임증과 동등한" 것으로 고려되며, 여러분은 가슴통증이라 가정한 후 통증을 처치하고 니트로글리세린을 투여해야 한다.

요약 문제

1. 다음의 환자들을 위해 가장 좋은 자세는:
   a. 호흡곤란을 호소하고 혈압이 100/70인 환자는, 환자가 수용할 수 있을 만큼 앉은 자세를 유지시킨다. 만약 저혈압, 어지러움, 의식 저하 등이 나타난다면, 필요한 만큼 환자를 뒤로 기댈 수 있도록 한다.
   b. 가슴통증을 호소하고 혈압이 180/90인 환자는 앉는 자세를 취해준다.
2. 제세동을 실시하기 전에, 누군가(혹은 어떠한 물건이) 환자와 접촉해 있는 것을 방지하기 위해 환자의 머리부터 발끝까지 아무도 접촉하고 있지 않은지 확인한 후에 "모두 물러나주세요"라고 큰 소리로 말한다.
3. 자동제세동기를 사용할 때 명심해야 할 세가지 안전 사항은 (1) 리듬을 분석하거나 또는 제세동을 실시할 때 사람 또는 물건이 환자와 접촉하지 않도록 한다. (2) 만약 환자의 가슴이 젖어있다면, 패드를 적용하기 전 혹은 쇼크를 전달하기 전에 가슴을 건조시킨다. (3) 쇼크를 전달하기 전에 환자가 삶의 징후가 없는지 또는 맥박이 없는지 확실히 평가해야 한다.
4. 자동제세동기의 적용 순서는: (1) 적절한 패드와 자동제세동기(성인 또는 영아)를 사용한다. (2) 환자의 가슴을 노출시키고, 필요한 경우 패드가 부착될 부위를 재빨리 면도한다. (3) 자동제세동기의 전원을 켠다. (4) 패드를 붙인 후 커넥터를 연결한다. (5) 주위에 있는 모든 사람들이게 "가슴압박을 멈추고 분석을 위해 모두 물러나주세요"라고 얘기한다. (6) 분석 후, 자동제세동기가 충전을 완료하면 제세동을 실시하기 전에 환자로부터 모두 떨어져 있는지 확인한 후 제세동을 실시한다.

비판적 사고 연습

1. 이 질문은 여러분이 살고 있는 또는 일하고 있는 지역의 생존 사슬을 평가하기 위함이다: 정답은 매우 다양하며 여러분이 살고 있는 지역 내 특정 연구 또는 지침에 따라 크게 달라질 수 있다.
2. 이 질문은 여러분이 살고 있는 또는 일하고 있는 지역의 생존 사슬을 평가하기 위함이다: 정답은 매우 다양하며 여러분이 살고 있는 지역 내 특정 연구 또는 지침에 따라 크게 달라질 수 있다.

병태생리학적 접근

1. 가슴 가운데에 짓누르는 듯한 통증, 허리로의 방사통, 풍선동맥성형술을 받았고, 정상혈압을 가진 환자는 동맥류(aortic aneurysm)일 확률이 높다. 만약 동맥류가 파열되었으면, 환자의 생존률은 낮고, 아스피린 때문에 피떡을 만들 수 없기 때문에 생존률은 더욱 더 감소할 것이다. 이 환자의 혈압은 정상범위 내이다. 만약 환자가 저혈압이라면, 니트로글리세린은 환자의 혈압을 위험 수준까지 낮출 것이다. 만약 환자가 고혈압이라면, 니트로글리세린으로 낮아진 혈압은 혈관의 약해진 부위로 밀어보내는 힘의 양이 감소되어 환자에게 도움을 줄 것이다. 환자에게 니트로글리세린을 투여하기 위해 지도의사와 연락한다, 만약 투여한다면, 환자의 혈압이 크게 떨어지지 않도록 주의한다.
2. 이 환자는 며칠 전에 이뇨제가 다 떨어져 호흡곤란을 호소하는 울혈심장기능상실 환자이며, 잠잘 때 호흡이 어려워 두개의 베개를 베고 잔다. 환자는 체액의 배출을 돕는 약을 복용하지 않았기 때문에, 심장을 다루는 순환계 내 체액이 과도하게 쌓였고, 초과된 체액이 혈관으로 누출될 것이다. 만약 환자가 하루 종일 똑바로 앉아있다면, 체액은 다리 또는(그리고) 복부 공간에 누출될 가능성이 크다. 밤에, 환자가 똑바로 눕게 되면 허파꽈리 주위의 모세혈관으로 체액이 누출되어 호흡곤란을 유발한다.

현장 이야기

1. 잠재적으로 심장병의 가능성이 있는 환자를 위해 응급구조사가 챙겨가야 할 장비들은 다음과 같다: 비재호흡 마스크, 산소, 코삽입관, 흡인기, 활력징후 측정장비, 제세동기(자동제세동기), 저장백이 달린 백-밸브 마스크 (*강사를 위한 메모*: 몇몇 학생들은 계단형 들것을 언급할 수 있다. 이 환자의 경우 계단 밑으로 이동시켜야 하기 때문에 계단형 들것이 필요하다.)
2. 다른 환자와 마찬가지로, 우선순위가 높은 처치는 ABC이다. 지금 이 순간에는, 환자의 기도가 개방되어 있지만 만약 환자의 의식이 없어지거나 또는 구토를 한다면, 응급구조사는 즉시 기도 처치를 시행해야 한다. 응급구조사는 지속적으로 환자의 호흡 수와 질을 관찰해야 한다. 필요한 경우, 호흡을 백-밸브 마스크와 산소로 보조될 수 있다. (*강사를 위한 메모*: 비록 심장 응급환자는 호흡을 하기 위해 앉아 있는 것을 편안해 하지만, 환자가 심장성 쇼크일 경우 순환에 영향을 미칠 수 있다. 환자를 불안하게 만들거나 혹은 호흡곤란을 악화시킨다면 환자를 똑바로 눕히는 것은 부적절한 것임을 상기시킨다. 환자의 통증, 의식상태, 호흡, 활력징후의 변화를 감시하는 것은 매우 중요하다.)
3. 응급구조사가 다음으로 필요한 평가 정보는 활력징후와 병력이다. 응급구조사가 요청해야 할 정보들은 다음을 포함한다: 관련된 의료 병력, 의사에게 받은 처치, 처방된 약물(특히 니트로글리세린), 삽입된 장비(심박동조율기 또는 제세동기), 등. 게다가, 환자가 응급구조사를 호출하게 된 징후와 증상에 대해 환자에게 물어보아야 한다. OPQRST를 사용하여 다음을 질문한다:
   - 발병: 언제 이 증상과 징후가 시작되었는가?
   - 유발 원인: 증상이 시작될 때 환자는 무엇을 하고 있었는가? 통증의 완화 또는 악화되는 경우(원인)이 있는가?
   - 통증의 질: 환자는 자신의 통증을 어떻게 묘사하는가?
   - 방사: 통증이 목이나 팔, 혹은 신체의 다른 부위로 이동하는가?
   - 심각성: 1점부터 10점까지 현재 통증 점수는 얼마인가? 니트로글리세린 혹은 산소 투여 이후에 통증의 점수가 변하였는가?
   - 시간: 이와 같은 징후와 증상을 얼마나 가지고 있었는가?
4. 이 다음, 환자에게 자동제세동기를 부착해야 한다. 응급구조사가 이 작업을 수행하는 동안, 또 다른 응급구조사는 백-밸브 마스크로 산소를 투여한다. 자동제세동기가 부착되고 나면, "분석" 버튼을 누른 후, 자동제세동기의 안내에 따라 안전을 확인 한 후 제세동을 실시한다. (*강사를 위한 메모*: 몇몇 학생들은 시나리오에 적힌 그대로 처치 단계를 말할 것이다.)

제 19단원: 당뇨응급과 의식 변화

비판적 의사 결정

1. 환자는 의식이 있고 스스로 기도개방을 유지할 수 있다. 환자의 변화된 의식상태와 당뇨병력은 포도당 투여가 적절한 결정임을 나타낸다.
2. 비록 환자는 당뇨병력을 가지고 있지만, 환자의 발작이 당뇨와 관련 있다고 명시하지는 않았다. 게다가 환자의 의식상태는 경구포도당을 투여할 수 있는 만큼 명료하지 않다. 만약 환자의 발작이 끝나고, 의식이 명료해지면 환자로부터 추가 병력을 수집할 수 있다.
3. 비록 환자는 자동차 사고에 연루되었지만, 결국 그 원인은 당뇨응급임을 알 수 있다. 환자의 변화된 의식상태와 당뇨병력은 포도당을 투여하기에 충분하다. 약물을 투여하기 전에 환자가 스스로 기도의 개방을 유지할 수 있는지에 대해 확신해야 한다.

요약 문제

1. 당뇨응급의 징후는 변화된 의식상태, 발작, 창백한 피부, 발한, 빠른맥, 빠른 호흡, 빈뇨, 갈증의 증가가 있다.
2. 당뇨병력은 환자, 가족, 목격자에게 질문함으로써 쉽게 얻을 수 있다. 또한 의료인식표, 인슐린 또는 경구용 항당뇨제등과 같은 약물, 주사기, 혈당 측정기, 인슐린펌프 등의 물건을 통해 예측할 수 있다.
3. 현장이 안전함을 확인한 후에, 당뇨 응급처치는 전체적인 평가를 포함해야 한다. 기도 혹은 호흡문제와 같이 생명을 위협하는 문제를 즉시 처치하고, (가능한 경우) 고혈당증인지 혹은 저혈당증인지 결정을 하도록 한다. 만약 결정할 수 없다면, 또는 환자가 저혈당증이라면 경구포도당 투여를 고려하도록 한다. (환자가 스스로 기도개방을 유지할 수 있는 경우에만 투여). 경구포도당은 혈류 내에 부족했던 당류를 보충하여 저혈당증을 회복 혹은 예방시킨다.
4. 지역내 프로토콜에서 특별히 언급하지 않았다면, 활력징후는 모든 약물이 투여되기 전에 반드시 측정되어야

한다.

5. 발작 환자를 위한 처치는 발작과 관련한 외상으로부터 환자를 보호하고, 필요한 경우 기도와 호흡을 보조하며, 산소를 투여하고, 발작의 원인을 인지하기 위해 전체적인 평가를 수행한다.
6. 뇌졸중이 의심되는 의식 있는 환자와, 의식 없는 환자를 위해서는, 뇌졸중이 언제 시작했는지 인지하는 것을 포함하여 전체적인 평가를 수행해야 한다. 의식 있는 뇌졸중 환자를 위한 처치로는, 환자를 안심시키고, 기도의 개방성을 확인하며, 고농도의 산소를 공급하는 것이다. 또한 환자를 반앉은자세로 이송하도록 한다. 의식이 없는 뇌졸중 환자를 위한 처치로는 기도를 개방하고 고농도의 산소를 공급한다. 또한 환자를 손상받은 부위 쪽으로 돌아 눕혀 이송하도록 한다. 뇌졸중 환자는 지역 내 프로토콜에 따라 지역내 특정 병원 혹은 뇌졸중 환자를 관리 및 처치할 수 있는 병원으로 이송해야 한다.
7. 어지러움 또는 실신 증상을 보인 환자에게 제공해야 할 처치로는 산소공급, 전문소생술팀 호출, 환자를 바로 눕힘, 조이는 옷을 느슨하게 풀어줌 등이 있다.

비판적 사고 연습

무의식 환자에게 경구포도당 투여는 적절하지 않다. 전문소생술팀을 호출하고, 필요한 경우 기도개방과 호흡을 보조하고, 산소를 공급하며, 이송을 시작한다.

병태생리학적 접근

1. 저산소증으로 인해 나타나는 발작은 일차 평가에서 인지될 수 있다. 기도와 호흡의 문제는 역학적으로 저산소증 문제를 쉽게 발생시킨다. 환자는 호흡에 문제를 가지고 있었는가 혹은 기도 폐쇄의 징후를 나타냈는가? 간질은 전형적으로 환자 병력을 통해 인지된다. 환자는 간질의 병력을 가지고 있는가?
2. 저산소증 또는 간질(환자가 간질을 진단받지 않았더라도, 수년 동안 몇 번의 발작을 나타낸 경우)을 유발했을 만한 사건의 병력을 조사한다. 환자의 활력징후를 측정한다. 맥박산소포화도 수치는 낮을 것이다. (95% 미만인 경우엔 경미한 저산소증, 90% 미만인 경우엔 심한 저산소증). 병력과 신체 평가는 뇌졸중, 머리 외상, 중독, 저혈당증, 감염, 열노출, 임신, 등의 가능성들로 좁혀주는데 도움을 준다. 간질과 연관된 발작은 종종 원인을 규명하기 힘들다.

현장 이야기

1. 모든 환자, 특히 의식상태가 변한 환자들은 모든 평가를 받아야 마땅하다.
2. 현장 안전은 항상 첫번째로 고려되어야 하고, 그 이후에 문제와 관련된 일차 평가를 고려하도록 한다. 항상 ABC 문제를 첫번째로 고려하도록 한다.
3. 많은 내과적 문제와 외과적 손상들은 환자가 중독된 것처럼 만든다. 뇌손상, 뇌졸중, 당뇨응급, 간질은 환자가 마치 술에 취한 것처럼 행동하게 만든다.
4. 대부분의 상황에서 환자 평가는 지속되어야 한다. 가장 중요한 요소는 철저해야 한다는 것이다. 만약 더 많은 정보를 발견한다면, 여러분의 평가는 새로 찾은 증거에 근거하여 조정될 것이다.
5. 의식상태가 변하거나 의식이 없는 환자에게서 이전 병력을 수집하는 것은 어려운 일이지만, 시도해 보도록 한다. 만약 이것이 가능하지 않다면, 의료인식표, 환자 약물, 현장에서의 다른 증거들과 같은 여러 증거들을 찾을 것을 고려한다.
6. 의식상태가 변한 환자들의 우선순위는 높다. 의식상태의 변화는 생명을 위협할 만한 문제를 가졌다는 것을 나타낸다. 전문소생술팀을 즉시 요청한다.

제 20단원: 알레르기 반응

비판적 의사 결정

다음 각 환자들이 알레르기 반응을 호소하는지, 또는 아나필락시스 반응을 보이는지 구별한 것은 다음과 같다:

1. 벌에 쏘인 후 가슴의 답답함을 호소하고, 과거에 벌에 쏘인 후 알레르기 반응을 보였던 환자는, 환자의 기도에 문제가 닥칠 위기가 임박했기 때문에 아나필락시스 반응으로 볼 수 있다. 환자는 즉각적인 처치가 필요하다.
2. 알 수 없는 알레르기로, 피부 전체에 두드러기가 난 환자는 알레르기 반응이다. 호흡곤란, 쇼크의 징후와 증상이 없기 때문에 아나필락시스 반응으로 고려되지 않을 것이다.
3. 복통을 호소하고 설사를 하는 환자는 알레르기 반응이다. 호흡곤란, 쇼크의 징후와 증상이 없기 때문에 아나필락시스 반응으로 고려되지 않을 것이다.
4. 땅콩에 알레르기가 있고, 목이 붓고 호흡하기 힘들며 빠른맥을 보이는 환자는 호흡곤란 때문에 아나필락시스 반

응이다. 환자는 즉각적인 처치가 필요하다.

5. 페니실린에 알레르기 반응이 있으나, 페니실린 통에 담긴 약을 먹고 어지러움을 호소하지만 활력징후는 정상인 환자의 경우 알레르기 반응이다. 호흡곤란, 쇼크의 징후와 증상이 없기 때문에 아나필락시스 반응으로 고려되지 않을 것이다.

요약 문제

1. 에피네프린 자동주사기 투여의 적응증은 다음을 포함한다: 환자가 알레르기 반응의 징후를 나타내는 경우, 환자가 의사로부터 처방된 약을 가진 경우, 지도의사로부터 의료 지도를 받은 경우
2. 알레르기 반응의 가장 흔한 원인들은 다음을 포함한다:
   - 벌, 땅말벌, 말벌에 쏘임, 벌레 물림.
   - 땅콩, 달걀, 조개류, 유제품과 같은 음식.
   - 덩굴 옻나무, 옻나무, 꽃가루 식물과 같은 식물.
   - 페니실린이나 다른 항생제와 같은 약물
   - 먼지, 화학, 비누, 화장품과 같은 기타 물질
3. 피부, 호흡계통, 심장혈관계통에 나타나는 아나필락시스 반응의 증상과 징후는 다음과 같다:
   - 피부: 가려움; 두드러기; 붉은 피부, 얼굴 붓기, 뜨거움, 얼굴, 입, 가슴, 발, 손에 저림
   - 호흡 계통: 가슴 또는 목에 조임, 기침, 빠른 호흡, 힘든 호흡, 비정상 호흡음, 쉰 목소리 또는 목소리 소실, 쌕쌕거림, 천명음.
   - 심장혈관계통: 빨라진 심장박동수, 감소된 혈압

비판적 사고 연습

1. 환자가 지금 당장은 호흡 또는 순환 문제를 가지고 있지 않으나, 곧 문제를 가질 것으로 생각된다. 환자의 활력징후와 적절한 호흡은 지금 당장은 에피네프린이 필요하다는 것을 의미하지는 않는다. 그러나 조개류 알레르기의 경우 점차 심해질 것이다. 의료 지도를 받기 위해 지도의사에게 연락하는 것이 좋다.
2. 이 경우는 아나필락시스 반응이 아니다. 이 경우 에피네프린 투여는 적절하지 않다. 환자를 이송하면서 알레르기 반응의 징후를 관찰한다.
3. 이 경우에는 에피네프린 자동주사기에 적응되는 환자이다. 환자는 기도의 문제와 쇼크의 징후를 가지고 있다. 약물을 투여하기 위해 지역 내 프로토콜을 따른다.

병태생리학적 접근

아나필락시스 반응을 겪던 혹은 불안 발작은 겪던, 의식 있는 모든 환자들은 에피네프린 투여로부터 비슷한 효과를 경험할 것이다. 에피네프린은 심장발작 환자의 소생을 위해 일차적으로 사용되는 매우 강력한 약물임을 기억해야 한다. 의식이 있는 환자에게는 불안, 호흡곤란, 빠른맥, 두근거림, 발한, 두통, 구역감과 구토, 어지러움, 고혈압을 유발할 수 있기 때문에 매우 위험하다. 그러나, 이러한 부작용들은 아나필락시스 반응을 보이는 환자는 생명을 위협받는 상태이고 에피네프린은 그것을 처치할 수 있는 효과적인 약물이기 때문에 "균형을 유지할 수 있을 만한" 효과를 나타낸다. 불안 발작을 겪고 있는 환자에게 에피네프린을 투여하는 것은 명백한 실수이다.

현장 이야기

1. 환자는 아나필락시스 반응의 징후와 증상을 보이는 중이다. 환자는 호흡하기 위해 보조근육을 사용하고, 얼굴과 목이 붉어졌다. 게다가, 완전한 문장을 말할 수 없었다. 환자는 잠재적으로 불안정해 보이고, 생명을 위협하는 상태가 발생할 가능성이 크므로 매우 주의 깊게 관찰되어야 한다.
2. 환자는 명백하게 말벌 독에 의해 알레르기가 발생했다. 생리학적으로, 면역계통의 항체들은 반응하고 있지만, 이미 손을 쓸 수 없을 만큼 진행되었다. 면역계통의 과도한 반응은 혈류로 히스타민과 다른 화학물들은 유발한다. 이것은 혈관을 확장시키고, 혈압이 낮아지고, 호흡계통 주위 등의 조직들이 붓는다. 기도의 점막들이 두꺼워지고, 피부에 두드러기가 나타난다.
3. 지금까지 얻어진 정보에 따르면, 환자가 심각한 호흡곤란을 가지고 있음을 알 수 있다. 즉 다시 말하면, 환자가 즉각적인 처치(에피네프린 자동주사기)를 받지 못한다면 호흡 정지가 나타날 수 있다는 말이다. 환자에게는 환기와 산소 처치가 필요할 것이다.
4. 백-밸브마스크를 통해 고농도의 산소를 제공하고 산소와 호흡을 보조해준다. 쇼크의 징후와 증상을 인지하고, 전문소생술팀을 호출하며, 가까운 병원으로 빠르게 이송한다.

제 21단원: 중독 응급

비판적 의사 결정

1. 처방된 약통과 처방되지 않은 약을 찾는다. 부엌, 침실, 그리고 화장실 등 집 전체를 둘러본다. 재활용 박스 및

쓰레기통도 찾아본다. 집 안에 약이 있을 만한 곳을 모두 찾아본다. 환자에게 어떤 약을 복용했는지 그리고 약이 집안 어디에 있는지 물어보는 것도 잊지 않는다.

2. 여러분의 안전을 먼저 확보한 후에, 환자를 위험 환경으로부터 구출한다. 그리고 환자가 차량에 시동을 켜 놓은 후 얼마동안 그 안에 있었는지 가늠한다. 여러분은 이러한 정보들은 환자(의식이 있는 경우)나 가족 또는 이웃으로부터 얻을 수 있을 것이다.
3. 정원에서 환자가 사용했을 만한 화학물질들을 찾는다. 환자가 화학물질에 중독된 것처럼 여러분이 중독되지 않도록 주의한다. 정원, 창고, 폐기물 박스, 쓰레기통, 헛간 등을 찾아보도록 한다.

요약 문제

1. 독은 섭취, 흡입, 흡수, 주사되어 신체로 들어갈 수 있다.
2. 중독 환자의 평가 단계 순서는 다음과 같다: 일차평가에서 생명을 위협하는 문제를 즉시 인지하고 처치한다. 병력 수집과 신체검진을 수행한다. 기본 활력징후를 측정한다. 의료지도를 요청한다. 발견한 증거와 환자를 병원으로 이송한다. 이송 중 환자를 재평가한다.
3. 지도의사와 연락하기 전에, 응급구조사는 다음의 정보들을 수집해야 한다:
   - 어떤 물질에 노출되었는가?
   - 언제 노출되었는가?
   - 얼마나 섭취하였는가?
   - 섭취한 후 시간이 얼마나 지났는가?
   - 환자 스스로, 혹은 가족, 목격자에 의해 시행된 처치는 무엇인가?
   - 환자의 몸무게는 얼마인가?
   - 환자가 섭취 후 신체적 또는 정신적으로 어떤 변화를 겪고 있는가?
4. 섭취 중독환자의 응급처치 순서는 물질에 대한 정보를 최대한 수집하고, 현장 또는 이송중에 지도의사와 연락한다. 의료지도에 의해 지시된 활성탄을 투여하고, 구토가 발생할 수 있으므로 환자의 자세를 재위치 시킨다. 필요한 경우 흡인기를 사용할 수 있도록 준비시키고, 구토물은 폐기하지 않고 환자와 같이 이송하여 의료진에게 인계한다.
5. 흡입 중독환자의 응급처치 순서는 환자를 중독 환경으로부터 빼내고, 기도를 개방시키며, 입인두기도기 또는 코인두기도기를 삽입한다. 필요한 경우 산소를 투여한다. 환자의 병력을 수집하고, 활력징후를 측정하며, 호흡음을 청진하고, 지도의사에게 연락한다. 이송한다. 흡수 중독 환자의 응급처치 순서는, 응급구조사가 오염되지 않도록 주의하면서, 환자를 물질로부터 제거한다. 가루 형태인 경우, 항상 붓을 사용하여 물질을 제거하도록 하되, 환자의 피부를 문지르지 않는다. 오염된 옷을 제거한다. 흐르는 물로 최소 20분간 오염 부위를 세척한다. 지도의사에게 연락하며 환자를 이송한다.

비판적 사고 연습

환자를 청바지에서 털어낸 가루로부터 보호한다. 응급구조사는 반드시 보호용 장갑을 착용하고 있어야 하며, 가능한 환자의 몸에 묻은 모든 가루를 붓으로 최대한 털어내도록 한다. 오염된 부위를 물 또는 "중화 물질"로 세척하지 않는다. 환자의 청바지, 다른 옷, 액세서리 등 살충제에 오염되었을 만한 것들을 모두 제거한다. 환자를 즉시 이송하고, 이때 살충제 병 혹은 라벨 용지를 환자와 함께 병원으로 이송한다.

병태생리학적 접근

1. 방울뱀의 독소는 심장혈관계통에 주로 영향을 미친다는 중독관리센터의 정보에 따라 여러분은 빠르고 약한 맥박, 낮은 혈압, 피부색의 변화, 힘빠짐 등의 징후와 증상을 예상할 수 있다. 이러한 경우, 처음 물렸을 때 통증이 발생하며 빠르게 증상이 나타난다.
2. 산호뱀의 독소는 신경계통에 주로 영향을 미친다는 중독관리센터의 정보에 따라 여러분은 흐린 시야, 혼란, 두통, 느려진 언어, 저림, 마비, 혼수와 같은 징후와 증상을 예상할 수 있다. 이러한 경우, 처음에 통증이 없고 처음 몇 시간 동안에는 주 증상이 나타나지 않는다. 이러한 이유로, 환자가 처음에는 아무런 증상과 징후를 보이지 않고, 주호소가 없음에도 불구하고 반드시 응급실로 이송하여 자세한 진찰을 받아야 한다.

현장 이야기

1. 질문에는 다음이 포함된다: " 램프 기름통을 가지고 있나요?" "램프 기름통에는 얼마만큼의 양이 있었는지 기억이 나나요?" "아이가 마시는 것을 직접 목격했나요?" "어떤 이유로 아이가 오일을 삼켰다고 확신하나요?" "언제 아이가 오일을 삼켰을 것으로 예상되나요?" "아이에게 시행한 처치가 있나요?" "아이가 구토를 했나요?" "구토물의 색은 어땠나요?" "구토물을 보관해놨나요?"
2. 이 물질에 대한 징후와 증상은 환자의 몸무게, 섭취한 양, 위장의 크기, 환자의 구토 여부 등과 같은 매우 많은 요소

들에 의해 달라진다. 환자의 의식상태를 결정하고, 기본 활력징후를 측정한다. 피부색과 체온을 관찰한다. 모든 환자와 마찬가지로, 기도의 개방성과 호흡을 적절하게 유지해야 한다. 중독의 심각한 상태로 악화되는 신체의 변화를 항상 주의 깊게 관찰한다. 환자의 동공이 대칭이고 반응적인지 관찰한다. 몇몇 중독은 동공을 축소 또는 확대시킨다. 동공은 불빛에 반응하거나 혹은 그러지 않을 수 있다. 섭취 중독에서는 발작도 발생할 수 있다는 것을 기억한다.

3. 처치의 대부분은 ABC에 초점을 맞추어야 한다. 즉각적인 이송의 필요를 고려한다. 지역 내 프로토콜에 따라 병원으로의 이송 중 중독관리센터에 연락한다. 섭취 중독은 석유를 원료로 한 물질 이기 때문에, 활성탄과 토근시럽의 사용은 금기증이다. 램프통 혹은 오일은 환자와 같이 병원으로 옮겨져야 한다.
4. 중독관리센터에 연락하고, 지도의사와 함께 보조 처치에 대해 의논한다. 지역내 프로토콜에 따라 응급구조사의 적절한 행동을 수행한다.

제 22단원: 복부 응급

비판적 의사 결정

1. 복부통증을 호소하는 모든 환자들로부터, 응급구조사는 가장 최근의 구토 및 대소변 뿐만 아니라 섭취한 것에 대한 정보를 얻어야 한다. 여성환자의 경우, 산부인과와 관련된 병력과 임신의 가능성에 대해 질문해야 한다. 복부사분역의 촉진을 포함한 신체검진을 수행한다.
2. 환자가 섭취한 것에 대한 정보를 부모로부터 수집하였지만, 환자에게 최근 대소변 활동에 대해 물어보도록 한다. 복부를 촉진하고, 구토 및 열 증상에 대해 물어본다.
3. 위의 두 질문과 더불어, 최근 대소변 활동에 대해 물어보도록 한다. 섭취한 것에 대해 물어보고, 복부를 촉진한다.

요약 문제

1. 복부 통증의 징후와 증상은 구역감, 구토, 설사, 촉진 시 통증, 팽만, 변색, 커피색 같은 구토물, 혈토, 검은변, 등쪽으로 퍼지는 찢겨지는 듯한 통증, 쇼크 등이 있다.
2. 내장 통증은 주로 속빈장기로부터 유발되어 둔한 통증을 유발한다. 벽쪽 통증은 날카롭고 국소화된 통증으로 신체 자세에 따라 달라진다. 예를 들어, 신장결석 환자의 경우 내장 통증을 호소하고, 복부내출혈 환자의 경우 벽쪽통증을 호소한다.
3. ABC를 처치한다. 비재호흡마스크로 분당 15L의 산소를 공급하고, 환자를 편한자세로 위치시킨 후 즉시 이송한다. 재평가로는 이송하는 동안 활력징후를 재측정한다.
4. 복부사분역은 오른쪽위복부(RUQ), 왼쪽위복부(LUQ), 오른쪽아래복부(RLQ), 왼쪽아래복부(LLQ)로 나뉜다. 복부사분역은 배꼽을 중심으로 가로 세로의 가상선을 그어 똑같이 4개의 부위로 나누는 것을 말한다. 오른쪽과 왼쪽의 기준은 환자의 기준을 따른다.

비판적 사고 연습

환자의 현 병력에 대한 전체적인 그림을 완성하기 위해 OPQRST을 사용한다. 환자에게 각 OPQRST의 요소들을 질문한다. (예; 유발 원인—"어떤 것이 통증을 더 악화시키고 감소시키나요?" 통증의 질—"통증에 대해 묘사해 주시겠어요?" 통증부위/방사—"통증 부위를 손으로 짚어 주시겠어요?") 그런 다음, 환자의 과거 병력에 대해 질문한다(알레르기, 약물, 관련된 과거병력, 마지막 섭취, 이 상황이 만들어지게 된 사건 등). 만약 여성환자라면, 환자의 월경주기, 질 출혈의 여부, 딴 곳 임신의 가능성을 유추할 수 있는 여러가지 질문들을 수행해야 한다. 대부분의 복부통증 환자는 무릎을 끌어 올려 감싼 자세를 취하는 것을 선호할 것이다.

병태생리학적 접근

복부통증을 호소하는 노인환자는 복부통증을 유발하는 원인이 젊은 사람과 같다고 보았을 때, 젊은 사람보다 사망률이 9배 높기 때문에 항상 주의 깊게 관찰해야 한다. 젊은 환자들과 비교하였을 때, 노인 환자들은 위장관계통 출혈과 복부대동맥류 등과 같이 생명을 위협하는 복부내 출혈들이 비교적 쉽게 발생한다. 위장관계통 출혈은 식도에서부터 항문까지 어디에서나 발생할 수 있으며, 조금씩 서서히 발생하거나, 대량으로 갑자기 발생할 수 있다. 이러한 환자들은 종종 저관류의 징후를 나타낸다. 복부대동맥류(Abdominal aortic aneurysm; AAA)는 복부를 지나는 대동맥의 벽이 약해지고 부풀어지는 것을 발한다. 혈관의 층 사이로 혈액이 누출되어, 혈관벽이 커지거나 심지어 파열된다. 이것은 외과 수술을 요하는 응급상황이므로 적절한 병원으로 빠른 이송이 필요하다.

현장 이야기

1. 이 환자는 내과응급의 징후를 보인다. 환자의 피부는 차고 축축하며, 호흡과 맥박은 빠르다. 환자의 정보에 따라 환자가 불안정한 상태임을 짐작하고 빠른 처치와 이송을

고려해야 한다.

2. 상황에 따르면, 증상은 갑작스럽게 나타났다. 빠른 호흡, 빠른 맥박, 차고 축축한 피부는 환자는 잠재적인 내과응급 상태임을 나타낸다. 지연 없이 즉시 병원으로 이송하고 전문소생술팀을 요청한다.
3. 구토는 병원에게 매우 중요한 정보의 조각을 제공한다. 구토와 관련해 중요한 정보는 구토의 양; 내용물; 혈액의 여부; 커피색과 같은 물질; 색깔; 농도이다.
4. 환자는 혈액 및 체액의 소실에 대비하여 정맥로 확보 처치가 필요하다. 또한 기도의 유지가 요구되는 호흡 응급상태이므로, 전문소생술팀이 기도를 유지할 수 있게 해야한다. 필요한 경우, 환자가 구토를 다시 할 경우 흡인을 예방해야 한다.
5. 동의한다. 수술, 수혈 등과 같이 종합적인 처치가 요구되는 잠재적으로 생명이 위협한 상태이다. 환자가 재빨리 병원에 도착하는 것이 중요하다.
6. 쇼크로 진행될 것이라고 생각한다. 환자는 현재 대상성 쇼크 상태이며, 비대상성 쇼크로 악화될 가능성이 높다. 환자는 빠른 맥박, 창백하고 축축한 피부, 호흡수는 빨라지고 있다. 환자의 혈압은 떨어질 것이다. (환자는 약물을 복용하고 있기 때문에 환자의 정상적인 활력징후에 대해 알 수 없다.)
7. 환자가 "일과성 뇌허혈 발작"이 있었다는 정보는 매우 중하다. 환자가 혈압약을 복용하고 있다는 사실도 반드시 기록한다. 이것은 환자가 나타내는 문제보다, 낮아진 혈압이 더 이 환자에게 위험을 나타낸다는 것을 짐작할 수 있다. 환자가 복용하는 아스피린도 복부내 출혈의 가능성을 높여준다.
8. 환자는 반드시 편안한 자세로 위치되어야 한다. 추가적인 통증은 환자를 더 불편하게 만들고 환자의 상태를 더 악화시킬 것이다. 이는 결국 환자의 활력징후에 영향을 미치고, 재평가를 완료하는데 어려움을 만들 것이다.

제 23단원: 행동 및 정신과적 응급, 자살

비판적 의사 결정

1. 뇌졸중 또는 당뇨응급의 경우에도 이와 비슷한 증상을 나타내기도 한다. 환자로부터 병력을 수집하거나 의료인 식표를 찾아보도록 한다. 만약 혈당을 측정할 수 있다면, 측정하도록 한다. 만약 환자가 협조적이라면 병원 전 뇌졸중 검사 척도는 도움이 될 것이다. 최근에 머리 손상 또는 의식상태의 변화를 일으킬 만한 원인이 있었는지 확인한다.
2. 알코올은 단지 알코올에 취한(중독된) 문제만 유발할 수도 있지만, 잠재적인 응급상황의 원인이 되기도 한다. 전체 병력 수집과 혈당 측정을 수행한다. 뇌졸중은 21세 환자에게 발생할 확률이 적다. 알코올과 당뇨, 약물 사용에 대해 고려한다. 머리 손상의 증거 또는 발작의 병력이 있는 지 확인하다.
3. 우울증은 공격적인 행동을 유발하지 않는다. 치매 또는 알츠하이머 역시 그렇다. 약물의 복용법을 준수했는 지 알아본다. 발작, 머리 손상, 또는 당뇨의 증거를 찾는다. 병원 전 뇌졸중 스케일을 수행하기는 어렵지만, 움직임 혹은 말하기에서 환자에게 이전에는 나타나지 않았던 징후들을 관찰한다.

요약 문제

1. 저혈당, 저산소증, 부적절한 뇌관류, 뇌졸중, 머리 외상, 환각제, 저체온증, 정신과적 상태 등 많은 의류적 상태들은 사람의 정신 상태와 행동을 변화시킬 수 있다.
2. 행동 및 정신 응급환자를 진정시킬 수 있도록 도울 수 있는 방법은 많다. 항상 천천히 그리고 조용하게 말한다. 조용하고 확실한 톤으로 말한다. 환자의 이야기를 듣고, 환자가 이것을 인지할 수 있게 한다. 판단하지 않는다. 환자를 공감하되, 동정하지는 않는다. 긍정적인 신체 언어를 사용한다. 팔을 교차하거나 또는 흥미가 없다는 듯이 바라보지 않는다. 환자의 감정을 인지한다. 환자의 개인적인 공간에 들어가지 않는다; 환자로부터 최소 10cm 정도의 거리를 유지한다.
3. 행동 및 정신 응급환자의 증상과 징후는 불안 또는 패닉, 비정상적인 외모, 부적절한 옷차림, 부족한 위생, 짜증, 비정상적 행동, 비정상적 언어 유형 또는 논리 정연한 대화 능력이 없다.
4. 현장 평가시, 환자에게 접근하기 어렵다고 판단되면, 경찰에 연락을 취한 후, 경찰이 현장에 도착할 때까지 기다린다. 환자를 절대 혼자 두고 떠나지 않는다. 안전거리를 유지한 채 환자와 대화를 시도한다.
5. 자살 위험 가능성이 있는 환자의 평가에 도움을 줄 수 있는 요인들은 많다; 이전의 자살 시도에 관련한 처치 기록, 우울증, 최근 급증한 스트레스, 이전의 자살 시도, 자살 계획, 최근 감정적 외상, 나이(15~25세, 혹은 40세 이상), 알코올 또는 약물 남용, 갑작스러운 스트레스의 증가.

6. 정답은 자신이 살고 있는 법에 따라 매우 다양하다. 대부분의 지역에서는 법적 문서 또는 이송을 위한 정신과적 승인 서류 없다면 환자의 의향을 존중해주어야 한다. 몇몇의 경우 이러한 서류는 판사에 의해 작성되기도 하지만, 주로 의사나 경찰에 의해 작성된다.

비판적 사고 연습

1. 이것은 흥분 섬망의 경우로, 환자가 극도로 흥분하고 정신병적 행동을 취하는 매우 위험한 상황이다. 이 상황은 약물 중독 혹은 체온이 올라간 경우로 볼 수 있다. 환자는 갑자기 흥분을 멈춘 상태에서 수 분 동안 가만히 있는다. 호흡이 부적절하기 시작하고 그 뒤에 사망하게 된다. 그 동안에, 경찰과 구조자는 환자가 진정된 상태로 여겨 평가를 간과할 수 있다. 만약 환자가 이러한 행동을 나타낸다면 항상 이 "잠복기"에 대해 주의를 기울이고, 출동 동안에 환자를 주의 깊게 관찰한다. 환자에게 최대한의 도움을 주도록 하고, 응급구조사는 자신의 행동을 계획하고, 환자를 항상 얼굴이 하늘을 향한 제로 위치시킨다.
2. 청소년에 대한 이송과 비자발적 억제에 대한 지역 내 법을 인지하도록 한다. 대부분의 지역에서는 환자가 스스로를 해하거나 다른 사람을 해 할 위험이 있다면 환자의 의향에 상관없이 환자를 병원에 이송하도록 법을 두고 있다. 만약 환자의 부모가 환자에 대한 이송을 허락하지 않는다면, 지도의사에게 연락을 하거나 응급구조사 본인, 환자, 부모의 안전 또는 법적 문제가 생기는 것을 피하기 위해 경찰에 도움을 요청하는 것이 좋다.
3. 통계적으로 자살을 시도했었던 경우, 다시 자살을 시도할 가능성이 높다. 환자는 스스로 해할 위험이 있으므로, 환자는 반드시 병원으로 이송되어 평가 받아야 한다.

병태생리학적 접근

1. 혈당이 불균형한 환자는 환자의 정신적 건강과 관계 없이 갑자기 변덕스럽거나 적대적인 행동을 보인다. 이것은 간단하게 보면, 환자의 혈액 내 혈당이 너무 적거나 너무 많기 때문이다.
2. 머리손상 환자는 의식상태 변화, 기억 상실, 또는 혼란 뿐만 아니라 흥분부터 비이성적인 행동까지 다양한 범위의 성격 변화를 경험한다.
3. 저산소증은 안절부절함, 혼란, 의식상태의 변화를 유발할 수 있다. 뇌는 산소공급에 매우 민감한 장기로, 효율적으로 기능하고 안정상태를 유지하기 위해서 지속적인 산소공급이 필요하다.

현장 이야기

1. 응급구조사가 우선적으로 가장 중요하게 고려해야 할 사항은 현장 안전이다. 만약 현장이 안전하지 않고, 환자가 폭력적인 성향을 띤다면, 경찰이 현장에 도착하여 안정화 시킬 때까지 응급구조사는 현장에서 멀리 떨어져 있어야 한다. 여러분이 다치게 될 경우 처치를 제공할 수 없다는 점을 반드시 기억한다. 실제로, 이러한 상황에서 여러분이 손상을 입게 된다면, 다른 팀을 추가적으로 호출해야 할 경우가 생기기 때문에 매우 혼잡해질 수 있다. 항상 안전에 유의하고 주의를 기울인다!
2. 이 경우의 현장 안전은 적절한 경찰팀에 의해 이루어질 수 있다. 경찰관들은 이러한 상황들을 다룰 수 있도록 특수한 훈련을 받았고, 장비를 갖추고 있다. 이 시나리오에서는, 경찰이 도착하기 전에 환자가 건물 밖으로 뛰쳐나와 더 큰 위협을 만들 수 있으므로, 목격자와 모든 응급구조사들은 반드시 안전한 곳에 위치되어야 한다. 그런 다음 경찰이 도착할 때까지 기다리고, 경찰의 지시에 따르도록 한다.
3. 응급구조사는 경찰이 현장을 안정화 시킨 후에 환자에게 접근해야 한다. 또한, 경찰은 환자가 더 이상 자신과 다른 사람을 해치지 않을 수 있게 관리가 되어질 때까지 현장에 남아있어야 한다. 이 시나리오에서는, 환자의 불안을 최소화 시키기 위해 동료 없이 환자에게 접근할 것을 결정한다. 그러나, 경찰관은 그 주위에 반드시 남아 있어야 한다. 몇몇의 경우, 경찰이 응급구조사와 협조하여 함께 환자를 병원으로 이송하는 경우도 있다. 이 단원에서 강조했듯이, 신체적 억제는 지도의사와 연락 후 특정 상황에서만 주의 깊게 사용될 수 있다.
4. 행동 장애 환자에 접근하는 규칙은 다음과 같다.
   - 자신이 누구인지 소개한다.
   - 천천히 명확하게 말한다.
   - 환자의 말을 들어준다.
   - 환자의 행위나 의경을 정하거나 추측하지 않는다.
   - 긍정적인 신체 언어를 사용한다.
   - 환자의 감정을 이해한다.
   - 환자의 사적 공간에 들어가지 않는다.
   - 환자의 감정 변화에 주의한다.
5. 흥분한 환자를 다루는 지침은 다음을 포함한다:
   - 현장 안전을 지속적으로 확인한다.
   - 초기 평가 동안에 생명을 위협할 만한 문제를 처치한다.

- 내과적 혹은 외과적 손상이 행동 응급을 모방할 수 있다는 점을 반드시 기억한다.
- 환자와 이야기할 시간을 가진다.
- 환자가 이야기하는 문제에 대해 들어주고, 공감한다.
- 환각 및 환시에 절대 맞춰주지 않는다.
- 만약 도움이 필요한 것처럼 보인다면, 가족 구성원 혹은 친구를 개입시킨다.
- 최후의 수단으로 신체적 억제를 고려한다. 만약 사용된다면, 추가적인 손상 없이 환자에게 적용되어야 할 것이다. 병원으로의 이송 중 환자의 기도와 호흡에 매우 주의를 기울인다.

6. 필요하다. 모든 환자들은 평가를 받을 권리가 있다. 행동 응급의 경우, 환자가 내과적 또는 외과적 상태와 관련이 없을 것이라고 절대 섣불리 판단하지 않는다. 만약 행동 응급환자가 협조적이라면, 여러분은 활력징후 및 신체검진을 수행에 있어 도덕적 그리고 법적 책임을 가진다는 것을 절대 잊어서는 안된다. 행동 응급환자의 관리에서, 의사소통은 매우 중요하다는 점을 간과하지 않는다.

제24단원: 혈액계 및 콩팥 응급

비판적 의사 결정

1. 낫적혈구빈혈로 팔과 가슴에 심한 통증을 호소하는 29세 환자는 급성가슴증후군을 겪고 있다. 급성가슴증후군은 허파내 혈관이 막혀 저산소증과 함께 가슴 통증 및 호흡곤란이 발생하게 된다. 전문소생술팀을 호출하는 것이 좋다.
2. 최근 복막 투석을 받았고, 움직일 때마다 심한 복부 통증을 호소하는 42세 환자는 주요 징후와 증상이 악화되지 않는 한 전문소생술팀을 호출해야 하는 이유가 크지 않다. 환자는 염증이 생겼거나, 복막투석 혹은 카테터에 문제가 생겼을 수 있다. 하지만 환자는 응급실로의 이송과 평가가 반드시 필요하다.
3. 오늘 투석을 받아야 하는 날임에도 불구하고, 투석 받지 않았고, 호흡곤란, 빠른맥, 그리고 불안함을 호소하는 55세 여성환자는 환자의 징후와 증상을 고려했을 때 반드시 전문소생술팀의 호출이 필요하다. 환자는 전해질 불균형 또는 콩팥기능상실을 겪고 있을 것이다. 환자는 심실잔떨림 혹은 다른 치명적인 리듬으로 전환될 수 있다.
4. 극도의 피곤함을 호소하는 37세 낫적혈구빈혈 환자는 고열, 저관류, 뇌졸중, 급성가슴증후군(acute chest syndrome)의 징후를 나타내지 않는 한 전문소생술팀 호출이 필요하지 않다.

요약 문제

1. 낫적혈구빈혈은 적혈구가 비정상적인 구조를 가지는 유전질환이다.
2. 낫적혈구빈혈 환자는 정상 모양을 가진 적혈구의 기능의 저하를 유발하는 결함이 있는 혈색소로 구성된 적혈구를 가진다. 현미경으로 보면, 낫적혈구빈혈 환자의 적혈구의 모양은 도넛 모양 또는 낫 모양처럼 나타난다. 이런 비정상적인 모양을 갖춘 적혈구가 혈류를 통과할 때, 압축성이 없기 때문에 모세혈관 또는 장기를 막을 수 있다. 이것을 "정체" 현상이라고 한다.
3. 혈액투석을 받는 만성콩팥기능상실 환자는 자주 투석 치료를 받기 때문에 정맥주사 라인이 체내에 위치해 있다. 이 라인은 동맥과 정맥 사이를 연결한 외과적 부위로, 샛길(fistula)이라고 부른다. 샛길은 수술적으로 연결된 동맥과 정맥 사이(A–V)에 소용돌이 흐름을 포함하기 때문에, 동맥과 정맥 사이의 샛길이 적절하게 기능하려면 그 부위를 눌렀을 때 떨림(thrill)이라고 불리는 특유의 진동을 나타내게 된다.
4. 혈액 투석의 경우, 환자는 투석기계와 연결되어 환자의 혈액이 독소와 초과된 체액을 제거하기 위해 특성화된 필터로 펌프된다. 투석기계는 대부분 지역 내 투석센터에 위치해 있다. 복막 투석의 경우, 집에서 투석을 하게 된다. 환자는 배벽에서 배 안으로 통과하는 영구적인 카테터가 삽입되어 있다. 배막안의 넓은 면을 사용하고, 혈액의 독소와 초과된 체액을 제거함으로써 작용한다. 특별하게 제작된 투석 용액의 수 리터가 배 안으로 들어가 독소와 초과된 체액을 걸러낸 다음 폐기물 봉지로 배출된다.
5. 정기 투석 일정을 놓친 환자는 체내 기관에 독소와 체액이 쌓일 위험이 크다. 이것은 심장기능상실과 비슷한 증상을 나타낸다. 호흡곤란, 말초와 허파 부종, 부정맥의 발생이 증가한다.

비판적 사고 연습

1. 말기신장질환 환자가 정기적으로 투석을 받는 것은 매우 중요하다. 콩팥은 체액과 전해질의 균형을 맞추고 독소를 제거한다. 정기 투석을 하루라도 놓치게 되면, 폐부종과 호흡곤란이 빠르게 나타난다.
2. 통증을 호소하는 여러 환자들을 마주했을 때 "약물 중

독" 환자와 통증 환자를 구별하는 방법은 매우 쉽다. 하지만, 이 경우, 동료의 행동은 매우 무책임하다. 낫적혈구증의 병태생리학을 복습해보면, 모세혈관에서 낫적혈구의 정체 현상 때문에 환자는 팔, 다리, 가슴, 복부에 심한 통증을 호소한다는 것을 알 수 있을 것이다. 이것을 낫적혈구통증 기준이라고 한다. 환자는 고농도의 산소가 필요하고, 병원으로 이송되어야 한다. 부적절한 호흡, 저관류, 뇌졸중의 징후를 감시한다.

병태생리학적 접근

1. 뇌졸중과 같은 징후와 증상을 보이기 시작하는 낫적혈구빈혈 환자는 심각하게 고려되어야 한다. 낫적혈구는 혈류를 통과하면서 장기나 모세혈관을 막을 가능성이 크기 때문에(정체), 이러한 환자들에게서 뇌졸중의 발생 위험은 매우 크다. 가능하다면 이 환자는 뇌졸중 전문센터로 이송되어야 한다.
2. 낫적혈구빈혈 환자는 결국 이자의 정상적 기능을 상실하게 된다. 이자는 많은 혈관을 가지고 있고, 많은 양의 혈액을 걸러내며, 염증과 싸우는 기능을 가지고 있다. 낫적혈구가 이 곳 혈관에 정체하게 되면, 이자는 심하게 손상되어 감염과 싸울 수 있는 기능을 상실하게 된다. 이러한 이유로 환자는 높은 감염의 위험이 있다.

현장 이야기

1. 환자의 의식상태 평가와 일차평가를 초기에 완료해야 한다. 환자의 평소 의식상태와 어떻게 다른지에 대해 요양보호사에게 질문한다. 환자의 피부색이 좋지 않으므로, 맥박산소포화도 수치를 측정한다.
2. 말기신장질환 환자들은 감염의 위험 뿐만 아니라 잠재적으로 신경계통, 호흡계통, 심장혈관계통의 합병증을 가질 수 있으므로 환자의 투석 이력은 매우 중요하다.
3. 이차 평가와 활력징후 측정을 완료해야 한다. 환자의 허파를 청진한다. 프로토콜이 허용한다면 환자의 혈당을 측정한다. 환자는 응급구조사의 명령에 따를 수 없으므로, 신시내티 병원전 뇌졸중 평가 척도를 사용하여 뇌졸중의 가능성을 평가한다.
4. 환자가 호흡곤란을 호소하고, 허파 청진 시 약간의 거품소리가 들리므로, 폐부종과 울혈심장기능상실을 예측할 수 있을 것이다. 또한 환자는 말초 부종을 가지고 있다. 혈당 측정과 뇌졸중 평가를 통해 당뇨 또는 뇌졸중의 가능성을 배제할 수 있을 것이다.
5. 주어진 환자의 악화된 의식상태와 호흡곤란을 가지고, 환자는 응급의학과 의사에게 추가적인 평가를 받거나 폐부종을 치료할 수 있는 병원으로 이송하는 것이 가장 중요한 방법이다. 환자에게 투석이 필요하기도 하지만, 꼭 투석센터가 아니더라도 병원에서 충분히 투석을 제공할 수 있을 것이다. 만약 요양보호사가 여러분의 결정에 동의하지 않는다면, 지도의사에게 연락하거나, 환자 이송에 대한 지침이 적혀있는 프로토콜의 내용들을 설명하도록 한다.

제 25단원: 출혈과 쇼크

비판적 의사 결정

1. 환자는 가슴 또는 허파에 발생한 내부 손상을 가질 수 있으므로 환자를 위해 출동의 전체 과정을 매우 신속하게 처리해야 한다.
2. 치질로 인한 출혈은 쇼크 상태를 의미하지 않는다. 환자가 일어섰을 때 발생한 어지러움은 기립성 저혈압(orthostatic hypotension)일 것이다. 환자를 계속해서 옮겨라!
3. 환자는 쇼크에 빠질 만큼 많은 양의 혈액을 소실하지 않았다. 코피로 인해 환자의 기도가 폐쇄될 염려에 대해 가장 크게 고려해야 한다. 출동의 전체 과정을 매우 신속하게 처리할 필요는 없지만, 반드시 이송이 필요하다.

요약 문제

1. 혈관의 3가지 주요 유형과, 각 혈관에서 볼 수 있는 출혈의 유형은 다음과 같다:
   - 동맥: 동맥 출혈은 빠르고, 심장박동 리듬에 맞추어 분출하고, 다량이며, 밝은 붉은색이다.
   - 정맥: 정맥 출혈은 계속적으로 흐르며, 다량 출혈이 될 수 도 있고, 암적색 혹은 밤색을 띈다.
   - 모세혈관: 모세혈관 출혈은 천천히, 스며나오듯이 흐르며, 붉은색이다. (동맥처럼 밝지는 않다.)
2. 외부 출혈을 지혈하기 위한 환자처치 단계는 현장 평가 수행, 표준예방조치 실시, 상처에 직접압박 적용, 산소공급을 포함한다. 만약 지혈제 드레싱의 사용이 가능하다면, 적용할 수 있으며, 압박하기 위해서는 반드시 장갑을 착용하도록 한다. 만약 직접압박에도 불구하고 지혈되지 않는다면, 지혈대의 사용을 고려해볼 수 있다. 환자의 쇼

크는 반드시 평가되고 처치되어야 한다.

3. 관류는 모세혈관을 통한 혈류의 흐름으로, 신체의 세포와 조직으로 산소를 공급하고, 이들로부터 나오는 노폐물을 제거하는 과정이다. 저관류는 신체 세포로 산소와 영양분을 공급하기 위한 적절한 혈류 순환이 이루어지지 않는 상태로, 쇼크과 비슷한 개념이다.
4. 쇼크의 징후와 증상은, 의식상태 변화, 창백하고 축축한 피부, 구역감과 구토, 활력징후의 변화(증가된 맥박, 증가된 호흡, 감소된 혈압, 좁아진 맥압 등), 쇼크의 후기 징후로는 목마름, 산대된 동공, 입술과 손톱 주위의 청색증 등이 있다.
5. 쇼크의 3가지 주요 유형과 각 유형이 발생하는 이유는 다음과 같다:
   - 저혈량성(출혈성) 쇼크는 지혈되지 않는 출혈에 의해 발생한다.
   - 심장성 쇼크는 심장에 의해 혈액이 부적절하게 펌프될 때 발생한다.
   - 신경성 쇼크는 척수 손상으로 인해 발생하는 신경계 마비 때문에 혈관 확장이 조절되지 않아 발생한다.
6. 쇼크를 관리하는 방법은 기도개방을 유지하고, 산소를 공급하고, 필요한 경우 척추를 고정한다. 환자를 따뜻하게 감싸고 이송한다.

비판적 사고 연습

손상 기전은 환자에게 내부 출혈이 발생했을 수도 있다는 가능성을 나타낸다. 활력징후는 쇼크가 시작되고 있음을 보여준다. 첫 번째로 표준예방조치를 취한다. 척추 고정은 반드시 수행되어야 한다. 기도개방을 유지하고, 고농도의 산소를 공급하며, (필요한 경우) 환기를 돕고, 외부 출혈을 지혈하고, 환자를 따뜻하게 유지하며, 즉각적인 이송을 하여 쇼크를 처치한다.

병태생리학적 접근

몇몇 약물들은 혈관 확장을 유발하여, 정맥 환류를 감소시킨다. 그 결과, 심장박출량이 감소하게 된다. 아스피린과 와파린 같은 일부 약물들은 과하게 복용했을 경우 심각한 내부 출혈을 유발할 수 있다. 꼭 출혈이 발생해야만 쇼크가 나타나는 것은 아니다. 쇼크는 베타차단제(라베타롤, 프로프라놀), 고혈압제(노바스크, 캡토프릴)과 같은 약물의 남용으로 인해 발생할 수 있다. "인슐린 쇼크", 저혈당 상태는 인슐린(세포 안으로, 혈류 밖으로 포도당을 움직이는데 도움을 주는 약물)을 많이 투여하거나 또는 음식(혈당)을 섭취하지 않은 상태에서 인슐린을 투여할 경우 발생한다. 비록 인슐린 쇼크는 생리학적으로 쇼크는 아니지만, 이 때 나타나는 징후와 증상이 일반적인 쇼크와 비슷하다.

현장 이야기

1. 환자가 외상성 손상을 입었다는 사실만으로 환자의 우선순위는 높다. 그렇다 하더라도, 일차반응자는 환자의 의식상태, 호흡, 내부 출혈의 징후와 같이 심각한 외상성 상태를 예측할 수 있는 정보들을 수집하기 위해 일차 평가를 수행해야 한다.
2. 손상기전과 함께, 응급구조사는 활력징후(호흡수, 맥박, 혈압, 피부색)와 같은 평가 정보를 일차반응자로부터 얻길 원할 것이다. 또한 손상 부위 위에 멍 또는 변색에 대해서도 일차반응자에게 물어볼 수 있다. 내부 출혈의 징후는 매우 중요하다.
3. 손상기전은 중요하다. 외상환자의 경우, 손상기전은 손상부위, 유형, 심각성을 결정하는데 도움을 준다.
4. 처치의 우선순위는 ABC에 따라 달라진다. 내부 출혈이 의심되기 때문에, 빠른 이송은 반드시 필요하다. 비재호흡마스크로 고농도의 산소를 공급한다. 환자를 따뜻하게 유지하고 쇼크의 징후를 주의깊게 관찰한다.
5. 환자의 상태변화를 관찰하기 위해 매 5분마다 활력징후를 재측정한다. 내부 출혈의 경우, 맥박은 약해지고, 맥박수는 증가할 것이다. 또한 호흡수는 빨라지고 호흡을 위한 노력이 증가할 것이다. 피부는 더 창백해지고 축축해질 것이다. 쇼크(저관류)의 징후와 증상이 심해지면, 산대된 동공, 모세혈관 재충열 시간의 지연, 입술과 손톱 주위의 청색증이 나타날 것이다. 또한 신체 평가 동안에, 왼쪽 위복부에서 누름통증을 호소할 것이다.

제 26단원: 연조직 외상

비판적 의사 결정

1. 환자는 45%의 표층 화상을 입었다. .
2. 환자는 약 3%의 부분층 화상을 입었다. .
3. 환자는 36%의 부분층 화상과(다리), 9%의 전층 화상(팔)을 입었다.

요약 문제

1. 폐쇄성 연조직 손상의 3가지 유형은 타박상, 혈종, 그리고 으깸 손상이다.

2. 개방성 연조직 손상의 4가지 유형은 찰과상, 찢김 상처, 찔린 상처, 박리, 절단, 으깸 손상이 있다.
3. 뺨에 박힌 물체가 이미 뺨을 관통하여 들어간 방향에 따라 물체를 제거할 수 있을 경우에만, 제거를 시도한다. 만약 이러한 상황이 허락되지 않는다면, 물체가 박힌 상태로 고정하도록 한다.
4. 화상의 3가지 분류는 다음과 같다:
   - 표층 화상—화상의 깊이가 표피(epidermis)에만 해당하는 경우.
   - 부분층 화상—화상으로 인해 표피 뿐만 아니라 진피(dermis)까지 손상을 입은 경우
   - 전층 화상—피부 전층에 화상을 입은 경우
5. 드레싱은 상처 부위에 직접 적용되는 것이고, 붕대는 드레싱 위에 적용되는 것이다.
6. 효과적인 붕대의 목적은 드레싱이 적용된 부위를 포근하게 감싸주며, 혈류 공급을 억제하지 않게 하기 위함이다. 만약 붕대가 너무 느슨하면, 금방 풀어질 것이다. 통증, 창백하고 청색증 피부, 차가운 피부, 저림, 얼얼함 등은 붕대를 너무 꽉 조이게 감았다는 표시이다.

비판적 사고 연습

이 상황처럼 응급구조사가 현장에 도착했을때 환자가 붕대를 감고 있는 경우는 흔하지 않다. 하지만, 여러분이 실질적 처치 제공자이다. 여러분이 도착하기 전에 목격자의 선의에 의해 효과적으로 붕대가 감겨졌다고 하더라도, 여러분의 눈으로 직접 상처를 확인해야 한다. 이를 시행하지 않는다면, 적절하게 지혈하는데 실패하거나, 다른 무언가를 놓칠 수 있기 때문이다. 모든 손상과 상처에 대한 평가를 하지 않고 병원에 도착하는 실수를 저지르지 않는다. 만약 환자가 불안정해 하고, 즉각적인 조치가 필요하다면, 지체없이 이송을 하되, 이송 중 평가를 수행한다. 이것은 환자의 출혈량을 확인하고, 여러분이 직접 상처를 봄으로써 어떤 처치를 시행해야 할지 계획을 세우는 것에 있어 반드시 필요하다. 이 상황의 경우, 응급구조사는 붕대와 드레싱을 제거한 후, 지혈되지 않았다면 즉시 직접 압박을 시행하도록 한다. 상처를 확인하고, 다시 붕대를 감도록 한다.

병태생리학적 접근

화상 환자를 처치할 때에는, 항상 그 이후를 생각해야 한다. 화상 사고로 발생할 수 있는 모든 손상기전을 결정한다. 만약 환자의 혈압이 감소하고, 다른 쇼크의 징후를 나타낸다면, 환자는 심한 손상을 입었을 것이다. 표준적인 평가 술기를 통해 환자의 문제를 결정한다.

현장 이야기

1. 환자는 의식이 명료하고, 손상을 입은 후 지금 있는데 까지 걸어 왔음을 알 수 있다. 환자의 기도는 개방되어 있고, 호흡도 정상이다. 피가 스며든 타올로 판단했을 때, 응급구조사는 "C", 즉 순환에 즉시 초점을 맞추어야 한다.
2. 추가적인 평가가 수행될 때까지, 환자의 우선순위는 낮다. 하지만, 환자의 출혈량이 심할 경우엔 필요에 따라 환자의 우선순위를 높일 수 있다.
3. 출혈이 반드시 지혈되어야 한다. 멸균 드레싱으로 직접 압박을 적용한다. 그럼에도 불구하고 지혈되지 않는다면, 지혈대 사용을 고려한다. 일단 지혈되고 나면, 손상 입은 팔의 맥박, 운동 기능, 감각을 평가한다. 고농도의 산소를 제공하고, 쇼크의 징후를 관찰한다.
4. 환자가 알코올을 섭취했지만, 응급구조사의 평가와 처치에 방해를 주지 않는다. 환자의 활력징후와 병력을 반드시 수집해야 한다. 베란다에 고인 혈액의 양과 환자가 손가락을 움직일 수 없다는 것으로 보았을 때, 환자의 상태는 불안정하다. 이러한 이유로, 환자의 우선순위는 낮음에서 높음으로 변화할 수 있다.
5. 출혈을 감시하고, 환자의 팔을 팔걸이로 고정시킨다. 매 15분마다 활력징후를 측정하여, 기본 활력징후랑 비교한다. 그런 다음 운동 기능과 감각을 재평가한다. 쇼크의 가능성 때문에, 환자를 따뜻하게 유지하고 다리를 들어 올려주는 것도 좋다.

제 27단원: 가슴과 복부 외상

비판적 의사 결정

1. 환자의 한쪽 허파음이 감소되어 있고, 숨을 쉴 때 날카로운 통증을 호소한다면, 이는 공기가슴증 또는 허파허탈을 의심해볼 수 있다. 이것은 어떠한 연령의 환자에서도, 조깅과 같은 신체 활동에 따라 자발적으로 발생할 수 있다.
2. 관통상 이후 저혈압, 목정맥 팽대, 한쪽 허파음의 부재는 긴장성공기가슴증을 의심할 수 있다.
3. 왼쪽 네번째 갈비사이공간에 총상을 입고 저혈압, 목정맥팽대, 좁은 맥압, 양쪽 폐의 정상호흡음을 나타내는 환자의 경우 심장눌림증을 의심해 볼 수 있다. 심장을 둘러싸고 있는 주머니가 총알에 의해 관통되어 혈액 또는 체액이 채워지면서 심장을 압박하여 발생하게 된다.

요약 문제

1. 동요가슴의 징후와 증상은 가슴 우리의 역설적 움직임, 호흡곤란, 손상 부위의 통증 등이 있다. 쇼크와 저산소증의 징후들도 있을 수 있다

2. 공기가슴증과 긴장공기가슴증의 차이는 압력이다. 공기가슴증은 공기가 가슴 안으로 들어가 허파를 허탈시킬 때 발생한다. 긴장공기가슴증은 공기가 가슴안에 갇혀 압력이 증가하면서 심장, 대혈관, 손상받지 않은 허파를 누르게 된다. 이 경우, 심장과 허파가 산소화된 혈액을 내보내는 능력을 감소시킨다.

3. 개방성 가슴 손상의 처치는 기도개방을 유지하고, 기본소생술을 제공한다. 개방성 가슴 손상을 가능한 빨리 장갑을 착용한 손으로 막는다. 폐쇄드레싱을 적용한다(지역 내 프로토콜을 따르고, 드레싱의 4면을 다 폐쇄하거나 혹은 개방성 가슴 손상 전용 드레싱을 사용한다). 고농도의 산소를 공급하고, 쇼크에 대한 처치를 제공하며 가능한 빨리 이송한다.

4. 개방성 복부 손상의 처치는 기도개방을 유지하고, 구토에 대비하며, 환자를 뒤로 눕혀 다리를 접어 올린다. 고농도의 산소를 공급하고, 쇼크에 대한 처치를 제공하며, 활력징후를 지속적으로 감시하고 가능한 빨리 이송한다. 환자에게 입으로 아무것도 제공하지 않는다. 내장이 적출된 개방성 복부 손상의 경우, 멸균 드레싱에 멸균 수액을 적셔 상처 부위에 적용시킨다. 적신 드레싱 위에 폐쇄성 드레싱을 적용하고 고정한다.

비판적 사고 연습

손상 받은 부위의 허파음이 들리지 않는 것은 허파가 허탈되었음을 의미한다. 못은 주요 혈관과 심장에 손상을 입혔을 수도 있다. 만약 여러분이 적용한 폐쇄 드레싱이 4면 다 폐쇄되었다면, 공기는 가슴 안에 갇혀 빠져 나올 방법이 없기 때문에 허파허탈을 야기하고 심장에 압박을 증가시킬 수 있다 지역 내 프로토콜과 직접의료지도에 따라, 폐쇄드레싱의 한쪽 면을 떼어준다. 개방성 가슴손상은 진짜 응급상황이다. 환자의 기도를 유지하고, 산소를 공급하고, 쇼크를 처치하고, 가능한 빨리 이송한다. 필요한 경우 기본소생술을 제공하고, 환자의 병원도착을 지연시키지 않는다면 전문소생술팀에 인계를 요청하라.

병태생리학적 접근

1. 가슴에 무딘 손상은 동요 가슴 뿐만 아니라 손상 부위 아래의 구조물에 잠재적인 손상을 유발한다. 산소와 환기가 환자의 생존에 매우 중요하다. 만약 환자가 호흡을 얕게 하고 더 힘들어 한다면, 응급구조사는 백-밸브 마스크로 고농도의 산소를 제공한다. 환자가 숨을 들이마실 때 많은 양의 공기를 환기하게 될 경우 공기가슴증 또는 단순공기가슴증에서 긴장공기가슴증으로 악화 시킬 수 있으므로, 주의한다. 무딘 손상으로 인해 다른 손상이 의심되지 않는 한, 환기를 제공하는 것은 지금 이 시점에서 매우 중요하다.

2. 아래쪽 갈비뼈에 무딘 손상은 오른쪽의 간과 왼쪽의 이자와 같은 고형 장기에 잠재적인 손상을 입힐 수 있다. 두 장기 모두 혈관이 많이 분포되어 있고, 가해진 힘의 양에 따라 짧은 시간 내 많은 출혈이 발생할 수 도 있고, 환자가 일어서기 전까지 감지할 수 없을 정도로(기립성 저혈압) 아주 천천히 소량의 출혈이 발생할 수 있다. 무딘 손상은 실제로 이러한 고형 장기들의 구조를 파괴하기 때문에 종종 외과 의사들은 “골절된 간” 혹은 “골절된 이자”라고 부르기도 한다.

현장 이야기

1. 환자에 대한 응급구조사의 전반적인 인상은 환자는 창백하고 축축한 피부 상태를 나타내고, 통증 때문에 가슴을 보호하려는 자세를 취한다는 것이다. 손상기전이 차량의 환자쪽 방향에 가해졌기 때문에 응급구조사는 가슴에 무딘 손상 혹은 복부 외상을 고려해야 한다.

2. 추가적인 평가를 하기 전까지, 환자의 피부 상태와 호흡곤란에 대해 반드시 고려해야 한다. 환자는 잠재적으로 불안정하므로, 지금 이 시점에서 환자의 우선순위는 높다.

3. 현장이 안전함을 확인 한 후에는 표준예방조치를 취한다. 환자가 완전히 고정될 때까지 머리와 목을 일직선으로 도수 고정하도록 누군가에게 지시한다. 경추고정대를 적용하고, 비재호흡마스크로 고농도의 산소를 제공한다. 환자를 차량으로부터 안전하게 구출하기 위해 응급구조사는 소방관들과 함께 일하며, 환자를 지속적으로 평가한다.

4. 환자의 노동맥이 약하고 빠르기 때문에 환자의 우선순위는 변함없이 높은 상태로 유지되어야 한다. 환자가 설명하는 왼쪽 가슴의 통증은 간 또는 이자와 같은 손상 부위 아래의 장기에 손상을 받았음을 의심할 수 있는 단서가 된다.

5. 척추를 고정하고 계속해서 환자를 재평가한다. 구급차가 출발하기 전, 조용한 환경에서 환자의 허파음을 다시 들어보도록 한다. 가능하다면 환자는 전문소생술팀에 의해 이송되는 것이 좋다. 하지만 전문소생술팀을 기다리기 위해

이송을 지체해서는 안된다. 환자는 최고의 처치를 받을 수 있도록 외상센터로 이송해야 하는 기준에 적합하다.

제 28단원: 근육뼈대 외상

비판적 의사 결정

1. 머리손상이, 의심되는 골절외에 더 심각한 게 없는 한, 지역 내 병원에서는 환자를 수용할 것이다. 만약 환자의 의식상태와 활력징후가 정상범위 내라면, 외상센터로의 이송은 필수가 아니다. 확신이 들지 않을 경우에는, 의료 지도를 위해 도착 병원에 연락을 해본다.
2. 긴척추고정판의 사용과 외상센터로의 이송은 이 환자에게 매우 적절하다. 환자는 다발성 골절과 변화된 의식상태, 그리고 쇼크를 나타내는 활력징후를 보이기 때문이다.
3. 환자는 주호소가 없지만, 손상기전과 활력징후로 보았을 때 외상센터로 이송되어야 한다. 환자를 긴척추고정판에 고정하고 즉시 외상센터로 이송하도록 한다.

요약 문제

1. 뼈는 강하고, 유연하며, 칼슘과 단백질 섬유의 복합한 구조물이다. 뼈는 단단하고 뼈막이라 불리우는 하얀 섬유로 덮여 있고, 풍부한 혈관과 신경이 뼈의 안과 밖을 지나다닌다. 뼈의 테두리는 내부 장기를 보호하고 지지한다. 염분과 대사물질을 저장하고 적혈구를 생산하기도 한다. 근육, 인대, 힘줄과 함께 신체를 움직이게 하는 것이 뼈의 주 목적이다.
2. 근육뼈대 손상의 징후와 증상은 통증과 누름통증, 변형, 굴절, 비빔소리, 부종, 멍, 뼈끝 노출, 관절의 걸림, 신경과 혈관의 손상 등이 있다.
3. 표준예방조치를 취하고 유지한다. 일차 평가를 수행한다. 생명을 위협할 만한 손상들을 처치한다. 통증, 부종, 변형을 호소하는 모든 환자는 반드시 고정되어야 한다. 낮은 우선순위(안정된) 환자의 경우, 이송 전에 부목을 적용한다. 높은 우선순위(불안정한) 환자의 경우 긴척추고정판에 신체를 고정한 후 바로 이송한다. 적절한 경우, 개방성 상처를 멸균 드레싱으로 감싸고 팔다리를 들어올린 후, 부종을 감소시켜 주기 위해 얼음주머니를 적용한다. 손상된 긴뼈는 도수 고정으로 재정렬된 후 부목을 적용한다. 손상된 관절의 경우 손상 부위의 팔다리에 청색증 혹은 맥박이 안잡히지 않는 한, 발견된 자세 그대로 고정한다.
4. 긴 뼈의 굴절 및 변형된 손상은 효과적인 순환 및 부목에 맞추기 위해 해부학적 자세로 재정렬 되어야 한다.
5. 부목의 기본적인 수칙은 다음과 같다: 부목을 적용하기 전에 손상 부위를 노출시키고 지혈한다. 부목이 적용되기 전과 후에 맥박, 운동 기능, 감각을 평가한다. 심각한 변형이 있는 경우 손상된 긴 뼈를 부드럽게 당긴다. 손상된 부위에 관절을 포함하여 부목을 적용한다. 환자를 움직이 전에 부목을 완전히 적용한다. 환자의 편안함을 위해 부목 적용시 패드/수건을 적용해 준다. 환자 상태의 심각성 및 이송 우선순위에 따라 부목 방법을 결정한다. 만약 환자가 불안정하다면, 부목을 적용하기 위해 시간을 낭비하지 않는다.
6. 부목의 위험은 생명을 위협하는 상태에 대해 간과하는 것과, 부목을 너무 단단히 고정하여 연조직, 신경, 혈관, 근육을 손상 시키는 것, 또는 너무 느슨하거나 부적절하게 적용하여 추가적인 연조직 손상의 발생 등이 있다.
7. 구급차에 구비되어 있는 부목의 기본적인 형태는, 경성 부목, 연성 부목, 그리고 당김 덧대가 있다.

비판적 사고 연습

1. 근육뼈대손상 환자가 쇼크 상태에 빠졌는지를 결정할 수 있도록 도울 수 있는 3가지 평가 요소는 활력징후의 변화, 의식상태의 변화, 창백하고 차고 축축한 피부, 구역질 및 구토 등이 있다.
2. 빠른 맥과 불안감을 나타내는 환자가 통증 때문인지 쇼크 때문인지 구분하는 것은 철저한 환자평가를 할 수 있고, 안정한 환자와 불안정한 환자를 구분할 수 있는 응급구조사의 능력에 달려 있다. 쇼크 환자인 경우 낮은 혈압, 변화된 의식상태, 창백하고 차고 축축한 피부와 같은 추가적인 징후와 증상을 보이며, 또한 목마름, 산대된 동공, 입술과 손톱의 청색증 등이 추가적으로 발생한다.

병태생리학적 접근

1. 뼈는 풍부한 혈액을 가진 혈관성 구조이기 때문에 골절시 쇼크를 유발할 수 있다. 뼈의 골절은 뼈 조직에 위치한 수백만의 미세 혈관을 파열시켜, 심각한 출혈을 유발한다. 예를 들어, 넙다리뼈의 골절은 1,000cc 이상의 출혈이 발생하게 된다. 또한 골절된 뼈 끝은 움직이면서 주위 조직을 손상시켜 추가적인 출혈을 발생시킬 수 있다.
2. 먼쪽 순환이 정상적으로 이루어지지 않는다면, 손상 부위보다 먼쪽의 조직은 산소가 부족하여 괴사되기 시작한

다. 팔다리는 순환이 다시 회복될 수 있도록 반드시 재정렬되어야 한다. 재정렬 동안에 환자는 잠시 동안 통증을 호소할 수 있지만, 이는 추후 절단을 예방할 수 있는 방법 중에 하나이다.

3. 변형 없이 골절이 발생하는 경우가 굉장히 많다. 예로 생나무골절과 분쇄골절이 있다. 이러한 경우, 뼈는 골절되었지만 위치는 바뀌지 않는다. 그렇기 때문에 골절 의심 환자는 항상 부목이 적용되어야 한다.

현장 이야기

1. 환자는 안정적으로 보이기 때문에, 지금 이 순간 환자의 우선순위는 낮다. 우선순위는 추가 평가를 통해 변화할 수 있다. 손상 부위 아래의 장기 손상 때문에 내부 출혈이 발생할 수 있음을 잊어서는 안된다.
2. 이차 평가를 수행한다. 환자에게 알레르기, 약물, 마지막으로 섭취한 음식에 대해 묻는다. 기본 활력징후를 측정한다.
3. 긴 뼈 골절의 징후와 증상은 통증 및 누름 통증, 변형 또는 굴절, 비빔소리, 부종, 멍, 뼈 끝의 노출, 신경 또는 혈관의 손상 등이 있다. 근육뼈대손상 의심 환자를 평가할 때는 항상 6P를 고려한다: 통증, 창백한 피부, 맥박 감소, 감각 이상(혹은 저림), 압력, 그리고 마비
4. 이러한 손상 유형의 경우, 가장 고려해야 할 것은 손상 부위 아래의 신경, 혈관, 또는 근육의 손상이다. 평가의 일부분으로 다음의 단계를 따른다: 발등동맥을 촉진한다. 피부색을 확인한다. 손상 부위의 체온을 측정한다. 발의 모세혈관재충혈을 평가한다. 환자에게 발 또는 발가락을 움직여 보라고 한다. 환자에게 발가락을 만지는 것이 느껴지는지 물어본다.
5. 환자를 평가한 후에, 손상 부위에 부목을 적용시킨다. 가능한 환자의 움직임을 최소화 한다. 손상 부위의 아래 위 관절까지 전부 부목으로 고정한다. 부목을 적용하고 난 후에는 환자의 편안함을 위해 패드를 대주고, 손상 부위 아래의 맥박, 운동 기능, 감각을 재평가한다.

제 29단원: 머리, 목, 척추 외상

비판적 의사 결정

1. 만약 환자가 통증이 있는 것처럼 보인다면(환자가 부인함에도 불구하고), 또한 환자가 처치에 동의를 한다면, 환자는 반드시 고정되어야 한다.
2. 머리 손상과 심한 손상기전은 환자가 반드시 고정되어야 함을 나타낸다.
3. 심각한 손상기전, 통증의 호소, 주의를 기울여야 하는 환자의 상태가 없다면, 환자는 고정될 필요가 없다.

요약 문제

1. 중추신경계통의 두가지 구성은 뇌와 척수이다. 뇌는 신체 외부와 내부 상태의 변화에 어떻게 반응을 해야 할 지에 대한 정보를 모든 신체 부위로부터 받고 보낸다. 척수는 신체와 뇌 사이에서 전달자로서의 기능을 가진다.
2. 머리뼈 또는 뇌 손상의 가능성을 결정하는 것은 매우 어렵다. 그러므로, 여러분은 항상 손상기전을 고려하여 머리뼈와 뇌 손상의 가능성을 의심해야 한다. 뇌 손상의 징후는 눈에 보이는 머리뼈 조각, 변화된 의식상태, 머리에 깊은 열상 및 심한 멍, 머리뼈의 변형 또는 눌림, 머리 손상 부위의 심한 통증, 배틀 징후, 너구리 눈, 한쪽 눈의 움푹 파임, 귀 또는 코에서 흘러나오는 혈액 또는 맑은 액, 성격 변화, 쿠싱 증후군, 불규칙한 호흡 패턴, 체온 상승, 흐린 또는 겹쳐 보이는 시야, 청력 장애, 울림 현상, 평형 장애, 뿜어나오는 구토, 자세, 신체 한쪽의 마비, 발작, 활력징후의 악화 등이 있다.
3. 머리 또는 뇌 손상 환자를 위한 적절한 응급처치는 표준 예방조치를 취하고, 환자의 기도를 개방하기 위해 턱들어올리기법을 사용하며, 호흡의 변화를 관찰한다. 경추고정대를 적용하여 목과 척추를 고정한다. 고농도의 산소를 제공하고, 필요한 경우 환기한다. 지혈하고, 환자를 안정시킨다. 매 5분마다 활력징후를 재측정하고, 의식이 있는 환자라면 말을 걸면서 감정적 지지를 해준다. 개방성 상처 부위에 드레싱과 붕대를 적용한다. 쇼크를 위해 환자를 관리한다. 즉시 이송한다.
4. 척추 손상의 위험이 높은 5가지 손상기전은 다음과 같다: 교통사고 또는 오토바이 사고; 차량에 치인 경우; 추락한 경우; 척추나 빗장뼈 위에 무딘 손상을 받은 경우, 머리, 목, 몸통에 관통상을 입한 경우, 다이빙 사고; 목맴; 그리고 외상 때문에 무의식상태로 발견된 경우.
5. 척추 손상 환자를 위한 적절한 응급처치는 머리와 목을 중립자세로 고정하고, 도수 고정하여 경추고정대를 적용한다. 적절한 속도로 적절한 고정장비를 사용한다. 고농도의 산소를 제공하고, 인공 환기의 필요 여부를 평가한다. 모든 팔다리의 감각 및 운동 기능을 재평가 한다.

비판적 사고 연습

1. 환자는 신경성 쇼크 상태 일 것이다. 가슴척추뼈 또는 허리척추뼈에 입은 손상은 교감신경계통이 정상적으로 반응하는 것을 막을 것이다. 이로 인해 빠른맥과 혈관수축은 나타나지 않을 것이다.
2. 과환기는 증가된 혈압, 감소된 맥박, 비대칭 동공, 변화된 의식상태와 같이 머리속 압력의 증가로 인해 심각한 신경학적 징후와 증상이 나타날 때만 수행되어야 한다.
3. 환자에게 다가가 자신을 소개하고 처치에 대한 동의를 구한다. 손상기전 때문에, 환자는 머리와 척추 손상의 가능성이 의심된다. 머리와 목에 도수고정을 실시하고, ABC를 평가한다. 모든 팔다리에 감각과 운동 기능을 빠르게 평가한다. 머리와 목을 평가한다. 도수 고정을 유지하면서, 경추고정대를 적용한다. 적절한 속도로 적절한 고정장비를 사용한다. 고농도의 산소를 제공하고, 인공환기의 필요 여부에 대해 평가한다. 모든 팔다리의 운동 및 감각 기능을 재평가한다. 지혈한다. 상처 부위에 드레싱 및 붕대를 적용한다. 환자를 안정시키고 쇼크를 관리한다. 매 5분마다 재평가를 실시한다.

병태생리학적 접근

젖꼭지라인: T4
배꼽: T10
새끼손가락: C8
엄지발가락: S1

현장 이야기

1. 환자는 의식이 없고 머리 및 척추 손상을 나타낸다. 머리에서 흘러나오는 출혈은 열상에 의해 발생한 것이지만, 개방성 머리뼈 골절과 같이 더 심각한 손상이 있는지 주의깊게 평가해야 한다. 환자가 의식이 없고 손상기전 때문에, 앤지의 이송 순위는 높다.
2. ABC의 평가와 처치가 항상 우선 시 되어야 한다. 이를 위해서 머리와 목이 움직이지 않도록 반드시 도수 고정을 실시한다. 출혈의 원인(열상)을 확인한 후에 환자의 의식상태에 초점을 맞춘다. 기본 활력징후를 측정하고, 환자, 목격자, 보호자로부터 환자의 병력을 수집한다. 다음의 단계를 절대 잊어버리지 않는다: 머리로부터의 출혈을 지혈하고, 드레싱을 적용한다. 만약 머리 골절이 의심된다면 최소한의 힘으로만 누른다. 고농도의 산소를 공급하고 경추고정대를 적용한다. 환자를 긴척추고정판에 눕힌 후 몸통을 먼저 고정한 후에 머리를 고정한다. 머리고정대를 사용하여 환자의 머리가 완전히 고정될 수 있도록 한다. 환자의 활력징후와 의식상태를 재평가한다.
3. 의식 수준의 변화를 감시하는 가장 좋은 방법은 환자에게 말해주었던 숫자를 계속 반복해서 물어보는 것이다. 만약 환자가 숫자를 기억하지 못한다면 다시 말해준 후 1~2분 뒤에 다시 물어본다. 또 다른 방법은 환자의 나이에 따라 생일, 이름과 같은 적절한 질문을 하는 것이다. 이러한 질문의 목적은 환자의 의식상태가 호전되었는지 혹은 악화되었는지 알아보기 위함이다. 여러분의 지역 내 혹은 기관 내에서 사용하는 신경학적 평가 방법에 대해 숙지하고 있는 것은 매우 중요하다. 예를 들어, 여러분의 기관 내에서 글라스고우 혼수 척도(GCS)를 쓴다면, 여러분이 이송하는 병원에서도 GCS에 대해 더 친숙해야 한다. 이와 같은 방법으로 흔히 사용되는 평가방법으로 AVPU가 있다. 이러한 평가도구들이 환자의 신경학적 상태에 대한 정보를 주고 받는데 사용되지 못한다면 그 효용도는 제한적이게 된다.

제 30단원: 다중 외상

비판적 의사 결정

1. 환자가 이송 중 안정된 상태로 유지만 된다면, 지역 내 병원으로 이송해도 좋다.
2. 의식상태가 가장 걱정스러운 문제이다. 머리 손상의 가능성 때문에 환자를 즉시 외상센터로 이송해야 한다.
3. 이 여성은 팔다리에 외상을 입었고, 자궁에도 외상을 입었을 가능성이 크다. 이는 심각한 문제이므로, 외상센터로의 이송을 신중히 고려해야 하지만, 지도의사에게 먼저 연락을 취한다. 산부인과 전문의가 지역 내 병원에 상주하고 있다면, 가까운 병원으로 이송하는 것이 좋다.

요약 문제

1. 현장에서 처치를 수행할 지, 또는 병원으로 이송하는 중에 처치를 수행해야 할 지 결정해야 할 때에는 많은 요소들을 고려해야 한다. ABC와 관련되어 생명을 위협한 상태가 나타난다면 반드시 처치되어야 한다. 기본적으로, 수행되지 않는다면, 환자의 결과에 치명적일 수 있는 기도개방, 환기 보조, 지혈과 같은 몇몇 처치는 발견 즉시 수행되어야 한다. 또한 목뼈 고정도 반드시 시행되어야 한다.
2. 현장에서 심각한 외상환자에게 반드시 시행되어야 하는 처치는 기도 흡인, 입인두기도기 혹은 코인두기도기의 삽

입, 흡인성 가슴 손상에 대한 처치, 백-밸브 마스크로의 환기, 고농도의 산소 제공, 지혈, 척추 고정등을 수행해야 한다.

3. 가까운 병원을 우회하여 더 먼 외상센터로 가는 상황은 지역 내 프로토콜에 따라 다르다. 전문 외상센터는 주로 다발성 외상환자에게 최종적인 처치를 제공할 수 있다. 이들은 주로 24시간 외상외과 의사가 상주하고 있으며, 환자가 도착하자마자 빠른 처치를 제공할 수 있다.
4. 물론 넙다리뼈 골절은 심각한 손상이지만, 만약 환자가 기도를 개방할 수 없거나, 환기가 필요한 경우라면 넙다리뼈 골절에 대한 처치의 우선순위는 낮아진다. ABC와 관련된 생명을 위협하는 상태는 반드시 첫 번째로 고려되어야 한다. 만약 환자의 우선순위가 높고, 당김덧대 적용 시 이송이 지연된다면, 당김덧대의 적용은 미룬채 환자를 즉시 외상센터로 이송해야 한다. 눈에 보이는 손상이 심각하다 하더라도, 진짜 환자의 생명을 위협하는 상태를 놓치지 않는 것이 가장 중요하다. 즉, "황금 시간"의 중요성을 항상 염두하고 처치의 우선순위를 결정하는 것은 매우 중요하다.

비판적 사고 연습

여러분의 동료의 생각에 상관없이, 환자의 활력징후는 위험과 정상 상태의 경계선상에 놓여있고, 심각한 손상기전이 발생했으며, 쉽게 악화될 수 있는 가슴 부위에 통증을 호소하고 있다. 이러한 것을 고려하였을 때 환자는 외상센터로 이송되어야 하는 기준에 해당된다. 환자의 활력징후는 엄격하게는 아니지만 간신히 생리학적 기준에 맞는 정도이다. 환자는 반드시 외상센터로 이송되어야 한다.

병태생리학적 접근

1. 노인 환자의 경우 쇼크에 대해 효과적으로 보상할 수 있는 능력이 저하되기 때문에 우선순위가 높다.
2. 모든 관통상 환자, 특히 복부 관통상 환자는 외과적 수술이 요구되므로, 우선순위가 높다.
3. 항응고제를 복용중인 환자는 응고 능력이 감소하였기 때문에 우선순위가 높다.
4. 손이 절단된 환자는 접합을 위한 외과적 수술이 요구되므로, 우선순위가 높다.

현장 이야기

1. 사고는 대형 화물차와 소형 자동차가 크게 충돌했다. 최소 2명의 환자가 소형 자동차에 있고, 액체가 엔진 밑에서 흘러 나오고 있었다. 현장은 몇가지 이유 때문에 반드시 안정화 되어야 한다.—잠재적으로 불안정한 차량, 알 수 없는 액체, 고속도로 위, 호기심 많은 구경꾼들, 등등. 무거운 구출 장비가 요구되며, 손상기전(빠른 속도)를 고려했을 때 환자의 우선순위는 높다.
2. 필요한 추가 자원은 교통을 통제하기 위한 경찰, 구출을 위한 구조대, 액체를 다루기 위한 소방관, 추가 구급차(환자의 상태 및 환자 수에 따라 달라짐)
3. 가능하다면 운전자를 이송하기 전에, 동승자를 먼저 이송해야 한다. 의식은 있으나 혼란스러워 하는 운전자와 달리, 동승자는 움직임이 없는 상태로 발견되었기 때문이다. 환자는 언어에만 반응하고, 주위 상황을 파악하지 못하는 것으로 머리 손상의 가능성이 의심된다. 환자의 기도는 개방되었지만, 호흡을 약간 힘들어 하고 얕았다. 환자는 오른쪽 팔에 통증을 호소하는 것으로 보아, 골절의 가능성이 의심된다. 노동맥(빠르고 강함), 피부 상태(따뜻하고 건조함)은 어떤 혈액 소실에 대해 신체가 보상중인 상태임을 암시한다. 환자는 또한 안전벨트를 착용하지 않았으므로, 완전히 고정된 운전자 보다 쉽게 구출해 낼 수 있다. 트럭운전자가 걸을 수 있고 즉각적인 생명의 위협이 없다고 얘기를 할 지라도 그 트럭운전자를 대수롭지 않게 여기지 않도록 해라.
4. 손상기전과 나열된 일차 평가의 결과를 고려했을 때, 여성환자는 다발성 외상이 의심되므로 가까운 외상센터 혹은 병원으로 이송되어야 한다.
5. 중요한 처치의 예는 도수 고정, 기도개방, 경추고정대 적용, 지역내 프로토콜에 따른 빠른 구출, 구출 전과 후에 빠른 신경학적 평가(통증, 감각, 운동), 긴척추고정판에 고정, 기도를 주의깊게 관찰, 흡인 및 고농도의 산소 제공, 필요한 경우 환기 보조, 오른팔의 고정(가능한 이송 중에 실시) 재평가(매 5분마다 활력징후 재측정)가 있다.
6. 만약 환자의 활력징후를 측정하지 않았다면, 지금 측정하도록 한다. 비록 환자는 언어에 반응하지만, 특정 병력을 얻을 수 있을 것이다. 의료 인식표에 있는 정보를 적거나 또는 운전자에게 물어보도록 한다. 집중 신체검진을 머리부터 발끝까지 수행하도록 하고, 허파음, 누름 통증, 머리 외상(귀나 코에서부터 흐르는 액체, 변형, 비대칭 동공) 등을 확인한다. 임신과 관련된 정보를 수집하고 가능한 도착 병원의 의료진과 연락한다.
7. 지역내 프로토콜에 따라 환자를 외상센터 혹은 병원으로 이송한다. 가능하다면, 지도의사의 조언에 따라 적절한 행동을 취한다. 이전에 언급된 내용에 따르면 환자는 외

상센터로 이송되는 것이 좋다. 가능하다면, 적절한 시간 범위 내에서 외상센터로 빨리 이송하는게 좋다.

제 31단원: 환경 응급

비판적 의사 결정

1. 환자는 수십미터 떨어진 물 속에 있다. 이 말은 즉, 그 거리까지 수영을 해야 한다는 의미이다. 응급구조사 수영해서 그 거리까지 갈 수 있다 하더라도, 환자는 자신이 뜨기 위해 무심코 여러분을 물 속으로 밀어 넣을 것이다. 도움을 요청하고, 안전하게 구출 할 수 있는 방법을 찾는다.
2. 누군가가 얼음 구멍 사이로 빠졌고, 여러분이 고려해야 할 한가지 명백한 위험 요소가 있다: 얼음이 갈라지면서 여러분과 목격자들도 물에 빠질 수 있다. 모두 안전한 곳으로 대피하고, 도움을 요청한다. 구조를 위해 사용할 수 있는 로프나 나무와 같은 도구들을 찾아본다.
3. 누군가가 이미 뱀에 물린 상태라면, 뱀이 아직 주위에 있을 것이다. 특히, 돌 같은 곳을 주의한다. 응급구조사와 환자는 반드시 안전한 곳으로 옮겨, 손상이 추가적으로 발생하지 않도록 유의한다.

요약 문제

1. 수동 재가온은 언제나 수행될 수 있다. 능동 재가온은 환자의 의식이 명료하고 반응하며, 의료 지도가 있고 이송 시간이 오래 걸릴 때 사용될 수 있다.
2. 의학적 상태나 손상에 따라 저체온증을 겪을 수 있는 다섯가지 환자 상태는 알코올 섭취, 기존 질환, 중독, 주요 외상, 낮아진 기온, 야외에서의 소생술 등이 있다.
3. 초기에는 손상 부위의 피부가 하얘지거나 회색빛이 돈다. 상태의 진행에 따라 피부는 얼룩덜룩해지며, 하얗던 피부는 어두운 노란색을 보인다. 마지막으로 어두운 파란색으로 변한다. 부종과 물집이 발생할 것이다.
4. 축축하고, 창백하고 차가운 피부를 가진 열로 인한 응급 환자의 처치는 다음과 같다:
   - 차가운 환경으로 환자를 이동시킨다.
   - 산소를 공급한다
   - 옷과 악세사리들을 제거한다.
   - 환자를 바로누움자세로 눕히고, 휴식을 취하게 한다.
   - 만약 환자가 의식이 있고, 구역감을 호소하지 않는다면 물을 섭취할 수 있도록 돕는다.
   - 근육 경련 부위엔 젖은 수건을 댄다.
   - 이송한다.
5. 뜨겁고, 건조한 피부를 가진 열로 인한 응급환자의 처치는 다음과 같다.
   - 에어컨을 켜놓은 구급차 안으로 환자를 이동한다.
   - 환자의 옷을 제거한다. 얼음주머니는 목, 샅굴부위, 겨드랑이에 적용한다. 세게 부채질한다.
   - 산소를 공급한다.
   - 즉시 이송한다.
6. 뱀에 물린 환자를 위한 올바른 처치는 다음과 같다:
   - 지도 의사에게 연락한다.
   - 쇼크와 체온 변화를 처치한다.
   - 환자를 안정시킨다.
   - 물린 부위의 출혈을 지혈시킨다. 가능하다면 비누와 물로 물린 부위를 세척한다.
   - 물린 팔다리의 액세서리를 제거한다.
   - 물린 부위를 고정하거나 부목을 적용한다.
   - 의료 지도를 받을 경우, 물린 부위의 위나 아래에 조여지는 밴드를 적용한다.
   - 환자의 활력징후를 감시하며 이송한다.

비판적 사고 연습

1. 환자가 의식이 명료하지 않으면, 따뜻한 물을 마실 수 없다. 이러한 상태에서 스노우모빌을 타고 환자를 이송하는 것은 매우 위험하므로, 현장에 머물면서 수동 재가온을 수행하도록 한다.
2. 피부가 뜨거운 열 응급환자는 피부가 차가운 열 응급환자보다 더 위험하다. 신체의 체온 조절 기전이 완전히 망가졌음을 의미하므로, 신체는 더 이상 스스로 열을 제거할 수 없다. 이것을 종종 열사병이라고 부른다. 정상적으로 체온은 땀 혹은 발한을 통해 열 소실을 한다. 하지만 환자의 피부가 뜨겁다는 것은 환자의 열 소실 기전이 더 이상 작동하지 않는다는 것을 의미하기 때문에 매우 응급상황이다.
3. 보트가 뒤집어진 것을 보자마자, 여러분은 즉시 몇가지 상황을 고려해야 한다. 여러분과 수영을 해서 보트가 뒤집힌 곳으로 가고 있는 사람들의 안전을 고려하는 것이 제일 중요하다. 지체 없이 다음을 포함한 현장안전을 수

행한다:

- 현장안전을 확인한다. 만약 여러분이 수상 구조 훈련을 받지 않았다면, 구조를 시도하는 것은 매우 위험한 행동이다. 만약 여러분 자신이 환자가 된다면, 여러분은 환자에게 도움을 줄 수 없음을 명심한다.
- 가능한 경우 표준예방조치를 취한다.
- 손상 기전을 결정한다.
- 환자의 수를 결정한다. 보트가 뒤집힌 곳으로 수영을 하여 가고 있는 사람들도 환자가 될 수 있음을 명심한다.
- 어떤 자원이 필요한지 결정한다. 여러분은 강에 위치해 있고, 다른 사람들이 주위에 있기 때문에, 119에 신고하는 사람이 여러분만 있는 것은 아니다. 신고를 하기 전에 전체적인 그림을 그려본다. 추가적으로 필요한 것이 무엇인지 생각해본다. 특히 산소, 경추고정대, 담요 등 필요한 장비에 대해 다시 한 번 확인해 본다.

병태생리학적 접근

1. 뇌의 전기 시스템이 제대로 작동하지 않으면 의식상태의 변화가 발생하게 된다. 이는 심각한 저체온증, 즉 체온이 대략 33℃ 이하로 떨어졌을 때 발생한다. 이 환자에게 빠른 능동 재가온은 심장 및 순환계통에 합병증을 유발할 수 있다. 그러므로 의식상태가 명료하지 않은 저체온증 환자에게 능동 재가온은 금기다. 대신에 수동 재가온은 적응증이 된다.
2. 대략 65%의 신체 냉각기전이 피부에 있다. 피부가 뜨거운 경우, 여러분은 환자의 냉각기전이 제대로 기능하지 않는 심각한 상태임을 알 수 있다. 신경학적 손상과 사망을 예방하기 위해 환자에게 빠르게 냉각이 적용되어야 한다.

현장 이야기

1. 명백한 상태들 외에도(ABC 등) 제외하고, 응급구조사는 영양실조 또는 치료되지 않은 내과적 질환 뿐만 아니라 저체온증을 의심해야 한다. 이 환자의 상황 때문에, 환자는 폐렴과 호흡기계 감염 등의 위험이 크다.).
2. 기본적으로 환자는 완벽한 일차 이차평가가 필요하다. 모든 환자들은, ABC를 평가하고 호흡의 적절성이 평가되어야 하며, 필요한 경우 산소를 공급받아야 한다. 일단 일차 평가가 완료되고 나면, 필요한 처치를 즉시 제공한 후, 기본 활력징후 측정을 완료한다. 환자가 추운날 밤에 밖에서 발견되었기 때문에, 환자는 저체온증에 대한 평가를 받아야 한다. 환자가 시간, 장소에 대한 지남력이 있는지, 그리고 과거 병력에 대해 질문한다. 응급구조사는 머리부터 발끝까지 정밀 신체검진을 수행하여, 다른 내과적 문제나 외상은 없는지 확인하여야 한다.
3. 현장에서 능동적 재가온은 권장되지 않는다. 하지만 응급구조사는 수동적 재가온을 실시할 수 있다. 예를 들어, 환자의 젖은 옷을 제거하고, 한 개 이상의 담요로 환자를 감싼다. 가능하다면 고온 담요로 환자를 덮어준다. 환자의 머리를 감싸 열 소실을 막아준다. 지도의사 또는 지역 내 프로토콜에 의해 권장되지 않는 한, 핫팩이나 따뜻한 수액을 병원 전에서 적용하지 않는다. 이송이 지연되고 의료지도를 받은 경우에는 예외이다. 환자를 자주 재평가 한다. 무의식 저체온증 환자는 상태가 쉽게 악화될 수 있다.
4. 환자의 활력징후를 매 5분마다 재측정한다. 환자가 저체온이 심할수록 활력징후를 재기가 어렵다. 심장박동수, 호흡수는 정상보다 약간 떨어져 있지만, 생존에 크게 영향을 미칠 정도는 아니다. "저체온증 환자는 피부가 따뜻해지고나서 사망의 징후가 있기 전까진, 사망한 것으로 간주하지 않는다"라는 문구를 명심한다. 저체온증 환자는, 오랜 시간 동안 활력징후가 정상 범위보다 떨어져 있더라도, 추후 신경학적 소생률이 높다.
5. 저체온증 환자는 부드럽게 다루어야 한다. 거칠게 다룰 경우 심실잔떨림이 발생할 수 있으므로 이송 동안에 자동제세동기(AED)를 가까이 위치시킨다.

제 32단원: 산부인과 응급

비판적 의사 결정

1. 아기는 빠르게 나올 것이다. 현장에서 출산 준비를 한다.
2. 아기는 기다릴 가능성이 크다. 산모에게 변의를 느끼거나 아기를 밀어내는 듯한 느낌이 있는지에 대해 물어본다. 이러한 것들이 없는 경우, 응급구조사는 환자를 병원으로 즉시 이송해야 한다.
3. 환자를 이송한다. 8시간 동안 명확한 변화가 없었고 출산이 임박했다는 징후도 없기 때문에, 이송하는 것이 정확한 결정이다.

요약 문제

1. 임신과 관련된 여성의 해부학적 구조들은 다음과 같다:
    - 난소: 난자를 생성

- 자궁관: 난소와 자궁을 연결하는 좁은관이며 수정이 이루어지는 곳이다.
- 자궁: 태아가 자라는 근육 복부 장기
- 태반: 산모와 태아 사이에 발생하는 산소, 영양, 노폐물을 교환하는 장기.
- 질: 출산 길.

2. 분만의 세 단계는 다음과 같다:
   - 제 1기: 자궁 수축의 시작부터 자궁목의 완전한 확장까지
   - 제 2기: 자궁목의 완전한 확장부터 태아의 출산까지
   - 제 3기: 태아의 출산부터 태반의 만출까지
3. 현장을 통제하고, 산모의 사생활을 지켜줌으로써 출산을 위한 준비를 시작한다. 구경꾼들에게 현장을 떠나줄 것을 정중히 요청한다. 장갑, 가운, 모자, 마스크, 보호안경을 착용한다. 산모를 바닥에 눕히고, 담요 또는 베개로 엉덩이를 들어주고, 무릎을 벌려 몸쪽으로 당겨 줄 것을 요청한다. 멸균 시트 또는 수건을 출산 부위에 걸치고, 쉽게 닿을 수 있는 곳에 분만 장비들을 준비한다.
4. 새롭게 태어난 신생아의 소생술을 위해서, 아기는 초기에 따뜻하고, 건조 되며, 자극되어야 한다. 만약 이것이 충분하지 않다면 산소를 공급한다. 만약 초기 평가가 성공적이지 않다면, 즉시 양압 환기와 가슴압박을 실시한다.
5. 분만의 합병증은 다리, 손, 엉덩이가 가장 먼저 보이는 볼기태위와, 아기보다 탯줄이 먼저 나오는 탯줄 탈출, 태반이 출산 길을 막아 태아의 분만에 해를 입히는 전치 태반 등이 있다.
6. 산전 응급상황은 발작이 발생하는 자간증, 태반이 자궁벽으로부터 조기에 떨어져 대량 내부 출혈을 유발하는 태반조기박리가 있다.

비판적 사고 연습

환자는 변의 또는 아기가 나올 것 같은 느낌이 들지 않다고 하며, 머리 출현이 아직 발생하지 않았기 때문에 병원으로 이송할 시간이 충분한 것으로 여겨진다. 또한 첫 분만인 경우, 일반적으로 진행이 늦다.

병태생리학적 접근

1. 임신 중 발생하는 활력징후의 변화는 다음과 같다: 호흡은 약간 증가하고, 혈압은 약간 떨어진다(하지만, 오를 수도 있다). 맥박은 일반적으로 증가한다.
2. 활력징후가 정상상태에서도 전형적으로 보상 단계를 나타내기 때문에(빠른 맥박, 증가된 호흡수) 임신환자에게서 쇼크는 인지하기 더 어려울 것이다.
3. 질 출혈의 심각성은 환자에게 패드를 얼마나 썼는지에 대해 물어봄으로써 평가될 수 있다. 질 출혈과 관련하여 가장 고려해야 할 점은 외부 출혈이 아니라, 내부적으로 발생하는 출혈이다.
4. 신생아 평가와 처치에서 가장 높은 우선순위는 기도, 호흡, 순환의 적절성을 확인하는 동안 체온을 유지하는 것이다.

현장 이야기

1. 일단 현장이 안전함을 확인하고 나서, 첫 번째 우선순위는 환자에게 접근하여 출산이 임박한지 평가하는 것이다.
2. 여러 환자의 처치를 돕기 위해 전문소생술팀을 호출하는 것은 좋은 생각이다.
3. 일반적인 SAMPLE 병력 질문에 추가하여, 임신기간이 얼마인지, 이전에 임신한 경험이 있다면 문제가 발생한 적이 있는지, 의료 병력이 있는지에 대해 물어보도록 한다.
4. 신생아에게 즉시 제공되어야 하는 처치는 입과 코의 흡인, 체온 유지, 그리고 자극 등이 있다.
5. 산모를 위한 중요한 처치는 감정 지지, 대량 출혈 감시, 활력징후 평가 등이 있다. 아기가 산모의 젖을 먹을 수 있도록 해주는 것은 자궁 수축과 지혈에 도움을 준다.

제 33단원: 소아 응급

비판적 의사 결정

1. 심각하다. 환자의 늘어짐은 무엇인가 잘못되었다는 위급한 신호이다. 이를 불충분한 근육 긴장도라 부르고, 이는 심각한 것으로 간주된다. 안절부절하지 못하는 엄마의 태도도 심각도를 파악하는데 한 실마리가 될 수 있다.
2. 덜 심각하다. 작은 아이가 소리를 지르고 있다는 것은 공기가 체내로 들어가고 나옴을 의한다. 아이가 엄마에게 매달리는 것은 근육 긴장도와 의식상태가 적절함을 나타낸다.
3. (추가적인 정보를 얻을 때 까지는) 심각하다. 아이가 다친 팔을 잡고 있고, 엄마에게 매달려 있는 것은 좋다. 아이의 의식상태를 확인하고, 최종 결정을 하기 전에 아이가

왜 조용히 있는지 알아낸다. 만약 여러분이 아이에게 접근하였을 때, 아이가 부끄러워하며 엄마 쪽으로 몸을 돌리면, 덜 심각한 상태로 하향시킬 수 있다.

요약 문제

1. 다음 연령의 환자들에게서 쉽게 발견할 수 있는 심리적/사회적 특징은 다음과 같다:
   - 2살: 낯선 사람과 부모로부터 떨어지는 것을 불안해 하므로 가능한 평가 동안에 부모가 아이를 잡고 있을 수 있도록 제안한다. 두려움과 독립성이 증가하므로, 응급구조사는 하고자 하는 것에 대해 아이가 이해할 수 있도록 설명한다.
   - 6살: 부모로부터 떨어지는 것을 싫어한다. 처벌과 통증에 대해 두려움을 느끼므로, 응급구조사가 하고자 하는 과정에 대해 간단하게 설명한다. 아이의 간단한 의사결정을 존중해준다.
   - 15살: 주위 사람에 의해 영향을 많이 받으며, 관중으로부터 분리시켜 그들의 사생활을 존중해준다. 이들은 성인처럼 내우받기를 원하지만, 상압받을 시 퇴행석 행농을 보일 수도 있다. 아이의 의사 결정을 존중해준다.
2. 평가와 처치 동안 아이를 안정시켜야 할 때에는, 항상 자신이 누구인지 간략히 밝힌다; 아이가 부모님을 부를 수 있도록 놔두고; 가지고 싶은 장난감을 만질 수 있도록 하며; 아이의 눈 높이에 맞춰주며; 웃고; 아이를 만진다. 응급구조사가 무슨 일을 할지에 대한 설명 없이 장비를 사용하지 않는다. 환자가 이해할 수 있도록 자주 멈춘다. 절대 거짓말하지 않는다. 아이의 부모나 보호자는 어떤 일이 진행되고 있는지 설명해줌으로써 진정될 수 있다. 아의 상태에 대해 계속적인 정보를 제공한다. 가능하다면, 이들을 아이의 평가와 처치에 포함시킨다.
3. 소아의 전반적인 평가는 소아평가 삼각구도로 구성될 수 있다. 이것에는 외모의 관찰, 호흡의 노력, 피부색이 포함된다.
4. 상기도 질환은 전형적으로 협착음, 말하기 어려움, 짖는 듯한 기침소리에 의해 특징된다. 하기도 질환은 전형적으로 쌕쌕거림에 의해 특징된다. 각 질환들을 구별하는 것은 처치가 달라지기 때문에 매우 중요하다. 예를 들어, 하기도 질환은 기관지 확장제를 흡입해야 한다. 하지만 이러한 약물은 상기도 질환 시 비효과적이다.
5. 소아 외상환자는 본질적으로 다른 외상환자와 마찬가지로 처치되어야 한다. 일차 평가 시 발견된 문제에 대한 치료는 반드시 우선 시 되어야 한다. 그러나 성인과 다른 소아의 해부학적/생리학적 차이는 반드시 고려되어야 한다. 예를 들어, 소아는 머리가 크기 때문에 패드를 신체 밑에 두어 척추 고정 동안에 자연스러운 자세를 유지할 수 있게 해준다. 소아의 뼈는 부러지기보다 구부러지는 경우가 많기 때문에, 골절은 흔하지 않다. 그럼에도 불구하고 내부 손상은 발생할 수 있다.
6. 아동 학대가 의심된다 하더라도, 응급 처치가 항상 첫 번째로 우선시 되어야 한다. 다른 사항이 이러한 것들을 방해해서는 안된다. 우선 급한 처치가 제공 되고난 후 경찰 또는/그리고 아동보호기관에 연락을 취한다(지역 내 프로토콜을 따르도록 한다). 응급구조사가 찾은 모든 것을 기록한다.

비판적 사고 연습

첫 번째로 모든 차량 대 보행자 교통사고는 심각하다는 것을 고려해야 한다. 항상 최악의 상황을 생각한다. 소아의 경우 차량 충돌 시 몸통에 영향을 받을 가능성이 크다(큰 차와 작은 소아를 생각해 본다). 아이는 비교적 복부 장기와 가슴벽에 손상을 입을 가능성이 크다. 아이에게 접근할 때에는, 낯선 사람에 대한 두려움을 인지한다. 부모에게 도움의 손길을 부탁할 필요성에 대해서도 고려한다.

병태생리학적 접근

영아와 소아의 해부학적 그리고 생리학적 주요 차이는 다음과 같다:

1. 머리: 영아와 소아의 머리는 신체에 비해 비교적 크고 무거우며, 이들의 목 근육은 완전히 발달되지 않았다. 뇌조직은 얇고 부드럽다. 또한, 18개월까지 숫구멍이 남아 있을 것이다.
2. 기도와 호흡계통: 혀는 비례적으로 크고, 입과 기도에 많은 분비물들이 있고, 아기의 치아는 일시적이다. 코와 얼굴은 성인보다 더 편평하다. 영아와 소아의 경우, 기관은 짧고, 좁으며 더 유연하다. 아이들은 또한 목이 짧다. 호흡수는 빠르다. 영아와 소아는 환기를 위해 주로 상기도에 의존하므로 "코 호흡"한다.
3. 가슴: 영아와 소아는 더 유연한 갈비뼈를 가지고 있다.
4. 복부: 영아와 소아는 복식 호흡하는 경향이 있다. 게다가, 몇몇 이자 및 간과 같은 복부 장기들은 앞쪽으로 돌출되어 있기 때문에 "올챙이배"가 특징적이다.
5. 체표면: 아이들은 넓은 체표면을 가지는데 이는 신체의 질량에 비해 비교적으로 큰 체표면을 가진다는 의미이다. 예를 들어, 머리는 성인의 것에 비해(체표면의 퍼센티지로

봤을 때) 두 배이다.

6. 혈액량: 영아와 소아의 혈액량은 큰 사람보다 확실히 적다.

이 전에 논의했던 차이점에 따라 평가와 처치를 각 신체 기관에 다음과 같이 적용할 수 있다.

7. 머리: 신체에 비해 머리가 무겁고 크기 때문에 영아와 소아에서 머리 외상의 위험이 높다. 약한 목 근육은 추락 동안에 머리를 통제하지 못한다. 뇌조직이 얇고 부드럽기 때문에, 아이들은 종종 심각한 뇌손상을 입는다. 움푹 들어간 숫구멍은 탈수의 징후가 나타나는 반면, 불룩한 숫구멍은 머리속압력의 징후를 나타낸다. 하지만, 아이가 울 때 불룩한 숫구멍은 지극히 정상이다.
8. 기도와 호흡계통: 큰 혀와 많은 분비물 때문에, 기도를 항상 개방된 상태로 유지하는 것은 필수적이다. 게다가, 응급구조사가 볼 수 없는 기도의 일부분은 더 문제가 될 수 있다. 기도가 더 유연하기 때문에, 고개를 숙이거나 젖히면 기도가 폐쇄될 수 있다. 종종 머리를 살짝 젖힐 경우 최적의 중립적인 자세가 유지된다. 또한, 치아는 쉽게 빠져 기도를 막을 수 있다. 이들은 코로 호흡을 하기 때문에, 코가 막힐 경우 호흡에 문제를 발생시킬 수 있다. 얼굴과 코의 모양은 종종 환기 시 마스크를 적절하게 적용하기 어렵다. 영아와 소아의 호흡수가 빠르기 때문에, 아이들은 쉽게 피로되고 호흡기능상실이 빠르게 나타날 수 있다. 호흡을 힘들어 하는 모든 아이는, 매우 불길한 징후를 보인다.
9. 가슴: 영아와 소아의 갈비뼈는 매우 유연하기 때문에, 외상 시 갈비뼈 골절의 징후를 보이지 않더라도, 외상의 힘에 의해 그 밑 장기(폐와 같은)가 손상 받을 수 있다.
10. 복부: 아이들은 호흡을 위해 가로막에 매우 의존한다. 아이의 복부를 평가하기 어렵기 때문에 종종 아이들의 호흡곤란을 평가하기 어렵게 만든다. 게다가 많은 복부 장기들이 앞쪽으로 돌출되어 있기 때문에 외상에 취약하다.
11. 체표면: 영아와 소아는 큰 체표면을 가지고 있기 때문에, 체온 저하가 빠르게 발생한다. 머리를 통한 열소실이 특히 위험하다.
12. 혈액량: 영아와 소아의 적은 혈액량 때문에, 모든 출혈이 즉시 지혈되지 않는 한 매우 치명적이다.

현장 이야기

1. 응급구조사의 평가계획은 현장안전, 전반적인 인상평가(소아 평가 삼각구도를 사용), 그리고 철저한 일차평가를 포함한다.
2. 숨을 쉬지 않는 아이를 위한 필수 장비는 기도와 호흡 장비, 흡인기, 산소, 자동제세동기를 포함한다. 대부분의 EMS 제공자들은 소아 전용 장비가 들어 있는 소아 가방을 들고 다닌다. 가능하다면, 이 가방을 들고가는 것이 중요하다. 다른 장비들은 지역내 지침을 따르도록 한다.
3. 그렇다. 전문소생술팀은 즉시 호출되어야 한다.
4. 숨을 쉬지 않는 환자에게 산소를 제공하는 것은 매우 중요하다. 이 시점에서, 철저한 평가는 필수적이다.
5. 이 환자의 평가는 일차평가, 기본 활력징후, 정밀 신체검진 등이 포함된다. SAMPLE 병력 수집을 고려한다.
6. 현장으로 오고 있는 전문소생술팀에게 환자가 호흡을 하고 있다는 것을 보고해야 한다. 자세한 일차 평가와 기본 활력징후를 보고한다. 평가 동안에 수집된 관련 정보들도 포함한다.

제 34단원: 노인 응급

비판적 의사 결정

1. 환자는 맥박을 늦추는 약물을 복용중이다. 베타 차단제와 칼슘 채널 차단제가 그 원인일 것이다.
2. 노인환자에게서 체온 조절과 반응은 감소한다. 독감에 걸린 노인 환자는 비슷한 상태의 젊은 환자 만큼 고열을 나타내지 않을 수도 있다.
3. 노인환자는 같은 상태의 성인과 소아보다 통증을 잘 인지하지 못한다. 그러므로 노인환자의 경우 심장발작에 항상 대비해야 한다.

요약 문제

1. 응급구조사는 환자가 볼 수 있는 위치에 자리한다. 몸을 숙이거나 무릎을 꿇어 환자와 눈 높이를 맞춘다. 천천히 명확하게 크게 말한다. 한 번에 한가지 질문만 한다. 환자가 응급구조사의 질문에 대답할 수 있도록 충분한 시간을 준다.
2. 환자의 상태가 일주일 전과 비교했을 때 어떻게 다른지 물어본다.
3. 가장 흔한 내과적 상태는 심장 및 호흡 문제, 뇌졸중과 같은 신경학적 문제이다. 낙상은 가장 흔한 손상기전이다.
4. 노인 환자에서 의식 변화의 원인은 약물의 반대 작용, 저혈당, 뇌졸중, 감염, 그리고 저체온이다.

비판적 사고 연습

1. 엉덩뼈 골절이 의심되는 모든 환자를 위해 평가와 처치가 이루어져야 한다. 환자를 긴척추고정판에 고정하고, 빈 공간에 패드를 넣어 환자와 고정판 사이에 빈 공간이 없도록 한다. 추가 손상의 유발을 막기 위해 환자를 조심스럽게 다룬다.
2. 응급구조사는 환자를 평가하고, 처치를 제공하고, 병원으로의 이송을 준비한다. 지역내 지침에 따라 경찰에 보고한다. 병원 내 의료진에게 환자를 인계하면서, 환자가 처음에 어떤 상태로 발견되었는지에 대해 말한다.

병태생리학적 접근

1. 노인환자는 관류를 향상시키기 위해 심장박동수 또는 호흡수를 증가시킬 수 없거나 또는 혈관을 수축할 수 없다. 예상할 수 있는 징후인 빠른맥과 빠른 호흡은 아마도 나타나지 않을 것이다. 환자는 또한 식은 땀을 나타내지 않을 것이다. 기존에 고혈압이 있었던 노인 환자의 경우 부적절한 관류로 인해 혈압이 떨어져 정상 범위 내로 측정될 수 있다.
2. 환자의 이야기는 타당해 보이지 않으나, 정확한 정보를 주기 위한 환자의 능력을 완전히 무시해서는 안된다. 환자는 현재 증상에 대해 여러분에게 말할 수 있을 가능성이 크지만, 약물과 병력에 대해선 혼란을 겪을 것이다. 다른 자원을 통해 정보를 확인한다.
3. 고열과 함께, 증가된 호흡수와 맥박수, 감소된 혈압, 감소된 산소포화도, 감소된 오른쪽 허파음이 나타나는 것은 환자가 폐렴을 가지고 있을 가능성이 크다. 패혈증, 저산소증, 저관류증 또한 갑작스러운 혼란의 원인이 될 수 있다.
4. 각각의 환자들은 다음의 상태를 가지고 있을 가능성이 높다:
   - 75세 환자가 힘빠짐을 호소하고, 3일 동안 점점 상태가 악화되는 것 같다고 말한다. 지난 밤 소파에서 잤다고 말하는 이 환자는 환자는 울혈심장기능상실을 가졌을 가능성이 크다.
   - 72세 환자가 힘빠짐과 호흡곤란을 호소하고 일주일 동안 악화되었다고 말한다. 관절염 때문에 이부프로펜을 복용중인 이 환자는 위장관계 출혈일 가능성이 크다.
   - 65세 당뇨환자는 구역질, 구토, 힘빠짐을 호소하고 "아침부터 몸 상태가 좋지 않다고" 말한다. 이 환자는 심장발작을 가질 확률이 크다.
   - 80세 환자는 하루 동안 정상적이었다가 혼란스러웠다가를 반복한다. 이러한 상태가 매우 심각해지는 날도 있었다고 한다. 고혈압과 전립선암을 앓고 있는 이 환자는 환자는 울혈심부전증을 가졌을 가능성이 크다.
   - 77세 환자는 2년 전 심장발작을 겪은 후부터 매일 아스피린을 복용중이다. 오늘 갑작스런 힘빠짐을 호소하고, 약간 어두운 색깔의 무언가를 구토했다고 말한 이 환자는 위장관계 출혈을 가졌을 가능성이 크다.

현장 이야기

1. ABC는 항상 첫 번째로 확인되어야 하고, 그 결과에 따라 가장 먼저 처치되어야 한다. 이 환자는 호흡곤란의 징후와 증상을 보이기 때문에, 확인해야 할 첫번째 우선순위는 기도의 개방을 확인하는 것이다. 환자는 말을 하고 있으나, 자세, 점액으로 인한 기도 폐쇄, 틀니 등이 기도의 개방성을 확인할 때 고려되어져야 한다. 그러므로, 기도는 반드시 확인되어야 하고, 정확한 처치와 함께 지속적으로 감시되어야 한다. 호흡 문제를 고려했을 때, 환자는 산소가 즉시 필요하다. 환기를 돕기 위한 준비를 실시한다. 만약 전문소생술팀 호출이 바로 이루어지지 않는 경우, 즉시 이송을 시작한다.
2. 일차 평가 이후, 병력과 신체검진을 수행해야 한다. 환자의 이전 병력에 대해서 물어본다. 환자는 말하는 것에 어려움을 가지고 있기 때문에 이것은 쉽지 않을 것이다. 더 많은 정보를 얻기 위해 환자의 집 내부를 살펴 단서가 될 만한 물건을 찾든가, 친척 혹은 이웃에게 물어 볼 수 있다. 환자의 병력을 얻기 위해서 "아픈" 환자의 이송을 지연시키는 일은 매우 어리석은 일이다. 환자가 현재 즉각적인 관심을 필요로하는 다른 문제를 가지고 있지 않은지에 대하여 재빨리 확인한다. 활력징후를 지속적으로 감시하는 일은 매우 중요하다. 시간이 허락한다면, 자세한 평가를 수행한다.
3. 집 내부가 지저분하다는 사실은 환자가 다이어트를 한다거나 약을 제때 복용하는 것과 같은 의학적 필요사항들을 제대로 보살피지 않고 있다는 것을 의미한다. 또한, 이것은 주기적으로 청소를 하지 않았다는 의미이므로, 천식을 유발할 수 있는 결정적 원인이 되었을 수도 있다. 이러한 정보를 병원 내 의료진에게 주는 것은, 환자의 모든 치료가 끝난 후 퇴원해야 할 시, 퇴원 계획을 세워야 하는 병원 관계자 및 환자에게 매우 도움이 될 것이다.
4. 평가는 환자의 상태가 악화되고 있음을 나타낸다. 그러므로 응급구조사는 산소를 연결한 백-밸브 마스크로 환기

보조를 제공해야 한다. 활력징후 및 의식 수준은 주의 깊게 감시되어야 하고, 필요한 경우 백-밸브 마스크 환기는 즉시 수행되어야 한다. 환자를 이송하기 위한 준비를 한다. 비재호흡마스크가 더 이상 적절하지 않고 백밸브마스크를 사용해야 한다는 걸 인지하기 위해 주의깊게 감시하라.

5. 활력징후 이외에도, 환자가 더 쉽게 말할 수 있는 지 살펴본다. 만약 환자의 의식상태가 명료하고 질문에 대답할 수 있다면, 몇가지 병력을 환자로부터 수집한다. 호흡곤란 이외에 통증이나 다른 상태들에 대해서 물어본다. 활력징후는 매 5분마다 재측정한다.
6. 환자의 생활상태가 매우 혼잡스럽고, 가족이나 친구가 없고, 불충분한 사회복지 서비스를 받고 있다는 정보를 제공해야 한다. 이러한 정보를 병원 직원에게 제공하면, 환자가 퇴원 시, 병원의 퇴원 플래너들이 환자가 퇴원 후 적절한 사회복지 서비스를 받을 수 있게 도와줄 수 있다.

제 35단원: 특별한 처치가 필요한 환자

비판적 의사 결정

1. 답을 얻기 위해 제일 먼저 환자의 가족에게 물어본다. 또한 조언을 위해 지도의사에게 연락한다. 모든 기계에는 전원을 켜고 끄기 위해 버튼이 있으므로, 주의 깊게 찾아보도록 한다.
2. 이 경우, 환자는 응급구조사에게 정보를 제공할 수 있다. 비록 응급구조사는 환자의 통증에 주의를 기울여야 하지만, 응급구조사는 평소 투석이 어떻게 이루어 지며, 그리고 최소한의 통증으로 환자를 옮길 수 있는 방법에 대해 환자에게 물어 답을 얻을 수 있을 것이다.
3. 부모 또는 방문 간호사는 병력 수집에 있어 최고의 정보 제공원일 것이다. 방문 간호사의 경우 항상 환자와 함께 있는 것이 아니기 때문에, 부모는 기관절개관과 환기기의 작동 방법에 대해 교육받았을 것이다. 만약 환기기가 환자와 함께 이송될 수 없다면, 이송 중 응급구조사가 기관절개관을 통해 환기를 실시한다. 병원에 도착하자마자 환기기를 사용할 수 있도록 도착 병원에 환기기가 필요하다는 정보를 보고한다.

요약 문제

1. 특별한 처치가 필요한 환자에게 하였을 때, 마주하게 될 전문의료장비들은 다음과 같다:
   - 호흡 장비
     - 지속적양압
     - 기관절개관
     - 가정용 환기기
   - 심장 장비
     - 삽입된 심장박동조율기
     - 체내삽입자동제세동기
     - 왼심실보조장치
   - 위- 소변 장비
     - 코 위관
     - 위관(G-tube)
     - 소변 카테터
     - 인공 항문'
     - 복막 투석
   - 중심정맥관
     - 말초삽입중심정맥관
     - 중심정맥선(Groshong®, Hickman®, Broviac®)
     - 삽입형 중심정맥관(Port-a-Cath®, Mediport®)
   - 신체장애 보조장치
     - TDD/TTY 전화기
     - 언어장애인용 컴퓨터
     - 지팡이, 보행기, 목 보조기
     - 휠체어
2. 비만 환자는, 암, 당뇨, 고혈압, 심장발작, 뇌졸중, 간과 담낭의 질병, 관절염, 수면 무호흡, 호흡 문제의 위험이 증가한다.
3. 막힌 기관절개관을 깨끗하게 하기 위해서는 위스틸-팁(whistle-tip) 흡인 카테터를 조심스럽게 삽입한다. 흡인 튜브를 기관폐색장치(obturator)에 대고 길이를 측정함으로써 정확한 삽관 깊이를 결정한다. 만약 길이를 측정할 수 없다면, 흡인 카테터를 저항이 느껴질 때까지 삽관한다. 흡인 카테터를 비틀어 돌리면서 천천히 빼내면서, 이물질을 제거한다. 만약 환자에게 추가적인 흡인이 필요하다면, 멸균수에 흡인 카테터를 세척한 후 흡인을 반복한다. 만약 환자가 환기기를 사용하고 있다면, 흡인 하는 동안 환자는 환기기가 아닌 백-밸브 마스크로 환기를 실시해야 할 것이다.
4. 이송 중 갑자기 기계가 작동하지 않는다면, 백-밸브 마

스크를 환기기 대신 사용할 수 있다. 이 과정을 수행하는 동안, 응급구조사는 환기수, 환기량, 환기 압력에 대해 주의하여야 한다. 이것은 환자가 평소 쓰는 환기기에 맞추어져 진행되어야 하므로, 이러한 정보는 환자 또는 가족에게서 얻을 수 있을 것이다. 만약 아무도 이러한 정보를 제공하지 못한다면, 가슴이 적절하게 올라오는지 그리고 피부색이 호전되는지 관찰한다(**메모:** *만약 백밸브마스크과 기관에 맞지 않는다면, 마스크를 장착하여 목 위에 밀착시켜 기공을 덮고 기공 위에 밀착시켜 평소처럼 환기를 실시한다.*).

5. 노숙자와 관련된 건강문제에는 정신 건강문제, 영양 실조, 물질 중독, HIV/AIDS, 결핵, 기관염 및 폐렴, 환경 응급, 상처, 피부감염 등이 있다.
6. 자폐증 환자를 다룰 때 사용하는 "ABCS"는 의식(Awareness), 기본(Basic), 침착함(Calm), 그리고 안전(Safety)이며, 의미는 다음과 같다:
   - 의식(Awareness): 자폐증 환자들은 일반적인 사람들과 같은 방법으로 반응하고 행동하지 않는다는 것을 이해하는 것은 매우 중요하다.
   - 기본(Basic): 지시, 질문, 처치, 환경을 단순하게 한다.
   - 침착함(Calm): 자폐증환자를 다룰 때, 응급구조사는 반드시 침착함을 유지해야 한다. 침착하고 인내심을 가져야 한다. 화를 내거나 소리 지르거나 강제해서는 안 된다.
   - 안전(Safety): 가능한 환자가 안전하다고 느끼는 친숙한 환경 속에서 환자를 다룬다.
7. 환자에게 접근했을 때 가장 먼저 해야 하는 것은 환자의 듣고 말하는 능력을 결정하는 것이다. 만약 청각장애인 환자가 입술을 읽을 수 있다면, 이 접근 방법을 사용한다. 만약 그렇지 않다면, 종이에 글씨를 쓰는 방법으로 의사소통한다. TDD/TTY 전화의 사용이 가능하다면, 사용하도록 한다. 이것은 또한 언어장애환자에게도 쓰이는 방법이다. 몇몇 언어장애인들은 타자를 쳐 말할 수 있는 컴퓨터를 소지하고 있다.

비판적 사고 연습

1. 샛길이 파열되어 심각한 혈액 소실을 유발하였을 것이다. 직접 압박을 시작하고, 의사의 지시가 있기 전까지 압력을 풀지 않는다.
2. 환자의 징후, 증상, 환경을 고려하였을 때, 패혈성 쇼크를 유발할 수 있는 감염일 것으로 우려된다. 환자를 위한 첫 번째 처치는 기도, 호흡, 산소, 순환이다. 요양원 직원은 이송을 위해 영양공급 튜브, 잘록창자창냄술, 소변카테터를 다루는데 도움을 줄 것이다. 소변카테터는 환자를 옮길 때 일시적으로 환자와 같은 위치에 놓일 수 있지만, 이송 때엔 반드시 환자 아래에 위치되어야 한다.
3. 만약 기도 또는 환기 장비가 잘 작동하지 않는다면, 기도를 개방하고(필요한 경우 흡인한다), 환기를 위해 백-밸브 마스크를 사용한다. 만약 심장박동조율기 또는 체내삽입자동제세동기가 작동하지 않는다면, 환자의 상태에 따라 심폐소생술과 자동제세동기 작동을 수행한다.
4. 만약에라도 가능하다면, 안내견이 환자와 함께 할 수 있도록 해야 한다. 만약 안내견이 응급구조사 또는 다른 사람에게 위협을 가한다면, 안내견의 이송을 거부할 수 있다.
5. 아이가 자폐증을 가지고 있는 것을 확인하였다면, 이 아이에게 ABCS를 어떻게 시행할 것인지에 대해 생각해본다. 첫 번째, 환자는 대부분의 사람들과 다르게 반응할 가능성이 크다. 두번째, 초보적인 지시, 질문, 처치를 시행한다. 세 번째, 환자의 불안을 증가시키지 않도록 가능한 침착한다. 마지막으로, 환자를 안전하고 편안한 환경에 둔다.

병태생리학적 접근

1. 노숙자와 빈곤층은 영양이 부족하고, 비위생적인 환경 속에서 살고, 그리고 초기에 도움을 구할 수 없기 때문에 심각한 건강문제를 유발한다.
2. 선천적 질병은 특정 심장 결함처럼 태어날 때 나타나는 질병을 말한다. 후척적 질병은 태어난 후, 감염질환, 또 다른 내과적 상태, 외상 등에 노출되었을 때 발생한다. 후천적 질병에는 에이즈 및 죽상동맥경화성 심장질환과 같은 질병들이 있다.
3. 감각이 없어지게 되면 환자는 피부에 과도한 압력 및 상처와 관련한 통증을 느낄 수 없다. 마비된 환자는 스스로 욕창이 생기는 것을 막기 위해 조직에 가해지는 압력을 풀기 위해 움직일 수 없을 것이다. 가슴 근육이 약해지면 기침 반사를 손상시키고, 기도 내 이물질을 뱉어내기 어려워 호흡기계 감염이 발생한다.

현장 이야기

1. 이 환자에게 첫 번째로 고려되어야 할 것은 ABC이다. 환자의 기도를 개방하고, 자세 또는 점액으로 인한 폐쇄 등의 문제성을 확인한다. 기도는 반드시 확인되어야 하고,

지속적으로 적절한 처치와 함께 감시되어야 한다. 호흡의 경우, 환자는 산소가 즉시 필요하다. 환기 보조를 위한 준비를 실시한다. 만약 전문소생술팀이 즉시 올 수 없다면, 이송 준비를 시작한다.

2. 일차평가 이후, 병력과 신체검진을 수행한다. 환자의 이모에게 앰버의 과거 병력에 대해 묻는다. 문제의 발생 시간, 갑자기 혹은 서서히 발생했는지 등에 대한 정보를 얻는다. 앰버가 평소에 치료를 받는 기관에 대해 물어보고, 자신이 그들과 직접 연락을 해도 되는지 물어본다. 필요한 경우 지침을 받도록 한다.
3. 환자의 피부색, 기도, 호흡상태, 맥박을 재평가한다.
4. 만약 응급구조사가 제공할 수 없는 특별한 장비를 환자가 가지고 있다면, 응급구조사는 반드시 그 장비를 환자와 함께 이송해야 한다. 앰버의 부모가 장비에 대한 지침서를 어디에 놔두었는지 이모에게 물어본다.

제 36 단원: 응급의료서비스 운영

비판적 의사 결정

1. 잠재적인 화학사고에서는 바람이 불어가는 반대방향 윗쪽에 주차를 해야 한다. 폭발의 위험을 인식하고 있어야 하고, 위험물질이 제거될 때까지 먼 곳에 주차한다. 환자는 안전구역으로 이동되어져야 한다.
2. 사고현장을 지나 주차한다. 교차로 현장에서는 구급차와 다가오는 차량 사이에 막을 수 있는 차량(소방차 또는 고속도로 방어벽 차량)이 주차되어야 한다. 현장을 지나 주차함으로써, 구급차 뒤에 있는 막힘 차량의 보호를 받아 안전하게 환자를 구급차에 싣을 수 있다.
3. 거주자의 시야 밖에서 대기하고, 범인이 응급구조사에게 다가오지 못하도록 충분한 거리를 유지한다. 경찰이 현장을 안정시킨 후 무전을 보내면, 현장에 도착하도록 한다.

요약 문제

1. 출동의 5가지 단계는 다음과 같다:
   - 구급차 출동 준비
   - 출동하기
   - 환자를 구급차로 이동하기
   - 환자를 병원으로 이송하기
   - 출동 종료
2. 매 근무를 시작할 때에는, 구급차 및 출동 장비에 시간을 투자해야 한다. 교대하는 근무자와 이야기하고, 출동 동안에 발생했던 혹은 발생할 수도 있을 만한 구급차 또는 장비들에 대해 물어보고 확인한다. 체크리스트를 통해 구급차의 모든 면을 확인한다. 장비와 차량에 대해 점검한다.
3. 구급차를 운행할 때 사고를 예방하기 위한 방법은 많다. 교차로에서 빨간 불일 때는 완전히 멈춰 확인 후 지나가도록 하고, 가능한 불빛과 사이렌을 최소한으로 사용하며, 출동하는 지역의 지리와 친숙해져야 한다. 게다가, 운전을 하는 중에는 집중을 방해하는 모든 것을 최소화 한다. 응급출동에서 무전, 네비게이션 작동, 지도찾기 등은 동료에게 맡기고 운전 중 취식, 통화, 음악을 듣는 등의 행동은 삼간다.
4. 환자 이송 장비는 최소한 3개의 고정장비가 필요하다. 첫 번째 고정끈은 가슴 위치에 놓이고, 두 번째 고정끈은 엉덩이 또는 허리 위치에 놓이며, 세 번째 고정끈은 다리쪽에 위치해야 한다. 종종 고정끈이 4개인 경우, 가슴을 교차하여 고정한다. 새로 나오는 들것은 상체를 고정하기 위해 안전벨트처럼 작동하는 고정끈이 있다.
5. 항공구조시 현장의 구조자들은 몇가지 중요한 책무를 띈다. 항공기가 착륙 및 이륙하기에 안전한 환경임을 확인해야 한다. 항공기가 착륙하기 전에, 착륙 지점을 다음과 같이 만들어야 한다:
   - 헬기의 착륙지점으로서는 최소 100평방 피트(양쪽으로 약 30걸음)의 넓이의 편평한 장소가 필요하다. 착륙지점과 접근/출발로에는 전선, 탑, 차량, 사람, 늘어진 물체들을 제거해야 한다. 착륙지점은 조종사가 바람 방향을 판단할 수 있도록 역풍 위치에 신호탄을 세워서 표시를 해야 한다. 헬기가 야간에 운행할 경우에는 응급조명은 계속 켜둔채 헤드라이트를 착륙지점에 비춘다. 조종사의 눈에 불빛이 비추어지지 않게 한다.
   - 비행 인력이 호위하지 않는 한 헬기에 접근하지 않는다. 헬기 대원이 환자 적재를 지시하도록 하고 항상 꼬리 회전날개에서부터 떨어져 있어야 한다. 교관이 담당구역 내 의료자원에 대한 정보를 제공할 것이다.

비판적 사고 연습

1. 현장에 들고가는 가방에 포함되어야 할 장비들은 다음과 같다:
   - 양 방향 무전기
   - 휴대용 산소

- 산소 관리 장비, 백-밸브마스크, 기도, 마스크
- 맥박산소포화도 측정기
- 자동제세동기(AED)
- 경추고정대, 머리고정 장비, 척추고정판, 부목
- 드레싱, 거즈, 붕대, 테이프, 얼음주머니, 화상시트
- 분만 키트
- 혈압커프, 청진기, 가위, 플래시라이트, 담요, 수건, 환자 분류 태그, 휴대용 변기, 소변통
- 장갑, 보호안경, 얼굴보호, 가운, 신발 커버, N-95 또는 N-100 마스크와 같은 감염 통제 장비
- 고속도로 사고를 대비한 보호용 헬멧, 반사용 조끼, 소화기, 위험물 지침서

2. 일상적으로 사용되는 장비들은 따로 가방에 넣은 후 구급차 옆 문 또는 뒤쪽(또는 들것 위) 위치되어야 한다. 현장에 도착하자마자, 동료는 장비를 쉽게 꺼내어 현장으로 재빨리 들고 들어갈 수 있는 곳에 위치되어야 한다. 자주 사용되지 않는 장비들(분만 키트, 당김 덧대, 화상 시트 등)은 차량 안에 위치되어 필요한 경우 특정한 곳에서 꺼내서 사용될 수 있게 배치한다.
3. 지역적 특성에 따른 특수 장비들은 다음과 같다:
   - 전문 또는 대체 기도기
   - 혈당 측정기
   - 작은 혈압계, 청진기, 척추 고정장비, 산소 마스크 또는 기도와 같은 소아용 장비
   - 구강포도당, 알부테롤, 니트로글리세린, 에피네프린 자동주사기 등과 같은 약물들
   - 병원 간의 이송과 관련된 특수 장비
   - 휴대폰

현장 이야기

1. 첫 번째 주의사항은 출동 전에 구급차의 모든 것이 적절하게 작동하는지 확인하는 것이다. 운전석에 앉은 운전자는 출발하기 전 안전운전에 대해 다시 한 번 스스로 상기하고, 방어적인 자세로 운전한다. 운전자는 다른 사람의 안전에 특히 고려해야 한다. 비록 법적으로 응급차량 운전자에게 특권이 부여되더라도 부주의에 대한 면책을 주진 않는다.
   - 도로 상황을 고려하고, 속도를 조절한다.
   - 멈춤 표시와 교통신호를 따른다.
   - 절대적으로 필요한 상황이 아닌 이상, 사이렌과 불빛의 사용을 피한다.
   - 환자의 상태가 심각하지 않는 한, 병원으로의 이송은 일반적인 교통체계를 따른다.
   - 구급차 뒤쪽에 있는 환자와 응급구조사에게는 안정적인 운행이 필요하다는 것을 기억한다.
   - 불빛과 사이렌을 사용한다 하더라도, 다른 운전자가 듣지 못하고 보지 못할 수 있다. 항상 주의하여 운행한다.
2. 대부분의 내과적 상태는 몇 분 안에 크게 영향을 받지 않는다. 이 말은 즉, 응급구조사 출동의 95%가 사이렌과 불빛 그리고 빠른 속도가 필요하지 않다는 것이다. 스스로에게 이런 질문을 해본다: 응급실에서 몇 시간을 대기할 수 있는데 단지 몇 분을 단축하기 위해 경증의 환자를 위해 이 모든 위험을 감수할 가치가 있는가? 정말 필요한가?
3. 교차로에선 속도를 줄이고 멈춘다. 운전자는 절대적으로 브레이크 위에 발을 올려 언제나 멈출 준비를 해야 한다. 대부분의 구급차 사고는 교차로에서 발생한다. 멈추지 않고 교통신호를 통과하는 행위는 매우 위험하고 충돌 사고를 발생시킬 가능성이 매우 크다. 출동 이후, 교차로에서 멈추는 것과 속도를 줄이는 것에 대해 동료와 이야기를 나눈다. 또한 운전자가 운전에 집중할 수 있도록 사이렌과 불빛의 작동은 당신이 맡는다.
4. 현장이 안전함을 확인하고, 심장발작에 필요한 장비들을 챙긴다. 표준예방조치를 취하고, ABC를 시작한다.
5. 상황실근무자에게 도착 정보를 제공한다. 환자는 의식이 명료하고, 호흡하며, 최소한의 증상만 호소한다. 현장으로 출동하고 있는 다른 구조자들을 취소 혹은 출동 반응을 격감시키기 위해 상황실근무자에게 보고한다.

제 37 단원: 위험물질, 대량 재해 사고 및 사고 관리

비판적 의사 결정

1. 대량재해사고 계획을 활성화시킨다. 주어진 정보에 따르면 적어도 25명 이상, 혹 더 많은 사람들이 이 사고에 연루되어 있을 것이다. 이것은 대규모 대량재해사고로 다루어져야한다. 단순히 구급차를 추가하는 것보다 더 큰 문제이다. 장기적인 자원들과 운영이 필요하다. 위험물질팀을 활성화시킨다.

2. 4명의 심각한 환자에 대해서는 각각에 대해 구급차 한 대와 대원들이 필요할 것으로 추정하라. 또한 환자 구출을 위해 소방서에 출동을 요청한다.
3. 이것은 일산화탄소 중독 현장이다. 4명의 환자가 있다고 추정하라–당신과 동료도 환자에 포함될 수 있다. 환자와 함께 빌딩을 빠져나온다. 추가적인 도움을 위해 구급차와 소방서에 연락한다.

요약 문제

1. 위험물질 사고의 초기 보고를 할 때에는, 응급구조사가 위험물질을 다루고 있다는 사실을 상황실근무자에게 알려주고, 적절한 지원을 요청한다. 위험물질을 인지하기 위해, 플래카드, 라벨, 표시 등을 망원경을 이용해 찾아본다. 가능하다면 보고 시 다음의 정보를 포함한다.
   - 위험 물질 종류
   - 바람의 방향
   - 안전 대기 지역
   - 필요하다고 생각되어지는 자원들
   - MSDS 시트와 같이 물질과 관련된 정보를 알고 있는 사람
2. 위험물질을 운반할 때, 차량은 응급대응지침서 황색섹션에서 참고로 할 수 있는 플래카드를 구비하도록 정하고 있다. 이것은 위험물질을 식별할 뿐만 아니라 내과 처치, 구출 등에 있어 지침을 세울 수 있도록 도와준다. 건물들은 물질의 가연성, 위험 정도, 물질에 대한 반응을 기록한 NFPA 704 체계를 사용할 수 있을 것이다. 하지만, 진짜 황금기준은 건물주, 운송주, 혹은 물질의 소유자가 그 물질의 MSDS를 대응팀에 제공하는 것이다. 위험 상황을 다루는데 가장 힘든 것은 물질을 정확하게 파악하는 것이다. 가장 복잡한 상황은 알 수 없는 물질 또는 화학물과 관련된 것이다. 이러한 상황에서 위험물질팀은 위험물질을 식별하기 위해 반드시 출동해야 한다.
3. 위험물질 손상을 입은 환자의 처치는 항상 현장평가, 현장안전, 그리고 ABC로 시작한다. 위험물질 현장에서, 환자가 노출된 물질에 구조자가 2차적으로 노출될 위험이 있는지를 결정하는 것은 매우 중요하다. 위험물질 손상을 입은 모든 환자들은 환자의 상태 심각도에 관계없이 응급구조사에게 인계되기 전에 인증된 위험물질팀에 의해 완전하게 제염되어야 한다.
4. 사고관리 체계의 주요 요소와 장점은 대응 부서들 사이에 정보처리 상호운용, 확실한 지휘권, 대량사고를 관리하는 데 유용한 관리체계이다.
5. 전반적으로, 대량재해사고에서 응급구조사의 역할은, 환자 분류, 처치, 이송이다. 가장 먼저 도착한 응급구조사는 사고 관리 계획을 시작한다. 지휘소를 설치하고, 현장평가를 하며, 상황실근무자에게 도착 정보를 제공하고, 분류–처치–이송 활동을 시작한다.
6. 환자를 분류하는 동안 우선순위를 할당하는 것은 제한된 장비로 심각한 환자를 우선적으로 처치하기 위함이다. 이 과정은 가장 심각한 손상을 입은 환자의 생명을 구하는데 초점을 맞춘다. 이렇게 함으로써 가장많은 사람들에게 가장 큰 생존기회를 제공한다.
7. 환자 분류의 4가지 우선순위 범주는 다음과 같다:
   - 우선순위 1(적색): 처치가 가능한 생명을 위협하는 질환이나 손상.
   - 우선순위 2(황색): 심각하지만 생명을 위협하지는 않는 질환이나 손상.
   - 우선순위 3(녹색): "걸을 수 있는 부상자".
   - 우선순위 4(검은색): (때때로 우선순위 0으로 불린다): 사망이나 치명적인 부상, 심장 정지

비판적 사고 연습

위험지역 주변을 설정하고, 사람들을 그 안으로 못들어오게 한다. 상황실근무자에게 도착 정보를 제공하고, 전기회사, 소방차, 구조팀, 추가 구급차 등과 같은 추가 자원을 요청한다. 개인보호장비를 착용하고, 현장을 보호하기 위해 구급차를 적절한 곳에 주차시키고, 안전한 작업 환경을 만든다. 이것은 지역내 프로토콜에 따라 달리 수행될 수 있다.

현장 이야기

1. 현장의 복잡성을 고려했을 때, 경찰 및 소방 감독관이 도착했을 때 "통합" 지휘 체계를 가지는 것이 중요하다. 또 다른 접근법으로는, 사고지휘를 경찰 또는 소방에게 넘겨 "단일" 지휘 체계를 가지는 것이다. 이것은, 응급구조사가 분류–처치–이송의 업무에 더 집중할 수 있도록 도와준다. 하지만, 현장에 처음 도착하여 사고지휘를 맡았다면 다음의 업무를 수행해야 한다:
   - 사고지휘체계(ICS) 표시 옷을 입고, ICS 무전 식별기를 사용한다.
   - 사고현장을 평가한다.
   - 상황실근무자에게 도착 정보를 제공한다.
   - 머리 속으로 사고행동 계획을 설립한다.
   - 필요한 추가 자원을 요청한다.

- 현장으로 출동하는 팀원들이 도착 시 어떻게 행동해야 할지 결정한다.
- 자원들을 배치한다.
- 구출, 처치, 이송과 같은 업무 역할을 할당한다.

2. 분류 감독관은 환자들의 정확한 숫자와 그들의 우선순위를 확인 및 보고할 책임이 있다. 또한 감독관은 환자가 우선순위에 따라 적절한 분류표가 분배됐는지 확인해야 한다: 빨강–노랑–초록–검정
3. 이용 가능한 EMS 수에 따라 달라진다. 일단 환자의 수와 우선순위가 정해지면, 상황실근무자는 각 병원에 전화하여 몇 명을 환자를 수용할 수 있는지 물어봐야 한다. 도시 지역의 경우, 여러 병원으로 환자를 분류할 수 있을 것이다. 시골 지역의 경우 모든 환자들이 한 병원으로 이송되어야 할 것이다. 두 경우 모두, 병원에 정보를 전달하여 병원이 밀려오는 환자들을 수용할 준비를 할 수 있도록 돕는다.
4. 안전관리자는 항상 필요하다. 전기줄이 땅에 떨어져 있고, 연료가 새며, 발화의 위험이 있고, 구출, 내탕 환자가 발생했으므로 안전관리자가 필수적이다. 만약 안전관리 역할을 할 만한 전담 인력이 없다면, 사고 관리 지휘관은 안전 관리 역할도 동시 수행해야 한다.
5. 대량 재해 사고에서 정보전달방식은 지역 내 응급의료체계에 따라 달라진다. 몇몇 지역에서는 무전의 혼선을 막기 위해 상황실근무자와 병원 사이에만 의사소통을 허락하기도 한다. 또 다른 지역에서는 일반적인 방법처럼 현장에서 병원과 직접 연락을 주고 받을 수 있다. 여러분의 지역 내에서 어떠한 방식을 사용하는지 알고 있는 것은 매우 중요하다.
6. 경찰 및 소방 지휘관과 협동하는 것은 매우 중요하다. 무전 혼선을 최소화 하고, 상황실근무자와의 연락이 과부하 걸리지 않도록 주의한다. 전체적인 행동계획과 업무 목적을 공유한다.

제 38 단원: 고속도로 안전 및 차량 구출

비판적 의사 결정

1. 정면 충돌하여 반응이 없고 빠른맥을 나타내는 환자는 불안정한 환자이므로 신속한 구출이 필요하다.
2. 후방 충돌하였으나 의식이 있고 활력징후가 안정적인 환자는 안정한 환자이므로 구출을 위해 시간을 할애할 수 있다.
3. 사고가 나면서 앞좌석에서 뒷자석으로 튕겨나간 환자는 빠른맥과 축축한 피부를 가지고 있으므로 불안정하다. 빠른 구출이 필요하다.

요약 문제

1. 현장 평가가 제일 먼저 이루어져야 한다. 현장의 위험 요소들을 살펴보고, 환자의 수를 파악한다. 숨겨진 단서 또는 위험물을 발견하고, 불안정한 차량 및 구조자가 노출되는 교통위험을 확인한다. 비록 응급구조사는 분류–처치–이송에 초점을 맞추지만, 응급구조사가 가장 먼저 도착한 경우라면 사고지휘체계를 설립해야 한다. 더 높은 구조팀이 오기 전까지는, 현장에 처음 도착한 구조팀 아무나 사고 지휘 체계를 유지할 수 있다.
2. 고속도로 현장에서는 다른 사람의 눈에 잘 띌 수 있도록 ANSI 안전 조끼와 헬멧을 착용한다.
3. 응급구조사 또는 소방 대원은 차량구출시 헬멧, 보호안경, 출동복 등을 착용해야 한다. 현장에서 다른 사람들이 착용한 안전 장비 수준에 맞추어 착용하도록 한다.
4. 배터리를 끊어 자동차의 에어백이 작동되지 않도록 한다.
5. 가장 먼저 문을 열거나 창문을 내리는 방법 등 간단한 접근 방법을 시도해본다. 만일 이러한 것들이 성공하지 못한다면, 구출 도구를 사용하여 복잡한 접근방법을 시도한다. 유리를 깰 때에는 환자가 손상을 입지 않도록 주의한다.

비판적 사고 연습

1. 구조팀의 유형은 차량 구조, 수상 구조, 얼음 구조, 산악 구조, 위험물질 대응, 도랑 구조, 수중 구조, 황무지 구조, 농장 구조, 폐쇄공간 구조 등이 있다. 여러분의 지역 내 특성에 따라 한가지 이상의 구조팀이 있을 것이다.
2. 여러분과 다른 사람의 안전을 확인한 후에, 현장에서 여러분의 일차 목적은 차량 사고를 평가하고 환자를 처치하는 것이다.

현장 이야기

1. 현장 안전문제는 보이는 위험과 보이지 않는 위험을 모두 다룬다. 불안정한 차량의 상태는 환자와 구조자 모두를 위험에 처하게 만들 수 있다. 차량의 전기 체계, 가솔린의 누출 등을 확인하여야 한다.
2. 가장 먼저 고려되어야 할 사항은, 가스 및 가솔린 누출 여부와 차량의 안정상태이다. 응급구조사는 배터리 분리에

대해 고려해야 한다. 일단 차량이 안정화 되고 나면, 응급구조사는 환자에게 접근할 수 있는 가장 안전한 방법을 물색해야 한다. 차량을 깨기 전에, 덜 손상받은 쪽 문을 열 순 없는지 확인해야 한다. 만약 창문을 깬다면, 환자에게 추가적인 손상이 가지 않도록 수건 및 시트 등으로 감싼다.

3. 빠른 구출이 필요하다. 일차 평가에서, 코고는 듯한 숨소리 소리와 통증자극에만 반응하는 의식수준은 환자가 불안정한 상태임을 나타낸다. 또한 호흡 보조가 필요함을 나타낸다. 지도의사의 조언과 구조팀의 예상 도착 시간을 고려하여 빠른 구출을 시행한다.
4. ABC 순서대로 평가한다. 코고는 듯한 숨소리는 반드시 교정되어야 한다. 턱밀어올리기법(외상환자)은 환자의 혀를 들어올려주며, 이때 경추고정대를 착용시킨다. 환자의 호흡수를 평가한다. 비재호흡마스크로 고농도의 산소를 제공하고, 필요한 경우 백밸브마스크로 환기를 보조한다. 외부출혈을 확인하고, 내부 출혈의 증상과 징후를 점검한다. 외상환자이기 때문에, 머리에서 발끝까지 전신 신경학적 평가를 수행한다. 이러한 것이 완료된 후 활력징후를 측정하고, 환자가 의식이 있다면 SAMPLE 병력을 수집한다. 이러한 단계가 모두 완료되면, 환자의 상태에 따라 정밀 또는 집중 신체 평가를 시행한다.

제 39 단원: 테러에 대한 응급의료체계 반응

비판적 의사 결정

1. 현장으로 들어가지 않는다. 위험물질 통제팀이 환자를 제염시킨 후 여러분에게 데려올 것이다. 절대 오염된 환자를 구급차에 태워서도, 병원으로 이송해서도 안된다.
2. 추가 폭발이 발생하지 않을 것이라는 확인이 있을 때까지 절대 현장으로 들어가서는 안된다. 테러리스트들은 구조자들을 해하기 위해 이차 장비를 설치해 놓는다.

요약 문제

1. 일반적인 테러사건의 다섯가지 유형은 화학, 생물학, 방사선, 원자력, 그리고 폭발이다. 화학테러는 일반적으로 가스 물질이 대기에 누출된다. 이 물질은 흡입 시 치명적이다. 생물학적 테러는 급성 질병 및 사망을 초래하는 박테리아, 바이러스 독소등을 퍼뜨리는 것이다. 방사선 테러는 방사선적 물질을 대기에 누출 시키는 것이다. 거리, 노출 양, 노출 시간에 따라 인간과 동물에게 장기간 영향을 미칠 수 있다. 원자력 테러는 방사선 장비와 비슷하지만, 크기에 따라 광범위한 지역에 급성적으로 해를 입힐 수 있는 인화성잠재력을 추가로 가진다. 폭탄과 같은 폭발 테러는 초기 폭발 뿐만 아니라 이차 폭발도 발생할 수 있다. 폭발물 안에 총알이나 날카로운 물체를 넣어 폭발 시 물체를 통한 추가적인 손상들이 발생할 수 있다.
2. 차 장치란이 응급 반응자 또는 초기 공격 후 돕기 위해 현장으로 오는 사람들에게 손상을 입히기 위해 초기 공격 후 활성화되도록 설치된 폭탄과 같은 파괴적인 장치이다. 만약 폭발이 이미 발생했다면 위험구역에서 시간을 보내는 것을 자제해야 하고 이차 폭발의 가능성이나 최초 의료인에 대한 공격이 이루어질 수 있음을 유념해야 한다. 같은 이유로 위험구역으로 들어가도 좋다는 당국의 선언이 있을 때까지 현장과는 거리를 두어야 한다. 안전모와 보호 장갑, 방화복을 포함한 적절한 장비를 입어서 여러분 자신을 방어해야 한다. 그리고 이것은 구조적 붕괴가 발생했거나 발생할 수 있는 곳에서도 필요하다. 뿐만 아니라 만일 폭파 장치가 이런 물질을 흩뿌릴 가능성이 있다면 화학적, 생물학적, 방사능 물질에 의한 사건에 대비해 적절한 PPE를 착용해야 한다.
3. 테러 가능성을 의심할 수 있는 표적의 유형은 상징적 또는 역사적 표적, 공공 빌딩, 의회, 무역 기구, 사회 공공 기관등이 있다.
4. 방화성 무기가 초래할 수 있는 7가지 손상유형으로는 열, 방사선, 질식, 화학약품, 병인, 기계, 심리적 등이 있고 이것을 TRACEM-P라고 한다.
5. 시간, 거리, 차폐의 개념은 범죄현장이나 위험물질 현장과 같은 위험한 현장에서는 여러분의 시간을 최소화해야 하고, 여러분의 거리를 위험지역이나 예상된 위험지역에서 최대화하도록 하며, 특정 위험을 처리하기 위해서는 적절한 차폐를 사용해야 한다는 것을 암시한다. 차폐는 차량, 건물, 방화복, 위험물 보호복, 양압 자가 호흡장비 및 개인보호장비 등으로 구성된다. 차폐는 많을수록 좋으므로 한개 이상의 방법을 이용한다.
6. 멀리 떨어지는 것은 생물학적 사고로부터 자신을 보호할 수 있는 한 가지 방법이다. 가장 먼저, 위험으로부터 멀리 떨어져야 한다(항상 바람의 방향을 고려한다). 적절한 보호장비를 착용하는 것도 또다른 유용한 보호테크닉이다. 적절한 호흡장비를 착용하고 오염된 현장에서 머무르는 시간을 최소화 한다.
7. 테러가 의심되는 사건에서 격리는 여러 형태를 띨 수 있

다. 응급반응자와 민간인들이 이차장치에 의해 다치지 않도록 하라; 현장에 있을 필요가 있고 보호장비를 입고 있는 사람들만 주변부로 들어갈 수 있도록 하라. 이렇게 함으로써 혼돈스럽게 될 수 있는 지대를 통제할 수 있다. 통지(notification)이란 사건이 있다는걸 적절한 기관에 알리는 것이다. 종종 테러현장에 제일 처음 도착하는 기관이 EMS이다. 추가적 자원과 특수대응팀에 빨리 통지할 필요가 있다. 확인(identification)은 관여된 물질이나 재료와 관계있다. 이것은 응급대응자를 보호하고 보호장치 및 차단벽의 유형에 대해 결정을 내리는데 중요한 정보이다. 게다가 사용된 물질을 알면 어떻게 제염할지 결정하는데 도움이 된다. 그러므로 어떤 재료가 관여되었는지를 결정하는 것이 제일 급선무다. 보호(protection)은 중요한 자원들을 추가적 손상으로부터 보호하기 위해 취해진다. 응급반응자들은 제일먼저 자신들을 보호해야 한다. 일단 그런 후에 차량, 장비 그리고 비품들을 보호해야 한다.

비판적 사고 연습

1. 현장은 아직 안전하지 않다. 응급의료반응팀은 종종 테러 공격의 대상이 되기도 한다. 경찰은 이차 장치의 가능성을 파악하고, 안전함을 확인함을 먼저 결정해야 한다.
2. 신경제제에 노출된 환자를 처치하는 것은 까다로우며, 구조자도 언제든지 노출되어 환자가 될 수 있다. 하던 것을 멈추고, 환자를 즉시 구출하고, 동료를 위해 도움을 요청하며, 제염과 처치를 위해 위험물질 통제팀을 호출한다.
3. 과거 미국에서 발생된 모든 테러사건은 미국 시민과 관련이 있었지, 인종과는 무관하다. 하지만, 이 남성은 매우 의심스러운 행동을 보였고, 직관적으로 이 사람의 행동은 잘못 됐음을 짐작할 수 있다. 남성이 두고간 가방에는 대중에게 널리 해를 입힐 수 있는 CBNRE 물질 중 하나가 들어 있을 수 있기 때문에 여러분은 가장 가까운 기관에 즉시 관찰을 보고해야 한다.

현장 이야기(#1)

1. 사건을 의심할 수 있는 지표는 대량 사상자, "이상한 냄새", 건설에 반대해온 급진그룹 등이 있다.
2. 즉시 사고현장의 경계를 정하는데, 이는 주로 경찰에게 일차적 책임이 있다. 다른 구조팀에게 보고하고, 들어가지 않도록 지시한다.
3. 냄새, 대량 환자, 환자의 증상 등 초기 증거를 가지고 손상기전 결정을 시도한다. 건축 담당자와 이야기 할 때 이러한 증상을 유발할 수 있는 건축자재가 있는지 물어본다. 물질이 담긴 통의 표시를 확인한다. 만약 물질이 식별되지 않는다면, 환자의 증상과 징후, 이상한 냄새 등을 중독센터에 보고하여, 최대한 물질을 식별할 수 있도록 한다.
4. Hot zone에 머무를 필요가 있는 사람들은 전체 보호장비를 착용할 필요가 있다. 적절한 보호용 호흡장비를 포함하는 위험물질용 등급 완전 보호장구를 착용한다. 물질이 식별되고 특정 위험들이 알려지기 전까진 개인보호장비 없이 절대 건물 내에 들어가서는 안된다.

현장 이야기(#2)

1. 사건을 의심할 수 있는 가장 첫 번째 지표는 사고 발생의 위치이다. 다음 지표는 화재가 막다른 골목에서 발생했다는 것이고 또 골목을 가로질러 펼쳐진 철사줄이 보인다는 것이다.
2. 관련된 모든 사람들이 안전구역으로 후퇴하여 자신을 보호해야 한다. 전문가들에 의해 폭탄이 비활성화될 때 까지, 현장에 접근하지 않는다. 차 안에 폭발물이 있을 가능성도 있다.
3. 첫 번째 지원기관은 경계를 설정하고, 민간인을 보호할 수 있는 경찰이다. 그런 다음 폭발물 전문가가 필요하다. 특정한 연방법 집행 기관은 사건을 조사하기 위해 필요하다.

용어 사전

119 system(119시스템) 응급상황을 알리는 전화 시스템. 상황실 근무자는 정보를 받아서 필요한 응급의료기관, 소방서, 혹은 경찰서에 연락한다. 자동번호인식프로그램 (ANI)는 신고자의 전화번호와 위치를 자동적으로 인식하는 기능이다.

abandonment(유기) 응급처치를 시작한 후 응급구조사가 동일한 수준 또는 그 이상의 의학적 훈련을 받은 사람에게 환자를 인계하기 전에 환자 곁을 떠나는 것.

ABCs 기도(Airway), 호흡(Breathing), 순환(Circulation)

abdominal quadrants(복부사분역) 복부의 통증이나 손상의 위치를 파악하기 위해 복부를 4개의 부위로 나눈 것: 오른쪽위복부(RUQ), 오른쪽아래복부(RLQ), 왼쪽위복부(LUQ), 그리고 왼쪽아래복부(LLQ)로 나뉜다.

abortion(유산) 자연적 또는 인위적인 임신의 종료.

abrasion(찰과상) 단순히 벗겨지거나 긁힌 손상.

abruptio placenta(태반조기박리) 태반이 자궁벽에서 분리된 상태를 말하며, 산전 출혈의 원인이 된다.

absorbed poisons(흡수 중독) 정상적인 피부를 통해 인체로 들어가는 독.

acetabulum(볼기뼈 절구) 넙다리뼈의 몸 쪽 끝의 둥근부분이 골반강으로 들어가서 형성되는 엉덩관절.

acromioclavicular joint(어깨봉우리빗장관절) 어깨뼈와 빗장뼈가 만나는 관절.

acromion process(어깨뼈 봉우리) 어깨의 가장 높은 부분.

activated charcoal(활성탄) 독이 흡수되었을 때, 신체로 독이 흡수되는 것을 막아주는 물질.

active rewarming(능동 재가온) 외부에서 열을 가해 저체온 환자의 몸을 따뜻하게 해주는 법.

acute coronary syndrome(ACS, 급성 심장동맥증후군) 심장근육의 산소부족(허혈)과 관련된 증상을 대표하는 포괄적인 용어. 일명, 심장대상부전(cardiac compromise)

acute myocardial infarction(AMI, 급성 심근경색) 산소 결핍으로 인해 심근의 일부가 괴사한 상태; 일반인들은 보통 심장발작이라고 한다.

adolescence(청소년기) 13세부터 18세의 연령.

advance directive(사전의료의향서) 소생술포기지시서(DNR); 소생술을 해야할 상황이 발생하기 전 소생술 내용에 대해 사전에 문서화 해놓은 지시.

aerobic metabolism(산소대사) 포도당 대사를 위해 산소가 사용되는 세포대사과정. 적절한 형태의 에너지가 생성되고, 최소의 노폐물이 발생한다.

afterbirth(후산) 태반, 탯줄, 양막주머니 및 자궁내막에 연결된 기타 조직이 태아 출산 후 만출되는 단계.

agonal breathing(임종호흡) 불규칙적, 헐떡거리는 호흡으로 무호흡 또는 사망으로 진행됨.

air embolism(공기색전증) 혈류 내 공기방울. 정확한 용어는 동맥성 공기색전증(arterial gas embolism; AGE).

airway(기도) 공기가 들어가는 통로. 기도는 코, 입, 인두, 후두, 기도, 기관지, 허파로 구성된다.

allergen(알레르기 항원) 알레르기 반응을 야기하는 물질.

allergic reaction(알레르기 반응) 비정상적으로 과도한 면역반응.

alveolar ventilation(허파꽈리 환기) 허파꽈리에 도달하는 공기의 양.

alveoli(꽈리) 혈류와 가스교환이 이루어지는 허파의 미세한 주머니.

amniotic sac(양막주머니) 성장하는 태아 주위의 "물주머니.

amputation(절단) 신체의 일부 중 주로 팔다리의 심각한 외상이나 외과적으로 제거된 상태.

anaerobic metabolism(무산소대사) 포도당 대사시 산소가 이용되지 않는 세포대사과정. 적은 양의 에너지 생성과 많은 양의 노폐물이 발생됨.

anaphylaxis(아나필락시스) 생명을 위협할 정도의 심각한 알레르기 반응으로 혈관이 확장되어 혈압이 떨어지고 호흡계와 관련이 있는 조직내막이 부어오르고 기도가 막힌다. 일명, 과민성쇼크(anaphylaticshoc).

anatomic position(해부학적 자세) 해부학에서의 신체의 표준 기준 자세. 몸은 직립자세로 서고, 얼굴은 앞을 향하며, 팔은 몸에 붙여 내리고 손바닥은 앞쪽을 향해 편다.

anatomy(해부학) 인체의 구조를 연구한 학문.

anemia(빈혈) 순환계에서 정상적인 적혈구 수가 부족한 상태.

aneurysm(동맥류) 동맥벽의 약해진 부분이 확장되거나 부풀려진 것.

angina pectoris(심장조임증) 심장의 혈액이 충분히 공급되지 않거나 심장근육이 충분한 산소를 공급받지 못해 발생하는 가슴 통증.
angulated fracture(**굴절골절**) 부서진 뼈조각이 서로 각을 이루고 있는 골절.
anterior(**앞-**) 신체의 또는 앞 부분.
antidote(**해독제**) 독이나 그 효과를 중화시킬 수 있는 물질.
aorta(**대동맥**) 인체에서 가장 큰 동맥. 왼심실로부터 혈액을 받아 몸순환을 시작한다.
apnea(**무호흡**) 호흡이 없는 상태.
appendix(**막창자꼬리**) 복부 사분원의 오른쪽 아래(RLQ)에 위치하여 작은창자와 큰창자의 연결부위에 위치하는 작은 관. 염증이 생길 경우를 막창자꼬리염(appendicitis) 및 복통을 일으킨다.
arterial bleeding(**동맥 출혈**) 동맥으로부터의 출혈. 선홍색을 띠고 출혈의 속도가가 빠르며 지혈이 어렵다.
arteriole(**세동맥**) 가장 작은 동맥.
artery(**동맥**) 심장으로부터 혈액을 운반하는 모든 혈관.
artificial ventilation (**인공환기**) 환자가 호흡을 멈추거나 호흡이 불충분할 때 허파에 공기 또는 산소를 강제로 제공하는 것. 양압환기(Positive pressure ventilation)이라고도 한다.
aspirin(**아스피린**) 심근경색과 관련된 혈전치료 및 혈전 형성 예방을 위한 약물.
assault(**폭행**) 신체에 해를 입히는 행위.
asystole(**심장무수축**) 심장의 전기적 활동이 중단된 상태.
ataxic respirations(**실조성 호흡**) 뇌손상으로 흔히 발생하는 불규칙하고 예상 불가능한 호흡 패턴.
atomizer(**분무기**) 약물을 분사하기 위해 주사기의 끝에 달려있는 장비 (액체의 약물을 매우 미세한 입자로 바꾼다).
atria(**심방**) 심장의 상부에 위치한 두개의 방. 오른심방(몸순환 후 산소가 부족한 혈액이 유입)과 왼심방(허파순환 후 산소가 충분한 혈액이 유입)으로 구성되어 있다.
aura(**조짐**) 발작 환자들이 발작 직전에 겪는 증상으로, 냄새, 소리 또는 일반적인 느낌과 같은 감각적 감지력.
auscultation(**청진**) 청진기를 사용하여 특징적인 소리를 듣는 것.
autism spectrum disorders (ASD, **자폐 범주성 장애**) 의사소통 능력, 행동조절 및 상호 교류 등에 영향을 미치는 발달 장애.
auto-injector(**자동주사기**) 스프링으로 고정되어 있는 장치에 약물이 장전되어 있는 주사기. 피부 위에 대고 누르게 되면 바늘을 통해서 약물이 피부에 투여된다.
automatic implanted cardiac defibrillator (AICD, **체내삽입 자동제세동기**) 가슴의 피부 밑에 삽입된 장치로, 생명을 위협할 만한 부정맥을 감지하고, 심장이 제세동될 수 있게 한다.
Automatic transport ventilator (ATV, **자동 이동 인공호흡기**) 양압환기를 제공하는 장치. 환기율과 환기량을 조절할 수 있는 장비로, 이동이 편리하다.
automaticity(**자발성**) 심장이 자체적으로 전기자극을 생성하고 전도하는 능력.
autonomic nervous system(**자율신경계통**) 말초신경계의 한 부분으로 불수의적 운동기능을 조절.
AVPU 환자의 반응, 의식 상태의 수준을 분류하는데 도움이 되는 암기법. A는 명료함(Alert), V는 언어반응(Verbal), P는 통증반응(Pain), 그리고 U는 무반응(Unresponsive)를 나타낸다.
avulsion (**결출**) 피부판과 조직이 찢겨 늘어지거나 완전히 벗겨진 것으로 안구가 돌출된 눈 또는 치아가 빠진 것도 결출 상처의 형태이다.
Bag-valve mask(BVM, **백-밸브마스크**) 환자에게 인공환기를 제공하기 위해 자가 충전백이 있는 장비. 대기 중 공기를 공급하거나 산소를 연결하여 환기시킨다.
bandage(**붕대**) 드레싱을 제자리에 고정하기 위해 사용되는 재료.
bariatric(**비만**) 심각한 과체중 또는 몸집이 비대한 환자.
bariatrics(**비만학**) 비만의 원인, 예방, 치료를 다루는 의학의 한 분야.
base station(**기지국**) 병원 또는 상황실과 같은 기관에 설치된 양방향 무전기.
battery(**구타**) 신체적 해를 입히거나 억제하는 행위.
behavior(**행동**) 인간 활동에서 나타나는 양상.
behavioral emergency(**행동 응급**) 사람이 비정상적인 행동을 보일 때, 즉 환자의 행동이 환자나 가족, 또는 지역사회가 용납할 수 없거나 참을 수 없는 경우.
Bilateral(**양쪽-**) 양 면의.
Bladder(**방광**) 둥글고 속빈장기로 소변을 저장할 수 있다.
Blood pressure(**혈압**) 혈액이 혈관을 지나는 동안 혈관벽에 혈액이 미치는 압력. 일반적으로 동맥혈압이 측정되며, 수축기 혈압과 확장기혈압이 있다.
blood pressure monitor(**자동혈압측정기**) 자동으로 혈압커프를 팽창시켜 혈압을 측정하는 장비.
blunt-force trauma(**무딘손상**) 피부나 신체조직을 관통하지 않는 강한 타격에 의해 발생하는 손상.
body mechanics(**신체역학**) 신체의 손상을 예방하고 이동과 움직임을 쉽게할 수 있는 적절한 신체활동.
bonding(**유대**) 필요성이 충족되는 느낌.
bones(**뼈**) 딱딱하지만 살아있는 유연한 구조로 신체를 지지하고 장기를 보호한다.
brachial artery(**위팔동맥**) 위팔의 동맥; 영아 심폐소생술 시 맥박 촉진 부위.
brachial pulse(**위팔동맥박동**) 위팔에서 느껴지는 맥박.
bradycardia(**느린맥**) 느린 맥박. 분당 60회 이하의 맥박.
Braxton-Hicks contractions(**가진통**) 분만 전 단계의 불규칙한 자궁 수축.

breech presentation(볼기태위) 분만 동안에 아기의 볼기나 다리가 먼저 보이는 경우.

bronchi(기관지) 기관에서 나뉘어지는 두 개의 큰 기관지로 허파로 들어간다. 오른기관지와 왼기관지로 나뉜다.

bronchoconstriction(기관지수축) 기관지 통로에 위치해 있는 민무늬근육의 수축으로 기도가 좁아져 공기흐름의 저항을 증가시킨다.

calcaneus(발꿈치뼈) 발뒤꿈치의 뼈.

capillary(모세혈관) 산소/이산화탄소의 교환 또는 영양소/노폐물의 교환이 일어나는 얇은 벽의 미세한 혈관.

capillary bleeding(모세혈관 출혈) 모세혈관으로부터의 출혈로 느리고 스며 나오듯이 흐른다.

cardiac compromise(심장 대상부전) 급성 심장동맥증후군 참고.

cardiac conduction system(심장전도계통) 전기자극을 전도하여 심장박동을 자극하는 특화된 근육조직계통.

cardiac muscle(심장근육) 심장에서만 찾아볼 수 있는 특성화된 불수의근.

cardiac output(심박출량) 1분 동안 심장이 박출되는 혈액량(심장박동수 x 일회박출량).

cardiogenic shock(심장성쇼크) 심장의 부적절한 박출에 의한 쇼크 또는 관류 부족으로 흔히 심장발작 또는 울혈심장기능기능 상실로 인해 발생.

cardiopulmonary resuscitation(CPR, 심폐소생술) 가슴압박을 통해 인체의 심장과 허파활동을 유지시킴으로써 환자가 생존할 수 있게 하는 행동.

cardiovascular system(심장혈관계통) 심장과 혈관을 구성하는 계통; 또한 순환계통이라고 불림.

carotid arteries(목동맥) 가장 큰 목의 동맥, 목의 양쪽에 위치해 있고 심장으로부터 머리로 혈액을 보내는 역할을 한다.

carotid pulse(목동맥맥박) 목의 양쪽 옆에 위치한 큰 목동맥에서 느껴지는 맥박 .

carpals(손목뼈) 손목의 뼈.

cartilage(연골) 뼈의 관절 끝을 감싸고 있는 딱딱한 조직으로 귀와 같은 신체 일부를 형성한다.

cell phone(휴대전화) 이동하면서 전화를 할 수 있고, 넓은 지역에서 이용할 수 있는 개인 무선 전화기.

cellular respiration(세포호흡) 세포와 순환 혈액 간에 산소와 이산화탄소의 교환의 과정.

central IV catheter(중심정맥관) 중심순환으로 카테터를 삽입하여 장기적으로 수액과 약물을 투입할 수 있는 관으로 외과적 수술로 삽입한다.

central neurogenic hyperventilation(CNS, 중추신경계통) 뇌와 척추.

central neurogenic hyperventilation(중추신경성 과한기) 뇌손상으로 인해 발생하는 빠르고 깊은 호흡 패턴.

central pulses (중심맥박) 신체의 중심 부위에서 촉진할 수 있는 목동맥과 넙다리동맥.

central rewarming(중심재가온) 저체온증 환자의 가슴 측면, 목, 겨드랑이, 그리고 샅굴부위에 열을 적용하는 것.

cephalic presentation(머리태위) 분만 시 태아의 머리가 먼저 보이는 것. 정상적인 태위이다.

cerebrospinal fluid(CSF, 뇌척수액) 뇌와 척수 주변에 있는 액체.

cervix(자궁목) 분만 시 출산 길의 입구에 위치한 자궁의 목부분.

chemoreceptors(화학수용체) 뇌와 혈관에 있는 화학적 센서로 산소와 이산화탄소의 농도변화를 감지한다.

Cheyne-Stokes breathing(체인-스토크스 호흡) 빠르고 깊은 호흡과 무호흡의 반복 패턴.

chief complaint(주호소) 응급의학에서 환자의 주관적인 통증호소를 의미하며, 응급의료시스템이 시작되는 요인이다.

clavicle(빗장뼈) 쇄골뼈.

closed-ended question(폐쇄형질문) 환자에게 "네/아니요" 만 대답할 수 있도록 구성된 질문.

closed extremity injury(폐쇄성 팔다리손상) 피부에 개방성 손상이 동반되지 않은 팔다리 손상.

closed wound(폐쇄성 상처) 외부로부터 개방된 통로가 없는 내부적인 손상.

coagulopathy(응고장애) 내부출혈 또는 외부출혈시 혈액응고의 정상적인 기능을 소실.

cold zone(안전 지역) 사고 지휘소 및 지원부서가 위치.

combining form(복합형) 어근에 모음이 추가되어 다른 단어, 어근, 또는 접두사에 결합하여 새로운 단어를 만드는 형태 예) thermometer(온도계)는 therm/o(온도/열)와 meter(계량기)가 결합된 단어.

Command(지휘) 현장에서 명령을 수립하고 후방지휘체계를 맡는 지휘관.

comminuted fracture(분쇄 골절) 뼈가 여러 조각으로 부서진 골절 유형.

compartment syndrome(구획증후군) 혈관이나 신경과 같은 조직이 부종 또는 단단히 조인 드레싱/부목에 의해 좁은 공간 내에 발생한 압력에 의해 발생하는 손상.

compensated shock(보상성 쇼크) 환자가 쇼크 상태로 진행되었지만, 신체는 정상적으로 관류를 유지하고 있는 상태.

compound(합성어) 두개 이상의 단어가 결합하여 만들어진 한 단어.

concussion(뇌진탕) 뇌의 손상을 발견할 수 없을 정도로 경미한 폐쇄성 머리 손상으로 완전한 회복이 가능하다.

conduction(전도) 직접적인 접촉을 통해 한 물질로부터 다른 물질로 열이 전달되는 것.

confidentiality(비밀 유지) 환자 처치에 관련된 다른 보건의료 전문가에게 공개하는 경우, 법정에서 공개하는 경우 및 환자가 개인정보 공개에 서면으로 동의한 경우를 제외하고는 환자에 대한 정보를 제공하지 않아야 하는 의무.

congestive heart failure(CHF, **울혈심장기능상실**) 심장이 효과적으로 펌프기능을 못해서 과도한 혈액이나 체액이 허파나 신체에 고이는 것.

consent (**동의**) 응급구조사가 환자를 위해 처치나 다른 행위를 하기 위해 환자로부터 허락을 받는 것.

constrict(**수축**) 정상보다 작아짐.

contamination(**오염**) 위험한 화학물질, 질병, 혹은 감염성 물질에 노출.

continuous ambulatory peritoneal dialysis(CAPD, **지속외래복막투석**) 중력교환원리의 복막투석과정. 투석 백을 복부 카테터보다 높게 위치시켜 투석액이 배 안으로 들어가게 하고, 이 후 투석 백을 복부 카테터보다 낮게 위치시켜 노폐물이 포화된 투석액이 배출되는 원리.

continous positive airway pressure(CPAP, **지속기도양압**) 호흡 말기에 기도 허탈을 예방하기 위해 튜브와 마스크를 통해 산소 또는 공기를 투여하는 비침습 양압 환기.

contraindications (**금기증**) 약물을 투여한 환자에게 발생될 수 있는 부적절한 특별징후 또는 위해 상황.

contusion(**타박상**) 뇌타박상은 뇌 손상으로 머리의 혈관을 파열 시킬 만한 충분한 힘이 가해진 경우 발생한다.

convection(**대류**) 대기, 물, 다른 기체, 또는 다른 액체들에 의한 열의 이동.

coronary arteries(**심장동맥**) 심장 근육에 혈액을 공급하는 혈관.

coronary artery disease(CAD, **심장동맥질환**) 심장의 동맥에 영향을 미치는 질환.

cranium(**머리뼈**) 머리의 양 옆, 위, 아래, 앞(이마)를 이루고 있는 뼈의 구조.

crepitation(**비빔소리**) 뼈끝이 서로 부딪혀서 생기는 삐걱거리는 소리 또는 감각.

cricoids cartilage(**반지연골**) 후두의 아래 부분을 형성하는 반지 모양의 구조.

crime scene(**범죄 현장**) 범죄가 발생하거나 범죄에 관한 증거가 발견될 수 있는 장소.

critical incident stress management(CISM, **위기상황스트레스 관리**) 스트레스를 예방하고 적절하게 대처하기 위한 교육과 수단을 포함한 포괄적인 관리 체계.

crowning(**머리출현**) 분만시 질 입구를 통해 태아의 일부가 보이는 것.

crush injury(**으깸손상**) 신체 외부로부터 내부구조로 강한 힘이 전달되어 생기는 손상으로 뼈가 부러지고, 근육, 신경, 조직이 손상되고, 내부 장기가 파열되어 내부출혈을 유발.

cyanosis(**청색증**) 인체 내 산소부족으로 피부색이 청색 또는 창백하게 됨.

danger zone(**위험구역**) 특별한 안전조치를 취해야 하거나 차량충돌이나 기타 사고가 발생된 현장의 주변.

dead air space(**죽은공간**) 입과 허파세포 사이의 일부 공간에 공기가 채워지는 공간으로, 가스교환이 일어나지 않는다.

decompensated shock(**비보상적 쇼크**) 신체가 더 이상 저혈량이나 저관류를 보상할 수 없을 때로 혈압저하와 같은 후기 징후가 분명하게 나타난다.

decompression sickness(**감압병**) 깊은 물에서 장시간 다이빙하고 너무 빨리 수면 위로 올라오면서 신체 조직 내 질소가 생성된 상태. 감압병의 징후는 근육과 관절의 깊은 통증이다.

decontamination(**오염제거**) 사람이나 장비로부터 오염의 확산을 줄이거나 없애는 화학적, 그리고/혹은 물리적 과정.

defibrillation(**제세동**) 심장근육의 잔떨림에 전기적 충격을 주어 정상 심장 리듬으로 돌아오게 하는 방법.

dehydration(**탈수**) 체내에 수분의 양이 비정상적으로 낮아짐.

delirium tremens(DTs, **진전섬망**) 발한, 떨림, 불안 그리고 환각 등으로 특징되는 상태로, 알코올 금단 증상의 일부분이 될 수 있다. 심한 알코올 금단 증상은 치료하지 않으면 사망을 초래할 수 있다.

dermatome(**피부분절**) 하나의 척추 신경이 분포된 피부의 한 부위.

dermis(**진피**) 피부의 안쪽(2번째)층, 혈관과 신경이 풍부하고, 표피 밑에 위치하고 있다.

designated agent(**의사 대리인**) 현장에서 약물을 투여하고 응급처치를 하기 위해서 지도의사로부터 권한을 위임 받은 응급구조사나 다른 사람. 권한을 의사대리인에게 위임한다는 것은 의료행위에 대한 지도의사의 권한이 응급구조사에게 확대된 것임을 의미한다.

detailed physical exam(**정밀 신체 검진**) 손상의 증상과 징후를 확인하기 위한 머리, 목, 가슴, 배, 골반, 팔다리, 등의 평가. 빠른 신체 검진과 다른 점은 머리 평가에 얼굴, 귀, 눈, 코, 입의 평가를 포함하는 것이다.

diabetes mellitus(**당뇨병**) 당뇨병은 인슐린 생산이 감소하거나 체내 인슐린 이용력 저하에 의해 발생한다. 당뇨병을 앓고 있는 환자를 당뇨환자라고 부른다.

diabetic ketoacidosis(DKA, **당뇨병케톤산증**) 탈수, 의식상태 변화, 쇼크 등의 증상을 보이는 고혈당증 상태.

diagnosis(**진단**) 추후 임상적 검사와 치료를 위해 환자의 상태를 판단하는 일.

dialysis(**투석**) 콩팥의 여과기능과 별도로 의료장비를 이용하여 체내에 필요하지 않은 노폐물과 수분을 제거하기 위해 혈액을 걸러주는 과정.

diaphoresis(**발한**) 차갑고, 창백하고, 축축한 피부; 땀에 흠뻑 젖음.

diaphragm(가로막) 배 안과 가슴안을 구분하는 근육 조직. 주요 호흡 근육.
diastolic blood pressure(확장기혈압) 왼심실이 이완되어 혈액이 채워지는 동안 동맥 내 압력.
differential diagnosis(감별진단) 초기에 환자를 평가하여 환자 상태의 원인이 될 만한 진단 또는 상태의 목록.
diffusion(확산) 고농도에서 저농도로 입자가 이동하는 과정.
digestive system(소화계통) 체내로 음식물을 이동, 소화, 흡수할 수 있는 형태로 만듬.
dilate(확대) 정상보다 커짐.
dilution(희석) 어떤 물질과 혼합되어 묽어지고 약해지는 것. 섭취된 독은 물이나 우유를 마심으로써 희석된다.
direct carry(직접 운반) 환자를 침대에서 들것으로 옮기는 방법이며, 두 명 이상의 응급구조사가 환자를 응급구조사의 가슴쪽으로 동시에 들어올린 후 환자를 들것으로 운반한다.
direct ground lift(직접 들기) 환자를 지면으로부터 들것으로 들어올려서 운반하는 방법이다. 두 명 이상의 응급구조사가 반무릎 자세를 취하고, 가슴쪽으로 환자를 들어올린 후, 동시에 일어서서 환자를 들것으로 운반한다.
disability(장애) 일 또는 다른 사람을 돌보는 것과 같은 일상적인 업무를 수행하는 개인의 능력을 방해하는 신체적, 감정적, 행동적, 또는 인지적 상태.
disaster plan(재난 계획) 지역 사회의 응급의료 종사들이 해야 할 임무가 명시되어 있는 사전에 확립된 지시들.
dislocation(탈구) 관절이 분리되거나 파열되는 것.
dissemination(전파) 퍼짐.
distal(먼쪽-) 몸통에서 떨어진 쪽.
distention(팽만) 정상보다 늘어나거나, 부풀거나, 커진 상태.
do not resuscitate(DNR) order(소생술포기지시서) 주로 환자와 담당 의사가 서명한 법적 문서이며, 말기 질환을 앓고 있는 환자가 소생술에 의하여 더 이상 생명이 연장되는 것을 원치 않는다는 내용을 포함하고 있다.
domestic terrorism(국내 테러리즘) 해외의 지시 없이 정부나 국민을 겨냥한 테러 행위; 테러리즘 혹은 국제 테러리즘을 참고.
dorsal(등쪽-) 신체의 뒤쪽. Posterior과 동의어.
dorsalis pedis artery(발등동맥) 발에 혈액을 공급하는 동맥, 엄지발가락의 큰 힘줄 가쪽에 위치.
downers(진정제) 중추신경계통에 억제효과를 갖는 약물로서 바비튜르산염이 대표적이다. 긴장을 완화시키기 위해 사용한다.
draw-sheet method(시트 당기기 방법) 환자를 침대에서 들것으로 옮기는 방법이다. 침대 시트를 느슨하게 한 후, 돌돌 말아 움켜 잡은 후 들것 방향으로 잡아당긴다.
dressing(드레싱) 출혈을 지혈하고 추가적인 감염을 예방하기 위해 상처를 덮는 재료.
drop report(이송기록지) 응급구조사가 병원을 나서기 전에 구급활동일지를 완료하기에 충분한 시간이 없을 때, 구급활동일지를 대신하여 병원 관계자에게 전달할 수 있는 기록지로, 간단하며 최소한의 정보만을 포함한 구급활동일지의 압축 형태.
drowning(익사) 물에 빠지거나 완전히 잠겨서 호흡기계통 장애를 경험하게 되는 과정으로, 사망, 병적 상태(질환 혹은 해로운 효과), 혹은 병적이지 않은 상태를 야기한다.
duty to act(행위의무) 환자에게 처치를 제공해야 할 의무.
dyspnea(호흡곤란) 호흡을 원활하게 하지 못하는 상태.
dysrhythmia(부정맥) 심장박동수나 심장 리듬의 장애.
early adulthood(성인초기) 19세부터 40세 연령.
eclampsia(자간증) 발작과 혼수를 수반하는 심각한 임신 합병증.
ectopic pregnancy(자궁외임신, 딴곳임신) 수정란이 자궁몸에 착상하는 대신 자궁관, 자궁목, 배안 또는 골반안에 착상한 상태.
edema(부종) 조직에 체액이 축적된 것.
electrolyte(전해질) 물에서 용해될 때 전하를 띄는 형태로 분리되는 물질.
embolism(색전) 혈액이 흐름으로써 특정부위가 피떡이나 이물질로 인해서 혈관이 막히는 것.
embryo(배아) 수정된 후부터 8주까지 자란 아기.
end-stage renal disease(ESRD, 말기콩팥질환) 비가역성 콩팥 기능상실 상태로, 콩팥은 더 이상 적절한 여과작용을 할 수 없게 된다.
endocrine system(내분비계통) 많은 신체 활동과 기능 조절을 보조하는 호르몬을 분비하는 샘의 계통.
enteral(경구) 약물을 삼키는 것과 같이 약물이 소화계통을 직접 통과하는 경로.
epidermis(표피) 피부의 가장 바깥층.
epiglottis(후두덮개) 음식 또는 이물질이 기도로 들어가는 것을 막는 잎사귀 모양의 구조.
epilepsy(간질) 발작을 유발하는 의학적인 상태.
epinephrine(에피네프린) 부신에서 분비되는 호르몬. 기관지를 확장시키고 심한 알레르기 반응을 진정시키기 위해 사용되기도 한다.
ethical(윤리적) 옳고 그름의 원리를 적용하기 위한 사회적 또는 전문적 기대치.
evaporation(증발) 액체에서 기체로 변화하는 것. 피부에 땀 또는 액체가 공기로 증발되면서 신체의 열을 빼앗기게 된다.
evidence-based(근거중심) 가정 또는 전통적 방법 보다는 의학적 기술 또는 증거에 대한 설명.
evisceration(내장적출) 복부 상처를 통해 복부의 내부 장기가 신체 밖으로 튀어나온 것.

exchange(교환) 복막 투석에서 배 안으로 채워진 후 배출되는 한 주기.

excited delirium(흥분섬망) 기이하고 공격적인 행동, 소리지름, 편집증, 패닉, 폭력적, 통증에 무감각, 초능적인 신체의 힘, 고체온 등의 증상이 나타나며 주로 코카인 또는 암페타민 사용시 나타난다.

exhalation(내쉼) 날숨(expiration)의 다른 이름.

expiration(날숨) 갈비사이근육과 가로막이 이완하는 동안에 발생하는 수동적인 과정으로, 가슴안의 크기가 제자리로 돌아오고 공기가 허파 밖으로 배출된다.

exposure(노출) 시간 혹은 지속 시간에 의해 증가되는 약물양 혹은 농도.

expressed consent(명시적 동의) 법적으로 성인이고 의료행위와 관련하여 이성적인 결정을 내릴 수 있는 사람으로부터 얻어진 동의.

extremities(팔다리) 빗장뼈, 어깨뼈, 팔, 팔목, 손과 골반, 허벅지, 다리, 발목, 발을 포함하는 뼈대 부분.

extremity lift(사지운반) 환자를 들어올리고 운반하는 방법중 하나로, 첫 번째 응급구조사가 환자의 겨드랑이 아래로 양손을 밀어 넣고 팔목을 붙잡으면, 두 번째 응급구조사는 무릎을 잡아준다.

fallopian tube(자궁관) 난소와 자궁을 연결하는 좁은 관. 일명, 난관(oviduct).

feeding tube(영양관) 위로 영양분을 전달하기 위해 사용되는 튜브. 코위관(nasogastric feeding)은 코를 통해 위장으로 삽입된 것이고, 위관(gastric feeding)은 외과적인 수술을 통해 배벽에서 위장으로 삽입된 것을 말한다.

femoral artery(넙다리동맥) 다리에 혈액을 공급하는 주요동맥.

femur(넙다리뼈) 허벅지의 큰 뼈.

fetus(태아) 8주부터 태어날 때까지 아기.

fibula(종아리뼈) 아래다리의 가쪽에 위치한 작은뼈.

FiO_2(fraction of inspired oxygen, 흡입산소농도) 우리가 호흡하는 공기의 산소 농도.

flail chest(동요가슴) 두 군데 이상의 부위에서 두개 이상의 갈비뼈가 골절된 상태.

flow-restricted, oxygen-powered ventilation device (FROPVD, 유량제어 고압산소호흡 장치) 인공환기를 위해 압축된 산소를 이용하는 장치. 제동기가 있어 구조자가 두 손으로 마스크를 밀착하고 환기장비를 작동할 수 있다. 환자에게 산소가 과도하게 전달되는 것을 방지하기 위하여 자동 유량 제어기가 있다.

flowmeter(유량계) 분당 리터로 산소의 흐름을 표시하는 밸브.

fontanelles(숫구멍) 머리뼈가 완전히 결합되지 않아 영아의 머리덮개 위에 생긴 부드러운 지점.

foramen magnum(큰구멍) 머리뼈 바닥에 위치한 구멍. 뇌로부터 척수가 지나간다.

Fowler position(파울러 자세) 앉은 자세.

fracture(골절) 뼈가 부러진 것.

full thickness burn(전층 화상) 피부의 모든 층이 손상된 화상. 까맣게 타거나 건조하고, 하얀 부분이 보인다. 3도 화상이라고도 한다.

gag reflex(구역질 반사) 어떤 물체를 인두에 넣었을 때 일어나는 구토나 구역질. 삼킴반사로 정지된다.

gallbladder(쓸개) 간에 의해 생성되는 쓸개즙을 저장하는 주머니. (간 밑에 위치).

general impression(전반적 인상) 환경, 주호소, 인상(외관)에 근거하여 환자에게 처음으로 접근할 때, 환자의 상태를 가늠하는 것.

generalized seizure(전신발작) 양쪽 뇌에 영향을 주는 발작유형.

glucose(포도당) 탄수화물의 한 형태로 인체의 기본적인 에너지원이다.

Good Samaritan laws(선한 사마리아인 법) 응급처치를 제공하는 시민과 일부 보건의료제공자들에게 부여되는 제한된 법적 보호 장치로 각 지역마다 다양한 방식으로 고안된 법률.

greenstick fracture(생나무골절) 불완전한 골절.

hallucinogens(환각제) 신경계통에 작용하여 강한 흥분상태나 사용자의 인식능력을 왜곡하는 등 정신에 영향을 주는 약물이다.

hazardous material(위험 물질) 철로 기관, 차고, 항구, 창고의 보관소에서 유지되거나 또는 상업용으로 운반될 때 재산, 안전, 건강에 막대한 위험을 가하는 모든 재료나 물질. 위험물질 사고(Hazardous material incident)는 해로운 물질이 외부환경으로 유출되는 것이다.

head-tilt, chin-lift maneuver(머리기울임-턱들어올리기법) 머리를 뒤로 젖히고 턱을 들어올려 혀가 기도를 막는 것을 교정하는 방법, 외상이나 손상이 의심되지 않을 때 사용한다.

hematoma(혈종) 손상되거나 파열된 혈관으로 인해 피부나 손상된 조직 아래에 혈액이 모여 생긴 부종.

hemorrhage(출혈) 혈액 소실.

hemorrhagic shock(출혈성 쇼크) 혈액 소실로 초래된 쇼크.

hemostatic agents(지혈제) 개방성 상처로부터의 출혈을 지혈하기 위해 가루, 드레싱, 거즈, 붕대 등에 묻어있는 물질.

herniation(탈출) 머리 속 압력이 높아져 뇌의 일부분이 뒤통수뼈 큰 구멍으로 밀려나는 현상.

HIPPA(미국 의료정보보호법) 환자의 보건의료 정보에 대한 사생활을 보호하고, 이러한 정보의 사용과 배포에 대한 통제방법을 규정하고 있는 법.

history of the present illness(HPI, 현재 병력) 환자가 호소하는 증상과 연관되어 수집된 정보 또는 현재 환자의 질병 기전.
hives(두드러기) 붉고 가려우며, 피부에 반점이 생기는 것으로 종종 알레르기 반응 시 나타난다.
hot zone(위험 지역) 위험물 사고에 인접한 지역으로 위협을 막을 수 있는 충분한 거리까지 확장.
humerus(위팔뼈) 어깨와 팔꿈치 사이의 (위팔)뼈.
humidifier(가습기) 산소통에서 나오는 건조한 산소에 가습을 해주기 위해 유량계에 연결된 장치.
hydrostatic pressure(정수압) 혈관 밖으로 수분을 밀어내려는 혈관 내 압력.
hyperglycemia(고혈당증) 혈당이 높은 상태.
hypersensitivity(과민성) 특정 물질에 대한 과도한 면역 반응.
hyperthermia(고체온증) 체온이 정상보다 증가한 상태로, 심한 경우 생명을 위협한다.
hypoglycemia(저혈당증) 혈당이 낮은 상태.
hypoperfusion(저관류) 체내 산소와 영양분을 공급하기 위한 적절한 혈류 순환이 이루어지지 않는 상태.
hypothermia(저체온증) 체온이 정상 이하로 저하되어 극심한 경우 생명을 위협한다.
hypovolemic shock(저혈량성쇼크) 혈액 또는 체액의 소실로 인한 쇼크.
hypoxia(저산소증) 신체 조직에 산소가 부족한 경우.
ilium(엉덩뼈) 골반의 위쪽이며 가장 넓은 뼈대 구조.
implied consent(묵시적동의) 무의식 환자이거나 응급처치가 필요하지만 보호자와 연락이 안되는 소아의 경우와 같이 환자 또는 환자의 보호자가 있었다면 당연히 동의를 해줄 것으로 간주하는 형태의 동의.
in loco parentis(부모 위치권) 부모에게 직접적인 동의를 구하지 못할 때, 부모를 대신하여 아이들의 처치를 위해 동의할 수 있는 사람.
Incident command(재해 지휘자) 대규모 사고에서 전반적인 감독을 맡은 사람 혹은 사람들.
Incident Command System(ICS, 재해지휘체계) 대량재해사고를 관리하기 위해 특별히 고안된 미국사고관리체계의 한 요소. 미국에서 응급상황을 관리하기 위한 운영체계로 연방, 주, 그리고 지방정부에 의해 활용되는 미국사고관리체계(National Incident Management System; NIMS)의 일부분.
index of suspicion(손상예측지표) 손상기전에 기반하여 손상의 가능성을 알아내는 것.
indications(적응증) 환자에게 약물을 투여하기에 적절한 상황.
induced abortion(유도유산) 임신을 중단시키기 위한 의도적 태아의 만출.
infancy(영아기) 출생부터 생후 1년까지의 연령.
inferior(아래-) 신체의 아래쪽.
ingested poisons(섭취 중독) 삼키는 독.
inhalation(흡기) 가슴안의 크기를 확장시키고 공기를 허파로 끌어들이는 능동적인 과정. 동시에 갈비사이근육과 가로막이 수축한다. 들숨(inhalation)이라고도 한다.
inhaled poisons(흡입 중독) 호흡기를 통해 들이마시는 독.
inhaler(흡입기) 환자가 분무 형태의 약물을 스스로 기관지에 분사할 수 있도록 마우스피스가 달린 용기.
injected poisons(주입 중독) 바늘, 독사의 이빨 또는 곤충의 침 등이 피부를 통해 인체 내로 들어가는 독.
inspiration 흡기(inhalation)참조.
insulin(인슐린) 이자에서 분비되는 호르몬. 당뇨환자들의 치료 약물.
international terrorism(국제 테러리즘) 외국을 기반으로 외국을 목표로 한 테러 행위; 테러리즘 혹은 국내 테러리즘을 참고.
interventions(중재) 환자의 문제를 관리하고 교정하기 위한 행동.
intracranial pressure(ICP, 머리속압력) 머리 안의 압력.
involuntary muscle(불수의근) 뇌의 신호에 자동으로 반응하지만, 의식적으로 조절될 수 없는 근육.
ischium(궁둥뼈) 골반의 아래쪽과 뒤쪽 뼈대 구조.
jaw-thrust maneuver(턱밀어올리기법) 머리나 목을 기울이지 않고 턱을 앞으로 움직여서 기도의 막힌 부분을 교정하는 방법. 외상이나 손상이 의심될 때 더 이상 목뼈 손상을 야기하지 않고 기도를 개방하기 위해 사용한다.
joints(관절) 뼈가 이어지거나 만나는 부분.
jugular vein distention(JVD; 목정맥팽대) 목정맥의 팽창
kidneys(콩팥) 콩팥계통의 장기로, 혈액을 거르고, 신체의 수분을 조절해준다.
labia(음순) 질의 입구를 보호하는 연조직.
labor(분만) 아이를 출산하는 단계 중 세번째에 해당되며, 자궁의 수축부터 태반이 만출될 때까지의 단계를 말한다.
laceration(찢김 상처) 뇌손상의 경우 뇌가 찢어진 것.
large intestine(큰창자) 작은창자로부터 소화된 음식물에서 수분과 노폐물을 걸러낸다. 수분은 흡수하고 노폐물은 신체 밖으로 배출한다.
larynx(후두) 발성부위.
late adulthood(성인후기) 61세 이상의 연령.
lateral(가쪽-) 신체의 중간선으로부터 떨어진 방향.
left ventricular assist device(LVAD, 왼심실보조장치) 체내에 삽입된 배터리 충전식 펌프 기계로 왼심실에 채워진 혈액을 내보내는 역할을 한다.
liability(법적 책임) 법적인 책임을 가지는 것.
libel(명예훼손) 거짓 정보가 서면으로 공유되어 상대에게 피

해를 입힘.
ligament(인대) 뼈와 뼈를 연결해주는 조직.
lightening(하강감) 태아가 복부의 위쪽에서 출산 길 방향인 아래쪽으로 움직이는 것.
limb presentation(팔다리 태위) 분만 시 아이의 다른 신체 부위보다 팔 다리가 먼저 질 밖으로 나오는 경우.
liver(간) 인체의 가장 큰 장기로, 쓸개즙을 생성하여 지방분해를 돕고, 체내 다양한 물질의 대사작용을 돕는다.
local cooling(국소 냉각) 신체 일부를 식히거나 차갑게 하는 것.
lungs(허파) 대기중의 산소와 체내 노폐물인 이산화탄소를 교환시키는 장기.
lymphatic system(림프계통) 장기, 조직, 얇은 벽을 가진 혈관, 체액 등으로 구성된 계통이며 신체의 면역계에 관여한다.
malar(광대-) 뺨에 있는 뼈. 광대뼈(zygomatic bone)라고도 부른다.
malleolus(복사뼈) 발목의 양 옆에 보이는 돌출부. 정강뼈의 끝은 가쪽 복사뼈를 나타내고, 종아리뼈의 끝은 안쪽 복사뼈를 나타낸다.
mandible(아래턱뼈) 아래쪽 턱 뼈.
manual traction(도수당김) 부목을 적용하기 전에 골절된 팔다리를 당겨 재 조정하는 과정.
manubrium(복장뼈 머리) 복장뼈의 제일 윗부분.
maxillae(위턱뼈) 위턱을 형성하는 융합된 두 뼈.
mechanism of injury(손상기전) 손상을 야기한 원인 혹은 힘.
meconium staining(태변 오염) 태아의 태변 배설로 양수가 맑지 않고 녹색 또는 황갈색으로 변색된 경우; 분만 시 산모와 태아가 위험해 질 수 있다.
medial(안쪽-) 신체의 중간선을 향한 방향.
medical direction(의료지도) 응급의료체계에서 지도 의사가 응급구조사에게 환자의 처치를 지도하는 것.
Medical Director(지도의사) 응급의료체계에서 환자의 치료 분야에 궁극적인 책임을 가진 의사.
medical patient(내과 환자) 하나 또는 그 이상의 의학적 질병이 있는 환자.
mental status(의식 수준) 반응 수준.
metabolism(대사) 영양소를 에너지로 전환하는 세포적 기능.
metacarpals(손허리뼈) 손의 뼈.
metatarsals(발허리뼈) 발의 뼈.
mid-axillary line(중간겨드랑선) 겨드랑이의 중간에서 발목까지 수직으로 그려진 선.
mid-clavicular line(빗장뼈중간선) 각각의 빗장뼈의 가운데를 통과하는 선.
middle adulthood(중년기) 41세부터 60세까지의 연령.
midline(중간선) 신체를 오른쪽과 왼쪽으로 나눈 선.
minute volume(분당호흡량) 일회호흡량에 분당호흡수를 곱하여 나오는 값으로, 1분 동안의 호흡 시 이동하는 공기의 양.
miscarriage(유산) 자연 유산 참고.
mobile radio(이동무전기) 구급차 등에 설치된 양방향 무전기.
mons pubis(불두덩) 두덩결합을 보호하고 있는 연조직; 여성이 사춘기에 접어들었을 때 음모가 생기는 곳.
moral(도덕적) 옳고 그름에 대한 개인적인 기준 또는 원리.
Moro reflex(모로 반사) 영아가 놀랐을 때 팔을 벌리고 손가락을 펼친 다음 다시 팔과 손가락을 움추린다.
mltiple birth(다출산) 한 명 이상의 아기가 동시에 분만되는 경우.
multiple-casualty incident(MCI, 대량환자 발생사고) 다수의 환자가 발생한 응급사고.
multiple devices(다중장치) 응급 반응자 또는 초기 공격 후 돕기 위해 현장으로 오는 사람들에게 손상을 입히기 위해 초기 공격에 사용되거나 초기 공격 후 활성화되도록 설치된 폭탄과 같은 파괴적인 장치; 이차 장치 참고.
multiple trauma(다발성외상) 하나 이상의 심각한 손상.
multisystem trauma(다중외상) 신체의 한 부위 이상에 영향을 미치는 하나 또는 그 이상의 손상.
muscle(근육) 신체 부분이 움직일 수 있도록 수축하는 조직.
musculoskeletal system(근육뼈대계통) 신체를 보호하고 움직일 수 있도록 지지하는 뼈대와 근육.
naloxone(날록손) 마약성 진통제 남용을 위한 해독제.
narcotics(마약제) 신경계에 영향을 주고 인체의 정상 활동에 많은 변화를 준다. 합법적인 사용은 고통경감을 위한 것이다.
nasal bones(코뼈) 코의 뼈.
nasal canula(코삽입관) 환자의 콧구멍에 두 가닥의 관을 놓고 저농도의 산소를 공급하는 장비.
nasopharyngeal airway(코인두기도기) 기도개방 유지를 돕기 위하여 환자의 코를 통해 인두로 삽입되는 유연한 호흡관.
nasopharynx(코인두) 코의 바로 뒤쪽 부위.
National Incident Management System(NIMS; 미국사고관리체계) 미국에서 응급상황을 관리하기 위한 운영체계로 연방, 주, 그리고 지방정부에 의해 활용.
nature of the illness(질병의 특성) 의학적으로 환자가 문제가 있는 상태.
negligence(부주의) 응급구조사가 당연히 제공해야 하는 행위를 하지 않거나, 행위 의무가 적용된 상황임에도 불구하고, 적절한 행위를 하지 않아 그 결과로 인해 환자에게 위해가 초래되는 경우.
neonate(신생아) 새로 태어난 영아 혹은 태어난 지 1달 미만의 영아.

nervous system(신경계통) 감각, 운동, 생각을 조절하는 뇌, 척수, 그리고 신경으로 이루어진 계통.

neurogenic shock(신경성 쇼크) 신경마비로 인한 저관류(때로 척수 손상으로 인해 초래)로 혈관이 확장되어 더 이상 혈액이 혈관을 적절하게 채울 수 없게 되어 발생한다.

nitroglycerin(니트로글리세린) 심장근육에 혈액을 공급해 심장동맥 혈관을 확장시켜주는 약물.

nonrebreather(NRB) mask(비재호흡마스크) 고농도의 산소를 공급하는 안면마스크와 저장백이 있는 장비. 환자가 내쉬는 공기는 밸브를 통해 나가서 다시 재호흡되지 않는다.

obesity(비만) 비만지수(BMI)가 30 또는 그 이상일 경우.

occlusion(폐색) 동맥이 지질덩어리로 막힘.

occlusive dressing(폐쇄드레싱) 공기가 통하지 않도록 밀폐한 드레싱.

off-line medical direction(간접의료지도) 응급구조사가 지도 의사나 다른 의사에게 직접적으로 보고하지 않고 특정한 술기를 수행하거나 약물을 줄 수 있도록 지도 의사에 의해 만들어진 정규 처방.

on-line medical direction(직접의료지도) 근무중인 의사가 무선이나 전화를 통해 현장에 있는 응급구조사에게 직접 지시하는 의료 지도.

open-ended question(개방형 질문) 환자가 "네/아니요"라는 대답 이외에, 원하는 어떤 방식으로든 대답할 수 있도록 유도하는 질문 유형.

open extremity injury(개방성 팔다리손상) 내부에서 손상된 뼈 또는 뼈의 손상과 관련된 관통상의 원인 물체에 의해 외부의 피부가 찢겨진 팔다리 손상.

open wound(개방성 상처) 피부가 절단되고 파괴되어 아래에 있는 조직이 노출된 손상.

OPQRST 현재병력에 대한 정보를 얻기 위해 필요한 구성들의 머리글자를 조합하여 쉽게 기억할 수 있도록 만들어진 연상기호: 발병요인(Onset), 발병유발(Provocation), 통증의 질(Quality), 통증의 방사(Radiation), 통증의 심각성(Severity), 그리고 시간(Time).

oral glucose(경구 포도당) 당뇨 환자가 의식수준 변화를 보일 때 구강으로 투여할 수 있는 응급처치 약물(환자가 삼킬 수 있을 때에만 적용해야 한다).

orbits(눈확) 눈의 주위를 이루는 뼈로 둘러싼 공간, 안와(eye sockets)이라고도 부른다.

organ donor(장기 기증자) 사망 시 장기와 조직을 기증하기로 법적 문서를 작성한 사람.

oropharyngeal airway(입인두기도기) 기도개방 유지를 돕기 위하여 환자의 입을 통해 인두로 삽입되는 구부러진 장비

oropharynx(입인두) 입의 바로 뒤쪽 부위.

ostomy bag(인공항문 주머니) 배 벽에 외과적인 절개를 통해 잘록창자나 돌창자로부터 대변이 배출되도록 만든 외부 주머니.

ovaries(난소) 난자를 생성하는 여성생식계통.

ovulation(배란) 자궁으로부터 난소가 배출되는 여성 생식 주기.

oxygen(산소) 산소는 우리가 살고 있는 대기권에서 흔하게 찾을 수 있는 가스이다. 깨끗한 산소는 의학적으로 환자를 치료하기 위한 약물이다.

oxygen cylinder(산소통) 압축된 산소로 가득 채워진 통.

oxygen saturation(SpO_2, 산소포화도) 혈액 내 산소운반량을 퍼센트로 나타낸 측정값.

pacemaker(심박동조율기) 피부 밑에 삽입할 수 있는 작은 장치로, 전선은 심장 안에 삽입되어 적절한 심장박동수를 유지시켜주는 장치.

palmar(손바닥-) 손의 바닥.

palmar reflex(손바닥 반사) 영아의 손바닥에 손가락을 놓으면, 손가락을 움켜잡는다.

palpation(촉진) 만지거나 또는 느끼는 것. 손가락 끝으로 맥박이나 혈압을 촉진하는 것.

pancreas(췌장) 작은창자의 샘창자에서 소화를 돕는 인슐린과 장액을 생성하는 샘(위 뒤에 위치).

paradoxical motion(모순 운동) 호흡 시 양쪽 가슴이 서로 반대 방향으로 움직이는 것.

parenteral(비경구) 정맥주사 약물과 같이 약물이 소화계통을 직접 통과하지 않는 경로.

parietal pain(벽쪽통증) 국소적, 배 안의 벽쪽배막 부위의 강한 통증.

partial rebreather mask(부분비재호흡마스크) 안면마스크와 저장백이 있지만, 저장백 입구에 일방향밸브는 달려있지 않다. 환자의 호기와 산소가 혼합하여 환자에게 제공되고 호흡에 자극을 주는 혈액 내 이산화탄소 수치를 유지하기 위해 일부 환자에게 사용된다.

partial seizure(부분 발작) 뇌의 한쪽 또는 한 부분에만 영향을 주는 발작 유형.

partial-thickness burn(부분층 화상) 표피를 지나 진피까지 손상된 화상. 이런 화상은 발적, 수포, 반점의 양상이 나타난다. 2도 화상이라고도 한다.

passive rewarming(수동 재가온) 저체온 환자를 담요로 덮어주고, 더 이상의 열 소실을 예방 및 체온 재가온을 위한 일련의 행위.

past medical history(PMH, 과거병력) 환자가 과거에 앓았던 건강 문제.

patella(무릎뼈) 무릎을 형성하는 뼈.

patent(개방-, 열린-) 개방 및 깨끗함. 막힘이 없음.

patent airway(개방된 기도) 기도(코나 입으로부터 허파로 연결되는 통로)에 공기이동을 방해하는 이물질이 없는 깨끗한 상태 혹은 개방된 상태.

pathogens(병원체) 바이러스나 세균처럼 감염을 일으키는 유기체.

pathophysiology(병태생리학) 질병의 과정들이 어떻게 신체의 기능에 영향을 미치는지를 연구하는 학문.

patient outcomes(환자 결과) 환자의 최대생존 기간.

pedal edema(발 부종) 발이나 발목에 체액이 축적된 것.

pediatric(소아) 사춘기가 아직 오지 않은 연령 또는 환자.

pelvis(골반) 척추를 지지하고 다리의 몸쪽 끝에 있는 세면대 모양의 뼈대 구조.

penetrating trauma(관통상) 피부나 신체 다른 조직을 통과하는 물체에 의해 발생하는 손상.

penis(음경) 성교 또는 정자 운반에 관여하는 남성생식계통.

perfusion(관류) 모세혈관에 혈액이 적절하게 흐름으로써 인체의 세포와 조직으로 산소가 운반되고, 노폐물이 제거되는 과정.

perineum(회음) 질 입구와 항문 사이의 표면.

peripheral nervous system(PNS, 말초신경계통) 척수로 들어가거나 또는 척수로부터 나오는 신경이 척수를 통하지 않고 장기나 뇌 사이를 이동하는 신경.

peripheral pulses(말초맥박) 노동맥, 위팔동맥, 뒤정강동맥, 발등동맥처럼 신체의 말초부위에서 촉진되는 맥박.

peritoneum(배막) 배안에 있는 막은 벽쪽배막이고 장기들을 둘러쌓고 있는 막은 내장쪽배막이다.

peritonitis(배막염) 배막 안에 발생한 세균 감염.

permeation(투과) 표면을 통과하거나 분자 수준에서 물질의 이동; 투과나 확산.

personal protective equipment (PPE, 개인보호장비) 위험한 현장에서 감염 혹은 노출되는 것을 막기 위한 장비.

phalanges(손발가락뼈) 손가락과 발가락을 구성하는 뼈.

pharmacodynamics(약역학) 약물이 인체에 미치는 효과를 연구하는 학문.

pharmacology(약리학) 약물의 자원, 특성, 효과를 연구하는 학문.

pharynx(인두) 입과 코 바로 뒤에 있는 부분. 이 부위는 입인두와 코인두가 만나는 지점이다.

Physician Order for Life-Sustaining Treatment(POLST, 연명의료계획서) 환자의 소생 시도에 대한 의향뿐만 아니라 인공 음식, 항생제 투여, 또는 그 외 생명 연장을 위한 처치에 대한 내용을 명시하고, 의사의 서명을 받은 문서.

physiology(생리학) 인체의 기능을 연구한 학문.

placenta(태반) 산모와 태아 사이에 산소, 영양, 노폐물을 교환하는 장기.

placenta previa(전치태반) 태반이 비정상적인 위치(자궁 하부, 자궁목 근처 또는 자궁목 개구부를 덮는 위치)에 놓이는 경우로 태아의 정상적 자연분만을 어렵게 한다. 과량의 산전 출혈 원인 중 하나이다.

plane(평면) 고체 물체를 자르면 생기는 평평한 표면.

plantar(발바닥-) 발의 바닥.

plasma(혈장) 혈액의 액체 부분.

plasma oncotic pressure(교질삼투압) 혈액 내 혈장의 큰 단백질에 의해 당겨지는 압력으로, 수분을 신체로부터 혈류로 끌어당기는 경향이 있다.

platelets(혈소판) 혈액의 구성요소, 막으로 둘러싸인 특정 세포의 조각.

pneumothorax(공기가슴증) 가슴안에 공기가 찬 것.

pocket face mask(포켓마스크) 인공환기를 돕는 장비로 대개 일방향 밸브가 있다. 마스크가 환자 얼굴에 놓였을 때, 구조자는 밸브를 통해 인공호흡을 한다. 또한 환자의 호흡이나 체액과 접촉하지 않도록 차단기 역할을 한다. 산소 공급구와 연결하여 산소보충을 할 수 있다.

poison(독; 독약) 세포의 구조와 기능을 변화시켜 인체에 해를 줄 수 있는 물질들.

portable radio(휴대용 무전기) 손에 들고 다닐 수 있는 양방향 무전기.

positional asphyxia(체위성 질식) 오랜 시간 동안 호흡이 억제된 자세에 의한 질식사.

positive pressure ventilation(양압환기) 인공호흡 참고.

posterior(뒤-) 신체의 뒤쪽.

posterior tibial artery(뒤정강동맥) 발에 혈액을 공급하는 혈관으로, 안쪽 발목 뒤에 위치.

postictal phase(발작 후 단계) 긴장-간대 발작 후 바로 이어지는 기간으로, 환자는 의식을 완전히 소실했다가 다시 명료하게 되돌아 온다.

power grip(파워 그립) 가능한 한 손바닥의 넓은 면이 들어올릴 물체에 접촉하도록 잡고, 모든 손가락은 같은 각도로 구부린 상태여야 한다. 양 손은 25cm 이상 떨어져야 한다.

power lift(파워 리프트) 파워리프트는 쪼그려서 들어올리기 자세라고 불리운다. 들어올릴 물체를 몸 가까이에 하여, 쪼그리고 앉은 자세에서 들어올리는 방법이다. 이때 양 발은 벌리고 지면에 평평하게 놓는다. 몸의 무게를 발꿈치 쪽에 두며, 허리는 곧게 세운다.

preeclampsia(자간전증) 체내 다량의 체액 축척과 고혈압을 보이는 임신 합병증. 산모는 분만 중 태아에게 아주 위험한 발작 또는 혼수를 겪을 수 있다.

prefix(접두사) 어근이나 단어의 앞에 결합되어 특정 의미를 가진다.

premature infant(미숙아) 몸무게가 2.5kg 미만인 아기 또는 임신 37주 이전에 태어난 아기.

preschool age(취학전기) 3세부터 5세 연령.

pressure dressing(압박드레싱) 지혈을 돕기 위해 상처부위에 드레싱을 적용하고 붕대를 감아 압박하는 드레싱.

pressure regulator(압력조절기) 산소통의 압력을 조절하여 환자에게 산소를 안전하게 공급할 수 있도록 산소통에 연결된 장치.

priapism(지속발기증) 척추손상과 특정 내과 문제로 인해 음경이 지속적으로 발기된 상태.

primary assessment(일차평가) 환자의 평가과정 중 첫 번째 요소: 생명을 위협할 만한 요소들을 다루고 발견하기 위한 목적으로 수행되는 단계. 일차 평가의 여섯 단계는 (1) 전반적인 인상평가 (2) 의식 수준평가 (3) 기도평가 (4) 호흡 평가 (5) 순환평가 (6) 이송을 위한 환자의 우선순위 결정으로 구성되어 있다.

priority(우선 순위) 환자를 즉시 이송할 것인지, 현장에서 더 평가를 하고 처치를 할 것인지에 대한 결정.

prolapsed umbilical cord(탯줄탈출) 탯줄이 먼저 만출되어 질의 벽과 아기 머리 사이에 끼어 눌리는 경우.

prone(엎드림) 얼굴을 아래로 향하게 누움.

protocols(프로토콜) 다양한 상황에서 시행하여야 하는 평가와 처치를 단계별로 나열한 것. 프로토콜은 응급의료체계의 지도 의사에 의해 개발된다.

proximal(몸쪽–) 몸통에 가까운 쪽.

pubis(두덩뼈) 골반의 앞쪽 가운데.

pulmonary arteries(허파동맥) 비산소화 혈액을(이산화탄소가 풍부한) 심장의 오른심실로부터 받아 허파로 내보내는 혈관.

pulmonary edema(허파부종) 허파에 체액이 축적된 것

pulmonary embolism(폐색전증) 공기 방울 또는 혈전에 의해 허파의 혈액 순환이 막힘.

pulmonary respiration(허파 호흡) 산소와 이산화탄소가 허파동맥에서 순환하는 혈액과 허파꽈리 사이에서 교환되는 과정.

pulmonary veins(허파정맥) 산소화된 혈액을(산소가 풍부한) 허파로부터 심장의 왼심방으로 운반하는 혈관.

pulse(맥박) 혈액의 압력 파동이 동맥을 통해 보내질 때 일어나는 박동.

pulse oximeter(맥박산소측정기) 혈액 내 산소를 운반하는 양을 측정하는 기계장비로서, 산소포화도 또는 SpO_2라고 한다.

pulse quality(맥박의 질) 맥박의 규칙성(규칙적 또는 불규칙적) 또는 힘(강함 또는 약함).

pulse rate(맥박수) 분당 맥박 횟수.

pulseless electrical activity(PEA, 무맥성전기활동) 심장의 전기적 활동은 정상이지만, 기계적 박출 활동이 전기적 활동에 따라가지 못하여 심장 정지를 유발하는 상태.

puncture wound(찔린 상처) 피부를 뚫고 아래 조직을 파괴하는 개방성 상처. 천공성 찔린 상처(penetrating puncture wound)는 얇거나 깊을 수 있다. 관통성 찔린 상처(perforating puncture wound)는 유입구와 방출구 상처 둘 다 가진다.

pupil(동공) 눈의 검은 중심부.

pyelonephritis(깔때기콩팥염) 요로에서 시작하여 요관을 통해 콩팥까지 올라가는 감염.

quality improvement(질 향상) 향상이 요구되는 부분을 확인하고 교정할 목적의 지속적인 자가 검토 과정.

radial artery(노동맥) 아래팔의 동맥; 손목은 엄지손가락쪽에서 촉진할 수 있다.

radial pulse(노맥박) 손목에서 느껴지는 맥박.

radiation(복사) 열과 같은 에너지가 파동형태로 전파.

radius(노뼈) 아래팔의 가쪽 뼈.

rapid trauma assessment(빠른 외상평가) 머리, 목, 가슴, 배, 골반, 팔다리, 등에 발생한 손상의 징후와 증상을 발견하기 위한 빠른 평가.

reactivity(반응성) 양쪽 눈의 동공이 불빛에 반응하여 크기가 변하는 것.

reassessment(재평가) 환자의 상태 변화를 인지하기 위한 4단계가 있다: 일차평가 반복, 활력징후 재측정, 신체검진 반복, 처치 확인.

recovery position(회복자세) 옆으로 누움. 옆누움자세라고도 부른다.

red blood cells(적혈구) 혈액의 구성요소. 산소를 세포로 운반하고, 이산화탄소를 세포로부터 운반한다.

referred pain(연관통증) 통증이 시작된 부위가 아닌 다른 부위에서 느껴지는 통증.

rem(렘) 방사능 투과량 측정 단위.

renal failure(콩팥 기능상실) 콩팥이 적절한 혈액 여과 작용과 신체로부터 초과된 체액과 독소를 제거하는 기능을 상실.

renal system(콩팥계통) 체액 균형을 조절하고 혈액을 걸러주는 역할을 하는 신체의 계통. 비뇨계통이라고도 부름.

repeater(재생 중계기) 이동 무전기 또는 휴대용 무전기의 낮은 주파신호를 중간에 연계하여 주파 신호를 증폭시켜 먼 지역까지 송신해주는 장치.

reproductive system(생식계통) 인간의 번식을 책임지는 신체계통.

res ipsa loquitur(사실 추정의 원칙) 라틴어로 “자명하다: 설명하거나 증명하지 아니하여도 저절로 알 만큼 명백하다.” 라는 의미이다.

respiration(호흡) 순환하는 혈액과 세포 사이에 산소와 이산화탄소의 이동 과정.

respiration(cellular)(세포호흡) 산소와 이산화탄소가 순환하는 혈액과 세포 사이에서 교환되는 과정.

respiratory arrest(호흡정지) 호흡이 완전히 정지된 상태.

respiratory distress(호흡곤란) 호흡하는데 힘이 들거나, 호흡이 짧아진 느낌.

respiratory failure(호흡기능상실) 산소농도가 생명을 유지하기에 충분치 못할 정도까지 호흡이 감소된 상태.

respiratory quality(**호흡의 질**) 호흡의 정상적 또는 비정상적 특성.
respiratory rate(**호흡수**) 1분 동안 호흡하는 횟수.
respiratory rhythm(**호흡리듬**) 호흡의 규칙성과 불규칙성.
respiratory system(**호흡계통**) 산소를 들여보내고 이산화탄소를 내보내는 코, 입, 목, 허파, 그리고 근육. 또한 허파계통(pulmonary system)이라고 부른다.
reticular activating system(RAS, **그물활성계**) 각성상태, 집중 및 졸음 등의 기능을 조절하는 신경회로계.
retraction(**뒤당김**) 호흡 시 갈비뼈 사이의 연조직과 피부를 잡아당김. 이것은 소아에서 호흡 곤란의 전형적인 징후이다.
retroperitoneal space(**배막뒤공간**) 배막의 뒤쪽, 등과 배막 사이.
root(**어근**) 단어의 실질적 의미를 나타내며, 단어의 중심이 되는 부분.
rooting reflex(**먹이찾기반사**) 배고픈 영아의 볼을 만지면, 영아는 만진 쪽으로 고개를 돌린다.
route of entry(**침입 경로**) 보통 흡수, 섭취, 주사 혹은 흡입에 의한 인체로의 침입 경로.
rule of nines(**9의 법칙**) 화상의 범위를 측정하는 방법. 성인의 경우, 다음 각각의 부위가 신체 표면의 9%를 나타낸다. 머리와 목, 팔, 가슴, 복부, 위쪽 등과 아래쪽 등, 엉덩이, 다리의 앞면과 뒷면으로 구분한다. 남는 1%는 생식기 부위이다. 영아와 소아의 경우 비율이 달라져서 머리가 18%, 각 다리가 14%이다.
rule of palm(**손바닥의 법칙**) 화상의 범위를 측정하는 방법. 환자의 손바닥은 신체 표면의 1%에 해당하므로 그 크기로 환자의 화상범위를 측정한다.
safe haven law(**안전한 피난처 법**) 아이를 키울 수 없는 사람이 경찰서, 소방서, 또는 응급의료서비스 기관에 맡기거나 공공 안전 시설에 아기 또는 아이를 보낼 수 있도록 허용한 법. 아이를 돌볼 수 없는 환경을 가진 부모 또는 아이를 원치 않는 부모로부터 아이들이 학대 또는 방임 되는 것을 방지하기 위해 만들어졌다.
SAMPLE(**SAMPLE병력**) 과거병력을 수집하기 위해 필요한 구성들의 머리글자를 조합하여 쉽게 기억할 수 있도록 만들어진 연상기호: 징후 및 증상(Signs and symptoms), 알레르기(Allergies), 약물(Medications), 관련있는 과거병력(Pertinent past history), 마지막식사(Last oral intake), 그리고 이 질병 또는 손상을 야기한 사건(Events leading to the injury or illness).
scaffolding(**비계**) 자신이 배운 것을 쌓아가며 기억하는 방법.
scapula(**어깨뼈**) 어깨의 뼈(판).
scene size-up(**현장 조사**) 응급신고 시 현장에 접근할 때 취해야 하는 단계: 현장안전 확인, 감염방지, 손상기전 혹은 질병의 특성 파악, 환자 수 파악, 추가지원 요청 필요여부 결정.
school age(**취학령기**) 6세부터 12세 연령.
scope of practice(**업무 범위**) 응급구조사의 직무와 관련하여 범위, 정도, 한계 등을 정한 규정과 윤리적 항목.
secondary devices(**이차장치**) 응급 반응자 또는 초기 공격 후 돕기 위해 현장으로 오는 사람들에게 손상을 입히기 위해 초기 공격 후 활성화되도록 설치된 폭탄과 같은 파괴적인 장치; 다중 장치 참고.
seizure(**발작**) 감각, 행동, 운동의 갑작스런 변화. 가장 심각한 형태의 발작시에는 경련이라는 격렬한 근육 수축이 발생한다.
sepsis(**패혈증**) 감염에 대한 심각한 신체 반응.
shock(**쇼크**) 저관류라고도 하며, 인체 내 산소와 영양분을 공급할 만큼 적절한 혈류순환이 이루어지지 않는 상태로 생명을 위협하는 상태이다.
sickle cell anemia(SCA, **낫적혈구빈혈**) 적혈구가 비정상적인 구조를 가지는 유전질환. 주로 아프리카 사람들에게서 흔히 발견할 수 있다.
side effect(**부작용**) 약의 효과를 기대했던 작용이외 부정적 작용.
sign(**징후**) 객관적이며, 환자의 상태와 관련하여 응급구조사가 볼 수 있는 것.
single incident command(**단일지휘체계**) 한 기관이 모든 자원과 조직을 통제하는 지휘 조직.
skeleton(**뼈대**) 신체의 뼈.
skin(**피부**) 신체의 외부를 덮고 있는 기관으로, 외부환경과 직접적으로 접해 있는 조직층.
skull(**머리뼈**) 머리의 뼈 구조.
slander(**비방**) 정보가 구두로 공유되어 상대에게 피해를 입힘.
small intestine(**작은창자**) 위와 큰창자 사이의 근육관. 샘창자, 빈창자, 돌창자로 나누어져있고 위로부터 소화된 음식물을 받아 영양소를 흡수한다.
sphygmomanometer(**혈압계**) 커프와 게이지를 사용하여 혈압측정.
spinal motion restriction(**척추 운동 제한**) 척추뼈의 움직임을 예방하기 위한 척주의 고정.
spinous process(**가시돌기**) 척추뼈의 돌기 부분.
spleen(**지라**) 혈액을 여과 및 저장하는 장기(왼쪽위복부에 위치).
spontaneous abortion(**자연 유산**) 임신 28주 이전에 태아와 태반이 분리되는 것,
sprain(**삠**) 인대 또는 힘줄이 늘어나거나 찢어진 경우.
staging area(**집결지**) 구급차가 주차되어 있고 다른 지원물을 보관하는 장소.
staging supervisor(**현장책임자**) 대량 재해 사고시, 구급차와 대원들을 감독 및 책임하는 사람.

standard of care(처치 기준) 유사한 상황에서 같은 수준의 훈련을 받은 응급구조사가 환자에게 제공했을 것이라고 예상되는 처치의 기준.

Standard Precautions(표준예방조치) 체액을 포함한 모든 분비물은 감염된 것으로 간주하고 응급구조사를 감염으로부터 보호하기 위한 조치.

standing orders(표준지침) 지도 의사가 특정상황에서 응급구조사나 다른 사람들이 특정 술기를 환자에게 제공할 수 있는 권한을 주는 정책 혹은 지침.

status epilepticus(간질지속증) 발작이 지속되는 것. 또는 환자가 의식의 회복 없이 두 번 이상의 경련을 일으키는 것.

sternum(가슴뼈) 복장뼈.

stillborn(사산) 아기가 사망한 상태로 태어난 경우.

stoma(기공; 스토마) 환자가 호흡할 수 있도록 목에 만들어 놓은 영구적인 외과적 개구부.

stomach(위) 음식물의 소화가 시작되는 식도와 작은창자 사이의 근육주머니.

strain(긴장) 근육이 과도하게 잡아당겨지거나 늘어나 발생하는 근육손상.

strategies(전략) 원하는 결과를 얻기 위해 계획된 광범위한 계획.

stress(스트레스) 자극에 대한 신체적 혹은 심리적인 각성 상태.

stretch receptors(뻗침수용기) 혈관 내 압력을 감지하는 혈관의 센서.

stridor(그렁거림) 상기도가 부분적으로 폐쇄되었을 때 발생하는 높은 고음.

stroke(뇌졸중) 뇌동맥이 막혔거나 파열되어 야기되는 상태로써, 혈액 내 산소공급 부족으로 뇌출혈이 발생된다. 공식명으로 cerebrovascular Accident; CVA라고 부른다.

stroke volume(일회박출량) 심장이 한 번 수축 시 방출되는 혈액량.

subcutaneous layers(피부밑층) 진피 아래의 부드러운 조직 및 지방층.

sucking chest wound(흡인성 가슴 손상) 공기가 가슴 안으로 흡입되는 개방성 가슴 손상.

sucking reflex(빨기 반사) 영아의 구강에 손이 닿으면 손을 빨려고 하는 현상.

suctioning(흡인) 기도로부터 혈액, 구토물, 다른 분비물 또는 이물질을 제거하기 위해 진공장치를 이용하는 것.

sudden death(돌연사) 증상이 시작된 지 2시간 이내에 심장정지가 발생하는 것. 환자는 심장동맥 질환의 증상이 사전에 나타나지 않을 수 있다.

suffix(접미사) 어근이나 단어의 끝에 결합됨으로써 의미를 가진다.

superficial burn(표층 화상) 피부의 가장 바깥층인 표피 부위만 화상을 입은 상태. 화상을 입은 피부는 붉어지고 약간의 부종이 있을 수 있다. 예를 들어 태양열에 의한 화상이 있다. 1도 화상이라고도 한다.

superior(위-) 신체의 위쪽.

supine(바로누운-) 등을 대고 누움.

supine hypotensive syndrome(누운자세 저혈압 증후군) 산모가 바로누운자세를 취했을 때, 무거운 자궁은 주요 혈관인 아래대정맥을 눌러 심장으로 돌아오는 혈액의 양을 감소시키고 심장박출량 또한 감소시킨다. 그 결과 혈압이 감소하고, 어지러움을 호소.

surge capacity(대량환자 수용력) 갑자기 몰려드는 환자들에 대비한 수용할 수 있는 능력. 이것은 사고 관리 체계의 적절한 기능과, 가변적인 공간, 공급, 직원, 모든 특별 고려사항들(예를 들어, 오염 또는 감염된 환자들)에 따라 달라진다.

symptom(증상) 주관적으로 환자의 상태와 관련하여 환자가 응급구조사에게 말하는 것.

syncope(실신) 기절.

systemic vascular resistance(전신혈관저항, SVR) 말초혈관 내 압력으로 심장은 이 압력에 저항하여 혈액을 신체로 내보내야 한다.

systolic blood pressure(수축기혈압) 왼심실이 수축할 때 동맥혈이 밀고 나오는 압력.

tachycardia(빠른맥) 빠른 맥박. 분당 100회 이상의 맥박.

tactics(전술) 지정된 과제를 달성하기 위한 구체적인 작전 활동.

tarsals(발목뼈) 발목의 뼈.

tearing pain(찢김 통증) 신체조직이 찢겨 나가는 것과 같은 날카로운 통증.

telemetry(원격측정) 정보를 무선으로 전송하는 과정.

Temperament(기질) 환경에 대한 영아의 반응.

temporal bone(관자뼈) 머리뼈의 양 옆과 머리안의 바닥부위를 형성하고 있는 뼈. 오른관자뼈와 왼관자뼈.

temporomandibular joint(턱관절) 아래턱뼈와 관자뼈로 이루어져 움직일 수 있는 관절. 앞의 철자를 줄여 TMJ라고도 쓴다.

tendon(힘줄) 뼈와 근육을 연결해주는 조직.

tension pneumothorax(긴장공기가슴증) 가슴안에 들어온 공기가 빠져 나가지 못하는 공기가슴증의 유형.

terrorism(테러리즘) 정치적 혹은 사회적 목표의 추진과정에서 정부, 일반국민, 혹은 어떤 부분을 협박하거나 위협하기 위해 개인이나 재산에 대해 불법적인 폭력이나 힘을 사용하는 것.

testes(고환) 정자를 생성하는 남성생식계통.

thorax(가슴) 가슴부위.

thrill(떨림) 동맥-정맥 샛길 사이를 가볍게 만졌을 때 느껴지는 떨림.

thrombus(**혈전**) 동맥이나 정맥의 내벽에 혈액과 플라크로 피떡이 형성됨.

thyroid cartilage(**갑상연골**) 날개 모양의 연골판으로, 후두 앞에 위치하여 목젖(혹은 아담의 사과)를 형성한다.

tibia(**정강뼈**) 아래다리의 안쪽에 위치한 큰 뼈.

tidal volume(**일회호흡량**) 한 번의 호흡 주기에 이동하는 공기의 양.

toddler(**유아기**) 생후 12개월에서 36개월까지의 연령.

tonic-clonic seizure(**긴장-간대발작**) 환자가 의식을 잃고, 격렬한 근육 활동의 특징을 보이는 전신 발작.

torso(**몸체**) 신체.

tort(**불법 행위**) 민사 소송; 법적 소송이 발생 할 수 있는 응급구조사의 부주의에 의해 환자가 피해를 받은 경우.

tourniquet(**지혈대**) 팔다리로 들어오고 나가는 혈액의 흐름을 모두 차단하는 장비.

toxin(**독소**) 세균, 식물 및 동물에 의해 만들어지는 물질로 인간에게 독성을 나타냄.

trachea(**기관**) 인두와 허파를 연결하는 구조물.

tracheostomy(**기관절개술**) 목을 통해 기관 쪽으로 절개를 하여 코와 입이 아닌 질개구멍을 통해 호흡할 수 있게 만드는 수술.

tracheostomy mask(**기관절개마스크**) 기공 또는 기관절개튜브에 연결하여 산소를 제공할 수 있도록 만들어진 마스크.

traction splint(**당김부목**) 골절된 뼈를 안정화시키고 팔다리의 근육경련을 완화하기 위해 다리 길이를 따라 지속적으로 당겨주는 특별한 부목. 당김부목은 주로 넙다리뼈 몸통 골절에 사용한다.

transportation supervisor(**이송책임자**) 대량 재해 사고시, 환자의 병원 이송을 관리하기 위해 부서 관리자와 병원 간의 연락을 감독 및 책임하는 사람.

trauma patient(**외상 환자**) 하나 또는 그 이상의 신체적 손상으로 고통받고 있는 환자.

trauma score(**외상점수**) 환자의 외상 중증도를 결정하기 위해 숫자로 이루어진 등급 시스템에 따라 외상 환자를 평가하는 시스템.

treatment area(**치료구역**) 대량 재해 사고시 환자를 처치하는 장소.

treatment supervisor(**치료책임자**) 대량 재해 사고시 분류된 환자의 처치를 감독 및 책임하는 사람.

trending(**경향**) 시간에 따른 환자 상태의 변화로, 환자 상태의 호전이나 악화를 보여준다. 반복적인 재평가를 기록함으로써 알 수 있다.

triage(**분류**) 대량 재해 사고시 환자를 신속하게 평가하고 적절한 처치를 제공하기 위해 환자의 우선순위를 매기는 과정으로 프랑스어의 "분류하기"에서 유래.

triage area(**분류 지역**) 대량 재해 사고시 이차 환자 분류를 하는 장소.

triage supervisor(**분류 책임자**) 대량 재해 사고 현장에서 환자 분류에 감독 및 책임을 맡은 사람.

triage tag(**분류표**) 환자에게 할당된 우선순위를 색으로 표시한 꼬리표.

trust versus mistrust(**신뢰vs불신**) 일상적이고, 예상 가능한 환경과 그 반대인 환경에서 나타내는 반응.

ulna(**자뼈**) 아래팔의 안쪽의 뼈.

umbilical cord(**탯줄**) 태반으로부터 혹은 태반으로 혈액을 이동시킬 수 있는 혈관을 포함한 태아 장기.

unified command(**통합 본부**) 여러 기관이 독립적이나 협조하면서 활동하는 지휘 조직.

unilateral(**한쪽-**) 한 면의.

universal dressing(**일반 드레싱**) 두꺼운 드레싱.

untoward effect(**유해작용**) 투여된 약물효과 이외에 잠재적으로 환자에게 해를 끼칠 수 있다.

uppers(**각성제**) 신경계통에 영향을 미쳐 흥분시키는 약물.

ureters(**요관**) 콩팥과 방광을 연결해주는 관.

urethra(**요도**) 소변을 밖으로 배출해주는 관.

urinary catheter(**소변카테터**) 소변을 인체 밖으로 빼내기 위해 비뇨기계통에 위치시키는 카테터.

uterus(**자궁**) 태아가 자라는 근육 복부 장기.

V/Q match(**환기관류균형**) 폐포세포가 충분한 양의 공기를 공급받고, 폐포세포의 공기가 적절한 산소/이산화탄소 교환을 위해 허파 모세혈관이 충분한 혈액과 만나는 것을 암시한다.

vagina(**질**) 태아가 출생할 수 있는 출산길이면서, 성교를 위해 사용되는 여성생식계통.

valve(**판막**) 심장으로 혈액을 돌려보내는 모든 혈관.

vein(**정맥**) 심장으로 혈액이 돌아오는 혈관.

venae cavae(**대정맥**) 위대정맥과 아래대정맥으로 구성. 둘 다 신체로부터 혈액을 받아 오른 심방으로 혈액을 내보낸다.

venom(**독**) 뱀, 거미, 해산물과 같은 특정 동물에 의해 만들어지는 독.

venous bleeding(**정맥출혈**) 정맥으로부터의 출혈로 암적색 혹은 갈색을 띠며 천천히 흐르고, 지혈이 쉽다.

ventilation(**환기**) 흡입된 공기와 혈액의 허파 순환 사이에서 발생하는 가스(산소와 이산화탄소)의 이동 과정.

ventilator(**환기기**) 환자에게 환기를 제공하는 장치.

ventral(**배쪽-**) 신체의 앞쪽. anterior과 동의어.

ventricle(**심실**) 심장의 하부에 위치한 두개의 방. 오른심실(산소가 부족한 혈액을 허파로 보냄)과 왼심실(산소가 풍부한 혈액을 신체로 보냄)으로 구성되어 있다.

ventricular fibrillation(VF, **심실잔떨림**) 심장의 전기적 활동이 혼란되어 심장 근육의 수축이 정상적이지 않은 상태.

ventricular tachycardia(V-tach, **심실된떨림**) 심장박동수가 매우 빠른 상태, 매우 빠른 심실된떨림은 심방에 충분한 혈액이 차지 못하게 되어 신체가 요구하는 만큼 충분한 혈액을 보내지 못한다.

Venturi mask(**벤튜리마스크**) 안면마스크와 저장백이 달려 있어 특정한 농도의 산소를 흡입 공기와 혼합하여 제공한다.

venule(**세정맥**) 가장 작은 정맥

vertebrae(**척추뼈**) 척주를 이루는 33개의 뼈

visceral pain(**내장통증**) 전체적, 배 안의 장기들로부터 시작되는 통증으로 둔하거나 또는 퍼지는 통증.

vital signs(**활력징후**) 인체의 외적 징후. 맥박, 호흡, 피부색, 체온, 피부 상태, 동공, 혈압, 모세혈관 재충혈(소아) 등이 포함된다.

volatile chemicals(**휘발성 화학제**) 세척제 혹은 본드와 같이 증발되는 화학제.

voluntary muscle(**수의근**) 의식적으로 조절될 수 있는 근육.

warm zone(**경계 지역**) 오염 제거 대원과 장비가 있는 곳으로 위험 지역의 활동을 지원하며, 접근 통제를 통해 오염의 확산을 줄이는데 기여.

water chill(**수분 냉각**) 신체나 옷이 젖었을 때 신체로부터 열이 전도되어 발생하는 열 소실.

watt(**와트**) 1초 동안에 소비되는 전력 에너지 단위.

weaponization(**무기화**) 화학, 생물학, 혹은 방사선 감염원과 같은 물질을 포장하거나 생성하여 무기로 사용될 수 있도록 한다; 예를 들어, 폭탄 폭발로 인한 확산 혹은 환기 시스템에 이용되거나 에어로졸 형태로 살포된다.

weapons of mass destruction(WMD, **대량 살상 무기**) 인구 집단의 광범위한 손상이나 공포를 초래하려는 의도의 무기, 장치, 혹은 물질.

white blood cells(**백혈구**) 혈액의 구성요소. 면역물질을 생성하여 신체가 감염에 대항할 수 있도록 돕는다.

wind chill(**풍랭**) 바람에 의해 신체로부터 열을 빼앗겨 발생하는 열 소실.

withdrawal(**금단**) 남용되고 있는 물질을 중단하였을 때 신체가 심하게 반응을 보이는 것으로 알코올이나 약물의 금단증상을 주로 말한다.

xiphoid process(**칼돌기**) 복장뼈의 아래 부분(가슴뼈).

zoonotic(**동물원성 감염증**) 동물 - 인간 장벽을 통해 이동할 수 있다. 주로 동물에서 인간으로 이동.

zygomatic arches(**광대활**) 뺨의 구조를 형성하는 뼈들.

찾아보기

INDEX

Q

R

S

일반응급처치학
Emergency Care

2009년 9월 19일 초판 발행
2017년 3월 6일 개정판 발행

저 자
Limmer · O'Keefe

공 역
전국응급구조학과 교수협의회
(사) 한국응급구조학회

펴낸이
윤 진 영

펴낸곳
도서출판 대학서림

(03076) 서울특별시 종로구 혜화로2길 8
전화/(02) 745-1220, 763-1220
FAX/(02) 744-1210
번 호 제1-0088호

www.daihaks.com

ISBN 978-89-6940-153-3 93510

값 85,000원